Allgemeine und spezielle

Pharmakologie und Toxikologie

Für Studenten der Medizin, Veterinärmedizin,
Pharmazie, Chemie, Biologie
sowie für Ärzte, Tierärzte und Apotheker

Herausgegeben von
PROF. DR. WOLFGANG FORTH
Walther-Straub-Institut für Pharmakologie und Toxikologie
der Universität München,
PROF. DR. DIETRICH HENSCHLER
Institut für Pharmakologie und Toxikologie
der Universität Würzburg
PROF. DR. WALTER RUMMEL
Institut für Pharmakologie und Toxikologie
der Universität des Saarlandes, Homburg/Saar
PROF. DR. KLAUS STARKE
Institut für Pharmakologie und Toxikologie
der Universität Freiburg i. Br.

6., völlig neu bearbeitete Auflage

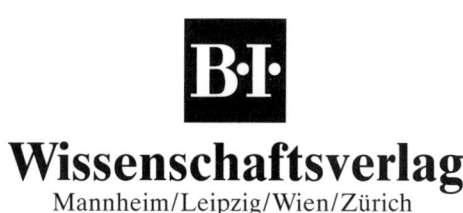

B·I·
Wissenschaftsverlag
Mannheim/Leipzig/Wien/Zürich

Die Deutsche Bibliothek – CIP-Einheitsaufnahme

Allgemeine und spezielle Pharmakologie und Toxikologie:
für Studenten der Medizin, Veterinärmedizin, Pharmazie,
Chemie, Biologie sowie für Ärzte, Tierärzte und Apotheker /
hrsg. von Wolfgang Forth ... – 6., völlig neubearb. Aufl. –
Mannheim; Leipzig; Wien; Zürich: BI-Wiss.-Verl., 1992
  ISBN 3-411-15026-2
NE: Forth, Wolfgang [Hrsg.]; Pharmakologie und Toxikologie

Gedruckt auf säurefreiem Papier
mit neutralem pH-Wert (bibliotheksfest)

Wie jede Wissenschaft sind die Medizin und Pharmazie ständigen
Entwicklungen unterworfen. Forschung und klinische Erfahrung
erweitern unsere Erkenntnisse, insbesondere was Behandlung und
medikamentöse Therapie anbelangt. Soweit in diesem Werk eine
Dosierung oder eine Applikation erwähnt wird, darf der Leser zwar
darauf vertrauen, daß Autor und Verlag große Sorgfalt darauf
verwandt haben, daß diese Angabe dem Wissensstand bei
Fertigstellung des Werkes entspricht. Für Angaben über Dosierungsanweisungen und Applikationsformen kann vom Verlag jedoch keine
Gewähr übernommen werden. Jede Dosierung oder Applikation
erfolgt auf eigene Gefahr des Benutzers.

© Bibliographisches Institut & F.A. Brockhaus AG, Mannheim 1992
Satz: SCS Schwarz Satz & Bild digital, Leinfelden-Echterdingen
Druck: Zechnersche Buchdruckerei, Speyer
Bindearbeit: Klambt-Druck GmbH, Speyer
Printed in Germany
ISBN 3-411-15026-2

Vorwort zur 6. Auflage

*„The ingenuity of man has ever been fond of exerting
itself to varied forms and combinations of medicines"*

William Withering, 1785

Wer es wagt, das, was man als die wissenschaftliche Basis der Therapie bezeichnen könnte, in einem Lehrbuch für Pharmakologie und Toxikologie zusammenzufassen, sieht sich mehr und mehr mit der Tatsache konfrontiert, daß sich die Forschung im Bereich der zellulären Angriffsorte von Arzneimitteln und der Interpretation ihrer Wirkung im molekularen Bereich abspielt. Für die Lehre müssen die dabei gewonnenen Erkenntnisse in das Bild von den Wechselwirkungen zwischen Arzneistoffen und dem gesamten Organismus integriert werden, ohne daß die Faszination des Neuen die Proportionen der Darstellung des Lehrstoffs stört. Keine leichte Aufgabe, zumal es oft genug an klaren Vorstellungen über die physiologische und pathophysiologische Bedeutung dessen fehlt, was eben an der Forschungsfront erarbeitet worden ist. Das macht es oft erforderlich, der einen oder anderen höchst interessanten Forschungsrichtung einen etablierten Platz im Lehrgebäude vorab noch nicht einzuräumen.

In einem Fach, das sich in einer so expansiven Entwicklung befindet wie die Pharmakologie und Toxikologie bzw. die daraus abgeleitete Therapie, fällt es nicht leicht, immer die richtige Auswahl zu treffen. Wenn neue Erkenntnisse an die Stelle des Alten treten, gibt es keine Probleme; es geht mehr oder weniger darum, Moden zu erkennen und Gesichertes auszuwählen. Da aber nicht selten die neuen Erkenntnisse auf den alten aufbauen, ist ein Anwachsen des Informationsumfanges unvermeidlich. Trotzdem wurde durch Straffung erreicht, daß das bisherige Volumen des Buches nicht weiter ausgedehnt wurde. Der Inhalt wurde neu geordnet, viele Kapitel wurden neu verfaßt oder doch gründlich überarbeitet. Da ist an erster Stelle die Neufassung derjenigen Kapitel zu nennen, die sich mit der Pharmakologie des autonomen und zentralen Nervensystems befassen. Außerdem wurde das Kapitel der Regulation des Wasser- und Elektrolythaushaltes von demjenigen der pharmakologischen Beeinflussung der Nierenfunktion abgetrennt. Unser besonderes Augenmerk gilt immer wieder der möglichst engen Anknüpfung der Theorie in unserem Fachgebiet an das, was in der Therapie einem Studenten und praktisch tätigen Arzt als Grundwissen abverlangt werden kann. Diese Abschnitte sind nach wie vor durch Rotunterlage zur Differenzierung des Lehrstoffs der Allgemeinen Pharmakologie und Toxikologie von demjenigen der Speziellen Pharmakologie kenntlich gemacht.

Es dürfte nicht spurlos geblieben sein, daß neue Autoren und ein weiterer Herausgeber an der Gestaltung dieser Auflage mitgearbeitet haben. Trotzdem wurde das bisherige Prinzip beibehalten, neben einer umfassenden Darstellung der allgemeinen Pharmakologie und Toxikologie die Kapitel der speziellen Therapieprinzipien mit der Beschreibung der pathophysiologischen bzw. pathobiochemischen Grundlagen einzuleiten. Es erscheint uns nach wie vor nicht gerechtfertigt, lediglich des Buchumfanges wegen auf diesen nicht-pharmakologischen Anteil des Lehrstoffs zu verzichten, weil die Erfahrung lehrt, daß auf diese Weise der Zugang zu dem nicht immer ganz einfachen Lehrgebäude der Therapie erleichtert wird. Der lerntechnische Vorteil liegt auf der Hand und wird, wie Rezensionen erkennen lassen, auch von den Benutzern des Buches hoch eingeschätzt.

Dem Register und den Seitenverweisen im Text wurde erneut besondere Sorgfalt gewidmet, um sicherzustellen, daß die Feststellung eines Rezensenten weiterhin gerechtfertigt bleibt: Das Buch sei eine „Fundgrube pharmakologischen Fachwissens, deren intensive Lektüre und Nutzung man Lernenden und Lehrenden, Forschenden und therapeutisch Tätigen getrost mit Nachdruck empfehlen kann". Für anregende Kritik von Studenten und Dozenten bedanken wir uns im voraus; wir werden sie auch in Zukunft gerne aufgreifen.

Dem Verlag, insbesondere dem Leiter des B.I.-Wissenschaftsverlages, Herrn Hermann Engesser, und Frau Sabine Bartels, die uns durch ihre umsichtige Lektoratstätigkeit geholfen hat, danken wir für die verständnisvolle Zusammenarbeit.

Mannheim, im April 1992

W. Forth
D. Henschler
W. Rummel
K. Starke

Vorwort zur 1. Auflage

Nach der neuen Approbationsordnung für Ärzte sind zur Vermittlung des Stoffes des Faches Pharmakologie und Toxikologie ein „Kurs der Allgemeinen Pharmakologie und Toxikologie", ein „Kurs der Speziellen Pharmakologie" sowie begleitende Vorlesungen und Seminare vorgesehen. Eine lückenlose Darstellung des Gebietes in Unterrichtsveranstaltungen läßt sich nicht verwirklichen und wäre aus didaktischen Gründen auch nicht wünschenswert. Der Student muß deshalb die Möglichkeit haben, sich das von ihm geforderte Wissen auch bei zeitweiliger Meidung des Hörsaales zu erwerben. Um mit diesem Buch die Voraussetzungen dafür zu schaffen, haben sich die Autoren bei der Abfassung ihres Kapitels an die Themen der Gegenstandskataloge gehalten.

Eine kurze Erläuterung der Gliederung des Buches soll gleichzeitig als Anleitung zu seiner Benutzung dienen.

1. Im ersten Teil („Allgemeine Pharmakologie") werden die für alle Pharmaka gültigen Gesetze bei der Wechselwirkung mit Organismen beschrieben. (Die hier benutzte Definition entspricht – abweichend von der Bezeichnungsweise der Approbationsordnung – dem internationalen Sprachgebrauch). Die Kenntnis dieser Gesetzmäßigkeiten erleichtert das Verständnis der Pharmakologie der einzelnen im speziellen Teil beschriebenen Stoffgruppen. Die für den Arzt wichtigsten Gebiete der Toxikologie werden, sofern sie nicht schon Gegenstand anderer Kapitel sind, im Hinblick auf ihre rasch zunehmende Bedeutung im dritten Teil geschlossen dargestellt.

2. Die theoretischen Grundlagen der Pharmakotherapie, nach der Definition der neuen Approbationsordnung „Spezielle Pharmakologie" genannt, wurden absichtlich nicht abgetrennt, sondern jeweils im Rahmen der einzelnen Stoffgruppen-Kapitel abgehandelt. Die Erfahrung lehrt, daß die Erarbeitung des Wissens auf diesem Teilgebiet erleichtert wird, wenn der systematische Zusammenhang gewahrt bleibt. Die Kennzeichnung dieser Abschnitte durch rote Unterlegung ermöglicht es dem Studenten, der sich auf das Staatsexamen nach dem ersten klinischen Studienabschnitt vorbereitet, diesen Teil zunächst auszuklammern. (Die Auswahl der Beispiele für die Handelsnamen einer Substanz ist willkürlich. Sie bedeutet nicht, daß die genannten Präparate empfohlen werden).

3. Eine kurze Abhandlung der pathophysiologischen Grundlagen wurde den Kapiteln vorangestellt, weil sie eine elementare Voraussetzung für das Verständnis der Arzneimittelwirkungen sind. Da der Kurs der Allgemeinen Pharmakologie und Toxikologie im ersten klinischen Studienjahr plaziert ist, fehlen dem Studenten oft noch die entsprechenden Kenntnisse.

4. Abbildungen und Tabellen enthalten einen großen Teil des Lehrstoffes. Die Illustrationen und ihre ausführlichen Untertexte sowie die tabellarischen Zusammenfassungen sind so angelegt, daß sie auch losgelöst vom Haupttext verständlich sind. Sie ermöglichen so eine konzentrierte Wiederholung des Stoffes, ohne daß der Leser in jedem Fall auf den laufenden Text zurückgreifen muß. Die sorgfältige graphische Gestaltung der größtenteils zweifarbigen Abbildungen soll die Übersicht und Verständlichkeit erhöhen.

Für die unermüdliche Hilfe bei der Anfertigung der Manuskripte sind Autoren und Herausgeber den zahlreichen beteiligten Damen sehr zu Dank verpflichtet. Dem Verlag gilt unser Dank für die großzügige Ausstattung des Buches. Besondere Anerkennung verdient Herr Dr. E. Hundt für seine sachverständige koordinative Tätigkeit und Herr D. Kneifel für die graphische Gestaltung des umfangreichen Bildmaterials.

Mannheim, im Juni 1975   Die Herausgeber

Die Autoren

Prof. Dr. Horst P. Büch
Institut für Pharmakologie und Toxikologie,
Universität des Saarlandes, Homburg/Saar

Priv.-Doz. Dr. Uta Büch
Institut für Anästhesiologie,
Universität des Saarlandes, Homburg/Saar

Prof. Dr. Helmut Coper
Institut für Neuropsychopharmakologie,
Freie Universität, Berlin

Prof. Dr. Burckhard Fichtl
Walther-Straub-Institut für Pharmakologie
und Toxikologie,
Ludwig-Maximilians-Universität, München

Prof. Dr. Leopold Flohé
Gesellschaft für Biotechnologische Forschung mbH,
Braunschweig

Prof. Dr. Wolfgang Forth
Walther-Straub-Institut für Pharmakologie
und Toxikologie,
Ludwig-Maximilians-Universität, München

Prof. Dr. Georges M. Fülgraff
Zentrum der Pharmakologie,
Universität Frankfurt/Main

Prof. Dr. Hubert Giertz
Aachen-Orsbach

Priv.-Doz. Dr. Ursula Gresser
Medizinische Poliklinik,
Ludwig-Maximilians-Universität, München

Prof. Dr. Wolfgang Gröbner
Innere Abteilung,
Kreiskrankenhaus Balingen

Prof. Dr. Ernst R. Habermann
Rudolf-Buchheim-Institut für Pharmakologie,
Universität Gießen

Prof. Dr. Arnold Hasselblatt
Institut für Pharmakologie und Toxikologie,
Universität Göttingen

Prof. Dr. Otto Heidenreich
Abteilung für Pharmakologie,
Universität Aachen

Doz. Dr. Dieter Hellenbrecht
Zentrum der Pharmakologie,
Universität Frankfurt/Main

Prof. Dr. Hanfried Helmchen
Psychiatrische Klinik und Poliklinik der
Freien Universität, Berlin

Prof. Dr. Dietrich Henschler
Institut für Pharmakologie und Toxikologie,
Universität Würzburg

Prof. Dr. Ilmar Jurna
Institut für Pharmakologie und Toxikologie,
Universität des Saarlandes, Homburg/Saar

Prof. Dr. Christiane Keller
Medizinische Poliklinik,
Ludwig-Maximilians-Universität, München

Dr. Karl H. Kimbel
Hamburg

Prof. Dr. Dr. Otto Kraupp
Institut für Pharmakologie und Toxikologie,
Universität Wien, Österreich

Prof. Dr. Friedmund Neumann
Hauptdepartement Endocrinpharmakologie,
Schering AG, Berlin

Prof. Dr. Hans-Günter Neumann
Institut für Pharmakologie und Toxikologie,
Universität Würzburg

Prof. Dr. Dieter Palm
Zentrum der Pharmakologie,
Universität Frankfurt/Main

Prof. Dr. Bernhard A. Peskar
Abteilung für Pharmakologie und Toxikologie,
Ruhr-Universität, Bochum

Prof. Dr. Klaus Quiring
Bundesgesundheitsamt, Berlin,
und Zentrum der Pharmakologie,
Universität Frankfurt/Main

Prof. Dr. Gerhard Raberger
Institut für Pharmakologie und Toxikologie,
Universität Wien, Österreich

Prof. Dr. Klaus Resch
Zentrum Pharmakologie und Toxikologie,
Med. Hochschule Hannover

Prof. Dr. Harry Rosin
Hygiene-Institut der Stadt Dortmund
und Med. Mikrobiologie und Virologie der
Universität Düsseldorf

Prof. Dr. Walter Rummel
Institut für Pharmakologie und Toxikologie,
Universität des Saarlandes, Homburg/Saar

Dr. Bernhard Schenck
Medizinische Klinik,
Krankenhaus Bergmannsheil,
Universitätsklinik Bochum

Prof. Dr. Horst Schleusener
Medizinische und Poliklinik,
Freie Universität Berlin

Prof. Dr. Hans U. Schweikert
Medizinische Poliklinik,
Universität Bonn

Prof. Dr. Wolfgang Schütz
Institut für Pharmakologie und Toxikologie,
Universität Wien, Österreich

Prof. Dr. Ruth Seeger
Institut für Pharmakologie und Toxikologie,
Universität Würzburg

Prof. Dr. Ernst Seifen
Department of Pharmacology,
University of Arkansas, Little Rock, USA

Prof. Dr. Klaus Starke
Institut für Pharmakologie und Toxikologie,
Universität Freiburg

Prof. Dr. Klaus Turnheim
Institut für Pharmakologie und Toxikologie,
Universität Wien, Österreich

Prof. Dr. Günther Wolfram
Institut für Ernährungswissenschaften,
Technische Universität München,
Freising-Weihenstephan

Dr. Peter Wollenberg
Institut für Pharmakologie und Toxikologie,
Universität des Saarlandes, Homburg/Saar

Prof. Dr. Nepomuk Zöllner
Medizinische Poliklinik,
Ludwig-Maximilians-Universität, München

INHALTSVERZEICHNIS

Vorwort   V

Autoren   IX

Allgemeine Pharmakologie und Toxikologie   1–95

Grundbegriffe   1
Definition, Aufgaben, Abgrenzungen von Pharmakologie und Toxikologie   1
Stoffe   1
Wirkungscharakteristika   2
Beispiele für Pharmaka und ihre Wirkungs-mechanismen   3
Prinzip der Wechselbeziehungen: Stoff – Organismus   3

Wirkungen von Pharmaka auf den Organismus   4
Dosis-Wirkungs-Beziehungen – Konzentrations-und Summationsgifte   4
Dosis-Wirkungs-Beziehungen am Individuum   4
Dosis-Wirkungs-Beziehungen am Kollektiv   6
Individuelle Empfindlichkeit und ihre Ursachen   7
Theorie der Pharmakon-Wirkung   10
Rezeptortheorie   10
Zusammenwirken von Pharmaka   21

Wirkungen des Organismus auf Pharmaka   23
Durchtritt von Pharmaka durch biologische Membranen   23
Mechanismen der Membranpermeation   25
Aufnahme von Pharmaka in den Organismus   29
Verteilung von Pharmaka   36
Elimination von Fremdstoffen durch Stoffwechsel   38
Elimination von Fremdstoffen durch Exkretion   51

Arzneimittelkonzentration im Organismus in Abhängigkeit von der Zeit (Pharmakokinetik)   55
Pharmakokinetische Parameter   55
Pharmakokinetische Modelle   61
Pharmakokinetik und Arzneimitteldosierung   63
Pharmaka und Arzneimittel   71

Prüfung von Arzneimitteln am Menschen   77
Zulassung von Arzneimitteln   77
Klinische Prüfung vor der Zulassung   78
Die Phasen der klinischen Prüfung   79
Patientengruppen mit besonderen Risiken   81
Fortschreibung der Nutzen/Risiko-Bilanz nach der Zulassung   83

Homöopathie   84
Das Simile-Prinzip   84
Dosierung und „Potenzierung"   85
Diagnose und Indikation zur Anwendung von Arznei-stoffen in der Homöopathie   86

Pharmakokinetische Daten (tabellarisch)   87
Dosisanpassung bei Niereninsuffizienz   93

Weiterführende Literatur   94

Grundlagen der Pharmakologie des Nerven-systems   96–124

Die Entdeckung der chemischen synaptischen Übertragung   96

Prinzipien der chemischen synaptischen Übertragung   97
Bereitstellung des Transmitters   97
Transmitterfreisetzung   97
Informationsübertragung   101
Beendigung der Übertragung   102
Kotransmission   102
Plastizität von Rezeptoren   103

Zwölf wichtige Transmitter   104
Amine:
Acetylcholin   104
Dopamin   107
Noradrenalin   109
Adrenalin   111
Serotonin   111
Histamin   112
Aminosäuren:
Glutamat   113
γ-Aminobuttersäure   115
Glycin   115
Nukleotid:
Adenosin-5'-triphosphat   116
Peptide:
Tachykinine   116
Opioide   117

Periphere efferente Neuronensysteme   118
Das sympathische Nervensystem   121
Das parasympathische Nervensystem   121
Das Darmnervensystem   121
Das somatomotorische System   123

Weiterführende Literatur   123

Pharmakologie cholinerger Systeme   125–147

Muscarinrezeptor-Agonisten   125
Geschichte   126
Stoffe   126
Vergiftungen, Anwendung, Nebenwirkungen   128

Muscarinrezeptor-Antagonisten   128
Geschichte   128
Stoffe   128
Vergiftungen und ihre Behandlung   131
Anwendung und Nebenwirkungen   132
Anhang: Myotrope Spasmolytika   133

Vorwiegend muskulär wirkende Nicotinrezeptor-Agonisten und -Antagonisten: neuromuskulär blockierende Stoffe 133

Geschichte 134
Stoffe 125
Wirkung auf die Skelettmuskulatur 135
Andere Wirkungen 138
Anwendung 139
Anhang: Das myotrope Muskelrelaxans Dantrolen 140

Vorwiegend neuronal wirkende Nicotinrezeptor-Agonisten und -Antagonisten: ganglionär angreifende Pharmaka 140

Agonisten 141
Antagonisten 141

Cholinesterase-Hemmstoffe 142

Geschichte 142
Stoffe, Hemmechanismen 142
Vergiftungen und ihre Behandlung 143
Anwendung und Nebenwirkungen der Muscarinrezeptor-Agonisten und Cholinesterase-Hemmstoffe 143

Weiterführende Literatur 146

Pharmakologie noradrenerger und adrenerger Systeme   148–199

Pharmakotherapie von Hypertonie, Hypotonie, obstruktiven Atemwegserkrankungen und vaskulären Kopfschmerzen

Vorkommen und Lokalisation von Noradrenalin und Adrenalin im Organismus 148

Biosynthese, Speicherung, Freisetzung und Inaktivierung der Katecholamine 151
Biosynthese 151
Speicherung und Freisetzung 151
Inaktivierung 152

Wirkorte, Wirkungsmechanismen und Wirkungen von Arzneimitteln am sympathonervalen System 152
Pharmakon-Klassen (Definitionen) 152
Rezeptoren für Katecholamine 152

Struktur-Wirkungs-Beziehungen von Adrenozeptor-Agonisten und indirekt wirkenden Sympathomimetika 158
Chemische Konstitution und pharmakologische Wirkungen 158

Agonisten an Adrenozeptoren (direkt wirkende Sympathomimetika) und Agonisten an Dopaminrezeptoren 161
α-Adrenozeptor-Agonisten (α-Sympathomimetika) 162
β-Adrenozeptor-Agonisten (β-Sympathomimetika) 164

Indirekt wirkende Sympathomimetika (präsynaptischer Angriffspunkt) 166
Wirkungen 166
Therapeutische Anwendung 168
Unerwünschte Wirkungen 168

Hemmstoffe der Inaktivierung von Katecholaminen und anderen Adrenozeptor-Agonisten 168
Hemmstoffe der Aufnahme und Wiederaufnahme von Katecholaminen in noradrenerge und dopaminerge Neurone 168
Hemmstoffe der enzymatischen Inaktivierung 168

Doping 169

Adrenozeptor-Antagonisten (Rezeptorenblocker) 171
α-Adrenozeptor-Antagonisten (α-Rezeptoren-blocker) 171
β-Adrenozeptor-Antagonisten (β-Rezeptoren-blocker) 176

Antisympathotonika 179
Reserpin 180
Guanethidin 181
Clonidin und Guanfacin 181
Methyldopa 183
Hemmstoffe der Noradrenalinsynthese 183

Weitere Arzneistoffe mit antihypertensiver Wirkung 183
Arzneimittel mit Wirkung am Renin-Angiotensin I-Angiotensin II-Aldosteron-System 183
Vasodilatatoren 186

Therapie der Hypertonie 189
Definition und Ursache 189
Therapeutische Maßnahmen 189
Differentialtherapie 191
Therapie des hypertensiven Notfalls 191
Therapie des Phäochromozytoms 192
Absetz-Phänomene (Rebound) 192

Therapie von hypotonen Kreislaufregulations-störungen 193
Pathophysiologie 193
Therapeutische Maßnahmen 193

Therapie der chronisch-obstruktiven Atemwegserkrankungen (Chronische Bronchitis, Asthma bronchiale) 195
Pathophysiologie 195
Therapeutische Maßnahmen 195
Kombinationsbehandlung 196
Kontraindizierte Arzneistoffe 196

Therapie der Migräne und anderer chronischer Kopfschmerzen 197

Weiterführende Literatur 198

Analgetika   200–224

Schmerzbekämpfung

Pathophysiologie des Schmerzes 200
„Analgesie"-Tests im Tierversuch 201
Analgesieprüfung beim Menschen 202
Einteilung der Analgetika 202

Opioidartige Analgetika, Opioidanalgetika   202

Morphin   203
Verwandte des Morphins   210

Schmerztherapie mit opioidartigen und nicht-opioidartigen Analgetika   213

Hustenmittel   215

Nicht-opioidartige Analgetika   216

Analgetika mit antipyretischer und antiphlogistischer Wirkung   216

Antirheumatische Therapie   222

Weiterführende Literatur   224

Lokalanästhetika   225–231

Lokalanästhesie

Chemie   225
Wirkungsmechanismus   225
Metabolismus   227
Anwendung   228

Weiterführende Literatur   231

Narkotika   232–253

Narkose

Inhalationsnarkotika   232

Gesetzmäßigkeiten der Aufnahme, Verteilung und Ausscheidung   232
Symptomatik und Ablauf einer Narkose, Narkosestadien, narkotische Wirkungsstärke   237
Wirkungsmechanismus   238

Spezielle Eigenschaften und klinische Anwendung der Inhalationsnarkotika   240

Ether   240
Halogenierte Kohlenwasserstoffverbindungen   243
Gase   246

Injektionsnarkotika   247

Barbiturate   247
Ketamin, Etomidat, Propofol und injizierbare Benzodiazepine   248

Neurolept-Analgesie/Anästhesie   251

Prämedikation   252

Weiterführende Literatur   252

Hypnotika   254–263

Pharmakotherapie bei Schlafstörungen und Erregungszuständen

Physiologie und Pathophysiologie des Schlafes   254

Steuerung des Wach-Schlaf-Zustandes   254
Ursache von Schlafstörungen   255

Sedativ und hypnotisch wirkende Pharmaka   255

Wirkort und Wirkungsmechanismus   256
Benzodiazepine   256
Barbiturate (Diureide)   257
Bromharnstoffderivate (Monoureide)   260
Piperidindione   260
Methaqualon   260
Sonstige Pharmaka mit hypnotischer Wirkung   261
Mittel zur Behandlung extremer Erregungszustände   262
Behandlung von Schlafstörungen   262

Weiterführende Literatur   263

Konvulsiva   264–268

Stammhirnkonvulsiva   264
Rückenmarkkonvulsiva   266
Therapie bei Strychnin-Vergiftung und Tetanus-Infektion   267

Weiterführende Literatur   268

Antiepileptika   269–275

Pharmakotherapie der Epilepsie

Weiterführende Literatur   275

Zentrale Muskelrelaxantien   276–277

Wirkungsmechanismus   276
Pharmaka und therapeutische Anwendung   276

Weiterführende Literatur   277

Antiparkinsonmittel   278–280

Pharmakotherapie des Morbus Parkinson und parkinsonähnlicher Symptome

Pathophysiologie   278

Pharmakotherapie   278

Weiterführende Literatur   280

Psychopharmaka   281–303

Pharmakotherapie von Psychosen und psychoreaktiven Störungen

Antipsychotisch wirkende Psychopharmaka   281

Neuroleptika 282

Antidepressiva 287

Tranquillantien 291

Stimulantien 296

Rauschmittel 297
Cannabis 298
Halluzinogene – LSD 299

Abhängigkeit von Drogen-, Genuß- und Arzneimitteln 300
Morphinismus 301
Alkoholismus 301
Analgetika- und Schlafmittelmißbrauch 302
Cocainismus 302
Behandlung der Drogenabhängigkeit 303

Weiterführende Literatur 303

Mediatoren der Entzündung und Allergie 304–344

Pharmakotherapie der Allergie; Arzneimittelallergie

Allgemeines 304

Histamin 306
Histaminwirkungen 308
Histaminfreisetzung 309
Histaminantagonisten 311

5-Hydroxytryptamin (5-HT) 313
Wirkungen des 5-HT 314
Physiologische und pathophysiologische Bedeutung des 5-HT 315
5-HT-Antagonisten 315

Bradykinin 316
Wirkungen 316
Physiologische und pathophysiologische Bedeutung 318

Anaphylatoxine 319
Wirkungen der Anaphylatoxine 319
Bedeutung der Anaphylatoxine für pathophysiologische Vorgänge 319

Derivate des Arachidonsäurestoffwechsels 320

Struktur, Biosynthese und Nomenklatur der Cyclooxygenase-abhängigen Arachidonsäuremetaboliten 320
Pharmakologische Effekte der Cyclooxygenase-abhängigen Arachidonsäuremetaboliten 323
Physiologische und pathophysiologische Bedeutung von Prostaglandinen und Thromboxan A$_2$ 325
Pharmakologische Beeinflussung der Prostaglandin- und Thromboxan-Biosynthese 326
Therapeutische Anwendung 326

Lipoxygenase-abhängige Arachidonsäuremetabolite 327
Biosynthese, Struktur und Metabolismus 327
Pharmakologische Effekte der Leukotriene 327
Pathophysiologische Bedeutung der Leukotriene 328

Plättchen-aktivierender Faktor (PAF) 328

Reaktive Sauerstoffspezies 329
Definition reaktiver Sauerstoffspezies 329
Pathophysiologische Bedeutung 332

Pharmakotherapie der Allergie 334
Maßnahmen gegen die spezifische Phase 334
Glucocorticoide und ACTH 334
Hemmung der Bildung, Freisetzung oder Wirkung von Mediatoren 335
Sympathomimetika, Theophyllin, Anticholinergika 335

Arzneimittelallergie 336
Vorkommen 336
Allergie-auslösende Arzneimittel 336
Allergische Reaktionen vom Typ I–III, Sensibilisierung durch Antikörperbildung 338
Klinische Erscheinungen 339

Weiterführende Literatur 343

Pharmakodynamische Beeinflussung von Rhythmik, Kontraktion und Durchblutung des Herzens 345–403

Die pharmakodynamische Beeinflussung der Erregungsbildung und -leitung – Pharmakotherapie der Herzrhythmusstörungen 345
Physiologische Vorbemerkung 345
Ursache und Mechanismen von Herzrhythmusstörungen 348
Die pharmakodynamische Beeinflussung von Herzrhythmusstörungen 352

Antiarrhythmika 353
Antiarrhythmika gegen tachykarde Rhythmusstörungen 353
Antiarrhythmika gegen bradykarde Rhythmusstörungen 363
Pharmakotherapeutische Richtlinien zur Behandlung von Herzrhythmusstörungen 363

Weiterführende Literatur 365

Pharmakodynamische Beeinflussung der Kontraktionskraft des Herzens – Pharmakotherapie der Herzinsuffizienz 365
Anatomische und physiologische Vorbemerkungen 365
Abnahme der Kontraktilität des Herzens (Herzinsuffizienz) 370

Pharmakotherapie der Herzinsuffizienz   371

Positiv inotrope Substanzen   372
Herzglykoside   373
β-Adrenozeptoragonisten   379
Hemmstoffe der Phosphodiesterase (PDE)   380
Vasodilatantien   380
Differentialtherapie der Herzinsuffizienz   381

Weiterführende Literatur   382

Methylxanthine   383

Weiterführende Literatur   385

**Pharmakodynamische Beeinflussung der Herzdurchblutung –
Pharmakotherapie der Koronarinsuffizienz   385**

Physiologische Vorbemerkungen   385
Patophysiologie koronarer Durchblutungsstörungen   388

**Pharmakodynamische Wirkungsprinzipien bei Herzdurch-
blutungsstörungen   391**

Präventivmedizinische Gesichtspunkte   391
Therapie der Angina pectoris, der stummen Ischämie und
des Herzinfarktes   391

Pharmakologie der Koronartherapeutika   394

Zusammenfassung der therapeutischen Möglichkeiten bei
Herzdurchblutungsstörungen   401

Weiterführende Literatur   403

Plasmaersatzmittel   404 – 409

Klassifizierung der Plasmaersatzmittel   404

Peripheres Kreislaufversagen   405

Ursachen für peripheres Kreislaufversagen   407
Pathophysiologie   407
Klinisches Bild   408
Therapie   408

Weiterführende Literatur   408

Wasser und Elektrolyte   410 – 423

**Therapie von Störungen des Wasser- und
Elektrolythaushaltes sowie des Säure-Basen-
Gleichgewichts**

**Zusammensetzung und Regulation der Körperflüssig-
keiten   410**

Flüssigkeitsräume des Körpers   410
Regulation des effektiven zirkulierenden Volumens   411
Regulation der Osmolarität des Extrazellularraums,
Vasopressin (antidiuretisches Hormon, ADH)   413
Säure-Basen-Haushalt   413

Störungen des Elektrolyt- und Wasserhaushalts   415

Pathophysiologie der Natrium- und Wasserbilanz   415
Störungen des Säure-Basen-Haushaltes   418
Kaliumhaushalt   420
Calciumhaushalt   421
Magnesiumhaushalt   423

Weiterführende Literatur   423

**Diuretika und
Aldosteronantagonisten   424 – 436**

**Therapeutische Beeinflussung der Elektrolyt-
und Wasserausscheidung der Niere**

Prinzipien der renalen Elektrolyt- und Wasserausscheidung   424

Diuretika   426

Wirkungsorte und Wirkungsmechanismen   426
Klassen von Diuretika   426
Unerwünschte Wirkungen   431

Aldosteronantagonisten   434

**Therapeutische Anwendung von Diuretika und
Aldosteronantagonisten   435**

Ausschwemmung von Ödemen   435
Therapie des Hochdrucks   435
Nierenversagen   435
Forcierte Diurese   436
Diabetes insipidus   436

Weiterführende Literatur   436

**Antikoagulantien, Aggregationshemmer,
Fibrinolytika und Hemmstoffe
der Fibrinolyse   437 – 456**

**Pharmakotherapie von Störungen der
Blutgerinnung**

Physiologie der Blutgerinnung   437

Die Aufgabe der Blutgerinnung   437
Das System der Blutgerinnung   437
Das System der Fibrinolyse   441

Pathophysiologie der Blutgerinnung   443

Koagulopathien   443
Disseminierte intravasale Gerinnung und Aktivierung des
fibrinolytischen Systems   443

**Stoffe zur Herabsetzung der Gerinnungsfähigkeit des
Blutes   444**

Komplexbildner für Ca^{2+}-Ionen   444
Heparine – direkt wirkende Antikoagulantien   444
Antikoagulantien vom Cumarintyp; indirekt wirkende
Antikoagulantien   447

Hemmstoffe der Aggregation von Erythrozyten und
Thrombozyten 451
Fibrinolytika 452
Hemmstoffe der Fibrinolyse 453
Grundzüge der Behandlung mit Antikoagulantien,
Aggregationshemmern, Fibrinolytika und Hemmstoffen
der Fibrinolyse 454

Weiterführende Literatur 456

Eisen 457–465

Pharmakotherapie des Eisenmangels

Eisenstoffwechsel 457
Verfügbarkeit von Eisen für die Resorption 459
Eisenmangel 460

Therapie mit Eisen 462
Unerwünschte Wirkungen bei der Therapie mit
Eisen 463

Erythropoietin 463

Eisenvergiftung 463
Chronische Vergiftungen mit Eisen; Siderosen 464

Weiterführende Literatur 465

Pharmaka zur Beeinflussung der Funktionen von Magen, Dünn- und Dickdarm 466–490

Pharmakotherapie im Gastrointestinaltrakt

**Pharmaka zur Beeinflussung der Funktionen des
Magens 466**
Die sektorische Funktion des Magens 466
Motorik des Magens 468
Anregung der Magensaft-Sekretion und Substitution von
Salzsäure und Enzymen 468
Ulcus-Therapie 469

**Die Behandlung von Ulcera in tieferen Abschnitten des
Darmes: Ileitis regionalis Crohn und Colitis ulcerosa 479**

**Stoffe zur Regulierung gestörter Bewegungsabläufe im
Magen-Darm-Trakt 480**
Stoffe zur Anregung der Motilität 480
Mittel zur Dämpfung der Motilität im Magen-Darm-
Trakt 482
Emetika 482
Antiemetika 482
Laxantien, Pharmakotherapie der Obstipation 483
Pharmakotherapie der Diarrhö 488

Weiterführende Literatur 490

Stoffwechselstörungen 491–494

Energiehaushalt (Fettsucht, Magersucht) 491
Prinzip der Energiebilanz 491

Störungen der Energiebilanz 492
Prinzip der Therapie 492

Eiweißstoffwechsel 493
Prinzip der Eiweißbilanz 493
Störungen des Eiweißhaushaltes 493
Spezielle Störungen des Aminosäurenstoffwechsels und
deren therapeutische Beeinflussung 493

Weiterführende Literatur 494

Purinstoffwechsel; Urikosurika, Uriko-statika 495–502

Pharmakotherapie der Gicht

Physiologie des Purinstoffwechsels 495
Störungen des Purinstoffwechsels 495
Therapieprinzipien bei Hyperurikämie 497
Urikosurika 497
Urikostatika 499
Mittel gegen Gichtanfall 501

Weiterführende Literatur 502

Fettstoffwechsel; Lipidsenker 503–511

Pharmakotherapie bei Fettstoffwechsel-störungen

Pathophysiologie 503
Fettspeicherung und Lipolyse 503
Fetttransport 503
Cholesterinstoffwechsel und Regulation 504

Ziele und Prinzipien der Therapie von Hyper-lipidämien 505
Primäre und sekundäre Hyperlipidämien 505
Therapie von Hyperlipidämien 505

Arzneistoffe zur Senkung der Konzentration der Plasma-lipide (Lipidsenker) 506

Weiterführende Literatur 510

Glucosestoffwechsel; Insuline; oral wirksame, blutzuckersenkende Arzneimittel 512–527

Therapie des Diabetes mellitus

Pathophysiologie des Kohlenhydratstoffwechsels 512
Insulin 513
Sulfonylharnstoffderivate 518
Biguanide 523
Glukagon 525

Weiterführende Literatur 526

Endokrinpharmakologie 528–579

Pharmakotherapie mit Hormonen

Allgemeine Biochemie der Hormone 529
Chemie der Hormone 529
Transport der Hormone 529
Wirkungsmechanismen von Hormonen 529
Regulationsmechanismen 531

Neurotransmitter, hypothalamische Freisetzungs- und Hemm-Hormone, hypophysäre und hypothalamische Peptide mit Hormonwirkungen 532
Neurotransmitter 532
Hypothalamische Freisetzungs- und Hemm-Hormone 532
Die Hormone des Hypophysenvorderlappens 535
Die Hormone des Hypophysenhinterlappens 539

Sexualhormone 542
Androgene 542
Anabolika 545
Antiandrogene 545
Oestrogene 546
Nichtsteroidale Verbindungen mit oestrogener und anti-oestrogener Wirkung 548
Gestagene 549
Antigestagene 553
Die hormonale Kontrazeption 553

Nebennierenrindenhormone 556
Glucocorticoide 556
Mineralcorticoide 566

Schilddrüsenhormone und Thyreostatika 568
Schilddrüsenhormone 568
Hyperthyreose, Thyreostatika 572
Thyreostatika 573
Iodprophylaxe 576

Parathormon (Parathyrin) und Calcitonin 576
Parathormon (PTH, Parathyrin) 576
Calcitonin (CT) 577
Regulation der Calcitonin-Sekretion 578
Therapeutische Anwendungen 578
Behandlung der Osteoporose 578

Weiterführende Literatur 579

Vitamine, Spurenelemente 580–600

Therapie des Vitamin- und Spurenelementemangels

Vitamine 580
Fettlösliche Vitamine 580
Wasserlösliche Vitamine 589

Spurenelemente 597
Zink 597
Kupfer 598
Selen 599

Prophylaktische und therapeutische Zufuhr von Spurenelementen 600

Weiterführende Literatur 600

Grundlagen der Pharmakotherapie im Alter 601–604

Arzneimittel gegen Altersbeschwerden (Geriatrika)
Physiologische Veränderungen im Alter 601
Pharmakokinetik beim alten Menschen 601
Pharmakodynamik beim alten Menschen 602

Arzneimittel gegen Altersbeschwerden („Geriatrika") 603
Weiterführende Literatur 604

Kontrastmittel für bildgebende Verfahren und ihre Anwendung 605–612
Funktion 605
Kontrastgebende chemische Elemente bei der Röntgenuntersuchung 605
Passive Kontrastdarstellung 605
Aktive Kontrastdarstellung 607
Unerwünschte Wirkungen der Kontrastmittel 610

Weiterführende Literatur 612

Antibiotika und Chemotherapeutika 613–721

Antiinfektiöse Therapie

Grundlagen und Grundbegriffe 613
Entwicklung der antiinfektiösen Chemotherapie – historischer Überblick 613
Definitionen 614

Pharmakologische und mikrobiologische Grundlagen 615
Pharmakologische Grundlagen 615
Bakteriologische Grundlagen 616
Begriffe zur Beschreibung der antibakteriellen Aktivität in vitro 616
Begriffe zur therapeutischen Wertbemessung in vivo 617
Antibakterielle Wirkungsmechanismen 617
Antibiotika-Kombinationen 617
Bakterielle Resistenz 618
Leitregeln für die Antibiotikatherapie 619
Sulfonamide, Sulfonamid-Kombinationen mit Diaminopyrimidinen 619

β-Laktam-Antibiotika 624
Penicilline 631
Penicilline mit weiterem Wirkspektrum 633
Breitspektrum-Penicilline 634
Cephalosporine 637
Monobactame und Carbapeneme 642

Aminoglykosid-Antibiotika   644

Chloramphenicol   648

Tetracycline   651

Chinolone   655

Nitroimidazol-Nitrofuran-Chemotherapeutika   659

Makrolid-Antibiotika   661

Lincomycin, Clindamycin   665

Glykopeptid-Antibiotika   667

Peptidantibiotika (Lokalantibiotika)   670
Polymyxin B, Colistin   670
Bacitracin   670

Fusidinsäure   671

Fosfomycin   671

Antituberkulotika   672
Antituberkulotika 1. Wahl (Standardmittel)   672
Antituberkulotika 2. Wahl (Reservemittel)   678

Antimykotika   679
Amphotericin B   679
Flucytosin (5-Fluorcytosin, 5-FC)   682
Azol-Antimykotika   684
Griseofulvin   687

Virustatika   688
Amantadin, Rimantadin   688
Aciclovir, Ganciclovir   689
Foscarnet   692
Zidovudin   693
Didanosin   694
Nur topisch anwendbare Virustatika   695
Interferone   695

Antiprotozoenmittel   697
Malaria   698
Trypanosomenerkrankungen   702
Leishmaniosen   703
Trichomoniasis   705
Amöbenruhr   705
Toxoplasmose   706

Anthelminthika   706

Desinfektionsmittel   716

Weiterführende Literatur   720

Entstehung und Behandlung von Tumoren, Immunsuppressiva   722–746

Entstehung von Tumoren   722
Das Mehrstufenkonzept der Krebsentstehung   722
Das Konzept der Beeinflussung der Wachstums-
regulation   723
Molekulare Grundlagen gentoxischer Wirkungen   725
Krebserzeugende Stoffe   728

Chemotherapie von Tumoren   734
Stellung der Chemotherapie   734
Proliferationskinetische Voraussetzungen   734
Nebenwirkungen   735
Alkylierende Verbindungen   736
Antimetaboliten   737
Naturstoffe   740
Hormone   741
Enzyme   743
Verschiedene   743
Immunmodulatoren (Biological Response Modifiers)   743

Immunsuppressiva   744
Die Angriffspunkte im Immunsystem   744
Allgemeine Nebenwirkungen   744
Zytotoxische Stoffe   744

Weiterführende Literatur   746

Wichtige Gifte und Vergiftungen   747–841
Aufgaben und Arbeitsweise der Toxikologie   747
Akute Vergiftungen   748
Chronische Vergiftungen   750
Arzneimitteltoxikologie   754
Gewerbetoxikologie   755
Umwelt-Toxikologie   755

Atemgifte   756
Kohlenoxid   756
Blausäure und Cyanide   759
Lungenreizstoffe   760
Andere Atemgifte   763
Sauerstoff   764

Methämoglobinbildende Stoffe   764
Pathophysiologische Vorbemerkungen   764
Symptomatologie der Methämoglobinämie   764
Mechanismen der Met-Hb-Bildung   765

Schwermetalle   766
Chelatbildende Stoffe   767
Blei   771
Quecksilber   774
Arsen   777
Thallium   778
Vanadium   779
Mangan   779
Gold und Silber   780
Nickel und Kobalt   780
Kadmium   780
Beryllium   781
Selen, Tellur   782
Chrom   782
Aluminium   782
Radioaktive Metalle   782

Insektizide   783

Allgemeine Bedeutung   783
Chlorierte cyclische Kohlenwasserstoffe (DDT und
Verwandte)   785
Organische Phosphorsäureester (Alkylphosphate)   790
Carbaminsäureester (Carbamate)   794

Herbizide   795

Chlorierte Phenoxycarbonsäuren   795
Bispyridinium-Verbindungen   795
Polychlorierte aromatische Kohlenwasserstoffe, Dibenzo-
dioxine und Dibenzofurane   796

Alkohole   797

Struktur-Wirkungs-Beziehungen aliphatischer
Alkohole   797
Ethylalkohol   797
Methylalkohol   800
Höher homologe Alkohole   801
Glykole   801

Organische Lösungsmittel   802

Allgemeines zur Verwendung, Wirkung und Toxizität   802
Benzol und Methylbenzole   803
Aliphatische Kohlenwasserstoffe; Benzin   804
Halogenierte aliphatische Kohlenwasserstoffe   805

Tabak   809

Allgemeine Bedeutung, Geschichtliches   809
Tabakabbrand, toxische Stoffe   809
Nicotinschäden   809
Tabakkrebs   812
Tabakamblyopie   815
Folgerungen   815

Tierische Gifte   815

Gifte von Landtieren   815
Gifte von Amphibien   820
Gifte von marinen Tieren   821
Tierische Gifte als Hilfsmittel in der Forschung   822

Giftpflanzen, Pflanzengifte   822

Alkaloide   823
Polyine   827
Toxische Aminosäuren   827
Toxische Proteine   827
Herzwirksame Glykoside   828
Cyanogene Glykoside   828
Pflanzensäuren   828
Ätherische Öle   829
Terpene   834
Saponine   834
Andere lokalreizende Stoffe   835
Furanocumarine und andere phototoxische Stoffe   835

Pilzgifte

Gifte mit lokaler Reizwirkung auf den Magen-Darm-
trakt   836
Muskarin   836
Toxische Isoxazole mit zentralnervöser Wirkung   836
Parenchymgifte   837
Allgemeinerkrankungen durch spezifische Inhaltsstoffe
ungiftiger Pilze   839
Diagnostik   839
Schwermetalle und Radionuklide in Pilzen   839

Weiterführende Literatur   840

Register   843

Zur Einrichtung des Buches

Die Grundlagen der Pharmakotherapie werden jeweils im Rahmen der entsprechenden Stoffgruppen-Kapitel abgehandelt. Die Kennzeichnung dieser Abschnitte erfolgt durch **rote Unterlegungen** bzw. durch **rot gesetzte Hauptüberschriften;** dieser Stoff ist für den zweiten klinischen Studienabschnitt von Bedeutung.
Die durchnumerierten Abbildungen (mit grau unterlegten Abbildungsunterschriften) ermöglichen beim Repetieren einen raschen Überblick über das jeweilige Gebiet.

ALLGEMEINE PHARMAKOLOGIE UND TOXIKOLOGIE

von B. Fichtl, München, G. Fülgraff, Berlin,
H.-G. Neumann, Würzburg und P. Wollenberg, Homburg/Saar
sowie W. Forth, München, D. Henschler, Würzburg,
und W. Rummel, Homburg/Saar

Grundbegriffe

Definition, Aufgaben, Abgrenzung von Pharmakologie und Toxikologie

Die Pharmakologie untersucht die Wechselwirkungen zwischen körperfremden Stoffen (Pharmaka) und Organismen (biologischen Systemen). Zur qualitativen Beschreibung und zur quantitativen Erfassung der Wirkungen bedient sie sich physikalischer (physiologischer) und chemischer (analytischer) Methoden, die überwiegend den benachbarten Disziplinen wie Chemie, Biochemie, Physikalische Chemie, Physiologie und Morphologie entlehnt sind. In der Wirkungsanalyse nimmt der Tierversuch eine zentrale Stellung ein.

Die Pharmakologie als Experimentalwissenschaft ermittelt die Resultate zunächst ohne Wertung. Daraus können dann aber Schlußfolgerungen für die Anwendung am kranken Organismus zu therapeutischen Zwecken (**Pharmakotherapie**) oder zur Erkennung, Behandlung und Verhütung von Vergiftungen (**Toxikologie**) gezogen werden. In den Ausbildungs- und Prüfungsordnungen wird beides zweckmäßig als einheitliches Fach „Pharmakologie und Toxikologie" bezeichnet. Im Rahmen der medizinischen Wissenschaften kommt der Pharmakologie und Toxikologie die Aufgabe zu, die Wirkungsweise von Arzneimitteln und Giften aufzuklären, um so dem Arzt am Krankenbett eine wissenschaftlich begründete, rationale Pharmakotherapie und Vergiftungsbehandlung zu ermöglichen. Die Entwicklung neuer Arzneimittel ist im wesentlichen eine Aufgabe pharmakologischer Laboratorien in der pharmazeutischen Industrie.

Gesetzmäßigkeiten der Wirkungen von Pharmaka, die unabhängig vom einzelnen Stoff Gültigkeit besitzen, werden in der **Allgemeinen Pharmakologie** behandelt. Gründliche Kenntnisse auf diesem Gebiet erleichtern die Aneignung von Wissen auf dem Gebiet der **Speziellen Pharmakologie** und sind die Voraussetzung für eine Beurteilung neuer Pharmaka. Aus tierexperimentell gewonnenen Informationen können nicht ohne weiteres Schlußfolgerungen im Hinblick auf therapeutische und toxische Wirkungen am Menschen gezogen werden. Die notwendige Überprüfung von Pharmakonwirkungen am kranken Menschen ist die Aufgabe eines neuen Zweiges, der **Klinischen Pharmakologie.** Diese sich verselbständigende Arbeitsrichtung erlangt besondere Bedeutung bei der Prüfung neuentwickelter Arzneimittel (vgl. Abb. 1). Sie hat hier die vom Gesetzgeber geforderte therapeutische Wirksamkeit festzustellen. Darüber hinaus erwächst der Klinischen Pharmakologie in der Aufdeckung, Analyse und Bewertung der immer häufiger beobachteten **Nebenwirkungen von Arzneimitteln** eine zusätzliche Aufgabe. Die Analyse von Wirkungen und Nebenwirkungen am Menschen erfordert enge Zusammenarbeit mit der experimentellen Pharmakologie und Toxikologie, auf deren methodisches Rüstzeug sie nicht verzichten kann. Bedingt durch besondere methodische Erfordernisse, differenzieren sich innerhalb des klassischen Faches weitere Arbeitsrichtungen z. B. **Neuropharmakologie** und **Biochemische Pharmakologie.**

Eine Übersicht der von Pharmakologie und Toxikologie vermittelten **Lehrinhalte** gibt Tab. 1.

Im Unterschied zur Pharmakologie beschäftigt sich die **Pharmazie** nicht mit den Wirkungen von Pharmaka und deren biologischen und medizinischen Aspekten. Ihre Aufmerksamkeit gilt den stofflichen Eigenschaften der Pharmaka, ihrer Verarbeitung zu geeigneten Arzneiformen, der analytischen Bestimmung und Qualitätskontrolle, der Vorratshaltung und dem Vertrieb in der Apotheke.

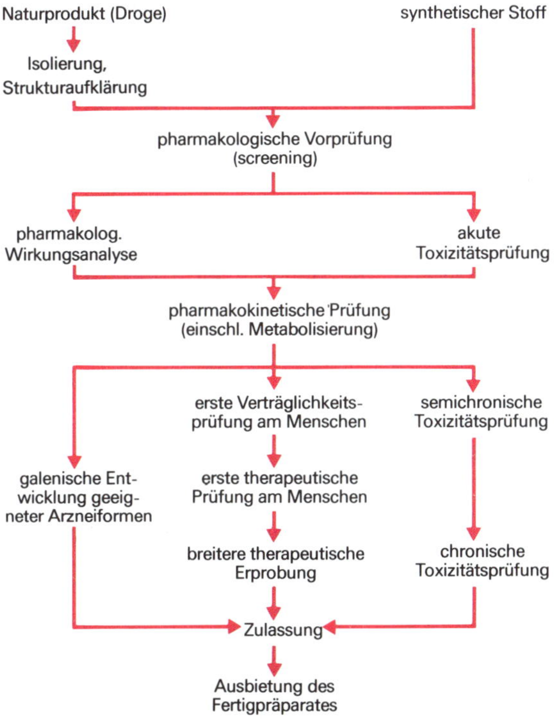

Abb. 1: Entwicklungsgang neuer Arzneimittel. Von 8 000 bis 10 000 geprüften Substanzen erreicht nur eines Produktionsreife.

Stoffe

Wirkstoffe im Sinne der Pharmakologie sind alle chemischen Individuen (Elemente und Verbindungen), die nach Aufnahme in den Organismus (oder auf seinen Oberflächen) Wirkungen entfalten, unabhängig vom Typ der Wirkung und von der Bedeutung für die Gesundheit. Diese Definition geht allein von der Reagibilität des biologischen Systems aus und enthält sich der klinisch-medizinischen Wertung. In der Regel sind Pharmaka körperfremde Stoffe. Es kann sich aber auch um körpereigene Stoffe handeln, wenn davon Dosen bzw. Konzentrationen angewendet werden, die das physiologische Maß übersteigen. Gesetzliche Regelungen erfordern andere Abgrenzungen. Für die Anwendung von Fremdstoffen muß das Gesetz zwischen nützlichen (**Arzneimittel**) und schädlichen Stoffen (Schadstoffe, **Gifte**) unterscheiden. Die häufig

Tab. 1: Elemente der pharmakologisch-toxikologischen Beschreibung von Pharmaka:

Herkunft und Gewinnung des Stoffes
chemische und physikalische Eigenschaften
Beschreibung und Analyse der Wirkungen
    am Gesamtorganismus,
    an Organen und Geweben,
    auf zellulärer und
    auf subzellulärer (molekularer) Ebene
Dosis-Wirkungs-Beziehungen
Deutung des Wirkungsmechanismus
Resorption, Verteilung, Ausscheidung
Biotransformation (Entgiftung, Aktivierung)
therapeutischer Einsatz
Nebenwirkungen
Vergiftungen (akut, chronisch) und deren Behandlung

vorgenommene Gleichsetzung von Arzneimitteln mit Pharmaka ist schon von der etymologischen Wurzel her nicht berechtigt: Φάρμακον = Spruch des Heil- oder Schadenzaubers = Heilmittel **und** Gift. Bei vielen Stoffen entscheidet allein die Höhe der aufgenommenen **Dosis** über Nützlichkeit oder Schädlichkeit der ausgelösten Wirkung: kleinere Dosen beeinflussen Krankheitszustände günstig, größere sind schädlich und führen zu Vergiftungen. Arzneimittel können so – sowohl im Laufe einer Automedikation wie auch bei der Anwendung durch den Arzt – grundsätzlich auch schädliche Wirkungen entfalten, also zum „Gift" werden. Andererseits gibt es neben diesen, die Pharmakologie vornehmlich interessierenden, zahlreiche Chemikalien, die keinerlei nützliche – in welcher Dosis auch immer – Veränderungen bewirken, sondern nur gesundheitlich nachteilige Effekte auszulösen vermögen. Es sind Gifte im engeren Sinne. Hier entscheidet die Dosis lediglich darüber, ob schädliche Wirkungen eintreten oder ausbleiben (vgl. S. 747).
So ist die Pharmakologie als Wissenschaft bestrebt, die Eigenschaften von Pharmaka als Wirkstoffe nach Dosen und Wirkungen exakt zu quantifizieren, während die Gesetze chemi-

sche Stoffe nach den Folgen dieser Wirkungen justiabel einteilen und bezeichnen müssen. Es ist wichtig, dieses – notwendige – Nebeneinander der Begriffe bei der weiteren Betrachtung im Auge zu behalten.
Arzneimittel bedürfen seit 1978 in der Bundesrepublik der Zulassung. Die Zulassung zur Anwendung bei Mensch und Tier ist im Arzneimittelgesetz geregelt. Das Gesetz sieht eine Reihe von Definitionen vor, die in Abb. 2 im Flußschema (in Anlehnung an Abb. 1) dargestellt sind. Fast ausschließlich handelt es sich heute bei der Abgabe in Apotheken um **Fertigarzneimittel**. Diese sind im Hinblick auf ihre Wirkstoffe deklarationspflichtig. Die Deklarationspflicht erstreckt sich leider immer noch nicht auf alle Inhaltsstoffe, z. B. Begleitstoffe und Konstituenten bei der Herstellung von Arzneimitteln, die nicht selten die Ursache für Überempfindlichkeitsreaktionen sind. Die volle Deklarationspflicht der Zusammensetzung eines Arzneimittels besteht für den Hersteller nur gegenüber dem Bundesgesundheitsamt in den zur Zulassung eingereichten Akten. Zur Erleichterung der Information werden chemisch definierte Stoffe, die als Arzneimittel verwendet werden, nach einer internationalen Absprache mit einem Freinamen (intern. Freiname, engl. generic name, international nonproprietary name, abgek. **INN**) bezeichnet. Nach Ablauf des Patentschutzes können chemische Verbindungen von jedermann produziert und als Arzneimittel in Verkehr gebracht werden, sofern er die gesetzlich geregelten Voraussetzungen dafür erfüllt. In einigen Ländern gibt es mittlerweile eine Flut von Handelspräparaten mit verschiedenen Markennamen, die jedoch alle den gleichen Wirkstoff enthalten. Marken- und Handelsnamen werden jeweils durch ein hochgesetztes R gekennzeichnet. Abgeleitet von der englischen Bezeichnung für den internationalen Freinamen werden derartige Arzneistoffe **Generika** genannt. In der Bundesrepublik Deutschland soll es z. B. über 150 Anbieter von Diclofenac geben, die dieses Antirheumatikum (vgl. S. 230) unter jeweils anderem Handelsnamen auf den Markt bringen. Unübersichtlichkeit und Mißverständlichkeit für den Arzt sind die Folge. Auch volkswirtschaftlich gesehen ist dies ein Mißstand, der überall dort gedeiht, wo die gesetzlichen Regelungen der Gesundheitsfür- und -vorsorge Nischen für nicht marktkonforme Preisgestaltungen von Arzneimitteln erlauben.

Wirkungscharakteristika

Pharmakologische (und toxische) Wirkungen sind durch Pharmaka ausgelöste Veränderungen biologischer Funktionen und/oder Strukturen. Sie können sich am Ort der Pharmakoneinwirkung abspielen: **lokale Wirkung,** oder nach Aufnahme in den Organismus und Verteilung in die Gewebe: **systemische Wirkung.** Die Veränderungen können **reversibel** oder **irreversibel** sein; es gibt häufig Übergänge. Überwiegend ist die Wirkung an die Gegenwart des Stoffes gebunden: Primärwirkung; doch gibt es auch Veränderungen an den gleichen Wirkorten nach Entfernung der Wirkstoffe oder an anderen Orten: **Sekundärwirkungen.** Treten Effekte in bezug auf die Stoffaufnahme verzögert auf, spricht man von **Latenz.** Eine pharmakologische Wirkung ist die Resultante dreier Parameter:
Wirkungsqualität (Art der Wirkung),
Wirkungsstärke (Ausmaß des Unterschiedes zum unbeeinflußten Zustand),
Wirkungsdauer (Zeit vom Eintritt bis zum Ende der Wirkung).
Wirkungsstärke und -dauer sind quantitative Parameter; sie werden auch als **Wirkungsgröße** integriert. Die Zusammenhänge sind in Abb. 3 aufgezeigt.

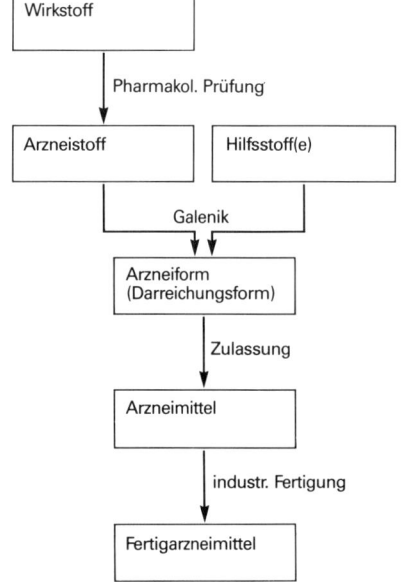

Abb. 2: Vom Stoff zum Arzneimittel.

Unter **Wirkungsmechanismus** versteht man die Ausdeutung der Elementarvorgänge pharmakologischer Wirkungen auf biochemischer, physikalischer und physiologischer Ebene. Jeder Wirkung liegt ein naturwissenschaftlich erklärbarer Mechanismus zugrunde. Sind die Mechanismen nicht hinreichend bekannt, behilft man sich oft mit dem Ausdruck **Wirkungsweise.**

Beispiele für Pharmaka und ihre Wirkungsmechanismen

Das Ziel der Pharmakotherapie ist es, den (pathologischen oder physiologischen) Zustand eines Organismus chemisch zu beeinflussen. Entsprechend vielfältig kann der Angriffsort der Pharmaka sein.

Ein Beispiel für eine Pharmakonwirkung ist die Blockade der Muskelkontraktion durch d-Tubocurarin. Diese Substanz, in der pharmakologischen Nomenklatur ein Muskelrelaxans, ist ein Wirkstoff des von den Indianern Südamerikas verwendeten Pfeilgifts Curare. Die Muskelkontraktion wird durch die Freisetzung des Transmitters Acetylcholin (ACh) aus einer Nervenendigung nahe der motorischen Endplatte einer Muskelfaser eingeleitet. Das ACh diffundiert zu einer Struktur, dem ACh-Rezeptor, die eng mit einem Kationen-Kanal assoziiert ist. Die Bindung von ACh an den ACh-Rezeptor bewirkt eine Konformationsänderung des Kanalproteins, das dadurch für Kationen, vor allem Na^+-Ionen, permeabel wird. Der folgende Einstrom von Na^+-Ionen depolarisiert die Zelle und stößt die Reaktionskette an, die letztlich zur Kontraktion führt.

d-Tubocurarin bindet wie ACh an den ACh-Rezeptor, es findet jedoch keine Konformationsänderung statt. Da bei entsprechend hoher Konzentration von d-Tubocurarin kein ACh mehr an den Rezeptor binden kann, wird der Muskel gelähmt.

Die Bindung an ein Makromolekül, dessen Funktion dadurch beeinflußt wird, ist charakteristisch für die Wirkung der meisten Pharmaka. In Anlehnung an Paul Ehrlich und John N. Langley werden solche Makromoleküle Rezeptoren genannt (siehe S. 10).

Tab. 2: Wirkungsparameter

Das Ausmaß einer pharmakologischen Wirkung ist abhängig von:

Pharmakodynamik	1) Dosis (oder Konzentration) 2) Rezeptorenverhalten (Ansprechbarkeit) 3) nicht rezeptorvermittelte Wirkungen
Pharmakokinetik	4) Resorption 5) Verteilung, Speicherung 6) exkretorische und metabolische Elimination

---

Prinzip der Wechselbeziehungen: Wirkstoff – Organismus

Jede Wechselwirkung zwischen Pharmaka und Lebewesen hat, wie dies im Wort „Wechselwirkung" schon zum Ausdruck kommt, zwei Aspekte:

(A) Einflüsse des Pharmakons auf den Organismus. Sie werden unter dem Begriff **Pharmakodynamik** zusammengefaßt.
(B) Einflüsse des Organismus auf das Pharmakon. Sie werden unter dem Begriff **Pharmakokinetik** zusammengefaßt; sie umfaßt alle das Schicksal im Organismus betreffenden Vorgänge.

Tab. 2 bringt eine Synopsis der Zusammenhänge.

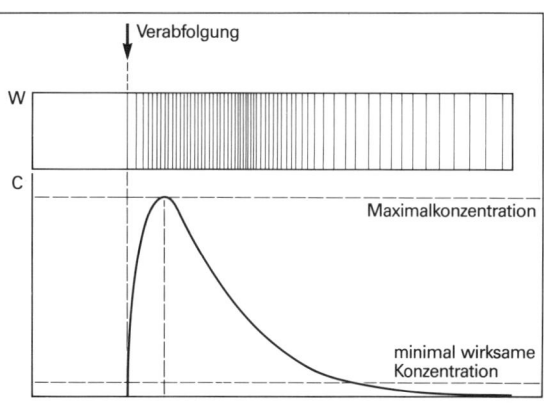

Abb. 3: Schema der Abläufe und Einflußgrößen einer reversiblen, systemischen pharmakologischen Wirkung. Der zeitliche Verlauf der Konzentration des Stoffes im Plasma und die Wirkungsintensität sind übereinander dargestellt (*W* Wirkung, *C* Konzentration im Plasma). Es gibt keine strenge zeitliche Korrelation zwischen beiden Größen.

Pharmakodynamik und Pharmakokinetik bestimmen gemeinsam die pharmakologische Wirkung. Diese Verhältnisse sind – bei Berücksichtigung des zeitlichen Verlaufs – in Abb. 3 dargestellt, und zwar für den (häufigsten) Fall einer resorptionsabhängigen, voll reversiblen, rezeptorvermittelten Wirkung. Die Wirkungsstärke ist abhängig von der Konzentration am Rezeptor; die Form der Konzentrationsabhängigkeit wird auf S. 13ff. abgehandelt. Nach Gabe (Applikation) des Pharmakons muß es meist erst in den Körperkreislauf und von dort zum Rezeptor gelangen, ehe es wirken kann. Der Wirkstoff einer Tablette etwa muß sich erst auflösen, anschließend diffundiert in das intestinale Kapillarbett (Resorption) und gelangt über die Pfortader und die Leber in den großen Kreislauf. Die Pharmakonkonzentration im Plasma und damit am Rezeptor ist die Resultante aus der Resorptions- und Eliminationsgeschwindigkeit. Zunächst ist die Resorption schneller als die Elimination, die Wirkung nimmt zunächst schnell, später langsamer zu. Die Maximalkonzentration ist dann erreicht, wenn beide Geschwindigkeiten gleich sind. Nach Erreichen der Maximalkonzentration ist die Eliminationsgeschwindigkeit höher als die Resorptionsgeschwindigkeit. An- und Abfluten der Wirkung müssen sich nicht mit dem zeitlichen Verlauf der Wirkstoffkonzentration im Blutplasma decken. Die Elimination besteht in der renalen, biliären oder sonstigen Ausscheidung, dem Stoffwechsel (Biotransformation) oder einer Kombination dieser Möglichkeiten.

Die Änderung eines jeden dieser Parameter führt – bei Gleichbleiben der übrigen – zu Verstärkung oder Verminderung bzw. zu Verlängerung oder Verkürzung der Wirkung: verminderte Resorption hat eine Abschwächung von Stärke und Dauer der Wirkung zur Folge; Einschränkung der Exkretion (z. B. bei Niereninsuffizienz) erhöht und verlängert die Wirkung.

Wirkungen von Pharmaka auf den Organismus

Dosis-Wirkungs-Beziehungen – Konzentrations- und Summationsgifte

Nach dem Verhalten am Rezeptor (vgl. S. 10) unterscheidet man zwischen „Konzentrationsgiften" und „Summationsgiften". Bei den Konzentrationsgiften nimmt die Wirkungsstärke mit zunehmender Konzentration des Pharmakons in der Nachbarschaft der Rezeptoren zu. Verschwindet der Wirkstoff vom Rezeptor, so geht auch die Wirkung wieder auf Null zurück. Bei den Summationsgiften bewirkt der Wirkstoff eine irreversible Veränderung der Rezeptoren. Die Wirkung bleibt auch nach Verschwinden des Wirkstoffs aus dem Blut bestehen. Das bedeutet, daß bei einer späteren Gabe die Wirkstoffmoleküle mit den noch freigebliebenen Rezeptoren reagieren können und sich so die Einzelwirkungen „summieren" können. Ein Beispiel hierfür ist der α-Rezeptorenblocker Phenoxybenzamin. Viele Kanzerogene sind ebenfalls Summationsgifte.

Dosis-Wirkungs-Beziehungen am Individuum

Dosis-Wirkungs-Beziehungen bei „Konzentrationsgiften"

Die Wirkungsstärke eines Pharmakons ist nur selten linear von der Konzentration abhängig. Wird in einem solchen Falle die Konzentration verdoppelt, so verdoppelt sich auch die Wirkung; dies beobachtet man etwa bei Veränderungen physikochemischer Parameter (z. B. der Osmolarität) durch das Pharmakon. Am häufigsten ist eine nichtlineare, hyperbolische Beziehung zwischen Konzentration und Wirkung (vgl. Kurve A in Abb. 4). Mit zunehmender Konzentration nimmt die Wirkung anfänglich rasch, später langsamer zu und strebt schließlich asymptotisch gegen ein Maximum. Trägt man die Konzentration auf der Abszisse in logarithmischem Maßstab ein (Abb. 4, Kurve B), erhält man eine Kurve, die im mittle-

ren Teil annähernd gerade verläuft. In diesem – therapeutisch vor allem interessierenden – Konzentrationsbereich, der sich meist ungefähr über ein Konzentrationsverhältnis von 1:10 erstreckt, besteht eine annähernd logarithmische Abhängigkeit der Wirkung von der Konzentration. Das bedeutet, daß die Wirkung bei aufeinander folgenden Verdoppelungen der Konzentration jeweils um einen konstanten Betrag ansteigt.

Bei Versuchen an Ganztieren sowie beim therapeutischen Einsatz von Pharmaka sind die Konzentrationen der Stoffe am Rezeptor nicht meßbar. Die Wirkung wird in diesen Fällen mit der Dosis je kg Körpergewicht in Beziehung gesetzt. Oft wird die Wirkung an isolierten Organen, Zellkulturen oder Gewebeextrakten gemessen und die Konzentrationen der Wirkstoffe im jeweils benutzten Medium sind bekannt. Es wäre demnach korrekter, von Konzentrations-Wirkungs-Kurven zu sprechen. Es ist aber trotzdem allgemein üblich, den Ausdruck „Dosis-Wirkungs-Kurve" zu gebrauchen. Eine Dosis je kg ist ja ebenfalls im weiteren Sinne eine Konzentrationsangabe.

Kaum ein Wirkstoff hat nur eine einzige Wirkung. Nebenwirkungen sind meist unerwünscht und begrenzen den therapeutischen Einsatz von Pharmaka. Dosis-Wirkungs-Kurven sind besonders dann von Bedeutung, wenn nicht nur die (Haupt-)Wirkung eines Pharmakons allein, sondern das Verhältnis von zwei oder mehr Nebenwirkungen in Relation zur therapeutischen Wirkung beurteilt werden soll. Ein Beispiel ist in Abb. 5 dargestellt. Kurve ① gibt die Dosisabhängigkeit der therapeutisch erwünschten, Kurve ② die Dosisabhängigkeit einer unerwünschten Wirkung desselben Pharmakons wieder. Wird das Pharmakon so dosiert, daß 75 % der maximal erzielbaren Wirkung erreicht werden, so treten unerwünschte Wirkungen noch kaum auf. Soll dagegen die volle therapeutische Wirkung erreicht werden, so muß damit gerechnet werden, daß mindestens 50 % der unerwünschen Wirkung in Kauf genommen werden müssen. Der Abstand der beiden Kurven dient auch zur Beurteilung der therapeutischen Breite (s. S. 7). Aus den beiden Kurven in Abb. 4 geht außerdem hervor, daß mit steigender Dosis schließlich eine Wirkung erreicht wird, die sich nicht mehr meßbar stei-

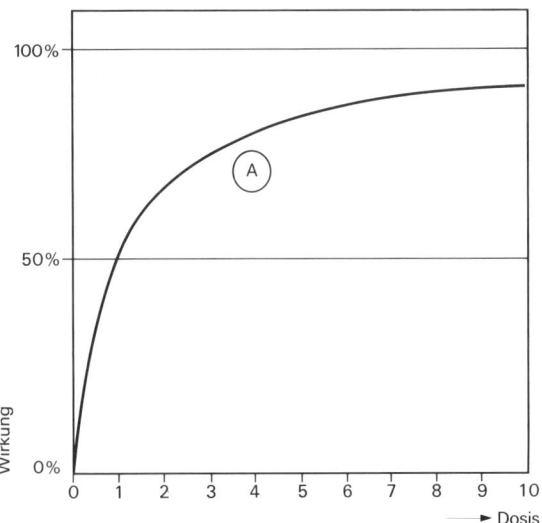

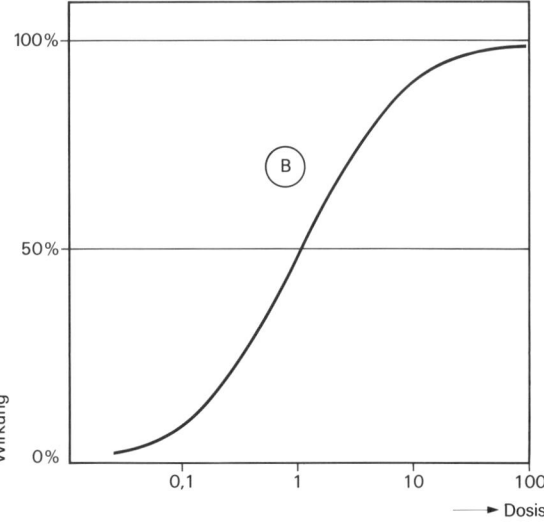

Abb. 4: Beziehung zwischen Dosis und Wirkung.
In der linken Darstellung sind die Werte für die Dosis arithmetisch, rechts logarithmisch aufgetragen. Beiden Darstellungen liegen die gleichen Werte für Dosis und Wirkung zugrunde.

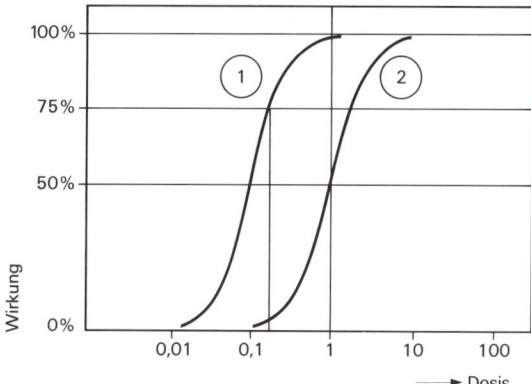

Abb. 5: Vergleich der Dosis-Wirkungs-Kurven einer therapeutisch erwünschten Wirkung ① und einer unerwünschten Wirkung ② des gleichen Pharmakons.

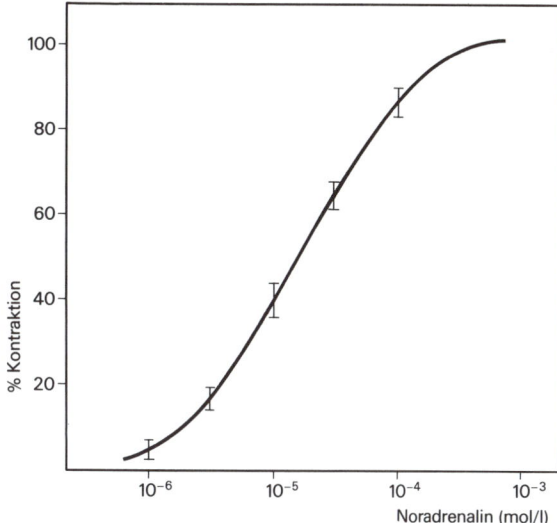

Abb. 6: Dosis-Wirkungs-Kurve von Noradrenalin am isolierten Milzpräparat der Katze.

gern läßt (obwohl die Wirkung von der Theorie her einen asymptotischen Verlauf nimmt). Diese Dosis nennt man die maximale Wirkdosis. Wird sie überschritten, so kann zwar die therapeutische Wirkung nicht weiter gesteigert werden, wohl aber nimmt das Ausmaß der unerwünschten Wirkung weiter zu (vgl. Abb. 5). Ist z. B. ein Schmerz mit der maximalen Wirkdosis von Acetylsalicylsäure nicht zu beseitigen, dann ist es falsch, die Dosis weiter zu erhöhen. In diesem Falle muß die Therapie vielmehr mit einem stärker wirkenden Schmerzmittel (mit größerer maximaler Wirkungsstärke) fortgeführt werden. Die in den Abb. 4 und 5 dargestellten Kurven sind theoretisch errechnet, wobei der Rechnung bestimmte Annahmen über den Mechanismus der Pharmakonwirkung zugrunde gelegt wurden (s. S. 16). Am biologischen Objekt kommen solche idealen Kurven nur selten vor (Abb. 6). Häufiger sind Kurven, die durch Überlagerung mehrerer Faktoren oder durch die Einflüsse einer konzentrationsunabhängigen Verteilung und Elimination mancher Pharmaka bestimmt werden. Ein Beispiel ist in Abb. 7 dargestellt.

Dosis-Wirkungs-Beziehungen bei „Summationsgiften"

Während Konzentrationsgifte nur durch ihre aktuelle Konzentration am Rezeptor wirken, bleibt nach der Gabe eines Summationsgiftes eine irreversible Änderung am Rezeptor zurück, mit der Einschränkung, daß z. B. DNA-Veränderungen durch Reparaturmechanismen oder Proteinveränderungen durch Abbau und Neusynthese trotzdem teilreversibel sein können. Bei erneuter Gabe eines Summationsgiftes kommt es zu einer Addition der Wirkungen von erster und zweiter Gabe. Die Wirkungen kumulieren daher, auch wenn die zweite Gabe erst dann erfolgt, wenn die erste Dosis schon wieder aus dem Organismus eliminiert wurde. Im Gegensatz zu der auf S. 64 beschriebenen Kumulation eines Stoffes handelt es sich hier um die Kumulation einer Wirkung. Diese Verhaltensweise verdient auch bei Nebenwirkungen Beachtung. Doxorubicin z. B., ein Stoff, der zur Tumorbekämpfung eingesetzt wird (Cytostatikum), schädigt den Herzmuskel. Wird im Verlauf der Chemotherapie mit Doxorubicin eine kumulative Dosis von ungefähr 550 mg/m² Körperoberfläche überschritten, so kann der Herzmuskelschaden einen Grad erreichen, der zum Tod des Patienten führt. Bei den Summationsgiften sind im allgemeinen die Initialwirkungen zu klein, um sichtbar zu werden. Der Schaden zeigt sich erst nach mehrfacher Wiederholung der Verabreichung. Geht man von

einer gleichmäßig fortgesetzten Einwirkung aus, so läßt sich die Abhängigkeit als „Dosis-Zeit-Beziehung" charakterisieren, und man nennt aus diesem Grunde die Summationsgifte auch $c \cdot t$-Gifte (c = Konzentration, t = Zeit). Beispiele für solche Gifte sind viele chemische Mutagene, Kanzerogene sowie ionisierende oder UV-Strahlen. Die kanzerogene Wirkung an einem Gewebe wird erst manifest, wenn eine entsprechend große Zahl von essentiellen Strukturen geschädigt wurde. Man erhält dadurch den Eindruck, daß für die kanzerogene Wirkung eine Art Mindestdosis notwendig ist, die entspre-

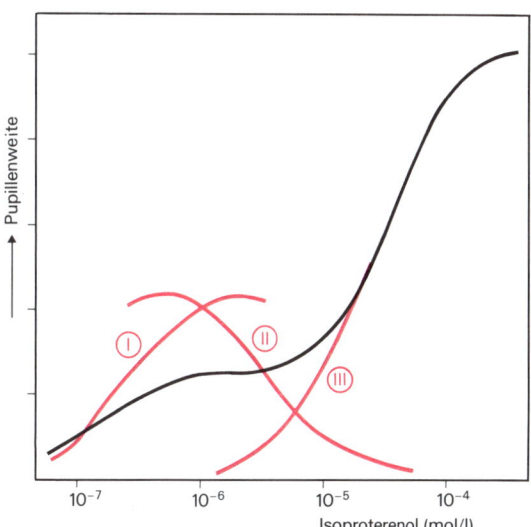

Abb. 7: Dosis-Wirkungs-Kurve von Isoproterenol am Auge des Meerschweinchens (schwarze Kurve). Diese Kurve kommt wahrscheinlich durch Überlagerung von 3 Komponenten (I–III) des Isoproterenols zustande, deren Wirkung in verschiedenem Maße von der Konzentration abhängt (rote Kurven): Ⓘ Erregung von β-Rezeptoren des m.sphincter pupillae → Dilatation, Ⓘ Erregung von α-Rezeptoren des m.sphincter pupillae → Kontraktion und Ⓘ Erregung von α-Rezeptoren des m.dilatator pupillae → Dilatation (nach Patil und Ruffolo, jr., Handb. of exp. Pharmacol. Vol. 54/1, p. 95).

chend der Höhe der Einzeldosis nach kürzerer oder längerer Zeit erreicht wird (s. Abb. 8). Vereinfacht ausgedrückt besagt dies, daß ein Tumor dann manifest wird, wenn eine hohe Dosis kurze Zeit oder eine niedrige Dosis lange Zeit eingewirkt hat. Weiter kann gefolgert werden, daß gleiche Produkte aus c und t („Wirkungsprodukt"), unabhängig von der jeweiligen Größe des Einzelfaktors, gleiche Zahlen von Tumoren erzeugen.

Eine solche „Summation der Wirkung" beobachtet man vor allem bei der kovalenten Bindung eines Giftes an körpereigene Strukturen, da diese Bindung aufgrund ihrer meist hohen Stabilität irreversibel ist. Die Wirkung kann aber auch in diesem Falle voll reversibel sein: wird z. B. ein Gift kovalent an Erythrozyten gebunden und werden diese nach ca. 90 Tagen durch neugebildete ersetzt, so ist keine Schädigung mehr nachzuweisen, obwohl der Schaden an der Struktur selbst irreversibel war.

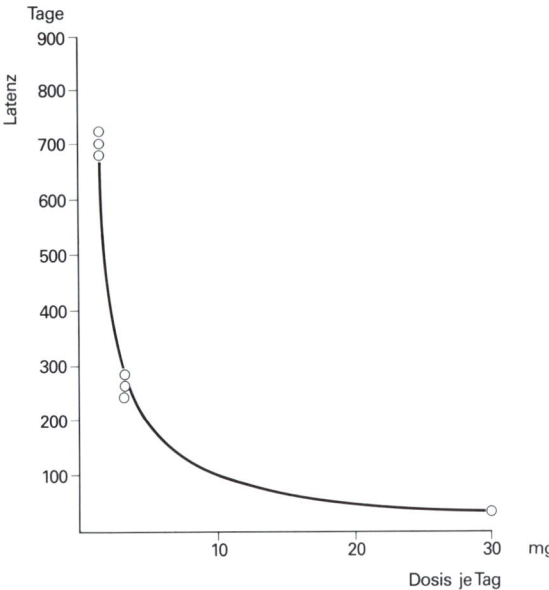

Abb. 8: Abhängigkeit der Dauer der Latenzzeit bis zum Auftreten der ersten Lebertumoren von der Dosis beim Dimethylaminoazobenzol. Abszisse: Dosis in mg/Tag, Ordinate: Dauer in Tagen. Nach: Druckrey, 1943.

Dosis-Wirkungs-Beziehungen am Kollektiv

Körpergewicht und Dosis

Die Stärke der Wirkung eines Pharmakons hängt nicht von der absoluten Menge im Organismus, sondern von seiner Konzentration am Wirkort ab. Werden gleiche Dosen eines Pharmakons einem 50 kg schweren und einem 100 kg schweren Menschen verabreicht, so wird es bei gleichmäßiger Verteilung im ersten Fall eine doppelt so hohe Konzentration erreichen wie im zweiten Fall. Zu einer exakten Dosierung, wie sie z. B. bei vergleichenden Untersuchungen an Tieren unbedingt erforderlich ist, muß daher das Körpergewicht (KG) berücksichtigt werden. Die Dosis wird dann in g/kg KG angegeben.

Bei der therapeutischen Anwendung von Pharmaka am Menschen ist eine Dosierung nach Körpergewicht nicht allgemein durchführbar. Dies hätte z. B. zur Voraussetzung, daß Fertigpräparate in mehrfach abgestuften Dosen hergestellt und vor-

rätig gehalten würden. Man geht daher bei den üblichen Erwachsenendosen von einem mittleren Körpergewicht von 70 kg aus. Größere Abweichungen von diesem „Normalgewicht" müssen jedoch bei der Dosierung berücksichtigt werden. Dies gilt besonders, wenn es sich um Pharmaka mit steiler Dosis-Wirkungs-Kurve bzw. geringem Abstand von therapeutischer zu toxischer Wirkung handelt (vgl. auch S. 5). Ein erhöhtes Körpergewicht ist allerdings häufig durch eine einseitige Vermehrung des Fettgewebes bedingt. In einem solchen Fall muß die Dosis lipophiler Pharmaka (z. B. Narkotika) zum Teil beträchtlich, die Dosis hydrophiler Pharmaka, wenn überhaupt, nur geringfügig erhöht werden, denn lipophile Pharmaka können sich im Fettgewebe anreichern (s. S. 36), wodurch der wirksame Anteil verringert wird. Für nicht lipophile Pharmaka dagegen ist das Fettgewebe nur wenig zugänglich.

Das mittlere Körpergewicht von 70 kg bezieht sich auf erwachsene Europäer und Nordamerikaner. Bei anderen Populationen kann dies anders sein. Werden solche Unterschiede bei der Pharmakotherapie nicht berücksichtigt, kann es zu Überdosierungen kommen.

Individuelle Ansprechbarkeit

Behandelt man ein Kollektiv von Tieren mit steigenden Dosen eines Pharmakons, so findet man in der Regel folgendes Verhalten: Bei kleinen Dosen zeigen nur wenige Tiere eine Wirkung. Mit steigender Dosis nimmt die Zahl der reagierenden Tiere zu, bis schließlich bei allen Tieren die Wirkung eingetreten ist. Daraus ist zu schließen, daß die Individuen eines Kollektivs auf ein Pharmakon verschieden stark reagieren. Die graphische Darstellung dieses Verhaltens entspricht meist einer log-Normalverteilung.

Leider läßt sich die Empfindlichkeit eines Individuums nicht einfach bestimmbaren Funktionsgrößen des Organismus ableiten. Die individuelle Empfindlichkeit eines Patienten ist daher bei der ersten Verabreichung eines Pharmakons immer unbekannt. Es gibt eine Reihe von Strategien zur ersten Dosisfindung sowie zur Anpassung des Therapieschemas an den individuellen Bedarf des Patienten.

Wenn man die Anzahl der in einer bestimmten Weise reagierenden Individuen wie in Abb. 9 kumulativ auf der Ordinate aufträgt, so entsteht eine Summenkurve, welche angibt, wieviel Prozent der Individuen eines Kollektivs auf eine bestimmte Dosis reagieren. Diese statistisch definierte Dosis ist für das Kollektiv mit hoher Wahrscheinlichkeit verbindlich. Gebräuchlich ist die Angabe derjenigen Dosis, bei welcher

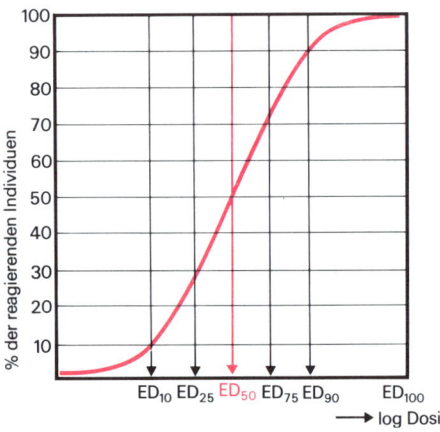

Abb. 9: Dosis-Wirkungs-Beziehung am Kollektiv.

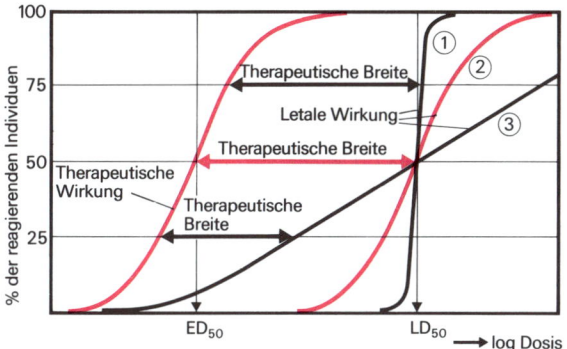

Abb. 10: Charakterisierung der therapeutischen Breite durch den Abstand der Empfindlichkeitskurven für die therapeutische und die letale Wirkung. Für die letale Wirkung sind Kurven mit verschiedener Steilheit ①, ② und ③ als Beispiele eingezeichnet. Wird der Quotient LD_{50}/ED_{50} als Maß der therapeutischen Breite benutzt, so müßte daraus geschlossen werden, daß diese für die Kurven ①, ② und ③ gleich groß ist. In Wirklichkeit ist die therapeutische Breite bei Kurve ① im oberen Dosisbereich und bei Kurve ③ im unteren Dosisbereich geringer als im Bereich mittlerer Dosen. Sicherer für die Beurteilung der therapeutischen Breite ist daher der Quotient LD_5/ED_{95}.

50% der Individuen die erwartete Wirkung zeigen, weil sie in dem Bereich der Kurve mit gleichbleibender Steilheit liegt. Sie wird als ED_{50} (ED = effektive Dosis) bezeichnet. Die ED_{100} ist für den Vergleich der Wirksamkeit zweier Pharmaka ungeeignet, denn sie kann wegen des asymptotischen Verlaufs der Kurve nicht genau bestimmt werden. Die tödliche Dosis eines Pharmakons wird in ähnlicher Weise angegeben. Diejenige Dosis, durch welche 50% der Tiere eines Kollektivs getötet werden, wird als LD_{50} (LD = letale Dosis) bezeichnet. Sie ist nicht nur von theoretischem Interesse; sie dient auch als Richtmaß bei der Abschätzung der therapeutischen Breite (Abb. 10) und für die gewerbetoxikologische Bewertung von Chemikalien nach dem Chemikaliengesetz. Durch Einsatz moderner Verfahren zur Versuchsplanung und -auswertung ist es in den letzten Jahren gelungen, die Zahl der Tiere, die für die Bestimmung dieses Wertes eingesetzt werden müssen, drastisch zu reduzieren. Der im Tierexperiment ermittelte Quotient LD_{50}/ED_{50} gibt einen Hinweis auf die therapeutische Sicherheit eines Pharmakons. Je größer dieser Quotient ist, um so sicherer ist das Pharmakon bei seiner therapeutischen Anwendung. Eine zuverlässige Aussage ist jedoch nur möglich, wenn die Kurven der Empfindlichkeitsverteilung von therapeutischer und tödlicher Wirkung annähernd parallel verlaufen. Im anderen Falle kann dieser Quotient eine falsche Vorstellung von der Sicherheit vermitteln (Abb. 10). Vorteilhafter ist daher die Verwendung des Quotienten LD_5/ED_{95}, der auch als therapeutischer Index bezeichnet wird; er ist jedoch problematisch wegen der statistischen Unsicherheit in der Bestimmung beider Dosen. Sind die Abweichungen im Kurvenverlauf zwischen erwünschter und unerwünschter Wirkung sehr groß, so kann der Grad der Sicherheit nur unter Berücksichtigung des gesamten Kurvenverlaufs abgeschätzt werden.

Es wäre unverantwortlich, ohne die Orientierungshilfe durch die tierexperimentell gewonnenen Daten zur therapeutischen Breite im Therapieversuch in der Klinik Studien zur Dosisfindung zu beginnen. Für die Sicherheit bei der klinischen Anwendung ist der Abstand der therapeutischen Dosis von derjenigen Dosis entscheidend, bei der die ersten schwerwiegenden, dosisabhängigen, unerwünschten Wirkungen beobachtet

werden („Sicherheitsbreite"). Mit nicht dosisabhängigen Nebenwirkungen – etwa anaphylaktischen Reaktionen – muß auch im Sicherheitsbereich gerechnet werden.

Individuelle Empfindlichkeit und ihre Ursachen

Erbfaktoren (Pharmakogenetik)

Die Empfindlichkeit für pharmakologische Wirkungen ist genetisch festgelegt. So können z. B. die einzelnen Tierspezies etwa aufgrund unterschiedlicher Enzymausstattung verschieden stark auf ein bestimmtes Pharmakon reagieren (Tab. 3).

Tab. 3: Speziesunterschiede in Schlafdauer und biologischer Halbwertzeit für Hexobarbital. Die Hexobarbitaldosis beträgt 100 mg/kg KG (Hunde 50 mg/kg KG). Werte nach Quinn et al.[1]

Spezies	Schlafdauer in min	Halbwertzeit in min
Maus	12	19
Kaninchen	49	60
Ratte	90	140
Hund	315	260
Mensch	–	~360

[1] Biochem. Pharmacol. **1**, 152 (1958).

Artspezifische Unterschiede sind zu berücksichtigen, wenn Ergebnisse aus Versuchen an Tieren auf den Menschen übertragen werden sollen. Auch innerhalb der Spezies können genetisch bedingte Unterschiede auftreten. Das Teilgebiet der Pharmakologie, das sich mit diesen Fragen beschäftigt, nennt man Pharmakogenetik. Die Gründe für solche Unterschiede können auf einer abweichenden Struktur und damit Empfindlichkeit der Rezeptoren beruhen. Bei Pharmaka, deren Wirksamkeit sehr stark durch inaktivierende Enzyme beeinflußt wird, können genetisch bedingte Abweichungen von der normalen Enzymausstattung im Organismus die Ursache sein (s. Tab. 4). Diese Abweichungen können klinisch relevant sein und erfordern in einigen Fällen die Charakterisierung des Metabolismus vor Beginn der Therapie. Da die Abweichungen im Stoffwechsel jeweils Gruppen ähnlich metabolisierter Pharmaka betreffen, findet man meist eine analytisch leicht faßbare und nicht toxische Indikatorsubstanz, deren Metabolisierungsrate ohne Gefahr für den Patienten bestimmt werden kann.

Zeitliche Schwankungen der Arzneimittelempfindlichkeit (Chronopharmakologie)

Viele biologische Vorgänge folgen Rhythmen. Solche aus alltäglichen Lebenserfahrungen bekannten Rhythmen sind beispielsweise die monatliche Blutung der Frau oder die tageszeitlichen (zirkadianen) Schwankungen der Körpertemperatur, die vor allem dem fiebernden Kranken mit Anstieg der Körpertemperatur in den Nachmittagsstunden bzw. am frühen Abend zum Bewußtsein kommen (vgl. Abb. 11). Besondere Bedeutung für die alltägliche Arbeit des praktisch tätigen Arztes haben die Abweichungen vom Tag-Nacht-Rhythmus bei Schichtarbeitern oder bei Flugreisenden, die Zeitzonen überschreiten.

Tab. 4: Wichtige Beispiele für pharmakogenetisch bedingte Abweichungen von der normalen Arzneimittelwirkung (nach Minder und Meyer, pharma-kritik, **4** (1982) 61–64).

Arzneimittel	klin. Auswirkung	Häufigkeit
Verlangsamte Acetylierung:		
Isoniazid	Polyneuritis, Lupus-erythematodes-Syndrom	ca. 1:1
Hydralazin	Lupus-erythematodes-Syndrom	–
Procainamid	Lupus-erythematodes-Syndrom	–
Salazosulfa-pyridin	Lupus-erythematodes-Syndrom	
Verlangsamte mikrosomale Oxidation:		
Phenytoin	Ataxie, Nystagmus	ca. 1:10
Phenacetin	Methämoglobin-ämie	ca. 1:10
Nortriptylin	Verminderte therapeutische Wirkung	ca. 1:10
Perhexilin	Polyneuropathie	ca. 1:10
Alprenolol, Metoprolol, Propranolol, Tomalolol, Timolol	Bradykardie	ca. 1:10
Spartein	Diplopie, Schwindel	ca. 1:10
Glucose-6-phosphat-Dehydrogenasemangel:		
Primaquine, Sulfonamide u. a.	Hämolyse	Mitteleuropa selten, Mittelmeerländer und Afrika bis 35 %
Verminderte Cholinesterase-Aktivität:		
Suxamethonium	Verlängerte Apnoe	ca. 1:2 500
Methämoglobinreduktase-Mangel:		
Sulfonamide u. a.	Methämoglobin-ämie	ca. 1:100
Instabiles Hämoglobin:		
Sulfonamide u. a.	Methämoglobin-ämie	selten
Störung der Häm-Synthese:		
Barbiturate u. a.	Hepatische Porphyrie, Koliken, neurologische Ausfalls-erscheinungen	ca. 1:10 000

(Fortsetzung Tab. 4)

Arzneimittel	klin. Auswirkung	Häufigkeit
Veränderte Ca^{2+}-Bindung im Muskel:		
Suxamethonium, Narkotika	maligne Hyperthermie	ca. 1:20 000 Narkosen
Hypoxanthin-Guanin-phosphoribosyl-Transferasemangel:		
Allopurinol, Purinantimeta-boliten	Xanthinsteine, verminderte zytostatische Wirkung	ca. 1:200 der Gichtpatienten

Es liegt auf der Hand, daß die Periodizität biologischer Abläufe auch Auswirkungen auf die Effekte von Arzneistoffen hat. Diese Auswirkungen lassen sich unter zweierlei Gesichtspunkten diskutieren: unter dem der Pharmakokinetik und unter dem der Pharmakodynamik.

Chronopharmakokinetik: Sie läßt sich am besten am Beispiel der schon lange bekannten Funktionsrhythmen der Nieren erläutern. Die Akrophase, d. h. der Höhepunkt der Urinproduktion, liegt in der Mitte der Aktivitätsperiode des Menschen, etwa um die Mittagszeit. Die Bathyphase, d. h. das Produktionsminimum, liegt demenspechend während der Nachtruhe. Es ist deshalb nicht verwunderlich, daß die renale Ausscheidung von Arzneistoffen nachts am geringsten ist. Auch die Produktion von H^+-Ionen unterliegt in der Niere einem Tagesrhythmus. Die höchste Konzentration der H^+-Io-

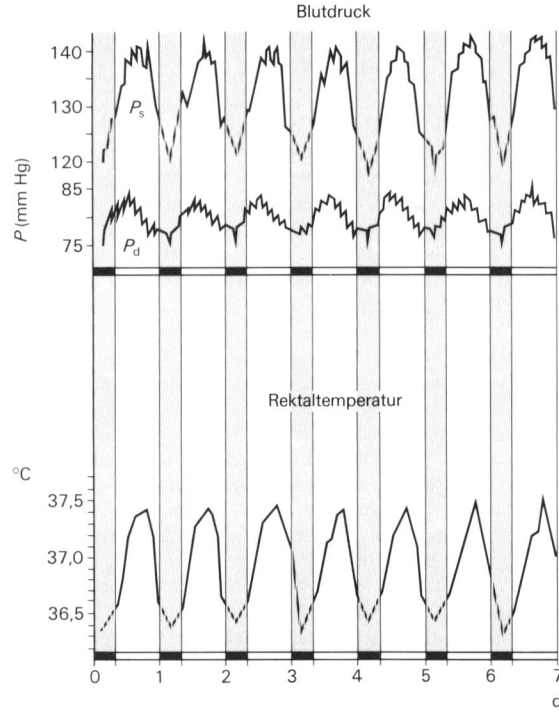

Abb. 11: Der zirkadiane Rhythmus des systolischen (P_s) und diastolischen (P_d) Blutdrucks sowie der Rektaltemperatur im Verlauf einer Woche.
Die Phasen der Ruhe im Tagesablauf sind durch dunkle Balken auf der Zeitskala (Abszisse) angedeutet (nach M. Gauterie, Int. J. Chronobiol. **1**, 103; 1973).

nen im Primärharn findet sich nachts. Dementsprechend wird Amphetamin, ein basischer Stoff, nachts besonders gut ausgeschieden, weil die Rückresorption in dieser Zeit minimal ist. Für saure Arzneistoffe wie Salicylsäurederivate oder Sulfonamide gilt umgekehrt, daß in der Nacht die Eliminations-Halbwertzeit verlängert ist (s. S. 52).

Es gilt als erwiesen, daß die Nephrotoxizität von Pharmaka mit besonders geringer therapeutischer Breite, beispielsweise Cisplatin (s. S. 737), bei Gaben zur Nacht um wenigstens 25% geringer ist als bei morgendlichen Gaben. In Tierversuchen fanden sich Hinweise auf Tagesschwankungen auch der Wirksamkeit von Cisplatin.

Neben der Ausscheidung zeigt auch die Resorption von Pharmaka aus dem Gastrointestinaltrakt sowie ihre Verteilung im Organismus eine deutliche zirkadiane Rhythmik, vor allem wohl durch zirkadiane Unterschiede der Organdurchblutung und Metabolisierung. Im Tierversuch ist dies z. B. für den Gehalt der Leberzellen an einigen Enzymen des Monooxygenase-Multienzym-Komplexes nachgewiesen worden (vgl. S. 39).

Chronopharmakodynamik: Es ist eine alte Beobachtung, daß orale Antidiabetika vom Typ der Sulfonylharnstoffe am frühen Morgen im Vergleich mit der abendlichen Dosierung stärker wirken. Vielfach bestätigt ist die Verstärkung der antiasthmatischen Therapie am späten Nachmittag oder Abend, unabhängig davon, ob es sich um die Anwendung von Theophyllin, β-Sympathomimetika oder Glucocorticoiden handelt. Das dürfte damit zusammenhängen, daß viele Ventilationsgrößen der Lunge in der Nacht ihre Bathyphase haben. Während der zweiten Nachthälfte sind darüber hinaus die Bronchiolen durch den hohen Vagotonus enggestellt; deshalb wird bei Freisetzung von Histamin leicht ein kritischer Grad von Konstriktion der Bronchiolen erreicht.

Ulcustherapeutika wie Cimetidin, die die HCl-Sekretion im Magen hemmen, sollten abends eingenommen werden, weil die Magensäureproduktion kurz nach Mitternacht ein Maximum erreicht (vgl. S. 470).

Pathologische Veränderungen

Die meisten Erkrankungen bewirken eine Änderung des Stoffwechsels oder eine veränderte Funktion von Organen. Dadurch kann die Empfindlichkeit für Pharmaka beeinflußt werden. Besonders deutlich sind die Auswirkungen, wenn Leber oder Niere betroffen sind. Schädigungen des Leberparenchyms durch Lebererkrankungen oder leberwirksame Gifte können die enzymatische Inaktivierung von Pharmaka verhindern; diese Pharmaka können dann toxische Plasmakonzentrationen erreichen. Größere Auswirkungen auf die Biotransformation von Pharmaka sind allerdings erst zu erwarten, wenn beträchtliche Teile des Leberparenchyms ausfallen. Bei der Niere dagegen, dem wichtigsten Ausscheidungsorgan, kann bei vorwiegend renal eliminierten Pharmaka schon eine relativ geringe Funktionsminderung gefährliche Steigerungen der Plasmakonzentration verursachen (s. S. 51 f.).

Toleranz (Gewöhnung)

Bei wiederholter Zufuhr eines Pharmakons kann die Wirkung allmählich geringer werden. Um eine gleichstarke Wirkung zu erhalten, muß dann die Dosis fortlaufend erhöht werden. Man spricht von der Entwicklung einer Toleranz. Diese ist reversibel, denn nach einem einnahmefreien Intervall kehrt die ursprüngliche Empfindlichkeit wieder zurück. Die Entstehung von Toleranz kann zwei Ursachen haben:
1) Das Pharmakon regt die verstärkte Neusynthese der metabolisierenden Enzyme an (Induktion) und wird infolgedessen

schneller eliminiert (pharmakokinetische Toleranz). Dieser Vorgang spielt z. B. bei der wiederholten Gabe der antikonvulsiv und hypnotisch wirkenden Barbiturate eine Rolle. Die Enzyminduktion (s. S. 49 f.) führt zur Beschleunigung ihrer metabolischen Inaktivierung. Dadurch wird deren Konzentration am Wirkort vermindert.

2) Der zweite Vorgang ist besonders eindrucksvoll beim Morphin zu beobachten (Abb. 12). Bei der Entwicklung der Morphintoleranz wird nicht die Elimination des Morphins beschleunigt, sondern die Ansprechbarkeit des Erfolgsorgans nimmt ab (pharmakodynamische Toleranz). Ein Morphingewöhnter kann das Mehrfache der sonst tödlichen Dosis vertragen. Man findet diese Erscheinung auch bei den übrigen morphinähnlich wirkenden Analgetika. Anders als bei der durch Isoprenalin am Herzmuskel ausgelösten Toleranz gegen die inotrope Wirkung, die auf einer Verminderung der Rezeptorendichte („Down-Regulation") beruht, ist jedoch der Mechanismus der Morphin-Toleranz noch nicht aufgeklärt.

Von der Toleranzentwicklung müssen nicht alle Wirkungen eines Pharmakons gleichzeitig betroffen sein. So führt man die chronische Obstipation der Morphinisten auf den Umstand zurück, daß die Wirkung auf den Darm nicht im gleichen Maße abnimmt wie die übrigen Wirkungskomponenten.

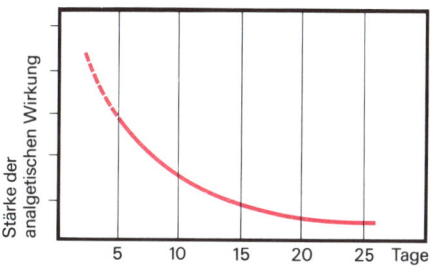

Abb. 12: Verminderung der analgetischen Wirkung von Morphin nach täglicher s.c. Verabreichung von 10 mg/kg KG an Ratten (nach Werten von Herken et al. Naunyn-Schmiedebergs Arch. Pharmakol. **237**, 319; 1959/60).

Tachyphylaxie

Nimmt die Empfindlichkeit nicht wie bei der (langfristigen) Gewöhnung an Morphin und Barbiturate im Laufe von Tagen ab, sondern bereits in Minuten oder Stunden, so spricht man von einer Tachyphylaxie. Ein solcher Vorgang ist in Abb. 13 für Ephedrin dargestellt (vgl. auch S. 168).

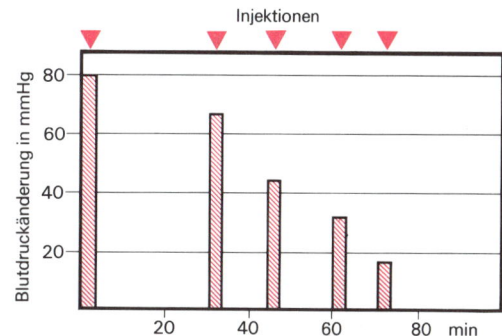

Abb. 13: Tachyphylaxieentwicklung nach wiederholter Injektion von 0,99 mg L-Ephedrin pro kg KG beim Hund (nach Patil et al. J. Pharmacol. **148**, 158; 1965). Der resultierende Blutdruckanstieg wird von Injektion zu Injektion kleiner.

Resistenz

Die Entstehung einer verminderten Empfindlichkeit pathogener Mirkoorganismen gegen Pharmaka wird als Resistenzentwicklung bezeichnet. Diese Form des Wirkungsverlustes, für den es verschiedene Mechanismen gibt, wird in dem Kapitel „Antibiotika und Chemotherapeutika" eingehend behandelt.

Einfluß des Lebensalters

Die üblichen Dosen gelten für den erwachsenen Menschen. Kinderdosen erhält man nicht einfach dadurch, daß man die Erwachsenendosen linear auf das Gewicht des Kindes reduziert. Es gibt einige Regeln, die Anhaltspunkte für die Bemessung von Kinderdosen geben sollen. Sie gehen entweder vom Alter des Kindes, von seinem Körpergewicht oder der Körperoberfläche aus. Die Berücksichtigung der Körperoberfläche trägt der Erfahrung Rechnung, daß zur Erzielung gleich starker Wirkungen in vielen Fällen die Kinderdosen pro kg KG höher sein müssen als bei Erwachsenen. Wie der Vergleich der Werte in Tab. 5 für Morphin, Phenobarbital und Atropin zeigt, läßt sich dies nicht verallgemeinern. Man handelt daher am sichersten, wenn man für die Bemessung von Kinderdosen klinische Erfahrungswerte zugrunde legt (s. S. 65 und Literatur S. 94).

Besonders große Vorsicht erfordert die Dosierung im Säuglingsalter. Beim Neugeborenen und in noch stärkerem Maße beim Frühgeborenen erfolgt die enzymatische Inaktivierung der Pharmaka mit geringerer Geschwindigkeit als beim Erwachsenen (s. S. 49). So besitzt z. B. die Glucuronyltransferase noch nicht ihre volle Aktivität. Gleichzeitig ist die Permeabilitätsbarriere der Kapillaren im Zentralnervensystem („Blut-Hirn-Schranke") niedriger als beim Erwachsenen. Dies sind wahrscheinlich Gründe dafür, daß Pharmaka wie Morphin, Salicylsäure und Chloramphenicol beim Früh- und Neugeborenen sehr häufig toxische Erscheinungen auslösen. Auch die in den ersten Lebenstagen langsamere Ausscheidung von Pharmaka durch die Nieren kann zur höheren Toxizität beitragen.

Auch im Senium kommen Abweichungen von der Norm vor. Die Pharmakonwirkung ist in einigen Fällen vermindert, häufiger jedoch erhöht. Der geringere Wassergehalt der Gewebe kann das scheinbare Verteilungsvolumen hydrophiler Pharmaka beeinflussen und bewirkt damit bei gleicher Dosis pro kg KG eine höhere Konzentration am Wirkort als bei wasserreicheren Gewebe des mittleren Lebensalters. Die verminderte Ausscheidungsfähigkeit der Niere und evtl. eine geringere Aktivität der hepatischen Enzymsysteme bei schweren Lebererkrankungen verlangsamen die Elimination und erhöhen dadurch ebenfalls die Konzentration am Wirkort.

Tab. 5: Einzeldosen (mg/kg KG) in Abhängigkeit vom Lebensalter (nach Lembeck, 1 × 1 des Rezeptierens; Thieme, Stuttgart 1973).

Lebensjahre	Morphin-HCl (subkutan)	Phenobarbital (sedative Dosis oral)	Atropin-sulfat (oral)
$\frac{1}{4}$	0,1	14	0,023
$\frac{1}{2}$	0,105	13	0,022
1	0,110	12	0,020
3	0,130	10	0,017
$7\frac{1}{2}$	0,140	9	0,015
12	0,150	7	0,012
Erw.	0,154	4,5	0,008

Neben einer quantitativen Änderung der Empfindlichkeit zeigen alte Menschen häufig auch qualitativ abnorme Reaktionen auf Pharmaka. So können Sedativa und Tranquillantien leicht Verwirrungszustände, Ängstlichkeit und Depressionen auslösen (s. S. 601).

Theorie der Pharmakon-Wirkung, Rezeptortheorie

Wenn nach der Gabe eines Pharmakons die Krankheitssymptome verschwinden oder, im Gegenteil, das Wohlbefinden zusätzlich beeinträchtigt wird, so kann dies verschiedene Ursachen haben. Es kann sich zunächst um eine direkte Wirkung des Pharmakons auf den Organismus handeln. Der Effekt kann aber auch allein auf die Erwartung des Patienten und die von ihr ausgelösten Reaktionen zurückzuführen sein, ohne daß das Medikament eine spezifische Eigenwirkung besitzt (Placeboeffekt). Schließlich kann die Veränderung auf einer zufälligen Spontanheilung oder, im Gegenteil, Neuerkrankung kurz nach der Einnahme des Medikaments beruhen. Es ist manchmal schwer, im Einzelfall zwischen diesen Alternativen zu entscheiden. Um zu einer rationalen Basis für die Beurteilung der Wirksamkeit von Pharmaka zu gelangen, bemüht man sich deshalb, die Wirkung jedes einzelnen Stoffes auf eine definierte physikalisch-chemische Wechselwirkung mit einem biologischen System zurückzuführen. Um dies zu erreichen, versucht man, die Wirkung reproduzierbar an einem möglichst einfachen Modell hervorzurufen und auf molekularer Ebene zu verstehen. Modellsysteme können, je nach Fragestellung, Versuchstiere, isolierte Organe, Zellkulturen oder subzellulärer Systeme sein. Die Wirksamkeit am Menschen kann in der Regel nur durch kontrollierte Studien an größeren Kollektiven in Verbindung mit einer hochentwickelten statistischen Analyse nachgewiesen werden (s. S. 80 f.).

Das Verständnis dafür, wie der Rezeptorbegriff in der Pharmakologie gebraucht wird, kann durch eine kurze historische Betrachtung erleichtert werden.

John Newport Langley (1852–1926)

Langley hat den Wirkort der cholinergen Erregungsübertragung erschlossen, der später mit der Bezeichnung des nicotinischen cholinergen Rezeptors belegt wurde. Bestimmte Rezeptortypen der cholinergen Erregungsübertragung sind inzwischen mit biochemischen und gentechnischen Methoden soweit untersucht worden, daß wir ein recht gutes Bild von ihrer Funktionsweise haben (vgl. Lehrbücher der Physiologie und der Biochemie). Das Grundkonzept von Langley ist in dem Rezeptorbegriff enthalten, so wie er heute in der Physiologie benutzt wird. Ein Rezeptor ist in diesem Verständnis ein Transducer, in dem Energie umgewandelt wird, z. B. Lichtenergie in elektrische Energie am Auge, mechanische, nämlich Schall, in elektrische Energie am Ohr. Auch die Rezeptoren an Synapsen wandeln das biochemische Signal eines Überträgerstoffes (Transmitters) in elektrische Signale um. Die Modulation der Erregungsübertragung durch Co-Transmitter, hemmende und fördernde synaptische Verbindungen etc., sind lediglich Modifikationen ein- und desselben Konzeptes.

Paul Ehrlich (1854–1915)

Ehrlich hat zunächst als Student bei der Anfertigung seiner Dissertation erfahren, daß niedermolekulare Stoffe mit den Strukturmaterialien der Zelle (Proteine, Nukleinstoffe) reagieren, und so das Verständnis für die Differentialfärbung in der Histologie entwickelt. Als „Seitenketten" (Rezeptoren) hat Ehrlich die Orte der Reaktion von Antigenen mit Antikörpern bezeichnet, die sich nach seinen experimentellen Erfahrungen durch eine hohe Spezifität auszeichnen mußten. Die Generalisierung des Rezeptorbegriffes gipfelte dann in einer Handzeichnung in sein Laborjournal, in der er saure, Amino- und Aldehydgruppen an Eiweißkörpern entwarf. Diese hielt er für die „suszeptiblen" Strukturen, an denen chemische Reaktionen ablaufen, beispielsweise von Arzneistoffen mit Makromolekülen der in den Körper eingedrungenen Infektionserreger. Der erweiterte Gebrauch des Rezeptorbegriffes für Reaktionsorte chemischer Verbindungen schlechthin, z. B. von Hormonen, Arzneistoffen und sogar Fremdstoffen („TCDD-Rezeptor"), ist erst in unseren Tagen erfolgt.

Hier soll ausdrücklich darauf verwiesen werden, daß weder Paul Ehrlich noch John Newport Langley mit biochemischen, analytischen oder histologischen Methoden Rezeptoren beschreiben konnten. Beide hielten aber derartige Wirkorte hoher Spezifität aufgrund experimenteller Ergebnisse für wahrscheinlich. Sie waren davon überzeugt, daß es sich bei den „Rezeptoren" um makromolekulare Strukturen, wahrscheinlich Proteine, handle.

Alfred Joseph Clark (1885–1951)
Er beschrieb die Wechselwirkung von Wirkstoffen mit ihren Wirkorten, z. B. von Arzneistoffen mit Rezeptoren, mit Hilfe des Massenwirkungsgesetzes und deutete sie damit als reversible chemische Reaktionen. Clark hat schon anläßlich der biochemisch gut zu interpretierenden Hemmung der Funktion des Hämoglobins durch CO darauf hingewiesen, wie problematisch die generelle Übertragung der anhand von Reaktionskinetiken in vitro gewonnenen Einsichten auf die Vorgänge ist, die uns dann als die komplexen Abläufe von Arzneimittelwirkungen in vivo erscheinen.

Die Verallgemeinerung des Rezeptorbegriffes in der Pharmakologie
Es gibt in der Pharmakologie zahlreiche Versuche, die Wirkung von Arzneistoffen und Giften schlechthin als die Wirkung an Rezeptoren zu interpretieren. Dieser Versuch stößt nicht nur dort auf Schwierigkeiten, wo – beispielsweise bei Narkosemitteln – (noch) keine als Rezeptor zu bezeichnenden, umschriebenen Wirkorte bekannt sind. Es besteht auch die Gefahr, daß vorschnell „Rezeptoren" gefordert werden, wo es zur Interpretation der pharmakologischen Wirkung von Arzneistoffen des Verständnisses sehr komplizierter Versuchsabläufe bedarf. Die Interpretation der Wirkung von Analgetika ist hier ein eindrucksvolles Beispiel. Außerdem wird, wie bei allen naturwissenschaftlichen Theorien, mit der Zunahme der Informationen über die Reaktionsabläufe die interpretierende Theorie differenziert werden müssen. So gibt es neben den klassischen, direkten Cholinomimetika, die auf den nicotinischen Acetylcholinrezeptor wirken, auch indirekt wirkende, die durch Hemmung der Cholinesterase und die dadurch verursachte Hemmung des Abbaues von Acetylcholin zur Wirkung gelangen. Dies muß zu Mißverständnissen führen, wenn auf die Cholinesterase der Rezeptorbegriff angewendet wird. Die Cholinesterase ist zunächst das abbauende Enzym des Acetylcholins und mag als Wirkort für die indirekt wirkenden Cholinomimetika bezeichnet werden (vgl. S. 104). Herzglykoside hemmen das Enzym Na^+/K^+-ATPase, das in der pharmakologischen Literatur oft als deren „Rezeptor" bezeichnet wird (vgl. S. 373). Konversionshemmer sind Pharmaka, die das Enzym blockieren, welches das Angiotensin I in Angiotensin II umwandelt. Auch hier ist die Bezeichnung des Enzyms als „Wirkort" der Benennung des Konversionsenzyms als „Rezeptor" vorzuziehen, zumal die biochemischen Reaktionsabläufe bekannt sind. Im Rahmen der Verallgemeinerung des Rezeptorbegriffes wird zuweilen ein toxisches Metall, etwa Quecksilber, als „Rezeptor" des zur Entgiftung eingesetzten Chelatbildners bezeichnet und der Begriff damit eindeutig überstrapaziert.

Der Anheftung von Pharmaka an spezifische Bindungsstellen können chemische Wechselwirkungen verschiedener Art zugrunde liegen. Eine kovalente Bindung ist ein Sonderfall (vgl. S. 726 und 806). Da sie oft irreversibel ist, wird meist eine lang anhaltende Wirkung beobachtet, die nur durch Abbau und Neusynthese des Rezeptors aufgehoben werden kann. Im typischen Fall ist die Reaktion zwischen Pharmakon und Pharmakon-Rezeptor jedoch reversibel und wird über ionische Bindungen, Wasserstoff-Brücken, Ion-Dipol-, Dipol-Dipol-Wechselwirkungen, van-der-Waals-Kräfte und hydrophobe Wechselwirkungen vermittelt. Jede einzelne dieser Bindungsarten ist im wäßrigen Milieu bei Körpertemperatur nicht stark genug, um einen stabilen Pharmakon-Rezeptor-Komplex zu bilden, weshalb in solchen Komplexen mehrere Bindungen gleichzeitig vorhanden sein müssen. Damit eine solche multiple Ausbildung von Bindungen überhaupt stattfinden kann, müssen sich die entsprechenden Atomgruppen im Pharmakon und im Pharmakon-Rezeptor ausreichend nahe kommen können. Die sterischen Anforderungen an die Konformation des Pharmakons sind also sehr hoch. Das erklärt auch, warum geringfügige Veränderungen in der Struktur eines Pharmakons meist zu einer großen Wirkungsänderung führen. Deshalb wirkt von den zwei Enantiomeren einer optisch aktiven Verbindung oft nur das eine. Voraussetzung hierfür ist allerdings, daß die Region des chiralen Pharmakon-Moleküls, in der sich das Asymmetriezentrum befindet, an der Bindung beteiligt ist, und daß nicht zwei der Substituenten an dem in Frage stehenden Kohlenstoffatom isoster sind, d. h. ähnliche Bindungseigenschaften haben. Demzufolge beobachtet man alle Übergänge von gleicher Wirkungsstärke der Enantiomeren bis zu großen Wirkungsunterschieden (s. Tab. 6). Bei einigen Barbituraten weisen die Enantiomeren sogar entgegengesetzte Wirkungen auf: ein optischer Antipode wirkt hypnotisch und antikonvulsiv, der andere dagegen erregend und konvulsiv (s. S. 264).

Man muß sich vergegenwärtigen, daß Arzneistoffe hinsichtlich ihrer Wirkungsweise zunächst von der experimentellen Pharmakologie beschrieben werden. Dabei werden, dem Entwicklungsstand des Wissens über die neuen Verbindungen entsprechend, Reduktionen auf die zunächst therapeutisch zu nutzenden Wirkungen vorgenommen, die dann oft ungeprüft als Wirkungen an einem „Rezeptor" bezeichnet werden. Das kann bei dem, der mit der Fachsprache der Pharmakologie nicht vertraut ist, zu Verwirrungen führen, zumal wenn derartige Rezeptoren in Strukturgebieten des Organismus gefordert werden, die noch nicht einmal identifiziert worden sind. Aufgabe der Pharmakologie ist es, neben den erwünschten auch die unerwünschten Wirkungen zu interpretieren. Unerwünschte Wirkungen, die durch Überdosierungen zustandekommen, sind in der Regel auf Wirkungen an Arzneistoffrezeptoren zurückzuführen. Es gibt aber daneben eine Reihe unerwünschter Wirkungen von Arzneistoffen, die erst bei längerer Anwendung in Erscheinung treten, und die auf chemische Wechselwirkungen mit geeigneten chemischen Reaktionspartnern des Organismus zurückzuführen sind. So wird das analgetisch unwirksame Enantiomer des Ibuprofens, einer Monocarbonsäure, anstelle einer Fettsäure enzymatisch mit Glycerolphosphat verestert und in Membranlipide eingebaut. Dies kann die Ursache für eine langsamere Elimination dieses Enantiomers und auch für die Entstehung von Nebenwirkungen sein.

Viele Arzneistoffe reagieren mit mehreren definierten Rezeptoren. So lassen sich mit einer Reihe von Antihistaminika lokalanästhetische Wirkungen auslösen, die durchaus auch therapeutisch genutzt werden könnten. Die Spezifität eines Pharmakons für seinen Rezeptor ist oft konzentrationsabhängig.

Tab. 6: Unterschiede in der Affinität enantiomerer Transmitter und Pharmaka zu ihren Rezeptoren.

Aus dem Verhältnis der Affinitäten optischer Antipoden kann man auf die „Paßform" zwischen Transmitter bzw. Pharmakon und Rezeptor schließen. Die Bindungsfestigkeit ist abhängig von der Verformbarkeit des Rezeptors, d. h. seiner „Rigidität", aber auch davon, wo sich das Asymmetrie-Zentrum im Molekül befindet. Im Nikotin ist es beispielsweise offensichtlich in einer „stummen Zone" lokalisiert, d. h. in einem Molekülanteil, der für die Bindung des Nikotins am Cholinoceptor ohne Bedeutung ist. Die quartären, für die optische Aktivität verantwortlichen C-Atome in den Molekülen sind durch Rot-Unterlegung hervorgehoben. Die enantiomeren Verbindungen sind ihrem Einfluß auf den Drehungssinn des polarisierten Lichtes entsprechend mit ($-$) bzw. ($+$) gekennzeichnet (nach J. M. van Rossum, J. Pharm. Pharmacol. **15**, 285; 1963).

Wirkstoff		Verhältnis der Affinitäten der enantiomeren Verbindungen
Muscarin (Parasympathomimetikum m-Cholinozeptor)		($+$)/($-$) 300
Methadon (Analgetikum)		($-$)/($+$) 50
Noradrenalin (Transmitter)		($-$)/($+$) 20
Nikotin (Parasympathomimetikum, n-Cholinozeptor)		($-$)/($+$) 1

So wirkt das Antidepressivum Amitriptylin in einer Konzentration von 10^{-8} M als Histamin-H_1-Rezeptorblocker. In einer zehnfach höheren Konzentration blockiert es die Histamin-H_2-, die sympathischen α_1-Adrenorezeptoren und die m-Cholinozeptoren. In Konzentrationen von 10^{-3} M ist es ein Phosphodiesterasehemmstoff (vgl. S. 289). Für nicht wenige Pharmaka werden bei breiterer Untersuchung zusätzliche Wirkungen an umschriebenen Rezeptoren erkannt. Erythromycin, ein Antibiotikum, dient heute in der experimentellen Gastroenterologie als Motilin-Agonist.

Pharmaka können auch an Makromoleküle gebunden werden, ohne daß diese Bindung unmittelbar etwas mit der Auslösung einer Wirkung zu tun hätte. Ein Beispiel dafür ist die Bindung von Pharmaka an Muskel- und Plasmaproteine. Daraus ist abzuleiten, daß von einem Rezeptor nur dann gesprochen werden kann, wenn nicht nur (a) eine spezifische chemische Bindung, sondern auch (b) entweder die Auslösung (Agonist) oder die Unterdrückung (Antagonist) eines durch einen physiologischen Transmitter ausgelösten Effektes nachzuweisen ist. Rezeptoren im engeren Sinne sind entsprechend der Wortbedeutung Empfänger, die der jeweiligen Effektorzelle Signale durch neuronale Transmitter bzw. Botschaften durch Hormone oder auch durch Pharmaka übermitteln. Diese Rezeptoren setzen die Effektorzelle in die Lage, zwischen einer Vielzahl von Signalen zu unterscheiden. Effektorzellen können nur auf diejenigen Signale und Botschaften reagieren, für die sie mit entsprechenden Empfängern, eben Rezeptoren, ausgestattet sind.

Bis vor etwa 15 Jahren waren diese Rezeptoren rein hypothetische Kontaktstellen in der Membran von Effektorzellen mit einem hohen Grad an Spezifität, z. B. für einen Transmitterstoff wie Acetylcholin (ACh) oder Noradrenalin bzw. für Botenstoffe wie Aldosteron. Inzwischen ist es in einigen Fällen gelungen, Rezeptormoleküle zu isolieren und in Rekonstitutionsexperimenten ihre spezifische Ansprechbarkeit in künstlichen Systemen zu verifizieren.

Diese Rezeptormoleküle sind Proteine mit – in einzelnen Fällen – bekannter Aminosäuresequenz. Ihr Einbau in die Membran einer Effektorzelle scheint einer Kontrolle unterworfen zu sein, mit deren Hilfe die Dichte der Besetzung der Zellmembran mit Rezeptoren reguliert werden kann.

Über Rezeptoren wird oft das Öffnen und Schließen von Ionenkanälen in den Membranen von Effektorzellen und damit deren Aktivitätszustand gesteuert, so z. B. die Entladungsfrequenz der Schrittmacherzellen des Herzens, die Kontraktion eines Skelettmuskels oder die sekretorische Aktivität der Mukosazellen des Darmes. Die Kontrolle der Öffnungshäufigkeit von Ionenkanälen über Rezeptoren kann direkt oder indirekt erfolgen. Der Nicotinoceptor (s. S. 133) und der $GABA_A$-Rezeptor (s. S. 115) sind mit den Kanalproteinen eines Kationen- bzw. Cl^--Kanals nachbarschaftlich nahe verbunden. Beim Kontakt mit dem Transmittermolekül ändert das Rezeptormolekül seine Konformation. Diese Änderung überträgt sich auf das jeweilige Kanalprotein, das so verformt und/oder in seinem Ladungszustand so verändert wird, daß die angrenzenden Ionenkanäle sich öffnen (s. Abb. 14). Die

Öffnungswahrscheinlichkeit der Cl⁻-Kanäle im luminalen Teil der Zellmembran einer Epithelzelle in der Mukosa des Colons z. B. kann aber auch nach dem Kontakt von ACh mit dem muskarinergen ACH-Rezeptor am kontraluminalen Teil der Zellmembran auf indirektem Wege erhöht werden, nämlich durch Vermittlung von intrazellulären Signalstoffen wie Ca^{2+} oder cAMP.

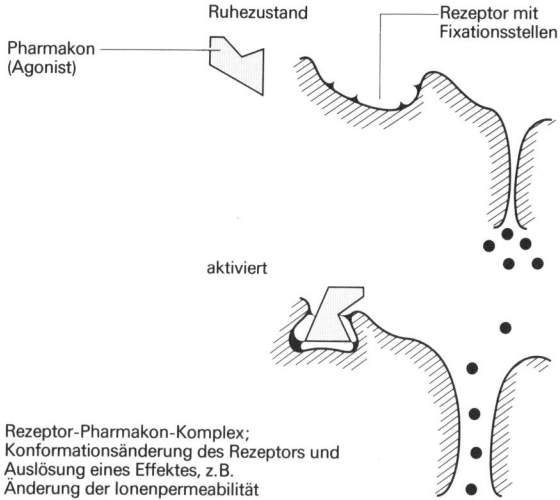

Abb. 14: Schematische Darstellung der Auslösung einer Wirkung durch ein Pharmakon am Rezeptor.
Es wird angenommen, daß ein Pharmakon mit den Bindungsstellen eines Rezeptors in Kontakt tritt. Der Rezeptor ist eine Proteinstruktur in der Membran einer Effektorzelle mit bestimmten reaktionsfähigen Gruppen. Durch die Anpassung der Bindungsstellen an die Pharmakon-Struktur („induced fit"-Hypothese) kommt es zur allosterischen Verformung des Rezeptorproteins, wodurch (a) ein Ionen-Kanal eröffnet (z. B. durch den n-Cholinozeptor an der postsynaptischen Membran der Muskelendplatte) oder (b) ein Enzym aktiviert werden kann, beispielsweise die Adenylatcyclase, die aus ATP cAMP bildet, einen sogenannten „second messenger", der im Zellstoffwechsel die verschiedensten Reaktionen in Gang setzen kann. Das Konzept erlaubt auch die Vorstellung, daß verschiedene Agonisten in der Zelle gleichartige Wirkungen auslösen, z. B. Katecholamine und Glukagon im lipolytischen System von Fettzellen, sofern verschiedene Rezeptoren in der Zellmembran vorhanden sind, die die Adenylatcyclase aktivieren.
Außerdem erlaubt die Vorstellung der allosterischen Veränderung der Rezeptorproteine durch Pharmaka die Interpretation der Wirkung partieller Agonisten, d. h. von strukturverwandten Pharmaka, die eine schwächere Wirkung entfalten als der Agonist mit der höchsten intrinsischen Aktivität. Im einfachsten Fall ist denkbar, daß infolge einer Abweichung der Struktur des Antagonisten die „Paßform" nicht optimal ist und deshalb auch nicht das für den maximalen Effekt notwendige Ausmaß der allosterischen Veränderung am Rezeptorprotein erreicht wird.

Schließlich besteht noch eine ganz andere Möglichkeit, über Rezeptoren die Zahl der Ionenkanäle in der Membran von Effektorzellen zu verändern, nämlich durch vermehrten Einbau, wie z. B. bei den Epithelzellen der terminalen Nierentubuli oder des Dickdarmes. In diesem Fall ist es Aldosteron, das nach Kontaktnahme mit einem intrazellulären, cytosolischen Rezeptorprotein dem entsprechenden Gen im Kern, das die Synthese eines Na⁺-Kanalproteins kontrolliert, die

Botschaft übermittelt, die Produktion dieses Proteins zu steigern. Dieses Na⁺-Kanalprotein läßt sich mit Amilorid (s. S. 433) in ähnlicher Weise wie ein Rezeptorprotein blockieren, z. B. wie der muskarinische ACH-Rezeptor mit Atropin (s. S. 128), während sich der für die Erregungsleitung in der Membran von Nervenzellen verantwortliche Na⁺-Kanal nur mit Tetrodotoxin, dem Gift des Fugu-Fisches, blockieren läßt.

Kurz zusammengefaßt lautet demnach die **Definition** für diese spezielle Gruppe von Rezeptoren: ein Rezeptor ist ein hochspezialisiertes Eiweißmolekül, meist in der Zellmembran einer Effektorzelle, das extrazelluläre Signale empfängt und ihre intrazelluläre Verarbeitung sowie ihre Verstärkung in Gang setzt, um die effektorspezifische Antwort zu erhalten. Nur solche Wirkorte werden im vorliegenden Buch als Rezeptoren bezeichnet.

Über lange Zeit konnte man Pharmakon-Rezeptoren, vor allem Hormonrezeptoren, lediglich durch die Wirkung beschreiben, die bestimmte Biomoleküle (Hormone, Transmitter) oder Pharmaka auf sie ausüben. Durch chemische Abwandlung von Pharmaka und die Bestimmung der biologischen Wirkung der Derivate wurde die Oberfläche des Pharmakon-Rezeptors gewissermaßen „abgetastet", um so ein Negativbild seiner Struktur zu erhalten. Die auf diesem Wege gewonnenen Erkenntnisse wurden dann bei der Neusynthese von Wirkstoffen mit besseren Wirkungseigenschaften genutzt (Computer-unterstütztes *Drug Design*).

Die Besetzung des Pharmakon-Rezeptors und die Auslösung der biologischen Wirkung sind über eine Reihe von Zwischenreaktionen gekoppelt (vgl. Abb. 16; S. 15). Dies können Endo- bzw. Exozytoseprozesse sein, oder die Aktivierung mehrerer Enzyme, die Änderung der Membranpermeabilität für Ca^{2+}-Ionen und die Bildung von „second messenger"-Molekülen wie cAMP, cGMP oder Inositolphosphate (s. Abb. 5, S. 101). Deshalb besteht zwischen Rezeptorbesetzung und Wirkung selten eine strenge Proportionalität, geschweige denn eine lineare Beziehung.

Dazu kommt, daß dann, wenn Pharmaka in biologische Regelsysteme eingreifen, mit kurz- oder mittelfristigen Anpassungsprozessen („Gegenregulation") des Systems gerechnet werden muß. So kann kurzfristig die Empfindlichkeit des Systems nachlassen (Desensibilisierung, Tachyphylaxie) oder auch langfristig die Rezeptorzahl zu- oder abnehmen (engl. Receptor Up- bzw. Down-Regulation; siehe auch Rebound, Gewöhnung, Toleranz). Trotz dieser Schwierigkeiten ist es in vielen Fällen gelungen, durch geeignete Versuchsanordnungen einen Einblick in die Feinstruktur der Pharmakonwirkung zu gewinnen. Die formale und mathematische Abhandlung der Pharmakon/Rezeptor-Interaktion, die im folgenden gegeben wird, ist im Interesse didaktischer Klarheit sehr einfach gehalten; eine differenzierte Betrachtung entnehme man der weiterführenden Literatur. Mechanistische Modelle, wie sie in den Abbildungen zur Veranschaulichung des mathematischen Formalismus herangezogen werden, sollten auf keinen Fall überanstrengt werden. Die Modelle sollen lediglich das Verständnis erleichtern.

Kinetik der Wechselwirkung von Pharmakon und Rezeptor; Diskussion der Dosis-Wirkungs-Kurven

Setzt man in vitro ein Organ-Präparat, z. B. einen isolierten Meerschweinchen-Vorhof oder ein Stück eines Kaninchen-Ileums, steigenden Konzentrationen eines Pharmakons aus, so wird man gewöhnlich beobachten, daß dessen Wirkung zunächst annähernd linear mit der Konzentration zunimmt (vgl. Abb. 3, S. 3). Allmählich wird diese Zunahme geringer und schließlich wird ein Grenzwert der Wirkung erreicht, der auch durch noch so hohe Konzentrationen des Pharmakons nicht überschritten werden kann.

Dies und die Tatsache, daß die Wirkung der meisten Pharmaka reversibel ist, lassen sich damit erklären, daß Pharmaka (P) mit ihren Rezeptoren (R) reversibel unter Bildung eines Pharmakon-Rezeptor-Komplexes (PR) reagieren:

$$P + R \rightleftharpoons PR$$

Für solche Reaktionen gilt das Massenwirkungsgesetz:

$$K_D = \frac{[P_f] \cdot [R_f]}{[PR]} \qquad (1)$$

$[P_f]$ = freie Pharmakon-Konzentration, $[R_f]$ = freie Rezeptor-Konzentration, K_D = Dissoziationskonstante.

In dieser Gleichung stehen drei nicht direkt meßbare variable Größen, nämlich die freie Pharmakon- und Rezeptor-Konzentration und die Konzentration des Pharmakon-Rezeptor-Komplexes. Um die Gleichung in eine brauchbare Form zu bringen, ersetzt man $[R_f]$ durch $[R_T] - [P_R]$. R_T ist die unbekannte, aber konstante Gesamt-Rezeptor-Konzentration. Da die Zahl der Pharmakonmoleküle im pharmakologischen Versuch meist viel größer ist als die Zahl der Rezeptoren, die Konzentration an freiem Pharmakon also durch die Rezeptorbindung praktisch nicht abnimmt, kann man die eingesetzte Konzentration [P] anstelle von $[P_f]$ verwenden. (Von ähnlichen Annahmen gingen Michaelis und Menten bei der Ableitung der Enzymkinetik aus).

$$K_D = \frac{[P] \cdot ([R_T] - [PR])}{[PR]} \qquad (2)$$

Gleichung (2) kann so umgeformt werden, daß sie die Konzentration der besetzten Rezeptoren in Abhängigkeit von der Pharmakon-Konzentration beschreibt:

$$[PR] \cdot K_D = [P] \cdot ([R_T] - [PR]) \qquad (3)$$

$$[PR] \cdot K_D + [PR] \cdot [P] = [P] \cdot [R_T] \qquad (4)$$

$$[PR] = \frac{[P] \cdot [R_T]}{K_D + [P]} \qquad (5)$$

Eine Grenzwertbetrachtung ergibt für $[P] \ll K_D$:

$$PR \cong [P] \cdot \frac{[R_T]}{K_D} \qquad (6)$$

Bei niedrigen Pharmakon-Konzentrationen nimmt [PR] linear mit [P] zu.

Für $[P] \gg K_D$ gilt:

$$[PR] \cong [R_T] \qquad (7)$$

Bei hohen Pharmakon-Konzentrationen sind alle Rezeptoren besetzt. Die Abhängigkeit der Konzentration des Pharmakon-Rezeptor-Komplexes (Gleichung 5) gleicht also genau der typischen Konzentrations-Wirkungs-Kurve, wie sie einleitend beschrieben wurde.

Für die Konzentrations-Wirkungskurve eines Pharmakons sind zwei Parameter entscheidend, nämlich die maximale Wirkungsstärke und die Konzentration, bei der die halbmaximale Wirkung erreicht wird. Man nennt diese Konzentration die EC_{50}. Der negative dekadische Logarithmus der EC_{50} ist der pD_2-Wert. Er ist ein Maß für die Potenz (potency) eines Pharmakons. Je größer der pD_2-Wert, desto größer ist die Affinität des Pharmakons zum Rezeptor. Die pD_2-Werte können bei verschiedenen Wirkstoffen, die am gleichen Rezeptor angreifen, um mehrere Größenordnungen differieren. Um sie trotzdem in einem Diagramm vergleichen zu können, werden die bei linearer Abszisse hyperbolischen Konzentrations-Wirkungs-Kurven im halblogarithmischen Maßstab dargestellt (vgl. Abb. 5, S. 5). in dem sie charakteristisch S-förmig verlaufen. Der Wendepunkt der S-Kurve gibt den pD_2-Wert an.

Streng genommen ist die freie Konzentration eines Pharmakons am Rezeptor entscheidend für das Ausmaß der Bindung. Bei Untersuchungen an intakten Organismen ist dieser Parameter aber nicht zugänglich. Man korreliert deshalb die Wirkung mit der verabreichten Dosis – bezogen auf das Körpergewicht – und erhält dann Dosis-Wirkungs-Beziehungen. Bei diesem Vorgehen kann allerdings aus dem Wendepunkt der Kurve nicht direkt auf die Dissoziationskonstante des Pharmakon-Rezeptor-Komplexes geschlossen werden, da Verteilungs- und Inaktivierungsvorgänge das Geschehen am Rezeptor überlagern. Dort, wo man – wie bei in-vitro-Präparaten – von einer einfachen Beziehung zwischen der Konzentration am Rezeptor und der Konzentration im Suspensionsmedium ausgehen kann, spricht man von *Konzentrations-Wirkungs-Beziehungen*. Allerdings kann es auch hier zu Verzerrungen der Kurve kommen, z. B. wenn das Pharmakon im Gewebe inaktiviert wird und deshalb nie ein völliger Konzentrationsausgleich mit der Badlösung erreicht wird. Ein Ziel

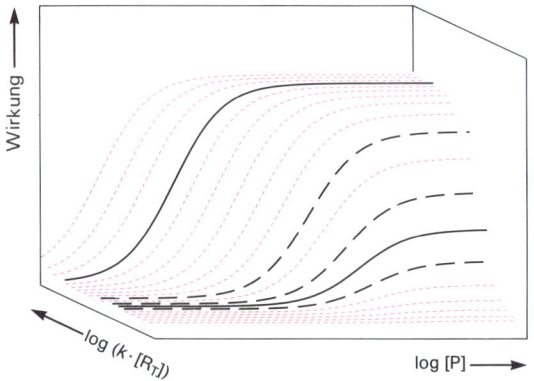

Abb. 15: Abhängigkeit der Pharmakonwirkung von der Konzentration des Pharmakons und der maximalen Mediatoraktivierung.

Für das in Abb. 16 entwickelte Modell wurden logarithmische Konzentrations-Wirkungs-Kurven berechnet. Als zweite unabhängige Größe wurde log ($k \cdot [R_T]$) eingeführt. Die Kurvenschar zeigt, daß bei einer kontinuierlichen Verringerung dieser Größe zunächst eine parallele Rechtsverschiebung und schließlich eine Verringerung der Maximalwirkung beobachtet wird. Die Größe $k \cdot [R_T]$ enthält drei Komponenten, nämlich zunächst die gesamte Rezeptorkonzentration $[R_T]$, einen Faktor für die Fähigkeit des Pharmakons, den Rezeptor zu aktivieren, und schließlich einen Faktor für die Kopplung zwischen aktivierten Rezeptoren und Wirkung. Diese beiden Faktoren sind in k zusammengefaßt. Alle drei Komponenten können sich verändern. Die Rezeptorkonzentration wird durch Abbau und Biosynthese beeinflußt und durch nichtkompetitive Antagonisten erniedrigt. Agonisten, partielle Agonisten und Antagonisten unterscheiden sich in ihrer Fähigkeit, den Rezeptor, an den sie gebunden haben, zu aktivieren. (Vergleiche hierzu die Dosis-Wirkungs-Kurven von Acetylcholin und Butyrylcholin in Abb. 18 mit den durchgezogenen schwarzen Kurven.) Während der Organogenese lassen sich in Geweben durch Studien mit radioaktiv markierten Liganden oft schon Rezeptoren nachweisen, bevor eine rezeptorvermittelte Wirkung meßbar wird.

Ein wichtiger Befund ist, daß auch bei nichtkompetitiver Hemmung der Mediator-vermittelten Pharmakonwirkung eine Rechtsverschiebung der Konzentrations-Wirkungs-Kurve zusammen mit einer Erniedrigung der Maximalwirkung beobachtet wird. Vergleiche hierzu die Hemmung der Adrenalinwirkung durch Dibenamin am Aortenstreifen (Abb. 21 b) mit den gestrichelten schwarzen Kurven.

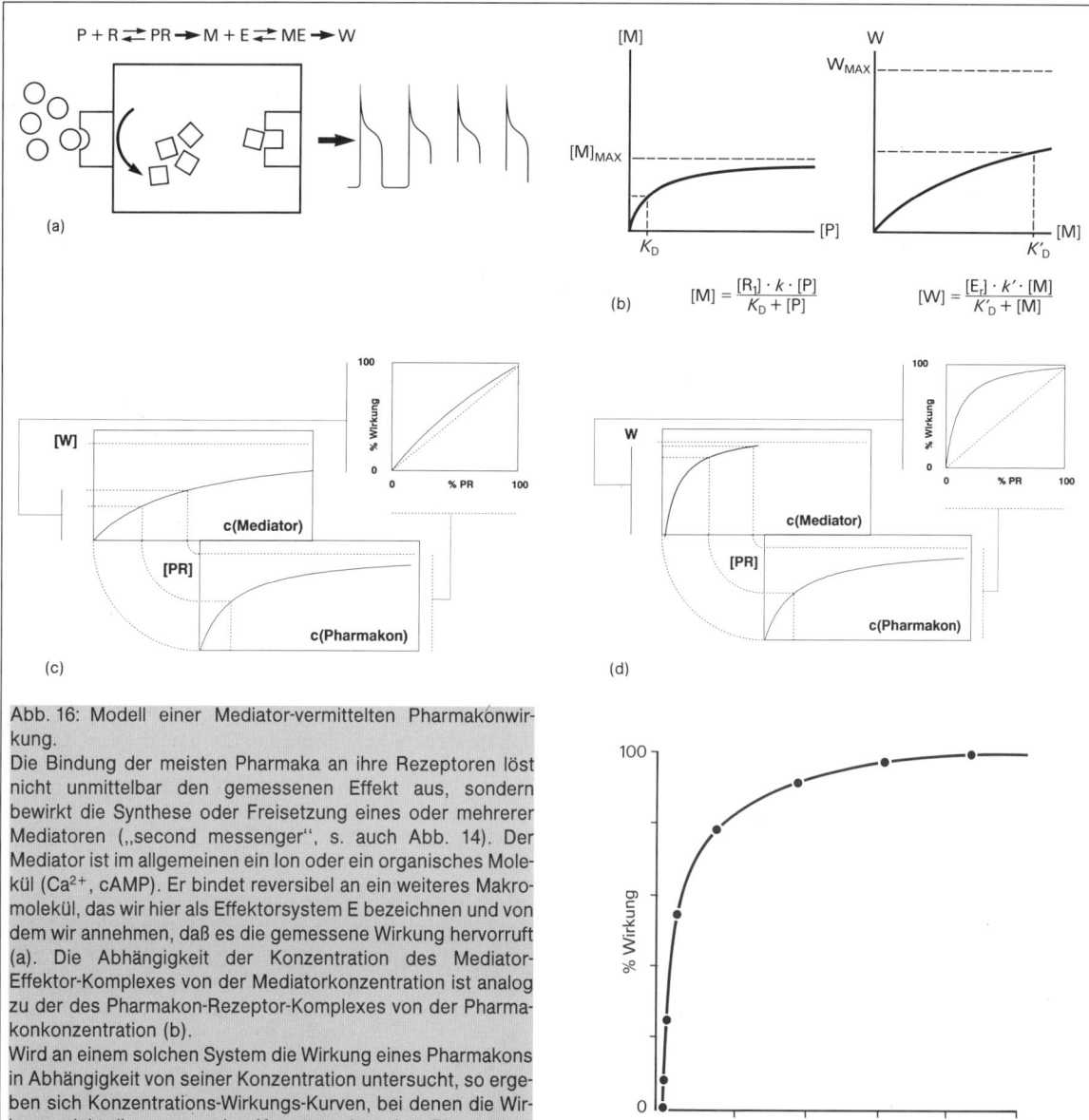

$$[M] = \frac{[R_1] \cdot k \cdot [P]}{K_D + [P]} \qquad\qquad [W] = \frac{[E_r] \cdot k' \cdot [M]}{K'_D + [M]}$$

Abb. 16: Modell einer Mediator-vermittelten Pharmakonwirkung.
Die Bindung der meisten Pharmaka an ihre Rezeptoren löst nicht unmittelbar den gemessenen Effekt aus, sondern bewirkt die Synthese oder Freisetzung eines oder mehrerer Mediatoren (,,second messenger", s. auch Abb. 14). Der Mediator ist im allgemeinen ein Ion oder ein organisches Molekül (Ca^{2+}, cAMP). Er bindet reversibel an ein weiteres Makromolekül, das wir hier als Effektorsystem E bezeichnen und von dem wir annehmen, daß es die gemessene Wirkung hervorruft (a). Die Abhängigkeit der Konzentration des Mediator-Effektor-Komplexes von der Mediatorkonzentration ist analog zu der des Pharmakon-Rezeptor-Komplexes von der Pharmakonkonzentration (b).
Wird an einem solchen System die Wirkung eines Pharmakons in Abhängigkeit von seiner Konzentration untersucht, so ergeben sich Konzentrations-Wirkungs-Kurven, bei denen die Wirkung nicht linear von der Konzentration des Pharmakon-Rezeptor-Komplexes [PR] abhängt. Im einfachsten, hier dargestellten Fall kann man sich die Mediator-Konzentration [M] im Gleichgewicht als linear abhängig von [PR] und die Wirkung W als linear abhängig von der Konzentration des Mediator-Effektor-Komplexes [ME] denken. Je nach der Größe der Dissoziationskonstanten K_D und K'_D und der Rezeptordichte sind zwei Extremfälle für die Kopplung von Rezeptorbesetzung und gemessener Wirkung möglich. Entweder ist die durch hohe Pharmakonkonzentrationen erreichte maximale Mediatorkonzentration so niedrig, daß die theoretisch zu erzielende Maximalwirkung bei weitem nicht erreicht wird. Dann ist die Wirkung in etwa linear von [PR] abhängig (c). Reichen die durch hohe Pharmakonkonzentrationen erzielten Mediatorkonzentrationen jedoch aus, um das Effektorsystem weitgehend abzusättigen, so ist die Beziehung zwischen [PR] und W hyperbolisch. Das bedeutet, daß bei halb gesättigten Rezeptoren schon weit über 50 % der Maximalwirkung erreicht sind. Es besteht scheinbar ein Überschuß an Rezeptoren (Rezeptorreserve) (d). Ein derartiges Verhalten zeigt z. B. die Kontraktion der Kaninchenaorta in Gegenwart von Noradrenalin (Nach Besse und Furchgott, J. Pharmacol. Exp. ther. 197, 66–78) (e).

bei der Entwicklung neuer Pharmaka ist es, immer potentere Substanzen zu finden, da häufig die Nebenwirkungen nicht in dem Maß zunehmen wie die Hauptwirkung. Dies läßt sich am Beispiel der H_2-Blocker aufzeigen, einer Substanzklasse, die die Salzsäureproduktion des Magens hemmt. Das zunächst eingesetzte, wenig potente Cimetidin hat deutlich stärkere Nebenwirkungen als seine Nachfolger Ranitidin und Famotidin (s. S. 470)
Die Sättigungscharakteristik der Pharmakonwirkung muß bei der Beurteilung von Plasma-Konzentrations-Kurven berücksichtigt werden. So können Änderungen der Konzentration im Plasma um mehrere Größenordnungen ohne Konse-

quenz für die klinische Wirkung bleiben, solange die Wirkstoffkonzentration ausreicht, um die Rezeptoren zu sättigen. Erst wenn der Spiegel so weit abfällt, daß an den Rezeptoren eine Konzentration unterschritten wird, die etwa dem zehnfachen der EC_{50} entspricht, beginnt die Wirkung langsam nachzulassen (s. S. 69).

Auf der Übereinstimmung der Abhängigkeit sowohl der Konzentration des Pharmakon-Rezeptor-Komplexes als auch der beobachteten Pharmakonwirkung von der Pharmakonkonzentration basiert die Vorstellung, daß die Wirkung eines Pharmakons proportional zur Zahl der besetzten Rezeptoren ist (Okkupationstheorie). Diese Theorie kann jedoch viele beobachtbare Phänomene nicht befriedigend erklären. Meist ist nämlich, wie oben beschrieben, die Bindung des Pharmakons an den Rezeptor nur der erste Schritt in einer Reaktionskette, an deren Ende die meßbare Wirkung steht. Im folgenden werden für ein vereinfachtes, aber sehr brauchbares Modell einer solchen Reaktionskette die zu erwartenden Dosis-Wirkungskurven berechnet (vgl. Abb. 16). Die Rechnung geht davon aus, daß von der Konzentration des Pharmakon-Rezeptor-Komplexes die Konzentration eines intrazellulären Mediators M („second messenger") linear abhängt (Primärwirkung):

$$[M] = k \cdot [PR] \qquad (8)$$

Dieser Mediator möge, wie das Pharmakon an den Rezeptor, reversibel an das eigentliche Effektorsystem E der Zelle binden, so daß ein Mediator-Effektor-Komplex ME entsteht, von dessen Konzentration der gemessene Effekt linear abhängig ist (Sekundärwirkung: Abb. 16a). Die gemessene (Sekundär-)Wirkung ist dann gegeben durch:

$$W = k' \cdot \frac{[E_T] \cdot [M]}{K'_D + [M]} \qquad (9)$$

wobei $[E_T]$ die Gesamteffektorkonzentration und K'_D die Dissoziationskonstante des Effektor-Mediator-Komplexes bedeutet. Setzt man (8) in (9) ein, so erhält man:

$$W = k' \cdot \frac{[E_T] \cdot k \cdot [PR]}{K'_D + k \cdot [PR]} \qquad (10)$$

Da [PR] eine Funktion von [P] und [RT] ist (Gleichung 5), kann man mit Hilfe dieser Beziehung die Abhängigkeit der Wirkung von der Pharmakonkonzentration unter verschiedenen Randbedingungen untersuchen. In Abb. 15 ist eine Schar von Konzentrations-Wirkungs-Kurven für verschiedene Werte von $k \cdot [R_T]$ dargestellt. Diese Größe ($k \cdot [R_T]$ = maximale Mediatoraktivierung) kann sich aufgrund verschiedener Ursachen ändern, von denen einige im folgenden Text aufgeführt sind. Die Schwierigkeiten, die sich aus der komplexen Beziehung zwischen Wirkstoffkonzentration und biologischer Wirkung für die Untersuchung der Wechselwirkung zwischen Pharmakon und Rezeptor ergeben, kann man teilweise umgehen, indem man diese Wechselwirkung direkt mit radioaktiv markierten Liganden untersucht. Solche Liganden eignen sich auch für die Analyse der Rezeptortopographie, z. B. im Zentralnervensystem, wo die Verteilung der Bindungsstellen auf verschiedene Areale mit ihrer Hilfe autoradiographisch dargestellt werden kann.

Wirkungsmechanismen

Wie Pharmaka durch Bindung an einen Pharmakon-Rezeptor dessen biologische Wirkung beeinflussen können, ist im Fall von Enzymhemmern anschaulich erklärbar und gut untersucht. Der Hemmer bindet zwar an das aktive Zentrum des Enzyms, er kann aber wegen seiner in einem entscheidenden Molekülteil nicht ganz dem Substrat entsprechenden

Struktur nicht oder nur wesentlich langsamer als dieses metabolisiert werden (z. B. Captopril s. S. 185, Allopurinol, s. S. 499). Bei der Frage nach dem Wirkmechanismus von Pharmaka, die an Rezeptoren von Transmittern bzw. Hormonen wirken, ist man noch weitgehend auf Spekulationen angewiesen. Aus Vorstellungen, die der Theorie der allosterischen Regulation von Enzymen entlehnt sind, kann man das folgende Modell ableiten (Abb. 17, S. 17). Der Rezeptor existiert in mindestens zwei stabilen Konformationen. In der einen ist er aktiv und in der anderen inaktiv. Zwischen diesen Konformationen besteht ein dynamisches Gleichgewicht, das in Abwesenheit eines Pharmakons oder des Transmitters bzw. des Hormons weitgehend auf der Seite der inaktiven Konformation liegt, so daß die meisten Rezeptoren an einer Zelle inaktiv sind. Durch die Bindung des physiologischen Mediators, der an die aktive Konformation besser angepaßt ist als an die inaktive, verschiebt sich dieses Gleichgewicht weitgehend auf die aktive Seite und der Effekt wird ausgelöst. Pharmaka, die eine ähnliche Struktur aufweisen wie der physiologische Mediator und die den Rezeptor ebenso wie dieser aktivieren können, nennt man **Agonisten**. Durch eine geringfügige Strukturveränderung, die zur Folge hat, daß das veränderte Molekül besser an die inaktive Konformation des Rezeptors angepaßt ist, erhält man ein Pharmakon, das die Aktivierung verhindert, einen **Antagonisten**. Wie geringfügig die Strukturunterschiede zwischen Agonisten und Antagonisten oft sind, kann man aus dem Beispiel des Morphins und seines Antagonisten Naloxon ersehen (s. S. 89). Ein Pharmakon, dessen Bindung nur zu einer gewissen Verschiebung der Gleichgewichtslage in Richtung der Aktivierung führt, kann selbst in hohen Dosen keine so starke Wirkung auslösen wie ein reiner Agonist. Man nennt solche Pharmaka partielle Agonisten (vgl. Abb. 17). Die Wirkung partieller Agonisten hängt vom Ausgangszustand des Systems ab. In Abwesenheit von Agonisten bewirken sie eine Aktivierung, da sie zu einer Zunahme der Zahl von aktiven Rezeptoren führen. Ist das System jedoch durch einen Agonisten voll aktiviert, so wird durch Zugabe steigender Mengen des partiellen Agonisten der reine Agonist verdrängt und dadurch die Zahl der aktiven Rezeptoren erniedrigt. Es resultiert eine antagonistische Wirkung. So bewirkt bei Patienten mit normalem sympathischem Impulsausstrom Dihydroergotamin eine Vasodilatation, bei Patienten mit fehlender sympathischer Innervation (z. B. nach Durchtrennung von Nervensträngen der Extremitäten, Sympathektomie) eine Vasokonstriktion (s. S. 176).

Von Stoffen, die sich hinsichtlich der in ein- und derselben Versuchsanordnung zu erzielenden maximalen Wirkungsstärke unterschieden, sagt man auch, sie hätten eine unterschiedliche „intrinsische Aktivität" (engl.: „intrinsic activity"). Die intrinsische Aktivität ist definiert als das Verhältnis der durch den in Frage stehenden Stoff an seinem Rezeptor maximal auslösbaren Wirkung zum absoluten Wirkungsmaximum. Sie kann demnach Werte zwischen null und eins annehmen.

Pharmaka mit derselben Wirkungsqualität an einem bestimmten Rezeptor können sich sowohl im Hinblick auf die Affinität, als auch in Hinblick auf die maximal erreichbare Wirkung unterscheiden. Dies wird in Abb. 18 an einem Beispiel illustriert. Beim Vergleich von Acetylcholin (ACh) mit Acetylthiocholin (ATCh) ist zu erkennen: 1. die maximal erreichbare Wirkung und die Steilheit der Kurven sind bei beiden Pharmaka gleich; 2. die äquieffektiven (die gleiche Wirkung hervorrufenden) Dosen von ATCh sind um ein vielfaches höher (man beachte die logarithmische Skala!); die Kurve ist parallel nach rechts verschoben. Dies ist Ausdruck einer geringeren Affinität des ATCh zum Rezeptor. Um die gleiche Zahl von Pharmakon-Rezeptor-Komplexen zu erhalten, muß nach dem Massenwirkungsgesetz eine höhere Konzentration von ATCh vorgelegt werden.

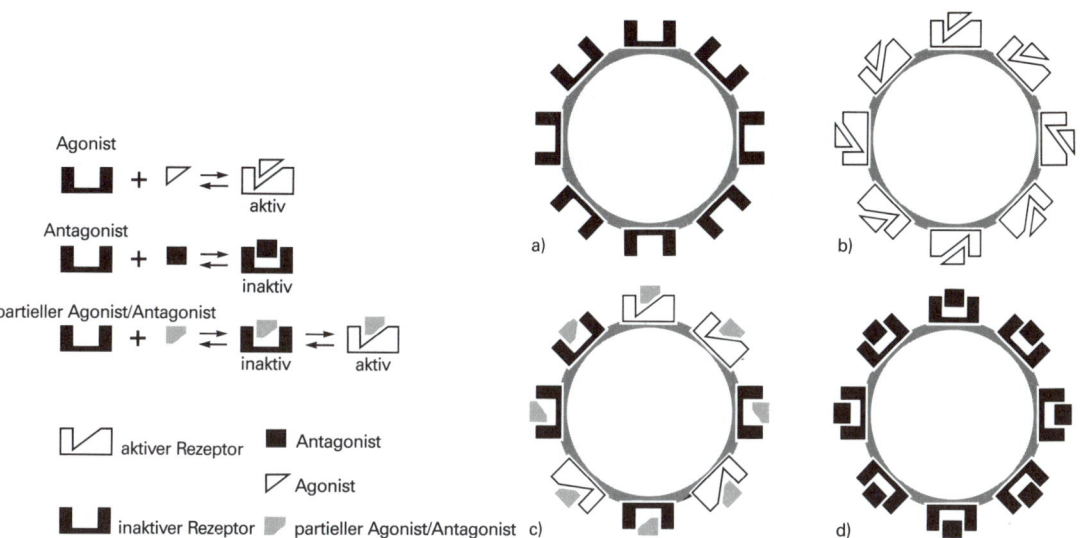

Abb. 17: Reine Agonisten, partielle Agonisten und reine Antagonisten. In Abwesenheit von Liganden liegt die Rezeptorpopulation an einer Effektorzelle in der inaktiven Form (schwarz) vor (a). Durch verschiedene Stoffe kann das Verhältnis von aktiven zu inaktiven Rezeptoren unterschiedlich beeinflußt werden. Werden die Rezeptoren mit einem *reinen Agonisten* abgesättigt, so gehen sie in die aktive Konformation (weiß) über (b). Ein *partieller Agonist* verschiebt das Gleichgewicht zwischen aktiver und inaktiver Konformation nicht so weit (c). Ein *reiner Antagonist* stabilisiert die inaktive Konformation des Rezeptors und verhindert die Bindung eines Agonisten (d).

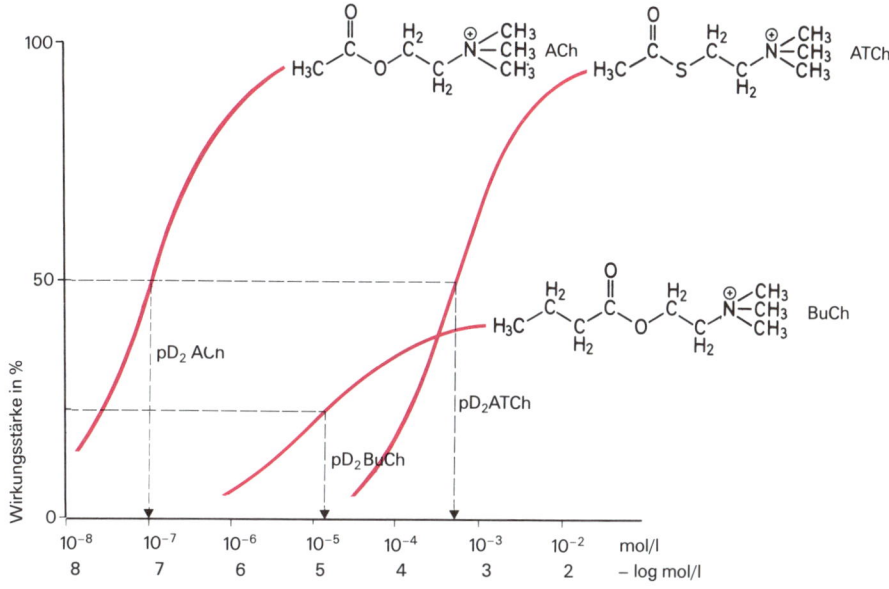

Abb. 18: Dosis-Wirkungs-Kurven von Acetylcholin (ACh), Acetylthiocholin (ATCh) und Butyrylcholin (BuCh) im halblogarithmischen Koordinatensystem.
Gemessen wurde die Kontraktion des isolierten Jejunums der Ratte in vitro. Ordinate: % Wirkungsstärke; die maximale Wirkungsstärke von ACh ist 100 %. Abszisse, logarithmische Skala: Konzentration im Organbad, mol/l. ACh und ATCh haben die gleiche *maximale Wirkungsstärke* (ATCh/ACh = 1), jedoch wird für die Erzeugung der halbmaximalen Wirkung eine ca. 5 000mal höhere Konzentration benötigt:
Die EC_{50} für ATCh ist rund 5000mal größer als die von ACh. BuCh hat im Vergleich mit ACh nur eine maximale Wirkungsstärke von 0,4, d. h. auch dann, wenn alle Rezeptoren besetzt sind, werden nur 40 % der mit ACh maximal auslösbaren Wirkung erzielt. Mit anderen Worten, die pro Mol besetzter Rezeptoren ausgelöste Reaktion ist bei BuCh schwächer als bei ACh.
Zur graphischen Ermittlung der Konzentration (pD_2), bei der die halbmaximale Wirkung erreicht ist, fällt man das Lot vom Wendepunkt der Kurve auf die Abszisse. Diesen Wert nimmt man als Maß für die Potenz (potency) eines Pharmakons. Es handelt sich dabei also um eine Konzentrationsangabe, deren negativer Logarithmus mit pD_2 bezeichnet wird. (Modif. nach I. M. van Rossum, J. Pharm. Pharmacol. **15**, 285; 1963).

Butyrylcholin (BUCh) (Abb. 18) unterscheidet sich von ACh und ATCh dadurch, daß es nicht deren maximale Wirkungsstärke erreicht, obwohl es, wie sich aus der Form der Kurve ergibt, in Konzentrationen angeboten wurde, die zur Absättigung des Rezeptors ausreichen. Man beachte die Analogie zwischen den Dosis-Wirkungs-Kurven von ACh und BuCh und den durchgezogenen schwarzen Kurven in Abb. 15. Es liegt nahe, anzunehmen, daß BuCh ein partieller Agonist ist, der zwar an alle Rezeptormoleküle binden kann, aber das Gleichgewicht zwischen aktiver und inaktiver Form nicht in dem Maß verschiebt wie ACh, ein voller Agonist.

Rezeptorreserve und intrinsische Aktivität

Wie bereits oben erwähnt, muß die Beziehung zwischen der Zahl der besetzten (und aktivierten) Rezeptoren und dem ausgelösten Effekt nicht streng linear sein. Oft wird der maximale Effekt schon auslöst, ehe alle Rezeptoren in der aktiven Form vorliegen (vgl. Abb. 17, S. 77). „Titriert" man an einem solchen Präparat die vorhandenen Rezeptoren mit einem irreversibel bindenden Antagonisten, so findet man scheinbar einen „Überschuß" an Rezeptoren. Ein solcher Überschuß wird, etwas mißverständlich, als „Rezeptorreserve" bezeichnet (engl. Spare-Receptors). Die unterschiedlich hohe Rezeptorendichte an verschiedenen Erfolgsorganen beeinflußt deren Empfindlichkeit gegenüber den Agonisten. Je höher die Rezeptordichte ist, desto größer ist auch der pD_2-Wert. Auch die Beobachtung, daß die intrinsische Aktivität eines partiellen Agonisten an verschiedenen Erfolgsorganen unterschiedlich sein kann, läßt sich so erklären. Sind z. B. an einem Zielorgan doppelt so viele Rezeptoren vorhanden, wie zur Erzielung der maximalen Wirkung erforderlich sind, und werden durch den partiellen Agonisten 50 % der von ihm besetzten Rezeptoren in die aktive Form überführt, so ist seine intrinsic activity an diesem Zielorgan ungefähr 1. Gibt es an einem anderen Zielorgan keine „Rezeptorreserve" und müssen deshalb alle Rezeptoren in der aktiven Form vorliegen, um hier die Maximalwirkung auszulösen, so ist die intrinsic activity desselben partiellen Agonisten an diesem Zielorgan nur ungefähr 0,5 (s. Abb. 19). Dieses Phänomen ist nicht zuletzt deshalb von Bedeutung, weil die Rezeptorzahl an einem Zielorgan der regulativen Kontrolle unterliegt und sich während der und durch die Therapie ändern kann (engl.: receptor up- oder down-regulation). Der Einfluß der Rezeptorreserve auf die Dosis-Wirkungs-Kurven kann wiederum aus Abb. 15 entnommen werden. Es sollen ein reiner Agonist und ein partieller Agonist mit der gleichen Dissoziationskonstante verglichen werden. Beide mögen sich dadurch unterscheiden, daß für den reinen Agonisten k doppelt so groß ist wie für den partiellen Agonisten. Bei hohen Rezeptordichten (großes $[R_T]$) ist die Dosis-Wirkungs-Kurve des reinen Agonisten z. B. bei der linken durchgezeichneten schwarzen Kurve zu erwarten. Die des „partiellen" Agonisten wäre dann die rote gestrichelte Kurve rechts daneben. Beide unterscheiden sich nicht in der intrinsischen Aktivität, sondern nur im pD_2-Wert. Bei niedrigen Rezeptordichten fände man z. B. die der rechten durchgezeichneten schwarzen Linie entsprechende Dosis-Wirkungs-Kurve für den reinen Agonisten und damit die unterste gestrichelte schwarze Kurve für den partiellen Agonisten. Beide unterscheiden sich nun sowohl im pD_2-Wert als auch in der intrinsischen Aktivität.

Kompetitiver Antagonismus

Pharmaka wie Atropin, die zwar eine hohe Affinität zum Rezeptor haben, die aber keine Reaktion des Effektors auszulösen vermögen, begünstigen den Übergang des Pharmakon-

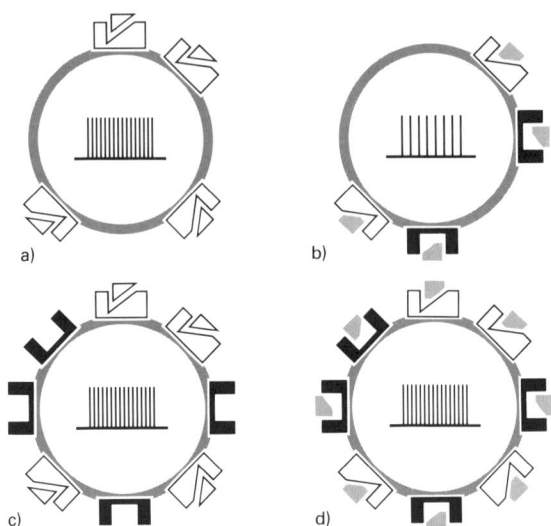

Abb. 19: Einfluß der Rezeptorreserve auf die intrinsische Aktivität von partiellen Agonisten. An einem einfachen Modell soll der Einfluß der Rezeptordichte auf die intrinsische Aktivität von partiellen Agonisten veranschaulicht werden. An einem Effektorsystem ohne Rezeptorreserve (a, b) müssen alle Rezeptoren besetzt und aktiviert werden, um den maximalen Effekt auszulösen. Substanzen, die dies vermögen, sind volle Agonisten mit einer intrinsischen Aktivität von eins (a), während partielle Agonisten eine kleinere intrinsische Aktivität aufweisen. Obwohl der partielle Agonist in (b) sämtliche Rezeptoren besetzt hat, sind im Mittel nur die Hälfte aktiv und die intrinsische Aktivität ist dementsprechend nur 0,5. An einem Effektorsystem mit Rezeptorreserve, an dem die volle Wirkung schon auftritt, wenn erst ein Teil der Rezeptoren aktiviert ist, wirken beide Substanzen als volle Agonisten mit einer intrinsischen Aktivität von eins (c, d). Sie unterscheiden sich nur noch darin, wieviele Rezeptoren sie besetzen müssen, um den maximalen Effekt auszulösen. Die eine Substanz aktiviert jeden Rezeptor, den sie besetzt (c) und muß zur Auslösung der maximalen Wirkung deshalb nur einen Teil der Rezeptoren besetzen. Die andere Substanz aktiviert nur einen Teil der besetzten Rezeptoren (d). Da aber dieser Teil schon ausreicht, um die maximale Wirkung hervorzurufen, hat sie trotzdem eine intrinsische Aktivität von eins. Diese Substanz ist in dem System mit niedriger Rezeptorreserve (a, b) nur ein partieller Agonist. Zur Bedeutung der Symbole siehe Abb. 17, S. 17.

Rezeptors in die inaktive Konformation. Wenn sie an die gleiche Bindungsstelle binden wie die physiologischen Transmitter und deren Analoga, also gewissermaßen in Wettbewerb mit diesen treten, werden sie kompetitive Antagonisten genannt. Die Blockade von Rezeptoren durch solche Antagonisten kann eine Steigerung oder Hemmung der Aktivität der Effektorzelle zur Folge haben. So wird z. B. durch Atropin die cholinerge Herabsetzung der Entladungsfrequenz der Herzschrittmacherzellen aufgehoben und dadurch die Frequenz der Spontanentladung der Schrittmacherzellen erhöht, während die cholinerge Kontraktion des Sphinkters der Pupille durch Atropin gelöst wird. In Abb. 20 ist die Rechtsverschiebung der Dosis-Wirkungskurve von Adrenalin in Gegenwart des α-Rezeptoren-Blockers Dihydroergotamin in zwei verschiedenen Konzentrationen I_1 und I_2 wiedergegeben. Weitere Beispiele für kompetitive Antagonismen sind die Aufhebung der Wirkung von Histamin durch Histaminanta-

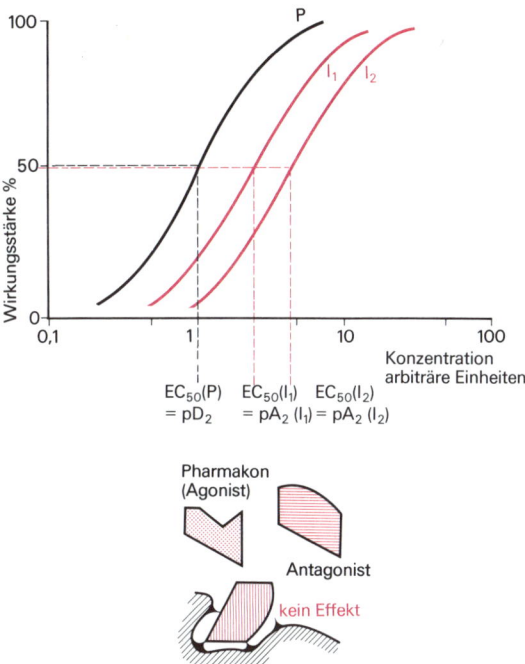

Abb. 20: Kompetitiver Antagonismus.
Die Abbildung gibt die Dosis-Wirkungs-Kurven eines Pharmakons (P, hier Adrenalin) in Gegenwart steigender Konzentrationen (I_1, I_2) eines Inhibitors (Dihydroergotamin) wieder. Die maximale Wirkungsstärke des Pharmakons ist nicht vermindert; um sie zu erzielen, muß jedoch in Gegenwart des Hemmstoffes die Konzentration des Pharmakons gesteigert werden. Die Konzentration von Dihydroergotamin ist bei I_1 so gewählt, daß die Adrenalin-Konzentration verdoppelt werden mußte, um wieder 50 % der maximalen Wirkungsstärke zu erreichen. Der negative Logarithmus dieser Antagonisten-Konzentration ist definitionsgemäß der pA_2-Wert.

gonisten (H_1- und H_2-Blocker; vgl. S. 311) oder die Blockade von β-Adrenozeptoren durch Propranolol (vgl. S. 176f.).
Wenn ein kompetitiver Antagonist mit einem Agonisten um denselben Rezeptor konkurriert, dann kommt es zu einer Rechtsverschiebung der Dosis-Wirkungs-Kurve des Agonisten bei gleichbleibendem Wirkungsmaximum (Abb. 20). Da ein kompetitiver Antagonist am Rezeptor gebunden wird, der Rezeptor aber stumm bleibt, d. h. keine Reaktion auslöst, kann seine Wirksamkeit nur indirekt quantifiziert werden. Das geschieht, indem man die Konzentration des Antagonisten bestimmt, bei der die Konzentration des Agonisten verdoppelt, verzehnfacht usw. werden muß, um eine gleich starke Wirkung wie in Abwesenheit des Antagonisten zu erzielen. Ein geeignetes Auswertungsverfahren für entsprechende Messungen ist die Schild-Regression. Mit pA_2 wird der negative dekadische Logarithmus jener Antagonisten-Konzentration bezeichnet, in deren Gegenwart die Agonisten-Konzentration verdoppelt werden muß, um wieder 50 % der maximalen Wirkungsstärke zu erreichen. Nach dem Massenwirkungsgesetz ist diese Antagonistenkonzentration, falls jedes Rezeptormolekül nur ein Antagonistenmolekül bindet, gleich der Dissoziationskonstanten K_B des Antagonist-Rezeptor-Komplexes, pA_2 also gleich -log K_B. pA_2 und K_B sind unabhängig davon, welcher Agonist für die Bestimmung benutzt wird.

Die Schild-Regression

Ein kompetitiver Antagonist bindet zwar (reversibel) an seinen Rezeptor, er löst jedoch keine Wirkung aus. Diese Bindung gehorcht dem Massenwirkungsgesetz ebenso wie die Bindung eines Agonisten. Sie wird durch die Bindungskonstante K_B charakterisiert, die angibt, bei welcher Konzentration die Hälfte der Rezeptormoleküle vom Antagonisten besetzt sind. Eine Bestimmung von K_B ist grundsätzlich durch Bindungsstudien mit der radioaktiv markierten Substanz durchführbar. Eine Quantifizierung durch Messung funktioneller Wirkungen gelingt dadurch, daß man den Einfluß des kompetitiven Antagonisten auf die Dosis-Wirkungskurve eines Agonisten mißt. Dieser Einfluß zeigt sich in einer mit steigender Konzentration des Antagonisten zunehmend weiten Parallelverschiebung der Konzentrations-Wirkungs-Kurve nach rechts. Der Quotient aus äquieffektiven Konzentrationen in Anwesenheit ([A']) und Abwesenheit ([A]) des Antagonisten, das Konzentrations-Verhältnis [A'] / [A], (engl. „dose ratio") liefert die Grundlage für die Bestimmung der Bindungskonstanten und damit der Potenz des kompetitiven Antagonisten.
Dieses Konzentrations-Verhältnis ist eine Funktion der Antagonistenkonzentration ([B]) mit der Dissoziationskonstanten des Antagonist-Rezeptor-Komplexes als Parameter. Unter der Annahme, daß jeder Rezeptor nur ein Antagonistenmolekül binden kann, gilt:

$$[A']/[A] = 1 + ([B]/K_B) \qquad (11)$$

Diese Gleichung ergibt umgeformt und logarithmiert:

$$\log ([A']/[A] - 1) = \log [B] - \log K_B \qquad (12)$$

Eine Auftragung von $\log([A'] / [A] - 1)$ gegen $\log [B]$ liefert eine Gerade mit der Steigung 1 und dem Ordinatenabschnitt $-\log K_B$, kann also zur Bestimmung von K_B herangezogen werden. Diese Art der Datenanalyse wurde von Arunlakshana und Schild vorgeschlagen. Sie wird nach einem der Autoren als „Schild-Regression" bezeichnet. In Analogie zum pD_2-Wert, der ein Maß für die Potenz eines Agonisten ist, ergibt der negative dekadische Logarithmus von K_B den pA_2-Wert. K_B gibt die Konzentration des Antagonisten an, bei der das Konzentrations-Verhältnis gleich zwei ist, ein Agonist also in doppelter Konzentration eingesetzt werden muß, um die gleiche Wirkung auszulösen wie in Abwesenheit des Antagonisten.
Ist die Steigung der Geraden in der Schild-Regression ungleich eins oder die beobachtete Beziehung nicht linear, so kann dies mehrere Ursachen haben, z. B. daß kein kompetitiver Antagonismus vorliegt, daß es verschiedene Rezeptor-Subpopulationen gibt oder der Rezeptor mehr als eine Bindungsstelle aufweist.

Nichtkompetitiver und funktioneller Antagonismus

Kommt es in Gegenwart eines Antagonisten nicht zu einer Rechtsverschiebung der Dosis-Wirkungs-Kurve, sondern zu einer Verringerung der maximalen Wirkungsstärke bei gleichbleibendem pD_2-Wert, so kann dies nicht auf eine Konkurrenz zwischen Agonisten und Antagonisten um die reversible Bindung am Rezeptor zurückzuführen sein. Ein derartiges Verhalten kann auf verschiedenen Hemm-Mechanismen beruhen. Von reversiblem, nichtkompetitivem Antagonismus spricht man, wenn der Antagonist an eine andere Domäne des Rezeptors bindet als der Agonist und dadurch die Umwandlung des inaktiven Rezeptors in die aktive Konformation beeinträchtigt. Demzufolge wird zwar die maximal zu er-

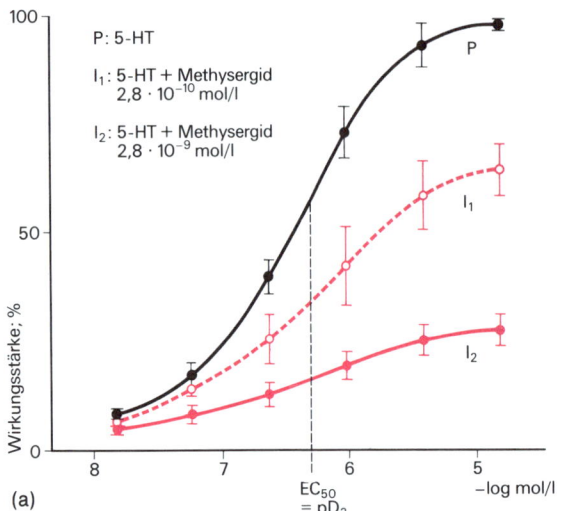

(a)

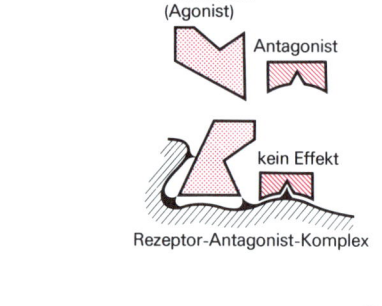

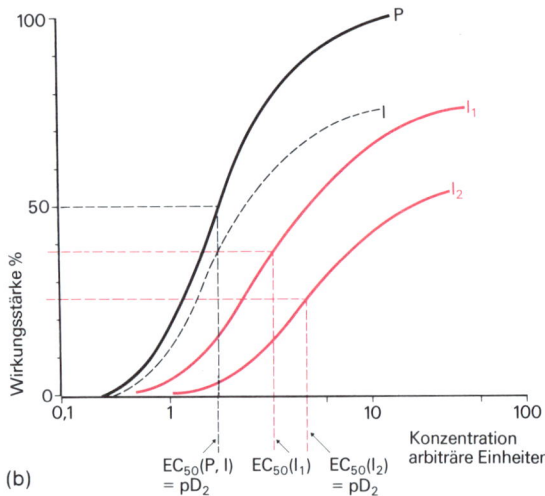

(b)

Abb. 21: Nichtkompetitiver Antagonismus.
Der nichtkompetitive Antagonist besetzt am Rezeptor nicht die Bindungsstelle des Pharmakons. Er tritt mit einer anderen Domäne des Rezeptorproteins in Wechselwirkung und verhindert dadurch die Auslösung einer Reaktion der Effektorzelle. Der ideale nichtkompetitive Antagonist verursacht, wie die Konzentrations-Wirkungs-Kurve (a) zeigt, eine Abnahme der maximalen Wirkungsstärke, während der pD_2-Wert des Agonisten (P) gleich bleibt (I_1, I_2).
Die kumulative Konzentrations-Wirkungs-Kurve von 5-Hydroxytryptamin (5-HT) wurde an Spiralstreifen der Basilararterie des Rindes aufgenommen. Die Änderungen der Kraftentwicklung wurden isometrisch gemessen und in Prozent der maximalen Wirkungsstärke ausgedrückt (Ordinate). Auf der Abszisse ist der negative Logarithmus der molaren Konzentration aufgezeichnet. Die Konzentrationen von Methysergid sind in Klammern angegeben. Die Hemmung der 5-Hydroxytryptamin-Wirkung durch Methysergid entspricht dem reinen nichtkompetitiven Typ (nach Müller-Schweinitzer aus: B. Berde und E. Stürmer, Ergotalcaloids and Related Compounds; Handbuch der Experimentellen Pharmakologie, Vol. 49, S. 8; Springer, Berlin 1980).
Meist beobachtet man neben einer Verringerung der Maximalwirkung durch den nichtkompetitiven Antagonisten auch eine

Rechtsverschiebung der Dosis-Wirkungs-Kurve (b). So nimmt beispielsweise bei der Hemmung der Wirkung von Adrenalin durch Phenoxybenzamin in isolierten Aortenstreifen des Kaninchens in vitro die maximale Wirkungsstärke ab, während die EC_{50} des Adrenalins unter steigenden Inhibitor-Konzentrationen größer wird (nach R. Furchgott, Pharmacol. Rev. 7; 183: 1955). Wird die Rezeptorbindung mit radioaktiven Liganden studiert, so zeigt sich, daß die Hemmung vom rein nichtkompetitiven Typ ist. Eine Erklärung für dieses Verhalten liefert das Modell der Mediator-vermittelten Pharmakonwirkung (vgl. Abb. 16).

zielende (Primär-)Wirkung nicht mehr erreicht, die Dissoziationskonstante für den Agonisten an die nicht vom nichtkompetitiven Antagonisten besetzten Rezeptoren ändert sich jedoch nicht. Ein Beispiel für einen nichtkompetitiven Antagonismus ist in Abb. 21a dargestellt, und zwar die Hemmung der Wirkung von 5-Hydroxytryptamin (5-HT) durch steigende Konzentrationen von Methysergid (vgl. S. 174). Die Wechselwirkung zwischen Rezeptor und nichtkompetitivem Antagonisten kann auch irreversibel sein, wobei der Antagonist in diesem Fall meist die Agonisten-Bindungsstelle blockiert. Beispiele für diesen Hemm-Mechanismus sind das Phenoxybenzamin s. S.173), das kovalent an α-Adrenozeptoren bindet, und Di-Isopropylfluorphosphat (DFP, s. S.142f.), welches das aktive Zentrum der ACH-Esterase phosphoryliert. Meist ändern sich unter dem Einfluß des nichtkompetitiven Antagonisten die maximale Wirkungsstärke und der pD_2-Wert gleichzeitig, so bei der Hemmung der Adrenalinwirkung auf den Aortenstreifen des Kaninchens durch Phenoxybenzamin (Abb. 21b). Die Ursache für dieses Verhalten liegt wiederum in dem komplexen Mechanismus der pharmakologischen Wirkungsvermittlung begründet. Durch den nicht-

kompetitiven Antagonisten wird $[R_T]$ vermindert. Die beobachteten Dosis-Wirkungs-Kurven verhalten sich demzufolge wie die (gestrichelten) theoretischen Kurven in Abb. 15, die ebenfalls bei einer Verringerung von $k \cdot [R_T]$ eine Verschiebung des pD_2-Wertes zeigen, obwohl sich K_D nicht geändert hat. Aus der Abbildung ergibt sich weiterhin, daß im Extremfall sehr hoher Rezeptorenreserven auch bei rein nichtkompetitiver Hemmung nur eine Rechtsverschiebung der Dosis-Wirkungs-Kurve ohne Verminderung der Maximalwirkung zu beobachten wäre.
Eine Hemmung kann auch darauf beruhen, daß der Antagonist gar nicht an demselben Rezeptor angreift wie der Agonist, sondern ein System mit entgegengesetzter Wirkung aktiviert. Man spricht in diesem Fall von funktionellem Antagonismus. Die Rezeptoren für Agonist und Antagonist können an der gleichen Effektorzelle lokalisiert sein, wie die entgegengesetzte Wirkung von Noradrenalin und dem Ca^{++}-Kanal-Blocker Nifedipin und ihren jeweiligen Analoga auf die Schrittmacherzelle des Herzens zeigt. Agonist und Antagonist können aber auch an verschiedenen Effektorsystemen angreifen. Das läßt sich an der pharmakologischen Beeinflus-

sung der Pupillenweite anschaulich machen. Acetylcholin verengt die Pupille durch Kontraktion der musculi constrictores pupillae, während Noradrenalin eine Kontraktion der musculi dilatatores pupillae bewirkt und so die Pupille erweitert. In der angelsächsischen Literatur wird dieser Typ des funktionellen Antagonismus zuweilen „physical antagonism" genannt. In allen diesen Fällen wäre ein formal ähnlicher Effekt des Antagonisten auf die Dosis-Wirkungs-Kurve des Agonisten zu beobachten wie beim kompetitiven Antagonismus. Hieraus kann man ersehen, daß es nicht ohne weiteres möglich ist, aus dem Einfluß eines Antagonisten auf die Dosis-Wirkungs-Kurve eines Agonisten auf den molekularen Mechanismus der Hemmung zurückzuschließen.

Zusammenwirken von Pharmaka

Während die Betrachtung der verschiedenen Formen von Antagonismus vor allem für das Verständnis der Pharmakonwirkung auf molekularer Ebene von Bedeutung ist, interessieren in der Pharmakotherapie, aber auch in der Toxikologie die Konsequenzen, die mit dem Einsatz von **Wirkstoffkombinationen** verbunden sind. Solche Kombinationen können beabsichtigt sein oder auch unbeabsichtigt zustande kommen. Kombinierte Gabe von Arzneimitteln in Form festgelegter Formulierungen kann vorteilhaft sein. So kann z. B. durch Kombination von L-DOPA, das zur Therapie des Morbus Parkinson eingesetzt wird, mit einem peripher wirkenden DOPA-Decarboxylasehemmer die erforderliche Dosis gesenkt und das Risiko unerwünschter Nebenwirkungen durch peripher gebildetes Dopamin vermindert werden. Bei allergisch bedingten Nebenwirkungen, die dosisunabhängig auftreten können, trifft dies nicht zu. In Kombinationen können bestimmte Wirkungsergänzungen durch Aktivierung von verschiedenen, jedoch gleichgerichteten funktionellen Systemen durchaus sinnvoll sein. Ein Beispiel hierfür ist die Kombination eines Diuretikums mit einem β-Blocker in der Hochdrucktherapie. Ein weiterer Vorteil von Kombinationspräparaten mag darin liegen, daß sie vor allem ältere Menschen entlasten, die durch zu vielerlei Einnahmen leicht überfordert werden, was eine schlechte Compliance (= Einhalten der Dosierungsvorschrift) zur Folge hat. In der Klinik zumindest, wo durch das Pflegepersonal die Einnahme kontrolliert werden kann, ist dies jedoch von geringerer Bedeutung. Grundsätzlich hat jedoch jeder Arzt die Möglichkeit, Kombinationstherapie auch durch Verordnen der einzelnen Komponenten durchzuführen, und zwar – besser als mit fixen Kombinationen – durch freie Wahl der für den individuellen Fall günstigsten Dosierungen. Oft ist – bedingt durch unterschiedliche Halbwertzeiten – die Wirkungsdauer der Komponenten so verschieden, daß bei der zeitlich gekoppelten Zufuhr die gewünschte Gleichrichtung der Wirkung auf ein vergleichsweise kurzes Intervall beschränkt ist. Der wesentlichste Nachteil von Kombinationspräparaten ist jedoch, daß der Therapeut die Kontrolle über die Wirksamkeit der einzelnen Komponenten verliert. Dies gilt für Hauptwirkungen wie für Nebenwirkungen. In zahlreichen Indikationsgebieten überwiegen heute die Kombinationspräparate die Monopräparate. Eine vergleichende Wertbeurteilung der Kombinationen ist unmöglich. Der Arzt sollte diesem Mißstand des Arzneimittelmarktes kritisch begegnen und Kombinationspräparate, wann immer möglich, meiden, insbesondere bei langfristigen Behandlungen.
Unbeabsichtigte – oder unwissentliche – Kombinationen ereignen sich häufig mit **anderen Fremdstoffen.** Hier sind gewerbliche Gifte und andere Umweltstoffe zu nennen, auch Genußgifte (v. a. Alkohol und Tabak) und Nahrungsbestand-

teile, die selbst „unterschwellig" bleiben, in Kombinationen untereinander oder mit Arzneimitteln jedoch zu unerwarteten Wirkungen bzw. Verstärkungen oder Abschwächungen führen. Dabei können die Wirkungen gleichgerichtet sein, häufiger kommt der Effekt nur einer Komponente unerwartet stark heraus. Mit Zahl und Menge der vom Menschen aufgenommenen Fremdstoffe – Arzneimittel, synthetische und natürliche unerwünschte Stoffe in der Nahrung, Kontamination von Luft, Wasser und Haushalt – steigt die Zahl der Möglichkeiten gesundheitlich nachteiliger Wirkungsüberschneidungen; zugleich vermindert sich die Chance zur Aufklärung der zugrundeliegenden Mechanismen.
Bei gleichzeitiger Gabe von zwei Wirkstoffen kann es zu verschiedenartigen Interaktionen kommen. Man spricht von **Synergismus,** wenn die Wirkungsgrößen der beiden Stoffe zusammen mindestens das Doppelte ergeben, vom Antagonismus, wenn weniger als das Doppelte, also ein Verlust eines Teiles der Wirkungen resultiert. Synergismus kann **additiv** sein bei reiner Aufaddierung der Wirkungsstärken, oder **überadditiv** bei größerem Gesamteffekt, als sich aus einfacher Addition ergäbe; letztere Möglichkeit wird auch als **Potenzierung** bezeichnet. (Wort und Begriff Potenzierung werden häufig mißbräuchlich angewendet, vor allem in der Arzneimittelwerbung.)
Wechselseitige Beeinflussung ist meist an die gleichzeitige Gegenwart der beteiligten Pharmaka an den Wirkorten gebunden **(simultane Aufnahme).**
Hat das Zusammenwirken von Pharmaka bei der Arzneitherapie negative Auswirkungen für die therapeutische Anwendung, spricht man von **Arzneimittel-Wechselwirkungen (-Interaktionen)** (vgl. S. 22), unabhängig von Art und Mechanismus der wechselseitigen Beeinflussung. Dabei können – im Sinne der pharmakodynamischen Betrachtungsweise – sowohl synergistische als auch antagonistische Effekte im Spiele sein. In jüngster Zeit sind zahlreiche Beispiele solcher Interaktionen, meist im Zusammenhang mit unerwünschten Nebenwirkungen von Arzneimitteln, aufgedeckt worden. Die Ursachen und Mechanismen, die sowohl Synergismus als auch Antagonismus zugrunde liegen, sind vielfältiger Art. Sie sind in anderen einschlägigen Kapiteln ausführlicher abgehandelt; hier soll zusammenfassend nur darauf verwiesen werden. Die Interferenz kann außerhalb oder innerhalb des Organismus auftreten. Am leichtesten zu analysieren, wenn auch häufig nicht vorauszusehen, sind **physikalische** oder **chemische** Reaktionen. Betreffen sie Arzneimittel, die in ihrem therapeutischen Wert beeinträchtigt werden, spricht man von **Inkompatibilitäten.** Häufig liegen Interferenzwirkungen pharmakokinetische Ursachen zugrunde, wie Beschleunigung oder Verminderung der **Resorption** etwa durch Beeinflussung der Magenentleerung (vgl. S. 73) oder das Zusammenwirken an gleichen oder verschiedenen **Rezeptoren.** Eine wichtige Ursache ist die **Enzyminduktion,** die je nach den Eigenschaften der Umsetzungsprodukte Verstärkung oder – häufiger – Abschwächung der Wirkung, evtl. auch das Auftreten neuer Wirkungsqualitäten zur Folge haben kann (S. 49). Enzymhemmungen, vor allem die Konkurrenz um die metabolisierenden Enzyme sowie um Sekretionsmechanismen, können dementsprechend die jeweils umgekehrten Effekte auslösen.
Nicht immer sind Interaktionen unerwünscht. Im Falle einer Vergiftung werden sie zur Therapie genutzt. Stoffe, die Giftwirkungen vermindern, ausschalten oder verhüten sollen, nennt man **Antidote** (vgl. S. 749).
Statt einer vollständigen Systematik werden in Tab. 7 und 8 einige der wichtigsten Interaktionsmöglichkeiten an Beispielen erklärt. Die Aufstellungen sind nach Mechanismen gegliedert. Wiederum den Bedürfnissen der Praxis Rechnung tragend, sind Synergismen und Antagonismen gegenübergestellt.

Tab. 7: Beispiele von Synergismus.

Mechanismus	Kombinationsbeispiel	Wirkort	Charakterisierung	praktische Bedeutung	nähere Ausführung s. S.
Gleichgerichtete Wirkung an verschiedenen Rezeptoren	schwach wirksames Analgetikum + Codein	ZNS	teils additiv, teils überadditiv	übliche Analgetikakombinationen	222
	oder Parasympatholytikum + Sympathomimetikum	vegetatives NS	additiv, seltener überadditiv	evtl. Verbreiterung des Wirkungsspektrums	–
Enzyminduktion: verstärkte Bioaktivierung	Barbiturate + Tetrachlorkohlenstoff	Leberzelle, endoplasmatisches Retikulum	überadditiv	Nachweis einer Toxizitätssteigerung im Tierexperiment	805
Enzymhemmung, dadurch verminderte Inaktivierung	MAO-Hemmer + Sympathomimetika	adrenerges System	überadditiv	übermäßige Blutdrucksteigerung	168
Exkretionshemmung	Probenecid + Carbenicillin	Nierentubuli	überadditiv	erhöhte und verlängerte Penicillinspiegel	631

Tab. 8: Beispiele von Antagonismus.

Mechanismus	Kombinationsbeispiel	Wirkort	Charakterisierung	praktische Bedeutung	nähere Ausführung s. S.
Physikalische Adsorption	Aktivkohle + viele Arznei- und Giftstoffe	Magen-Darm	kompetitiv	Antidottherapie; auch: unerwünschte Bindung von Pharmaka bei gleichzeitiger Einnahme von Aktivkohle zur Diarrhö-Behandlung	749
Chemische Inaktivierung	Schwermetalle + Chelatbildner	Magen-Darm, Blut und Gewebe	kompetitiv	Vergiftungsbehandlung, Behandlung von Metall-Speicherkrankheiten	767 ff
Resorptionshemmung	Alkaloide + Gerbsäure (in Tee, Rotwein etc.)	Magen-Darm	nicht kompetitiv	Resorptionshemmung, dadurch Verlust an arzneilicher Wirkung	484
	Adstringentien (z. B. Gerbsäure) + beliebige andere Pharmaka	Magen-Darm	nicht kompetitiv	Arzneistoffe oder Gifte werden langsamer und in geringerer Quote aufgenommen	
Enzyminduktion: verstärkte Entgiftung	Induktoren (z.B. DDT, Phenobarbital) + oxidativ entgiftete Pharmaka (z. B. Hypnotika)	Leberzelle, endoplasmatisches Retikulum	nicht kompetitiv	Beschleunigte Entgiftung, verminderte Wirkung, Toleranz	49
Konkurrenz um Bindung an Rezeptor (Acetylcholin-Atropin)	Atropin + Cholinesterase-Hemmstoffe	Postganglionäre parasympathische Synapse	kompetitiv	Therapie der Vergiftung mit den jeweiligen Antagonisten	141 f.
Konkurrenz am Enzym: verminderte Bioaktivierung	Methanol + Ethanol	Leber, Alkoholdehydrogenase	kompetitiv	Umsatz von Methanol zur giftigen Ameisensäure wird gehemmt; Antidottherapie	801

Wirkungen des Organismus auf Pharmaka

Die Stärke der Wirkung eines Pharmakons hängt von seiner Konzentration am Wirkort ab (s. S. 3). Nur in seltenen Fällen wird diese Konzentration dadurch erreicht, daß ein Pharmakon direkt an seinen Wirkort appliziert wird. Meist wird es fern vom Wirkort zugeführt bzw. muß erst in den Organismus aufgenommen werden (Abb. 22). Nach der Aufnahme (Resorption) verteilt sich das Pharmakon mit dem Blut im Organismus. Dabei ist die an den eigentlichen Wirkort gelangende Menge oft nur gering, erhebliche Anteile können im Plasma und den übrigen Körpergeweben gebunden oder gespeichert werden. Auch eine Umverteilung zwischen den Geweben kann die Konzentration am Wirkort beeinflussen (vgl. S. 37). Für die Konzentration am Wirkort sind jedoch nicht allein Resorption und Verteilung entscheidend. Gleichzeitig laufen Vorgänge ab, die eine Verminderung der Konzentration des Pharmakons am Wirkort zur Folge haben. Dazu gehören die metabolische Umwandlung (Biotransformation) und die Ausscheidung (Exkretion) mit Harn, Faeces, Atemluft, Schweiß und Milch. Im Begriff Elimination werden beide Vorgänge zusammengefaßt. Die Konzentration am Wirkort resultiert aus dem Zusammenspiel von Resorption, Verteilung und Elimination. Daher können alle Faktoren, die diese Vorgänge beeinflussen, auch die Konzentration am Wirkort und damit die Wirkung eines Pharmakons beeinflussen.

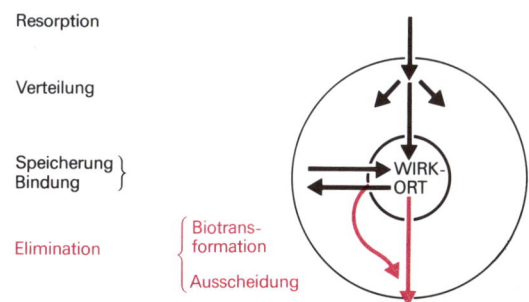

Abb. 22: Vorgänge, welche die Konzentration eines Pharmakons am Wirkort beeinflussen.

Von besonderer Bedeutung dafür, daß ein Pharmakon seinen Wirkort erreicht, ist seine Fähigkeit, biologische Membranen zu permeieren, da es sowohl bei der enteralen Resorption, d. h. der Überwindung der Darmschleimhaut, wie auch bei der Verteilung, z. B. beim Verlassen der Blutbahn durch die Kapillarwand, und bei der Elimination, z. B. Sekretion durch die Tubulusepithelien der Niere oder Aufnahme in die Leberzelle, biologische Membranen permeieren muß.

Durchtritt von Pharmaka durch biologische Membranen

Struktur von Membranen

Hauptmerkmal aller biologischen Membranen ist ihre Eigenschaft, für lipophile (hydrophobe) Stoffe gut durchlässig zu sein. Eine reine Lipidmembran sollte eigentlich für nicht lipophile Substanzen ein unüberwindbares Hindernis sein. Die Beobachtung zeigt jedoch, daß biologische Membranen auch hydrophile Substanzen – wenn auch wesentlich langsamer –

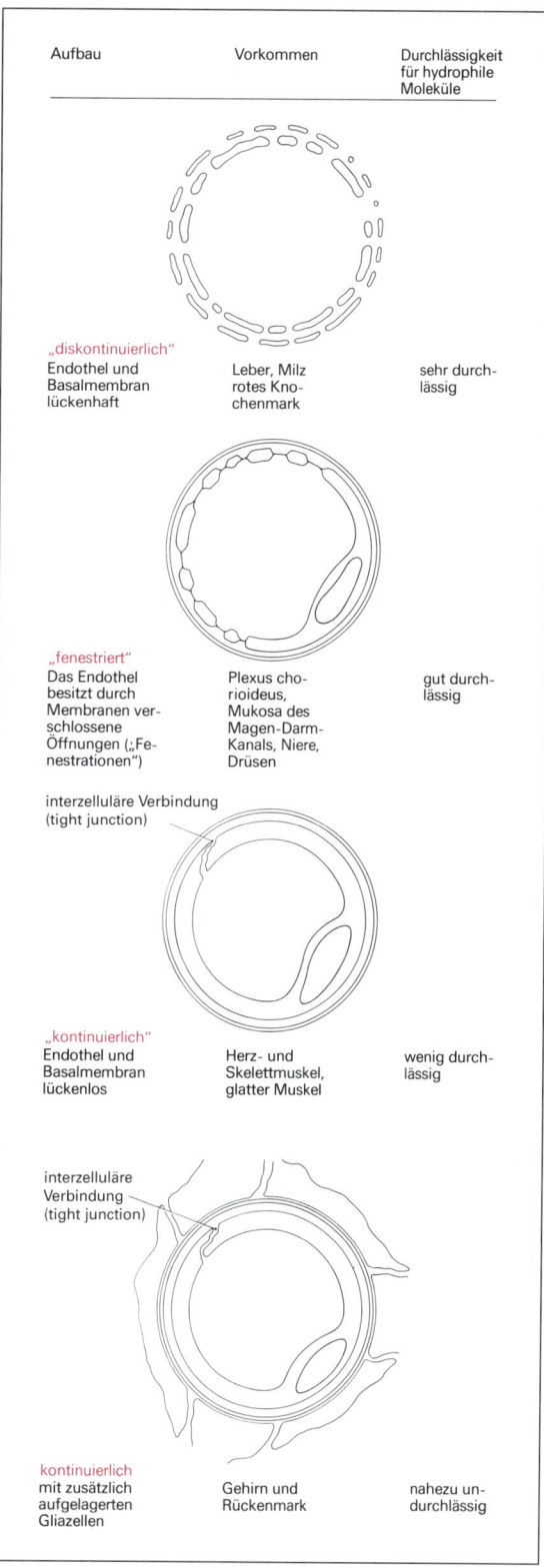

Abb. 23: Kapillartypen (nach S. Hammersen, Anatomie der terminalen Strombahn, Urban und Schwarzenberg, München; 1971).

passieren lassen. Deshalb können die Permeationseigenschaften nicht allein durch eine Lipidschicht bestimmt sein. Es muß neben dem Weg für lipophile Stoffe auch noch Wege für hydrophile Stoffe geben. Man kann sie sich als wassergefüllte „Poren" oder „Kanäle" in der Lipidschicht vorstellen, die von Proteinen gebildet werden und die eine Passage der hydrophilen Moleküle durch Umgehung der Lipidbarriere erlauben. Man nennt diese Vorstellung die Lipid-Poren-Hypothese und spricht dementsprechend von Lipid-Poren-Membranen (Abb. 25). Wie eine biologische Membran, unter der zunächst nur die Begrenzung der einzelnen Gewebezelle verstanden wird, verhalten sich auch diejenigen Barrieren, die durch Zellverbände, wie z. B. Epithelzellen, gebildet werden. Bei Epithelien oder Endothelien sind für den Transfer von hydrophilen Stoffen neben den „Poren" in der Zellmembran auch die interzellulären Verbindungen (Zonula occludens; „tight junction") in Betracht zu ziehen (Abb. 23). In diesen Bereichen können auch relativ große polare Moleküle permeieren. Beispielsweise hat man für die Kapillaren der Muskulatur Porenradien von ca. 1 – 4 nm errechnet. Allerdings macht die Fläche der „Poren" nur ca. 0,2% der Endothelfläche aus, d. h. für die Permeation lipophiler Stoffe steht eine 500mal größere Fläche zur Verfügung. Man muß also bei Epithelien und Endothelien zwischen einer trans- und einer parazellulären Permeation von Stoffen unterscheiden. Bei vereinfachender Betrachtung kann man zur Charakterisierung von verschiedenen Membrantypen zwischen der wirksamen „Lipidfläche" und der „Porenfläche" unterscheiden. Vom Verhältnis beider Flächen hängt es ab, ob bevorzugt nur lipophile Substanzen oder auch hydrophile Substanzen passieren können.

Die **Blut-Hirn-Schranke** ist für hydrophile Moleküle, die größer sind als Harnstoff (MM 90; Molekülradius 0,2 nm), praktisch impermeabel. Dies ist dadurch bedingt, daß die Endothelzellen der Kapillaren im Gehirn dichter als in anderen Geweben aneinanderschließen. Auch die Fähigkeit zur Permeation durch Transzytose (S. 29) ist bei ihnen gering. Hinzu kommt, daß die Blutgefäße im Gehirn von einer dicht anliegenden Schicht aus Gliazellen eingehüllt sind (Abb. 23). Das Gehirn kann daher vom Blut aus in der Regel bevorzugt von lipophilen Pharmaka erreicht werden (Abb. 24). Chemische Änderungen, die die hydrophoben Eigenschaften eines Pharmakons verringern, vermindern daher auch seine zentralen Wirkungen. So kann durch Quaternierung des Stickstoffs im Scopolamin-Molekül nach Einführung einer Butyl-Gruppe (Scopolamin → N-Butylscopolamin) eine unerwünschte zentrale Wirkung des Scopolamins verhindert werden. Für hydrophile Substanzen, die für die Funktion des Gehirns benötigt werden, wie z. B. Glukose und Aminosäuren, existieren spezielle Transportmechanismen, über die auch strukturverwandte Pharmaka aufgenommen werden können. Dies macht man sich bei der Therapie des Morbus Parkinson zunutze. Während Dopamin die Blut-Hirn-Schranke nur schlecht durchdringen kann, wird seine Vorstufe L-DOPA – trotz geringerer Lipidlöslichkeit – als Aminosäure durch die Blut-Hirn-Schranke transportiert (Abb. 24).

Die Membran zwischen **Blut und Leber** weist dagegen einen sehr hohen Porenanteil auf. Die „Poren" sind so weit, daß sogar Makromoleküle wie Albumin, das in der Leber synthetisiert wird, durchtreten können. Sie entsprechen den Lücken in der Basalmembran und zwischen den Endothelzellen der Lebergefäße (Abb. 23). Der Unterschied zwischen der Permeation hydrophiler und lipophiler Teilchen ist in der Leber wesentlich geringer als an biologischen Membranen anderer Organe. Das bedeutet, daß die Leberzelle für die meisten Pharmaka leicht zugänglich ist.

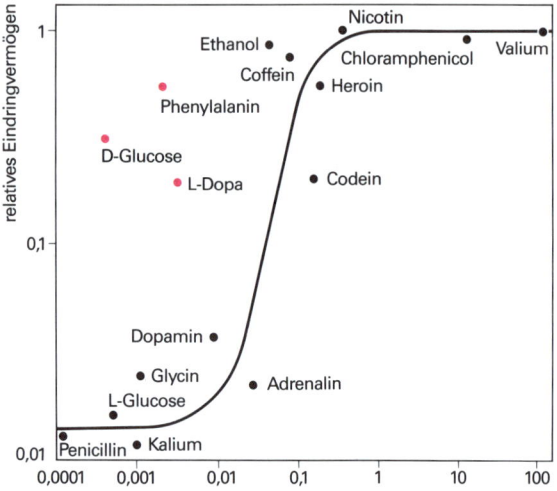

Abb. 24: Wie gut eine Substanz durch die Blut-Hirn-Schranke permeieren kann, hängt von ihrer Lipidlöslichkeit ab. Stoffe, die vom Gehirn benötigt werden, wie Hexosen oder Aminosäuren, wären zu polar, um in ausreichendem Maß die Blut-Hirn-Schranke zu durchdringen. Sie werden über aktive Transportprozesse aufgenommen. Strukturverwandte Pharmaka können ebenfalls transportiert werden. Daraus erklärt sich, warum L-Dopa besser durch die Blut-Hirn-Schranke permeiert als das lipophilere Dopamin. (Nach Oldendorf, Proc. Soc. Exp. Biol. Med. **147**: 813; 1974).

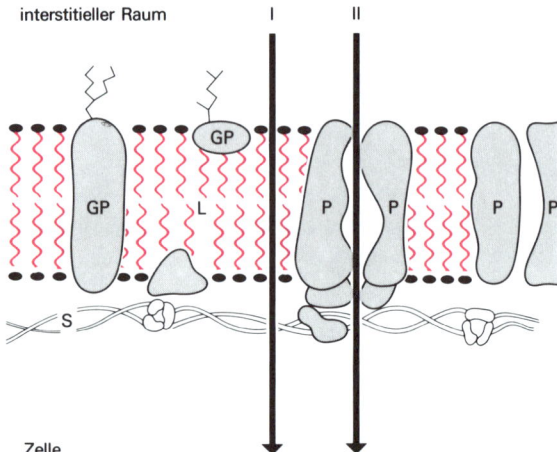

Abb. 25: Erythrozytenmembran als Beispiel einer biologischen Membran. Die Membran besteht aus einer Doppelschicht von Phospholipiden (L), deren hydrophile Enden nach außen, deren hydrophobe Enden nach innen gerichtet sind. Auf diesem Weg diffundieren hydrophober Teilchen (I). Zwischen den Phospholipiden sind Proteine eingelagert. Glykoproteine (GP) sind Träger der Blutgruppeneigenschaften. Andere Proteine (P) bilden Kanäle, durch welche hydrophile Teilchen diffundieren (II). An der dem Zellinneren zugewandten Seite der Membran sind zusätzlich Proteinstränge (S) aufgelagert, die dem Zytoskelet zugerechnet werden können.

Die **Plazentar-Schranke** zwischen mütterlichem und fetalem Blut kann von lipophilen Pharmaka rasch durchquert werden. Auch hydrophile Substanzen, z. B. quartäre Ammoniumbasen wie Suxamethonium oder (+)-Tubocurarin, können durch Poren der Plazentarschranke permeieren, der Konzentrationsausgleich zwischen mütterlichem und fetalem Blut erfolgt aber langsamer als bei lipophilen Substanzen. Daher werden bei der Verwendung von kurzwirkenden Muskelrelaxantien, bei denen die Konzentrationen im mütterlichen Blut durch Biotransformation oder Umverteilungsvorgänge rasch abnehmen, im Feten keine mukelrelaxierend wirksamen Konzentrationen erreicht. Der Durchtritt hydrophiler Substanzen durch die Plazenta wird durch die Molekülgröße begrenzt. Moleküle mit einer Masse von 1000 können die Plazentaschranke nur noch langsam, noch größere Moleküle so gut wie nicht passieren. Aus diesem Grunde kann man in der Schwangerschaft durch Umstellung von einem oralen Antidiabetikum (MM 250–500) auf Insulin (MM − 6000) eine antidiabetische Wirkung, durch Umstellung von Phenprocoumon (MM = 280) auf Heparin (MM 6000–20000) eine gerinnungshemmende Wirkung bei der Mutter erreichen, ohne daß der Fetus „mitbehandelt" wird. Neben dem Weg durch die Plazenta können Pharmaka auch über die Amnionflüssigkeit vom Feten aufgenommen werden. Nach bisher vorliegenden Untersuchungen gehen Pharmaka sehr rasch aus dem mütterlichen Blut in die Amnionflüssigkeit über. Indem der Fetus Amnionflüssigkeit verschluckt, gelangen die Pharmaka auch in seinen Organismus. Ein solcher transamnialer Über-

gang wurde bei Antibiotika, β-Blockern und Morphin beobachtet.

Blut-Testes-Schranke. Auch zwischen Blut und Hodengewebe existiert eine Barriere, durch welche Pharmaka in Abhängigkeit von ihrer Lipophilie und ihrer Molekülgröße permeieren können. Dies hat eine Bedeutung für die Anwendung von Chemotherapeutika und Cytostatika bei Erkrankungen dieses Organs, aber auch bei der Frage, ob mutagene Umweltgifte Erbschäden auslösen können.

Mechanismen der Membranpermeation

Die Beispiele zeigen, daß Pharmaka biologische Membranen auf unterschiedlichen Wegen permeieren können. Die dabei wirksamen Mechanismen sind in Abb. 26 zusammengestellt.

Diffusion

Eine diffusive Bewegung von Pharmaka findet dann statt, wenn zwischen zwei durch eine Membran getrennten Kompartimenten ein Konzentrationsgradient vorhanden ist. Diesem Konzentrationsgradienten folgend, wandern die Teilchen von dem Ort höherer Konzentration zu dem Ort gerin-

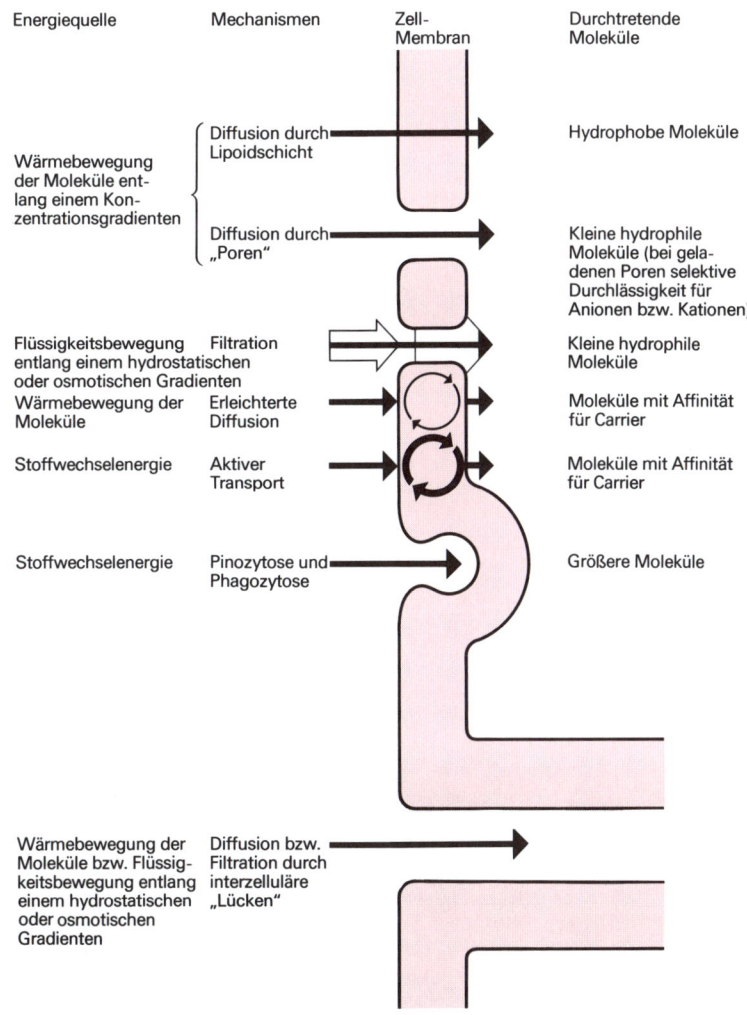

Abb. 26: Möglichkeiten des Durchtritts von Substanzen durch eine biologische Membran.

gerer Konzentration, bis der Konzentrationsausgleich erreicht ist. Die Geschwindigkeit der Diffusion, d. h. die pro Zeiteinheit transportierte Stoffmenge (q), ist nach dem Fick'schen Gesetz proportional zur Konzentrationsdifferenz (c_2-c_1), zur wirksamen Oberfläche der Membran (A) und umgekehrt proportional zur Dicke der Membran (d). Die Diffusionsgeschwindigkeit durch biologische Membranen hängt außerdem vom Verteilungskoeffizienten (VK) zwischen dem Membranmaterial und der umgebenden Flüssigkeit ab (Abb. 28). Zusammengefaßt ergibt sich:

$$q = k \cdot \frac{A}{d} \cdot VK \cdot (c_2 - c_1) \qquad (13)$$

Der Proportionalitätsfaktor k wird als Diffusionskonstante bezeichnet. Ihre Größe hängt u.a. von der Molekülgröße der diffundierenden Substanz ab. Da die Diffusionszeit proportional zum Quadrat des Diffusionsweges ist, erfolgt ein Konzentrationsausgleich über größere Strecken nur langsam. Bei den Dimensionen der Dicke biologischer Membranen erfolgt der Konzentrationsausgleich durch Diffusion aber sehr rasch (Tab. 9).

Tab. 9: Beziehung zwischen der Diffusionsstrecke und der Zeit, die nötig ist, bis bei 20 °C Stoffe wie Harnstoff 99 % des Verteilungsgleichgewichtes durch Diffusion erreichen.

Strecke	Zeit
10 mm	12,7 h
1 mm	7,6 min
100 µm	4,6 s
10 µm	0,05 s
1 µm	0,0005 s

Beispiele für Diffusionsstrecken im Organismus:

Kapillarwand	0,2 – 0,4 µm
Alveolarwand	0,2 – 1,4 µm
Strat. corneum der Rückenhaut	10 µm

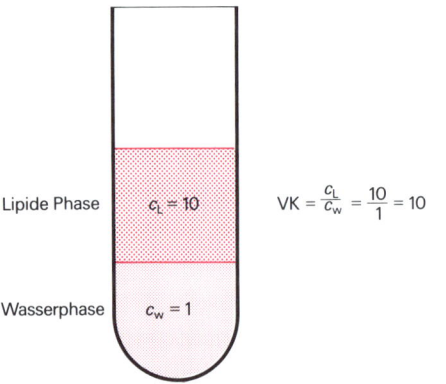

Abb. 27: Bestimmung des Verteilungskoeffizienten.
In einem Gefäß befinden sich Wasser und ein mit Wasser nicht mischbares organisches Lösungsmittel (z. B. Oktanol). Da der VK bei Elektrolyten vom pH beeinflußt wird, besteht die Wasserphase meist aus einem Puffer. Die zu untersuchende Substanz wird in den beiden Flüssigkeitsphasen gelöst und durch Schütteln wird dafür gesorgt, daß sich die Konzentration in der Wasserphase und in der Lipidphase im Gleichgewicht befindet. Der Verteilungskoeffizient ergibt sich dann aus dem Verhältnis der Konzentration in der Lipidphase (c_L) zur Konzentration in der Wasserphase (c_W). In dem gewählten Beispiel ist VK = 10.

Die Diffusion kann nach dem bereits besprochenen Aufbau einer biologischen Membran auf zweierlei Art erfolgen: (1) als Diffusion durch die Lipidschicht der Membran und (2) als Diffusion durch die wäßrige Phase der Membran.

Die **Diffusion durch die Lipidschicht einer Membran** wird von den hydrophoben Eigenschaften der diffundierenden Stoffe bestimmt. Ein Maß dafür ist der **Verteilungskoeffizient** (VK). Der für die Diffusion durch Lipidmembranen wirksame VK müßte eigentlich aus der Verteilung zwischen den Membranlipiden und dem Gewebewasser bestimmt werden. Da dies praktisch nicht bestimmbar ist, mißt man den VK in organischen Lösungsmitteln, die als Modelle für die nicht verfügbaren Membranlipide dienen (Abb. 27).

Von einem optimalen Modell wäre zu erwarten, daß es den Eigenschaften der Membranlipide möglichst weitgehend entspricht. Es gibt jedoch kein organisches Lösungsmittel, das als Modell für alle Lipidmembranen gleich gut geeignet wäre. So ergeben sich brauchbare Werte für die Diffusion durch die Blut-Hirn-Schranke vor allem bei der Verwendung von unpolaren Kohlenwasserstoffen wie z. B. Heptan. Für die Beurteilung der Resorbierbarkeit aus dem Magen-Darm-Kanal sind dagegen VK besser geeignet, die mit stärker polaren Flüssigkeiten wie höheren Alkoholen (Oktanol) oder Estern (Amylacetat) gewonnen wurden. Die so ermittelten Werte stellen Annäherungen an die tatsächliche Verteilung an den Membranlipiden dar. Einige Beispiele für Verteilungskoeffizienten von Pharmaka sind in Tab. 10 aufgeführt.

Die Diffusion durch eine Lipidmembran hängt außerdem vom **Ionisationsgrad** einer Substanz ab. Ionen sind polar und deshalb im allgemeinen nicht „lipidlöslich"; sie können daher nicht durch eine Lipidphase diffundieren. Durch zunehmende Ionisation werden die lipophilen Eigenschaften einer Substanz sehr stark verringert. Die Tatsache, daß lipophile,

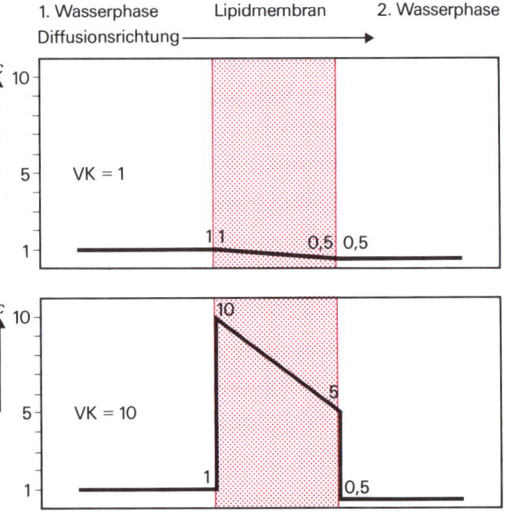

Abb. 28: Konzentrationsverlauf beim Übertritt von 2 Substanzen mit verschieden hohem Verteilungskoeffizienten (VK) aus einer Wasserphase in eine andere Wasserphase. Beide Wasserphasen sind durch eine Lipidmembran getrennt. Die Diffusion ist soweit abgelaufen, daß in der 2. Wasserphase gerade die Hälfte der Konzentration in der 1. Wasserphase erreicht ist. Beide Stoffe verteilen sich zwischen der Lipidphase der Membran und der angrenzenden Wasserphase entsprechend ihren VK. Für den Stoff mit VK = 10 entsteht dadurch in der Membran ein steilerer Konzentrationsgradient als für den Stoff mit VK = 1. Da die Diffusionsgeschwindigkeit vom Konzentrationsgradienten abhängt, wird der Stoff mit VK = 10 die Membran auch zehnmal schneller passieren.

Tab. 10: Beispiele von Oktanol/Wasser-Verteilungs-koeffizienten von Pharmaka. Mit Ausnahme der quartären Verbindungen beziehen sich die Werte auf die nicht-tionisierte Substanz (Daten aus Hansch und Leo, Substituent constants for correlation analysis in chemistry and biology, John Wiley, New York usw.; 1979).

Decamethonium*	< 0,002
Tetraethylammonium*	< 0,002
Tubocurarin*	0,008
Strophantin	0,01
Morphin	5
Acetylsalicylsäure	17
Digoxin	18
Phenobarbital	30
Clonidin	60
Atropin	63
Digitoxin	70
Penicillin V	110
Halothan	200
Oxacillin	220
Propicillin	450
Estradiol	490
Thiopental	1200
Promazin	ca. 30000
Chlorpromazin	> 100 000

*: quartäre Verbindung

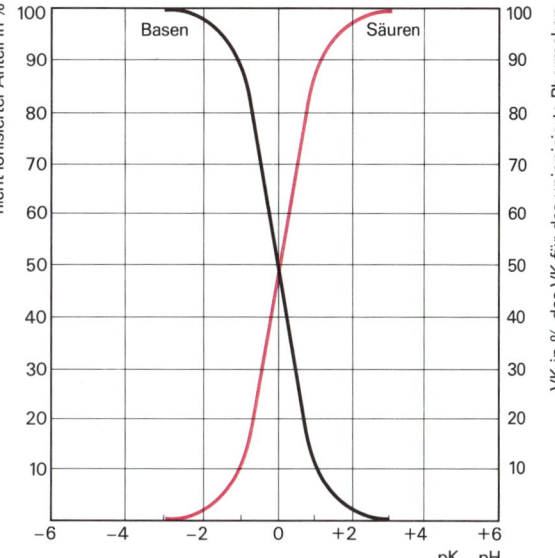

Abb. 29: Abhängigkeit des nicht ionisierten Anteils und des Verteilungskoeffizienten (VK) eines Pharmakons von seinem pK_a-Wert und dem pH-Wert der Lösung.

schwache organische Basen bzw. Säuren bevorzugt im nicht ionisierten Zustand durch Lipidmembranen diffundieren, hat zu der Bezeichnung **„nichtionische Diffusion"** (non-ionic diffusion) geführt. Der Ionisationsgrad einer Substanz hängt von der H^+-Ionenkonzentration der Lösung und ihrer Dissoziationskonstante ab. Nach der Gleichung von Henderson und Hasselbalch gilt für ein saures Pharmakon:

$$\frac{([\text{Nicht-Ionen}]}{[\text{Ionen}]} = 10^{pKa-pH} \qquad (14)$$

Für ein basisches Pharmakon gilt:

$$\frac{([\text{Nicht-Ionen}]}{[\text{Ionen}]} = 10^{pH-pKa} \qquad (15)$$

Die sich daraus ergebende Abhängigkeit des Ionisationsgrades und des Verteilungskoeffizienten vom pH-Wert ist in Abb. 29 graphisch dargestellt. Bei einem pH gleich dem pKa liegt das Pharmakon jeweils zur Hälfte in nicht ionisierter und ionisierter Form vor. Liegt der pH-Wert um eine Einheit über (saures Pharmakon) bzw. unter (basisches Pharmakon) dem pKa, so sinkt der Anteil der nicht ionisierten Moleküle auf 10%. Entsprechend ist die Diffusionsgeschwindigkeit durch eine Lipidmembran vermindert.

Die pH-Abhängigkeit der Lipidlöslichkeit von Pharmaka hat auch erhebliche Konsequenzen für die Verteilung zwischen Flüssigkeitsräumen mit unterschiedlichem pH-Wert. Ein Gleichgewicht kann sich nur zwischen den zur Membran-Permeation fähigen Nicht-Ionen ausbilden. Die Gesamtkonzentration (ionisierte + nicht ionisierte Form) ist daher auf der Seite der stärkeren Ionisation größer als auf der Seite der geringeren Ionisation (Abb. 30). Basische Pharmaka häufen sich in dem Raum mit der höheren H^+-Konzentration und saure Pharmaka in dem Raum mit der niedrigeren H^+-Konzentration an (**„Ionenfallen-Prinzip"**, ion trapping).

Diese Tatsache ist von großer Bedeutung für die Verteilung von Pharmaka zwischen Mageninhalt und Blut (S. 31) sowie Tubulusharn und Blut (S. 51), da an diesen Stellen besonders große pH-Unterschiede auftreten können. Weitere Orte mit

pH-Gradienten zum Blut sind in Tab. 11 aufgeführt. Während Pharmaka, deren pK_a-Wert in der Nähe des Blut-pH liegt (z. B. Phenobarbital, $pK_a = 7,3$), schon bei kleineren pH-Differenzen ungleich verteilt werden, setzt eine ungleiche Verteilung von Pharmaka mit stärker vom Blut-pH abweichendem pK_a-Wert (z. B. Salicylsäure, $pK_a = 3,0$) eine größere pH-Differenz voraus (vgl. Tab. 13).

Die **Diffusion durch die wäßrige Phase** der durch Membranproteine gebildeten Kanäle wird in besonderem Maße von der Molekülgröße der permeierenden Teilchen beeinflußt. Wie Abb. 31 zeigt, nimmt die Geschwindigkeit des Durchtritts von hydrophilen Teilchen im Dünndarm mit zunehmender Molekülmasse ab. Dies kann damit erklärt werden, daß diese Teilchen an der Membran „Poren" oder „Kanäle" von bestimmtem Durchmesser passieren müssen. Wenn sich die Größe der Teilchen der Größe der „Poren" annähert, wird die Passage durch die „Poren" zunehmend behindert. Teilchen mit einem größeren Durchmesser als dem der „Poren" der Epithelzellen können die Schleimhaut nicht mehr transsondern nur parazellulär, d. h. auf dem Wege durch die interzellulären Verbindungen (tight junctions), permeieren. Für die Zellen des Dünndarms hat man mit Hilfe von Testmolekülen einen scheinbaren mittleren Porenradius von 0,3 bis 0,4 nm ermittelt. Wasserlösliche Nichtelektrolyte, wie z. B. Harn-

Tab. 11: Einfluß der H^+-Konzentration auf die Ionisation einer schwachen Säure (Phenobarbital) und einer stärkeren Säure (Salicylsäure) bei hohem pH-Gradienten (Blut/Magenlumen) und bei geringerem pH-Gradienten (Blut/Duodenum), ionisierter Anteil in %.

	Magen	Blut	Duodenum	Blut
pH	1,0	7,4	5,3	7,4
Phenobarbital (pK_a 7,3)		55,7 %	1,0 %	55,7 %
Salicylsäure (pK_a 3,0)	1 %	99,9 %	99,5 %	99,9 %

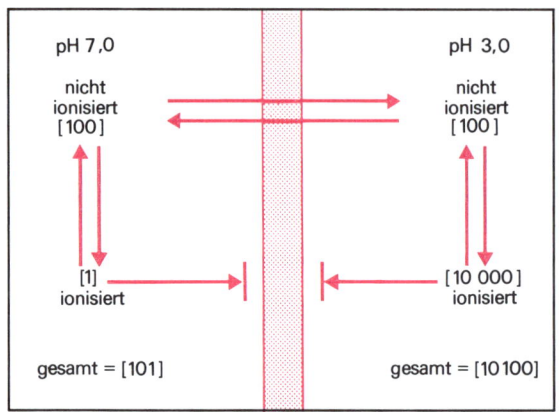

Abb. 30: Verteilung einer schwachen Base (pK$_a$ = 5,0) zwischen zwei wäßrigen Flüssigkeiten von verschiedenem pH (7,0 und 3,0). Die beiden Flüssigkeiten sind durch eine Lipidmembran getrennt, welche nur für die nicht ionisierte, hydrophobe Form der Base passierbar ist. Auf der sauren Seite der Membran ist die Base zu 99 % ionisiert, auf der alkalischen Seite dagegen nur zu 1 %. Im Gleichgewichtszustand häuft sich die Base auf der sauren Seite an, da die hydrophilen Ionen die Membran nicht durchdringen können.

stoff (MM 60; Molekülradius 0,2 nm) und Erythritol (MM 122; Molekülradius 0,3 nm), können transzellulär permeieren. Dagegen kann Mannit (MM 182; Molekülradius 0,4 nm) oder gar Laktose (MM 342; Molekülradius 0,5 nm) das Epithel nur noch parazellulär passieren.

Die Permeation von geladenen Molekülen kann durch Ladungen an der Porenwand be- oder verhindert werden. Die Passage zweifach elektronegativ geladener Anionen, wie z. B. Sulfationen, wird deshalb durch die „elektronegative Barriere" der Darmmukosa sehr erschwert.

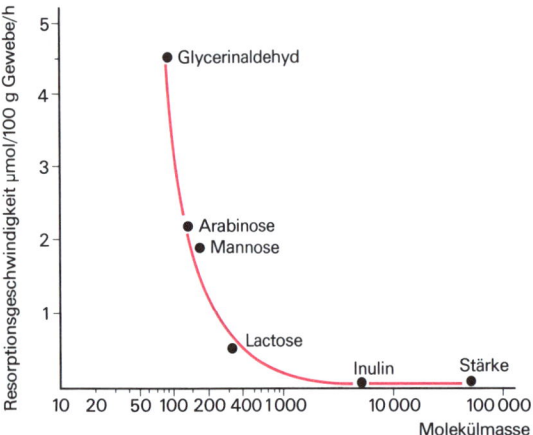

Abb. 31: Abhängigkeit der Resorptionsgeschwindigkeit hydrophiler Teilchen von der Molekülgröße im Darm (nach Wilson, T. H., Intestinal Absorption, Saunders & Co., Philadelphia; 1962).

Filtration

Während bei der Diffusion nur die gelösten Teilchen in Bewegung sind, wandert bei der Filtration das Lösungsmittel zusammen mit den gelösten Teilchen durch die Membran. So-

weit diese Teilchen die Membran frei passieren können, entspricht ihre Konzentration im Filtrat der Konzentration der Ausgangslösung. Die Flüssigkeitsbewegung wird durch einen verschieden hohen hydrostatischen Druck oder verschieden hohe Osmolarität auf den beiden Seiten der Membran ausgelöst. Beide Kräfte können wie z. B. an den Kapillaren einander entgegengerichtet sein, so daß es beim Überwiegen der hydrostatischen Kräfte im arteriellen Teil zu einem Nettotransfer von Flüssigkeit aus dem Gefäß und beim Überwiegen der kolloidosmotischen Kräfte im venösen Teil zu einem Rückfluß kommt (vgl. S. 290).

Die Filtration im Glomerulus der Niere ist der erste Schritt bei der renalen Ausscheidung eines Pharmakons. Auch hierbei ist die Molekülgröße von entscheidender Bedeutung, da der Transport durch „Poren" oder „Lücken" zwischen den Endothelzellen erfolgen muß. In den Kapillaren der Glomeruli sind besonders große Öffnungen vorhanden (vgl. S. 51), so daß hier auch relativ große Teilchen filtriert werden können (Tab. 12).

Tab. 12: Ausscheidung verschieden großer Polyvinylpyrrolidon-Moleküle mit dem Harn.

Mittlere Molekülmasse	Ausscheidung im Harn in %
25 000	80–90 %
40 000	46–76 %
50 000	37–50 %
140 000	0

Carrier-vermittelter Transport

Viele von Zellen benötigte hydrophile Substanzen, wie z. B. Hexosen und Aminosäuren, sind bereits zu groß, um durch Poren der Zellmembran permeieren zu können. Sie werden an spezielle Trägermoleküle (engl. carrier) gebunden und mit ihnen durch die Zellmembran transportiert. Wenn die treibende Kraft ein Konzentrationsgradient ist, wie z. B. beim Transport von Glukose durch die Erythrozytenmembran oder die kontraluminale Membran der Enterozyten, so bezeichnet man dies als erleichterte Diffusion (facilitated diffusion). Erfolgt der Transport „bergauf", d. h. entgegen einem Konzentrationsgradienten, wie z. B. durch die luminale Membran des Enterozyten, so spricht man von aktivem Transport. Der Energielieferant ist hierbei ATP, also der Stoffwechsel.

Ein carrier-vermittelter Transport ist sättigbar und weist eine hohe strukturelle Spezifität, z. B. für eines von zwei Enantiomeren auf. Eine strukturelle Ähnlichkeit zwischen der zum Transport vorgesehenen körpereigenen Substanz und einem Pharmakon ist äußerst selten (z. B. Uracil und das Zytostatikum 5-Fluoruracil, vgl. S. 738). Daher spielt an den meisten biologischen Membranen der aktive Transport von Pharmaka keine Rolle. Nur dort, wo die Spezifität des „carriers" nicht sehr hoch ist, besitzt dieser Mechanismus praktisches Interesse. Dies ist z. B. beim Transport indirekt wirkender Sympathomimetika in noradrenerge Axone und beim Sekretionsmechanismus in den Nierentubuli der Fall (s. S. 52). Ein aktiver Transport ist auch bei der Ausscheidung von Pharmaka mit der Galle beteiligt (s. S. 53).

Vesikulärer Transport

Von der Zellmembran können sich unter ATP-Verbrauch Vesikel abschnüren und in das Zellinnere wandern (Endozytose). Durch Endozytose können auch sehr große Moleküle in die Zelle gelangen. Umgekehrt können intrazelluläre Vesikel mit der Zellmembran fusionieren und dabei die enthaltenen Moleküle nach außen freigeben (Exozytose). Ein transzellulärer Transport, d. h. Aufnahme durch Endozytose und Abgabe durch Exozytose an der gegenüberliegenden Zellwand, wird auch als Transzytose bezeichnet. Von besonderer physiologischer Bedeutung ist die rezeptorvermittelte Endozytose, z. B. von Lipoproteinen (LDL) oder Transferrin, die eine Bindung der zu transportierenden Substanz an Membranrezeptoren mit hoher Spezifität voraussetzt. Wegen ihrer relativ niedrigen Transportkapazität spielen vesikuläre Transportmechanismen für die Aufnahme von Pharmaka eine geringe Rolle. Bedeutung haben sie u. U. für die Aufnahme großer Moleküle, für deren Wirkung bereits sehr kleine Mengen ausreichen (z. B. Allergene, Botulinustoxin).

Aufnahme von Pharmaka in den Organismus

Um systemisch wirken zu können, muß ein Pharmakon zunächst in die Blutbahn aufgenommen werden, von wo aus es zu seinem Wirkort gelangt. Ein Pharmakon kann über die Haut, von Schleimhäuten aus, oder durch Injektion in den Organismus gelangen. Mit Ausnahme der intravasalen Gabe muß es hierbei vom Applikationsort ins Blut transportiert werden. Dieser Vorgang wird als Resorption bezeichnet. Die Resorption von Pharmaka wird nicht nur von den für die Permeation biologischer Membranen beschriebenen Gesetzmäßigkeit bestimmt. Eine wichtige Rolle für Ausmaß und Geschwindigkeit der Resorption spielt auch die Arzneiform, in der ein Pharmakon angewendet wird (s. Abschnitt „Pharmaka und Arzneimittel", S. 71).

Aufnahme von Pharmaka nach parenteraler Zufuhr

Als „parenterale" Gabe wird üblicherweise die Injektion eines Pharmakons bezeichnet, obwohl der Darm (griech. enteron) auch bei anderen Applikationsarten als Resorptionsort

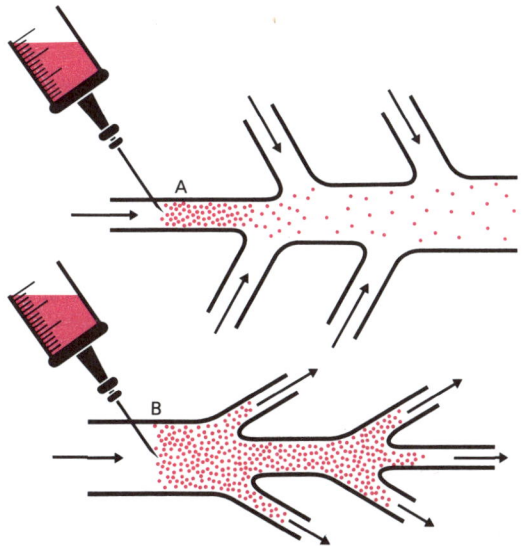

Abb. 32: A) Intravenöse und B) intraarterielle Injektion eines Pharmakons. Bei A) wird das Pharmakon durch das zuströmende venöse Blut sehr schnell verdünnt. Bei B) gelangt das Pharmakon in hoher endothelschädigender Konzentration in die arteriellen Endgefäße.

umgangen wird. Wenn ein Pharmakon aus dem Darm nicht genügend resorbiert wird oder gegenüber der Magensäure oder Enzymen des Verdauungstraktes nicht beständig ist, kann eine parenterale Gabe angezeigt sein. Dies gilt auch bei Erbrechen, starker Diarrhö oder für die Anwendung von Pharmaka am bewußtlosen Patienten. Die parenterale Anwendung ist außerdem unabhängig von der Verläßlichkeit des Patienten bei der Einnahme („compliance").

Intravenöse Injektion

Wirkungseintritt: Wird ein Pharmakon i. v. verabreicht, so steht die gesamte Menge unmittelbar im Organismus zur Verfügung und kann u. U. bereits wenige Sekunden nach Injektion ihre Wirkung entfalten. Grundsätzlich sollte eine i. v.-Injektion nicht zu schnell erfolgen. Die bei einer Injektion „im Schuß" entstehende hohe Konzentrationswelle (Bolus) im Blut kann zu unerwünschten Wirkungen führen. Besonders bei sehr stark wirkenden Pharmaka muß hierauf geachtet werden. So kann z. B. trotz Einhaltung der vorgeschriebenen therapeutischen Dosis nach sehr schneller Injektion von Morphin eine bedrohliche Atemdepression auftreten. Nach erfolgter Injektion ist der Konzentrationsverlauf im Blut nicht mehr beeinflußbar, sondern wird von Verteilung und Ausscheidung bestimmt. Eine bessere Steuerbarkeit der Konzentration im Blut wird durch die i. v. Infusion erreicht. Durch Veränderung der Infusionsgeschwindigkeit kann die Zufuhr dem jeweiligen Bedarf angepaßt werden.

Lokale Verträglichkeit: Vorausgesetzt, daß eine i. v.-Injektion langsam erfolgt, werden auch Pharmaka, die stark gewebereizend sind, erstaunlich gut vertragen. Der Grund liegt in der schnellen Verdünnung, die das venöse Blut auf seinem Weg zum Herzen durch Zustrom aus einmündenden Venenästen erfährt (Abb. 32). Wird jedoch ein solches Pharmakon versehentlich intraarteriell injiziert, so gelangt es in unverändert hoher Konzentration in die arteriellen Endgefäße und kann dort durch Reizung des Endothels zu einem Gefäßverschluß führen. Eine versehentliche i. a.-Injektion von Thiobarbituraten kann z. B. zur Nekrose der betreffenden Extremität führen und eine Amputation notwendig machen.

Intraarterielle Injektion

Die intraarterielle Injektion wird dann angewandt, wenn das Pharmakon gezielt in bestimmte Gefäßgebiete gebracht werden soll. Dies ist der Fall bei der Gefäßdarstellung durch Röntgenkontrastmittel (s. S. 605). Auch Zytostatika werden manchmal durch intraarterielle Infusion in die Arterie, die den Tumor versorgt, zugeführt. Damit will man bei diesen Pharmaka, die auch andere Körperzellen schädigen, eine größere Selektivität erreichen. Dies gelingt vor allem dann, wenn das zytostatikahaltige Blut auf der venösen Seite wieder entnommen wird.

Intramuskuläre und subkutane Injektion

Wirkungseintritt: Nach i. m.- oder s. c.-Injektion gelangt das Pharmakon nicht unmittelbar in das Blut, sondern muß von der Injektionsstelle aus erst in das nächstgelegene Blutgefäß (bzw. Lymphgefäß) hineindiffundieren. Im Gegensatz zur i. v.-Injektion tritt daher die Wirkung langsamer ein. Die Geschwindigkeit der Diffusion hängt vom Konzentrationsgradienten zwischen der Injektionsstelle und dem Blutgefäß ab. Wird das im Gefäß angekommene Pharmakon bei guter Durchblutung des betreffenden Gewebes durch den Blutstrom schnell abtransportiert, so bleibt über längere Zeit hinweg ein steiler Konzentrationsgradient bestehen. Bei schlechter Durchblutung dagegen wird das Konzentrationsgefälle schnell flacher. Dadurch kann z. B. die Resorption von Morphin nach intramuskulärer Gabe bei Patienten mit Herzinfarkt verlangsamt sein.

Die Resorption aus dem weniger gut durchbluteten Unterhautgewebe erfolgt langsamer als aus der Muskulatur. Die s.c. Injektion wird deshalb vor allem dann angewandt, wenn eine langsam einsetzende, aber anhaltende Wirkung gewünscht wird (Depotwirkung).

Durch Zusatz des Enzyms Hyaluronidase wird die aus hochpolymerer Hyaluronsäure bestehende interzelluläre Kittsubstanz aufgelockert. Dadurch kann sich ein Pharmakon im Gewebe rascher ausbreiten und sind s. c. sogar Infusionen bis zu einer Geschwindigkeit von 10 ml/min möglich.

Im Gegensatz zur enteralen Verabfolgung können nach i. m.- und s. c.-Injektion auch größere Moleküle wie Heparin (MM $\approx$ 20 000) durch die Kapillarwand in die Blutbahn aufgenommen werden. Die Geschwindigkeit des Durchtritts nimmt jedoch mit zunehmender Molekülgröße stark ab. So ist die Permeabilität der Muskelkapillaren für Plasmaalbumin (MM 69 000) 10 000mal kleiner als für Glukose (MM 180).

Die Abgabe eines Pharmakons aus einem ins Gewebe injizierten Depot an das Blut kann dadurch verzögert werden, daß man das Pharmakon in eine wenig wasserlösliche Form überführt. Beispiele dafür sind das Procainsalz des Penicillins oder der Zinkkomplex des Insulins. Diese Substanzen sind in der Injektionslösung als Suspension enthalten. Da die Lösungsgeschwindigkeit von der Größe der suspendierten Teilchen abhängt, können durch Wahl entsprechend großer Teilchen die Resorptionsgeschwindigkeit dem Bedarf angepaßt und Depotpräparate mit einer Wirkungsdauer von Stunden, Tagen oder sogar mehreren Wochen geschaffen werden. Ein Depoteffekt läßt sich auch durch Injektion lipophiler Pharmaka in öliger Lösung erzielen (Fettsäure-Ester verschiedener Pharmaka, z. B. Testosteronpropionat).

Lokale Verträglichkeit: Während bei der i. v.-Injektion ein Pharmakon rasch verdünnt wird, bleibt es bei der i. m.-Injektion und in noch höherem Maß bei der s. c.-Injektion noch längere Zeit in hoher Konzentration am Injektionsort. Die Gefahr lokaler Reizung bzw. Schädigung ist daher bei i. m.- und s. c.-Injektion wesentlich größer. Zur i. v.-Injektion bestimmte Lösungen dürfen nicht unbedenklich auch i. m.- oder s. c.-injiziert werden. Solche Lösungen müssen ausdrücklich für diesen Verwendungszweck deklariert sein, denn vor allem bei der s. c.-Injektion können schon relativ kleine Abweichungen von der Isotonie oder der physiologischen H^+-Konzentration zu Schädigungen des Gewebes und Nekrosen führen. Depotpräparate, die Suspensionen fester Teilchen oder ölige Lösungen enthalten, dürfen niemals i. v.- oder i. a.-injiziert werden, da sie die feinen Gefäße verlegen würden. Diese Gefahr besteht auch bei der i. m.-Injektion, wenn bei unsachgemäßem Vorgehen versehentlich in ein Blutgefäß injiziert wird.

Aufnahme von Pharmaka durch die Lunge

Über die Lungen können nicht nur gasförmige, sondern auch feste und flüssige Stoffe resorbiert werden, wenn sie in feinverteilter Form als Aerosol (fest = Staub, flüssig = Nebel) vorliegen. Dabei spielt die Größe der Teilchen eine wichtige Rolle. Teilchen mit einem Durchmesser von $> = 10$ µm erreichen nur die oberen Atemwege. Teilchen mit einem Durchmesser von $2-10$ µm gelangen in die kleinen Bronchien sowie in die Bronchiolen, und Teilchen unter einem Durchmesser von 2 µm dringen bis in die Alveolen vor.

Der Stoffaustausch in der Lunge erfolgt an der Alveolarmembran. Die gesamte Alveolarfläche wird auf etwa 90 m² geschätzt. Wegen dieser großen Austauschfläche und der starken Durchblutung ist die Lunge für eine rasche Resorption

sehr geeignet. Auch die Diffusionswege sind sehr kurz, da die Alveolarmembran nur aus Alveolarepithel und Kapillarendothel besteht. Die Wirkung kann daher sehr rasch einsetzen und ist mit dem Wirkungseintritt nach i.v.-Injektion vergleichbar. Auch wenn nur die lokale Therapie im Bereich der Bronchien beabsichtigt ist, können nach Inhalation von Pharmaka systemische Wirkungen auftreten. Bei stark wirkenden Stoffen muß daher die Gefahr einer Dosisüberschreitung durch Anwendung eines sog. Dosieraerosols vermieden werden.

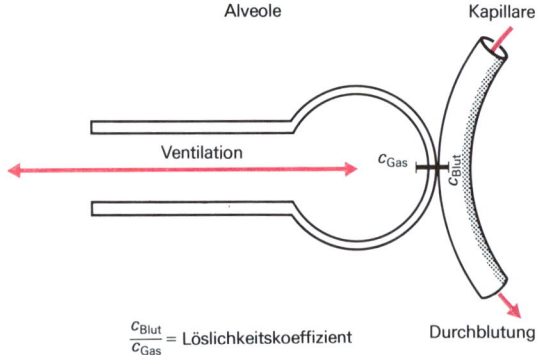

$$\frac{c_{Blut}}{c_{Gas}} = \text{Löslichkeitskoeffizient}$$

Abb. 33: Schematische Darstellung des Resorptionsweges bei der Aufnahme von Gasen.

Die Diffusion von Gasen ist abhängig vom Konzentrationsgefälle zwischen Alveolarluft und Blut (Abb. 33). Sinkt die Konzentration in der Alveolarluft durch Absetzen des Pharmakons, so kehrt sich der Vorgang um, und das Pharmakon kann ebenso schnell wieder abgeatmet werden. Darauf beruht die gute Steuerbarkeit der Inhalationsnarkose (S. 232 ff.). Da der Stoffaustausch in den Alveolen sehr rasch erfolgt, hängt die Geschwindigkeit des Konzentrationsanstiegs im Blut vom Atemminutenvolumen ab. Ein anschauliches Beispiel dafür ist die Kohlenmonoxidvergiftung (vgl. S. 756). Weitere Faktoren, die die Geschwindigkeit der Aufnahme von Gasen in der Lunge bestimmen, werden auf S. 232 ff. diskutiert.

Aufnahme von Pharmaka nach oraler Verabreichung

Allgemeine Gesichtspunkte

Pharmaka können in allen Abschnitten des Verdauungstraktes resorbiert werden. Der Übertritt durch die Mukosa in die Blutgefäße und in die Lymphgefäße erfolgt in der Hauptsache passiv durch Diffusion.

Die Resorption wird in allen Abschnitten des Verdauungstraktes vorwiegend durch das Ausmaß der lipophilen Eigenschaften der Pharmaka bestimmt. Die Aufnahme hydrophiler Substanzen durch „Poren" ist nur sehr begrenzt möglich. Das erklärt z. B., warum südamerikanische Indianer das Fleisch der mit ihren Pfeilen tödlich vergifteten Beutetiere unbeschadet essen können. Das Pfeilgift Curare wirkt nach dem „parenteralen" Pfeilschuß tödlich, wird aber als positiv geladenes hydrophiles Molekül (MM 771) aus dem „oral" zugeführten Steak nur in sehr kleinen Mengen resorbiert, die toxikologisch unbedeutend sind. Da die lipophilen Eigenschaften von sauren und basischen Pharmaka vom Ionisationsgrad beeinflußt werden, ergeben sich besondere Verhältnisse an den Stellen des Verdauungstraktes, an denen größere pH-Unterschiede vorkommen. Dies ist vor allem im Magen und in geringerem Maß im Dünndarm der Fall (Tab. 13). Die Resorption wird außerdem durch die unterschiedlich großen Resorptionsflächen im Verdauungskanal beeinflußt (Abb. 34).

Tab. 13: pH-Werte im Organismus.

Blut	7,35–7,45
Mundhöhle	6,2–7,2
Magen	1,0–3,0
(nüchtern)	(bis 7,0)
Duodenum	4,8–8,2
Jejunum	6,3–7,3
Ileum	7,6
Kolon	7,9–8,0
Rektum	7,8
Liquor cerebr.	7,3–7,4
Conjunctiva	7,3–8,0
Vagina	3,4–4,2
Harn	4,8–7,5
Schweiß	4,0–6,8
Milch	6,6–7,0

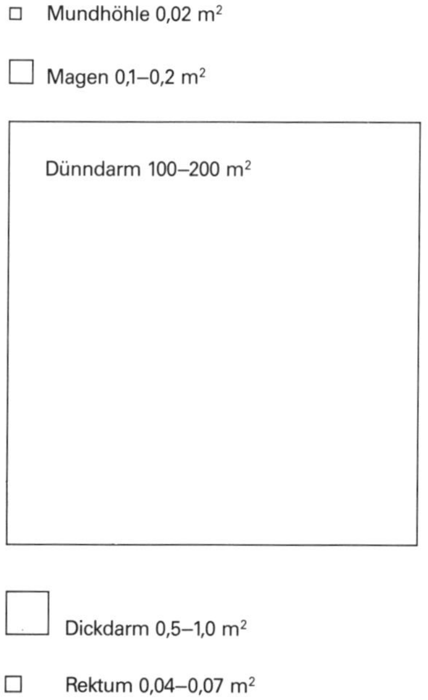

Abb. 34: Resorbierende Fläche in den Abschnitten des Verdauungstraktes (Schätzwerte nach Scheler, Allgemeine Pharmakologie, VEB Gustav Fischer Verlag, Jena 1969).

Resorption aus der Mundhöhle

Lipophile, nicht ionisierte Pharmaka können rasch über die Mundschleimhaut resorbiert werden, wobei das Pharmakon unmittelbar in den Kreislauf gelangt, ohne vorher die Leber zu passieren. Wegen der durch die kleine Oberfläche (Abb. 34) begrenzten Resorptionskapazität der Mundschleimhaut ist dieser Zufuhrweg nur für Pharmaka geeignet, die bereits in kleinen Dosen wirksam sind. Eine Zufuhr über die Mundschleimhaut kommt vor allem für Pharmaka in Betracht, die durch Verdauungsenzyme zerstört werden (z. B. das Peptid-Hormon Oxytocin) oder deren Aufnahme in das systemische Blut durch eine „präsystemische" Metabolisierung (S. 395) unzureichend ist (z. B. Glyzeroltrinitrat, Ergotamin).

Eine besonders rasche Resorption läßt sich durch Zerbeißkapseln erreichen, die den Wirkstoff in gelöster Form enthalten (z. B. Glyceroltrinitrat-Kapseln). Die Kapseln werden vom Patienten zerbissen, und der flüssige Inhalt wird möglichst lange im Mund behalten. Eine über längere Zeit anhaltende Resorption über die Mundschleimhaut läßt sich mit Sublingual- bzw. Buccaltabletten erzielen. Dies sind kleine Tabletten, die unter die Zunge oder zwischen Wangenschleimhaut und Oberkiefer gelegt werden und sich dort langsam auflösen.

Tab. 14: Faktoren, welche die enterale Resorption von Pharmaka beeinflussen

1. Substanzeigenschaften
Wasserlöslichkeit
Lipophilie (Verteilungskoeffizient)
Molekülmasse
Säure-/Base-Charakter, pK_a

2. Galenische Faktoren
Zerfall der Arzneiform (Desintegrationszeit)
Löslichkeit und Lösungsgeschwindigkeit
Galenische Hilfsstoffe

3. Faktoren von seiten des Patienten
Oberfläche des Magen-Darm-Trakts
Durchblutung des Magen-Darm-Trakts
pH-Verhältnisse im Magen-Darm-Trakt
Magenentleerungszeit
Passagezeit im Darm
„Präsystemischer" Metabolismus in Darm und Leber

4. Beeinflussung der Resorption durch andere Stoffe
Andere Pharmaka
Nahrungsaufnahme

Resorption aus dem Magen-Darm-Trakt

Am häufigsten werden Pharmaka oral verabreicht, also geschluckt, so daß sie aus dem Magen-Darm-Trakt resorbiert werden müssen. Das Ausmaß und die Geschwindigkeit der enteralen Resorption eines Pharmakons hängt von einer Vielzahl von Faktoren ab (Tabelle 14; vgl. auch Abschnitt „Pharmaka und Arzneimittel" S. 71).
Resorption aus dem Magen: Da Ionen nicht lipophil sind, können Pharmaka, welche im sauren Magensaft ionisiert sind, nur beschränkt resorbiert werden. Wie in Abb. 35 dargestellt, betrifft dies vor allem stärker basische Pharmaka und starke Säuren. Dagegen werden sehr schwache Basen und die weniger starken Säuren im Magen resorbiert.
Saure Pharmaka reichern sich nach oraler Gabe infolge der pH-Differenz zwischen Magensaft und Mukosazelle in der Schleimhaut an (Abb. 36). Dies ist neben der Hemmung der Cyclooxygenase (S. 320) für die bei Salicylsäure und anderen Säuren aus der Gruppe der nichtsteroidalen Antirheumatika beobachtete Schädigung der Magenschleimhaut verantwortlich. Manche Pharmaka, wie z. B. die nicht säurebeständigen Penicilline, werden durch die hohe H^+-Konzentration des Magensaftes zerstört.
Wegen der relativ kleinen Resorptionsfläche (Abb. 34) und der im Vergleich zum Dünndarm wesentlich geringeren Vaskularisation ist die Resorption von Pharmaka aus dem Magen quantitativ von geringerer Bedeutung. Je schneller der Mageninhalt weitertransportiert wird, desto schneller kann das Pharmakon in den für die Resorption wichtigeren Dünndarm gelangen. Für die Schnelligkeit des Wirkungseintritts

spielt daher die Entleerungszeit des Magens eine große Rolle, die durch viele Faktoren beeinflußt wird (Tab. 15). Pharmaka, die die Magenentleerung verlangsamen, können dadurch auch die Resorption eines anderen Pharmakons erheblich verlangsamen. (Abb. 35).

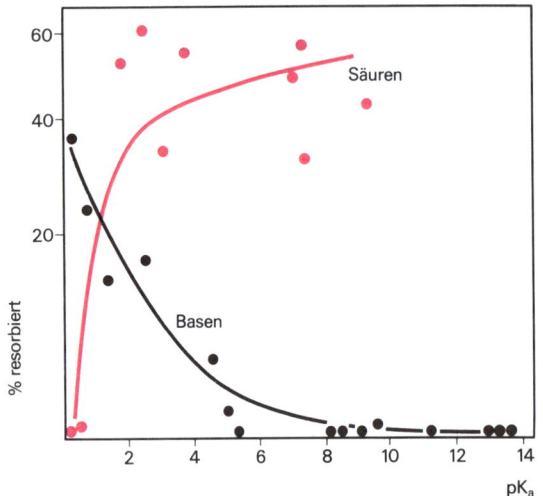

Abb. 35: Beziehung zwischen pK$_a$-Wert von basischen und sauren Pharmaka und Resorption im Magen der Ratte (nach Schanker, J. Pharmacol. **120**, 520; 1957).

Umgekehrt läßt sich die Förderung der Magenentleerung durch Metoclopramid dazu ausnützen, die Resorption anderer Pharmaka zu beschleunigen (Abb. 37).

Resorption aus dem Darm: Der Hauptresorptionsort für Pharmaka ist wegen seiner großen Oberfläche (Abb. 34) und seiner starken Vaskularisation der **Dünndarm.** Auch saure Pharmaka wie Salicylsäure, die beim pH des Dünndarms überwiegend in ionisierter Form vorliegen, werden dort schneller resorbiert als im Magen (Abb. 39). Die Resorption im **Dickdarm** ist wegen der kleineren resorbierenden Oberfläche von geringer quantitativer Bedeutung. Außerdem gelangen viele Pharmaka nach oraler Anwendung kaum mehr in den Dickdarm, weil sie bereits im Dünndarm fast vollständig

Tab. 15: Beeinflussung der Magenentleerung

Verlangsamt durch	Beschleunigt durch
Fettreiche Kost	Große Flüssigkeitsmengen
Feste Nahrung	Liegen auf der rechten Seite
Sehr warme Nahrung	Duodenalulcus
Übergewicht	
Liegen auf der linken Seite	
Migräne	
Herzinfarkt	
Wehen	
Trauma, Schmerzen	
Pharmaka (Beispiele)	
Anticholinergika	Parasympathomimetika
trizyklische	Metoclopramid
Antidepressiva	Bromoprid
Opiate	
Aluminiumhydroxid	

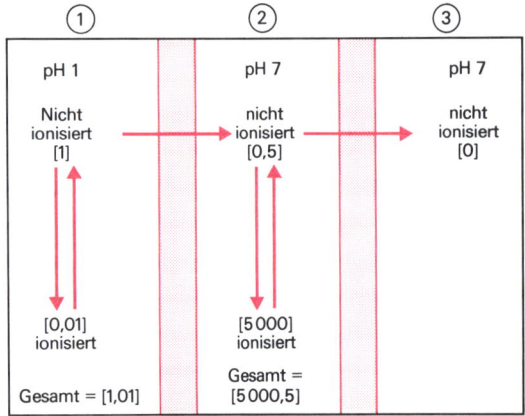

Abb. 36: Diffusion von Salicylsäure in einem Dreikammersystem, welches als Modell für das Lumen des Magens (Kammer 1), die Schleimhautzelle der Magenwand (Kammer 2) und das Blut (Kammer 3) dient. In Kammer 1 soll fortlaufend die Konzentration [1], in Kammer 3 die Konzentration [0] aufrechterhalten werden. Bei einem gleichbleibenden Konzentrationsgradienten müßte die Konzentration in der mittleren Kammer [0,5] betragen. Die Flüssigkeit in Kammer 1 soll ein pH von 1 und die Flüssigkeiten in Kammer 2 und 3 sollen ein pH von 7 besitzen. Die mittlere Kammer ist von den beiden äußeren Kammern durch Lipidmembranen getrennt, welche nur für die nicht ionisierten Moleküle durchlässig sind. Entsprechend dem verschieden großen pH in den Kammern ist die Salicylsäure (pK$_a$ = 3,0) in der mittleren Kammer wesentlich stärker ionisiert als in Kammer 1. Unter den angenommenen Bedingungen führt dies zu einer Anhäufung in der mittleren Kammer.

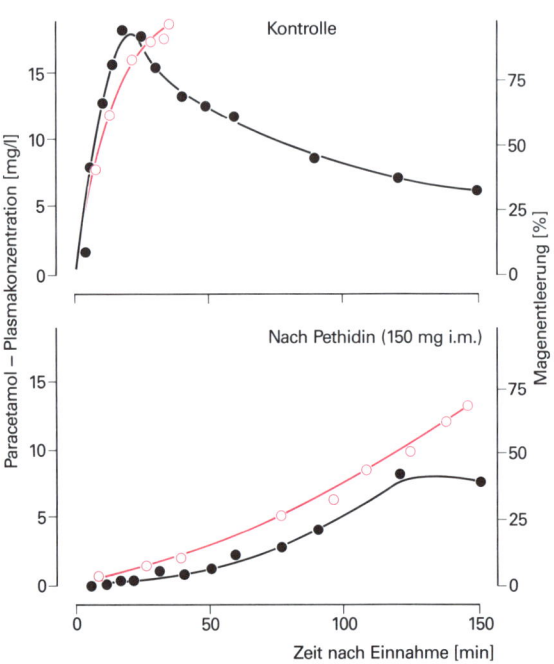

Abb. 37: Der Anstieg der Plasmakonzentrationen nach oraler Verabreichung von Paracetamol geht parallel mit der Magenentleerung (oberes Bild). Wird die Magenentleerung verlangsamt, wie hier durch Pethidin (unteres Bild), so verzögert sich auch die Resorption von Paracetamol. Nach Nimmo et al. Brit. J. Clin. Pharmacol. **2**, 509 (1975).

resorbiert wurden. Eine Sonderstellung nehmen die Retard-formen ein, aus denen auch im Dickdarm noch größere Mengen der Pharmaka freigesetzt werden können. Auch wenn die Passage im Dünndarm beschleunigt ist (z. B. durch Diarrhöe oder Laxantien), kann die Resorption im Dickdarm an Bedeutung gewinnen.

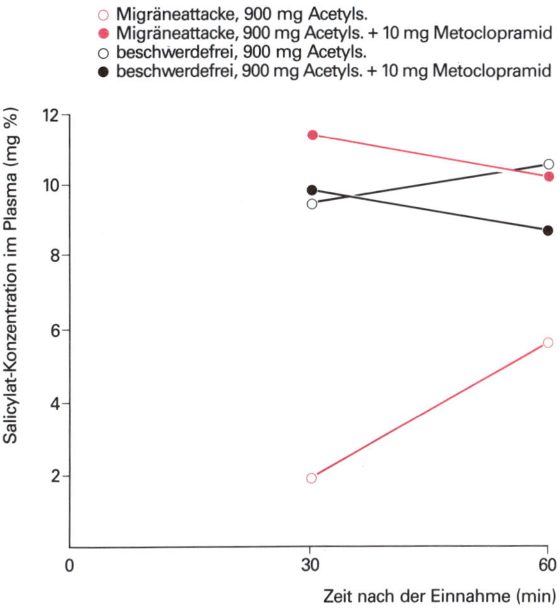

○ Migräneattacke, 900 mg Acetyls.
● Migräneattacke, 900 mg Acetyls. + 10 mg Metoclopramid
○ beschwerdefrei, 900 mg Acetyls.
● beschwerdefrei, 900 mg Acetyls. + 10 mg Metoclopramid

Abb. 38: Bei einer Patientin wurden nach oraler Gabe von Acetylsalicylsäure die Plasmakonzentrationen während zwei Migräneattacken und an zwei beschwerdefreien Tagen gemessen. Im akuten Migräneanfall ist die Magenentleerung verzögert, entsprechend steigen die Plasma-Salicylatkonzentrationen nur langsam an. Bei einer anderen Migräneattacke erhielt die Patientin zusätzlich Metoclopramid i.m. Dadurch wurde die Magenentleerung gefördert und es wurden praktisch die gleichen Plasmakonzentrationen gemessen, wie im beschwerdefreien Intervall.
(Nach Volans, Brit. J. Clin. Pharmacol. **2**, 57; 1975)

Bei Pharmaka, die im Verhältnis zur Passagezeit des Dünndarms (ca. 7h mit erheblichen interindividuellen Unterschieden) rasch resorbiert werden, ist die resorbierte Menge praktisch unabhängig von der Passagezeit im Darm. Bei Retardzubereitungen, aus denen ein Pharmakon nur langsam in Lösung geht und langsam resorbiert wird, kann dagegen das Ausmaß der Resorption erheblich durch unterschiedliche Passagezeiten beeinflußt werden.

Resorption aus dem Rektum: Die Resorption von Pharmaka aus dem Rektum erfolgt nach denselben Prinzipien wie die Resorption nach oraler Gabe. Die resorbierende Oberfläche ist mit ca. 0,04−0,07 m² allerdings nur gering (Abb. 34). Das Ausmaß der Resorption von Pharmaka aus dem Rektum ist erheblichen Schwankungen unterworfen (vgl. S. 74). Wenn bei einem Patienten, z. B. wegen Übelkeit und Erbrechen, eine orale Einnahme eines Pharmakons nicht möglich ist, kann die rektale Verabreichung sinnvoll sein. Durch rektale Gabe versucht man auch, die magenreizende Wirkung mancher Pharmaka zu vermeiden. Dabei ist allerdings zu bedenken, daß solche Stoffe auch die Rektumschleimhaut reizen, wodurch eine Defäkation ausgelöst werden kann. Eine ausreichende Resorption ist damit u.U. nicht mehr gewährleistet. Wegen der Unsicherheit der Resorption bei rektaler Gabe ist

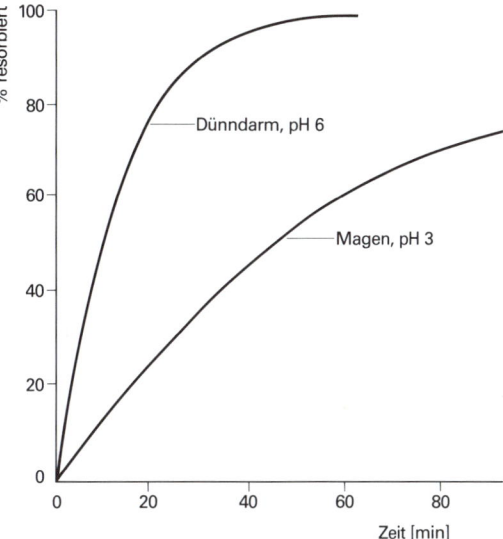

Abb. 39: Ratten wurde in situ Salicylsäure in den Magen oder in den Dünndarm appliziert. Obwohl Salicylsäure (pK_a = 3) beim pH des Magens zu 50 % in unionisierter Form vorliegt, wird sie aus dem Dünndarm besser resorbiert, wo der unionisierte Anteil nur ca. 0,1 % ist. (Nach Daten von Doluisio et al., J. Pharm. Sci. **58**, 1196, 1969)

diese Applikationsart nicht geeignet für Pharmaka, bei denen es auf eine möglichst exakte Dosierung ankommt, wie z. B. Antibiotika oder Pharmaka mit geringer therapeutischer Breite.

Einfluß der Darmflora: Mikroorganismen des Darmes können Pharmaka enzymatisch verändern und dadurch die Resorption beeinflussen. Da Mikroorganismen normalerweise nur im Dickdarm in größerer Zahl vorhanden sind, betrifft dies nur Pharmaka, die dorthin gelangen. Ein interessantes Beispiel ist Digoxin. Die Darmflora mancher Menschen wandelt Digoxin in beträchtlichem Ausmaß in Dihydrodigoxin um, das nur noch wenig herzwirksam ist. Wird die mikrobielle Umwandlung des Digoxins durch Gabe von Tetracyclinen oder Erythromycin unterdrückt, können bei diesen Patienten die Digoxinkonzentrationen im Serum bis auf das Doppelte ansteigen. Das Laxans Bisacodyl, das mit Glucuron- oder Schwefelsäure konjugiert im Dickdarm erscheint, wird dort mikrobiell dekonjugiert (S. 483). Bei den Anthrachinonlaxantien (S. 485) und beim Sulfasalazin (S. 479) wird die eigentlich wirksame Substanz durch mikrobielle Spaltung freigesetzt.

Präsystemische Elimination: Der Anteil eines Pharmakons, der unverändert in den systemischen Kreislauf gelangt, wird nicht nur durch einen Abbau im Darmlumen verringert. Auch beim Durchtritt durch die Mukosa von Magen und Dünndarm können Pharmaka in erheblichem Ausmaß metabolisiert werden (intestinaler first pass-Effekt). Nach dem Durchtritt durch die Mukosa gelangt ein Pharmakon mit dem Blut der Pfortader in die Leber. Manche Pharmaka werden von der Leber so rasch aufgenommen und metabolisiert, daß ein großer Anteil des mit dem Pfortaderblut antransportierten Pharmakons bereits bei der ersten Passage („first pass") durch die Leber weitgehend aus dem Blut entfernt wird (hepatischer first pass-Effekt). Bei solchen Pharmaka gelangt auch bei vollständiger Resorption aus dem Darm ins Pfortaderblut nur ein Bruchteil der oral zugeführten Dosis in den systemischen Kreislauf. So erklärt es sich, daß beispielsweise die orale Dosis von Propranolol um ein Vielfaches höher sein

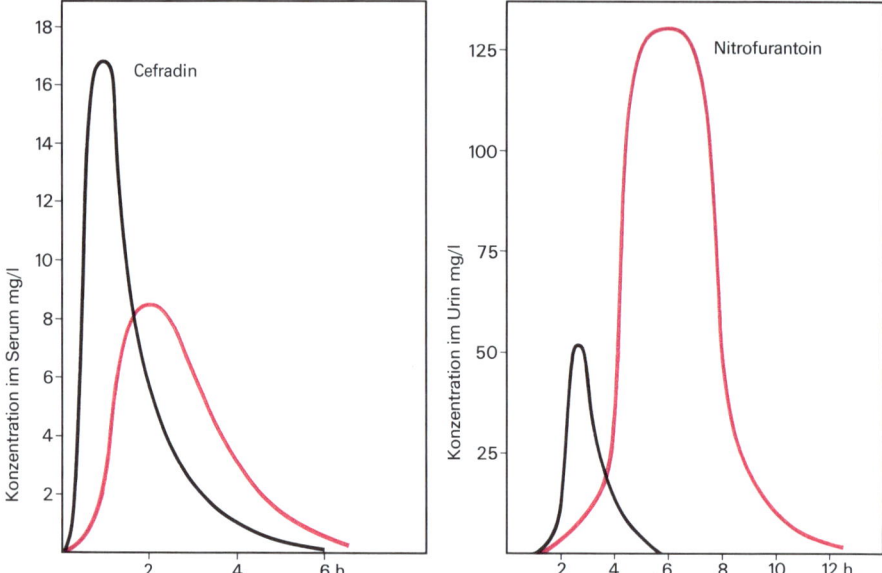

Abb. 40: Einfluß gleichzeitiger Nahrungsaufnahme nach peroraler Gabe auf die Konzentration von Cephradin im Serum bzw. die Konzentration von Nitrofurantoin im Harn. Rote Kurven = „mit Nahrungsaufnahme"; schwarze Kurven = „ohne Nahrungsaufnahme". Die Beispiele zeigen, daß gleichzeitige Nahrungsaufnahme zwar in beiden Fällen die Resorption verzögert. Das Ausmaß der Resorption wird jedoch bei Cefradin vermindert, bei Nitrofurantoin vergrößert (nach Welling, J. Antimicrob. Chemother. **9,** 7–27; 1982).

muß, als die parenterale. Durch eine Erhöhung der oralen Dosis läßt sich ein „first pass"-Effekt allerdings nicht immer überspielen. So kann man Lidocain per os nicht in so hohen Dosen verabreichen, daß trotz des hepatischen first pass-Effektes therapeutisch wirksame Konzentrationen im systemischen Blut erreicht werden, da hierbei zu hohe Konzentrationen toxischer Metaboliten entstehen würden. Weitere Beispiele von Pharmaka, die einer präsystemischen Elimination im Gastrointestinaltrakt oder der Leber unterliegen, sind in Tab. 16 zusammengestellt.

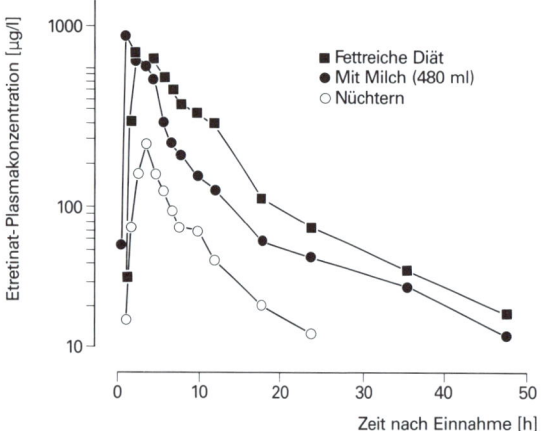

Abb. 41: Einfluß gleichzeitiger Nahrungsaufnahme auf die Plasmakonzentrationen von Etretinat (100 mg p.o.). Durch Milch und fettreiche Nahrung kann die Resorption von sehr lipophilen und wenig wasserlöslichen Pharmaka wie Etretinat enorm gesteigert werden. Im gezeigten Beispiel lagen die Konzentrationen nach fettreicher Nahrung rund 10mal höher als bei Verabreichung auf nüchternen Magen! (Nach Colburn et al., J. Clin. Pharmacol. **25,** 583; 1985)

Tab. 16: Beispiele von Pharmaka, die präsystemisch metabolisiert werden (nach Klotz, Einführung in die Pharmakokinetik, Govi-Verlag, 1988).

Substanz	hepatisch	gastrointestinal
Acetylsalicylsäure	+	+
Dihydroergotamin	+	
L-Dopa	+	
Ergotamin	+	
Estradiol	+	+
Glyceroltrinitrat	+	
Hydralazin	+	
Imipramin	+	
Isoprenalin	+	+
Isosorbiddinitrat	+	
Lidocain	+	
Lorcainid	+	
Metoprolol	+	
Medazepam	+	
Norfenefrin	+	
Nortriptylin	+	
Pentazocin	+	
Pethidin	+	
Propranolol	+	
Salicylamid	+	+
Verapamil	+	

Einfluß von Magen- und Darminhalt: Gleichzeitige Nahrungsaufnahme wirkt sich durch Verzögerung der Magenentleerung und Adsorption an Nahrungsbestandteile auf die Resorptionsgeschwindigkeit von Pharmaka meistens hemmend aus. Das Ausmaß der Resorption kann jedoch, wie die Beispiele in Abb. 40 zeigen, durch die Nahrungsaufnahme nicht nur abnehmen, sondern auch zunehmen. Lipophile Pharmaka werden nach fettreichen Mahlzeiten langsam resorbiert, da sie sich im Fett anreichern. Bei sehr schlecht wasserlöslichen lipophilen Pharmaka, wie z. B. Griseofulvin, kann aber umgekehrt eine fette Mahlzeit die Resorption erheblich steigern, weil sich das Pharmakon durch Lösung im Fett und dessen Emulgierung durch die Galle über eine größere Oberfläche verteilt. Wird das Retinoid Etretinat zusammen mit einer fettreichen Mahlzeit eingenommen, finden sich wesentlich höhere Plasmakonzentrationen als bei Einnahme auf nüchternen Magen (Abb. 41). Man vermutet, daß das sehr lipophile Etretinat zusammen mit den Nahrungsfetten in die Lymphe gelangt, wodurch der first-pass-Effekt in der Leber umgangen wird.

Auch das Flüssigkeitsvolumen, mit welchem ein Patient Pharmaka per os zu sich nimmt, wirkt sich auf die Resorption aus. Wird z. B. Erythromycin in 250 ml Wasser gelöst verabreicht, so ist die enterale Resorption doppelt so groß, als wenn dieselbe Dosis nur in 25 ml Wasser gelöst gegeben wird. Ähnliche Beobachtungen wurden auch für andere Pharmaka gemacht.

Tetracycline bilden mit polyvalenten Kationen (Ca^{2+}, Mg^{2+}, Fe^{2+} usw.) schwerlösliche Komplexe. Daher wird die Resorption aller Tetracycline bei Einnahme mit Antazida oder Eisenpräparaten erheblich vermindert. Auch Milch hemmt die Resorption einiger Tetracycline, was durch Chelatbildung mit den in der Milch enthaltenen Ca^{2+}-Ionen erklärt wird. Die Resorption der neueren Tetracycline Doxycyclin und Minocyclin wird durch Milch aber nicht beeinträchtigt.

Diese Beispiele zeigen, daß die Resorption von Pharmaka aus dem Gastrointestinaltrakt einer Vielzahl von Einflußfaktoren unterworfen ist, deren Auswirkung im Einzelfall schwer abzuschätzen ist. Grundsätzlich lassen sich solche Interaktionen bei der Resorption vermeiden, wenn das Pharmakon in genügendem zeitlichen Abstand (ca. 2 h) von der Nahrungsaufnahme bzw. anderen Pharmaka eingenommen wird. Allerdings werden viele Pharmaka bei Einnahme auf nüchternen Magen schlecht vertragen.

Aufnahme von Pharmaka über andere Schleimhäute

Auch an anderen Schleimhäuten als denen des Gastrointestinaltraktes werden lipophile Substanzen bevorzugt resorbiert. Am Auge sind aus diesem Grunde wenig lipophile Lokalanästhetika (z. B. Procain) zur Oberflächenanästhesie nicht geeignet. Auch wenn nur die lokale Anwendung beabsichtigt ist, muß mit einer systemischen Wirkung gerechnet werden, zumal die Resorption nicht nur über die Konjunktiva sondern auch über die stark vaskularisierte Nasenschleimhaut erfolgt. Zwar sind die in den Konjunktivalsack eingebrachten Flüssigkeitsmengen von 1–2 Tropfen recht gering, wegen der z. T. sehr hohen Konzentrationen sind in diesem Volumen aber oft erhebliche Wirkstoffmengen enthalten (Tab. 17). Blutdrucksenkungen wurden bei der Anwendung von Clonidin-haltigen Augentropfen beobachtet, Bradykardien sowie Asthmaanfälle bei der Anwendung von Timolol-haltigen Augentropfen. Durch Pilocarpin-Tropfen können ebenfalls Asthma-Anfälle ausgelöst werden.

Systemische Wirkungen können ebenso durch lokale Anwendung an der Nasenschleimhaut eintreten. Aus diesem Grund werden ja Kokain und Tabak geschnupft. Auch bei der Anwendung von schleimhautabschwellenden Nasentropfen können vor allem bei Säuglingen systemische Wirkungen auftreten (s. S. 164). Interessanterweise können auch hydrophile Substanzen mit höherem Molekulargewicht die Nasenschleimhaut in gewissem Ausmaß permeieren. Bei Versuchen

mit intranasal appliziertem Insulin (MM ~ 6000) hat man festgestellt, daß je nach den verwendeten galenischen Hilfsstoffen zwischen 2 und 60% resorbiert werden. Die Zufuhr über die Nasenschleimhaut hat sich bei der Therapie mit bestimmten Peptidhormonen als praktikabel erwiesen (Oxytocin, Desmopressin, Gonadorelin, Buserelin u. a.).

Tab. 17: Vergleich des Wirkstoffgehalts von Augentropfen und anderen Zubereitungen eines Pharmakons.

Wirkstoff	Zubereitung und Wirkstoffgehalt		
	Augentropfen	Tabletten	Ampullen
Atropin	**5–10** mg in 1 ml (0,5–1 mg)	**0,5** mg in 1 Tabl.	**0,5–2** mg/ml
Clonidin	**1,25–5** mg in 1 ml (0,125–0,5 mg)	**0,075–0,3** mg in 1 Tabl.	**0,1** mg/ml
Pindolol	**5–10** mg in 1 ml (0,5–1 mg)	**2,5–15** mg in 1 Tabl.	**0,4** mg /2ml
Timolol	**1–5** mg in 1 ml (0,1–0,5 mg)	**10** mg in 1 Tabl.	
Pilocarpin	**5–40** mg in 1 ml (0,5–4 mg)		

Augentropfen enthalten meist sehr hohe Konzentrationen des Wirkstoffs, so daß in dem üblichen Applikationsvolumen von 1–2 Tropfen beträchtliche Mengen des Wirkstoffs enthalten sind. Cave akzidentelle Intoxikation bei Kindern! Die Zahlen in Klammern ergeben sich für den Wirkstoffgehalt in 2 Tropfen unter der Annahme, daß 20 Tropfen einem ml entsprechen.

Eine gute Resorption – vor allem lipophiler Pharmaka – findet durch die Blasenschleimhaut statt. Bei Blasenspülungen können systemische Wirkungen entstehen, wenn die Spülflüssigkeit nicht mehr vollständig entleert wird. Tödliche Vergiftungen wurden bei der Verwendung von Borsäurelösungen als Spülflüssigkeit beobachtet. Die tödliche Dosis von Borsäure für einen Erwachsenen ist in 400–500 ml Borwasser enthalten (S. 720). Lokalanästhetika können bei ihrer Anwendung zur Oberflächenanästhesie von Schleimhäuten u.U. in toxischen Mengen resorbiert werden (s. S. 228); Maximaldosen sind daher auch bei dieser Applikationsweise zu berücksichtigen.

Aufnahme von Pharmaka über die Haut

Gut lipidlösliche Pharmaka können auch über die Haut resorbiert werden. In jüngster Zeit hat man sich dies durch die Einführung sog. „transdermaler therapeutischer Systeme" zunutze gemacht. (Vgl. Abschnitt „Pharmaka und Arzneimittel", S. 71). Hydrophile und höhermolekulare Pharmaka werden sehr wenig oder gar nicht aufgenommen. Die Wirkung von hydrophilen Desinfektionsmitteln, z. B. der Invertseifen, ist auf die Hautoberfläche beschränkt, während die lipophilen Phenole resorbiert werden und damit toxische Wirkungen im Organismus verursachen können. Im Vergleich zu den Schleimhäuten ist die Resorption durch die Haut wesentlich geringer. Das Haupthindernis ist das verhornte Epithel (stratum corneum) mit seinem relativ geringen Wassergehalt von 5–10% gegenüber 70% im Corium. Ist dies z. B. bei einer

Verbrennung beseitigt, so kann durch Verkürzung des Diffusionsweges die Resorption stark erhöht sein. Auch bei erythematösen oder exfoliativen Veränderungen ist die Permeabilität der Haut um ein Vielfaches erhöht. Abdecken der Haut mit wasserundurchlässigen Salben oder Folien (Okklusivverbände) erhöht den Wassergehalt der oberen Hautschicht und kann therapeutisch zu einer Resorptionsverbesserung ausgenützt werden. Eine weitere Möglichkeit besteht in der Anwendung hyperämisierender Substanzen (z. B. Benzylnikotinat) oder von „Schleppersubstanzen" (DMSO = Dimethylsulfoxid). Die an sich langsame Resorption durch die Haut kann durch die Größe der Fläche (Körperoberfläche des Erwachsenen rund 1,8 m²) wieder wettgemacht werden. Toxische Mengen können dann resorbiert werden, wenn ein Pharmakon auf ausgedehnte Hautflächen einwirkt.

Verteilung von Pharmaka

Verteilungsräume im Organismus

Gelangt ein Pharmakon ins Blut, so wird es zwar intravasal, nicht aber in jedem Fall auch im gesamten Körperwasser gleichmäßig verteilt. Der Wasserraum im Organismus ist nicht homogen, sondern in Räume unterteilt, die voneinander durch Membranen getrennt sind. Diese stellen in den meisten Fällen Hindernisse für den freien Stoffaustausch dar. Von

prinzipieller Bedeutung für die Verteilung eines Pharmakons sind der intravasale, der interstitielle und der intrazelluläre Raum (Abb. 42).

Die für ein Pharmakon zugänglichen Verteilungsräume werden einerseits durch seine physikalisch-chemischen Eigenschaften wie Molekülgröße, Lipophilie und Ionisationsgrad, andererseits durch die Eigenschaften der begrenzenden biologischen Membranen bestimmt. Lipophile Pharmaka können den Intravasalraum rasch verlassen. Von besonderen Fällen (Blut-Hirn-, Blut-Hoden-Schranke) abgesehen können auch hydrophile Pharmaka das Kapillarendothel passieren, wobei größere Moleküle (MM > 90–120) auf den parazellulären Weg angewiesen sind, auf dem auch Moleküle mit einer MM

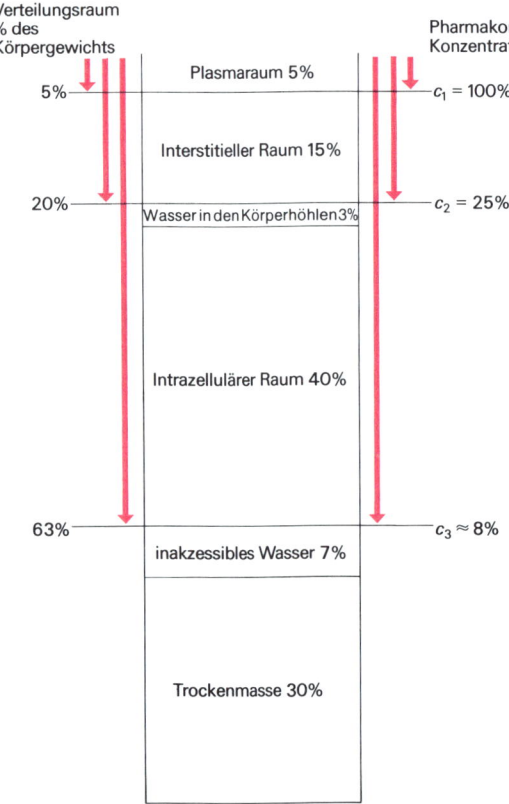

Abb. 42: Relative Größe der Verteilungsräume in % vom Körpergewicht. Setzt man die Konzentration eines Pharmakons, das sich nur im Plasmaraum verteilt, (c_1) = 100%, so ergibt sich für die Verteilung der gleichen Dosis auf Plasmaraum + interstitiellen Raum eine Konzentration (c_2) von 25%. Sie erniedrigt sich auf ~ 8%, wenn die gleiche Dosis auf den ganzen Körperwasserraum verteilt wird.

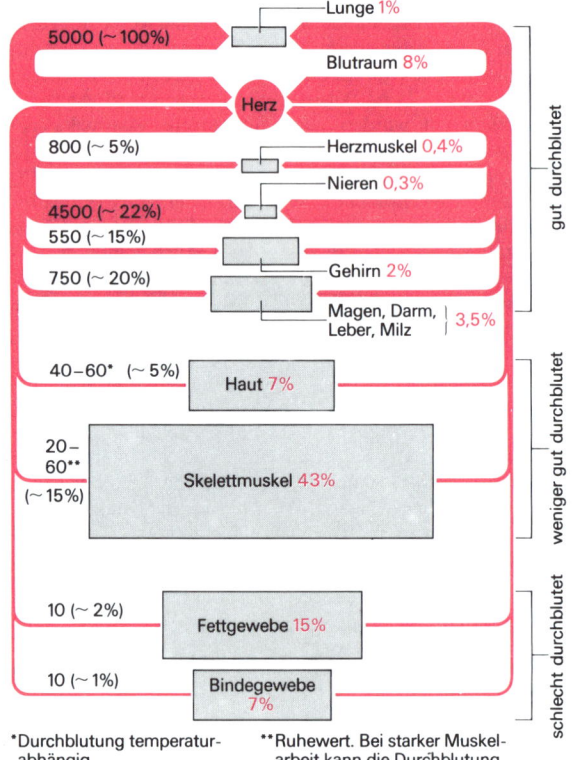

*Durchblutung temperaturabhängig.

**Ruhewert. Bei starker Muskelarbeit kann die Durchblutung auf das 10-fache ansteigen.

* Durchblutung temperaturabhängig.
** Ruhewert; bei starker Muskelbelastung kann die Durchblutung auf das 10fache ansteigen.

Abb. 43: Durchblutungsgröße verschiedener Organe sowie Anteil dieser Organe am Körpergewicht.
Organdurchblutung in ml · min⁻¹ · kg⁻¹ (schwarze Zahlen). Der prozentuale Anteil vom Herzminutenvolumen ist daneben in Klammern aufgeführt. Die roten Zahlen neben den Organbezeichnungen geben den Anteil des Organs am Körpergewicht wieder. Die grauen Flächen veranschaulichen die relativen Größenverhältnisse. Die Werte wurden aus z. T. stark voneinander abweichenden Literaturangaben gemittelt und können daher nur ein ungefähres Bild der Größenordnungen vermitteln.
Die Darstellung zeigt, daß im großen Kreislauf über 60 % des Herzzeitvolumens durch gut durchblutete Organe wie Herzmuskel, Nieren, Gehirn, Milz, Leber und Magen-Darm-Trakt fließen, obwohl diese Organe zusammen nur 6 % des Körpergewichts ausmachen. Dagegen fließen durch die weniger gut und die schlecht durchbluteten Organe Haut, Skelettmuskel, Fett- und Bindegewebe, die über 70 % des Körpergewichts ausmachen, nur 23 % des Herzzeitvolumens.

von 80 000 (z. B. Transferrin) permeieren können. Die meisten Pharmaka können sich somit zumindest im extrazellulären Flüssigkeitsraum verteilen.

Organdurchblutung und Verteilung

Nach einer i.v.-Injektion gelangt ein Pharmakon mit dem Blutstrom zunächst bevorzugt in die am stärksten durchbluteten Organe (Abb. 43). Handelt es sich um ein Pharmakon, das rasch in die Gewebe permeieren kann, so wird es in der initialen Phase der Verteilung in den gut durchbluteten Organen weit höhere Konzentrationen erreichen als in den weniger gut durchbluteten Organen. Erst in der späteren Phase der Verteilung kommt es zum Ausgleich. Das bedeutet, daß anschließend an die initiale Verteilung eine Umverteilung des Pharmakons aus den gut durchbluteten in die weniger gut durchbluteten Räume stattfindet. Besitzen die weniger gut durchbluteten Gewebe eine größere Speicherkapazität für das Pharmakon, so kann die Verschiebung so beträchtlich werden, daß eine initial in den stark durchbluteten Geweben ausgelöste Wirkung durch Umverteilung schnell beendet wird, obwohl von der verabfolgten Dosis noch kaum etwas eliminiert wurde. Eine solche Umverteilung ist z. B. für die rasche Beendigung der Narkose nach i.v.-Injektion von Thiobarbituraten verantwortlich. Wie die schematische Darstellung in Abb. 44 zeigt, gelangt Thiopental nach der Injektion zunächst in das gut durchblutete ZNS und entfaltet dort seine

narkotische Wirkung. In der zweiten Phase der Verteilung wird es durch Umverteilung vor allem in die Skelettmuskulatur transportiert. Damit sinkt die Thiopentalkonzentration im ZNS unter die narkotische Grenzkonzentration. Der Patient erwacht. Dagegen geht die in der dritten Phase der Verteilung erfolgende Verlagerung in die Speicher des Fettgewebes wegen der sehr geringen Durchblutung des Fettgewebes zu langsam voran, als daß sie von größerer Bedeutung für die Beendigung der Narkose sein könnte (vgl. a. S. 232).

Bindung von Pharmaka an Plasmaproteine

Die meisten Pharmaka werden im Plasma in mehr oder weniger starkem Ausmaß reversibel an Proteine gebunden. Eine besondere Rolle kommt hierbei dem Albumin zu, das vor allem für saure Pharmaka wie Phenprocoumon, Phenylbutazon, Salicylsäure eine hohe Affinität besitzt. Pharmaka können aber auch an andere Proteine des Plasmas gebunden werden. Für die Bindung von lipophilen basischen Pharmaka wie Chinidin, Propranolol, Imipramin u.a. spielt vor allem das saure α_1-Glykoprotein eine Rolle.

Die Bindung von Pharmaka an Proteine läßt sich durch Assoziationskonstanten und maximale Bindungskapazitäten charakterisieren. Für die Mehrzahl der Pharmaka ist der gebundene Anteil im therapeutischen Konzentrationsbereich praktisch konstant. Für praktische Zwecke begnügt man sich da-

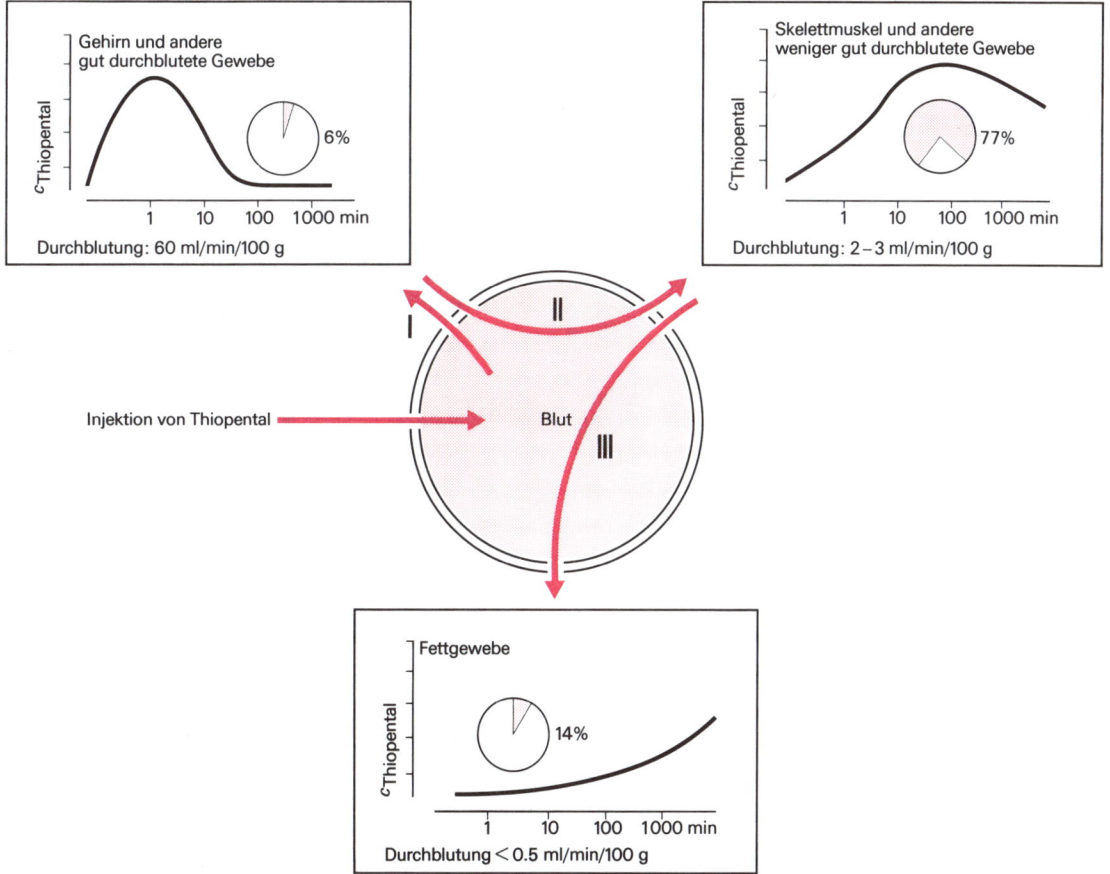

Abb. 44: Verteilung und Umverteilung von Thiopental im Organismus auf gut durchblutete, weniger gut durchblutete und schlecht durchblutete Geweberäume. Phase I: Übertritt vom Blut in das Gehirn. Phase II: Rasche Umverteilung in den Bereich der Skelettmuskulatur. Phase III: Langsame Umverteilung ins Fettgewebe. Die Kreissektoren geben das relative Volumen der Verteilungsräume in % vom Körpergewicht wieder (nach Price, Clin. Pharmacol. Ther. 1, 16; 1960).

her häufig mit der Angabe des gebundenen Anteils (in Prozent). Einige Beispiele finden sich in Tabelle 18.

Der an Proteine gebundene Anteil stellt gleichsam ein „Reservoir" dar. Der große, wenig lipophile Protein-Pharmakon-Komplex kann biologische Membranen kaum permeieren und daher im allgemeinen weder zum Wirkort gelangen, noch ausgeschieden werden. Eine hohe Plasmaproteinbindung kann daher die Elimination eines Pharmakons verlangsamen. Da sich das Gleichgewicht zwischen gebundenem und freien Anteil aber sehr rasch (innerhalb von Millisekunden) einstellt, werden bei einer Abnahme der freien Konzentration gebundene Pharmakonmoleküle aus der Bindung wieder freigesetzt. Pharmaka, die sehr schnell aus dem Leberblut aufgenommen werden (first pass-Effekt) oder in den Nierentubuli sezerniert werden, können daher trotz hoher Plasmaproteinbindung rasch ausgeschieden werden. So wird z. B. Verapamil, das im Plasma zu 90 % an Proteine gebunden wird, bei der Leberpassage zu 80 % aus dem Blut entfernt. Oxazillin wird trotz einer Plasmaproteinbindung von 95 % sehr rasch in der Niere ausgeschieden.

meisten Pharmaka im Gewebe nicht durch eine Bindung an das extravaskuläre Albumin, das 50−60 % des gesamten Albumin-Pools ausmacht, erklären läßt. Pharmaka können an eine Vielzahl von Gewebeproteinen (z. B. kontraktile Proteine der Muskulatur; Glutathiontransferase der Leber) und an Membranphospholipide (Zellmembranen, endoplasmatisches Retikulum) gebunden werden. Rückschlüsse von der Plasmaprotein- auf die Gewebebindung sind daher meist nicht möglich.

Lipophile Substanzen können entsprechend ihren Verteilungskoeffizienten im Fettgewebe hohe Konzentrationen erreichen. Halogenierte Kohlenwasserstoffe wie z. B. das Insektizid DDT (Chlorfenotan) akkumulieren im Fettgewebe, auch wenn sie mit der täglichen Nahrung nur in verschwindend kleinen Mengen aufgenommen werden. Dies kann innerhalb der biologischen Nahrungskette zu einer Anreicherung um mehrere Zehnerpotenzen führen (S. 789). Auch im Knochengewebe können Substanzen gespeichert werden, die sich wie Blei (S. 731) oder Strontium chemisch ähnlich dem Calcium verhalten oder wie die Tetracycline mit dem Calcium Chelate bilden.

Tab. 18: Beispiele für das Ausmaß der Plasmabindung von Pharmaka.

Pharmakon	Gebundener Anteil (in %)
Phenprocoumon	99
Diazepam	98
Phenylbutazon	90−98*
Digitoxin	95
Propranolol	95
Phenytoin	90
Chinidin	75
Disopyramid	28−68*
Phenobarbital	50
Digoxin	25
Gentamicin	10

* Bindung konzentrationsabhängig

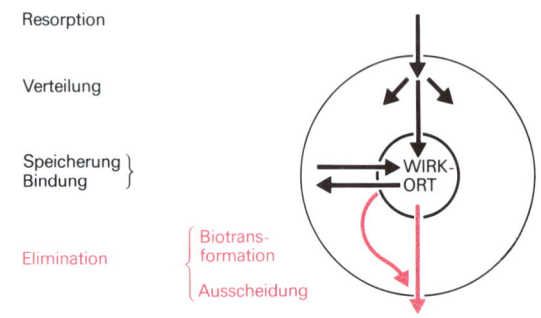

Resorption

Verteilung

Speicherung }
Bindung }

Elimination   { Biotransformation
               { Ausscheidung

WIRK-ORT

Das Ausmaß der Plasmaproteinbindung von Pharmaka kann durch eine Reihe von Faktoren verändert werden. Eine verringerte Bindung vieler Pharmaka findet man beispielsweise bei Neugeborenen und im Gefolge von Erkrankungen der Nieren und der Leber. Die Konzentration des sauren α_1-Glykoproteins und damit die Bindung lipophiler Basen kann bei Entzündungen, Tumoren, Herzinfarkt und anderen Krankheitszuständen zunehmen. Weiterhin können sich Pharmaka gegenseitig aus ihrer Bindung verdrängen. Auf die sich aus einer Änderung der Plasmaproteinbindung ergebenden Konsequenzen wird später eingegangen (S. 68).

Bindung und Speicherung im Gewebe

Außer an Plasmaproteine können Pharmaka auch in erheblichem Ausmaß an Gewebe gebunden werden. Berücksichtigt man, daß allein das Muskelgewebe ca. 40 % des Körpergewichts ausmacht, so ist klar, daß der Gewebebindung theoretisch eine größere quantitative Bedeutung zukommt als der Plasmaproteinbindung.

Da sich die Gewebebindung aber zumindest beim Menschen experimentell nur schwer bestimmen läßt, ist nicht sehr viel darüber bekannt. Es hat sich gezeigt, daß die Bindung der

Elimination von Fremdstoffen durch Stoffwechsel

Die Vorgänge, die unter dem Begriff **Elimination** zusammengefaßt werden, sind für alle Lebewesen von allergrößter Bedeutung. Zusammen mit den für den Aufbau und die Energiegewinnung notwendigen Nährstoffen werden immer auch nichtverwertbare Fremdstoffe aufgenommen, die ebenso wie die Abbauprodukte des Organismus wieder ausgeschieden werden müssen. Arzneimittel und Gifte (Pharmaka) sind Sonderfälle solcher Fremdstoffe.

Voraussetzung für die Ausscheidung ist in vielen Fällen eine enzymatische Umwandlung. Umfangreiche Untersuchungen über das Schicksal von Pharmaka bei Tieren und Menschen haben ergeben, daß dabei Reaktionen im Vordergrund stehen, die letztlich die Lipoidlöslichkeit vermindern. Die wichtigsten der dafür verantwortlichen Enzyme sind im endoplasmatischen Retikulum lokalisiert und dort an die lipoidhaltigen Membranen gebunden. Ihre Spezifität ist im Gegensatz zu den Enzymen des Intermediärstoffwechsels nur gering. Sie sind besonders geeignet, Substanzen mit den unterschiedlichsten Strukturen weniger lipoidlöslich und damit ausscheidbar zu machen.

Die Enzyme können nicht unterscheiden, ob ihre Substrate für den Organismus nützlich oder schädlich sind. Sie verändern deren Struktur und damit häufig auch die Wirkung. Das kann verschiedene Konsequenzen haben (Tab. 19). So kann aus der wirksamen Form eines Arzneimittels ein unwirksames Abbauprodukt oder aus einer unwirksamen Verbindung

Tab. 19: Einfluß der Biotransformation auf die Wirkung.

Ausgangsverbindung	Metabolit
Metaboliten sind weniger wirksam oder unwirksam	
Barbiturate	Hydroxybarbiturate
Meprobamat	Hydroxymeprobamat
Phenothiazin	Phenothiazinsulfoxid
Metaboliten sind ebenfalls wirksam	
Phenylbutazon	Oxyphenbutazon
Aminophenazon	Aminoantipyrin
Codein	Morphin
Diazepam	Oxazepam
Methylphenobarbital	Phenobarbital
Imipramin	Desipramin
Erst der Metabolit ist wirksam	
Parathion	Paraoxon
Cyclophosphamid	Spaltprodukt
Sulfachrysoidin	Sulfanilamid

erst der eigentliche Wirkstoff entstehen. Ganz entsprechend kann ebenso ein schädlicher Stoff unwirksam gemacht wie ein reaktionsträger Nahrungsbestandteil zum Schadstoff aktiviert werden. Eine metabolische Aktivierung wird auch als Giftung bezeichnet. Der Biotransformation kann deshalb keine allgemeine Schutzfunktion im Sinne eines Entgiftungsmechanismus zugeschrieben werden. Außer den membrangebundenen Enzymen sind die aufgenommenen Stoffe aber auch der Einwirkung aller anderen Enzyme des Organismus ausgesetzt, sofern sie deren Spezifitätskriterien genügen. Zwei Arten von Reaktionen lassen sich unterscheiden.

Funktionalisierungsreaktionen: Bei ihnen werden durch Reaktionen an der Ausgangsverbindung funktionelle Gruppen eingeführt oder freigelegt. Sie werden Phase-I-Reaktionen genannt und beeinflussen meistens die Wirkung.

Konjugationen: Bei ihnen werden an die (häufig in Phase I geschaffenen) funktionellen Gruppen Reste gekoppelt, die aus dem Intermediärstoffwechsel zur Verfügung gestellt werden müssen. In der Regel entstehen bei diesen Phase-II-Reaktionen biologisch inaktive und wasserlösliche Produkte.

	Phase I		Phase II
			Konjugation mit
	Oxidation		Glucuronsäure,
Pharmaka →	Reduktion	→	Schwefelsäure,
	Hydrolyse		Carbonsäuren,
			Aminosäuren,
			Glutathion

Es gibt aber auch Ausnahmen. So entstehen durch Konjugation von Arylhydroxamsäuren mit Schwefelsäure (s. S. 730) oder von Ethylendibromid mit Glutathion toxische Metaboliten.

Funktionalisierungsreaktionen (Phase I)

Oxidation durch Monooxygenasen

Bei den Monooxygenasen handelt es sich um eine Gruppe von Enzymen, die gemeinsam als Cytochrom P-450 bezeichnet werden. Sie sind dadurch gekennzeichnet, daß sie ein Sauerstoffatom aus dem molekularen Sauerstoff auf ihr Substrat übertragen. Das andere wird zu Wasser reduziert (Abb. 45). Aufgrund dieser doppelten Funktion: Oxidation des Substrats, Reduktion von Sauerstoff werden sie vielfach

als **mischfunktionelle Oxygenasen** bezeichnet. Sie gehören zu den in den Membranen des endoplasmatischen Retikulums gebundenen Enzymen, die bei der fraktionierter Zentrifugation nach den Zellkernen und Mitochondrien bei 100 000 g mit den Bruchstücken der Membranen, den Mikrosomen, sedimentieren, und werden deshalb häufig auch **mikrosomale Enzyme** genannt. Bei der Oxidation durch Monooxygenasen müssen mehrere Komponenten zusammenwirken. Neben dem Cytochrom P-450 ist ein Flavinenzym, NADPH-Cytochrom P-450-Reduktase, das die Oxidation von NADPH katalysiert und die Reduktionsequivalente auf das Cytochrom überträgt, sowie die Gegenwart von Phospholipiden, vor allem Phosphatidylcholin, erforderlich. Die Oxidation des Substrats erfolgt in einem Kreisprozeß (Abb. 45 a), bei dem zweimal je ein Elektron aufgenommen wird. Dabei entstehen kurzlebige Radikalzwischenstufen, die sich umlagern oder charakteristische Folgereaktionen eingehen können.

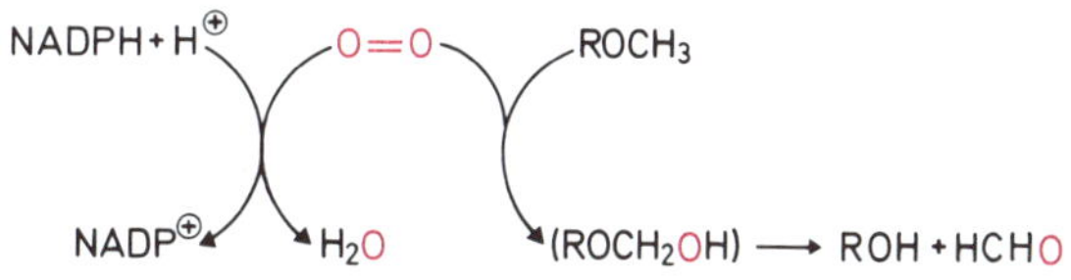

Abb. 45: Bilanz der Oxidation durch Monooxygenasen am Beispiel der O-Demethylierung.

Nach der Aufnahme des Substrats in eine hydrophobe Bindungsstelle des Enzyms (vgl. Abb. 45 a) wird das erste Elektron auf das Eisen der Häm-Gruppe übertragen. Dabei entsteht zweiwertiges Eisen, das molekularen Sauerstoff bindet. Mit vergleichbarer Affinität kann es auch Kohlenmonoxid binden und einen Komplex mit einem charakteristischen Absorptionsmaximum bei 450 nm bilden. Aufgrund dieser Absorption kann das Cytochrom quantitativ bestimmt werden, und daher hat es seinen Namen. Nach der Aufnahme des Sauerstoffs wird das zweite Elektron übertragen. Der Sauerstoff liegt dann wahrscheinlich in der Oxidationsstufe des Superoxids vor, denn es entsteht immer auch etwas H_2O_2. Normalerweise disproportioniert der Sauerstoff. Unter Aufnahme von zwei Protonen entsteht Wasser und aktivierter Sauerstoff. In der entscheidenden Stufe liegt wahrscheinlich ein Ferryl-Sauerstoff-Komplex $[FeO]^{3+}$ oder $Fe(V)=O$ vor. Bei der Hydroxylierung von Kohlenwasserstoffen z.B. kann ein Wasserstoffatom des Substrats an diesen Komplex übertragen werden. Dabei entsteht ein Kohlenwasserstoffradikal, das sehr schnell mit dem aktivierten Sauerstoff reagiert:

$$Fe(V)=O + RH \rightarrow Fe(IV)\text{-}OH + R^{\bullet} \rightarrow Fe(III) + ROH$$

Bei Substraten mit niedrigem Oxidationspotential wird statt des Wasserstoffs ein Elektron abstrahiert.

Im Laufe der Evolution hat sich dieses Enzymsystem vielfältig entwickelt. Bisher sind mehr als 70 verschiedene Enzyme aufgrund der Basensequenz ihrer Gene oder der Aminosäuresequenz charakterisiert worden. Sie unterscheiden sich nach Vorkommen und Substratspezifität, sind also streng genommen keine Isoenzyme. Diese Enzym-Superfamilie wird neuerdings in bisher 13 Genfamilien mit zahlreichen Unterfamilien eingeteilt (Tab. 20). Die Genfamilien werden mit römischen Zahlen, die Unterfamilien mit großen Buchstaben bezeichnet. Die Fremdstoff-metabolisierenden Enzyme der Leber sind in den Familien I–IV zusammengefaßt. Extrahepatische Enzyme, die sich vorzugsweise an der Steroidbiosynthese beteiligen sind z. B. mit den Nummern XVII (Steroid-17α-Hydroxylase), XIX (P-450 Aromatase), und XXI (Steroid 21-Hydroxylase) belegt worden. Mitochondriale-, Hefe- und Bakterien-Familien haben andere Nummern erhalten. Genfamilien un-

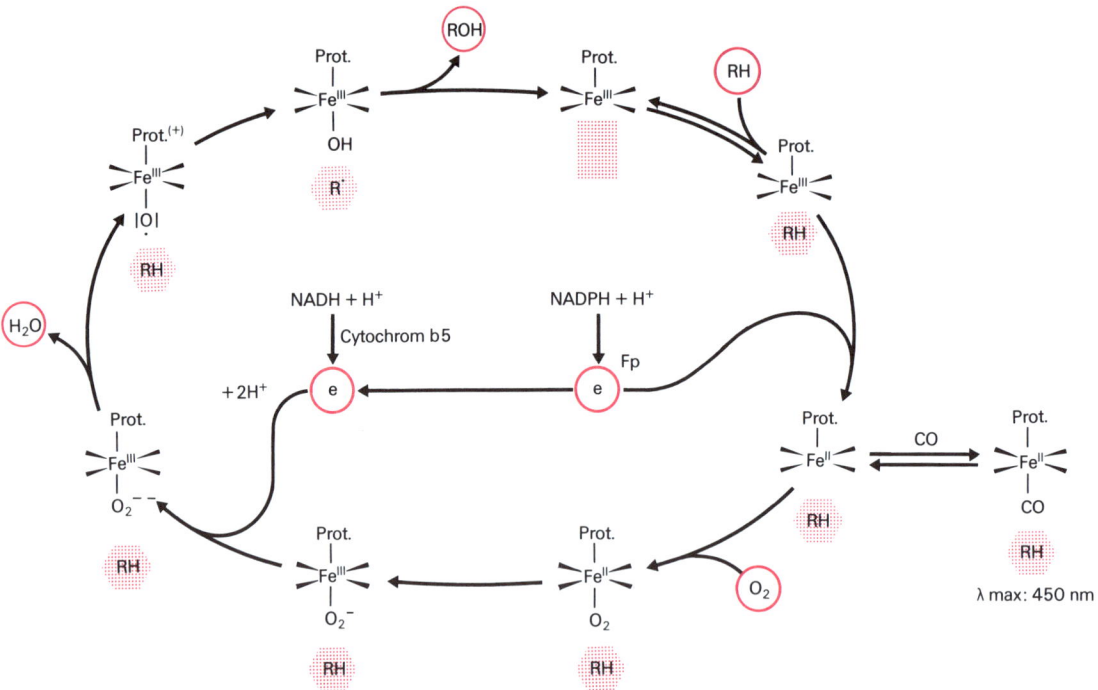

Abb. 45a: Schematische Darstellung der Vorgänge bei der Oxidation durch Cytochrom P-450. Fp = Flavoprotein, NADPH-P-450-Reduktase, e = Elektron. Rot schraffiert = hydrophobe Bindungsstelle des Enzymproteins für das Substrat. Im Gegensatz zum ersten Reduktionsäquivalent kann das zweite Elektron auch vom Cytochrom b_5 und damit von NADH + H^+ zur Verfügung gestellt werden (nach V. Ullrich, Topics in Current Chemistry **83**, S. 67, Springer, Berlin 1979).

Tab. 20: Die für den Fremdstoffwechsel wichtigsten Vertreter aus der Superfamilie der Cytochrom P-450-Enzyme

P-450	Induktor	Typische Substrate	Bemerkungen	Umsetzungen beim Menschen nachgewiesen
IA1	MC	Kohlenwasserstoffe	nicht konstitutiv	nur in der Placenta von Raucherinnen
IA2	MC	Arylamine	konstitutiv, Leber	Phenacetin-O-deethylierung, Theophylindemethylierung induziert bei Raucherinnen
IIA1	MC	7α-Testosteron		
IIA2		15α-Testosteron	männl. Ratte	
IIA3	MC		Rattenlunge	
IIB1	PB	Resorufin	nicht konstitutiv	
IIB2	PB		konstitutiv, Leber	
IIC				Hexobarbital, Ethotoin, Metosuximid
IID1		Debrisoquin		(= IID6) Debrisoquin, Spartein, Codein, Propranolol,
IIE1	Ethanol	Ethanol, Aceton, Benzol		Dimethylnitrosamin
III	PCN	Morphin, Nifedipin		(IIIA3−5) exprimiert in foetaler Leber, durch Glucocorticoide induzierbar, Nifedipin, Ethinylestradiol, Progesteron, Cyclosporin
IVA1	Clofibrat	Fettsäuren, Arachidonsäure	wenig exprimiert in Leber, Niere	
IVA2	Clofibrat		stark exprimiert, Niere	

MC = 3-Methylcholanthren, PB = Phenobarbital, PCN = Pregnenolon-16α-carbonitril

terscheiden sich dadurch voneinander, daß die Übereinstimmung in der Aminosäurezusammensetzung kleiner als 40% ist. Bei den Unterfamilien liegt die Übereinstimmung zwischen 40 und 65%. In der Genfamilie P450II sind bisher acht Unterfamilien A − H charakterisiert worden. Innerhalb der Unterfamilien können einzelne Enzyme dann noch durch ara-

bische Ziffern unterschieden werden. So gibt es in der Genfamilie P450IA zwei Enzyme, P450IA1 und P450IA2. Dabei ist P450IA1 vom Kaninchen viel ähnlicher dem P450IA1 von Maus, Ratte und Mensch, als dem entsprechenden P450IA2 dieser Arten. In anderen Familien können die Zusammenhänge aber auch komplizierter sein. Bei entsprechenden Un-

Tab. 21: Grundtypen der Cytochrom P-450 katalysierten Reaktionen.

Aliphatische Hydroxylierung:
Pentobarbital, Tolbutamid

$$R-CH_3 \xrightarrow{(O)} R-CH_2OH$$

Epoxidierung: Olefinische Doppelbindungen, z.B. Vinylchlorid und andere Ethylenhalogenide. Beständigkeit und Art der Folgeprodukte hängen stark von den Substituenten an den Doppelbindungen ab.

Aromatische Hydroxylierung: Dabei treten Epoxide als Zwischenstufen auf, die auf unterschiedliche Weise weiterreagieren können. In der Regel entstehen dabei aber Phenole.

N-Oxidation: Anilin, β-Naphthylamin.

$$R-NH_2 \xrightarrow{(O)} R-NHOH$$

S-Oxidation: Phenothiazine.

N-Desalkylierung: Aliphatische Kohlenstoffatome in Nachbarschaft zu Heteroatomen werden leicht oxidiert. Als Oxidationsprodukt entstehen Aldehyde. Gleichzeitig wird die Aminogruppe freigelegt, z.B. Metamphetamin, Ephedrin, Chlorpromazin, Imipramin, Methadon, Pethidin.

$$R-NH-CH_3 \xrightarrow{(O)} (R-NH-CH_2OH) \longrightarrow$$
$$\longrightarrow R-NH_2 + HCHO$$

O-Desalkylierung: Codein, Papaverin, Phenacetin

$$R-CO-CH_3 \xrightarrow{(O)} (R-O-CH_2OH) \longrightarrow$$
$$\longrightarrow R-OH + HCHO$$

Desaminierung: Amphetamin, Ephedrin, Histamin, Mescalin.

Entschwefelung: Schwefelkohlenstoff, Parathion.

Oxidative Dehalogenierung: Alkylhalogenide

$$R-CH_2-X \xrightarrow{(O)} R-CH(OH)-X \longrightarrow R-CH=O + H-X$$

---

terschieden erhält dann das Enzym einer Art eine eigene Ziffer.

Alle Cytochrom P-450-Enzyme enthalten am N-Terminus eine nicht-abspaltbare, hydrophobe Sequenz, mit der sie in der Membran verankert sind. Der Rest ist auf der cytoplasmatischen Seite des endoplasmatischen Retikulums exponiert. Der Bereich, an dem die Hämgruppe über Cystein gebunden ist, ist hochkonserviert. Die Enzyme stehen in der Membran in Kontakt mit der NADPH-Cytochrom-P-450-Reduktase, die ebenfalls zur Cytoplasmaseite exponiert ist. Sie setzen ganz allgemein hydrophobe Substrate um. Die Reaktionsprodukte sind häufig Substrate für die ebenfalls in den Membranen vorkommenden UDP-Glucuronyltransferasen (s. S. 45). Pro Gewebe oder Spezies kommen etwa 20–30 Gene für verschiedene Cytochrom P-450 Enzyme vor, die konstitutiv oder nur nach Induktion durch bestimmte Induktoren exprimiert werden. Die Enzymaktivität kann durch Hormone, Fremdstoffe und Metabolitenmuster moduliert werden (Tab. 20). Dementsprechend hängt sie auch vom Entwicklungszustand des Organismus ab. Insgesamt existiert so ein äußerst anpassungsfähiges Enzymsystem mit unterschiedlich spezifischer, überlappender Substratspezifität, das Leben unter wechselnden Umweltbedingungen erst ermöglicht.

Die Monooxygenasen setzen die unterschiedlichsten Substrate um. Letztlich wird dabei immer Sauerstoff übertragen, aber die Reaktionsprodukte unterscheiden sich u.U. erheblich. Die Grundtypen der Reaktion sind in Tab. 21 zusammengestellt.

Oxidation durch Flavin-haltige Monooxygenase

Dieses mikrosomale Enzym, ein FAD-Flavoprotein, kommt vor allem bei Mensch und Schwein vor und konkurriert mit den Cytochrom P-450-Enzymen insbesondere um die Oxidation von Aminen (Tab. 22). Aus tertiären Aminen entstehen

Tab. 22: Reaktionen der FAD-Monooxygenase.

Substrat	Reaktion
Tertiäre Amine Chlorpromazin Morphin Nicotin	tert. Aminoxid
Sekundäre Amine Propranolol Desipramin Metamphetamin	N-Hydroxylamin
N-Hydroxylamine	N-Hydroxylamin Nitron

Nitrone hydrolysieren nicht-enzymatisch und spalten dabei Aldehyd ab. (R′ = CH_3 → HCHO). Auf diesem Wege demethyliert FAD-Monooxygenase sekundäre Amine. (Nach Ziegler, 1985)

Tab. 23: Enzyme und ihre Kosubstrate für die 1-Elektronen-Oxidation und -Reduktion. Dabei entstehen zunächst Radikale.

a) Enzymatische 1-Elektronen-Oxidation		b) Enzymatische 1-Elektronen-Reduktion	
Enzym	Kosubstrat	Enzym	Kosubstrat
Cytochrom P-450	H_2O_2, $R-O-OH$	Cytochrom-P-450-Reduktase	NADPH
Methämoglobin	H_2O_2, $R-O-OH$	Cytochrom-b_5-Reduktase	NADH
Prostaglandin-Synthase	$R-O-OH(PG2)$	Nitro-Reduktasen	NADPH, GSH
Katalase	H_2O_2, $R-O-OH$	Ubichinon-Oxidoreduktase	NADH
Lactoperoxidase	H_2O_2	Xanthinoxidase	NADH
Meerrettich-Peroxidase	H_2O_2		

dabei Aminoxide, aus sekundären Aminen Hydroxylamine und Nitrone, aus primären Aminen Hydroxylamine und Oxime. Die Flavin-haltige Monooxygenase setzt aber auch schwefelhaltige Verbindungen um. Als endogenes Substrat wird Cysteamin angesehen, das zu Cystamin oxidiert wird. Die Aktivität wird durch Sexualhormone kontrolliert. Phenobarbital (PB) und Methylcholanthren (MC) induzieren nicht. Sie reduzieren eher die Aktivität.

Oxidation durch Peroxidasen

Die bisher beschriebenen Stoffwechselreaktionen zeichnen sich dadurch aus, daß Ausgangs- und Endprodukte eine gerade Anzahl von Elektronen besitzen. Es gibt jedoch auch zahlreiche Reaktionen, bei denen nur ein Elektron übertragen wird. Dabei entstehen radikalische Zwischenstufen, die auf verschiedene Weisen weiterreagieren können. Sie können dimerisieren, an Makromoleküle binden oder von diesen einen Wasserstoff abstrahieren und dadurch ein neues Radikal erzeugen, oder ein Elektron an Sauerstoff abgeben und dabei Sauerstoffradikalanionen bilden.

Peroxidasen sind dadurch gekennzeichnet, daß sie zur Oxidation nicht molekularen Sauerstoff, sondern H_2O_2 oder Hydroperoxide verwenden (Tab. 23). Cytochrom P-450 kann aber auch ein Elektron von leicht oxidierbaren, aromatischen Kohlenwasserstoffen direkt statt von der Cytochrom P-450 Reduktase übernehmen. Besonders wichtig sind Kooxidationsreaktionen. Bei der Prostaglandinsynthase handelt es sich insofern um eine Kooxidation, als dabei zuerst Arachidonsäure zu Prostaglandin G_2 oxidiert wird und dieses Hydroperoxid zum Alkohol Prostaglandin H_2 unter Oxidation eines Kosubstrats reduziert wird (Abb. 46). Kosubstrate können polycyclische aromatische Kohlenwasserstoffe, aromatische Amine, Nitrofurane, nichtsteroidale Entzündungshemmer, Diethylstilbestrol und aromatische Sulfide sein. Dabei wird entweder dem Substrat unter Bildung eines Radikals ein Elektron entzogen:

$$R-O-O-H + R'-NH_2 \longrightarrow R-O-H + R'-NH^{\cdot} + H_2O$$

oder ein Sauerstoffatom auf das Substrat übertragen:

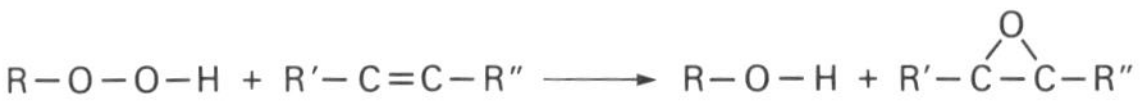

$$R-O-O-H + R'-C=C-R'' \longrightarrow R-O-H + R'-\overset{O}{\overset{\diagup\diagdown}{C-C}}-R''$$

In vielen Fällen entstehen dabei die gleichen Reaktionsprodukte wie bei der Oxidation durch Cytochrom P-450. Bei der Oxidation von Hydrochinonen entstehen in zwei Schritten Chinone (Abb. 47), bei Aminophenolen Chinonimine. Prostaglandinsynthase kommt in vielen Geweben vor und könnte vor allem für die Umsetzung von Fremdstoffen in extrahepatischen Geweben wichtig sein, in denen die Cytochrom P-450-Aktivität im Gegensatz zur Leber nur gering ist.

Eine klassische Kooxidationsreaktion ist die Bildung von Methämoglobin durch Arylamine. Dabei wird Fe^{2+} des Hämoglobins zu Fe^{3+} des Methämoglobins und Arylhydroxylamin zur Arylnitrososo-Verbindung oxidiert (s. S. 766). Die Reaktion verläuft nur in Anwesenheit von Sauerstoff und es wird angenommen, daß er in der Peroxidform daran beteiligt ist.

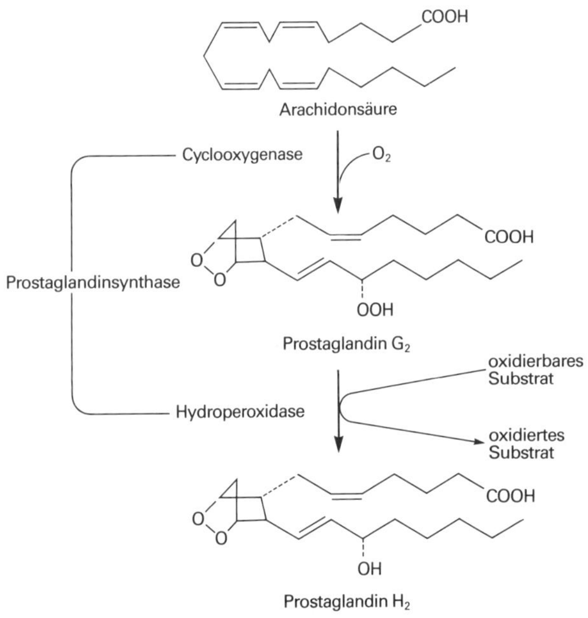

Reaktionsfähiger Sauerstoff

Für alle Oxidationen muß Sauerstoff aktiviert werden und fällt in aktivierter Form als Nebenprodukt an. So entweicht bei der Oxidation mit Cytochrom P-450 ebenso Wasserstoffperoxid wie bei der Autoxidation von Hämoglobin. Außerdem geben die im Stoffwechsel entstehenden Radikale leicht Elektronen an Sauerstoff ab und erzeugen so Sauerstoffradikalanionen. Damit erhöht der Fremdstoffwechsel grundsätzlich die Belastung der Zelle mit diesem potentiell schädlichen Prinzip (Abb. 48).

Zu den Formen des reaktionsfähigen Sauerstoffs werden gezählt: Angeregter Sauerstoff und die vier bei der Reduktion des Sauerstoffs zu Wasser auftretenden Zwischenstufen (Abb. 49). Darunter wird dem Hydroxyl-Radikal für die cytotoxischen Effekte besondere Bedeutung beigemessen. Dies entsteht auch bei der Radiolyse von Wasser durch energiereiche, ionisierende Strahlen. Außerdem werden Alkoxy-Radikale (R-O) und Peroxy-Radikale (R-O-O) dazugerechnet.

Abb. 46: Die Rolle der Prostaglandinsynthase für die Oxidation von Fremdstoffen.

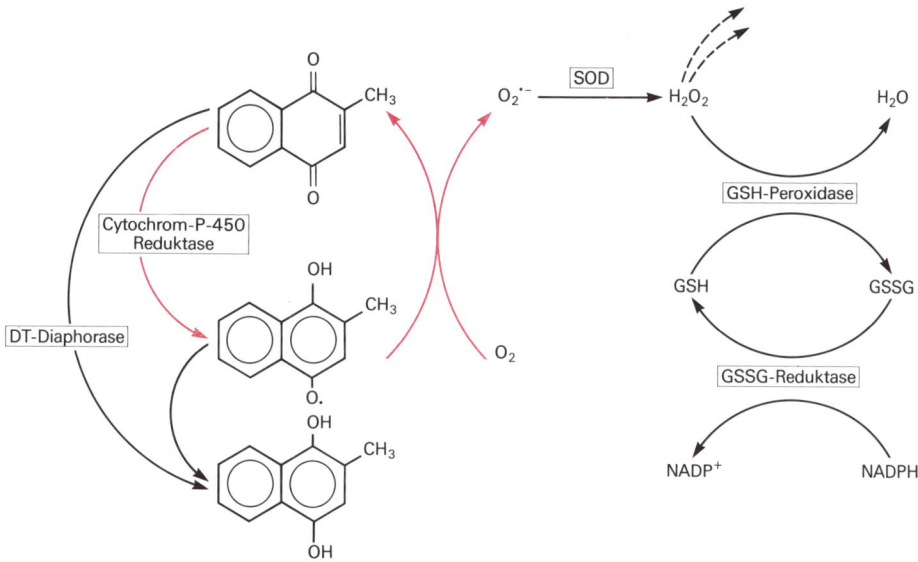

Abb. 47: Reduktion von Menadion und Redox-Cycling. Menadion kann sowohl in 1-Elektronen-Schritten als auch in einem Schritt zum Hydrochinon reduziert werden. Aus dem Semichinonradikal wird Menadion durch Sauerstoff regeneriert. Dabei entsteht das Superoxidanionradikal, das auf verschiedenen Wegen inaktiviert werden kann (Abb. 50). Glutathion wird verbraucht, wenn seine Rückgewinnung nicht Schritt halten kann (SOD = Superoxiddismutase).

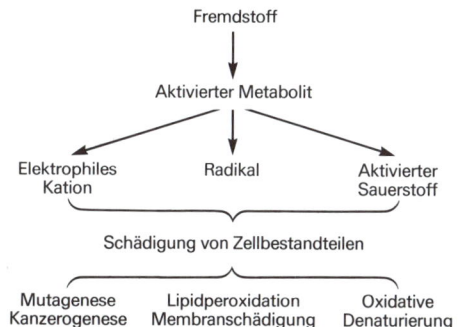

Abb. 48: Rolle des Stoffwechsels bei der Entstehung von Zellschäden.

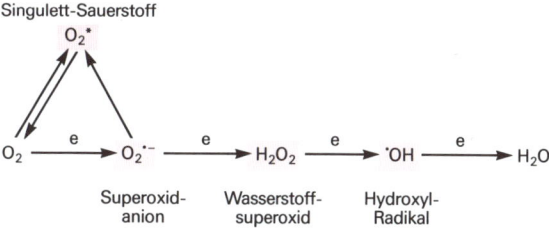

Abb. 49: Die aktivierten Formen des Sauerstoffs. Dargestellt sind die Formen, die nach Aufnahme eines Elektrons durch Anlagerung von Protonen entstehen.

tien. Schließlich muß auch die Glutathion-Reduktase dazugerechnet werden, mit deren Hilfe oxidiertes Glutathion (GSSG) wieder zu GSH reduziert wird. Dazu ist ein NADPH-regenerierendes System (z. B. Glucose-6-phosphat-dehydrogenase) erforderlich.

Akut toxische Effekte sind dann zu erwarten, wenn die Verteidigungssysteme überfordert werden (Oxidativer Stress). So entstehen bei der 1-Elektronen-Reduktion von Chinonen Semichinon-Radikale, die durch Sauerstoff wieder zurückoxidiert werden können. Durch Wiederholung des Vorgangs entsteht ein Zyklus, bei dem jedesmal ein Superoxidanion-Radikal entsteht (Redox-Cycling, Abb. 47). Zu seiner Beseitigung

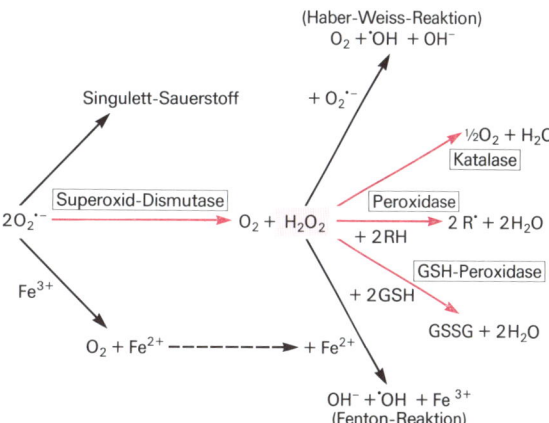

Abb. 50: Die enzymatische Inaktivierung von aktiviertem Sauerstoff (→). Peroxidasen oxidieren unterschiedliche Substrate (RH) in 1-Elektronenschritten, z. B. Phenole zu Phenoxy-Radikalen, unter Verwendung von Wasserstoff-Superoxid oder Hydroperoxiden. Hydroxyl-Radikale entstehen in der Zelle vor allem in Anwesenheit von Fe^{2+}-Ionen (Fenton-Reaktion). Die Haber-Weiss-Reaktion läuft in vivo bei niedrigen Konzentrationen von Wasserstoffsuperoxid nicht ab.

Voraussetzung für eine Leben unter Sauerstoff ist deshalb ein wirksames Abwehrsystem zur Verhinderung dieser schädlichen Begleiterscheinungen. Dazu dienen eine Reihe von Enzymen (Abb. 50). Außerdem wirken α-Tocopherol (Vitamin E), Ascorbinsäure (Vitamin C), β-Carotin (Vitamin A) und einige synthetische Stoffe, wie butyliertes Hydroxyanisol (BHA) und butyliertes Hydroxytoluol (BHT) als Antioxidan-

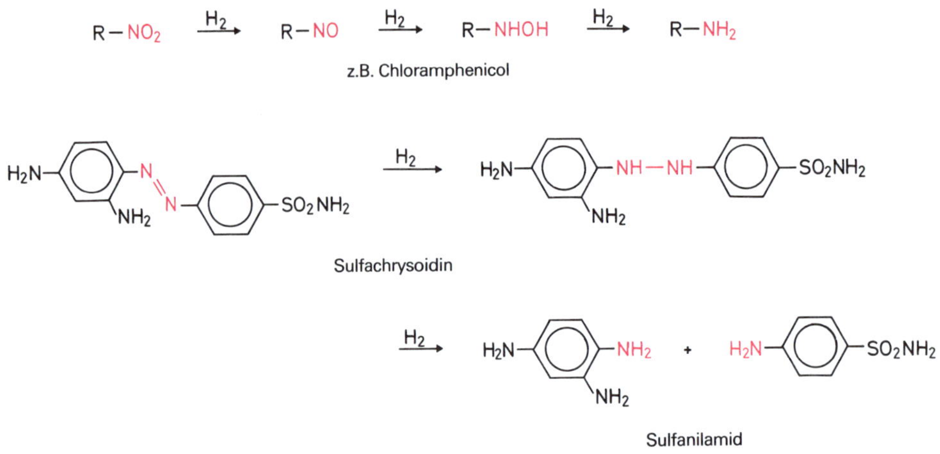

Abb. 51: Reduktion.

werden Glutathion und Reduktionsäquivalente verbraucht. Bei entsprechender Dosis kann die Zelle an GSH verarmen und sich das Redoxverhältnis verschieben. Die Zelle kann aufgrund des damit verbundenen Anstiegs der Konzentration an freiem Ca^{2+} geschädigt werden und zugrunde gehen (s. S. 48). Besonders schädlich ist auch die Entstehung von Fe^{2+}, das die Zersetzung von Wasserstoffperoxid in der Fenton-Reaktion katalysiert und dadurch Hydroxyl-Radikale erzeugt (Abb. 50).

Weitere Oxidationen

An der Oxidation von Fremdstoffen sind auch Oxidasen beteiligt, deren Wirkung auf dem Entzug von Wasserstoff beruht. So dehydriert die Alkoholdehydrogenase Alkohole zu Aldehyden, die ihrerseits durch die Aldehyddehydrogenasen zu Carbonsäuren weiteroxidiert werden. Aldehyde entstehen im Stoffwechsel bei der Hydroxylierung von Kohlenwasserstoffen (Toluol) oder nach Hydrolyse von Estern (Succinylcholin) aus den Alkoholen, bei N- und O-Desalkylierungen (Chlorpromazin) oder der oxidativen Desaminierung (Propranolol), oder schließlich bei der Ringhydroxylierung in α-Stellung zu einem Heteroatom (Cyclophosphamid). Aldehyde werden entweder durch eine NAD-abhängige Alkoholdehydrogenase oder eine NADP-abhängige Aldehydreduktase wieder zum Alkohol reduziert oder durch eine NAD(P)-abhängige Aldehyddehydrogenase oxidiert. Da die K_m-Werte für die Aldehyddehydrogenase in der Regel $1-3$ Größenordnungen niedriger liegen als für die beiden reduzierenden Enzyme und weil die Reduktion zum Alkohol leicht reversibel verläuft, die Oxidation zur Carbonsäure dagegen stark exergonisch ist, werden die meisten Aldehyde letztlich zu Carbonsäuren oxidiert.

Bisher wurden 11 NAD-abhängige Aldehyddehydrogenasen nachgewiesen. Sie kommen im endoplasmatischen Retikulum, im Cytosol und in den Mitochondrien vor. Die meisten Enzyme sind relativ unspezifisch; daneben gibt es auch substratspezifische, z. B. für Formaldehyd.

Reduktion

Zahlreiche Fremdstoffe, vor allem Nitro- (Chloramphenicol, Nitrazepam) und Azo-Verbindungen (Sulfachrysoidin) sowie chlorierte Kohlenwasserstoffe (CCl_4), können durch Cytochrom-P-450 auch reduziert werden (Abb. 51). Dabei binden die Substrate ebenfalls an die aktive Stelle des Enzyms, aber das reduzierte Eisen überträgt ein Elektron anstatt auf Sauerstoff direkt auf das Substrat:

$$Fe(II) + CCl_4 \rightarrow Fe(III) + \dot{C}Cl_3 + Cl^-$$

Das entstehende Radikal kann sich entweder entfernen oder noch ein weiteres Elektron aufnehmen. Dabei entstehen Carbanionen oder Carben-Zwischenstufen. Die Radikale können mit Proteinen, Lipiden und DNA reagieren und dadurch die Zelle schädigen. Polyhalogenierte Kohlenwasserstoffe werden vor allem durch die Phenobarbital-induzierbaren Cytochrome P450IIB reduziert. Sauerstoff konkurriert um die Reaktion und hemmt die Reduktion. Sie läuft deshalb in der Leber vor allem unter hypoxischen Bedingungen oder im Darm mit Hilfe bakterieller Enzyme ab (Nitrobenzol, Azofarbmittel). Sauerstoffmangel begünstigt also einerseits die Entstehung von Radikalen, aber gleichzeitig ist eine Zellschädigung durch Lipidperoxidation an die Anwesenheit von Sauerstoff gebunden. Hypoxische Bedingungen können in der Leber aufgrund mangelnder Durchblutung in der Narkose oder nach Vergiftung durch Halogenwasserstoffe im Koma

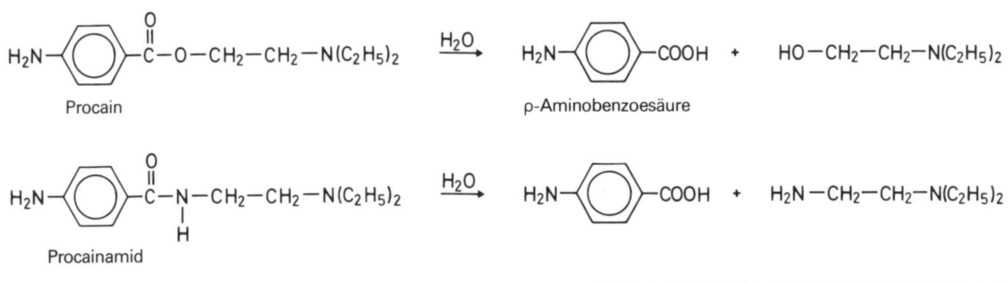

Abb. 52: Hydrolyse von Estern und Amiden.

entstehen. In Tab. 22 sind weitere Enzyme aufgeführt, die bei der Reduktion von Fremdstoffen beteiligt sein können.

In Umkehrung der Alkoholoxidation können Ketone und Aldehyde unter Verwendung von NADH durch die Alkoholdehydrogenasen auch reduziert werden (s. S. 803). Diese Enzyme gehören zu den Oxidoreduktasen.

Hydrolyse

Ester und Amide können enzymatisch gespalten werden (Abb. 52). Carbonsäureester werden durch unspezifische Esterasen hydrolysiert, die im Blut vorkommen (Procain, Acetylsalicylsäure, Suxamethonium, Acetylcholin). Pethidin dagegen wird durch Carboxylesterase B im endoplasmatischen Retikulum der Leber hydrolysiert. Auch Amide, wie Procainamid und Salicylamid, werden durch mikrosomale Amidasen gespalten. Phosphorsäureester (Stilbestrol-diphosphat) werden durch lösliche Phosphatasen hydrolysiert. Epoxide werden durch Epoxidhydrolasen zu vicinalen trans-Diolen hydrolysiert (Benzol, s. S. 803, Benzo(a)pyren s. S. 728). Es gibt cytosolische und mikrosomale Epoxidhydrolasen. Die letzteren sind teilweise mit Monooxygenasen zu Multienzymkomplexen verbunden und können dadurch für die Zelle schädliche reaktionsfähige Epoxide schnell inaktivieren. Die Spaltung von Acetalen durch Glykosidasen kann ebenfalls zu den Hydrolysen gerechnet werden (Herzglykoside, Anthraglycoside)

Konjugation (Phase II)

Konjugation mit Glucuronsäure

Die Konjugation mit Glucuronsäure findet im endoplasmatischen Retikulum, vorzugsweise der Leber, aber auch in der Darmschleimhaut statt und erfordert aktivierte Glucuronsäure (UDPGA), die aus Glucose-1-phosphat aufgebaut werden muß (Abb. 53). Die Umsetzung wurde zunächst als zweite Stufe in einem koordinierten Prozeß mit einer benachbarten Monooxygenase angesehen (Phase II). Aber viele Fremdstoffe werden glucuronidiert, ohne vorher hydroxyliert worden zu sein (Morphin, Salicylate, Phenole, Arylamine). Grundsätzlich kann Glucuronsäure mit Hilfe der Glucuronyltransferasen mit Hydroxy- (Ether-Typ), Amino- (N-Glucuronide), Carboxyl- (Ester-Typ) und SH-Gruppen (S-Glucuronide) gekoppelt werden. Bisher wurden 20 verschiedene Enzyme charak-

terisiert, davon in der menschlichen Leber sechs. Jede Säugerart hat ein eigenes Muster von Enzymen. Innerhalb der Arten ist die Primärstruktur der Enzyme sehr ähnlich. UDPG-Transferasen haben für endogene Substrate (z. B. Steroide) eine sehr hohe, für Fremdstoffe aber eine breite Substratspezifität. Die Nomenklatur orientiert sich vorläufig an bevorzugten Substraten (z. B. Human-Morphin-UDPGT) oder an den isoelektrischen Punkten (pI 6,2 Human-UDPGT = Aminobiphenyl-UDPGT). Die Enzyme unterscheiden sich auch durch ihre Induzierbarkeit. So werden 4-Aminobiphenyl- und Morphin-UDPGT der Ratte durch Phenobarbital, p-Nitrophenol-UDPGT der Ratte durch 3-Methylcholanthren induziert. Frauen, die orale Kontrazeptiva einnehmen, scheiden Clofibrat vermehrt als Glucuronid aus. Congenitale Mangelerscheinungen bei der Bilirubinglucuronidierung liegen beim Crigler-Najjar und Gilbert's-Syndrom vor. Echte Polymorphismen bei der Glucuronidausscheidung wurden bisher nicht entdeckt.

Von den Glucuronyltransferasen sind die β-Glucuronidasen zu unterscheiden, die den Glucuronsäure-Rest hydrolytisch abspalten. Sie spielen eine Rolle bei den Darmbakterien (s.enterohepatischer Kreislauf, S. 54).

Konjugation mit Schwefelsäure

Sulfotransferasen übertragen aktivierte Schwefelsäure auf Hydroxyl- und Amino-Gruppen (Abb. 54). Sulfotransferasen sind lösliche Enzyme unterschiedlicher Spezifität und kommen im Cytoplasma vieler Gewebe, besonders aber in Leber, Niere und Intestinum vor. Endogene Substrate sind Steroidphenole, Gallensäuren und Vorstufen von Chondroitinsulfat. Da der Sulfatpool beschränkt ist – Sulfat muß aus schwefelhaltigen Aminosäuren gewonnen werden – kann es bei hohem Fremdstoffumsatz zur Interaktion mit den endogenen Substraten kommen und z. B. die Sulfatierung von Steroidhormonen gehemmt werden. Der Sulfatrest kann durch Sulfatasen abgespalten werden.

Amidsynthese

Auch bei der Amidsynthese nutzt der Organismus die Enzyme des Intermediärstoffwechsels für die Umsetzung von Fremdstoffen. Carbonsäuren werden durch die Bindung an Coenzym A aktiviert (Abb. 55). Dieser physiologisch bedeutsame Mechanismus wurde sogar bei Untersuchungen über die Acetylierung von Sulfanilamid, einem unphysiologischen

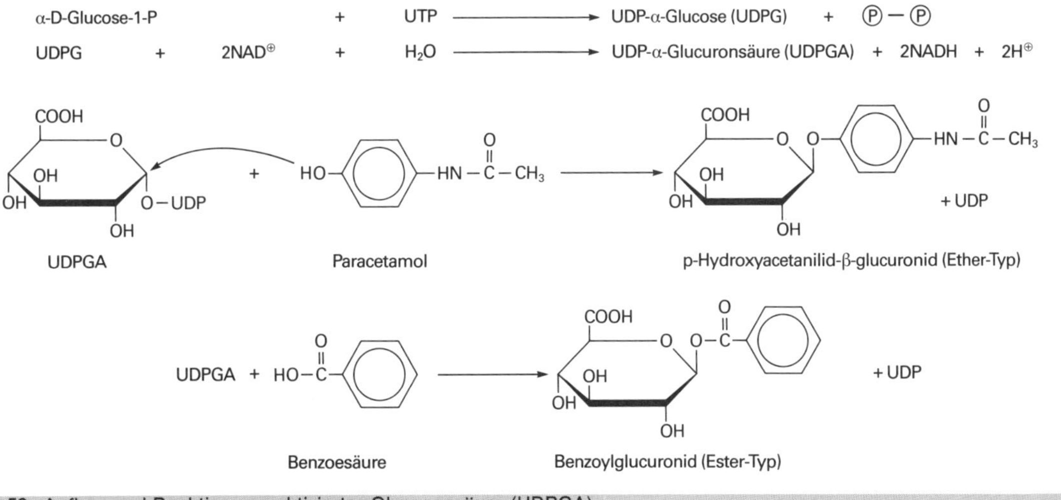

$$\alpha\text{-D-Glucose-1-P} \quad + \quad UTP \longrightarrow UDP\text{-}\alpha\text{-Glucose (UDPG)} \quad + \quad \text{(P)}-\text{(P)}$$

$$UDPG \quad + \quad 2NAD^\oplus \quad + \quad H_2O \longrightarrow UDP\text{-}\alpha\text{-Glucuronsäure (UDPGA)} \quad + \quad 2NADH \quad + \quad 2H^\oplus$$

Abb. 53: Aufbau und Reaktion von aktivierter Glucuronsäure (UDPGA).

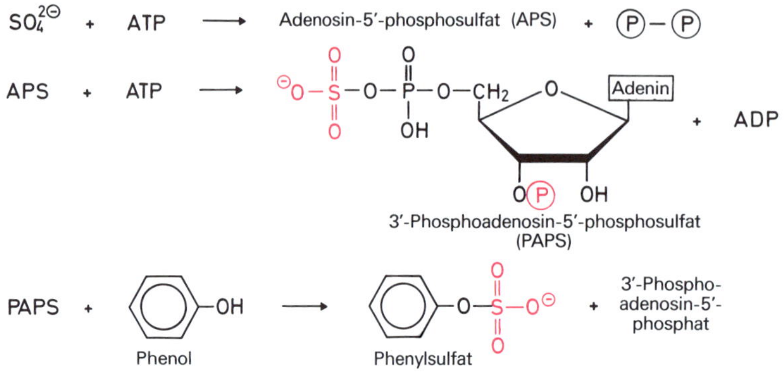

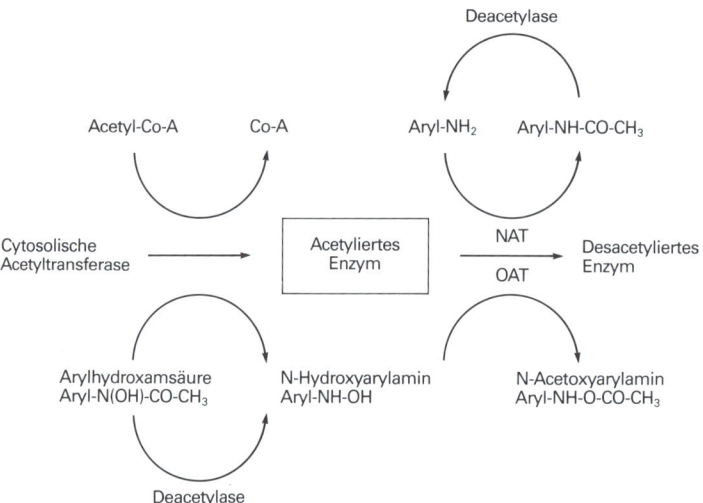

$$SO_4^{2\ominus} + ATP \longrightarrow \text{Adenosin-5'-phosphosulfat (APS)} + \textcircled{P}-\textcircled{P}$$

$$APS + ATP \longrightarrow$$

3'-Phosphoadenosin-5'-phosphosulfat
(PAPS)

$$PAPS + \text{Phenol—OH} \longrightarrow \text{Phenylsulfat} + \begin{array}{c}\text{3'-Phospho-}\\\text{adenosin-5'-}\\\text{phosphat}\end{array}$$

Phenol   Phenylsulfat

Abb. 54: Aufbau und Reaktion von aktivierter Schwefelsäure (PAPS).

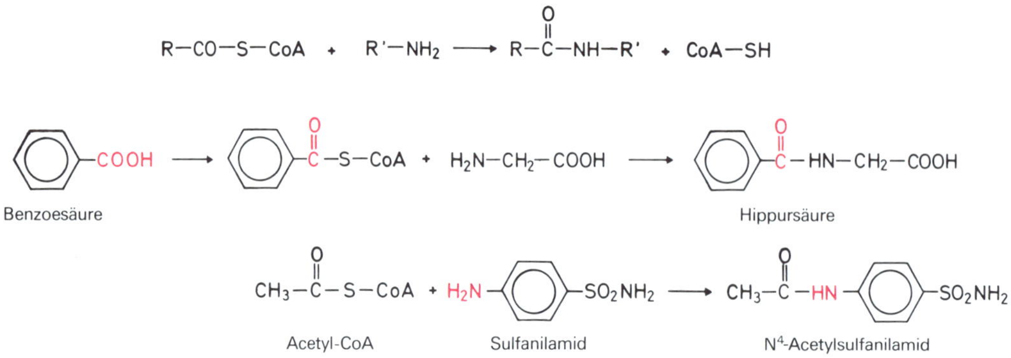

$$R-CO-S-CoA + R'-NH_2 \longrightarrow R-\overset{O}{\overset{\|}{C}}-NH-R' + CoA-SH$$

Benzoesäure $\longrightarrow$ $+ H_2N-CH_2-COOH \longrightarrow$ Hippursäure

$$CH_3-\overset{O}{\overset{\|}{C}}-S-CoA + H_2N-\text{—}SO_2NH_2 \longrightarrow CH_3-\overset{O}{\overset{\|}{C}}-HN-\text{—}SO_2NH_2$$

Acetyl-CoA   Sulfanilamid N^4-Acetylsulfanilamid

Abb. 55: Carbonsäuren werden unter Verwendung von 1 ATP und Coenzym A zu R-CO-S-CoA aktiviert, das mit Hilfe von Acyltransferasen auf Amine übertragen wird. Im Falle von Sulfonamiden kann auch der Amid-Stickstoff acetyliert werden.

Abb. 56: Die vier Reaktionsmöglichkeiten der Acetyltransferase (vgl. Text).

Substrat, entdeckt (Lipman, 1945). Für den Fremdstoffwechsel sind zwei Wege wichtig: Entweder wird eine endogene Carbonsäure, vor allem Essigsäure, aktiviert und mit Hilfe einer Acyltransferase auf ein exogenes Amin übertragen, oder eine Fremdstoffsäure wird aktiviert und auf ein endogenes Amin, meistens eine Aminosäure, übertragen. Die Konjugation von Benzoesäure mit Glycin zur Hippursäure gilt als die erstentdeckte Umsetzung im Fremdstoffwechsel (Kellner, 1842). Außerdem werden z. B. Glutamin und Taurin (Tauro-

cholat) als Kopplungspartner verwendet. Aliphatische (α-Aminosäuren) und aromatische Aminogruppen (Sulfonamide, p-Aminobenzoesäure, Anilin), Hydrazine (Isonicotinsäurehydrazid) sowie die Sulfonamid-Gruppe werden im Stoffwechsel acetyliert. Besondere Beachtung haben die Acetyltransferasen im Zusammenhang mit der Aktivierung krebserzeugender Arylamine gefunden (s. S. 729).
Im Cytosol der menschlichen Leber gibt es zwei Formen der N-Acetyltransferasen, von denen eine bei den sog. langsamen

Acetylierern entweder fehlt oder zumindest stark verringert ist. Diese löslichen Enzyme kommen aber auch in vielen anderen Geweben vor. Sowohl auf der Seite des Acyldonors als auch auf der Seite des Acylakzeptors gibt es mehrere Möglichkeiten. Dementsprechend können vier Reaktionstypen unterschieden werden (Abb. 56): Das Enzym wird durch Acetyl-CoA acetyliert und überträgt die Acetylgruppe auf ein Arylamin (Arylamin-N-Acetylierung), oder es überträgt die Acetylgruppe auf ein N-Hydroxylamin (N-Hydroxylamin-O-Acetylierung). Als Acetyldonor kann aber auch eine Arylhydroxamsäure dienen und das Enzym kann diese Gruppe auf Arylamine (Arylhydroxamsäure-N,N-Transacetylierung) oder auf ein N-Hydroxylamin übertragen (Arylhydroxamsäure-N,O-Transacetylierung). Diese Eigenschaften können in einem Enzym enthalten sein (Ratte, Maus) oder aber in unterschiedlichen (Hamster). Die Umsatzraten sind je nach Substrat unterschiedlich, Menge und Verhältnis der Endprodukte kann deshalb stark variieren. Menschliches Lebercytosol katalysiert die N- und O-Acetylierung, nicht aber die N,O-Transacetylierung. In der Darmmukosa ist die O-Acetyltransferase-Aktivität höher als in der Leber.

Die Konjugation mit Essigsäure begünstigt die Ausscheidung von Fremdstoffen in der Regel nicht, sie ist aber im Hinblick auf die Inaktivierung von Arzneimitteln und die Aktivierung von kanzerogenen Arylaminen dennoch von größter Bedeutung. Aus dem Zusammenspiel mit den Amidasen (Deacetylasen) ergibt sich das spezies- und gewebespezifische Gleichgewicht zwischen Amin und Acetamid, das den Verlauf der weiteren Oxidation maßgeblich bestimmt.

Methylierung

Für die Methylierung endogener und exogener Substrate wird eine aktivierte Methylgruppe in Form von S-Adenosylmethionin verwendet (Abb. 57). Substrate für die Methyltransferasen sind aliphatische und aromatische Amine, stickstoffhaltige Heterozyklen, Phenole und Katechole sowie Merkaptane. Die Catechol-O-Methyltransferase setzt hochspezifisch nur eine von zwei Hydroxylgruppen in Katecholen, nicht aber z. B. Monophenole um. Merkaptane entstehen bei der Spaltung von Cystein-Konjugaten durch β-Lyase im Zuge der Merkaptursäure-Bildung (s. S. 808).

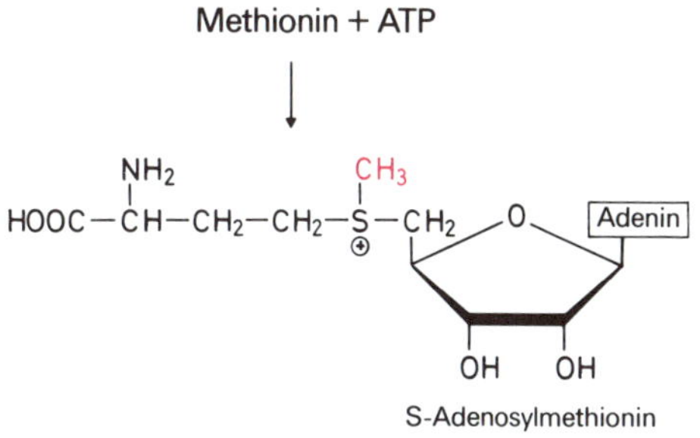

Abb. 57: Aktives Methyl.

Konjugation mit Glutathion

Im Unterschied zu den bisher beschriebenen aufbauenden Reaktionen erfordert die Konjugation mit Glutathion keine besondere Aktivierung. Die Reaktivität liegt in den Substraten. Glutathion-S-Transferasen (GST) übertragen das Tripeptid auf Epoxide (Abb. 58), katalysieren aber auch die nukleophile Addition der SH-Gruppe an elektrophile Akzeptoren wie Olefine, Aryl- und Alkyl-Halogenide, Chinone, organische Peroxide und Sulfatester. Zahlreiche Produkte der Lipidperoxidation (4-Hydroxyalkenale) sind Substrate der GST, ebenso wie 5-Hydroperoxymethyluracil, das bei der Reaktion von Sauerstoffradikalen mit DNA entsteht.

Auch bei den GST's handelt es sich um eine Enzymfamilie. Ihre Glieder sind homo- oder heterodimere Proteine. In der menschlichen Leber sind bisher fünf, in der besonders intensiv untersuchten Rattenleber acht Enzyme charakterisiert worden. Die hauptsächlich verwendete, aber sicher vorläufige Nomenklatur ist in Tab. 24 wiedergegeben. Grundlage dafür waren die Molekulargewichte der Untereinheiten oder auch deren isoelektrische Punkte (IP). Das menschliche a-Protein stimmt mit dem entsprechenden Rattenprotein zu 80% überein. Die Gruppe der ersten drei Enzyme zeichnet sich durch Peroxidase-Aktivität, die zweite Gruppe von ebenfalls drei Enzymen durch ihre kurzfristige Induzierbarkeit aus. GST's werden in der Regel gewebsspezifisch exprimiert, die höchsten Aktivitäten werden in Testes, Leber, Dünndarm, Niere und Nebenniere gefunden. Sie besitzen überlappende Sub-

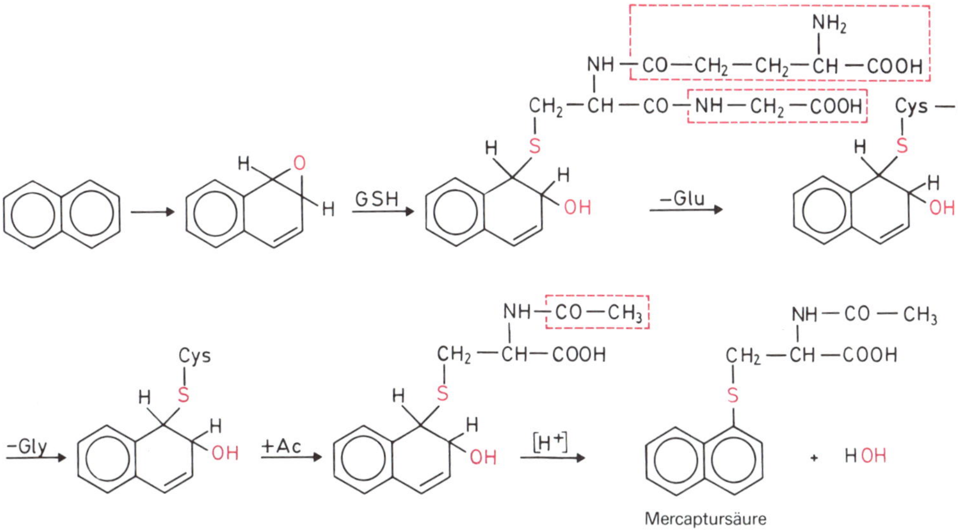

Abb. 58: Konjugation eines aromat. Kohlenwasserstoffs mit Glutathion und Abbau des Konjugates zur Mercaptursäure.

Tab. 24: Systematik der Glutathion-S-Transferasen.

Bezeichnung der Untereinheiten	MM	andere Bezeichnungen Bemerkungen
Y_aY_a	1–1	a = 25547 Ligandin, PB-induzierbar
Y_aY_c	1–2	
Y_cY_c	2–2	c = 25322 kaum induzierbar
$Y_{b1}Y_{b1}$	3–3	b = 23500
$Y_{b1}Y_{b2}$	3–4	PB- und MC-induzierbar
$Y_{b2}Y_{b2}$	4–4	substituiert Arenoxide hoch stereospezifisch
Y_nY_n	6–6	pI = 6,8
Y_pY_p	7–7	p = 21500 Plazentare GST, kommt in der normalen Leber nicht vor
Y_kY_k	8–8	pI = 5,8, saure GST; 4-Hydroxyalkenale

stratspezifität. Der Name Ligandin für die zuerst entdeckte GST rührt von der ausgeprägten Bindung an die hydrophoben Bereiche von Bilirubin, Azofarbstoffen, aromatischen Kohlenwasserstoffen u. a. her, die nicht Substrate für das Enzym sind, woraus eine Transportfunktion für dieses Protein in der Leber abgeleitet wurde. GST's kommen im Cytosol, aber auch in den Membranen des endoplasmatischen Retikulums vor.

Die Konjugate werden durch Abspaltung von Glutaminsäure durch gamma-Glutamyltranspeptidase und von Glycin durch Cysteinyl-glycinase vor allem in der Niere weiter modifiziert (Abb. 58). Die verbleibenden Cystein-Derivate können auf zwei Wegen weiter reagieren. Entweder werden sie acetyliert, dabei entstehen die sog. Merkaptursäuren, oder sie werden mit Hilfe einer β-Lyase zu einem Merkaptan gespalten. β-Lyasen kommen vor allem in Leber, Niere und den Darmbakterien vor. Bei der Spaltung entstehen Pyruvat, Ammoniak und ein Thiol. Die SH-Gruppe des Merkaptans kann methyliert oder glucuronidiert werden. Glutathion-Konjugate finden sich vor allem in der Galle. Die Merkaptursäuren werden über die Niere mit dem Harn ausgeschieden.

Die meisten Fremdstoffe werden durch die Konjugation mit GSH inaktiviert. Die Reaktion spielt eine entscheidende Rolle für das Abfangen vieler der im Stoffwechsel entstehenden reaktionsfähigen Metaboliten, die auch mit zellulären Makromolekülen reagieren können. Bei einigen Fremdstoffem entstehen aber erst durch die Konjugation mit GSH besonders reaktionsfähige Zwischenprodukte. Dies ist dann der Fall, wenn bei Halogenkohlenwasserstoffen (z. B. 1,2-Dibromethan) eine S-Halblostgruppierung mit alkylierenden Eigenschaften (s. S. 808), oder durch β-Eliminierung von Cysteinderivaten ein elektrophiles schwefelhaltiges Bruchstück entsteht (s. S. 808). Andererseits kann der Glutathionspiegel durch überhöhte Beanspruchung der Konjugation drastisch abgesenkt und durch Zurückdrängen der Glutathionperoxidase-Reaktion (s. S. 43) die Lipidperoxidation oder die Reaktion der reaktiven Metaboliten mit anderen Zellbestandteilen (Abb. 59) begünstigt werden.

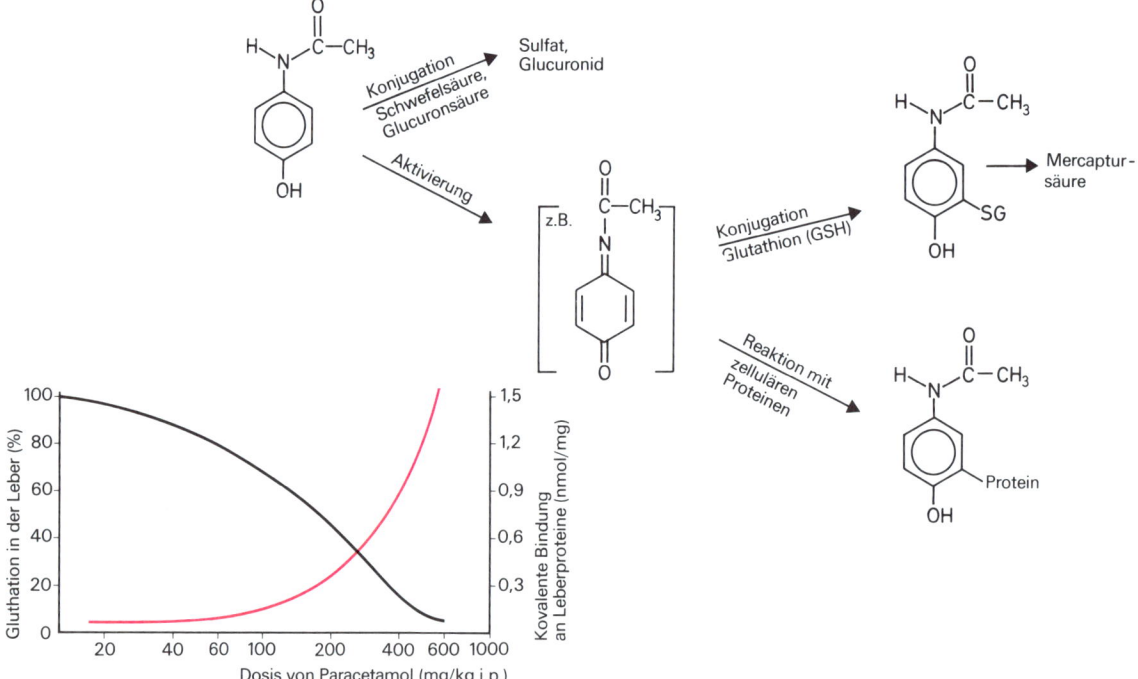

Abb. 59: Zusammenhang zwischen Glutathion-Verarmung und Bindung von Paracetamol-Metaboliten an Leberproteine. Hamster erhielten steigende Mengen Paracetamol i.p. Drei Stunden später wurde die durch die Mercaptursäure-Bildung bedingte Abnahme der Glutathion-Konzentration in der Leber gemessen. Bei Dosen oberhalb von 200 mg/kg war Glutathion weitgehend verbraucht, Paracetamol-Metaboliten wurden zunehmend an Proteine gebunden und in der Leber traten Nekrosen auf. Die durch die Aktivierung des Paracetamols im Stoffwechsel entstehende hypothetische Zwischenstufe wird offensichtlich so lange inaktiviert, wie ausreichend Glutathion vorhanden ist. Eine Reaktion mit zellulären Makromolekülen kommt erst dann im Sinne der Zellschädigung zum Zuge, wenn die Geschwindigkeit der Inaktivierungsreaktion durch den Mangel an Glutathion limitiert ist (in Anlehnung an Jollow et al., Pharmacol. **12**, 251; 1974).

Extrahepatischer Stoffwechsel

Obwohl die Leber für die Umsetzungen von Fremdstoffen die größte Rolle spielt, darf der extrahepatische Stoffwechsel nicht übersehen werden. Insbesondere sind solche Organe beteiligt, über die Fremdstoffe aufgenommen oder abgegeben werden: Lunge, Niere, Haut und Gastrointestinaltrakt. Unter den Phase I-Enzymen kommt Cytochrom P-450 in solchen Organen häufig nur in bestimmten Zelltypen vor, die im Gegensatz zu den Hepatozyten der Leber nur einen geringen Anteil ausmachen; so z. B. in den Clara- und Typ-II-Zellen der Lunge, oder dem S_3-Segment im proximalen Tubulus der Niere. Dagegen sind Phase II-Enzyme in den extrahepatischen Geweben weitverbreitet und können dort ähnlich aktiv sein wie in der Leber.

Auch die Darmbakterien können einen erheblichen Anteil am Fremdstoffumsatz haben. Dieser hängt besonders von Alter, Nahrung und Krankheit ab. Aufgrund der anaeroben Bedingungen stehen Reduktionen im Vordergrund (Nitro- und Azo-Verbindungen). Außerdem sind die Konjugatspaltungen durch β-Glucuronidasen und Sulfatasen wichtig, weil dabei wieder weniger hydrophile Stoffe erzeugt und rückresorbiert werden können.

Beeinflussungen des Stoffwechsels

Der Fremdstoffwechsel wird durch eine ganze Reihe von Variablen beeinflußt. Dazu gehören Art, Stamm und Individuum, aber auch Alter, Geschlecht und Tageszeit. Neben diesen genetisch bedingten Unterschieden spielen Enzym-Induktion, Enzym-Hemmung, Ernährung und Krankheit eine erhebliche Rolle.

Genetisch bedingte Unterschiede

Cytochrom-haltige Enzyme werden bereits bei den Bakterien gefunden und kommen bei allen Tierarten vor. Ihre evolutionäre Entwicklung kann durch Vergleich der Primärstrukturen gut verfolgt werden. Phase-I-Enzyme mit breiter Substratspezifität scheinen erst relativ spät entstanden zu sein. Die Fähigkeit zur Konjugation war dagegen bereits früh entwickelt. Pflanzen, Bakterien, Mollusken und Insekten verwenden dazu Glucose. Bei den Vertebraten entwickelt sich die Umwandlung von UDPG zu UDPGA und damit die Möglichkeit zur Glucuronidierung. Zur Konjugation mit Aminosäuren verwenden Landbewohner hauptsächlich Glycin, Arthropoden Arginin, Reptilien und Vögel Ornithin, der Mensch neben Glycin auch Glutamin. Die Fähigkeit zur Fremdstoffumwandlung wird im Laufe der Evolution wirkungsvoller: Fische < Vögel < Säugetiere. Dabei werden insbesondere die Umsetzungen mit Cytochrom P-450 vielseitiger.

Die phylogenetische Entwicklung spiegelt sich in der menschlichen Embryonalentwicklung wieder. Acetylierung und Sulfatierung sind sehr früh nachweisbar. Glycin- und Ornithin-Konjugation erscheinen um den 5. Monat, die Glucuronidierung erst um die Geburt.

Unabhängig von dieser stammesgeschichtlichen Entwicklung finden sich jedoch auch Besonderheiten: Der Hund ist ein schlechter Acetylierer, die Katze kann zwar einige endogene Substrate, aber keine Fremdstoffe glucuronidieren, das Schwein kann schlecht sulfatieren, das Meerschweinchen keine Merkaptursäuren bilden.

Auch individuelle Unterschiede in der Behandlung von Fremdstoffen können genetisch bedingt sein. Diese Fragen werden im Rahmen der **Pharmakogenetik** untersucht, einem Gebiet, das im Hinblick auf eine Verbesserung der Arzneimitteltherapie sowie auf das Verständnis für die individuellen Unterschiede in der Empfindlichkeit gegenüber Arbeits- und Umweltstoffen zunehmende Beachtung findet.

Ein genetischer Polymorphismus ist seit langem bei der **N-Acetyltransferase** bekannt (s. S. 46). Die Hälfte der Mitteleuropäer acetyliert Isonikotinsäurehydrazid und zahlreiche Arylamine schnell, die andere Hälfte langsam. Bei Chinesen, Japanern und Eskimos ist dieses Verhältnis 9:1. Bei den langsamen Acetylierern fehlt ein Enzym in der Leber oder es besitzt nur sehr geringe Aktivität. Mit einer Häufigkeit von 1:2500 kommen Träger mit einer veränderten Succinylcholinesterase vor, bei denen die geringere Enzymaktivität zu verlängerter Wirkung von Suxamethonium führt (Suxamethonium-Apnoe; s. S. 139). Ein genetisch bedingter **Glucose-6-phosphat-dehydrogenase**-Mangel bedingt bei 10% der Schwarzen, Inder und einem Teil der Bevölkerung in den Mittelmeerländern nach Verabfolgung von Antimalariamitteln, Sulfonamiden und Nitrofurantoin schwere hämolytische Anämien. Bei der Behandlung mit Methämoglobinbildnern kann im Falle eines **Methämoglobinreduktase**-Mangels der Methämoglobinspiegel auf ein Vielfaches des Üblichen ansteigen (s. S. 764). Das auf einem Glucuronidierungsdefekt beruhende Crigler-Najjar-Syndrom wurde bereits erwähnt (s. S. 45).

Bisher konnten die genetischen Grundlagen nur in einigen Fällen aufgeklärt werden. Im Gen für Cytochrom P-450IID1 wurden mehrere Mutationen nachgewiesen, die entweder mangelhafte Synthese des Enzymproteins oder ein instabiles Enzym zur Folge haben. Diese Mutationen bedingen den Typ der sog. schlechten **Debrisoquin**-Metabolisierer, die mit etwa 10% in unserer Bevölkerung vertreten sind. Diese hydroxylieren nicht nur Debrisoquin, sondern eine ganze Reihe von Arzneimitteln schlechter und besitzen so bei normaler Dosierung ein erhöhtes Risiko für Nebenwirkungen.

Die Therapie mit bestimmten Arzneimitteln kann bei Kenntnis des genetischen Typs verbessert werden, aber es ist bei der Komplexität des Fremdstoffwechsels nicht zu erwarten, daß durch Messung einer oder selbst mehrerer Enzymaktivitäten allgemeine Voraussagen über die Empfindlichkeit gegenüber anderen oder gar unbekannten Fremdstoffen gemacht werden können.

Enzyminduktion

Zahlreiche Arzneimittel und Umweltstoffe ändern die Aktivität von Enzymen durch Stimulierung der Neusynthese. Betroffen sind vor allem die mikrosomalen Enzyme der Leber. Es sind aber auch Enzyme in Niere, Magen-Darm-Trakt, Nebenniere, Lunge, Placenta, Haut und Pankreas induzierbar. Auf den Gesamtumsatz hat dies aber meist nur geringen Einfluß. Lösliche, nichtmikrosomale Enzyme sind im allgemeinen nicht induzierbar. Die Enzyminduktion kann bei wiederholter Zufuhr von Arzneimitteln zur Toleranzentwicklung (pharmakokinetische Toleranz) führen und die metabolische Aktivierung/Inaktivierung von Umweltstoffen maßgeblich beeinflussen. Zunächst einmal ändert ein Induktor seinen eigenen Stoffwechsel, dann aber auch denjenigen all der Stoffe, die ebenfalls von den induzierten Enzymen umgesetzt werden (Kreuztoleranz), darunter auch solchen, die nicht selbst induzieren. Verlauf und Auswirkungen der Induktion sind in Abb. 60 an einem typischen Experiment mit Hexobarbital dargestellt. Das Versuchstier erhielt täglich die gleiche Dosis dieses Schlafmittels. Schon die zweite Dosis wurde aufgrund des erhöhten Stoffumsatzes schneller eliminiert. Als Folge davon wurde die minimal wirksame Plasmakonzentration schneller unterschritten, d. h. die Schlafzeit verkürzt. Um die gleiche Schlafzeit zu erzielen, wäre eine höhere Dosis erforderlich. Über die am dritten Tage erreichte Beschleunigung hinaus konnte der Effekt nicht gesteigert werden. Nach Absetzen des Induktors wurde wieder der Ausgangszustand erreicht. Daran lassen sich drei Kennzeichen der Induktion erkennen: 1) Der Effekt tritt schnell ein. 2) Er ist in der Stärke begrenzt. 3) Er ist reversibel.

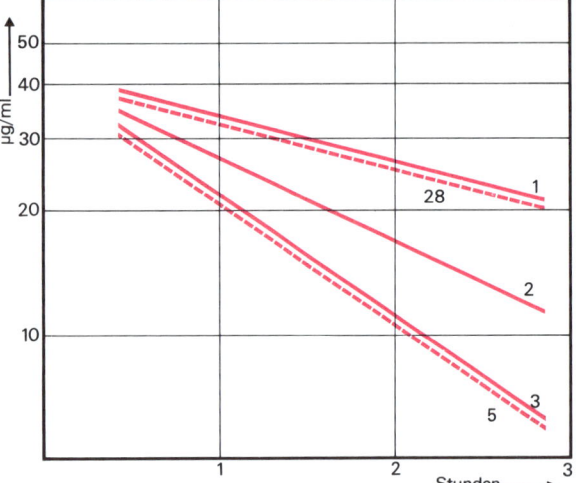

Abb. 60: Barbital (30 mg/kg) wurde 5 Tage lang, täglich i. v. einem Hund injiziert und in den ersten drei Stunden danach im Blut gemessen. Die Elimination einer weiteren Dosis wurde nach 28 Tagen bestimmt (nach Remmer, H. in: Enzymes and Drug Addiction. Ciba Foundation Symposium, p. 276; Churchill, London; 1962).

Obwohl die meisten Induktoren ihr eigenes Profil von Enzymveränderungen zeigen, werden häufig zwei Gruppen unterschieden: Solche vom Barbiturat-Typ und solche vom Methylcholanthren-Typ (Tab. 25). Der Mechanismus der Induktion ist am besten bei letzterem untersucht. Der Induktor bindet spezifisch an einen cytosolischen Rezeptor (Ah-Rezeptor = TCDD-Rezeptor). Der dabei entstehende Ligand-Rezeptor-Komplex wandert in den Zellkern und stimuliert über die Aktivierung eines Promotor-Gens die Synthese einer ganzen Reihe von Enzymen. Zu den über den „Ah-Locus" kontrollierten Enzymen gehören z. B. P-450IA2, eine GSH-Transferase, eine Aldehyddehydrogenase, NAD-Menadion-Oxidoreduktase, eine UDP-Glucuronyltransferase. Ein physiologischer Ligand ist für diesen Rezeptor bisher nicht bekannt, aber es wird vermutet, daß es ihn gibt und daß er eine grundlegende Rolle in der normalen Entwicklungsphysiologie spielt.

Obwohl die meisten Erfahrungen aus Tierexperimenten stammen, gelten sie auch für den Menschen. Besondere Bedeutung erlangt die Toleranzentwicklung in der Therapie immer dann, wenn Patienten mit hohen Dosen von Induktoren über längere Zeit behandelt werden müssen. Aber auch bei jeder Mehrfachtherapie, an der Induktoren beteiligt sind, müssen die Veränderungen im Stoffwechsel berücksichtigt werden, und zwar zu Beginn und nach Absetzen des Induktors.

Bei der Behandlung von Epileptikern mit Phenytoin erhöht sich der Abbau während der ersten Tage beträchtlich. Bei gleichbleibender Dosis fällt die Plasmakonzentration ab. Dabei treten große interindividuelle Unterschiede auf (1:15). Das kann auf der einen Seite Unter-, auf der anderen Seite Überdosierung bedeuten. Die individuellen Schwankungen können auf unterschiedliche Induzierbarkeit, aber auch auf unbekannte Induktoren aus der Nahrung zurückzuführen sein. Eine korrekte Dosierung muß sich deshalb nach der beobachtbaren Wirkung, oder, wenn möglich, nach gemessenen Plasmakonzentrationen richten.

Komplikationen können aber auch durch die Beeinflussung der Kinetik anderer, gleichzeitig verabfolgter Arzneimittel auftreten. So kann es bei der Therapie mit Antikoagulantien vom Cumarintyp bei gleichzeitiger Gabe des induzierenden Phenobarbitals zu einer gefährlichen Unterschreitung der gerinnungshemmenden Plasmakonzentration kommen. Wird darauf die Dosis erhöht, ist bei Absetzen des Induktors die Wirkung zu stark und es treten Blutungen auf, wenn die Dosis nicht rechtzeitig erniedrigt wird. Die Induktion kann sich auch auf die Umsetzung körpereigener Stoffe auswirken. So wird durch Phenobarbital, Phenylbutazon und andere Induktoren die Hydroxylierung von Cortisol zu 6β-Hydroxycortisol erhöht (0.6 g/d Phenylbutazon über 14 d: verdreifacht). Von praktischer Bedeutung ist auch die Beschleunigung des Abbaus von Östrogenen und Gestagenen. Im Laufe einer 5-wöchigen Behandlung mit Rifampicin sinkt die Eliminationshalbwertzeit der Inhaltsstoffe von Kontrazeptiva: Ethinylöstradiol von 6,5 auf 2,9 h, Norethisteron von 6,2 auf 3,2 h. Die Wirksamkeit von Kontrazeptiva ist unter diesen Bedingungen stark eingeschränkt. Polyzyklische aromatische Kohlenwasserstoffe spielen als Induktoren unter den Umweltstoffen eine Rolle. Bei Raucherinnen (10–40 Zigaretten/d) ist die Hydroxylase-Aktivität in der Plazenta bei starken individuellen Schwankungen (1:25) deutlich erhöht. Auch Coffein, Ethylalkohol und Insektizide vom Typ des DDT kommen als

Tab. 25: Veränderungen in der Leber unter der Einwirkung von Induktoren.

Veränderungen	Phenobarbital-Typ	Methylcholanthren-Typ
Einsetzen des Effekts	8–12 h	3– 6 h
Maximaler Effekt	3– 5 d	24–48 h
Dauer des Effekts	5– 7 d	5–12 d
Lebergewicht	erhöht	wenig erhöht
Endoplasmatisches Retikulum	stark vermehrt	kaum vermehrt
Leberdurchblutung	erhöht	kein Effekt
Gallefluß	erhöht	kein Effekt
Cytochrom P-450	vermehrt	vermehrt
	IIB1, IIB2	IA1, IA2
Epoxidhydrolase	vermehrt	wenig vermehrt
Glukuronidierung	erhöht	wenig erhöht
Glutathiontransferase	1–1	3–4
NADPH-Cytochrom-Reduktase	erhöht	unverändert
NAD-Menadion-oxido-Reduktase	unverändert	erhöht

Induktoren in Betracht. Ein täglicher Alkoholkonsum von 200 g erniedrigt in 2–3 Wochen die Halbwertzeit von Tolbutamid von 6 auf 2,5 h, die von Phenytoin von 23,5 auf 16,3 h. Bisher sind mehr als 300 induzierende Arzneimittel und Fremdstoffe mit den unterschiedlichsten Strukturen bekannt geworden. Darunter ist TCDD (s. S. 796) am weitaus wirksamsten.

Enzymhemmung

Der Fremdstoffwechsel kann auf vielfältige Weise gehemmt werden (Tab. 26). Dadurch können gleichzeitig verabfolgte Arzneimittel interferieren, es können aber auch Wechselwirkungen mit endogenen Substraten auftreten. In Anwesenheit von Ethylalkohol (s. S. 797) wird der Abbau zahlreicher Arzneimittel verzögert. Kompetitive Hemmung spielt in der Praxis allerdings erst bei Dosen eine Rolle, die zu Konzentrationen im Sättigungsbereich der Enzyme führen.

Tab. 26: Möglichkeiten der Hemmung des Fremdstoffwechsels		
Angriffspunkt	Mechanismus	Beispiel
Enzymaktivität	Synthese	Hemmstoffe der Proteinsynthese
	Porphyrinsynthese	3-Amino-1,2,3-triazol, Cobalt
Kofaktoren		L-Methionin-S-sulfoximin
	GSH-Synthese	Diethylmaleat,
	GSH-Depletion	Glycidol
	UDPGA-Synthese	Galactosamin
Cytochrom P-450	Kompetition mit O_2-Bindung	CO
	Kompetition mit Substratbindung	Ethanol, 7,8-Benzoflavon
	Suizid-Hemmung durch reaktive Metaboliten	Halogenierte KW, Allylverbindungen

Dicumarol hemmt den Stoffwechsel von Phenytoin und verstärkt dadurch dessen Nebenwirkungen (s. S. 272). Allopurinol hemmt die Xanthinoxidase und damit die Oxidation gleichzeitig gegebenen 6-Mercaptopurins zur Mercaptoharnsäure (s. S. 449).

Elimination von Fremdstoffen durch Exkretion

Fremdstoffe können den Organismus auf verschiedenen Wegen wieder verlassen. Dabei steht die Ausscheidung über die Niere mit dem Harn ganz im Vordergrund. Aber auch die Leber ist ein Ausscheidungsorgan. Fremdstoffe, die ausreichende Molmasse und Polarität besitzen, werden mit der Galle in den Darm befördert. Daneben spielt die Abatmung über die Lunge nur bei Stoffen mit entsprechend hohem Dampfdruck eine Rolle. Die Sekrete von Speichel-, Milch-, Tränen- und Schweißdrüsen können ebenfalls Fremdstoffe enthalten.

Renale Exkretion

Die Niere erfüllt ihre physiologische Funktion, nämlich Aufrechterhaltung von Osmolalität und Flüssigkeitsvolumen bei größtmöglicher Unabhängigkeit von Wasser- und Kochsalzaufnahme, über einen außerordentlich wirksamen Mechanismus der Rückgewinnung von Salzen, Wasser und wertvollen Stoffen, wie Glukose und Aminosäuren. Gleichzeitig werden Produkte des Intermediärstoffwechsels, wie Harnstoff und Harnsäure, abgegeben. Im Glomerulus wird fortlaufend ein Teil des Plasmas filtriert (Abb. 61). Dieses Filtrat wird bereits im proximalen Tubulus auf 40 % des Ausgangsvolumens eingeengt. Glucose, Aminosäuren und Bicarbonat werden dabei praktisch vollständig zurückgewonnen, Säureäquivalente und Harnstoff dagegen im tubulären Harn angereichert. Auf dem Weg über die Henle'sche Schleife, den distalen Tubulus und das Sammelrohr wird das Harnvolumen bis auf 1 % des Ausgangswertes vermindert, und Elektrolyte werden in dem zur Aufrechterhaltung der Homöostase erforderlichen Umfang zurückgewonnen (zur Nierenphysiologie s. a. S. 424). Fremdstoffe werden zusammen mit den anderen Plasmabestandteilen glomerulär filtriert. Sie können, sofern sie lipophil genug sind, im Zuge der Konzentrierung durch das Tubulusepithel zurückdiffundieren. Sie können aber auch zusätzlich aktiv sezerniert werden, wenn sie von den Transportsystemen für organische Säuren oder Kationen befördert werden.

Glomeruläre Filtration

Das Filter im Glomerulus wird durch die Filamente der Basalmembran und die von außen aufliegenden Ausläufer von Epithelzellen der Bowmann'schen Kapsel gebildet. Das Kapillarendothel ist sehr durchlässig, und seine Poren tragen nur wenig zu der Filterwirkung bei. Insgesamt ergibt sich ein effektiver Porenradius von 3 nm, d. h. die Filtration von Stoffen mit einer Molmasse von mehr als 15 000 wird in Abhängigkeit von der Molmasse und Form zunehmend eingeschränkt. Das Filtrat enthält also einem Ultrafiltrat entsprechend alle im Plasma gelösten Stoffe mit niedriger Molmasse. Es enthält keine zellulären Bestandteile und keine Plasmaproteine (MM $\geq$ 60 000) und damit auch nicht den an Plasmaproteine gebundenen Anteil von Fremdstoffen. Der Filtrationsdruck ergibt sich aus dem Kapillardruck in den Glome-

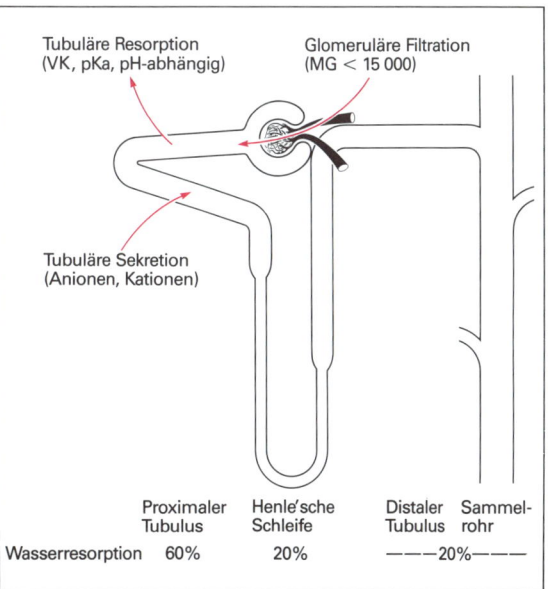

Abb. 61: Schematische Darstellung der Hauptbewegungen von Fremdstoffen im Nephron der Niere. Zur Resorption und Sekretion von Elektrolyten und Wasser, vgl. Abb. 2, S. 425.

rulusschlingen und dem Stauungsdruck in der Bowmann'-schen Kapsel, vermindert um den durch die zurückbleibenden Plasmaproteine ausgeübten osmotischen Druck. Zusammen mit der starken Durchblutung der Niere (s. S. 424) ergibt sich eine Filtrationsleistung von 120 ml/min beim gesunden Erwachsenen.

Die Menge eines Stoffes, die pro Minute filtriert wird (Konz. im Plasma [P] x glomeruläre Filtrationsrate (GFR) in ml/min) entspricht der Menge, die im Harn erscheint (Konz. im Harn [U] · Harnvolumen (V) in ml/min) nur unter der Voraussetzung, daß der filtrierte Stoff unverändert aus dem Primärharn in den Endharn gelangt:

$$[P] \cdot GFR = [U] \cdot V$$

Für Inulin, ein Polysaccharid mit der Molmasse 5500, ist diese Voraussetzung gegeben. Wenn bei Infusion einer Inulinlösung nach Erreichen konstanter Plasmakonzentrationen diese und die Harnausscheidung gemessen werden, läßt sich die glomeruläre Filtrationsrate nach

$$GFR = [U]/[P] \cdot V$$

bestimmen. Da der größte der Teil der Flüssigkeit (99 %) wieder resorbiert wird, bedeutet das gleichzeitig, daß 120 ml Plasma pro min Minute von Inulin befreit werden. Deshalb wird dieser Wert auch als Inulinclearance CL^{Inulin} bezeichnet:

$$CL_{Inulin} = [U]_{Inulin}/[P]_{Inulin} \cdot V$$

Mit Hilfe der Inulinclearance kann die Nierenfunktion überprüft werden. In der Klinik wird häufig die einfacher zu bestimmende Kreatininclearance verwendet, die aber gerade bei Nierenschäden von der GFR abweichen kann. Durch den Vergleich der Inulinclearance mit der Clearance eines Fremdstoffes läßt sich darüber hinaus eine von der schwankenden Filtrationsrate unabhängige Beziehung gewinnen. Ist das Verhältnis $CL_{Fremdstoff}/CL_{Inulin} = 1:1$, so wird der Fremdstoff nur durch glomeruläre Filtration ausgeschieden. Ist der Quotient < 1, so wird aufgrund tubulärer Resorption weniger ausgeschieden als filtriert, ist der Quotient > 1, so wird der Fremdstoff zusätzlich tubulär sezerniert (Abb. 62).

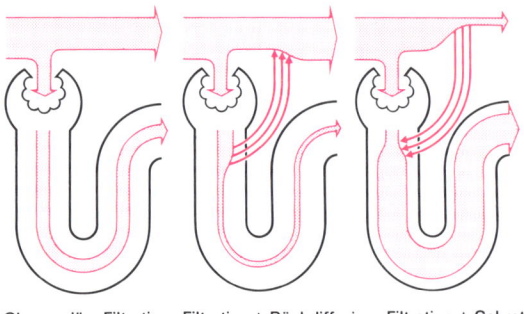

Abb. 62: Ausscheidung von Pharmaka mit unterschiedlicher Clearance in der Niere.

Glomeruläre Filtration
$C = 120$ ml/min
$C_{Pharm}/C_{Inulin} = 1$

Filtration + Rückdiffusion
$0 < C < 120$ ml/min
$C_{Pharm}/C_{Inulin} < 1$

Filtration + Sekretion
$120 < C < 650$ ml/min
$C_{Pharm}/C_{Inulin} > 1$

Tubuläre Resorption

Die Konzentrierung des Primärharns im proximalen Tubulus auf 40 % des Ausgangsvolumens schafft für Fremdstoffe ein Konzentrationsgefälle in Richtung auf den Interzellulärraum und die Gefäße. Das Tubulusepithel ist eine Diffusionsbarriere, die nur von ausreichend lipophilen Stoffen passiert werden kann. Für Glucose, Aminosäuren und andere wertvolle Plasmabestandteile sind spezifische Transportmechanismen

vorgesehen. Andere wasserlösliche Stoffe und Ionen werden dagegen zurückgehalten. Lipoidlösliche Stoffe folgen dem Konzentrationsgradienten und werden durch passive Diffusion wieder resorbiert. Dabei gelten dieselben Gesetzmäßigkeiten wie für die Resorption im Magen-Darm-Trakt (s. S. 31). Das bedeutet, daß die Stoffe, die aufgrund guter Lipoidlöslichkeit in den Organismus aufgenommen worden waren, auch aus dem Harn wieder in das Blut zurückdiffundieren können. Ihre Ausscheidung hängt praktisch nur vom Harnfluß ab ([U]/[P] = 1, $CL = V$, für Stoffe die an Plasmaproteine binden, kann hier nur der frei im Plasmawasser gelöste Anteil eingesetzt werden). So wird Thiopental bis zum Konzentrationsausgleich, d. h. praktisch wieder vollständig resorbiert. Solche Stoffe können erst nach Umwandlung in besser wasserlösliche Metaboliten ausgeschieden werden (s. Biotransformation S. 38).

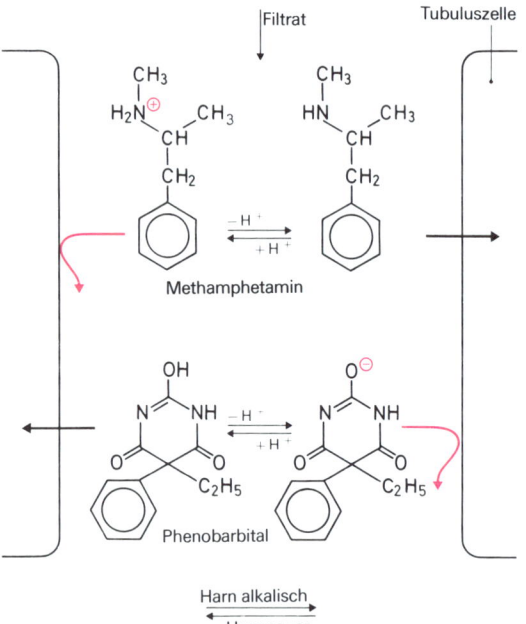

Methamphetamin

Phenobarbital

Harn alkalisch
Harn sauer

Abb. 63: Abhängigkeit der Ausscheidung basischer und saurer Pharmaka im Harn vom Ionisationsgrad.

Bei Säuren und Basen hängt die Ausscheidung vom Ionisationsgrad ab, der durch den pK_a-Wert des Stoffes und den pH-Wert des Harns bestimmt wird (Abb. 63). Da ein Teil der im Intermediärstoffwechsel anfallenden Säureäquivalente über die Niere ausgeschieden wird, liegt das pH im proximalen und distalen Tubulus normalerweise 0,5 pH-Einheiten unter demjenigen des Blutes. Die physiologischen Schwankungen liegen zwischen pH 5–7. Im Endharn wird höchstens ein pH von 4,5 erreicht.

Die Dissoziationsgleichgewichte können von außen manipuliert werden. Nach oraler Zufuhr von Natriumbicarbonat wird der pH-Wert des Harns nach der alkalischen Seite, durch orale Zufuhr von Ammoniumchlorid oder i. v.-Infusion von L-Arginin-HCl auf die saure Seite verschoben. So kann bei Vergiftungen mit Alkaloiden und basischen Suchtmitteln wie Amphetamin die Ausscheidung durch Ansäuern (Abb. 63), bei Vergiftungen mit sauren Arzneimitteln wie Barbituraten oder Salicylaten durch Alkalisieren (Abb. 64) des Harns beschleunigt werden. Durch Verschiebungen des pH-Wertes im Plasma wird dabei zunächst die Rückverteilung der Pharmaka aus dem Gehirn begünstigt, weil Protonen die Blut-Hirn-Schranke nur schlecht passieren. Dadurch

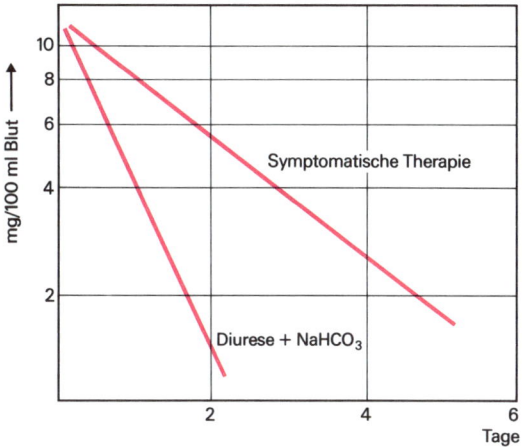

Abb. 64: Elimination von Allyl-isopropyl-barbiturat (halblog-arithmische Auftragung) nach zwei Selbstmordversuchen eines Patienten. Beim ersten Mal wurde nur symptomatisch behandelt, beim zweiten Mal die Ausscheidung durch Diuretika und Bicarbonat-Zufuhr beschleunigt (nach Maschetzky, A. und Lassen, N. A., JAMA **185**, 936; 1963).

Tab. 27: Einige Pharmaka, deren renale Ausscheidung durch entsprechende Veränderung des Harn-pH erhöht wird.

Pharmakon	
sauer (pK$_a$ 3−8)	basisch (pK$_a$ 7−11)
renale Ausscheidung erhöht, wenn	
Harn alkalisch	Harn sauer
Acetazolamid	Amphetamin
Nitrofurantoin	Chloroquin
Phenobarbital	Imipramin
Probenecid	Levorphanol
Salicylsäure	Mecamylamin
Sulfathiazol	Nicotin

wird dort die Konzentration verringert und die im Plasma erhöht. Im weiteren Verlauf wird dann die pH-Verschiebung im Harn wirksam. Bei Überwiegen der ionisierten Form nimmt die Rückdiffusion ab und die Ausscheidung zu (Abb. 63). Beispiele für die Anwendung dieses Prinzips sind in Tab. 27 zusammengestellt.

Tubuläre Sekretion

Zahlreiche Fremdstoffe werden schneller renal ausgeschieden, als aufgrund der glomerulären Filtration zu erwarten wäre ($CL/CL_{Inulin} > 1$, s. Tab. 28 und Abb. 62). Im Bereich des proximalen Tubulus gibt es zwei Transportsysteme, die einerseits organische Säuren, andererseits organische Basen in ionisierter Form gegen den Konzentrationsgradienten transportieren. Organische Säuren werden dabei aktiv von der basolateralen Seite in die Tubulusepithelzelle befördert und erreichen dort so hohe Konzentrationen, daß sie auf der luminalen Seite entlang dem Konzentrationsgradienten, bei vielen Spezies unter Beteiligung von Transportern, in den Harn gelangen. Aufgrund der begrenzten Kapazität und der höheren Affinität der Transporter ist der erste Schritt des Sekre-

Tab. 28: Stoffe, die tubulär sezerniert werden.

Anionen	Kationen
Para-Aminohippursäure (PAH)	Neostigmin
Diodon	Dopamin
Phenolrot	Tolazolin
Penicillin	Tetraethylammonium
Sulfonamide	
Glucuronide	
Sulfate	
Harnsäure	

tionsprozesses geschwindigkeitsbestimmend. Verschiedene Fremdstoffe können um die Bindung an die Transporter konkurrieren und so gegenseitig ihre Ausscheidung hemmen. Plasmaeiweißbindung behindert diesen Weg der renalen Ausscheidung nicht, weil sich bei Änderung der Konzentration des gelösten Anteils das Bindungsgleichgewicht neu einstellt. Nach Injektion niedriger PAH-Mengen kann dieser Transportmechanismus praktisch das gesamte, nach der Passage des Glomerulus noch im Blut vorhandene PAH sezernieren ($CL_{PAH}/CL_{Inulin} = 5,1$). Auf dieser Grundlage kann die Nierendurchblutung gemessen werden. Sie beträgt normalerweise 650 ml/min.

Fremdstoffe können in der Niere gleichzeitig filtriert, resorbiert und sezerniert werden. Wenn dazu noch, wie bei Harnsäure und einigen anderen organischen Säuren, eine Transporter-vermittelte Resorption aus dem Primärharn kommt, wird es besonders schwierig, die einzelnen Anteile abzuschätzen. Die renale Clearance beschreibt das Nettoergebnis aller Vorgänge. Sie spielen sich vor allem im proximalen Tubulus ab. Aber auch auf dem weiteren Weg bis in die Blase können Fremdstoffe wieder in den Organismus aufgenommen werden. Dies ist besonders bei hydrolyseempfindlichen Stoffen der Fall. Aufgrund der Verweildauer und dem schwach sauren pH können vor allem in der Blase Konjugate gespalten und wieder lipophile, resorbierbare Stoffe freigesetzt werden. Es wird angenommen, daß durch die Freisetzung reaktionsfähiger Metaboliten aus inaktiven Transportformen die Blasenschleimhaut in besonderem Maße krebserzeugenden Schädigungen ausgesetzt wird.

Biliäre Exkretion

Die tägliche Produktion von bis zu einem Liter Lebergalle dient in erster Linie der Bereitstellung von Gallensäuren für die Fettresorption und der Ausscheidung der Abbauprodukte von Hämoglobin und Myoglobin, vor allem Bilirubin. Daneben sind in der Galle zahlreiche endogene Stoffe und Enzyme enthalten, aber auch Fremdstoffe und deren Metaboliten (Abb. 65). Voraussetzung für die biliäre Exkretion von Fremdstoffen sind eine Mindestmolekülgröße, ausreichende Polarität und in manchen Fällen bestimmte Strukturmerkmale. Sind diese Voraussetzungen erfüllt, werden solche Stoffe auf eine bis zu mehrhundertfache Konzentration in der Galle angereichert. Das spricht für die Beteiligung von Transportmechanismen. Dabei werden getrennte Transporter für Anionen, Kationen sowie Steroide und verwandte Verbindungen angenommen. Die Abhängigkeit von der Molmasse fällt besonders auf (Tab. 29). Die Schwelle, unterhalb derer organische Anionen nicht mehr in der Galle erscheinen, ist spezies-, geschlechts- und strukturabhängig. Die Schwelle für die Molmasse ist bei der Ratte 325 ± 50, beim Meerschweinchen 400 ± 50, beim Kaninchen 475 ± 50, beim Menschen noch

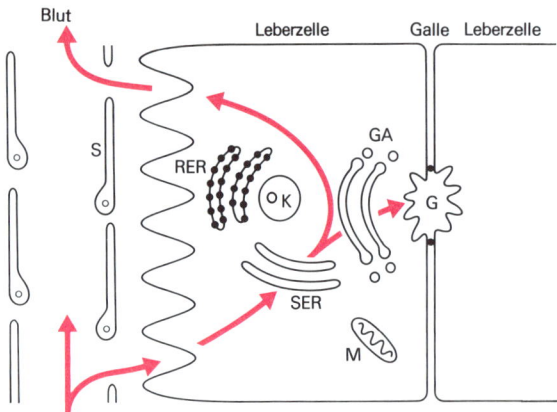

Abb. 65: Stoffbewegung durch die Leberzelle.
Aus den Sinusoiden (S) gelangen die Stoffe in die Zelle, wo sie mit Zellbestandteilen in Wechselwirkung treten können. Nach einer möglichen Veränderung durch lösliche oder membrangebundene Enzyme kehren sie entweder wieder in das Blut zurück oder sie werden in die sich zwischen den Zellen bildenden Gallenkanälchen (G) abgegeben. RER rauhes endoplasmatisches Retikulum, SER glattes endoplasmatisches Retikulum, K Kern, GA Golgiapparat, M Mitochondrium.

etwas höher (500–700). Daraus können erhebliche Unterschiede beim Vergleich der Pharmakokinetik von Arzneimitteln mit Molmassen zwischen 300–500 resultieren, z. B. wenn ein Stoff beim Versuchstier, nicht aber beim Menschen biliär ausgeschieden wird. Die Polarität wird häufig durch -COOH-, -SO$_3$H- und -O-SO$_3$H-Gruppen bedingt, die unter physiologischen Bedingungen in dissoziierter Form vorliegen. Durch die Konjugation mit Gucuronsäure (MM 177) oder Glutathion (MM 307) werden Fremdstoffe häufig über die Molekulargewichtsschwelle gehoben und wird die Polarität für Gallegängigkeit erreicht. Quaternäre Ammoniumverbindungen werden als Kationen transportiert. Die Herzglykoside sind durch die Zuckerreste polar.

Tab. 29: Stoffe, die vornehmlich biliär ausgeschieden werden.	
	MM
Anionen	
Bilirubin-Diglucuronid	937
Thyroxin-Glucuronid	953
Pregnandiol-Glucuronid	497
Stilboestrol-Glucuronid	445
Morphin-Glucuronid	461
Bromsulphthaleinglutathion-Derivate	1 020
Röntgenkontrastmittel für die Cholezystographie	
Kationen	
Tubocurarinchlorid	625
Tetracycline	> 444
Streptomycin	581
Nichtelektrolyte	
Digitoxinmetaboliten	
Scillaren A	693
Lanatosid A	969

Die biliäre Exkretion kann durch Hemmung der Aufnahme in die Leber, Veränderungen im Stoffwechsel oder beim Transport beeinträchtigt, durch Induktion verstärkt werden. Östrogene hemmen den Übergang in die Canaliculi. Die hohen Östrogenspiegel während der Schwangerschaft können deshalb die Leberclearance herabsetzen.
Die enorme Anreicherung mancher Stoffe in der Galle und deren Eindickung in den Gallengängen und der Gallenblase bedingen hohe Exposition des Epithels und begünstigen damit akut oder chronisch toxische Effekte.

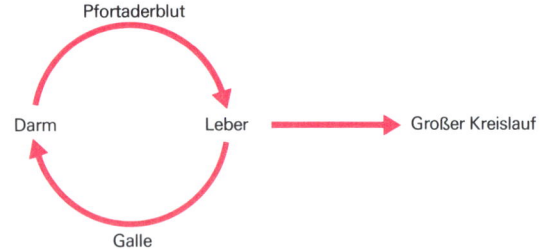

Abb. 66: Enterohepatischer Kreislauf.

Mit der Galle gelangen die Stoffe schließlich in den Darm, von wo aus sie bei ausreichender Lipoidlöslichkeit wieder resorbiert werden können. Häufig wird diese Lipoidlöslichkeit durch Hydrolyse von Glucuroniden mit Hilfe bakterieller β-Glucuronidasen erreicht. Dadurch kommt es zu einem enterohepatischen Kreislauf (Abb. 66). So werden gallegängige Steroidkonjugate oder die Konjugate von Laxantien (s. S. 483) wieder resorbiert. Nach erneuter Konjugation in der Darmschleimhaut und in der Leber können sie dann wieder biliär ausgeschieden werden. Die systemische Konzentration wird durch den enterohepatischen Kreislauf einerseits vermindert, d. h. die Wirksamkeit wird herabgesetzt, andererseits wird die Wirkung wegen der verzögerten, letzlich über die Niere erfolgenden Ausscheidung, aber auch verlängert.
Als Faustregel kann gelten, daß Stoffe mit einer Molmasse < 300 bevorzugt im Harn, solche mit einer Molmasse > 500 bevorzugt in der Galle erscheinen. Dies ist für die Auswahl von Röntgenkontrastmitteln zur Darstellung der ableitenden Gallen- und Harnwege bedeutsam. Viele Arzneimittel und Umweltstoffe fallen in den dazwischen liegenden Bereich. Bei ihnen hängt der Anteil der beiden Ausscheidungswege von zahlreichen Parametern ab und läßt sich nur schwer voraussagen.

Andere Wege der Exkretion

Basische Verbindungen können aufgrund des pH-Gradienten in den Magen abgegeben werden und sofern sich im Dünndarm das Gleichgewicht auf die Seite der undissoziierten Form verschiebt, wieder rückresorbiert werden (entero-gastraler Kreislauf). Dies kann in der Vergiftungsbehandlung genutzt werden, indem die Stoffe durch Magenspülung, gegebenenfalls in Verbindung mit Aktivkohle, beschleunigt entfernt werden.
In den Sekreten von Speichel-, Milch-, Tränen-, und Schweißdrüsen sind auch Fremdstoffe enthalten. Ihre Aufnahme erfolgt wieder nach den Gesetzen der Diffusion lipophiler Stoffe. Durch pH-Unterschiede werden Ungleichverteilungen erzeugt. So werden basische Stoffe in der Milch, die ein etwas niedrigeres pH hat als die Zelle, angereichert. Der Übergang von Arzneimitteln in die Milch muß bei stillenden Frauen be-

dacht werden. Auch Alkohol und Nicotin erreichen auf diesem Weg den Säugling. Besondere Vorschriften betreffen die Behandlung von Tieren, z. B. mit Antibiotika, die in der Trinkmilch erscheinen können. Ein direkter Übertritt aus dem Blut in den Darm (intestinale Exkretion) ist für quaternäre Ammoniumbasen, schwache Säuren und einige Herzglykoside im Tierversuch nachgewiesen worden und spielt für die Ausscheidung einiger Schwermetalle eine Rolle (s. S. 766 f.).

Arzneimittelkonzentration im Organismus in Abhängigkeit von der Zeit (Pharmakokinetik)

Die Pharmakokinetik befaßt sich mit dem zeitlichen Verlauf der Konzentration eines Pharmakons im Organismus. Der Begriff wurde 1953 von dem Pädiater F. H. Dost in seinem Werk „Der Blutspiegel – Kinetik der Konzentrationsabläufe in der Kreislaufflüssigkeit" geprägt. Die Anfänge der Pharmakokinetik reichen aber erheblich weiter zurück. Bereits 1847 beschrieb Buchanan in England pharmakokinetische Grundlagen der Ether-Anästhesie. Das Konzept der „Clearance" wurde in den 20er Jahren von Van Slyke und Mitarbeitern erarbeitet. Der Begriff des „Verteilungsvolumens" wurde 1934 von Dominguez eingeführt. Weitere Marksteine bei der Entwicklung der modernen Pharmakokinetik waren die Untersuchungen von Widmark und Tandberg (1924) zur Kinetik des Alkohols und die Arbeiten von Teorell (1937), der die Kinetik von Fremdstoffen mit Hilfe eines sog. „Kompartiment-Modells" beschrieb.

Pharmakokinetische Parameter

Für die meisten Pharmaka besteht eine Beziehung zwischen ihrer Konzentration am Wirkort und ihrer Wirkung (vgl. S. 3 ff.). Allerdings ist diese Konzentration einer Messung meist nicht zugänglich, sodaß man zur pharmakokinetischen Analyse im wesentlichen auf die Messung der Konzentrationen im Plasma oder Blut und in den Exkreta, zumeist im Urin, angewiesen ist. Für viele Pharmaka besteht aber auch eine Beziehung zwischen ihrer Plasmakonzentration und ihrer Wirkung (Abb. 67). Die Konzentration im Plasma ist daher eine wichtige pharmakokinetische „Zielgröße".

Der zeitliche Verlauf der Konzentrationen eines Pharmakons im Organismus wird durch das Zusammenspiel von Resorption, Verteilung und Elimination bestimmt. Die für die Praxis wichtigsten Parameter zur Beschreibung dieser Vorgänge sind die **Bioverfügbarkeit,** das **Verteilungsvolumen,** die **Clearance** und die **Halbwertzeit.**

Grundsätzlich ist dabei zu berücksichtigen, daß diese Größen nicht nur von den physikalisch-chemischen Eigenschaften eines Pharmakons abhängen. Pharmakokinetische Parameter können auch bei gesunden Individuen erheblichen interindividuellen Schwankungen unterliegen (s. Kapitel Pharmakogenetik) und werden durch eine Vielzahl von Faktoren wie z. B. Lebensalter, Krankheiten oder Wechselwirkungen mit anderen Pharmaka beeinflußt. Eine scheinbare Änderung der „Empfindlichkeit" gegenüber einem Pharmakon ist häufig durch solche Änderungen seiner Pharmakokinetik bedingt.

Bioverfügbarkeit

Grundsätzlich versteht man unter Bioverfügbarkeit (engl. bioavailability), in welchem Ausmaß und mit welcher Geschwindigkeit ein Wirkstoff aus einer Arzneiform resorbiert wird und am Ort der Wirkung zur Verfügung steht. Bei dieser Definition ergibt sich aber das Problem, daß die Konzentration eines Pharmakons am Wirkort meist nicht bestimmt werden kann. Diesem Umstand wird durch eine alternative Definition der Bioverfügbarkeit Rechnung getragen, die Eingang in die Arzneimittelprüfrichtlinien der WHO und auch des deutschen Arzneimittelrechtes gefunden hat. Danach bezieht sich die Bioverfügbarkeit auf den Anteil eines Pharmakons, der unverändert ins systemische Blut, d. h. in den großen Kreislauf gelangt.

In den meisten Fällen ist das Ausmaß der Resorption von größerer Bedeutung als die Geschwindigkeit der Resorption, so daß der Begriff der Bioverfügbarkeit häufig enger gefaßt wird. In diesem Sinne versteht man unter der Bioverfügbarkeit den Bruchteil bzw. Prozentsatz eines Wirkstoffs, der aus seiner Zubereitung in das systemische Blut gelangt. Definitionsgemäß ist ein Pharmakon bei intravenöser Applikation zu 100% „bioverfügbar". Bei extravasaler Applikation, z. B. bei oraler Gabe beträgt die Bioverfügbarkeit oft weniger als 100%, weil nach Passage von Darm und Leber im systemischen Blut dem Organismus nur noch Bruchteile der verabfolgten Dosis zur Verfügung stehen. Die Größe dieses Anteils wird nicht nur durch das Ausmaß der Resorption, sondern auch durch das Ausmaß der „präsystemischen" Elimination im Darm und in der Leber bestimmt (Abb. 68).

Zu berücksichtigen ist weiterhin, daß sich Angaben zur Bioverfügbarkeit – gemäß der Definition – immer auf eine bestimmte Zubereitung eines Arzneistoffs beziehen, da die Bioverfügbarkeit in einem oft beträchtlichen Umfang von der Galenik abhängt (s. Abschnitt Pharmaka und Arzneimittel, S. 71).

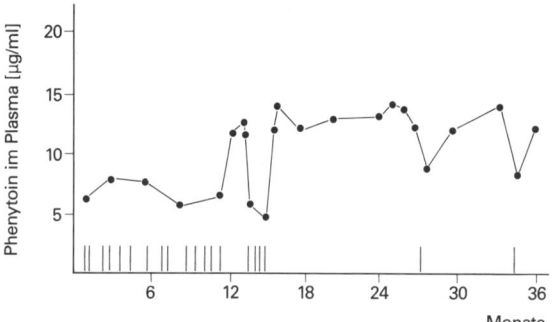

Abb. 67: Plasmakonzentration und Wirkung von Phenytoin. Dargestellt sind die bei einer Patientin mit Epilepsie gemessenen Plasmakonzentrationen. Die Markierungen (rot) auf der Abszisse zeigen, wann Krampfanfälle auftraten. Wegen mangelnder Compliance (unzuverlässige Einnahme) lagen während der ersten 12 Monate die Konzentrationen im Plasma nur zwischen 5 und 8 μg/ml. In dieser Zeit traten immer wieder Anfälle auf. Nach 12 Monaten wurde die Patientin ins Krankenhaus aufgenommen und die Einnahme überwacht, worauf antikonvulsiv wirksame Konzentrationen (> 10 μg/ml) erreicht wurden. Sobald die Plasmakonzentration wieder unter den therapeutisch wirksamen Bereich abfiel, traten auch wieder Krampfanfälle auf (nach Lund, Läkartidningen **68,** suppl. p. 73, 1971).

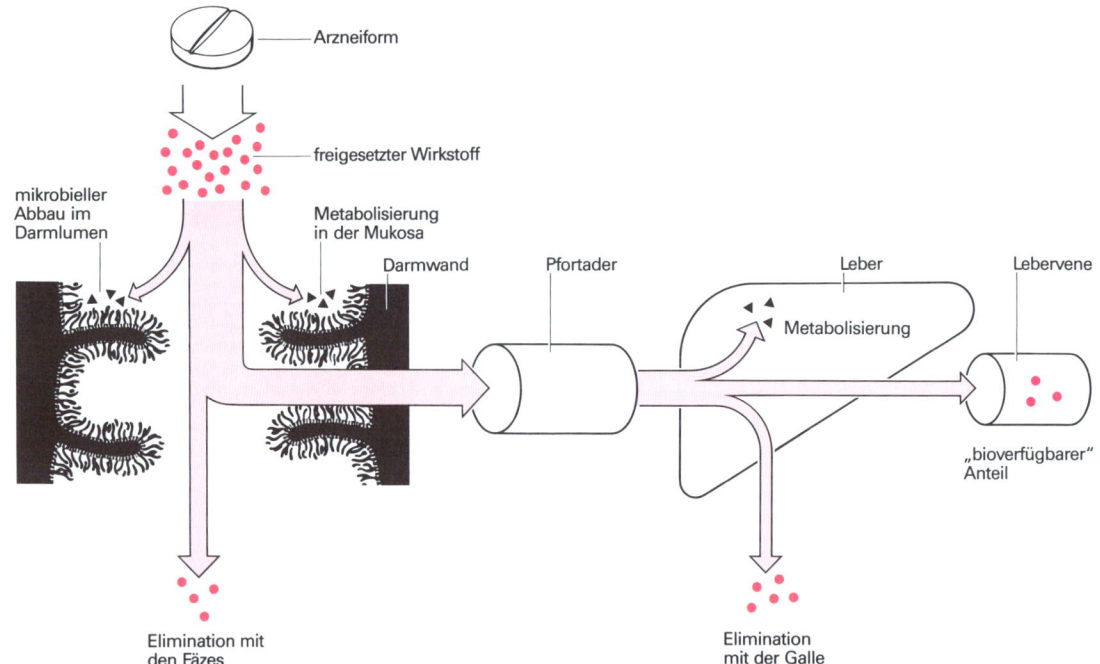

Abb. 68: Bioverfügbarkeit und präsystemische Elimination. Bei der enteralen Resorption muß ein Pharmakon zunächst die Darmschleimhaut passieren. Bereits hier kann es zu Metaboliten umgewandelt werden. Der unveränderte Rest kann bei der Leberpassage durch Metabolisierung und biliäre Exkretion weiter vermindert werden. Nur der ins systemische Blut gelangende Anteil ist „bioverfügbar" und kann wirksam werden.

Bioverfügbarkeit und „Fläche unter der Kurve"

Verabreicht man die gleiche Dosis eines Pharmakons einmal i. v. und einmal per os, ergeben sich unterschiedliche Konzentrationsverläufe im Plasma (Abb. 69). Trägt man die gemessenen Plasmakonzentrationen gegen die Zeit auf, so ist die Fläche unter der resultierenden Kurve (engl. area under the curve, AUC) bei beiden Applikationsarten gleich, sofern das Pharmakon vollständig ins systemische Blut gelangt. Anders ausgedrückt besagt dieses „Prinzip der korrespondierenden Flächen" (Dost), daß unabhängig von der Art der Zufuhr eines Pharmakons die Fläche unter der Konzentrations-Zeit-

Kurve proportional zu der Menge des Arzneistoffes ist, die ins systemische Blut gelangt. Aus diesem Prinzip ergibt sich eine Möglichkeit zur Quantifizierung der Bioverfügbarkeit. Ist z. B. nach oraler Gabe eines Pharmakons die Fläche unter der Konzentrations-Zeit-Kurve genauso groß wie nach intravenöser Gabe der gleichen Dosis, so beträgt die orale Bioverfügbarkeit 100 %. Ist dagegen die Fläche nach oraler Gabe geringer, so ist auch die Bioverfügbarkeit entsprechend geringer (Abb. 70).

Bioverfügbarkeit und hepatischer „first-pass"-Effekt

Bei Pharmaka, die einem ausgeprägten hepatischen „first-pass"-Effekt unterliegen, hängt die Bioverfügbarkeit sehr stark von der Leberfunktion ab. Solche Pharmaka werden bei der Leberpassage in erheblichem Ausmaß aus dem Pfortaderblut „extrahiert". Das hat zur Folge, daß bereits kleine Änderungen der Extraktion zu großen Änderungen des nicht extrahierten Anteils und damit der Bioverfügbarkeit führen können (Abb. 71).

So wird bei Patienten mit Lebererkrankungen eine deutliche Erhöhung der Bioverfügbarkeit von Pharmaka beobachtet, die einem „first-pass"-Effekt unterliegen (Tab. 30). Dieser Effekt ist auch für die Dosierung von Pharmaka beim alten Menschen von Interesse. Nach oraler Gabe von Propranolol oder Clomethiazol findet man bei alten Menschen wesentlich höhere Plasmakonzentrationen als bei jungen Menschen. Auch bei anderen, einem „first-pass"-Effekt unterliegenden Pharmaka ist damit zu rechnen, daß durch altersbedingte Einschränkungen ihrer hepatischen Extraktion die Bioverfügbarkeit beim alten Menschen erheblich zunehmen kann.

Bei manchen Pharmaka kann die enzymatische Inaktivierung bereits im therapeutischen Dosisbereich gesättigt werden und

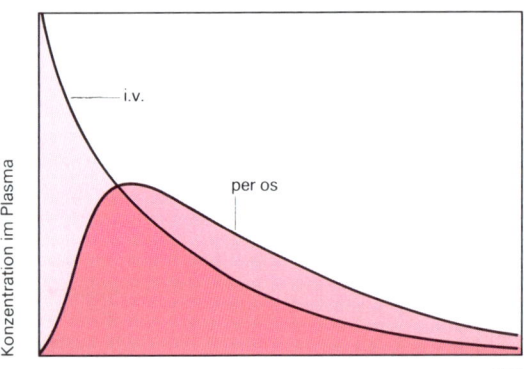

Abb. 69: Verlauf der Konzentration eines Pharmakons im Plasma nach Anwendung gleicher Dosen i. v. und per os. Nach dem Gesetz der korrespondierenden Flächen (Dost) sind bei vollständiger Bioverfügbarkeit die beiden Flächen unter den Kurven (AUC) gleich groß.

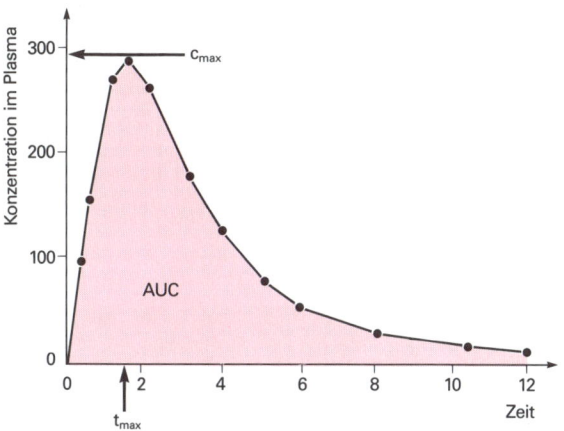

Abb. 70: Pharmakokinetische Parameter zur Quantifizierung der Bioverfügbarkeit.

Die Fläche unter der Konzentrations-Zeit-Kurve (area under the curve, AUC) ist proportional zu der in den systemischen Kreislauf gelangten Menge des Wirkstoffs M. Es gilt die Beziehung:

$$AUC = \frac{M}{CL}$$

wobei CL die totale Clearance ist (vgl. S. ● ● und Abb. 74). Die **absolute Bioverfügbarkeit** ergibt sich durch den Vergleich mit der nach i. v.-Gabe gemessenen AUC_{iv} als

$$f = \frac{AUC}{AUC_{iv}}$$

Zum Vergleich der Bioverfügbarkeit aus zwei Arzneizubereitungen (z. B. Präparate verschiedener Hersteller) dient die **relative Bioverfügbarkeit**

$$f = \frac{AUC_{\text{Präparat A}}}{AUC_{\text{Präparat B}}}$$

Da AUC auch von der Clearance abhängt, sollte bei Bioverfügbarkeitsstudien nach Möglichkeit ein intraindividueller Vergleich erfolgen, d. h. jeder Proband erhält das Referenz- und Prüfpräparat. Zur weiteren Charakterisierung der Konzentrations-Zeit-Kurven dienen die maximale Arzneistoffkonzentration (c_{max}) und der zugehörige Zeitpunkt (t_{max}). Als bioäquivalent gelten zwei Arzneizubereitungen, wenn sie sich hinsichtlich AUC, t_{max} und c_{max} nicht wesentlich unterscheiden.

damit der „first-pass"-Effekt sein Maximum erreichen. Dadurch kann es bei Dosiserhöhung zu einem überproportionalen Anstieg der Bioverfügbarkeit kommen (Abb. 72).

Tab. 30: Beispiele von Pharmaka, deren Bioverfügbarkeit bei Leberkranken erheblich zunehmen kann (nach Bass und Williams, Clin. Pharmacokin. **15,** 396 (1988)).

Clomethiazol	Pentazocin
Labetalol	Pethidin
Metoprolol	Propranolol
Nifedipin	Verapamil

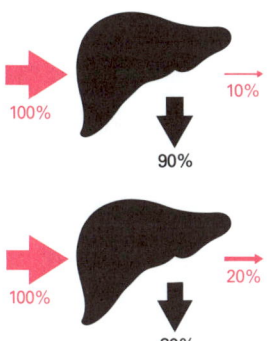

Abb. 71: Abhängigkeit der Bioverfügbarkeit eines Pharmakons vom Ausmaß des „first-pass"-Effektes.
Wird ein Pharmakon, das aus dem Darm zu 100 % resorbiert wird, während der Leberpassage durch einen „first-pass"-Effekt zu 90 % aus dem Pfortaderblut extrahiert, so beträgt seine Bioverfügbarkeit 10 % (oben).
Nimmt die Extraktion geringfügig von 90 % auf 80 % ab, so steigt die Bioverfügbarkeit auf 20 %, also das Doppelte (unten).
Bei Pharmaka, die einem ausgeprägten „first-pass"-Effekt unterliegen, können bereits kleine Änderungen der Extraktion zu erheblichen Änderungen der Bioverfügbarkeit führen.

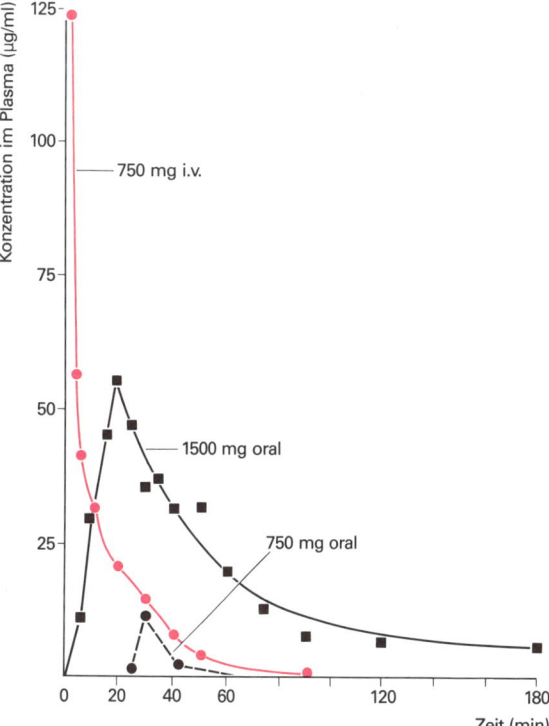

Abb. 72: Dosisabhängigkeit des „first-pass"-Effektes. Bei einem Patienten wurden die Konzentrationen von Fluorouracil im Plasma nach intravenöser und nach oraler Verabreichung gemessen. Fluorouracil wird während der Leberpassage in erheblichem Ausmaß metabolisiert. Daher ist die Fläche unter der Konzentrations-Zeit-Kurve (AUC) nach oraler Verabreichung sehr viel niedriger als nach intravenöser Injektion der gleichen Dosis. Wurde die doppelte Dosis per os gegeben, stieg die AUC um das 13fache an. Bei der hohen Dosis kommt es zu einer Sättigung des „first-pass-Effektes". Nach Christophidis et al., Clin. Pharmacokin. **3,** 330, 1978.

Verteilungsvolumen

Nach seiner Definition ist das Verteilungsvolumen V ein Proportionalitätsfaktor zwischen der im Organismus vorhandenen Menge M eines Pharmakons und seiner Plasmakonzentration c. Es gilt die Beziehung:

$$M = c \cdot V \qquad (16)$$

Bei Kenntnis des Verteilungsvolumens kann man die Dosis eines Pharmakons berechnen, die nötig ist, um eine bestimmte therapeutisch wirksame Plasmakonzentration zu erzielen. Umgekehrt kann man Gl. 16 dazu benützen, das Verteilungsvolumen eines Pharmakons zu bestimmen. Die dazu verwendeten Verfahren basieren im Prinzip darauf, daß man das Verteilungsvolumen nach Gl. 16 aus der im Organismus befindlichen Menge eines Pharmakons und der Plasmakonzentration berechnet. Als Proportionalitätsfaktor zwischen der Menge eines Pharmakons (in mg bzw. bezogen auf das Körpergewicht in mg/kg) und der Plasmakonzentration (in mg/l) hat dieser Faktor die Dimension eines Volumens, nämlich Liter bzw. Liter pro kg Körpergewicht.

In Tabelle 31 sind Zahlenwerte für das Verteilungsvolumen verschiedener Pharmaka zusammengestellt. Dabei fällt auf, daß sich wie z. B. für Chlorpromazin ein Verteilungsvolumen von 20 l/kg, d. h. bei einem Patienten mit einem Körpergewicht von 70 kg 1400 l, ergibt. Die errechneten Verteilungsvolumina können ein Vielfaches des Körpervolumens betragen. Bei der Interpretation solcher Werte ist zu berücksichtigen, daß das Verteilungsvolumen nicht nur von der Größe der realen Verteilungsräume eines Pharmakons abhängt, sondern auch durch das Ausmaß der Bindung eines Pharmakons an Plasma und Gewebe bestimmt wird (Abb. 73).

Tab. 31: Scheinbare Verteilungsvolumina V (l/kg) einiger Pharmaka (nach Greenblatt and Shader: Pharmacokinetics in Clinical Practice. Saunders, Philadelphia 1985). Als Bruchteil von 1 ausgedrückt beträgt das Plasmavolumen 0,04 und der gesamte Körperwasserraum 0,6. Ein Verteilungsvolumen von 0,06 (z. B. Heparin) bedeutet daher, daß sich das Pharmakon vorwiegend auf das Plasma verteilt. Scheinbare Verteilungsvolumina, die das Volumen des Körperwasserraums übersteigen, ergeben sich für Pharmaka, die im Gewebe gebunden oder im Fettgewebe gespeichert werden und dort höhere Konzentrationen als im Plasma erreichen. „Mittlere" Verteilungsvolumina sind dagegen schwerer zu interpretieren. Das scheinbare Verteilungsvolumen von Substanzen wie Ethanol ($V = $ 0,65) oder Isoniazid ($V = $ 0,6), die sich im gesamten Körperwasser verteilen, entspricht dem Volumen des Körperwassers. Umgekehrt läßt sich aber aus einem scheinbaren Verteilungsvolumen von 0,6 l/kg nicht unbedingt schließen, daß sich dies Pharmakon nur im Körperwasser verteilt. Z. B. wird Phenytoin ($V = $ 0,6) zu rund 90 % an Plasmaproteine und Gewebe gebunden (vgl. Abb. 73, Beispiel 4).

Heparin	0,06	Pentobarbital	1,8
Insulin	0,08	Procainamid	2,0
Tolbutamid	0,1	Morphin	2,0
Warfarin	0,2	Chinidin	2,3
Ampicillin	0,3	Propranolol	3,0
Theophyllin	0,4	Lidocain	3,0
Isoniazid	0,6	Meperidin	3,5
Phenytoin	0,6	Digoxin	7,0
Ethanol	0,65	Imipramin	15,0
Paracetamol	1,0	Chlorpromazin	20,0

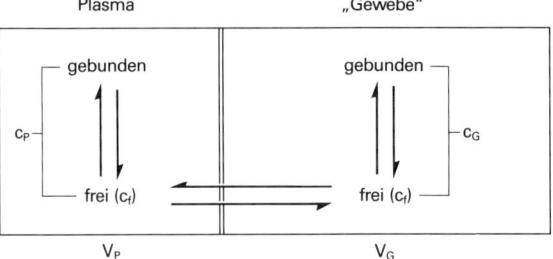

Abb. 73: Abhängigkeit des scheinbaren Verteilungsvolumens eines Pharmakons vom Ausmaß seiner Bindung an Plasma und Gewebe.

Zur Veranschaulichung der prinzipiellen Zusammenhänge wird von einem stark vereinfachten „Körpermodell", bestehend aus einem Plasma- und einem „Gewebe"-Kompartiment, ausgegangen. Dabei ist

V_P, V_G: Volumen von Plasma bzw. Gewebe
c_P, c_G: Gesamtkonzentration im Plasma bzw. Gewebe
c_f: freie Konzentration im Plasma bzw. Gewebe

Sowohl im Plasma wie im Gewebe wird das Pharmakon reversibel gebunden. Der freie Anteil an der Gesamtkonzentration, ausgedrückt als Bruchteil von 1, sei f_P bzw. f_G. Nur die freien Moleküle können die Membran(en) zwischen Plasma und Gewebe permeieren. Im Verteilungsgleichgewicht sei die freie Konzentration im Plasma und Gewebe gleich.

Es gilt dann: $c_P \cdot f_P = c_f$ bzw. $c_G \cdot f_G = c_f$ und daher $c_G/c_P = f_P/f_G$

Die Gesamtmenge im Organismus ist $M = V_P \cdot c_P + V_G \cdot c_G$
Nach der Definition des Verteilungsvolumens folgt:

$$V = \frac{M}{c_P} = V_p + V_g \cdot \frac{c_G}{c_P} \quad \text{bzw.} \quad V = V_p + V_g \cdot \frac{f_p}{f_g}$$

Anhand der Formel lassen sich vier Verteilungstypen unterscheiden:

1. Keine Bindung an Plasma oder Gewebe (d. h. $f_P = f_G = 1$; Beispiel: Ethanol):
→ $V = V_P + V_G$, d. h. das Verteilungsvolumen ist gleich dem realen Verteilungsraum.

2. Bindung im Plasma höher als im Gewebe (d. h. $f_P < f_G$; Beispiel: Heparin):
→ $V < V_P + V_G$, d. h. das Verteilungsvolumen ist kleiner als der reale Verteilungsraum.

3. Bindung im Gewebe höher als im Plasma (d. h. $f_P > f_G$; Beispiel: Chlorpromazin):
→ $V > V_P + V_G$, d. h. das Verteilungsvolumen ist größer als der reale Verteilungsraum.

4. Bindung im Gewebe und im Plasma in gleichem Ausmaß (d. h. $f_P = f_G$; Beispiel: Phenytoin):
→ $V = V_P + V_G$, d. h. das Verteilungsvolumen ist gleich dem realen Verteilungsraum.

Man bezeichnet daher dieses errechnete pharmakokinetische Verteilungsvolumen auch als „scheinbares" oder „apparentes" Verteilungsvolumen, weil ihm oft kein realer Raum entspricht. Häufig wird gesagt, daß man sich das Verteilungsvolumen als dasjenige fiktive Volumen vorstellen könne, in dem sich ein Pharmakon verteilen würde, wenn es überall die gleiche Konzentration wie im Plasma hätte. Es erscheint aber sinnvoller, das Verteilungsvolumen gemäß Gl. 16 als Proportionalitätsfaktor zwischen der im Körper vorhandenen Menge und der Plasmakonzentration aufzufassen. Rückschlüsse vom Verteilungsvolumen auf die Größe der realen Verteilungsräume lassen sich nur bei Kenntnis von Plasma- und Gewebebindung ziehen.

Clearance

Begriff der Clearance

Die Clearance ist ein Maß für die Fähigkeit des Organismus, ein Pharmakon zu eliminieren. Als Kenngröße der Exkretionsleistung wird der Clearance-Begriff in der Nierenphysiologie schon seit langem benutzt. Man kann aber auch andere Prozesse, die zur Abnahme der im Organismus vorhandenen Menge eines Pharmakons führen, wie z. B. Metabolisierung in der Leber und Ausscheidung mit der Galle, durch Angabe einer Clearance charakterisieren. Die totale Clearance (CL) eines Pharmakons ist die Summe aus renaler (CL_R) und extrarenaler Clearance (CL_{NR}). Die extrarenale Clearance umfaßt alle nichtrenalen Eliminationsvorgänge, unter denen die metabolische Elimination in der Leber der wichtigste ist.

Häufig wird versucht, den Clearance-Begriff zu veranschaulichen mit Formulierungen wie: „Die Clearance ist dasjenige Plasmavolumen, das pro Zeiteinheit von einem Pharmakon befreit wird" oder „Die Clearance ist das Plasmavolumen, in dem sich die ausgeschiedene Menge verteilt hatte". Klarer wird die Bedeutung der Clearance bei quantitativer Betrachtung.

Für die meisten Pharmaka ist die Geschwindigkeit ihrer Elimination, d. h. die pro Zeiteinheit eliminierte Menge M/t, proportional zur jeweiligen Plasmakonzentration c. Der Proportionalitätsfaktor zwischen Ausscheidungsgeschwindigkeit und Plasmakonzentration ist die Clearance (CL):

$$M/t = c \cdot CL \qquad (17)$$

bzw.

$$CL = \frac{M}{t \cdot c} \qquad (18)$$

Die Clearance stellt somit ein Maß für die Eliminationsleistung dar und gestattet es, die Eliminationsgeschwindigkeit eines Pharmakons zu berechnen. Auf die sich daraus ergebenden wichtigen praktischen Konsequenzen für die Dosierung von Pharmaka wird später (S. 63) noch näher eingegangen.

Bestimmung der Clearance

Prinzipiell kann man die Clearance gemäß Gl. 18 bestimmen. Zur Messung der renalen Clearance wird durch Dauerinfusion eine Gleichgewichtskonzentration c im Plasma eingestellt und die pro Zeiteinheit im Urin erscheinende Menge des Pharmakons gemessen. Die totale Clearance läßt sich nach intravenöser Gabe einer Einzeldosis allein anhand von Plasmakonzentrationsmessungen ermitteln. Man kann nämlich zeigen, daß sich die Clearance auch nach der Beziehung

$$CL = M/\text{AUC} \qquad (19)$$

berechnen läßt, wobei M die in den systemischen Kreislauf gelangte Menge des Pharmakons und AUC die Fläche unter der Konzentrations-Zeit-Kurve ist (Abb. 74). Analog läßt sich die renale Clearance auch als Quotient aus der im Urin ausgeschiedenen Menge und AUC ermitteln. Aus der Differenz von totaler und renaler Clearance ergibt sich schließlich die extrarenale Clearance.

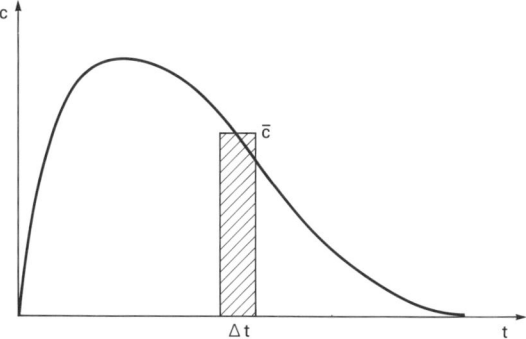

Abb. 74: Zusammenhang zwischen Clearance und AUC. Dargestellt ist der zeitliche Verlauf der Plasmakonzentrationen eines Pharmakons. Sofern das Pharmakon nach einer Kinetik 1. Ordnung (s. u.) eliminiert wird, gilt nach Gl. 17, daß die pro Zeiteinheit eliminierte Menge proportional zur jeweiligen Plasmakonzentration ist, der Proportionalitätsfaktor ist die Clearance CL. Die in einem kleinen Zeitintervall ausgeschiedene Menge ΔM ergibt sich daher als:

$$\Delta M = CL \cdot \bar{c} \cdot \Delta t$$

wobei c die mittlere Konzentration im Zeitintervall Δt ist. Läßt man die Intervalle immer kleiner werden, ergibt sich durch Integration für die gesamte ausgeschiedene Menge:

$$M = CL \cdot \int_0^\infty c \cdot dt$$

Das Integral $\int_0^\infty c \cdot dt$ ist nun gerade die Fläche unter der Konzentrations-Zeit-Kurve (AUC). Wenn das Pharmakon vollständig aus dem Plasma eliminiert wird, ist die ausgeschiedene Menge gleich der in das Plasma hineingelangten Menge, für die daher gilt:

$$M = CL \cdot \text{AUC}$$

Halbwertzeit

Elimination 1. Ordnung und Begriff der Halbwertzeit

Die Eliminationsgeschwindigkeit der meisten Pharmaka ist in weiten Konzentrationsbereichen proportional zur jeweiligen Plasmakonzentration. Daraus folgt, daß auch die Geschwindigkeit der Abnahme der Plasmakonzentration proportional zur Plasmakonzentration ist. Wenn die Geschwindigkeit der Änderung einer Größe proportional zum aktuellen Wert dieser Größe ist, bezeichnet man dies als „Kinetik erster Ordnung". Entsprechend spricht man von einer „Kinetik nullter Ordnung", wenn die pro Zeiteinheit ausgeschiedene Menge eines Pharmakons konstant und damit unabhängig von der aktuellen Plasmakonzentration ist. Diese Bezeichnungen ergeben sich aus den die jeweilige Kinetik beschreibenden Differentialgleichungen:

$$-dc/dt = k = k \cdot c^0 \qquad \text{(Kinetik 0. Ordnung)} \qquad (20)$$

bzw.

$$-dc/dt = k \cdot c = k \cdot c^1 \qquad \text{(Kinetik 1. Ordnung)} \qquad (21)$$

Beispielsweise folgt die Elimination von Ethanol aus dem Organismus weitgehend einer Kinetik nullter Ordnung. Auch bei manchen anderen Pharmaka, wie z. B. Phenytoin oder Salicylsäure, kann es nach Gaben hoher Dosen – bedingt durch eine Sättigung der hepatischen Eliminationskapazität – zu einem Übergang von der normalen Kinetik 1. Ordnung zu einer Kinetik 0. Ordnung kommen. Hieraus können sich erhebliche Probleme ergeben.

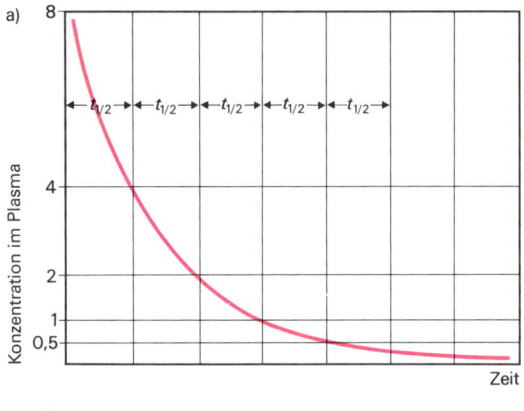

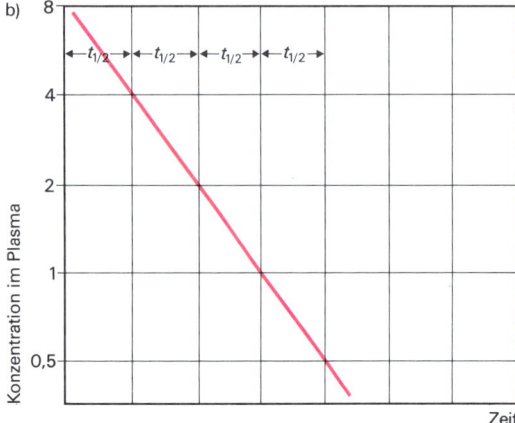

Abb. 75: Elimination nach einer Kinetik 1. Ordnung. a) Lineare Darstellung, b) halblogarithmische Darstellung der gleichen Werte.

Bei einer Elimination erster Ordnung ist die Geschwindigkeit der Abnahme der Plasmakonzentration eines Pharmakons proportional zur jeweiligen Plasmakonzentration. Das bedeutet, daß die Plasmakonzentration zunächst rasch, mit abnehmender Plasmakonzentration immer langsamer abfällt. Dieser zeitliche Verlauf der Plasmakonzentration (Abb. 75a) läßt sich mathematisch durch eine Exponentialfunktion beschreiben. Prozesse, die einer Exponentialfunktion gehorchen, lassen sich durch Angabe einer Halbwertzeit charakterisieren. Die Eliminationshalbwertzeit (im folgenden kurz als Halbwertzeit bezeichnet) ist diejenige Zeitspanne, in der die Plasmakonzentration um die Hälfte abgenommen hat. Trägt man die Plasmakonzentrationen im logarithmischen Maßstab auf, so liegen die Meßpunkte auf einer geraden Linie, wodurch sich die Halbwertzeit auf einfache Weise ermitteln läßt (Abb. 75b).

„Terminale" und „dominierende" Halbwertzeit

Häufig ist zur Beschreibung des Zeitverlaufs der Plasmakonzentration eines Pharmakons eine Summe von zwei oder mehr Exponentialfunktionen nötig. Bei halblogarithmischer Auftragung ergibt sich dann z. B. ein Verlauf wie in Abb. 76. Die einzelnen Phasen lassen sich jeweils durch ihre zugehörige Halbwertzeit charakterisieren. Wenn sich der Verlauf der

Plasmakonzentration durch eine Summe von Exponentialfunktionen beschreiben läßt wie

$$c = A \cdot e^{-\alpha t} + B \cdot e^{-\beta t} + C \cdot e^{-\gamma t} ...., \quad (22)$$

ergeben sich die zu den verschiedenen Phasen gehörigen Halbwertzeiten als:

$t_{1/2}(\alpha) = \ln 2/\alpha$, $t_{1/2}(\beta) = \ln 2/\beta$, $t_{1/2}(\gamma) = \ln 2/\gamma$ usw.
Für die Fläche unter der Konzentrations-Zeitkurve (AUC) gilt

$$AUC = \frac{A}{\alpha} + \frac{B}{\beta} + \frac{C}{\gamma} + ... \quad (23)$$

Als **dominierende Halbwertzeit** wird die Halbwertzeit der Phase bezeichnet, die am meisten zur AUC beiträgt. Häufig ist die Halbwertzeit des langsamsten Prozesses (**terminale Halbwertzeit**) auch die dominierende Halbwertzeit. Eine Ausnahme stellen z. B. die Aminoglykosid-Antibiotika dar. Die Plasmakonzentrationen von Gentamicin nehmen zunächst mit einer Halbwertzeit von ca. 2–3 Stunden auf sehr niedrige Werte ab (α-Phase). Daran schließt sich eine Phase mit einer wesentlich längeren Halbwertzeit (> 50 h) an. Während dieser β-Phase ist der langsame Rückstrom von Gentamicin aus bestimmten Geweben für die Elimination geschwindigkeitslimitierend. Die durch die terminale Halbwertzeit charakterisierte Phase trägt aber nur etwa 15 % zu der gesamten AUC bei. Die für die Plasmakonzentrationen dominierende Halbwertzeit ist daher die Halbwertzeit der α-Phase.

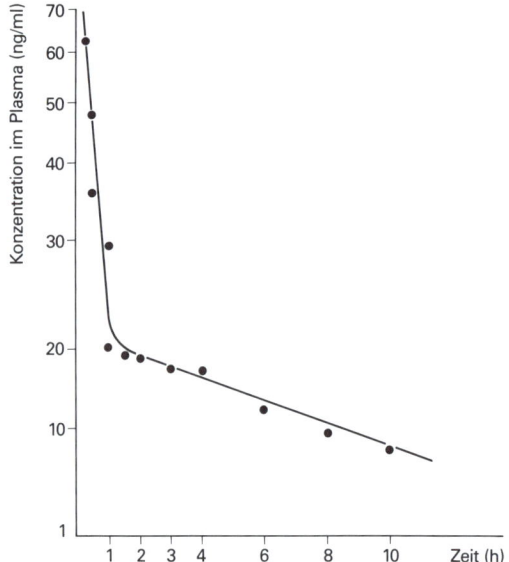

Abb. 76: Plasmakonzentrationen von Verapamil nach intravenöser Injektion von 10 mg. Bei der gewählten halblogarithmischen Darstellung lassen sich deutlich zwei Prozesse unterscheiden. Der anfänglich raschere Abfall der Plasmakonzentrationen (α-Phase) ist vor allem durch die Verteilung des Pharmakons in die Gewebe bedingt. Die sich anschließende langsamere β-Phase ist Ausdruck der Elimination (nach Hamann et al., Clin. Pharmacokin. **9,** 26, 1984).

Die Halbwertzeit als „hybrider" pharmakokinetischer Parameter

Die Halbwertzeit ist sicherlich der „populärste" pharmakokinetische Parameter. Dennoch kommt es bei ihrer Interpretation immer wieder zu Mißverständnissen. Die Größe der Halbwertzeit hängt nämlich nicht nur von der Eliminationsleistung des Organismus, sondern auch von der Verteilung eines Pharmakons ab. Die Plasmakonzentration eines Pharmakons nimmt umso rascher ab, je größer die Eliminationsfähigkeit, d. h. die Clearance ist. Umgekehrt wird die Konzentration bei gegebener Clearance umso langsamer abnehmen, je größer – anschaulich gesprochen – das Volumen ist, aus dem das Pharmakon entfernt werden muß. Für die Abhängigkeit der Halbwertzeit ($t_{1/2}$) von Verteilungsvolumen (V) und Clearance (CL) gilt die Beziehung (vgl. Tab. 32)

$$t_{1/2} = \ln 2 \cdot \frac{V}{CL} = 0{,}7 \cdot \frac{V}{CL} \qquad (24)$$

Die Halbwertzeit eines Pharmakons ist also um so länger, je größer das Verteilungsvolumen ist, und um so kürzer, je größer die Clearance ist.

Tab. 32: Zusammenhang zwischen Halbwertzeit ($t_{1/2}$), Verteilungsvolumen (V) und Clearance (CL).

Die pro Zeiteinheit eliminierte Menge eines Pharmakons ist proportional zur Plasmakonzentration c, der Proportionalitätsfaktor ist die (totale) Clearance CL (vgl. S. 59). Als Differentialgleichung formuliert ergibt sich für die Abnahme der Menge M eines Pharmakons im Organismus:

$- dM/dt = CL \cdot c$

Berücksichtigt man weiter, daß M als Produkt aus Plasmakonzentration und (scheinbarem) Verteilungsvolumen (V) ausgedrückt werden kann, so gilt:

$- V \cdot dc/dt = CL \cdot c$ bzw. $- dc/dt = CL/V \cdot c = k \cdot c$

$k = CL/V$ wird als Eliminationskonstante bezeichnet. Durch Integration ergibt sich:

$c = c_0 \cdot e^{-k \cdot t}$

Da die Halbwertzeit die Zeitspanne ist, in der die Konzentration um die Hälfte abnimmt, gilt:

$c_0/2 = c_0 \cdot e^{-k \cdot t_{1/2}}$ bzw. $1/2 = e^{-k \cdot t_{1/2}}$

Daraus folgt durch Logarithmieren $- \ln 2 = - k \cdot t_{1/2}$ und letztendlich:

$t_{1/2} = \ln 2 / k$ bzw. $t_{1/2} = \ln 2 \cdot V/CL$

In Tabelle 33 sind einige pharmakokinetische Parameter von Diazepam und Warfarin zusammengestellt. Obwohl die an der Clearance gemessene Eliminationsfähigkeit des Organismus für Diazepam rund 16mal höher ist als für Warfarin, haben beide Pharmaka praktisch die gleiche Halbwertzeit. Ge-

mäß Gl. 24 erklärt sich das durch das rund 15mal höhere Verteilungsvolumen des Diazepams.
Die Halbwertzeit ist also eine Resultante zweier voneinander unabhängiger pharmakokinetischer Größen. Man bezeichnet sie daher auch als „hybriden“ pharmakokinetischen Parameter. Die Kenntnis der geschilderten Zusammenhänge ist von erheblicher praktischer Bedeutung für die Interpretation einer veränderten Halbwertzeit (s. S. 60).

Pharmakokinetische Modelle

Der zeitliche Verlauf der Konzentrationen eines Pharmakons in Blut, Plasma oder Exkreta läßt sich unter vereinfachenden Annahmen mit Hilfe sogenannter **„Kompartiment“-Modelle** analysieren (Abb. 77). Im einfachsten Fall läßt sich der Konzentrationsverlauf eines Pharmakons unter der Annahme beschreiben, daß es sich in einem einheitlichen Volumen verteilt (Ein-Kompartiment-Modell). Für viele Pharmaka ist aber die Annahme von zumindest zwei Verteilungräumen unterschiedlicher Größe und Zugänglichkeit erforderlich (Zwei- und Mehr-Kompartiment-Modelle). Doch auch diese Modelle stellen eine erhebliche Vereinfachung der tatsächlich ablaufenden komplexen Verteilungs- und Ausscheidungsvorgänge dar. Im allgemeinen haben die pharmakokinetischen Kompartimente keine direkte physiologische Entsprechung, sondern sind streng genommen nur mathematische Größen, die es erlauben, den zeitlichen Verlauf der Konzentrationen eines Pharmakons in Plasma, Blut oder Exkreta zu beschreiben.
In den vergangenen Jahren hat man daher sogenannte „physiologische“ pharmakokinetische Modelle entwickelt. Unter Zugrundelegung realer Organvolumina und Durchblutungsgrößen und mit Hilfe experimentell bestimmter Daten für die Bindung an Plasma und Gewebe versucht man dabei, die Konzentration eines Pharmakons im Plasma und in den Geweben vorherzusagen.
Zum Verständnis und zur Anwendung aller genannten pharmakokinetischen Modelle bedarf es eines recht großen mathematischen Aufwands. Viele wichtige pharmakokinetische Sachverhalte lassen sich aber auch ohne Zuhilfenahme komplexer mathematischer Modelle veranschaulichen. Solche „modellunabhängige“ Verfahren haben in den letzten Jahren zunehmend an Bedeutung gewonnen (Tab. 34).

Tab. 33: Pharmakokinetische Parameter von Diazepam und Warfarin.

	Diazepam	Warfarin
Verteilungsvolumen (l)	120	8
Clearance (l/h)	2,7	0,16
Halbwertzeit (h)	32	34

Trotz erheblicher Unterschiede in Verteilungsvolumen und Clearance ergibt sich in etwa die gleiche Halbwertzeit (Daten nach Rowland u. Tozer 1980)

Tab. 34: Die für die Praxis wichtigsten pharmakokinetischen Parameter lassen sich modellunabhängig anhand der gemessenen Plasmakonzentrationen ermitteln.

Halbwertzeit: $t_{1/2}$ ergibt sich nach Abschluß einer evtl. Verteilungsphase direkt aus dem zeitlichen Verlauf der Konzentrationen im Plasma (vgl. Abb. 75). Die zugehörige Geschwindigkeitskonstante ist:

$\beta = \ln 2/t_{1/2}$

Weiterhin bestimmt man die Fläche unter der Konzentrations-Zeit-Kurve (AUC). Damit ergibt sich:

Clearance: $CL = $ f $\cdot$ Dosis/AUC (aus Gl. 19)

Verteilungsvolumen: $V = CL/\beta$ (aus Gl. 24)

Bioverfügbarkeit: Bei intravenöser Gabe ist die Bioverfügbarkeit f = 1. Bei anderen Applikationsformen kann sie mit Hilfe von AUC-Messungen bestimmt werden (s. S. 56).

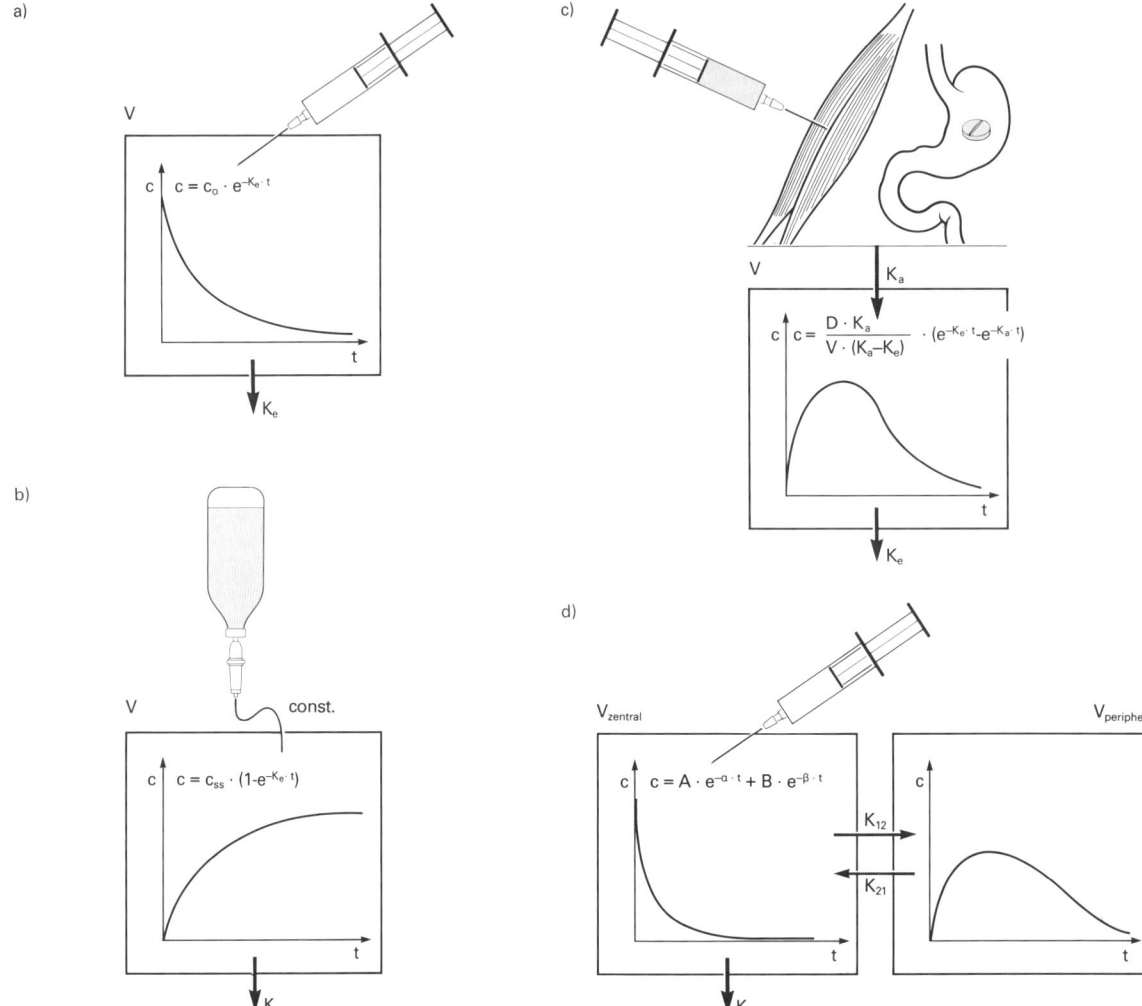

Abb. 77: Pharmakokinetische Modelle.

a) Offenes 1-Kompartiment-Modell – intravenöse Injektion

Bei diesem einfachsten pharmakokinetischen Modell wird der gesamte Körper als ein Verteilungsraum angesehen. Die injizierte Dosis (D) verteilt sich unmittelbar im gesamten Verteilungsvolumen (V). Das Kompartiment ist „offen", d. h. das Pharmakon kann daraus eliminiert werden. Die Elimination erfolgt nach einer Kinetik 1. Ordnung mit der Geschwindigkeitskonstante k_e. Für den Zeitverlauf der Konzentration ergibt sich die angegebene Exponentialfunktion (vgl. Tab. 32), wobei $c_o = D/V$ die Anfangskonzentration zur Zeit $t = 0$ ist.

b) Offenes 1-Kompartiment-Modell – intravenöse Infusion

Bei einer Dauerinfusion gelangt pro Zeiteinheit eine konstante Pharmakonmenge in das Kompartiment (Kinetik 0. Ordnung). Sofern die Elimination nach einer Kinetik 1. Ordnung erfolgt, stellt sich eine steady state-Konzentration (c_{ss}) ein. Die Geschwindigkeit der Gleichgewichtseinstellung hängt von der Eliminationskonstante und damit der Halbwertzeit ab (vgl. Abb. 79).

c) Offenes 1-Kompartiment-Modell – Extravasale Applikation

Bei extravasaler Applikation (z. B. p.o., i.m., s.c.) ist die Pharmakonkonzentration die Resultante der gleichzeitig ablaufenden Resorption und Elimination. Sofern auch die Resorption einer Kinetik 1. Ordnung folgt (Geschwindigkeitskonstante k_a) läßt sich der Konzentrationsverlauf durch die angegebene Funktion (Bateman-Funktion) beschreiben. Die Annahme einer Invasionskinetik 1. Ordnung stellt oft eine Vereinfachung der tatsächlichen Gegebenheiten dar. Insbesondere bei Retardzubereitungen und Depotpräparaten ist diese Voraussetzung nicht gegeben.

d) Mehrkompartiment-Modelle

Aus dem „zentralen" Kompartiment (gut durchblutete Organe) verteilt sich das Pharmakon mit unterschiedlichen Geschwindigkeiten auf ein oder mehrere „periphere" Kompartimente. Sowohl die Elimination aus dem zentralen Kompartiment wie die Hin- und Rückverteilung zwischen den Kompartimenten gehorcht einer Kinetik 1. Ordnung. Für das hier dargestellte 2-Kompartiment-Modell läßt sich dann der Konzentrationsverlauf im zentralen Kompartiment durch eine biexponentielle Gleichung beschreiben. Aus den Konstanten A, B, α, β lassen sich der Konzentrationsverlauf im (fiktiven) peripheren Kompartiment, die Volumina von zentralem und peripherem Kompartiment und die Geschwindigkeitskonstanten („Mikrokonstanten") berechnen.

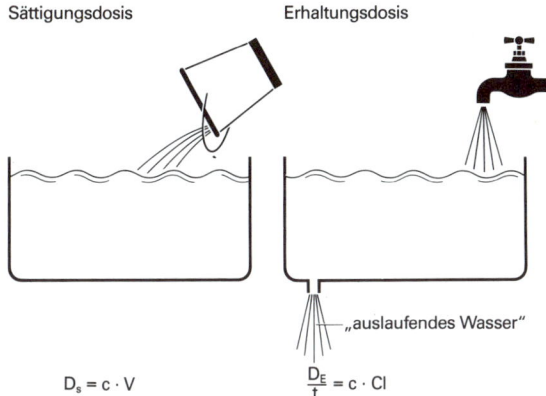

Sättigungsdosis | Erhaltungsdosis

„auslaufendes Wasser"

$D_s = c \cdot V$ $\dfrac{D_E}{t} = c \cdot Cl$

Abb. 78: „Pharmakokinetisches Modell" zur Veranschaulichung von Sättigungsdosis und Erhaltungsdosis.
Das Wasserbecken soll den Körper eines Patienten darstellen, die Höhe des Wasserspiegels soll der Konzentration eines Pharmakons im Organismus entsprechen. Um das Becken bis zu einer bestimmten Höhe des Wasserspiegels zu füllen (Abb. a), braucht man um so mehr Wasser, je größer das Becken ist. Analoge Verhältnisse ergeben sich für die Sättigungsdosis. Gemäß Gl. 16 (vgl. S. 58) ist die Menge eines Pharmakons, die man benötigt, um eine bestimmte Plasmakonzentration (c) zu erzielen, um so größer, je größer das Verteilungsvolumen (V) ist. Für die Sättigungsdosis (D_S) gilt $D_S \cdot f = c \cdot V$ (16a) wobei f der bioverfügbare Anteil ist. Mit einem einfachen Gedankenexperiment kann man sich klarmachen, wovon die Erhaltungsdosis abhängt. Zunächst sei das im Abb. b dargestellte Wasserbecken leer. Wenn der Wasserhahn aufgedreht wird, was man sich auf die Klinik übertragen als Dauerinfusion vorstellen kann, beginnt der Wasserspiegel zu steigen. Je höher der Wasserspiegel steigt, desto höher wird der hydrostatische Druck und damit die Eliminationsgeschwindigkeit des Wassers. Die Ausscheidung des Wassers erfolgt also nach einer Kinetik 1. Ordnung. Irgendwann wird der Wasserspiegel so hoch sein, daß die pro Zeiteinheit eliminierte Menge gerade so groß ist wie die pro Zeiteinheit zugefügte Menge an Wasser. Von diesem Zeitpunkt an wird der Wasserspiegel konstant bleiben, es hat sich ein Fließgleichgewicht (steady state) eingestellt. Die Höhe des Wasserspiegels im Gleichgewicht hängt dabei nur von der Stärke des Zuflusses und der Weite des Ausflußlochs, aber nicht von der Größe des Beckens ab. Wenn man das Experiment mit einem doppelt so breiten Becken durchführen würde, so würde es zwar länger dauern, bis sich das Gleichgewicht einstellt, weil man mehr Wasser braucht, um das Becken zu füllen. Der Wasserspiegel wird aber gerade wieder die Höhe erreichen, bei der der hydrostatische Druck so groß ist, daß sich Zufuhr und Abfluß die Waage halten. Nach dem Prinzip der Elimination 1. Ordnung (vgl. S. 59) ist auch die Eliminationsgeschwindigkeit eines Pharmakons um so größer, je höher die Plasmakonzentration ist. Die Weite des Ausflußlochs des Wasserbeckens entspricht der Ausscheidungsfähigkeit der Eliminationsorgane, die durch die Clearance gemessen wird. Wie hier im Modell wird auch im Organismus bei kontinuierlicher Zufuhr eines Pharmakons eine Gleichgewichtskonzentration einstellen, die nur von Zufuhr und Clearance bestimmt wird, aber unabhängig vom Verteilungsvolumen ist. Die Erhaltungsdosis, die man pro Zeiteinheit zuführen muß, um das Gleichgewicht aufrecht zu erhalten, muß gerade so groß sein wie die pro Zeiteinheit ausgeschiedene Menge. Gemäß Gl. 17 ist diese durch das Produkt aus Plasmakonzentration (c) und Clearance (CL) gegeben. Für die Erhaltungsdosis (D_E/t; z. B. in mg/h), die pro Zeiteinheit zugeführt werden muß, ergibt sich somit die Beziehung $D_E/t \cdot f = c \cdot CL$ (17a).

Pharmakokinetik und Arzneimitteldosierung

Sättigungsdosis und Erhaltungsdosis

Eine wichtige Aufgabe der Pharmakokinetik besteht in der Beantwortung der Frage, wovon die Dosis abhängt, die man benötigt, um eine bestimmte, therapeutisch wirksame Plasmakonzentration eines Pharmakons zu erzielen und aufrecht zu erhalten. Man muß dabei die **Sättigungsdosis** und die **Erhaltungsdosis** unterscheiden. Unter der Sättigungsdosis (engl. loading dose) versteht man diejenige Dosis, die man benötigt, um mit einer Gabe eine bestimmte therapeutische Konzentration zu erreichen.
Die Erhaltungsdosis (engl. maintenance dose) dagegen ist die Dosis, die man benötigt, um eine therapeutisch wirksame Konzentration aufrecht zu erhalten. Man kann sich den prinzipiellen Unterschied zwischen Sättigungs- und Erhaltungsdosis an einem sehr einfachen „pharmakokinetischen Modell" klarmachen (Abb. 78). Die Sättigungsdosis wird durch das Verteilungsvolumen bestimmt. Die praktisch noch wichtigere Erhaltungsdosis wird dagegen durch die Clearance bestimmt, ist aber unabhängig vom Verteilungsvolumen.

Bedeutung der Halbwertzeit

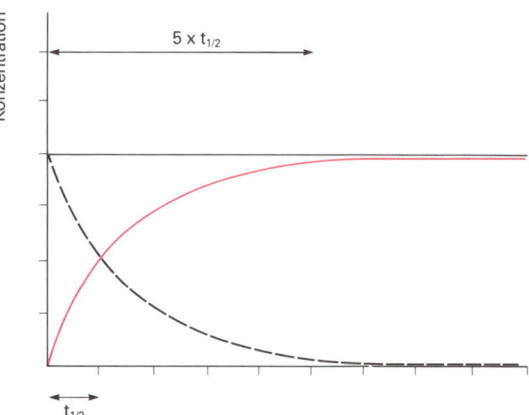

Abb. 79: Gleichgewichtseinstellung bei kontinuierlicher Zufuhr eines Pharmakons. Bei kontinuierlicher Zufuhr eines Pharmakons, z. B. durch eine Dauerinfusion, steigt die Konzentrationen im Plasma zunächst rasch an. Mit zunehmender Plasmakonzentration wird die Eliminationsgeschwindigkeit größer (Prinzip der Elimination 1. Ordnung!), der Konzentrationsanstieg wird langsamer, und schließlich wird ein Gleichgewicht (steady state) erreicht (rote Kurve). Die Zeit bis zum Erreichen des steady state wird durch die Halbwertzeit bestimmt. Man kann sich dies in einem Gedankenexperiment klarmachen. Dabei werde die steady-state-Konzentration gleich zu Beginn durch eine entsprechende Sättigungsdosis erreicht und durch eine Infusion aufrechterhalten. Die Sättigungsdosis wird nach einer Exponentialfunktion eliminiert (gestrichelte Kurve), deren Verlauf durch die Halbwertzeit bestimmt wird. Der durch die Elimination der Initialdosis bedingte Verlust aber wird durch die Infusion exakt ersetzt, d. h. der Verlauf der Konzentration der durch die Infusion ins Plasma gelangenden Pharmakonmoleküle ist spiegelbildlich zur Elimination der Initialdosis. Auch bei intermittierender Zufuhr der Erhaltungsdosis durch Einzeldosen bestimmt die Halbwertzeit die Geschwindigkeit der Gleichgewichtseinstellung (vgl. Abb. 81).

Nach der Definition ist die Halbwertzeit diejenige Zeitspanne, in der die Konzentration eines Pharmakons um die Hälfte abgenommen hat. Entsprechend ist die Konzentration nach zwei Halbwertzeiten ($t_{1/2}$) ein Viertel des Ausgangswertes, nach drei $t_{1/2}$ ein Achtel, nach vier $t_{1/2}$ ein Sechzehntel und nach fünf $t_{1/2}$ 1/32 bzw. nur noch rund 3% des Ausgangswertes. Nach etwa 4–5 Halbwertzeiten ist die Elimination eines Pharmakons weitgehend abgeschlossen.

Die Halbwertzeit erlaubt also, die Verweildauer eines Pharmakons im Organismus abzuschätzen. Durch die Halbwertzeit wird auch bestimmt, wie lange es bei kontinuierlicher Zufuhr bzw. bei wiederholter Gabe eines Pharmakons dauert, bis sich ein Gleichgewicht einstellt (Abb. 79).

Bei Pharmaka mit sehr langer Halbwertzeit wie z. B. Digitoxin ($t_{1/2}$ = 7 Tage) kann es daher sinnvoll sein, durch Gabe einer Initialdosis rasch Konzentrationen im therapeutischen Bereich zu erzielen, die dann durch die Erhaltungsdosis aufrechterhalten werden. Auch bei Änderungen der Erhaltungsdosis ist die Zeit bis zur Einstellung des neuen Gleichgewichts von der Halbwertzeit abhängig. Da die Gleichgewichtseinstellung rund 4–5 Halbwertzeiten dauert, kann erst nach dieser Zeit die Auswirkung einer Dosisänderung endgültig beurteilt werden. Dies ist auch zu berücksichtigen, wenn Plasmakonzentrationen zur Therapiekontrolle gemessen werden.

Wiederholte Gabe von Pharmaka

Bei der Ableitung der Gleichung für die Erhaltungsdosis (Abb. 78) wurde davon ausgegangen, daß die Erhaltungsdosis kontinuierlich als Dauerinfusion zugeführt wird. In diesem Fall ist die sich einstellende Gleichgewichtskonzentration unabhängig vom Verteilungsvolumen. Wesentlich häufiger wird aber die Erhaltungsdosis durch wiederholte Gabe von Einzeldosen verabreicht. Hierbei ergeben sich etwas kompliziertere Verhältnisse (Abb. 80).

Bei intermittierender Gabe der Erhaltungsdosis ist die mittlere Plasmakonzentration unabhängig vom Verteilungsvolumen. Vom Verteilungsvolumen abhängig ist aber die Größe

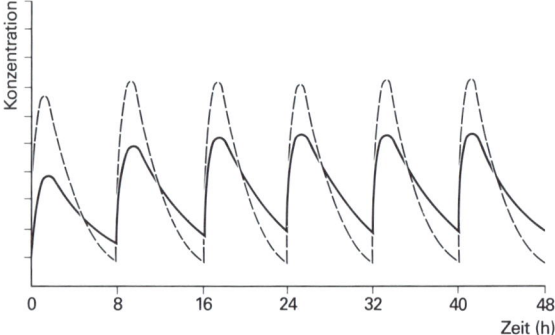

Abb. 80: Konzentrationsverlauf im Plasma bei intermittierender Zufuhr der Erhaltungsdosis in Einzeldosen. Die durchgezogene Kurve stellt einen Ausschnitt aus dem Konzentrationsverlauf eines Pharmakons im Plasma eines Patienten dar, bei dem eine Dauertherapie durchgeführt wird. Die gestrichelte Kurve zeigt den Konzentrationsverlauf bei einem Patienten mit kleinerem Verteilungsvolumen. Hier ist die Konzentration bei gleicher Dosis zunächst höher. Da ein kleineres Verteilungsvolumen aber eine kürzere Halbwertzeit bedeutet, fallen die Plasmakonzentrationen bei diesem Patienten rascher ab. Die mittlere Konzentration ist bei beiden Patienten die gleiche, allerdings sind die „Ausschläge" der Plasmakonzentration zwischen Maximum und Minimum bei dem Patienten mit dem kleineren Verteilungsvolumen größer.

der „Ausschläge" der Plasmakonzentration zwischen Maximum und Minimum.

Die größeren Schwankungen der Plasmakonzentration z. B. bei einem mageren Patienten mit kleinerem Verteilungsvolumen können u.U. von praktischer Bedeutung sein. Wenn die Schwankungen der Plasmakonzentration nämlich sehr groß sind, besteht die Gefahr, daß entweder toxische Konzentrationen erreicht werden oder die minimale wirksame Konzentration unterschritten wird.

Es wäre aber falsch, deswegen die Erhaltungsdosis zu ändern, da auch beim Patienten mit kleinerem Verteilungsvolumen die gleiche mittlere Konzentration erreicht wird. Wohl aber wäre zu überlegen, das Dosierungs-Schema zu ändern. Bei intermittierender Zufuhr ist die Erhaltungsdosis, d. h. die pro Zeiteinheit zugeführte Dosis, durch die Größe der Einzeldosis und das Dosierungsintervall gegeben. Wird die Erhaltungsdosis auf kleinere Einzeldosen aufgeteilt, die in kürzeren Dosierungsintervallen verabreicht werden, so werden die Schwankungen der Plasmakonzentration kleiner (Abb. 81).

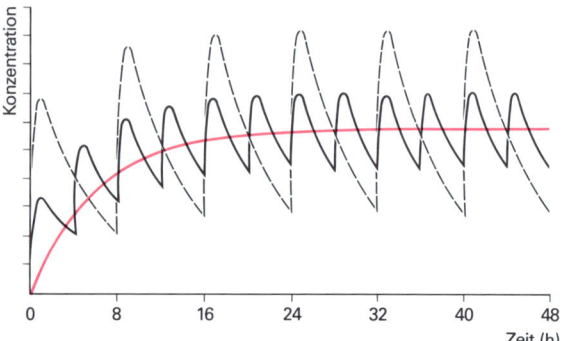

Abb. 81: Um die Schwankungen der Arzneistoffkonzentration im Plasma zu vermindern, kann es sinnvoll sein, das Dosierungsschema zu ändern. Wird z. B. eine Erhaltungsdosis von 600 mg/Tag in Einzeldosen von 200 mg alle 8 Stunden verabreicht (gestrichelte Linie), so sind die Schwankungen der Plasmakonzentration größer, als wenn Einzeldosen von 100 mg alle 4 h zugeführt werden (durchgezogene Linie). Die mittlere Konzentration ist in beiden Fällen gleich und entspricht der Konzentration, die sich bei einer Dauerinfusion von 25 mg/h (= 600 mg/Tag) ergeben würde (rote Linie).

Kumulation

Wird ein Pharmakon wiederholt in einem Zeitabstand gegeben, der zu kurz für die vollständige Elimination ist, so addiert sich die neue Dosis zu dem im Körper verbliebenen Rest. Dieser Vorgang wird auch als Kumulation bezeichnet. Die Menge im Organismus wird aber nicht unbegrenzt ansteigen. Gemäß dem Prinzip der Elimination erster Ordnung wird sich schließlich ein Gleichgewicht einstellen. Die Zeitdauer bis zur Gleichgewichtseinstellung, die Höhe der sich einstellenden Gleichgewichtskonzentration und die sich ergebenden Schwankungen um die mittlere Konzentration werden nach den oben beschriebenen Prinzipien von Erhaltungsdosis, Verteilungsvolumen, Clearance und Halbwertzeit bestimmt.

Zur Quantifizierung des Ausmaßes der Kumulation dient der Kumulationsfaktor R, der angibt, wievielmal höher die Plasmakonzentrationen im steady state sind als nach Gabe der ersten Dosis.

$$R = \frac{c_{SS}}{c_1} = \frac{1}{1 - 2^{-\frac{\tau}{t_{1/2}}}} \qquad (25)$$

Die Größe des Kumulationsfaktors hängt also vom Verhältnis zwischen dem Dosierungsintervall τ und der Halbwertzeit

$t_{1/2}$ ab. Um den Kumulationsfaktor für ein bestimmtes Verhältnis von τ und $t_{1/2}$ zu ermitteln, kann man das Nomogramm auf S. 94 verwenden. Die angegebene Beziehung gilt exakt aber nur bei intravenöser Gabe und beim Vorliegen einer Ein-Kompartiment-Kinetik

Eine einfachere, für die Praxis brauchbare Beziehung zur Abschätzung des Ausmaßes der Kumulation ergibt sich aus folgender Überlegung. Die Menge eines Pharmakons, die nach Gabe der ersten Dosis in den Organismus gelangt, ist $M_1 = f \cdot D$ (f = bioverfügbarer Anteil). Im steady state nach wiederholter Gabe der Dosis ergibt sich für die Menge M_{ss} im Organismus

$$M_{ss} = c_{ss} \cdot V = \frac{f \cdot D \cdot V}{\tau \cdot CL} \qquad \text{(nach Gl. 17a, Abb. 78)}$$

Zusammen mit Gl. 24 folgt schließlich

$$R = \frac{M_{ss}}{M_1} = \frac{t_{1/2}}{0{,}7 \cdot \tau} \quad \text{bzw. näherungsweise}$$
$$R \approx 1{,}5 \cdot \frac{t_{1/2}}{\tau} \qquad (26)$$

Gleichung 25 und 26 besagen, daß das Ausmaß der Kumulation umso größer ist, je länger die Halbwertzeit im Verhältnis zum Dosierungsintervall ist. Beispielsweise ergibt sich aus Gl. 26 für Digitoxin ($t_{1/2}$ = 7 Tage) bei täglicher Verabreichung (τ = 1 Tag) $M_{ss} \approx 10.5 \cdot M_1$, d. h. die Menge im steady state ist rund 10mal größer als bei Gabe einer Einzeldosis. Das Risiko, daß infolge Kumulation toxische Konzentrationen auftreten, ist demnach bei Pharmaka mit langer Halbwertzeit größer als bei solchen mit kurzer Halbwertzeit.

Die Bedeutung des Prinzips der Elimination 1. Ordnung für die Arzneimitteldosierung

Das Prinzip der Elimination 1. Ordnung bedingt, daß sich bei kontinuierlicher Zufuhr einer Erhaltungsdosis ein Gleichgewicht der Plasmakonzentration einstellt. Wenn ein Pharmakon nach einer Kinetik 0. Ordnung ausgeschieden wird, d. h. daß seine Ausscheidungsgeschwindigkeit konstant ist, kann eine bestimmte Plasmakonzentration nur dann aufrechterhalten werden, wenn die Infusionsgeschwindigkeit genau gleich der Ausscheidungsgeschwindigkeit ist. Ist die Infusionsgeschwindigkeit nur geringfügig kleiner als die Ausscheidungsgeschwindigkeit, so nimmt die Plasmakonzentration stetig ab. Ist die Infusionsgeschwindigkeit dagegen nur etwas höher als die Ausscheidungsgeschwindigkeit, so steigt die Plasmakonzentration stetig an. Eine Erhaltungstherapie mit einem solchen Pharmakon ist praktisch kaum durchführbar.

Wie oben erwähnt, kann es z. B. beim Phenytoin zu einem Übergang zu einer Kinetik 0. Ordnung kommen. In diesem Fall können bereits sehr kleine Erhöhungen der Erhaltungsdosis zu enormen Anstiegen der Plasmakonzentration führen (Abb. 82).

Aus Gl. 2b ergibt sich, daß die erzielte Gleichgewichtskonzentration proportional zur Erhaltungsdosis ist oder anders ausgedrückt, daß die Abhängigkeit der Plasmakonzentration von der Dosis linear ist. Man bezeichnet dies auch als „lineare" Pharmakokinetik. Kommt es wie im Beispiel (Abb. 82) bei Steigerung der Dosis zu einem überproportionalen Anstieg der Plasmakonzentration, spricht man von einer „nicht-linearen" Kinetik.

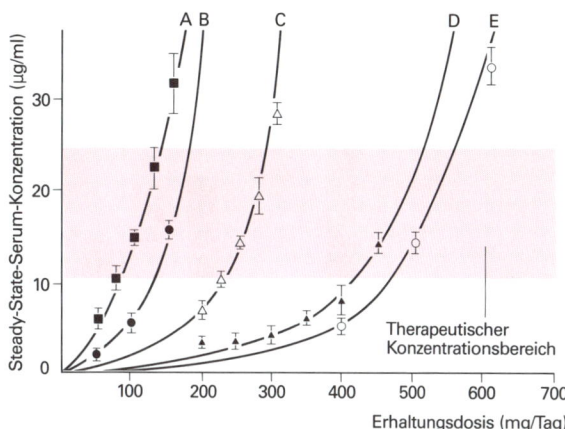

Abb. 82: Beziehung zwischen steady-state Serumkonzentration und Erhaltungsdosis von Phenytoin.
Dargestellt sind Ergebnisse einer Untersuchung an fünf Patienten (A – E), die mit Phenytoin in steigender Dosierung behandelt wurden. Die Meßpunkte repräsentieren die steady state Konzentration im Serum, die sich bei kontinuierlicher Verabreichung einer bestimmten Erhaltungsdosis einstellte. Bereits im therapeutischen Konzentrationsbereich kann es durch zunehmende Sättigung der für die Biotransformation von Phenytoin verantwortlichen Enzyme bei Dosiserhöhung zu einem überproportionalen Anstieg der Serumkonzentrationen kommen (nicht-lineare Kinetik). Beispielsweise stieg bei Patient C bei Erhöhung der täglichen Dosis von 200 auf 300 mg (Faktor 1,5), die Serumkonzentration um mehr als das Vierfache an. Nach Richens und Dunlop, Lancet 2, 247, 1975.

Auf den ersten Blick erscheint es einleuchtend, daß die Größe des Verteilungsvolumens mit dem Körpergewicht zusammenhängt. Beispielsweise wird ein großer, muskulöser Mann, der 90 kg wiegt, sicher für viele Pharmaka ein größeres Verteilungsvolumen haben als ein zartes Mädchen mit einem Körpergewicht von 45 kg. Aber man muß sich hier vor Verallgemeinerungen hüten. Hierzu ein Beispiel:

Diazepam ist eine sehr lipophile Substanz mit hoher Affinität zum Fettgewebe. Ein adipöser Patient von 100 kg, der vor zehn Jahren noch 70 kg wog, wird heute für Diazepam ein wesentlich größeres Verteilungsvolumen haben als damals. Dementsprechend benötigt dieser Patient heute eine höhere Sättigungsdosis von Diazepam als früher.

Herzglykoside wie Digoxin haben dagegen keine besondere Affinität zum Fettgewebe und verteilen sich hauptsächlich im Muskelgewebe. Vom Digoxin benötigt dieser Patient daher, trotz Übergewichts, heute die gleiche Sättigungsdosis wie vor zehn Jahren.

Geht man schließlich davon aus, daß durch die Zunahme des Körpergewichts die Funktion von Leber und Nieren dieses Patienten nicht verändert wurde, die Clearance sich also nicht verändert hat, so benötigt er von beiden Pharmaka heute die gleiche Erhaltungsdosis wie früher. Eine Dosierung nach Körpergewicht ist also nur sehr begrenzt sinnvoll, und ihre Berechtigung hängt u.a. von den Eigenschaften des betreffenden Pharmakons ab.

Dosierung von Pharmaka nach Körpergewicht

Pharmaka werden häufig nach Körpergewicht dosiert. Dies wirft die Frage auf, inwieweit Verteilungsvolumen und Clearance vom Körpergewicht abhängen.

Arzneimitteldosierung bei Kindern

Es ist schon lange bekannt, daß Kinder von vielen Pharmaka pro kg Körpergewicht eine höhere Dosis benötigen als Erwachsene und daß die Kinderdosis besser mit der Körper-

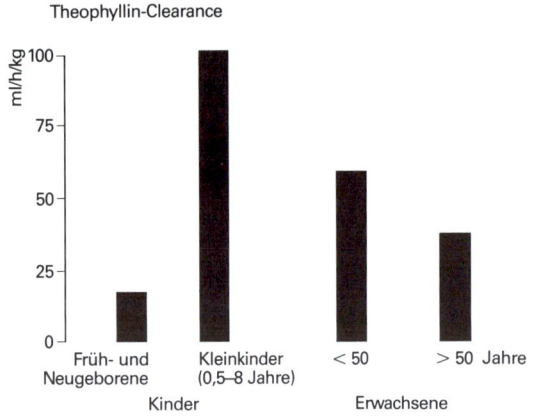

Abb. 83: Kinder haben – bezogen auf das Körpergewicht – meist eine höhere Arzneimittelclearance als Erwachsene und benötigen daher eine entsprechend höhere Erhaltungsdosis pro kg Körpergewicht. Dies beobachtet man nicht nur bei Pharmaka, die – wie Theophyllin – vorwiegend durch Biotransformation in der Leber eliminiert werden, sondern auch bei renal eliminierten Pharmaka (vgl. Abb. 84). Früh- und Neugeborene haben dagegen eine niedrige Arzneimittelclearance, da die Ausscheidungsfunktionen bei der Geburt noch nicht ausgereift sind (vgl. Abb. 85).
(Nach Seyberth, in Dölle et al. [Hrsg.], Grundlagen der Arzneimitteltherapie, BI-Wissenschaftsverlag 1986.).

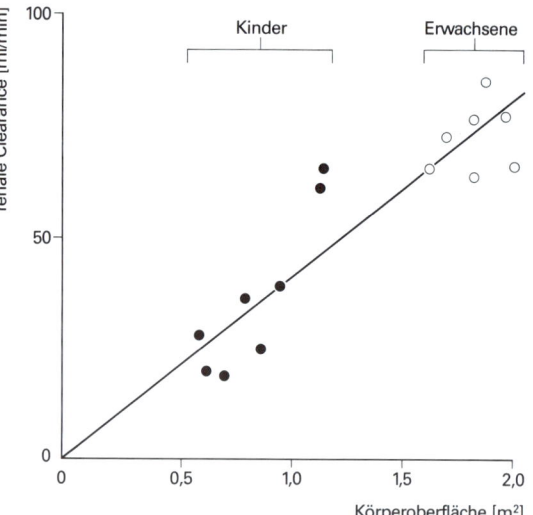

Abb. 84: Renale Clearance bei Erwachsenen und Kindern. Wie hier am Beispiel der Harnstoff-Clearance gezeigt, besteht eine Korrelation zwischen renaler Clearance und Körperoberfläche (offene Symbole: Erwachsene; geschlossene Symbole: Kinder; Daten von v. Slyke und Mitarbeitern, J. Clin. Invest. **6**, 467, 1928). Da die Erhaltungsdosis von der Clearance abhängt, läßt sich die für Kinder benötigte Erhaltungsdosis renal ausgeschiedener Pharmaka aus der für den Erwachsenen benötigten Dosis anhand der sog. Oberflächenregel abschätzen.
Auch die extrarenale Clearance vieler Pharmaka korreliert besser mit der Körperoberfläche als mit dem Körpergewicht.

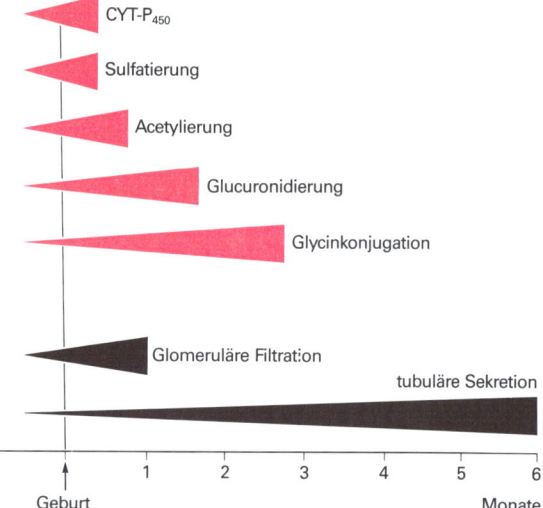

Abb. 85: Reifung der Biotransformation und renalen Exkretion beim Neugeborenen (nach Gladtke, Europ. J. Paediat. **131**, 85, 1979; Heimann, Dtsch. Apoth. Ztg. **122**, 893, 1982).

oberfläche als mit dem Körpergewicht korreliert. Zur Erklärung dieser „Oberflächenregel" wird oft angeführt, daß sich viele Pharmaka im Extrazellulärraum verteilen, dessen Größe besser mit der Körperoberfläche als mit dem Körpergewicht korreliert. Diese Erklärung könnte aber – wenn überhaupt – nur für die Sättigungsdosis zutreffen, die ja vom Verteilungsvolumen bestimmt wird. Die Tatsache, daß Kinder für viele Pharmaka auch eine höhere Erhaltungsdosis pro kg Körpergewicht benötigen als Erwachsene, läßt sich dadurch keinesfalls erklären. Untersuchungen der letzten Jahre haben gezeigt, daß Kinder bezogen auf das Körpergewicht eine höhere Arzneimittelclearance haben als Erwachsene (Abb. 83) und daß die Clearance besser mit der Körperoberfläche korreliert als mit dem Körpergewicht (Abb. 84). Dies gilt aber nicht für Früh- und Neugeborene. Die die Arzneimittelclearance bestimmenden Stoffwechselwege der Leber und die exkretorischen Funktionen der Niere sind bei der Geburt noch nicht voll ausgebildet und benötigen bis zu 6 Monate zur Ausreifung (Abb. 85).

Arzneimitteldosierung bei alten Menschen

Obwohl es mit zunehmendem Lebensalter zu Involutionsprozessen des Magen-Darm-Traktes kommt (Abnahme der Schleimhautoberfläche), werden Arzneimittel auch in hohem Alter weitgehend normal resorbiert. Eine Ausnahme stellen Pharmaka mit „first-pass"-Effekt dar, bei denen die Bioverfügbarkeit erheblich zunehmen kann (vgl. S. 56).
Wegen der relativen Zunahme des Körperfettes und der Abnahme des Wassergehaltes kann das Verteilungvolumen für lipophile Pharmaka zunehmen. Umgekehrt verringert sich das Verteilungvolumen von Pharmaka, die sich im Körperwasser verteilen.

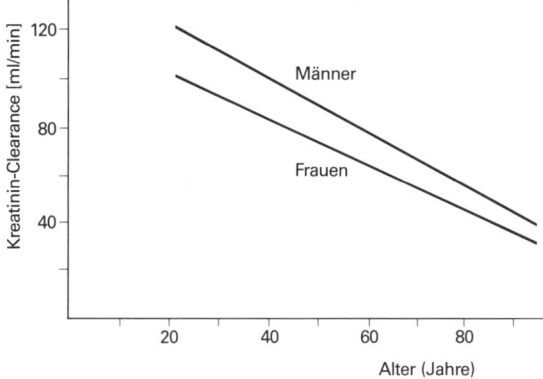

Abb. 86: Mit zunehmendem Alter nimmt die Nierenfunktion ab. Dargestellt ist die altersbedingte Abnahme der glomerulären Filtration am Beispiel der Kreatininclearance. Nach Bjornsson, Clin. Pharmacokin. **4**, 200, 1979.

Praktisch besonders wichtig sind die Veränderungen der Arzneimittelclearance im Alter. Durch altersbedingte Involutionsprozesse kommt es – auch ohne manifeste Erkrankung der Niere – bei älteren Patienten zu einer Einschränkung der Nierenfunktion (Abb. 86) und damit der renalen Ausscheidung von Pharmaka. Als Faustregel kann man davon ausgehen, daß die Nierenfunktion jenseits des 65. Lebensjahres um 30 bis zu 50 % geringer ist als bei gesunden jungen Menschen. Für Pharmaka, die überwiegend renal ausgeschieden werden, sollte daher die Erhaltungsdosis beim alten Menschen niedriger gewählt werden.

Abweichungen von der normalen Pharmakokinetik

Beurteilung einer veränderten Halbwertzeit

Wie oben (S. 60) ausgeführt, ist die Halbwertzeit eines Pharmakons ein „hybrider" pharmakokinetischer Parameter, dessen Größe sowohl vom Verteilungsvolumen wie von der Clearance abhängt. Die Berücksichtigung dieser Tatsache ist von Bedeutung für die Beurteilung einer veränderten Halbwertzeit und die sich daraus ergebenden Konsequenzen für die Dosierung von Arzneimitteln.

Tab. 35: Beispiele von Pharmaka mit im Alter verlängerter Halbwertzeit ($t_{1/2}$).
Die Zunahme der Halbwertzeit des Lidocains ist durch eine Zunahme des Verteilungsvolumens bedingt, die Zunahme der Halbwertzeit von Chinidin durch eine Abnahme der Clearance (nach Daten von Nation et al., Brit. J. clin. Pharmacol. **4**, 439; 1977 und Ochs et al., Am. J. Cardiol. **42**, 481; 1978)

	Alter	$t_{1/2}$	Verteilungs-volumen	Clearance
	(Jahre)	(Std.)	(l/kg)	(ml/min/ kg)
Lidocain	22–26	1,3	0,9	7,6
	61–71	2,3	1,6	8,1
Chinidin	23–34	7,3	2,4	4,0
	60–69	9,7	2,2	2,6

Die Halbwertzeit eines Pharmakons kann im Gefolge von Arzneimittelwechselwirkungen und Krankheiten wie auch in Abhängigkeit vom Lebensalter erheblichen Veränderungen unterworfen sein. In der Literatur findet man häufig Tabellen mit Angaben über solche Änderungen der Halbwertzeit. Die alleinige Angabe einer veränderten Halbwertzeit ist aber nicht ausreichend. Je nachdem, ob eine Änderung der Halbwertzeit durch eine Veränderung des Verteilungsvolumens oder durch eine Veränderung der Clearance bedingt ist, ergeben sich unterschiedliche Konsequenzen hinsichtlich einer eventuell nötigen Anpassung der Dosierung. Einige Beispiele mögen dies verdeutlichen.

Bei alten Menschen ist die Halbwertzeit vieler Pharmaka gegenüber Jüngeren verlängert. Unter anderem gilt dies für die beiden Antiarrhythmika Lidocain und Chinidin. In Tabelle 35 sind die bei Alten und Jungen gemessenen Werte für Halbwertzeit, Verteilungsvolumen und Clearance zusammengestellt. Beim Lidocain ist die Verlängerung der Halbwertzeit im Alter durch eine Zunahme des Verteilungsvolumens bedingt. Dagegen liegt die Clearance im Normalbereich. Daraus ergibt sich, daß bei einer Dauerinfusion von Lidocain bei alten Patienten die gleiche Gleichgewichtskonzentration erreicht wird wie bei jungen Patienten. Eine Reduzierung der Erhaltungsdosis ist nicht nötig. Allerdings wird es bei den alten Patienten wegen der längeren Halbwertzeit länger dauern, bis sich die Gleichgewichtskonzentration einstellt.

Anders sind die Verhältnisse beim Chinidin. Hier ist die Zunahme der Halbwertzeit im Alter durch eine verringerte Clearance bedingt, während das Verteilungsvolumen unverändert ist. Daher benötigen alte Patienten zwar die gleiche Sättigungsdosis, aber eine geringere Erhaltungsdosis als junge.

Ein weiteres Problem bei der Interpretation des pharmakokinetischen Parameters Halbwertzeit sei am Beispiel der Wechselwirkung zwischen Chinidin und Digoxin dargestellt. Bei Patienten, die auf Digoxin eingestellt sind, kommt es unter zusätzlicher Gabe von Chinidin zu einem starken Anstieg der Plasmakonzentrationen von Digoxin, der eine erhebliche Dosisreduzierung des Digoxins nötig macht. Dies ist dadurch bedingt, daß Chinidin sowohl die renale wie auch die extrarenale Clearance von Digoxin vermindert. Darüber hinaus kann durch Chinidin auch das Verteilungsvolumen von Digoxin vermindert werden. Bei einer Reihe von Patienten ist die relative Abnahme von Verteilungsvolumen und Clearance in etwa gleich groß. Daher haben diese Patienten eine unveränderte Halbwertzeit. Wie dieses Beispiel zeigt, können sich hinter einer normalen Halbwertzeit sehr wohl anomale pharmakokinetische Verhältnisse verbergen.

Änderungen der Bindung von Pharmaka

Viele Pharmaka werden im Plasma in mehr oder weniger großem Ausmaß an Proteine gebunden. Das Ausmaß der Bindung kann durch Krankheitszustände wie Niereninsuffizienz oder Lebererkrankungen, durch Wechselwirkungen mit anderen Pharmaka oder in Abhängigkeit vom Lebensalter verändert sein. Häufig findet man in der Literatur die Meinung, daß es bei Veränderungen der Plasmaproteinbindung zu Änderungen der Wirkung eines Pharmakons komme. Dieser Mechanismus wurde z. B. für eine Reihe von Arzneimittelwechselwirkungen postuliert. Man geht dabei von der Vorstellung aus, daß es durch eine Erhöhung der freien Konzentration, die mit der Konzentration am Wirkort im Gleichgewicht steht, zu einer Wirkungsverstärkung kommt.

Angenommen (Abb. 87), ein Pharmakon, bei dem sich bei einer Dauertherapie eine Gleichgewichtskonzentration von 10 mg/l eingestellt hat, läge im Plasma zu 90 % in gebundener Form vor; dann würde die freie Konzentration 1 mg/l betra-

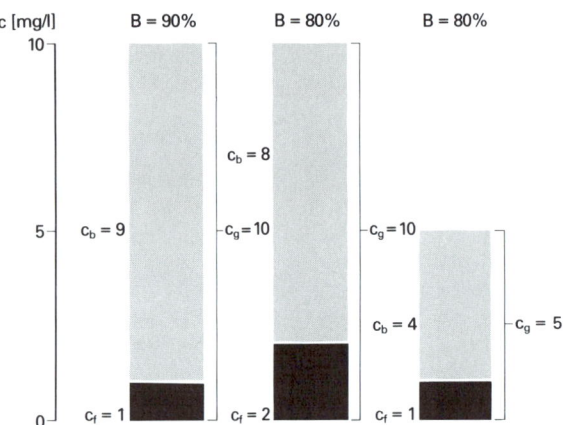

Abb. 87: Schematische Darstellung der Konsequenzen einer Verdrängung aus der Plasmaproteinbindung. Der helle bzw. dunkle Anteil der Säulen symbolisiert die Konzentration des freien bzw. gebundenen Anteils eines Pharmakons im Plasma. B = gebundener Anteil in %; c_g = Gesamtkonzentration im Plasma; c_b = Konzentration des gebundenen Anteils; c_f = freie Konzentration. Links: Ausgangszustand. Mitte: evtl. vorübergehend auftretender Zustand unmittelbar nach der Verdrängung. Rechts: resultierender Zustand nach neuer Gleichgewichtseinstellung (Einzelheiten s. Text).

gen und die Konzentration des gebundenen Anteils 9 mg/l (linke Säule in Abb. 87).

Wenn dieses Pharmakon durch Zugabe eines zweiten Pharmakons aus seiner Bindung verdrängt wird, so daß der gebundene Anteil auf 80% abnimmt, dann würde die gebundene Konzentration auf 8 mg/l abnehmen, während die freie Konzentration um das Doppelte auf 2 mg/l zunimmt (Abb. 87, mittlere Säule).

Dieser Zustand tritt aber – wenn überhaupt – nur vorübergehend auf. Für die meisten Pharmaka ist nämlich die Geschwindigkeit ihrer Ausscheidung proportional zur freien Konzentration, da nur die nicht an Proteine gebundenen Moleküle in der Niere filtriert bzw. in die Tubuluszellen und Leberzellen aufgenommen werden können.

Nach dem Prinzip der Elimination 1. Ordnung ist eine Zunahme der freien Konzentration gleichbedeutend mit einer Zunahme der Ausscheidungsgeschwindigkeit. Wie in der rechten Säule von Abb. 87 dargestellt, wird sich daher wieder die ursprüngliche freie Konzentration von 1 mg/l einstellen, die durch das Verhältnis von pro Zeiteinheit zugeführter Menge und Clearance bestimmt wird. Da wir nun aber, im Gegensatz zum Ausgangszustand, eine auf 80% verringerte Plasmaproteinbindung haben, muß die Gesamtkonzentration abnehmen, bei einer Konzentration des freien Anteils von 1 mg/l auf 5 mg/l.

Durch die Verdrängung aus der Plasmaproteinbindung hat zwar der **freie Anteil** des Pharmakons im Plasma von 10 auf 20% zugenommen, die **freie Konzentration** ist nach Einstel-

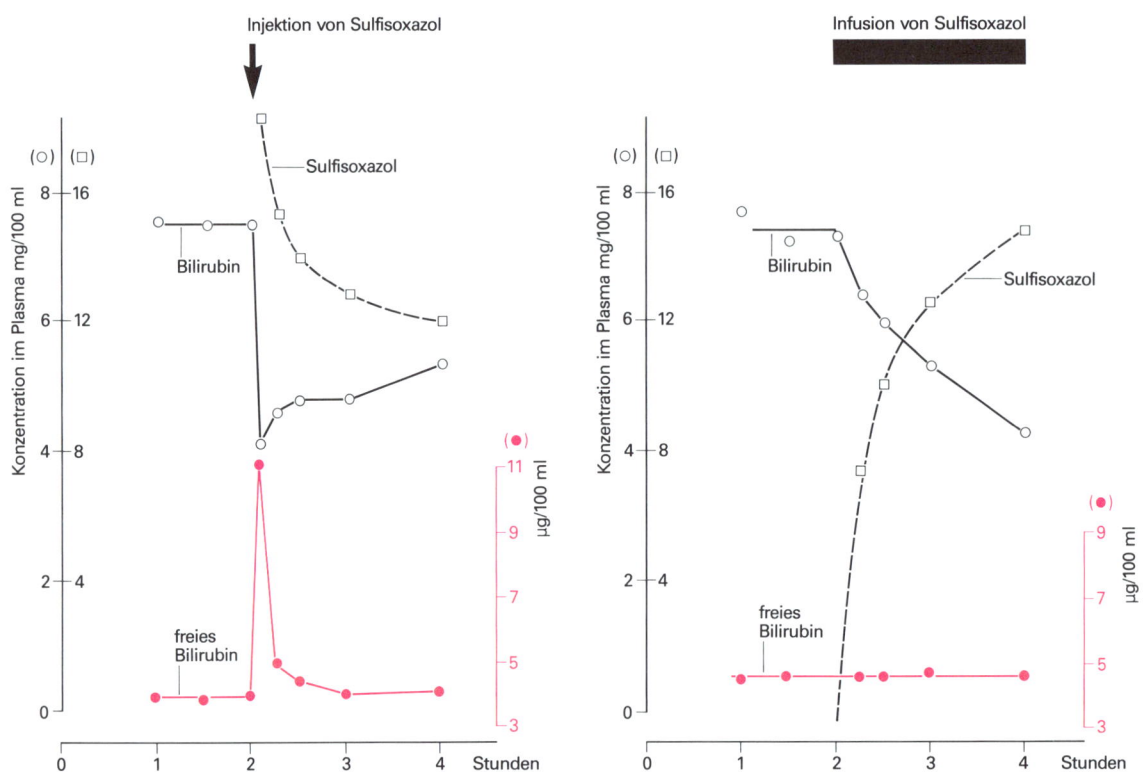

Abb. 88: Konsequenzen einer Verdrängung aus der Plasmaproteinbindung.
In den dargestellten Versuchen an Ratten wurde Bilirubin, das in sehr hohem Ausmaß an Albumin gebunden wird (> 99,9%) als Modellsubstanz verwendet. Sulfonamide wie Sulfisoxazol verdrängen Bilirubin aus der Proteinbindung. Nach Bolusinjektion von Sulfisoxazol (links) beobachtet man einen vorübergehenden Anstieg der freien Konzentration des Bilirubins, die Gesamtkonzentration fällt ab.
Bei Verabreichung durch Infusion (rechts) flutet das Sulfisoxazol langsamer an. In diesem Fall kann sich das vom Albumin freigesetzte Bilirubin so rasch umverteilen, daß die freie Konzentration überhaupt nicht ansteigt.
Nach Oie und Levy, J. Pharm. Sci. **68**, 6, 1979.

lung des neuen Gleichgewichtes dagegen unverändert. Der Nettoeffekt einer Verdrängung aus der Plasmaproteinbindung ist also eine Abnahme der Gesamtkonzentration bei unveränderter freier Konzentration.

Man könnte einwenden, daß es zumindest vorübergehend zu einer Erhöhung der freien Konzentration und damit zu einer verstärkten Wirkung eines Pharmakons kommt. Der in der mittleren Säule von Abb. 87 dargestellte Zustand würde sich nur ergeben, wenn das Pharmakon auf das Plasmavolumen beschränkt wäre. Die von den Plasmaproteinen freigesetzten Moleküle können aber aus dem Plasma zumindest in den etwa fünfmal größeren Extrazellulärraum gelangen und werden u. U. im Gewebe gebunden. Aufgrund dieser Umverteilungsvorgänge wird daher selbst bei schneller Freisetzung des Pharmakons aus der Plasmaproteinbindung der Anstieg der freien Konzentration nur gering sein.

Tatsächlich gibt es keine Arzneimittelinteraktion, bei der es bewiesen ist, daß es allein durch eine Verdrängung aus der Plasmaproteinbindung zu einer klinisch relevanten Wirkungsverstärkung kommt. Bei genauerer Analyse der in diesem Zusammenhang aufgeführten Beispiele, wie der Interaktion zwischen Phenylbutazon und den oralen Antikoagulantien, zeigte sich, daß es hierbei zusätzlich zu einer Einschränkung der Ausscheidung, d. h. der Clearance, kommt.

Das einzige Beispiel für einen Stoff, bei dem erwiesen scheint, daß es durch Verdrängung aus der Plasmaproteinbindung zu einer verstärkten Wirkung kommt, ist kein Pharmakon. Bilirubin kann bei Neu- und Frühgeborenen einen Kernikterus verursachen, wenn es z. B. durch Sulfonamide aus der Plasmaproteinbindung verdrängt wird. Beim Bilirubin genügt offensichtlich die vorübergehende Erhöhung der freien Konzentration (Abb. 88), um toxische Effekte beim Neugeborenen auszulösen. Aber auch hier gibt es Hinweise dafür, daß die Entwicklung der toxischen Erscheinungen durch eine Beeinträchtigung des hepatischen Metabolismus von Bilirubin begünstigt wird.

Klinische Relevanz können Änderungen der Plasmaproteinbindung allerdings für Pharmaka haben, deren Plasmakonzentrationen zur Therapiekontrolle gemessen werden. Üblicherweise wird hierbei nur die Gesamtkonzentration gemessen. Wenn es bei einem solchen Pharmakon z. B. im Gefolge einer Verdrängung aus der Plasmaproteinbindung zu einer Abnahme der Plasmakonzentration kommt, wäre es falsch, die Dosis zu erhöhen, da sich die freie, wirksame Konzentration ja nicht geändert hat. Zur Interpretation einer gemessenen Plasmakonzentration eines Pharmakons, das an Plasmaproteine gebunden wird, ist das Ausmaß der Plasmaproteinbindung von Bedeutung.

Eine ganz andere Frage ist es, ob derartige Verdrängungen nicht auch bei Pharmaka vorkommen, die an Gewebe gebunden werden. Zur Beantwortung dieser Frage fehlt es bisher weitgehend an Informationen. Auch bei einer Verdrängung eines Pharmakons aus seiner Bindung im Gewebe würde die freie Konzentration – gemäß dem Prinzip der Elimination 1. Ordnung – nur vorübergehend ansteigen. Berücksichtigt man aber, daß z. B. die Masse der Skelettmuskulatur rund zehnmal größer als die des Plasmas ist, könnten hierbei beträchtliche Mengen eines Pharmakons freigesetzt werden, so daß die freie Konzentration und damit die Wirkung eines Pharmakons zumindest vorübergehend erheblich zunehmen könnte.

Änderungen der Arzneimittelclearance

Die renale Clearance von Pharmaka kann durch Erkrankungen der Niere erheblich verändert werden. Prinzipiell kann man die Einschränkung der renalen Ausscheidung eines Pharmakons durch Bestimmung der glomerulären Filtra-

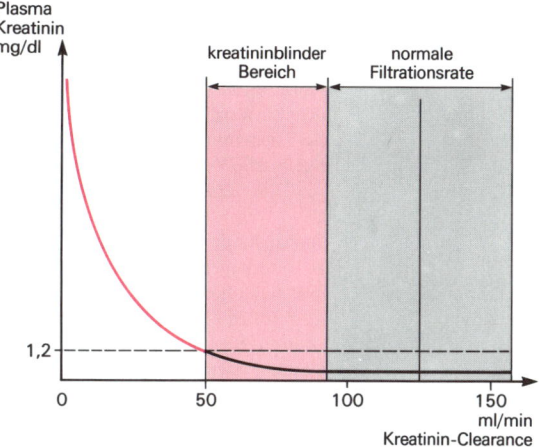

Abb. 89: Plasma-Kreatinin und Kreatinin-Clearance.
Zur Beurteilung der Nierenfunktion wird oft nur die unter den Bedingungen des ärztlichen Alltags einfach durchzuführende Bestimmung von Kreatinin im Plasma durchgeführt; normal sind Werte von Kreatinin bis zu 1,2 mg/dl. Wegen des hyperbolischen Zusammenhangs zwischen Plasma-Kreatinin und Clearance ergibt sich ein „kreatininblinder Bereich", in dem das Plasma-Kreatinin noch normal, die Nierenfunktion indes schon erheblich eingeschränkt sein kann (nach Kolenda, K.-D./Jost, St./Kokenge, F., in: Digitalistherapie bei Herzinsuffizienz: Kochsiek, K./Rietbrock, N. (Hrsg.) S. 47–53. Urban & Schwarzenberg. München, Wien, Baltimore 1981).

tionsrate mittels der Kreatinin-Clearance in guter Näherung abschätzen (vgl. Tab. 44 und Nomogramm S. 94). Man geht dabei entsprechend der sog. „intact nephron hypothesis" davon aus, daß es bei einer Reduktion der Anzahl funktionstüchtiger Glomeruli auch zu einer entsprechenden Reduktion der tubulären Funktionen kommt. Da eine Bestimmung der Kreatinin-Clearance recht aufwendig ist, kann man versuchen diese anhand der Bestimmung des Plasmakreatinins abzuschätzen. Allerdings ergeben sich dabei erhebliche Fehlermöglichkeiten, da das Plasmakreatinin erst bei schon weitgehend eingeschränkter Nierenfunktion deutlich ansteigt („kreatininblinder Bereich"; Abb. 89). Zu berücksichtigen ist weiter, daß das Plasmakreatinin (Abb. 88) auch von der Kreatininproduktion abhängt. Diese kann bei alten Menschen mit verringerter Muskelmasse und bettlägerigen Patienten abnehmen, sodaß auch bei eingeschränkter Nierenfunktion „normale" Plasmakreatinin-Werte gemessen werden.

Tab. 36: Beispiele für den Einfluß von Lebererkrankungen auf die Biotransformation von Pharmaka (nach Rowland und Tozer, Clinical Pharmacokinetics; 1980).

Krankheit	Biotransformation verringert	Biotransformation unverändert
Zirrhose	Ampicillin Diazepam Lidocain Pethidin	Tolbutamid Oxazepam
Virushepatitis	Diazepam Hexobarbital Pethidin Warfarin	Oxazepam Phenytoin Lidocain

Auch die **Biotransformation** von Pharmaka in der Leber kann durch Krankheitszustände und im höheren Lebensalter erheblichen Veränderungen unterworfen sein. Während eine Einschränkung der Nierenfunktion durch Bestimmung der Kreatininclearance abgeschätzt werden kann, gibt es keinen vergleichbaren Test für die Leberfunktion. Wie die Beispiele in Tab. 36 zeigen, ist eine generelle Vorhersage des Einflusses von Lebererkrankungen auf die hepatische Elimination von Pharmaka nicht möglich.

Eine Ausnahme stellen Pharmaka dar, die einem starken hepatischen first-pass Effekt unterliegen. Wie auf S. 56 ausgeführt, kann bei solchen Pharmaka bereits eine relativ geringe Abnahme des first-pass Effektes zu einer erheblichen Zunahme der Bioverfügbarkeit führen. Besonders bei oraler Verabreichung ist daher bei diesen Pharmaka Vorsicht geboten, und es muß gegebenfalls eine Dosisreduzierung vorgenommen werden. Eine Verminderung des first-pass Effektes bei Lebererkrankungen kann sowohl durch eine Abnahme der Biotransformation wie auch durch das Auftreten von Kollateralen (z. B. intrahepatische „shunts" bei Leberzirrhose) bedingt sein.

Pharmakokinetik in der Schwangerschaft

Während der Schwangerschaft kommt es zu einer Reihe von Veränderungen, die die Verteilung von Pharmaka beeinflussen können. In der Frühschwangerschaft nimmt das Plasmavolumen zu; später sind generalisierte Ödeme fast die Regel. Dadurch kann der Extrazellulärraum um 5−10 Liter zunehmen. Außerdem nimmt in der Schwangerschaft das Fettgewebe der Mutter in der Regel um 4−8 kg zu. Diese Zunahme verschwindet erst etwa 6 Monate nach der Geburt wieder. Zu den Verteilungsräumen der Mutter kommen schließlich durch Plazenta und Fetus neue Kompartimente hinzu.

Durch die Abnahme der Albuminkonzentration kann die Plasmaproteinbindung von Pharmaka abnehmen. Die Konzentration des sauren α_1-Glykoproteins verändert sich bei der Mutter in der Schwangerschaft nicht. Sie ist aber im fetalen Blut wesentlich niedriger. Dadurch können sich ungleiche Verteilungen von basischen Pharmaka auf das mütterliche und fetale Blut ergeben.

Andererseits werden Pharmaka außer in der Leber der Mutter zusätzlich in der Plazenta und der fetalen Leber abgebaut. In der Plazenta finden sich Enzymsysteme für Oxidation, Reduktion, Hydrolyse und Konjugation. Der enzymatische Abbau von Pharmaka beim Ungeborenen beginnt in der 6.-8. Schwangerschaftswoche.

Möglicherweise sind diese Veränderungen mit ein Grund für die Zunahme der Arzneimittelclearance, die bei einer Reihe von Pharmaka beobachtet wurde. Bei Pharmaka wie Phenytoin oder Theophyllin, bei denen ein enger Bereich für therapeutisch wirksame Konzentrationen eingehalten werden muß, kann eine Dosiserhöhung nötig werden. Eine Anpassung der Dosis sollte nach Möglichkeit anhand von Plasmakonzentrationsmessungen erfolgen.

Individuelle Dosierung von Pharmaka

Mit Hilfe pharmakokinetischer Kenntnisse und Daten sollte es im Prinzip möglich sein, für einen Patienten die „richtige" Dosierung eines Pharmakons auszuwählen. In den seltensten Fällen wird man aber die individuellen pharmakokinetischen Parameter eines einzelnen Patienten kennen, so daß man bei der Dosisfindung auf Literaturwerte angewiesen ist. Dabei können sich u. U. erhebliche Abweichungen zwischen den gewünschten und den tatsächlich im Organismus erzielten Konzentrationen ergeben. Das ist dadurch bedingt, daß pharmakokinetische Parameter erheblichen interindividuellen Schwankungen unterworfen sein können, die sich nur zum Teil durch Einflußfaktoren wie Lebensalter, Krankheiten oder Arzneimittelwechselwirkungen erklären lassen. In Tab. 37 sind die Ergebnisse von Untersuchungen zusammengestellt, bei denen die wichtigsten pharmakokinetischen Parameter von Gentamicin bei einer größeren Population von Probanden bestimmt wurden. Hervorzuheben ist, daß es sich hierbei um Patienten mit normaler Serumkreatininkonzentrationen handelte und daß Gentamicin fast ausschließlich über die Niere ausgeschieden wird. Dennoch variieren die für die Clearance angegebenen Werte um einen Faktor von 4, und bei der zweiten, über 1000 Patienten umfassenden Untersuchung, sogar um das mehr als 30fache! Eine ähnliche Variationsbreite ergibt sich auch für das Verteilungsvolumen und die Halbwertzeit.

Die großen interindividuellen Unterschiede von pharmakokinetischen Parametern, die man auch bei anderen Pharmaka und kleineren Probandengruppen beobachten kann, sind vor allem für Pharmaka mit einer geringen therapeutischen Breite von Bedeutung. Hierzu zählen außer Aminoglykosidantibiotika wie Gentamicin beispielsweise Herzglykoside, orale Antikoagulantien, Antidiabetika, viele Antiarrhythmika und Antiepileptika, Theophyllin oder Lithium.

Eine Möglichkeit zur individuellen Anpassung der Dosis eines Pharmakons ergibt sich durch **Messung der Plasmakonzentrationen.** Dies ist allerdings nur sinnvoll, wenn ein definierter Bereich wirksamer Plasmakonzentrationen existiert. Wenn der Effekt auf einfache Weise direkt gemessen werden kann (Antihypertensiva, Antidiabetika, Antikoagulantien), sind Konzentrationsmessungen in der Regel entbehrlich.

Im Prinzip geht man dabei so vor, daß dem betreffenden Patienten zunächst eine Dosis verabreicht wird. Anschließend führt man eine oder mehrere Bestimmungen der Plasmakonzentration durch. Durch Vergleich des gemessenen Wertes mit dem Wert, der theoretisch zu erwarten wäre, wenn bei dem Patienten „normale" pharmakokinetische Verhältnisse

---

Tab. 37: Interindividuelle Variabilität pharmakokinetischer Parameter von Gentamicin. Die Daten wurden bei Patienten erhoben, die Infektionen mit gramnegativen Bakterien hatten. Das Serumkreatinin der Patienten lag im Normalbereich.

V (l/kg)	CL (ml/min/kg)	$t_{1/2}$ (h)
0,14 − 0,36	0,62 − 2,61	1,1 − 3,1 a
0,04 − 0,74	0,12 − 4,04	0,4 − 32,7 b

a: 173 Patienten (Bauer u. Blouin, J. Am. Geriat. Soc. **30**, 309; 1982)

b: 1369 Patienten (Zaske et al., Antimicrob. Agents Chemother. **21**, 407; 1982)

Tab. 38: Pharmaka, deren Plasma- bzw. Serumkonzentrationen zur Therapiekontrolle gemessen werden.

Aminoglykosid-Antibiotika	
Herzglykoside	
Theophyllin	
Lithium	
Chloramphenicol	(bes. Neugeborene!)
Methotrexat	(in hohen Dosen)
Salicylate	(in hohen Dosen)
Antiepileptika	

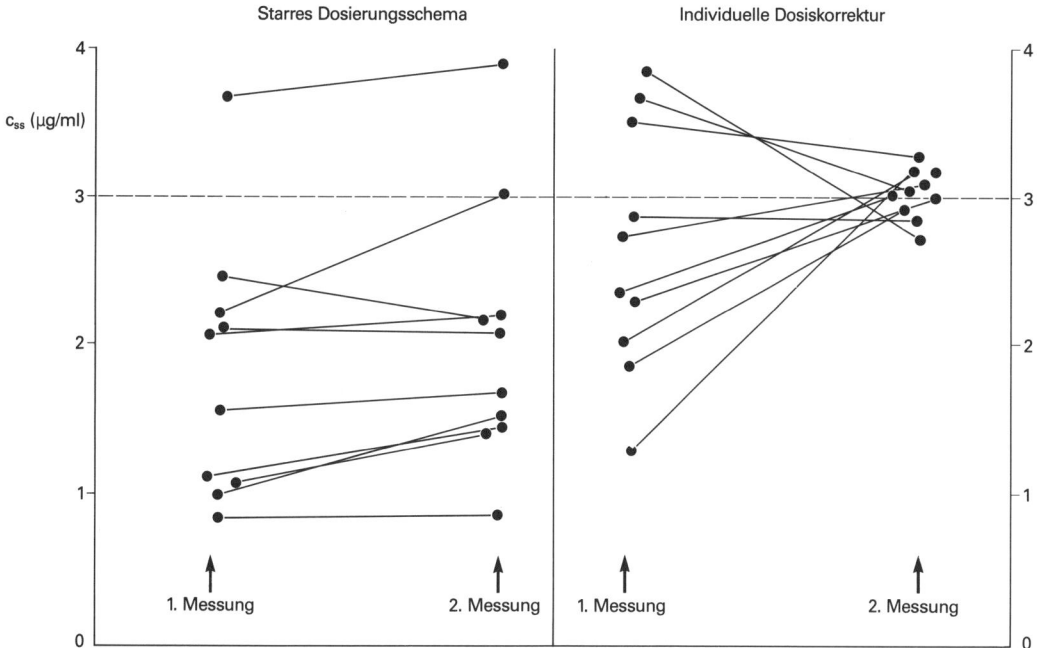

Starres Dosierungsschema   Individuelle Dosiskorrektur

c_{ss} (µg/ml)

1. Messung   2. Messung   1. Messung   2. Messung

Abb. 90: Mittlere steady state-Konzentrationen von Gentamicin im Serum bei starrem Dosierungsschema und nach individueller Dosiskorrektur.
Kinder im Alter von 2–23 Tagen wurden mit Gentamicin behandelt, wobei eine mittlere steady state-Konzentration im Serum von 3 µg/ml angestrebt wurde. Die tatsächlich erzielten Serumkonzentrationen wichen sowohl bei der ersten Bestimmung wie auch bei der Wiederholung der Messung nach 7 Tagen z.T. erheblich von diesem Wert ab (links). Wurde dagegen anhand der ersten Konzentrationsbestimmung eine individuelle Dosiskorrektur durchgeführt, so lagen die Konzentrationen bei der zweiten Messung im gewünschten Bereich (rechts). Nach G. Heimann, S. Schug, U. Bergt, Monatsschr. Kinderheilkd. **131**, 58, 1983.

vorlägen, läßt sich dann eine individuellere Dosis für den Patienten ermitteln. Gegenüber einer schematischen, starren Dosierung können mit diesem Vorgehen relativ zuverlässig Konzentrationen im gewünschten therapeutischen Bereich erzielt werden (Abb. 90).

Messungen der Plasmakonzentrationen werden nicht nur zur individuellen Dosisfindung, sondern auch zur Therapiekontrolle eingesetzt (**drug monitoring**). Beispiele von Pharmaka, bei denen eine Überwachung der Theapie mit Konzentrationsmessungen sinnvoll sein kann, sind in Tab. 38 zusammengestellt.

Pharmaka und Arzneimittel

In Pharmakologie und Toxikologie erfolgt die Prüfung von Pharmaka ohne weitere Zusätze. Dem steht aber gegenüber, daß der Arzt therapeutisch Arzneimittel verwendet, in denen das Pharmakon zwar den wichtigsten Anteil ausmacht, die aber zur Herstellung bestimmter **Arzneiformen,** zur Gewährleistung ihrer **Lagerungsfähigkeit** und **Haltbarkeit,** aber auch zur Korrektur von **Geruch, Geschmack** und **Aussehen,** einer Reihe von Hilfsstoffen bedürfen. Außerdem können Hilfsstoffe zur Entwicklung neuer Zubereitungsarten und Anwendungen (z. B. Depotpräparate, therapeutische Systeme) dienen. Die **Galenik,** d. h. die Lehre von der Zubereitung von Arzneimitteln aus Arznei- und Hilfsstoffen, stellt als Pharmazeutische Technologie eine wichtige Disziplin der Pharmazie dar.

Die weltweiten Versuche, die Hilfsstoffe zur Herstellung von Arzneimitteln zu standardisieren, sind bisher erfolglos geblie-

ben. Dies ist nicht zuletzt darauf zurückzuführen, daß unter den rund 6000 Hilfsstoffen sehr komplexe Stoffgemische sind, die, je nach Herkunft, uneinheitlich zusammengesetzt sind und gewissermaßen ein „galenisches Geheimnis" der Hersteller darstellen. Dies ist auch ein Grund dafür, daß die Deklaration der Hilfsstoffe nicht oder nur ungenügend erfolgt, obgleich die Kenntnis der in einem Arzneimittel enthaltenen Hilfsstoffe z. B. bei der Deutung einer Arzneimittelallergie eine große Rolle spielt (vgl. S. 336).

Die Kinetik eines Pharmakons wird dementsprechend auch von den Hilfsstoffen mit bestimmt, die bei der Konfektionierung eines Arzneimittels benutzt werden. Von besonderer Bedeutung für die Kinetik ist aber der Zuführweg. Der Zuführweg, der bei der Anwendung eines Pharmakons gewählt wird, bestimmt dessen Anwendungsform. Im Hinblick auf die systemische Anflutung gelten die parenteralen Anwendungsformen (vgl. S. 29) als die zuverlässigsten: intravenös (i. v.), intramuskulär (i. m.) oder subcutan (s. c.). Die intraarterielle Arzneimittelinjektion (i. a.) ist eine Ausnahme, die vor allem im Bereich der Diagnostik angewandt wird und besonderer Erfahrungen bedarf. Diese Anwendungsform gewinnt zunehmend an Bedeutung, wenn es um die gezielte Zufuhr von Tumorhemmstoffen geht, bei denen die systemische Belastung so gering wie möglich gehalten werden soll.

Der ganz überwiegende Teil von Arzneimitteln wird enteral verabfolgt, wobei die orale Zufuhr (or., per os) mit Tabletten, Dragees oder Kapseln ganz im Vordergrund steht; daneben spielen heutzutage Tropfen und Säfte, trotz der hervorragenden Eigenschaften dieser Arzneiformen für die Resorption von Pharmaka, nur noch eine untergeordnete Rolle. Eine Sonderform der enteralen Zufuhr stellt die Anwendung von Pharmaka im Rectum in Form von Suppositorien dar.

Parenteralia

Lösungen, z. B. zur intravenösen, intraarteriellen, intramuskulären oder subcutanen Applikation von Arzneistoffen, werden als Injektionslösungen nach gleichen Prinzipien hergestellt.

Injektions- und Infusionsflüssigkeiten

Schon in wäßrigen Injektionslösungen liegen in den seltensten Fällen nur die reinen Pharmaka vor. Selbst wenn ein Pharmakon ausreichend wasserlöslich ist, muß man zur Erzeugung der Isotonie eine adäquate Menge osmotisch wirksamer Bestandteile, z. B. NaCl, zusetzen, um Zell- und Gewebeunverträglichkeiten zu vermeiden. Allzu oft sind die Pharmaka nicht ausreichend wasserlöslich und können erst durch lösungsvermittelnde Zusätze injizierbar gemacht werden. Die meisten Injektionslösungen enthalten auch ein Desinfiziens, um das Wachstum von Mikroorganismen zu verhindern. Injektionslösungen, deren Injektionsvolumen größer als 10 ml ist, müssen nicht nur auf die Sterilität des Inhalts, sondern auch auf ihren Gehalt an pyrogenen Stoffen (Lipopolysacchariden aus Bakterienmembranen) untersucht werden. Derartige pyrogene Stoffe können Fieber bis zum Schüttelfrost verursachen. Pharmaka, die in Lösung nicht haltbar sind, können als Feststoffe in Gefäße abgefüllt werden, aus denen sie nach Auflösen in einer geeigneten Flüssigkeit, die steril in einer gesonderten Ampulle mitgeliefert wird, in eine Injektionsspritze aufgezogen werden. Für Impfstoffe setzen sich immer mehr Einweg-Spritzen durch. Ist eine Verbindung lichtemp-

findlich, dann muß die Lösung in wenig lichtdurchlässige Ampullen (Braunglas) abgefüllt werden.

Augentropfen, Nasentropfen und Ohrentropfen

Im Hinblick auf die Sterilität werden an Augen-, Nasen- und Ohrentropfen die gleichen Anforderungen gestellt wie an Injektionsflüssigkeiten. Bei der ärztlichen Anwendung ist dann allerdings die strenge Einhaltung steriler Bedingungen nicht ganz gewährleistet, wenn, wie heute noch vielfach üblich, die Dosierung nicht aus „Einmal"-Behältnissen erfolgt. Zur Vermeidung von Unverträglichkeiten und Reizerscheinungen werden Augentropfen isoton angeboten. Bei Ohrentropfen ist das Problem die Eindringtiefe in den äußeren Gehörgang und die Haftfestigkeit am Epithel; diese Qualitäten hängen mit von der Viskosität der Flüssigkeit ab, in der das Pharmakon gelöst ist. Hier kommen auch ölige Flüssigkeiten in Frage, die an den Augen wegen der Filmbildung nicht die Arzneistoffträger der ersten Wahl darstellen. Für Nasentropfen und -sprays gelten ähnliche Überlegungen wie für die Anwendung am Auge; die Haftfestigkeit kann durch viskose Zusätze gesteigert werden.

Arzneimittel zur enteralen Anwendung

Die Geschwindigkeit der Resorption von Pharmaka aus oralen Arzneiformen erfolgt nach einer Reihenfolge, bei der Lösungen und Suspensionen an der Spitze, Kapseln, Tabletten und Dragees am unteren Ende stehen. Die guten Resorptionsbedingungen bei Lösungen, Emulsionen und Suspensio-

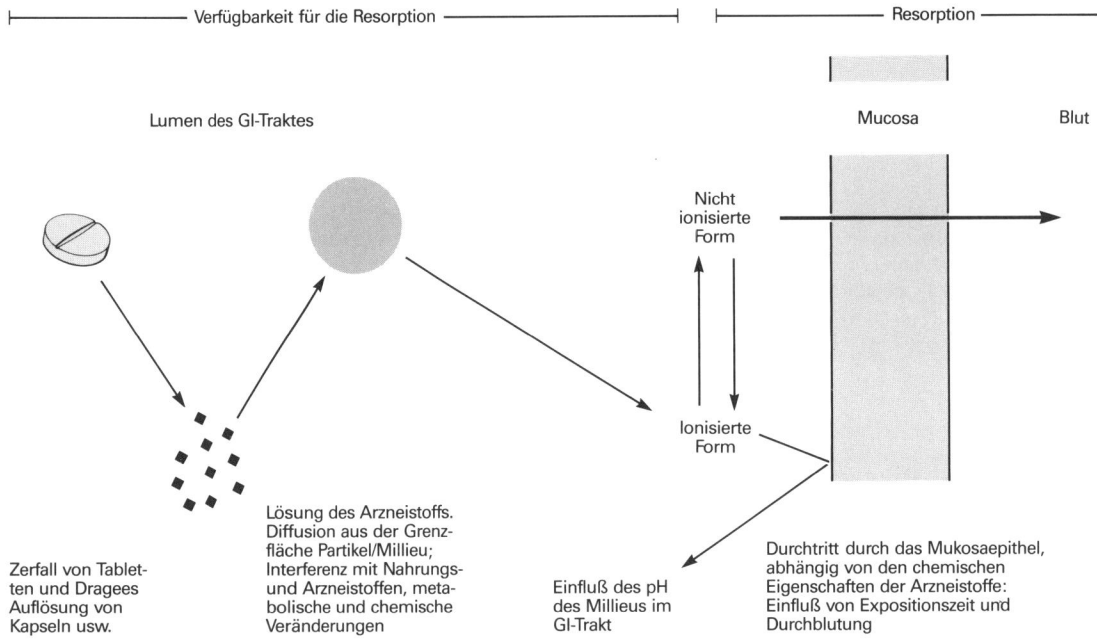

Abb. 91: Vorgänge bei der enteralen Resoprtion von Pharmaka aus Arzneimitteln. Die eigentliche Resorption von Pharmaka, d. h. ihre Permeation durch biologische Membransysteme, ist auf den Seiten 25 ff. beschrieben. Ehe ein Pharmakon in Lösung gehen kann, muß die Tablette zerfallen. Aus den freigesetzten amorphen Partikeln bzw. Kristallen müssen die Pharmakon-Moleküle in Lösung gehen. Danach gehorcht der Resorptionsvorgang den Prinzipien der nichtionischen Diffusion, dem wichtigsten Prinzip bei der Permeation der Pharmaka durch biologische Membransysteme (vgl. S. 26). Die Geschwindigkeit der Lösung der Pharmakon-Moleküle aus den Partikeln ist direkt proportional zu deren Oberfläche, dem Diffusionskoeffizienten des Pharmakons im Lösungsmittel und dem Gefälle der Konzentrationen des Pharmakons in der Lösung bzw. in einer unmittelbar den Partikeln anliegenden Lösungsschicht, die mit dem Pharmakon als gesättigt betrachtet wird. Mikronisierung der Partikel, d. h. Verkleinerung ihres Durchmessers, führt zur Vergrößerung der Oberfläche und damit zu einer Steigerung der Lösungsgeschwindigkeit (nach Forth, Therapiewoche **24**, 4761–4722; 1974).

nen, d. h. Tropfen und Säften, werden im Klinikbetrieb immer weniger genutzt. Dies hängt mit den organisatorischen Schwierigkeiten zusammen, die bei der Versorgung einer großen Station angesichts der Vielzahl der gleichzeitig zu verabfolgenden Medikamente gegeben sind. Tropfenflaschen können außerdem von älteren Menschen, die vielleicht obendrein noch an einem Parkinson-Syndrom oder an rheumatischen Fingerdeformationen leiden, nur schwer bedient werden; hinzu kommt, daß dann die Dosierung ungenau wird. Ein ähnliches Problem entsteht für diesen Patientenkreis übrigens auch bei der Bedienung kindersicherer Verschlüsse von Arzneibehältnissen.

Heute werden im wesentlichen Tabletten, Kapseln und Dragees für die orale Anwendung benutzt. Dabei muß man sich vergegenwärtigen, daß der eigentlichen Resorption des gelösten Pharmakons eine Reihe von Vorgängen vorgeschaltet ist, welche die Verfügbarkeit für die Resorption beeinflussen (vgl. Abb. 91, S. 72). Bevor ein Arzneimittel resorbiert werden kann, muß es zunächst aus der Arzneiform freigesetzt werden. Hierzu muß die Arzneiform in kleinere Anteile zerfallen (Desintegration), und das Pharmakon muß sich in der umgebenden Flüssigkeit auflösen. Hilfsstoffe, die beispielsweise die Zerfallszeit von Dragees verkürzen können, nennt man Sprengmittel. Der Sprengeffekt kommt durch Quellvorgänge infolge von Wasseraufnahme zustande.

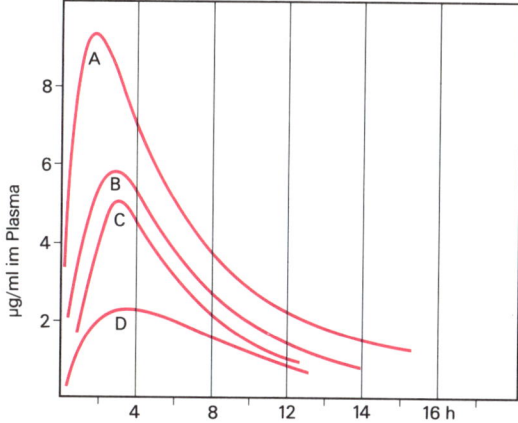

Abb. 92: Konzentration im Plasma nach oraler Gabe von 5 g Chloramphenicol in Gelatinekapseln.
A–D: Präparate verschiedener Hersteller. Mittelwerte aus Versuchen an 10 Personen nach Werten von Glazko et al. (Clin. Pharm. Ther. **9**, 472; 1968).
Die Ergebnisse dieser Untersuchungen werden heute so interpretiert, daß in Präparat D ganz überwiegend die stabile, in Präparat A ganz überwiegend die metastabile Kristallform von Chloramphenicol-Palmitat vorhanden war. Chloramphenicol-Palmitat selbst wird nur in geringem Umfang resorbiert. Chloramphenicol steht erst nach der Esterspaltung für die Resorption zur Verfügung, deren Voraussetzung allerdings eine rasche Auflösung des Chloramphenicol-Palmitats ist. Sie erfolgt aus der metastabilen Kristallform schneller, aus der stabilen dagegen langsam. Die Präparate B und C enthielten offensichtlich eine Mischung aus beiden Kristalltypen und wiesen dementsprechend eine mittelhohe Auflösungsgeschwindigkeit auf. Dieses Beispiel stand am Beginn der weltweiten Bemühungen, die Bioverfügbarkeit von Pharmaka in Arzneimitteln sicherzustellen. (Vgl. A.J.Aguiar: Physical Properties and Pharmaceutical Manipulations Influencing Drug Absorption. In: Pharmacology of Intestinal Absorption: Gastrointestinal Absorption of Drugs, IEPT Sect. **39B**, Vol. 1, pp. 335–402; W. Forth, W. Rummel (Eds.) Pergamon Press, Oxford 1975.)

Tab. 39: Verhältnis von Partikelgröße und Oberfläche. Berechnet ist die Gesamtoberfläche von 1 g Substanz mit einer Dichte von 1,0 (nach H. Kurz: Allgemeine und Spezielle Pharmakologie und Toxikologie. 5. Auflage S. 39. W. Forth, D. Henschler, W. Rummel Hrsg. B.I.-Wissenschaftsverlag, Mannheim 1987)

Mittl. Teilchendurchmesser	Gesamtoberfläche
1000 μm	60 cm^2
100 μm	600 cm^2
10 μm	6000 cm^2
1 μm	60000 cm^2

Lösen sich die Pharmaka langsamer auf, als sie durch die Mukosa resorbiert werden können, das heißt, ist die Lösungsgeschwindigkeit geringer als die Resorptionsgeschwindigkeit, dann wird sie zur limitierenden Größe für die Resorptionszeit. Die Lösungsgeschwindigkeit hängt von der Oberfläche der Teilchen ab. Wie aus Tab. 39 hervorgeht, kann die Oberfläche durch Verkleinerung der Partikelgröße (Mikronisierung) gesteigert werden. Der mittlere Teilchendurchmesser der Pharmaka in mikronisierten Arzneistoffen bewegt sich zwischen 10 und 1 mcm.

Unterschiede der Partikelgröße sind häufig ein Grund dafür, daß, trotz gleicher Dosis des Pharmakons pro Tablette, Handelspräparate verschiedener Hersteller unterschiedlich wirksam sind. Bei Pharmaka, die nur schwer in Lösung gehen, kann die Auflösungsgeschwindigkeit durch geeignete Lösungsvermittler verbessert werden (Alkohole, Glycerin, Propylenglykol, Polyethylenglykol, Sorbit u. v. a. m.).

Die Auflösungsgeschwindigkeit ein und desselben Pharmakons in Arzneistoffen verschiedener Hersteller kann auch deshalb unterschiedlich sein, weil sich unterschiedlich rasch auflösende Kristalle gebildet haben (Polymorphismus, Abb. 92). Es ist nicht ausgeschlossen, daß Kristall-Polymorphismus auch bei ein und demselben Hersteller gelegentlich von Charge zu Charge auftreten kann, dann nämlich, wenn die Herstellungsbedingungen nicht peinlich genau nach den Vorschriften eingehalten werden.

Tabletten

Bei der Tablettierung eines Pharmakons erfolgt die Verpressung unter Zusatz geeigneter Hilfsstoffe, z. B. Milchzucker, $CaCO_3$ o. ä. Die Zerfallszeit der Tablette kann in vitro bestimmt werden. Außerdem ist durch geeignete In-vitro-Versuchs-Ansätze auch eine Messung der Auflösungsgeschwindigkeit der Pharmaka beim Zerfallen der Tablettenteile möglich. Sie gilt als gut, wenn das Pharmakon aus Tabletten innerhalb von 30 Minuten bis zu 80% freigesetzt wird. Eine Grundregel sollte den Patienten vom Arzt oder Apotheker mit auf den Weg gegeben werden: Orale Arzneiformen sind grundsätzlich mit einer ausreichenden Flüssigkeitsmenge, d. h. mit 125–250 ml Flüssigkeit, einzunehmen; dies entspricht dem Volumen der gebräuchlichen Gläser im Haushalt.

Filmtabletten

Filmtabletten sind Preßlinge, die eine gehärtete und geglättete Oberfläche besitzen. Sie lösen mehr und mehr die Dragees im Gebrauch ab, zumal sie in der Regel ohne Farbstoffzusätze und ohne Zuckerüberzug hergestellt werden. Die Überzüge bestehen vorzugsweise aus Acrylestern. Bei hygroskopischen Arzneistoffen bedient man sich des Naturproduktes Zein, eines Prolamins aus Maiskleber, oder bestimmter Silikonharze. Als ausreichend zur „Härtung" der Oberfläche von

Filmtabletten wird eine Behandlung mit 3 mg „Lack" pro cm²
betrachtet. Die Lacke können auch magensaftresistent hergestellt werden. Da sie zum Teil wasserunlöslich sind, läßt sich
die Zerfallsgeschwindigkeit der Filmtabletten nicht bestimmen, und die Freisetzung des Arzneistoffes muß anhand der
Auflösungsgeschwindigkeit beurteilt werden.

Dragees

Dragees werden so hergestellt, daß um einen pharmakonhal-
tigen Preßling ein glatter, harter Überzug aus Zucker aufgebracht wird. Deshalb können Dragees gut geschluckt werden.
Ein Nachteil der Dragees ist die nur begrenzte Fähigkeit,
Pharmaka aufzunehmen (< 500 mg). Der Gebrauch von
Farbstoffen ist zuweilen Ursache für allergisch bedingte Unverträglichkeiten. Zur Beschleunigung des Zerfalls der sehr
stabilen Dragees sind in der Regel Zerfallsmittel bzw. Sprengmittel (Stärke) erforderlich.

Kapseln

Kapseln bestehen aus normaler, unbehandelter Gelatine
(Hartgelatinekapseln) oder aus Weichgelatine, die bestimmte
Anteile an Glycerol, Sorbitol oder Polyethylenglykole enthält.
Hartgelatinekapseln können bis zu 1 g pulverisierte Arzneistoffe aufnehmen. Weichgelatinekapseln sind für flüssige, insbesondere auch ölige Arzneimittel geeignet. Gelatinekapseln
lösen sich in der Flüssigkeit des Magens, es sei denn, sie sind
mit geeigneten Überzügen versehen, die z. B. aus Mischpoly-
meren zwischen Maleinsäureanhydrid und Styrenen oder Po-
lyvinylmethylether hergestellt werden.

Kautabletten

Kautabletten enthalten eine kaugummiähnliche Grundmasse,
in die Pharmaka eingearbeitet sind. Sie sind für Stoffe geeignet, die bereits im Mund wirksam werden oder die über die
Mundschleimhaut resorbiert werden sollen.

Arzneimittel zur Anwendung im Rektum und in der Vagina

Die Grundvoraussetzung für die Anwendung von Pharmaka
in diesen Körperregionen sind Arzneiträger von wachsartiger
Beschaffenheit, die bei der normalen Umgebungstemperatur
ihre Form behalten, was eine wesentliche Voraussetzung für
die Einführung der Arzneimittel in die Körperöffnungen ist.
Bei Körpertemperatur müssen die Arzneiträger schmelzen
und die Pharmaka in Kontakt mit der resorbierenden Oberfläche bringen, wenn die systemische Aufnahme beabsichtigt
ist. Zu diesem Zweck werden dem Pharmakon in der Regel
grenzflächenaktive Stoffe hinzugesetzt. Dies unterbleibt
selbstverständlich, wenn eine lokale Wirkung erzielt werden
und deshalb die Verweildauer der Arzneistoffe so lange wie
möglich sein soll.

Suppositorien

Auch die Resorption aus dem Rektum ist von der Arzneiform
abhängig. Am besten wird aus wäßrigen Lösungen resorbiert.
Üblicherweise werden Pharmaka rektal jedoch nicht als Einlauf, sondern in Form von Suppositorien gegeben. Für die
Herstellung der Grundmassen werden Glycerin, Gelatine
und Polyethylenglykolpolymere unterschiedlicher Molekülmasse verwendet, die sich als selbstemulgierende Substanzen
in Gegenwart der Flüssigkeit im Rektum auflösen.

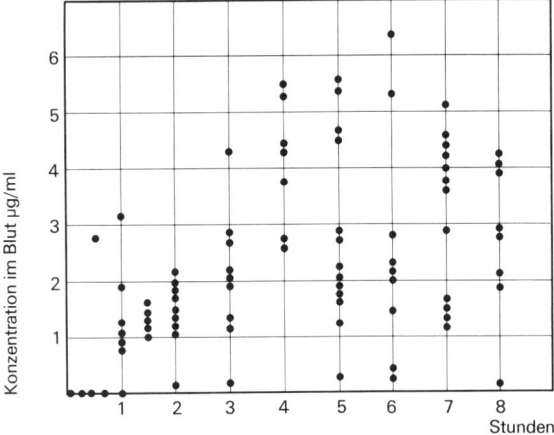

Abb. 93a: Individuelle Schwankungen der Theophyllin-Kon-
zentration im Blut des Menschen nach rektaler Anwendung
von 500 mg in Form von Suppositorien (nach Waxler und
Schack, J. Am. Med. Ass. **943**, 736; 1950).

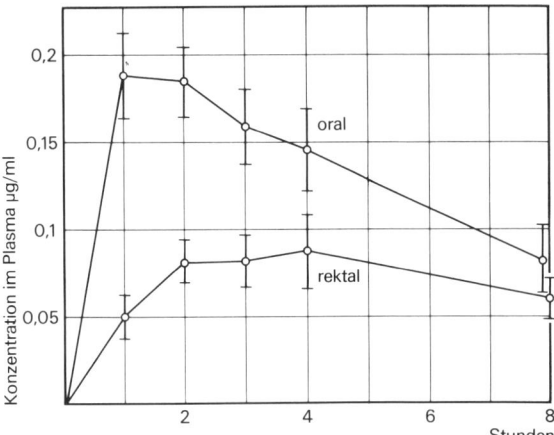

Abb. 93b: Resorption von Diazepam aus dem Rektum und
dem Magen/Darm-Trakt des Menschen.
Konzentrationen im Plasma nach Anwendung von 20 mg Diazepam in Form von 2 Tabletten und nach rektaler Anwendung
der gleichen Dosis in Form von Suppositorien (nach Schwartz
et al., Arzneim.-Forsch. [Drug Res.] **16**, 1109; 1966).

Hinsichtlich der Gesetzmäßigkeiten, die für die Resorption
von Pharmaka aus Emulsionen gültig sind, siehe Abb. 94. Die
Resorption von Pharmaka aus Suppositorien ist unsicher, wie
die weite Streuung der Konzentrationen von Theophyllin im
Blut nach rektaler Anwendung zeigt (Abb. 93a). Außerdem
ist die Aufnahme von Pharmaka aus dem Rektum bei gleicher
Dosierung immer niedriger als beispielsweise nach oraler Anwendung (Abb. 93b). Das ist der Grund dafür, daß die Pharmaka in der Regel in Suppositorien höher als in Tabletten dosiert werden.

Globuli und Styli

Globuli und Styli nutzen die gleichen Arzneistoffträger wie
die Suppositorien. Globuli sind zur Anwendung von Arzneistoffen in der Vagina geeignet. Styli benutzt man dort, wo
Arzneistoffe in Wunden oder beispielsweise in die Urethra
gebracht werden sollen.

Anwendung von Pharmaka auf der Haut

Für die Anwendung von Pharmaka auf der Haut bedarf es einer Reihe von Spezialkenntnissen, welche die Pharmakotherapie im Bereich der Dermatologie zu einer speziellen Wissenschaft werden ließ. Es liegt auf der Hand, daß neben dem therapeutischen Ziel die individuellen Eigenschaften der Haut des zu behandelnden Patienten sowie deren Durchblutung von ausschlaggebender Bedeutung sein können.

Puder

Puder enthalten die Pharmaka in Teilchen mit einem Durchmesser von < 100 mcm. Je kleiner die Teilchen sind, desto besser geben die Puder die Pharmaka an die Umgebung ab.

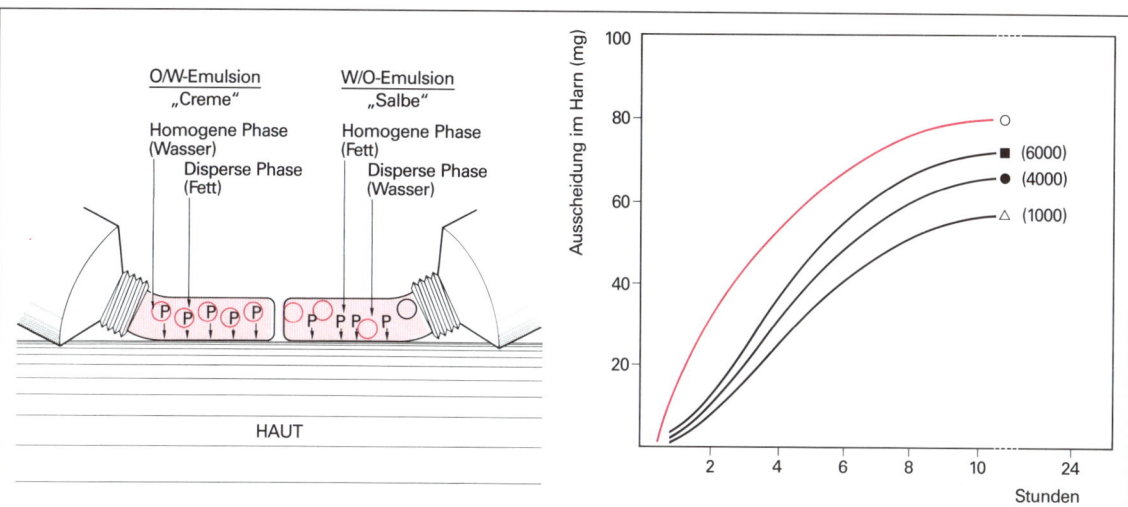

Abb. 94: Die Bedeutung von Emulsionen für die Anwendung von Pharmaka.
Emulsionen sind Mischungen aus im Grunde nicht miteinander mischbaren Phasen, z. B. einer hydrophilen, wasserlöslichen und deshalb lipophoben und einer lipophilen, fettlöslichen und deshalb hydrophoben Phase. Der Emulsionsbegriff soll am Beispiel einer „Creme" und einer „Salbe" erläutert werden (A).
Eine „Creme" besteht aus einem **Dispersionsmittel**, das auch als äußere oder **homogene Phase** bezeichnet wird. Die Phase ist im hier gewählten Beispiel hydrophil. In dieser homogenen Phase ist die **disperse Phase** eingearbeitet, die auch als **innere** bzw. **offene** Phase bezeichnet wird. Die Teilchengröße liegt zwischen 1 und 20 mm ∅. Es bedarf eines u. U. hohen Energieaufwandes, die beiden Phasen so miteinander zu mischen, daß sie hinreichend stabil sind. Anders ausgedrückt bedeutet das, daß Emulsionen, vor allem flüssige Emulsionen, dazu neigen, sich früher oder später zu entmischen. Eine sehr stabile flüssige Emulsion ist die Milch. Dickflüssige Emulsionen sind „Cremes", „Salben" und Linimente. Es gibt auch Trockenemulsionen, die in Pudern angewandt werden können.
Je nach Löslichkeit ist das Pharmakon in der einen oder in der anderen Phase vorhanden. Die „Creme" im Beispiel (A) enthält in der **dispersen** Phase ein lipophiles Pharmakon. Es dauert deshalb eine gewisse Zeit, bis dieses mit der resorbierenden Oberfläche, beispielsweise der Haut, in Kontakt treten und in die Haut eindringen kann. Umgekehrt verhält es sich bei einer „Salbe" (A), in der ein lipophiles Pharmakon in der homogenen Phase enthalten ist. Es liegt auf der Hand, daß für ein hydrophiles Pharmakon gerade das Umgekehrte gilt: Es befindet sich in der „Creme" in der **homogenen** und in der „Salbe" in der **dispersen Phase.**
Aus dieser Überlegung läßt sich ableiten, daß je nach der Wahl der Grundlage die Anflutung eines Pharmakons sowie seine Verfügbarkeit über die Zeit beeinflußt werden kann. Wichtig ist, daß eine Öl-in-Wasser-Emulsion (O/W-Emulsion) durch Wasser leicht entfernt werden kann. Aller Erfahrung nach gilt dies aber nicht für die Wasser-in-Öl-Emulsion (W/O-Emulsion): Cremes lassen sich leicht abwaschen, Salben eben nicht. Ob eine O/W-Emulsion oder umgekehrt eine W/O-Emulsion vorliegt, kann der Apotheker einfach durch die Bestimmung der Dielektrizitätskonstanten feststellen. Nur dort, wo das Dispersionsmittel (homogene Phase) wäßrig ist, läßt sich bei Anlage einer Spannung eine nennenswerte Leitfähigkeit messen.
Heute können aus einer großen Anzahl von grenzflächenaktiven Stoffen Träger für Pharmaka zur Anwendung auf Haut und Schleimhäuten entsprechend ihren Lösungseigenschaften ausgesucht werden. Dabei macht man Gebrauch von einer Vielzahl verfügbarer Stoffe, die in der Lage sind, die Oberflächenspannung mehr oder weniger stark herabzusetzen und durch Mizellenbildungen mit Hilfe ihrer hydrophilen (lipophoben) bzw. lipophilen (hydrophoben) Moleküleigenschaften ein Pharmakon in Lösung zu halten und emulsionsartig zu stabilisieren. Vereinfacht kann man auch von Stoffen sprechen, die selbst emulgierende Eigenschaften besitzen, z. B. Polyethylenglykole verschiedener Molekülmassen. In (B) ist ein Beispiel für die Bioverfügbarkeit von Phenacetin aus Polyethylenglykolen verschiedener Molekülmassen aufgezeichnet. Aus dem Beispiel geht hervor, daß die Bioverfügbarkeit von Paracetamol in Polyethylenglykol von der MM 6000 erheblich besser ist als von Paracetamol, das in Polethylenglykol von MM 1000 eingearbeitet worden ist. Im Vergleich dazu ist die Bioverfügbarkeit von Paracetamol, das in Wasser gelöst angeboten wurde, aufgezeichnet. Die Bioverfügbarkeit von Paracetamol ist anhand der innerhalb von 24 Stunden im Urin ausgeschiedenen Menge ausgedrückt. Polyethylenglykole verschiedener Molekülmassen dienen auch als Suppositoriengrundlage. Entsprechend der Gesetzmäßigkeit der Lösung von Arzneistoffen in Emulsionen kann das Ergebnis so interpretiert werden, daß Paracetamol in Polethylenglykol der MM 6000 offensichtlich schlechter gelöst ist und dementsprechend für die Resorption durch die Schleimhaut des Rektums rascher zur Verfügung gestellt wird als Paracetamol, das in Polyethylenglykol der MM 1000 angeboten wird.
(Nach Pagay et al., J. Pharm. Sci. **63**, 44–47; 1974.)

Außerdem müssen pharmazeutisch-technisch die Streufähigkeit und unter medizinischen Gesichtspunkten die Haftfähigkeit auf der Haut sichergestellt sein. Da die Haut wäßrige und ölige Flüssigkeiten abgibt, muß sich das Puder auch durch eine Aufnahmefähigkeit für diese Stoffe auszeichnen. In der Regel müssen Puder außerdem Desinfektionsmittel enthalten. Als Pudergrundlagen eignen sich eine Reihe von anorganischen und organischen Stoffen, die aber oft nicht alle aufgezählten Eigenschaften, welche für Pudergrundlagen wichtig sind, in sich vereinigen. So ist Zinkoxid beispielsweise durch seine gute Saugfähigkeit für wäßrige und ölige Absonderungen der Haut bekannt, es hat auch eine gewisse Desinfektionskraft, besitzt aber kein Haftvermögen. Letzteres zeichnet dagegen Talkum (Magnesiumhydroxidpolysilikat) aus, dessen mangelnde Aufnahmefähigkeit für Wasser durch Zusätze von hochdispersem Siliciumdioxid gesteigert werden kann. Gut wärmeleitfähige Pudergrundlagen entziehen der Haut Wärme und erzeugen hierdurch ein Gefühl der Kühle. Dies wird durch Stearate, aber auch durch stärkehaltige Pudergrundlagen erzielt. Fettpuder werden bei fettarmer Haut angewandt; sie enthalten bis zu 10% Lipide, wie Öl, Wollwachs etc. Adstringierende Puder enthalten Gerbstoffe oder Wismutsalze. Puder zur Linderung von Juckreiz und Schmerz wurden früher mit 1- bis 2%igen Mentholzusätzen versehen; heute enthalten sie zunehmend Lokalanästhetika und Glukocorticoide (Prednisolon). Schwefelpuder zeichnen sich durch ihre keratolytische Wirkung aus; kolloidaler Schwefel wird in Anteilen bis zu 30% hinzugesetzt.

Salben

Die Gesetzmäßigkeiten der Aufnahme von Pharmaka aus Salbengrundlagen, die nichts anderes als Träger für die Pharmaka in Form von haftenden Emulsionen darstellen, sind in der Abb. 94 zusammengefaßt.

Als Grundregel kann gelten, daß wasserlösliche Pharmaka besser aus hydrophoben Salbengrundlagen und umgekehrt lipidlösliche Pharmaka rascher aus hydrophilen Salbengrundlagen in die Haut aufgenommen werden können. Die Unterscheidung zwischen Salben und Cremes (Wasser/Öl- bzw. Öl/

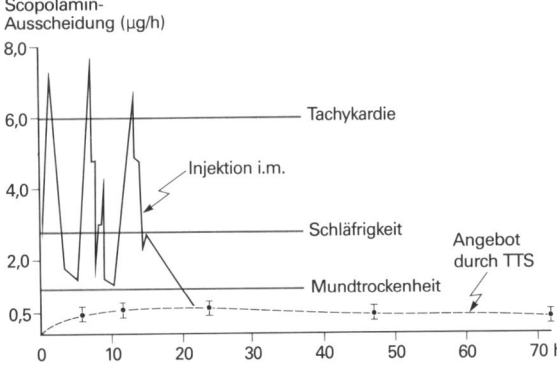

Abb. 95: Scopolaminausscheidung im Urin von Probanden nach transdermaler Applikation als TTS und nach dreimaliger i. m. Verabreichung. Die Ausscheidung im Urin spiegelt den Verlauf der Plasmakonzentration wider. Bei Anwendung als TTS lassen sich über drei Tage gleichmäßige Konzentrationen erreichen. Bei intermittierender Zufuhr dagegen ergeben sich erhebliche Schwankungen. Zur Erzielung einer auch nur einige Stunden anhaltenden Wirkung sind hohe Dosen nötig, die unerwünschte Wirkungen hervorrufen (nach Shaw et al., in: Transdermal Delivery of Drug; CRC Press, Boca Raton, pp. 101–116; 1987).

Wasser-Emulsionen) ist heute nicht mehr so wichtig, weil selbstemulgierende Polyethylenglykole unterschiedlicher Molekülmasse und andere gelartige Grundstoffe zur Salbenherstellung verfügbar sind. Festhaftende, gelartige Abdeckungen für geschädigte Hautbezirke – die außerdem als Arzneistoffträger dienen können – lassen sich heute auch auf die Haut aufsprühen. Hinsichtlich weiterer Einzelheiten wird auf die Lehrbücher der pharmazeutischen Technologie verwiesen.

Arzneimittel mit retardierter Wirkstoffabgabe

Ein altes Desiderat der Ärzte waren Arzneimittelformen, aus denen Pharmaka über längere Zeit für die therapeutische Wirkung zur Verfügung gestellt werden. Hier ist die Entwicklung von Depotformen der Arzneimittel zu erwähnen, z. B. die Anwendung schwerlöslicher Insuline aus i. m. oder s. c. gesetzten Injektionsdepots (vgl. S. 516) oder auch die Anwendung oraler Arzneiformen mit retardierter Auflösungsgeschwindigkeit, die in der Regel durch das Zusammenpressen unterschiedlich schnell auflösbarer Teilchen erzielt werden kann. Eine andere erfolgreich angewandte Form eines Arzneistoffträgers mit langfristiger Pharmakonabgabe besteht in der Einarbeitung von Aminoglykosid-Antibiotika in Knochenzement (Palacos-Kugeln), die lokal bei großen Gewebsdefekten oder komplizierten Knochenbrüchen mit der Gefahr der Osteomyelitis erfolgreich, d. h. bei Minimierung systemischer toxischer Wirkungen der Aminoglykoside, angewandt werden.

Therapeutische Systeme

Das Prinzip

Sogenannte therapeutische Systeme unterscheiden sich von den oben erwähnten Anwendungsformen dadurch, daß sie über eine bestimmte Zeit eine geregelte Abgabe des Pharmakons, d. h. eine gleichbleibende Dosierung des Pharmakons in der Zeiteinheit, garantieren. Ähnlich wie bei den Arzneiformen mit retardierter Abgabe erhält das Pharmakon ein Reservoir, das gewöhnlich aus einem besonderen Kunststoff, z. B. aus hochmolekularem Polyethylenglykol, besteht, in dem für eine bestimmte Zeit ausreichende Arzneistoffmengen untergebracht werden. Daneben bedarf es eines Kontrollelementes, etwa einer Membran mit geeigneten Permeabilitätseigenschaften, zur Steuerung der Abgabe des Pharmakons und z. B. einer osmotischen Energiequelle als treibende Kraft für den Transport des Pharmakons aus dem Reservoir. Therapeutische Systeme wurden mit geringem Erfolg zur geregelten Arzneistoffdosierung über den Darm benutzt. Immer mehr verwendet man transdermale therapeutische Systeme (TTS). Sie enthalten neben Reservoir und Kontrollmembran zur Haut hin eine zusätzliche Haftfläche, und schließlich ist zur Vermeidung von Arzneistoffverlust aus dem Reservoir nach außen hin eine Deckmembran vorhanden. Es ist nicht unproblematisch, ein derartiges System mit Nitraten (vgl. S. 394) zu füllen, weil bei deren permanenter Zufuhr über 24 Stunden sich rasch eine Nitrattoleranz ausbildet. Dagegen scheinen transdermale therapeutische Systeme zur Behandlung der Reisekrankheit geeignet zu sein, weil sie über die Zeit der Reise eine leidlich geregelte Zufuhr beispielsweise von Skopolamin zur Dämpfung von Übelkeit und Schwindel sicherstellen können (Abb. 95, S. 132).

Ähnlich aufgebaut sind auch die therapeutischen Systeme am Auge, z. B. für die geregelte Zufuhr von Pilocarpin zur Behandlung des Glaukoms. Die Haftfestigkeit im Bindehautsack hat allerdings Probleme verursacht. Auch als Träger von Antibiotika, z. B. bei der Behandlung des Trachoms, wurde das therapeutische System Ocusert®, angewandt.

Die intrauterinen therapeutischen Systeme können über ein Jahr und länger für die geregelte Freisetzung von Progesteron im Uterus benutzt werden. Sie dienen der hormonalen Kontrazeption (vgl. S. 553) und gewährleisten eine minimale hormonelle systemische Belastung.

Pumpen

Für die geregelte intravenöse Zufuhr von Arzneistoffen ist die Infusion das Mittel der ersten Wahl (vgl. S. 72). In Entwicklung befinden sich gegenwärtig komplizierte Pumpsysteme für die Zufuhr von Insulin beim Menschen, wobei hier an Steuerungen gedacht wird, die den individuellen Bedürfnissen, z. B. in Abhängigkeit von der Tageszeit und der Nahrungszufuhr oder der Blutzuckerkonzentration, angepaßt werden. Pumpsysteme werden auch für die Zufuhr von Opioiden bei Tumorschmerzen inoperabler Patienten verwendet. Die Dosierung erfolgt auf Knopfdruck durch den Patienten bei Bedarf, d. h. bei Schmerzen (engl. „on demand"). Zugeführt wird über Katheter in den Liquorraum des Rückenmarks. In der experimentellen Medizin können mit Minipumpen, die auf osmotischer Basis arbeiten, Pharmaka tage- und wochenlang einem Versuchstier in gleichbleibender Dosis zugeführt werden.

Prüfung von Arzneimitteln am Menschen

Zulassung von Arzneimitteln

Arzneimittel müssen vom Bundesgesundheitsamt (BGA) zugelassen sein, ehe sie in der Bundesrepublik in Verkehr gebracht werden dürfen. Die Zulassung hat zur Voraussetzung, daß der Hersteller des Arzneimittels oder derjenige, der es in Verkehr bringen möchte, gegenüber dem BGA darlegen kann, daß das Arzneimittel die vom Arzneimittelgesetz (AMG) geforderten Kriterien erfüllt. Diese Kriterien sind **Qualität, Wirksamkeit und Unbedenklichkeit,** ein Dreifuß wertender Begriffe, auf dem die Zulassung und die fortlaufende Nutzen/Risiko-Bewertung von Arzneimitteln aufbaut.

Qualität umfaßt in erster Linie die stofflichen Eigenschaften des Arzneimittels, also seine Identität, Reinheit, Menge u. a., die analytisch und durch das Herstellungsverfahren bestimmt sind. Zur Qualität zählen auch die Haltbarkeit für den angegebenen Zeitraum und die Galenik, also die spezifische Arzneiform, in der die einzeln oder in Kombination verwendeten Wirkstoffe mit Hilfsstoffen so verarbeitet sind, daß die Wirksubstanzen im Körper in definierter und verläßlicher Form freigesetzt werden (s. S. 72).

Arzneimittel lösen im Organismus vielfältige Wirkungen aus, die man sehen, messen, fühlen oder auf andere Weise erkennen kann. Wirkungen sind das Ergebnis von Interaktionen der Wirkstoffmoleküle mit Molekülen körpereigener biologischer Systeme, die deswegen so vielfältig sein können, weil sie sich in verschiedenen Organsystemen unterschiedlich bemerkbar machen und weil die Interaktionen nicht nur an spezifischen, sondern darüber hinaus auch an unspezifischen Bindungsstellen ablaufen können (s. S. 11).

Unter **Wirksamkeit** versteht man, allgemein gesprochen, die Summe aller im Hinblick auf das Ziel einer Behandlung erwünschten Wirkungen. Wirksamkeit ist ein wertender Begriff, der die auftretenden Einzelwirkungen in Beziehung setzt zum Ziel der Behandlung und daran bemißt, wie gut dieses Ziel erreicht wird; d. h. an dem Ausmaß der Heilung, Besserung oder Linderung eines Krankheitszustandes, einer körperlichen oder seelischen Beschwerde oder eines Mißbefindens oder auch an der Verhinderung einer Krankheit oder einer Verschlimmerung. Wirksamkeit ist also jeweils definiert durch die nach ärztlicher Erfahrung und wissenschaftlicher Kenntnis als nützlich angesehenen Einzelwirkungen. Die Aussage, ein bestimmtes Arzneimittel sei wirksam, kann daher immer nur für ein definiertes Anwendungsgebiet getroffen werden und im Hinblick auf einen bestimmten erwarteten oder erhofften Heilerfolg. β-Adrenozeptor-Antagonisten haben beispielsweise eine Vielzahl biologischer Wirkungen. Von diesen macht man sich jeweils unterschiedliche zu Nutze, je nachdem, ob diese Stoffe zur Behandlung einer Hypertonie, einer Tachyarrhythmie, einer Angina pectoris oder einer Mi-

gräne eingesetzt werden (s. S. 178). Die Wirksamkeit der Stoffe ist jeweils durch die für das Anwendungsgebiet therapeutisch erwünschten Wirkungen definiert. Alle anderen biologischen Wirkungen der Stoffe treten aber ebenfalls auf; diese, nicht zum Therapieziel beitragenden Wirkungen, sind unerwünschte Arzneimittel-Wirkungen (UAW). Eine Blutdruck-Senkung kann also in einem Fall die therapeutisch angestrebte Wirkung sein, im anderen Falle eine UAW.

Für homöopathische Arzneimittel gilt insofern im AMG eine Ausnahme, als diese nicht zugelassen, sondern nur registriert werden. Für die Registrierung gelten ebenfalls hohe Qualitätsstandards, doch braucht ein Nachweis der Wirksamkeit nicht vorgelegt zu werden; dem entsprechend wird für diese Arzneimittel auch kein Anwendungsgebiet angegeben, für das eine Wirksamkeit in Anspruch genommen werden könnte.

Das dritte Kriterium, das der **Unbedenklichkeit,** ist das komplexeste und setzt eine Abwägung voraus, bei der mehrere Faktoren zu berücksichtigen sind. Arzneimittel können stets auch unerwünschte, schädliche oder unangenehme Wirkungen haben, ohne daß im Einzelfall vorausgesagt werden kann, welche der behandelten Personen von unerwünschten Wirkungen und in welchem Ausmaß betroffen sein werden. Die Frage lautet daher: Können Ausmaß und Wahrscheinlichkeit des Auftretens von UAW als Risiko in Kauf genommen werden angesichts des erwarteten Nutzens in Form der Wirksamkeit, wobei die Wahrscheinlichkeit des Heilerfolgs und die Schwere der Krankheit zu berücksichtigen sind. Die unerwünschte Wirkung Haarausfall wird beispielsweise bei Zytostatika zur Krebstherapie hingenommen; sie wäre unvertretbar bei einem Analgetikum. Unbedenklich ist ein Arzneimittel also dann, wenn seine möglicherweise auftretenden UAW für vertretbar gehalten werden. Der wissenschaftlichen Abschätzung des therapeutischen Nutzens und der Risiken durch UAW folgt eine Bewertung, die mit dem Urteil „bedenklich" oder „unbedenklich" abschließen soll. Diese Nutzen/Risiko-Bewertung erfolgt nicht isoliert, sondern im Vergleich mit anderen therapeutischen Möglichkeiten. Das Werturteil, welche Risiken angesichts einer gegebenen Wirksamkeit für vertretbar gehalten werden, ist nicht immer eindeutig. Die meisten Kontroversen bei der Beurteilung von Arzneimitteln rühren daher, daß dieses Werturteil, von verschiedenen Personen oder zu verschiedenen Zeiten getroffen, unterschiedlich ausfällt.

Ähnlich wie man einen Computer nur mit einem Programm benutzen kann, besteht auch ein Arzneimittel aus einer Hardware, dem stofflichen Produkt, und einer Software, der Information, bei welcher genau umschriebenen Indikation, in welcher Menge und unter Beachtung welcher Vorsichtsmaßnahmen das Arzneimittel anzuwenden ist. Diese Information macht erst aus dem stofflichen Produkt ein anwendbares Arzneimittel.

Der Inhalt dieser Information, die die Grundlage ärztlicher Therapieempfehlungen bildet, muß in Arzneimittelprüfungen am Menschen erarbeitet werden. Die Abschätzung und die Bewertung des Nutzens und der Risiken ist eine Daueraufgabe während der gesamten Zeit, während derer ein Arzneimittel therapeutisch verwendet wird. Kenntnisstand und Bewertung können sich ändern: Einerseits können UAW, die bislang der Beobachtung entgangen waren, eine Einschränkung der Verwendung erforderlich machen, anderseits kann eine Wirksamkeit für weitere als die bisherigen Anwendungsgebiete festgestellt werden.

Der Kenntnisstand, der zur Nutzen/Risiko-Abschätzung führt, ist immer vorläufig und verbesserungsbedürftig. Dies gilt besonders für neu zugelassene Arzneimittel während der ersten Jahre ihrer Anwendung in der Praxis, da zu dieser Zeit die Kenntnis über Art und Häufigkeit der UAW notwendigerweise noch begrenzt ist. Die Prüfung auf Wirksamkeit und Unbedenklichkeit hat vor der Zulassung bestenfalls an einigen tausend Patienten erfolgen können. Um aber beispielsweise eine UAW, die unter tausend Behandlungsfällen durchschnittlich einmal auftritt, mit einer Wahrscheinlichkeit von 95 % erfassen zu können, müßten allein dreitausend Patienten beobachtet und untersucht werden.

Klinische Prüfung vor der Zulassung

Klinische Prüfung ist die übergreifende Bezeichnung für geplante Untersuchungen zur Prüfung von Wirksamkeit und Unbedenklichkeit von Arzneimitteln an gesunden oder kranken Menschen, sei es stationär in einer Klinik, sei es ambulant in der ärztlichen Praxis. Zwar ist jede Arzneibehandlung bis zu einem gewissen Grade ein Versuch, dessen Ausgang nicht mit Sicherheit vorhergesagt werden kann, doch ist bei Arzneimitteln, die zugelassen und in Verkehr sind, im allgemeinen die Wahrscheinlichkeit bekannt, mit der eine Wirksamkeit erwartet werden kann. Dies ist jedoch nicht der Fall, wenn Arzneimittel erstmals an Menschen erprobt werden.

Menschen als Versuchspersonen

Zwar müssen neue Stoffe selbstverständlich zunächst in Labor- und Tierversuchen in Hinblick auf ihre pharmakologischen Effekte und ihre Toxizität umfassend untersucht sein, doch können Wirksamkeit und Unbedenklichkeit nur aufgrund von Beobachtungen am Menschen beurteilt werden. Jedes neue Arzneimittel muß irgendwann erstmals an Menschen erprobt werden; damit ist die Auseinandersetzung mit den ethischen Problemen, die es mit sich bringt, Menschen als Objekte von Versuchen einzusetzen, unvermeidlich. Andererseits wäre es ethisch nicht vertretbar, Arzneimittel zur allgemeinen Anwendung zuzulassen, die nicht ausreichend vorher am Menschen untersucht sind. Das Dilemma scheint kaum lösbar: Was ethisch geboten ist, ist zugleich ethisch problematisch.

Der Weltärztebund hat erstmals 1964 in der „Deklaration von Helsinki" Grundsätze aufgestellt, von denen sich Ärzte bei der Lösung dieses ethischen Konflikts leiten lassen sollten. Diese Grundsätze wurden seither mehrfach, zuletzt 1983 in Venedig, überarbeitet und haben weltweit, auch in der Bundesrepublik, in die Arzneimittelgesetze und in die berufsständischen Regelungen für Ärzte Eingang gefunden.

Danach sind, um Versuche an gesunden Probanden und an Patienten ethisch verantworten zu können, vor allem drei Grundsätze streng zu beachten:

– Autonomie und Selbstbestimmung der Versuchspersonen: Patienten erwarten zu Recht von ihrem Arzt die bestmögliche individuelle Therapie; die Teilnahme an der Erprobung von Arzneimitteln garantiert ihnen diese nicht, doch stellen sie sich damit in den Dienst des therapeutischen Fortschritts und helfen, die Behandlung künftiger Patienten zu verbessern. Diese Entscheidung darf keinem Patienten abverlangt oder stillschweigend zugemutet werden; sie muß vielmehr von den Probanden und Patienten freiwillig und in voller Kenntnis möglicher Risiken und zusätzlicher Belastungen getroffen werden und muß auch jederzeit widerrufen werden können. Verstöße gegen den Grundsatz der „Zustimmung nach Aufklärung" sollten streng geahndet werden, da ohne seine strikte Respektierung keine Vertrauensbasis für die Teilnahme an klinischen Prüfungen aufgebaut werden kann.

– Bedeutung des Versuchs für den Fortschritt der Heilkunde: Versuche an Menschen sind nur gerechtfertigt, wenn das zu prüfende Arzneimittel die therapeutischen Möglichkeiten im Rahmen des vorgesehenen Anwendungsgebietes erweitert und wenn dem Versuch eine sinnvolle Fragestellung und ein den Grundsätzen für eine ordungsgemäße klinische Prüfung entsprechender Prüfplan zugrunde liegt. Es ist durchaus zweifelhaft, ob klinische Prüfungen von neuen Stoffen, die zu Wirkstoffgruppen gehören, die bereits ausreichend besetzt sind, dieses Postulat erfüllen.

– Kalkulierbarkeit der Risiken: Die Prüfpräparate müssen präklinisch, d. h. in Labor- und Tierversuchen, so gut untersucht sein, daß die Risiken überschaubar sind. Des weiteren muß dafür Sorge getragen sein, daß die Prüfung jederzeit abgebrochen werden kann, wenn unvorhergesehene Zwischenfälle auftreten.

Zur Beratung der Forscher bei den oft schwierigen ethischen Abwägungen, wie sie auch die Deklaration des Weltärztebundes empfiehlt, bei den Landesärztekammern und den Univertitätskliniken Ethik-Kommissionen eingerichtet worden. Zwar schreibt das AMG die Einschaltung einer Ethik-Kommission nicht vor, doch heißt es in den vom zuständigen Bundesministerium erlassenen „Grundsätzen für die ordnungsgemäße Durchführung der klinischen Prüfung von Arzneimitteln", daß „eine unabhängige und sachkundige Ethik-Kommission" vor Aufnahme der klinischen Prüfung gehört werden soll. Für Ärzte schreiben die Berufsordnungen vor, daß sie eine Ethik-Kommission vor Beginn einer Arzneimittelprüfung am Menschen anzurufen haben.

Ethik-Kommission nehmen den Forschern nicht die Verantwortung ab. Sie beraten vielmehr die Forscher, indem sie das Versuchsziel, die Fragestellung, die Ergebnisse der Labor- und Tierversuche, den Prüfplan, die Kompetenz und Kapazität der Prüfärzte und der Einrichtungen, an denen die Prüfung durchgeführt werden soll, die Art und Weise, wie die Zustimmung der Patienten eingeholt werden soll und weitere Randbedingungen begutachten und eine Bewertung und Empfehlung abgeben. Die Entscheidung über das Projekt und seine Durchführung bleibt bei den Forschern.

Die personelle Zusammensetzung der in der Bundesrepublik bestehenden Ethik-Kommissionen ist nicht einheitlich; neben Ärzten gehören ihnen in unterschiedlichem Anteil auch Theologen, Philosophen, Juristen, Vertreter des Pflegepersonals oder Sachverständige von Versicherungen an. Dadurch wird eine nur fachinterne Bewertung vermieden. Das Vorhaben muß auch Nichtmedizinern plausibel sein, die möglicherweise auf manche Aspekte der Nutzen/Risiko-Abschätzung sensibler reagieren und vor allem auf die Verständlichkeit und Vollständigkeit der Aufklärung der Versuchspersonen achten werden. Die Beteiligung von zusätzlichen Vertretern der Patienten oder des öffentlichen Interesses etwa in Form von Repräsentanten von Patientenvereinigungen, von Selbsthilfegruppen oder von Personen, die von Gemeinde- oder Landesparlamenten entsandt werden, wurde gelegentlich vorgeschlagen, jedoch wegen der Vertraulichkeit der Unterlagen überwiegend abgelehnt. Eine derartige Öffentlichkeitsbeteiligung ist z. B. in den USA die Regel.

Rechtliche Voraussetzungen

Die wichtigsten rechtlichen Voraussetzungen, die erfüllt sein müssen, damit eine klinische Prüfung durchgeführt werden kann, sind in Tabelle 40 zusammengestellt. Auf die unter (4), (5) und (8) genannten soll näher eingegangen werden.
In etlichen Staaten darf eine klinische Prüfung nur durchgeführt werden, wenn sie zuvor von der Arzneimittel-Überwachungsbehörde nach Vorlage der Ergebnisse der pharmakologisch-toxikologischen Untersuchungen genehmigt worden ist. Diese Genehmigungspflicht gibt es in der Bundesrepublik nicht. Allerdings müssen die Unterlagen über die pharmakologisch-toxikologische Prüfung beim BGA hinterlegt werden. Dort werden sie zunächst verschlossen gelagert. Wenn jedoch bei der klinischen Prüfung Zwischenfälle auftreten, kann mittels dieser Unterlagen überprüft werden, ob die Firma, die die Prüfung veranlaßt hat, und die für die Prüfung Verantwortlichen ihrer Sorgfaltspflicht ausreichend nachgekommen waren, und ob die Risiken vorhersehbar und vertretbar waren bzw. ob die Labor- und Tierversuche ausreichend waren, um eine solche Abschätzung vornehmen zu können.
Die klinische Prüfung muß den Landesbehörden – bei Flächenstaaten in der Regel den Regierungspräsidien – angezeigt werden. Diese haben das Recht und die Pflicht, die ordnungsgemäße Durchführung der klinischen Prüfung zu überwachen und zu kontrollieren. Sie können die Einrichtungen besichtigen, in denen die Prüfungen durchgeführt werden, den Prüfplan einsehen, seine Einhaltung und die Qualitäts-

kontrolle beobachten und sich insbesondere von der Art der Aufklärung und Zustimmung der Versuchspersonen ein Bild zu machen versuchen.
Die Einwilligung der Versuchspersonen hat in der Regel schriftlich zu erfolgen. Sie kann von Patienten auch mündlich gegenüber dem **behandelnden Arzt** und in Gegenwart eines Zeugen abgegeben werden, worüber dann ein Protokoll zu fertigen ist. Als Ausnahme, „in besonders schweren Fällen" kann auf die Aufklärung und Zustimmung verzichtet werden, „wenn durch die Aufklärung der Behandlungserfolg ... gefährdet würde und ein entgegenstehender Wille des Kranken nicht erkennbar ist" (§ 41(7) AMG). Diese Ausnahmeregelung darf nicht als Hintertür benutzt werden, um den Forschern das Vorgehen zu erleichtern und klinische Forschung sozusagen heimlich und ohne Kenntnis der Betroffenen durchzuführen.
Die Einwilligung der Versuchspersonen ist nur wirksam, wenn diese zuvor „durch einen Arzt über Wesen, Bedeutung und Tragweite der klinischen Prüfung aufgeklärt" worden sind, und zwar so, daß die Versuchspersonen diese auch haben verstehen können (AMG § 40). Gegenstand der Aufklärung sind sowohl die Zielsetzung und der Ablauf der Prüfung, die Art der vorgesehenen Behandlung mit den möglichen erwünschten und unerwünschten Wirkungen, und zwar für das Prüfpräparat ebenso wie für das Kontrollpräparat, als auch therapeutische Alternativen, Belastungen und Belästigungen durch die Prüfung, wie z. B. zusätzliche Untersuchungen, Befragungen, Blutabnahmen, und schließlich die Art der Zuordnung der Patienten zu einer Prüf- oder Kontrollgruppe. Die Aufklärung ist oft der kritische Punkt, an dem sich die Vertretbarkeit und die Seriosität eines Projekts entscheiden. Zur Rechtfertigung bei unvollständiger Aufklärung wird gelegentlich vorgebracht, daß die Prüfung bei korrekter Aufklärung nicht hätte durchgeführt werden können. Wenn dem so ist, hätte sie auch nicht durchgeführt werden dürfen.

Tab. 40: Voraussetzungen für eine klinische Prüfung (§§ 40, 41, 67 AMG)

(1) Pharmakologisch-toxikologische Prüfung ist durchgeführt.

(2) Verantwortlicher von (1) hat Leiter(in) der klinischen Prüfung über Ergebnisse und zu erwartende Risiken informiert.

(3) Risiken sind gemessen an der Bedeutung des Arzneimittels vertretbar (Ethik-Kommission).

(4) Unterlagen von (1) sind beim BGA hinterlegt.

(5) Die Prüfung ist bei der zuständigen Landesbehörde angezeigt.

(6) Leiter(in) der Prüfung hat mindestens 2 Jahre Erfahrung in Prüfung von Arzneimitteln.

(7) Prüfplan nach dem Stand der Erkenntnisse liegt vor.

(8) Prüfplan enthält detaillierte Angaben über Art und Inhalt der Aufklärung und Einholung der Zustimmung.

(9) Bei Prüfung am Patienten: Prüfarzneimittel ist zur Behandlung der Krankheit vorgesehen und angezeigt.

(10) Versicherung zugunsten der Versuchsperson ist abgeschlossen.

Zusätzliche Regeln sind zu beachten, wenn die Prüfung bei Minderjährigen oder bei geschäftsunfähigen Personen durchgeführt werden soll.

Die Phasen der klinischen Prüfung

Tabelle 41 gibt einen orientierenden Überblick über die drei Phasen, die nacheinander durchgeführt werden, ehe die Zulassung für ein neues Arzneimittel beantragt werden kann.
Die erste Phase wird an gesunden Probanden durchgeführt; allerdings gibt es davon Ausnahmen, z. B. dann, wenn Zytostatika geprüft werden sollen, deren Anwendung bei Gesunden zu gefährlich wäre. In den humanpharmakologischen Untersuchungen der Phase 1 kommt es darauf an, neben Aussagen über die Verträglichkeit und die Kinetik des Wirkstoffs ein möglichst breites Spektrum physiologischer und biochemischer Meßwerte zu erheben und mit den Werten der Labor- und Tierversuche zu vergleichen. Dazu kommt eine sorgfältige Analyse psychischer und subjektiv empfundener Wirkungen wie Müdigkeit, Unruhe, Mundtrockenheit, Schwindel, Übelkeit o. ä. Wieviele Versuche durchgeführt werden müssen, richtet sich danach, wieviele Dosen erprobt werden müssen, um ausreichende Anhaltspunkte zur Beurteilung der Verträglichkeit zu gewinnen, und wie gut es gelingt, den Wirkstoff und seine Metaboliten in Plasma, Urin und Kot zu erfassen.
Falls die Ergebnisse der Phase 1 die Weiterentwicklung des Arzneimittels rechtfertigen, muß der Abschluß der Tierversuche zur Langzeittoxizität und zur Kanzerogenität abgewartet werden, ehe die Prüfung des Wirkstoffs an Patienten begonnen werden kann; denn im Gegensatz zur Phase der Humanpharmakologie, in der der Wirkstoff in der Regel einem Probanden nur einmal verabreicht wird, werden Patienten mit mehreren Dosen und über längere Zeit behandelt.

Tab. 41: Übersicht über die Phasen der klinischen Prüfung vor der Zulassung.

Phase	Charakteristik der Phase	Hauptuntersuchungsziele	Personen, an denen die Untersuchung durchgeführt wird	Anzahl
1	Humanpharmakologie	Verträglichkeit, Dosierung, Kinetik, Wirkungen	gesunde Versuchspersonen	10–20
2	erste Anwendung an Patienten	therapeutisch erwünschte und unerwünschte Wirkungen: Dosierung, Kinetik	Patienten in Kliniken	30–300
3	kontrollierter klinischer Versuch oder gleichwertige andere Methode	Wirksamkeit, UAW	stationäre oder ambulante Patienten i. d. R. in mehreren Prüfzentren	einige 100 bis mehrere 1000

Phase 2 und 3 unterscheiden sich hinsichtlich ihrer Zielsetzung nicht grundsätzlich: Es sollen Wahrscheinlichkeitsaussagen über die Wirksamkeit im Vergleich zu anderen Therapieformen, über Art und Häufigkeit vom UAW und über die Aufnahme, Verteilung und Eliminierung des Wirkstoffs erarbeitet werden.

Die Teilung in eine Phase 2 und eine Phase 3 hat sich in der Praxis vor allem deshalb bewährt, weil sie einen ökonomischen und rationellen Umgang mit den knappen Forschungskapazitäten erlaubt. Die Phase 2 kann und muß methodisch flexibler gehandhabt werden als die Phase 3. Sie findet in der Regel in einer klinischen Einrichtung statt; durch einzelne Fallstudien und Verlaufskontrollen tastet man sich an die für die weitere Prüfung geeignete Dosierung heran. Nach ersten Ergebnissen werden die Voraussetzungen an die Versuchsplanung strenger (Vergleich mit einer Kontrollgruppe). Am Ende der Phase 2 soll eine Wirksamkeitsvermutung so weit zu einer Hypothese über die Wirksamkeit bei vertretbaren UAW bzw. des gegenüber anderen Therapieformen überlegenen Verhältnisses von therapeutisch erwünschten zu unerwünschten Wirkungen verdichtet sein, so daß eine Entscheidung getroffen werden kann, entweder die methodisch anspruchsvolle, finanziell und technisch aufwendige und eine große Zahl von Patienten und Forschern beteiligende Phase 3 in Angriff zu nehmen oder die weitere Entwicklung abzubrechen.

In Phase 3 wird die Hypothese an einer großen Zahl von Patienten, meist multizentrisch, d. h. gleichzeitig und nach für alle Beteiligten verbindlichem Prüfplan an mehreren Krankenhäusern oder Arztpraxen, oft auch in mehreren Ländern, geprüft. Kein Patient ist wie der andere, kein Krankheitsverlauf gleicht in seinen Details dem anderen. Krankheiten können – glücklicherweise – spontan heilen, Zustände und Symptome können sich durch viele innere und äußere Einflüsse bessern. Die entscheidende Frage bei der Prüfung von Arzneimitteln ist also: trat eine beobachtete Änderung wegen eines Arzneimittels, trotz eines Arzneimittels oder einfach nur zufällig nach der Einnahme eines Arzneimittels ein?

Das Ziel der Prüfung in Phase 3 ist es, zu ermitteln, ob die Erwartung gerechtfertigt ist, daß ein bestimmtes Arzneimittel den Krankheitsverlauf gegenüber dem Verlauf ohne dieses Arzneimittel spezifisch und günstig verändert und mit welcher Wahrscheinlichkeit die therapeutisch erwünschten und unerwünschten Wirkungen auftreten. Die beiden Verläufe – mit und ohne Arzneitherapie oder mit dem Prüfarzneimittel und einer Standardtherapie – können aber nicht gleichzeitig und an den selben Patienten beobachtet werden. Von der Statistik, der Biometrie und der Epidemiologie wurden in den

letzten Jahrzehnten immer strengere und aufwendigere Methoden entwickelt, um durch die Untersuchung und Beobachtung einer großen Zahl von Patienten dennoch Wahrscheinlichkeitsaussagen über die therapeutische Wirksamkeit machen zu können und Beurteilungsfehler nach Möglichkeit auszuschließen.

Als Phase 4 bezeichnet man Untersuchungen, die mit vergleichbarer Methodik wie die der Phase 3, aber mit zugelassenen Arzneimitteln durchgeführt werden; sie werden im Abschnitt Kohorten-Systeme zur Fortschreibung der Nutzen/Risiko-Bilanz nach der Zulasung dargestellt.

Den strengsten methodischen Rahmen, der nicht für jede Prüfung erforderlich ist, bildet der sog. kontrollierte klinische Versuch.

Der kontrollierte klinische Versuch

Kontrolliert bedeutet, daß die Krankheitsverläufe bei den Patienten, die das Prüfpräparat bekommen haben (Verum-Gruppe) verglichen werden mit den Verläufen einer Kontroll-Gruppe. Diese Patienten erhalten im allgemeinen eine sog. Standard-Behandlung oder in Ausnahmefällen ein Placebo. Unter Standardbehandlung versteht man die beste üblicherweise bei dem fraglichen Krankheitsbild angewandte Therapie. Ein Placebo ist ein Scheinpräparat, das dem Prüfpräparat in Aussehen und Geschmack gleicht, aber den zu prüfenden Wirkstoff nicht enthält. Beim Vergleich einer Placebo- mit einer Verum-Gruppe geht man davon aus, daß spontane Besserungen des Krankheitsverlaufs und suggestive Einflüsse bei den Patienten in beiden Gruppen statistisch etwa gleich verteilt sind, so daß Unterschiede zwischen den Gruppen von dem in der Verumgruppe zusätzlich gegebenen Arzneimittel verursacht sind. Die Anwendung von Placebo muß unter dem Gesichtspunkt ärztlicher Verantwortung bei der jeweiligen Erkrankung vertretbar sein. Eine Prüfung gegen Placebo ist vor allem bei solchen Krankheiten und Symptomen zu erwägen, bei denen spontane Heilungen und Besserungen häufig sind.

Die Patienten der Behandlungs- und der Kontrollgruppe sollen einander so ähnlich wie möglich sein – am Besten wären sie Zwillinge. Sie sollen sich idealerweise in nichts unterscheiden außer eben in der Behandlung. Dadurch simuliert man das gewünschte aber unerreichbare Ziel, den Krankheitsverlauf mit und ohne das Arzneimittel gleichzeitig, unter gleichen Bedingungen und am gleichen Patienten zu beobachten. Die Methode verlangt, daß die in eine Prüfung aufgenommenen Patienten mittels vorher festgelegter Ein- und Ausschlußkriterien so ausgewählt werden, daß ein möglichst homogenes Kollektiv entsteht.

Die Zuordnung der Patienten in die Verum- und in die Kontrollgruppe erfolgt duch Zufallszuteilung, wodurch eine homogene Verteilung von möglicherweise ergebnisbeeinflussenden Merkmalen erhofft wird. Bei chronischen Erkrankungen kann auch so verfahren werden, daß die Patienten als ihre eigene Kontrolle dienen; sie werden dann abwechselnd mit der Standardtherapie und dem Prüfpräparat in unterschiedlicher Reihenfolge behandelt.

Der kontrollierte klinische Versuch kann offen, blind oder doppelblind durchgeführt werden. Bei offenen Studien, die in Phase 2 die Regel sind, wissen die behandelnden Ärzte, welche Patienten zur Verum- und welche zur Kontrollgruppe gehören, und die Patienten der Verumgruppe wissen auch, daß sie ein Prüfpräparat erhalten. Bei blind geführten Studien wissen die Patienten zwar, daß sie an einer klinischen Prüfung teilnehmen, nicht aber, ob sie zur Kontroll- oder zur Verumgruppe gehören. Dadurch sollen Einflüsse ausgeschaltet werden, die aus der Erwartungshaltung gegenüber dem Prüfpräparat resultieren können. Bei doppelblinden Versuchsanordnungen wissen auch die behandelnden Ärzte und das Pflegepersonal nicht, welche ihrer Patienten das Prüf- und welche das Kontrollpräparat erhalten. Dieser Versuchstyp soll auch Fehlbeurteilungen durch mögliche Suggestion von Seiten der Ärzte ausschließen. Voraussetzung ist natürlich, daß die beiden Präparate in allen Details ihrer Aufmachung vollständig gleich und daß sie codiert sind. Selbstverständlich muß eine Möglichkeit vorgesehen sein, den Code sofort brechen zu können, wenn der Zustand eines Patienten es erfordert. Alle drei Verfahren sind grundsätzlich aussagefähig; je nach dem Ziel der Prüfung und der Art der erwarteten Wirkungen sollte das angemessene Verfahren gewählt werden. Es wäre unsinnig, in jedem Falle die aufwendige Doppelblind-Anordung zu wählen. Je mehr die Zielgröße der Wirksamkeit und die möglichen UAW auch von psychischen Einflüssen abhängen, um so eher wird man eine blinde oder doppelblinde Versuchsführung wählen müssen.

Prüfplan

Der Prüfplan muß vor Beginn der Prüfung erstellt werden. In ihm sind alle Einzelheiten der Durchführung und Auswertung der Prüfung detailliert festzulegen. Der Prüfplan hat den Charakter eines Dokuments, von dem nur abgewichen werden darf durch ergänzende Eintragungen, die vom Leiter der Prüfung zu unterzeichnen sind.

Im Prüfplan wird die Fragestellung der Untersuchung präzisiert und die Zielsetzung im Hinblick auf die zu behandelnde Krankheit beschrieben. Bei der Versuchsplanung sollte man stets die spätere Auswertung bedenken und die Art der vorgesehenen Durchführung darauf abstimmen. Rückschauend betrachtet war die klinische Prüfung dann gut, wenn sie eine Wahrscheinlichkeitsaussage über die Wirksamkeit zugelassen hat, wenn diese verallgemeinerbar war und wenn die Wirksamkeitskriterien klinisch relevant waren. Ein „statistisch signifikanter Unterschied" ohne klinisch relevante Änderung des Krankheitsverlaufs war den Aufwand der Prüfung nicht wert; die Weichen dafür werden mit der Ausarbeitung des Prüfplans gestellt. Wesentliche Inhalte des Prüfplans sind in Tabelle 42 zusammengestellt.

Zum Prüfplan gehört auch die Dokumentation der vorgesehenen Aufklärung der Patienten.

Patientengruppen mit besonderen Risiken

Das besondere Risiko kann sich auf die klinische Prüfung oder auf die Arzneibehandlung überhaupt beziehen.

Kinder: Nur ein Teil der Arzneimittel, die in der pädiatrischen Praxis angewendet werden, ist an Kindern klinisch geprüft worden. Dies ist eine sehr unbefriedigende Situation, da Kinder hinsichtlich einer Arzneitherapie nicht uneingeschränkt als kleine Erwachsene zu betrachten sind. Sowohl die Kinetik von Arzneistoffen (s. S. 55) als auch die Empfindlichkeit gegenüber Arzneistoffen (s. S. 7) kann anders sein als bei Erwachsenen.

Alte Menschen: Auch in diesem Fall trifft zu, daß die wenigsten ihnen verordneten Arzneimittel an alten Menschen klinisch geprüft wurden, was umso mehr ins Gewicht fällt, als alte Menschen die Hauptabnehmer von Arzneimitteln sind. Probleme bestehen in zweierlei Hinsicht: Die Dosierung von Arzneimitteln sollte im Alter veränderten Verteilungsraum und der verminderten Nierenfunktion angepaßt sein und die Wirksamkeit von Arzneimitteln, die zur Behandlung von im Alter typischerweise vorkommenden und behandelten Leiden eingesetzt werden, kann nicht beurteilt werden, wenn sie nicht auch tatsächlich an alten Menschen und ihren Leiden untersucht worden ist. Dies gilt z. B. für die breite Palette der Geriatrika und der Mittel zur Verbesserung der Hirnleistungen.

Patienten mit eingeschränkter Funktion der Ausscheidungsorgane: Funktionsstörungen der Nieren oder der Leber können die Eliminationshalbwertszeit von Arzneimitteln verändern. Entsprechend muß die Dosierung des Arzneimittels angepaßt werden. Die dafür erforderlichen quantitativen Kenntnisse können nur aus klinischen Untersuchungen an Patienten mit derartigen Funktionseinschränkungen gewonnen werden.

Patienten in Heil- und Pflegeanstalten: Patienten, die in Heimen oder Anstalten leben, deren Einsichtsfähigkeit dauerhaft oder zeitweise beschränkt ist oder die entmündigt sind, bedürfen des besonderen Schutzes. Um für diese Patienten neue Behandlungschancen entwickeln zu können, ist es jedoch un-

---

Tab. 42: Wesentliche Inhalte des Prüfplans.

- Zielsetzung und Begründung der Prüfung
- Zielkriterien
- Ziel- und Begleitvariablen
- Kriterien für den Abbruch der Prüfung
  - bei einzelnen Patienten
  - insgesamt
- Zeitplan und Dauer der Prüfung
- Erhebung und Dokumentation der UAW
- Dokumentation der Befunde
- Art der Auswertung

- Beizufügen: Vorgesehene Aufklärung; Dokumentation der Zustimmung

- Zahl der Patienten
- Zahl der Prüfzentren
- Zahl der Patienten/Prüfzentrum
- Ein- und Ausschlußkriterien
- Art der Auswahl der Patienten und der Zuteilung in die Gruppen
- Codierung für Doppelblindversuch

- Behandlungsschema in den Gruppen
- zulässige und unzulässige Begleittherapie
- Meßverfahren; Untersuchungs- und Erhebungstechniken
- Standardisierung zwischen den Zentren
- Qualitätssicherung der Versuchsdurchführung
- Sicherung der Therapietreue der Patienten

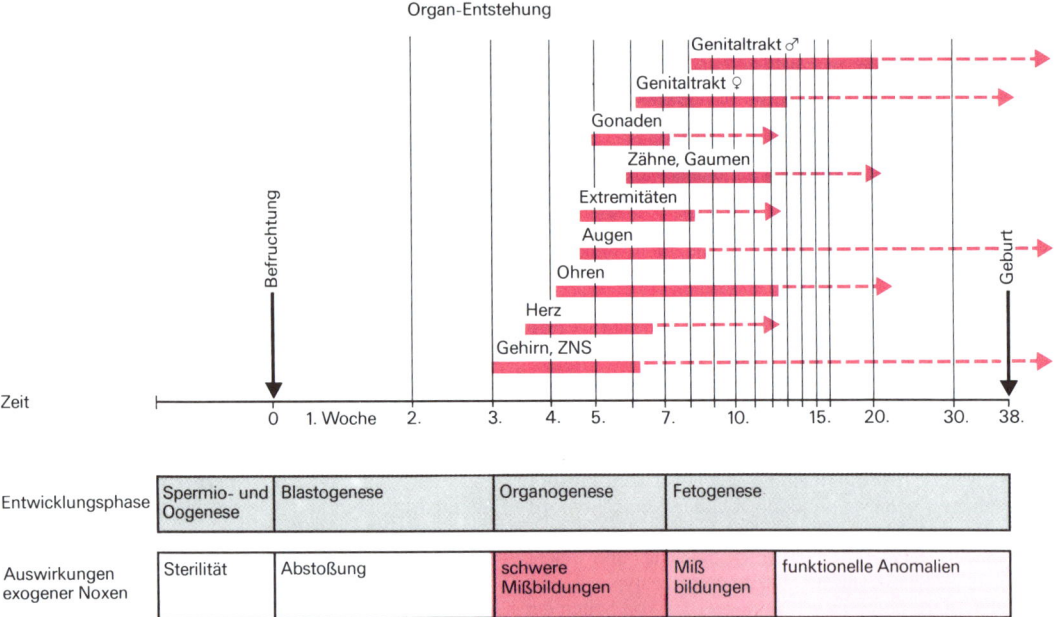

Abb. 96: Schematische Darstellung der Organogenese nach der Befruchtung eines menschlichen Eies (modif. nach J. Hüter, Übergang von Medikamenten in die Muttermilch und Nebenwirkungen beim gestillten Kind, G. Thieme, Stuttgart 1970).
Es ist zu beachten, daß die Zeitachse einen logarithmischen Maßstab besitzt. Der Zeitachse ist die Auswirkung von exogenen Noxen in den einzelnen Entwicklungsphasen gegenübergestellt. Schwere Mißbildungen ereignen sich vor allem in der sensiblen Phase zwischen der 3. und 7. Woche nach der Befruchtung, in der die meisten Organsysteme angelegt werden. Beispiele von Embryopathien, ausgelöst durch Thalidomid (Contergan®) sind in Abb. 97 dargestellt.

erläßlich, daß neue Arzneimittel auch an ihnen erprobt werden können. Soweit sie nicht auf behördliche Anordnung in einer Anstalt verwahrt sind, sind solche Prüfungen der Phase 2 oder 3 auch zulässig, wenn das zu prüfende Arzneimittel bei der Behandlung dieser Patienten Erfolg verspricht. Wenn die Patienten entmündigt sind, muß der gesetzliche Vertreter der Prüfung zusätzlich zustimmen.

Aus ethischen Gründen kommen bei allen Patienten, die einer der genannten Gruppen mit besonderen Risiken angehören, nur Prüfungen mit solchen Arzneimitteln in Frage, die

nicht nur zur Behandlung der spezifischen Leiden dieser Patienten entwickelt werden, sondern die auch an anderen Patienten ihrer besonderen Indikation wegen nicht geprüft werden können. Ein typisches Beispiel wäre ein Arzneimittel zur Behandlung der Alzheimerschen Krankheit.

Schwangere: Klinische Prüfungen an Schwangeren können ausnahmsweise angezeigt sein, wenn es um die Behandlung oder die Verhinderung von Ereignissen geht, die schwangerschaftsspezifisch sind, z. B. Arzneimittel zur Verhinderung eines drohenden Aborts. Davon abgesehen ist eine – auch eine nur mögliche – Schwangerschaft stets ein Ausschlußgrund für die Teilnahme an einer klinischen Prüfung. Das Risiko, dem der Foet während der sensiblen Phase seiner Entwicklung ausgesetzt wäre, wäre unbekannt und daher nicht vertretbar. Besonders im 1. Trimenon einer Schwangerschaft können durch Noxen schwere Mißbildungen ausgelöst werden (Abb. 96).

Es ist ein systematisch nicht lösbares Problem, daß wir bei den meisten modernen Arzneimitteln nicht wissen, ob und wie sie während einer Schwangerschaft auf Foet und Embryo wirken. Wir könnten diese Kenntnis nur erhalten, wenn diese Arzneimittel von Schwangeren genommen würden. Gerade dies aber verbietet sich wegen des fehlenden Wissens. Daten können somit nur von den wenigen Patientinnen erhalten werden, die entweder in Unkenntnis einer Schwangerschaft oder weil das Arzneimittel unverzichtbar war, während einer Schwangerschaft behandelt wurden. Diese Daten reichen in den wenigsten Fällen für eine systematische Bewertung aus. Die Thalidomid- oder Contergan®-Katastrophe (Abb. 97), deren Opfer heute als Erwachsene unter uns leben, hat nicht nur das Problembewußtsein von Ärzten und Patienten für die Wirkungen von Arzneimitteln während einer Schwangerschaft geschärft, sondern hat auch die Gesetzgebung über Arzneimittel angestoßen.

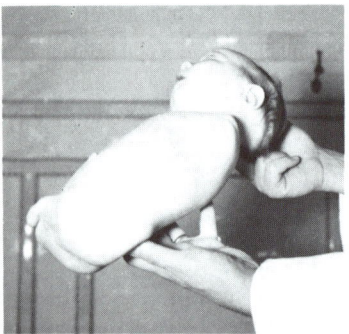 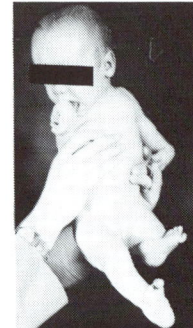

Abb. 97: Zustand nach Thalidomid-Embryopathie.
Links: Amelie; vom 44.–50. Tag post menstruationem täglich 100 mg Thalidomid. Tod mit 1¹/₂ Monaten bei Infekt mit Hyperthermie
Rechts: Säugling mit typischer Phokomelie nach Thalidomid. Am 36. Tag post menstruationem wurden Thalidomid-Tabletten zu 100 mg verschrieben (aus W. Lenz, K. Knapp. DMW **87**, 1232–1242; 1962).

Fortschreibung der Nutzen/Risiko-Bilanz nach der Zulassung

Arzneimittel-Epidemiologie

Die Nutzen/Risiko-Einschätzung erfolgt zum Zeitpunkt der Zulassung auf der Basis der Ergebnisse der klinischen Prüfung, die an einer begrenzten Zahl von Patienten, definiert durch die Einschluß- und Ausschluß-Kriterien und den Prüfplan, gewonnen wurden. Die Abschätzung der Wirksamkeit, auf die hin die Prüfung angelegt war, gelingt deshalb auch mit größerer Zuverlässigkeit, als eine Voraussage der zu erwartenden UAW nach Art und Häufigkeit. Die Patienten und die Bedingungen der Behandlung in der Praxis entsprechen nicht denen der klinischen Prüfung. Die ersten Jahre nach Beginn seiner allgemeinen Verfügbarkeit sind darum auch die empfindlichsten im Lebenszyklus eines Arzneimittels. Es darf nicht verwundern und kann im allgemeinen niemandem als Fehler oder Verschulden angerechnet werden, sondern liegt in der Natur der Sache, wenn gerade in dieser Zeit UAW bekannt werden, die unter Umständen zu einer Neubewertung eines Arzneimittels zwingen.

Die Nutzen/Risiko-Abschätzung für ein Arzneimittel ist nie endgültig; neue Erkenntnisse zwingen immer wieder dazu, sie zu revidieren. Diese können sowohl in neuen Wirkungsqualitäten, die dem Arzneimittel neue Anwendungsgebiete erschließen, bestehen, als auch in bisher unbekannten oder in ihrer Häufigkeiten unterschätzten UAW. Gerade Reaktionen mit dem Immunsystem – Allergien, pseudoallergische Reaktionen, Idiosynkrasien (s. S. 336) – Wirkungen, die erst nach langdauernder Einnahme auftreten, oder solche, die durch Polymorphismen (s. S. 49) bedingt sind, werden oft erst spät entdeckt. Besonders schwierig kann es sein, solche Ereignisse als UAW eines Arzneimittels zu identifizieren, die auch als eigenständige Krankheitsbilder ganz anderer Ätiologie bekannt sind.

Darum sind alle behandelnden Ärzte aufgerufen, regelmäßig bei ihren Patienten auf Reaktionen zu achten, die UAW sein könnten, und diese der Arzneimittelkommission der deutschen Ärzteschaft (AMK) oder dem BGA zu melden. Im Deutschen Ärzteblatt, das alle approbierten Ärzte der Bundesrepublik wöchentlich erhalten, sind regelmäßig Berichtsbogen für derartige Meldungen enthalten. Die Mitarbeit der Ärzte in Krankenhäusern und Praxen ist unabdingbar, um möglichen neuen Zusammenhängen und UAW auf die Spur zu kommen.

Darüber hinaus bedarf es gerade bei neuen Stoffen systematischer Untersuchungen unter Anwendung der verschiedenen in Tab. 43 genannten arzneimittel-epidemiologischen Datenquellen, um die Basis für die Nutzen/Risiko-Abschätzung zu verbessern. Von besonderer Bedeutung sind quantitative Angaben über die Häufigkeit einzelner UAW, die vor allem durch die Kohorten-Systeme, sei es in Form experimenteller Studien, sei es in Form von Beobachtungsstudien zu gewinnen sind.

Kasuistische Systeme

Dazu zählen neben Fallstudien in der Fachliteratur vor allem die Erfassungssysteme für Berichte und Beobachtungen der behandelnden Ärzte. In der Bundesrepublik können Ärzte ihre Beobachtungen entweder direkt dem BGA oder der AMK, die mit dem BGA einen Datenverbund hat, oder den jeweils betroffenen Herstellerfirmen melden; letztere sind gesetzlich verpflichtet, bei ihnen eingehende Berichte über UAW regelmäßig an das BGA weiterzuleiten. Wem die Ärzte ihre Beobachtungen mitteilen, ist letztlich nebensächlich; manche Ärzte berichten lieber an ein Organ ihrer Standesvertretung als an eine für sie eher anonyme Behörde; worauf es ankommt, ist, daß sie überhaupt an einem Erfassungssystem für UAW mitarbeiten, was bisher leider nur eine Minderheit tut.

Erfassungs- oder Berichtssysteme sind unentbehrlich, wenngleich auch ihre Grenzen auf der Hand liegen. Sie erfassen theoretisch alle Arzneimittel und die gesamte Population, die ärztlich verordnete Arzneimittel einnimmt, ohne zeitliche Beschränkung; theoretisch, weil nur ein Teil der Ärzte mitarbeitet, und weil nur wenige Ärzte systematisch auf mögliche UAW achten. Berichtssysteme liefern oft erste Hinweise auf bisher unbekannte UAW; sie ermöglichen auch gegebenenfalls eine Nachuntersuchung betroffener Patienten und dadurch Hinweise auf Risikofaktoren oder die Bildung neuer Hypothesen über Zusammenhänge von Arzneimittel-Einnahme und unerwünschten Effekten, die dann mit anderen Methoden abgeklärt werden müssen. Andererseits ist aufgrund von Fallberichten keine Abschätzung der Häufigkeit möglich, mit der bestimmte UAW auftreten. Die Berichte konzentrieren sich oftmals auf Arzneimittel oder Arzneimittel-Gruppen, die aus anderen Gründen gerade öffentliche Aufmerksamkeit gefunden haben; dadurch ist die Häufigkeit der Berichte der tatsächlichen Häufigkeit, mit der UAW bei einem Arzneimittel auftreten, nicht proportional.

Statistische Systeme

Durch Verbindung von Datenbanken, die für unterschiedliche Zwecke erstellt wurden, können unter Umständen Trends der Inzidenz von UAW entdeckt werden. Dies umso eher, je spezifischer die Datenbanken sind. Das Zusammenführen von z. B. Mortalitäts- oder Morbiditätsstatistiken oder Untergruppen von Krankheitsregistern mit Verkaufs- oder Verschreibungsstatistiken von Arzneimitteln ist ein eher grober Versuch im Vergleich zur Verbindung nicht anonymisierter personenbezogener Patientendaten aus verschiedenen Dateien. Dazu eignen sich Dateien, die Diagnosen, Verschreibungen und Krankheitsverläufe enthalten, aus Krankenhäusern, Arztpraxen, Krankenkassen oder Krankheitsregistern. Mit solchen Untersuchungen könnte zwar u. U. die Inzidenz einzelner UAW abgeschätzt werden, doch sind sie in der Bundesrepublik nicht möglich. Sie wären als Eingriffe in Persönlichkeitsrechte der Patienten zu werten und sind deshalb nach Datenschutzrecht untersagt.

Tab. 43: Datenquellen der Arzneimittel-Epidemiologie.

Kasuistische Systeme

- Berichte behandelnder Ärzte
- medizinische Literatur
- Register über UAW

Statistische Systeme

- Zusammenführen von Datenbanken und Registern

Kohorten-Systeme

- experimentelle Studien
- beobachtende Studien

Fallbezogene Systeme

- Fall-Kontroll-Studien
- Krankenhaus- oder praxisgestützte Intensiv-Überwachungssysteme
- Krankheits- und Mißbildungsregister

Kohorten-Systeme

Ein Kollektiv von Patienten, das über längere Zeit zur Abschätzung der Auswirkungen einer Behandlung untersucht oder beobachtet wird, wird als Kohorte bezeichnet. Untersuchungen mit Kohorten können als experimentelle prospektive Studien angelegt sein; sie werden dann auch als Phase 4 der klinischen Prüfung bezeichnet und unterliegen gleichen methodischen, rechtlichen und ethischen Bedingungen wie die oben geschilderten Studien der Phase 3. In solchen Studien können nicht nur weitere Erkenntnisse über die Wirksamkeit, gegebenenfalls auch für neue Anwendungsgebiete gesammelt werden, sondern auch über noch unerkannte UAW, über Risikofaktoren für UAW und über die Inzidenz von UAW. Allerdings sind die Untersuchungen langwierig, teuer und aufwendig. Die Patientenauswahl und die Bedingungen der Behandlung, die durch den Prüfplan definiert werden, sind andere als in der normalen ärzlichen Praxis, was die Übertragung der Ergebnisse einschränkt.

Kohortenstudien können auch als Beobachtungsstudien geplant werden. Dabei wird in den normalen Ablauf der ärztlichen Behandlung und Entscheidung nicht eingegriffen; diese wird jedoch ebenso wie die Verlaufskontrolle sorgfältig, nach einem vereinbarten Prüfplan erhoben und dokumentiert und gemeinsam ausgewertet. Auch mit Hilfe von Beobachtungsstudien kann die Inzidenz von UAW abgeschätzt und können bisher unbekannte UAW erkannt werden. Allerdings sind dazu im allgemeinen Kohorten von zehntausend und mehr Patienten erforderlich. Beobachtungsstudien haben ihren Wert vor allem zur Abschätzung spezifischer Risiken für einzelne Gruppen der Bevölkerung wie z. B. ältere Menschen oder Patienten mit gegebener anderweitiger Vorbelastung und zur Abschätzung von Häufigkeit und Wahrscheinlichkeit des Auftretens schwerer UAW, wenn ein Verdacht z. B. aus dem Berichtssystem gegeben ist.

Fallbezogene Systeme

Fallbezogene Methoden sind dazu geeignet, bei Aufkommen des Verdachts schwerer UAW oder ungewöhnlicher, gegebenenfalls auch Spätfolgen einer Arzneibehandlung solche Zusammenhänge zu überprüfen und als wahrscheinlich zu bestätigen oder als unwahrscheinlich zu verwerfen. Man geht dazu von Patienten aus, bei denen ein bestimmtes Krankheitsereignis aufgetreten ist, z. B. eine Thrombose, bildet eine dazu passende Kontrollgruppe aus Patienten, die keine Thrombose durchgemacht haben, und vergleicht dann, wieviele Patienten aus der Gruppe mit Thrombosen und aus der Gruppe ohne Thrombosen das verdächtigte Arzneimittel, z. B. ein hormonales Kontrazeptivum, genommen hatten.

Für solche Studien können die Daten bestehender Krankheitsregister, z. B. der Krebsregister oder Infarktregister, genutzt werden, oder, soweit es um Auswirkungen von Arzneimitteln, die während der Schwangerschaft genommen wurden, die Daten aus Mißbildungsregistern. An einigen Krankenhäusern sind, zum Teil zusammen mit einem Netz ärztlicher Praxen, spezielle Überwachungssysteme zur Erfassung und Dokumentation möglicher UAW eingerichtet worden, die zur Abklärung eines auftretenden Verdachts später genutzt werden können. Dafür ausgebildete Ärzte und Krankenschwestern fahnden regelmäßig auf den Stationen und in den Praxen nach Ereignissen, Meßwerten oder Befindensänderungen, die im Verlauf einer Arzneitherapie aufgetreten sind, auch nach solchen, bei denen bisher ein Zusammenhang mit Arzneimittel weder bekannt ist noch vermutet wird. Diese Daten stehen bei einem später aufkommenden Verdacht für Fall-Kontroll-Studien zur Verfügung.

Fall-Kontroll-Studien sind besonders nützlich zur Prüfung von Hypothesen, die z. B. aufgrund von Signalen aus Berichtssystemen gebildet wurden. Sie können relativ schnell zu Ergebnissen führen. Sie sind nicht geeignet, um bisher noch nicht vermutete UAW zu entdecken.

Homöopathie

Homöopathische Arzneistoffe machen gegenwärtig viel von sich reden. Nicht zu übersehen ist dabei, daß sich die homöopathische Lehre gerne der politischen Schiene bedient, wenn es darum geht, ihr Gedankengut zu behaupten. Trotz allem führt kein Weg an der Verifizierung des therapeutischen Konzepts der Homöopathie vorbei, die in der kontrollierten Erprobung ihrer Arzneimittel und der Wiederholbarkeit der Wirkung bestehen muß. In einer höchstrichterlichen Entscheidung wurde ausgeführt, daß „der von der Schulmedizin abweichende Arzt, der erkennt oder erkennen muß, daß seine Behandlung nicht ausreicht – namentlich bei gefährlichen Krankheiten – das zu ihrer Bekämpfung übliche und erprobte Verfahren anwenden (muß)". Die richterliche Überprüfung einer therapeutischen Handlung, der im Streitfall alle Ärzte unterworfen sind, hat die Überprüfbarkeit und die Voraussagbarkeit der Wirksamkeit, i. e. der Wiederholbarkeit einer therapeutischen Maßnahme, zur Voraussetzung.

Samuel Hahnemann (1755–1843) ist der Begründer der Homöopathie. Er hat unstreitig wichtige Beiträge bei der Beobachtung von Arzneimittelwirkungen am Menschen geleistet. Sein therapeutisches Konzept fußt einerseits auf dem sogenannten „Simile-Prinzip", andererseits auf der speziellen Zubereitung und Dosierung der homöopathischen Arzneistoffe. Schließlich wird die Indikation zur Anwendung von Arzneistoffen in der Homöopathie nicht aufgrund eines von den pathogenetischen Ursachen entwickelten therapeutischen Konzepts getroffen. Mit diesen drei Grundpfeilern steht das Gedankengebäude der Homöopathie auf einem Boden, der der wissenschaftlichen Medizin fremd und unzugänglich ist.

Das Simile-Prinzip

Similia similibus curentur. Dieser Grundsatz soll von Samuel Hahnemann aufgrund von Erfahrungen am eigenen Leib formuliert worden sein. Chinin hat bei Samuel Hahnemann eine fieberhafte Sensation ausgelöst, die er mit derjenigen verglich, die bei Malaria zu beobachten ist. Sei es, daß Hahnemann eine Chinin-Überempfindlichkeit hatte (Arzneimittelfieber!) oder daß die bei der Lyse von Fieber immer zu beobachtenden Hitzewallungen und Schweißausbrüche verkannt worden sind, er schloß daraus, daß ein Arzneimittel gleichartig (similiter) wirken muß, wenn es bei einer fieberhaften Krankheit wirksam sein soll. Das griechische Wort für similis ist homoios; so ist die Homöopathie zu ihrem Namen gekommen.

„Man ahme der Natur nach, welche zuweilen eine chronische Krankheit durch eine andere hinzukommende heilt, und wende in der zu heilenden (vorzüglich chronischen) Krankheit dasjenige Arzneimittel an, welches eine andre, möglichst ähnliche, künstliche Krankheit zu erregen im Stande ist, und jene wird geheilt werden; Similia similibus." (aus S. Hahnemann, „Versuch über ein neues Prinzip zur Auffindung der Heilkräfte der Arzneisubstanzen, nebst einigen Blicken auf die bisherigen" 5, p 433; 1796).

Es darf heute mit Fug und Recht behauptet werden, daß dem Simile-Prinzip kein einziges mit modernen Methoden der Physiologie oder Biochemie zu erfassendes reales biologisches Phänomen zugrunde liegt. Weder die Fiebertherapie von Wagner-Jauregg, noch die Vakzination sind heute überzeugende Beispiele für das Simile-Prinzip in der wissenschaftlichen Medizin. Die Interpretation der unspezifischen bzw. spezifischen Abwehr des Organismus gegenüber Krankheitserregern kann aufgrund der Kenntnisse der immunologischen Zusammenhänge heute soweit befriedigend erklärt werden, daß Verallgemeinerungen auf dem Boden des Prinzips similia similibus curentur einfach abwegig sind. Die Wirkungen von Pharmaka können heute in weiten Teilen unter Berücksichtigung des Rezeptor-Konzepts bzw. der Transmitterfunktion körpereigener, niedermolekularer Verbindungen befriedigend gedeutet werden (vgl. S. 10 f.). So bedarf es beispielsweise keiner Interpretation der Wirkung von Mutterkorn-Alkaloiden auf dem Boden des Simile-Prinzips. Die moderne Pharmakologie hat mit der Entwicklung der Vorstellung partieller Agonisten am Rezeptor, die immer auch gleichzeitig Antagonisten sind, hinreichende Interpretationsmöglichkeiten für die Ambivalenz der Secalewirkung entwickelt, die offensichtlich hier nach Erfolgsorgan bzw. Rezeptortyp und unter Einbezug der Ausgangslage des sympathischen Tonus Hemmungen und Aktivierungen auslösen können (vgl. S. 173 f.).

Auch Hormesis-Erscheinungen lassen sich heute auf dem Boden der modernen Biochemie erklären. Unter Hormesis versteht man die Wirkungsumkehr, z. B. eine Aktivierung durch niedrige und eine Hemmung der gleichen Reaktionsabläufe durch hohe Konzentrationen eines Stoffes. Ein schon vor Jahrzehnten untersuchtes Phänomen betrifft die „gegensätzliche Wirkung" bei „Reizgärungen" von Bier- und Bäckerhefe durch verschiedene „chemische und physikalische Reize". Dieses Phänomen wurde immer wieder mit der sogenannten Arndt-Schulz'schen Regel interpretiert und als Beweis für das Simile-Prinzip angeführt. Holtz et al. (Arch. expt. Path. Pharmakol. **205**, 243–275; 1948) analysierten die der Reizgärung zugrundeliegenden biochemischen Reaktionen und zogen die folgenden Schlußfolgerungen: „Die in unseren Versuchen beobachtete, der Forderung des ‚Arndt-Schulz'schen Gesetzes' und den von Hugo Schulz mit Hefegiften erhaltenen Versuchsergebnissen entsprechende ‚gegensätzliche Wirkung' starker und schwacher ‚Reize', hoher und niedriger Giftdosen auf die Gärung findet ihre Erklärung darin, daß von den beiden der Reizgärung zugrunde liegenden Reaktionen die eine, nämliche die Mobilisierung von Glykogen, sowohl durch starke als auch durch schwächere ‚Reize' ausgelöst und ‚gefördert' wird, die andere, nämlich die Vergärung des anfallenden Zuckers aber nur durch starke Reize ‚gehemmt' oder aufgehoben wird, durch schwächere Reize hingegen unbeeinflußt bleibt. Die Förderwirkung schwacher Reize kommt deshalb nicht, wie es der naturwissenschaftliche Sinn des ‚Gesetzes' verlangen würde, dadurch zustande, daß ein schwächerer Reiz da, wo der stärkere hemmend wirkt, stimuliert, sondern lediglich dadurch, daß er die Reaktion, welche der starke Reiz hemmt, unbeeinflußt läßt." Für die moderne Pharmakologie bietet das Simile-Prinzip keine Möglichkeit zum Auffinden und Charakterisieren wirksamer Stoffe, die als Arzneimittel angewendet werden könnten.

Dosierung und „Potenzierung"

Die Dosierung homöopathischer Arzneimittel wird zwar in einem metrischen System vorgenommen, es ist jedoch dem Uneingeweihten von vornherein nicht durchsichtig, mit welchen Stoffkonzentrationen gearbeitet wird. Hierzu ist die Kenntnis der Zusammensetzung der Verreibungen bzw. der Urtinktur der Stoffe und deren Verdünnung zu D 1 die Voraussetzung, aus der dann die weiteren Verdünnungen und die „Potenzierung" („Dynamisierung") vorgenommen wird.

Es existieren verschiedene Arten der „Potenzierung"; die gebräuchlichste Art ist die nach Dezimalschritten. Hieraus leitet sich auch die Abkürzung D für die Verdünnungsschritte ab. Sie werden, jeweils von D 1 ausgehend, im Verhältnis 1 : 10 vorgenommen. Wichtig ist, daß für jeden einzelnen „Potenzierungsschritt" wieder ein neues Glas verwendet werden muß. S. Hahnemann hat in seiner ursprünglichen Anleitung für die „Dynamisierung" der Arzneistoffe bei den Verdünnungsschritten, bei denen eine Aktivierung der Inhaltsstoffe vorgenommen werden soll, die Zahl der zur Vermischung notwendigen Schläge festgelegt, die bei der von Hand vorzunehmenden „Dynamisierung" jeweils zum Erdmittelpunkt hin ausgeführt werden müssen.

Neben den „Dezimalpotenzierungen" ist gelegentlich auch eine „Centesimalpotenzierung" gebräuchlich, die mit C abgekürzt wird und bei der die Mischung jeweils im Verhältnis 1 : 100 vorgenommen wird.

Es liegt auf der Hand, daß die wissenschaftliche Medizin große Schwierigkeiten mit der „Dynamisierung" der Arzneistoffe durch das Mischungs- und Verdünnungsvorgehen hat. Daran ändern auch die ungezählten chemischen und physikalischen Erörterungen der möglichen Auswirkungen von Verreibungs- und Schüttelvorgängen bei der immer wieder behaupteten „Aktivierung" der Inhaltsstoffe nichts. Die Homöopathie besteht darauf, daß es sich bei den Mischungsvorgängen nicht um Verbesserungen der Löslichkeit der Inhaltsstoffe homöopathischer Arzneimittel handelt. Für die Interpretation, durch die „Dynamisierung" teile sich die „Potenz" des Arzneistoffs dem jeweiligen Lösungsmittel mit, gibt es keine naturwissenschaftliche Basis.

Geht man von der Loschmidtschen Zahl (6×10^{23}) aus, die angibt, wieviele Moleküle in einem Mol eines Stoffes enthalten sind, dann ist bei einer angenommenen Molekülmasse eines Arzneistoffes von 200 und einer Ausgangsmenge von 1,2 g in einer Verdünnung der Verreibung jenseits von D 20 kein einziges Arzneistoffmolekül mehr vorhanden. Es ist gegenwärtig bei einem Homöopathikum nicht möglich, die Dosis des Arzneistoffs in Gramm zu quantifizieren. Da auch in den Therapieempfehlungen den homöopathischen Ärzten keine Dosierungsrichtlinien an die Hand gegeben werden, entbehrt die homöopathische Therapie, wenigstens gegenwärtig, jeder quantitativen Überlegung nach herkömmlicher Art. Es ist abzusehen, daß entsprechend den internationalen Vereinbarungen über die Deklaration der Inhaltsstoffe in Arzneimitteln auch für Homöopathika metrische Angaben über die Konzentration bzw. die Dosis verpflichtend werden.

In der Homöopathie kommen nicht grundsätzlich nur hohe Verdünnungen zur Anwendung. Der homöopathische Arzt wendet sehr wohl bestimmte Stoffe wie beispielsweise Atropin als Inhaltsstoff von Atropa belladonna in den in der wissenschaftlichen Medizin üblichen Dosierungen an; sie werden in der Homöopathie jedoch als toxische Dosen bezeichnet, obgleich sie kurativ verwendet werden. Homöopathische Arzneimittel sind deshalb nicht a priori „ungiftig". Entsprechend dem Simile-Prinzip wird beispielsweise eine Diarrhö mit Arsenicum album behandelt, weil bei einer Arsenvergiftung („künstliche Krankheit"!) Cholera-ähnliche Durchfälle beobachtet werden. Nicht nur Arsen, sondern auch Blei und Quecksilber finden heute noch in der Homöopathie in Dosen Verwendung, denen man im Rahmen der Umwelttoxikologie Bedeutung beimißt und die aus toxikologischen Gründen von der wissenschaftlichen Medizin längst ins Museum der Pharmakotherapie verwiesen worden sind. Es ist immer zu bedenken, daß Homöopathika unter der Annahme der geringen Dosierung und der daraus abzuleitenden Unschädlichkeit permanent nicht nur oral, sondern auch parenteral verabfolgt werden. Hier müssen für toxische Stoffe wie z. B. Quecksilber oder Arsen Konzentrations- und Dosenbegrenzungen eingeführt werden.

Es darf als Schildbürgerstreich bezeichnet werden, wenn wirklich toxikologische Prinzipien unbeachtet blieben und hier auf eine Quantifizierung verzichtet würde. Das gilt vor allem für die toxischen Elemente Arsen, Antimon, Blei, Cadmium, Quecksilber oder Wismut. Es ist grotesk, wenn auf der einen Seite die Zufuhr dieser ja nicht ungefährlichen Metalle durch die Trinkwasserverordnung und deren Grenzwerte limitiert, auf der anderen Seite aber die die Zufuhr der gleichen Metalle in einer ärztlich empfohlenen Therapie unkontrollierbar wird.

Diagnose und Indikation zur Anwendung von Arzneistoffen in der Homöopathie

Ein wesentlicher Unterschied zur wissenschaftlichen Medizin ist das diagnostische Vorgehen in der Homöopathie. Die Differentialdiagnose dient in der Homöopathie zunächst einmal der Feststellung, ob der Patient für die homöopathische Therapie geeignet ist. Das bedeutet, daß eben nicht wie in der wissenschaftlichen Medizin aufgrund der Diagnose eine Vorstellung über die pathogenetischen Grundlagen der Krankheit entwickelt wird, die wiederum dazu dient, das therapeutische Konzept zu skizzieren, nach dem diese Krankheit angegangen werden soll. Die aus der homöopathischen Diagnose abgeleitete Differentialtherapie mit Homöopathika hat grundsätzlich die intime Kenntnis der einzelnen Wirkbilder der Arzneistoffe („künstliche Krankheit"!) nach der homöopathischen Lehre zur Voraussetzung. Lassen sich hinsichtlich der „Eignung" des Patienten für die homöopathische Therapie noch Parallelen in der Diathesenlehre der wissenschaftlichen Medizin finden, so ist die Charakterisierung der Wirkungsbilder der Arzneistoffe nach homöopathischer Lehre für den wissenschaftlichen Mediziner genauso wenig nachvollziehbar wie die Anwendung von Heilpflanzen in der chinesischen Medizin, wenngleich sie Inhaltsstoffe enthalten, die auch in der wissenschaftlichen Medizin angewendet werden.

Beweisbare Homöopathie? Es soll hier nicht in Frage gestellt werden, daß es der Homöopathie mit epidemiologischen Methoden gelingt, für das eine oder andere therapeutische Vorgehen statistisch gesicherte Wirksamkeitsnachweise zu erbringen. Trotzdem läßt die Unvereinbarkeit der Konzepte keinen anderen Schluß zu als den, daß die Anwendung homöopathischer Methoden strikt in die Hand eines geschulten, homöopathisch ausgebildeten Arztes gehört.

Die Homöopathie nimmt immer wieder für sich in Anspruch, den kranken Menschen „ganzheitlich" zu betrachten und zu behandeln. Dieser Anmaßung ist genau so zu widersprechen wie der Behauptung, nur die Homöopathie pflege die Betrachtung von Krankheitszuständen und Befindlichkeitsstörungen als Auslenkung der in feinregulierten Regelkreisen geordneten Körperfunktionen. Diese Anschauung ist seit der Beschreibung des vegetativen Nervensystems allgemeiner Kenntnisstand in der Medizin.

Da die Homöopathie selbst die Grenzen der Leistungsfähigkeit ihrer Therapie immer wieder betont und Homöopathen ausgebildete Ärzte sind, darf man erwarten, daß die Grenzen der Homöopathie auch beachtet werden: die Homöopathie hat nie einen Anspruch auf Heilerfolge bei psychiatrischen Erkrankungen und neurologischen Störungen wie der Epilepsie formuliert. Die Homöopathie hat nie behauptet, bei Krankheiten wirksam eingreifen zu können, die durch Mangelerscheinungen oder Ausfall von Organfunktionen bedingt sind, die durch Substitution körpereigener Wirkstoffe behoben werden können (z. B. Diabetes mellitus). Die Homöopathie hat nie Schwierigkeiten mit der Anerkennung der Präferenz chirurgischer Methoden bei geeigneten Erkrankungen gehabt. Man muß davon ausgehen, daß auch der Homöopath eine lebensbedrohliche Infektionskrankheit mit einem adäquaten Antibiotikum behandelt.

Differenzierter ist das umgekehrte Vorgehen zu beurteilen, die Anwendung homöopathischer Arzneistoffe durch den „Allopathen", wie Hahnemann die im Unterschied zu seinem Simile-Prinzip arbeitenden Mediziner der wissenschaftlichen Ausbildungsrichtung heute bezeichnen würde. Wenn der wissenschaftlich ausgebildete Mediziner die homöopathischen Arzneistoffe lediglich als Ersatz für Placebos benutzt, ist dies im Sinne der Homöopathie ein blanker Mißbrauch. Bei Patienten, die Funktionsstörungen oder Leiden darbieten, denen objektivierbare organische Schäden nicht zugeordnet werden können, ist die Aufdeckung der zugrundeliegenden psychosomatischen Zusammenhänge als Basis für konsequente therapeutische Maßnahmen eine Aufgabe für alle Ärzte.

Pharmakokinetische Daten

Tab. 44: Pharmakokinetische Daten für die Dosisanpassung bei Niereninsuffizienz (nach L. Dettli in: Arzneimittelkompendium der Schweiz, 12. A., Documed, Basel 1990). Aufgeführt sind der Literatur entnommene gerundete Mittelwerte für die extrarenale Eliminationsfraktion Q_o und die dominierende Eliminationshalbwertzeit $t_{1/2N}$ bei nierengesunden Individuen. Die extrarenale Eliminationsfraktion Q_o ist der Bruchteil der resorbierten Dosis, der metabolisiert wird bzw. in unveränderter Form extrarenal ausgeschieden wird. Entsprechend ergibt sich der Bruchteil der Dosis, der unverändert renal eliminiert wird, zu $1 - Q_o$. Nicht-dominante initiale oder terminale Halbwertzeiten stehen in Klammern. Ein Ausrufezeichen (!) deutet an, daß die Bildung aktiver Metabolite nicht ausgeschlossen ist, ein doppeltes Ausrufezeichen (!!), daß solche Metabolite nachgewiesen wurden. Sind Q_o bzw. $t_{1/2N}$ eines aktiven Metaboliten bekannt, werden sie mit zwei Ausrufezeichen in Klammern angegeben. Eine Anleitung zum Gebrauch von Q_o zur Ermittlung der Dosisanpassung bei eingeschränkter Nierenfunktion findet sich zusammen mit einem entsprechenden Nomogramm am Ende der Tabelle (S. 93).

Bei den **hervorgehobenen Wirkstoffen*** ist eine Dosisanpassung bei Niereninsuffizienz unbedingt notwendig.

Pharmakon	Q_o	$t_{1/2N}$	Pharmakon	Q_o	$t_{1/2N}$
Acebutolol	0,8 (0,3 !!)	3 (8) (11 !!)	Amrinon	0,7	4,0
Acecainid	0,15	6	Antipyrin	s. Phenazon	
Acefyllin	0,5	0,8	Aprindin	1,0	30
Acemetacin	0,6 (0,85 !!)	4,5 (6 !!)	Aprotinin	1,0	0,7 (7)
Acenocoumarol	1,0	10	Ascorbinsäure	0,05	12
Acetaminophen	s. Paracetamol		Astemizol	1,0 (1,0 !!)	24 (450 !!)
Acetazolamid	0,2	6	Atenolol	0,12	6
Acetohexamid	0,3	1,5 (5 !!)	Atropin	0,45	2
Acetylcystein	0,7 !!	2 (6 !!)	Azapropazon	0,4 !	12
Acetyldigoxin	0,3 (0,3 !!)	24 (36 !!)	Azathioprin	1,0 !	4,5
Acetylprocainamid	s. Acecainid		Azidocillin	0,4	1,0
Acetylsalicylsäure	1,0 (0,8 !!)	0,25 (3,0 !!)	Azidothymidin	s. Zidovudin	
Acetylstrophanthidin	?	2	Azlocillin	0,4	1,0
Aciclovir	0,07	2,5	Azosemid	0,8 !	2,5
Acipimox	0,006	2	Aztreonam	0,2	1,8
Adipiodon	0,07	1,2			
Ajmalin	s. Prajmalium		Bacampicillin	1,0 (0,1 !!)	(0,9 !!)
Albendazol	(1,0 !!)	(8 !!)	Baclofen	0,3 !	7
Alclofenac	0,7	2,0	Bacmecillnam	1,0 (0,4 !!)	0,2 (1,2 !)
Alcuronium	0,2	0,25 (3,3)	Bamifyllin	1,0 !!	1,0 (18 !!)
Alfentanil	1,0	(0,2) 1,5	Barbital	0,2	70
Alinidin	0,25 (0,4 !!)	3,5 (8 !!)	Beclobrat	(1,0 !!)	(15 !!)
Allopurinol	0,85 (0,1)	0,8 (24 !!)	Bemetizid	0,8	6
Allylisobutylbarbiturat	s. Butalbital		Benazepril	1,0 (0,85 !!)	0,6 (3 !!)
Alprazolam	0,9 !	14	Bendazac	0,9	2,5
Alprenolol	1,0 !!	3	Bendroflumethiazid	0,7 !	3,5
Amantadin	0,1	15	Benorilat	s. Salicylsäure, Paracetamol	
Ambroxol	0,9	10	Benoxaprofen	0,35	30
Amezinium	0,2 !	14	Benzbromaron	1,0 (1,0 !!)	3 (14 !!)
Amidotrizoat	0,15	1,5	Benzo-α-pyron	s. Coumarin	
Amikacin*	0,02	1,8 (> 100)	Benzylpenicillin	0,4	0,8
Amilorid	0,25 !	20	Bergapten	1,0	1,2
Aminocapronsäure	0,3	5	Betamethason	0,95	6
Aminoglutethimid	0,9	12	Betanidin	0,05	9
Aminophenazon	1,0	2,5	Betaxolol	0,8 !!	18
Aminophyllin	s. Theophyllin		Bevantolol	0,95 !	1,5
Aminopyrin	s. Aminophenazon		Bezafibrat	0,15	2,5
p-Aminosalicylsäure	0,9	1,5 (8 !)	Bisoprolol	0,5	10
Amiodaron	1,0 !!	24 (500) (700 !!)	Bleomycin	0,45 !	6
			Bopindolol	1,0	14
Amitriptylin	1,0 (1,0 !!)	20 (30 !!)	Bredinin	s. Mizoribin	
Amlodipin	0,9	50	Bretylium	0,15 !	8
Amobarbital	1,0	30	Bromazepam	1,0	16
Amodiaquin	1,0 (1,0 !!)	8 (60 !!)	Bromocriptin	1,0 !	48
Amoxicillin	0,06	1,1	Brotizolam	1,0 !	5
Amphetamin	0,5 !!	12	Bucindolol	1,0 !!	5
Amphotericin B	0,95 !	20 (> 300)	Buflomedil	0,75 !!	3
Ampicillin	0,1	0,9	Buformin	< 0,1	6

Pharmakon	Q_0	$t_{1/2N}$	Pharmakon	Q_0	$t_{1/2N}$
Bufuralol	0,9 !!	3,5	Chloralhydrat	1,0 (1,0 !!)	(10 !!)
Bumetanid	0,35 !	1,5	Chlorambucil	1,0 !	1,0 (2 !!)
Bunitrolol	0,9	2	Chloramphenicol	0,95	2,5
Bupivacain	0,95	2	Chlordesmethyl-		
Buprenorphin	1,0	5	diazepam	s. Delorazepam	
Buspiron	1,0 !!	4	Chlordiazepoxyd	1,0 !!	15 (50 !!)
Busulfan	1,0 !	2,5	Chlormethiazol	s. Clomethiazol	
Butalbital	0,9	36	Chloroquin	0,3 !!	(70) 200
Butobarbital	1,0	36			(> 500)
Butorphanol	1,0	3	Chlorothiazid	0,08	15
			Chlorphenamin	0,7	25
Cadralazin	0,2 !	2	Chlorphentermin	0,8 !	40
Calcitonin	0,95	5	Chlorpromazin	1,0 !!	5
Camazepam	1,0	21	Chlorpropamid	0,8 !!	40
Canrenoat	s. Kaliumcanreonat		Chlortalidon	0,5 !	48
Captopril	0,6 !	2	Chlortetracyclin	0,8 !	6
Carbamazepin	1,0 (0,9 !!)	30 (6 !!)	Chromonar	s. Carbocromen	
Carbenicillin	0,02	1,2	Cibenzolin	0,4 !	9
Carbenoxolon	1,0	15	Ciclacillin	0,1	0,7
Carbimazol	1,0 (0,9 !!)	0,5 (4 !!)	Ciclosporin	1,0 !	1,0 (16)
Carbocromen	(0,3 !!)	1,0	Cilastin		
Carbutamid	0,5	45	(+ Imipenem)	0,2 !!	0,8
Carfecillin	0,1	1,2	Cimetidin	0,3	2
Carindacillin	0,1	1,2	Cinnarizin	1,0 !	5
Carnitin	0,2	8	Cinoxacin	0,3	1,5
Carprofen	0,95	(2) 10	Ciprofloxazin	0,5 !!	5
Carteolol	0,3 !!	7 (17 !!)	Cisaprid	1,0 !	12
Cefacetril	0,04 !	1,0	Clavulansäure	0,25	0,9
Cefaclor	0,25 !	0,7	Clenbuterol	0,4 !	34
Cefadroxil	0,1	1,4	Clindamycin	0,9 !	2,5
Cefalexin	0,04	1,0	Clioquinol	1,0	12
Cefaloridin	0,08	1,7	Clobazam	1,0 !!	18 (50 !!)
Cefalotin	0,04 !!	0,5	Clofibrat	0,8 (0,1 !!)	(16 !!)
Cefamandol	0,04	0,9	Clomethiazol	0,95	6 (18)
Cefanon	0,05	2,5	Clomipramin	1,0 !!	24
Cefapirin	0,4 !	1,2	Clonazepam	1,0	40
Cefatrizin	0,2	1,4	Clonidin	0,4 !	8 (24)
Cefazedon	0,2	1,5	Cloprednol	1,0	2,2
Cefazolin	0,06	2	Clorazepat	s. Dikaliumclorazepat	
Cefixim	0,8	3	Clotiazepam	1,0 !	10
Cefmenoxim	0,15	1,1	Cloxacillin	0,4 !!	0,6
Cefmetazol	0,15	0,9	Cloxazolam	(1,0 !!)	(50 !!)
Cefodizim	0,47	2,7	Cocain	1,0 !!	2,5
Cefonicid	0,03	3,5	Codein	1,0 (1,0 !!)	3 (2,5 !!)
Cefoperazon	0,75	2	Co-dergocrin	?	14
Ceforanid	0,1	2,4	Coffein	1,0 !!	5
Cefotaxim	0,4 (0,1 !!)	1,1 (1,5 !!)	Colchicin	1,0 !	20
Cefotetan	0,25 !	3,5	Colistin	0,1	3,0
Cefotiam	0,35	0,75	Cortisol	s. Hydrocortison	
Cefoxitin	0,3 (0,1 !!)	1,1 (3 !!)	Coumarin	1,0	1,0
Cefpiramid	0,6	4,5	Cromoglicinsäure	0,6	1,4
Cefpirom	0,1	2	Cyclobarbital	1,0	12
Cefradin	0,15	0,7	Cyclofenil	1,0 !	24
Cefroxadin	0,05	1,0	Cyclophosphamid	(0,5 !!)	7
Cefsulodin	0,2	2,2	Cycloserin	0,4 !	10
Ceftazidim	0,05	1,8	Cyclosporin	s. Ciclosporin	
Ceftezol	0,06	0,7	Cytarabin	0,9 !	2
Ceftizoxim	0,05	1,5			
Ceftriaxon	0,5	8	Dacarbazin	0,3	5
Cefuroxim	0,07 !	1,1	Dantrolen	0,95 !!	5
Celiprolol	0,6 !	7	Dapson	0,9 !	24
Cetirizin	0,4	7	Daunorubicin	0,9 !!	18
Chinidin	0,8 (≤ 0,7 !!)	7 (12 !!)	Deflazacort	(1,0 !!)	1,9
Chinin	0,85 !	8	Delorazepam	1,0 (1,0 !!)	110 (15 !!)

Pharmakon	Q_0	$t_{1/2N}$	Pharmakon	Q_0	$t_{1/2N}$
Demeclocyclin	0,6	14	Etintidin	0,65!	1,6
Desipramin	1,0!!	15	Etodolac	1,0!	7
Desmethyldiazepam	s. Nordazepam		Etofyllin	0,8	4
Desmopressin	1,0	1,2	Etomidat	1,0	0,5 (4)
Dexamethason	0,9	3,5	Etoposid	0,65!	6
Dexfenfluramin	0,9!!	18	Etozolin	1,0 (1,0!!)	2 (10!!)
Dextran 1000	0,25	(0,2) 2	Etretinat	1,0!!	4 (> 2000)
Dextran 40000	0,35	(1) 10 (45)			
Dextran 60000	0,5	40	Faktor VIII	1,0	12
Diazepam	1,0!! (1,0!!)	30 (50!!)	Famotidin	0,25	3
Diazoxid	0,8!	28	Felodipin	1,0	24
Dibekacin	0,01	1,9 (> 100)	Fenbufen	0,95!!	10
Dibenzepin	?	4	Fenclofenac	?	30
Diclofenac	1,0!!	1,5	Fenclozinsäure	1,0	30
Dicloxacillin	0,5	0,7	Fendilin	1,0	(5) 20
Dicoumarol	1,0	48	Fenflumizol	1,0!	15
Diethylcarbamazin	0,15!	3,5	Fenflurac	1,0!!	1,2
Diflunisal	0,95	8	Fenofibrat	0,2!!	24
Digitoxin	0,7!	180	Fenoprofen	0,95!	2,2
Digoxin*	0,3	36	Fenoterol	0,85	2
Dihydroergotamin	0,95!!	1,0 (7)	Fenquinon	0,5!	17
Dihydroergotoxin	s. Co-dergocrin		Fentanyl	0,95!	0,2 (4)
Dikaliumclorazepat	1,0!! (1,0!!)	2,0 (50!!)	Flecainid	0,7!!	18
Diltiazem	1,0	4	Fleroxacin	0,2	10
Dimethyltubo-			Flestolol	1,0	0,1
curarinium	0,4	0,3 (4,5)	Flucloxacillin	0,3!!	0,9
Dinatriumclodronat	0,45	1,8	Fluconazol	0,3	30
Dinatriumcromoglykat	s. Cromoglicinsäure		Flucytosin	0,03	5
Diphenhydramin	0,9!	9	Flufenaminsäure	1,0	9
Diphenoxylat	1,0!!	2,5	Flumazenil	1,0!	0,8
Diphenylpyralin	0,9!	32	Flunisolid	0,95	1,7
Diprophyllin	0,04	2	Flunitrazepam	1,0!	(2) 16
Dipyridamol	?	0,8 (12)	Fluocortolon	1,0	1,3
Dipyron	s. Metamizol		Fluorid	0,55	3
Disopyramid	0,4!!	6	Fluorouracil	1,0!!	0,25 (70!!)
Domperidon	1,0!	(1,5) 8	Flupentixol	?	30
Dopamin	1,0	0,5	Fluphenazin	1,0!	30
Doxazosin	0,95	20	Flurazepam	1,0 (1,0!!)	1,5 (50!!)
Doxepin	1,0!!	18 (40!!)	Flurbiprofen	0,85	4
Doxorubicin	0,95!!	30	Fluvoxamin	1,0	15
Doxycyclin	0,7	15 (22)	Fortimicin A	0,1	1,8
			Fosfomycin	0,02	2,0
Edrophonium	0,2	1,7	Furagin	s. Furazidin	
Emepronium	0,7!	3,0	Furazidin	?	1,0
Encainid	0,05!!	3 (16!!)	Furazlocillin	s. Fuzlocillin	
Enoxacin	0,4	6	Furosemid	0,35	0,75
Enoximon	1,02!!	1,2 (20)	Fusidinsäure	1,0!	6
Enprofyllin	0,25	2,5	Fuzlocillin	0,7	0,1
Epanolol	0,7	30			
Ephedrin	0,3!	6	Gadopentetsäure	< 0,1	1,5
Epicillin	0,03	1,1	Gallamin	0,05	(0,1) 2,5
Ergotamin	0,5	2	Gemfibrozil	1,0!!	2
Erythromycin	0,9!!	2,5	**Gentamicin***	0,02	1,9 (> 100)
Erythropoietin	?	8	Gitaloxin	0,85	24
Esmolol	1,0	0,15	Glibenclamid	1,0	2,5
Estramustin	1,0 (1,0!!)	1,3 (15!!)	Glibornurid	1,0	8
Etacrynsäure	0,35	3	Gliclazid	1,0	12
Ethambutol	0,2!	4 (15)	Glipizid	1,0!	4
Ethchlorvynol	1,0!	1,4 (25)	Gliquidon	1,0!!	17
Ethionamid	1,0!	2	Glisoxepid	0,05	2
Ethosuximid	0,8!	40	Glutethimid	1,0!!	12
Ethylbiscoumacetat	1,0!	3	Glymidin	0,05!!	4
Etidocain	1,0	2,6	Griseofulvin	1,0	20
Etilefrin	0,7	3	Guanabenz	0,95	15

Pharmakon	Q_o	$t_{1/2N}$	Pharmakon	Q_o	$t_{1/2N}$
Guanethidin	0,5!!	40 (> 100)	Ketotifen	1,0!!	(4) 20
Guanfacin	0,75	20	Kreatinin	0,03	8
Habekacin	0,02	2,1	Labetalol	0,95	4
Halofenat	0,65	24 (48)	Lamoxactam	s. Latamoxef	
Haloperidol	1,0!!	20	Lanatosid C	0,3 (0,3!!)	36 (36!!)
Harmin	1,0	3,0	Latamoxef	0,05!!	1,8
Heparin	0,8	2	Lenampicillin	(0,1!!)	(0,9!!)
Heptabarb	1,0	8	Levamisol	?	4
Heptabarbital	s. Heptabarb		Levodopa	1,0!!	2
Heroin	1,0 (0,9!!)	0,05 (2,5!!)	Levomepromazin	1,0!	50
Hetacillin	0,1	1,2	Levorphanol	1,0	15
Hexobarbital	1,0	5	Levothyroxin	1,0	130
Hydralazin	0,85!!	2,5	Lidocain	0,95!!	2 (0,9!!)
Hydrochlorothiazid	0,05	2,5	Lincomycin	0,6!	5
Hydrocortison	1,0	1,5	Liothyronin	1,0	22
Hydromorphon	1,0 (1,0!!)	2,5 (2,5!!)	Lisinopril	0,2	12 (30)
			Lisurid	1,0!	2
Ibuprofen	1,0!	2	**Lithium***	0,02	(6) 20
Ibuproxam	(1,0!!)	(2!!)	Lividomycin	0,02	3,5
Idrocilamid	1,0!!	1,0	Lofepramin	1,0!	4,5
Ifosfamid	0,5!!	14	Lomefloxacin	0,18!!	7,5
Iloprost	1,0!	0,5	Loperamid	1,0!	12
Imipenem (+ Cilastin)	0,3	1,0	Loprazolam	1,0!!	8
Imipramin	1,0 (1,0!!)	12 (15!!)	Lorazepam	1,0 (1,0!!)	15 (50!!)
Indapamid	0,95!	(2) 18	Lorcainid	1,0!!	6 (20!!)
Indobufen	0,9	6	Lormetazepam	0,85	(2) 14
Indometacin	0,85	2,0 (6)			
Indoprofen	0,85	2,0	Mabuterol	0,75	25
Indoramin	1,0!!	4	Maprotilin	1,0!!	45
Insulin	0,4	0,25 (2)	Mebendazol	0,95!	1,2
Iodchloroxychinolin	s. Clioquinol		Mecillinam	0,4!	1,2
Iodipamid	s. Adipiodon		Meclofenaminsäure	0,95!!	3
Iodohippurat	0,45	1,3	Medazepam	1,0!!	2 (50!!)
Iodoxaminsäure	< 0,9	1,1	Medroxalol	0,9!	11
Ioglicinsäure	0,15	1,5	Medroxyprogesteron	0,55!	40
Ioglycaminsäure	0,8	1,9	Mefenaminsäure	0,95	4
Iothalaminsäure	0,15	1,9	Mefloquin	0,9!	350
Iotroxinsäure	0,85	1,4	Mefrusid	1,0	6
Ipratropium	0,7	3,5	Melperon	0,9	5
Iproniazid	0,95!!	9 (20!!)	Melphalan	0,9!!	1,5
Isoniazid	0,6	2,3	Meperidin	s. Pethidin	
Isophosphamid	s. Ifosfamid		Mepindolol	1,0	4
Isoprenalin	0,9	5	Mepivacain	0,95	3,0
Isoproterenol	s. Isoprenalin		Meprobamat	0,9!	8
Isosorbiddinitrat	1,0 (1,0!!) (0,8!!)	0,4 (2,5!!) (4,5!!)	Meproscillarin	0,8!	36 (48)
			Meptazinol	0,95	3,0
Isosorbidmononitrat	0,8	4,5	Mequitazin	1,0!	40
Isotretinoin	1,0!!	20	Mercaptopurin	0,8!	0,5
Isoxicam	1,0!	40	Mesalazin	0,75!	0,8
Isradipin	1,0!	8	Mesuximid	1,0!!	2,5 (40!!)
			Metaclazepam	1,0 1!	15 (30!!)
Josamycin	0,9!!	1,5 (6)	Metacyclin	0,3	11
			Metamizol	(1,0!!)	(2,5!!)
Kaliumcanrenoat	1,0!!	20 (30!!)	Metformin	< 0,1	2,5
Kanamycin*	0,03	2,0	Methadon	0,6	15 (55)
Ketamin	1,0!	0,25 (3)	Methapyrilen	1,0!	1,6
Ketanserin	1,0!	6 (30)	Methaqualon	0,9!	(2) 24 (75)
Ketazolam	1,0 (1,0!!) (1,0!!)	2 (30!!) (50!!)	Methimazol	s. Thiamazol	
			Methioprim	s. Metioprim	
Ketobemidon	0,95	4	Methohexital	1,0	0,1 (1,5)!
Ketoconazol	1,0	> 3 (8)	Methotrexat	0,3!!	10
Ketoprofen	0,9	2	Methoxsalen	1,0	1,0

Pharmakon	Q_o	$t_{1/2N}$	Pharmakon	Q_o	$t_{1/2N}$
β-Methyldigoxin	s. Metildigoxin		Nordazepam	1,0 (1,0!!)	50 (8!!)
Methyldopa	0,4!!	2 (8)	Norethisteron	?	6
Methylergometrin	0,95	3	Norfloxacin	0,35	4
Methylergonovin	s. Methylergometrin		Nortriptylin	1,0!!	30
Methylphenidat	0,95 (0,1!!)	1,0 (7!!)	Noscapin	0,9	2,5
Methylphenobarbital	1,0 (0,7!!)	50 (80!!)			
Methylprednisolon	1,0	2	Obidoxim	0,85	1,4
Methylsalicylat	?	18	Octreotid	?	1,5
Methyltestosteron	?	4	Ofloxacin	0,1	6
Methysergid	0,9 (0,95!!)	0,75 (3!!)	Omeprazol	1,0	1,0
Meticillin	0,12	0,8	Ornidazol	0,95!!	14
Metildigoxin	0,35 (0,3!!)	40 (70) (36!!)	Ouabain	s. Strophantin G	
Metioprim	0,95	10	Oxacillin	0,3	0,5
Metipranolol	(0,9!!)	(2,5!!)	Oxandrolon	0,7	9
Metoclopramid	0,3!	6	Oxatomid	1,0!	14
Metocurin	s. Dimethyl-		Oxazepam	1,0	10
	tubocurarinium		Oxazolam	(1,0!!)	(50!!)
Metolazon	0,2	20	Oxiracetam	0,07	7,5
Metoprolol	0,95!!	3,5 (8)	Oxisuran	1,0!!	1,2 (55)
Metronidazol	0,85!!	7 (10!!)	Oxmetidin	0,95!	2,5
Mexiletin	0,8!	10	Oxolinsäure	0,95	14
Mezlocillin	0,4	0,8	Oxprenolol	0,95	1,5
Mianserin	0,95!!	30	Oxybutynin	1,0!	2
Miconazol	1,0!	24	Oxyphenbutazon	1,0	48
Micronomicin	0,03	1,4	Oxytetracyclin	0,2	9
Midazolam	1,0 (1,0!!)	(0,5) 2,5			
		(1,0!!)	Pancuronium	< 0,4!!	(0,2) 2
Milrinon	0,2	1,0	Papaverin	1,0	1,8
Minocyclin	0,85	17 (21)	Paracetamol	1,0!!	2,5
Minoxidil	0,9!!	1,5	PAS	s. p-Amino-	
Mizoribin	0,04	2		salicylsäure	
Mofebutazon	0,9	3,5	Pefloxacin	0,9!!	12
Moracizin	1,0	3	Pemolin	0,5	12
Morphin	0,95!!	2,5	Penbutolol	0,95!!	24
Moxalactam	s. Latamoxef		Penicillamin	0,85	2 (200)
Moxonidin	0,2	2,5	Penicillin G	s. Benzylpenicillin	
Muzolimin	0,95	14	Penicillin V	s. Phenoxymethylpenicillin	
			Pentamidin	0,95!	> 7
Nadolol	0,25	17	Pentazocin	1,0	2,5
Nafcillin	0,6	0,6	Pentobarbital	1,0	22
Nafimidon	1,0!!	1,5	Pentoxifyllin	1,0!!	1,5
Nalbuphin	0,9!!	5	Perphenazin	?	10
Nalidixinsäure	0,95!!	1,5	Peruvosid	0,8!	55
Naloxon	1,0!	1,2	Pethidin	09!!	6 (10!!)
Naproxen	0,9	14	Phenacetin	1,0 (1,0!!)	1,0 (2,5!!)
Natriumthiosulfat	0,75	1,3	Phenazon	0,95	12
Nefopam	0,95!	4	Phencyclidin	0,9!	20
Neostigmin	0,5	1,2	Pheneturid	1,0	40
Netilmicin*	0,01	2,6 (> 100)	Phenformin	0,3	10
Nicardipin	0,9!	2	Phenobarbital	0,7	80
Nicotin	0,95	2	Phenoxymethyl-		
Nicotinsäure	0,1	0,5	penicillin	0,6	0,7
Nicotinylalcohol	1,0	0,8	Phenprocoumon	1,0	150
Nifedipin	1,0	4	Phenylbutazon	1,0 (1,0!!)	70 (48!!)
Nifluminsäure	0,85!	2	Phenylephrin	0,85	2,5
Nimodipin	1,0!	1,1	Phenytoin	1,0	20
Nisoldipin	1,0	8	Phosphomycin	s. Fosfomycin	
Nitrazepam	1,0	30	Phytomenadion	0 95	2
Nitrendipin	1,0	6	Pinacidil	0,95!!	2,0
Nitrofurantoin	0,7!!	0,3	Pinazepam	1,0 (1,0!!)	15 (50!!)
Nitroglycerin	1,0!!	0,5 (2,0!!)	Pindolol	0,5	3,5 (8)
Nitroprussid	1,0 (0,01!!)	0,1 (170!!)	Pipemidsäure	0,1	4
Nizatidin	0,3 (0,3!!)	1,5 (4!!)	Piperacillin	> 0,25	1,4
Noradrenalin	1,0	0,03	Pirazolac	0,9	18

Pharmakon	Q_o	$t_{1/2N}$	Pharmakon	Q_o	$t_{1/2N}$
Pirenzepin	0,6	12	**Sisomicin***	0,01	1,8 (> 100)
Piretanid	0,5!	1,0	Sobrerol	0,5	20
Pirmenol	0,7!	8	Sotalol	0,2	7 (15)
Piroxicam	0,9	40	Spartein	07!	3
Piroximon	0,5	2,8	**Spectinomycin***	0,08	1,7
Pirprofen	0,95!	6	Spironolacton	s. Kaliumcanreonat	
Pivampicillin	1,0 (0,1 !!)	0,2 (0,9 !!)	**Streptomycin***	0,04	2,8
Pivmecillinam	1,0 (0,4 !!)	0,2 (1,2 !!)	Streptozocin	0,9	0,7
Polymyxin B	0,12	4,5	Strophanthin G	0,25!!	14
Polythiazid	0,75	24	Strophanthin K	0,25!!	17
Practolol	0,15	10	Succinylcholin	s. Suxamethonium	
Prajmalium	0,85!	6	Sulbactam	0,25	1,0
Pralidoxim	0,2	0,75	Sulbenicillin	0,15	0,7
Prazepam	1,0 (1,0 !!)	1,2 (60 !!)	Sulfachlorpyridazin	0,2	3,6
Praziquantel	1,0!	1,5	Sulfaclomid	0,4	100
Prazosin	1,0	2,5	Sulfacitin	0,15	4
Prednisolon	1,0	3	Sulfadiazin	0,45	10
Prednison	1,0	3,5	Sulfadimethoxin	0,9	40
Premazepam	0,3	8	Sulfadimidin	0,9	5
Prenalterol	0,4	2	Sulfadoxin	0,6	180
Primaquin	0,95 (1,0 !!)	7 (20 !!)	Sulfaethidol	0,25	10
Primidon	0,6 (0,7 !!)	8 (80 !!)	Sulfaethylpyrazol	0,8	35
Probenecid	0,9 !!	6	Sulfafurazol	0,5	8
Procainamid	0,3 (0,2 !!)	3 (6 !!)	Sulfaguanidin	0,6	3
Procetofen	s. Fenofibrat		Sulfalen	0,8	80
Procyclidin	?	12	Sulfamerazin	0,8	16
Proguanil	0,7 !!	18 (12 !!)	Sulfamethazin	s. Sulfadimidin	
Propafenon	1,0 !!	7	Sulfamethizol	0,1	4
Propanthelin	0,85!	3	Sulfamethoxazol	0,8	10
Propiverin	0,15!	4	Sulfamethoxypyridazin	0,5	36
Propofol	1,0	0,75 (5)	Sulfamethylthiazol	0,9	6
Propoxyphen	0,9 !!	5 (18) (35 !!)	Sulfametomidin	0,9	30
Propranolol	1,0 !!	3,5 (6)	Sulfametopyrazin	s. Sulfalen	
Propythiouracil	0,9	1,5	Sulfametoxydiazin	0,35	30
Propyphenazon	0,9	12	Sulfametrol	0,8	7
Proquazon	1,0 !!	1,0 (10 !!)	Sulfamonomethoxin	0,9	30
Proscillaridin	1,0	40	Sulfamoxol	0,5	5
Protriptylin	1,0 !!	75	Sulfanilamid	0,7	10
Proxyphyllin	0,75	8	Sulfaphenazol	1,0	6
Pyrazinamid	1,0!	10	Sulfapyridin	0,95	6
Pyridostigmin	0,2	1,7	Sulfasalazin	s. Mesalazin und Sulfapyridin	
Pyridylcarbinol	s. Nicotinylalcohol		Sulfsymazin	0,2	24
Pyrimethamin	1,0!	12	Sulfathiazol	0,3	5
			Sulfatroxazol	0,9	24
			Sulfentanil	1,0	2,3
Quazepam	1,0 (1,0 !!)	40 (50 !!)	Sulfinpyrazon	0,55 !!	4 (18 !!)
			Sulfiodizol	0,6	8
Ranitidin	0,2 !!	2,5	Sulfisomidin	0,1	4,5
Remoxiprid	0,7!	5	Sulfisoxazol	s. Sulfafurazol	
Reserpin	1,0!	250	Sulformetoxin	s. Sulfadoxin	
Rifampicin	0,85 !!	2,8	Sulindac	1,0 !!	6 (18 !!)
Ritodrin	?	2,0 (15)	Sulpirid	0,3	5,5 (12)
Rolitetracyclin	0,3	12	Sultamicillin	(0,1 !!) (0,25 !!)	(0,9 !!) (1,0 !!)
Roxatidin	0,4	4	Sultosilsäure	0,7!	2 (18)
Roxithromycin	0,7	8	Suprofen	0,85!	3
			Suxamethonium	1,0!	0,05
Saccharin	0,01	8			
Sagamicin	0,03	1,4	Talamipicillin	1,0 (0,1 !!)	(0,9 !!)
Salazosulfapyridin	s. Sulfapyridin u. Mesalazin		Teicoplanin	0,25	85
Salbutamol	?	3,8	Temazepam	1,0	0,7 (9)
Salicylsäure	0,9	2,5	Temocillin	0,3	5
Scopolamin	0,9	1,5 (10)	Teniposid	0,9!	8
Secobarbital	1,0	20	Tenoxicam	1,0	70
Simvastatin	(1,0 !!)	(2 !!)	Terazosin	0,95	10

Pharmakon	Q_o	$t_{1/2N}$	Pharmakon	Q_o	$t_{1/2N}$
Terbutalin	0,45	3,5	Triamicinolon	1,0	1,5
Terfenadin	(0,6!!)	5	Triameteren	0,95 (0,04!!)	4 (3!!)
Terodilin	0,85!	60	Triazolam	1,0!! (1,0!!)	2,5 (4!!)
Tetracyclin	0,12	8	Trichlormethiazid	0,1	2,5
Tetrahydrocannabinol	1,0!!	0,5 (60)	Triclofos	1,0 (1,0!!)	(10!!)
Tetrazepam	1,0!!	15	Triiodothyronin	s. Liothyronin	
Tetroxoprim	0,45	7	Trimazosin	1,0!!	3
Theobromin	0,8	9	Trimethadion	1,0!!	15 (> 100!!)
Theophyllin	0,9!!	8	Trimethoprim	0,45	10
Thiamazol	0,9	5	Trimipramin	1,0!!	24
Thiamphenicol	0,1	3	TRIS-Puffer	s. Trometamol	
Thiopental	1,0!!	0,05 (0,75) (12)	Trometamol	0,1	7
			Tryptophan	1,0	2
Thioridazin	1,0!!	10	d-Tubocurarin	0,4	(0,3) 3 (30)
Thiothixen	s. Tiotixen				
L-Thyroxin	s. Levothyroxin		Urapidil	0,85!!	2,5
Tiapamil	0,8!	2			
Tiaprid	0,25	5	Valproinsäure	0,95!!	12
Tiaprofensäure	0,55!	1,4	Valpromid	(0,95!!)	18
Ticarcillin	0,05	1,2	Vancomycin	0,05	8
Tienilsäure	0,6!	8	Vasopressin	1,0	0,1
Tilidin	0,9!!	0,5 (10)	Verapamil	1,0!!	5
Timolol	0,8!	2,5	Vidarabin	0,98!!	(3,5!!)
Tinidazol	0,8	15	Viloxazin	0,9	3
Tinoridin	1,0	8	Vinblastin	0,95!	3
Tiotixen	?	36	Vincamin	?	0,9
Tizanidin	1,0	4	Vincristin	0,95!	3
Tobramycin*	0,02	2,0 (> 100)	Vinylbital	1,0	24
Tocainid	0,5	15	Vitamin K	1,0	1,7
Tolamolol	?	2,6			
Tolazamid	0,9!!	5	Warfarin	1,0!!	40
Tolbutamid	1,0	6			
Tolfenaminsäure	0,9	2,5	Xamoterol	0,4	8
Tolmesoxid	1,0 (1,0!!)	2,5 (12!!)	Xipamid	0,35	7
Tolmetin	0,95	5			
Torasemid	0,75	2,5	Yohimbinsäure	1,0	0,6
Toxogonin	s. Obidoxim				
Tramadol	0,7!!	7 (9!!)	Zidovudin	0,6	1,0
Tranexamsäure	0,03	2,3 (24)	Zomepirac	0,8	4 (12)
Tranylcypromin	0,95	1,5	Zopiclon	0,95!	2 (6,5)
Trazodon	1,0	6			

Nomogramm zur Abschätzung der Dosisanpassung bei Niereninsuffizienz und des Kumulationsfaktors (Nach L. Dettli und R. L. Galeazzi in: Arzneimittelkompendium der Schweiz, 12. A., Documed, Basel 1990).

Um bei eingeschränkter Nierenfunktion die gleiche mittlere Plasmakonzentration zu erzielen wie beim nierengesunden Patienten, muß die Erhaltungsdosis der verringerten Clearance angepaßt werden. Hierzu dient der Faktor Q, der angibt, auf welchen Bruchteil des Normalwertes die totale Clearance bei eingeschränkter Nierenfunktion abnimmt. Da die Erhaltungsdosis proportional zur Clearance (vgl. Abb. 78) und die Halbwertzeit umgekehrt proportional zur Clearance ist (Gl. 24, S. 61) gilt

$$Q = \frac{CL_{NI}}{CL_N} = \frac{D_E/\tau_{NI}}{D_E/\tau_N} = \frac{t_{1/2N}}{t_{1/2NI}} \qquad (27)$$

wobei das Subskript N für den Normalfall, NI für Niereninsuffizienz steht.

Sofern die extrarenale Clearance bei Niereninsuffizienz unverändert ist und unter der Annahme, daß die Einschränkung der renalen Clearance eines Pharmakons bei Niereninsuffizienz proportional zur Abnahme der Kreatinin-Clearance ist, ergibt sich

$$Q = \frac{(1-Q_o)}{100} \cdot CL_{Kreatinin} + Q_o$$

wobei die normale Kreatininclearance zu 100 ml/min angesetzt wird.

Zur Lösung dieser Gleichung kann das nebenstehende Nomogramm verwendet werden.

Anleitung anhand eines Beispiels:

● Digoxin: $Q_o = 0,3$; $t_{1/2N} = 36$ h (vgl. Tab. 44); die normale Dosierung sei 250 mg pro Tag. Q soll für einen niereninsuffizienten Patienten ermittelt werden, dessen Kreatininclearance 30 ml/min beträgt.

● Q_o auf der linken Ordinate aufsuchen und eine Verbindungslinie zur rechten oberen Ecke des Nomogramms ziehen (−−−)

● Beim Wert der Kreatininclearance ($CL_{Kreatinin}$) wird das Lot errichtet. Durch den Schnittpunkt mit der vorher gezogenen Verbindunglinie wird eine Parallele zur Abszisse gelegt, die die linke Ordinate beim aktuellen Wert von Q schneidet. Im Beispiel ergibt sich $Q = 0,5$.

Dosierungsanpassung: Nach Gl. 27 muß die Erhaltungsdosis um den Faktor 0,5, d.h. auf die Hälfte reduziert werden. Prinzipiell kann dies durch Halbierung der Einzeldosis D_E oder Verdopplung des Dosierungsintervalls τ geschehen. Im Fall des Digoxins wird man die Tagesdosis auf 125 mg verringern.

Halbwertzeit: Nach Gl. 27 wird die Halbwertzeit auf das Doppelte, d.h. 72 h ansteigen.

Berechnung des Kumulationsfaktors R: Die für den Kumulationsfaktor geltende Gleichung (Gl. 25, S. 64) läßt sich ebenfalls anhand des Nomogramms veranschaulichen. Zunächst berechnet man das relative Dosierungsintervall $\varepsilon = \tau/t_{1/2}$. Beim Digoxin ergibt sich bei einmal täglicher Gabe ($\tau = 24$ h) und einer Halbwertzeit von 36 h für ε einen Wert von 0,66. Dieser wird auf der oberen Abszisse aufgesucht und das Lot auf die schwarze Kurve gefällt. Vom Schnittpunkt wird parallel zur Abszisse eine Verbindungslinie zur rechten Ordinate gezogen und dort der Wert für $1/R$ abgelesen. Im Beispiel ergibt sich $1/R = 0,37$, d.h. $R = 2,7$.

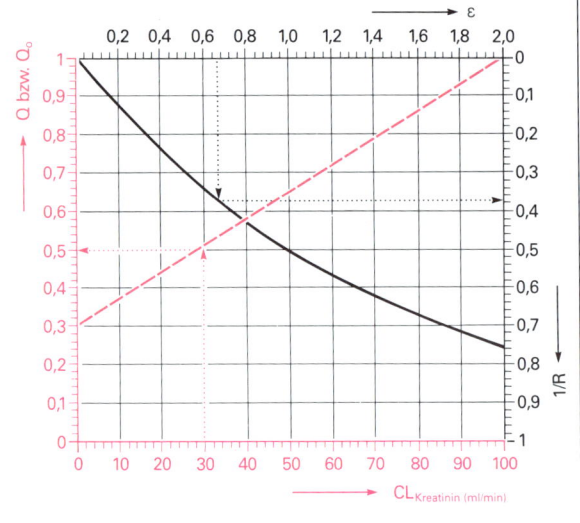

Weiterführende Literatur

Allgemeine Einführung

Ammon, H. P. T. (Ed.): Arzneimittelneben- und -wechselwirkungen. 3. Aufl., Wissenschaftliche Verlagsgesellschaft, Stuttgart 1992.

Ariens, E. J.: Molecular Pharmacology, Vol. 1 und 2. Academic Press, New York 1964.

Bacq, Z. M. (Ed.): Fundamentals of Biochemical Pharmacology. Pergamon Press, Oxford 1971.

Kenakin, T. P.: Pharmacologic Analysis of Drug-Receptor Interaction, Raven Press, New York 1987.

Scheler, W.: Grundlagen der Allgemeinen Pharmakologie, Gustav Fischer Verlag, Jena 1990.

Rummel, W./Forth, W. (Eds.): Pharmacology of Gastrointestinal Absorption. Section 39 B Intern. Encyclop. Pharmacol. Therap.; Pergamon Press, Oxford 1975.

Goldstein, A./Aronow, L./Kalman, S. M.: Principles of Drug Action: The Basis of Pharmacology, 2nd Edition. Wiley, New York 1974.

Trends in Pharmacol. Sci., Vol. **12**, Nr. 12, 1991, Receptor Nomenclature Supplement January 1992.

Chronopharmakologie

Lemmer, B.: Chronopharmakologie. Wissenschaftliche Verlagsgesellschaft, Stuttgart 1984.

Pharmakokinetik

Dost, F. H.: Grundlagen der Pharmakokinetik. Georg Thieme, Stuttgart 1968.

Gladtke, E./Hattingberg, H. M. v.: Pharmakokinetik. Springer, Berlin 1973.

Klotz, U.: Einführung in die Pharmakokinetik. Govi, Frankfurt 1988.

van Rossum, J. M.: Kinetics of Drug Action. Handbuch der experimentellen Pharmakologie, Vol. 47. Springer, Berlin 1977.

Rowland, M., Tozer, Th. N.: Clinical Pharmacokinetics, 2nd Edition, Lea and Febiger, Philadelphia 1989.

Rowland, M., Tucker, G. T. (Eds.): Pharmacokinetics: Theory and Methodology. International Encyclopedia of Pharmacology and Therapeutics, Section 122, Pergamon Press, Oxford 1986.

Dosierung

v. Harnack, G.-A.: Pädiatrische Dosistabellen, 9. Aufl., Wissenschaftliche Verlagsgesellschaft, Stuttgart 1989.

Platt, D. (Ed.): Pharmakotherapie und Alter. Springer, Berlin – Heidelberg – New York 1988.

Merkus, F. W. H. M.: Arzneimittel vor, während oder nach der Mahlzeit? Wissenschaftliche Verlagsgesellschaft, Stuttgart 1984.

Arzneistoffwechsel

Brodie, B. B./Gilette, J. R. (Eds.): Concepts in Biochemical Pharmacology, Teil 1 und 2 in: Handb. Exper. Pharmakol., Vol. XXVIII/1 und 2. Springer, Berlin 1973.

Forst, A. W.: Physiologische Chemie der Lebensvorgänge und Organe, Abwehrvorgänge. In: Physiologische Chemie, Band 2, Teil 2, Bandteil d/2 (Flaschenträger, L. und Lenartz, E. (Eds.)). Springer, Berlin 1966.

La Du, B. N./Mandel, H. G./Way, E. L. (Eds.): Fundamentals of Drug Metabolism and Drug Disposition. Williams and Wilkins, Baltimore 1972.

Williams, R. T.: Detoxication Mechanisms, Chapman & Hall, London 1959.

Arzneiformen, therapeutische Systeme

Voigt, R.: Lehrbuch der pharmazeutischen Technologie, 5. Aufl., Verlag Chemie, Weinheim, Deerfield Beach, Florida, Basel 1984.

Heilmann, K.: Therapeutic Systems. G. Thieme, Stuttgart 1978.

Arzneimittelprüfung am Menschen

Arzneimittelrecht-Kommentar, hrsg. v. A. Kloesel, W. Cyran, bearb. v. K. Feiden u. H. Pabel. Deutscher Apotheker-Verlag, Stuttgart, Loseblattsammlung.

Bock, K. D./Hofmann, L. (Eds.): Arzneimittelprüfung am Menschen, Vieweg, Braunschweig 1980.

Dölle, W./Müller-Oerlinghausen, B./Schwabe, U. (Eds.): Grundlagen der Arzneitherapie. B. I.-Wissenschaftsverlag, Mannheim 1986.

Fülgraff, G./Kewitz, H. (Eds.): Arzneimittelprüfung durch den niedergelassenen Arzt. G. Fischer, Stuttgart 1979.

Gesetz zur Neuordnung des Arzneimittelrechts (2. Arzneimittelgesetz) Bundesgesetzblatt I, Seite 2448, vom 24. 8. 1976. – Zweites Gesetz zur Änderung des Arzneimittelgesetzes BG Bl. I, S. 1296 vom 16. 8. 1986.

Hasskarl, H./Kleinsorge, H.: Arzneimittelprüfung, Arzneimittelrecht: Nationale und internationale Bestimmungen und Empfehlungen. G. Fischer, Stuttgart 1979.

Homöopathie

De Smet, P. A. G. M., Keller, K., Hänsel, R., Chandler, R. F. (Eds.): Adverse Drug Effects of Herbal Drugs 1. Springer-Verlag, Berlin 1992.

Haas, H.: Arzneipflanzenkunde. B. I.-Wissenschaftsverlag, Mannheim 1991.

Homöopathische Arzneibuchkommission: Homöopathisches Arzneibuch, 1. Ausgabe 1978 sowie 1. Nachtrag 1981, 2. Nachtrag 1983 und 3. Nachtrag 1985. Deutscher Apotheker-Verlag, Stuttgart. Govi-Verlag GmbH, Frankfurt/M.

Hopff, W.: Homöopathie, kritisch betrachtet. Georg Thieme Verlag, Stuttgart 1991.

GRUNDLAGEN DER PHARMAKOLOGIE DES NERVENSYSTEMS

K. Starke, Freiburg i. Br., und D. Palm, Frankfurt am Main

Stoffe, die primär das Nervensystem beeinflussen, spielen aus zwei Gründen eine große Rolle in der Therapie. Erstens, weil das Nervensystem **alle Lebensvorgänge** steuern hilft. Zweitens, weil Nervenzellen Information meist in Form chemischer Signale an andere Zellen weitergeben und das Nervensystem deshalb außerordentlich **viele verschiedene spezifische Wirkorte** für Pharmaka besitzt – etwa die die Transmitter synthetisierenden und abbauenden Enzyme und die Transmitterrezeptoren. Die Bedeutung der Neuropharmaka geht aber weit über die Therapie hinaus: Viele pflanzliche und tierische Gifte gehören ebenso hierher wie die Wirkstoffe unserer wichtigsten Genußmittel, Coffein, Alkohol und Nicotin.

So vielfältig chemische Neurotransmission im einzelnen funktioniert, so einheitlich sind im ganzen Nervensystem die Grundvorgänge. Auch Neuropharmaka wirken immer wieder auf ähnliche Weise. Es ist deshalb zweckmäßig, die Funktions- und Wirkprinzipien in einer allgemeinen Einführung darzustellen. Einem Blick zurück in die Geschichte folgt eine Diskussion synaptischer Vorgänge im allgemeinen, eine Diskussion der synaptischen Vorgänge bei den zwölf wichtigsten Transmittersubstanzen im besonderen und, als Anhang, eine Einführung in die Pharmakologie der peripheren efferenten Neuronensysteme.

Die Entdeckung der chemischen synaptischen Übertragung

Die Entdeckung der (meist) chemischen Natur der synaptischen Informationsübertragung ist das Schlüsselexperiment der Neuropharmakologie. Sie gelang 1921 dem Grazer Pharmakologen Otto Loewi. Seine Arbeit trägt den Titel „Über humorale Übertragbarkeit der Herznervenwirkung". Er füllte über eine Kanüle den Ventrikel eines isolierten Froschherzens mit Ringerlösung (Abb. 1). Ein solches Herzpräparat schlägt in vitro einige Stunden lang weiter. In Abständen von 15 Minuten pipettierte Loewi nun die Ringerlösung aus dem Herzen ab, und zwar entweder nach einer 15-Minuten-Periode ohne Nervenreizung (Normalperiode) oder nach 15minütiger elektrischer Reizung des N. vagus. Die Lösungen wurden aufbewahrt und dann abwechselnd wieder in den

Ventrikel hineinpipettiert. Das Ergebnis in Loewis Worten: „Die Füllung der Normalperiode wirkte nicht anders als frischer Ringer, war also ohne irgend einen Einfluß. Wurde aber der Ringer der Vagusreizperiode eingefüllt, so trat regelmäßig eine deutliche negativ inotrope (Abb. 1), mitunter dazu noch eine negativ chronotrope Wirkung ein. Abb. 1 zeigt, daß die Wirkung durch Atropin prompt aufgehoben wird." Loewi folgerte, die Nervenreizung setze im Herzen einen Stoff frei, den „Vagusstoff", der dann seinerseits negativ ino- und chronotrop wirke. In derselben Arbeit bereits vermutete er, auch die Sympathikuswirkung werde humoral auf das Herz übertragen, durch einen „Acceleransstoff". Wenige Jahre später schlug er vor, der Vagusstoff sei Acetylcholin und der Accele-

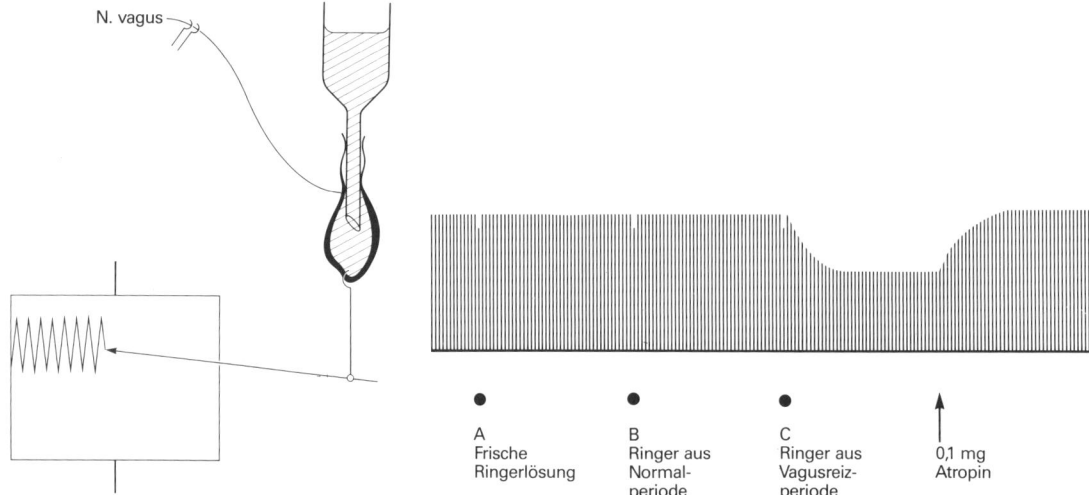

Abb. 1: Loewis Versuch am isolierten Froschherzen. (Nach Loewi, O., Pflügers Archiv **189**, 239–242, 1921.)
Links der Versuchsaufbau. In den Ventrikel des (einkammrigen) Froschherzens wurde eine Kanüle eingebunden. Durch die Kanüle wurde der Ventrikel mit Ringerlösung gefüllt. Die Kontraktionen des Herzens wurden auf einer Rußtrommel registriert. Der linke N. vagus blieb am Herzen und konnte elektrisch gereizt werden. **Rechts** die entscheidende Beobachtung. Zu den durch einen Punkt markierten Zeiten wurde die Flüssigkeit aus dem Ventrikel abpipettiert und ersetzt durch (A) frische Ringerlösung; (B) Ringerlösung, die schon vorher während einer 15-Minuten-Periode **ohne** Vagusreizung im Ventrikel gewesen war („Normalperiode"); (C) Ringerlösung, die schon vorher während einer 15-Minuten-Periode **mit** Vagusreizung im Ventrikel gewesen war („Vagusreizperiode"). Die Ringerlösung aus der Vagusreizperiode wirkte negativ inotrop. Atropin hob die Wirkung auf.

ransstoff Adrenalin. Man hatte chemische Neurotransmission schon früher zuweilen erwogen. Loewi hat sie experimentell bewiesen.

Seither wurden erst langsam, dann immer schneller weitere Neurotransmitter identifiziert. Bei Amphibien ist, wie von Loewi postuliert, Adrenalin das Hauptcatecholamin der postganglionär-sympathischen Nerven. Bei Säugern aber ist das Hauptcatecholamin das Noradrenalin – eine Entdeckung von Ulf S. von Euler 1946 in Stockholm. Damit waren die klassischen Transmitter des autonomen Nervensystems bekannt, ein Ansporn, sich an das Zentralnervensystem zu wagen. Schon in den 30er Jahren diskutierte man Acetylcholin als zerebralen Überträgerstoff. Besonders fruchtbar waren die Jahre 1950–1960. Marthe Vogt wies in Edinburgh nach, daß Noradrenalin im Gehirn nicht nur in sympathischen Vasokonstriktor-Fasern vorkommt, und vermutete eine Funktion als Transmitter von Neuronen des Gehirns selbst. Weitere biogene Amine gesellten sich hinzu. In Graz maß Fred Lembeck in den hinteren Wurzeln des Rückenmarks zehnfach höhere Konzentrationen von Substanz P als in den vorderen Wurzeln. Er erwog, Substanz P könne der Überträgerstoff

des ersten sensiblen Neurons sein. Das war lange, bevor die chemische Struktur der Substanz P geklärt wurde, aber es war eine Vorahnung der Neuropeptide, einer inzwischen sehr großen Familie. Seit den 50er Jahren wurden auch Aminosäuren als Transmitter erkannt. Aus der gleichen Zeit stammt die Idee, ATP könnte zusätzlich zu seiner Bedeutung im intrazellulären Stoffwechsel interzellulärer Botenstoff sein. Amine, Aminosäuren, Peptide, Nukleotide – das sind die großen Gruppen. Lange meinte man, ein Neuron benutze nur einen einzigen Transmitter. Heute hat sich herausgestellt, daß viele Neurone zwei oder gar noch mehr Transmitter freisetzen – Kotransmission ist ein weit verbreitetes Prinzip. Mit den Transmittern hat man ihre Rezeptoren charakterisiert. Bei vielen ist man bis zur Aminosäuresequenz vorgedrungen und kann sich wenigstens in Umrissen ein Bild von ihrer Quartärstruktur und ihrem Einbau in die Zellmembran machen. Schließlich hat man das „Geheimnis hinter den Rezeptoren", ihren „Transduktionsmechanismus", durch den sie die Reaktion der innervierten Zelle in Gang setzen, Schritt für Schritt in vielen Details enträtselt.

Prinzipien der chemischen synaptischen Übertragung

Unter einem **Transmitter** verstehen wir jede präsynaptisch freigesetzte, die nachgeschaltete Zelle beeinflussende Substanz. Mit **Nervenendigungen** sind die den Transmitter freisetzenden Teile eines Axons gemeint, auch wenn sie anatomisch nicht die Endigungen, sondern perlenartig gereihte Auftreibungen, Varikositäten, einer längeren Endstrecke des Axons sind. Als **Synapsen** werden die Orte der Informationsübertragung auf eine nachgeschaltete Zelle bezeichnet, auch wenn morphologische Besonderheiten außer der Auftreibung des Axons und den präsynaptischen Vesikeln fehlen, wie oft im peripheren autonomen Nervensystem.

Alle Neurone und Synapsen funktionieren grundsätzlich ähnlich, unabhängig von der Natur ihres Transmitters. Diese Gemeinsamkeiten werden hier zunächst beschrieben. Natürlich kommt nicht alles aus dem Leben der Neurone zur Sprache. Es geht um das für die Pharmakologie Wichtigste: Wie stellt das Neuron den Überträgerstoff bereit? Wie wird er freigesetzt? Wie sagt er seiner Zielzelle, was sie zu tun hat? Wie wird die Übertragung beendet? Wie funktioniert Kotransmission? Wie wird die Empfindlichkeit von Rezeptorsystemen gesteuert? Abb. 2 ist eine Art Wegweiser.

Bereitstellung des Transmitters

Alle Transmitter außer den Neuropeptiden werden in relativ wenigen Schritten **in den Nervenendigungen selbst** gebildet (T_1 in Abb. 2). Zwar müssen die Nervenendigungen Vorstufen aufnehmen – Cholin etwa für Acetylcholin, Glucose oder Glutamin für Glutamat. Über den Syntheseapparat aber verfügen sie selbst – Cholinacetyltransferase für Acetylcholin, Citratcyclus, Transaminasen und Glutaminase für Glutamat. Aufnahmemechanismen und Enzyme sind Stellen, an denen die Transmittersynthese hemmend oder fördernd geregelt werden kann.

Anders die Neuropeptide (T_2 in Abb. 2). Sie entstehen nicht in den Nervenendigungen selbst. Vielmehr setzt ihretwegen das Neuron seine Proteinsynthesemaschinerie in Gang, transkribiert das entsprechende Gen **im Zellkern,** bildet ein großes Prä-Pro-Peptid bei der Translation **im Zellkörper** und wandelt es durch post-translationale Prozessierung **auf dem**

Weg zu den Axonendigungen in die reifen Neuropeptide um. An vielen Stellen gibt es hier Möglichkeiten für regelnden Eingriff, bei der Transkription, der Reifung der RNA, der Translation und der post-translationalen Prozessierung.

Ob Peptide oder Nicht-Peptide – alle Transmitter werden in Vesikeln gespeichert. Die Peptide kommen bereits verpackt in den Axonendigungen an (Abb. 2). Die peptidspeichernden Vesikel sind mit einem Durchmesser um 90 nm relativ groß. Die Nicht-Peptid-Transmitter dagegen müssen, in den Nervenendigungen entstanden, erst in die Vesikel hineintransportiert werden; beim Noradrenalin findet der letzte Syntheseschritt, die Hydroxylierung von Dopamin, in den Vesikeln statt. Die Vesikel für die Nicht-Peptide sind kleiner, Durchmesser etwa 50 nm. Dank vesikulärer Speicherung halten Nervenendigungen immer wohlbemessene „Quanten" an Transmitter zur Freisetzung bereit. Vesikuläre Speicherung schützt obendrein den Transmitter vor Abbau im Zytoplasma; auch Moleküle, die durch die Vesikelmembran ins Axoplasma diffundiert sind, können wieder ins schützende Innere aufgenommen werden.

Zur Erfüllung ihrer Aufgaben bedürfen die Vesikel einer besonderen Ausstattung. Sie müssen sich z.B. beim Eintreffen eines Aktionspotentials exozytotisch zum Extrazellulärraum hin öffnen, und das bei manchen Vesikeln blitzschnell, in etwa 0,1 ms. Für die Pharmakologie besonders wichtig ist die Aufnahme des Transmitters aus dem Axoplasma. Die Ausrüstung dazu besteht aus zweierlei: einer ATP-getriebenen Protonenpumpe und einem Transmitter-Carrier, beide in die Vesikelmembran eingebaut. Die **Pumpe** (H^+-ATPase) schafft unter ATP-Verbrauch Protonen ins Vesikelinnere. Das Vesikelinnere wird dadurch gegenüber dem Axoplasma **sauer** und **elektropositiv.** Der **Carrier** nutzt diesen elektrochemischen Gradienten aus und transportiert den Transmitter ins Vesikel (s. S. 181).

Transmitterfreisetzung

Die Freisetzungskaskade verläuft für alle Transmitter gleich: Eintreffen des Nervenaktionspotentials – Einstrom von Ca^{2+} – Exozytose – Wiedergewinnung der Vesikel (Abb. 2). Das

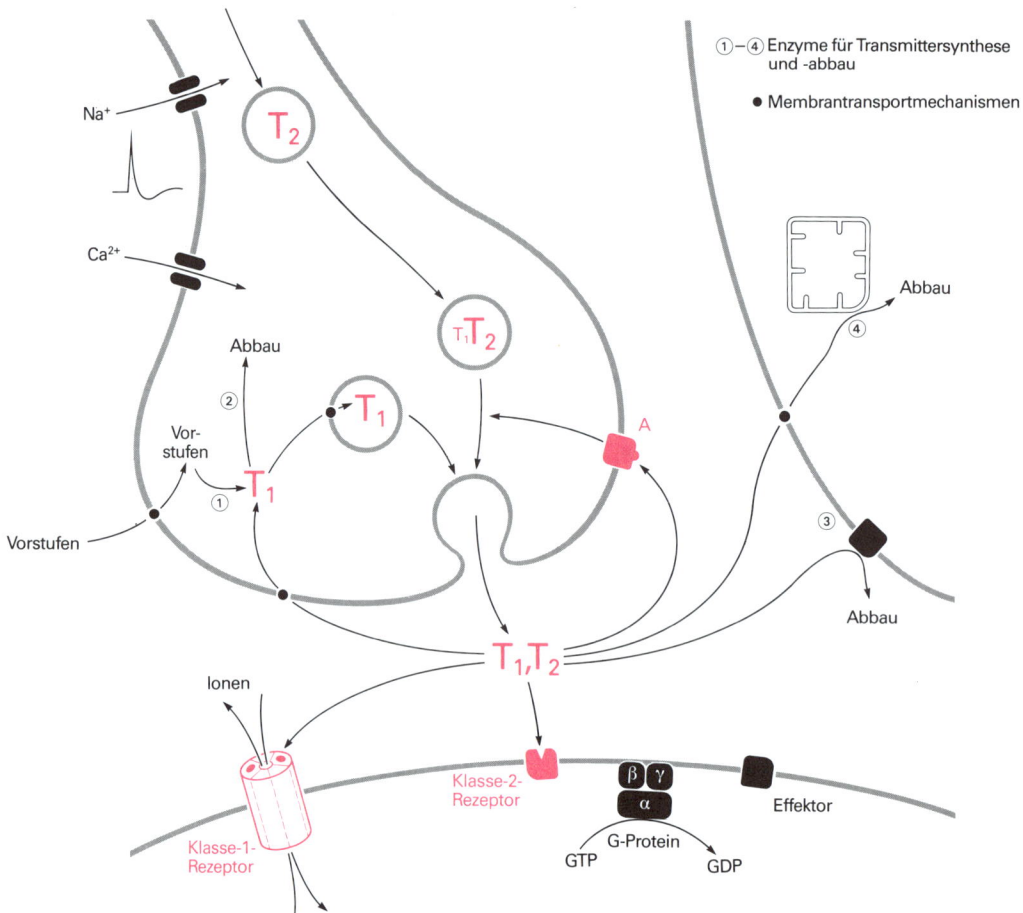

Abb. 2: Grundzüge der synaptischen Informationsübertragung.
Transmitter – außer Peptiden – werden in den Nervenendigungen selbst aus Vorstufen synthetisiert (Syntheseenzyme **1**) und in Vesikeln gespeichert (T_1). Neuropeptide (T_2) entstehen aus ribosomal synthetisierten Prä-Pro-Peptiden durch post-translationale Prozessierung im Golgi-Apparat und den aus ihm knospenden Vesikeln; axonaler Transport trägt die Vesikel in die Nervenendigungen. Aktionspotentiale öffnen potentialabhängige Ca^{2+}-Kanäle, Ca^{2+} strömt ein und löst Exozytose aus. In der postsynaptischen Membran sind die zwei Klassen von Transmitterrezeptoren gezeigt. Der Klasse-1-Rezeptor besteht hier aus fünf Untereinheiten, mit zwei Transmitterbindungsstellen (Punkte) und dem Ionenkanal in der Mitte. Der Klasse-2-Rezeptor ist durch ein Guaninnukleotid-bindendes Protein (G-Protein) an den „Effektor" (Enzym oder Ionenkanal) gekoppelt. Das G-Protein besteht aus α-, β- und γ-Untereinheiten. Über Autorezeptoren (A) können die Transmitter ihre eigene Freisetzung modulieren. Die Transmitter werden inaktiviert durch Aufnahme zurück in die Nervenendigung, durch Aufnahme in andere Zellen (rechts; zum Beispiel Gliazellen oder andere Neurone) oder durch Abbau (Abbauenzyme **2 bis 4**).

Nervenaktionspotential wird hauptsächlich von einem Na^+-Einstrom durch spannungsabhängige Na^+-Kanäle getragen. Deren pharmakologische Bedeutung ist schwer zu überbieten. Die Lokalanästhetika wirken hier, indem sie den Kanal verstopfen (s. S. 225). Selektiver als die Lokalanästhetika verstopft das Kugelfischgift Tetrodotoxin den Kanal (s. S. 821), während die Alkaloide Aconitin aus dem Eisenhut *(Aconitum)* und Veratridin aus dem Germer *(Veratrum)* den Kanal öffnen (s. S. 823). Der Wirkmechanismus einiger wichtiger Insektizide, nämlich der aus Pflanzen stammenden Pyrethroide und der DDT-ähnlichen chlorierten Kohlenwasserstoffe (s. S. 785), ähnelt dem des Veratridins.

Im Axolemm der Nervenendigungen öffnet das Aktionspotential spannungsabhängige Ca^{2+}-Kanäle. Das einströmende Ca^{2+} verknüpft die elektrische Erregung der Membran mit der Exozytose, vermittelt mit anderen Worten die elektro-sekretorische Koppelung. Drei Typen von Ca^{2+}-Kanälen kennt man heute, mit komplizierten Charakteristika. Das Ca^{2+} für die elektro-sekretorische Koppelung scheint vornehmlich durch Kanäle vom N-Typ in die Nervenendigungen einzuströmen. Das hat praktische Bedeutung. Die organischen Ca^{2+}-Antagonisten wie Nifedipin und Verapamil blockieren ausschließlich L-Kanäle, z. B. in der Herz- und der glatten Gefäßmuskulatur, und werden deshalb breit angewendet, etwa bei Coronarerkrankungen (s. S. 391). Das Freibleiben der N-Kanäle ist eine Voraussetzung dieser therapeutischen Brauchbarkeit, denn sonst würde die lebenswichtige Freisetzung von Neurotransmittern unterdrückt.

Aktionspotentiale setzen aus einer Nervenendigung nicht immer die gleiche Menge an Transmitter frei: Die Freisetzung ist modulierbar. Zahlreiche körpereigene Stoffe und Pharmaka modulieren die Freisetzung. Angiotensin steigert z. B. im peripheren Sympathikus die Freisetzung von Noradrenalin pro Aktionspotential, und das trägt zu seiner blutdruckerhöhenden Wirkung bei (s. S. 184). Man nennt die Angriffspunkte solcher Modulatoren an der Nervenendigung **präsynaptische Rezeptoren**. Viele Nervenendigungen besitzen sogar Rezeptoren für ihren eigenen Transmitter (oder bei Kotransmis-

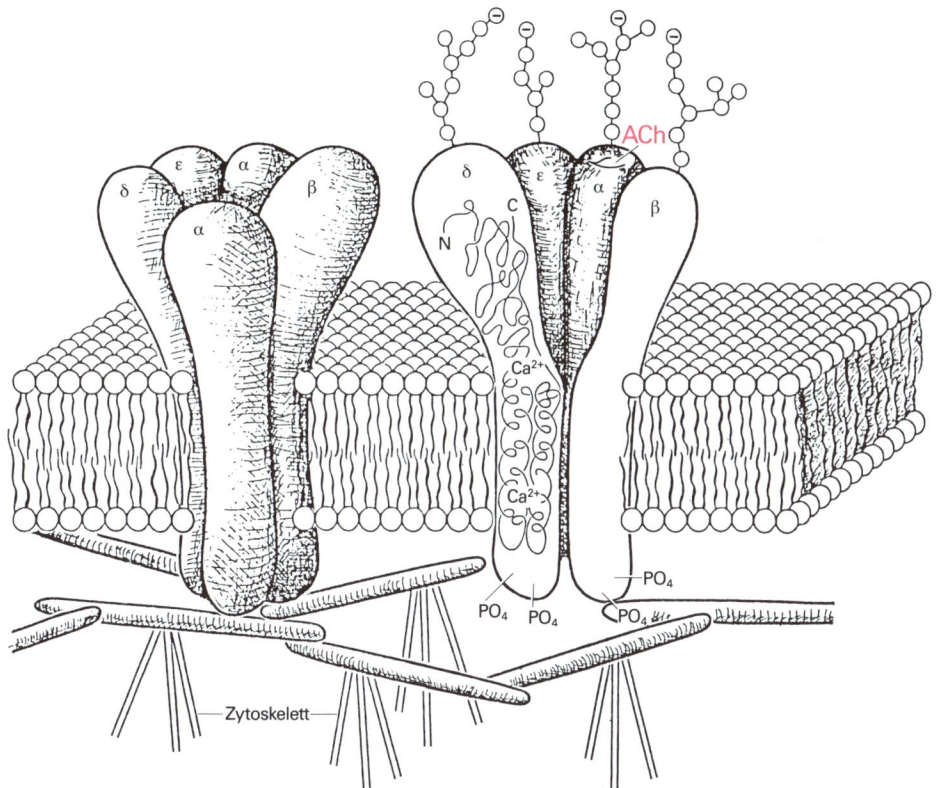

Abb. 3: Der Muskeltyp des Nicotinrezeptors.
Fünf Untereinheiten, separate Peptidketten aus jeweils rund 450 Aminosäuren, bilden einen Ring, der die Zellmembran durchbricht. Innen ist er am Zytoskelett verankert. Jede Peptidkette durchquert die Membran viermal. Generell scheinen die Untereinheiten der Klasse-1-Rezeptoren die Membran **viermal** zu durchqueren. Die transmembranären Teile sind zu α-Helices spiralisiert. N- wie C-terminales Ende liegen extrazellulär. Bei der angeschnittenen δ-Untereinheit ist dies etwas genauer gezeigt. Außen sind die Peptidketten glykosyliert. Innen können sie phosphoryliert werden. Phosphorylierung soll zur Desensibilisierung des Rezeptors beitragen. Die α-Untereinheit kommt zweimal vor, und beide α-Untereinheiten tragen eine Acetylcholin-Bindungsstelle. Hat jede der beiden Stellen ein Molekül Acetylcholin gebunden, so öffnet sich der Kanal. Er läßt dann besonders Na^+-Ionen passieren, und die Folge ist Depolarisation und Muskelkontraktion. (Nach einem Original von F. Hucho, Berlin.)

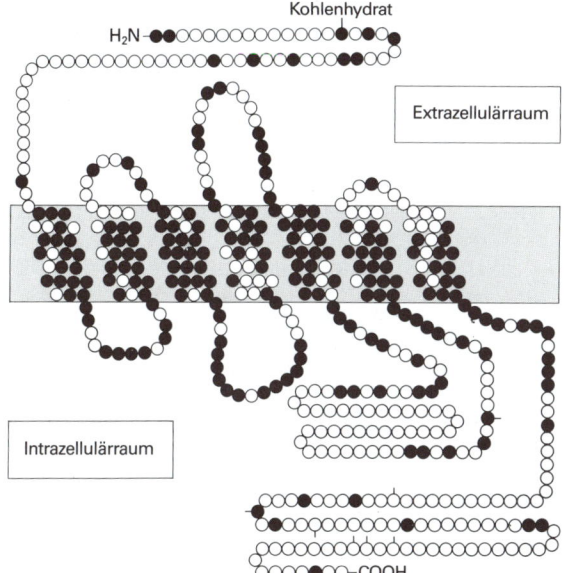

Abb. 4: Der menschliche β_1-Adrenozeptor.
Jede der 477 Aminosäuren ist durch einen Kreis dargestellt. Die Peptidkette durchquert die Membran siebenmal. Generell scheinen die Klasse-2-Rezeptoren die Membran **siebenmal** zu durchqueren. Das N-terminale Ende ragt in den Extra-, das C-terminale Ende in den Intrazellulärraum. Striche an einigen Aminosäuren im Intrazellulärraum deuten Serin an, das phosphoryliert werden kann. Dadurch soll der Rezeptor desensibilisiert werden. Ausgefüllt sind jene Aminosäuren, die der menschliche β_1- und β_2-Adrenozeptor gemeinsam haben. Die meisten Übereinstimmungen findet man in den Transmembran-Helices. Das gilt für die Klasse-2-Rezeptoren allgemein. Die Transmembran-Helices sind wohl für die Funktion der Klasse-2-Rezeptoren generell wichtig und wurden deshalb während der Evolution wenig verändert. Vermutlich bilden mehrere Transmembran-Helices gemeinsam eine vom Extrazellulärraum her zugängliche Tasche, in der Agonisten und Antagonisten gebunden werden. Die G-Proteine scheinen sich nach Aktivierung des Rezeptors an die dritte intrazelluläre Schleife (von links) zu binden. (Modifiziert nach Frielle, T., et al., TINS **11**, 321–324, 1988).

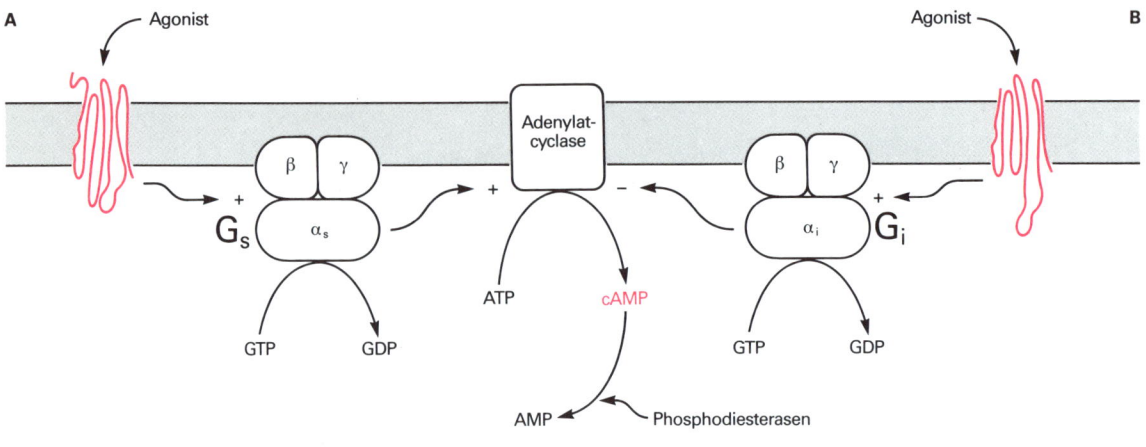

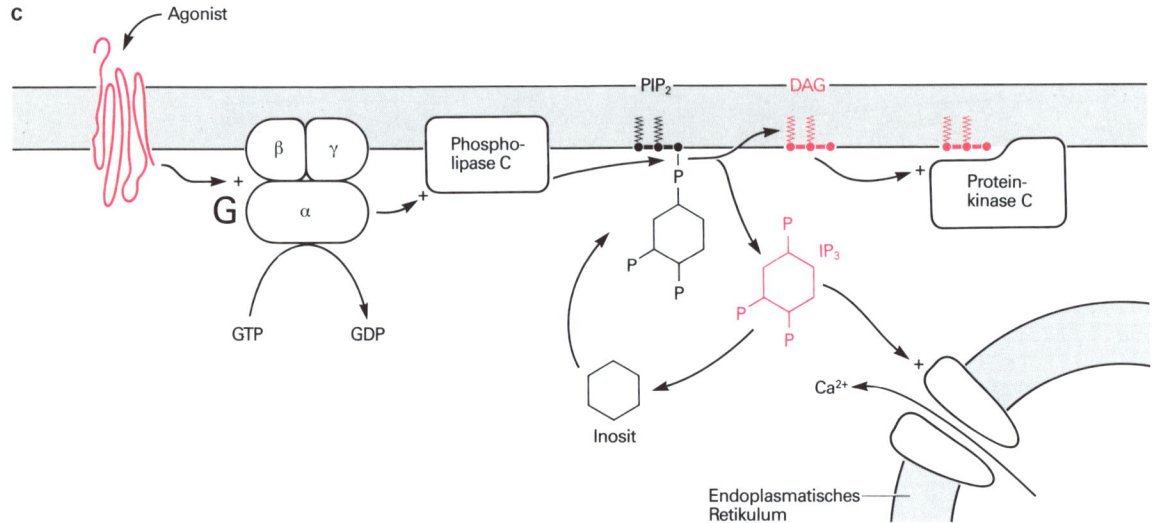

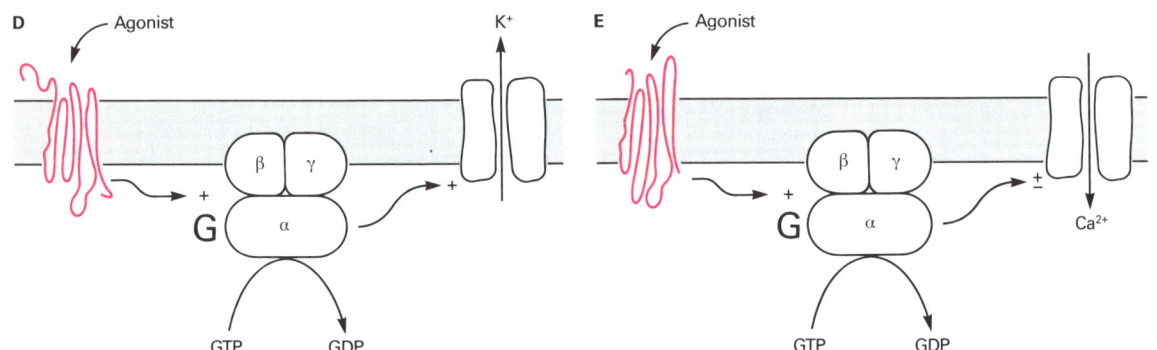

Abb. 5: Signalübersetzung an Klasse-2-Rezeptoren.
Die Rezeptoren sind durch ihre sieben Transmembran-Helices symbolisiert. Der Extrazellulärraum ist jeweils oberhalb, der Intra-zellulärraum unterhalb der Zellmembran zu denken. **Pfeile** bedeuten Stoffbewegungen, Stoffumwandlungen oder Beeinflussun-gen, + Aktivierung (Öffnung bei spannungsabhängigen Ionenkanälen), – Hemmung. Die Teile **A – E** zeigen fünf typische Wege der Signalübersetzung, mit verschiedenen Effektoren. Bei allen fünf Wegen verändern sich die **G-Proteine** in einem ähnlichen, in **A – E** nur angedeuteten Kreisprozeß: Das ruhende G-Protein ist ein Heterotrimer aus α-, β- und γ-Untereinheiten, und an die α-Untereinheit ist GDP gebunden. Hat der Rezeptor mit einem Agonisten reagiert, dann aktiviert er das zugehörige G-Protein. Die Aktivierung besteht darin, daß das GDP an der α-Untereinheit gegen GTP ausgetauscht wird und α-GTP vom βγ-Komplex abdis-soziiert. α-GTP ist es dann, das den Effektor beeinflußt (von α ausgehende Pfeile in **A – E**). Der Aktivierung folgt Inaktivierung, in-dem das GTP zu GDP hydrolysiert wird – die α-Untereinheit wirkt also als GTPase – und α-GDP mit dem βγ-Komplex zum ruhen-den G-Protein reassoziiert.

Diesem grundsätzlich ähnlichen Aktivierungs-Inaktivierungs-Zyklus der G-Proteine schließen sich nun in **A – E** verschiedene Effektoren an. In **A stimuliert** der aktivierte Rezeptor über das G-Protein G_S die Adenylatcyclase. Beispiele sind die β-Adrenozeptoren und Dopamin-D_1-Rezeptoren. – In **B hemmt** der aktivierte Rezeptor über das G-Protein G_i die Adenylatcyclase. Beispiele sind der $α_2$-Adrenozeptor und die Opioidrezeptoren. Der second messenger cAMP trägt die Reaktionskette vor allem dadurch weiter, daß er cAMP-abhängige Proteinkinasen stimuliert, die ihrerseits spezifische Zielproteine phosphorylieren. cAMP wird durch Phosphodiesterasen zu 5'-AMP abgebaut. – In **C** stimuliert der aktivierte Rezeptor über ein G-Protein die Phospholipase C. Sie spaltet ein spezielles Membran-Phospholipid, das Phosphatidylinosit-4,5-diphosphat (PIP_2), in diacyliertes Glycerin (Diacylglycerin, DAG) und Inosit-1,4,5-triphosphat (IP_3). Mit DAG und IP_3 entstehen **zwei** second messenger. DAG bleibt in der Membran und stimuliert die Proteinkinase C. IP_3 setzt aus dem endoplasmatischen Retikulum Ca^{2+} frei. Proteinkinase C, die spezifische Zielproteine phosphoryliert, und Ca^{2+} tragen die Reaktionsketten weiter. IP_3 wird zu Inosit dephosphoryliert, aus dem wieder PIP_2 entstehen kann. Beispiele für den Phospholipase C-PIP_2-Weg sind $α_1$-Adrenozeptoren, Muscarin-M_1- und -M_3-Rezeptoren sowie Tachykininrezeptoren. – **D** und **E** zeigen die direkte Koppelung von Rezeptoren über G-Proteine an spannungsabhängige Ionenkanäle, ohne zwischengeschaltete second messenger. In **D** öffnet der aktivierte Rezeptor über einen G-Protein einen K^+-Kanal (erhöht seine „Offenwahrscheinlichkeit"). Beispiele sind Muscarin-M_2-Rezeptoren und Opioid-μ- und -δ-Rezeptoren. In **E** öffnet oder schließt der aktivierte Rezeptor über ein G-Protein einen Ca^{2+}-Kanal (erhöht oder vermindert seine „Offenwahrscheinlichkeit"). Beispiele sind β-Adrenozeptoren (direkte Öffnung von Ca^{2+}-Kanälen über G_S) sowie $α_2$-Adrenozeptoren und $GABA_B$-Rezeptoren (direkte Schließung von Ca^{2+}-Kanälen über G-Proteine).

Die Klasse-2-Rezeptoren sind pharmakologisch sehr bedeutsam. Doch auch die ihnen nachgeschalteten Signalübersetzungsmechanismen sind medizinisch wichtig. Dafür einige Beispiele. **Choleratoxin aktiviert** irreversibel das G-Protein G_S, genauer gesagt seine Untereinheit $α_s$ (in **A**). Der resultierende Anstieg von cAMP in der Darmschleimhaut verursacht die Diarrhö. Ein Toxin des Keuchhustenerregers **(Pertussistoxin) hemmt** irreversibel G_i, genauer gesagt seine Untereinheit $α_i$ (in **B**). Es ist unter anderem für die Lymphocytose beim Keuchhusten verantwortlich. – Die Phosphodiesterasen, die cAMP (und cGMP) zu AMP (und GMP) hydrolysieren (in **A** und **B**), werden durch **Methylxanthine** wie Coffein und Theophyllin gehemmt. Die meisten ihrer Wirkungen üben die Methylxanthine aber wahrscheinlich durch Blockade von Adenosin-Rezeptoren aus (s. S. 116). Einige bei der Therapie der schweren Myokardinsuffizienz versuchte Substanzen wie **Amrinon** wirken dadurch positiv inotrop, daß sie ein bestimmtes Phosphodiesterase-Isoenzym selektiv blockieren und so die Konzentration von cAMP in den Herzmuskelzellen steigern (s. S. 381). – Das Crotonöl, aus den Samen einer asiatischen Pflanze gewonnen, ist eines der stärksten Abführmittel. Diese „Drastika" sind heute obsolet. Die wirksamen Bestandteile sind **Phorbolester**. Sie stimulieren die Proteinkinase C, ahmen also die Wirkung des Diacylglycerins nach (in **C**). Ähnliche Ester enthält eine der schönsten und seltensten, übrigens ebenfalls „drastisch" wirkenden einheimischen Giftpflanzen, der Seidelbast (s. S. 834). – **Lithium** hemmt Enzyme, die die schrittweise Dephosphorylierung von IP_3 zu Inosit katalysieren. Es wird dann weniger PIP_2 resynthetisiert, und der PIP_2-Weg (in **C**) wird gehemmt. Dies könnte der Wirkung des Lithiums bei der Manie zugrunde liegen (s. S. 289).

---

sion für wenigstens einen der Kotransmitter). Meist wird die Freisetzung über solche **präsynaptische Autorezeptoren** gehemmt, selten gesteigert (s. Abb. 6). Wahrscheinlich modulieren präsynaptische Rezeptoren primär den Ca^{2+}-Einstrom und dann sekundär die Wahrscheinlichkeit der Freisetzung eines Transmitter-„Quants".

Haben die Vesikel ihren Inhalt exozytotisch entleert, so schnüren sie sich wieder vom Axolemm ab und stehen zu einem neuen Zyklus von Transmitteraufnahme und -freisetzung bereit. Möglicherweise entstehen dabei aus den großen Neuropeptid-Vesikeln die kleineren Vesikel für Nicht-Peptide. Eines der wenigen für den Menschen lebensgefährlichen Spinnengifte, α-Latrotoxin, das Gift der Schwarzen Witwe, löst einerseits auf unbekannte Weise in vielen Nervenendigungen eine enorme Exozytose aus und unterbricht andererseits das „recycling" der Vesikel; im Elektronenmikroskop erscheinen die Nervenendigungen geschwollen (durch Inkorporation der Vesikelmembranen ins Axolemm) und vesikelfrei (s. S. 817).

Informationsübertragung

Informationsübertragung ist der biologische Sinn der Synapsen. Die nachgeschaltete Zelle muß erstens in der Lage sein, den Transmitter zu erkennen und zu binden, und zweitens, angemessen zu antworten. Der Erkennung und Bindung dient der **Transmitterrezeptor,** der angemessenen Antwort der **Signalübersetzungs-** oder **Transduktionsmechanismus.** Zwei große Klassen von Rezeptoren für Neurotransmitter hat die Natur entwickelt: die **ligandengesteuerten Ionenkanä-** le oder **Klasse-1-Rezeptoren** und die **G-Protein-gekoppelten Rezeptoren** oder **Klasse-2-Rezeptoren.** Alle sind in die Zellmembran eingebaut; hier endet die Signalrolle des Transmitters. Die beiden Rezeptorklassen übersetzen das Signal grundverschieden. Oft liegen zwischen Signalbindung und Zellantwort viele Schritte. Nur die ersten werden im folgenden beschrieben. (Außerhalb der Neurotransmitterrezeptoren gibt es weitere große Klassen von Rezeptoren für körpereigene Signale, etwa die intrazellulären Rezeptoren für Schilddrüsenhormon und Steroide; s. S. 531).

Klasse-1-Rezeptoren vereinigen Signalerkennung und -übersetzung in **einem** Makromolekül: Es ist Rezeptor und Effektor[1] – nämlich ein Ionenkanal – zugleich. Das Synapsenschema der Abb. 2 zeigt das Konstruktionsprinzip. Das Makromolekül besteht aus mehreren Untereinheiten, separaten Peptidketten. Sie umgeben ringförmig eine Pore. In Ruhe ist die Pore geschlossen. Sobald Transmitter gebunden ist, öffnet sie sich, Ionen strömen hinein oder heraus, und die Zellmembran wird de- oder hyperpolarisiert. Selektivitätsfilter im Kanal lassen bestimmte Ionen bevorzugt passieren und schließen andere aus. Alles dauert höchstens einige Millisekunden: Die Klasse-1-Rezeptoren sind **schnelle** Rezeptoren.

---

[1] Als „Effektor" bezeichnet man herkömmlich das **Organ** oder die ganze **Zelle,** die eine hormonelle oder neuronale Anweisung ausführen („Die Sinusknotenzellen gehören zu den Effektorzellen des Sympathikus"). Bei der Beschreibung von Signalübersetzungsmechanismen bezeichnet man hingegen als „Effektor" das **Molekül** oder den **Molekülkomplex,** die eine hormonale oder neuronale Anweisung, wenn sie vom Rezeptor erkannt wurde, in die einzelne Zelle hineintragen („Die Adenylatcyclase ist ein Effektor bei der β-Adrenozeptor-vermittelten Reaktion der Sinusknotenzellen auf Noradrenalin").

Der Nicotinrezeptor (für Acetylcholin) ist der Prototyp dieser Klasse. Der Muskeltyp des Nicotinrezeptors, gewonnen aus dem elektrischen Organ des Zitterrochens, war der erste Rezeptor, bei dem man zur Primärstruktur vordrang: Mit den Methoden der molekularen Genetik haben Shosaku Numa und seine Gruppe in Kyoto 1982 die DNA für alle Untereinheiten kloniert und aus den Basensequenzen der DNA die Aminosäuresequenzen abgeleitet. Abb. 3 zeigt, wie man sich den Rezeptor von der Primär- bis zur Quartärstruktur vorzustellen hat. Auch manche Rezeptoren für Serotonin, ATP, erregende Aminosäuretransmitter, γ-Aminobuttersäure (GABA) und Glycin sind Klasse-1-Rezeptoren.

Ganz anders die Klasse 2. Zunächst überrascht ihre Vielfalt. Vielleicht einem knappen Dutzend Klasse-1-Rezeptoren stehen um 100, nach anderen Autoren gar um 1000 Klasse-2-Rezeptoren gegenüber. Bei ihnen dienen der Signalerkennung und den ersten Schritten der Signalübersetzung **drei separate** Komponenten, Rezeptor, G-Protein und Effektor. Das Synapsenschema (Abb. 2) zeigt wieder das Prinzip. Der **Rezeptor** selbst ist eine einzelne Peptidkette. Hat der Transmitter ihn aktiviert, so aktiviert er seinerseits die zweite Komponente, ein **Guaninnukleotid-bindendes Protein (G-Protein).** G-Proteine sind Heterotrimere aus α-, β- und γ-Ketten. Aktiviertes G-Protein schließlich, genauer gesagt die aktivierte, GTP-tragende α-Untereinheit, nimmt Kontakt mit der dritten Komponente auf, dem **Effektor.** Der Effektor ist entweder ein Enzym (z. B. Adenylatcyclase, Phospholipase C), das stimuliert oder gehemmt wird, oder ein Ionenkanal (K^+, Ca^{2+}), der geöffnet oder geschlossen wird. Enzym oder Ionenkanal tragen die Information ins Zellinnere weiter. Diese mehrschrittige Signalwandlung braucht Zeit, bis zu Sekunden: Die Klasse-2-Rezeptoren sind **langsame** Rezeptoren.

(Die durch Klasse-2-Rezeptoren modulierten Ionenkanäle sind nicht mit den Klasse-1-Rezeptor-Ionenkanälen zu verwechseln. Bei letzteren bildet die Agonisten-Bindungsstelle mit dem Kanal eine strukturelle Einheit, und die „Offenwahrscheinlichkeit" des Kanals hängt ganz überwiegend von der Reaktion mit dem Transmitter ab – die Abb. 2 und 3 zeigten es. Die durch Klasse-2-Rezeptoren modulierten Ionenkanäle sind vom Rezeptor strukturell unabhängig, und ein G-Protein vermittelt die Modulation; die Offenwahrscheinlichkeit dieser Kanäle wird obendrein entscheidend durch das Membranpotential mitbestimmt: spannungs- oder potentialabhängige, G-Protein-modulierte Kanäle.)

Auch bei mehreren Klasse-2-Rezeptoren kennt man die Primärstruktur, doch ist man von solcher Anschaulichkeit wie beim Nicotinrezeptor noch weit entfernt. Abb. 4 zeigt als Beispiel den menschlichen β_1-Adrenozeptor.

Die komplizierte Signalwandlung an Klasse-2-Rezeptoren ist in Abb. 2 nur angedeutet. Abb. 5 zeigt einige Übersetzungswege aus der Nähe. Wie bei den Rezeptoren selbst beeindruckt die Vielfalt. Es gibt eine Vielfalt von G-Proteinen. Man kennt allein 12 verschiedene α-Untereinheiten. Nur zwei (ihrerseits nicht einheitlich) sind in Abb. 5 benannt, α_s, Bestandteil von G_s und vor allem eine Stimulierung der Adenylatcyclase vermittelnd (Abb. 5A), und α_i, Bestandteil von G_i und vor allem eine Hemmung der Adenylatcyclase vermittelnd (Abb. 5B). Es gibt eine Vielfalt von Effektoren. Die in Abb. 5 gezeigten (Adenylatcyclase, Phospholipase C, K^+-Kanäle, Ca^{2+}-Kanäle) sind keineswegs die einzigen. Und es gibt eine Vielfalt von Kombinationen. Ein und derselbe Rezeptor kann verschiedene Effektoren benutzen; z. B. kann der α_2-Adrenozeptor sowohl die Adenylatcyclase (Abb. 5B) als auch Ca^{2+}-Kanäle (Abb. 5E) hemmen. Ein und derselbe Rezeptor kann einen Ionenkanal sowohl über ein G-Protein allein beeinflussen (Abb. 5D und E) als auch über einen second messenger als weiteren Zwischenschritt; z. B. können β-Adrenozeptoren die Öffnung myokardialer Ca^{2+}-Kanäle

sowohl über G_s allein fördern (Abb. 5E) als auch über einen G_s-vermittelten Anstieg von cAMP (Abb. 5A), die Stimulierung der cAMP-abhängigen Proteinkinase und eine Phosphorylierung des Ca^{2+}-Kanals.

Man sollte meinen, nur solche Zellen exprimierten Rezeptoren für einen bestimmten Transmitter, die mit diesem Transmitter auch normalerweise in Kontakt kommen. Die Wirklichkeit ist anders: Viele Zellen tragen Rezeptoren, ohne entsprechend innerviert zu sein, „nicht-innervierte Rezeptoren". Zum Beispiel besitzen die Endothelzellen vieler Blutgefäße Muscarinrezeptoren, deren Aktivierung zur Abgabe einer vasodilatierenden Substanz, des „endothelium-derived relaxing factor" (EDRF) führt. Die meisten dieser Blutgefäße sind nicht cholinerg innerviert; wohl nie treffen die Rezeptoren auf wirksame Konzentrationen von endogenem Acetylcholin, und ihre physiologische Bedeutung ist unklar. Als Pharmaka zugeführte Agonisten dagegen können die Rezeptoren sehr wohl aktivieren, und exogenes Acetylcholin bewirkt über die normal funktionslosen endothelialen Rezeptoren in vielen Gefäßgebieten eine Vasodilatation (s. S. 126).

Beendigung der Übertragung

Schnelle Freisetzung und Signalübersetzung wären sinnlos, würde der Transmitter nicht auch schnell wieder aus der Nähe seiner Rezeptoren beseitigt. Dem dienen drei Vorgänge (Abb. 2). Erstens **diffundiert** der Transmitter ins umgebende Interstitium und wird dabei auf unwirksame Konzentrationen verdünnt. Zweitens werden manche Transmitter, nämlich Acetylcholin, ATP und die Neuropeptide, **im synaptischen Spalt abgebaut.** Drittens werden einige Transmitter wie die Catecholamine, Serotonin und die Aminosäuren über spezifische Carrier **in Zellen aufgenommen,** sei es zurück in die Nervenendigungen, aus denen sie kamen (Wiederaufnahme), sei es in andere Zellen. Der Wiederaufnahme-Carrier ist oft spezifisch für das jeweilige Neuron und befördert den Transmitter mit hoher Affinität. Er erlaubt ein „recycling" des Transmitters, dem „recycling" der Vesikelmembran analog, denn der Wiederaufnahme kann sich – neben Abbau – erneute vesikuläre Speicherung anschließen mit der Aussicht auf einen neuen Freisetzungs-Übertragungs-Inaktivierungszyklus. Den Nachbarzellen fehlen solche hochaffinen Carrier meist, und in ihnen folgt der Aufnahme stets Abbau.

Manche Synapsen besitzen also drei Carrier für den Transmitter: im Axolemm der Nervenendigung, in der Vesikelmembran und in der Plasmamembran benachbarter Zellen (Abb. 2). Die drei sind nach Aufgabe, Pharmakologie, Energiequelle und Struktur grundverschieden. Zum Beispiel wird in den Synapsen zwischen den postganglionär-sympathischen Neuronen und ihren Effektorzellen der Wiederaufnahme-Carrier für Noradrenalin im Axolemm durch das trizyklische Antidepressivum Desipramin (s. S. 287), der Carrier in der Vesikelmembran durch Reserpin (s. S. 180), der Carrier in den Nachbarzellen durch manche Steroide selektiv gehemmt. Die Aufnahme von Transmittern durch die äußere Zellmembran wird durch den extra-intrazellulären Na^+-Gradienten getrieben, der durch die Na^+,K^+-ATPase aufrechterhalten wird; die Aufnahme aus dem Axoplasma in die Vesikel dagegen wird, wie erwähnt, durch einen Protonengradienten getrieben, den die H^+-ATPase aufrechterhält.

Kotransmission

Mehrere Jahrzehnte nach Loewi nahm man an, ein Neuron setze nur eine einzige Transmittersubstanz frei. Heute scheint es, daß das eher die Ausnahme als die Regel ist. In vielen Neu-

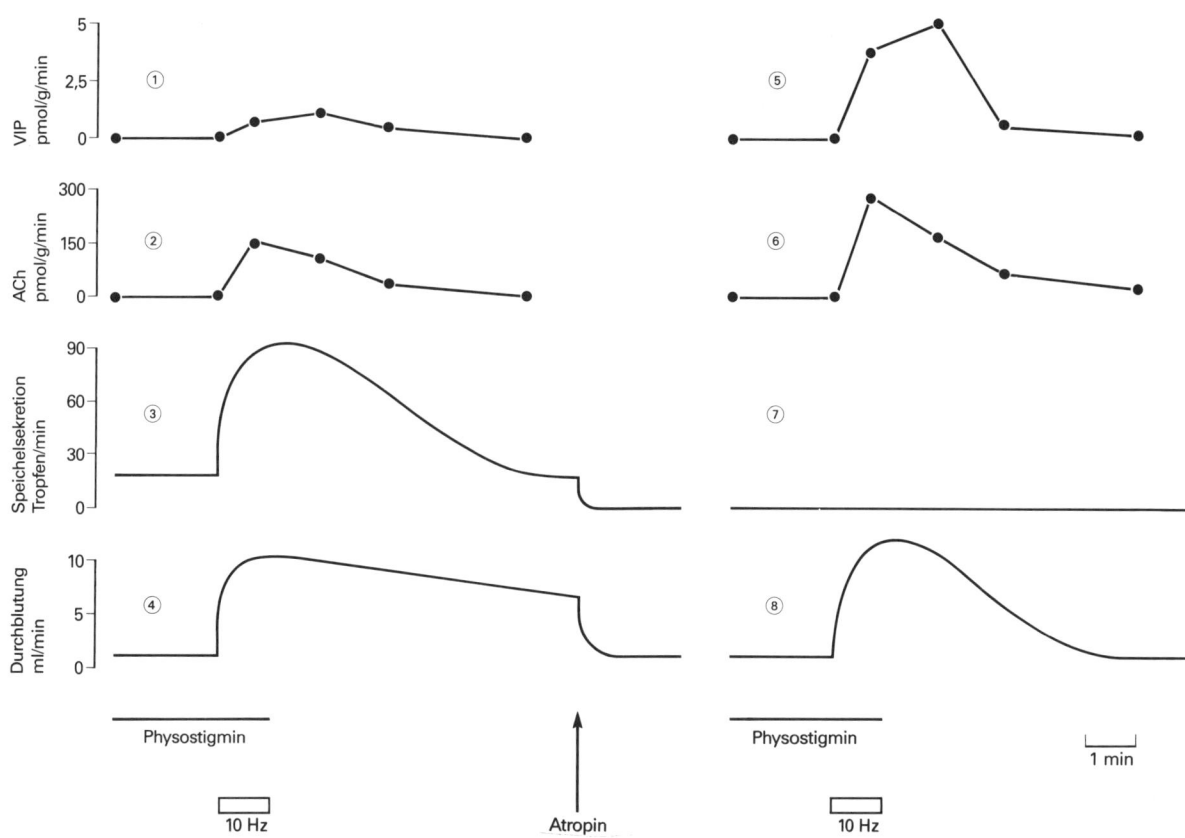

Abb. 6: Acetylcholin-VIP-Kotransmission und präsynaptische Autoinhibition in der Glandula submandibularis der narkotisierten Katze.
Von oben nach unten: Abgabe von Vasoaktivem Intestinalem Polypeptid (VIP) und Acetylcholin (ACh) ins venöse Blut der Drüse; Speichelsekretion; Durchblutung der Drüse. Die Chorda tympani wurde zweimal mit einer Frequenz von 10 Hz elektrisch gereizt. Dabei wurde Physostigmin infundiert, so daß das freigesetzte Acetylcholin nicht abgebaut wurde, sondern im venösen Blut erschien. **Ergebnis:** Die erste Reizung setzte VIP (**1**) und Acetylcholin (**2**) frei, löste Speichelsekretion (**3**) aus und erhöhte die Durchblutung (**4**). Der Muscarinrezeptor-Antagonist Atropin stoppte die Sekretion (**3**) und verminderte die Durchblutung zum Ausgangswert (**4**). Die zweite Reizung, nach Atropin, setzte mehr VIP (**5**) und Acetylcholin (**6**) frei als die erste. Es wurde kein Speichel sezerniert (**7**). Trotz Atropinisierung aber kam es zu starker Vasodilatation (**8**). **Erste Folgerung:** Acetylcholin allein ist der salivatorische Transmitter, dagegen sind Acetylcholin und VIP vasodilatatorische Kotransmitter. **Zweite Folgerung:** Die Freisetzung unterliegt einer präsynaptischen, Muscarinrezeptor-vermittelten Autoinhibition, deren Unterbrechung durch Atropin die Freisetzung steigert. (Modifiziert nach Lundberg, J. M., et al., Acta physiol. scand. **115**, 525–528, 1982).

ronen hat man zwei, ja sogar drei oder mehr Transmitter zusammen gespeichert gefunden. Bei der großen Zahl von Neurotransmittern mutet die Zahl der möglichen Kombinationen, der möglichen Arten „chemischer Kodierung", etwas chaotisch an. Allerdings bedeutet gemeinsames Vorkommen in einem Neuron noch nicht gemeinsame postsynaptische Wirkung, also Kotransmission.

Abb. 6 zeigt einen Fall von Kotransmission (und präsynaptischer Autoinhibition). In einigen exokrinen Drüsen wie der Glandula submandibularis wird ein 28-Aminosäuren-Peptid, Vasoaktives Intestinales Polypeptid (VIP), zugleich mit Acetylcholin aus den postganglionär-parasympathischen Fasern freigesetzt. Es trägt zwar kaum zur Speichelsekretion nach Parasympathikusreizung bei, deutlich dagegen zur Vasodilatation. Man kann daher die Speichelsekretion durch Atropin aufheben, die Vasodilatation nicht (Abb. 6). Vielfalt der chemischen Kodierung: VIP begleitet das Acetylcholin auch in einigen Interneuronen der Großhirnrinde, nicht aber in den cholinergen Zellen des Nucleus basalis Meynert, die zur

Großhirnrinde projizieren. Die letzteren enthalten dafür ein anderes Neuropeptid, das 29-Aminosäuren-Peptid Galanin. Im Darm gibt es Neurone, die kein Acetylcholin, dafür aber VIP neben Galanin und dem Opioidpeptid Dynorphin speichern („DYN/GAL/VIP-Neurone"; s. Abb. 22).

Das Beispiel der Abb. 6 zeigt, daß man heute nicht mehr ohne weiteres „postganglionär-parasympathisch" mit „cholinerg" gleichsetzen kann (wobei hier nicht an die lange bekannten postganglionär-sympathischen cholinergen Fasern zu den Schweißdrüsen gedacht ist, die übrigens ebenfalls VIP enthalten). Auch die Gleichsetzung von „postganglionär-sympathisch" mit „noradrenerg" ist eine Vereinfachung: Viele postganglionär-sympathische Neurone benutzen ATP oder das 36-Aminosäuren-Peptid „Neuropeptid Y" als Kotransmitter.

Plastizität von Rezeptoren

Synaptische Übertragung kann stärker und schwächer werden. Eine Ursache dieser Plastizität, dieser lebenslangen

Wandelbarkeit der synaptischen Übertragung ist die Plastizität der Neurotransmitter-Rezeptoren. Drei Formen seien erwähnt.

Erstens können die Rezeptoren an der Zelloberfläche empfindlicher oder unempfindlicher werden, **ohne daß sich ihre Zahl ändert.** Benzodiazepin-Agonisten machen den GABA$_A$-Rezeptor empfindlicher für GABA. Erst leichte Vordepolarisation macht den N-Methyl-D-Aspartat-Rezeptor (NMDA-Rezeptor) reaktionsfähig für seinen Transmitter Glutamat (s. S. 114). Oft werden Rezeptoren bei längerem Kontakt mit ihrem Transmitter oder mit verwandten Agonisten innerhalb einiger Minuten desensibilisiert. Ein Mechanismus scheint die Phosphorylierung von Serin-, Threonin- oder Tyrosin-OH-Gruppen durch Proteinkinasen zu sein. Die Phosphorylierung des Nicotinrezeptors ist in Abb. 3 angedeutet. Serin für die Phosphorylierung des β_1-Adrenozeptors ist in Abb. 4 markiert. Phosphorylierung ändert die Konformation des Rezeptors. Desensibilisierung des muskulären Nicotinrezeptors führt vermutlich zum sogenannten Phase-II-Block bei Anwendung depolarisierender Muskelrelaxantien (s. S. 137).

Zweitens kann sich die Zahl der **Rezeptoren an der Zelloberfläche bei gleichbleibender Gesamtzahl pro Zelle ändern**: Die Rezeptoren werden ins Zellinnere aufgenommen, sequestriert, und damit für den Transmitter unerreichbar, oder im Gegenteil aus dem Zellinneren wieder in die Membran überführt. Auch dies ist eine Sache von Minuten.

Drittens kann die **Gesamtzahl der Rezeptoren pro Zelle steigen oder fallen**; man spricht von Up-Regulation und Down-Regulation. Das dauert länger, eher Stunden als Minuten. Eine Möglichkeit ist beschleunigter oder verlangsamter Rezeptorabbau, eine andere Möglichkeit gesteigerte oder verminderte Rezeptorsynthese durch gesteigerte oder verminderte Expression des Rezeptor-Gens. Häufiger Rezeptoraktivierung folgt meist Down-Regulation, längerer Nicht-Aktivierung Up-Regulation. Nach längerer Behandlung mit β-Adrenozeptor-Agonisten sinkt z.B. die Zahl der β-Adrenozeptoren, nach längerer Behandlung mit β-Adrenozeptor-Antagonisten steigt sie (s. S. 153). Die Zahl der Dopamin-D$_2$-Rezeptoren im Gehirn steigt nach längerer Gabe von D$_2$-blockierenden Neuroleptika.

Zwölf wichtige Transmitter

Die im vorigen Abschnitt beschriebenen Prinzipien verwirklichen die einzelnen Neurone auf jeweils transmitterspezifische Weise. Das wird nun für zwölf Transmitter oder Transmittergruppen dargestellt. Abb. 7 zeigt die Nicht-Peptide darunter. Transmitterübergreifende Prinzipien werden nicht wiederholt. Wenn Neurone nach einem Transmitter klassifiziert werden, z.B. als cholinerg, dann mit dem Vorbehalt, daß diese Klassifizierung bei Kotransmission den chemischen Kode nur unvollständig erfaßt (s. S. 103).

Amine: Acetylcholin

Cholinerg sind die postganglionär-parasympathischen Neurone, zahlreiche Neurone des Darmnervensystems sowie die postganglionär-sympathischen Neurone zu den Schweißdrüsen. Die cholinergen Neurone mancher exokriner Drüsen enthalten VIP als Kotransmitter (Abb. 6). Cholinerg sind ferner alle präganglionären autonomen Neurone und die Motoneurone zur quergestreiften Muskulatur; deren Zellkörper

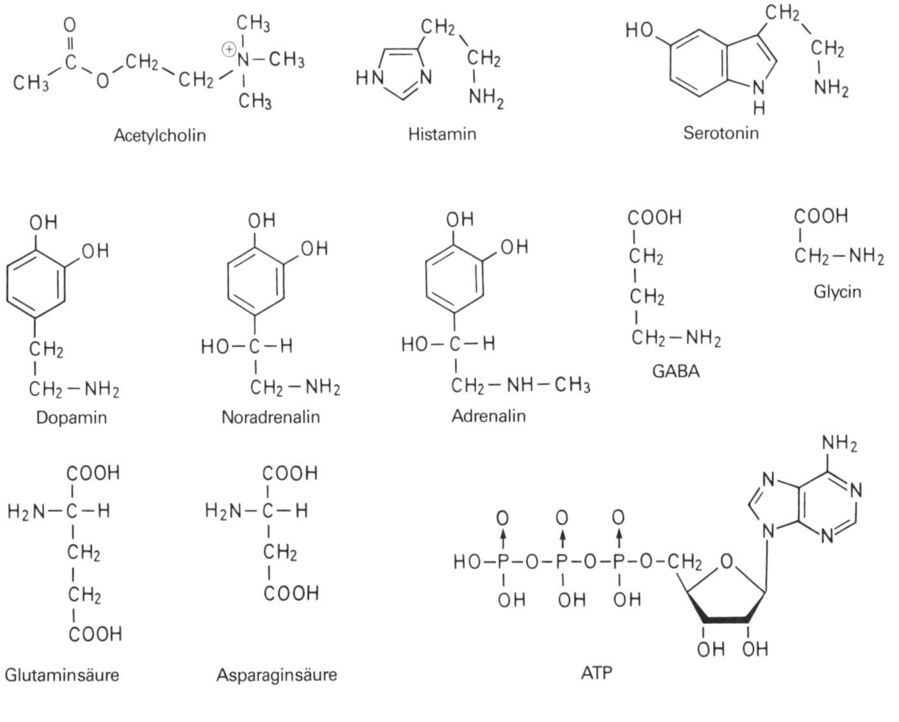

Abb. 7: Einige Neurotransmitter.

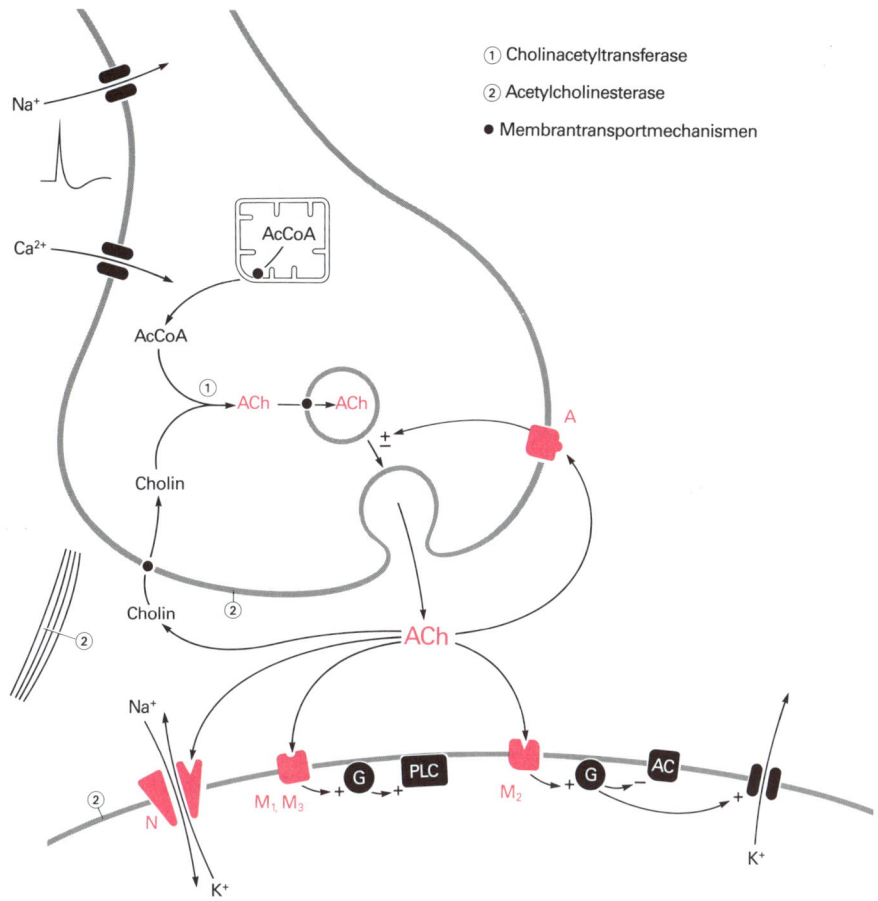

Abb. 8: Synaptische Übertragung durch Acetylcholin.
Pfeile bedeuten Stoffbewegungen, Stoffumwandlungen oder Beeinflussungen, + Aktivierung, − Hemmung. Acetylcholin (ACh) wird aus Cholin und Acetyl-Coenzym A (AcCoA) synthetisiert. Im Bild besitzt die postsynaptische Zelle Nicotinrezeptoren (N) sowie Muscarinrezeptoren vom Typ M_1, M_2 und M_3. Die M_1- und M_3-Rezeptoren stimulieren über ein G-Protein die Phospholipase C (PLC) und stoßen so den PIP_2-Weg an. M_2-Rezeptoren hemmen über G-Proteine die Adenylatcyclase (AC) oder öffnen K^+-Kanäle. Acetylcholin kann seine eigene Freisetzung über präsynaptische Autorezeptoren (A) hemmen (Muscarinrezeptoren an postganglionär-parasympathischen Neuronen) oder steigern (Nicotinrezeptoren an den Motoneuronen zu den Muskelendplatten). Weitere Besprechung im Text.

liegen bereits im Zentralnervensystem. Zwei weitere zentrale cholinerge Systeme seien genannt. Das Corpus striatum enthält cholinerge Interneurone; sie werden normalerweise durch die nigro-striatalen Dopamin-Neurone gehemmt und sind bei der Parkinson-Krankheit, also bei Degeneration der Dopamin-Neurone, enthemmt. Cholinerge Fasersysteme mit Galanin als Kotransmitter ziehen vom Nucleus basalis Meynert zur Großhirnrinde sowie von der Formatio septalis medialis zum Hippocampus; sie sind beteiligt an Lernen und Gedächtnis und degenerieren bei der Alzheimerschen Krankheit.

Abb. 8 zeigt cholinerge synaptische Übertragung im Überblick. Der Transmitter wird im Zytoplasma der Nervenendigungen unter Katalyse der Cholinacetyltransferase (**1** in Abb. 8) aus Cholin und Acetyl-Coenzym A synthetisiert. Cholinacetyltransferase wird innerhalb des Nervensystems nur in cholinergen Neuronen exprimiert und kann zu deren histochemischer Darstellung dienen. Die Geschwindigkeit der Synthese wird durch die Verfügbarkeit des Cholins bestimmt. Nervenzellen können Cholin nicht oder kaum selbst bilden. Sie müssen es aus dem Extrazellulärraum importieren; ein Carrier transportiert Cholin mit hoher Affinität ins Axon-

innere. Ein pharmakologisches Experiment zeigt die Bedeutung des Carriers: Blockiert man ihn durch die cholinähnliche Verbindung **Hemicholinium-3**, so sinkt die Synthese von Acetylcholin, die Speicher entleeren sich allmählich, und schließlich wird die neuromuskuläre Übertragung gelähmt. Hemicholinium-3 wurde ursprünglich als atemlähmendes Gift beschrieben.

Im Zytoplasma gebildet, wird Acetylcholin in Speichervesikel aufgenommen. Dazu dient ein weiterer spezifischer Carrier. Die exozytotische Freisetzung wird durch **Botulinustoxin** gehemmt.

Bis 1914 zurück reicht die Erkenntnis, daß es zwei Gruppen von Cholinozeptoren, also Rezeptoren für Acetylcholin, gibt, benannt nach zwei selektiven Agonisten: **Nicotinrezeptoren** (nach dem Alkaloid der Tabakpflanze) und **Muscarinrezeptoren** (nach einem Alkaloid z. B. des Fliegenpilzes). Nicotinrezeptoren kommen in der Zellmembran von Skelettmuskel- und Nervenzellen vor, mit je verschiedenen Eigenschaften: Muskeltyp und Neuronentyp. Die Nicotinrezeptoren der Muskelendplatte werden z. B. durch das Muskelrelaxans **Atracurium** und das Bungarschlangengift **α-Bungarotoxin** (s. S. 818) sowie analoge α-Neurotoxine der Kobras und

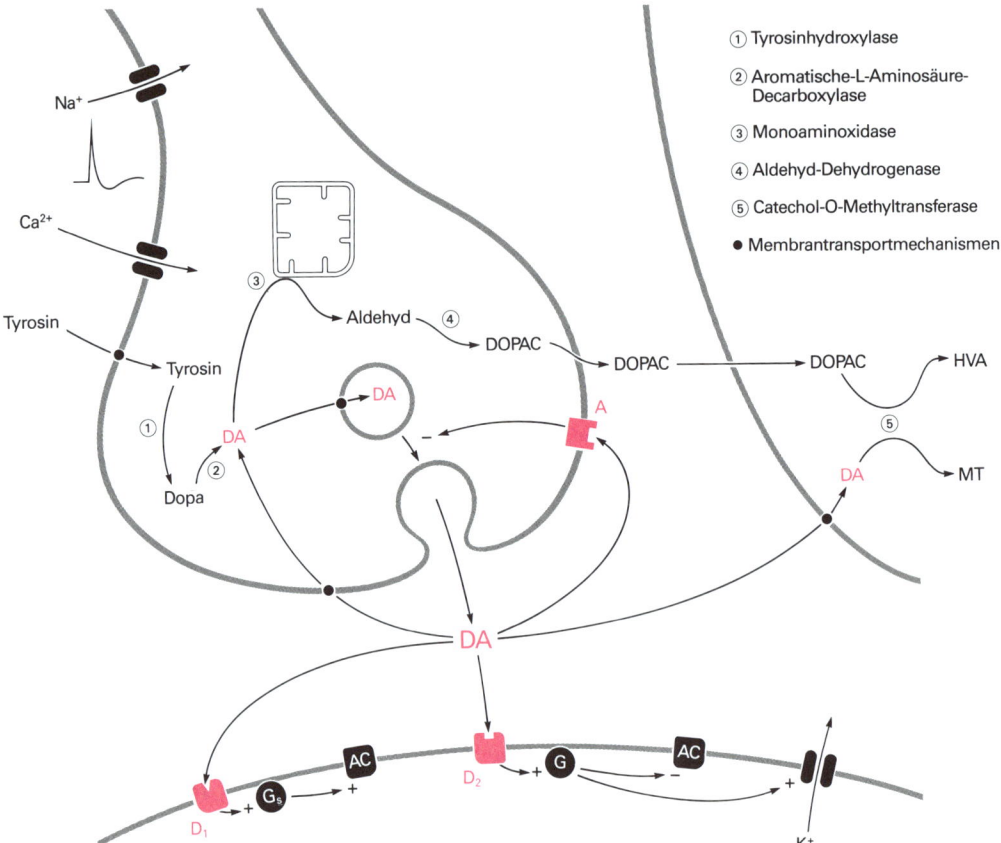

Abb. 9: Synaptische Übertragung durch Dopamin.
Pfeile bedeuten Stoffbewegungen, Stoffumwandlungen oder Beeinflussungen, + Aktivierung, − Hemmung. Aus Tyrosin entsteht zunächst Dihydroxyphenylalanin (Dopa) und dann Dopamin (DA). Im Bild besitzt die postsynaptische Zelle D_1- und D_2-Rezeptoren. D_1-Rezeptoren stimulieren über G_S die Adenylatcyclase (AC). D_2-Rezeptoren hemmen über G-Proteine die Adenylatcyclase oder öffnen K^+-Kanäle. Dopamin kann seine eigene Freisetzung über präsynaptische D_2-Autorezeptoren hemmen (A). Dopamin wird zu Dihydroxyphenylessigsäure (DOPAC), Methoxytyramin (MT) und Homovanillinsäure (HVA) metabolisiert. Weitere Besprechung im Text.

Mambas in niedrigen Konzentrationen blockiert, sind dagegen wenig empfindlich genenüber dem Ganglienblocker **Hexamethonium**; für neuronale Nicotinrezeptoren gilt das Umgekehrte. Nicotinrezeptoren sind ligandengesteuerte Ionenkanäle. Nach Aktivierung öffnen sie sich für Na^+ und K^+, und die Zellmembran wird depolarisiert. Der Muskeltyp des Nicotinrezeptors ist heute in einer Genauigkeit bekannt, die vor zwei Jahrzehnten noch phantastisch angemutet hätte. Er wurde als Prototyp der Klasse 1 oben beschrieben (Abb. 3). Über den neuronalen Nicotinrezeptor weiß man weniger. Die meisten Nicotinrezeptor-Agonisten und -Antagonisten werden außer an die Acetylcholinerkennungsstelle auch innerhalb des Ionenkanals gebunden. Dieser Kanalblock ist der Hauptmechanismus der Ganglienblockade durch Hexamethonium (s. S. 140); bei den Muskelrelaxantien spielt er klinisch keine Rolle.

Muscarinrezeptoren kommen in den Plasmamembranen von Neuronen vor und in allen Zellen, die parasympathisch oder durch das Darmnervensystem innerviert werden, wie Drüsen-, glatte Muskel- und Herzmuskelzellen. Sie sind G-Protein-gekoppelte Rezeptoren. Man unterscheidet zur Zeit mindestens drei Untertypen, M_1, M_2 und M_3. Der klassische Antagonist **Atropin** blockiert alle gleich stark. Unterschieden werden sie z. B. durch den Antagonisten **Pirenzepin** (s. S. 130), der zu M_1-Rezeptoren höhere Affinität besitzt als zu

den beiden anderen Untertypen. In ihrer Gewebeverteilung und ihren Transduktionsmechanismen (in Abb. 8 dargestellt) überlappen sich die Untertypen. M_1-Rezeptoren sind besonders auf Nervenzellen lokalisiert und fördern deren Erregung. M_2-Rezeptoren findet man besonders auf Herzmuskelzellen; aktiviert, senken sie Sinusknotenfrequenz und Kontraktilität. M_3-Rezeptoren kommen besonders auf Drüsen- und glatten Muskelzellen vor; sie bewirken Sekretion und Kontraktion.

Freigesetztes Acetylcholin muß, besonders bei Synapsen mit „schnellen" Nicotinrezeptoren, blitzschnell inaktiviert werden. Das leistet die Acetylcholinesterase (**2** in Abb. 8), eines der „schnellsten" Enzyme, fähig, jede Sekunde pro Molekül rund 10 000 Moleküle Acetylcholin zu spalten. Ihre Tätigkeit spielt sich im Extrazellulärraum ab. Teils ist das Enzym in der Zellmembran verankert, teils mit einem kollagenartigen Schwanz in der Basalmembran; die Lokalisationen sind in Abb. 8 angedeutet. Das bei der Spaltung entstehende Cholin kann wieder in die Nervenendigung aufgenommen werden (Abb. 8). Acetylcholinesterase kommt außerhalb cholinerger Neuronensysteme z. B. in Erythrocyten vor. Inner- und außerhalb cholinerger Neuronensysteme ist auch eine zweite Cholinesterase verbreitet, die besonders den Buttersäureester des Cholins spaltet und deshalb Butyrylcholinesterase (auch Pseudocholinesterase) genannt wird. Besonders die Leber

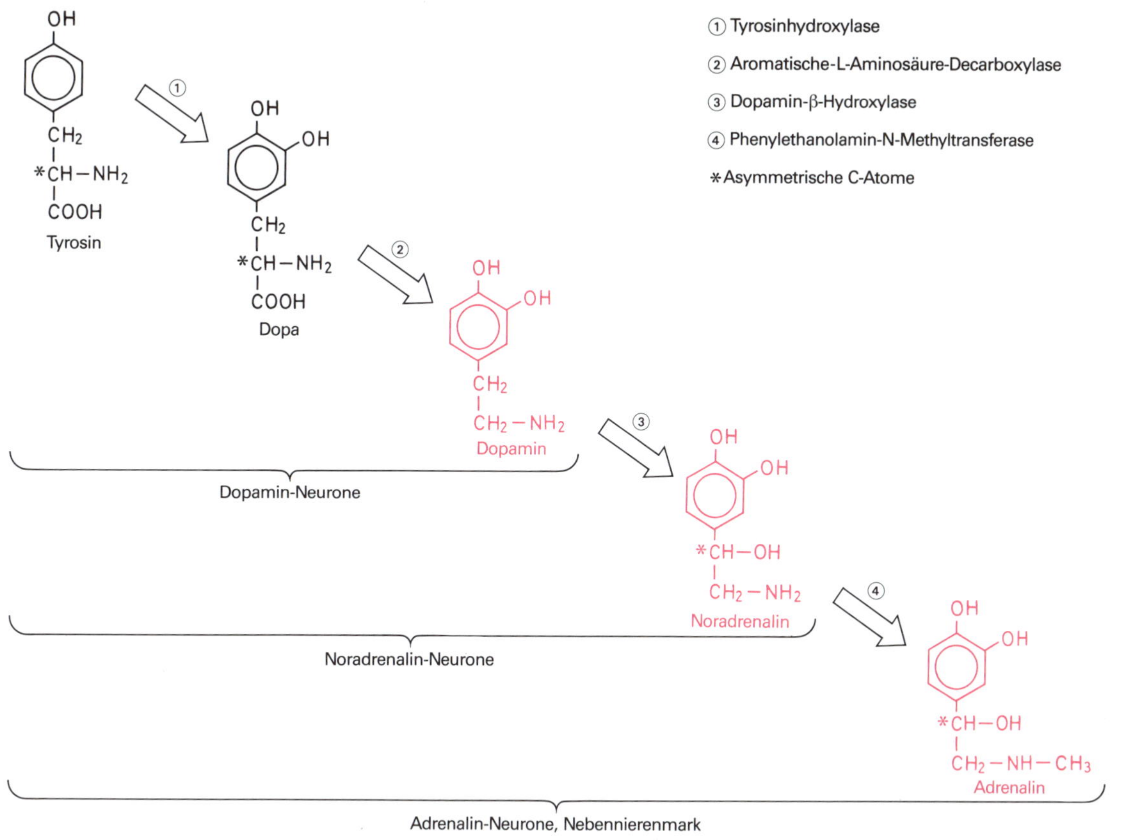

① Tyrosinhydroxylase

② Aromatische-L-Aminosäure-Decarboxylase

③ Dopamin-β-Hydroxylase

④ Phenylethanolamin-N-Methyltransferase

∗ Asymmetrische C-Atome

Abb. 10: Synthese der Catecholamine.
Je nach der Ausstattung der Zellen mit Enzymen bricht die Synthese beim Dopamin ab (Dopamin-Neurone) oder geht zum Noradrenalin (Noradrenalin-Neurone) oder Adrenalin (Adrenalin-Neurone, Nebennierenmark) weiter. Dopamin-β-Hydroxylase fügt die Hydroxylgruppe stereospezifisch (∗) so in die Seitenkette ein, daß die linksdrehenden R-Enantiomere von Noradrenalin und Adrenalin entstehen. Die Methylgruppe für das Adrenalin stammt von S-Adenosylmethionin.

und, aus der Leber stammend, das Blutplasma enthalten Butyrylcholinesterase. Sie trägt kaum zur Inaktivierung von Acetylcholin bei, ist aber praktisch bedeutsam, weil sie das Muskelrelaxans **Suxamethonium** spaltet (s. S. 139).

Amine: Dopamin

Dopamin ist nicht nur Vorstufe zum Noradrenalin. Seit es 1957 in charakteristischer Verteilung im Gehirn nachgewiesen wurde, weiß man, daß es selbst ein Transmitter ist. Die dopaminergen Nervenzellkörper liegen vor allem im Mittel- und Zwischenhirn. Drei wichtige Systeme sind die folgenden (s. S. 148). Das **nigro-striatale** Dopaminsystem entspringt vornehmlich in der Pars compacta der Substantia nigra und hemmt im Corpus striatum, wie oben erwähnt, cholinerge Interneurone. Degeneration führt zur Parkinson-Krankheit. Die Zellkörper des **mesolimbischen** Dopaminsystems liegen im Mittelhirn nah bei der Substantia nigra und projizieren zu Strukturen des limbischen Systems, z. B. zum Nucleus accumbens, zum Tuberculum olfactorium, zu den Corpora amygdaloidea und zur frontalen, zingulären und entorhinalen Hirnrinde. Abhängigkeitserzeugende Stoffe wie Ethanol, Nicotin, Amphetamin und Morphin scheinen generell die Freisetzung von Dopamin in den mesolimbischen Innervationsgebieten zu steigern. Außerdem hat man die antipsychotische Wirkung von Dopaminrezeptor-Antagonisten der Blockade von Rezeptoren in diesen Gebieten zugeschrieben. Die Zellkörper

des **tubero-infundibulären** Systems schließlich liegen im Nucleus arcuatus. Die Axone ziehen zur Eminentia mediana und zum Hypophysenstiel. Freigesetztes Dopamin gelangt über die Portalgefäße in die Adenohypophyse und hemmt dort die Sekretion von Prolaktin. Auch in einigen **peripheren postganglionär-sympathischen** Neuronen, so in der Niere, könnte Dopamin Transmitter sui generis sein.

Abb. 9 zeigt dopaminerge Informationsübertragung im Überblick. Bis zum Dopamin ist die Synthese der drei körpereigenen Catecholamine Dopamin, Noradrenalin und Adrenalin identisch (s. auch Abb. 10). Ausgangsstoff ist Tyrosin. Die Nervenzellen nehmen es aus dem Extrazellulärraum auf, können es aber auch aus Phenylalanin bilden. Die erste Reaktion, die Hydroxylierung zu 3,4-Dihydroxyphenylalanin (Dopa), ist aus zwei Gründen besonders wichtig. Einmal kommt das Enzym, die Tyrosinhydroxylase (**1** in Abb. 9), außer im Nebennierenmark nur in Catecholamin-Neuronen vor. Zum anderen bestimmt es die Geschwindigkeit der Synthese; der Körper regelt die Aktivität der Tyrosinhydroxylase so, daß selbst bei starken Schwankungen der Freisetzung der Catecholamingehalt der Neurone gleich bleibt. Tyrosinhydroxylase ist vorwiegend im Axoplasma gelöst. Anders als sie ist das zweite Enzym, die Aromatische-L-Aminosäure-Decarboxylase (Dopadecarboxylase; **2** in Abb. 9), weit im Körper verbreitet. Man findet es in Serotonin-Neuronen (s. S. 111), in Leber und Niere. Auch Dopadecarboxylase ist im Axoplasma gelöst. Mit der Decarboxylierung von Dopa ist Dopamin fertig. Es wird aus dem Axoplasma in Vesikel aufgenommen. Der

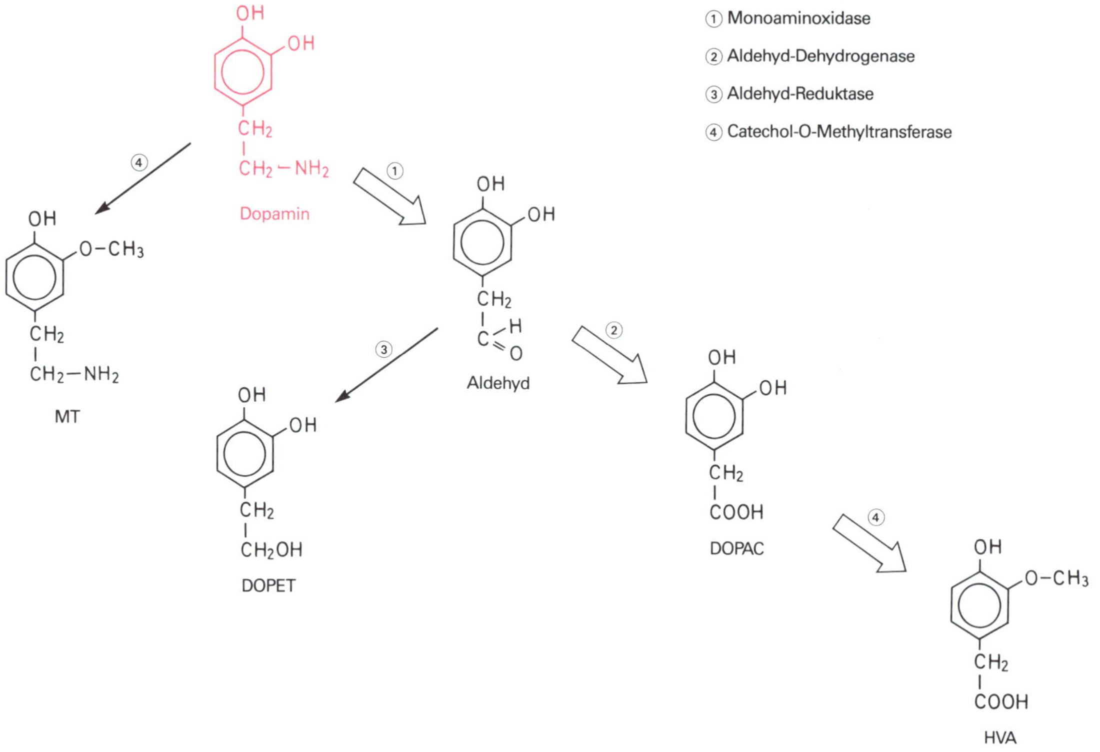

1. Monoaminoxidase
2. Aldehyd-Dehydrogenase
3. Aldehyd-Reduktase
4. Catechol-O-Methyltransferase

Abb. 11: Synaptischer Abbau von Dopamin.
Der Hauptweg führt von links oben nach rechts unten. Er beginnt mit der oxidativen Desaminierung zum 3,4-Dihydroxyphenyl-acetaldehyd. Dank der Eigenschaften der Aldehyd-oxidierenden und -reduzierenden Enzyme überwiegt im nächsten Schritt die Oxidation zu 3,4-Dihydroxyphenylessigsäure (DOPAC) weit die Reduktion zu 3,4-Dihydroxyphenylethanol (DOPET). Diese Reaktionen spielen sich vorwiegend in den dopaminergen Axonendigungen ab. In anderen Zellen, besonders der Glia, kann Dopamin zu 3-Methoxytyramin (MT) und DOPAC zu Homovanillinsäure (HVA) methyliert werden. DOPAC und HVA sind die Hauptprodukte. Auch MT kann durch oxidative Desaminierung und Oxidation des Aldehyds zu HVA werden; doch ist das ein unbedeutender Nebenweg (nicht gezeigt). Dopamin und seine Metaboliten können auch mit Schwefelsäure und Glucuronsäure gekoppelt werden, zum Teil schon im Zentralnervensystem.

vesikuläre Dopamin-Carrier, der das Dopamin im Austausch gegen Protonen hineintransportiert, ähnelt sehr den vesikulären Transmitter-Carriern der Noradrenalin-, Adrenalin- und Serotonin-Neurone; alle diese Carrier werden durch **Reserpin** blockiert.

Es gibt mindestens zwei Typen von Dopaminrezeptoren, D_1 und D_2. Es sind Klasse-2-Rezeptoren. Ihre Transduktionsmechanismen sind in Abb. 9 dargestellt. Viele klinisch verwendete Stoffe aktivieren oder blockieren beide in ähnlichen Konzentrationen, etwa Dopamin selbst oder **Apomorphin** als Agonisten, das Phenothiazin-Neuroleptikum **Chlorpromazin** als Antagonist (s. S. 284). Selektive Liganden des D_1-Rezeptors haben bisher nur experimentelle Bedeutung. D_1-Rezeptoren an den glatten Muskelzellen von Blutgefäßen vermitteln, wenn sie aktiviert werden, eine Vasodilatation. Ein selektiver D_2-Agonist ist das abgewandelte Mutterkornalkaloid **Bromocriptin** (s. S. 174); das Butyrophenon-Neuroleptikum **Haloperidol** ist ein selektiver D_2-Antagonist (s. S. 284). Es sind D_2-Rezeptoren, über die Dopamin die cholinergen Interneurone im Corpus striatum und die Prolaktinfreisetzung aus der Adenohypophyse bremst. In der Area postrema lösen dopaminerge Agonisten über D_2-Rezeptoren Erbrechen aus (Apomorphin als Emetikum; s. S. 482). Für manche Wirkungen müssen D_1- und D_2-Rezeptoren gleichzeitig aktiviert werden.

Anders als Acetylcholin werden die drei Catecholamine primär durch Aufnahme in Zellen aus dem Extrazellulärraum beseitigt. Dabei herrscht die Rückaufnahme in die Axone vor.

Deren Axolemm besitzt jeweils spezifische Carrier. Der Carrier der Dopamin-Axone wird z.B. durch trizyklische Antidepressiva wie Desipramin, anders als der entsprechende Carrier noradrenerger Axone, nur wenig gehemmt. Ins Axoplasma wiederaufgenommenes Dopamin wird entweder in den Vesikeln gespeichert – „recycling" – oder metabolisiert. In andere Zellen, z.B. die Glia, aufgenommenes Dopamin wird ausschließlich metabolisiert. Metabolisierung ist also beim Dopamin (und einigen anderen Transmittern) stets ein sekundärer Inaktivierungsschritt, einem Aufnahmemechanismus nachgeschaltet; Aufnahmemechanismus und intrazelluläres Enzym bilden zusammen ein „metabolisierendes System".

Zwei Enzyme im wesentlichen bauen die drei Catecholamine ab, die Monoaminoxidase (MAO; **3** in Abb. 9) und die Catechol-O-Methyltransferase (COMT; **5** in Abb. 9). MAO kommt in dem meisten Zellen vor, und zwar in der äußeren Membran der Mitochondrien. Von den zwei Formen, A und B, enthalten die catecholaminergen Axonendigungen nur MAO-A. Gliazellen enthalten beide Formen. COMT ist ebenfalls weit verbreitet, fehlt aber den Catecholamin-Neuronen. Sie ist großenteils im Zytoplasma gelöst. Aus diesen Lokalisationen ergeben sich die Wege des Dopaminabbaus, in Abb. 9 und 11 dargestellt. Die Hauptendprodukte sind 3,4-Dihydroxyphenylessigsäure (DOPAC) und Homovanillinsäure (HVA). Sie werden nebst ihren Schwefel- und Glucuronsäurekonjugaten im Harn ausgeschieden.

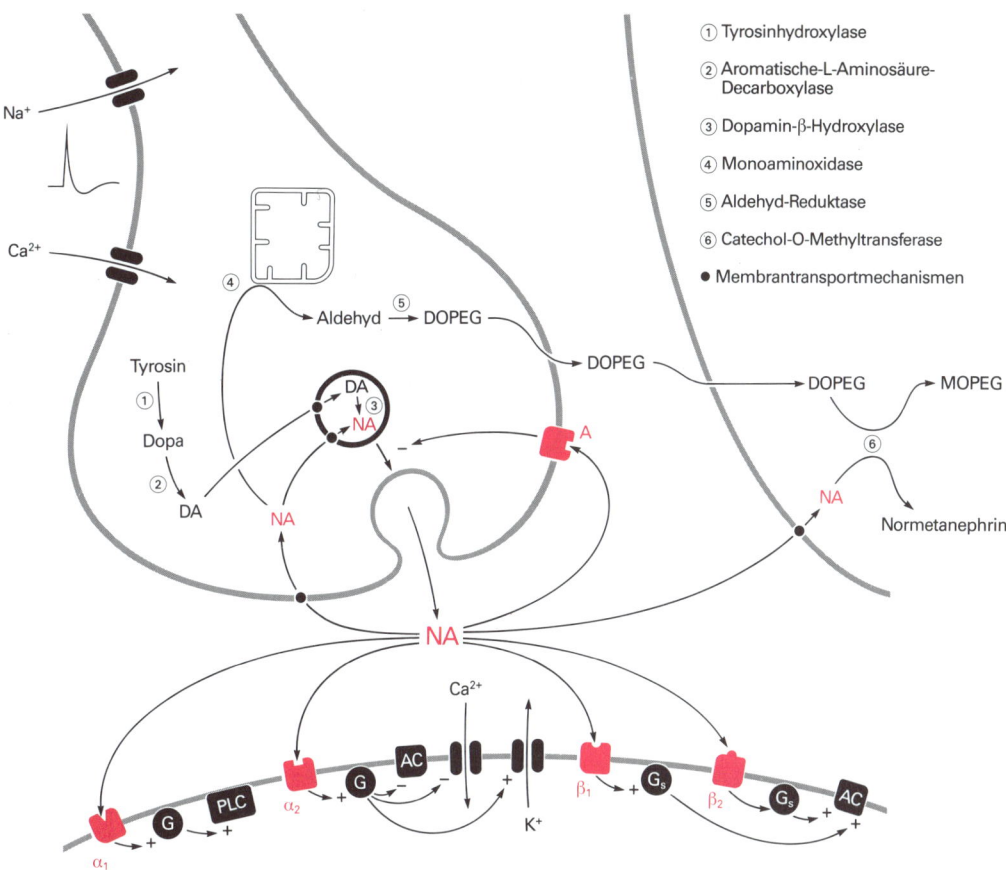

Abb. 12: Synaptische Übertragung durch Noradrenalin.
Pfeile bedeuten Stoffbewegungen, Stoffumwandlungen oder Beeinflussungen, + Aktivierung, − Hemmung. Aus Tyrosin entsteht Dihydroxyphenylalanin (Dopa) und dann Dopamin (DA). Dopamin wird in die Vesikel aufgenommen und dort zu Noradrenalin (NA) hydroxyliert. Im Bild besitzt die postsynaptische Zelle α_1-, α_2-, β_1- und β_2-Adrenozeptoren. α_1-Adrenozeptoren stimulieren über ein G-Protein die Phospholipase C (PLC) und stoßen so den PIP_2-Weg an. α_2-Adrenozeptoren hemmen über G-Proteine die Adenylatcyclase (AC), öffnen K^+-Kanäle oder schließen Ca^{2+}-Kanäle. β_1- und β_2-Adrenozeptoren stimulieren über G_s die Adenylatcyclase. Noradrenalin kann seine eigene Freisetzung über präsynaptische α_2-Autorezeptoren hemmen (A). Noradrenalin wird zu Dihydroxyphenylglykol (DOPEG), Normetanephrin und 3-Methoxy-4-hydroxyphenylglykol (MOPEG) metabolisiert. Weitere Besprechung im Text.

Spezifische Enzyme und Transporte, einerseits notwendig für die normale Tätigkeit von Nervenzellen, können andererseits zu Neurotoxizität und tragischem Schicksal Anlaß geben. Ein Beispiel aus jüngerer Zeit sind Vergiftungen mit 1-Methyl-4-phenyl-1,2,3,6-tetrahydropyridin **(MPTP).** Mehrere junge Menschen hatten sich in den USA seit 1976 MPTP-enthaltendes „synthetisches Heroin" injiziert. Einige erkrankten an einem sich schnell verschlimmernden Parkinson-Syndrom, konnten sich kaum bewegen, kaum sprechen. Therapie mit Dopa half. Der erste Kranke starb später an einer Überdosis eines Suchtmittels. Die anderen bedürfen dauernder Therapie. Im Tierexperiment ließ sich das Vergiftungsbild reproduzieren. Man weiß heute, daß MPTP nicht der eigentliche Wirkstoff ist. Vielmehr wird es außerhalb der dopaminergen Neurone, vor allem in der Glia, durch MAO-B (und einen weiteren Schritt) in 1-Methyl-4-phenylpyridinium (MPP^+) überführt. MPP^+ wird dann durch den Dopamin-Carrier des Axolemms in den Dopamin-Neuronen angereichert und zerstört sie, wahrscheinlich durch Blockade der mitochondrialen Atmungskette. Sowohl MAO-B-Inhibitoren als auch Hemmstoffe des Dopamin-Carriers verhindern die Wirkung von MPTP − spezifische Neurotoxizität durch spezifische Neurochemie.

Amine: Noradrenalin

Noradrenalin ist der oder besser **ein** Überträgerstoff der postganglionär-sympathischen Neurone bei Säugetieren, mit den beim Acetylcholin und Dopamin erwähnten Ausnahmen. Viele Sympathikusaxone benutzten ATP und Neuropeptid Y als Kotransmitter. Noradrenalin ist auch Transmitter im Zentralnervensystem. Die Noradrenalin-Zellkörper liegen weiter kaudal als die Dopamin-Zellkörper, nämlich in Brücke und Medulla oblongata (s. S. 149). Die größte Zellgruppe ist der **Locus coeruleus,** ein Kern am rostralen Ende des Bodens der Rautengrube. Die Axone erreichen ab- und aufsteigend weite Gebiete des Zentralnervensystems einschließlich Rückenmark, Kleinhirn- und Großhirnrinde. Die zentralen Noradrenalin-Neurone sollen bei der Regelung des Schlaf-Wach-Rhythmus, der Nahrungsaufnahme und des Kreislaufs eine Rolle spielen.

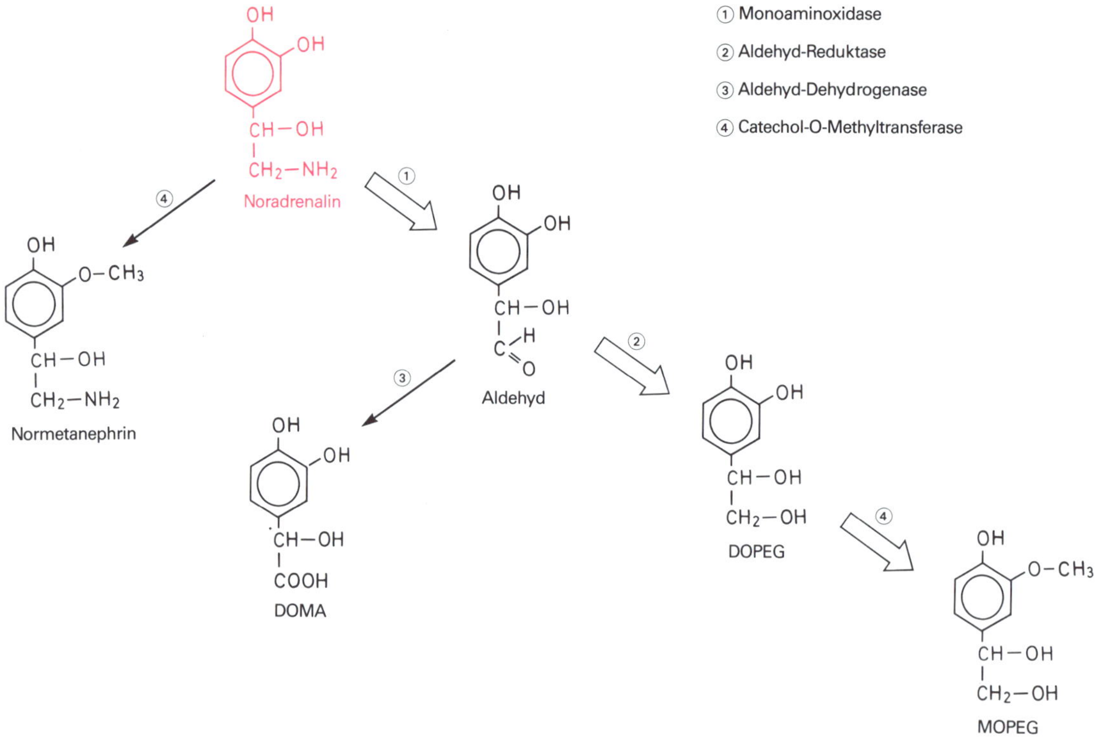

① Monoaminoxidase

② Aldehyd-Reduktase

③ Aldehyd-Dehydrogenase

④ Catechol-O-Methyltransferase

Abb. 13: Synaptischer Abbau von Noradrenalin.
Der Hauptweg führt von links oben nach rechts unten. Er beginnt mit der oxidativen Desaminierung zum 3,4-Dihydroxyphenyl-glykolaldehyd. Dank der Eigenschaften der Aldehyd-oxidierenden und -reduzierenden Enzyme überwiegt im nächsten Schritt die Reduktion zu 3,4-Dihydroxyphenylglykol (DOPEG) weit die Oxidation zu 3,4-Dihydroxymandelsäure (DOMA). Diese Reaktionen spielen sich vorwiegend in den noradrenergen Axonendigungen ab. In Nachbarzellen, z. B. glatter Muskulatur oder der Glia, kann Noradrenalin zu Normetanephrin und DOPEG zu 3-Methoxy-4-hydroxyphenylglykol (MOPEG) methyliert werden. DOPEG und MOPEG sind die Hauptprodukte des Noradrenalinabbaus in der Axonendigung und ihrer Nachbarschaft. Auch Normetanephrin kann durch oxidative Desaminierung und Reduktion des Aldehyds zu MOPEG werden; doch ist das ein unbedeutender Neben-weg (nicht gezeigt). Im Harn wird beim Verdacht auf ein Phäochromozytom oft 3-Methoxy-4-hydroxymandelsäure (Vanillinmandel-säure) bestimmt, die dem Alkohol MOPEG entsprechende Säure. Sie entsteht nicht im Bereich der Synapsen, sondern ander-wärts im Körper, vermutlich in der Leber, und zwar aus MOPEG. Noradrenalin und seine Metaboliten können auch mit Schwefel-säure und Glucuronsäure gekoppelt werden, zum Teil schon im Zentralnervensystem.

Abb. 12 zeigt eine noradrenerge Synapse im Überblick. Die Synthese schließt sich an die des Dopamins an (Abb. 10). Anders als die Vesikel der dopaminergen Nervenendigungen enthalten aber die noradrenergen (und adrenergen) Vesikel Dopamin-β-Hydroxylase (**3** in Abb. 12), und nur in den letzteren wird Dopamin zu Noradrenalin hydroxyliert. Dopamin-β-Hydroxylase ist teils an die Membran der Vesikel gebunden, teils in ihrem Inneren gelöst. Wenn Aktionspotentiale Noradrenalin freisetzen, dann wird zugleich die gelöste Dopamin-β-Hydroxylase frei (und andere Vesikel-Inhaltsstoffe wie ATP und, falls vorhanden, Neuropeptid Y). Die Freisetzung von Dopamin-β-Hydroxylase ist ein wichtiger Beleg für den Exozytose-Mechanismus.
Alle Rezeptoren für Noradrenalin gehören zur Klasse 2. Man unterscheidet α_1-, α_2-, β_1- und β_2-Adrenozeptoren. Ihre Transduktionswege sind in Abb. 12 dargestellt. Noradrenalin wirkt stark auf alle bis auf den β_2-Rezeptor. Mindestens ebenso wirksam, beim β_2-Rezeptor sogar wirksamer, ist Adrenalin. Pharmakologisch kennzeichnet die beiden α-Typen gemeinsam (gegenüber den β-Typen) z. B. ihre Blockierbarkeit durch **Phentolamin.** α_1-Adrenozeptoren kommen an vielen glatten Muskelzellen vor und vermitteln deren Kontraktion. Das Antihypertensivum **Prazosin** ist ein selektiver α_1-Antagonist (s. S. 172). α_2-Adrenozeptoren im Zentralnervensystem ver-

mitteln eine Dämpfung des Sympathikustonus. Über sie senkt **Clonidin,** ein selektiver α_2-Agonist, den Blutdruck (s. S. 181). Auch die hemmenden Autorezeptoren auf noradrenergen Neuronen gehören zum α_2-Typ. Die beiden β-Typen kennzeichnet gemeinsam (gegenüber den α-Typen) ihre Aktivierbarkeit durch **Isoprenalin** und ihre Blockierbarkeit durch **Propranolol.** β-Adrenozeptoren kommen an vielen glatten Muskelzellen vor und vermitteln Relaxation − dank Stimulierung der Adenylatcyclase, also auf demselben Wege wie die Dopamin-D_1-Rezeptoren (vgl. Abb. 9 und 12).
Rückaufnahme ist wie beim Dopamin der Hauptweg der Beseitigung aus dem Extrazellulärraum. An postganglionär-sympathischen Axonen wurde das Prinzip der Inaktivierung durch Wiederaufnahme 1960 entdeckt. Der Carrier in der Axoplasmamembran unterscheidet sich vom entsprechenden Carrier der Dopamin- und Serotonin-Axone. Manche trizyklische Antidepressiva wie **Desipramin** (s. S. 287) besitzen zum Noradrenalin-Carrier eine 100- bis 1000fach höhere Affinität als zum Dopamin- und Serotonin-Carrier. Auch **Cocain** hemmt die Aufnahme von Noradrenalin; es hemmt aber nur wenig schwächer auch die Aufnahme von Dopamin und Serotonin in ihre Axone. Der Wiederaufnahme ins Axoplasma folgt erneute vesikuläre Speicherung oder Abbau. Der Aufnahme in andere Zellen, glatte Muskulatur oder Glia etwa, folgt stets Abbau.

Aus Lokalisation und Kinetik der beteiligten Enzyme ergeben sich Ähnlichkeiten und Abweichungen im Abbau von Dopamin und Noradrenalin. Die synaptischen Abbauwege für Noradrenalin sind in Abb. 12 und 13 dargestellt. MAO (4 in Abb. 12) und COMT (6 in Abb. 12) sind wieder die charakteristischen Enzyme. Die Hauptprodukte sind 3,4-Dihydroxyphenylglykol (DOPEG) und 3-Methoxy-4-hydroxyphenylglykol (MOPEG), also Alkohole und nicht wie beim Dopamin Säuren. MOPEG ist (mit seinen Schwefel- und Glucuronsäurekonjugaten) auch ein Hauptendprodukt des Noradrenalinstoffwechsels im Harn. Das andere Hauptendprodukt im Harn, die Vanillinmandelsäure, ist kein synaptischer Metabolit, sondern entsteht aus zirkulierendem MOPEG, vermutlich in der Leber.

Amine: Adrenalin

Adrenalin-Neurone kommen nur im Zentralnervensystem vor, viel geringer an Zahl als die Noradrenalin- und Dopamin-Neurone. Die Zellkörper liegen in der Medulla oblongata. Die Hauptgruppe, rostro-ventro-lateral in der Medulla oblongata (daher der Name RVL-Kern), ist ein wichtiges Kreislaufzentrum. Der Kern erhält über den Nucleus tractus solitarii Informationen von den arteriellen Barorezeptoren und aus dem Herzen und projiziert seinerseits direkt zur Sympathikuskernsäule im Rückenmark, dem Nucleus intermediolateralis. Viel mehr Adrenalin als das Zentralnervensystem enthält das Nebennierenmark.

Die Synthese setzt die des Noradrenalins fort: N-Methylierung durch die Phenylethanolamin-N-Methyltransferase (PNMT) macht aus Noradrenalin das sekundäre Amin (Abb. 10). PNMT ist im Zytoplasma gelöst, und darum muß umständlicherweise vesikulär gespeichertes Noradrenalin erst ins Axoplasma diffundieren, um dort N-methyliert zu werden, und das entstandene Adrenalin muß dann in die Vesikel transportiert werden.

Adrenalin wirkt auf die gleichen Rezeptoren wie Noradrenalin, mindestens ebenso stark wie letzteres, bei den β_2-Adrenozeptoren sogar viel stärker. Der wichtigste Inaktivierungsweg nach Freisetzung ist Rückaufnahme; der Carrier ähnelt vermutlich dem Carrier der noradrenergen Axonendigungen. Auch die Abbauenzyme sind die gleichen, MAO und COMT. O-Methylierung führt zu einem spezifischen Produkt, dem Metanephrin. Durch oxidative Desaminierung aber entsteht, weil mit dem Stickstoff auch dessen Methylgruppe verlorengeht, derselbe Aldehyd wie beim Noradrenalin, und alle Folgemetaboliten sind ebenfalls identisch.

Amine: Serotonin

Zwei Forschergruppen haben das Serotonin unabhängig voneinander entdeckt. Die eine interessierte sich für die pharmakologisch aktive Substanz der enterochromaffinen Zellen und isolierte „Enteramin". Die andere suchte nach einem blutdrucksteigernden Stoff im Serum und fand „Serotonin". Schließlich stellte sich heraus, daß beide 5-Hydroxytryptamin (5-HT) und damit identisch waren. Der größte Teil des Serotonins im menschlichen Körper kommt in den enterochromaffinen Zellen und in den Blutplättchen vor. Das Serotonin der Blutplättchen stammt aus den enterochromaffinen Zellen: Die Plättchen nehmen es auf, wenn sie die intestinalen Blutgefäße passieren. Demgegenüber ist die Menge an neuronalem Serotonin gering. Einige Neurone des Darmnervensystems enthalten Serotonin. Im Zentralnervensystem liegen die weitaus meisten Serotonin-Zellkörper im Tegmentum des Mittelhirns, der Brücke und der Medulla oblongata, nah der Mittellinie in den **Raphe-Kernen** (s. S. 149). Die kaudalen

Gruppen projizieren vor allem ins Vorderhorn des Rückenmarks, wo sie Synapsen mit den Motoneuronen bilden, sowie in den Nucleus intermediolateralis und das Hinterhorn. Manche dieser Neurone enthalten Substanz P als Kotransmitter. Die Serotonin-Neurone der rostralen Raphe-Kerne projizieren ins Kleinhirn und ins gesamte Vorderhin. Zentrale Serotonin-Neurone sollen zur Regelung von Stimmung, Schlaf-Wach-Rhythmus, Schmerzwahrnehmung, Nahrungsaufnahme und Körpertemperatur beitragen. Eine Fehlfunktion diskutiert man seit langem, neben einer Fehlfunktion zerebraler noradrenerger Neurone, bei der Depression (s. S. 287).

Abb. 14 zeigt serotoninerge synaptische Übertragung im Überblick. Biosynthese und Abbau verlaufen ähnlich wie bei den Catecholaminen. Ausgangsstoff ist wieder eine Aminosäure, das **Tryptophan.** Es wird im ersten Schritt durch die zytoplasmatische Tryptophanhydroxylase (1 in Abb. 14) zu 5-Hydroxytryptophan hydroxyliert, so wie Tyrosin durch die Tyrosinhydroxylase zu Dopa. Die Verfügbarkeit von Tryptophan begrenzt die Geschwindigkeit der Synthese, und weil Tryptophan eine essentielle Aminosäure ist, steigt die Synthese, wenn die Nahrung mehr Tryptophan enthält. Man hat das bei der Therapie der Depression mit Tryptophan auszunutzen versucht. Im zweiten Schritt wird 5-Hydroxytryptophan durch Aromatische-L-Aminosäure-Decarboxylase (Dopadecarboxylase; 2 in Abb. 14), das gleiche Enzym wie bei den Catecholaminen, zu Serotonin decarboxyliert. Das fertige Serotonin wird mittels des **reserpin**empfindlichen Carriers in die Speichervesikel aufgenommen.

Für keinen Transmitter sind so viele Rezeptortypen bekannt wie für Serotonin. Wie Acetylcholin hat Serotonin grundsätzlich die Wahl zwischen Klasse-1- und Klasse-2-Rezeptoren. Der Klasse-1-Rezeptor ist der 5-HT$_3$-Rezeptor. Aktiviert, öffnet er seinen Ionenkanal für Na$^+$ und K$^+$, und die Zelle wird depolarisiert. Aktivierung von 5-HT$_3$-Rezeptoren im Nucleus tractus solitarii führt zu Erbrechen. Das Antiemetikum **Ondansetron** ist ein selektiver 5-HT$_3$-Antagonist. Klasse-2-Rezeptoren für Serotonin gibt es etliche. Einer ist der 5-HT$_2$-Rezeptor. Wird er aktiviert, so stimuliert er die Phospholipase C (Abb. 14) und bringt so zum Beispiel glatte Muskeln von Blutgefäßen und Atemwegen zur Kontraktion. Der schon lange Zeit bekannte Antagonist **Methyserid** (s. S. 315) blockiert selektiv diesen Rezeptor; auch das Halluzinogen **Lysergsäurediethylamid** (LSD) wirkt als Antagonist. Das bevorzugte Spielfeld der Serotoninforscher ist aber das, was sie unter dem Begriff 5-HT$_1$ zusammenfassen: verschiedene Klasse-2-Rezeptoren mit verschiedenen Affinitätsmerkmalen, Transduktionsmechanismen (Abb. 14) und physiologischen Funktionen. LSD wirkt auf 5-HT$_1$-Rezeptoren als Agonist. Die Serotonin-Autorezeptoren gehören zur 5-HT$_1$-Gruppe. Einige Anxiolytika wie **Buspiron** sollen selektiv bestimmte 5-HT$_1$-Rezeptoren aktivieren. Noch nicht in Abb. 14 eingezeichnet schließlich ist ein 5-HT$_4$ genannter Rezeptortyp, durch dessen Aktivierung einige Benzamide wie **Metoclopramid** und **Cisaprid** im Magen-Darm-Kanal Acetylcholin freisetzen und die Peristaltik fördern sollen („prokinetische" Substanzen; s. S. 481).

Schon mehrfach wurde der Carrier erwähnt, der Serotonin in die serotoninerge Nervenendigung zurücktransportiert. Er unterscheidet sich von den analogen Carriern etwa der Catecholamin-Neurone; er wird z.B. durch Desipramin kaum blockiert; selektive Inhibitoren sind das trizyklische Antidepressivum **Clomipramin** und das chemisch abweichende Antidepressivum **Fluvoxamin** (s. S. 289), das zum Serotonin-Carrier 100- bis 1000fach höhere Affinität besitzt als zum Dopamin- und Noradrenalin-Carrier. Wie üblich folgt der Wiederaufnahme erneute vesikuläre Speicherung oder Abbau. Serotoninerge Neurone enthalten sowohl MAO-A als auch

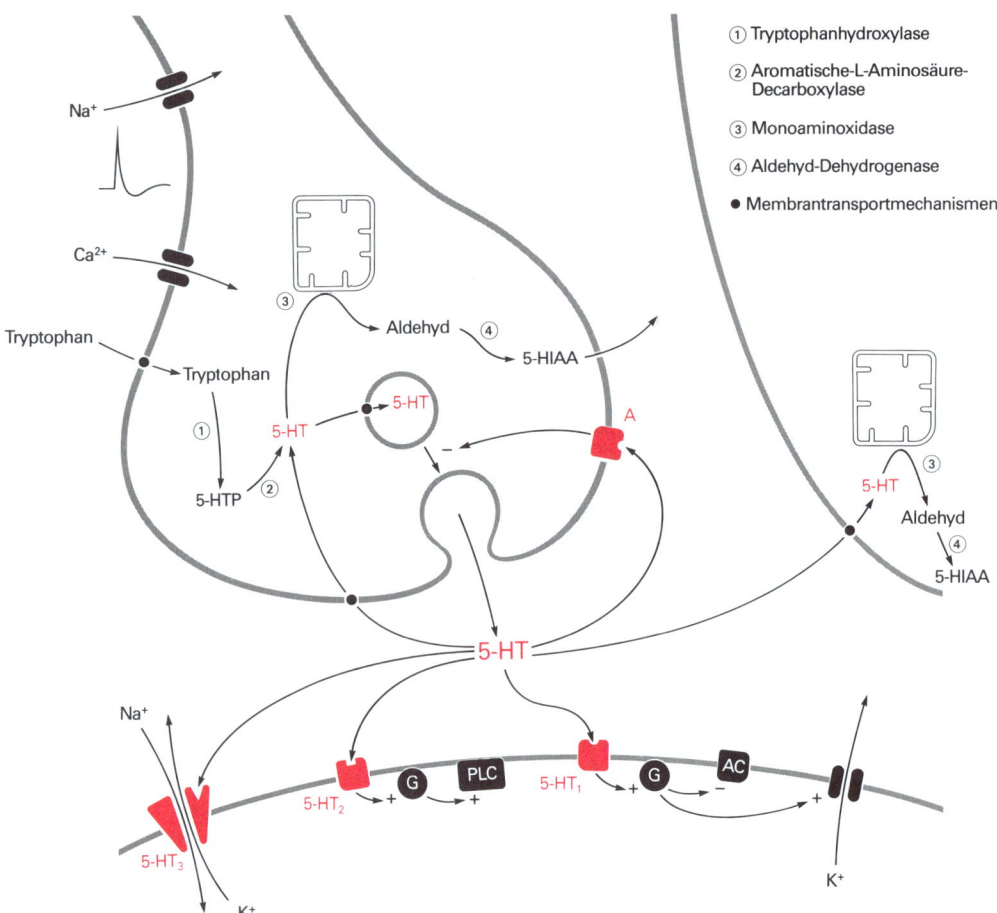

Abb. 14: Synaptische Übertragung durch Serotonin.
Pfeile bedeuten Stoffbewegungen, Stoffumwandlungen oder Beeinflussungen, + Aktivierung, − Hemmung. Aus Tryptophan entsteht 5-Hydroxytryptophan (5-HTP) und dann Serotonin (5-HT). Im Bild besitzt die postsynaptische Zelle 5-HT$_1$-, 5-HT$_2$- und 5-HT$_3$-Rezeptoren. Unter dem Kürzel 5-HT$_1$ werden mehrere Typen zusammengefaßt. Der Rezeptor im Bild hemmt über G-Proteine die Adenylatcyclase (AC) oder öffnet K$^+$-Kanäle. 5-HT$_2$-Rezeptoren stimulieren über ein G-Protein die Phospholipase C (PLC) und stoßen so den PIP$_2$-Weg an. Serotonin kann seine eigene Freisetzung über präsynaptische 5-HT$_1$-Autorezeptoren hemmen (A). Serotonin wird über den entsprechenden Aldehyd zu 5-Hydroxyindolessigsäure (5-HIAA) metabolisiert. Weitere Besprechung im Text.

MAO-B, und damit beginnt der Abbau (**3** in Abb. 14). Der resultierende Aldehyd, 5-Hydroxyindolacetaldehyd, wird sogleich weiter metabolisiert, entweder durch Reduktion zum Alkohol oder durch Oxidation zur Säure. Wie beim Dopamin und anders als beim Noradrenalin überwiegt die Oxidation (**4** in Abb. 14; s. auch S. 313). Die entstehende 5-Hydroxyindolessigsäure ist das Hauptendprodukt des Serotonin-Stoffwechsels im Harn. Serotonin und seine Metaboliten können auch mit Glucuron- und Schwefelsäure gekoppelt werden, zum Teil schon im Zentralnervensystem.

Amine: Histamin

Ähnlich wie beim Adrenalin und Serotonin übertrifft außerneuronales Histamin das neuronale Histamin an Menge. Besonders viel Histamin enthalten Mastzellen und basophile Granulozyten. Im Gehirn kommt ungefähr die Hälfte des Histamins in Mastzellen, die andere Hälfte in Neuronen vor. Die Zellkörper liegen im hinteren Hypothalamus; die Axone erreichen auf- und absteigend weite Gebiete des Zentralner-

vensystems. Sie sollen an der Regelung des Schlaf-Wach-Rhythmus und der Vasopressin-Sekretion teilnehmen.
Die Synthese ist simpler als bei allen anderen Aminen: Histamin wird in einer Einschritt-Reaktion unter Katalyse der zytoplasmatischen L-Histidin-Decarboxylase aus Histidin gebildet und vesikulär gespeichert.
Es gibt drei Gruppen von Histamin-Rezeptoren, H$_1$, H$_2$ und H$_3$. Sie gehören zur Klasse 2. Aktivierte H$_1$-Rezeptoren stimulieren die Phospholipase C. Über H$_1$-Rezeptoren erhöht Histamin z.B. die Gefäßpermeabilität und den Tonus der Bronchialmuskulatur. Möglicherweise geht die sedierende und antiemetische Wirkung der H$_1$-Antagonisten wie des **Diphenhydramins** auf Blockade zerebraler H$_1$-Rezeptoren zurück (s. S. 312). Aktivierte H$_2$-Rezeptoren stimulieren die Adenylatcyclase und steigern so z.B. die Herzfrequenz und die Magensäuresekretion. Ein selektiver H$_2$-Antagonist ist das **Cimetidin** (s. S. 470). Der Transduktionsmechanismus der H$_3$-Rezeptoren ist nicht bekannt. Über präsynaptische H$_3$-Autorezeptoren hemmt Histamin seine eigene Freisetzung.
Eine Wiederaufnahme mit hoher Affinität wie bei den Catecholaminen, beim Serotonin und den Aminosäuretransmit-

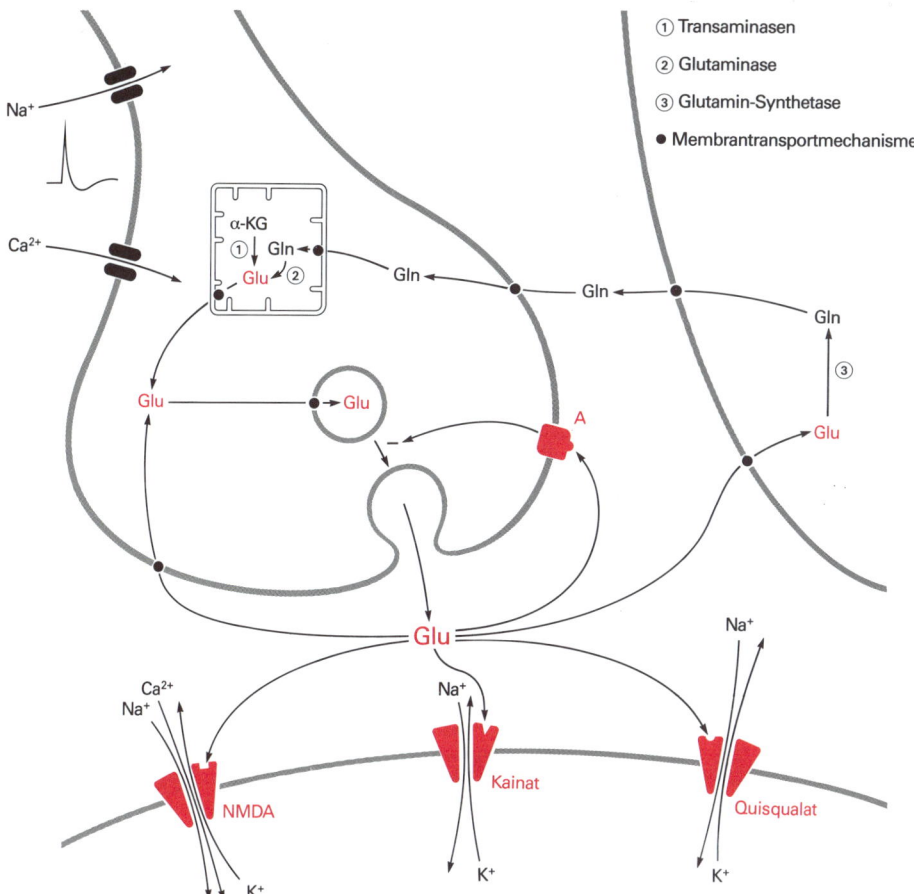

① Transaminasen
② Glutaminase
③ Glutamin-Synthetase
● Membrantransportmechanismen

Abb. 15: Synaptische Übertragung durch Glutamat.
Pfeile bedeuten Stoffbewegungen, Stoffumwandlungen oder Beeinflussungen, + Aktivierung, − Hemmung. Glutamat (Glu) wird aus α-Ketoglutarat (α-KG), einem Glied des Citratcyclus, und Glutamin (Gln) gebildet. Im Bild besitzt die postsynaptische Zelle N-Methyl-D-Aspartat-Rezeptoren (NMDA-Rezeptoren) und zwei Nicht-NMDA-Rezeptoren, nämlich Kainat-Rezeptoren und Quisqualat-Rezeptoren; alle sind nach Prototyp-Agonisten benannt. Glutamat kann seine eigene Freisetzung über präsynaptische Autorezeptoren hemmen (A). Weitere Besprechung im Text.

tern gibt es beim Histamin nicht. Dennoch ist zelluläre Aufnahme der erste Schritt der Inaktivierung, denn die anschließende Metabolisierung geschieht intrazellulär. Der Hauptweg beim Menschen – und der einzige Weg im Gehirn – führt zunächst mittels Histamin-N-Methyltransferase zu *tele*-Methylhistamin (der der Seitenkette ferne Ring-Stickstoff wird methyliert – daher der Name). Das Methylderivat wird dann durch MAO-B und Aldehyd-Dehydrogenase in das Endprodukt *tele*-Methyl-imidazolylessigsäure umgewandelt (s. auch S. 307). Histamin selbst besitzt nur sehr geringe Affinität zur MAO-A und MAO-B, und die das Histamin direkt oxidativ desaminierende Diaminoxidase fehlt im Gehirn.

Aminosäuren: Glutamat

So wichtig die Amine für manche Funktionen des Zentralnervensystems sind, quantitativ weit übertroffen werden sie von den Aminosäuretransmittern, vor allem Glutamat, **dem** erregenden, und γ-Aminobuttersäure (GABA), **dem** hemmenden Transmitter. Die Konzentrationen von Glutamat und GABA im Gehirn liegen grob tausendfach höher als die von Noradrenalin und Dopamin. Neben Glutamat ist auch Aspartat ein erregender Transmitter (Abb. 7). Weil oft schwer zwischen

den beiden zu unterscheiden ist und weil Glutamat überwiegt, steht es hier stellvertretend für die „erregenden Aminosäuretransmitter".
Einige Beispiele sollen zeigen, daß Glutamat zur Vermittlung von Sinneswahrnehmungen ebenso beiträgt wie zur Motorik und zu höheren Gehirnfunktionen wie Lernen und Gedächtnis, bei denen man dem Hippocampus eine besondere Bedeutung zuschreibt. Glutamat ist ein Überträgerstoff von primärafferenten Neuronen; in einigen kommt es mit Neuropeptiden wie Substanz P gemeinsam vor. Glutamaterg ist die Bahn, die von der Großhirnrinde zum Corpus striatum zieht, als Teil der die Motorik modulierenden Schleife Hirnrinde – Corpus striatum – Globus pallidus/Substantia nigra – ventrale Thalamuskerne – Großhirnrinde. Glutamaterg sind die kortikalen Projektionen zum Hippocampus (aus der Area entorhinalis) ebenso wie intrahippocampale Verbindungen und die den Hippocampus verlassenden Axone der Pyramidenzellen.
Anders als die bisher besprochenen Stoffe ist Glutamat nicht nur chemisches Signal. Glutamin- und Asparaginsäure sind die Hauptbausteine der Gehirnproteine. Glutaminsäure ist Ausgangsstoff für andere Aminosäuren. Sie kann zu Glutamin amidiert werden (und dient so der Entfernung von Ammoniak aus dem Gehirn), andererseits wieder aus Glutamin

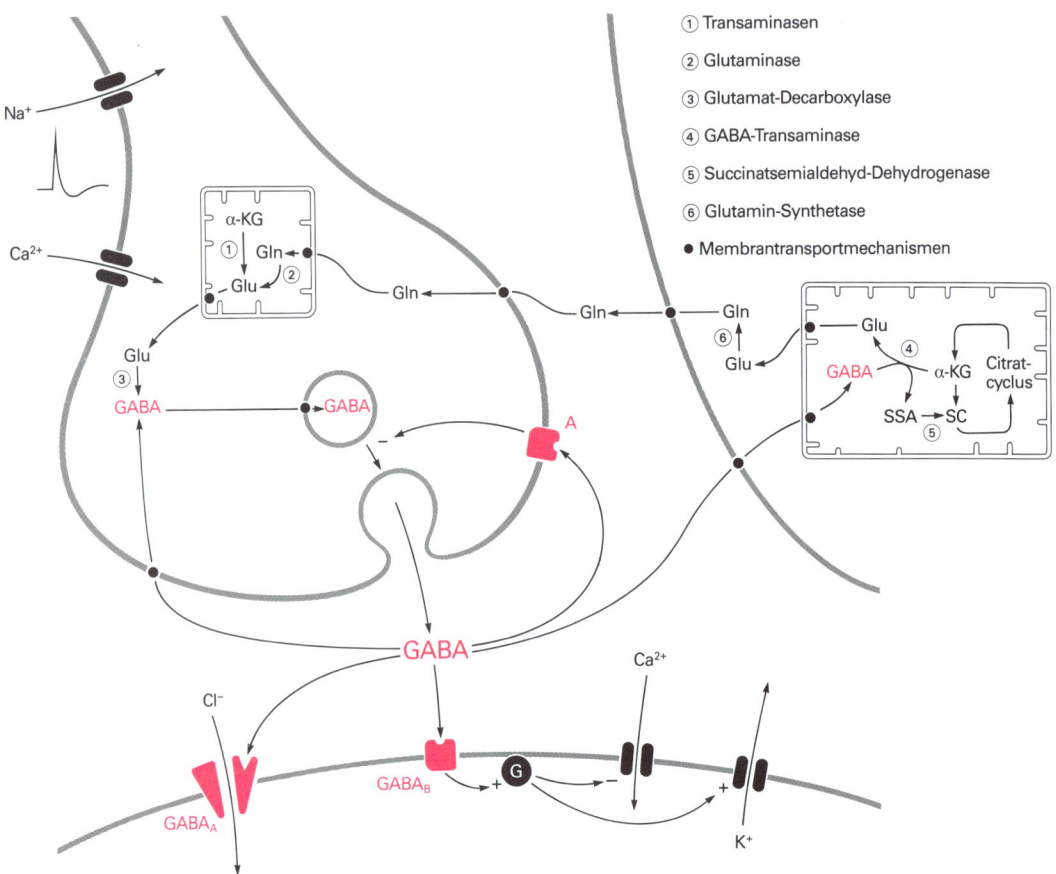

Abb. 16: Synaptische Übertragung durch GABA.
Pfeile bedeuten Stoffbewegungen, Stoffumwandlungen oder Beeinflussungen, + Aktivierung, − Hemmung. Vorläufer von GABA ist Glutamat (Glu), für das wie bei den Glutamat-Neuronen (Abb. 15) zwei Quellen gezeigt sind: α-Ketoglutarat (α-KG) und Glutamin (Gln). Im Bild besitzt die postsynaptische Zelle GABA_A- und GABA_B-Rezeptoren, die letzteren über G-Proteine an Ca^{2+}- und K^+-Kanäle gekoppelt. GABA kann seine eigene Freisetzung über präsynaptische Autorezeptoren hemmen (A). GABA wird zu Succinatsemialdehyd (SSA) desaminiert, aus dem Bernsteinsäure (SC) entsteht. Weitere Besprechung im Text.

entstehen. Über α-Ketoglutarsäure ist sie mit dem Citratcyclus verknüpft. Nicht zuletzt ist sie der biochemische Vorläufer von GABA. So kann **Transmitter**-Glutamat, dessen Lebensweg Abb. 15 im Überblick zeigt, aus verschiedenen Quellen stammen. Ein wichtiger Weg ist der **Glutamincyclus** (Abb. 15): Freigesetztes Glutamat wird zum Teil in Gliazellen transportiert, dort durch Glutamin-Synthetase (**3** in Abb. 15) in Glutamin überführt, das Glutamin wird wieder in die glutamatergen Axone aufgenommen und dort schließlich durch Glutaminase (**2** in Abb. 15) in Glutamat und Ammoniak gespalten. Ihrer Funktion entsprechend, kommt Glutamin-Synthetase hauptsächlich in der Glia vor, Glutaminase vorwiegend in Nervenzellen. Woher immer es stammen möge: In Glutamat-Nervenendigungen wird ein Teil des Glutamats aus dem Axoplasma mit Hilfe des elektrochemischen Protonengradienten in Speichervesikel aufgenommen und steht nun als ein separater vesikulärer Pool zur Freisetzung bereit.

Glutamat verfügt über mannigfaltige Rezeptoren. Fünf kennt man heute. Drei sind Klasse-1-Rezeptoren und in Abb. 15 eingezeichnet. Hier soll nur zwischen dem N-Methyl-D-Aspartat- oder NMDA-Rezeptor (benannt nach einem selektiven synthetischen Agonisten) und den Nicht-NMDA-Klasse-1-Rezeptoren unterschieden werden. Die Nicht-

NMDA-Rezeptoren ähneln in ihrer Funktion dem Nicotinrezeptor. Aktiviert, öffnen sie sich für Na^+ und K^+, und die Zellmembran wird depolarisiert. Es sind diese Nicht-NMDA-Rezeptoren, durch die Glutamat-Axone überall im Zentralnervensystem schnelle erregende postsynaptische Potentiale auslösen.

Etwas Besonderes aber ist der NMDA-Rezeptor. Vier Charakteristika zeichnen ihn aus. **Erstens** ist der Kanal bei normalem Membranpotential von Mg^{2+}-Ionen verstopft. Erst bei leichter Depolarisation der Membran verläßt mehr und mehr Mg^{2+} den Kanal, und erst jetzt kann ein Agonist ihn öffnen. **Zweitens** passieren den geöffneten Kanal nicht nur Na^+- und K^+-, sondern auch Ca^{2+}-Ionen (Abb. 15). **Drittens** besitzt der NMDA-Rezeptor eine Bindungsstelle für Glycin. Die Bindungsstelle ist vom hemmenden, strychninempfindlichen Glycinrezeptor (s. S. 116) verschieden. Glycin potenziert die Wirkung von Glutamat und NMDA. **Viertens** schließlich besitzt der Rezeptor eine Bindungsstelle für eine Reihe weiterer Substanzen, die alle den Kanal verstopfen; hierher gehören das Kurznarkosemittel **Ketamin** (s. S. 248), sein Vorläufer **Phencyclidin,** heute als Psychotomimetikum mißbraucht, und das zentral wirkende Muskelrelaxans **Memantin.** Diese Besonderheiten, die beiden ersten zumal, geben dem NMDA-Rezeptor einzigartige Eigenschaften. Einzigartig im Guten: Die potentialabhängige Blockade durch Mg^{2+} verleiht der Informationsübertragung durch NMDA-Rezeptoren Plastizität (s. S. 103), synaptische Plastizität, der man eine Rolle beim Gedächtnis und beim Lernen zuschreibt. Einzigartig im Schlimmen: Glutamat kann neurotoxisch wirken, etwa bei zerebraler Ischämie und bei Hypoglykämie. Dafür ist ein exzessiver Ca^{2+}-Einstrom durch den NMDA-Rezeptor mitverantwortlich. Durch NMDA-Antagonisten kann man im Experiment Nervenzellen vor der Zerstörung bei Hypoxie oder Hypoglykämie schützen.

Freigesetztes Glutamat wird durch spezifische Carrier einerseits in die Glutamat-Nervenendigungen wiederaufgenommen, andererseits in Gliazellen transportiert (Abb. 15). In den Nervenendigungen kann sich vesikuläre Speicherung anschließen, während gliales Glutamat, wie oben erwähnt, in Glutamin umgewandelt und so der Nervenendigung zur Resynthese von Glutamat angeboten werden kann.

Die Glutaminsäure hat eine lehrreiche Geschichte als Arznei- und Genußmittel. In den 40er Jahren wurde berichtet, sie verhüte epileptische Anfälle und helfe bei Schwachsinn. Das führte zur Anwendung in der Neurologie und Psychiatrie, nicht zuletzt aber bei Kindern mit Schulschwierigkeiten. Seit 1954 erkannte man, daß Glutaminsäure im Gegenteil Krämpfe auslösen und Nervenzellen töten kann (s. o.). Das Pendel schwang zur anderen Seite. Es traf dabei vor allem Glutaminsäure als „Geschmacksverstärker" – dieser Wirkung der Glutaminsäure verdanken Eiweißhydrolysate viel von ihrer gastronomischen Anziehungskraft. Flugs wurden Höchstgrenzen festgesetzt: Aus der Nervennahrung war ein Nervengift geworden. Glutaminsäure ist die häufigste Aminosäure in unserer Nahrung. Den IQ zu erhöhen ist ihre zusätzliche Einnahme (Nervennahrung) ebensowenig geeignet wie ihre Vermeidung als Geschmacksverstärker (Nervengift) und damit der Verzicht auf **Sojasauce, Worcestersauce** und **Maggi.**

Aminosäuren: γ-Aminobuttersäure

So wie Glutamat der wichtigste erregende, ist γ-Aminobuttersäure (GABA) der wichtigste hemmende Transmitter. Ein Zeichen dafür sind die Krampfanfälle, die auftreten, wenn man das GABA-System etwa durch Blockade der GABA-Synthese unterdrückt. Die meisten GABA-Neurone sind Interneurone. Es gibt aber auch GABAerge Projektionsneurone. Dazu gehören z. B. zwei hintereinandergeschaltete Neuronensysteme der beim Glutamat erwähnten mesokortikalen Schleife Großhirnrinde – Corpus striatum – Globus pallidus/Substantia nigra – ventrale Thalamuskerne – Großhirnrinde, und zwar die Neurone vom Corpus striatum zu Globus pallidus/Substantia nigra **und** die nachgeschalteten Neurone von der Substantia nigra und vom Globus pallidus zum Thalamus. Viele GABA-Neurone enthalten Peptid-Kotransmitter.

Abb. 16 zeigt GABAerge synaptische Übertragung im Überblick. GABA wird aus Glutamat unter Katalyse der Glutamat-Decarboxylase synthetisiert (3 in Abb. 16): Aus dem wichtigsten erregenden entsteht in einem einzigen Schritt der wichtigste hemmende Transmitter. Glutamat-Decarboxylase wird im Zentralnervensystem ausschließlich in GABA-Neuronen exprimiert und kann zu deren immunhistochemischer Darstellung dienen. Das Glutamat entstammt ähnlichen Quellen wie in den Glutamat-Neuronen. Wie dort gibt es auch hier den eleganten Glutamincyclus (vgl. Abb. 15 und 16): Freigesetzte GABA wird zum Teil in Gliazellen transportiert, dort in Glutamin überführt, das Glutamin wird in die GABAergen Nervenendigungen aufgenommen, durch Glutaminase (2 in Abb. 16) zu Glutamat hydrolysiert, das Glutamat schließlich wird wieder zu GABA decarboxyliert. Aus

dem Axoplasma wird GABA in Speichervesikel aufgenommen. **Tetanustoxin** blockiert die exozytotische Freisetzung von GABA (und Glycin), und darauf beruht seine Krampfwirkung (s. S. 267).

Es gibt zwei Typen von GABA-Rezeptoren, $GABA_A$ und $GABA_B$. Der $GABA_A$-Rezeptor gehört zu den ligandengesteuerten Ionenkanälen. Er ist ein Cl^--Kanal. Bindung von GABA öffnet den Kanal für Cl^- und hemmt dadurch die Zelle. Ein selektiver $GABA_A$-Agonist ist das Fliegenpilzgift **Muscimol** (s. S. 837), ein kompetitiver Antagonist das Alkaloid und Krampfgift **Bicucullin** (s. S. 266). Der $GABA_B$-Rezeptor gehört zu den G-Protein-gekoppelten Rezeptoren. Aktiviert, vermindert er über G-Proteine die Leitfähigkeit von Ca^{2+}-Kanälen und erhöht die Leitfähigkeit von K^+-Kanälen (Abb. 16). Da Ca^{2+}-Einstrom Erregung, K^+-Ausstrom Hemmung bedeutet, vermittelt auch der $GABA_B$-Rezeptor eine Hemmung der Zellen. Ein selektiver $GABA_B$-Agonist ist das **Baclofen** (s. S. 276). GABA-Rezeptoren scheinen häufig auf Nervenendigungen vorzukommen. Die Aktivierung solcher präsynaptischer GABA-Rezeptoren hemmt die Freisetzung des Transmitters aus diesem Axon: präsynaptische Hemmung.

Der $GABA_A$-Rezeptor ist pharmakologisch eminent wichtig. Über ihn wirken nämlich zahlreiche Pharmaka, die sich zwar nicht wie Muscimol und Bicucullin an die GABA-Erkennungsstelle, wohl aber an andere Areale binden. Dazu gehört das Krampfgift **Picrotoxin,** das den Ionenkanal direkt verstopft. Als zweites seien die Benzodiazepine genannt (s. S. 291). Benzodiazepin-Agonisten wie **Diazepam** verstärken durch ihre Bindung an spezielle Stellen des Rezeptors allosterisch GABA-induzierte Cl^--Ströme; dies ist wohl ihr wichtigster molekularer Wirkmechanismus. Drittens binden sich hypnotisch-narkotische Barbiturate wie **Pentobarbital** (s. S. 256) an ein wieder anderes Areal. Sie verstärken dadurch ebenfalls den Cl^--Strom, allerdings auf etwas andere Weise als die Benzodiazepin-Agonisten. Und schließlich ist damit die Liste keineswegs erschöpft: Noch andere Krampfgifte ebenso wie Hypnotika-Narkotika scheinen primär am $GABA_A$-Rezeptor anzugreifen und so ihre Wirkung auszulösen.

Freigesetzte GABA wird durch carriervermittelte Aufnahme inaktiviert, entweder zurück in die GABA-Axone oder in Gliazellen. Wiederaufgenommene GABA kann erneut vesikulär gespeichert werden. Im übrigen wird GABA durch GABA-Transaminase (4 in Abb. 16) zu Succinatsemialdehyd abgebaut, dessen Kohlenstoffkette nach Oxidation zu Bernsteinsäure (5 in Abb. 16) in den Citratcyclus eintritt. In Gliazellen kann sich, wie erwähnt, Bildung von Glutamin anschließen, aus dem dann wieder GABA entstehen kann (Abb. 16). Der Abbau von GABA wird durch **Valproat** (s. S. 271) gehemmt; doch ist nicht klar, wie weit dies zur antiepileptischen Wirkung des Valproats beiträgt.

Aminosäuren: Glycin

Glycin ist der wichtigste hemmende Neurotransmitter nächst GABA, besonders im Rückenmark und Hirnstamm. Glycinerg sind z. B. die Renshaw-Interneurone im Rückenmark: Kollateralen der Motoneurone enden synaptisch an den Renshaw-Zellen, setzen dort Acetylcholin frei und erregen die Renshaw-Zellen (über Nicotinrezeptoren); die Renshaw-Zellen wiederum bilden Synapsen mit den Motoneuronen und hemmen sie durch Freisetzung von Glycin; so wird ein Überschießen der Aktivität der Motoneurone verhindert (s. S. 266).

Wie Glutamat und Aspartat ist auch Glycin Baustein der Gehirnproteine und Glied etlicher Stoffwechselprozesse. Transmitter-Glycin wird in Vesikeln gespeichert. **Tetanustoxin** hemmt die Freisetzung von Glycin ebenso wie die von GABA (s. S. 267).

Der Glycin-Rezeptor ist ein Klasse-1-Rezeptor. Nach Aktivierung läßt er wie der GABA$_A$-Rezeptor selektiv Cl$^-$-Ionen durchtreten und hemmt so die Zelle. Vom GABA$_A$-Rezeptor ist er pharmakologisch gut zu trennen: Das oben erwähnte Bicucullin blockiert nur den GABA$_A$-, nicht den Glycin-Rezeptor, während **Strychnin,** das Krampfgift aus *Strychnos nux vomica,* der (fälschlich so genannten, weil kaum Erbrechen erregenden) Brechnuß (s. S. 267, 824), nur den Glycin-, nicht den GABA$_A$-Rezeptor blockiert. Glycin bindet sich, wie beim Glutamat beschrieben, auch an eine spezielle Stelle des NMDA-Rezeptors und verstärkt dadurch die Wirkung des Glutamats. Diese Bindungsstelle ist nicht strychninempfindlich.

Freigesetztes Glycin wird durch zelluläre Aufnahmemechanismen inaktiviert.

Nukleotid: Adenosin-5′-triphosphat

Wie manche Aminosäuren nicht nur Peptidbausteine sind, so ist ATP nicht nur Energieträger, sondern auch Neurotransmitter. Beim Noradrenalin wurde auf ATP als Kotransmitter im Sympathikus hingewiesen. Auch Acetylcholin-Speichervesikel enthalten ATP, und auch in cholinergen Neuronen könnte ATP bei der Informationsübertragung helfen. Schließlich ist ATP Transmitter oder Kotransmitter in manchen Neuronen des Darmnervensystems.

Nervenendigungen synthetisieren ATP aus ADP wie alle Zellen, also z.B. durch oxidative Phosphorylierung. ATP wird über einen Carrier in die Speichervesikel aufgenommen und durch Aktionspotentiale mit seinen Kotransmittern exozytotisch freigesetzt.

Man nennt die Rezeptoren für ATP, ADP, AMP und Adenosin „Purinrezeptoren" und unterteilt sie in zwei Gruppen. Auf P$_1$-Rezeptoren wirkt **Adenosin** stärker als ATP (und AMP und ADP stehen dazwischen); man bezeichnet sie deshalb auch als Adenosinrezeptoren. Auf P$_2$-Rezeptoren wirkt umgekehrt ATP viel stärker als Adenosin (ADP und AMP stehen wieder dazwischen). Die P$_2$-Rezeptoren sind die eigentlichen Rezeptoren für den Transmitter ATP. Es gibt zwei Haupttypen, P$_{2X}$ und P$_{2Y}$. Die P$_{2X}$-Rezeptoren sind Klasse-1-Rezeptoren mit einem Ionenkanal, der vor allem Na$^+$ und wohl auch Ca^{2+} passieren läßt. Über P$_{2X}$-Rezeptoren bringt ATP z.B. einige Blutgefäße zur Kontraktion. Die P$_{2Y}$-Rezeptoren gehören zur Klasse 2. Über P$_{2Y}$-Rezeptoren relaxiert ATP z.B. die glatte Darmmuskulatur.

Freigesetztes ATP wird wie Acetylcholin und die Neuropeptide außer durch Diffusion in die Umgebung durch Abbau im Extrazellulärraum inaktiviert: Ektonukleotidasen spalten die Phosphatreste ab. Das entstehende Adenosin kann über einen spezifischen Carrier wieder in die Nervenendigung aufgenommen und zu ATP phosphoryliert werden – ein Adenosincyclus, der dem Cholincyclus beim Acetylcholin und dem Glutamincyclus bei Glutamat und GABA entspricht. Der Adenosincarrier wird durch Pharmaka wie das **Dipyridamol** selektiv blockiert (s. S. 391).

Pharmakologisch besonders wichtig im ATP-Adenosin-System sind die Adenosin-P$_1$-Rezeptoren. Sie sind allerdings nicht eigentlich Transmitterrezeptoren. Sie gehören zur Klasse 2. Es gibt mindestens zwei Untergruppen. Beide werden durch Methylxanthine blockiert, mit einer in der Reihenfolge **Theophyllin > Coffein > Theobromin** abnehmenden Affinität. Wahrscheinlich verdanken die Methylxanthine viel von ihren Wirkungen diesem Antagonismus. Zum Beispiel wirkt Adenosin sedierend und antikonvulsiv, die Methylxanthine dagegen wirken erregend und in höheren Dosen konvulsiv.

Peptide: Tachykinine

Der Substanz P gehören einige Prioritäten. Sie wurde 1931 im Gehirn und im Darm von Pferden entdeckt, ein Doppelvorkommen, das rückblickend mit ihrer Transmitterrolle hier wie dort zu erklären ist. 1953 fand man in den hinteren Wurzeln des Rückenmarks eine viel höhere Konzentration als in den vorderen Wurzeln und vermutete, Substanz P könne ein Transmitter des ersten sensorischen Neurons sein. Als 1971 schließlich die chemische Analyse gelang, war Substanz P das erste in seiner Struktur bekannte „reine" Neuropeptid – „rein" zur Unterscheidung von Darmhormonen wie Gastrin und Hypophysenhormonen wie Vasopressin, die **auch** Neurotransmitter sind.

Heute wissen wir, daß Substanz P nur **ein** Mitglied der Familie der Tachykinine ist, so genannt, weil sie glatte Muskeln zu schneller statt wie Bradykinin zu langsamer Kontraktion veranlassen. Außer Substanz P gehören zu den Tachykininen noch Neurokinin A und Neurokinin B. Substanz P und Neurokinin A sind auf **einem** Gen kodiert und kommen daher oft zusammen vor; Neurokinin B ist auf einem anderen Gen kodiert und kann daher in ganz anderen Zellen exprimiert werden. Hier sei nur ohne Differenzierung und unter Nennung von Substanz P als Stellvertreter auf vier von vielen Lokalisationen hingewiesen. Substanz P ist erstens ein Transmitter im Darmnervensystem, wo sie direkt und über eine Freisetzung von Acetylcholin die glatte Muskulatur erregt. Substanz P ist zweitens wahrscheinlich einer von mehreren Transmittern der primären afferenten Neurone. Etwa 20% der Zellkörper in den Spinalganglien und den entsprechenden Ganglien der Hirnnerven, nebst ihren peripheren und zentralen Fortsätzen, enthalten Substanz P; Substanz P ist dabei auf die dünnen, vor allem der Schmerzwahrnehmung dienenden C- und Aδ-Fasern beschränkt und gibt diese Information, gemeinsam mit Glutamat und vielleicht anderen Transmittern, im Hinterhorn an das zweite Neuron weiter. Substanz P-Neurone projizieren drittens ähnlich wie GABA-Neurone vom Corpus striatum zur Substantia nigra und zum Globus pallidus. Schließlich wurde viertens schon auf die Koexistenz von Substanz P und Serotonin in manchen Raphe-Neuronen hingewiesen.

Die Tachykinine werden auf dem allgemeinen, komplizierten Neuropeptid-Syntheseweg gebildet (s. Abb. 2). Abb. 17 zeigt die Aminosäuresequenzen. Essentiell ist die C-terminale Sequenz Phe-X-Gly-Leu-Met-NH$_2$, wobei X eine aromatische oder eine verzweigte aliphatische Aminosäure sein kann. Die Tachykinine gehören zu den zahlreichen Peptiden, die bei der post-translationalen Prozessierung am C-Terminus amidiert werden.

Es gibt drei in Struktur und Ligandenaffinität verschiedene Tachykininrezeptoren, NK$_1$, NK$_2$ und NK$_3$. Alle benutzen G-Proteine zur Transduktion und stimulieren, wenn sie aktiviert sind, die Phospholipase C. NK$_1$-Rezeptoren scheinen z.B. im Hinterhorn des Rückenmarks Signale von den Nociceptoren weiterzugeben, Blutgefäße zu dilatieren (durch Freisetzung des „endothelium-derived relaxing factor" = EDRF aus den Endothelzellen; vgl. S. 387), die Gefäßpermeabilität zu erhö-

Substanz P	Arg-Pro-Lys-Pro-Gln-Gln-Phe-Phe-Gly-Leu-Met-CONH$_2$
Neurokinin A	His-Lys-Thr-Asp-Ser-Phe-Val-Gly-Leu-Met-CONH$_2$
Neurokinin B	Asp-Met-His-Asp-Phe-Phe-Val-Gly-Leu-Met-CONH$_2$

Abb. 17: Endogene Tachykinine.
Die C-terminale Sequenz Phe-X-Gly-Leu-Met-CONH$_2$ verleiht den Stoffen die Tachykininwirkung.

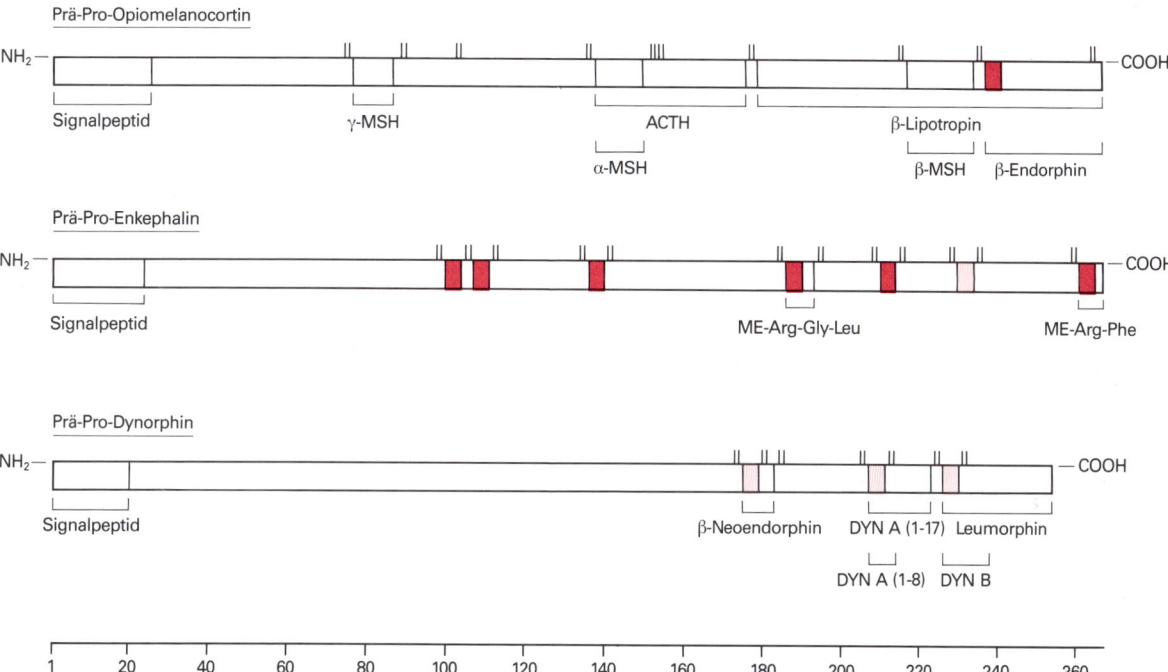

Abb. 18: Die drei Opioid-Vorläuferpeptide beim Menschen.
Rot die Sequenzen von Met-Enkephalin (■) und Leu-Enkephalin (▨). „Prä" zeigt die Anwesenheit des sogenannten Signalpeptids an, das das Ribosom zu Beginn der Translation an die Membranen des rauhen endoplasmatischen Retikulums dirigiert. Mit der Abspaltung des Signalpeptids wird aus der Prä-Pro-Form die Pro-Form. Am wichtigsten bei der post-translationalen Prozessierung des Pro-Peptids im Golgi-Apparat und den Vesikeln ist die Spaltung der Peptidkette durch Endoproteasen. Die Endoproteasen spalten besonders dort, wo zweimal nebeneinander die basischen Aminosäuren Lysin oder Arginin oder beide kombiniert auftauchen. Diese Aminosäurepaare und damit die bevorzugten Spaltstellen sind durch Paare senkrechter Striche oben an den Peptidketten angedeutet. Durch verschiedene Spaltungskombinationen können zahlreiche Peptide entstehen. Nur einige sind gezeigt. **Pro-Opiomelanocortin (POMC)** enthält als mögliche Spaltstücke außer einer Kopie von Met-Enkephalin das ACTH, β-Lipotropin, drei MSH-Peptide und das β-Endorphin. Durch verschiedene post-translationale Prozessierung entstehen aus POMC in der Adenohypophyse hauptsächlich ACTH und β-Lipotropin, in Neuronen dagegen hauptsächlich kleinere Spaltstücke, vor allem β-Endorphin. **Pro-Enkephalin** enthält als mögliche Spaltstücke gleich sechs Kopien des Met-Enkephalins und eine Kopie des Leu-Enkephalins, außerdem die C-terminal verlängerten Peptide Met-Enkephalin-Arg-Gly-Leu und Met-Enkephalin-Arg-Phe. **Pro-Dynorphin** enthält außer drei Kopien von Leu-Enkephalin das β-Neoendorphin, Dynorphin A(1–17), Dynorphin A(1–8), Leumorphin und Dynorphin B. Unten die Aminosäurenumerierung.

hen und im Darm die glatte Muskulatur direkt zur Kontraktion zu bringen. NK₃-Rezeptoren an den cholinergen Neuronen des Darmnervensystems vermitteln eine Freisetzung von Acetylcholin und damit indirekt eine Kontraktion.

Freigesetzte Tachykinine werden vermutlich durch enzymkatalysierte Hydrolyse inaktiviert.

Von Wärme bis Schmerz reichen die Empfindungen, die **Paprika** mit seinen Spielarten (Chillies, Peperoni, Cayenne-Pfeffer), **Pfeffer** und **Ingwer** auf Haut und Schleimhäuten hervorrufen. Die Pharmakologie dieser Stoffe fußt besonders auf Untersuchungen mit dem Paprika-Inhaltsstoff Capsaicin. Capsaicin depolarisiert Axonendigungen, die auf Wärme und Schmerzreize ansprechen und vor allem (aber nicht ausschließlich) Substanz P enthalten. Die Erregung wird einmal nach zentral weitergeleitet. Außerdem aber wird aus den peripheren Axonendigungen Substanz P (eventuell mit Begleitstoffen) freigesetzt und erhöht nun am Applikationsort die Durchblutung und Gefäßpermeabilität. Das warm-brennende Gefühl macht die „Scharfstoffe" zu Gewürzen; dies Gefühl nebst der örtlichen Hyperämie macht sie aber auch zu viel benutzten Arzneimitteln, auf die Haut aufgetragen z. B. bei Schmerzen im Bewegungsapparat – Kneipp Rheumasalbe®

Capsicum ist ein Beispiel. Hohe Konzentrationen können die Capsaicin-empfindlichen Neurone selektiv zerstören.

Peptide: Opioide

Daß das Pflanzenprodukt Morphin Schmerz lindert, Atmung und Hustenreiz dämpft, die Pupille verengt, die Passage des Speisebreis durch den Darm verlangsamt und vieles andere – das verdankt es einer in den chemischen Formeln schwer erkennbaren Ähnlichkeit mit körpereigenen Peptiden, den opioiden Peptiden (s. S. 202). Die Evolution hat sie zu komplexen Systemen entwickelt und mit ganz anderen Peptiden verknüpft, nämlich mit ACTH und den Melanocyten-stimulierenden Hormonen (MSH). So gibt es heute drei Gruppen von opioiden Peptiden, jede abgeleitet von einem separaten Pro-Peptid und nach ihm benannt: die Pro-Opiomelanocortin-Gruppe (**POMC**-Gruppe), Hauptvertreter das β-Endorphin; die **Pro-Enkephalin**-Gruppe, Hauptvertreter das Methionin-Enkephalin (Met-Enkephalin); und die **Pro-Dynorphin**-Gruppe, charakteristische Vertreter die Dynorphine. Die drei Pro-Peptide werden durch drei separate Gene kodiert (s. u.) und können deshalb in verschiedenen Zellen exprimiert werden. **POMC** und seine Spaltprodukte kommen außerhalb des Gehirns hauptsächlich in der Adenohypophyse vor, im Gehirn fast ausschließlich in einer Neuronengruppe mit Zellkörpern im Nucleus arcuatus in der Wand des Infundibulum. Viel weiter verbreitet sind Pro-Enkephalin und Pro-Dynorphin. **Pro-Enkephalin** und seine Derivate enthalten die Zellen des Nebennierenmarks, gemeinsam mit den Catecholaminen. Pro-Enkephalin-Nervenzellen gibt es sowohl in der Darmwand als auch, zahlreich und meist als Interneurone, im Zentralnervensystem. Projektionsneurone ziehen z. B. vom Corpus striatum zum Globus pallidus; in einigen scheinen die Enkephaline und GABA Kotransmitter zu sein. Auch die **Pro-Dynorphin**-Neurone kommen in der Darmwand und als Inter- und Projektionsneurone im Zentralnervensystem vor. Zum Beispiel enthalten die Vasopressin-Nervenfasern von den Nuclei supraopticus und paraventricularis zur Hypophyse zugleich Pro-Dynorphin und seine Abkömmlinge. Vieles helfen die endogenen Opioide regeln – von Darmfunktionen über die Sekretion von Hormonen und den Kreislauf bis zur Schmerzempfindlichkeit.

Die drei Gene für die Opioid-Vorläufer sind beim Menschen auf drei verschiedenen Chromosomen lokalisiert. Doch sind sie so ähnlich, daß sie vermutlich von einem einzigen Urgen abstammen. Die Biosynthese folgt dem allgemeinen Weg über das Prä-Pro-Peptid und das Pro-Peptid mit weiterer post-translationaler Prozessierung. Abb. 18 zeigt die Struktur der Prä-Pro-Peptide und einige, längst nicht alle Spaltprodukte, Abb. 19 die Struktur einiger fertiger Opioide. Alle wirksamen endogenen Opioide besitzen die N-terminale Sequenz Tyr-Gly-Gly-Phe-X, wobei X entweder Methionin oder Leucin ist. Die einfachsten wirksamen Stoffe sind demnach Tyr-Gly-Gly-Phe-Met oder Met-Enkephalin und Tyr-Gly-Gly-Phe-Leu oder Leu-Enkephalin. Kürzung eines der beiden Enden beseitigt die Wirkung; C-terminale Verlängerung dagegen führt zu sehr wirksamen Stoffen.

Wie drei Gruppen von opioiden Peptiden, so gibt es auch drei Typen von Opioid-Rezeptoren, μ (nach Morphin), δ und κ (nach anderen Prototyp-Liganden). Man könnte denken, zu jeder der drei Peptidgruppen gehöre einer der drei Rezeptoren. In erster Näherung stimmt das auch: β-Endorphin (aus POMC) besitzt eine gewisse Selektivität für μ-Rezeptoren, Met-Enkephalin und Leu-Enkephalin (aus Pro-Enkephalin) besitzen recht hohe Selektivität für δ-Rezeptoren, und die Dynorphine und Neoendorphine (aus Pro-Dynorphin) sind recht selektiv für κ-Rezeptoren. Scharf ist die Zuordnung POMC-μ, Pro-Enkephalin-δ, Pro-Dynorphin-κ aber nicht:

Met-Enkephalin	Tyr-Gly-Gly-Phe-Met
Leu-Enkephalin	Tyr-Gly-Gly-Phe-Leu
ME-Arg-Phe	Tyr-Gly-Gly-Phe-Met-Arg-Phe
ME-Arg-Gly-Leu	Tyr-Gly-Gly-Phe-Met-Arg-Gly-Leu
β-Endorphin	Tyr-Gly-Gly-Phe-Met-Thr-Ser-Glu-Lys-Ser-Gln-Thr-Pro-Leu-Val-Thr-Leu-Phe-Lys-Asn-Ala-Ile-Ile-Lys-Asn-Ala-Tyr-Lys-Lys-Gly-Glu
Dynorphin A (1-17)	Tyr-Gly-Gly-Phe-Leu-Arg-Arg-Ile-Arg-Pro-Lys-Leu-Lys-Trp-Asp-Asn-Gln
Dynorphin B	Tyr-Gly-Gly-Phe-Leu-Arg-Arg-Gln-Phe-Lys-Val-Val-Thr
β-Neoendorphin	Tyr-Gly-Gly-Phe-Leu-Arg-Lys-Tyr-Pro

Abb. 19: Endogene opioide Peptide.
Die N-terminale Sequenz Tyr-Gly-Gly-Phe-X (X = Met oder Leu) verleiht den Stoffen die Opioidwirkung.

Aus Pro-Dynorphin kann auch das δ-selektive Leu-Enkephalin entstehen (Abb. 18), und bei der Vielzahl der Pro-Peptid-Spaltprodukte gibt es weitere Ausnahmen. Auch die pflanzlichen und synthetischen Opiate haben ihre Präferenzen. **Morphin** aktiviert vornehmlich μ-Rezeptoren, und **Naloxon** ist ein μ-selektiver Antagonist. Das **Pentazocin,** das sich in mancher Hinsicht vom Morphin unterscheidet, wirkt auf κ-Rezeptoren als Agonist, auf μ-Rezeptoren dagegen als Antagonist.

Alle drei Rezeptortypen gehören zur Klasse 2. Über G-Proteine hemmen sie die Adenylatcyclase, öffnen K^+-Kanäle oder schließen Ca^{2+}-Kanäle. Alle drei Typen können, aktiviert, Analgesie hervorrufen. Der Aktivierung von μ- und δ-Rezeptoren folgt Euphorie, während Aktivierung von κ-Rezeptoren eher Unlustgefühle auslöst. Atemdepression folgt besonders der Aktivierung von μ-Rezeptoren.

Freigesetzte Opioidpeptide werden wahrscheinlich hauptsächlich durch Spaltung inaktiviert. Ein wichtiges Enzym für den Abbau von Met-Enkephalin und Leu-Enkephalin hat man Enkephalinase genannt. Sein aktives Zentrum ist dem Extrazellulärraum zugekehrt. Es spaltet die Gly-Phe-Bindung. Hemmstoffe des Enzyms verlängern die Wirkungen der Enkephaline und sollen auf diesem Wege selbst Schmerzen lindern – ganz in Analogie zu den Cholinesterase-Inhibitoren, die die Wirkung von Acetylcholin verlängern und damit „indirekt" parasympathomimetisch wirken.

Periphere efferente Neuronensysteme

Unter diesem Oberbegriff werden Neuronensysteme zusammengefaßt, die einerseits viscerale Organe (vegetatives oder autonomes Nervensystem), andererseits die endplattenhaltige Muskulatur des Rumpfes, der Extremitäten, der Augen sowie z. B. der äußeren Sphincteren der Blase und des Mastdarms efferent versorgen (somatomotorisches, animales Nervensystem). In peripheren efferenten Nerven wurde die chemische synaptische Informationsübertragung erstmals nachgewiesen. Als klassische Neurotransmitter wurden Acetylcholin und Noradrenalin identifiziert (s. S. 96). Am Ende dieser „Grundlagen der Pharmakologie des Nervensystems" sind einige Struktur- und Funktionsprinzipien der peripheren efferenten Neuronensysteme zusammengefaßt. Ihre spezifische

pharmakologische Beeinflußbarkeit nimmt eine bedeutsame Stellung in der Pharmakotherapie ein.

Das periphere vegetative Nervensystem (Abb. 20, 21) inner-viert die endplattenfreie glatte und Herz-Muskulatur sowie Drüsen- und Fettzellen. Alle zu ihm gehörenden Bahnen werden in der Peripherie noch (mindestens) einmal umgeschaltet. Die Perikaryen der präganglionären Neurone liegen in Gehirn und Rückenmark, die Perikaryen der postganglionären Neurone in den parasympathischen Ganglien, den sympathischen Grenzstrang- und Prävertebralganglien sowie in der Wand der innervierten Organe. Entwicklungsgeschichtlich entstehen die postganglionären Neurone aus der Neuralleiste. Der britische Physiologe John Newport Langley hat das peri-

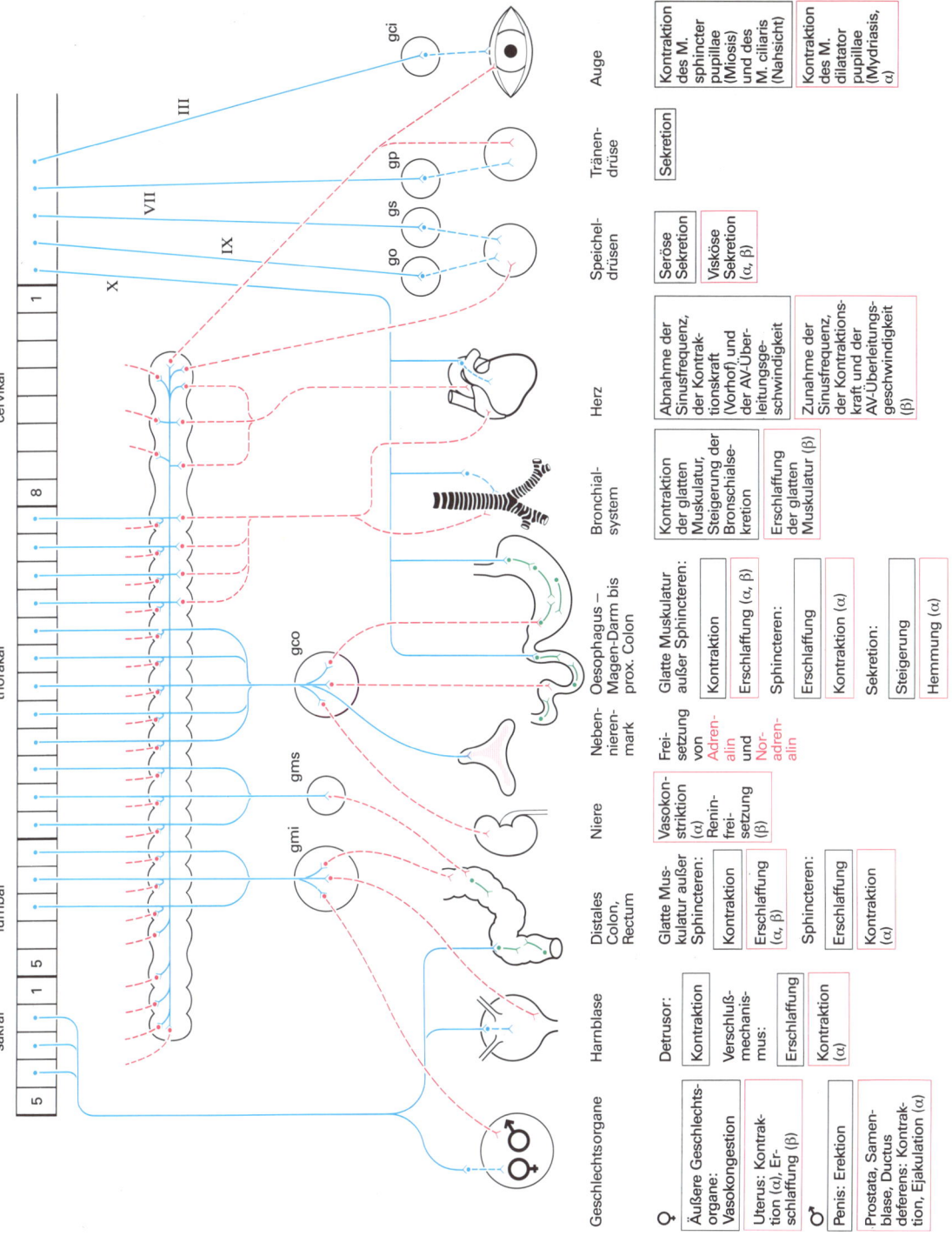

Abb. 20: Schema des vegetativen Nervensystems.

Cholinerge Neurone sind blau, noradrenerge rot, die Neurone des Darmnervensystems grün, präganglionäre sympathische und parasympathische Neurone durchgezogen, postganglionäre sympathische Neurone gestrichelt dargestellt. Die präganglionären sympathischen Neurone entspringen dem Rückenmark (thorakal 1–12 und lumbal 1–3); sie werden im Grenzstrang oder in weiter peripher liegenden Ganglien, meist den Prävertebralganglien, auf postganglionäre Neurone umgeschaltet (gcs = Ganglion cervicale superius, gco = G. coeliacum, gms = G. mesentericum superius, gmi = G. mesentericum inferius). Die präganglionären parasympathischen Neurone entspringen im Hirnstamm (III = N. oculomotorius, VII = N. facialis, IX = N. glossopharyngeus, X = N. vagus) sowie im Sakralmark (sakral 2–4); sie werden in Endorgannahen Ganglien (gci = G. ciliare; gp = G. pterygopalatinum; gs = G. submandibulare; go = Ganglion oticum) oder in den Endorganen selbst auf postganglionäre Neurone umgeschaltet. Die Funktionen der Speisewege vom Oesophagus bis zum Anus werden durch das Darmnervensystem gesteuert, das durch sympathische und parasympathische Bahnen nur moduliert wird. Unterschiede der Innervationsdichte der verschiedenen Organe sind nicht berücksichtigt; z. B. ist die glatte Muskulatur der Bronchien nur spärlich sympathisch innerviert. Rote Umrandungen unten bedeuten sympathomimetische Wirkungen, die durch Noradrenalin (zuweilen mit Kotransmittern) vermittelt werden (α- und β-Adrenozeptoren). Schwarze Umrandungen bedeuten parasympathomimetische Wirkungen, die durch Acetylcholin (zuweilen mit Kotransmittern) vermittelt werden (Muscarinrezeptoren). (Ausnahme: die schwarze Umrandung der Schweißsekretion weist auf deren anatomisch sympathischen, biochemisch aber cholinergen Antrieb hin).

Aus allen Grenzstrangganglien abgehende postganglionär-sympathische noradrenerge Neurone zu Blutgefäßen: Vasokonstriktion, Mm. arrectores pilorum: Kontraktion, Schweißdrüsen: Sekretion

Hirnstamm — cervikal — Rückenmark (thorakal, lumbal) — sakral

Nerven: III, VII, IX, X
Ganglien: gci, gp, gs, go, gco, gms, gmi

Auge
- Kontraktion des M. sphincter pupillae (Miosis) und des M. ciliaris (Nahsicht)
- Kontraktion des M. dilatator pupillae (Mydriasis, α)

Tränendrüse
- Sekretion

Speicheldrüsen
- Seröse Sekretion
- Visköse Sekretion (α, β)

Herz
- Abnahme der Sinusfrequenz, der Kontraktionskraft (Vorhof) und der AV-Überleitungsgeschwindigkeit
- Zunahme der Sinusfrequenz, der Kontraktionskraft und der AV-Überleitungsgeschwindigkeit (β)

Bronchialsystem
- Kontraktion der glatten Muskulatur, Steigerung der Bronchialsekretion
- Erschlaffung (α, β)
- Erschlaffung der glatten Muskulatur (β)

Oesophagus – Magen-Darm bis prox. Colon
Glatte Muskulatur außer Sphincteren:
- Kontraktion
- Erschlaffung (α, β)
Sphincteren:
- Erschlaffung
- Kontraktion (α)
Sekretion:
- Steigerung
- Hemmung (α)

Nebennierenmark
- Freisetzung von Adrenalin und Noradrenalin

Niere
- Vasokonstriktion (α)
- Reninfreisetzung (β)

Distales Colon, Rectum
Glatte Muskulatur außer Sphincteren:
- Kontraktion
- Erschlaffung (α, β)
Sphincteren:
- Erschlaffung
- Kontraktion (α)

Harnblase
Detrusor:
- Kontraktion
Verschlußmechanismus:
- Erschlaffung
- Kontraktion (α)

Geschlechtsorgane
♀ Äußere Geschlechtsorgane: Vasokongestion
- Uterus: Kontraktion (α), Erschlaffung (β)
♂ Penis: Erektion
- Prostata, Samenblase, Ductus deferens: Kontraktion, Ejakulation (α)

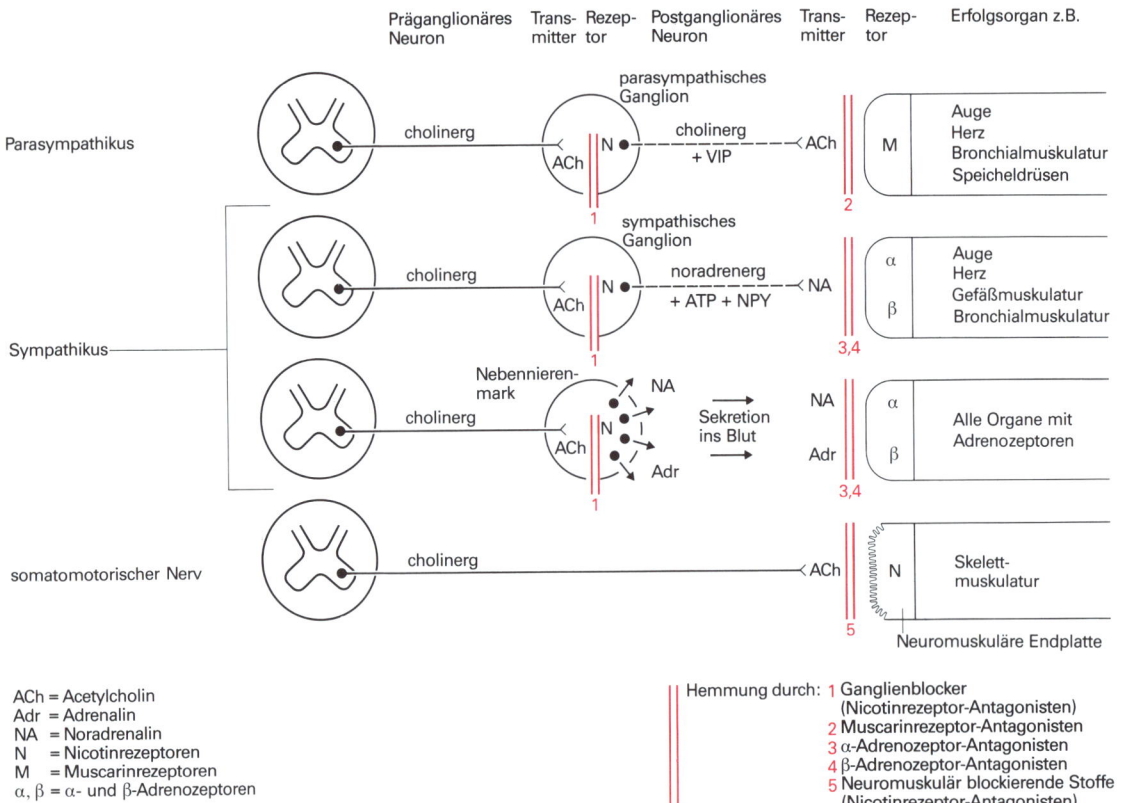

Präganglionäres Neuron	Trans-mitter	Rezep-tor	Postganglionäres Neuron	Trans-mitter	Rezep-tor	Erfolgsorgan z.B.

Parasympathikus — cholinerg — ACh — N — **parasympathisches Ganglion** — cholinerg + VIP — ACh — M — Auge, Herz, Bronchialmuskulatur, Speicheldrüsen

Sympathikus — cholinerg — ACh — N — **sympathisches Ganglion** — noradrenerg + ATP + NPY — NA — α, β — Auge, Herz, Gefäßmuskulatur, Bronchialmuskulatur

cholinerg — ACh — N — **Nebennieren-mark** — NA, Adr — Sekretion ins Blut — NA, Adr — α, β — Alle Organe mit Adrenozeptoren

somatomotorischer Nerv — cholinerg — ACh — N — Skelett-muskulatur — Neuromuskuläre Endplatte

ACh = Acetylcholin
Adr = Adrenalin
NA = Noradrenalin
N = Nicotinrezeptoren
M = Muscarinrezeptoren
α, β = α- und β-Adrenozeptoren

Hemmung durch: 1 Ganglienblocker (Nicotinrezeptor-Antagonisten)
2 Muscarinrezeptor-Antagonisten
3 α-Adrenozeptor-Antagonisten
4 β-Adrenozeptor-Antagonisten
5 Neuromuskulär blockierende Stoffe (Nicotinrezeptor-Antagonisten)

Abb. 21: Cholinerge und noradrenerge Leitungsbahnen des peripheren sympathischen, parasympathischen und somatomotorischen Nervensystems. Differenzierung von cholinergen und noradrenergen Reaktionen durch Antagonisten an Muscarin- und Nicotinrezeptoren oder Adrenozeptoren.
1) An cholinergen Synapsen parasympathischer und sympathischer Ganglien sowie am Nebennierenmark werden die nicotinartigen Wirkungen des Agonisten Acetylcholin durch Nicotinrezeptor-Antagonisten (Ganglienblocker) aufgehoben.
2) An cholinergen Synapsen der postganglionären parasympathischen Nervenendigungen hemmen Muscarinrezeptor-Antagonisten die Wirkung des freigesetzten Acetylcholins auf das Erfolgsorgan.
3, 4) An noradrenergen Synapsen der postganglionären sympathischen Nervenendigungen hemmen Adrenozeptor-Antagonisten die Wirkung des freigesetzten Noradrenalins an α- und β-Adrenozeptoren auf das Erfolgsorgan. Adrenozeptor-Antagonisten hemmen auch die Wirkungen der aus dem Nebennierenmark freigesetzten Catecholamine Adrenalin und Noradrenalin.
5) Die somatomotorischen Nerven sind ebenfalls cholinerg: Die nicotinartige Wirkung des aus den Nervenendigungen freigesetzten Acetylcholins wird durch Nicotinrezeptor-Antagonisten (Muskelrelaxantien, z.B. Curare) gehemmt.
Als Kotransmitter von Acetylcholin kann z.B. Vasoaktives Intestinales Polypeptid (VIP) wirken, als Kotransmitter von Noradrenalin ATP oder Neuropeptid Y (NPY).

phere vegetative Nervensystem in **Sympathikus, Parasympathikus** und **Darmnervensystem** unterteilt (J. N. Langley: The Autonomic Nervous System. Cambridge 1921).
Die peripheren somatomotorischen Neurone werden in der Peripherie nicht mehr umgeschaltet (Abb. 21). Von ihren Perikaryen im Rückenmark und den motorischen Kernen der Hirnnerven ziehen die Axone direkt zur endplattenhaltigen quergestreiften Muskulatur. Diese Neurone entstehen aus dem Neuralrohr.
Die Funktion des vegetativen Systems hat man als „idiotrop" (nach innen gerichtet) bezeichnet: Es regelt die Funktionen der inneren Organe und paßt sie den inneren und äußeren Gegebenheiten an. Es ist dem Willen weitgehend entzogen, wirkt „autonom" modulierend. Demgegenüber dringen die Leistungen des nach außen gerichteten, „oikotropen" somatischen Systems ins Bewußtsein vor und sind dem Willen unterworfen. Diese historische funktionelle Trennung gilt aber nicht streng. Beide Systeme sind im Zentralnervensystem vielfach verschaltet, und von der Unabhängigkeit beziehungswei-

se Abhängigkeit vom Willen gibt es zahlreiche Ausnahmen; am „autonomsten" ist noch das Darmnervensystem.
Sympathikus und Parasympathikus werden oft als antagonistisch wirkende Teile des vegetativen Nervensystems aufgefaßt. Man schreibt dem Sympathikus eine ergotrope Funktion zu, die den Organismus im Extremfall zu „fight, fright and flight" befähige. Für ein Leben „im Brutkasten" sei das sympathische System nicht notwendig. Demgegenüber soll der Parasympathikus die trophotrope Reaktionslage gewährleisten. Er soll während Phasen herabgesetzter körperlicher Aktivität die Voraussetzungen für die Konservierung von Energie schaffen. Zweizügelig sollten demnach die Funktionen der Organe geregelt werden.
Auch diese Charakterisierung stimmt nicht streng. Nicht alle Organe sind „zweizügelig innerviert". Ein dichtes Zweigwerk parasympathischer (cholinerger) Axone innerviert die glatte Bronchialmuskulatur, sympathische Fasern dagegen sind nur spärlich vorhanden. Umgekehrt sind die Leberzellen nur sympathisch (noradrenerg) innerviert (Noradrenalin löst eine ge-

steigerte Glykogenolyse aus). Rein parasympathisch (cholinerg) versorgt ist der M. sphincter, rein sympathisch (noradrenerg) versorgt der M. dilatator pupillae. Nur sympathisch (aber diesmal cholinerg) innerviert sind auch die ekkrinen Schweißdrüsen. Selbst wenn beide vorhanden sind, wirken Sympathikus und Parasympathikus auf ein und dasselbe Organ nicht immer antagonistisch. **Sowohl** Parasympathikus **als auch** Sympathikus fördern die Speichelsekretion, beide (der Sympathikus über α_1-Adrenozeptoren) die Sekretion von K^+ und Wasser, der Sympathikus (über β-Adrenozeptoren) auch die Sekretion von Amylase. Man sollte eher von einer „konzertierten Aktion" beider sprechen. Beim Wechsel von Ruhe zu leichter körperlicher Belastung z. B. steigt die Herzfrequenz zunächst durch Abnahme des Vagustonus an, erst höhere Belastungsstufen werden mit einem zu verstärkter Tachykardie führenden erhöhten Sympathikustonus beantwortet.

Das sympathische Nervensystem

Der Sympathikus ist der **thorako-lumbale Teil des autonomen Nervensystems** (Abb. 20). Die Perikaryen der präganglionären Neurone liegen im Seitenhorn des Rückenmarks der Segmente Th_1-L_3, vor allem im Nucleus intermediolateralis. Die Axone ziehen über die Vorderwurzeln und die Rami communicantes albi zum Grenzstrang des Sympathikus, einer paarigen Kette von beiderseits 22–23 Ganglien. Hier werden viele präganglionäre Neurone umgeschaltet, vor allem auf Fasern, die den Kopf und den Brustraum sowie im ganzen Körper Blutgefäße, Mm. arrectores pilorum und Schweißdrüsen versorgen. Andere präganglionäre Axone ziehen ohne Unterbrechung durch das Grenzstrangganglion, in das sie eingetreten sind, hindurch. Einige werden in höheren oder tieferen Grenzstrangganglien umgeschaltet; andere, besonders die zu den Eingeweiden des Bauchraums, verlassen den Grenzstrang als Nn. splanchnici und werden weiter peripher, vor allem in den Prävertebralganglien, umgeschaltet. Präganglionäre sympathische Nn. splanchnici aus dem Thorakalmark innervieren auch das Nebennierenmark.
Der Transmitter der präganglionär-sympathischen Neurone ist Acetylcholin (Abb. 21). Es aktiviert an den sympathischen Ganglienzellen – den Zellkörpern der postganglionären Neurone – vor allem Nicotinrezeptoren. Der klassische Transmitter der meisten postganglionär-sympathischen Neurone ist Noradrenalin (Abb. 21). Auch die Zellen des einem Prävertebralganglion entsprechenden Nebennierenmarks tragen Nicotinrezeptoren; Aktivierung durch nerval freigesetztes Acetylcholin löst die Inkretion von Adrenalin und Noradrenalin in die Blutbahn aus. Die postganglionär-sympathischen Fasern zu den ekkrinen Schweißdrüsen sind allerdings, wie oben erwähnt, cholinerg. Die apokrinen Drüsen, die vorwiegend in Achseln und Perigenitalgegend lokalisiert sind (Körpergeruch), sind wahrscheinlich ebenfalls sympathisch-cholinerg innerviert. Sie reagieren jedoch empfindlich auf Noradrenalin und Adrenalin, was auf eine zusätzliche catecholaminerge Modulation (nerval oder humoral) schließen läßt. Beispiele für Kotransmitter in postganglionär-sympathischen Neuronen sind ATP und Neuropeptid Y (s. S. 103). Neuropeptid Y wird bei höheren Reizfrequenzen als Noradrenalin (weil in anderen Vesikeln gespeichert) freigesetzt. Es hat eine langsam einsetzende und langanhaltende vasokonstriktorische Wirkung, die durch α-Adrenozeptor-Antagonisten nicht vermindert wird. Zudem hemmt es präsynaptisch die Noradrenalinfreisetzung. Umgekehrt wird über die Aktivierung präsynaptischer α_2-Autorezeptoren auch die Freisetzung von Neuropeptid Y gehemmt. Angiotensin II steigert die Freisetzung von Neuropeptid Y wie auch von Noradrenalin. Mit zunehmender sympathischer Aktivität können beim Menschen erhöhte Konzentrationen von Noradrenalin und Neuropeptid Y im Plasma nachgewiesen werden. Neuropeptid Y und das 14-Aminosäuren-Peptid Somatostatin sind als Kotransmitter in sympathischen Fasern zum Darmnervensystem in Abb. 22 dargestellt.

Das parasympathische Nervensystem

Der Parasympathikus ist der **kranio-sakrale Teil des autonomen Nervensystems** (Abb. 20). Die Perikaryen der präganglionären Neurone des **kranialen Anteils** liegen im Hirnstamm (Abb. 20). Ihre Axone ziehen mit den Nn. oculomotorius, facialis, glossopharyngeus und vagus in die Peripherie. Die parasympathischen Oculomotoriusfasern werden im Ganglion ciliare umgeschaltet; die postganglionären Neurone versorgen den M. ciliaris und M. sphincter pupillae. Die parasympathischen Facialisfasern werden teils im Ganglion pterygopalatinum, teils im Ganglion submandibulare umgeschaltet; die postganglionären Axone ziehen zu Tränendrüse, Nasenschleimhaut, Gaumen, Glandula submandibularis und Glandula sublingualis. Die parasympathischen Glossopharyngeusfasern werden im Ganglion oticum umgeschaltet; die postganglionären Axone innervieren die Parotis. Die parasympathischen Vagusfasern werden nah den innervierten Organen oder in deren Wand umgeschaltet (Herz, Bronchialsystem) oder strahlen ins Darmnervensystem ein, das sie bis zum proximalen Colon beeinflussen (Abb. 22).
Die Perikaryen der präganglionären Neurone des **sakralen Anteils** des Parasympathikus entspringen speziellen Zellgruppen des lateralen Teils der Zona intermedia im 2.–4. sakralen Rückenmarkssegment (Abb. 20). Sie ziehen über die Vorderwurzeln zu den Nervengeflechten des kleinen Beckens. Wiederum erfolgt die Umschaltung auf das 2. Neuron organnahe oder intramural. Versorgt werden vor allem der Urogenitaltrakt und das Darmnervensystem des Colons.
Der Transmitter der präganglionären Neurone ist wie beim Sympathikus Acetylcholin (Abb. 21). Es aktiviert an den Zellkörpern der postganglionär-parasympathischen Neurone (und der Neurone des Darmnervensystems) vor allem Nicotinrezeptoren. Der klassische Transmitter aller postganglionär-parasympathischen Neurone ist Acetylcholin (Abb. 21). In manchen postganglionär-parasympathischen Neuronen ist VIP Kotransmitter (vgl. Abb. 6).

Das Darmnervensystem

Neben dem Parasympathikus und dem Sympathikus definierte Langley 1921 ein drittes autonomes Teilsystem: das enterische oder Darmnervensystem. Es umfaßt die Neurone in der Wand des Gastrointestinaltrakts vom Beginn des Oesophagus bis zum Sphincter ani internus, dazu die Neurone des Pankreas und der Gallenwege. Es steuert die Motilität und Sekretion in den verschiedenen Abschnitten des Speisewegs. Diese Steuerung wird zwar durch den Sympathikus (überwiegend inhibitorisch) und den Parasympathikus (überwiegend exzitatorisch) – die beiden Zügel gewissermaßen, an denen das Darmnervensystem hängt – moduliert. Sie bleibt jedoch auch dann weitgehend intakt, wenn die extrinsischen Systeme abgetrennt sind: Zahlreiche Neurone und intrinsische Reflexbögen gewährleisten eine Grundfunktion des Darmnervensystems auch nach Trennung vom Zentralnervensystem. Nur etwa 2×10^3 extrinsische vagale Fasern innervieren den Darm, während beim Menschen mehr als 10^8 intrinsische Neurone existieren – ebenso viele wie im ganzen Rückenmark.

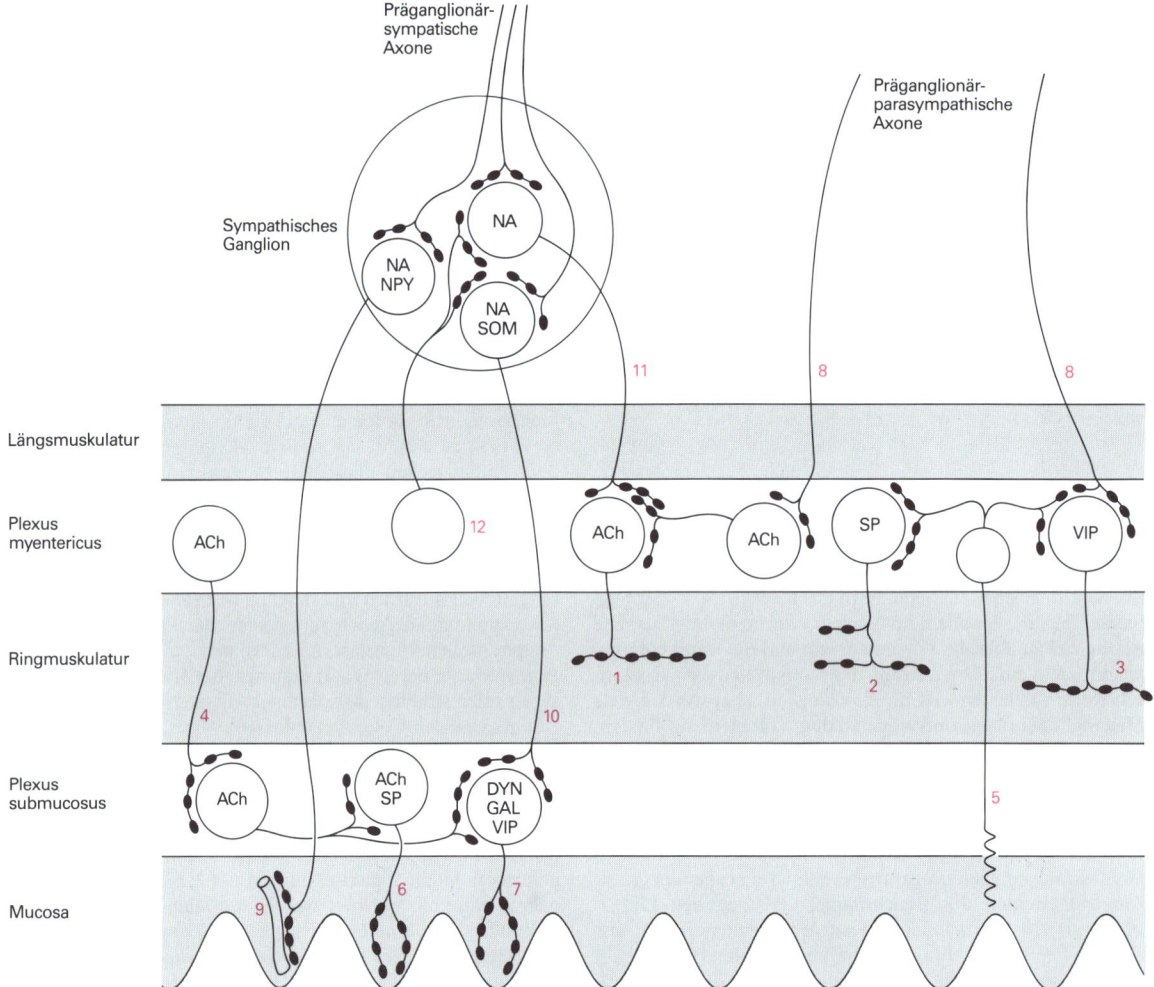

Abb. 22: Schema der intrinsischen und extrinsischen Anteile des Darmnervensystems und einiger seiner Funktionen.
Plexus myentericus: Neurone mit Acetylcholin (ACh; 1) und mit Substanz P (SP; 2) erregen die glatte Muskulatur, Neurone mit Vasoaktivem Intestinalem Polypeptid (VIP; 3) hemmen die glatte Muskulatur. Cholinerge Neurone ziehen auch zum Plexus submucosus (4). Sensorische Neurone (5) vermitteln intestinale Reflexe: Bei Dehnung des Darms kontrahiert sich das oral anschließende Stück (z. B. durch die gezeigte Verbindung mit dem Substanz P-Neuron; aszendierender exzitatorischer Reflex), während das anal anschließende Stück erschlafft (z. B. durch die gezeigte Verbindung mit dem VIP-Neuron; deszendierender inhibitorischer Reflex). **Plexus submucosus:** Neurone mit Acetylcholin und Substanz P als Kotransmittern (6) und andere Neurone mit Dynorphin (DYN), Galanin (GAL) und VIP als Kotransmittern (7) wirken sekretionsfördernd. **Einflüsse des Parasympathikus:** Präganglionäre parasympathische Fasern innervieren sowohl erregende als auch hemmende Neurone der Plexus (8). **Einflüsse des Sympathikus:** Neurone mit Noradrenalin (NA) und Neuropeptid Y (NPY) als Kotransmittern bewirken Vasokonstriktion (9). Neurone mit Noradrenalin und Somatostatin (SOM) als Kotransmittern hemmen die DYN/GAL/VIP-Neurone und dadurch die Sekretion (10). Noradrenerge Neurone hemmen schließlich die cholinergen Neurone des Plexus myentericus und dadurch die Kontraktion der glatten Muskulatur (11). Es gibt Neurone, die vom Plexus myentericus zu den sympathischen Ganglien (vor allem den Prävertebralganglien) zurückprojizieren (12). (Nach Furness und Costa: The Enteric Nervous System, Edinburgh 1987; sowie Furness, J. B., et al., Cell Tissue Res. **250,** 607–615, 1987).

Die meisten Neurone des Darmnervensystems liegen im Plexus myentericus (Auerbach) und im Plexus submucosus (Meissner) (Abb. 22). Sensorische Neurone sprechen auf Dehnung und chemische Reize an und vermitteln intrinsische Reflexe oder projizieren zu sympathischen Ganglien. Exzitatorische und inhibitorische Motoneurone koordinieren die Peristaltik, sekretomotorische Neurone steigern die Sekretion von Wasser und Elektrolyten. Zahlreiche Interneurone dienen der Informations-Vermittlung und -Modulation.
In den letzten 15 Jahren hat man über Zelltypen, Zellverbindungen und Transmitter im Darmnervensystem viel gelernt.

Manche Neuropeptide wie VIP und Galanin wurden im Darm zuerst gefunden. Abb. 22 zeigt einige Neurone mit ihren Transmittern, Verknüpfungen und Funktionen und zeigt auch die Modulation durch Sympathikus und Parasympathikus. **Cholinerge Neurone** stimulieren Motorik und Sekretion. Ein weiterer glattmuskelerregender Transmitter ist **Substanz P.** Sie kommt obendrein gemeinsam mit Acetylcholin in sekretomotorischen Neuronen des Plexus submucosus vor. Für atropinresistente Sekretion nach Reizung des Darmnervensystems ist vor allem **VIP** verantwortlich; Neurone, die zugleich VIP, **Dynorphin** und **Galanin** enthalten, sind mit einem

Anteil von 45 % die nach ihrer „chemischen Kodierung" häufigsten Neurone im Plexus submucosus (DYN/GAL/VIP-Neurone). VIP ist ferner ein motorisch hemmender Transmitter. Es vermittelt möglicherweise die Erschlaffung der Muskulatur, die beim Peristaltikreflex der Kontraktionswelle der Ringmuskulatur analwärts vorausläuft. **Noradrenalin** ist erstens (mit **Neuropeptid Y**) Vasokonstriktor, zweitens (mit **Somatostatin**) hemmender Transmitter für die sekretomotorischen DYN/GAL/VIP-Neurone, drittens (ohne Kotransmitter) wichtiger Inhibitor der cholinergen Neurone. In der glatten Muskulatur selbst findet man nur spärlich noradrenerge Axone (außer in den Sphincteren). Noradrenalin hemmt die cholinergen Neurone des Darmnervensystems über α_2-Adrenozeptoren: Über α_2-Rezeptoren an den Perikaryen werden manche cholinergen Neurone hyperpolarisiert, über α_2-Rezeptoren an den cholinergen Nervenendigungen (präsynaptische α_2-Rezeptoren) wird die Freisetzung von Acetylcholin vermindert (s. S. 155). Weitere, in Abb. 22 nicht gezeigte Transmitter im Darmnervensystem sind Serotonin, GABA, ATP und die Enkephaline. Die Liste ist keineswegs vollzählig. Nicht zu Unrecht hat man das Darmnervensystem als „versprengtes Gehirn" bezeichnet.

Die Bedeutung des Darmnervensystems wird beispielhaft klar an der Hirschsprung-Krankheit, dem Megacolon congenitum. Dabei fehlen in einem kleinen Stück des distalen Colons, meist kurz vor dem Anus, Plexus myentericus und Plexus submucosus. Der Darm kann an dieser Stelle nicht erschlaffen, und vor dem kontrahierten Segment staut sich der Darminhalt und treibt den Darm riesenhaft auf.

Den vielen Transmittern im Darmnervensystem stehen bisher wenig spezifisch wirkende Arzneimittel gegenüber. Wichtig sind seit langem Agonisten und Antagonisten an Muscarinrezeptoren. Der Wirkmechanismus der seit langem als Antidiarrhoica benutzten Opiate ist wenig geklärt (s. S. 208).

Das somatomotorische System

Die Perikarya der somatomotorischen Neurone sind im Vorderhorn der grauen Substanz des Rückenmarks und in den motorischen Hirnnervenkernen lokalisiert. Die Axone ziehen ohne Unterbrechung zur quergestreiften Muskulatur; ihre Endverästelungen bilden mit den Muskelfasern die neuromuskuläre Endplatte. Der Transmitter ist Acetylcholin, das die Nicotinrezeptoren in der postsynaptischen Membran der Endplatte aktiviert (Abb. 21). Unter einer „motorischen Einheit" versteht man ein Motoneuron mit dem von ihm versorgten Kollektiv von Muskelfasern.

Eine Muskelfaser besitzt in der Regel nur **eine** neuromuskuläre Endplatte. Es gibt aber auch Muskelfasern mit mehreren Endplatten, die von verschiedenen Motoneuronen innerviert werden. Diese multiple Innervierung findet man bei den äußeren Augenmuskeln. Sie ist die Ursache für die okulären Frühsymptome bei Botulismus (Hemmung der Acetylcholin-Freisetzung; s. S. 125), nach Gabe von curareartigen Muskelrelaxantien (Hemmung der Acetylcholin-Wirkung) und bei Myasthenia gravis (Schädigung der neuromuskulären Endplatten; s. S. 146) sowie für die Kontraktur der äußeren Augenmuskeln nach Injektion von Suxamethonium mit Steigerung des Augeninnendrucks (s. S. 138).

Die Nicotinrezeptoren innervierter Muskelfasern sind auf die postsynaptische Membran der neuromuskulären Endplatte beschränkt. Sie sitzen vor allem auf den „Zottenspitzen" der vielfach gefalteten postsynaptischen Membran, die sich der präsynaptischen Membran entgegenwölben. Nach Denervierung aber „wuchern" die Nicotinrezeptoren über die gesamte Oberfläche der Muskelfaser. Die „extrajunktionalen" Nicotinrezeptoren unterscheiden sich von den „junktionalen" Endplattenrezeptoren: Statt der ε-Kette (Abb. 3) enthalten sie eine in ihrer Aminosäuresequenz abweichende γ-Kette. Die Denervierung wiederholt einen Zustand, der bei der Fetalentwicklung normalerweise durchlaufen wird: Bevor die Motoneurone die fetale Muskelzelle innervieren, besitzt sie Nicotinrezeptoren vom extrajunktionalen Typ. Die andere Struktur und weite Verbreitung der extrajunktionalen Nicotinrezeptoren läßt denervierte Muskeln sowie die Muskeln des Säuglings auf neuromuskulär blockierende Substanzen anders reagieren als normal innervierte Muskeln des Erwachsenen.

Weiterführende Literatur

Burnstock, G.: Co-transmission. Arch. int. Pharmacodyn. **304**, 7–33 (1990).

De Camilli, P./Jahn, R.: Pathways to regulated exocytosis in neurons. Ann. Rev. Physiol. **52**, 625–645 (1990).

Fillenz, M.: Noradrenergic Neurons. Cambridge University Press, Cambridge 1990.

Furness, J. B./Costa, M.: The Enteric Nervous System. Churchill, Edinburgh 1987.

Gonella, J./Bouvier, M./Blanquet, F.: Extrinsic nervous control of motility of small and large intestines and related sphincters. Physiol. Rev. **67**, 902–961 (1987).

Hausdorff, W. P./Caron, M. G./Lefkowitz, R. J.: Turning off the signal: desensitization of β-adrenergic receptor function. FASEB J. **4**, 2881–2889 (1990).

Hökfelt, T./Fuxe, K./Pernow, B. (Hrsg.): Coexistence of Neuronal Messengers: A New Principle in Chemical Neurotransmission. Progr. Brain Res. **68** (1986).

Johnson, R. G.: Accumulation of biological amines into chromaffin granules: a model for hormone and neurotransmitter transport. Physiol. Rev. **68**, 232–307 (1988).

Kromer, W.: Endogenous and exogenous opioids in the control of gastrointestinal motility and secretion. Pharmacol. Rev. **40**, 121–162 (1988).

Kügelgen, I. von/Starke, K.: Noradrenaline-ATP co-transmission in the sympathetic nervous system. Trends Pharmacol. Sci. **12**, 319–324 (1991).

Linton-Dahlöf, P.: Modulatory interactions of neuropeptide Y (NPY) on sympathetic neurotransmission. Acta physiol. scand. **137**, Suppl. 586 (1989).

Michalke, W./Langer, R./Burger, A.: Ghosts of chromaffin granules accumulate biogenic amines according to a „pump and leak system" without contribution of carrier-mediated efflux. Naunyn-Schmiedeberg's Arch. Pharmacol. **342**, 312–322 (1990).

Muscholl, E.: The role of vagus activity in the presynaptic control of noradrenaline release from rabbit atria. Neurochem. Int. **17**, 189−195 (1990).

Rosenthal, W./Schulz, G.: Guaninnucleotid-bindende Proteine als membranäre Signaltransduktionskomponenten und Regulatoren enzymatischer Effektoren. Klin. Wschr. **66**, 511−523 (1988).

Schiffter, R.: Neurologie des vegetativen Systems. Springer, Heidelberg 1985.

Siegel, G. J./Agranoff, B. W./Albers, R. W./Molinoff, P. B. (Hrsg.): Basic Neurochemistry. Fourth Edition. Raven Press, New York 1989.

Starke, K./Göthert, M./Kilbinger, H.: Modulation of neurotransmitter release by presynaptic autoreceptors. Physiol. Rev. **69**, 864−989 (1989).

Trendelenburg, U./Weiner, N. (Hrsg.): Catecholamines I und II. Handbook of Experimental Pharmacology Vol. 90/I und II. Springer, Heidelberg 1988 und 1989.

Uvnäs, B. (Hrsg.): Histamine and Histamine Antagonists. Handbook of Experimental Pharmacology Vol. 97. Springer, Heidelberg 1991.

Whittaker, V. P. (Hrsg.): The Cholinergic Synapse. Handbook of Experimental Pharmacology Vol. 86. Springer, Heidelberg 1988.

PHARMAKOLOGIE CHOLINERGER SYSTEME

K. Starke, Freiburg i. Br.

Zum Verständnis der **Pharmakologie** cholinerger Neuronensysteme muß man ihre **Anatomie** und **Physiologie** kennen. Sie wurden bei den „Grundlagen der Pharmakologie des Nervensystems" besprochen (s. S. 104). Zur Wiederholung: Cholinerg – oder cholinerg mit Kotransmittern – sind zahlreiche Neurone im Gehirn und Rückenmark, alle präganglionären autonomen Neurone, alle postganglionären parasympathischen Neurone, die postganglionär-sympathischen Neurone zu den Schweißdrüsen, zahlreiche Neurone des Darmnervensystems und alle Motoneurone zur endplattenhaltigen quergestreiften Muskulatur. Acetylcholin wird aus Cholin, das die Nervenendigungen aktiv aufnehmen müssen, und Acetyl-Coenzym A synthetisiert, in Vesikeln gespeichert und durch Aktionspotentiale freigesetzt. Seine Rezeptoren, die Cholinozeptoren, gliedern sich in Nicotinrezeptoren oder n-Cholinozeptoren (muskuläre und neuronale Untergruppen), die zu den Klasse-1-Rezeptoren gehören, und Muscarinrezeptoren oder m-Cholinozeptoren (Untergruppen M_1 bis M_3), die Klasse-2-Rezeptoren sind. Extrazelluläres Acetylcholin wird durch Acetylcholinesterase rasch hydrolysiert.

Auf all diese anatomischen Systeme, auf all diese physiologischen Vorgänge können die hier zu besprechenden Substanzen wirken. Tab. 1 zeigt einige Möglichkeiten. Für die Praxis besonders wichtig sind die pharmakologische Aktivierung und Blockade von Muscarinrezeptoren, die Aktivierung und Blockade von Nicotinrezeptoren und die Hemmung der Cholinesterasen.

Bei der Besprechung ist stets im Auge zu behalten, daß es eine strenge Spezifität – Stoffe, die nur an einem einzigen Wirkort angreifen – nicht gibt. Wie Acetylcholin selbst auf Muscarinrezeptoren, Nicotinrezeptoren und Cholinesterasen paßt, so mehr oder weniger auch alle ihm verwandten Pharmaka. Neostigmin etwa, hauptsächlich ein Cholinesterase-Hemmstoff, besitzt auch Affinität zu Nicotinrezeptoren und aktiviert sie.

Tab. 1: Möglichkeiten pharmakologischer Beeinflussung der cholinergen Informationsübertragung.

Angriffspunkt	Pharmakologische Beeinflussung
Cholin-Carrier im Axolemm	Blockade durch Hemicholinium-3 führt zu Verarmung an Acetylcholin
Freisetzung von Acetylcholin	Hemmung durch Ca^{++}-Mangel, Mg^{++}-Überschuß, Lokalanästhetika, Botulinustoxin
Muscarinrezeptoren	Aktivierung durch Acetylcholin, Muscarin
	Blockade durch Atropin
Nicotinrezeptoren	Aktivierung durch Acetylcholin, Nicotin, Suxamethonium
	Blockade durch (+)-Tubocurarin, Hexamethonium
Cholinesterasen	Blockade durch Physostigmin, Alkylphosphate

Muscarinrezeptor-Agonisten

Muscarinrezeptoren kommen erstens auf peripheren Effektorzellen, zweitens auf peripheren Nervenzellen und drittens im Zentralnervensystem vor. **Periphere Effektorzellen:** Zum Muscarinrezeptor-Typ gehören – dies ist die klassische Lokalisation – die Cholinozeptoren aller **parasympathisch innervierten Effektorzellen** (Herz, glatte Muskulatur, Drüsen), die Cholinozeptoren der **Schweißdrüsen** und die Cholinozeptoren der **Blutgefäße**; auch Blutgefäße ohne cholinerge Innervation besitzen Muscarinrezeptoren („nicht-innervierte Rezeptoren"; s. S. 102). **Periphere Nervenzellen:** Die peripheren postganglionären autonomen Neurone tragen Muscarinrezeptoren sowohl auf ihren Zellkörpern in den autonomen Ganglien als auch auf ihren Endigungen; in den Ganglien sind aber Nicotinrezeptoren wichtiger für die Erregungsübertragung als die Muscarinrezeptoren (s. S. 140). **Zentralnervensystem:** Ein Beispiel ist das **Corpus striatum,** wo das aus cholinergen Interneuronen freigesetzte Acetylcholin auf Muscarinrezeptoren wirkt. Wenn bei der Parkinson-Krankheit die cholinergen Interneurone mangels dopaminerger Hemmung zu viel Acetylcholin freisetzen, werden diese striatalen Muscarinrezeptoren überschießend aktiviert.

Wie die drei Untertypen von Muscarinrezeptoren, M_1, M_2 und M_3, diesen Lokalisationen zuzuordnen sind, ist nur teilweise bekannt. Viele Gewebe scheinen mehrere Untertypen zu enthalten. Mit diesen Einschränkungen läßt sich feststellen, daß M_1-Rezeptoren typischerweise auf Nervenzellen vorkommen, wo sie Erregung vermitteln. Das Herz besitzt vorwiegend M_2-Rezeptoren, über die negativ chrono-, dromo- und inotrope Wirkungen ausgelöst werden. M_3-Rezeptoren an glatten Muskelzellen und Drüsenzellen vermitteln Kontraktion und Sekretion (zur Signaltransduktion durch M_1-, M_2- und M_3-Rezeptoren s. S. 105). In der praktischen Medizin hat die $M_{1/2/3}$-Untergliederung bei den Agonisten (anders als bei den Antagonisten; s. S. 128) bisher keine Bedeutung erlangt. Sie erklärt aber vielleicht die Präferenz mancher Agonisten für bestimmte Organe, wie zum Beispiel die besonders starke Wirkung des Pilocarpins auf Speichel- und Schweißdrüsen.

Da die Muscarinrezeptor-Agonisten in der Peripherie die Wirkungen des Parasympathikus nachahmen, nennt man sie herkömmlich auch **Parasympathomimetika,** und zwar, weil sie die Muscarinrezeptoren direkt aktivieren, **direkt wirkende Parasympathomimetika** (im Gegensatz zu den Cholinesterase-Inhibitoren = **indirekt wirkende Parasympathomimetika;** s. S. 142). Die herkömmliche Nomenklatur verbirgt aber zum Beispiel, daß die Agonisten im Prinzip auch im Gehirn wirken können. Der Terminus **Muscarinrezeptor-Agonisten** trifft Angriffsort und Wirkungsweise exakter.

Geschichte

Muscarin wurde 1869 von einem der Väter der Pharmakologie, Oswald Schmiedeberg (1838–1921), und seinem Doktoranden R. Koppe in Dorpat, dem heutigen Tartu, als einer der Wirkstoffe des Fliegenpilzes *Amanita muscaria* entdeckt. Die Strukturaufklärung gelang erst in den 50er Jahren unseres Jahrhunderts. Nach dem Muscarin nannte 1914 Henry H. Dale einige Wirkungen von Cholinestern wie Acetylcholin „muscarine actions", und nach dem Muscarin nennen wir heute die diese Wirkungen vermittelnden Rezeptoren Muscarinrezeptoren.

Stoffe

Zu den Muscarinrezeptor-Agonisten gehören Cholinester und chemisch andersartige Alkaloide (Abb. 1).
Acetylcholin ist als Arzneimittel kaum brauchbar, weil es zu schnell abgebaut wird. Viel langsamer durch Cholinesterasen gespalten wird **Methacholin,** und praktisch komplett resistent sind die Carbaminsäureester **Carbachol** und **Bethanechol.** Dem Methacholin sagt man eine gewisse Selektivität für Herz und Blutgefäße nach, den Carbaminsäureestern für die glatte Muskulatur des Darmes und der Harnwege.
Muscarin ist für die Grundlagenforschung und als Gift wichtig. Im Fliegenpilz ist es nur einer von mehreren Wirkstoffen; für die Wirkung von Fliegenpilzextrakten wichtiger ist der GABA$_A$-Rezeptor-Agonist Muscimol (s. S. 837). In höheren Konzentrationen kommt Muscarin in einigen Pilzen der Gattung *Inocybe* (Rißpilz) vor. **Pilocarpin** ist ein Alkaloid südamerikanischer Pilocarpus-Arten. Es wirkt im Vergleich mit den Cholinestern besonders schweißtreibend und speichelflußanregend, wird aber heute überwiegend in der Ophthalmologie angewendet (s. S. 145). Das **Arecolin** ist das Hauptalkaloid der Betelnuß, des Samens der Betelpalme *Areca catechu.* Geschnittene Betelnüsse, mit Zusätzen wie Gewürznelken eingewickelt in die Blätter des Betelpfeffers *Piper betle,* bilden den Betelbissen, der ausgiebig gekaut wird – ein Genußgift im tropischen Asien. Für die Symptome, parasympathomimetisch mit Euphorie, ist in erster Linie das Arecolin verantwortlich. Bei Gebrauch über längere Zeit färben sich Zähne und Mundschleimhaut schwarz, die Zähne lockern sich.
Einige der Agonisten in Abb. 1 aktivieren bereits in relativ niedrigen Konzentrationen auch Nicotinrezeptoren. Das versteht sich von selbst für Acetylcholin. Auch dem Carbachol ist eine deutliche Nicotin-ähnliche Komponente eigen, nicht dagegen den beiden Derivaten mit methyliertem Cholin, Methacholin und Bethanechol. Von den Alkaloiden wirkt Arecolin merklich auf Nicotinrezeptoren.

Bis auf Pilocarpin und Arecolin sind die Agonisten in Abb. 1 quartäre Ammoniumverbindungen. Für die therapeutische Verwendung bedeutet das ein wenig zuverlässige Resorption aus dem Magen-Darm-Kanal, zumindest aber die Notwendigkeit höherer oraler als parenteraler Dosen. Deutliche zentralnervöse Wirkungen sind nur nach Einnahme der nicht-quartären Stoffe Pilocarpin und Arecolin zu erwarten.

Pharmakodynamik

Tab. 2 gibt einen Überblick. Die bekanntesten Wirkungen der Muscarinrezeptor-Agonisten entsprechen einer Stimulation der parasympathischen Nerven (Herz, Bronchialsystem, Magen-Darm-Kanal, Gallenwege, Harnwege, Auge, Tränen- und Speicheldrüsen in Tab. 2; s. S. 119). Weil aber zahlreiche Muscarinrezeptoren außerhalb der parasympathisch innervierten Effektorzellen vorkommen, gehen die Wirkungen der Agonisten weit über die Parasympathikusnachahmung hinaus (Blutgefäße, Schweißdrüsen, postganglionäre autonome Neurone, Zentralnervensystem in Tab. 2).
Einige Wirkungen bedürfen etwas genauerer Darstellung. Stoffe wie Acetylcholin, Methacholin und Muscarin können Blutgefäße durch **direkten** Angriff an der glatten Muskulatur zur **Kontraktion** bringen; doch überwiegt meist eine **indirekte Vasodilatation.** Sie besteht aus zwei Komponenten, einer **endothelialen** und einer **nervalen.** Die endotheliale Komponente: Über Muscarinrezeptoren (M$_3$) an den Gefäßendothelien wird eine vasodilatierende Substanz, „endothelium-derived relaxing factor" (EDRF), freigesetzt, die man kürzlich als Stickstoffmonoxid, NO, identifiziert hat. Die nervale Komponente: Über Muscarinrezeptoren (M$_2$) an den postganglionär-sympathischen Vasoconstrictoraxonen wird die Freisetzung von Noradrenalin und seinen Kotransmittern gehemmt (vgl. vorletzte Zeile in Tab. 2). Die generelle Vasodilatation führt zu Blutdruckabfall. Die negativ chrono- und inotrope Wirkung der Muscarinrezeptor-Agonisten kann den Blutdruckabfall noch verstärken. Doch kann es auch zu reflektorischer Tachycardie kommen, wenn eine Sympathikusaktivierung über die Pressorezeptoren die direkte negative Herzwirkung übertrifft.
Der M. detrusor vesicae enthält reichlich Muscarinrezeptoren; ihre Aktivierung führt zu Kontraktion und Miktion. Gleichzeitig sinkt der Blasenauslaßwiderstand, vielleicht zum Teil wegen der der Detrusorkontraktion folgenden Formänderung – Aufrichtung – der Blase. Eine andere Komponente dürfte der eben diskutierten zweiten Komponente der Vasodilatation entsprechen. Die glatte Muskulatur des Blasenhalses und der proximalen Urethra ist nämlich im Gegensatz zum M. detrusor relativ dicht sympathisch innerviert, beim

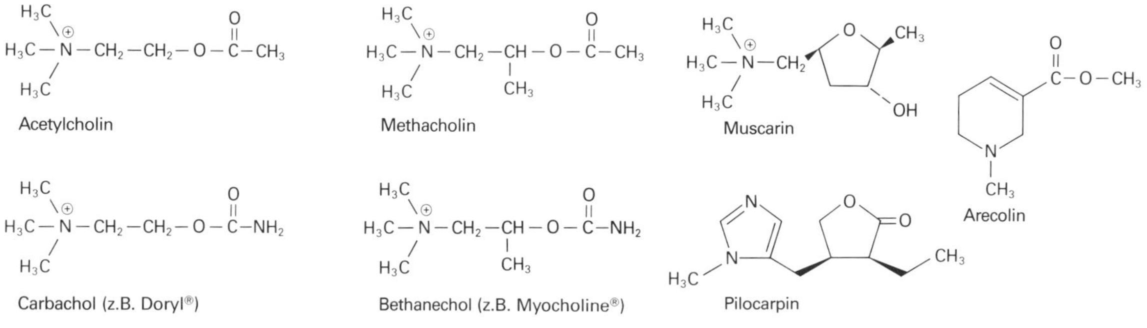

Abb. 1: Muscarinrezeptor-Agonisten. Pharmakologisch wichtige Strukturmerkmale sind der quartäre oder (Pilocarpin, Arecolin) protonierbare Stickstoff links und der Ester- oder Ethersauerstoff rechts in jeder Formel.

Tab. 2: Wirkungen von Muscarinrezeptor-Agonisten.

Organ	Wirkung
Herz: Sinusknoten	Abnahme der Frequenz
Arbeitsmyocard Vorhof	Abnahme der Kontraktionskraft
Atrioventrikularknoten	Abnahme der Leitungsgeschwindigkeit
Purkinje-Fäden	Abnahme der Leitungsgeschwindigkeit (gering)
Arbeitsmyocard Kammer	Abnahme der Kontraktionskraft (gering)
Blutgefäße	Vasodilatation (überwiegend)
Bronchialsystem: glatte Muskulatur	Kontraktion
Drüsen	Sekretion
Flimmerepithel	Beschleunigung des Zilienschlags
Magen-Darm-Kanal: glatte Muskulatur	Steigerung der Motilität mit (meist) Erschlaffung der Sphincteren
Drüsen	Sekretion
Gallenblase, M. sphincter Oddi	Kontraktion
Ureteren	Steigerung der Motilität
Harnblase	Kontraktion des M. detrusor mit Verminderung des Auslaßwiderstandes
Auge: M. sphincter pupillae	Kontraktion (Miosis)
M. ciliaris	Kontraktion (Akkommodation)
Tränendrüse	Sekretion
Speicheldrüsen	Sekretion von serösem Speichel
Schweißdrüsen	Sekretion
Autonome Ganglienzellkörper	Depolarisierung (M_1; die Rezeptoren vermitteln das langsame erregende postsynaptische Potential)
Postganglionär-parasympathische Axone	Hemmung der Transmitterfreisetzung (Autorezeptoren)
Postganglionär-sympathische Axone	Hemmung der Transmitterfreisetzung (M_2)
Zentralnervensystem	Weckreaktion, Tremor

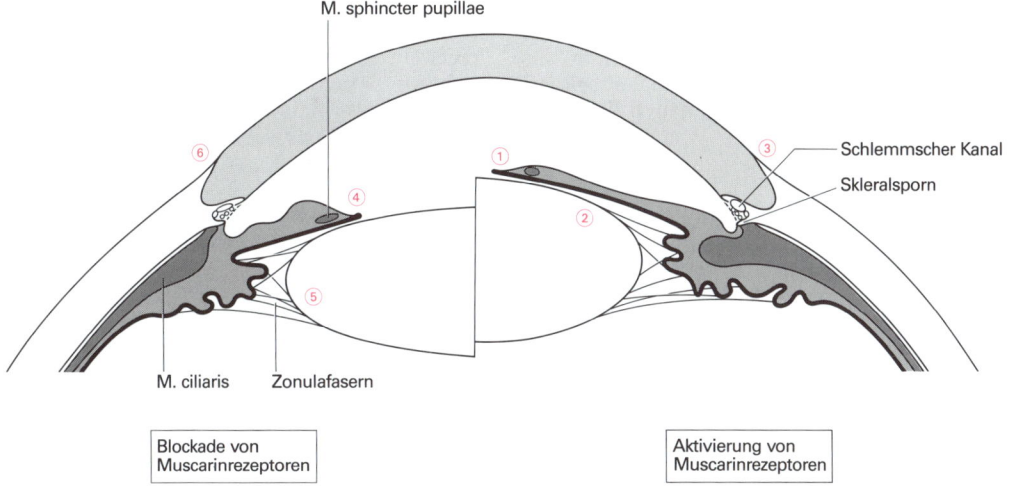

M. sphincter pupillae

Schlemmscher Kanal

Skleralsporn

M. ciliaris   Zonulafasern

Blockade von Muscarinrezeptoren

Aktivierung von Muscarinrezeptoren

Abb. 2: Folgen der Aktivierung und Blockade von Muscarinrezeptoren am Auge. Rechts: Aktivierung der Muscarinrezeptoren (Muscarinrezeptor-Agonisten, Cholinesterase-Inhibitoren) führt zu **Kontraktion** des M. ciliaris und M. sphincter pupillae. Folge der Kontraktion des M. sphincter pupillae ist **1** Verkleinerung der Pupille (Miosis); Folgen der Kontraktion des M. ciliaris sind **2** Erschlaffung der Zonulafasern, Rundung der Linse, Akkommodation und Abflachung der vorderen Augenkammer sowie **3** durch Zug am Skleralsporn Erweiterung der Maschen des Trabekelwerks im Kammerwinkel und des Schlemmschen Kanals, Erleichterung des Abflusses des Kammerwassers.
Links: Blockade der Muscarinrezeptoren (Muscarinrezeptor-Antagonisten) führt zu **Erschlaffung** des M. ciliaris und M. sphincter pupillae. Folge der Erschlaffung des M. sphincter pupillae ist **4** Vergrößerung der Pupille (Mydriasis); Folgen der Erschlaffung des M. ciliaris sind **5** Anspannung der Zonulafasern, Abflachung der Linse, Desakkommodation und Vertiefung der vorderen Augenkammer sowie **6** durch Nachlassen des Zugs am Skleralsporn Verengung der Maschen des Trabekelwerks im Kammerwinkel und des Schlemmschen Kanals, Behinderung des Abflusses des Kammerwassers. – Wie Muscarinrezeptor-Antagonisten erweitern auch α-Adrenozeptor-Agonisten die Pupille, und zwar durch Kontraktion des (nicht eingezeichneten) M. dilatator pupillae. Dabei bleibt die Fähigkeit zur Akkommodation erhalten. Nach H. H. Unger und G. Mackensen, Freiburg i. Br.

Mann mehr als bei der Frau, und Noradrenalin bringt die glatte Muskulatur über α_1-Adrenozeptoren zur Kontraktion und trägt so zum Verschluß bei; möglicherweise hemmen Muscarinrezeptor-Agonisten hier, wie bei Blutgefäßen, die Freisetzung von Noradrenalin (vorletzte Zeile in Tab. 2) und lassen so indirekt den Blasenverschluß erschlaffen.

Die Wirkung auf das Auge wird in Abb. 2 näher erläutert.

Vergiftungen, Anwendung, Nebenwirkungen

Zuweilen kommen Vergiftungen mit Muscarin-haltigen Pilzen vor; sie werden im Toxikologie-Kapitel behandelt (s. S. 836). Die therapeutische Verwendung und die Nebenwirkungen werden gemeinsam mit den Cholinesterase-Inhibitoren besprochen (s. S. 143).

Muscarinrezeptor-Antagonisten

Diese Substanzen besitzen Affinität zu Muscarinrezeptoren, aber keine intrinsische Aktivität. Sie sind deshalb kompetitive Antagonisten gegen freigesetztes Acetylcholin (und gegen exogene Muscarinrezeptor-Agonisten). Sie entfalten eine Wirkung nur dort, wo sie Acetylcholin (oder einen exogenen Agonisten) verdrängen können; an einem Organ mit geringem cholinergen Tonus bleibt deshalb ihre Wirkung gering. Ein Beispiel sind die Blutgefäße. Vielen fehlt, wie oben erwähnt, eine cholinerge Innervierung, doch besitzen sie Muscarinrezeptoren. **Agonisten** verursachen deshalb Vasodilatation, **Antagonisten** dagegen sind (solange man nicht einen exogenen Agonisten appliziert hat) unwirksam.

Anders als bei den Agonisten besitzt bei den Antagonisten die Existenz der Untergruppen M_1 bis M_3 schon heute eine gewisse praktische Bedeutung. Der Antagonist Pirenzepin wirkt nämlich seiner Selektivität für M_1-Rezeptoren wegen bevorzugt auf den Magen-Darm-Kanal, besonders auf die Magensäuresekretion. Die anderen derzeit therapeutisch benutzten Antagonisten sind nicht-selektiv.

Weil Muscarinrezeptor-Antagonisten die Wirkung des Parasympathikus hemmen, nennt man sie herkömmlich auch **Parasympatholytika.** Diese Nomenklatur verbirgt aber zum Beispiel, daß die Stoffe auch aufs Gehirn wirken. Der Name **Muscarinrezeptor-Antagonisten** (auch der Name **atropinähnliche Substanzen** nach dem Prototyp Atropin) trifft Angriffspunkt und Wirkungsweise genauer.

Geschichte

Pflanzen mit Atropin und pharmakologisch verwandten Inhaltsstoffen werden seit Tausenden von Jahren als Rauschgifte gebraucht. Das kommt im deutschen Namen *Tollkirsche* ebenso zum Ausdruck wie im ersten Teil des botanischen Namens *Atropa belladonna,* nach der dritten griechischen Schicksalsgöttin, Atropos. Tollkirsch- und Bilsenkrautextrakte (aus *Hyoscyamus niger*) verliehen den Hexensalben halluzinogene Eigenschaften und ließen die Opfer zum Beispiel den Besenritt zum Blocksberg erleben. Mit Bilsenkrautsamen kräftigte man das früher alkoholärmere Bier, und nach dem Kraut, so heißt es, wurde die Stadt *Pilsen* und auf diesem Wege schließlich eine relativ bittere Biersorte *Pils* genannt. Mit der Wirkung des Bilsenkrauts vergleicht Grimmelshausen im Simplicissimus einmal die Wirkung des Weines: „Welcher aber außdauren und am besten sauffen konte, wuste sich dessen groß zu machen, und dünckte sich kein geringer Kerl zu seyn; zuletzt dürmelten sie alle herum, als wenn sie Bilsensamen genossen hätten." Mit Bilsenkraut tötete Hamlets Onkel Hamlets Vater: „Da ich im Garten schlief, / Beschlich dein Oheim meine sichre Stunde / Mit Saft verfluchten Bilsenkrauts im Fläschchen, / Und träufelt' in den Eingang meines Ohrs / Das schwärende Getränk" – Vergiftung nach aurikulärer Applikation. Die Verwendung als Rauschmittel ist keines-

wegs ferne Vergangenheit. 1982 bot der Thelema-Naturwarenversand in Hamburg „diverse exotische legale Drogen zur Mobilisierung der Lebensgeister, zur Vitalisierung und Halluzination" an, darunter Tollkirschwurzeln, Bilsenkraut und „Traumkraut", eine andere Art der Gattung *Hyoscyamus.* Natürlich werden diese Pflanzen seit Jahrhunderten auch arzneilich verwendet. Ein pharmakologisch schwer deutbares Rezept für einen berühmten Kranken zeigt Abb. 3.

d. 16. Sept.
M. Hölderlin
Rp. HB. *belladonnae gr. VI.*
hb. *digitalis purpureae gr. II.*
infunde cum
Aq. chamomillae anisatae ʒ II.
Colat. D. S. Täglich 3 mahl einen Löffel voll zu geben.

Abb. 3: Das erste Rezept für Friedrich Hölderlin in der Tübinger Universitätsklinik (aus F. Beissner (Hrsg.): Hölderlin. Sämtliche Werke, Band 7, Teil 2. Kohlhammer, Stuttgart 1972). Hölderlin blieb 7 ½ Monate in der Klinik. Das Rezept war nicht geeignet und wohl auch nicht gedacht, seine psychische Krankheit zu bessern. Vielleicht litt er unter Ödemen, man wollte die durch „Herba digitalis" ausschwemmen und fügte „Herba belladonnae" hinzu, um einer Bradykardie durch die Glykoside entgegenzuwirken (U. H. Peters: Hölderlin. Rowohlt, Reinbek 1982).

Um 1870 erkannte man, daß Atropin die Wirkungen der Reizung parasympathischer Nerven aufhebt, so die Speichelsekretion bei Reizung der Chorda tympani. Damit war sein Wirkprinzip identifiziert. Bemerkenswerterweise stellte man schon damals fest, daß Atropin zwar die Salivation, nicht aber die Steigerung der Durchblutung der Glandula submandibularis bei Reizung der Chorda tympani blockierte (Heidenhain, Arch. ges. Physiol. **5**, 309–318, 1872) – eine Diskrepanz, die erst seit einigen Jahren durch Acetylcholin-VIP-Kotransmission erklärt werden kann (s. S. 103).

Stoffe

Zu den Muscarinrezeptor-Antagonisten gehören **erstens** die natürlichen Alkaloide, **zweitens** einige vorwiegend in der Augenheilkunde lokal applizierte Substanzen, **drittens** quartäre Ammoniumverbindungen, **viertens** Mittel zur Behandlung der Parkinson-Krankheit, **fünftens** das M_1-selektive Pirenzepin. Einige Strukturen enthält Tab. 3.

Atropin ($= (\pm)$-Hyoscyamin) und **Scopolamin** ($= (-)$-Hyoscin) sind **natürliche Alkaloide.** Sie sind die kennzeichnenden Wirkstoffe der Tollkirsche, *Atropa belladonna* (s. Abb. S. 833), des Bilsenkrauts, *Hyoscyamus niger,* und des Stechapfels, *Datura stramonium,* alle aus der Familie der Nachtschatten-

Tab. 3: Muscarinrezeptor-Antagonisten. Das den Stickstoff enthaltende Ringsystem des Atropins, Homatropins, Ipratropiums und Benzatropins nennt man Tropin, das des Scopolamins und Butylscopolamins Scopin. Ein Stern kennzeichnet das asymmetrische C-Atom der Tropasäure (Atropin, Scopolamin, Tropicamid, Butylscopolamin, Ipratropium) und der Mandelsäure (Homatropin). Bei Vergiftung mit Cholinesterase-Hemmstoffen muß die Atropindosis oft viel höher gewählt werden als hier angegeben. Die Wirkdauer bei lokaler Anwendung am Auge gilt für die Mydriasis; die Lähmung des M. ciliaris bildet sich meist schneller zurück.

Name	Struktur	Dosierung (für systemische Gabe Einzeldosen)	Ungefähre Wirkdauer
Atropin		0,5−1 %ige Lösung am Auge	7−10 Tage
		0,25−1 mg s.c., i.m., i.v., per os	4 h
Scopolamin		0,1−0,3 %ige Lösung am Auge	3−7 Tage
		0,25−1 mg s.c.	4 h
Homatropin		1 %ige Lösung am Auge	1−3 Tage
Tropicamid (z. B. Mydriaticum „Roche"®)		0,5 %ige Lösung am Auge	Einige Stunden
Butylscopolamin (z. B. Buscopan®)		20 mg s.c., i.m., i.v. 10−20 mg per os oder rektal	4 h
Ipratropium (z. B. Atrovent®)		40−80 µg inhaliert 0,5 mg i.v., 10 mg per os	4−6 h

Tab. 3: (Forts.)

Name	Struktur	Dosierung (für systemische Gabe Einzeldosen)	Ungefähre Wirkdauer
Methantelin (z. B. Vagantin®)		50–100 mg per os	6 h
Benzatropin (z. B. Cogentinol®)		0,5 mg p.o.	?
Pirenzepin (z. B. Gastrozepin®)		10 mg i.m., i.v. 25–50 mg per os	10 h

wächse (*Solanaceae*). Es sind Ester der Tropasäure. Sie enthält ein asymmetrisches Kohlenstoffatom (Tab. 3). Das Racemat Atropin entsteht bei der Extraktion aus dem von der Pflanze synthetisierten (−)-Hyoscyamin. Die drei Solanaceenarten enthalten (−)-Hyoscyamin und Scopolamin in verschiedenen Mischungsverhältnissen. Die (−)-Enantiomere wirken weit stärker als die (+)-Enantiomere. Dem Atropin und Scopolamin chemisch nah verwandt, trotzdem aber pharmakologisch fern, ist das Cocain (s. S. 225).

Hauptsächlich in der **Augenheilkunde** als Mydriatika werden **Homatropin, Cyclopentolat** und **Tropicamid** benutzt, die kürzer wirken als Atropin und Scopolamin.

Die **quartären Muscarinrezeptor-Antagonisten** besitzen etliche Gemeinsamkeiten. Quartäre Derivate der natürlichen Alkaloide sind **Butylscopolamin, Methylscopolamin** und **Ipratropium.** Chemisch verschieden, aber pharmakologisch ähnlich sind **Methantelin** und **Glycopyrronium.** Ihre Polarität läßt sie alle die Blut-Hirn-Schranke kaum durchdringen − zentrale Nebenwirkungen sind kaum zu befürchten. Die Polarität führt aber auch zu geringem Eindringen ins Auge nach konjunktivaler Applikation und zu schlechter Resorption aus dem Magen-Darm-Kanal, und es verwundert, daß zuweilen gleiche Dosen für parenterale und orale Gabe empfohlen werden (Butylscopolamin in Tab. 3). Man sagt den quartären Verbindungen eine gewisse Selektivität für den Magen-Darm-Kanal, die Gallen- und die Harnwege nach, bei geringerer Wirkung etwa auf die Speicheldrüsen, und verwendet sie daher häufig bei Spasmen der glatten Muskulatur dieser Orga-

ne. Doch ist die Selektivität, wenn vorhanden, nicht groß. Die quartären Verbindungen wirken auch deutlich als ganglionäre Nicotinrezeptor-Antagonisten. Bei hohen Dosen können sich daher zu den Symptomen der Muscarinrezeptorblockade Symptome der Ganglienblockade gesellen (s. S. 141).

Bei der **Parkinson-Krankheit** beruht die günstige Wirkung von Muscarinrezeptor-Antagonisten auf der Blockade der überschießend aktivierten striatalen Muscarinrezeptoren. Einige Stoffe wie das **Benzatropin** (Tab. 3) leisten dies mit weniger peripheren Nebenwirkungen als Atropin. Diese Substanzen dürfen natürlich keine quartären Ammoniumverbindungen sein.

Pirenzepin wurde im Rahmen der Suche nach trizyklischen Antidepressiva synthetisiert. Es dringt zwar, weil polar, kaum ins Gehirn ein und hat keine psychotropen Wirkungen, blokkiert aber wie viele trizyklische Antidepressiva Muscarinrezeptoren und wurde zum Prototyp eines M_1-selektiven Antagonisten.

Pharmakodynamik

Die meisten Wirkungen der Muscarinrezeptor-Antagonisten (Tab. 4) sind das Gegenteil der Agonistwirkungen (Tab. 2). Die Spiegelung ist aber nicht vollkommen, zum Beispiel wegen des Vorkommens „nicht-innervierter Rezeptoren", an denen zwar Agonisten, nicht aber (in Abwesenheit exogener

Agonisten) Antagonisten eine Wirkung entfalten können (s. S. 102).

Einige Wirkungen bedürfen genauerer Darstellung. Die Konkurrenz mit Acetylcholin am Sinusknoten des Herzens läßt Tachykardie erwarten. Die ist in der Tat charakteristisch für Muscarinrezeptor-Antagonisten. Zuweilen beobachtet man aber eine Bradykardie, besonders nach kleinen Dosen. Man erklärt sie heute damit, daß Stoffe wie Atropin auch die freisetzungshemmenden Muscarin-Autorezeptoren (s. S. 99) der parasympathischen Nervenendigungen blockieren und dadurch die Freisetzung von Acetylcholin steigern (vorletzte Zeile in Tab. 4); wenn zugleich die Rezeptoren an den Schrittmacherzellen wenig blockiert sind (zum Beispiel, weil sie zu einem anderen Untertyp gehören), dann resultiert netto ein Mehr an Aktivierung der Schrittmacherzell-Rezeptoren und damit Frequenzsenkung.

Atropin hemmt die Kontraktion der glatten Muskulatur des Magen-Darm-Kanals, der Gallenwege und der Ureteren sowie die Magensäuresekretion. Die dafür nötigen Dosen blockieren aber auch andere Muscarinrezeptoren und führen zum Beispiel zu Mundtrockenheit und Tachykardie. Solche Nebenwirkungen sollen bei den quartären Verbindungen geringer sein. Pirenzepin vermindert mit einer gewissen Selektivität die Magensäuresekretion. Das beruht wohl nicht auf der Blockade der Muscarinrezeptoren an den Belegzellen (M_3), sondern an den M_1-Rezeptoren an autonomen Ganglienzellen und parakrinen Zellen des Magens.

Atropin wirkt in therapeutischen Dosen (Tab. 3) wenig auf das Zentralnervensystem, in größeren Dosen erregend, mit Unruhe, Desorientiertheit und Halluzinationen. Scopolamin wirkt in therapeutischen Dosen (Tab. 3) zentral dämpfend, in größeren ebenfalls erregend. Es vermindert Übelkeit und Erbrechen bei Kinetosen (Reisekrankheit). Besonders wichtig ist die zentrale Wirkung der Muscarinrezeptor-Antagonisten bei der Parkinson-Krankheit.

Pharmakokinetik

Die meisten nicht-quartären Stoffe werden gut aus dem Magen-Darm-Kanal und von anderen Schleimhäuten resorbiert und passieren leicht die Blut-Hirn-Schranke. Für die quartären Derivate gilt das Gegenteil. Die Plasmahalbwertzeit des Atropins beträgt etwa 3–4 Stunden. Zur Hälfte wird Atropin unverändert renal ausgeschieden, zur anderen Hälfte metabolisiert. Die Pupillenerweiterung durch Atropin dauert viel länger, als nach der Halbwertzeit zu erwarten, nämlich 7–10 Tage (Tab. 3). Atropin wird anscheinend an das Melanin der Iris gebunden und über etliche Tage aus der Bindung freigesetzt.

Ipratropium wird wie nach oraler Gabe auch nach Inhalation nur wenig resorbiert: Bei oraler Gabe gelangen nur etwa 3, bei Inhalation nur etwa 6% in den systemischen Kreislauf. Der größte Teil der inhalierten Substanz wird verschluckt und mit dem Stuhl ausgeschieden. Die Bronchospasmolyse nach Inhalation ist vorwiegend eine lokale Wirkung: Für gleiche Bronchospasmolyse braucht man i. v. größere, per os viel größere Dosen als bei Inhalation, und die bei äquieffektiven Dosen entstehenden Ipratropium-Konzentrationen im Plasma sind nach i. v. oder oraler Gabe etwa 100mal höher als nach Inhalation. Die Plasmahalbwertzeit beträgt etwa 2 Stunden.

Pirenzepin ist beim pH-Wert des Blutes (7,4) überwiegend protoniert. Obendrein ist die nicht-ionisierte Base sehr hydrophil. Daraus erklärt sich erstens eine nur 10–30%ige Resorption aus dem Magen-Darm-Kanal nach oraler Gabe, zweitens ein sehr geringer Durchtritt durch die Blut-Hirn-Schranke. Pirenzepin wird größtenteils unverändert renal und ins Darmlumen ausgeschieden. Die Plasmahalbwertzeit beträgt etwa 10 Stunden.

Vergiftungen und ihre Behandlung

Hyoscin- und Hyoscyamin-haltige Pflanzen oder Tees führen gelegentlich zu Vergiftungen. Häufiger sind medikamentöse Vergiftungen, zum Beispiel durch Verwechslung: Ein vierjähriger Junge erhielt gegen seinen Schnupfen statt Nasentropfen Atropinaugentropfen, und zwar etwa 0,5 ml einer 4%igen Lösung in jedes Nasenloch, zusammen also 40 mg Atropin, das Vierfache der für Erwachsene geltenden Tagesmaximaldosis nach dem Deutschen Arzneibuch; er überlebte. Zur Vergiftung kommt es auch, wenn ein Arzt unter schweren Schmerzen leidende Kranke längere Zeit mit Opiat-Atropin-

Tab. 4: Wirkungen von Muscarinrezeptor-Antagonisten.

Organ	Wirkung
Herz: Sinusknoten	Zunahme der Frequenz
Atrioventrikularknoten	Zunahme der Leitungsgeschwindigkeit
Bronchialsystem: glatte Muskulatur	Relaxation
Drüsen	Hemmung der Sekretion
Magen-Darm-Kanal: glatte Muskulatur	Hemmung der Motilität
Drüsen	Hemmung der Sekretion
Gallenblase, M. sphincter Oddi	Relaxation
Ureteren	Hemmung der Motilität
Harnblase	Relaxation des M. detrusor mit Erhöhung des Auslaßwiderstandes
Auge: M. sphincter pupillae	Relaxation (Mydriasis)
M. ciliaris	Relaxation (Desakkommodation)
Tränendrüse	Hemmung der Sekretion
Speicheldrüsen	Hemmung der Sekretion von serösem Speichel
Schweißdrüsen	Hemmung der Sekretion
Autonome Ganglienzellkörper	Hemmung des langsamen erregenden postsynaptischen Potentials
Postganglionär-parasympathische Axone	Steigerung der Transmitterfreisetzung (Unterbrechung der Autoinhibition)
Zentralnervensystem	Erregung oder Hemmung; Besserung von Symptomen des M. Parkinson

Mischungen behandelt, wegen der Toleranzentwicklung gegen das Opiat die Dosis erhöht und nicht bedenkt, daß sich gegen Atropin keine Toleranz entwickelt. Schließlich ist nicht zu vergessen, daß manche Pharmaka mit anderen Hauptwirkungen nebenher auch Muscarinrezeptoren blockieren und bei Überdosierung Zeichen der Atropinvergiftung hervorrufen; die trizyklischen Antidepressiva sind ein Beispiel (s. S. 290).

Die meisten Symptome sind aus Tab. 4 abzulesen. Das erste ist meist Mundtrockenheit, Trockenheit der Haut und die oben diskutierte leichte Bradykardie. Es folgen (bei höheren Dosen) Durst, Tachykardie und Pupillenerweiterung, Blendungsgefühl, Lichtscheu. Das Versiegen der Drüsensekretion macht Schlucken und Sprechen immer schwerer, Akkommodation wird unmöglich. Die Darm- und Harnwegswirkungen führen zu Darmatonie und Harnverhaltung, die zentralnervösen Wirkungen zu Ruhelosigkeit, Verwirrtheit, Lachlust oder Weinkrämpfen, Halluzinationen. Die Körpertemperatur steigt als Folge der Hemmung der Schweißsekretion und wohl auch durch eine Störung der zentralen Regulation. Die Haut ist heiß, trocken und rot. Schließlich kann die zentrale Erregung in Depression übergehen mit Somnolenz und Atemlähmung. Deutliche Symptome treten schon nach 0,5–1 mg Atropin auf, doch beginnt Lebensgefahr bei Erwachsenen erst ab etwa 100 mg. Kinder können schon nach Einnahme von weniger als 10 mg Atropin sterben.

Bei der Behandlung sind zunächst Allgemeinmaßnahmen wie Aufrechterhaltung der Vitalfunktionen und Verhütung weiterer Giftresorption wichtig. Das wirksamste Antidot ist der Cholinesterase-Inhibitor Physostigmin[1]. In einer Dosis von 2 mg i. v. vermindert es sowohl die peripheren Symptome als auch, weil es die Blut-Hirn-Schranke durchdringt, die zentrale Erregung oder das Koma. Physostigmin wird rasch abgebaut, und deshalb ist die Injektion bei Bedarf alle 2–3 Stunden zu wiederholen. Die Schleimhäute des Mundes und der Augen sind zu befeuchten oder mit einer Pilocarpinlösung (0,5–2%ig) zu spülen. Hyperthermie ist durch kalte Bäder oder Eisbeutel zu behandeln, nicht durch Antipyretika.

Anwendung und Nebenwirkungen

Die Indikationen der Muscarinrezeptor-Antagonisten und ihre Nebenwirkungen lassen sich aus Tab. 4 ableiten. Tab. 3 enthält Dosierungen.

Herz

Atropin ist zuweilen indiziert bei bradykarden Rhythmusstörungen wie Sinusbradykardie, wenn sie zu Kreislaufinsuffizienz führt, und AV-Block. Auch Ipratropium wird benutzt (s. S. 363).

Atemwege

Durch Muscarinrezeptor-Antagonisten kann die vagale Komponente – und nur sie – von Spasmen der Bronchialmuskulatur beseitigt werden. Ipratropium wird deswegen neben den β_2-Adrenozeptor-Agonisten und dem Theophyllin als Bronchospasmolytikum verwendet. Inhaliert, verursacht es wenig Nebenwirkungen durch Blockade anderer Muscarinrezeptoren. Es soll zudem im Gegensatz zum Atropin die Bronchialsekretion und die mukoziliäre Clearance kaum vermindern.

---

[1] z. B. Anticholium®.

Magen-Darm-Kanal, Gallenwege, Harnwege

Spasmen dieser Organe, vor allem Gallen- und Nierenkolik, und das Ulcus pepticum des Magens und Duodenums sind zwei wichtige Indikationsgruppen. Für die erste Indikationsgruppe werden meist quartäre Derivate verwendet. Manche Injektionslösungen mit Morphin und Hydromorphon enthalten Atropin, um die durch die Opiate hervorgerufene Tonussteigerung der glatten Muskulatur zu dämpfen. Beim Ulcus pepticum sind die Muscarinrezeptor-Antagonisten, besonders Pirenzepin, eine von mehreren pharmakotherapeutischen Möglichkeiten (s. S. 469).

Auge

Durch Erweiterung der Pupille (Abb. 2) ermöglicht Atropin eine diagnostische Spiegelung des Augenhintergrunds. Weil seine mydriatische Wirkung erst im Verlauf von 7–10 Tagen abklingt, bevorzugt man die kürzer wirkenden Stoffe Cyclopentolat und Tropicamid (Tab. 3). Therapeutisch sucht man mit diesen Pharmaka bei einer Iritis Verklebung (Synechien) zwischen Iris und Linse zu verhindern.

Speicheldrüsen

Mit Atropin läßt sich der starke Speichelfluß bei manchen Parkinson-Kranken und bei chronischer Quecksilbervergiftung vermindern.

Zentralnervensystem

Die Behandlung des M. Parkinson mit Stoffen wie Benzatropin wird an anderer Stelle behandelt (s. S. 278). Scopolamin schützt vor Bewegungskrankheiten (Reisekrankheit); es hilft weniger, wenn sich Übelkeit und Erbrechen schon eingestellt haben. Man appliziert es oft auf die äußere Haut in Form eines sogenannten „transdermalen therapeutischen Systems" (s. S. 76).

Anästhesiologie

Vor einer Narkose wird den meisten Patienten Atropin oder Scopolamin injiziert. Diese Prämedikation soll starke Speichel- und Bronchialsekretion verhindern, die zu Aspiration führen könnte. Außerdem wird der Patient geschützt vor den kardialen (Bradykardie) und bronchialen (Konstriktion) Folgen einer reflektorischen Aktivierung des N. vagus, etwa bei Manipulation an Pleura oder Peritoneum. Bei der Decurarisierung am Ende der Operation gibt der Anästhesist Atropin zusammen mit einem Cholinesterase-Inhibitor (s. S. 140).

Vergiftungen

Atropin und die Enzym-reaktivierenden Oxime sind die wichtigsten Antidote bei der Vergiftung mit Cholinesterase-hemmenden Alkylphosphaten. Atropin ist auch Antidot gegen die Cholinesterase-hemmenden Carbamate (s. S. 792).

Nebenwirkungen

Alle erwünschten Wirkungen können sich auch als unerwünschte Nebenwirkungen äußern. Zusammengefaßt: Blockade der Rezeptoren im Herzen kann zu Tachykardie, unter Umständen zu Angina-pectoris-Anfällen führen; Blockade der Rezeptoren in den Bronchien zu Störung der Selbstreinigung; im Magen-Darm-Kanal und den Harnwegen zu Verzögerung der Magenentleerung, Darmatonie und Miktionsstörungen; im Auge zu Lichtscheu, Akkommodationsschwäche, vor allem aber bei engem Kammerwinkel zu Steigerung des Augeninnendrucks und einem akuten Glaukomanfall; in den Speicheldrüsen zu Mundtrockenheit, Schluck- und Sprechschwierigkeiten; Blockade der Rezeptoren im Zentralnervensystem durch Scopolamin zu Müdigkeit. Auch die einigermaßen selektiven Stoffe (etwa Benzatropin für das Corpus striatum, inhaliertes Ipratropium für das Bronchialsystem) können Nebenwirkungen über jene Muscarinrezeptoren auslösen, die sie an sich weniger treffen sollen.

Anhang: Myotrope Spasmolytika

Spasmolytika sind Stoffe, die tonische oder phasische Kontraktionen der glatten Muskulatur hemmen. Substanzen wie Atropin leisten dies durch Blockade von Muscarinrezeptoren, Substanzen wie Isoprenalin durch Aktivierung von β-Adrenozeptoren an den glatten Muskelzellen. Es gibt zahlreiche andere Substanzen, die spasmolytisch wirken, jedoch nicht über Neurotransmitter- oder Hormonrezeptoren. Sie seien hier als **myotrope Spasmolytika** zusammengefaßt. Bekannt ist der Wirkmechanismus der **Calciumkanalblocker,** die ihrer Erschlaffungswirkung auf Blutgefäße wegen zum Beispiel bei Koronarinsuffizienz und Hypertonie verwendet werden. Be-

kannt ist auch der Wirkmechanismus der **organischen Nitrate** wie **Nitroglycerin.** In den glatten Muskelzellen wird aus ihnen NO abgespalten, das zytosolische Guanylatcyclase aktiviert und auf diesem Wege den Tonus vermindert (s. S. 394). **Methylxanthine, Theophyllin** zum Beispiel, bringen viele, aber nicht alle glatten Muskeln zur Erschlaffung. **Ein** möglicher Mechanismus ist Hemmung von Phosphodiesterasen und ein Anstieg von zyklischem AMP oder zyklischem GMP. Nur die Bronchospasmolyse spielt in der therapeutischen Praxis eine Rolle (s. S. 195). Durch Öffnung von K^+-Kanälen und damit Hyperpolarisierung scheinen **Diazoxid** und ein Metabolit des **Minoxodils** (s. S. 188) spasmolytisch zu wirken. Wenig bekannt ist der Wirkmechanismus des an der Gefäßmuskulatur angreifenden **Hydralazins** (s. S. 186). Die drei letztgenannten Stoffe sind Antihypertensiva.

Hemmung von Phosphodiesterasen ist auch ein potentieller Wirkmechanismus des **Papaverins,** eines klassischen myotropen Spasmolytikums. Es gehört zu den vom Schlafmohn, *Papaver somniferum,* synthetisierten Alkaloiden, wirkt aber nicht auf Opioidrezeptoren. Handelsopium enthält etwa 1% Papaverin.

Papaverin wird − heute nur noch selten − bei Spasmen des Magen-Darms-Kanals, der Gallen- und Harnwege in oralen Dosen von etwa 100 mg verwendet.

Vorwiegend muskulär wirkende Nicotinrezeptor-Agonisten und -Antagonisten: neuromuskulär blockierende Stoffe

Nicotinrezeptoren kommen in der Peripherie und im Zentralnervensystem vor, in der Peripherie hauptsächlich in der Muskelendplatte, an autonomen Ganglienzellen und den den sympathischen Ganglienzellen homologen chromaffinen Zellen des Nebennierenmarks. Muskuläre und neuronale Nicotinrezeptoren unterscheiden sich in ihren Eigenschaften. Zum Beispiel werden die muskulären Rezeptoren durch Atracurium, die neuronalen Rezeptoren durch Hexamethonium selektiv blockiert (s. S. 105). In diesem Abschnitt werden die vorwiegend muskulär, im nächsten Abschnitt die vorwiegend neuronal wirkenden Pharmaka besprochen.

Die vorwiegend muskulär wirkenden Nicotinrezeptor-Liganden sind besonders in der Anästhesiologie sehr wichtig. Sowohl die Antagonisten als auch − nach vorübergehender Erregung − die Agonisten hemmen die neuromuskuläre Übertragung in den motorischen Endplatten. Sie heißen deshalb auch **neuromuskulär blockierende Stoffe.** Ihre Stellung innerhalb der **Muskelrelaxantien,** also der Pharmaka, die den Tonus der Skelettmuskulatur herabsetzen und ihre Kontraktionen hemmen, zeigt Abb. 4. Weil Antagonisten **und** Agonisten hemmen, gibt es zwei Gruppen neuromuskulär blockierender Stoffe: 1. **Nicht-depolarisierende Muskelrelaxantien.** Das sind

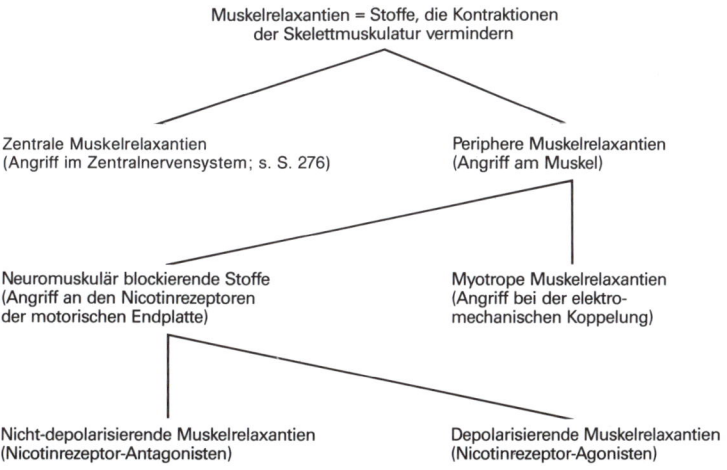

Abb. 4: Einteilung der Muskelrelaxantien.

die vorwiegend muskulär wirkenden Nicotinrezeptor-**Antago-nisten,** die Affinität zur Acetylcholin-Bindungsstelle des Rezeptors besitzen, aber **keine** intrinsische Aktivität. 2. **Depolarisierende Muskelrelaxantien.** Das sind die vorwiegend muskulär wirkenden **Agonisten,** die Affinität zur Acetylcholin-Bindungsstelle des Rezeptors **und** intrinsische Aktivität besitzen.

Die Acetylcholin-Bindungsstellen sind die Haupt-Wirkorte der neuromuskulär blockierenden Stoffe. Diese Stoffe können zwar zusätzlich den Ionenkanal des Rezeptors verstopfen; der Kanalblock spielt aber in der Praxis keine Rolle.

Geschichte

Die Geschichte beginnt mit dem südamerikanischen Pfeilgift Curare. Alexander von Humboldt hat zu seiner Kenntnis beigetragen. Claude Bernard machte um die Mitte des 19. Jahrhunderts in Paris die klassischen Versuche zur Entstehung der Curarelähmung. Es gibt verschiedene Arten von Curare, sich unterscheidend durch geographische und botanische Herkunft und früher auch durch die Art der Verpackung. In Bambusröhren kam das **Tubocurare** aus Pflanzen der Gattung *Chondrodendron,* zum Beispiel *Chondrodendron tomen-*

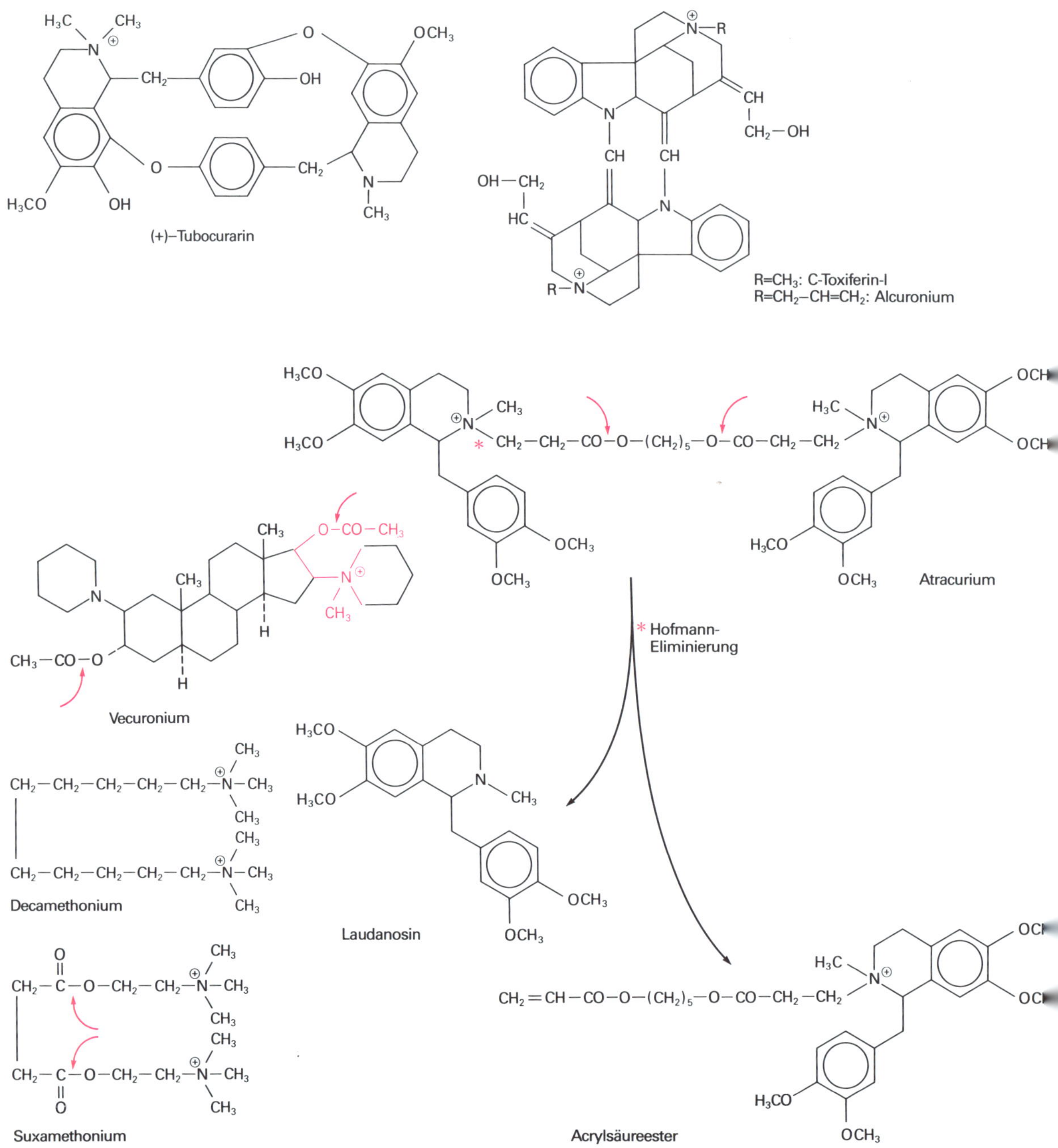

Abb. 5: Neuromuskulär blockierende Stoffe und ihr Abbau. Decamethonium und Suxamethonium sind Nicotinrezeptor-Agonisten, die anderen Substanzen sind Antagonisten. Beim Vecuronium ist die Atomfolge des Acetylcholins rot hervorgehoben. Rote Pfeile zeigen bei Vecuronium, Atracurium und Suxamethonium die Stellen der Esterspaltung.

tosum, in den Handel, in ausgehöhlten Flaschenkürbissen (Calebassen) das **Calebassencurare** aus Pflanzen der Gattung *Strychnos,* zum Beispiel *Strychnos toxifera* (nicht jedoch *Strychnos nux vomica,* Stammpflanze des Strychnins). Das Hauptalkaloid im Tubocurare ist das (+)-Tubocurarin. Seine chemische Struktur wurde 1935 im wesentlichen geklärt. Hauptalkaloid des Calebassencurare ist das Toxiferin (C-Toxiferin-I). Die Curare-Alkaloide sind die Prototypen der nicht-depolarisierenden Muskelrelaxantien. Die Möglichkeit, die Skelettmuskulatur auch durch Nicotinrezeptor-**Agonisten** zu lähmen, erkannte man um 1950. Damals wurden die sogenannten Methonium-Verbindungen entwickelt, allgemeine Formel $(CH_3)_3N^+-(CH_2)_n-N^+(CH_3)_3$. Das Decamethonium, bei dem n = 10 ist (Abb. 5), erwies sich als besonders starkes depolarisierendes Muskelrelaxans. Es wird heute kaum mehr verwendet. Aus der gleichen Zeit stammt das praktisch wichtige Suxamethonium.

Schon im 19. Jahrhundert versuchte man Curare bei Wundstarrkrampf, Tollwut und sogar Keuchhusten. Bei Operationen wurde es erstmals von A. Läwen in Leipzig eingesetzt. Er schreibt in seinem Bericht 1912 (Beitr. Klin. Chir. **80,** 168–189): „Ein großer Übelstand bei oberflächlicher Narkose ist der, daß die Kranken namentlich bei der Bauchdeckennaht die Bauchmuskulatur übermäßig anspannen ... Gerade diese Bauchdeckenspannung ist daran schuld, daß im letzten Stadium der Operation noch oft tief narkotisiert wird. Hierdurch wird ... die Gefahr der Überdosierung in die Nähe gerückt. Ich habe nun Versuche angestellt, diese Anspannung der Bauchmuskulatur auf andere Weise zu verhindern. Ich habe hierzu Curarin benutzt, die von (dem Leipziger Pharmakologen) Boehm aus den Curare-Präparaten hergestellte wirksame Substanz ... Mit den gewöhnlichen Curarepräparaten würde ich es nicht gewagt haben, am Menschen Versuche anzustellen ... Meine Absicht war, daß sich Narkose ... und Curarinwirkung gewissermaßen entgegenkommen sollten. Erstere (bedingt) eine Abschwächung ... des motorischen Innervationsimpulses. Letztere bewirkt durch Einschiebung eines Blocs zwischen motorische Nervenendigung und quergestreifter Muskulatur, daß der schwächere Innervationsreiz gewissermaßen an eine Barriere kommt und eine Muskelkontraktion überhaupt nicht mehr oder doch nur in geringem Grade fertig bringt ... Ich habe bisher Erwachsenen die Curarinlösungen, die ich der Freundlichkeit von Herrn Geh.-Rat Boehm verdanke, subkutan oder intramuskulär ... in der größten Dosis von 0,8 mg gegeben. Bei dieser Dosierung war die Wirkung bei der Bauchdeckennaht sehr deutlich und angenehm ... Leider ist zurzeit die Curaredroge in genügender Menge nicht zu beschaffen." Vielleicht war es dieser Mangel an Substanz, der Läwens Gedanken und Beobachtungen in Vergessenheit geraten ließ; jedenfalls wußten die amerikanischen Ärzte, die genau 30 Jahre später ein Curarepräparat und damit die neuromuskulär blockierenden Stoffe allgemein in die Anästhesiologie einführten, anscheinend nichts mehr von ihm.

Stoffe

Abb. 5 zeigt einige wichtige Substanzen. Alle sind quartäre Ammoniumverbindungen. Der quartäre Stickstoff ist wichtig für ihre Affinität zum Nicotinrezeptor. Außerdem macht er die Muskelrelaxantien hydrophil und lipophob und bestimmt damit ihre Pharmakokinetik. (+)-**Tubocurarin** ist ein Bis-benzylisochinolin-Alkaloid, **Toxiferin** ein Indol-Alkaloid. Beim **Alcuronium** sind die beiden Methylgruppen des Toxiferins durch Allylgruppen ersetzt. **Vecuronium** wird zwar synthetisch hergestellt, doch leiten sich auch die muskelrelaxierenden Steroide von natürlichen Alkaloiden ab. Es ist ein Essig-

säureester wie Acetylcholin, dessen Atomfolge sich einmal im Molekül des Vecuroniums wiederfindet (Abb. 5). **Atracurium,** rein synthetisch, ist ebenfalls ein Ester. Auch **Decamethonium** und **Suxamethonium** sind synthetische Substanzen. Suxamethonium ist der Bis-cholinester der Bernsteinsäure.

Pharmakodynamik: Wirkung auf die Skelettmuskulatur

Ein Nervenaktionspotential setzt in einer Muskelendplatte den Inhalt einiger hundert Acetylcholin-Speichervesikel frei, jedes Vesikel mit etwa 5000 Molekülen Acetylcholin. Die postsynaptische Membran enthält einige Millionen Nicotinrezeptoren. Sie sind auf die Endplatte beschränkt; das Sarkolemm außerhalb der Endplatte ist normalerweise rezeptorfrei (s. auch Abb. 7). Durch Aktivierung der Rezeptoren wird die Membran depolarisiert (**Endplattenpotential**). Hat die Depolarisation das Schwellenpotential von etwa −50 mV erreicht, so öffnen sich spannungsabhängige Natriumkanäle, und es entsteht ein Muskelaktionspotential, läuft über die Muskelfaser hinweg und dringt längs dem transversalen Tubulussystem in ihr Inneres. Es setzt aus dem sarkoplasmatischen Retikulum Ca^{++} ins Sarkoplasma frei. Ca^{++} aktiviert die kontraktilen Proteine, und die Muskelfaser kontrahiert sich.

In dies physiologische Geschehen greifen nicht-depolarisierende und depolarisierende Muskelrelaxantien in ganz verschiedener Weise ein. Abb. 6 zeigt einige wichtige Merkmale ihrer Wirkung im Tierexperiment. Anästhesisten benutzen ähnliche Methoden wie in Abb. 6, um den Relaxierungsgrad ihrer Patienten einzuschätzen. Zum Beispiel stimulieren sie den N. ulnaris am Handgelenk und beobachten die Beugung des Daumens durch den M. adductor pollicis.

Nicht-depolarisierende Muskelrelaxantien

Nicotinrezeptor-Antagonisten wie (+)-Tubocurarin binden sich an den Rezeptor, ohne ihn zu aktivieren. Schon wenn nur eine der beiden α-Untereinheiten eines Rezeptors (s. S. 100) mit dem Antagonisten besetzt ist, wird die Aktivierung durch Acetylcholin verhindert. Das Endplattenpotential wird kleiner und schließlich bei einigen Fasern zu klein, ein Aktionspotential auszulösen. Die Kraftentwicklung des Muskels läßt dann dosisabhängig nach (**5** in Abb. 6). Etwa 75% der Nicotinrezeptoren müssen für eine eben merkliche Wirkung blockiert sein. Man kann ein Muskelaktionspotential und eine Kontraktion statt durch Reizung des motorischen Nerven auch durch direkte elektrische Reizung des Muskels auslösen; die Endplatte wird dabei umgangen, und Nicotinrezeptor-Antagonisten vermindern diese Kontraktion **nicht** („d" bei **5** in Abb. 6).

Reizt man den motorischen Nerven nicht durch Einzelimpulse in weiten Abständen, sondern hochfrequent (tetanisch) oder mit 4 Pulsen einer Frequenz von 2 Hz („Viererserie"), so bleiben die resultierenden Kontraktionen normalerweise etwa konstant hoch (**2** und **4** in Abb. 6), und im Anschluß an den Tetanus ist die Reaktion auf Einzelimpulse verstärkt, weil posttetanisch pro Nervenaktionspotential mehr Acetylcholin freigesetzt wird (posttetanische Potenzierung; **3** in Abb. 6). Nach Injektion von (+)-Tubocurarin dagegen läßt die Kraftentwicklung beim Tetanus rasch nach (**6** in Abb. 6), und bei der Viererserie wird die Zuckung von Impuls zu Impuls schwächer (**8** in Abb. 6). Diese **Ermüdung** beobachtet man schon bei weniger als 75%iger Rezeptorbesetzung − für den Anästhesisten also ein empfindlicher Relaxationsindikator. Man erklärt die Ermüdung durch eine Abnahme der Freisetzung von Acetylcholin von Impuls zu Impuls. Anscheinend

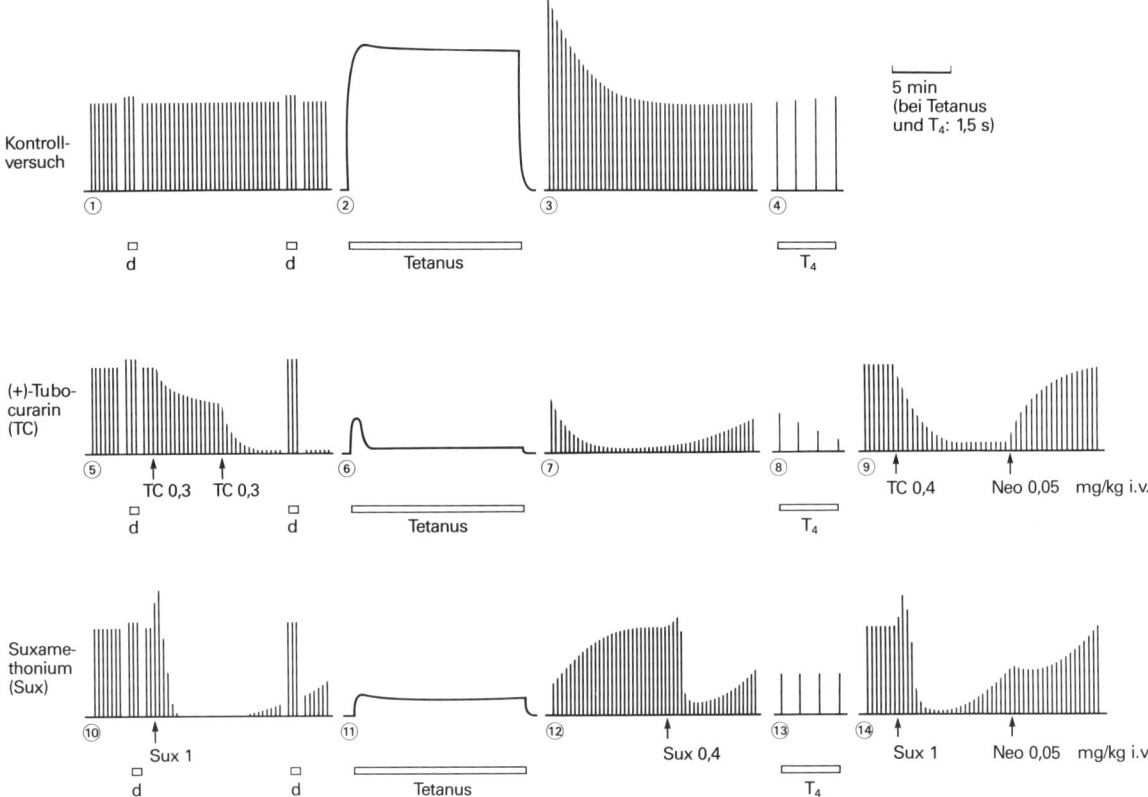

Abb. 6: Merkmale der Wirkung eines nicht-depolarisierenden Muskelrelaxans ((+)-Tubocurarin) und eines depolarisierenden Muskelrelaxans (Suxamethonium), halbschematisch nach Versuchen am M. tibialis anterior narkotisierter Katzen (mit Ergänzungen nach W. C. Bowman: Pharmacology of Neuromuscular Function, Bristol 1980). Der motorische Nerv wurde alle 20 s mit einem Einzelimpuls elektrisch gereizt; Ausnahmen: Bei „d" wurde statt des Nerven der Muskel direkt gereizt, beim „Tetanus" wurde der Nerv 4,5 s lang mit 50 Hz, und bei T_4 („Viererserie") wurde der Nerv durch 4 Impulse einer Frequenz von 2 Hz gereizt. Beim Tetanus und bei der Viererserie wurde mit größerer Geschwindigkeit registriert (Zeitmarkierung oben rechts); beim Tetanus wurde außerdem die Verstärkung des Schreibers um den Faktor 2,5 vermindert. **Kontrollversuch:** Reizung des motorischen Nerven durch Einzelimpulse im Abstand von 20 s löst gleichbleibende Kontraktionen aus (**1**). Das gleiche gilt für direkte Muskelreizung („d" bei **1**). Bei hochfrequenter Reizung des Nerven verschmelzen die Einzelzuckungen zu einer starken, anhaltenden Kontraktion (**2**). Anschließend ist die Amplitude von Einzelzuckungen auf Grund einer verstärkten Freisetzung von Acetylcholin einige Minuten lang erhöht (posttetanische Potenzierung, **3**). Die vier Zuckungen einer Viererserie sind etwa gleich hoch (**4**). Die Wirkungen von (+)-Tubocurarin (TC) und Suxamethonium (Sux) werden im Text besprochen. Neo = Neostigmin.

blockieren die Antagonisten nicht nur die postsynaptischen Nicotinrezeptoren, sondern auch präsynaptische Nicotin-**Autorezeptoren** (s. S. 105), über die Acetylcholin normalerweise seine eigene Freisetzung **fördert** und für eine von Impuls zu Impuls gleichbleibende Freisetzung sorgt (wie in **2** und **4** von Abb. 6); Blockade der Autorezeptoren beseitigt diese positive Rückkopplung, und die Freisetzung sinkt (**6** und **8** in Abb. 6). – Zu posttetanischer Potenzierung kommt es auch nach Gabe von nicht-depolarisierenden Muskelrelaxantien: Das Mehr an Freisetzung nach dem Tetanus erlaubt es dem Acetylcholin, erfolgreicher als zuvor mit dem Relaxans um die Rezeptoren zu konkurrieren (**7** in Abb. 6).

Eine für die Praxis sehr wichtige Eigenschaft der nicht-depolarisierenden Stoffe schließlich ist die Durchbrechbarkeit des Blocks, die **Decurarisierung,** durch Cholinesterase-Inhibitoren wie Neostigmin. Sie hemmen den Abbau von freigesetztem Acetylcholin. Ähnlich wie bei der posttetanischen Potenzierung konkurriert Acetylcholin dann erfolgreicher als zuvor mit seinem kompetitiven Antagonisten (**9** in Abb. 6).

Depolarisierende Muskelrelaxantien

Ihre Wirkung, zum Beispiel die des Suxamethoniums, ist komplexer. Als Agonisten binden sie sich an den Nicotinrezeptor, aktivieren ihn, öffnen den Ionenkanal, und die Endplatte wird depolarisiert. Anders als Acetylcholin selbst werden sie anschließend nur langsam eliminiert: Die Depolarisation dauert an. Die Folge ist nicht bei allen Muskeln gleich. Einige, z. B. die äußeren Augenmuskeln, kontrahieren sich lang anhaltend (Kontraktur). Die Reaktion der weitaus meisten Muskeln aber besteht in Faszikulationen, also kurzen, unkoordinierten Kontraktionen einzelner Muskelfasern, oder in der Verstärkung der Zuckungen bei Nervenreizung, und solchen vorübergehenden Zeichen der Erregung schließt sich schlaffe Lähmung an (**10** in Abb. 6). Kontraktionen bei direkter elektrischer Reizung des Muskels werden auch durch Suxamethonium nicht blockiert („d" bei **10** in Abb. 6). Wie kann aber eine elektrische **Erregung,** nämlich die Dauerdepolarisation der Endplatte, zu **Lähmung** der neuromuskulären Über-

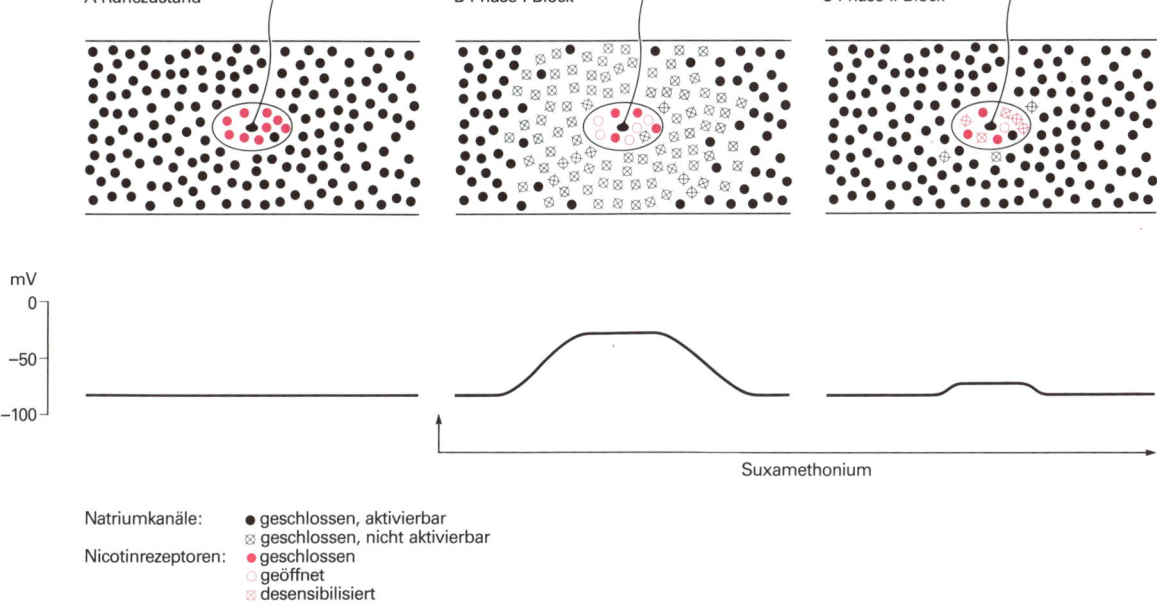

Abb. 7: Der Wirkmechanismus depolarisierender Muskelrelaxantien. Oben: im Aufblick eine Muskelfaser mit der motorischen Endplatte, spannungsabhängigen Natriumkanälen sowie auf die Endplatte beschränkten Nicotinrezeptoren; unten: das Membranpotential, gemessen längs einer die Endplatte schneidenden Linie. **A. Ruhezustand:** Die Nicotinrezeptor-Ionenkanäle und die Natriumkanäle sind geschlossen, das Membranpotential beträgt überall etwa −90 mV (Ruhepotential). **B. Depolarisationsblock (Phase-I-Block):** Die initiale Erregungswirkung des Suxamethoniums ist nicht gezeigt: Es aktiviert die Nicotinrezeptoren, deren Ionenkanäle öffnen sich, die Endplatte wird depolarisiert, und falls die Schwelle überschritten wird, öffnen sich spannungsabhängige Natriumkanäle, und es entsteht ein Muskelaktionspotential. Danach (und das zeigt das Bild) bleiben zwar die Nicotinrezeptor-Ionenkanäle offen, die Natriumkanäle um die Endplatte herum aber werden durch die Dauerdepolarisation inaktiviert, gehen in den Zustand „geschlossen, nicht aktivierbar" über. Das Membranpotential fällt jetzt von der repolarisierten Muskelfasermembran zur depolarisierten Endplatte hin ab. Die Endplatte ist durch einen etwa 1 mm breiten Ring elektrisch unerregbarer Membran von der übrigen, erregbaren Muskelfaser isoliert. **C. Phase-II-Block:** Nach großen oder wiederholten Dosen Suxamethonium wandeln sich die Merkmale des Blocks vom typischen Depolarisationsblock in Richtung auf den Block durch nicht-depolarisierende Relaxantien. Zum Beispiel kann man dann den Suxamethonium-Block durch tetanische Reizung vorübergehend unterbrechen und durch Cholinesterase-Inhibitoren abschwächen. Möglicherweise sind bei diesem Phase-II-Block viele Nicotinrezeptoren desensibilisiert, d. h. wieder geschlossen und durch Suxamethonium nicht mehr zu öffnen (s. S. 103 zur Densensibilisierung von Rezeptoren); das Endplattenpotential steigt, die spannungsabhängigen Natriumkanäle kehren in den Zustand „geschlossen, aktivierbar" zurück, und der bisher unerregbare Ring wird wieder elektrisch erregbar.

tragung führen? Abb. 7 erklärt es: Um die dauerdepolarisierte Endplatte herum legt sich ein breiter Ring, in dem die spannungsabhängigen Natriumkanäle inaktiviert sind und das Sarkolemm deshalb elektrisch unerregbar ist; die Depolarisation der Endplatte kann nicht als Aktionspotential auf die Muskelfaser übergreifen.

Weitere Kennzeichen unterscheiden den Depolarisationsblock vom nicht-depolarisierenden Block. Beim Tetanus und bei der Viererserie sind die Kontraktionen zwar insgesamt abgeschwächt, eine **Ermüdung** aber fehlt (**11** und **13** in Abb. 6); anscheinend verhindern depolarisierende Muskelrelaxantien die positive Rückkopplung **nicht**, durch die Acetylcholin seine eigene Freisetzung fördert. Schließlich wird der Depolarisationsblock weder durch einen Tetanus noch durch Cholinesterase-Inhibitoren unterbrochen (**12** und **14** in Abb. 6); zwar kann jetzt Acetylcholin dank höherer Konzentration das Suxamethonium verdrängen, aber das ist nur der Austausch eines Agonisten gegen einen anderen Agonisten, und der Depolarisationsblock bleibt (oder wird gar stärker; **14** in Abb. 6).

Dauerdepolarisation mit Inaktivierung der spannungsabhängigen Natriumkanäle (Abb. 7) ist der klinisch wichtigste Wirkmechanismus von Suxamethonium, klinisch charakterisiert durch das Fehlen von Ermüdung, posttetanischer Poten-

zierung und Unterbrechung durch Cholinesterase-Hemmstoffe (**10−14** in Abb. 6). Bei langer Dauer einer Suxamethoniumrelaxation oder nach großen Dosen kann sich das Bild aber wandeln: Ermüdung beim Tetanus und bei der Viererserie und posttetanische Potenzierung stellen sich ein, und Cholinesterase-Inhibitoren vermindern den Relaxationsgrad − alles Charakteristika der nicht-depolarisierenden Relaxantien. Man hat diesen späten Zustand als Phase-II-Block vom anfänglichen und klinisch wichtigeren Phase-I-Block, dem typischen Depolarisationsblock, unterschieden. Dem Phase-II-Block liegt möglicherweise eine Desensibilisierung der Nicotinrezeptoren zugrunde (Abb. 7).

Wechselwirkungen

Die Gegenwirkung der **Cholinesterase-Inhibitoren** gegenüber nicht-depolarisierenden Relaxantien wurde bereits erwähnt, ebenso das Fehlen einer Gegenwirkung bei depolarisierenden Relaxantien. Es gibt einige weitere klinisch wichtige Wechselwirkungen. **Narkosemittel** verstärken die Wirkung nicht-depolarisierender Muskelrelaxantien, Diethylether, Isofluran, Enfluran und Halothan deutlich, Distickstoffmonoxid und Injektionsnarkotika wenig. Der Synergismus dürfte zwei Ursa-

Tab. 5: Unerwünschte Wirkungen neuromuskulär blockierender Stoffe bei klinisch verwendeten Dosen.

Substanz	Histaminfreisetzung	Ganglionäre Nicotinrezeptoren	Muscarinrezeptoren im Herzen
(+)-Tubocurarin	deutlich	Blockade	–
Alcuronium	–	schwache Blockade	schwache Blockade
Vecuronium	–	–	–
Atracurium	schwach	–	–
Suxamethonium	schwach	Aktivierung	Aktivierung

chen haben: einerseits eine zentralnervöse Wirkung der Narkosemittel, nämlich eine Verminderung der Feuerfrequenz der Motoneurone, andererseits eine unspezifische postsynaptische Wirkung an der Muskelendplatte, nämlich Störung der Öffnung der Nicotinrezeptor-Ionenkanäle. Etliche **Antibiotika,** vor allem Aminoglykoside, Tetracycline und Polymyxine, verstärken ebenfalls die Wirkung nicht-depolarisierender Muskelrelaxantien. Die Mechanismen sind uneinheitlich.

Pharmakodynamik: andere Wirkungen

Aus pharmakokinetischem Grund wirkt keiner der neuromuskulär blockierenden Stoffe nennenswert auf das Zentralnervensystem: Ihre Lipophobie behindert den Eintritt.
Außer der Muskelrelaxation sind die Wirkungen in aller Regel unerwünscht (Tab. 5). Unerwünschte Wirkungen sind beim Suxamethonium zahlreicher als bei den nicht-depolarisierenden Relaxantien. Unter den letzteren hat (+)-Tubocurarin die meisten unerwünschten Wirkungen.

Freisetzung von Histamin

(+)-Tubocurarin setzt bereits in klinisch benutzten Dosen direkt, nicht-immunologisch Histamin aus Mastzellen frei. Blutdruckabfall, ein Erythem von Gesicht, Hals und oberem Brustbereich sowie Bronchokonstriktion können die Folgen sein. Bei den anderen Substanzen fehlt diese Histaminfreisetzung oder ist gering. Zu viel stärkeren Histaminfreisetzungen kann es bei der – sehr seltenen – Allergie gegen ein Muskelrelaxans kommen.

Wirkung auf andere Cholinozeptoren

In genügend hohen Dosen reagiert jeder neuromuskulär blockierende Stoff mit allen Typen von Cholinozeptoren. Wie an der Muskelendplatte wirkt dabei Suxamethonium als Agonist, die nicht-depolarisierenden Relaxantien wirken als Antagonisten. Diese Dosen übersteigen aber meist die muskelrelaxierenden weit. Abb. 8 zeigt als Beispiel, daß sich mit Atracurium volle Muskelerschlaffung ohne Blockade von Muscarinrezeptoren oder ganglionären Nicotinrezeptoren erreichen läßt. Relativ stark ganglienblockierend wirkt (+)-Tubocurarin (Tab. 5); es senkt den Blutdruck deshalb sowohl durch Histaminfreisetzung als auch durch Blockade sympathischer Ganglien. Suxamethonium ist ein relativ starker Agonist an Muscarinrezeptoren und ganglionären Nicotinrezeptoren und kann dadurch Arrhythmien hervorrufen, vor allem Sinusbradykardie (bei nicht-atropinisierten Patienten).

Weitere Nebenwirkungen von Suxamethonium

Nach Muskelrelaxation mit Suxamethonium empfindet der Patient oft **muskelkaterartige Schmerzen.** Sie lassen sich vermindern durch Vorinjektion kleiner Dosen eines nicht-depo-

larisierenden Relaxans, die selbst noch keine Relaxation bewirken; die Suxamethoniumdosis muß dann erhöht werden.
Die lange Depolarisation der Endplatte führt zu einem Verlust von K^+ aus der Muskulatur und zu **Hyperkaliämie.** Bei manchen Patienten, zum Beispiel mit Verbrennungen oder neuromuskulären Krankheiten, steigt das extrazelluläre K^+ besonders stark an, und es drohen Herzrhythmusstörungen.
Suxamethonium **erhöht** meist für einige Minuten den **Augeninnendruck,** vielleicht, weil sich die quergestreiften Muskeln der Augenhöhle kontrakturartig zusammenziehen (s. o.).

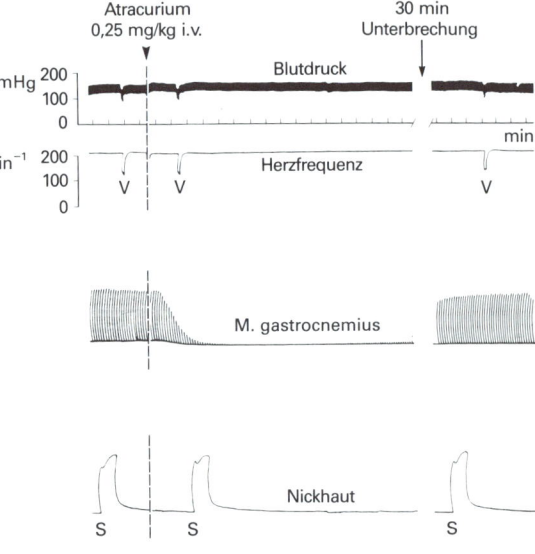

Abb. 8: Selektive Wirkung von Atracurium auf die neuromuskuläre Übertragung bei einer narkotisierten Katze. Von oben nach unten Blutdruck, Zeitschreibung, Herzfrequenz, Kontraktionen des M. gastrocnemius bei Reizung des motorischen Nerven mit einer Frequenz von 0,1 Hz, mechanische Spannung der Nickhaut (des glattmuskulären, sympathisch innervierten „dritten Augenlids" der Katze). Vor Atracurium bewirkt Vagusreizung (V) Blutdruckabfall und Bradykardie, und präganglionäre Reizung der Sympathikusfasern (S) bringt die Nickhaut zur Kontraktion. Atracurium 0,25 mg/kg i.v. lähmt den M. gastrocnemius komplett. Es beeinflußt aber weder den Blutdruck oder die Herzfrequenz, noch die Vaguswirkung auf Blutdruck und Herz, noch die Kontraktionen der Nickhaut. Nach 30 Minuten Pause hat sich die neuromuskuläre Übertragung erholt.
Folgerung: Diese muskelrelaxierende Dosis von Atracurium blockiert die Nicotinrezeptoren der parasympathischen Ganglienzellen (im Verlauf der Vagusbahn zum Herzen) oder der sympathischen Ganglienzellen (im Verlauf der Sympathikusbahn zur Nickhaut) und die Muscarinrezeptoren des Herzens nicht. (Nach Hughes und Chapple, Br. J. Anaesth. **53**, 31–44, 1981).

Schließlich kann Suxamethonium **maligne Hyperthermie** auslösen. Weitere mögliche Auslöser sind Inhalationsnarkotika. Es kommt zu dieser Erkrankung bei Operationen mit einer Häufigkeit von etwa 1 : 50 000. Unbehandelt endet sie meist tödlich. Die Anlage ist erblich: ein Defekt der Ionenkanäle, durch die Ca^{++} bei der elektro-mechanischen Koppelung aus dem sarkoplasmatischen Retikulum freigesetzt wird. Bei Applikation der pharmakologischen „Auslöser" wird bei den Betroffenen die Ca^{++}-Konzentration im Sarkoplasma exzessiv erhöht. Das Ca^{++} ruft dann Kontrakturen mit starkem Energieverbrauch sowie einem Anstieg der Körpertemperatur hervor, manchmal in wenigen Minuten um mehrere Grade. Aus dem Hypermetabolismus folgen Hypoxie, Hypercapnie und metabolische Acidose. Später treten Myoglobin und Kreatinkinase aus den geschädigten Muskelfasern aus. Nierenversagen durch Verstopfung der Nierentubuli mit Myoglobin ist eine mögliche Todesursache.

Pharmakokinetik

Dank ihrer Lipophobie werden die neuromuskulär blockierenden Stoffe kaum aus dem Magen-Darm-Kanal resorbiert: Ein Wildbret, erlegt mit curarevergiftetem Pfeil, kann ungestraft gegessen werden. Sie werden ausschließlich intravenös appliziert. Wiederum dank ihrer Lipophobie dringen sie bei ihrer Verteilung kaum in Zellen ein, und ihr Verteilungsvolumen entspricht annähernd dem Extrazellulärraum, also rund 0,2 l/kg Körpergewicht. Im übrigen aber unterscheidet sich ihr Schicksal im Körper.

(+)-**Tubocurarin** und **Alcuronium** wirken lange (Tab. 6). Sie werden kaum metabolisiert, vielmehr überwiegend unverändert ausgeschieden. Weil die Elimination des Alcuroniums sehr von der Niere abhängt (Tab. 6), ist seine Wirkdauer bei Niereninsuffizienz stark verlängert.

Vecuronium und **Atracurium** wirken mittellang (Tab. 6). Sie werden im Körper weitgehend abgebaut. Beide sind Ester, und bei beiden ist Esterhydrolyse ein Abbauweg (Spaltstellen in Abb. 5); an der Esterspaltung sind Cholinesterasen nicht beteiligt. Der Hauptabbauweg für Atracurium ist aber nichtenzymatischer Natur. Das Ziel bei seiner Entwicklung war ein Muskelrelaxans, das in der Ampulle stabil sein, nach Injektion dagegen, also beim pH und der Temperatur des Körpers, spontan zerfallen sollte. Der Zerfall erfolgt durch sogenannte Hofmann-Eliminierung, wobei eine N-C-Bindung am quartären Stickstoff bricht und ein tertiäres Amin (Laudano-

sin im Falle des Atracuriums) und ein Olefin (der Acrylsäureester beim Atracurium) entstehen (Abb. 5). Die Reaktion macht die Elimination des Atracuriums von der Leber- und Nierenfunktion unabhängig. Die Spaltprodukte von Vecuronium und Atracurium wirken weniger oder praktisch nicht mehr muskelrelaxierend. Das aus Atracurium entstehende Laudanosin tritt ins Gehirn ein. Es kann in hohen Dosen Krämpfe auslösen. Die üblichen Dosen von Atracurium sind aber dafür zu gering.

Suxamethonium übertrifft alle verfügbaren nicht-depolarisierenden Relaxantien in der Geschwindigkeit des Wirkeintritts (Tab. 6). Außerdem dauert die Relaxation weit kürzer (Tab. 6). Ursache der Kürze der Wirkung ist eine rasche Spaltung durch die Butyrylcholinesterase des Plasmas und der Leber; die Muskelendplatte enthält kaum Butyrylcholinesterase, und durch Acetylcholinesterase wird Suxamethonium nicht gespalten. Bei der Hydrolyse der ersten Esterbindung entsteht neben Cholin Succinylmonocholin, mit viel geringerer muskelrelaxierender Wirkung, bei der Hydrolyse der zweiten Esterbindung Bernsteinsäure. Nicht immer wird Suxamethonium normal schnell abgebaut. Die Butyrylcholinesterase im Plasma stammt aus der Leber, und bei schweren Leberfunktionsstörungen ist der Enzymgehalt im Plasma vermindert. Eine weitere mögliche Ursache lang dauernder Lähmung ist genetischer Natur. Man kennt mehrere genetische Varianten der Butyrylcholinesterase. Die übliche Form wird durch ein Gen E_1^u kodiert, die häufigste atypische Form durch ein alleles Gen E_1^a. Personen mit dem Genotyp $E_1^a E_1^a$, die also in Bezug auf Butyrylcholinesterase homozygot sind und nur das atypische Enzym besitzen, hydrolysieren Suxamethonium nur langsam, und die Lähmung dauert 1−2 Stunden. Dieser Genotyp kommt bei etwa 1 von 2000 Menschen vor. Bei Heterozygoten ist die Lähmung nur gering verlängert. Man kann die Zeit der Atemlähmung durch Injektion von normaler menschlicher Butyrylcholinesterase abkürzen.

Anwendung

Neuromuskulär blockierende Stoffe werden am häufigsten zur Muskelerschlaffung bei Operationen und zur Erleichterung der Intubation angewendet. Vor ihrer Einführung erzwang man genügende Erschlaffung der Skelettmuskulatur durch hohe, nebenwirkungsreiche Dosen des Narkosemittels − Läwen hat es geschildert (s. S. 135); die Muskelrelaxantien ermöglichen es, das Narkosemittel niedriger zu dosieren.

Tab. 6: Dosierung, Wirkungseintritt, Wirkdauer und Elimination neuromuskulär blockierender Stoffe. Dosen und Zeiten sind nur Anhaltspunkte. Wirkdauer ist die Zeit, bis die Muskelkontraktion 25% des Ausgangswertes wieder erreicht hat; sie hängt unter anderem von der Dosis ab.

Substanz	Dosis zur Intubation (mg/kg)	Zeit von i. v.-Injektion bis Wirkmaximum (min)	Wirkdauer (min)	Elimination
(+)-Tubocurarin	0,6	3−5	60−80	Exkretion, Harn ≈ Galle; kaum Biotransformation
Alcuronium	0,3	3−5	60−80	Exkretion, Harn > Galle; kaum Biotransformation
Vecuronium	0,08	3−5	20−35	Biliäre Exkretion und Esterspaltung
Atracurium	0,4	3−5	20−35	kaum Exkretion; Hofmann-Eliminierung und Esterspaltung
Suxamethonium	1	2	5−10	kaum Exkretion; Esterspaltung

Weitere Indikationen sind die Elektrokrampftherapie in der Psychiatrie, bei der sie Verletzungen vermeiden helfen, und Krämpfe bei Strychninvergiftung oder beim Wundstarrkrampf, wenn sie anders, zum Beispiel durch ein Benzodiazepin, nicht zu unterdrücken sind.

Nicht fachgerecht angewendet, sind neuromuskulär blockierende Stoffe gefährliche Arzneimittel. Zweierlei vor allem hat der Arzt zu beachten. Erstens bleiben Bewußtsein und Schmerzempfindung erhalten. Zweitens ist die Atemmuskulatur im Vergleich zu anderen Muskeln zwar verhältnismäßig unempfindlich gegen neuromuskulär blockierende Stoffe, aber auch sie wird durch die üblichen Dosen gelähmt; adäquate künstliche Beatmung ist nötig.

Suxamethonium löst mehr unerwünschte Wirkungen aus als die nicht-depolarisierenden Relaxantien. Daß es noch gebraucht wird, verdankt es der Schnelligkeit und Kürze seiner Wirkung. So kann zum Beispiel sehr bald nach der Injektion eines Kurznarkotikums wie Thiopental und der anschließenden Injektion von Suxamethonium intubiert werden. Einige unerwünschte Wirkungen lassen sich durch vorherige Gabe einer noch nicht lähmenden Dosis eines nicht-depolarisierenden Relaxans vermindern (s. o.). Die Behandlung der malignen Hyperthermie wird beim Dantrolen erwähnt (s. u.).

Erkennt der Anästhesist am Ende einer Operation Zeichen einer Restrelaxation durch ein nicht-depolarisierendes Muskelrelaxans, so ist dies die Indikation zur Decurarisierung mit einem Cholinesterase-Hemmstoff wie Neostigmin oder Pyridostigmin. Ein Nervenstimulator kann bei der Beurteilung des Relaxationsgrades helfen. Hat die Amplitude von Einzelzuckungen schon vorher 20 % der Kontrollamplitude erreicht, so ist 3 bis 14 Minuten nach Injektion des Cholinesterase-Inhibitors mit voller Erholung zu rechnen. Bei stärkerer Restrelaxation dauert es länger. Gleichzeitig mit dem Cholinesterase-Hemmstoff ist Atropin zu geben, um unerwünschte parasympathomimetische Wirkungen wie Bradykardie, Speichelfluß und Akkommodationskrampf zu vermindern.

Anhang:
Das myotrope Muskelrelaxans Dantrolen

Auch Dantrolen (Abb. 9; zur Stellung innerhalb der Muskelrelaxantien Abb. 4) schwächt Kontraktionen der Skelettmuskulatur über einen peripheren Mechanismus ab, jedoch nicht durch Blockade der neuromuskulären Übertragung, sondern bei einem späteren Schritt, nämlich der elektromechanischen Koppelung: Es vermindert die Freisetzung von Ca^{++} aus dem sarkoplasmatischen Retikulum. Mit dem in Abb. 6 gezeigten Versuch lassen sich die Angriffspunkte unterscheiden: Neuromuskulär blockierende Stoffe hemmen nur Muskelkontraktionen bei Reizung des motorischen Nerven, nicht dagegen Kontraktionen bei direkter elektrischer Reizung des Muskels („d" bei **5** und **10** in Abb. 6). Dantrolen würde beides hemmen. Die Herzmuskulatur und die glatte Muskulatur werden viel weniger beeinflußt als die Skelettmuskulatur. Dantrolen wird gut aus dem Magen-Darm-Kanal resorbiert. Bei seiner wichtigsten Indikation, der malignen Hyperthermie, wird es aber i. v. appliziert. Die Lösung reagiert stark alkalisch. Die Substanz wird überwiegend durch Biotransformation eliminiert.

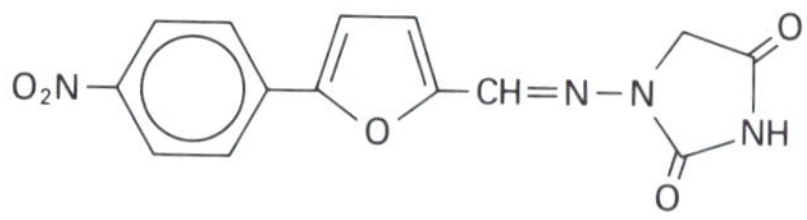

Abb. 9: Dantrolen.

Dantrolen ist das wichtigste Mittel zur Behandlung der malignen Hyperthermie. Es bremst die pathologisch gesteigerte Freisetzung von Ca^{++} ins Sarkoplasma. Die intravenöse Initialdosis beträgt 2,5 mg/kg. Andere Maßnahmen bei maligner Hyperthermie sind die Beendigung der Zufuhr der auslösenden Substanz (Suxamethonium, Inhalationsnarkotika), Hyperventilation zur Bekämpfung der Hypoxie und Infusion von Natriumbikarbonat zur Bekämpfung der Acidose. Je früher die Behandlung einsetzt, desto größer die Überlebenschance. Auch bei chronischen spastischen Tonussteigerungen der Skelettmuskulatur wird Dantrolen versucht. Bei der kurzdauernden Anwendung bei maligner Hyperthermie ist kaum mit Nebenwirkungen zu rechnen; jedoch ist paravenöse Injektion der alkalischen Lösung zu vermeiden. Bei längerer Anwendung sind Muskelschwäche, Schwindel und Müdigkeit häufig. Vor allem kann die Leber geschädigt werden.

Vorwiegend neuronal wirkende Nicotinrezeptor-Agonisten und -Antagonisten: ganglionär angreifende Pharmaka

Nicotinrezeptoren kommen auf vielen Neuronen vor: auf autonomen Ganglienzellen, auf den den sympathischen Ganglienzellen homologen Zellen des Nebennierenmarks, auf afferenten und efferenten peripheren Nervenendigungen und schließlich auf Nervenzellen im Gehirn und Rückenmark. Das macht die Pharmakologie der vorwiegend neuronal wirkenden Nicotinrezeptor-Agonisten und -Antagonisten komplex, zumal wenn sie, wie Nicotin selbst, gut die Blut-Hirn-Schranke passieren.

Agonisten und Antagonisten wirken auf neuronale Nicotinrezeptoren im Prinzip so wie auf muskuläre. Am besten untersucht sind Wirkungen auf autonome Ganglien, daher auch die traditionellen Bezeichnungen **ganglienerregende Substanzen** für die Agonisten und **Ganglienblocker** für die Antagonisten. Die Analogie zwischen Muskelendplatte und Ganglien gilt für den Transmitter selbst wie für exogene Antagonisten und Agonisten. So wie freigesetztes Acetylcholin über die muskulären Nicotinrezeptoren das Endplattenpotential auslöst, so ruft es über die ganglionären Nicotinrezeptoren das **schnelle erregende postsynaptische Potential** (EPSP) hervor. So wie nicht-depolarisierende Muskelrelaxantien mit Acetylcholin um den Endplatten-Rezeptor konkurrieren, das Endplattenpotential verkleinern und schließlich die neuromuskuläre Übertragung lähmen, so konkurrieren Ganglienblocker mit Acetylcholin um den ganglionären Nicotinrezeptor, vermindern das schnelle EPSP und unterbrechen schließlich die ganglionäre Übertragung; allerdings spielt bei manchen Ganglienblockern wie Hexamethonium ein Block des Nicotinrezeptor-Ionenkanals (Kanalblock) eine größere Rolle als die Besetzung der Acetylcholin-Bindungsstelle. So wie depolarisierende Muskelrelaxantien den Muskel zunächst erregen und dann die neuromuskuläre Übertragung verhindern, so erregen Agonisten an ganglionären Nicotinrezeptoren das Ganglion zunächst und unterdrücken dann die ganglionäre Übertragung durch Dauerdepolarisation (und anschließend unter Umständen trotz Repolarisation weiter, vielleicht durch Rezeptor-Desensibilisierung).

Autonome Ganglienzellen besitzen außer Nicotin- auch Muscarinrezeptoren (siehe oben Tab. 2). Sie modulieren den Hauptübertragungsweg, also den Weg über die Aktivierung der Nicotinrezeptoren und das anschließende schnelle EPSP. Auch zahlreiche andere körpereigene Substanzen wie Catecholamine und Peptide können die ganglionäre Übertragung modulieren.

Im Gegensatz zu den muskulären sind die neuronalen Nicotinrezeptoren für die Arzneitherapie wenig wichtig. Die Pharmakologie des Rauchens und die Pharmakokinetik des Nicotins werden im Kapitel „Wichtige Gifte und Vergiftungen" behandelt (s. S. 809).

Agonisten

Nicotin (Abb. 10) ist das Hauptalkaloid der zu den Nachtschattengewächsen gehörenden Tabakpflanzen wie *Nicotiana tabacum*. Nach ihm nannte Dale 1914 einige Wirkungen von Cholinestern wie Acetylcholin „nicotine actions", und nach ihm nennen wir heute die diese Wirkungen vermittelnden Rezeptoren Nicotinrezeptoren. Es ist eines der wenigen bei Zimmertemperatur flüssigen Alkaloide. Sein pK_a-Wert beträgt 7,9, beim pH des Blutes liegt also etwa ¼ als nicht-ionisierte, gut lipoidlösliche freie Base vor; diese Eigenschaften prägen das Schicksal im Körper. Das natürliche (−)-Nicotin wirkt stärker als das rechtsdrehende Enantiomer. Weitere nicotinähnliche Alkaloide sind **Coniin,** ebenfalls flüssig, aus dem in ganz Europa vorkommenden Schierling (*Conium maculatum*), durch den Sokrates starb, **Cytisin** aus dem im Mittelmeergebiet beheimateten Goldregen (*Laburnum anagyroides*) und **Lobelin** aus der nordamerikanischen *Lobelia inflata*. Der Beliebtheit des Goldregens als Zierpflanze wegen sind Vergiftungen mit Cytisin nicht selten (s. S. 824). Zwei in der Forschung häufig verwendete Agonisten sind **Tetramethylammonium** und **Dimethylphenylpiperazinium** (Abb. 10).

Die Kenntnis des Vorkommens von Nicotinrezeptoren und des Wirkmechanismus des Nicotins erlaubt es, vorherzusagen, welche Wirkungen Nicotin auslösen **kann.** Zum Beispiel **kann** es den Herzschlag **beschleunigen** durch Erregung sympathischer Ganglien **oder** durch Lähmung parasympathischer Ganglien **oder** durch Catecholaminfreisetzung aus dem Nebennierenmark (oder durch alles zusammen). Es **kann** aber auch den Herzschlag **verlangsamen** durch Blockade sympathischer Ganglien **oder** durch Erregung parasympathischer Ganglien (oder durch beides). Nicotinrezeptoren auf Nervenendigungen und im Zentralnervensystem eröffnen weitere Ein-

flußmöglichkeiten auf das Herz. Was wirklich geschieht, hängt ab von Dosis, Applikationsart und Zeit nach Applikation – eine komplexe Pharmakodynamik.

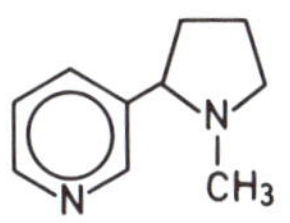

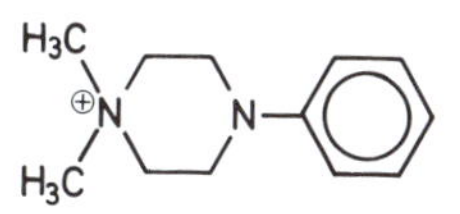

Kleine Dosen von Nicotin, wie bei mäßigem Rauchen, **erhöhen** die **Herzfrequenz** und den **Blutdruck.** An den Kreislauforganen überwiegt also bei diesen Dosen die erregende Wirkung auf sympathische Ganglien; hinzu kommt eine zentrale Erhöhung des Sympathikustonus. – Die Wirkung auf den **Magen-Darm-Kanal** wird teils durch Acetylcholin, teils durch Catecholamine, teils durch Peptid-Transmitter vermittelt. Der Tonus im unteren Oesophagus sinkt, und Magensaft kann in die Speiseröhre eintreten. Zwar wird die Magensäuresekretion nicht regelmäßig gesteigert, doch begünstigt Nicotin die Entstehung des Ulcus pepticum, vielleicht zum Teil durch Verminderung der Schleimhautdurchblutung. Stuhldrang und häufigere Defäkation sind typische Rauchererlebnisse.

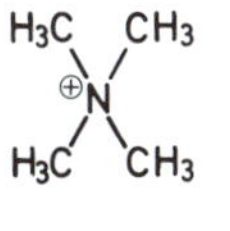

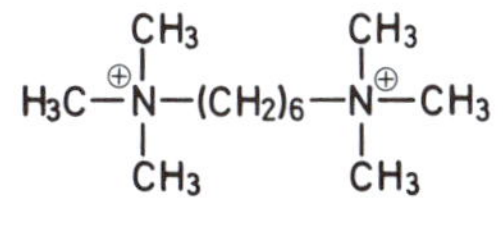

Auf das **Zentralnervensystem** wirkt Nicotin in kleinen Dosen **erregend.** Tremor ist ein häufiges Symptom. Emotionen, so heißt es, würden gedämpft, und das Konzentrationsvermögen steige. Im Elektroenzephalogramm zeigt Desynchronisation des Grundrhythmus eine Weckreaktion an. Wie andere Abhängigkeit erzeugende Stoffe steigert Nicotin die Freisetzung von Dopamin im mesolimbischen Dopamin-System (s. S. 107). Zur Anregung der Atmung trägt die Aktivierung von Nicotinrezeptoren in den Glomera carotica und aortica bei (Sitze der Chemorezeptoren zur Überwachung des O_2-Partialdrucks im Blut). Auch das Brechzentrum wird erregt. Über das Zentralnervensystem greift Nicotin in die Sekretion von Hormonen ein; so wird die Sekretion von Adiuretin, β-Endorphin und ACTH gesteigert. Größere Dosen lösen Krämpfe aus.

Nicotin ist ein starkes Gift; wie bei der Blausäure sind etwa 60 mg, auf einmal eingenommen, für den Menschen tödlich. Bei toxischen Dosen folgt der zentralen Erregung Hemmung, zum Beispiel zentrale Hemmung der Atmung. Den sympathomimetischen Kreislaufänderungen folgt Kreislaufkollaps. Hinzu kommt jetzt durch Wirkung auf muskuläre Nicotinrezeptoren ein Depolarisationsblock der neuromuskulären Übertragung. Innerhalb weniger Minuten kann der Tod an Atemlähmung eintreten.

Raucher rauchen des Nicotins wegen: Dieses ist es im wesentlichen, das die begehrten Wirkungen hervorruft. Zur Entwöhnung wird deshalb eine Kombination von Verhaltenstherapie mit Nicotinsubstitution empfohlen. Nicotin wird dabei in Form von Pflastern appliziert, die einige Wochen lang täglich an wechselnden Hautstellen aufgelegt werden.

Antagonisten

Ganglienblocker wie **Tetraethylammonium,** das Ethyl-Analogon des Agonisten Tetramethylammonium, und **Hexamethonium** waren die ersten wirksamen Antihypertensiva. Beide sind quartäre Ammoniumverbindungen (Abb. 10). Hexamethonium stammt aus derselben Serie von Methonium-Verbindungen wie das Decamethonium (s. S. 134). Die Wirkunterschiede – Decamethonium überwiegend ein Agonist an der Muskelendplatte, Hexamethonium überwiegend ein Ganglienblocker – zeigen wieder die Verschiedenheit der muskulären und neuronalen Nicotinrezeptoren. Es gibt auch Ganglienblocker, die tertiäre Amine sind, zum Beispiel **Mecamylamin.**

Wie bei den neuronal wirkenden Nicotinrezeptor-Agonisten kann man bei den Antagonisten die Wirkmöglichkeiten aus dem Vorkommen der Rezeptoren und dem Wirkmechanismus vorhersagen; das Fehlen einer Erregungsphase vor der Lähmung macht das Wirkbild einfacher als bei den Agoni-

Abb. 10: Ganglionär angreifende Pharmaka. Nicotin, Dimethylphenylpiperazinium und Tetramethylammonium sind Agonisten, Hexamethonium ist ein Antagonist.

sten. Da Arterien und Venen hauptsächlich unter der Kontrolle des Sympathikus stehen, führt Ganglienblockade zu Vasodilatation und Blutdrucksenkung. Die Herzfrequenz steigt meist, und das zeigt, daß vor Gabe des Ganglienblockers der Vaguseinfluß auf den Sinusknoten den Sympathikuseinfluß überwog. Da der Magen-Darm-Kanal und die Harnblase normalerweise vagal-parasympathisch beherrscht werden, folgen der Gabe von Ganglienblockern verminderte Magensaftsekretion, Obstipation, unter Umständen ein paralytischer Ileus und Harnverhaltung. Störungen der Irisbewegungen, der Akkommodation, der Schweißsekretion, der Erektion und Ejakulation sind weitere Folgen der Blockade autonomer Ganglien. Die erheblichen Nebenwirkungen haben die Ganglienblocker obsolet gemacht.

Cholinesterase-Hemmstoffe

Nach ihren bevorzugten Substraten unterscheidet man die **Acetylcholinesterase** (spaltet Acetylcholin, kaum Butyrylcholin) und die **Butyrylcholinesterase** (spaltet Butyrylcholin schneller als Acetylcholin; auch Pseudocholinesterase genannt). Butyrylcholinesterase kommt in vielen Geweben vor, auch, aus der Leber stammend, im Blutplasma. Über ihre physiologische Rolle ist wenig bekannt. Das eigentliche noble, synaptische Enzym ist die Acetylcholinesterase. Beide Enzyme sind Serin-Hydrolasen: Bei der Spaltung des Substrats (Acetylcholin zum Beispiel) wird intermediär ein bestimmtes Serin des Enzyms verestert (acetyliert im Falle des Acetylcholins). Serin-Hydrolasen sind auch Trypsin, Chymotrypsin und Thrombin, die aber genetisch mit den Cholinesterasen nicht verwandt sind.

Auch manche Inhibitoren besitzen bevorzugte Affinität zu dem einen oder anderen Enzym. Die pharmakologischen Wirkungen der Inhibitoren resultieren aber praktisch ganz aus der Hemmung der **Acetyl**cholinesterase und damit einer Ansammlung von Acetylcholin in der Nähe seiner Rezeptoren. Weil die Cholinesterase-Hemmstoffe in der Peripherie auf diesem Wege den Parasympathikus nachahmen, nennt man sie herkömmlich auch **indirekt wirkende Parasympathomimetika** (im Gegensatz zu den Muscarinrezeptor-Agonisten = **direkt wirkende Parasympathomimetika).** Diese Bezeichnung verbirgt aber zum Beispiel, daß die Cholinesterase-Hemmstoffe auch die Erregungsübertragung in der Muskelendplatte fördern (und in einem zweiten Stadium lähmen). Der Name **Cholinesterase-Hemmstoffe** trifft Angriffsort und Wirkweise genauer.

Geschichte

Der Prototyp ist das Physostigmin. Es wurde in den 60er Jahren des vorigen Jahrhunderts kurz nacheinander von zwei Forschergruppen aus den Calabarbohnen, den Samen von *Physostigma venenosum,* isoliert und von der einen Gruppe Physostigmin, von der anderen *Eserin* genannt. In Westafrika mußte bei rituellen Prozessen der Beschuldigte die Samen verzehren („Gottesurteilsbohne"). Den Wirkmechanismus klärte 1926 Otto Loewi, derselbe Forscher, der 1921 den entscheidenden Versuch zum Nachweis der chemischen synaptischen Informationsübertragung publizierte (s. S. 96): Physostigmin verstärkte am Froschherzen sowohl die Wirkung einer Vagusreizung als auch die Wirkung von Acetylcholin; außerdem hemmte es die Spaltung von Acetylcholin durch Herzextrakte (O. Loewi und E. Navratil, Pflügers Archiv **214,** 689, 1926). Man hat die Arbeit „den ersten wichtigen Beitrag zur Biochemischen Pharmakologie in der Geschichte der Pharmakologie" genannt (Z. M. Bacq, in: M. J. Parnham und J. Bruinvels: Discoveries in Pharmacology, Bd. 1, p. 71, 1983).

Der Isolierung des Physostigmins folgte bald die therapeutische Anwendung, schon im vorigen Jahrhundert beim Glau-

kom, in den 30er Jahren dieses Jahrhunderts bei der Myasthenia gravis (1932 Lazar Remen in Münster, 1934 Mary Walker in Greenwich).

Die Geschichte der Alkylphosphate wird an anderer Stelle geschildert (s. S. 790).

Stoffe, Hemmechanismen

Es gibt drei in ihrer chemischen Struktur, dem Mechanismus ihrer Reaktion mit den Cholinesterasen und ihrer praktischen Nutzung verschiedene Gruppen von Hemmstoffen. Einige Formeln zeigt Abb. 11, die Reaktionsmechanismen Abb. 12. Die **nicht-veresternden Inhibitoren** wie **Edrophonium** enthalten keinen Säurebaustein in ihrem Molekül, sind keine Substrate des Enzyms, bilden mit ihm keinen Ester und verlassen es unverändert wieder.

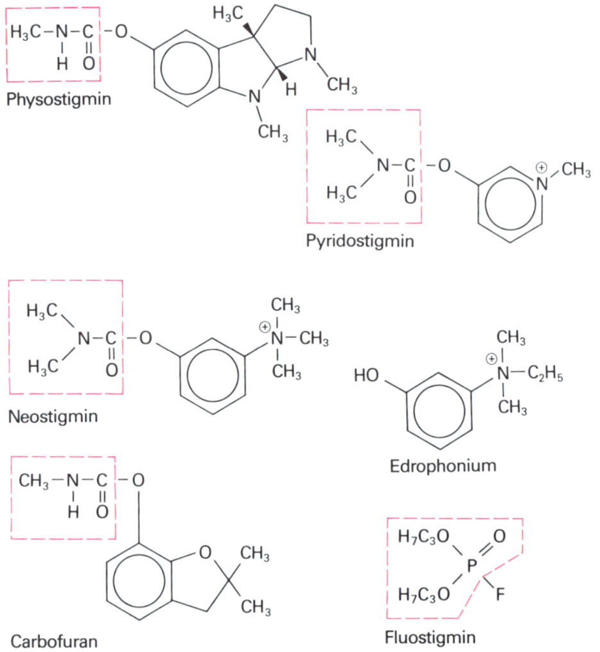

Abb. 11: Cholinesterase-Hemmstoffe. Edrophonium ist ein **nicht-veresternder Inhibitor;** es wird kein Molekülteil auf das Enzym übertragen. Physostigmin, Neostigmin, Pyridostigmin und Carbofuran sind chemisch Carbaminsäureester und pharmakologisch **carbamylierende Inhibitoren,** und Fluostigmin ist chemisch ein Phosphorsäureester und pharmakologisch ein **phosphorylierender Inhibitor;** bei diesen Stoffen wird der rot umrandete Säurerest auf das Serin-OH des esteratischen Zentrums der Cholinesterasen übertragen, so daß ein Ester des Enzyms entsteht.

Die Stoffe der beiden anderen Gruppen enthalten einen Säurebaustein und sind zugleich Hemmstoffe und Substrate des Enzyms, das sie spaltet und auf das sie dabei ihren Säurebaustein übertragen. Die **carbamylierenden Inhibitoren** wie **Physostigmin, Neostigmin**[1]**, Pyridostigmin**[2] und **Carbofuran** sind Carbaminsäureester. Das Enzym wird intermediär carbamyliert und dann allmählich regeneriert. Die Wirkdauer beträgt 3–4 Stunden. Physostigmin ist ein tertiäres Amin. Neostigmin und Pyridostigmin sind synthetische quartäre Ammoniumverbindungen. Während Physostigmin, Neostigmin und Pyridostigmin arzneilich benutzt werden, gehört Carbofuran zu den zahlreichen Carbamat-**Insektiziden** (s. S. 794).

Die **phosphorylierenden Inhibitoren** wie **Fluostigmin** und **Parathion** schließlich sind Phosphorsäureester (Alkylphosphate). Das Enzym wird phosphoryliert, und die Bindung der Phosphorsäure ans Enzym ist so stabil, daß die Cholinesterase-Aktivität sich weniger durch Regenerierung als vielmehr durch Synthese von neuem Enzym erholt. Die Phosphorsäureester werden selten therapeutisch gebraucht, sind aber wichtige **Insektizide** (und potentielle „Kampfstoffe"; s. S. 790).

Man faßt manchmal die carbamylierenden Stoffe mit den nicht-veresternden als „reversible" Inhibitoren zusammen und stellt sie den „irreversiblen" Alkylphosphaten gegenüber. Man meint damit die kurze bis mittellange Wirkung von Edrophonium, Physostigmin und Verwandten gegenüber der extrem langen Wirkung von Fluostigmin und Verwandten. Im molekularen Mechanismus wirken aber nur die nicht-veresternden Stoffe reversibel. Carbamylierende wie phosphorylierende Inhibitoren reagieren mit dem Enzym in einer nicht reversiblen Reaktion, in der sie gespalten werden.

Pharmakodynamik

Cholinesterase-Hemmstoffe lassen Acetylcholin überall, wo es freigesetzt wird, länger überleben. Muscarin- wie Nicotinrezeptoren sind einer höheren Konzentration des Transmitters ausgesetzt. So kommt es unter anderem zu verstärkter Wirkung des Parasympathikus auf Herz, glatte Muskulatur und Drüsen; zu verstärkter (bei noch höheren Acetylcholinkonzentrationen aber durch Depolarisationsblock abgeschwächter) neuromuskulärer und ganglionärer Übertragung; und zu verstärkter cholinerger Informationsübertragung im Zentralnervensystem. Für die Therapie wichtig sind die indirekt parasympathomimetischen Wirkungen auf das Auge, den Gastro-Intestinaltrakt und die Harnwege, die den Wirkungen der Muscarinrezeptor-Agonisten in Tab. 2 entsprechen, und die Wirkung auf die neuromuskuläre Übertragung.

Pharmakokinetik

Physostigmin wird gut aus dem Magen-Darm-Kanal resorbiert und durchdringt leicht die Blut-Hirn-Schranke. Dasselbe gilt für die Carbamat- und Phosphorsäureester-Insektizide, die ja auch von den Insekten aufgenommen werden sollen. Die quartären Verbindungen dagegen werden wenig aus dem Magen-Darm-Kanal resorbiert und dringen kaum ins Gehirn ein. Die Carbamate werden teils durch Hydrolyse eliminiert, zu der auch andere Esterasen als die Cholinesterasen beitragen, teils, besonders die quartären, durch renale Exkretion. Die Phosphorsäureester werden praktisch vollständig biotransformiert (s. S. 790).

[1] z. B. Prostigmin®; [2] z. B. Mestinon®.

Vergiftungen und ihre Behandlung

Wegen der Benutzung der Carbamate und Phosphorsäureester als Insektizide sind Vergiftungen häufig. Der Körper wird gewissermaßen mit Acetylcholin überschwemmt, und die Symptome einer Muscarin- und einer Nicotinvergiftung addieren sich. Am Ende versagt die Atmung; exzessive periphere Muscarinrezeptoraktivierung (starke Bronchialsekretion und Bronchokonstriktion) und Nicotinrezeptoraktivierung (Depolarisationsblock der neuromuskulären Übertragung) sowie exzessive Aktivierung zentraler Cholinozeptoren (zentrale Atemlähmung) tragen dazu bei. Atropin (für Carbamate und Alkylphosphate) und die Cholinesterase-reaktivierenden Oxime (für Alkylphosphate) sind die Antidote (Abb. 12; einzelnes s. S. 792).

Anwendung und Nebenwirkungen der Muscarinrezeptor-Agonisten und Cholinesterase-Hemmstoffe

Beide Substanzgruppen werden als Parasympathomimetika zur Beeinflussung parasympathisch innervierter Erfolgsorgane benutzt. Bei Vergiftungen mit atropinähnlichen Substanzen und zur Verstärkung der neuromuskulären Übertragung in der Skelettmuskulatur sind dagegen nur die Cholinesterase-Inhibitoren brauchbar.

Magen-Darm-Harnwege

Muscarinrezeptor-Agonisten und Cholinesterase-Hemmstoffe eignen sich zur Behandlung von Darm- und Blasenatonien, die vor allem nach Operationen und Entbindung vorkommen. Aus den erörterten pharmakokinetischen Gründen müssen orale Dosen viel höher sein als parenterale: 1–4 mg Carbachol per os gegenüber 0,125–0,25 mg s. c. oder i. m.; 15–30 mg Neostigmin per os gegenüber 0,5–1 mg s. c. oder i. m. Bei der Refluxoesophagitis fördern die Stoffe zwar erwünschterweise die Oesophagusperistaltik, jedoch unerwünschterweise auch die Magensäuresekretion; Metoclopramid und Domperidon sind als motilitätssteigernde Stoffe vorzuziehen (s. S. 480).

Auge: Die Behandlung der Glaukome

Glaukome sind Augenkrankheiten mit einer charakteristischen, progredienten Sehnervenschädigung, in der Regel verursacht durch eine Erhöhung des Augeninnendrucks. Normalerweise beträgt der Druck 10–22 mg Hg. Damit er in diesem Bereich bleibt, müssen die Produktion des Kammerwassers (in den Processus ciliares) und der Abfluß des Kammerwassers (hauptsächlich durch das Trabekelwerk des Winkels der vorderen Augenkammer in den Schlemmschen Kanal) aufeinander abgestimmt sein. Steigt der Druck krankhaft, so ist das fast immer Folge einer Erschwerung des Kammerwasserabflusses.

Man unterscheidet mehrere Glaukomformen. Die Differenzierung ist therapeutisch wichtig. Beim **chronischen Offenwinkelglaukom** führen Veränderungen im Abflußsystem des Kammerwassers trotz eines normal weiten Kammerwinkels zu langsamer Drucksteigerung, zunächst ohne subjektive Beschwerden und fast immer in beiden Augen gleichzeitig; dies ist bei weitem die häufigste Form. Zum **akuten Winkelblockglaukom,** dem **Glaukomanfall,** kann es bei anatomischer Disposition, nämlich bei einem abnorm engen Kammerwinkel, kommen: Bei einer Pupillenerweiterung wird das Trabekel-

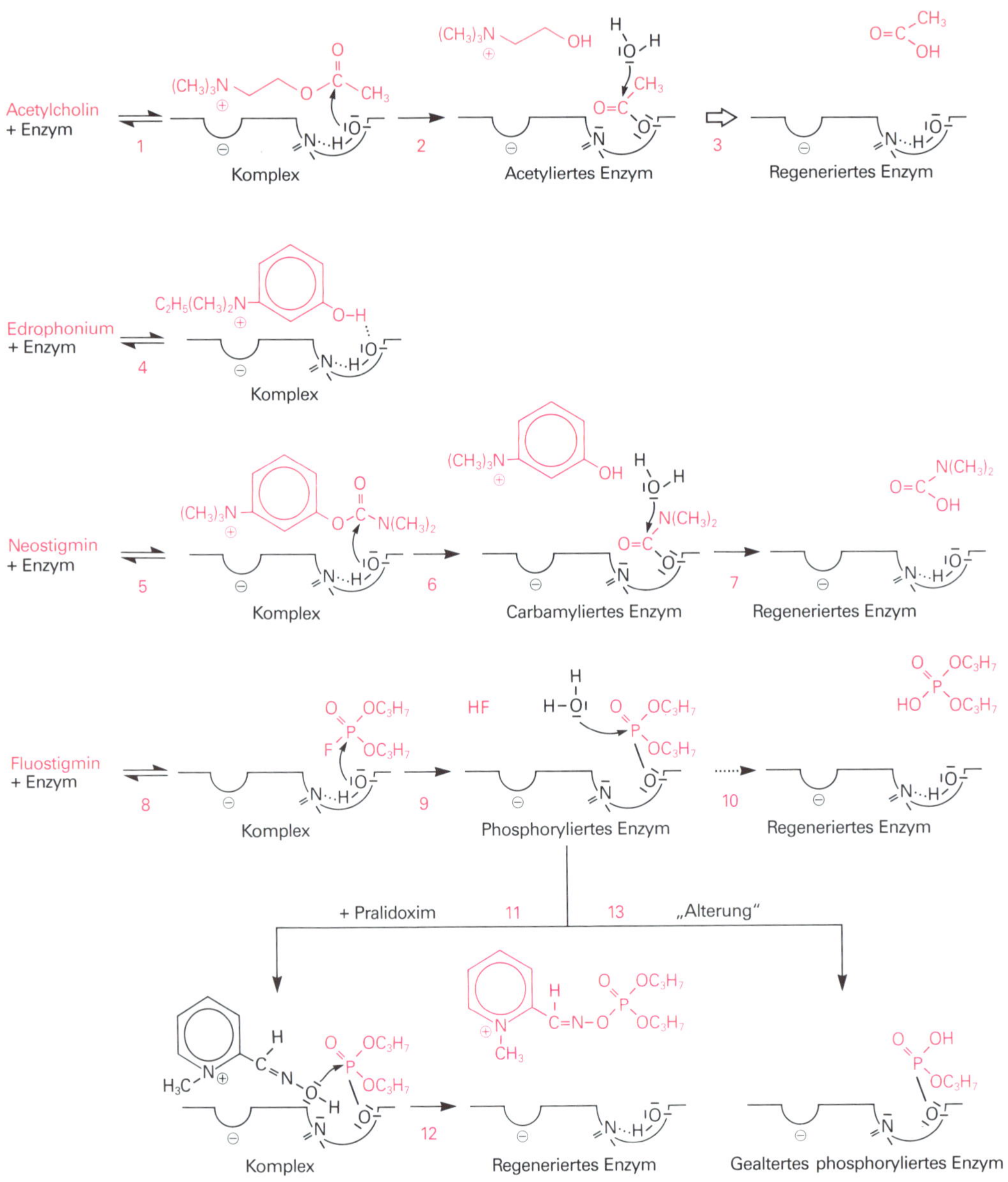

Abb. 12: Wirkmechanismen von Cholinesterase-Hemmstoffen. Einige Einzelheiten werden im Abschnitt „Wichtige Gifte und Vergiftungen" behandelt (s. S. 791). Die Cholinesterasen binden Substrate und Inhibitoren an das anionische Zentrum (kleinerer Halbkreis, negative Ladung angedeutet) und das esteratische Zentrum (größerer Halbkreis). Im esteratischen Zentrum sind Serin (dessen OH-Gruppe in den Halbkreis ragt) und Histidin (von dem ein Imidazol-N in den Halbkreis ragt) benachbart. Durch die Nachbarschaft des Imidazolrings wird der Sauerstoff des Serins aktiviert und kann dann den Carboxyl-Kohlenstoff des Acetylcholins und der Carbaminsäureester sowie den Phosphor der Phosphorsäureester nukleophil angreifen.
Reaktion mit **Acetylcholin**: 1 Acetylcholin bildet mit dem Enzym einen Komplex. 2 Der Acetylrest wird auf das Serin übertragen: Das Enzym wird acetyliert. Cholin diffundiert ab. 3 Die Essigsäure-Serin-Esterbindung wird sehr schnell hydrolysiert, mit einer Halbwertzeit von Mikrosekunden. Das freie Enzym wird dadurch regeneriert. Acetat diffundiert ab.
Reaktion mit **nicht-veresternden Inhibitoren** (Beispiel Edrophonium): 4 Edrophonium ist kein Ester und kein Substrat von Esterasen. Es bildet mit dem Enzym einen Komplex. Eine weitere Veränderung erfolgt nicht.
Reaktion mit **carbamylierenden Inhibitoren** (Beispiel Neostigmin): 5 Neostigmin bildet mit dem Enzym einen Komplex. 6 Der Dimethylcarbaminsäurerest wird auf das Serin übertragen: Das Enzym wird carbamyliert. 3-Hydroxy-phenyltrimethylammonium diffundiert ab. 7 Die Carbaminsäure-Serin-Esterbindung wird mittelschnell hydrolysiert, mit einer Halbwertzeit von Minuten. Das freie Enzym wird dadurch regeneriert. Dimethylcarbamat diffundiert ab.
Reaktion mit **phosphorylierenden Inhibitoren** (Beispiel Fluostigmin): 8 Fluostigmin bildet mit dem Enzym einen Komplex. Da Fluostigmin keine positive Ladung trägt, ist daran das anionische Zentrum des Enzyms nicht beteiligt. 9 Der Diisopropyl-phosphoryl-Rest wird auf das Serin übertragen: Das Enzym wird phosphoryliert. Fluorid diffundiert ab. 10 Die Phosphorsäure-Serin-Esterbindung wird extrem langsam hydrolysiert, mit einer Halbwertzeit von Tagen. Das Enzym wird extrem langsam regeneriert. Diisopropylphosphat diffundiert ab. 11 Einige Oxime wie Pralidoxim reaktivieren das phosphorylierte Enzym. Zunächst bildet Pralidoxim

Tab. 7: Lokale Therapie beim chronischen Offenwinkelglaukom.

Substanzgruppe	Substanz	Konzentration (Lösung, Salbe)
Muscarinrezeptor-Agonisten, Cholinesterase-Hemmstoffe	Pilocarpin	0,5−4%
	Carbachol (z. B. Carbamann®)	0,75−3%
	Physostigmin	0,25−1%
	Neostigmin (z. B. Prostigmin®)	3%
Adrenozeptor-Agonisten	Adrenalin	1−2%
	Dipivefrin (z. B. Glaucothil®)	0,1%
	Clonidin (z. B. Isoglaucon®)	0,125−0,5%
β-Adrenozeptor-Antagonisten	Timolol (z. B. Timohexal®)	0,1−0,5%
	Betaxolol (z. B. Betoptima®)	0,5%

werk plötzlich durch die Iriswurzel verlegt. Der Druck steigt akut, für den Patienten sehr schmerzhaft. Der Anfall trifft zunächst fast immer nur ein Auge, doch folgt bei der Hälfte der Patienten das zweite innerhalb eines Jahres. Selten sind **angeborene Formen** und **Sekundärglaukome,** die sich im Gefolge anderer Augenkrankheiten entwickeln. Stets droht dem Kranken Schädigung der retinalen Ganglienzellen und des Sehnerven bis zur vollständigen Erblindung. Die Bedeutung und die Art und Weise der medikamentösen Drucksenkung sind bei diesen Formen ganz verschieden. Beim chronischen Offenwinkelglaukom ist die pharmakologische Drucksenkung die Methode der Wahl; sie wird nur dann durch operative Therapie ersetzt oder ergänzt, wenn der Augendruck erhöht bleibt oder das Gesichtsfeld weiter verfällt. Beim akuten Glaukomanfall muß der Druck rasch, möglichst durch den erstbehandelnden Arzt, medikamentös gesenkt werden, dann aber schließt sich stets eine Iridektomie oder Iridotomie an, um weiteren Anfällen vorzubeugen. Angeborene Formen kommen für die Pharmakotherapie meist nicht in Frage. Bei sekundären Glaukomen kann drucksenkende Pharmakotherapie Maßnahmen gegen das Grundleiden ergänzen.

Tab. 7 faßt die medikamentöse Behandlung des chronischen Offenwinkelglaukoms zusammen. Alle Substanzen werden lokal in den Bindehautsack appliziert. Von den **Parasympathomimetika** sind die Muscarinrezeptor-Agonisten Pilocarpin und Carbachol den Cholinesterase-Hemmstoffen vorzuziehen; ihre Nebenwirkungen sind geringer. Die Penetration des polaren Carbachols ins Auge wird durch das in den Tropfen enthaltene Detergens Benzalkonium (das zugleich zur Konservierung dient; s. S. 718) gefördert. Die therapeutische Hauptwirkung richtet sich auf den M. ciliaris. Sie ist in Abb. 2 erläutert: Die Kontraktion des Muskels stellt das Trabekelwerk und den Schlemmschen Kanal weit und fördert den Kammerwasserabfluß. Die Kontraktion des M. ciliaris stört aber auch, meist nur vorübergehend, die Fernsicht, und die Kontraktion des M. sphincter pupillae stört das Sehen bei Dämmerung. Den **Adrenozeptor-Agonisten** und den **β-Adrenozeptor-Antagonisten** fehlen diese Nebenwirkungen. Ihre Wirkmechanismen sind nicht klar. Dipivefrin ist ein Ester des Adrenalins mit Pivalinsäure. Der Ester ist viel lipophiler als Adrenalin selbst und dringt leichter ins Auge ein; er wird im Gewebe durch Esterasen gespalten, und das entstehende Adrenalin ist die eigentliche Wirkform. Adrenalin scheint hauptsächlich (auf unbekannte Weise) den Kammerwasserabfluß zu fördern, während Clonidin und die β-Adrenozeptor-Antagonisten hauptsächlich die Kammerwasserproduktion zu drosseln scheinen. Heute werden die β-Rezeptor-Antagonisten am häufigsten verwendet. Kombinationen von Parasympathomimetika mit Adrenozeptor-Agonisten oder β-Adrenozeptor-Antagonisten sind möglich.

Tab. 8 faßt die medikamentöse Therapie des akuten Winkelblockglaukoms zusammen. Das lokale Mittel der Wahl ist Pilocarpin. Seine therapeutische Hauptwirkung richtet sich aber nicht wie beim chronischen Offenwinkelglaukom auf den M. ciliaris, sondern auf den M. sphincter pupillae: Die Pupille wird verengt, das Volumen an Irisgewebe im Kam-

mit dem phosphorylierten Enzym einem Komplex. **12** Der Sauerstoff des Pralidoxims löst durch starken nukleophilen Angriff am Phosphor die Phosphorsäure-Serin-Esterbindung. Das freie Enzym wird dadurch regeneriert. Diisopropylphosphoryl-pralidoxim diffundiert ab. **13** Im Laufe der Zeit spaltet sich aus den Dialkylphosphorsäure-Resten phosphorylierter Cholinesterasen eine Alkylgruppe ab („Alterung"). Die so entstehenden Monoalkylphosphorsäureester sind so stabil, daß sie selbst durch Oxime nicht reaktiviert werden.

Folgerung: Nicht-veresternde Inhibitoren reagieren mit Cholinesterasen in rein reversibler Reaktion. Acetylcholin, die carbamylierenden Inhibitoren und die phosphorylierenden Inhibitoren reagieren mit dem Enzym in irreversibler Reaktion und Schritt für Schritt analog; der entscheidende Unterschied liegt in der Geschwindigkeit der hydrolytischen Regenerierung des Enzyms: blitzschnell beim acetylierten Enzym, mittelschnell bei carbamylierten Enzymen, extrem langsam bei phosphorylierten Enzymen. Die Oxime (und Atropin) sind Antidote bei Vergiftung mit Phosphorsäureestern. Sie müssen schnell gegeben werden, bevor das phosphorylierte Enzym gealtert ist (s. S. 792).

(Nach neuen Röntgenstrukturanalysen ist das „anionische Zentrum" weniger durch negative Ladungen als durch zahlreiche aromatische Aminosäuren ausgezeichnet. Danach geschieht die Bindung des quartären Stickstoffs weniger elektrostatisch als vielmehr durch Interaktion mit den π-Elektronen der aromatischen Ringe.)

Tab. 8: Pharmakotherapie beim akuten Glaukomanfall.

Applikation	Substanz	Dosierung
Lokal	Pilocarpin	2%ige Lösung 1–3mal im Abstand von 10–15 min*
Systemisch	Acetazolamid (z. B. Diamox®)	500 mg i. v., dann alle 6 h 250 mg per os
	Mannit	250 ml einer 20%igen Lösung innerhalb 30–40 min i. v.

* Ist die Pupille lichtstarr oder reagiert sie nicht auf die ersten Pilocarpintropfen, so ist der M. sphincter pupillae durch Ischämie gelähmt. Weitere Gabe von Pilocarpin ist dann kontraindiziert (Abflachung der vorderen Augenkammer).

merwinkel nimmt ab, und die Iriswurzel wird vom Trabekelwerk weggezogen. Bei Druckwerten im Auge über 50 mmHg versagt Pilocarpin oft, weil der Sphincter durch Ischämie gelähmt ist; Pilocarpin darf dann nicht weiter gegeben werden. Um so wichtiger ist die systemische Therapie. Mit dem Carboanhydrase-Hemmstoff Acetazolamid (s. S. 428) kann die Kammerwasserproduktion vermindert, mit hypertoner Mannitlösung (s. S. 426) dem Inneren des Auges Wasser entzogen werden.

Auch bei Applikation von Pharmaka als Augentropfen ist an systemische Nebenwirkungen zu denken (s. S. 35). Zwei Tropfen einer 3%igen Lösung von Carbachol (Tab. 7) enthalten 3 mg der Substanz, eine übliche orale therapeutische Dosis!

Skelettmuskulatur: Die Behandlung der Myasthenia gravis

Die Myasthenia gravis ist eine seltene Autoimmunkrankheit, bei der der Körper Autoantikörper gegen den muskulären Typ des Nicotinrezeptors entwickelt. Die Antikörper können die Acetylcholin-Bindungsstelle des Rezeptors direkt blockieren; sie bewirken aber vor allem, daß die Rezeptoren rascher abgebaut werden und schließlich die rezeptortragenden Falten der subsynaptischen Membran ganz verschwinden. Die Muskeln ermüden abnorm. Häufig sind nur die äußeren Augenmuskeln betroffen, im schwerwiegendsten Fall aber auch Atem- und Schluckmuskulatur.

Es gibt fünf therapeutische Möglichkeiten von nachgewiesenem Wert: Gabe von Cholinesterase-Hemmstoffen, Gabe von Glucocorticoiden, Gabe von Immunsuppressiva, Plasma-Austauschbehandlung und Thymectomie. Die frappierende Wirkung der **Cholinesterase-Hemmstoffe** ist seit den 30er Jahren bekannt: „Eine Stunde nach der Injektion (von Neostigmin) konnte der Patient die Hände strecken, die Augen bes-

ser öffnen, und Speisen zu sich nehmen" (L. Remen, Dtsch. Zschr. Nervenheilk. **128**, 66, 1932). Vermutlich werden die noch vorhandenen Rezeptoren nach Hemmung der Acetylcholinesterase durch das Mehr an Acetylcholin vollständiger aktiviert. Meist werden Neostigmin und Pyridostigmin benutzt. Sie werden oral appliziert. Die Dosis muß, beginnend mit etwa 15 mg Neostigmin oder 20–60 mg Pyridostigmin mehrmals täglich, individuell angepaßt werden. Nicht nur zu geringe, sondern auch zu hohe Dosierung ist zu vermeiden: Sie führt zur cholinergen Krise, mit einerseits parasympathomimetischen Wirkungen, andererseits aber einem Depolarisationsblock, der der Myasthenie selbst zum Verwechseln ähnelt. Die Wirkung von Neostigmin hält etwa 2, die Wirkung von Pyridostigmin 3–6 Stunden an. Eine günstige Wirkung der **Glucocorticoide** sieht man meist nach etwa 2–3 Wochen, eine günstige Wirkung des als **Immunsuppressivum** am häufigsten verwendeten Azathioprins nach 6–12 Wochen. **Plasma-Austausch** (Plasmapherese) bessert den Zustand eindrucksvoll, aber nur kurz, und ist nur bei myasthenischen Krisen angezeigt. **Thymectomie** wird heute häufiger als früher durchgeführt. In einigen Fällen verschwindet dann die Myasthenie ganz.

Cholinesterase-Hemmstoffe als Antidote

Physostigmin eignet sich zur Behandlung von Vergiftungen mit Atropin und atropinähnlichen Substanzen. Quartäre Verbindungen sind nicht geeignet, weil sie nicht wie Atropin ins Zentralnervensystem eindringen. Man injiziert 2 mg i. v. und wiederholt die Injektion, wenn die Vergiftungssymptome zurückkehren. Neostigmin oder Pyridostigmin benutzt man zur Decurarisierung nach nicht-depolarisierenden Muskelrelaxantien. Gleichzeitig wird zur Dämpfung parasympathomimetischer Nebenwirkungen Atropin gegeben. Die Dosis von Neostigmin beträgt 1–5 mg, von Pyridostigmin 10–20 mg, von Atropin 1–1,5 mg, alles i. v.

Nebenwirkungen

Unerwünschte Wirkungen lassen sich aus den Angriffspunkten (zum Beispiel Tab. 2) ableiten und wurden wiederholt erwähnt. Zusammengefaßt: Aktivierung der Muscarinrezeptoren an Herz und Blutgefäßen kann zu Bradykardie und Blutdruckabfall führen, besonders wenn man Muscarinrezeptor-Agonisten i. v. gibt, was zu vermeiden ist; Aktivierung der Rezeptoren in den Bronchien zu einem Asthma-Anfall; in Magen-Darm-Kanal und Harnwegen zu Bauchschmerzen, Diarrhö, Verstärkung eines Ulcus pepticum-Leidens und Harndrang; im Auge zu Beeinträchtigung der Ferneinstellung und des Dämmerungssehens; in Speichel- und Schweißdrüsen zu Speichelfluß und starkem Schwitzen; Aktivierung von Nicotinrezeptoren (Cholinesterase-Hemmstoffe) zu faszikulären Muskelzuckungen und vor allem dem bei der Myasthenie-behandlung erwähnten Depolarisationsblock.

Weiterführende Literatur

Baumgartner, R. W./Waespe, W.: Therapie der Myasthenia gravis pseudoparalytica. Dtsch. med. Wschr. **116**, 148–154 (1991).

Clarke, P. B. S.: Dopaminergic mechanisms in the locomotor stimulant effects of nicotine. Biochem. Pharmacol. **40**, 1427–1432 (1990).

Eglen, R. M./Whiting, R. L.: Heterogeneity of vascular muscarinic receptors. J. Auton. Pharmacol. **19**, 233–245 (1990).

Goyal, R. K.: Muscarinic receptor subtypes. N. Eng. J. Med. **321**, 1022–1029 (1989).

Gross, N. J.: Ipratropium bromide. N. Eng. J. Med. **319**, 486–494 (1988).

Havard, C. W. H./Fonseca, V.: New treatment approaches to myasthenia gravis. Drugs **39**, 66−73 (1990).

Hurwitz, L. M./Kaufman, P. L./Robin, A. L./Weinreb, R. N./ Crawford, K./Shaw, B.: New developments in the drug treatment of glaucoma. Drugs **41**, 514−532 (1991).

Kharkevich, D. A. (Hrsg.): New Neuromuscular Blocking Drugs. Handbook of Experimental Pharmacology Vol. 79. Springer, Heidelberg 1986.

Kromer, W./Baron, E./Boer, R./Eltze, M.: Telenzepine inhibits electrically-stimulated, acetylcholine plus histamine-mediated acid secretion in the mouse isolated stomach by blockade of M_1 muscarine receptors. Naunyn-Schmiedeberg's Arch. Pharmacol. **343**, 7−13 (1991).

Küchle, M./Naumann, G. O. H.: Therapie des akuten Glaukomanfalls. Dtsch. Med. Wschr. **115**, 1197−1200 (1990).

Levine, R. R./Birdsall, N. J. M. (Hrsg.): Subtypes of Muscarinic Receptors IV. Trends Pharmacol. Sci. **10**, Suppl. (1989).

Marshall, C. G./Ogden, D. C./Colqhoun, D.: The actions of suxamethonium (succinyldicholine) as an agonist and channel blocker at the nicotinic receptor of frog muscle. J. Physiol. **428**, 155−174 (1990).

Mitchelson, F.: Muscarinic receptor subtypes. Pharmacol. Ther. **37**, 357−423 (1988).

Rand, M. J./Thurau, K. (Hrsg.): The Pharmacology of Nicotine. IRL Press, Oxford 1989.

Sussmann, J. L./Harel, M./Frolow, F./Oefner, C./Goldman, A./Toker, L./Silman, I.: Atomic structure of acetylcholinesterase from Torpedo californica: a prototypic acetylcholine-binding protein. Science **253**, 872−879 (1991).

Torrens, M./Morrison, J. F. B. (Hrsg.): The Physiology of the Lower Urinary Tract. Springer, Heidelberg 1987.

Ward, A./Chaffman, M. O./Sorkin, E. M.: Dantrolene. Drugs **32**, 130−168 (1986).

Whittaker, V. P. (Hrsg.): The Cholinergic Synapse. Handbook of Experimental Pharmacology Vol. 86. Springer, Heidelberg 1988.

PHARMAKOLOGIE NORADRENERGER UND ADRENERGER SYSTEME

PHARMAKOTHERAPIE VON HYPERTONIE, HYPOTONIE, OBSTRUKTIVEN ATEMWEGSERKRANKUNGEN UND VASKULÄREN KOPFSCHMERZEN

D. Palm, D. Hellenbrecht, Frankfurt/Main, und K. Quiring, Berlin und Frankfurt/Main

Vorkommen und Lokalisation von Noradrenalin* und Adrenalin* im Organismus

Eine abgestufte ergotrope Reaktion, d. h. eine graduelle Anpassung des Organismus an wechselnde äußere oder innere Erfordernisse wird durch die Aktivität postganglionär-sympathischer Neurone, d. h. durch die Freisetzung des **Neurotransmitters Noradrenalin** sowie der Kotransmitter ATP, Neuropeptid Y und anderer Peptide gewährleistet (s. S. 121). Noradrenalin diffundiert durch den synaptischen Spalt zu den Effektorzellen und ermöglicht damit eine lokale sympathisch-noradrenerge Feinregulation (Abb. 1). Zusätzlich können die Katecholamine des Nebennierenmarks (Adrenalin und Noradrenalin) direkt in die Blutbahn freigesetzt werden (Abb. 1) und so als Hormone auf alle mit Adrenozeptoren (s. Tab. 2) ausgestatteten Zellen wirken. Der Noradrenalingehalt sympathisch innervierter Organe beruht ausschließlich auf dem Noradrenalingehalt des noradrenergen Terminalretikulums. Es ist der Ort der Synthese, der Speicherung und der Freisetzung des Neurotransmitters und damit Hauptangriffspunkt zahlreicher Pharmaka (Abb. 4). In den chromaffinen Zellen des Nebennierenmarks werden Adrenalin und Noradrenalin in einem Verhältnis von etwa 4 : 1 in Vesikeln gespeichert. Die Freisetzung dieser Hormone erfolgt durch Acetylcholin, das Endigungen der cholinergen präganglionär-sympathischen Neurone (Nn. splanchnici) entstammt. Auch das **Zentralnervensystem** wird von einem dichten Netz langer aszendierender und deszendierender **noradrenerger Neurone** durchsetzt (Abb. 2), deren Kerngebiete vor allem im Locus coeruleus liegen. Nahezu alle zerebralen Funktionen lassen sich durch eine Beeinflussung noradrenerger Mechanismen modulieren; die physiologische Funktion der unterschiedlichen Bahnen läßt sich jedoch bislang nur in Einzelfällen exakt definieren. Einzelne **adrenerge Neurone** (Neurotransmitter Adrenalin) kommen nur im Zentralnervensystem vor.

Dopamin, in noradrenergen Nerven und in den chromaffinen Zellen des Nebennierenmarks nur Vorstufe des Neurotransmitters Noradrenalin (s. S. 109), wird im Zentralnervensystem aus **dopaminergen Neuronen** freigesetzt. Das nigroneostriatale System kontrolliert z. B. extrapyramidal-motorische Funktionen (Abb. 2; s. S. 107). Dieses System enthält etwa 60–70% des im Zentralnervensystem vorkommenden Dopamins. Die Dopamin-Rezeptoren der meso-limbischen und meso-kortikalen Systeme sind wahrscheinlich Angriffspunkte für Neuroleptika (s. S. 282). Aus der tubero-infundibulären Bahn freigesetztes Dopamin reguliert vor allem die neuroendokrine Funktion des Hypophysenvorderlappens (z. B. Hemmung der Freisetzung von Prolactin, Förderung der Sekretion des Wachstumshormon-releasing factor GRF). Ob dopaminerge Neurone im peripheren vegetativen Nervensystem existieren, ist bislang nicht hinreichend gesichert. Dopaminre-

---

* Die INN für Noradrenalin und Adrenalin lauten Norepinephrin bzw. Epinephrin.

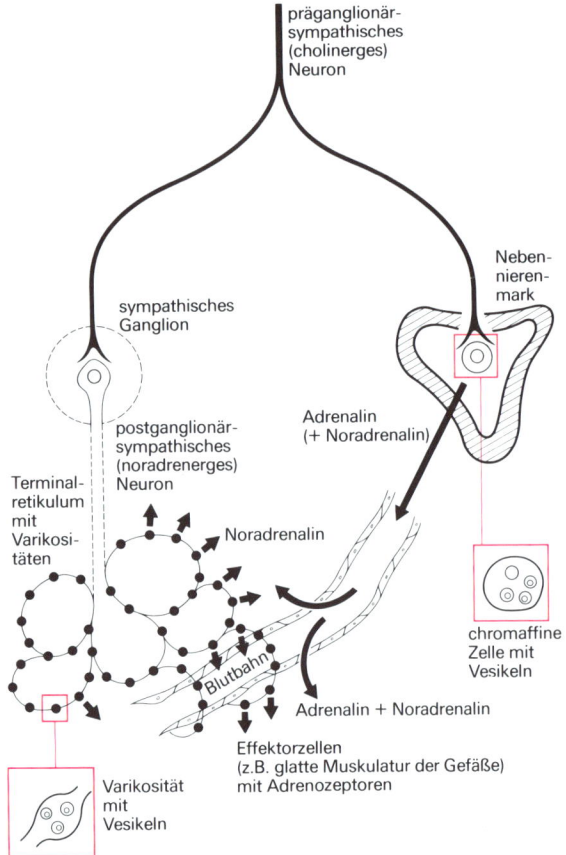

Abb. 1: Schematische Darstellung des sympatho-nervalen (links) und sympatho-adrenalen (rechts) Systems.
Die postganglionär-sympathischen, noradrenergen Nervenfasern sind Ausläufer der sympathischen Ganglienzellen; sie durchsetzen alle sympathisch innervierten Organe mit einem Terminalretikulum. Das Terminalretikulum weist „Auftreibungen" auf, sog. Varikositäten. Varikositäten, die durch eine Anhäufung Noradrenalin synthetisierender und speichernder Vesikel zustande kommen. Varikosität und Effektorzellen (glatte Muskelzelle, Drüsenzelle, Myozyt) bilden die postganglionäre sympathische „Synapse". Postganglionär-sympathische Nervenimpulse setzen Noradrenalin (und z. B. Neuropeptid Y und ATP als Kotransmitter) aus den Varikositäten in den synaptischen Spalt frei, s. S. 121. – Das Nebennierenmark kann als Analogon sympathischer Ganglien angesehen werden. Präganglionär-sympathische cholinerge Nervenimpulse setzen Adrenalin und Noradrenalin in die Blutbahn frei.

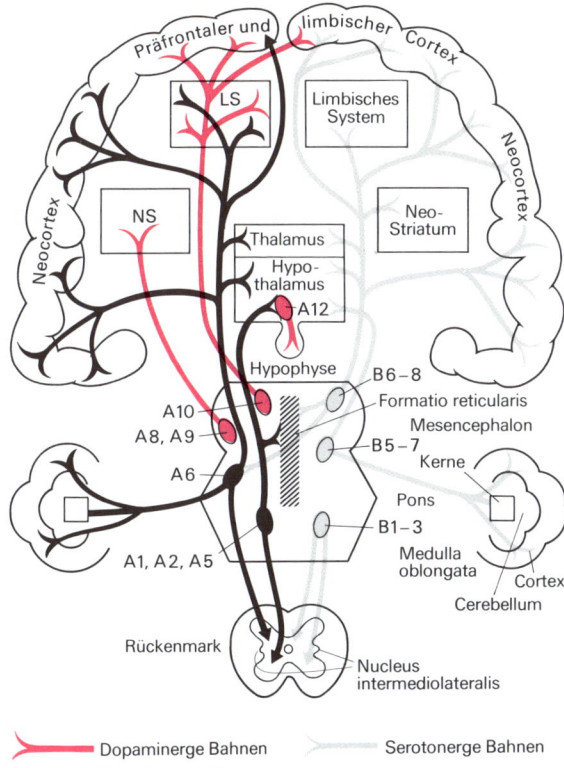

Dopaminerge Bahnen
Serotonerge Bahnen
Noradrenerge Bahnen

Abb. 2: Schematische Darstellung noradrenerger und dopaminerger Bahnen (linke Hälfte) sowie serotonerger Bahnen (rechte Hälfte) im Zentralnervensystem.
Noradrenerge Kerngruppen sind vor allem im Locus coeruleus (A 6) lokalisiert. Aszendierende noradrenerge Neurone verlaufen in einem **dorsalen Bündel** zu Hypothalamus, Thalamus, Anteilen des limbischen Systems (LS; Nucl. amygdalae, Hippocampus) sowie zum gesamten Neocortex. Cortex und Kerne des Cerebellum werden ebenfalls aus A 6 noradrenerg innerviert. Die aus A 6 absteigende **coerulospinale Bahn** verläuft zu Vorder- und Hinterhörnern. Eine aszendierende **ventrale Bahn** entspringt den Kerngruppen A 1, A 2, A 5 und führt zur mesencephalen Formatio reticularis, zum Nucleus infundibularis (A 12) sowie zur Eminentia mediana des Hypophysenstiels. Eine **bulbo-spinale** deszendierende Bahn verläuft zum autonomen Nucleus intermediolateralis (den Kerngebieten sympathischer Neurone sowie denjenigen des sakralen parasympathischen Neurons) und der Substantia gelatinosa des Rückenmarks.
Adrenerge Neurone entspringen nahe den Zellgruppen A 1 und A 2 in der Medulla oblongata. Die dichte adrenerge Innervation des Nucleus paraventricularis, des dorsomedialen Hypothalamus bzw. des Nucleus tractus solitarii läßt auf eine adrenerge Regulation von Oxytocin- und Vasopressin-Sekretion, von Nahrungsaufnahme sowie von Blutdruck und Atmung schließen.
Dopaminerge Kerngruppen in der Substantia nigra und in der Formatio reticularis (A 8, A 9) sind der Ursprung der **nigro-neostriatalen Bahn**. Ihre Nervenendigungen liegen im Neostriatum (NS). Die **meso-limbischen Systeme** entspringen im Mesencephalon (A 10) und steigen im medialen Vorderhirnbündel zu den telencephalen Strukturen des limbischen Systems (LS) auf (Tuberculum olfactorium, Nucleus accumbens und amygdalae sowie umschriebene Bezirke des limbischen und präfrontalen Cortex). Das kurzneuronige **tubero-infundibuläre** System hat sein Kerngebiet im hypothalamischen Nucleus in-

Tab. 1: Konzentration der **Katecholamine im menschlichen Plasma** unter physiologischen und pathophysiologischen Bedingungen.
Aufgeführt sind Mittelwerte (ohne Angabe der großen Streubreite). Wegen hochaktiver Wiederaufnahme-Mechanismen (Abb. 15) tritt nur ein geringer Anteil der freigesetzten Katecholamine ins Blut über. Noradrenalin-Konzentrationen ≤ 1000–2000 ng/l im Plasma sind ohne Wirkung auf das Herz/Kreislaufsystem. Adrenalin-Konzentrationen ≥ 100–300 ng/l erhöhen die Herzfrequenz. Die vor allem über Barorezeptorenreflexe, aber bei Azidose auch über Chemorezeptoren gesteigerte Noradrenalin- und Adrenalinfreisetzung sollen die Homöostase im Herz/Kreislaufsystem und im Intermediärstoffwechsel aufrechterhalten. Beim schweren Polytrauma* (in diesen Untersuchungen verstarben 6 von 11 Patienten) und bei der chronischen Herzinsuffizienz** wird die **sympathische Regulation** zur **Dysregulation**. Je höher die Katecholaminkonzentrationen, desto schlechter die Prognose des Krankheitsverlaufes***.
(Nach I. J. Kopin [1989]: In Catecholamines. Handb. Exp. Pharmacol. **90/II**, 211–275. *P. Sefrin, E. Appel [1989]: Med. Welt **40**, 363–368. **J. N. Cohn et al. [1984]: New Engl. J. Med. **311**, 819–823.)

	Noradrenalin (ng/l)	Adrenalin (ng/l)
Ruhe (Klinostase)	200	40
Stehversuch (Orthostase)	400	60
Leichte körperliche Arbeit	800–1000	100
Erschöpfende körperliche Arbeit	1600	800
Hypoglykämie (≤ 30 mg%)	800	800
Schweres Polytrauma*	2400	2800
Phäochromozytom (Ruhe)	≥ 1000	≥ 1000
Herzinsuffizienz**		Überlebensrate*** nach 2 Jahren
Mild	200	50%
Mittelschwer	700	30–40%
Schwer	1200	20%

fundibularis (Nucleus arcuatus; A 12); es endet an den Kapillaren des Pfortader-Systems der Eminentia mediana am Hypophysenstiel.
Serotonerge Neurone entspringen den Raphe-Kernen in Mesencephalon, Pons und Medulla oblongata (B). Aszendierende Bahnen verlaufen zum Hypothalamus, Thalamus, Neostriatum, den Strukturen des limbischen Systems und dem Neocortex. Eine cerebellare Bahn versorgt Kerne und Cortex cerebelli. Deszendierende Bahnen versorgen die pontine und medulläre Formatio reticularis sowie den Locus coeruleus (A 6). Bulbospinale deszendierende Bahnen aus B 1–3 laufen zu den Vorder- und Hinterhörnern des Rückenmarks sowie zum Nucleus intermediolateralis.
Schematisiert nach:
Nieuwenhuys, R., Voogd, I., van Huijzen, C.: Das Zentralnervensystem des Menschen. Ein Atlas mit Begleittext. Springer, Berlin, Heidelberg, New York 1980. Nieuwenhuys, R.: Chemoarchitecture of the Brain. Springer, Berlin 1985.

zeptoren existieren jedoch vor allem in der renalen und in der mesenterialen Strombahn.

Analog zu noradrenergen Bahnen existieren im Zentralnervensystem auch diffuse aufsteigende und absteigende **serotonerge Bahnen**. Funktionell werden sie mit körpereigenen Schmerzunterdrückungssystemen in Verbindung gebracht sowie mit der zentralen Regulation von Appetit und Hunger. Serotonin-Rezeptoren sind neben Dopamin-Rezeptoren an der Auslösung von Nausea und Emesis beteiligt.

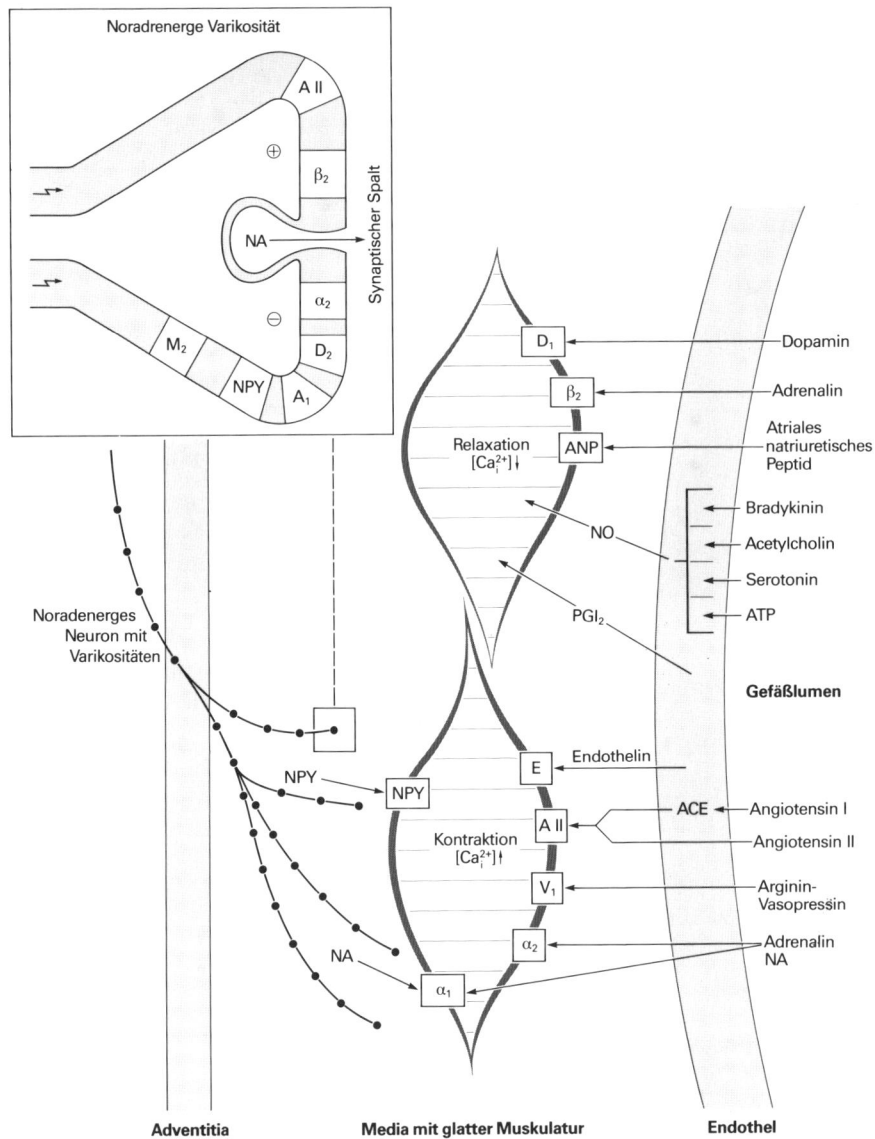

Abb. 3: Schematische Darstellung der Regulation des Tonus der glatten Muskulatur der Gefäße durch neuronal freigesetztes Noradrenalin (+ Kotransmitter, z. B. Neuropeptid Y, NPY), zirkulierende Hormone und lokal freigesetzte Gewebshormone.

Eine glattmuskuläre Kontraktion mit konsekutiver Gefäßkonstriktion (Erhöhung der zytosolischen freien Ca^{2+}-Konzentration) wird bewirkt: Über synaptische α_1-Adrenozeptoren durch nerval freigesetztes Noradrenalin (NA), über synapsenferne postsynaptische α_2-Adrenozeptoren durch zirkulierende Katecholamine, über Vasopressinrezeptoren (V_1) sowie über Angiotensinrezeptoren (A II); Angiotensin II kann dem Blut entstammen oder im Gefäßendothel gebildet werden. Das 21-Aminosäuren-Polypeptid Endothelin, das aus dem Endothel der Gefäße freigesetzt wird, ist das stärkste endogene Vasokonstringens (E). Über D_1-Rezeptoren bewirkt Dopamin, über ANP-Rezeptoren das atriale natriuretische Polypeptid und über β_2-Adrenozeptoren zirkulierendes Adrenalin eine Vasodilatation. Nach Reaktion mit spezifischen Rezeptoren im Endothel führen zirkulierende Polypeptide (z. B. Bradykinin) oder aus Thrombozyten freigesetzte Amine (Serotonin) und Nukleotide (ATP) über eine gesteigerte Bildung von Stickstoffmonoxid (NO) zu glattmuskulärer Erschlaffung, wie auch das dem Endothel entstammende Prostazyklin (PGI_2).

Insert: Vergrößerte Varikosität. Die durch Depolarisation der neuronalen Membran ausgelöste Freisetzung von Noradrenalin (NA) aus sympathischen Nervenenden (Varikosität) unterliegt einer hemmenden Modulation (⊖) über die Erregung präsynaptisch lokalisierter α_2-Adrenozeptoren, D_2-Dopaminrezeptoren, Adenosin-(A 1), Muskarin-(M_2) oder Neuropeptid Y – (NPY)-Rezeptoren. Über die Erregung präsynaptischer β_2-Adrenozeptoren und Angiotensin II – (A II)-Rezeptoren wird die durch Depolarisation der neuronalen Membran ausgelöste exozytotische Freisetzung von Noradrenalin verstärkt (⊕).

Biosynthese, Speicherung, Freisetzung und Inaktivierung der Katecholamine

Biosynthese

Alle enzymatischen Reaktionen, die für die Biosynthese von Noradrenalin bzw. Adrenalin erforderlich sind, laufen in den noradrenergen Neuronen bzw. im Nebennierenmark ab (s. S. 109). In **dopaminergen Neuronen** (z. B. im Zentralnervensystem; Abb. 2) bricht die Synthesekette Tyrosin-Dopa-Dopamin-Noradrenalin-Adrenalin auf der Stufe des Dopamin ab, in **noradrenergen Neuronen** auf der Stufe des Noradrenalin; nur im **Nebennierenmark** und in den adrenergen Neuronen des Zentralnervensystems ist das Endglied der Reaktionskette Adrenalin. Geschwindigkeitsbestimmend für die Synthese von Dopamin, Noradrenalin und Adrenalin ist die Aktivität der Tyrosinhydroxylase: bei verstärkter Freisetzung von Noradrenalin bzw. Adrenalin steigt sie an und nimmt bei erniedrigter Freisetzung ab. Bei wiederholtem Streß steigt als Adaptations-Syndrom die Synthese der Tyrosinhydroxylase langanhaltend an. Dadurch wird der Katecholamingehalt der noradrenergen Neurone bzw. des Nebennierenmarks – unabhängig von der Größe der sympatho-nervalen und sympatho-adrenalen Aktivität – nahezu konstant gehalten.

Speicherung und Freisetzung

Intraneuronales Noradrenalin wird nahezu ausschließlich **vesikulär** gespeichert. Eine von ATP getriebene Protonenpumpe (Abb. 15 und 27) sowie ein Amin-Carrier sind für die Aufrechterhaltung einer hohen intravesikulären Konzentration von Noradrenalin verantwortlich, so daß der extravesikuläre intraneuronale Raum praktisch frei von Noradrenalin ist. Vesikulär gespeichertes Noradrenalin wird bei Depolarisation der Membran des postganglionär-sympathischen Axons auf dem Weg einer Ca^{2+}-abhängigen Exozytose in den synaptischen Spalt freigesetzt. Es kann damit die in der Zellmembran der Effektorzellen lokalisierten Adrenozeptoren erregen (Abb. 4). Die Noradrenalinfreisetzung wird über präsynaptische Rezeptoren vielfach moduliert. Ein negativer Feedback-Mechanismus kann z. B. über Autorezeptoren ausgelöst werden: der Neurotransmitter Noradrenalin hemmt seine eigene Freisetzung über α_2-Adrenozeptoren (Abb. 3).

Am Beispiel eines arteriellen Gefäßes veranschaulicht (Abb. 3), finden sich präsynaptische Rezeptoren vor allem in der Adventitia (in der das sympathische Terminalreticulum liegt), postsynaptische Rezeptoren in der Media auf der glatten Muskulatur. Davon unabhängig sind nicht innervierte Rezeptoren sowohl in der Media wie auch in der Intima der Gefäße lokalisiert. Das Zusammenspiel von Neurotransmittern, lokal entstehenden Hormonen und zirkulierenden Hormonen mit Rezeptoren unterschiedlichen Typs und unterschiedlicher Lokalisation gewährleistet somit eine homöostatische Modulation der Gefäßweite und damit der nutritiven Versorgung der betreffenden Strombahn.

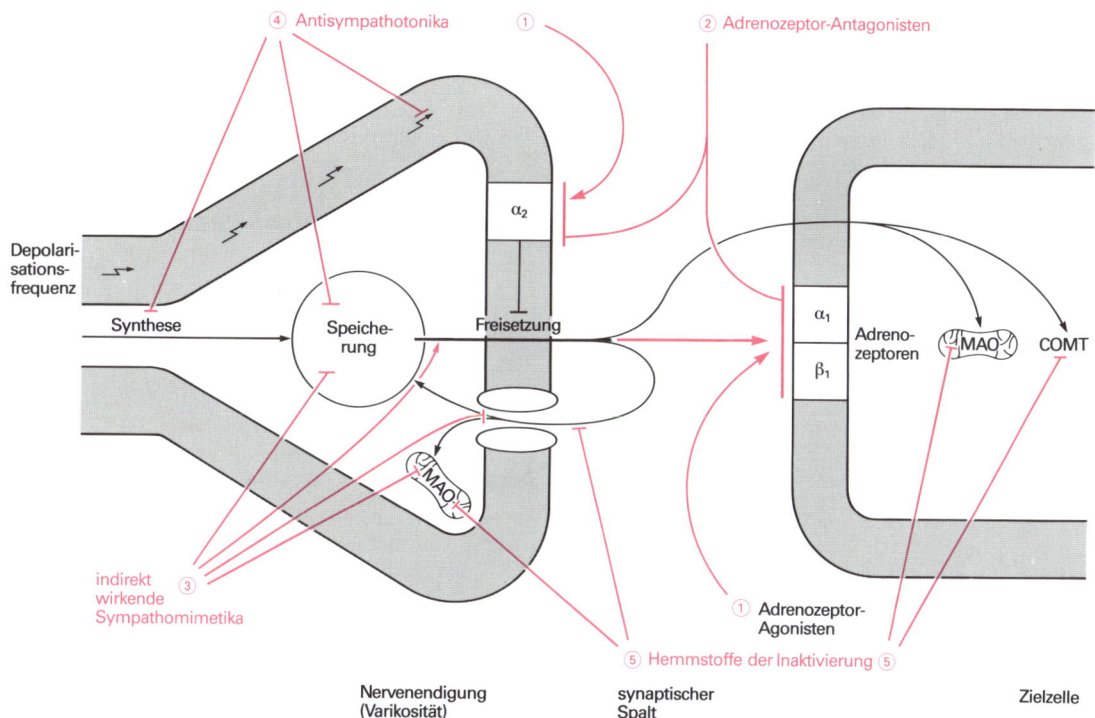

Abb. 4: Wirkorte und Wirkungsmechanismen von Arzneistoffen an noradrenergen Neuronen und Synapsen. Wirkorte und Wirkungsweise der aufgeführten Arzneistoffe bestimmen Stärke und Spezifität der Effekte, die über die postsynaptisch lokalisierten α_1- und β_1-Adrenozeptoren vermittelt werden können. α_1- und β_1-Adrenozeptoren sind im oder nahe dem synaptischen Spalt lokalisiert. MAO: Monoaminoxydase. COMT: Catechol-O-Methyltransferase. → Förderung bzw. Stimulation; ⊣ Hemmung.
Bindung von Agonisten an präsynaptische α_2-Adrenozeptoren hemmt, Bindung von Antagonisten fördert die Freisetzung von Noradrenalin.

Inaktivierung

Nerval freigesetztes Noradrenalin wird rasch inaktiviert (s. S. 110). Nur Spuren des aktiven Überträgerstoffes treten in die Blutbahn über. Aus diesem Grund bleibt die noradrenerge Reaktion weitgehend lokal begrenzt. Ein Inaktivierungsmechanismus für freigesetztes Noradrenalin besteht in der neuronalen Wiederaufnahme in die Varikosität durch einen in der Axonmembran lokalisierten aktiven Transportmechanismus (Abb. 4 und 15). Hinzu kommt ein extraneuronaler Aufnahmemechanismus in Zellen in der Umgebung des synaptischen Spalts. Der neuronalen Aufnahme von Noradrenalin folgt entweder eine erneute Speicherung in den Vesikeln oder eine enzymatische Inaktivierung durch die Monoaminoxidase (MAO). Extraneuronal aufgenommenes Noradrenalin wird vor allem durch Katechol-O-Methyltransferase (COMT) inaktiviert (s. S. 109).

Unter Ruhebedingungen sind deshalb nur Spuren von Noradrenalin und Adrenalin im Plasma und im Harn nachweisbar, während O-methylierte oder/und desaminierte Metabolite, vor allem die Vanillinmandelsäure im Harn (ca. 3−6 mg/ 24 h), die tatsächliche Größe des endogenen Katecholamin-Umsatzes charakterisieren (s. S. 111). Die Konzentrationen der unveränderten Katecholamine in Plasma und Harn sowie das entsprechende Metabolitenmuster im Harn lassen Rückschlüsse auf die Größe der sympatho-nervalen und -adrenalen Aktivität zu (z. B. psychische und physische Belastung); charakteristische Veränderungen finden sich bei bestimmten Erkrankungen, bei denen das sympatho-nervale System und das sympatho-adrenale System beteiligt sind (Tab. 1). Bei Myokardinsuffizienz und nach Polytrauma kann die Höhe der Katecholaminkonzentration von prognostischer Bedeutung für den Krankheitsverlauf sein.

Wirkorte, Wirkungsmechanismen und Wirkungen von Arzneimitteln am sympathonervalen System

Pharmakon-Klassen (Definitionen)

Entsprechend den Wirkorten und den Wirkungsmechanismen können schematisch folgende Stoffklassen definiert werden (Abb. 4):

① **Adrenozeptor-Agonisten** (= direkt wirkende α- und/oder β-Sympathomimetika). Sie binden aufgrund ihrer chemischen Konstitution an α- und/oder β-Adrenozeptoren (Affinität) und lösen eine adrenozeptorspezifische Folgereaktion aus (intrinsische Aktivität): an postsynaptischen Adrenozeptoren z. B. eine Steigerung der Herztätigkeit oder eine Tonusänderung der glatten Muskulatur, an präsynaptischen Adrenozeptoren (Autorezeptoren; s. S. 99) eine Modulation der Neurotransmitter-Freisetzung.

② **Adrenozeptor-Antagonisten** (= α- oder β-Rezeptorenblocker). Auch sie binden aufgrund von chemischer Konstitution und entsprechender Affinität an den α- und/oder β-Adrenozeptor. Sie haben jedoch (im Idealfall) keine intrinsische Aktivität, „der Rezeptor bleibt stumm". Die Bindung von Adrenozeptor-Agonisten (z. B. des physiologischen Neurotransmitters Noradrenalin) wird jedoch verhindert. Auch die Angriffsorte der Adrenozeptor-Antagonisten können prä- und postsynaptisch lokalisiert sein (Abb. 4).

③ **Indirekt wirkende Sympathomimetika** besitzen keine oder nur geringe Affinität zu Adrenozeptoren, wohl aber zu den relativ unspezifisch arbeitenden Noradrenalinpumpen der noradrenergen Varikositäten und Speichervesikel (präsynaptischer Angriffspunkt; Abb. 4 und 15). Noradrenalin bleibt nicht mehr vesikulär „inaktiviert"; es wird „mobilisiert". Indirekte Wirkung bedeutet somit nichtexozytotische Freisetzung von Noradrenalin in den synaptischen Spalt (Einzelheiten s. S. 166; Abb. 15).

④ **Antisympathotonika** senken die Noradrenalin-Konzentration im synaptischen Spalt, der den postganglionär-sympathischen Neuronen nachgeordnet ist. Diese Wirkung kann bedingt sein durch einen Angriffspunkt im Zentralnervensystem (wodurch in der Peripherie die Noradrenalin-freisetzende Impulsfrequenz vermindert wird), durch eine Hemmung der Depolarisation der Nervenendigung, durch eine Stimulation präsynaptischer α_2-Adrenozeptoren (oder anderer hemmender präsynaptischer Rezeptoren) oder durch eine Hemmung der Synthese oder Speicherung von Noradrenalin. Trotz u. U. erhöhter Depolarisations-Frequenz wird in den letzteren Fällen weniger Noradrenalin in den synaptischen Spalt freigesetzt.

⑤ **Hemmstoffe der Inaktivierung.** Konzentration und Wirkung nerval freigesetzten Noradrenalins können vor allem durch Hemmung der Wiederaufnahme in das noradrenerge Neuron erhöht und verstärkt werden (Wiederaufnahme-Hemmstoff: Prototyp Cocain; s. Abb. 15). Hemmstoffe der Katechol-O-Methyltransferase (ausschließlich extraneuronaler Angriffspunkt) und Hemmstoffe der Monoaminoxydase (neuronale und extraneuronale Angriffspunkte) können ebenfalls die Wirkungen von Katecholaminen und anderen Phenylalkylaminen verstärken.

Rezeptoren für Katecholamine

Die endogenen Katecholamine Noradrenalin, Adrenalin und Dopamin üben physiologische Wirkungen nach Wechselwirkung mit α-, β-Adrenozeptoren und Dopamin-Rezeptoren aus. Derzeit können folgende wichtige Rezeptor-Subtypen differenzert werden: α_1-, α_2-, β_1- und β_2-Adrenozeptoren (s. Tab. 2) sowie D_1- und D_2-Rezeptoren (s. Tab. 3).

Adrenozeptoren

Sie haben alle ein einheitliches Bauprinzip (s. S. 99) mit apparenten Molekulargewichten zwischen 65−80 kDa (402− 515 Aminosäuren). Sie sind in den Oberflächen der Zielzellmembranen lokalisiert (Abb. 5) und können postsynaptisch oder präsynaptisch (z. B. an noradrenergen Neuronen) lokalisiert sein. Auch nichtinnervierte Zellen (z. B. Thrombozyten, Lymphozyten) tragen Adrenozeptoren. Die Bindungsdomäne ist gegen den Extrazellulärraum gerichtet und vom Intrazellulärraum direkt nicht zugänglich. Nach Bindung des Katecholamins in der Nische zwischen den Domänen III und V (Abb. 5) wird über Guanylnukleotide bindende Proteine, im Falle z. B. des β-Adrenozeptors über G_s, die Adenylatzyklase (Abb. 7), im Falle des α_1-Adrenozeptors die Phospholipase C aktiviert (Abb. 6). Über die „zweiten Boten" Inositoltriphosphat (Abb. 6) bzw. cyclisches 3′,5′-Adenosinmonophosphat (Abb. 7) werden metabolische und/oder pharmakodynami-

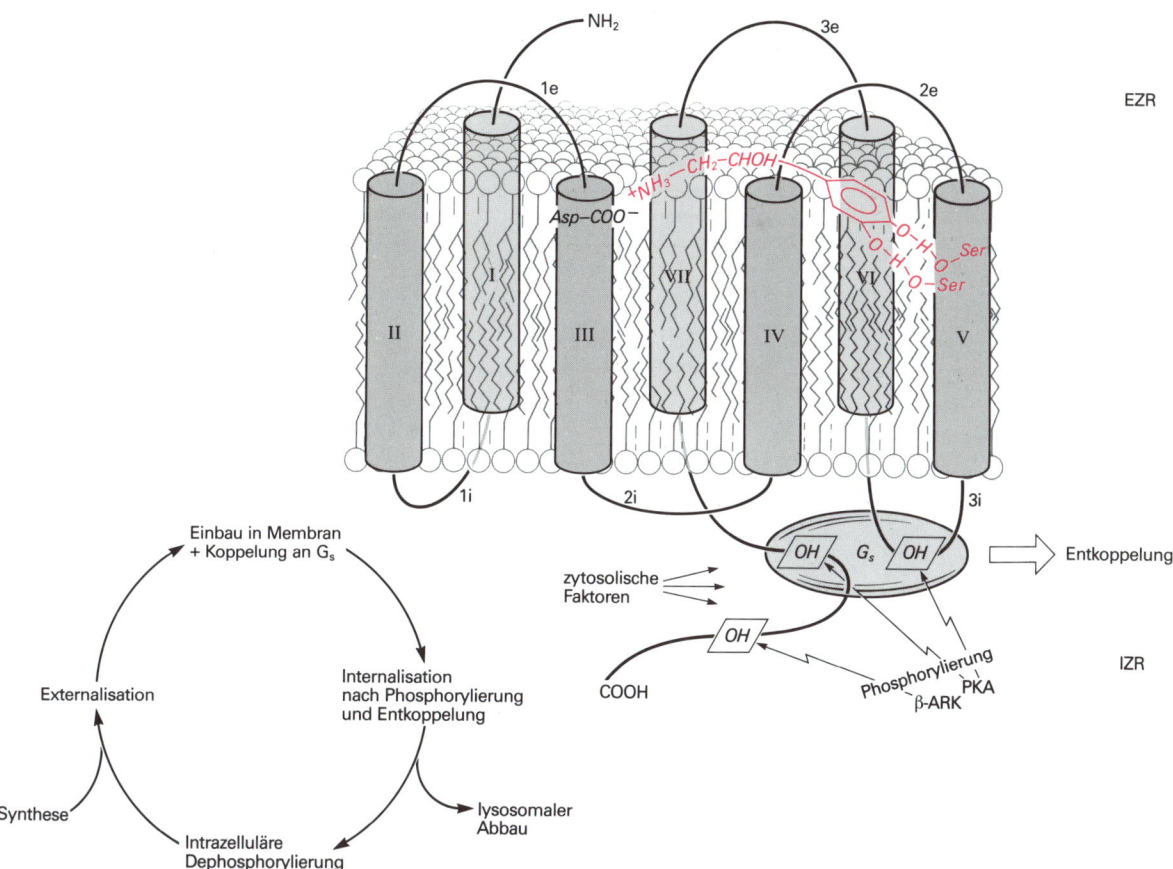

Abb. 5: β-Adrenozeptor (schematisiert) und Mechanismen der „down-regulation" (s. auch Abb. 4, S. 99).
Die Aminosäurenkette des Adrenozeptors ragt mit dem NH_2-Ende in den Extrazellulärraum (EZR), mit dem Carboxyl-Ende in den Intrazellulärraum (IZR). Sieben Domänen (I–VII) durchdringen als α-Helices die Membran. Sie sind durch die extrazellulären Schleifen (1e–3e) und die intrazellulären Schleifen (1i–3i) verbunden. Die Anlagerung der Katecholamine an den β-Adrenozeptor kommt zustande durch: a) Ionische Bindung der Ammonium-Gruppe an die Carboxylat-Gruppe der Asparaginsäure (Asp-COO^-) in Domäne III. b) Ausbildung von Wasserstoffbrückenbindungen zwischen der 3,4-Dihydroxyphenylstruktur und den Hydroxylgruppen von zwei Serin-Molekülen in Domäne V (Ser-O-). c) Hydrophobe Wechselwirkungen der planaren Phenylstrukturen von Phenylalaninmolekülen in den Domänen III, V und IV (lipophile Tasche). Durch diese Bindung werden der Rezeptor und das Guanylnukleotid-bindende Protein (Gs) gekoppelt; Gs wird durch die Schleife 3i und das intrazelluläre Carboxylende „fixiert". Die Koppelung führt zur Aktivierung der Adenylatzyklase (Abb. 7). Die **Desensibilisierung** (Entkoppelung von Gs) und die **„down-regulation"** des Adrenozeptors (Internalisation) wird durch Phosphorylierung der Hydroxylgruppe der Aminosäure Threonin im Carboxylende und in der Schleife 3i eingeleitet, katalysiert durch eine cAMP-abhängige Proteinkinase A (PKA). Die Internalisation des Adrenozeptors (Insert) tritt vor allem nach hohen und langfristig einwirkenden Katecholamin-Konzentrationen ein, und zwar durch die zusätzliche Phosphorylierung der Hydroxylgruppen der Threonin- und Serin-Moleküle am Carboxylende. Verantwortlich ist eine β-Adrenozeptor-spezifische Proteinkinase (β-ARK). An Entkoppelung (⇨) und Internalisation sind zytoplasmatische Faktoren beteiligt (⇦). Der internalisierte Adrenozeptor kann entweder abgebaut werden oder nach Dephosphorylierung externalisiert, d. h. in die Membran, gekoppelt an das Gs-Adenylatzyklase-System, wieder eingebaut werden. (Schematisiert nach: A. S. Maisel et al. [1987]: Biochem. Pharmacol. **36**: 1–6; W. P. Hausdorf et al. [1990]: FASEB J. **4**: 2881-2889; C. R. Jones et al. [1989]: J. Mol. Cell. Cardiol. **21**: 519–535). Insert: Schematisierter up- und down-regulation-Zyklus des β-Adrenozeptors (Einzelheiten siehe Legende).

sche Reaktionen ausgelöst, die meist die Folge einer Veränderung der zytosolischen Ca^{2+}-Konzentration sind. Das extrazelluläre Neurotransmittersignal wird somit über ein komplexes intramembranales System erkannt, durch die Membran „transduziert" und verstärkt und kann dann im Intrazellulärraum die zum Effekt führenden Reaktionskaskaden auslösen (s. Abb. 6 und 7).
Agonisten haben Affinität zu Rezeptoren; sie koppeln die Adrenozeptor-G-Protein-Enzym-Systeme (intrinsische Aktivität). Sie führen aber auch in Abhängigkeit von Konzentration und Einwirkungsdauer zu einer **Desensibilisierung oder down-regulation** der Rezeptor-Effektorsysteme. In Abb. 5

sind der Mechanismus der Agonist-β-Adrenozeptor-Interaktion dargestellt wie auch die Mechanismen der **down-regulation**: eine Entkoppelung des Rezeptor-Effektor-Systems u. U. mit anschließender Internalisation des β-Adrenozeptors. Die Zielzellen werden somit gegen β-Adrenozeptor-Agonisten desensibilisiert.
Bei der **chronischen Myokardinsuffizienz** sind entsprechend dem Schweregrad der Erkrankung der Sympathikustonus und damit die Katecholaminkonzentrationen im synaptischen Spalt und im Plasma auf ein Vielfaches der Normwerte erhöht (Tab. 1). Korreliert zum Schweregrad der Erkrankung ist daher die Dichte der $β_1$-Adrenozeptoren im Myokard auf

Tab. 2: Wirkungen von Agonisten an α- und β-Adrenozeptoren.
Das postsynaptische (A) und präsynaptische (B) Verteilungsmuster von α_1- und α_2-Adrenozeptoren bzw. β_1- und β_2-Adrenozeptoren ist − neben der chemischen Konstitution des Agonisten − bestimmend für die überwiegende Wirkungsqualität an den Zielorganen.

Wirkort	Adrenerge Wirkungen vermittelt durch			
	α-Adrenozeptoren		β-Adrenozeptoren	
A: postsynaptisch (bzw. an nicht innervierten Zellen)				
Herz	α_1	geringe Steigerung der Kontraktilität (in vitro)	$\beta_1 \gg \beta_2$	Steigerung von Frequenz Überleitungsgeschwindigkeit, Kontraktilität und Erschlaffungsgeschwindigkeit
Niere Freisetzung von Renin aus juxtaglomerulären Zellen	α_2	Hemmung	$\beta_1 \gg \beta_2$	Steigerung
Gefäßendothel	α_2	NO-Freisetzung (s. Abb. 3)		
Glatte Muskulatur Gefäße (vor allem Arteriolen)	α_1/α_2	Kontraktion (Haut und Schleimhaut)	$\beta_2 > \beta_1$	Erschlaffung (in Skelettmuskulatur)
Uterus	α_1	Kontraktion	$\beta_2 \gg \beta_1$	Erschlaffung
Urogenital-Trakt Sphinkter vesicae	α_1	Kontraktion	$\beta_2 > \beta_1$	(Erschlaffung)
Vas deferens	α_1	Kontraktion	Ø	
M. dilatator pupillae	α_1	Kontraktion ($\rightarrow$ Mydriasis)	Ø	
M. erector pili	α_1	Kontraktion ($\rightarrow$ Haarsträuben)	Ø	
Intestinaltrakt Längsmuskulatur	α_1	Kontraktion (maskiert)	$\beta_2 > \beta_1$	Erschlaffung
	α_2	Erschlaffung s. unten: Hemmung der Acetylcholin-Freisetzung		
Spinkteren	α_1	Kontraktion	$\beta_2 > \beta_1$	Erschlaffung
Drüsensekretion	α_1	Hemmung	Ø	
Lunge Bronchiolen (glatte Msukulatur)	α_1	Kontraktion	$\beta_2 \gg \beta_1$	Erschlaffung
Flimmerepithel			$\beta_2 > \beta_1$	Steigerung der Cilien-Schlagfrequenz
Drüsensekretion			$\beta_2 > \beta_1$	Steigerung
Leber Glykogenolyse	α_1	Steigerung ($\rightarrow$ Hyperglykämie)	$\beta_2 > \beta_1$	Steigerung ($\rightarrow$ Hyperglykämie)
K^+-Freisetzung	α_1	Steigerung ($\rightarrow$ Hyperkaliämie)	Ø	
Skelettmuskulatur Glykogenolyse		Ø	$\beta_2 > \beta_1$	Steigerung ($\rightarrow$ Hyperlaktacidämie)
Na^+/K^+-ATPase		Ø	$\beta_2 > \beta_1$	Steigerung ($\rightarrow$ Hypokaliämie)
Tremor		Ø	$\beta_2 > \beta_1$	Steigerung
Fettgewebe Lipolyse	α_2	Hemmung	$\beta_2 > \beta_1$ (β_3?)	Steigerung ($\rightarrow$ Anstieg freier Fettsäuren im Blut)
Speicheldrüsen K^+- und H_2O-Sekretion	α_1	Steigerung		Ø
Amylase-Sekretion	α_2	Hemmung	β_1	Steigerung
Pankreas Insulin-Freisetzung aus B-Zellen	α_2	Hemmung	$\beta_2 > \beta_1$	Steigerung
Thrombozyten Aggregation	α_2	Steigerung	β_2	Hemmung

Wirkort	Adrenerge Wirkungen vermittelt durch			
	α-Adrenozeptoren		β-Adrenozeptoren	
Mastzellen				
Degranulation	α_2	Steigerung	β_2	Hemmung
Medulla oblongata				
Barorezeptorenreflex (s. Abb. 28)	α_2	Sensibilisierung	$\emptyset$	
B: präsynaptisch (s. Abb. 3)				
Noradrenerge Nervenendigung				
Freisetzung von Noradrenalin (und Kotransmittern, z. B. Neuropeptid Y)	α_2	Hemmung	β_2	Steigerung
Cholinerge Nervenendigung				
(parasympathisch) Freisetzung von Acetylcholin	α_2	Hemmung	$\emptyset$	

$< 50\%$ erniedrigt. β-Adrenozeptor-Agonisten (s. S. 164) haben daher eine drastisch verringerte kontraktilitätssteigernde Wirkung; sie führen zudem sehr rasch zu einer weiteren „down-regulation" der β-Adrenozeptoren.

β-Adrenozeptor-Agonisten scheinen auch die **β_2-Adrenozeptor-Synthese** durch Destabilisierung der Rezeptor-spezifischen m-RNS zu hemmen. Glucocorticoide stimulieren dagegen die Synthese dieser m-RNS und damit die β_2-Adrenozeptor-Synthese.

Eine „down-regulation" von β_1-Adrenozeptoren im **Zentralnervensystem** wird durch langfristige Therapie vor allem mit trizyklischen Antidepressiva ausgelöst: Antidepressiva hemmen die Wiederaufnahme von freigesetztem Noradrenalin (s. S. 288) und erhöhen damit langfristig die Konzentration von Noradrenalin an den postsynaptischen β_1-Adrenozeptoren.

Adrenozeptor-Antagonisten binden ebenfalls aufgrund hoher Affinität an den Adrenozeptor. Sie lösen keine Koppelung der Rezeptor-Effektor-Systeme aus und hemmen kompetitiv z. B. die Interaktion Noradrenalin-β-Adrenozeptoren. Durch diesen „Rezeptorschutz" können Adrenozeptor-Antagonisten eine **„up-regulation"** auslösen. Nach langfristiger Therapie mit nichtselektiven β-Adrenozeptor-Antagonisten (s. S. 176) steigt daher die Dichte von β_1- und β_2-Adrenozeptoren an zahlreichen Zielzellen an; nach Gabe von β_1-selektiven Antagonisten werden nur β_1-Adrenozeptoren up-reguliert. Absetzphänomene nach Abbruch einer Therapie mit β-Adrenozeptor-Antagonisten könnten somit ihre Erklärung finden (s. S. 192). Antagonisten mit partiell agonistischer Aktivität führen zur „down-regulation" der β-Adrenozeptoren. **Rebound-Phänomene,** d. h. überschießende sympathotone Reaktionen werden auch nach abruptem Therapieabbruch nach langfristiger und hochdosierter Gabe von Antisympathotonika (z. B. Clonidin[1]) beobachtet (s. S. 192). Denn auch eine langanhaltende Erniedrigung der Noradrenalinkonzentration im synaptischen Spalt (nicht nur die kompetitive Verdrängung vom Adrenozeptor durch Adrenozeptor-Antagonisten) führt zur up-regulation der β-Adrenozeptoren.

Der Organismus kann sich somit einem **„Zuviel" oder „Zuwenig" an Adrenozeptor-Stimulation** durch Verminderung oder Vermehrung der Rezeptorendichten (wahrscheinlich auch der nachgeordneten G-Proteine und Enzyme) anpassen.

Tab. 3: Über periphere Dopamin-Rezeptor-Subtypen vermittelte extrazerebrale Wirkungen.

Die Stimulation von D_1-Rezeptoren steigert nach Koppelung an ein G_s-Protein die intrazelluläre Bildung von zyklischem $3',5'$-Adenosinmonophosphat (cAMP). Über D_2-Rezeptoren wird nach Koppelung an ein G_i-Protein die cAMP-Bildung gehemmt; die Offenwahrscheinlichkeit von K^+-Kanälen steigt, diejenige von Ca^{2+}-Kanälen sinkt; diese Mechanismen sind wahrscheinlich für die Hemmung der Freisetzung von Noradrenalin verantwortlich. Neuroleptika vom Typ des Chlorpromazin hemmen nicht-selektiv beide Dopamin-Rezeptorsubtypen. Zahlreiche subtypselektive Agonisten und Antagonisten sind derzeit in klinischer Erprobung (s. Abb. 12).

Rezeptor-Subtyp	Lokalisation	Wirkung
D_1	Arteriolen der renalen, mesenterialen, cerebralen und coronaren Strombahn (Intima und Media) Nierentubulus	Glattmuskuläre Erschlaffung $\rightarrow$ Vasodilatation **Steigerung** von Diurese und Natriurese
D_2	Noradrenerge Nervenendigung (Gefäß-Adventitia) Sympathisches Ganglion Nebennierenrinde	**Hemmung** der – Noradrenalin-Freisetzung – ganglionären Transmission – Aldosteron-Sekretion

Trotz geringfügiger Unterschiede ihrer chemischen Konstitution wirken die Katecholamine Noradrenalin, Adrenalin (N-Methylnoradrenalin) und Isoprenalin (N-Isopropyl-Noradrenalin) nicht nur **quantitativ, sondern auch qualitativ unter-**

---

[1] Catapresan®.

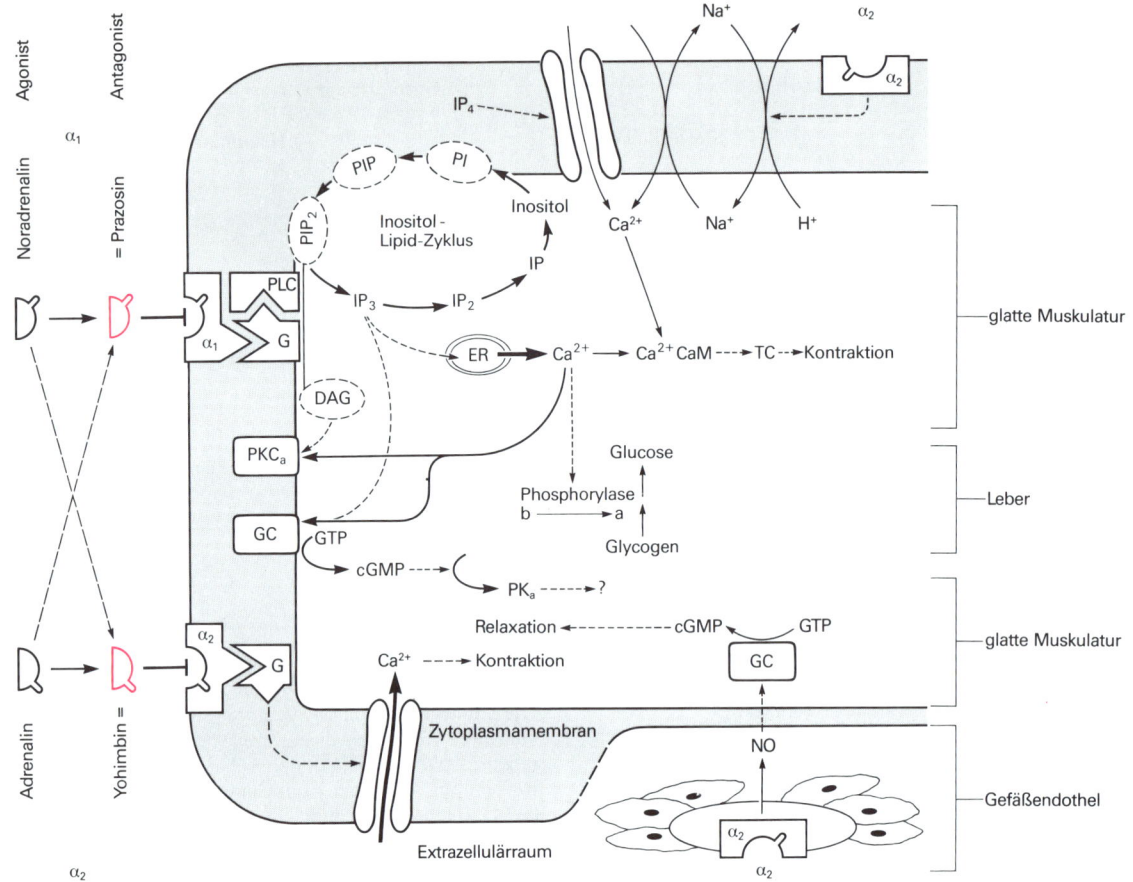

Abb. 6: Zelluläre Folgereaktion einer Stimulierung von α_1- und α_2-Adrenozeptoren.

Agonisten an α_1-Adrenozeptoren (z. B. Noradrenalin, Adrenalin, Phenylephrin; kompetitiver α_1-selektiver Antagonist Prazosin) aktivieren über eine Koppelung von Rezeptor (α_1) und Guanylnukleotide bindendem Protein (G) eine Phospholipase C (PLC) in der Zytosplasmamembran. Dieses Enzym katalysiert im Inositol-Lipid-Zyklus die Bildung von Inositol-1,4,5-triphosphat (IP$_3$) und 1,2-Diacylglycerol (DAG) aus Phosphatidylinositol-4,5-biphosphat (PIP$_2$). IP$_3$ diffundiert aus der Membran in das Zytosol und bewirkt – über spezifische IP$_3$-Rezeptoren ($\blacktriangleright$) – eine Freisetzung von Ca^{2+} aus dem endoplasmatischen Retikulum (ER). IP$_3$ (und Ca^{2+}) aktivieren auch eine Guanylatcyclase (GC), die die Bildung von cyclischem 3',5'-Guanosinmonophosphat (cGMP) aus Guanosintriphosphat (GTP) katalysiert und so weitere metabolische Reaktionen auslöst. Die Phosphorylierung von IP$_3$ zu Inositol-1,3,4,5-tetrakisphosphat (IP$_4$) bewirkt wahrscheinlich einen zusätzlichen Ca^{2+}-Influx aus dem Extrazellulärraum. DAG (und Ca^{2+}) aktivieren eine membranständige Proteinkinase C (PKC$_a$), die u. a. im Sinne eines negativen Feedback das G-Protein der α_1-Adrenozeptoren inhibiert und damit auch die PLC-Aktivierung. Freies Calcium kann nach Bindung an Calmodulin (Ca^{2+}-CaM) über eine weitere enzymatische Reaktionskette durch Bindung an Troponin C (TC) eine glattmuskuläre Kontraktion auslösen.

In der Leberzelle wird durch Ca^{2+} die inaktive Phosphorylase b in die aktive a-Form übergeführt. Die gesteigerte Glykogenolyse in der Leber führt (additiv zur über β-Adrenozeptoren stimulierten Enzymaktivität) zur Hyperglykämie.

Agonisten an α_2-Adrenozeptoren (Adrenalin, Noradrenalin; kompetitiver α_2-selektiver Antagonist z. B. Yohimbin) stimulieren den Einstrom von Ca^{2+} (wahrscheinlich vermittelt über ein G-Protein (G)). Dieser Ca^{2+}-Einstrom und die daraus resultierende glattmuskuläre Kontraktion können durch Calcium-Kanalblocker (s. S. 399) gehemmt werden.

An zahlreichen Zellsystemen kann über α_2-Adrenozeptoren der Na$^+$/H$^+$-Austauschmechanismus aktiviert werden: Der intrazelluläre pH-Wert steigt an. Die ebenfalls ansteigende intrazelluläre Na$^+$-Konzentration löst über den Na$^+$/Ca^{2+}-Austauschmechanismus (s. S. 372) ebenfalls einen Ca^{2+}-Influx aus. Interagieren α_2-Adrenozeptor-Agonisten aus dem Intravasalraum mit α_2-Adrenozeptoren, die auf Endothelzellen lokalisiert sind, so kann – vermittelt über NO und die nachfolgend erhöhte Bildung von cGMP – eine Relaxation der glatten Gefäßmuskulatur erfolgen. (Über die α_2-Adrenozeptor vermittelte Hemmung der Bildung von cyclischem 3',5'-Adenosinmonophosphat s. Abb. 7).

schiedlich: An α-Adrenozeptoren entsprechen die Affinitäten der genannten Katecholamine der Rangfolge Adrenalin $\geq$ Noradrenalin $\gg$ Isoprenalin (Abb. 8), an β-Adrenozeptoren der Rangfolge Isoprenalin $\gg$ Adrenalin $>$ Noradrenalin. Aufgrund solcher Rangfolgen erfolgte die ursprüngliche Einteilung in α- und β-Adrenozeptoren.

Die in den vergangenen Jahren erfolgte Differenzierung von **Adrenozeptor-Subtypen** (α_1- und α_2- sowie β_1- und β_2-Adreno-

zeptoren; s. Tab. 2 und Abb. 9) führte zu der pharmakologischen Konsequenz, daß aufgrund spezifischer Änderungen der chemischen Grundstruktur der Katecholamine mit Adrenozeptor-Agonisten relativ selektive Wirkungen an bestimmten Zielzellen und -organen ausgelöst werden können (Tab. 2). Postsynaptisch lokalisierte β_1- und α_1-Adrenozeptoren werden wahrscheinlich unmittelbar durch den nerval freigesetzten Transmitter Noradrenalin erregt. Postsynaptische

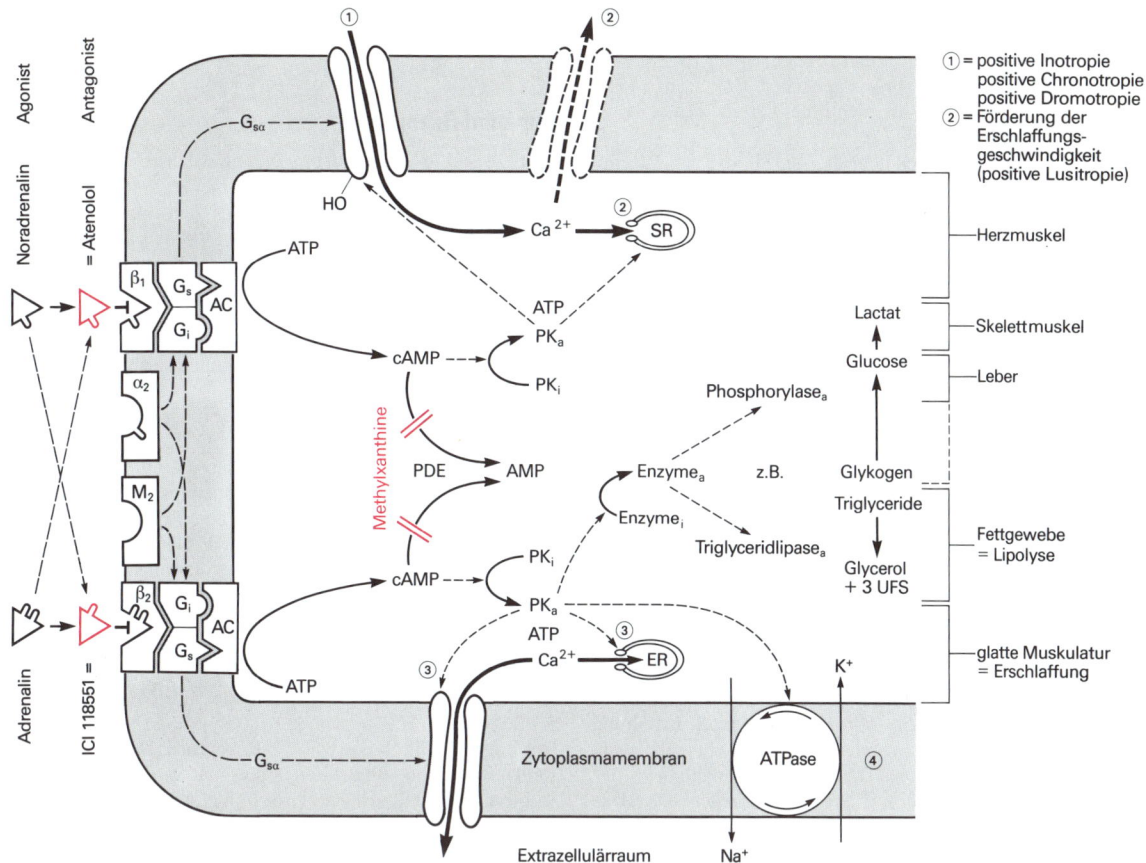

Abb. 7: Zelluläre Folgereaktionen einer Stimulierung von β-Adrenozeptoren.

Agonisten an β-Adrenozeptoren (z. B. Noradrenalin, Adrenalin, Isoprenalin) aktivieren über eine Koppelung von Rezeptor (β_1, β_2), stimulierendem Guanylnukleotide bindendem Protein (G_S) und Adenylatcyclase (AC) die intrazelluläre Bildung von cyclischem 3′,5′-Adenosinmonophosphat (cAMP) aus Adenosintriphosphat (ATP). cAMP führt inaktive Proteinkinasen (PK_i) in aktive Kinasen (PK_a) über, die ihrerseits durch Phosphorylierung der Hydroxylgruppe der Aminosäure Serin inaktive $Enzyme_i$ in aktive $Enzyme_a$ überführen (z. B. Phosphorylasen, Triglyceridlipasen). Durch Stimulierung von Muskarinrezeptoren (M_2), z. B. durch Carbachol, oder von α_2-Adrenozeptoren (α_2), z. B. durch Clonidin, kann über das inhibierende Guanylnukleotide bindende Protein (G_i) die Adenylatcyclase gehemmt werden (negative „feedback-regulation" über postsynaptische Mechanismen).

Nach Stimulierung von **β_1-Adrenozeptoren** (relativ selektiver Antagonist z. B. Atenolol) an der **Herzmuskelzelle** wird durch Phosphorylierung von Kanalproteinen die „Offen-Wahrscheinlichkeit" spannungsabhängiger Ca-Kanäle und damit der Influx von Ca^{2+} gesteigert ①. (Untereinheiten von G_S ($G_{S\alpha}$) können auch durch direkte Interaktion mit Ca-Kanälen deren Offen-Wahrscheinlichkeit erhöhen; dadurch wird eine β-adrenerg ausgelöste Schlag zu Schlag-Variation kardialer Parameter ermöglicht.) Die erhöhte **zytosolische Ca^{2+}-Konzentration** ist die Ursache der **positiv inotropen, chronotropen und dromotropen** Wirkungen von β-Adrenozeptor-Agonisten. cAMP steigert auch durch Aktivierung der sarkoplasmatischen Ca^{2+}-Transport-ATPase (Phosphorylierung des Transportproteins Phospholamban) die Ca^{2+}-Aufnahme in das sarkoplasmatische Retikulum (SR; 2) und durch Aktivierung von Sarkolemmproteinen den Ca^{2+}-Efflux ②. Beide Prozesse, wie auch die Phosphorylierung von Troponin I, die zu einer Abnahme der Ca^{2+}-Affinität des Troponin C führt (nicht dargestellt), werden durch cAMP-abhängige Proteinkinasen (PKa) initiiert: Die Erschlaffungsgeschwindigkeit der Herzmuskelfaser wird erhöht **(positiv lusitrope Wirkung)**.

Nach Stimulierung von **β_2-Adrenozeptoren**, z. B. durch Fenoterol (bislang einziger selektiver Antagonist Versuchssubstanz ICI 118551;), an **glatten Muskelzellen** wird über die Wirkung von cAMP die zytosolische Ca^{2+}-Konzentration durch Steigerung des Efflux in den Extrazellulärraum (wahrscheinlich auch durch Hemmung der Aufnahme) sowie durch Aktivierung der endoplasmatischen Ca^{2+}-Transport-ATPase gesenkt (ER) ③. Die Folge ist ein verminderter Phosphorylierungsgrad des Leicht-Ketten-Myosins; die glatte Muskulatur erschlafft. Am Cardiomyozyten, an der glatten Muskelzelle und Skelettmuskelzelle steigern β_2-Adrenozeptor-Agonisten, über cAMP-abhängige Proteinkinasen vermittelt, die Aktivität der Na^+/K^+-ATPase ④. die Folge ist ein erhöhter Na^+-Gradient, der über einen Na^+/Ca^{2+}-Austausch die cytosolische Ca^{2+}-Konzentration vermindert. Dies wirkt an Herz- und glatter Muskelzelle zusätzlich erschlaffend. Der gleiche Effekt an der Skelettmuskulatur führt – wegen deren großer Masse – zu Hypokaliämie.

Die **metabolischen Folgereaktionen** einer Stimulierung von β_2-Adrenozeptoren in anderen Zellen (gesteigerte Lipolyse und Glykogenolyse) sind letztlich Ausdruck einer β-sympathomimetisch induzierten Bereitstellung chemischer Energie (s. Tab. 2; UFS = unveresterte freie Fettsäuren). **Methylxanthine** hemmen den enzymatischen Abbau von cAMP durch Phosphodiesterasen (PDE) und imitieren vermutlich auf diesem Wege eine β-Adrenozeptor vermittelte Stimulierung (s. jedoch S. 383). Hemmstoffe der PDE III (s. S. 380) haben positiv inotrope und lusitrope Wirkungen. Sie werden Ino-Dilatatoren genannt, weil sie auch glattmuskulär erschlaffend, gefäßdilatierend wirken.

β_2- und α_2-Adrenozeptoren sollen, in größerem Abstand vom synaptischen Spalt lokalisiert, vor allem per diffusionem oder über den Blutweg erreicht werden können. α_2- und β_2-Adrenozeptoren sind auch an den präsynaptischen Membranen lokalisiert (s. Abb. 3) sowie an nichtinnervierten Zellen (z. B. Thrombozyten, Lymphozyten).

Tab. 2 gibt einen Überblick über die Zuordnung der Adrenozeptoren zu bestimmten Organen und die zu erwartenden Wirkungen von Adrenozeptor-Agonisten. Sie zeigt auch, daß die Wirkung von Katecholaminen, die α- und β-adrenerge Eigenschaften haben, wie z. B. Adrenalin und Noradrenalin, von der Rezeptorenverteilung an den betreffenden Organen abhängig ist: eine überwiegend β-adrenerge Wirkung kommt dann zustande, wenn, wie z. B. an der glatten Muskulatur der Bronchien β_2-, oder wenn, wie am Herzen, überwiegend β_1-Adrenozeptoren vorhanden sind.

α- und β-Adrenozeptor-Agonisten wirken an vielen Organen funktionell gegensätzlich. An der Längsmuskulatur des Magen-Darm-Traktes wirken sie jedoch gleichsinnig. Denn der α-adrenerg kontrahierende Effekt in vitro wird in vivo am intakten Darm „maskiert": Eine Stimulierung präsynaptischer α_2-Adrenozeptoren an cholinergen Nervenfasern des Auerbachschen Plexus (Heterorezeptoren) hemmt die Freisetzung des kontrahierend wirkenden Acetylcholins (Tab. 2). Die Stimulation von α- und β-Adrenozeptoren führt daher scheinbar gleichsinnig zur Erschlaffung. Beide Rezeptorpopulationen erhöhen auch gleichsinnig durch Steigerung der Glykogenolyse in der Leber den Blutzucker: α-Adrenozeptor-Agonisten bewirken einen verstärkten Glykogenabbau durch Erhöhung der zytosolischen Ca^{2+}-Konzentration in der Leberzelle, während β-Adrenozeptor-Agonisten den Glykogenabbau in der Leberzelle durch Stimulierung des Enzyms Adenylatcyclase aktivieren (Abb. 7). Die Blutzuckerregulation wird zusätzlich über die Insulinsekretion beeinflußt: α_2-Adrenozeptor-Agonisten hemmen, β_2-Adrenozeptor-Agonisten fördern die Insulinausschüttung aus den B-Zellen des Pankreas (Tab. 2). An Fettzellen wird derzeit die Existenz von atypischen β_3-Adre-

nozeptoren postuliert, deren Stimulierung ebenfalls zu einer gesteigerten Lipolyse führen soll (s. Tab. 2).

Dopamin-Rezeptoren

Trotz des Fehlens eindeutig nachweisbarer dopaminerger Neurone im peripheren autonomen Nervensystem sind **Dopamin-Rezeptoren** auch außerhalb des Zentralnervensystems in zahlreichen Organen nachgewiesen worden. Ihre Lokalisation sowie die durch sie vermittelten Wirkungen sind in Tab. 3 aufgeführt. Es werden in der Peripherie D_1- und D_2-Rezeptoren unterschieden, die ein geringfügig anderes Affinitätsspektrum gegenüber Agonisten und Antagonisten aufweisen als die im Zentralnervensystem nachweisbaren D_1- und D_2-Rezeptoren.

Die renalen und Gefäßwirkungen von Dopamin-Rezeptor-Agonisten werden überwiegend über D_1-Rezeptoren vermittelt (Tab. 3). Die Steigerung der glomerulären Filtrationsrate und die gesteigerte Wasser- und Ionenausscheidung (Na^+, K^+, Ca^{2+}, Phosphat) sind einerseits eine Folge der gesteigerten renalen Durchblutung aufgrund der Gefäßdilatation. Andererseits wird die Na^+-Reabsorption, vor allem im proximalen Tubulus, durch Dopamin gehemmt. Denn über eine gesteigerte cAMP-Bildung wird der Na^+/H^+-Austausch in der Bürstensaum-Membran gehemmt; über eine Aktivierung der Phospholipase C und der Proteinkinase C sinkt die Aktivität der Na^+/K^+-ATPase in der basolateralen Membran ab (s. S. 426).

Die mit der Stimulation von D_1-Rezeptoren verbundene Vasodilatation und Bludrucksenkung hat eine reflektorische Steigerung der Herzfrequenz zur Folge. Auch über D_2-Rezeptoren kann eine Gefäßdilatation und Blutdrucksenkung ausgelöst werden. Sie ist die Folge einer Hemmung der Freisetzung von Noradrenalin, die über präsynaptische D_2-Rezeptoren vermittelt wird (s. Abb. 3); daher tritt eine Bradykardie ein.

Struktur-Wirkungs-Beziehungen von Adrenozeptor-Agonisten und indirekt wirkenden Sympathomimetika

Chemische Konstitution und pharmakologische Wirkungen

Die chemische Grundstruktur der meisten Adrenozeptor-Agonisten leitet sich von **β*-Phenylethylamin** (Abb. 8) ab. Mangels alkoholischer und phenolischer Hydroxylgruppen hat dieses Amin selbst keine Affinität zu den Adrenozeptoren, sondern nur Affinität zu den Noradrenalinpumpen in den Membranen der noradrenergen Nervenendigungen und der Speichervesikel (Abb. 15). Es steigert daher den nichtexozytotischen Efflux von Noradrenalin und ist damit definitionsgemäß ein **indirekt wirkendes Sympathomimetikum** („Noradrenalinfreisetzer"; s. S. 166). Die Wirkungsqualitäten der indirekt wirkenden Sympathomimetika (z. B. Tyramin und Amphetamin; Abb. 8) entsprechen denjenigen des Neurotransmitters Noradrenalin. Eine geringe Affinität zu α-

und β-Adrenozeptoren kommt durch die Einführung einer **alkoholischen Hydroxylgruppe** in Stellung β*, ein weiterer Affinitätszuwachs durch die Substitution des Phenylringes mit **phenolischen Hydroxylgruppen** in Position 3 (oder 4) zustande. Phenylephrin und Norfenefrin sind fast reine α-Adrenozeptor-Agonisten. Der 3,4-dihydroxylierte Phenylring erbringt beim Noradrenalin die hohe Affinität zum α_1-Adrenozeptor und auch zum β_1-Adrenozeptor. Offensichtlich bildet die **3,4-Dihydroxyphenyl-Struktur** (Katechol- oder Brenzkatechin-Struktur), kombiniert mit der 2-C-Kette der **Ethanolamin-Struktur** (z. B. beim Noradrenalin und Adrenalin) die **universelle Agonisten-Paßform** für Adrenozeptoren, die zwischen den Domänen III und V gebunden wird (Abb. 5). Der planare aromatische Ring wird damit parallel zur Rezeptor- bzw. Membranoberfläche ausgerichtet (Abb. 5). Affinitätsmindernd ist die 3,5-Dihydroxyphenyl-Struktur. Die **N-Methylierung** von Noradrenalin bedingt für Adrenalin einen Affinitätszuwachs an α-, vor allem an β-Adrenozeptoren ($\alpha_2 \geq \alpha_1$; $\beta_2 > \beta_1$; s. Abb. 9); größere Substituenten an der Aminogruppe, z. B. Isopropyl- und tertiär-Butyl-Gruppen erbringen – bei sinkender Affinität an α-Adrenozeptoren – hohe Affinitäten an β-Adrenozeptoren (z. B. Isoprenalin und Terbutalin; Abb. 8). Die Kombination von 3,5-Dihydroxyphenyl-Substi-

---

* Die exakte chemische Nomenklatur für Katecholamine, z. B. für Noradrenalin, würde lauten: $(-)$-2-Amino-1-(3,4-dihydroxyphenyl)ethanol. Im folgenden werden, dem üblichen (unkorrekten!) Sprachgebrauch folgend, die Kohlenstoffatome der Seitenkette mit $\alpha(=2)$ und $\beta(=1)$ verwendet.

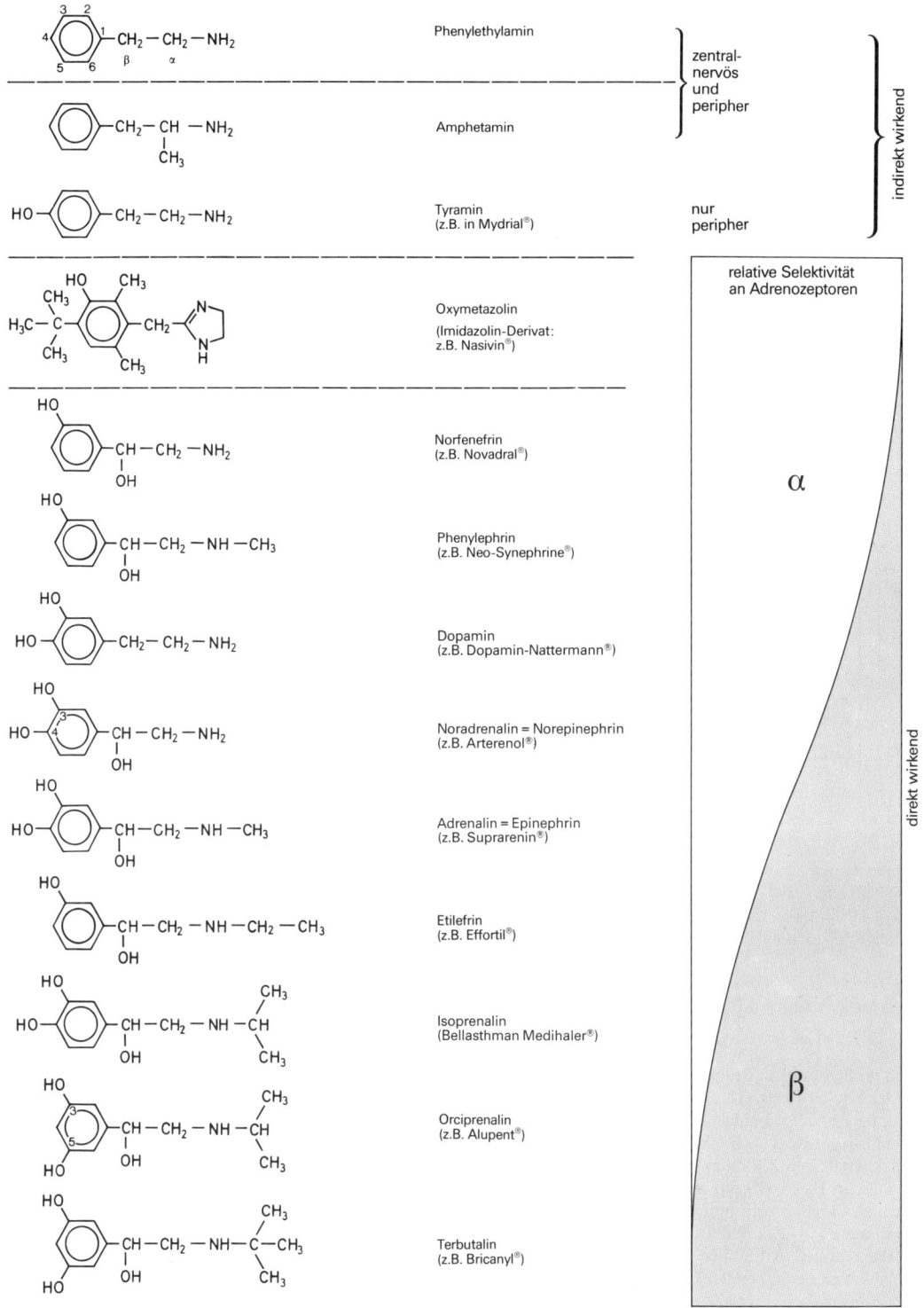

Abb. 8: Struktur-Wirkungsbeziehungen und Wirkungsspezifitäten (relative Affinitäten an Adrenozeptoren) von Adrenozeptor-Agonisten (Phenylethylamin- und Phenylethanolamin-Derivate).
Phenylethylamin und dessen Derivate Amphetamin (in der BRD nicht mehr im Handel) und Tyramin sind – infolge mangelnder Affinität zu den Adrenozeptoren (fehlende Hydroxylgruppen) – **indirekt wirkende Sympathomimetika** („Noradrenalinfreisetzer"). Bei Oxymetazolin ist die sekundäre Aminogruppe Bestandteil eines **Imidazolin-Rings**. Imidazolin-Derivate haben Affinität nur an α-Adrenozeptoren und können agonistisch oder antagonistisch wirken. Ringhydroxylierte **Phenylethanolamin-Derivate** haben Affinität an α- und/oder β-Adrenozeptoren. Mit zunehmender Größe des Substituenten an der Aminogruppe nimmt die relative Affinität an α-Adrenozeptoren ab, diejenige an β-Adrenozeptoren zu. Bei den 3,5-Dihydroxy-Derivaten bedingt der große –NH-Substituent eine hohe β_2-Adrenozeptorselektivität.

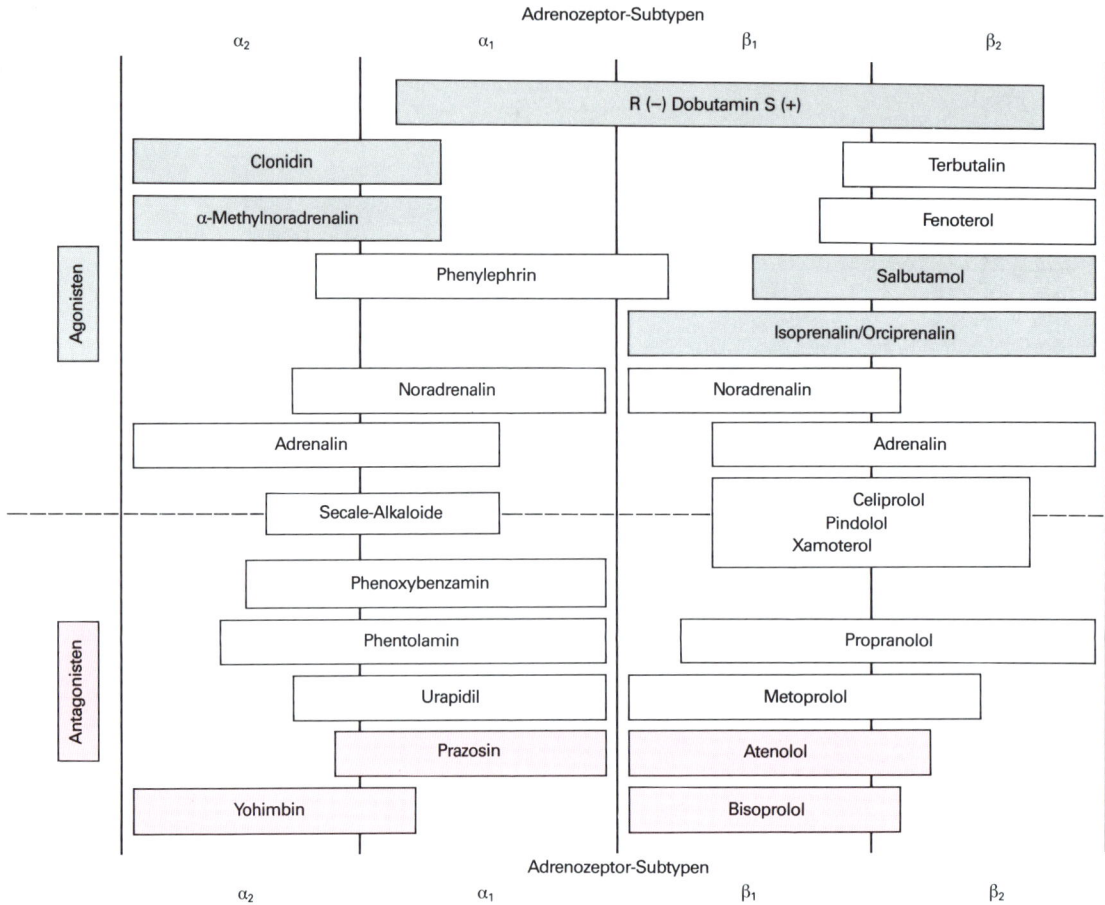

Adrenozeptor-Subtypen

Abb. 9: Relative Selektivitäten von Agonisten und Antagonisten an den Subtypen von α- und β-Adrenozeptoren.
Noradrenalin hat ein Affinitätsspektrum $\beta_1 > \beta_2, \alpha_1 > \alpha_2$, während für **Adrenalin** $\beta_2 > \beta_1, \alpha_2 \geq \alpha_1$ gilt.
Erkennbar sind auch die Selektivitäten von β_2-Adrenozeptor-Agonisten und β_1-Adrenozeptor-Antagonisten. Die R-und S-Enantiomere von (±) **Dobutamin** haben unterschiedliche Affinitäten zu bestimmten Subtypen, woraus eine scheinbare β_1-Selektivität resultiert. **Celiprolol, Pindolol und Xamoterol** sind partielle Agonisten an β-Adrenozeptoren, **Secale-Alkaloide** an α-Adrenozeptoren (Abb. 21).
Yohimbin ist ein selektiver Antagonist an α_2-Adrenozeptoren; es erleichtert daher die Noradrenalinfreisetzung. Es findet kaum therapeutische Anwendung. Die entsprechenden Handelsnamen sind in den jeweiligen Kapiteln aufgeführt.

tution und **großen Substituenten an der Aminogruppe** bedingen eine Selektivität für β_2-Adrenozeptoren (Abb. 9). Ist die Aminogruppe Teil eines **Imidazolinrings,** resultieren reine α-Adrenozeptor-Agonisten (z. B. Oxymetazolin; Abb. 8), u. U. mit α_2-Selektivität, z. B. Clonidin (Abb. 19).
Die alkoholische Hydroxylgruppe erzeugt ein **chirales Zentrum**. Die physiologisch vorkommenden optisch linksdrehenden Enantiomere (−)-Adrenalin und (−)-Noradrenalin haben 20−50fach höhere Affinitäten an Adrenozeptoren als die entsprechenden rechtsdrehenden Enantiomere.

Pharmakokinetik

Nach oraler Applikation von Adrenozeptoragonisten besteht eine hohe **Bioverfügbarkeit** nur bei solchen Stoffen, die aufgrund geringer **Polarität** (hohe Lipophilie) gut resorbiert werden und die darüber hinaus auch schlechte Substrate der **Monoaminoxidase** (MAO) und der **Katechol-O-Methyltransferase** (COMT), vor allem in der Leber, sind. Die Katecholamine Noradrenalin, Adrenalin und Dopamin sind stark polar; sie

werden rasch oxidativ desaminiert und 3-O-methyliert. Sie sind daher ungeeignet für eine orale Applikation.
Die relativ lipophileren monophenolischen Derivate mit − NH$_2$- oder − NH-CH$_3$-Gruppen (z. B. Norfenefrin[1]) werden zwar besser resorbiert, jedoch rasch desaminiert. Die systemische Bioverfügbarkeit liegt daher nur bei 20%. **Keine Substrate** der MAO sind sekundäre Amine mit **großen N-Substituenten**, z. B. Isopropyl- und tertiär-Butylgruppen (s. Abb. 8 und 13). Eine sterische Hinderung der Desaminierung kommt auch durch **α-Methylgruppen** (Amphetamin, α-Methyl-Dopamin und -Noradrenalin) zustande. **Substrate der COMT** sind nur 3,4-Dihydroxyphenyl-, nicht jedoch 3,5-Dihydroxyphenyl- und Monohydroxyphenyl-Derivate (s. Abb. 13).

Zentralnervöse Wirkungen können − neben ihren peripheren Wirkungen − nur von solchen Verbindungen ausgeübt werden, die keine phenolischen Hydroxylgruppen tragen. Sie sind lipophil und durchdringen die Blut- Hirnschranke. Phe-

---

[1] z.B. Novadral®.

nylethylamin und Amphetamin sind zentralnervös und peripher indirekt wirkende Sympathomimetika ("Aminfreisetzer"); Tyramin wirkt aufgrund der Hydroxylgruppe (Abb. 8) nur peripher. Bestimmend für die **Wirkdauer** nichthydroxylierter, d. h. lipophiler Phenylalkylamin-Derivate, z. B. von

Amphetamin- und Ephedrin[1]-Derivaten, ist die Geschwindigkeit ihrer **renalen Elimination**: Sie hängt vom pH des Urins ab (s. S. 52).

---

[1] z. B. in Endrine®.

Agonisten an Adrenozeptoren (direkt wirkende Sympathomimetika) und Agonisten an Dopaminrezeptoren

Die natürlich vorkommenden Katecholamine Noradrenalin und Adrenalin haben sowohl α- wie auch β-adrenerge Wirkungen. Adrenalin wirkt insgesamt stärker als Noradrenalin. Dies gilt besonders hinsichtlich seiner β-adrenergen Wirkungskomponente (s. Abb. 8 und 9).

Die unterschiedlichen Wirkungsqualitäten α- und β-sympathomimetisch wirkender Amine werden deutlich am kardiovaskulären System (Abb. 10), das sowohl α- wie auch β-Adrenozeptoren enthält (Tab. 2). An diesem System führt Stimulierung von α-Adrenozeptoren zu einer arteriolären Gefäßkonstriktion und damit zu einer Erhöhung des peripheren Gefäßwiderstandes. Stimulierung von β-Adrenozeptoren führt demgegenüber zu einer Vasodilatation (β$_2$-Adrenozeptoren in den Arteriolen der Skelettmuskulatur) und damit zu einer Senkung des peripheren Widerstandes; durch die Stimulierung der kardialen β$_1$-Adrenozeptoren (positiv chronotrope, inotrope und dromotrope Wirkung) kommt es gleichzeitig zu einer Steigerung des Herzzeitvolumens.

Bei **Noradrenalin** (Abb. 10) steht z. B. nach i. v. Applikation die α-adrenerge Wirkungskomponente ganz im Vordergrund: Die Erhöhung des peripheren Widerstandes steigert den Blutdruck. Trotz der β$_1$-adrenergen Wirkungskomponente des Noradrenalin (die vor allem nach nervaler Freisetzung wirksam wird) kommt es auch in höheren Dosisbereichen nicht zu einem Anstieg der Herzfrequenz, sondern zu einer Bradykardie, da der reflektorisch über die Pressorezeptoren ausgelöste, verstärkte Einfluß des N. vagus auf den Schrittmacher dominiert; diese Situation tritt auch ein, wenn das Herz „vor Schreck stehen bleibt!"

Die kardiovaskulären Wirkungen von **Adrenalin** sind in niedrigen Dosen durch eine überwiegend β$_2$-adrenerge Wirkung gekennzeichnet. Bei sehr hohen Dosen von Adrenalin (etwa ab 1 µg/kg/min) steigen auch diastolischer Druck und arterieller Mitteldruck an, d. h., die α$_1$-adrenerge Wirkung überwiegt.

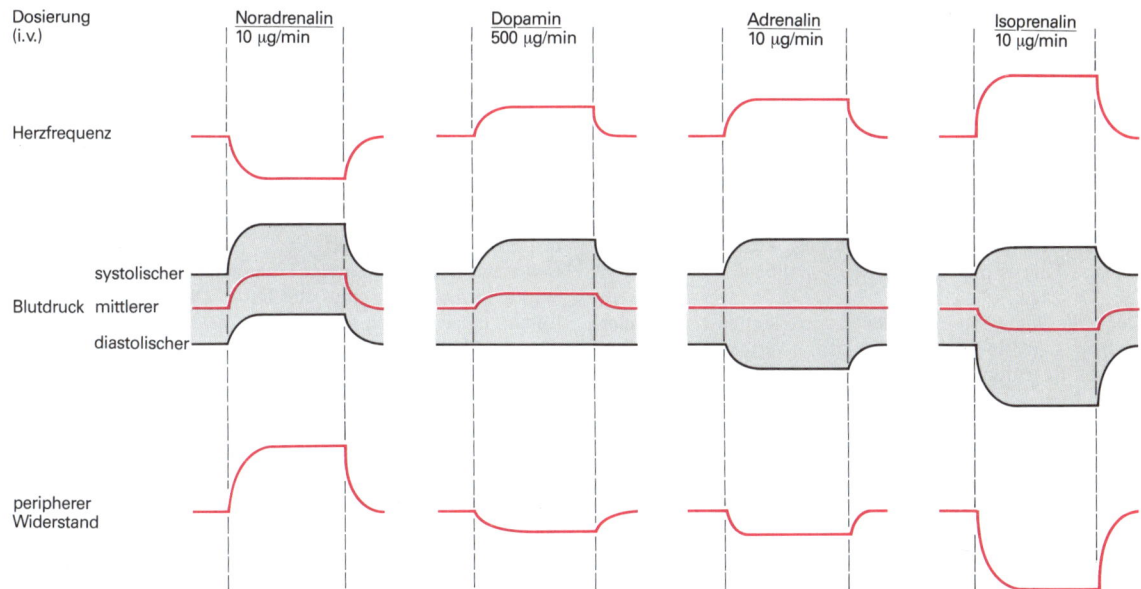

Abb. 10: Wirkungen von Katecholaminen auf das kardiovaskuläre System des Menschen (nach Allwood et al.: Brit. med. Bull. **19**, 132–146 (1963)).
Die Herz-Kreislauf-Wirkungen von Katecholaminen werden durch ihre Affinitäten zu den α - und β-Adrenozeptoren und durch das Rezeptorverteilungsmuster bestimmt. **Noradrenalin**[1] wirkt über eine Erregung der α-Adrenozeptoren überwiegend vasokonstriktorisch und damit blutdrucksteigernd; die Senkung der Herzfrequenz kommt über die Barorezeptorenreflexe zustande. **Adrenalin**[2] stimuliert sowohl α- als auch vor allem β$_2$-Adrenozeptoren (Steigerung des Schlagvolumens und der Herzfrequenz, Vasodilatation); als Nettoeffekt ergibt sich eine Steigerung der Blutdruckamplitude bei wenig verändertem Mitteldruck. Der β-Adrenozeptor-Agonist **Isoprenalin** bewirkt starke kardiale Stimulierung und periphere Vasodilatation (Senkung des peripheren Widerstandes); bei vergrößerter Blutdruckamplitude sinkt der arterielle Mitteldruck ab. **Dopamin**[3] wirkt in hohen Dosen ähnlich wie Noradrenalin. (Einzelheiten zur dosisabhängigen Kreislaufwirkung von Dopamin s. Abb. 11 und 12.)

---

[1] z. B. Arterenol®; [2] z. B. Suprarenin®; [3] z. B. Dopamin-Nattermann®.

Die Wirkung von Dopamin in verschiedenen Dosisbereichen

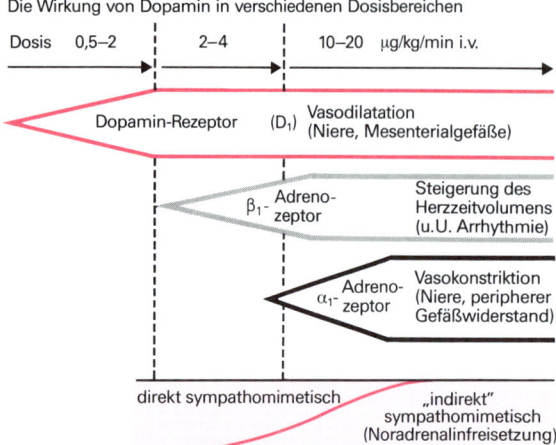

Abb. 11: Wirkungsqualitäten von Dopamin.
Dopamin wirkt über **D_1-Rezeptoren** an der glatten Muskulatur der Gefäße bereits in sehr niedriger Dosis **gefäßerweiternd,** z. B. im Bereich der Nierengefäße (Erhöhung der glomerulären Filtrationsrate, z. B. im Schock). In höheren Dosen kommen Kreislaufwirkungen hinzu, die einerseits über direkte agonistische Wirkungen an Adrenozeptoren, andererseits durch eine nichtexozytotische Freisetzung von Noradrenalin aus sympathischen Nervenenden zustande kommen (vgl. Abb. 15). Dopamin wirkt dann **vasokonstriktorisch.** Andere **D_2-rezeptorvermittelte** Wirkungen (vgl. Abb. 3) sind hierbei nicht bedeutsam. Durch Überdosierung von Dopamin wird die erwünschte Erweiterung der Nierengefäße aufgehoben. Die Halbwertszeit im Plasma ist sehr kurz (2–3 min). Weitere Dopamin-Rezeptor-Agonisten sind in Abb. 12 aufgeführt. Neuroleptika vom Typ des Chlorpromazin (s. S. 283) heben die vaskulären Wirkungen des Dopamin auf.

Bei **Isoprenalin** und **Orciprenalin** (Abb. 8 und 13) dominieren die β-adrenergen Wirkungen; als Folge davon sinkt der arterielle Mitteldruck ab (Vasodilatation über β_2-Adrenozeptoren; Abb. 10). Gleichzeitig nimmt infolge der Steigerung des Schlagvolumens und des Herzzeitvolumens (β_1) der systolische Druck zu.
Dopamin nimmt innerhalb der Katecholamine eine **Sonderstellung** ein (Abb. 10, 11, 12). Dopamin vermindert vor allem über D_1-Rezeptoren den Gefäßwiderstand in der mesenterialen und renalen Strombahn; es erhöht den renalen Blutfluß, die glomeruläre Filtrationsrate und die Diurese (s. Tab. 3). Der kardiale Füllungsdruck wird, ebenso wie der Lungenkapillardruck, erhöht. Dopamin ist daher bei schockbedingter Niereninsuffizienz das Mittel der Wahl. Es ist auch bei „post resuscitation disease" angezeigt. Wird Dopamin höher dosiert (z. B. ab 5 µg/kg/min), dann treten agonistische Wirkungen an Adrenozeptoren auf (Abb. 11): anfänglich eine direkte β-adrenerge Inotropie ohne sonderliche Frequenzsteigerung. Dopamin wird daher auch als **Inodilatator** bezeichnet. (Zur therapeutischen Bedeutung von Dopamin als positiv inotropes Arzneimittel s. S. 379.) Bei noch höheren Dosen kommt es als Folge einer „indirekten Wirkung" durch Freisetzung von endogenem Noradrenalin zu α-adrenergen vasopressorischen Wirkungen (Abb. 10 und 11). In diesem Dosierungsbereich können Arrhythmien auftreten. Die Dopamin-Wirkungen sind im Säuglings- und Kleinkindesalter relativ schwächer ausgeprägt (möglicherweise wegen einer erhöhten hepatischen Dopamin-Clearance).
Bei Langzeitgabe ist mit Toleranzentwicklung gegenüber den kardiovaskulären Wirkungen zu rechnen (Entleerung der

Noradrenalin-Speicher?, vgl. Abb. 11; down-regulation von β_1-Adrenozeptoren?, vgl. Abb. 5).
Im Hochdosisbereich kann die erwünschte renale Wirkung aufgrund der vasokonstriktorischen Wirkung vermindert sein. Kardiovaskuläre Toxizität (u. a. Arrhythmien) und Beeinträchtigung der Hautdurchblutung (Dekubitus) sind beschrieben.
Dobutamin[1] (Abb. 12) hat keine dopaminergen Wirkungen, sondern nur agonistische Wirkungen auf α- und β-Adrenozeptoren (Abb. 9). Beide Enantiomeren wirken nichtselektiv β-adrenerg ino- und chronotrop. Die α_1-agonistische vasokonstriktorische Komponente des (−)-Enantiomers wird durch die β_2-dilatatorische Wirkung des (+)-Enantiomers kompensiert. Die β_1-selektive Wirkung von Dobutamin ist daher nur ein Summeneffekt. In höheren Dosen (ab 7,5 µg/kg/min i. v.) sinkt der periphere Widerstand). Das Racemat steigert demzufolge das Herzzeitvolumen und senkt die Nachlast. Der kardiale Füllungsdruck und der Lungenkapillardruck als Zeichen der Vorlast sinken ebenfalls. Anwendungsgebiete sind bestimmte Schocksyndrome (z. B. „low output" s. S. 408) und eine nur wenige Tage dauernde Behandlung der Herzinsuffizienz. Dobutamin wird häufig zusammen mit Noradrenalin (z. B. beim kardiogenen Schock) oder Dopamin (bei renaler Schocksymptomatik) eingesetzt. Toleranzentwicklung (nach 2–4 Tagen) ist zu erwarten.
Mit **Fenoldopam**[2] (Abb. 12) steht ein renal wirkender Dopamin-Agonist auch für die orale Behandlung zur Verfügung. Über die Langzeitwirkungen als Vasodilatator bei Hypertension liegen derzeit keine Daten vor.
Das Secale-Alkaloid-Gemisch **Dihydroergotoxin**[3] (Codergocrinmesilat) (s. S. 174, Abb. 12) wird bei zerebro-vaskulärer Insuffizienz oral eingesetzt. Die Vasodilatation könnte über D_1- und/oder D_2-agonistische Wirkungen erklärt werden (vgl. Tab. 3). Aufgrund dieser vasodilatatorischen Wirkung wird Dihydroergotoxin auch bei milden bis mittelschweren Formen der Hypertonie eingesetzt.
In höheren Dosierungen sind D_2-vermittelte emetogene Wirkungen auf die Chemorezeptorentriggerzone des Brechreflexes zu erwarten (s. S. 482).
Dopexamin[2] (Abb. 12) wirkt aufgrund seiner renalen dopaminergen und zusätzlichen β-adrenergen Affinitäten vasodilatatorisch und antihypertensiv.
Ibopamin[2] ist ein nach oraler Einnahme resorbierbarer Inodilatator in der Form eines Pro-Drug. Der aktive Metabolit, **Epinin**, entsteht nach Spaltung der beiden Isobutyryl-Estergruppen (Abb. 12). Bislang ist der Nutzen und das Risiko der Anwendung von dopaminerg-adrenerg wirkenden Hybriden als Inodilatatoren zur Behandlung der Hypertension oder Herzinsuffizienz nicht hinreichend belegt. In klinischen Studien fehlen überzeugende Erfolgsraten, oder die Wirksamkeit ist im Vergleich zu „klassischen" Therapiestrategien (z. B. Gabe von ACE-Hemmstoffen allein oder zusammen mit Digitalisglykosiden und Diuretika) als identisch oder geringer einzuschätzen. Insbesondere muß bedacht werden, daß bei schweren Stadien der Herzinsuffizienz eine z. T. drastisch verringerte Dichte der β-Adrenozeptoren im Myokard vorliegt („down-regulation" , s. S. 153).

α-Adrenozeptor-Agonisten (α-Sympathomimetika)

Die Phenylethanolamin-Derivate **Noradrenalin** und **Adrenalin** haben bei lokaler Applikation auf Schleimhäute und bei subkutaner Injektion nahezu ausschließlich α-adrenerge, d. h. vasokonstriktorische Wirkungen, denn an Haut- und

---

[1] Dobutrex®; [2] noch nicht im Handel; [3] Hydergin.

Applikation	Diurese + Vasodilatation	Vasodilatation	positive Inotropie	Vasodilatation	Vasokonstriktion	
i.v.	D_1	D_2	(β_1)	(β_2)	α_1	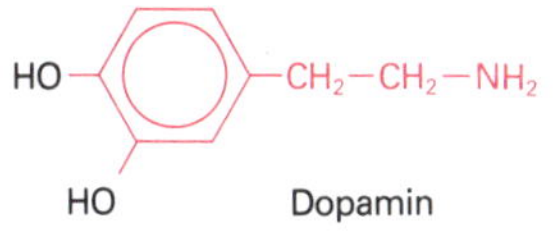 Dopamin
i.v.			β_1	(β_2)	α_1	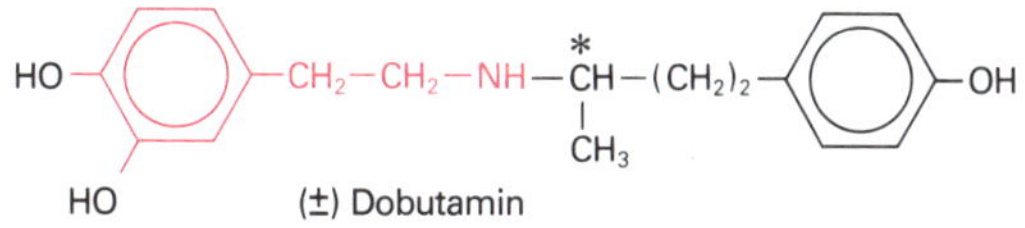 (±) Dobutamin
p.o.	D_1					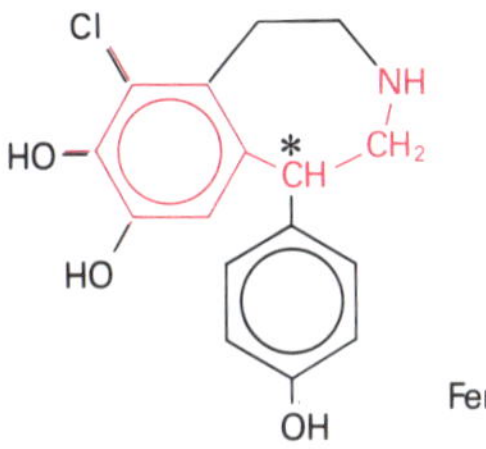 Fenoldopam
p.o.		D_2				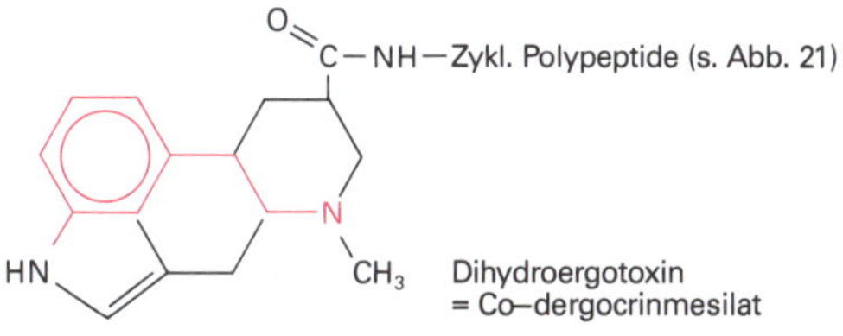 C–NH–Zykl. Polypeptide (s. Abb. 21); Dihydroergotoxin = Co–dergocrinmesilat
i.v.	D_1	(D_2)	(β_1)	β_2		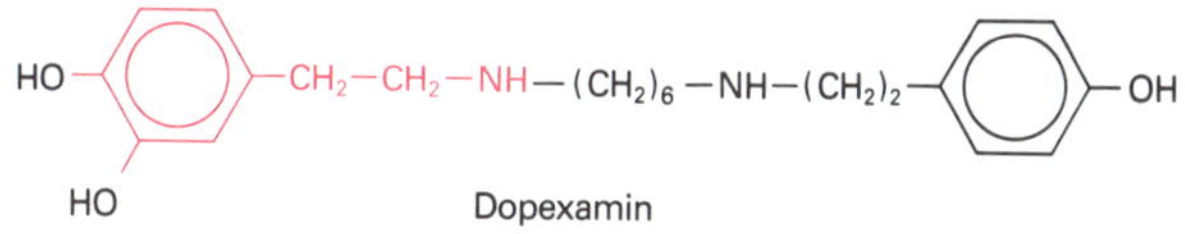 Dopexamin
p.o.	D_1	D_2	β_1	β_2	(α_1)	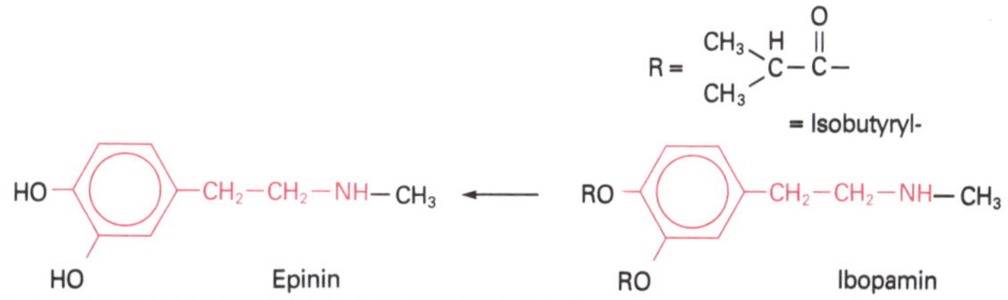 R = Isobutyryl-; Epinin ← Ibopamin

Abb. 12: Affinitäten von Dopamin und Dopaminanaloga zu Dopaminrezeptoren und Adrenozeptoren (Fenoldopam, Dopexamin und Ibopamin werden klinisch erprobt und sind außerhalb der BRD z. T. bereits zugelassen).
Vasodilatatorische Wirkungen können über verschiedene Mechanismen erzeugt werden: 1. **Renale Wirkungen** über einen Agonismus an **D_1-Rezeptoren.** 2. Systemische Wirkungen über einen Agonismus an **D_2-Rezeptoren** (s. Tab. 3). 3. Stimulation von **β_2-Adrenozeptoren** (Tab. 2). Positiv inotrope Wirkungen ergeben sich bei Affinitäten zu β_1-Adrenozeptoren. Dopexamin ist zusätzlich ein starker Hemmstoff der Noradrenalin-Wiederaufnahme (Abb. 15). * Wichtige chirale Zentren.

Schleimhautgefäßen überwiegen α-Adrenozeptoren (s. Tab. 2). **Norfenefrin**[1] als Noradrenalin-Analoges (Fehlen der 4-Hydroxylgruppe am Phenolring) ist ebenso wie das entsprechende Adrenalin-Analoge **Phenylephrin**[2] ein „reiner" α-Adrenozeptor-Agonist (Abb. 8). Beide wirken schwächer als Noradrenalin und Adrenalin; nach oraler Verabfolgung ist ihre Wirkung unzuverlässig. **Etilefrin**[3] ist das N-Ethyl-Analoge des Phenylephrin. Es weist daher zusätzlich eine β-adrenerge Wirkungskomponente auf (s. Abb. 8). Etilefrin bietet gegenüber den vorerwähnten Adrenozeptor-Agonisten den Vorteil zuverlässiger Wirkung auch nach oraler Verabfolgung.

Die überwiegend α-adrenerg wirkenden Amine **Noradrenalin** und **Norfenefrin** erhöhen den Blutdruck vorzugsweise über eine Erhöhung des peripheren Widerstandes (s. Abb. 10); demgegenüber kommt die Blutdrucksteigerung bei Adrenalin und Etilefrin zusätzlich über eine β-adrenerge Herzwirkung (Steigerung des Herzminutenvolumens) zustande (s. Abb. 10). Alle Adrenozeptor-Agonisten mit α-adrenerger Wirkungskomponente rufen bei lokaler Applikation eine Vasokonstriktion hervor (s. o.).

Imidazolinderivate wie Oxymetazolin[4], Xylometazolin[5] und Tetryzolin[6] (s. Abb. 8 und 19) wirken schwächer als Noradrenalin. Sie haben ausschließlich Affinität zu α-Adrenozeptoren ($\alpha_2 > \alpha_1$) (s. S. 160). Sie finden nur lokale Anwendung.

Therapeutische Anwendung

Systemische Anwendung: Zur Therapie der hypotonen Kreislaufdysregulation s. S. 193. Adrenalin ist bei anaphylaktischem Schock indiziert (s. S. 336). Es gilt derzeit als Mittel der Wahl in der klinischen Notfalltherapie des **Herz-Kreislauf-Stillstandes** (i. v.-Injektion [1 µg/kg alle 5 min] oder endotracheale Instillation unter Flüssigkeitszufuhr und Herzmassage). Norfenefrin (nur i. v.) und Etilefrin (N-Ethyl-Norfenefrin; auch oral) werden bei **Orthostase-Syndrom** (posturale Hypotension) eingesetzt (s. S. 195).

Lokale Anwendung zur Auslösung einer lokalen Vasokonstriktion: **Adrenalin** wird als Zusatz zu Lokalanästhetika (s. S. 228) verwendet; es verzögert infolge seiner vasokonstriktorischen Wirkung die Diffusion der Lokalanästhetika in die Blutbahn und verlängert (verstärkt) so deren Wirkung (optimale Wirkung bei einer Verdünnung von 1:200000 = 5 µg/ml). Gleichzeitig wird die systemische Toxizität der Lokalanästhetika vermindert. Darüber hinaus werden die Katecholamine lokal nur zur Blutstillung bei diffusen Blutungen aus der Haut und Schleimhäuten verwendet (Vorsicht: Gefahr einer Nachblutung durch reaktive Vasodilatation).

Dipivefrin[7], der Dipivalylester des Adrenalin, wird zur topischen Behandlung des akuten Glaukoms verwendet. Es diffundiert rascher als Adrenalin zum Schlemmschen Kanal und erleichtert – nach Spaltung der Esterbindung – den Abfluß des Kammerwassers (wahrscheinlich β_2-Adrenozeptor-vermittelt) (s. S. 145).

Phenylephrin findet fast nur lokale Anwendung als Mittel zur Abschwellung der Nasenschleimhaut und als Mydriatikum. Die **Imidazolinderivate** werden nur lokal angewendet (Ausnahme Clonidin; s. S. 181). Sie bewirken eine Abschwellung der Schleimhaut der Nase durch Vasokonstriktion; es tritt eine Sekretionsverminderung ein. Ihre Wirkung – ebenso wie die des Phenylephrin – hält nur wenige Stunden an. Vasokonstriktoren werden auch bei Konjunktivitiden mit Erfolg am Auge topisch angewendet.

Unerwünschte Wirkungen und Kontraindikationen

Durch Resorption lokal applizierter Adrenozeptor-Agonisten kann es zu unerwünschten systemischen Wirkungen kommen (Herz und Kreislauf: Blutdruckanstieg, Tachykardie und Tachyarrhythmie). Bei intravenöser Anwendung können Miktionsbeschwerden auftreten (α_1-adrenerge Wirkung: Kontraktion des Sphinkter bei Atonie des Detrusor vesicae; s. Tab. 2). Bei der Anwendung von Imidazolinderivaten zur Abschwellung der Nasenschleimhaut bei Säuglingen ist auf genaue Dosierung zu achten: Applikation einer Erwachsenendosis kann bei Säuglingen zu schweren resorptiven Vergiftungserscheinungen (Koma, Atemlähmung) führen. Die Anwendung von Vasokonstriktoren als Nasentropfen sollte auf 1–2 Wochen begrenzt werden, da anderenfalls das Risiko einer atrophischen Schleimhautschädigung besteht (z. B. Rhinitis sicca).

Bei geringer Belastbarkeit von Herz und Kreislauf durch **Arteriosklerose** oder **Koronarinsuffizienz** ist die systemische Anwendung von α-Adrenozeptor-Agonisten kontraindiziert, ebenso bei der **Thyreotoxikose**, bei der die Wirkungen von Noradrenalin verstärkt sind. Während einer Narkose mit **halogenierten Inhalationsnarkotika** ist die systemische Verabfolgung von Adrenalin und Noradrenalin ebenfalls relativ kontraindiziert (Gefahr des Auftretens von kardialen Arrhythmien). Bei Lokalanästhesie an den Akren (Finger, Zehen, Nase, Ohr, Penis) kann der Zusatz von Adrenalin oder Noradrenalin zu Nekrosen führen und ist daher kontraindiziert.

β-Adrenozeptor-Agonisten (β-Sympathomimetika)

Zwei phenolische und eine alkoholische Hydroxylgruppe bedingen gemeinsam mit dem großen Substituenten an der sekundären Aminogruppe eine hohe Affinität zu β_1- und β_2-Adrenozeptoren (bei therapeutisch nicht relevanter Affinität zu α-Adrenozeptoren). Prototypen von nicht selektiv wirkenden β-Adrenozeptor-Agonisten sind Isoprenalin und Orciprenalin (Abb. 8, 9, 13). Ihre Wirkungen ergeben sich aus Tab. 2 sowie den Abb. 7 und 10. β_1-selektive Adrenozeptor-Agonisten von therapeutischem Interesse existieren bislang nicht, mit Ausnahme des partiellen Agonisten Xamoterol[1] (Abb. 9). Von therapeutischer Relevanz sind β_2-Adrenozeptor-Agonisten aufgrund ihrer glattmuskulär erschlaffenden Wirkungen vor allem zum Zweck der Erweiterung der Bronchien (bei chronisch obstruktiven Erkrankungen der Atemwege; s. S. 195) und der Erschlaffung der Uterus-Muskulatur bei vorzeitig einsetzenden Wehen (Tokolyse). Bei Asthma bronchiale finden die in Abb. 13 aufgeführten β_2-Adrenozeptor-Agonisten Anwendung, meist in der Form des Dosieraerosols.

Wirkungen

Die erwünschten und unerwünschten β-adrenergen Wirkungen des Bronchodilators Salbutamol[2] (Dosier-Aerosol) sind in Abb. 14 in Form von Dosis-Wirkungs-Beziehungen dargestellt. Unter der Annahme, daß etwa 10% der inhalierten Dosis die Bronchioli erreicht, läßt sich gegenüber der i. v. Dosis für den Bronchiolus eine 25fach stärkere Wirkung im Vergleich zur oralen Gabe von Salbutamol erzielen (pharmakokinetische Selektivität). Dies dürfte im Vergleich zur systemischen Gabe eine wesentliche – wenngleich vielleicht nicht vollständige – Erklärung für die z. T. deutlich geringeren extrapulmonalen (= systemischen) Effekte von inhaliertem Sal-

---

[1] z. B. Novadral®; [2] Neo-Synephrine®; [3] Effortil®; [4] Nasivin®; [5] Otriven®; [6] z. B. Tyzine®; [7] z. B. d Epifrin®.

---

[1] noch nicht im Handel; [2] z. B. Sultanol®.

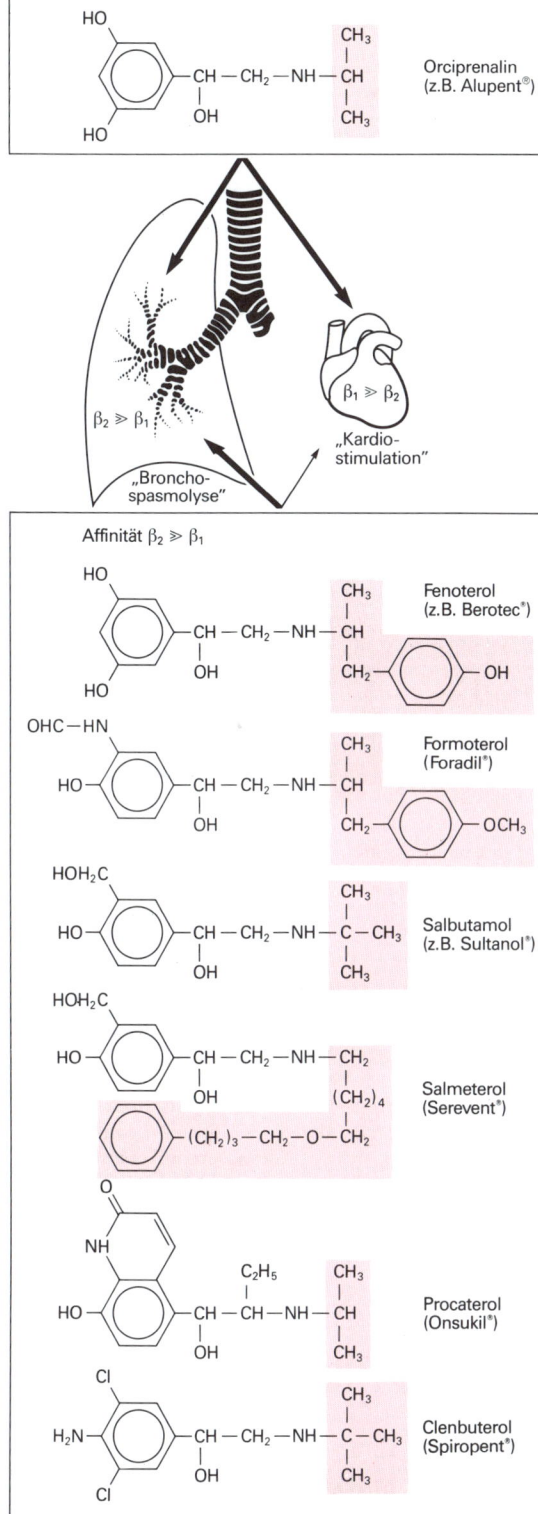

Abb. 13: Chemische Konstitution und pharmakologische Wirkung von nichtselektiven und β_2-selektiven Agonisten an β-Adrenozeptoren.
Isoprenalin und **Orciprenalin** (Abb. 8 u. 9) haben fast gleiche Affinitäten an β_1- und β_2-Adrenozeptoren.

butamol auf andere β_1- und β_2-Adrenozeptoren sein: – Anstieg der Herzfrequenz (positive Chronotropie, β_1) – Anstieg des systolischen Blutdrucks (positive Inotropie, β_1) – Anstieg des Muskeltremors (β_2) – ZNS-Stimulation, z. B. Schlafstörungen (Ursache nicht geklärt) – Anstieg der Glukosekonzentration (β_2) und Abfall der K^+- und Mg^{++}-Konzentrationen im Plasma (β_2, vgl. Abb. 7 und Tab. 2). – Hemmung der Freisetzung von obstruktiv wirkenden Mediatoren und Förderung der mukoziliären Clearance sind zu erwarten (s. Tab. 2), aber nicht hinreichend quantitativ dokumentiert. Bei der Behandlung von Schwangeren mit vorzeitig einsetzenden Wehen mit β_2-adrenergen Substanzen sind alle obengenannten Wirkungen ebenfalls zu beobachten. Die Elektrolytverschiebungen normalisieren sich innerhalb von 24 Stunden.

Pharmakokinetik und Wirkungsdauer

Prinzipiell werden die β_2-Adrenozeptor-Agonisten aufgrund ihrer chemischen Struktur (s. Abb. 13) nicht, wie die Catecholamine, durch die COMT oder MAO bevorzugt metabolisiert. Dennoch unterliegen sie bei oraler Gabe einem Firstpass-Metabolismus. Bei pulmonaler Anwendung scheinen einige Neuentwicklungen, z. B. Formoterol oder Salmeterol (Abb. 13) aufgrund der hohen Lipophilie lange am Bronchiolus zu verweilen. Jedenfalls wirken derartige Verbindungen nach Inhalation 12 Std. und länger bronchodilatorisch, während die „klassischen" Verbindungen (s. o.) nur etwa halb so lang wirksam sind.

Therapeutische Anwendung

Bei inhalativer Anwendung sind Salbutamol und Terbutalin vergleichbar, Fenoterol etwa 3fach stärker wirksam in bezug auf erwünschte und unerwünschte Wirkungen. Über die Anwendung als Tokolytika liegen keine vergleichbaren Dosis-Wirkungs-Beziehungen vor. Werden zur Akutbehandlung mehr als 200 Hübe pro Woche erforderlich, wird statt dessen eine Dauerprophylaxe empfohlen.

Unerwünschte Wirkungen

Angesichts eines Trends zu steigender **Mortalität von Asthma-Kranken** ist eine endgültige Bewertung der Toxizität von β_2-Adrenozeptor-Agonisten z. Zt. in der Diskussion. Es kann aber vermutet werden, daß bei der an sich schon relativ geringen (!) therapeutischen Breite (etwa im Vergleich zu Muskarinrezeptor-Antagonisten, s. S. 132), eine zu hohe Dimensionierung der Sprühstöße eines Inhalators (z. B. bei Fenoterol) die Nutzen-Risiko-Relation erheblich verschlechtert. Gefähr-

Über kardiale β_1-Adrenozeptoren wirken sie **positiv chronotrop, inotrop, dromotrop und lusitrop.** Als Agonisten auch an β_2-Adrenozeptoren führen sie zu einer **Erschlaffung der glatten Muskulatur** der Bronchiolen (der Arteriolen und des Uterus: nicht dargestellt). **β_2-Adrenozeptor-Agonisten** finden aufgrund ihrer höheren Affinität zu β_2-Adrenozeptoren und ihrer daher schwächer ausgeprägten unerwünschten kardialen Wirkungen therapeutische Anwendung als **Bronchospasmolytika** (Dosieraerosole bei Asthma bronchiale) und als **Tokolytika** (bei vorzeitig einsetzenden Wehen).
Formoterol und Salmeterol sind langwirkende Bronchospasmolytika aufgrund hoher Lipophilie. **Clenbuterol** kann aufgrund fehlender Hydroxylgruppen auch die Blut-Liquor-Schranke passieren. Es steht, wie **Procaterol**, nur zur oralen Einnahme zur Verfügung. Rote Schattierungen: großer Substituent der sekundären Aminogruppe (s. S. 158).

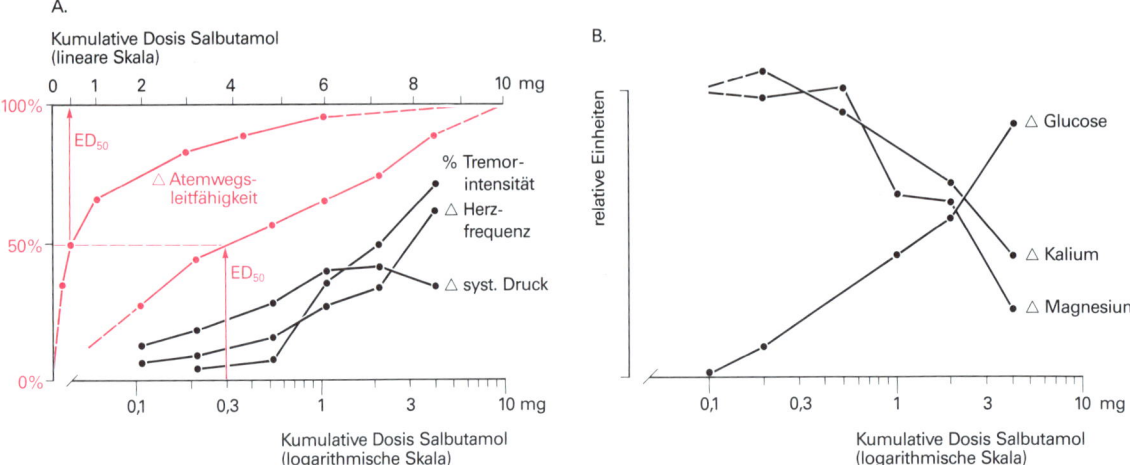

Abb. 14: Synopse der erwünschten und unerwünschten Wirkungen von β_2-Adrenozeptor-Agonisten am Beispiel des Salbutamol nach kumulativer Gabe als Dosieraerosol bei Patienten mit obstruktiven Atemwegserkrankungen.
Erwünschte Wirkungen:
Die kumulativen Dosierungen sind im logarithmischen Maßstab (untere x-Achsen), für die Wirkung auf die Atemwegsleitfähigkeit auch im linearen Maßstab (obere x-Achse) dargestellt (A). Die maximale Zunahme der spezifischen Atemwegsleitfähigkeit wird bei etwa 10 mg erreicht. Die halbmaximal wirksame Dosis von Salbutamol, ED_{50}, liegt bei etwa 0,3 mg.
Die ED_{50} liegt im mittleren Teil der logarithmischen Dosis-Wirkungskurve (untere x-Achse). Bei linearer Dosisskala (obere x-Achse) erkennt man im niedrigen Dosisbereich einen relativ steilen Anstieg der erwünschten Wirkung (hyperbelförmige Dosis-Wirkungskurve, entsprechend dem Massenwirkungsgesetz, vgl. Allg. Pharmakologie, S. 4).
Oberhalb der halbmaximal wirksamen bronchospasmolytischen Dosis kommt es zum steilen Anstieg unerwünschter Wirkungen: Kardiovaskuläre Wirkungen (A), metabolische Veränderungen im Serum (B).
Nach Lipworth et al. (1988): Brit. J. Clin. Pharmacol. **26**, 527–533; (1989): Eur. J. Clin. Pharmacol. **36**, 357–360.

det ist der Asthmatiker besonders durch die kardiovaskulären Wirkungen (Arrhythmien, Myokardiopathien) in Verbindung mit Elektrolytverschiebungen (s. o.). Gering- bis mittelgradige Rebound-Phänomene im Sinne einer erhöhten Reagibilität nach Absetzen der Therapie sind wahrscheinlich. Eine **Toleranzentwicklung** gegenüber der bronchodilatorischen Wirkung ist anhand umfangreicher prospektiver Studien im Gegensatz zu den tremorigenen und metabolischen Wirkungen weniger wahrscheinlich. Möglicherweise kommt es bei hoher Dosierung von hochlipophilen Bronchodilatoren zu einer Steigerung unerwünschter ZNS-Wirkungen, ohne daß die Bronchodilatation zunimmt. Zur besseren Verträglichkeit von β_2-Adrenozeptor-Agonisten zur Tokolyse kann die gleichzeitige Gabe eines β_1-selektiven β-Rezeptorenblockers erwogen werden. Calciumkanal-Blocker (Verapamil) wirken ähnlich; ihre Gabe während der Schwangerschaft ist allerdings nicht hinreichend erprobt.

Mißbrauch

Seit dem Kälbermastskandal 1989 sind „Hustenmittel" (β_2-Adrenozeptor-Agonisten) für den veterinärmedizinischen Gebrauch, vor allem Clenbuterol, in Verruf geraten. Die Anwendung hoher Dosen erfolgte mit der Intention einer gesteigerten **Lipolyse** bei **anaboler Wirkung** auf die Skelettmuskulatur. Der Mechanismus, der die RNS- und Proteinsynthese steigernde Wirkung von β_2-Adrenozeptor-Agonisten in bestimmten Muskelbezirken hervorruft, ist bislang nicht eindeutig geklärt.

Indirekt wirkende Sympathomimetika (präsynaptischer Angriffspunkt)

Phenylalkylamine und **Phenylalkanolamine** (Abb. 8 und Abb. 16) haben nur geringe Affinitäten zu den Adrenozeptoren und Dopaminrezeptoren. Sie wirken sympathomimetisch durch Freisetzung von Noradrenalin aus noradrenergen Neuronen (nicht aus dem Nebennierenmark); auch die Wiederaufnahmemechanismen für Noradrenalin (und andere Neurotransmitter) sind gehemmt (Abb. 15). Voraussetzung für diese Wirkungen ist eine **Affinität zu den „Aminpumpen"** (die wenig konstitutionsspezifisch sind) sowie eine Affinität zur Monoaminoxidase; der intraneuronale Abbau von Noradrenalin kann kompetitiv und reversibel gehemmt werden.

Wirkungen

Phenylalkylamine wirken in der Peripherie qualitativ wie Noradrenalin. Solche, die die Blut-Hirnschranke überwinden können (ohne phenolische Hydroxylgruppen; allgemeine Struktur-Wirkungs-Beziehungen s. Abb. 8), setzen im Zentralnervensystem Noradrenalin, Dopamin und Serotonin frei. Die resultierenden zentralnervösen Wirkungen bestimmen weitgehend das klinische Bild: Psychische Veränderungen, wie Zunahme der Aufmerksamkeit, der Konzentrationsfähigkeit und der Leistungsbereitschaft; das Gefühl der Müdigkeit

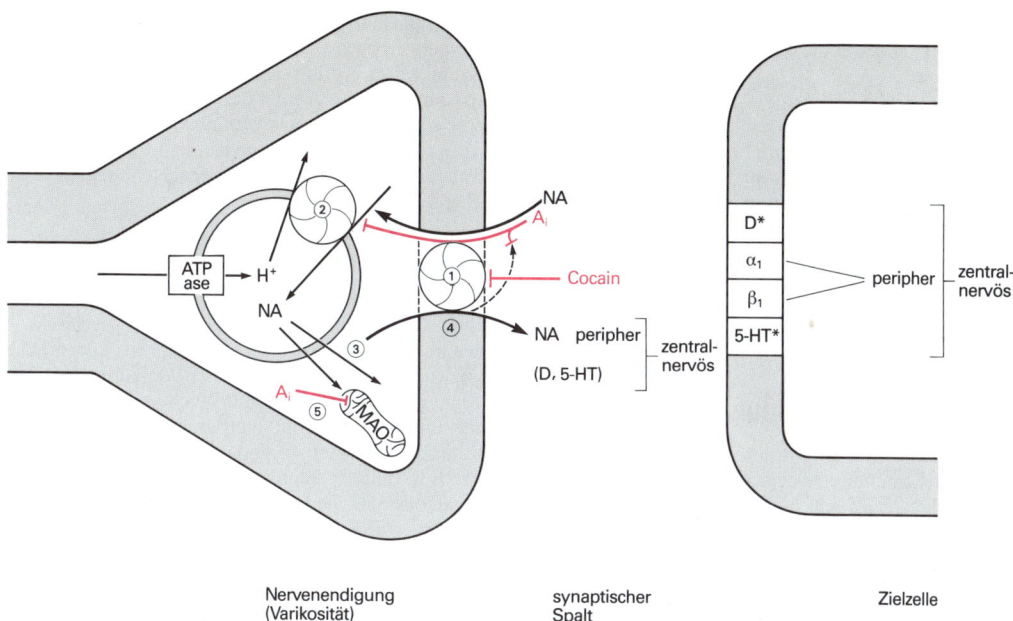

Abb. 15: Wirkungsmechanismen indirekt wirkender Sympathomimetika („Aminfreisetzer").
Indirekt wirkende Amine (A_i) werden durch den Wiederaufnahme-Mechanismus für Noradrenalin (NA) in der Axonmembran in das Axoplasma gepumpt (1). NA wird intravesikulär gespeichert aufgrund eines durch Protonen „angetriebenen" Carriers (2); die hohe intravesikuläre H^+-Konzentration wird durch die ATPase aufrechterhalten (Protonenpumpe). A_i haben hohe Affinität zur vesikulären Pumpe (2) und hemmen sie kompetitiv; aus den Vesikeln heraus diffundierendes NA (3) wird daher nicht wieder aufgenommen und wird durch die Pumpe 1 über die durch den A_i-Einstrom getriebene „Drehtür" in den synaptischen Spalt hinaustransportiert (4) (nicht-exozytotische Freisetzung von NA!). Auch die Wiederaufnahme von NA wird durch A_i gehemmt. Die oxidative Desaminierung von freiem NA (3) wird zum Teil durch die MAO-hemmende Wirkung der A_i verhindert (5). Cocain hemmt aufgrund hoher Affinität die Pumpe (1). Es wird jedoch nicht in das Axoplasma transportiert. Die Konzentration von NA an α- und β-Adrenozeptoren steigt an.
Im Zentralnervensystem existieren an dopaminergen und serotonergen Neuronen ähnliche Transport- und Speichermechanismen für Dopamin (D) und Serotonin (5-Hydroxytryptamin (5-HT)) (s. S. 102, 111). Für die psychischen Veränderungen nach Cocain wird vor allem die erhöhte Dopamin-Konzentration an D-Rezeptoren verantwortlich gemacht. * Zentralnervöse Rezeptoren.

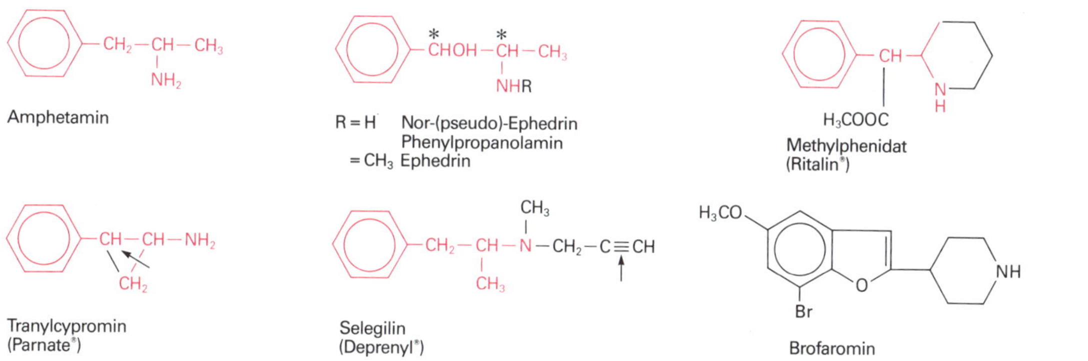

Abb. 16: Indirekt wirkende Sympathomimetika („Aminfreisetzer") mit Phenylpropylamin-Struktur (obere Reihe) und Hemmstoffe der Monoaminoxidasen (MAO) (untere Reihe).
Tranylcypromin ist ein „Aminfreisetzer" sowie ein nichtselektiver und irreversibler Hemmstoff der MAO; Selegilin hemmt irreversibel die MAO B; Brofaromin ist ein Prototyp der reversiblen Hemmstoffe der MAO A. → labile Struktur, die zur Alkylierung des Flavin-Kofaktors der MAO führt.

wird maskiert. Der Appetit wird durch die Freisetzung von Dopamin, Noradrenalin und Serotonin unterdrückt. Diese differenten Wirkungskomponenten kommen in den verschiedenen Synonymen für diese indirekt und zentral wirkenden Sympathomimetika wie „psychomotorische Stimulantien", „Psycho-Analeptika, -tonika", „Weckamine" sowie „Appetitzügler" oder „Anorektika" zum Ausdruck. Alle Amphetamine sind typische Doping-Substanzen (s. S. 169). Keine zentralnervösen Wirkungen haben das 4-Hydroxyphenyl-Derivat Tyramin (s. Abb. 8) sowie die quaternäre Ammoniumverbindung Amezinium[1].

Bei wiederholter Gabe indirekt wirkender Sympathomimetika läßt die Wirkung relativ rasch nach (**Tachyphylaxie**). Diese Form der Toleranz (s. Allgemeine Pharmakologie) ist durch Dosiserhöhung nicht durchbrechbar. Ursache ist die Abnahme der Noradrenalin-Konzentration in den Speichervesikeln; darüber hinaus werden in den Vesikeln durch die Dopamin-β-Hydroxylase aus indirekt wirkenden Aminen hydroxylierte Metabolite gebildet, die – wie Noradrenalin – gespeichert und freigesetzt werden können, aber nur geringe Affinität zu den Adrenozeptoren haben („falsche Neurotransmitter").

Therapeutische Anwendung

Die therapeutische Breite zentralnervös wirkender „Aminfreisetzer" ist schon angesichts der mit ihrer Anwendung verbundenen Risiken (s. u.) sehr gering. Die als „Appetitzügler" verwendeten Stoffe (derzeit am häufigsten Phenylpropanolamine wie D-Nor-Pseudoephedrin[2] = β-Hydroxyamphetamin, s. Abb. 16) werden viel zu häufig in der Behandlung der Adipositas verwendet; ihre antiadipöse Wirksamkeit ist fraglich und allenfalls vorübergehend (Tachyphylaxie).

[1] z. B. Regulton®; [2] z. B. Mirapront N®.

Methylphenidat[1] wird bei präpubertalen Verhaltensstörungen (Hyperkinesien) erfolgreich eingesetzt. **Ephedrin**[2] wirkt aufgrund seiner Noradrenalin freisetzenden Wirkung bronchospasmolytisch und findet deshalb therapeutische Anwendung als peripher wirkendes Antitussivum. Unsinnig ist allerdings die Kombination von Ephedrin und Codein in Hustensäften. Ephedrin ist auch in Nasenschleimhaut-abschwellenden Tropfen enthalten.

Unerwünschte Wirkungen

Nach hohen Dosen, vor allem von Amphetamin, können Psychosen, Halluzinationen u. a. schwere **psychische Alterationen** auftreten (psychische Abhängigkeit; körperliche Abhängigkeit?). Diese wahrscheinlich dopaminergen Syndrome können u. U. noch Tage und Wochen nach Absetzen der Psychostimulantien erneut „aufflammen". Die peripheren unerwünschten Wirkungen sind noradrenerg ausgelöst: Vasokonstriktion führt zu Blutdrucksteigerung und Wärmestau; Koronarspasmen sind häufig. Zahlreiche tödliche Myokardinfarkte wurden trotz unveränderter Koronargefäße beobachtet. Reflektorische Bradykardie, aber auch Tachykardie und Tachyarrhythmie treten auf. Charakteristisch ist der Tremor der Extremitäten und dessen rasch einsetzende Tachyphylaxie (s. S. 169: Doping).

[1] Ritalin®; [2] in Nasalgon.

Hemmstoffe der Inaktivierung von Katecholaminen und anderen Adrenozeptor-Agonisten

Arzneistoffe, welche die Inaktivierung dieser Amine hemmen, führen zu einer Erhöhung ihrer Konzentration an den Adrenozeptoren und damit zu einer Verstärkung der agonistischen Wirkungen am Erfolgsorgan.

Hemmstoffe der Aufnahme und Wiederaufnahme von Katecholaminen in noradrenerge und dopaminerge Neurone

Prototypen für Arzneistoffe, die die **„Noradrenalinpumpe"** in der Axonmembran hemmen, sind indirekt wirkende Sympathomimetika (s. Abb. 15), Antidepressiva vom Typ des Imipramin, vor allem aber **Cocain**, das eine Affinität zur Aminpumpe hat, selbst jedoch nicht transportiert wird. Cocain hat daher neben seiner oberflächenanästhetischen eine ausgeprägt vasokonstringierende Wirkung. Die zentralerregenden und euphorisierenden Wirkungsqualitäten, die auf der Hemmung der Wiederaufnahme von Noradrenalin und Dopamin im Zentralnervensystem beruhen, bedingen ein sehr hohes **Abhängigkeitspotential** (Erregung eines Belohnungszentrums!). Gehäufter Mißbrauch erfolgt entweder in der Form der i. v. Injektion oder des „free basing": **„Crack"**, ein Cocain-Verschnitt mit Backpulver (NaHCO$_3$) wird erhitzt; die freigesetzte lipophile Base wird nach Inhalation binnen 5–10 s resorbiert und löst den „zentralnervösen pharmakogenen Orgasmus" aus, begleitet vor allem von kardiovaskulären Symptomen in der Peripherie (Kardiodepression, Tachykardie, Koronarspasmus, Blutdruckanstieg). Gehäuft auftretende Angina-pectoris-Anfälle bei Jugendlichen müssen zur Verdachtsdiagnose „Cocain-Mißbrauch" führen. Im Zentralnervensystem, nicht in der Peripherie (!), erzeugt die **rasch einsetzende Toleranz** unerträglichen Drogenhunger (crash), während die kardiovaskulären Symptome noch andauern können. Der nächste „Schuß" kann aber zum „Noradrenalin-Tod" führen: durch Tachyarrhythmie, Kammerflimmern und Herzstillstand, Myokardinfarkt, hypertensive Krise u. U. mit Gefäßrupturen im Gehirn. Eine zusätzliche kardiale Gefährdung liegt in der lokalanästhetischen Wirkungsqualität des Cocain. Die Cocainabhängigkeit Schwangerer kann aufgrund eingeschränkter Durchblutung der feto-placentaren Einheit zur **Cocain-Embryopathie** führen.

Die **Notfalltherapie** wird vor allem mit Kalzium-Kanalblockern (z. B. Nifedipin[1], Verapamil[2]) durchgeführt. β-Adrenozeptor-Antagonisten (z. B. Propranolol[3]) dürfen aufgrund ihrer Koronargefäß-verengenden Wirkung nur nach i. v. Injektion des α-Adrenozeptor-Antagonisten Phentolamin[4] angewandt werden.

Die Hemmung der Wiederaufnahme von Noradrenalin und Dopamin an zentralen noradrenergen und dopaminergen Neuronen durch Antidepressiva, z. B. durch Imipramin und verwandte Arzneistoffe, wird zur Erklärung der antidepressiven Wirkung herangezogen (s. S. 287). Diese Antidepressiva haben kein Abhängigkeitspotential!

Hemmstoffe der enzymatischen Inaktivierung

Irreversible und nichtselektive Hemmstoffe der Monoaminoxidasen (MAO), z. B. **Tranylcypromin**[5] (Abb. 16), werden heute nur noch bei sonst therapierefraktären depressiven Erkrankungen eingesetzt. Im Gegensatz zu anderen MAO-Hemm-

[1] z. B. Adalat®; [2] z. B. Isoptin®; [3] z. B. Dociton®; [4] z. B. Regitin®; [5] Parnate®.

stoffen hat Tranylcypromin auf Grund seiner dem Amphetamin ähnlichen Struktur (s. Abb. 16) ein nachgewiesenes **Abhängigkeitspotential.** Die langanhaltende Wirkung kommt durch die inaktivierende Alkylierung des Flavin-Kofaktors der MAO zustande. Künftig werden für diese Indikation reversible Hemmstoffe der MAO vom Typ A (Abb. 16) Verwendung finden. Substrate dieses Isoenzyms sind vor allem Noradrenalin, Adrenalin und Serotonin; ihre Konzentration im synaptischen Spalt soll durch die MAO-Hemmung erhöht werden. Selegilin[1] (Abb. 16) hemmt irreversibel vor allem die MAO B; dadurch soll die oxidative Desaminierung von Dop-

amin gehemmt werden (zur Behandlung des Morbus Parkinson s. S. 279).

Hemmstoffe der Katechol-O-Methyltransferase haben bislang keine therapeutische Bedeutung erlangt. Sie werden derzeit als Begleittherapeutika mit Dopa bei M. Parkinson geprüft. Denn Dopa wird außerhalb der Bluthirnschranke rasch zu 3-O-Methyldopa methyliert, das die Penetration von Dopa durch die Bluthirn-Schranke hemmt. Von Bedeutung könnte auch die Hemmung der 3-O-Methylierung von Dopamin im Zentralnervensystem werden.

---

[1] Deprenyl®.

Doping

Doping ist der Versuch einer unphysiologischen Steigerung der Leistungsfähigkeit durch Einnahme einer Doping-Substanz (Abb. 17) durch den Sportler selbst oder ist die Folge einer Arzneistoffapplikation durch eine Hilfsperson vor oder während des Wettkampfes oder während des Trainings. Doping birgt (neben der unethischen und unmoralischen Handlungsweise) das **Risiko schwerer unerwünschter Wirkungen** in

sich, da meist nach dem Leitsatz „Viel hilft viel" gehandelt wird. Doping-Kontrollen dürfen in Verbindung mit Wettkämpfen, aber auch während des Trainings durchgeführt werden. Die analytische Aufbereitung von Harnproben erfolgt durch Speziallabors.

Anabolika, d. h. Testosteron und seine Derivate (auch solche, die nur in der Veterinärmedizin zugelassen sind), sind die der-

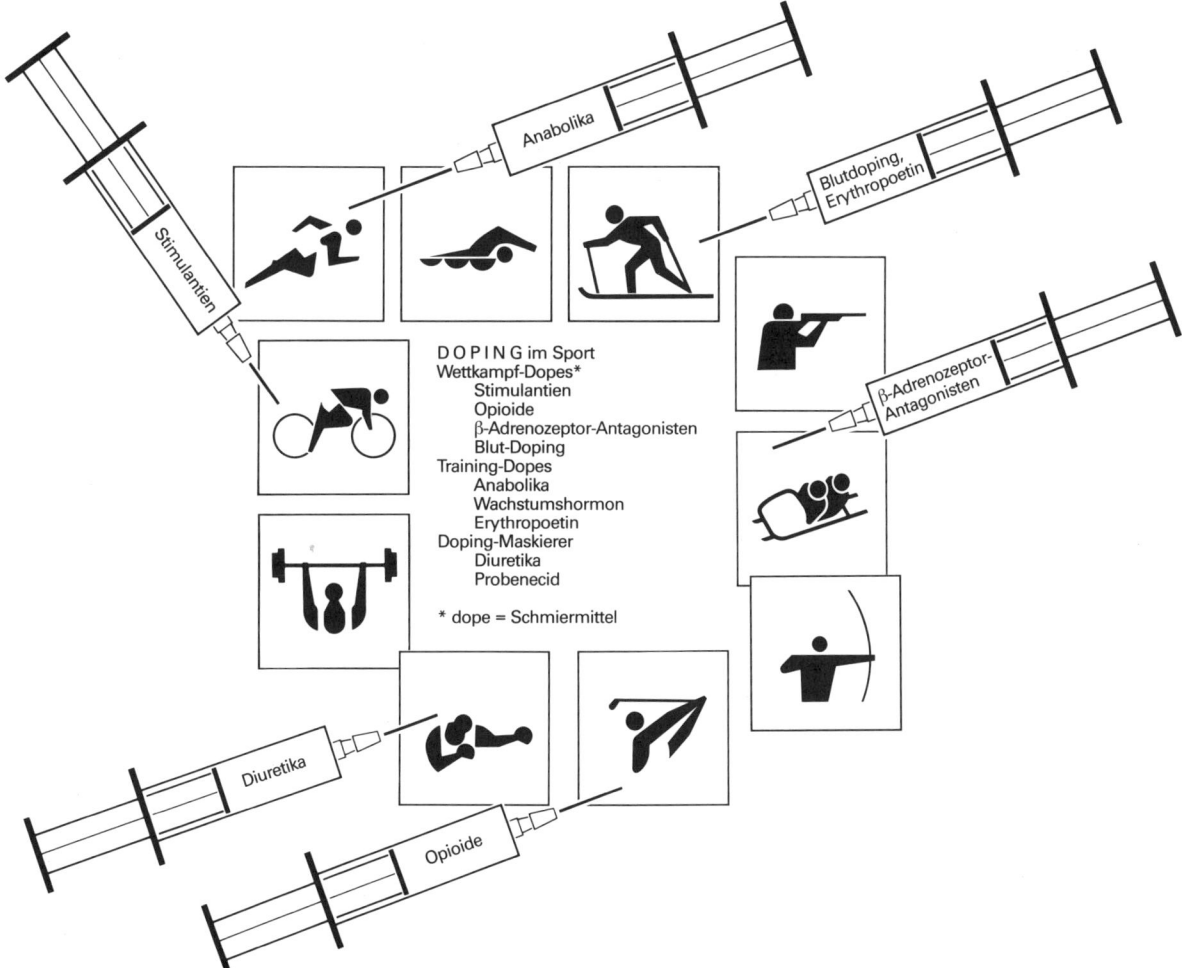

Abb. 17: Synopse der Anwendung von Doping-Mitteln bei verschiedenen Sportarten (Vollständige Liste der „gebannten" Arzneistoffe s. Rote Liste 1992, Anhang S. 17–19; weiße Liste).

zeit gebräuchlichsten Trainingdopes, die, wenn sie rechtzeitig abgesetzt werden, zu einem „sauberen Harn" im Wettkampf führen. Aufgrund der Zunahme der Muskelmasse scheinen bei Männern vor allem Kraftsportler von der anabolen Wirkung zu profitieren. Bei Frauen gesichert, bei Männern fraglich, ist die leistungssteigernde Wirkung bei Schnell-Kraftsportarten.

Da nachgewiesenermaßen über lange Zeiträume das 10–20fache therapeutisch üblicher Dosen eingenommen wird, treten fast immer – auch nach dem Absetzen – langanhaltende unerwünschte Wirkungen auf, bei Männern Feminisierung, bei Frauen Virilisierung. Bei Jugendlichen tritt ein vorzeitiger Epiphysenschluß und damit Wachstumshemmung ein. Das Syndrom des „schlafenden Hodens" (Hodenatrophie, Azoospermie) hält noch Monate nach Absetzen an. Im Plasma steigen die Konzentrationen von Gesamtcholesterol, LDL- und VLDL-Fraktionen sowie von Triglyceriden an, die HDL-Fraktion sinkt ab (Atheromatose-Risiko!). Häufig sind z. B. Steroidakne, gesteigerte Aggressivität und Schlafapnoe. Nicht selten werden Kombinationen von **Anabolika und Somatotropin** sowie menschlichem **Choriongonadotropin** (zur Anregung von Spermiogenese und Hodenwachstum) gegeben.

Im Harn kann die Zufuhr der Anabolika (auch nach „rechtzeitigem" Absetzen) zu langfristigen Veränderungen der Steroidprofile führen: Der Testosteron/Epitestosteron-Quotient steigt auf > 6, während der Quotient der Testosteron-Metabolite (Androsteron/Etiocholanolon) von 1 auf ≈ 0,1 absinkt.

Menschliches Wachstumshormon (Somatotropin; s. S. 538) wird seit 1985 in zunehmendem Maße mißbraucht. Im Gegensatz zu den Anabolika ist es nicht nachweisbar. „Erwünscht" ist die Steigerung der Muskelmasse bei verringerten Fettspeichern; „erhofft" wird eine chondroprotektive Wirkung. Nach hohen Dosen ist mit Akromegalie, Diabetes, Myopathie und Polyneuropathie zu rechnen. Werden künftige Hochleistungssportler prädiabetische Akromegale sein? Verbreitet scheint der Mißbrauch von **Somatrotropin-Freisetzern** zu sein (Vasopressin, Clonidin, Levodopa, Aminosäurengemische mit Arginin, Lysin, Tryptophan usw.); eine leistungssteigernde Wirkung von Somatotropin ist bislang nicht erwiesen.

Zu den gebräuchlichsten Wettkampf-Dopes (s. Abb. 17) gehören immer noch, trotz einwandfreier Nachweisbarkeit im Harn, zentral-nervös wirkende **Stimulantien**. Die Liste der verbotenen Stoffe umfaßt neben Cocain, Amphetamin- und Ephedrin-Derivaten auch Analeptika wie Nikethamid, Pentetrazol, Cropropamid sowie Strychnin.

Eindeutige Nachweise für die **leistungssteigernde Wirkung von Amphetamin-Derivaten** liegen für nahezu alle Sportarten vor. Hypothetisch ist bislang der „Wirkungsmechanismus" geblieben: Durch die zentrale Freisetzung von Noradrenalin und Dopamin (s. S. 167) werden Euphorie, Kritiklosigkeit, Risikobereitschaft und Aggressivität gesteigert. Die Ermüdbarkeitsschwelle wird angehoben; die bis dahin „geschützte Reserve" wird angegriffen, wodurch aufgrund der völligen körperlichen Erschöpfung der kardiovaskuläre „crash" vorprogrammiert wird. Es waren die berüchtigten Radrennfahrer-Dopes (Amphetamin, Fenetyllin, Methylphenidat, Menocil u. a.), die zu zahlreichen Todesfällen geführt haben.

Infolge der immer noch weitverbreiteten Anwendung von Ephedrin-Derivaten in sog. Grippemitteln wurde für die Phenyethanolamin-Derivate eine „freie" Konzentration von 5 µg/ml Harn festgesetzt.

Aufgrund der sensitiven Nachweisbarkeit der o. a. Stimulantien wird in zunehmendem Maße versucht, deren erwünschte Wirkungen durch **hohe Coffein-Dosen** zu ersetzen. Das Methylxanthin-Derivat (s. S. 383) steigert das Wohlbefinden, erhöht Reaktionsvermögen und -schnelligkeit. Durch Unterdrückung von Ermüdungserscheinungen scheint die Ausdauerleistung erhöht zu sein. Die Ursache der Erhöhung der körperlichen Leistung ist unklar. Anhebung der zentralen Ermüdungsschwelle, erleichterte Freisetzung von Katecholaminen durch Blockade präsynaptischer A_1-Adenosin-Rezeptoren? Amphetamin-ähnliche Wirkungen treten in Dosen zwischen 300–800 mg auf. Die im Harn noch erlaubte Coffein-Konzentration beträgt 12 µg/ml. Sie zu erreichen, müssen 400–600 mg Coffein eingenommen werden.

Analgetika und Antitussiva vom Typ des Morphin stehen zwar auf der Dopingliste; sie werden aber nur selten mißbraucht – möglicherweise wegen ihres beruhigenden und leicht euphorisierenden Effekts (z. B bei Golfspielern). Eine Steigerung der körperlichen Leistungsfähigkeit ist nicht nachgewiesen. Eine Codein/Morphin-Grenzkonzentration von 1 µg/ml im Harn ist noch erlaubt. Für die Schmerzbehandlung von Sportlern stehen ausreichende Alternativen zur Verfügung. Codein kann als Antitussivum durch Dextromethorphan oder Noscapin (s. S. 215) ersetzt werden.

Nichtselektive **β-Adrenozeptor-Antagonisten** senken die Ruheherzfrequenz, vor allem die durch psychische Belastung erhöhte Herzfrequenz; über $β_2$-Adrenozeptoren werden Frequenz und Amplitude des Tremors vor allem der oberen Extremitäten (Finger) gesenkt. Diese Wirkungen werden in Sportarten geschätzt, in denen die Hand/Arm/Fuß-Augenkoordination durch Tremor und Tachykardie empfindlich gestört werden. Schützen und Bogenschützen zielen bei Bradykardie mit ruhiger Hand besser; Bobfahrer und Skispringer fühlen sich ruhiger und leistungsbereiter. β-Adrenozeptor-Antagonisten konnten zu Dopingsubstanzen erklärt werden, weil zahlreiche pharmakotherapeutische Alternativen bei entsprechenden Erkrankungen verfügbar sind.

Zum Zwecke des **Blut-Doping** (blood boosting) wird 2–5 h vor dem Wettkampf durch Infusion von autologem Blut oder von autologen Erythrozytenkonzentraten der Hämatokrit um > 5 % angehoben. Dies soll eine signifikante Steigerung der Ausdauerleistung (Langläufer) zur Folge haben. Aufgrund der Polyzytämie werden die **Sauerstofftransportkapazität** und die Sauerstoffverfügbarkeit für die Skelettmuskulatur erhöht. Die mehrwöchige Injektion von gentechnisch hergestelltem Erythropoietin vermag ebenfalls den Hämatokrit Gesunder zu erhöhen. Ein „Wirksamkeits-Nachweis" ist bislang nicht erfolgt. Eine Erythropoietin-„Behandlung" wird wahrscheinlich dazu mißbraucht, die durch Blutabnahme (ca. 1500 ml) 4–8 Wochen vor dem Wettkampf verursachte Anämie zu kompensieren. Langfristige Anwendung von Erythropoietin steigert die Blutviskosität, den peripheren Gefäßwiderstand und den Blutdruck. Lebensbedrohliche hypertensive Krisen können auftreten.

Diuretika werden als **„Gewichtmacher"** in den Sportdisziplinen verwendet, in denen eine Klassifizierung entsprechend dem Körpergewicht erfolgt (Ringer, Boxer, Gewichtheber). Die Kombination Diuretika, Sauna und restriktive Diät erhöht die Gefahr unerwünschter Wirkungen (Elektrolytverluste usw., s. S. 431) und führt u. U. zur Leistungsminderung. Diuretika werden zusätzlich als **„Harnverdünner"** (Doping-Maskierer) mißbraucht, um die Harnanalyse zu verfälschen. **Acetazolamid** erhöht zusätzlich den Harn-pH und steigert dadurch die Reabsorption von Basen, vor allem von Stimulantien des Amphetamintyps (s. S. 52).

Eine ähnlich maskierende Wirkung auf die Ausscheidung von Basen hat die **Alkalisierung des Harns** durch Einnahme von Natriumhydrogenkarbonat (s. S. 52). Nach einem sportlichen Wettkampf sollte der Harn-pH jedoch abgesunken sein! Die Messung des spezifischen Gewichts und des Harn-pH sind daher Routinemessungen, die der Doping-Analyse des Harns vorausgehen.

Probenecid ist ein Hemmstoff der aktiven Sekretion von organischen Säuren im proximalen Tubulus der Niere (s. S. 499). Es wurde zum klassischen **Doping-Maskierer:** Nach Gabe von z. B. 2 g Probenecid sind im Harn die Konzentrationen der endogenen sowie der exogen zugeführten Steroid-Hormone auf unmeßbare Werte abgesunken, da diese Hormone überwiegend als saure Glucuronide renal eliminiert werden.

Alkohol und Marihuana stehen nicht auf der Dopingliste. **Lokalanästhetika** (außer Cocain) dürfen bei vorliegender Indikation verwendet werden. **Glucocorticoide** dürfen nur als Lokaltherapeutika Verwendung finden (topisch auf Haut- und Schleimhäuten sowie intraartikulär). Ihre Anwendung als Dosieraerosol ist erlaubt. Als **Bronchospasmolytika** in der Form der Dosieraerosole sind nur erlaubt (in der BRD verfügbar) Orciprenalin, Salbutamol und Terbutalin.

Adrenozeptor-Antagonisten (Rezeptorenblocker)

a- und β-Adrenozeptor-Antagonisten hemmen – überwiegend kompetitiv – die Wirkungen von Antagonisten an den mit α- und/oder β-Adrenozeptoren ausgestatteten Zielorganen. Antagonisten haben vielfach eine höhere Affinität als die Agonisten, jedoch keine oder nur geringe agonistische Aktivität (partieller Agonismus).

Prototypen partieller Agonisten an α-Adrenozeptoren sind die Mutterkornalkaloide (s. Abb. 9); starke partiell agonistische Wirkungen an β_1- und β_2-Adrenozeptoren hat Pindolol. Es besteht meist eine sehr hohe Spezifität des Antagonismus für α- **oder** β-Adrenozeptoren. Carvedilol (s. Abb. 20) ist allerdings ein Prototyp, der fast identische Affinitäten an α- **und** β-Adrenozeptoren hat.

Ein spezifischer α-Adrenozeptor-Antagonist (z. B. Phentolamin) läßt die Wirkung des β-Adrenozeptor-Agonisten Isoprenalin fast völlig unbeeinflußt, ein β-Adrenozeptor-Antagonist hemmt sie. Von den α- und β-agonistischen Wirkungsqualitäten des Adrenalin hemmt Phentolamin nur die α-ago-

nistische, z. B. vasokonstriktorische Komponente. Adrenalin wirkt nach „Demaskierung" der β-agonistischen Wirkungsqualität nur noch blutdrucksenkend (Adrenalin-Umkehr; s. Abb. 18).

Subtypselektivitäten von **Antagonisten** an α_1- oder α_2-Adrenozeptoren, aber auch an β_1- oder β_2-Adrenozeptoren sind wesentlich stärker ausgeprägt als diejenigen der **Adrenozeptor-Agonisten** (s. Abb. 9).

α-Adrenozeptor-Antagonisten (α-Rezeptorenblocker)

Nichtselektive α-Adrenozeptor-Antagonisten

Phentolamin, ein Imidazolin-Derivat (Abb. 19) mit hoher Affinität zu α_1- und α_2-Adrenozeptoren (s. Abb. 9) ohne partiell agonistische Aktivität, ist ein kompetitiver und reversibler Antagonist z. B von Noradrenalin und Adrenalin (Abb. 18).

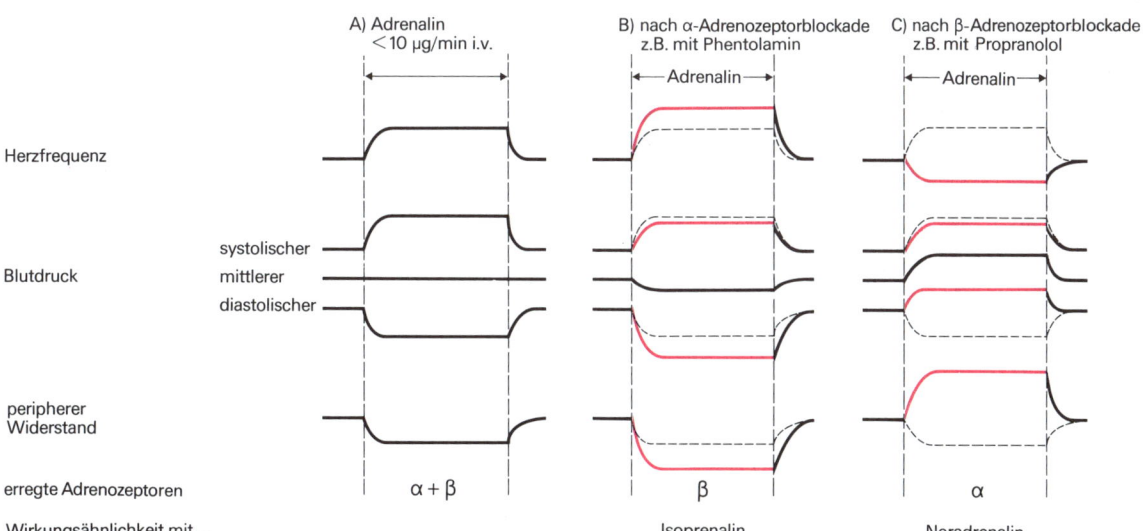

Abb. 18: Veränderungen der kardiovaskulären Wirkungen von Adrenalin[1] durch Adrenozeptor-Antagonisten.
A) Wirkungen von Adrenalin (s. Abb. 10 u. Tab. 2).
B) Wirkungen von Adrenalin nach Blockade der α-Adrenozeptoren.
C) Wirkungen von Adrenalin nach Blockade der β-Adrenozeptoren.
Nach Blockade der α-Adrenozeptoren der Gefäßmuskulatur, z. B. mit Phentolamin[2], wirkt Adrenalin überwiegend blutdrucksenkend (**„Adrenalinumkehr"**); der periphere Gefäßwiderstand ist jetzt deutlich gesenkt, und es kommt zu einem Anstieg der Herzfrequenz. Nach Blockade der α-Adrenozeptoren wirkt Adrenalin demnach wie Isoprenalin. Nach Blockade der β-Adrenozeptoren (z. B. mit Propranolol[3]) steigen der periphere Gefäßwiderstand sowie der diastolische Blutdruck an, die Herzfrequenz nimmt ab. Nach Blockade der β-Adrenozeptoren wirkt Adrenalin demnach ähnlich wie Noradrenalin (vgl. Abb. 10). Die Abnahme der Herzfrequenz ist eine unmittelbare Folge der Blockade der β-Adrenozeptoren (und auch die Folge eines vagalen Reflexes).

[1] Suprarenin®; [2] Regitin®; [3] z. B. Dociton®.

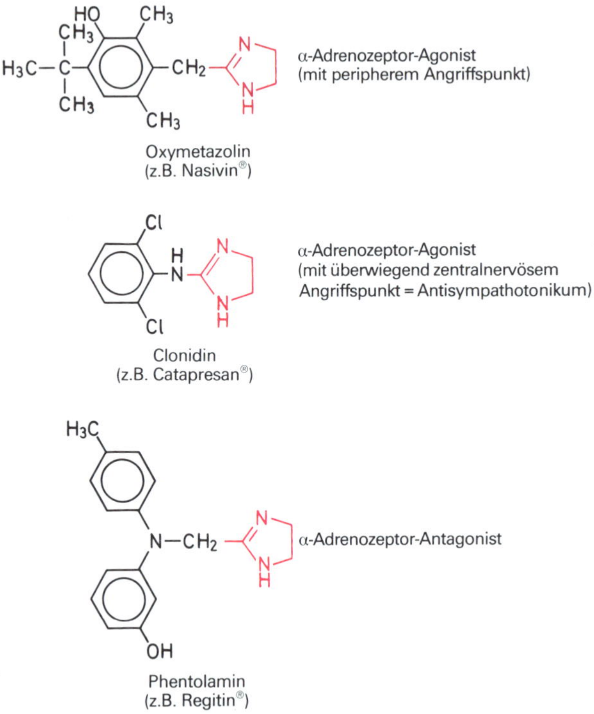

α-Adrenozeptor-Agonist
(mit peripherem Angriffspunkt)

Oxymetazolin
(z.B. Nasivin®)

α-Adrenozeptor-Agonist
(mit überwiegend zentralnervösem
Angriffspunkt = Antisympathotonikum)

Clonidin
(z.B. Catapresan®)

α-Adrenozeptor-Antagonist

Phentolamin
(z.B. Regitin®)

Abb. 19: Imidazolin-Derivate mit Affinität zu α-Adrenozeptoren. Oxymetazolin (s. S. 164) und Clonidin (s. S. 181) haben Affinität und intrinsische Aktivität an α-Adrenozeptoren und sind
daher **α-Adrenozeptor-Agonisten.** Phentolamin besitzt nur Affinität; es ist ein kompetitiv und reversibel wirkender **α-Adrenozeptor-Antagonist.**

Seine Wirkung hält nur wenige Stunden an. Es findet intravenöse Anwendung ausschließlich für die **„antiadrenerge Notfall-Therapie"**, z. B. bei überschießender Katecholaminfreisetzung aus dem Nebennierenmark (Phäochromozytom; s.
S. 192) oder aus den noradrenergen Neuronen (Clonidin-Entzugssyndrom; s. S. 193) oder nach Überdosierung von α-
Adrenozeptor-Agonisten, von indirekt wirkenden Sympathomimetika oder von Cocain.
Als unerwünschte Begleitwirkung von Phentolamin kommt
es reflektorisch (aufgrund des Blutdruckabfalls durch α_1-Blok-
kade) und aufgrund der Blockade präsynaptischer α_2-Adre-
nozeptoren (Abb. 4) zu einer verstärkten Freisetzung von
Noradrenalin, d. h. zu Tachykardie, Steigerung des Herzzeitvolumens und zu vermehrter Natrium- und Wasserretention
infolge vermehrter Renin-Freisetzung. Phentolamin ist daher
als Antihypertensivum nicht geeignet.
Phenoxybenzamin ist ein irreversibel wirkender α_1- und α_2-
Adrenozeptor-Antagonist. Durch spontane Abspaltung des
Halogen-Substituenten (Abb. 20) bildet sich ein hochreakti-
ves Carbenium-Ion, das unter Ausbildung einer kovalenten
Bindung α-Adrenozeptoren alkyliert (s. alkylierende Zytostatika vom Typ des N-Lost, s. S. 736). Die nicht durchbrechba-
re Rezeptoren blockierende Wirkung wird erst durch Neusynthese von α-Adrenozeptoren aufgehoben.
Auch Phenoxybenzamin ist wegen der Gefahr der ausgeprägten orthostatischen Dysregulation als Antihypertensivum
nicht geeignet (zur präoperativen Einstellung mit Phenoxybenzamin beim Phäochromozytom s. S. 192). Bei erhöhtem
α-adrenergen Tonus des Sphinkters der Harnblase (z. B. Spi-
na bifida, frischer Querschnittlähmung u. a.) läßt sich durch
Phenoxybenzamin über die Verminderung des Blasenauslaß-

widerstandes die Restharnmenge reduzieren (Langzeitbehandlung im frühen Kindesalter mit 0,3–0,5 mg/kg/Tag; Erwachsene einschleichend 2–3mal 10 mg/Tag; die volle Wirkung stellt sich erst nach einigen Tagen ein).
Unerwünschte Wirkungen des Phenoxybenzamin sind, neben
orthostatischer Dysregulation und Tachykardie, Müdigkeits-
und Schwächegefühl, Schwellung der Nasenschleimhaut, Diarrhö und Störungen der Ejakulation. Alle Wirkungen von
Phenoxybenzamin gehen nach dem Absetzen innerhalb von
24–48 h zurück.

α_1-selektive Adrenozeptor-Antagonisten

Prazosin (Abb. 20) ist ein kompetitiv und reversibel wirkender Antagonist mit einer selektiven Affinität zu postsynaptischen α_1-Adrenozeptoren (Abb. 9). Die präsynaptische, über
α_2-Adrenozeptoren vermittelte negative feedback-Regulation
der Freisetzung von Noradrenalin (s. Abb. 3 und 4) bleibt unbeeinflußt. Aufgrund der α_1-Rezeptorenblockade an der glatten Muskultur der venösen und arteriellen Gefäße führt Prazosin zu einer generalisierten Vasodilatation. Es findet daher,
wie analoge α_1-Adrenozeptor-Antagonisten (s. Abb. 20), therapeutische Anwendung als **Antihypertensivum** sowie bei peripheren Angiopathien (z. B. M. Raynaud). Zur therapeutischen Anwendung am Urogenital-Trakt s. u. Nach oraler
Gabe wird es rasch resorbiert; die Halbwertzeit im Plasma
beträgt 2–3 h und kann bei Nieren- und Herzinsuffizienz auf
6–10 h ansteigen.
Als unerwünschte Wirkung kann neben Tachykardie, Schwindel und Müdigkeit ein **Erst-Dosis-Phänomen** auftreten (orthostatische Dysregulation bei Erstdosis von ≥ 1 mg). Die Dosierung, 3-20 mg auf 2–3 Tagesgaben verteilt, muß daher einschleichend erfolgen, beginnend mit 0,5 mg abends.
Terazosin ist das tetrahydrierte Derivat des Prazosin
(Abb. 20); seine Halbwertzeit beträgt ca. 12 h. Die Einmal-
gabe pro Tag liegt bei 1–5 mg. Ein weiteres Prazosinanalo-
gon mit ähnlichen Wirkungen ist **Doxazosin** (Halbwertzeit
9–12 h; 1 × 2–4 mg/Tag). Prazosin und seine Derivate sind
zur symptomatischen Therapie der benignen **obstruktiven
Prostatahyperplasie** geeignet: Sie steigern den Spitzen- und
Durchschnittsfluß des Harns aufgrund einer Blockade der
α_1-Adrenozeptoren des Sphincter vesicae (s. Tab. 2).
Die erwähnten α_1-Adrenozeptor-Antagonisten haben auch
bei langfristiger antihypertensiver Therapie **vorteilhafte Wirkungen** auf das Spektrum der **Plasmalipide** (s. S. 503): Bei sinkender Gesamtcholesterolkonzentration steigt die protektiv
wirkende HDL-Cholesterolfraktion an, die LDL- und VLDL-
Fraktionen wie auch die Triglyceridkonzentration sinken ab.
β-Adrenozeptor-Antagonisten wirken entgegengesetzt.
Ketanserin ist ein kompetitiv und reversibel wirkender Antagonist an 5-HT$_2$-Rezeptoren (s. S. 111) und α_1-Adrenozepto-
ren der glatten Muskulatur der Gefäße. Bei einer Dosierung
von 2 × 20 mg/Tag sinken die systolischen und diastolischen
Drücke aufgrund einer Erniedrigung des peripheren Gefäßwiderstandes ohne signifikante Herzfrequenzsteigerung ab.
Der exakte Nachweis des Mechanismus der blutdrucksenkenden Wirkung von Ketanserin steht bislang aus.
Das Uracil-Derivat **Urapidil** ist (möglicherweise aufgrund der
Piperazinyl-Struktur) ein kompetitiv und reversibel wirkender Antagonist an α_1-Adrenozeptoren. Seine α_1-Selektivität
ist geringer als diejenige des Prazosin (s. Abb. 9). Es senkt
aufgrund der Blockade der α_1-Adrenozeptoren den peripheren Gefäßwiderstand. Die resultierende Blutdrucksenkung
wird jedoch **nicht** mit einer sympathischen Gegenregulation
beantwortet; als Ursache wird angenommen, daß Urapidil als
Agonist an 5-HT$_{1A}$-Rezeptoren, die im Hirnstamm lokalisiert
sind, den peripheren Sympathikustonus senkt und den Vagustonus erhöht. Als antihypertensiv wirksame Dosen werden

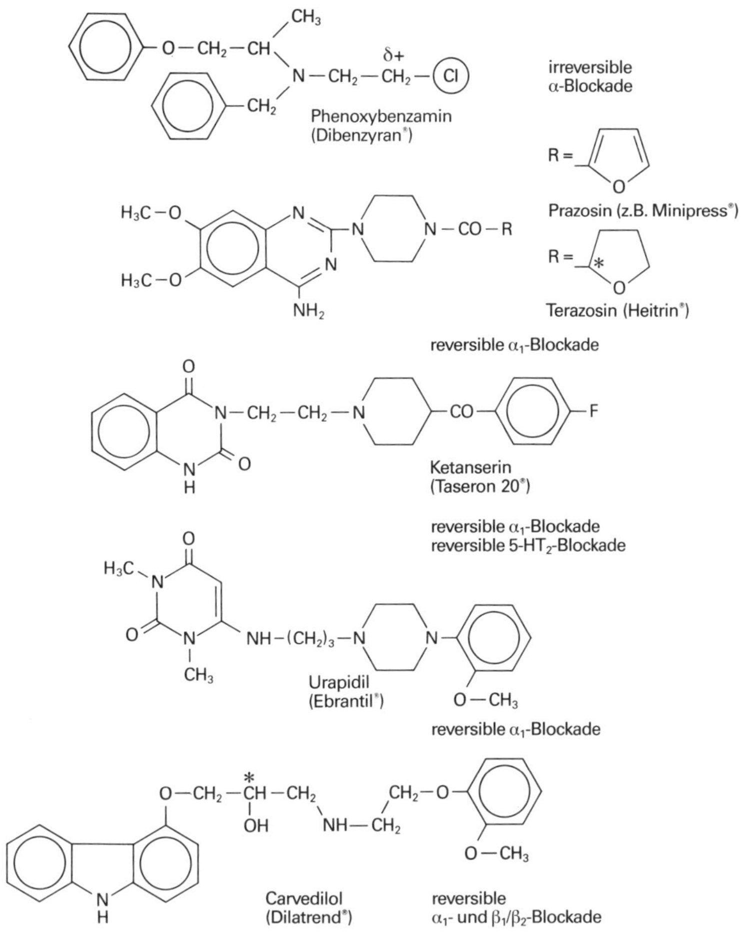

Abb. 20: Chemische Konstitution und pharmakologische Wirkungsqualitäten von α-Adrenozeptor-Antagonisten. **Phenoxybenzamin** ist ein α-Adrenozeptor-Alkylans, daher irreversibel wirkend. Alle anderen Arzneistoffe sind kompetitiv wirkende Adrenozeptor-Antagonisten. Beim **Carvedilol** ist die linke Molekülhälfte in der S-Form ein β-Adrenozeptor-Antagonist, die rechte Hälfte ist unabhängig von R- und S-Konfiguration ein α₁-selektiver Adrenozeptor-Antagonist. *Chirales Zentrum; ⓒⓛ labiler Chlorsubstituent.

30–90 mg pro Tag empfohlen. Die perfusorgesteuerte i. v. Infusion scheint sich bei der operativen Therapie des Schädelhirntraumas bewährt zu haben, da Urapidil den intrazerebralen Druck unbeeinflußt läßt.

Carvedilol ist ein α₁-Adrenozeptor-Antagonist mit ausgeprägt nichtselektiver β-Adrenozeptor-antagonistischer Wirkung. Bei einer Halbwertzeit im Plasma von 3–6 h wird eine therapeutische Dosis von 25 mg/Tag empfohlen, die den peripheren Gefäßwiderstand, den systolischen und den diastolischen Blutdruck senkt ohne Beeinflussung der Ruhe-Herzfrequenz. Trotz ausgeprägtem β-Adrenozeptor-Antagonismus steigt die Coronardurchblutung an.

Mutterkorn-Alkaloide mit Affinität zu α-Adrenozeptoren, Dopamin- und Serotonin-Rezeptoren

Secale cornutum (Mutterkorn) ist das Pilzmyzel von Claviceps purpurea, das an Getreideähren (Roggen) gefunden wird. Es enthält Alkaloide, die sich in ihrer Grundstruktur von der (−)-Lysergsäure ableiten (Abb. 21); in der Ringstruktur ist die Konfiguration von Noradrenalin, Dopamin und Serotonin enthalten. Entsprechend dem Indolring spricht man auch von Indolalkaloiden.

Secale-Alkaloide (Ergot-Alkaloide) können vielfältige Wirkungen auslösen (Abb. 21):

– **Peripherer Dopamin-Rezeptor-Agonismus** (D₂), der zur Erschlaffung kontrahierter Gefäßmuskulatur führen kann (s. Tab. 3; Abb. 12). Am stärksten wirken die hydrierten Derivate, z. B. Dihydroergotoxin und Dihydroergotamin.

– **α-Adrenozeptor-agonistische Wirkungen,** vor allem im Kapazitätsgefäßsystem und an dilatierten Arteriolen; Ergotamin ist der stärkste Vasokonstriktor. Bei hohem noradrenergen Tonus wirken Secale-Alkaloide antagonistisch an α-Adrenozeptoren: Sie sind partielle Agonisten!

– **Kontrahierende Wirkungen auf den Uterus** während der Schwangerschaft (möglicherweise ebenfalls über α-Adrenozeptoren vermittelt). Am wirksamsten sind Ergometrin (= Ergonovin, Ergobasin) und das besser resorbierbare Methylergometrin.

– **Zentralnervöse dopaminerge Wirkungen,** die durch Stimulierung von Dopamin-Rezeptoren im Zentralnervensystem zustande kommen (D₂-Agonismus). Die Erregung von Dopaminrezeptoren in der Area postrema (chemorezeptive Triggerzone in der Medulla oblongata) führt zu Nausea und Eme-

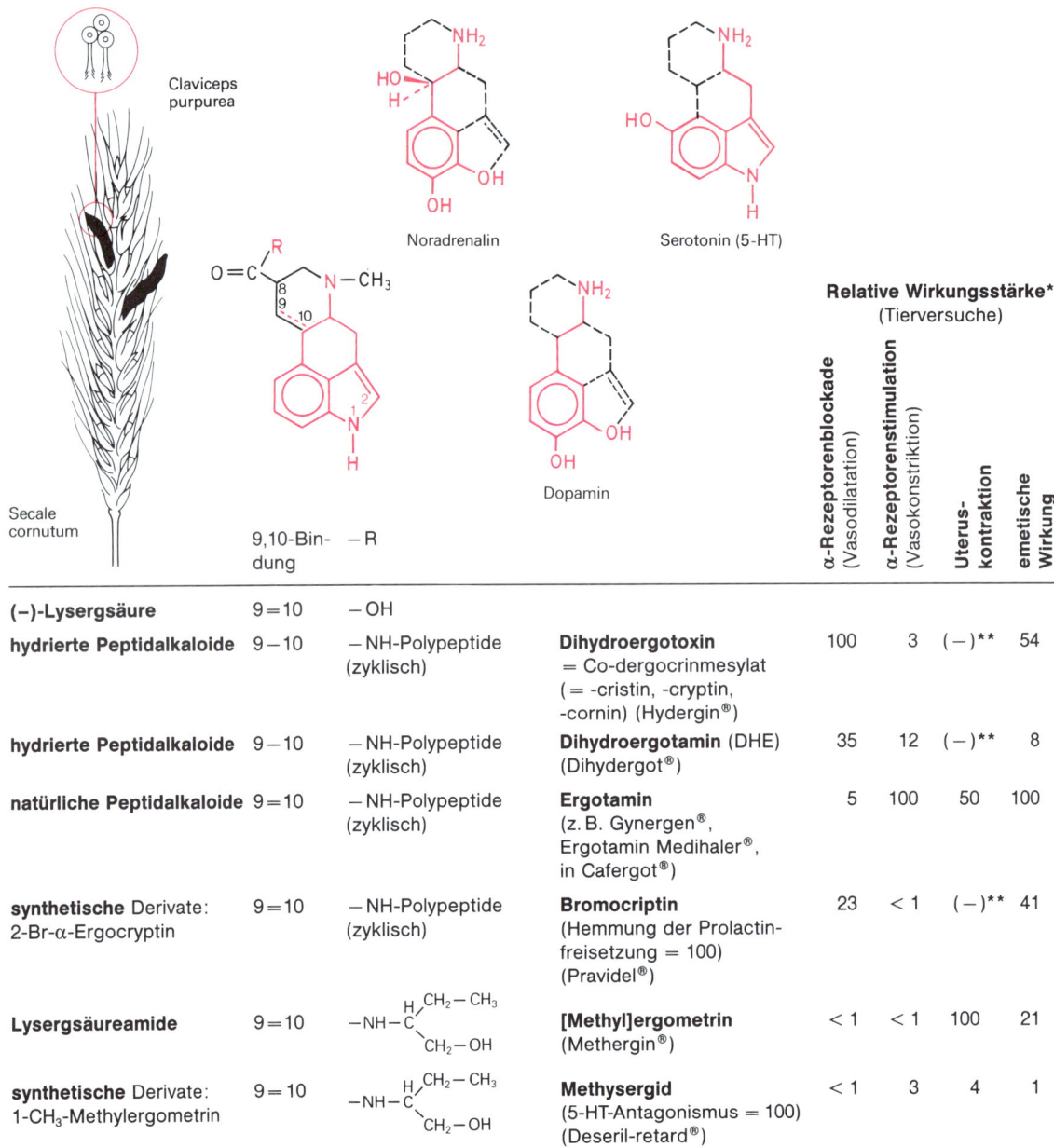

	9,10-Bindung	−R		α-Rezeptorenblockade (Vasodilatation)	α-Rezeptorenstimulation (Vasokonstriktion)	Uteruskontraktion	emetische Wirkung
				Relative Wirkungsstärke* (Tierversuche)			
(−)-Lysergsäure	9=10	−OH					
hydrierte Peptidalkaloide	9−10	−NH-Polypeptide (zyklisch)	Dihydroergotoxin = Co-dergocrinmesylat (= -cristin, -cryptin, -cornin) (Hydergin®)	100	3	(−)**	54
hydrierte Peptidalkaloide	9−10	−NH-Polypeptide (zyklisch)	Dihydroergotamin (DHE) (Dihydergot®)	35	12	(−)**	8
natürliche Peptidalkaloide	9=10	−NH-Polypeptide (zyklisch)	Ergotamin (z. B. Gynergen®, Ergotamin Medihaler®, in Cafergot®)	5	100	50	100
synthetische Derivate: 2-Br-α-Ergocryptin	9−10	−NH-Polypeptide (zyklisch)	Bromocriptin (Hemmung der Prolactinfreisetzung = 100) (Pravidel®)	23	< 1	(−)**	41
Lysergsäureamide	9=10	−NH−C(H)(CH₂−CH₃)(CH₂−OH)	[Methyl]ergometrin (Methergin®)	< 1	< 1	100	21
synthetische Derivate: 1-CH₃-Methylergometrin	9=10	−NH−C(H)(CH₂−CH₃)(CH₂−OH)	Methysergid (5-HT-Antagonismus = 100) (Deseril-retard®)	< 1	3	4	1

* = Jeweils stärkste Verbindung = 100 % (nach Berde und Stürmer, in: Berde und Schild, 1978).
** = Hemmung der Wirkung von Methylergometrin.

Abb. 21: Chemische Konstitution und pharmakologische Wirkungen von Secale-Alkaloiden.

sis, der typischen unerwünschten Wirkung von Mutterkornalkaloiden (z. B. von Ergotamin, Bromocriptin). Die Erregung von Dopamin-Rezeptoren im Neo-Striatum (s. S. 108, s. Abb. 2) bildet die Grundlage für die therapeutische Anwendung von Bromocriptin bei Morbus Parkinson (s. S. 279). Die Erregung von Dopamin-Rezeptoren in der Eminentia mediana des Hypophysenstiels (s. Abb. 2) führt zur Hemmung der Freisetzung von Prolactin und zur Förderung der physiologischen Freisetzung von Wachstumshormon (s. S. 538). Bromocriptin wirkt bei pathologisch erhöhter Freisetzung von Wachstumshormon (Akromegalie) als (partieller) Antagonist!

Alle erwünschten und unerwünschten dopaminergen Wirkungen der Secale-Alkaloide werden durch Dopamin-Rezeptor-Antagonisten (z. B. Haloperidol, Metoclopramid u. a.) gehemmt.
− **Antagonistische Wirkungen gegenüber Serotonin** (5-Hydroxytryptamin). Am wirksamsten ist Methysergid (1-Methyl-methylergometrin; s. S. 315).
Schon eine geringe Veränderung der chemischen Grundstruktur eines Ergot-Alkaloids führt zu deutlichen Unterschieden in der Wirkungsqualität (Abb. 21). So wird generell die antagonistische Wirkung an α-Adrenozeptoren durch Hydrierung des Ringes in Stellung 9−10 erhöht; als α-Adreno-

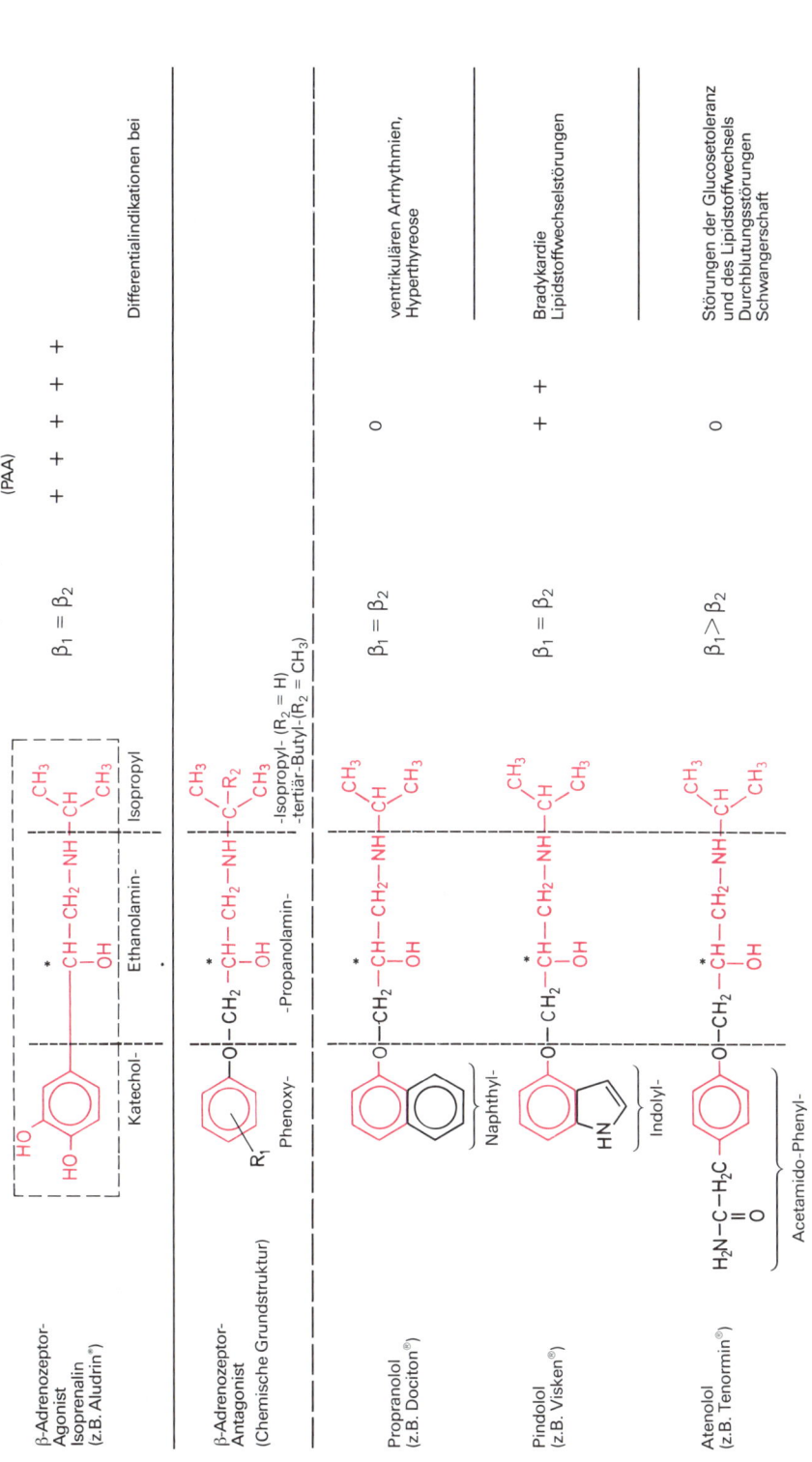

Abb. 22: Chemische Konstitution und pharmakologische Wirkungsqualitäten von β-Adrenozeptor-Antagonisten.

Die gemeinsame chemische Grundstruktur der β-Adrenozeptor-Antagonisten ist die **Phenoxypropanolamin-Struktur**; der N-Alkyl-Substituent ist meist ein Isopropyl- oder tertiär-Butyl-Rest. Wie bei Isoprenalin ist die N-Alkyl-Ethanolaminstruktur für die Affinität zum β-Adrenozeptor verantwortlich. Die im Gegensatz zum Isoprenalin **fehlende Katechol-Struktur** führt zu weitgehendem Verlust der partiellen agonistischen Aktivität.

Die unterschiedliche Substitution der Phenoxy-Struktur (R$_1$) bestimmt: (A) die Wirkungsstärke der Rezeptorenblockade (**Affinität**), (B) die relative **Selektivität** zu β$_1$-Adrenozeptoren (4-substituierte Phenoxy-Derivate, z. B. Atenolol, Bisoprolol), (C) eine u. U. vorhandene schwache **partiell agonistische Wirkung** (PAA; z. B. Pindolol), (D) eine mit der Lipophilie des aromatischen Substituenten positiv korrelierte **unspezifische Membranwirkung**, (E) die ebenfalls mit der Lipophilie korrelierten pharmakokinetischen Eigenschaften (s. Abb. 23). Nur die β-rezeptorenblockierende Wirkung der (−)-Enantiomeren ist therapeutisch relevant. Beide Enantiomeren haben gleichstarke unspezifische Membranwirkungen (toxikologische Relevanz siehe Text). Gewisse Vorteile ergeben sich bei Gabe von Verbindungen mit PAA (ISA) bzw. mit β$_1$-Selektivität (s. „Differential-Indikationen").

zeptor-Antagonisten wirken solche Derivate (s. Abb. 21) wesentlich schwächer als Phenoxybenzamin. Eine Brom-Substitution am Ring (Bromocriptin) erhöht die Affinität zu zentralnervösen Dopamin-Rezeptoren.

Therapeutische Anwendung

Dihydroergotoxin = Co-dergocrinmesilat (ein Gemisch aus Dihydroergocristin, -cryptin, -cornin) findet therapeutische Anwendung als Antihypertensivum (s. S. 191) und wird bei der altersbedingten zerebrovaskulären Insuffizienz empfohlen. Seine Wirksamkeit als Nootropikum ist umstritten.
Dihydroergotamin (= DHE) vermindert orthostatische Dysregulationen, vermutlich durch Erhöhung des α-adrenergen Tonus im Kapazitätssystem, wodurch ein Versacken des Blutes verhindert wird (s. S. 195). Die Anwendung von Dihydroergotamin zur Thromboseprophylaxe (z. B. postoperativ) könnte ebenfalls auf einer Verkleinerung des Kapazitätssystems beruhen.
Ergotamin ist nach wie vor das Mittel der Wahl zur Behandlung des akuten Migräneanfalls. Methysergid kommt zur Dauerprophylaxe (s. S. 198) in Betracht.
Ergometrin und **Methylergometrin** werden zur Vermeidung von Blutungen in der Nachgeburtsphase eingesetzt; sie begünstigen die Rückbildung des Uterus.
Bromocriptin findet therapeutische Anwendung vor allem bei Morbus Parkinson (s. S. 279), bei Hyperprolaktinämie (s. S. 533) sowie bei Akromegalie. Kälteinduzierte Spasmen der glatten Gefäßmuskulatur können auftreten. Bei sehr hoher Dosierung (> 100 mg/Tag) wurden hypotensive Kreislaufreaktionen beobachtet (D_2-Agonismus? s. Tab. 3), ferner Kopfschmerzen, selten Halluzinationen.

Unerwünschte Wirkungen

Die unerwünschten Wirkungen von Secale-Alkaloiden lassen sich aufgrund ihrer unterschiedlichen Affinitäten zu α-Adrenozeptoren, Dopamin- und Serotonin-Rezeptoren (s. S. 173) erklären. Sie äußern sich vor allem in **Nausea und Emesis. Gefäßspasmen** führen zu Kälte- und Taubheitsgefühl sowie Parästhesien in den Extremitäten und Akren, in sehr seltenen Fällen zu ischämischen Läsionen an den Extremitäten infolge überwiegender Vasokonstriktion.
Über Massenvergiftungen mit Mutterkorn in vergangenen Jahrhunderten wurde mehrfach berichtet. Es kam zur Gangrän der Akren unter brennendem Schmerzgefühl (Ergotismus gangränosus, „St. Antons Feuer"). Eine schwerwiegende Komplikation nach Langzeitbehandlung mit Methysergid besteht in einer Fibrosierung des Retroperitonealraumes, u. U. mit Ureter-Stenosierung.
Kontraindiziert sind Secale-Alkaloide bei ischämischen Gefäßerkrankungen, schweren Leber- und Nierenerkrankungen sowie während der Schwangerschaft.
Über die Bioverfügbarkeit und die Plasmahalbwertzeit von Mutterkornalkaloiden liegen nur unvollständige Daten vor.

β-Adrenozeptor-Antagonisten (β-Rezeptorenblocker)

Wegen ihrer Isoprenalin-ähnlichen chemischen Struktur (Abb. 22) haben N-**alkylierte Phenoxypropanolamin-Derivate** eine hohe Affinität zu β-Adrenozeptoren; sie können jedoch wegen der fehlenden Katechol-Struktur nicht mehr agonistisch wirken. Phenoxypropanolamin-Derivate sind daher kompetitiv und reversibel wirkende Antagonisten, z. B. gegenüber dem β-Adrenozeptor-Agonisten Isoprenalin. Unter therapeutischen Bedingungen werden ausschließlich die β-adrenergen Wirkungen des Neurotransmitters Noradrenalin gehemmt, z. B. am Herzen die erhöhte Erregungsbildungs- und -leitungsgeschwindigkeit sowie die erhöhte Kontraktilität ($β_1$), an der glatten Muskulatur die vor allem über $β_2$-Adrenozeptoren vermittelte Vasodilatation sowie die Bronchospasmolyse (weitere Einzelheiten, z. B. Hemmung von metabolischen Reaktionen, s. Tab. 2).

Wirkungsqualitäten

Die Stärke der Wirkung von β-Rezeptor-Antagonisten hängt von ihrer Affinität zu den β-Adrenozeptoren ab. Sie bestimmt (neben den pharmakokinetischen Eigenschaften) die Höhe der Einzeldosis (s. Abb. 23 und Abb. 24).
Eine **relative Selektivität der Hemmung von $β_1$-Adrenozeptoren** findet sich z. B. bei Bisoprolol > Atenolol > Metroprolol (s. Abb. 9): an überwiegend mit $β_1$-Adrenozeptoren ausgestatteten Organen ist ihre Wirkung stärker ausgeprägt als an Zielorganen mit überwiegendem $β_2$-Adrenozeptoren-Anteil; **nicht-selektiv wirkende β-Adrenozeptor-Antagonisten** blockieren hingegen beide Rezeptor-Subpopulationen gleich stark (z. B. Propranolol; Abb. 9). Relativ selektive $β_1$-Adrenozeptor-Antagonisten erhöhen unter experimentellen Bedingungen den peripheren Gefäßwiderstand und den Atemwegswiderstand deutlich geringer als nicht-selektive β-Rezeptor-Antagonisten, bei gleich starker Hemmung der β-adrenergen Wirkungen am Herzen.
Auch scheinen die metabolischen Nebenwirkungen (s. Tab. 2) geringer zu sein; daraus ergibt sich ein therapeutischer Vorteil bei bestimmten Grunderkrankungen. Klinisch relevant ist vor allem, daß eine unerwünschte Bronchokonstriktion nach Gabe eines $β_1$-Rezeptorenblockers (z. B. bei Patienten mit entzündlich ausgelösten Bronchospasmen) mit $β_2$-Adrenozeptor-Agonisten leichter durchbrochen werden kann als nach Gabe von nicht-selektiven β-Adrenozeptor-Antagonisten (z. B. Propranolol).
Eine **partiell agonistische Aktivität** (PAA; früher ISA = intrinsische sympathomimetische Aktivität genannt) ist bei Pindolol deutlich nachweisbar (Abb. 9). Sie kann – im Vergleich mit Propranolol – bei prädisponierten Patienten das Risiko einer ausgeprägten Ruhebradykardie verringern. Keinesfalls wird jedoch das Risiko einer Myokard-Insuffizienz oder einer Bronchokonstriktion vermieden.
Die **unspezifische Membranwirkung** nimmt mit steigender Lipophilie der β-Adrenozeptor-Antagonisten zu. Durch Anreicherung in biologisch erregbaren Membranen werden Depolarisations-Vorgänge unspezifisch gehemmt: am Herzen kommen negativ inotrope und chronotrope, chindinartig antiarrhythmische Wirkungen zustande, am Auge lokalanästhetische, an der glatten Muskulatur spasmolytische Wirkungen. Hierfür sind jedoch Konzentrationen erforderlich, die 10–300fach über den therapeutisch wirksamen β-Rezeptor-blockierenden Konzentrationen liegen. Zentralnervöse Wirkungen, z. B. Schlafstörungen, scheinen direkt mit der Lipophilie korreliert zu sein. Bei Intoxikationen können die unspezifischen Wirkungsqualitäten relevant werden: Erregungsleitungsstörungen am Herzen, ähnlich denjenigen nach Überdosierung von Lokalanästhetika, sowie zentralnervöse Dämpfung und Krämpfe können auftreten.

Pharmakokinetische Eigenschaften

Die pharmakokinetischen Eigenschaften der β-Adrenozeptor-Antagonisten (Abb. 23) bestimmen das Dosierungsintervall; zusammen mit der β-Adrenozeptor-Affinität bestimmen sie die Tagesdosis. Die pharmakokinetischen Eigenschaften

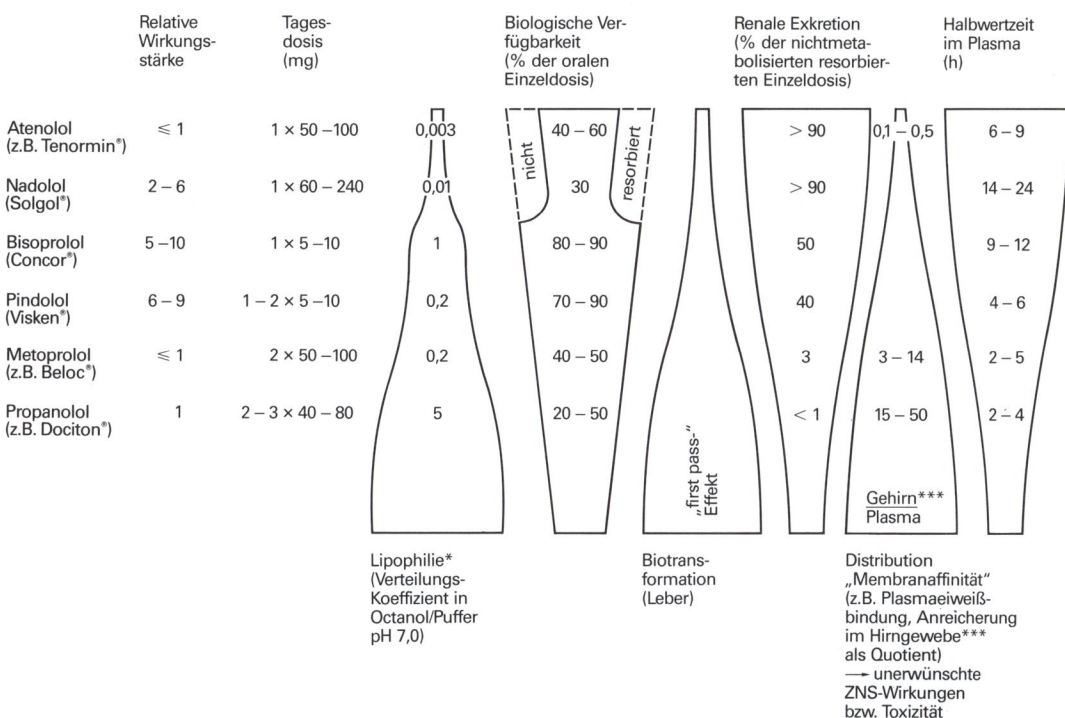

	Relative Wirkungs- stärke	Tages- dosis (mg)		Biologische Ver- fügbarkeit (% der oralen Einzeldosis)		Renale Exkretion (% der nichtmeta- bolisierten resorbier- ten Einzeldosis)		Halbwertzeit im Plasma (h)
Atenolol (z.B. Tenormin®)	≤ 1	1 × 50 –100	0,003	nicht	40 – 60 / resorbiert	> 90	0,1 – 0,5	6 – 9
Nadolol (Solgol®)	2 – 6	1 × 60 – 240	0,01		30	> 90		14 – 24
Bisoprolol (Concor®)	5 –10	1 × 5 –10	1		80 – 90	50		9 – 12
Pindolol (Visken®)	6 – 9	1 – 2 × 5 –10	0,2		70 – 90	40		4 – 6
Metoprolol (z.B. Beloc®)	≤ 1	2 × 50 –100	0,2		40 – 50	3	3 – 14	2 – 5
Propanolol (z.B. Dociton®)	1	2 – 3 × 40 – 80	5		20 – 50	< 1	15 – 50	2 – 4

"first pass-" Effekt

Gehirn*** Plasma

Lipophilie* (Verteilungs- Koeffizient in Octanol/Puffer pH 7,0)

Biotrans- formation (Leber)

Distribution „Membranaffinität" (z.B. Plasmaeiweiß- bindung, Anreicherung im Hirngewebe*** als Quotient) → unerwünschte ZNS-Wirkungen bzw. Toxizität

Abb. 23: β-Adrenozeptor-Antagonisten (Auswahl): Relative Wirkungsstärke, Dosierung und pharmakokinetische Eigenschaften*.

Das Dosisintervall wird überwiegend durch die **Verweildauer** im Körper bestimmt. Diese ist, wie alle anderen pharmakokinetischen Eigenschaften, abhängig von der Lipophilie** (Verteilungskoeffizient) der Verbindung: Das hydrophile Atenolol (Verteilungskoeffizient etwa $^1/_{1000}$ von Propranolol) wird nur unvollständig resorbiert, unterliegt keinem „first-pass"-Effekt und wird praktisch ausschließlich renal in unveränderter Form eliminiert; als relativ polare Verbindung hat es eine relativ lange Halbwertzeit im Plasma. Lipophile Verbindungen (z. B. Propranolol) werden dagegen rasch hepatisch metabolisiert (deshalb hoher „first-pass"-Effekt) und besitzen eine kurze Halbwertzeit im Plasma. Sie müssen daher ggf. 2–3mal täglich verabreicht werden. Auch die Verteilung im Körper (z. B. Anreicherung im ZNS***) sowie die Bindung an Plasmaeiweißkörper ist eine Funktion der Lipophilie. Bei schwerer Niereninsuffizienz muß die Tagesdosis von polaren Verbindungen reduziert werden, bei schwerer Leberinsuffizienz diejenige von lipophilen Verbindungen.

* (Die zahlreichen Angaben in der Literatur sind vielfach nur bedingt vergleichbar; die Zahlenwerte können daher nur als Richtwerte angesehen werden); ** (nach: Hellenbrecht et al., Naunyn Schmiedeberg's Arch. Pharmacol. **277**, 211–226 (1973); Woods und Robinson, J. Pharm. Pharmacol. **33**, 172–173 (1981); Leopold, J.. Cardiovasc. Pharmacol. **8** (Suppl. 11), 16–20 (1986); *** (nach: Neil-Dwyer et al., Br. J. clin. Pharmacol. **11**, 549–553 (1981)

der verschiedenen Verbindungen sind mit dem physikalisch-chemischen Parameter **Lipophilie** bzw. Polarität (z. B. gemessen als Verteilungskoeffizient in Octanol/Puffer) korreliert: Hochlipophile Verbindungen, wie Propranolol, werden nach oraler Gabe rasch und vollständig resorbiert, schwach lipophile Substanzen hingegen u. U. nur unvollständig, wie z. B. Atenolol (Bioverfügbarkeit 40–60%). Hingegen erleiden lipophile β-Adrenozeptor-Antagonisten durch einen ausgeprägten „first-pass"-Metabolismus einen Verlust an Bioverfügbarkeit (s. S. 55). Bisoprolol und Pindolol nehmen eine Mittelstellung ein. Die Verteilung der Verbindungen im Körper läßt sich ebenfalls auf ihre Polarität zurückführen: Atenolol wird praktisch nicht an Plasmaeiweiß gebunden und passiert die Blut-Hirn-Schranke nur in geringem Ausmaß; Propranolol hingegen wird zu 90–95% an Plasmaeiweißbestandteile gebunden und reichert sich stark im ZNS an. Entsprechend dem Ausmaß der hepatischen Biotransformation haben lipophile β-Adrenozeptor-Antagonisten eine kurze Halbwertzeit von 3–5 h (z. B. Propranolol), sie werden überwiegend in metabolisierter Form im Urin ausgeschieden. Wenig lipophile Verbindungen werden praktisch unverändert re-

nal eliminiert und haben eine deutlich längere Verweildauer im Körper (z. B. Nadolol; Abb. 23). Allerdings muß bei diesen Verbindungen mit dem Grad der Niereninsuffizienz (verminderte Kreatinin-Clearance) entsprechenden Verzögerung der Elimination gerechnet weden (vgl. Kumulation S. 93); lipophile Verbindungen „kumulieren" nur bei hochgradiger Leberinsuffizienz.

Die **Dauer der β-Adrenozeptoren blockierenden Wirkung** ist abhängig von der Dosis (und damit von der Konzentration im Plasma), von der Affinität der Substanz zum Rezeptor (und damit der EC_{50}) sowie der Halbwertzeit der Elimination aus dem Plasma. Dieser Zusammenhang ist für Propranolol in einer allgemeingültigen Form in Abb. 24 dargestellt.

Therapeutische Anwendung

Am **Herzen** kann durch Blockade der $β_1$-Adrenozeptoren (s. Abb. 7) eine unerwünschte β-adrenerge Stimulation (z. B. bei eingeschränkter Koronarreserve) kompetitiv abgeschwächt werden: Der geringere Anstieg von Frequenz und Kontraktilität unter psychischer und physischer Belastung führt zu ei-

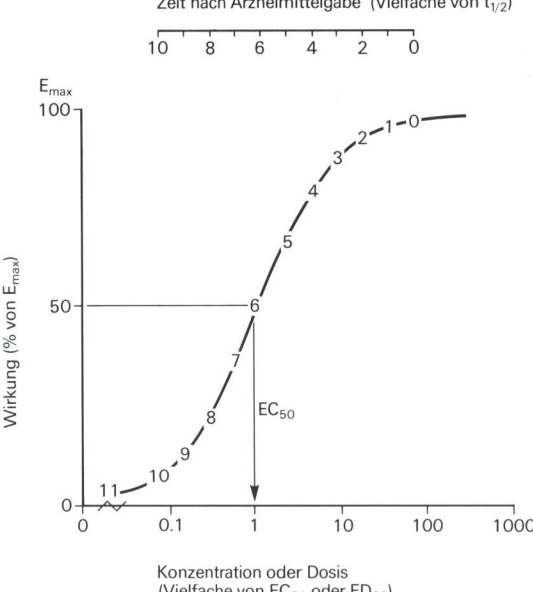

Zeit nach Arzneimittelgabe (Vielfache von $t_{1/2}$)

Abb. 24: Wirkungsdauer der β-Adrenozeptor-Blockade in Abhängigkeit von der Plasmakonzentration am Beispiel von Propranolol.
Gesunden Probanden wurde 240 mg Propranolol oral verabfolgt; über einen Zeitraum von ca. 48 Stunden wurden die Plasmakonzentrationen (untere x-Achse) und die Wirkung auf die Belastungstachykardie (y-Achse) gemessen. Aus der Konzentrations-Zeitkurve (nicht dargestellt) ergab sich ein exponentieller (log-linearer) Abfall der Propranolol-Konzentration mit einer Halbwertzeit von 3,5 Stunden. Die halbmaximale Wirkung (EC_{50}) wurde bei einer Plasmakonzentration von 20 ng/ml gemessen (in der Abb. = 1 gesetzt); 10 % Wirkung (EC_{10}) „erforderten" 2 ng/ml ($\hat{=}$ 0,1), 90 % Wirkung fanden sich bei 200 ng/ml ($\hat{=}$ 10).
Die in der Abbildung dargestellte Konzentrations-Wirkungskurve wurde aus den im zeitlichen Verlauf ermittelten Werten (also in absteigender Konzentration und Wirkung) erstellt. Die obere x-Achse gibt die Zahl der Halbwertzeiten der Propranolol-Elimination an, die von nahezu maximaler (Punkt 0) bis zu minimaler (Punkt 11) Hemmwirkung durchlaufen wurden. Im linearen Teil der Kurve zeigt sich eine Proportionalität zwischen der Stärke der Wirkung und der Zahl der noch nicht abgelaufenen Halbwertzeiten der Propranolol-Elimination; es dauert ca. 8–10 Eliminations-Halbwertzeiten, bis eine submaximale auf eine minimale Wirkung abgefallen ist.
Da die Plasmakonzentration von Propranolol proportional der Dosis ist, kann anhand der Kurve auch gezeigt werden, wie sich Dosisänderungen auswirken. Wird z. B. eine Dosis gegeben, die 32mal höher als die ED_{50} ist (Punkt Nr. 1), so dauert es 5 Eliminationshalbwertzeiten, bis eine halbmaximale Wirkung erreicht ist (2^5 = 32). Eine Verdoppelung (oder Halbierung) der Dosis erhöht (bzw. reduziert) die Wirkungsdauer um eine Eliminations-Halbwertzeit. (Nach Wellstein et al.: Eur. J. Clin. Pharmacol. **29**, 131–147; 1985.)

ner Reduktion des myokardialen O_2-Verbrauchs (Abb. 25) und erhöht somit die Belastungstoleranz von Patienten mit **koronarer Herzerkrankung** (zur Anfallprophylaxe der koronaren Herzerkrankung mit β-Adrenozeptor-Antagonisten s. S. 398).
Arrhythmien unterschiedlicher Genese (Tab. 4) lassen sich akut oder prophylaktisch behandeln, denn β-Adrenozeptor-

Antagonisten senken die Erregungsbildungs- und -leitungsgeschwindigkeit sowie die myokardiale Erregbarkeit (s. S. 360). Dennoch sind sie weniger wirksam bei ventrikulären Arrhythmien als lokalanästhetisch wirkende Antiarrhythmika (z. B. Flecainid[1]; s. S. 359). Sotalol[2] ist ein β-Adrenozeptor-Antagonist mit einer Phenylethanolamin-Struktur. Es hat zusätzliche antiarrhythmische Wirkungsqualitäten gemäß Klasse III (s. S. 361). Der Einsatz von β-Adrenozeptor-Antagonisten zur Behandlung des **akuten Herzinfarktes** (Therapieziel: Verminderung der Infarktgröße, des Reinfarktrisikos und der Mortalität) ist wirksam. Gesichert ist, daß eine Langzeitbehandlung die Mortalität um 35–50 % reduziert. Der Therapieerfolg ist am höchsten innerhalb des ersten Jahres, er sinkt dann allerdings innerhalb von 10 Jahren auf 0–25 % ab.
Alle β-Adrenozeptor-Antagonisten wirken in äquieffektiver Dosierung (bezogen auf Rezeptoraffinität und Wirkungsdauer) gleich stark **antihypertensiv**. Als Wirkungsmechanismen werden verschiedene Angriffspunkte diskutiert:
– Senkung des Herzzeitvolumens; dieser Mechanismus der Wirkung liegt vermutlich den meisten Antihypertensiva zugrunde (Umstellung der Kreislaufreflexe?).
– Senkung der Renin-Sekretion (Tab. 2);
– Senkung des noradrenergen Tonus durch Blockade der präsynaptisch β_2-adrenerg-vermittelten permissiven Förderung der Noradrenalin-Freisetzung (Abb. 3), die als „Streß"-Hypertension" (über Adrenalinwirkungen) erzeugt werden kann;
– fragliche zentralnervöse Angriffspunkte.
Die topische Anwendung am Auge führt über einen unbekannten Mechanismus zu eine akuten **Senkung des Augeninnendruckes** aufgrund einer Reduktion der Kammerwasserproduktion. Timolol[3] (0,25–0,5 %ige Lösung), das nur eine geringe Cornea-irritierende, lokalanästhetische Wirkung hat, wird daher – neben Muskarinrezeptor-Agonisten (s. S. 145) – zur Behandlung des Glaucoma simplex verwendet, da es weder die Pupillomotorik noch die Akkomodation beeinflußt. Allerdings ist die Drucksenkung nicht immer dauerhaft.
β-Adrenozeptor-Antagonisten können oft sinnvoll in **Kombination mit anderen Arzneimitteln** verwendet werden, wenn eine Monotherapie nicht ausreichend wirksam ist: mit anderen Antihypertensiva, s. Abb. 33; mit antiaginös wirkenden Arzneimitteln, s. S. 400; mit Thyreostatika als präoperative Alter-

---

[1] Tambocor®; [2] Sotalex®; [3] Chibro-Timoptol®.

Tab. 4: Anwendungsbereiche für β-Adrenozeptor-Antagonisten.

Herz	Prophylaxe der Angina pectoris
	Prophylaxe des Reinfarktes
	Akuter Myokardinfarkt
	Supraventrikuläre und ventrikuläre Tachyarrhythmien
	Hyperkinetisches Herzsyndrom
	Hyperthyreose und Thyreotoxikose
Kreislauf	Essentielle und renale Hypertonie
	Phäochromozytom (nur bei gleichzeitiger α-Adrenozeptorenblockade)
	Pfortaderhochdruck, Blutungen aus Ösophagus-Varizen
Nervensystem	Essentieller Tremor, Erregungstremor Migräneprophylaxe
Auge	Glaucoma simplex

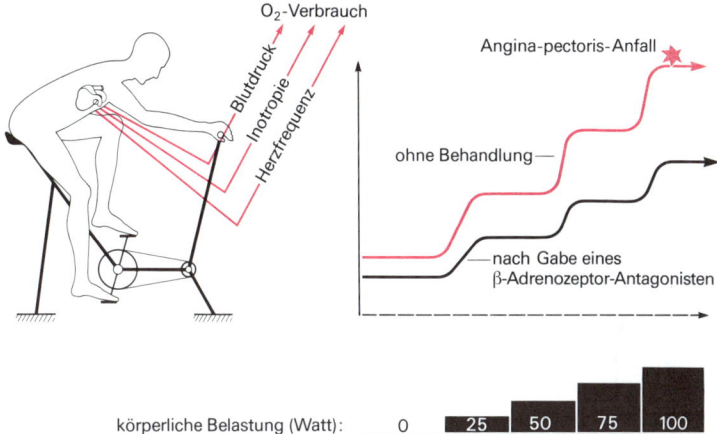

körperliche Belastung (Watt): 0 25 50 75 100

Abb. 25: Herabsetzung des myokardialen Sauerstoffverbrauchs durch β-Adrenozeptor-Antagonisten bei Koronarinsuffizienz. Das Ziel bei der Behandlung der Koronarinsuffizienz besteht in einer Herabsetzung des myokardialen Sauerstoffverbrauchs. Dieser ist direkt proportional der Herzfrequenz, dem Blutdruck und der myokardialen Inotropie. β-Adrenozeptor-Antagonisten **vermindern den myokardialen O_2-Verbrauch** vor allem über eine Senkung der Herzfrequenz und über die Herabsetzung der β-sympathomimetisch erhöhten Inotropie des Herzmuskels (neuronale Freisetzung von Noradrenalin!). Die Sauerstoffeinsparung ist besonders ausgeprägt bei erhöhtem Sympathikustonus infolge körperlicher oder psychischer Belastung.

native zum klassischen „Plummern" mit Kaliumiodid. Eine bislang nur theoretisch begründete Indikation ist die Anwendung von β-Adrenozeptor-Antagonisten bei der **dilatativen Kardiomyopathie**: über eine up-regulation der β_1-Adrenozeptoren (s. S. 155) soll die myokardiale Kontraktilität verbessert werden.

Unerwünschte Wirkungen und Kontraindikationen

Im Vergleich mit Placebo empfinden Patienten etwa doppelt so häufig (ca. 10%) unerwünschte Wirkungen: kalte Extremitäten, kalte Hände, lebhafte Träume. Die meisten schwerwiegenden unerwünschten Wirkungen kommen durch ein Überwiegen des Vagus-Tonus (z. B. am kardialen Erregungsbildungs- und -leitungssystem und an der Bronchialmuskulatur) oder durch ein Überwiegen α-sympathomimetischer Wirkungen (z. B. initiale Erhöhung des peripheren Gefäßwiderstandes mit entsprechender Minderperfusion) zustande. Bei **Myokardinsuffizienz** und **obstruktiven Atemwegserkrankungen** kann durch Hemmung der β-sympathomimetischen Kompensionsmechanismen eine akute Dekompensation ausgelöst werden. Bei Asthmapatienten kann nach Gabe von Propranolol die Bronchus-Reagibilität auf das 200fache ansteigen. Durch Blockade von β-Adrenozeptoren an Mastzellen kann die bei einer Antigen-Antikörper-Reaktion erfolgende Freisetzung von Mediator-Substanzen (s. S. 335) verstärkt werden. Dies führt – vor allem bei Atopikern – zu einer Verschlimmerung der **allergischen Symptomatik**. Darüber hinaus können β-Adrenozeptor-Antagonisten auch selbst Ursache für Sensibilisierungsreaktionen sein, insbesondere bei topischer Anwendung (z. B. am Auge).

Kontraindikationen für die Anwendung aller β-Adrenozeptor-Antagonisten sind daher vor allem die latente oder manifeste Herzinsuffizienz ohne vorhergehende Digitalisierung, ein AV-Block II. und III. Grades sowie eine chronisch-obstruktive Erkrankung der Atemwege. Zu den relativen Kontraindikationen gehören Störungen der peripheren Durchblutung der Extremitäten (M. Raynaud). Bei einer ausgeprägten Ruhebradykardie (<55 min^{-1}) oder AV-Block I. Grades sollte die Dosis reduziert oder das Arzneimittel abgesetzt werden. Bei Insulin-induzierter Hypoglykämie werden Tremor und Tachykardie vermindert, das Schwitzen jedoch verstärkt. Die Frage, ob die vor allem durch nicht-selektive β-Adrenozeptor-Antagonisten erzeugte Erhöhung des Plasmacholesterols, der LDL- und VLDL-Fraktionen (bei sinkender HDL-Konzentration) sowie der Triglyceride von Bedeutung ist, kann bislang nicht beantwortet werden. Die erwähnten Kontraindikationen gelten auch für die topische Anwendung von β-Adrenozeptor-Antagonisten, z. B. am Auge!

Über Rebound-Phänomene nach abruptem Absetzen der Behandlung s. S. 192.

In Notfällen nach Applikation von β-Adrenozeptor-Antagonisten, z. B. bei AV-Blockbildung oder extremer Bradykardie, sind Atropin[1] und Orciprenalin[2] i. v. die Mittel der Wahl, in schweren Fällen die Stimulation durch Herzschrittmacher. Bei starker Kardiodepression können 0,5 mg Orciprenalin subkutan, ggf. langsam i. v. gegeben werden. Bei starker Bronchialobstruktion oder Status asthmaticus sind β_2-Adrenozeptor-Agonisten, ggf. parenteral, und Theophyllin[3] (s. S. 195) die Arzneimittel der Wahl. Eine notfallmäßige Intubation ist u. U. lebensrettend.

[1] Atropinsulfat Braun®; [2] Orciprenalin®; [3] z. B. Solosin®.

Antisympathotonika

Diese Arzneistoffe (zur Definition s. Abb. 4) senken über zentralnervöse und periphere Angriffspunkte die Neurotransmitterkonzentration im synaptischen Spalt und somit an den α- und β-Adrenozeptoren (Abb. 27). Die Folge ist eine Abnahme des Herzzeitvolumens und des peripheren Gefäßwiderstandes und dadurch eine Blutdrucksenkung. Antisympathotonika finden daher vor allem therapeutische Anwendung beim **Bluthochdruck**.

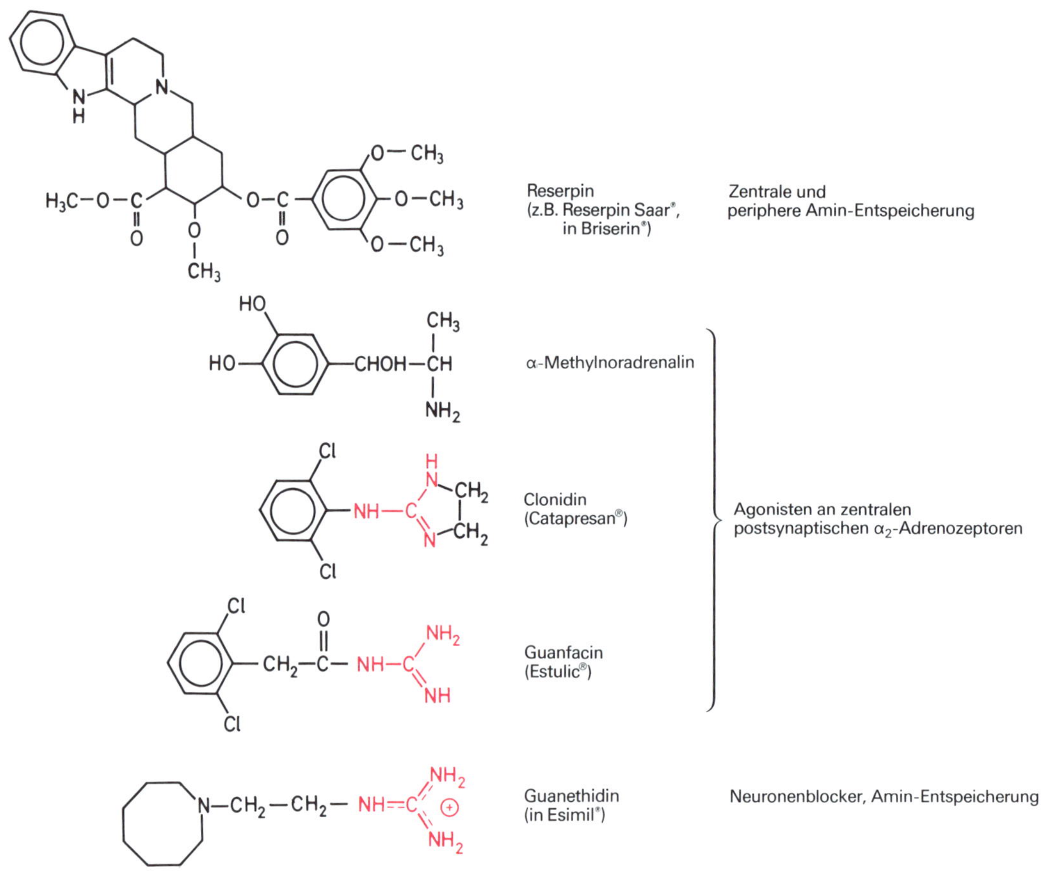

Abb. 26: Antisympathotonika.

Reserpin entspeichert biogene Amine (Noradrenalin, Dopamin, Serotonin) (s. Abb. 27).

α-**Methylnoradrenalin** entsteht aus α-Methyldopa und ist ein zentral wirkender α₂-Adrenozeptor-Agonist (s. Abb. 28).

Das Imidazolin-Derivat **Clonidin** ist ein zentral wirkender Agonist an α₂-Adrenozeptoren (s. Abb. 28).

Das Guanidin-Derivat **Guanfacin** ist ebenfalls ein zentral wirkender Agonist an α₂-Adrenozeptoren. Es ist im Gegensatz zu Guanethidin nur zu 33% protoniert und kann daher die Blut-Hirn-Schranke durchdringen (s. Abb. 28).

Das Guanidin-Derivat **Guanethidin** ist ein Blocker noradrenerger Neurone und entspeichert Noradrenalin (s. Abb. 27). Es ist bei pH 7,4 zu 90% protoniert. Die Guanidinium-Struktur kann die Blut-Hirn-Schranke nicht passieren.

Reserpin

Die Grundlage der antisympathotonen Wirkung des schwach basischen und stark lipophilen Alkaloids Reserpin (Abb. 26) bildet seine **hohe Affinität** (quasi irreversible Bindung!) zum **Noradrenalin transportierenden Carrier in der vesikulären Membran** noradrenerger Nervenenden (Abb. 27). Infolge der Wiederaufnahme-Hemmung führt der passive Noradrenalinefflux zur Noradrenalin-Entspeicherung; das im Axoplasma befindliche Amin wird durch die mitochondriale Monoaminoxidase desaminiert (Abb. 27). Da auch die Aufnahme von Dopamin (das intravesikulär zu Noradrenalin hydroxyliert wird; s. S. 110) in die Vesikel gehemmt wird, nimmt die Synthese von Noradrenalin ab. Nach hohen Dosen hält im Tierexperiment die „Entspeicherung" bis zu 4 Wochen an, so daß eine irreversible Schädigung der betroffenen Speicher-Vesikel angenommen werden muß. Inwieweit die Abnahme des Noradrenalingehaltes im Zentralnervensystem an der erwünschten blutdrucksenkenden Wirkung beteiligt ist, ist nicht geklärt. Sie ist sicherlich, zusammen mit der Abnahme des Speichervermögens für Dopamin und Serotonin, für die unerwünschten zentralen Wirkungen des Alkaloids verantwort-

lich: z. B. Sedation, depressive Verstimmung, extrapyramidal-motorische Störungen, Appetitsteigerung (s. u.).

Die Abnahme des Noradrenalingehaltes in den Varikositäten (Abb. 27) (in wesentlich geringerem Ausmaß auch im Nebennierenmark) führt zu einer verminderten Freisetzung von Noradrenalin in den synaptischen Spalt, obwohl die Entladungsfrequenz sympathischer Neurone zunimmt. Die Folge ist ein Absinken des peripheren Gefäßwiderstandes, initial auch des Herzzeitvolumens aufgrund einer Sinusbradykardie. Vor allem aufgrund der zentralnervösen **unerwünschten Wirkungen** ist Reserpin kein Antihypertensivum der 1. Wahl. Subjektiv unangenehm sind die trockene „Rhinitis serpentina" sowie die Abschwächung von Libido und Potenz. Die verminderte noradrenerge Hemmung der Freisetzung von Acetylcholin (s. Tab. 2 u. S. 158) kann zu Diarrhö führen. Ein Anstieg des Körpergewichtes kann infolge einer Appetitsteigerung und einer erhöhten renalen Retention von Na⁺ und H₂O auftreten. Bei Vorliegen einer anamnestisch faßbaren psychischen Erkrankung oder eines Morbus Parkinson ist die Anwendung von Reserpin kontraindiziert. In Abhängigkeit von der Dosis kann eine orthostatische Dysregulation auftreten.

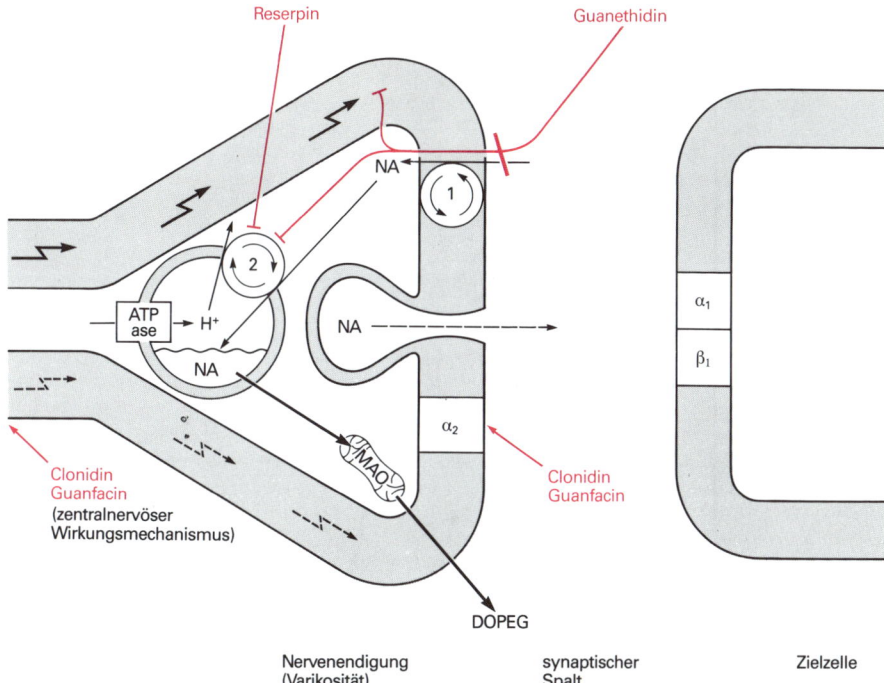

Abb. 27: Wirkungsmechanismen von Antisympathotonika.
Reserpin hemmt nach passiver Diffusion in die sympathische Nervenendigung den Austausch von Protonen und Noradrenalin (NA) an der vesikulären Membran (NA-Pumpe 2). Der Rücktransport von Noradrenalin (NA) in das Vesikel wird gehemmt, und NA, das in den extravesikulären Raum diffundiert ist, wird von der mitochondrialen Monoaminoxidase (MAO) oxidativ desaminiert. Inaktive Metabolite (z. B. Dihydroxyphenylethylenglykol; DOPEG) verlassen das Neuron. Es steht daher weniger NA für die exozytotische Freisetzung zur Verfügung. **Guanethidin** wird über die NA-Pumpe 1 in das Neuron transportiert und hemmt – aufgrund seiner hohen intraneuronalen Konzentration – ähnlich wie Lokalanästhetika die Depolarisation der neuronalen Membran und damit die exozytotische Freisetzung von NA. Zusätzlich verursacht Guanethidin eine Abnahme der NA-Konzentration in den Vesikeln. **Clonidin** und **Guanfacin** sind Agonisten an postsynaptischen α_2-Adrenozeptoren im Zentralnervensystem (s. Abb. 28). Sie senken dadurch den peripheren Sympathikustonus; die geringere Frequenz der neuronalen Depolarisation vermindert die exozytotische NA-Freisetzung. Am sympathischen Nervenende hemmen sie als Agonisten an präsynaptischen α_2-Adrenozeptoren zusätzlich die exozytotische Freisetzung von NA.

Guanethidin

Seine akute antisympathotone Wirkung beruht auf einer selektiven „Blockade noradrenerger Neurone", d. h. einer Hemmung der durch das Aktionspotential initiierten Freisetzung von Noradrenalin; hinzu kommt eine „reserpinartige" Entleerung der Noradrenalin-speichernden Vesikel (Abb. 27). Denn Guanethidin hat eine hohe Affinität zu den „Noradrenalin-Pumpen" des noradrenergen Nervenendes. Seine lokalanästhetische Wirkung hemmt die Depolarisierbarkeit der Axon-Membran und damit auch die Noradrenalinfreisetzung. Die Affinität zur „Noradrenalin-Pumpe" in der Axonmembran bedingt eine Hemmung des Inaktivierungsmechanismus für extraneuronale Katecholamine; die Wirkung systemisch applizierten Noradrenalins und Adrenalins ist daher verstärkt.

Guanethidin kann aufgrund seiner Polarität die Blut-Hirn-Schranke nicht überwinden und wird nach oraler Gabe nur unsicher resorbiert. Vor allem in aufrechter Körperhaltung sinken die systolischen und diastolischen Drücke aufgrund einer Hemmung der noradrenerg vermittelten orthostatischen Kreislaufreflexe ab. Entsprechend ausgeprägt ist die **orthostatische Dysregulation** sowie die Na⁺- und H₂O- Retention. **Es ist daher als Antihypertensivum obsolet geworden**.

Clonidin und Guanfacin

Clonidin[1] ist aufgrund seiner Imidazolin-Struktur (Abb. 19) ein Agonist an α-Adrenozeptoren mit gering ausgeprägter **α_2-Selektivität** (Abb. 9). Es ist hochlipophil und passiert daher rasch die Blut-Hirn-Schranke. Seine antisympathotone Wirkung beruht vor allem auf der Aktivierung von postsynaptischen α_2-Adrenozeptoren im Bereich des Nucleus tractus solitarii: Die Frequenz der Aktionspotentiale in peripheren sympathischen Nerven sinkt ab. Durch eine Aktivierung präsynaptischer Autorezeptoren an postganglionär-sympathischen Nervenendigungen wirkt es zusätzlich antisympathoton: Die Freisetzung von Noradrenalin pro Aktionspotential wird herabgesetzt. Damit sinken die Plasma-Noradrenalin-Konzentrationen und der Blutdruck ab. Akut wird das Herzzeitvolumen auch durch Zunahme des Vagustonus vermindert, bei längerdauernder Therapie sinkt auch der periphere Gefäßwiderstand (Abb. 28). Die verminderte Freisetzung von Noradrenalin zum juxtaglomerulären Apparat der Niere senkt die Aktivität des Renin-Angiotensin-Aldosteron-Systems. Die Langzeittherapie der Hypertonie mit Clonidin ist daher in geringerem Maße mit einer Na⁺- und H₂O-Retention verbunden als diejenige mit anderen Antihypertensiva.

---

[1] Catapresan®.

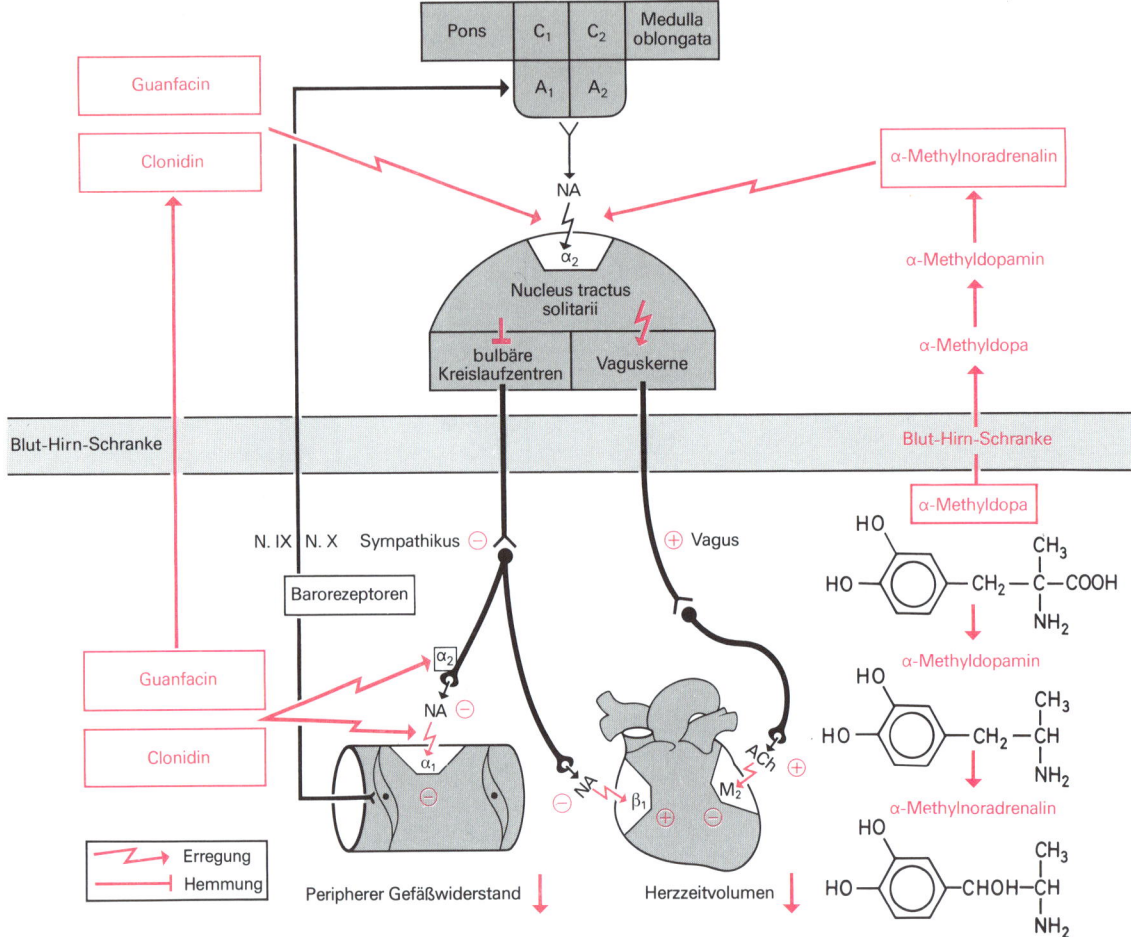

Abb. 28: Barorezeptorenreflex (schematisierte Darstellung). Zentrale und periphere Angriffspunkte von **Clonidin**, **Guanfacin** und **Methyldopa**.
Bei steigendem Blutdruck führt die Erregung der Barorezeptoren im Sinus caroticus und im Aortenbogen über afferente Bahnen (N. IX und N. X) zu einer Freisetzung von Noradrenalin (NA) aus den ponto-medullären Zellgruppen A_1 und A_2 (s. Abb. 2). Möglicherweise sind auch eine Adrenalinfreisetzung aus benachbarten adrenalinsynthetisierenden Zellgruppen C_1 und C_2 sowie peptiderge Mechanismen (Substanz P, Enkephaline, Angiotensin u. a.) an der Modulation der zentralen Umschaltstelle des Barorezeptorenreflexes, des Nucleus tractus solitarii, beteiligt. Die Stimulierung postsynaptischer α_2-Adrenozeptoren in diesem Kerngebiet durch Noradrenalin (NA), Clonidin und Guanfacin sowie durch α-Methylnoradrenalin (das im ZNS aus Methyldopa entsteht) führt zu einer Hemmung der bulbären Kreislaufzentren und zu einer Erregung der Vaguskerne; der periphere Sympathikustonus, d. h. die Noradrenalinfreisetzung (NA) wird vermindert ⊖, der Vagustonus, d. h. die Acetylcholinfreisetzung (ACh) steigt an ⊕. Aufgrund der verminderten Erregung von vaskulären α_1-Adrenozeptoren durch Noradrenalin sinkt der periphere Gefäßwiderstand; ein gesenktes Herzzeitvolumen resultiert aus einer verminderten Stimulierung von kardialen β_1-Adrenozeptoren und einer gesteigerten Erregung von M_2-Muskarinrezeptoren (M_2). Clonidin und Guanfacin können zusätzlich durch Stimulation präsynaptischer α_2-Adrenozeptoren an sympathischen Nervenenden die NA-Freisetzung vermindern.

Neben seiner Bedeutung als Antihypertensivum vermindert Clonidin die vegetative Symptomatik bei Beginn des **Opiat- und Nicotin-Entzugs** sowie in hoher Dosierung beim Delirium tremens. Die symptomatische Milderung der Abstinenz-Syndrome (s. S. 301) wird auf die Hemmung der Noradrenalinfreisetzung (Stimulierung präsynaptischer α_2-Adrenozeptoren) im Zentralnervensystem zurückgeführt.
Clonidin gilt als **Antihypertensivum der 2. Wahl**, weil im Vordergrund seiner unerwünschten Wirkungen Müdigkeit und Sedation sowie Abschwächung von Libido und Potenz stehen. Häufig sind Mundtrockenheit, Hemmung der Magensaftsekretion und Obstipation, Symptome, die sich auf eine Hemmung der Acetylcholinfreisetzung durch Stimulierung

von präsynaptischen α_2-Adrenozeptoren an cholinergen Nerven zurückführen lassen (s. Tab. 2).
Patienten mit Sinusknoten-Syndrom (sick sinus) sollten nicht mit Clonidin behandelt werden (Gefahr der verstärkten Bradykardie). Zum Clonidin-Entzugssyndrom s. S. 192.
Die intramolekularen Abmessungen des Phenylacetylguanidin-Derivates **Guanfacin**[1] (Abb. 26) bedingen seine Affinität zu α_2-Adrenozeptoren. Sie ist 10fach höher als diejenige von Clonidin. Die Wirkungsmechanismen und Wirkungen von Clonidin und Guanfacin sind weitgehend identisch (Abb. 28). Dasselbe trifft für das Spektrum und die Häufigkeit uner-

---

[1] Estulic.

wünschter Wirkungen zu. Unterschiedlich sind – aufgrund der physikalisch-chemischen Eigenschaften – die pharmakokinetischen Daten für beide Sustanzen: Aufgrund seiner geringeren Basizität wird Guanfacin rascher und zu einem höheren Prozentsatz resorbiert als Clonidin; seine zentralen und antisympathotonen Wirkungen treten etwas rascher ein. Im Gegensatz zu der mittellangen Halbwertzeit von Clonidin (ca. 8 h) hat Guanfacin eine Plasma-Halbwertzeit von 18–21 h. Die antihypertensive Wirkungsdauer von Clonidin beträgt ca. 8–10 h, diejenige von Guanfacin 24 h. Die tägliche Clonidin-Dosis beträgt daher $2-3 \times 0{,}075-0{,}150$ mg, diejenige von Guanfacin $1 \times 1-2$ mg.

Methyldopa

Die Aminosäure Methyldopa[1] ist ein am α-C-Atom methyliertes Analoges von Levodopa, der physiologischen Vorstufe von Dopamin und Noradrenalin. Wie Dopa wird auch Methyldopa durch die Dopa-Decarboxylase decarboxyliert; das entstehende **α-Methylnoradrenalin** (Abb. 26 und 28) ist ein „falscher Neurotransmitter" vor allem in zentralen Neuronen: Es wird wie Noradrenalin gespeichert, freigesetzt und wieder aufgenommen. Es kann jedoch aufgrund der α-Methylgruppe durch die Monoaminoxidase nicht desaminiert werden; es hat eine höhere Affinität zu α_2-Adrenozeptoren als Noradrenalin (Abb. 9). Die antisympathotone Wirkung von Methyldopa beruht im wesentlichen auf einem zentralen Mechanismus: Die falsche Aminosäure wird, wie andere Aminosäuren (z. B. Levodopa), durch die Blut-Hirn-Schranke aktiv transportiert. Im Zentralnervensystem entstehendes α-Methylnoradrenalin stimuliert als falscher Neurotransmitter α_2-Adrenozeptoren im Nucleus tractus solitarii; der Barorezeptorenreflex wird wie nach Clonidin „sensibilisiert" (Abb. 28). Die zentral induzierte antihypertensive Wirkung kommt vor allem durch eine Erniedrigung des peripheren Gefäßwiderstandes, weniger durch eine Senkung des Herzzeitvolumens zustande.

[1] Presinol.

Als **unerwünschte Wirkungen** treten bei 50–60 % aller Patienten Müdigkeit und Sedation auf. Im Vergleich mit Clonidin (und Reserpin) sind orthostatische Dysregulationen häufiger. Depressive Verstimmungen sowie extrapyramidalmotorische Symptome können als Folgen eines Ersatzes von Dopamin durch den falschen Neurotransmitter α-Methyldopamin in dopaminergen Neuronen angesehen werden; dies könnte auch verantwortlich für die gesteigerte, bei Frauen u. U. zu Galaktorrhö führende Freisetzung von Prolactin sein (s. S. 149, Abb. 2). Wie bei anderen Antisympathotonika treten Störungen von Libido und Potenz auf. Unerwünscht ist auch die ausgeprägte Retention von Na^+ und H_2O.

Charakteristisch für Methyldopa sind **unerwünschte Wirkungen immunologischer Art**: Kutane Reaktionen, Arzneimittel-Fieber, positiver Coombs-Test (aufgrund der Bildung von Autoantikörpern vom Typ IgG), hämolytische Anämie sowie Leberschädigungen (aufgrund der Bildung von Chinonen und Semichinonen durch Cytochrom P_{450}-abhängige Enzyme).

Methyldopa muß wegen der Häufigkeit und des Spektrums unerwünschter Wirkungen als ein **Antihypertensivum der 2. oder 3. Wahl** angesehen werden (s. jedoch Anwendung bei der Schwangerschaftshypertonie S. 191).

Hemmstoffe der Noradrenalinsynthese

Das geschwindigkeitsbestimmende Enzym der Noradrenalin-Synthese ist die Tyrosin-Hydroxylase (s. S. 107, 110). Ihre kompetitive Hemmung durch **α-Methyltyrosin** ist im Tierexperiment möglich; für die therapeutische Anwendung ist die Sustanz zu toxisch. Die einzige therapeutische Indikation dürfte ein inoperables oder malignes Phäochromozytom darstellen (s. S. 192). Die Dopadecarboxylase kann irreversibel durch an der α-Methylgruppe mono- oder difluorierte Methyldopa-Derivate gehemmt werden (Suicid-Inhibitoren). Die therapeutische Erprobung dieser „Amin-Verarmung" steht jedoch bislang noch aus.

Weitere Arzneistoffe mit antihypertensiver Wirkung[1]

Arzneimittel mit Wirkung am Renin-Angiotensin I – Angiotensin II – Aldosteron-System

Physiologie und Pathophysiologie

Das Renin-Angiotensin-Aldosteron-System dient der Regulation des Blutdruckes (im Vergleich zur noradrenergen Regulation verzögert einsetzend, aber länger anhaltend) sowie der Aufrechterhaltung des Flüssigkeits- und Elektrolytgleichgewichtes. Die wichtigste hormonale Regulation erfolgt durch das Oktapeptid Angiotensin II (Tab. 5). Geschwindigkeitsbestimmend für seine Synthese und seine Konzentration im Blut ist die zirkulierende Renin-Konzentration. Renin ist überwiegend renalen Ursprungs. Es entsteht in den granulierten juxtaglomerulären Zellen, die in der Media der Vasa afferentia der renalen Glomerula lokalisiert sind (s. Abb. 2, S. 425). Seine Freisetzung in die Blutbahn und die renale Lymphe wird gesteigert durch

[1] ausgenommen α- und β-Adrenozeptor-Antagonisten sowie Antisympathotonika (s. S. 171, 176, 179).

– einen Druckabfall im Vas afferens (lokaler Barorezeptorenreflex z. B. bei Hypovolämie, Orthostase, nach Gabe von Vasodilatatoren, Nierenarterienstenose);
– Zunahme der Na^+-Konzentration an der Macula densa im distalen Nierentubulus, die dieses Signal an die juxtaglomerulären Zellen weitergibt. Die lokale Bildung von Angiotensin II senkt durch Kontraktion des Vas afferens die glomeruläre Filtrationsrate und kompensiert dadurch den Na^+-Verlust;
– Noradrenalin-Freisetzung aus noradrenergen Neuronen an β_1-Adrenozeptoren der juxtaglomerulären Zellen;
– lokale Bildung von Prostaglandin E_2 und Prostacyclin.

Hemmend auf die Renin-Freisetzung wirken sich aus: Vasopressin, atriales natriuretisches Polypeptid (ANP), Angiotensin II und die durch Aldosteron ausgelösten Wirkungen Na^+-Retention, K^+-Verlust, Plasma-Volumenzunahme.

Das Renin-Substrat ist das in der Leber gebildete α_2-Globulin Angiotensinogen (Abb. 29; Abb. 32). Seine Synthese und Freisetzung (und damit auch die Angiotensin II-Bildung) wird durch Glucocorticoide und Estrogene (z. B. Schwangerschaft, orale Antikonzeptiva) gefördert. Das Reaktionsprodukt Angiotensin I wird durch das Konversionsenzym (ACE; Abb. 29) in das Oktapeptid Angiotensin II umgewan-

Tab. 5: Physiologische und pathophysiologische Bedeutung lokaler Angiotensin II (A II) synthetisierender Enzym-Systeme.
Das Oktapeptid wirkt über A II-Rezeptoren an der Oberfläche der Zielzelle: *stimulierend auf die Phospholipase C. Inositoltriphosphat und -tetrakisphosphat steigern die zytosolische Ca^{2+}-Konzentration; **hemmend auf die Adenylatzyklase (analog den Mechanismen, die den α_1- und α_2-Adrenozeptoren nachgeordnet sind; s. Abb. 6). Die verminderte cAMP-Bildung im proximalen Tubulus der Niere senkt den Phosphorylierungsgrad des Na^+/H^+-Austauschers. Dies steigert die Affinität von Na^+ zum Antiport: Na^+ wird vermehrt reabsorbiert, H^+ vermehrt sezerniert. GFR: Glomeruläre Filtrationsrate.

Wirkort	Akutwirkung	Chronische Wirkung
Arteriole	Tonus der glatten Muskulatur* und peripherer Gefäßwiderstand werden erhöht (40 × stärker als Noradrenalin)	Hypertrophie und Hyperplasie der glatten Muskulatur durch gesteigerte Synthese von Proteinen
Herz	Koronarkonstriktion* Positiv inotrope Wirkung (durch Noradrenalinfreisetzung, s. u.)	Myokardhypertrophie durch erhöhten peripheren Gefäßwiderstand und gesteigerte Proteinsynthese der Myozyten. Verminderung der Koronarreserve
Niere	Verminderte renale Durchblutung* Erhöhte GFR durch Konstriktion des Vas efferens; Erhöhte Na^+-Reabsorption im proximalen Tubulus**	Hypervolämie
Nebenniere	Erhöhte Aldosteron-Synthese und -Freisetzung; erhöhte Noradrenalin- und Adrenalinfreisetzung	Hypervolämie
Noradrenerge Nervenendigung	Erleichterte Freisetzung von Noradrenalin nach Erregung präsynaptischer A II-Rezeptoren	Hypertrophie kardialer und arteriolärer Myozyten
Zentralnervensystem	Durstgefühl, erhöhte Vasopressin-Freisetzung	Hypervolämie

delt. Dieses Enzym kommt in nahezu allen Organen, insbesondere in den Endothelien der Arteriolen (s. Abb. 3) vor. Es ist eine Dipeptidylkarboxy-Peptidase, die auch das Nonapeptid Bradykinin inaktiviert, das über die Bildung von Stickstoffmonoxid (NO) und von Prostacyclin vasodilatierend wirkt (Abb. 3; Abb. 32). Bradykinin kontrahiert allerdings die glatte Muskulatur der Bronchien und gehört zu den Entzündungs- und Schmerzmediatoren, wie auch das Undecapeptid Substanz P, das ebenfalls durch das Konversionsenzym inaktiviert wird (s. 116).
Die akuten und chronischen Wirkungen von Angiotensin II auf Blutdruckregulation, Wasser- und Elektrolythaushalt sind in Tab. 5 aufgeführt. **Neben dem erwähnten endokrinen Renin-Angiotensin-Aldosteron-System sind es wahrscheinlich die lokalen parakrin und autokrin wirksam werdenden Renin-Angiotensin-II-Systeme**, die in Gefäßwand, Myokard, Nebenniere und Gehirn von pathophysiologischer Bedeutung sind (z. B. bei Hypertonie und chronischer Myokardinsuffizienz; s. Tab. 5).

Hemmstoffe des Konversionsenzyms (ACE-Hemmstoffe)

Ihre Hauptindikationen sind die essentielle Hypertonie sowie die Myokardinsuffizienz.

Wirkungen

Synthetische Di- und Tripeptid-Analoge des Carboxylendes von Angiotensin I (Abb. 29) lagern sich an die aktiven Zentren des Konversionsenzyms (ACE) an und hemmen mit **hoher Affinität** (Hemmkonstanten um 10^{-10} bis 10^{-9} mol/l) kompetitiv die Bildung von Angiotensin II. Noch oraler Einnahme von ACE-Hemmstoffen sinken die systolischen und diastolischen Drücke aufgrund einer **Verminderung des peripheren Gefäßwiderstandes** ab, bei herzgesunden Hypertonikern **ohne** Veränderung kardialer Parameter. Bei Patienten mit **Myokardinsuffizienz** wird die **Nachlast gesenkt, Schlagvolumen und Herzzeitvolumen steigen an** (s. S. 380). Die Angiotensin-II- und Aldosteron-Konzentrationen im Plasma sinken ab, während kompensatorisch die Renin- und Angiotensin-I-Konzentrationen ansteigen. Die Hemmung des Plasma-ACE ist nur gering mit der Blutdrucksenkung korreliert, was auf die Bedeutung der lokalen Hemmung der **Renin-Angiotensin-Systeme in den Organen** hinweist. An der Senkung des peripheren Gefäßwiderstandes sind vermutlich Bradykinin und Prostaglandin E_2 und Prostacyclin beteiligt (Abb. 32). Aufgrund einer **Senkung der Aldosteronsekretion** wird die Na^+-Bilanz normalisiert.
Langfristige Wirkungen der ACE-Hemmstoffe lassen sich mit dem Wegfall chronischer Angiotensin-II-Wirkungen erklären (s. Tab. 5). Die myokardiale **linksventrikuläre Hypertrophie** bildet sich zurück, die **Koronarreserve** steigt meßbar an (Kardioprotektion). Eine **nephroprotektive** Wirkung kommt durch die Abnahme des intraglomerulären Druckes zustande, glomerulosklerotische Prozesse verlangsamt, Proteinurie und Mikroalbuminurie gehen auch bei einer diabetischen Nephropathie zurück. Als **Vasoprotektion** kann die Rückbildung der Mediahypertrophie gewertet werden (Tab. 5), die mit einer gesteigerten Compliance der großen Gefäße einhergeht.
ACE-Hemmstoffe sind vor allem indiziert bei **älteren Hypertonikern**, bei Hypertonikern mit **Myokardinsuffizienz, Koronarinsuffizienz oder Diabetes**. ACE-Hemmstoffe sind im Gegensatz zu β-Adrenozeptor-Antagonisten und Diuretika stoffwechselneutral.

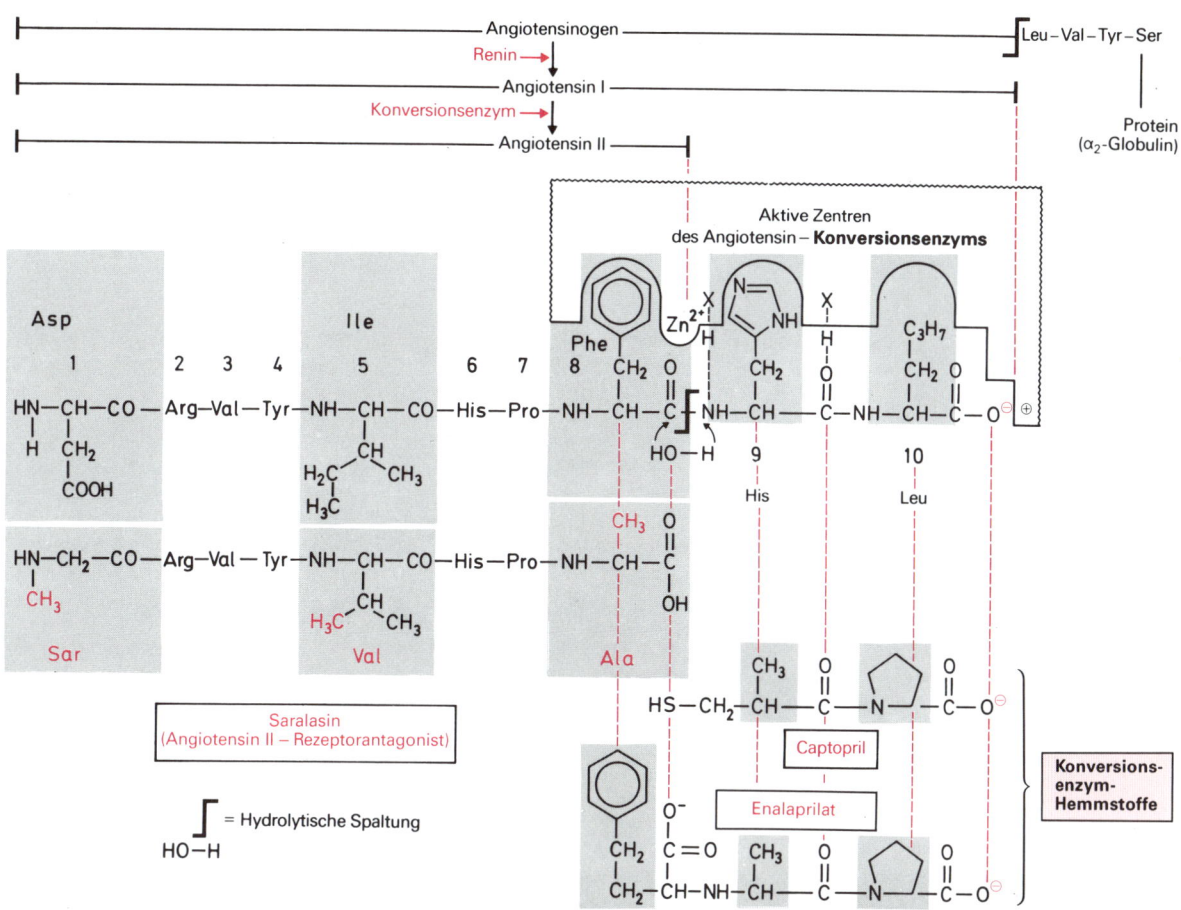

Abb. 29: Angiotensinogen, Angiotensin I, Angiotensin II und „Analoge Peptide".
Angiotensin I entsteht durch die Renin-katalysierte Spaltung aus Angiotensinogen. Das inaktive Decapeptid wird durch das Angiotensin I-Konversionsenzym (Kininase II) in das aktive Octapeptid **Angiotensin II** durch Abspaltung der Aminosäuren 9 und 10 (C-terminales Dipeptid His-Leu) umgewandelt. Werden die Aminosäuren 1 (Asp), 5 (Ile) und 8 (Phe) im Angiotensin II durch Sar, Val und Ala ersetzt, so geht die agonistische Wirkung an Angiotensin II-Rezeptoren weitgehend verloren: **Saralasin**[1] ist ein Angiotensin II-Rezeptor-Antagonist. Analoge des Saralasin haben bislang keine therapeutische Bedeutung erlangt. **Captopril** und **Enalaprilat** als aktiver Metabolit („Di-Säure") von Enalapril sind Analoge der C-terminalen Peptidkette des Angiotensin I. Sie passen sich den aktiven Zentren des Angiotensin I-Konversionsenzyms (durch Einfügung in die „Taschen", durch Chelatbildung mit dem essentiellen Zn^{2+}, Ausbildung von Wasserstoffbrückenbindungen und Ionenpaarbindungen) an: Captopril und Enalaprilat (der aktive Metabolit von Enalapril) sind daher kompetitive Hemmstoffe des Angiotensin I-Konversionsenzyms. Sie hemmen auch den Abbau des Vasodilatators Bradykinin zu inaktiven Peptiden (s. Abb. 32).

[1] Sarenin®.

Arzneistoffe

Captopril[1] ist ein SH-Gruppen haltiges Dipeptid. Seine Bioverfügbarkeit liegt bei 70%; die Halbwertzeit im Plasma beträgt 2 h; seine blutdrucksenkende Wirkung hält daher nach der Einzeldosis von 25 mg 6–8 h (Tagesdosis 50 mg) an.
Das Tripeptid **Enalapril**[2] ist ein Pro-drug (Abb. 29); der Ethylester des aktiven Metaboliten **Enalaprilat** wird rasch mit einer Bioverfügbarkeit von 70% resorbiert; die Maximalwirkung tritt aufgrund der Metabolisierung erst nach 4–6 h ein, hält jedoch aufgrund einer Halbwertzeit von 11 h im Plasma mindestens 12–24 h an (Erhaltungsdosis 10–20 mg/Tag).
Ramipril[3], der ACE-Hemmstoff mit der bislang höchsten Affinität, hat aufgrund seiner Esterstruktur eine relativ hohe

Bioverfügbarkeit von 60%. Der aktive Metabolit Ramiprilat hat eine Halbwertzeit von ca. 34 h. Nach einer Dosis von 2,5–5 mg/Tag hält die antihypertensive Wirkung länger als 24 h an.
Lisinopril[1] ist das Lysylanaloge von Enalaprilat und hat aufgrund seiner Di-Säure-Struktur nur eine Bioverfügbarkeit von 30%. Aufgrund der Halbwertzeit von 13 h beträgt die Wirkungsdauer 24 h (die Tagesdosis beträgt 10–20 mg).

Unerwünschte Wirkungen und Kontraindikationen

Die unerwünschten Wirkungen von ACE-Hemmstoffen sind überwiegend gruppen- und weniger substanzspezifisch. Häufigkeit und Schweregrad sind abhängig von der Dosis.

[1] z.B. Lopirin®; [2] z.B. Pres®; [3] Delix®.

[1] Coric®.

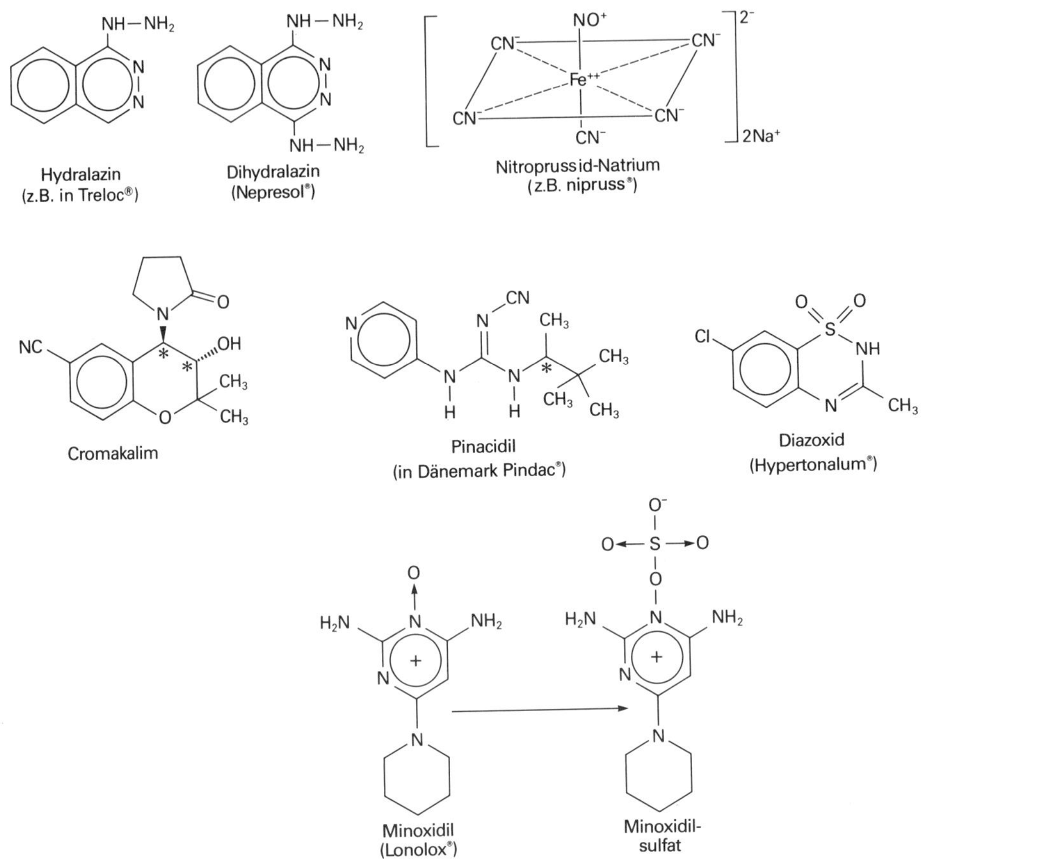

Abb. 30: Vasodilatatoren.
Sie führen über unterschiedliche Mechanismen zur Erschlaffung der glatten Muskulatur und **senken somit den peripheren Gefäß-widerstand.** Der Mechanismus der Wirkung von Hydralazin und Dihydralazin ist **unbekannt.** Nitroprussid-Natrium setzt **NO** frei; damit wird die Wirkung des dem Gefäßdothel entstammenden NO verstärkt (s. Abb. 3). Minoxidilsulfat, der aktive Metabolit von Minoxidil, ist, wie Diazoxid, ein **Kalium-Kanalöffner.** Cromakalim ist die chemische Grundstruktur zahlreicher derzeit in klinischer Erprobung befindlicher Kalium-Kanalöffner (Indikation z. B. Hypertonie, Asthma bronchiale, Coronarinsuffizienz, Spasmen glatter Muskulatur an Abdominalorganen). Ihre Wirkung kann in vitro und im Tierexperiment durch Sulfonylharnstoffe kompetitiv gehemmt werden (s. S. 521). Der Kalium-Kanalöffner Pinacidil ist in Dänemark als Antihypertensivum zugelassen.

Eine **Hypotonie** kann initial, vor allem bei Na^+-Verlust (Diuretika!) auftreten. In bis zu 5 % kann es zu Hautjucken und Hautausschlägen kommen, in 3 % zu Geschmacksstörungen (selten Geschmacksverlust). Proteinurie und Leukopenie sind seltene Ereignisse. Sehr selten sind angioneurotische Ödeme mit Schwellungen im Gesichts- und Kehlkopfbereich (Glottisödem!). In bis zu 10 % kann ein trockener Reizhusten auftreten. Theophyllin[1] ist antitussiv wirksam. Möglicherweise ist der Husten auf die Hemmung der Inaktivierung von Bradykinin, Substanz P oder anderen Kininen bzw. auf eine verstärkte Bildung von Prostaglandinen zurückzuführen. **Arzneimittelinteraktionen** können auftreten bei gleichzeitiger Gabe von Diuretika (Hypotonie), kaliumsparenden Diuretika (Hyperkaliämie), Allopurinol, Cytostatika und Immunsuppressiva (Verstärkung der Leukopenie). Nichtsteroidale Analgetika schwächen die antihypertensive Wirksamkeit von ACE-Hemmstoffen ab, was auf eine Beteiligung von Prostaglandinen an der blutdrucksenkenden Wirkung hinweist.
Kontraindikationen für die Anwendung von ACE-Hemmstoffen sind: Nierenarterienstenose, Zustand nach Nierentransplantation, Schwangerschaft und Stillzeit, Autoimmunerkrankungen sowie schwere Nierenfunktionsstörungen.

[1] Solosin®.

Vasodilatatoren

In dieser Pharmakonklasse werden Arzneimittel zusammengefaßt, die den Tonus der glatten Gefäßmuskulatur aufgrund unterschiedlicher Wirkungsmechanismen senken. Sie finden therapeutische Anwendung vor allem als **Antihypertensiva.** Eine relevante Interaktion mit Adrenozeptoren kommt nicht zustande. Betroffen sind vor allem die Gefäßgebiete der kleinen Arterien und Arteriolen, meist nur geringfügig die glatte Muskulatur der venösen Strombahn. Aufgrund dieser Wirkung senken **Hydralazin, Dihydralazin, Minoxidil, Diazoxid und Nitroprussid-Natrium** (Abb. 30) den peripheren Gefäßwiderstand und damit den Blutdruck. Nur Hydralazin, Dihydralazin und Minoxidil werden für die orale Dauertherapie der Hypertonie verwendet; Diazoxid und Nitroprussid-Natrium sind aufgrund der Notwendigkeit intravenöser Injektion bzw. Infusion der Therapie der hypertensiven Krise vorbehalten.

Hydralazin, Dihydralazin

Der Mechanismus der Wirkung dieser Hydrazinderivate ist unbekannt. Bei Monotherapie sinkt trotz einer ausgeprägten Abnahme des peripheren Gefäßwiderstandes (Nachlastsenkung) der mittlere Blutdruck auch bei hohen Dosen nur ge-

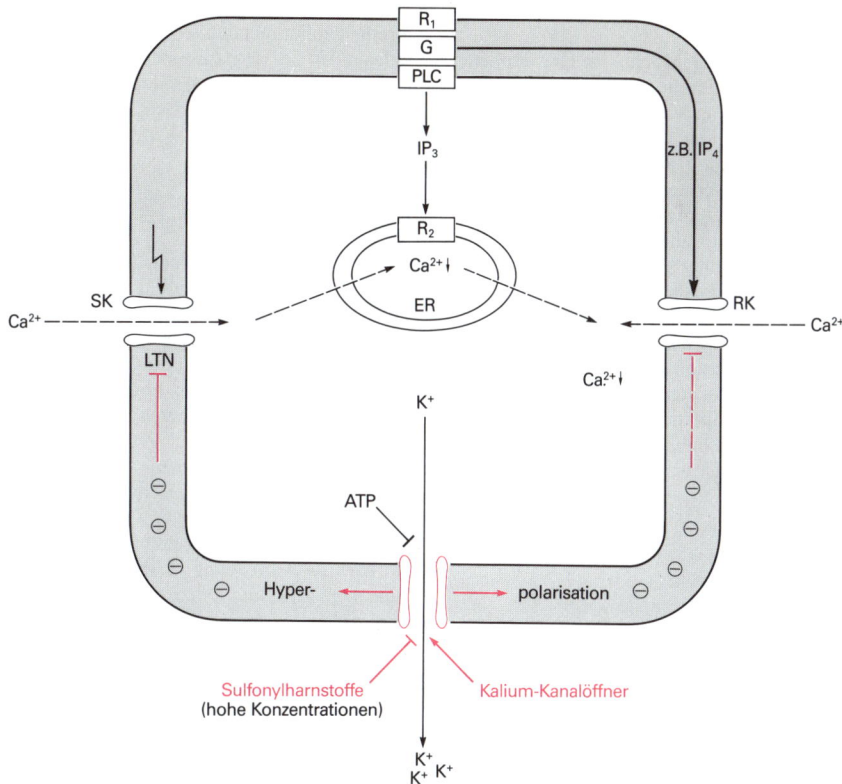

Abb. 31: Mechanismen der glattmuskulär erschlaffenden Wirkung von Kalium-Kanalöffnern.
Kalium-Kanalöffner können die bei hoher intrazellulärer ATP-Konzentration geschlossenen K^+-Kanäle öffnen. Der Kalium-Efflux führt zur Hyperpolarisation der Membran ($\ominus$). Die Öffnung spannungsabhängiger (SK) Ca^{2+}-Kanäle wird daher verhindert. Betroffen sind nicht nur die Dihydropyridin (DHP)-empfindlichen L-Kanäle, sondern auch die DHP-unempfindlichen Kanäle vom N- und T-Typ. Wahrscheinlich ist auch der Ca^{2+}-Einstrom über rezeptorabhängige Ca^{2+}-Kanäle (RK) vermindert. Die Ca^{2+}-Konzentration im Zytosol und im endoplasmatischen Retikulum (ER) sinkt, damit auch seine Freisetzung aus dem ER, die z. B. durch den Inositoltriphosphat-Mechanismus (Rezeptor (R_1), G-Protein (G), Phospholipase C (PLC)) über spezifische IP_3-Rezeptoren (R_2) am ER ausgelöst wird (s. Abb. 6). R_1 kann ein α_1-Adrenozeptor, ein Angiotensin II-, Vasopressin- oder Endothelin-Rezeptor sein (Abb. 3). Sehr hohe Konzentrationen von Sulfonylharnstoffen (z. B. Glibenclamid) hemmen meist kompetitiv die glattmuskulär erschlaffende Wirkung der Kalium-Kanalöffner.

ringfügig ab, denn eine ausgeprägte **Gegenregulation** erfolgt über den Barorezeptorenreflex (Abb. 28 u. Abb. 32): Herzfrequenz und Herzzeitvolumen steigen aufgrund des gesteigerten Sympathikustonus an, desgleichen die Freisetzung von Renin. Die erhöhte Bildung von Angiotensin II führt u. a. zu einer gesteigerten Freisetzung von Aldosteron und damit zu Na^+- und H_2O-Retention. Bei Langzeittherapie senken Hydralazin und Dihydralazin in niedriger Dosis den Blutdruck nur nach vorausgegangener Blockade der β-Adrenozeptoren in ausreichendem Maße; die zusätzliche Gabe von Diuretika verhindert die Retention von Na^+ und H_2O (Abb. 32 u. 33). Die Kombination Diuretikum + β-Rezeptorenblocker + (Di)Hydralazin ist daher eine wirksame Dreifachkombination bei der Behandlung der Hypertonie (s. Abb. 33). Der Therapieerfolg ist bei Patienten mit mittelschwerer Hypertonie nahezu optimal ($\approx 90\%$).

Dihydralazin unterliegt nach oraler Gabe einem hohen „first-pass"-Effekt. Bei Schnell-Acetylierern (s. S. 49) erreichen nur 17%, bei Langsam-Acetylierern 35% der oral verabfolgten Dosis die systemische Zirkulation. Bei Langsam-Acetylierern kann daher die **Inzidenz unerwünschter Wirkungen** erhöht sein. Die früher beobachteten häufigen unerwünschten Wirkungen − Tachykardie, Flush, Kopfschmerz, Hautaus-

schläge, Diarrhö, Lupus erythematodes (verbunden mit dem Auftreten antinukleärer Antikörper) − treten aufgrund der heute üblichen niedrigen Dosen (20−100 mg/Tag) bei der Dreifachkombination weitgehend in den Hintergrund. Aufgrund einer terminalen Halbwertzeit von 4 h beträgt die Dauer der antihypertensiven Wirkung etwa 6−8 h.

Nitroprussid-Natrium

Aus dem relativ instabilen Komplex-Salz (Abb. 30) wird Stickstoffmonoxid (NO) freigesetzt. Dieses wirkt als potenter Vasodilatator auf die arteriolären Widerstandsgefäße und venösen Kapazitätsgefäße. Der Wirkungsmechanismus über die Stimulierung der Guanylatzyklase ist in Abb. 3 (s. S. 150) dargestellt. Die **orale Gabe** ist wegen rascher gastrointestinaler Inaktivierung nicht wirksam. Bei **intravenöser Infusion** kann die Wirkung „titriert" werden, denn die Plasma-Halbwertzeit beträgt infolge rascher systemischer Oxydation der NO-Gruppe nur wenige Minuten. Nitroprussid-Natrium findet nur bei der lebensbedrohenden **hypertensiven Krise** Anwendung (s. S. 191). Die mittlere Dosierung als Infusion liegt bei 0,5−0,8 µg/kg/min.

Unerwünschte Wirkungen

Die teilweise auf enzymatischen Mechanismen beruhende Freisetzung von Cyanid-Ionen limitiert die Höhe des Dosisstroms (500 µg/min) und der Tagesdosis (125–250 mg/Tag). Cyanid-Intoxikationen, die zu einer Tachyphylaxie gegenüber der blutdrucksenkenden Wirkung und einer metabolischen Acidose führen können, sind vermeidbar. Bei hohen Dosen über mehrere Tage wird daher empfohlen, gleichzeitig mit Nitroprussid-Natrium Natriumthiosulfat in der 4fachen Dosis zu infundieren, um die Entgiftung von $CN^- + Na_2S_2O_3 \rightarrow SCN^- + Na_2SO_3$ (s. S. 759) zu beschleunigen. Die leicht bräunlich gefärbte $Na_2[Fe(CN)_5NO]$-Lösung nimmt bei Lichtexposition unter Zersetzung eine blaue, grüne oder dunkelrote Farbe an. Die zur Infusion bestimmte Lösung muß daher durch Auflösung der Trockensubstanz in 5% Glucose immer frisch zubereitet und während der Infusion vor Lichteinwirkung geschützt werden. Eine Zumischung anderer Arzneimittel zur Infusionslösung ist wegen leicht möglicher **Inkompatibilitäten** nicht erlaubt.

Kalium-Kanalöffner

Die Offenwahrscheinlichkeit der ATP-abhängigen K^+-Kanäle (s. S. 521) in der Membran, z. B. der glatten Muskelzelle, bestimmt die Höhe des Ruhepotentials. Mit steigender Offenwahrscheinlichkeit wird die Membran hyperpolarisiert, der Ca^{2+}-Einstrom z. B. über spannungsabhängige Ca^{2+}-Kanäle, sinkt ab. Aufgrund dieses und zusätzlicher Mechanismen (Abb. 31) wird der Tonus vor allem der arteriolären glatten Muskulatur vermindert. Cromakalim (Abb. 30), ein Prototyp der derzeit in klinischer Erprobung befindlichen K^+-Kanalöffner, hat zu den Kanälen der arteriolären glatten Muskulatur eine mindestens 1000fache höhere Affinität als zu den ATP-abhängigen K^+-Kanälen der B-Zellen des Pankreas und eine 100fach höhere Affinität als zu denjenigen des Myokards. In Dänemark findet der erste K^+-Kanalöffner Pinacidil bereits therapeutische Anwendung bei der Behandlung des **Bluthochdrucks**.

Typische unerwünschte Wirkungen sind jedoch die reflektorisch gesteigerte Katecholaminfreisetzung, die zu Tachykardie, Na^+- und H_2O-Retention führt. Die renalen Wirkungen sind besonders ausgeprägt, da K^+-Kanalöffner über eine Senkung der Ca^{2+}-Konzentration in den granulierten juxtaglomerulären Zellen der Niere (s. S. 425) die Reninfreisetzung steigern. K^+-Kanalöffner werden daher meist mit Diuretika und β-Adrenozeptor-Antagonisten kombiniert werden müssen. Eine Hypertrichose scheint eine Nebenwirkung der meisten K^+-Kanalöffner zu sein.

Minoxidil[1]

Dieser Kalium-Kanalöffner (Abb. 30) ist in einer Dosis von 5–40 mg/Tag wesentlich stärker wirksam als Dihydralazin. Trotz einer Halbwertzeit im Plasma von 3–4 h wirkt es mit auswesentlich länger blutdrucksenkend als Dihydralazin. Verantwortlich ist der aktive Metabolit Minoxidilsulfat (Abb. 30). Die Kombination mit einem β-Adrenozeptor-Antagonisten und einem Diuretikum ist unerläßlich. Eine Indikation für Minoxidil liegt dann vor, wenn eine schwere Hypertonie sich gegenüber anderen Kombinationen als refraktär erwiesen hat. Als **unerwünschte Wirkung** tritt neben gelegentlichen Perikardergüssen nach 3–6 Wochen, beginnend an Schläfen und Stirn, eine Hypertrichose auf, die sich auf Nacken und Extremitäten ausbreitet; 2–6 Monate dauert ihre Rückbildung nach Absetzen von Minoxidil. Minoxidil ist in fast allen Ländern (ausgenommen die Bundesrepublik) zur topischen Anwendung als Haarwuchsmittel (z. B. bei Alopecia androgenetica) zugelassen. Es wird u. a. im Haarbalg zum aktiven Metaboliten (K^+-Kanalöffner! s. o.) sulfatiert.

Diazoxid[1]

Dieser Kalium-Kanalöffner ist ein Strukturanaloges von Chlorothiazid, ohne die diuretisch wirksame Struktur der Sulfonamidgruppe (Abb. 8, S. 430). Er wirkt eher antidiuretisch, aufgrund einer ausgeprägten reflektorischen und direkt ausgelösten Renin-Freisetzung. Aufgrund der antidiuretischen Wirkung und einer durch eine Hemmung der Freisetzung von Insulin bedingten hyperglykämischen Wirkung (Hyperpolarisation der B-Zellmembran des Pankreas; s. S. 521) kann Diazoxid für die orale Therapie der Hypertonie nicht verwendet werden. Eine Spezialindikation ist die symptomatische Behandlung von Hypoglykämien der verschiedensten Ursachen (Inselzelltumoren u. a.).
Intravenöse Anwendung (z. B. 150–300 mg in fraktionierten Einzelgaben) findet Diazoxid bei der lebensbedrohlichen hypertensiven Krise aufgrund seiner innerhalb 2–3 min einsetzenden und bis zu 10–24 h anhaltenden blutdrucksenkenden Wirkung (s. S. 191).

Calcium-Kanalblocker

Sie werden zu den **Antihypertensiva der 1. Wahl** gerechnet (Abb. 33). **Nifedipin**[2] u. a. Dihydropyridin-Derivate haben eine glattmuskulär erschlaffende Wirkung vor allem an den Arteriolen (z. B. Nifedipin > Verapamil[3] > Diltiazem[4]). Der periphere Gefäßwiderstand sinkt ab; nicht oder nur geringfügig wird das venöse Kapazitätssystem beeinflußt. Als Mechanismus wird eine Hemmung des langsamen Ca^{2+}-Einstroms durch Kanäle vom L-Typ (Abb. 31) diskutiert, deren „Öffnung" vor allem über das Aktionspotential und/oder postsynaptische α_2-Adrenozeptoren reguliert wird (s. Abb. 6). Die antihypertensive Wirksamkeit (Wirkungsdauer etwa 5–8 h) ist korreliert mit der Höhe des Blutdrucks; sie steigt mit zunehmendem Lebensalter an. Calcium-Kanalblocker erweitern auch die Koronargefäße und steigern die subendokardiale Perfusion (s. S. 399).
Verapamil und Diltiazem hemmen zusätzlich die kardiale Erregungsbildungs- und -leitungsgeschwindigkeit (s. S. 361). Nifedipin steigert auch die Hirndurchblutung (selbst bei hypertensiver Krise). Eine ausgeprägte noradrenerge Gegenregulation mit einem Anstieg der Herzfrequenz und der Plasmarenin-Aktivität tritt bei einer Therapie mit Nifedipin nur initial auf. Calcium-Kanalblocker sind daher indiziert, wenn Kontraindikationen gegen β-Adrenozeptor-Antagonisten (z. B. obstruktive Erkrankung der Atemwege; s. S. 196) bestehen, bei gleichzeitig vorliegender Koronarinsuffizienz (mit Spasmen), vor allem bei alten Menschen mit niedriger Plasmarenin-Aktivität.
Als **unerwünschte Wirkungen** stehen bei der Therapie mit den Dihydropyridin-Derivaten Nifedipin und Nitrendipin[5] (40–80 mg/Tag bzw. 20 mg/Tag) Herzklopfen, Kopfschmerz, Gesichtsrötung sowie Knöchelödeme im Vordergrund; sie können bei einer kombinierten Therapie mit β-Adrenozeptor-Antagonisten weitgehend vermieden werden. Als Ca^{2+}-Kanalblocker zur antihypertensiven Therapie werden derzeit vor

---

[1] Lonolox®.

[1] Hypertonalum®; [2] z. B. Adalat®; [3] Isoptin®; [4] Dilzem®; [5] Bayotensin®.

allem Nifedipin und Nitrendipin verwendet. Diese haben im Gegensatz zu Verapamil (240–480 mg/Tag) eine höhere orale Bioverfügbarkeit; die AV-Überleitung wird nicht beeinträchtigt. Verapamil bzw. Diltiazem sollten wegen ihrer Hemmwirkung auf die kardiale Erregungsüberleitung nicht mit β-Adrenozeptor-Antagonisten kombiniert werden.

Therapie der Hypertonie

Definition und Ursache

Die Diagnose einer chronischen arteriellen Hypertonie wird dann gestellt, wenn die Durchschnittswerte der Blutdruckmessungen beim Erwachsenen Werte von über 95 mmHg diastolisch und 140–160 mmHg systolisch (im 40.–60. Lebensjahr) ergeben. Bei diastolischen Drücken von 90–95 mmHg und systolischen Drücken von 140–160 mmHg wird von einer Grenzwerthypertonie gesprochen. Sie kann die Vorstufe einer manifesten essentiellen Hypertonie sein.

Die arterielle Hypertonie bildet den Hauptrisikofaktor für die Entstehung organischer kardio-vaskulärer Erkrankungen (z. B. koronare Herzerkrankung, Myokardinsuffizienz, zerebro-vaskuläre und reno-vaskuläre Insuffizienz). Die Inzidenz dieser Folgeerkrankungen (mit Ausnahme der Inzidenz koronarer Ereignisse) kann durch eine konsequente antihypertensive Therapie deutlich gesenkt werden.

In etwa 95 % der Fälle liegt eine **primäre oder essentielle Hypertonie** vor, d. h. ihre Ursache ist unbekannt (s. u.). Etwa 5 % der Fälle werden durch sekundäre Hypertonieformen repräsentiert (z. B. renale und endokrine Hypertonien). **Iatrogene Blutdrucksteigerungen** können nach Einnahme (oder topischer Anwendung) von α-Adrenozeptor-Agonisten, von Ephedrinderivaten (z. B. Appetitzügler, Hustensäfte), Gluco- und Mineralcorticoiden, oralen Antikonzeptiva oder von Cyclosporin und Erythropoietin auftreten. Auch Alkoholabusus wirkt blutdruckerhöhend. Die Blutdrucksteigerungen sind nach Absetzen des Arzneimittels meist rasch reversibel.

Die essentielle Hypertonie ist eine **Erkrankung multifaktorieller Genese**. Möglicherweise steigert initial ein genetisch erhöhter Sympathikustonus oder die physiologisch notwendige Adaptation an eine genetisch verminderte renale Na^+-Ausscheidung den Blutdruck, das Herzzeitvolumen und den peripheren Gefäßwiderstand. Die juvenile Hypertonie ist durch ein erhöhtes Herzzeitvolumen bei noch normalem peripherem Widerstand gekennzeichnet, die Hypertonie des älteren Menschen durch einen erhöhten peripheren Gefäßwiderstand bei normalem oder erniedrigtem Herzzeitvolumen. Im Mittelpunkt des krankhaften Geschehens steht somit der auch mit dem Lebensalter zunehmende periphere Widerstand, der sowohl durch chronische Kontraktion wie auch durch Hypertrophie und Hyperplasie der glatten Muskulatur zustande kommen kann. Eine Ursache wird in einer u. U. genetisch bedingten erhöhten zytosolischen Ca^{2+}-Konzentration (s. Abb. 3) gesehen. Ein langfristig erhöhter peripherer Gefäßwiderstand führt zur Schädigung des Endothels: **Endothelin** wird freigesetzt; es wirkt vasokonstriktorisch (s. Abb. 3) und mitogen: glatte Muskelzellen der Media proliferieren und sprossen in die Intima ein. Aufgrund der Endothelläsion aggregieren Thrombozyten und setzen den Wachstumsfaktor PDGF (platelet derived growth factor) frei, der ebenfalls ein Mitogen der glatten Muskulatur ist (response-to-injury-Hypothese). Intima- und Mediaveränderung tragen somit zur Atherogenese und zum chronisch erhöhten peripheren Gefäßwiderstand bei. Zusätzlich ist die Reagibilität der Gefäße auf vasokonstriktorisch wirkende Substanzen (s. Abb. 3) gesteigert.

Therapeutische Maßnahmen

Während bei sekundären Formen der Hypertonie oftmals eine „kausale" Behandlung möglich ist, erfolgt die Therapie der essentiellen Hypertonie immer symptomatisch. Neben allgemeinen Maßnahmen (Kochsalzrestriktion, Reduktion des Körpergewichtes und des Alkoholkonsums, Rauchverbot, Korrektur von Störungen des Glucose-und Lipidstoffwechsels) gelten daher die in Abb. 32 und Abb. 33 aufgeführten pharmakotherapeutischen Prinzipien, die letztlich alle die Erniedrigung des pathologisch erhöhten peripheren Gefäßwiderstandes zum Ziel haben.

Eine **Monotherapie** (Abb. 33) sollte dann durchgeführt werden, wenn bei milden Hypertonieformen der Blutdruck mit Einzelsubstanzen, die eine hohe Nutzen-Risiko-Relation haben, dauerhaft gesenkt werden kann. Dosiserhöhungen schränken die therapeutische Breite ein; statt dessen sollte eine sinnvolle **Kombinationstherapie** mit 2 (wenn notwendig mit 3) Antihypertensiva durchgeführt werden. Dadurch kann eine Verstärkung der blutdrucksenkenden Wirkung bei niedrigerer Dosis der Einzelsubstanzen erzielt werden. Diese müssen sich in ihren Wirkungsmechanismen unterscheiden; die durch den Kombinationspartner ausgelösten Gegenregulationen sollten möglichst unterdrückt werden (s. Abb. 32). Die Kombination von Antihypertensiva mit gleichen Nebenwirkungen (Sedation: Clonidin, Reserpin, Methyldopa; Bradykardie: β-Adrenozeptor-Antagonisten, Verapamil und Diltiazem, Clonidin, Reserpin; orthostatische Dysregulation: Reserpin, Methyldopa) sollte vermieden werden.

Antihypertensiva der 1. Wahl sind Diuretika, β-Adrenozeptor-Antagonisten, Ca-Kanalblocker und Konversionsenzym (ACE)-Hemmstoffe (Abb. 33); sie zeichnen sich durch eine **große therapeutische Breite** sowie durch das Fehlen von zentralnervösen Nebenwirkungen (Sedation) und von Störungen der orthostatischen Kreislaufregulation aus.

Beim Einsatz von **Diuretika** kommt die Blutdrucksenkung über eine initiale Abnahme des Plasma- und extrazellulären Flüssigkeitsvolumens zustande, die auch nach länger dauernder Therapie partiell fortbesteht. Zusätzlich wird der periphere Gefäßwiderstand gesenkt. Diuretika sind bei milden Hypertonieformen – vor allem bei älteren Menschen – indiziert (s. u.) sowie in der Kombinationstherapie, wenn andere Antihypertensiva zu Na^+- und H_2O-Retention führen. Doppelindikationen liegen vor bei zusätzlich betsehender Herzinsuffizienz oder Calcium-Urolithiasis. Eine Kontraindikation ist die Arthritis urica.

Indiziert sind Diuretika der Benzothiadiazidgruppe. Durch niedrige Dosen (z. B. 12,5–25 mg/Tag Hydrochlorothiazid) lassen sich die **unerwünschten Wirkungen** (Hypokaliämie, Hyperurikämie, Verminderung der Glucosetoleranz, Erhöhung der VLDL- und LDL-Lipoproteine im Plasma; s. S. 431) weitgehend vermeiden. Durch Anwendung der fixen Kombination von Benzothiadiaziden mit „Kalium-sparenden" Diuretika (z. B. Amilorid und Triamteren) kann die Gefahr einer Hypokaliämie und eines renalen Magnesium-Verlustes verringert werden.

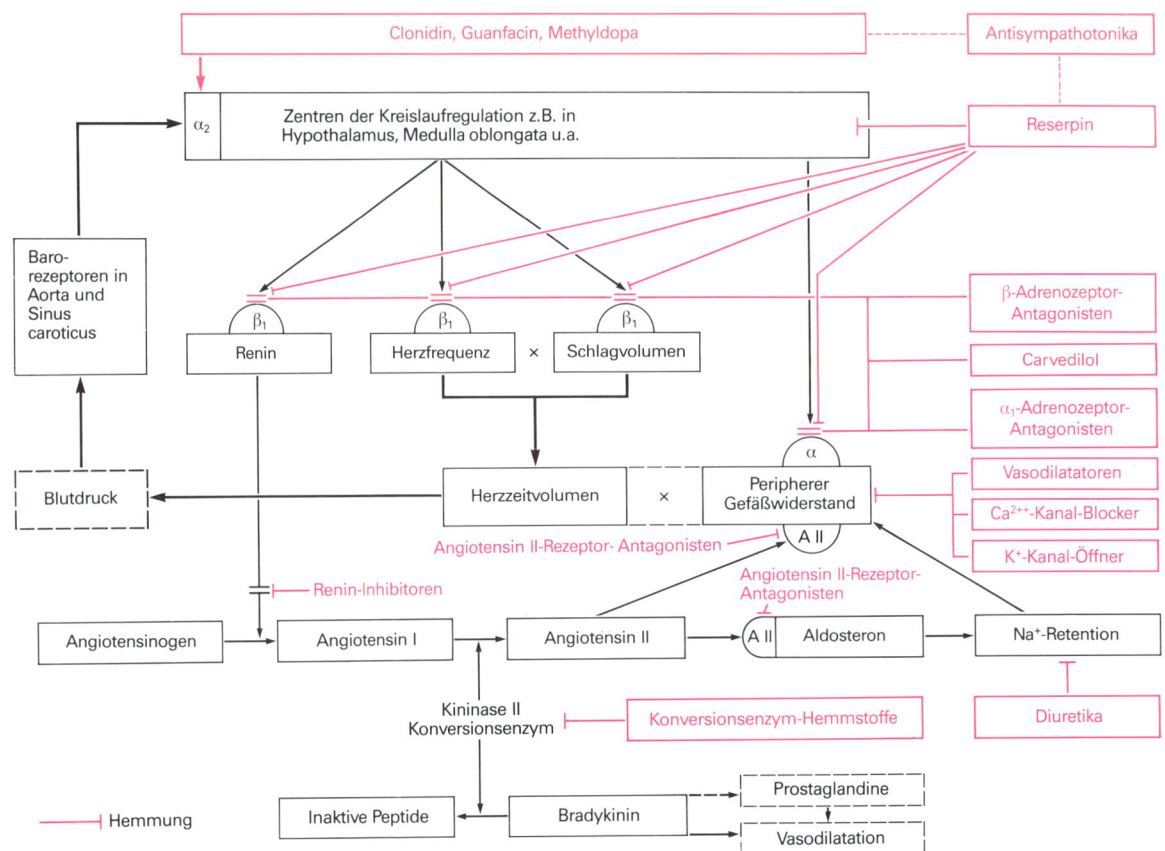

Abb. 32: Mechanismen der Blutdrucksenkung bei kombinierter Anwendung von Antihypertensiva.

Jede über die Senkung des Herzzeitvolumens oder des peripheren Gefäßwiderstandes „erzwungene" Senkung des Blutdrucks führt reflektorisch über die Barorezeptoren zu einer Verminderung der Hemmung oder zur direkten Stimulierung aktivierender Zentren der Kreislaufregulation. Der periphere Sympathikustonus steigt an. Über die Stimulierung von α-Adrenozeptoren wird der periphere Gefäßwiderstand, über die Stimulierung von β_1-Adrenozeptoren das Herzzeitvolumen angehoben. Die ursprüngliche Blutdruckhöhe wird wieder erreicht. Eine zusätzliche, verzögert einsetzende Blutdruck-Regulation erfolgt über die Stimulierung von renalen β_1-Adrenozeptoren: Die Aktivierung der Reaktionskette Renin-Angiotensin II erhöht den peripheren Gefäßwiderstand direkt über Angiotensin II-Rezeptoren (AII), indirekt über die Na^+-Retention, die durch Aldosteron ausgelöst wird. Der periphere Gefäßwiderstand wird durch **Diuretika**, und vor allem durch die Vasodilatatoren **Dihydralazin** und **Minoxidil** gesenkt; allerdings steigen reflektorisch der Sympathikustonus und damit das Herzzeitvolumen und die Renin-Sekretion an; β-Adrenozeptor-Antagonisten verhindern die Auswirkung dieser Gegenregulation. Additiv blutdrucksenkende Wirkungen sind auch bei der Kombination von **Diuretika + β-Adrenozeptor-Antagonisten** sowie **Calcium-Kanalblockern** zu erwarten.

Clonidin und Guanfacin senken den Blutdruck über eine zentralnervös vermittelte Verminderung des Sympathikustonus (Stimulierung von zentralen α_2-Adrenozeptoren); die Mechanismen der Gegenregulation sind deshalb ebenfalls aufgehoben (allerdings nicht vollständig bei Methyldopa). Diuretika haben in diesem Falle durch einen renalen Angriffspunkt eine additive blutdrucksenkende Wirkung; denn die gegenregulatorische Komponente bleibt jetzt ebenfalls aus. Auch bei der Kombination **Dihydralazin + Clonidin** schwächt Clonidin durch seine antisympathotone Wirkung die durch die Vasodilatation ausgelöste noradrenerge Gegenregulation ab.

Trotz Senkung des Sympathikustonus steigert **Reserpin** die Na^+- und Wasserretention. Eine additive Behandlung mit Diuretika ist unerläßlich. **Hemmstoffe des Konversions-Enzyms** (z. B. Captopril und Enalaprilat, der aktive Metabolit von Enalapril) hemmen die Bildung von Angiotensin II. Sie senken den peripheren Gefäßwiderstand und die Na^+-Retention. Diuretika sind additiv wirksam, denn die Gegenregulation über Angiotensin II-Aldosteron ist unterbrochen. Auch wird Bradykinin vermindert abgebaut, wodurch eine zusätzliche Vasodilatation ausgelöst wird.

α_1-Adrenozeptor-Antagonisten (z. B. Prazosin) senken den peripheren Widerstand; die ggf. auftretende Gegenregulation kann durch β-Adrenozeptor-Antagonisten aufgehoben werden. Nach Blockade von α- und β-Adrenozeptoren besitzen Diuretika eine additive blutdrucksenkende Wirkung, ohne die sonst zu erwartenden Gegenregulationen. **Neue,** noch nicht auf breiter Basis erprobte **Antihypertensiva** sind: der α_1-$\beta_{1/2}$-Adrenozeptor-Antagonist Carvedilol, K^+-Kanalöffner, Renin-Inhibitoren sowie Angiotensin II-Rezeptor-Antagonisten.

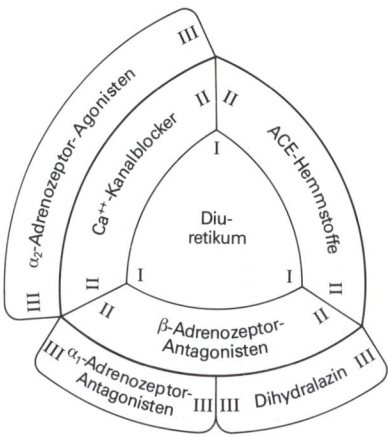

Abb. 33: Monotherapie und Kombinationstherapie der Hypertonie.

Bei einer milden bis mittelschweren Hypertonie ist eine **Monotherapie** mit den Antihypertensiva der 1. Wahl (I oder II) indiziert. Sie haben eine große therapeutische Breite und keine schwerwiegenden zentralnervösen unerwünschten Wirkungen.

Ist mit einer Monotherapie keine ausreichende Wirkung erzielbar (Blutdruckwerte > 140/90 Hg), sollte eine **Zweifach-Kombination** (I + II oder II + III) angewendet werden; in der Regel wird hierbei ein Diuretikum eingesetzt, um eine kompensatorische Na$^+$- und H$_2$O-Retention zu vermeiden. β-Adrenozeptor-Antagonisten unterdrücken bei gleichzeitiger Anwendung von Diuretika, Konversions-Enzym(ACE)-Hemmstoffen und Ca-Kanalblockern vom Typ der Dihydropyridine die reflektorische Freisetzung von Renin. ACE-Hemmstoffe verhindern die durch Diuretika erfolgende Aktivierung des Renin-Angiotensin-Aldosteron-Systems.

Bei unzureichendem Therapieerfolg erweisen sich bestimmte Dreifach-Kombinationen (I + II + II oder I + II + III) als geeignet. β-Adrenozeptor-Antagonisten unterdrücken die z. B durch Dihydralazin, α$_1$-Antagonisten oder Ca-Kanalblocker (Dihydropyridintyp) ausgelöste reflektorische Tachykardie.

Ideale Kombinationspartner der Diuretika sind **β-Rezeptorenblocker**; sie hemmen die durch Diuretika ausgelösten Gegenregulationen (s. Abb. 32). Der Mechanismus der blutdrucksenkenden Wirkung der β-Rezeptorenblocker ist bislang nicht eindeutig geklärt (s. S. 178). Initial wird das Herzzeitvolumen gesenkt (Abb. 32). Aufgrund des Barorezeptorenreflexes steigt der periphere Gefäßwiderstand an. Erst im Verlauf von Tagen und Wochen setzt jedoch eine „adaptive" Senkung des peripheren Gefäßwiderstandes ein. Dies erklärt die langsam einsetzende Senkung der systolischen und diastolischen Drücke. β-Adrenozeptor-Antagonisten sind im jüngeren und mittleren Lebensalter indiziert, aber auch bei gleichzeitigem Vorliegen einer Angina pectoris oder nach vorausgegangenem Herzinfarkt (Kontraindikationen und Dosierung s. S. 179).

Bei einer **2fach-Kombinationstherapie** können prinzipiell alle Antihypertensiva der 1. Wahl miteinander kombiniert werden (Abb. 33), zusätzlich Diuretika mit α$_1$-Adrenozeptor-Antagonisten, α$_2$-Adrenozeptor-Agonisten (z. B. Clonidin 2 × 75 µg/Tag) oder Reserpin (0,1−0,3 mg/Tag).

Bei unzureichender Wirksamkeit können folgende **3fach-Kombinationen** Anwendung finden:
Diuretikum + β-Adrenozeptor-Antagonist + Vasodilatator (z. B. Dihydralazin, α$_1$-Adrenozeptor-Antagonist, Ca-Kanalblocker) oder Diuretikum + Ca-Kanalblocker + α$_2$-Adreno-

zeptor-Agonist (Abb. 33). Ist auch die 3fach-Kombination unzureichend wirksam, kann eine weitere Blutdrucksenkung durch die Kombination von ACE-Hemmstoffen mit steigenden Dosen von **Schleifendiuretika** und Ca-Kanalhemmstoffen versucht werden oder durch die 3fach-Kombination Minoxidil (s. S. 188) + Diuretikum + β-Adrenozeptor-Antagonist.

Differentialtherapie

Beim **älteren Hypertoniker** (> 65 Jahre) sind Mittel der 1. Wahl die Arzneimittel, die den peripheren Gefäßwiderstand senken. Bei niedriger Dosis und einschleichender Dosierung sind dies Diuretika, Ca-Kanalblocker und ACE-Hemmstoffe. Auch Dihydroergotoxin (4−8 mg/Tag; s. S. 176) führt bei älteren Hypertonikern zu einer langsam einsetzenden und milden Blutdrucksenkung. Herzfrequenz und orthostatische Kreislaufregulation bleiben unbeeinflußt.

Bei **Niereninsuffizienz**, vor allem bei bestehender **Herzinsuffizienz**, sind Diuretika und ACE-Hemmstoffe (in einschleichender Dosierung) die Mittel der Wahl. Ab einer Kreatinin-Konzentration im Serum von > 2,5 mg/dl sind Schleifendiuretika indiziert. Kaliumsparende Diuretika dürfen wegen der Gefahr einer Hyperkaliämie nicht gegeben werden. Bei der Verwendung von β-Adrenozeptor-Antagonisten (z. B. bei gleichzeitig vorliegender Koronarinsuffizienz) muß die verminderte Elimination der hydrophilen Antagonisten berücksichtigt werden (Abb. 23).

Bei Hypertonie und **Diabetes** sollten „stoffwechselneutrale" Antihypertensiva Verwendung finden, vor allem Ca-Kanalblocker und ACE−Hemmstoffe. Beim Typ II-Diabetes liegt vielfach ein kompensatorischer Hyperinsulinismus vor (Insulinresistenz), der mit einem defekten Kallikrein-Kinin-Prostaglandin-System mit gesenkter Insulin-Sensitivität einhergehen soll. ACE-Hemmstoffe sind offensichtlich die Mittel der Wahl, da sie den Bradykinin-Abbau hemmen (Abb. 32) und die Prostaglandin-Synthese stimulieren.

In der **Schwangerschaft** steigt die Gefährdung des Feten bereits bei einer Grenzwerthypertonie deutlich an. Diuretika sind kontraindiziert. Sie können das bereits verminderte Plasmavolumen zusätzlich erniedrigen und damit auch die Durchblutung der uteroplacentaren Einheit. Auch Hemmstoffe des Konversionsenzyms vermindern die Perfusion der uteroplacentaren Einheit und können beim Neugeborenen eine Anurie auslösen. Ca-Kanalblocker sind ebenfalls kontraindiziert, da im Tierversuch teratologische Veränderungen beobachtet wurden.

Antihypertensiva der 1. Wahl sind **β-Adrenozeptor-Antagonisten**; sie sind auch prophylaktisch wirksam auf die Entwicklung einer Propfgestose und reduzieren eine bestehende Proteinurie. Vorzuziehen sind β$_1$-selektive Antagonisten (z. B. Atenolol, Metoprolol), denn sie schwächen im Falle einer tokolytischen Behandlung die uteruserschlaffende Wirkung von β$_2$-Adrenozeptor-Agonisten nur geringfügig ab. Auch Methyldopa (500−1500 mg/Tag) ist ein erprobtes Antihypertensivum, das den Eintritt einer Eklampsie verhindern kann. Bei drohender oder manifester Eklampsie (Drücke > 170/110 mmHg) sind Dihydralazin i. v. oder Urapidil i. v. die Mittel der Wahl, u. U. in Kombination mit antikonvulsiv wirkenden Arzneimitteln (z. B. Diazepam[1], Magnesiumsulfat).

Therapie des hypertensiven Notfalls

Eine Notfallsituation liegt dann vor, wenn Blutdruckwerte über 240/140 mmHg zu lebensbedrohlichen Folgeerschei-

---

[1] z. B. Valium®.

nungen (z. B. Hochdruckencephalopathie, Lungenödem, Angina pectoris u. a.) geführt haben. In der Regel ist die sofortige Klinikeinweisung notwendig. Das Mittel der Wahl zur **präklinischen Blutdrucksenkung** ist Nifedipin (10 mg Kapsel zerbeißen, Inhalt verschlucken). Erfolgt kein sofortiger Wirkungseintritt, kann die Dosis mehrfach wiederholt werden. Bei unzureichender Wirkung kann 0,075 mg Clonidin langsam i. v. injiziert werden. Die drucksenkende Wirkung tritt nach ca. 10 min ein, verbunden mit einer Sedation (s. S. 182). In der Klinik ist eine Wiederholung bis 0,3 mg möglich, u. U. kombiniert mit 6,25–12,5 mg Dihydralazin i. v. Der reflektorische Anstieg der Herzfrequenz nach Dihydralazin wird durch die antisympathotone Wirkung des Clonidin abgeschwächt. Auch 25–100 mg Urapidil i. v. sind bei unzureichender Blutdrucksenkung nach Clonidin indiziert. 150–300 mg i. v. Diazoxid (s. S. 188) stellen bei unzureichender Blutdrucksenkung die nächste Stufe dar. Nur in den sonst therapiefraktären Fällen ist die Infusion von Nitroprussid-Natrium mittels Perfusor indiziert. Engmaschige Kontrollen von Blutdruck und Herzfrequenz sind erforderlich. Adjuvierende Maßnahmen sind 20–40 mg Furosemid i. v., insbesondere bei Niereninsuffizienz und Überwässerung. Glyceroltrinitrat[1] (als Kapsel oder Spray) ist besonders bei pectanginösen Beschwerden oder Lungenödem infolge Linksherzversagens indiziert. Ist das Vorliegen eines Phäochromozytoms nicht sicher ausgeschlossen, kann Phentolamin (2,5–5 mg i. v.) versucht werden.

Therapie des Phäochromozytoms

Bei 0,1–0,5 % der Patienten mit Hypertonie kann als Ursache ein meist gutartiger Tumor des Nebennierenmarks oder entartetes extraadrenal lokalisiertes chromaffines Gewebe nachgewiesen werden. Die Tumorlokalisation (10 % multiple, extraadrenale oder maligne Tumoren) erfolgt u. a. szintigraphisch 1–3 Tage nach Injektion von ^{131}I-meta-Iodbenzylguanidin. Diese Substanz hat wie Guanethidin eine hohe Affinität zu den „Noradrenalin-Pumpen" (Abb. 27) und wird somit in den entarteten Zellen angereichert. In 50 % der Fälle treten aufgrund einer ungezügelten Katecholaminfreisetzung paroxysmale Blutdrucksteigerungen oder ein fixierter Hochdruck auf. Die klinische Symptomatik ist vielfältig (Tachykardien, Kopfschmerzen, orthostatische Labilität des Kreislaufs, Hyperglykämie, Schweißausbrüche). Die Geschwindigkeit der Katecholamin-Synthese des nichtinnervierten, entarteten chromaffinen Gewebes ist bis 100fach erhöht, denn die physiologische negative feedback-Regulation der Tyrosin-Hydroxylase durch extravesikuläres Noradrenalin entfällt. Die Speicherkapazität der Vesikel wird überschritten, und die Katecholamine werden nicht mehr über die nerval regulierte Exozytose, sondern durch Diffusion und den in Abb. 15 dargestellten „Drehtürprozeß" freigesetzt. Jede mechanische Irritation des Tumors (Lagewechsel, Bauchpresse, intraoperative Manipulation) kann daher zu einer paroxysmalen Katecholaminausschüttung führen. Auch die Katecholaminfreisetzung aus sympathischen Nervenendigungen ist erhöht, denn ihr Noradrenalin- und Adrenalin-Gehalt ist aufgrund der erhöhten Aufnahme zirkulierender Katecholamine angestiegen. Die endgültige Diagnose wird durch den Nachweis extrem erhöhter Katecholamin-Konzentrationen im Plasma (s. Tab. 1) gestellt. Im Harn steigt die Ausscheidung von Noradrenalin und Adrenalin von < 50 auf > 200 µg/24 h an, diejenige von Metanephrin und Normetanephrin von 500 auf > 2500 µg/24 h. Die Ausscheidung des Endproduktes des Katecholaminabbaus – der Vanil-linmandelsäure – wird von 2–6 mg/24 h auf > 15 mg/24 h erhöht.

Die **kausale Behandlung** des Phäochromozytoms besteht in einer operativen Entfernung nach präoperativer Normalisierung der Blutdruckwerte durch Phenoxybenzamin (s. S. 172) bei gleichzeitigem Schutz gegen Tachyarrhythmien durch β-Adrenozeptor-Antagonisten (z. B. Propranolol).

Intraoperativ auftretende Blutdruckkrisen sind durch i. v. Injektion von Phentolamin, Prazosin oder Urapidil beherrschbar.

Bei **Inoperabilität** ist eine Dauerbehandlung mit α- und β-Adrenozeptor-Antagonisten erforderlich, bei maligner Entartung und Metastasierung eine kombinierte zytostatische Therapie mit Cyclophosphamid[1], Dacarbazin[2] und Vincristin[3]. Die Katecholaminsynthese des Tumors kann durch Gabe des kompetitiven Hemmstoffes der Tyrosinhydroxylase Metyrosin (= α-Methyl-Tyrosin) gesenkt werden. Für die lokale Radiotherapie ist ^{131}I-meta-Iodbenzylguanidin aufgrund der hohen und langanhaltenden Anreicherung ($t_{1/2} \geq 70$ h) im entarteten chromaffinen Gewebe geeignet.

Absetz-Phänomene (Rebound)

Nach dem plötzlichen Absetzen einer länger dauernden Therapie mit Antihypertensiva können „Rebound"- oder Entzugssyndrome auftreten, die sich entweder nur in uncharakteristischen Symptomen (Unruhe, Schlaflosigkeit, Angstgefühl, Schweißausbruch), aber u. U. auch in lebensbedrohlichen Blutdruckerhöhungen äußern können. Die Gefahr von Rebound-Effekten scheint desto größer, je höher die Dosis und je länger die Dauer der Anwendung und je kürzer die Wirkungsdauer des betreffenden Antihypertensivums war.

Für das „Rebound"-Phänomen nach Absetzen der als Agonisten **an zentralen α_2-Adrenozeptoren wirkenden Antisympathotonika** (Clonidin > Guanfacin > Methyldopa) wird mangels gesicherter Erklärungen (z. B. „up-regulation" und „Sensibilisierung" von Adrenozeptoren s. S. 153) angenommen, daß das System nach einer pharmakologisch erzwungenen „Dysregulation" erst nach Überschießen in die entgegengesetzte Richtung zur „Homöostase" zurückschwingt: Der langfristigen Unterdrückung der sympatho-nervalen und sympathoadrenalen Aktivität folgt nach Abbruch der Medikation eine überschießende Freisetzung von Katecholaminen, die u. U. auf up-regulierte Adrenozeptoren trifft, wodurch u. U. krisenhafte Anstiege von Blutdruck und Herzfrequenz ausgelöst werden können. Aufgrund der jetzt empfohlenen Niedrigdosis-Therapie (z. B. für Clonidin) ist die Gefahr eines Rebound-Phänomens geringer geworden.

Am häufigsten, vor allem mit höherer Morbidität und Mortalität behaftet, ist das Rebound-Phänomen nach abruptem Absetzen einer länger dauernden Therapie mit **β-Adrenozeptor-Antagonisten.** Es scheint nach Absetzen von Antagonisten mit partiell agonistischer Wirkung seltener und mit geringerem Schweregrad aufzutreten. Das Rebound-Phänomen bedeutet vor allem für Patienten mit schwerer Koronar-Insuffizienz ein hohes Risiko. Es kann ein bis zwei Tage nach dem Absetzen, sogar noch nach 3–4 Wochen einsetzen. Neben uncharakteristischen Störungen der Befindlichkeit können Tachykardie und Tachyarrhythmie sowie gehäufte Angina-pectoris-Anfälle mit der Gefahr des Myokardinfarktes und plötzlichen Herztodes auftreten. Bei Hypertonikern kann der Blutdruck rasch zu Werten vor Beginn der Behandlung oder darüber hinaus zurückkehren, verbunden mit einer Endor-

---

[1] z. B. Nitrolingual®.

[1] z. B. Endoxan®; [2] z. B. D.T.I.C.; [3] z. B. Vincristinsulfat R.P.®.

gan-Schädigung (z. B. Encephalopathie, Hirnschlag, kardiale Symptomatik, s. o.). Auch die Konzentrationen von Cortisol, Insulin, Glucose u. a. im Blut können ansteigen, nach Gabe von Antagonisten mit PAA vor allem das Plasma-Kalium sowie das Prolactin.

Als Ursache kommt, vor allem bei nichtselektiven und β_1-selektiven β-Adrenozeptor-Antagonisten, eine Hochregulierung („up-regulation") insbesondere der kardialen β_1-Adrenozeptoren in Betracht (zur Erhöhung der Adrenozeptorendichte und verbesserten Koppelung s. S. 155).

Zur **Vermeidung von Entzugsphänomenen** sollte ein Antihypertensivum prinzipiell „ausschleichend" abgesetzt werden. Bei aufgetretenem, gravierendem „Rebound"-Effekt kann das entsprechende Antihypertensivum erneut, u. U. parenteral (z. B. Clonidin) verabfolgt werden. Bei Blutdruckkrisen nach Clonidin und Guanfacin sind Phentolamin oder Urapidil i. v. indiziert. Bei **β-Adrenozeptor-Antagonisten** sollte die Erhaltungsdosis über 7–10 Tage auf eine Dosis äquivalent zu 30 mg/Tag Propranolol reduziert werden; das endgültige Absetzen kann nach weiterer Therapie über 2 Wochen erfolgen. Während der 4wöchigen Ausschleichphase sollten sich alle β-Adrenozeptor-Populationen qualitativ und quantitativ „normalisiert" haben. Ein gering bis mittelgradig eingetretenes Rebound-Phänomen spricht meist schon auf eine orale Gabe eines β-Adrenozeptor-Antagonisten an; im Notfall ist auch die i. v. Injektion von 0,5 mg Propranolol, ggf. nach 5–10 min von 1 mg i. m., angezeigt; u. U. muß eine i. v. Infusion von 0,01–0,05 mg/min folgen.

Therapie von hypotonen Kreislaufregulationsstörungen

Pathophysiologie

Hypotone Kreislaufregulationsstörungen sind Ausdruck einer gestörten Anpassung des Kreislaufs bei der Lageveränderung vom Liegen (aus der Klinostase) zum Stehen (in die Orthostase); sie werden daher auch als **„orthostatische Dysregulationen"** bezeichnet. Charakteristisch (Abb. 34) ist ein Blutdruckabfall – insbesondere des systolischen Blutdrucks – bei Lagewechsel zur oder in Orthostase, der mit Blässe, Tachykardie, Schweißausbruch, Schwindelgefühl, Flimmern oder „Schwarzwerden" vor den Augen, selten auch mit Synkopen einhergeht. Die Symptome der hypotonen Kreislaufregulationsstörungen werden als Ausdruck einer vorübergehenden leichten Minderperfusion des Gehirns angesehen, die durch Lagewechsel zum Sitzen oder Liegen sofort behoben werden kann; dies unterscheidet sie von den schwereren Formen des Kreislaufversagens.

Als **Ursachen** für hypotone Kreislaufstörungen kommen Infektionen und Hypovolämie, kardiale, endokrine oder neurologische Krankheiten, aber auch emotionale (insbesondere angstbesetzte) Belastungsreaktionen und Phasen nach Bettlägerigkeit in Betracht; eine Neigung zu hypotonen Kreislaufregulationsstörungen gibt es auf der Basis konstitutioneller Faktoren und in Phasen gesteigerten körperlichen Wachstums.

Auch im **höheren Lebensalter** werden orthostatische Beschwerden beobachtet, die Folge einer Hypovolämie, möglicherweise auch einer geänderten Empfindlichkeit der Adrenozeptoren sein können. Bei Patienten mit **diabetischer Polyneuropathie** oder **M. Parkinson** finden sich vermehrt orthostatische Beschwerden. Nicht selten sind hypotone Kreislaufregulationsstörungen aber eine Folge der Behandlung mit Arzneimitteln, insbesondere mit Antihypertensiva oder Psychopharmaka (Tab. 6).

Zur diagnostischen Einordnung orthotastischer Kreislaufregulationsstörungen und zur Therapiekontrolle kann ein **Stehtest** unter Messung des Blutdrucks und der Herzfrequenz herangezogen werden. Nach den in Orthostase meßbaren Veränderungen lassen sich vier **Reaktionsformen** unterscheiden:

– hypertone Orthostasereaktion: Anstieg von Blutdruck und Herzfrequenz;
– sympathotone Orthostasereaktion: Abfall des Blutdrucks und Anstieg der Herzfrequenz;
– asympathotone Orthostasereaktion: Abfall des Blutdrucks bei unveränderter Herzfrequenz;
– vasovagale Orthostasereaktion: Abfall von Blutdruck und Herzfrequenz.

Die **hypertone** Orthostasereaktion kann Zeichen einer beginnenden Hochdruckkrankheit sein. Sie ist ebenso wie die **sympathotone** Reaktionsform gekennzeichnet durch eine überschießende Aktivierung des noradrenergen Nervensystems bei gleichzeitig unzureichender Mobilisierung des Blutes aus den abhängigen Körperpartien.

Bei der **asympathotonen** Orthostasereaktion ist die Sympathikusaktivität vermindert; bei den seltenen schweren Fällen handelt es sich in der Regel um eine genetisch bedingte verminderte Aktivierbarkeit des noradrenergen Nervensystems (familiäre Dysautonomie). Die **vasovagale** Reaktionsform führt rasch zur Synkope („Ohnmacht").

Therapeutische Maßnahmen

Behandlungsziel ist es, die den Symptomen der hypotonen Kreislaufregulationsstörungen zugrunde liegenden Ursachen so weit wie möglich zu beseitigen. Wenn die hypotonen Regu-

---

Tab. 6: Arzneimittel, die eine symptomatische hypotone Kreislaufregulationsstörung (iatrogene orthostatische Dysregulation) hervorrufen können.

Antisympathotonika
  Guanethidin
  Reserpin
  Methyldopa
  Clonidin

Vasodilatatoren
  α-Adrenozeptor-Antagonisten
  Calcium-Kanalblocker
  K^+-Kanalöffner
  Diuretika
  organische Nitroverbindungen

Arzneimittel mit Wirkung auf das Zentralnervensystem
  Trizyklische Antidepressiva
  Phenothiazin-Derivate
  (insbesondere Neuroleptika)
  Sedativa
  Opioide

Sonstige Maßnahmen
  Spinalanästhesie

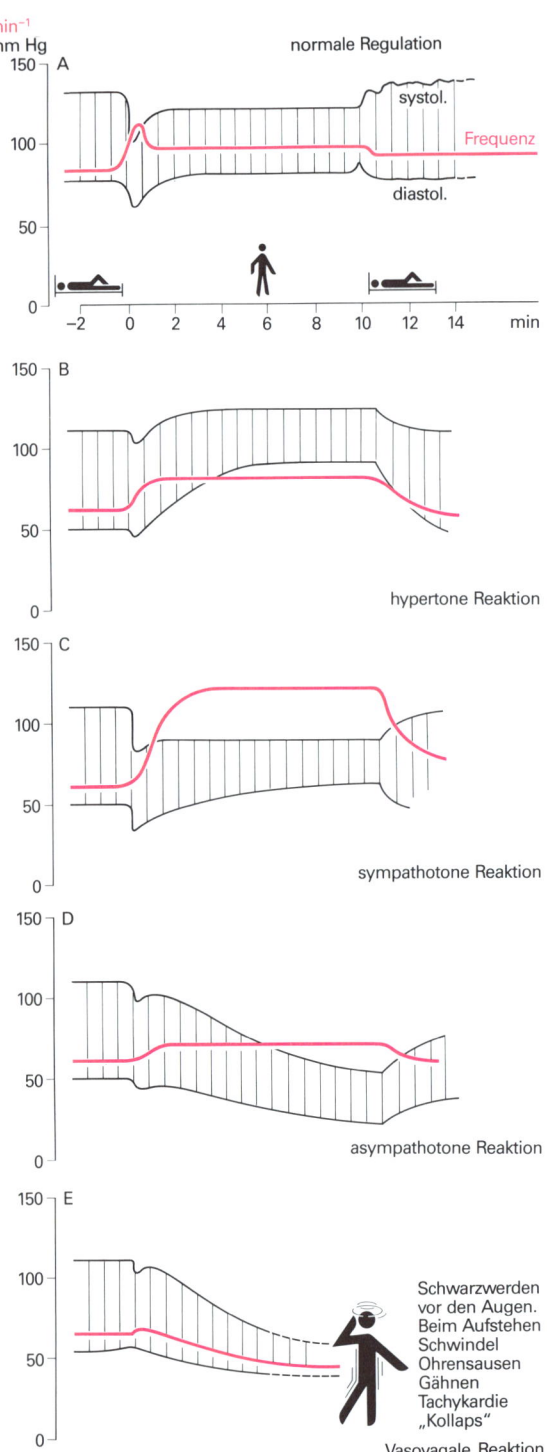

lationsstörungen Folge organischer Erkrankungen (z. B. Bradykardie, Nebennierenrindeninsuffizienz) sind, so müssen diese Grundleiden behandelt werden. Antihypertonika oder andere Arzneimittel, die zu Hypotonie, Orthostasereaktionen oder Hypovolämie führen, sind niedriger zu dosieren oder abzusetzen oder nötigenfalls durch andere Mittel zu ersetzen (Tab. 6).

Bei Patienten mit sonst gesunden Organbefunden stehen **nichtmedikamentöse** Maßnahmen im Vordergrund. Situationen, die erfahrungsgemäß symptomatische Orthostasereaktionen auslösen können (z. B. zu rasches Aufrichten), sollen möglichst vermieden werden. Für eine ausreichende **Kochsalzzufuhr** (z. B. bei verstärktem Schwitzen) und eine ausreichende **Flüssigkeitszufuhr** (vor allem auch bei alten Patienten) muß Sorge getragen werden. Ein verbessertes Ansprechen der Kreislaufreflexe kann durch dosiertes **körperliches Training** (leichtes Intervall- und Lagewechseltraining) oder physikalisch-therapeutische Maßnahmen (z. B. Hydrotherapie) gefördert werden. Kompressionsstrümpfe sind insbesondere bei ausgeprägter Varikosis angezeigt. Morgendlicher Kaffee- oder Teegenuß kann nützlich sein.

Grundsätzlich ist zu beachten, daß ein niedriger Blutdruck oder ein Blutdruckabfall ohne Symptome keiner Behandlung bedürfen; auch über die Bedeutung „hypotoner" systolischer Blutdruckwerte (< 100 – 110 mmHg) in der Schwangerschaft für die fetale Entwicklung gibt es bislang keine gesicherten Erkenntnisse. Bei unspezifischen Symptomen wie allgemeiner Leistungsminderung, Konzentrationsschwäche, Müdigkeit und Schlafstörungen gilt, daß eine Korrelation mit niedrigen Blutdruckwerten noch keine Kausalität bedeutet; bei psychosomatischen Störungen sind entsprechende therapeutische Ansätze indiziert.

Die hypotonen Kreislaufregulationsstörungen sind im allgemeinen von geringem Krankheitswert. Eine **medikamentöse Therapie** ist dann gerechtfertigt, wenn die oben genannten Maßnahmen nicht ausreichen, d. h. wenn in Orthostase ausgeprägte Beschwerden auftreten und der systolische Blutdruck reproduzierbar auf Werte von 80 mmHg oder darunter absinkt. Eine Anwendung von Antihypotonika kann außerdem erwogen werden, wenn ein starker systolischer Blutdruckabfall auf Werte oberhalb von 80 mmHg reproduzierbar mit ausgeprägten Orthostasesymptomen einhergeht.

Abb. 34: Kreislaufreaktionen beim Übergang vom Liegen (Klinostase) zum Stehen (Orthostase).

A. Unter physiologischen Bedingungen wird der venöse Gefäßtonus innerhalb von wenigen Sekunden durch Aktivierung des noradrenergen Nervensystems erhöht und wirkt dem „Versacken" des Blutes im venösen Niederdrucksystem entgegen, gleichzeitig wirkt die Beinmuskulatur als effektive „Muskelpumpe". Die Blutumverteilung ist somit bei Kreislaufgesunden innerhalb von 30 – 60 s abgeschlossen. Die geringe

initiale Erhöhung der Herzfrequenz schwingt auf übliche Werte ein.

B. und C. Bei Volumenmangel oder unzureichendem Auspressen des Blutes aus den abhängigen Körperpartien kommt es zu einer Verkleinerung der Blutdruckamplitude. Der kompensatorische noradrenerge Antrieb kann entweder zu einer Steigerung des arteriellen Mitteldrucks (hypertone Reaktionsform, B) bei vermindertem kardialen Füllungsdruck, oder zu einer Steigerung der Herzfrequenz (sympathotone Reaktionsform, C) führen.

D. Wenn der noradrenerge Antrieb zu gering ist, um eine hinreichende Kompensation zu gewährleisten, kommt es zu deutlichem Blutdruckabfall bei wenig veränderter Herzfrequenz (asympathotone Reaktionsform). Extremfälle einer solchen Stehhypotonie finden sich bei der seltenen familiären Dysautonomie (Shy-Drager-Syndrom).

E. Bei der vasovagalen Reaktionsform kommt es zu einem Abfall von Blutdruck und Herzfrequenz und damit u. U. innerhalb kurzer Zeit zur Synkope („Ohnmacht"). Die Reaktionsform ist nicht durch eine mangelnde Aktivierbarkeit des noradrenergen Antriebs (Dysautonomie), sondern durch eine vagal dominierte Konditionierung (z. B. als Ausdruck psycho-vegetativer Störungen) bedingt.

Nach Besserung des Beschwerdebildes sind Auslaßversuche angezeigt, um die Notwendigkeit der Arzneibehandlung zu überprüfen.

Um den venösen Rückstrom zum Herzen zu erhöhen, wird das relativ selektiv venokonstringierend wirkende **Dihydroergotamin**[1] (s. S. 176) eingesetzt. Dihydroergotamin kann insbesondere bei sympathotoner, aber auch bei hypertoner und asympathotoner Orthostasereaktion nützlich sein. Der therapeutische Nutzen einer Daueranwendung von Dihydroergotamin ist aber noch nicht gesichert, seine Anwendung in der Frühschwangerschaft ist kontraindiziert, in der Spätschwangerschaft umstritten.

Die Anwendung von **Adrenozeptor-Agonisten** beruht auf der Vorstellung, daß sie durch eine α-adrenerg vermittelte arterioläre Vasokonstriktion blutdrucksteigernd wirken; die bessere therapeutische Evidenz (insbesondere bezüglich subjektiver Symptome) spricht aber gegenwärtig für solche Stoffe, die – wie **Etilefrin**[2] oder auch **Amezinium**[3] – eine direkte bzw. indirekte β-sympathomimetische Wirkungskomponente aufweisen und so eine Steigerung des Schlagvolumens induzieren können. Die Anwendung von Adrenozeptor-Agonisten kann bei asympathotonen Reaktionsformen erwogen werden.

β-Adrenozeptor-Antagonisten (s. S. 176) werden bevorzugt bei hypertoner Orthostasereaktion eingesetzt; sie führen u. a. zu einer vorübergehenden arteriolären Vasokonstriktion, aber über ihren Nutzen bei länger dauernder Anwendung liegen bisher keine gesicherten Erkenntnisse vor. Erste klinische Erfahrungen sprechen dafür, daß β-Adrenozeptor-Antagonisten auch bei einem Teil der Patienten mit familiärer Dysautonomie (asympathotoner Stehhypotonie) mit Erfolg eingesetzt werden können. Möglicherweise sind hier Partial-Agonisten (z. B Pindolol[1]) vorteilhaft.

Bei der Anwendung von **nichtsteroidalen Antiphlogistika**, z. B. von Indometacin[2], zur medikamentösen Salz- und Wasserretention ist eine sorgfältige Nutzen-Risiko-Abwägung erforderlich.

Als „ultima ratio" bei sympathotonen und asympathotonen Reaktionsformen sind **Mineralocorticoide** (z. B. Fludrocortison[3]) zu erwägen (s. S. 566). Neben der erwünschten Natrium- und Wasserretention führen sie aber zu unerwünschten Glucocorticoid-Effekten, wodurch sich eine Daueranwendung von selbst verbietet.

Bei vasovagalen Kreislaufreaktionen sind die Zusammenhänge zwischen Psyche und Soma (Blutdruckabfall) besonders deutlich. Als letzte – pharmakotherapeutische – Maßnahme kommt hier die Gabe von Muskarin-Rezeptor-Antagonisten (z. B. Atropin 0,5 mg oral mehrmals täglich) in Betracht.

---

[1] Dihydroergot®; [2] z. B. Effortil®; [3] z. B. Regulton®.

[1] Visken®; [2] z. B. Amuno; [3] z. B. Astonin H®.

Therapie der chronisch-obstruktiven Atemwegserkrankungen (Chronische Bronchitis, Asthma bronchiale)

Pathophysiologie

Ursachen der „primär" chronischen Bronchitis sind u. a. bakterielle oder virale **Infektionen**, während beim Asthma bronchiale häufig eine **Allergie** als auslösendes Moment nachgewiesen werden kann (sog. extrinsisches Asthma).

Insbesondere drei Mechanismen führen zur **Obstruktion der kleinen Luftwege** (Abb. 35):
– die entzündlich-ödematöse Schwellung der Schleimhaut des Bronchialtraktes,
– die Einengung des Bronchiallumens durch Schleim (Hyperkrinie und Dyskrinie),
– der erhöhte Tonus der glatten Muskulatur (Bronchospasmus).

Eine über Jahre bestehende obstruktive Ventilationsstörung auf dem Boden einer Hyperreagibilität von Bronchialschleimhaut und glatter Muskulatur löst eine pathophysiologische Reaktionskette aus, an deren Ende die respiratorische Insuffizienz und das chronische Cor pulmonale stehen.

Therapeutische Maßnahmen

Eine **Kausaltherapie** ist nur bei Kenntnis der auslösenden Ursachen und folglich nur begrenzt möglich, z. B. durch Antigen-Elimination oder spezifische Hyposensibilisierung. Bei bestehender bakterieller Infektion sind Chemotherapeutika (Co-Trimoxazol[1], Ampicillin[2], Doxycyclin[3]) indiziert, das Rauchen ist einzustellen.

Bronchospasmolytika

β_2-Adrenozeptor-Agonisten (s. S. 164) senken den Tonus der glatten Bronchialmuskulatur; sie hemmen darüber hinaus die Freisetzung von Mediator-Substanzen aus den Mastzellen und steigern die mukoziliäre Klärfunktion (s. Tab. 2; Abb. 7). Nachteilig ist die fehlende antiphlogistische Wirksamkeit! β_2-Adrenozeptor-Agonisten (z. B. Fenoterol, Salbutamol, Terbutalin; Abb. 13) sind zuverlässig bronchodilatatorisch wirksam, wenn sie vorschriftsgemäß mittels Dosieraerosol angewendet werden. Die Wirkung setzt sofort ein und hält 4–6 h an. Die Wirkung von Salmeterol und Formoterol soll 12 h anhalten.

Ob nach langfristiger und hochdosierter Therapie eine Desensibilisierung von β_2-Adrenozeptoren (s. S. 166) therapielimitierend werden kann, ist bislang nicht eindeutig geklärt.

Beim schweren Asthma-Anfall ist die i. v. Infusion von Salbutamol (0,04 µg/kg/min) indiziert.

Theophyllin und seine Salze wirken nach oraler Gabe ausgeprägt bronchospasmolytisch. Eine intravenöse Injektion oder Infusion von Theophyllin ist vor allem im Status asthmaticus indiziert. Theophyllin hemmt auch die Freisetzung von Mediatorsubstanzen aus den Mastzellen. (Zum Mechanismus der Wirkung von Xanthin-Derivaten s. S. 383). Die Plasmakonzentration sollte 5–20 µg/ml betragen. Höhere Konzentrationen können zu schweren unerwünschten Wirkungen führen (s. S. 384).

Ipratropiumbromid[1] ist ein Muskarinrezeptor-Antagonist (quaternäres Stickstoff-Derivat; s. S. 130). Es wird beim Asth-

---

[1] z. B. Bactrim®; [2] z. B. Amblosin®; [3] z. B. Vibramycin®.

[1] Atrovent®.

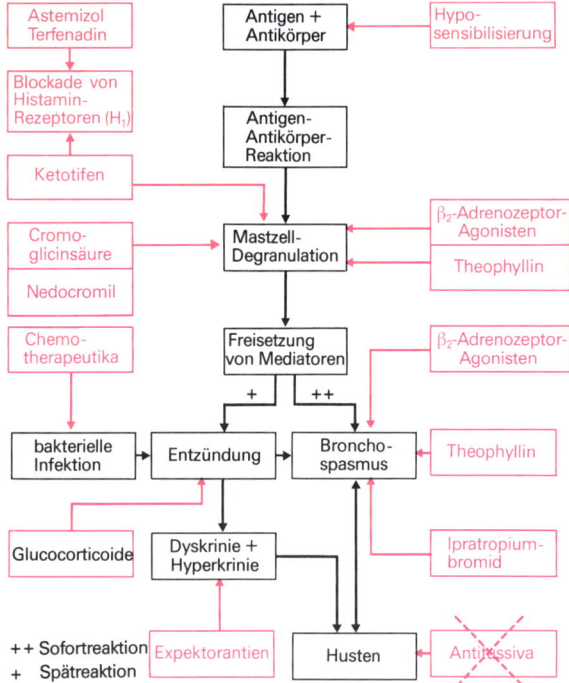

Abb. 35: Pathophysiologie der chronisch-obstruktiven Atemwegserkrankung und Angriffspunkte von Arzneimitteln.
Beim allergischen Asthma bronchiale werden Bronchospasmus (Sofortreaktion) und Entzündung (Spätreaktion) durch Mediatoren ausgelöst, die als Folge einer Antigen-Antikörper-Reaktion vor allem aus den Mastzellen der Bronchialschleimhaut freigesetzt werden. Ein ähnliches Syndrom tritt auch nach chronischer Infektion auf. **Bronchospasmolytisch** wirksam sind β2-Adrenozeptoragonisten, Ipratropiumbromid und Theophyllin. Glucocorticoide, Ketotifen sowie Cromoglicinsäure und Nedocromil sind „nur" prophylaktisch wirksam. **Glucocorticoide** unterdrücken vor allem die entzündliche **Spätreaktion**. Ihre Anwendung als Dosieraerosol gehört zur **1. Stufe der Therapie**. Antitussiva hemmen den protektiven Reflex „Husten". Sie sind deshalb nicht indiziert. H_1-Rezeptor-Antagonisten ohne zentralnervöse Wirkungen sind adjuvierend indiziert, wenn allergisch-entzündliche Begleitreaktionen der Konjunktival- und Nasenschleimhäute vorhanden sind.

ma bronchiale nur als Dosieraerosol, u. U. in Kombination mit Fenoterol angewandt.

Glucocorticoide

Glucocorticoide sollten als klassische Hemmstoffe der allergischen Spätreaktion (Entzündung und zelluläre Infiltration) möglichst nur in der Form der Dosieraerosole (z. B. Budesonid[1], Beclometason-dipropionat[2], Flunisolid[3]) angewendet werden, da dann keine relevanten systemischen unerwünschten Wirkungen zu erwarten sind. Selbst bei parenteraler Gabe von Glucocorticoiden tritt eine Besserung der Lungenfunktion meist erst nach einer Latenzphase von mehreren Stunden ein.

---

[1] Pulmicort®; [2] Sanasthmyl®; [3] Inhacort®.

Sonstige Arzneistoffe

Cromoglicinsäure[1], **Nedocromil**[2] und **Ketotifen**[3] hemmen die Freisetzung von Entzündungsmediatoren. Ketotifen ist darüber hinaus ein H_1-Histamin-Rezeptor-Antagonist (s. S. 311). Cromoglicinsäure und Nedocromil können ausschließlich inhalativ angewendet werden; sie haben nur prophylaktische Wirkung.
Ob langwirkende **H_1-Rezeptor-Antagonisten** (s. S. 312) mit nur schwach sedierenden Wirkungen (z. B. Astemizol[4], Terfenadin[5]) beim Asthma bronchiale additiv wirksam sind, ist noch nicht eindeutig gesichert.
Die Behandlung mit **Expektorantien** dient der Beseitigung von Hyperkrinie und Dyskrinie. Sekretolytika (z B. Ambroxol[6], Carbocistein[7]) sollen die Sekretion eines dünnflüssigen und leicht abhustbaren Sekretes bewirken; Mukolytika (z. B. Acetylcystein[8], Mesna[9]) senken die Viskosität bereits sezernierten Schleims durch reduktive Spaltung von Disulfidbrücken. Luftbefeuchtung und reichliche Flüssigkeitszufuhr sind die Vorbedingungen für eine wirksame Expektoration.

Kombinationsbehandlung

Antiasthmatika der 1. Stufe sind β2-Adrenozeptor-Agonisten (Dosieraerosol: 4−6 × 1−2 Hübe/Tag) und/oder Glucocorticoide (Dosieraerosol: 2−3 × 1−2 Hübe/Tag); beim exogen-allergischen Asthma, vor allem auch bei Kindern und Jugendlichen, gehört Cromoglicinsäure in die 1. Stufe (Dosieraerosol: 4 × 2 Hübe/Tag). Bei unzureichender Wirkung können die Arzneimittel als 2- oder 3fach-Kombination u. U. mit Theophyllin als Zusatzmedikation (Retardform: 10−15 mg/kg/Tag) verabfolgt werden. Glucocorticoide per os (30−40 mg Prednisonäquivalente als Initialdosis, dann langsame Dosissenkung) sollten nur bei sonst therapiefraktärem Asthma angewendet werden.

Kontraindizierte Arzneistoffe

β-Adrenozeptor-Antagonisten (oral oder in Augentropfen; auch β1-selektive und solche mit partiell agonistischer Wirkung) sind kontraindiziert. Ein u. U. ausgelöster Asthmaanfall ist weitgehend refraktär gegen β-Adrenozeptor-Agonisten, nicht jedoch gegen Theophyllin.
Muskarinrezeptor-Agonisten (oral oder in Augentropfen; s. S. 146) können akut Bronchospasmen auslösen.
Opioide (Morphin-Derivate) sind relativ kontraindiziert: Sie hemmen das Atemzentrum und haben neben antitussiven auch bronchokonstriktorische (Histaminfreisetzung s. S. 208) Wirkungen.
Alle **Analgetika** und **Antirheumatika**, deren Wirkung mit einer Hemmung der Prostaglandin-Synthese erklärt wird (Acetylsalicylsäure, Pyrazolonderivate, Indometacin usw.), können ein Analgetika-Asthma auslösen (Pseudoallergie). Durch die Hemmung der Cyclooxigenase soll zwar die Bildung von Prostaglandinen verhindert werden; aufgrund des „Überschusses" an Arachidonsäure könnten dann in vermehrtem Ausmaß über den Lipoxigenase-Weg Leukotriene gebildet werden.

---

[1] Intal®; [2] Tilade®; [3] Zaditen®; [4] Hismanal®; [5] Teldane®; [6] z. B. Mucosolvan®; [7] z. B. Transbronchin®; [8] z. B. Fluimucil®; [9] z. B. Mistabronco®.

Therapie der Migräne und anderer chronischer Kopfschmerzen

Primäre Kopfschmerzen sind definitionsgemäß nicht auf bestimmte Ursachen (z. B. Fieber, Trauma, neurologische Störungen) zurückführbar. Ihre weitere Unterteilung ist im Einzelfall schwierig, da bei einem Patienten verschiedene Formen gleichzeitig auftreten können.

Relativ häufig ist der sog. **Spannungskopfschmerz** aufgrund von muskulärer Verspannung im Kopf- und Nackenbereich (u. U. begleitet von psychischer Alteration). Die dumpfen Schmerzen können täglich auftreten und Wochen bis Monate anhalten.

Die **Therapie** dieser Kopfschmerzen erfolgt, wenn physikalisch-therapeutische oder psychotherapeutische Maßnahmen versagen, mit möglichst unbedenklichen **Analgetika** (Acetylsalicylsäure und Paracetamol, u. U. in Kombination mit Codein). Nicht angewandt werden sollten Analgetika mit höherem Toxizitätspotential (z. B. Pyrazolone). **Antidepressiva** (z. B. Amitriptylin) können indiziert sein, insbesondere wenn depressive Begleitsymptome vorliegen.

Migräne-Kopfschmerzen lassen sich auf anfallsweise auftretende vaskuläre Störungen zurückführen. Als Auslöser werden psychische Belastungen, Schlafentzug, Alkohol- und Nikotinabusus angesehen (Abb. 36). Bei Frauen bestehen Zusammenhänge mit hormonalen Einflüssen (Pubertät, Zyklus, Menopause). **Migräneäquivalente** (wiederkehrendes Erbrechen, Bauchschmerzen, Kinetosen, episodische Sehstörungen) finden sich u. U. schon im Kindesalter. Kennzeichnend für die klassische Migräne sind sensorische Prodromalsymptome (Aura): Gesichtsfeldausfälle, Lichtblitz-Wahrnehmungen, Flimmerskotome, Aphasie. Bei fehlenden Prodromi spricht man von atypischer (= einfacher) Migräne. Beide Formen der Migräne werden in der nachfolgenden Phase des Halbseitenkopfschmerzes von Übelkeit und Erbrechen sowie Photophobie begleitet.

Im Vordergrund der pathophysiologischen Vorstellungen über die Auslösung des Migräneanfalles steht eine Störung des Gleichgewichtes der **Gefäßregulation** durch serotonerge und katecholaminerge (Noradrenalin, Dopamin) Modulatoren. Eine überschießende Gefäßkonstriktion soll bei der klassischen Migräne die Prodromi auslösen (Abb. 36). Die Wirksamkeit einer **Intervallbehandlung** (Verminderung der Anfallshäufigkeit und -stärke) durch verschiedene vasoaktive Pharmaka aus der Reihe der Serotoninantagonisten und Antihypertensiva beruht auf dieser Vorstellung.

Die eigentliche **Schmerzphase** während der postischämischen Vasodilatation wird mit der Freisetzung von entzündungserregenden und gefäßerweiternden Mediatoren erklärt (z. B. Serotonin, Bradykinin, Prostaglandin E_2). Vasokonstriktorisch wirkende **α-Adrenozeptor-Agonisten** (Ergotamin) und **Hemmstoffe der Cyclooxygenase** (Acetylsalicylsäure und andere nichtsteroidale Antiphlogistika) sind deshalb die Mittel der Wahl. Die während der Schmerzphase auftretenden vegetativen Störungen sprechen auf Antiemetika (z. B. Metoclopramid) an. Gleichzeitig kann die emetische Wirkung von Mutterkornalkaloiden vermindert werden. Die Blockierung von H_1-Histaminrezeptoren ist im Anfall therapeutisch nicht aussichtsreich.

Möglichst frühzeitig in der **Anfallsphase der Migräne** sollten zunächst **Analgetika** angewendet werden (s. Tab. 7). Die bisherigen Erfahrungen der Patienten sind hierbei oft hilfreich. Der oralen Verabfolgung sollte der Vorzug gegeben werden, da bei Anwendung der Analgetika als Suppositorien bis zur maximalen Wirkung mehrere Stunden vergehen können (zur Resorption aus Suppositorien s. S. 74). Im Migräneanfall ist die Dauer der Magenentleerung erheblich verlängert (z. T. 3–6fach und mehr). Durch gleichzeitige Gabe von **Metoclopramid** (s. S. 481) wird die orale Resorption von Analgetika und Ergotamin therapeutisch relevant beschleunigt. Die geringe enterale Bioverfügbarkeit von **Ergotamin** wird durch gleichzeitige Gabe von Coffein erhöht. Ergotamin wird nach sublingualer oder buccaler Anwendung u. U. schneller resorbiert. Die rektale Verabfolgung von Ergotamin ist wegen relativ rascher Resorbierbarkeit gerechtfertigt. Bei Versagen der oralen Anwendung kommt die subkutane oder intramuskuläre Anwendung niedriger Dosen in Betracht; die intravenöse Injektion sollte wegen der geringen therapeutischen Breite (Vasokonstriktion) unterbleiben. Die Überlegenheit anderer Mutterkornalkaloide (z. B. Dihydroergotamin u. a.) ist bislang nicht erwiesen.

Calcium-Kanalblocker können zur Prophylaxe versuchsweise eingesetzt werden, z. B. Verapamil oder Nimodipin. Für **Flunarizin** liegen die meisten positiven Daten vor. Als unerwünschte Wirkungen treten Gewichtszunahme, Müdigkeit, Depression und extrapyramidal-motorische Störungen auf. Nifedipin wird als nicht wirksam angesehen.

Cluster-Kopfschmerzen (= Histamin-Cephalgie, Bing-Horton-Syndrom, Erythroprosopalgie) bestehen in gehäuften An-

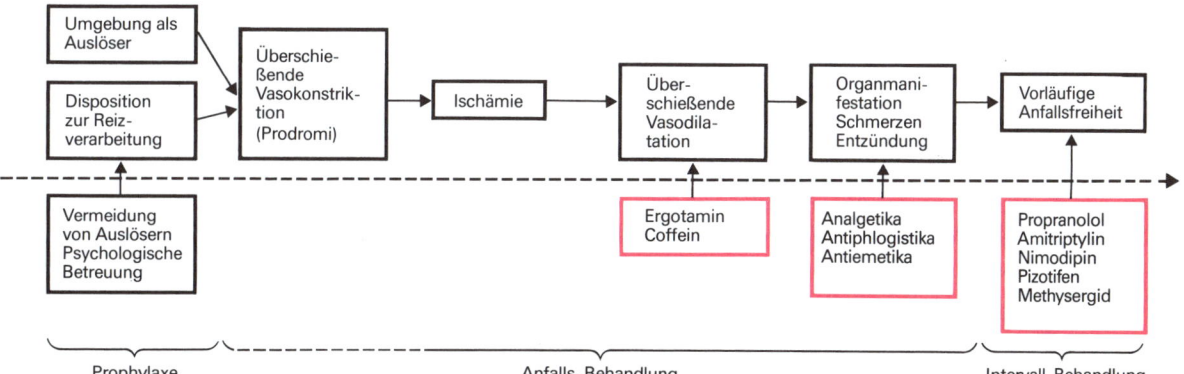

Abb. 36: Pathophysiologische Mechanismen chronischer Kopfschmerzen, z. B. Migräne (nach Graham: Headache **3**, 133–141 [1979]), und Möglichkeiten der Behandlung.
Die Anfallsbehandlung sollte möglichst schon im Prodromalstadium beginnen.

fällen von halbseitigen bohrenden Schmerzen in der Stirn- und Schläfengegend. Sie werden im Anfall und im Intervall wie Migräne behandelt. Als Ultima ratio kommen hier auch Chlorpromazin, Prednisolon und Lithium-Salze (s. S. 289) in Betracht.

Für die **Intervall-Behandlung** von Kopfschmerzen wird eine (zu) große Zahl von Arzneimitteln empfohlen. Die Auswahl der Medikamente ergibt sich aus den speziellen Kontraindikationen und den zu erwartenden unerwünschten Wirkungen. Am wenigsten eingreifend ist vermutlich die Anwendung

von **Propranolol** und **Amitriptylin**. Bei deren Unwirksamkeit können Verbindungen vom Typ des **Pizotifen** (Serotonin-Rezeptor-Antagonisten) eingesetzt werden. Die Anwendung von **Methysergid** (vgl. S. 315) als ultima ratio ist unter Umständen mit ausgeprägten unerwünschten Wirkungen belastet.

Die Beurteilung des Therapieerfolges von neuen Behandlungsprinzipien migräneartiger Kopfschmerzen (z. B. mit Calcium-Kanalblockern) wird dadurch erschwert, daß mit einer Placebo-Erfolgsrate von 25–40 % gerechnet werden muß!

Tab. 7: Kopfschmerz- und Migränebehandlung.

Im Anfall:

Analgetika (s. S. 216): z. B. Acetylsalicylsäure, Paracetamol; Codein (Dosierung s. S. 212); Naproxen (Proxen®): bis 750 mg/Tag; Ibuprofen (Brufen®); bis 2400 mg/Tag.

Ergotamin (s. S. 176; ggf. in Kombination mit Coffein): Dosierung (sublingual, oral, rektal): 1–2 (3) mg als Einzeldosis, möglichst zu Beginn des Anfalls. Weitere Gaben alle 30–60 min, bis zur Schmerzlinderung oder bis zu einer Maximaldosis von 6 mg pro Anfall pro Tag, oder maximal 12 mg pro Woche. Als Aerosol: Einzeldosen von 0,45 mg; Maximaldosen wie oral. S. c., i. m. (**nie** i. v. geben!): initial 0,25(–0,5) mg ggf. Wiederholung nach 2–3 h, bis maximal 1 mg pro Tag. Bei Kindern unter 12 Jahren ist die Dosis zu reduzieren, z. B. auf 50%. Handelspräparate: Cafergot Drg.® (+ Coffein); Ergotamin Medihaler Aerosol®; Gynergen Amp.®

Zur Intervallbehandlung („Prophylaxe"):

Propranolol (s. S. 176): Relativ niedrige Dosen von 40 mg/Tag können ausreichen. Ggf. Dosierungssteigerung auf 160(–240) mg pro Tg in aufgeteilten Dosen. Kinder: Etwa 0,3 mg/kgKG/Tag als Anfangsdosis, ggf. Erhöhung (Dociton®).

Andere β-Adrenozeptor-Antagonisten: Metoprolol (Beloc®): bis 200 mg/Tag; Atenolol (Tenormin®): bis 100 mg/Tag.

Calcium-Kanalblocker: Verapamil (Isoptin®) bis 320 mg/Tag. Nimodipin (Nimotop®) bis 120 mg/Tg.

Amitriptylin (s. S. 288): Niedriger als bei antidepressiver Behandlung, z. B. 30 mg am Tag und 20 mg vor dem Schlafengehen, ggf. langsame Dosissteigerung bis auf 4 × 25 mg pro Tag. Kinder: Entsprechende Dosisreduktion. Anwendung bei Kindern unter 12 Jahren umstritten. Handelspräparate: Laroxyl®, Saroten®, Tryptizol®.

Pizotifen (s. S. 316): Zu Beginn 3 × 0,5 mg pro Tag bis maximal 6–8 mg pro Tag. Bei Kindern nicht empfohlen (Sandomigran®).

Methysergid (s. S. 315): Als Testdosis 0,5 mg; Dosissteigerung auf 2–6 mg pro Tag in aufgeteilten Dosen; nach einigen Monaten wird eine Behandlungspause empfohlen. Bei Kindern wird Methysergid nicht empfohlen (unerwünschte Wirkungen s. S. 316) (Deseril retard®).

Wichtige Hinweise: Eine Dauerbehandlung mit Mitteln zur Anfallstherapie vermindert deren Wirksamkeit im Anfall. Die gleichzeitige Gabe von Mutterkorn-Alkaloiden (s. Abb. 21) mit β-Rezeptorenblockern verstärkt das Risiko des Entstehens eines Ergotismus. Für die Notfallbehandlung des Ergotismus wird die intravenöse Gabe von Glyceroltrinitrat[1], Nifedipin[2] oder Nitroprussid-Natrium[3] empfohlen.

[1] z. B. Nitro Pohl® infus; [2] Adalat® pro infusione; [3] z. B. Nipride®.

Weiterführende Literatur

Physiologie und Pharmakologie

Appenzeller, O.: The Autonomic Nervous System. An Introduction to Basic and Clinical Concepts. Elsevier, Amsterdam, New York, Oxford 1990.

Breemen van, C./Saida, K.: Cellular mechanisms regulating $[Ca^{2+}]_i$ in smooth muscle. Ann. Rev. Physiol. **51**, 315–329 (1989).

Cogan, M. G.: Angiotensin II: A powerful controler of sodium transport in the early proximal tubule. Hypertension **15**, 451–458 (1990).

Cook, N. S. (Ed.): Potassium Channels. Structure, Classification, Function and Therapeutical Potential. Ellis Horwood, Chichester 1990.

Emorine, L. J./Marullo, S./Briend-Sutren, M. M./Patey, G./Tate, K., Delavier-Klutchko, C./Strosberg, D.: Molecular characterisation of the human β3-adrenergic receptor. Science **245**, 1118–1121 (1989).

Hieble, P. J. (Ed.): Cardiovascular Function of Peripheral Dopamine Receptors. Marcel Dekker Inc., New York 1990.

Katz, M. A.: Interplay between inotropic and lusitropic effects of cyclic adenosine monophosphate on the myocardial cell. Circulation **82** (Suppl. I), I-7–I-11 (1990).

Nahorski, S. R. (Ed.): Transmembrane Signalling. Intracellular Messengers and Implications for Drug Development. J. Wiley and Sons, Chichester, New York 1989.

Trendelenburg, U./Weiner, N. (Eds.): Catecholamines I/II. Handb. Exp. Pharm. 90, Springer Berlin, Heidelberg, New York 1988/1989.

Williams, M./Glennon, R. A./Timmermanns, P. B. M. W. W. (Eds.): Receptor Pharmacology and Function. Marcel Dekker Inc., New York and Basel 1989.

Pharmakotherapie

Ahmad, R. A. S./Watson, R. D. S.: Treatment of postural hypotension, a review. Drugs **39**, 74–85 (1990).

Andresson, K. E./Vinge, E.: β-Adrenozeptor blockers and calcium antagonists in the prophylaxis and treatment of migraine. Drugs. **39**, 355–373 (1990).

Editorial: Die Pharmakotherapie der Migräne. Arzneiverordnung in der Praxis **4**, 37–42 (1990).

Editorial: Zur Behandlung der Hypotonie. Arzneimittelbrief **24**, 1–2 (1990).

Ganten, D./Mulrow, P. J. (Eds.): Pharmacology of Antihypertensive Therapeutics. Handb. Exp. Pharmacol. **93**, Springer, Berlin, Heidelberg, New York 1990.

Gradham, A. H.: Cardiac effects of cocaine: A review. Yale J. Biol. Med. **61**, 137–147 (1988).

Houston, M. C./Hodge, R.: Beta-adrenergic blocker withdrawal syndromes in hypertension and other cardiovascular diseases. Amer. Heart J. **116**, 515–556 (1988).

Kostis, J. B./De Felice, E. A. (Eds.): Angiotensin-Konversions-Enzym-Hemmer. Schwer, Stuttgart 1989.

Lange, R. A./Cigarroa, R. G./Flores, E. D./McBride, W./Kim, A. S./Wells, J. P./Bedotto, J. B./Danziger, S. R./Hillis, L. D.: Potentiation of cocaine-induced coronary vasoconstriction by beta-adrenergic blockade. Ann. Int. Med. **112**, 897–903 (1990).

Lipsitz, L. A.: Orthostatic hypotension in the elderly. New Eng. J. Med. **321**, 952–957 (1989).

Raskin, N. H.: Pharmacology of migraine. Progr. Drug Res. **34**, 209–230 (1990).

Scheppokat, K. D.: Das Verhalten des Arteriendrucks bei funktionellen Störungen. Arzt u. Krankenhaus **2**, 41–49 (1989).

Schultze-Werninghaus, G./Debelic, M. (Hrsg.): Asthma. Grundlagen, Diagnostik, Therapie. Springer, Berlin, Heidelberg, New York 1988.

Streeten, D. H. P.: Orthostatic disorders of the circulation. Plenum Medical, New York/London 1987.

Sweeney, G. D./MacLeod, S. M.: Anti-allergy and anti-asthma drugs. Disposition in infancy and childhood. Clin. Pharmacokin **17** (Suppl. 1), 156–168 (1989).

Transparenzliste Arterielle Hypertonie der Transparenzkommission (beim Bundesgesundheitsamt), Bundesanzeiger, Nr. 151 a (1991).

Transparenzliste Kreislaufinsuffizienz (Hypotonie und Schock) der Transparenzkommission (beim Bundesgesundheitsamt 1991, in Vorbereitung).

Transparenzliste Migräne der Transparenzkommission. Bundesanzeiger Nr. 107 v. 12. 6. 1987 (bga-Schrift 3/89).

Wadler, G. I./Hainline, B. (Eds.): Drugs and the Athlete. F. A. Davis Company, Philadelphia 1989.

Wong, C. S./Pavord, I. D./Williams, J./Britton, J. R./Tattersfield, A. E.: Bronchodilator, cardiovascular, and hypokalaemie effects of fenoterol, salbutamol, and terbutaline in asthma. Lancet **336**, 1396–1399 (1990).

ANALGETIKA

SCHMERZBEKÄMPFUNG

I. Jurna, Homburg/Saar

Analgetika dienen der Unterdrückung der Schmerzempfindung. Da eine Behandlung mit Analgetika lediglich symptomatisch ist, muß ihr eine Klärung der Schmerzursache (Diagnose) unbedingt vorausgehen. Wird dies versäumt, so verschleiert die Anwendung von Analgetika die Symptome der Erkrankung und kann auf diese Weise die Einleitung einer gezielten Therapie erheblich verzögern.

Pathophysiologie des Schmerzes

Schmerz zeigt die Schädigung eines Organs an. Er ist so gesehen ein Alarmsignal. Außerdem erlaubt er die Lokalisierung der Schädigung. Schmerzintensität und -qualität können bis zu einem gewissen Grad Auskunft über Art und Ausmaß der Schädigung informieren. Schließlich ist Schmerz ein affektiv getöntes Erlebnis wie Trauer oder Freude. Wenn die Ursache des Schmerzes diagnostiziert oder der Schmerz chronisch geworden ist, bedeutet sein Weiterbestehen eine unnötige und starke psychische und physische Belastung für den Patienten.
Nozizeptives System (Abb. 1). Schmerzen werden durch verschiedenartige Ursachen ausgelöst. Nach ihrer Entstehung lassen sich unterscheiden: Nozizeptorschmerz, Nervenschmerz (neuropathischer Schmerz, Neuralgien), Deafferentierungsschmerz, zentraler Schmerz und psychogener Schmerz. Entsprechend den unterschiedlichen Mechanismen der Schmerzentstehung sind die Schmerzqualitäten und die medikamentösen Therapieansätze verschieden.
Am geläufigsten ist der Nozizeptorschmerz. Auslösende Ursache ist hier eine Gewebeschädigung, die durch Einwirken einer mechanischen, chemischen oder thermischen Noxe (lat. **Noxa** = Schaden) von außen oder durch innere, pathologische Veränderungen wie Entzündung und bösartiges Wachstum entsteht. Es kommt zu einer Alteration oder Zerstörung von Zellen. Dabei werden algogene Substanzen (Kalium, Kinine, Histamin, Serotonin, Substanz P) gebildet oder freigesetzt, die die Nozizeptoren erregen. Außerdem wird Prostaglandin E_2 gebildet, das die Nozizeptoren für die algogenen Substanzen sensibilisiert und ohne das diese Substanzen die Nozizeptoren nicht oder kaum erregen würden. Die Erregung wird aus den Nozizeptoren über nozizeptive Afferenzen in das Rückenmark geleitet (zu den Transmittern, s. S. 116). Es handelt sich bei diesen Fasern um Axone bipolarer Neurone, deren Zellkörper in den Spinalganglien liegen. Die nozizeptiven Afferenzen aus der Peripherie (Haut, Gelenkkapseln, Sehnen, Faszien, Periost, Gefäße) sind den peripheren Nerven beigemischt; aus den inneren Organen gelangen sie über die Rami communicantes albi zu den Hinterwurzeln des Rückenmarkes. Nozizeptive Afferenzen im N.trigeminus leiten die Erregung in den sensiblen Trigeminuskern.
In der Substantia gelatinosa im Hinterhorn des Rückenmarkes gehen die nozizeptiven Afferenzen synaptische Kontakte mit Interneuronen ein, die zusammen mit Motoneuronen polysynaptische Reflexbögen aufbauen. Über diese Bögen kommen nozizeptive Reflexe (Fluchtreflexe) zustande, deren Aufgabe es ist, den geschädigten Körperteil aus dem Bereich der Noxe zu entfernen, z. B. die Finger von der heißen Herdplatte. Auf der geschädigten Seite wird ein Beugereflex (Flexorreflex) ausgelöst, auf der gegenüberliegenden Seite zur Unterstützung ein Streckreflex (gekreuzter Extensorreflex). Akute Schädigungen lösen brüsk ablaufende Fluchtbewegungen aus

(phasische Reflexaktivität). Muskelverspannungen und Schonhaltungen, wie sie beispielsweise bei ischiadiformen Beschwerden vorkommen, beruhen auf tonischer Reflexaktivität, die durch die chronische Schädigung ausgelöst wird. Dabei entstehen durch den ständigen Zug an Sehnen, Bändern und Gelenken sekundäre Gewebsschädigungen, so daß die nozizeptive Reflexaktivität zunimmt und gleichermaßen die Schmerzhaftigkeit. Der sich auf diesem Wege aufbauende Circulus vitiosus (verkrampfte Schonhaltung) muß therapeutisch durchbrochen werden.
Die Erregung aus den nozizeptiven Afferenzen wird außerdem direkt oder nach Zwischenschaltung von Interneuronen auf Neurone übergeleitet, die ihre Axone entweder nach Kreuzung im Tractus spinothalamicus auf der Gegenseite oder gekreuzt und ungekreuzt in den Tractus spinocervicalis, spinomesencephalicus und spinoreticularis zum Gehirn aufsteigen lassen. Im Hirnstamm wird Einfluß auf Neurone genommen, die vegetative Funktionen kontrollieren: die Atmung wird gesteigert, Herzfrequenz, Blutdruck, Schweißsekretion u. a. werden meist im Sinne einer erhöhten sympathischen Aktivität verändert. Weiterhin ändert sich der Wachzustand, die Vigilanz nimmt entweder zu oder es tritt Bewußtlosigkeit (Ohnmacht) ein. Eine Vigilanzsteigerung läßt die nächste Schmerzattacke erwarten und aus diesem Grund meist stärker empfinden.
Durch Steigerung der Aktivität von Neuronen im periaquäduktalen Grau und der Raphe-Kerne wird eine Hemmung aktiviert, die über eine im Rückenmark absteigende Bahn die synaptische Erregungsübertragung von den nozizeptiven Afferenzen auf die nachgeschalteten Neurone unterdrückt.
Morphin und Metamizol aktivieren diese deszendierende Hemmung, was zu ihrer analgetischen Wirkung beiträgt (s. Abb. 1).
Die Erregung erreicht den Hypothalamus, über den die schmerzbedingte Streßreaktion ausgelöst wird, und das Striatum, wo die Kontrolle der Somatomotorik und wahrscheinlich auch die Schmerzbewertung beeinflußt wird. Sie läuft auf indirektem Weg über den Hirnstamm und direkt über den Tractus spinothalamicus in unspezifische thalamische Kerne ein, die bei der Entstehung der Schmerzempfindung eine wichtige Rolle spielen. Sie sind für die Feststellung verantwortlich: „es tut weh". Die Erregung erreicht weiterhin das limbische System, das für die emotionale und affektive Verarbeitung und Beantwortung des Schmerzerlebnisses zuständig ist. In Abhängigkeit von Dauer und Intensität der Schmerzreize entsteht eine mehr oder weniger stark negativ getönte Stimmungslage oder Dysphorie und schließlich eine Depression. Meldung aus dem limbischen System führt zur Feststellung: „es tut schrecklich weh". Über Projektionen zu sekundären und Assoziationsarealen, vor allem im Lobus frontalis,

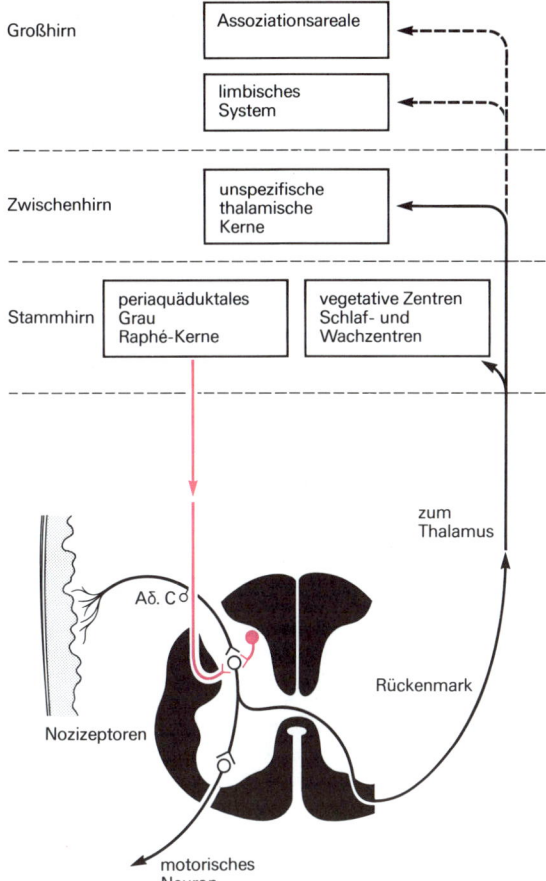

Abb. 1: Schematische Darstellung des nozizeptiven Systems. Eine durch Einwirken einer Noxe entstandene Gewebeschädigung erregt die Nozizeptoren. Die dadurch ausgelösten Impulse werden durch nozizeptive Afferenzen (Aδ- und C-Fasern) über die Hinterwurzeln in das Rückenmark geleitet. In der Substantia gelatinosa des Hinterhorns erfolgt die synaptische Erregungsübertragung auf nachgeschaltete Neurone. Diese bauen entweder motorische Reflexbögen auf: auf der Seite der Schädigung wird ein Flexorreflex, auf der gegenüberliegenden Seite (die kreuzende Reflexbahn ist nicht eingezeichnet) ein Extensorreflex ausgelöst. Außerdem bilden sie vegetative Reflexbögen mit efferenten Neuronen im Seitenhorn (nicht eingezeichnet). Und schließlich senden sie ihre Axone zum Hirn und bilden dabei die Tractus spinothalamicus, spinoreticularis, spinomesencephalicus und Tractus spinocervicalis (zwischen den aszendierenden Bahnen wird in diesem Schema nicht unterschieden). Über diese aufsteigenden Bahnen wird die Aktivität von Neuronen in verschiedenen Gebieten des Gehirns beeinflußt. Die synaptische Erregungsübertragung in der Substantia gelatinosa wird durch ein Neuron gehemmt, das das endogene Opioid Met-Enkephalin enthält (Zellkörper, Axon und Terminale sind rot wiedergegeben), und durch eine aus dem periaquädaktalen Grau und den Raphe-Kernen absteigende Bahn (rote Bahn mit roter Endigung) gehemmt. In den Endigungen der Axone dieser absteigenden Bahn ist 5-Hydroxytryptamin als inhibitorischer Transmitter enthalten (Jurna, I. Deutsches Ärzteblatt **81**, 1441; 1984).

erfolgt der Ich-Bezug des Schmerzerlebnisses: „es tut mir weh". Über Projektionen aus unspezifischen und spezifischen thalamischen Kernen, die nozizeptive und nicht-nozizeptive

Information aus dem geschädigten Körperbereich enthalten, zu den sensomotorischen Rindenarealen des Gehirns wird die Lokalisation der Schädigung ermöglicht: „es tut in der linken Schulter weh".

Angesichts der vielfältigen Verschaltungen des nozizeptiven Systems wird verständlich, daß ein Schmerzreiz eine Vielzahl von Reaktionen auslösen kann, von denen die Schmerzempfindung nur eine ist.

„Analgesie"-Tests im Tierversuch

Analgetika ohne unerwünschte Nebenwirkungen sind bisher nicht bekannt. Daher bemüht man sich weiterhin darum, Pharmaka zu entwickeln, die die Schmerzempfindung unterdrücken, ohne weitere Wirkungen auf das Zentralnervensystem auszuüben (z. B. Atemlähmung, Sucht) oder sonstige unerwünschte oder störende Wirkungen (z. B. Schädigung der Schleimhaut im Magendarmtrakt) zu besitzen. Da von ei-

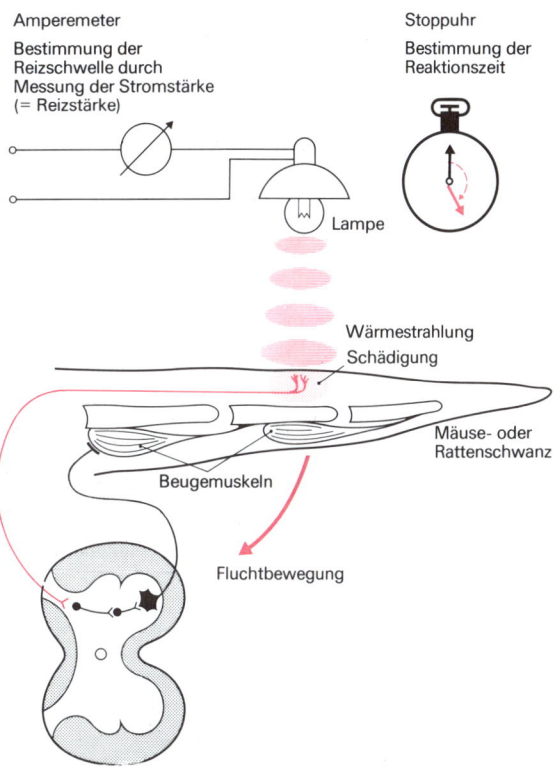

Abb. 2: Prinzip der Messung der „analgetischen" Wirksamkeit mit Hilfe eines nociceptiven Reflexes.

Die Strahlen einer Lampe werden auf ein Hautareal (beispielsweise beim Mäuse- oder Rattenschwanz) fokussiert. Bei entsprechend hoher Wärmeintensität und langer Dauer der Einwirkung kommt es zu einer geringgradigen Gewebeschädigung. Diese löst eine Kontraktion von Beugemuskeln aus: Fluchtreflex. Mit einer Stoppuhr wird die Zeit zwischen dem Beginn der Hitzeapplikation bis zum Wegziehen des Schwanzes gemessen. Diese Reaktionszeit wird durch Analgetika verlängert, was einer Dämpfung des Fluchtreflexes gleichkommt. Die Versuchsanordnung ist im Prinzip die gleiche, wenn der Analgesie-Test am Menschen durchgeführt wird, z. B. durch Fokussieren eines Brennstrahles auf die Haut der Stirn oder des Unterarms auf die Beugeseite. Dabei wird nicht der Fluchtreflex registriert, sondern die Intensität der Schmerzempfindung angegeben.

nem Tier keine Auskunft über eine Schmerzempfindung zu erhalten ist, muß man zur Bestimmung einer analgetischen Wirkung auf die Messung anderer Reaktionen des nozizeptiven Systems ausweichen. Die routinemäßige Testung von Stoffen auf eine analgetische Wirksamkeit erfolgt im Tierversuch mit Hilfe sogenannter „Analgesie"-Tests. Diesen Tests liegen nozizeptive Reflexe, d. h. motorische Reaktionen auf einen Schmerzreiz, zugrunde (Abb. 2). Reflexe werden durch verschiedenartige Schmerzreize (Noxen) ausgelöst: Hitze, Druck auf entzündete oder nicht entzündete Gewebe, elektrische Reizung von nozizeptiven Afferenzen (z. B. Zahnpulpa), Injektion gewebeschädigender Substanzen.

Für eine Messung der durch Schmerzreize ausgelösten motorischen Reaktion bieten sich zwei Möglichkeiten: 1) Applikation von Schmerzreizen definierter, aber unterschiedlicher Intensitäten, was eine Bestimmung der Reizschwelle erlaubt; 2) Applikation eines konstanten, überschwelligen Reizes, was eine Bestimmung der Reaktionszeit ermöglicht, d. h. der Zeit zwischen Beginn der Reizung und dem Eintritt der Reaktion. Die meisten Analgetika dämpfen nozizeptive Reflexe: sie erhöhen die Reizschwelle und verlängern die Reaktionszeit. Nachteile dieser auf motorischen Reaktionen des nozizeptiven Systems beruhenden Tests sind einmal, daß Analgetika bei ihnen erst in Dosen wirken, die weit über den therapeutischen liegen. Zum anderen sind auch Substanzen wirksam (z. B. zentrale Muskelrelaxantien, s. S. 276), die keinerlei analgetische Wirkung aufweisen.

Analgesieprüfung beim Menschen

Nach Definition der International Association for the Study of Pain ist Schmerz ein unangenehmes Gefühlserlebnis, das mit einem tatsächlichen oder vermeintlichen Gewebeschaden verbunden ist. Nach derselben Quelle ist Analgesie das Fehlen einer Schmerzempfindung bei Vorliegen von Gewebeschäden, die normalerweise schmerzhaft sind. Da die Schmerzempfindung ein subjektives Erlebnis ist, läßt sie sich nur sehr schwer in Zahlen ausdrücken. Erschwerend kommt hinzu, daß ein und derselbe Schmerzreiz von verschiedenen Personen unterschiedlich bewertet wird (interindividuelle Varianz), und daß außerdem derselbe Schmerzreiz von ein und derselben Person in Abhängigkeit von der Tageszeit der psychischen Verfassung und anderen Faktoren ganz unterschiedlich empfunden werden kann (intraindividuelle Varianz). Die Schmerzempfindung ist am frühen Nachmittag am geringsten und nach Mitternacht am größten. Trotz dieser Schwie-

rigkeiten läßt sich die Schmerzintensität wie auch eine Schmerzdämpfung recht gut objektivieren.

Die Prüfung eines Stoffes auf analgetische Wirkung kann dadurch erfolgen, daß man bei Versuchspersonen definierte Schmerzreize setzt, z. B. durch einen Brennstrahl (Abb. 2), und die Schmerzschwelle vor und nach Applikation des Stoffes mißt. Bei einem anderen Vorgehen wird die zu prüfende Substanz einem möglichst homogenen Patientenkollektiv, das unter Schmerzen bestimmter Ursache leidet, verabfolgt. Der Effekt wird entweder durch Befragung ermittelt, oder die Testperson trägt auf einer visuellen Analogskala die von ihr empfundene Schmerzintensität auf. Es wird entweder die Schmerzreduktion oder der Prozentsatz der Patienten, die Schmerzfreiheit angeben, mit den Werten nach Gabe eines Placebos verglichen (s. S. 218, Abb. 8). Bei der Quantifizierung analgetischer Wirkungen gewinnt die Ableitung nozizeptiver evozierter Potentiale im Elektroenzephalogramm (vor allem im Bereich des Vortex) zunehmend an Bedeutung. Die Erfassung der Schmerzqualitäten (stechend, brennend, bohrend u. a.) erfolgt mit besonderen Fragebogen.

Einteilung der Analgetika

In der Literatur gibt es keine Übereinstimmung in der Einteilung der Analgetika. Man unterscheidet nach verschiedenen Kriterien: Analgetika vom Typ des Morphins und antipyretisch wirkende Analgetika; zentral und peripher wirkende Analgetika; stark und schwach wirkende Analgetika. Alle diese Einteilungen sind letztlich nicht befriedigend. So berücksichtigt eine Unterscheidung der Analgetika vom Morphintyp und antipyretisch wirkender Analgetika nicht, daß Substanzen wie Nefopam oder Flupirtin in keine der beiden Gruppen passen. Eine Unterscheidung von zentral und peripher wirkenden Analgetika ist nicht zulässig, weil sich bei entzündlichen Prozessen Opiatrezeptoren in der Peripherie ausbilden, an die Morphin binden kann, während die als peripher wirkend bezeichneten nicht-steroidalen Antiphlogistika vom Typ der Acetylsalicylsäure oder des Indometacins mit Sicherheit auch durch Angriff am Zentralnervensystem analgetisch wirken. Es empfiehlt sich deshalb, opioidartige Analgetika (Opioidanalgetika) und nicht-opioidartige Analgetika (Nicht-Opioidanalgetika) zu unterscheiden. Bei den Opioidanalgetika werden außerdem folgende Bezeichnungen gewählt: Opiate = Morphin und Alkaloide des Opiums mit morphinartiger Wirkung; Opioide: körpereigene morphinähnlich wirkende Peptide sowie synthetische Substanzen mit morphinartigen pharmakologischen Wirkungen.

Opioidartige Analgetika, Opioidanalgetika

Diese Analgetika sind entweder natürlich vorkommende, halbsynthetische oder vollsynthetische Verbindungen (Einteilung s. Tab. 1). Die außergewöhnliche Spezifität der Wirkungen von Morphin und Substanzen mit gleichen pharmakodynamischen Eigenschaften ist verständlich geworden, nachdem es gelang, körpereigene morphinähnlich wirkende Substanzen (Opioidpeptide) zu isolieren und Rezeptoren für diese Substanzen (Opiatrezeptoren) im Organismus nachzuweisen. Die verschiedenen Klassen von Opioidpeptiden und Opiatrezeptoren werden an anderer Stelle abgehandelt (s. S. 117). Die wichtigsten **Opiatrezeptoren** sind μ-, κ- und δ-Rezeptoren. Über sie wird die Aktivität von Neuronen gehemmt. μ-Rezeptoren sollen vor allem für die Entstehung einer supraspinalen Analgesie verantwortlich sein, während

κ-Rezeptoren die spinale Analgesie vermitteln. Auch δ-Rezeptoren sollen an der Ausbildung einer Analgesie beteiligt sein. β-Endorphin und Met-Enkephalin haben eine hohe Affinität zu μ- und δ-Rezeptoren. Dynorphine binden vornehmlich an κ-Rezeptoren. Opiatrezeptoren befinden sich in verschiedenen Teilen des nozizeptiven Systems (s. Tab. 2) sowie vor allem im Dünndarm zur Regulierung der Darmmotilität und in anderen Organen.

Im Zentralnervensystem entsprechen Orte hoher Konzentration von Opioidpeptiden Orten hoher Opiatrezeptordichte. Auffallenderweise handelt es sich dabei auch um wichtige Orte der Verarbeitung nozizeptiver Informationen. Diese Orte sind in Tab. 2 mit den Effekten aufgeführt, die sich aus einer Besetzung der Opiatrezeptoren mit Opioidpeptiden oder

Tab. 1: Opioidanalgetika und ihre Herkunft.

1) Natürlich vorkommende Opioidanalgetika stammen aus Opium, z. B. Codein.
2) Halbsynthetische Opioidanalgetika werden durch Veränderungen am Molekül des aus Opium gewonnenen Morphins hergestellt, z. B. Hydromorphon.
3) Synthetische Analgetika werden durch vollständige Synthese des Moleküls hergestellt, z. B. Levomethadon, Pethidin, Fentanyl.

Opium ist der eingetrocknete, bräunlich-rote Milchsaft der Kapseln des Schlafmohns Papaver somniferum. Es enthält etwa 25 verschiedene Alkaloide. Die 6 wichtigsten sind hier verzeichnet.

	Alkaloid	% des Trockengewichtes
Phenanthren-Typ	Morphin	10,0
	Codein	0,5
	Thebain	0,2
Benzylisochinolin-Typ	Papaverin	1,0
	Noscapin	6,0
	Narcein	0,3

Opium wird in unseren Apotheken als Pulver (eingestelltes Opium DAB, Morphin-Gehalt ca. 10%), Extrakt (Opiumextrakt DAB, Morphin-Gehalt 20%) und als Tinktur abgegeben (Opium-Tinktur DAB, Morphin-Gehalt 1,0%).

Morphin und seinen pharmakologischen Verwandten, d. h. Substanzen mit Affinität zu den Opiatrezeptoren und intrinsischer Aktivität, ergeben.

Man kann dem nozizeptiven ein **antinozizeptives System** gegenüberstellen, das die Aktivität des nozizeptiven Systems kontrolliert. Es besteht aus sämtlichen Zellen im Zentralnervensystem, die Opioidpeptide produzieren und bei einer Aktivierung freisetzen. Bestimmte Streßformen und geeignete Maßnahmen wie transkutane elektrische Nervenstimulation (TENS), möglicherweise auch Akupunktur, die Verabreichung von Placebos und Hypnose, können das antinozizeptive System bzw. Teile desselben aktivieren. Auffallenderweise sprechen Schmerzen recht gut auf Placebos an. Die durch Placebos bedingte Dämpfung von Schmerzen unterschiedlicher Genese beträgt durchschnittlich 30% (s. auch Abb. 9). Dies ist ein Wert, der auch mit transkutaner elektrischer Nervenstimulation erreicht wird. Die Beteiligung von Opioidpeptiden am Zustandekommen dieser Formen der Schmerzdämpfung ist allerdings noch nicht gesichert. Man müßte nämlich erwarten, daß ein Opiatantagonist wie Naloxon (s. S. 209) die Analgesie durch Verdrängung der Opioidpeptide von den Opiatrezeptoren aufhebt, was allerdings nicht immer der Fall ist.

Unter Streßbedingungen ist nicht nur die Konzentration von ACTH, sondern auch die von β-Endorphin im Blut erhöht, was bei der Gemeinsamkeit der Vorstufe beider Peptide – beide sind Spaltprodukte des Proopiomelanocortins (s. S. 117) – verständlich ist. Eine verminderte Schmerzwahrnehmung unter Streßbedingungen könnte zum Teil auf einem vermehrten Auftreten von β-Endorphin im Blut beruhen (Verschwinden der Zahnschmerzen im Wartezimmer des Zahnarztes). Nur β-Endorphin entfaltet eine morphinähnliche Wirkung im Zentralnervensystem, wenn es in das Blut gelangt. Die übrigen Opioidpeptide werden im Blut rasch zerstört und sind zentral nur wirksam, wenn sie im Bereich von Opiatrezeptoren aus Neuronen freigesetzt werden, die sie synthetisieren,

speichern und aus ihren Terminalen als inhibitorische Transmitter freisetzen (lokale Wirkung). Für die Wirkung von Opioidpeptiden in peripheren Geweben gilt analoges.

Die Eigenschaften der Opioidanalgetika lassen sich beispielhaft in einer Beschreibung der Pharmakologie des Morphins (Tab. 5) darstellen.

Morphin

Protektives System

Morphin dämpft eine Vielzahl reflektorischer Reaktionen des Organismus auf störende Einflüsse. Diese Reaktionen, zu denen auch die durch eine Gewebeschädigung ausgelösten gehören, werden als Reaktionen des protektiven Systems zusammengefaßt (Tab. 3). Diese Schutzreflexe haben psychische Korrelate, die ebenfalls durch Morphin unterdrückt werden. Dem an einem Herzinfarkt leidenden Patienten z. B. nimmt Morphin nicht nur den Schmerz, sondern auch das „Vernichtungsgefühl" und die Todesangst. Morphin dient hier außerdem der Ruhigstellung und der Hemmung der reflektorischen Aktivierung des Sympathikus (kardioprotektive Wirkung des Morphins). Das nozizeptive System ist ein Teil des protektiven Systems.

Wirkungsmechanismus des Morphins

Polysynaptische Bahnen sind die Grundlage für die Erregungsleitung im nozizeptiven und protektiven System. Morphin hemmt die Erregungsübertragung in diesen Systemen durch eine Bindung an Opiatrezeptoren in der Membran von Neuronen und imitiert dabei eine durch Opioidpeptide vermittelte Hemmung. Durch Angriff an Opiatrezeptoren in der Substantia gelatinosa im Hinterhorn des Rückenmarkes hemmt Morphin die Reaktionen des spinalen Teils des nozizeptiven Systems. Dementsprechend beobachtet man eine Verlängerung der Latenz eines nozizeptiven Reflexes nicht

Tab. 2: Wichtige Schaltstellen des nozizeptiven Systems.

Orte hoher Opiatrezeptordichte und hoher Konzentration endogener opiatähnlich wirkender Peptide	funktionelle Bedeutung
Substantia gelatinosa in Hirnstamm und Rückenmark	Hemmung synaptischer Erregungsübertragung von nozizeptiven Afferenzen
periaquäduktales Grau und Raphe-Kerne	Aktivierung deszendierender Hemmung, die Erregungsübertragung von nozizeptiven Afferenzen unterdrückt
thalamische Kerne	Dämpfung der Schmerzempfindung: Analgesie
limbisches System	schmerzbedingte Dysphorie → Euphorie
Striatum	Kontrolle der Erregungsausbreitung im nozizeptiven System
Hypothalamus	Kontrolle schmerzbedingter Streßreaktion

Tab. 3: Protektives System (nach O. Schaumann[1]).

durch Morphin und Verwandte beeinflußte Teilfunktion	auslösender Reiz	Reizantwort	psychisches Korrelat
Schmerz	Zell-Alteration und/oder -Schädigung	Fluchtreflex, vegetative Reaktionen	Schmerzempfindung
Husten	Fremdkörper, Entzündung	Hustenreflex	Kitzelgefühl, „Hustenreiz"
Niesen	Fremdkörper, Entzündung	Niesreflex	Kitzelgefühl, „Niesreiz"
Lidschluß und Tränenfluß	Fremdkörper	Cornealreflex, Tränensekretion	Fremdkörpergefühl
Atmung	CO_2-Überladung bzw. pH-Verschiebung	Steigerung der Atemmotorik (Atemfrequenz und -tiefe)	Atemnot, Erstickungsgefühl
Kreislauf	Überlastung des Herzens Blutdruckänderungen	Bezold-Jarischreflex, Carotissinusreflex	Herzklopfen, „Todesangst"
Körpertemperatur	Kälte	Vasokonstriktion, Wärmeproduktion durch Kältezittern	Frösteln
Magentätigkeit	Blutzucker- bzw. Glykogenmangel	Saftfluß, Motilität	Hunger
	schädlicher Mageninhalt	Erbrechen (beachte Früheffekt von Morphin auf Brechzentrum)	Übelkeit
Darmtätigkeit	Füllung, pathologische Reize	Peristaltikreflex, Defäkationsreflex	Stuhldrang
Harnblasentätigkeit	Füllung, pathologische Reize	Miktionsreflex	Harndrang

[1] Naturwissenschaften **41**, 96 (1954).

nur bei intakten, sondern auch bei spinalisierten Ratten (Tab. 4). Morphin vermindert bei spinalisierten Tieren auch die Aktivität, die in zum Gehirn aufsteigenden Axonen durch eine Erregung nozizeptiver Afferenzen (C-Fasern) in einem Hautnerven ausgelöst wird, und zwar nach Injektion in die Blutbahn oder in den Subduralraum (intrathekale Injektion; s. Abb. 3). Morphin wird intrathekal oder auch epidural zur Durchführung einer Spinal**analgesie** injiziert. Diese unterscheidet sich von der mit einem Lokalanästhetikum erzeugten Spinal**anästhesie** (s. S. 229) vor allem dadurch, daß ausschließlich die Schmerzempfindung und Fluchtreflexe unterdrückt werden und die Vasomotorik unbeeinflußt bleibt. Wenn Mor-

phin systemisch verabfolgt wird, dann sind an der Dämpfung spinaler nozizeptiver Reaktionen auch Wirkungen auf verschiedene Areale im Gehirn beteiligt. Eine Injektion von Morphin in das Ventrikelsystem oder das periaquäduktale Grau wirkt auf Fluchtreflexe und nozizeptive Aktivität in zum Gehirn aufsteigenden Axonen des Rückenmarks wie eine intravenöse (i. v.) Injektion. Sie dämpft die Erregungsüberleitung von den nozizeptiven Afferenzen auf die nachgeschalteten Neurone im Rückenmark dadurch, daß die aus dem periaquäduktalen Grau und den Raphe-Kernen im Hirnstamm absteigende Hemmbahn (s. Abb. 1) aktiviert wird. Das nozizeptive System wird also durch Morphin auf verschiedenen

Tab. 4: Wirkung von Morphin auf die Latenz eines nozizeptiven Reflexes.
Das Wegziehen des Schwanzes wurde bei Ratten durch Anwendung eines Brennstrahles ausgelöst.

	Zahl der Tiere	Kontrollen Mittelwert $\bar{x} \pm s_x$ in Sekunden	45 Minuten nach intraperitonealer Injektion von Morphin 2 mg/kg KG Mittelwert $x \pm s_x$ in Sekunden	
Rückenmark intakt	20	5,6 ± 2,2	8,2 ± 3,0	
		$p < 0,0025$		
Rückenmark im Bereich der unteren Thorakalsegmente durchtrennt	10	3,9 ± 1,2	5,1 ± 1,5	Morphin hemmt auch im Rückenmark! Kürzere Latenz infolge des Ausfalls von Hemmungen aus dem Gehirn
		$p < 0,025$		

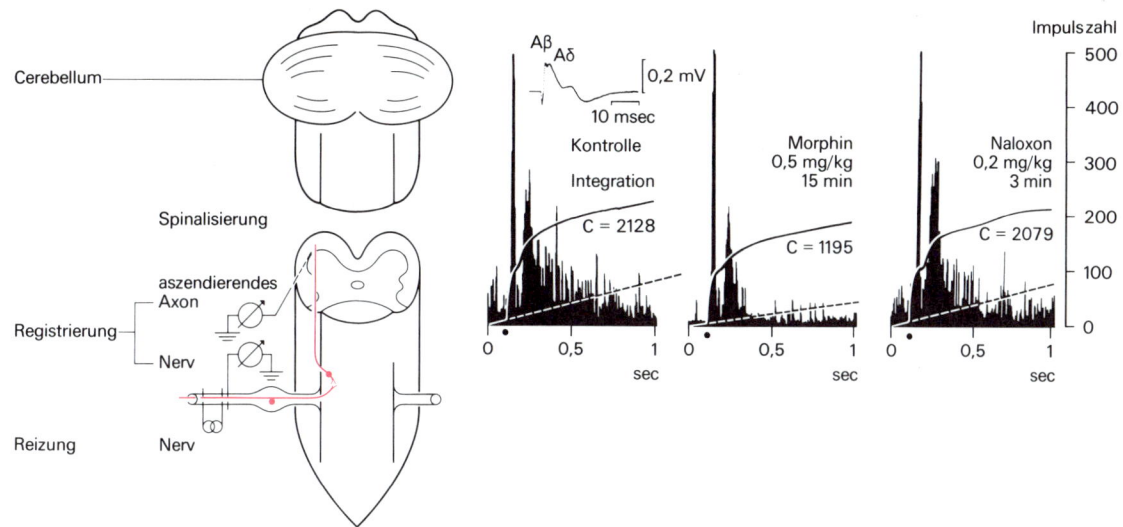

Abb. 3: Dämpfung der nozizeptiven Aktivität in einem aszendierenden Axon des Rückenmarkes einer Ratte durch Morphin. Die Aktivität wurde durch elektrische Reizung nozizeptiver Afferenzen (Aδ- und C-Fasern) im Nervus suralis ausgelöst. Links ist die Versuchsanordnung schematisch wiedergegeben. Die Ratte war dezerebriert und im unteren Thorakalbereich war ihr Rückenmark durchtrennt. Mit einer Mikroelektrode wurde unterhalb der Durchtrennung im Rückenmark die Aktivität von einem aszendierenden Axon abgeleitet, das durch Reizung des Hautnerven mit einzelnen elektrischen Rechteckimpulsen aktiviert wurde. Vom gereizten Nerven wurde außerdem das Summenaktionspotential der erregten Aβ-, Aδ- und C-Fasern abgeleitet. Die Registrierungen zeigen als Histogramme die Häufigkeit der Impulsentladungen im aszendierenden Axon. Über dem Histogramm der Kontrolle befindet sich das vom gereizten Nerven abgeleitete Summenaktionspotential mit den Komponenten der Aβ-, Aδ- und C-Fasern. Der Punkt unter den Histogrammen gibt den Augenblick der Reizung an, die Skala die Anzahl der Impulsentladungen. Die Kurven in den Histogrammen sind elektronische Integrationen der Gesamtaktivität, die gestrichelte Gerade zeigt die extrapolierte Spontanaktivität und der mit C angegebene Wert die Differenz aus Gesamt- und Spontanaktivität, das heißt die durch Reizung evozierte Aktivität. In den Histogrammen ist eine frühe Aktivitätskomponente zu erkennen, die auf einer Aktivierung des Axons von afferenten Aδ-Fasern beruht, und eine späte Komponente, die durch eine Aktivierung des Axons von den afferenten C-Fasern bedingt ist. Eine intravenöse Injektion von Morphin dämpfte die durch Reizung der C-Fasern hervorgerufene Aktivität: spinaler Angriffsort für die analgetische Wirkung. Dieselbe Wirkung wird durch intrathekal injiziertes Morphin 5 μg erzielt. Der Opiatantagonist Naloxon hob nach intravenöser Injektion die Wirkung von Morphin auf (nach Jurna, Dtsch. Ärztebl. **78**, 983; 1981).

Ebenen des Zentralnervensystems beeinflußt (s. Abb. 1 und 3). Dies erklärt auch, warum Morphin nozizeptive Aktivität, die in Neuronen unspezifischer thalamischer Kerne bei Ratten ausgelöst wird, weitaus stärker dämpft (ED_{50} 0,05 – 0,1 mg/kg entsprechend einer therapeutischen Einzeldosis beim Menschen von 3,5 – 7 mg) als nozizeptive Aktivität im Rückenmark (ED_{50} 1,5 – 2 mg/kg). Da die Wirkungen von Morphin und seinen pharmakologischen Verwandten an den verschiedenen Teilen des nozizeptiven Systems gleichzeitig auftreten und sich addieren, sind diese Substanzen die potentesten Analgetika, über die wir verfügen.

Die veränderte Wahrnehmung des Schmerzes unter dem Einfluß von Morphin ähnelt sehr stark der nach einer frontalen Lobotomie; auch hier ist der Schmerzreiz noch lokalisierbar. Es spricht für eine Wirkung auf Projektionssysteme zum Frontalhirn, daß auch bei chronischem Abusus von Morphin, d. h. bei Anwendung ohne Vorliegen chronischer Schmerzen, ähnlich wie nach frontaler Lobotomie oder bei präseniler Demenz (Pick'schen Atrophie) Wesensveränderungen auftreten.

Zentrale Wirkungen des Morphins

Morphin bindet an μ-, δ- und κ-Rezeptoren, hat aber eine höhere Affinität zu den μ-Rezeptoren. Es übt dämpfende und erregende Wirkungen auf das Zentralnervensystem aus. Das muß nicht bedeuten, daß es einige Neurone hemmt, andere aktiviert. Die entgegengesetzten Effekte entstehen wahrscheinlich dadurch, daß Morphin einheitlich auf die Aktivität

von Neuronen einen hemmenden Einfluß ausübt. Die Erregung würde sich dann aus einer Beseitigung von Hemmungen (Desinhibition) erklären.

Zentral dämpfende Wirkungen des Morphins sind in Tab. 6 aufgeführt. Die **analgetische** Wirkung ist insofern spezifisch, als andere Sinnesqualitäten (Temperatur, Berührung, etc.) nicht beeinträchtigt werden. Beim Erwachsenen beträgt die analgetisch wirksame Dosis bei parenteraler Anwendung 10 mg. Bei den meisten Menschen stellt sich infolge eines Angriffs von Morphin am limbischen System eine positiv getönte Stimmungslage **(Euphorie)** ein. Sie kann auslösendes Moment für einen Abusus werden, ist jedoch bei der Behandlung von Schmerzen als positiv zu werten, da vor allem bei chronischen Schmerzen eine negative Stimmungslage vorliegt und deren Beseitigung (u. U. unter Zuhilfenahme von trizyklischen Antidepressiva und Aphetamin) erwünscht ist. Manchmal löst Morphin eine **Dysphorie** aus.

Die **sedativ-hypnotische** Wirkung des Morphins ist bei der Mehrzahl von Patienten in therapeutischer Dosierung (10 mg) zu beobachten. Das Elektroenzephalogramm weist eine Synchronisation auf (Schlaf-EEG, s. S. 254 f.). Bei höheren Dosen stellt sich ein narkoseähnlicher Zustand ein.

Die **atemdepressive** Wirkung des Morphins beruht auf einer Herabsetzung der Empfindlichkeit des Atemzentrums gegenüber der CO_2-Spannung bzw. der H^+-Konzentration im Blut (Erhöhung der Reizschwelle des Atemzentrums). Dieser Effekt tritt schon bei einer Dosierung (2 – 4 mg parenteral) auf, die unterhalb der therapeutischen liegt, und äußert sich in einer Zunahme der CO_2-Spannung im Blut. Mit einer starken

Tab. 5: Zusammenhang zwischen chemischer Konstitution und pharmakologischer Wirkung einiger halbsynthetischer Morphinderivate.

Das Molekül des Morphins und seiner halbsynthetischen Derivate ist optisch aktiv. Sättigung der Doppelbindung $C_7 = C_8$ des Morphins ergibt Dihydromorphin. Wird bei diesem die alkoholische OH-Gruppe (R_1) zum Keton oxidiert, dann erhält man Hydromorphon. Diese Substanz ist stärker als Morphin analgetisch wirksam. Methylierung der phenolischen OH-Gruppe (R_2) führt zum Codein. Die analgetische Wirkung des Codeins beträgt etwa 1/8 der des Morphins, die antitussive etwa 1/3. Das heißt, daß bei Aufstellung der Relation antitussiver Wirkung: analgetische Wirkung ($1/3 : 1/8 \approx 3$) die antitussive Wirkung des Codeins 3mal stärker als die des Morphins ist. Sättigung der Doppelbindung $C_7 = C_8$ des Codeins ergibt Dihydrocodein. Sein Hydromorphonhomologon, das Hydrocodon, zeigt eine ähnliche Steigerung der Wirkung im Vergleich zur Ausgangssubstanz wie Hydromorphon. Durch Veresterung des Enols von Hydrocodon an R_1 mit Essigsäure entsteht Thebacon, das ebenfalls stärker als Codein antitussiv wirkt. Oxycodon unterscheidet sich vom Hydrocodon dadurch, daß es an R_3 eine OH-Gruppe trägt. Wie beim Morphin überwiegt die analgetische Wirkung.

Das Vorhandensein zweier O-Methylgruppen bei R_1 und R_2, und zweier Doppelbindungen (zwischen C_6 und und C_7 und zwischen C_8 und C_{14}) ergibt Thebain, das keine analgetische, jedoch die zentral „erregende" Wirkung des Morphins besitzt. Es ist ein Krampfgift.

Acetylierung einer OH-Gruppe (Enol) des Hydrocodonmoleküls erhöht die Suchtgefahr (Thebacon). Die Suchtgefahr ist besonders groß beim Heroin, bei dem beide OH-Gruppen (R_1 und R_2 des Morphinmoleküls) acetyliert sind.

Apormorphin entsteht durch Einwirken anorganischer Säuren auf das Morphinmolekül. Bei ihm steht die emetische Wirkung des Morphins (Früheffekt des Morphins auf das Brechzentrum) im Vordergrund: Apomorphin besitzt eine direkte, stimulierende Wirkung auf Dopaminrezeptoren (konstitutionschemische Ähnlichkeit mit dem Dopaminmolekül, s. S. 107).

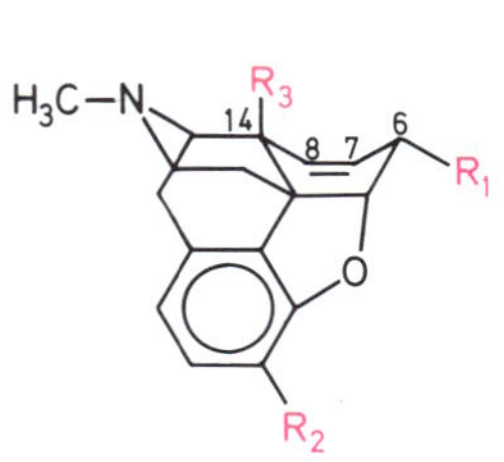

Morphin

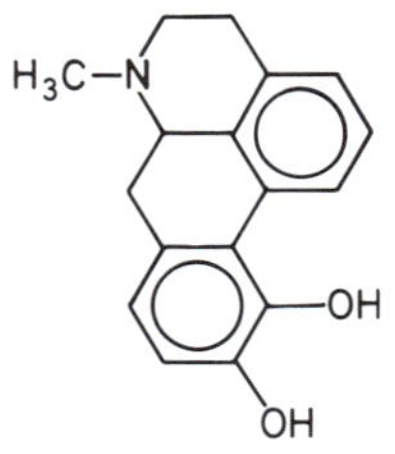

Apomorphin

intern. Freiname	Beispiele für Handelsnamen	R_1	R_2	R_3	Doppelbindungen	Wirkung	Wirkungsstärke (Morphin bzw. Codein = 1)	Suchtgefahr	Atemdepression
Morphin		$-OH$	$-OH$	$-H$	$C_7 = C_8$	analgetisch	1	stark	stark
Hydromorphon	Dilaudid®	$=O$	$-OH$	$-H$	$C_7 = C_8$	analgetisch	7	stark	stark
Codein		$-OH$	$-OCH_3$	$-H$	$C_7 = C_8$	antitussiv	1	minimal	schwach
Hydrocodon	Dicodid®	$=O$	$-OCH_3$	$-H$	$C_6 = C_7$	antitussiv	5	schwach	mittel
Thebacon		$-OOCCH_3$	$-OCH_3$	$-H$	$C_6 = C_7$	antitussiv	6	stark	stark
Thebain		$-OCH_3$	$-OCH_3$	$-H$	$C_6 = C_7$ $C_8 = C_{14}$	konvulsiv			
Diacetylmorphin (= Diamorphin, Heroin)		$-OOCCH_3$	$-OOCCH_3$	$-H$	$C_7 = C_8$	analgetisch	3	sehr stark	stark

Tab. 6: Zentrale Wirkungen des Morphins.

dämpfende

auf Thalamus thalamo-kortikale Projektionen zu Assoziationsarealen der Hirnrinde (Lobus frontalis):
    Analgesie

auf das Stammhirn:
    sedative, hypnotisch-narkotische Wirkung

auf vegetative Zentren der Medulla oblongata:

    Atemzentrum:
        Atemdepression
    Hustenzentrum:
        antitussive Wirkung
    Brechzentrum:
        antiemetische Wirkung (Späteffekt)
    Sympathikuszentrum:
        Hemmung reflektorischer Aktivierbarkeit

auf das Rückenmark:
    Analgesie und Hemmung von Fluchtreflexen

erregende

auf die Medulla oblongata

    periaquäduktales Grau, Raphe-Kerne:
        Analgesie und Unterdrückung von
        Fluchtreflexen durch Aktivierung
        deszendierender Hemmung
    Brechzentrum:
        emetische Wirkung (Früheffekt)
    Oculomotoriuskern
        (Nucleus accessorius autonomicus
        n.oc., Edinger-Westphal-Kern):
        Miosis

Eine Gewöhnung (Toleranz) entwickelt sich nur hinsichtlich der zentral dämpfenden Wirkungen!

Verminderung der Atemfunktion ist bei einer Dosis von 50 mg an und darüber zu rechnen. Das Gefühl einer Atemnot stellt sich jedoch trotz extremer Erhöhung der CO_2- und Verminderung der O_2-Spannung nicht ein (s. Tab. 3). Eine Atemlähmung mit tödlichem Ausgang ist bei Anwendung von 200–250 mg und mehr zu erwarten. Diese Werte gelten allerdings nur, wenn Morphin vorher nicht chronisch verabfolgt wurde (Toleranz S. 9 und S. 209 f.).

Es ist allerdings festzustellen, daß Morphin in therapeutischer Dosierung bei Patienten mit starken Schmerzen praktisch keine atemdepressive Wirkung im Sinne einer Erhöhung der CO_2-Spannung im Blut ausübt: Schmerz ist ein wirksamer Reiz für das Atemzentrum (s. S. 200) und kann ganz allgemein als „physiologischer Antagonist" der dämpfenden Wirkungen von Morphin angesehen werden. Werden jedoch die Schmerzen durch andere Maßnahmen wie eine Leitungsblockade oder anterolaterale Chordotomie (Durchtrennung des Tractus spinothalamicus) ausgeschaltet, dann fällt dieser Reiz für das Atemzentrum weg und die atemdepressive Wirkung von Morphin kann tödlich sein. Da Morphin die Plazentarschranke passiert und das Atemzentrum des Neugeborenen dämpft, darf es nicht zur Bekämpfung des Wehenschmerzes eingesetzt werden.

Die **antitussive** Wirkung beruht auf einer Dämpfung der reflektorischen Erregbarkeit des Hustenzentrums. Sie kann bei einem unproduktiven Husten ausgenutzt werden, bei dem die reflexauslösende Ursache durch den Hustenstoß nicht beseitigt wird und außerdem mit erheblichen Schmerzen verbunden ist (z. B. neoplastische Veränderungen der Atemwege, Lungenembolie). Diese antitussive Wirkung ist beim Codein im Vergleich zur analgetischen, atemdepressiven und suchterzeugenden Wirkung stärker ausgeprägt (Tab. 5). Mit der Dämpfung des Hustenreflexes fällt auch das psychische Korrelat, der „Hustenreiz", weg.

Morphin dämpft auch die reflektorische Erregbarkeit des Brechzentrums. Dieser Wirkung geht meist eine emetische voraus. Sobald die **antiemetische** Wirkung ausgebildet ist, läßt sich ein Erbrechen weder durch Manipulationen im Rachenraum noch durch ein zentral angreifendes Emetikum wie Apomorphin (Tab. 5) auslösen.

Zentral erregende Wirkungen des Morphins (Tab. 6). Die Erregung der chemorezeptiven, emetischen Triggerzone im Bereich des IV. Ventrikels (Area postrema der Medulla oblongata) durch Morphin, die durch Antiemetika mit Angriff an der emetischen Triggerzone, z. B. Domperidon und Metoclopramid (s. S. 482) sowie Phenothiazin- oder Butyrophenonderivate (s. S. 483) verhindert werden kann, wurde bereits erwähnt. Das deutet darauf hin, daß Morphin hier an Dopaminrezeptoren wirksam ist. Diese emetische Wirkung wird durch die später einsetzende Dämpfung des Brechzentrums aufgehoben. Die chemorezeptive Triggerzone übt einen bahnenden Einfluß auf die Aktivität des Brechzentrums in der Formatio reticularis der Medulla oblongata aus. Das Brechzentrum koordiniert die dem **Erbrechen** zugrunde liegenden Vorgänge (Verschluß der Epiglottis und Anhebung des weichen Gaumens, Erschlaffung des Magens und Kontraktion des Pylorus, Kompression des Magens durch Kontraktion der Bauchmuskulatur). Erbrechen auslösend wirken afferente Impulse, die das Brechzentrum aus dem Schlund und dem Magendarmtrakt sowie seinen Anhangsorganen und aus dem Vestibularapparat (Reisekrankheit [Kinetosen], Menièresche Krankheit) erreichen. Erbrechen kann auch unter der Anwendung von Pharmaka entstehen und ist entweder eine unerwünschte Nebenwirkung oder therapeutisch beabsichtigt. Das pharmakoninduzierte Erbrechen ist entweder reflektorisch bedingt (Reizung der Magenschleimhaut durch konzentrierte Kochsalzlösung, Kupfer- oder Zinksulfatlösung, Ipecacuanha bzw. Emetin) oder beruht auf einem direkten Angriff der Substanzen an der chemorezeptiven Triggerzone (Apomorphin, Mutterkornalkaloide, Herzglykoside). Reflektorisch wirksame Stoffe und Apomorphin werden als **Emetika** (s. auch S. 482) praktisch ausschließlich als Sofortmaßnahme zur Behandlung bestimmter Vergiftungen eingesetzt (s. S. 751). Substanzen, die ein Erbrechen verhindern (Antiemetika), werden an anderer Stelle (s. S. 482) besprochen.

Über den kleinzelligen Lateralkern des Oculomotorius (Edinger-Westphal-Kern) löst Morphin eine **Miosis** aus. Die typischen „stecknadelkopfgroßen" Pupillen sind ein Indiz für die Einnahme von Morphin u. a. bei Vergiftungen.

Tab. 7: Periphere Wirkungen des Morphins.

Steigerung des Tonus der glatten Muskulatur am

Magen:	Pyloruskonstriktion (Verzögerung der Magenentleerung)
Darm:	Segmentale Einschnürungen (Obstipation)
Ureteren:	Konstriktion
Harnblase:	Kontraktion der Blasenmuskulatur und des Sphincter vesicae (Harnverhaltung)
Gallenblase:	Kontraktion der Blasenmuskulatur und des Sphincter Oddi

Periphere Wirkungen des Morphins

Die Wirkungen des Morphins auf periphere Organe (Tab. 7) äußern sich in einer Tonussteigerung der glatten Muskulatur. Die durch Morphin ausgelöste **Pyloruskonstriktion** hat ein längeres Verweilen des Mageninhaltes zur Folge. Beim Verdacht, daß eine Vergiftung durch orales Verabfolgen von Morphin hervorgerufen wurde, lohnt sich deshalb eine Entleerung des Magens noch längere Zeit nach der Einnahme.

Am **Darm** kommt es neben einer Tonus-Steigerung (segmentale Einschnürungen) zu einer Hemmung der propulsiven Motorik, d. h. der koordinierten Weiterbeförderung des Darminhaltes. Hierfür ist die Blockade des Dehnungsreflexes verantwortlich. Eine ähnliche Wirkung üben die Verwandten des Morphins aus. Das Ergebnis dieser Wirkung ist ein verlängertes Verweilen des Darminhaltes mit stärkerer Eindickung durch Wasserentzug. Die Hemmung des Peristaltikreflexes und des Defäkationsreflexes mit Ausfall des „Stuhldrangs" sind für die durch Morphin ausgelöste **Obstipation** verantwortlich. Beteiligt ist daran außerdem eine antisekretorische (antidiarrhoische; s. S. 488) Wirkung des Morphins. Zur Ruhigstellung des Darmes wird Opium eingesetzt (s. S. 489). Infolge der Steigerung des Tonus der glatten Muskulatur in der Wand von Hohlorganen bei gleichzeitiger Konstriktion der Sphinkteren kommt es zu einer Drucksteigerung. Schmerzzustände (Koliken) bei Verlegung der Harn- und Gallenwege lassen sich zwar durch Morphin unterdrücken, doch wird die schmerzauslösende Ursache verstärkt. Morphin darf deshalb hier nie ohne gleichzeitige Verwendung von Spasmolytika gegeben werden.

Die Wirkung des Morphins auf die Harnblase kann zusammen mit der Dämpfung des Miktionsreflexes (Tab. 3) eine **Harnverhaltung** verursachen. Diese Gefahr ist vor allem bei Prostatahypertrophie gegeben.

Morphin vermindert den Tonus der glatten Gefäßmuskulatur. Beim liegenden Patienten hat diese Wirkung keine Konsequenzen, beim Aufrichten besteht jedoch die Gefahr, daß sich ein **orthostatischer Kollaps** ausbildet. Die Erschlaffung der Gefäße kommt indirekt zustande. Sie beruht auf einer Dämpfung der Aktivität und reflektorischen Aktivierbarkeit sympathischer Zentren. Hinzu kann eine Freisetzung von Histamin aus den Geweben (s. S. 310) kommen, die auch für die bei Injektion von Morphin beobachtete Rötung der Haut verantwortlich ist. Bei Asthmatikern kann sie einen Bronchospasmus auslösen.

Resorption, Metabolismus, Verteilung und Ausscheidung

Morphin wird nach subkutaner (s. c.) und intramuskulärer (i. m.) Injektion rasch resorbiert. Beim gesunden erwachsenen Probanden erreicht die Plasmakonzentration 20 min nach i. m. Injektion von 10 mg Morphin ihr Maximum und beträgt dann 50–60 ng/ml. Die Resorptionshalbwertzeit beträgt 7,7 Minuten. Nach i. v. Injektion von 10 mg Morphin beträgt das Verteilungsvolumen 2–4 l/kg, die Eliminationshalbwertzeit 3 Stunden, die Clearance 15 ml/kg/min und das Verhältnis für die hepatische Extraktion 0,7. Ähnliche Werte wurden auch bei Karzinompatienten gefunden. Bei älteren Patienten waren das Verteilungsvolumen (1,2 l/kg) und die Clearance (12,4 ml/kg/min) vermindert, das hepatische Extraktionsverhältnis (0,59) niedriger und die HWZ (4,5 Stunden) größer als bei den jüngeren Probanden. Die Verringerung des Verteilungsvolumens ist einer der wesentlichen Gründe für die stärkere Wirkung von Morphin im Alter (s. auch S. 601). Nach oraler Anwendung von Morphin in einer Standardzubereitung wird es rasch aus dem Magendarmtrakt resorbiert,

jedoch dabei in der Mukosa und Leber so extensiv konjugiert, daß nur geringe Konzentrationen freien Morphins im Plasma gefunden werden (die Bindung von Morphin an Muskel- und Plasmaeiweiß liegt bei rund 30%). Die präsystemische Elimination (first-pass-Effekt) von Morphin ist weitaus größer als bei den halbsynthetischen Derivaten, bei denen eine oder beide Hydroxylgruppen (phenolische und/oder alkoholische; Tab. 5) Substituenten tragen, wie beispielsweise Hydromorphon, oder bei den vollsynthetischen Opioidanalgetika wie Pethidin. Die HWZ ist bei oraler Anwendung von Morphin annähernd gleich wie bei parenteraler. Morphin muß nach oraler Anwendung etwa 3mal so hoch dosiert werden wie bei parenteraler, also in einer Dosis von 30 mg statt 10 mg gegeben werden, um eine gleiche analgetische Wirkung zu erzielen. Die bei Karzinompatienten bestimmte Halbwertzeit der Resorption liegt zwischen 4 und 57 min, die der Elimination zwischen 72 und 416 min; die Bioverfügbarkeit beträgt im Mittel 38%. Bei Anwendung von 20–40 mg Morphin in einer besonderen galenischen Zubereitung als Morphinsulfat-Tabletten (MST; s. Tab. 10), die in Abständen von 4–6 h gegeben wurden, war die Konzentration von Morphin im Plasma direkt proportional zur verabfolgten Dosis und lag zwischen 6 und 68 ng/ml. Es ist versucht worden, die Konzentration von Morphin im Plasma mit der analgetischen Wirkung in Beziehung zu setzen, wobei Werte von 20 bis 65 ng/ml als Schwelle angenommen wurden. Es hat sich jedoch herausgestellt, daß die Konzentration von Morphin im Plasma keine sicheren Aussagen über die analgetische Wirkung zuläßt.

Nach s. c. oder i. m. Injektion gelangt Morphin rasch in die Blutbahn. Nach i. v. Injektion wird Morphin rascher im Organismus verteilt als nach s. c. oder i. m. Anwendung; es entfaltet daher seine Wirkungen entsprechend schneller. Nach i. v. Verabfolgung einer therapeutischen Dosis von 10 mg ist die maximale analgetische Wirkung in 20–30 Minuten und nach s. c. oder i. m. Injektion in 60–90 Minuten zu erwarten. Je nach Applikationsweise (i. v. bzw. s. c. oder i. m.) hält die Wirkung 2–5 Stunden an, nach oraler Anwendung eines Retardpräparates bis zu 8 Stunden.

Die Konzentration von Morphin im Gehirn ist niedriger als in Niere, Lunge, Leber oder Milz (Verteilungsquotient Öl/Wasser = 0,4). Dies ist ein Beispiel dafür, daß die Höhe der Konzentration in einem Organ nichts über den Angriffsort eines Pharmakons aussagt. Der zeitliche Verlauf der analgetischen Wirkung entspricht der Änderung der Konzentration von Morphin im Gehirn in Abhängigkeit von der Zeit.

Morphin wird in der Leber an der phenolischen OH-Gruppe (Position 3) und der alkoholischen OH-Gruppe (Position 6) mit Glukuron- oder Schwefelsäure konjugiert (Abb. 4) und bis zu 5% am Stickstoff demethyliert. Die Ausscheidung der Metaboliten erfolgt größtenteils über die Nieren (zu 90%) und teilweise auch über die Leber mit der Galle (Rückresorption im Darm, enterophepatischer Kreislauf). Im Harn über-

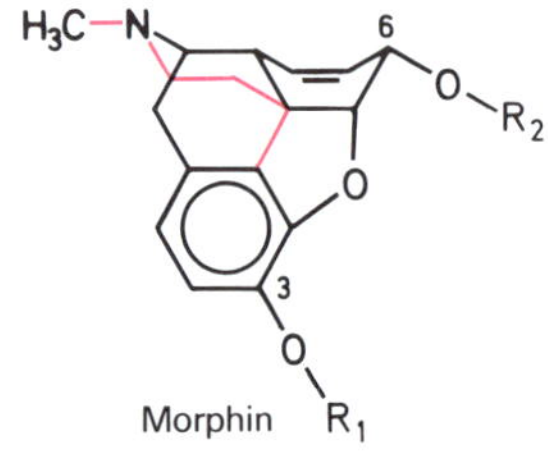

R$_1$ Glukuronsäure: analgetisch nicht wirksam
R$_2$ Glukuronsäure: analgetisch wirksam

Abb. 4: Konjugate von Morphin mit Glukuronsäure.

wiegt das konjugierte, in der Galle das unkonjugierte Morphin. Speichel und Magensekret können ebenfalls Morphin enthalten. Entgegen der Erwartung, daß eine Beeinträchtigung der Funktion der Leber für die Elimination von Morphin von größerer Bedeutung sein müßte als die der Niere, zeigte sich, daß bei gestörter Nierenfunktion die Dosis von Morphin, die eine Analgesie erzeugt, verringert werden muß und kann, nicht jedoch bei Leberschäden. Das beruht darauf, daß entgegen der Ansicht, Glukuronidierung würde generell einer Entgiftung von Wirkstoffen dienen, Morphin-6-glukuronid stärker und länger als Morphin wirkt, die Bluthirnschranke ohne vorherige hydrolytische Dekonjugation penetriert und eine hohe Affinität zu Opiatrezeptoren von μ-Typ aufweist. Nach oraler Gabe von Morphin ist die Plasmakonzentration von Morphin-6-glukuronid, ausgedrückt als Fläche unter der Kurve (AUC) 9mal größer als die von Morphin, während sie bei i. v. Injektion nur 1,4mal größer ist. Darauf könnte die Zunahme der Wirkung von Morphin bei oraler Anwendung über längere Zeit beruhen. Morphin-3-glukuronid wirkt nicht morphinähnlich.

Akute Morphinvergiftung

Eine Übersicht der Symptome zeigt Tab. 8. Als Folge einer Atemlähmung kann es zu hypoxischen Schädigungen der Gefäße und damit zum Kreislaufschock kommen. Wichtige Maßnahmen sind: 1) Freihalten der Atemwege und Beatmung mit O_2; 2) Verabfolgung eines Morphinantagonisten; 3) Schockbekämpfung, u. U. kombiniert mit antibiotischer Therapie (Pneumoniegefahr). **Morphinantagonisten** sind sichere Mittel zur Aufhebung der Atemlähmung bei einer akuten Vergiftung mit Morphin oder einem Opioidanalgetikum. Diese Antagonisten sind Morphinanaloga, bei denen die Methylgruppe am Stickstoff durch einen Allyl- oder Cyclopropylrest ersetzt wurde (s. Abb. 5, Naloxon und Naltrexon). Diese Substitutionen bedingen eine höhere Affinität zu allen Opioidrezeptoren. Der Antagonismus ist kompetitiv, die Morphinantagonisten verdrängen Morphin und Opioidanalgetika von den Rezeptoren.

Morphinantagonisten können auch eine intrinsische Aktivität besitzen, so daß sie morphinähnliche (agonistische) Wirkungen entfalten, was aber bei den heute gebräuchlichen wie Naloxon[1] und Naltrexon[2] nicht mehr der Fall ist. Diese zwei Substanzen besitzen lediglich antagonistische Eigenschaften. Agonistische und antagonistische Wirkungen können nicht nur bei den Morphinantagonisten in mehr oder weniger stark ausgeprägtem Ausmaß nebeneinander vorhanden sein, sondern auch bei den Agonisten selbst, d. h. bei Morphin und

[1] Narcanti®; [2] Nemexin®.

Tab. 8: Symptome der akuten Morphinvergiftung:

Koma	(tiefer Schlaf, Aufwecken ist nicht möglich)	typische, für die Diagnose entscheidende Symptome
Miosis	(stecknadelkopfgroße Pupillen)	
extreme	Reduzierung der Atmung (bis auf 2–4 Atemzüge pro Minute; u. U. Cheyne-Stokes-Atemtyp)	

Cyanose (verminderte Sauerstoffsättigung)
kalte Haut, niedrige Körpertemperatur
Tonusverlust der Skelettmuskulatur
Areflexie, möglicherweise mit Pyramidenzeichen

Tab. 9: Entzugssymptome.

Niesen, Tränenfluß
Tachypnö
Gähnen
Blutdruckkrisen, Kreislaufversagen
Schweißausbrüche, „Gänsehaut"
Diarrhö
Blasenkrämpfe, Schmerzen im Bauchraum u. Extremitäten
motorische Unruhe, Reizbarkeit.

den Opioidanalgetika. Bei wiederholter, in kurzen Abständen nacheinander an Organpräparaten vorgenommener Anwendung ein und derselben Dosis von Morphin zeigt sich eine Abschwächung der Wirkung (Tachyphylaxie). Diese Tachyphylaxie ist von der Toleranz (s. S. 9) streng zu unterscheiden, die sich bei wiederholter Anwendung von Morphin über längere Zeiträume (Wochen) ausbildet. Im Stadium der Morphintachyphylaxie ist auch die Wirkung anderer Agonisten vermindert, was durch eine antagonistische Komponente der Wirkung des Morphins zu erklären ist.

Die Morphinantagonisten heben innerhalb kürzester Zeit nach parenteraler Anwendung alle zentralen und peripheren Wirkungen von Morphin und den Opioidanalgetika auf, z. B. Analgesie, Atemdepression, Sedierung, Obstipation, Tonisierung der glatten Muskulatur (lediglich die antitussive Wirkung scheint nicht beeinflußt zu werden). Bei einem Patienten, der Morphinabusus betreibt, können Morphinantagonisten lebensbedrohliche Entziehungserscheinungen hervorrufen (Tab. 9), wobei die Gefahr eines Kreislaufkollapses besteht. Die Anwendung von Morphinantagonisten zum Nachweis eines Abusus von Morphin und seinen pharmakologischen Verwandten ist deshalb als ein Kunstfehler anzusehen. Der Antagonismus richtet sich ausschließlich gegen Morphin und seine Analoga. Es ist nicht möglich, eine z. B. durch Barbiturate erzeugte Atemdepression mit einem Morphinantagonisten aufzuheben.

Naloxon (s. Abb. 5) wird in einer Dosis von 0,4–0,8 mg i.m. oder i.v. angewendet. Bei oraler Applikation ist es 100 bis 1 000mal schwächer als bei parenteraler Anwendung wirksam. Es hebt die zentral dämpfenden und die peripheren Wirkungen von Opioidanalgetika prompt auf. Die HWZ beträgt 1–1,5 h. Es beseitigt die dysphorische und halluzinogene Wirkung von Pentazocin, wozu allerdings hohe Dosen (10 mg und mehr) notwendig sind.

Naltrexon ist auch bei oraler Anwendung voll und lange (24 Stunden und mehr) wirksam. In Deutschland ist es derzeit nur für die Durchführung von Entzugsprogrammen zugelassen.

Chronische Morphinvergiftung

Bei fortgesetzter Anwendung von Morphin nimmt die Empfindlichkeit des Zentralnervensystems gegenüber Morphin ab. Diese Gewöhnung oder **Toleranz** betrifft allerdings nur die zentral dämpfenden Wirkungen des Morphins (Tab. 6). Die Gewöhnung kann so ausgeprägt sein, daß Dosen toleriert werden, die bei erstmaliger Anwendung durch Atemlähmung tödlich wirken würden. Mit dem Beginn der Toleranzentwicklung ist bei regelmäßiger Verabfolgung von Morphin spätestens nach 3 Wochen zu rechnen. Eine Toleranz bildet sich auch bei Anwendung der übrigen Opioidanalgetika aus (bei solchen mit ausgeprägter antagonistischer Wirkung wie Pentazocin oder Buprenorphin, siehe unten) allerdings in geringerem Ausmaß. Die Dauer bis zum Toleranzeintritt ist bei diesen Substanzen verschieden. Die Geschwindigkeit der Toleranzentwicklung hängt von der Geschwindigkeit der Penetration der Substanz in das Gehirn ab. Diacetylmorphin (Diamorphin, Heroin) penetriert sehr rasch, seine zentralen Wirkungen einschließlich der Euphorie entwickeln sich schnell, und die Toleranzentwicklung braucht nur wenig Zeit. Die Entwicklung einer Toleranz hängt davon ab, ob ein Opioidanalgetikum zur Erzielung seiner maximalen Wirkung eine große Zahl von Rezeptoren besetzen muß (siehe auch S. 18). Bei einem Opioid mit hoher intrinsischer Aktivität wie Fentanyl sind bei der üblichen Dosierung nur wenige Rezeptoren besetzt; deshalb ist die Toleranzentwicklung gering. Ist wie bei Morphin die intrinsische Aktivität gering, d. h. deshalb bei therapeutischer Dosierung die Zahl der besetzten Rezeptoren hoch, so ist die Toleranzentwicklung stark ausgeprägt. Was der Toleranzentwicklung unter Morphin zugrunde liegt, ist letztlich noch nicht geklärt. Sicher ist nur, daß sie nicht auf einer beschleunigten metabolischen Inaktivierung oder rascheren Ausscheidung beruht. Es handelt sich also nicht um eine pharmakokinetische, sondern um eine pharmakodynamische Toleranz (S. 9).

Gleichzeitig mit der Toleranz bildet sich bei chronischer Anwendung von Morphin eine psychische (s. S. 301) und physische Abhängigkeit aus. Die psychische Abhängigkeit drückt sich in einem krankhaften Verlangen nach dem Gift aus (Sucht), die physische Abhängigkeit dadurch, daß für bestimmte Funktionen des Zentralnervensystems verantwortliche Neurone sich an die ständige Anwesenheit des Morphins gewöhnt haben. Entzug des Morphins wirkt als Störung, es treten Entziehungserscheinungen (Tab. 9) auf, die sich z. T. als überschießende Reaktionen im Bereich des protektiven Systems verbunden mit den entsprechenden Mißempfindungen (Tab. 3) interpretieren lassen. Auffallenderweise bildet sich eine Sucht nach Opioidanalgetika bei Vorliegen chronischer, starker Schmerzen nur in geringem Maße oder gar nicht aus, insbesondere bei oraler Gabe.

Eine durch Morphin erzeugte Toleranz erstreckt sich auch auf Verwandte des Morphins, die Sucht erzeugen (Kreuztoleranz). Entsprechend können Entzugserscheinungen durch diese morphinanalogen Verbindungen aufgehoben werden. Sie können auch durch Clonidin, das an zentralen α_2-Adrenozeptoren angreift (s. S. 181), abgeschwächt werden, was von therapeutischer Bedeutung ist. Clonidin verstärkt außerdem die analgetische Wirkung von Morphin, was im Falle eines Nachlassens der Wirkung von Morphin ausgenutzt werden kann.

Verwandte des Morphins

Chemische Konstitution und pharmakologische Wirkung

Verschiedene zentrale Wirkungen des Morphins sind bei einigen seiner Verwandten in charakteristischer Weise durch Veränderungen am Molekül besonders stark ausgeprägt. Die Zusammenhänge sind in Tab. 5 dargestellt. **Hydromorphon** ist stärker als Morphin analgetisch wirksam und wird besser als dieses aus dem Magendarmtrakt resorbiert. Seine analgetische Wirkung ist bei oraler und parenteraler Anwendung gleich. Die atemdepressive Wirkung und die Suchtgefahr haben allerdings im Vergleich zu Morphin in gleichem Maß wie die analgetische Wirkung zugenommen.
Codein wird wie seine Derivate gut aus dem Magendarmtrakt resorbiert. Die Bioverfügbarkeit beträgt 40–70%; HWZ 3 h.

Es wird als Antitussivum (s. S. 215) und als Analgetikum allein und in Kombinationspräparaten (s. S. 222) angewendet. Die Suchtgefahr ist bei Codein relativ gering, jedoch wird es von Opioidabhängigen manchmal als Ersatz verwendet. Etwa 10% einer verabfolgten Codeindosis werden zu Morphin demethyliert. Die Demethylierung erfolgt in der Leber, wo auch die Konjugation mit Glukuronsäure an der freigewordenen phenolischen OH-Gruppe stattfindet (siehe Elimination von Morphin).

Die Suchtgefahr ist besonders groß beim **Heroin**, bei dem beide OH-Gruppen des Morphinmoleküls acetyliert sind. Dadurch hat die Lipophilie zugenommen, das Molekül dringt rascher in das Gehirn ein, eine Euphorie stellt sich praktisch sofort ein („kick").

Thebain ist ein Krampfgift; von ihm leiten sich Buprenorphin und Naltrexon ab. **Apomorphin** besitzt nur die emetische Wirkung des Morphins (s. S. 482). Diese Wirkung kommt durch Bindung an Dopaminrezeptoren in der chemorezeptiven emetischen Triggerzone zustande. Wegen seiner Affinität zu Dopaminrezeptoren wurde versucht, es zur Behandlung des Morbus Parkinson einzusetzen.

Agonisten

Hydromorphon ist der einzige halbsynthetische Verwandte des Morphins (Tab. 5 und Tab. 10), der heute noch eine gewisse therapeutische Bedeutung als Analgetikum hat. Es wird relativ gut aus dem Magendarmtrakt resorbiert, ist jedoch nach oraler Anwendung weniger wirksam als nach parenteraler. Eine Analgesie setzt 15 Minuten nach Injektion ein und hält etwa 5 Stunden an. Es wird über die Nieren hauptsächlich in konjugierter Form ausgeschieden.

Pethidin (Abb. 5 und Tab. 10) ist ein μ-Rezeptoragonist und war das erste vollsynthetische Opioidanalgetikum; es wurde 1940 von O. Schaumann (s. a. Tab. 3) auf der Suche nach atrophinähnlichen Spasmolytika gefunden Prinzipiell übt es ähnliche Wirkungen wie Morphin auf Zentralnervensystem und periphere Organe aus. Seine analgetische Wirkung ist 10fach schwächer als die des Morphins. Bei Anwendung analgetisch äquieffektiver Dosen dämpft Pethidin die Atmung in gleichem Ausmaß wie Morphin. Suchtgefahr besteht bei Pethidin ebenfalls. Wegen seiner anticholinergen Wirkung am Auge erzeugt es keine Miosis. Besonders bei Kindern kann es Erregungszustände, u. U. sogar Krämpfe hervorrufen; Krampfgefahr besteht bei Epileptikern. Auf die glatte Muskulatur des Magendarmtraktes wirkt es spasmogen, jedoch ist die obstipierende Wirkung schwächer als bei Morphin. Der vasomotorische Tonus nimmt unter Pethidin ab, so daß ein orthostatischer Kollaps eintreten kann. Pethidin setzt wie Morphin Histamin frei (s. S. 310). **Kinetik:** Da es gut aus dem Magendarmtrakt resorbiert wird, kann es oral verabfolgt werden. Die Bioverfügbarkeit beträgt 20 bis 40%. Die Bindung an Muskel- und Plasmaeiweiß liegt bei 50%. Die analgetische Wirkung ist 15 min nach i.m. Anwendung voll ausgebildet. Die Wirkung dauert kürzer als die von Morphin (HWZ 2,5 – 4 h). Pethidin wird in der Leber relativ rasch durch Hydrolyse der Estergruppe inaktiviert, in geringem Ausmaß erfolgt Demethylierung am Stickstoff; das entstehende Norpethidin besitzt konvulsive und halluzinogene Eigenschaften. Etwa 5% einer parenteral verabfolgten Dosis werden unverändert über die Nieren ausgeschieden. – Da Pethidin das Kältezittern und damit die auxiliäre Wärmeproduktion verhindert, wird es zur Erzeugung einer Unterkühlung bei Eingriffen am Herzen verwendet. Auch Kältezittern (Schüttelfrost) bei Infusionszwischenfällen kann mit Pethidin unterdrückt werden (s. S. 217). Die Wirkungen von **Levomethadon** (Abb. 6) sind qualitativ denen des Morphins gleich. Es ist ein μ-Rezeptoragonist. Le-

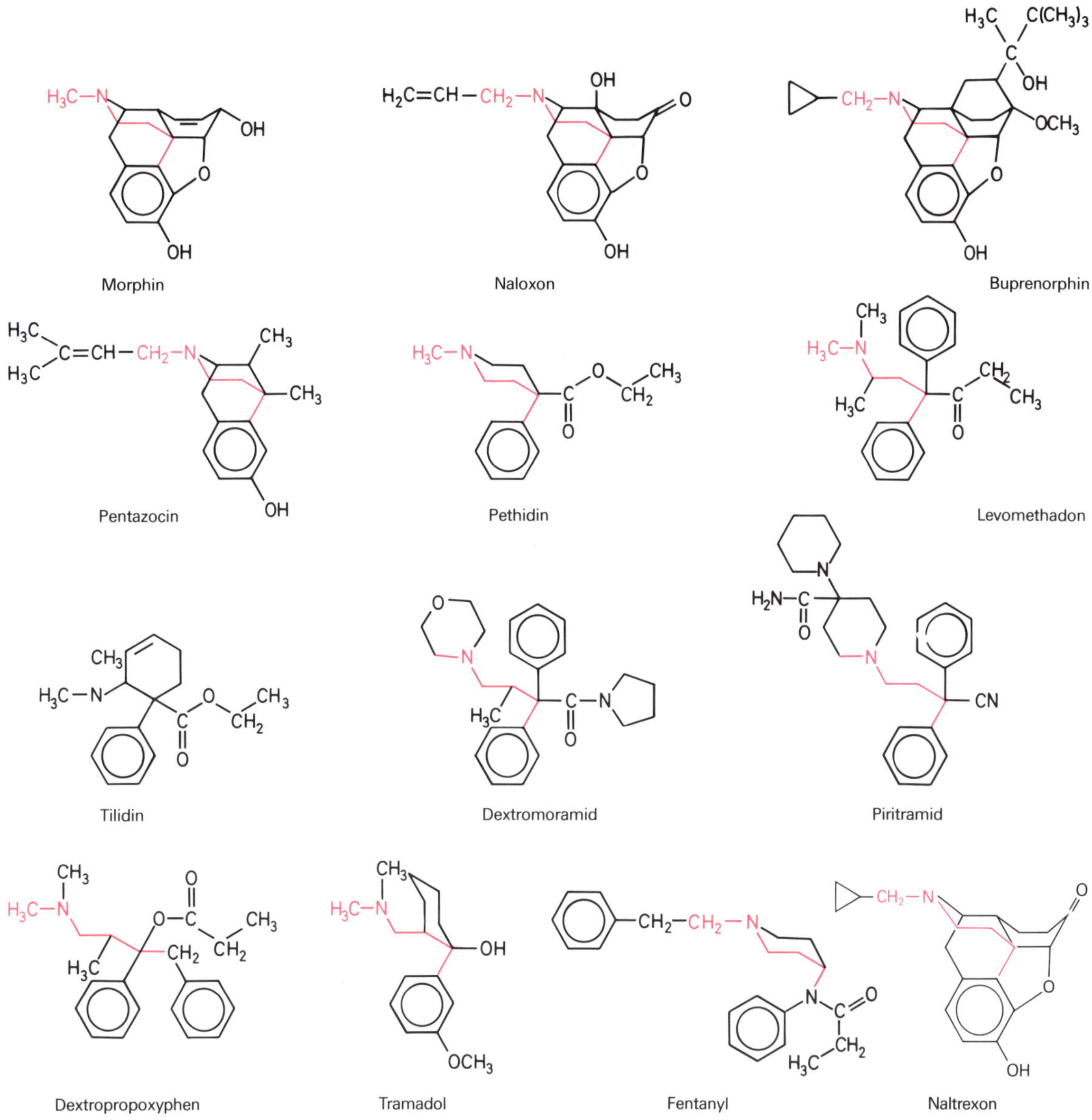

Abb. 5: Synthetische Derivate des Morphins.
Um die konstitutionschemische Verwandtschaft mit Morphin erkennbar zu machen, ist die allen Molekülen gemeinsame Sequenz farbig hervorgehoben.

vomethadon ist etwa 4fach, das Racemat doppelt so stark analgetisch wirksam wie Morphin. **Kinetik:** Bei oraler Applikation (Bioverfügbarkeit 90%) kommt es gleichermaßen gut zur Wirkung wie bei parenteraler.
Levomethadon wird zu 85−90% an Muskel- und Plasmaeiweiß gebunden. Nach s.c. oder i.m. Injektion wird das Konzentrationsmaximum innerhalb von 1−2 h erreicht. Es wird zum größten Teil in der Leber durch Demethylierung am Stickstoff sowie Ringbildung zu Pyrrolidin- und Pyrrolinderivaten umgebaut. Die Halbwertzeit beträgt 15 h bei einmaliger und bis zu 35 h bei wiederholter Anwendung.
Dextromoramid (Abb. 5 und Tab. 10) ist chemisch mit Levomethadon verwandt. Es ist das rechtsdrehende Isomere des Racemoramids. Nicht der links-, sondern der rechtsdrehende Antipode wirkt in diesem Fall stärker analgetisch. Die Wirkung dauert 2−4 Stunden.

Dextropropoxyphen (Abb. 5 und Tab. 10) ist das rechtsdrehende Isomere des dem Levomethadon ähnelnden Propyxophens. Es bindet vorwiegend an μ-Rezeptoren. Seine zentralen Wirkungen sind einschließlich der analgetischen weitaus schwächer als die der übrigen Opioidanalgetika. Es ist gleich stark wie Acetylsalicylsäure und etwas schwächer als Codein analgetisch wirksam. **Kinetik:** Es wird rasch aus dem Magendarmtrakt resorbiert, unterliegt jedoch einer hohen präsystemischen Elimination. Maximale Plasmakonzentrationen werden nach 1−2 Stunden erreicht. Dextropropoxyphen wird in der Leber zu Nordextropropoxyphen demethyliert und im Urin hauptsächlich in Form seiner Metaboliten ausgeschieden.
Dihydrocodein leitet sich formell vom Codein ab, bei dem die Doppelbindung $C_7 = C_8$ (s. Tab. 5) durch Einführung von 2 H-Atomen abgesättigt wurde. Das hat eine deutliche Zunah-

Tab 10: Therapeutische Dosierung der Analgetika vom Morphintyp.

	Handels-namen	Einzeldosis (g) beim Erwachsenen	Anwendungs-weise	Wirkungsdauer in Stunden	Nebenwirkungen und Risiken (Besonderheiten einiger Präparate s. Text)
Morphin		0,01–0,015	i.v.	2	Übelkeit, Erbrechen, Obstipation, Schläfrigkeit, orthostatischer Kollaps, Harnverhaltung, Atemdepression, Steigerung des Liquordrucks, Vorsicht bei Krampfleiden. Morphin ist ein Histaminliberator (Urtikaria, Bronchospasmus).
		0,01–0,015	s.c., i.m.	2–4	
	MST®	0,03–0,06	oral	8–12	
Buprenorphin	Temgesic®	0,0003–0,0006	i.v., i.m. sublingual	6–10	
Dextromoramid	Jetrium®	0,0035–0,007	oral	5–6	
Hydromorphon	Dilaudid®	0,002	s.c., i.m.	2–3	
		0,0025	oral		
Dihydrocodein	DHC 60 Mundipharma®	0,06–0,12	oral	8	
Levomethadon	L-Polamidon®	0,0025	oral, s.c., i.m.	5–7	
Pentazocin	Fortral®	0,025–0,05	oral, rektal s.c., i.m.	2–3	
Pethidin	Dolantin®	0,1–0,15	oral, rektal s.c., i.m., i.v.	2–4	
Piritramid	Dipidolor®	0,015–0,03	i.v., i.m.	2–4	
Codein		0,03–0,06	oral, rektal, s.c.	3–5	Codein ist bei Asthma bronchiale kontraindiziert
Dextropropoxyphen	Develin®	0,15	oral	8–12	
Tramadol	Tramal®	0,05–0,1	oral, rektal, s.c., i.m., i.v.	2–4	

Alle drei haben eine geringere Affinität zu Opiatrezeptoren als die vorausgehenden Analgetika

me der analgetischen Wirksamkeit zur Folge. Auch wenn die zur Schmerzbekämpfung erforderliche Dosierung wie beim Codein 30–60 mg beträgt, ist der erreichte Grad der Schmerzdämpfung größer als beim Codein und entspricht fast dem des Morphins. Dihydrocodein beeinträchtigt in analgetisch wirksamer Dosierung die Atmung kaum und scheint nur ein geringes Suchtpotential zu besitzen; bei Opiatabhängigen löst es Entzugssymptome aus. Sonstige Nebenwirkungen entsprechen denen der übrigen Opioidanalgetika. Außer zur Hustenbekämpfung wird es in Retardform zur Schmerzbehandlung eingesetzt. Nach oraler Anwendung wird die maximale Plasmakonzentration nach 1,7 Stunden erreicht. Die Bioverfügbarkeit beträgt 20%, die HWZ 4,5 Stunden. Es wird wie Codein demethyliert, so daß Dihydromorphin entsteht, das nach Konjugation ausgeschieden wird. Dihydrocodein-6-Konjugat ist wie das Morphinanaloge wirksam. Demethylierung am Stickstoff kommt vor.

Fentanyl (Abb. 5) besitzt eine große Affinität zu den μ-Rezeptoren. Seine analgetische und atemdepressive Wirkung ist stark und die Wirkungsdauer sehr kurz (HWZ 2–4 Stunden), was auf eine Umverteilung vom Zentralnervensystem in andere Gewebe zurückzuführen ist. Wegen der kurzen Wirkungsdauer bei operativen Eingriffen zur Neuroleptanalgesie in Kombination mit Neuroleptika (s. S. 251) eingesetzt. In der Neuroleptanalgesie ist der Patient schmerzfrei, aber voll ansprechbar. Bei wiederholter Anwendung während eines Eingriffs kann es zu einer späten, u. U. tödlichen Atemdepres-

sion kommen (Rückverteilung). Fentanyl wird zu 84% an Eiweiß gebunden. Da es weitaus lipophiler als Morphin ist, läßt sich seine Wirkung auf bestimmte Rückenmarksegmente bei intrathekaler Injektion besser kontrollieren. Alfentanyl und Sufentanyl sind aus dem Fentanyl weiterentwickelte, ultrakurzwirkende Analgetika. **Alfentanyl**[1] ist etwa 1/4 so stark und 1/3 so lang wie Fentanyl analgetisch wirksam. Die analgetische Wirkung von **Sufentanyl**[2] beträgt 1/10 der von Fentanyl, die Wirkungsdauer beträgt etwa die Hälfte der von Fentanyl.

Tilidin (Abb. 5), ein Cyclohexenderivat, ist chemisch nur sehr entfernt mit Morphin verwandt. Es unterscheidet sich pharmakologisch von Morphin durch das Fehlen einer antitussiven Wirkung. Die atemdepressive Wirkung ist gleich stark wie bei Pethidin. Ausbildung von Toleranz und Abhängigkeit wurde ebenfalls wiederholt beobachtet. Es wird im Organismus erst in das analgetisch wirksame Nortilidin umgewandelt. Es ist in Kombination[3] mit dem Morphinantagonisten Naloxon im Handel, der einen Mißbrauch verhindern soll.

Tramadol (Abb. 5 und Tab. 10) besitzt eine dem Morphin ähnliche Struktur, seine Wirkungen einschließlich der analgetischen sind jedoch schwächer als die des Morphins. Nach oraler und parenteraler Anwendung ist eine Analgesie nach 30 min vorhanden. Nach oraler Anwendung wird es rasch und zu etwa 90% resorbiert. Seine Bindung an Muskel- und

[1] Rapifen®; [2] nicht im Handel; [3] Valoron N®.

Plasmaeiweiß beträgt nur 4%. Die Elimination erfolgt durch Biotransformation und renale Ausscheidung der nicht metabolisierten Substanz (HWZ 6 h). Die Bioverfügbarkeit der Substanz aus Kapseln beträgt etwa 60%. Im Gegensatz zu Morphin kommen nach Tramadol Atemdepression, Harnverhaltung und Obstipation nicht vor.

Piritramid[1] (Abb. 5 und Tab. 10) ist ein Diphenylpropylaminderivat, das strukturell eine Ähnlichkeit mit Methadon aufweist. Es besitzt ähnliche Wirkungen wie Morphin und wird ausschließlich parenteral angewendet. Das Maximum der analgetischen Wirkung liegt bei 30 min.

Agonisten mit antagonistischer Eigenschaft

Die Abhängigkeit der pharmakologischen Wirkungen von der chemischen Konstitution tritt bei den Morphinderivaten exemplarisch in Erscheinung (Tab. 5). Es erschien daher aussichtsreich, nach Derivaten zu suchen, die die Eigenschaften von Morphinantagonisten besitzen und bei denen deshalb die gefürchtete euphorisierende und suchterzeugende Wirkung vermindert ist, die aber dennoch analgetisch wirksam sind. Frühe Morphinantagonisten wie Levallorphan wiesen tatsächlich auch morphinagonistische Eigenschaften auf. Von therapeutischer Bedeutung sind heute Pentazocin und Buprenorphin. Beide können bei einer Morphinsucht aufgrund ihrer opiatantagonistischen Eigenschaft eine Entzugssymptomatik hervorrufen und bei Patienten, die wegen chronischer Schmerzen mit agonistischen Opioidanalgetika behandelt werden, die Analgesie abschwächen.

Pentazocin (Abb. 5 und Tab. 10) ist ein schwacher Agonist oder ein partieller Antagonist an den μ-Rezeptoren und besitzt eine starke κ-agonistische Eigenschaft. Es schwächt die analgetische Wirkung von Morphin ab, nicht jedoch die atemdepressive. Es zeichnet sich durch gute analgetische Wirksamkeit aus, ohne Übelkeit, Erbrechen und Obstipation (geringere spasmogene Wirkung am Darm als bei Morphin, jedoch ebenfalls Kontraktion des Sphincter Oddi) hervorzurufen. Das linksdrehende Isomere ist etwa doppelt so stark analgetisch wirksam wie das Racemat. Die atemdepressive Wirkung ist geringer als die von Morphin. Im Gegensatz zu Morphin soll es Blutdruck und Herzfrequenz steigern und deshalb nicht bei einem Herzinfarkt verwendet werden. Dieser Unterschied zu Morphin ist allerdings umstritten. Die Erwartung, daß es keine Sucht erzeugt, hat sich inzwischen zwar als unzutreffend erwiesen, jedoch ist sein Suchtpotential geringer als das von Morphin. Es kann Halluzinationen hervorrufen. **Kinetik:** Konzentrationsmaxima entstehen im Plasma 15–60 Minuten nach i.m. Injektion und 1–3 Stunden nach oraler Gabe. Die HWZ beträgt 2–3 Stunden.

Buprenorphin (Abb. 5) ist ein halbsynthetisches Derivat des Thebains. Es ist etwa 30mal stärker analgetisch wirksam als Morphin. Die opiatantagonistische Eigenschaft zeigt sich, neben den oben aufgeführten Besonderheiten auch darin, daß ab einer bestimmten Dosis eine Dosiserhöhung zu einer Abnahme der analgetischen Wirkung führt. Buprenorphin dissoziiert nur sehr langsam von den Opiatrezeptoren ab, was einerseits die lange Wirkungsdauer erklärt, andererseits aber auch die Tatsache, daß seine atemdepressive Wirkung durch einen Morphinantagonisten wie Naloxon selbst in hohen Dosen kaum aufzuheben ist. In diesem Fall muß ein Atemanaleptikum wie Doxapram[1] (s. S. 265) gegeben werden. Euphorie wird unter Buprenorphin selten beobachtet. Das Suchtpotential ist verhältnismäßig niedrig. Es verursacht keine Obstipation und keine Kontraktion des Sphincter Oddi. **Kinetik:** Die analgetische Wirkung erreicht nach parenteraler Anwendung innerhalb von 30–60 Minuten, nach sublingualer Gabe nach 2 Stunden ihr Maximum und hält 5–8 Stunden an. Die Elimination erfolgt bis zu 6 Stunden nach sublingualer Anwendung rasch, danach bis über 24 Stunden hinaus langsam. Die HWZ beträgt nach i.v. Injektion 2–3 Stunden. Buprenorphin unterliegt bei oraler Gabe einer hohen präsystemischen Elimination; bei sublingualer Anwendung beträgt seine Bioverfügbarkeit etwa 55%. Die Bindung an Muskel- und Plasmaeiweiß beträgt 96%. Buprenorphin geht nach oraler Gabe bis zu 70% in einen enterohepatischen Kreislauf ein. Es wird nach oraler und parenteraler Applikation zu zwei Dritteln in unveränderter Form hauptsächlich im Stuhl, und zu einem Drittel als Konjugat der unveränderten Form oder der desalkylierten Substanz im Urin ausgeschieden.

---

[1] Dipidolor®.

[1] Dopram®.

Schmerztherapie mit opioidartigen und nicht-opioidartigen Analgetika

Die Opioidanalgetika sind in der Tab. 10 in zwei Gruppen eingeteilt. Die eine Gruppe umfaßt Substanzen von Morphin, das als Prototyp dieser Analgetika an erster Stelle steht, über Buprenorphin bis zu Piritramid in alphabetischer Reihenfolge. Diese Substanzen zeichnen sich durch eine hohe Affinität zu den Opiatrezeptoren aus und sind deshalb besonders potente Analgetika. Die zweite Gruppe wird von Codein und Dextropropoxyphen und Tramadol gebildet, die nur eine geringe Affinität zu den Opiatrezeptoren besitzen und relativ schwach analgetisch wirksam sind. Morphin und die übrigen Vertreter der ersten Gruppe in der Tab. 10 werden zur Behandlung starker bis stärkster Schmerzen eingesetzt. Es ist jedoch zu beachten, daß es vor allem chronische Schmerzzustände gibt, die auf diese Analgetika nicht ansprechen, z.B. Nerven- und Deafferenzierungsschmerzen. Hier bringen u.U. Substanzen eine Besserung, die normalerweise nicht unter der Indikation der Schmerzbehandlung verwendet werden, wie Antiepileptika, Antidepressiva oder Neuroleptika. Sie finden auch als Adjuvantien im Stufenplan der Tumorschmerztherapie Anwendung. Antidepressiva sind nicht nur wegen der bei chronischen Schmerzen meist vorliegenden Depressionen wichtig, sondern weil sie eine von der antidepressiven Wirkung unabhängige schmerzdämpfende Eigenschaft besitzen. Es ist weiterhin zu beachten, daß die äußerst intensiven Schmerzen bei Knochen- und Weichteilmetastasen häufiger auf Acetylsalicylsäure gut ansprechen, weniger auf Opioidanalgetika.

Der Therapieplan für den Einsatz der Opioidanalgetika wie auch der nicht-opioidartigen Analgetika ist bei akuten und chronischen Schmerzen verschieden. Bei **akuten** Schmerzzuständen, d.h. vorwiegend post-traumatischen und post-operativen Schmerzen, erfolgt die Verwendung **nach Bedarf,** d.h. wenn Schmerzen vom Patienten angegeben werden, oder noch besser, wenn Schmerzen zu erwarten sind. Um einen raschen Wirkungseintritt zu garantieren, wird man die parenterale Anwendung bevorzugen und Substanzen mit raschem Wirkungseintritt wie Morphin, Dextromoramid, Hydromorphon, Levomethadon und Pethidin geben, deren Wirkung sich innerhalb von 10–30 Minuten nach Injektion ausbildet. Die Dauer der Wirkung ist hier nicht so entscheidend wie bei der Behandlung chronischer Schmerzen. Bei Kolikschmerzen ist daran zu denken, daß die Opioidanalgetika spasmogen wirken und deshalb mit einem Spasmolytikum (z. B. Papaverin) kombiniert werden müssen.

Bei **chronischen** Schmerzen, vornehmlich bei Tumoren, muß die Anwendung eines Analgetikums so erfolgen, daß ständig eine zur Erzielung von Schmerzfreiheit notwendige Konzentration am Wirkungsort vorliegt. Dies erfordert die Anwendung nach **Zeitplan**, d. h. in regelmäßigen Abständen, die sich nach der Wirkungsdauer des Analgetikum richtet. Es müssen daher Analgetika mit langer Wirkungsdauer gewählt werden, und außerdem muß es möglich sein, die Substanzen **oral** anzuwenden, da es erklärtes Ziel der Behandlung ist, daß die Patienten in ihrer gewohnten Umgebung ohne Betreuung durch besonders ausgebildetes Personal leben können. Die Forderungen einer langen Wirkungsdauer nach oraler Anwendung werden von Morphin, Buprenorphin und Levomethadon erfüllt. Beim Levomethadon ist die Gefahr einer Kumulation zu berücksichtigen. Bringt eine Substanz nicht den gewünschten Erfolg oder zu starke Nebenwirkungen, lohnt es sich, auf eine andere überzugehen. Bei einem Wechsel von Buprenorphin auf einen reinen Agonisten ist damit zu rechnen, daß die morphinantagonistische Wirkung von Buprennorphin bis zu 30 Stunden nach dessen Absetzen die analgetische Wirkung des Agonisten abschwächt.

Die Möglichkeit, daß Analgetika vom Morphintyp zu einer Sucht führen können, hat eine weit verbreitete, jedoch unberechtigte Scheu vor der Anwendung dieser Arzneimittel verursacht. Die Gefahr einer Suchtentstehung ist bei akuten Schmerzzuständen, wo Opioidanalgetika nur über kurze Zeit eingesetzt werden, zu vernachlässigen. Ebensowenig ist bei chronischen Schmerzen und sachgemäßer Anwendung von Opioidanalgetika, d. h. oral und nach Zeitplan, mit einer Suchtentstehung zu rechnen (s. S. 301). Opioidanalgetika sind keinesfalls nur zur Behandlung von Schmerzen im Terminalstadium eines Tumorleidens anzuwenden, sondern generell bei Tumorschmerzen, wenn nicht-opioidartige Analgetika ohne oder zusammen mit Adjuvantien (s. Abb. 6) zur Beherrschung der Schmerzen nicht ausreichen. Es hat sich auch bewährt, chronische Schmerzen nicht-maligner Ursache mit Opioidanalgetika zu behandeln, wenn andere Medikamente versagten. Auch bei einem darartigen Vorgehen ist nach vielen Monaten keine Sucht aufgetreten. Ganz allgemein gilt, daß ein Patient ein Recht auf Beseitigung seiner Schmerzen hat.

Die Behandlung von Tumorschmerzen soll nach einem **Stufenplan** erfolgen (Abb. 6). Der Stufenplan berücksichtigt, daß die Schmerzintensität im Laufe eines Tumorleidens zunehmen kann und daß die Wirkungsstärke der Analgetika unterschiedlich ist. Er sieht vor, mit der Anwendung nicht-opioidartiger Analgetika vom Typ der nicht-steroidalen Antiphlogistika (z. B. Acetylsalicylsäure, s. S. 217) zu beginnen (1. Stufe). Lassen sich die Schmerzen nach einiger Zeit dadurch nicht oder nicht mehr ausreichend beherrschen, wird auf ein schwaches Opioid, z. B. Dihydrocodein, übergegangen (2. Stufe), wobei das nicht-opioidartige Analgetikum beibehalten werden kann. Ist das Ergebnis nicht befriedigend, wird ein starkes Opioid eingesetzt (Stufe 3), wozu außerdem ein Nicht-Opioid gegeben werden kann. Bei Vorliegen von Metastasen in Knochen und Weichteilen kann der Einsatz von nicht-steroidalen Antiphlogistika günstig sein. Der Therapieerfolg kann u. U. durch zusätzlichen Einsatz von **Adjuvantien** erheblich gesteigert werden. Hierzu gehören Antiepileptika, tricyklische Antidepressiva, Neuroleptika, Corticosteroide. Benzodiazepinderivate können Schmerzen infolge Muskelspasmen und -verspannungen durch ihre zentral muskelrelaxierende Eigenschaft (s. S. 276) beseitigen. Amphetamin kann zur Stimmungsaufhellung eingesetzt werden.

Vorsicht ist bei der Anwendung von Opioidanalgetika im **Schock** wegen Gefahr einer Überdosierung geboten. Da wegen der schlechten peripheren Durchblutung eine verabfolgte Dosis kaum zur Wirkung gelangt, werden oft weitere Dosen injiziert. Nach Normalisierung der Kreislauffunktionen treten dann Überdosierungserscheinungen auf.

Häufige **Nebenwirkungen** der Opioidanalgetika in therapeutischer Dosierung sind Übelkeit (40 %) und Erbrechen (15 %), die sich durch Antiemetika (s. S. 482), vor allem aber durch solche vom Typ der Neuroleptika wie Haloperidol (s. S. 284) oder Droperidol beherrschen lassen. Es ist immer mit einer Obstipation zu rechnen.

Opioidanalgetika (Ausnahme Buprenorphin) können nach einer **Cholecystektomie** durch Kontraktion des Sphincter Oddi herzinfarktähnliche Symptome auslösen, einschließlich entsprechender Veränderungen im EKG sowie Steigerung der GOT-Werte (Glutamat-Oxalat-Transaminase) im Serum. Die gleiche Ursache liegt der Verstärkung der Symptome einer Pankreatitis nach Morphingabe zugrunde.

Miktionsstörungen sind auf die durch Opioidanalgetika verursachte Kontraktion des Sphincter vesicae und die Dämpfung des Miktionsreflexes mit Ausfall des „Harndrangs" zu-

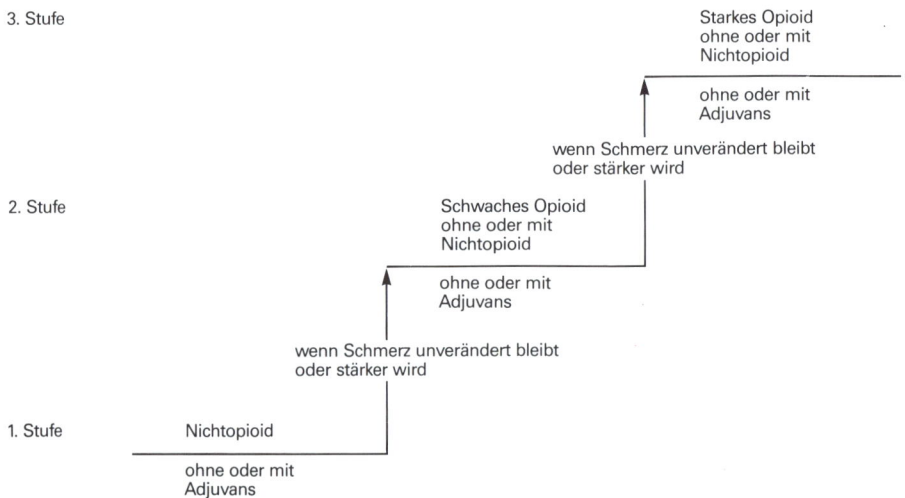

Abb. 6: Stufenplan zur Behandlung von Tumorschmerzen (modifiziert nach World Health Organization, 1986).

rückzuführen (s. Tab. 3). Sie sind besonders nach operativen Eingriffen unter Anwendung von Opioidanalgetika zu beobachten und bei Prostatahypertrophie besonders ausgeprägt. Opioidanalgetika wirken außerdem durch Stimulation der Ausschüttung von Vasopressin antidiuretisch.

Bei der u. U. äußerst schmerzhaften **Divertikulitis** des Darmes soll nie Morphin gegeben werden; infolge seiner spasmogenen Wirkung wird die Entleerung der Divertikel in das Darmlumen behindert.

Die **blutdrucksenkende Wirkung** von Opioidanalgetika muß besonders bei gleichzeitiger antihypertensiver Therapie berücksichtigt werden (s. S. 189). Opioidanalgetika sind infolge ihrer **atemdepressiven** und **histaminliberierenden Wirkung** bei Asthma und Emphysem gefährlich (s. S. 195). Säuglinge, Kleinkinder und Kinder sind gegenüber der atemdepressiven Wirkung besonders empfindlich. Hier erfordert die Anwendung Opioidanalgetika besondere Sorgfalt.

Opioidanalgetika hemmen die **Wehentätigkeit** und verzögern dadurch den Geburtsvorgang. Von dieser Wirkung kann der Arzt im Notfall Gebrauch machen, wenn der Geburtsvorgang abgebrochen werden muß, um eine Sectio caesarea einzuleiten (s. aber auch Tokolytika, S. 165). Es ist aber dabei die starke atemdepressive Wirkung auf Feten zu bedenken und dem Neugeborenen der Opiatantagonist Naxolon zu geben. Eine während der analgetischen Behandlung auftretende **vagale Bradykardie** ist mit Atropin zu beheben (0,3–0,6 mg i.v.).

Opioidanalgetika dürfen nicht mit Monoaminoxydaseinhibitoren kombiniert werden. Bei gleichzeitiger Anwendung von Opioidanalgetika mit zentral dämpfend wirkenden Substanzen ist Vorsicht geboten.

Hustenmittel

Pathophysiologie

Der Hustenreflex wird durch Reizung der Schleimhäute der Atemwege ausgelöst und hat die Aufgabe, die Ursache (Fremdkörper) zu entfernen (S. 204, Tab. 3). Kleinste Fremdkörper (Staub), in geringen Mengen mit der Atemluft aufgenommen, werden durch Schleim gebunden und durch die Zilien nach außen befördert. Bei trockener Schleimhaut, entzündlichen Prozessen oder neoplasmatischen Veränderungen kann der Hustenreflex seine Schutzfunktion nicht erfüllen, er ist sinnlos und lästig.

Therapie

Therapeutische Maßnahmen zielen, neben einer kausalen Behandlung, auf eine Hemmung der reflektorischen Erregbarkeit des Hustenzentrums mit Antitussiva oder auf eine Förderung des Auswurfes durch Expektorantien ab. Bei Bronchospasmen werden **Bronchospasmolytika** (s. S. 195) wie **β2-Sympathomimetika, Theophyllinderivate** und **Parasympatholytika** angewendet. Bei allergisch bedingten Spasmen können zusätzlich Corticosteroide eingesetzt werden, die aufgrund ihrer allgemein entzündungshemmenden Eigenschaften die Schleimhäute zum Abschwellen bringen. Ätherische Öle (s. unten) kommen auch zur Anwendung. Abschwellung der Schleimhäute bei Entzündungen kann mit Hilfe eines indirekt wirkenden Sympathomimetikums wie Ephedrin herbeigeführt werden (Nebenwirkungen s. S. 168); das von diesem freigesetzte Noradrenalin wirkt über β2-Adrenozeptoren zusätzlich bronchospasmolytisch. Es wird außerdem angenommen, daß es direkt an β2-Adrenozeptoren angreift. Eine Kombination von Expektorantien mit Bronchospasmolytika kann sinnvoll sein, die Kombination von Expektorantien mit Antitussiva ist es jedoch nicht, da die gesteigerte Schleimproduktion ein Abhusten und somit einen ungehemmten Hustenreflex erfordert.

Antitussiva

Antitussiva (Tab. 11) sind größtenteils Verwandte des Morphins. Über die Zusammenhänge zwischen chemischer Konstitution und pharmakologischer Wirkung der Morphinverwandten mit antitussiver Eigenschaft siehe Tab. 5. Die Suchtgefahr ist bei **Codein** (s. S. 206) und **Dihydrocodein** relativ gering, jedoch beachtlich beim **Hydrocodon** und **Thebacon.** Diese Stoffe wirken auch analgetisch. Die analgetische Wirkung von Codein wird in zahlreichen Kombinationspräparaten ausgenutzt, über die des Dihydrocodeins s. S. 211. **Normethadon** ist dem Methadon verwandt; wie bei diesem besteht Suchtgefahr. **Noscapin** (oder Narkotin) ist ein Alkaloid des Opiums (s. Tab. 1; S. 203), das als Benzylisochinolinderivat chemisch mit dem Papaverin verwandt ist. Es wirkt dämpfend auf das Hustenzentrum, nicht jedoch analgetisch, atemdepressiv oder obstipierend.

Expektorantien

Unter dieser Bezeichnung werden Substanzen zusammengefaßt, die die Bronchialsekretion steigern, das Sekret verflüssigen und/oder den Transport des Sekretes stimulieren. Man unterscheidet mukolytische, schleimhautreizende sowie reflektorisch wirksame Expektorantien. **Ipecacuanha**[1] sowie

---

[1] Extractum ipecacuanhae fluidum.

Tab. 11: Antitussiva.

internationaler Freiname, Beispiele für Handelsnamen	Einzeldosis beim Erwachsenen in mg	Anmerkungen
Codein, Codeinum phosphoricum DAB	30	geringes Suchtpotential
Dihydrocodein, Paracodin®, Remedacen®	10	geringes Suchtpotential
Hydrocodon, Dicodid®	5–10	Suchtgefahr
Noscapin (= Narkotin), Capval®	15–30	in Kombination mit Dihydrocodein im Tiamon®

Guajakol und **Saponine** (u. a. in Radix Senegae und Radix Primulae), vorhanden in verschiedenen Hustenmitteln, aktivieren die Bronchialsekretion reflektorisch über den Vagus durch eine Reizung der Magenschleimhaut. Der Wirkstoff von Ipecacuanha ist Emetin[1], das früher bei Amöbenbefall eingesetzt wurde. Es kann in höheren Dosen Herz- und Skelettmuskeln schädigen. Emetinhaltige Präparate sind deshalb bei Herzinsuffizienz, Herzrhythmusstörungen, Hyperthyreosen und Hypertonie kontraindiziert. Die Wirkung des Guajakols und der Saponine ist umstritten. **Ammoniumchlorid** stimuliert die Bronchialsekretion sowohl indirekt, d. h. reflektorisch, als auch − nach Resorption − direkt. Bei seiner Anwendung kann eine Acidose entstehen (es ist kontraindiziert bei Leber- und Nierenschäden). Eine direkt stimulierende Wirkung besitzt auch **Kaliumiodid**; hinsichtlich der Gefahren

einer akuten und chronischen Iodvergiftung s. S. 574. **Ätherische Öle** (Oleum Anisi, Oleum Eucalypti, Oleum Menthae piperitiae, Oleum Terebinthinae) werden oral verabfolgt, in die Haut eingetrieben und/oder inhaliert. Sie werden nach Resorption teilweise über die Lungen ausgeschieden und stimulieren (bei Inhalation auch direkt) die Bronchialsekretion, so daß das Sekret verflüssigt wird. Außerdem wirken sie spasmolytisch auf die Bronchiolen. Bei Säuglingen und Kleinkindern sollte ihre Anwendung unterlassen werden, da Dyspnoe und Erregungszustände auftreten können. **N-Acetylcystein**[1] verflüssigt als Aerosol angewendet zähes Bronchialsekret. Es bricht Disulfid-Bindungen von Mukoproteiden auf und verringert dadurch ihre Viskosität. **Bromhexinhydrochlorid**[2] wird oral verabfolgt und soll das Sekret durch Depolymerisation der Mukoproteide verflüssigen.

---

[1] in Ipesandrin N®.

[1] Fluimucil®, Mucolyticum „Lappe"®; [2] Bisolvon®.

Nicht-opioidartige Analgetika

Hierzu gehören die große Gruppe der Analgetika mit antipyretischen und antiphlogistischen Eigenschaften sowie zwei Verbindungen, die nicht in diese Gruppe gehören: Nefopam und Flupirtin. Es ist zu erwarten, daß die Zahl von Substanzen, die weder opioidartig noch antipyretisch-antiphlogistisch wirksam sind, in Zukunft zunehmen wird.

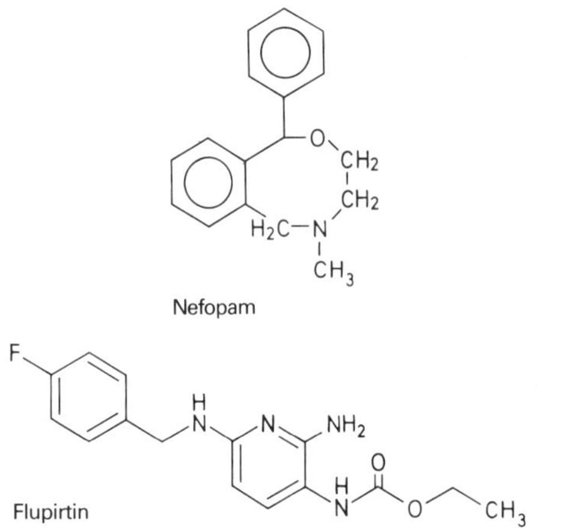

Abb. 7: Chemische Strukturen von Nefopam und Flupirtin.

Nefopam[1] (Abb. 7) ist ein Benzoxazinderivat, das chemisch mit den Benzodiazepinen (s. S. 292), dem Antihistaminikum Diphenhydramin (s. S. 311) und dem Orphenadrin, einem Antiparkinsonmittel mit zentral muskelrelaxierender Eigenschaft (s. S. 276) verwandt ist. Es besitzt keine Affinität zu Opiatrezeptoren und hemmt die Synthese von Prostaglandinen nicht. Es steigert wie Cocain und Desipramin die Wirkung von Noradrenalin und Reizung sympathischer Nerven, was für eine Hemmung der Aufnahme von Noradrenalin in noradrenerge Nerven spricht. Nefopam kann oral, rektal und parenteral angewendet werden. Injektionen können schmerzhaft sein. Die therapeutische Einzeldosis liegt bei 30−90 mg. **Kinetik:** Ein bis 3 Stunden nach oraler Anwendung von

30 mg ist die Plasmakonzentration am höchsten. Bei i. m. Injektion wird das Maximum der Plasmakonzentration nach 1,5 Stunden erreicht. Nefopam wird zu 73 % an Muskel- und Plasmaeiweiß gebunden. Die HWZ beträgt 4 Stunden. Nebenwirkungen von Nefopam sind Übelkeit, Erbrechen, Benommenheit, Schlaflosigkeit, Schwitzen und Kopfschmerzen. Es ist bei Krampfleiden und Myokardinfarkt kontraindiziert. Größte Vorsicht ist bei Glaukom, Harnverhaltung sowie Störungen der Leber- und Nierenfunktion geboten. Nefopam soll nicht mit Paracetamol kombiniert werden, da es dessen Lebertoxizität erhöhen kann. Es sollte auch nicht mit Monoaminoxidasehemmstoffen oder trizyklischen Antidepressiva zusammen gegeben werden.

Flupirtin[1] (Abb. 7) ist bei mäßigen Schmerzen verschiedener Genese wirksam. Es wirkt in Dosen oberhalb der analgetischen entzündungshemmend. Der Wirkungsmechanismus ist nicht bekannt. Es unterdrückt wie Morphin die Erregungsausbreitung im nozizeptiven auf spinaler Ebene und im Gehirn (Thalamus), ohne an Opiatrezeptoren zu binden. Eine Wirkung über zentrale noradrenerge Mechanismen scheidet aus, da Flupirtin wie Clonidin (s. S. 181 und 210) die Wirkung von Morphin verstärkt. Die therapeutische Einzeldosis beträgt 100 mg oral und 75 mg rektal.

Analgetika mit antipyretischer und antiphlogistischer Wirkung

In dieser Gruppe werden Analgetika der folgenden Verbindungsklassen zusammengefaßt: 1) Derivate der Salicylsäure sowie der Heteroaryl- und Arylessigsäure bzw. Propionsäure 2) Pyrazolon-Derivate und 3) ein Anilinderivat. Die unter 1) und 2) aufgeführten Substanzen haben neben der analgetischen auch antipyretische (fiebersenkende) sowie antiphlogistische (antiinflammatorische = entzündungshemmende) Eigenschaften. Die antiphlogistische Wirkung wird zur Behandlung chronischer Entzündungsprozesse wie beispielsweise rheumatischer Erkrankungen ausgenutzt. Dem Anilinderivat und den Pyrazolonderivaten mit Ausnahme von Phenylbutazon und Oxyphenbutazon (s. S. 220) fehlt diese Wirkung; sie wirken nur analgetisch und antipyretisch.

---

[1] Ajan®.

[1] Katadolon®.

Analgesie

Eine Gewebeschädigung wie z. B. eine Entzündung führt zur Entstehung und Freisetzung algetisch wirkender Substanzen, d. h. von Substanzen, die die Nozizeptoren erregen, so daß u. a. Schmerz entsteht (s. S. 325). Eine Schlüsselstellung nimmt im akuten Geschehen das Prostaglandin E_2 (ein Arachidonsäuremetabolit; s. S. 320 ff.) ein. Seine Synthese wird durch Corticosteroide (Hemmung der Bildung von Arachidonsäure) oder nicht-steroidale Antiphlogistika (durch Angriff an der Cyclooxygenase: Hemmung der Bildung cyclischer Endoperoxide, s. S. 321) gehemmt. Auf die verminderte Bildung von Prostaglandin E_2 ist die schmerzdämpfende Wirkung der Corticosteroide und teilweise auch die der nichtsteroidalen Antiphlogistika zurückzuführen. Algetisch wirkende Substanzen sind Histamin, 5-Hydroxytryptamin, Bradykinin und Substanz P. Diese können allerdings die Nozizeptoren kaum oder nicht erregen, wenn Prostaglandin E_2 im Gewebe fehlt. Im Unterschied zu den Opioidanalgetika, die die Schmerzempfindung durch einen Angriff an den zentralen Schaltstellen des nozizeptiven Systems unterdrücken (s. S. 202), dämpfen antiphlogistisch wirkende Analgetika die Schmerzempfindung teilweise durch **peripheren** Angriff, d. h. im Bereich der Nozizeptoren im geschädigten Gewebe.

Analgetika mit antipyretischer und antiphlogistischer Wirkung erzeugen eine Schmerzdämpfung aber auch durch einen **zentralen** Angriff. Dies gilt besonders für die Substanzen, die wie Paracetamol und einige Pyrazolonderivate keine nennenswerte entzündungshemmende Eigenschaft besitzen. Es wird angenommen, daß die zentrale Wirkung ebenfalls auf einer Hemmung der Bildung von Prostaglandinen beruht, die die synaptische Erregungsübertragung im nozizeptiven System fördern. Prostaglandine werden bei einer elektrischen Reizung von Nerven aus Gehirn und Rückenmark freigesetzt und steigern bei lokaler Anwendung am Rückenmark durch intrathekale Injektion die Erregungsübertragung aus nozizeptiven Afferenzen, wahrscheinlich dadurch, daß sie die Freisetzung des erregenden Transmitters Substanz P (s. S. 116) aus den zentralen Endigungen nozizeptiver Afferenzen erhöhen. Dies könnte erklären, warum antipyretisch wirkende Analgetika ohne antiphlogistische Eigenschaft Schmerzen dämpfen, und warum antiphlogistisch wirkende Analgetika Schmerzen dämpfen, die z. B. bei Fehlen eines entzündlichen Prozesses, nicht durch eine Erregung von Nozizeptoren, entstehen.

Fiebersenkung

Fieber wird durch Pyrogene, d. h. fiebererzeugende Stoffe, ausgelöst. Exogene Pyrogene sind Bestandteile von Membranen gramnegativer Bakterien. Es handelt sich um extrem toxische Lipopolysaccharide, die in hochgereinigter Form in einer Menge von $0,001-0,003$ µg/kg KG i.v. verabreicht Fieber auslösen. Da sie bei Erhitzen bis zu 180 °C stabil sind, müssen sie aus Lösungen, die zur parenteralen Anwendung bestimmt sind, durch Adsorptionsfilter beseitigt werden. Mit Hilfe derartiger Pyrogene läßt sich im Tierversuch Fieber erzeugen und die antipyretische Wirksamkeit einer Substanz testen. Gelangen exogene Pyrogene oder bestimmte Viren in den Organismus, so werden von den Leukozyten endogene Pyrogene (Interleukin) gebildet, die zur Entstehung von Prostaglandinen vom Typ E im Hypothalamus führen. Sie stellen den „Sollwert" des dort befindlichen „Temperaturfühlers" auf einen höheren Wert ein. Die Hautgefäße werden verengt und die Schweißsekretion (Transpiratio insensibilis) wird eingeschränkt, so daß der Wärmeverlust vermindert wird und damit die Temperatur im Körperinneren ansteigt: Fieber. Zusätzlich kann die Wärmeproduktion durch unwillkürliche Muskelarbeit gesteigert werden: Schüttelfrost. Das Temperaturregulationssystem verhält sich so, als ob die Außentemperatur abgesunken und nun ein Absinken der Kerntemperatur zu verhindern sei. Ein Schüttelfrost, der z. B. durch pyrogenhaltige Infusions- oder Injektions-Lösungen verursacht wurde, durch Pethidin (50 bis 100 mg i.v.) unterbrochen werden kann (s. S. 210). Analgetika mit antipyretischer Wirkung sollen durch eine Hemmung der Prostaglandinsynthese (s. oben) die Einstellung des Temperaturfühlers normalisieren. Die Folge davon ist, daß die Hautgefäße erweitert und die Schweißsekretion gefördert werden. Das bewirkt eine Abgabe von Wärme nach außen und Entfieberung. Man erzielt also das gleiche, was mit bewährten physikalischen Maßnahmen wie feuchten Wickeln an Extremitäten und „absteigenden" Bädern erreicht wird. – Eine z. B. durch Wärmestau entstandene Hyperthermie spricht selbstverständlich nicht auf diese Antipyretika an.

Entzündungshemmung

Eine Entzündung ist die Reaktion des Gefäßbindegewebeapparates auf physikalische oder chemische Reize, die mit Zellschädigungen einhergehen kann. Sie äußert sich in einer Kapillardilatation und einer Steigerung der Kapillarpermeabilität (Transsudation und Exsudation) und in mesenchymalen, proliferativen Prozessen. Zur Prüfung der antiphlogistischen Wirkungen einer Substanz werden im Tierversuch Entzündungen – z. B. Erythem durch UV-Bestrahlung, Ödeme durch Injektion gewebsschädigender Substanzen und Proliferationen durch Implantation von Fremdkörpern (Wattebällchen) – künstlich erzeugt. Antiphlogistika hemmen sowohl die Exsudation als auch die nachfolgende Proliferation. Der für die Entzündungshemmung verantwortliche Wirkungsmechanismus der als Antirheumatika verwendeten Analgetika sowie von **Cortison** bzw. **Cortisol** soll auf einer Hemmung der Biosynthese von Prostaglandinen (s. S. 320 ff.) beruhen. Nebennierenrinden-Hormone wurden außerdem wegen ihrer hemmenden Wirkung auf das Wachstum mesenchymaler Gewebe (s. S. 744 f.) zur Therapie rheumatischer Erkrankungen eingesetzt. Heute sind sie durch stärker wirksame Verbindungen wie Prednison, Prednisolon und Dexamethason ersetzt worden.

Derivate der Salicylsäure und anderer organischer Säuren

Salicylsäure · Acetylsalicylsäure (Aspirin®)

Die Salicylsäure und die Acetylsalicylsäure (s. auch Tab. 12) wirken fiebersenkend, entzündungshemmend und analgetisch. Die analgetische Wirksamkeit ist schwach, aber durchaus im klinischen Versuch objektivierbar (Abb. 8). Salicylate werden – oft gemischt mit anderen Analgetika – zur Behandlung von Kopf- und Zahnschmerzen sowie zur Senkung des Fiebers bei banalen Infekten verwendet. Die analgetisch-antipyretisch wirksame Konzentration ist bei $20-100$ µg/ml Plasma erreicht, die antiphlogistisch wirkenden Plasmakonzentrationen liegen bei 150 µg/ml. Eine chronische Anwendung erfolgt bei rheumatischen Erkrankungen (s. Tab. 15). Zur Erzielung einer antiphlogistisch-antirheumatischen Wirkung muß eine Plasmakonzentration von $100-300$ µg/ml errichtet werden.

Resorption, Verteilung, Metabolismus und Ausscheidung

Kinetik: Etwa die Hälfte einer oral verabfolgten Dosis von Acetylsalicylsäure ist nach 2 Stunden aus dem Magen-Darmtrakt resorbiert; zu diesem Zeitpunkt ist die maximale Konzentration im Blut erreicht. Die HWZ der Acetylsalicylsäure beträgt bei einer Dosis von 300 mg 20 min, die ihres Metaboliten, der Salicylsäure, 3 h. Die Plasmaproteinbindung beträgt bei der niedrigen Dosis 80–85% und nimmt bei Erhöhung der Dosis bis auf 50% ab. Die rektale Resorption ist oft unvollständig. Salicylate verteilen sich rasch auf alle Gewebe und Flüssigkeitsräume (z. B. synoviale, spinale und peritoneale Flüssigkeit). Sie dringen durch die Plazentarschranke, erscheinen im Speichel, aber nicht im Magensaft.

Eine metabolische Veränderung erfährt die Acetylsalicylsäure bereits bei Passage der Mucosa des Gastrointestinaltraktes. Die Essigsäure wird nämlich nicht nur durch Esterasen in Leber, Plasma und Erythrozyten, sondern zum Teil schon durch Esterasen der Mucosa hydrolytisch abgespalten. Die quantitativ für die enzymatische Inaktivierung der Salicylsäure maßgebende Konjugation mit Glycin und Glucuronsäure findet in der Leber statt. Die Elimination verläuft langsam: 4 Stunden nach oraler Anwendung sind 15–20% der gegebenen Menge ausgeschieden. Da die Eliminationsgeschwindigkeit kleiner ist als die Resorptionsgeschwindigkeit, besteht die Gefahr einer Kumulation. Anzeichen für eine Überdosierung sind Ohrensausen, Nausea, Erbrechen. Die Ausscheidung erfolgt vorwiegend über die Nieren. Die Ausscheidungsgeschwindigkeit ist vom pH des Urins abhängig (s. S. 52). Die Ausscheidungsprodukte sind: das Glycinat der Salicylsäure, Salicylursäure (bis zu 70%), Salicylat-Glucuronid (bis zu 20%), Gentisinsäure (1%), die noch analgetische, antipyretische und antiphlogistische Wirkungen hat, und freie Salicylsäure. Der Anteil der freien Salicylsäure an der Gesamtausscheidung schwankt je nach dem pH-Wert des Urins zwischen 85% bei alkalischem Urin und 10% bei saurem Urin.

Nebenwirkungen, Vergiftung

Die Salicylsäure wirkt wie viele andere organische Säuren, z. B. Essigsäure, lokal reizend und gewebsschädigend. Die freie, nicht-dissoziierte Säure, deren Anteil um so größer ist, je niedriger der pH-Wert des Milieus ist (s. S. 27), penetriert durch Epithelzellen von Schleimhäuten und Oberhaut. Salicylsäure besitzt keratolytische Wirkung, die in der Dermatologie ausgenutzt wird (z. B. Beseitigung von „Hühneraugen"). Acetylsalicylsäure verlängert die Blutungszeit. Die Ursache hierfür ist die Hemmung der Thrombozytenaggregation, durch Acetylierung der Thrombozyten-Cyclooxygenase, wodurch die Bildung des Aggregationsaktivators Thromboxan A_2 vermindert wird (s. S. 451). Liegen Ulzera im Magen-Darmtrakt vor, so besteht wegen der epithelschädigenden Wirkung und der möglicherweise verringerten Gerinnungsfähigkeit des Blutes die Gefahr bedrohlicher Blutungen. Blutungen geringeren Ausmaßes, sogenannte „occulte Blutungen", kommen ohnedies als Folge der schleimhautschädigenden Wirkung schon bei normaler therapeutischer Dosierung vor. Die Salicylat-Anämie, die bei chronischer Anwendung (Rheumatiker!) beobachtet wird, ist eine Eisenmangelanämie.

Azetylsalicylsäure kann bei Vorliegen eines Asthmas mit und ohne erkennbare allergische Genese in 2–10% der Fälle schwere Asthmaanfälle auslösen, für die wahrscheinlich eine Hemmung der Prostaglandinsynthese verantwortlich ist. Die Folge davon ist, daß einerseits vermindert Prostaglandin E_2 gebildet wird, das bronchospasmolytisch wirkt (s. S. 320). Andererseits führt die Hemmung der Cyclooxygenase zu einer vermehrten Bildung von Leukotrienen aus Arachidonsäure (s. S. 326). Bei diesen Patienten können auch Indometacin und Ibuprofen einen Anfall auslösen.

Bei chronischer Einnahme von Acetylsalicylsäure wurde eine Korrelation zwischen der Höhe des Blutspiegels und der Häufigkeit von Blutungen vor und nach der Geburt, vermindertem Geburtsgewicht sowie Totgeburten gefunden. Außerdem wurden gehäuft intrakranielle Blutungen bei Neugeborenen beobachtet. Die Einnahme von Acetylsalicylsäure muß deshalb wenigstens in den letzten 3 Monaten vor der Geburt unterbleiben.

Bereits Dosen über 10 g – auf einmal eingenommen – können eine Vergiftung mit tödlichem Ausgang verursachen. Im Vordergrund einer akuten Vergiftung steht eine schwere Störung des Säure-Basen-Gleichgewichtes. Bereits im therapeutischen Dosenbereich entkoppeln Salicylate die oxidative Phosphorylierung, so daß der O_2-Verbrauch und die CO_2-Produktion ansteigen. Es kommt zu einer Erregung des Atemzentrums, CO_2 wird vermehrt abgeatmet. Im Bereich hoher Dosen erreichen Salicylate vermehrt das Atemzentrum und stimulieren es direkt. Die Folge ist eine gesteigerte Abatmung von CO_2, so daß eine respiratorische Alkalose resultiert. Diese kann durch vermehrte Ausscheidung von Bicarbonat über die Nieren kompensiert werden. Bei wiederholter Anwendung hoher Dosen oder unter dem Einfluß toxischer Dosen erschöpft sich dieser Mechanismus. Es kommt dann zu einer Störung der Funktion des Atemzentrums bei gleichzeitiger verminderter Ausscheidung von Salicylsäure. Außerdem fallen aus dem gesteigerten Glucoseabbau vermehrt Brenztraubensäure, Milchsäure und Acetessigsäure an. Es liegt eine Kombination von respiratorischer und metabolischer Acidose vor. Hinzu tritt eine Störung des Elektrolythaushaltes. Es kommt zu größeren Kaliumverlusten.

Die Symptome bei leichteren Graden einer akuten Vergiftung (200–400 µg/ml) sind: Hyperventilation, Ohrensausen, Übelkeit, Erbrechen, Beeinträchtigung von Sehen und Hö-

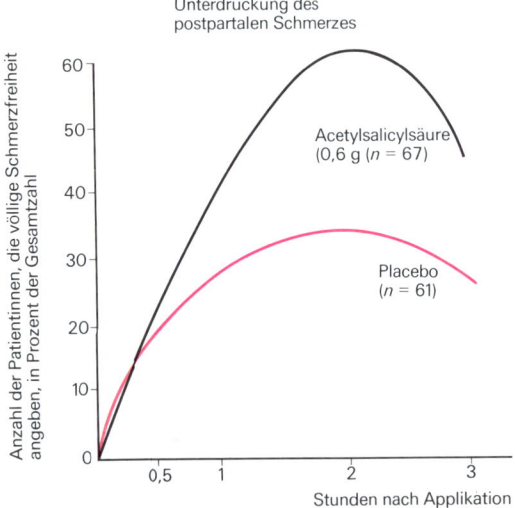

Unterdrückung des postpartalen Schmerzes

Abb. 8: Wirkung von Acetylsalicylsäure und Placebo beim postpartalen Schmerz.
Unter Anwendung von Placebo geben 30% der getesteten Patientinnen Schmerzfreiheit an: Placeboeffekt. Acetylsalicylsäure führt bei etwa 60% zu Schmerzfreiheit. Die Wirkung der acetylsalicylsäurehaltigen Tabletten ist also zum Teil psychisch bedingt, zum Teil beruht sie auf dem in ihnen vorhandenen Wirkstoff. Der gleiche Effekt der hier mit 600 mg Acetylsalicylsäure erreicht wurde, kann mit 30 mg Codein erreicht werden.

ren, Schwindel, Verwirrtheitszustände. Bei schweren Vergiftungen (über 400 µg/ml) können Delirien, Tremor, Atemnot, Schweißausbrüche, Exsikkose, Hyperthermie und Koma auftreten.
Bei der Behandlung stehen – von den allgemeinen Maßnahmen (vorsichtige Magenspülung) abgesehen – Maßnahmen im Vordergrund, die der Beschleunigung der Ausscheidung und der Normalisierung des Säure-Basen- und Elektrolyt-Haushaltes dienen. Neben Infusions-Lösungen mit $NaHCO_3$ und KCl werden auch Diuretika verabfolgt. Die Reaktion des Harns soll basisch sein, damit der Ionisationsgrad der Salicylate zu- und damit die Rückdiffusionsrate in den Tubuli abnimmt (s. S. 52). Eine Kontrolle der Blut-Werte (pH, p_{CO_2}, Bicarbonat, Kalium u. a.) ist sehr zu empfehlen. In schweren Fällen kann eine Hämodialyse notwendig sein.
Bei Langzeitanwendung von Acetylsalicylsäure können Leberschäden auftreten, die reversibel sind. Bei Kindern mit fieberhafter Virusinfektion (u. a. Grippe und Windpocken) kann ein Reye-Syndrom entstehen, d. h. es entwickelt sich eine Meningoenzephalopathie mit fettiger Degeneration der Leber (ohne Ikterus) und anderen parenchymatösen Organen.

Derivate organischer Säuren

Die in Abb. 9 dargestellten und in Tab. 12 aufgeführten **antiphlogistisch-antirheumatisch wirksamen Derivate organischer Säuren** (nichtsteroidale Antiphlogistika) hemmen wie die Acetylsalicylsäure die Biosynthese von Prostaglandinen. Sie wurden in der Absicht entwickelt, rheumatische Entzündungen erfolgreich behandeln zu können, ohne daß dabei die unerwünschten Nebenwirkungen der Salicylsäurederivate wie gastro-intestinale Unverträglichkeit sowie Schädigung der Magen- und Darmmukosa mit Blutungsneigung und Ulkusbildung auftreten. Dieses Ziel ist allerdings nicht erreicht worden, denn die neu entwickelten antiphlogistisch wirksamen Säuren weisen in mehr oder weniger ausgeprägtem Maße die Nebenwirkungen der Salicylsäurederivate auf. Es lohnt sich aber bei erheblicher Unverträglichkeit eines Präparates auf eine andere Verbindung überzugehen, weil die individuelle Empfindlichkeit recht verschieden sein kann. Die Arylsäurederivate der Abb. 9 enthalten ein Asymmetriezentrum. Versuche in vitro haben ergeben, daß nur die S(+)-Isomeren die Synthese von Prostaglandinen hemmen. Im Tierversuch spielt das allerdings keine Rolle, da beide Isomeren metabolisch in die Antipoden umgewandelt werden. Beim Menschen findet keine Umwandlung des wirksamen S(+)- in das unwirksame R(−)-Isomere statt, wohl aber wird das R(−)-Isomere bis zu 60% in das wirksame S(+)-Isomere umgewandelt. Diese Besonderheit könnte Bedeutung dadurch erlangen, daß nur das die Prostaglandinsynthese hemmende Isomere therapeutisch verwendet wird.
Naproxen hat die längste HWZ (s. Tab. 12), gefolgt von **Flufenaminsäure** und Indometacin, was für die Behandlung chronischer Entzündungen von Vorteil sein kann, aber – wie immer bei so langen Halbwertzeiten – auch Kumulationsgefahr bedeutet. Die Plasma-Halbwertzeit von **Ketoprofen** schwankt ganz erheblich.
Indometacin. Kinetik: Bei oraler Anwendung wird die maximale Konzentration im Blut nach 0,5–2 Stunden erreicht. Die antiphlogistisch wirksame Plasmakonzentration beträgt 0,5–1 µg/ml. Es wird zu 90% an Plasmaproteine gebunden, so daß die Elimination relativ langsam erfolgt. (s. Tab. 12). Zu etwa 80% wird es in der Leber mit Glucuronsäure konjugiert und dann mit Urin und Galle ausgeschieden (bis zu 35%). Zehn bis 20% der verabfolgten Menge erscheint unverändert im Urin.
Unerwünschte Wirkungen treten bei 35–50% der Patienten auf. Bei etwa 20% muß deshalb die Anwendung aufgegeben werden. Bei chronischer Verabfolgung werden häufig gastrointestinale Beschwerden, Ulzerationen im Magen-Darmtrakt, allergische Reaktionen, Übelkeit, starke Kopfschmerzen (bei 25–30% der Patienten), Verwirrtheitszustände, Depressionen und – vor allem bei Kindern – eine Aktivierung latenter Infektionen beobachtet. Als Folge einer Schädigung des hämopoetischen Systems wurden Leukopenien und aplastische Anämien beobachtet. Die Analgetika mit antipyretischer und antiphlogistischer Eigenschaft schwächen die diuretische Wirkung der Benzothiazinderivate (s. S. 324) ab.

Anthranilsäurederivate

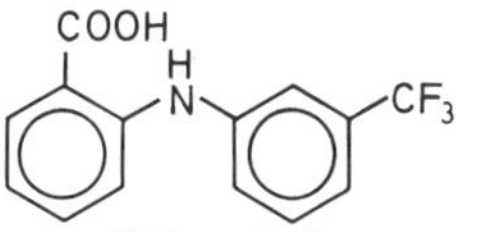

Flufenaminsäure

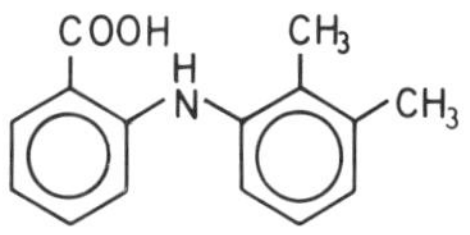

Mefenaminsäure

Arylsäurederivate

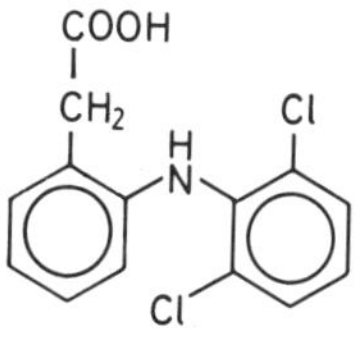

Diclofenac

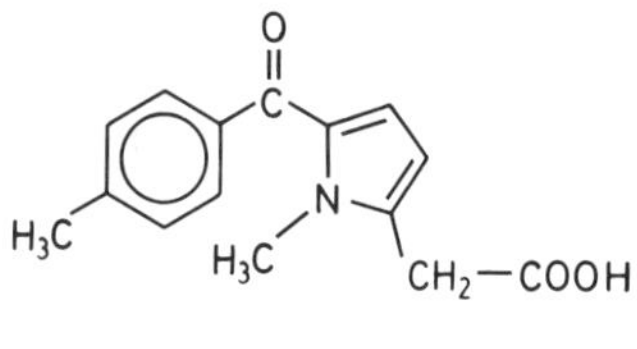

Tolmetin

Arylpropylsäurederivate

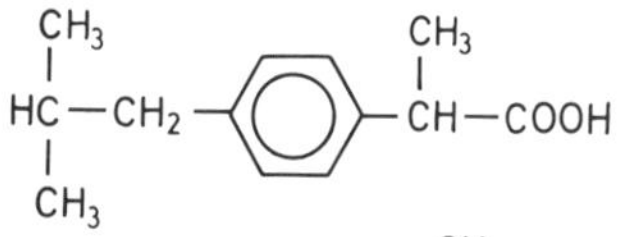

Ibuprofen

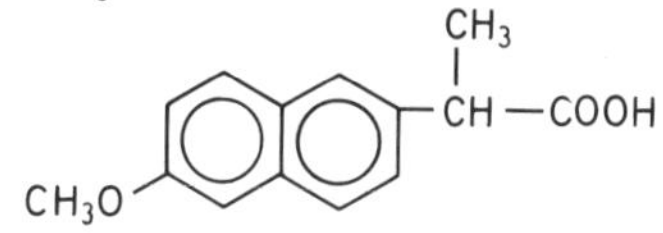

Naproxen

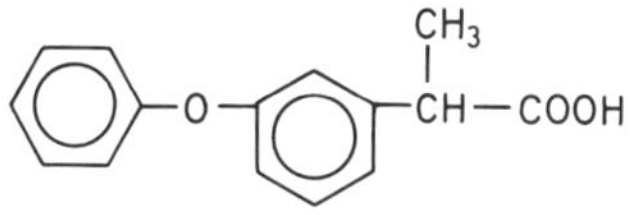

Fenoprofen

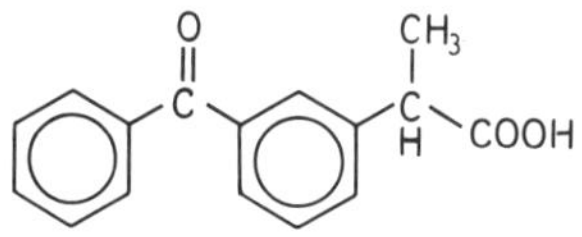

Ketoprofen

Indolessigsäurederivat

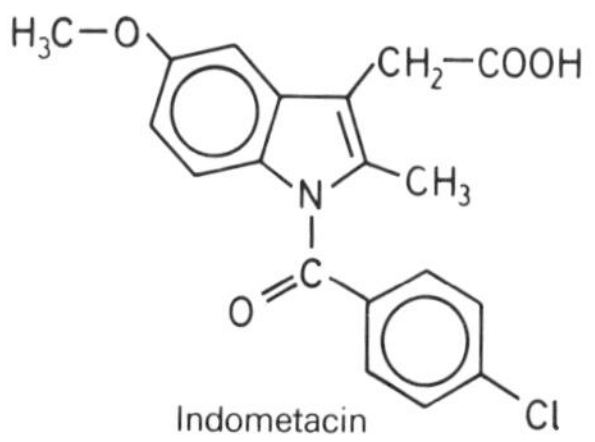

Indometacin

Abb. 9: Derivate der Salicylsäure und anderer organischer Säuren mit antiphlogistischer Eigenschaft.

Pyrazolonderivate

Die Vertreter dieser Gruppe (Abb. 10 und Tab. 12) wirken analgetisch, antipyretisch und antiphlogistisch; sie besitzen außerdem eine erschlaffende (spasmolytische) Wirkung auf die glatte Muskulatur. Eine dämpfende Wirkung der Pyrazolderivate auf das nozizeptive System beruht auf einer zentralen Wirkung. Für Metamizol läßt sich zeigen, daß es die Erregungsübertragung im nozizeptiven System direkt hemmt und außerdem die vom periaquäduktalen Grau des Hirnstammes ausgehende Hemmung (s. S. 201) aktiviert. Hinsichtlich der Aktivierung der Hemmung ist seine Wirkung ähnlich der von Morphin (s. Tab. 2). Es hat außerdem spasmolytische Eigenschaften und eignet sich deshalb zur Behandlung von Kolikschmerzen.

Das früher viel (z. B. als Pyramidon) verwendete Aminophenazon ist nicht mehr im Handel, da es mit salpetriger Säure unter Abspaltung der Dimethylaminogruppe den stark karzinogen wirksamen Stoff Dimethylnitrosamin bilden kann (vgl. S. 731). Es ist in Mischpräparaten durch Propyphenazon ersetzt worden, das vorwiegend in Kombinationen aber auch als Monopräparat vorkommt.

Bei Phenylbutazon und Oxyphenbutazon ist die antiphlogistische Wirkung stärker, die analgetische und die antipyretische Wirkung schwächer als bei den Pyrazolonderivaten ausgeprägt. Wegen des Agranulocytoserisikos dürfen beide Präparate wie auch Metamizol nur noch unter strengster Indikationsstellung angewendet werden.

Resorption, Metabolismus und Ausscheidung

Pyrazolderivate werden aus dem Darmtrakt vollständig resorbiert. Die maximale Konzentration wird im Plasma 1−2 Stunden nach oraler Anwendung erreicht. Phenazon wird in der Leber zu 30−40% zu 4-Hydroxyphenazon (Abb. 11) hydroxiliert, konjugiert und so mit dem Harn ausgeschieden.

Tab. 12: Analgetika mit antpyretischer und antiphlogistischer Eigenschaft.

	Einzeldosis (g) beim Erwachsenen	Halbwertzeit in Stunden
Derivate schwacher Carbonsäuren		
Acetylsalicylsäure	0,5−3,0	0,25 (Salicylat 3−6) (je nach Dosis)
Acemetacin	0,03−0,06	
Diclofenac	0,1−0,2	2
Fenoprofen	1,8−2,4	3
Flufenaminsäure	0,3−0,6	2
Flurbiprofen	0,15−0,2	2
Ibuprofen	2,4−3,6	2
Indometacin	0,025−0,05	6
Ketoprofen	0,1−0,3	2
Mefenaminsäure	0,6−1,0	4
Naproxen	0,5−0,75	14
Nifluminsäure	0,5−1,0	2
Tolmetin	0,6−1,2	3
Pyrazolonderivate		
Phenazon	0,5−1	12
Propyphenazon	0,5−1	2
Metamizol	0,5−2,0	3
Anilinderivat		
Paracetamol	0,5−1,0	3

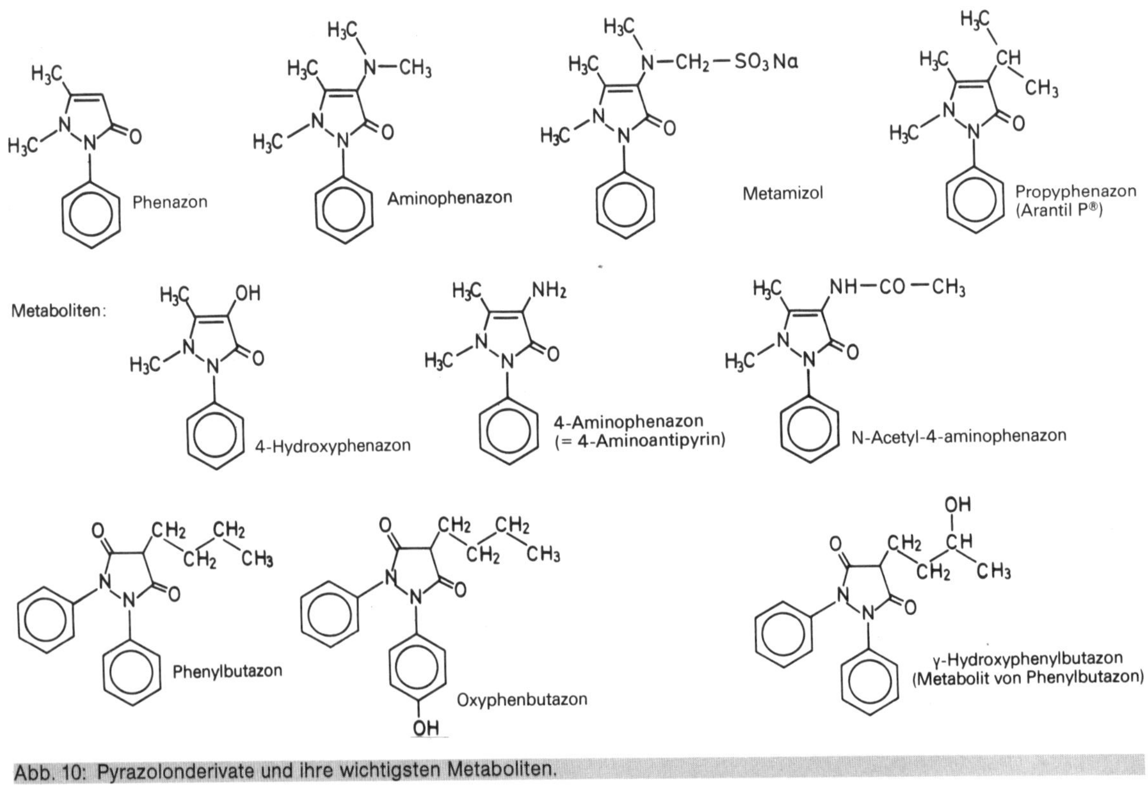

Abb. 10: Pyrazolonderivate und ihre wichtigsten Metaboliten.

Nur etwa 3% werden unverändert über die Nieren ausgeschieden.

Metamizol ist gut wasserlöslich und kann deshalb auch als Injektionspräparat verwendet werden. Im Gastrointestinal-Trakt wird es zunächst zu 4-Methylaminoantipyrin gespalten, resorbiert und dann durch Desalkylierung zu 4-Aminophenazon umgewandelt, das ebenfalls analgetische, antipyretische und antiphlogistische Eigenschaften besitzt. Ein Teil des 4-Aminoantipyrin wird weiter zu N-acetyl-4-aminophenazon umgewandelt (Abb. 10).

Der metabolische Abbau von Phenylbutazon verläuft langsam. Zwei Metaboliten sind bisher bekannt: γ-Hydroxyphenylbutazon, das urikosurische Wirkung hat, und Oxyphenbutazon (Abb. 11), das ausgeprägte antiphlogistische Eigenschaften besitzt. Die Menge der beiden Metaboliten im Urin (γ-Hydroxyphenylbutazon 15%; Oxyphenbutazon 4%) machen zusammen weniger als 20% der gesamten Metaboliten im Urin aus.

Die Hauptursache für die langsame Elimination des Phenylbutazon ist die starke Bindung an Plasmaproteine (mehr als 90%). Täglich werden nur ungefähr 20% Phenylbutazon eliminiert. Die Halbwertzeit beträgt rund 30 bis 140 Std. Auch von den beiden Phenylbutazon-Metaboliten wird ein sehr großer Teil an Plasma-Proteine gebunden. Ein weiterer Grund für die langsame Elimination ist die hohe tubuläre Rückdiffusionsrate (pK_a-Wert der sauren Enol-Form von Phenylbutazon 4,5; von Oxyphenbutazon 4,7; s. S. 52). So erklärt sich auch die Kumulationsgefahr, die für Phenylbutazon und seine beiden Metaboliten bei längerer Medikation besteht.

Phenylbutazon konkurriert mit anderen Arzneistoffen um die Bindungsstellen an den Plasmaproteinen. Auf die daraus resultierenden Überdosierungserscheinungen (s. unten) ist vor allem bei gleichzeitiger Medikation mit Antikoagulantien der Cumarin-Reihe (s. S. 447 f.), Sulfonamiden, oralen Antidiabetika und Antibiotika zu achten.

Nebenwirkungen, Vergiftung

Bei einer akuten Vergiftung mit Pyrazolonderivaten treten Bewußtseinseintrübungen bis zum Koma sowie Krämpfe auf. Tödlicher Ausgang ist Folge einer Atemlähmung. Eine schwerwiegende Nebenwirkung insbesondere bei Phenylbutazon und Metamizol ist eine Schädigung des blutbildenden Systems (Agranulozytose, aplastische Anämie); als Ursache wird eine allergische Reaktion angesehen. Bei langdauernder Anwendung ist daher unbedingt eine regelmäßige Kontrolle des Blutbildes erforderlich.

Die durch Agranulozytose verursachte Mortalität beträgt bei Oxyphenbutazon nach Angaben des British Medical Journal 3,8/100 000 und die von Phenylbutazon 2,2/100 000. Nach neueren Informationen (Shapiro-Report) sind die Inzidenzen für Metamizol geringer. Danach beträgt die Häufigkeit von Agranulozytosen 6:1 000 000, und die aplastischer Anämien 3:1 000 000. Außerdem wurden Schocks mit tödlichem Ausgang beobachtet. Auch bei Propyphenazon, Bestandteil vieler Kombinationspräparate, wurden wiederholt immunologisch verursachte Schockreaktionen ausgelöst. Propyphenazon hat das gleiche Nebenwirkungsspektrum.

Die Verstärkung der Wirkung von Antikoagulantien durch Phenylbutazon und andere Pyrazolderivate hat neben der Konkurrenz um die Bindungsstellen an Plasmaproteinen auch noch andere Ursachen. Pyrazolderivate greifen offenbar auch direkt hemmend in die Gerinnungsvorgänge ein. Der Mechanismus ist unbekannt.

Phenylbutazon verursacht eine beträchtliche renale Natrium- und entsprechend auch eine Wasserretention. Ödeme treten auf, und das Plasmavolumen kann um 50% zunehmen. Eine kardiale Dekompensation mit akuten Lungenödem kann die Folge sein.

Bei Anwendung von Phenylbutazon ist die Häufigkeit, mit der Nebenwirkungen auftreten, besonders hoch (20 bis 45%), so daß in 10–15% der Fälle die Verabfolgung unterbrochen werden muß. Neben Nieren- und Leberschäden werden Ulzera im Magen-Darmtrakt bzw. deren Reaktivierung mit Blutungen und Perforation beobachtet. Phenylbutazon hat urikosurische Wirkung (schwächer bei Oxyphenbutazon); die Weiterentwicklung ist Sulfinpyrazon (s. S. 497 f.). Die Anwendung von Phenylbutazon soll auf die Dauer einer Woche beschränkt sein.

Anilinderivat

Das Anilinderivat **Paracetamol** (Abb. 11 und Tab. 12) besitzt keine antiphlogistische, sondern nur eine analgetische und antipyretische Eigenschaft. Es wird zur Behandlung schmerz- und fieberhafter Zustände verwendet.

Resorption, Metabolismus und Ausscheidung

Paracetamol wird rasch aus dem Magendarmtrakt resorbiert. Die maximale Konzentration im Blut wird $\frac{1}{2}$–1 Stunde nach oraler Anwendung erreicht. Seine Bioverfügbarkeit beträgt über 90%. Die Plasmahalbwertzeit liegt bei 2 h. Es wird in der Leber (s. S. 48; 66) zu 55% als Glukuronid, zu 30% als Sulfat und zu 5% mit Glutathion konjugiert und erscheint als Mercaptursäure neben 10% unverändertem Paracetamol im Urin.

Nebenwirkungen, Vergiftung

Bei Anwendung hoher Dosen von Paracetamol wird die Kapazität der Leber zur Konjugation (s. o.) überschritten und der vermehrt anfallende Metabolit N-Acetyl-Imidochinon bindet an Proteine der Leberzelle (s. S. 48); es kommt zu Leberzellnekrosen. Beim gesunden Erwachsenen liegt die toxische Dosis bei 10–15 g bzw. einer Blutkonzentration von Paracetamol über 200 µg/ml. Für Kinder wird die tödliche Dosis je nach Alter mit 2–8 g angenommen, für Säuglinge mit 0,5 g. Antidot: Acetylcystein[1], Mercaptamin, u. U. lebensrettend!

Bei längerer regelmäßiger Zufuhr hoher Dosen des Vorläufers von Paracetamol, dem Phenacetin (aus dem Paracetamol durch O-Desalkylierung entsteht), wurden häufig Fälle von interstitieller Nephritis mit Papillarnekrosen beobachtet. Eine sog. Analgetika-Nephropathie soll jedoch auch bei den übrigen Analgetika mit antipyretischer Eigenschaft auftreten können, wenn diese über längere Zeit eingenommen werden. Es ist zwar gegen eine gelegentliche Einnahme dieser Analgetika nichts einzuwenden, jedoch muß vor einer längeren, ohne ärztliche Verordnung erfolgenden Anwendung gewarnt werden.

Therapeutische Anwendung von nicht-opioidartigen Analgetika

Allgemeine Überlegungen zur Anwendung von nicht-opioidartigen Analgetika in der Schmerzbehandlung, insbesondere im Rahmen eines Stufenplans, wurden bei der Besprechung der Opioidanalgetika abgehandelt (s. S. 214).

Besonderheiten der therapeutischen Anwendung von Analgetika mit antipyretischer Wirkung. Die gelegentliche Einnahme von **Salicylaten, Pyrazolon-** und **Anilin-Derivaten** ist unproblematisch. Die chronische Zufuhr hingegen kann aufgrund ihrer toxischen Nebenwirkungen gefährlich werden (s. oben).

[1] Fluimuzil®.

Die Analgetika dieser Gruppe finden häufig in Kombinationspräparaten zusammen mit Codein und Coffein Anwendung. Die Verwendung von Barbituraten in derartigen Kombinationspräparaten ist unbedingt abzulehnen. Monopräparaten ist allgemein der Vorzug zu geben. Eine Kombination mit Opioidanalgetika spielt bei der Behandlung von Tumorschmerzen eine Rolle (s. S. 214 und Abb. 6).

Hinsichtlich der antipyretischen Therapie ist zu bedenken, daß Fieber eine physiologische Reaktion des Organismus zur Infektabwehr darstellt und nicht a priori als Symptom zu beseitigen ist. Eine Fiebersenkung kann indes zur Entlastung des Kreislaufs angezeigt sein. Paracetamolhaltige Präparate dürfen bei Säuglingen und Kleinkindern nur mit großer Vorsicht gegeben werden (s. S. 10). Zuverlässige antipyretische

Wirkungen bei banalen Infekten werden mit Acetylsalicylsäure und Propyphenazon erzielt.

Acetylsalicylsäure[1] wird auch zur Thromboseprophylaxe wegen der Hemmung der Thrombozytenaggregation (Hemmung der Bildung von Thromboxan A_2) verabreicht (s. S. 451).

Derivate organischer Säuren mit antiphlogistischer Wirkung (s. Abb. 10 und Tab. 12, Derivate schwacher Carbonsäuren) werden zur Behandlung von Dysmenorrhöen eingesetzt. Ihre günstige Wirkung wird auf die Hemmung einer gesteigerten Prostaglandinsynthese zurückgeführt.

[1] Colfarit®.

Antirheumatische Therapie

Unter dem Begriff **rheumatische Erkrankungen** werden verschiedene, klinisch abgrenzbare Erkrankungen zusammengefaßt, deren Leitsymptom der Gelenkschmerz ist: Kollagenosen (rheumatoide Arthritis, Lupus erythematodes, Arteriitis nodosa u. a.), Infektarthritis, Begleitarthritis (akutes rheumatisches Fieber und Arthritis bei Infektionskrankheiten) und das Reiter-Syndrom. Ihre Ursachen sind vielfältig und teilweise unbekannt. Gemeinsam ist ihnen jedoch eine entzündliche und degenerative Veränderung des Bindegewebes. Im allgemeinen ist der Verlauf chronisch-progredient mit akuten Schüben.

Die **Pharmakotherapie** ist entweder kausal, und zwar bei einer bakteriellen Genese bzw. durch Erreger bedingten Schüben, oder symptomatisch mit dem Ziel, die immunologischen und entzündlichen Reaktionen einschließlich des Schmerzes abzuschwächen (s. Tab. 13).

Allgemeine Prinzipien: Abkürzung des akuten Schubes. Erzwingen von Remissionen. Einsparen von Analgetika in fortgeschrittenen Stadien. Erhaltung der Leistungsfähigkeit (Beweglichkeit). Unbedingte Verminderung des Risikos von Nebenwirkungen durch Wechsel der Präparate, stets aber konsequent bei Erfordernis bis an die Grenze der Verträglichkeit gehen.

Eine wichtige Rolle bei der **kausalen**, antibakteriellen Therapie spielen die Penicilline (s. Tab. 14), da sie auf die meisten Erregertypen bakterizid wirken, die eine rheumatische Erkrankung auslösen können: β-hämolytische Streptokokken der Gruppe A (akutes rheumatisches Fieber, sowie außer Streptokokken auch Staphylo-, Gono- und Pneumokokken bei Infektarthritis). In der akuten Phase des rheumatischen Fiebers muß eine radikale Eliminierung der Erreger erreicht, bei der Rezidivprophylaxe eine Herd-Reaktivierung mit den damit verbundenen Immunreaktionen verhindert werden.

Die wichtigsten Stoffe, die zur **symptomatischen** antirheumatischen Therapie verwendet werden, sind in Tab. 14 zusammengefaßt. Bei den **Salicylaten** und den Derivaten anderer organischer Säuren, dem **Phenylbutazon** und **Oxyphenbutazon** wird wie bei den **NNR-Steroiden** die antiphlogistische Wirkung ausgenutzt. Da der Schmerz eine Folge der Entzündung ist, geht die antiphlogistische Wirkung mit einer Verminderung der Schmerzen einher. Der chronische Verlauf rheumatischer Erkrankungen macht eine langzeitige Verabfolgung dieser Stoffe notwendig, so daß Nebenwirkungen besonders sorgfältig zu beachten sind. Deswegen werden NNR-Steroide trotz ihrer therapeutischen Wirksamkeit mit großer Zurückhaltung verordnet.

Salicylate und die Derivate anderer organischer Säuren mit antiphlogistischer Wirkung sowie Pyrazolderivate finden auch bei degenerativen Gelenkveränderungen **(Arthrosen)** mit abakteriell entzündlichen Prozessen sowie bei **Myalgien** Anwendung. Muskelverspannungen beruhen größtenteils auf reflektorischen Vorgängen. Schmerzhafte entzündliche Veränderungen in Sehnen und Gelenken lösen eine Dauerkontraktion einzelner Muskeln und Muskelgruppen aus, deren Sinn in einer Entlastung der entzündeten Gewebe zu sehen ist. Die Dauerkontraktion wird ihrerseits schmerzhaft, es baut sich ein Circulus vitiosus auf, der mit Hilfe antiphlogistisch wirksamer Substanzen, unter Umständen unter gleichzeitiger Verwendung zentraler Muskelrelaxantien (s. a. S. 276) durchbrochen werden kann.

Zur Behandlung chronischer rheumatischer Arthritiden werden zusätzlich Substanzen verwendet, die eine Besserung allerdings erst nach langdauernder Medikation herbeiführen. Diese Substanzen werden zuweilen als „Basistherapeutika" bezeichnet, was zu dem falschen Schluß verleitet, sie müßten die Grundlage einer Rheumatherapie bilden und routinemäßig verabfolgt werden. Das Gegenteil ist der Fall, bei ihnen ist mit Rücksicht auf die schweren Nebenwirkungen größte Zurückhaltung geboten. Der Ausdruck wurde aus der Vorstellung geprägt, daß diese Substanzen an der Basis des rheumatischen Geschehens angreifen. **Chloroquin**, ein Malariamittel, wirkt auch beim Lupus erythematodes günstig. Seine Wirkungsweise ist noch nicht aufgeklärt. Es wird in der Leber angereichert. *Nebenwirkungen* (s. auch S. 699): gastrointestinale Beschwerden, Hautpigmentierungen und Keratosen, Retinopathie.

Die Therapie mit **Goldpräparaten** fußt auf der Hemmung mesenchymaler Reaktionen durch Gold. Bei Anwendung in einem frühen Krankheitsstadium sollen völlige Remissionen zu erwarten sein, jedoch stehen dem Entschluß, mit einer Goldtherapie frühzeitig zu beginnen, berechtigte Bedenken wegen

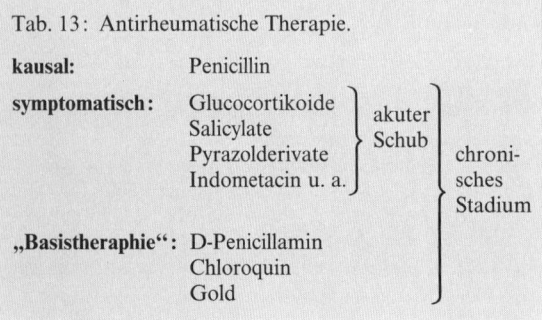

Tab. 13: Antirheumatische Therapie.

kausal:	Penicillin		
symptomatisch:	Glucocorticoide	akuter	
	Salicylate	Schub	
	Pyrazolderivate		chronisches
	Indometacin u. a.		Stadium
„Basistheraphie":	D-Penicillamin		
	Chloroquin		
	Gold		

Tab. 14: In der antirheumatischen Therapie verwendete Pharmaka.

	internationaler Freiname	Beispiele für Handelsnamen	Einzeldosis[1] g	Tagesdosis[1] g	Bemer- kungen
kausal	Antibiotika				
akute Phase	Penicillin G (Benzyl-Penicillin)	s. S. 631	1 Mega IE i.m.	1 Mega IE i.m.	siehe[3]
	Erythromycin	s. S. 661	0,25 i.m.	0,25 i.m.	siehe[4]
Rezidivprophylaxe	Propicillin	s. S. 632	1 Mega IE i.m.	1 Mega IE i.m.	
	Penicillin G (Benzyl-Penicillin)	s. S. 631	1,2 Mega IE i.m.	1,2 Mega IE i.m.	siehe[5]
symptomatisch					
	Acetylsalicylsäure	Aspirin® Acetylsalicylsäure DAB	1–1,5	8–10	
	weitere Derivate organischer Säuren siehe Tabelle 12				
	Phenylbutazon	Butazolidin®	0,2	0,4–0,8	siehe[6]
	Oxyphenbutazon	Tanderil®	0,2	0,4–0,8	siehe[7]
	Hydrocortison[2]			0,06–0,1	
	Prednison[2]			0,02–0,1	
„Basistherapie"					
	Chloroquin	Resochin®	0,25	0,2–0,4	siehe[8]
	Aurothioglukose	Aureotan®			siehe[9]
	Aurothiopolypeptid	Auro-Detoxin®			siehe[9]
	D-Penicillamin	Metalcaptase® Trolovol®			siehe[10]

[1] wo nicht anders vermerkt, beziehen sich die Dosen auf Erwachsene bei oraler Verabreichung; [2]hinsichtlich der Prinzipien der Therapie mit NNR-Steroiden vgl. Seite 382; [3] bei Endokarditis oder Myokarditis höhere Dosen, u. U. bis zu 80 Mega IE; [4] bei Penicillinallergie; [5] einmal alle 4 Wochen; [6] später reduzieren auf 0,02–0,04 g täglich (gilt auch für Cortison); [7] später reduzieren auf 0,005–0,015 g täglich (gilt auch für Prednisolon); [8] muß über Wochen verabreicht werden, bis ein Erfolg erzielt wird; [9] Gold-Präparate werden parenteral verabreicht; einschleichend dosieren, beginnend mit 10 mg i.m., maximal 100 mg einmal wöchentlich, Langzeittherapie!; [10] Dosierung oral: initial 150 mg, steigernd bis auf 300–750 mg täglich, Langzeittherapie!

der zu erwartenden *Nebenwirkungen* entgegen (Dermatitis, Stomatitis, Glomerulonephritis, Thrombozytopenie, Agranulozytose; Urin- und Blutstatus regelmäßig kontrollieren!). Bei Überdosierungen wird Dimercaprol[1] (s. S. 768) als Antidot benutzt.

Die therapeutische Wirkung von **D-Penicillamin** wird auf eine Interferenz mit der Kollagenbildung und den Abbau pathologischer Makroglobuline („Rheuma-Faktor") zurückgeführt. Eine immunsuppressive Wirkung des D-Penicillamins ist umstritten. Es ist ein Chelatbildner und wurde ursprünglich deshalb beim Morbus Wilson (Kupferbindung!), bei Schwermetallvergiftungen und bei der Cystinurie (Bildung eines löslichen Disulfids mit Cystein) verwendet. D-Penicillamin soll vorzugsweise bei rheumatischen Erkrankungen mit hohem „Rheuma-Faktor"-Titer angewendet werden; eine regelmäßige Kontrolle des Blutbildes und Urins sowie der Transaminasen ist bei seiner Verwendung unerläßlich (Nebenwirkungen des D-Penicillamins s. S. 770).

Schließlich sind Behandlungserfolge bei rheumatischen Erkrankungen mit Immunsuppressiva vom Typ alkylierender Substanzen (Cyclophosphamid, Chlorambucil; s. S. 736) und der Antimetaboliten (z. B. Azathioprin[1] oder Methotrexat[2]; s. S. 737) erzielt worden. Dosierungen per os und täglich: Cyclophosphamid 1–3 mg/kg KG; Chlorambucil 2–8 mg/kg KG; Azathioprin 1,5–2 mg/kg KG. Da die Dosierung von Methotrexat mit 7,5–15 oder 25 mg pro Woche wesentlich niedriger als in der Tumortherapie liegt, sind Nebenwirkungen relativ gering. Salazosulfapyridin[3] wurde zur Behandlung von rheumatischer Arthritis und Colitis ulcerosa eingeführt (s. S. 479). Seine therapeutische Wirksamkeit beruht teilweise auf der nach oraler Anwendung im Magendarmtrakt stattfindenden Bildung des antibakteriell wirkenden Sulfonamids Sulfapyridin und der 5-Aminosalicylsäure (s. S. 479), aber wohl auch auf einer immunsuppressiven Eigenschaft.

[1] BAL, Sulfactin®.

[1] Imurek®; [2] Methotrexat Lederle®; [3] Azulfidine®, Colo-Pleon®.

Weiterführende Literatur

Analgetika vom Morphintyp

Beaumont, A./Hughes, J.: Biology of opioid peptides. Ann. Rev. Pharmacol. Toxicol. **19**, 245–269 (1979).

Bromm, B. (Ed.): Pain measurement in Man. Elsevier, Amsterdam 1984.

Hughes, J./Kosterlitz, H. W.: Opioid peptides. Br. Med. Bull. **33**, 157–161 (1977).

Jurna, I.: Schmerzentstehung und nozizeptive Erregungsleitung unter der Geburt. In: Beck, L./Dick, W. (Hrsg.), Analgesie und Anästhesie in der Geburtshilfe. Georg Thieme Verlag (1991).

Kosterlitz, H. W. (Ed.): Opiates and endogenous opioid peptides. North-Holland, Amsterdam 1976.

Lasagna, L.: The clinical evaluation of morphine and its substitutes as analgesics. Pharmacol. Rev. **16**, 47–83 (1964).

Melzack, R.: The puzzle of pain. Penguin Books (1973). – Das Rätsel des Schmerzes. Hippokrates Verlag, Stuttgart (1978).

Wall, P. D./Melzack, R. (Eds.): Textbook of Pain. Churchill Livingstone, Edinburgh, London, Melbourne, New York (1984).

Zieglgänsberger, W.: Opioid actions on mammalian spinal neurons. Int. Rev. Neurobiol. **25**, 243–275 (1984).

Analgetika mit antipyretischer Wirkung

Brenner, B. E./Simon, R. R.: Management of salicylate intoxicatrion. Drugs **24**, 335–340 (1982).

Dunn, M. J.: Nonsteroidal antiinflammatory drugs and renal function. Ann. Rev. Med. **35**, 411–428 (1984).

Flower, R. J.: Drugs which inhibit prostaglandin biosynthesis. Pharmacol. Rev. **26**, 33–67 (1974).

Larsen, G. L./Henson, P. M.: Mediators of inflammation. Ann. Rev. Immunol. **1**, 335–359 (1983).

Lomax, P./Schonbaum, E./Jacob, J. (Eds.): Temperature regulation and drug action. Karger, Basel 1975.

Milton, A. S. (Ed.): Pyretics and Antipyretics. Handbook of Experimental Pharmacology Vol. 60. Springer, Berlin 1982.

Randall, L. O.: Non-narcotic analgesics. In: Physiological Pharmacology (Root, W. S./Hofmann, F. G., Eds.), Vol. 1, 316–416. Academic Press, London 1963.

Resch, K.: Der entzündliche Gelenkschmerz. Der Schmerz **5**, 3–12 (1991).

Smith, M. J. H./Smith, P. K.: The salicylates: a critical bibliographic review. Wiley, New New York 1966.

Vane, J. R./Ferreira, S. H. (Eds.): Anti-inflammatory drugs. Handbook of Experimental Pharmacology, Vol. 50. Springer, Berlin 1979.

Schmerztherapie

Jage, J.: Medikamente gegen Krebsschmerzen. VCH Verlagsgesellschaft, edition medizin, Weinheim (1991).

Twycross, R.: Schmerzbehandlung bei Karzinompatienten. Der Schmerz **4**, 65–74 (1990).

World Health Organization: Cancer Pain Relief. World Health Organization, Genf (1986).

LOKALANÄSTHETIKA
LOKALANÄSTHESIE

H. P. Büch und W. Rummel, Homburg/Saar

Lokalanästhetika blockieren reversibel die Entstehung und Fortleitung des Aktionspotentials über Nervenfasern und verhindern dadurch die Schmerzempfindung ohne Ausschaltung des Bewußtseins (Schmerzleitung und Schmerzperzeption s. S. 200 f.). Eine Blockade kann prinzipiell an allen erregbaren Strukturen (z. B. Erregungsleitungssystem des Herzens) erreicht werden.

Die „Empfindlichkeit" der verschiedenen Typen von Nervenfasern gegenüber der blockierenden Wirkung von Lokalanästhetika ist unterschiedlich. Dünne Nervenfasern werden früher ausgeschaltet als dicke. So wird verständlich, daß die Funktion der sensiblen Fasern – und hier in erster Linie der schmerzleitenden C-Fasern (∅ 0,4–1,2 µm) – vor derjenigen der motorischen Fasern (A α, ∅ 12–20 µm) ausfällt. Sehr empfindlich sind auch die postganglionären sympathischen Fasern; ihre Blockade hat den Verlust des Vasokonstriktoren-Tonus zur Folge. Unter der Einwirkung eines Lokalanästhetikums auf einen sensiblen Nerven verschwinden die Empfindungen in folgender Reihe: Schmerz, Kälte bzw. Wärme, Berührung und Druck. Nach Abklingen des Effektes kehren die Empfindungen in umgekehrter Reihenfolge zurück, d. h. die Schmerzempfindung wird zuletzt wieder normalisiert.

Anforderungen an klinisch brauchbare Lokalanästhetika

Ein klinisch brauchbares Lokalanästhetikum muß folgende Eigenschaften haben: es muß wasserlöslich, sterilisierbar und gewebsfreundlich sein; die Schmerzausschaltung soll möglichst rasch einsetzen, ausreichend lange anhalten und reversibel sein; resorbiertes Lokalanästhetikum soll zur Vermeidung allgemeiner und toxischer Wirkungen möglichst rasch inaktiviert werden.

Chemie

Mit Cocain (Alkaloid aus Erythroxylon Coca) wurde 1884 nach tierexperimentellen Untersuchungen zum erstenmal bei ophthalmologischen Operationen eine Lokalanästhesie durchgeführt. Die Nachteile des Cocain – seine leichte Zersetzlichkeit in Lösung beim Sterilisieren und seine suchterzeugende Eigenschaft (s. S. 302) – waren Anlaß, nach anderen Verbindungen zu suchen. Wie die vergleichende Übersicht (Tab. 1) zeigt, stand bei der Synthese dieser Verbindungen das Cocain-Molekül Modell. Das von Chemikern und Pharmakologen angestrebte Ziel, unter Beibehaltung der erwünschten und Beseitigung der unerwünschten Wirkungen den wirksamen Kern des Cocain-Moleküls herauszuschälen, ist mit der Synthese von Procain[1] (1905) in mustergültiger Weise erreicht worden.

Später folgten Tetracain[2] (1930), Lidocain[3] (1944), Mepivacain[4] (1957), Prilocain[5] (1960), Bupivacain[6] (1963) und Etidocain[7] (1972) neben anderen. Die vasokonstriktorische Eigenschaft des Cocain (s. S. 168) fehlt den synthetischen Analoga. Dieser Mangel ist aber duch Zusatz von Vasokonstringentien leicht zu beheben (s. S. 228). Lokalanästhetika sind tertiäre

Amine, schwache Basen, die nur als saure Salze (z. B. als Hydrochloride) wasserlöslich sind. Die Injektionslösungen haben einen pH-Wert von 4–6. Der pK_a-Wert der Verbindungen liegt zwischen 7,8 und 9 (Tab. 1.). Demzufolge ändert sich die Dissoziation im Gewebe (pH-Wert 7,4), so daß in Abhängigkeit vom pK_a-Wert nur rund 3–20 % in der nicht ionisierten Form, d. h. als freie, lipidlösliche Base vorliegen.

$$\underset{\substack{\text{wasserlöslich}\\(\text{dissoziiert})}}{-\overset{|}{\underset{|}{N}}{}^{\oplus}-H} + NaHCO_3 \longrightarrow \underset{\substack{\text{lipidlöslich}\\(\text{nicht dissoziiert})}}{-\overset{|}{\underset{|}{N}} + NaCl + H_2CO_3}$$

Injektionslösung Hydrochlorid — Pufferwirkung des Gewebes freie Base

Nur in der nicht ionisierten, also lipidlöslichen Form, vermag das Lokalanästhetikum zum Wirkort, den Nervenfasern, vorzudringen und sich in der Lipidphase der Membran anzureichern (Verbindungen mit einem pKa-Wert > 9 sind aufgrund dieser Gesetzmäßigkeit unter physiologischen Bedingungen unwirksam).

Bei niedrigeren pH-Werten, z. B. im entzündlich veränderten Gewebe (pH-Wert ~ 6), liegen nur noch minimale Anteile (vom Procain beispielsweise nur noch ca. 0,1 %) in der lipidlöslichen Form vor, so daß unter diesen Umständen keine ausreichende Anästhesie mehr zustande kommt. Ein Maß für die Lipidaffinität der nicht ionisierten Verbindung ist der Verteilungskoeffizient (Tab. 1). Beim Tetracain ist der Verteilungskoeffizient infolge der Einführung eines Butylrestes ca. 58mal höher als beim Procain. Aufgrund seiner höheren Lipidlöslichkeit vermag Tetracain durch intakte Schleimhäute bis zu den Nervenendigungen vorzudringen (Oberflächenanästhetikum).

Ein einfacher Versuch macht deutlich, daß die Lipidlöslichkeit zwar zum Erreichen des Wirkortes wichtig ist, dann aber für das Wirksamwerden eine andere Eigenschaft bestimmend wird (Abb. 1). Reizt man ein Nervenfaserbündel an einem Ende, während das Mittelstück von einer Badeflüssigkeit umgeben ist, deren pH-Wert 9,2 beträgt und die ein Lokalanästhetikum enthält, dann nimmt das am anderen Ende des Nervenfaserbündels abgeleitete Aktionspotential (Summenpotential) nur ganz wenig ab, d. h. das Lokalanästhetikum ist praktisch unwirksam, obwohl das Nervengewebe unter dieser Bedingung besonders viel von der lipidlöslichen freien Base aufnimmt. Tauscht man nun das Suspensionsmedium gegen eine Flüssigkeit aus, die kein Lokalanästhetikum enthält, deren pH-Wert aber 7,2 beträgt, dann wird plötzlich die Fortleitung des Aktionspotentials total blockiert, obwohl die Konzentration des Lokalanästhetikums in den Nervenfasern unter dieser Bedingung sicher abnimmt.

Wirkungsmechanismus

In Anwesenheit des Lokalanästhetikums vermag die ankommende Erregungswelle, das Aktionspotential, die Nervenmembran nicht mehr zu depolarisieren, d. h. eine Fortleitung über diese Stelle hinaus ist unmöglich (Abb. 2). Die Depolarisationswelle ist an dieser Stelle nicht mehr in der Lage, die Na^+-Permeabilität so zu erhöhen, daß der für die Fortpflanzung der Erregungswelle notwendige Grad der Depolarisa-

---

[1] Novocain®; [2] enthalten in Acoin®; [3] Xylocain®; [4] Scandicain®; [5] Xylonest®; [6] Bupivacain®; [7] Dur-Anest®.

Tab. 1: Lokalanästhetika, Strukturformeln, physikalisch-chemische Eigenschaften.

Lokalanästhetikum	Typ	Aromatischer Rest (lipophiler Anteil)	Zwischenkette	Aminogruppe (hydrophiler Anteil)	pKa	Lipidlöslichkeit[1]	Proteinbindung %
Cocain	Ester	(Phenyl) H_3CO-C / C-O		$N-CH_3$	8,5	–	–
Procain	Ester	H_2N-(aryl) $-C(=O)-O-CH_2-CH_2-$		$N(C_2H_5)_2$	8,9	100	6[2]
Tetracain	Ester	H_9C_4, H–N–(aryl)$-C(=O)-O-CH_2-CH_2-$		$N(CH_3)_2$	8,4	5822	76[2]
Lidocain	Amid	(2,6-Dimethylphenyl) $-N(H)-C(=O)-CH_2-$		$N(C_2H_5)_2$	7,8	366	64[3]
Bupivacain	Amid	(2,6-Dimethylphenyl) $-N(H)-C(=O)-$		(Piperidin, $N-C_4H_9$)	8,1	3420	96[3]
Etidocain	Amid	(2,6-Dimethylphenyl) $-N(H)-C(=O)-C(H)(C_2H_5)-$		$N(C_2H_5)(C_3H_7)$	7,9	7320	94[3]

[1] Oktanol/Wasser-Verteilungskoeffizient der freien Base; [2] Bindung an Nervenhomogenat; [3] Bindung an Plasmaprotein.

tion zustande kommt. Die Ursache hierfür ist eine Blockade des spannungsabhängigen Natriumkanals durch das Lokalanästhetikum. In sehr hohen Konzentrationen werden auch andere Ionenkanäle, z. B. der K^+-Kanal, blockiert. – Die gebräuchlichen Lokalanästhetika sind (abgesehen vom Benzocain[1], einem neutralen nichtionisierbaren primären Amin) sekundäre bzw. tertiäre Arylamine, die aufgrund ihres pKa-Wertes zwischen 7,8–9 bei pH 7,4 nur zu einem geringen Teil in der nicht ionisierten Form vorliegen (s. Abb. 1). Nur in dieser Form jedoch werden sie in die lipiden Anteile der Nervenmembran aufgenommen und gelangen auf diesem Wege an ihren Wirkort (Abb. 3). Während sie sich mit Hilfe ihres lipophilen Molekülanteils in hydrophobe Teile der Wand des Natriumkanals „einlagern", taucht ihr hydrophiler Molekülanteil in das „Kanalwasser" ein. Diese unter physiologischen Bedingungen (pH-Wert 7,4) eingenommene Position an der Grenze zwischen der Lipid- und der Wasserphase liefert auch eine plausible Erklärung für die pH-Abhängigkeit des Effektes (s. Abb. 1): bei einem pH-Wert von 7,4 bzw. darunter sind sekundäre bzw. tertiäre Amine in der Wasserphase größtenteils ionisiert. Es liegt nahe, anzunehmen, daß dadurch die Zahl der elektropositiven Festladungen im Natriumkanal sich erhöht und daß dies bei der Blockade der Erregungsleitung eine Rolle spielt. Abnahme der Wasserstoffionenkonzentration bzw. Erhöhung des pH-Wertes unter experimentellen Bedingungen drängt die Ionisation der Lokalanästhetikum-Moleküle zurück; in nicht ionisierter Form erfährt die Verteilung eine Veränderung zugunsten der Membranlipide, was unter idealen Versuchsbedingungen mit einer Wirkungsabnahme einhergeht (Abb. 1). – Quartäre Analoga der Lokalanästhetika, denen infolge ihrer totalen Ionisation die nötige Lipidlöslichkeit fehlt, sind unter normalen Bedingungen völlig unwirksam. Nur wenn man sie an die Innenseite der Nervenmembran heranbringt, – was unter experimentellen Bedingungen möglich ist – und außerdem die „gates" (Tore) der Natriumkanäle offenstehen, dann können auch diese quartä-

[1] Anaesthesin®.

ren Analoga – gleichsam auf dem „Wasserweg" an denselben Wirkort wie ihre lipophilen Verwandten gelangen und so die Erregungsleitung blockieren.

Ablauf der Blockade der Erregungsleitung durch ein Lokalanästhetikum:
Nach Injektion einer Lokalanästhetikumlösung in die Nähe eines Nerven sind für die Verweildauer des Lokalanästhetikums am Applikationsort als Faktoren bestimmend: die Bindung an Gewebeproteine, die lokale Durchblutung und – bei Lokalanästhetika vom Estertyp – die enzymatische Hydrolyse.
In Abhängigkeit vom Konzentrationsgefälle reichert sich das Lokalanästhetikum in den Axonmembranen an; der pKa-Wert des betreffenden Lokalanästhetikums und der Grad der Lipidlöslichkeit der freien Base sind hierbei von entscheidender Bedeutung.
In den Nervenmembranen erfolgt eine Bindung innerhalb hydrophober Regionen des Proteinkomplexes, der den Natriumkanal bildet. Die so gebundenen Lokalanästhetikummoleküle verhindern an diesen Kanalproteinen die Konformationsänderung, deren Folge – nach Ankommen der Depolarisationswelle unter Normalbedingungen – die Öffnung des Natriumkanals ist; das Lokalanästhetikum verhindert also die Öffnung des spannungsabhängigen Natriumkanals.

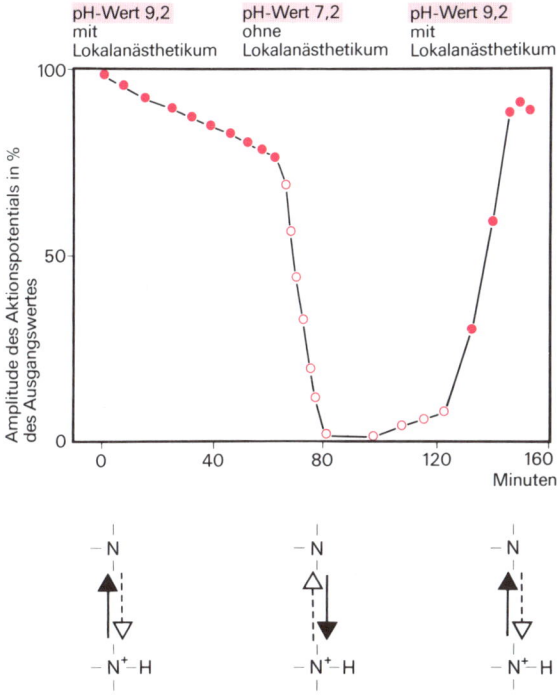

Verhältnis vom ionisierten zum nicht ionisierten Lokalanästhetikum in der Nervenmembran in Abhängigkeit vom pH-Wert.

Abb. 1: Blockade der Erregungsleitung in Abhängigkeit vom pH-Wert (modifiziert nach Ritchie, J. M. et al., J. Pharmacol. Exp. Ther. **150**, 152–159, 1965).

Metabolismus

In der Blutbahn werden die Lokalanästhetika vom Ester-Typ (Tab. 1), wie z. B. **Procain** und **Tetracain**, durch die Cholinesterase des Plasmas gespalten (Abb. 4). Die Spaltprodukte

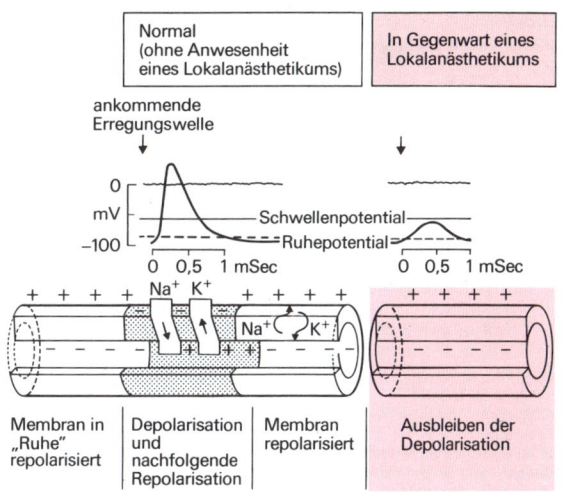

Abb. 2: Wirkungsmechanismus von Lokalanästhetika.

sind lokalanästhetisch unwirksam und in der entstehenden Konzentration nicht toxisch. Der Abbau in der Leber ist von untergeordneter Bedeutung. **Cocain** hingegen wird, obwohl es auch ein Ester ist, vorwiegend in der Leber abgebaut.
Lidocain, als Vertreter des Amid-Typs, wird ausschließlich in der Leberzelle durch Monooxygenasen oxidativ desalkyliert bzw. hydroxyliert und durch die ebenfalls im endoplasmatischen Retikulum lokalisierte Carboxylesterase enzymatisch hydrolysiert.
Für **Procain** beträgt die Abbaugeschwindigkeit im menschlichen Plasma rund 1,2 µmol pro ml und Stunde, beim **Tetracain** werden nur 0,3 µmol pro ml Plasma und Stunde inaktiviert. Die vielfach höhere Toxizität des Tetracain ist zum Teil darauf zurückzuführen.
Der Metabolismus der Lokalanästhetika vom Amid-Typ, z. B. der des Lidocain (Abb. 4), erfolgt in der Leber. Gemessen an der Esterspaltung im Plasma und Gewebe, z. B. des Procain, werden Lokalanästhetika vom Amidtyp viel langsamer metabolisiert; es werden HWZ zwischen 1,5 und 3,5 Stunden gemessen.

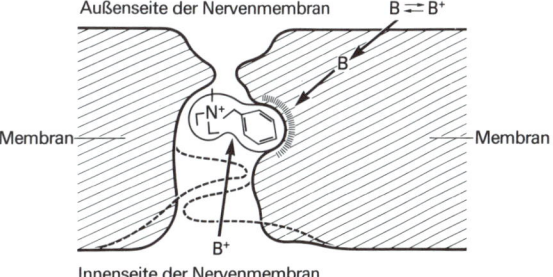

Abb. 3: Blockade des Natriumkanals durch das Lokalanästhetikum.
Das Lokalanästhetikum-Molekül erreicht den Wirkort (= spannungsabhängigen Natriumkanal) unter normalen Bedingungen, d. h. von außen, nur in nicht ionisierter Form (B) über die Lipidphase der Membran. Unter experimentellen Bedingungen kann es auch in ionisierter Form (B⁺) von innen über die wäßrige Phase der Membran in den Natriumkanal gelangen, vorausgesetzt die „gates" (Tore) sind offen. Die gestrichelte Linie deutet den Zustand an, der sich ergibt, wenn die Tore geschlossen sind (modifiziert nach Hille, J. gen. Physiol. **69**, 497, 1977).

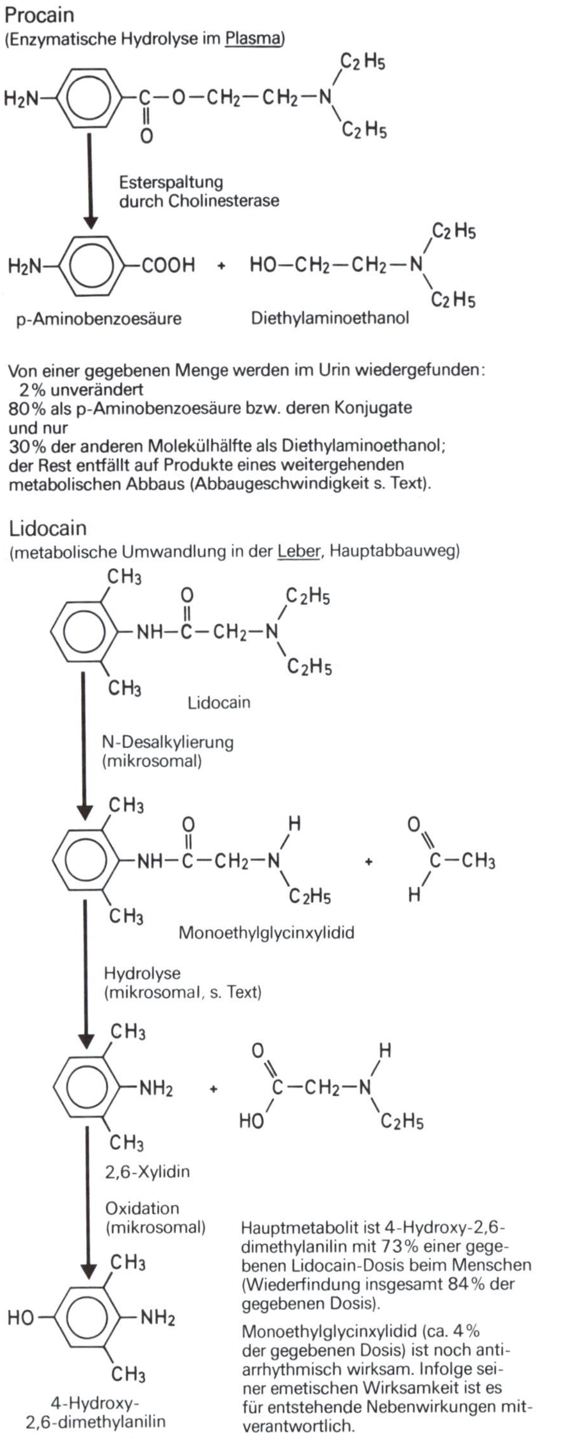

Procain
(Enzymatische Hydrolyse im Plasma)

$$H_2N - \text{\bigcirc} - C - O - CH_2 - CH_2 - N \begin{array}{c} C_2H_5 \\ C_2H_5 \end{array}$$
$$\| \\ O$$

Esterspaltung
durch Cholinesterase

$$H_2N - \text{\bigcirc} - COOH \quad + \quad HO - CH_2 - CH_2 - N \begin{array}{c} C_2H_5 \\ C_2H_5 \end{array}$$

p-Aminobenzoesäure   Diethylaminoethanol

Von einer gegebenen Menge werden im Urin wiedergefunden:
  2% unverändert
80% als p-Aminobenzoesäure bzw. deren Konjugate
und nur
30% der anderen Molekülhälfte als Diethylaminoethanol;
der Rest entfällt auf Produkte eines weitergehenden
metabolischen Abbaus (Abbaugeschwindigkeit s. Text).

Lidocain
(metabolische Umwandlung in der Leber, Hauptabbauweg)

$$\text{Lidocain}$$

N-Desalkylierung
(mikrosomal)

Monoethylglycinxylidid

Hydrolyse
(mikrosomal, s. Text)

2,6-Xylidin

Oxidation
(mikrosomal)

4-Hydroxy-
2,6-dimethylanilin

Hauptmetabolit ist 4-Hydroxy-2,6-
dimethylanilin mit 73% einer gegebenen Lidocain-Dosis beim Menschen
(Wiederfindung insgesamt 84% der
gegebenen Dosis).

Monoethylglycinxylidid (ca. 4%
der gegebenen Dosis) ist noch antiarrhythmisch wirksam. Infolge seiner emetischen Wirksamkeit ist es
für entstehende Nebenwirkungen mitverantwortlich.

Abb. 4: Metabolismus von Lokalanästhetika.

Anwendung

Eine Übersicht über die klinische Anwendung der Lokalanästhetika gibt Tab. 2. Angaben über Grenzdosen, wirksame Konzentrationen, Wirkungseintritt und Wirkungsdauer
sind in Tab. 3 zusammengestellt. Lokalanästhetika vom
Estertyp spielten früher eine große Rolle, heute werden sie in
der Regionalanästhesie praktisch nicht mehr verwendet.

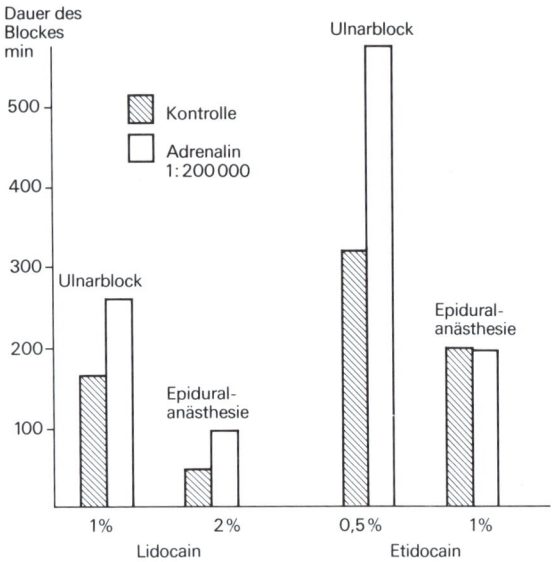

Abb. 5: Abhängigkeit der Dauer eines Leitungsblockes vom
vasokonstriktorischen Zusatz (modifiziert nach Covino, B. G./
Vasallo H. G. (Eds.): Local anesthetics. Mechanism of action
and clinical use. Grune and Stratton, New York 1976).

Nach der Wirkungsdauer kann man die Lokalanästhetika in
3 Gruppen einteilen: kurz wirksam (30–60 min), z. B. Procain; mittellang wirksam (60–120 min), z. B. Lidocain, Mepivacain und Prilocain; lang wirksam (bis 400 min), z. B. Bupivacain und Etidocain. Wie sehr die Dauer der Schmerzblok-
kade von der Lipidaffinität abhängt, zeigt Abb. 5: Ohne Zusatz eines Vasokonstringens hält der durch 0,5% Etidocain
(Oktanol/Wasser-Verteilungskoeffizient = 7320, Tab. 1) hervorgerufene Ulnarblock über 300 Minuten an; nach Anwendung von 1% Lidocain (Oktanol/Wasser-Verteilungskoeffi-
zient = 366, Tab. 1) beträgt die Dauer der Anästhesie nur ca.
170 Minuten.

Vasokonstriktorische Zusätze

Ohne den Zusatz von Vasokonstringentien, wie beispielsweise Adrenalin und Noradrenalin, war früher, solange nur kurz-
und mittellang wirksame Lokalanästhetika zur Verfügung
standen, eine hinsichtlich Grad und Dauer brauchbare Lokalanästhesie nicht zu erreichen. Der rasche Abtransport vom
Wirkort wird dadurch beschleunigt, daß die synthetischen Lokalanästhetika im Gegensatz zum Cocain keine gefäßkontra-
hierende Wirkung haben. Die Dauer der Blockade kann z. B.
beim Lidocain durch Zusatz von Adrenalin verdoppelt werden (Abb. 5). In Bezirken, die wie Finger und Zehen durch
Endarterien versorgt werden, dürfen Adrenalin oder Noradrenalin als Vasokonstringentien nicht angewendet werden,
weil eine länger dauernde Durchblutungsminderung womöglich eine Nekrose verursacht. Muß an derartigen Stellen eine
Schmerzausschaltung vorgenommen werden, so wird man
ein lang wirksames Lokalanästhetikum, z. B. Bupivacain, anwenden. Es muß darauf geachtet werden, daß die zulässige
Grenzdosis des Lokalanästhetikums (Tab. 3) nicht überschritten wird; denn ohne vasokonstriktorischen Zusatz kann die
Konzentration des Lokalanästhetikums im systemischen Blut
rasch so hoch ansteigen, daß Symptome einer Intoxikation
auftreten.
Die Konzentration variiert auch in Abhängigkeit vom Injektionsort sehr stark (Abb. 6). Der Zusatz von Vasokonstringentien verlängert nicht nur die Dauer der lokalen Wirkung

Tab. 2: Anwendungsformen von Lokalanästhetika

Anwendung	Wirkort	Indikation	brauchbar	Applikationsform
Oberflächen-Anästhesie	Endigungen der sensiblen Nerven in der Haut bzw. Schleimhaut an Nase, Auge, Mund, Genitale, etc.	Beseitigung des Schmerz- und Juckreizes, diagnostische Maßnahmen (z. B. Bronchoskopie), Ophthalmologische Operationen	Tetracain Cocain[1] Lidocain (Xylocain®) Benzocain (Anaesthesin®)	Lösungen Spray Salben Puder
Infiltrations-Anästhesie	Endigungen der sensiblen Nerven in der Subkutis	Zahnbehandlung, Chirurgische Eingriffe	Procain (Novocain®) Lidocain Bupivacain (Carbostesin®)	Injektionslösungen mit oder ohne Vasokonstringens
Leitungs-Anästhesie	gemischte Nerven	Zahnbehandlung, Chirurgische Eingriffe an Extremitäten	Lidocain Bupivacain	Injektionslösungen mit oder ohne Vasokonstringens
Spinal-Anästhesie	Subarachnoidalraum, Spinalwurzeln	geburtshilfliche, gynäkologische, urologische und chirurgische Eingriffe	Lidocain Bupivacain	Injektionslösungen (u. U. hyperbar[2] in 10 % Glucose) mit oder ohne Vasokonstringens
Epidural-Anästhesie (z. B. Kaudalblock)	Epiduralraum	wie bei Spinalanästhesie	Lidocain Bupivacain Prilocain (Xylonest®)	Injektionslösungen mit oder ohne Vasokonstringens

[1] nur noch selten in Gebrauch; [2] spezifisch schwerer.

durch Einschränkung der Durchblutung im Operationsgebiet, sondern verhindert auch gleichzeitig, daß das Lokalanästhetikum in gefährlicher Konzentration in die Blutbahn gelangt.

Die Vasokonstringentien erscheinen ebenfalls im Blut. Ihre Anwendung ist deshalb nicht ohne Risiko. Vor allem Adrenalin und Noradrenalin rufen unter Umständen bedrohliche Nebenwirkungen hervor, die bei Patienten mit zerebralen bzw. kardiovaskulären Schäden verhängnisvolle Folgen haben können: Blutdruckanstieg, Tachykardie, ventrikuläre Arrhythmie und Kammerflimmern. Auch Todesfälle infolge Hirnblutung bei älteren Patienten im Anschluß an eine Lokalanästhesie z. B. beim Zahnarzt können die Folge des Zusatzes von Adrenalin bzw. Noradrenalin sein.

Besondere Gefahr droht dann, wenn Patienten gleichzeitig mit Pharmaka behandelt werden, die wie die tricyclischen Antidepressiva die Wirksamkeit von Noradrenalin verstärken (s. S. 290). Ornipressin[1], ein synthetisches, dem Vasopressin analoges Polypeptid, ist in solchen Fällen vorzuziehen, weil seine Wirkung nicht verstärkt wird und weil es keine direkte Wirkung auf den Schrittmacher und das Erregungsleitungssystem des Herzens ausübt. Wegen seiner koronarkonstriktorischen Wirkung ist bei Koronarinsuffizienz allerdings Vorsicht geboten; eine Dosis von 2 IE soll hier nicht überschritten werden.

Für die Dosierung der vasokonstriktorischen Zusätze gilt die Forderung „so wenig wie möglich", weil eine länger anhaltende Ischämie ungünstige Wirkungen auf die Wundheilung hat. Das Verhältnis der Zumischung von Adrenalin und Noradrenalin liegt zwischen 1 : 50 000 und 1 : 300 000 in der Odontolo-

[1] Por 8 Sandoz®.

Tab. 3: Anwendungsweise von Lokalanästhetika.

	Procain injiziert	Lidocain oberflächlich	Lidocain injiziert	Bupivacain injiziert
Konzentration der Lösung in g pro 100 ml	0,5[1] 1–2[2]	2–4	0,5[1] 1–2[2]	0,25–0,75
zulässige Grenzdosis in mg	500 1 000[3]	200	300 500[3]	150
Wirkungseintritt in Minuten	5–10	< 2	< 2	10–20
Wirkungsdauer in Minuten	bis zu 40 > 60[3]	–[4]	60–90 120–180[3]	180–240

[1] Infiltration; [2] periphere Leitungsanästhesie; [3] mit Vasokonstringens; [4] je nach Konzentration und Anwendungsgebiet etc. sehr unterschiedlich.

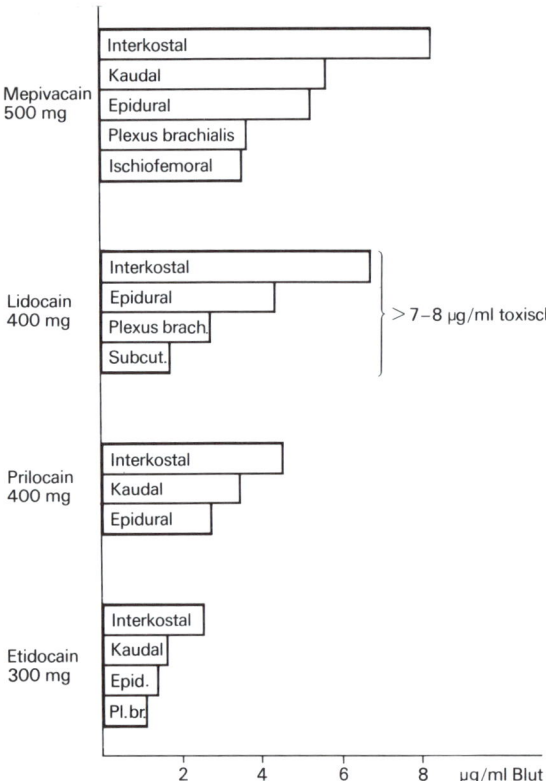

Mepivacain 500 mg
- Interkostal
- Kaudal
- Epidural
- Plexus brachialis
- Ischiofemoral

Lidocain 400 mg
- Interkostal
- Epidural
- Plexus brach.
- Subcut.

} > 7–8 µg/ml toxisch

Prilocain 400 mg
- Interkostal
- Kaudal
- Epidural

Etidocain 300 mg
- Interkostal
- Kaudal
- Epid.
- Pl.br.

2   4   6   8   µg/ml Blut

Abb. 6: Maximal erreichbare Konzentration im Blut für verschiedene Lokalanästhetika (appliziert mit Vasokonstringens) und ihre Abhängigkeit vom Applikationsort (modifiziert nach Covino, B. G./Vasallo H. G. (Eds.): Local anesthetics. Mechanism of action and clinical use. Grune and Stratton, New York 1976).

gie bzw. 1:100 000 und 1:500 000 in der Chirurgie. Die in handelsüblichen Lokalanästhetikum-Lösungen enthaltenen Adrenalin- bzw. Noradrenalin-Konzentrationen sind oft höher als für den Einzelfall nötig. – Die offizinelle Adrenalin-Lösung enthält Adrenalin in einem Verhältnis von 1:1 000; 0,5 ml dieser Adrenalinstammlösung müssen 50 ml einer Lokalanästhetikum-Lösung zugesetzt werden, damit eine Verdünnung des Vasokonstriktors von 1:100 000 erreicht wird. Die Zumischung des Adrenalin sollte mit einer Tuberkulinspritze vorgenommen werden, da angesichts der hohen Wirksamkeit der Zusätze das Tropfenzählen viel zu ungenau ist.
Die insgesamt bei der Lokalanästhesie verabfolgte Menge an Adrenalin bzw. Noradrenalin darf 0,25 mg nicht überschreiten.

Gefährliche Nebenwirkungen

Routine schwächt die Wachsamkeit. Diese Gefahr ist beim Gebrauch von Pharmaka mit so verbreiteter Anwendung besonders groß.
Eine häufige Ursache für lebensbedrohliche Zwischenfälle ist Verwechslung, z. B. Injektion von Lösungen, die nur für die Oberflächenanästhesie vorgesehen sind; intravasale Injektion infolge mangelhafter Technik oder abnorme Resorptionsverhältnisse (z. B. hyperämische Bronchialschleimhaut mit erhöhter Gefäßpermeabilität) können ebenfalls dafür verantwortlich sein.

Angriffspunkte für tödliche Wirkungen sind ZNS und Herz. **Vorboten einer toxischen Wirkung auf das ZNS** sind: Nausea, Erbrechen, Rededrang, Euphorie, Angst, Unruhe, Schwindel, starke Erregung und Verlust der Orientierung. Nach vorausgehenden Muskelzuckungen treten dann Krämpfe vorwiegend klonischen Typs auf, denen Koma und zentrale Atemlähmung folgen können.
Erregung und Krämpfe sind die Folge einer Blockierung inhibitorischer Neurone. Bei schweren Vergiftungen (rascher intravasaler Injektion hoher Dosen) tritt sofort eine generelle zentrale Lähmung ohne vorausgehendes Erregungsstadium ein.
Toxische Konzentrationen im Blut wurden beim Menschen experimentell mit Procain nach ca. 3 Minuten Infusionsdauer bei einer Infusionsrate von 1 mg/kg KG und Minute erreicht. Die Symptome, z. B. Muskelzuckungen, verschwanden wieder 12 Minuten nach Beendigung der Infusion.
Mit einer Methämoglobinämie ist bei Anwendung einer höheren Dosis Prilocain (> 400 mg) zu rechnen (infolge metabolischer Entstehung eines Hydroxylamins, Methämoglobinämie s. S. 764). In der Geburtshilfe sollte zur Vermeidung einer Methämoglobinämie beim Neugeborenen Prilocain, z. B. als Mittel zur Durchführung einer Pudendusanästhesie, nicht angewendet werden.
Die kardiovaskulären Intoxikationserscheinungen bei lebensbedrohlichen Vergiftungen mit Lokalanästhetika – hauptsächlich hervorgerufen durch Blockade des Natriumkanals in Membranen des Erregungsleitungssystems und des Myokard – sind durch folgende Wirkungen gekennzeichnet: Frequenzabnahme, u. U. bis zum Stillstand (negativ chronotrop); Verlängerung der Überleitungszeit, u. U. bis zum AV-Block (negativ dromotrop); verminderte Erregbarkeit (negativ bathmotrop) und verminderte Kontraktionskraft (negativ inotrop). Die vasodilatierende Wirkung der Lokalanästhetika kann an dem resultierenden Kreislaufversagen beteiligt sein. Die kardiovaskulären Effekte der vasokonstriktorischen Zusätze (s. S. 228) können zeitweilig interferieren. – Auch ohne gleichzeitige Anwendung von Adrenalin oder Noradrenalin können besonders bei Intoxikationen mit sehr lipophilen Lokalanästhetika, wie z. B. Etidocain (Tab. 1), zeitweilig auch ventrikuläre Arrhythmien und im Extremfall Kammerflimmern auftreten (Blockade des Calciumkanals).

Allergische Reaktionen lokaler und allgemeiner Art kommen vor, sind aber selten (S. 337). Eine höhere Allergierate des Procain im Vergleich zu Lokalanästhetika vom Säureamidtyp ist erwiesen. Kreuzallergien zwischen Lokalanästhetika vom Estertyp (Procain, Oxybuprocain[1]) und chemisch verwandten Konservierungsstoffen (z. B. Benzoesäure und Methylparaben) sind häufig zu beobachten. Bei entsprechender Prädisposition und unachtsamer Handhabung von z. B. procainhaltigen Lösungen (häufiges Benetzen der Finger beim Entlüften der Injektionsspritze) kann sich eine ekzematoide Dermatitis entwickeln. Das kommt auch vor bei Anwendung von lokalanästhetikumhaltigen Salben, z. B. zur Behandlung eines analen Pruritus.
Allgemeine Überempfindlichkeitsreaktionen manifestieren sich in Form von Urticaria, Dermatitis, angioneurotischem Ödem, Asthma bronchiale und anaphylaktischem Schock. Es muß mit der Möglichkeit gerechnet werden, daß die Sensibilisierung im Laufe einer Anwendung von Procain-Penicillin erfolgte.
Beim „Quaddeln" mit Lokalanästhetika (auch als Neuraltherapie bezeichnet), wofür vorwiegend Procain Verwendung findet, können als Nebenwirkungen allergische Reaktionen in Form von Hauterscheinungen oder generalisierte Sympto-

---

[1] Novesine®.

menbilder mit schwersten exfoliativen Hautreaktionen sowie lebensbedrohliche anaphylaktische Schockzustände auftreten.

Maßnahmen bei Vergiftungen mit Lokalanästhetika

Bei entsprechender Vorsorge können Zwischenfälle beherrscht und tödliche Folgen vermieden werden. Diazepam[1] ist wegen seiner antikonvulsiven Eigenschaften zur Prämedikation zu empfehlen (S. 272).

---

[1] Valium®.

Wenn, wie z. B. bei einer Bronchoskopie, u. U. relativ hohe Dosen angewendet werden müssen, sollten auf jeden Fall bereitstehen: Sauerstoff, Beatmungsbeutel mit Maske, Zungenzange und Intubationsbesteck. Zur Ausschaltung von Krämpfen sollten Suxamethonium[1], Diazepam[2] pro injectione und ein kurz wirkendes Barbiturat (z. B. Thiopental[3]) vorhanden sein. Die Anwendung eines Barbiturats ist jedoch problematisch, weil nicht abzusehen ist, ob das Lokalanästhetikum nur vorübergehend Krämpfe und unmittelbar anschließend ein Koma verursacht. Sicherer ist, bei Muskelrelaxation durch Suxamethonium unter künstlicher Beatmung die Elimination des Lokalanästhetikums abzuwarten.

---

[1] Succinyl-Asta®; [2] Valium®; [3] Trapanal®.

Weiterführende Literatur

Butterworth, J. F./Strichartz, G. R.: Molecular mechanism of local anesthesia: a review. Anesthesiology **72**, 711–734 (1990).

Covino, B. G., Vassallo, H. G. (Eds.): Local anesthetics – Mechanisms of action and clinical use. Grune and Stratton, Inc., New York (1976).

Cousins M. J./Bridenbaugh P. O. (Eds.): Neural Blockade in clinical Anesthesia and Management of Pain. 2nd Ed. J. B. Lipincott, Philadelphia (1988).

Foldes, F. F./Davidson G. M./Duncalf, D./Kuwabara, S.: The intravenous toxicity of local anesthetic agents in man. Clin. Pharmacol. and Therap. **6**, 328 (1965).

Geddes, I. C.: Pharmacology and toxicity of local anaesthetics. in: Gray, T. C./Nunn, J. F./Utting, J. E. (Eds.): General Anaesthesia, 4th ed., Vol. 1. Butterworth and Co, London (1980).

Larsen R. (Ed.): Anästhesie. 3. Auflage, Urban & Schwarzenberg, München (1990).

Meyer, J./Nolte, H. (Hrsg.): Die Pharmakologie, Toxikologie und klinische Anwendung langwirkender Lokalanästhetika. Thieme, Stuttgart (1977).

Nemes C./Niemer M./Noak G. (Hrsg.): Datenbuch Anästhesiologie. Grundlagen · Empfehlungen · Techniken · Übersichten · Grenzgebiete · Bibliographie. Gustav Fischer Verlag, Stuttgart, New York (1985).

Ritchie, J. M./Greenard, P.: On the mode of action of local anesthetics. Ann. Rev. Pharmacol. **6**, 405–430 (1966).

Ritchie, J. M.: A pharmacological approach to the structure of sodium channels in myelinated axons. Ann. Rev. Neurosci. **2**, 341–362 (1979).

Ritchie, J. M./Green, N. M.: Local anesthetics. In: The pharmacological basis of therapeutics. Goodman Gilman, A./Rall, T. W./Nies A. S./Taylor, P. (Eds.), 8th edition, Pergamon Press, New York (1990).

Scott, D. B./Cousins, M. J.: Clinical pharmacology of local anestetic agents. In: Cousins, M. J.; Bridenbaugh, P. O. (eds.): Neural blockade. J. B. Lippincott, Philadelphia (1980).

Stoelting, R. K. (Ed.): Pharmacology and physiology in anesthetic practice. Chapt. 7: Local anesthetics. J. B. Lippincott Company, Philadelphia (1987).

Strichartz, G. R. (Ed.): Local anesthetics. Handbook of Experimental Pharmacology Vol. 81, Springer-Verlag, Berlin (1987).

Strichartz, G. R./Covino, B. G.: Local anesthetics. In: Miller, R. D. (Ed.): Anesthesia. 3rd ed. Churchill Livingstone Inc. (1990).

Tucker, M. J.: Absorption and disposition of local anesthetics: Neural blockade. Macmillan (1980).

Watt, M. J.: The pharmacology of local analgesic agents. In, Lee, A. J.; Bryce-Smith, R. (eds.): Practical regional analgesia. Excerpta Medica, Amsterdam (1980).

NARKOTIKA

NARKOSE

H. P. Büch und U. Büch, Homburg/Saar

Die Ausschaltung operativ bedingter Schmerzen mit Hilfe der Narkose gehört zu den bedeutendsten Entdeckungen in der Medizin. Vor 150 Jahren begannen Zahnärzte und Chirurgen zur Schmerzbekämpfung bei Operationen Stickoxydul, Diethylether und Chloroform zu verwenden. Narkotika schalten Erregungsbildung und Erregungsleitung im ZNS aus. Die Folgen sind:
1) Analgesie; 2) Bewußtseinsverlust; 3) Muskelerschlaffung. – Der unterschiedlichen Applikation entsprechend unterscheidet man 2 Gruppen von Narkotika:
1) Inhalationsnarkotika; ihre Anwendung erfolgt pulmonal;
2) Injektionsnarkotika; sie werden intravenös verabreicht.

Jedes Verfahren zur Durchführung einer Narkose soll folgende Forderungen erfüllen:
a) Steuerbarkeit: nach Bedarf soll die Narkose jederzeit zu vertiefen, abzuflachen oder zu beenden sein.
b) Ausreichende anästhesiologische Sicherheitsbreite: Schmerzempfindung und Bewußtsein sollen bei Narkotikum-Konzentrationen bzw. -Dosen ausfallen, die möglichst um ein Vielfaches niedriger sind als diejenigen, durch die vitale Funktionen wie die Steuerung von Atmung und Kreislauf in der Medulla oblongata gelähmt werden.
c) Reversibilität: sämtliche Ausfallserscheinungen müssen nach Beendigung einer Narkose wieder verschwinden.

Inhalationsnarkotika

Stickoxydul, Halothan, Enfluran und Isofluran sind am meisten im Gebrauch. Eine Vielzahl von Narkotika hat man seit der Entdeckung der Narkose wieder verlassen, z. B. wegen Gefahren unmittelbar bei der Anwendung (Brennbarkeit, Explosibilität im Gemisch mit Luft) oder wegen zu hoher Toxizi-

tät. Aus der Zusammenstellung in Tab. 1 wird ersichtlich, daß strukturchemisch ganz unterschiedliche Stoffe nach Inhalation Narkose bewirken. Narkotika wie Halothan und Enfluran sind unter Normalbedingungen flüssig und werden für die Narkose durch spezielle Vorrichtungen (Verdampfer) in den dampfförmigen Zustand übergeführt (Abb. 1). Andere Stoffe, z. B. Stickoxydul, sind unter Normalbedingungen gasförmig; Gase können dem Inhalationsgemisch direkt beigemischt werden.

Gesetzmäßigkeiten der Aufnahme, Verteilung und Ausscheidung

Eine Reihe physikalischer und physikochemischer Gesetzmäßigkeiten beeinflußt die Pharmakokinetik der Inhalationsnarkotika. Die Kenntnis dieser Zusammenhänge ist für die Beurteilung der Steuerbarkeit einer Narkose wichtig.
Der Druck (P) eines gas- oder dampfförmigen Narkotikums läßt sich aus der Zustandsgleichung für ideale Gase berechnen (s. auch Tab. 2 A):

$$P = \frac{n \cdot R \cdot T}{V}$$

P = Druck [mmHg bzw. Pa*]
V = Volumen [Liter]
n = Anzahl der Mole
T = absolute Temperatur [° C + 273]
R = Gaskonstante
$\quad$ = 62, wenn P in mmHg oder Torr
$\quad$ = 8,3, wenn P in kPa
$\quad\quad$ angegeben wird.

Der beispielsweise in einem Glasgefäß beim Narkotisieren eines Versuchstieres mit Halothan herrschende Dampfdruck kann mit dieser Formel berechnet werden (s. Tab. 2 B).
Das Gesetz von Dalton besagt, daß der Druck eines Gasgemisches gleich der Summe der Partialdrucke der einzelnen Komponenten ist. Beimischung eines Fremdgases (z. B. eines

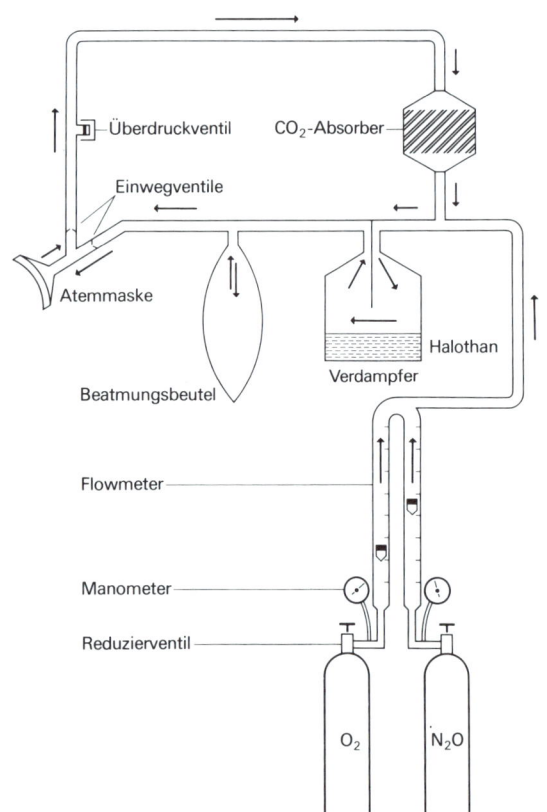

Abb. 1: Schematische Darstellung technischer Adjuvantien zur Durchführung einer Narkose mit einem dampf- und gasförmigen Narkotikum (= „Narkoseapparat").

Überdruckventil — CO₂-Absorber

Einwegventile

Atemmaske

Beatmungsbeutel

Halothan
Verdampfer

Flowmeter

Manometer

Reduzierventil

O₂ N₂O

---

* 1 mmHg, Torr = 133,3 Pa.

Tab. 1: Strukturchemische Klassifizierung pulmonal zuführbarer narkotisch wirksamer Stoffe.

1) Anorganische Gase:

Stickoxydul	N_2O
Xenon	Xe

2) Ether:

Diethylether

$$H-\overset{\overset{\displaystyle H}{|}}{\underset{\underset{\displaystyle H}{|}}{C}}-\overset{\overset{\displaystyle H}{|}}{\underset{\underset{\displaystyle H}{|}}{C}}-O-\overset{\overset{\displaystyle H}{|}}{\underset{\underset{\displaystyle H}{|}}{C}}-\overset{\overset{\displaystyle H}{|}}{\underset{\underset{\displaystyle H}{|}}{C}}-H$$

Methoxyfluran

$$H-\overset{\overset{\displaystyle H}{|}}{\underset{\underset{\displaystyle H}{|}}{C}}-O-\overset{\overset{\displaystyle F}{|}}{\underset{\underset{\displaystyle F}{|}}{C}}-\overset{\overset{\displaystyle H}{|}}{\underset{\underset{\displaystyle Cl}{|}}{C}}-Cl$$

Enfluran
Ethrane®

$$H-\overset{\overset{\displaystyle F}{|}}{\underset{\underset{\displaystyle F}{|}}{C}}-O-\overset{\overset{\displaystyle F}{|}}{\underset{\underset{\displaystyle F}{|}}{C}}-\overset{\overset{\displaystyle F}{|}}{\underset{\underset{\displaystyle Cl}{|}}{C}}-H$$

Isofluran
Forene®

$$H-\overset{\overset{\displaystyle F}{|}}{\underset{\underset{\displaystyle F}{|}}{C}}-O-\overset{\overset{\displaystyle H}{|}}{\underset{\underset{\displaystyle Cl}{|}}{C}}-\overset{\overset{\displaystyle F}{|}}{\underset{\underset{\displaystyle F}{|}}{C}}-F$$

3) Halogenierte Kohlenwasserstoffe:

Chloroform

$$Cl-\overset{\overset{\displaystyle Cl}{|}}{\underset{\underset{\displaystyle Cl}{|}}{C}}-H$$

Ethylchlorid

$$H-\overset{\overset{\displaystyle H}{|}}{\underset{\underset{\displaystyle H}{|}}{C}}-\overset{\overset{\displaystyle H}{|}}{\underset{\underset{\displaystyle H}{|}}{C}}-Cl$$

Halothan
Fluothane®

$$F-\overset{\overset{\displaystyle F}{|}}{\underset{\underset{\displaystyle F}{|}}{C}}-\overset{\overset{\displaystyle Br}{|}}{\underset{\underset{\displaystyle H}{|}}{C}}-Cl$$

höher als im Gewebe, beispielsweise im Gehirn. Danach, während der „Unterhaltungsphase", herrscht in allen in Frage kommenden Kompartimenten approximativ der gleiche Partialdruck. In der „Abklingphase" kehrt sich das Verhältnis um, d. h. nun ist der Partialdruck im Gehirn höher als in der Einatmungsluft. Die Steilheit der jeweiligen Gradienten ist bestimmend für die Dauer der Einleitungs- bzw. Abklingphase. Die Abklingphase wird dadurch zeitlich verlängert, daß infolge des Abströmens der in den verschiedenen Körpergeweben, vor allem in Muskulatur und Fett, deponierten Narkotikummenge die Steilheit des Partialdruckgradienten zunächst viel geringer ist als in der Einleitungsphase.

Tab. 2: Berechnung des Halothandampfdruckes (A) und der narkotisch wirksamen Halothankonzentration im Blut eines Versuchstieres (B) unter folgenden Voraussetzungen:

0,35 ml Halothan verdampfen in einem Glasgefäß mit einem Rauminhalt von 8 Liter bei 27 °C und 1 atm = 101,3 kPa. Das darin befindliche Versuchstier (z. B. eine Ratte) nimmt über die Inhalationsluft Halothan bis zum Konzentrationsausgleich auf.

Halothan: MM = 197,4; spez. Gew. = 1,86; Blut/Gas-Verteilungskoeffizient = 2,4 (s. Tab. 3);

A) Wie hoch ist der Halothandampfdruck?

$0,35 \text{ ml} \cdot 1,86 = 0,651 \text{ g} = 0,0033 \text{ mol}$

$P = \dfrac{n \cdot R \cdot T}{V} = \dfrac{0,0033 \cdot 62 \cdot 300}{8} = 7,7 \text{ mm Hg} = 1026 \text{ Pa} \sim 1 \text{ kPa}$

Der Anteil des Halothan am Gesamtdruck (760 mmHg = 101,3 kPa) beträgt demnach ~1 %.

B) Wie hoch ist die Halothankonzentration im Blut des Versuchstieres?

Halothankonzentration im Glasgefäß = 0,081 g/l (0,651 g in 8 l)

$0,081 \cdot 2,4 = 0,194 \text{ g/l}$ (= Halothankonzentration im Blut des Versuchstieres, s. auch Tab. 3).

Narkotikums) vermindert anteilmäßig den Partialdruck der physiologischen Atemgase im Inhalationsgemisch.

Verteilt sich ein Narkotikum in einem Mehrphasensystem, dessen einzelne Komponenten unterschiedliche Aggregatzustände haben, z. B. bei einem Zweiphasensystem flüssig/gasförmig, dann herrscht im Gleichgewichtszustand in allen Phasen der gleiche Partialdruck.

Das Gesetz von Henry besagt, daß die in einer Flüssigkeit physikalisch gelöste Gasmenge direkt proportional dem Partialdruck des Gases in der Flüssigkeit ist. Aus der Kombination der beiden Gesetzmäßigkeiten ergibt sich für das Zweiphasensystem, daß im Gleichgewichtszustand der Partialdruck in der Gasphase proportional der in der Flüssigkeit gelösten Gasmenge ist.

Mit Hilfe des entsprechenden Verteilungskoeffizienten (s. Tab. 3) kann somit über den Partialdruck in der Gasphase die in einer flüssigen Phase, z. B. im Blut, gelöste Gas- bzw. Dampfmenge berechnet werden (Beispiel s. Tab. 2 B).

Partialdruckunterschiede und ihre Konsequenz:

Zu Beginn der Narkose, während der „Einleitungsphase", ist der Partialdruck des Narkotikums im Inhalationsgemisch

Funktion der Lunge bei der Aufnahme

Zunächst wird die Konzentration des Narkotikums im Respirationstrakt durch das physiologische Atemgasgemisch verdünnt (Abb. 2). Es vergehen ca. 3–5 Minuten, bis im Alveolarraum für das Narkotikum der gleiche Partialdruck herrscht wie im Inhalationsgemisch („Auswaschzeit", Abb. 3, C).

Durch die Alveolarmembran (Abb. 3, D) diffundieren die Inhalationsnarkotika in den kapillären Blutstrom der Lunge. Die pro Zeiteinheit diffundierende Menge ist abhängig von der Dichte des Narkosegases bzw. -dampfes, von der Diffusionsstrecke (je länger diese ist, um so kleiner ist die Diffusionsrate, z. B. bei Stauungslunge, alveolären Proteinosen, interstitieller Infiltration des Lungengewebes etc.), von der Alveolarfläche (direkt proportional derselben, d. h. Verkleinerung bedingt Verringerung der Diffusionsrate z. B. bei Atelektasen, Pneumothorax, Lobektomie etc.) und von dem Partialdruckgradienten zwischen Alveolarraum und Kapillarblut. Für die Zeit, die bis zum Druckausgleich zwischen den beiden Räumen benötigt wird, ist letztlich jedoch die Löslichkeit des Narkotikums im Blut bestimmend.

Tab. 3: Physikalisch-chemische und pharmakologische Eigenschaften von Inhalationsnarkotika (weitere Eigenschaften s. Tab. 5).

	Öl/Gas	Verteilungskoeffizienten			MAC[2] Vol.-%	Konzentration im Blut g/l bei MAC[4]
		Blut/Gas[1]	Gewebe/Blut			
			Gehirn	Fett		
Diethylether	65	12	2,0	49	1,92	0,70
Stickoxydul	1,4	0,47	1,1	2,3	105[3]	0,89
Halothan	224	2,4	2,0	62	0,75	0,14
Methoxyfluran	970	15	1,7	61	0,16	0,13
Enfluran	97	1,8	1,4	36	1,68	0,23
Isofluran	91	1,4	1,6	52	1,15	0,12

[1] Ostwald'scher Verteilungskoeffizient λ(37 °C, 1 Atm bzw. 101,3 kPa).
[2] MAC = minimale alveoläre Narkotikumkonzentration bei 1 Atm; entspricht der EC_{50} für ein Narkotikum und ist die Narkotikumkonzentration, bei der 50 % der Patienten nicht mehr auf einen definierten Schmerzreiz reagieren (s. S. 238 und Abb. 8). Der MAC-Wert kann in Vol.-% oder als Partialdruck in mmHg bzw. Pa angegeben werden.
[3] Unter Anwendung von Überdruck (hyperbar) beim Menschen gemessen.
[4] Aus dem Partialdruck der MAC (z. B. für Diethylether 14,6 mmHg) wird mit Hilfe von $P = \dfrac{n \cdot R \cdot T}{V}$ die Narkotikumkonzentration im Inhalationsgemisch (g/l) errechnet (z. B. für Diethylether = 0,058 g/l). Zur Berechnung der Narkotikumkonzentration im Blut wird wie bei B in Tab. 2 vorgegangen (z. B. für Diethylether 0,058 · 12 = 0,7 g/l).

Funktion des Blutes beim Transport ins Gewebe

Inhalationsnarkotika werden ins Blut des alveolären Kapillarstroms aufgenommen, d. h. physikalisch im Blutwasser und den Lipiden der Blutzellmembranen gelöst sowie an Plasmaproteine gebunden. In vitro Untersuchungen ergaben, daß beispielsweise Halothan an Serumalbumin und Hämoglobin des Menschen reversibel gebunden wird (Abb. 4, A); die Bindung des Halothan in unverdünntem menschlichem Serum ist ebenfalls dargestellt. Die Spezifität dieser Bindung wird dadurch deutlich, daß unter gleichen experimentellen Bedingungen eine solche Interaktion zwischen Halothan und γ-Globulin nicht nachweisbar ist. Eine anhand der Ergebnisse dieser Bindungsstudie vorgenommene approximative Berechnung der Halothanverteilung in den verschiedenen „Kompartimenten" des Blutes ist in Abb. 4, B angegeben.

Über den Kreislauf werden die Narkotika sämtlichen Geweben zugeführt (Abb. 5). In der Einleitungsphase soll im Blut der Partialdruck des Narkotikums möglichst schnell ansteigen und mit demjenigen im Inhalationsgemisch ins Gleichgewicht kommen, damit die Einleitungsdauer kurz ist. Nur dann, wenn das Blut möglichst rasch mit Narkotikum abgesättigt wird, kann der für die Aufnahme ins Gehirn erforderliche hohe Partialdruckgradient an der Blut-Hirn-Schranke auch schnell entstehen. Die Geschwindigkeit, mit der bei konstanter Narkotikumzufuhr ein Partialdruckausgleich zwischen Inhalationsgemisch und Blut zustande kommt, ist hauptsächlich von der Löslichkeit des Narkotikums im Blut abhängig.

Löslichkeit im Blut: Hinsichtlich dieser stofflichen Eigenschaft gibt es beträchtliche Unterschiede (s. Tab. 3, Blut/Gas-Verteilungskoeffizient λ). Im Blut löst sich z. B. 25mal mehr Diethylether als Stickoxydul; die Einleitungszeit dauert beim Diethylether dementsprechend länger als beim Stickoxydul (Abb. 5). Partialdruckausgleich zwischen Inhalationsluft und Blut wird um so schneller erreicht, je geringer die Löslichkeit eines Narkotikums im Blut ist (Abb. 6). Bei Narkotika mit hohem λ und dementsprechend langer Einleitungszeit kann die Dauer der Einleitung durch „Überfluten" verkürzt werden (Abb. 7).

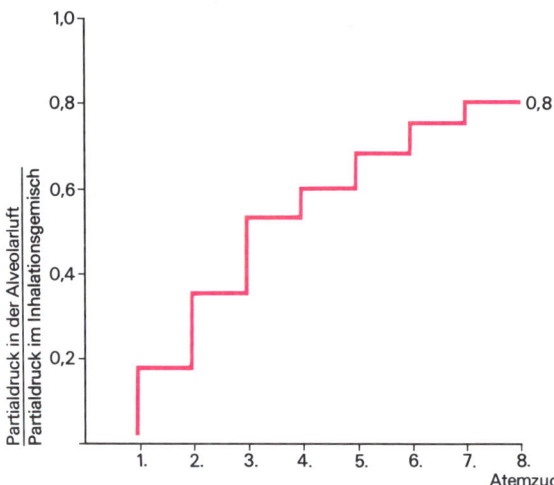

Abb. 2: „Verdünnungseffekt" im Alveolarraum für das Fremdgas im Inhalationsgemisch zu Beginn der Narkose. Mit einem Atemzugvolumen von 0,5 Liter wird das Narkotikum antransportiert und beim 1. Atemzug in der funktionellen Residualluft (= 2,2 Liter) verdünnt. Mit jedem weiteren Atemzug nimmt die Verdünnung des Fremdgases im physiologischen Atemgasgemisch ab, wobei dem Kurvenverlauf die Vorstellung eines geschlossenen Systems zugrunde liegt; in Wirklichkeit penetriert ein Teil des Narkotikums bereits beim 1. Atemzug die Alveolarmembran, verschwindet aus dem Alveolarraum und verzögert dadurch zusätzlich die Einstellung des Partialdruckgleichgewichtes zwischen Alveolarraum und Inhalationsgemisch. Je höher die Lungendurchblutung und damit der Abtransport des Narkotikums ist, um so langsamer verläuft die Einstellung des Gleichgewichtes.

Aufnahme und Verteilung ins Gewebe

Mit dem Blutstrom wird das Narkotikum ins Gewebe transportiert. Die dort aufgenommene Menge vermindert den Partialdruck im Blut und beeinflußt die Geschwindigkeit der

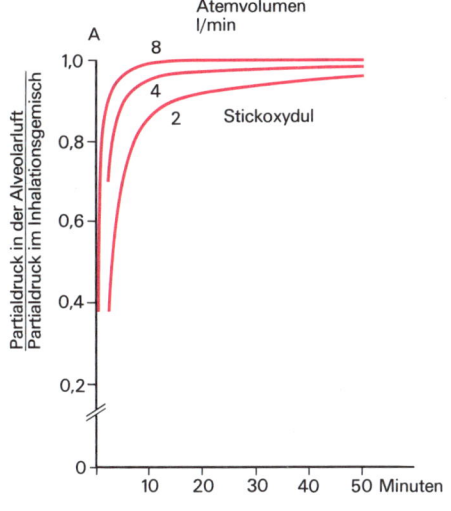

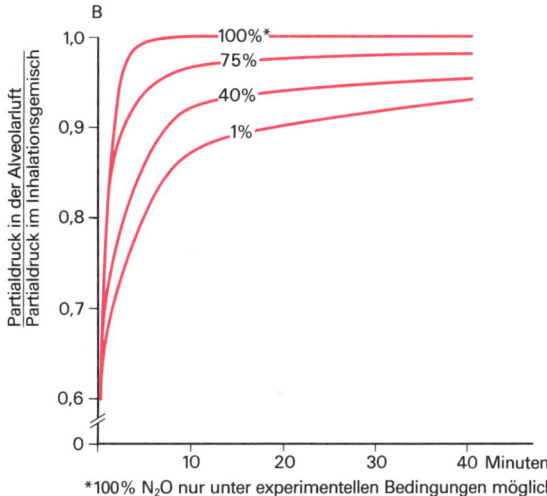

*100% N$_2$O nur unter experimentellen Bedingungen möglich

C

Beeinflussung der „Auswaschzeit" durch	Dauer
Zunahme des Atemvolumens l/min	verkürzt (s. A)
Atemtyp, z. B. Tachypnoe (Abnahme des Ventilationsvolumens durch Zunahme der im toten Raum pendelnden Luft).	verlängert
Einschränkung der Lungenfunktion, z. B. Zunahme der Residualluft infolge Altersemphysem	verlängert
Narkotikumkonzentration im Inhalationsgemisch z. B. bei hoher Konzentration	verkürzt (s. B)

D

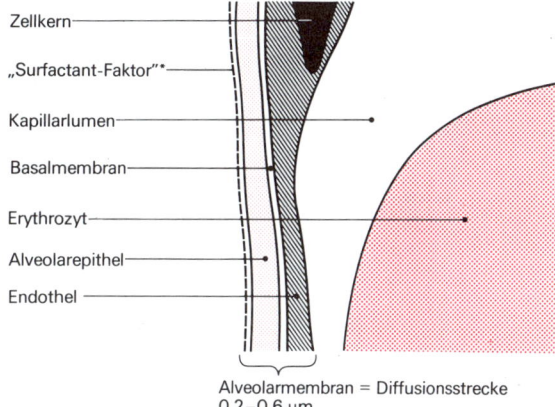

Alveolarmembran = Diffusionsstrecke
0,2–0,6 μm

* „Surfactant-Faktor" = dünne Flüssigkeitsschicht, die einen
wäßrigen und einen lipoiden Anteil enthält.

Abb. 3: Zeitliche Abhängigkeit der Einstellung des Partialdruckgleichgewichtes für ein Narkotikum zwischen Inhalationsgemisch und Alveolarraum:
A in Abhängigkeit vom Atemvolumen (l/min) bei 75 Vol% Stickoxydul,
B in Abhängigkeit von der Narkotikumkonzentration im Inhalationsgemisch bei konstantem Atemminutenvolumen.
C tabellarische Zusammenstellung der verschiedenen Parameter, die die „Auswaschzeit" beeinflussen,
D Morphologie der Alveolarmembran.

Gleichgewichtseinstellung zwischen Blut und Inhalationsgemisch. – Ein maßgebender Faktor für die Geschwindigkeit, mit der Narkotika während der Einleitungsphase in die verschiedenen Gewebe aufgenommen werden, ist deren Durchblutungsrate. Das Gehirn als Wirkort gehört mit einer Durchflußrate von 55 ml Blut/100 g in der Minute zu den am besten versorgten Organen. Es erhält pro Gramm Gewebe in der Zeiteinheit z. B. 10- bis 20mal mehr Blut als die Muskulatur, die den größten Teil der Körpermasse ausmacht. Aufgrund dieser hohen Durchflußrate nimmt das Gehirn während der Einleitung besonders rasch Narkotikum bis zum Partialdruckausgleich mit dem Blut auf. – Dies gilt auch für alle anderen gut durchbluteten Organe, wie Herz, Leber und Niere (Angaben über die Durchblutung: s. S. 36).
Die Durchflußrate des Fettgewebes beträgt nur 1 ml Blut/100 g in der Minute. Auch stark lipidlösliche Narkotika wie Halothan (Öl/Gas-Verteilungskoeffizient = 224, Tab. 3) werden daher ins Fettgewebe viel langsamer als ins Gehirn aufgenommen.

Im ZNS stellt die Blut/Hirn-Schranke (s. S. 24) für das Eindringen der Inhalationsnarkotika kein Hindernis dar; auch die am wenigsten lipidlöslichen Narkotika, nämlich Stickoxydul und Diethylether (Öl/Gas-Verteilungskoeffizient 1,4 bzw. 65), verfügen noch über eine ausreichende Penetrationsfähigkeit.
Nach Erreichung des Verteilungsgleichgewichtes ist der Gewebe/Blut-Verteilungskoeffizient ein Maß für die Menge an Narkotikum, die das Gewebe insgesamt aufzunehmen vermag. Dieser Koeffizient liegt für die meisten Gewebe zwischen 1 und 3, mit anderen Worten: Narkotika werden im Vergleich zum Blut im Gewebe (Ausnahme: Fettgewebe) höchstens bis zu einem Faktor von 3 angereichert. Beim Fettgewebe, bei dem der prozentuale Lipidanteil am Feuchtgewicht um ein Vielfaches höher ist als bei allen anderen Geweben, ist auch die Anreicherung der Narkotika um ein Vielfaches höher (Tab. 3). – Demgegenüber beträgt der Anteil der Lipide am Gesamtgewicht des Gehirns nur 10%. Stellt man diese Tatsache in Rechnung und korrigiert dementsprechend

A
% Halothan gebunden
70
60
50
40
30
20
10
0
keine Bindung
1 2 4
1 5 10
1 g %
Serum
unverdünnt,
3,3 g% Albumin
Humanalbumin
Hämoglobin
γ-Globulin
B
gebunden
an Albumin 30%
ungebunden
in Plasmawasser
(= gelöst) 28%
gebunden
an die übrigen
Blutbestandteile 42%

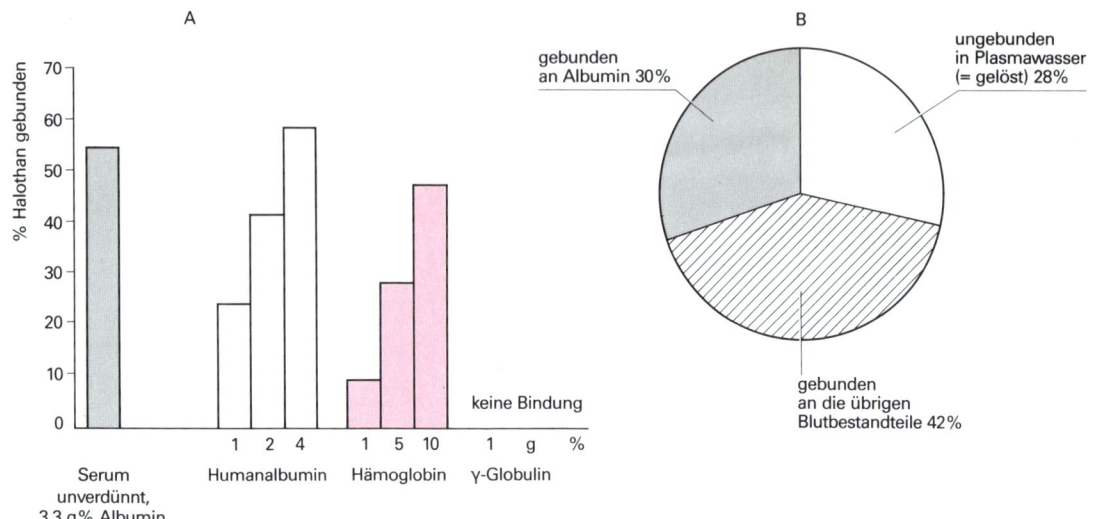

Abb. 4: A Bindung von Halothan an Eiweiße in unverdünntem Serum, an Serumalbumin und Hämoglobin des Menschen; eine Bindung an γ-Globulin war nicht nachweisbar (untersucht bei 0,2 Vol.-% Halothan und 25° C),
B Approximative Halothanverteilung im Blut (Altmayer und Büch, 1989).

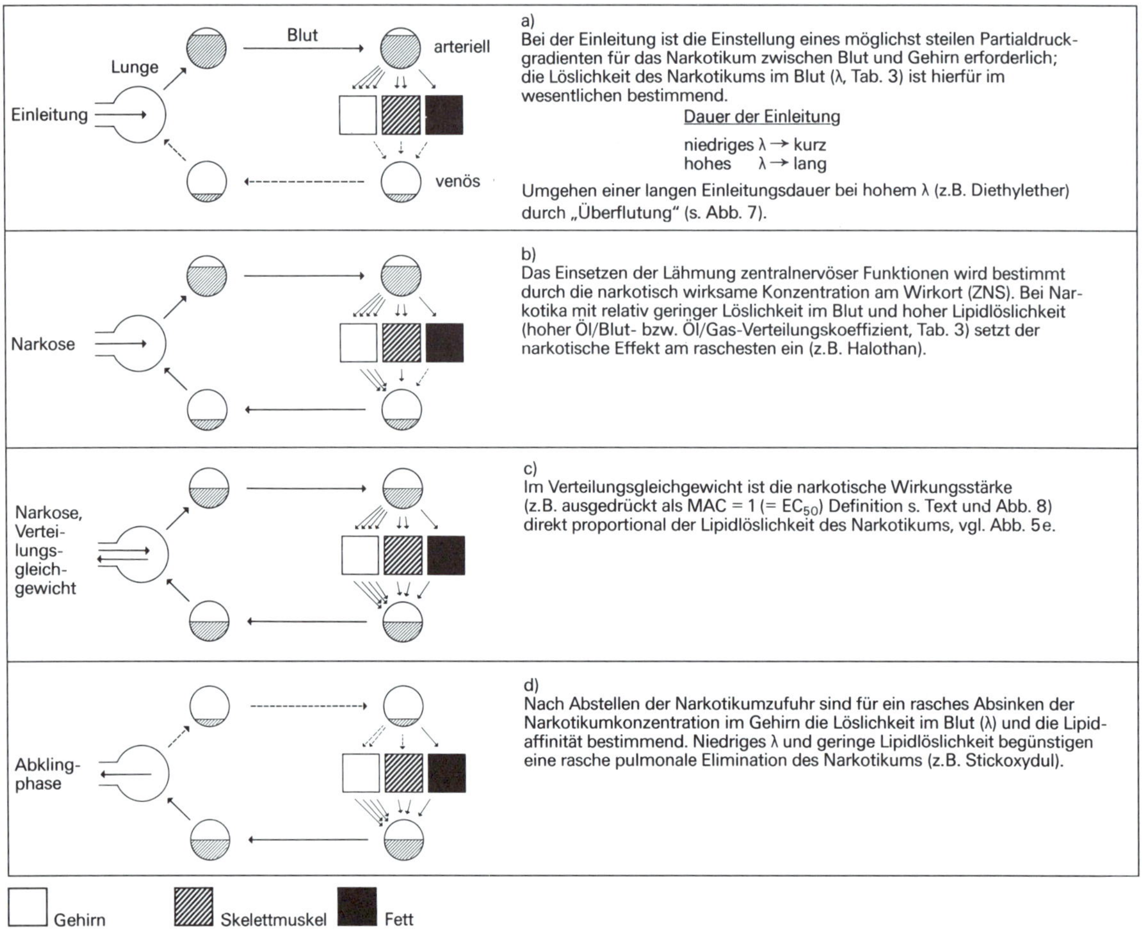

Einleitung
Lunge
Blut
arteriell
venös
a)
Bei der Einleitung ist die Einstellung eines möglichst steilen Partialdruckgradienten für das Narkotikum zwischen Blut und Gehirn erforderlich; die Löslichkeit des Narkotikums im Blut (λ, Tab. 3) ist hierfür im wesentlichen bestimmend.
Dauer der Einleitung
niedriges λ → kurz
hohes λ → lang
Umgehen einer langen Einleitungsdauer bei hohem λ (z.B. Diethylether) durch „Überflutung" (s. Abb. 7).
Narkose
b)
Das Einsetzen der Lähmung zentralnervöser Funktionen wird bestimmt durch die narkotisch wirksame Konzentration am Wirkort (ZNS). Bei Narkotika mit relativ geringer Löslichkeit im Blut und hoher Lipidlöslichkeit (hoher Öl/Blut- bzw. Öl/Gas-Verteilungskoeffizient, Tab. 3) setzt der narkotische Effekt am raschesten ein (z.B. Halothan).
Narkose,
Verteilungsgleichgewicht
c)
Im Verteilungsgleichgewicht ist die narkotische Wirkungsstärke (z.B. ausgedrückt als MAC = 1 (= EC50) Definition s. Text und Abb. 8) direkt proportional der Lipidlöslichkeit des Narkotikums, vgl. Abb. 5e.
Abklingphase
d)
Nach Abstellen der Narkotikumzufuhr sind für ein rasches Absinken der Narkotikumkonzentration im Gehirn die Löslichkeit im Blut (λ) und die Lipidaffinität bestimmend. Niedriges λ und geringe Lipidlöslichkeit begünstigen eine rasche pulmonale Elimination des Narkotikums (z.B. Stickoxydul).
Gehirn
Skelettmuskel
Fett

Abb. 5: Transport des Narkotikums (→) und Narkotikumkonzentration im Blut ◒ während der verschiedenen Phasen einer Narkose.
Eigenschaften, die hauptsächlich a) die Dauer der Einleitung, b) das Einsetzen des narkotischen Effektes, c) die narkotische Wirkungsstärke im Verteilungsgleichgewicht und d) die Dauer der pulmonalen Elimination beeinflussen.

den Verteilungskoeffizienten, dann ergibt sich auch eine beträchtliche Anreicherung im Lipidanteil des Gehirngewebes.

Dauert die Zufuhr des Narkotikums lange genug, so stellt sich schließlich ein Partialdruckausgleich zwischen allen Kompartimenten im Körper ein. In dem zur Lunge zurückfließenden venösen Blut ist dann der Partialdruck des Narkotikums gleich demjenigen im Inhalationsgemisch (Verteilungsgleichgewicht, Abb. 5 c). Konsequentermaßen sollte von diesem Zeitpunkt an kein Narkotikum mehr in den Körper aufgenommen werden. Dennoch wird weiter Narkotikum über die Lunge eingeschleust, weil geringe Mengen davon den Organismus permanent verlassen: z. B. durch Diffusion über Schleimhäute sowie mit den Körpersekreten (Schweiß, Harn, Magen/Darm-Sekret, etc.).

Elimination aus dem Organismus

Ein Abstellen der Narkotikum-Zufuhr hat zur Folge, daß die gas- bzw. dampfförmigen Narkotika größtenteils unverändert über die Lunge wieder ausgeatmet werden (Abb. 5, d). Der Partialdruck im arteriellen Blut ist dann niedriger als derjenige des aus den verschiedenen Körperkompartimenten kommenden venösen Blutes. Ansonsten entsprechen die für die Elimination geltenden Gesetzmäßigkeiten grundsätzlich denen bei der Aufnahme in den Organismus, jedoch mit umgekehrten Vorzeichen. – Die Dauer der pulmonalen Ausscheidung der Narkotika ist in starkem Maße von ihren physikalisch-chemischen Eigenschaften abhängig. Ein Narkotikum wie Stickoxydul, das nur wenig blutlöslich und nicht besonders gut lipidlöslich ist, wird den Organismus am schnellsten wieder verlassen. Seine Elimination spielt sich in einem Zeitraum von Minuten ab, auch wenn nach einer längeren Narkose sich alle Gewebe mit einer höheren Stickoxydul-Konzentration ins Gleichgewicht gesetzt haben. Demgegenüber wird es bei einem Narkotikum wie Diethylether, das ebenfalls eine relativ geringe Lipidaffinität, aber eine hohe Löslichkeit im Blut besitzt, lange dauern (u. U. Tage), bis alles wieder ausgeschieden ist.

Symptomatik und Ablauf einer Narkose, Narkosestadien, narkotische Wirkungsstärke

Durch eine Narkose werden eine Reihe von Funktionen des ZNS reversibel gelähmt. Im Gegensatz zum Schlafenden ist der Narkotisierte nicht weckbar. Stell- und Haltereflexe sowie die protektiven Reflexe sind in Abhängigkeit von der Narkosetiefe abgeschwächt oder erloschen. Das Ausmaß der Einschränkung der Aktivität des ZNS wird bestimmt von der Narkotikumkonzentration (Abb. 5 b, c). Am empfindlichsten reagiert die Hirnrinde; sie wird zuerst gelähmt (Analgesie, Bewußtseinseinschränkung → Bewußtlosigkeit). Danach werden in Abhängigkeit von der Narkotikumkonzentration absteigend – unter Überspringen der Medulla oblongata – die Funktionen des Mittelhirns (Ursache eventuell auftretender Exzitationserscheinungen, Hyperreflexie etc.) von Teilen des Stammhirns und des Rückenmarks ausgeschaltet. Erst bei Überdosierung wird auch die Medulla oblongata gelähmt, und dadurch erlischt die Aktivität der Zentren zur reflektorischen Steuerung von Atmung und Kreislauf (Atemstillstand und Kreislaufversagen).

Die Einteilung der Narkose in einzelne Stadien (I = Analgesie-; II = Exzitations-; III = Toleranz-; IV = Asphyxiestadium) stammt aus der Zeit, als der Diethylether – das Narkotikum, bei dem die Anflutung sehr langsam ist – das Feld

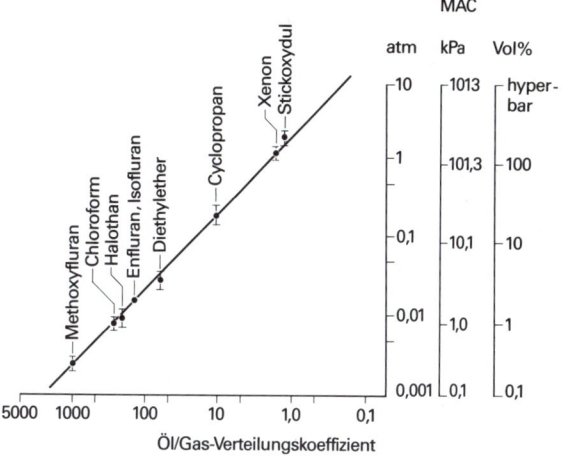

modifiz. nach Eger, Lundgren,
Miller and Stevens, Anesthesiology 30, 129–135, 1969

Abb. 5 e: Beziehung zwischen Lipidlöslichkeit und MAC.

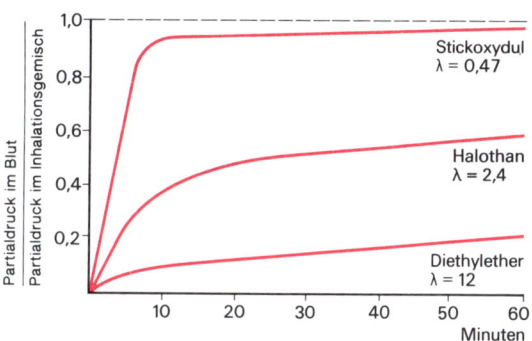

Abb. 6: Zeitlicher Verlauf der Aufnahme der Inhalationsnarkotika ins Blut.
Bei diesem experimentellen Vergleich herrschte in der Inhalationsluft für das jeweilige Narkotikum von Anfang an der Partialdruck, der nach Einstellung des Gleichgewichtes für eine bestimmte Narkosetiefe benötigt wurde. Bezogen auf die Narkosetiefe wurden mithin äquieffektive Narkotikumkonzentrationen angeboten. Unter diesen Bedingungen dauert es beim Stickoxydul 1 Stunde, beim Diethylether mehr als 10 Stunden bis Partialdruckausgleich zwischen Inhalationsgemisch und Blut erzielt ist. Beachte die dementsprechend unterschiedlichen Blut/Gas-Verteilungskoeffizienten der Narkotika.

beherrschte. Bei den heute angewendeten kombinierten Narkoseverfahren wird durch ein Injektionsnarkotikum (s. S. 248) rasch Bewußtlosigkeit erzielt; die Stadien I und II werden dadurch übersprungen. Durch nachfolgende Anwendung eines oder mehrerer Inhalationsnarkotika kann das Toleranzstadium beliebig lange aufrechterhalten, vertieft oder abgeflacht werden. – Zur Beendigung der Narkose wird die Narkotikumszufuhr abgestellt. Es kann vorkommen, daß der Narkotisierte eine Phase der Exzitation durchläuft, bevor er das Bewußtsein wiedererlangt. Dies ist ein Anzeichen eines der Abklingphase umgekehrten Ablaufs der Narkosestadien (III → II → I → Erwachen).

Bei einem Narkotikum entspricht die MAC (minimale alveoläre Narkotikumkonzentration bei 1 atm, s. Tab. 3 und Abb. 8) der EC_{50}. Die MAC ist die Narkotikumkonzentration im Verteilungsgleichgewicht (Konstanthalten der Konzentration für mindestens 15 Minuten), bei der 50 % der Patienten

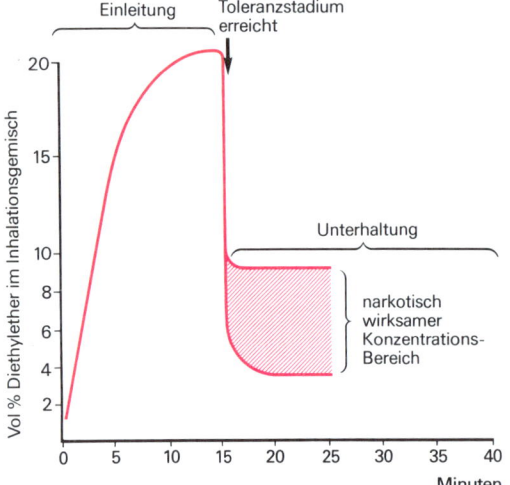

Abb. 7: Zum Begriff der „Überflutung".
Bei der Einleitung der Narkose wird eine um Faktor 5 höhere
Diethyletherkonzentration angewendet als später im Toleranz-
stadium notwendig ist.

keine Abwehrreaktion mehr auf einen definierten Schmerzreiz (z. B. Hautincision) zeigen. Die MAC kann in Vol.-%
oder als Partialdruck in mmHg bzw. Pa angegeben werden.
Die verschiedenen Inhalationsnarkotika haben so gemessen
eine ganz unterschiedliche Wirkungsstärke, die direkt propor-
tional ihrer Lipidlöslichkeit ist (Abb. 5e).
Weitere zum Verständnis der Messung der MAC erforder-
liche Einzelheiten sind der Abb. 8 zu entnehmen. Wie aus der
Darstellung im unteren Teil der Abbildung hervorgeht, ist der
Verlauf der Dosis-Wirkungskurve für ein Narkotikum wie
Halothan sehr steil: bereits eine Erhöhung der alveolären
Konzentration um 10 %, d. h. das 1,1fache der MAC (beim
Halothan ist dies gleichbedeutend mit einer Steigerung der
Konzentration von 0,75 Vol.-% auf 0,83 Vol.-%) bewirkt, daß
nunmehr 99 % der Narkotisierten nicht mehr auf den
Schmerzreiz reagieren. Additive Effekte (z. B. bedingt durch
eine Prämedikation mit Morphin oder hervorgerufen durch
Beimischung eines weiteren Narkotikums zum Inhalations-
gemisch) können anhand des Ausmaßes der Linksverschie-
bung der Dosis-Wirkungskurve quantifiziert werden.

Wirkungsmechanismus

Es hat nicht an Versuchen gefehlt, den Mechanismus der narkotischen Wirkung durch eine einheitliche Theorie zu erklären. Alle diese Erklärungsversuche sind bislang fehlgeschla-
gen. Beispielsweise läßt sich aus der Verminderung der metabolischen Aktivität – gegebenenfalls meßbar als Abnahme des
O_2-Verbrauchs des ZNS – kein Rückschluß auf den Wirkungsmechanismus ziehen. Denn diese Einschränkung des
Stoffwechsels ist im Bereich nicht toxischer, nur narkotisch
wirkender Konzentrationen die Folge und nicht – wie man
früher annahm – die Ursache der durch die Narkose herab-
gesetzten Aktivität größerer Neuronengruppen im ZNS. Der
reversiblen Ausschaltung der spontanen und der reflektorischen Aktivität größerer Teile des ZNS durch Narkotika liegt
sicher auch nicht die Blockade eines spezifischen Rezeptors
zugrunde. Vielmehr muß als Ursache eine primär physikalische Veränderung in den synaptischen Membranen angenommen werden. Das wird evident angesichts der narkotischen Wirksamkeit des Xenon. Die physikochemische Eigen-

schaft, die dieses Edelgas dazu befähigt, am Wirkort, den neuronalen Membranen des ZNS, eine hinreichend hohe Konzentration zu erreichen, ist seine relativ hohe Lipidaffinität;
es ist unter den Edelgasen das am meisten lipidlösliche (Öl/
Gas-Verteilungskoeffizient = 1,9). Bereits um die Jahrhundertwende wurde nachgewiesen (Overton und Meyer, 1901),
daß Wirkungsstärke und Grad der Lipidaffinität eines Narkotikums miteinander korrelierbar sind. Diese Beziehung sagt

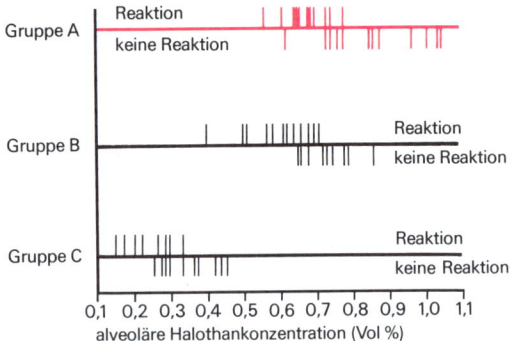

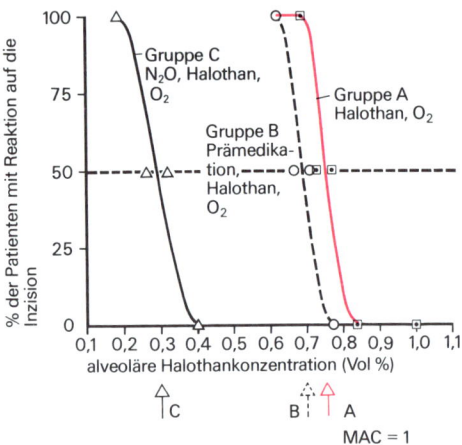

aber zunächst lediglich etwas über die Eigenschaften aus, die die Voraussetzung dafür sind, daß ein Narkotikum am Wirkort eine wirksame Konzentration zu erreichen vermag.

Nach den Vorstellungen von Miller (1961) und Pauling (1962) ist die wäßrige Phase der neuronalen Membranen der Wirkort der Narkotika. Dort sollen beim Zusammentreffen von Wasser und Narkotikummolekülen Gashydrate entstehen, die die elektrische Erregbarkeit der Membran vermindern bzw. blockieren ("Gashydrat-Theorie"). Unter Gashydraten versteht man in der anorganischen Chemie Einschlußverbindungen. Xenon bildet z. B. unter hohem Druck und bei tiefen Temperaturen ein Gashydrat, das folgendermaßen formuliert werden kann: $Xe-(H_2O)_{13}$. Unter physiologischen Bedingungen jedoch ist eine ausreichende Stabilität möglicherweise entstehender Gashydrate nicht sehr wahrscheinlich und jedenfalls nicht bewiesen. Außerdem bilden nicht alle Narkotika Gashydrate. Schließlich besteht zwischen der Fähigkeit, Gashydrate zu bilden, und der narkotischen Wirkungsstärke der dazu fähigen Narkotika nur eine schwache Korrelation. Die Korrelation zwischen ihrer Lipidlöslichkeit und der narkotischen Wirkungsstärke ist hingegen sehr groß (Abb. 5 e). Aus diesem Grund war es naheliegend, diese physikalisch-chemische Eigenschaft bei der Suche nach dem Wirkungsmechanismus erneut zum Angelpunkt zu machen. Bereits eine von Mullins (1954) aufgestellte Theorie geht davon aus, daß das Narkotikum bei der Lösung in der Membran dort Volumen beansprucht; ein „kritisches Volumen" muß dabei überschritten werden, wenn das Narkotikum wirksam werden soll. Die Weiterentwicklung dieser Überlegung führte zu der Annahme, daß der narkotische Effekt durch eine Volumenzunahme der neuronalen Membranen hervorgerufen wird: Das Narkotikum hat aufgrund seiner Lipidaffinität Zugang zu hydrophoben Membranbestandteilen (Phospholipide, wie z. B. Phosphatidylcholin). Nach Trudell befindet sich stets ein Teil der Membranphospholipide in einer geordneten Gel-Konformation („fest") mit geringem Volumenbedarf; daneben existieren Phopholipidmoleküle in einer weniger geordneten Sol-Konformation („flüssig") mit einem im Vergleich zur Gel-Form größeren Volumenbedarf (Abb. 10). Die Einlagerung eines Narkotikums in die neuronale Membran erhöht den Anteil der in Sol-Form befindlichen Phospholipidmoleküle. Diese „Verflüssigung" verursacht eine Volumenzunahme der neuronalen Membran, die beim Erreichen eines kritischen Punktes mit Narkose einhergeht („critical volume hypothesis"). Theoretische Berechnung des Ausmaßes der Volumenzunahme der Membran ergab für narkotisch wirksame Konzentrationen einen Wert von 0,5%. Eine Druckerhöhung, die diese Volumenzunahme durch Kompression rückgängig zu machen vermag (~ 100 atm ~ 10 000 kPa), hebt den narkotischen Effekt trotz Anwesenheit des Narkotikums auf (Abb. 9). Die Einlagerung des Narkotikums in die neuronale Membran hat ferner eine „Auflockerung" des Membrangefüges und eine gewisse „Unordnung" der zuvor streng parallel angeordneten Fettalkylketten zur Folge (Abb. 10, C). Im Modellversuch mit Liposomen (Abb. 9) wird diese passagere Membranalterierung durch den ^{42}K-Verlust angezeigt und konsequentermaßen ebenfalls durch Überdruck trotz Anwesenheit des Narkotikums beseitigt. Die Folgen der Einlagerung eines Narkotikums in eine Neuronenmembran für das Verhalten eines Natriumkanals, der das Hauptelement für die Erregungsleitung ist, sind in Abb. 10 schematisch dargestellt. In neueren experimentellen Studien und theoretischen Betrachtungen über den Wirkungsmechanismus der Narkotika rücken hydrophobe Regionen der spezifischen membrangebundenen Proteine (Ionenkanal-Proteine) immer mehr in den Mittelpunkt des Interesses. An der Zusammensetzung der neuronalen Membran ist diese Proteinfraktion mit ca. 50% beteiligt

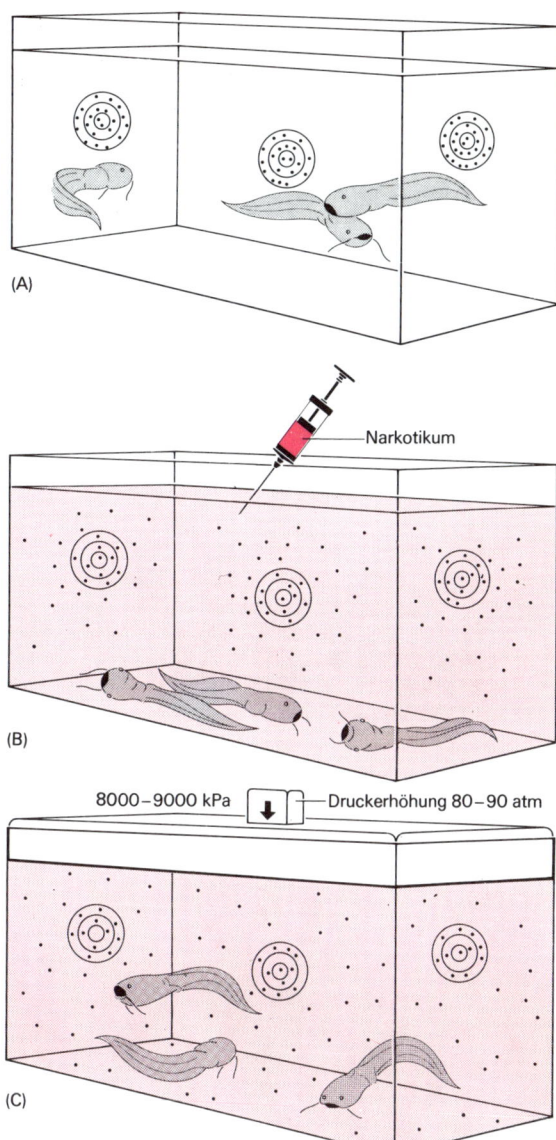

Narkotikum

8000 – 9000 kPa — Druckerhöhung 80 – 90 atm

Abb. 9: Aufhebung der Narkose (bei Kaulquappen) und „Abdichten" der Phospholipiddoppelschicht (bei Liposomen) durch Druckerhöhung (80 – 90 Atm = 8 104 bis 9 117 kPa).
(A) Kaulquappen und Liposomen in einem Aquarium unter normalen Bedingungen. Die Liposomen enthalten ^{42}K markierte Kaliumionen, die durch die Phospholipiddoppelschicht gehindert werden, abzudiffundieren.
(B) Nach Zugabe eines Narkotikums (rot): Lähmung der Kaulquappen; die zuvor dichte Phospholipiddoppelschicht der Liposomen entläßt ^{42}K ins Medium.
(C) Druckerhöhung hebt trotz Anwesenheit des Narkotikums bei den Kaulquappen die Narkose auf und dichtet die Phospholipiddoppelschicht der Liposomen wieder ab. Der ^{42}K-Verlust kommt zum Stillstand.
Daraus wird abgeleitet, daß Überdruck nicht nur das infolge Narkotikumaufnahme expandierte Membranvolumen reduziert, sondern darüber hinaus auch das normale Gefüge der in „Unordnung" geratenen liposomalen und neuronalen Membranbestandteile wieder herstellt (modif. aus G. Weissmann and R. Claiborne, eds., HP Publishing Co., Inc. New York 1975, Chapt. 3: Bangham, Cell membranes, Biochemistry, Cell Biology and Pathology).

(der Rest besteht überwiegend aus der Lipidmatrix). Eine reversible Bindung der Narkotikummoleküle an solche Membranproteine – womöglich mit einer Konformationsänderung einhergehend – könnte sich z. B. am Na⁺-Kanal als Blockade auswirken. Somit käme eine weitere physikalisch-chemische Interaktion, nämlich eine Bindung der Narkotika an die hydrophoben Domänen der Membraneiweiße, neben der „Verflüssigung" der Membranlipide als Wirkungsmechanismus in Betracht.

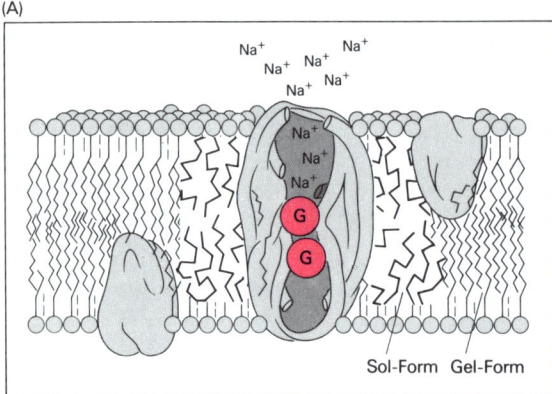

(A)

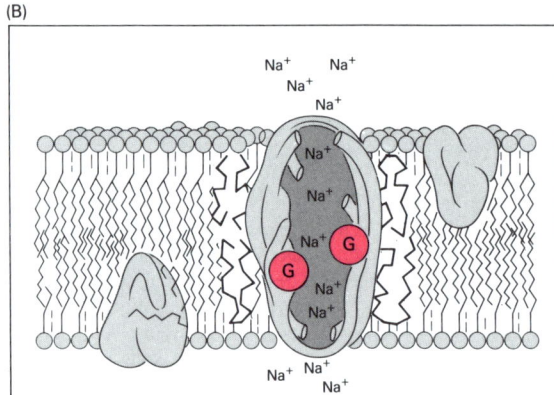

(B)

(A) Membran in „Ruhe": In die Phospholipiddoppelschicht der Membran ist Funktionseiweiß (= Ionenkanal) eingebettet; geladene oder sonstwie „sperrige" Anteile des Proteins bilden eine für Ionen undurchlässige „Pforte" (gate, = G). Ein Teil der Phospholipidmoleküle befindet sich in der mehr Raum beanspruchenden Sol-Konformation.

(B) Eine durch das Aktionspotential bedingte Konformationsänderung öffnet passager die Pforte des Ionenkanals. Der dabei zur Ausdehnung der Ionophore benötigte Raum wird dadurch geschaffen, daß in Sol-Form befindliche Phospholipidmoleküle vorübergehend in die raumsparende Gel-Form übergeführt werden.

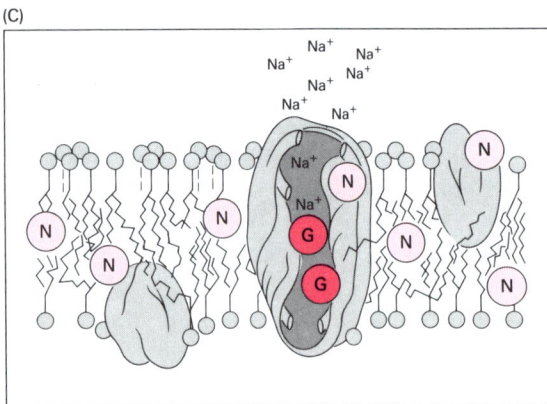

(C)

(C) Das Narkotikum (N) wird in hydrophobe Anteile der Membran (z. B. Fettalkylgruppen) aufgenommen und geht (sofern es geladen ist, z. B. als Barbitursäure-Derivat) womöglich salzartige Bindungen mit den hydrophilen (= geladenen) Anteilen der Phospholipide (z. B. Cholin) ein. „Verflüssigung" der Phospholipiddoppelschicht und „Konformationsalterierung" des Funktionseiweißes bewirken eine Oberflächenvergrößerung der Membran (Expansion).
Die normalerweise durch das Aktionspotential verursachte Konformationsänderung des Funktionseiweißes, die die Pforte schlagartig öffnet, wird verhindert, weil eine Transformation der Phospholipidmoleküle in die raumsparende Gel-Form durch das Narkotikum unmöglich gemacht wird. (Modifiz. nach S. H. Roth, Ann. Rev. Pharmacol. Toxicol. **19**, 159–178; 1979, und Trudell, Inhalationsanästhesie heute und morgen, Springer-Verlag, 1982).

Abb. 10: Wechselwirkung zwischen Narkotikum und Bestandteilen der Neuronenmembran.

Spezielle Eigenschaften und klinische Anwendung der Inhalationsnarkotika

Ether

Diethylether

Obwohl eine Narkose mit Diethylether (Tab. 1) gut steuerbar ist, Atem- und Herzkreislauffunktion kaum beeinflußt werden und die Toxizität niedrig ist, wird Diethylether wegen seiner Brennbarkeit und Explosionsgefahr im Gemisch mit Luft nicht mehr angewendet (Ausnahme: Tierexperimente). Eigenschaften und Besonderheiten s. Tab. 4.

Methoxyfluran

Es handelt sich um einen halogenierten Ether (Tab. 1), der in Luft und Sauerstoff schwer entflammbar ist. Eigenschaften und Besonderheiten s. Tab. 4. – Die nach Methoxyfluran-Narkosen vermehrt aufgetretenen Nephropathien sind – von anderen Nachteilen abgesehen – der Hauptgrund, weshalb dieses Narkotikum so schnell wieder aus dem Gebrauch gekommen ist.

Tab. 4: Eigenschaften nicht mehr gebräuchlicher Ether.

Diethylether	Methoxyfluran
Farblose Flüssigkeit: stoffliche Eigenschaften Tab. 3 und 5; an der Luft und im Licht zersetzlich; es entstehen toxische Peroxide; ursprünglich Anwendung über die Maske (Schimmelbusch), später mit Hilfe eines Verdampfers.	Farblose Flüssigkeit mit süßlichem, leicht fruchtartigem Geruch; Zufuhr über einen speziellen Verdampfer; stoffliche Eigenschaften s. Tab. 3 und 5; aufgrund seiner hohen Lipidlöslichkeit reichert es sich in nicht unbeträchtlicher Menge in Gummi an, s. Tab. 5 (z. B. Schläuche am Narkoseapparat, Trachealtubus).
Einleitung der Narkose: langsame Anflutung (Abb. 6); Umgehung durch „Überfluten" (Abb. 7); aufgrund der Reizung von Schleimhäuten im Respirationstrakt stark vermehrte Bronchialsekretion (Prämedikation: Atropin).	Einleitung der Narkose: Anflutung sehr langsam (λ = 15, s. Tab. 3); maximal erreichbare Konzentration aufgrund des hohen Siedepunktes niedrig (s. Tab. 5).
Toleranzstadium: Diethylether wirkt per se analgetisch und muskelrelaxierend („curareartig"); Narkose in Stadium III gut steuerbar; geringe Beeinflussung von Atmung und Herzkreislauffunktionen.	Toleranzstadium: stark analgetisch wirksam; wirkt auch muskelrelaxierend; verursacht mit steigender Konzentration Atemdepression (künstliche Beatmung erforderlich); beeinträchtigt den „Surfactant-Faktor" in den Alveolen (s. Halothan).
Abklingphase: langsame Abflutung; Ausscheidung über die Lunge dauert viele Stunden; gelegentlich Nausea und Erbrechen; postoperativ: Hemmung der Motorik des Gastrointestinaltraktes (im Extremfall Colonspasmus, Ileus) und des Uterus.	Abklingphase: wird nur zu ca. 50 % über die Lunge ausgeschieden (sehr langsame Abflutung aufgrund der hohen Löslichkeit im Blut und der hohen Lipidaffinität; Erwachen aus der Narkose erst nach 1–2 Stunden; Metabolisierung: bis zu 40 % in der Leber (durch Monooxigenasen) noch mehrere Tage nach der Narkose; Metaboliten: F^- (s. Abb. 11), Dichloressigsäure, Oxalsäure und Methoxidifluoressigsäure; tubulustoxisch wirkende F^- bewirken Nephropathien: vasopressinresistente Polyurie mit Natrium-, Harnstoff- und Kreatininretention.
Toxizität: gering; wirkt euphorisierend; bei chronischer Exposition (Anästhesiepersonal, Laboranten) Suchtgefahr (Zufuhr durch Schnüffeln).	Toxizität: im Hinblick auf die Niere hoch.

Enfluran[1]

Bisher mit Enfluran (seit 1973 in Gebrauch) gewonnene Resultate lassen erkennen, daß dieser halogenierte Ether (Tab. 1) gegenüber anderen Inhalationsnarkotika einige Vorteile hat.

Stoffliche Eigenschaften: Enfluran ist eine klare und farblose, nicht brennbare Flüssigkeit, die aufgrund ihrer chemischen Stabilität ohne Zusätze aufbewahrt werden kann. In Dampfform hat Enfluran einen süßlichen, nicht unangenehmen Geruch (Siedepunkt und Dampfdruck s. Tab. 5, Anwendung mit speziell kalibriertem Durchflußverdampfer).

Anwendung: Mit Enfluran allein kann jede erforderliche Narkosetiefe erreicht werden; anders als beim Methoxyfluran ist die Dauer der Einleitung entsprechend der ca. 7mal geringeren Löslichkeit im Blut (Tab. 3) kurz, und das Abklingen der narkotischen Erscheinungen verläuft rasch. Im Unterschied zu Halothan wird bei einer Narkose mit Enfluran eine ausgeprägtere Muskelrelaxation beobachtet; das Narkotikum verstärkt die Wirkung nichtdepolarisierender Muskelrelaxantien (Abb. 12).
Bei kombinierter Anwendung eines Lachgas/Sauerstoffgemisches (2:1) reicht eine Enflurankonzentration von 1,5 Vol.-% zur Unterhaltung eines für größere chirurgische Eingriffe notwendigen Toleranzstadiums aus.

Nebenwirkungen

ZNS: Schon bald nach Einführung des Enfluran fiel auf, daß in einem kleinen Prozentsatz der Fälle (in „tiefer" Narkose)

kurzdauernde, tonisch-klonische Muskelzuckungen auftreten. Diese sind mit charakteristischen EEG-Veränderungen korrelierbar: frequente Wellen mit hoher Amplitude gehen über in „Spike-Dom-Komplexe" mit gelegentlicher Unterbrechung durch isoelektrische Strecken. Zentralnervöse Ausfallserscheinungen sind im weiteren Verlauf nach der Narkose nicht zu beobachten. Enfluran sollte jedoch bei prädisponierten Personen (mit Krampfvorgeschichte) wegen dieses Nebenwirkungsrisikos nicht angewendet werden.

Respiratorisches System: Enfluran verursacht wie Halothan eine Atemdepression, die mit einer Verminderung des Atemzugvolumens bei gleichbleibender Atemfrequenz einhergeht (keine Tachypnoe bei Spontanatmung). Assistierte bzw. kontrollierte Beatmung ist erforderlich.

Kardiovaskuläres System: Auch hier besteht eine Analogie zum Nebenwirkungsspektrum des Halothan: Enfluran wirkt negativ inotrop und blutdrucksenkend, allerdings bei wenig veränderter Herzfrequenz (keine Bradykardie). Seine katecholaminsensibilisierende Wirkung ist im Vergleich zum Halothan weniger stark ausgeprägt (geringere Neigung zu Rhythmusstörungen).

Metabolismus: Enfluran hat im Vergleich zum Halothan und Methoxyfluran die niedrigste Metabolisierungsrate (<3%). F^--ionen und möglicherweise Methoxydifluoressigsäure werden als nichtflüchtige Metabolite im Harn ausgeschieden. F^--Konzentration im Serum und die F^--Ausscheidung im Harn sind nach Anwendung von Enfluran wesentlich niedriger als nach der von Methoxyfluran (Abb. 11). Wegen der geringeren Verweildauer des Enfluran steht im Vergleich zum Methoxyfluran weniger Zeit zur Metabolisierung zur Verfügung. Bei adipösen Patienten kann die pulmonale Enfluran-

---

[1] Ethrane®.

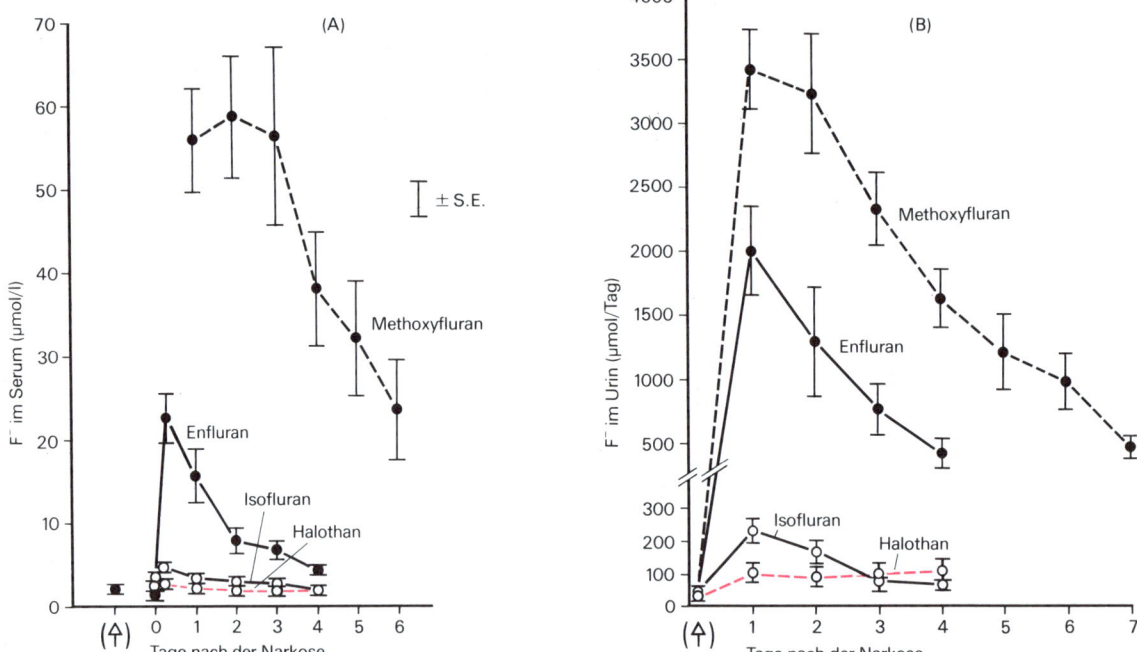

Abb. 11: F⁻-Konzentration im Serum (A) sowie F⁻-Ausscheidung im Harn (B) beim Menschen nach Inhalationsnarkose mit verschieden fluorierten Narkotika in äquieffektiver Konzentration. (↑) Kontrollwert vor der Narkose. (Nach Cousins et al., Anesthesiol. **44**, 44; 1976).

elimination verzögert sein (höhere Metabolisierungsrate aufgrund der längeren Verweildauer).

Niere: Im Gegensatz zum Methoxyfluran übersteigen die in der Niere auftretenden F⁻-Konzentrationen offensichtlich nicht den für dieses Organ toxischen Schwellenbereich. Dementsprechend fehlen bislang eindeutige Fallberichte über Nephropathien nach Enflurannarkose.

Leber: Für eine Parenchymtoxizität an diesem Organ gibt es bis jetzt keine Anhaltspunkte. Hinsichtlich der zu treffenden Vorsichtsmaßnahmen beim Umgang mit Enfluran in Operationssälen (Absaug- bzw. Filtervorrichtungen) s. Kapitel Halothan. Wiederholte Anwendung von Enfluran in kurzfristigen Zeitabständen sollte unterbleiben.

Isofluran[1]

Stoffliche Eigenschaften: Isofluran, ein geometrisches Isomer zum Enfluran (Tab. 1), ist wie dieses eine klare und farblose Flüssigkeit, die chemisch sehr stabil ist. Zur Aufbewahrung sind keine Zusätze erforderlich. In Dampfform riecht es ähnlich wie Diethylether (jedoch zusätzlich: stechend). Zur Narkose wird ein speziell kalibrierter Durchflußverdampfer verwendet. Im Gemisch mit Sauerstoff und Lachgas ist Isofluran in dem für anästhesiologische Zwecke benötigten Konzentrationsbereich weder brennbar noch explosiv (physikalisch-che-

---

[1] Forene®.

Tab. 5: Molekülmasse, Brennbarkeit, „Gummi"/Gas-Verteilungskoeffizient, Siedepunkt, Dampfdruck sowie unter Normalbedingungen maximal erreichbare Konzentration in Gegenüberstellung zu der bei der Einleitung erforderlichen Konzentration für eine Reihe dampfförmiger Narkotika.

	Molekülmasse (MM)	Brennbarkeit	„Gummi"/Gas-Verteilungskoeffizient[4]	Siedepunkt °C	Dampfdruck (bei 20 °C) mmHg	maximal erreichbare Konzentration[3] Vol.-%	vorübergehend bei der Einleitung erforderliche Konzentration Vol.-%
Diethylether	74	+	45	34,6	442	58	18−20
Halothan	197	−[1]	190	50,2	244	32	1−2
Methoxyfluran	165	(+)[2]	742	104,7	22,5	3	>3
Enfluran	184	−[1]	74	56,5	172	23	2−3
Isofluran	184	−[1]	49	48,5	240	32	1−2

---

[1] nicht brennbar in Luft bzw. Sauerstoff unter den bei Narkosen angewendeten Bedingungen; [2] schwer entflammbar; [3] bei 20 °C, 760 mmHg; [4] wichtig wegen der Materialien aus Gummi, die bei Narkosen verwendet werden, z. B. Trachealtubus, etc. („Maligne Hyperthermie", S. 245).

mische Eigenschaften Tab. 3 und 5). Im Vergleich zum Halothan und Enfluran ist dieser halogenierte Ether am geringsten im Blut löslich (λ = 1,4). Gemessen am Öl/Gas-Verteilungskoeffizienten ist Isofluran deutlich weniger lipidlöslich als Halothan. Auffällig ist, daß es – gemessen an der MAC – trotz eines etwas niedrigeren Öl/Gas-Verteilungskoeffizienten stärker narkotisch wirksam ist als Enfluran (Tab. 3).

Anwendung: Aufgrund der geringen Löslichkeit im Blut ist die Dauer der Einleitung beim Isofluran noch kürzer als beim Enfluran; am Narkoseende wird es auch dementsprechend schnell wieder über die Lunge eliminiert. Die Zeit zwischen dem Abstellen der Narkotikumzufuhr und dem Öffnen der Augen nach Aufforderung beträgt nach einer Narkosedauer <1 h ca. 7 min. In Kombination mit Lachgas/Sauerstoff (2:1) werden zur Unterhaltung eines für größere chirurgische Eingriffe erforderlichen Toleranzstadiums ca. 1,2 Vol.-% Isofluran benötigt. Isofluran verstärkt wie Enfluran die Wirkung nicht depolarisierender Muskelrelaxantien (Abb. 12). Die in Einzelfällen unter Enfluran in tiefer Narkose beobachtete, mit tonisch-klonischen Muskelzuckungen einhergehende zentral-nervöse Stimulierung tritt beim Isofluran nicht auf.

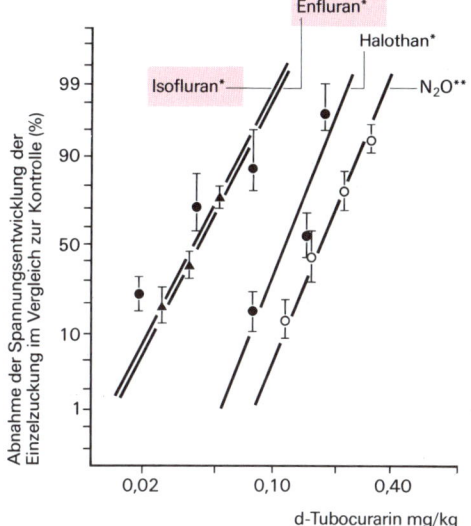

Abb. 12: Wirkungsverstärkung von d-Tubocurarin durch Inhalationsnarkotika vom „Ether"-Typ gegenüber Halothan bzw. Stickoxydul, gemessen an der Dosiswirkungsbeziehung beim Menschen unter Narkosebedingungen (* jeweils 1,25 MAC bzw. ** 66 Vol.-% N₂O). Gemessen wurde die Spannungsentwicklung der Einzelzuckung des M. adductor pollicis brevis nach Reizung des N. ulnaris; die Abnahme der Spannungsentwicklung in % des Kontrollwertes ist wiedergegeben. (Modifiz. nach Ali, H. H., Savarese, J. J., Monitoring of neuromuscular function, Anesthesiology **45**, 216; 1976).

Nebenwirkungen

Respiratorisches und kardiovaskuläres System: Isofluran wirkt wie Halothan und Enfluran atemdepressiv. Kontrollierte Beatmung ist erforderlich. Auch bezüglich seiner negativ intropen Wirkung unterscheidet es sich nicht von den anderen dampfförmigen Inhalationsnarkotika. Die nach Isofluran auftretende Hypotension wird jedoch anders als die nach Enfluran und Halothan ursächlich zum überwiegenden Teil auf eine Senkung des peripheren Gefäßwiderstandes (z. B. Zunahme der Skelettmuskeldurchblutung) zurückgeführt. Isofluran erweitert auch die Koronararterien. Besonders bei Pa-

tienten mit Koronarsklerose kann diese Dilatation aufgrund des „Steal"-Phänomens eine passagere Ischämie in pathologisch verengten Gefäßbereichen des Myokards hervorrufen. Die Eigenschaft, Myokard und Erregungsleitungssystem des Herzens gegenüber Katecholaminen zu sensibilisieren, ist im Vergleich zum Halothan nur schwach ausgeprägt vorhanden. Die in Isoflurannarkose (1,25 MAC) beim Menschen zur Auslösung von Extrasystolen benötigte Adrenalindosis ist mit 6,7 µg/kg um mehr als den Faktor 3 höher als die in Halothannarkose (1,25 MAC; Adrenalin 2,1 µg/kg).

Metabolismus: Aufgrund der günstigen physikalisch-chemischen Eigenschaften (niedrigeres λ und niedrigerer Öl/Gas-Verteilungskoeffizient im Vergleich zum Halothan) wird Isofluran nach Abstellen der Narkotikumzufuhr pulmonal besonders rasch eliminiert. Die hohe chemische Stabilität des nur in Spuren im Organismus zurückbleibenden Narkotikums erschwert die enzymatische Umwandlung im endoplasmatischen Retikulum (vorwiegend der Leberzelle). Der Befund, daß beim Menschen nur <0,2% der aufgenommenen Isofluranmenge als harnpflichtige Metaboliten wiedergefunden werden, bedeutet gegenüber Enfluran eine Reduzierung der Metabolisierungsrate auf ein Zehntel und gegenüber Halothan sogar auf ein Hundertstel (gilt nicht für die Freisetzung von F⁻, s. Abb. 11). Daher ist die Gefahr einer durch Abbauprodukte erfolgenden Organschädigung als gering einzuschätzen. Dementsprechend konnte in geeigneten Versuchsmodellen eine Leberparenchymschädigung bislang nicht nachgewiesen werden.

Halogenierte Kohlenwasserstoffverbindungen

Chloroform, Ethylchlorid

Chloroform ist als Narkotikum nur noch historisch von Interesse; dies gilt auch für Ethylchlorid (Tab. 1). Aus toxikologischen Gründen und im Hinblick auf ihre strukturchemische Ähnlichkeit zum Halothan ist die Kenntnis einiger Eigenschaften und toxischer Wirkungen von Interesse (s. Tab. 6).

Halothan[1]

Anfang der fünfziger Jahre wurde in England eine Studie durchgeführt, die zum Ziel hatte, aus einer Reihe halogenierter Kohlenwasserstoffverbindungen ein nicht brennbares und nicht explosibles Narkotikum mit möglichst vorteilhaften Eigenschaften herauszufinden. Halothan (Tab. 1) entsprach am besten diesen Anforderungen. Halothan ist derzeit noch das meist verwendete Narkotikum.

Stoffliche Eigenschaften: Halothan, eine klare Flüssigkeit (Siedepunkt 50 °C), wird in braunen Flaschen unter Zusatz von 0,01 % Thymol (Stabilisator) aufbewahrt, da unter dem Einfluß von Licht Brom und flüchtige Säuren freigesetzt werden können. In der offenen Flamme kann u. a. auch Phosgen aus Halothan entstehen.

Halothan hat einen süßlichen, nicht unangenehmen Geruch und wirkt nicht reizend auf die Schleimhäute des Respirationstraktes. Wegen seines hohen Dampfdruckes (244 mm Hg bei 20 °C) wurden spezielle Verdampfer (Temperatur und Durchfluß kontrolliert) konstruiert, die aus Sicherheitsgründen nur den therapeutisch zulässigen Konzentrationsbereich liefern.

Anwendung: Halothan wirkt praktisch nicht analgetisch; Schmerzfreiheit wird erst nach Ausschaltung des Bewußtseins erreicht. Aufgrund seiner geringen Löslichkeit im Blut und

---

[1] Fluothane®.

Tab. 6: Eigenschaften nicht mehr gebräuchlicher halogenierter Kohlenwasserstoffverbindungen.

Chloroform	Ethylchlorid
Farblose Flüssigkeit; nicht brennbar; Siedepunkt 62 °C; λ = 9,4; Öl/Blut-Verteilungskoeffizient = 110; zersetzt sich in Gegenwart von Wasser in der offenen Flamme in Phosgen (Lungengift, Toxikologie, S. 762) und Salzsäure.	Farblose Flüssigkeit; brennbar und explosiv (als Luftgemisch); Siedepunkt 12 °C (Aufbewahrung in druckfesten Ampullen); λ = 2,5 und Öl/Blut-Verteilungskoeffizient = 960.
Starkes Narkotikum, das nur noch historisch, theoretisch und toxikologisch von Interesse ist. Bewußtlosigkeit tritt bei Einatmen der Dämpfe sehr rasch ein; mit zunehmender Narkosetiefe stärker werdende Atemdepression → Atemstillstand (Atemfrequenz ↑, Atemzugvolumen ↓).	Extrem rasche Anflutung; Bewußtseinsverlust innerhalb von 1 bis 2 min; „Rauschnarkose", stark analgetisch wirksam; sehr schlecht steuerbar; wirkt stark atemlähmend und kardiodepressiv; Verwendung als Narkotikum obsolet.
Myokard: stark negativ inotrop wirksam (Abnahme des Herzminutenvolumens).	Aufsprühen von Ethylchlorid auf die Haut (Vereisung) zum Betäuben traumatisch bedingter Schmerzen (z. B. nach Sportunfällen) sollte ebenfalls unterbleiben: „Kälteanästhesie" verursacht Zellschäden und beeinträchtigt die Wundheilung.
Erregungsleitungssystem: Sensibilisierung gegenüber Katecholaminen (Rhythmusstörungen).	
Gefäße: Lähmung der glatten Muskulatur (Blutdruckabfall).	
Vagus: zuerst Stimulation, dann Lähmung; letztlich resultiert ein Kreislaufversagen mit Herzstillstand.	
Parenchymgift, vorwiegend betroffen: Leber und Niere (s. S. 805).	

seiner hohen Lipidaffinität (Tab. 3) wird die Einleitungsphase jedoch sehr rasch durchlaufen. Die im Serum eines Patienten gemessene Halothankonzentration spiegelt den zeitlichen Verlauf der An- und Abflutung wider (Abb. 13); aus dem Kurvenverlauf kann für beide Phasen ein 3-Kompartimentmodell mit HWZα, β, γ für die Halothanverteilung abgeleitet werden (Abb. 13). Zur Aufrechterhaltung des Toleranzstadiums reicht die Zufuhr von 0,5–1,2 Vol.-% Halothan aus. Seine skelettmuskelrelaxierende Wirkung ist gering. Aufgrund der schnellen Abflutung wird nach einer längeren Narkose mit Halothan ca. 5–10 Minuten nach Beendigung der Zufuhr das Bewußtsein wiedererlangt.

Nebenwirkungen

Respiratorisches System: Halothan ist bereits in narkotisch wirksamer Konzentration (Toleranzstadium) atemdepressiv wirksam; das Atemzentrum reagiert nicht mehr auf einen Anstieg der CO_2-Spannung im Blut. Beim kontrolliert beatmeten Patienten ist die daraus resultierende Abnahme des Atemzugvolumens jedoch bedeutungslos. – Eine weitere Beeinflussung der Atemfunktion, die meistens bei längerdauernden Halothannarkosen auftritt, kommt durch eine passagere Alteration des „Surfactant-Faktors" zustande. Stark lipidlösliche Inhalationsnarkotika wie Halothan und Meth-

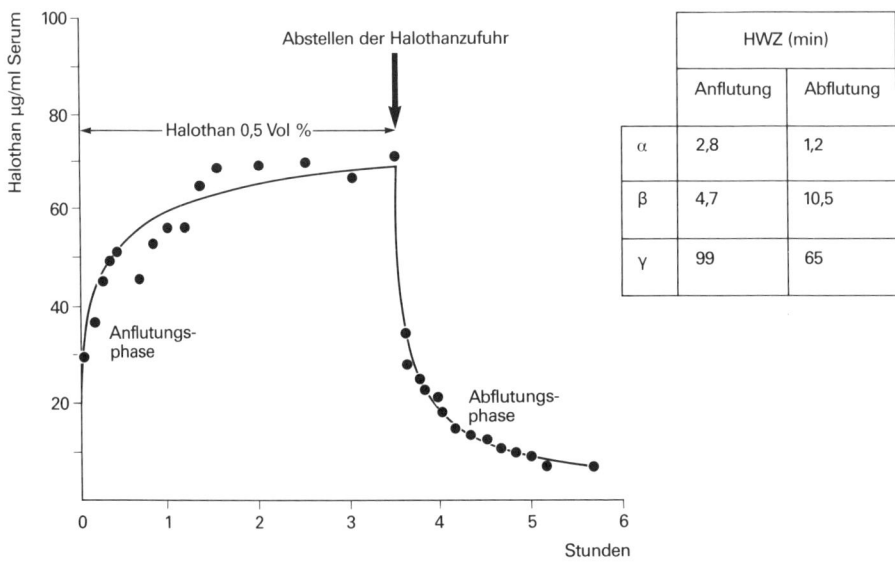

	HWZ (min)	
	Anflutung	Abflutung
α	2,8	1,2
β	4,7	10,5
γ	99	65

Abb. 13: Verlauf der Halothankonzentration im Serum eines Patienten während einer Narkose mit Halothan: nach Einleitung der Narkose mit i. v. 3 mg/kg Thiopental und Relaxierung mit 0,1 mg/kg Vecuronium (nicht depolarisierend wirkendes Muskelrelaxans) erfolgten endotracheale Intubation und kontrollierte Beatmung mit einem Lachgas/Sauerstoff-Gemisch (3/1,5 l/min), dem 0,5 Vol% Halothan zugemischt wurde. Die Verdampfereinstellung wurde während der Narkose nicht verändert. Sofern es während der Operation erforderlich war, wurde die Narkose durch i. v.-Gabe von Fentanyl vertieft. Die Halothankonzentration im Serum wurde mit einem speziell entwickelten Verfahren bestimmt (Altmayer und Büch, 1989).

oxyfluran wirken bei längerer Exposition nachteilig auf den Lipid-Anteil der Flüssigkeitsschicht, die die Alveolaroberfläche mit einem Film überzieht (s. Abb. 3, D) und zur Stabilisierung der Lungenalveole beiträgt. Durch Halothan entstehen so vorübergehend Atelektasen, die den Gasaustausch in der Lunge behindern. Durch besondere Technik bei der künstlichen Beatmung (positiv endexspiratorischer Druck) kann dieser Störung teilweise begegnet werden. – Ferner verursacht Halothan aufgrund von Lähmung der glatten Muskulatur eine Bronchiolenerweiterung (vorteilhaft für Patienten mit Asthma bronchiale und chronischer Bronchitis).

Kardiovaskuläres System: Am Myokard verursacht Halothan eine Abnahme der Kontraktionskraft (Abb. 14), die zusammen mit einer Verminderung des peripheren Gefäßwiderstandes (infolge Lähmung der glatten Gefäßmuskulatur) und der Durchblutungszunahme in der Peripherie eine Blutdrucksenkung hervorruft. Infolge Stimulation des Parasympathikus bei gleichzeitiger Blockade des Sympathikus entsteht eine Bradykardie (Prämedikation: Atropin).

Am Erregungsleitungssystem wird eine Sensibilisierung gegenüber Katecholaminen verursacht (cave: Adrenalin- bzw. Noradrenalin-Gabe während einer Narkose mit Halothan!, s. S. 164). Mit β-Sympathomimetika, wie z. B. Fenoterol, zur Tokolyse, s. S. 165, behandelte Patientinnen dürfen unmittelbar unter dieser Medikation stehend nicht mit Halothan narkotisiert werden. Tierexperimentell können unter Halothan mit sonst unwirksamen Adrenalin- und Noradrenalin-Dosen ventrikuläre Arrhythmien und Tachykardien sowie Kammerflimmern provoziert werden; Hypoxie und Acidose begünstigen die Auslösung derartiger Rhythmusstörungen.

Skelettmuskulatur (Maligne Hyperthermie): Es handelt sich um einen selten vorkommenden Narkosezwischenfall (1:15 000 bei Kinder-; 1:50 000 bei Erwachsennennarkosen;) mit oft tödlichem Ausgang (Mortalität behandelt ~30%; unbehandelt 60–70%). Bereits während der Narkose, manchmal auch erst einige Stunden danach, werden als Symptome beobachtet: Kontraktur von Skelettmuskelgruppen (initial häufig beginnend mit einer Masseterkontraktur) oder generalisierte Rigidität der Skelettmuskulatur, rascher Temperaturanstieg, Acidose (pH-Wert <7,0), Hyperkaliämie und Schocksymptomatik mit reaktiv bedingter Steigerung der sympathoadrenalen Aktivität. Betroffen sind nur Personen, die unter einer normalerweise unbemerkten (symptomlosen), genetisch bedingten Störung von Ca^{2+}-Transportvorgängen im Sarkoplasma leiden. Durch Anwendung von Halothan sowie anderen Inhalationsnarkotika (ausgenommen Stickoxydul), sowie von Muskelrelaxantien (Suxamethonium, Dekamethonium, Curare-Analoga) wird bei diesen Patienten eine abrupte Freisetzung von Ca^{2+} aus dem sarkoplasmatischen Retikulum „getriggert". Durch den plötzlichen Anstieg des intrazellulären Ca^{2+} wird eine muskuläre Hyperaktivität ausgelöst, die eine extreme Wärmeproduktion zur Folge hat (Anstieg der Körpertemperatur um jeweils 1 °C innerhalb

von 5 Minuten → 43 °C). Aufgrund der gesteigerten Muskeltätigkeit steigt der Sauerstoffverbrauch an, Laktat- und Kohlendioxid-Bildung sind extrem vermehrt, die Konzentration der im Blut zirkulierenden Kreatinphosphatkinase (CPK) ist stark erhöht. Bioptisch gewonnenes Skelettmuskelgewebe von Personen, die unter dieser Störung leiden, reagiert auch in vitro unter dem Einfluß von Halothan und Suxamethonium mit einer Kontraktur.

Behandlung: Bei den ersten Anzeichen einer malignen Hyperthermie ist die Narkose abzubrechen; die anschließend durchzuführende kontrollierte Beatmung muß mit einem unbenützten bzw. mit frischen Gummischläuchen ausgerüsteten Gerät erfolgen; dadurch wird gewährleistet, daß im Gummi akkumulierte Triggersubstanz (Gummi/Gas-Verteilungskoeffizient für Halothan, Enfluran und Isofluran, Tab. 5), auch in Spuren nicht weiter zugeführt wird. Durch physikalische Maßnahmen (Eispackung, etc.) muß die entstandene Wärme abgeleitet werden; die Acidose ist durch Gabe alkalisierender Elektrolytlösungen (Bicarbonat, Trispuffer) zu behandeln. Lebensrettend kann die i.v.-Verabreichung von Dantrolene[1] sein, dem einzig bekannten Muskelrelaxans, das intrazellulär über eine Hemmung der Ca^{2+}-Freisetzung aus dem sarkoplasmatischen Retikulum muskelrelaxierend wirkt (s. S. 140). Bei der malignen Hyperthermie erfolgt die Dosierung nach Wirkung (1 mg/kg KG), mehrmals innerhalb von Stunden (Tageshöchstdosis 10 mg/kg KG).

Folgende Substanzen sollen die maligne Hyperthermie nicht auslösen: Thiopental[2] und andere Barbiturate, Stickoxydul, Opioide und Droperidol[3].

Metabolismus

Bis zu 20% der applizierten Halothanmenge werden metabolisch (größtenteils erst nach der Narkose im Zeitraum bis 48 Stunden und danach) vorwiegend in der Leber umgewandelt. Überwiegend durch oxidativen Abbau (Monooxigenasen im endoplasmatischen Retikulum) entstehen nichtflüchtige Metaboliten (ca. 5 sind bislang nachgewiesen, Hauptumwandlungsprodukt: Trifluoressigsäure), die mit dem Harn über die Niere eliminiert werden. Infolge Substratüberschuß oder infolge einer spezifischen Hemmwirkung ist der Metabolismus möglicherweise während der Narkose blockiert. Enzyminduktion mit Phenobarbital steigert die Bildung von Trifluoressigsäure (Tierversuch). Neben diesem oxidativen Abbau, dem bezüglich der Halothantoxizität nur geringe Bedeutung beigemessen wird, werden auf reduktivem Weg reaktive Intermediate gebildet, die mit körpereigenen Proteinen kovalent binden. Es ist denkbar, daß besonders unter ungünstigen Narkosebedingungen (z. B. Hypoxie) diese Metaboliten vermehrt auftreten. So führt Hypoxie (14% Sauerstoff) in Phenobarbital-induzierten Ratten zum reproduzierbaren Auftreten von zentrolobulären Nekrosen, die sich histologisch nicht von den bei der „Halothan-Hepatitis" beim Menschen auftretenden unterscheiden.

Leber: Als unvorhersehbares Ereignis mit einer Häufigkeit von ca. 1:100 000 tritt nach der Narkose eine Hepatitis auf, für deren Entstehung andere Ursachen (z. B. Virus) ausgeschlossen werden können. Neben einer toxischen Leberzellschädigung durch Halothanmetaboliten (s. oben) wird als Ursache eine allergische Reaktion diskutiert. Retrospektiv hat man erkannt, daß die Anzahl der Expositionen (mehrere Narkosen z. B. bei Polytraumatisierten) sowie die Kürze des Intervalls in einem Zusammenhang stehen mit dem Auftreten der „Halothan-Hepatitis". Als Krankheitserscheinungen treten auf: hohes Fieber, Abdominalschmerzen, Erbrechen, Anorexie und Ikterus; diese Symptome entwickeln sich mei-

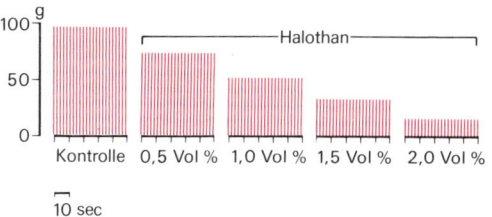

Abb. 14: Beziehung zwischen Halothankonzentration im Inhalationsgemisch und Abnahme der Kontraktionskraft des Herzens beim Hund (linker Ventrikel, Dehnungsmeßstreifen).

---

[1] Dantamacrin®; [2] Trapanal®; [3] Dehydrobenzperidol-„Janssen"®.

stens 5–8 Tage nach der Halothananwendung. Eine progressive Leberinsuffizienz führt bei ungefähr 50 % der betroffenen Patienten zum Tode. Die mehrmalige Anwendung von Halothan in kurzen Zeitabständen (Wochen) ist zu unterlassen. Patienten mit vorgeschädigter Leber oder solche, die sich einer Strahlenbehandlung unterziehen müssen, sollten nicht mit Halothan narkotisiert werden. In diesen Fällen muß anstelle einer Inhalationsnarkose ein anderes Verfahren zur Ausschaltung der Schmerzempfindung (Neuroleptanalgesie S. 251, Lokalanästhesie bzw. eine ihrer Sonderformen S. 229) zur Anwendung kommen.

Demgegenüber scheint eine einmalige Halothannarkose an der nicht vorgeschädigten Leber keine Spuren zu hinterlassen. Begünstigende Begleitfaktoren einer nicht voraussehbaren Parenchymschädigung, wie Hypoxie und Hyperkapnie, sind – durch entsprechend sorgfältige Überwachung von Atmung und Kreislauf während der Narkose – unbedingt zu vermeiden. – Geeignete Absaugvorrichtungen und Filter an Narkosegeräten können verhindern, daß die Halothankonzentration im Operationssaal unnötig hoch ansteigt (maximale Arbeitsplatzkonzentration = MAK-Wert: 5 ppm). Nur so kann bei Anästhesisten und Chirurgen sowie deren Mitarbeitern die durch die permanente Exposition bedingte chronische Kontaktnahme so niedrig wie möglich gehalten werden.

Gase

Stickoxydul (Lachgas)

Stickoxydul (Tab. 1) spielte bereits bei der Entdeckung der Narkose eine Rolle; heute wird es praktisch bei jeder kombinierten Narkose angewendet.

Stoffliche Eigenschaften: Stickoxydul ist ca. 1,5mal schwerer als Luft, riecht süßlich und ist für Schleimhäute des Respirationstraktes völlig reizlos. Es ist weder brennbar noch explosiv, vermag aber die Verbrennung zu unterhalten, da bei Temperaturen über 450 °C Sauerstoff freigesetzt wird. Aus diesem Grund sind auch Mischungen mit Diethylether hochexplosiv. Aufbewahrt wird Stickoxydul als Flüssigkeit in Stahlzylindern (Kennfarbe: grau) unter einem Druck von ca. 50 Atm ~ 5 000 kPa.

Anwendung: Stickoxydul wirkt stark analgetisch, aber nur schwach narkotisch. Aufgrund seiner geringen Löslichkeit im Blut (Tab. 3) flutet es sehr rasch an; nach Beendigung der

Zufuhr wird es schnell und vollständig wieder eliminiert, wobei seine geringe Löslichkeit in den Geweben und im Fett eine maßgebende Rolle spielt. Stickoxydul wirkt nicht muskelrelaxierend; sofern dies erforderlich ist, müssen periphere Muskelrelaxantien (S. 133) angewendet werden. Bei alleiniger Anwendung von Stickoxydul wird Bewußtlosigkeit erst ab einer Konzentration von über 80 Vol.-% im Inhalationsgemisch erreicht. Zur Vermeidung einer Hypoxie während der Narkose darf aber eine Sauerstoffkonzentration von 25 Vol.-% im Inhalationsgemisch nicht unterschritten werden; demnach ist eine reine Stickoxydulnarkose nur unter Anwendung eines Überdruckes mit ausreichender Sauerstoffzufuhr durchführbar (technisch in der Klinik nicht praktikabel).

Stickoxydul findet besonders bei kombinierten Narkoseverfahren Verwendung (z. B. Einleitung mit einem injizierbaren Narkotikum, Intubation nach Gabe von Suxamethonium und weitere Unterhaltung der Narkose mit einem Gemisch bestehend aus ~ 30 Vol.-% Sauerstoff, ~ 70 Vol.-% Stickoxydul und 0,5–1 Vol.-% Halothan).

Nebenwirkungen

Unter Vermeidung von Hypoxie und Hyperkapnie ist Stickoxydul im Vergleich zu den anderen Inhalationsnarkotika nahezu frei von Nebenwirkungen. Atem- und Herzkreislaufzentren im ZNS und das kardiovaskuläre System werden von Stickoxydul kaum beeinflußt. Parenchymschäden in Leber und Niere treten auch bei längerer Anwendung nicht auf. Bei langanhaltender Exposition kann Lachgas (früher z. B. bei Patienten mit Tetanus angewendet) eine Knochenmarksdepression mit entsprechenden Blutbildveränderungen (Leuko- und Thrombozytopenie, megalozytäre Anämie) hervorrufen. Als Ursache kommt eine Oxidation des komplexgebundenen Co^{2+} im Cyanocobalamin durch N_2O in Frage. Dadurch wird die Methioninsynthetase irreversibel inaktiviert (diese benötigt Vitamin-B_{12} in der reduzierten Form, um als Coenzym zu wirken, (s. S. 592). Der Ausfall der Methioninsynthetase geht über die Blockade mehrerer Enzymreaktionen letztlich mit einer Abnahme der Synthese von DNA einher. Neben den genannten Blutbildveränderungen werden auch neurologische Störungen aufgrund des Auftretens einer Myeloneuropathie beobachtet.

Lunge (Diffusionshypoxie, Abb. 15): Nach Abstellen der Stickoxydulzufuhr (Narkoseende) verläuft die Elimination geradezu sturzflutartig, so daß eine Verdünnung der übrigen Gase im Alveolarraum erfolgt. Es kann aus diesem Grund eine Hypoxie entstehen, wenn im Anschluß an eine länger dauernde Stickoxydulnarkose Luft anstelle von reinem Sauerstoff eingeatmet wird, weil die alveoläre Sauerstoffkonzentration u. U. unter 15 Vol.-% absinkt. In erster Linie sind ältere arteriosklerotische Patienten mit Hochdruck gefährdet, bei denen besonders sorgfältig auf eine ausreichende Sauerstoffversorgung geachtet werden muß.

Beim Vorliegen eines Pneumothorax führt die Anwendung von Stickoxydul ohne gleichzeitige Drainage des Thorax zu einem Spannungspneu, der womöglich tödlich ist. Auch diese Besonderheit kommt aufgrund der physikalisch-chemischen Eigenschaften des Stickoxydul zustande. Im Vergleich zum Stickstoff (Öl/Gas-Verteilungskoeffizient = 0,07; Blut/Gas-Verteilungskoeffizient = 0,015) ist Stickoxydul ca. 20mal stärker lipidlöslich und ca. 30mal stärker im Blut löslich (Tab. 3). Bei Narkosen tritt es gegenüber Stickstoff sofort in einem hohen Überschuß auf und diffundiert rascher in luftgefüllte Körperhohlräume als letzteres herauskommen kann. Druckerhöhung im Mittelohr, in den Nebenhöhlen und im Darm sind die Folge. Auch in den Gehirnventrikeln kann nach Pneumoenzephalographie in Stickoxydulnarkose der

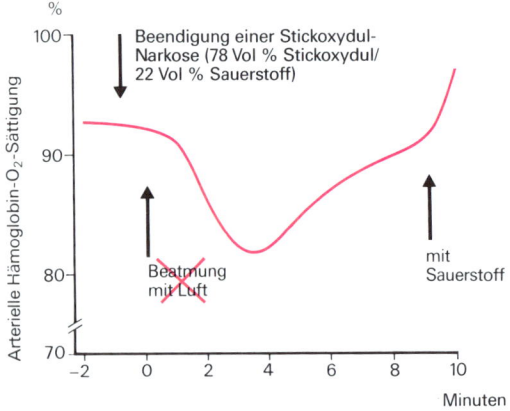

Abb. 15: Negativer Einfluß einer Luftatmung auf die arterielle Hämoglobin-O_2-Sättigung am Ende einer Stickoxydul-Narkose (nach Fink, Anesthesiology **16**, 511; 1955).

Druck gefährlich ansteigen. – Die mit Luft gefüllte Manschette am Endotrachealtubus muß, wenn die Narkose über Stunden geht, von Zeit zu Zeit „entblockt" werden, denn die durch hereindiffundiertes Stickoxydul („Gummi"/Gas-Verteilungskoeffizient = 1,2) entstandene Druckerhöhung verursacht tracheale Schleimhautschäden.

Injektionsnarkotika

Bei alleiniger Anwendung eines Inhalationsnarkotikums vergehen zumindest einige Minuten, bis Bewußtlosigkeit einsetzt; meistens wird ein Exzitationsstadium durchlaufen, das nicht nur unangenehm, sondern auch gefährlich für den Patienten ist. Es wurde deshalb schon früh versucht, narkotisch wirksame Verbindungen intravenös zu verabfolgen, um durch einen schnellen Anstieg der Wirkstoffkonzentration im ZNS das Exzitationsstadium zu überspringen und sofort das Toleranzstadium zu erreichen. Mit der Einführung des Hexobarbital[1] durch Weese (1932) wurde die intravenöse Narkose zu dem für den Patienten angenehmsten und meist verwendeten Einleitungsverfahren, da der Bewußtseinsverlust ohne Exzitation noch während der Injektion erfolgt.

Für das rasche Einsetzen des narkotischen Effektes ist ausschließlich die im Vergleich zu den bis dahin gebräuchlichen Barbituraten (Phenobarbital, Amobarbital) extrem hohe Lipidaffinität verantwortlich, die geschwindigkeitsbestimmend für die Penetration der Blut-Hirn-Schranke ist (Tab. 7). Das ebenso schnelle Abklingen der Narkose ist jedoch keineswegs, wie man ursprünglich annahm, die Folge einer beschleunigten metabolischen Inaktivierung zu narkotisch unwirksamen Metaboliten, sondern beruht vielmehr auf einer Umverteilung im Organismus. Die anfänglich sehr hohe Barbituratkonzentration im ZNS und in den übrigen gefäßreichen Geweben, die auf der hohen Durchblutungsrate dieser Organe beruht (vgl. „Allgemeine Pharmakologie", Abb. 43, S.36), sinkt nämlich infolge der demgegenüber verzögerten Aufnahme in die geringer durchbluteten Gewebe, wie etwa die Muskulatur, deren Anteil am Gesamtverteilungsraum des Narkotikums jedoch sehr hoch ist, im ZNS relativ schnell auf subnarkotische Konzentrationen ab (Abb. 16, Thiopental-Verteilung). Dieses für die Dauer der Narkose bestimmende Verteilungsphänomen kann von außen durch keinerlei Maßnahmen beeinflußt werden. Daraus ergibt sich die Notwendigkeit, die Dosierung nach Wirkung vorzunehmen (Tab. 8) und für den Fall einer unbeabsichtigten Überdosierung personell wie instrumentell gegenüber lebensbedrohlichen Komplikationen (Atemstillstand, Herz-Kreislauf-Versagen) gewappnet zu sein. Ferner sollten Nachinjektionen zur Verlängerung der Narkose unterbleiben, da durch Kumulation nicht nur die narkotische Wirkungsdauer über Gebühr zunimmt, sondern auch unerwünschte Begleiterscheinungen, z. B. langer Nachschlaf und toxische Nebenwirkungen der Barbiturate, auftreten. Von den zur intravenösen Kurznarkose verwendeten Barbituraten (Tab. 8) kumuliert Thiopental am stärksten, da seine HWZ die längste ist und es nicht nur sehr langsam metabolisiert wird, sondern dabei auch noch durch oxydative Desulfurierung in das sedativ-hypnotisch lang wirksame Pentobarbital umgewandelt wird.

Barbiturate

Anwendung: Hinsichtlich der allgemeinen Eigenschaften der Barbiturate s. S. 257. Als injizierbare Kurznarkotika finden hauptsächlich Verwendung: Thiopental und Methohexital (Tab. 8). Die Lösungen der Na-Salze sind stark alkalisch (pH > 10); sie dürfen nur intravenös appliziert werden. Durch versehentliche paravenöse Injektion können am Applikationsort Gewebsschädigungen auftreten. Intraarterielle Verabreichung verursacht eine Gangrän der betreffenden Extremität und ist unbedingt zu vermeiden.

Bewußtseinsverlust setzt bereits während der Injektion ein, und die Narkose dauert nach einer üblicherweise angewendeten Dosis (s. Tab. 8) ca. 30 Minuten. Die Skelettmuskulatur wird nicht relaxiert. Nozizeptive Reflexe werden erst unterdrückt, wenn das Bewußtsein geschwunden ist. Im subnarkotischen Dosisbereich ist im Tierexperiment sogar Hyperalgesie nachweisbar.

Nebenwirkungen

Respiratorisches System: Barbiturate bewirken bereits im anästhesiologisch gebräuchlichen Dosisbereich eine Atemdepression. Bei älteren Patienten, nach Prämedikation mit Opioiden und bei einer Überdosierung des Kurznarkotikums muß einer Hypoxie durch assistierte oder kontrollierte Beatmung begegnet werden; Husten, Laryngo- und Bronchospasmus sind gelegentlich zu beobachten.

Kardiovaskuläres System: Barbiturate wirken negativ inotrop. Ein Frequenzanstieg – bedingt durch die Blockade vagaler Zentren bei tiefer Narkose – und eine Abnahme des Herzminutenvolumens werden beobachtet; der Blutdruck kann während der Injektion kurzfristig absinken.

Sympatho-adrenales System: Die z. B. bei Diethylether zu beobachtende Erhöhung der Katecholaminkonzentration im Blut tritt bei einer Barbituratnarkose nicht auf (Tab. 9); der periphere Widerstand wird nicht verändert.

Kurz nach der Injektion kommt gewöhnlich eine reflektorische Übererregbarkeit (Lähmung inhibitorischer Zentren im ZNS) zustande, die auch die vegetativ-autonome Reflextätigkeit beeinflußt und z. B. bei operativen Eingriffen im Halsgebiet infolge starker Stimulierung des Vagus einen Herzstillstand hervorrufen kann (Prämedikation: Atropin). Abnahme der Durchblutung und des Sauerstoffverbrauchs im Gehirn sowie eine zu beobachtende intrakranielle Druckverminderung verbunden mit einer Reduzierung des Gehirnstoffwechsels während einer Barbituratnarkose wirken sich vorteilhaft auf die Ödemrückbildung nach Schädelhirntraumen aus.

---

[1] Evipan® (nicht mehr im Handel).

Tab. 7: Abhängigkeit des Eintritts der Narkose von der Lipidlöslichkeit des Barbiturates nach Gabe narkotisch äquieffektiver Dosen.

Barbiturat	Öl/Wasserverteilungskoeffizient (als Relativwert bezogen auf Barbital = 1)	Zeit (min) von der i.v. Injektion bis zum Verlust der Stell- und Haltereflexe
Barbital	1	22
Phenobarbital	3	12
Hexobarbital	250	sofort

Tab. 8: Kurznarkotika aus der Gruppe der Barbiturate.

	R_1	$-CH_3$	$-CH_2-CH_3$	$-CH_2-CH=CH_2$
	R_2	(cyclohexenyl)	$-CH-CH_2-CH_2-CH_3$ $\quad\vert$ $\quad CH_3$	$-CH-C\equiv C-CH_2-CH_3$ $\quad\vert$ $\quad CH_3$
	R_3	$-CH_3$	$-H$	$-CH_3$
	R_4	$=O$	$=S$	$=O$
		Hexobarbital	Thiopental	Methohexital
Handelsname		Evipan®[1]	Trapanal®	Brevimytal®
Methylenchlorid/Wasser-Verteilungskoeffizient		250	580	1 000
pK_a-Wert		8,2	7,6	8,4
Richtdosis bei Erwachsenen		–	200–300 mg	40–80 mg
Gebräuchliche Konzentrationen der Injektionslösungen		5–10 %	2,5–5 %	1–2 %
pH-Wert der Injektionslösungen		> 10	> 10	> 10
Bindung an Plasmaalbumin		50 %	84 %	88 %
Verteilungsvolumen		–	2,5 l/kg KG	2,2 l/kg KG
HWZ		4 h	6 h	70–125 min
Plasmaclearance		260 ml/min	240 ml/min	830 ml/min

[1] noch im Tierexperiment gebräuchlich

Pharmakokinetik: Halbwertzeit und Plasmaproteinbindung s. Tab. 8; der Abbau der Barbiturate erfolgt in der Leber durch Monooxigenasen (s. S. 39). Methohexital und das noch bei Tierexperimenten gebräuchliche Hexobarbital werden zu über 80% in narkotisch unwirksame Metaboliten umgewandelt, die zusammen mit der unveränderten Substanz mit dem Harn über die Niere ausgeschieden werden. Methohexithal wird am schnellsten und Thiopental am langsamsten metabo-lisch eliminiert. Hexobarbital und Thiopental sind Racemate, Methohexital ein Gemisch aus 2 von insgesamt 4 vorkommenden Enantiomeren. S-(+)-Hexobarbital ist stärker narkotisch wirksam, obwohl es rascher als das R-(−)-Enantiomer metabolisch inaktiviert wird.

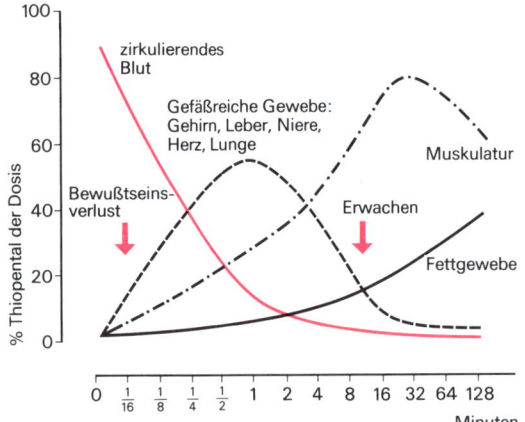

Abb. 16: Verteilung des Thiopental in den verschiedenen Geweben in Abhängigkeit von der Zeit nach einer einmaligen i.v. Injektion (s. a. S. 37, Abb. 43).
Der Kurvenverlauf wurde anhand der Verteilungsräume für den Menschen berechnet und durch Einzelmessungen überprüft (nach Price et al., Clin. Pharmacol. Therap. **1,** 16; 1960).

Tab. 9: Plasmakonzentration von Adrenalin (A) und Noradrenalin (NA) beim Menschen unter dem Einfluß verschiedener Narkotika.

	Thiopental+N_2O		Diethylether	
	A µg/l	NA µg/l	A µg/l	NA µg/l
Kontrolle	0,34	1,0	0,32	1,74
flache Narkose	0,35	1,2	0,72	2,0
Δ%	±0	+20	+125	+15

Ketamin, Etomidat, Propofol und injizierbare Benzodiazepine

Ketamin

Ketamin, ein Cyclohexanon (Abb. 17), wird in Form des Razemates als injizierbares Narkotikum für kürzere chirurgische Eingriffe benützt. Es kann sowohl i.v. (1–2 mg/kg KG) als auch i.m. (3–5 mg/kg KG) verabreicht werden (1 bzw. 5% Ketamin als Injektionslösung, pH 3,5–5,5). Unmittelbar nach der i.v. Injektion (< 1 Minute) setzt eine generelle Analgesie ein, die von einer ca. 10 Minuten anhaltenden Bewußtlosigkeit begleitet ist. Als Wirkungsmechanismus kommt eine Bindung an den NMDA-Rezeptor mit einer nachfolgenden Blockade des betreffenden Ionen-Kanals in Betracht (s. S. 114). In der sich daran anschließenden Phase ist der Patient für weitere 20–30 Minuten gegenüber Schmerzreizen unempfindlich, er ist teilnahmslos und döst vor sich hin. Ein „neurolepsie-ähnliches" Zustandsbild hält auch nach einmaliger Injektion viele Stunden (4–8) an (psychische Besonderheiten dieser Nachphase s. weiter unten). Erfordert der chirurgische Eingriff eine längere Narkose oder Analgesie, dann können Nachinjektionen vorgenommen werden.

Ketamin verursacht per se keine Muskelrelaxation; Pharyngeal- und Laryngealreflexe funktionieren normal oder sind leicht gesteigert; auch die übrigen protektiven Reflexe (z. B. Husten, Schlucken, Lidschlag, etc.) weisen keine Funktionsbeeinträchtigung auf. Meistens wird eine verstärkte Salivation beobachtet, die durch Atropinvorbehandlung verhindert werden kann. Die Atemfunktion ist normal, Blutdruck und Pulsfrequenz steigen zu Beginn um ca. 30% über die Norm an.

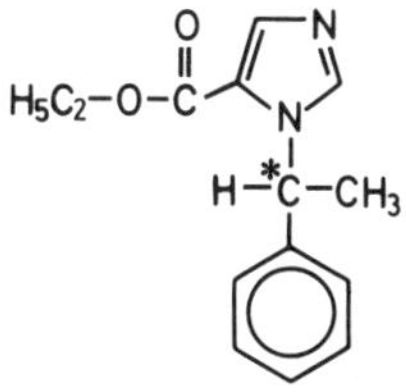

Etomidat *) (Hypnomidate®) 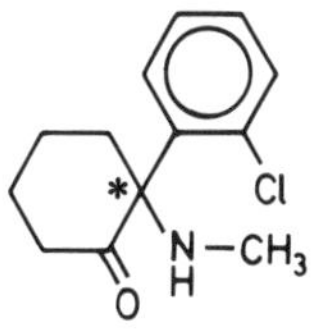   Ketamin (Ketanest®)

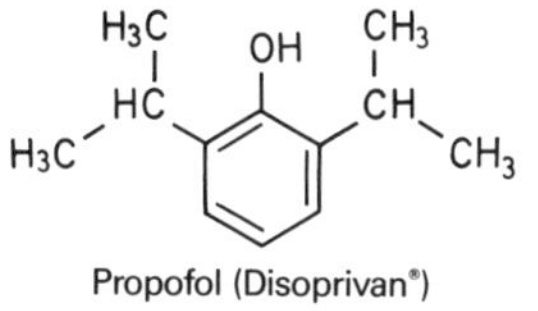

Propofol (Disoprivan®)

*) R-(+)-Enantiomer des Etomidat

Abb. 17: Strukturformeln weiterer Kurznarkotika.

Für Vorgänge, die sich in der oben gekennzeichneten Nachphase in der Umgebung des Narkotisierten abspielen, besteht retrograde Amnesie. Der Patient selber erlebt in diesem Zeitraum nicht selten unangenehme Träume (halluzinatorische Erscheinungen mit phantastischem Farb- und Forminhalt); für diese „bad trips" besteht später keine Amnesie (dissoziatives Wahrnehmungsverhalten). Bereits während der Narkose, besonders aber in der Nachphase, sind akustische Reize von dem Narkotisierten fernzuhalten; eine Loslösung aus dem Zustand der Teilnahmslosigkeit soll nicht erzwungen werden, weil dadurch Halluzinationen mit passageren Erregungszuständen provoziert werden können. Die halluzinatorischen Erscheinungen in der „post narkotischen Phase" sind auf das schwächer „narkotisch" wirkende (–)-Enantiomer des Ketamin zurückzuführen. Die Zustimmung zu einer nochmaligen Ketamin-Narkose wird von Erwachsenen aufgrund eines vorausgegangenen „bad trip" häufig nicht gegeben. Kinder und Erwachsene in vorgerücktem Alter bleiben merkwürdigerweise von der halluzinogenen Wirkung des Ketamin weitgehend verschont. – Diazepam i. v. 0,2–0,3 mg/kg KG 5 Minuten vor der Ketamin-Injektion appliziert, vermindert die Inzidenz der illusionären Wahrnehmungen. Thiopental soll ebenfalls einen günstigen Effekt haben. Allerdings wird die Unterdrückung der halluzinatorischen Erscheinungen mit Hilfe solcher „Adjuvantien" aufgrund ihrer relativ langen Verweildauer mit einem längeren Desorientiertsein in der Aufwachphase erkauft.

Bei Unfällen können aufgrund des raschen Wirkungseintritts (auch nach i.m. Injektion) traumatisch bedingte Schmerzen bei dem Verunglückten bereits auf dem Transport ins Krankenhaus unterbunden werden (Katastrophensituationen). Die starke analgetische Wirkung des Ketamin kann in der pädiatrischen Chirurgie mit Erfolg z. B. bei Verbrennungen ausgenützt werden. Bei Erwachsenen sind Hypertonie und Herzinsuffizienz Kontraindikationen für die Anwendung von Ketamin. Schon nach einmaliger Injektion werden psychomotorische Funktionen über mehrere Stunden beeinträchtigt.

Pharmakokinetik: Ketamin ist etwa 5–10 mal stärker lipidlöslich als Thiopental. Die Plasmaproteinbindung beträgt nur 12%. Seine Verteilung im Organismus entspricht nach i.v.-Applikation einem offenen Zweikompartiment-Modell mit einer schnellen Verteilungsphase (HWZα = 11–16 min) und einer langsamen Phase (HWZβ = 2–2½ Stunden). Die Plasmaclearance beträgt 0,89–1,13 l/min und das Verteilungsvolumen ca. 3 l/kg KG. Umwandlungsprodukte der in der Leber erfolgenden Metabolisierung sind Norketamin und Dehydronorketamin. In 24 Stunden werden ca. 70% der i.v. applizierten Menge im Urin wiedergefunden, davon weniger als 3% unverändert.

Etomidat

Das R-(+)-Enantiomer dieses Imidazolcarbonsäureesters (Abb. 17) ist ein Ultrakurznarkotikum, das S-(–)-Enantiomer wirkt nicht narkotisch. Wegen der schlechten Wasserlöslichkeit der Substanz ist ein Lösungsvermittler erforderlich: Ampullen zu 10 ml enthalten 20 mg Etomidat und 3,5 ml Propylenglycol. – Unmittelbar nach i.v.-Gabe von 0,15–0,30 mg/kg KG geht das Bewußtsein verloren und die Narkose dauert ca. 4–8 Minuten. Wie die Barbiturate weist auch Etomidat keine analgetische Wirkung auf. Vorteilhaft ist, daß das Narkotikum praktisch nicht atem- und kardiodepressiv wirksam ist; es wirkt nicht skelettmuskelrelaxierend.

Nebenwirkungen: In einem hohen Prozentsatz werden nach Anwendung Myoklonien und Dyskinesien beobachtet. Husten und Singultus können während der Narkose auftreten; Blutdruck und Herzfrequenz steigen u. U. initial kurzfristig an. Schmerzen und gelegentliches Auftreten von Thrombophlebitiden an der Injektionsstelle sind ebenfalls nachteilig. Bereits nach einmaliger Applikation von Etomidat ist eine reversible Hemmung der 11-β-Hydroxylase nachweisbar, die mit einer Abnahme der Cortisolsynthese einhergeht; auch die Mineralokortikoidsynthese wird gehemmt. Seit Bekanntwerden dieser Nebenwirkung wird Etomidat nicht mehr in Form einer Infusion zur längeren Aufrechterhaltung des Toleranzstadiums angewendet.

Pharmakokinetik: Die Plasmaalbuminbindung beträgt ca. 75%. Die Plasmaclearance (1,3–1,8 l/min) und das Verteilungsvolumen (2,5–4,5 l/kg KG) sind relativ hoch. Die Verteilung des Etomidat läßt sich durch ein offenes 3-Kompartimentmodell beschreiben: HWZα = 3 min; β = 29 min; γ = 2,9–5,3 Stunden. Der Abbau erfolgt in der Leber durch Esterspaltung und N-Dealkylierung; nur 2% werden unverändert mit dem Harn über die Niere ausgeschieden.

Propofol

Dieses neu eingeführte Kurznarkotikum (2,6-Diisopropylphenol, Abb. 17) ist als alkyliertes Phenol in Wasser praktisch unlöslich und kommt in Form einer Wasser/Öl-Emulsion, die u. a. 10% Sojabohnenöl und 2,25% Glycerin enthält, zur i.v.-Anwendung. Nach 2,0–2,5 mg/kg geht das Bewußtsein innerhalb 1 min verloren und die Narkose hält nach 1maliger Gabe ca. 5–10 min an; zur Aufrechterhaltung einer längeren Narkose kann Propofol in Kombination mit Fentanyl

(s. S. 251) auch kontinuierlich infundiert werden (0,1–0,2 mg/kg KG/min). Als Nebenwirkungen werden nach Bolusinjektion Blutdruckabfall (aufgrund von Vasodilation und negativ inotroper Wirkung), ein leichter Herzfrequenzanstieg (reflektorisch), eine vorübergehende Apnoe (bei zu schneller Injektion) und gelegentlich Venenwandreizung an der Injektionsstelle beobachtet. Myoklonien können ebenfalls auftreten. Bronchospasmus mit lebensbedrohlichem Kreislaufschock wurde ganz selten beobachtet.

Pharmakokinetik: Propofol (im 3-Kompartimentmodell HWZα = 2–8 min, β = 30–60 min, γ = 4–7 Std.; Plasmaproteinbindung > 80%) hat ein Verteilungsvolumen von 2,1–10 l/kg KG und eine Plasmaclearance von 1,5–2,1 l/min. Das Phenol wird nur zu < 1% unverändert mit dem Harn über die Niere ausgeschieden. Die metabolische Inaktivierung erfolgt in der Leber: neben der schon vorhandenen phenolischen OH-Gruppe wird durch Hydroxylierung eine weitere in 4-Stellung eingeführt; nach Konjugation mit Glucuron- bzw. Schwefelsäure werden die Metaboliten mit dem Harn eliminiert.

Injizierbare Benzodiazepine

Die in injizierbarer Form vorliegenden Benzodiazepine (Diazepam[1], Flunitrazepam[2], Lormetazepam[3] und Midazolam[4]) finden aufgrund ihres vielfältigen Wirkungsspektrums breite Anwendung in der Anästhesie: wie ihre strukturchemischen Verwandten (s. Kapitel Psychopharmaka, S. 292 und Sedativa/Hypnotika, S. 256) wirken sie hauptsächlich anxiolytisch, sedativ/hypnotisch, muskelrelaxierend (s. S. 276) und antikonvulsiv. Sie werden angewendet bei der Narkoseeinleitung (i. v.), als Adjuvans bei der Neuroleptanalgesie („Kombinierte Valium®-Anästhesie", i. v.), in der Prämedikation (i. m.), in der Intensivmedizin (z. B. Kardioversion, Status epilepticus, Eklampsie, Tetanus, etc.), ferner, wenn Narkosen zur Durch-

führung diagnostischer Maßnahmen erforderlich sind, beispielsweise zur Endoskopie, Herzkatheter etc. Vorteilhaft ist ihre niedrige akute Toxizität und der Umstand, daß sie vegetativ-autonome Funktionen praktisch nicht beeinflussen. Bei einigen der genannten Indikationen ist u. U. eine höhere Dosierung, Mehrfachgabe (z. B. i. m. und i. v.) sowie die Kombination mit Opioiden, z. B. Fentanyl, erforderlich. Dementsprechend muß mit dem Auftreten von Atemdepression bzw. Atemstillstand als Nebenwirkung gerechnet werden. Als weitere unerwünschte Wirkungen bzw. Interaktionen kommen in Betracht: Ataxie, postoperativ verlängerter Nachschlaf, additive Wirkung bei gleichzeitiger Anwendung zentral-nervös dämpfend wirkender Pharmaka (Inhalations-, Injektionsnarkotika etc.). Klinisch relevante Unterschiede in der Wirkungsweise der vier Benzodiazepine sind ausschließlich auf unterschiedliche pharmakokinetische Parameter, beispielsweise eine kurze HWZ, zurückzuführen (Tab. 10).

Benzodiazepinantagonist

Das Imidazodiazepin Flumazenil[1] (Tab. 10) antagonisiert kompetitiv sämtliche Wirkungskomponenten der gebräuchlichen Benzodiazepine. Aufgrund seiner strukturchemischen Analogie zu den Benzodiazepinen hat Flumazenil eine hohe Affinität für den Benzodiazepin-Rezeptor, ohne dort selbst eine wesentliche agonistische Aktivität zu entfalten (eine schwache antikonvulsive Wirkung ist im Tierversuch nachweisbar). Flumazenil eignet sich in der anästhesiologischen Praxis ebenso wie bei Intoxikationen infolge einer Überdosierung mit einem Benzodiazepin (akzidentell, suizidal) als Antidot. Die zur i. v.-Applikation empfohlene Dosierung beträgt 0,3–1 mg (Dosierung nach Wirkung!). Während nach Gabe eines Benzodiazepin-Agonisten (z. B. Diazepam) mit steigender Dosierung zunächst Anxiolyse, dann der antikonvulsive

---

[1] Valium®; [2] Rohypnol®; [3] Noctamid®; [4] Dormicum®.

[1] Anexate®.

Tab. 10: Chemische Struktur und pharmakokinetische Daten injizierbarer Benzodiazepine

	R_1	R_2	R_3	R_4	HWZ (h)	Clearance (ml/min)	Verteilungs-volumen l/kgKG
Diazepam (Valium®)	Cl	CH_3	–	–	35 (20–50)	30 (20–60)	1–2
Flunitrazepam (Rohypnol®)	NO_2	CH_3	–	F	20 (10–30)	140 (120–170)	4
Lormetazepam (Noctamid®)	Cl	CH_3	OH	Cl	10	–	–

Midazolam (Dormicum®)

HWZ (h)	2 (1,5–2,5)
Clearance (ml/min)	400
Verteilungsvolumen (1 kgKG)	0,5–1

Benzodiazepinantagonist

Flumazenil (Anexate®)

sowie muskelrelaxierende Effekt und erst nach relativ hoher Dosierung die sedativ-hypnotische Wirkung auftreten, antagonisiert Flumazenil diese Effekte in der umgekehrten Reihenfolge: eine niedrige Dosis hebt zunächst den sedativ/hypnotischen Effekt auf; mit höherer Dosis werden die skelettmuskelrelaxierende sowie die antikonvulsive und erst mit einer sehr hohen Dosis auch die anxiolytische Wirkung rückgängig gemacht. Angstzuständen, die bei zu hoher Dosierung auftreten können, sind unangenehm und sollten vermieden werden („Titrieren" des antagonistischen Effektes). Personen, bei denen eine Benzodiazepinabhängigkeit vorliegt, können nach Flumazenil in hoher Dosierung mit Entzugserscheinungen reagieren.

Pharmakokinetik: Flumazenil wird zu ca. 40 % an Plasmaprotein gebunden und hat ein Verteilungsvolumen von 0,6 – 1,6 l/kg KG. Die Plasmaclearance beträgt 0,35 – 1,4 l/min und die HWZβ 0,7 – 1,3 Stunden. Im Vergleich zu den meisten anderen Benzodiazepinen wird Flumazenil demnach sehr rasch ausgeschieden (nur die Eliminationsgeschwindigkeit des Midazolam liegt in der gleichen Größenordnung, Tab. 10). Die rasche Elimination des Flumazenil erklärt, weshalb sein antagonistischer Effekt bei Überdosierung von Benzodiazepinen mit viel längerer HWZ, wie z. B. beim Diazepam, u. U. nur von kurzer Dauer ist („Resedation") und Nachinjektionen oder seine Applikation als Infusion (z. B. 0,5 – 1,0 µg/kg KG/min) erforderlich sind.

Neurolept-Analgesie und -Anästhesie

Durch kombinierte Anwendung eines stark wirksamen Analgetikums (Fentanyl[1], Alfentanil[2], s. S. 211) und eines geeigneten Neuroleptikums (Droperidol[3], s. S. 283) läßt sich ein Zustand der Analgesie, der vegetativen Dämpfung und der psychischen Indifferenz (**Neurolept-Analgesie**) herbeiführen; nach entsprechend höherer Dosierung der genannten Pharmaka und zusätzlicher Anwendung von 50 – 70 Vol% N_2O setzt Bewußtlosigkeit ein (**Neurolept-Anästhesie**), so daß auch große chirurgische Eingriffe toleriert werden. Diese Verfahren werden immer dann angewendet, wenn das sonst übliche Vorgehen, die Narkose mit einem Injektionsnarkotikum einzuleiten und beispielsweise durch Gabe eines **Halothan**/N_2O-Gemisches fortzuführen, aus irgendwelchen Gründen, wie z. B. hohem Alter, Leber- oder Nierenschaden, wiederholten Narkosen in kurzem Zeitabstand etc., zu riskant ist. Während man ursprünglich Phenothiazine zur Erzielung der Neurolepsie benützte, wird hierfür heute das stark neuroleptisch und antiemetisch wirksame Droperidol (Butyrophenonderivat, s. S. 283) verwendet. Aufgrund seiner blockierenden Wirkung an α-Adrenozeptoren können als Nebenwirkungen Blutdruckabfall sowie Blutungen bei Operationen in gut vaskularisierten Körperregionen auftreten. Ferner werden aufgrund seiner ZNS-Wirkung gelegentlich akut extrapyramidalmotorische Störungen (Dyskinesien, Dystonie, Rigor) während der Neurolept-Analgesie/Anästhesie (besonders bei prädisponierten Patienten) beobachtet. Daher wird anstelle von Droperidol und unter Verzicht auf seine neuroleptische und antiemetische Wirkung heute häufig eines der in Tab. 10 genannten Benzodiazepine angewendet.

Schmerzfreiheit wird durch i.-v.-Gabe von Fentanyl (s. S. 212) erzeugt; im Vergleich zum Morphin ist dieses synthetische Analgetikum deshalb so geeignet für die Neuroleptanalgesie, weil die Wirkung rasch einsetzt und nach kurzer Zeit (ca. 30 min) wieder abklingt, so daß ein hinlängliches Maß an Steuerbarkeit gewährleistet ist. Ähnlich wie Morphin hat Fetanyl eine atem- und hustendepressive Wirkung; es stimuliert den Vagus und ist emetisch wirksam.

Vorgehen: Zur Prämedikation werden 30 Minuten bis 2 Stunden vor Beginn der Neuroleptanalgesie **oral** eines der genannten Benzodiazepine (Tab. 11, Prämedikation) und bei Bedarf unmittelbar vor der Einleitung **i. v.** Atropin verabreicht. Die Neurolept-Analgesie wird sodann durch i. v.-Gabe von Droperidol oder eines Benzodiazepins (Tab 10) eingeleitet. Danach erfolgt die i. v.-Gabe von Fentanyl (initial 0,3 – 0,5 mg, später nach Bedarf in etwa halbstündlichem Intervall

[1] Fentanyl-„Janssen"®; [2] Rapifen®; [3] Dehydrobenzperidol-„Janssen"®.

Tab. 11: Dosierung und Applikation bei der Prämedikation.

	Pharmakon	Dosierung	Applikation und Zeitpunkt vor der Operation
Sedativa/Hypnotika	z. B. Diazepam (Valium®)	2 – 10 mg	p.o.
	oder Flunitrazepam (Rohypnol®)	1 – 2 mg	p.o. jeweils am Vorabend bzw. präoperativ
	oder Midazolam (Dormicum®)	7,5 mg	p.o.
	oder Clorazepat (Tranxilium®)	20 mg	p.o.
	z. B. Pentobarbital (Neodorm®)	100 – 200 mg	p.o. Vorabend
	oder Phenobarbital (Luminal®)	100 – 200 mg	p.o. Vorabend
Analgetika	z. B. Morphin (Morphinum hydrochloricum)	0,1 – 0,2 mg/kg KG	i.m.
	Pethidin (Dolantin®)	1 mg/kg KG	i.m. 45 – 60 min. präoperativ
	Piritramid (Dipidolor®)	0,2 mg/kg KG	i.m.
Parasympatholytikum	z. B. Atropin	0,01 – 0,02 mg/kg KG	i. m. 45 – 60 min präoperativ oder halbe Dosis i. v. bei der Narkoseeinleitung

0,1 mg). Der durch das Analgetikum verursachten Atemdepression wird durch assistierte bzw. kontrollierte Beatmung begegnet, wobei zunächst O_2 und dann ein O_2-N_2O-Gemisch (1:2) gegeben werden. Eine postoperativ länger anhaltende Atemdepression, die gelegentlich nach einer höheren Fentanyl-Gesamtdosis beobachtet wird, kann durch Gabe von Naloxon[1] (0,5–1 mg) abgekürzt werden (vgl. S. 531).

Nach wiederholten Fentanyl-Injektionen können noch mehrere Stunden nach der Neurolept-Analgesie lebensbedrohliche Atemstörungen (silent death) autreten. Die Ursache ist ein Konzentrationsanstieg im Blut aufgrund einer Rückverteilung des Fentanyl aus anderen Körperkompartimenten. Es ist deshalb auf eine sorgfältige Überwachung der Atmung des Patienten zu achten.

---

[1] Narcanti®.

Prämedikation

Pharmakotherapeutische Maßnahmen im Hinblick auf die Vorbereitung und Unterstützung einer Narkose bezeichnet man als Prämedikation. Bei stationär in Behandlung befindlichen Patienten beginnt diese Medikation durch den Anästhesisten bereits am Vorabend des Operationstages. Nach Kenntnis der Krankengeschichte (chronische Leiden, Allergien etc.) und der Laborbefunde sowie einer Untersuchung des Allgemeinzustandes wird die medikamentöse Verordnung sowohl mit der individuellen Ausgangssituation des Patienten als auch mit dem geplanten Narkoseverfahren abgestimmt. Durch sinnvolle Kombination einiger Pharmaka soll dabei erreicht werden, daß der Patient in der Nacht vor dem chirurgischen Eingriff ruhig schläft (Gabe von Sedativa und Hypnotika), vor der Narkose psychisch indifferent und frei von Angst ist (Gabe von Tranquillantien) und keine Schmerzen hat (Gabe von Analgetika aus der Morphinreihe). Ferner sollen störende Reflexe und voraussehbare Nebenwirkungen der Narkotika, wie z. B. eine Stimulation des Vagus, durch die Prämedikation abgeschwächt oder völlig ausgeschaltet werden (Gabe von Parasympatholytika, Antiemetika, Antihistaminika). In Tab. 11 sind gebräuchliche Pharmaka, ihre Dosierung und Applikationsweise zusammengestellt.

Eine rationale Pharmakotherapie vor der Narkose erleichtert die Narkoseeinleitung, hilft Narkotikum einzusparen, verhindert Nebenwirkungen, schaltet unerwünschte Reflextätigkeit aus und verringert dadurch insgesamt das Risiko, das sich aus der Narkose für den Patienten ergibt.

Weiterführende Literatur

Ahnefeld, F. W./Bergmann, H./Burri, C.: Die intravenöse Narkose. Klinische Anästhesiologie und Intensivmedizin, Bd. 23, Springer-Verlag, Berlin (1981).

Barasch, P. G./Cullen, B. F./Stoelting, R. K.: Clinical anesthesia. J. B. Lippincott Co., Philadelphia (1989).

Brown, B. R./Gandolfi, A. J.: Adverse effects of volatile anaesthetics. Br. J. Anaesth. **59**, 14–23 (1987).

Chenoweth, M. B. (ed.): Modern inhalation anesthetics. Handbuch der Exp. Pharmakologie Bd. XXX, Springer, Berlin (1970).

Davenport, H. T. (Ed.): Anaesthesia and the aged patient. Blackwell Scientific Publications, Oxford (1988).

Dick, W. (Hrsg.): Klinische Anästhesiologie und Intensivtherapie, Bd. 29 – Kombinationsnarkose – Springer-Verlag, Berlin 1985.

Eger II, E. J.: Isoflurane: A Review. Anesthesiology **55**, 559–576 (1981).

Eger II, E. J.: Isoflurane (Forane): A Compendium and Reference. Madison, Wisconsin, Ohio, Medical Products (1981).

Franks, N. P./Lieb, W. R.: Molecular mechanisms of general anesthesia. Nature **300**, 487–493 (1982).

Geller, E./Thomson, D. (Eds.): Proceedings of the International Symposium on Flumazenil. The first benzodiazepine antagonist. in: Europ. J. Anaesth. Suppl. 2, 1–331 (1988).

Gray, T. C./Nunn, J. F./Utting, J. E.: General Anaesthesia, 4th ed., Vol 1 + 2, Butterworths, London (1980).

Gronert, G. A.: Malignant Hyperthermia. Anesthesiology **53**, 395–423 (1980).

LaDu, B. N./Mandel, H. G./Way, E. L.: Fundamentals of drug metabolism and drug disposition. Williams and Wilkins, Baltimore (1972).

Larsen, R. (Ed.): Anästhesie. 3. Auflage, Urban und Schwarzenberg, München, Wien, Baltimore (1990).

Lawin, P./Van Aken, H./Puchstein, C. (Eds.): Isoflurane (Europ. Symposium), Springer Verlag, Berlin (1986).

Miller, R. D. (Ed.): Anesthesia. 3rd ed. Churchill Livingstone Inc. New York, Edinburgh, London, Melbourne (1990).

Nemes, C./Niemer, M./Noak, G. (Hrsg.): Datenbuch Anästhesiologie. Grundlagen · Empfehlungen · Techniken · Übersichten · Grenzgebiete · Bibliographie. Gustav Fischer Verlag, Stuttgart · New York (1985).

Peter, K./Brown, B. R./Martin E./Norlander, O. (Eds.): Inhalationsanaesthetika: Neue Aspekte (Internat. Symposium). Springer Verlag, Berlin (1986).

Quasha, AL./Eger, I. E., II/Tinker, J. H.: Determinations and applications of MAC. Anesthesiology **53**, 315–334 (1980).

Rooney, S. A.: The surfactant system of the lung. In: Toxikology of inhaled materials. Witschi, H. P./Brain, J. D. (Eds.). Handbook of experimental Pharmacology, Vol. 75, Springer-Verlag Berlin (1985).

Rosenberg, H./Airaksinen, M. M.: Toxicity of the metabolites of inhalation anesthetics. Progress in Pharmacology **4**, 1–57 (1982).

Roth, S. H.: Physical mechanics of anesthesia. Ann. Rev. Pharmacol and Toxicol. **19**, 159 (1979).

Schaer, H. (Hrsg.): Pharmakologie für Anästhesisten und Intensivmediziner. Huber, Bern/Stuttgart/Wien (1982).

Smith, N. Ty./Miller, R. D./Carbascio, A. N.: Drug interactions in Anesthesia. Lea and Febiger, Philadelphia (1981).

Stock, J. G. L./Strunin, L.: Unexplained hepatitis following halothane. Anesthesiology 63, 424–439 (1985).

Stoelting, R. K./Dierdorf, St. F./McCammon, R. L. (Eds.): Anesthesia and co-existing disease. 2nd ed. Churchill Livingstone Inc. Philadelphia, London, Mexico City, New York (1988).

Stoelting, R. K. (Ed.): Pharmacology and physiology in anesthetic practice. J. B. Lippincott Company, Philadelphia (1987).

Tolksdorf, W./Prager, J. (Eds.): Anexate® (Flumazenil). Der erste spezifische Benzodiazepin-Antagonist. Editiones „Roche" Basel, Mayr Miesbach Verlag (1989).

Trudell, J. R.: Die molekulare Basis für eine einheitliche Theorie der Inhalationsanaesthesie. Aus: Anaesthesiologie und Intensivmedizin, Bd. 149. Inhalationsanaesthesie heute und morgen. K. Peter und F. Jesch (Hrsg.), S. 47–55, Springer-Verlag, Berlin (1982).

Weidler, B./Hempelmann, G.: Intravenous use of benzodiazepines, S. 349–357 Aus: The benzodiazepines: From molecular biology to clinical practice, edited by E. Costa, Raven Press, New York (1983).

White, P. F./Way, W. L./Trevor, A. J.: Ketamine – Its Pharmacology and Therapeutic uses. Anesthesiology 56, 119–136 (1982).

Witschi, H. P./Brain, J. D. (Eds.): Toxicology of inhaled materials. – General principles of inhalation Toxicology – Handbuch der experimentellen Pharmakologie, Vol. 75, Springer-Verlag Berlin (1985).

Wylie, W. D./Churchill-Davidson, H. C.: A practice of anaesthesia. Lloyd-Luke Medical Books, London (1970).

HYPNOTIKA

PHARMAKOTHERAPIE BEI SCHLAFSTÖRUNGEN UND ERREGUNGSZUSTÄNDEN

H. P. Büch und U. Büch, Homburg/Saar

Physiologie und Pathophysiologie des Schlafes

Steuerung des Wach-Schlaf-Zustandes

Im Schlaf ist die Empfindlichkeit gegenüber äußeren Reizen herabgesetzt, die motorische und gedankliche Spontanaktivität sind in Abhängigkeit von der Schlaftiefe eingeschränkt oder aufgehoben. Im Gegensatz zur Narkose bleiben die protektiven Reflexe (s. S. 232 f.) erhalten, und die schlafbedingte Bewußtlosigkeit ist durch akustische, optische oder taktile Reize jederzeit rückgängig zu machen. Eine Reihe von Organfunktionen wie z. B. die Atmung, die Herzarbeit, der Blutdruck, die Hirndurchblutung und der Muskeltonus sind im Schlaf dem Bedarf entsprechend reduziert. Der Parasympathotonus dominiert. − An der zirkadianen Steuerung des Wach-Schlaf-Rhythmus sind mehrere Areale des Gehirns beteiligt (s. Abb. 1): 1. der **rostrale aszendierende Teil der Formatio reticularis („Wach-System"),** von dem aus Neurone der Hirnrinde aktiviert werden, wodurch ihre Erregbarkeit für den sensorischen Impulseinstrom aus der Peripherie erhöht wird (Zunahme der Vigilanz). Durch elektrische Reizung dieses Areals über eine implantierte Elektrode können Versuchstiere geweckt werden. Nach Zerstörung der Neurone in der Formatio reticularis durch Blutungen, Tumoren oder Infektion (Encephalitis lethargica) resultiert eine Art „Dauerschlaf", bei dem auch starke Weckreize wirkungslos sind. 2. das **limbische System,** von dem aus bei erhöhter emotionaler Aktivität der aszendierende Teil der Formatio reticularis aktiviert wird. 3. die **Raphé nuclei („Schlaf-System")** − auch beteiligt an der „Schmerzverarbeitung", von der aus dem zirkadianen Rhythmus entsprechend die Aktivität des aszendierenden Anteils der Formatio reticularis gehemmt wird; nach Ausschaltung dieses Areals resultiert ein permanenter schlafloser Zustand. Die Neurone der Raphé nuclei sind reich an

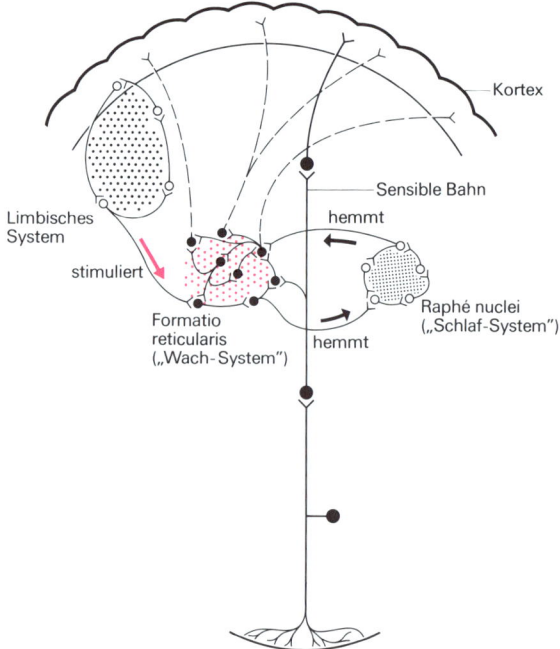

Abb. 1: Zusammenhänge zwischen Formatio reticularis („Wach-System"), Raphé nuclei („Schlaf-System") und limbischem System im Hinblick auf die Steuerung des Wach-Schlaf-Zustandes (nach Bowman W. C./Rand, M. J.: Textbook of Pharmacology. Sec. Ed. P. 6.24, Blackwell Scientific Publications. Oxford, London 1980).

	Wachzustand	NREM-Schlaf	REM-Schlaf
EMG (= Elektromyogramm) Skelettmuskulatur			
EEG (= Elektroenzephalogramm) vorherrschende Wellen	β (20 Hz) α (10 Hz)	δ (3 Hz)	
EOG (= Elektrookulogramm) Augenmuskeln			
Augenbewegungen	+	−	REM = rapid eye movements
Träume	−	selten	fast immer
Blutdruck	↑	↓	↑
Herzfrequenz	↑	↓	↑
Hirndurchblutung	↑	↓	↑
Motorik	↑	↓	↓

Abb. 2: Charakteristik des Wach- und Schlafzustandes.

5-Hydroxytryptamin (s. S. 149). Experimentell erzeugte Verarmung an Überträgersubstanz infolge Hemmung seiner Synthese führt zu Schlaflosigkeit. Neurone des in der lateralen pontinen Formatio reticularis gelegenen Locus coeruleus sind reich an Noradrenalin (s. S. 149). Die Zerstörung der Loci coerulei beiderseits hat den völligen Ausfall des REM-Schlafes (s. unten) zur Folge. – Außer diesen und ähnlichen Indizien gibt es bis jetzt nur Spekulationen über eine humorale Steuerung des Schlaf-Wach-Rhythmus.

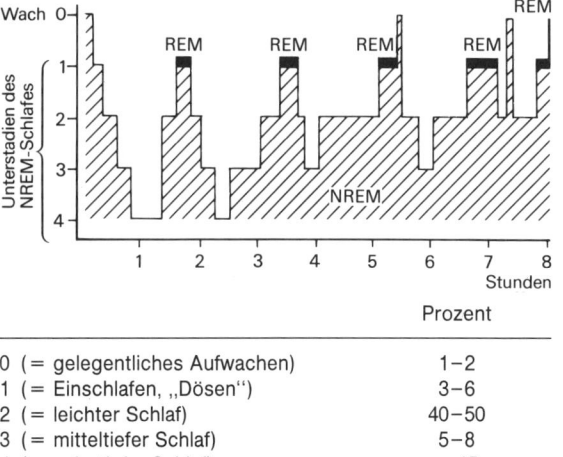

	Prozent
0 (= gelegentliches Aufwachen)	1–2
1 (= Einschlafen, „Dösen")	3–6
2 (= leichter Schlaf)	40–50
3 (= mitteltiefer Schlaf)	5–8
4 (= sehr tiefer Schlaf)	~15
NREM (insgesamt)	~70–80
REM	~15–25

Abb. 3: Schlafprofil eines 8stündigen Schlafes; Anteil der beiden Schlafphasen bzw. der Unterstadien des NREM-Schlafes in Prozent an der Gesamtschlafdauer beim Erwachsenen.

Das Elektroenzephalogramm (EEG) erfährt beim Wechsel vom Wach- zum Schlaf-Zustand charakteristische Änderungen (Abb. 2): das Wach-EEG ist durch das Vorherrschen von β-Wellen (Frequenz ~20 Hz; Amplitude ~20 μV) und α-Wellen (Frequenz ~10 Hz; Amplitude ≤50 μV) gekennzeichnet. Das Wellenmuster ist desynchronisiert. – Ruhezustand, Schläfrigkeit und Schlaf gehen mit zunehmender Synchronisation einher, und δ-Wellen (Frequenz ~3 Hz; Amplitude <150 μV) treten in Erscheinung. – Bei der Registrierung der Hirnstromkurve über den Verlauf einer ganzen Nacht ist in 4–5 aufeinander folgenden Zyklen (s. Abb. 3) jeweils eine Phase zu beobachten, in der das typische Schlaf-

EEG-Muster durch Desynchronisation unterbrochen wird: die δ-Wellen verschwinden eine Zeitlang und werden durch frequentere Wellen mit kleinerer Amplitude ersetzt (Abb. 2). Zur gleichen Zeit werden die Augäpfel bei geschlossenen Lidern schnell hin- und herbewegt (Rapid Eye Movements = REM-Schlaf). Weckt man einen Schlafenden in der Phase des REM-Schlafes, so berichtet er häufig, gerade geträumt zu haben. Während im Okulomyogramm Aktionspotentiale nachweisbar sind (Abb. 2), ist die elektrische Aktivität der übrigen Skelettmuskulatur in der REM-Phase eines Schlafzyklus stärker herabgesetzt als während des Tiefschlafs (NREM = Nicht-REM-Schlaf). Im Gegensatz zu der verminderten motorischen Aktivität sind im REM-Schlaf andere Körperfunktionen (Herzfrequenz, Blutdruck, Gehirndurchblutung, etc.) gesteigert, was eher den Verhältnissen im Wachzustand entspricht. Der Grad der Erholung durch den Schlaf ist abhängig von einem ungestörten Ablauf dieser 4–5 Zyklen sowie einer optimalen Relation der beiden Schlafphasen zueinander (schematisiertes Schlafprofil s. Abb. 3). Unterdrückung der REM-Phasen durch chronische Gabe von Pharmaka (z. B. bestimmte Schlafmittel) verursacht eine Störung des Allgemeinbefindens. Verschwindet nach längerer Suppression des REM-Schlafes das auslösende Agens, stellt sich ein „Rebound-Phänomen", als Ausdruck eines Nachholbedarfes für REM-Schlaf, ein, d. h. Frequenz bzw. Dauer des REM-Schlafes sind über Tage bis Wochen beim Schlafen vermehrt bzw. verlängert; dabei treten oft Alpträume auf.

Ursache von Schlafstörungen

Zu über 80 % ist eine von der Hirnrinde und/oder dem limbischen System ausgehende, abnorm intensive und anhaltende Stimulierung des „Wach-Systems" bei gleichzeitiger Hemmung des „Schlaf-Systems" die Ursache einer Schlafstörung (s. Abb. 1). Sorgen, Angst, Streß, depressive Stimmungslage können Schlaflosigkeit auslösen. Auch aus der Peripherie eintreffende Impulse (Schmerzen, Husten, Atembeschwerden u. a.) verursachen Schlafstörungen. Spätes Abendessen, zu viel Coffein und/oder Nikotin zählen mit zu den häufigsten Ursachen. Medikamentös bedingte Schlafstörungen können durch die Einnahme indirekt wirkender Sympathomimetika (z. B. in Appetitzüglern, in Mitteln zur Abschwellung der Nasenschleimhaut und in Präparaten zur Behandlung des Asthma bronchiale), von Theophyllin und Coffein (in Kombinationspräparaten), von tricyclischen Antidepressiva und bestimmten Antiepileptika (z. B. Ethosuximid) entstehen. Pyritinol, Meclofenoxat und Piracetam (s. S. 603), die bei geriatrischen Patienten mit Mangeldurchblutung des ZNS Anwendung finden, rufen ebenfalls Schlafstörungen hervor.

Sedativ und hypnotisch wirkende Pharmaka

Alle Pharmaka, die die Aktivität des „Wach-Systems" in der Formatio reticularis vermindern, wirken sedativ und hypnotisch (Abb. 1). Der Unterschied zwischen sedativer und hypnotischer Wirkung ist kein qualitativer, sondern ein quantitativer. Folglich ist auch das Auftreten einer sedativen oder einer hypnotischen Wirkung dosisabhängig. Das Ausmaß der Wirkung hängt außerdem vom jeweiligen Erregungszustand des „Wach-Systems" ab, d. h. z. B., daß ein Hypnotikum bei einer Schlafstörung infolge eines Überwiegens erregender Einflüsse in einer bestimmten Dosierung nur sedieren, aber

keinen Schlaf erzeugen kann. Bei geringerem oder „normalem" Erregungszustand hingegen wird dieselbe Dosis hypnotisch wirken.
Zwei Gruppen von Schlafmitteln sind zu unterscheiden: a) Verbindungen, die in hohen toxischen Dosen narkotisch wirken (Ausfall der Stell- und Haltereflexe), wie z. B. Barbiturate und Stoffe mit analoger Wirkung (sog. „Nichtbarbiturate"). Dosisabhängig bewirken diese Substanzen: Sedierung ⇌ Schlaf ⇌ Narkose ⇌ Koma → Tod. b) Verbindungen, die auch in hohen toxischen Dosen nicht narkotisch wirken (d. h.

Stell- und Haltereflexe bleiben weitgehend erhalten), wie z. B. Benzodiazepine und Phenothiazin. Chemisch gehören die hypnotisch wirkenden Pharmaka den verschiedensten Stoffklassen an (Tab. 1).

Tab. 1: Die verschiedenen Stoffklassen der sedativ-hypnotisch wirksamen Substanzen.

aliphatische Verbindungen	cyclische Verbindungen
Alkohole: Ethanol	Aldehyde: Paraldehyd
Halogenierte Kohlenwasserstoffverbindungen:	⊘ Barbiturate: Phenobarbital
	Piperidindione: Methyprylon
Chloralhydrat	Chinazolone: Methaqualon
Dicarbamate: Meprobamat	⊘ Benzodiazepine: Diazepam
Monoureide: Carbromal	Phenothiazine: Promethazin

Wirkort und Wirkungsmechanismus

Der Hauptangriffsort für Hypnotika sind der rostrale aszendierende Teil der Formatio reticularis („Wach-System") und das limbische System (s. Abb. 1). Die Benzodiazepine greifen bevorzugt am limbischen System an, die Barbiturate und ihre pharmakologischen Verwandten hingegen in subnarkotischen Dosen am aszendierenden Teil der Formatio reticularis. Die Barbiturate wirken im Gegensatz zu den Benzodiazepinen jedoch nur bedingt „selektiv": in höherer, narkotisch wirksamer Dosierung wird durch sie nicht nur die Impulsübertragung zu kortikalen Anteilen unterbrochen, sondern darüber hinaus werden auch die Hirnrinde und andere Bereiche des ZNS gelähmt. – Auf zellulärer Ebene sind für die Barbiturate prä- und postsynaptische Angriffspunkte nachgewiesen. **Post**synaptisch verstärken sie an Inter- und Projektionsneuronen die durch GABA[1] induzierte Hemmung (s. S. 115; 293); sie binden am GABA-Rezeptor nicht an der gleichen Stelle wie die Benzodiazepine; ihre Anlagerung dort hat zur Folge, daß GABA verstärkt an den Rezeptor gebunden wird und die GABA-erg hervorgerufene Öffnung des Chloridkanals länger anhält. Die Aktivierung **prä**synaptischer GABA-Rezeptoren wird wahrscheinlich durch Barbiturate über den gleichen Vorgang unterstützt und hat zur Folge, daß die Freisetzung erregend wirkender Transmitter an den betroffenen Synapsen verstärkt gehemmt wird. – Besonders empfindlich reagieren offensichtlich Synapsen im aszendierenden Teil der Formatio reticularis („Wach-System" s. Abb. 1), im Bereich des Thalamus sowie aszendierende unspezifische Projektionen zum Cortex: während die Impulsübertragung des Einzelreizes im hypnotisch wirksamen Dosisbereich der Barbiturate noch nicht blockiert ist, wird die normalerweise daraus resultierende repetitive Nachentladung bereits unterdrückt. – Auch die Benzodiazepine, deren Hauptangriffsort das limbische System ist, verstärken die GABA-erge Hemmwirkung an Synapsen im ZNS (s. S. 115; 293).

Benzodiazepine

Die heute häufigst verwendeten Hypnotika sind Benzodiazepinderivate (s. S. 292). Sie wurden ursprünglich nur als Tranquillantien eingesetzt. Ihrer großen therapeutischen Breite wegen werden sie inzwischen mit Recht – vor allem nachdem Derivate mit kurzer Halbwertzeit synthetisiert wurden (Tab. 2) – den Barbituraten vorgezogen. Ihr Hauptangriffsort ist das limbische System. Sie dämpfen die von dort ausgehen-

---

[1] GABA = γ-Aminobuttersäure.

de emotionsbedingte Aktivierung des „Wach-Systems" in der Formatio reticularis (s. Abb. 1) und wirken so indirekt schlaffördernd. Ihre inhibitorische Wirkung beruht auf einer Aktivierung prä- bzw. postsynaptischer GABA-Rezeptoren (Wirkungsmechanismus s. S. 115; 293). – Mit steigender Dosis bewirken sie: Sedierung → Schlaf → Stupor mit begleitender anterograder Amnesie. Lebensbedrohliche Zustände wie Atemdepression, Herz-Kreislauf-Versagen und Verschwinden der Reflexe, wie sie für Vergiftungen mit Barbituraten und sog. Nicht-Barbituraten typisch sind, treten nach oraler Einnahme von Benzodiazepinen nicht auf. Maximale Dosen, die in suizidaler Absicht eingenommen und überlebt wurden, sind bekannt; sie betragen: Diazepam 2 000 mg (200 Tbl. à 10 mg), Nitrazepam 1 000 mg (200 Tbl.) und Flurazepam 2 400 mg (80 Tbl.). – Benzodiazepine (Dosierung und Halbwertszeit: Tab. 2) verkürzen bei Personen, die unter Schlafstörungen leiden, die Schlaflatenz, erhöhen die Weckschwelle und vermindern die Häufigkeit gelegentlichen Aufwachens. Stadium 4 des NREM-Schlafes wird verkürzt, wohingegen Stadium 2 und 3 verlängert werden (Tab. 3). Das Resultat ist eine Verlängerung des NREM-Schlafs. Die Dauer des REM-Schlafes ist verkürzt (Tab. 3); die Häufigkeit der REM-Zyklen kann dabei erhöht sein. – Bei kurzzeitigem Gebrauch von Benzodiazepinen geben die Patienten an, aus „tiefem" und „erfrischendem" Schlaf erwacht zu sein. Häufigere Anwendung (über mehr als 14 Tage) geht mit Gewöhnung einher, d. h., bei gleich bleibender Dosierung ist die hypnotische Wirkung abgeschwächt.

Tab. 2: Halbwertzeit und Dosierung.

Benzodiazepin*	HWZ (h)	HWZ (h)**	ED mg
Triazolam[1]	2,5	4	0,5–1
Lormetazepam[2]	13	–	0,5–2
Clotiazepam[3]	10	18	5–15
Flurazepam[4]	2	30–90	15–30
Nitrazepam[5]	20–48	–	5–10
Flunitrazepam[6]	10–20	–	0,5–2
Temazepam[7]	5–8	–	10–20

[1] Halcion®; [2] Noctamid®; [3] Trecalmo®; [4] Dalmadorm®;
[5] Mogadan®; [6] Rohypnol®; [7] Planum®.
* Grundskelett der Benzodiazepine s. S. 292
** wirksame Metaboliten

Nebenwirkungen

Nach längerer Anwendung von Benzodiazepinen über viele Wochen löst abruptes Absetzen als Reaktion auf die Unterdrückung des REM-Schlafes ein Rebound-Phänomen aus (s. oben und Tab. 3), das von folgenden Symptomen begleitet wird: Hyposomnie, Angstzustände, Schwindel und Schwächegefühl. – Bei älteren Menschen ist die Vigilanzregulation störanfälliger (s. S. 601). Dieses Phänomen ist besonders deutlich am Schlafverhalten zu erkennen (Verkürzung von Schlafzeit, Veränderung in der Struktur des Schlafzyklus, etc.). Durch Schlafmittel vom Typ der Benzodiazepine wird der Vigilanztonus gesenkt. Dabei kann im Extremfall
a) die Vigilanzregulation zusammenbrechen: es tritt ein durch pathologischen Schlaf gekennzeichnetes organisches Psychosyndrom auf;
b) der Organismus kann mit einer überschießenden Gegenregulation reagieren: es kommt zu einer deliranten Symptomatik mit starker Erregung bei gleichzeitiger Bewußtseinstrübung (Paradoxreaktion).

der Eigenschaften verschiedener Hypnotika-Typen.

Wirkung auf den physiologischen Schlaf Stadium*				REM-Latenz**	REM-Rebound	Tole-ranz
NREM			REM			
2	3	4				
↑	=	↓↓	↓↓	↑	+ +	+ + +
↑	↑	↑	=	=	∅	(+)
↑	=	=	(↓)	=	+	+
↑	↑	↓	(↓)	=	(+)	(+)

** REM-Latenz = Zeit vom Einschlafen bis zum Auftreten der 1. REM-Phase; ↑ Zunahme; ↓ Abnahme; ...den; = unverändert; Toleranz (letzte Spalte) bedeutet hier, daß die schlaffördernde Wirkung der Substanz in ...sch aufgehoben ist (modifiziert nach Baust, W. In: Schlaf und Pharmakon. S. 96. Harrer G./Leutner V. (Eds.)

...her Benzodiazepin-Dosen tre-
...Fällen starke Entziehungser-
...e Psychosen, Krämpfe, Deli-
...muß man wohl annehmen,
...keit ausgebildet hat. Genau
...ntial der Benzodiazepine
... sicherlich niedriger als das
... und der ihnen pharmakologisch nahe ver-
...n Hypnotika. Die Fahrtüchtigkeit kann durch Benzodiazepine bereits bei therapeutischer Dosierung beeinflußt
werden (Wurstigkeit, Verminderung der Reaktionsgeschwin-
digkeit, Störung motorischer Funktionen, Nachlassen kognitiver Fähigkeiten, Reduzierung der Selbstkontrolle). Besonders bei zusätzlicher Einnahme anderer Hypnotika oder in
Kombination mit Alkohol können psychomotorische Fehlleistungen beim Steuern von Kraftfahrzeugen und beim Bedie-
nen von Maschinen verhängnisvoll werden.

Nach Einnahme von Benzodiazepinderivaten als Schlafmittel
können Erinnerungslücken auftreten: Betroffene erinnern
sich am folgenden Tag womöglich nicht mehr an Vorkomm-
nisse, die im Zeitraum zwischen der Tabletteneinnahme und
dem Einschlafen passierten. Benzodiazepine sollten daher
erst unmittelbar vor dem Zubettgehen eingenommen werden.

Pharmakokinetik

Nach oraler Anwendung werden die als Hypnotika gebräuchlichen Benzodiazepin-Derivate rasch aus dem Magen-Darm-
Trakt resorbiert (z. B. Flurazepam und Triazolam innerhalb
1 h); das Ausmaß der Bindung an Plasmaalbumin variiert in
Abhängigkeit von der Lipidlöslichkeit der Derivate (s. allgemeine Gesetzmäßigkeiten S. 37) und beträgt > 90 % beim
Diazepam. Die metabolische Inaktivierung erfolgt im endoplasmatischen Retikulum, vorwiegend in der Leber. Eine Enzyminduktion wird nach therapeutischer Dosierung beim
Menschen nicht beobachtet. Je nach Ausgangssubstanz entstehen beim Abbau aktive Metaboliten mit längerer HWZ,
die kumulieren. Ältere Menschen, Patienten mit Leberzirrhose oder Hepatitis metabolisieren Benzodiazepin-Derivate
langsamer. – Benzodiazepine passieren die Plazentarschranke und werden mit der Milch ausgeschieden (weitere Daten
zur Pharmakokinetik S. 291).

Barbiturate (Diureide)

Durch Kondensation von Harnstoff mit Malonsäure entsteht
Malonylharnstoff (von Baeyer, 1863, Barbitursäure genannt),
s. Abb. 4.

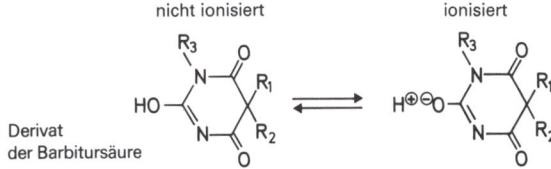

*) nur in Kombinationen

Abb. 4: Schlafmittel.

Infolge Platzwechsel des Wasserstoffs bei C-5, N-1 bzw. N-3 kann das Barbitursäure-Molekül in verschiedenen tautomeren Formen vorkommen, von denen eine in Abb. 4 dargestellt ist.

Die Barbitursäure (pK_a = 4,0) übertrifft in ihrer Acidität die Essigsäure und ist zum überwiegenden Teil ionisiert (s. Abb. 4); sie ist nicht sedativ-hypnotisch wirksam. Substitution der Wasserstoffatome an C-5 und des Wasserstoffs an N-1 vermindert die Zahl der Tautomeriemöglichkeiten und verringert die Acidität; im Gegensatz zur Barbitursäure sind ihre Derivate schwache Säuren (pK_a s. Tab. 4), die unter physiologischen Bedingungen auch in der nicht ionisierten Form vorkommen (s. S. 259, Tab. 5).

Hinsichtlich des schlafinduzierenden Effektes (bei oraler Anwendung liegt die ED je nach Präparat zwischen 0,05 und 0,3 g) gibt es keine Unterschiede zwischen den verschiedenen Barbitursäure-Derivaten. Schnelligkeit des Wirkungseintrittes und Wirkungsdauer einer Einzeldosis (s. Tab. 4) werden bei den einzelnen Derivaten durch die von der chemischen Struktur abhängigen Unterschiede in der Pharmakokinetik (s. weiter unten) bestimmt. – Barbiturate verkürzen den REM-Schlaf sowie Stadium 4 des NREM-Schlafes (s. Tab. 3); sie verlängern Stadium 2 des NREM-Schlafes. Die in den ersten Nächten nach der Einnahme beobachtete Verlängerung der Gesamtschlafdauer wird bei fortgesetzter Applikation innerhalb kurzer Zeit (8–10 Tage) auf den Ausgangswert und darunter reduziert (Toleranzentwicklung). Die schlafinduzierende Wirkung ist abgeschwächt oder völlig verschwunden; nur durch Dosiserhöhung kann der ursprüngliche Effekt wieder herbeigeführt werden. Dieser Wirkungsverlust kann nur teilweise mit der Beschleunigung des Abbaus (Enzyminduktion s. weiter unten, sowie S. 49) erklärt werden; es müssen außerdem adaptative Vorgänge im ZNS eine Rolle spielen (z. B. Beeinflussung des Zusammenspiels zwischen Transmitter und Rezeptor an der zentralnervösen Synapse s. S. 115; 293). – Nach längerer Anwendung hat ein abruptes Absetzen des Barbiturates einen REM-Rebound zur Folge; der gesteigerte Nachholbedarf für REM-Schlaf geht mit Alpträumen einher.

Die Verwendung der Barbiturate als Schlafmittel ist zugunsten eines ansteigenden Gebrauchs der Benzodiazepine seit einigen Jahren stark rückläufig. Toleranzentstehung, Gefahren beim Mißbrauch und bei Intoxikation (s. weiter unten) sowie Abhängigkeitspotential sind bei Barbiturat-Einnahme zweifelsfrei viel größer als bei der von Benzodiazepinen.

Nebenwirkungen

Bei niedriger Dosierung sind unerwünschte Nebenwirkungen selten. Nach höheren Dosen treten Schläfrigkeit am Tage, Gleichgewichtsstörungen, Trunkensein, Ataxie und eingeschränktes Urteilsvermögen auf. Dieser „hang-over", der mit morgendlichem Erschöpftsein, Schwindelgefühl und Lethargie einhergehen kann, wird besonders häufig nach Einnahme langwirksamer Barbiturate beobachtet. Nebenwirkungen, die vorwiegend ältere Menschen betreffen, sind: unbestimmte gastrointestinale Schmerzen sowie Hautreaktionen (Ödeme, Exantheme, exfoliative Dermatitis). Die Symptomatik einer intermittierenden Porphyrie wird durch die Anwendung eines Barbiturates verschlimmert (Mechanismus s. weiter unten); Barbiturate sind daher bei Patienten mit dieser Erkrankung kontraindiziert.

Chemische Struktur, physikalisch-chemische Eigenschaften und Pharmakokinetik

Strukturformeln und physikalisch-chemische Eigenschaften einer Reihe von Barbiturat-Derivaten sind tabellarisch (Tab. 4) wiedergegeben. Als schwache Säuren (pK_a-Wert 7,3–8,4) bilden sie mit starken Basen (z. B. NaOH) wasserlösliche Salze; die wäßrigen Lösungen reagieren stark alkalisch (pH-Wert > 11). In Abhängigkeit von der chemischen Konstitution ist die nicht ionisierte Form der verschiedenen Derivate unterschiedlich lipophil (Methylenchlorid/Wasser-Verteilungskoeffizient Tab. 4). Einführung eines aromatischen Restes bei C-5 (Phenobarbital[1]), Verlängerung und

----
[1] Luminal®.

Tab. 4: Strukturformeln, physiko-chemische und pharmakologische Eigenschaften einiger Barbitursäurederivate.

	R_1	R_2	R_3	R_4	pK_a-Wert	Methylenchlorid/Wasser-Verteilungskoeffizient	Narkoseeintritt nach i.v. Gabe (min)	Bindung an Plasmaalbumin (%)	Plasmakonzentration toxisch mg/l	Plasmakonzentration letal mg/l	Halbwertzeit	Wirkungsdauer einer ED (h)	Ausscheidung unverändert im Harn (%)
Barbital	$-C_2H_5$	$-C_2H_5$	H	O	7,8	1	22	5	20	40	4 Tage	12–24	70–90
Phenobarbital	$-C_2H_5$	(Benzolring)	H	O	7,3	3	12	20	40	60	3 Tage	10–18	30
Pentobarbital	$-C_2H_5$	$-CH-CH_2CH_2CH_3$, CH_3	H	O	8,0	39	~1	35	10	15	15–48 h	4–8	10
Secobarbital	$-CH_2-CH=CH_2$	$-CH-CH_2CH_2CH_3$, CH_3	H	O	7,9	52	~1	44	7	10	20–28 h	3–6	10
Hexobarbital	$-CH_3$	(Cyclohexenring)	$-CH_3$	O	8,2	250	sofort	50	–	50	4 h	2–3	< 5
Thiopental	$-C_2H_5$	$-CH-CH_2CH_2CH_3$, CH_3	H	S	7,6	580	sofort	84	–	–	6 h	–	~10

s. auch Kapitel Kurz- bzw. Injektionsnarkotika S. 247.

Tab. 5: Beeinflussung der Aufnahme und Verteilung eines Barbiturates (z. B. des Phenobarbital) durch den Grad seiner Ionisation (ionisiert = Salzform, wasserlöslich; nicht ionisiert = freie Säure, lipidlöslich).

Magen pH-Wert ~1	Mukosaepithel des Magens (Lipidbarriere)	Blut[1] pH-Wert = 7,4	Blut-Hirn-Schranke (Lipidbarriere)	Gehirn extrazellulär pH-Wert = 7,4	Zellmembran (Lipidbarriere)	Gehirn intrazellulär pH-Wert = 6,8
ionisiert (< 1 %)		ionisiert (~ 50 %)		ionisiert (~ 50 %)		ionisiert
⇅	nicht ionisiert	⇅	nicht ionisiert	⇅	nicht ionisiert	⇅
nicht ionisiert (> 99 %) →→→		nicht ionisiert (~ 50 %) ← ← ←		nicht ionisiert (~ 50 %) ← ← ←		nicht ionisiert[2] ← ← ←

[1] betrifft den nicht an Albumin gebundenen Barbiturat-Anteil; [2] beim Hexobarbital sind ca. 95 % intrazellulär im ZNS nicht ionisiert.

Verzweigung eines aliphatischen Restes (Pentobarbital[1]), Einführung stärker gesättigter Aromate und/oder N-Methylierung (Hexobarbital) erhöhen den Grad der Lipidlöslichkeit. Durch Austausch von Sauerstoff gegen Schwefel bei C-2 (Thiopental[2]) wird die Lipophilie noch weiter gesteigert.

Mit zunehmender Lipidlöslichkeit tritt nach i.v. Verabreichung äquieffektiver Dosen die Narkose rascher ein, erfolgt nach oraler Gabe die enterale Resorption schneller, wird im Plasma mehr an Albumin gebunden, sind Halbwertzeit und Wirkungsdauer kürzer, ist die Metabolisierungsrate höher, d. h., es wird weniger unverändert im Harn ausgeschieden (s. Tab. 4).

Barbiturate können bereits im **Magen** (pH-Wert ~ 1) resorbiert werden, weil sie als schwache organische Säuren zu mehr als 90% in der nicht ionisierten, lipidlöslichen Form vorliegen (Tab. 5 und allgemeiner Teil S. 27).

Im **Blut** (pH-Wert = 7,4) ist der nicht an Albumin gebundene Anteil, z. B. von Phenobarbital (pK_a-Wert = 7,3) zur Hälfte ionisiert und zur anderen Hälfte nicht ionisiert. Die nicht ionisierte Fraktion durchdringt Barrieren, wie z. B. die Blut-Hirn-Schranke, und reichert sich in den Zell-Lipiden an (Tab. 5).

In der **Niere** verläßt der nicht an Albumin gebundene Anteil der Barbiturate mit dem Ultrafiltrat das Blut (s. S. 52 f.). Bei niedrigem pH-Wert (Acidose) verschiebt sich im tubulären Harn das Gleichgewicht zugunsten des nicht ionisierten Anteils; demzufolge wird das Barbiturat in Form der freien Säure schnell durch die Lipidbarriere des Tubulusepithels wieder ins Blut zurückdiffundieren.

Eine Alkalisierung des Harnes, z. B. durch Gabe von $NaHCO_3$, vermindert die Reabsorption, weil nunmehr die ionisierte Form überwiegt, die tubulär nicht zurückdiffundieren kann (s. S. 52 f.).

Der **Abbau der Barbiturate** erfolgt im endoplasmatischen Retikulum, vorwiegend der Leberzelle. Bei einigen Derivaten entstehen z. B. nach Demethylierung oder nach Desulfurierung Metaboliten, die noch hypnotisch wirksam sind. Die Oxidationsprodukte der Barbiturate sind um ein Vielfaches hydrophiler; das hat zur Folge, daß sie unwirksam sind und renal rasch eliminiert werden (s. S. 52).

Barbital[3] und Phenobarbital, die nur in geringem Umfang in der Leber oxidiert werden, verlassen größtenteils unverändert mit dem Harn den Organismus; ihre Verweildauer ist daher besonders lange (Halbwertzeit s. Tab. 4), und bei chronischer Anwendung kumulieren sie am stärksten.

Phenobarbital verursacht bei chronischer Anwendung eine Enzyminduktion (s. S. 49): Bestimmte Anteile des endoplasmatischen Retikulums der Leberparenchymzelle werden vermehrt und gleichzeitig nimmt der Gehalt an fremdstoffmetabolisierenden Enzymen (Monooxygenasen) zu. Dadurch wird der Abbau von Barbituraten und vielen anderen Arzneistoffen beschleunigt; so wird beispielsweise nach einer längeren Barbiturat-Medikation nicht selten eine Abnahme der Wirkungsstärke von Antiepileptika, Antikoagulantien vom Cumarin-Typ, Analgetika und vielen anderen Pharmaka beobachtet (s. S. 49; 449).

Durch Aktivierung der δ-Amino-Lävulinsäure-Synthetase wird eine vermehrte Bildung von Porphyrin-Vorstufen induziert. Bei einer intermittierenden Porphyrie ist daher die Anwendung von Barbituraten kontraindiziert.

Therapeutische Anwendung

Barbiturate finden therapeutisch Verwendung als Sedativa (heute nicht mehr Bestandteil analgetisch wirkender Mischpräparate), als Hypnotika, als injizierbare Narkotika (Kurznarkose, Narkoseeinleitung s. S. 247), als funktionelle Antagonisten bei Vergiftungen mit konvulsiv wirkenden Stoffen wie z. B. DDT (s. S. 786), Strychnin (s. S. 264), Aminophenazon (s. S. 221), Pentetrazol und Bemegrid (s. S. 264) oder nach Überdosierung von Lokalanästhetika (s. S. 231), und als Antiepileptika (s. S. 271). Die im Handel befindlichen Präparate enthalten mittel- und langwirksame Barbiturate (z. B. Cyclobarbital[1], Vinylbital[2] = mittel; Phenobarbital = lang), die bei Durchschlafstörungen verordnet werden.

Akute und chronische Intoxikation und deren Behandlung

Mißbrauch ist nicht selten und hängt damit zusammen, daß Barbiturate bei manchen Personen Euphorie erzeugen. Symptome einer zentralen Dämpfung werden bei Süchtigen häufig durch die gleichzeitige Einnahme zentral erregender Substanzen, wie z. B. Methamphetamin etc. kompensiert. Zwanghafte chronische Einnahme und erhöhte Toleranz zeigen in diesen Fällen Abhängigkeit an, die gemessen am Barbiturat-Verbrauch jedoch seltener vorkommt als bei Morphin und seinen pharmakologischen Verwandten. Bei Barbiturat-

---

[1] Neodorm®; [2] Trapanal®; [3] Die früher sehr verbreiteten Barbitalpräparate (z. B. Medinal® und Veronal®) sind wegen der erheblichen Kumulationsgefahr aus dem Handel gezogen worden. Es ist deshalb zu fordern, Barbital auch nicht mehr in Kombinationspräparaten zu verwenden.

[1] Somnupan C®; [2] Speda®.

süchtigen kommen Dosissteigerungen bis zum Faktor 10–15 gegenüber der Norm vor (vergl. die mehrfach größere toleranzbedingte Dosierung bei Morphin und Analoga S. 209). Entzugserscheinungen wie Übererregbarkeit, Tremor, Schwächegefühl und Angst sind zu beobachten, wenn bei Abhängigen die Barbiturat-Zufuhr abrupt gestoppt wird. Bei an besonders hohe Dosen (> 1,5 g pro die) gewöhnten Süchtigen können dann Krämpfe und toxisch bedingte Psychosen (Delirium tremens) auftreten. Am besten läßt sich ein derartiger Zustand durch erneute Gabe eines Barbiturates beheben, wobei die Dosis dann schrittweise verringert werden muß (Ausschleichen).

Barbiturat-Vergiftungen bei Erwachsenen sind in zivilisierten Ländern die häufigste Suizidart. Im Kindesalter kommen Intoxikationen als Unglücksfälle vor. Der Vergiftete ist bewußtlos; unmittelbare Gefahr droht, wenn medulläre Zentren bereits gelähmt sind: Atem- und Herzstillstand, Kreislaufversagen. Überlebenschancen bei schweren Intoxikationen hängen nicht nur von der absolut eingenommenen Dosis und der Art des Barbiturates ab, sondern auch davon, wie rasch bei unbekannter Vorgeschichte nach Auffinden des Bewußtlosen die richtige Diagnose (durch analytischen Barbiturat-Nachweis im Harn oder Blut) gestellt und eine adäquate Behandlung eingeleitet wird. Die Dauer der Barbiturat-„Narkose" läßt sich bei Kenntnis des Derivates und bei bekannter Konzentration im Blut aufgrund der Halbwertzeit (Barbital bzw. Phenobarbital zwischen 3–4 Tagen) mit guter Annäherung abschätzen. Die therapeutischen Maßnahmen werden verschieden sein, wenn die Dauer der „Narkose" mit 48 Stunden oder mit 8 Tagen veranschlagt wird.

Therapie einer Barbituratvergiftung: Zur Entfernung noch nicht resorbierter Tablettenreste kann eine Magenspülung auch noch nach vielen Stunden sinnvoll sein. Die Spülung darf erst nach Einführung eines Trachealtubus vorgenommen werden, da sonst die Gefahr der Aspiration von Mageninhalt besteht. Am vordringlichsten ist eine ausreichende Sauerstoffversorgung des meistens hypoxämischen Patienten. Darüber hinaus muß der Hypothermie, der eingeschränkten Nierenfunktion und dem womöglich drohenden peripheren Kreislaufversagen therapeutisch begegnet werden. Die sog. forcierte Diurese z. B. mit Furosemid muß mit einer äquivalenten Infusion kombiniert werden, der zur Alkalisierung des Harns (s. S. 436 f.) $NaHCO_3$ oder Trispuffer (THAM) zugesetzt werden soll, um so die Barbiturat-Ausscheidung noch weiter zu beschleunigen. Auf diese Weise ist es möglich, die Dauer der „Narkose" um bis zu zwei Drittel zu verkürzen (s. S. 53). Bei Vergiftungen mit hohen Dosen langwirksamer Barbiturate ist das Verfahren der Hämoperfusion oder der Hämodialyse immer dann anzuwenden, wenn die Kalkulation ergibt, daß die „Narkose" mehrere Tage dauern wird, und wenn die Funktion der Nieren eingeschränkt ist.
Eine Infektionsprophylaxe bei dem Vergifteten sollte stets vorgenommen werden, um der Gefahr interkurrenter Infekte (z. B. Pneumonie) zu begegnen.

Bromharnstoffderivate (Monoureide)

Im Unterschied zu den Barbituraten handelt es sich bei den Monoureiden um Harnstoffderivate, bei denen nur eine Aminogruppe mit einer Carbonsäure kondensiert ist (Abb. 4). Diese Verbindungen enthalten im Molekül ein Bromatom; sie werden als schwach wirksame Hypnotika eingestuft (Dosierung zwischen 0,25–1,5 g pro die). Nach Einnahme erfolgt rasche Resorption aus dem Magen-Darm-Trakt (z. B. für Carbromal nach ca. 30 Minuten maximale Serumkonzentration). Als Metaboliten sind bromfreie und bromhaltige, z. T. noch wirksame Verbindungen nachgewiesen worden. Meta-

bolisch abgespaltenes Br^- verteilt sich auf etwa 20–30 % der Körpermasse und wird aus diesen Kompartimenten sehr langsam eliminiert (HWZ ca. 12 Tage). Bei längerer Anwendung kumuliert daher das Br^- und wird außerdem im ZNS angereichert. Das erklärt die in diesen Fällen häufig zu beobachtenden Symptome eines „Bromismus": Verwirrtheitszustände, Gedächtnisschwund sowie in schweren Fällen Delirium; ferner: Dermatitiden (Akne), Schnupfen, Konjunktivitis, Purpura (punktförmige Blutungen an Haut- und Schleimhäuten). Gewöhnung und Abhängigkeit treten nach längerer Anwendung häufig auf. Es war deshalb richtig, daß diese Schlafmittel trotz ihrer relativ schwachen Wirksamkeit inzwischen (seit 1978) der Verschreibungspflicht unterworfen wurden. Angesichts der vielen Ausweichmöglichkeiten wäre ein völliger Verzicht auf die Anwendung dieser Hypnotika nur konsequent. Denn bei Intoxikation mit hohen Dosen (Suizid) ist im Unterschied zu einer Barbiturat-Vergiftung wegen pulmonaler Veränderungen (Schocklunge) die Letalität mit 4–6 % sehr hoch (Konzentration im Plasma bei Intoxikation 20–40 mg/l). Größere Tablettenmengen konglomerieren im Magen und sind im Röntgenbild (Abdomenübersichtsaufnahme) zu erkennen. Ist eine Magenaushebung erfolglos, müssen die Tablettenkonglomerate notfalls per Gastrotomie entfernt werden.

Piperidindione

Thalidomid[1], das als Ursache einer der größten Arzneimittelkatastrophen (s. S. 82) bekannt wurde, ist ein Piperidindion (Abb. 4). Seine Wirkungsstärke entspricht derjenigen der anderen Piperidindione (z. B. Glutethimid, Methyprylon, ebenfalls nicht mehr im Handel) und liegt etwa in der Größenordnung der mittellang wirksamen Barbiturate; es verfügt jedoch über eine ungewöhnlich große therapeutische Breite. Mit anderen Worten: seine akute Toxizität ist sehr niedrig. Die letale Dosis ist so hoch, daß es praktisch unmöglich ist, damit Selbstmord zu begehen; Einnahme von 14 g in suizidaler Absicht ist ohne Folgen geblieben. So gesehen war Thalidomid ein ideales Schlafmittel.
Bei Anwendung während der Schwangerschaft, und zwar zum Zeitpunkt der Organogenese, wirkt Thalidomid teratogen. Thalidomid ist ein Racemat, von dem sich nachträglich im Tierexperiment zeigen ließ, daß nur eines der beiden Enantiomere teratogene Wirkung besitzt. Insgesamt wurden in den Jahren von 1958 bis 1961 etwa 10 000 Kinder (davon in Deutschland, wo die Substanz breite Anwendung fand, ca. 4 000 Fälle!) mit Phokomelien (Mißbildungen der Gliedmaßen, S. 82) geboren. Daher wurde Thalidomid 1961 aus dem Handel gezogen (weiterführende Literatur s. Lenz). Die Substanz hat noch eine weitere unangenehme Nebenwirkung: bei chronischer Anwendung treten periphere Neuritiden auf.

Methaqualon

Methaqualon, ein Chinazolin-Derivat (Abb. 4), ist als Monosubstanz und Bestandteil von Kombinationspräparaten bis vor kurzem häufig als Einschlaf- und Durchschlafmittel (ED 0,2–0,4 g) verordnet worden. Da Drogensüchtige Methaqualon in großem Umfang mißbrauchen (s. unten), wurde es der Betäubungsmittelverschreibungsverordnung unterstellt. Methaqualon unterdrückt ebenfalls den REM-Schlaf (s. Tab. 3). Polyneuritische Symptome (Parästhesien) sind nach längerer Anwendung beobachtet worden.

---

[1] Thalidomid war in Deutschland unter dem Handelsnamen „Contergan" auf dem Markt.

Pharmakokinetik: Methaqualon wird rasch aus dem Magen-Darm-Trakt resorbiert; die HWZ beträgt 10–40 h. Methaqualon wird zu über 90 % durch Monooxygenasen metabolisiert; die Metaboliten werden in konjugierter Form mit dem Harn und teilweise auch der Galle ausgeschieden. Methaqualon wird in starkem Maße an Plasmaproteine gebunden (nach therapeutischer Dosierung zu ca. 90 % und nach Überdosierung bei Intoxikationen zu ca. 75 %).

Mißbrauch: Von Drogensüchtigen wird dieses Schlafmittel zusammen mit Alkohol und/oder Heroin oft in der fälschlichen Meinung, es eigne sich als Aphrodisiakum, mißbraucht. Bei chronischer Anwendung besteht das Risiko der Entstehung einer psychischen und physischen Abhängigkeit. Abruptes Absetzen von Methaqualon bei Süchtigen kann im Extremfall ein Delirium tremens und/oder Krampfanfälle hervorrufen.

Die Symptomatik einer akuten Intoxikation unterscheidet sich von einer Barbiturat-Vergiftung: Bewußtlosigkeit oder Erregungszustände mit Hyperreflexie, Erbrechen (Gefahr der Aspiration), Hypermotorik (Krämpfe). In schweren Vergiftungsfällen hat angesichts der hohen Proteinbindung das Verfahren der Hämoperfusion (s. S. 751) gegenüber dem der Hämodialyse den Vorzug. Die Erfahrungen der Vergiftungszentren sprechen dafür, daß die Behandlung akuter Methaqualonvergiftungen weniger erfolgreich ist als die von Barbiturat-Vergiftungen.

Sonstige Pharmaka mit hypnotischer Wirkung

$$Cl_3C \diagdown \diagup H$$
$$C$$
$$HO \diagup \diagdown OH$$

Chloralhydrat (Trichloracetaldehydhydrat) ist seit über 100 Jahren als Schlafmittel in Gebrauch. Die ölige Substanz schmeckt stark bitter und brennend, sie reizt Haut und Schleimhäute. Beimischung von Mucilaginosa und Geschmackskorrigentien sind vor der oralen Verabreichung daher üblich (ED 0,5–2,0 g). Es besteht auch die Möglichkeit, Chloralhydrat oral in Kapselform[1] oder bei starken Nebenwirkungen von seiten des Magen-Darm-Traktes rektal[2] zu verabreichen. Chloralhydrat fand früher (vor dem Aufkommen der Benzodiazepine) hauptsächlich bei Patienten Anwendung, die gegenüber Barbituraten Unverträglichkeitserscheinungen aufwiesen, ferner bei Eklampsie und Tetanus. Da eine Unterdrückung bzw. Verkürzung von Stadien des NREM-Schlafes sowie des REM-Schlafes nicht nachweisbar sind (s. Tab. 3), ist dieser Stoff als Schlafmittel heute wieder interessant (Abbau s. S. 807).

Pharmakokinetik: Nach der Resorption entsteht rasch (innerhalb von Minuten) über den Aldehyd und dessen Reduktion das ebenfalls hypnotisch wirksame Trichlorethanol, dessen HWZ etwa 8 h beträgt. Die schlafinduzierende Wirkung des Chloralhydrat wird überwiegend diesem Alkohol zugerechnet (Elimination erfolgt als Glucuronsäurekonjugat mit dem Harn). Daneben entsteht metabolisch Trichloressigsäure (HWZ ca. 4 Tage, hohe Proteinbindung).

Kontraindikationen: Bei Herzrhythmusstörungen ist Vorsicht bei der Anwendung von Chloralhydrat geboten. Wie andere halogenierte Kohlenwasserstoffverbindungen sensibilisiert es Reizleitungssystem und Myokard gegenüber Katecholaminen (s. S. 245 und S. 363). Bei Magen-Darm-Erkrankungen (Ulkus), Herz-, Leber- und Niereninsuffizienz ist seine Anwendung ebenfalls kontraindiziert. – Eine Vergiftung mit Chloralhydrat ähnelt in ihrer Symptomatik einer Barbiturat-Intoxikation. Mißbrauch und Abhängigkeit werden ebenfalls beobachtet.

$$H_3C \diagdown \diagup O \diagdown \diagup CH_3$$
$$O \diagdown \diagup O$$
$$\diagdown CH_3$$

Paraldehyd, ein cyclisches Acetal, ist eine klare, farblose Flüssigkeit, die stechend riecht und Schleimhäute reizt. Dieser Stoff wird seit über 100 Jahren als Schlafmittel verwendet. Nach Applikation (oral – die i.m.-Anwendung sollte besser unterlassen werden, weil sie sehr schmerzhaft ist – Dosierung 5–15 ml) induziert Paraldehyd rasch Schlaf. Anwendung findet er bei hospitalisierten Patienten mit Erregungszuständen (z. B. Alkoholentziehungskur), mit Krampfleiden, Eklampsie, Tetanus sowie bei Intoxikationen mit Krampfgiften. Bei niereninsuffizienten Patienten bietet die Paraldehydanwendung aufgrund von Besonderheiten bei der Elimination (HWZ ca. 8 h) Vorteile: ein Teil der Substanz (normalerweise ca. 20 %) wird unverändert über die Lunge exhaliert, der Rest wird bei intakter Leberfunktion über Acetaldehyd zu Kohlendioxid und Wasser abgebaut. Die gleichzeitige Anwendung von Disulfiram (z. B. bei Alkoholikern) ist kontraindiziert (s. S. 799). Auch ist die gleichzeitige Einnahme von Alkohol zu vermeiden.

Nebenwirkungen: Hustenreiz und Laryngospasmus können gelegentlich infolge der pulmonalen Elimination auftreten. Paraldehydabhängigkeit mit Auftreten von Toleranz kommt vor. Bei abruptem Absetzen treten bei Abhängigen Entzugserscheinungen in Form eines Delirium tremens mit lebhaften Halluzinationen auf.

Methylpentynol[1] ist ein schwach wirksames Schlafmittel (Dosierung: oral 0,25–0,5 g/die), das bei chronischer Anwendung kumuliert. – Intoxikationen nach Überdosierung von Methylpentynol gehen mit den bekannten Symptomen einer Schlafmittelvergiftung einher, chronische Anwendung birgt die Gefahr einer Abhängigkeit.

Antihistaminika mit hypnotischer Wirkung

Promethazin[2] (als Antihistaminikum gebräuchlich, s. S. 311), ein Phenothiazin, ist im Dosisbereich von 0,05 bis 0,15 g/die auch sedativ-hypnotisch wirksam. Seiner guten Verträglichkeit wegen wird es bei Kindern als länger wirkendes Sedativum/Hypnotikum z. B. gegenüber Barbituraten bevorzugt. Ferner finden Diphenhydramin[3] (ED 0,05 g) sowie Doxylamin[4] (ED 0,025 g) als Schlafmittel Anwendung (beide nicht rezeptpflichtig). – Auch bei diesen drei schwach wirksamen Schlafmitteln wird die zentralnervös depressorische Wirkung durch den gleichzeitigen Genuß von Alkohol verstärkt. Infolge ihrer parasympatholytischen Wirkungskomponente werden als Nebenwirkungen Mundtrockenheit, Miktionsstörungen und Obstipation beobachtet.

---

[1] Chloraldurat®; [2] Chloralhydrat-Rectiole®.

[1] in Kombinationen; [2] Atosil®; [3] S. 8®, Sekundal-D®; [4] Mereprine®.

Mittel zur Behandlung extremer Erregungszustände

Zur Behandlung von Agitiertheit, wie sie beim Delirium tremens (Alkoholdelir s. S. 302) und bei anderen toxisch bedingten Delirien (z. B. Schlafmittelmißbrauch, s. auch S. 302) oder organischen Hirnerkrankungen (Encephalitis, Meningitis, Tumor), Cerebralsklerose (z. B. seniles Delir), einigen Infektionskrankheiten (z. B. Typhus, Fleckfieber) sowie Stoffwechselstörungen mit zentralnervöser Beteiligung (Urämie) vorkommt, sind Diazepam „pro injectione" 10–20 mg i.v. oder i.m., Haloperidol 5–10 mg i.v. oder i.m. (bis maximal 50 mg/die), Paraldehyd 5–15 ml oral und Clomethiazol[1] geeignet.

Clomethiazol ist als Thiazol-Derivat ein Bruchstück des Thiamin (Vitamin B$_1$, s. S. 589), bei dem die OH-Gruppe in der Seitenkette durch Cl ersetzt wurde. Nach oraler Gabe (1,5–3 g/die) wird es rasch enteral resorbiert und auch schnell wieder eliminiert (HWZ = 3–5 h). Die Substanz wirkt stark sedativ/hypnotisch und antikonvulsiv. Erfolgt die Anwendung in Fällen sehr starker Agitiertheit parenteral (Infusion von 50 bis 100 ml einer 0,8%igen Lösung in 5 bis 10 min, u. U. TD bis zu 8 g), dann ist mit Blutdruckabfall (Kreislaufkollaps) und Atemdepression (bis Atemstillstand) zu rechnen (künstliche Beatmung muß vorbereitet sein). Weitere Nebenwirkungen sind: allergische Hautreaktionen, Übelkeit, Brechreiz, subjektiv „Brennen" in Hals und Nase, Niesreiz, Blutdrucksenkung geringeren Ausmaßes.

Clomethiazol ist kontraindiziert in Fällen obstruktiver Lungenerkrankungen mit drohender respiratorischer Insuffizienz: infolge Zunahme der Speichel- und Bronchialsekretion ist die reguläre Belüftung der Alveolen erschwert. Die Clomethiazol-Gabe sollte wegen des Auftretens unkontrollierbarer Wirkungs- und Nebenwirkungssteigerungen nicht mit der Einnahme von Barbituraten, Promazin sowie anderen Sedativa/Hypnotika kombiniert werden. Gewöhnung, Mißbrauch und Abhängigkeit sind nicht selten (besonders bei Toxikomanen). Daher sollte die Anwendung von Clomethiazol stets auf 1–2 Wochen begrenzt werden. Das Absetzen ist „ausschleichend" vorzunehmen, um die Auslösung von Krampfanfällen zu vermeiden.

Behandlung von Schlafstörungen

Die Verabreichung eines Schlafmittels ist keine kausale Therapie; sie birgt außerdem eine Reihe von Risiken. Je nach Schlafmitteltyp kommen als Gefahren in Frage: Verminde-

---

[1] Distraneurin®.

rung der Selbstkontrolle und „hang-over", Abnahme des Reaktionsvermögens sowie der kognitiven Leistungen; in Verbindung mit Störungen der Motorik (Ataxie) Einschränkung der Fahrtüchtigkeit. – Bei Herz-Kreislauf-Kranken vermögen eine Reihe von Hypnotika durch zentral ausgelöste Atemdepression eine bereits bestehende schlechte Kreislaufsituation zu verschlimmern. – Bei gestörter Hirndurchblutung infolge Zerebralsklerose kombiniert mit Herzinsuffizienz ist die richtige Einstellung mit einem Digitalisglycosid auch im Hinblick auf einen ungestörten Nachtschlaf wichtig. Bei älteren Menschen wirkt Coffein (Kaffeetrinken) am späten Nachmittag – scheinbar paradoxerweise – schlafbegünstigend und zwar aufgrund einer passageren Verbesserung einer zuvor eingeschränkten Durchblutung des Gehirns. Die Ausschaltung von Schmerzen durch Analgetika, von Angst- und Spannungszuständen durch Tranquillantien sowie die Behandlung von Psychosen (z. B. Depression) mit Antidepressiva beseitigt häufig das „Begleitsymptom" Schlaflosigkeit. Im Einzelfall – bei entsprechender Reaktionslage – sollte man auch an die Verordnung von Placebos oder placeboähnlichen Präparaten, die beispielsweise Hopfen- und/oder Baldrian-Bestandteile enthalten, denken.

L-Tryptophan (5-Hydroxytryptamin-Vorstufe, Zusammenhang bez. Schlafregulation S. 255), das eine Zeitlang bei Patienten mit hypnotika-resistenten Insomnien mit Erfolg angewendet wurde, mußte wieder aus dem Handel genommen werden. Der Grund hierfür ist das sog. Eosinophilie-Myalgie-Syndrom: nach oraler Einnahme L-Tryptophan-haltiger Präparate traten bei den Patienten generalisierte Muskel- und Gelenkschmerzen mit Ödemen an den Extremitäten sowie Fieber verbunden mit einer exzessiven Vermehrung der eosinophilen Granulozyten auf. Es ist bis jetzt nicht geklärt, ob diese schwerwiegenden Nebenwirkungen auf die Einnahme des L-Tryptophans selbst zurückzuführen sind oder ob eine noch unbekannte toxische Verunreinigung der Präparate dafür verantwortlich ist.

Viele meistens jüngere Erwachsene leiden nur unter Einschlafstörungen; sie kommen mit kurz wirksamen Hypnotica aus. Betagte Personen dagegen haben mit dem Einschlafen keine Schwierigkeiten; aber ihre Schlafdauer ist zu kurz (Durchschlafstörung). In diesen Fällen sind Mittel mit längerer Wirkungsdauer indiziert. Hypnotika sollten in jedem Fall nur vorübergehend zur Normalisierung, sozusagen zur „Einrenkung" eines gestörten Schlafverhaltens angewendet werden. Bei längerer Anwendung muß mit der Entstehung einer psychischen und (je nach Schlafmitteltyp) womöglich auch physischen Abhängigkeit (Sucht) gerechnet werden. Viele Hypnotika sind potentielle Suizid-Mittel. Bei der Verordnung bei psychisch abnormen Personen ist daher Vorsicht geboten. Alle Schlafmittel verstärken die zentralnervöse Wirkung des Alkohols. Es gibt eine Reihe von Gründen (Entstehung einer Toleranz, Abhängigkeit, Enzyminduktion u. a.), die bei einer unumgänglich notwendigen längeren Anwendung eines Schlafmittels dazu veranlassen sollten, von Zeit zu Zeit den Pharmakon-Typ zu wechseln.

Weiterführende Literatur

Breimer, D. D./Jochemsen, R./Albert, H. H.: Pharmacokinetics of benzodiazepines. Arzneim.-Forsch./Drug Res. 30 (I), Nr. 5a (1980).

Bush, M. T.: Sedatives and hypnotics, in: Physiological Pharmacology (Root, W. S., and Hofmann, F. G., Eds.), Vol. 1. Academic Press, New York 1963.

Ganten, D./Pfaff, D. (Eds.): Sleep. Clinical and experimental aspects. Springer Verlag, Berlin/Heidelberg/New York 1982.

Greenblatt, D. J./Shader, R. I./Divoll, M./Harmatz, J. S.: Benzodiazepines: A summary of pharmacokinetic properties. Br. J. clin. Pharmac. 11, 11S–16S (1981).

Griffiths, R. R./Bigelow, G. E./Liebson, I./Kaliszak, J. E.: Drug preference in humans: Double-blind choice comparison of pentobarbital, diazepam and placebo. J. Pharmac. Exp. Ther. 215, No. 3, 649–661 (1980).

Haefely, W. E.: Synaptic pharmacology of barbiturates and benzodiazepines. Agents and actions 7/3, 353–359 (1977).

Harrer G./Leutner, V. (Hrsg.): Schlaf und Pharmakon – Symposium 1978. F. K. Schattauer Verlag, Stuttgart/New York 1979.

Hippius, H./Rüther, E./Schramm, M. (Eds.): Schlaf-Wach-Funktion. Springer Verlag, Berlin/Heidelberg/New York 1988.

Ho, I. K./Harris, R. A.: Mechanism of action of barbiturates. Ann. Rev. Pharmacol. 21, 83–111 (1981).

Johns, M. W.: Sleep and hypnotic drugs. Drugs 9, 448–478 (1975).

Jovanovic, U. J.: Die Natur des Schlafes. Verlag G. Fischer, Stuttgart 1973.

Kaiser, H. (Hrsg.): Der gestörte Schlaf. Deutscher Ärzte-Verlag GmbH 1975.

Koella, W. P. (Ed.): Die Physiologie des Schlafes. Eine Einführung. Gustav Fischer Verlag, Stuttgart/New York 1988.

Lenz, W.: Epidemiology of congenital malformations. Ann. N. Y. Acad. Sci. 123, 228 (1965).

Leutner, V. (Ed.): Schlafstörung und Schlafmittel. Editiones „Roche", Basel, Hoffmann-La Roche AG, Grenzach-Wyhlen (1986).

Macdonald, R. L./McLean, M. J.: Anticonvulsant drugs: mechanisms of action. Adv. Neurol. 44, 713–735 (1986).

Marks, J.: The benzodiazepines – Use and abuse. Arzneim.-Forsch./Drug Res. 3 (I), Nr. 5a (1980).

Nicholson, A./Hippius, H./Rüther, E./Dunbar, G. (Eds.): Modern hypnotics and performance. Proc. Sympos. in Nürnberg. Acta Psychiatrica Scandinavica Suppl. No. 332. Vol. 74, 1–174 (1986).

Olsen, R. W.: GABA-drug interactions. Prog. Drug Res. 31, 224–238 (1987).

Owen, R. T./Tyrer, P.: Benzodiazepine Dependence – A review of the evidence. Drugs 25, 385 (1983).

Rickels, K.: Are benzodiazepines overused and abused? Br. J. clin. Pharmac. 11, 71S–83S (1981).

Soldatos, C. R./Kales, A./Kales, J. D.: Management of insomnia. Ann. Rev. Med. 30, 301–312 (1979).

Usdin, E./Skolnick, P./Tallman, J. F. jr./Greenblatt, D./Paul, S. M. (Eds.): Pharmacology of Benzodiazepines. Verlag Chemie GmbH, Weinheim (1983).

KONVULSIVA

I. Jurna, Homburg/Saar

Einige Krampfgifte (Stammhirnkonvulsiva, siehe unten) wurden früher wegen ihrer erregenden Wirkung auf Atem- und Kreislaufzentren als Analeptika und als Antidot bei Schlafmittelvergiftungen verwendet. Heute spielen Konvulsiva klinisch nur noch insofern eine ernst zu nehmende Rolle, als sie Anlaß zu therapeutischen Maßnahmen geben können. Im Labor haben sich Konvulsiva als Werkzeuge bei der Aufklärung synaptischer Überträgermechanismen, vor allem solcher mit hemmender Funktion, als nützlich erwiesen.

Das Bild einer Vergiftung mit einem Konvulsivum ist durch einen Ausbruch extrem gesteigerter motorischer Aktivität gekennzeichnet. Diese motorische Hyperaktivität unterscheidet sich von der durch psychomotorische Stimulantien (z. B. Amphetamin. S. 296) erzeugten Hypermotilität durch einen Verlust der Koordination. Für den Ablauf koordinierter Bewegungen ist ein normales Funktionieren der reziproken Hemmung antagonistischer Motoneurone bei einer Aktivierung agonistischer Motoneurone (siehe Abb. 5) unerläßlich. Die abnorme motorische Aktivität kann verschiedene Ursachen haben. Sie kann auf einer direkten, erregenden Wirkung des Konvulsivums beruhen; die gesteigerte Erregung sämtlicher beteiligten Neurone überspielt dann hemmende Vorgänge. Sie kann aber auch Folge einer Beseitigung hemmender Einflüsse sein (Desinhibition).

Der Krampfanfall kann mit einem Bewußtseinsverlust verbunden sein. Einige Konvulsiva lösen einen Krampfanfall bei vollem Bewußtsein aus (Rückenmarkkonvulsiva).

Die Konvulsiva lassen sich nach dem jeweiligen Angriffsort im Zentralnervensystem, von dem sie einen Krampfanfall auslösen und in Gang halten, in zwei Gruppen einteilen. Die eine Gruppe wird von den Stammhirnkonvulsiva, und die andere von den Rückenmarkkonvulsiva gebildet (Abb. 3). Es läßt sich allerdings bei Anwendung entsprechend hoher Dosierungen auch eine Krampfaktivität mit einem Rückenmarkkonvulsivum in der Hirnrinde, und mit einem Stammhirnkonvulsivum an höheren Teilen des Gehirns als dem Stammhirn, oder im Rückenmark unterhalb einer Durchtrennungsstelle auslösen, die die Verbindung der spinalen Motoneurone mit supraspinalen Zentren unterbricht.

Die Bevorzugung eines bestimmten Teils des Zentralnervensystems als Angriffsort ergibt sich aus dem Wirkungsmechanismus der verschiedenen Konvulsiva. Die Rückenmarkkonvulsiva Strychnin und Tetanustoxin und die Stammhirnkonvulsiva Picrotoxin und Bicucullin erzeugen Krampfaktivität, indem sie Hemmungen beseitigen. Beide Gruppen von Konvulsiva unterscheiden sich jedoch dadurch, daß sie mit verschiedenen inhibitorischen Überträgerstoffen interferieren. Es gibt zwei Formen der Hemmung im Zentralnervensystem, eine postsynaptische und eine präsynaptische (Abb. 4). Im Rückenmark ist Glycin der Überträgerstoff der postsynaptischen Hemmung und γ-Aminobuttersäure (GABA) der Überträgerstoff der präsynaptischen Hemmung. In vielen Bereichen des Gehirns ist GABA für die Vermittlung sowohl prä- als auch postsynaptischer Hemmung verantwortlich. Die Bedeutung eines Ausfalls von Hemmungen für die Krampfentstehung macht verständlich, daß einige Antikonvulsiva durch eine Aktivierung von Hemmungen bei der Epilepsie günstig wirken (s. S. 271). GABA greift an einem Rezeptorkomplex an, über den die Chlorionenleitfähigkeit der Neuronenmembran erhöht wird. Dieser GABA-Rezeptor-Chlorionophoren-Komplex scheint aus drei Teilen zu bestehen. Ein Teil ist der mit der Chlorionophore gekoppelte Rezeptor für den Transmitter GABA. Der zweite Teil ist Bindungsstelle für Benzodiazepinderivate, der dritte Bindungsstelle für Barbiturate, Picrotoxin und ähnlich wirkende Substanzen. Sowohl Benzodiazepinderivate als auch Barbiturate fördern die Hemmwirkung des Transmitters GABA, Picrotoxin blockiert sie. Man hat inzwischen zwei Typen von GABA-Rezeptoren unterscheiden gelernt (s. S. 115). Am GABA-A-Rezeptor ist die Affinität von GABA hoch und die Bindung von GABA wird durch Benzodiazepinderivate gefördert. An diesem Rezeptortyp ist Muscimol, das Hauptgift des Fliegen- und Pantherpilzes, ein hoch wirksamer Agonist, während Baclofen, ein GABA-Derivat mit zentraler muskelrelaxierender Wirkung (s. S. 276), hier wirkungslos ist. Am GABA-B-Rezeptor wirkt GABA nur schwach, Muscimol und Benzodiazepinderivate sind unwirksam, Baclofen zeigt jedoch eine agonistische Wirkung.

Stammhirnkonvulsiva

Die Stammhirnkonvulsiva **Pentetrazol, Bemegrid** (Abb. 1) und **Nicethamid** (Abb. 2) erregen die diffusen Neuronensysteme der Formatio reticularis des Stammhirns, und dabei auch die in ihr gelegenen Kreislauf- und Atemzentren (Abb. 3). Auf dem Angriff an diesen vegetativen Zentren beruht die analeptische Wirkung dieser Konvulsiva. Bedingt durch die überwiegend auf den rostralen Anteil der Formatio reticularis erfolgende Wirkung lösen Pentetrazol und Bemegrid Krampfanfälle aus, die klinisch dem grand-mal-Anfall der Epilepsie ähneln (s. S. 269). Im Elektroenzephalogramm

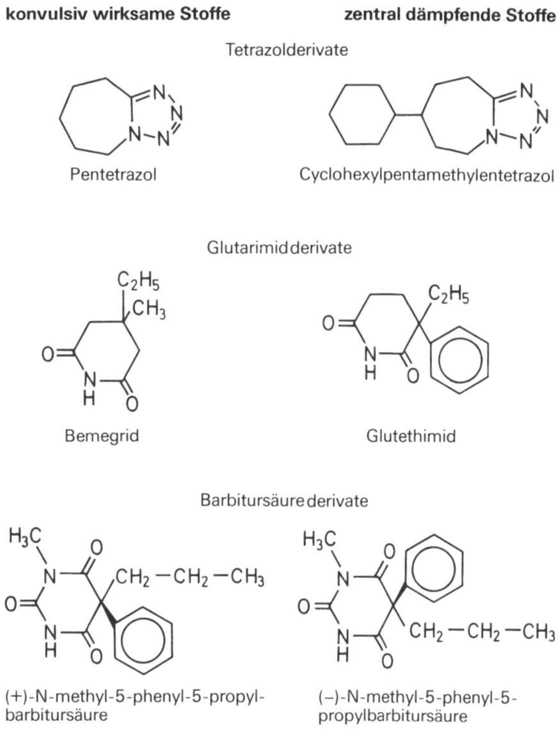

konvulsiv wirksame Stoffe   zentral dämpfende Stoffe

Tetrazolderivate

Pentetrazol   Cyclohexylpentamethylentetrazol

Glutarimidderivate

Bemegrid   Glutethimid

Barbitursäurederivate

(+)-N-methyl-5-phenyl-5-propylbarbitursäure   (−)-N-methyl-5-phenyl-5-propylbarbitursäure

Abb. 1: Zentral erregend und dämpfend wirkende Pharmaka. Chemisch nah verwandte Stoffe können konvulsiv oder zentral dämpfend wirken.

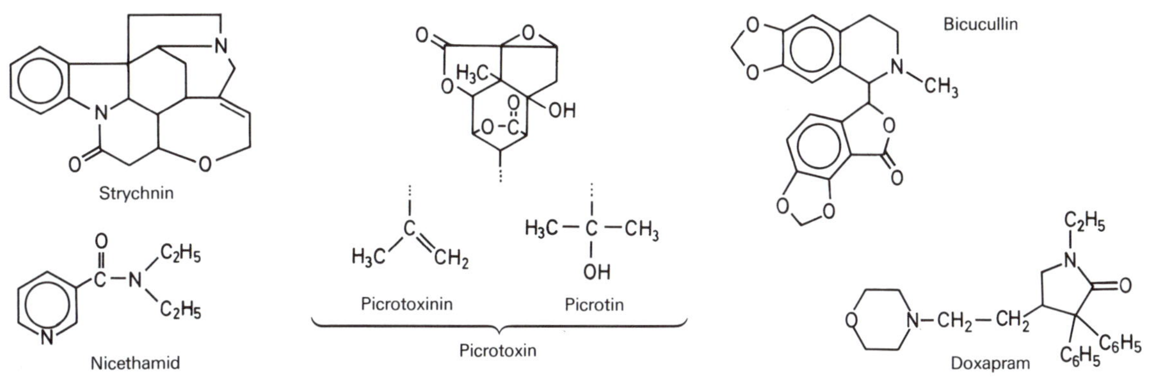

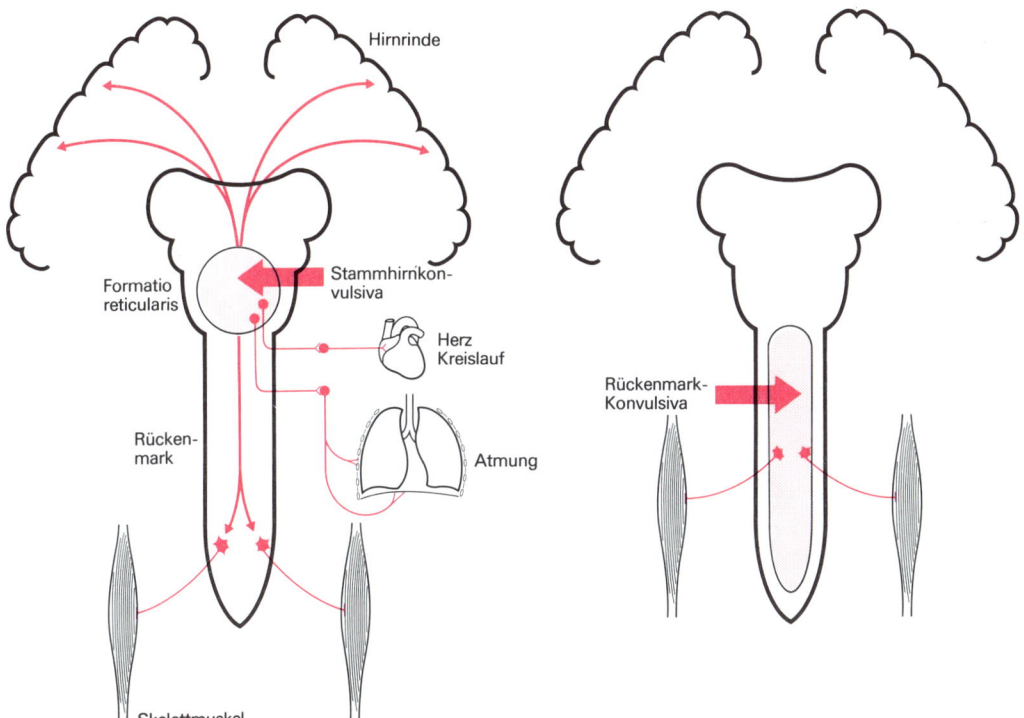

Abb. 2: Konvulsiv wirkende Substanzen.

treten allerdings Spike-Wave-Komplexe auf, die für den petit-mal-Anfall charakteristisch sind. Die Hirnfunktion ist durch eine extreme Synchronisation der Neuronentätigkeit gestört, die von der Formatio reticularis über aufsteigende Bahnen (diffuses Projektionssystem) ausgelöst wird. Der motorische Krampf wird über absteigende, retikulospinale Bahnen in Gang gesetzt und unterhalten. Er beginnt mit einer kurz dauernden Beugebewegung, worauf ein Streckkrampf folgt: tonische Krampfphase. Beuge- und Streckmuskeln sind dabei maximal aktiviert, d. h. die reziproke Hemmung wird überspielt (Koordinationsverlust). Während der tonischen Phase steht die Atmung still (tonischer Krampf der Atemmuskulatur). Diese Krampfphase wird durch eine kurze Pause beendet, an die sich rhythmisch schlagende Bewegungen anschließen:

klonische Krampfphase. Der Krampfanfall endet infolge „Brennstoffmangels", Tod kann infolge Erschöpfung (Hypoxie) eintreten. Während des Krampfanfalles sind vegetative Reaktionen verändert (z. B. Anstieg von Blutdruck und Herzfrequenz, Stuhl- und Harnabgang). Pentetrazol (und wahrscheinlich auch Bemegrid) steigert die Erregbarkeit und die spontane Impulsentladung von Neuronen durch eine Änderung der Membraneigenschaften. Zusätzlich scheint auch eine Minderung der GABA-bedingten Hemmung an der konvulsiven Wirkung von Pentetrazol beteiligt zu sein. Dies gilt auch für **Penicillin**, dessen krampfauslösende Wirkung nicht nur durch eine direkte Erregung von Neuronen, sondern auch durch eine Beeinflussung der Hemmvorgänge erklärt wird, die durch GABA vermittelt werden.

Abb. 3: Angriffsorte für Stammhirn- und Rückenmarkkonvulsiva.
Stammhirnkonvulsiva erregen oder enthemmen Neuronensysteme in der Formatio reticularis des Stammhirns. Die Krampfanfälle ähneln, ausgenommen bei Nicethamid, dem grand-mal-Anfall (s. S. 269). Rückenmarkkonvulsiva (Strychnin, Tetanustoxin) greifen im Rückenmark an und beseitigen dort postsynaptische Hemmungen. Zur Auslösung eines Krampfanfalles durch Desinhibition muß allerdings ein aktivierender Impulseinstrom aus der Peripherie kommen, der durch taktile Reize, Erschütterungen, Lageänderungen, optische und akustische Reize o. ä. entstanden ist.

Der Nicethamidkrampf ist bei Versuchstieren durch eigentümliche Laufbewegungen gekennzeichnet (sog. Laufkrämpfe). Parasympathische Zentren werden durch Nicethamid besonders stark erregt. Versuchstiere sterben im Nicethamidkrampf entweder an einem Lungenödem (Steigerung der Bronchialsekretion durch Parasympathikusstimulation) oder infolge einer zentralen Lähmung. **Doxapram** wirkt ähnlich wie Nicethamid und zeichnet sich besonders durch eine atemanaleptische Wirkung aus, die zur Bekämpfung einer durch Buprenorphin bedingten Atemdepression (s. S. 533) eingesetzt wird.

Postsynaptische Hemmung

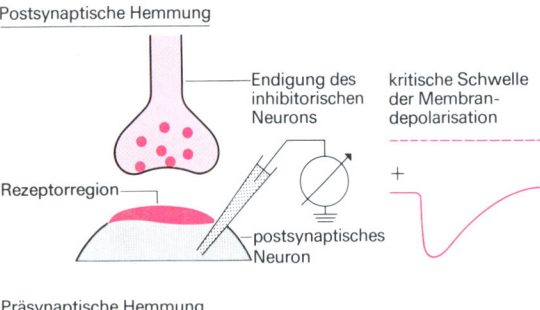

Endigung des
inhibitorischen
Neurons

kritische Schwelle
der Membran-
depolarisation

Rezeptorregion

postsynaptisches
Neuron

Präsynaptische Hemmung

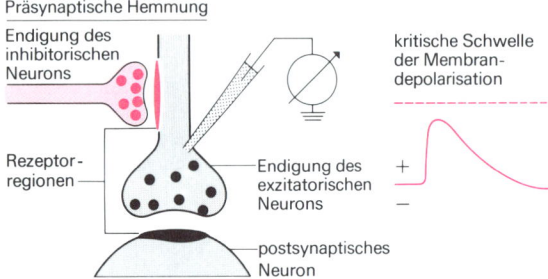

Endigung des
inhibitorischen
Neurons

kritische Schwelle
der Membran-
depolarisation

Rezeptor-
regionen

Endigung des
exzitatorischen
Neurons

postsynaptisches
Neuron

Abb. 4: Formen der Hemmung im Zentralnervensystem.
A. **Postsynaptische Hemmung.** Aktivierung des inhibitorischen Neurons mit seiner rot gekennzeichneten Endigung führt zu einer Freisetzung des inhibitorischen Überträgerstoffes aus rot gekennzeichneten Vesikeln. Dieser hyperpolarisiert nach Bindung an die subsynaptische Membran (Rezeptorregion) die Soma- und Dendritenmembran des postsynaptischen Neurons. Dabei wird der Abstand des aktuellen Membranpotentials zur kritischen Schwelle, bei der ein Aktionspotential ausgelöst wird, vergrößert. Das ist gleichbedeutend mit einer Verminderung der Erregbarkeit des postsynaptischen Neurons. Der Überträgerstoff der postsynaptischen Hemmung im Rückenmark ist Glycin, in vielen Bereichen des Gehirns GABA.
B. **Präsynaptische Hemmung.** Aktivierung des inhibitorischen Neurons mit seiner rot gekennzeichneten Endigung führt zu einer Freisetzung des inhibitorischen Überträgerstoffes aus den rot gekennzeichneten Vesikeln an der axo-axonalen Synapse, die sich auf der Endigung eines exzitatorischen Neurons befindet. Der inhibitorische Überträgerstoff depolarisiert die Membran der Endigung des exzitatorischen Neurons, der Abstand zwischen seinem aktuellen Membranpotential und der kritischen Schwelle, bei der ein Aktionspotential entsteht, wird geringer; diese Depolarisation löst in der Regel kein Aktionspotential aus. Wird eine Erregung in die Endigung des exzitatorischen Neurons im Zustand der Depolarisation geleitet, so ist die Amplitude des Aktionspotentials in der Endigung geringer als bei nicht erfolgter Vordepolarisierung. Die Folge davon ist eine geringere Freisetzung von exzitatorischem Überträgerstoff an der Synapse mit dem postsynaptischen Neuron. Überträgerstoff der präsynaptischen Hemmung in Rückenmark und Gehirn ist GABA.

Die Abhängigkeit der konvulsiven Wirkung von der **chemischen Konstitution** tritt bei einigen Verbindungen besonders eindrucksvoll in Erscheinung (Abb. 1). Das Glutarimidderivat Glutethimid wurde früher als Schlafmittel verwendet, während Bemegrid ein Krampfgift ist. Einige Tetrazolderivate (z. B. Cyclohexylpentamethylentetrazol) wirken zentral dämpfend, während andere, wie Pentetrazol, Konvulsiva sind. Unter den Barbituraten gibt es Beispiele, die zeigen, wie ausschlaggebend die räumliche Anordnung der Atomgruppen im Molekül für die Wirkung ist. Die N-methyl-5-phenyl-5-propylbarbitursäure hat ein asymmetrisches Kohlenstoffatom im Barbitursäurering; ihr linksdrehender Antipode erzeugt eine Narkose, ihr rechtsdrehender Krämpfe. Allgemein gilt für Barbitursäurederivate, daß bei einer Verlängerung der aliphatischen Seitenketten eine zentral dämpfende in eine zentral erregende Wirkung übergeht.

Wie auch auf S. 115 und S. 293 angeführt, fördern Benzodiazepinderivate die durch GABA vermittelte Hemmung. Benzodiazepinderivate haben keine Affinität zur Bindungsstelle für GABA, fördern jedoch die Bindung von GABA. Sie sind wirkungslos, wenn die Synthese dieses inhibitorischen Überträgerstoffes durch Hemmung der Glutaminsäuredecarboxylase beispielsweise mit Isoniazid (siehe auch Tab. 4, S. 275) unterbunden wurde. Barbiturate erhöhen die Affinität der Benzodiazepinbindungsstellen (nicht die Zahl) und fördern so die durch GABA vermittelte prä- und postsynaptische Hemmung. Sie greifen nicht an der GABA-Bindungsstelle an, sondern führen wahrscheinlich zu einer allosterischen Änderung der Chlorid-Ionophore des Rezeptorkomplexes. Diese soll auch der Wirkort von Picrotoxinin sein, das als Gemisch mit dem unwirksamen Picrotin das **Picrotoxin** bildet (Abb. 2). Picrotoxin blockiert die Hemmwirkung von GABA, allerdings nicht durch Bindung an den GABA-Rezeptor, sondern an einen besonderen Rezeptor, an den auch Barbiturate binden (s. S. 115). Es kommt in den Kokkelskörnern (Früchte von Anamirta cocculus) vor und stellt insofern eine Besonderheit dar, als seine Bestandteile keinen Stickstoff enthalten, also keine Alkaloide sind. **Bicucullin** (in Cordyalis-Arten; Abb. 2) wirkt konvulsiv durch Verdrängung von GABA an ihrer Bindungsstelle im Rezeptorkomplex, allerdings nur am Untertyp GABA-A. **Pentetrazol** scheint ebenfalls teilweise durch Minderung der GABA-bedingten Hemmung konvulsiv zu wirken. Die Beeinträchtigung der inhibitorischen Überträgerfunktion von GABA im Gehirn, vor allem die Ausschaltung der durch GABA vermittelten Hemmung der Neuronenaktivität in Stammhirnarealen aus dem Kleinhirn, ist die Ursache dafür, daß Pikrotoxin und Bicucullin Stammhirnkonvulsiva sind.

Die Steigerung der neuronalen Erregbarkeit durch Cortison beruht möglicherweise darauf, daß es Glutaminsäure in den Krebszyklus einschleust und dadurch die Synthese von GABA vermindert.

Bei einer **Vergiftung** mit Stammhirnkonvulsiva kann zur Unterdrückung der Krampfaktivität ein schnell wirksames Barbiturat oder Benzodiazepinderivat gegeben werden. Barbiturate dürfen jedoch nicht zur Behandlung einer Vergiftung mit Nicethamid Verwendung finden; hier empfiehlt sich die Anwendung peripherer Muskelrelaxantien bei künstlicher Beatmung.

Rückenmarkkonvulsiva

Die Rückenmarkkonvulsiva **Strychnin** und **Tetanustoxin** lösen im Bereich des Rückenmarks Krampfaktivität durch Beseitigung sogenannter postsynaptischer Hemmungen aus, wozu auch die Sonderform der Renshaw-Hemmung gehört. Eine Krampfaktivität kann allerdings nicht durch eine Enthemmung allein zustande kommen. Unerläßlich ist, daß ein aktivierender Impulseinstrom auf die motorischen Neurone im Rückenmark trifft, entweder aus sensiblen Organen der Peripherie (taktile Reize, Erschütterungen) oder aus supraspinalen Bereichen (Lageänderungen, optische oder akustische Reize). Der Fortfall der Hemmungen bedingt, daß Agonisten und Antagonisten (Beuge- und Streckmuskeln an einem Gelenk) gleichzeitig maximal zur Kontraktion gebracht werden: die Koordination ist infolge des Ausfalls der Hemmungen erloschen. Es sind lediglich tonische Muskelkontraktionen zu beobachten, eine klonische Krampfphase wie bei den Stammhirnkonvulsiva fehlt. Die Krämpfe laufen bei vollem Bewußtsein ab, da die normale Funktion der Hirnrinde und subkortikaler Zentren nicht verändert ist. Sie sind wegen der Zerrungen von Sehnen und Gelenkkapseln äußerst schmerzhaft (Gefahr eines Muskel- oder Sehnenrisses). Krampfphasen von ca. 1 min Dauer wechseln mit mehrminütigen Pausen ab.

Strychnin (s. Abb. 2) wird aus dem Samen eines indischen Baumes (strychnos nux vomica) gewonnen. Es verhindert den Angriff von Glycin, dem Überträgerstoff der postsynaptischen Hemmung im Rückenmark, an der subsynaptischen Membran (Abb. 4 und 5). Strychnin wird zum größten Teil im Organismus inaktiviert. Im Gegensatz zum Tetanustoxin verliert es verhältnismäßig rasch seine Wirkung.

Tetanustoxin ist das Exotoxin des Bakteriums Clostridium tetani. Das Toxin ist ein Protein, dessen Molekülmasse mit rund 150 000 angegeben wird.

Das Tetanustoxin wandert vom Infektionsort intraaxonal in peripheren Nervenfasern in das Zentralnervensystem. Es haftet sehr lange an den Membranen der Neurone. Im Gegensatz zu Strychnin wirkt Tetanustoxin nicht durch Blockade des Angriffs des inhibitorischen Überträgerstoffes Glycin (S. 115) an den Rezeptoren, sondern durch Verhinderung der Freisetzung der Überträger Glycin und GABA. Wegen der langen Verweildauer von Tetanustoxin im Zentralnervensystem dauert die Behandlung der Tetanusintoxikation wesentlich länger als die der Strychninvergiftung.

Therapie bei Strychnin-Vergiftung und Tetanus-Infektion

Für die Behandlung eines mit Clostridium tetani infizierten Patienten ist die Tatsache wichtig, daß die Erreger gegen Penicillin G empfindlich sind. Pro die werden 20 Mio. Einheiten verabfolgt. Die Mortalität der Tetanusvergiftung liegt zwischen 30 und 50%. Über gute Behandlungsergebnisse wird bei Anwendung hyperbaren Sauerstoffs berichtet; die Wirkung könnte auf einer Wachstumshemmung der anaeroben Erreger beruhen, möglicherweise begünstigt der Sauerstoffdruck im Gewebe auch die beschleunigte Inaktivierung des Toxins. Poikilotherme Tiere, deren Körpertemperatur unter 18 °C gehalten wurde, sind nahezu völlig resistent gegen Tetanus-Infektionen; die Mortalitätsrate steigt an, wenn die Körpertemperatur auf 32 °C gesteigert wird. Möglicherweise besteht ein Zusammenhang zwischen dieser Beobachtung und den therapeutischen Erfahrungen mit einer Unterkühlung der Patienten; allerdings erleichtert eine Narkose an sich schon die Symptome der Vergiftung.

Die symptomatische Behandlung von **Vergiftungen mit Rückenmarkkonvulsiva** zielt generell auf eine Unterdrückung der Krampfaktivität durch Dämpfung der Aktivität in erregenden Reflexbahnen ab. Mit Hilfe einer Barbituratnarkose kann ein Strychninkrampf unterdrückt werden; nach Beendigung der Narkose ist damit zu rechnen, daß das Krampfgift so weit inaktiviert wurde, daß keine weitere Krampfaktivität mehr auftritt. Da eine Dauertherapie mit Barbituraten (Dauernar-

kose) nicht möglich ist, werden bei Tetanusintoxikationen Substanzen mit zentral muskelrelaxierender Wirkung eingesetzt, z. B. Diazepam, Chlordiazepoxid, Carisoprodol (s. S. 276). Die Behandlung richtet sich selbstverständlich nach dem Schweregrad der Symptome. Bei Anwendung peripherer Muskelrelaxantien, z. B. Alcuronium (s. S. 135),

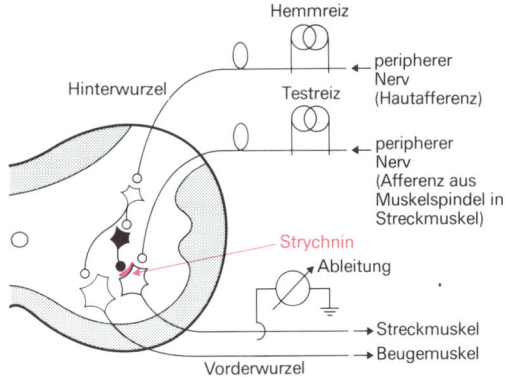

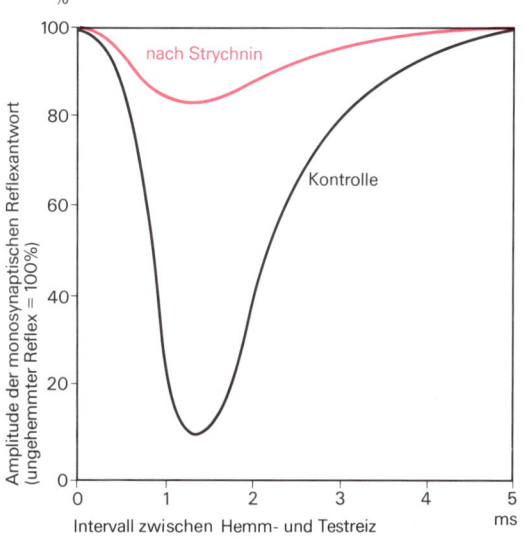

Abb. 5: Angriffsort und Wirkungsmechanismus von Strychnin. Ein monosynaptischer Reflex wird durch elektrische Reizung einer Afferenz aus einem Streckmuskel ausgelöst (Testreiz) und die Reflexantwort der Motoneurone des Streckmuskels von der Vorderwurzel abgeleitet. Elektrische Reizung einer Hautafferenz (Hemmreiz) aktiviert einen Beugereflex (polysynaptische Aktivierung der Motoneurone des Beugemuskels); gleichzeitig wird der monosynaptische Streckreflex durch das schwarz markierte Interneuron gehemmt (reziproke Hemmung). Löst man den Hemmreiz gleichzeitig mit dem Testreiz aus, so wird der monosynaptische Reflex nicht beeinflußt, da die Erregung die monosynaptische Reflexbahn rascher durchläuft als die polysynaptische Hemmbahn (2 Synapsen mehr in der Hemmbahn). Löst man den Hemmreiz zu unterschiedlichen Zeiten vor dem Testreiz aus, so erfolgt eine unterschiedlich starke Hemmung des monosynaptischen Reflexes; seine Amplitude wird verringert. Strychnin verringert die Hemmung, indem es den Angriff des vom schwarzen Interneuron freigesetzten Überträgerstoffes an der Motoneuronenmembran verhindert. Dieser Überträgerstoff übt eine Hemmung dadurch aus, daß er die Motoneuronenmembran hyperpolarisiert (nach Bradley, Easton und Eccles, 1953).

muß künstlich beatmet werden. In künstlicher Hypothermie können die Patienten mehrere Tage in Narkose gehalten werden. Der pflegerische Aufwand ist groß: reizarme, verdunkelte Zimmer, ständige Überwachung der Patienten, künstliche Beatmung und Ernährung, Schutz vor Sekundärinfekten, vor allem der Atem- und Harnwege. Angesichts der Tatsache, daß es gegen die Tetanusintoxikation eine wirksame Schutzimpfung gibt, ist es unverständlich, daß dieser Erkrankung auch heute noch viele Menschenleben zum Opfer fallen; in hohem Maße sind Kinder betroffen.

Weiterführende Literatur

Costa, E./Guidotti, A.: Molecular mechanisms in the receptor action of benzodiazepines. Ann. Rev. Pharmacol. Toxicol. **19**, 531–545 (1979).

Johnston, G. A. R.: Neuropharmacology of amino acid inhibitory transmitters. Ann. Rev. Pharmacol. Toxicol. **18**, 269–290 (1978).

Krnjević, K.: Chemical nature of synaptic transmission in vertebrates. Physiological Reviews **54**, 418–540 (1974).

Meldrum, B. S.: Epilepsy and γ-aminobutyric acid-mediated inhibition. International Review of Neurobiology **17**, 1–36 (1975).

Olsen, R. W.: Drug interaction at the GABA receptor-ionophore-complex. Ann. Rev. Pharmacol. Toxicol. **22**, 245–277 (1982).

ANTIEPILEPTIKA

PHARMAKOTHERAPIE DER EPILEPSIE

I. Jurna, Homburg/Saar

Die Epilepsie ist eine chronische Krankheit, deren Häufigkeit etwa 5 auf 1 000 der Bevölkerung beträgt. Sie ist gekennzeichnet durch ein anfallsweises Auftreten folgender Symptome:
- Bewußtseinsstörungen (Bewußtseinseintrübungen, Bewußtlosigkeit),
- abnorme motorische Erscheinungen (Stereotypien, Zukkungen, tonische und klonische Krämpfe).

Eine Einteilung der Epilepsie nach Haupt- und Unterformen wurde in Tab. 1 vorgenommen. Es gibt zahlreiche Varianten der Anfallsformen und beinahe ebenso viele Klassifizierungsversuche, u. a. den der Internationalen Liga gegen die Epilepsie. Diese Klassifizierung richtet sich nach dem elektroenzephalographischen und klinischen Befund und unterscheidet zwei Hauptformen: fokale und generalisierte Anfälle.

Pathogenese. Dem epileptischen Anfall liegt eine extreme Synchronisation der Neuronenaktivität zugrunde. „Schrittmacher" ist eine mehr oder weniger große Gruppe von Neuronen, deren Membranpotential so instabil ist, daß sie unter bestimmten Bedingungen, z. B. bei Alkalose (Abb. 1) oder Änderung der Ionenverteilung zwischen Intra- und Extrazellularraum, abnorm aktiv werden. Von besonderer Bedeutung für die Krampfbereitschaft ist der Gradient zwischen den Natriumionen im Extra- und Intrazellularraum des Gehirns. Abnahme des Gradienten durch Verminderung der extrazellulären Na-Konzentration erhöht die Krampfbereitschaft. Das kann bei lang anhaltendem Fieber der Fall sein. Desoxycorticosteron oder Carboanhydratasehemmung wie Acetazolamid (Erzeugung einer Acidose) machen den Na-Gradienten steiler und verringern die Krampfbereitschaft. Eine erhöhte Krampfbereitschaft tritt bei diagnostischen Provokationsmaßnahmen wie forcierte Hyperventilation und optische Reizung mit Lichtblitzen (Stroboskop) in Erscheinung.

Befindet sich der „Schrittmacher" in der Formatio reticularis, so breitet sich die Krampfaktivität über auf- und absteigende Bahnen aus, der Krampfanfall ist **primär generalisiert** (Abb. 2 und Tab. 1). Über aufsteigende (retikulo-kortikale) Bahnen werden Neurone der Hirnrinde zu einer synchronen Entladung gebracht (Hypersynchronie). Im Elektroenzephalogramm (EEG) erscheinen bilateral-symmetrisch und synchron Krampfpotentiale (Isorhythmie). Die normale Rindenfunktion ist gestört (Bewußtseinsverlust). Über absteigende (retikulo-spinale) Bahnen werden spinale Motoneurone abnorm aktiviert. Die Folge ist ein tonisch-klonischer Krampf mit Verlust der Koordination. Die Krampfaktivität in der Formatio reticularis erfaßt auch die dort befindlichen vegetativen Zentren.

Liegt der „Schrittmacher" (Herd) in der Hirnrinde, so bleibt der Anfall zunächst streng einseitig begrenzt. Von diesem Herd ausgehend kann sich die Krampfaktivität über die Rinde einer Hemisphäre ausbreiten: **fokaler Anfall** (Abb. 2 und Tab. 1). Liegt der Herd in einem motorischen Rindenareal, so werden über die Pyramidenbahnen motorische Reaktionen in bestimmten Muskeln oder Muskelgruppen der gegenüberliegenden Körperhälfte ausgelöst. Bei Ausbreitung der Krampfaktivität über weitere Rindenbereiche kann schließlich eine ganze Körperhälfte krampfen („Jackson-Anfall"). Liegt der Herd in einem „stummen" Rindenbereich, so werden motorische Reaktionen erst dann auftreten, wenn die motorische Rinde von der Krampfaktivität erfaßt ist.

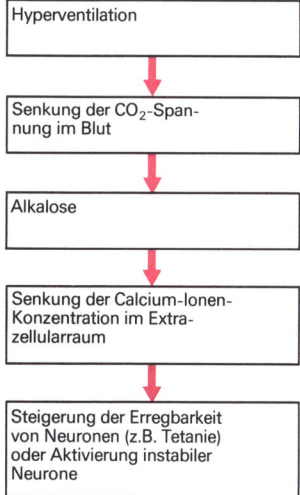

Abb. 1: Änderung des Säure-Basen-Gleichgewichtes als mögliche Ursache für die Entstehung abnormer Neuronenaktivität.

Tab. 1: Epilepsieformen und ihre tierexperimentellen Modelle.

Hauptformen der Epilepsie	fokale Anfälle (können sekundär generalisieren)		primär generalisierte Anfälle	
Unterformen	einfache fokale Anfälle (z. B. Jackson-Anfälle)	psychomotorische Anfälle (komplexe fokale Anfälle)	grand mal	petit mal, myoklone Anfälle
Tierexperimentelle Modelle	künstlicher Fokus durch Läsionen der Hirnrinde (chronischer Versuch) oder Applikation von Krampfaktivität auslösenden Pharmaka (z. B. Penicillin) auf die Hirnrinde (akuter Versuch)	transkraniale elektrische Reizung mit niedriger Frequenz (6–10 Hz)	transkraniale elektrische Reizung mit hoher Frequenz (50–100 Hz) Injektion von Pikrotoxin, Pentetrazol, Bemegrid	Läsion im Bereich medialer Thalamuskerne Injektion niedriger Dosen von Pentetrazol

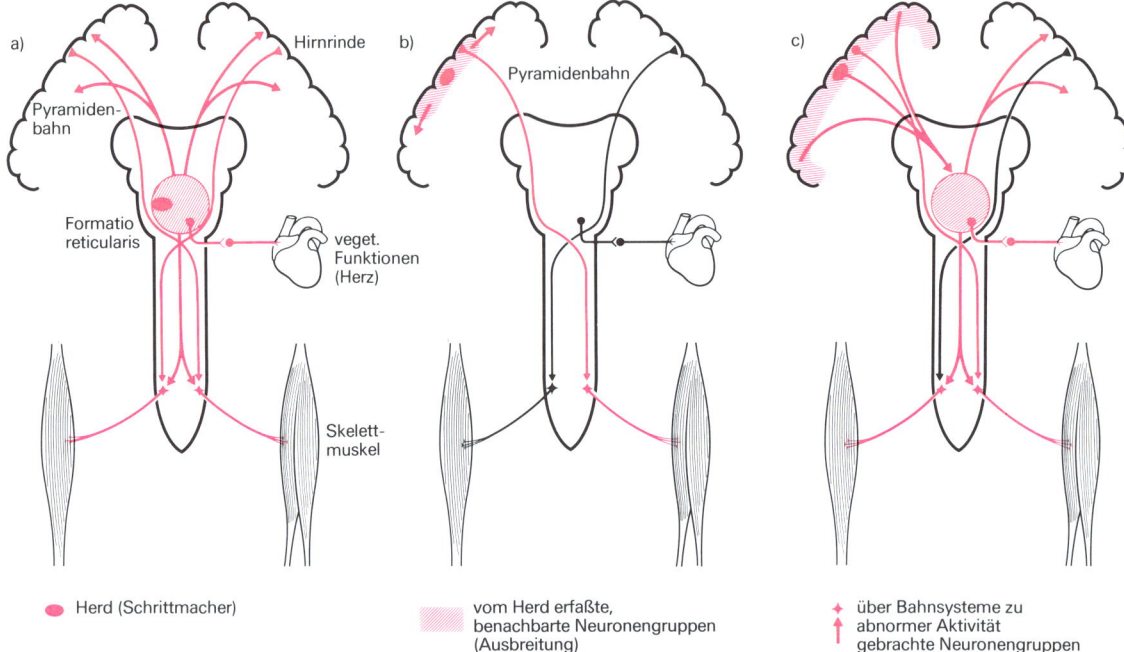

Abb. 2: Pathogenese verschiedener Anfallsformen.
a) Der Herd befindet sich in der Formatio reticularis, die von der sich ausbreitenden Krampfaktivität erfaßt wird. Über aufsteigende Bahnen wird beiderseits der Cortex abnorm aktiviert (Bewußtseinsstörung; bilaterale, symmetrische, hypersynchrone Krampfpotentiale im Elektroenzephalogramm). Über absteigende Bahnen werden beiderseits die Motoneurone im Vorderhorn des Rükkenmarkes extrem aktiviert (tonisch-klonische Muskelkontraktionen). Die Motoneurone werden außerdem durch die Krampfaktivität der motorischen Rindenareale über die Pyramidenbahnen beeinflußt. Die Krampfaktivität in der Formatio reticularis erfaßt auch die dort befindlichen vegetativen Zentren, was u. a. eine Änderung der Atem- und Kreislauffunktionen (symbolisiert durch das Herz), Harn- und Stuhlabgang zur Folge hat.
b) Der Herd befindet sich in einem motorischen Rindenareal. Über die Pyramindenbahn werden die entsprechenden Motoneurone der gegenüberliegenden Körperhälfte abnorm aktiviert. Die Krampfaktivität erfaßt zunächst nur wenige Muskeln oder kleine Muskelgruppen. Mit Ausbreitung der Krampfaktivität in der Rinde wird eine zunehmende Zahl von Motoneuronengruppen vom Krampfgeschehen betroffen. Schließlich befindet sich die Rinde einer Hemisphäre und die Motorik der gegenüberliegenden Körperhälfte im Krampfzustand. Der Anfall ist einseitig begrenzt („Jackson-Anfall").
c) Der Herd befindet sich in einem Rindenareal, die Krampfaktivität breitet sich in der Rinde dieser Hemisphäre aus (partielle Epilepsie). Über Bahnen zur Formatio reticularis kann in ihr Krampfaktivität ausgelöst werden, so daß der Krampfanfall nunmehr sekundär generalisiert (siehe primär generalisierte Epilepsie, Tab. 1). Thalamische Kerne können ebenfalls beteiligt sein.

Die Krampfaktivität der Hirnrinde kann über Projektionssysteme zur Formatio reticularis in dieser Krampfaktivität auslösen, so daß nunmehr, wie beim primär generalisierten Anfall, von dort aus auch die andere Hirnhemisphäre und die gegenüberliegende Körperhälfte mit einbezogen wird (Abb. 2 und Tab. 1). Es kommt zur **sekundären Generalisierung.** Das West-Syndrom (Blitz-Nick-Salaam-Anfälle, Propulsiv-Petit Mal) und das Lennox-Syndrom (sekundär generalisiertes, myoklonastatisches Petit Mal) sind multifokaler Genese mit sekundärer Generalisierung.

Neurophysiologische Grundlagen für die Krampfausbreitung und Wirkungsweise antiepileptischer Pharmaka

Nicht jede Dämpfung von Funktionen des Zentralnervensystems ist gleichbedeutend mit einer antiepileptischen Wirksamkeit. Inhalationsnarkotika (Ether, Halothan) unterdrükken in Konzentrationen, die zur Aufhebung von Stell- und Haltereflexen ausreichen, keinen Krampfanfall. Die sedativ wirkenden Neuroleptika erhöhen sogar die Krampfbereitschaft. Andererseits besitzt Phenytoin zentral erregende Wir-

kungen, ist jedoch ein sehr wirksames Antiepileptikum. Die antiepileptische Wirkung ist also keine unspezifische, d. h. keine jeder Verbindung mit dämpfender Wirkung auf das Zentralnervensystem zugehörige Eigenschaft.
Die Ausbreitung der Krampfaktivität wird durch Vorgänge verursacht, die als räumliche Bahnung (Abb. 3), zeitliche Bahnung (Abb. 4) und posttetanische Potenzierung (Abb. 5) zur Aktivierung zusätzlicher Neurone (Rekrutierung) führen.
Barbiturate vermindern in niedriger (subhypnotischer) Konzentration die Freisetzung von Überträgerstoffen aus den Endigungen von Neuronen. Dadurch wird vor allem eine erregende Impulsübertragung verringert, wodurch die räumliche und zeitliche Bahnung (Abb. 3 und 4) vermindert wird. Bei höherer Konzentration wird auch die Erregbarkeit der Neuronenmembran herabgesetzt. Und schließlich steigern Barbiturate durch Bindung an einen Rezeptorkomplex, über den der inhibitorische Überträgerstoff γ-Aminobuttersäure (GABA; s. S. 115 und S. 293) wirksam wird, die Hemmwirkung von GABA. **Oxazolidinderivate** verlängern die synaptische Erholungszeit (Abb. 4), so daß die Frequenz, mit der nachgeschaltete Neurone auf eine synaptische Aktivierung zu folgen vermögen, erniedrigt wird. **Phenytoin** verringert die Erregbarkeit der Neuronenmembran (sog. „Membranstabili-

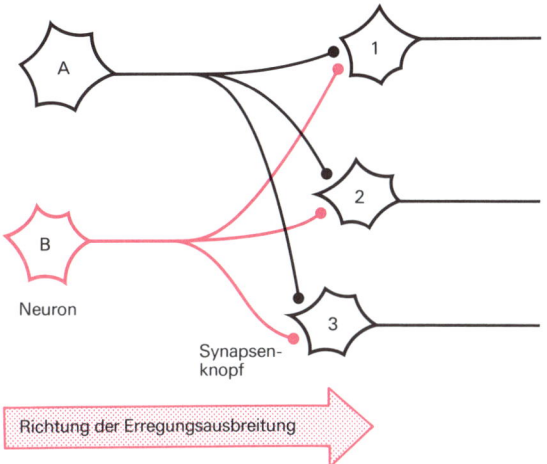

Abb. 3: Räumliche Bahnung.
Eine Impulsentladung aus den Neuronen 1, 2 und 3 soll nur dann erfolgen, wenn jedes Neuron über je zwei Synapsenknöpfe aktiviert wird. Das ist nicht der Fall, wenn die Aktivierung nur von Neuron A oder nur von Neuron B erfolgt. Ein Impuls wird entladen, wenn A und B gleichzeitig aktiv sind.
Barbiturate vermindern die räumliche Bahnung durch präsynaptischen Angriff. Sie verhindern die Freisetzung des erregenden (depolarisierenden) Überträgerstoffes aus den Endigungen der Neurone A und B.

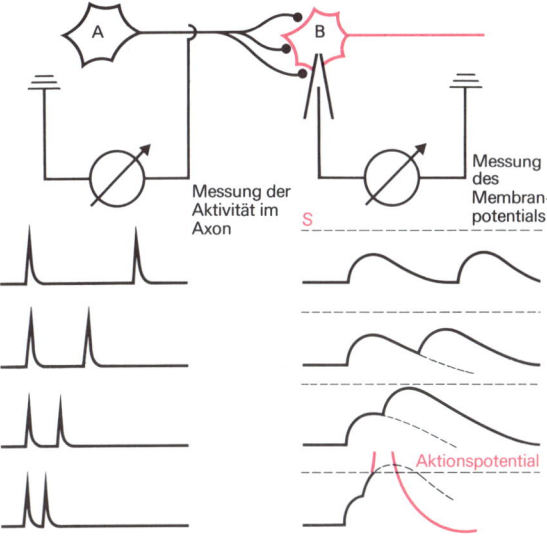

Abb. 4: Zeitliche Bahnung.
Neuron B soll von Neuron A so aktiviert werden, daß eine Erregung durch einen Einzelimpuls nicht ausreicht, die Membran bis zu der kritischen Schwelle (S) zu depolarisieren, bei der ein Aktionspotential ausgelöst wird. Zwei Einzelimpulse von A depolarisieren die Membran von B ebenfalls nicht so stark, daß ein Aktionspotential entsteht, wenn das Intervall zwischen beiden Impulsen zu groß ist. Eine Verkürzung des Intervalls (oder Erhöhung der Entladungsfrequenz von A) führt zu einer Summation der Depolarisationen der Membran von B, bis schließlich die kritische Schwelle erreicht wird und ein Aktionspotential entsteht. Limitierend wirkt die synaptische Erholungszeit.
Barbiturate vermindern die zeitliche Bahnung durch die Verhinderung der Freisetzung des erregenden, depolarisierenden Überträgerstoffes (präsynaptischer Angriffsort). Oxazolidinderivate verringern sie durch eine Verlängerung der synaptischen Erholungszeit (postsynaptischer Angriffsort).

sierung") und unterdrückt die posttetanische Potenzierung (Abb. 5) durch eine Beeinflussung transmembranaler Ionenströme. Es wird außerdem angenommen, daß Phenytoin hemmende Einflüsse steigert und auf diesem Wege eine Krampfaktivität unterdrücken kann. Eine Steigerung zentralnervöser Hemmfunktionen ist ein Mechanismus, der sich als wichtig für die Dämpfung von Krampfaktivität bzw. die Verhinderung der Krampfausbreitung erwiesen hat (s. S. 266). **Benzodiazepinderivate** wie Diazepam entfalten ihre Wirkungen durch Bindung am GABA-Rezeptorkomplex (s. S. 115 und S. 293). Sie verstärken wie Barbiturate die durch GABA vermittelte Hemmung. An der krampfhemmenden Wirkung von **Valproat** ist GABA wahrscheinlich ebenfalls beteiligt. **Carbamazepin** unterdrückt die posttetanische Potenzierung. Für seine therapeutische Wirkung bei Trigeminusneuralgie mit einschießenden Schmerzen scheint wie bei Phenytoin außerdem eine Aktivierung neuronaler Hemmungen wichtig zu sein.

Tierexperimentelle Prüfung von Antiepileptika

Zur systematischen Prüfung von Pharmaka auf klinische Brauchbarkeit werden die verschiedenen Epilepsieformen im Tierversuch hinsichtlich der motorischen Erscheinungen und der Krampfmuster im EEG nachgeahmt (Tab. 1). Positiv gewertet wird eine Erhöhung der Schwelle für den Elektro- oder Chemokrampf (= Krampfanfall ausgelöst durch ein Krampfgift wie Pentetrazol), oder eine Abschwächung bzw. Unterdrückung von Krampfaktivitäten bei elektrischer Reizung, intravenöser Injektion oder lokaler Applikation von Krampfgiften und krampfauslösenden Substanzen wie Penicillin (s. S. 265) sowie Läsionen.

Pharmakodynamische und pharmakokinetische Charakterisierung

Ein ideales Antiepileptikum soll einen Krampfanfall völlig unterdrücken oder die Entstehung eines Anfalls verhindern, ohne Nebenwirkungen am Zentralnervensystem oder anderen Organsystemen auszuüben. Nebenwirkungen am Zentralnervensystem werden als neurotoxische Effekte bezeichnet, zu denen Benommenheit, Ataxie, Nausea etc. zu rechnen sind. Weiterhin muß der Stoff oral anwendbar sein und seine Wirkung bei Anwendung über lange Zeit nicht verlieren. Ein Maß für die Brauchbarkeit eines Antiepileptikums ist der therapeutische Index (neurotoxische/antikonvulsive Dosis). Dieser Index ist für die Antiepileptika leider klein, d. h. sie besitzen nur eine geringe therapeutische Breite.
Obwohl die strukturchemische Ähnlichkeit bei einem großen Teil der Antikonvulsiva leicht zu erkennen ist (Tab. 2), können Wirkungsmechanismen und antiepileptische Wirkungsspektra verschieden sein. Das gilt beispielsweise für Phenytoin, Carbamazepin und Diazepam.
Phenobarbital (Tab. 2, 1) wird aus dem Magen-Darm-Trakt sehr langsam, aber vollständig resorbiert. Es wird zu etwa 50 % an Plasmaeiweiß gebunden. Die Halbwertzeit von Phenobarbital beträgt 3−4 Tage. Abruptes Beenden der Barbiturattherapie kann einen Status epilepticus auslösen. Bei der Kombination von Barbituraten mit Phenytoin ist zu beachten, daß durch eine Enzyminduktion (s. S. 54) die metabolische Elimination des Phenytoins beschleunigt sein kann. Bei Kombination mit Valproat ist mit einem Anstieg der Konzentration von Phenobarbital im Plasma zu rechnen.
Primidon (Tab. 2, 2) besitzt eine ähnliche Wirkung wie Phenobarbital. Es wird sehr rasch aus dem Magen-Darm-Trakt resorbiert, zu rund 30 % an Plasmaproteine gebunden und mit einer Halbwertzeit von 4−22 Stunden eliminiert. Es wird zu

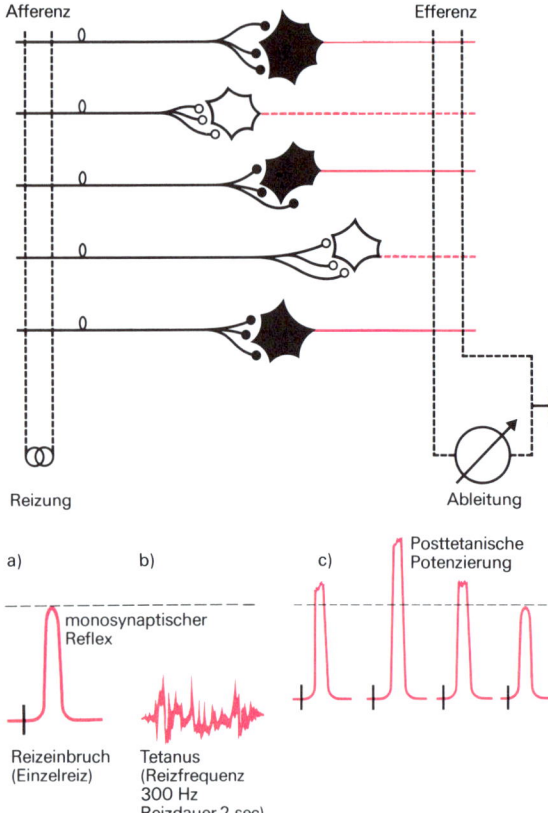

Reizung

Ableitung

Reizeinbruch (Einzelreiz)

a)

monosynaptischer Reflex

b)

Tetanus (Reizfrequenz 300 Hz Reizdauer 2 sec)

c)

Posttetanische Potenzierung

Abb. 5: Posttetanische Potenzierung.
Elektrische Reizung der Afferenzen mit einem Einzelimpuls aktiviert die efferenten Neurone, sofern drei Synapsenknöpfe erregt sind (aktive Neurone und Synapsenknöpfe sind schwarz markiert). Die monosynaptische Reflexantwort wird als Massenreflex von den Efferenzen abgeleitet (a). Die Reflexamplitude ist proportional der Anzahl aktiver efferenter Neurone (Summenpotential). Repetitive Reizung der Afferenzen mit hoher Frequenz und langer Reizdauer („Tetanus", b) vergrößert vorübergehend die Amplitude der Reflexantwort auf einen Einzelreiz (c). Die Anzahl der am Reflex beteiligten Neurone hat für kurze Zeit zugenommen. Die vor dem Tetanus durch Einzelimpulse nicht erregten Synapsenknöpfe (weiß) sind während dieser Zeit aktiv, so daß unterschwellige efferente Neurone (weiß) zur Entladung gebracht werden (unterbrochene rote Linien).
Phenytoin und Carbamazepin unterdrücken die posttetanische Potenzierung.

Phenobarbital und Phenylethylmalonamid umgebaut. Die antikonvulsiven Wirkungen von Primidon sind wahrscheinlich nicht auf den Umbau zu Phenobarbital zurückzuführen, da die Wirkungsspektra beider Verbindungen verschieden sind (s. Tab. 3).
Phenytoin (Tab. 2, 3) unterscheidet sich von den meisten Antiepileptika dadurch, daß es erregende Eigenschaften besitzt. Aus diesem Grund kann eine Kombination mit sedierend wirkenden Antiepileptika zweckmäßig sein. Die Plasma-HWZ schwankt inter- und intraindividuell sehr stark (8–60 Stunden). Phenytoin wird sehr langsam aus dem Magen-Darm-Trakt resorbiert; Verabfolgung mit der Mahlzeit verbessert die Resorption. Es wird zu etwa 90% an Plasmaproteine gebunden und zu mehr als 95% durch Hydroxylierung metabolisiert. Nach i. v. Injektion dringt es rasch durch die Blut-Hirn-Schranke, was für die Behandlung eines Status epilepticus (s. S. 275) wichtig ist. Phenytoin wird auch zur Behandlung von Herzrhythmusstörungen (s. S. 356) und einschießenden neuralgischen Schmerzen verwendet. Es kann einen Folsäuremangel durch Hemmung der Folsäureresorption und eine Hypocalcaemie durch Hemmung der Calciumresorption hervorrufen. Carbamazepin verringert die Phenytoinkonzentration im Blut und umgekehrt. Eine Erhöhung der Plasmakonzentration von Phenytoin durch Hemmung seiner Inaktivierung tritt bei gleichzeitiger Verabfolgung von Valproat, Chloramphenicol, Dicumarin, Disulfiram, Isoniazid, PAS, Benzodiazepinderivaten und verschiedenen Sulfonamiden auf. Beschleunigter Arzneimittelabbau durch Enzyminduktion nach Phenytoin s. S. 49.
Carbamazepin (Tab. 2, 4) weist eine strukturelle und pharmakologische Ähnlichkeit mit den tricyclischen Antidepressiva (z. B. Imipramin) auf. Entsprechend ist auch die Kombination von Carbamazepin und Monoaminoxidase-Hemmstoffen kontraindiziert. Es wird zu 65–80% an Plasmaproteine gebunden; seine Halbwertzeit beträgt 20 bis 60 Stunden. Carbamazepin wird auch zur Behandlung einschießender neuralgischer Schmerzen wie bei der Trigeminusneuralgie eingesetzt.
Ethosuximid (Tab. 2, 5) wird rasch und vollständig aus dem Magen-Darm-Trakt resorbiert. Es wird nur gering an Plasmaproteine gebunden. Seine Halbwertzeit beträgt 30–60 Stunden. Die Häufigkeit unerwünschter Nebenwirkungen ist weitaus geringer als beim Mesuximid, weswegen letztere Substanz kaum noch verwendet wird.
Valproat (Tab. 2,6) reizt die Magenschleimhaut und wird deshalb in einer Form verabfolgt, die es erst im Dünndarm freigibt. Dort wird es rasch und vollständig resorbiert. Es wird bis zu 90% an Plasmaeiweiß gebunden und zu mehr als 95% metabolisiert. Seine Halbwertzeit beträgt ca. 10 Stunden.
Diazepam, Clonazepam und **Nitrazepam** (Tab. 2, 7–9 und S. 391) sind dem Chlordiazepoxid verwandt und besitzen wie dieses die Eigenschaften eines Tranquillans. Sie finden bei allen Epilepsieformen Verwendung. Sie eignen sich besonders zur Behandlung von myoklonen und Blick-Nick-Salaam-Anfällen. Clonazepam i. v. oder i. m. ist das Mittel der ersten Wahl beim Status epilepticus, da es sich nach Wirkung dosieren läßt; seine Wirkung tritt sofort ein. Wegen seiner dämpfenden Wirkung auf polysynaptische spinale Reflexe wird Diazepam auch als zentrales Muskelrelaxans angewendet (s. S. 276). Beim Abfall des Blutspiegels von Diazepam lassen sich zwei Phasen erkennen. Die Halbwertzeit der einen, schnellen Phase ist 7–10 Stunden; ihr folgt eine zweite, langsame Phase mit einer Halbwertzeit von 1–2 Tagen. Clonazepam wird mit einer Halbwertzeit von 25–50 Stunden eliminiert.
Trimethadion (Tab. 2, 10) und **Sultiam** (Tab. 2, 11) sind Antiepileptika 2. Wahl. Trimetadion war viele Jahre das einzige Mittel zur Behandlung myokloner Anfälle und Absencen. Wegen schwerwiegender Nebenwirkungen ist Trimethadion durch Ethosuximid und Valproat ersetzt worden. Unter der Anwendung von Trimethadion können grand-mal-Anfälle auftreten. Es wird rasch aus dem Magen-Darm-Trakt resorbiert und in der Leber am Stickstoff zu Dimethyloxazolidindion metabolisiert, das selbst antikonvulsiv wirkt und verhältnismäßig lange im Organismus verweilt. Sultiam ist ein Sulfonamidderivat. Es hemmt die Carboanhydratase, besitzt wahrscheinlich aber auch eine von der Wirkung auf das Säure-Basen-Gleichgewicht unabhängige krampfhemmende Wirkung. Dies reicht für eine Epilepsietherapie allein meist nicht aus. Sultiam soll allerdings bei der häufigsten Epilepsieform, der Rolandischen Epilepsie, gut wirken. Bei einer Kombination von Sultiam und Phenytoin kann die Phenytoinkonzentration im Plasma ansteigen.

Tab. 2: Antiepileptika; ihre chemischen Formeln, internationalen Freinamen und Handelsnamen.

Formel	internationaler Freiname	Handelsnamen
Barbitursäure-Derivate	1) Phenobarbital	Luminal®*, Phenaemal®
	2) Primidon	Liskantin®, Mylepsin®, Resimatil®
	(2 H anstelle von O an C-2; Primidon folglich keine Barbitursäure)	
Hydantoin-Derivat	3) Phenytoin	Epanutin®*, Phenhydan®*, Zentropil®
Dibenzazepin-Derivat	4) Carbamazepin	Sirtal®, Tegretal®, Timonil®
Succinimid-Derivate	5) Ethosuximid	Petnidan®, Pyknolepsinum®, Suxinutin®
Dipropylacetat	6) Valproat	Convulex®, Ergenyl®, Leptilan®, Mylproin®, Orfiril®
Benzodiazepin-Derivate	7) Diazepam	Diazemuls®*, Diazepam®*, duradiazepam®*, Lamra®, Mandro-Zep®, Neurolytril®, Tranquase®, Tranquo®, Valium®*
(Formeln s. S. 292/3)	8) Clonazepam	Rivotril®*
	9) Nitrazepam	Dormo-Puren®, Eatan®, imeson®, Mogadan®, Somnibel®
Oxazolidin-Derivat	10) Trimethadion	Tridion®
Sulfonamid-Derivat	11) Sultiam	Ospolot®

* auch zur parenteralen Anwendung

Tab. 3: Anwendungsmöglichkeiten der Antiepileptika bei den verschiedenen Anfallsformen.

Substanz	einfache fokale Anfälle	psychomotorische Anfälle (komplexe fokale Anfälle)	grand-mal-Anfälle	petit-mal Anfälle, myoklone Anfälle Absencen	Richtdosen bei Erwachsenen mg/kg/Tag	therapeutische Plasmakonzentration mg/l	Wirkungsweise	Nebenwirkungen
Phenobarbital	wirksam	wenig wirksam	wirksam	unwirksam	2–3	10–40	Hemmung der Freisetzung erregender Übertragerstoffe; Stabilisierung der Neuronenmembran gegen erregende Einflüsse; Förderung der Hemmwirkung von GABA	Schläfrigkeit, Benommenheit, Ataxie (siehe auch Barbiturate)
Primidon	wirksam	wirksam	wirksam	wirksam (bei Absencen nicht wirksam)	15	5–15	unbekannt	Schläfrigkeit, Benommenheit, Nausea, Ataxie, Megaloblastenanämie, Leukopenie, Exantheme
Phenytoin*	wirksam	wirksam	wirksam	unwirksam	3–5	5–20	Membranstabilisierung, Dämpfung der posttetanischen Potenzierung; Förderung der durch GABA vermittelten Hemmung	Schlaflosigkeit, Ataxie, Tremor, Nystagmus, Diplopie, Koordinationsstörungen, Gingivalhyperplasie, Hirsutismus, Exantheme, Osteomalazie, Megaloblastenanämie
Carbamazepin*	wirksam	wirksam	wirksam	unwirksam	10–20	5–10	Dämpfung posttetanischer Potenzierung, Aktivierung von Hemmungen	Schläfrigkeit, Benommenheit, Nausea, Kopfschmerz, Ataxie, Tremor, Verwirrtheit, allergische Reaktionen, Leberschäden, Leukozytopenie
Ethosuximid	unwirksam	unwirksam	unwirksam	wirksam	15–20	40–100	unbekannt	Kopfschmerz, Nausea, Benommenheit, Leukopenie, Anämie, Exantheme, Dermatitis
Valproat	gering wirksam	gering wirksam	gering wirksam	wirksam	10–20	50–100	Steigerung der durch GABA vermittelten Hemmung	Nausea, Sedierung, Tremor, Haarausfall, Blutgerinnungsstörungen; besonders bei Kindern: Leberparenchymnekrosen
Diazepam Nitrazepam Clonazepam	wirksam	wirksam	wirksam	besonders wirksam (auch bei BNS-Anfällen)	0,5–1,0 0,2–0,5 0,05–0,2	20^{-3}–70^{-3} 30^{-3}–150^{-3}	Steigerung der durch GABA vermittelten Hemmung durch Angriff am Benzodiazepin-GABA-Rezeptorkomplex	Schläfrigkeit, Benommenheit, Muskelrelaxation
Trimethadion	unwirksam	unwirksam	unwirksam	wirksam	20–50		Verlängerung der synaptischen Erholungszeit	Schläfrigkeit, Benommenheit, Hemeralopie, Anämie, Leber- und Nierenschäden, Exantheme
Sultiam	gering wirksam	gering wirksam	gering wirksam	unwirksam	10–15	5–10	Carboanhydratasehemmung (?)	Hyperpnoe, Parästhesien

* Verwendung auch bei einschießenden Schmerzen verschiedener Neuralgien

ACTH und **Dexamethason** werden allein oder in Kombination mit Diazepam, Clonazepam oder Nitrazepam bei Blick-Nick-Salaam-(BNS-)Krämpfen erfolgreich eingesetzt. Die Benzodiazepinderivate sind den Hormonen überlegen.

Therapeutische Verwendung

In Tab. 3 ist angegeben, bei welchen Epilepsieformen die verschiedenen Antiepileptika therapeutisch verwendet werden können. Dort sind außerdem Richtdosen für den Erwachsenen, therapeutische Plasmakonzentrationen, die Wirkungsweise und die Nebenwirkungen aufgeführt.

Zur Behandlung eines Status epilepticus (Serie von Krampfanfällen) werden die Benzodiazepinderivate Clonazepam oder Diazepam, Phenobarbital oder Phentoin intravenös verabfolgt. Vorteil der Benzodiazepinderivate und Barbiturate gegenüber dem Phenytoin ist der rasche Wirkungseintritt. Nachteilig bei den Barbituraten ist jedoch die atemdepressive Wirkung, die bei den Benzodiazepinderivaten geringer ist und dem Phenytoin fehlt.

Jeder Epileptiker bedarf einer individuellen Therapie. Wegen der geringen therapeutischen Breite der Antiepileptika muß es das Ziel sein, den Patienten mit der kleinstmöglichen Dosis anfallsfrei zu halten. Daher sollte die Behandlung mit niedrigen Dosen beginnen. Kombinationen verschiedener Antiepileptika sind meist notwendig. Zur Unterstützung der Therapie können diätetische Maßnahmen ergriffen werden, die eine acidotische Stoffwechsellage erzeugen. Eine Acidose läßt sich auch mit Carboanhydrase-Hemmstoffen herbeiführen. Sedierende Effekte der Antiepileptika verringern sich oft nach längerer Anwendung. In etwa 90 % aller Epilepsiefälle kann Anfallsfreiheit erreicht werden.

Pharmaka, die die Krampfbereitschaft erhöhen und deshalb bei einer Epilepsie entweder **kontraindiziert** oder nur mit äußerster Vorsicht zu verwenden sind, finden sich in Tab. 4.

Weiterführende Literatur

Frey, H.-H./Janz, D. (Eds.): Antiepileptic Drugs. Handbook of Experimental Pharmacology, Vol. 74. Springer, Berlin 1985.

Helmchen, H. (Ed.): Antiepileptische Langzeitmedikation. Bibliotheca Psychiatrica No. 151. S. Karger, Basel 1975.

Mathes, A.: Epilepsien. Diagnostik und Therapie für Klinik und Praxis. Thieme, Stuttgart 1984.

Tab. 4: Pharmaka, die bei einer Epilepsie kontraindiziert sind.

	Grund
Ethylalkohol	durch Dämpfung inhibitorischer Funktionen im Gehirn treten Erregungszustände auf

Pharmaka, die bei einer Epilepsie vermieden, oder nur mit äußerster Vorsicht verwendet werden sollten.

	Grund
Antidepressiva	können die Krampfbereitschaft erhöhen
Cortison	steigert die Erregbarkeit von Neuronen durch einen unbekannten Mechanismus
Isoniazid	Krämpfe können infolge eines Mangels an Pyridoxin auftreten, das als Pyridoxalphosphat Coenzym u. a. für die Glutaminsäuredecarboxylase ist; die Konzentration des inhibitorischen Überträgerstoffes γ-Aminobuttersäure (GABA) nimmt ab.
Doxapram, Nikethamid, Pentetrazol	sind Krampfgifte (s. S. 264)
Penicillin (in hohen Dosen oder intrathekal)	löst Krampfaktivität aus
Pethidin	kann Krampfaktivität auslösen
Reserpin und andere Neuroleptika	erhöhen die Krampfbereitschaft
Pyrazol-Derivate	steigern die Erregbarkeit von Neuronen durch einen unbekannten Mechanismus.
Thyroxin	vermindert den Gradienten der Natrium-Ionenkonzentration zwischen Extra- und Intrazellularraum zugunsten von intrazellulärem Natrium. Dadurch wird die Erregbarkeit von Neuronen gesteigert.

ZENTRALE MUSKELRELAXANTIEN

I. Jurna, Homburg/Saar

Zentrale Muskelrelaxantien bringen die Skelettmuskulatur zum Erschlaffen. Sie unterscheiden sich, wie ihre Bezeichnung ausdrückt, von den peripheren Muskelrelaxantien (s. S. 133) dadurch, daß sie nicht an der motorischen Endplatte, sondern auf Synapsen im Zentralnervensystem wirken. Ihre Angriffsorte sind die für die Regulation des Muskeltonus verantwortlichen Zentren.

Grundlage für die Kontrolle des Muskeltonus ist der Dehnungsreflex (myotatischer Reflex; Abb. 1). Auf ihn wirken erregende und hemmende Einflüsse einerseits aus der Peripherie (agonistische und antagonistische Muskeln, Sehnen und Gelenke, Haut), andererseits aus supraspinalen Zentren (Formatio reticularis, Kleinhirn, Basalganglien, Kortex) ein. Der Dehnungsreflex ist monosynaptisch, die ihn bahnend oder hemmend beeinflussenden Bahnsysteme sind polysynaptisch. Zu einer pathologischen Steigerung des Muskeltonus im Sinne einer Spastik oder eines Rigors kommt es, wenn erregende Einflüsse auf den Dehnungsreflex massiv und andauernd überwiegen und/oder wenn Hemmungen fortfallen, wie beispielsweise bei einer Tetanus- oder Strychninvergiftung (s. S. 267). Die α-Motoneurone im Vorderhorn des Rückenmarks entladen dabei tonisch, die Zahl der aktiven Neurone ist gegenüber der Norm erhöht, der Skelettmuskel verbleibt in einem extrem gesteigerten Kontraktionszustand.

Spastik und Rigor sind durch eine Änderung der supraspinalen Kontrolle des Muskeltonus durch Schädigung bestimmter Hirnregionen oder Bahnsysteme bedingt. Erregende Einflüsse aus der Peripherie bei entzündlich-rheumatischen Prozessen können lokale, auf mehr oder weniger große Muskelgruppen begrenzte Tonussteigerungen („Verspannungen", Schonhaltungen) hervorrufen.

Im Tierversuch werden Substanzen auf eine zentral-muskelrelaxierende Wirkung u. a. am Rigor dezerebrierter Katzen oder am Strychninantagonismus geprüft.

Wirkungsmechanismus

Charakteristisch für zentrale Muskelrelaxantien ist, daß sie vor allem polysynaptische Reflexe dämpfen. Dies beruht auf einer Verminderung der Aktivität in den segmental-spinalen und in den deszendierenden Bahnen aus supraspinalen Zentren (z. B. der Formatio reticularis). Benzodiazepinderivate wie Chlordiazepoxid und Diazepam (s. Tab. 1) fördern die durch den inhibitorischen Überträgerstoff γ-Aminobuttersäure (GABA) vermittelten Hemmungen im Rückenmark und Gehirn (s. S. 115 und S. 293). Baclofen (s. Tab. 1) ist ein Derivat der GABA, unterscheidet sich jedoch von dieser dadurch, daß es ausschließlich durch Bindung am GABA-B-Rezeptor (s. S. 115) wirksam wird. Seine therapeutische Wirkung beruht vornehmlich auf einem Angriff am Rückenmark. Die Dämpfung polysynaptischer Aktivität betrifft nicht nur segmental-spinale, sondern auch deszendierende Bahnen aus supraspinalen Bereichen.

Pharmaka und therapeutische Anwendung

Die wichtigsten zentralen Muskelrelaxantien sind in der Tab. 1 zusammengestellt. Indikationen für zentrale Muskelrelaxantien sind zerebrale und spinale Spastiken sowie lokale Muskelspasmen unterschiedlicher Genese, die durch unphy-

siologische Belastung von Sehnen, Bändern und Gelenken Schmerzen verursachen können (s. S. 200). Sie sollen Spasmen und Schmerzhaftigkeit beseitigen, ohne eine Muskelschwäche zu induzieren. Die Mehrzahl der Substanzen zeichnet sich durch ausgeprägte sedierende Eigenschaften aus. Ihre Anwendung als Tranquillantien steht deshalb oft im Vordergrund (s. S. 291).

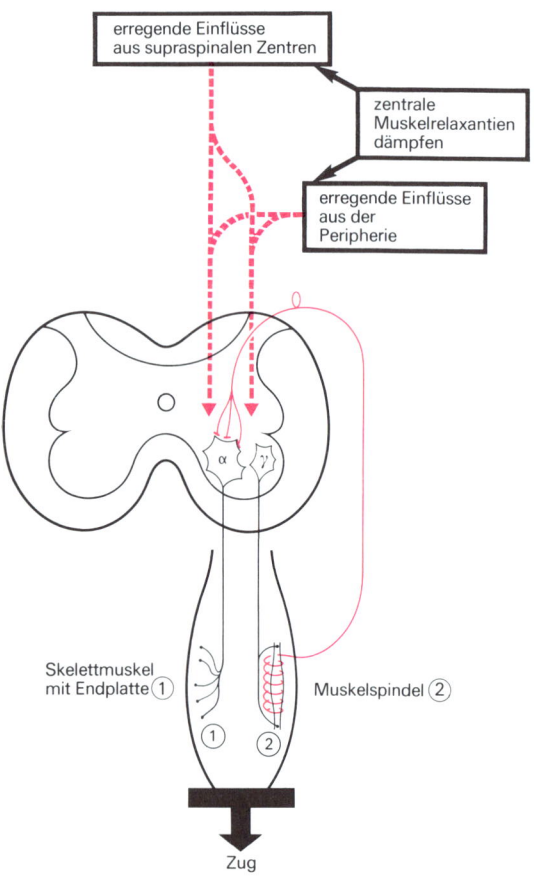

erregende Einflüsse aus supraspinalen Zentren

zentrale Muskelrelaxantien dämpfen

erregende Einflüsse aus der Peripherie

Skelettmuskel mit Endplatte ①

Muskelspindel ②

Zug

Abb. 1: Der Reflexbogen für den monosynaptischen Dehnungsreflex (myotatischer Reflex) besteht aus dem Rezeptor der Muskelspindel, der sensiblen Afferenz zu den α-Motoneuronen, der Efferenz zu den motorischen Endplatten des Skelettmuskels und dem quergestreiften Muskel. Die Muskelbündel der Spindel werden von γ-Motoneuronen innerviert. Zug am Muskel dehnt den Rezeptor der Spindeln, der vermehrt Impulse zu den α-Motoneuronen sendet, die aktiviert werden und den Skelettmuskel zur Kontraktion bringen: dem Zug am Muskel wird entgegengewirkt. Bei unveränderter Muskellänge werden aus den Muskelspindeln vermehrt Impulse zu den α-Motoneuronen ausgesendet, wenn die γ-Motoneuronen die Muskelbündel der Spindel infolge gesteigerter Aktivität zur Kontraktion bringen. In diesem Fall wird sich der Skelettmuskel kontrahieren, sein Tonus nimmt zu. Die α- und γ-Motoneuronen stehen unter dem Einfluß polysynaptischer Bahnen aus Gehirn und Peripherie, die als rote, unterbrochene Strecken dargestellt sind. Auf eine Wiedergabe von Interneuronen wurde verzichtet.

Tab. 1: Zentrale Muskelrelaxantien.

Intern. Freiname	Beispiele für Handelsnamen	Tagesdosis in mg	Bemerkungen
Baclofen	Lioresal	3mal 5 bis 3mal 10−20	kontraindiziert bei Epilepsien
Carisoprodol	Sanoma	3mal 350−700	
Chlordiazepoxid	Librium, Multum	2−3mal 25	siehe Benzodiazepinderivate S. 291
Chlormezanon	Muskel-Trancopal	2−4mal 300	gelegentlich Mundtrockenheit, allergische Hautreaktionen
Diazepam	Valium	3mal 5−10	siehe Benzodiazepinderivate S. 291
Fenyramidol	Cabral	2−6mal 400	hemmt den Abbau von Cumarinderivaten, Tolbutamid und Phenytoin
Memantin	Akatinol Memantine	10	Wirkung über Blockade am NMDA-Rezeptor (s. S. 114)
Meprobamat	Meprobamat Urbilat	2mal 100 bis 4mal 200	
Orphenadrin	Norflex	2−4mal 100	da es anticholinerg wirksam ist, wird es auch zur Behandlung des Morbus Parkinson verwendet (s. S 278). Es ist kontraindiziert bei Engwinkelglaukom, Prostataadenom, Tachyarrhythmie
Pridinol	Lyseen	1−6mal 4	wird als Parks 12® auch zur Behandlung des Morbus Parkinson verwendet (s. S. 278). Kontraindikationen wie bei Orphenadrin.
Tetrazepam	Musaril	25−50	siehe Benzodiazepinderivate S. 291
Tizanidin	Sirdalud	3mal 2−4	

Durch entzündliche Prozesse ausgelöste Muskelspasmen können auch mit Hilfe von Analgetika mit antiphlogistischer Eigenschaft dadurch abgeschwächt oder aufgehoben werden, daß die primäre Ursache, die Entzündung, und der dadurch bedingte reflektorische Zug an Sehnen, Bändern und Gelenkkapseln beseitigt wird.

Zentrale Muskelrelaxantien sind kontraindiziert bei Myasthenia gravis, Bulbärparalyse, Psychosen, Alkohol- und Schlafmittelvergiftungen. Zusätzliche Kontraindikationen verschiedener zentraler Muskelrelaxantien sind in Tab. 1 aufgeführt. Zentrale Muskelrelaxantien können die Wirkung zentral dämpfender Substanzen verstärken.

Weiterführende Literatur

Berger, F. M.: Spinal depressant drugs. Pharmacol. Rev. 1, 243−278 (1949).

Davidoff, R. A.: Pharmacology of Spasticity. Neurology (Minneap.) 28, 46−51 (1978).

Smith, C. M.: Relaxants of skeletal muscle, in: Physiol. Pharmacol. (Root, W. S. und Hofmann, F. G., Eds.) Vol. 2, 2−96. Academic Press, London 1965.

ANTIPARKINSONMITTEL

PHARMAKOTHERAPIE DES MORBUS PARKINSON UND PARKINSONÄHNLICHER SYMPTOME

I. Jurna, Homburg/Saar

Pathophysiologie

Der Morbus Parkinson ist durch ein extrapyramidalmotorisches Syndrom gekennzeichnet, das sich aus Akinese, Rigor und Tremor zusammensetzt. Die Ursachen der Erkrankung sind mannigfaltig (Tab. 1). Ein entscheidender Faktor für das Zustandekommen der motorischen Störungen ist der Mangel an Dopamin in Neuronen der Substantia nigra. Diese dopaminergen Neurone (s. S. 107; 149) wirken hemmend auf cholinerge Neurone im Striatum (Nucleus caudatus, Putamen). Die cholinergen striatalen Neurone (s. S. 105) wirken erregend und bilden mit Neuronen, die GABA als Überträgerstoff enthalten (s. S. 115), und den dopaminergen Neuronen der Substantia nigra das sog. nigrostriatale Rückkopplungssystem, das die spinale Motorik kontrolliert. Normalerweise stehen cholinerge Erregung und dopaminerge Hemmung im nigrostriatalen System in einem Gleichgewicht. Eine Abnahme der dopaminergen Hemmung durch eine Degeneration dopaminerger Neurone oder Verminderung der Dopaminkonzentration in diesen Neuronen muß zwangsläufig ein Überwiegen der erregenden Einflüsse zur Folge haben, was schließlich zum Rigor führt. Inwieweit auch der Tremor von dieser Verstellung der nigro-striatalen Kontrolle der Spinalmotorik abhängt, ist noch nicht geklärt. Umgekehrt kann bei einem absoluten oder relativen Überwiegen dopaminerger Einflüsse eine choreatiforme Symptomatik entstehen, die einen entsprechenden pharmakotherapeutischen Ansatz erfordert.

Pharmaka, die die Konzentration von Katecholaminen im Zentralnervensystem vermindern (Reserpin, s. S. 180f.) oder den Angriff von Dopamin an den Rezeptoren der postsynaptischen Membranen verhindern (Phenothiazine, Thioxanthene, Butyrophenone; s. S. 108; Antiemetika wie Bromoprid, Domperidon und Metoclopramid; s. S. 481), können ebenfalls ein Parkinsonsyndrom hervorrufen.

Auch im Tierversuch gelingt es, mit Hilfe dieser Pharmaka Akinese, Rigor und Tremor zu erzeugen. Ein Rigor entsteht ebenfalls, wenn man die dopaminergen Neurone der Substantia nigra selektiv zerstört, oder aber ein Übergewicht cholinerger Einflüsse durch Anwendung des Cholinesterase-Hemmstoffes Physostigmin herbeiführt. Außerdem können Rigor und Tremor durch Oxotremorin ausgelöst werden, das die Konzentration von Acetylcholin im Gehirn erhöht. An derartigen Modellen läßt sich tierexperimentell prüfen, ob eine Substanz Aussicht hat, erfolgreich bei der Therapie des Morbus Parkinson eingesetzt zu werden.

Pharmakotherapie

Substanzen mit einer Wirkung gegen die motorischen Symptome des Morbus Parkinson gehören unterschiedlichen Stoffgruppen an (Abb. 1). Sie leiten sich entweder vom Atropin oder von Antihistaminika ab und besitzen cholinolytische Eigenschaften, oder sie gelangen über Dopamin bzw. Dopaminrezeptoren zur Wirkung. Stoffe mit cholinolytischen Ei-

genschaften wirken im allgemeinen gegen den Rigor und, wenn auch weitaus schwächer, gegen den Tremor, während L-Dihydroxphenylalamin (L-DOPA) und Amantadin bzw. dessen methyliertes Derivat Memantin sich in ihrer Wirkung gegen den Rigor und die Akinese richten. Metixen[1] erweist sich hauptsächlich zur Bekämpfung des Tremors geeignet, der besonders therapieresistent ist. Hieraus ergibt sich, daß ein therapeutischer Erfolg häufig nur durch eine Kombination mehrerer Mittel erzielt werden kann. Eine Behandlung mit Selegilin[2], einem selektiven Hemmer der Monoaminoxidase B (MAO-B), im Frühstadium des Morbus Parkinson kann das Fortschreiten der Erkrankung verzögern. MAO-B ist für den Abbau von Dopamin im nigrostrialaten System verantwortlich. Die Anwendung der Antiparkinsonmittel muß individuell angepaßt werden; Richtdosen sind in Tab. 2 angegeben.

Antiparkinsonmittel mit anticholinergen Eigenschaften

Das klassische Antiparkinsonmittel ist **Atropin.** Seine therapeutische Wirkung beruht darauf, daß der erregende, cholinerge Einfluß von striatalen Neuronen herabgesetzt wird. Dadurch kann das infolge Mangels an inhibitorischem Überträgerstoff (Dopamin) entstandene Übergewicht cholinerger Einflüsse vermindert werden. Die Anwendung von Atropin ist beim Morbus Parkinson allerdings weitgehend zugunsten von synthetischen Stoffen mit anticholinerger Eigenschaft wie **Benzatropinmesilat, Biperiden** und **Trihexyphenidyl** (Abb. 1) aufgegeben worden. Bei ihnen sind im Unterschied zum Atropin die peripheren, parasympatholytischen Eigenschaften (antisekretorisch, spasmolytisch, akkommodationslähmend, mydriatisch) weniger ausgeprägt, während die zentralen anticholinergen Eigenschaften überwiegen. Ihre Wirkung richtet sich vor allem gegen den Rigor. **Metixen,** ein chemisch mit den Phenothiazinen verwandtes Thioxanthenderivat, besitzt ebenfalls eine anticholinerge Wirkung und ist besonders gegen den Tremor wirksam. Weitere Antiparkinsonmittel mit anticholinergen Eigenschaften sind Bornaprin[3], Orphenadrin[4], Procyclidin[5] und Pridinol[6].

Antiparkinsonmittel mit Wirkungsvermittlung über Dopaminrezeptoren (dopaminerge Wirkung)

L-DOPA (Abb. 1) ist die Vorstufe der Synthese von Dopamin (s. S. 107). Da die Blut-Hirn-Schranke für Dopamin praktisch impermeabel ist, wird zu therapeutischen Zwecken L-DOPA gegeben, das als Aminosäure durch die Schranke transportiert und in den entsprechenden Neuronen zu Dopamin um-

---

[1] Tremarit®; [2] Movergan®; [3] Sormodren®; [4] Norflex®; [5] Osnervan®; [6] Parks 12®, Lyseen®.

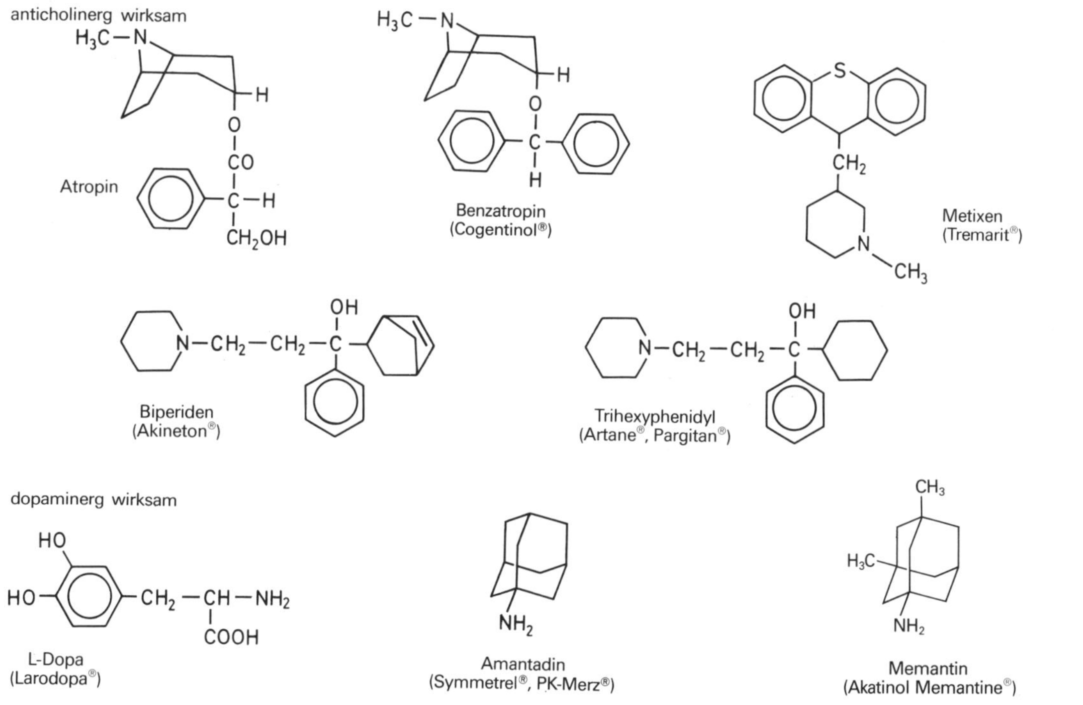

Abb. 1: Antiparkinsonmittel.

gewandelt wird. Eine Erhöhung der Dopaminkonzentration stellt das Gleichgewicht zwischen cholinergen und dopaminergen Einflüssen im Striatum wieder her. Akinesie und Rigor lassen sich besser als der Tremor beeinflussen. L-DOPA wird auch in Kombination mit einem peripher angreifenden DOPA-Decarboxylasehemmstoff wie Benserazid[1] oder Carbidopa[2] gegeben. Dieser verhindert die Umwandlung von DOPA zu Dopamin in der Peripherie, so daß eine höhere Konzentration von DOPA im Blut erreicht wird. Da der Hemmstoff nicht in das Gehirn eindringt, kann hier die Bildung von Dopamin ungestört erfolgen.

Amantadin (Abb. 1) ist eine Substanz, die zunächst als antivirales Agens gegen die asiatische (A_2) Grippe Anwendung gefunden hat (s. S. 688). Seine Wirkung als Antiparkinsonmittel beruht darauf, daß es die Verfügbarkeit von Dopamin an den dopaminergen Synapsen erhöht, entweder durch Steigerung der Dopaminsynthese, durch Steigerung der Freisetzung aus den präsynaptischen Terminalen oder durch Hemmung der Rückresorption in die Terminalen. Amantadin hat zentral erregende Wirkungen. Memantin[3] ist ein dimethyliertes Derivat des Amantadins mit ähnlichen Eigenschaften.
Bromocriptin[4] hat dopaminagonistische Eigenschaften und wirkt direkt auf die Dopaminrezeptoren.
Selegilin[5] (S. 167) erhöht die Dopaminkonzentration im nigrostriatalen System.
Die **Nebenwirkungen** der Antiparkinsonmittel sind in Tab. 2 aufgeführt.

[1] Madopar®; [2] Nacom®; [3] Aktinol Memantine®; [4] Pravidel®; [5] Movergan®.

Tab. 1: Parkinson-Syndrom (nach Hornykiewicz[1]).

Ursachen:

Schädigungen:	Pharmaka:
Arteriosklerose, Infektionen (Virusenzephalitis), Tumoren, Infarkte, CO- und Manganvergiftung	Reserpin, Phenothiazine, Butyrophenone, α-Methyl-DOPA

histologischer Befund:

Degeneration der nigrostriatalen dopaminergen Neurone	Verminderung der für Dopamin typischen Fluoreszenz (= Verarmung an Dopamin)

neurochemischer Befund:

genuiner oder funktioneller Dopaminmangel im Striatum

klinische Symptome:

Akinese, Rigor, Tremor	(Abhängigkeit des Tremors vom Dopaminmangel noch fraglich)

[1] Fed. Proc. **32**, 183 (1973).

Tab. 2: Dosierung und Nebenwirkungen von Antiparkinsonmitteln.
Die Therapie mit den aufgeführten Substanzen muß auf den jeweiligen Krankheitsfall abgestimmt sein. Aus diesem Grunde sind lediglich Richtdosen für den Erwachsenen aufgeführt. Sie geben den Bereich der Dosen an, die bei der Dauertherapie zur Anwendung kommen, nicht die Dosierung für den Beginn der Therapie. Die dabei verwendeten Dosen sind niedriger und werden allmählich gesteigert, bis der gewünschte Erfolg erzielt ist. Selbstverständlich muß die Tagesdosis auf entsprechend kleine Teildosen über 24 Stunden verteilt werden, um eine gleichmäßige Konzentration des Wirkstoffes im Organismus zu gewährleisten.

	Richtdosis beim Erwachsenen mg/Tag	Anmerkungen	unerwünschte Nebenwirkungen
Benzatropin	2–8	wird wegen Nebenwirkungen selten in optimaler Dosierung vertragen; daher meist in Kombination mit anderen Stoffen (z. B. Trihexyphenidyl, Biperiden, L-DOPA) verwendet	Trockenheit im Mund, Mydriasis, Akkommodationslähmung, Doppelsehen, Tachykardie, Obstipation, Miktionsstörungen, Verwirrtheitszustände, Psychosen
Biperiden Trihexyphenidyl	6–20 4–20	geeignet zur Einleitung sowie zur Weiterführung der Therapie ohne oder mit anderen Antiparkinsonmitteln; nach längerer Anwendung kann die Wirkung nachlassen oder es können „on-off"-Reaktion eintreten	wie bei Benzatropin
Metixen	3–6	Wirkung vor allem gegen den Tremor gerichtet	wie bei Benzatropin
L-DOPA	1 000–6 000 400–1 000	optimaler Effekt bei ständiger Anwendung u. U. erst nach Wochen zu beobachten bei Kombination mit DOPA-Decarboxylasehemmstoffen	Übelkeit, Erbrechen, Appetitlosigkeit, Diarrhöen, Obstipation, peptische Ulcera, orthostatischer Kollaps, Herzrhythmusstörungen, Dyskinesien, Euphorie, Angstzustände, Reizbarkeit, Schlaflosigkeit, Psychosen
Amantadin	100–500	therapeutische Wirkung kann bei ständiger Anwendung u. U. nach einigen Wochen nachlassen	Erythem, verwaschene Sprache, Tremor, Ataxie, Psychosen, Schlaflosigkeit, gastrointestinale Beschwerden, Harnretention; kontraindiziert bei Epilepsien und schweren psychischen Störungen
Bromocriptin	2,5–7,5	wird auch zur Senkung der Konzentration von Prolaktin (bei Galaktorrhö, Amenorrhö, Impotenz) und Wachstumshormon (bei Akromegalie) im Blut verwendet	Nausea, Schwindel, Obstipation, psychomotorische Unruhe, Blutdrucksenkung
Selegilin	5–10	meist in Kombination mit L-DOPA	Übelkeit, Verwirrtheit, Dyskinesien

Weiterführende Literatur

Calne, D. B.: Parkinsonism: Physiology, Pharmacology and Treatment. Edward Arnold Ltd., London 1970.

Hornykiewicz, O.: Parkinson's disease: From brain homogenate to treatment. Fed. Proc. **32**, 183–90 (1973).

Klawans, H. L. jr.: The pharmacology of parkinsonism. Dis. Nerv. Syst. **29**, 805–816 (1968).

Leff, S. E./Crease, I.: Dopamine receptors re-explained. Trends Pharmacol. Sci. **4**, 463–467 (1983).

Quinn, N. P.: Anti-parkinsonian drugs today. Drugs **28**, 236–262 (1984).

Riederer, P./Przuntek, H.: MAO-B-Inhibitor Selegiline (R-(–)-Deprenyl). J. Neur. Transm. Suppl. **25** (1987).

PSYCHOPHARMAKA

PHARMAKOTHERAPIE VON PSYCHOSEN UND PSYCHOREAKTIVEN STÖRUNGEN

H. Coper und H. Helmchen, Berlin

Jede chemische Verbindung, die in die Regulation zentralnervöser Funktionen eingreift und seelische Abläufe modifiziert, ist ein Psychopharmakon. Prinzipiell müßten daher neben den Arzneimitteln, die die Therapie psychischer Krankheiten in den letzten 30 Jahren grundlegend verändert haben, auch Analgetika, Beruhigungsmittel, Stimulantien, der Alkohol sowie die Rauschmittel und sogar das Placebo den Psychopharmaka zugerechnet werden. Diese undifferenzierte Globalbezeichnung birgt die Gefahr in sich, unkritisch alle Beschwerden, die mit psychischen Störungen, wie Angst oder Verstimmungszuständen, Reizbarkeit, Schlafstörungen, Leistungsschwäche etc., einhergehen, mit „Psychopharmaka" zu behandeln. Sie verhindert auch ein klares Urteil über die Möglichkeiten und Grenzen einer differenzierten Arzneimitteltherapie psychischer Erkrankungen. Erschwerend kommt hinzu, daß die Zusammenhänge zwischen den zahlreichen, mit pharmakologischen, neurophysiologischen und biochemischen Methoden im Tierversuch nachgewiesenen Wirkungen psychotroper Pharmaka und denen auf das Erleben und Verhalten des Menschen – einschließlich der Normalisierung einer psychopathologischen Symptomatik – noch recht unklar sind, nicht zuletzt, weil es keine tierexperimentelle Versuchsanordnung gibt, die als Modell psychischer Erkrankungen angesehen werden kann. Hinzu kommt, daß über die molekularbiologischen Grundlagen psychischer Vorgänge lediglich Hypothesen existieren. Die Impuls-, und damit auch Informationsvermittlung im Gehirn erfolgt über ein dichtes Netz von Nervenzellen, die synaptisch miteinander in Verbindung stehen. Mit den wenigen Reaktionsmöglichkeiten der Synapsen, nämlich Erregung oder Hemmung bzw. Bremsung oder Verstärkung einer Erregung oder einer Hemmung, bildet das ZNS – für die Weiterleitung der verschiedenen Informationen – zahlose Reaktionsmuster, die sich in einem regulierten Gleichgewicht befinden. Eine Änderung des Gleichgewichtes kann zu den unterschiedlichsten Störungen führen, ohne daß massive und damit leicht erkennbare neurochemische oder neurophysiologische Änderungen auftreten müssen. Es ist daher anzunehmen, daß auch für die Wirkung von Pharmaka, die bei psychischen Erkrankungen therapeutisch mit Erfolg angewandt werden, nicht nur eine spezifische Qualität entscheidend ist. Vielmehr wird in ihnen ein bestimmtes, z. T. sogar antagonistisches Wirkungsprofil vorhanden sein müssen, das eine Auslenkung aus der Homöostase korrigieren kann. Psychopharmaka werden nach ihrem therapeutisch angestrebten Effekt eingeteilt (Abb. 1).

Antipsychotisch wirkende Psychopharmaka

Neuroleptika

Der Begriff Neurolepsie bezeichnet einen charakteristischen psychophysiologischen Umstimmungsprozeß, zu dem bei Erhaltenbleiben der intellektuellen Fähigkeiten eine Dämpfung der affektiven Erregbarkeit, eine Verminderung des Antriebs, der Spontanbewegungen und der Ausdrucksmotorik gehören. Durch Neuroleptika können Halluzinationen, Wahnsymptomatik und psychomotorische Erregung beseitigt werden.

Antidepressiva

Antidepressiva steigern den vitalen Antrieb, heben pathologisch gesenkte Grundstimmungen und beseitigen in geringerem Maße auch depressive Wahngedanken.

Neben „reinen" Neuroleptika und „reinen" Antidepressiva gibt es Verbindungen, die beide Wirkqualitäten in unterschiedlicher Intensität besitzen.

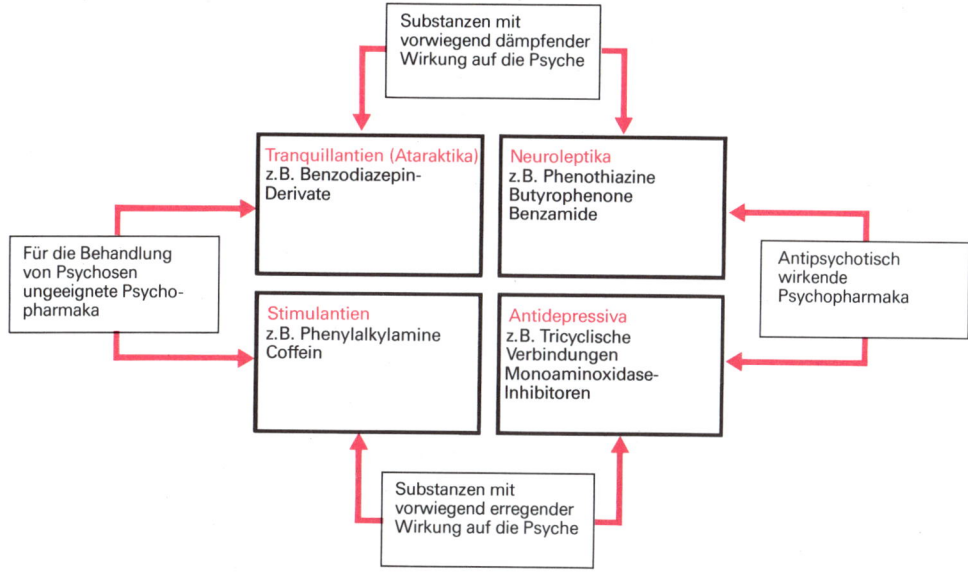

Abb. 1: Einteilung von Psychopharmaka.

Tranquillantien und Stimulantien

Sie sind für die Behandlung von Psychosen ungeeignet.

a) Unter **Tranquillantien** oder **Ataraktika** werden Verbindungen mit vorwiegend dämpfender Wirkung auf die Psyche verstanden, die zu Anxiolyse (Beseitigung von Angstzuständen) und affektiver Entspannung führen sowie psychoreaktive Erregungszustände und deren psychosomatische Begleiterscheinungen mildern und vorübergehend ausschalten.

b) Unter **Stimulantien** werden Verbindungen mit vorwiegend erregender Wirkung auf die Psyche zusammengefaßt, die den Antrieb und einige rezeptive und kognitive Leistungen steigern sowie Müdigkeit verringern oder beseitigen.

Rauschmittel

Rauschmittel sind Substanzen mit psychotropen Wirkungen, die von Menschen verwendet werden, um sich in einen als positiv empfundenen und bewerteten Zustand zu versetzen. Die mit ihrem Gebrauch verbundenen Fehlhandlungen, Intoxikationen und Abhängigkeit stellen ein erhebliches medizinisches und gesundheitspolitisches Problem dar.

Spezielle Methoden zur Prüfung von Psychopharmaka im Tierversuch

Die Möglichkeiten, die Wirkung von Pharmaka auf die Psyche eines Tieres festzustellen und tierexperimentell Voraussagen über eine therapeutische Wirksamkeit bei psychisch kranken Menschen zu machen, sind sehr begrenzt. Andererseits enthält das Wirkungsspektrum vieler therapeutisch erfolgreicher Psychopharmaka im Tierexperiment charakteristische Merkmale. Deshalb lassen sich auch bei der Prüfung neuer Verbindungen durchaus Anhaltspunkte für eine klinische Wirksamkeit gewinnen. Folgende Effekte werden regelmäßig geprüft:

a) Änderungen der Spontanaktivität bzw. motorische Störungen (Ataxie, Tremor, Katalepsie, stereotype Bewegungen).

b) Vegetative Reaktionen (Pupillenweite, Änderung der Körpertemperatur, Piloarrektion, Herztätigkeit, Blutdruck, Atmung etc.).

c) Interaktion mit anderen zentralwirksamen Pharmaka bzw. körpereigenen Substanzen (Verlängerung einer Barbituratnarkose, Hemmung der Amphetaminerregung, Reserpinantagonismus, Verstärkung der Katecholaminwirkungen etc.).

d) Verhalten: Hemmung oder Förderung bedingter wie Vermeidungs- (avoidance) oder unbedingter wie Flucht- (escape) Reaktionen, Zähmung, Lernfähigkeit, Änderung erlernten Verhaltens (operant behavior), soziales Verhalten etc.

e) Bioelektrische Vorgänge: elektrische Aktivität in verschiedenen Hirnpartien, vor allem in den Arealen der Formatio reticularis mit bahnender (aktivierender) bzw. hemmender (inhibitorischer) Wirkung (s. S. 254 f.). Weckreaktion (arousal reaction) auf akustische und elektrische Reize oder durch zentrale Cholinergika wie Arekolin etc.

f) Biochemische Veränderungen: Umsatz von Transmittersubstanzen, Rezeptorendichte, Enzymaktivitäten im Gehirn oder einzelnen Gehirnpartien etc.

Methoden zur Prüfung von Psychopharmaka beim Menschen

Im Rahmen der Bemühungen um eine Objektivierung klinisch psychiatrischer Sachverhalte sind zahlreiche Methoden erarbeitet worden, die eine standardisierte und damit vergleichende Erfassung und Beurteilung von Art und Intensität psychischer Störungen sowie ihrer Verlaufskontrolle unter der Pharmakotherapie gestatten. Neben dem somatischen Befund wird die Fremd- oder Selbstbeurteilung der Patienten anhand standardisierter Aufzeichnungen von Symptomen (rating scales) erfaßt. Auf diese Weise wird versucht, verschiedene psychische Merkmale wie Bewußtseinsstörungen, Orientierungs-, Aufmerksamkeits-, Gedächtnis- und formale Denkstörungen, überwertige Ideen, Zwänge, Phobien, Wahn, Sinnestäuschungen, Ich- und Persönlichkeitsstörungen, Verstimmungen, Gefühls- und psychomotorische Störungen mit Intensitätsabstufung zu erfassen. Durch Beobachtung und Registrierung der Änderung des Symptom- oder Merkmalprofils über die Zeit kann der Therapieerfolg kontrolliert werden.

Neuroleptika

Chemische Merkmale

Viele antipsychotisch wirksame Substanzen enthalten ein tricyclisches Phenothiazin- bzw. Thioxanthengerüst. Daneben werden Butyrophenone, Diphenylpiperidine, Benzamide und das Dibenzodiazepin Clozapin mit gutem Erfolg therapeutisch genutzt (Tab. 1). Das ebenfalls neuroleptisch wirkende Rauwolfia-Alkaloid Reserpin wird in der Psychiatrie nicht mehr angewandt. Da in ihrem chemischen Aufbau sehr verschiedene Gruppen gleiche oder ähnliche somatopsychische Effekte besitzen, ist eine überzeugende Beziehung zwischen chemischer Konstitution und psychischen Auswirkungen nicht erkennbar. Innerhalb der Gruppe der Phenothiazine lassen sich jedoch gewisse Gesetzmäßigkeiten aufzeigen. Substitution durch Halogene oder bestimmte Seitenketten (R_2), aber auch die Abwandlung der basischen Seitenkette (R_1), besonders ihre Verlängerung mit einer Piperazin-Gruppe, verstärken die neuroleptische Wirkung.

Nicht alle Phenothiazinderivate sind als Neuroleptika verwendbar. Der nicht substituierte Ring ist als Anthelminthikum benutzt worden. Das am Stickstoff mit einer 2-Diethylaminopropyl-Kette substituierte Phenothiazin Profenamin wurde als Antiparkinsonmittel eingesetzt, das 10-[2-(Dimethylamino)propyl]-Analoge Promethazin ist ein stark sedativ wirkendes Antihistaminikum (s. auch S. 261).

Wirkungsmechanismus

Verschiedene psychische Erkrankungen werden mit einer Störung im Stoffwechsel der aromatischen Monoamine Noradrenalin (NA), Dopamin (DA) und 5-Hydroxytryptamin (5HT = Serotonin) in Verbindung gebracht. Diese Annahme ergab sich u. a. aus folgenden Beobachtungen:

1) Lysergsäurediethylamid (LSD, Formel s. S. 174) ruft beim Menschen schon in kleinsten Dosen psychoseartige Zustände

Tab. 1: Chemische Merkmale von Neuroleptika.

Formel	chem. Bezeichnung	intern. Freiname	R_1	R_2
Phenothiazin-Derivate		Chlorpromazin	$CH_2-CH_2-CH_2-N\big\langle\begin{smallmatrix}CH_3\\CH_3\end{smallmatrix}$	Cl
		Levomepromazin	$CH_2-\underset{\mid}{C}H-CH_2-CH_2-N\big\langle\begin{smallmatrix}CH_3\\CH_3\end{smallmatrix}$ (mit CH_3)	$O-CH_3$
		Fluphenazin	$CH_2-CH_2-CH_2-N\!\!\diagdown\!\!N-CH_2-CH_2OH$	$C-F_3$
		Thioridazin	(Piperidin-N-CH$_3$)	$S-CH_3$
Thioxanthen-Derivat		Chlorprothixen	$CH-CH_2-CH_2-N\big\langle\begin{smallmatrix}CH_3\\CH_3\end{smallmatrix}$	Cl
Diphenylbutyl-piperidin-Derivat		Fluspirilen		
Dibenzodiazepin-Derivat		Clozapin		
Butyrophenon-Derivat		Haloperidol		
Benzamid-Derivat		Sulpirid		

hervor. Aus tierexperimentellen Untersuchungen ist bekannt, daß an peripheren Organen (z. B. Darm) zwischen LSD und 5-Hydroxytryptamin ein kompetitiver Antagonismus besteht. Der Gedanke lag nahe, daß LSD oder andere Halluzinogene, die eine Indolstruktur besitzen (z. B. Psilocybin und Dimethyltryptamin, s. S. 298) auch im Gehirn über die Besetzung von 5-HT-Rezeptoren wirken.

2) Mescalin (aus Peyotl, Lophophora Williamsii, s. S. 298) ist dem Noradrenalin chemisch ähnlich. Ebenso wie das physiologisch nicht vorkommende Oxidationsprodukt des Adrenalins, das Adrenochrom, kann es psychotische Erlebnisse auslösen.

3) Amphetamin und Cocain, Substanzen, die die Konzentration von Dopamin an den Dopamin-Rezeptoren erhöhen, und gelegentlich L-Dopa können psychotische Zustände hervorrufen.

Diese Beobachtungen waren Grundlage für zwei Hypothesen zur Pathogenese schizophrener Symptomatik: A) Die Antimetabolitentheorie, nach der im ZNS „falsche" Transmitter mit psychotomimetischen Eigenschaften synthetisiert werden. Sie hat sich nicht bestätigen lassen. B) Die Dopamin-Hyperaktivitätshypothese. Sie basiert vorwiegend auf biochemisch-pharmakologischen Befunden zum Wirkungsmechanismus der Neuroleptika.

Diese Pharmaka blockieren Dopaminrezeptoren, greifen aber auch direkt oder indirekt in eine Reihe anderer Transmittersysteme ein (s. S. 107). Sie haben demzufolge ein breites Wirkungsspektrum mit Auswirkungen auf mehrere topographisch verschieden lokalisierte Funktionsgebiete im ZNS und auch auf periphere vegetativ innervierte Systeme. Durch die Dopaminrezeptor-Blockade verdrängen Neuroleptika DA und DA-Agonisten, wie z. B. Apomorphin aus der Bindung an den Rezeptoren, und unterdrücken auf diese Weise deren Wirkung (motorische Unruhe, Stereotypien). Zwischen dem Apomorphinantagonismus und der durch Ausschaltung der Dopaminrezeptoren induzierten präsynaptischen Dopa-Akkumulation besteht eine gute Korrelation (Abb. 2).

Die Blockade der D_2-Rezeptoren im **Striatum** führt zu einer Verschiebung des Gleichgewichtes zwischen excitatorischen cholinergen und inhibitorischen dopaminergen Neuronen (s. auch Morbus Parkinson S. 278) und kann dadurch extrapyra-

midale Störungen verursachen, die durch Anticholinergika beseitigt werden können.

Die Wirkung der Neuroleptika auf die Dopamin-Rezeptoren, speziell die D_2-Rezeptoren im **mesolimbischen System,** die durch Anticholinergika nicht aufgehoben wird, äußert sich in reduziertem Antrieb, herabgesetzter emotionaler Erregbarkeit und geringer Mimik. Ob über diesen Mechanismus auch die Beseitigung der schizophrenen Symptomatik erfolgt, ist nicht eindeutig geklärt. Es gibt Hinweise dafür, daß bei schizophrenen Krankheitsbildern die dopaminerge Aktivität in mesolimbischen Strukturen erhöht ist und es dadurch zu einer ungenügenden Filterung bzw. Selektion afferenter sensorischer Impulse zum Cortex kommt. D_2-Rezeptorantagonisten können diese Hyperaktivität beseitigen, womit der antipsychotische Effekt der Neuroleptika zumindest z. T. erklärt werden könnte. Zwischen der mittleren antipsychotischen Tagesdosis und der Affinität einiger Neuroleptika zum D_2-Rezeptor gibt es eine gute Korrelation (Abb. 3).

Gegen diese These spricht u. a., daß Sulpirid – ein selektiver D_2-Rezeptorantagonist – wohl nicht nur wegen seiner Hydrophilie ein schwach wirksames Neuroleptikum ist, während Clozapin mit geringerer Affinität zum D_2-Rezeptor, höherer Affinität zum D_1-Rezeptor und zusätzlich hoher Affinität zu α_1-, $5HT_2$- und H_1-Rezeptoren eine stärkere antipsychotische Potenz besitzt.

Alle Hirnfunktionen stehen, wie erwähnt, in einem durch Rückkopplungs-Mechanismen geregelten Gleichgewicht mehrerer Transmittersysteme und deren Modulatoren. Eine Auslenkung aus der Homöostase in einem so komplexen System mit entsprechender Störung der Informationsverarbeitung kann offenbar am besten durch Pharmaka normalisiert werden, die über antidopaminerge Eigenschaften hinaus ein „neuroleptisches Aktivitätsprofil" letztlich nicht erkannter Zusammensetzung besitzen. Es umfaßt α-adrenerge, serotonerge, histaminerge, GABA-erge und möglicherweise noch weitere Anteile.

Der antiemetische Effekt (S. 482) der Neuroleptika beruht auf der Hemmung der dopaminergen Transmission in der Area postrema (Brechzentrum).

Die Ausschaltung des tubero-infundibulären Dopaminsystems führt zu einer Erhöhung der Prolaktinkonzentration im Blut. Weitere dopaminvermittelte und durch Neuroleptika aufhebbare zentralnervöse Reaktionen s. S. 107; 149.

Der durch zahlreiche Neuroleptika allgemein verminderte zentrale Grundtonus mit herabgesetzter Vigilanz wird auf eine Hemmung α-adrenerger Neurone im aufsteigenden reticulären Aktivierungssystem, aber auch auf Blockierung von H_1-Rezeptoren, z. T. auch von $5HT_2$-Rezeptoren zurückgeführt.

Bei höherer Dosis und längerer Dauer (mehr als 6 Monate) einer Behandlung mit antidopaminergen Neuroleptika können bei Tier und Mensch extrapyramidal motorische Störungen (Spätdyskinesien) auftreten, die durch Anticholinergika nicht zu beseitigen sind. Sie sind mit einer Überempfindlichkeit der postsynaptischen Dopaminrezeptoren erklärt worden. Diese Vorstellung muß teilweise revidiert und ergänzt werden. Zumindest scheint der nach längerer Neuroleptikaeinwirkung reduzierte GABA-Turnover im extrapyramidalen System für das Auftreten der Spätdyskinesien des Menschen (tardive Dyskinesie; s. S. 286) von Bedeutung zu sein.

Pharmakokinetik

Tricyclische Neuroleptika werden enteral rasch und gut resorbiert. Im Blut wird der größte Teil (über 90 %) an Plasmaproteine gebunden. Die ins Gehirn gelangende Menge ist vergleichsweise gering. Schon während der Darm- und der ersten Leberpassage (First-pass-effect) werden sie, wenn auch mit

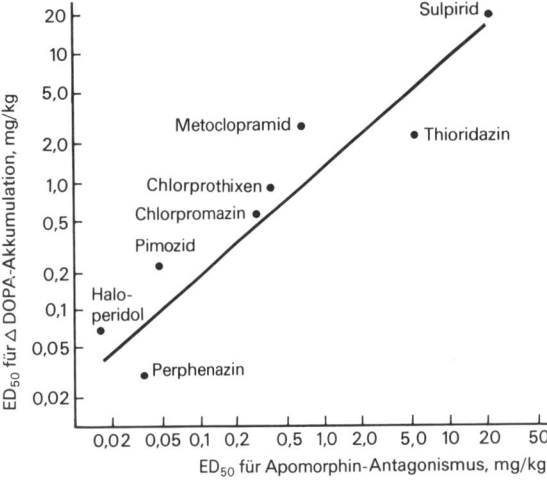

Abb. 2: Beziehung zwischen der Dopa-Akkumulation im Gehirn (Dopaminrezeptorblockade führt kompensatorisch zu einer vermehrten Dopaminsynthese, die durch einen Decarboxylasehemmstoff auf der Stufe des Dopa angehalten ist) und der Hemmung von Apomorphinstereotypien durch Neuroleptika (nach Carlsson, 1978).

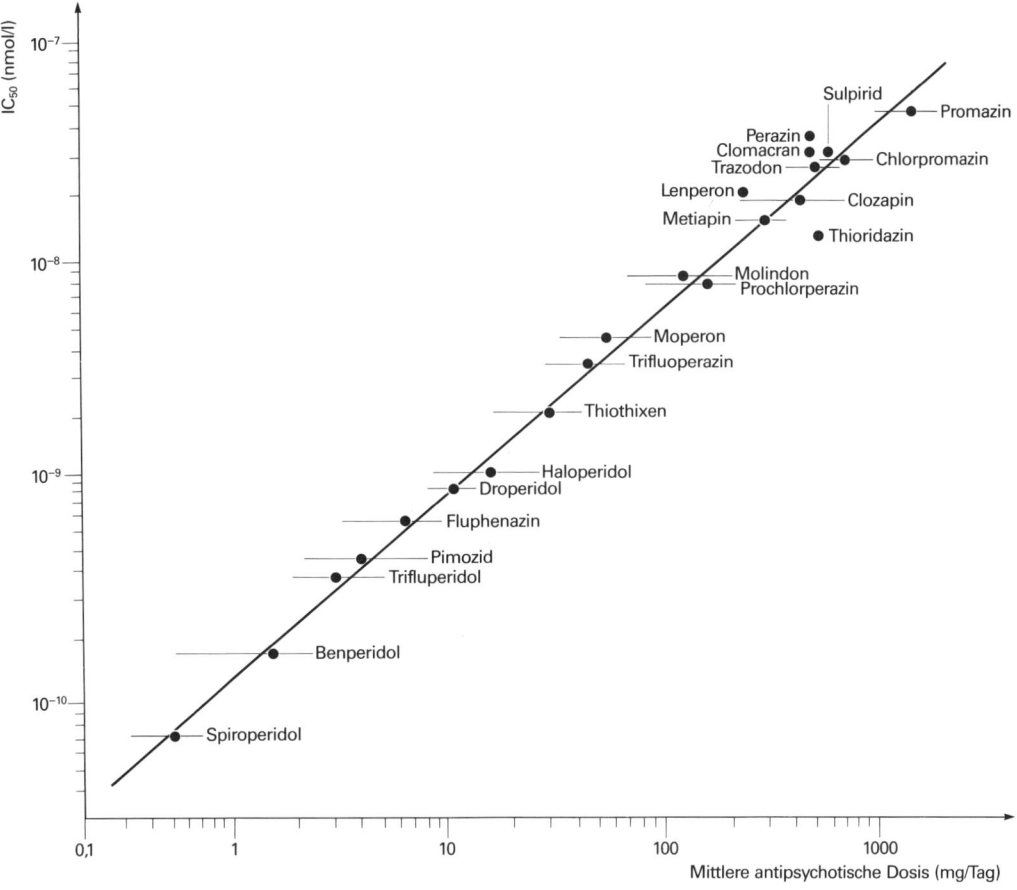

Abb. 3: Beziehung zwischen den IC_{50}-Werten von Neuroleptika, d. h. den Konzentrationen, die die Bindung von ^{3}H-Haloperidol an Gehirngewebe (Striatum) um 50 % vermindern, und den therapeutisch wirksamen Dosen (mg/Tag) bei Behandlung der schizophrenen Symptomatik (nach Seeman, P. 1986).

unterschiedlicher Intensität, metabolisiert und damit z.T. inaktiviert. Die Bioverfügbarkeit schwankt zwischen 20 und 60%. Der Abbau erfolgt durch Desalkylierung, Oxidation am Schwefel- und Stickstoffatom, aber auch am Ring und an der Seitenkette. Die Eliminationshalbwertzeit der unveränderten Substanzen beträgt in der terminalen Phase zwischen 12 und 24 Stunden mit erheblicher interindividueller Variation.

Die Kinetik der Butyrophenone entspricht im wesentlichen der der tricyclischen Neuroleptika. Der First-pass-effect ist geringer, die terminale Halbwertzeit etwas länger. Metabolisiert werden sie vorrangig durch Oxidation am Stickstoff.

Die Resorption des Benzamids Sulpirid verläuft etwas langsamer. Die Bioverfügbarkeit beträgt ca. 30%. Die Hirngängigkeit ist gering, die Konzentration in der außerhalb der Bluthirnschranke liegenden Hypophyse hoch, daher der relativ starke Effekt auf die Prolaktinsekretion. Sulpirid wird zu 70% unverändert im Urin ausgeschieden. Die Eliminationshalbwertzeit liegt unter 10 Stunden.

Einige stark wirksame Neuroleptika (z. B. Fluphenazin, Fluspirilen, Haloperidol) sind durch Veresterung mit langkettigen Fettsäuren (Decanoate) als Depotpräparate verfügbar. Deren antipsychotische Wirkung hält je nach Präparat und Dosis 1 – 3 Wochen an.

Für die klinische Wirksamkeit muß offenbar eine Neuroleptika-Konzentration am Wirkort erreicht und aufrecht erhalten werden, die oberhalb eines „Schwellenwertes" (z. B. Zahl der besetzten D_2-Rezeptoren im ZNS) liegt. Denn gelegentlich entwickelt sich bei Unterbrechung einer Behandlung oder Dosisreduktion nach kurzer Zeit erneut eine psychotische Symptomatik, obwohl im Plasma der Patienten noch Neuroleptikakonzentrationen gemessen werden, die im Bereich sonst therapeutisch effektiver Werte liegen.

Wirkungen der Neuroleptika im Tierexperiment

Motorische Aktivität: Viele Neuroleptika setzen schon in Dosen, die noch nicht zu einer Einschränkung der Reaktionsfähigkeit führen, die Spontanaktivität von Versuchstieren herab. Mit steigender Dosis wird der allgemein dämpfende Effekt stärker, ohne daß eine Narkose auftritt, d. h. Stell- und Haltereflexe bleiben weitgehend erhalten, und die Tiere sind durch äußere Reize weckbar. Besonders bei kleinen Nagetieren kommt es schließlich zu einem Zustand hochgradiger motorischer Antriebslosigkeit bei gleichzeitig erhöhtem Muskeltonus (Katalepsie). Die Tiere können in eine für sie unnatürliche Körperhaltung gebracht werden und verharren in dieser Stellung, ohne sie spontan zu korrigieren. Bei höher entwickelten Säugetieren, wie Katzen und Affen, lassen sich auch Störungen der Feinmotorik feststellen, die dem beim Menschen nach Neuroleptika auftretenden Parkinsonsyndrom ähnlich sind (s. S. 278). Diese beiden Effekte werden nicht bei

Tab. 2: Wirkungsspektrum verschiedener Neuroleptika.

Substanz	auf der biochemischen Ebene				auf der funktionellen Ebene			
	α-adreno-lytisch	anti-cholinerg	antihista-minisch	antidop-aminerg	anti-emetisch	sedativ	anti-psychotisch	Störung der extrapyrami-dalen Motorik
Chlorpromazin	+ +	+ +	+ +	+ +	+ + +	+ +	+ +	+ +
Levomepromazin	+ +	+	+ +	+ +	+ + +	+ + +	+ +	+ +
Fluphenazin	+ +	+	+	+ + +	+ +	+	+ + +	+ + +
Thioridazin	+ +	+ +	+	+ +	+ +	+	+	+
Clozapin	+ + +	+ +	+ +	+	+ +	+ + +	+ + +	0
Haloperidol	+	+	0	+ + +	+	+ +	+ + +	+ + +
Sulpirid	+	+	+	+ + +	+ + +	+ +	+	+

allen Antipsychotika beobachtet. Neuroleptika vom Clozapintyp z. B. sind nicht kataleptogen und rufen keine extrapyramidale Symptomatik hervor.

Die erregende Wirkung von Amphetamin und seinen Verwandten wird antagonistisch beeinflußt, die konvulsive Wirkung von Pentetrazol und Strychnin hingegen nicht, sie kann sogar verstärkt werden (S. 264).

Vegetative Reaktionen: Viele Neuroleptika, speziell die Phenothiazine, beeinflussen Funktionen des peripheren vegetativen Nervensystems. Sie wirken den Effekten von Dopamin, Noradrenalin, Adrenalin, Acetylcholin, Histamin und 5-Hydroxytryptamin sowohl am Ganztier als auch an isolierten Organen entgegen. Doch ist ihre α-sympatholytische Wirkung meist wesentlich stärker als die parasympatholytische oder die gegen Histamin gerichtete (s. Tab. 2). Bei dezerebrierten Katzen kann durch äußere Reize eine starke, zentral sympathische Erregung ausgelöst werden (Piloarrektion, maximale Dilatation der Pupillen, Retraktion der Nickhaut etc.). Dieser Zustand geht mit einem Wutausbruch einher und wird als „Schein-Wut" („sham-rage") bezeichnet. Diese „sham-rage" kann mit Dosen von Neuroleptika, die noch keine sicheren peripheren sympatholytischen Wirkungen verursachen, verhindert werden.

Außerdem beeinflussen viele Neuroleptika sowohl die periphere (durch Blockade von α-Adrenozeptoren) wie auch die zentrale Kreislaufregulation. Bei niedrigen Umgebungstemperaturen tritt regelmäßig eine Hypothermie auf. Die meisten besitzen, wie erwähnt, einen starken antiemetischen Effekt (s. S. 482) und greifen in das endokrine System, z. B. durch Antagonismus gegen den „Prolaktin inhibiting factor", Dopamin, ein (S. 532). Die Intensität der einzelnen Wirkqualitäten variiert von Substanz zu Substanz ganz erheblich (Tab. 2). Zwischen der Konzentration der Neuroleptika (Phenothiazine und Butyrophenone) in den Organen und den pharmakologischen Wirkungen der Substanz besteht speziell im chronischen Versuch keine einfache Beziehung. Bestimmte Effekte, wie die Senkung der Körpertemperatur, sind in den ersten Tagen der Behandlung stärker ausgeprägt, um sich dann trotz weiterer Medikation und gleichbleibender Konzentration des Pharmakons im Gewebe zu normalisieren. Andere Effekte, wie die zentrale Muskelrelaxierung (allgemeines hierzu s. S. 276) durch Verminderung der Aktivität der γ-Motoneurone, sind dagegen offenbar von der aktuellen Menge des Neuroleptikums im Organismus abhängig (differenzierte Toleranz s. S. 300).

Wechselwirkung mit anderen zentralwirksamen Pharmaka: Neuroleptika verlängern die Dauer einer durch verschiedene Narkotika oder Alkohol ausgelösten Narkose und hemmen zentrale Amphetamin- und Apomorphinwirkungen (Erre-

gung und Stereotypien). Die Analgesie nach Morphin und morphinähnlichen Verbindungen wird verstärkt (s. S. 214).

Verhalten: Neuroleptika unterdrücken die durch emotionelle Erregung gesteigerte Defäkation. Sie haben einen eindrucksvollen Zähmungseffekt bei aggressiven Rhesusaffen und hemmen u. a. bedingte Fluchtreaktionen (z. B. avoidance reaction), ohne die unbedingten (z. B. escape reaction) zu beeinflussen. Sowohl negativ (z. B. Angst) als auch positiv (z. B. Belohnung) motiviertes Verhalten wird unterdrückt.

Elektroenzephalographische Vorgänge: Unter Neuroleptika kommt es zu einer Synchronisierung des normalen EEG (s. S. 254 f). Das elektrographische Äquivalent der „Weck"- oder „Aufmerkreaktion" (arousal reaction) nach afferenten Reizen aus der Peripherie oder von Sinnesorganen oder durch direkte elektrische Reizung des aktivierenden Areals der Formatio reticularis wird abgeschwächt. Diese Veränderungen sind Folge der dämpfenden Wirkung auf den rostralen Teil der Formatio reticularis, das Areal des Hirnstammes, von dem bahnende Impulse zur Hirnrinde (einschließlich des Hypothalamus) sowie zu thalamischen Projektionssystemen gesendet werden (s. S. 254).

Wirkung am Menschen, therapeutische Anwendung und Nebenwirkungen

Neuroleptika beeinflussen beim Menschen die Psyche, das Vegetativum und das extrapyramidalmotorische System (Hirnstammtrias s. S. 278) in einer Mehrphasenwirkung. In der **ersten** Phase der Behandlung herrschen Sedierung und psychomotorische Dämpfung sowie Kreislaufregulationsstörungen, wie Anfälligkeit für orthostatischen Kollaps, und andere vegetative Erscheinungen vor. Gelegentlich treten als Folge der Wirkung auf das extrapyramidalmotorische System hyperkinetisch-dystone Reaktionen („Zungen-Schlund-Syndrom") auf. Zwischen dem sedativen Effekt der Neuroleptika und der antipsychotischen Wirkung besteht keine positive Korrelation; ihre Beziehung ist eher umgekehrt proportional. Die **zweite** Phase ist durch die anhaltende Antriebsminderung mit einer Abnahme der vegetativen Begleiteffekte gekennzeichnet. In der **dritten** Phase kommt es zur affektiven Distanzierung von psychotischen Erlebnissen und zunehmender Krankheitseinsicht. In Abhängigkeit von dem verwendeten Pharmakon, der Dosis und der individuellen Disposition können bei länger (Wochen) anhaltender Behandlung parkinsonartige Symptome (Rigor, Tremor, Akinese), noch später (>6 Monate) auch Hyperkinesen auftreten (tardive Dyskinesie).

Bei Dauer- bzw. ambulanter Behandlung von Psychosen hat sich der Einsatz von Langzeitneuroleptika als therapeutischer Fortschritt erwiesen. In Tablettenform wird Pimozid[1] verwendet, dessen Wirkung nach einmaliger Gabe etwa 48 Stunden anhält. Die i.m. Injektion einer wäßrigen Suspension von Fluspirilen[2] hat eine Wirkungsdauer von etwa 7 Tagen. Diese beiden Verbindungen sind chemisch mit den Butyrophenonen verwandt.

Neuroleptika werden nicht nur in der Psychiatrie verwendet. Eine Reihe von Phenothiazinen, speziell Chlorpromazin und Triflupromazin[3], werden auch als Antiemetika therapeutisch genutzt (S. 482).

Die Wirkungen der Neuroleptika auf das autonome Nervensystem sind stark vereinfacht als vorwiegend α-sympatholytisch zu bezeichnen. Sie sind eine häufige Ursache ihrer **Nebenwirkungen.** Besonders bei ambulanter Anwendung sind zumindest zu Beginn der Therapie die Beeinträchtigung der Kreislaufregulation mit Blutdrucksenkung, Pulsfrequenzbeschleunigung und Abfall des Herz-Zeit-Volumens und die mehr oder weniger intensive Beeinträchtigung des Wachbewußtseins, des Grundantriebs, der Aufmerksamkeit und der Reaktionsfähigkeit zu berücksichtigen. Daneben können auch parasympatholytische Begleiteffekte, wie Mundtrockenheit, Harnverhaltung etc., vorhanden sein. Die Butyrophenone, speziell Haloperidol, haben im Vergleich zu den Phenothiazinen geringere vegetative Begleiteffekte. Eine längere und höher dosierte Behandlung mit verschiedenen Phenothiazinderivaten hat gelegentlich zu einem Kammerflimmern mit tödlichem Ausgang geführt. Bei allen Phenothiazin-Derivaten (das trifft auch für Clozapin zu) muß mit der Entwicklung einer Leukopenie, Agranulocytose und Pancytopenie als hämatologischer Nebenwirkung gerechnet werden (Kontrolle des Blutbildes!). Die Inzidenz ist zwar sehr niedrig, aber die Mortalität recht hoch. Eine andere unerwünschte Wirkung – möglicherweise die Folge einer Überempfindlichkeitsreaktion – ist ein Ikterus, dessen Ursache eine Cholestase in der Leber ist. Er tritt gewöhnlich 2–4 Wochen nach Beginn der Behandlung in Erscheinung. Nach Absetzen verschwindet der Ikterus in der Regel in wenigen Wochen. Bei direkt hepatotoxischer Wirkung persistieren die histopathologischen Veränderungen in der Leber längere Zeit. Irreversible Leberschäden mit Todesfolge sind extrem selten. Phenothiazinderivate können

---

[1] Orap®; [2] Imap®; [3] Psyquil®.

schließlich eine Galaktorrhö sowie photodynamische Reaktionen auslösen (bräunliche Pigmentierungen der Haut als Folge einer Photosensibilisierung, Ablagerung feiner, mit der Spaltlampe erkennbarer Partikel in der Cornea und der Linse sowie Keratopathie). Ein seltenes, aber lebensbedrohliches Ereignis ist die Entwicklung eines „malignen neuroleptischen Syndroms". Es ist gekennzeichnet durch Akinese, Rigor, Hyperthermie und Tachykardie.

Wechselwirkungen bestehen u. a. mit Antihypertensiva, wie Clonidin oder α-Methyldopa, die direkt oder indirekt α-Adrenozeptoren des Pons-Medulla-Gebietes stimulieren. Dadurch werden inhibitorische bulbospinale Neurone aktiviert, und der periphere Sympathikotonus bzw. der Blutdruck sinkt ab. Wegen ihrer α-sympatholytischen Wirkung schwächen Neuroleptika, aber auch tricyclische Antidepressiva, diesen zentral ausgelösten Effekt ab. Andererseits werden bei der Kombination von Antihypertensiva und Psychopharmaka gehäuft und verstärkt orthostatische Kreislaufregulationsstörungen gefunden (Verringerung der „therapeutischen Breite"). Dieser scheinbar paradoxe Effekt kommt dadurch zustande, daß sich zu der zentralen blutdrucksenkenden Wirkung der Antihypertensiva die periphere sympatholytische Wirkung der Psychopharmaka addiert. Auch gegenüber reflektorischen Tachykardien, die nach peripher gefäßerweiternden Antihypertensiva bzw. α-Adrenorezeptor-Antagonisten gelegentlich auftreten, wirken Neuroleptika durch direkten Angriff an den α-Adrenorezeptoren, aber auch durch ihre vagolytische Wirkungskomponente synergistisch. Die sedierende Wirkung dieser Antihypertensiva wird ebenfalls verstärkt. Dieser Begleiteffekt addiert sich auch bei Verwendung von Schlafmitteln, Alkohol und Antihistaminika. Orale Kontrazeptiva können den Abbau der Neuroleptika hemmen. Durch Induktion der Monooxigenasen, z. B. durch Rauchen (nicht selten bei Schizophrenen), kommt es zu einer Verminderung der Plasmakonzentration der verordneten Medikamente.

Akute **Vergiftungen** mit Neuroleptika sind durch folgende Symptome gekennzeichnet:

Vorübergehendes delirantes Stadium, gefolgt von tiefem Koma, niedrigem Blutdruck, Tachykardie, u. U. Arrhythmie, Atemdepression bis zur Lähmung, Senkung der Krampfschwelle und Auslösung von Krämpfen. Die Therapie ist schwierig und beschränkt sich auf symptomatische Maßnahmen: Antiparkinsonmittel, Dopaminagonisten, wie z. B. Bromocriptin, und Antikonvulsiva, z. B. Diazepam.

Antidepressiva

Chemische Merkmale

Die am häufigsten verwendeten Substanzen sind den Phenothiazinen ähnliche tricyclische Verbindungen (Tab. 3). Neuerdings werden zunehmend auch wieder Pharmaka therapeutisch genutzt, die die Monoaminoxidase (MAO) hemmen (Tab. 4). Iproniazid, das als Modellsubstanz der MAO-Inhibitoren gilt, wird wegen erheblicher Nebenwirkungen nicht mehr eingesetzt. Andere Hemmstoffe der MAO, wie Tranylcypromin, werden aber noch bei der klinischen Behandlung der Depression verwendet. Der klinische Bedarf hat zu ihrer Weiterentwicklung geführt: von neuen reversiblen, selektiven MAO-A-Hemmstoffen werden weniger Nebenwirkungen erwartet. Daneben werden Lithiumsalze (Lithiumcarbonat, Lithiumacetat) zur medikamentösen Therapie der Manie und Verhinderung einer depressiven Phase bei manisch-depressiven Psychosen, neuerdings auch zur Verstärkung („Augmentation") von Antidepressiva eingesetzt. Schließlich haben sich

während der letzten Jahre eine Reihe neuer, chemisch recht verschieden strukturierter Verbindungen als antidepressiv wirksam erwiesen (Tab. 5).

Wirkungsmechanismus

Als Ursache von Depressionen gilt ein Katecholamin- und/oder 5-Hydroxytryptamin-Mangel an spezifischen Rezeptoren im ZNS („Monoamin-Mangel-Hypothese"). Es gibt mehrere Indizien für die Richtigkeit dieser – aber noch keineswegs gesicherten – Vorstellungen:

1) Bei längerer Behandlung der Hypertonie mit verhältnismäßig hohen Reserpindosen treten vor allem bei älteren Patienten depressive Zustände auf.

2) Mit Besserung einer Depression steigen Stoffwechselprodukte des Noradrenalins, Normethanephrin bzw. 3-Methoxy-4-Hydroxyphenylethylglykol (MOPEG) im Urin an.

Tab. 3: Chemische Merkmale tricyclischer Antidepressiva.

Formel	chem. Bezeichnung	intern. Freiname	R_1	R_2
	Dibenzocycloheptadien-Derivate	Amitriptylin (Laroxyl®, Saroten®, Tryptizol®)	CH—CH$_2$—CH$_2$—N(CH$_3$)$_2$	
	Dibenzoxepin-Derivate	Doxepin (Aponal®)	CH—CH$_2$—CH$_2$—N(CH$_3$)$_2$	
	Dihydroanthracen-Derivate	Melitracen (Trausabun®)	CH—CH$_2$—CH$_2$—N(CH$_3$)$_2$	
	Dibenzoazepin-Derivate	Imipramin (Tofranil®)	CH$_2$—CH$_2$—CH$_2$—N(CH$_3$)$_2$	H
		Clomipramin (Anafranil®)	CH$_2$—CH$_2$—CH$_2$—N(CH$_3$)$_2$	Cl
	Dibenzodiazepin-Derivate	Dibenzepin (Noveril®)	CH$_3$	CH$_2$—CH$_2$—N(CH$_3$)$_2$
	Acridan-Derivate	Dimethacrin (Istonil®)	CH$_2$—CH$_2$—CH$_2$—N(CH$_3$)$_2$	

3) Bei einigen depressiven Patienten ist die Konzentration der 5-Hydroxyindolessigsäure (5-HIAA), des Hauptmetaboliten des 5-Hydroxytryptamins, im Liquor vermindert.
4) Nach Tryptophangabe steigt der Tryptophangehalt im Liquor von Depressiven stärker als bei Normalen an, während der an 5-HIAA deutlich geringer ist. Dieses Phänomen wurde als reduzierter Umsatz des 5-Hydroxytryptamins gedeutet.
5) Der durch Probenecid (Hemmung des Säuretransports; s. S. 53; 497) auslösbare Anstieg der Homovanillinsäure (HVA), Metabolit des Dopamins, im Liquor ist bei einigen depressiven Patienten vermindert, was als herabgesetzter Dopaminumsatz interpretiert wird.

Diese Befunde paßten sehr gut zu der Tatsache, daß die ersten wirksamen Antidepressiva (AD) den Abbau der Monoamine Noradrenalin und Serotonin (MAO-Inhibitoren) oder deren Wiederaufnahme in die präsynaptischen Nervenendigungen (tricyclische AD), aus denen sie freigesetzt werden, hemmen (s. S. 110).
Sowohl die Blockierung der Wiederaufnahme wie die der MAO-Aktivität führt zu einem Anstieg der Monoaminkonzentration, wodurch der vermutete Mangel ausgeglichen wird. Bei den tricyclischen AD kann zwischen Verbindungen unterschieden werden, die vorwiegend die Wiederaufnahme von Serotonin hemmen (Amitriptylin, Fluvoxamin, Fluoxetin, Clomipramin) und solchen, die vorwiegend die Aufnah-

Tab. 4: Monoaminoxidase-Inhibitoren (MAOI).

Formel	intern. Freiname
N—C(=O)—NH—NH—CH(CH$_3$)$_2$	Iproniazid
CH—CH—NH$_2$ (CH$_2$)	Tranylcypromin (Parnate®)

Tab. 5: Neuartige Antidepressiva.

Formel	intern. Freiname
	Mianserin Tolvin®
	Maprotilin Ludiomil®
	Trazodon Thombran®
	Fluvoxamin Fevarin®
	Fluoxetin Fluctin®

me von NA hemmen (Maprotilin, Desipramin). Diese Differenzierung hat auch klinische Bedeutung, denn Verbindungen vom Desipramintyp zeichnen sich durch stärkere Aktivierung der Psychomotorik aus, während Verbindungen vom Amitriptylintyp Angst und Agitiertheit dämpfen. Es ließ sich weiter zeigen, daß Patienten mit geringer MOPEG-Ausscheidung besser auf Imipramin als auf Amitriptylin ansprechen und umgekehrt.

Diese Hypothese ist jedoch ohne Modifikation nicht geeignet, die Wirkung aller Antidepressiva zu erklären:

1) Einige neuere AD haben keine Wirkung auf die Wiederaufnahme bzw. den Abbau von 5-HT bzw. NA, z. B. Mianserin (Tab. 6). Daher kann die Erhöhung der Monoaminkonzentration im synaptischen Spalt für den antidepressiven Effekt nicht allein ausschlaggebend sein.

2) Das Studium des Einflusses anderer Transmittersysteme, z. B. DA, ist bisher vernachlässigt worden.

3) Antidepressiva haben eine Latenzzeit bis zum klinischen Wirksamkeitseintritt. Sie wird vorerst mit der „down regulation" zentraler (speziell corticaler) β- und 5HT$_2$-Rezeptoren, die sich erst nach längerfristiger Anwendung der Substanzen ausbilden, erklärt.

Wie bei vielen Krankheiten, bei denen weder Ätiologie noch Pathogenese letztlich geklärt sind, gibt es wahrscheinlich auch bei der Depression nicht nur **einen** pathogenen Faktor, der die Auslenkung aus der Homöostase bewirkt und dessen Beseitigung Heilung bedeutet. Hinzu kommt, daß Stimmung, Antrieb, Schlaf etc. geregelte Funktionen sind, die durch zahlreiche Stellglieder in einem Gleichgewicht gehalten werden.

Es überrascht daher nicht, wenn pharmakodynamisch verschiedene Substanzen so günstig auf die Erkrankung auswirken. In diesem Zusammenhang ist zu registrieren, daß mit Ausnahme der antidepressiv relativ schwach wirksamen Fluvoxamin, Fluoxetin und Trazodon alle AD ein breites Wirkungsspektrum aufweisen. Tricyclische AD sind z. B. kompetitive Antagonisten sowohl an Muskarinrezeptoren und Adrenozeptoren als auch an H$_1$- und H$_2$-Rezeptoren. Diese Reaktionen sind, jede für sich genommen, therapeutisch wahrscheinlich ohne Bedeutung. Insgesamt könnten sich aber Konstellationen ergeben, die für die Erhaltung oder Wiederherstellung der Homöostase günstig sind. In jedem Fall sind sie für die Vielfalt der Begleitwirkungen der AD verantwortlich.

Li$^+$ ist hinsichtlich seiner Wechselwirkungen mit erregbaren Membranen und den elektrophysiologischen Konsequenzen dem Na$^+$ und nicht dem K$^+$ ähnlich. Unter experimentellen Bedingungen kann Li$^+$ das Na$^+$ im Suspensionsmedium eines Nerven ersetzen, ohne daß sich das Ruhepotential und der Depolarisationsvorgang nennenswert ändern. Ist Li$^+$ über den Na$^+$-Kanal durch die Zellmembran in den intrazellulären Raum eingedrungen, dann wird es nur mit weniger als einem Zehntel der für Na$^+$ gemessenen Geschwindigkeit mit Hilfe der Na$^+$, K$^+$-ATPase aus der Zelle befördert. Da im Gegentausch auch pro Zeiteinheit entsprechend weniger K$^+$ in die Zelle aufgenommen wird, sinkt der intrazelluläre K$^+$-Gehalt ab. Es muß offen bleiben, welche Bedeutung diese Veränderungen für die prophylaktische und therapeutische Wirkung haben.

Weiter greifen Li$^+$-Ionen in den Phosphoinositolstoffwechsel ein, der für die postsynaptische Signalübertragung verantwortlich ist (s. S. 101). Dieser Effekt wird auch für den bei einigen Patienten unter der Therapie mit Lithium auftretenden nephrogenen Diabetes insipidus und die euthyreotische Schilddrüsenvergrößerung verantwortlich gemacht.

Pharmakokinetik

Tri- und tetracyclische Antidepressiva sind im Hinblick auf ihre Resorption, Verteilung und ihren Stoffwechsel den Phenothiazinen vergleichbar. Die Bioverfügbarkeit liegt mit Ausnahme der des Doxepins in der Regel über 50%. Schritte ihrer metabolischen Umwandlung sind: Demethylierung, Oxidation am Stickstoff, am Ring und an der Seitenkette sowie die anschließende Konjugation mit Glucuronsäure. Die Metaboliten des Imipramins, Desipramins sowie des Amitriptylins, Nortriptylin, sind therapeutisch wirksam. Bei einer täglichen Dosis von 75 bis 100 mg variiert die Plasmakonzentration zwischen 10 und 300 ng Imipramin/ml und 5–350 ng Desipramin/ml. Die entsprechenden Werte für Amitriptylin betragen 20–250 bzw. für Nortriptylin 50–380 ng/ml. Zwischen Plasmakonzentration und therapeutischem Effekt besteht keine eindeutige Beziehung. 60–200 ng/ml sollen der günstigste Bereich sein („therapeutisches Fenster"). Imipramin hat eine Halbwertzeit von 9–20 h, Desipramin von

Tab. 6: Vergleich einiger pharmakologischer und biochemischer Eigenschaften verschiedener Antidepressiva.

Substanz	Reserpin-antagonismus	Acetylcholin-antagonismus	Hemmung der Noradrenalin-aufnahme	Hemmung der Serotonin-aufnahme
Amitriptylin	+ + +	+ +	+	+ +
Imipramin	+ + +	+ +	+ +	+ +
Desipramin	+ + +	+ +	+ + +	+
Clomipramin	+ + +	+ + +	+	+ + +
Maprotilin	+ + +	+ +	+ + +	0
Trazodon	0	0	0	+
Mianserin	0	0	(+)	0
Fluvoxamin	0	0	(+)	+ + +
Fluoxetin			0	+ + +

12–77 h, Amitriptylin von 10–75 h und Nortriptylin von 12–90 h. Die anderen tri- und tetracyclischen Antidepressiva verhalten sich pharmakokinetisch ähnlich. Mianserin hat eine geringe Bioverfügbarkeit, Trazodon eine relativ kurze und Fluoxetin eine vergleichsweise konstant lange (ca. 36–38 Stunden) Halbwertzeit.

Lithium wird bei oraler Gabe schnell resorbiert, permeiert in die einzelnen Organe jedoch verschieden schnell. Vom Gehirn wird es nur langsam aufgenommen. Nach Einstellung des Gleichgewichtes ist die Konzentration im Muskel oder Knochen höher als im Extrazellulärraum, im Gehirn nur halb so hoch wie im Plasma. Die therapeutisch wirksamen Konzentrationen im Plasma liegen zwischen 0,6 und 0,8 mmol/l. Lithium kann im Knochen gespeichert werden.

Die Ausscheidung von Lithium erfolgt hauptsächlich über die Niere. Die Halbwertzeit beträgt bei normalem Natriumgehalt der Nahrung 16–24 Stunden. 80 % werden tubulär rückresorbiert. Dabei konkurriert es mit Natrium, d. h. bei salzarmer Kost wird proportional mehr Lithium rückresorbiert, wodurch die Lithiumkonzentration im Serum ansteigt. Unter diesen Bedingungen kann Lithium leicht kumulieren. Die therapeutische Breite ist relativ gering. Bei längerer Anwendung sowie Flüssigkeits- und NaCl-Defiziten können Lithiumsalze daher nicht unerhebliche Störungen des Elektrolythaushaltes mit dem Risiko einer sich schnell (wenige Stunden) entwickelnden Lithium-Intoxikation bis hin zum Koma verursachen.

Verbindungen führen zu einer Hypothermie. Parasympatholytische Effekte lassen sich an der Pupillenreaktion, an den Speicheldrüsen und an der glatten Muskulatur nachweisen. Ausdruck einer zentral anticholinergen Wirksamkeit, speziell des Amitriptylins, ist der Antagonismus gegen einen mit Oxotremorin (s. S. 278) auslösbaren Tremor und die Hemmung der durch Nicotin und Arekolin auslösbaren Weckreaktion im EEG.

Wechselwirkung mit anderen zentralwirksamen Pharmaka: Fast alle Antidepressiva heben die Wirkungen von Reserpin auf. Nur Mianserin und Trazodon zeigen keinen Reserpinantagonismus. Die als „Reserpin-Umkehr" bezeichnete akute Erregung bei Tieren, die mit MAO-Inhibitoren bzw. tricyclischen Antidepressiva vorbehandelt wurden, beruht auf der fehlenden Inaktivierung der durch Reserpin freigesetzten Monoamine. – Tricyclische Antidepressiva können ähnlich wie Phenothiazine die Wirkung einer Barbituratnarkose verstärken.

Verhalten: In mehreren Modellen kompensieren Antidepressiva Verhaltensänderungen, die durch belastende Situationen, wie Isolation, Erschöpfung, Störung des Tag-/Nachtrhythmus etc., ausgelöst werden. Der Effekt ist aber nicht sehr Substanz-spezifisch.

Elektroenzephalographische Vorgänge: Nach Gabe von tricyclischen Antidepressiva ist die elektrische Spontanaktivität vermindert. Die kortikale Weckreaktion wird im Tierversuch gehemmt. Dieser Effekt korreliert mit der dämpfenden Wirkung auf die psychomotorische Erregung bei Patienten.

Wirkungen der Antidepressiva am Beispiel der tricyclischen Verbindungen im Tierexperiment

Motorische Aktivität: Mit Ausnahme des Desipramin reduzieren alle tricyclischen Antidepressiva im Gegensatz zu den MAO-Hemmstoffen in unterschiedlicher Intensität die Spontanaktivität kleiner Nagetiere. Eine Katalepsie tritt im Unterschied zu den Neuroleptika auch bei höherer Dosierung nicht auf, sondern eher eine erhöhte Erregbarkeit und Aggressivität. Die durch Reserpin auslösbare Katalepsie wird gehemmt. Zwischen dieser Eigenschaft verschiedener tricyclischer Antidepressiva und der Wirkung auf den Antrieb beim Menschen besteht eine gute Übereinstimmung.

Vegetative Reaktionen: Neben der noradrenalinverstärkenden Wirkung (Gefahr bei Lokalanästhesie nach Verwendung von Noradrenalin als Vasokonstringens, s. S. 228; und nach Genuß von tyraminhaltigen Nahrungsmitteln bei Therapie mit MAO-Hemmstoffen) haben die tricyclischen Antidepressiva auch α-sympatholytische Eigenschaften. Die meisten

Wirkung am Menschen, therapeutische Anwendung und Nebenwirkungen

Antidepressiva beeinflussen beim Menschen ähnlich wie Neuroleptika sowohl die Psyche als auch das Vegetativum. Die erste therapeutisch verwendete Substanz, das Imipramin, war ursprünglich als schwaches Neuroleptikum geprüft worden. Die klinisch-therapeutische Analyse des Gesamtwirkungsspektrums ergab aber in Übereinstimmung mit den Ergebnissen der tierexperimentellen Untersuchungen, daß Imipramin im Gegensatz zu Chlorpromazin eine sympathomimetische Wirkungskomponente aufwies. Bei psychotischen Patienten zeigte sich, daß Imipramin viel stärker antidepressiv als neuroleptisch wirkt. Obwohl es bei Stimulierung des sympathischen Systems zu einer Potenzierung von Wirkungen der Katecholamine kommen kann, treten – vor allem bei höherer Dosierung – akut sympatholytische Effekte auf. Die Patienten können dann mit orthostatischen Kreislaufregulationsstörungen, Tachykardien etc. reagieren. Als Ausdruck anticholinerger Eigenschaften sind Mundtrockenheit, Miktionsbeschwerden etc. charakteristisch. Auffallend ist, daß sich die vegetativen Effekte auf das adrenerge wie auch auf das cholinerge System sofort mit Beginn der Therapie einstellen, während die Hebung der pathologisch gesenkten vitalen Grundstimmung und der antriebssteigernde Effekt wie auch die Verminderung depressiver Wahnproduktionen erst nach einer Latenzzeit von 1–2 Wochen nachweisbar werden.

Die psychischen Wirkungen treten in Abhängigkeit von der verwendeten Substanz und der Dosierung weder gleichzeitig noch gleichsinnig auf. So wirkt z. B. Imipramin in hohen Dosen (über 400 mg/die) stärker neuroleptisch als antidepressiv. Hemmstoffe der MAO wirken meist stärker antriebssteigernd, andere tricyclische Antidepressiva mehr stimmungshebend. Doch ist es im Einzelfall schwer vorauszusagen, ob es bei einem bestimmten Antidepressivum zu einer Dissoziation der Wirkung auf den Antrieb und die Stimmung kommt. Dies ist insofern wichtig, weil der antriebssteigernde Effekt bei noch weiter bestehender depressiver Stimmungslage latente Suizid-Impulse aktualisieren kann. Infolge anticholinerger Wirkungskomponente der tricyclischen Antidepressiva besteht die Gefahr deliranter Zustände, aber auch einer Steigerung des Augeninnendrucks bei Glaukom und der Urinretention bei Prostatahypertrophie etc. Im Gegensatz zu den Neuroleptika treten sowohl wegen des relativen Übergewichts noradrenerger Reaktionen als auch wegen der anticholinergen Eigenschaften der Antidepressiva extrapyramidalmotorische Störungen selten auf. Beim gesunden Menschen werden, abgesehen von einer leichten Sedierung, kognitive und affektive Funktionen kaum beeinflußt. Die Kombination von tricyclischen Antidepressiva und MAO-Hemmstoffen ist problematisch, weil sich infolge des verschiedenartigen Angriffs die Monoamineffekte in unkontrollierbarem Maße verstärken. Ähnlich wie Neuroleptika schwächen auch tricyclische Antidepressiva die antihypertensive Wirkung von Clonidin und α-Methyldopa, aber auch von Propranolol ab.

Bei **Intoxikationen** (z. B. Suizidversuch) mit tricyclischen Antidepressiva werden folgende Erscheinungen beobachtet: am Herzen Arrhythmien, wie Vorhoftachykardie und AV-Block; am ZNS Erregung, Halluzinationen, Hyperakusie, Krämpfe und Koma; manchmal sind die Symptome (z. B. Fieber) einer Atropinvergiftung (s. S. 131) ähnlich. Bei Krämpfen wurde neben Diazepam (s. S. 272) Physostigmin (s. S. 146) erfolgreich als Antidot eingesetzt. Zur Behandlung von Arrhythmien werden β-Rezeptorenblocker verwendet.

Mit **Lithium** kann eine Manie erfolgreich behandelt werden. Anlaß für die therapeutische Erprobung von Lithiumsalzen war die im Tierexperiment beobachtete sedierende Wirkung. Chronisch gegeben, kann es das Auftreten manischer wie auch depressiver Phasen verhindern. Die manischen Symptome werden ohne Beeinträchtigung der normalen psychischen Funktionen unterdrückt. Die antidepressive Wirksamkeit von Lithiumsalzen hat bisher klinisch nur geringe Bedeutung. Schizophrene Krankheitserscheinungen werden offenbar wenig beeinflußt. Während der Lithiumtherapie tritt anfangs häufig Durst, Muskelschwäche und Tremor auf. Hin und wieder kommt es zu einer euthyreoten Schilddrüsenvergrößerung. Besondere Vorsicht ist bei natriumarmer Kost und Behandlung mit Diuretika (relative Kontraindikation!) angezeigt.

Tranquillantien

Chemische Merkmale

Tranquillantien sind eine chemisch sehr heterogene Gruppe (Tab. 7). Eine erkennbare Beziehung zwischen chemischer Konstitution und pharmakologischer Wirkung besteht nicht. Die weltweit am häufigsten verwendeten Tranquillantien sind die Benzodiazepine. Auf sie konzentrieren sich daher die folgenden Ausführungen. Einige Derivate werden als Schlafmittel verwendet (s. S. 256).

Wirkungsmechanismus

Die meisten biochemischen, elektrophysiologischen und pharmakologischen Effekte der Benzodiazepine sind an die Anwesenheit endogener γ-Aminobuttersäure (GABA) gebunden und können durch GABA-Antagonisten wie Bicucullin oder Hemmung der GABA-Synthese, z. B. mit Isoniazid, aufgehoben werden (s. S. 275, Tab. 4). Die Benzodiazepine steigern jedoch weder die neuronale Freisetzung von GABA, noch blockieren sie die Aufnahme von freigesetzter GABA in Nerven- und Gliazellen. Sie haben auch keine GABA-agonistische Wirkung. Sie reagieren vielmehr mit spezifischen Bindungsstellen, die zu einem Komplex gehören, der aus GABA$_A$-Rezeptor, „Benzodiazepin-Rezeptor" und Chlor-Ionenkanal besteht. Diese Bindung bewirkt eine allosterische Veränderung des GABA$_A$-Rezeptors, an dem freigesetzte GABA nun effektiver reagieren kann. Die Folge ist eine längere Öffnung der Chloridkanäle, so daß mehr Cl-Ionen in die Zelle einströmen, wodurch die Erregbarkeit der Neuronenmembranen vermindert wird (Hyperpolarisation s. S. 114; 266).

Die „Benzodiazepin-Rezeptoren" sind überall im ZNS vorhanden. Im frontalen und occipitalen Cortex, im Hippocampus und Cerebellum haben sie eine besonders hohe Dichte. Die Annahme, diese Areale seien der Wirkort der Benzodiazepine, ist naheliegend, aber nicht bewiesen. Benzodiazepinrezeptoren erkennen Liganden mit z. T. ganz unterschiedlicher chemischer Struktur. Ein endogener Ligand ist noch nicht bekannt. Die Linksverschiebung der GABA-Dosis-Wirkungskurve für die durch die Benzodiazepine induzierte Öffnung des Chlorid-Kanals hängt von der „intrinsic activity" ab. Sie ist bei „reinen" Agonisten wie Diazepam am stärksten ausgeprägt und bei „reinen" Antagonisten wie Flumazenil ganz gering. Partialagonisten wie Bretazenil nehmen eine Mittelstellung ein. Einige β-Carboline, z. B. Methyl-6,7-dimethyl-4-ethyl-β-carbolin-3-carboxysäure (DMCM), sind inverse Agonisten. Sie unterdrücken die Wirkung von GABA (s. Abb. 4). Benzodiazepine können sich auf andere Transmitter, mit denen das GABA-erge System in Wechselbeziehung steht, differenziert auswirken.

Pharmakokinetik

Tranquillantien werden gut und schnell resorbiert. Die höchste Plasmakonzentration ist 1–2 h (Diazepam 4 h) nach oraler Gabe erreicht. Die meisten Benzodiazepine werden in der Leber demethyliert und hydroxyliert. Die metabolische Umwandlung von Diazepam, Medazepam, Dikaliumclorazepat und Prazepam führt zu den gleichen Metaboliten, vor allem Desmethyldiazepam und Oxazepam (Abb. 5).

Einige Metaboliten sind pharmakodynamisch noch aktiv und haben ähnliche Wirkungen wie die Ausgangssubstanzen, wer-

Tab. 7: Chemische Merkmale der Tranquillantien.

Formel	R₁	chem. Bezeichnung	intern. Freiname	HWZ (h)

Formel	R_1	chem. Bezeichnung	intern. Freiname	HWZ (h)
$H_2N-C-O-CH_2-C-CH_2-O-C-N$ (Carbaminsäure)	$-H$		Meprobamat (Meprosa®, Cyrpon®)	ca. 12
	$-C-CH_3$ (CH_3, H)	Carbaminsäure-Derivate	Carisoprodol (Sanoma®)	ca. 2
$\bigcirc-CH_2-CH_2-CH_2-O-C-N$			Phenprobamat (Gamaquil®)	5–8
Diphenylmethan structure		Diphenylmethan-Derivate	Hydroxyzin (Atarax®, Masmoran®)	ca. 3
Benzodiazepin structure		Benzodiazepin-Derivate	Chlordiazepoxid (Librium®)	6–12

	R_1	R_2	R_3	R_4	R_5	intern. Freiname	HWZ (h)
Benzodiazepin ring structure	$-CH_3$	$=O$	$-H_2$	phenyl	$-Cl$	Diazepam* (Valium®)	20–40
	$-H$	$=O$	$-COOK \cdot KOH$	phenyl	$-Cl$	Dikalium* Clorazepat (Tranxilium®)	2
	$CH_3-N=N$ ((R_2))		$-H_2$	Cl-phenyl	$-Cl$	Triazolam (Halcion®)	2–5
	$-CH_2CH_2N$ (CH_2H_5, CH_2H_5)	$=O$	$-H_2$	F-phenyl	$-Cl$	Flurazepam* (Dalmadorm®)	1,5
	$-H$	$=O$	$-OH$	phenyl	$-Cl$	Oxazepam (Adumbran®)	6–12
	$-H$	$=O$	$-OH$	Cl-phenyl	$-Cl$	Lorazepam (Tavor®)	10–24
	$-H$	$=O$	$-H_2$	phenyl	$-NO_2$	Nitrazepam (Mogadan®)	20–48

* aus diesen Verbindungen entsteht N-Desmethyldiazepam, ein pharmakologisch wirksamer Metabolit mit einer HWZ von ca. 30–90 h.

Tab. 7: Chemische Merkmale der Tranquillantien (Forts.)

Benzodiazepin-Derivate

R_1	R_2	R_3	R_4	R_5	intern. Freiname	HWZ (h)
−H	=O	−H_2	(Cl-Phenyl)	−NO_2	Clonazepam (Rivotril®)	25−40
−CH_3	=O	−H_2	(F-Phenyl)	−NO_2	Flunitrazepam (Rohypnol®)	10−20
−H	=O	−H_2	(Pyridyl)	−Br	Bromazepam (Lexotanil®)	10−20
(Clobazam-Struktur)					Clobazam (Frisium®)	10−30

den aber zum Teil langsamer eliminiert. Bei täglicher Gabe, z. B. von Diazepam, kommt es zur Kumulation von Desmethyldiazepam (HWZ 30−90 h), dessen Konzentration nach wenigen Tagen höher ist als die von Diazepam. Daher besteht zwischen der Wirkungsdauer und der HWZ zahlreicher Benzodiazepine, speziell deren Originalform, keine enge Beziehung. Darüber hinaus weist die Elimination der unveränderten Verbindungen und der wirksamen Metaboliten eine starke interindividuelle Variabilität auf. Nach häufigem Ge-

brauch tritt Gewöhnung ein. Dennoch ist es berechtigt, zwischen schnell (HWZ 2−5 h, z. B. das Hypnotikum Triazolam), mittelschnell (HWZ 6−24 h, z. B. Bromazepam, Lorazepam, Oxazepam) und langsam (HWZ > 24 h, z. B. Chlordiazepoxid, Diazepam, Dikaliumclorazepat, Medazepam, Prazepam, Clobazam) eliminierten Benzodiazepinen zu unterscheiden. Durch Konjugation mit Glucuronsäure werden die Verbindungen inaktiviert und über die Nieren ausgeschieden.

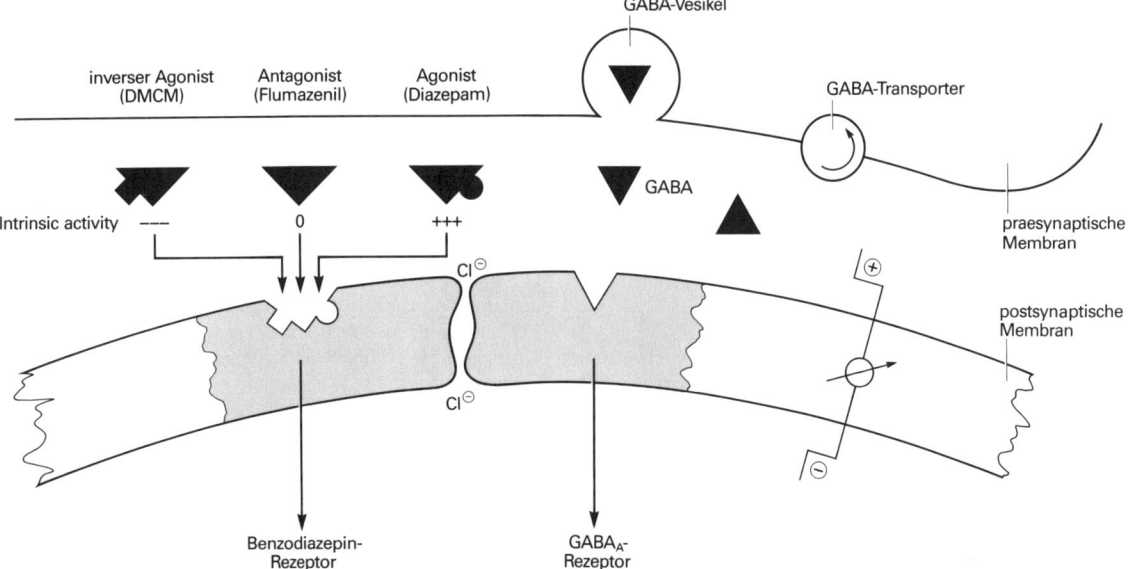

Abb. 4: Liganden des Benzodiazepinrezeptors und deren funktionelle Beziehungen zum GABA-Rezeptor. Die schraffierten Areale sind die Bindungsproteine, die den Chlorkanal bilden.

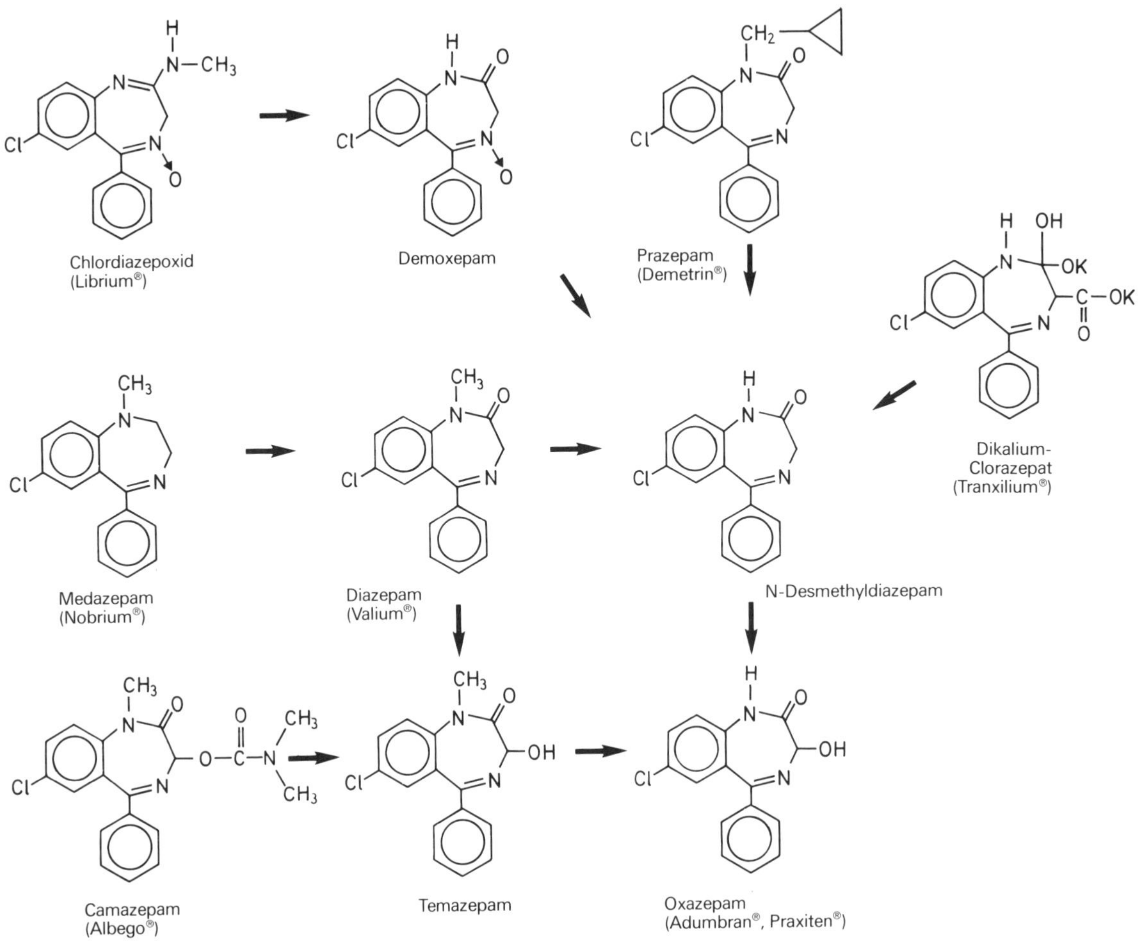

Abb. 5: Stoffwechsel einiger Benzodiazepine.

Wirkungen am Tier

Motorische Aktivität: Tranquillantien führen zu einer Verminderung der Spontanaktivität. Die Tiere sind sediert. Durch Hemmung interneuronaler Übertragungen werden polysynaptische Reflexe abgeschwächt, ohne monosynaptische wesentlich zu beeinflussen (zentrale muskelrelaxierende Wirkung, s. S. 276).

Vegetative Reaktionen: Im Unterschied zu den Neuroleptika haben die Tranquillantien keine direkte Wirkung auf das autonome Nervensystem.

Interaktion mit anderen zentralwirksamen Pharmaka: Tranquillantien verstärken oder modifizieren die Wirkungen von Alkohol und Schlafmitteln, im niedrigen Dosisbereich auch die von Stimulantien.

Verhalten: Tranquillantien werden häufig auch als Anxiolytika bezeichnet, obwohl sie nicht die einzige Substanzgruppe mit angstlösenden Eigenschaften sind; z. B. wirken auch Neuroleptika und Antidepressiva anxiolytisch. Gemessen werden stets Folgeerscheinungen der Angst in Form von Verhaltensänderungen und Störungen im vegetativen Nervensystem. Durch Schmerz und andere Reize, Isolation, Hirnläsionen sowie durch künstlich erzeugte „Konfliktsituationen" (z. B. Kopplung von Futternahme mit leichtem elektrischem Schlag, wobei der „Konflikt" entsteht, den Schlag in Kauf zu nehmen oder auf das Futter zu verzichten) können auch bei Tieren Reaktionen ausgelöst werden, die den Folgeerscheinungen der Angst beim Menschen ähneln. Als Ausdruck der

Furcht werden Flucht oder, wenn sie nicht möglich ist, Abwehr- und Vermeidungsreaktionen sowie die sie begleitenden vegetativen Erscheinungen, wie Defäkation, Tachykardie, Mydriasis, Piloarrektion usw., gewertet (s. S. 120). Tranquillantien unterdrücken bedingte Vermeidungs- und Fluchtreaktionen. Sie verhindern spontane oder induzierte Aggressivität. Der Effekt auf diese Verhaltensweise ist stark dosisabhängig.

Elektroenzephalographische Vorgänge: Durch Tranquillantien wird die elektrische Aktivität der Areale des Limbischen Systems, das für das affektive Verhalten von entscheidender Bedeutung ist, schon in Dosen herabgesetzt, die die des Cortex cerebri noch nicht beeinflussen.

Die Benzodiazepine besitzen relativ starke antikonvulsive Eigenschaften, speziell gegen Pentetrazolkrämpfe (s. S. 266; 271). (Das gilt nicht für die Tranquillantien der anderen Gruppen.) Sie erhöhen die Krampfschwelle gegenüber elektrischer Reizung im Nucleus amygdalae und hemmen ganz allgemein das bahnende System der retikulären Formation.

Wirkung am Menschen, therapeutische Anwendung und Nebenwirkungen

Charakteristisch für Tranquillantien ist ein allgemein beruhigender, Affekte dämpfender Effekt. Die vier beim Tier nachweisbaren Hauptwirkqualitäten der Benzodiazepine – Beeinflussung erfolgskontrollierten Verhaltens, Sedierung, Muskel-

Tab. 8: Vergleich der therapeutisch wichtigen Eigenschaften von Tranquillantien.

	Carbaminsäure-Derivate (Meprobamat)	Diphenylmethan-Derivate	Benzo-diazepine
Anxiolyse	+ + + +	+ +	+ + + +
sedative Wirkung	+ +	+ +	+ + +
zentral muskelrelaxierende Wirkung	+ +	0	+ + +
antikonvulsive Wirkung	(+)	0	+ + +

relaxation und Krampfhemmung – spiegeln mit aller Einschränkung der Übertragbarkeit von Ergebnissen aus Tierexperimenten vier entsprechend dem therapeutischen Ziel erwünschte Hauptwirkungen beim Menschen wider: 1) Anxiolyse (Unterdrückung von Angst-, Spannungs- und Erregungszuständen), 2) Beruhigung und Schlafförderung, 3) muskelrelaxierende und 4) antikonvulsive Wirkung (Tab. 8). Zwischen der mittleren therapeutischen Dosis der verschiedenen Benzodiazepine und deren Affinität zum Benzodiazepin-„Rezeptor" besteht eine gute Korrelation (Abb. 6).

Bei ausgeglichenen Personen tritt besonders nach hoher Dosierung vornehmlich Müdigkeit und erhöhte Schlafbereitschaft auf. Tranquillantien sind weitgehend wirkungslos bei Psychosen und erzeugen keine extrapyramidalen Störungen. Die Wirkungen auf das autonome Nervensystem sind indirekter Art. Die Toxizität, vor allem der Benzodiazepine, ist gering.

Die bei Barbituraten und anderen älteren Schlafmitteln störenden „hang-over" Effekte wurden bei einem Teil der Patienten auch nach Benzodiazepingabe, vor allem nach Diazepam, bei entsprechender Dosierung beobachtet und mit dem EEG objektiviert. Sie äußern sich vor allem in Schläfrigkeit, Verschlechterung von intellektuellen und motorischen Leistungen sowie verlängerter Reaktionszeit. Zu praktisch wichtigen Phänomenen beim Absetzen gehören Ruhelosigkeit und Schlafstörungen, die ursprünglich häufig Anlaß zum Gebrauch von Benzodiazepinen waren. Die Differenzierung dieser Störungen als Remanifestation der ursprünglichen Krankheitssymptomatik von „Reboundphänomenen" und der Absetzsymptomatik ist gelegentlich schwierig. Jede Reaktion

kann die Patienten veranlassen, die Medikation fortzuführen (mit steigendem Risiko des Überganges von chronischem Gebrauch zur psychischen Abhängigkeit). Nach Anwendung einiger Verbindungen, speziell des Midazolams, kommt es zu mnestischen Störungen (Amnesien). Zwischen den einzelnen Benzodiazepinderivaten gibt es im Prinzip keine pharmakodynamischen Unterschiede, sondern nur verschiedene Ausprägungen der einzelnen Wirkqualitäten. Die Behandlung mit Clonazepam (s. S. 274) in der antikonvulsiv wirksamen Dosis ist häufig mit den „Nebenwirkungen" Schläfrigkeit und Ataxie verknüpft. Die anxiolytische Wirkung bleibt verborgen, da sie von der sedierenden bzw. hypnotischen Wirkung verdeckt wird. Andererseits werden Oxazepam und Medazepam, die zur Behandlung von Angstzuständen verordnet werden, im allgemeinen niedrig dosiert, so daß ihre hypnotischen, muskelrelaxierenden oder gar antikonvulsiven Eigenschaften nicht in Erscheinung treten.

Indikationen für Tranquillantien sind vor allem krankhaft ausgeprägte vegetativ-nervöse Reaktionen, Schlaflosigkeit sowie Angst-, Spannungs- und Verstimmungszustände, Reizbarkeit etc. Die Zahl der Menschen, die den Arzt mit diesen Beschwerden aufsuchen, ist enorm angestiegen, und ihre Behandlung ist zu einem Problem geworden, das mit Arzneimitteln allein sicher nicht zu bewältigen ist. Zweifellos können mit Tranquillantien Indispositionen, die durch Überforderung oder andere psychische Belastungen reaktiv entstehen, vorübergehend überwunden werden. In der gewöhnlich angewandten Dosis kommt es zu einer angenehm empfundenen affektiven Entspannung. Doch wird zu wenig berücksichtigt, daß sich die Grundsituation des Patienten durch Einnahme von Tranquillantien nicht ändert, er vielmehr zu einem Dauerkonsum mit den Risiken einer Zerstörung der Schlafstruktur (Absetz-Insomnie), von kognitiven Leistungseinbußen und der Abhängigkeit verführt wird. Nach chronischer Anwendung kommt es zur Gewöhnung, die durch Kumulation verdeckt sein kann. Es kann sich eine psychische, darüber hinaus auch eine physische Abhängigkeit entwickeln. Allerdings ist das Abhängigkeitspotential der Tranquillantien, bezogen auf den Massenkonsum, relativ gering (s. S. 300). Die Wirkung zahlreicher zentralwirksamer Pharmaka, spez. Alkohol, Hypnotika, aber auch Analgetika und Stimulantien, wird durch Tranquillantien verstärkt. Dabei können sogar Effekte auftreten, die nach Verabreichung der Einzelsubstanzen kaum zu bemerken sind.

Analog zu den Opiatantagonisten gibt es Imidazobenzodiazepine, die selektiv Benzodiazepine kompetitiv vom Benzodiazepinrezeptor verdrängen und ihre Wirkung aufheben. Die Benzodiazepinantagonisten wie auch die Partialagonisten unterscheiden sich durch Affinität, „intrinsic activity", orale Wirksamkeit und Dauer der Wirkung. Der Partialagonist Bretazenil hat z. B. eine hohe Affinität zum Benzodiazepinrezeptor und ist im Antikonflikttest sowie gegen Pentylentetrazolkrämpfe schon bei geringer Dosis wirksam. Der sedative Effekt ist vergleichsweise schwach. Alle Wirkungen des Diazepams werden entsprechend der unterschiedlichen Empfindlichkeit in umgekehrter Reihenfolge aufgehoben.

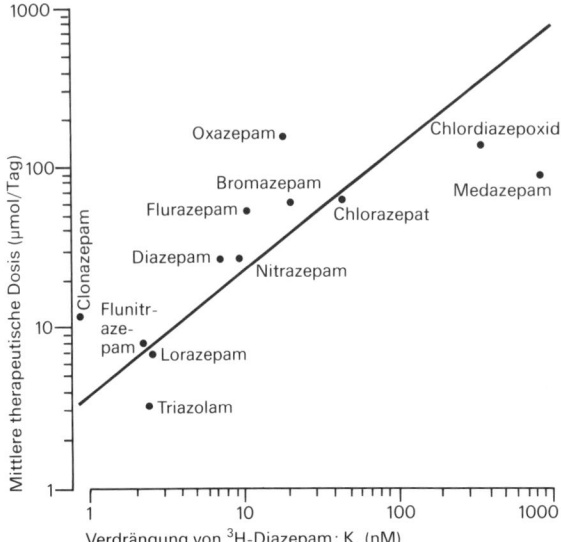

Abb. 6: Korrelation zwischen Affinität zum Benzodiazepinrezeptor und mittlerer therapeutischer Dosis beim Menschen (nach Möhler und Okada).

Stimulantien

Chemische Merkmale

Die am häufigsten verwendeten Stimulantien sind Abkömmlinge des Phenylethylamins (Tab. 9). Sie sind schwache bis mäßig starke Basen. Der Prototyp dieser Substanzgruppe ist Amphetamin bzw. das Methamphetamin. Die rechtsdrehenden (S) (+)-Enantiomeren sind 3–4 mal stärker zentral wirksam als die linksdrehenden (R)(−)-Enantiomeren. Soweit nicht ausdrücklich vermerkt, ist im folgenden mit Amphetamin bzw. Methamphetamin stets die (S) (+)-Form gemeint. Am Ring halogenierte Verbindungen (Chlorphentermin, Fenfluramin) haben nur eine geringe zentral stimulierende Wirkung.

Wirkungsmechanismus

Amphetamin, die am besten untersuchte Substanz, wirkt peripher hauptsächlich indirekt über die Freisetzung von Noradrenalin (s. S. 166). Auch im Gehirn ist die Freisetzung von Noradrenalin und Dopamin durch Amphetamin wahrscheinlich von wesentlicher Bedeutung. Amphetamin hemmt außerdem die Wiederaufnahme der Amine in ihre Speicher und den enzymatischen Abbau der Amine durch die Monoaminoxydase. Amphetamin wird teilweise in Parahydroxynorephedrin umgewandelt, das als „falscher" Transmitter wirksam werden kann.

Pharmakokinetik

Oral gegebenes Amphetamin wird aufgrund der guten Lipidlöslichkeit nahezu vollständig aus dem Dünndarm resorbiert, ohne im Gegensatz zu Tyramin in den Mukosaepithelien durch MAO oxidativ desaminiert zu werden. Im Organismus wird es nicht gleichmäßig verteilt. Die geringste Konzentration findet sich im Plasma und überraschenderweise im Fettgewebe. Nach Erreichen des Gleichgewichtes verläuft die Amphetaminkonzentration im Gehirn und im Plasma über mehrere Stunden parallel. Der Gehalt im Gehirn ist jedoch etwa 8mal höher. Amphetamin wird sowohl unverändert als auch nach Hydroxylierung und Konjugation mit Glucuronsäure über die Niere ausgeschieden. Aus dem p-OH-Amphetamin kann in den synaptischen Vesikeln p-OH-Norephedrin gebildet werden.

Der pK_a-Wert des Amphetamins beträgt 9,9. Die Substanz wird daher um so besser in den Nierentubuli rückresorbiert, je alkalischer der Urin ist (vgl. S. 52). Bei einem pH von 8,0 werden beim Menschen nur 2–3%, im sauren Harn dagegen bis zu 80% freies Amphetamin über die Niere eliminiert. Da die Geschwindigkeit der Metabolisierung unabhängig vom pH-Wert ist, wird also im sauren Milieu absolut mehr Amphetamin ausgeschieden. Diese Erkenntnis wird bei der Behandlung von Amphetaminvergiftungen ausgenutzt, indem den Patienten zur Säuerung des Harns Ammoniumchlorid gegeben wird (s. S. 52). Methamphetamin, Fenetyllin, Methylphenidat und andere Stimulantien werden im Organismus teilweise zu Amphetamin umgewandelt oder ähnlich wie dieses inaktiviert.

Wirkungen am Tier

Motorische Aktivität: Amphetamin führt in niedriger Dosierung zu einer Steigerung der lokomotorischen Aktivität (Stimulierung vorwiegend des noradrenergen Systems im ZNS). Mit Erhöhung der Dosis verstärkt sich der Effekt nicht, sondern verändert sich zu stereotypen Bewegungen, die sich bei Ratten in ständigen, rhythmischen Kopfbewegungen, Zwangsnagen, Schnüffeln, Lecken usw. äußern, wobei die Tiere sich kaum mehr von der Stelle fortbewegen (Stimulierung des dopaminergen Systems im ZNS).

Tab. 9: Chemische Merkmale der Stimulantien (Phenylethylamin-Derivate).

Formel	internationaler Freiname	Handelsname	R_1
	Amphetamin Methamphetamin Fenetyllin	Pervitin® Captagon®	−H −CH₃ −CH₂−CH₂ ...
	Norpseudoephedrin	Mirapront N®	
	Methylphenidat	Ritalin	

Vegetative Reaktionen: Durch Amphetamin tritt in Abhängigkeit von der Umgebungstemperatur eine Änderung der Körpertemperatur auf. Oberhalb von 15 °C kommt es bei Ratten zu einer Hyperthermie, unterhalb zu einer Hypothermie. Alle Stimulantien führen zu einer Verminderung der Nahrungsaufnahme (Appetitzügler).

Die Erhöhung des Blutdruckes, der Pulsfrequenz sowie des Minutenvolumens, die geringe Verminderung des Tonus der glatten Muskulatur, z. B. der Bronchiolen, sind zum größten Teil auf eine Freisetzung von Noradrenalin zurückzuführen. Der Gehalt an Corticosteron im Plasma ist erhöht, die Lipolyse infolge Freisetzung von Noradrenalin gesteigert (s. S. 157).

Wechselwirkung mit anderen zentralwirksamen Pharmaka: Stimulantien besitzen zwar Weckwirkung, sind aber keine speziellen Antagonisten gegen Hypnotika und Alkohol. Der Reserpin- bzw. Chlorpromazin-„Schlaf", nicht aber die Dauer einer Barbiturat-Narkose läßt sich durch Amphetamin und seine Verwandten verkürzen. In gewissem Dosisbereich können Barbiturate und Benzodiazepine die stimulierenden Wirkungen der Amphetamine steigern. Durch Neuroleptika (s. S. 286) werden praktisch alle Amphetaminwirkungen, speziell aber die Stereotypien aufgehoben.

Verhalten: Stimulantien können z. B. bei Selbstreizungsversuchen in einem bestimmten Dosisbereich zielgerichtetes, motiviertes Verhalten fördern.

Elektroenzephalographische Veränderungen: Das EEG nach Amphetamin und anderen Stimulantien ähnelt dem Wach-EEG (Desynchronisation s. S. 254). Die Schwelle zur Auslösung der Weckreaktion durch Reizung der Formatio reticularis ist erniedrigt.

Toleranz: Abhängig von Spezies, Dosis, Applikationsfrequenz und Zufuhrweg kann im Tierversuch nach chronischer Gabe von Amphetamin und seinen Verwandten eine differenzierte Toleranz eintreten. Die gesteigerte Motorik schwächt sich erst nach monatelanger oraler Gabe ab. Gegenüber den Stereotypien und der Weckreaktion wurde bisher überhaupt keine Toleranz beobachtet. Dagegen nimmt der Effekt auf die Nahrungsaufnahme sehr schnell ab. Periphere sympathomimetische Wirkungen lassen ebenfalls nach.

Wirkungen am Menschen, therapeutische Anwendung und Nebenwirkungen

Durch einmalige oder gelegentliche orale Einnahme von Stimulantien kann Müdigkeit beseitigt werden. Doch entsprechen die objektiv gemessenen Ergebnisse meist nicht der subjektiven Einschätzung der Fähigkeiten. Wie die Todesfälle nach Doping mit Amphetamin und seinen Verwandten deutlich gemacht haben, kann die Leistungsgrenze offenbar nicht mehr erkannt werden. Die stimulierende Wirkung der Substanzen hält meist einige Stunden an, ihr folgt häufig Müdigkeit. Wird die Dosis auf etwa das Doppelte der üblichen gesteigert, so ist auch mit dysphorischen Empfindungen zu rechnen. Die somatischen Wirkungen sind entsprechend dem Wirkungsmechanismus und den tierexperimentellen Befunden sympathomimetisch (Blutdruckanstieg, Pulsfrequenzbeschleunigung etc.).

Mit Stimulantien lassen sich nur ganz wenige Krankheitssymptome behandeln (Narkolepsie, bestimmte Hyperkinesien im Kindesalter u. a.). Ihre Verwendung bei gesunden Menschen ist nur in Ausnahmefällen zu rechtfertigen. Die Behandlung von übergewichtigen Personen mit amphetaminähnlichen „Appetitzüglern" ist unter sorgfältigem Abwägen von Nutzen und Risiko nur ausnahmsweise zu verantworten, zumal der appetithemmende Effekt auch beim Menschen relativ schnell abnimmt. Nach chronischem Gebrauch von Aminorex[1] sind pulmonale Hypertonien mit tödlichem Ausgang aufgetreten. Vorerst fehlt der Beweis, daß diese Gefahr bei Verwendung dem Aminorex ähnlicher Appetitzügler nicht besteht.

Stimulantien, insbesondere Amphetamin und Methamphetamin, können zu schwerer psychischer Abhängigkeit führen (s. S. 300). Dabei entwickelt sich analog zu den Ergebnissen der tierexperimentellen Untersuchungen eine Toleranz. Die dadurch bedingte Abnahme der euphorisierenden Wirkungen führt zu exzessiver Dosissteigerung. In Extremfällen werden mehrere Tage lang Amphetamin bis zu 1 g alle 2–3 Stunden i.v. injiziert (Normaldosis 1–2mal am Tag 10–20 mg oral). Während dieser Zeit besitzt der Abhängige ein Gefühl physischer Stärke und vermehrter geistiger Leistungsfähigkeit. Er schläft nicht, ist euphorisch und sehr gesprächig. Nach diesem „run" fällt er in einen 12- bis 24-stündigen Schlaf, aus dem er meist mißgelaunt, depressiv und hungrig erwacht. Die Dosissteigerung ist möglich, weil die peripheren sympathomimetischen Effekte bei längerem Gebrauch von Amphetaminen nachlassen. Es kann sogar zu einer Sympathikusunterfunktion mit Kollapsneigung kommen.

Nach chronischer, insbesondere i.v. Anwendung von Amphetamin und Methamphetamin, aber auch von Methylphenidat[2], Phenmetrazin[3] usw. kann sich darüber hinaus eine paranoide Psychose von durchschnittlich 3, mitunter aber auch 30 Tagen Dauer entwickeln. Durch Neuroleptika, z. B. durch Haloperidol, lassen sich die Intoxikationserscheinungen nach Amphetamin beseitigen. Die Behandlung ist nicht ohne Risiko, da es infolge Abnahme des Sympathotonus zu plötzlichem Herzstillstand kommen kann.

Trotz starker Toleranzentwicklung bei Mißbrauch von Amphetamin und seinen Verwandten tritt kein typisches Entzugssyndrom (s. S. 300) auf. Nach erzwungenem Absetzen der Substanzen sind jedoch meist einige der Akutwirkung entgegengesetzte Symptome, wie extremes Schlafbedürfnis, Heißhunger, Angst, Gereiztheit etc., vorhanden.

---

[1] Menocil®, nicht mehr im Handel; [2] Ritalin®; [3] Cafilon®.

Rauschmittel

Das Verlangen nach Wohlbefinden und Zufriedenheit sowie der Wunsch nach einem Leben ohne Schwierigkeiten, Schmerz und Leid bestehen offenbar unabhängig von nationaler, religiöser oder rassischer Zugehörigkeit. Im Bestreben, diese Wünsche zu erfüllen, sind schon immer einige Menschen der Faszination des Irrealen erlegen und haben Rauschmittel benutzt, um mit deren Hilfe, wenn auch nur für kurze Zeit, aus der Realität zu flüchten. Bemühungen, durch die Beschreibung negativer Erfahrungen mit Rausch- und Genußmitteln daran etwas zu ändern, sind in der Regel wenig erfolgreich. Es ist daher wirklichkeitsfremd zu erwarten, daß der Konsum von Rauschmitteln vollständig verhindert werden kann. Das beste Beispiel hierfür ist die Tatsache, daß die Informationen über das hohe Risiko, durch den chronischen Zigaretten- oder Alkoholkonsum schwer zu erkranken, kaum beachtet werden.

Die Schwierigkeit, den Begriff Rauschmittel exakt zu definieren, besteht darin, daß zahlreiche Verbindungen, die primär einem ganz anderen Zweck dienen, z. B. als Arzneimittel oder Lösungsmittel, in entsprechender Dosis sehr variationsreiche „Rauschzustände" auslösen. Sie können daher nicht wie Haschisch oder Halluzinogene ohne weiteres zu den Rauschmitteln gezählt werden. In diesem Kapitel werden von den in Abb. 7 aufgeführten Verbindungen nur die in Europa praktisch bedeutsamen Rauschmittel Cannabis und LSD abgehandelt. Organische Lösungsmittel, wie Aceton, Ether usw., die geschnüffelt werden, bleiben unberücksichtigt. Alkohol (S. 566; 797), Morphin (S. 210; 301), Cocain (S. 302), atropinartige Stoffe (S. 128) und Stimulantien (S. 297), mit denen ebenfalls ein Rausch erzeugt werden kann, sind an anderer Stelle beschrieben. Alle diese Rauschmittel lösen bei Tier und Mensch – bisweilen eng gekoppelt – zentrale Lähmungs- und Erregungserscheinungen aus.

In ihrer chemischen Struktur, in ihren physikalisch-chemischen Eigenschaften und ihrer Pharmakokinetik sind die Rauschmittel recht verschieden. Auch die Dosis, die zu einer „Bewußtseinsänderung" führt, unterscheidet sich um mehrere Zehnerpotenzen. Durch LSD wird der Rauschzustand mit mcg-Mengen, durch Alkohol dagegen erst mit einigen Gramm ausgelöst.

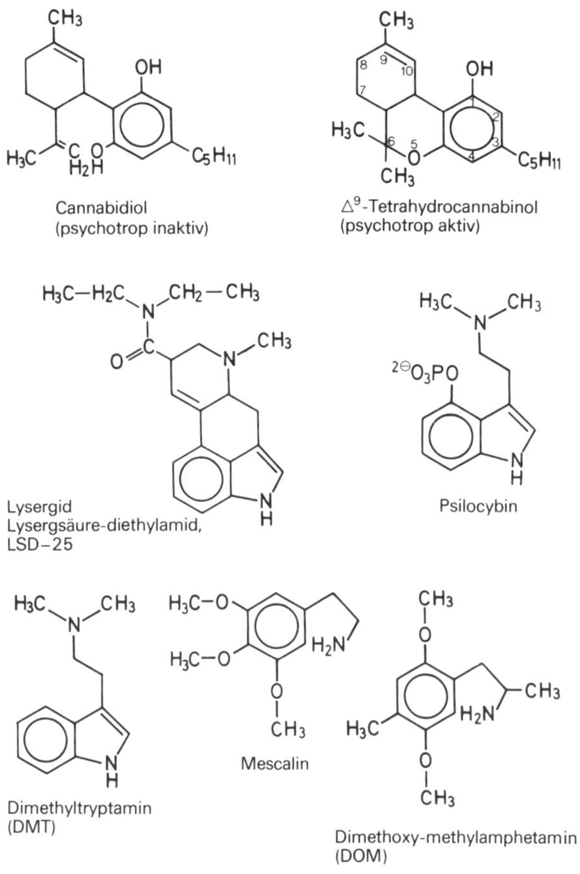

Cannabis

Die weibliche Pflanze des indischen Hanfes (cannabis sativa variatio indica) sondert ein harziges Sekret ab, in dem verschiedene Cannabinoide enthalten sind. Marihuana wird aus getrockneten Blättern und Blüten gewonnen. Die Hauptinhaltsstoffe des Harzes sind das Cannabidiol, Δ^9-Tetrahydrocannabinol (Δ^9-THC) (s. Abb. 7) und Cannabinol. Diese Reihenfolge gibt auch den mutmaßlichen Syntheseweg in der Pflanze wieder. Da der Gehalt der Cannabispflanze bzw. der Haschischextrakte an den verschiedenen Inhaltsstoffen vom Klima, von der Bodenbeschaffenheit, Aufarbeitung, Lagerung etc. abhängt und daher stärker variiert, ergibt sich bei der Beurteilung der Wirkungen eine besondere Problematik. Die für die psychotropen Wirkungen verantwortliche Verbindung ist das Δ^9-THC. Daneben sind über 30 weitere Inhaltsstoffe identifiziert, deren Eigenwirkungen bisher wenig untersucht sind. Das nur in geringen Mengen vorkommende Δ^8-THC sowie die besonders in nepalesischen Haschischproben auftretenden Methyl- und Propylanaloge des Δ^9-THC sind psychoaktiv. Cannabidiol besitzt keine psychischen Wirkungen, ist jedoch ein Hemmstoff der mikrosomalen arzneimittelabbauenden Enzyme und kann dadurch nicht nur THC-Effekte, sondern auch die Wirkung anderer Pharmaka, z. B. eine Hexobarbital-Narkose, verlängern. Außerdem hat es antikonvulsive Eigenschaften.

Untersuchungen mit den Haschischinhaltsstoffen und ihre Resultate, so notwendig sie sind, geben die Verhältnisse des tatsächlich geübten Haschischgebrauches nur unvollkommen und verzerrt wieder. Der Konsument raucht oder nimmt die Droge auf andere Weise zu sich, ohne etwas über deren Zusammensetzung oder die angewandte Dosis zu wissen oder eine gleichbleibende Applikationsfrequenz einzuhalten. Er kann daher die aufgenommene Menge weder kontrollieren noch regulieren.

Pharmakokinetik

Intravenös injiziertes, radioaktivmarkiertes Δ^9-THC verschwindet zunächst sehr schnell aus dem Blut von Versuchspersonen. Nach einer Stunde flacht die Eliminationskurve stark ab. Die Halbwertzeit für diese zweite langsame Phase der Elimination beträgt 50–60 h. Gleichwohl werden die Cannabinoide schnell metabolisiert, hauptsächlich durch Hy-

Cannabidiol (psychotrop inaktiv)

Δ^9-Tetrahydrocannabinol (psychotrop aktiv)

Lysergid Lysergsäure-diethylamid, LSD–25

Psilocybin

Dimethyltryptamin (DMT)

Mescalin

Dimethoxy-methylamphetamin (DOM)

Abb. 7: Rauschmittel.

droxylierung in mono- und di-hydroxylierte Verbindungen, wie 11-Hydroxy- und 8,11-Dihydroxy-THC.

Schon 10 min nach Injektion von Δ^9-THC ist 11-Hydroxy-THC im Blut nachzuweisen. Dieses Oxidationsprodukt ist kein Endprodukt des THC-Abbaus, sondern selbst noch pharmakodynamisch wirksam. Es gibt einzelne Befunde, nach denen es den eigentlichen Wirkstoff darstellt. Unverändertes THC und die 11-Hydroxy-Verbindung treten im Urin und den Faeces nicht auf. Innerhalb von 8 Tagen werden 30 % der Radioaktivität von markiertem THC über die Niere und 50 % über den Darm (wahrscheinlich mit der Galle) als Metaboliten ausgeschieden.

Wirkungen am Tier

Je nach Tierart, Dosis, Applikationsart und gemessener Funktion halten die nach THC auftretenden Funktionsänderungen wenige Stunden bis zu mehreren Tagen an.

Motorische Aktivität: Nach THC werden die Tiere sediert. In hoher Dosierung kommt es ähnlich wie bei den Neuroleptika (s. S. 282) zur kataleptischen Starre.

Vegetative Reaktionen: THC steigert Adrenalin- bzw. Noradrenalin-, aber auch Acetylcholineffekte. Andererseits gibt es auch Befunde, die für eine indirekte anticholinerge Wirkung sprechen. Außerdem tritt eine Hypothermie auf, und die Nahrungsaufnahme wird eingeschränkt. Darüber hinaus besitzt THC einen antinozizeptiven und antikonvulsiven Effekt.

Wechselwirkungen mit anderen Pharmaka: Cannabisextrakt und THC verlängern eine Barbituratnarkose. Die akute Toxizität von Narkotika und Morphin ist unter Einwirkung von Cannabis erhöht, die von Amphetamin dagegen geringer.

Verhalten: Schon in Dosen, die die Motorik noch nicht beeinflussen, vermindern die psychoaktiven Cannabinoide aggressives Verhalten, Vermeidungsreaktionen und Lernleistungen. Bei komplizierten Verhaltenstests, bei denen Tieren Erinnerungsvermögen und Entscheidungsfähigkeit abverlangt werden, ist die Leistung ebenfalls deutlich eingeschränkt.

Elektroenzephalographische Veränderungen: Außer einer Synchronisierung im EEG als Zeichen des sedativen Effektes gibt es keine für THC-Wirkung charakteristischen bioelektrischen Phänomene.

Toleranz: Gegenüber zahlreichen THC-Effekten entwickelt sich eine Toleranz. Bei Hunden, Tauben und Ratten tritt der Gewöhnungseffekt nicht nur gegenüber der verminderten Leistung in „operant behavior"-Tests (s. S. 282) auf. Er zeigt sich auch bei Funktionsänderungen, an denen kein Lerneffekt beteiligt ist, wie Störungen der Kreislauf- und Temperaturregulation oder der Nahrungsaufnahme. Weiterhin schwächt sich bei chronischer Gabe der Einfluß des THC auf die Hexobarbitalschlafzeit ab, die krampfhemmende Eigenschaft läßt ebenfalls nach. Zwischen Haschisch und Alkohol soll eine gewisse Kreuztoleranz vorhanden sein, nicht jedoch zwischen THC und LSD.

Wirkung am Menschen

Die psychischen Wirkungen treten nach etwa 0,1 mg/kg Δ^8- oder Δ^9-THC auf. Sie sind von Wirkungen auf das vegetative Nervensystem begleitet. Regelmäßig werden eine gewisse sedative Wirkung, Hungergefühl, eine Beschleunigung des Herzschlages und eine verstärkte konjunktivale Durchblutung beobachtet. Über Mundtrockenheit und Blutdruckänderungen liegen widersprüchliche Befunde vor. Die Intensität dieser Begleiterscheinungen variiert von Individuum zu Individuum recht stark. Aber auch die zentralnervösen und psychischen Effekte sind keineswegs uniform. Meist kommt es zu einem Gefühl der Entspannung, des Abrückens von den Alltagsproblemen, zu angenehm empfundener Apathie und milder Euphorie. Manchmal tritt aber auch eine ängstliche Unruhe oder aggressive Gereiztheit ein. Die Denkabläufe werden subjektiv als assoziationsreich, phantasievoll und beglückend erlebt. Im Rausch werden akustische und optische Sinneswahrnehmungen intensiver, Farben gewinnen an Leuchtkraft und Intensität. Das Zeiterleben wird im Sinne einer Verlangsamung der subjektiv registrierten Zeitabläufe verändert. Es spricht einiges dafür, daß dabei unabhängig von individuellen und situationsbedingten Besonderheiten die Zusammensetzung der Droge und die Dosis von Bedeutung sind. Nach kleinen Dosen von 5–7 mg Δ^9-THC überwiegt beim Menschen die mehr sedative Komponente, während nach höherer Dosierung von 15 mg und darüber erregende Phänomene überhand gewinnen, die sich bis zu psychotischen Zuständen steigern können.

Toleranz: Prinzipiell kann THC sowohl eine pharmakokinetisch als auch eine pharmakodynamisch bedingte Toleranz auslösen. In praxi entwickelt sich gegen THC jedoch keine Toleranz, da die von den Konsumenten verwendete Menge dafür in der Regel zu gering und die Aufnahmefrequenz meist zu niedrig ist. Deshalb brauchen Haschischraucher im Gegensatz zu Morphin- oder Amphetamin-Abhängigen die Dosis nicht zu erhöhen, um den gewünschten Effekt zu erzielen (s. S. 296; 301).

Die Reinforcereigenschaft (s. S. 300) des THC ist wahrscheinlich nicht allein pharmakodynamischer Natur. Haschisch- bzw. Marihuana-Rauchen wird daher auch als „social reinforcement" bezeichnet. Damit ist ein gelerntes Verhalten gemeint, pharmakologische Effekte mit emotionalen Reaktionen zu assoziieren. Auch diese Form von psychischer Abhängigkeit enthält Elemente des Zwanghaften, ein bestimmtes Ergebnis zu erzielen, und des Verlorengehens von Einsicht, Bereitschaft und Fähigkeit, erstrebenswerte Gefühlserlebnisse auf anderem Wege als durch Drogen zu erreichen. Ihr fehlt aber der Charakter des Absoluten, Starren, schwer Korrigierbaren.

Unter bestimmten Bedingungen kann der Cannabisgebrauch bei jugendlichen Konsumenten das gelernte Verhalten, Drogen zu verwenden, bahnen (Übergang zu „harten Drogen") und festigen.

Halluzinogene – LSD

In der Symptomatologie sind die Halluzinogene (Formeln s. Abb. 7) kaum voneinander zu unterscheiden. Allerdings werden zur Auslösung des Effektes sehr unterschiedlich hohe Dosen benötigt. Nach Gabe des in Europa am häufigsten gebrauchten Halluzinogens LSD treten schon nach 0,5–1,5 µg/kg Änderungen des Bewußtseins auf. Um ähnliche Wirkungen mit Dimethoxy-methylamphetamin (DOM) und Dimethyltryptamin (DMT) zu erzielen, ist eine 100fache, mit Mescalin sogar eine 4 000fache Dosis erforderlich. Die Dauer der Wirkung variiert ebenfalls stark. DMT ruft Veränderungen für 1–2 Stunden hervor, LSD ist 6–12 Stunden wirksam.

Wirkungsmechanismus

Der Wirkungsmechanismus des psychischen Effektes von LSD ist nicht bekannt. Er soll durch Eingriff in den 5-Hydroxytryptamin-Stoffwechsel im ZNS zustande kommen. An der glatten Muskulatur des Darmes (Aufhebung der Kontraktion) läßt sich zeigen, daß LSD ein kompetitiver Antagonist des 5-Hydroxytryptamins ist (s. S. 315).

Pharmakokinetik

Bei der Katze, der Maus und der Ratte wird die höchste LSD-Konzentration in der Galle gefunden. Es folgen Plasma, Leber und Niere. Der LSD-Gehalt im Gehirn bzw. Liquor, im Darm, in der Milz, in der Muskulatur und im Fett ist relativ gering. LSD wird im Plasma zu 40 bis 70 % an Eiweiß gebunden. Die Halbwertzeit beträgt bei Mäusen 7 min und bei Ratten 15 min, beim Menschen dagegen ca. 3 Stunden. Hauptausscheidungsprodukt des LSD ist das Hydroxy-LSD.

Wirkung am Tier

Infolge der sehr raschen Metabolisierung beim Tier sind z. T. sehr hohe Dosen nötig, um Effekte hervorzurufen. Die Symptome sind sehr uncharakteristisch und können nicht mit der halluzinogenen Wirkung beim Menschen in Zusammenhang gebracht werden.

Motorische Aktivität: Nach LSD kommt es zu einer allgemeinen Erregung, die sich auch in der Motorik ausdrückt.

Vegetative Reaktionen: LSD ruft zentral ausgelöste sympathomimetische Reaktionen wie Hyperthermie, Piloarrektion, Mydriasis, Tachykardie und Hyperglykämie hervor. Andererseits sind auch parasympathomimetische Effekte beschrieben.

Elektroenzephalographische Veränderungen: LSD löst, offenbar durch Angriff an der Formatio reticularis, eine „Weckreaktion" aus.

Toleranz: Gegen LSD und auch Mescalin tritt rasch eine Toleranz ein, und zwar schneller gegen sympathomimetische Effekte. Zwischen den verschiedenen Halluzinogenen besteht eine mehr oder weniger ausgeprägte Kreuztoleranz, jedoch nicht zwischen LSD und Amphetamin bzw. LSD und THC.

Wirkung am Menschen

Zunächst dominieren ganz allgemein vegetative Wirkungen, wie Schwächegefühl, Tremor, Schwindel, Parästhesien. Nach LSD steigen besonders in der Frühphase Pulsfrequenz und auch die Körpertemperatur gering an. Regelmäßige Symptome sind weite Pupillen und eine Erhöhung der Reflexerregbarkeit. Gelegentlich können Schweißausbruch und Tränenfluß vorhanden sein. Innerhalb von Minuten baut sich eine innere Spannung auf, abrupter Wechsel zwischen Euphorie und Dysphorie ist charakteristisch. In der 2. bis 3. Stunde treten dann visuelle Illusionen auf. Relativ häufig sind Synästhesien, wie farbiges Sehen von Tönen. Es kommt zu Fixierungen auf magische Gedanken über die eigene Person und die Welt. Insgesamt sind diese Erscheinungen äußerst unterschiedlich ausgeprägt und von vielen Variablen, wie Persönlichkeit, Umgebung, Erwartung usw., abhängig. Die größte Gefahr beim LSD-Gebrauch liegt darin, daß die Konsumenten sich hin und wieder in einem Zustand krankhafter Selbstüberschätzung befinden, indem sie aus dem Fenster oder von einer Brücke springen, weil sie glauben, fliegen zu können, oder in der Annahme, unverletzlich zu sein, ein fahrendes Auto aufhalten wollen etc. Andere Komplikationen sind panische Reaktionen und psychotische Episoden.

Auch beim Menschen tritt gegenüber Halluzinogenen in der Regel schnell eine Toleranz auf, die aber auch schnell wieder verschwindet.

Abhängigkeit von Drogen, Genuß- und Arzneimitteln

Das im Zusammenhang mit dem übermäßigen Gebrauch bestimmter Rausch- und Arzneimittel verwendete Wort „Sucht" ist wegen seiner Unschärfe und Mehrdeutigkeit durch den von der WHO vorgeschlagenen Begriff der „Abhängigkeit" (drug dependence) ersetzt worden. Er kennzeichnet einen psychischen und gegebenenfalls auch physischen Zustand, der sich aus der Wechselwirkung zwischen Individuum und Droge ergeben und mit drei Phänomenen verknüpft sein kann: 1) Entwicklung einer Toleranz, 2) Entwicklung einer körperlichen Abhängigkeit und 3) Entwicklung einer psychischen Abhängigkeit.

Abhängigkeit wird nicht selten mit Arzneimittelmißbrauch (drug abuse), d. h. der Verwendung von Medikamenten ohne therapeutisch begründbare Indikation, gleichgesetzt. Im anglo-amerikanischen Schrifttum wird von diesem gelegentlichen oder gewohnheitsmäßigen Mißbrauch noch ein „drug misuse" abgegrenzt. Dabei handelt es sich um eine in Art und Umfang unangemessene Einnahme von medizinisch indizierten Medikamenten. Obwohl die Grenzziehung zwischen Abhängigkeit und Mißbrauch (Fehlen der 3 genannten Kriterien) theoretisch eindeutig ist, können sich in der Praxis Schwierigkeiten ergeben, einen gewohnheitsmäßigen Mißbrauch von einer psychischen Abhängigkeit zu unterscheiden.

Toleranz ist eine regulatorische Leistung, die den Organismus befähigt, gegen die Wirkung eines Pharmakons kompensatorisch zu reagieren, so daß nach wiederholter Gabe seine Effekte nachlassen bzw. nur aufrechterhalten werden können, wenn die Dosis erhöht wird. Metabolisch bedingte Toleranz (s. S. 9) ist für die Gewöhnung an morphinartige Analgetika, Stimulantien, Alkohol und andere Rauschmittel von untergeordneter Bedeutung. Die Eliminationsgeschwindigkeit des Alkohols beim Alkoholkranken und die des Morphins beim Morphinisten ist nicht wesentlich verschieden von der bei gesunden Personen. Pharmakodynamische Toleranz (s. S. 9) entwickelt sich fast nie gegen alle Wirkqualitäten eines Pharmakons (differenzierte Toleranz). Die dämpfenden Wirkungen der Opioide sind z. B. von der Gewöhnung stärker betroffen als die erregenden. Auch Schlafmittel wirken nach chronischem Gebrauch häufig nicht mehr sedierend, sondern eher stimulierend.

Mit Kreuztoleranz wird der Wirkungsverlust von Pharmaka (z. B. von Opioiden) bezeichnet, der primär durch wiederholte Gabe einer ähnlich wirkenden Substanz (z. B. Morphin) ausgelöst worden ist. Kreuztoleranz ist nicht streng gruppenspezifisch. Sedativa, Hypnotika und auch zentrale Muskelrelaxantien sind beim Alkoholkranken oft weniger wirksam, wenngleich ihr akut sedativer Effekt beim Nichtgewöhnten durch Alkohol verstärkt wird.

Körperliche oder physische Abhängigkeit ist dadurch gekennzeichnet, daß nach abruptem Absetzen eines chronisch gegebenen Pharmakons oder nach Anwendung eines spezifischen Antagonisten Entzugssymptome auftreten. Ihre Intensität ist je nach Substanz, Dosis, Darreichungsart, -frequenz und Dauer der Anwendung unterschiedlich. Sie äußern sich vorwiegend in vegetativen Reaktionen, die meist den initialen Wirkungen entgegengesetzt sind. Abstinenzerscheinungen werden speziell nach Entzug von Alkohol, Morphin und morphinartig wirkenden Analgetika sowie der Gruppe der zentraldämpfenden Pharmaka (Barbiturate, Tranquillantien) beobachtet. Sie sind nicht spezifisch für abhängigkeitserzeugende Drogen, sondern lassen sich auch nach plötzlicher Beendigung einer regulären Arzneimitteltherapie, z. B. mit Antikonvulsiva, Neuroleptika oder im Sinne eines Rebounds nach Clonidin oder β-Rezeptoren-Blockern, nachweisen. Körperliche Abhängigkeit ist eng mit der Toleranz verknüpft, und die Abstinenzerscheinungen sind Ausdruck eines regulatorischen Anpassungsprozesses an den Verlust der Wirkung eines Agonisten. Toleranz geht jedoch nicht in jedem Fall mit körperlicher Abhängigkeit einher. Beispiele hierfür sind THC und LSD.

Als **psychische Abhängigkeit** wird ein unwiderstehliches Verlangen bezeichnet, ein Pharmakon zu verwenden und seinen Gebrauch fortzusetzen, um sich positive Empfindungen zu verschaffen oder unangenehme zu vermeiden. Die Drogeneinnahme hat also Konsequenzen sowohl auf der emotionalen wie auf der motivationalen Ebene. Diese äußern sich bei den Konsumenten in einer Verstärkung von Verhaltensweisen (reinforcement), die zum Ziel haben, sich die Droge erneut zugänglich zu machen, um sie zu verwenden, wobei der Gebrauch immer weniger kontrolliert bzw. unterbrochen werden kann. Reinforcement entsteht durch gelerntes Verhalten, das nicht nur durch Pharmaka, sondern auch durch andere als positiv empfundene Stimuli ausgelöst werden kann. Das Abhängigkeitspotential eines Pharmakons wird von der Art und Intensität der „Belohnung" bestimmt, die durch das „drug taking behavior" erreicht werden kann. Drug taking behavior wiederum gibt an, was ein Individuum bereit und im Stande ist zu tun, um sich das Pharmakon zuzuführen.

Psychische Abhängigkeit kann sich bei wiederholter Einnahme von Pharmaka entwickeln, bei denen weder Toleranz noch körperliche Abhängigkeit beobachtet wird. Bekannte Beispiele sind Cocain, Coffein und Tabak. Wahrscheinlich

Tab. 10: Charakteristik abhängigkeitserzeugender Pharmaka.

	psychische Abhängigkeit	physische Abhängigkeit	Toleranz
morphinartige Analgetika	+ + +	+ + +	+ + +
Alkohol	+ +	+ + +	+ +
zentraldämpfende Pharmaka, spez. Barbiturate	+ +	+ +	+ +
Cocain	+ + +	+	(+)
psychomotorische Stimulantien, spez. Amphetamine	+ +	(+)	+ + +
Cannabis	+	0	(+)
Halluzinogene, LSD und Mescalin	+	0	+ + +

sind die Auslösung der psychischen Abhängigkeit und ihre Merkmale, wie unstillbares Verlangen („craving") und Kontrollverlust, nicht mit den beiden anderen Charakteristika der Abhängigkeit verknüpft (Tab. 10).

Für die Entstehung von Mißbrauch und Abhängigkeit sind nicht nur die pharmakologischen Wirkungen der verwendeten Substanz, sondern auch die Persönlichkeitsstruktur des Konsumenten und das soziale Milieu von Bedeutung. Das Mißbrauchs- und Abhängigkeitspotential eines Pharmakons wird – abgesehen von seinen pharmakologischen Eigenschaften – nicht zuletzt auch davon bestimmt, wie leicht es zu beschaffen ist. Bei Substanzen, die für jeden zugänglich sind, ist die Möglichkeit des Mißbrauches selbstverständlich eher gegeben als bei streng kontrollierten. Die allgemeinen Folgen der Abhängigkeit von sog. harten Drogen sind auch bei unterschiedlichen Akuteffekten der Substanzen einander ähnlich. Meist äußern sie sich zunächst als Störungen motivationaler und intellektueller Funktionen. Die Menschen fallen durch Mangel an Zukunftsplanung und Sinn für Verantwortung mit Verlust an Realitätsorientierung auf. Im Mittelpunkt ihrer Gedanken und Handlungen steht die Droge und wie sie zu erhalten ist. In fortgeschrittenem Zustand können alle moralischen Maßstäbe verloren gehen. Es kann zu extremer Verwahrlosung und einer für die Abhängigen nahezu aussichtslosen Situation kommen. Diese Menschen zeigen erschütternde Bilder des Verfalls.

Um starke Analgetika oder auch Sedativa zu finden, die nicht zu einer Abhängigkeit führen, sind Methoden entwickelt worden, die es ermöglichen, schon präklinisch das Abhängigkeitspotential einer Substanz abzuschätzen. In den derzeit gebräuchlichsten und aussagefähigsten, aber sicher noch nicht optimalen Verfahren wird z. B. geprüft, ob und wie häufig ein Tier auf die Möglichkeit, sich selbst ein Pharmakon zu verabreichen, positiv reagiert oder welche von mehreren, ihm zur Selbstapplikation angebotenen Verbindungen es bevorzugt bzw. nicht verwendet. Auch die Fähigkeit eines neuen Analgetikums, die durch Morphinentzug verursachten Erscheinungen zu verhindern, ist ein Hinweis darauf, daß es selbst zur physischen Abhängigkeit führen wird.

Morphinismus

Die zeitweise Ausschaltung des Schmerzes durch Morphin und morphinartig wirkende Stoffe (Opioide) erlebt der Patient gewöhnlich als Erleichterung, aber nicht als Änderung des seelischen Befindens. Bestehen die Schmerzen nicht mehr, äußert er auch kein weiteres Verlangen nach diesen Pharmaka. Sofern die Behandlung über längere Zeit fortgesetzt wird, kommt es früher oder später zur Abhängigkeit. Derzeit sind vorwiegend Jugendliche gefährdet, die durch Freunde und Bekannte mit Heroin in Berührung kommen. Neugier, Experimentieren und der Wunsch, das Gefühl „high

zu sein" kennenzulernen, stehen oft am Anfang der Opiatabhängigkeit. Es entwickelt sich ein Zustand seelischer Ruhe und Unbeschwertheit, der Schwierigkeiten vergessen oder als unbedeutend erscheinen läßt. Diese pharmakoninduzierten Erlebnisse können geeignet sein, den Wunsch nach Wiederholung der Drogenwirkung unwiderstehlich werden zu lassen. Im nächsten Stadium der Abhängigkeit ist der Morphinist meist nur durch Zufuhr steigender Dosen des Alkaloids bzw. dessen Verwandten in einer erträglichen seelischen und körperlichen Verfassung zu halten. Dabei erfährt seine Gemüts- und Stimmungslage eine grundsätzliche Wandlung. Mit seiner Person beschäftigt, zieht er sich von seiner Umgebung zurück und wird ihr gegenüber teilnahmslos. Ihn beherrscht ausschließlich die Suche nach dem Gift. Seine Willensstärke und Intelligenz lassen nach, Pflichterfüllung und Moral schwinden, er vernachlässigt die Körperpflege, begeht Betrügereien (Beschaffungskriminalität) usw.

Heroin (Diacetylmorphin) wirkt im Prinzip wie Morphin (s. S. 206, Tab. 5). Die Substanz passiert aufgrund ihrer besseren Lipidlöslichkeit die Blut-Hirn-Schranke leicht, wird in allen Geweben, also auch im Gehirn sehr schnell zu Monoacetylmorphin und weiter zu Morphin hydrolysiert (Halbwertzeit bei der Ratte 2 min). Heroin ist also nur die wesentlich bessere Transportform des Morphins in das Gehirn. Auf der schnellen Anflutung beruht der für das Heroin typische „Kick". Da sich Toleranz und Abhängigkeit bei Verwendung höherer Dosen rascher entwickeln und nach Gabe von Heroin schneller mehr Morphin den Wirkort erreicht, ist die Abhängigkeit und Toleranz bei Heroin meist stärker ausgeprägt. Mit Abnahme der Morphinkonzentration im Blut treten die vom Abhängigen äußerst gefürchteten Abstinenzerscheinungen auf. Der Entzug der Substanz ist durch Symptome zentraler Erregung (Aggressivität, Ruhe- und Schlaflosigkeit), verbunden mit vegetativen Erscheinungen (Schwitzen, Piloarrektion, Hyperglykämie, Tränen- und Speichelfluß, Erbrechen, Diarrhö) gekennzeichnet. Dieses Entzugssyndrom kann auch durch Morphinantagonisten (s. S. 209 f.) hervorgerufen werden. Wird Morphin durch eine andere, morphinartig wirkende Substanz z. B. Methadon ersetzt, so bleiben die Entzugserscheinungen aus. Sie treten dann aber nach Absetzen des jeweiligen Substituenten auf, sofern die Reduktion nicht stufenweise langsam erfolgt.

Alkoholismus

Alkohol, wie alle Rauschmittel, besitzt sowohl dämpfende als auch erregende Wirkungen. Beide Wirkungen sind die Folge einer Hemmung der Aktivität von Neuronen. Der Grund für das Auftreten von Erregungszuständen bei kleineren Dosen ist – wie bei Narkotika, z. B. dem Diethylether – der wegen ihrer höheren Empfindlichkeit frühere Ausfall inhibitorischer Neuronen im ZNS.

Das Reaktionsmuster kann sich bei chronischer Anwendung dieses Fremdstoffes im Laufe der Zeit ändern, wobei nicht nur zentralnervöse Funktionen, sondern auch die Leistungen und sogar die Feinstruktur anderer Organe, speziell der Leber, betroffen sind. Im ZNS führt der Alkohol zur Desintegration der physiologischen Erregungsabläufe. Bei häufiger, lang anhaltender Einwirkung und hoher Dosierung ist eine Kompensation oft nicht mehr möglich. Die betroffenen Zellelemente reagieren nicht mehr wie bei einmaliger oder gelegentlicher Stimulierung, sie werden funktionell, z. T. sogar auch morphologisch erkennbar, irreversibel geschädigt.

Nach der Definition der Weltgesundheitsorganisation werden Personen als Alkoholkranke bezeichnet, die
1. große Mengen Alkohol länger als ein Jahr konsumieren,
2. die Kontrolle über das Trinken verloren haben und
3. körperlich, psychisch und in ihrer sozialen Stellung geschädigt sind.

Äußerlich ist der Alkoholkranke im fortgeschrittenen chronischen Stadium an seinem roten, aufgedunsenen Gesicht mit häufig starrem Blick erkennbar. Sein Gang ist taumelnd, die Hände zittern. Morgendliches Erbrechen, Appetitlosigkeit, ikterische Hautverfärbung etc. zeigen den Beginn schwerer Organschäden an. Neben gesteigerter Reizbarkeit ist eine Gedächtnisschwäche vorhanden, die Leistungen gehen zurück. Die schwersten Folgeerscheinungen des Alkoholismus sind:
1. Polyneuropathien.
2. Delirium tremens mit Sinnestäuschung, Verkennung von Zeit und Ort, Schlaflosigkeit, gelegentlich epileptische Anfälle etc.
3. Korsakowsche Psychose, gekennzeichnet durch mnestische Störungen, Konfabulationen und Demenz.

Stoffwechsel

Resorption, Verteilung und Elimination von Alkohol (s. S. 796) unterscheiden sich beim Alkoholkranken trotz der bei ihm häufig vorhandenen chronischen Gastritis bzw. Leberschädigung in der Regel nicht von denen bei gesunden Personen, die nur gelegentlich Bier, Wein oder konzentrierte Spirituosen zu sich nehmen. Die Leber von chronischen Trinkern scheint – sofern nicht infolge Zirrhose die restliche Parenchymmasse zu klein geworden ist – noch durchaus in der Lage zu sein, den Alkohol mit gleicher Geschwindigkeit umzusetzen wie die von Nichttrinkern.

Toleranz und psycho-physische Auswirkungen

Beim Alkoholkranken treten nach Alkoholgenuß prinzipiell die gleichen Wirkungen wie beim Nichtalkoholiker auf (s. S. 796), nur manifestieren sich einige, wie z. B. das Versagen bei Koordinations- und psychotechnischen Tests, infolge einer Toleranzentwicklung erst bei höheren Alkoholkonzentrationen. Dagegen ist die tödliche Dosis für Alkoholkranke sehr wahrscheinlich nicht höher als die für Personen, die hin und wieder etwas Wein, Bier etc. trinken.

Für zahlreiche Sedativa, Hypnotika, Narkotika, insbesondere Ether, und auch zentral wirksame Muskelrelaxantien sowie andere Alkohole besteht beim Alkoholkranken im klinischen Verhalten eine Kreuztoleranz (s. S. 300).

Analgetika- und Schlafmittelmißbrauch

Die Einnahme eines schwachen Analgetikums (etwa 70% Selbstmedikation) dient zunächst der Beseitigung unangenehmer, psychovegetativer Symptome, insbesondere von Kopf-schmerzen. Da in der Regel deren Ursache nicht behandelt wird, besteht die Gefahr, daß bei längerem Gebrauch der Mittel psychosomatische Störungen sich chronifizieren. Dabei geht wahrscheinlich die Einsicht, Bereitschaft und vielleicht auch die Fähigkeit verloren, sie mit anderen Maßnahmen zu beseitigen. Aus der primär erlebten und erlernten Vermeidung der Symptomatik im Sinne eines positiven Reinforcements entwickelt sich so die psychische Abhängigkeit. Trotz z. T. erheblicher Dosissteigerung gibt es weder Gewöhnung (Toleranz) an schwache Analgetika noch treten nach Unterbrechung eines Abusus Entzugserscheinungen auf. Im Gegenteil, die Symptomatik der chronischen Intoxikation, die sich nicht zuletzt als Kopfschmerz äußert, bessert sich meist.

Der Mißbrauch von Hypnotika und Tranquillantien wird wahrscheinlich von ähnlichen Faktoren wie der von schwachen Analgetika ausgelöst und aufrechterhalten. Zunächst besteht nur der Wunsch, Schlafstörungen oder Angst-, Spannungs- und Verstimmungszustände zu beseitigen. Durch regelmäßige Einnahme von Schlafmitteln über längere Zeit kann dann nach gleichem Muster der oben erwähnte, zur Abhängigkeit führende Prozeß in Gang gesetzt werden. Darüber hinaus kommt es zur Gewöhnung. Die Dosis muß erhöht werden, um den erwünschten Effekt zu erzielen. Zwischen einigen Schlafmitteln, z. B. den Barbituraten, und einigen Tranquillantien, z. B. Meprobamat, besteht Kreuztoleranz. Die Mittel wirken bei Gewöhnung im Laufe der Zeit häufig nicht mehr sedativ bzw. hypnotisch, sondern erregend und euphorisierend. Bei den Abhängigen kommt es zur Abnahme der Selbstkontrolle, des Konzentrationsvermögens sowie zu Ataxien, Tremor und vegetativen Dysfunktionen. Die Entzugserscheinungen ähneln in mancher Beziehung den Symptomen beim Alkoholentzug. Charakteristisch ist die Absetzinsomnie. Schlafmittel werden manchmal von sogenannten Polytoxikomanen sowie von Morphinisten und Alkoholkranken als Ersatzstoffe genommen.

Cocainismus

Mißbräuchlich genommen, wird Cocain meist geschnupft. Auch hier wird, wie beim Morphin, von den Süchtigen eine Applikationsart gewählt, bei der eine gute Bioverfügbarkeit gewährleistet ist. Nach oraler Aufnahme wird Cocain im Magen-Darm-Trakt hydrolysiert und inaktiviert. (Eingeborene in Bolivien kauen Coca-Blätter vermischt mit Pottasche und erzielen so eine gute buccale Resorption; s. nicht-ionische Diffusion, S. 27). Die durch Cocain ausgelösten psychischen Effekte gleichen einer Kombination der Wirkungen von Stimulantien und Halluzinogenen. Neben der Betäubung von Hunger und Müdigkeit treten gleichzeitig motorische Unruhe, ein schwer zu beschreibendes Glücksgefühl und die Vorstellung übermenschlicher Stärke, aber auch optisch-akustisch-taktile Halluzinationen auf. Die Wirkung ist meist nur kurz und mündet häufig in Angstzustände mit ausgeprägter Aggressionsneigung. Bei Dauergebrauch kann es zu Delirien, tiefen Depressionen und paranoiden Zuständen kommen. Die gelegentlich geübte extreme Dosissteigerung ist nicht zwangsläufig. Nach der Definition der WHO besteht beim Cocain- wie auch beim Amphetaminmißbrauch nur eine psychische Abhängigkeit, d. h., es fehlt ein typisches Entzugssyndrom. Dennoch werden beim Menschen häufig nach erzwungenem Absetzen Entzugserscheinungen, wie Suche nach der Droge, extremes Schlafbedürfnis, Hyperphagie, Angst, Gereiztheit, Tremor und anderes, beobachtet. Bei Cocain-Schnupfern zeigt die Nasenscheidewand gelegentlich Entzündungen, Ulcera und sogar Perforationen als Folge der vasokonstriktorischen Wirkung (s. S. 167, 225), die zu Nekrosen führt.

Behandlung der Drogenabhängigkeit

Trotz erheblicher Bemühungen und des Einsatzes vielfältiger Methoden ist eine befriedigende Behandlung der Drogenabhängigkeit bisher nicht erreicht. Die Entgiftung bereitet in der Regel unter klinischer Überwachung keine Schwierigkeiten. Sie bietet trotz der starken körperlichen Erscheinungen fast keine Gefahr für den Patienten. Bei Heroinabhängigen, bei denen Drogenfreiheit nicht erreicht werden kann, ist eine orale Substitutionstherapie mit Levomethadon angewandt worden. Sie sollte nur mit begleitender psychosozialer Betreuung in Behandlungszentren durchgeführt werden, die über entsprechende Erfahrungen verfügen. Die Drogenabhängigkeit wird mit ihr nicht beseitigt.

Für die Behandlung des Alkoholdelirs hat sich vor allem Clomethiazol (s. S. 262) bewährt. Für eine Dauerbehandlung ist es nicht geeignet, da es selbst Abhängigkeit erzeugen kann.

Zur aversiven Dauermedikation werden Disulfiram (Wirkungsmechanismus, s. S. 798) oder ähnlich wirkende Pharmaka gelegentlich noch gebraucht. Das Therapieverfahren hat nur Sinn, wenn es in Kombination mit anderen psychologischen Verfahren durchgeführt wird. Außerdem müssen die Substanzen in ausreichender Dosierung (Disulfiram etwa 0,5 g pro Tag) und über genügend lange Zeit genommen werden, was stets mit einem gewissen Risiko verbunden ist (s. S. 800).

Im Gegensatz zur Heroin- und Alkoholabhängigkeit sowie Polytoxikomanie kann Haschisch- bzw. Marihuanarauchen meist ohne ärztliche oder sozial-therapeutische Hilfe beendet werden.

Die Abhängigkeit von schwachen Analgetika und Schlafmitteln läßt sich durch Aufklärung, individuelle Beratung und nichtmedikamentöse Therapien erfolgreich behandeln, auch wenn die chronische Selbstmedikation zu einer Einschränkung der emotionalen Flexibilität und zu einem Leistungsdefizit höherer kognitiver Funktionen geführt hat, die sich auf die Erwartungshaltung und damit den Tablettenkonsum auswirken können.

Weiterführende Literatur

Psychopharmakologie

Breyer-Pfaff, U./Gaertner, H.: Antidepressiva. Wissenschaftliche Verlagsgesellschaft, Stuttgart 1987.

Burrows, G. D./Normann, T. R./Davies, B. (Eds.): Antianxiety agents. Elsevier Press, Amsterdam, New York, Oxford 1984.

Hoffmeister, F./Stille, G.: Psychotropic agents. Handbook of exp. Pharmacol. Vol. 55/I. Springer, Berlin 1980.

Hoffmeister, F./Stille, G. (Eds.): Psychotropic Agents, Part II. Handbook of exp. Pharmacol. Vol. 55/II. Springer, Berlin 1981.

Meltzer, H. J.: Psychopharmacology: The third generation of Progress. Raven Press 1987.

Langer, G./Heimann, H.: Psychopharmaka. Grundlagen und Therapie. Springer Verlag Wien, New York 1983.

Pichot, P./Möller, H. J.: Neuroleptika − Rückschau 1952−1986; künftige Entwicklung. Springer Verlag, Berlin, Heidelberg, New York 1987.

Rauschmittel, Sucht

Balfour, D. J. K. (Ed.): Psychotropic Drugs of Abuse. International Encyclopedia of Pharmacology and Therapeutics. Pergamon Press, 1990.

Dornbush, R. L./Freedman, A. M./Fink, M. (Eds.): Chronic Cannabis Use. Ann. N. Y. Acad. Sci. **282** (1976).

Fishman, J. (Ed.): The Bases of Addiction. Life Sci. Rep. **8,** Berlin Dahlem Konferenz. Abakon Verlag, Berlin 1978.

Goldstein, A.: Molecular and Cellular Aspects of Drug Addictions. Springer Verlag, New York 1989.

Hoffmeister, F./Stille, G. (Eds.): Psychotropic Agents, Part II. Handbook of exp. Pharmacol. Vol. 55/II. Springer-Verlag, Berlin, Heidelberg, New York 1981.

Kissin, B./Begleiter, H. (Eds.): The Biology of Alcoholism, Vols. 1−7. Plenum Press, New York, London 1972−1983.

Petersen, R. C./Stillman, R. C.: Cocain 1977, NIDA Research Monograph 13. US Government Printing Office 1977.

Wise, R. A./Bozarth, M. A.: Psychomotor Stimulant Theory of Addiction. Psychol. Rev. **94,** 469 (1987).

Mediatoren der Entzündung und Allergie

Pharmakotherapie der Allergie; Arzneimittelallergie

H. Giertz, Aachen, L. Flohé, Braunschweig, B. A. Peskar, Bochum und K. Resch, Hannover

Allgemeines

Mediatoren sind Wirkstoffe, die bei bestimmten Erkrankungen aus Gewebe freigesetzt werden oder im Blut oder Gewebe aus Vorläufern neu gebildet werden. Man mißt ihnen eine pathogenetische Bedeutung bei der Entzündung, bei der Allergie und bei verschiedenen, z. B. durch Verbrennung oder Endotoxine ausgelösten Schockzuständen bei. Für einige Mediatoren gibt es Hinweise, daß sie auch für physiologische Regulationen mitverantwortlich sind. Beispielsweise ist Histamin – wie die Wirkung der H_2-Rezeptorenblocker auf die Funktion des Magens lehrt (s. S. 467) – an der physiologischen Aktivierung der Salzsäureproduktion in der Magenschleimhaut beteiligt. 5-Hydroxytryptamin hat eine Transmitterfunktion im ZNS (s. S. 112; 149).

Histamin und 5-Hydroxytryptamin sind biogene Amine. Bradykinin ist ein Nonapeptid. Prostaglandine, Prostacyclin, Thromboxan und die Leukotriene (zu denen auch die slow reacting substance of anaphylaxis = SRS-A gehört) sind Produkte des Arachidonsäurestoffwechsels. Ein weiterer aus dem Fettstoffwechsel stammender Mediator ist PAF (= Platelet Activating Factor). In letzter Zeit wird außerdem einfachen Radikalen, z. B. dem O_2^--Radikal, eine Mediatorrolle zugesprochen. Während die meisten der erwähnten Mediatoren aus dem Gewebe stammen, wird das Bradykinin aus Bestandteilen des Blutplasmas gebildet.

Auch für Polypeptide und Eiweißstoffe ist in zahlreichen Fällen eine Mediatorfunktion nachgewiesen. Von diesen Stoffen werden im folgenden nur die Anaphylatoxine eingehender dargestellt. Eine Einbeziehung weiterer hochmolekularer Mediatoren würde den Rahmen dieses Kapitels sprengen. Zu dieser Gruppe zählen an Entzündungsvorgängen beteiligte leukozytäre Enzyme (lysosomale Hydrolasen, Elastase), ferner die Zytokine, zu denen die Interleukine (IL), die Interferone (IFN), die Tumornekrosefaktoren (TNF) und die koloniestimulierenden Faktoren (CSF) gehören und welche vor allem aus Makrophagen, Monozyten oder Lymphozyten stammen. Sie alle haben Wirkungen mit anderen Entzündungsmediatoren gemeinsam oder sind an der Regulation der Freisetzung, der Bildung oder der Wirkung solcher Mediatoren beteiligt. Die Zytokine spielen bei der Immunmodulation eine Rolle, und sie werden in zunehmendem Maße, allerdings mit begrenztem Erfolg, in der Tumortherapie eingesetzt. Das Interleukin 1 (IL 1) hat auch eine Bedeutung als endogenes, aus Makrophagen stammendes Pyrogen.

Am Orte der Freisetzung oder Bildung treten die Mediatoren in besonders hoher Konzentration auf und entfalten dort, falls entsprechende Rezeptoren vorhanden sind, ihre höchste Wirksamkeit. Sie können aber auch ins Blut diffundieren und so fern vom Ort ihrer Freisetzung wirksam werden. Das geschieht dann, wenn der – meist sehr rasche – Abbau nicht ausreicht, um eine überregionale systemische Wirkung zu verhindern.

Ein Stoff kommt als Mediator für ein Krankheitssymptom in Frage, wenn 1. dieses Symptom durch den Mediator ausgelöst werden kann oder, anders ausgedrückt, in das Wirkungsspektrum des Mediators paßt, 2. die Freisetzung bzw. Bildung wirksamer Mengen dieses Mediators während der Erkrankung nachweisbar ist, 3. ein Antagonist des Mediators oder ein Stoff, der seine Freisetzung oder Bildung spezifisch hemmt, das Krankheitssymptom abschwächt oder zum Verschwinden bringt.

Trotz dieser eindeutigen Kriterien ist es außerordentlich schwierig, den Grad der Bedeutung eines einzelnen Mediators für ein Krankheitssymptom festzulegen. Dafür gibt es mehrere Gründe. Erstens treten in der Regel bei entzündlichen und allergischen Prozessen mehrere Mediatoren mit ähnlichem Wirkungsspektrum gleichzeitig nebeneinander auf, so daß nach der spezifischen Ausschaltung eines Mediators die anderen Mediatoren wirksam bleiben und die Symptomatik weitgehend unbeeinflußt bleibt. Das ist beispielsweise die Ursache für die mangelhafte Wirkung der Antihistaminika (H_1-Rezeptorenblocker) beim Asthma bronchiale. Zweitens sind Interaktionen zwischen den Mediatoren, die zu einer Verstärkung oder Modulation der Wirkung führen, sehr häufig. So wird beispielsweise die Histaminwirkung an der glatten Muskulatur durch die Anwesenheit bestimmter Leukotriene oder die permeabilitätserhöhende und die schmerzauslösende Wirkung von Histamin und Bradykinin durch die Anwesenheit bestimmter Prostaglandine erheblich verstärkt. Drittens werden gleichzeitig mit den Mediatoren – eventuell durch die Wirkung der Mediatoren selbst – Stoffe freigesetzt, wie z. B. das Adrenalin aus der Nebenniere, welche die Mediatorwirkung antagonistisch beeinflussen. Welche praktische Bedeutung dieses Phänomen hat, zeigt die enorme Zunahme der Anfälligkeit von Asthmatikern gegen asthmaauslösende Faktoren, wenn durch β-Blocker die Schutzeffekte endogener Sympathomimetika ausgeschaltet sind. Es gibt eine Reihe von weiteren Beispielen für das Zusammenspiel agonistisch wirkender Mediatoren und simultan auftretender antagonistischer Faktoren. Von einer gewissen klinischen Relevanz mag die gleichzeitige Freisetzung des bronchospasmolytisch wirkenden Arachidonsäurederivates Prostaglandin E_2 (PGE_2, s. unten) und bronchokonstriktorisch wirkender Mediatoren sein. Schaltet man, z. B. durch nicht steroidale Antiphlogistika, die Prostaglandinsynthese aus, so entfällt nicht nur ein endogener bronchospasmolytischer Faktor, sondern es wird auch der Arachidonsäurestoffwechsel in die Richtung vermehrter Synthese bronchokonstriktorisch wirkender Leukotriene abgelenkt. Ferner ist bemerkenswert, daß Histamin über spezifische Rezeptoren vom H_2-Typ (s. unten) die Histamin-Freisetzung aus histamintragenden Gewebemastzellen und basophilen Leukozyten hemmt.

Eine Eigenschaft, welche die Mediatoren mit den Neurotransmittern (s. S. 96 f.) gemeinsam haben, ist ihre Fähigkeit, andere Mediatoren freizusetzen. So können die Anaphylatoxine Histamin freisetzen oder kann das Bradykinin die Bildung von Prostaglandinen auslösen. Daher sind manche Anaphylatoxinwirkungen durch Histaminantagonisten und manche Bradykininwirkungen durch Hemmstoffe der Prostaglan-

Tab. 1: Mediatoren und ihre Wirkungen. Die für pathophysiologische Vorgänge wichtigsten Wirkungen sind hervorgehoben.

	Gefäßtonus	Gefäßpermeabilität	Plättchenaggregation	Leukozyten	Bronchien	Magen	Uterus	Schmerz
Histamin	**Dilatation*** **Konstriktion***	**Zunahme**			**Konstriktion**	**Zunahme der Säureproduktion**	Kontraktion** Relaxation**	**Auslösung**
5-Hydroxytryptamin	Dilatation* Konstriktion*	Zunahme**	Förderung		Konstriktion**		Kontraktion*	**Auslösung**
Bradykinin	**Dilatation**	**Zunahme**			**Konstriktion**		Kontraktion*	**Auslösung**
C5a	**Kontraktion**	Zunahme	Förderung	**Chemotaxis**	Konstriktion			Auslösung
PGE₂	Dilatation	**Zunahme** +	Hemmung°		Dilatation	**Schutz**		**Auslösung** +
PGF₂ₐ	Kontraktion°				Konstriktion		**Kontraktion**	
PGD₂	Kontraktion		Hemmung	Chemotaxis	**Konstriktion**			
PGI₂	**Dilatation**	Zunahme +	**Hemmung**		Konstriktion			**Auslösung**+
TXA₂	**Kontraktion**		**Förderung**		**Konstriktion**			**Auslösung** +
LTB₄		**Zunahme***		**Chemotaxis**				
LTC₄	**Kontraktion**	Zunahme +			**Konstriktion**			
LTD₄	**Kontraktion**	Zunahme +			**Konstriktion**			
PAF	**Kontraktion*** **Dilatation***	**Zunahme**	**Förderung****	Chemotaxis	**Konstriktion****	Ulcerogene Wirkung		
O₂⁻	Dilatation	**Zunahme***	**Chemotaxis**					

* In Abhängigkeit vom Kreislaufabschnitt und der Tierspezies
** In Abhängigkeit von der Tierspezies
+ Bei Gegenwart anderer Mediatoren (z. B. Bradykinin, C5a)
*** Bei Gegenwart von neutrophilen Granulozyten
° Nur in hohen Konzentrationen

dinbildung zu unterdrücken (s. u.). Beim Endotoxinschock ist eine Mediatorkette, an der unter anderem Leukotriene, O_2^--Radikale und TNF beteiligt sind, für die Schocksymptomatik verantwortlich.

Die nur teilweise geschilderten, außerordentlich komplexen Verhältnisse, unter denen Mediatoren bei pathophysiologischen Prozessen zur Wirkung gelangen, sollten im Auge behalten werden, wenn im folgenden die Mediatoren einzeln als Wirkstoffe dargestellt werden.

Einen vollständigen Überblick über die Mediatoren und ihre wichtigsten Wirkungen gibt Tab. 1.

Histamin

Histaminbildung

Histaminstoffwechsel und Histaminverteilung zeigen große speziesabhängige Unterschiede.

Die Bildung des Histamins (4-(2-aminoethyl)imidazol) erfolgt durch Decarboxylierung des L-(+)-Histidins (L-2-amino-3-(4-imidazol)-propionsäure).

Das verantwortliche Enzym ist die spezifische Histidindecarboxylase. Sie unterscheidet sich von der Dopadecarboxylase, die in vitro neben Dopa und 5-Hydroxytryptophan (s. S. 107; 313) auch Histidin decarboxylieren kann, durch ein niedrigeres pH-Optimum für die Histidindecarboxylierung, eine kleinere Michaeliskonstante und das Fehlen einer Hemmung durch α-Methyldopa. Wie bei anderen Decarboxylasen ist das Coenzym Pyridoxal-5'-Phosphat. Die spezifische Histidindecarboxylase kommt vor allem in Gewebemastzellen und basophilen Leukozyten vor, in deren Granula das Histamin gespeichert ist.

Der Histaminturnover in den Granula ist sehr langsam; eine Wiederauffüllung der entleerten Depots dauert Wochen. In anderen Zellen, in denen Histamin gebildet wird (z. B. ZNS, Mukosa der Magenschleimhaut), ist der Turnover sehr viel rascher.

Histaminverteilung

Der Histamingehalt ist im gleichen Organ von Tierart zu Tierart und bei der gleichen Tierart von Organ zu Organ sehr verschieden und zeigt eine große interindividuelle Streuung (Tab. 2). Im allgemeinen geht der Histamingehalt des Gewebes mit der Zahl der Mastzellen parallel.

Die Peritonealmastzellen von Ratten sind aus Gründen der Präparationstechnik besonders gut untersucht. Ihr Gehalt an Wirkstoffen und die Zahl ihrer Granula und deren Inhalt (Tab. 3) sowie ihre morphologische Ultrastruktur unterscheiden sich jedoch von Mastzellen anderer Lokalisation bei der Ratte (z. B. Intestinalmastzellen) sowie von Gewebemastzellen und von basophilen Leukozyten anderer Tierspezies erheblich. So ist beispielsweise nur in Ratten- und Mäusemastzellen 5-Hydroxytryptamin enthalten.

In den Mastzellen der Ratte geht die Base Histamin mit dem schwefelsauren Mukopolysaccharid Heparin und einem Kofaktor (basisches Protein) eine ionale Bindung ein (Abb. 1).

Beim Menschen ist nicht nur der Histamingehalt in den Gewebemastzellen etwa 20mal höher als in den basophilen Leukozyten; beide sprechen auch auf histaminliberierende Einflüsse (s. S. 309) und auf Stoffe (z. B. Katecholamine), die eine Histaminfreisetzung hemmen, unterschiedlich an. Ferner ist die Freisetzung anderer Wirkstoffe (Arachidonsäurederivate), die gleichzeitig mit der Histaminliberation neugebildet und freigesetzt werden, aus den Gewebemastzellen erheblich höher als aus basophilen Leukozyten.

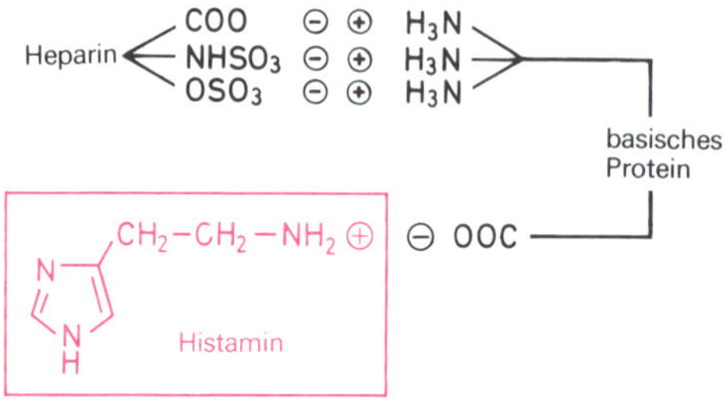

Abb. 1: Bindung von Histamin im Mastzellgranulum.

Geringe Histaminmengen finden sich (neben 5-Hydroxytryptamin, s. S. 314) auch in den Thrombozyten: beim Menschen $1-12$ ng, beim Kaninchen $200-670$ ng pro 10^6 Plättchen.

Aufgrund des Histamingehaltes von basophilen Leukozyten und Thrombozyten ist der Histamingehalt im Blut wesentlich höher als im Blutplasma. Nur das Histamin in Plasma ist frei verfügbar. Sein Gehalt liegt im Bereich von $0-1$ ng/ml (zum Vergleich: Noradrenalin 0,5 ng/ml). Eine Erhöhung führt in Abhängigkeit von der Konzentration zu biologischen Wirkungen (Tab. 4). Im anaphylaktischen Schock kann der Histaminspiegel im Plasma auf mehr als das 100fache der Norm ansteigen, so daß daraus Symptome einer „Histaminvergiftung" resultieren.

Tab. 2: Histamingehalt in Geweben verschiedener Spezies. Die Zahlen geben die Konzentration in µg/g Frischgewebe an ($\bar{x} \pm s_x$; $-$ = nicht untersucht; nach Lorenz und Mitarb., Comp. Gen. Pharmak. **4**, 229–250, 1973).

	Lunge	Milz	Magen-Fundus	Leber	Niere	Bauchhaut
Mensch	$24,1 \pm 17,6$	$2,8 \pm 1,8$	$13,6 \pm 5,6$	$3,9 \pm 2,6$	$1,2$	$4,8 \pm 3,4$
Hund	$63,8 \pm 45,4$	$20,9 \pm 10,5$	101 ± 15	$38,3 \pm 16,0$	$1,1 \pm 0,8$	$18,5 \pm 7,0$
Schwein	222 ± 35	$44,8 \pm 5,4$	$150,4 \pm 66,7$	$21,4 \pm 7,8$	$1,8 \pm 0,9$	$29,6 \pm 6,2$
Kaninchen	$16,9 \pm 11,5$	$47,9 \pm 15,7$	$10,0 \pm 4,5$	$2,3 \pm 1,4$	$1,5 \pm 0,7$	$-$
Ratte	$7,7 \pm 3,1$	$-$	$6,2 \pm 3,0$	$-$	$0,8 \pm 0,2$	$42,6 \pm 11,2$
Meerschweinchen	$31,5 \pm 5,4$	$-$	$7,8 \pm 2,4$	$4,5 \pm 0,8$	$2,6 \pm 0,7$	$-$

Tab. 3: Bestandteile der Peritonealmastzelle der Ratte.

Durchmesser der Zelle 10–15 μm.
Zahl der Granula 250–500 pro Zelle.

Gehalt an
Histamin	20 μg	
5-HT	1 μg	
Heparin	50 μg	pro 10^6 Zellen
Zn	2–4 nmol	

Gehalt eines Granulums in %
Protein	ca. 60
Heparin	ca. 30
Histamin	ca. 10
5-HT	< 0,3
Phospholipide	1–2
ATP	< 0,2

Tabelle 4: Biologische Reaktionen beim Menschen bei Erhöhung der venösen Plasmahistaminkonzentration (Schwellenwerte) (nach Lorenz, Agents and Actions **5**, 402–416, 1975).

Histaminspiegel ng/ml	Reaktionen
0–1	keine (Normalwerte)
1–2	Magensaftsekretion
3–5	Herzfrequenzzunahme
6–8	Abnahme des arteriellen Blutdrucks
7–12	Bronchospasmus
um 100	Herzstillstand

Histamin ist wie Noradrenalin und 5-Hydroxytryptamin in bestimmten Regionen des Stammhirnes, vor allem im Hypothalamus, angereichert und findet sich dort auch außerhalb der Mastzellen in einer Konzentration von der Größenordnung 1 μg pro g Frischgewebe. Daher liegt die Vermutung nahe, daß Histamin als Neurotransmitter eine Bedeutung hat (s. S. 112).

Histaminabbau

Der Abbau des Histamins (Abb. 2) wird durch die Diaminoxidase (Histaminase), die Histaminmethyltransferase (ge-

nauer: S-Adenosylmethionin-histamin-N-methyl-transferase) und die Monoaminoxidase katalysiert.

Die Diaminoxidase kommt bei den meisten Tierarten vor allem im Gastrointestinaltrakt und in den Nieren vor. Die Histaminmethyltransferase ist in menschlichen Geweben weit verbreitet. Neben der Diaminoxidase ist in Abhängigkeit von der Organlokalisation auch die Monoaminoxidase für den weiteren Abbau des Methylhistamins verantwortlich. Die Beteiligung der verschiedenen Enzyme am Histaminabbau hängt wiederum von der Spezies ab, so ist z. B. bei der Ratte der Anteil der Diaminoxidase besonders hoch, während er beim Menschen gering ist.

Die Ausscheidung von Histamin oder seinen Metaboliten im Urin kann ein Hinweis auf die Beteiligung von Histamin bei pathophysiologischen Prozessen sein. Eine Zunahme wurde

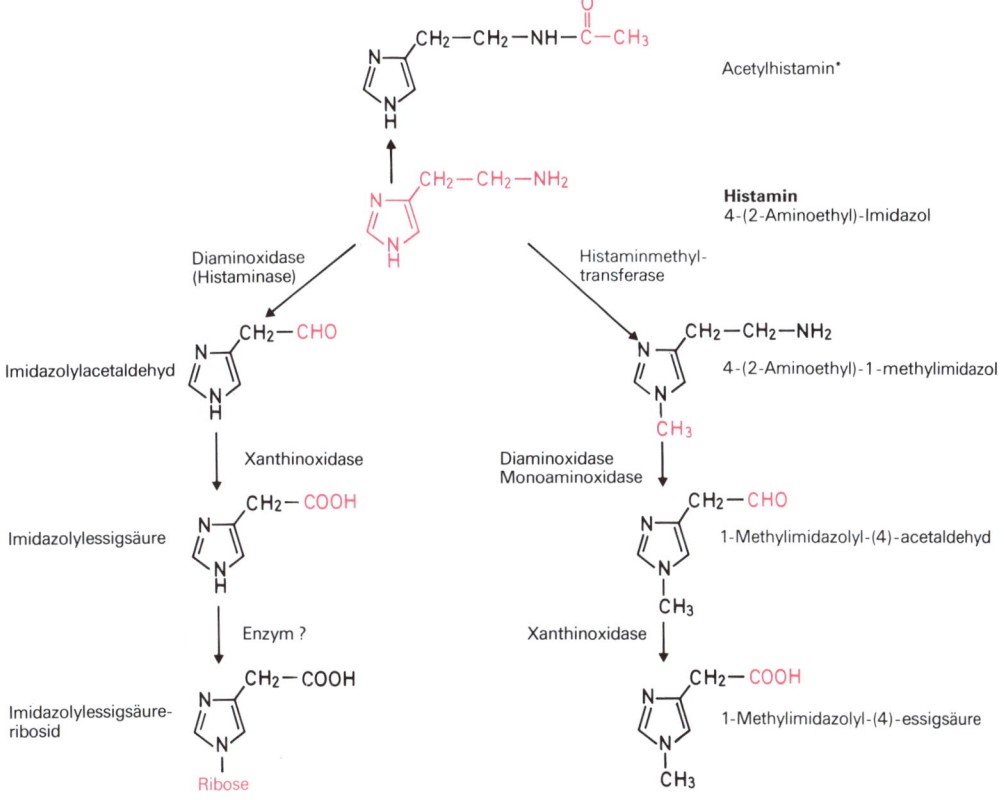

*Acetylhistamin entsteht vorwiegend beim Histaminabbau durch Mikroorganismen

Abb. 2: Abbauwege des Histamins.

beobachtet bei akuten allergischen Erkrankungen (Urtikaria), bei einer pathologischen Mastzellvermehrung in der Haut (Urticaria pigmentosa), beim Karzinoidsyndrom und nach ausgedehnten Verbrennungen der Haut.

Histaminwirkungen

Rezeptoren

Ähnlich wie bei Noradrenalin und Adrenalin (s. S. 109) lassen sich die Wirkungen des Histamins verschiedenen Rezeptoren, den H_1-, H_2- und H_3-Rezeptoren zuordnen (Tab. 5). Es gibt Agonisten, z. B. 2-Methylhistamin (H_1), 4-Methylhistamin (H_2), α-Methylhistamin (H_3), und Antagonisten, z. B. Mepyramin (H_1), Cimetidin (H_2), Thioperamid (H_3), mit selektiven Affinitäten zu den verschiedenen Rezeptoren.

Die Histaminrezeptoren sind signalübertragende G-Proteine (Klasse II-Rezeptoren (s. S. 99)) in der Plasmamembran. Die H_1-Rezeptoren sind an die Phospholipase C gekoppelt, deren Aktivierung zur Bildung von Inositol-1,4,5-Triphosphat (IP_3) und Diacylglycerol aus Membranlipiden führt. Diacylglycerol und IP_3 führen direkt oder indirekt (über die Freisetzung von Ca^{2+}) zur Aktivierung von Proteinkinasen und Phospholipase A_2. Im glatten Muskel führt die Ca-Mobilisierung zur Bildung von Ca-Calmodulin, das eine Myokinase aktiviert. Diese bewirkt eine Phosphorylierung des Myosins, das dadurch seine Funktion bei der Kontraktion des glatten Muskels ausüben kann. Die H_2-Rezeptoren führen zur Stimulation der Adenylatcyklase und infolgedessen zur Aktivierung cAMP-abhängiger Proteinkinasen. Über die Eigenschaften der H_3-Rezeptoren ist nichts bekannt.

Wirkung auf den Kreislauf

Die über verschiedene Rezeptoren vermittelten Histaminwirkungen auf die einzelnen Gebiete des Kreislaufs (Tab. 5) sind an unterschiedliche Schwellenkonzentrationen gebunden und haben unterschiedliche Zeitwirkungskurven. Ferner zeigen die Histaminwirkungen auf einzelne Gefäßgebiete starke Speziesdifferenzen (Lebervenensperre beim Hund, Lungengefäßsperre beim Kaninchen). Daher ist die Wirkung des Histamins am Gesamtkreislauf sehr komplex, verläuft häufig mehrphasig und ist in unübersichtlicher Weise von Begleitumständen (z. B. Jahreszeit) abhängig. Bei den meisten Spezies und beim Menschen (Tab. 4) kommt es nach einer Histamininjektion zu einer Blutdrucksenkung.

Wegen der Beteiligung von H_1- und H_2-Rezeptoren an der Gefäßdilatation (Tab. 5) sind einige Kreislaufwirkungen (z. B. Blutdrucksenkung bei der Katze, Durchblutungssteigerung der menschlichen Brachialarterie) nur durch gleichzeitige Gabe von H_1- und H_2-Antagonisten zu hemmen. Die gefäßerweiternde Wirkung an den Arteriolen ist 500–1000mal stärker als diejenige von Isoprenalin oder Acetylcholin, aber etwa 10mal schwächer als die Bradykininwirkung. Da sie – wie auch die gefäßerweiternde Wirkung von 5-Hydroxytryptamin und Bradykinin – wesentlich an die Freisetzung von EDRF aus gesundem Endothel (H_1-Wirkung) gebunden ist, hängt sie von der Intaktheit des Endothels ab; daher kann bei Endothelschädigung (Atherosklerose) die gefäßerweiternde Wirkung zugunsten der konstriktorischen Wirkungskomponente mit nachteiligen Folgen für die Gewebedurchblutung (z. B. im Koronarbereich) zurücktreten.

Die positiv chronotrope und die positiv inotrope Wirkung des Histamins am Herzmuskel ist eine H_2-Wirkung. Die Herzfrequenzzunahme nach blutdrucksenkenden Histamingaben ist jedoch ebenso wie das Auftreten von Rhythmusstörungen eher auf eine reflektorische Zunahme der Aktivität des N. accelerans zurückzuführen als auf eine direkte Histaminwirkung am Herzen.

Zu den direkten Kreislaufwirkungen des Histamins kommen noch die der Catecholamine (s. S. 154), die als Folge eines direkten Angriffs von Histamin an den chromaffinen Zellen des Nebennierenmarks ausgeschüttet werden. Sie beeinflussen die meisten Histamineffekte antagonistisch. Die Verstärkung von Histamineffekten nach Blockade der β-Rezeptoren beruht auf der Unterdrückung solcher antagonistischen Adrenalinwirkungen.

Die Permeabilitätserhöhung in den Venolen (∅ 50 µm) beruht vor allem auf einer elektronenoptisch sichtbaren Verbreiterung der Spalte zwischen den Endothelzellen. Die „Öffnung der Gefäßporen" wird auf eine Kontraktion der Endothelzellen zurückgeführt, welche mit der Kontraktion glatter Muskeln verglichen und auch durch andere auf den glatten Muskel wirkenden Stoffe (z. B. Bradykinin, 5-Hydroxytryptamin) ausgelöst wird. Die Quaddelbildung, der häufig als Permeabilitätstest verwendete Durchtritt von Farbstoffen durch die Gefäßwand, die subendotheliale Speicherung von Kohlepartikeln und der erhöhte Lymphfluß sowie die Hämokonzentration lassen sich durch diese Wirkung erklären. Die permeabi-

---

Tab. 5: Differenzierung von Histaminwirkungen nach Rezeptoren.

H_1	H_2	H_3
Darmkontraktion	Magensaftsekretion	Autoregulation der
Uteruskontraktion (Meerschweinchen)	Uterusrelaxation (Ratte)	Neurotransmitterfunktion des Histamins
Bronchialkonstriktion	Bronchialerweiterung (Schaf)	
Gefäßkonstriktion (Arterien und Venen)	Tachykardie	
Lebervenensperre (Hund)	Kontraktilitätszunahme am Herzmuskel	
Endothel-„Kontraktion" mit Permeabilitätserhöhung	Gefäßdilatation (Arteriolen und Venolen)	
EDRF*-Freisetzung aus Endothel mit Gefäßdilatation	Hemmung der Histaminfreisetzung aus Mastzellen	
Adrenalinausschüttung		

* EDRF = endothelium-derived relaxing factor = Stickoxid

litätssteigernde Wirkung ist erheblich verstärkt bei gleichzeitiger Anwesenheit von gefäßerweiternden Prostaglandinen (s. unten). Beim Menschen steht bei intravenöser Gabe von Histamin (0,003–0,03 mg/min) die vasodilatatorische Wirkung im Vordergrund, die auch für den typischen Histaminkopfschmerz verantwortlich gemacht wird. Die Dilatation der Arteriolen ist vor allem bei Blonden und Rothaarigen als Rötung im Bereich des Gesichts, des Thorax und der oberen Extremitäten zu sehen und geht mit einer Erhöhung der Oberflächentemperatur einher. Bei Gabe der höheren Dosen tritt infolge Erweiterung der Venolen auch ein zyanotischer Flush in Erscheinung. Während der systolische Blutdruck konstant bleibt, fällt der diastolische Druck ab. Bei intrakutaner Gabe tritt eine Trias von Symptomen auf, die „triple response", die durch Beteiligung der lokalen Kapillaren, der kleinen Arterien und Venolen und der sensiblen Nervenendigungen charakterisiert ist und 1. in einer punktförmigen, sofort auftretenden Rötung, 2. einem nach einer Latenz von 30–45 Sekunden um die Einstichstelle auftretenden Flush (reflektorisches, flüchtiges, unregelmäßig begrenztes und vor der Quaddelbildung auftretendes Erythem) und 3. in einer Quaddelbildung als Folge einer Erhöhung der Gefäßpermeabilität besteht.

Bei Phäochromozytompatienten löst Histamin durch Katecholaminausschüttung aus dem Tumor eine hypertone Krise aus. Zur diagnostischen Provokation werden 0,01 bis 0,05 mg Histamin i. v. appliziert, sofern keine Kontraindikationen wie fixierter Hochdruck, Blutdruckwerte über 160/100 mm Hg oder Herz- und Kreislaufschäden vorliegen.

Wirkung auf die glatte Muskulatur

Neben seiner Wirkung auf die Gefäßmuskulatur löst Histamin in verschiedenen Organen eine Kontraktion glatter Muskeln aus. Besonders empfindlich gegenüber Histamin sind bei den meisten Spezies einschließlich des Menschen die Bronchien und der Darm. Unempfindlich sind dagegen die Muskulatur der Harn- und Gallenblase und die Irismuskulatur. Am isolierten Meerschweinchendarm liegt die wirksame Schwellenkonzentration bei 1 ng/ml. Die Wirkung auf die Bronchialmuskulatur ist beim Meerschweinchen die Todesursache bei der Histaminvergiftung (LD_{50} ca. 0,5 mg/kg i. v.), während bei anderen Tierspezies Kreislaufwirkungen im Vordergrund stehen.

Die bronchokonstriktorische Wirkung des Histamins wird – auch beim Menschen – außer durch H_1-Rezeptorenblocker durch funktionelle Antagonisten wie β_2-Sympathomimetika und durch Prostaglandin E_1 oder E_2 gehemmt.

Beim Menschen führt die Histaminwirkung auf die Bronchialmuskulatur zu einer erheblichen Senkung der mit verschiedenen Verfahren meßbaren Leistungsbreite der Atmung. Bei derartigen Messungen zeigte sich, daß Asthmatiker erheblich empfindlicher gegen Histamin sind, aber mehr noch gegenüber anderen bronchokonstriktorisch wirksamen Substanzen, insbesondere Prostaglandin $F_{2\alpha}$ (s. S. 325).

Wirkung auf die Magensaftsekretion

Histamin bewirkt bei allen untersuchten Wirbeltierspezies mit wenigen Ausnahmen eine Zunahme der Magensaftsekretion. Dabei nimmt die Exkretion sowohl von Säure als auch von Pepsin zu. Die Wirkung tritt bereits bei Dosen auf, die noch nicht zu Kreislaufsymptomen führen. Als H_2-Wirkung ist sie gegen die klassischen Antihistaminika resistent und geht mit einem Anstieg des 3′,5′-cAMP in der Mucosa einher.

Beim Menschen wurde früher die sekretionsfördernde Wirkung des Histamins zur Prüfung der sekretorischen Aktivität der Magenschleimhaut herangezogen. Heute wird hierfür nur noch Pentagastrin, ein Gastrinderivat, verwendet.

Histamin spielt – neben Gastrin und Acetylcholin – für die physiologische Regulation der Magensaftsekretion eine entscheidende Rolle, aus der sich auch die große Bedeutung der H_2-Antagonisten für die Therapie der Ulcuskrankheit ergibt (s. S. 470).

Histaminfreisetzung

Histaminfreisetzung durch Histaminliberatoren, insbesondere durch Arzneimittel

Zahlreiche Substanzen können aus der Gewebemastzelle Histamin freisetzen. Es läßt sich eine unspezifische und eine spezifische Histaminliberation unterscheiden.

Unspezifische Histaminliberatoren sind oberflächenaktive Stoffe wie z. B. Octyl- oder Decylamin oder Triton X-100. Sie führen in relativ hoher Konzentration zu einer weitgehenden Zerstörung der Zellmembran und daher zum Austritt nicht nur von Histamin, sondern auch von zytoplasmatischen Bestandteilen (z. B. Kalium, Lactatdehydrogenase). Ihre Wirkung ist nicht an eine intakte Zellstruktur oder an einen intakten Zellstoffwechsel gebunden.

Die spezifischen Histaminliberatoren setzen in relativ geringen Konzentrationen biochemische Mechanismen in Gang, wie sie auch für sekretorische Vorgänge in anderen Zellen bekannt sind: Aktivierung der Phospholipase C, Bildung von Diacylglycerol und IP_3, Mobilisierung von Ca^{2+}. Die erhöhte Ca^{2+}-Konzentration in der Zelle führt zu einer Fusion der Granula mit der Zellmembran und schließlich zur Exozytose ohne Zytolyse. Nach der Exozytose wird aus den Granula das Histamin durch einen Austausch mit extrazellulären Kationen freigesetzt. Diese spezifische Histaminliberation gleicht der Histaminfreisetzung bei allergischen Reaktionen, wie sich aus ihrer Hemmbarkeit durch verschiedene biochemische oder physikalische Einflüsse und ihrer Abhängigkeit vom Ionenmilieu ergibt (Abb. 3).

Bei den spezifischen Histaminliberatoren wird unterschieden zwischen niedermolekularen, meist basischen Verbindungen – dazu gehören viele Arzneimittel (s. u.) – und makromoleku-

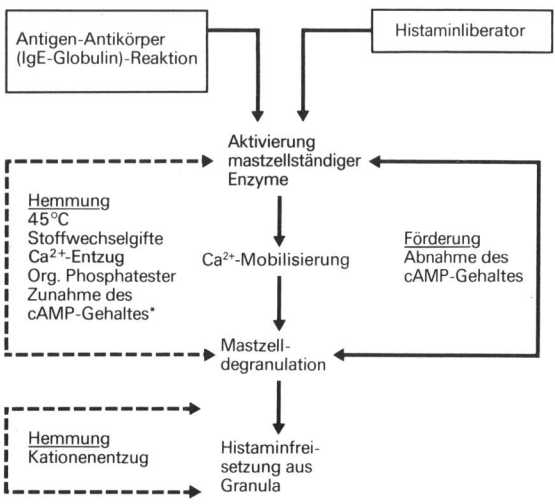

*Die Zunahme des cAMP-Gehaltes ist die Ursache für die Hemmung der allergischen Histaminliberation durch β_2-Sympathomimetika, durch Prostaglandin E und durch Histamin selbst (über H_2-Rezeptoren vermittelt).

Abb. 3: Histaminfreisetzung aus der Rattenmastzelle.

laren Substanzen, wie z. B. die Plasmaexpander Dextran und Polyvinylpyrrolidon (PVP). Beide zeigen eine hohe Artspezifität, so daß sich Ergebnisse aus dem Tierversuch nicht auf andere Spezies oder gar auf den Menschen übertragen lassen. So ist Dextran für die Ratte, bei der neben Histamin vor allem 5-Hydroxytryptamin liberiert wird, und PVP für den Hund wegen seiner histaminfreisetzenden Wirkung toxisch, am Menschen aber sind beide Stoffe – den erforderlichen Reinheitsgrad vorausgesetzt – in dieser Hinsicht unbedenklich.

Beim Menschen kann Dextran in seltenen Fällen anaphylaxieähnliche Symptome auslösen, die nur manchmal mit einer Erhöhung der Histaminkonzentration im Plasma einhergehen. Es handelt sich dabei um ein echtes allergisches Geschehen, das durch Bildung von Polysaccharid-Antikörperkomplexen und darauf erfolgende Komplementaktivierung (s. S. 319) zustande kommt. Dementsprechend ist es durch Vorbehandlung mit niedermolekularem Dextran[1] als monovalentem Hapten in den meisten Fällen zu verhindern bzw. abzuschwächen. Ein gelegentliches Ausbleiben dieses Schutzeffektes läßt sich – allerdings nicht immer – durch sehr hohe Antikörpertiter erklären.

Der im Tierexperiment meist verwendete spezifische Histaminliberator ist die Substanz 48/80, ein Kondensationsprodukt aus p-Methoxy-N-methylphenethylamin und Formaldehyd, das als Arzneimittel keine Bedeutung hat. Seine histaminliberierende Wirkung ist wesentlich stärker als die aller in dieser Hinsicht untersuchten Arzneimittel, z. B. an isolierten Rattenmastzellen 1 100mal stärker als (+)-Tubocurarin und 62 000mal stärker als Morphin.

Beim Menschen ist der direkte Nachweis einer Histaminfreisetzung für mehrere niedermolekulare Pharmaka erbracht. Meist schließt man auf eine Histaminfreisetzung, wenn die intrakutane Testung der verdächtigen Arzneimittel eine durch Antihistaminika unterdrückbare triple response (s. S. 309) auslöst (Tab. 6).

Die Histaminliberation ist ein explosionsartig verlaufender und an die Konzentration des Pharmakons gebundener Vorgang. Deshalb tritt sie vor allem bei parenteraler Applikation des Pharmakons auf. Sie kann sich im Blutdruckabfall oder – vor allem beim Asthmatiker – in der Auslösung eines Asthmaanfalls äußern. Im Gastrointestinaltrakt kann sie krampfartige Leibschmerzen verursachen, aber wegen des vorübergehenden Charakters der Histaminfreisetzung keine Durchfälle.

Praktisch spielt sie nur bei wenigen Arzneimitteln eine Rolle. Besonders stark ausgeprägt ist sie beim (+)-Tubocurarin, während sie bei anderen Muskelrelaxantien (Suxamethonium, Pancuronium, Alcuronium, Hexacarbacholin) eine geringere oder gar keine Rolle spielt. Beim Blutdruckabfall durch (+)-Tubocurarin sind auch andere Wirkungen des „Endplattenblockers" wie Ganglienblockade und verminderter venöser Rückstrom aus der tonuslosen Skelettmuskulatur beteiligt. Bei der Verwendung von Muskelrelaxantien als Narkosehilfsmittel ist daran zu denken, daß auch Narkotika wie Thiopental Histamin freisetzen können.

Neben den Muskelrelaxantien und Narkotika haben die histaminliberierenden Eigenschaften von Morphin und anderen Analgetika sowie von einigen Chemotherapeutika eine gewisse klinische Bedeutung. Auch die teilweise bedrohlichen Zwischenfälle nach Anwendung von jodhaltigen Röntgenkonstrastmitteln (Adipiodon, Amidotrizoesäure, Iotalaminsäure) lassen sich zum Teil durch Histaminliberation erklären, die in diesen Fällen allerdings wahrscheinlich durch eine Komplementaktivierung (Anaphylatoxinbildung) vermittelt wird. Das negative Ergebnis eines intrakutanen Vortestes schließt

[1] Promit®.

Tab. 6: Histamin-Freisetzung durch Pharmaka am Menschen (ausgewählte Beispiele).

Arzneimittel	Histaminfreisetzung nachgewiesen an:	durch:
Muskelrelaxantien:		
(+)-Tubocurarin	Bronchiolen	Spasmus
	Plasma	Histaminspiegelanstieg
	Haut	Triple response
	Isol. Haut	Histaminfreisetzung
	Magen	Anstieg der Säuresekretion
Suxamethonium	Haut	Triple response
Analgetika:		
Morphin	Haut	Triple response
Kodein	Haut	Triple response
Pethidin	Haut	Triple response
Rö-Kontrastmittel:		
Adipiodon	Haut	Triple response
Amidotrizoat	Haut	Triple response
Iotalamat	Haut	Triple response
Narkotika:		
Methohexital	Plasma	Histaminspiegelanstieg
Thiopental	Plasma	Histaminspiegelanstieg
	Magen	Anstieg der Säuresekretion
Chemotherapeutika:		
Chloroquin	Haut	Triple response
Stilbamidin	Haut	Triple response

sie nicht mit Sicherheit aus. Sehr selten kann auch Albumin zu einer bedrohlichen Histaminfreisetzung führen.

Neuerdings hat sich gezeigt, daß es auch Stoffe gibt, z. B. das bei schlecht wasserlöslichen Arzneistoffen als Lösungsvermittler verwendete Cremophor®, die die Mastzellen gegen histaminliberierende Effekte empfindlicher machen (sog. histaminmodulierende Wirkung).

Ein Schutz gegen histaminbedingte Nebenwirkungen läßt sich in vielen Fällen durch Vorbehandlung mit H_1- und H_2-Antagonisten erreichen.

Histaminfreisetzung bei pathophysiologischen Vorgängen, insbesondere bei der Allergie

Es gibt mehrere, von der Natur der beteiligten Antikörper abhängige Formen der Allergie, bei denen eine Histaminfreisetzung beteiligt ist. Die wichtigste davon ist die Allergie vom Typ I (Frühtyp) (Symptome: Anaphylaktischer Schock, Urtikaria, Larynxödem, Asthma, Rhinitis, Konjunktivitis). Beim Menschen sind die verantwortlichen (homozytotropen, anaphylaktischen) Antikörper hitzelabile, zellfixierte IgE-Globuline. Um eine Histaminfreisetzung in Gang zu setzen, müssen die mastzellständigen Antikörper brückenartig durch das (bivalente) Antigen verbunden werden. Auch eine Brückenbildung zwischen IgE-Globulinen durch andere Proteine, z. B. durch gegen IgE gerichtete Antikörper, führt zur Histaminfreisetzung. Die Kette der für die allergische Histaminliberation verantwortlichen Mechanismen ist viel komplizierter als in der sehr vereinfachten Darstellung in Abb. 3.

Nach Tierversuchen und in-vitro-Studien mit menschlichem Gewebe reichen die freigesetzten Histaminmengen aus, die Symptome zu erklären. Die je nach der Symptomatik der Frühtypallergie mehr oder weniger unbefriedigende therapeutische Wirksamkeit der Antihistaminika (s. S. 335) hängt davon ab, ob noch andere Mediatoren mit antihistaminrefraktären Wirkungen neben Histamin beteiligt sind.

Bei anderen Allergieformen sowie beim Endotoxinschock, bei der Verbrennung und bei entzündlichen Vorgängen kommt es ebenfalls – vor allem in der Frühphase dieser Erkrankungen – zu Histaminfreisetzung bzw. Mastzelldegranulation. Dafür sind jedoch nicht IgE-Globuline verantwortlich, sondern andere Faktoren wie z. B. Spaltprodukte des Komplements (insbesondere C3a und C5a = Anaphylatoxine, s. S. 319) und/oder basische Inhaltsstoffe aus zerfallenden Leukozyten mit histaminliberierender Wirkung. Auch hier geht die Histaminliberation mit der Bildung oder Freisetzung anderer Mediatoren parallel, so daß man mit Antihistaminika – wenn überhaupt – nur in der ersten Phase dieser pathophysiologischen Vorgänge einen therapeutischen Effekt erwarten kann.

Beim Karzinoidsyndrom spielt neben der Freisetzung von 5-Hydroxytryptamin und Bradykinin auch eine Histaminfreisetzung eine Rolle. Deshalb ist es vorteilhaft, bei dieser Erkrankung nicht den reinen 5-HT-Antagonisten Methysergid, sondern den 5-HT- und Histaminantagonisten Cyproheptadin therapeutisch zu verwenden.

Histaminantagonisten

Struktur der H_1– Rezeptorenblocker

Die H_1-Rezeptorenblocker – die klassischen Antihistaminika – sind basische, lipophile Verbindungen, die therapeutisch im allgemeinen als wasserlösliche Salze angewandt werden. Die zahlreichen im Handel befindlichen Substanzen haben sehr unterschiedliche Strukturen. Lediglich die Gruppierung

$$X–C–C–N$$

ist allen gemeinsam. Dabei steht X für Stickstoff, Sauerstoff oder Kohlenstoff, und Stickstoff oder Kohlenstoff können ringständig sein (Abb. 4).

Pharmakologie der H_1-Rezeptorenblocker

Die H_1-Rezeptorenblocker hemmen die H_1-Wirkungen, während sie gegenüber den H_2-Effekten wirkungslos sind. Beson-

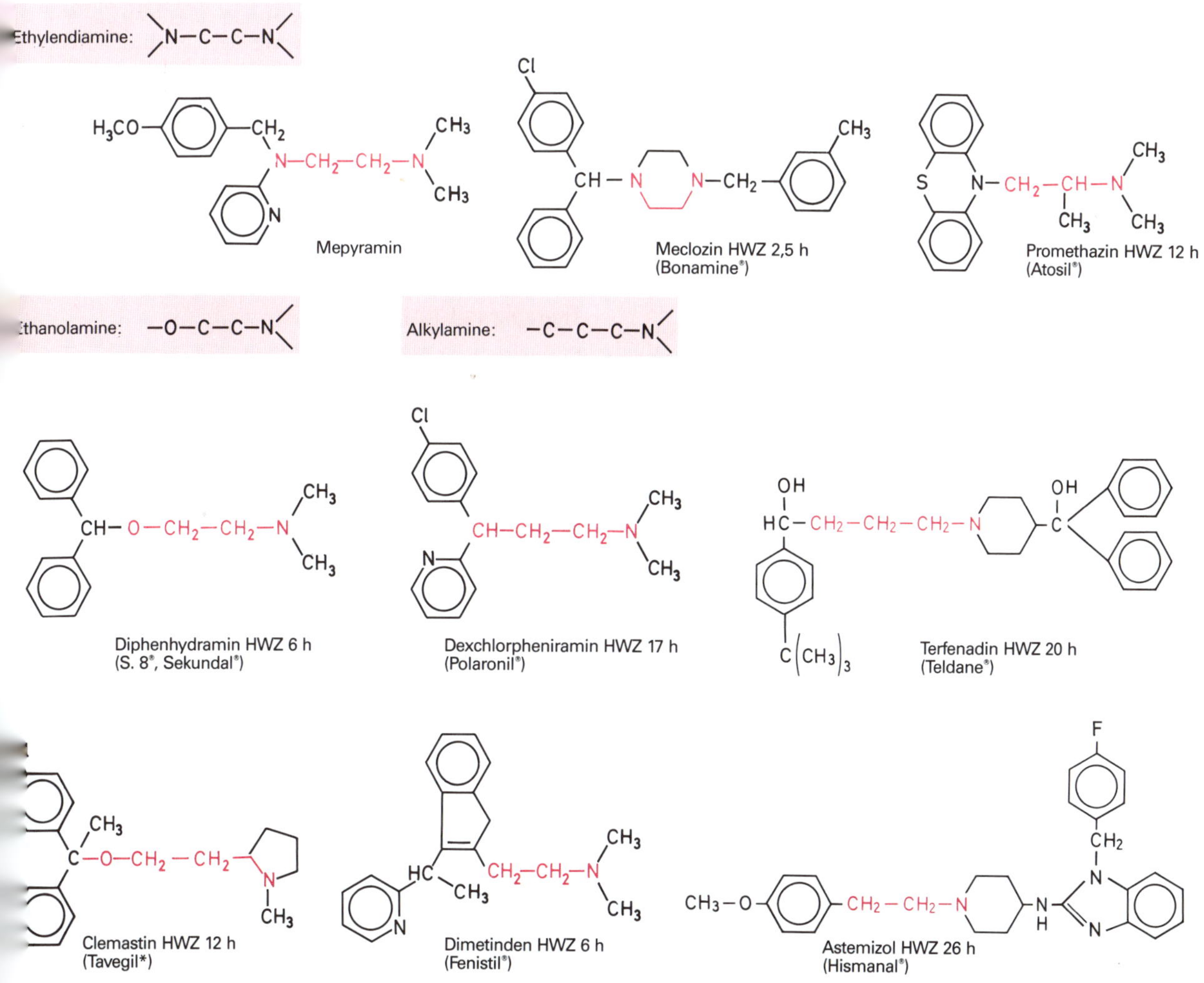

Abb. 4: Einige Antihistaminika – H_1-Rezeptorenblocker. Bei Clemastin ist – anders als in der allgemeinen Formel – der Sauerstoff vom (ringständigen) Stickstoff durch 3 Kohlenstoffatome getrennt.

ders leicht werden die konstriktorischen Wirkungen an der glatten Muskulatur und die permeabilitätserhöhenden Histaminwirkungen unterdrückt. Die Histaminwirkungen am Kreislauf werden dagegen – in Abhängigkeit von der Spezies – nur partiell gehemmt, da hier auch H_2-Wirkungen beteiligt sein können.

Die histaminantagonistische Wirksamkeit wird durch in-vitro-Tests nachgewiesen, wie beispielsweise am isolierten Meerschweinchendarm oder an der isolierten Meerschweinchenlunge. Die am isolierten Darm wirksame Konzentration liegt bei 10^{-9} g/ml. In vivo dient häufig die Beseitigung des durch Histamin ausgelösten Bronchospasmus am Meerschweinchen als Maß für die histaminantagonistische Wirksamkeit. Der bei Meerschweinchen tödliche durch Histaminiumdichlorid (1 mg/kg i. v.) ausgelöste Bronchospasmus kann durch Mepyraminmaleat 10 µg/kg i. v. verhindert werden.

Am Menschen läßt sich die histaminantagonistische Wirkung leicht an der Histaminreaktion der Haut testen. Die dabei gefundenen Unterschiede in der Wirkungsstärke und der Wirkungsdauer sind bei verschiedenen Substanzen erheblich. Sie lassen sich jedoch nicht ohne weiteres zur Struktur in Beziehung setzen. So wirkt beispielsweise das Diphenhydramin schwach und kurzdauernd (2–6 h), das Clemastin dagegen stark und länger dauernd (12 bis 14 h). Während bei den älteren Antihistaminika Einzeldosen von 25-100 mg empfohlen werden, dosiert man einige neuere hochwirksame Stoffe (Clemastin, Dimetinden) niedriger (1 mg).

Der Antagonismus zwischen den H_1-Rezeptorenblockern und Histamin ist kompetitiv. Die Spezifität dieser H_1-Rezeptorenblocker ist aber gering, so daß man neben der histaminantagonistischen auch antiadrenerge, anticholinerge und 5-HT-antagonistische Wirkungen findet. Relativ geringe Strukturänderungen können die Affinität zu den verschiedenen Rezeptoren um mehrere Zehnerpotenzen verschieben.

Die meisten Antihistaminika besitzen zentraldämpfende Wirkungen, welche bei einigen Derivaten so stark sind, daß sie therapeutisch genutzt werden. So finden das Diphenhydramin[1] und einige andere der klassischen Antihistaminika heute weltweit fast nur noch wegen ihrer hypnotischen Wirkung Anwendung. Das Meclozin[2] wird als Antiemetikum angeboten. Wichtige Neuroleptika und Antidepressiva sind Strukturverwandte des Promethazins.

Am peripheren Nervensystem haben manche Antihistaminika (z. B. Diphenhydramin, Promethazin, Mepyramin) stärkere lokalanästhetische Wirkungen als Procain und sind deshalb gelegentlich bei gegen Procain allergischen Patienten zur Lokalanästhesie verwendet worden. Eine klare Beziehung zwischen der Struktur der Antihistaminika und ihren peripheren und zentralen Nebenwirkungen besteht nicht. Einige der Ethylendiamine (z. B. Mepyramin), der ältesten Gruppe der Antihistaminika, haben eine relativ hohe Spezifität und werden deshalb im Tierexperiment gern zur Ausschaltung von H_1-Wirkungen oder zum Nachweis einer Histaminbeteiligung an Krankheitsvorgängen verwendet. Sie spielen in der Therapie heute eine untergeordnete Rolle. Das mag daran liegen, daß in der ambulanten Therapie (z. B. der Allergie) eine sedative Wirkungskomponente unerwünscht ist. Allerdings wird ihnen auch eine mangelhafte enterale Verträglichkeit nachgesagt. Die zentralen Wirkungen sind bei dem Phenothiazin Promethazin besonders stark. Bei den Ethanolaminen finden sich sowohl Substanzen mit befriedigender Spezifität (Clemastin) als auch solche mit erheblichen atropinähnlichen (Mundtrockenheit, Obstipation), lokalanästhetischen und zentral dämpfenden Wirkungen (Diphenhydramin). Bei den meisten Alkylaminen ist die Spezifität befriedigend. Bei den Piperidin-

derivaten Terfenadin und Astemizol (tgl. Dosis 2 × 60 bzw. 1 × 10 mg) fehlt die zentraldämpfende Wirkung. Terfenadin verursacht gelegentlich Kopfschmerzen und gastrointestinale Beschwerden, Astemizol bei längerer Anwendung eine Gewichtszunahme.

Eine Sonderstellung unter den Antihistaminika nimmt das Ketotifen[1] ein, das sich chemisch vom Cyproheptadin (Histamin- und 5-Hydroxytryptaminantagonist, s. Abb. 6) ableitet. Hier wurde eine pharmakologische Wirkung, die auch andere H_1-Rezeptorenblocker zeigen, nämlich die Hemmung der Mediatorfreisetzung, therapeutisch genutzt. Ob dieser Effekt letztlich die therapeutische Bedeutung erlangt wie die Wirkung der Cromoglicinsäure[2], die ebenfalls die Mediatorfreisetzung blockiert, ist noch fraglich. Wie andere Antihistaminika hat Ketotifen – im Gegensatz zur Cromoglicinsäure – eine starke zentraldämpfende Wirkung.

Pharmakokinetik der H_1-Rezeptorenblocker

Die meisten Antihistaminika kamen zu einer Zeit in den Handel, als exakte Untersuchungen über das Schicksal von Pharmaka im Organismus noch nicht üblich waren. Daher lassen sich nur wenige Daten zur Resorption, Verteilung und Elimination anführen. Aus dem raschen Wirkungseintritt bei oraler Gabe läßt sich auf eine gute Resorption schließen. Die Halbwertzeit des Clemastins beträgt 12 h, während die Wirkung (gemessen an der Hemmung der Histaminquaddel) viel länger anhält. Dieser Befund stimmt mit Tierversuchen überein, die zeigen, daß die Halbwertzeit dieses Stoffes im Gewebe, z. B. in der Haut, erheblich länger als im Blut ist. Sicher lassen sich diese Ergebnisse nicht auf andere Antihistaminika, vor allem auf die kürzer wirkenden übertragen. Die neueren Antihistaminika ohne zentrale Nebenwirkungen haben eine lange Halbwertzeit: Terfenadin etwa 20 h, Astemizol etwa 26 h. Der Abbau der meisten Antihistaminika erfolgt wahrscheinlich in der Leber durch Oxidation und Konjugation.

Therapie mit Antihistaminika

Das große Feld der therapeutischen Anwendung von Antihistaminika ist die Allergie. Da hier neben diesen Stoffen auch andere therapeutische Maßnahmen eine wesentliche Rolle spielen, wird die Therapie der Allergie gesondert abgehandelt (s. S. 334).

Eine prophylaktische Wirkung haben die Antihistaminika gegenüber Nebenwirkungen von Medikamenten, die durch Histaminfreisetzung bedingt sind. Allerdings sollten sie hier mit H_2-Rezeptorenblockern kombiniert werden. Eine solche Vorbehandlung hat sich vor allem in der Anästhesiologie und bei der Verwendung von Röntgenkontrastmitteln als sinnvoll erwiesen (Tab. 6; s. auch S. 611).

Eine weitere Indikation ist die lokale Anwendung antihistaminhaltiger Präparate bei Pruritus. Die Bedeutung des Histamins als Mediator des Juckreizes ist nicht bewiesen; die Brauchbarkeit der Antihistaminika beruht hier möglicherweise auf ihrer lokalanästhetischen Wirkungskomponente.

Die wichtigste Nebenwirkung ist (bis auf die erwähnten Ausnahmen) der zentral-dämpfende Effekt. Man muß immer mit ihr rechnen, da große individuelle Unterschiede in der Empfindlichkeit gegenüber dieser Wirkung bestehen. Die Addition dieser Wirkung zu derjenigen von Alkohol, Schlafmitteln, Sedativa oder Psychopharmaka kann zu erheblicher, unter Umständen gefährlicher (z. B. verminderte Fahrtüchtigkeit) Einschränkung von Aufmerksamkeit, Reaktionsfähigkeit und Spontanaktivität führen.

---

[1] S. 8®, Sekundal-D®, Sediat®; [2] Bonamine®.

[1] Zaditen®; [2] Intal®.

Vergiftung mit Antihistaminika

Bei Vergiftungen mit Antihistaminika treten die schon bei der Therapie beobachteten zentral-dämpfenden Wirkungen besonders hervor. Eine konvulsive Phase kann allerdings auch in Erscheinung treten. Die Krämpfe sind ähnlich wie bei der Intoxikation mit Lokalanästhetika tonisch-klonisch (s. S. 230). Dementsprechend muß versucht werden, sie durch Diazepam oder Kurznarkotika (Thiopental) zu unterdrüken.

Neben den zentral-nervösen Zeichen einer Vergiftung (Halluzinationen, Koordinationsstörungen, Krämpfe) werden infolge der anticholinergen Wirkungskomponente vieler Antihistaminika Symptome wie bei einer Atropinvergiftung beobachtet, nämlich Rötung des Gesichts, starre und weite Pupillen, Mundtrockenheit, Obstipation und Fieber.

Bei der Vergiftung des Erwachsenen sind die zentralerregenden und die anticholinergen Wirkungen weniger ausgeprägt als beim Kind. Dafür findet man vor der Erregungsphase oft eine sehr ausgeprägte zentrale Dämpfung, so daß die Vergif-

tung deutlich dreiphasig verläuft: Sedation, Erregung, schließlich Koma mit kardiorespiratorischem Kollaps. Bei Kindern sind 20 bis 30 Tabletten, Dragées oder Kapseln lebensgefährlich oder tödlich.

Das Piperazinderivat Meclozin hat bei sehr hoher Dosierung (50–75 mg/kg) im Tierversuch eine teratogene Wirkung. Wenn die Bedeutung dieser Tatsache für den Menschen auch sehr fraglich ist, sollte trotzdem auch hier der Grundsatz gelten: ohne zwingende Gründe im ersten Drittel der Schwangerschaft keine Medikation.

H_2-Rezeptorenblocker

Im Gegensatz zu den H_1-Rezeptorenblockern ist bei den H_2-Rezeptorenblockern (s. S. 470) die Strukturähnlichkeit mit Histamin nicht schwer zu erkennen. Diese H_2-Rezeptorenblocker wurden mit dem Ziel entwickelt, die durch Histamin vermittelte HCl-Produktion der Magenschleimhaut zu hemmen. Auf diesem Indikationsgebiet werden sie in großem Umfang mit Erfolg angewendet (s. S. 471).

5-Hydroxytryptamin (5-HT)

5-HT (= Serotonin) spielt beim Menschen als Mediator nur eine untergeordnete Rolle, während es bei der Allergie von Maus, Ratte und Kaninchen sowie beim Dextranödem der Ratte eine dem Histamin etwa gleiche Bedeutung hat. Es ist neben Histamin der einzige der hier besprochenen Mediato-

ren, dessen physiologische Funktion als Überträgerstoff im Zentralnervensystem als gesichert gilt (s. S. 287).

Bildung von 5-HT

Die Bildung von 5-HT (3-(2-aminoethyl)-5-indolol) erfolgt durch Decarboxylierung (Abb. 5) des 5-Hydroxytryptophans (5-HTP). Das verantwortliche Enzym ist die 5-HTP-Decarboxylase, welche identisch ist mit der Dopadecarboxylase (s. S. 107) und unter nicht physiologischen Bedingungen auch das Histidin decarboxylieren kann. Das Coenzym ist Pyridoxal-5'-Phosphat.

Das Enzym ist in der Niere, in der Leber, im Gastrointestinaltrakt, im Hirn und in den Nebennieren reichlich vorhanden. Seine Aktivität in den verschiedenen Organen geht nicht parallel mit dem 5-HT-Gehalt (und auch nicht mit dem Katecholamingehalt). Es ist im Zytoplasma lokalisiert.

Hemmstoffe des Enzyms sind unter anderem α-alkylierte aromatische Aminosäuren (α-Methyldopa, α-Methylmetatyrosin) und Hydrazinderivate. Klinische Anwendung hat das α-Methyldopa als Antihypertensivum gefunden. Seine blutdrucksenkende Wirkung beruht auf der Hemmung der Decarboxylase, der Bildung eines falschen Transmitters und der Bindung an zentrale α-Rezeptoren (s. S. 183; 109).

Verteilung von 5-HT

Bei den meisten Säugetieren und beim Menschen finden sich etwa 90 % des im Körper vorhandenen 5-HT in den enterochromaffinen Zellen des Gastrointestinaltraktes. Es ist dort in Granula hoher spezifischer Dichte gespeichert, die neben 5-HT reichlich ATP enthalten, so daß man wie bei den Katecholaminen eine Bindung von 5-HT an ATP annimmt. In den verschiedenen Abschnitten des Gastrointestinaltraktes liegt der 5-HT-Gehalt etwa zwischen 0,5–4,0 µg/g Gewebe. Bei Ratten und Mäusen kommt 5-HT neben Histamin auch in den Gewebemastzellen vor (Tab. 3). In den Blutplättchen ist 5-HT ebenfalls in Zellorganellen sehr hoher Dichte von ca. 0,01 µm Durchmesser zusammen mit ATP angereichert. Es stammt aus dem Gastrointestinaltrakt und wird durch einen

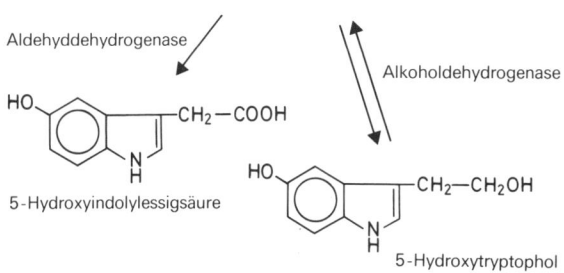

Abb. 5: Biosynthese und Abbau von 5-Hydroxytryptamin.

aktiven Transportmechanismus in die Plättchen aus dem Blutplasma aufgenommen. Das Blutplasma enthält dementsprechend nur Spuren von 5-HT. Wie der Histamingehalt (s. S. 306), so hängt auch der 5-HT-Gehalt sehr von der Spezies ab: er beträgt beim Menschen 20–130, beim Kaninchen 450–1 200 ng pro 10^8 Thrombozyten.

Im Gehirn findet man 5-HT in hoher Konzentration im Hypothalamus und in den Raphekernen (s. S. 111; 149).

Abbau von 5-HT

Der Abbau des 5-HT wird – ebenso wie der Abbau der Katecholamine (s. S. 110) – durch die Monoaminoxidase katalysiert, ein Enzym, das in den Mitochondrien lokalisiert ist. Der Abbau ist eine oxidative Desaminierung (Abb. 5). Die Monoaminoxidase kommt bei allen Säugetieren in fast allen Organen vor, besonders reichlich in Leber und Niere. Der durch ihre Aktivität entstandene 5-Hydroxyindolylacetaldehyd kann sowohl durch die Aldehyddehydrogenase als auch durch die Alkoholdehydrogenase weiter metabolisiert werden.

In der Epiphyse kann 5-HT durch die dort vorhandene 5-Hydroxyindol-O-methyltransferase in 5-Methoxytryptamin umgesetzt werden. Dieses ist eine Zwischenstufe der Melatoninsynthese. Es kann aber auch auf demselben Wege wie 5-HT zu 5-Methoxyindolylessigsäure abgebaut werden.

Der tägliche 5-HT-Umsatz entspricht etwa dem gesamten 5-HT-Gehalt im Organismus. Während die Umsatzrate im Darm bei einigen Stunden liegt, ist sie im Gehirn sehr viel niedriger. Das 5-HT der Blutplättchen wird erst nach dem Zerfall der Plättchen metabolisiert.

Wirkungen des 5-HT

Rezeptoren

Es gibt 5-HT$_1$-, 5-HT$_2$- und 5-HT$_3$-Rezeptoren. Die 5-HT$_1$-Rezeptoren lassen sich in 4 Untertypen (5-HT$_{1A-D}$) aufteilen. Außer dem 5-HT$_2$-Antagonisten Ketanserin haben spezifische Agonisten und Antagonisten dieser Rezeptoren bisher

nur theoretische Bedeutung. Die 5-HT$_3$-Rezeptoren sind Klasse I-Rezeptoren (s. S. 111). Die übrigen Rezeptoren sind an G-Proteine gekoppelt (Klasse II-Rezeptoren). 5-HT$_2$- und 5-HT$_{1C}$-Rezeptoren aktivieren die Phospholipase C und die folgenden biochemischen Mechanismen (s. S. 112). 5-HT$_{1A}$-Rezeptoren stimulieren die Adenylatzyklase, 5-HT$_{1B}$- und 5-HT$_{1D}$-Rezeptoren hemmen sie. Diese 5-HT$_{1B}$- und 5-HT$_{1D}$-Rezeptoren haben die gleichen Funktionen bei der Hemmung der 5-HT-Freisetzung (Autorezeptoren, s. S. 112) in Abhängigkeit von der Spezies: 5-HT$_{1B}$ bei Maus, Ratte und Hamster, 5-HT$_{1D}$ bei Kalb, Meerschweinchen, Schwein und Mensch.

Die Wirkungen des 5-HT (Tab. 7) sind nicht nur an besonders viele Rezeptoren mit ihren verschiedenen Transduktionsmechanismen gebunden, sie sind auch in besonderem Maße speziesabhängig. Ferner sind sie sowohl am Kreislauf als auch an der glatten Muskulatur abhängig vom Kreislauf- bzw. Organgebiet und in Abhängigkeit von den beteiligten Rezeptoren teilweise gegensinnig.

Kreislaufwirkungen

Die außerordentlich komplexe Wirkung von 5-HT auf den Kreislauf (Tab. 7) kann hier nur in ausgewählten Aspekten beschrieben werden.

Der Name „Serotonin" wurde der Substanz vor ihrer chemischen Identifizierung aufgrund ihrer vasokonstriktorischen Wirkung gegeben. Diese läßt sich deutlich demonstrieren, wenn der Tonus der Gefäßmuskulatur vermindert ist (z. B. am Spinaltier oder nach Ganglienblockade).

Eine sehr ausgeprägte konstriktorische Wirkung hat 5-HT an den Lungengefäßen. Es erhöht den Widerstand und damit den Druck im kleinen Kreislauf. Seine Wirksamkeit wird von keinem der anderen Mediatoren übertroffen. Eine Herabsetzung des Minutenvolumens, welche aus dieser Wirkung resultiert, ist bei einigen Spezies wesentlich an der Blutdrucksenkung durch 5-HT beteiligt. Im Tierexperiment wirkt 5-HT an den Nierengefäßen so stark konstriktorisch, daß es zu Nekrosen kommen kann.

Ähnlich wie Adrenalin (s. S. 161) wirkt 5-HT jedoch in bestimmten Gefäßgebieten, vor allem in der Skelettmuskulatur,

---

Tab. 7: Differenzierung von 5-HT-Wirkungen nach Rezeptoren.
Die Tabelle ist unvollständig, die 5-HT$_1$-Rezeptoren wurden nicht nach Untertypen gegliedert.

5-HT$_1$	5-HT$_2$	5-HT$_3$
Hemmung der Freisetzung von Neurotransmittern (5-HT, Rattenhirn; Noradrenalin, Rattenniere; Acetylcholin, Meerschweinchenileum)	Wirkung auf das gestörte Verhalten nach LSD- oder 5-Hydroxytryptophangabe	Förderung der Freisetzung von Neurotransmittern (5-HT, Noradrenalin, Acetylcholin)
EDRF*-Freisetzung aus Endothel mit Gefäßdilatation	Gefäßkonstriktion (Lungen-, Koronar- und Splanchnicusgefäße)	Bradykardie durch Auslösung des Bezold-Jarisch-Reflex
Gefäßkonstriktion (A. basilaris, Mensch; V. saphena, Hund)	Permeabilitätserhöhung (nur bei Ratte und Maus)	
Positiv inotrope und positiv chronotrope Wirkung am Herzen	Plättchenaggregation	
Relaxation am Meerschweinchendarm	Kontraktion des Meerschweinchenileum	
Kontraktion am Fundusstreifen des Rattenmagens (Schwellenkonzentration 0,01 ng/ml!)	Uteruskontraktion (Ratte)	
	Bronchokonstriktion (nicht beim Menschen)	

* EDRF = endothelium-derived relaxing factor = Stickoxid

dilatierend und widerstandsmindernd. Das Bild der Kreislaufwirkungen wird weiter dadurch kompliziert, daß bei mehreren Tierarten eine Histaminfreisetzung durch 5-HT nachgewiesen ist und daß es ebenso wie nach Gabe von Histamin oder Bradykinin zu einer Katecholaminausschüttung aus der Nebenniere kommt.

Die positiv inotrope und chronotrope 5-HT-Wirkung wird am intakten Organismus meist durch die Auslösung des Bezold-Jarisch-Reflexes (Bradykardie) überdeckt.

Messungen der 5-HT-Blutdruckwirkung am Menschen ergaben ebenso widersprüchliche Ergebnisse wie der Tierversuch. Hohe Dosen (0,5 – 5 mg i. v.) bewirken einen Anstieg des systolischen und diastolischen Drucks. An Hochdruckpatienten verursachen kleine Dosen (unter 0,3 mg) eine Blutdrucksenkung, größere Dosen einen biphasischen Effekt.

Wirkungen von 5-HT an der glatten Muskulatur

Auch am Gastrointestinaltrakt ist die 5-HT-Wirkung komplex. Am Duodenum und Jejunum wird die Darmtätigkeit durch 5-HT eher gefördert, am Magen und am Dickdarm eher gehemmt.

Beim Menschen steigern Injektionen und Infusionen (2 bis 10 μg/(kg · min)) rhythmische Kontraktionen des Dünndarms und hemmen den Tonus und die Spontanbewegungen im Magen und vor allem im Dickdarm. Die gleichen Effekte lassen sich mit Infusionen von 5-Hydroxytryptophan, der Vorstufe des 5-HT, erzeugen.

Wie Histamin, Bradykinin, Prostaglandin $F_{2\alpha}$, Thromboxan A_2 und Leukotriene hat 5-HT eine konstriktorische Wirkung auf die Bronchien. Bei manchen Tieren (Meerschweinchen) gleicht die Wirkung eines Aerosols in ihrer Stärke und in ihrem Verlauf der von Histamin. Beim Menschen ist sie jedoch sehr schwach, und nur beim Asthmatiker führt die Inhalation eines 0,7%igen Aerosols zu einer Einschränkung der Vitalkapazität. Der menschliche Uterus ist nur wenig empfindlich gegenüber 5-HT.

Wirkung auf die Blutplättchen

Die aggregierende Wirkung von 5-HT auf Blutplättchen ist schwach. Es potenziert jedoch die Wirkung anderer Aggregatoren.

Physiologische und pathophysiologische Bedeutung des 5-HT

Angesichts der Produktion und Anreicherung von 5-HT in den enterochromaffinen Zellen der Mukosa könnte man an eine physiologische Bedeutung des 5-HT für die Tätigkeit des Darmes denken. Umfangreiche Untersuchungen über die Wirkung des 5-HT am Gastrointestinaltrakt scheinen diese Annahme zu stützen. Es soll vor allem die Empfindlichkeit gegenüber dem adäquaten Reiz des peristaltischen Reflexes, der Dehnung der Darmwand, steigern. Allerdings hemmt Reserpin, das zu einer Verarmung der 5-HT-Vorräte im Darm führt, die Darmtätigkeit nur wenig. Während der Phase der Entleerung führt es über das freigesetzte 5-HT zu Hyperperistaltik und Diarrhöen.

Die schweren Diarrhöen, die beim Karzinoidsyndrom infolge Hypersekretion und vermehrter Peristaltik auftreten, könnte man auf das in den Karzinoidzellen vermehrt gebildete und vorhandene 5-HT zurückführen und sie als eine übersteigerte physiologische Funktion ansehen, zumal sich diese Symptome durch 5-HT Antagonisten hemmen lassen. Andere Symptome (Flushattacken, Bronchospasmus) lassen sich durch

diese Antagonisten nicht beeinflussen – ein Hinweis auf die Beteiligung anderer Mediatoren.

Möglicherweise hat 5-HT beim postoperativen Dumpingsyndrom (Kollapsneigung nach Magenresektion) eine Mediatorfunktion. Dagegen spielt es keine Rolle bei den verschiedenen Formen der Allergie.

Bei bestimmten Hypertonieformen soll 5-HT eine ursächliche Rolle spielen, weil sie durch den $5-HT_2$-Antagonisten Ketanserin gehemmt werden. Allerdings hat Ketanserin auch eine sympatholytische, α_1-antagonistische Wirkung, die für den antihypertensiven Effekt verantwortlich sein könnte. Eine Erhöhung des 5-HT-Spiegels im Blut bei der Hypertonie wurde nie beobachtet. In geschädigten Gefäßgebieten (Atherosklerose), in denen wegen der Endothelschädigung die EDRF-bedingte Gefäßdilatation ausbleibt, kann – wie beim Histamin (s. S. 308) – die vasokonstriktorische 5-HT-Wirkung überwiegen. Das ist besonders deshalb von Bedeutung, weil es in solchen Gefäßgebieten zu einer Plättchenaggregation mit 5-HT-Freisetzung und somit zu hohen lokalen 5-HT-Konzentrationen kommt.

5-HT-Antagonisten

Von den zahlreichen 5-HT-Antagonisten haben nur wenige eine gewisse therapeutische Bedeutung.

Lysergsäurediethylamid (LSD) ist an einigen glattmuskeligen Organen in vitro ein guter (z. B. am Rattenuterus), an anderen ein sehr schwacher oder unwirksamer (z. B. Kaninchenaorta) 5-HT-Antagonist. Die Wirkung von LSD an 5-HT-Rezeptoren im ZNS ist ebenfalls recht unterschiedlich, in einigen Fällen sogar agonistisch. Wegen der halluzinogenen Wirkung dieser Substanz (s. S. 299) kommt eine klinische Anwendung nicht in Betracht. Diese Wirkung fehlt dem nahe verwandten Methysergid (Abb. 6). Seine 5-HT-antagonisti-

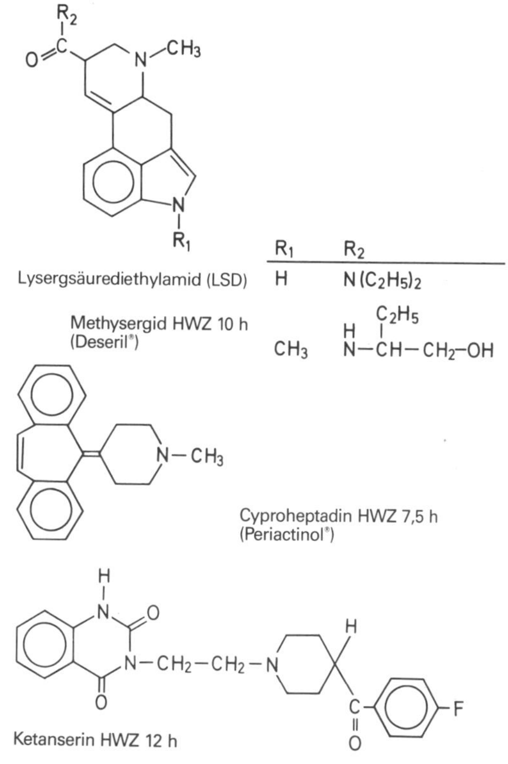

Abb. 6: 5-HT-Antagonisten.

sche Wirkung wird beim Karzinoidsyndrom genutzt (s. oben), wobei es zwar die Peristaltiksteigerung, aber nicht das Flushsyndrom hemmen kann. Auch beim postoperativen Dumpingsyndrom ist Methysergid wirksam.

Die klinisch beobachtete Wirkung des Methysergids[1] bei vaskulären Kopfschmerzen, insbesondere bei Migräne, könnte man auf die Beteiligung des 5-HT bei dieser Erkrankung zurückführen. Sein Wirkungsmechanismus ist demjenigen von Pizotifen[2] ähnlich, das ebenfalls eine gegen 5-HT gerichtete Wirkung hat (s. S. 198).

Die Therapie der Migräne mit Methysergid oder Pizotifen (HWZ 22 h) ist prophylaktisch, d. h. sie soll im anfallsfreien Intervall erfolgen und ist zur Anfallskupierung nicht geeignet (s. S. 197).

Die Einzeldosis von Methysergid beträgt 3 mg. Die im allgemeinen milden und flüchtigen Nebenwirkungen betreffen das Gastrointestinalgebiet (Diarrhö, Magenkrämpfe, Erbrechen) und das Zentralnervensystem (Nervosität, Schlaflosigkeit, Inappetenz). In seltenen Fällen kann nach längerer Anwendung eine entzündliche Fibrose (z. B. am Endocard, an serösen Häuten) auftreten. Da einige dieser Nebenwirkungen (Fibrose) auch nach 5-HT-Gabe oder beim Karzinoid auftre-

ten, kann auf eine partielle agonistische Wirkung (s. S. 18) des Methysergids an den 5-HT-Rezeptoren oder auf eine 5-HT-Freisetzung geschlossen werden. Pizotifen wird in einer Dosis von 0,5–1,5 mg verwendet. Seine wichtigsten Nebenwirkungen sind Müdigkeit und Gewichtszunahme durch Appetitsteigerung.

Cyproheptadin[1] (Abb. 6) hat neben seiner 5-HT-antagonistischen Wirkung auch eine starke Antihistaminwirkung und wird deshalb auch als Antiallergikum verwendet. Da am Karzinoidsyndrom neben dem 5-HT auch Histamin beteiligt sein kann, ist es hier dem Methysergid vorzuziehen. Seine Einzeldosis beträgt 4 mg p. o. Seine Nebenwirkung ist der für viele Antihistaminika typische sedative Effekt (s. S. 312).

Pizotifen[2] und Cyproheptadin[3] werden auch als appetitanregende Mittel verordnet, und zwar in derselben Dosierung wie bei den oben genannten Indikationen, aber unter einem anderen Handelsnamen. Über den Mechanismus dieser Wirkung ist nichts bekannt.

In einigen Ländern ist Ketanserin als Antihypertensivum zugelassen. Es hat eine orale Bioverfügbarkeit von 50 % und eine Halbwertzeit von etwa 12 Std., so daß es $2 \times$ täglich (40–80 mg/die) gegeben wird.

---

[1] Deseril retard®; [2] Sandomigran®.

[1] Periactinol®; [2] Mosegor®; [3] Nuran®.

Bradykinin

Bildung und Abbau

Bradykinin ist ein Nonapeptid und neben dem Dekapeptid Kallidin und dem Methionyllysylbradykinin der wichtigste Vertreter der Kinine (Abb. 7). Die Vorstufen der Kinine sind die Kininogene. Die für die Bildung der Kinine verantwortlichen Enzyme sind die Kininogenasen oder Kallikreine. Zuerst entdeckt wurde das für die Bildung von Kallidin verantwortliche Pankreaskallikrein, dessen physiologische Bedeutung man bis heute nicht kennt.

	Arg-Pro-Pro-Gly-Phe-Ser-Pro-Phe-Arg
	Bradykinin
Lys-	Arg-Pro-Pro-Gly-Phe-Ser-Pro-Phe-Arg
	Kallidin (Lysylbradykinin)
Met-Lys-	Arg-Pro-Pro-Gly-Phe-Ser-Pro-Phe-Arg
	Methionyl-Lysylbradykinin

Abb. 7: Die Struktur der wichtigsten Kinine.

Das für die Bradykininbildung verantwortliche Enzym ist das Plasma-Kallikrein. Es wird als Präkallikrein (Molekülmasse ca. 130000) in der Leber gebildet und im Plasma durch den aktivierten Hagemann-Faktor (Abb. 8) in Kallikrein umgewandelt. Wie Kallikrein ist Plasmin in der Lage, über eine Aktivierung des Hagemann-Faktors, die Kallikreinaktivierung zu fördern (positive Rückkopplung). Neben dem Plasmakallikrein sind auch Trypsin und Schlangengifte in der Lage, im Plasma eine Kininbildung zu bewirken.

Das Bradykinin entsteht aus einem im Plasma vorhandenen Kininogen hoher Molekülmasse (über 100000).

Seine Halbwertzeit im Blut liegt unter 0,5 min. Für die Kininspaltung sind vor allem zwei Enzyme verantwortlich: Die Ki-

ninase I (Carboxypeptidase N) und die Kininase II (Angiotensin converting enzyme = ACE). Infolge der Kininaseaktivität ist der Kininspiegel unter normalen Verhältnissen gering (0,05–0,2 ng/ml).

Die Kininase I (MM ca. 280000) ist im Blut enthalten. Ihre Wirkung setzt am C-terminalen Ende der Kinine an, wo sie Arginin abspaltet (desArg^9-Bradykinin). Sie ist auch verantwortlich für die Inaktivierung der Komplementkomponenten C3a, C4a und C5a, der sogenannten Anaphylatoxine (s. S. 319). Die Kininase II, eine Peptidyl-Dipeptidase, spaltet am C-terminalen Ende Phenyl-Arginin ab. Sie ist ein Glykoprotein mit variablem Kohlehydratgehalt, so daß auch die Molekülmasse sehr stark schwankt (129000–480000), ist vor allem an den Endothelzellen lokalisiert und bewirkt den Bradykininabbau während der Lungenpassage. Sie ist auch verantwortlich für die Umwandlung von Angiotensin I in Angiotensin II (s. Abb. 7 und daher der Angriffspunkt für die antihypertensiv wirkenden ACE-Hemmer (s. S. 184).

Wirkungen

Rezeptoren

Die Bradykininwirkung ist an B$_1$- und B$_2$-Rezeptoren gekoppelt. Die B$_1$-Rezeptoren, die vor allem infolge einer Gewebsschädigung gebildet werden und deren Stimulation Arterien- und Venenkonstriktionen bewirkt, haben bisher nur eine theoretische Bedeutung. Das desArg^9-Bradykinin, das durch die Aktivität der Kininase I entstehende Abbauprodukt des Bradykinins, ist ein potenter B$_1$-Agonist. Das Spektrum der B$_2$-Wirkungen ähnelt dem der H$_1$-Wirkungen des Histamins (s. Tab. 5).

Kreislaufwirkungen des Bradykinins

Am Menschen hat Bradykinin im wesentlichen die gleichen Kreislaufwirkungen wie im Tierversuch (Tab. 8). Bei kontinu-

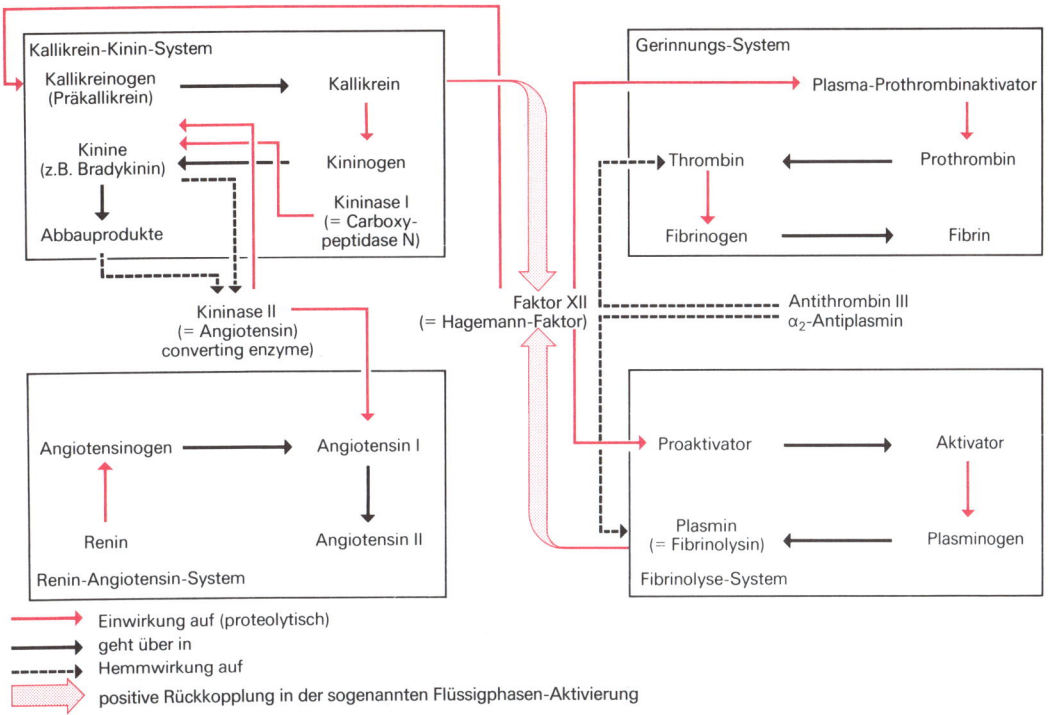

Abb. 8: Vereinfachtes Schema der Bildung von Bradykinin sowie der Verknüpfung des Kallikrein-Kinin-, Gerinnungs-, Fibrinolyse- und Renin-Angiotensin-Systems vgl. (s. S. 439: Gerinnungssystem).
Bradykinin entsteht aus inaktiven Vorstufen, sogenannten Kininogenen, unter Einwirkung eines Enzyms Kallikrein. Es wird aus Kallikreinogen durch Vermittlung des Faktors XII bzw. von Faktor-XII-Fragmenten gebildet. Das Prinzip der Kinin-Aktivierung ist ähnlich wie das des Gerinnungs- und des Fibrinolyse-Systems: kaskadenartige Enzym-Enzym-Aktivierung mit biologischem Verstärkereffekt.
Die Bedeutung der Verzahnung zwischen den Systemen der Gerinnung, der Fibrinolyse und der Kininbildung wird noch nicht vollständig verstanden. Eine interessante Verknüpfung besteht zwischen dem Kallikrein-Kinin-System und dem Renin-Angiotensin-System. Ein Enzym, das die Kinine abbaut, Kininase II, erwies sich als identisch mit dem Angiotensin converting enzyme. Seine Affinität zu den Kininen ist höher als zu Angiotensin I. Bei Anfall größerer Mengen von Kininen kommt es zu einer kompetitiven Hemmung der Bildung von Angiotensin II aus Angiotensin I. Diesem Mechanismus wird (außer der direkten gefäßerweiternden Wirkung) eine Bedeutung bei der Vasodilatation und der Blutdrucksenkung zugeschrieben, die durch Kinine ausgelöst wird.
Bei der Aktivierung des Faktors XII können 2 Vorgänge unterschieden werden: 1) Festphasenaktivierung; dieser Bezeichnung liegt die Beobachtung zugrunde, daß eine Initial-Aktivierung durch Kontakt mit rauhen Oberflächen wie Glas oder Kollagen (Endotheldefekte) stattfindet. 2) Flüssigkeitsphasenaktivierung; sie ist als eine positive Rückkopplung zu betrachten: Kallikrein aus dem Kinin-System und Plasmin aus dem Fibrinolyse-System übernehmen rasch und wirkungsvoll die Aktivierung des Faktors XII, wenn sie erst einmal in Gang gebracht worden ist.

ierlicher Bradykinininfusion wurde häufig ein Nachlassen der Wirkung beobachtet, das sich auf kompensatorische Mechanismen zurückführen ließ. Eine deutliche Tachyphylaxie, wie sie für die bronchokonstriktorische Wirkung beschrieben ist, läßt sich an der Blutdruckwirkung nicht feststellen.
Die Änderungen einiger Kreislaufparameter durch Bradykinin sind bedingt durch eine Interaktion mehrerer Mediatorstoffe. Die Hypotension beruht nicht nur auf direkten Effekten an Rezeptoren der Gefäßmuskulatur, sondern auch auf einer Bildung von gefäßerweiternden Prostaglandinen (Prostaglandin E_2 und Prostacyclin) durch Aktivierung der Phospholipase A_2. Dementsprechend können Stoffe, welche die Phospholipase A_2 hemmen (Corticosteroide, s. S. 326) und Hemmstoffe der Cyclooxygenase (z. B. Indometacin, s. S. 321) auch eine Hemmwirkung auf Kreislaufeffekte des Bradykinins haben.
Die Wirkung des Bradykinins auf die Gefäßpermeabilität gleicht der Histaminwirkung und läßt sich wie diese durch Kontraktion der Endothelzellen im Venolenbereich erklären. Dementsprechend führt Bradykinin bei lokaler Anwendung zur Quaddelbildung, zur subendothelialen Kohlespeicherung,

zum Farbstoffdurchtritt durch die Gefäßwand und bei systemischer Anwendung zur Lymphflußsteigerung. Die Permeabilitätssteigerung durch Bradykinin läßt sich durch gleichzeitige Gabe gefäßerweiternder Prostaglandine (s. unten) erheblich verstärken.

Tab. 8: Kreislaufwirkungen des Bradykinins am Menschen (i. v. Infusion von Bradykinin,
$0{,}4-1{,}6\ \mu g \cdot kg^{-1} \cdot min^{-1}$;
$\uparrow$ = Anstieg, $\downarrow$ = Senkung, $\leftrightarrow$ = keine Änderung).

Minutenvolumen	$\uparrow$
Herzfrequenz	$\uparrow$
Schlagvolumen	$\uparrow$
Systemblutdruck	$\downarrow$
Peripherer Gesamtwiderstand	$\downarrow$
Pulmonalarteriendruck	$\leftrightarrow$
Pulmonaler Gefäßwiderstand	$\leftrightarrow$

Wie Histamin (s. S. 308) so führt auch Bradykinin zu einer Ausschüttung von Katecholaminen aus dem Nebennierenmark sowie einer reflektorischen Aktivierung des sympathischen Systems und damit zu einer gewissen „Selbsthemmung". Dementsprechend lassen sich auch einige Bradykinineffekte durch β-Blockade verstärken.

Wirkungen auf glatte Muskulatur

Bradykinin hat an glatten Muskeln sowohl kontrahierende (z. B. Rattenuterus, Meerschweinchenileum) als auch relaxierende (z. B. Rattenduodenum, Hühnercaecum) Wirkungen. Die Schwellenkonzentration beträgt am Rattenuterus, der gegen Bradykinin besonders empfindlich ist, 0,03 ng/ml. Am isolierten Meerschweinchenileum ist diese direkte spasmogene Wirksamkeit etwa so stark wie die des Histamins. Im Gegensatz zur Histaminwirkung tritt die Bradykininkontraktion etwas verzögert auf und läuft langsamer ab. Daher hat übrigens Bradykinin seinen Namen (βραδυς = langsam, κινειν = bewegen).

Am Darm steigert Bradykinin neben der motorischen auch die sekretorische Aktivität. Diese Wirkung ist die Folge einer Stimulierung cholinerger Neurone im Plexus submucosus durch Prostaglandine, die durch Aktivierung der Phospholipase A_2 entstanden sind. Sie kann dementsprechend (s. S. 321) durch einen Cyclooxygenaseinhibitor (Indometacin) unterdrückt werden.

Am Meerschweinchen löst Bradykinin eine starke Bronchokonstriktion aus, die bei wiederholter Gabe abnimmt (Tachyphylaxie). Auch an dieser Wirkung soll eine Aktivierung der Phospholipase A_2 und eine daraus resultierende Bildung bronchokonstriktorisch wirkender Derivate der Arachidonsäure beteiligt sein. Der Asthmatiker zeigt nach Inhalation einer Bradykininlösung (0,5 %) im Gegensatz zu Gesunden eine Verminderung der Vitalkapazität.

Physiologische und pathologische Bedeutung

Die Frage, ob das Kallikrein-Kinin-System an der physiologischen Blutdruckregulation mitbeteiligt ist, läßt sich wegen der komplexen und unübersichtlichen Verhältnisse (Abb. 8) nicht endgültig beantworten. Erstens sind Kallikreine nicht nur in der Lage, eine Bradykinin- oder Kallidinbildung zu bewirken. Als Serinproteasen aktivieren sie andere Enzyme (z. B. Hagemann-Faktor, Prorenin) und setzen so Enzym-Wirkstoffkaskaden in Gang (Abb. 8). Zweitens hat Bradykinin direkte Kreislaufwirkungen. Drittens vermag Bradykinin die Bildung der sehr kreislaufwirksamen Prostaglandine zu aktivieren (s. o.), die eine Wirkung auf den Kreislauf und das Renin-Angiotensinsystem haben und außerdem Bradykininwirkungen verstärken können. Viertens kann Bradykinin, das eine sehr hohe Affinität zum Angiotensin converting enzyme hat, durch Substratverdrängung die Umwandlung von Angiotensin I in Angiotensin II hemmen (s. S. 184). Captopril[1], ein Medikament zur Behandlung der Hochdruckkrankheit, hemmt dieses Enzym. Seine blutdrucksenkende Wirkung läßt sich daher nicht nur durch verminderte Angiotensin-II-Bildung, sondern möglicherweise auch durch verzögerten Bradykininabbau erklären.

---

[1] Lopirin®, Tensobon®.

Eine Kallikreinaktivierung soll über eine Kininbildung an der funktionellen Durchblutungsregulierung in Drüsen – vor allem in der Speicheldrüse – beteiligt sein. An der Niere hat Bradykinin eine diuretische Wirkung, so daß hier eine Beteiligung an der Expansionsdiurese (Diurese nach Vergrößerung der extrazellulären Flüssigkeitsmenge, z. B. nach Infusionen) in Frage kommt. Dementsprechend wird die Diurese durch ein spezifisches kininantagonistisches Prinzip (Antikörper gegen Bradykinin) gehemmt. Auch für diese renale Wirkung wird eine Mitbeteiligung von Prostaglandinen diskutiert.

Für die Teilnahme an pathophysiologischen Vorgängen gibt es Hinweise, die sich teilweise nur aus der pharmakodynamischen Wirkung des Bradykinins, teilweise aber auch aus der Beobachtung erhöhter Bradykininspiegel im Plasma herleiten. Die permeabilitätserhöhende Wirkung soll bei der Ausbildung entzündlicher, allergischer und thermischer Ödeme eine Rolle spielen.

Beim Asthma des Menschen und bei bestimmten Formen der allergischen Rhinitis wurde ein erhöhter Bradykiningehalt im Plasma bzw. im Nasensekret gefunden. Bei rheumatischen Gelenkerkrankungen ist der Bradykininspiegel in der Synovialflüssigkeit erhöht. Die sehr kurze Halbwertzeit des Bradykinins ist durchaus mit der Annahme einer pathophysiologischen Bedeutung für chronische Prozesse vereinbar, denn das stabilere, durch entzündliche und allergische Mechanismen aktivierte Kallikrein sorgt für ständigen Nachschub.

Es gibt neuerdings Hinweise auf eine kontinuierliche Bradykininentstehung im septischen und traumatischen Schock und eine daraus resultierende wesentliche Mitbeteiligung von Bradykinin an der Schocksymptomatik. Solche Schockzustände lassen sich durch neuentwickelte Bradykininantagonisten (bradykininverwandte Peptide) im Tierexperiment vollständig oder teilweise unterdrücken.

Auch für die Schmerzentstehung hat man dem Bradykinin eine Bedeutung zugesprochen (S. 217; 305), denn bei humanpharmakologischen Tests zur Prüfung eines Schmerzmediators kann man mit Bradykinin bei intrakutaner Injektion oder Aufbringen minimaler Konzentrationen auf die freigelegte Basis einer Epidermisblase starke Schmerzen auslösen. Die Verstärkerwirkung der Prostaglandine gilt nicht nur für die Permeabilitätserhöhung, sondern auch für die Schmerzauslösung. Es ist daher bemerkenswert, daß sich in der Synovialflüssigkeit rheumatischer Gelenke auch ein erhöhter Prostaglandinspiegel findet. Wie bei der Entzündung so ist auch bei allergischen Vorgängen, z. B. beim anaphylaktischen Blutdruckabfall oder bei der allergischen Bronchokonstriktion eine Interaktion von Bradykinin (und Histamin) mit Derivaten der Arachidonsäure (Prostaglandine, Thromboxan, Leukotriene, s. unten) anzunehmen.

Eine Bradykininbeteiligung wird für bestimmte Migräneformen, für bestimmte Symptome des Karzinoidsyndroms, für das Bartter-Syndrom (extraadrenaler Hyperaldosteronismus ohne Hypertension) und das postoperative Dumping-Syndrom diskutiert. Für das Karzinoid wird diese Hypothese durch den Nachweis einer hohen Kallikreinaktivität im Tumor und eines erhöhten Bradykiningehaltes im Plasma gestützt.

Ferner ist Bradykinin – wahrscheinlich neben aktiven Komplementkomponenten (z. B. C5a) – am Zustandekommen des hereditären Angioödems (nicht allergisches Quincke-Ödem) beteiligt. Bei diesen Patienten liegt ein erheblicher Mangel des C1-Esteraseinhibitors vor, dessen Fehlen komplizierte Folgen für die Funktion des Gerinnungs-, des Fibrinolyse-, des Komplement- und des Kallikrein-Kinin-Systems hat.

Anaphylatoxine

Allgemeines

Anaphylatoxin wurde zuerst im Jahre 1909 von Friedberger durch Inkubation von Meerschweinchenserum mit Immunkomplexen hergestellt. Das so behandelte Serum bewirkt bei intravenöser Injektion am Meerschweinchen einen Schock, der vom anaphylaktischen Schock kaum zu unterscheiden ist, so daß damals das Anaphylatoxin von seinem Entdecker als Mediator der Anaphylaxie angesehen wurde. Eine solche „Giftung" von Meerschweinchen- oder Rattenserum erfolgt auch durch Inkubation mit Polysacchariden wie z. B. Inulin oder Dextran. Schon von Anfang an wurde die Entstehung der klassischen Anaphylatoxine mit der Komplementfunktion in Zusammenhang gebracht.

Heute ist bekannt, daß Anaphylatoxine Spaltprodukte des Komplementsystems sind. Sie sind von Bedeutung für die Entstehung von Entzündungsreaktionen als komplementabhängige pathophysiologische Antwort auf die Invasion von Fremdmaterial in den Organismus. Für die akute IgE-vermittelte Anaphylaxie haben sie allerdings, entgegen der ursprünglichen Auffassung, keine Bedeutung. In der gesamten komplizierten Architektur des Komplementsystems, das die unspezifische humorale Komponente des Immunsystems ist, haben Anaphylatoxine nur eine Teilfunktion.

Sie werden sowohl infolge der klassischen als auch der nichtimmunologischen alternativen (Bypass-)Aktivierung des Komplements gebildet. Auf den Aufbau und das kaskadenartige Funktionieren des Komplementsystems kann hier nicht eingegangen werden. Es sei hier nur bemerkt, daß mehr als 10 % aller nicht albuminartigen Plasmaproteine zu den 20 definierten Komplementfaktoren gehören.

Natur, Bildung und Abbau der Anaphylatoxine

Anaphylatoxine sind die Komplementspaltprodukte C3a, C4a und C5a. Sie werden vom N-terminalen Ende der α-Kette der Muttermoleküle C3, C4 und C5 an fast identischer Position abgespalten und enthalten ein C-terminales Arginin. C3a und C4a vom Menschen enthalten 77, C5a 74 Aminosäurereste. Im Gegensatz zu anderen Spezies hängt beim menschlichen C5a am Asparagin in Stellung 64 ein Oligosaccharid, das die Interaktion mit dem Rezeptor beeinflussen kann (s. unten).

Die erste Abbaustufe der Anaphylatoxine ist eine Argininabspaltung am C-terminalen Ende durch die Carboxypeptidase N (s. auch Bradykininabbau). Die klassischen Anaphylatoxine vom Meerschweinchen, von der Ratte und vom Schwein sind des-Arg-Verbindungen.

Wirkungen der Anaphylatoxine

Alle drei Anaphylatoxine haben ähnliche biologische Wirkungen; erst die genaue Analyse ergibt Unterschiede, vor allem im Hinblick auf die sekundäre Beteiligung weiterer Mediatoren, die durch die Anaphylatoxine neugebildet (z. B. Leukotriene, Thromboxan) oder aus zellulären Depots freigesetzt (Histamin) werden. C5a hat sehr viel stärkere Wirkungen als C3a, C4a ist noch viel schwächer wirksam. Allerdings fällt bei der Aktivierung des Komplements erheblich mehr C3a als C5a an. Wegen seiner herausragenden Wirkungsstärke ist C5a bis jetzt am besten untersucht und soll deshalb im folgenden auch bevorzugt abgehandelt werden.

Die zellulären Rezeptoren für C3a und C4a einerseits und C5a andererseits sind nicht identisch. Die für Anaphylatoxine typische Tachyphylaxie ist daher keine Kreuztachyphylaxie zwischen C3a und C5a. Die des-Arg-Verbindungen sind – in Abhängigkeit von der Herkunft des Serums und vom Zielorgan – schwächer wirksam als die ursprünglichen Anaphylatoxine. Besonders stark ist der Unterschied beim menschlichen C5a, das im Gegensatz zu Anaphylatoxinen von anderen Tierspezies den Oligosaccharidrest enthält, der offenbar die Bindung der des-Arg-Verbindung an den Rezeptor erschwert. Die seit über 80 Jahren bekannte klassische Wirkung der Anaphylatoxine ist ein Schock beim Meerschweinchen, der bei intravenöser Injektion innerhalb weniger Minuten zum Tod führt. Die Todesursache ist eine massive und explosionsartig auftretende Histaminfreisetzung aus den Gewebemastzellen, die zum Vollbild der Histaminvergiftung führt. Eine solche Wirkung zeigt Anaphylatoxin allerdings nur beim Meerschweinchen, und es wird deswegen zu den artspezifischen makromolekularen Histaminliberatoren (s. S. 309) gerechnet. Eine genaue Analyse der Schockvorgänge beim Meerschweinchen ergibt aber auch eine Beteiligung anderer Faktoren (z. B. eine Leukozytenanschoppung in der Lunge), die nicht durch eine Histaminfreisetzung zu erklären sind. Das gleiche gilt auch für die zweiphasige Blutdruckwirkung (Hypo- und dann Hypertension), die nach Anaphylatoxin beobachtet wurde.

Die spasmogene Wirkung von C5a an isolierten Organen (z. B. Meerschweinchenileum und -uterus, Rattenuterus, Meerschweinchenpfortader, -pulmonalarterie, -aorta und -hohlvene) und die permeabilitätssteigernde Wirkung in der Haut lassen sich nur teilweise oder gar nicht über eine Histaminfreisetzung erklären. Hier sind – in Abhängigkeit vom untersuchten Organ – sekundäre Mediatoren aus der Arachidonsäurekaskade (Leukotriene, Thromboxan A_2; s. S. 321; 322) mitbeteiligt. Somit sind die C5a-Wirkungen (s. auch die Wirkung auf die Granulozyten) gute Beispiele für die Verflechtung verschiedener Mediatorsysteme.

Die Schwellenkonzentrationen für die spasmogene Wirkung am Meerschweinchendarm sind für C5a vom Menschen und vom Schwein 0,2–0,3 nM, für C5a des Arg- vom Schwein 0,6–0,8 nM. Die intradermal in der menschlichen Haut wirksame Schwellendosis liegt für C5a bei 0,02–0,04 pM, für C5a des-Arg vom Schwein bei 0,05–0,07 pM.

Die außerordentlich hohe Wirksamkeit zeigt sich auch bei der chemotaktischen Wirkung von C5a auf polymorphkernige Leukozyten. Die wirksamen Konzentrationen liegen hier im Bereich von 1–5 nM. Damit ist C5a neben LTB_4 (s. S. 327) einer der wirksamsten chemotaktischen Stoffe. Mit der chemotaktischen Wirkung ist eine Aktivierung der Leukozyten verknüpft, die zu einer Freisetzung von lysosomalen Enzymen und einer Bildung von reaktiven Sauerstoffspezies (s. S. 329) führt. Da C5a auch auf die Gefäßendothelien einwirkt, kommt es zu einer Kooperation von Leukozyten und Endothelien, die zu einer Leukozytenaggregation, zu einer Leukozytenadhärenz an den Endothelien und schließlich zu einem Durchwandern der Gefäßwand führt. Auch dabei sind sekundäre Mediatoren (LTB_4, PAF) beteiligt. An Blutplättchen wirkt C5a proaggregatorisch.

Bedeutung der Anaphylatoxine für pathophysiologische Vorgänge

Eine Beteiligung von Anaphylatoxinen an Krankheitssymptomen ist immer dann zu erwarten, wenn eine Komplementaktivierung – sei es immunologisch, sei es nicht immunologisch – erfolgt. Diese Aktivierung kann sowohl in der Zirkulation als auch bei örtlichen immunologisch oder nicht immunologisch ausgelösten Krankheitsvorgängen erfolgen.

Eine systemisch erfolgende Anaphylatoxinbildung ist bei einer Reihe von Vorgängen nachgewiesen (Tab. 9), bei denen aus unterschiedlichen Gründen – oft durch die Berührung von Plasma mit Fremdstoffen – eine Komplementaktivierung erfolgt.

Ein durch die systemische Anaphylatoxinbildung ausgelöstes Krankheitsbild ist die Schocklunge, die häufig mit der englischen Formulierung „adult respiratory distress syndrome" oder einfach „ARDS" bezeichnet wird. Sie ist gekennzeichnet durch respiratorische Insuffizienz, durch interstitielles Ödem, durch Anschoppung von Leukozyten und Plättchen in den Lungengefäßen und Thrombenbildung. Pathogenetisch spielt dabei nicht nur die Aggregation der Leukozyten, sondern auch ihre mit dem Auftreten reaktiver Sauerstoffspezies verbundene Aktivierung (s. S. 329) und das Auftreten sekundärer Mediatoren aus der Arachidonsäurekaskade eine Rolle. Im Tierversuch lassen sich solche Schockzustände (z. B. der Endotoxinschock) durch Ausschaltung des Komplements hemmen. Die vielfachen Ursachen, die zur Schocklunge führen können, machen es allerdings unwahrscheinlich, daß immer eine Komplementaktivierung mit im Spiel ist.

Die Beteiligung von Anaphylatoxinen an lokalen Entzündungsprozessen setzt eine Komplementaktivierung im Gewebe oder in der interstitiellen Flüssigkeit voraus. Das Vorhan-

Tab. 9: Vorgänge, die zu einer systemischen Komplementaktivierung mit Anaphylatoxin-(C5a- und C3a-)-Bildung führen können.	
Endotoxinämie	Hämodialyse
Bakteriämie	Leukopherese
Polytraumata	Kardiopulmonärer Bypass
Verbrennung	Radiographische
Typ-III-Allergien	Kontrastmittel

densein von Komplementkomponenten in der Lymphflüssigkeit einerseits, aber auch die Extravasation von Plasma ins Gewebe mit Hilfe anderer Entzündungsmediatoren andererseits lassen an eine lokale Komplementaktivierung und damit an eine Anaphylatoxinbeteiligung bei lokalen Entzündungsprozessen denken. Dementsprechend wurde C5a in Synovialflüssigkeit bei rheumatischen Patienten, in entzündlichen Exsudaten, in Gefäßen mit immunologisch bedingten Entzündungsprozessen und auch im Liquor cerebrospinalis bei Meningitis nachgewiesen. So kann die leukozytäre Infiltration bei derartigen Entzündungen auf der chemotaktischen Wirkung von C5a beruhen, die dann durch Aktivierung der polymorphkernigen Leukozyten mit Freiwerden lysosomaler Enzyme (z. B. leukozytärer Elastase) oder Bildung von reaktiven Sauerstoffspezies (z. B. O_2^-; s. S. 329) zu Gewebeschäden führt.

Derivate des Arachidonsäurestoffwechsels

Allgemeines

Prostaglandine (PG) und verwandte Produkte des Arachidonsäurestoffwechsels haben in den letzten 20 Jahren größtes Interesse hinsichtlich ihrer physiologischen, pathophysiologischen und pharmakologischen Bedeutung gefunden. Nach der Strukturaufklärung der ersten natürlich vorkommenden Verbindungen 1962 ist eine große Zahl weiterer Arachidonsäuremetaboliten entdeckt worden (Abb. 9 und 10). Viele davon zeichnen sich durch ihr fast ubiquitäres Vorkommen im Organismus und durch ihr erstaunlich breites pharmakologisches Wirkungsspektrum aus. Sie werden in den verschiedenen Organen und Zellen normalerweise nicht gespeichert, sondern auf unterschiedliche Stimuli hin neu synthetisiert und freigesetzt. Sie werden oft auch als Gewebshormone bezeichnet. Die Hemmung der Biosynthese von PG und Thromboxanen (TX) gilt heute als der wesentliche biochemische Wirkungsmechanismus der nicht-steroidalen Antiphlogistika (s. S. 217). Andererseits werden zunehmend PG selbst und verwandte Substanzen therapeutisch eingesetzt (s. S. 326). Substrate der PG-Biosynthese sind mehrfach ungesättigte Fettsäuren wie die Arachidonsäure. Die aus diesen C20-Fettsäuren entstehenden Metaboliten werden auch als Eicosanoide (griechisch: eikosi = zwanzig) bezeichnet. Durch die Aktivität des Enzyms Fettsäurecyclooxygenase entstehen dabei die PG und TX (Abb. 9), während verschiedene Lipoxygenasen für die Entstehung von Hydroperoxy- und Hydroxyderivaten verantwortlich sind (Abb. 10). Über die 5-Lipoxygenase entstehen zusätzlich die Leukotriene (LT) (Abb. 10). Die 1938 entdeckte „slow-reacting substance" (SRS) ist 1979 als ein Gemisch der Cysteinyl-LT C_4, D_4 und E_4 (Abb. 10) identifiziert worden.

Weitere Eicosanoide, auf die im folgenden nicht weiter eingegangen wird, sind die Lipoxine (LX), A_4 und B_4 (5,6,15-Trihydroxy-7,9,11,13-Eicosatetraensäure bzw. 5,14,15-Trihydroxy-6,8,10,12-Eicosatetraensäure). Diese Verbindungen entstehen durch Interaktionen zwischen dem 5- und 15-Lipoxygenase-Stoffwechselweg. LXA_4 stimuliert die Freisetzung von Sauerstoffradikalen und lysosomalen Enzymen aus menschlichen Neutrophilen, führt zur Kontraktion von Lungengewebe und zur Plasmaextravasation aus postkapillären Venolen. Daneben hemmen LXA_4 und LXB_4 die Cytotoxizität von „natural killer cells". Die pathophysiologische und pharmakologische Bedeutung dieser Eicosanoide ist unbekannt.

Struktur, Biosynthese und Nomenklatur der Cyclooxygenase-abhängigen Arachidonsäuremetaboliten

Die Bezeichnung Prostaglandine geht darauf zurück, daß die zuerst in der menschlichen Samenflüssigkeit entdeckten Substanzen für ein Sekret der Prostata gehalten wurden. Sie sind charakterisiert durch einen Cyclopentanring sowie eine Carboxyl- und eine Alkyl-Seitenkette (Abb. 9). Die Substrate der Eicosanoid-Biosynthese wie z. B. die Arachidonsäure liegen in den Zellen zum größten Teil in veresterter Form in Membranphospholipiden vor. Die Konzentrationen von freier Arachidonsäure sind dagegen sehr niedrig. Da nur freie Arachidonsäure als Substrat der Cyclooxygenase und verschiedener Lipoxygenasen dienen kann, hängt die Eicosanoid-Biosynthese primär von der Freisetzung der Substratfettsäuren aus den Phospholipiden ab. Dies geschieht durch die Aktivität Membran-gebundener Phospholipase A_2 oder in 2 Schrit-

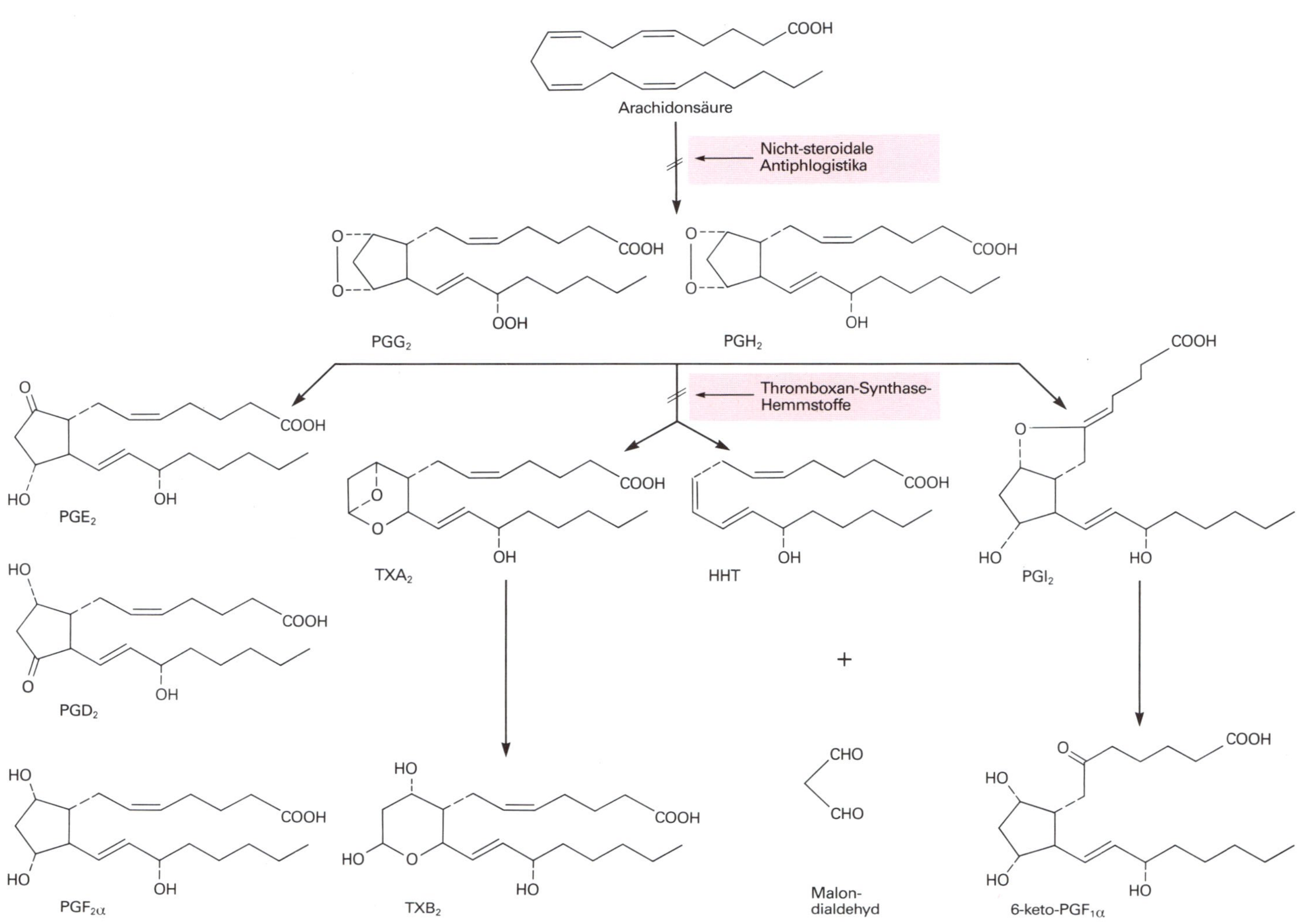

Abb. 9: Biosynthese von Cyclooxygenaseprodukten des Arachidonsäurestoffwechsels und der Angriffspunkt von nicht-steroidalen Antiphlogistika bzw. Thromboxan-Synthase-Hemmstoffen (nach Peskar et al., in Patrono and Peskar (Hrsg.): Radioimmunoassay in Basic and Clinical Pharmacology, Springer, Heidelberg 1987).

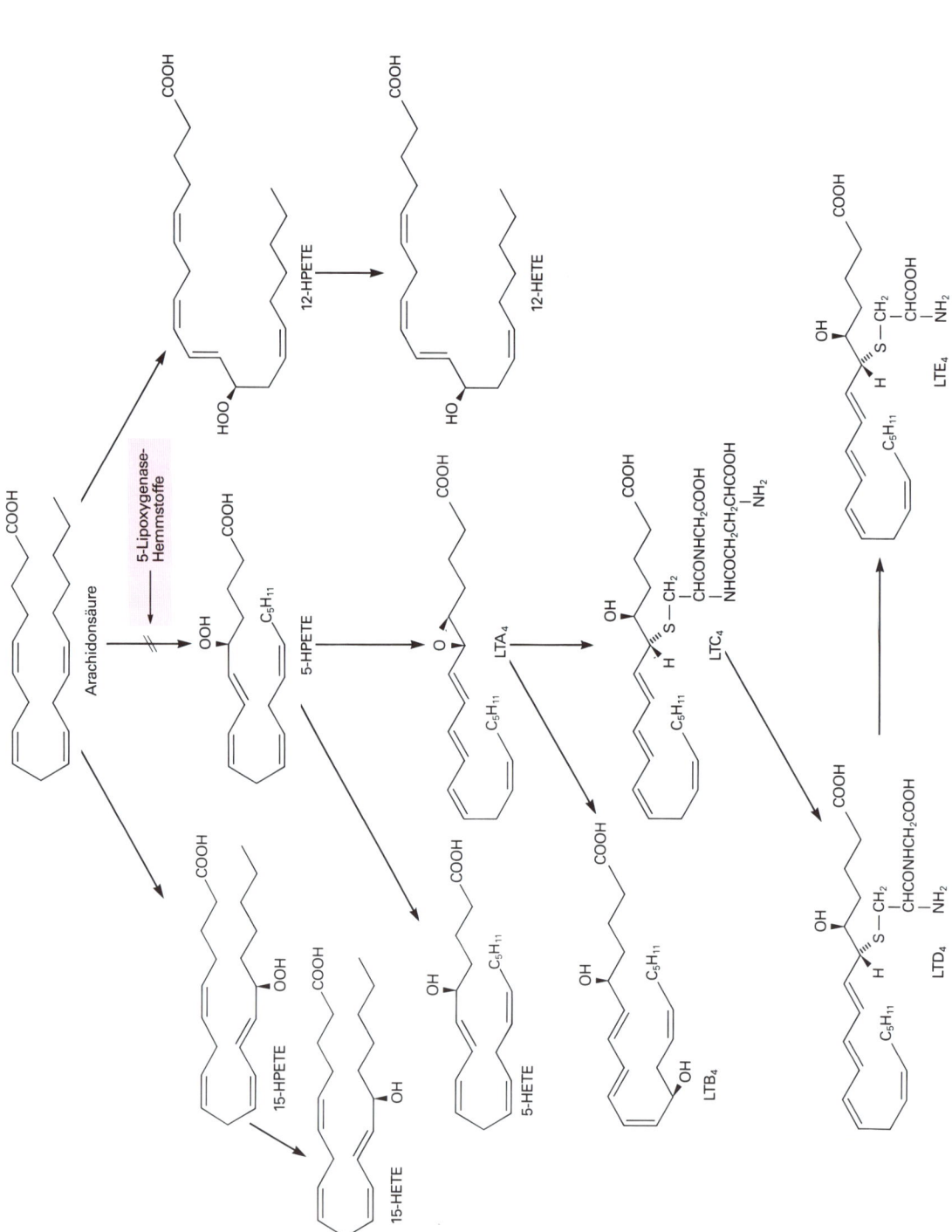

Abb. 10: Biosynthese von Lipoxygenaseprodukten des Arachidonsäurestoffwechsels und der Angriffspunkt von 5-Lipoxygenase-Hemmstoffen (nach Zweerink et al., in Patrono and Peskar (Hrsg.): Radioimmunoassay in Basic and Clinical Pharmacology, Springer, Heidelberg 1987).

ten durch Phospholipase C und Diacylglyceridlipase. Die Aktivierung der Eicosanoid-Biosynthese kann durch chemische, physiologische, pathophysiologische und pharmakologische Stimuli erfolgen. Viele dieser Stimuli erhöhen die intrazelluläre Calciumkonzentration und steigern dadurch die Phospholipaseaktivität.

Die primären Produkte des Cyclooxygenase-Stoffwechselweges der Arachidonsäure sind die PG-Endoperoxide PGG_2 und PGH_2 (Abb. 9). Diese können enzymatisch oder nicht-enzymatisch zu PGE_2, PGD_2 und $PGF_{2\alpha}$ weiter metabolisiert werden. In verschiedenen Organen und Zellen, z. B. den Thrombozyten, werden die PG-Endoperoxide überwiegend durch das Enzym TX-Synthase zum vasokonstriktorischen und die Thrombozytenaggregation fördernden TXA_2 metabolisiert. Andere Produkte dieser Enzymaktivität sind die 12-L-Hydroxy-5,8,10-Heptadecatriensäure (HHT) und Malondialdehyd. Ihre biologische Funktion ist unbekannt. In anderen Geweben und Zellen, z. B. den Gefäßendothelien, werden die PG-Endoperoxide zu einem funktionellen Antagonisten des TXA_2, dem vasodilatatorischen und die Thrombozytenaggregation hemmenden PGI_2 (Prostacyclin) metabolisiert. Die chemisch labilen Verbindungen TXA_2 und PGI_2 werden rasch zu den stabilen, aber biologisch inaktiven Degradationsprodukten TXB_2 bzw. 6-Keto-$PGF_{1\alpha}$ hydrolysiert (Abb. 9).

Die Zahl an verwandten Substanzen wird dadurch weiter vergrößert, daß neben der Arachidonsäure (5,8,11,14-Eicosatetraensäure) auch andere mehrfach ungesättigte Fettsäuren wie die 8,11,14-Eicosatriensäure (Dihomo-γ-Linolensäure) und die in Fischölen vorkommende 5,8,11,14,17-Eicosapentaensäure (Timnodonsäure) Substrate für die Fettsäurecyclooxygenase darstellen. Aus ihnen werden PG der 1- bzw. 3-Serie synthetisiert. Die Zahlen 1–3 im Index weisen dabei auf die Anzahl der Doppelbindungen in den Seitenketten der PG hin. Die Buchstabenbezeichnungen charakterisieren die Substitutionen an der Ringstruktur des PG-Moleküls. Dabei wird die sterische Position der OH-Gruppe an C9 bei PG der F-Serie durch die Bezeichnung α oder β angegeben.

Inaktivierung der Cyclooxygenase-abhängigen Arachidonsäuremetaboliten

Zirkulierende PG der E- und F-Serie werden vor allem in der Lunge enzymatisch inaktiviert. Bei einer einzigen Lungenpassage können bis zu 95 % einer injizierten Dosis metabolisiert werden. Der erste Schritt der enyzmatischen PG-Inaktivierung erfolgt durch die 15-Hydroxy-PG-Dehydrogenase. Die resultierenden 15-Keto-Verbindungen haben kaum mehr biologische Aktivität. Sie werden durch eine PG-Δ^{13}-Reduktase zu 15-Keto-13,14-Dihydroderivaten weiter metabolisiert und inaktiviert. 15-Hydroxy-PG-Dehydrogenase und PG-Δ^{13}-Reduktase finden sich außer in der Lunge vor allem in Niere, Milz, Gastrointestinaltrakt und Plazenta. Sie können dort die Wirkungsdauer lokal synthetisierter PG bestimmen, während die Inaktivierung in der Lunge zusätzlich verhindert, daß größere Mengen biologisch aktiver PG über die Zirkulation den arteriellen Schenkel des Blutkreislaufs erreichen. Der weitere Metabolismus der 15-Keto-13,14-Dihydro-Derivate geschieht langsamer, vorwiegend in der Leber, über β- und ω-Oxidation der Seitenketten. PGI_2 hydrolysiert bei neutralem pH mit einer Halbwertzeit von ca. 3 Minuten zum biologisch inaktiven 6-Keto-$PGF_{1\alpha}$. PGI_2 wird im Gegensatz zu PG der E- und F-Serie nicht in die die inaktivierenden Enzyme enthaltenden Lungenzellen aufgenommen und deshalb nicht bei der Lungenpassage metabolisiert. Der vasodilatatorische Effekt von PGI_2 ist demnach im Gegensatz zu dem von PGE_1 bei intravenöser und intraarterieller Verabreichung annähernd gleich.

TXA_2 hydrolysiert nicht-enzymatisch mit einer Halbwertzeit von ca. 30 Sekunden zum biologisch inaktiven TXB_2. Die Hauptmetaboliten von PGI_2 und TXA_2 im Urin sind 2,3-Dinor-6-Keto-$PGF_{1\alpha}$ bzw. 2,3-Dinor-TXB_2. Ihre Messung wird zur Bestimmung der Gesamtkörperproduktion der biologisch aktiven Substanzen PGI_2 und TXA_2 herangezogen.

Pharmakologische Effekte der Cyclooxygenase-abhängigen Arachidonsäuremetaboliten

Kreislauf

PGE_2 und vor allem PGE_1 erweitern die meisten regionalen Gefäßgebiete und senken dadurch den peripheren Widerstand und arteriellen Blutdruck, während $PGF_{2\alpha}$ nur in höheren Dosen wirksam ist und den Blutdruck kurzdauernd steigern kann.

Die relaxierende Wirkung von PG der E-Serie auf die glatte Gefäßmuskulatur erfolgt direkt und nicht etwa, wie Versuche mit verschiedenen Rezeptorenblockern oder Vorbehandlung mit Reserpin zeigen, indirekt über eine Histamin-Freisetzung, über cholinerge Mechanismen oder durch Angriff an α-oder β-Adrenozeptoren. An den Hautgefäßen verursacht lokale Injektion von PG der E-Serie ein langanhaltendes Erythem. Dies steht im Gegensatz zu anderen Gefäßgebieten, wo PG nur eine kurzdauernde Wirkung haben. Vasodilatatorische PG wie PGE_1 und PGI_2 haben kaum einen direkten Effekt auf die Gefäßpermeabilität, potenzieren aber den Effekt anderer Mediatoren wie Histamin oder Bradykinin.

An verschiedenen isolierten Herzpräparationen zeigen PG nur geringe Effekte auf Frequenz und Kontraktionskraft. Am Ganztier und beim Menschen senkt die Infusion hoher Dosen von PGE_1 den peripheren Widerstand, und als Folge davon nehmen die Kontraktionskraft des Herzens und seine Frequenz zu, d. h. die RR-Intervalle ab (Abb. 11). Die Kreislaufwirkungen höherer PGE_1-Dosen können von pulsierenden Kopfschmerzen, Rötungen des Gesichts, kolikartigen Bauchschmerzen und Fieber begleitet sein.

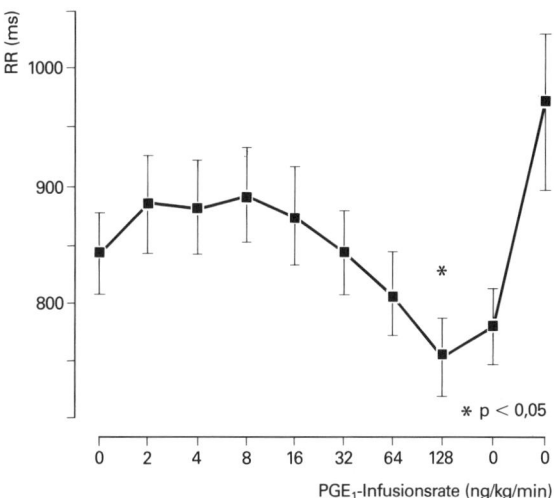

Abb. 11: RR-Intervalle im EKG als Maß der Herzfrequenz unter der intravenösen Infusion steigender Dosen von PGE_1 für jeweils 20 min sowie für 40 min nach Beendigung der Infusion (nach Wilkens et al., Eur. J. Clin. Pharmacol. **33**, 133 (1987)).

Die direkte Kreislaufwirkung der Endoperoxide PGG_2 und PGH_2 besteht in Vasokonstriktion, die offenbar durch ihre Affinität zu TXA_2-Rezeptoren vermittelt wird. Der vasokonstriktorische Effekt wird häufig von einer Vasodilatation überlagert oder gefolgt, die durch rasche enzymatische Umwandlung, vor allem in der Lunge und in Endothelzellen, zum Vasodilatator PGI_2 bedingt ist. Während TXA_2 ein Vasokonstriktor ist, führt PGI_2 zur Dilatation der verschiedensten Gefäßgebiete wie z. B. der Koronarien, der mesenterialen und pulmonalen Zirkulation. Bei niedriger Dosierung (bis 2 ng/kg/min) sind die Blutdruckeffekte im allgemeinen gering. Höhere Dosen führen zu Blutdrucksenkung. Beim Menschen führen PGI_2-Infusionen von 2–5 ng/kg/min zu Vasodilatation mit reflektorischer Tachykardie, flush und Erhöhung der Hauttemperatur. Bei Infusionsraten über 8 ng/kg/min treten Kopfschmerzen auf, bei 50 ng/kg/min werden weitere unerwünschte Effekte wie Blässe, Übelkeit, starker Blutdruckabfall und über den Vagus vermittelte Bradykardie beobachtet.

Thrombozytenfunktion

PGI_2 hemmt an Thrombozyten der meisten Spezies einschließlich des Menschen die durch unterschiedliche Stimuli wie ADP, Kollagen, Thrombin oder TXA_2 induzierte Aggregation (S. 387; Abb. 41). In Abhängigkeit von den auslösenden Agonisten wird die antiaggregatorische PGI_2-Wirkung im Konzentrationsbereich von 0,5–20 nmol/l beobachtet. PGI_2 ist damit etwa 20–40mal aktiver als PGD_2 bzw. PGE_1. Die antiaggregatorisch wirksamen PGI_2, PGE_1 und PGD_2 hemmen auch andere Effekte der Thrombozytenaktivierung wie Formveränderung, Adhäsion und Degranulierung.

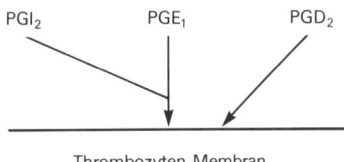

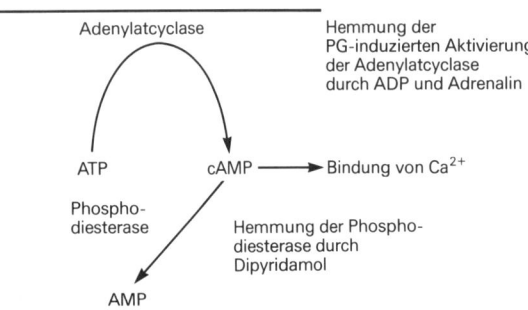

Abb. 12: Mechanismus der Aggregationshemmung durch Prostaglandine. Prostaglandine aktivieren die Adenylatcyclase und erhöhen die Konzentration von cAMP. Eine Hemmung der Phosphodiesterase potenziert diesen Effekt. Durch cAMP wird Calcium gebunden. Die Folge davon ist eine Abnahme der Konzentration an freiem Ca^{2+} im Cytosol der Thrombozyten. Dieser Effekt ist mit einer Abnahme der Aggregationsneigung der Thrombozyten verbunden.

PGI_2 und PGE_1 wirken sehr wahrscheinlich über denselben, PGD_2 jedoch über einen anderen spezifischen Rezeptor an der Thrombozytenmembran. Die Hemmung der Thrombozytenaggregation durch PG wird über eine Aktivierung der Adenylatcyclase vermittelt. Es kommt dadurch zu einer Ak-

kumulation von cAMP in den Thrombozyten. Dipyridamol[1] steigert diesen Effekt durch Hemmung der Phosphodiesterase. Dipyridamol und die aggregationshemmenden PG wirken infolgedessen synergistisch (Abb. 12).

Während PGE_2 in niedrigen Konzentrationen (unter 1 μmol/l) die Thrombozytenaggregation sogar fördern kann und nur in hohen Konzentrationen hemmend wirkt, hat $PGF_{2\alpha}$ keinen Effekt. Das quantitativ wichtigste Cyclooxygenaseprodukt des Arachidonsäurestoffwechsels in Thrombozyten, TXA_2, induziert und fördert die Aggregation und führt zu Degranulierung mit Freisetzung vasoaktiver Substanzen wie ADP und Serotonin. Der Effekt von Induktoren der Plättchenaggregation wie Kollagen, deren Wirksamkeit von einer intakten TXA_2-Biosynthese abhängt, wird durch Cyclooxygenaseinhibitoren wie Acetylsalicylsäure gehemmt.

Der Mechanismus der Thrombozytenaggregationshemmung durch Ticlopidin[2] ist nicht geklärt. Die Substanz hemmt weder die Cyclooxygenase noch die Phosphodiesterase. Sie ist in vitro nur wenig aktiv. In vivo hemmt sie vor allem die ADP-induzierte Thrombozytenaggregation, in geringerem Maße auch den Effekt von Kollagen, Thrombin und Plättchen-aktivierendem Faktor (PAF). Es wird zur Hemmung der Thrombozytenaggregation bei Hämodialysepatienten mit Shuntkomplikationen eingesetzt, wenn Unverträglichkeit gegenüber Acetylsalicylsäure-haltigen Präparaten besteht. An Nebenwirkungen werden Blutbildveränderungen, Hautausschläge und Diarrhöen beobachtet.

Niere

PGE_2, PGI_2 und PGD_2 setzen Renin aus der Nierenrinde frei. Diese PG sind wahrscheinlich die endogenen Mediatoren der durch Schleifendiuretika wie Furosemid ausgelösten Reninfreisetzung. Die durch diesen Stimulus, nicht aber die durch adrenerge β-Rezeptorstimulation ausgelöste Reninfreisetzung, kann dementsprechend durch nicht-steroidale Antiphlogistika gehemmt werden. PGE_2 und PGI_2 steigern den renalen Blutfluß und die Diurese. Dazu trägt die Hemmung des Effekts von antidiuretischem Hormon (ADH = Vasopressin) bei. Die Wasserrückresorption in den Sammelrohren wird durch die PG vermindert. Im Tierexperiment verursachten PGE_2 und PGI_2 bei lokaler Applikation in die A. renalis auch eine vermehrte Ausscheidung von Na^+ und K^+-Ionen. Hemmung der endogenen PG-Synthese durch nicht-steroidale Antiphlogistika bedingt eine Hemmung der durch Furosemid verursachten Mehrdurchblutung der Nieren. Eine anhaltende Hemmung der intrarenalen PG-Synthese und damit eine Verminderung der Nierendurchblutung dürfte auch an der Entstehung der bei längerdauernder Antiphlogistikabehandlung gelegentlich zu beobachtenden Nierenschädigung beteiligt sein. Dies scheint besonders dann der Fall zu sein, wenn die Nierenfunktion von vornherein eingeschränkt ist und damit die Restfunktion wesentlich von einer intakten PG-Synthese abhängt (z. B. bei älteren Patienten oder bei Herzdekompensation).

Extravaskuläre glatte Muskulatur

PG haben ausgeprägte Effekte auf die Darmmotilität. Die Längsmuskulatur des Gastrointestinaltrakts (Magen, Dünn- und Dickdarm) aller untersuchten Spezies einschließlich des Menschen wird in vitro durch PG der E- und F-Serie kontrahiert, während die Ringmuskulatur durch PGE_2 im Gegensatz zu $PGF_{2\alpha}$ relaxiert wird. PGI_2 und TXA_2 haben geringere Effekte. In vivo führt die orale Gabe von PGE_2 zu einer ver-

---

[1] Persantin®; [2] Tiklyd®.

kürzten Darmpassagezeit, Diarrhö, Erbrechen und kolikartigen Bauchschmerzen.

Die Bronchial- und Trachealmuskulatur wird durch PGE_1 und in geringerem Maße auch durch PGE_2 relaxiert. Allerdings haben PG wegen erheblicher Reizwirkungen auf die Tracheal- und Bronchialschleimhaut und Auslösung des Hustenreflexes keinen Eingang in die antiasthmatische Therapie gefunden. PGD_2 und $PGF_{2\alpha}$, vor allem aber TXA_2, wirken bronchokonstriktorisch. Der Asthmatiker ist wegen seiner unspezifischen bronchialen Hyperreagibilität auch gegen diese Substanzen besonders empfindlich. PGI_2 hat kaum einen Eigeneffekt auf die glatte Muskulatur der Bronchien, kann aber den Effekt verschiedener Agonisten hemmen.

Streifen nicht-schwangerer Uterusmuskulatur werden durch PG der F-Serie kontrahiert und solche der E-Serie relaxiert. Tonusveränderungen sowie Frequenz und Amplitude von Kontraktionen sind jedoch stark abhängig von Spezies und Zyklusstadium. Der schwangere Uterus wird in vivo durch $PGF_{2\alpha}$ und PGE_2 gleichermaßen kontrahiert. Nur PGI_2 und sehr hohe Dosen von PGE_2 haben eine relaxierenden Effekt.

Gastrointestinale Sekretion

PGE_1, PGE_2 und PGI_2 hemmen die Magensaftsekretion nach unterschiedlichen Stimuli wie Fütterung, Histamin oder Gastrin. Es kommt zu einer Verminderung des Volumens, der Säure- und Pepsinsekretion. Dagegen wird die Schleim- und Bikarbonatsekretion im Magen und Dünndarm durch diese PG gesteigert. Daneben kommt es zu einer Steigerung der lokalen Durchblutung. Im Darm wird die Sekretion von Wasser und Elektrolyten in das Lumen durch PG der E- und F-Serie stimuliert. Dieser Effekt zusammen mit der stimulierenden Wirkung auf die glatte Muskulatur des Darmes ist die Ursache der typischen Diarrhöen, die nach oraler oder parenteraler Gabe von PG beobachtet werden können.

Entzündung und Immunreaktionen

Neben der Vasodilatation und der Verstärkung der Wirkung anderer Agonisten wie Histamin und Bradykinin auf die Gefäßpermeabilität verursacht PGE_2 nach intrazerebroventrikulärer Injektion bei verschiedenen Spezies Fieber. Auch beim Menschen kann die parenterale Anwendung von PG, z. B. zur Auslösung eines Aborts, zu Fieber führen. Die Freisetzung von endogenem PGE_2 im Zentralnervensystem ist als Ursache des Pyrogen-induzierten Fiebers angesehen worden. Eine Reihe von pharmakologischen Untersuchungen scheint diese Hypothese allerdings zu widerlegen. So läßt sich z. B. durch Läsion des anterioren Hypothalamus das PGE_2-induzierte Fieber, nicht aber das Pyrogenfieber, hemmen. Intradermale Injektion von PGE_1 und PGE_2 wirkt schmerzerregend. Diese PG ebenso wie PGI_2 sensibilisieren Afferenzen für den Effekt chemischer und mechanischer Stimuli. Dadurch wird ein Zustand der Hyperalgesie hervorgerufen, der die Rolle von PG als Schmerzmediatoren bei Entzündungsvorgängen unterstreicht (s. S. 217).

Verschiedene PG haben auch antiphlogistische Effekte. So hemmen PG der E-Serie die Freisetzung von Mediatoren wie Histamin aus Mastzellen bei anaphylaktischen Reaktionen. Sie hemmen auch die Freisetzung von Sauerstoffradikalen und LTB_4 aus aktivierten Leukozyten. Daneben sind PG wichtige Immunmodulatoren. PGE_2 hemmt die Differenzierung von B-Lymphozyten und die Proliferation von T-Lymphozyten. Von Makrophagen produziertes PGE_2 hemmt die Freisetzung von Lymphokinen aus sensibilisierten T-Lymphozyten. Durch Hemmung verschiedener Lymphozytenfunktionen scheinen PG die Abstoßung von Organtransplantaten zu hemmen.

Luteolyse

Bei verschiedenen Spezies, z. B. beim Rind, führt die Injektion von $PGF_{2\alpha}$ zur raschen Hemmung der Freisetzung von Progesteron und zur Regression des Corpus luteum. Dadurch wird eine frühe Schwangerschaft unterbrochen. Die auch beim Menschen zu beobachtende Abort-auslösende Wirkung von PG scheint allerdings nicht durch einen solchen Mechanismus, sondern durch eine primäre Stimulation der Uterusmuskulatur bedingt zu sein.

Physiologische und pathophysiologische Bedeutung von Prostaglandinen und Thromboxan A_2

Aufgrund des besonders breiten Wirkungsspektrums sind zahlreiche Hypothesen über die physiologische bzw. pathophysiologische Bedeutung von lokal synthetisierten Eicosanoiden bei den unterschiedlichsten Organfunktionen aufgestellt worden.

Ein Gleichgewicht zwischen dem in Thrombozyten aus Arachidonsäure synthetisierten proaggregatorischen und vasokonstriktorischen TXA_2 und dem in der Gefäßwand, insbesondere im Endothel, synthetisierten vasodilatatorischen und antiaggregatorischen PGI_2 scheint für die Thrombozyten-Gefäßwand-Interaktion von besonderer Wichtigkeit zu sein. Eine normale TXA_2-Biosynthese ist für den primären Verschluß von verletzten Gefäßen durch aggregierende Thrombozyten bedeutsam. Allerdings können Thrombozyten auch bei vollständig gehemmter TXA_2-Biosynthese zur Aggregation gebracht werden, z. B. durch Thrombin. Eine normale PGI_2-Biosynthese verhindert Aggregation und Adhärenz von Thrombozyten am Endothel. Niedrige Dosen von Acetylsalicylsäure (z. B. 75–100 mg/Tag) verursachen eine mittelgradige Verlängerung der Blutungszeit durch Hemmung der TXA_2-Biosynthese in den Thrombozyten ohne wesentliche Beeinflussung der endothelialen PGI_2-Synthese (s. S. 451). Die Selektivität dieser Wirkung eines Cyclooxygenasehemmers beruht auf der durch Acetylsalicylsäure verursachten irreversiblen Hemmung des Enzyms, das in der Gefäßwand, nicht aber in den kernlosen menschlichen Thrombozyten, durch Proteinneusynthese ersetzt werden kann. Die Hemmung der thrombozytären Cyclooxygenase durch eine einzige Dosis Acetylsalicylsäure[1] dauert also über die gesamte Lebensspanne der zirkulierenden Thrombozyten (9–14 Tage) an. Dieser Effekt wird auch klinisch bei thromboembolischen Erkrankungen, vor allem aber in deren Prophylaxe, genutzt (S. 455). Ähnlich selektiv wirken Hemmstoffe der TX-Synthase (Abb. 9). Bei spezifischer Hemmung dieses Enzyms können allerdings über die nicht gehemmten Stoffwechselwege vermehrt andere Cyclooxygenaseprodukte wie PGE_2 aus den PG-Endoperoxiden synthetisiert werden. Dagegen können TXA_2-Rezeptorblocker die TXA_2-bedingte Aktivierung von Thrombozyten und die Vasokonstriktion hemmen, ohne die Biosynthese von Eicosanoiden zu beeinflussen. TX-Synthase-Hemmstoffe und TXA_2-Rezeptorblocker befinden sich derzeit in Entwicklung bzw. klinischer Prüfung und könnten bei der Prophylaxe verschiedener kardiovaskulärer Erkrankungen wertvolle Pharmaka sein.

Erhöhte Spiegel von PG werden während des Geburtsvorgangs im Blut und in der Amnionflüssigkeit gefunden. Diese PG scheinen für die Uteruskontraktion von Bedeutung zu sein, da nicht-steroidale Antiphlogistika infolge PG-Synthesehemmung die Dauer einer Schwangerschaft sowie auch einer

---

[1] Colfarit®.

spontanen normalen Geburt verlängern können. Bei Dysmenorrhö sind erhöhte PG-Spiegel im Endometrium und im Menstruationsblut gemessen worden. Ihre pathophysiologische Bedeutung wird durch die schmerzlindernde Wirkung von Cyclooxygenasehemmstoffen wie Acetylsalicylsäure und Ibuprofen unterstrichen. Die Bedeutung der besonders hohen Spiegel von PG in der menschlichen Samenflüssigkeit ist dagegen bis heute nicht geklärt.

An der Ratte schützen PG die Magenschleimhaut gegenüber einer Reihe von Noxen wie Alkohol oder Säuren. Dieser in seinem Mechanismus nicht völlig geklärte gastroprotektive Effekt ist unabhängig von der Hemmung der Salzsäureproduktion. Die Aktivierung der Bikarbonat- und der Schleimsekretion sowie die Steigerung der Durchblutung der Mukosa durch PG werden dabei als wichtige Schutzfaktoren für die Schleimhaut angesehen. Im Gegensatz zum Tierexperiment ist allerdings beim Menschen ein Ulkus-heilender Effekt nur mit PG-Dosen zu beobachten, die auch die Säuresekretion hemmen. Die sogenannte Zytoprotektion scheint also hier, wenn überhaupt, nur eine geringe Rolle zu spielen. Die Hemmung der endogenen PG-Synthese in der Magenschleimhaut und damit die Entfernung eines protektiven Prinzips durch nicht-steroidale Antiphlogistika ist eine der Ursachen für die schleimhautschädigende Wirkung dieser Pharmaka. In Analogie zur gastroprotektiven Wirkung sind protektive Effekte von PG auch an anderen Organen und experimentellen Modellen (z. B. Leberschaden durch Tetrachlorkohlenstoff, Herzmuskelnekrosen bei experimentellem Infarkt) beschrieben worden. Der Mechanismus dieser Organprotektion ist nicht bekannt.

Die Schmerzauslösung bzw. Hyperalgesie zusammen mit der pyretischen, vasodilatatorischen und Ödem-steigernden Wirkung kennzeichnen die PG als wichtige Mediatoren der Entzündung. Ihre besondere Bedeutung geht daraus hervor, daß nicht-steroidale Antiphlogistika wie Acetylsalicylsäure in therapeutischer Dosierung die PG-Biosynthese hemmen (Abb. 9), im allgemeinen aber keinen Effekt auf andere Entzündungsmediatoren wie Kinine oder Histamin haben. PG und TX werden neben anderen Mediatoren auch bei einer Reihe von allergischen Reaktionen freigesetzt; beim allergischen Asthma bronchiale wird die Bedeutung der Cyclooxygenaseprodukte des Arachidonsäurestoffwechsels sicherlich von der der stark bronchokonstriktorisch wirksamen LT übertroffen (s. S. 327).

Pharmakologische Beeinflussung der Prostaglandin- und Thromboxan-Biosynthese

Die wichtigsten Hemmstoffe der Cyclooxygenase sind die nicht-steroidalen Antiphlogistika (Abb. 9). Ihre antiphlogistischen Eigenschaften werden heute ebenso mit dieser Enzymhemmung in Zusammenhang gebracht wie einige Nebenwirkungen, z. B. die Schädigung der Magenschleimhaut oder die Verlängerung der Blutungszeit. Unter Berücksichtigung pharmakokinetischer Parameter korreliert die antiphlogistische Wirksamkeit solcher Pharmaka im allgemeinen gut mit ihrer Fähigkeit, die PG- und TX-Biosynthese zu hemmen.

Es gibt allerdings auch Ausnahmen. So hemmt Natriumsalicylat die Cyclooxygenase in vitro nicht, hat aber einen antiphlogistischen Effekt, der dem der Acetylsalicylsäure vergleichbar ist. Natriumsalicylat kann allerdings die PG-Synthese in vivo hemmen. Möglicherweise ist dies Ausdruck einer allgemeineren Wirkung, z. B. einer „Stabilisierung" von Zellmembranen. Für die nicht-sauren Verbindungen Paraceta-

mol[1] und Metamizol[2] ist vermutet worden, daß ihre antipyretische und analgetische Wirkung bei fehlender oder nur geringer antiphlogistischer Wirkung durch eine vorzugsweise Hemmung der Cyclooxygenase im Gehirn gegenüber peripheren Organen erklärt werden kann. Allerdings läßt sich experimentell eine selektive PG-Synthesehemmung im Gehirn nur mit Konzentrationen demonstrieren, die in vivo bei therapeutischen Dosierungen kaum auftreten. Der Wirkungsmechanismus dieser Analgetika muß deshalb heute immer noch als nicht geklärt angesehen werden.

Ein Nachteil typischer nicht-steroidaler Antiphlogistika wie Acetylsalicylsäure[3] oder Indometacin[4] kann die gesteigerte Biosynthese von Lipoxygenase-Produkten durch vermehrte Verfügbarkeit des Substrats Arachidonsäure bei Hemmung der Cyclooxygenase sein. Man hat einen solchen Effekt für einige Nebenwirkungen nicht-steroidaler Antiphlogistika, z. B. das „Analgetika-Asthma", mitverantwortlich gemacht.

Es ist vermutet worden, daß an der antiphlogistischen Wirkung von Glucocorticoiden ebenfalls ein Angriffspunkt am Eicosanoidsystem beteiligt ist. Glucocorticoide induzieren demnach die Synthese eines Proteins, des Lipocortin, das die Phospholipase A_2 hemmt. Als eine Konsequenz wäre eine Verminderung der Biosynthese von Cyclooxygenase- und Lipoxygenase-Produkten des Arachidonsäurestoffwechsels zu erwarten. Ein solcher Effekt ist experimentell in verschiedenen in vitro-Systemen beobachtet worden. Es ist allerdings unklar, ob dieser Mechanismus auch für die antiphlogistische Wirkung von Glucocorticoiden beim Menschen relevant ist.

Therapeutische Anwendung

PGE_2 (Dinoproston[5]) wird intravenös oder extraamnial vor allem zur Vorbereitung einer instrumentellen Ausräumung des Uterus im zweiten Trimenon verwendet. Bei dieser Indikation sowie zur Abortinduktion wird auch Sulproston[6], ein PGE_2-Derivat, verwendet. $PGF_{2\alpha}$ (Dinoprost[7]) kann bei atonischen Nachblutungen nach einer Uterusausräumung oder nach einer Geburt sowie zur Vorbeugung einer Uterusatonie angewendet werden. Typische Nebenwirkungen dieser Pharmaka sind Übelkeit, Erbrechen, kolikartige Schmerzen und Diarrhö, Kopfschmerzen, Erytheme an den Infusionsstellen, Temperaturerhöhungen sowie, vor allem bei $PGF_{2\alpha}$, bronchokonstriktorische Reaktionen. Neuerdings wird auch ein PGE_1-Derivat, Gemeprost[8], in Form von Vaginalzäpfchen zur Cervixerweichung und -dilatation angewendet.

PGE_1 (Alprostadil[9], stabilisiert als Komplex mit α-Cyclodextrin), wird bei fortgeschrittener chronisch-arterieller Verschlußkrankheit lokal intraarteriell oder auch, in höherer Dosierung, intravenös infundiert, um eine Abheilung von Ulzerationen und eine Reduktion des Ruheschmerzes zu errei-

---

[1] Benuron®; [2] Novalgin®; [3] Aspirin®; [4] Amuno®; [5] Minprostin E_2®; [6] Nalador®; [7] Minprostin $F_{2\alpha}$®; [8] Cergem®; [9] Prostavasin®.

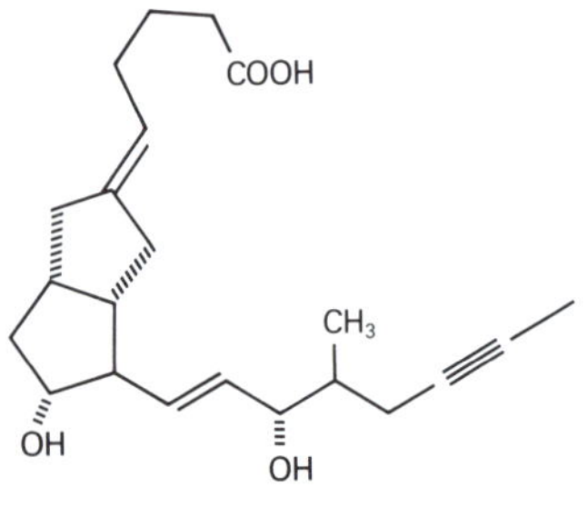

Abb. 13: Iloprost.

chen. Zu den häufigeren Nebenwirkungen zählen Rötung und Schmerzen in der infundierten Extremität. Daneben können flush, Kopfschmerzen und Diarrhö auftreten, in therapeutischer Dosierung (bis 10 ng/kg/min) seltener Blutdruckabfall und Tachykardie (Abb. 11). Die gelegentlich lang anhaltende therapeutische Wirkung (z. B. Rückführung in ein leichteres Stadium der Verschlußkrankheit, Verlängerung der schmerzfreien Gehstrecke) kann kaum allein durch die Vasodilatation und Hemmung der Thrombozytenaggregation erklärt werden. Wahrscheinlich spielt zusätzlich ein Einfluß auf die Kollateralen und ein Hemmeffekt auf die Proliferation der glatten Gefäßmuskulatur eine Rolle. Ähnliche Wirkungen bzw. Nebenwirkungen haben auch Infusionen von PGI_2 (Epoprostenol) bzw. stabilen PGI_2-Analoga wie Iloprost (Abb. 13). PGE_1 (Alprostadil[1]) wird auch zur zeitweiligen

Offenhaltung des Ductus arteriosus Botalli bei Neugeborenen mit angeborenen Herzfehlern eingesetzt. PGI_2 hat auch hier einen gleichartigen Effekt.

Ein Derivat von PGE_1, Misoprostol[1], wird bei Magen- und Duodenalulcera eingesetzt, ist allerdings in seiner Effektivität den H_2-Rezeptorblockern nicht überlegen (s. S. 478). Nebenwirkungen sind Diarrhö und Übelkeit sowie Kopfschmerzen und Menstruationsstörungen. Bei Frauen im gebärfähigen Alter sollte Misoprostol wegen seiner Uteruswirksamkeit nur bei gleichzeitiger Kontrazeption angewendet werden.

In der Veterinärmedizin werden $PGF_{2\alpha}$ (Dinoprost-Trometamol[2]) und einige Derivate wegen ihrer luteolytischen Aktivität eingesetzt. Indikationen sind z. B. Abort- und Geburtseinleitung bei Rindern und Schweinen, die Behandlung von Ovarialzysten und die Östrussynchronisation von Rinderherden.

[1] Minprog® Päd.

[1] Cytotec®; [2] Dinolytic®.

Lipoxygenase-abhängige Arachidonsäuremetabolite

Biosynthese, Struktur und Metabolismus

Im Gegensatz zur weiten Verbreitung der Fettsäurecyclooxygenase wird Lipoxygenaseaktivität nur in einer limitierten Zahl von Zelltypen wie z. B. Neutrophilen, Eosinophilen, Reticulozyten, Thrombozyten und Makrophagen gefunden. Die verschiedenen Zelltypen unterscheiden sich hinsichtlich der Spezifität der Lipoxygenasen (Abb. 10). So katalysiert eine Thrombozytenlipoxygenase die Biosynthese von 12-Hydroperoxy-5,8,10,14-Eicosatetraensäure (12-HPETE). In Reticulozyten und Neutrophilen entsteht entsprechend 15-Hydroperoxy-5,8,11,13-Eicosatetraensäure (15-HPETE). Schließlich werden durch eine 5-Lipoxygenase über das Zwischenprodukt 5-Hydroperoxy-6,8,11,14-Eicosatetraensäure (5-HPETE) die Leukotriene (LT) synthetisiert. Die verschiedenen Hydroperoxy-Derivate werden zu den entsprechenden Hydroxytetraensäuren (HETEs) reduziert (Abb. 10). Die LT können aus Leukozyten, Makrophagen und verschiedenen Tumorzellen in Kultur freigesetzt werden. 5-HPETE wird zuerst zu einem instabilen Epoxid, LTA_4, metabolisiert, aus dem entweder – vorwiegend in Neutrophilen und mononukleären Phagozyten – durch Hydrolyse LTB_4 oder – vorwiegend in Eosinophilen und Mastzellen – durch Kopplung mit Glutathion LTC_4 entsteht. Durch sukzessive Abspaltung des γ-Glutamyl- und des Glycylrestes aus dem Glutathionteil des LTC_4-Moleküls entstehen LTD_4 und LTE_4 (Abb. 10). Der Name Leukotriene ist abgeleitet von den Leukozyten, aus denen sie freigesetzt werden können, sowie aus der typischen Trienstruktur mit drei konjugierten Doppelbindungen an C7, C9 und C11 (Abb. 10), zu denen im Fall der Arachidonsäure-Abkömmlinge eine weitere Doppelbindung an C14 hinzukommt. Entsprechend können LT der 3-Serie aus Dihomo-γ-Linolensäure und der 5-Serie aus Timnodonsäure (weitere Doppelbindung an C17) entstehen.
LT haben in der Blutbahn eine außerordentlich kurze Halbwertzeit. Sie beträgt z. B. für LTC_4 weit weniger als eine Minute. Dies spricht dafür, daß die LT wie die PG lokal am Ort ihrer Biosynthese ihre Hauptwirkung entfalten. Der Metabolismus des LTC_4 führt über LTD_4 zu LTE_4, das beim Menschen in geringem Maße durch ω-Oxidation bzw. N-Acetylierung weiter metabolisiert wird. Die ω-Oxidation zu 20-Hydroxy- bzw. 20-Carboxy-Derivaten ist der Hauptweg der LTB_4-Inaktivierung. Die Bildung von LTE_4 aus LTD_4 wird

durch D-Penicillamin[1] gehemmt. Es ist vermutet worden, daß einige Nebenwirkungen dieses Basistherapeutikums rheumatischer Erkrankungen (s. S. 222) wie Hautausschläge, Übelkeit und Dysfunktion der Niere mit den so entstehenden erhöhten Spiegeln von LTD_4 zusammenhängen könnten. Das Hauptausscheidungsprodukt des Cysteinyl-LT-Metabolismus ist beim Menschen LTE_4, das vorwiegend über die Galle und zu einem kleineren Teil über den Urin eliminiert wird.

Pharmakologische Effekte der Leukotriene

LTB_4 wirkt chemotaktisch und chemokinetisch, proaggregatorisch und degranulierend auf Leukozyten. Menschliche Leukozyten setzen nach Stimulation mit LTB_4 Sauerstoffradikale (s. S. 329) und Enzyme frei. LTB_4 hat keine direkte Wirkung auf die Permeabilität von Gefäßen. Nach LTB_4-induzierter Adhäsion von Leukozyten an die Endothelzellen kommt es jedoch zu einer starken Erhöhung der Gefäßpermeabilität, zu Ödementstehung und Hyperalgesie.
Die Cysteinyl-LT haben einen direkten, von Leukozyten unabhängigen, steigernden Effekt auf die Permeabilität postkapillärer Venolen verschiedener Gefäßgebiete. Daneben wirken LTC_4 und LTD_4 speziesabhängig in manchen Gefäßgebieten, z. B. in den Koronarien, stark vasokonstriktorisch. Die glatte Muskulatur der Bronchien und des Gastrointestinaltrakts wird durch Cysteinyl-LT kontrahiert. An der Bronchialmuskulatur sind diese Substanzen auf molarer Basis bis zu 1000mal stärker wirksam als Histamin. Bei verschiedenen Spezies wirken die Cysteinyl-LT nicht nur direkt über eigene Rezeptoren bronchokonstriktorisch, sondern zusätzlich über die Freisetzung von TXA_2. LTE_4 ist an den Bronchien wie in anderen Organen schwächer wirksam als LTD_4, hat aber eine besonders langanhaltende Wirkung. Im Tierexperiment führten Cysteinyl-LT auch zu Störungen der Mikrozirkulation der Magenmukosa. Sie verursachen eine Kontraktion der Venolen und Stase des Blutflusses. Die dadurch bewirkte Schädigung der Magenschleimhaut potenziert den Effekt anderer Noxen wie z. B. Alkohol. LTC_4 kommt auch im Gehirn vor. Im Hypophysenvorderlappen hat es möglicherweise eine physiologische Bedeutung, indem es in ähnlicher Weise wie LHRH in bemerkenswert niedrigen Konzentrationen

[1] Metalcaptase®, Trolovol®.

$(10^{-12}\,\mathrm{M}{-}10^{-15}\,\mathrm{M})$ luteotropes Hormon (LH) freisetzen kann (s. S. 537).

Pathophysiologische Bedeutung der Leukotriene

LTB$_4$ kann vor allem bei entzündlichen Erkrankungen (z. B. in Exsudaten bei Gelenkerkrankungen) und in epidermalen Läsionen bei der Psoriasis nachgewiesen werden. Durch seine leukotaktische Wirkung ist es ein Mediator des infiltrativen Entzündungsgeschehens. Ebenso spielt LTB$_4$ neben den Cysteinyl-LT wahrscheinlich eine Rolle beim Morbus Crohn und der Colitis ulcerosa. Die LT werden aus der entzündeten Darmschleimhaut in erhöhten Mengen freigesetzt. Erste klinische Prüfungen von LT-Synthese-Hemmstoffen (5-Lipoxygenaseblocker; Abb. 10) haben zu vielversprechenden Resultaten geführt. Interessanterweise haben auch Sulfasalazin[1] und 5-Aminosalicylsäure[2] (s. S. 479), die als Standardtherapeutika bei diesen Erkrankungen eingesetzt werden, neben

---

[1] Azulfidine®; [2] Salofalk®.

anderen Effekten eine Hemmwirkung auf die LT-Synthese in der Mukosa des Dünn- und Dickdarms.

Eine besonders wichtige Rolle scheint den Cysteinyl-LT bei allergischen Reaktionen wie Rhinitis oder Asthma bronchiale zuzukommen. Diese hochaktiven Mediatorsubstanzen werden durch Allergenexposition freigesetzt. In der Lunge führen sie nicht nur zu Bronchokonstriktion, sondern auch zur Steigerung der Mukussekretion und zur Hemmung des trachealen Schleimtransports. Verschiedene in Entwicklung befindliche Cysteinyl-LT-Rezeptor-Antagonisten und 5-Lipoxygenaseblocker (Abb. 10) scheinen im Tierexperiment und in ersten klinischen Prüfungen eine günstige antiasthmatische Wirkung zu entfalten.

Schließlich gelten Cysteinyl-LT auch als Mediatoren des Endotoxinschocks. Erhöhte Spiegel werden dabei in Blut und Galle gefunden. Ihre Bedeutung wird dadurch unterstrichen, daß verschiedene LT-Rezeptor-Antagonisten und 5-Lipoxygenase-Hemmstoffe den letalen Ausgang des experimentellen Endotoxinschocks verhindern können. Bemerkenswert ist, daß Endotoxin die Elimination von Cysteinyl-LT über die Galle hemmt und so seine eigene Wirkung verstärkt.

Plättchen-aktivierender Faktor (PAF)

Biosynthese und Inaktivierung

PAF wurde ursprünglich als ein Mediator beschrieben, der durch einen IgE-abhängigen immunologischen Prozeß aus basophilen Leukozyten des Kaninchens freigesetzt wird und seinerseits die Freisetzung von Histamin aus Kaninchenthrombozyten bewirkt. Seine chemische Strutkur ist 1-O-Alkyl-2-Acetyl-sn-Glyceryl-3-Phosphorylcholin (Abb. 14), wobei der Alkylrest Hexa- oder Oktadecyl sein kann. Die exakte Bezeichnung ist heute PAF-acether. PAF wird in verschiedenen Zellen, insbesondere Leukozyten, Makrophagen, Monozyten, Thrombozyten und Endothelzellen synthetisiert. Eine besondere physiologische Rolle dürfte PAF spielen, das von Embryonen synthetisiert wird. Es dürfte zur Blastozystenaktivierung beitragen und damit die Ovoimplantation (auch nach in vitro-Fertilisation) fördern.

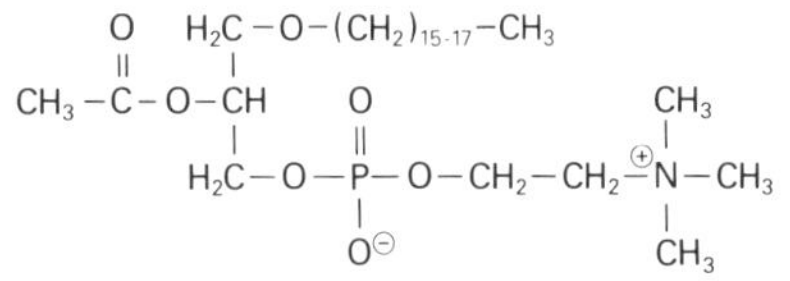

Abb. 14: Plättchen-aktivierender Faktor (PAF).

Gleichzeitig Vorstufe und Abbauprodukt von PAF ist Lyso-PAF (Abb. 15), dem die 2-Acetyl-Substitution fehlt. Der Deacylierungs- und Reacylierungs-Zyklus von PAF, z. B. in Thrombozyten, geschieht über zwei gegensätzliche Stoffwechselwege. Die Biosynthese von PAF wird durch Phospholipase A$_2$ und eine Acetyltransferase katalysiert (Abb. 15). Diese Schritte laufen nur nach Zellaktivierung durch verschiedene Stimuli, z. B. Thrombin, und in Gegenwart von Calcium ab. Die Acetylhydrolase und Acyltransferase, die PAF über Lyso-PAF wieder in Alkyl-Acyl-Glycero-Phosphorylcholin überführen, benötigen dagegen keine Aktivierung (Abb. 15). Durch die Beteiligung von Phospholipase A$_2$ an der PAF-Synthese und durch den hohen Anteil von Arachidonsäure als Acylsubstituent im Alkyl-Acyl-Glycero-Phosphorylcholin ergibt sich eine enge Beziehung zur Eicosa-

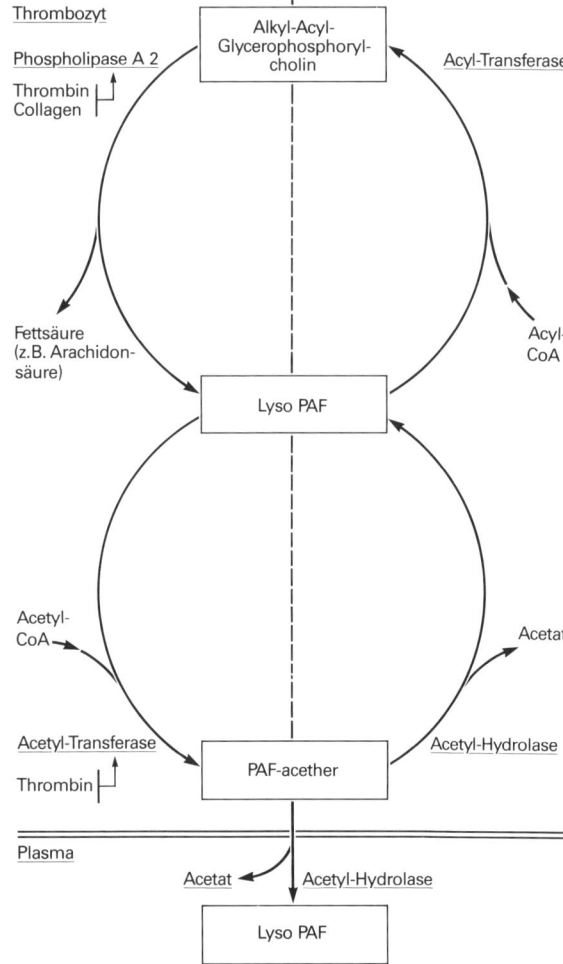

Abb. 15: Metabolischer Zyklus von PAF in Thrombozyten und Plasma (nach Braquet et al., Pharmacol. Rev. **39**, 97 (1987)).

noid-Biosynthese (s. S. 320). Gleichzeitig synthetisierte PG können in einem feed-back-Mechanismus hemmend auf die PAF-Biosynthese wirken.

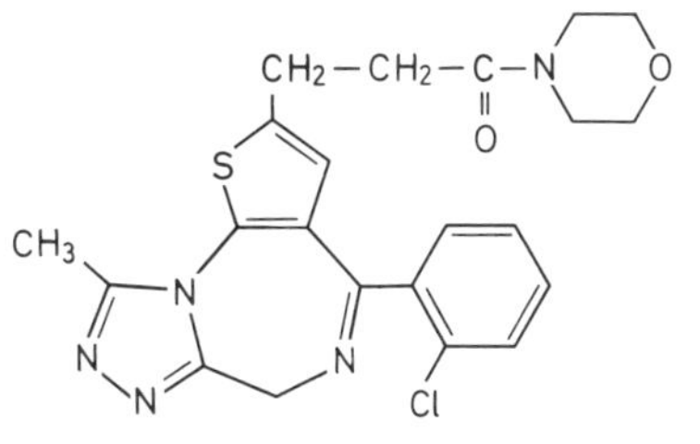

CH₂—CH₂—C—N (Morpholin)

Abb. 16: Apafant.

Pathophysiologische Bedeutung von PAF

In Anbetracht der vielfältigen pharmakologischen Wirkungen von egoxenem PAF ist eine Beteiligung dieser Substanz als endogener Mediator bei Thrombosen sowie bei akuten entzündlichen und immunologischen Reaktionen, insbesondere beim Asthma bronchiale, diskutiert worden. Hier scheint nicht nur die Auslösung einer Bronchokonstriktion von Bedeutung zu sein, sondern auch eine möglicherweise durch PAF ausgelöste unspezifische Hyperreagibilität der Luftwege gegenüber verschiedenen Stimuli wie Methacholin oder Histamin. Schließlich könnte PAF auch eine Mediatorrolle beim Endotoxinschock, bei gastrointestinalen Ulzerationen und Enterocolitiden sowie bei Transplantat-Abstoßungsreaktionen spielen. Eine exakte Bewertung der pathophysiologischen Bedeutung dieses Mediators ist allerdings z. Zt. noch nicht möglich. Verschiedene PAF-Antagonisten sind entwickelt worden. Ein Beispiel ist Apafant (Abb. 16), ein Hetrazepin ohne zentrale Wirkungen, das chemisch den sedativ, anxiolytisch, antikonsulsiv und muskelrelaxierend wirkenden Triazo-

lodiazepinen Brotizolam[1], Alprazolam[2] und Triazolam[3] verwandt ist (s. S. 292). Die Antagonisten vermögen die o. g. PAF-Effekte kompetitiv zu hemmen. Ihre mögliche klinisch-pharmakologische Wirksamkeit bei Syndromen wie allergischer Rhinitis, Asthma bronchiale, chronisch-entzündlichen Darmerkrankungen, Psoriasis, Koronarerkrankungen und Schock allein oder in Kombination mit anderen Pharmaka bedarf umfangreicher klinischer Prüfungen.

Pharmakologische Effekte von PAF

Intravenöse Injektion von PAF führt zu systemischen Effekten, die stark Spezies-abhängig sind. So wurden Blutdruckabfall, pulmonale Hypertonie, Bronchokonstriktion, erhöhte Gefäßpermeabilität, Thrombozytopenie und Neutropenie beobachtet. Die glatte Muskulatur des Meerschweincheniileums reagiert auf PAF mit einer langsamen Kontraktion. Auch Meerschweinchen-Lungenparenchymstreifen reagieren mit einer Kontraktion, die von der Freisetzung von Eicosanoiden begleitet ist und sich durch ausgeprägte Tachyphylaxie auszeichnet.

In verschiedenen Spezies bewirkt PAF eine Thrombozytenaktivierung. Es kommt zur Aggregation und TXA₂-Freisetzung sowie zur Sekretion von ADP und Serotonin. Auch polymorphkernige Leukozyten werden durch PAF aggregiert. An Granulozyten und Makrophagen bewirkt PAF die Freisetzung von Sauerstoffradikalen und LTB₄. Die Magenschleimhaut wird durch PAF-Infusion geschädigt. Verschiedene Gefäßgebiete, insbesondere die Lungengefäße und Koronarien, reagieren mit einer Kontraktion. Daneben kommt es durch PAF zur Erhöhung der Gefäßpermeabilität, die zu Hämokonzentration bzw. bei intradermaler Applikation zu Quaddelbildung führt. Der Effekt ist wesentlich stärker als der von Histamin.

[1] Lendormin®; [2] Tafil®; [3] Halcion®.

Reaktive Sauerstoffspezies

Definition reaktiver Sauerstoffspezies

Unter reaktiven Sauerstoffspezies versteht man eine Vielzahl von Verbindungen, die sich vom molekularen Sauerstoff (O_2) ableiten, aber im Gegensatz zu O_2 sehr reaktionsfreudig sind. Aufgrund ihrer chemischen Aggressivität verdienen sie als pathogenetische Faktoren sowohl bei Entzündungsphänomenen als auch bei anderen pathologischen Zuständen Interesse. Die wesentlichsten Vertreter sind Sauerstoffradikale wie das Superoxid-Radikal-Anion (O_2^-), das Hydroxyl-Radikal (OH·), Alkoxy-Radikale und Peroxy-Radikale, die bereits auf S. 42 vorgestellt wurden. Pathogenetisch relevant sind aber ebenfalls nichtradikalische Spezies wie Singulettsauerstoff, organische Peroxide und H_2O_2 (vergl. S. 43).
Schließlich verdient noch eine Gruppe von Verbindungen Erwähnung, die nicht mehr streng als reaktive Sauerstoffspezies zu bezeichnen sind, aber biologisch aus solchen entstehen: Unterchlorige Säure, Chlor und Chloramine (s. S. 330; 719).

Bildung reaktiver Sauerstoffspezies

Superoxid-Radikal-Anion (O_2^-)

Im Organismus entsteht O_2^- einmal als Nebenprodukt der mitochondrialen Atmung. Die mitochondriale O_2^--Produk-

tion ist direkt proportional zur Sauerstoffspannung und wird folglich als ein wesentlicher Faktor der Sauerstofftoxizität diskutiert. Die mitochondriale O_2^--Bildung wird ferner verstärkt durch gewisse Xenobiotika und zytostatische Antibiotika (s. S. 741). Mikrosomen produzieren O_2^- als Nebenprodukt des Stoffwechsels gewisser Xenobiotika. Besonders ausgeprägt ist die O_2^--Bildung bei Intoxikation mit dem Herbizid Paraquat (s. S. 795). Außerdem wird O_2^- von zahlreichen Flavin-abhängigen Dehydrogenasen gebildet. Als pathophysiologisch relevant wird die Bildung von O_2^- durch Xanthinoxidase in postischämischem Gewebe diskutiert.
Im Rahmen von Entzündungsphänomenen spielen Phagozyten als Quelle von O_2^- die entscheidende Rolle. In Monozyten, Makrophagen und polymorphkernigen Leukozyten wird O_2^- durch eine membranständige NADPH-Oxidase gebildet und ins extrazelluläre Milieu abgegeben.

$$NADPH + H^+ + 2\,O_2 \xrightarrow{\text{NADPH-Oxidase}} NADP^+ + 2\,O_2^- + 2\,H^+$$

Die O_2^--Bildung durch Phagozyten ist normalerweise gering, steigt aber bei Aktivierung, z. B während der Phagozytose um mehr als das Zehnfache an („oxidative burst"). Der bekannte Mehrverbrauch von O_2 durch Phagozyten nach Stimulation dient in der Tat überwiegend der O_2^--Produktion. Nicht nur opsonierte Bakterien, sondern eine Vielzahl von nicht-infektiösen Fremdkörpern und endogenen oder xenogenen Substanzen können in Phagozyten die O_2^--Bildung anregen, z. B. der Komplementfaktor C5a (s. S. 319), Leukotrien B_4 und bakterielle leukotaktische Peptide wie Formyl-methionyl-leucyl-phenylalanin (FMLP). Auffällig ist, daß sich der Tumorpromotor Phorbolmyristylacetat (PMA) als der bislang potenteste Stimulator der phagozytären O_2^--Bildung erwies.

Wasserstoffperoxid

H_2O_2 kann im Organismus direkt als Nebenprodukt enzymatischer Reaktionen z. B. der Monoaminoxidase (s. S. 106) und der Uratoxidase oder indirekt durch Dismutation von O_2^- nach folgender Bruttogleichung entstehen:

$$2O_2^- + 2H^+ \rightarrow O_2 + H_2O_2$$

Naturgemäß läuft diese spontane Dismutation bei saurem pH beschleunigt ab. Als eigentlicher Reaktionspartner für O_2^- ist nämlich $HOO\cdot$ zu betrachten, das sich mit dem pK von 5 aus O_2^- und H^+ bildet. Bei neutralem pH-Wert stoßen sich die negativ geladenen Radikal-Anionen elektrostatisch ab, so daß eine spontane Dismutation erschwert ist. Enzymatisch (s. S. 43) wird jedoch auch unter physiologischen Bedingungen O_2^- schnell zu O_2 und H_2O_2 dismutiert.

Organische Hydroperoxide

Ein weites Spektrum unterschiedlichster Hydroperoxide kann durch Autoxidation der ungesättigten Fettsäuren in Membranlipiden entstehen. Solche Autoxidationsvorgänge finden bei jeglicher Belastung des Organismus mit Oxidantien, insbesondere mit oxidierenden Radikalen statt. Die Fettsäureperoxide sind ihrerseits instabil und zerfallen über Zwischenstufen in Aldehyde, deren markantester Vertreter Malondialdehyd ist. Malondialdehyd wiederum kann Proteine vernetzen. Auch werden bei Autoxidation vom Membranlipiden direkt vernetzte Lipide gefunden, die analog zu den Strukturen in gehärtetem Leinöl entstanden sein dürften. Verschiedene organische Hydroperoxide werden aber auch in spezifischen enzymatischen Reaktionen synthetisiert. Als Beispiele seien die Primärprodukte der Cyclooxygenase- und Lipoxygenase-Reaktion, PGG_2 bzw. 5-HPETE, 12-HPETE und 15-HPETE, erwähnt (s. S. 327). PGG_2 ist insofern ein Sonderfall, als es als Hydroperoxid und auch als cyclisches Dialkylperoxid aufzufassen ist. Charakteristischerweise wird auch bei dessen weiterer Metabolisierung über PGH_2 zu Thromboxan A_2 Malondialdehyd gebildet (s. S. 321, Abb. 9).

Hydroxyl- und Alkoxy-Radikale

Theoretisch kann das Hydroxylradikal $OH\cdot$ durch eine „Homolyse" von H_2O_2 entstehen:

$$HOOH \rightarrow OH\cdot + OH\cdot$$

Ebenso kann man sich den Zerfall eines organischen Hydroperoxids in Alkoxy- und Hydroxylradikal vorstellen:

$$ROOH \rightarrow RO\cdot + OH\cdot$$

Welche quantitative Bedeutung diesen Reaktionen in biologischem Material zukommt, ist ungewiß. Wahrscheinlicher entsteht das $OH\cdot$-Radikal z. B. in entzündetem Gewebe durch eine Übergangsmetall-vermittelte Interaktion von O_2^- und H_2O_2 nach der Fenton-Reaktion; vgl. S. 43, Abb. 50). Analog können Alkoxy-Radikale aus ROOH und H_2O_2 entstehen.

Myeloperoxidaseprodukte

Die Myeloperoxidase (MPX), ein Hämprotein, das in polymorphkernigen Leukozyten gefunden wird, setzt H_2O_2 mit

Halogeniden zu unterhalogenigen Säuren um:

$$H_2O_2 + Cl^- \xrightarrow{MPX} H^+ + OCl^- + OH^-$$

Diese „Beseitigung" von H_2O_2 ist keinesfalls als Entgiftungsreaktion zu werten, da unterchlorige Säure aggressiver als H_2O_2 ist. Als nicht-enzymatische Folgeprodukte der unterchlorigen Säure verdienen drei hervorgehoben zu werden:
- HOCl steht im Gleichgewicht mit Chlor:
  $2Cl^- + OH^- \rightleftharpoons H^+ + OCl^- + Cl^-$.
- HOCl reagiert mit beliebigen Aminen, also Aminosäuren und biogenen Aminen, zu reaktionsfähigen Chloraminen der allgemeinen Formel $R - NHCl$.
- Ferner kann aus HOCl Singulett-Sauerstoff gebildet werden (s. unten).

Die Myeloperoxidase-Reaktion ist natürlich nicht auf Chlorid beschränkt und kann analog mit anderen physiologischen Halogeniden, z. B. Jodid, ablaufen; doch dürfte in vivo das Chloridion der quantitativ bedeutendste Reaktionspartner sein.

Singulett-Sauerstoff

Die Bildung von Singulett-Sauerstoff unter physiologischen bzw. pathophysiologischen Bedingungen war lange umstritten, ist aber heute in mindestens zwei Beispielen gut belegt.
Bei Stimulation von polymorphkernigen Leukozyten entsteht aus dem primär gebildeten O_2^- H_2O_2 (s. oben), in der Myeloperoxidasereaktion aus Chlorid und H_2O_2 unterchlorige Säure. Letztere reagiert nicht-enzymatisch mit dem abundant vorhandenen Wasserstoffperoxid unter Bildung von Sauerstoff; hierbei bleibt die freie Energie der Reaktion in Form eines elektronischen Anregungszustandes des Sauerstoffmoleküls erhalten: es entsteht Singulett-Sauerstoff ($^1\Delta_g O_2$).

$$OCl^- + H_2O_2 \rightarrow Cl^- + H_2O + {}^1\Delta_g O_2$$

Singulett-Sauerstoff entsteht ferner als Nebenprodukt der Prostaglandinbiosynthese. Schon lange ist ein als Kooxidation (s. S. 42; Abb. 46) bezeichnetes Phänomen bekannt: wird Arachidonsäure mit Cyclooxygenase in Gegenwart von oxidablen Substanzen, z. B. von Phenolen, inkubiert, so wird neben der Prostaglandinsynthese eine Oxidation der Phenole beobachtet. Unlängst wurde nun mit aufwendigen spektroskopischen Methoden direkt nachgewiesen, daß bei der enzymatischen Reduktion von PGG_2 zu PGH_2 Singulett-Sauerstoff freigesetzt wird.

$$2PGG_2 \xrightarrow{PG-Peroxidase} 2PGH_2 + {}^1\Delta_g O_2$$

Ob $^1\Delta_g O_2$ allein oder auch Hydroxyl- oder Alkoxy-Radikale, die nicht-enzymatisch möglicherweise aus PGG_2 entstehen, für die Kooxidation verantwortlich sind, bleibt noch ungewiß.

Inaktivierung reaktiver Sauerstoffspezies

Hier soll nicht die Vielzahl von nicht-enzymatischen und enzymatischen Reaktionsmöglichkeiten abgehandelt werden, die reaktionsfähigen Sauerstoffverbindungen offenstehen, sondern nur die Stoffwechselwege, die als echte Entgiftungsreaktionen reaktive in weniger reaktive Sauerstoffspezies umsetzen und somit deren pharmakodynamische oder toxische Wirkung limitieren.

Superoxid-Dismutasen

Durch Superoxid-Dismutasen (SOD) wird O_2^- im Organismus umgesetzt.

$$2O_2^- + 2H^+ \xrightarrow{SOD} H_2O_2 + O_2$$

Alle Superoxid-Dismutasen sind Metallproteine. Es handelt sich um phylogenetisch sehr alte Proteine, die sich offenbar zum Schutz gegen die potentiellen Risiken des aeroben Lebens bereits vor Milliarden von Jahren entwickelt haben.

Im katalytischen Zentrum finden sich je nach Spezies oder Gewebe in den SODs die positiv geladenen Übergangsmetallionen Fe, Mn oder Cu. In Cu-haltigen Superoxid-Dismutasen findet sich zusätzlich noch Zink, das offenbar nur strukturellen Erfordernissen dient. Die Fe-haltigen Superoxid-Dismutasen sind offenbar auf niedere Organismen und Pflanzen beschränkt, während die Cu-Zn-Enzyme in allen Klassen von Lebewesen vorzukommen scheinen. Bei Säugetieren werden sie im Zytosol der Zelle gefunden. Die Mn-haltigen Superoxid-Dismutasen dominieren in Bakterien, finden sich aber auch regelmäßig in der Matrix von Säugetiermitochondrien – eine weitere Stütze für die Hypothese, daß Mitochondrien aus symbiontischen Mikroorganismen entstanden sind. Die Reaktionsweise dieser Enzyme kann man sich wie folgt vorstellen: Das negativ geladene Superoxidanion reagiert mit dem positiven Metallion, reduziert es und wird dabei selbst oxidiert; ein weiteres Molekül O_2^- re-oxidiert das Metallion und wird selbst reduziert; das Enzym hat seinen Urzustand wieder erreicht, und von den zwei Molekülen O_2^- ist je eines auf eine höhere bzw. niedere Oxidationsstufe gebracht worden; O_2^- ist dismutiert worden. Die elektrostatische Barriere gegen die spontane Dismutation (s. oben) wurde durch die positiven Ladungen im Reaktionszentrum des Enzyms überspielt.

$$O_2^- + EnzCu^{++} \longrightarrow EnzCu^+ + O_2$$
$$O_2^- + EnzCu^+ + 2\,H^+ \longrightarrow EnzCu^{++} + H_2O_2$$
$$\overline{2\,O_2^- + 2\,H^+ \longrightarrow O_2 + H_2O_2}$$

Für die Reaktion von O_2^- mit SOD wurde eine Geschwindigkeitskonstante von $2 \cdot 10^9$ M^{-1} sec^{-1} bestimmt: das bedeutet, die Reaktion ist so schnell, daß sie nur durch die Diffusion vom Substrat zum Enzym limitiert wird.

Die katalytische Effizienz und die hohe Konzentration von Superoxid-Dismutase in der Säugetierzelle garantiert, daß in der Regel intrazellulär gebildetes O_2^- am Ort des Entstehens abgefangen wird. Eigenartigerweise sind die extrazellulären Konzentrationen von SOD äußerst gering. Extrazellulär anfallendes O_2^- hat deshalb im Interstitium eine substantielle Überlebenschance. Deshalb scheint es lohnend, sich insbesondere der pharmakodynamischen bzw. toxischen Wirkung von O_2^- anzunehmen, das im Extrazellulärraum entsteht oder dorthin abgegeben wird (s. S. 42).

Katalase

Ähnlich wie Superoxid-Dismutase katalysiert Katalase eine Dismutation. Die Oxidationsstufe des Sauerstoffs in H_2O_2 wird um 2 gesenkt bzw. angehoben. Aus H_2O_2 entsteht molekularer Sauerstoff und Wasser:

$$2\,H_2O_2 \xrightarrow{\text{Katalase}} O_2 + 2\,H_2O$$

Katalase ist ein Hämprotein, im Prinzip eine Hämperoxidase, die jedoch im Gegensatz zu ihren Verwandten wie Myeloperoxidase oder Meerrettichperoxidase H_2O_2 selbst als Elektronendonor zur Reduktion von H_2O_2 benutzt. Ein weiterer wesentlicher Unterschied zu anderen Hämperoxidasen besteht darin, daß Katalase einen „sauberen" Zweielektronenübergang katalysiert und somit eine stöchiometrisch eindeutige Reaktion katalysiert, während durch erstere oft radikalische Reaktionen eingeleitet werden.

Katalase dient also wirklich zur Entgiftung von H_2O_2. Trotzdem wurde ihre Bedeutung für den H_2O_2-Stoffwechsel in der Vergangenheit eher überschätzt. Zwar ist Katalase ubiquitär in Säugetiergewebe vorhanden, doch ist sie in hochorganisierten Zellen wie Hepatozyten auf die Peroxisomen beschränkt; in Zytosol und Mitochondrien findet sich keine Katalase. Lediglich in wenig strukturierten Zellen wie den Erythrozyten ist Katalase nicht kompartimentiert. Man muß also davon ausgehen, daß die physiologische Funktion der Katalase in der Regel in der Beseitigung vom peroxisomalen H_2O_2 zu sehen ist, während der restliche H_2O_2-Stoffwechsel eher anderen Enzymen obliegt.

Glutathionperoxidasen

H_2O_2 wird ebenfalls von Glutathionperoxidasen auf Kosten von Glutathion reduziert. Im katalytischen Zentrum der Glutathionperoxidasen findet man das essentielle Spurenelement Selen in Form eines Selenocysteinrestes. Hierdurch erklärt sich die schon lange bekannte Antioxidans-Funktion von alimentärem Selen.

Den Mechanismus der Glutathionperoxidasen stellt man sich wie folgt vor: Die (dissoziierte) Selenolgruppe wird durch H_2O_2 zur Oxidationsstufe der unterselenigen Säure angehoben. In zwei Stufen wird das oxidierte Selen wieder zum Selenol reduziert. Als Ergebnis erhält man oxidiertes Glutathion und Wasser, ebenfalls eine „saubere" Entgiftungsreaktion:

$$EnzSe^- + HOOH + H^+ \longrightarrow EnzSeOH + H_2O$$
$$EnzSeOH + GSH \longrightarrow EnzSe\text{-}SG + H_2O$$
$$EnzSe\text{-}SG + GSH \longrightarrow EnzSe^- + H^+ + GSSG$$

$$2\,GSH + H_2O_2 \xrightarrow{GSH-POD} 2\,H_2O + GSSG$$

Im Gegensatz zu Katalase reagieren Glutathionperoxidasen nicht nur mit H_2O_2 und wenigen niedermolekularen organischen Hydroperoxiden, die physiologisch irrelevant sind, sondern kann eine Vielzahl von physiologisch bzw. pathophysiologisch interessanten Hydroperoxiden zu Alkoholen reduzieren, z. B. Hydroperoxide von ungesättigten Fettsäuren (also auch PGG_2 und HPETE), Steroiden und Nukleotiden:

$$2\,GSH + ROOH \xrightarrow{GSH-POD} H_2O + ROH + GSSG$$

Kürzlich wurde sogar ein spezielles Selenoprotein, die Phospholipidhydroperoxid-Glutathion-Peroxidase, beschrieben, das Hydroperoxygruppen in peroxidierten Phosphatiden intakter Membranen reduzieren kann.

Die geringe Substratspezifität der GSH-Peroxidasen wird als wesentlich für deren Bedeutung im biologischen Oxidationsschutz betrachtet. Es ist wahrscheinlich, daß ein Ausfall der Glutathionperoxidase-Reaktion den gemeinsamen Nenner diverser alimentärer oder genetischer Defekte darstellt, die mit einer defekten Regeneration oder Utilisation von Glutathion einhergehen (alimentärer Selen- und Riboflavinmangel, s. S. 599 bzw. S. 590, genetischer G-6-PDH-, GR- und GSH-POD-Mangel).

Inzwischen konnten drei strukturell unterschiedliche GSH-Peroxidasen identifiziert werden, die phylogenetisch verwandt und allesamt Selenoproteine sind. Die „klassische" GSH-Peroxidase ist ein lösliches intrazelluläres Enzym, das in hochorganisierten Zellen komplementär zur Katalase kompartimentiert ist. Sie befindet sich im Zytosol und in der Mitochondrienmatrix und bestimmt hier den H_2O_2-Abbau. Die schon erwähnte Phospholipidhydroperoxid-GSH-Peroxidase scheint zumindest teilweise membranassoziiert vorzuliegen. Das dritte Isoenzym findet sich im Serum. Da hier nur äußerst geringe GSH-Spiegel vorliegen und keine GSH-Regenerierung stattfindet, ist die Funktion der Serum-GSH-Peroxidase noch unklar.

Neben den Selenoproteinen sind die GSH-S-Transferasen, die Schlüsselenzyme für die Bildung von Mercaptursäuren und Cysteinylleukotrienen zu erwähnen. Sie können ebenfalls organische Hydroperoxide, nicht aber H_2O_2 reduzieren und werden deshalb im angloamerikanischen Schrifttum auch mit dem Begriff „non-Se-glutathione peroxidase" belegt. Wahrscheinlich handelt es sich um folgenden Reaktionsablauf:

$$GSH + ROOH \xrightarrow{GSH-S-T} ROH + GSOH$$

$$GSOH + GSH \xrightarrow{\text{nicht-enzymatisch}} GSSG + H_2O$$

Obwohl die Geschwindigkeitskonstanten der GSH-S-Transferase bei weitem kleiner sind als die der „echten" Glutathionperoxidase, könnte der S-Transferase aufgrund ihrer hohen Konzentration in manchen Geweben doch eine gewisse Bedeutung im Abbau von Lipidhydroperoxiden zukommen.

Sonstige Abbauwege

Als Antioxidans im lipophilen Milieu, insbesondere als Scavenger für Alkoxy-Radikale wird α-Tocopherol (s. S. 43; 586) diskutiert. Ähnlich könnten Carotinoide (s. S. 581) als Polyene Singulett-Sauerstoff abfangen. Welche Bedeutung diesen in vitro belegten Reaktionsmöglichkeiten unter in vivo-Bedingungen beizumessen ist, bleibt allerdings noch zu klären.
Nichts ist bekannt über Entgiftungsreaktionen für Chlor, unterchlorige Säure und Chloramine.
Das Hydroxylradikal schließlich reagiert diffusionslimitiert nicht-enzymatisch mit einer Vielzahl biologischer Strukturen wie SH-Gruppen, Imidazolabkömmlingen und Aromaten. Es besteht daher theoretisch kaum eine Chance, daß ein wie auch immer gearteter Entgiftungsmechanismus mit diesen extrem schnellen Reaktionen in vivo konkurrieren könnte. Man muß vielmehr davon ausgehen, daß OH· die biologischen Strukturen schädigt, wenn immer die zuvor geschilderten Oxidationsschutzmechanismen dessen Bildung nicht verhindern können.

Pathophysiologische Bedeutung

Die Radikalbildung von Phagozyten steht eindeutig im Dienste der **Infektabwehr.** Polymorphkernige Leukozyten, Monozyten und Makrophagen nutzen das toxische Potential reaktiver Sauerstoffspezies, um phagozytierte Bakterien und Protozoen im Zusammenspiel mit lytischen Enzymen abzutöten und zu verdauen. Der NADPH-Oxidase-Reaktion fällt hierbei eine Schlüsselfunktion zu, da sie das Primärprodukt O_2^- für weitere toxische Metabolite (H_2O_2; OH·; OCl$^-$; RNHCl) liefert. Die Bedeutung dieses Enzyms ist durch einen seltenen genetischen Defekt eindeutig belegt: Bei der chronischen Granulomatose ist die Phagozytose selbst ungestört, aber die O_2^--Produktion defekt. Das Krankheitsbild geht mit einer generell geschwächten Abwehr gegen bakterielle Infektionen einher. Charakteristischerweise werden dann die phagozytierten Bakterien von den Phagozyten im Organismus verschleppt, ohne abgetötet zu werden, wodurch es zu multipler Abzeßbildung kommt. Welches Agens letztendlich für die Abtötung von Bakterien oder Protozoen verantwortlich ist, ist aufgrund der multiplen Umwandlungsreaktion reaktiver Sauerstoffspezies (s. oben) schwer zu entscheiden und hängt mit Sicherheit von der Art des Phagozyten ab. Im Falle von Makrophagen dürften O_2^- selbst, H_2O_2 und OH· als proximale Toxine im Vordergrund stehen, während bei den polymorphkernigen Leukozyten zusätzlich die Myeloperoxidaseprodukte zum Tragen kommen.
Das O_2^--Radikal bzw. dessen Folgeprodukte scheinen aber nicht nur für die Abtötung der Bakterien („killing function") verantwortlich zu sein, sondern auch an der Rekrutierung von Leukozyten im Infektionsherd beteiligt zu sein.

Naturgemäß schädigen die O_2^--abgeleiteten Metabolite nicht nur phagozytierte Keime, sondern auch das **Wirtsgewebe,** zumal phagozytierende Zellen O_2^- in den SOD-armen Extrazellulärraum abgeben. Hierbei sind nicht nur lokale Gewebsschädigungen in der unmittelbaren Umgebung eines Phagozyten zu berücksichtigen. Im Falle von gramnegativen Infektionen kann es im Rahmen einer Endotoxin-bedingten Komplementaktivierung (s. oben) zu einer erheblichen C5a-Bildung kommen, die ihrerseits zu einer ubiquitären O_2^--Freisetzung durch polymorphkernige Leukozyten führt: ein denkbares Inkrement bei der Manifestation des septischen Schocks. In der Tat konnte bei der tierexperimentellen Septikämie ein günstigerer Verlauf durch SOD-Infusion trotz ungebremster Bakterienvermehrung erzielt werden, ferner läßt sich der Endotoxinschock durch SOD-Vorbehandlung hemmen.
Im Falle von Infektionskrankheiten scheint die simultane Wirtsgewebsschädigung ein kaum verzichtbarer Preis für eine effiziente Infektabwehr zu sein. Unglücklicherweise antworten Phagozyten jedoch weitestgehend ähnlich auf nicht-infektiöse **Entzündungsreize,** im Prinzip auf alles, was als „fremd" erkannt wird, vorzugsweise, wenn es korpuskulärer Natur ist. So werden auch leblose opsonierte Fremdkörper jeglicher Art von Phagozyten attackiert (frustrane Phagozytose). Auch hierbei werden O_2^--Radikale und deren Folgeprodukte gebildet. Ähnlich reagieren Phagozyten mit O_2^--Bildung auf Kontakt mit aggregierten Immunkomplexen, aggregiertem IgG und Zelldetritus. Logischerweise ließ sich die experimentelle Immunkomplexnephritis durch parenterale Verabreichung von SOD verhindern oder zumindest in ihrem Verlauf mildern. Solche Befunde dürfen allerdings nicht dahingehend mißgedeutet werden, daß O_2^- das proximale Toxin in diesen Modellerkrankungen darstellt. Wahrscheinlicher wird durch die Dismutation von O_2^- die Fenton-Reaktion (s. oben) durch Entzug eines Reaktionspartners unterbunden und somit die Entstehung von OH· verhindert. Diese Annahme wird dadurch untermauert, daß in einer Reihe unterschiedlicher Entzündungsmodelle sowohl SOD als auch Katalase therapeutische Wirkungen zeigte und in der Regel durch die Kombination beider Enzyme eine Wirkungsoptimierung zu erreichen war. In Modellen, bei denen die Infiltration und Aktivierung von polymorphkernigen Leukozyten im Vordergrund steht, erwies sich Katalase oft der SOD überlegen. Dies würde für eine überwiegende Beteiligung von Myeloperoxidaseprodukten an den pathologischen Prozessen sprechen.
Der letztendlich von O_2^- abgeleitete, wie auch immer komponierte „toxische Cocktail" aus Hydroperoxiden und Radikalen, dem das entzündete Gewebe ausgesetzt wird, manifestiert seine Wirkungen an löslichen Proteinen, makromolekularen Strukturen der extrazellulären Matrix und Zellmembranen (Tab. 10). Seine gewebeschädigenden Wirkungen werden von anderen Entzündungsmediatoren in additiver oder überadditiver Weise verstärkt.
Zu erwähnen sind hier die Hydroperoxide der Arachidonsäure, PGG_2 und HPETE$_S$, und leukozytäre Proteasen, insbesondere die Elastase. Aus PGG_2 gebildeter Singulett-Sauerstoff kann u. a. ungesättigte Fettsäuren oxidieren und dürfte somit an der Zellmembranschädigung beteiligt sein. Elastase baut Collagen ab, wirkt also synergistisch zur nicht enzymatischen radikalischen Collagenfragmentierung. In gesundem Gewebe wird Elastase durch einen abundant vorhandenen Inhibitor, $α_1$-Antitrypsin, gehemmt. Letzterer wird durch OH· und OCl$^-$, also durch Folgeprodukte der phagozytären O_2^--Bildung, irreversibel inaktiviert. Bei Aktivierung von polymorphkernigen Leukozyten wird nicht nur Elastase freigesetzt, sondern ihre Wirkung wird durch den simultan ablaufenden „oxidative burst" verstärkt. Diesen Phänomenen wird eine bedeutende Rolle bei der Knorpeldestruktion in entzün-

Tab. 10: Bisher nachgewiesene Wirkungen von O_2^--Radikalen bzw. deren Folgeprodukten, die bei entzündlichen Prozessen eine Bedeutung haben können.

A Subzelluläre Strukturen:
1) Depolymerisation von Collagen, Proteoglykanen und Hyaluronsäure,
2) Zersetzung von Lipiden,
3) Denaturierung von Enzymen,
4) Inaktivierung von Serinprotease-Inhibitoren (α_1-Antitrypsin)
5) Bildung leukotaktischer Faktoren durch Interaktion mit Metaboliten der Arachidonsäure.

B Zelluläre Strukturen:
1) (Selbst-)Zerstörung von Leukozyten,
2) Erhöhung der Gefäßpermeabilität,
3) Lyse von Erythrozyten durch Schädigung von Membranlipiden.

deten Gelenken und bei der Emphysementstehung bei Schocklungen zugewiesen.

Hervorzuheben sind insbesondere die **leukotaktischen Faktoren,** die Phagozyten am Ort der Entzündung rekrutieren und somit die Kapazität zu weiterer O_2^--Bildung steigern. Als entscheidend für die erste Rekrutierung von Phagozyten in geschädigtem Gewebe wird neuerdings das Interleukin 8 betrachtet. Als weitere chemotaktische Mediatoren dienen dann Leucotrien B$_4$ (s. S. 305; 327) und aktivierte Komplementkomponente C5a (S. 319).

Im **Postischämiesyndrom** sind weitgehend analoge Schädigungsmechanismen zu unterstellen. Unter Postischämiesyndrom versteht man die Gewebeschädigung bis hin zur Nekrose, die sich nicht während der Ischämie selbst, sondern innerhalb der ersten halben Stunde nach Reperfusion mit oxygeniertem Blut manifestiert. Die postischämische Gewebsnekrose wird heute als eine Folge einer Sauerstoffradikalbildung zu Beginn der Reperfusionsphase interpretiert.

Unklar ist jedoch bislang, welche Art der Radikalbildung für die Pathogenese verantwortlich ist. An einigen Geweben und Spezies läßt sich das Postischämiesyndrom durch den Xanthinoxidase-Inhibitor Allopurinol hemmen, was für Xanthinoxidase als O_2^--Quelle spräche. Die Relevanz der O_2^--Bildung läßt sich stützen durch die Wirksamkeit von infundierter SOD oder besser von SOD plus Katalase in der Reperfusionsphase. Diese Beobachtung spricht jedoch eher für eine extrazelluläre O_2^--Quelle, da die hochmolekularen Proteine nicht in die zu schützenden Zellen aufgenommen werden und somit kaum mit intrazellulär gebildetem O_2^- oder H_2O_2 reagieren können. Für die Bedeutung von O_2^-, das von aktivierten Phagozyten in den Extrazellulärraum postischämischen Gewebes abgegeben wird, spricht auch die geringere Nekrotisierung bei leukozytenfreier Reperfusion. In Anbetracht dieser Unklarheiten ist es nicht verwunderlich, daß aus den punktuellen pathophysiologischen Einblicken noch kein überzeugendes Konzept der Therapie des Postischämiesyndroms entwickelt werden konnte.

Weitgehend unklar ist noch die Bedeutung der exzessiven O_2^--Freisetzung durch klassische **Tumorpromotoren** wie

PMA. Ob hierbei nur durch Induktion eines Entzündungsphänomens Proliferationsreize gesetzt werden oder ob die mutagene Wirkung des „toxischen Cocktails" selbst entscheidend für die Manifestation von Tumoren ist, bleibt abzuwarten.

Die pathophysiologische Relevanz einer ausschließlich intrazellulär gesteigerten Bildung von reaktiven Sauerstoffspezies ist schwer zu analysieren, da die spezifischen analytischen Werkzeuge in der Regel aus hochmolekularen Proteinen bestehen, die zur gezielten Ausschaltung eines intrazellulären Metaboliten ungeeignet sind. Dennoch bestehen nach Gewichtung indirekter Beweisführungen durch in vitro-Experimente und biochemische Modelluntersuchung kaum Zweifel daran, daß den reaktiven Sauerstoffspezies eine entscheidende Rolle bei der Entstehung einer Vielzahl von **Arzneimittelnebenwirkungen,** Intoxikationen und von Schäden durch Beatmung mit hyperbarem Sauerstoff zuzuschreiben ist (s. S. 42; 764).

Die **therapeutischen Möglichkeiten,** die sich aus dem Wissen um die reaktiven Sauerstoffspezies ergeben, erscheinen noch weitgehend ungenutzt. Dies erklärt sich einerseits aus dem geringen Alter, zum anderen aus der Komplexität dieses Forschungsgebietes. Schließlich erweisen sich scheinbar naheliegende therapeutische Möglichkeiten oft als impraktikabel.

SOD vom Rind[1] wird zur Zeit in begrenztem Umfang zur Therapie von entzündlichen Erkrankungen eingesetzt. Obwohl aufgrund ausgeprägter Homologie zum menschlichen Enzym das immunogene Potential der Rinder-SOD beim Menschen relativ gering ist, bleibt die Therapie auf lokale Injektionen oder Infiltrationen beschränkt. Hierbei treten nur selten lokale oder generalisierte allergische Symptome (z. B. Exanthem, Schockfragmente, Asthma, anaphylaktischer Schock) auf. Eine intravasale Gabe bleibt jedoch kontraindiziert. Sofern durch lokale Applikation hinreichend hohe Gewebespiegel erreicht werden können, werden mit SOD therapeutische Erfolge erzielt. In kontrollierten Studien wurde die Wirksamkeit von intraartikulär injizierter SOD (mehrmals in wöchentlichen Abständen 4–8 mg) bei akuten Schüben von Gonarthrosen belegt, wobei insbesondere die guten Langzeiterfolge überraschten. Vereinzelt wurde auch über gute therapeutische Wirkungen von intraartikulär injizierter SOD bei rheumatoider Arthritis berichtet. Eindrucksvolle Ergebnisse werden bei Infiltration von SOD in die Blasenwand bei Strahlenzystitis und interstitieller Zystitis gesehen. Schließlich wird SOD auch noch bei der induratio penis plastica erfolgreich eingesetzt.

Inwieweit mit anderen Formen der Entzündungstherapie die Entgleisungen des Radikalstoffwechsels korrigiert werden, bleibt spekulativ. Bei den nichtsteroidalen Antiphlogistika steht die Cyclooxygenasehemmung und somit die Unterdrückung der Prostaglandinbildung (s. S. 321) im Vordergrund. Einige tierexperimentelle Untersuchungen sprechen allerdings dafür, daß die Wirksamkeit von verschiedenen Antiphlogistika besser mit der Senkung des PGG$_2$-Spiegels als mit der Hemmung der Cyclooxygenase selbst korreliert. Hieraus ließe sich die Hypothese ableiten, daß diese Stoffe auch die Bildung von PGG$_2$-abgeleiteten reaktiven Sauerstoffspezies $^1\Delta_g O_2$, OH· und Alkoxyradikalen hemmen, also mit Komponenten des „toxischen Cocktails" interferieren.

---

[1] Peroxinorm®.

Pharmakotherapie der Allergie

Eine Allergie verläuft in mehreren Phasen. Grob läßt sie sich unterteilen in die spezifische Phase (Antigenzufuhr, Antikörperbildung, Antigenantikörperreaktion) und die unspezifische Phase (Bildung und/oder Freisetzung von Mediatoren, Wirkung der Mediatoren). Dementsprechend kann die Therapie gegen die spezifische und/oder die unspezifische Phase gerichtet sein.

Eine Therapie, die sich gegen die Bildung, Freisetzung oder Wirkung von Mediatoren richtet, kommt im wesentlichen nur für die Allergie vom Typ I nach Gell und Coombs (= Frühtypallergie, z. B. Rhinitis, Urtikaria, Gesichts-, Glottis- oder Larynxödem, Asthma, anaphylaktischer Schock) in Frage. Einige der bei dieser Allergieform angewendeten Prinzipien – z. B. Glucocorticoide – lassen sich aber auch mit Erfolg bei anderen Allergietypen wie z. B. beim Kontaktekzem (Typ-IV-Allergie) anwenden.

Maßnahmen gegen die spezifische Phase

Die beiden wichtigen, gegen die spezifische Phase gerichteten Maßnahmen sind Antigenkarenz und Desensibilisierung bzw. Hyposensibilisierung. Eine Antigenkarenz ist nicht selten unmöglich, wenn nicht ein Berufs- oder Tätigkeitswechsel erfolgt (z. B. Formaldehydallergie beim Anatomen, Mehlstauballergie beim Bäcker, Tierhaarallergie beim Tierpfleger). Bei Allergien gegen Arzneimittel hat die Karenzempfehlung auch Strukturverwandte des betreffenden Arzneimittels zu umfassen, die oft zu Kreuzreaktionen führen.

Bei nicht zu extremer Exposition kann wie auch bei saisonal auftretenden Allergien (Rhinitis oder Asthma durch Pollen) die Desensibilisierung eine langanhaltende Linderung oder Unterdrückung der Krankheit bewirken. Voraussetzung für den Erfolg ist die Bestimmung des Antigens. Es wird dann in steigenden Dosen subkutan injiziert. Bei der Desensibilisierung spielt wahrscheinlich die Bildung blockierender Antikörper (IgG-Globuline), die ds Antigen im Kreislauf binden und dadurch von den zellständigen IgE-Globulinen fernhalten, eine Rolle (Abb. 17). Die Beteiligung anderer Mechanismen ist aber schon deshalb wahrscheinlich und tierexperimentell nachgewiesen, weil das Antigen bei Zufuhr über die Schleimhäute (Heuschnupfen, Asthma) die mastzellständigen IgE-Antikörper eher als die im Kreislauf zirkulierenden IgG-Globuline erreicht.

Bei mangelhaftem Erfolg kann die Desensibilisierung wiederholt werden. Unter der Voraussetzung, daß das für die manifesten allergischen Symptome verantwortliche Antigen verwendet wird, ist ihre Erfolgsaussicht – allerdings sehr in Abhängigkeit vom Antigen – befriedigend. Am erfolgreichsten ist sie bei Pollenallergie. Ein Mißerfolg der Desensibilisierung kann darauf beruhen, daß beim Hauttest auch andere Antigene als die für die Erkrankung verantwortlichen eine positive Reaktion auslösen, so daß dann zur Desensibilisierung das falsche Antigen ausgewählt wird. Man soll daher – mit aller gebotenen Vorsicht – die Aktualität eines Antigens durch einen Provokationstest prüfen.

Andere Eingriffe in die spezifische Phase der Allergie vom Typ I haben keine praktische Bedeutung. Immunsuppressiva, die zur Verhütung einer Typ IV-Allergie (= Spättypallergie, z. B. Transplantatabstoßung) und auch bei anderen Erkrankungen des allergischen Formenkreises (z. B. Autoaggressionskrankheiten wie rheumatoide Arthritis) verwendet werden (s. S. 744), sind bei der Typ-I-Allergie nicht indiziert.

Glucocorticoide und ACTH

Durch die Glucocorticoide und durch das die Glucocorticoidsynthese aktivierende ACTH (s. S. 561) lassen sich alle Erscheinungsformen der Typ-I-Allergie unterdrücken. Für die antiallergische Wirkung der Glucocorticoide sind außer der erwähnten Hemmwirkung auf die Phospholipase A_2 und damit auf den Arachidonsäurestoffwechsel (s. S. 326) sicher noch andere Wirkungsmechanismen verantwortlich. Bei-

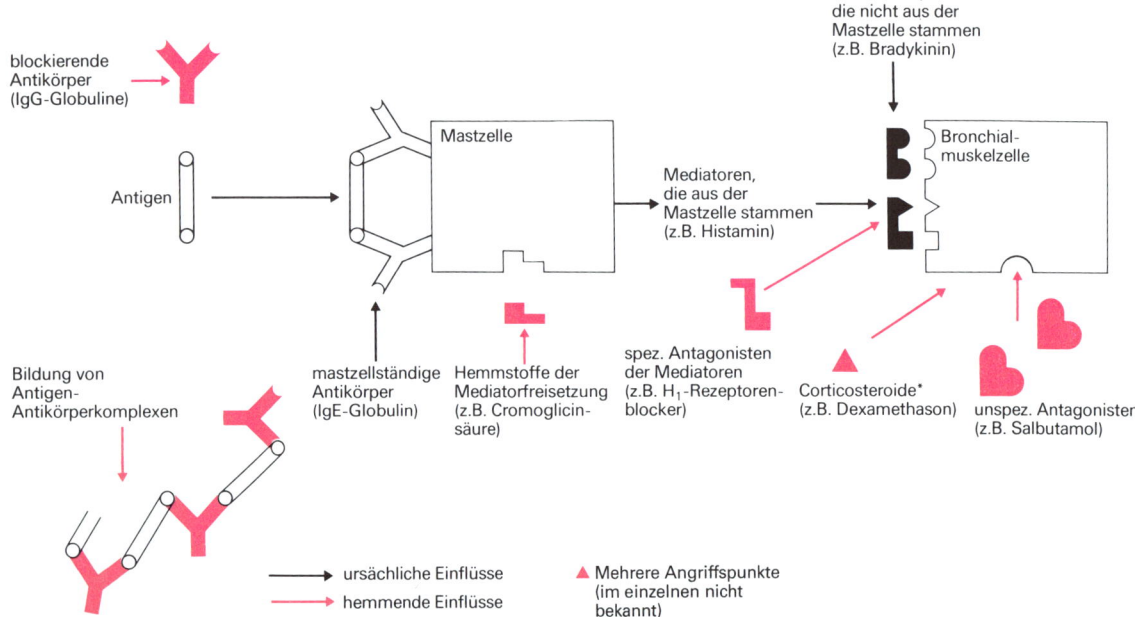

Abb. 17: Schema des asthmatischen Bronchialspasmus, seiner Ursachen und seiner Therapie.

spielsweise können Glucocorticoide die Freisetzung lysosomaler Hydrolasen durch Lysosomenstabilisierung verhindern, durch ihre antiproliferative Wirkung die entzündlichen Begleiterscheinungen allergischer Erkrankungen mindern und durch Verstärkung der Wirkungen endogener Sympathomimetika deren antiallergische Wirkung fördern.

Für den **akuten Notfall** (anaphylaktischer Schock, Glottisödem, Laryngospasmus, lebensbedrohliches Asthma) haben die Glucocorticoide den Nachteil einer erheblichen Wirkungslatenz, und zwar auch bei intravenöser Gabe eines wasserlöslichen Präparates (z. B. Dexamethason[1] oder Paramethason[2]). Sie dürfen daher in diesen Fällen nur zusätzlich zu dem sofort wirksamen Adrenalin (s. unten) gegeben werden. Diesem Nachteil steht der Vorteil langer Wirkungsdauer gegenüber. Bei chronischer Anwendung haben sie erhebliche Nebenwirkungen (s. S. 562), so daß man sie möglichst durch andere Medikamente (s. unten) ersetzen sollte. In Fällen von schwerem allergischen Asthma kann man allerdings nicht immer auf sie verzichten.

Beim **Asthma** ist anstatt mit Glucocorticoiden (Abb. 17) auch eine Therapie mit ACTH oder besser noch mit einem synthetischen Derivat möglich (z. B. Tetracosactid[1], ein Polypeptid, das aus den Aminosäuren 1–24 des ACTH besteht, s. S. 537). Die **lokale Anwendung** von Glucocorticoiden bei der Therapie des Asthmas (Beclometason-dipropionat[2], Dexamethason-isonicotinat[3]) oder der allergischen Rhinitis (Beclometason-dipropionat[4], Flunisolid[5]) gewährt einen guten Schutz und ist dabei weitgehend frei von systemischen Nebenwirkungen.

Hemmung der Bildung, Freisetzung oder Wirkung von Mediatoren

Als spezifische Antagonisten von Mediatorstoffen werden bisher nur die **Antihistaminika** (H₁-Rezeptorenblocker, s. S. 311) bei allergischen Erkrankungen angewandt (Abb. 17). Da hier die Bedeutung des Histamins nur begrenzt ist und andere Mediatoren beteiligt ist, ist auch die Brauchbarkeit der Histaminantagonisten begrenzt. Bei der allergischen Rhinitis (Heuschnupfen) und Konjunktivitis zeigen sie immerhin in über 50 % der Fälle gute Erfolge. Auch bei der Urtikaria ist ihre Erfolgsquote noch zufriedenstellend. Beim anaphylaktischen Schock, beim Glottisödem und beim Laryngospasmus sind Antihistaminika dagegen nur als zusätzliche Therapie indiziert. Auch beim allergischen Asthma sind sie in fast allen Fällen unwirksam.

[1] Fortecortin®-Mono-Ampulle; [2] Monocortin® S-Spritzampulle; [3] Synacthen®; [4] Sanasthmyl® Dosier-Aerosol; [5] Auxiloson® Dosier-Aerosol; [6] Beconase® Dosier-Spray; [7] Syntaris®.

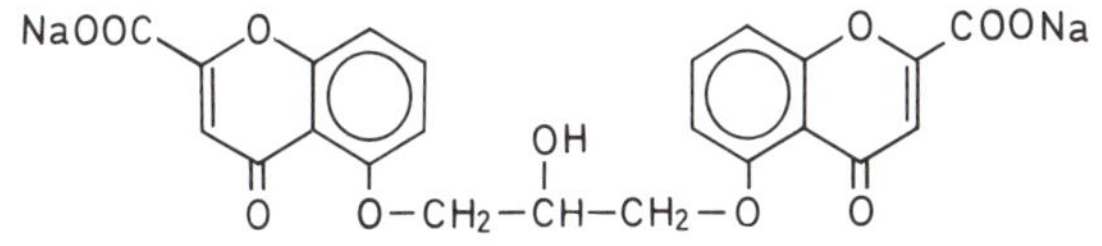

Dinatriumcromoglykat

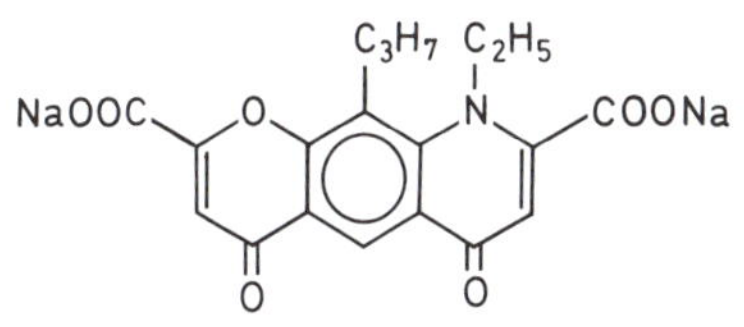

Nedocromil-Dinatrium

Abb. 18: Dinatriumcromoglykat und Nedocromil-Dinatrium.

Eine **Hemmung der Mediatorfreisetzung** (Stabilisierung der Mastzellmembran) soll die Ursache für die prophylaktische Wirkung von **Cromoglicinsäure**[1] (Abb. 17) sein, die bei allergischem Asthma und bei allergischer Rhinitis und Konjunktivitis lokal verabreicht wird. Cromoglicinsäure wird ferner eingesetzt, um Zwischenfälle bei Desensibilisierungen zu vermeiden. Nach neueren Untersuchungen hat Cromoglicinsäure auch eine antagonistische Wirkung gegenüber PAF (s. S. 328). Das Nedocromil[2], das Strukturähnlichkeiten mit der Cromoglicinsäure hat (Abb. 18), ist wegen einer zusätzlichen antientzündlichen Wirkungskomponente besonders zur Prophylaxe des Asthmas geeignet. Auch das Ketotifen[3], das oral appliziert wird, soll durch Hemmung der Mediatorfreisetzung (s. S. 312) seine antiallergische Wirkung entfalten. Die Anwendung nichtsteroidaler Antiphlogistika ist nach Möglichkeit zu vermeiden, da sie die Synthese von Leukotrienen begünstigen (s. S. 326).

Sympathomimetika, Theophyllin, Anticholinergika

Über die Verwendung der Sympathomimetika bei allergischen Erkrankungen wird auch an anderer Stelle berichtet (s. S. 195).

Beim allergischen Asthma haben die β-Sympathomimetika einen doppelten Angriffspunkt. Sie wirken bronchospasmolytisch (Abb. 17) und hemmen die Mediatorfreisetzung (β₂-Wirkungen). Bei der Behandlung des akuten Asthmaanfalls ist die Aerosolanwendung das Mittel der Wahl. Diese lokale Applikation garantiert einen raschen Wirkungseintritt und läßt auch die cardiovasculären Wirkungen der β-Sympathomimetika mehr als bei der oralen Gabe in den Hintergrund treten. Für die Asthmaprophylaxe und für die Behandlung chronisch obstruktiver Lungenerkrankungen ist jedoch auch die orale Anwendung der β-Sympathomimetika sinnvoll.

Wegen der schädlichen Wirkungen (β₁-Effekte am Herzen) der älteren β-Sympathomimetika sollte man heute vor allem Stoffe mit hoher β₂-Spezifität einsetzen (s. S. 195). Aber auch sie sind nicht ohne kardiovaskuläre Nebenwirkungen, da es in einigen Gefäßgebieten β₂-Rezeptoren gibt, deren Stimulation zur Vasodilatation (mit Blutdrucksenkung und reflektorischer Tachykardie) führt. Der ebenfalls über β₂-Rezeptoren vermittelte Tremor ist eine lästige Nebenwirkung.

Wie auch bei anderen β-Wirkungen muß man als Vermittlung eine Aktivierung der Adenylatcyclase und damit einen intrazellulären Anstieg von cAMP annehmen (s. S. 101; 157). Dementsprechend wäre auch von Stoffen, die den Abbau dieses „second messenger" hemmen und dadurch zu einer Anreicherung von cAMP führen (Phosphodiesterasehemmer) ein antiasthmatischer Effekt zu erwarten.

Theophyllin und seine Derivate haben zwar eine starke bronchospasmolytische Wirksamkeit und hemmen in vitro die Phosphodiesterase, aber die therapeutisch wirksamen Konzentrationen haben noch keine phosphodiesterasehemmende Wirkung, so daß ein Behandlungserfolg auf anderen, bisher noch nicht endgültig (Wirkung auf Adenosinrezeptoren) geklärten Mechanismen beruhen muß. Theophyllinpräparate[4] eignen sich besonders zur intravenösen Therapie (0,24–0,48 g langsam i. v.) oder zur Infusionstherapie des Status asthmaticus eventuell mit gleichzeitiger Gabe wasserlöslicher Glucocorticoide (s. oben). Bei der oralen Therapie obstruktiver Lungenerkrankungen müssen Theophyllinzubereitungen mit geringer Variationsbreite der Resorption bevorzugt werden, da der Spielraum der Plasmakonzentration nur gering (10 bis

[1] Intal®, Lumopren®, Opticrom®; [2] Tilade®; [3] Zaditen®; [4] Aminophyllin®, Euphyllin®.

20 mg/l) ist, in dem das Verhältnis der erwünschten zu den unerwünschten Wirkungen therapeutisch vertretbar ist.

Oral eingenommenes Theophyllin und β_2-Sympathomimetika (per inhalationem) wirken synergistisch. Eine weitere, mit Erfolg bei der Asthmatherapie angewendete Kombination ist die gleichzeitige Inhalation eines β_2-Sympathomimetikums mit einem Anticholinergikum (Ipratropium + Fenoterol = Berodual®). Die Wirkung des Ipratropium[1] und des Oxitropium[2] richtet sich gegen die vagal reflektorischen Anteile der Bronchialobstruktion. Als Monosubstanzen werden sie mit Erfolg vor allem beim sogenannten „intrinsic" Asthma prophylaktisch und therapeutisch verwendet, bei dem die allergische Komponente nicht im Vordergrund steht, sondern eher endogene Faktoren und auch Reizzustände der Bronchien (z. B. Raucherasthma) das Krankheitsbild beeinflussen.

Beim anaphylaktischen Schock und beim Glottis- oder Larynxödem ist Adrenalin das Mittel der Wahl (bis 1 ml der 1:10 verdünnten handelsüblichen Lösung (1:1000) **langsam** i. v.). Hier spielen die α-Wirkungen (Vasokonstriktion,

Schleimhautabschwellung) eine entscheidende Rolle. Die unerwünschten β_1-Wirkungen des Adrenalins am Herzen müssen in solchen Fällen in Kauf genommen werden. Beim anaphylaktischen Schock sollen zusätzlich ein wasserlösliches Glucocorticoid (z. B. Dexamethason[1] in einer Dosierung von 24 mg) und ein Antihistaminikum (z. B. Clemastin[2] in einer Dosierung von 2–4 mg) intravenös verabreicht werden (s. oben).

Wegen Rezidivgefahr muß der Patient 12–24 Stunden unter ärztlicher Kontrolle bleiben, bei Rezidiven kann die Soforttherapie wiederholt werden. Bei längerdauerndem Blutdruckabfall ist auch an eine Volumensubstitution und – hilft auch das nicht – an eine Dauertropfinfusion von Noradrenalin oder Angiotensin II zu denken.

Bei allergischer Rhinitis können die überwiegend α-sympathomimetisch wirkenden Imidazolinderivate (s. S. 164) durch ihre vasokonstriktorische, schleimhautabschwellende Wirkung die Therapie mit anderen Arzneimitteln (s. oben) ergänzen.

---

[1] Atrovent®; [2] Ventilat.

[1] Fortecortin® Monoampullen; [2] Tavegil®.

Arzneimittelallergie

Vorkommen

Meldungen über unerwünschte Arzneimittelwirkungen werden in vielen Ländern zunehmend systematisch erfaßt und ausgewertet. In der Bundesrepublik Deutschland geschieht dies durch die Arzneimittelkommission der Deutschen Ärzteschaft und das Bundesgesundheitsamt. Etwa die Hälfte dieser Verdachtsfälle betreffen allergische Nebenwirkungen von Arzneimitteln.

Die Häufigkeit von Arzneimittelallergien schwankt sehr stark und hängt vom verwandten Arzneimittel ab. Bei 0,7–10 % aller Patienten, die mit Penicillinen behandelt werden, treten allergische Reaktionen auf; dies betrifft alle Formen allergischer Nebenwirkungen. Für eine der schwersten allergischen Nebenwirkungen, die Agranulozytose, wurde versucht, in einer großen internationalen multizentrischen Studie (sog. Boston-Studie) die Inzidenz festzustellen; für Metamizol z. B. liegt sie zwischen 1:100 000 und 1:1 000 000. Bei einigen Arzneimitteln, die sehr häufig angewandt werden, wie z. B. Digoxin, sind allergische Reaktionen nur extrem selten beobachtet worden. Auch bei Arzneimitteln, die häufig zu allergischen Reaktionen führen, sind lebensbedrohliche Reaktionen, wie anaphylaktischer Schock, Agranulozytose, Thrombopenien oder Autoimmunerkrankungen selten.

Allergie-auslösende Arzneimittel

Wichtige Pharmaka, die allergische Nebenwirkungen hervorrufen können, sind in Tab. 11 aufgeführt. Wichtig soll heißen, daß entweder bei einem der angegebenen Arzneimittel allergische Wirkungen häufig auftreten, oder daß sie – wenn auch selten auftretend – schwerwiegend sind. Die Zusammenstellung ist nicht vollständig; sie soll vor allem darauf hinweisen, daß Arzneimittelallergien bei allen Arzneimittelklassen vorkommen können.

Für die Häufigkeit des Auftretens allergischer Reaktionen spielt die Art der Verabreichung eine wichtige Rolle. Bei lokaler Verabreichung auf der Haut kommen Allergien weitaus am häufigsten vor, dagegen sehr viel seltener bei intravenöser

oder oraler Gabe; die intramuskuläre Injektion nimmt eine mittlere Stellung ein. Die lange Verweildauer von Arzneistoffen in der Haut einerseits und eine besonders hohe Dichte immunologisch kompetenter Zellen andererseits begünstigen das Zustandekommen immunologischer Reaktionen in diesem Organ. Einige wichtige topisch angewandte Arzneimittel, die zu allergischen Reaktionen führen können, sind in Tabelle 12 aufgeführt. Allergische Reaktionen auf lokal angewandte Penicilline, Sulfonamide oder Streptomycin sind so häufig, daß eine topische Verabreichung auf der Haut kontraindiziert ist. Diese Arzneimittel stellen jedoch bei Unachtsamkeit ein nicht unbeträchtliches Risiko für das Pflegepersonal dar.

Immunogenität von Arzneimitteln

Ein Arzneimittel enthält neben dem Wirkstoff (Pharmakon) oft eine beträchtliche Anzahl von Hilfsstoffen, wie Träger- und Füllstoffe, Stabilisatoren, Geschmackskorrigenzien, Farbstoffe u. a.; zudem können im Arzneimittel noch Verunreinigungen aufgrund des Herstellungsprozesses vorhanden sein. Alle diese Begleitstoffe können selbst zu allergischen Reaktionen führen. Im folgenden wird vor allem auf die Wirkstoffe eingegangen werden.

Eine notwendige Bedingung für eine allergische Reaktion ist, daß das Pharmakon immunogene Eigenschaften besitzt, d. h. auch im Menschen als Antigen wirkt. Für die Immunogenität gibt es Mindestanforderungen an die Molekülgröße; dies ist am besten für Peptid-Antigene untersucht. Hier fand man, daß die kleinsten immunogene Peptide aus etwa 7 Aminosäuren sind. Überträgt man diese Erkenntnis auf andere Verbindungen, muß eine Substanz mindestens eine Molekülmasse von 700–800 haben, um zumindest als schwaches Immunogen eine Immunantwort auszulösen. Solche Molekülgrößen werden von den meisten Pharmaka nicht erreicht, auch nicht von solchen, die relativ häufig zu allergischen Reaktionen führen, wie z. B. die β-Laktam-Antibiotika. Daher ist es notwendig, daß Pharmaka im Organismus an einen Träger gebunden werden und so ein Immunogen bilden.

Allgemein besteht demnach ein Immunogen aus Hapten und Träger (carrier). Als Träger kommen vor allem Proteine in

Betracht, sowohl lösliche als auch Oberflächenproteine von Zellen.
Die Bildung des Immunogens erfordert eine feste Bindung zwischen Hapten und Träger. Sie wird in aller Regel durch kovalente Bindungen erreicht, in selteneren Fällen auch durch andere feste Bindungsarten, wie z. B. Koordinationskomplexe mit Schwermetallen. Nur wenige Pharmaka besitzen reaktive Gruppen, die sie zur kovalenten Bindung mit Proteinen befähigen. Bei den weitaus meisten Pharmaka treten solche reaktiven Gruppen – z. B. Säure-Anhydride, Säurechloride, reaktive aromatische Halide, Isocyanate, Mercaptane, Chinone, Oxazolone u. a. – erst während der Metabolisierung im Organismus auf.

Tab. 11: Arzneimittel mit wichtigen allergischen Nebenwirkungen.

Psychopharmaka:	Phenothiazine (Chlorpromazin) Trizyklische Antidepressiva Meprobamat
Hypnotika:	Barbiturate
Antiepileptika:	Phenytoin
Antiphlogistika/Analgetika:	Pyrazolone, Pyrazolidine Oxicame Goldpräparate D-Penicillamin
Muskelrelaxantien:	Suxamethonium
Arzneimittel mit Wirkung auf Herz/Kreislauf:	Procainamid Methyldopa Hydralazin
Thyreostatika:	Iod Mercaptoimidazole Thiouracile Perchlorat
Antibiotika:	Penicilline Cephalosporine Chloramphenicol
Chemotherapeutika:	Sulfonamide Nitrofurantoin Nalidixinsäure Isoniazid
Fungistatika:	Amphotericin B
Anthelminthika:	Diethylcarbamazin
Medikamente gegen Protozoen:	Chinin
Blutersatzmittel:	Dextran Gelatine Hydroxyethylstärke Humanes Serum Albumin
Hormone und Hormon-freisetzende Substanzen:	ACTH Insulin

Bei größeren Molekülen sind auch nicht kovalente Bindungen fest genug, um eine Immunantwort auszulösen. Manche Stoffe neigen dazu, sehr stabile Aggregate zu bilden, die die hierfür ausreichende Größe erreichen; ein wichtiges Beispiel ist Ampicillin.

Tab. 12: Topisch angewandte Arzneimittel mit wichtigen allergischen Reaktionen.

Lokalanästhetika:	Procain Lidocain
Antihistaminika/ Antibiotika:	Neomycin Gentamicin Penicillin Sulfonamide Streptomycin
Chemotherapeutika:	Chinoline Imidazole (Miconazol)
Antiperspiranzien:	Formaldehyd

Pathogenese

Alle Arzneimittelallergien beruhen auf einer Immunreaktion gegen die in einem Arzneimittel enthaltenen Stoffe oder deren im Organismus entstehenden Metaboliten. Immunreaktionen hängen nicht von den pharmakodynamischen sondern von chemischen Eigenschaften der Arzneistoffe bzw. ihrer Metaboliten ab.
Wie bei allen Immunreaktionen, kann man auch bei allergischen Reaktionen gegen Arzneimittel zwei zeitlich aufeinander folgende Phasen abgrenzen, die bei kontinuierlicher Verabreichung ineinander übergehen können. Bei Erstkontakt kommt es frühestens nach einigen Tagen zur Sensibilisierung, ohne daß der Betroffene hiervon etwas bemerkt. Bei erneutem Kontakt mit demselben Arzneimittel treten dann die klinischen Erscheinungen der Arzneimittelallergie auf. Bei der Sensibilisierung kommt es zur Synthese von Antikörpern – sehr häufig von IgE – oder zur Ausbildung sensibilisierter T-Lymphozyten. Bei starken Allergenen wird das Maximum der Sensibilisierung nach 6–10 Tagen erreicht, bei schwachen Allergenen können Wochen bis Monate vergehen. Starke Allergene sind Fremdproteine, wie z. B. tierische Antiseren oder Polysaccharide, während die meisten niedermolekularen Arzneistoffe eine schwächere allergene Potenz besitzen. Die häufig vertretene Ansicht, daß eine allergische Reaktion nach kontinuierlicher Verabreichung eines Arzneimittels für einen Zeitraum von mehr als 2–3 Monaten nicht mehr auftritt, ist falsch.
Eine Sensibilisierung kann auch bei völliger Antigen-Karenz sehr lange, d. h. über viele Jahre erhalten bleiben. Zwar sinken z. B. die Antikörperkonzentrationen mit einer durchschnittlichen Halbwertzeit von einigen Wochen, die gleichzeitig gebildeten Gedächtnis-B-Lymphozyten sind jedoch sehr langlebig. Sie können sehr schnell bei erneutem Allergenkontakt wieder Antikörper bilden. Besonders langlebig sind sensibilisierte T-Lymphozyten, von denen einige wahrscheinlich lebenslang im Organismus überdauern.
Liegt eine Sensibilisierung vor, wird bei erneutem Kontakt mit dem Arzneimittel eine allergische Reaktion ausgelöst, die zu klinischen Erscheinungen führt. Die allergischen Reaktionen können unterschiedlichen Reaktionstypen zugeordnet werden. In der Klinik hat sich die vor mehr als 20 Jahren von Coombs und Gell vorgeschlagene Einteilung der Reaktionsabläufe in vier Grundtypen durchgesetzt. Diese Einteilung entstand zu einer Zeit, als das Wissen um die zellulären Grundlagen von Immunreaktionen noch sehr lückenhaft war. Inzwischen hat es sich – den unterschiedlichen Reaktionsmechanismen entsprechend – als zweckmäßig erwiesen, den zellulären Reaktionstyp (Typ IV) in a und b zu untergliedern.

Bei allen Reaktionstypen spielt es eine entscheidende Rolle, daß eine große Anzahl von Mediatoren erzeugt oder aus Zellen freigesetzt wird, die auf Gewebe und Organe der Umgebung wirken. Zielorgane können die Gefäße der Haut, die Schleimhaut und Muskulatur der Bronchien, der Magen-Darm-Trakt oder andere Organe sein. Es sollte nicht übersehen werden, daß die immunologischen Reaktionstypen das Resultat schematischer Abgrenzungen sind; praktisch jedes Allergen führt sowohl zur Induktion humoraler (= Antikörperbildung) als auch zu zellulären Reaktionen. Ein einziges Arzneimittel kann daher auch immunologische Vorgänge auslösen, die zu mehreren Reaktionstypen passen; an der klinischen Ausprägung einer allergischen Reaktion sind dann wie bei Penicillin mehrere pathogenetische Mechanismen beteiligt.

Allergische Reaktionen vom Typ I–III, Sensibilisierung durch Antikörperbildung

Typ I – Anaphylaktische allergische Reaktionen

Bei der anaphylaktischen allergischen Reaktion vom Typ I führt die Sensibilisierung zur Bildung der Antikörperklasse IgE, das früher auch als Reagin bezeichnet wurde. Diese Antikörper binden zytophil mit ihrem Fc-Anteil an die hochaffinen Fc_ε-Rezeptoren ($Fc_\varepsilon R$ I) von basophilen Granulozyten im Blut oder Mastzellen im Gewebe (Abb. 19). Die Bindung erfolgt dabei so, daß die Antigen-Bindungsstellen des IgE freibleiben; die IgE-armierten Zellen können von jetzt an das Allergen „erkennen". Bei erneuter Allergen-Exposition werden aus den Mastzellen Mediatoren ausgeschüttet, von denen einige in der Zelle gespeichert vorliegen, wie Histamin, Bradykinin oder einige Enzyme, während andere infolge der Reaktion neu synthetisiert werden; hierzu gehören Prostaglandine, Leukotriene oder der Plättchen-aktivierende Faktor (PAF; s. S. 328). Diese Mediatoren erzeugen dann anaphylaktische allergische Reaktionen, d. h. z. B. sie erhöhen die Durchlässigkeit von Gefäßen und/oder sie lösen eine spastische Kontraktion der glatten Muskulatur, z. B. der Bronchiolen, aus. Durch einige der Mediatoren werden chemotaktisch weitere Zellen des Immunsystems angelockt und aktiviert, die dann zu einer lokalen Entzündungsreaktion führen. Hierzu gehören vor allem neutrophile Granulozyten, mononukleäre Phagozyten und Lymphozyten.

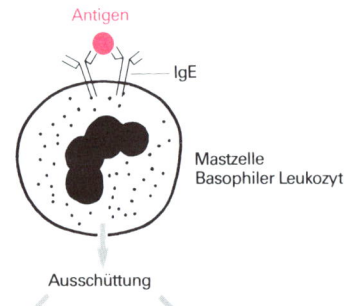

präformierter Mediatoren:
Histamin
Heparin
Bradykinin
Enzyme

de novo synthetisierter Mediatoren:
Leukotrien C, D, E
Leukotrien B
Prostaglandine
Plättchen-aktivierender Faktor

Abb. 19: Allergische Reaktionen: Typ I anaphylaktische Reaktion.

Typ II – Zytotoxische allergische Reaktionen

Zytotoxischen, allergischen Reaktionen vom Typ II geht die Synthese von Antikörpern der IgG- oder IgM-Klasse voraus (Abb. 20). Gleichzeitig bindet das Allergen, bei Arzneimitteln meist ein reaktiver Metabolit, an die Oberfläche von Zellen, besonders häufig an denen des Blutes, wie Erythrozyten, Leukozyten und Thrombozyten. Dies führt dann dazu, daß diese körpereigenen Zellen dadurch als fremde Zellen behandelt werden, an die der Antikörper bindet. Daraus resultiert die Aktivierung von Komplement- oder Antikörper-abhängiger zellulärer Effektormechanismen, die zur Zerstörung dieser körpereigenen Zellen führen. Auch nach Absetzen des Medikaments schreitet die Zellzerstörung in einigen Fällen weiter fort; Ursache hierfür scheint zu sein, daß Arzneimittel(-Metaboliten) sehr lange an der Oberfläche von Zellen gebunden sein können.

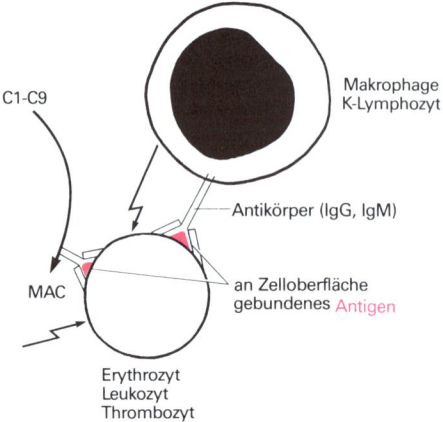

C1-C9: Komplementkomponenten
MAC: Membran-angreifender Komplementkomplex

Abb. 20: Allergische Reaktionen: Typ II zytotoxische Reaktion.

Typ III – Allergische Immunkomplex-Reaktionen

Auch bei der allergischen Reaktion vom Typ III, der Immunkomplex-Reaktion, führt ein Antigen zunächst zur Bildung von Antikörpern der Klasse IgM oder IgG (Abb. 21). Diese Antikörper binden das Allergen in einem Antigen-Antikörper-Komplex. Dies ist ein physiologischer Prozeß, der bei allen Antigenen zu deren Elimination beiträgt. Bei einigen Antigenen – solchen, die als Allergene zu allergischen Reaktionen führen – bilden sich Komplexe, die in kleinen Gefäßen abgelagert werden und dort Komplement aktivieren. Damit wird eine Reaktionskaskade in Gang gesetzt, die einmal zur Zerstörung der Gefäße und damit zum weiteren Austritt von Immunkomplexen in das Gewebe führt; zum anderen locken Komplement-Spaltprodukte phagozytierende Zellen wie Neutrophile, Granulozyten und insbesondere mononukleäre Phagozyten an. Eine Eigenschaft dieser Immunkomplexe besteht darin, daß sie nur schwer von den phagozytierenden Zellen aufgenommen und eliminiert werden können. Bei dem vergeblichen Versuch der Phagozytose sezernieren diese Zellen dann eine größere Zahl von Entzündungsmediatoren. Zu ihnen gehören Prostaglandine, Leukotriene, viele Enzyme, reaktive Sauerstoffspezies (S. 325; 329) und Zytokine, wie Interleukin oder Tumor-Nekrose-Faktor. Diese Mediatoren lösen (allergische) Entzündungserscheinungen aus: die Permeabilität von Gefäßen wird erhöht, so daß Plasmawasser

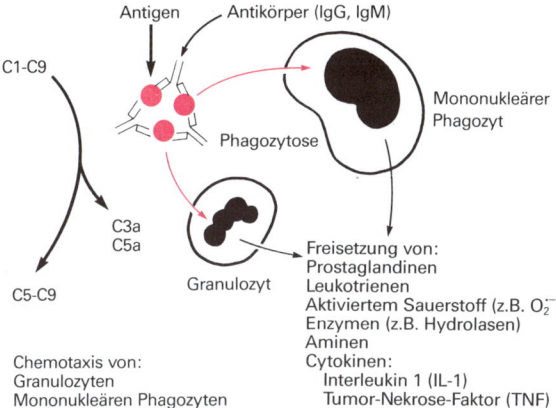

Abb. 21: Allergische Reaktionen: Typ III Immunkomplex-Reaktion.

und Plasmaproteine austreten; es wird Gewebe zerstört, und es setzt eine Bindegewebsproliferation ein, die funktionstüchtiges Gewebe mit der Zeit verdrängt.

Allergische Reaktionen vom Typ IV, Bildung von immunreaktiven Lymphozyten

Allergische Reaktionen vom Typ IV verlaufen zunächst grundsätzlich anders als bei den bisher beschriebenen allergischen Reaktionstypen; denn bei diesen zellvermittelten Immunreaktionen wird die Erkrankung nicht durch Antikörper, sondern unmittelbar durch spezifische T-Lymphozyten ausgelöst.

Typ IV a: Zellvermittelte, zytotoxische allergische Reaktionen

Einige dieser T-Lymphozyten gehören zur Gruppe der zytotoxischen Zellen, sie tragen den Oberflächenmarker CD8. Kommen diese Zellen erneut in der zweiten Phase einer allergischen Reaktion mit Zellen in Kontakt, die Antigene (Allergene) an ihrer Oberfläche tragen, so zerstören sie diese Zellen (Abb. 22 a).

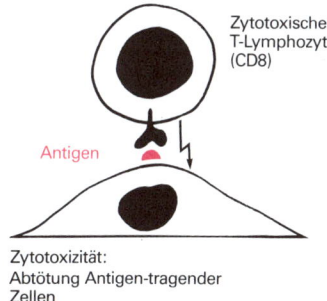

Abb. 22 a: Allergische Reaktionen: Typ IV zellvermittelte Reaktion, Zytotoxizität.

Typ IV b: Zellvermittelte allergische Reaktionen vom verzögerten Typ

Ein für allergische Reaktionen wichtiger Reaktionsweg besteht darin, daß sensibilisierte T-Lymphozyten, die zur Gruppe der Helfer-T-Lymphozyten gehören (Oberflächenmarker CD4), nach Antigen-Stimulation Lymphokine sezernieren,

die andere Zellen an den Ort des Geschehens rufen und sie dort zu ihrer Funktion aktivieren. Die wichtigste Effektorzelle hierbei ist wieder der mononukleäre Phagozyt, der nach Stimulation durch die Lymphokine dieselben Mediatoren sezerniert, wie sie auch schon bei der (Typ III) Immunkomplex-Erkrankung beschrieben worden sind (Abb. 22 b).

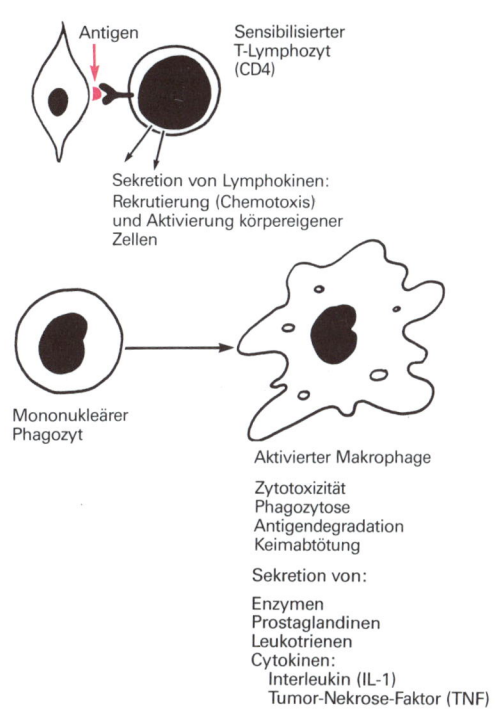

Abb. 22 b: Allergische Reaktionen: Typ IV zellvermittelte Reaktion, verzögerter Typ.

Klinische Erscheinungen

Arzneimittelallergien treten unter vielen klinischen Bildern auf, wobei zahlreiche Organe betroffen sein können. Nicht selten imitieren sie andere Krankheiten. Dadurch kann eine Zuordnung mancher durch Arzneimittel ausgelöster Krankheitsbilder schwierig sein und eine Allergie als Ursache unerkannt bleiben.

In einer groben Klassifikation kann man **generalisierte Reaktionen,** die in mehreren Organsystemen auftreten, von solchen abgrenzen, bei denen nur ein Organ betroffen ist. Unabhängig davon treten frühe Symptome einer Allergie sehr häufig in der Haut auf. Auffällige Hautveränderungen, die im Zusammenhang mit der Einnahme von Arzneimitteln auftreten, müssen daher immer als ein frühes Warnsignal für Allergien gelten.

In Tab. 13 sind die wichtigsten generalisierten Arzneimittelallergien zusammengestellt. Die schwerste akute Form ist der **anaphylaktische Schock.** Er ist eine lebensbedrohliche generalisierte allergische Reaktion. Neben dem insgesamt seltenen Vollbild treten häufiger anaphylaktoide Reaktionen mit sog. Schockfragmenten auf, die als minimale Ausprägung bis zu der häufigen urtikariellen Hautreaktion reichen.

Die Symptome des anaphylaktischen Schocks betreffen die Haut, den Respirationstrakt, den Magen-Darm-Trakt und das kardiovaskuläre System. Frühe Warnzeichen sind plötzlich auftretende Urtikaria, Gesichtsrötung oder Blässe, Hitzegefühl, Dyspnoe und Husten, Übelkeit, Schwächegefühl und

Tab. 13: Generalisierte allergische
Arzneimittel-Reaktionen.

Anaphylaktischer Schock
Anaphylaktoide Reaktionen und Schockfragmente
Serumkrankheit
Arzneimittelfieber
Vaskulitiden
Arzneimittel-induzierte Autoimmunerkrankungen:
  – systemischer Lupus erythematodes
  – Nephritis
  – Pemphigus
  u. a.

Schwindel. Sehr rasch entwickeln sich ausgedehnte Erytheme und Urtikaria, Ödeme, Bronchospasmus, abdominale Krämpfe, Herzrhythmusstörungen und Kreislaufkollaps. Symptome: kleiner und beschleunigter Puls, Blutdruckabfall, Erbrechen und Diarrhö, Dyspnoe, Beklemmung, Angst und Bewußtseinsstörung. Etwa in 10% der Fälle verläuft ein anaphylaktischer Schock tödlich. Ursache sind hypotones Kreislaufversagen, Larynxödem, Herzstillstand oder Bronchospasmus. Die klinischen Symptome können sich innerhalb weniger Minuten entwickeln. Pathologisch liegt eine plötzlich einsetzende überschießende Freisetzung von Mediatoren aus Mastzellen und Leukozyten zugrunde.

Ursache für die Freisetzung der Mediatoren ist eine allergische Typ I-Reaktion; sie kann aber auch nichtimmunologisch durch direkte Stimulation der Leukozyten (pseudoallergische Reaktion) ausgelöst werden (siehe hierzu am Ende des Kapitels).

Grundsätzlich kann jedes Antigen, das zu einer verstärkten IgE-Bildung führt, auch einen anaphylaktischen Schock auslösen. Häufigere Ursachen sind Insektengifte, einige Nahrungsmittel, z. B. Nüsse, Fisch, Ei-Albumin und Beeren, sowie einige Pharmaka. Bei den Arzneimitteln können hochmolekulare Stoffe, insbesondere Fremdproteine, einen anaphylaktischen Schock auslösen. Hierzu gehören Pflanzenproteine, Plasmaersatzmittel, Enzympräparate, Fremdseren, Impfstoffe, Allergenextrakte, Organextrakte und Frischzellen. Von den niedermolekularen Arzneimitteln sind Antibiotika, insbesondere Penicilline, Pyrazolon-Derivate, Lokalanästhetika, Röntgenkontrastmittel als auslösende Ursache beschrieben. Der anaphylaktische Schock ist zwar ein relativ seltenes Ereignis. Immerhin ist aber bei der Anwendung von Röntgenkontrastmitteln zur Urographie mit 1 Todesfall bei 20 000 Anwendungen zu rechnen (s. S. 607, Tab. 2).

Die **Serumkrankheit** ist eine allergische Reaktion, die durch **zirkulierende Antigen-Antikörper-Komplexe** hervorgerufen wird (Typ III-Reaktion). Sie tritt gewöhnlich 5–14 Tage nach der ersten Verabreichung eines Medikaments auf. Kennzeichnend sind urtikarielles Exanthem, Fieber, Arthralgien und Lymphknotenschwellung. Kurze Episoden einer Nephritis oder Neuritis sind nicht selten. Nach Absetzen des auslösenden Arzneimittels verschwinden die Symptome in der Regel nach wenigen Tagen. Artfremde Seren waren früher zur Zeit der Antiserentherapie häufige Ursache, woher die Bezeichnung „Serumkrankheit" stammt. Ähnliche Reaktionen können auch durch niedermolekulare Pharmaka ausgelöst werden. Hierzu gehören Penicilline, Sulfonamide, Phenylbutazon und Thiouracile.

Das **arzneimittel-induzierte Fieber** kann als isolierte Manifestation einer Allergie auftreten, häufiger jedoch ist es ein Begleitsymptom anderer allergischer Reaktionen. Die Abgrenzung gegen Fieber anderer Genese, z. B. durch eine Infektion, ist schwierig, da gewöhnlich in beiden Fällen eine Leu-

kozytose auftritt. Die Ursache für den Temperaturanstieg ist die Freisetzung **endogener Pyrogene**, insbesondere **Interleukin-1** aus mononukleären Phagozyten durch **Immunkomplexe (Typ III-Reaktion)** oder **Lymphokine (Typ IV-Reaktion)**. Zu den Pharmaka, die aufgrund allergischer Mechanismen häufiger Fieber erzeugen, gehören Penicilline, Cephalosporine, Aminoglycoside, Phenobarbital und Chinidin. Ein kleiner Teil der klinisch auftretenden **Vaskulitiden** ist bedingt durch Arzneimittelallergie. Diese können isoliert die Haut betreffen oder eine Reihe von Organen befallen, insbesondere Niere, Leber, Magen-Darm-Trakt oder Muskeln. Entsprechend treten als Symptome Fieber, Ödeme, Arthralgien, Leibschmerzen, Myalgien und Dyspnoe auf. Immunpathologisch sind Typ III- und Typ IV-Reaktionen beteiligt. Sulfonamiden, Allopurinol, Furosemid, Hydantoinen und einigen nicht-steroidalen Antiphlogistika wird eine auslösende Bedeutung zuerkannt.

Auch **generalisierte Autoimmunreaktionen,** die sich klinisch wie ein **systemischer Lupus erythematodes (SLE-Syndrom)** darstellen, können durch Arzneimittel ausgelöst werden. Welche immunologischen Mechanismen für die Synthese von Antikörpern, z. B. der antinukleären Antikörper, verantwortlich sind, ist nicht klar. Nach Absetzen der Pharmaka ist das SLE-Syndrom reversibel. Hydralazin, Procainamid, Isoniazid, seltener auch D-Penicillamin, Hydantoine oder Phenothiazine werden als verantwortliche Arzneimittel beschrieben.

In Tab. 14 sind solche Arzneimittelallergien zusammengestellt, die sich vorwiegend an einzelnen inneren Organen manifestieren.

Eine **Eosinophilie** wird bei vielen Arzneimittelallergien als Begleitsymptom beobachtet. Oft geht sie den anderen Symptomen voraus. Sie kann auch als einzige Manifestation einer Allergie auftreten.

Die Zerstörung von Leukozyten, Erythrozyten oder Thrombozyten im peripheren Blut durch immunologische Mechanismen muß von toxischen Wirkungen auf das Knochenmark abgegrenzt werden, die zu verminderter Zellbildung führen. Arzneimittel können über beide Mechanismen zur Verminderung der zellulären Elemente des Blutes führen. Bei einigen Pharmaka sind toxische und allergische Reaktionen als Ursa-

Tab. 14: Manifestationen von Arzneimittel-Allergien an inneren Organen

Hämatologische Manifestationen
  Eosinophilie
  Leukopenie
    Agranulozytose
  Thrombopenie
  Hämolytische Anämie
  Lymphadenopathien
    Mononukleose-artiges Syndrom
Respirationstrakt
  Rhinitis
  Larynxödem
  Asthma bronchiale
  Infiltrative Lungenerkrankungen (z. B. Alveolitis)
Leber
  Hepatozelluläre Erkrankungen
  Cholestase
Nieren
  Glomerulonephritis
  Nephrotisches Syndrom
  Interstitielle Nephritis
Nervensystem
  Neuritis

Tab. 15: Gegenüberstellung allergischer und toxischer Arzneimittelschäden am Beispiel der Agranulozytose.

	Allergisch	Toxisch
Ursache	Immunreaktion gegen Arzneimittel(-metaboliten) führt zu Zerstörung reifer Zellen (und evtl. Vorläuferzellen)	Schädigung des Knochenmarks durch Arzneimittel(-metaboliten) führt zu Verminderung von Vorläuferzellen
Dosisabhängigkeit	gering	stark, kumulative Wirkungen
Sensibilisierung (= vorausgegangene Exposition)	erforderlich	nicht erforderlich
Abfall der Granulozyten	rasch (Stunden!)	langsam (Tage bis Wochen)
Reexposition	immer Rückfall	nicht in jedem Fall Rückfall

che von **Zytopenien** beobachtet worden. Ein wichtiges Beispiel sind dafür Antirheumatika, die zu den Pyrazolidin-Derivaten gehören. Einige Medikamente, bei denen sich allergische und toxische Arzneimittelreaktionen unterscheiden, sind in Tab. 15 aufgeführt.

Allergischen Zytopenien liegen vorwiegend **zytotoxische (Typ II) oder Immunkomplex-Reaktionen (Typ III)** zugrunde. Neuere Kenntnisse machen es wahrscheinlich, daß auch **zelluläre Reaktionen** (Typ IVa) beteiligt sind. Bei den zytotoxischen allergischen Reaktionen wird ein Arzneimittel, oder häufiger ein Metabolit, an der Oberfläche fixiert. Ein Antikörper gegen das Arzneimittel oder dessen Metaboliten reagiert dann so, als ob ein Membranbestandteil der Zelle erkannt würde. Wie bei echten Autoantikörpern wird dann durch Aktivierung von Komplement oder Zellen, die zur antikörperabhängigen Zell-Lyse befähigt sind, die betroffene Zelle zerstört. In analoger Weise können sich zytotoxische T-Lymphozyten gegen Zellen des Blutes richten. Zirkulierende Antigen-(= Pharmakon oder Metabolit-)Antikörper-Komplexe können sich ebenfalls an Zellen anheften und eine Zerstörung dieser „innocent bystander" über immunologische Effektormechanismen einleiten. Je nachdem, welche Zellen betroffen sind, resultieren Leukopenien, die bis zur Agranulozytose reichen können, Thrombopenien, Anämien oder Panzytopenien mit den entsprechenden klinischen Symptomen. Schwere Formen, insbesondere von Agranulozytose, können tödlich verlaufen, auch wenn das Arzneimittel sofort nach Auftreten der Symptome abgesetzt wird. Dies beruht vielleicht darauf, daß Arzneimittel-Metabolite, die an Zelloberflächen gebunden sind, dort eine sehr langsame Halbwertzeit haben und damit auch nach Absetzen des Arzneimittels nicht ausreichend schnell eliminiert werden. Von den insgesamt seltenen schweren Zytopenien wird ein großer Teil durch arzneimittelallergische Reaktionen ausgelöst. Eine Vielzahl von Arzneimitteln ist dafür als Ursache erkannt worden. Wichtig sind v. a. Penicilline, nichtsteroidale Antiphlogistika, Pyrazolone und Pyrazolidin-Derivate, Thyreostatika und α-Methyldopa.

Alle Arzneimittel, die die Bildung von IgE induzieren, können zu Erkrankungen des Respirationstraktes führen. **Rhinitis, Larynxödem** und **Asthma bronchiale** sind die häufigsten Manifestationen einer solchen Arzneimittelallergie an den Atemwegen. Isoliert kommen sie allerdings fast nur bei inhalativ aufgenommenen Arzneimitteln vor bzw. bei Arzneistoffen, die auf die Nasenschleimhaut appliziert werden, wie z. B. Hypophysenhormone. Daß die Nasenschleimhaut auch für Arzneistoffe aus Augentropfen der Hauptresorptionsort ist, sollte nicht unbeachtet bleiben. In Einzelfällen sind diese Erscheinungen auch bei systemisch verabreichten Pharmaka, z. B. Penicillinen, beobachtet worden.

Von diesen allergischen Erkrankungen des Respirationstraktes müssen solche Erkrankungen abgegrenzt werden, die klare nicht-immunologische Ursachen haben. Hierzu gehören z. B. atemwegreizende Wirkungen von Cromoglicinsäure, aber auch die von Sulfiten, aus denen das Reizgas Schwefeldioxid freigesetzt wird und die manchen Arzneimitteln oder auch Nahrungsmitteln zugesetzt werden. An dieser Stelle müssen auch Konservierungsmittel, z. B. die Ester der Parahydroxybenzoesäure (Parabene) erwähnt werden, die in vielen Arzneimitteln enthalten sind. Toxische Schäden können einige Zytostatika, insbesondere Bleomycin, hervorrufen. Einen besonderen Wirkungsmechanismus haben nicht-steroidale Antiphlogistika, die bei Patienten mit Atopie häufig zu **Asthmaanfällen** führen (S. 326). Etwa 10 % aller Asthmatiker zeigen diese **Analgetika-Intoleranz.** Mastzellen können aus Arachidonsäure Prostaglandine und Leukotriene synthetisieren. Von den Prostaglandinen wird in den Luftwegen vorwiegend das bronchodilatatorische PGE_2 gebildet, das funktionell die bronchokonstriktorischen Sulfidoleukotriene antagonisiert. Patienten mit Atopien zeigen eine gesteigerte Freisetzung von Mediatoren aus Mastzellen. Wird nun durch nichtsteroidale Antiphlogistika die Synthese von Prostaglandin unterdrückt, wird Arachidonsäure vermehrt zu Leukotrienen metabolisiert und durch die Bronchokonstriktion ein Asthmaanfall ausgelöst.

Neben Asthma können Arzneimittel auch zu infiltrativen Lungenerkrankungen führen, die manchmal das Bild einer allergischen **Alveolitis** zeigen. In einigen Fällen wurden IgG-Antikörper gefunden, so daß als Ursache eine **Typ III-(Immunkomplex-)Reaktion** wahrscheinlich ist. Positive Reaktionen von Lymphozyten auf ein Arzneimittel legen nahe, daß auch **zelluläre (Typ IV-)Reaktionen** beteiligt sind. Nach Absetzen des Pharmakons sind die klinischen Erscheinungen meist reversibel. Infiltrative allergische Lungenprozesse sind v. a. bei Nitrofurantoin, seltener bei Goldsalzen, Methotrexat, Hydrochlorothiazid, Penicillin oder D-Penicillamin beobachtet worden.

Durch Arzneimittelallergien bedingte Leberschäden können als **primär hepatozelluläre Schädigung** oder **Cholestase-Syndrom** auftreten. Sowohl **Typ III-(Immunkomplex-)** als auch **Typ IV-(zelluläre-)Reaktionen** scheinen eine pathogenetische Rolle zu spielen. Als relativ häufige Verursacher wurden Phenothiazine, Rifampicin und Erythromycin-Estolat beschrieben. Allergische Leberschädigungen durch Imipramin, Nitrofurantoin und Halothan sind ebenfalls belegt. Bei arzneimittelinduzierten Leberschäden ist es häufig sehr schwierig, zwischen allergischen und toxischen Reaktionen zu unterscheiden. Für die Mehrzahl beider Reaktionen sind Metaboliten von Arzneimitteln verantwortlich, die in der Leber als dem primären Metabolisierungsorgan für Fremdstoffe entstehen.

Klinisch gelten zur Unterscheidung dieselben Kriterien wie in Tabelle 15 beschrieben.

Auch bei **arzneimittelbedingten Nierenerkrankungen** ist es oft schwierig, zwischen allergischen und toxischen Reaktionen zu unterscheiden. Im Rahmen einer Serumkrankheit (s. o.) können Antigen-Antikörper-Komplexe in den Glumeruli abgelagert werden und so zu einer, meist transienten, **Glomerulonephritis** führen. Auch beim **nephrotischen Syndrom** werden Ablagerungen von IgG und Komplement gefunden. Ursache sind hierfür insbesondere Penicillin, D-Penicillamin, organische Quecksilber- und Goldverbindungen. Die häufigste Form einer allergischen Nierenläsion ist die **interstitielle Nephritis,** die häufig von Fieber, Hauterscheinungen und Eosinophilie begleitet ist. Die renalen Symptome sind charakterisiert durch Hämaturie, Proteinurie und progredientes Nierenversagen. Da pathologisch vorwiegend mononukleäre Zellinfiltrationen gefunden werden, kommen als Ursache vor allem **zelluläre Typ IV-Reaktionen** in Betracht. Daneben können **Typ III-(Immunkomplex-)Reaktionen** beteiligt sein. Die häufigste Ursache sind Penicilline, Cephalosporine, Allopurinol, Sulfonamide und peripher wirksame Analgetika.

Die **Haut** ist ein immunologisch privilegiertes Organ, wie es seiner Bedeutung als erster Abwehrlinie für alle Noxen der Umwelt entspricht. Daher manifestieren sich an ihr weitaus am häufigsten arzneimittelallergische Reaktionen. Die klinischen Erscheinungen der Haut können einziges Zeichen einer Allergie sein. Häufig treten sie kombiniert mit Symptomen an anderen Organen auf. Da sie dann in aller Regel anderen Manifestationen vorausgehen, stellen sie ein wichtiges Frühwarnsymptom allergischer Reaktionen dar. Allergischen Erkrankungen der Haut können alle Reaktionsytpen zugrunde liegen. Entsprechend beeindruckt der Formenreichtum der klinischen Erscheinungen. Einen Überblick über die wichtigsten dermatologischen Krankheitsbilder vermittelt Tabelle 16.

Alle Arzneimittel, gegen die überhaupt allergische Reaktionen auftreten, können zu allergischen Manifestationen an der Haut führen. Sie vollständig aufzuführen, ist nicht möglich. Eine besondere Gefährdung ergibt sich bei lokaler Anwendung (Tab. 12).

Eine Sonderform stellt die **Photokontaktdermatitis** dar, die in der Lokalisation primär auf die lichtexponierten Bereiche der Haut begrenzt ist. Sie kann sich sowohl nach äußerer als auch innerer Gabe eines Arzneimittels entwickeln.

Arzneimittel-induzierte Pseudo-Allergie

Allergien sind so definiert, daß durch eine Immunreaktion gegen das Allergen Reaktionen an Effektoren ausgelöst werden, die zu klinischen Erscheinungen führen. So induziert bei der Typ I-Reaktion die Bindung des Allergens an sein spezifisches, zytophil an die Mastzellen gebundenes IgE (Immunreaktion) die Ausschüttung von Histamin, Leukotrienen und anderen Mediatoren (Effektormechanismus), die z. B. in der Haut eine juckende Quaddelbildung hervorrufen (klinische Erscheinung).

Einige Stoffe, zu denen auch Arzneimittel gehören, wie z. B. Histaminliberatoren, können unmittelbar, ohne eine dazwischengeschaltete Immunreaktion, Effektormechanismen auslösen. Da die klinischen Erscheinungen dann die gleichen sein können wie die einer echten, immunologisch bedingten Allergie, bezeichnet man solche Reaktionen als Pseudo-Allergien. Die wichtigsten Mechanismen, die bei pseudo-allergischen Reaktionen beteiligt sein können, sind in Tabelle 17 aufgeführt.

Dort sind auch einige wichtige Arzneimittel angegeben, die die einzelnen Mechanismen auslösen können. Schwierig ist die Einordnung von Arzneimitteln, die einen Einfluß auf die

Tab. 16: Arzneimittel-allergische Reaktionen der Haut*.

A: Urtikaria, Quincke Ödem
   Makulopapulöse Exantheme
   Erythema multiforme-ähnliche Exantheme
   Stevens-Johnson-Syndrom
   Fixe Exantheme
   Purpura, Vasculitis allergica
   Vesikolo-bullöse Exantheme
   Ekzematische Reaktionen
   Erythrodermie, Dermatitis exfoliativa
   Lyell-Syndrom (toxische epidermale Nekrolyse)

B: Kontaktdermatitis
   Photoallergische Dermatitis

* nach K. H. Schulz, Internist **27**, 372 (1986)

Tab. 17: Mechanismen Arzneimittel-induzierter pseudo-allergischer Reaktionen*.

Mechanismus	Pharmaka
Direkte Aktivierung von Komplement	Röntgenkontrastmittel Intravenös verabreichte Anästhetika (Thiopental, Propanidid) Volumenexpander (Hydroxyethylstärke)
Aktivierung von Komplement durch Protein-Aggregate	Immunglobulin
Direkte Mediatorfreisetzung aus Mastzellen	Röntgenkontrastmittel Muskelrelaxanzien (Alcuronium) Antibiotika (Polymyxine, Bacitracin, Aminoglykoside)
Interaktion mit dem Arachidonsäure-Stoffwechsel	Prostaglandinsynthese-Hemmer (Acetylsalicylsäure, Diclofenac, Ibuprofen)
Einfluß auf Immunregulation	Mediatoren des Immunsystems (Interferone, Zytokine) Immunmodulatoren (Levamisol, Isoprinosin, Thymushormone)

* nach P. A. Berg et al. in: Manuale Allergologicum IV (E. Fuchs, K. H. Schulz, Hrsg.), Dustri-Verlag 1987, S. 1.

Immunregulation haben. Eine allergische Reaktion auf ein Zytokin (wie Interleukin-2) würde bedeuten, daß z. B. Antikörper vom IgE-Typ gegen Interleukin-2 gebildet werden; eine wiederholte Gabe würde dann eine Typ I-Reaktion hervorrufen, Interleukin-2 kann in vivo aufgrund seiner biologischen Wirkung T-Lymphozyten aktivieren und damit Immunreaktionen gegen beliebige Antigene verstärken oder überhaupt erst möglich machen. Dies kann dazu führen, daß physiologische Immunreaktionen gegen nicht verwandte Antigene außer Kontrolle geraten und eine Allergie gegen sie entsteht. Da in jedem Fall die Wirkung des Zytokins Reaktionen auf nicht verwandte Antigene betrifft, sollte dies von einer Allergie abgegrenzt werden. Solche Wirkungen werden daher als immuntoxische Wirkungen bezeichnet.

Eine Unterscheidung zwischen Allergien und Pseudo-Allergien ist klinisch sehr schwierig und oftmals nicht möglich. Beweisend für eine allergische Genese ist der Nachweis einer spezifischen Sensibilisierung, sei es durch die Messung spezifischer, gegen einen verdächtigen Stoff gerichteter Antikörper (z. B. IgE), oder einer Reaktion von T-Lymphozyten im Lymphozyten-Transformationstest.

Weiterführende Literatur

Histamin, 5-Hydroxytryptamin, Bradykinin und Anaphylatoxine

Barnes, P. J./Chung, K. E./Page, C. P.: Inflammatory mediators and asthma. Pharmacol. Rev. 40, 49–84 (1988).

Bathon, J. M./Proud, D.: Bradykinin antagonists. Ann. Rev. Pharmacol. Toxicol. 31, 129–162 (1991).

Cabanie, M./Godfraind, T.: The role of histamine in the cardiovascular system. Drugs exp. Clin. Res. 14, 141–147 (1988).

Erdös, E. G. (Ed.): Bradykinin, kallidin, kallikrein. Handb. exp. Pharmakol. 25, Springer, Berlin 1970.

Erspamer, V. (Ed.): 5-Hydroxytryptamine and related indolealkylamines. Handb. exp. Pharmakol. 19, Springer, Berlin 1966.

Frazer, A./Maayani, S./Wolfe, B. B.: Subtypes of receptors for serotonin. Ann. Rev. Pharmacol. Toxicol. 30, 307–348 (1990).

Hollenberg, N. K.: Serotonin and vascular responses. Ann. Rev. Pharmacol. Toxicol. 28, 41–59 (1988).

Hugli, T. E.: Structure and function of C3a anaphylatoxin. Curr. Top. Microbiol. Immunol. 153, 181–208 (1990).

Ishizaka, K. (Ed.): Mast cell activation and mediator release. Progr. Allergy 34, 1–338 (1984).

Page, C. P./Barnes, P. J. (Eds.): Pharmacology of asthma. Handb. exp. Pharmacol. 98, Springer, New York 1991.

Pearce, F. L.: Non-IgE-mediated mast cell stimulation. Ciba Found. Sympos. 147, 74–87 (1989).

Proud, D./Kaplan, A. P.: Kinin formation: Mechanisms and role in inflammatory disorders. Ann. Rev. Immunol. 6, 49–83 (1988).

Regoli, D./Barabé, J.: Pharmacology of bradykinin and related kinins. Pharmacol. Rev. 32, 1–47 (1980).

Regoli, D./Rhaleb, N. E./Drapeau, G./Dion, S.: Kinin receptor subtypes. J. Cardiovasc. Pharmacol. 15, Suppl. 6, S30–S38 (1990).

Rocha e Silva, M. (Ed.): Histamine and anti-histaminics. Part 1: Histamine, its chemistry, metabolism and physiological actions. Handb. exp. Pharmakol. 18/1, Springer, Berlin 1966.

Rocha e Silva, M. (Ed.): Histamine and anti-histaminics. Part 2: Anti-histaminics. Handb. exp. Pharmakol. 18/2, Springer, Berlin 1978.

Sharma, J. N./Mohsin, S. S.: The role of chemical mediators in the pathogenesis of inflammation with emphasis on the kinin system. Exp. Path. 38, 73–76 (1990).

Uvnäs, B. (Ed.): Histamine and histamine antagonists. Handb. exp. Pharmacol. 97, Springer, New York 1991.

Vogt, W.: Anaphylatoxins. Possible roles in disease. Complement 3, 177–187 (1986).

Arachidonsäuremetaboliten und Plättchen-aktivierender Faktor

Braquet, P./Touqui, L./Shen, T. Y./Vargaftig, B. B.: Perspectives in Platelet-activating Factor Research. Pharmacol. Rev. 39, 97–145 (1987).

Gryglewski, R. J./Stock, G. (Eds.): Prostacyclin and Its Stable Analogue Iloprost. Springer-Verlag, Heidelberg 1987.

Lefer, A. M./Gee, M. H. (Eds.): Leukotrienes in Cardiovascular and Pulmonary Function. Alan Liss, Inc., New York 1985.

Needleman, P./Turk, J./Jakschik, B. A./Morrison, A. R./Lefkowith, J. B.: Arachidonic acid metabolism. Ann. Rev. Biochem. 55, 69–102 (1986).

Oates, J. A./Fitzgerald, G. A./Branch, R. A./Jackson, E. K./Knapp, H. R./Roberts, L. J.: Clinical implications of prostaglandin and thromboxane A_2 formation. New Engl. J. Med. 319, 689–698 (Part I) and 319, 761–767 (Part II) (1988).

Page, C. P./Archer, C. B./Paul, W./Morley, J.: PAF-acether: a Mediator of Inflammation and Asthma. TIPS 5, 239–240 (1984).

Samuelsson, B./Goldyne, M./Granström, E./Hamberg, M./Hammarström, S./Malmsten, C.: Prostaglandins and Thromboxanes. Ann. Rev. Biochem. 47, 997–1029 (1978).

Samuelsson, B./Dahlén, S.-E./Lindgren, J. A./Rouzer, C. A./Serhan, C. N.: Leukotrienes and Lipoxins: Structures, Biosynthesis, and Biological Effects. Sci. 237, 1171–1176 (1987).

Schrör, K.: Prostaglandine und verwandte Verbindungen. Georg Thieme Verlag, Stuttgart 1984.

Sturk, A./Ten Cate, J. W./Hosford, D./Mencia-Huerta, J.-M./Braquet, P.: The Synthesis, Catabolism, and Pathophysiological Role of Platelet-activating Factor. Adv. Lip. Res. 23, 219–276 (1989).

Reaktive Sauerstoffspezies

Flohé, L.: Superoxide dismutase for therapeutic use: Clinical experience, dead ends and hopes. Mol. Cell. Biochem. 84, 123–131 (1988).

Flohé, L./Giertz, H.: Endotoxins, Arachidonic Acid, and Superoxide Formation. Rev. Infect. Dis. 9, 553–561 (1987).

Flohé, L.: The selenoprotein glutathione peroxidase. In: Dolphin. D./Poulson, R./Avramovic, O. (Eds.): Glutathione: Chemical, Biochemical, and Medical Aspects – Part A, John Wiley & Sons, Inc., New York 1989, pp. 643–731.

Arzneistoffallergie

Berg, P. A./Daniel, P. D./Brattig, N.: Immunologie und Nachweis medikamentöser Allergien. In: Fuchs, E./Schulz, K. H.: Manuale Allergologicum, Kap. IV. Dustri, München, Deisenhofen 1987, 1–13.

Burger, E. J./Tardiff, R. G./Bellanti, J. A.: Environmental chemical exposures and immune system integrity. Princeton Scientific Publishing, Princeton 1987.

Descotes, J.: Immunotoxicology of drugs and chemicals. Elsevier, Amsterdam 1988.

Eastabrook, R. W. et al.: Toxicological and immunological aspects of drug metabolism and environmental chemicals. Symposia Medica Hoechst 22. Schattauer, Stuttgart 1988.

Fuchs, E./Schulz, K. H.: Manuale Allergolocium. Dustri, Deisenhofen 1987.

Gemsa, D./Kalden, J./Resch, K.: Immunologie. Grundlagen, Klinik, Praxis. Thieme, Stuttgart 1991 (im Druck).

Kammüller, M. E. N./Bloksma, W./Seinen, W. (Eds.): Autoimmunity and toxicology: Immune disregulation induced by drugs and chemicals. Elsevier, Amsterdam 1989.

Lessof, M. H./Lee, T. H./Kemeny, D. M.: Allergy, an international textbook. John Wiley, Chicester 1987.

Middleton, E./Reed, C. E./Ellis, E. F.: Allergy, principles and practice. Vol. 1 and 2. The C. V. Mosby Company, St. Louis 1983.

Nolte, H./Knoop, J./Resch, K.: Allergie – Grundlagen, Diagnostik, Therapie und Prophylaxe. Dustri Verlag Deisenhofen, 1991.

Pohl, L. R. et al.: The immunologic and metabolic basis of drug hypersensitivities. Ann. Res. Pharmacol. 28, 367–387 (1988).

Resch, K.: Einfluß von Pharmaka und toxischen Substanzen auf das Immunsystem. In: Grosdanoff, P. et al.: Toxikologische und klinisch-pharmakologische Prüfungen, Anforderungen, Methoden, Erfahrungen, Perspektiven. De Gruyter, Berlin 1990, 281–299.

Roitt, I. M.: Prevailing theories of autoimmune disorders. In: Schindler, R.: Ciclosporin in autoimmune diseases. Springer, Berlin 1985, 5–15.

Roitt, I. M./Brostoff, D. R./Male, D. K.: Kurzes Lehrbuch der Immunologie. Thieme, Stuttgart 1991.

Uetrecht, J.: Mechanisms of hypersensitivity reactions: proposed involvement of reactive metabolites generated by activated leukocytes. Trends Pharmacol. Sci (TIPS) 10, 463–467 (1989).

Weck de, A. L./Bungaard, N.: Allergic reactions to drugs. Springer, Berlin 1983.

PHARMAKODYNAMISCHE BEEINFLUSSUNG VON RHYTHMIK, KONTRAKTION UND DURCHBLUTUNG DES HERZENS

O. Kraupp, G. Raberger, W. Schütz, Wien

Die pharmakodynamische Beeinflussung der Erregungsbildung und -leitung
Pharmakotherapie der Herzrhythmusstörungen

Physiologische Vorbemerkung

Die Zellen des Sinusknotens (SA-Knoten) im rechten Vorhof (VH) sind die Schrittmacher des normalen Erregungsablaufs im Herzen. Die Weiterleitung der Erregung erfolgt über die Vorhofmuskulatur zum Atrio-Ventrikular(AV)-Knoten, der zwischen der Mündung des Sinus coronarius und der Vorhofkammergrenze liegt. Von dort gehen 2 Faserzüge (Schenkel des His'schen Bündels) mit terminaler, fächerförmiger Aufsplitterung (Purkinjefasern) in die Kammermuskulatur (Abb. 1). Die Erregungsbildung und -leitung kann klinisch anhand des EKGs und im Tierexperiment durch intrazelluläre Ableitung der an den Zellen des Erregungsleitungssystems (ELS) auftretenden elektrischen Potentialdifferenzen (Aktionspotentiale, Abb. 1, rote Kurven) verfolgt werden. Folgende elektrophysiologische Begriffe und Phänomene müssen für das Verständnis sowohl der Arrhythmien als auch der Wirkungsweise der Antiarrhythmika näher beschrieben werden.

Ruhepotential (RP)

Mit Ruhepotential wird die konstante Potentialdifferenz zwischen dem Inneren einer ruhenden Zelle und dem Extrazellularraum bezeichnet. Sie beträgt am Arbeitsmyokard ca. 85 mV, innen negativ. Die Schrittmacherzellen haben kein „Ruhe"-potential, vielmehr nimmt die Potentialdifferenz von einem Maximum zu Beginn der Diastole (maximales diastolisches Potential, MDP) bis zur Schwelle des folgenden Aktionspotentials ab. Diese Abnahme bezeichnet man als langsame diastolische Depolarisation (Abb. 2 u. 3, rote Kurve, Abschnitt 4). Ruhe- und Aktionspotential (siehe unten) sind ihrer Natur nach Diffusionspotentiale, d. h. ihre Voraussetzung sind Ionenkonzentrationsdifferenzen zwischen dem

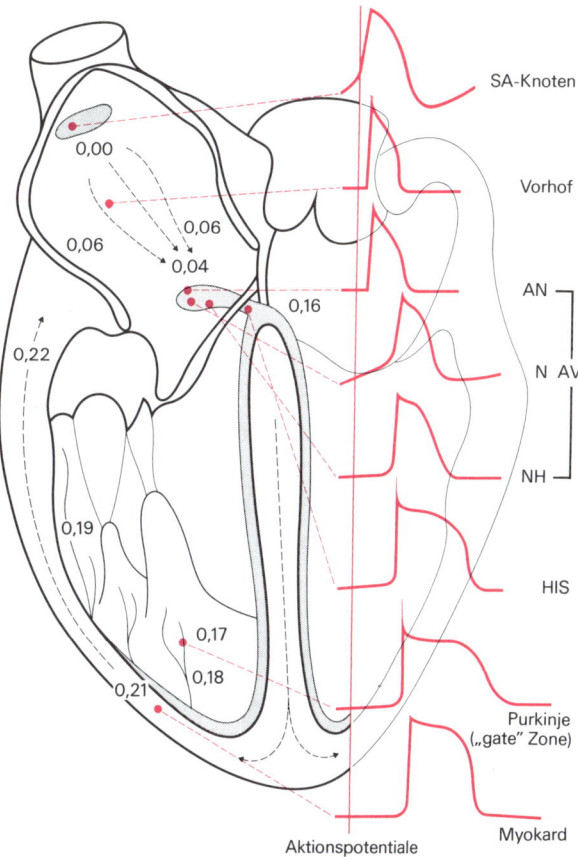

Abb. 1: Übersicht über das Erregungsleitungssystem (ELS) des Herzens, über die in den einzelnen Abschnitten auftretenden Aktionspotentiale, sowie die Zeitpunkte des Eintreffens der Erregungswelle.
Beachte die Verzögerung der Erregungsleitung in der AV-Strecke.
AV: Atrio-ventrikulär-Knoten; AN: Vorhofnaher (oberer) AV-Knoten; N: mittlerer AV-Knoten; NH: His-näher (unterer) AV-Knoten; SA-Knoten: Sinoaurikulärer Knoten. Die Zahlen geben die Zeit in sec. an, die eine Erregung vom SA-Knoten bis zu dieser Stelle braucht (modifiziert nach Watanabe, Y. und L. Dreifus; Amer. Heart J. **76**, 114; 1968).

Tab. 1: Ionen-Konzentration in der extra- und intrazellulären Flüssigkeit sowie die Gleichgewichtspotentiale der wichtigsten Ionen.
Die Ionen-Konzentrationen der extrazellulären Flüssigkeit sind etwa gleich denjenigen im Plasma. Die intrazellulären Ionen-Konzentrationen sind auf 1 kg Faserwasser bezogen (nach W. Trautwein „Erregungsphysiologie des Herzens", in: Physiologie des Menschen, Bd. 3, Herz und Kreislauf, Urban & Schwarzenberg, München, Berlin, Wien 1972).

	extrazellulär mmol/l	intrazellulär mmol/l	Gleichgewichtspotential mV
K^+	4,1	ca. 137	− 95
Na^+	145,1	ca. 15	+ 45
Ca^{2+}	1,8	ca. 10^{-5} mol/l*	ca. + 50*
		ca. 10^{-7} mol/l**	ca. + 120**
Mg^{2+}	1,0	−	−
Cl^-	115,7	ca. 5	− 80
Protein,	27,3	ca. 12	−
	9,0	ca. 130	−
PO_4^{3-} und andere			

* im sarkotubulären System.
** im Myoplasma.

Zellinneren und dem Extrazellularraum (Tab. 1), die durch aktive Transportprozesse ständig aufrechterhalten werden. Außer den Konzentrationsgradienten bestimmt die Membranpermeabilität (*P*) für die einzelnen Ionen die Höhe des Ruhepotentials. Eine quantitative Beziehung zwischen dem Potential (*E*), den spezifischen Permeabilitäten und den Konzentrationen liefert die sogenannte Goldmangleichung:

$$E = \frac{RT}{F} \ln \frac{P_K \cdot [K]_a + P_{Na} \cdot [Na]_a + P_{Cl} \cdot [Cl]_i}{P_K \cdot [K]_i + P_{Na} \cdot [Na]_i + P_{Cl} \cdot [Cl]_a}$$

R = Gaskonstante, *T* = absol. Temperatur, *F* = Faraday-Konstante.

Beim Ruhepotential, in der Diastole, ist die Natrium- und Chloridpermeabilität im Vergleich zur Kaliumpermeabilität klein, so daß das Ruhepotential im wesentlichen durch die Kaliumverteilung bestimmt wird, also in der Nähe des Kaliumgleichgewichtspotentials (siehe Tab. 1) liegt. In den Schrittmacherzellen des Vorhofs und des AV-Knotens ist das Membranpotential aufgrund einer relativ geringeren Kaliumpermeabilität zu positiveren Werten verschoben.

Aktionspotentiale (AP)

Hierunter versteht man den Verlauf von Änderungen des Membranpotentials bzw. der Ionenpermeabilitäten, der nach Erreichen eines Schwellenpotentials an den Schrittmacher(SM)-Zellen, den Purkinjefasern und an den Fasern des Arbeitsmyokards in Erscheinung tritt (Abb. 1–3).

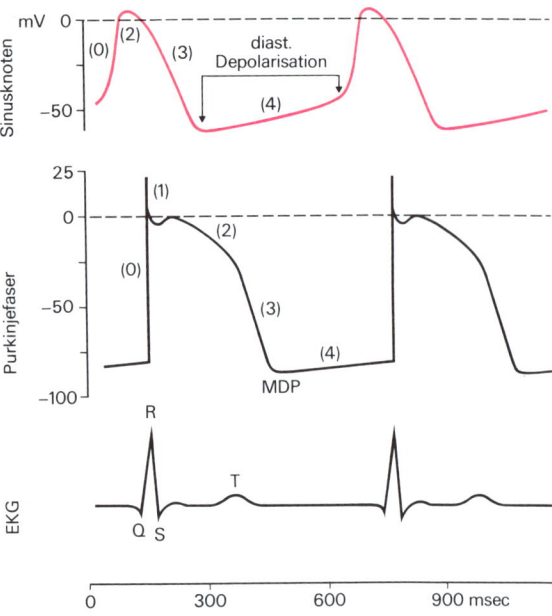

Abb. 3: Bipolar abgeleitete Aktionspotentiale einer SM-Zelle des Sinusknotens (rote Kurve) sowie einer Purkinjefaser im Vergleich zum Zeitablauf der Veränderungen im Oberflächen-Elektrokardiogramm (unterste Kurve). Die Ziffern entsprechen den einzelnen AP-Phasen; MDP: maximales diastolisches Potential.
Zu beachten ist, daß Veränderungen in der Depolarisation sich im wesentlichen in Veränderungen des QRS-Komplexes und die Repolarisation in Veränderungen des QT-Intervalles widerspiegeln (nach B. N. Singh, Angiology **29**, 206–242, 1978).

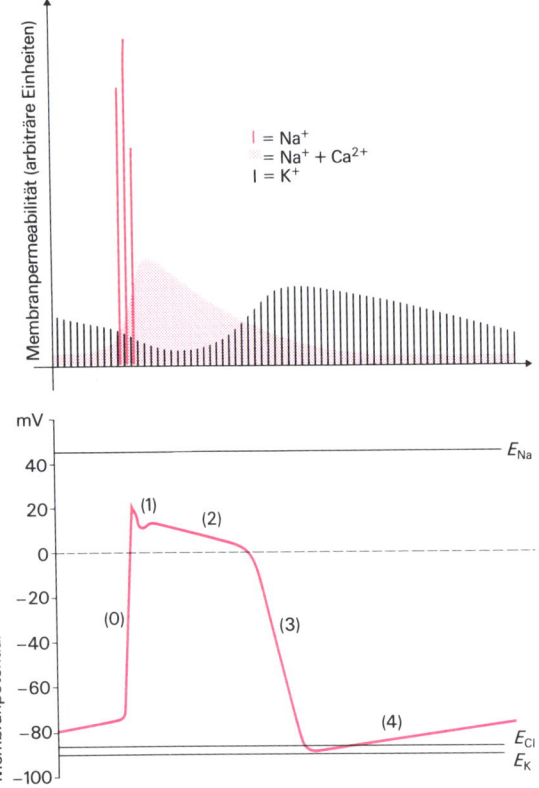

Abb. 2: Änderung der Kationen-Permeabilität der Zellmembran während des Aktionspotentials einer Purkinjefaser (Gewebe des ELS).
Der Beginn einer Erregung, d. h., die Depolarisierung in Phase 4, ist durch die langsam abnehmende K⁺-Permeabilität der Zellmembran gekennzeichnet. Die Permeabilität für Na⁺- und Ca²⁺-Ionen während dieser Zeit ist sehr gering. Der steile Anstieg des Aktionspotentials in Phase 0 geht mit einer schlagartigen Zunahme der Na⁺-Permeabilität einher. Nach Überschreiten eines Höhepunktes nimmt die Na⁺-Permeabilität in Phase 1 zunächst ganz rasch wieder ab, um danach beim Übergang zum Plateau des AP (Phase 2) wieder zuzunehmen. Gleichzeitig wird auch die Ca²⁺-Permeabilität erhöht, während in dieser Phase die K⁺-Permeabilität gegenläufig abnimmt. In der Repolarisationsphase (3) steigt die K⁺-Permeabilität an. In den Verlauf des Aktionspotentials sind die Gleichgewichtspotentiale E_{Na}, E_{Cl} und E_K für Na⁺-, Cl⁻- und K⁺-Ionen eingezeichnet.

Schneller Anstieg des Aktionspotentials (Phase 0)

Wenn man das Membranpotential (MP) durch einen Stromimpuls plötzlich verringert (Depolarisation), kommt es bei ca. − 65 mV (firing level) durch Öffnung spezifischer Natriumkanäle zu einem raschen Einstrom positiver Ladungen. Die **Natriumleitfähigkeit steigt** dabei sehr rasch an und das MP nimmt einen Wert in der Nähe des Natriumpotentials (Membranumladung auf + 25 mV, Tab. 1, Abb. 2 u. 4) an. Das Natriumsystem durchläuft dabei eine Zustandsänderung und geht vom Zustand R (Ruhe) in den Zustand A (Aktivierung) über (Abb. 4). Pharmaka können den zeitlichen Verlauf dieser Aktivierung des Natriumsystems verändern. Trotz anhaltender Depolarisation (Plateau des Aktionspotentials) schließen sich die Natriumkanäle nach wenigen ms (Übergang des Zustandes A in den Zustand I, Inaktivierung) (Abb. 4). Inaktivierte Natriumkanäle sind auf Reiz nicht ansprechbar, d. h. sie öffnen sich nicht. Der Zustand der Inaktivierung wird von − 50 mV ab progredient durch Repolarisation beseitigt (Er-

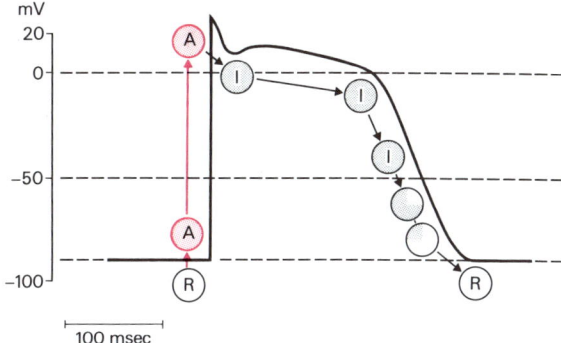

Abb. 4: Zustandsänderungen des Natrium-Systems: R = Ruhezustand, A = aktivierte Zustände, I = inaktive Formen. Es werden 3 Phasen unterschieden: Aktivierungsphase während des raschen Potentialanstieges, Inaktivierungsphase während der Plateauphase und der Repolarisation bis etwa −50 mV, Regenerationsphase während der Repolarisation von −50 mV auf das Ausgangspotential.

holung von der Inaktivierung) (Abb. 4). Aus diesem Grund hängt der Natriumeinstrom am Beginn der raschen Depolarisationsphase von der Höhe des Ruhepotentials ab. Er ist maximal bei −90 mV (alle Kanäle im Zustand R), nimmt mit sinkendem Potential ab und erlischt bei −50 mV (alle Kanäle im Zustand I). Es ist also nicht möglich, von einem auf 50 mV erniedrigten Membranpotential ein durch Natriumeinstrom verursachtes AP auszulösen. Diese Beziehung zwischen Ruhepotential und Größe des Natriumeinstroms ist deshalb wichtig, weil die Größe und die Geschwindigkeit des Natriumeinstroms wesentlich die Geschwindigkeit der Fortleitung des AP im Herzen bestimmen. Je rascher die Entwicklung des Natriumeinstroms, desto rascher werden die benachbarten ruhenden Fasern erregt, desto größer also die Leitungsgeschwindigkeit. Diese ist somit zur Steilheit der Phase des AP der ELS-Fasern korreliert und nimmt wegen der oben angegebenen Beziehung mit sinkendem Ruhepotential bis zur Unerregbarkeit ab. Pharmaka können durch Hemmung der primären Aktivierung oder durch Änderung der Kinetik der Regenerierung des Natriumsystems (Natriumkanalerholungszeit) sowohl die Erregbarkeit als auch die Leitungsgeschwindigkeit beeinflussen.

Plateauphase (Phase 2)

Sie ist charakteristisch für den Herzmuskel und fehlt bei Nerven und Skelettmuskelfasern. Ursache der in dieser Phase auftretenden Persistenz der Membrandepolarisation ist ein mit der Depolarisation einsetzender **Calciumeinstrom** über einen spezifischen Kanal, der die Membrandepolarisation aufrecht erhält, jedoch viel langsamer inaktiviert wird als der Natriumeinstrom und daher auch länger (ca. 200 ms) anhält. Auch beim Calciumsystem werden ähnliche Zustände wie beim Natriumsystem (Ruhe, Aktivierung und Inaktivierung) bei der Erregung durchlaufen. Dabei erfolgt die Aktivierung sehr schnell, die Inaktivierung ebenso wie die Regenerierung in der Repolarisationsphase jedoch langsam. Die Schwelle liegt bei etwa −35 mV und ist identisch mit der Schwelle zur Auslösung der Kontraktion. Es ist demnach unter bestimmten Bedingungen möglich, bei niedrigem Membranpotential, bei dem alle Natriumkanäle inaktiviert sind, Calciumaktionspotentiale auszulösen (vor allem unter dem Einfluß von Katecholaminen). Das Calciumeinstromsystem weist auch eine prinzipiell andersartige pharmakodynamische Beeinflußbarkeit auf als das Natriumeinstromsystem.

Repolarisationsphase (Phase 3)

Schon während der Plateauphase tritt eine langsame Repolarisation der Membran in Erscheinung, da der depolarisierende Calciumeinstrom langsam inaktiviert wird und der basale repolarisierende Kaliumauswärtsstrom mit der Zeit zunimmt. Ab 0 mV (Einwärts- und Auswärtsstrom gleich) nimmt dann die Repolarisationsgeschwindigkeit vor allem durch einen zwischen −40 und −50 mV auftretenden zusätzlichen **Kaliumausstrom** an Geschwindigkeit zu. Der Potentialverlauf in der Repolarisationsphase ist entscheidend für die Wiedererregbarkeit der Zellen des Erregungsleitungssystems (ELS) und des Kammermyokards (siehe den Abschnitt über Refraktärzeiten).

Diastolische Depolarisation (Phase 4)

In den Zellen des SA- und AV-Knotens sowie im Erregungsleitungssystem der Kammer beobachtet man in der Diastole eine langsame Depolarisation (siehe Abb. 3, rote Kurven). Im Sinusknoten ist zunächst eine **Abnahme der Kaliumleitfähigkeit** für die langsame Depolarisation verantwortlich. Ab dem ersten Drittel wird ein langsamer katecholaminabhängiger **Calciumeinstrom** aktiviert, der zum weiteren Verlauf der Depolarisation beiträgt. Im Kammer-ELS ist ein über die Repolarisationsphase hinaus andauernder Abfall des zeitabhängigen Kaliumauswärtsstroms Hauptursache der diastolischen Depolarisation. In den Zellen mit Schrittmacherfunktion (unter physiologischen Bedingungen die Sinuszellen, unter pathologischen Bedingungen jedoch potentiell alle Herzmuskelzellen) bestimmt die Steilheit der diastolischen Depolarisation den Abstand zwischen zwei Erregungen. Die Steilheit (Geschwindigkeit) der diastolischen Depolarisation steht unter dem Einfluß des autonomen Nervensystems. **Vaguserregung** bzw. Parasympathomimetika führen über eine Zunahme der Kaliumpermeabilität zu einer Abflachung der diastolischen Depolarisation und damit zu Frequenzsenkung; **Sympathikuserregung** bzw. Einwirkung von β-Sympathomimetika führen über eine Zunahme des Calciumeinstroms zu einer Zunahme der Steilheit der diastolischen Depolarisation und damit zu Frequenzzunahme.

Die Bedeutung aktiver Ionentransportvorgänge

Am Ende eines Aktionspotentials ist die Zelle durch den dabei erfolgten Natrium-Calcium-Einstrom sowie Kaliumausstrom um wenige pmol an Calcium und Natrium reicher, an Kalium ärmer. In einem rhythmisch tätigen Muskel würden sich solche kleinen Konzentrationsänderungen schnell addieren und zu kritischen Änderungen der intrazellulären Ionenkonzentration führen. Mit Hilfe einer Kationenpumpe wird schon während, aber vor allem anschließend an den Erregungsvorgang unter Verbrauch von Stoffwechselenergie die ursprüngliche Ionenverteilung wieder hergestellt. Bei dieser Pumpe handelt es sich um ein ATP-spaltendes Enzym, die K^+- und Na^+-aktivierbare Membran-ATPase. Die ATP-Spaltung ist energetisch mit dem Einwärtstransport von Kaliumionen und dem Auswärtstransport von Natriumionen gekoppelt. Am Herzmuskel sind die dabei in beiden Richtungen transportierten Ladungen nicht gleich groß, so daß die Pumpaktivität zum Membranpotential beiträgt (**elektrogene Pumpe**). Änderungen der Aktivität dieser Membran-ATPase, vor allem Abnahme der Aktivität durch Enzymhemmung (Digitalisglykoside) oder Stoffwechselstörungen (Hypoxie) führen zu Änderungen der Ionenkonzentrationen und damit des Membranpotentials. Sie können so zum Auftreten von Herzarrhythmien führen.

Refraktärzeit

Entsprechend dem oben erwähnten Zusammenhang zwischen Membranpotential und Inaktivierung von Natriumkanälen können diese im Verlauf der Repolarisation erst wieder bei etwa -50 mV durch Depolarisation (Reiz) geöffnet werden. Bei ca. -90 mV ist die ursprüngliche diastolische Erregbarkeit wieder hergestellt. Dabei nimmt mit zunehmender Negativität des Membranpotentials die Anstiegssteilheit (V_{max}) als Ausdruck der Zunahme des Natriumstroms zu. Die fortschreitende Zunahme der Erregbarkeit während der Repolarisation kann mit Doppelimpulsen verschiedener Abstände und Intensität getestet werden (Abb. 5). Man unterscheidet dabei zwischen **absoluter** Refraktärzeit (ARZ), **relativer** Refraktärzeit (RRZ) und **effektiver Refraktärzeit** (ERZ). Mit Blick auf die Pathophysiologie bzw. Pharmakotherapie der Rhythmusstörungen ist vor allem die ERZ von ausschlaggebender Bedeutung. Sie kann auch als der minimal erreichbare zeitliche Abstand zwischen zwei fortgeleiteten Impulsen definiert werden (kürzestes Kopplungsintervall zur Auslösung einer fortgeleiteten Erregung). Die Wiederherstellung der Erregbarkeit hängt nicht allein vom Membranpotential ab, sondern auch von der Geschwindigkeit, mit der die Inaktivierung der Ionenkanäle beseitigt wird (Übergang vom Zustand I in

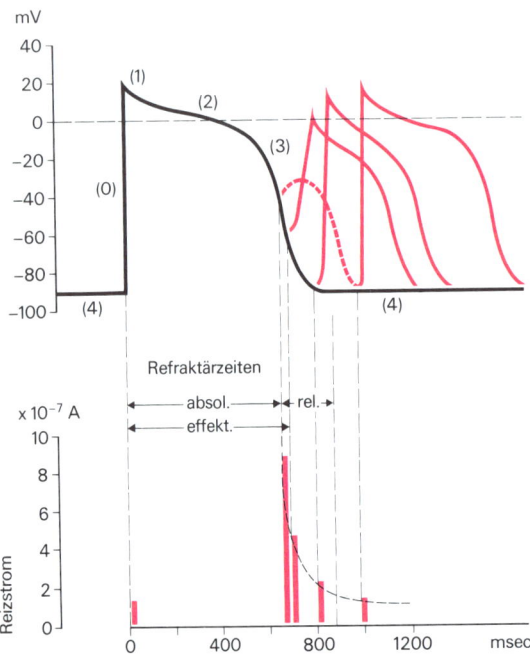

den Zustand R, Schema der Abb. 4). Bei hohem Ruhepotential, wie z. B. bei intakten Myokardzellen oder Purkinjefasern, beträgt die Erholungszeit des Natriumkanals bei plötzlicher Repolarisation nur wenige ms, an geschädigten Fasern oder unter der Einwirkung bestimmter Antiarrhythmika sowie bei pathologisch niedrigem Ruhepotential kann diese Erholungszeit viel länger sein, so daß nach der Repolarisation noch einige Zeit vergeht, ehe die Erregbarkeit wieder hergestellt ist. In solchen Fällen ist die effektive Refraktärzeit (ERZ) über die Dauer der Repolarisation hinaus verlängert.

Rasch und langsam fortgeleitete Erregung („fast" bzw. „slow response")

AP auf der Basis einer Aktivierung des raschen Natriumeinstroms (Vorhof- und Kammermuskulatur, Purkinjefasern) werden mit großer Geschwindigkeit (**0,5–6 m/s**) entlang der Fasern weitergeleitet (**„fast response"**). Im SA-Knoten, in Teilen des AV-Knotens, in perinodalen Vorhoffasern sowie im geschädigten Myokard mit niedrigem Ruhepotential und inaktivierten Natriumkanälen können durch Aktivierung der Calciumkanäle AP mit trägem Anstieg und langsamer Fortleitung (**0,01–0,1 m/s**) ausgelöst werden (**„slow response"**). Bei diesen Potentialen ist die Reaktivierung der Na^+- und Ca^{2+}-Systeme stark verzögert, so daß die effektive Refraktärzeit wesentlich länger andauert als das Aktionspotential. Dieses Refraktärverhalten ist für die Siebwirkung des AV-Knotens von großer Bedeutung. „Slow response"-Potentiale können jedoch auch unter pathologischen Bedingungen wie Hypoxie (hohes extrazelluläres bzw. niederes intrazelluläres K^+) vor allem unter der Einwirkung von Katecholaminen (Aktivierung des Ca^{2+}-Einstroms) auftreten. „Slow response"-Potentiale spielen auch in hypoxischen Innenschichten sowie in Randzonen von Infarkten eine ursächliche Rolle beim Auftreten von ektopischen Erregungen und Erregungswiedereintritts-Phänomenen.

Ursachen und Mechanismen von Herzrhythmusstörungen

Für das Verständnis der Wirkungsweise antiarrhythmischer Substanzen ist eine kurze Übersicht über die wichtigsten Ergebnisse der Grundlagenforschung zur Entstehung von Arrhythmien notwendig. Herzrhythmusstörungen können folgende Ursachen haben:
1) eine gestörte Erregungsbildung,
2) Störungen der Erregungsleitung und
3) eine Kombination beider Phänomene.

Störungen der Erregungsbildung

Eine Erregungsbildung in den hierzu befähigten Zellen des Erregungsleitungssystems tritt mit Erreichen des kritischen Schwellenpotentials auf.
Der Zeitpunkt wird dabei durch drei Faktoren bestimmt:
a) die Steilheit der diastolischen Depolarisation (Phase 4),
b) die Höhe des kritischen Schwellenpotentials und
c) die Höhe des maximalen diastolischen Potentials.
Unter pathologischen Bedingungen können alle drei Faktoren verändert sein, wobei Änderungen der Spontan-Frequenz sowie auch der anatomischen Lokalisation (heterotope Schrittmacher-Bildung) auftreten können. Klinisch werden nach dem Erregungsursprung **supraventrikuläre** (Vorhof-)

Abb. 5: Aktionspotential einer Myokardfaser und Reizantworten während der verschiedenen Phasen des Aktionspotentials. Während der Phasen (0), (1) und (2) des AP löst ein zweiter Reiz, auch mit sehr hohen Stromstärken, keine Reizantwort aus: absolute Refraktärzeit (ARZ). Sie bildet zusammen mit jenem kurzen Intervall, innerhalb dessen eine deformierte Reizantwort durch sehr hohe Stromstärken erzwungen werden kann, die effektive Refraktärzeit (ERZ). Darauf folgt eine Zeitspanne, in der bei höheren Reizstromstärken als in Ruhe ein fortgeleitetes AP erreicht werden kann: relative Refraktärzeit (RRZ). In der RRZ ist zur Auslösung eines AP eine erhöhte Schwellenstromstärke notwendig, die AP-Dauer ist kürzer und die Anstiegssteilheit, d. h. der rasche Na^+-Einstrom, geringer (nach W. Trautwein „Elektrophysiologie des Herzens", in Physiologie des Menschen, Bd. 3, Herz und Kreislauf, Urban & Schwarzenberg, München, 1972).

Tab. 2: Einfluß von Änderungen der Extrazellulärflüssigkeit auf die Erregungsparameter von Purkinjefasern (Zellen des spezifischen ELS). Zur Zeit sind noch nicht alle Wirkungen hinsichtlich ihrer elektrophysiologischen Grundlagen bekannt.

Störung	Ursache	Wirkung
Hypokaliämie	K^+-Verluste durch Diuretika oder Laxantienanwendung, Corticosteroidtherapien, Kationenaustauscher	intrazellulärer K^+-Verlust: Steilerwerden von Phase 4, Absinken des maximalen diastolischen Potentials, verstärkte heterotope Automatie
Hyperkaliämie	Aldosteronantagonisten, Triamteren, Niereninsuffizienz. Lokal: Hypoxie, künstlicher Herzstillstand	Abnahme der diastolischen Depolarisation, Absinken des maximalen diastolischen Potentials, schließlich Sistieren der Erregbarkeit
Zunahme der extrazellulären Ca^{2+}-Konzentration	i.v. Injektion von Ca^{2+}-Salzen Vitamin-D-Überdosierung	Verschiebung des kritischen Schwellenpotentials zu positiveren Werten (Erhöhung der Reizschwelle), Abnahme der Spontanfrequenz
Absinken der extrazellulären Ca^{2+}-Konzentration	Tetanie, Übertransfusion (Citrat-Plasma!)	Negativierung des kritischen Schwellenpotentials (Senkung der Reizschwelle), Zunahme der Spontanfrequenz; bei sehr niederem Ca^{2+}: Zunahme der diastolischen Depolarisation
Hypoxie und P_{CO_2}-Anstieg	Myokardinsuffizienz	Zunahme der diastolischen Depolarisation, Abnahme des maximalen diastolischen Potentials, verstärkte heterotope Automatie

und **ventrikuläre** (Kammer-) **Arrhythmien** unterschieden. Zu den wichtigsten Ursachen von Änderungen der diastolischen Depolarisation zählen Einflüsse des vegetativen Nervensystems, Auftreten von Hypoxie sowie pathologisch bedingte Veränderungen der extrazellulären Kationenkonzentrationen (Tab. 2).

Die **reguläre Automatie**, das heißt Erregungen, die vom Sinusknoten ausgehen, wird vor allem durch das autonome Nervensystem und Dehnung des Vorhofs beeinflußt. Der Einfluß des Sympathikus bzw. einer lokalen Einwirkung des sympathischen Transmitters auf die Automatie wird auf S. 363 näher besprochen. Der Einfluß des Vagus bzw. von Acetylcholin, i.e. Verlangsamung der diastolischen Depolarisation, Anstieg des maximalen diastolischen Potentials, erstreckt sich im wesentlichen nur auf die Schrittmacher-Zellen des Sinus- und AV-Knotens, während das His-Purkinjesystem weitgehend unbeeinflußt bleibt. Dadurch tritt bei starker vagaler Erregung oft eine Verschiebung des SM vom Sinusknoten in tiefer gelegene Anteile des Erregungsleitungssystems ein.

Von **abnormer Automatie** spricht man, wenn Erregungen von anderen Zentren ausgehen. Ursache ist meist eine partielle Depolarisation einzelner Zellen, die zu Na^+ und/oder Ca^+ getragenen Potentialen führt (s. Abb. 5). Bei Veränderungen der diastolischen Depolarisation von räumlich weit auseinanderliegenden Schrittmacher-Zellen kann eine Wanderung des Schrittmachers oder Interferenz mehrerer Schrittmacher (multifokale Reizbildung) auftreten. Solche Interferenzerscheinungen können sich als gehäufte Extrasystolen, Parasystolen (Extrasystolen ohne fixe Kopplung) oder als Vorhof- und Kammerflimmern manifestieren.

Ventrikuläre Extrasystolen (prämature Erregungen) sind häufig unmittelbar auslösende Ursache von Kammerflimmern auf der Basis von Erregungswiedereintrittsvorgängen, wobei vor allem Ungleichheiten der Refraktärzeiten in der „gate"-Zone der Purkinjefasern eine Bedeutung zukommt. Die dadurch hervorgehobene Rolle der Repolarisationsphase des Kammer-ELS als kritische Phase für die Auslösung von kreisenden Erregungen entspricht der klinischen Erfahrung, daß am Beginn des ansteigenden Teils der T-Zacke einfallende ventrikuläre Extrasystolen besonders leicht zu Kammerflimmern führen können (vulnerable Periode) (Abb. 6).

Neben der abnormen Automatie kann auch **getriggerte Aktivität** (gekoppelte Extrasystolen ausgelöst durch einen normalen Schlag) zu abnormer Erregungsbildung führen. Hier unterscheidet man **frühe Nachpotentiale** (early afterdepolarizations, EAD) und **späte Nachpotentiale** (delayed afterdepolarizations, DAD). Erstere treten bevorzugt bei langsamen Herzfrequenzen (langen RR-Intervallen), letztere bei hohen Herzfrequenzen (kurzen RR-Intervallen) auf. **Frühe Nachpotentiale** sind Verzögerungen der Repolarisation im Potentialbereich zwischen -50 mV und -40 mV, die mit einer starken Tendenz zur Bildung eines „slow response" AP einhergehen.

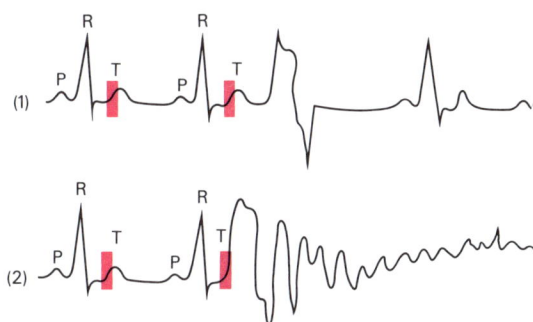

Abb. 6: Bedeutung des Zeitpunktes des Einfalls einer vorzeitigen Kammererregung für die Entstehung von Kammerflimmern.
1) Bei spätem Einfallen einer Kammerextrasystole ist nur eine kompensatorische Pause zu beobachten.
2) Bei Auftreten von Flimmern durch eine vorzeitige Kammererregung zum Beginn der T-Zacke (vulnerable Periode, rot markiert). Die nicht genau gleichzeitig ablaufende Repolarisation der inneren und äußeren Schichten des Myokards ist wahrscheinlich der Grund der besonderen Anfälligkeit für die Entstehung von Kammerflimmern in dieser Phase. Unterschiedliche Repolarisationszeiten führen bei Auftreten vorzeitiger Erregungen – vor allem in der „gate"-Zone der Purkinjefasern zu Asymmetrien in der Erregungsweiterleitung, wodurch kreisende Erregungen entstehen können (Die EKGs sind B. Lown entnommen: Scient. American **219**, 24, 1968).

Solche früh einsetzenden „slow responses" können bei frühem Einfall gekoppelte Extrasystolen (Abb. 7) oder bei Einfall in der vulnerablen Phase Flattern und Flimmern auslösen (s. Abb. 6/2). Frühe Nachpotentiale oder früh einsetzende „slow responses" treten bei Abnahme des repolarisierenden Kaliumstroms entweder durch Abnahme der treibenden Kraft (Erhöhung von $[K]_a$ oder Abnahme von $[K]_i$) und/oder durch Abnahme der Kaliumpermeabilität (bei niedrigem $[K]_a$) auf. Auch mechanische Schädigungen der Membran (durch Dehnung), Aktivierung des Calciumeinstroms (durch Calcium-Agonisten oder excessive Katecholamindosen), sowie starke Verlängerung des Aktionspotentials (langes QT, z.B. bei Antiarrhythmika der Klassen IA und III) und frühe unvollständige Aktivierung des schnellen Natriumeinstroms (z.B. durch Akonitin) können Ursachen für frühe Nachpotentiale sein.

Späte **Nachpotentiale** sind vorzeitige Depolarisationen nach fast vollständiger Repolarisation des vorausgehenden AP (−60 bis −80 mV). Sie können das Schwellenpotential erreichen und dann ebenfalls eine oder mehrere Systolen auslösen. Solche Nachpotentiale treten bei erhöhten intrazellulären Calciumkonzentrationen auf und sind Folge einer Calciumfreisetzung aus dem sarkoplasmatischen Retikulum. Auslösende Ursachen dieser Nachpotentiale sind Digitalisglykoside (s. S. 375, Abb. 32), Katecholamine und hohe extrazelluläre Calciumkonzentrationen. Auch diese Nachpotentiale haben die Tendenz, repetitive Aktionspotentiale auszulösen, und werden als Grundmechanismus salvenartig auftretender Kammerextrasystolen, z. B. im Verlauf einer Herzglykosidintoxikation, angesehen.

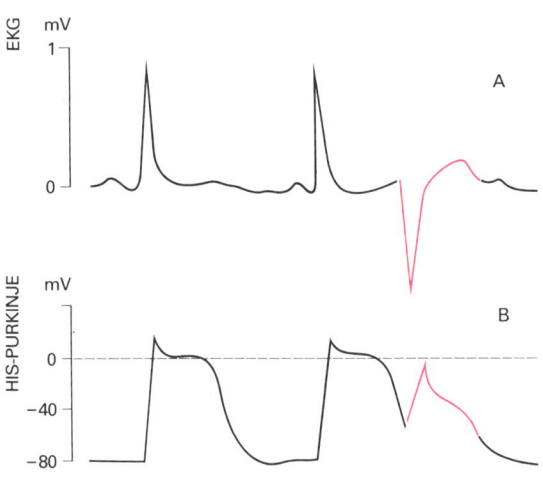

Abb. 7: Elektrophysiologische Erklärung einer gekoppelten ventrikulären Extrasystole.
A) Das EKG eines Patienten zeigt nach der 2. regulären Schlagfolge des Herzens einen deformierten Kammer-Komplex, dessen Spitze nach unten weist, mit einer übernormalen großen T-Welle (rot). Der Beginn der vorzeitigen Kammererregung fällt mit dem Ende der T-Welle der letzten regulären Erregung zusammen: gekoppelte Kammerextrasystole mit Abgang in der T-Welle (nach R. M. Berne und N. M. Levy, Cardiovascular Physiology, p. 36, Mosby Comp., St. Louis 1972).
B) Diesem Typ der ventrikulären Extrasystolen liegt oft eine vorzeitige Wiedererregung des ELS (rot), hervorgerufen beispielsweise durch Senkung der extrazellulären K^+-Konzentration oder durch Hypoxie, zugrunde. Das kann experimentell an Purkinjefasern des Hundeherzens demonstriert werden. In Hypoxie erscheint während der Repolarisations-Phase eines AP ein deformiertes, zeitlich verkürztes, zweites AP: (nach W. Trautwein et al., Pflügers Arch. **260**, 40; 1964).

Störungen der Erregungsleitung infolge von Änderungen der Leitungsgeschwindigkeit und der Refraktärzeiten

Einfacher Leitungsblock

Eine Unterbrechung der Erregungsleitung als Mechanismus einer Herzarrhythmie spielt vor allem bei Erregungsüberleitungen im Vorhof und im AV-Knoten eine wesentliche Rolle. Sie tritt bei der Ausbreitung der Erregungswelle durch refraktäres Gewebe auf. Schon unter physiologischen Bedingungen kann eine Zunahme der Refraktärzeiten beim Übergang vom Vorhof in den AV-Knoten sowie weiter in das His-Purkinjesystem (Abb. 1) als Siebfunktion gegenüber excessiven Steigerungen der Impulsfrequenz festgestellt werden. Speziell in der N-Region des AV-Knotens weisen die Zellen ein niederes diastolisches Potential, Abnahme der Steilheit in Phase 0 und Verlängerung der effektiven Refraktärzeit auf (slow response, siehe Abb. 3, rote Kurve). Diese Veränderung und die dadurch in diesem Teil des Knotens bedingte langsame Leitungsgeschwindigkeit werden durch pathologische Faktoren, wie starke Vaguserregung, niederes oder excessiv hohes K^+, Hypoxie sowie mechanische Dehnung verstärkt, wobei schließlich eine weitere Verzögerung bzw. Unterbrechung der Leitung eintreten kann. Als Folge des Ausbleibens der vom Sinusknoten stammenden normalen Erregung erreicht die diastolische Depolarisation der peripher vom Block gelegenen Zellen des ELS das kritische Membranpotential, und es kommt zur Ausbildung einer heterotopen SM-Tätigkeit, klinisch als **Ersatz-Extrasystole** oder bei langdauerndem Block als ventrikulärer **Ersatz-Rhythmus** bekannt. Die Frequenz solcher Ersatzrhythmen ist dabei wegen der Abnahme der diastolischen Depolarisationsrate im Verlaufe des Erregungsleitungssystems (Abb. 1) in der Regel niederer als die vorangegangene Sinusrhythmus. Abb. 8 gibt den Mechanismus von Ersatz-Extrasystolen am Beispiel eines 3:1 AV-Blocks wieder.

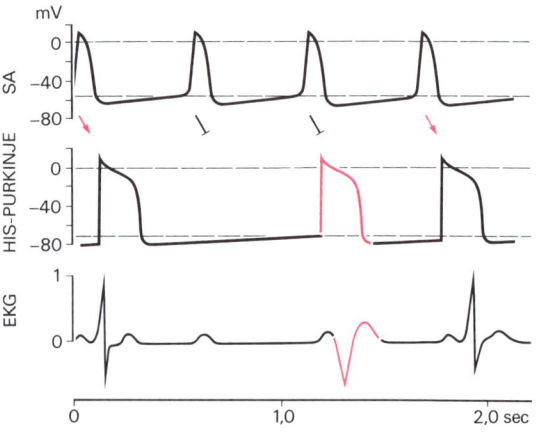

Abb. 8: Blockade der Erregungsleitung im ELS und ihre Folgen im EKG.
Schematische Darstellung der Blockierung der Weiterleitung von Sinus-Schrittmacherpotentialen in das His-Purkinjesystem. Rote Pfeile: normale Überleitung; schwarze blockierte Pfeile: vorübergehend auftretender Leitungsblock. Im His-Purkinjesystem: heterotopes SM-Potential (rot), verursacht durch Ausbleiben der vom Sinusknoten fortgeleiteten Erregung. Darunter dazugehöriges EKG eines 3:1-AV-Blocks mit heterotroper Erregung (rot) (nach L. Schamroth, Brit. Heart J. **28**, 244; 1966).

Kontinuierlich abnehmende Leitung
(decremental conduction)

Eine „decremental conduction" tritt dann auf, wenn das fortgeleitete Aktionspotential aufgrund lokaler pathologischer Einwirkungen auf die Membran, z. B. durch Depolarisation oder Verzögerung der Repolarisation, zunehmend an Amplitude und Anstiegssteilheit verliert. Dabei kommt es auch zu einer zunehmenden Herabsetzung der Leitungsgeschwindigkeit. Schließlich reicht die depolarisierende Wirkung des Aktionspotentials nicht mehr aus, um die Faser bis zum kritischen Schwellenpotential zu depolarisieren. Die so auftretende Leitungsunterbrechung wird als **unidirektionaler Block** bezeichnet, da sie in der betreffenden Faser des Erregungsleitungssystems nur bei Erregungsausbreitung in die Richtung abnehmender Leitungsgeschwindigkeit stattfindet. Bei streng lokalisierten pathologischen Prozessen und damit inhomogener Beeinflussung angrenzender Zellen des ELS besteht die Möglichkeit, daß in benachbarten Fasern verschiedene Depolarisationsgeschwindigkeiten und damit auch Erregungsleitungsgeschwindigkeiten auftreten. In einem solchen Fall kann das Aktionspotential einer rascher leitenden unblockierten Faser die Erregungswelle in einer benachbarten Faser mit abnehmender Leitungsgeschwindigkeit überholen und distal eines unidirektionalen Blockes eine Erregung auslösen. Antidrome Leitung dieser Erregung durch die Stelle des unidirektionalen Blockes in einer der ursprünglichen Erregungsausbreitung entgegengesetzten Richtung kann Rhythmusstörungen verursachen. Derartige Rhythmusstörungen treten häufig im Bereich des Vorhofes und AV-Knotens auf (SA- und AV-Echos).

Kreisende Erregungen

Ein Sonderfall des retrograden Reizeinbruches durch antidrome Erregungsausbreitung sind kreisende Erregungen („reentry"). Voraussetzung hierfür ist ein in sich geschlossener Reizleitungskreis mit verschiedenen Leitungsbedingungen in den beiden entgegengesetzten Richtungen. Tritt eine Erregung in einen solchen Leitungskreis ein, so pflanzt sie sich nach beiden Richtungen fort, kommt aber in der einen Richtung infolge der dort vorherrschenden Leitungsbehinderung zum Erlöschen (unidirektionaler Block). Ein Kreisen der anderen Erregung mit antidromer Erregung des unidirektionalen Blockes ist jedoch nur möglich, wenn die hinter ihr herlaufende Refraktärstrecke kleiner ist als die Kreisbahn, da sie sonst nach einmaligem Umlauf auf noch refraktäres Gewebe stößt und erlischt. Die **Länge der Refraktärstrecke** ist durch das Produkt der effektiven Refraktärzeit und der Leitungsgeschwindigkeit gegeben und liegt im normalen Myokard in der Größenordnung von 200 bis 300 mm. Daraus ergibt sich, daß für das Auftreten eines reentry entweder eine starke Herabsetzung der Leitungsgeschwindigkeit oder der Refraktärzeit notwendig ist. Ein einfaches Beispiel einer kreisenden Erregung ist in Abb. 9 mit zwei aus einer gemeinsamen Purkinjefaser stammenden und an derselben Myokardfaser endenden Faserbündeln als Erregungskreisbahn dargestellt.

Aus den hier aufgezeigten Bedingungen für das Auftreten kreisender Erregungen ergeben sich prinzipiell drei Möglichkeiten der Durchbrechung eines zu Herzarrhythmien führenden reentry:

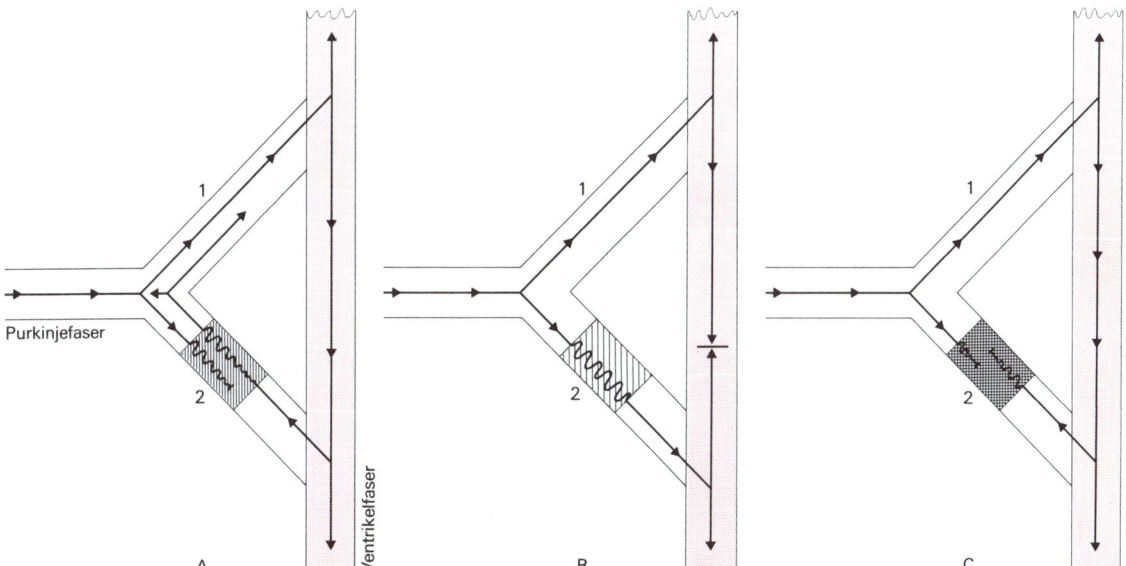

Abb. 9: Unidirektionaler Block und Reizwiedereintritt, eine Hypothese zur Erklärung der Entstehung von Vorhof- und Kammertachyarrhythmien.
Y-förmige Aufzweigung einer Purkinjefaser in 2 Bündel (1, 2) mit gemeinsamer Insertion an einer Myokardfaser. Die schraffierte Fläche im Bündel 2 zeigt eine Strecke mit unidirektionalem Block an. Die Richtung der Impulsausbreitung ist durch Pfeile gekennzeichnet. **A:** normale Impulsausbreitung in Bündel 1, jedoch Leitungsunterbrechung infolge unidirektionalen Blocks in Bündel 2. Folge: Impuls aus Faser 1 erreicht über die Myokardfaser Bündel 2 und passiert die Strecke mit Leitungsbehinderung zunächst langsam, dann mit steigender Geschwindigkeit; schließlich Wiedereintritt in Bündel 1 mit neuerlichem Durchlaufen der Kreisstrecke. **B:** Beendigung der kreisenden Erregung durch Abschwächung des unidirektionalen Blocks in Bündel 2, so daß die Erregung wieder durchtreten kann und von der über 1 fortgeleiteten Erregungswelle in der Myokardfaser ausgelöscht wird (Wirkung der β-Sympathomimetika). **C:** Durchbrechung der kreisenden Erregung durch Umwandlung des unidirektionalen Blocks in Bündel 2 in einen bidirektionalen Block, der beide Erregungen auslöscht (Wirkung von Chinidin und chinidinartig wirkenden Substanzen) (nach Drill's Pharmacology in Medicine, 4. Auflage, McGraw-Hill Book Comp, New York 1971).

1) die Durchbrechung eines unidirektionalen Blockes durch Erhöhung der Leitungsgeschwindigkeit, ein Mechanismus, der mit großer Wahrscheinlichkeit der antiarrhythmischen Wirkung von β-Sympathomimetika zugrunde liegt (Abb. 9 B), 2) die Umwandlung des undirektionalen Blockes in einen Block in beiden Richtungen (bidirektionaler Block), wie dies durch Einwirkung chinidinartig wirkender Substanzen erreicht werden kann und

3) durch Verlängerung der Refraktärstrecke über die Länge des Reentry-Kreises hinaus entweder durch Erhöhung der Leitungsgeschwindigkeit (β-Sympathomimetika) oder durch Verlängerung der effektiven Refraktärzeit (Chinidin, Ajmalin, Verapamil).

Kreisende Erregungen im Mikrobereich zählen heute mit zu den meist diskutierten Ursachen von gekoppelten ES sowie von Vorhof- und Kammertachyarrhythmien einschließlich Flimmern. Kreisende Erregungen können jedoch nicht nur durch **reentry,** der ein anatomisches Leitungshindernis voraussetzt, sondern auch als **führender Kreis (leading circle)** entstehen. Hier liegt kein anatomisches, sondern ein elektrophysiologisches Hindernis im Kreisinneren (Zentripetalleitung mit Auslöschung der Erregung, s. Abb. 10) vor.

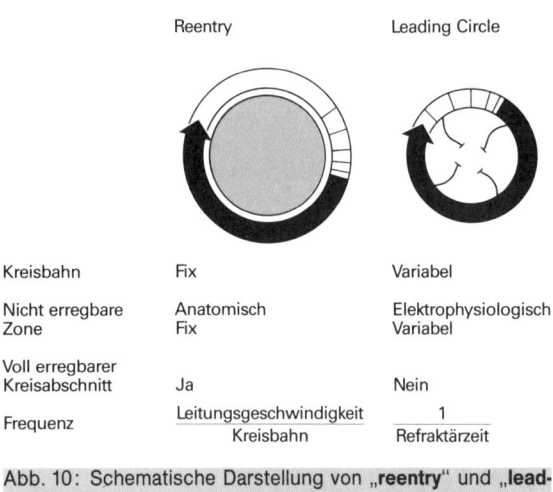

	Reentry	Leading Circle
Kreisbahn	Fix	Variabel
Nicht erregbare Zone	Anatomisch Fix	Elektrophysiologisch Variabel
Voll erregbarer Kreisabschnitt	Ja	Nein
Frequenz	$\dfrac{\text{Leitungsgeschwindigkeit}}{\text{Kreisbahn}}$	$\dfrac{1}{\text{Refraktärzeit}}$

Abb. 10: Schematische Darstellung von „**reentry**" und „**leading circle**". Während die Länge der Kreisbahn beim reentry fix vorgegeben ist, verändert sich die Länge des leading circle in Abhängigkeit von der Refraktärzeit (elektrophysiologisch vorgegebene nicht erregbare Zone). Lange Refraktärzeiten bewirken eine lange, kurze Refraktärzeiten eine kurze Kreisbahn. Sollte bei Verlängerung der Refraktärzeit eine entsprechend lange Kreisbahn nicht möglich sein, so erlischt die Tachykardie. Im Gegensatz zum leading circle ist beim reentry meist ein voll erregbarer Kreisabschnitt (weißer Abschnitt) vorhanden, was eine Unterdrückung durch Elektrostimulation (overdrive suppression) leichter macht.

Eine genaue Aufklärung der elektrophysiologischen Grundlagen der verschiedenen, klinisch beobachteten Rhythmusstörungen steht noch aus. Thorakale Multielektrodenableitungen und/oder intrakardiale multifokale Ableitungen (**mapping**) haben viel zum Verständnis der Genese und Aufrechterhaltung von Arrhythmien beigetragen. Möglicherweise liegen vielen Arrhythmien gleichzeitig auftretende Störungen der Erregungsbildung und -leitung zugrunde, wie dies in neuerer Zeit für Extrasystolen ohne fixe Kopplung (sog. Parasystolien) wahrscheinlich gemacht wurde. Auch bei Kammerflimmern, der schwersten Form klinischer Rhythmusstörungen mit totalem Verlust der Synchronisation der Erregungsausbreitung, werden beide elektrophysiologischen Grundmecha-

Tab. 3: Einteilung ventrikulärer Rhythmusstörungen nach Lown. VES = ventrikuläre Extrasystolen, Couplets = ventrikuläre Doppelschläge.

Grad	Häufigkeit
0	Keine VES
1	Vereinzelte, isolierte VES
2	Häufige VES (> 30/h)
3	Multiforme VES
4	Repetitive VES
4 a	Couplets
4 b	Salven
5	Frühe VES (R auf T)

nismen als Ursachen diskutiert. Die Theorie der multifokalen ektopischen Reizbildung wurde durch den Nachweis fokal auftretender Salven gekoppelter Extrasystolen mit hoher Frequenz und kurzer Potentialdauer und Refraktärzeit im Erregungsleitungssystem der Kammern unter flimmerauslösenden Noxen gestützt. Kurze Refraktärzeiten und eine mögliche Herabsetzung der Leitungsgeschwindigkeit am geschädigten Herzen stellen aber auch die ideale Voraussetzung für kreisende Erregungen dar, denen vor allem bei der Aufrechterhaltung von Herzflimmern große Bedeutung zugemessen wird.

Torsades de pointes sind tachykarde ventrikuläre Rhythmusstörungen, deren Diagnose aus dem EKG gestellt wird. Es handelt sich um sinusoidale Undulationen der QRS-Komplexe. Als Ursache werden 1) zwei interferierende ektope Foci, 2) mehrere oder auch nur ein Reentry mit multiplen Austrittswegen oder 3) späte Nachpotentiale (getriggerte Aktivität) angenommen.

Klinisch wird die Einteilung der ventrikulären Rhythmusstörung nach **Lown** durchgeführt (s. Tab. 3). Seit die Langzeitarrhythmieanalyse mittels Holter Monitoring (kontinuierliche 24 oder 48 h EKG-Aufzeichnung mit automatischer Auswertung) durchgeführt wird, wird eine sowohl qualitative als auch quantitative Angabe der Arrhythmien empfohlen. Bei Kurzzeitanalysen besteht die Gefahr, daß seltenere Rhythmusstörungen (vor allem Grad 4 und 5) nicht im richtigen Ausmaß oder überhaupt nicht erfaßt werden.

Die pharmakodynamische Beeinflussung von Herzrhythmusstörungen

In der Pharmakotherapie der Herzrhythmusstörungen muß zwischen zwei Möglichkeiten unterschieden werden:

1) Beseitigung der Arrhythmien durch Antiarrhythmika: dies entspricht einer direkten Beeinflussung jener elektrophysiologischen Veränderungen der Erregungsbildung bzw. Erregungsleitung, die der Entstehung von Herzrhythmusstörungen zugrunde liegen. Wirkungen auf den zeitlichen Ablauf der Erregungsbildung und damit auf die Herzfrequenz werden dabei als **chronotrop,** Wirkungen auf die Geschwindigkeit der Erregungsweiterleitung bzw. -überleitung als **dromotrop** bezeichnet,

2) Beseitigung von begünstigenden Faktoren, die zur Auslösung von Herzrhythmusstörungen beitragen; z.B. vom Einfluß des vegetativen Nervensystems, Beseitigung einer Herzhypoxie, Rekompensation einer Herzdilatation (s. S. 374), Kompensation von Störungen des Elektrolyt- und Säure-Basen-Gleichgewichtes, insbesondere einer Acidose (s. S. 376, 418f.). Die Möglichkeiten, die sich hier bieten, werden in anderen Abschnitten des Buches besprochen.

Antiarrhythmika

Antiarrhythmika sind Substanzen, die pathologische Veränderungen der elektrophysiologischen Eigenschaften der Herzmuskelzellen antagonisieren. Sie werden hier nach ihrem Hauptangriffsort und ihrem elektrophysiologischen Wirkungsspektrum eingeteilt.

Antiarrhythmika gegen tachykarde Rhythmusstörungen

Vaughan Williams erstellte eine Einteilung nach dem Wirkmechanismus, die später hinsichtlich der Unterteilung der Klasse I durch Harrison modifiziert wurde (s. Tab. 4). Innerhalb der Gruppe I erfolgt die weitere Unterteilung nach dem Grad der Natrium-Kanalblockade und der Beeinflussung der Aktionspotentialdauer. Die Erholung der Natriumkanäle stellt ein weiteres Unterscheidungsmerkmal der Subgruppen dar. Die Gruppen IB, IA, IC bewirken, zunehmend in dieser Reihenfolge, auch eine Verlängerung der Erholungszeit der Natriumkanäle (normal $\approx 0,02$ s, IB-Lidocain $\approx 0,2$ s, IA-Chinidin ≈ 5 s, IC-Flecainid ≈ 15 s). Dem Prajmalium kommt hier mit einer Erholungszeit von ≈ 160 s eine Sonderstellung zu. Bei stark verlängerter Natriumkanalerholungszeit (IC) ist die Wirkung schon bei physiologischen Herzfrequenzwerten nachweisbar, bei Substanzen mit geringer Verlängerung der Natriumkanalerholungszeit (IB) vor allem bei pathologisch erhöhten Frequenzwerten. Mit zunehmender Natriumkanalerholungszeit nimmt auch die negativ inotrope Wirkung der Antiarrhythmika zu (IC > IA > IB).

Antiarrhythmika vom „Chinidin-Typ", Klasse IA

Diese Substanzen wirken durch Hemmung der Depolarisation sowie Verzögerung der Repolarisation und der Wiedererregbarkeit; zu ihnen gehören **Chinidin, Procainamid, Disopyramid**.
Grundwirkung dieser Substanzen ist eine dosisabhängige **Hemmung des Na^+-Einstroms** durch direkte Blockierung von Na^+-Kanälen. Als Folge dieser Blockierung treten an den Aktionspotentialen sowohl von Schrittmacherzellen als auch von Erregungs- und Arbeitsmyokardfasern die folgenden, für diese Substanzklasse typischen Veränderungen auf (siehe Abb. 11).

Tab. 4: Einteilung der Antiarrhythmika nach der Wirkung.

Klasse	Wirkung	Substanzen
I	Natriumkanal-Blocker	
IA	Mäßige Na-Blockade und Leitungsverzögerung Verlängerte Repolarisation (Vagolytische Wirkung)	Chinidin Procainamid Disopyramid
IB	Minimale Na-Blockade und Leitungsverzögerung Verkürzte Repolarisation	Lidocain Phenytoin Mexiletin Tocainid
IC	Starke Na-Blockade und Leitungsverzögerung Normale Repolarisation	Ajmalin Prajmalium Propafenon Diprafenon Aprindin Flecainid Lorcainid Encainid
II	β-Adrenozeptorenblocker	
III	Selektive Repolarisationsverlängerung	Amiodaron Sotalol
IV	Calciumkanal-Blocker	Verapamil Gallopamil Diltiazem

1) Abnahme der Geschwindigkeit des Anstiegs des AP und damit der Geschwindigkeit der Erregungsausbreitung (vor allem in Purkinjefasern ausgeprägt).
2) Verschiebung des Schwellenpotentials zu positiveren Werten und damit Abnahme der Erregbarkeit.
3) Verzögerung der Repolarisation und damit Verlängerung der AP-Dauer.
4) Verzögerung der Wiederherstellung der Erregbarkeit bzw. der Regenerierung des Natriumsystems nach einem AP und damit Verlängerung der effektiven Refraktärzeit über den Zeitpunkt der vollständigen Repolarisation hinaus (= verlängerte Natriumkanalerholungszeit).
5) Abflachung der Steilheit der diastolischen Depolarisation der Purkinjezellen. Die Ursache für diese Wirkung ist noch nicht voll aufgeklärt.
6) Bei hohen Dosierungen auch zunehmende Hemmung des Ca^{2+}-Einstroms mit Verkleinerung und Verkürzung des AP sowie Auswirkungen auf die Kontraktilität der Herzmuskelfasern.
Die Wirkung der Substanzen dieser Gruppe hängt stark von der Herzfrequenz ab und ist bei hohen Frequenzen ausgeprägter. Die Ursache dieser Frequenzabhängigkeit scheint darauf zu beruhen, daß sich diese Substanzen im Zustand A des Natriumkanals (Abb. 4) an einen „Rezeptor" binden und den Kanal blockieren, sich aber im Zustand R (Diastole) wieder lösen (dissoziieren). Je mehr Aktionspotentiale pro Zeiteinheit und je kürzer daher die Diastolendauer, desto stärker die Wirkung.

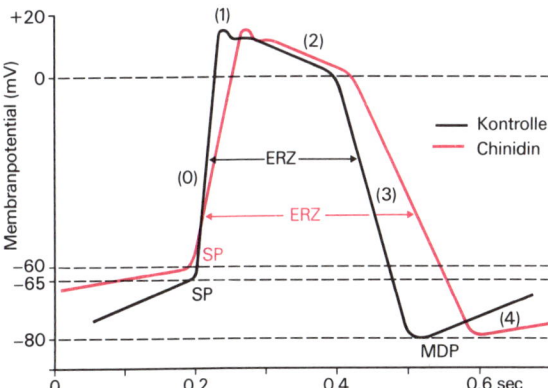

Abb. 11: Schematische Darstellung der Wirkung des Chinidins auf das Aktionspotential einer Purkinjefaser. SP: Schwellenpotential, MDP: maximales diastolisches Potential, ERZ: effektive Refraktärzeit. (Nach G. K. Moe und J. A. Abildskov, in L. S. Goodman and A. Gilman, The Pharmacological Basis of Therapeutics, 5. Aufl. 1975).

Folgende Mechanismen einer antiarrhythmischen Wirkung werden diskutiert:

a) Hemmung bzw. Auslöschen einer heterotopen Automatie durch die unter 5) angegebene Wirkung auf die diastolische Depolarisation ektopischer Schrittmacher.

b) Verhinderung des Auftretens einer frühen Wiedererregung und Auslöschen der dadurch verursachten Tachyarrhythmien durch die unter 4) angeführte Verzögerung der Reaktivierung des raschen Na$^+$-Einstroms.

c) Überführung eines unidirektionalen Blockes in einen bidirektionalen Block und damit Auslöschen einer kreisenden Erregung durch die unter 1) angegebene Wirkung auf die Erregungsausbreitung.

d) Auslöschen einer kreisenden Erregung durch Verlängerung der ERZ bei relativ geringer Verminderung der Leitungsgeschwindigkeit, d. h. die Erregungswelle läuft sich in ihrer eigenen Refraktärzone tot. Eine Zunahme der ERZ bei relativ geringer Abnahme der Leitungsgeschwindigkeit wird nur mit bestimmten therapeutischen Dosen tatsächlich erreicht. In höheren, toxischen Dosen überwiegt in der Regel die Abnahme der Leitungsgeschwindigkeit; wenn diese Abnahme im Verhältnis zur Zunahme der ERZ überwiegt, ist die Gefahr der Entwicklung kreisender Erregungen gegeben. In hohen Konzentrationen kann es zum Block der Erregungsleitung vornehmlich im His-Bündel und Purkinjesystem kommen (Schenkelblockbilder im EKG).

In diesen toxischen Konzentrationen hemmen diese Substanzen auch den Calciumstrom. Daraus resultiert die Gefahr von AV-Überleitungsstörungen und verminderter Kontraktilität. Daher sollte eine Kombination mit Antiarrhythmika der Klasse IC, die ebenfalls negativ inotrop wirken, vermieden werden. Eine Kombination mit Antiarrhythmika der Klasse III sollte ebenfalls vermieden werden, da beide Klassen zu einer Verlängerung des AP und auch der QT-Zeit führen.

Chinidin

Chinidin ist die dextroisomere Verbindung von Chinin, dem es im Wirkungsspektrum weitgehend gleicht (siehe S. 699, 704). Chinidin wurde im Jahre 1918 von Frey aufgrund der Vorarbeiten von Wenckebach mit Chinin in die Therapie der Herzrhythmusstörungen eingeführt.

Pharmakodynamische Eigenschaften: Das Wirkungsspektrum von Chinidin am Menschen wird von drei Grundwirkungen gekennzeichnet: 1) eine direkte Membranwirkung an allen Herzmuskelzellen (IA), 2) eine vor allem im therapeutischem Bereich auftretende vagolytische (parasympatholytische) Wirkung, 3) eine α-sympatholytische Wirkung.

Im therapeutischen Dosenbereich (3–6 µg/ml) kommt es dabei zu Wechselwirkungen zwischen Membraneffekten und der vagolytischen Wirkung. Diese wechselseitigen Einflüsse wirken sich besonders am Sinus- und AV-Knoten aus, wobei je nach Dosierung positiv und negativ chronotrope und dromotrope Wirkungskomponenten vorherrschen können. Die Refraktärzeit der Zellen des Vorhofmyokards wird durch die direkte Membranwirkung und die parasympatholytische Wirkung des Chinidins synergistisch beeinflußt (Hemmung der Vaguserregung führt zur Verlängerung des AP und der Refraktärzeit im Vorhof, s. S. 363). Im therapeutischen Dosenbereich kommt es daher zu einer Verlängerung der ERZ im Vorhof, eine Wirkung, die bei Vorhoftachyarrhythmien als antiarrhythmische Komponente von Bedeutung ist. Im Gegensatz hierzu heben sich am AV-Knoten die direkte Membranwirkung und die parasympatholytische Wirkung auf die ERZ gegenseitig auf. Chinidin kann zu einer Verkürzung der Refraktärzeit führen. Damit können mehr Impulse pro Zeiteinheit den AV-Knoten passieren (Herabsetzung der Siebwir-

kung des AV-Knotens). Bei der Anwendung von Chinidin bei Vorhofflimmern besteht daher grundsätzlich die Gefahr, daß der AV-Knoten infolge Verkürzung der Refraktärzeit trotz herabgesetzter Flimmerfrequenz mehr Impulse auf die Kammer überleitet (**paradoxe Chinidinwirkung,** Deblockierung).

Elektrokardiographische Veränderungen: In therapeutischen Dosen ist infolge der parasympatholytischen Wirkung in der Regel eine Sinustachykardie geringeren Ausmaßes nachweisbar. Die AV-Überleitungszeit ist dabei leicht verkürzt; die His-Purkinje-(H-V)-Leitungszeit im His-Bündel-Elektrokardiogramm ist jedoch bereits verlängert. QRS- und QT-Strecken sind verlängert und werden mit steigender Plasmakonzentration als Zeichen einer zunehmenden Verlangsamung der intraventrikulären Erregungsleitung breiter.

Pharmakokinetik: Nach oraler Verabreichung von Chinidinsulfat werden die Maxima der Konzentrationen im Plasma nach 1–1½ Stunden erreicht, wobei die Gewebskonzentrationen von da an durchweg höher als die Blutspiegel sind. Da Chinidin zu 10–50 % unverändert renal ausgeschieden wird, führt die Alkalisierung des Harnes infolge verstärkter tubulärer Rückdiffusion (s. S. 52) zu einer Verlangsamung des Abfalls der Plasmaspiegel.

Dosierung: Ziel der Medikation ist die Aufrechterhaltung optimal antiarrhythmisch wirkender Plasmaspiegel im Bereich von 3–6 µg/ml. Die Aufsättigung erfolgt dabei durch Einzeldosen von 0,2–0,4 g, die in Intervallen von der Größenordnung der Halbwertzeit alle 4–6 Stunden verabreicht werden. Die Erhaltungstherapie wird in der Regel mit Retardpräparaten bei täglich 2–3maliger Gabe durchgeführt. Die Plasmakonzentration ist dabei großen individuellen Schwankungen unterworfen, so daß es ratsam erscheint, eine Chinidin-Dauertherapie durch laufende EKG-Kontrollen bzw. gelegentliche Bestimmung der Plasmakonzentration einzustellen bzw. zu überwachen.

Indikationen: Supraventrikuläre, ventrikuläre Extrasystolien; supraventrikuläre Tachykardien, Flattern, Flimmern; Rezidivprophylaxe nach Regularisierung.

Nebenwirkungen bzw. toxische Wirkungen: Die therapeutische Breite ist gering, so daß bereits im therapeutischen Bereich (von 5 µg/ml) toxische Effekte in Erscheinung treten können. **Kardiotoxische Wirkungen** kündigen sich durch eine progressive Verbreiterung von PQ sowie des QRS-Komplexes und der QT-Strecke an. Eine Verbreiterung des QRS-Komplexes um mehr als 25 % erfordert eine Überwachung, eine Verbreiterung um mehr als 50 % eine Dosisreduktion. Anzeichen einer schweren toxischen Wirkung durch drastische Hemmung der Erregungsausbreitung sind: Sinusstillstand, AV-Block sowie intraventrikulärer Leitungsblock. Ventrikuläre Tachyarrhythmien sind die gefährlichste Komplikation und können bei besonders disponierten Patienten bereits im therapeutischen Dosenbereich auftreten und dabei Kammerflimmern (Chinidin-Synkope) und Herztod zur Folge haben. Die bei toxischen Dosen auftretende Verkürzung der Refraktärstrecke (Überwiegen der Leitungsgeschwindigkeits-Abnahme gegenüber der Refraktärzeitverlängerung) sowie eine zeitliche und räumliche Dispersion der Repolarisationsphasen im Purkinjesystem werden als Ursache von Torsades de pointes bzw. des Kammerflimmerns angesehen. Außerdem kann es zu einer Herabsetzung der Kontraktilität kommen. Wenn gleichzeitig der periphere Widerstand infolge der α-adrenozeptorblockierenden, vasodilatatorischen Wirkung des Chinidins kleiner wird, kann besonders bei Herzinsuffizienz ein kritischer Abfall des Blutdrucks die Folge sein.

Chinchonismus ist die Bezeichnung für ein komplexes neurotoxisches Vergiftungsbild, insbesondere des Seh- und Hörorgans, das auch bei allen anderen China-Alkaloiden beobachtet wird (Tinnitus, Hörverlust, Sehstörungen; in höheren Dosierungen Kopfschmerzen, Doppelsehen, Lichtscheuheit, Farbsehstörungen, Verwirrtheit, Delirium und Psychosen).

Überempfindlichkeitsreaktionen: Dosisunabhängige (idiosynkratische) Nebenwirkungen sind selten. Symptome bei leichteren Fällen: Fieber, Arzneimittelexantheme und asthmaähnliche Zustandsbilder; bei chronischen Fällen: Purpura infolge Antikörperbildung gegenüber Chinidin-Thrombozytenkomplexen.

Behandlung: 1) Absetzen der Medikation, 2) Senkung der K^+-Konzentration, 3) Sympathomimetika.

Interaktionen: Die wichtigste Wechselwirkung ist eine Verringerung der renalen Clearance von Digoxin durch gleichzeitige Chinidin-Medikation. Bei täglichen Erhaltungsdosen von 1 g Chinidinsulfat steigt der Blutspiegel von Digoxin im Mittel auf das 2,5fache an. Dosisreduktion auf die Hälfte oder Wechsel zu einer Digitoxin-Therapie (Digitoxin-Elimination vorwiegend metabolisch) werden zur Vermeidung einer kardiotoxischen Digitaliswirkung empfohlen. Verstärkung der Wirkung von oralen Antikoagulantien. Phenobarbital oder Phenytoin vermindern die Chinidinwirkung durch Enzyminduktion.

Kontraindikationen: Primäre Überempfindlichkeit; AV-Block 2. und 3. Grades; Schenkelblock; QT-Verlängerungen, Digitalisintoxikation; Hyperkaliämie.

Präparate: Chinidin®-Duriles, Chinidinum® sulfur. Buchler, Chinidinsulfat „Sigma"® (Ö), Galactoquin®, Optochinidin® ret., Cardioquine® (S), Kinichron ret. (S).

Procainamid

Da Procainamid eine sehr hohe Nebenwirkungsquote aufweist und die Wirkdauer im Bereich weniger Stunden liegt, ist Procainamid in der Langzeittherapie heute als obsolet einzustufen.

Disopyramid

Disopyramid (Formel siehe Abb. 12) hat eine starke vagolytische Komponente. Es wirkt in höherer Dosierung deutlich negativ inotrop. Unter Dauertherapie mit Disopyramid wurde über das Auftreten von akuten Herzinsuffizienzen berichtet und deshalb davor gewarnt, es bei Patienten mit Herzinsuffizienz zu verwenden.

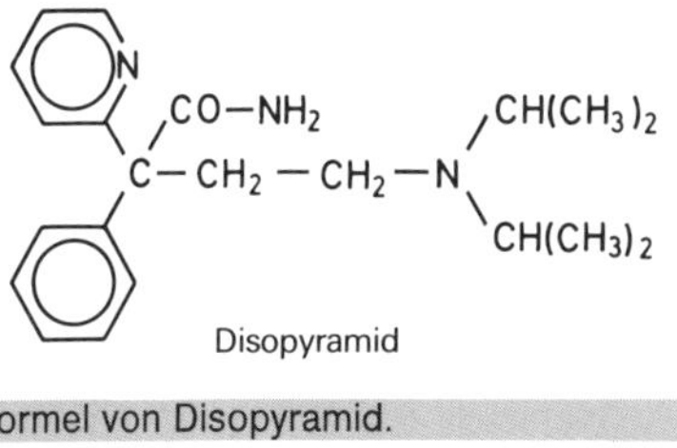

Abb. 12: Formel von Disopyramid.

Pharmakokinetik: Resorptionsquote $70-90\%$; Plasmaproteinbindung $30-40\%$; therapeutische Plasmakonzentration $2-5\mu g/ml$; Halbwertzeit $5-7$ h; Leber N-Dealkylierung; Renale Ausscheidung ca. 50% unverändert.

Dosierung: Sättigungsdosis $4 \times 0,1-0,2$ g/24 h p.o., Erhaltungsdosis $2-4 \times 0,1-0,2$ g/24 h p.o.

Indikationen: Therapie und Prhophylaxe ventrikulärer Arrhythmien; Regularisierung und Rezidivprophylaxe von Vorhofflimmern; WPW-Syndrom.

Nebenwirkungen: parasympathikolytische Wirkungen; negativ inotrope Wirkung; Kopfschmerz, Schwindel, Sedierung.

Interaktionen: Verstärkung parasympatikolytischer und negativ inotroper Wirkungskomponenten anderer Arzneimittel; Furosemid steigert die Elimination von Disopyramid; + Sedativa: verstärkte Sedierung.

Kontraindikationen: dekompensierte Herzinsuffizienz; Erregungsleitungsstörung; QT-Verlängerung; Bradykardie; Sicksinus-Syndrom; Engwinkelglaukom; Prostatahypertrophie; Myasthenia gravis.

Präparate: Rythmodul®, Rythmodan® (Ö), Norpace®.

Antiarrhythmika vom „Lidocain-Typ", Klasse IB

Diese Substanzen wirken durch Hemmung der Depolarisation und Wiedererregbarkeit sowie Beschleunigung der Repolarisation; zu ihnen gehören **Lidocain, Phenytoin, Mexiletin, Tocainid.**

Elektrophysiologische Grundwirkungen dieser Substanzklasse sind:

1) Eine blockierende Wirkung auf den schnellen Natriumeinstrom, die insbesondere bei erniedrigtem Ruhepotential auftritt und von der Frequenz abhängt (je höher desto stärker der Block aufgrund der gering verlängerten Natriumkanalerholungszeit). Vermutlich besteht eine ähnliche Wirkung in höheren Lidocainkonzentrationen auch auf den Calciumstrom.
Als Folge dieser Grundwirkung treten folgende elektrophysiologische Veränderungen im ELS auf:
a) Während in therapeutischen Plasmakonzentrationen an den SM-Potentialen des Sinusknotens keine wesentlichen Veränderungen auftreten, ist an geschädigten Purkinjefasern neben einer Abflachung der diastolischen Depolarisation auch eine Unterdrückung abgeschwächter „fast responses" (abortive Natrium-AP bei niedrigem Ruhepotential) zu beobachten. Die Wirkung der Substanzklasse auf den Anstieg der AP in Purkinjefasern hängt wesentlich vom diastolischen Membranpotential ab. Ist dies z.B. durch Erhöhung der extrazellulären Kaliumkonzentration erniedrigt, vermindern therapeutische Konzentrationen $(2-6 \mu g/ml)$ von Lidocain die Anstiegssteilheit des AP und damit die Leitungsgeschwindigkeit der Erregung.
b) Unter der Einwirkung Lidocain-artiger Antiarrhythmika wird an den Purkinjefasern die Aktionspotentialdauer durch eine Abnahme des Natriumeinstroms, der bei Purkinjefasern in geringem Maße während des Plateaus anhält, abgekürzt. Die effektive Refraktärzeit nimmt ebenfalls, jedoch geringer als die Dauer des AP ab, da gleichzeitig eine Verzögerung der Erholung von der Inaktivierung des Na^+-Einstroms eintritt.
2) Ein Anstieg des basalen K^+-Ausstroms über die ganze AP-Dauer. Die diastolische Reizstromschwelle wird durch die Zunahme der K^+-Leitfähigkeit und des dadurch verstärkten Ausstroms positiver Ladungen erhöht. **Hypokaliämie** führt zu einer Abschwächung der Wirkung mitunter auch zum Wirkungsverlust.
Die hier aufgezählten Veränderungen beschränken sich im wesentlichen auf das His-Purkinjesystem. Im Vorhof und AV-Bereich bleiben im therapeutischen Konzentrationsbereich

die Erregungsbildung und -leitung – zumindest an ungeschädigten Fasern – weitgehend unbeeinflußt.

Aufgrund dieses Wirkungsspektrums kommen die folgenden Mechanismen für die antiarrhythmische Wirkung in Frage:

1) Eine Unterdrückung heterotoper Schrittmacher vor allem im schnelleitenden Purkinjesystem (Abschwächung der diastolischen Depolarisation, Unterdrückung von abgeschwächten „fast responses") und von AP, die von späten Nachpotentialen ausgehen.

2) Unterdrückung von Tachyarrhythmien auf der Basis kreisender Erregungen durch einen der im folgenden aufgezählten Vorgänge:

a) Überführung eines unidirektionalen in einen bidirektionalen Block und damit Auslöschen einer kreisenden Erregung durch Verstärkung des potentialabhängigen Blocks an geschädigten, depolarisierten Fasern (Randgebiete von Infarkten). Dieser Vorgang ist bei erhöhter Frequenz besonders ausgeprägt.

b) Aufhebung eines unidirektionalen Blocks auf der Basis ungleich langer AP durch generelle Verkürzung der AP-Dauer. Dadurch werden Unterschiede in den ERZ in einzelnen Abschnitten eines „reentry"-Kreises geringer.

Lidocain

Lidocain (Formel Abb. 13), ein breit angewendetes Lokalanästhetikum (siehe S. 225 ff.), besitzt ein relativ schmales Anwendungsspektrum als Antiarrhythmikum. Entsprechend den oben angegebenen elektrophysiologischen Eigenschaften der Substanzgruppe wird Lidocain im wesentlichen zur Therapie ventrikulärer Erregungsbildungs- und -leitungsstörungen hauptsächlich im Anschluß an einen Herzinfarkt angewendet. Lidocain wird nach oraler Verabreichung zwar gut resorbiert, doch schon bei einmaligem Durchgang durch die Leber zu 50% inaktiviert (s. S. 228). Die unter Kontrolle eines EKG-Monitors durchgeführte Infusionstherapie läßt sich gut steuern und wird bis zur Reduktion oder völligem Verschwinden der Kammerextrasystolen fortgesetzt (Titrationstherapie). In Abhängigkeit von der Applikation ist der zeitliche Verlauf der Konzentration im Plasma sehr verschieden (Abb. 14).

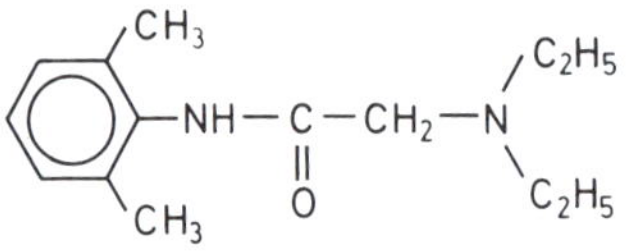

Lidocain

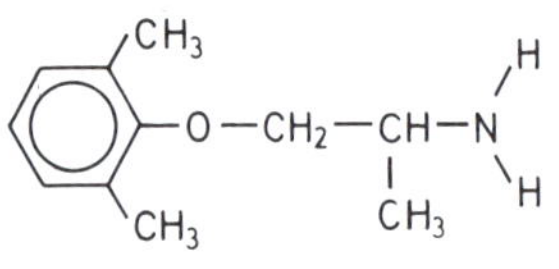

Mexiletin

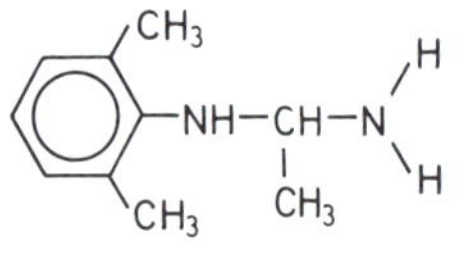

Tocainid

Abb. 13: Formeln von Lidocain, Mexiletin, Tocainid.

Pharmakokinetik: Resorptionsquote 35%; Plasmaproteinbindung 65%; therapeutische Plasmakonzentration 2-6 µg/ml; Halbwertzeit 100–120 min; Leber: Abbau in der mikrosomalen Fraktion durch oxidative Deethylierung und Amid-

spaltung zu Xylidin und N-Ethylglycin; Renale Ausscheidung ca. 3–11% unverändert.

Dosierung: Bolus 1 mg/kg/5 min i.v.; Erhaltungsinfusion 20–50 µg/kg/min i.v.

Indikationen: ventrikuläre Tachykardien und Extrasystolien, insbesondere bei Herzinfarkt.

Nebenwirkungen: ZNS: Paraesthesien, Tremor, Schwindel, Krämpfe, Hörstörungen.

Interaktionen: Metabolismus in Abhängigkeit der Leberdurchblutung (Calcium-Kanalblocker, β-Adrenozeptorenblocker); Verstärkung der neuromuskulären Blockade von Muskelrelaxantien.

Kontraindikationen: totaler AV-Block oder AV-Dissoziation mit niederer Kammerfrequenz; Vorsicht bei Leberschäden.

Präparate: Lidocain®-Lösung 2%, Lidocorit®-2% Amp. (Ö), Xylocain®-Lösung 2%, 20%, Xylocard® 2% Amp. (Ö).

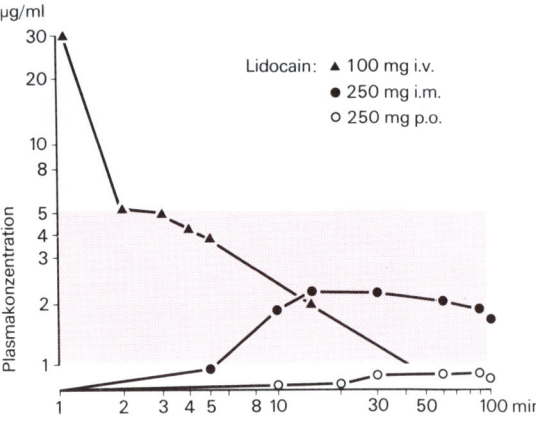

Abb. 14: Zeitlicher Verlauf der Plasmakonzentration von Lidocain nach i.v., i.m. und oralen Einzeldosen am Menschen. Rote Fläche: therapeutischer Konzentrationsbereich (nach Rosen, M. R. et al., Amer. Heart J. **89**, 526, 1975).

Phenytoin (Diphenylhydantoin)

Phenytoin (Formel S. 273) wird seit 1938 als Antiepileptikum angewendet (S. 272). Die gute Wirksamkeit gegen Kammerrhythmusstörungen wurde erst viel später entdeckt. Das elektrophysiologische Wirkungsspektrum von Phenytoin entspricht weitgehend den einleitend beschriebenen typischen Wirkungen der gesamten Gruppe. Im Verlauf einer Digitalisintoxikation wird die oft mit niederem extrazellulärem K^+ auftretende heterotope Automatie im Purkinjesystem durch Phenytoin günstig beeinflußt. Die unter Phenytoin auftretende starke Zunahme des repolarisierenden K^+-Ausstroms führt auch zur Beseitigung einer Digitalis-bedingten heterotopen Automatie auf der Basis verzögerter Nachpotentiale. Die Refraktärzeit der Zellen des AV-Knotens wird ebenso wie die ERZ des Purkinjesystems an Patienten mit Digitalisintoxikation unter Phenytoin verlängert.

Bezüglich einer zweckmäßigen i.v. Dosierung bei digitalisbedingter Kammertachykardie siehe Abb. 15. Im Unterschied zu Lidocain tritt auch nach i.v. Anwendung die volle therapeutische Wirkung erst nach 30 min ein.

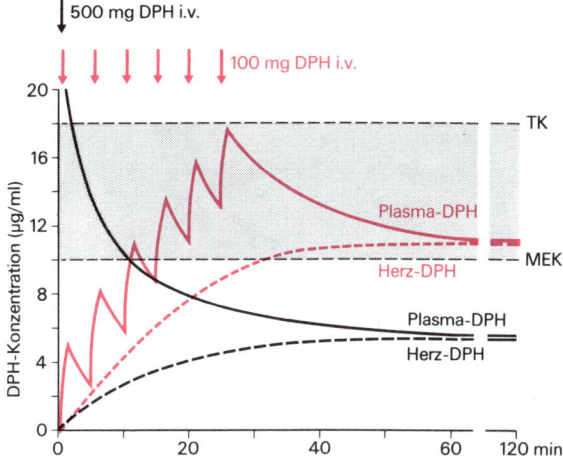

Abb. 15: Plasma- und Herzgewebskonzentration von Diphenylhydantoin (DPH) (Ordinate) nach einer i.v. Bolusinjektion von 500 mg Diphenylhydantoin (schwarze Kurven) bzw. während i.v. Verabreichung von 6 · 100 mg DPH im Abstand von jeweils 5 min (rote Kurven). MEK: minimale effektive Konzentration, TK: unterer Grenzwert der toxischen Konzentration.
Die einmalige Verabreichung einer Dosis von 500 mg hat den Nachteil initial hoher Blutspiegelspitzen und dadurch verstärkter Elimination und erhöhten Substanzverlustes sowie einer geringeren Akkumulation im Herzen, so daß im Vergleich zur fraktionierten Verabreichung keine vollwirksamen Blut- und Gewebskonzentrationen erreicht werden (modifiziert nach: Wit, A. L. et al., Amer. Heart J. **90**, 265, 1975).

Pharmakokinetik: Resorptionsquote 100%; Plasmaproteinbindung 80–90%; therapeutische Plasmakonzentration 10–20 µg/ml; Halbwertzeit 16–24 h, Leber: Hydroxylierung und Konjugierung; Renale Ausscheidung ca. 2–5% unverändert, 50–70% als Konjugate.

Dosierung: Sättigungsdosis: 0,5 g i.v., 1,0 g p.o. Erhaltungsdosis: 0,3–0,4 g/24 h.

Indikationen: Digitalis-bedingte ventrikuläre und supraventrikuläre Arrhythmien: Vorhofflattern und -flimmern, ventrikuläre Tachykardien, Vorhof-Tachykardien und AV-Block.

Nebenwirkungen: Gingivahyperplasie; ZNS: Nystagmus, Schwindel, Nausea, Ataxie; Lymphadenopathie; Störung der Hämatopoese; Hautreaktionen; Hirsutismus.

Interaktionen: Verstärkung der Wirkung (verminderter Abbau) durch Chloramphenicol, Cumarin-Derivate, Disulfiram, Isoniazid; Erhöhung der Methotrexat-Toxizität; Wirkungsabschwächung von Barbituraten und oralen Kontrazeptiva durch Enzyminduktion.

Kontraindikationen: totaler AV-Block mit ventrikulärem Ersatzrhythmus; Leukopenie.

Präparate: Phenhydan®, Epanutin®, Zentropil®.

Mexiletin, Tocainid

Diese beiden Substanzen sind chemische Verwandte des Lidocains (Formeln Abb. 13). Es handelt sich dabei um lokalanästhetisch wirksame Substanzen, die in ihrem elektrophysiologischen Wirkungsmuster große Ähnlichkeit mit Lidocain

aufweisen, wobei allerdings die hemmende Wirkung auf den raschen Na^+-Einstrom stärker als bei Lidocain ausgeprägt ist. Ziel der chemischen Abwandlung des Lidocainmoleküls war es, Verbindungen zu finden, deren Abbau in der Leber langsamer erfolgt.
Schwerpunkt des Indikationsgebietes dieser Substanzen ist die orale Langzeitbehandlung persistierender Kammerrhythmusstörungen.

Mexiletin

Pharmakokinetik: Resorptionsquote 80–100%; Plasmaproteinbindung 70%; therapeutische Plasmakonzentration 0,5–2 µg/ml; Halbwertzeit 10–20 h (i.v. 16 h, p.o. 12 h); Leber: Funktionsstörung steigert Plasmakonzentration deutlich; Renale Ausscheidung ca. 5–10% unverändert.

Dosierung: Sättigungsdosis: Bolus 0,25–0,7 g/3 h i.v.; 0,4–0,6 g/24 h p.o. Erhaltungsdosis: Infusion 1–2 mg/min i.v.; 0,2–0,3 g/8 h.

Indikationen: ventrikuläre Extrasystolien; ventrikuläre Tachykardien.

Nebenwirkungen: Leitungsstörungen; Bradykardie. ZNS: Tremor, Krämpfe, Schwindel, Erbrechen, Verwirrung, Paraesthesien, Sehstörungen; Hypotension; gastrointestinale Störungen; photosensitive Dermatitis.

Interaktionen: Beschleunigter Abbau durch Phenytoin oder Isoniazid.

Kontraindikationen: Schenkelblock; Hypotonie; Nieren- und Leberinsuffizienz; Parkinsonismus.

Präparate: Mexitil®-Kaps., Mexitil®-Amp., Mexitil®-mite.

Tocainid

Pharmakokinetik: Resorptionsquote 80–100%; Plasmaproteinbindung 50%; therapeutische Plasmakonzentration 4–10 µg/ml; Halbwertzeit 15 h; Leber: 60%; Renale Ausscheidung ca. 40 (20–70)% unverändert.

Dosierung: Sättigung: Infusion 0,5–0,75 mg/kg/min für 15 min, 0,4–0,6 g/24 h p.o. Erhaltungsdosis 0,4–0,8 g/8 h.

Indikationen: ventrikuläre Ektopien.

Nebenwirkungen: ZNS: Tremor, Schwindel, Paraesthesien, Verwirrung, Krämpfe, Gedächtnisstörungen; Agranulozytose 0,18%; Lungenfibrose.

Interaktionen: nicht bekannt.

Kontraindikationen: Mögliche Verstärkung der Krampfbereitschaft bei Epilepsie.

Präparate: Xylotocan® Tabl.

Antiarrhythmika der Klasse IC

Die antiarrhythmische Wirkung beruht auf einer selektiven Blockade des raschen Na^+-Einstroms. Die Natriumkanal-Erholungszeit ist deutlich verlängert. Die Repolarisation und damit die Dauer des Aktionspotentials werden nicht beeinflußt. In diese Gruppe gehören **Ajmalin, Prajmalium, Propa-**

fenon, Diprafenon, Aprindin, Flecainid, Lorcainid und Encainid. Alle Antiarrhythmika dieser Klasse führen zu einer sehr starken Verlängerung der QRS Dauer bei nur sehr geringer Beeinflussung der Refraktärität. Dies kann Ursache für die klinisch beobachtete **proarrhythmische Aktivität** dieser Substanzen sein. In einer prospektiven Studie wurde unter der Gabe von Encainid und Flecainid bei Patienten mit ventrikulären Rhythmusstörungen nach Myokardinfarkt eine erhöhte Mortalität gefunden (CAST-Studie, Cardiac Arrhythmia Suppression Trial), was eine neue Bewertung aller Substanzen dieser Klasse erforderlich macht. Die negativ inotrope Wirkung ist aufgrund der langen Natriumkanalerholungszeit deutlich ausgeprägt. Kombinationen mit Antiarrhythmika der Klasse IA sollen daher vermieden werden.

Ajmalin, Prajmalium

Ajmalin ist ein Alkaloid aus Rauwolfia serpentina. Es wurde lange Zeit in der Gruppe IA geführt, ist aber aufgrund neuerer Erkenntnisse (Natriumkanalerholungszeit) der Klasse IC zuzuordnen. Das kurz wirksame und schlecht resorbierbare Ajmalin wurde durch N-Propylierung in das quartäre Prajmaliumbitartrat übergeführt, wodurch die Löslichkeit entscheidend verbessert und dadurch die enterale Resorption wesentlich gesteigert wurde. Bei Patienten mit genetisch angelegtem verlangsamten Metabolismus vom Spartein/Debrisoquin Typ **(langsamen Metabolisierern)** akkumuliert Prajmalium, was einer Verstärkung der Wirkung gleichkommt.

Ajmalin (Gilurytmal-Amp.)

Intravenös 1 mg/kg über 10 bis 20 Minuten unter EKG-Kontrolle. Erhaltungsdosis 1 mg/kg/h (maximal 2000 mg/d). Indikationen siehe Prajmalium.

Prajmalium

Pharmakokinetik: Resorptionsquote 80%; therapeutische Plasmakonzentration 0,2 µg/ml; Halbwertzeit 6 h; Leber: Abbau zu 2/3, Ringaufsprengung zu alkohol. Verbindung; Renale Ausscheidung ca. 8% unverändert.

Dosierung: Sättigungsdosis: 3–4 × 0,02 g/24 h p.o. Erhaltungsdosis: 1–2 × 0,02 g/24 h p.o.

Indikationen: WPW-Tachykardien; ventrikuläre Extrasystolen.

Nebenwirkungen: Kammerflimmern; Asystolie; AV-Überleitungsstörung; selten Cholestase, Kopfschmerzen, Sehstörungen.

Interaktionen: Verstärkung der Wirkung curareartig wirkender Substanzen. + Digitalis: Erregungsleitungsstörung.

Kontraindikationen: Bradykardie; partieller und totaler AV-Block; Erregungsleitungsstörung; QT-Syndrom, Digitalisintoxikation.

Präparate: Neo-Gilurytmal®.

Propafenon und Diprafenon

Propafenon und Diprafenon haben neben der Klasse IC-Wirkung auch eine β-Adrenozeptoren-blockierende Wirkung. Diese ist bei Diprafenon noch stärker ausgeprägt als bei Propafenon. Die chemische Struktur ist jener von Propranolol sehr ähnlich (siehe Abb. 16). Bei langsamen Metabolisierern

vom Spartein/Debrisoquin Typ akkumuliert Propafenon, was einer Verstärkung der Wirkung gleichkommt (HWZ = 17 h). Diprafenon ist noch nicht im Handel.

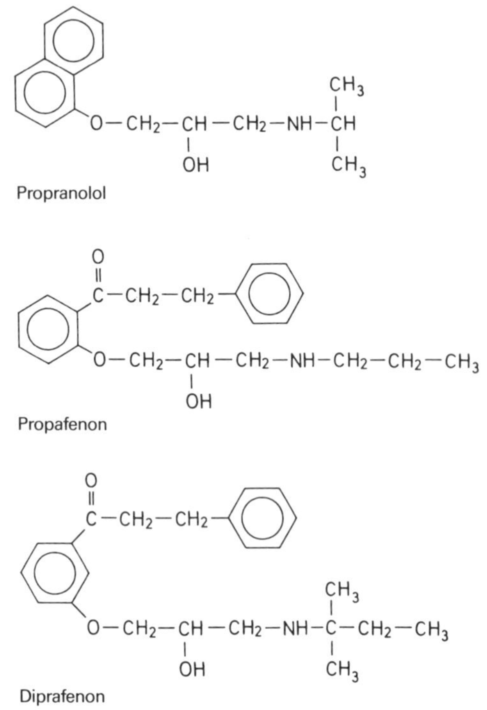

Abb. 16: Formeln von Propranolol, Propafenon und Diprafenon.

Propafenon

Pharmakokinetik: Resorptionsquote 50%; Bioverfügbarkeit 5–10% (absättigbarer first pass); Plasmaproteinbindung 90%; therapeutische Plasmakonzentration 0,2–1 µg/ml; Halbwertzeit 7 h; Leber: 5-OH-Propafenon (aktiv), N-desalkyl-Propafenon; Renale Ausscheidung ca. <1% unverändert.

Dosierung: Sättigungsdosis: 0,5–1 mg/kg i.v. 0,45–0,6 g/24 h p.o. (1 Woche). Erhaltungsdosis: 0,3–0,45 g/24 h p.o.

Indikationen: ventrikuläre und supraventrikuläre Extrasystolien; ventrikuläre und supraventrikuläre Tachykardien und Tachyarrhythmien; WPW-Syndrom.

Nebenwirkungen: gastrointestinale Störungen, Schwindel, Gedächtnisstörung; Reizleitungsstörungen; hohe Dosen: Gefahr der Kammertachykardie bzw. Flimmern.

Interaktionen: Verstärkung negativ chronotroper und negativ inotroper Wirkungskomponenten anderer Arzneimittel. Chinidin, das die Hydroxylierung durch P_{450} (Spartein-Debrisoquin) hemmt, führt zu erhöhten Propafenonplasmakonzentrationen. Erhöhung von Plasmadigoxin-, Warfarin- oder Metoprololspiegel.

Kontraindikationen: Herzinsuffizienz: Vorhof- und intraventrikuläre Leitungsstörungen; Sick-sinus-Syndrom; Hypotonie.

Präparate: Rytmonorm® Amp., Filmtabl., Drag. Rytmonorma® Amp., Filmtabl. (Ö).

Aprindin

Aprindin ist chemisch nicht den Lokalanästhetika zuzurechnen, obwohl die Grundstruktur noch Ähnlichkeiten aufweist. Es ist vor allem für die orale antiarrhythmische Therapie entwickelt worden. Wegen schwerwiegender Nebenwirkungen sollte Aprindin nur dann verwendet werden, wenn andere Antiarrhythmika unwirksam sind.

Pharmakokinetik: Resorptionsquote 60–70%; Plasmaproteinbindung 85–95%; therapeutische Plasmakonzentration 1–2 μg/ml; Halbwertzeit 30 h; Leber: N-Deethylierung, Ringhydroxylierung, Glucuronidierung; Renale Ausscheidung ca. < 1% unverändert.

Dosierung: Sättigungsdosis: 0,25–0,4 g/24 h i.v. (1. Tag), 0,15–0,3 g/24 h i.v. (2. Tag); Erhaltungsdosis: 0,05–0,15 g/24 h p.o.

Indikationen: supraventrikuläre und ventrikuläre Arrhythmien, vor allem gegen stabile ventrikuläre Arrhythmien.

Nebenwirkungen: Agranulozytose; Leberschädigung; gastrointestinale Störungen; ZNS: Tremor, Schwindel, Sehstörungen, Verwirrung, Senkung der Krampfschwelle.

Interaktionen mit Lokalanästhetika: tonisch-klonische Krampfanfälle, Atemdepression, Atemstillstand.

Kontraindikationen: Lebererkrankungen; Blutbild-Schäden; gleichzeitig Narkose und Lokalanästhetika.

Präparate: Amidonal® Kaps., Ritmusin® Kaps., Inf. Lsg. (Ö).

Flecainid, Lorcainid

Beide Substanzen sind Lokalanästhetika. Klinische Untersuchungen ergaben eine gute Wirksamkeit in der Langzeitbehandlung ventrikulärer Rhythmusstörungen, auch bei Fällen, die auf andere Antiarrhythmika nicht angesprochen haben. Bei Patienten nach Myokardinfarkt sollte Flecainid nicht gegeben werden (siehe CAST-Studie, S. 402).

Flecainid

Pharmakokinetik: Bioverfügbarkeit 95%; Plasmaproteinbindung 32–47%; therapeutische Plasmakonzentration 0,25–1 μg/ml; Halbwertzeit 18 h (i.v.), 14–20 h (p.o.); Leber: meta-O-dealkyl-Flecainid und dessen Laktam (gering aktiv); Renale Ausscheidung ca. 30% unverändert.

Dosierung: Sättigungsdosis: 1 mg/kg i.v., Erhaltungsdosis: 2 × 0,1–0,15 g/24 h p.o.

Indikationen: Vorhof-Arrhythmien, ventrikuläre Tachyarrhythmie, ventrikuläre Ektopien.

Nebenwirkungen: Doppelsehen, Schwindel, Kopfschmerz.

Interaktionen: Cimetidin vermindert die Ausscheidung. Digoxin- und Propranololplasmakonzentrationen steigen.

Kontraindikationen: Herzinsuffizienz, Hypotonie, Sinusknoten-Syndrom.

Präparate: Tambocor® Inf. Lsg., Tabl.

Lorcainid

Pharmakokinetik: Bioverfügbarkeit 50%; Plasmaproteinbindung 85%; therapeutische Plasmakonzentration 0,1–0,4 μg/ml; Halbwertzeit 5–9 h; Leber: First-pass-Effekt, N-dealkyl-Lorcainid (geringe Aktivität); Renale Ausscheidung als Metaboliten.

Dosierung: Sättigungsdosis: 0,14–0,42 g i.v. (15–45 min), Erhaltungsdosis: 2 × 0,1–0,2 g/24 h p.o.

Indikationen: ventrikuläre Tachykardien, ventrikuläre Ektopien.

Nebenwirkungen: Schlaflosigkeit, Alpträume, Schwindel, Kopfschmerz, Herzstillstand.

Interaktionen: unbekannt.

Kontraindikationen: Sinusknoten-Syndrom, Erregungsleitungsstörungen, Bradykardie.

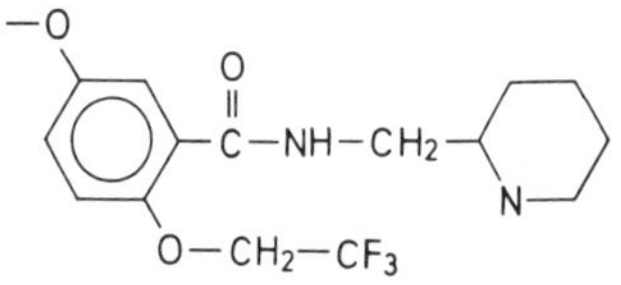

Präparate: Remivox® Tabl.

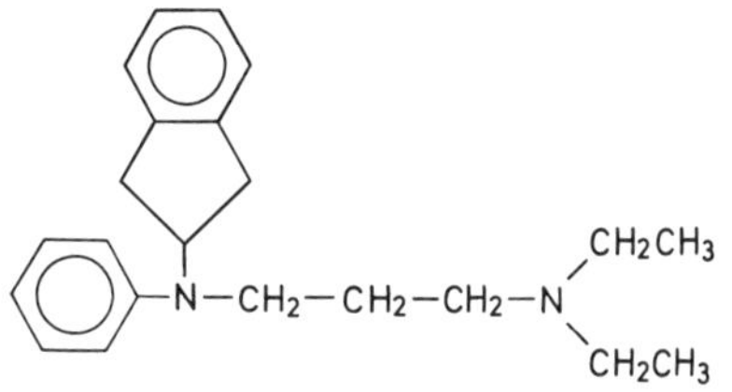

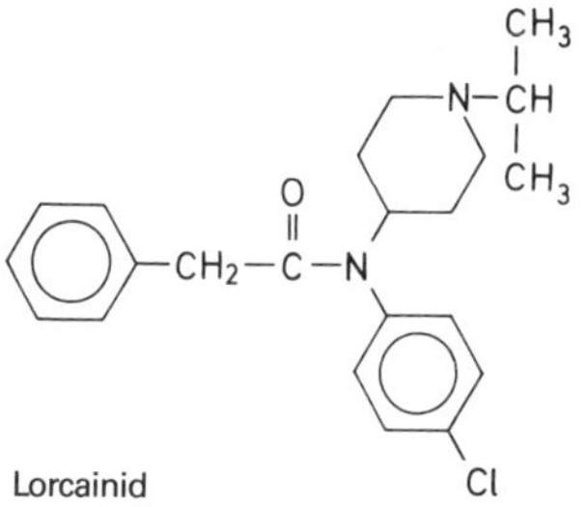

Abb. 17: Formeln von Aprindin, Flecainid, Lorcainid und Encainid.

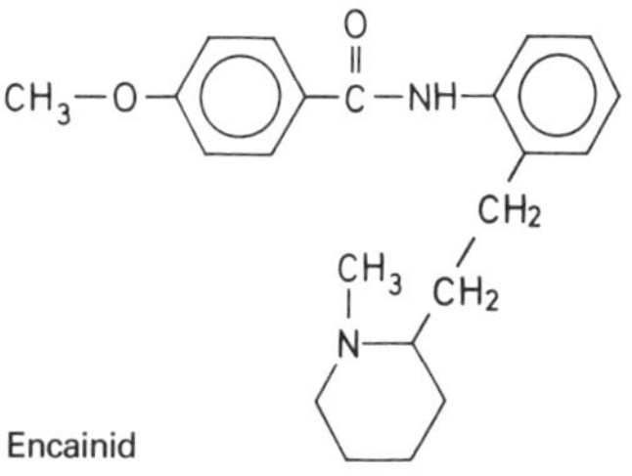

Encainid

Encainid wird aufgrund seiner elektrophysiologischen Eigenschaften (siehe Tab. 3) in die Klasse IC eingereiht. In der Leber werden durch P_{450}(Spartein-Debrisoquin) aktive Metaboliten gebildet, von denen einer, ODE (O-desmethyl-Encainid), wesentlich wirksamer ist als die Muttersubstanz. Der zweite aktive Metabolit, MODE (3-methoxy-O-desmethyl-Encainid), hat ungefähr gleiche Wirksamkeit. Bei langsamen Metabolisierern vom Spartein/Debrisoquin Typ akkumuliert Encainid, was einem Wirkverlust gleichkommt. Bei Patienten nach Myokardinfarkt sollte Encainid nicht gegeben werden (siehe CAST-Studie, S. 402).

Pharmakokinetik: Resorptionsquote 14–38%; Plasmaproteinbindung 70%; therapeutische Plasmakonzentration: E 0,02–0,056 µg/ml, ODE 0,120–0,210 µg/ml, MODE 0,09–0,180 µg/ml, Halbwertzeit 1–4 h Metaboliten bis zu 30 h; Leber auch N-desmethyl-Encainid (inaktiv); Renale Ausscheidung als Metaboliten (ODE + MODE 40%).

Dosierung: 3 × 0,025–0,05 g/24 h p.o.

Indikationen: ventrikuläre Ektopien, ventrikuläre Tachykardien.

Nebenwirkungen: Tremor, Ataxie, Kopfschmerz, Doppelsehen.

Interaktionen: Cimetidin steigert E-, ODE- und MODE-Plasmakonzentrationen (ca. 30%).

Kontraindikationen: Sinus-Knotensyndrom.

Präparate: Einkaid®.

β-Adrenozeptorenblocker, Klasse II

β-Adrenozeptorenblocker hemmen kompetitiv die Wirkung der Catecholamie bzw. die Auswirkungen einer verstärkten Aktivität der Nn. accelerantes auf die Impulsbildung im Sinusknoten sowie auf die Erregungsüberleitung und die Refraktärverhältnisse im AV-Knoten. Die membranstabilisierende Wirkung, die vor allem in höheren Dosierungen zum Tragen kommt, scheint nur von untergeordneter Bedeutung zu sein.
Eine verstärkte Einwirkung von Catecholaminen spielt bei bestimmten Herzrhythmusstörungen (Arrhythmien unter Halothan-Narkose, bei Herzdurchblutungsstörungen, Hypothermie, Phäochromozytom, extremen physischen und psychischen Stresszuständen) eine ursächliche Rolle. Auch bei Arrhythmien im Anschluß an eine elektrische Defibrillation (Countershock-Arrhythmien) wird der Freisetzung von endogenen Catecholaminen eine ursächliche Bedeutung beigemessen. Die dabei auftretenden arrhythmogenen Wirkungen der Catecholamine (Verstärkung der Automatie heterotoper Schrittmacher) können durch β-Adrenozeptorenblocker wirkungsvoll antagonisiert werden. Die antiarrhythmische Wirkung bei Sinustachykardien und die Schutzwirkung für das Kammer-ELS bei tachykarden supraventrikulären Rhythmusstörungen sowie Vorhofflattern und -flimmern leitet sich aus der negativ chrono- und dromotropen Wirkung der β-Adrenozeptorenblocker ab. Prinzipiell können alle β-Adrenozeptorenblocker in einer zur Blockade führenden Dosierung für eine antiarrhythmische Therapie eingesetzt werden. Kontraindikationen und Gesichtspunkte bei der Auswahl sind dabei die gleichen wie in der Therapie der Hypertonie

und der Koronarerkrankung (s. S. 189; 398): Die meisten elektrophysiologischen Studien am Herzen und die längste klinische Erfahrung liegen für Propranolol vor.

Propranolol

Mit Auswirkung einer Blockade der β-Adrenozeptoren auf die elektrischen Parameter der Zellen des ELS ist in einem Konzentrationsbereich von 0,1–0,3 µg/ml zu rechnen. Diese Effekte sind stereospezifisch, d.h. als Ausdruck der hohen Rezeptorspezifität ist das linksdrehende S(–)-Enantiomer 100mal wirksamer als die rechtsdrehende Form. Im selben Konzentrationsbereich in vitro wurde an Purkinjefasern eine Verstärkung des basalen K^+-Ausstroms nachgewiesen. Am intakten Organismus ist der Grad der Verlangsamung der Depolarisation und damit der Herzautomatie vom sympathischen Ausgangstonus abhängig und daher vor allem bei hohen Frequenzen besonders ausgeprägt. Eine Wirkung auf die diastolische Depolarisation ist auch an den Purkinjefasern als Resultante der β-adrenolytischen und der Wirkung auf den K^+-Ausstrom nachweisbar. Diese Wirkung kann bei unangemessener Dosierung zur bedrohlicher Herabsetzung der Kammerfrequenz bzw. zum Kammerstillstand führen. Der rasche Na^+-Einstrom (Anstieg des AP) und die Leitungsgeschwindigkeit schnelleitender Fasern wird erst in einem Konzentrationsbereich von 1 bis 3 µg/ml dämpfend beeinflußt, eine Wirkung, die nicht stereospezifisch ist und mit der nur bei Überdosierung zu rechnen ist.
Die Refraktärzeit wird in den Zellen des AV-Knotens stark verlängert (Erhöhung der Siebwirkung), eine Wirkung, die für die klinische Anwendung von Propranolol bei supraventrikulären Tachyarrhythmien von wesentlicher Bedeutung ist. Im Purkinjesystem wird die Potentialdauer und damit auch die ERZ aufgrund der Wirkung auf die K^+-Leitfähigkeit geringgradig vermindert, wobei ein Stabilisierungseffekt gegenüber früh einfallenden Erregungen nachgewiesen wurde.

Indikationen: Entsprechend ihrem Wirkungsspektrum haben sich Propranolol und andere β-Adrenozeptorblocker bei folgenden Herzrhythmusstörungen als klinisch wirksam erwiesen:
1) Persistierende Sinustachykardien: Herabsetzung der Frequenz.
2) Vorhofflimmern und -flattern: Herabsetzung der Kammerfrequenz.
3) Paroxysmale supraventrikuläre Tachyarrhythmien: Prävention (Intervalltherapie) vor allem dann, wenn Sympathikusreizung als auslösender Faktor für die Anfälle erkannt wird (physischer und psychischer Stress, Rauchen).
4) Ventrikuläre Extrasystolien bzw. Tachykardien: Prävention und Unterdrückung, vor allem dann, wenn Hinweise auf eine ursächliche Beteiligung des sympathischen Nervensystems vorliegen.

Nebenwirkungen und Kontraindikationen: Die kardialen Nebenwirkungen treten infolge der primären Störungen der Herzrhythmik stärker in den Vordergrund als bei der Anwendung im Rahmen der Therapie des Hochdrucks und der Koronarerkrankung. Die Gefahr der Auslösung einer Dekompensation durch die negativ inotrope Wirkung ist vor allem bei Kammerrhythmusstörungen erhöht. Besondere Vorsicht ist bei Erregungsleitungsstörungen geboten. Bei AV-Überleitungsstörungen kann sehr rasch ein totaler AV-Block mit gleichzeitiger Herabsetzung der Kammereigenfrequenz als lebensbedrohende Komplikation auftreten. Obwohl gleichzeitige Digitalisierung die Gefahr der Dekompensation vermindert, wird durch die Kombinationstherapie mit Herzglykosiden das Auftreten von AV- Überleitungsstörungen begünstigt. In solchen Fällen kann nur eine sofort eingeleitete, gesteuerte i. v. Infusionstherapie mit β-Sympathomimetika den drohenden Herzstillstand verhindern.

Dosierung und pharmakokinetische Eigenschaften der β-Adrenozeptorenblocker siehe S. 176.

Antiarrhythmika vom „Amiodaron-Typ", Klasse III

Zu dieser Klasse gehören **Bretylium**, das nur in den USA angewendet wird, **Amiodaron** und der β-Adrenozeptorenblocker **Sotalol**. Diese Substanzklasse ist durch eine spezifische Wirkung auf die Repolarisationsphase gekennzeichnet, wobei vor allem in Purkinjefasern die AP-Dauer und die effektive Refraktärzeit verlängert werden. Die Verlängerung der AP-Dauer in Myokardzellen könnte eine Erklärung für die geringe negativ inotrope Wirkung sein. Das maximale diastolische Potential, die Phase 0, und die Erregungsleitungsgeschwindigkeit werden nur durch hohe Konzentrationen beeinflußt. Hauptindikation dieser Antiarrhythmika ist die Langzeitbehandlung von ventrikulären Rhythmusstörungen und Tachyarrhythmien.

Amiodaron

Amiodaron ist ein Benzofuranderivat mit gewissen strukturellen Ähnlichkeiten zu Thyroxin. Anläßlich seiner Austestung als Koronardilatator wurde seine Wirksamkeit als Antiarrhythmikum erkannt. Klinisch wird Amiodaron wegen seiner Nebenwirkungen nur bei der Behandlung sonst therapieresistenter Vorhof- und Kammertachyarrhythmien angewendet.

Pharmakokinetik: Resorptionsquote 22–86%; Plasmaproteinbindung 96%; therapeutische Plasmakonzentration 1–2 µg/ml (des-ethyl-Amiodaron 0,5- bis 2faches von Amiodaron); Halbwertzeit 14–100 Tage; Leber: des-ethyl-Amiodaron (aktiv); Renale Ausscheidung als Metaboliten.

Dosierung: Sättigungsdosis: Bolus 5 mg/kg i. v. in 3 Minuten, orale Sättigung 3–5 × 0,2 g/24 h, Erhaltungsdosis: 1–3 × 0,2 g/24 h p.o.

Indikationen: supraventrikuläre und ventrikuläre Arrhythmien; WPW-Syndrom.

Nebenwirkungen: Tachyarrhythmien (Torsades de pointes s. S. 352); gelbbraune, lipofuszinähnliche Ablagerung in der Cornea; Veränderung der Schilddrüsenfunktion (Hypo- und Hyperthyreoidismus; Hemmung der Bildung von T_3 aus T_4); Lungenfibrose; Neuro- und Myopathie; Leberfunktionsstörungen; Photosensibilisierung.

Interaktionen: Steigert Digoxin-, Flecainid-, Phenytoin-, Verapamil- und Warfarinplasmakonzentrationen. Sinusarrest mit Diltiazem und Propranolol. Torsades de pointes mit Chinidin.

Kontraindikationen: AV-Leitungsstörung; ausgeprägte Sinusbradykardie; QT-Verlängerung.

Präparate: Cordarex® Tabl., Inf. Lsg., Sedacoron® (Ö), Cordarone® (S).

Sotalol

Sotalol ist ein β-Adrenozeptorenblocker. Darüber hinaus führt Sotalol auch zu einer spezifischen Verlängerung der Repolarisation. Die klinisch beobachtete antiarrhythmische Wirkung stellt eine Kombination von β-Adrenozeptorenblockade (Klasse II) und Repolarisationsverlängerung (Klasse III) dar. Da die Adrenozeptorenblockade bei der S(−)-Form des Razemates wesentlich stärker ausgeprägt ist, hofft man durch Anwendung der R(+)-Form die Klasse III-Wirkung in den Vordergrund zu stellen. Ob dies auch klinisch bessere Resultate ergibt ist noch abzuwarten.

Pharmakokinetik: Resorptionsquote >90%; Plasmaproteinbindung 0%; therapeutische Plasmakonzentration 1–3 µg/ml; Halbwertzeit 10 h; Leber: keine Metabolisierung; Renale Ausscheidung fast ausschließlich unverändert.

Dosierung: Sättigungsdosis: 20–40 mg i. v. in 3 min, Erhaltungsdosis: 2 × 0,08–0,16 g/24 h p.o.

Indikationen: supraventrikuläre und ventrikuläre Arrhythmien.

Nebenwirkungen: Bradykardie, AV-Block, Torsades de pointes; Hypotension.

Interaktionen mit Verapamil bzw. Propranolol: gesteigerte negativ inotrope Wirkung.

Kontraindikationen: AV-Leitungsstörung; QT-Verlängerung; Sinusbradykardie; Herzinsuffizienz.

Präparate: Sotacor® Amp., Tabl.

Calciumkanal-Blocker, Klasse IV

Diese Substanzen wirken durch Hemmung des Ca^{2+}-Einstroms durch den langsamen Kanal. Dazu gehören **Verapamil, Gallopamil (Methoxyverapamil)** und **Diltiazem** aber auch die Dihydropyridine (s. auch S. 188). Die pharmakodynamische Grundwirkung dieser Substanzklasse ist eine Blockierung des Calciumeinstroms, während zumindest im therapeutischen Konzentrationsbereich der schnelle Na^+-Einstrom nicht beeinflußt wird. Diese besondere Eigenschaft bedingt, daß Calciumkanal-Blocker in erster Linie die elektrophysiologischen Parameter langsam fortgeleiteter Potentiale beeinflussen (z. B. Sinus, AV-Knoten, Abb. 18).
Im Unterschied zu den Verhältnissen an isolierten Herzpräparaten, in denen auch Dihydropyridin-Calciumkanal-Blok-

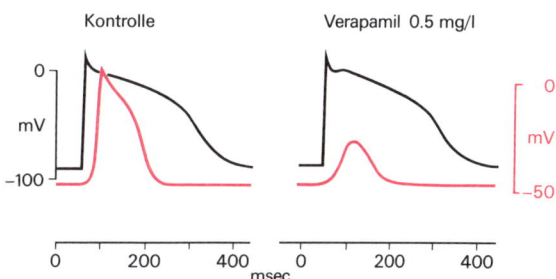

Abb. 18: Wirkung von Verapamil auf ein rasch (schwarze Kurven) und auf ein langsam (rote Kurven) fortgeleitetes Potential eines Hunde-Purkinjefadens. Verapamil vermindert Amplitude und Anstiegssteilheit der „slow response", während das normale AP („fast response") nicht verändert wird (nach Brennan, F. J. et al., J. Pharmacol. Exp. Ther. **204**, 312, 1978).

ker negativ chrono- und dromotrope Wirksamkeit entfalten, werden die direkt kardiodepressiven Wirkungen dieser Substanzklasse am intakten Organismus durch reflektorisch vermittelte erregende Sympathikuswirkungen teilweise aufgehoben bzw. sogar überspielt. Die reflektorische Sympathikusaktivierung ist bei Verapamil, Gallopamil und Diltiazem bei p. o. Gabe sehr gering, so daß diese Substanzen, nicht jedoch die Dihydropyridin-Calciumkanal-Blocker, für die Behandlung von Herzrhythmusstörungen angewendet werden.

Calciumkanal-Blocker bewirken an „slow response"-Potentialen (Sinus- und AV-Zellen sowie pathologisch veränderten ELS-Fasern): 1) eine Verminderung der Depolarisationsgeschwindigkeit in Phase 0 und 4, 2) Verlängerung der ERZ und 3) Unterdrückung von unter pathologischen Bedingungen früh und spät auftretenden Nachpotentialen.

An schnell leitenden Fasern (Purkinjesystem und Herzmuskelfasern) nimmt die Aktionspotentialdauer ab und das Plateau senkt sich auf ein weniger positives Potential, weil der Ca^{2+}-Einstrom abgeschwächt ist. Daraus leiten sich folgende Mechanismen bzw. Indikationen einer antiarrhythmischen Wirkung ab:

1) Durch Verlängerung der ERZ der Zellen des AV-Knotens eine Erhöhung der Siebfunktion und damit eine Abschirmung des Kammer-ELS gegenüber höheren Reizfrequenzen im Vorhof (therapeutischer Effekt bei Vorhofflattern und -flimmern).

2) Die Unterdrückung von langsam fortgeleiteten Potentialen durch Blockierung des langsamen Ca^{2+}-Einwärtsstroms und dadurch Auslöschung von Erregungswiedereintritt („reentry"-Arrhythmien) auf der Basis langsamer Potentiale vor allem entlang der AV-Grenze (therapeutischer Effekt bei paroxysmal auftretenden supraventrikulären Tachyarrhythmien).

Calciumkanal-Blocker führen durch Blockierung des Ca^{2+}-Einstroms am Herzmuskel zu einer Herabsetzung der Kontraktilität und an der glatten Gefäßmuskulatur zur Dilatation. Unerwünschte Nebenwirkungen treten in Form von Blutdruckabfall, in der Regel nur nach rascher i. v. Injektion auf. An Patienten mit vorgeschädigtem ELS kann es auch zu schweren AV-Überleitungsstörungen kommen.

Verapamil

Pharmakokinetik: Resorptionsquote 90% (Bioverfügbarkeit 20–30%); Plasmaproteinbindung 90%; therapeutische Plasmakonzentration > 0,05 µg/ml; Halbwertzeit 3–7 h; Leber: weitgehender Abbau durch N- bzw. O-Demethylierung (Nor-Verapamil gering aktiv); Ausscheidung als konjugierte Metaboliten durch Galle und Harn; Renale Ausscheidung ca. 3–4% unverändert.

Dosierung: Sättigungsdosis: bis 0,01 g in 15 min langsam i. v., Erhaltungsdosis: 0,005–0,01 g/h i. v. oder 0,08–0,12 g/d p. o.

Indikationen: paroxysmale supraventrikuläre Tachykardien; Vorhofflimmern; Kammerextrasystolen.

Nebenwirkungen: AV-Block 2. und 3. Grades; Blutdrucksenkung; Obstipation.

Interaktionen: Verstärkung der kardiodepressiven Wirkung der β-Adrenozeptorenblocker. Verstärkung der negativ dromotropen Wirkung von Herzglykosiden und β-Adrenozeptorenblocker. Steigerung der Digoxin-Plasmaspiegel.

Kontraindikationen: AV-Block 2. und 3. Grades; kardiogener Schock; Sinusknoten-Syndrom; Herzinsuffizienz.

Präparate: Isoptin® Amp., Drag, etc.

Gallopamil

Gallopamil ist das Methoxyanaloges des Verapamils und ist in seiner Wirkung und seinen Nebenwirkungen dem Verapamil weitgehend vergleichbar.

Diltiazem

Diltiazem ist sowohl in Österreich als auch in Deutschland bisher nur in der parenteralen Form als Antiarrhythmikum registriert.

Pharmakokinetik: Resorptionsquote 90%; (Bioverfügbarkeit 40–50%); Plasmaproteinbindung 80%; therapeutische Plasmakonzentration 2,5–7,5 µg/ml; Halbwertzeit 3–8 h; Leber: weitgehender Abbau; Renale Ausscheidung ca. 4% unverändert.

Dosierung: Initial 0,3 mg/kg/5 min i. v.; Infusion 0,2–1 mg/kg/min i. v.

Indikationen: paroxysmale supraventrikuläre Tachykardien; Vorhofflimmern.

Nebenwirkungen: Bradykardie, AV-Block 2. und 3. Grades; Blutdrucksenkung.

Interaktionen: Verstärkung der kardiodepressiven Wirkung der β-Adrenozeptorenblocker. Verstärkung der negativ dromotropen Wirkung von Herzglykosiden und β-Blockern.

Kontraindikationen: AV-Block 2. und 3. Grades; kardiogener Schock; Sinusknoten-Syndrom; Herzinsuffizienz.

Präparate: Dilzem® Amp., Tabl., etc.

Herzglykoside

Obwohl Herzglykoside auch gegen tachykarde Herzrhythmusstörungen eingesetzt werden, sind sie in der Klassifizierung von Vaughan Williams nicht enthalten. Sie werden, da sie den Herzvagus aktivieren (s. S. 375), in der Therapie supraventrikulärer Tachyarrhythmien erfolgreich eingesetzt. Direkte, im einzelnen noch unklare Membranwirkungen, sowie indirekte Wirkungen der Herzglykoside (vermehrte Freisetzung von Acetylcholin oder größere Empfindlichkeit postsynaptischer cholinerger Rezeptoren) beeinflussen Sinus- und AV-Knoten synergistisch in Richtung einer Herabsetzung der Impulsfrequenz, einer Verzögerung der Reizleitung und einer Verlängerung der ERZ. Klinisch wichtig ist vor allem die Erhöhung der „Siebwirkung" des AV-Knotens, die bei Vorhofflimmern und -flattern eine verstärkte Abschirmung der Kammer von höheren Reizfrequenzen bewirkt. Die indirekte Wirkung der Herzglykoside führt zu einer Verringerung der effektiven Refraktärzeiten im Vorhofmyokard, wodurch Vorhofflattern in -flimmern übergeführt werden kann. Herzglykoside werden klinisch als Mittel der ersten Wahl bei Vorhofflattern und -flimmern zur Reduzierung der Kammerfrequenz sowie prophylaktisch als Intervalltherapie bei paroxysmalen supraventrikulären Tachykardien angewandt (s. S. 364).

Antiarrhythmika gegen bradykarde Rhythmusstörungen

β-Sympathomimetika

Adrenalin, Isoproterenol, Orciprenalin

Eine verstärkte Aktivität der β-Adrenozeptoren führt an den Membranen aller Herzmuskelfasern zu einer Zunahme des Calciumeinstroms. Die Wirkung ist vor allem an Zellen mit langsamer Erregungsbildung und -ausbreitung (Sinuszellen, AV-Knotenzellen sowie an geschädigten und depolarisierten Zellen) ausgeprägt. An diesen Zellen kommt es unter der Einwirkung von β-Sympathomimetika zu einer Zunahme der Steilheit der Phase 0 und der Phase 4 des AP und damit zu einer Zunahme der Frequenz und Leitungsgeschwindigkeit, sowie zu einer Abnahme der AP-Dauer und der ERZ.

Daraus leiten sich folgende antiarrhythmische Wirkungsmöglichkeiten bzw. Indikationen ab:

1) Verbesserte AV-Überleitung (Verkürzung der AV-Überleitungszeit) und damit Aufhebung eines partiellen oder totalen Überleitungsblocks, z.B. bei starker Vaguserregung oder unter Antiarrhythmika der Klassen I, II und IV.

2) Verstärkte Tendenz zur Automatie im Purkinjesystem und damit rascheres Anspringen eines Kammerersatzrhythmus mit erhöhter Frequenz in Fällen von totalem AV-Block oder Kammerasystolien anderer Genese.

3) Erhöhung der Frequenz und Leitungsgeschwindigkeit im Vorhof und Kammer-ELS mit der Möglichkeit der Durchbrechung eines unidirektionalen Blockes und damit Unterbrechung kreisender Erregungen (Abb. 9).

In toxischer Dosierung, aber auch in therapeutischer Dosierung an schwer geschädigtem ELS bzw. Kammermyokard (Herzinfarkt) können β-Sympathomimetika auch arrhythmogen wirken, wenn in Purkinjefasern oder im Kammermyokard stark erhöhte Calciumströme frühe „slow responses" produzieren. Dabei ist die Tendenz zur Bildung multipler heterotoper Kammerschrittmacher mit Übergang zum Kammerflimmern groß. Da cAMP ebenfalls arrhythmogen wirkt, ist nicht auszuschließen, daß β-Mimetika über Erhöhung des cAMP Arrhythmien induzieren. Weiters können durch einen bidirektionalen Block unterbrochene kreisende Erregungen unter β-Sympathomimetika durch die Leitungsverbesserung wieder aktiviert werden. Die arrhythmogene Wirkung von β-Sympathomimetika wird durch Vorbehandlung mit bestimmten Inhalationsnarkotika (halogenierte Kohlenwasserstoffe wie Halothan) verstärkt und kann insbesondere bei endogener Catecholaminmobilisierung zum Auftreten ernster Herzrhythmusstörungen führen.

Indikationen: Notfalltherapie bei totalem AV-Block und Kammerasystolie: Adrenalin 0,5–1,0 mg i.v. Adams-Stokes Anfälle: Orciprenalin nach Bedarf. Bei unzureichendem Erfolg: Therapieversuch mit einem externen Schrittmacher (unter Reanimationsbedingungen).

Präparate: Suprarenin® Amp.; Alupent® Amp., Tabl.

Parasympatholytika

Atropin, Ipratropium-Bromid

Die Wirkung von Parasympatholytika auf den Sinusknoten sowie die AV-Überleitung ist jener der Sympathomimetika gleichzusetzen. Im Unterschied zu den Sympathomimetika besitzen Parasympatholytika nur minimale Wirkungen auf AP des ventrikulären ELS und Kammermyokards, so daß die Gefahr von Kammerrhythmusstörungen sehr gering ist. Bei bradykarden Rhythmusstörungen im Gefolge schwerer Herzdurchblutungsstörungen wird daher Atropin gegenüber den β-Sympathomimetika der Vorzug gegeben.

Ipratropium-Bromid unterscheidet sich pharmakokinetisch nicht jedoch pharmakodynamisch von Atropin. Es ist im Vergleich zu Atropin stärker und auch deutlich länger wirksam. Außerdem ist Ipratropium-Bromid nicht ZNS-gängig.

Dosierung von Atropin: 0,6–1 mg i.v.; orale Dauertherapie: 3–6stündlich 0,25–0,5 mg. Kontraindikationen und **Nebenwirkungen** siehe S. 132.

Ipratropium-Bromid (Itrop®): intravenöse Aufsättigung mit 0,5 mg, Erhaltungsdosis: 10–15 mg p.o. in 8–12stündigen Intervallen.

Pharmakotherapeutische Richtlinien zur Behandlung von Herzrhythmusstörungen

Der Einsatz von Antiarrhythmika in der Klinik erfolgt weitgehend empirisch. Bei bestimmten Rhythmusstörungen haben sich jedoch teils empirisch, teils aufgrund pharmakodynamischer Überlegungen folgende Richtlinien für das pharmakotherapeutische Vorgehen ergeben. Nicht alle Rhythmusstörungen bedürfen einer Behandlung. Vor allem bei vereinzelt auftretenden spät einfallenden Extrasystolen ist eine sorgfältige Abwägung zwischen therapeutischem Erfolg und möglichen Nebenwirkungen, die sich auch als **proarrhythmische Wirkung** manifestieren können, vorzunehmen. Als proarrhythmische Wirkung bezeichnet man die Auslösung oder Begünstigung von Rhythmusstörungen durch ein Pharmakon. Einer Behandlung bedürfen die in Tab. 5 aufgelisteten Rhythmusstörungen.

Tab. 5: Therapiebedürftige Rhythmusstörungen (Rh-st)

Tachykarde Rh-st	Bradykarde Rh-st
Sinustachykardie	Sinusbradykardie
Supraventr. Tachykardie	Sinuatrialer Block
VH-flattern oder -flimmern	Atrioventr. Block
Ventr. Extrasystolien	Karotissinussyndrom
Ventr. Tachykardie	
Kammerflattern oder -flimmern	

I) Tachykarde Rhythmusstörungen
Sinustachykardie

Neben der Behandlung des Grundleidens (Thyreotoxikose, Phäochromocytom, Herzinsuffizienz) ist die Reduktion der Herzfrequenz durch β-Adrenozeptorenblockade zur Verminderung des O_2-Bedarfs und zur Entlastung des Herzens ein wichtiges Ziel einer symptomatischen Pharmakotherapie. Falls die Tachykardien psychischen Ursprungs sind, sollte die Therapie mit Sedativa begonnen werden.

Paroxysmale supraventrikuläre Tachykardie
(Frequenz 150–180/min)

Behandlungsbedürftigkeit ist vor allem bei längerer Dauer gegeben (Anfälle länger als 2–3 Stunden).
Pharmakodynamische Gesichtspunkte:

a) bei AV-Reizwiedereintritt:

Kupierung der Anfälle durch Verlängerung der Refraktärstrecke im AV-Knoten und dadurch Auslöschen der kreisenden Erregungen. Verapamil i.v., β-Adrenozeptorenblocker i.v., Herzglykoside i.v.
Prävention (Intervallbehandlung).
1) Unterdrückung ektoper Schrittmacher (Trigger für kreisende Erregungen) durch Hemmung der Depolarisation und Verzögerung der Repolarisation: Chinidin, Ajmalin, Disopyramid, Propafenon.
2) Durch Auslöschung von AV-Erregungswiedereintritt: Verapamil p.o., β-Adrenozeptorenblocker p.o., Herzglykoside p.o.

b) bei vorzeitiger Kammererregung (Präexzitation):

über accessorische AV-Bahnen (Beispiel: Wolff-Parkinson-White-[WPW]-Syndrom, Erregungskreis: Vorhof − accessorisches Bündel − AV-Knoten − Vorhof:
Durchbrechen der kreisenden Erregung.
1) Durch Verlängerung der ERZ des AV-Knotens: β-Adrenozeptorenblocker.
2) Durch spezifische Verminderung der Leitungsgeschwindigkeit und Verlängerung der ERZ in den schnellleitenden Fasern der accessorischen Bündel: Chinidin, Ajmalin, Propafenon, Disopyramid und für Langzeiteffekte Amiodaron.

Vorhofflattern und -flimmern

(Frequenzen: 250−300 bzw. 350−600/min).

Ursachen: Multifokale heterotope Erregungsbilder bei inhomogener Erregungsausbreitung im Vorhof (mechanische Dehnung, Durchblutungsstörungen und endzündliche Veränderungen).
1) Abschirmung der Kammer vor den hohen atrialen Reizfrequenzen durch Erhöhung der Siebwirkung des AV-Knotens durch Herzglykoside, β-Adrenozeptorenblocker oder Calciumkanal-Blocker. Verstärkung der Abschirmung durch kombinierte Anwendung von Herzglykosiden + β-Adrenozeptorenblockern.
2) Nach Normalisierung der Kammerfrequenz, jedoch Weiterbestehen des Vorhofflimmerns versucht man eine Revertierung zu normalem Sinusrhythmus durch zusätzliche Verabreichung von Antiarrhythmika vom Chinidin-Typ zu erreichen.

Kammerextrasystolien und -tachykardien

Wegen der Möglichkeit des Übergangs in Kammerflimmern bedeuten länger andauernde Kammerrhythmusstörungen immer eine ernste Komplikation.

a) Kammerarrhythmien bei akutem Herzinfarkt

Frühphase (in den ersten 30−50 Minuten): Zunehmende Membrandepolarisation, Abnahme und Dissoziation der Leitungsgeschwindigkeit und der Repolarisationszeiten, massive Noradrenalinfreisetzung.
1) Lidocain als Bolusinjektion zum frühestmöglichen Zeitpunkt und stationäre Fortsetzung als i.v. Infusion (Repolarisationszeitverkürzung bei gleichzeitiger Dämpfung der heterotopen Automatie (Wirkung auf Phase 4), jedoch möglichst geringer Beeinflussung der Erregungsleitung).

2) I.v. Verabreichung von β-Adrenozeptorenblockern (Schutz vor der arrhythmogenen Wirkung der Catecholamine) bei Fehlen von Kontraindikationen (drohender kardiogener Schock).
Spätphase: elektrisch stummes Infarktgebiet, in den Randzonen eine verstärkte heterotope Automatie der Purkinjefasern mit inhomogen verlängerten Repolarisationszeiten und herabgesetzter Erregungsausbreitung: Lidocain als i.v. Infusionstherapie unter laufender EKG-Überwachung („Titration" der Extrasystolen) (Unterdrückung der heterotopen Automatie bei gleichzeitiger Angleichung der Repolarisationszeiten).
Persistierende bzw. intermittierend auftretende Kammerrhythmusstörungen sind ein sehr ernstes therapeutisches Problem, da sie zu einer signifikanten Verkürzung der Lebenserwartung führen. Drei Therapieschemata werden empfohlen:
1) Bei initial erfolgreicher Lidocain-Infusionstherapie Übergang in eine Dauertherapie mit oral wirksamen Antiarrhythmika vom Lidocain-Typ (Mexiletin, Tocainid). Keine Antiarrhythmika der Klasse IC (CAST-Studie, s. S. 402).
2) Bei Unwirksamkeit des Therapieschemas 1) Übergang auf oder zusätzliche Kombination mit einer oralen Dauerverabreichung von Antiarrhythmika vom Chinidin-Typ.
3) Orale Dauertherapie mit β-Adrenozeptorenblockern, vor allem bei intermittierend auftretenden Kammerextrasystolen zur Abschwächung arrhythmogener Einflüsse seitens des sympathischen Nervensystems. In den letzten Jahren durchgeführte kontrollierte klinische Studien haben dabei eine signifikante Verringerung des Auftretens von plötzlichem Herztod im Postinfarktstadium ergeben.

b) Kammerarrhythmien bei Herzglykosid-Übermedikation

Absetzen des Glykosids und Korrektur einer Hypokaliämie: Antiarrhythmika vom Lidocain-Typ. Bei Auftreten von Kammertachykardien werden entweder Lidocain (i.v. Titrationstherapie) oder Phenytoin (wiederholte Einzelinjektionen, siehe Abb. 15) zur Herabsetzung der Kammerfrequenz durch Auslöschen ektoper Erregungszentren bzw. Wiederherstellung einer normalen intraventrikulären Erregungsleitung angewendet.

Kammerflattern und -flimmern

Für diese Rhythmusstörungen gibt es noch keine maßgeschneiderten Medikamente. Es besteht jedoch das Bestreben, spezifisch antifibrillatorische Pharmaka zu entwickeln. Zur Zeit ist die Kardiokonversion (Defibrillation) das Mittel der Wahl. Patienten mit besonders hohem Risiko kann ein automatischer implantierbarer Defibrillator (AICD) eingepflanzt werden.

II) Bradykarde Rhythmusstörungen
Sinusbradykardie

(„sick sinus"-Syndrom, schwere Herzdurchblutungsstörungen)

Anhebung der Frequenz entweder durch Parasympatholytika (Atropin, Ipratropium-Bromid) oder durch β-Sympathomimetika (Orciprenalin). Bei Gefahr von Kammerrhythmusstörungen sowie bei präexistenten Myokarddurchblutungsstörungen ist Atropin (i.v. Injektion mit nachfolgender oraler Erhaltungsdosierung) oder Ipratropium-Bromid vorzuziehen.

Sinuatrialer Block

Auch hier sind β-Sympathomimetika oder Parasympatholytika einzusetzen.

AV-Block 2. und 3. Grades

Die Pharmakotherapie mit β-Sympathomimetika hat hier nur die Funktion einer Überbrückung bis zur Anlegung eines elektrischen Schrittmachers.

Karotissinussyndrom

Diese Erkrankung, die mit einer Überempfindlichkeit des Karotissinus einhergeht, kann durch externe Karotismassage diagnostiziert werden. Sie ist akut eventuell durch hohe Dosen von Atropin (Abschwächung des Reflexes) zu beheben, bedarf aber als Langzeittherapie meist einer Schrittmacherimplantation.

Weiterführende Literatur

Physiologie, Pathophysiologie

Allessie, A. M./Bonke, F. I. M./Schopman, F. J. G.: Circus movement in rabbit atrial muscle as a mechanism of tachycardia. Circ. Res., 41, 9–18, 1977.

Hoffman, B. F./Cranefield, P. F.: Physiological Basis of Cardiac Arrythmias. Amer. J. Med. 37, 679–684 (1964).

Levy, M. N.: Role of calcium in arrythmogenesis. Circulation 80, Suppl. 4, 23–30, 1989.

Lüderitz, B.: Herzrhythmusstörungen, S. 1–137, S. 251–687, in Hdb. d. Int. Med., Bd. 9, Springer, Berlin 1983.

Trautwein, W.: Generation and conduction of impulses in the heart as affected by drugs. Pharmacol. Rev. 15, 277–332 (1963).

Trautwein, W.: Erregungsphysiologie des Herzens, in Physiologie des Menschen, Bd. 3, Herz und Kreislauf. Urban & Schwarzenberg, München 1972.

Trautwein, W.: Membrane currents in cardiac muscle fibres. Physiol. Rev. 53, 793–835 (1973).

Wit, A. L./Cranefield, P. F.: Reentrant excitation as a cause of cardiac arrhythmias. Am. J. Physiol., 235, H1–H17, 1978.

Pharmakologie, klinische Pharmakologie, Therapie

Antoni, H./Meinertz, T.: Aspekte der medikamentösen Behandlung von Herzrhythmusstörungen. Springer, Berlin, 1989.

Harrison, D. C.: Current classification of antiarrhythmic drugs as a guide to their rational clinical use. Drugs, 31, 93–95, 1986.

Hoffman, B. F./Rosen, M.R./Wit, A. L.: Electrophysiology and pharmacology of cardiac arrhythmias. Amer. Heart J. 89, 115–122, 253–257, 804–808 (1975) und 90, 117–122 (1975).

Lown, B./Wolf, M.: Approaches to sudden death from coronary heart disease. Circulation 44, 130–142, 1971.

Lucchesi, B. R./Patterson, E. S.: Antiarrhythmic Drugs, in Cardiovascular Pharmacology (Hrsg. Antonaccio, M. J.), S. 329–415. Raven Press, New York 1984.

Lüderitz, B.: Therapie der Herzrhythmusstörungen, Leitfaden für Klinik und Praxis, 3. Aufl., Springer, Berlin 1987.

Nestico, P. F./Morganroth, J./Horowitz, L. N.: New antiarrhythmic drugs. Drugs, 35, 286–319, 1988.

Rosen, M. R./Wit, A. L./Hofman, B. F.: Electrophysiology and pharmacology of cardiac arrhythmias. Amer. Heart J. 89, 391–399, 526–536, 665–673 (1975).

Schwartz, J. B./Keefe, D./Harrison, D. C.: Adverse Effects of Antiarrhythmic Drugs. Drugs 21, 23–45 (1981).

Vaughan Williams, E. M.: A classification of antiarrhythmic actions reassessed after a decade of new drugs. J. Clin. Pharmacol., 24, 129–147, 1984.

Wit, A. L./Rosen, M. R./Hoffman, B. F.: Electrophysiology and pharmacology of cardiac arrhythmias. Amer. Heart J. 90, 265–272, 379–404, 521–533, 665–675, 795–803 (1975).

Pharmakodynamische Beeinflussung der Kontraktionskraft des Herzens – Pharmakotherapie der Herzinsuffizienz

Anatomische und physiologische Vorbemerkungen

Mechanismen der Kontraktion

Die Myofibrillen eines Myozyten sind ultrastrukturell in von zwei Z-Streifen begrenzte **Sarkomere** unterteilt (Abb. 19). Ein einzelnes Sarkomer, das je nach seinem Dehnungsgrad eine Länge von 1,8–2,4 μm aufweisen kann, setzt sich aus dicken Myosin- und dünnen Aktinfilamenten zusammen, welche sich gegenseitig überlappen. Die Myosinfilamente sind in der Mitte des Sarkomers lokalisiert, die Aktinfilamente hingegen an den Z-Streifen verankert. Die Kontraktion des Herzmuskels resultiert aus einer synchronen Verkürzung aller seiner Sarkomere, die durch ein Übereinandergleiten der kontraktilen Proteine Myosin und Aktin bedingt ist („sliding filament"-Theorie).

Für die Übermittlung des Kontraktionssignals von der erregten Zellmembran zu den in der Tiefe liegenden Myofibrillen (**elektromechanische Koppelung**) werden die während der Pla-

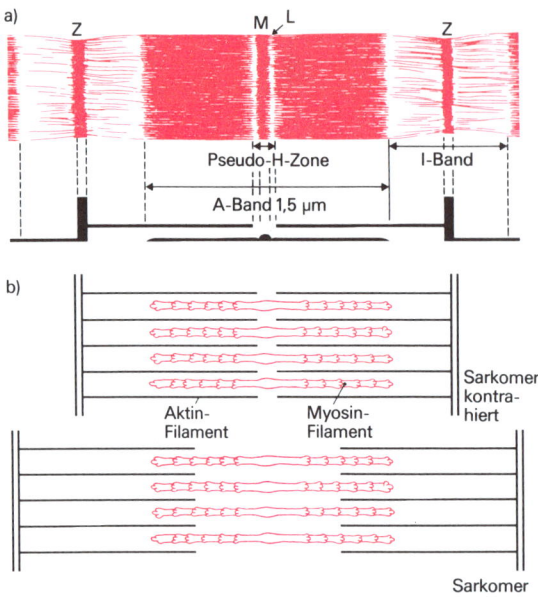

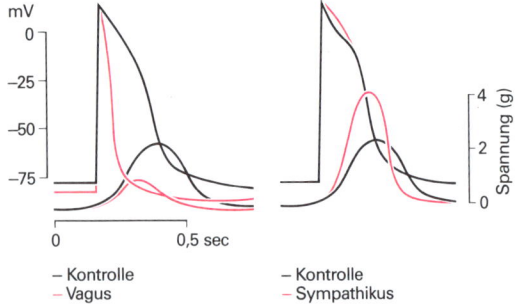

Abb. 19: Schematische Darstellung der fibrillären Struktur eines Sarkomers.
(a) Elektronenoptisches Bild mit den typischen Zonen hoher Dichte und Aufhellungen (mit Großbuchstaben bezeichnet), die für den lichtmikroskopischen Eindruck der Querstreifung verantwortlich sind. Diesem Bild ist in (b) die Anordnung der kontraktilen Proteine Aktin und Myosin gegenübergestellt (nach E. Braunwald et al., Mechanisms of Contraction of the Normal and the Failing Heart, Little, Brown and Comp., Boston 1967).

teauphase (Phase 2) des Aktionspotentials einströmenden Ca^{2+}-Ionen verantwortlich gemacht. Das Ausmaß des langsamen Ca^{2+}-Einstroms (Dauer der Plateauphase) und der Kontraktionskraft sind daher eng korreliert, und jede Änderung der Kinetik der Ca^{2+}-Freisetzung (beispielsweise unter dem Einfluß des vegetativen Nervensystems) stellt eine wichtige Regulationsmöglichkeit der myokardialen Kontraktionskraft

Abb. 20: Wirkung des vegetativen Nervensystems auf Aktionspotential (obere Kurvenpaare) und Kontraktionskraft (untere Kurvenpaare) am Vorhofmyokard.
Der Vagus bewirkt über eine verbesserte K^+-Leitfähigkeit ein frühes Einsetzen der Repolarisation, so daß die Dauer der Phase 2 des Aktionspotentials und damit die Dauer des Ca^{2+}-Einstroms in die Zelle verkürzt werden. Demgemäß ist die Kontraktionskraft vermindert. Der Sympathikus führt über eine Verbesserung der Ca^{2+}-Leitfähigkeit zu einer Verlängerung der Phase 2 und damit zu verstärkter Kontraktion.

dar (Abb. 20). Der frühe transsarkolemmale Ca^{2+}-Einstrom ist wahrscheinlich der Initialzünder für die Depolarisation eines intrazellulären Ca^{2+}-Speichers tubulärer Struktur, des **sarkoplasmatischen Retikulums** (Abb. 21). Das durch dessen Depolarisation freigesetzte Ca^{2+} gelangt an die kontraktilen Proteine, wo es am Aktin an die C-Untereinheit des Ca^{2+}-sensitiven Proteins Troponin bindet (Abb. 22). Dadurch werden am Aktin Haftstellen für Myosinquerbrücken frei. Die Wechselwirkung dieser Brücken mit Aktin hat eine Aktivierung der Mg^{2+}-abhängigen ATPase an den Brückenköpfen zur Folge (Aktomyosin-ATPase). Durch Verbrauch von ATP verrichten die Querbrücken nun eine Kippbewegung, wonach die Aktinfilamente in Richtung Sarkomermitte gezogen werden. Aber erst das wiederholte Freiwerden und Anheften der Brückenköpfe, d. h. die mehrfache Ausführung einer solchen Kippbewegung in den unzähligen, in Serie geschalteten Sarkomeren, spiegelt sich in einer makroskopisch erkennbaren Kontraktion wider.

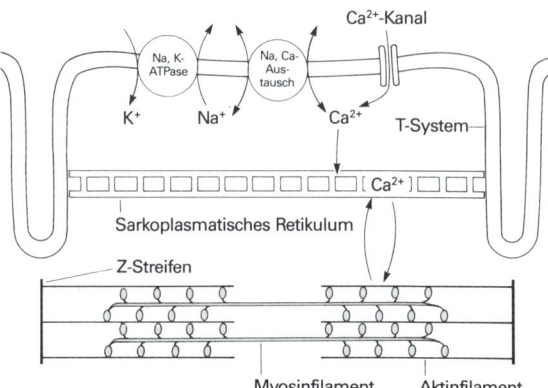

Abb. 21: Schema der elektromechanischen Koppelung.
Sie wird durch den initialen Ca^{2+}-Einstrom (Ca^{2+}-Kanal) in der Phase 2 des Aktionspotentials eingeleitet, das sich auch über das zum Sarkolemm gehörige transversale tubuläre System erstreckt. Die einwärts strömenden Ca^{2+}-Ionen dienen dabei allerdings nur zu einem geringen Teil der direkten Aktivierung des kontraktilen Apparates. Wichtiger ist die – durch das einströmende Ca^{2+} ausgelöste – Ca^{2+}-Freisetzung aus seinem intrazellulären Depot, dem sarkoplasmatischen Retikulum. Ferner wird das in die Zelle eingeschleuste Ca^{2+} zur Auffüllung der Ca^{2+}-Speicher für die folgenden Kontraktionen verwendet. Die Erhöhung der freien Ca^{2+}-Konzentration im Bereich der Aktinfilamente (10^{-7}–10^{-5} mol/l) bewirkt schließlich die Umsetzung von chemischer Energie, ATP (aus den Mitochondrien), in mechanische Verkürzung und Spannungsentwicklung der Muskelfaser. Die Relaxation erfolgt durch Elimination von Ca^{2+} aus dem Cytosol, wofür eine Rückaufnahme von Ca^{2+} in das sarkoplasmatische Retikulum verantwortlich ist. Der Auswärtstransport von Ca^{2+} aus der Zelle erfolgt über einen sarkolemmalen Na^+-Ca^{2+}-Austauschmechanismus, wobei ein Calon im Austausch mit drei Na-Ionen die Zellmembran passiert, aber auch über eigene Ca^{2+}-Pumpen. Hemmung der Na^+,K^+-ATPase durch Herzglykoside bewirkt über einen Anstieg des intrazellulären Na^+ eine Beeinträchtigung des Na^+-Ca^{2+}-Austausches und ist daher mit einem Anstieg des freien Ca^{2+} in der Zelle verbunden.

Weniger Klarheit herrscht über die Auslösung der myokardialen Relaxation. Im Vordergrund steht eine vermehrte Aufnahme von Ca^{2+} in das sarkoplasmatische Retikulum, die in einem raschen Abfall der Ca^{2+}-Konzentration an den Aktinfilamenten resultiert; die Wechselwirkung der Querbrücken mit Aktin kommt dadurch zum Stillstand. Zusätzlich existieren Transportsysteme in der Plasmamembran, um Ca^{2+} aus der Myokardzelle zu schleusen. Dazu gehören ein Austauschmechanismus mit Na^+ (s. Abb. 21) und ATP-abhängige Ca^{2+}-Pumpen.

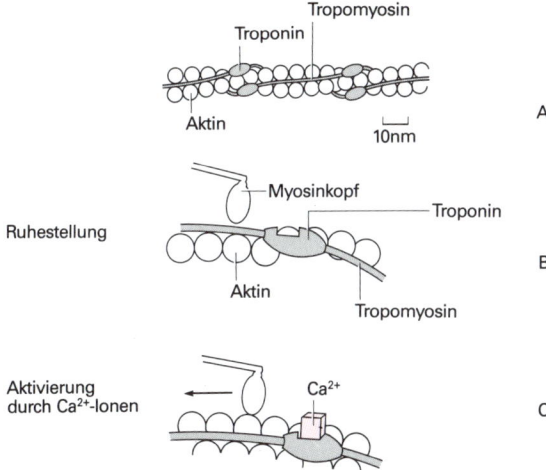

Abb. 22: Wirkungsweise von Ca^{2+} bei der Aktivierung der kontraktilen Proteine.
Das abgebildete **Aktinfilament** besteht aus zwei umeinander gewundener Ketten perlförmiger Monomere. Die Ketten sind in regelmäßigen Abständen mit kugelförmigen Troponinmolekülen besetzt, während in den Längsrinnen zwischen den Ketten Fäden aus Tropomyosin laufen (A). Letztere sind in Abwesenheit von Ca^{2+} so gelagert, daß sie das Anheften von Myosinquerbrücken an den Aktinsträngen blockieren (B). Bei Bindung von Ca^{2+} an Troponin wird dieses derartig deformiert, daß es seinerseits ein Tiefergleiten des Tropomyosins in die Längsrinne zwischen den Aktinsträngen bewirkt (C). Dadurch werden die Haftstellen für die Querbrückenköpfe frei. Infolgedessen haften die Querbrücken an Aktinfilament, spalten ATP und entwickeln Muskelkraft (modifiziert nach H. E. Huxley, Cold Spring Harbour Symp. quant. Biol. **37,** 361, 1973).

Regulation der Herzmuskelkontraktion im intakten Organismus

Im intakten Organismus wird die Herzmuskelkontraktion durch das Zusammenspiel der vier Faktoren Vorlast, Kontraktilität, Frequenz und Nachlast reguliert:

1. Vorlast

Unter dem Begriff „Vorlast" (engl. „preload") versteht man die am Ende der Diastole herrschende Wandspannung T, welche durch die La Place'sche Beziehung für Hohlkugeln $T = p \cdot r/2d$ definiert ist. p steht für den intraventrikulären Druck, r für den Radius und d für die Wanddicke des linken Ventrikels. Die Wandspannung steigt also nicht nur mit dem intraventrikulären Druck, sondern auch mit dem Hohlraumradius. Die Erklärung dafür liegt in der direkten Proportionalität zwischen der auf die Ventrikelwand einwirkenden Gesamtkraft und der inneren Querschnittsfläche des Ventrikels („sprengende" Kraft $= p \cdot r^2 \pi$). Ihr muß die von der Ventrikelwand ausgeübte Gegenkraft gleichgesetzt werden („zusammenhaltende" Kraft $= T \cdot 2r\pi d$).
Die Herzmuskelfaser wird durch die diastolische Ventrikelfüllung passiv angespannt, d.h. sie verhält sich im Ruhezu-

stand elastisch. Anders als bei einer Feder nimmt die Spannung aber nicht linear mit der Dehnung zu. Wie aus der Ruhedehnungskurve des linken Ventrikels zu ersehen ist (s. Abb. 24), resultiert eine Zunahme des linksventrikulären enddiastolischen Volumens (LVEDV) in einer exponentiellen Steigerung des linksventrikulären enddiastolischen Druckes (LVEDP), d.h. die Elastizität des Muskels steigt mit zunehmender Dehnung. Das Verhältnis der Änderung des LVEDV zur Änderung des LVEDP (ΔLVEDV/ΔLVEDP) wird aus diesem Grunde auch linksventrikuläre Dehnbarkeit oder **Compliance** bezeichnet. Diese Elastizität wird dehnbaren Strukturen zugeschrieben, die zu den kontraktilen Fibrillen parallel geschaltet sind, wie das Sarkolemm der Muskelfasern, das longitudinal angeordnete sarkoplasmatische Retikulum und bindegewebige Strukturen. Die Myofibrillen hingegen sind im erschlafften Zustand fast widerstandslos dehnbar. Die Vordehnung bestimmt aber nicht nur die Wandspannung des Ventrikels in der Diastole, sondern auch das Ausmaß an Kraft, das der Herzmuskel bei der nachfolgenden systolischen Kontraktion entwickelt. Die passiven elastischen Kräfte der parallel geschalteten, gedehnten Elemente müssen nun den aktiv kontraktilen Kräften hinzuaddiert werden. Betrachtet man die zwischen systolischer Kontraktionskraft und enddiastolischer Vordehnung bestehende Beziehung (Abb. 23), dann wird die maximale Kontraktionskraft bei einer Sarkomerlänge von 2,0–2,2 μm erreicht, entsprechend einem LVEDP von 10–12 mmHg. Bei kleineren Sarkomerlängen ist die Kontraktionskraft auch deshalb geringer, weil sich die

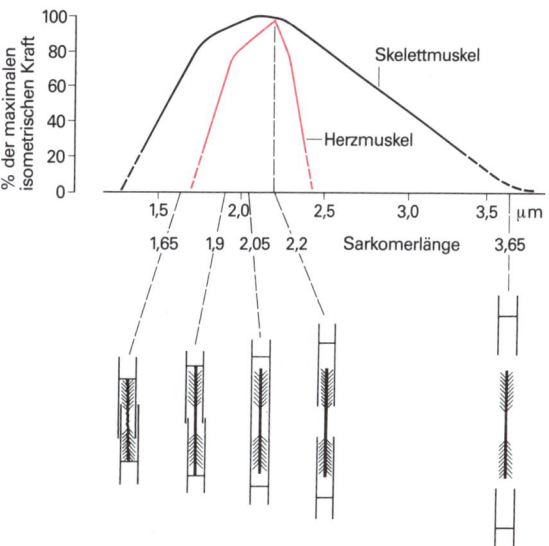

Abb. 23: Beziehung zwischen Sarkomerlänge und Myosin-Aktin-Überlappungsgrad einerseits und Spannungsentwicklung andererseits.
Die von Frank und Starling formulierte gesetzmäßige Abhängigkeit der myokardialen Kontraktionskraft von der enddiastolischen Vordehnung, d.h. Faserlänge, läßt sich auf molekularphysiologischer Basis u.a. durch einen abnehmenden Überlappungsgrad der kontraktilen Filamente interpretieren. Mit zunehmender Faserlänge (bis 2,2 μm) wird dadurch die Bildung einer steigenden Zahl von Querbrücken ermöglicht („Vorlast-Reserve"). Hingegen können bei weiterer Zunahme der Sarkomerlänge durch ein zu starkes Auseinandergleiten der Filamente nicht mehr alle Querbrücken Kontaktstellen am gegenüberliegenden Aktinfilament finden, und die Kontraktionskraft nimmt wieder ab (nach E. H. Sonnenblick und C. L. Skelton, Circ. Res. **35,** 517–526, 1974).

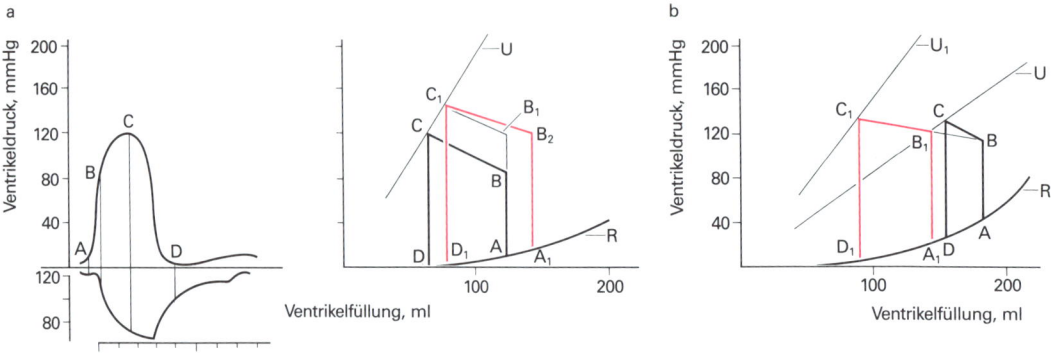

Abb. 24: Arbeitsdiagramme des linken Ventrikels (modifiziert nach Sagawa, Circ. Res. **43**, 677–687, 1978).
a) Die links dargestellten Druck- und Volumenänderungen eines Herzzyklus sind in das nebenstehende Druckvolumen-Diagramm übertragen (schwarz umrandete Fläche). Diese in sich geschlossene Schleife wird als Arbeitsdiagramm des Herzens bezeichnet, da die von ihr umschlossene Fläche als Produkt von Druck und Volumen die Dimension einer Arbeit hat. Die Systole beginnt am Punkt A der **Ruhedehnungskurve (R)** mit einem isovolumetrischen Druckanstieg (AB). Bei Erreichen des diastolischen Aortendrucks (B) wird durch Öffnung der Aortenklappen die Austreibung eingeleitet (BC), während der sich Druck und Volumen gleichzeitig ändern. Die Strecke CD schließlich entspricht der isovolumetrischen Entspannung, an die sich nach dem Öffnen der Mitralklappe die Füllung für den nächsten Schlag anschließt (DA).
Die Ventrikelsystole stellt vom mechanischen Standpunkt eine Unterstützungszuckung dar. Bei gegebener Kontraktilität ist das Verhältnis endsystolischer Druck zu endsystolischem Volumen eine konstante Größe und durch eine Linie (U) charakterisiert, auf der alle Unterstützungszuckungen enden. Bei einer höheren Nachlast des Herzens – bedingt durch einen erhöhten diastolischen Aortendruck – muß der Ventrikel eine erhöhte Anspannungskraft aufwenden, um die Aortenklappen zu öffnen (Schleife $AB_1C_1D_1$). Da das Schlagvolumen dabei kleiner geworden ist, bleibt am Ende der Systole ein größeres Restvolumen zurück, so daß schließlich eine stärkere diastolische Füllung zustande kommt (Verschiebung der Ruhedehnungskurve von A auf A_1). Es tritt daher der Frank-Starling'sche Anpassungsmechanismus an akute Volumenbelastung in Kraft, und es kann nun unter höherem Druck das ursprüngliche Volumen ausgeworfen werden (rote Schleife $A_1B_2C_1D_1$).
b) Beim insuffizienten Herzen verläuft aufgrund der eingeschränkten Compliance die Ruhedehnungskurve (R) wesentlich steiler, die endsystolische Druck-Volumen-Linie (U) ist aufgrund der erniedrigten Kontraktilität hingegen abgeflacht. Die Vorlast-Reserve des Herzens, die zuerst noch einen Kompensationsmechanismus darstellte (siehe a), ist bei weitem überschritten, so daß der Ventrikel seinen Inhalt nur mehr zu einem sehr geringen Teil entleeren kann (schwarz umrandete Fläche ABCD). Die **Auswurffraktion (= Schlagvolumen/LVEDV)** ist deutlich gesunken. Ein positiv inotropes Pharmakon führt zu einer steileren endsystolischen Druck-Volumen-Linie U, d. h. das Schlagvolumen kann **ohne Änderung der Vordehnung** gesteigert werden (Schleife ABC_1D_1). Mit der abnehmenden Ventrikelfüllung geht die Vordehnung auf physiologische Werte zurück (rote Schleife $A_1B_1C_1D_1$). Das Herz arbeitet nun wieder innerhalb einer Vorlast-Reserve mit wesentlich verbesserter Auswurffraktion.
Zur Erstellung dieser Diagramme in vivo muß zur intraventrikulären Druckmessung ein arterieller Katheter mit Mikromanometer in den linken Ventrikel vorgeschoben werden. Die Volumenmessung erfolgt mittels Radionuklid-Angiographie, nach radioaktiver Markierung der Erythrozyten mit Technetium 99m (siehe Fifer et al., Am. Heart. J. **119**, 451–456, 1990).

Aktin- und Myosinfilamente gegenseitig behindern und daher die Bildung einer optimalen Zahl von Querbrücken nicht möglich ist. Umgekehrt nimmt bei zu starker Vordehnung (Sarkomerlänge > 2,2 µm) die Kraft der Myofibrillen rasch ab, weil zwischen den Aktin- und Myosinfilamenten keine vollständige Überlappung mehr besteht. So können bei Sarkomerlängen über 3,6 µm die Myofibrillen keine aktive Kraft mehr entwickeln, weil sich bei dieser Länge Aktin- und Myosinfilamente überhaupt nicht mehr berühren.
Das Herz ist daher in der Lage, aus sich heraus – autoregulativ – eine vermehrte diastolische Füllung durch den Auswurf eines größeren Schlagvolumens zu bewältigen. Dieser als **Frank-Starling-Mechanismus** bekannte Anpassungsvorgang spiegelt sich im Arbeitsdiagramm des Herzens wider, das die Druck- und Volumenänderungen im linken Ventrikel während einer Herzaktion beschreibt (Abb. 24). So ist aus Abb. 24a zu ersehen, wie durch eine Zunahme der enddiastolischen Füllung (infolge eines vergrößerten venösen Rückstroms) das geförderte Schlagvolumen deutlich gesteigert wird.
Nicht berücksichtigt in den Frank-Starling'schen Diagrammen ist der Zeitfaktor und damit auch die Geschwindigkeit der Kontraktion. Eine gesteigerte Kontraktionskraft ist durch

eine Zunahme der Kontraktionsgeschwindigkeit gekennzeichnet, die für die Beurteilung von Leistung und Sauerstoffverbrauch der Ventrikelmuskulatur eine entscheidende Größe darstellt. So zeigt das Modell des isolierten Papillarmuskels zwar eine Zunahme der isometrischen Kontraktionskraft bei zunehmender initialer Faserlänge, während die Zeit bis zum Erreichen der maximalen Spannung unverändert bleibt (Abb. 25, a→b). Die daraus abgeleitete Zunahme der Kontraktionsgeschwindigkeit ist aber abhängig von der jeweiligen Belastung. Läßt man nämlich den Papillarmuskel Unterstützungszuckungen mit abnehmender Belastung durchführen, so tritt eine typische inverse Beziehung zwischen Verkürzungsgeschwindigkeit des Muskels und Größe der Last zutage (Abb. 26). Die durch Vergrößerung der initialen Faserlänge hervorgerufene **Zunahme** der Verkürzungsgeschwindigkeit wird aber bei sinkender Belastung immer geringer (Abb. 26a). Die bei Wegfall jeglicher Belastung mögliche maximale Verkürzungsgeschwindigkeit (V_{max}) ist schließlich unabhängig vom Grad der Vordehnung. Geht man von der eingangs erwähnten Erklärung aus, daß die durch erhöhte Vordehnung hervorgerufene Zunahme der Kontraktionskraft durch einen günstigeren Überlappungsgrad der Aktin- und Myosinfilamente erreicht wird, so daß mehr Myosinquer-

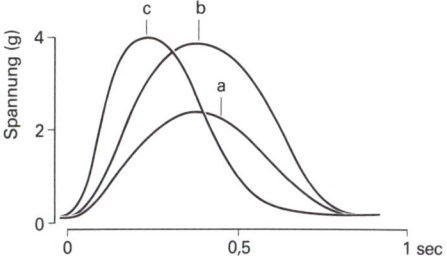

Abb. 25: Isometrische Kontraktion eines Papillarmuskels. a: Kontrolle. b: unter dem Einfluß zunehmender Ruhedehnung; entsprechend dem Frank-Starling-Mechanismus nehmen dabei maximale Spannung und Kontraktionsgeschwindigkeit zu, die Zeit bis zum Erreichen der maximal entwickelten Spannung und bis zur maximalen Erschlaffung ändert sich hingegen nicht. c: Erhöhung der isometrischen Spannung durch Noradrenalin; der starke Anstieg der Kontraktions- und Erschlaffungsgeschwindigkeit geht mit einer Verkürzung der Zeit bis zur maximal entwickelten Spannung und bis zur maximalen Erschlaffung einher (modifiziert nach E. F. Sonnenblick, The Myocardial Cell: Structure, Function, and Modification by Cardiac Drugs, S. A. Briller, H. J. Conn (Eds.), University of Pennsylvania Press, Philadelphia 1966).

brücken gebildet werden können, ist die Begründung für dieses hypothetische Phänomen einfach: Bei der rein fiktiven Belastung 0 würde theoretisch die Kraft einer einzigen Querbrücke für die Kontraktion ausreichen, so daß ein Verbund gleich starker Querbrücken nicht mehr erreichen kann als eine einzige.

2. Kontraktilität („Inotropie")

Unter dem Begriff „Kontraktilität" versteht man die bei gegebener Vordehnung herrschende Kontraktionskraft des Ventrikels. Demzufolge ist jede Zunahme der Kontraktilität ein positiv inotroper Effekt, der sich im Arbeitsdiagramm des Herzens als größeres systolisches Auswurfvolumen ohne vorherige Vergrößerung der diastolischen Füllung widerspiegelt (Abb. 24b). Wie aus Abb. 25 am Beispiel des Noradrenalins zu ersehen ist, nimmt neben einer Verkürzung der Zeit bis zum Erreichen des Kontraktionsmaximums auch die Erschlaffungsgeschwindigkeit zu ($a \rightarrow c$), ein Effekt, der eine raschere diastolische Füllung des Ventrikels begünstigt. Im Hill'schen Diagramm (Abb. 26b) wird eine parallele Rechtsverschiebung der Last-Geschwindigkeits-Kurve registriert. Ein positiv inotroper Effekt ist daher immer mit einer Zunahme von V_{max} verbunden, da die Kraft, mit der jede einzelne Myosinquerbrücke eine Kippbewegung vollzieht, gesteigert wird. Die Folge ist eine gesteigerte Frequenz des alternierenden Anheftens und Freiwerdens der Brückenköpfe.

Um am Herzen in situ Anhaltspunkte für die Beurteilung der Kontraktilität zu erhalten, wird als Kriterium die maximale intraventrikuläre Druckanstiegsgeschwindigkeit (dp/dt_{max}) herangezogen. Sie kann mittels Linksherzkatheter bestimmt werden, ihre Werte liegen im Bereich von $1500-2500$ mmHg/s. Der Kontraktilitätsindex (dp/dt_{max})/p berücksichtigt auch den Dehnungsgrad der elastischen Elemente, der sich direkt proportional zum intraventrikulären Druck p verhält. Der Kontraktilitätsindex ist daher ein vom LVEDP und von der initialen Faserlänge weitgehend unabhängiger Parameter.

Für klinische Belange eignet sich als Maß für die Kontraktilität des Herzens in der Austreibungsphase das Verhältnis von Schlagvolumen zu LVEDV, welches als **Auswurffraktion** (engl. „ejection fraction") bezeichnet wird. Die Normalwerte liegen beim Menschen zwischen 50% und 70%. Die Bestimmung der Auswurffraktion erfolgt mit Hilfe der Echokardiographie bzw. der Radionuklid-Angiographie.

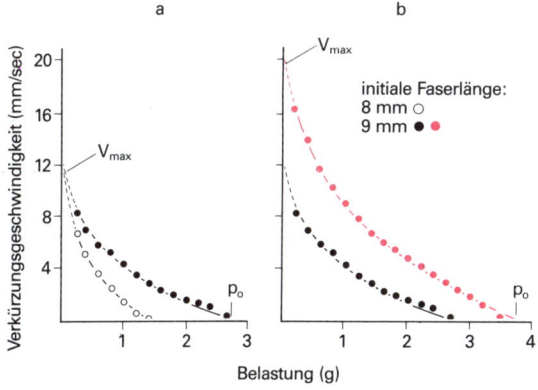

Abb. 26: Verkürzungsgeschwindigkeit des Papillarmuskels der Katze in Abhängigkeit von der Belastung (Hill'sches Diagramm).
p_0: Belastung, bei der sich der Muskel gerade nicht mehr kontrahieren kann (sie resultiert in der maximal möglichen isometrischen Spannung); V_{max}: extrapolierte Verkürzungsgeschwindigkeit bei der rein hypothetischen Belastung 0.
a) Bei Zunahme der initialen Faserlänge steigt p_0, V_{max} bleibt jedoch gleich (Frank-Starling-Mechanismus). b) Bei gesteigerter Inotropie (z. B. durch Noradrenalin oder Steigerung der Ca^{2+}-Konzentration im Organbad) steigen p_0 und V_{max} an, so daß eine Rechtsverschiebung der Kurve resultiert.

3. Frequenz

Die über den N. accelerans erzeugte Steigerung der Herzfrequenz stellt den wichtigsten Anpassungsmechanismus zur Steigerung des Herzzeitvolumens bei Belastung dar. Die zwangsläufige Verkürzung der beiden Phasen der Herzperiode betrifft aber in erster Linie die Diastole. Die Nettoarbeitszeit des Herzens (errechnet als Summe aller Systolenzeiten pro Minute) steigt daher beträchtlich, da die Erholungspau-

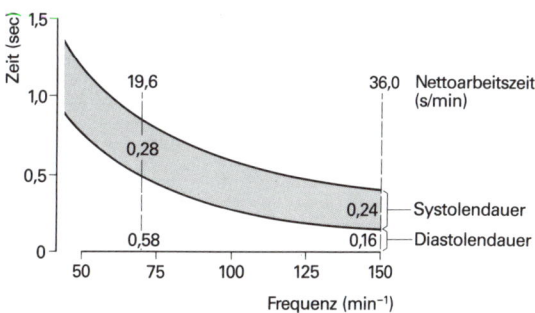

Abb. 27: Einfluß der Frequenz auf die Nettoarbeitszeit des Herzens.
Bei niedriger Frequenz beträgt die Diastolendauer etwa zwei Drittel der Herzperiode. Mit zunehmender Frequenz wird die Diastolendauer zugunsten der systolischen Arbeitsphase immer stärker beschnitten. Die Nettoarbeitszeit des Herzens errechnet sich aus dem Produkt Frequenz × Systolendauer. Die Systolendauer läßt sich aus der QT-Strecke im EKG bestimmen (modifiziert nach O. H. Gauer, Kreislauf des Blutes, in: Physiologie des Menschen, Bd. 3, Herz und Kreislauf, Urban und Schwarzenberg, München 1972).

sen, **mit der höchsten myokardialen Durchblutung**, entsprechend abnehmen (Abb. 27). Trotzdem ist auch bei starker Verkürzung der Diastolendauer noch eine ausreichende Ventrikelfüllung gewährleistet, da der Sympathikus auch eine deutliche Beschleunigung der Erschlaffung bewirkt (s. Abb. 25, a→c), die als **positiv lusitrope Wirkung** bezeichnet wird. Auch eine Verstärkung der Vorhofsystole durch den Sympathikus wirkt sich günstig auf die Ventrikelfüllung aus.

4. Nachlast

Unter dem Betriff „Nachlast" (engl. „afterload") versteht man den Widerstand, den der Herzmuskel während der Systole zu überwinden hat. Die hierfür notwendige Kraft kann annähernd wiedergegeben werden als die Wandspannung, die in der Systolenphase aufgebracht werden muß, um den Widerstand im großen und kleinen Kreislauf zu überwinden. **Vorlast kann daher vereinfacht als Wandspannung in der Diastole und Nachlast als Wandspannung in der Systole definiert werden.** Gemäß der La Place'schen Beziehung (s. o.) kann eine Verminderung der Nachlast demnach durch eine Senkung des diastolischen Aortendrucks (s. Abb. 28) oder durch Verkleinerung des Ventrikeldurchmessers erreicht werden. Daher ist auch die Vorlast als wichtige Determinante der Nachlast zu betrachten, denn der Ventrikelradius zu Beginn der Systole wird durch die Ventrikelfüllung am Ende der Diastole bestimmt. Der myokardiale O_2-Verbrauch hängt in hohem Maße von der Wandspannung (ebenso wie von Herzfrequenz und Kontraktilität) ab. Damit erklärt sich auch der O_2-sparende Effekt einer Vor- und/oder Nachlastsenkung durch Vasodilatantien, ein therapeutisches Prinzip in der Behandlung der koronaren Herzkrankheit (s. S. 391 f.).

Abnahme der Kontraktilität des Herzens (Herzinsuffizienz)

Eine Herzinsuffizienz liegt dann vor, wenn die Auswurfleistung des Herzens zur Deckung des Sauerstoffbedarfs der Peripherie nicht ausreicht. Die Ätiologie ist vielfältig (Tab. 6), in erster Linie sind chronische Druckbelastung (arterielle Hypertonie), chronische Volumenbelastung (Mitralinsuffizienz) oder Durchblutungsstörungen des Herzmuskels (koronare Herzkrankheit) auslösende Faktoren einer chronischen Herzinsuffizienz, während der Myokardinfarkt am häufigsten für ein akut auftretendes Herzversagen verantwortlich ist. Auf der Basis anatomischer (Hypertrophie, Dilatation) und biochemisch-elektrischer Störungen (anaerober Stoffwechsel, pH-Abfall, Hemmung der Ca^{2+}-Freisetzung oder -Diffusion) ist die Kontraktilität des Herzens vermindert, ein Prozeß, der

nur den linken, nur den rechten oder beide Ventrikel erfassen kann. Das Herzzeitvolumen ist in der Regel vermindert („Low-Output-Failure"); unter bestimmten pathologischen Bedingungen (Hyperthyreose, Anämie, arteriovenöse Shunts) kann der Sauerstoffbedarf des Organismus aber so hoch sein, daß auch ein erhöhtes Herzzeitvolumen nicht ausreicht („High-Output-Failure"). Diese Form der Insuffizienz spricht auf positiv inotrope Pharmaka nur sehr schlecht an.

Die chronische Belastung des Herzens beantwortet das Herz mit zunehmender **Hypertrophie.** Die größere Muskelmasse begünstigt einerseits die Anpassung der Herzleistung an größere Druck- oder Volumenbelastung und kann der Kontraktilitätsverminderung zumindest teilweise entgegenwirken. Sie ist andererseits aber für eine eingeschränkte Compliance des Ventrikels ($\Delta LVEDV/\Delta LVEDP$) verantwortlich, die sich in einem Steilerwerden der Ruhedehnungskurve (s. Abb. 24b) niederschlägt. Jede Änderung der linksventrikulären Füllung ist daher mit einem überproportionalen Anstieg des LVEDP verbunden. Nach der La Place'schen Beziehung besteht daher ein sehr ungünstiges Übersetzungsverhältnis von Muskelspannung in Druck (hoher myokardialer O_2-Verbrauch).

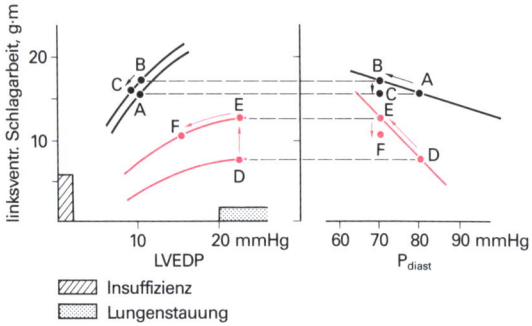

☒ Insuffizienz
☒ Lungenstauung

Abb. 28: Einfluß der Nachlast auf die Ventrikelfunktionskurven.
Gezeigt ist die Beziehung zwischen Schlagvolumen (dargestellt als linksventrikuläre Schlagarbeit, g·m) und LVEDP (links) und diastolischem Aortendruck (P_{diast}, rechts).
Das gesunde Herz (schwarze Kurven) ist bei enddiastolischen Druckwerten unter 12 mmHg durch eine steil ansteigende Ventrikelfunktionskurve charakterisiert. Geringe Änderungen im Füllungsdruck sind in diesem Bereich mit ausgeprägten Veränderungen im Schlagvolumen verbunden (Frank-Starling-Mechanismus). Das Schlagvolumen ist ferner weitgehend unabhängig von der Nachlast. Bei Reduktion der Nachlast (z.B. Abfall von P_{diast} durch Vasodilatantien) steigt das Schlagvolumen initial an (A→B); die dadurch verminderte Füllung reduziert die Vorlast, so daß das Schlagvolumen über das Wirksamwerden des Frank-Starling-Mechanismus wieder annähernd den Ausgangswert erreicht (B→C).
Am **insuffizienten Herzen** (rote Kurven) ist die Ventrikelfunktionskurve nach rechts verschoben und stark abgeflacht. Das Schlagvolumen wird jetzt aber bereits durch geringe Änderungen der Nachlast hochgradig beeinflußt. Eine Reduktion von P_{diast} durch dieselben Vasodilatantien kann nun das Schlagvolumen deutlich steigern (D→E). Dadurch nimmt über eine bessere linksventrikuläre Entleerung der LVEDP ab (E→F). Aufgrund des flachen Verlaufs der Ventrikelfunktionskurve am insuffizienten Herzen wird dadurch das verbesserte Schlagvolumen nur mehr geringfügig beeinträchtigt. Eine Versteilerung und Linksverschiebung der Ventrikelfunktionskurven am insuffizienten Herzen wird gleichermaßen durch positv inotrop wirkende Substanzen hervorgerufen (modifiziert nach Schlant und Sonnenblick, in „The Heart" (J. W. Hurst, Hrsg.), pp. 387–418, McGraw-Hill, New York 1990).

Tab. 6: Ursachen einer Linksherzinsuffizienz.

Erhöhte Druckbelastung: arterielle Hypertonie, Aortenstenose

Erhöhte Volumenbelastung: Mitralinsuffizienz, AV-Shunts

Eingeschränkte ventrikuläre Füllung: Mitralstenose, konstriktive Perikarditis

Kardiomyopathien
primär: dilatativ, hypertroph
sekundär: toxisch, metabolisch, endokrin

Verlust kontraktionsfähigen Myokards: Koronare Herzkrankheit, Myokardinfarkt, Aneurysmen

Tab. 7: Klassifizierung der Herzinsuffizienz nach der New York Heart Association (NYHA).

Stadium I	In Ruhe und unter Belastung noch keine Einschränkung der körperlichen Leistungsfähigkeit.
Stadium II	Geringgradige Einschränkung der körperlichen Leistungsfähigkeit und Beschwerden bei mittelschwerer Belastung.
Stadium III	Deutliche Einschränkung der körperlichen Leistungsfähigkeit und Beschwerden bei geringer alltäglicher Belastung.
Stadium IV	Hochgradige Einschränkung der körperlichen Leistungsfähigkeit und Beschwerden unter Ruhebedingungen.

Symptome, die zur Klassifizierung der Herzinsuffizienz herangezogen werden (Tab. 7), sind Tachykardie, eingeschränkte körperliche Belastbarkeit, Kurzatmigkeit, periphere und pulmonale Ödeme und ein dilatiertes Herz. Die verminderte Belastbarkeit verbunden mit rascher muskulärer Ermüdung ist eine direkte Konsequenz des eingeschränkten Herzzeitvolumens, die anderen Symptome repräsentieren Kompensationsleistungen des Organismus auf die kardiale Dysfunktion. Es ist also primär nicht die Herzauswurfleistung in Ruhe ungenügend, sondern die Anpassungsfähigkeit des Herzzeitvolumens an körperliche Belastung ist weitgehend verlorengegangen. Da weniger Blut ausgeworfen wird und gleichzeitig der venöse Rückstrom bei körperlicher Belastung zunimmt, werden als erste hämodynamische Veränderungen ein Anstieg des LVEDV (normal $110-130$ ml) und des LVEDP (normal $5-10$ mmHg) registriert. Durch die zunehmende Dilatation der Herzkammern, die im Frühstadium über den Frank-Starling-Mechanismus noch eine Steigerung des Schlagvolumens ermöglicht, wird die Vorlast-Reserve schließlich erschöpft (s. Abbn. 23, 24, 28). Diagnostisch wichtigster Parameter ist die Auswurffraktion, die normalerweise $50-70\%$ beträgt; sie kann im Extremfall bis auf Werte unter 20% abnehmen.

In dieser Situation versucht der Organismus über zwei neurohumorale Reflexmechanismen kompensatorisch gegenzusteuern:

a) Infolge der verminderten O_2-Spannung im Blut werden die O_2-sensiblen Chemorezeptoren im Glomus caroticum und aorticum, durch den Abfall des mittleren arteriellen Blutdrucks auch die Barorezeptoren in den großen thorakalen und cervikalen Arterien erregt. Die dadurch reflektorisch hervorgerufene Sympathikusaktivierung kann über eine Steigerung der Herzfrequenz und der Kontraktilität noch über längere Zeit zumindest in körperlicher Ruhe ein gefährliches Absinken des Herzzeitvolumens verhindern. Die über α-Adrenozeptoren vermittelte Erhöhung des Gefäßtonus steigert den venösen Rückstrom zum Herzen und trägt zusätzlich zum Frank-Starling-Mechanismus zu einer Erhöhung des ventrikulären Füllungsdruckes, aber auch zur Dilatation des Herzens bei. Die dadurch erhöhte Wandspannung sowie der Frequenzanstieg bewirken einen unverhältnismäßig hohen Anstieg des myokardialen O_2-Verbrauchs. Hinzu kommt, daß der durch den gesteigerten Sympathikotonus erhöhte periphere Gefäßwiderstand das Schlagvolumen über eine Steigerung der Nachlast weiter einschränken kann. Das insuffiziente Herz hat nämlich die Fähigkeit, sein Schlagvolumen bei Änderung der Nachlast konstant zu halten (s. Abb. 24a und 28), weitgehend verloren.

Der Anstieg der enddiastolischen Füllungsdrucke setzt sich über die Vorhöfe auf die zuführenden Venensysteme fort. Es kommt daher bei Linksherzversagen zu Stauungen im Lungenkreislauf und bei Rechtsherzversagen zu Stauungen im großen Kreislauf. Überschreitet der hydrostatische Druck im venösen Schenkel der Kapillarstrombahn den kolloidosmotischen Druck, dann nimmt die Rückresorption des kapillären Filtrates ab und die Diffusionsstrecke für Sauerstoff zu (Ödembildung). In der Lunge hat das Ödem eine Herabsetzung der Gasaustauschkapazität zur Folge.

b) Abnahme der Herzauswurfleistung und Steigerung des Sympathikotonus führen zu einer Umverteilung in der Organdurchblutung, wobei vor allem Hautdurchblutung (Hitzeintoleranz) und Nierendurchblutung stark abnehmen. Der verminderte effektive Filtrationsdruck in den Glomeruli hat auslösende Funktion für die Stimulation der Reninsekretion aus den juxtaglomerulären Zellen. Das unter Renineinfluß gebildete Angiotensin II wirkt einerseits als potenter Vasokonstriktor – mit der Konsequenz einer weiteren Erhöhung von Vor- und Nachlast des Herzens –, andererseits stimuliert es die Aldosteronsekretion. Die dadurch hervorgerufene Zunahme der extrazellulären Flüssigkeit bewirkt zunächst über eine Vermehrung des strömenden Plasmavolumens ebenfalls einen verstärkten venösen Rückstrom und damit eine Aktivierung des Frank-Starling-Mechanismus. Im späteren Stadium einer Insuffizienz ist dieser Mechanismus aber wesentlich am Auftreten der hydrostatischen Ödembildung mitbeteiligt.

Pharmakotherapie der Herzinsuffizienz

Ziel der Therapie ist eine Erhöhung des Herzminutenvolumens über das linksventrikuläre Schlagvolumen (Normalisierung der Auswurffraktion) und eine Beseitigung der Stauungssymptomatik. Dafür gibt es drei pharmakologische Ansatzpunkte:

1. **Positiv inotrope Substanzen,** welche die Kontraktilität des Herzens steigern. Die Ventrikelfunktionskurven, definiert als die Beziehung zwischen linksventrikulärer Schlagarbeit und LVEDP, sind am insuffizienten Herzen abgeflacht und stark nach rechts verschoben (Abb. 28). Eine positiv inotrope Substanz führt wieder zu einer Linksverschiebung und insbesondere zu einer Versteilerung der Kurven. Die verbesserte Auswurffraktion führt über eine Verminderung des LVEDV daher auch sehr rasch zu einer Normalisierung des pathologisch erhöhten LVEDP.

2. Senkung des peripheren Gefäßwiderstandes durch **Vasodilatantien.** Sie verursachen eine Senkung der Nachlast, die bei flach verlaufender Ventrikelfunktionskurve und stark erhöhtem LVEDP mit einer signifikanten Zunahme des Schlagvolumens einhergeht. Die Ventrikelfunktionskurve des insuffizienten Herzens wird in ähnlicher Weise versteilert und nach links verschoben wie in Gegenwart einer positiv inotrop wirkenden Substanz (Abb. 28). Bei hochgradiger linksventrikulärer Füllung mit Stauungssymptomatik sind hingegen eher Venodilatantien indiziert, die über eine Verminderung des venösen Rückstroms zum Herzen zu einer Senkung der Vorlast führen.

3. **Diuretika.** Sie dienen in erster Linie der Reduzierung des zirkulierenden Blutvolumens, um eine Stauungssymptomatik zu beseitigen. Die damit verbundene Senkung der linksventri-

kulären Füllung trägt ebenfalls über eine verminderte Vorlast zu einer Entlastung des Herzens bei. Schleifendiuretika senken zusätzlich den Tonus der Kapazitätsgefäße. Beim akuten Lungenödem wird dadurch bereits vor Einsetzen der Diurese eine Flüssigkeitsverschiebung aus der Lunge in das venöse System hervorgerufen und der linksventrikuläre Füllungsdruck gesenkt.

Positiv inotrope Substanzen

Inotrop wirkende Substanzen greifen an der elektromechanischen Kopplung an, wobei sie entweder eine Zunahme der freien intrazellulären Ca^{2+}-Konzentrationen ($[Ca^{2+}]_i$) bewirken oder die Empfindlichkeit der Myofilamente für Ca^{2+} erhöhen („Calcium-Sensitizer"). Eine Übersicht gibt Abb. 29.

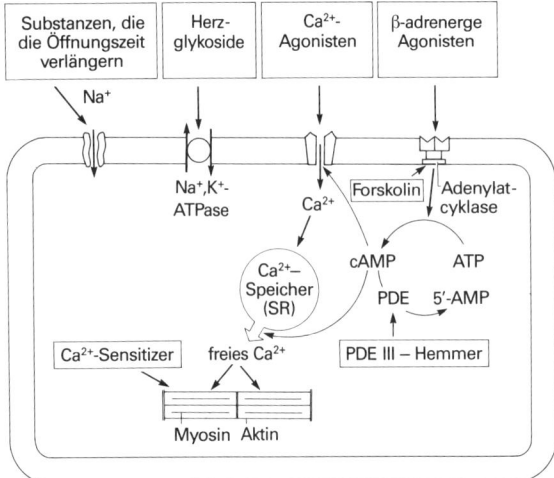

Abb. 29: Schematische Übersicht des Angriffspunktes positiv inotrop wirkender Pharmaka an der Myokardzelle.
Mit Ausnahme der sogenannten „Calcium-Sensitizer" ist die gemeinsame Endstrecke aller Substanzgruppen eine Erhöhung der intrazellulären Konzentrationen an freiem Ca^{2+} ($[Ca^{2+}]_i$).

Substanzen, die $[Ca^{2+}]_i$ erhöhen

Eine Zunahme von $[Ca^{2+}]_i$ kann pharmakologisch über verschiedene Angriffspunkte erreicht werden:

1. Hemmung der Mg^{2+}-abhängigen, Na^+,K^+-aktivierbaren Membran-ATPase.

Bindung der Herzglykoside an die in den extrazellulären Raum ragende α-Untereinheit der Na^+,K^+-ATPase ist mit einer Hemmung der Enzymaktivität und damit mit einem verminderten aktiven Auswärtstransport von Na^+ und Einwärtstransport von K^+ verbunden (s. Abb. 21). Hohes extrazelluläres K^+ hemmt die Glykosidbindung, worin auch der günstige Effekt einer K^+-Zufuhr bei bestehender Hypokaliämie im Rahmen einer Herzglykosidintoxikation eine teilweise Erklärung findet. Die Beantwortung der entscheidenden Frage, wie eine Hemmung der sarkolemmalen Na^+,K^+-ATPase eine Zunahme der intrazellulären Ca^{2+}-Konzentration während der Systole und damit einen positiv inotropen Effekt bewirken kann, basiert auf der Existenz eines, von den schnellen Na^+-Kanälen unabhängigen, Na^+-Ca^{2+}-Austauschmechanismus, der im Austausch mit Na^+ einen transsarkolemmalen

Ca^{2+}-Transport vermittelt. Der Carrier bezieht seine Energie durch den elektrochemischen Gradienten für Na^+, wobei aufgrund der hohen extrazellulären Na^+-Konzentration Na^+ in die Zelle und Ca^{2+} aus der Zelle gepumpt wird. Jeder Anstieg der intrazellulären Konzentration von Na^+ (z. B. als Folge einer Hemmung der Na^+,K^+-ATPase) bewirkt daher einen verminderten Auswärtstransport von Ca^{2+}. Unter der Einwirkung therapeutischer Konzentrationen von Herzglykosiden an isolierten Herzmuskelfasern konnte mit Na^+-sensitiven intrazellulären Mikroelektroden eine strenge Korrelation zwischen dem Anstieg von intrazellulärem Na^+ und der entwickelten Spannung gezeigt werden. Da eine ebensogute Korrelation zwischen dem durch Herzglykoside hervorgerufenen Anstieg von $[Ca^{2+}]_i$ und der entwickelten Spannung besteht (s. Abb. 32), gilt derzeit folgendes Modell der positiv inotropen Wirkung der Herzglykoside als wahrscheinlich:

$$Na^+\text{-Pumpe} \downarrow$$
$$\downarrow$$
$$[Na^+]_i \uparrow$$
$$\downarrow Na^+\text{-}Ca^{2+}\text{-Austausch} \downarrow$$
$$[Ca^{2+}]_i \uparrow$$
$$\downarrow$$
$$\text{Kontraktilität} \uparrow$$

Möglicherweise tragen zwei weitere Mechanismen zur positiv inotropen Wirkung der Herzglykoside bei: einerseits eine Verbesserung des Ca^{2+}-Einwärtsstroms durch die spannungsabhängigen Ca^{2+}-Kanäle der Zellmembran, andererseits ein direkter Effekt am longitudinalen sarkoplasmatischen Retikulum, der eine gesteigerte Freisetzung von Ca^{2+} aus diesen intrazellulären Ca^{2+}-Speichern bewirkt.

2. Verlängerung der Öffnungszeiten der Na^+-Kanäle.

Eine spezifische Wirkung auf die Aktivierung bzw. Öffnungszeiten der schnellen Na^+-Kanäle wird für den Mechanismus einer im wesentlichen toxischen Wirkung für bestimmte Veratrum-Alkaloide, für Akonitin und für verschiedene Toxine (Batrachotoxin, Grayanotoxin, Seeanemonentoxine, Skorpionentoxine und Korallentoxin, s. S. 820f.) angenommen. Die Verstärkung des Na^+-Einstroms löst eine ähnliche Kette von Reaktionen aus wie eine Hemmung der Na^+,K^+-ATPase. Zum Unterschied von der ATPase-Hemmung kommt es jedoch zu deutlichen Rückwirkungen auf das Aktionspotential im Sinne einer Verzögerung der Repolarisation und damit Verlängerung der Refraktärzeiten. Synthetisch hergestellte Substanzen mit einem derartigen Wirkungsmechanismus befinden sich derzeit in klinischer Erprobung.

3. Zunahme des intrazellulären cAMP.

Durch eine rezeptorvermittelte Stimulierung der Adenylatcyklase (z. B. durch β-Adrenozeptoragonisten) kann die Bildung von cAMP gesteigert werden. Andererseits bewirken Hemmstoffe der Phosphodiesterase III (z. B. Amrinon, Enoximon) einen verlangsamten Abbau von cAMP.
Eine intrazelluläre Akkumulation von cAMP moduliert über eine Aktivierung cAMP-abhängiger Proteinkinasen die Aktivität zahlreicher weiterer phosphorylierender Enzyme. Eine Phosphorylierung funktionell wichtiger Membranproteine dürfte schließlich für eine Zunahme des langsamen Ca^{2+}-Einwärtsstroms in der Depolarisationsphase des Aktionspotentials verantwortlich sein (s. Abb. 20, 21). Dadurch wird nicht nur eine Verstärkung der Ca^{2+}-abhängigen Ca^{2+}-Freisetzung aus dem sarkoplasmatischen Retikulum ausgelöst, sondern auch eine verstärkte Reakkumulation und Speicherung von Ca^{2+} im sarkoplasmatischen Retikulum. Letzterer Prozeß führt in der Diastole zu einer verstärkten Rückbindung des

freigesetzten Ca^{2+} und damit zu einer Beschleunigung der Erschlaffung der kontraktilen Elemente, so daß der Anteil der Diastolendauer an der Gesamtherzaktion verlängert wird (positiv lusitrope Wirkung). Auf diese Weise ist noch eine ausreichende Blutfüllung und Durchblutung der Ventrikel in der Diastole vor allem bei gleichzeitigen Frequenzsteigerungen (β-Adrenozeptoragonisten) gewährleistet.

Es sind auch Substanzen bekannt (wie z. B. Forskolin, aus der indischen Pflanze Coleus forskoli), die direkt, d. h. ohne Interaktion mit exogenen Rezeptoren, am katalytischen Zentrum der Adenylatcyklase angreifen und das Enzym auf diese Weise aktivieren.

4. Aktivierung der langsamen Ca^{2+}-Kanäle unabhängig vom cAMP.

Die positiv inotrope Wirkung einiger den Calciumkanalblockern der Dihydropyridinreihe chemisch verwandter Substanzen (z. B. BAY k 8644) ist auf eine Zunahme der Öffnungsdauer der langsamen, spannungsabhängigen Ca^{2+}-Kanäle zurückzuführen, weshalb sie auch als „Calciumagonisten" bezeichnet werden. Diese Verbindungen sind aber auch potente Vasokonstriktoren (inklusive der Koronargefäße), was die in sie gesetzten Erwartungen zur Behandlung der Herzinsuffizienz stark reduzierte. Calciumagonisten, die selektiv auf das Myokard wirken, sind bisher keine bekannt.

Calcium-Sensitizer

Bei dieser neuen Gruppe von Wirkstoffen ist weniger eine Zunahme von $[Ca^{2+}]_i$, sondern eine gesteigerte Ca^{2+}-Empfindlichkeit der Ca^{2+}-sensitiven Myofilamente für die inotrope Wirkung verantwortlich, wobei insbesondere die Bindung von Ca^{2+} an Troponin C gesteigert wird. Calcium-Sensitizer haben den Vorteil eines geringeren Risikos von Arrhythmien und von Herzmuskelnekrosen, die sich als Folgeerscheinung hoher intrazellulärer Ca^{2+}-Konzentrationen manifestieren können. Klinisch nachteilig könnte sich allerdings die Tatsache auswirken, daß die Erschlaffungsgeschwindigkeit unbeeinflußt bleibt oder sogar verlangsamt wird. Die klinische Prüfung des am weitesten entwickelten Calcium-Sensitizers, des Imidazopyridins Sulmazol, mußte wegen eines tumorigenen Potentials der Substanz gestoppt werden. Noch im Entwicklungsstadium befindliche Nachfolgesubstanzen sind das ähnlich strukturierte Isomazol sowie die Benzimidazole Pimobendan (das auch einen aktiven Metaboliten besitzt) und Abibendan. Alle diese Substanzen haben auch inhibitorische Wirkung auf die PDE III.

Herzglykoside

Die Herzglykoside umfassen eine Gruppe von Verbindungen pflanzlicher Herkunft, gekennzeichnet durch eine charakteristische chemische Struktur und typische Wirkung auf Herzdynamik und Herzrhythmik. Obwohl weit verbreitet auf der Welt und aufgeteilt auf viele Pflanzenfamilien, sind heute nur mehr zwei Arten von Herzglykosiden in klinischer Verwendung. Es handelt sich um **Digitoxin** und **Digoxin,** die wesentlichen Inhaltsstoffe von Digitalis purpurea (roter Fingerhut) bzw. Digitalis lanata (wolliger Fingerhut). Die in Nerium oleander (Rosenlorbeer), Adonis vernalis (Frühlingsteufelsauge) und Urginea maritima (Meerzwiebel) sowie andere, in Digitalis purpurea und lanata enthaltenen Herzglykoside sind aufgrund mangelnder und daher schwankender enteraler Resorption in den letzten Jahren therapeutisch bedeutungslos geworden. Da akute Formen der Herzinsuffizienz heute weit-

gehend mit nichtglykosidartigen Verbindungen behandelt werden, ist auch das für die rein parenterale Verabreichung geeignete **Strophanthin** (g-Strophanthin aus Strophanthus gratus, k-Strophanthin aus Strophanthus Kombé, afrikanische Buschpflanzen) nur mehr selten in Verwendung.

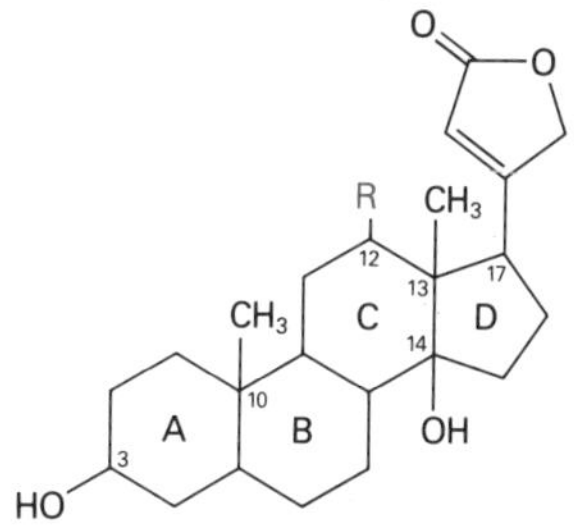

Abb. 30: Strukturformeln der Genine von Digitoxin (Digimerck®), Digoxin (Lanicor®) und g-Strophanthin.
Folgende Strukturen sind für die Wirksamkeit der Verbindung essentiell: 1) OH-Gruppe in β-Stellung in Position 3; hier erfolgt die glykosidische Bindung der Zuckerkomponente. 2) OH-Gruppe in β-Stellung in Position 14. 3) Ein ungesättigter, fünfgliedriger Lactonring in Position 17 („Cardenolid"-Struktur). 4) Eine besondere sterische Verknüpfung der einzelnen Glieder des Ringsystems: cis-Verknüpfung der Ringe A und B bzw. C und D und trans-Verknüpfung der Ringe B und C (räumlich resultiert daraus eine sesselförmige Form des Moleküls, vgl. Abb. 31). Durch diese Anordnung unterscheiden sich die Genine der Herzglykoside von anders verknüpften Steranderivaten, z. B. den Steroidhormonen, Gallensäuren und den Calciferolen.

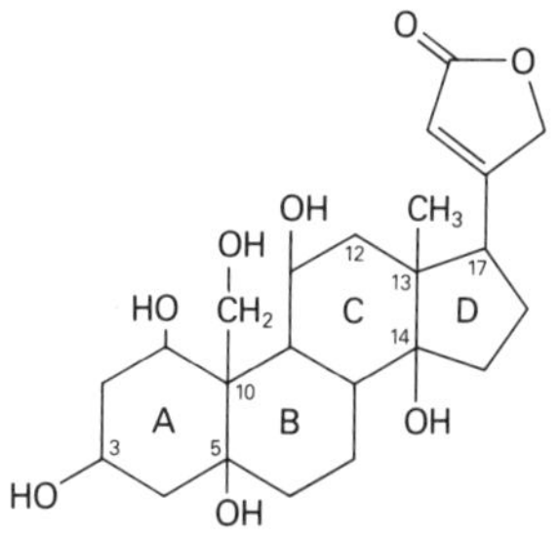

Die Herzwirkung der Meerzwiebel wird bereits im Papyrus Ebers (1500 v. Chr.) erwähnt und war auch den Römern bekannt. Die Herzwirkung von Digitalis purpurea wurde erst im späten 18. Jh. von den englischen Ärzten E. Darwin und W. Withering eingehender beschrieben, wobei vor allem Withering in seiner berühmten Schrift „An Account of the Foxglove and Some of its Medical Uses" (1785) erste exakte und auch heute noch gültige Dosierungsschemata ausgearbeitet hat. Withering hatte gelernt, die Drogenauszüge so exakt zu dosieren, daß er kaum mehr Nebenwirkungen beobachtete (ca. 25%) als auch heute in Rechnung zu stellen sind (s. u.). In späteren Zeiten geriet die Droge infolge ständiger Überdosierung, verbunden mit ausgeprägten toxischen Wirkungen, in Mißkredit und wurde nicht mehr verwendet. Die Ära der modernen Herzglykosidtherapie beginnt um die Jahrhundertwende und erreichte in der Darstellung und klinischen Einführung der kristallinen Reinglykoside in der Zeit nach dem 2. Weltkrieg einen Höhepunkt. Durch die zunehmende Bedeutung der Vasodilatantien in der Therapie der Herzinsuffizienz ist die Verwendung von Herzglykosiden derzeit weltweit stark im Abnehmen.

Chemische Struktur und Nomenklatur der Herzglykoside

Herzglykoside setzen sich aus einem Aglykon (Genin) mit steroidartiger Struktur und – im Falle des Digitoxins und des Digoxins – aus drei in der Natur selten vorkommenden Desoxyzuckern in glykosidischer Verknüpfung zusammen (Abb. 31); Strophanthine enthalten nur einen Desoxyzucker. Die Zucker bestimmen wesentlich die pharmakokinetischen Eigenschaften des Glykosids. Daneben kommt aber auch einer zunehmenden Substituierung der Genine mit polaren OH-Gruppen eine Bedeutung zu (Abb. 30). Verglichen mit Digitoxin ist entsprechend der Zahl der OH-Gruppen die Polarität des Digoxins und die des Strophanthins beträchtlich höher. Die damit verbundene Abnahme der Lipidlöslichkeit hat sowohl eine Einschränkung der enteralen Resorbierbarkeit als auch der Plasmaeiweißbindung zur Folge; letztere hat einen wesentlichen Einfluß auf die Wirkungsdauer des Glykosids (s. u.). Aufgrund dieser Erkenntnis existieren schon seit vielen Jahren halbsynthetische Digoxine, bei denen durch Abschwächung der Polarität (Acetylierung, vor allem aber Methylierung von OH-Gruppen an den endständigen Zuckern, s. Abb. 31) eine Erhöhung der enteralen Resorbierbarkeit erreicht wurde (s. Tab. 9).

R$_1$	R$_2$	intern. Freiname	Handelsname
H	H	Digoxin	Lanicor®
H	CH$_3$CO	α-Acetyl-Digoxin	Lanatilin®
CH$_3$CO	H	β-Acetyl-Digoxin	Novodigal®
CH$_3$	H	β-Methyl-Digoxin	Lanitop®

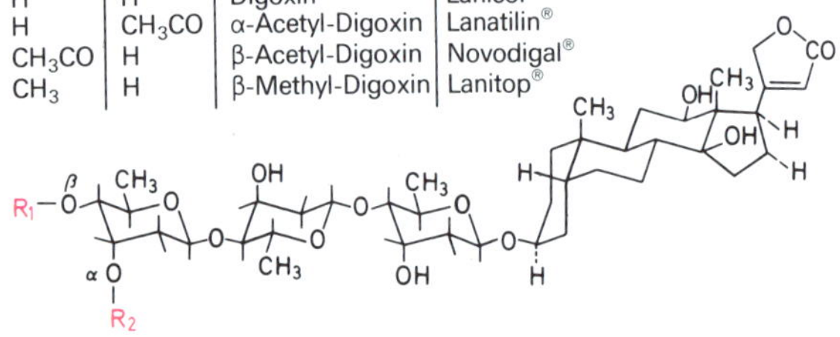

Abb. 31: Sterische Anordnung der Ringe sowie Zucker und sonstiger Substituenten im Molekül des Digoxins bzw. seiner Derivate.

Pharmakodynamik

Im Hinblick auf die ausschließlich pharmakotherapeutische Anwendung bei Herzinsuffizienz und supraventrikulären Rhythmusstörungen unterscheidet man direkte, am Erregungsleitungssystem und Arbeitsmyokard angreifende Wirkungen und indirekte, über das vegetative Nervensystem auf das Herz vermittelte Wirkungen. Einen Überblick über die klinisch relevanten elektrophysiologischen Effekte der Herzglykoside und der damit verbundenen EKG-Veränderungen gibt Tab. 8.

Direkte kardiale Wirkungen

Steigerung der Kontraktilität. An isolierten Myokardzellen konnte gezeigt werden, daß die Geschwindigkeit der Spannungsentwicklung, aber nicht die der Relaxation gesteigert wird (s. Abb. 32, unten). Im Gegensatz zu den β-Adrenozeptoragonisten (s. Abb. 25 c) bleibt daher die Gesamtdauer des Kontraktionsprozesses weitgehend unverändert. An Patienten mit Herzinsuffizienz bewirken Herzglykoside über eine Steigerung von Schlagarbeit und Herzminutenvolumen einen Rückgang der Symptomatik. Durch die erhöhte Pumpleistung werden auch die für den reflektorisch erhöhten Sympathikotonus verantwortlichen Stimuli eliminiert, woraus eine weitgehende Normalisierung der Herzfrequenz und des

Tab. 8: Elektrophysiologische Wirkungen der Herzglykoside mit klinischer Manifestation.

	Wirkung	Lokalisation
Direkt	erhöhte ektope Automatie. **EKG:** Vorhofflimmern, Extrasystolen (Bigeminie), Kammertachykardie, Kammerflimmern	Vorhof, Purkinje-System Ventrikel
Indirekt (Vagus)	Bradykardie	Sinusknoten
	Verkürzung der Refraktärzeit	Vorhof
	Verlängerung der Refraktärzeit, verminderte Leitungsgeschwindigkeit **EKG:** Verlängerung der PQ-Zeit	AV-Knoten

Tonus der Widerstands- und Kapazitätsgefäße resultiert. Die Folge sind Verminderung der Vor- und Nachlast, der Herzgröße und auch des myokardialen O$_2$-Verbrauchs. Die erhöhte renale Durchblutung führt über eine verbesserte glomeruläre Filtration zu einer Drosselung der Reninproduktion; die daraus resultierende Ödemausschwemmung führt zu einer weiteren Reduktion der Vorlast und beseitigt die Gefahr eines Lungenödems.

Völlig anders ist hingegen die Antwort des gesunden Organismus auf die Glykosidwirkung. Das Schlagvolumen wird nur geringfügig erhöht, das Herzminutenvolumen nimmt sogar leicht ab. Dafür sind zweierlei Mechanismen verantwortlich: 1) Herzglykoside wirken direkt tonisierend auf die Gefäßmuskulatur (s. u.), ein Effekt, der am herzinsuffizienten Patienten durch den Rückgang des pathologisch erhöhten Sympathikotonus überspielt wird, am Gesunden aber voll zum Tragen kommt; die kontraktilitätssteigernde Wirkung des Glykosids kann daher nur zum Teil zur Förderung eines erhöhten Schlagvolumens aufgebracht werden, der Rest dient der Überwindung der erhöhten Nachlast (eine Aktivierung des Frank-Starling-Mechanismus – s. auch Abb. 28 – ist daher nicht notwendig). 2) Der digitalis-induzierte Blutdruckanstieg aktiviert den Barorezeptorenreflex, wodurch die bradykarde Eigenwirkung des Glykosids verstärkt wird; der starke Frequenzabfall ist für die Abnahme des Herzminutenvolumens verantwortlich.

Elektrophysiologische Wirkungen. Mittels Mikroelektrodenstudien an isolierten Purkinjefasern des Hundes konnte eine charakteristische Progredienz von Rhythmusstörungen nachgewiesen werden:

1) Einer kurzen initialen Verlängerung des AP, die allerdings nur bei niedrigen Frequenzen zu beobachten ist, folgt eine nachhaltige Verkürzung des AP (s. Abb. 32, oben). Dafür verantwortlich ist wahrscheinlich die Erhöhung der intrazellulären Ca^{2+}-Konzentration, die einerseits die Inaktivierung des Ca^{2+}-Kanals beschleunigt (Verkürzung der Plateauphase), andererseits eine verstärkte Aktivierung Ca^{2+}-abhängiger K$^+$-Kanäle bewirkt (Beschleunigung der Repolarisation). Das Refraktärverhalten der Myokardzelle ist vermindert.

2) Während die unter 1) genannten Änderungen des AP sich klinisch noch nicht als Zeichen einer Intoxikation bemerkbar machen müssen, ist der toxische Effekt höherer Digitaliskon-

zentrationen eine unmittelbare Folge der Hemmung der Na$^+$,K$^+$-ATPase. Mit zunehmender Hemmung dieses für die Aufrechterhaltung des transzellulären Kationengradienten wichtigen Enzyms kommt es zum intrazellulären K$^+$-Verlust und Na$^+$-Anstieg. Die Folge sind sowohl ein vermindertes (weniger negatives) maximales diastolisches Potential (MDP) als auch ein Steilerwerden der diastolischen Depolarisation (Phase 4), womit auch die Automatie der Zelle gesteigert ist. Da der Start der Phase 0 des AP nun bei einem stark verminderten MDP ausgelöst wird, und auch aufgrund der Anreicherung von Na$^+$ in der Zelle, sind die Na$^+$-Leitfähigkeit und damit auch die Anstiegssteilheit der Phase 0 stark vermindert (s. Abb. 32 oben).

3) Eine weiter fortschreitende Digitalistoxizität ist Folge einer Ca^{2+}-Überladung des sarkoplasmatischen Retikulums, die sich in Form oszillatorischer Freisetzung und Wiederaufnahme äußert. Diese oszillatorischen Schwankungen von [Ca^{2+}]$_i$ verursachen transiente Einwärtsströme, die in späten Nachpotentialen resultieren (s. Pfeile in Abb. 32). Sofern sie das Schwellenpotential überschreiten, können sie sich als mit normalen Erregungen gekoppelte Extrasystolen bemerkbar machen (s. S. 350). Im EKG ist eine Bigeminie zu erkennen (Abb. 33). Andererseits können diese Einwärtsströme ab einer bestimmten Größe zu einer sich selbst erhaltenden Arrhythmie (ventrikuläre Tachykardie) führen, die leicht in Kammerflimmern übergehen kann. Man sieht also, daß Herzglykoside auf zweierlei Arten ektope Impulse und damit die gefährliche Kammertachykardie auslösen können: einerseits durch verzögerte Nachpotentiale, andererseits durch das Steilerwerden der Phase 4 (s. o.). Eine klinische Differenzierung dieser beiden Mechanismen ist meist nicht möglich.

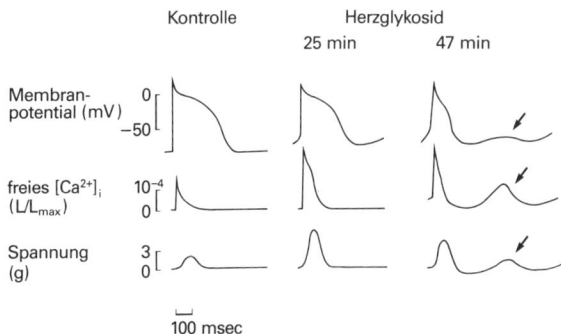

Abb. 32: Wirkung eines Herzglykosids auf Aktionspotential, [Ca^{2+}]$_i$ und Spannung.
Die Messungen wurden an einer isolierten Purkinjezelle des Hundes vorgenommen. Die oberen Kurven zeigen ein AP unter Kontrollbedingungen sowie Aktionspotentiale nach Zugabe des Glykosids, und zwar in einer frühen Phase von 25 min (mit Veränderungen, die auch im therapeutischen Dosisbereich auftreten) und in einer späten Phase von 47 min (mit Veränderungen, die im Rahmen einer Intoxikation auftreten). Die Messung des zeitlichen Verlaufs von [Ca^{2+}]$_i$ (mittlere Kurven) erfolgte durch Lichtemission des Ca^{2+}-bindenden Proteins Aequorin (relativ zur maximal möglichen Emission L/L$_{max}$). Die unteren Kurven zeigen die durch das Aktionspotential ausgelösten Kontraktionen. Die frühe Phase der Glykosidwirkung (25 min) ist durch eine Verkürzung des AP (mit gleichzeitigem Steilerwerden der Phase 4), sowie einer deutlichen Zunahme von [Ca^{2+}]$_i$ und der Kontraktionskraft charakterisiert. Die späte, toxische Phase (47 min) zeigt dieselben, aber wesentlich ausgeprägteren Effekte auf das AP, zusätzlich aber ein spätes Nachpotential mit Nachkontraktion, bedingt durch eine transiente Zunahme von [Ca^{2+}]$_i$ (modifiziert nach W. G. Wier and P. Hess, J. Gen. Physiol. **83**, 395–415, 1984).

Indirekte kardiale Wirkungen

Indirekte kardiale Wirkungen der Herzglykoside werden über das vegetative Nervensystem vermittelt und machen sich über den therapeutischen und toxischen Dosisbereich bemerkbar. In niedriger Dosierung dominiert eine weitgehend kardioselektive **parasympathomimetische** Wirkung, die an Sinus- und AV-Knoten die direkten elektrophysiologischen Wirkungen überlagert. Sie ist die Folge der depolarisierenden Wirkung der Herzglykoside auf die Barorezeptoren, auf die zentralen Vaguskerne sowie auf die Synapsen im Ganglion nodosum. Die kardialen M-Cholinozeptoren werden sensibilisiert. Aufgrund der wesentlich dichteren cholinergen Innervation in den Vorhöfen äußern sich die vagalen Effekte der Herzglykoside vor allem supraventrikulär: Frequenzabnahme, Verlängerung der AV-Überleitungszeit, sowie Begünstigung von Vorhofflattern und Vorhofflimmern (begründet in einer Verkürzung der effektiven Refraktärzeit, die durch die direkten und indirekten Wirkungen der Herzglykoside synergistisch beeinflußt wird). Durch die Erhöhung der Siebfunktion im AV-Knoten sind Herzglykoside auch für die Behandlung bestimmter Formen tachykarder supraventrikulärer Rhythmusstörungen geeignet. Bei den indirekten Wirkungen der Herzglykoside auf das Ventrikelmyokard spielen die indirekten Effekte der Herzglykoside mangels geringer cholinerger Innervation keine Rolle.

EKG-Veränderungen

Häufigste Veränderungen im **therapeutischen** Dosisbereich sind eine Senkung der ST-Strecke und Veränderungen der T-Welle, d. h. eine Abnahme der Amplitude oft bis zur Inversion (Abb. 34). Sie weisen keine Korrelation zum Grad der Glykosidwirkung auf und werden vor allem bei den Brustwandableitungen gelegentlich mit EKG-Veränderungen unter Myokardischämie verwechselt. Im weiteren Verlauf kommt es zu Verlängerungen der PQ-Zeit (Verlängerung über 0,2 s weist bereits auf eine AV-Leitungsstörung hin) und zu einer Verkürzung des QT-Intervalls (Folge einer Verkürzung des AP). Meist vor Eintreten eines kompletten AV-Blocks treten ektope Kammererregungen, häufig in Form früher oder periodisch gekoppelter Extrasystolen auf (s. Abb. 33), die schließlich in eine ventrikuläre Tachykardie übergehen können. Terminal tritt Flimmern, gelegentlich aber auch eine Asystolie ein.

Direkte Wirkungen auf andere Organe

Herzglykoside wirken depolarisierend auf alle erregbaren Zellen, wahrscheinlich ebenfalls über eine Hemmung der Na$^+$,K$^+$-aktivierbaren ATPase. Insbesondere an Neuronen und glatten Muskelzellen, wie den Gefäßmuskeln, wird die Spontanaktivität erhöht, wobei an letzteren ein Anstieg der intrazellulären Ca^{2+}-Konzentration ebenfalls zur Tonussteigerung beitragen dürfte. An optimal digitalisierten Patienten resultiert als Nettoeffekt allerdings eine Abnahme des Gefäßtonus, bedingt durch Normalisierung des durch die Herzinsuffizienz reflektorisch gesteigerten Sympathikotonus (s. o.). Zentralnervöse Wirkungen beinhalten neben der bereits erwähnten Stimulierung der Vaguskerne auch eine Erregung der Chemorezeptoren-Triggerzone in der Area postrema, die zu Nausea und Erbrechen führen kann. Weniger häufig werden durch Herzglykoside Desorientiertheit, Halluzinationen und Störungen des Farbsehens hervorgerufen.

Interaktionen mit K$^+$, Ca^{2+} und Mg^{2+}

Die extrazellulären Konzentrationen von K$^+$ und Ca^{2+} (klinisch in Form der jeweiligen Serumspiegel gemessen) beein-

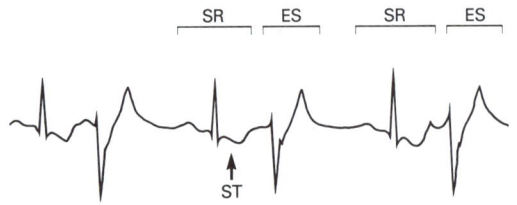

Abb. 33: Elektrokardiogramm einer durch Digitalis hervorgerufenen Bigeminie.
Ableitung V6. Auf jeden durch einen normalen Sinusrhythmus (SR) hervorgerufenen Schlag folgt eine mit diesem gekoppelte Extrasystole (ES) als EKG-Manifestation des in Abb. 32 gezeigten verzögert auftretenden Nachpotentials. Eine Senkung der ST-Strecke ist ebenfalls zu erkennen (aus M. J. Goldman, Principles of Clinical Electrocardiography, 12th ed., Lange, 1986).

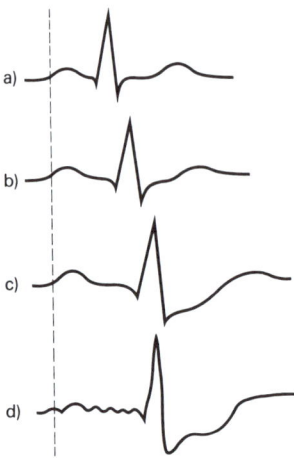

Abb. 34: Typische EKG-Veränderungen unter einer Therapie mit Herzglykosiden.
Halbschematische Darstellung; EKG-Ableitung I. Der Beginn der Vorhoferregung (P-Welle) ist in a–d durch eine senkrechte Linie gekennzeichnet. a) normales EKG, b, c) Verlängerung der Überleitungszeit; unter Glykosiden sind PQ-Zeiten gemessen worden, die Überleitungszeiten bis zu 300 ms entsprachen (normal 160–200 ms). In b) diskrete Senkung der T-Welle, in c) dann Absinken der ST-Strecke. Die T-Welle kann unter Glykosiden auch invers sein. d) Zusätzlich Vorhofflimmern.

flussen die Empfindlichkeit erregbarer Gewebe auf Herzglykoside gegensätzlich. **Hyperkalämie** vermindert die Rezeptorbindung des Glykosids an die Na^+,K^+-ATPase, während eine **Hypokalämie** diese begünstigt. Darüber hinaus hat ein Absinken des extrazellulären K^+ auch intrazelluläre K^+-Verluste und damit eine Verminderung der K^+-Permeabilität zur Folge, so daß Hypokalämie ein Steilerwerden der diastolischen Depolarisation begünstigt und die Gefahr heterotoper Automatien zusätzlich erhöht. Umgekehrt bewirkt eine Hyperkalämie eine Abnahme der diastolischen Depolarisation und verringert damit die Gefahr einer heterotopen Erregungsbildung durch Herzglykoside. Eine **Hyperkalzämie** beschleunigt die Überladung der intrazellulären Ca^{2+}-Speicher und erhöht somit die Gefahr einer abnormen, durch Digitalis induzierten Automatie. Die Wirkung von Mg^{2+} ist derjenigen von Ca^{2+} entgegengesetzt, wenngleich sie weniger gut dokumentiert ist. Die beschriebenen Interaktionen erfordern daher eine exakte Kontrolle der Serumspiegel dieser Elektrolyte während einer Digitalistherapie.

Toxizität der Herzglykoside

Die Vergiftungssymptomatik umfaßt zu 90% **Störungen der Herzrhythmik** von oft lebensbedrohendem Charakter. Gastrotestinale Störungen machen sich bei 50–60%, neurotoxische Wirkungen bei 10–15% der Vergiftungen bemerkbar. Die Inzidenz toxischer Reaktionen im Verlauf einer Glykosidtherapie wird noch immer mit 5–15% angegeben. Die Ursache liegt in der geringen therapeutischen Breite begründet. Schon eine Verdoppelung der Erhaltungsdosis führt bei 70% der Patienten zum Auftreten toxischer Reaktionen. An der geringen therapeutischen Breite sind außer dem knappen Abstand zwischen toxischer und therapeutischer Dosierung auch große Unterschiede in der individuellen Empfindlichkeit vor allem des vorgeschädigten Herzens gegenüber den elektrophysiologischen Glykosidwirkungen beteiligt. Dabei wird eine teilweise Überlappung der Streubreite toxischer und therapeutischer Plasmakonzentrationen beobachtet (Abb. 35).
Diese große Streubreite toxischer Glykosidwirkungen ist durch eine Vielfalt prädisponierender Faktoren bestimmt. Wie bereits erwähnt, können **Hypokalämie** oder **Hypercalcämie** die Glykosidintoxikation beträchtlich verstärken. Eine

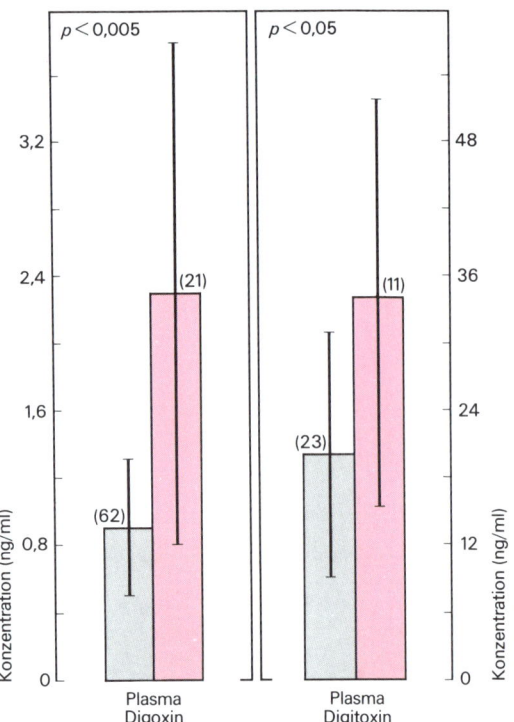

Abb. 35: Plasma-Digoxin- und -Digitoxin-Konzentrationen (Radioimmunoassay) bei nebenwirkungsfreier therapeutischer Dauermedikation sowie bei Patienten mit manifester Herzglykosid-Intoxikation.
Mittelwerte ± Streuung. Zu beachten ist, daß die Streubereiche der therapeutischen (grau) und toxischen Plasmaspiegeln (rot) sich gegenseitig überlappen. Die mehr als zehnfach höheren Digitoxinkonzentrationen spiegeln die wesentlich höhere Plasmaeiweißbindung des Digitoxins im Vergleich zum Digoxin wider. Die freien, wirksamen Konzentrationen wären für beide Glykoside praktisch gleich. Die Abb. zeigt deutlich die geringe therapeutische Breite der Herzglykoside, die in 5–15% der behandelten Fälle die Ursache für toxische Reaktionen ist (nach G. A. Beiler et al., New Engl. J. Med. **284**, 989–997, 1971).

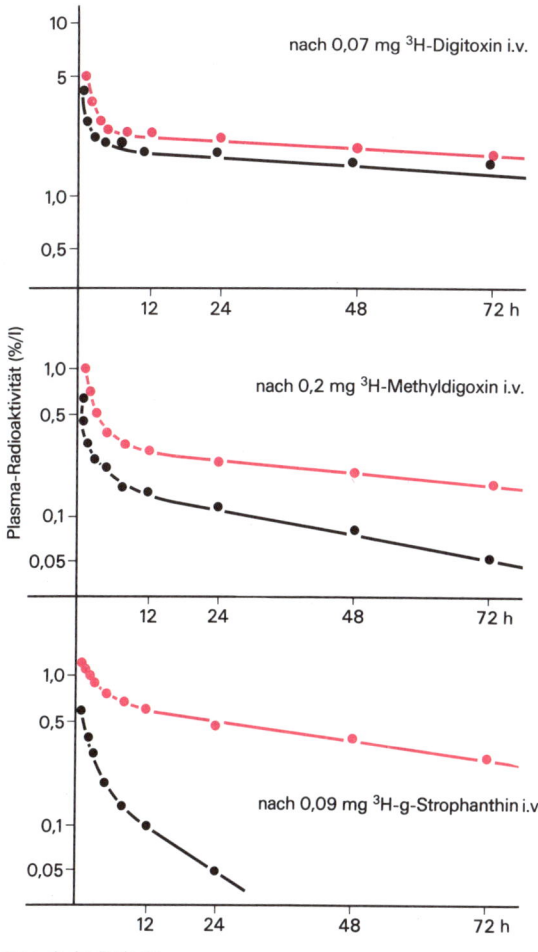

● anurische Patienten

● Nierengesunde

Abb. 36: Mittlere Konzentration der Plasma-Radioaktivität nach i.v. Applikation ³H-markierter Herzglykoside bei anurischen und nierengesunden Patienten.
Bei anurischen Patienten ist die ³H-Konzentration im Plasma umso höher, je mehr das jeweilige Glykosid auf eine intakte Nierenfunktion angewiesen ist. Als praktische Konsequenz ist bei Nierenfunktionsstörungen (Creatinin-Clearance!), insbesondere bei Anurie, eine Strophanthinbehandlung kontraindiziert; bei einer Therapie mit Digoxin bzw. seinen Derivaten ist die Dosis zu reduzieren (meist um 50% oder mehr). Die Gefahr der Überdosierung ist für Digitoxin, das vorwiegend (70%) durch Abbau in der Leber eliminiert wird, am geringsten (nach P. Kramer, et al., Dtsch. Med. Wschr. **95**, 444–453, 1970).

Hypokaliämie stellt insbesondere bei gleichzeitiger Diuretikatherapie oder gastrointestinalen Störungen (die auch digitalisbedingt sein können), wie Erbrechen und Diarrhöen, eine häufige Komplikation dar. Andere wichtige prädisponierende Faktoren sind eine **Myokardhypoxie** (die einen Verlust von ATP zur Folge hat) und eine **Niereninsuffizienz** (die zu einer Verlangsamung der renalen Digoxinausscheidung führt, s. Abb. 36).

Kardiotoxische Wirkungen

Es bestehen deutliche Unterschiede im Wirkungsmuster Herzgesunder und Herzkranker. An Herzgesunden (Kinder-

Vergiftungen, Suizid, Verbrechen) stehen supraventrikuläre Rhythmusstörungen im Vordergrund (**extreme Bradykardie, Vorhofflimmern, AV-Überleitungsstörungen**). Ektopische ventrikuläre Rhythmusstörungen sind dagegen selten. Wegen der hohen Widerstandsfähigkeit des gesunden Herzens sind tödliche Vergiftungen selten; es sind schon Digitoxin- oder Digoxindosen bis zu 20 mg überlebt worden.
Im Gegensatz zum Gesunden stehen beim Herzkranken Kammerrhythmusstörungen alleine oder kombiniert mit AV-Überleitungsstörungen im Vordergrund. Im Rahmen der ventrikulären Arrhythmien dominieren aufgrund der erhöhten ektopen Automatie **Extrasystolen**, die vereinzelt, gehäuft oder in Form einer Bigeminie (s. Abb. 33) auftreten können. Gefährlich sind salvenartig einfallende Extrasystolen, besonders aber eine **Kammertachykardie**, welche sehr leicht in Kammerflimmern übergehen kann. Grundsätzlich kann am vorgeschädigten Herzen fast jeder Typ einer Herzrhythmusstörung bei Glykosidüberdosierung in Betracht kommen.

Gastrointestinale Störungen

Anorexie, Nausea und Erbrechen können als Frühzeichen einer toxischen Wirkung auftreten. Sie sind einer zentral erregenden Wirkung auf die Chemorezeptoren-Triggerzone und nur in seltenen Fällen einer lokalen Reizwirkung im Magen-Darm-Trakt zuzuschreiben. Selten kommt es auch zu schweren und schmerzhaften Durchfällen, die möglicherweise auf einer Hemmung der aktiven Na^+- und Wasserresorption und einer erregenden Wirkung auf die glatte Darmmuskulatur beruhen.

Neurotoxische Reaktionen

Kopfschmerzen, Müdigkeit und Schlaflosigkeit können Frühsymptome einer beginnenden Glykosidvergiftung sein. Bei älteren, vorwiegend atherosklerotischen Patienten sind auch Verwirrtheitszustände und Halluzinationen beobachtet worden. Typisch für eine Herzglykosid-Überdosierung sind Störungen des Sehsinns, wie Halo- und Skotombildung und Störungen des Farbsehens (Xanthopsie, Kornblumenphänomene).

Therapie der Herzglyosid-Vergiftung

Entscheidend ist die frühzeitige Diagnose. Leichte Rhythmusstörungen, wie vereinzelte Kammerextrasystolen, AV-Block I. Grades und Vorhofflimmern erfordern in der Regel nur ein temporäres Absetzen der Medikation, die nach 2–3 Tagen (Digoxin) bzw. 6 Tagen (Digitoxin) mit reduzierter Dosierung wieder aufgenommen werden kann. Rhythmusstörungen, die durch hohe Frequenzen – vor allem Kammertachykardien enden häufig letal – oder durch extreme Bradykardie die Auswurfleistung herabsetzen, erfordern ein aktives therapeutisches Vorgehen:
Extreme Sinusbradykardie, Sinusknoten-Stillstand, AV-Block II. und III. Grades: Atropin (0,5–1 mg) oder Ipratropiumbromid (0,5 mg) i.v.; β-Adrenozeptoragonisten nur bei AV-Block III. Grades. Ein temporärer Schrittmacher ist die Therapie der Wahl.
Ektope Kammerarrhythmien bei gleichzeitiger Hypokaliämie: K^+-Zufuhr (40–60 mmol/Tag). Kontraindikation sind AV-Überleitungsstörungen (membranstabilisierende Wirkung von K^+) und Niereninsuffizienz (Gefahr einer Hyperkaliämie).
Kammertachykardien: Lidocain bzw. Phenytoin i.v. (Dosierung s. S. 356). Bei besonders schwerwiegenden, lebensbedrohlichen Digitalisvergiftungen kann das Serumkalium zum Diagnosezeitpunkt erhöht sein (bedingt durch hohe zelluläre

K$^+$-Verluste). Unter dieser Bedingung kann durch Anti-arrhythmika ein Herzstillstand ausgelöst werden. Aus diesem Grunde werden derartige Patienten zunehmend mehr mit Digitalis-Antikörpern (Digitalis-Antidot BM®) behandelt. Es handelt sich um digoxinspezifische Fab-Fragmente, die aus der IgG-Fraktion mit Digoxin-Serumalbumin-Konjugaten immunisierter Schafe gewonnen werden.

Besonders bei Vergiftungen mit Digitoxin kann zusätzlich versucht werden, die im Darm befindliche Menge (wohin es auch durch den enterohepatischen Kreislauf gelangt, s.u.) durch Adsorptionsmittel wie Aktivkohle (gemeinsam mit Na$_2$SO$_4$ als salinisches Laxans) zu verringern. Auch Anionen-austauscher wie Colestyramin (s. S. 506) sind dafür geeignet.

Pharmakokinetik

Resorption und Verteilung

Unterschiede zwischen den einzelnen Herzglykosiden bestehen ausschließlich in ihren pharmakokinetischen Eigenschaften. Das Glykosidmolekül enthält neben dem lipophilen Steroidringsystem eine Reihe hydrophiler Strukturen (Laktonring, OH-Gruppen, die Zuckerkomponenten). Der Polaritätsgrad nimmt vom Digitoxin über Digoxin zum Strophanthin aufgrund zunehmender polarer Substituenten am Geninring zu (s. Abb. 30). Die Folge sind unterschiedliche enterale Resorption, Plasmaeiweißbindung und Biotransformation dieser drei Glykoside (Tab. 9). Der hohe Polaritätsgrad des Strophanthins ist die Ursache für seine schlechte enterale Resorption und seine geringe Bioverfügbarkeit. Aus den halbsynthetischen Methyl- und Acetyldigoxinen entsteht im Organismus sehr rasch Digoxin, bei den acetylierten Derivaten bereits teilweise in der Darmmukosa.

Tab. 9: Pharmakokinetik der Herzglykoside.

	Digitoxin	Digoxin	Strophanthin
Lipophilie	+ + +	+ +	+
Bioverfügbarkeit (%)	> 90	70 – 80	0 – 10
Plasmaproteinbindung (%)	> 90	20 – 40	0 – 10
Metabolisierter Anteil (%)	> 70	< 30	0
Plasmahalbwertzeit (h)	144 – 192	33 – 36	12 – 19

Aufgrund der geringen therapeutischen Breite der Herzglykoside können bereits geringe Unterschiede in der Bioverfügbarkeit mit Intoxikation oder Wirkungsabschwächung einhergehen. Während eine quantitative Resorption wie im Falle des Digitoxins keine nennenswerten interindividuellen Schwankungen aufweist, nehmen diese mit sinkender Resorptionsquote zu und erfordern daher bei Digoxinpräparaten entsprechende Beachtung. Um Schwankungen in der Resorption so gering wie möglich zu halten und um eine möglichst exakte Glykosiddosierung zu gewährleisten, werden von den Zulassungsbehörden für jedes neu eingereichte Digoxin-Generikum Bioäquivalenzprüfungen mit einem Standardpräparat verlangt, da die Bioverfügbarkeit von Arzneimitteln in hohem Maße von der pharmazeutischen Zubereitung abhängt (s. S. 55). Strophanthin eignet sich nur für die parenterale Verabreichung.

Elimination

Digitoxin wird zum überwiegenden Teil in der Leber metabolisiert, wobei einer der Metaboliten Digoxin ist. Es unterliegt teilweise auch einem enterohepatischen Kreislauf (s. S. 54; 33), der neben der hohen Plasmaeiweißbindung zur langen Verweildauer dieses Glykosids im Organismus beiträgt. Hingegen wird Digoxin zum größeren Teil unverändert über die Niere ausgeschieden. Bei ganz wenigen Patienten können im Darmlumen durch bakteriellen Einfluß (Eubakterium lentum) Reduktionsprodukte des Digoxins entstehen, die der Resorption entzogen werden und im Stuhl aufscheinen. Strophanthin wird unverändert und vollständig renal eliminiert. Während Nierenfunktionsstörungen auf die Dosierung von Digitoxin ohne Einfluß sind, wird die Elimination von Digoxin verlängert (Abb. 36). Eine Dosisanpassung erfolgt mittels Datentabellen oder Nomogrammen (s. S. 93) auf der Basis der Kreatininclearance; ein brauchbares Vorgehen für die Praxis ist aber auch die Orientierung am Plasmaharnstoff.

Dosierung und Auswahl der Herzglykoside

Einen Überblick über Dosierung und therapeutische Plasmaspiegel von Digitoxin und Digoxin gibt Tab. 10. Herzglykoside haben im Vergleich zu den meisten anderen heutzutage verwendeten Arzneimitteln eine extrem lange Halbwertszeit. Infolge Kumulation (s. S. 64) sowie aufgrund der geringen therapeutischen Breite können bei der erforderlichen chronischen Verabreichung toxische Konzentrationen im Herzen daher sehr leicht erreicht werden. Aus diesem Grunde ist eine äußerst vorsichtige Einstellung („Digitalisierung") notwendig, die auf zweierlei Arten vorgenommen wird:

1. Langsame Sättigung

Die Therapie wird von Anfang an mit der Erhaltungsdosis (s. Tab. 10) begonnen, so daß therapeutische Plasmaspiegel erst nach 4 – 5 Halbwertszeiten erreicht werden. Diese Art der Sättigung ist daher nur für Digoxin sinnvoll, wo die Einstellung nach 7 – 10 Tagen erreicht ist. Bei Digitoxin wären 4 – 6 Wochen notwendig. Die im Gleichgewichtszustand im Organismus vorhandene Glykosidmenge wurde früher als „Vollwirkdosis" bezeichnet; sie entspricht der Sättigungsdosis, worunter man diejenige Dosis versteht, die mit einmaliger Gabe zu einer therapeutischen Plasmakonzentration führen würde. Dem Nachteil des langsamen Wirkungseintritts bei dieser Art der Aufsättigung steht der Vorteil des Früherkennens einer Glykosidüberempfindlichkeit gegenüber mit der Möglichkeit, die Erhaltungsdosis rechtzeitig zu korrigieren.

Tab. 10: Dosierung und Plasmakonzentration von Digoxin und Digitoxin.

	Digoxin	Digitoxin
Mittlere Sättigungsdosis (mg)	0,75 – 1,5	0,8 – 1,2
Tägliche orale Erhaltungsdosis (mg)	0,15 – 0,4	0,07 – 0,1
Therapeutische Plasmakonzentration (ng/ml)	0,5 – 2,0	10 – 35

2. Schnelle Sättigung

Eine i. v. Verabreichung der Sättigungsdosis innerhalb eines Tages ist extrem gefährlich und sollte unterbleiben. Ein heute übliches Vorgehen ist die Gabe der 2–4fachen täglichen Erhaltungsdosis (engl. „priming dose"), womit therapeutische Plasmakonzentrationen nach 2–5 Tagen erreicht werden. Ab diesem Zeitpunkt wird der Plasmaspiegel mit der Erhaltungsdosis im Gleichgewicht gehalten.

Wesentlich ist die laufende Kontrolle des Patienten während der Einstellung. Neben der Messung des Plasmaspiegel, wofür einige Methoden zur Verfügung stehen (z. B. Radioimmunoassay, Enzymimmunoassay, Hemmung der ^{86}Rb-Aufnahme in humane Erythrozyten) steht vor allem die sorgfältige Beobachtung klinischer Parameter im Vordergrund. Sie äußern sich bei Einsetzen der Glykosidwirkung in Frequenznormalisierung, Abnahme der Herzgröße, Rückgang der Leberstauung, Verschwinden von Dyspnoe und Cyanose sowie Einsetzen der Diurese. Besondere Beachtung erfordern die Kontraindikationen (Tab. 11) und die Wechselwirkungen der Herzglykoside mit anderen Arzneimitteln (Tab. 12).

Wahl des Präparates

Der Vorteil von Digoxin liegt im relativ raschen Abklingen einer toxischen Wirkung nach Absetzen des Präparates, der Nachteil im raschen Nachlassen des therapeutischen Effekts bei versehentlicher Nichteinnahme. Vorteile des Digitoxins sind seine konstante Bioverfügbarkeit und die weitgehende Unabhängigkeit von der Nierenfunktion; bei alten Patienten mit ungewisser Nierenfunktion wird es deshalb bevorzugt. Im Rahmen einer Intoxikation kann es allerdings Tage dauern, bis ein signifikanter Anteil von Digitoxin aus dem Organismus eliminiert ist.

Kein Herzglykosid sollte in Form einer fixen Arzneimittelkombination verabreicht werden, denn aufgrund der geringen therapeutischen Breite der Glykoside ist für jeden Patienten eine streng individuelle Dosierung erforderlich.

β-Adrenozeptoragonisten

Die positiv inotrope Wirkung der β-Adrenozeptoragonisten ist stärker als diejenige der Herzglykoside (zum molekularen Wirkungsmechanismus, s. S. 372). Zusätzlich besitzen sie eine positiv lusitrope Wirkung, die in einer günstigen Verlängerung der Diastolendauer resultiert. Ein wesentlicher Nachteil gegenüber den Herzglykosiden ist aber ihre positiv chronotrope und dromotrope Wirkung. Wie alle positiv inotropen Pharmaka, welche einen Anstieg des kardialen cAMP-Gehaltes bewirken, sind auch mit β-Adrenozeptoragonisten leicht ventrikuläre Tachyarrhythmien auslösbar; der durch Vermitt-

Tab. 11: Kontraindikationen für Herzglykoside.

- ventrikuläre Tachyarrhythmien
- AV-Block II. und III. Grades
- WPW-Syndrom
- ausgeprägte Hypokaliämie
- frischer Myokardinfarkt
- Hyperkalziämie (z. B. bei Hyperparathyreoidismus)
- hypertrophe obstruktive Kardiomyopathie (Subvalvuläre Aortenstenose; Therapie mit β-Blockern oder Calciumkanalblockern!)

Tab. 12: Klinisch bedeutsame Interaktionen mit Herzglykosiden.

Medikation	Mögliche Interaktion
Diuretika	Erhöhung der Digitalistoxizität durch Hypokaliämie
Chinidin	Anstieg der Plasmakonzentration von Digoxin durch Verminderung von dessen renaler und extrarenaler Clearance (s. S. 67).
Reserpin	durch Noradrenalinfreisetzung erhöhte Gefahr digitalisinduzierter Herzrhythmusstörungen
Cholestyramin	Verminderung der Resorption
Hyperthyreose	Verminderung der Plasmakonzentration von Digoxin

lung von cAMP gesteigerte transmembranäre Ca^{2+}-Einstrom erhöht nämlich über einen Anstieg der Phase 4 die Automatie, begünstigt aber auch das Auftreten von Slow-Response-Potentialen im Purkinje-System. Eine Ca^{2+}-Überladung der Myokardzellen erhöht das Risiko der Entstehung herdförmiger Herzmuskelnekrosen.

Ein Problem jeder Therapie mit β-Adrenozeptoragonisten ist der rasch einsetzende Wirkungsverlust bei kontinuierlicher Verabreichung aufgrund einer Desensibilisierung der β-Adrenozeptoren (s. S. 104). Hinzu kommt, daß im Rahmen einer Herzinsuffizienz die β-Adrenozeptoren aufgrund erhöhter Sympathikusaktivität von vornherein desensibilisiert sind, und β-Adrenozeptoragonisten schon aus diesem Grunde am insuffizienten Herzen schwächer wirksam sind als am gesunden.

Die Catecholamine **Dopamin** und **Dobutamin** werden schon seit mehreren Jahren beim akuten Herzversagen erfolgreich therapeutisch angewendet. Ihre positiv inotrope Wirkung ist mit geringerer Frequenzbelastung verbunden als die anderer β-Agonisten. Ein möglicher Grund dafür dürfte darin zu suchen sein, daß Dopamin und Dobutamin keinen Abfall des peripheren Widerstandes und daher zumindest keinen reflektorisch bedingten Frequenzanstieg bewirken. Bei Dobutamin, das als Razemat angeboten wird (Dobutrex®), besitzt das (−)Enantiomer ausgeprägte $α_1$-agonistische Wirkung, so daß sich die über $α_1$-Adrenozeptoren vermittelte Vasokonstriktion und die über $β_2$-Adrenozeptoren vermittelte Vasodilatation weitgehend die Waage halten. Dopamin fördert bereits in niedriger Dosierung über Dopaminrezeptoren die renale und mesenteriale Durchblutung (D_1-Rezeptoren), bei Dosissteigerung kommt sukzessive eine α-agonistische Wirkung zum Tragen, welche anfänglich die über Dopamin- und $β_2$-Rezeptoren vermittelte Gefäßwirkung antagonisiert, bei Überdosierung aber mit einem deutlichen Anstieg des peripheren Widerstandes verbunden ist. Dopamin und Dobutamin haben als Catecholamine eine geringe Bioverfügbarkeit und werden rasch metabolisch inaktiviert. Sie sind daher gut steuerbar, können aber nur i. v. infundiert werden. Tab. 13 zeigt ihr Wirkungsspektrum gegenüber den anderen Catecholaminen.

Agonisten mit $β_2$-Selektivität

Die erfolgreiche Verwendung von Vasodilatantien in der Behandlung der Herzinsuffizienz hat auch zum Einsatz $β_2$-selektiver Agonisten bei dieser Erkrankung geführt, die über $β_2$-Rezeptoren an der Gefäßmuskulatur vasodilatierend wir-

Tab. 13: Rezeptoraffinität der Catecholamine.

	α_1	β_1	β_2	Dopaminerg
Dopamin	+	+ +	+ +	+ + +
Noradrenalin	+ + +	+ + +	+	0
Adrenalin	+ + +	+ + +	+ + +	0
Isoprenalin	0	+ + +	+ + +	0
Dobutamin	+	+ +	+ +	0

ken. Es wird ihnen aber auch eine positiv inotrope Wirkung zugeschrieben, möglicherweise über β_2-Rezeptoren, die in geringer Zahl auch am Myokard vorhanden sind. Es herrscht derzeit noch keine Klarheit, welcher Effekt klinisch überwiegt. Salbutamol, Terbutalin und Pirbuterol sind klinisch geprüft worden. Sie sind alle mit dem Nachteil einer beträchtlichen Frequenzsteigerung sowie eines hohen arrhythmogenen Potentials belastet, so daß ihr therapeutischer Nutzen bei Herzinsuffizienz fraglich erscheint.

Hemmstoffe der Phosphodiesterase (PDE)

PDE-Hemmstoffe erhöhen ebenfalls die zelluläre Konzentration von cAMP (s. Abb. 29). Anders als die β-Adrenozeptoragonisten vermindern sie den Abbau von cAMP zu inaktivem 5'-AMP durch Hemmung eines oder mehrerer von vier Isoenzymen (PDE I–IV, definiert mittels Anionenaustausch-Chromatographie). Während für die PDE I und II sowohl cAMP als auch cGMP als Substrat fungieren, besitzen die PDE III und IV eine wesentlich höhere Affinität für cAMP als für cGMP. Bisher ist unklar, welchen Anteil die PDE-Isoenzyme an der Regulation der zellulären cAMP-Konzentration haben. Möglicherweise steigern die einzelnen Isoenzyme die cAMP-Konzentration in verschiedenen intrazellulären Kompartimenten, die für die Regulation der Kontraktionskraft von unterschiedlicher Bedeutung sind.

Klassische PDE-Hemmstoffe sind die Methylxanthine (z.B. Theophyllin), die alle Isoenzyme mit gleicher Potenz hemmen. Sie wurden früher in der Behandlung der Herzinsuffizienz häufig eingesetzt, haben bei dieser Indikation aber heute völlig an Bedeutung verloren. Ihre positiv inotrope Wirkung ist nur schwach ausgeprägt, und es ist ungeklärt, ob ihr nicht andere Mechanismen als die unselektive Hemmung der PDE zugrunde liegen (s. S. 383).

Eine Reihe neu entwickelter Substanzen, wie Amrinon und Enoximon, sind aber selektive PDE III-Hemmstoffe. Sowohl unselektive als auch PDE III-selektive Hemmstoffe steigern die Kontraktionskraft. Da andererseits Substanzen bekannt sind, die selektiv die PDE I oder IV hemmen, und die keine oder nur geringe inotrope Wirkung haben, scheint nach bisherigem Wissensstand eine PDE III-Hemmung für die positiv inotrope Wirkung notwendig zu sein.

PDE-Hemmstoffe sind auch potente Vasodilatantien, da eine Erhöhung der cAMP-Konzentration im glatten Muskel eine Tonusverminderung zur Folge hat (s. S. 150). Sie sind daher auch in der Lage, die Vor- und Nachlast des Herzens zu senken. Ob eher der positive inotrope Effekt oder die Vasodilatation den therapeutischen Wert dieser Stoffe bestimmt, wird derzeit noch kontrovers beurteilt. Rezente experimentelle Untersuchungen weisen jedenfalls darauf hin, daß bei dilatativer Kardiomyopathie nur sehr niedrige cAMP-Konzentrationen im Herzmuskelgewebe vorliegen und der inotrope Effekt der PDE-Hemmer bei dieser Form der Herzinsuffizienz stark abgeschwächt ist. Diese Befunde geben auch zu der Vermu-

tung Anlaß, daß einer verminderten Aktivität der Adenylatcyklase eine wichtige pathophysiologische Rolle im Rahmen einer Herzinsuffizienz zukommt.

Amrinon, Enoximon

Die Bipyridinverbindung Amrinon und das Imidazolderivat Enoximon (Abb. 37) sind die einzigen PDE III-Hemmstoffe, die bereits in mehreren Staaten registriert sind. Sie sind nur zur i. v. Kurzzeittherapie zugelassen. Ihr Einsatz ist schweren Formen der Herzinsuffizienz vorbehalten, die sich gegen andere medikamentöse Maßnahmen als refraktär erwiesen haben.

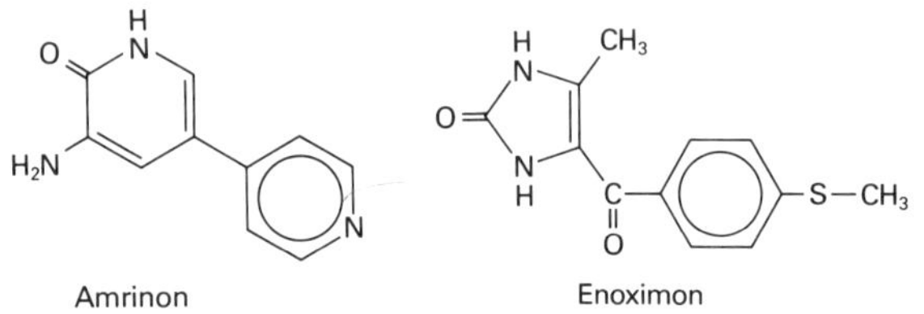

Abb. 37: Amrinon (Wincoram®) und Enoximon (Perfan®).

Die i. v. Initialdosis für Amrinon beträgt 0,75 mg/kg, gefolgt von einer als Infusion verabreichten Erhaltungsdosis von 5–10 µg/kg/min. Die Behandlung darf einen Zeitraum von 14 Tagen nicht überschreiten. Die Substanz wird teils metabolisiert, teils unverändert renal eliminiert. Das Ausmaß des jeweiligen Eliminationsweges ist ebenso wie die Plasmahalbwertszeit starken Schwankungen unterworfen; während diese an gesunden Probanden 2,5 Stunden beträgt, kann sie an Patienten mit Herzversagen auf über 12 Stunden ansteigen.

Bei Kurzzeittherapie mit Amrinon oder Enoximon wird das Herzminutenvolumen verbessert und der linksventrikuläre Füllungsdruck gesenkt, arterieller Blutdruck und Herzfrequenz werden hingegen nur geringfügig beeinflußt. Bei oraler Langzeitbehandlung dürfte hingegen das Risiko den Nutzen deutlich übersteigen: die Progredienz der linksventrikulären Dysfunktion wird eher beschleunigt und es können lebensbedrohliche ventrikuläre Tachyarrhythmien ausgelöst werden. Bei Amrinon treten auch überaus häufig Nausea, Erbrechen, eine dosisabhängige Thrombozytopenie und ein Anstieg der Leberenzyme im Plasma auf. Bei Enoximon scheinen diese extrakardialen Nebenwirkungen bisher wesentlich seltener zu sein.

Vasodilatantien

Wie auf S. 370 erläutert, wird die linksventrikuläre Schlagarbeit nicht nur über eine Steigerung der Kontraktilität, sondern auch durch **Senkung der Nachlast** gesteigert. Dieser Mechanismus beruht auf folgenden Überlegungen:

– Während das gesunde Herz sein Schlagvolumen auch bei ausgeprägten Änderungen der Nachlast konstant hält, ist dem insuffizienten Herzen diese Fähigkeit weitgehend verloren gegangen, so daß nun eine steile inverse Beziehung zwischen linksventrikulärer Schlagarbeit und Nachlast besteht (s. Abb. 28).

– Die Senkung der Nachlast durch Vasodilatantien führt nicht nur zu einer markanten Verbesserung der Schlagarbeit, sondern auch – bedingt durch die verminderte systolische Wandspannung – zu einem Rückgang des myokardialen O_2-Verbrauches. Der Wirkungsgrad der Herztätigkeit (definiert als der in mechanische Arbeit umgesetzte Bruchteil der gesamten aufgewendeten Energie, s. S. 367f.) wird daher deutlich verbessert.

– Die Wirksamkeit der Vasodilatantien kann zusätzlich verstärkt werden durch reflektorischen Rückgang der Aktivität von Sympathikus und Renin-Angiotensin-Aldosteron-System (RAAS) als den wesentlichen Kompensationsmechanismen einer verminderten Herzauswurfleistung. Auch hier fällt der Unterschied zum voll funktionsfähigen Herzen auf, wo Vasodilatantien die Aktivität des Sympathikus und des RAAS reflektorisch erhöhen und dadurch in ihrer Wirkung abgeschwächt werden.

Zur Senkung der Nachlast eignen sich nur solche Vasodilatantien, welche an den arteriolären Widerstandsgefäßen angreifen, sei es präferentiell oder mit kombiniertem Angriffspunkt an den Kapazitätsgefäßen. Eine gleichzeitige Venodilatation wirkt sich günstig auf eine bestehende Stauungssymptomatik aus. Die Einstellung des Patienten muß vorsichtig einschleichend vorgenommen werden, da die Gefahr schwerer hypotensiver Zwischenfälle (Absinken des koronaren Perfusionsdrucks!) zu Beginn der Behandlung sehr groß ist.

Hemmstoffe des Angiotensin Converting Enzymes („ACE-Hemmer"): Captopril, Enalapril (s. S. 185). Während der Einstellung (z. B. Captopril 6,25 mg/d über die ersten drei Tage, dann über denselben Zeitraum 12,5 mg/d) müssen die Patienten bis zu drei Stunden nach Einnahme der Tablette im liegenden Zustand überwacht werden. Die Dosissteigerung erfolgt gewöhnlich bis auf 25 mg/d, tägliche Maximaldosen von 75 mg sollen nicht überschritten werden.

α_1-Selektive Adrenozeptorenblocker: Prazosin, Trimazosin (s. S. 172): Es sind deutlich höhere Dosen als zur Hypertoniebehandlung erforderlich (z. B. Prazosin 4 × 1–5 mg/d).

Dihydralazin (s. S. 186): Im Gegensatz zu den ACE-Hemmstoffen und den α_1-Adrenozeptorenblockern wirkt es selektiv dilatierend auf die Widerstandsgefäße. Es wird bei Patienten mit stark eingeschränkter Auswurfleistung meist zusammen mit Isosorbiddinitrat (einem selektiven Venodilatator, s. u.) eingesetzt. Tagesdosen liegen bei 100–200 mg.

Ca^{2+}-Kanalblocker haben bei der Therapie der Herzinsuffizienz keine Bedeutung (eine Ausnahme stellt die hypertrophe Kardiomyopathie dar). Sie besitzen durchwegs eine negativ inotrope Eigenwirkung (s. S. 362), so daß sie eine schwere Herzinsuffizienz sogar verschlechtern.

Bei akuter Herzinsuffizienz mit stark dilatiertem Herzen und hochgradiger Stauung im Lungenkreislauf kann aber auch eine **Senkung der Vorlast** durch die präferentiell an den Kapazitätsgefäßen angreifenden **organischen Nitrate** (s. S. 394) sinnvoll sein. Sollte sich deren orale oder sublinguale Gabe als nicht ausreichend erweisen, können sie auch mittels Perfusors oder Tropfenzählers i. v. infundiert werden.

Nitroglycerin: 0,8–2,4 mg alle 5–10 min sublingual; 0,5–6,0 mg/h i. v.

Isosorbiddinitrat (ISDN): 5–10 mg p. o. oder sublingual; 2–10 mg/h i. v.

Ein offenes Problem ist die oft beobachtete Toleranzentwicklung bei längerdauernder Verabreichung von Vasodilatantien. Dafür können zelluläre Mechanismen verantwortlich sein, wie es für die organischen Nitrate als wahrscheinlich gilt (s. S. 394). Oft liegt die Erklärung aber auch in der Auslösung gegenregulatorischer Mechanismen, wie der Aktivierung des RAAS-Systems als Antwort des gesunden Organismus auf die Einwirkung eines arteriolär angreifenden Dilatators. Bei dessen Verabreichung im Zustand der Dekompensation kann

man aber davon ausgehen, daß maximal aktivierte kompensatorische Mechanismen (Sympathikus und RAAS) wieder an Einfluß verlieren, so daß die Wirkung der Vasodilatantien sogar verstärkt werden kann (daher einschleichend dosieren!). Mit dem normalisierenden Einfluß der pharmakodynamisch verursachten Dilatation können diese gegenregulatorischen Funktionen aber allmählich wieder im Sinne einer Toleranzentwicklung zur Auswirkung gelangen. Der spezifische Angriffspunkt der ACE-Hemmer im Sinne einer Unterdrückung der RAAS-Aktivität liefert wahrscheinlich die Erklärung dafür, daß unerwünschte Gegenregulationen und Toleranzphänomene mit dieser Substanzgruppe bisher nicht beobachtet wurden.

Differentialtherapie der Herzinsuffizienz

Eine Herzinsuffizienz ist behandlungsbedürftig, wenn wenigstens drei der folgenden Symptome vorliegen: Dyspnoe, basale Rasselgeräusche über den Lungen, symmetrische Ödeme über beiden Knöcheln sowie am Kreuzbein, Lebervergrößerung sowie Erhöhung des zentralen Venendrucks. Selbstverständlich muß ein anderes Grundleiden als mögliche Ursache eines dieser Symptome vorher ausgeschlossen werden. Ziel der Therapie ist eine schnelle Besserung der Symptome, Verminderung der Mortalität, positive Beeinflussung des ohne Therapie ungünstigen Verlaufes. Standen bis vor wenigen Jahren die Herzglykoside und Diuretika noch im Zentrum jeder medikamentösen Behandlung, haben in den letzten Jahren Vasodilatantien zunehmend an Bedeutung gewonnen. Während positiv inotrope Substanzen wohl die Morbidität vermindern, existiert derzeit noch keine Studie, in welcher mit ihnen auch eine Senkung der Mortalitätsrate nachgewiesen werden konnte. Hingegen geht aus placebo-kontrollierten Langzeitstudien hervor, daß sich sowohl durch die Gabe von ACE-Hemmstoffen als auch von einer Kombination Dihydralazin-ISDN (in beiden Studien additiv zu einer Digitalis-Diuretika-Therapie verabreicht) an schwer herzinsuffizienten Patienten eine signifikante Senkung der Mortalität erreichen läßt.

Chronische Herzinsuffizienz

Die einzelnen Stufen der Behandlung zeigt Tab. 14. Neben nicht-medikamentösen Maßnahmen (körperliche Schonung, Gewichtsreduktion, Einstellung einer bestehenden Hypertension, Na^+-Restriktion) sollte bei **leichten bis mittelschweren Verlaufsformen** einer chronischen Herzinsuffizienz (NYHA II/III, Tab. 7) die Arzneimitteltherapie mit **Thiazid-Diuretika** (s. S. 431) begonnen werden; bei eingeschränkter Nierenfunktion sind Schleifendiuretika indiziert, ansonsten sollten diese aber erst bei Vorliegen ausgeprägter und resistenter

---

Tab. 14: Behandlungsstufen der chronischen Herzinsuffizienz.

1. Verringerung der Herzbelastung
   – körperliche Schonung
   – Gewichtsreduktion
   – Behandlung einer arteriellen Hypertonie
2. Na^+-Restriktion
3. Diuretika
4. Herzglykoside
5. Vasodilatantien
6. PDE III-Hemmstoffe

Ödeme erwogen werden. Diuretika bewirken oft rasch (ca. innerhalb 1–2 Wochen) eine symptomatische Besserung (Ödeme, Atemnot), sind aber zu einer alleinigen Dauerbehandlung nicht geeignet, da sie auf längere Sicht die anfangs erzielte Besserung nicht aufrecht erhalten. Das Risiko einer erneuten Dekompensation kann durch die Kombination des Diuretikums mit **Digitalis oder einem ACE-Hemmer** reduziert werden. In einer umfangreichen multizentrischen Vergleichsstudie zwischen Digoxin und Captopril haben sich beide (jeweils in Kombination mit einem Diuretikum) als gleichwertig erwiesen.

Obwohl im deutschen Sprachraum heutzutage noch Digitalispräparaten der Vorzug gegeben wird, besteht ein steigender Trend, in diesem Stadium überhaupt keine positiv inotropen Substanzen, sondern ACE-Hemmer zu verabreichen, die in Kombination mit Diuretika am besten zur Geltung kommen; einerseits wirken sie den unter Diuretika möglichen K^+-Verlusten und damit den durch K^+-Verluste bedingten Arrhythmien entgegen, andererseits aber auch der durch Diuretika induzierten Aktivierung des RAAS-Systems. ACE-Hemmer sollen aber nicht für eine Initialtherapie verwendet werden, da bei unbehandelter Herzinsuffizienz der Kreislauf stark von Angiotensin II abhängig ist, so daß ACE-Hemmer bei initialer Verabreichung eine gefährliche Hypotonie auslösen können.

Eine Indikation für Digitalispräparate ist in jedem Falle eine mit supraventrikulären Tachyarrhythmien, insbesondere mit Vorhofflimmern oder Vorhofflattern kombinierte Herzinsuffizienz, bedingt durch die digitalis-induzierte Verzögerung der AV-Überleitung. Zur alleinigen Verabreichung von Herzglykosiden als Antiarrhythmikum s. S. 362.

Schwere Verlaufsformen (NYHA III/IV) erfordern hingegen von Anfang an eine kombinierte Behandlung mit **Schleifendiuretika, Herzglykosiden und Vasodilatantien,** wobei unter den letzteren aufgrund umfangreicher rezenter Untersuchungen ACE-Hemmer wieder die erste Wahl darstellen dürften. Die mit α_1-Adrenozeptorenblockern oder der Kombination Dihydralazin-ISDN erzielte symptomatische Besserung scheint vergleichsweise geringer zu sein und aufgrund häufiger Nebenwirkungen und Toleranzentwicklung können diese nicht über längere Zeit angewandt werden. ISDN ist aber das vasodilatierende Agens der Wahl, wenn eine Lungenstauung das klinische Bild beherrscht. Ist mit der Kombination aus Digitalisglykosiden, Diuretika und Vasodilatantien keine ausreichende Kompensation zu erreichen, kann zusätzlich ein PDE III-Hemmstoff vom Typ des Amrinons oder des Enoximons verabreicht werden. Die Therapiedauer muß auf 14 Tage beschränkt bleiben (s. o.).

Beim isolierten Rechtsherzversagen **(chronisches Cor pulmonale)** wird der Einsatz positiv inotroper Substanzen sehr widersprüchlich diskutiert, da sie weder einen Abfall des rechtsventrikulären Füllungsdruckes noch des Pulmonalarteriendruckes hervorrufen können. Die Gabe von Diuretika ist hier das effektivste Behandlungsprinzip.

Bei Patienten mit idiopathischer dilatativer Cardiomyopathie haben sich β-Blocker, die bei Herzinsuffizienz normalerweise kontraindiziert sind, als therapeutisch wirksam erwiesen. Der Grund für diesen paradoxen Effekt wird darin gesehen, daß β-Blocker einerseits das Herz vor starker Sympathikusstimu-

lation schützen können, andererseits durch eine „Upregulation" der β-Adrenozeptoren deren Empfindlichkeit auf sympathische Reize aufrecht erhalten. Kontrollierte klinische Studien für diese Art der Therapie liegen derzeit aber keine vor.

Akute Herzinsuffizienz

Wenn Zeichen eines Herzversagens innerhalb von Minuten oder Stunden manifest werden, liegt eine akute Herzinsuffizienz vor. Sie kann sich im Rahmen einer chronischen Herzinsuffizienz entwickeln, stellt aber in der Mehrzahl der Fälle eine schwerwiegende Komplikation eines Myokardinfarktes dar. Eine kausale Behandlung hat, soweit sie möglich ist, Priorität. Zwecks rascher Diagnose und selektiver Behandlung ist die Erhebung eines hämodynamischen Status wesentlich wichtiger als bei der chronischen Herzinsuffizienz. Dazu gehören die Bestimmung des arteriellen Druckes, des zentralvenösen Druckes, des LVEDP (gemessen mittels Einschwemmkatheter als Pulmonalkapillardruck), des Herzzeitvolumens und der ventrikulären Auswurffraktion.

Lebensbedrohlich ist das **Lungenödem,** welches das **gleichzeitige** Einsetzen folgender Maßnahmen erfordert:

- Oberkörper erhöht lagern;
- 5–10 mg Morphin i. v., um dem Patienten das Erstickungsgefühl zu nehmen (eine Lungenerkrankung oder Atemdepression muß vorher ausgeschlossen werden);
- O_2-Zufuhr (Nasensonde);
- Reduktion der Vorlast, in schwächerem Maße auch der Nachlast, durch Gabe von Nitroglycerin oder ISDN sublingual oder i. v. (Dosierung s. o.);
- i. v. Gabe von Schleifendiuretika (z. B. 20–40 mg Furosemid);
- bei Vorhofflimmern oder ektoper supraventrikulärer Tachykardie: Digoxin 0,25 mg i. v., eventuell nach 4–6 Stunden wiederholen;
- Bereitstellung eines synchronisierten Cardioverters, sollte sich eine Kammertachykardie manifestieren.

Im Vordergrund der medikamentösen Behandlung steht also die Senkung der Vor- und Nachlast, wodurch nicht nur die Stauungssymptomatik beseitigt, sondern auch der O_2-Verbrauch des Herzens herabgesetzt wird. Das Herz stimulierende, positiv inotrope Maßnahmen werden weitgehend vermieden, über eine Kontraktilitätssteigerung eines möglicherweise noch suffizienten rechten Ventrikels können sie die Stauphänomene vor dem linken Ventrikel sogar kritisch verstärken.

Positiv inotrope Substanzen sind aber erforderlich, wenn eine extreme Einschränkung der Auswurffraktion vorliegt und die Schocksymptomatik im Vordergrund steht (**kardiogener Schock**). Mittel der Wahl sind die Catecholamine **Dopamin** (0,1–0,6 mg/min) oder **Dobutamin** (0,1–0,3 mg/min), die mittels Perfusor oder Tropfenzähler i. v. verabreicht werden; bei anhaltender Tachykardie ist Dobutamin vorzuziehen. Bei erhöhten Füllungsdrucken zusätzlich Nitroglycerin i. v. Die Herzfrequenz muß während der Infusion laufend überwacht und bei stärkerem Frequenzanstieg die Dosis reduziert werden. Aufgrund der raschen Toleranzentwicklung können Dopamin und Dobutamin innerhalb weniger Tage wirkungslos werden.

Weiterführende Literatur

Antonaccio, M. J.: Cardiovascular Pharmacology, 3. ed., Raven Press, New York 1990.

Braunwald, E.: Pathophysiology of Heart Failure. In „Heart Disease" (E. Braunwald, Hrsg.), 3. ed., pp. 426–448, Saunders 1987.

Captopril-Digoxin Multicenter Research Group: Comparative Effects of Therapy with Captopril and Digoxin of Patients with Mild to Moderate Heart Failure. JAMA **259**, 539–548 (1988).

Cohn, J. N./Archibald, D. G./Zische, S. et al.: Effect of Vasodilator Therapy on Mortality in Chronic Congestive Heart Failure. New Engl. J. Med. **314**, 1547–1552 (1986).

Colucci, W. S./Wright, R. F./Braunwald, E.: New Positive Inotropic Agents in the Treatment of Congestive Heart Failure. New Engl. J. Med. **314**, 290–299 (1986) (first part), 349–458 (1986) (second part).

Consensus Trial Study Group: Effects of Enalapril on Mortality in Severe Congestive Heart Failure. New Engl. J. Med. **316**, 1429–1435 (1987).

Chatterjee, K.: Digitalis, Catecholamines, and other Positive Inotropic Agents. In „Cardiology" (W. W. Parmley, K, Chatterjee, Hrsg.), Chapters 1–17, Lippincott 1988.

Gauer, O. H.: Kreislauf des Blutes, in: Physiologie des Menschen, Bd. 3, Herz und Kreislauf, Urban und Schwarzenberg, München 1972.

Geltman, E. M.: Mild Heart Failure: Diagnosis and Treatment. Am. Heart J. **118**, 1277–1291 (1989).

Greef, K.: Cardiac Glycosides Part I and II, Hdb. Exp. Pharmacol, 56/I and II, Springer, Berlin 1981.

Hurst, J. W.: The Heart, 7. edt., Mc Graw-Hill, New York 1990.

Kochsiek, K.: Stellenwert der Glykosidspiegelbestimmung. Münch. Med. Wochenschr. **127**, 950–955 (1985).

van der Leyen, H.: Phosphodiesterase Inhibition by New Cardiotonic Agents: Mechanism of Action and Possible Clinical Relevance in the Therapy of Congestive Heart Failure. Klin. Wochenschr. **67**, 605–615 (1989).

Packer, M.: Therapeutic Options in the Management of Chronic Heart Failure. Circ. **79**, 198–204 (1989).

Rüegg, J. C.: Effects of New Inotropic Agents on Ca^{2+} Sensitivity of Contractile Proteins. Circ. **73** (Suppl. III), 78–84 (1986).

Smith, T. W.: Digitalis: Mechanism of Action and Clinical Use. New Engl. J. Med. **318**, 358–365 (1988).

Wetzel, B./Hauel, N.: New Cardiotonic Agents – a Promising Approach for Treatment of Heart Failure. Trends Pharmacol. Sci. **9**, 166–170 (1988).

Williams, J. F.: Evolving Concepts in Congestive Heart Failure. Modern Concepts of Cardiovascular Disease **59**, 43–53 (1990).

Methylxanthine

Coffein, Theophyllin und **Theobromin** (Tab. 15) zählen zu den ältesten Genuß- und Arzneimitteln. Coffein ist der pharmakodynamisch aktive Inhaltsstoff der Kaffeebohne (1–2%), der Teeblätter (2–5%) sowie der afrikanischen Kokosnuß (2%). Theobromin ist der Hauptinhaltsstoff der Kakaobohnen (1,5–3%). Theophyllin kommt in geringen Mengen in den Teeblättern vor.

Die therapeutische Bedeutung des Theophyllins beschränkt sich auf die Asthmatherapie. Zu diesem Zweck wird es häufig in Form des Aminophyllins eingesetzt, einer Verbindung von Theophyllin und Ethylendiamin (Euphyllin®), die die Wasserlöslichkeit des stark lipophilen Wirkstoffs erhöht.

Wirkungsmechanismus

Die auf zellulärer und subzellulärer Ebene beobachteten Effekte der Methylxanthine liefern allesamt keine befriedigende Erklärung für das typische Wirkungsspektrum dieser Substanzgruppe. Für die Hemmung der Phosphodiesterasen (s. S. 101) sind Konzentrationen erforderlich, die in vivo wahrscheinlich nicht erreicht werden. Dasselbe gilt für die mit hohen Coffeinkonzentrationen (0,5–1,0 mmol/1) beobachtete verstärkte Ca^{2+}-Freisetzung aus intrazellulären Speichern. Schließlich sind Methylxanthine kompetitive Antagonisten am extrazellulär lokalisierten Adenosinrezeptor (S. 116). Adenosin wirkt kontrahierend auf die Bronchialmuskulatur und stimuliert die Histaminfreisetzung in der Lunge. Obwohl die für die Besetzung der Adenosinrezeptoren erforderlichen Konzentrationen mit den therapeutischen Plasmakonzentrationen der Methylxanthine gut korrelieren, sind auch Xanthinderivate bekannt (z.B. Enprophyllin), die keine adenosinantagonistischen Eigenschaften haben, an Asthmatikern aber sogar potentere Bronchospasmolytika als das Theophyllin darstellen.

Pharmakodynamik

Methylxanthine haben ein komplexes Wirkungsspektrum, im Vordergrund stehen die Effekte an ZNS, glatter Muskulatur,

Tab. 15: Methylxanthine und ihre relative Wirksamkeit. (Xanthin: R_1, R_2, R_3 = H).

Derivat	R_1	R_2	R_3	ZNS-stimulie-rende Wirkung	Herz-wirkung	Broncho- u. Vasodil.	Skelettm.-stimulation	Diurese
Coffein	CH_3	CH_3	CH_3	+ + +	+	+	+ + +	+
Theophyllin	CH_3	CH_3	H	+ + +	+ + +	+ + +	+ +	+ + +
Theobromin	H	CH_3	CH_3	−	+ +	+ +	+	+ +

Skelettmuskulatur, Herz und Niere (s. Tab. 15). Theophyllin besitzt von den drei natürlichen Xanthinen die stärkste glattmuskulär-relaxierende Wirkung, Coffein dominiert bezüglich seiner zentralerregenden Eigenschaften.

ZNS. Für die zentral stimulierende Wirkung der Methylxanthine spielt wahrscheinlich der Adenosinrezeptor-Antagonismus die entscheidende Rolle. Es werden zuerst die Rindengebiete und erst in höheren Konzentrationen die Stammhirnbereiche erregt. So bewirken 0,15–0,2 g Coffein (1–2 Tassen Espresso, 2–4 Tassen Tee, 1–1,5 l Coca-Cola) eine charakteristische Beeinflussung psychischer Grundfunktionen wie Antrieb und Stimmung. Psychisches Tempo und Willkürmotorik sind gesteigert (vor allem gut eingelernte Fähigkeiten), die Reaktionszeiten verkürzt. Infolge gesteigerter mnestischer Funktionen werden Lernprozesse erleichtert. Die Stimmungslage kann bei lebhafter psychomotorischer Resonanz (gesteigerte Atmung) bis zur Euphorie angehoben werden. Intensität und Dauer der Wirkungen hängen von der Ausgangslage ab: sie sind bei Ermüdung und Schläfrigkeit stärker ausgeprägt, können jedoch bei starker Ausgangserregung des ZNS kaum nachgewiesen werden. Bei täglicher Mehrfachbelastung tritt Toleranz ein. Bei Dosissteigerung sind zunächst psychotische Zustandsbilder und schließlich auch Krampfanfälle möglich. Medulläre Wirkungen werden vor allem nach parenteraler Darreichung von Theophyllin und Coffein beobachtet und führen zur Stimulierung des Atemzentrums, der pressorischen Kreislaufzentren und der Vaguskerne, wobei die Reizschwelle gegenüber CO_2 herabgesetzt ist. Die Wirkung ist besonders bei Schädigung des Atemzentrums und unter der atemdepressiven Wirkung von Opioiden ausgeprägt. Die Auswirkungen der medullären Erregung werden am Gesamtorganismus jedoch zum Teil durch die peripheren Wirkungen antagonisiert (s. u.).

Glatte Muskulatur. Bronchodilatation ist der für die therapeutische Anwendung bedeutsamste Effekt. Es tritt keine Toleranz auf, die erforderliche Dosierung wird aber oft durch unerwünschte Reaktionen, insbesondere von seiten des ZNS, limitiert. Methylxanthine bewirken auch eine Relaxation der glatten Gefäßmuskulatur mit Ausnahme der Meningealgefäße, die kontrahiert werden. Auf letzteren Effekt ist die günstige Wirkung von Coffein bei vasomotorisch bedingten Kopfschmerzen zurückzuführen.

Herz. Methylxanthine wirken direkt positiv chronotrop und inotrop. Sie sind früher in der Therapie der akuten Herzinsuffizienz verwendet worden, vor allem um die Latenzphase bis zum Einsetzen einer Herzglykosidwirkung zu überbrücken. Die Wirkungen auf die Herzrhythmik gleichen im wesentlichen denen der β-Sympathomimetika. Ernste Rhythmusstörungen treten allerdings nur bei besonders empfindlichen Personen oder bei exzessiver Dosierung in Erscheinung.

Am **intakten Organismus** werden die direkten Herz- und Gefäßwirkungen durch zentrale und reflektorisch vermittelte Wirkungen teilweise überlagert. So stimuliert vor allem Coffein die medullären Vaguszentren und die pressorischen Kreislaufzentren. Bedingt durch die periphere Vasodilatation werden beide Zentren über den Barorezeptorenreflex noch zusätzlich erregt. In Abhängigkeit von Ausgangslage und Dosierung können daher Theophyllin und Coffein sowohl Brady- wie Tachykardie und auch gegensinnige Blutdruckreaktionen hervorrufen. In höheren Dosen dominieren, insbesondere bei Coffein, Blutdruckanstieg und Tachykardie.

Niere. Methylxanthine wirken als schwache Diuretika. Für die Diurese verantwortlich sind eine Steigerung der glomerulären Filtration (möglicherweise begünstigt durch die positiv inotrope Wirkung), eine Hemmung der tubulären Na^+-Rückresorption und eine gesteigerte Durchblutung des Nierenmarkes, wodurch die Harnkonzentrierung beeinträchtigt wird.

Das Ausmaß der Wirkung ist ohne therapeutische Bedeutung.

Skelettmuskulatur. Am isolierten Skelettmuskel werden verstärkte Kontraktionen beobachtet. An Patienten mit obstruktiven Atemwegserkrankungen steigert Theophyllin die Kontraktionen der Zwerchfellmuskulatur und verhindert deren rasche Ermüdung. Die periphere Wirkung auf das Diaphragma scheint in erster Linie dafür verantwortlich zu sein, daß Theophyllin die ventilatorische Reaktion auf Hypoxie verbessert und auch an Patienten mit irreversibler Atemwegsobstruktion zu einer Erleichterung der Atemnot führt; der Stimulierung des Atemzentrums unter Theophyllin kommt dabei eine unterstützende Funktion zu.

Magenschleimhaut. Die Sekretion von Magensäure und Verdauungsenzymen wird stimuliert. Bei Kaffeegenuß wird diese Wirkung noch durch die Röstprodukte verstärkt.

Pharmakokinetik

Methylxanthine werden im Gastrointestinaltrakt rasch resorbiert, in der Leber teilweise demethyliert und oxidiert und schließlich entweder als Monomethylxanthine oder als Methylharnsäure ausgeschieden. Nur 10 % werden unverändert renal eliminiert. Die Plasmahalbwertszeiten liegen bei Theophyllin zwischen 5 und 9 h, bei Coffein bei 5 h, sind aber großen Schwankungen unterworfen. So ist bei Kindern die Metabolisierung (und damit die Elimination) von Theophyllin beschleunigt (s. auch S. 66), aber auch bei Rauchern infolge Induktion der Leberenzyme.

Therapeutische Anwendung

Obstruktive Atemwegserkrankungen. Theophyllin ist eines der wirksamsten Pharmaka zur raschen Verminderung eines erhöhten Atemwegswiderstandes bei akutem Asthma bronchiale sowie zur Erleichterung der Symptomatik bei chronischem Asthma (s. S. 195). Aufgrund der geringen therapeutischen Breite und der individuell stark schwankenden Elimination des Theophyllins erfolgen therapeutische Einstellung und Kontrolle an Hand von Plasmaspiegeln, die mit den therapeutischen und toxischen Wirkungen gut korrelieren. So wird die therapeutisch erwünschte Bronchospasmolyse mit Plasmakonzentrationen von 5–20 µg/ml erreicht. **Unerwünschte Wirkungen wie Anorexie, Nausea, Erbrechen, abdominelle Beschwerden, Kopfschmerz und Angstzustände** beginnen sich bei einzelnen Patienten schon mit Plasmakonzentrationen von 15 µg/ml bemerkbar zu machen und treten dann bei Plasmakonzentrationen über 20 µg/ml häufig auf. Noch höhere Plasmaspiegel (> 40 µg/ml) können mit **Krampfanfällen und kardialen Arrhythmien** verbunden sein, denen oft keine der oben genannten gastrointestinalen oder neurologischen Warnsymptome vorangehen. Besonders Kinder neigen sehr leicht zu Krampfanfällen.

Therapeutische Plasmaspiegel werden mit einer durchschnittlichen oralen Tagesdosis von 13,5 mg/kg erreicht. Zur Verhinderung starker nächtlicher oder frühmorgendlicher Verschlechterungen wird neuerdings eine zirkadiane Therapie mit höheren abendlichen Dosen oder eine langsam (retardiert) freisetzende Theophyllingalenik empfohlen (z. B. Euphyllin retard-Filmtabletten®). Die benötigte Dosis unterliegt aber individuell starken Schwankungen. So ist die Elimination des Theophyllins bei Leberfunktionsstörungen oder Rechtsherzinsuffizienz mit Leberstauung verlangsamt, bei starken Rauchern und Kindern hingegen erhöht (s. o.), so daß die Dosierung entsprechend angepaßt werden muß. Aufgrund der noch nicht voll entwickelten Biotransformation ist bei Neugeborenen die Elimination des Theophyllins extrem verlangsamt. Zur Behandlung eines Status asthmaticus muß

Theophyllin i. v. verabreicht werden (Aufsättigung 3–5 mg/kg, Erhaltungsdosis 0,7 mg/kg/h als Infusion).

Frühgeborenen-Apnoe. Episoden längerdauernder Apnoe und Bradykardie, verbunden mit der Gefahr neurologischer Ausfallserscheinungen, sind bei Frühgeborenen nicht selten. Sie können durch Theophyllin oder Coffein verhindert bzw. auch aufgehoben werden. Stimulierung des Atemzentrums und der Atemmuskulatur (Diaphragma) sowie die Bronchodilatation sind gleichermaßen für diesen Effekt verantwortlich. Die benötigten Plasmaspiegel von Theophyllin liegen im selben Bereich wie bei der Asthmatherapie. Die Behandlung mit Methylxanthinen ist mit weniger Risiko verbunden (Konvulsionen!) als mit Atemanaleptika (z. B. Doxapram, s. S. 266).

Migräne. Zur Kupierung eines Migräneanfalls kann zusätzlich zu einem Ergotamin- oder Dihydroergotaminpräparat Coffein verabreicht werden (s. S. 197). Es verbessert die intestinale Resorption des Secale-Alkaloids und hat selbst eine tonussteigernde Wirkung auf die Cerebralgefäße. Obwohl sich eine individuelle Dosierung der Einzelkomponenten bisweilen als günstiger erweist, existieren dazu auch fixe Kombinationen (beispielsweise Cafergot®: 1 mg Ergotamintartrat + 0,1 mg Coffein). Aus denselben Gründen ist Coffein aber auch in zahlreichen analgetischen Mischpräparaten enthalten. Die psychotrope Wirkung des Coffeins kann dabei zur unkontrollierten Einnahme des eigentlichen analgetischen Wirkstoffes führen. Deshalb werden derartige Kombinationen kritisiert.

Weiterführende Literatur

Rall, T. W.: Drugs Used in the Treatment of Asthma. In: Goodman and Gilman's, The Pharmacological Basis of Therapeutics (A. G. Gilman/T. W. Rall/A. S. Nies/P. Taylor, Hrsg.), 8th ed., pp. 618–637, Pergamon Press 1990.

Mahler, D. A. et al.: Sustained-release theophylline reduces dyspnea in nonreversible obstructive airway disease. Am. Rev. Resp. Dis. **131**, 22–30 (1985).

Murciano, D./Aubier, M./Lecoguic, Y./Pariente, R.: Effects of theophylline on diaphragmatic strength and fatigue in patients with chronic obstructive pulmonary disease. N. Engl. J. Med. **311**, 349–353 (1984).

Persson, C. G. A./Andersson, K. E./Kjellin, G.: Effects of enprophylline and theophylline may show the role of adenosine. Life Sci. **38**, 1057–1072 (1986).

Piafsky, K. M./Ogilvie, R. I.: Dosage of theophylline in bronchial asthma. N. Engl. J. Med. **292**, 1218–1222 (1975).

Pharmakodynamische Beeinflussung der Herzdurchblutung
Pharmakotherapie der Koronarinsuffizienz

Physiologische Vorbemerkungen

Das Herz benötigt als unablässig arbeitender Hohlmuskel zur Deckung seines Energiebedarfes eine intensive Versorgung mit Substraten. Die Energiegewinnung erfolgt unter physiologischen Bedingungen praktisch ausschließlich über den aeroben Stoffwechsel (hohe Mitochondriendichte, geringe Glykogenspeicherung), wobei freie Fettsäuren (bis zu 70%), Glucose (10–20%), Milchsäure (ca. 10%) und Ketonkörper (nur bei Hunger und Diabetes von Bedeutung) sich gegenseitig in Abhängigkeit von der Konzentration im arteriellen Blut als Substrate vertreten können. Bei körperlicher Arbeit kann parallel mit dem Ansteigen des arteriellen Milchsäurespiegels die myokardiale Milchsäureverbrennung bis zu 40% des Energiebedarfs decken. Versorgungsstörungen betreffen daher in erster Linie den Sauerstofftransport, der bei verminderter Anpassungsfähigkeit der Durchblutung an den Bedarf unzureichend werden kann. Der große Sauerstoffbedarf des Herzens spiegelt sich in einer hohen Sauerstoffextraktion (AVDO$_2$/art. O$_2$-Konz.) wider, die unter allen Organdurchblutungen den höchsten Wert aufweist (Tab. 16). Eine Sauerstoffverbrauchssteigerung (bei Arbeit bis zum 3fachen des Ruhebedarfs = Leistungsreserve) kann daher kaum durch eine erhöhte Extraktion, sondern nur durch eine Zunahme der Herzdurchblutung abgedeckt werden. Die maximale Koronardurchblutung (Koronarreserve) entspricht am gesunden Herzen dem 5fachen der Ruhedurchblutung.

Der **Koronardurchfluß** während einer Herzaktion ist proportional dem Blutdruck an der Abgangsstelle der Koronarien (genauer: dem transkardialen Druckgradienten zwischen Abgang der Koronarien an den Aortenklappen und Einmün-

Tab. 16: Die Sauerstoff-Extraktion von Herz- und Skelett-Muskel.

	AVDO$_2$ Vol.-%	O$_2$-Extraktion %
Herz	12–15	ca. 60–75
Skelettmuskel	4–6	ca. 20–30

100 ml arterielles Blut transportieren ca. 20 ml O$_2$. Die Extraktion von O$_2$ durch gleiche Gewichtsanteile verschiedener Gewebe kann in % aus der folgenden Beziehung berechnet werden:

$$O_2\text{-Extraktion} = \frac{O_{2(art)} - O_{2(ven)}}{O_{2(art)}} \cdot 100$$

$O_{2(art)} - O_{2(ven)} = AVDO_2$ (= arterio-venöse O$_2$-Differenz); deshalb wird die Extraktionsgleichung auch oft so geschrieben:

$$O_2\text{-Extraktion} = \frac{AVDO_2}{O_{2(art)}} \cdot 100.$$

dung ihres venösen Ausflusses in den Sinus coronarius) und umgekehrt proportional zum hämodynamischen Widerstand in der Koronarstrombahn (Koronarwiderstand). Für das Endokard des linken Ventrikels ist als Perfusionsdruck der Druckgradient zwischen dem Druck am Abgang der Koronarien in den Aortenklappen und dem diastolischen Druck im linken Ventrikel anzusetzen.

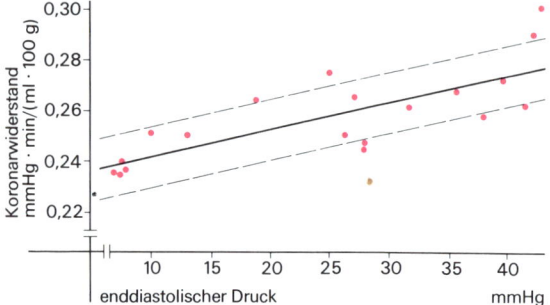

Abb. 39: Abhängigkeit des Widerstands der Koronarien vom enddiastolischen Druck im linken Ventrikel, ermittelt durch Messung des Aortendruckes und des Koronardurchflusses am Hund in situ.
Die Koronargefäße waren durch intrakoronare Adenosin-Infusion maximal weitgestellt, die Schlagfrequenz betrug 150/min. Die gestrichelten Linien markieren die Streuung um die Regressionsgerade (nach W. K. Raff, F. Kosche und W. Lochner, Pflügers Arch. **327,** 225–233; 1971).

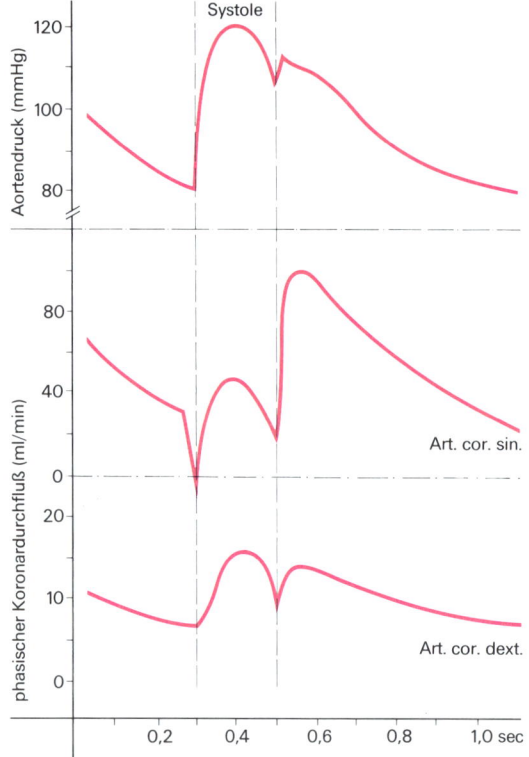

Abb. 38: Druckverlauf in der Aorta und Koronarfluß durch die linke und rechte Koronararterie.
Zu beachten ist die Stromumkehr am Beginn der Systole und die starke Steigerung des Koronarflusses am Beginn der Diastole in der linken Koronararterie. Die Auswirkungen der Wandspannung auf den Koronardurchfluß sind am muskelschwachen rechten Ventrikel, bei deutlich niedrigeren intraventrikulären Druckwerten, wesentlich geringer ausgeprägt (nach R. M. Berne und M. N. Levy, Cardiovascular Physiology, 2. ed., C. V. Mosby Comp., Saint Louis 1972).

Der **Koronarwiderstand** hängt von folgenden Größen ab: 1) von der **vasalen Komponente** (dem Gefäßtonus – Abnahme des Widerstandes mit der 4. Potenz des Gefäßradius), 2) von der **Blutviskosität** und 3) im sich ständig kontrahierenden Muskel vom Verlauf des intramuralen Druckes der Ventrikelwand, der **extravasalen Komponente.** In der isometrischen Anspannungsphase nimmt der Wanddruck und damit der Koronarwiderstand bis zu einem Maximum am Beginn der Austreibungsphase zu, wobei der koronare Perfusionsdruck kurzfristig überschritten wird (Stromumkehr, Abb. 38). Der Koronareinstrom bleibt bis zum Klappenschluß weitgehend gedrosselt (koronarwirksame Systolenzeit) und steigt erst protodiastolisch sprunghaft an. 75–85% des Stromvolumens werden in der Diastole befördert. Wegen der geringeren Spannungsentwicklung des rechten Ventrikels ist dort die Auswirkung der Systole auf den Koronarfluß wesentlich geringer (Abb. 38). Der intramyokardiale Druck nimmt schon

am gesunden Herzen vom Epikard zum Endokard hin zu, so daß die phasische Durchblutungsabnahme während der Systole in den endokardnahen Schichten stärker ausgeprägt ist. Ein Ansteigen des enddiastolischen Ventrikeldruckes (Herzinsuffizienz, Angina-pectoris-Anfall) führt zu einer Steigerung der extravasalen Komponente (Abb. 39), die sich vornehmlich auf die diastolische Einstromphase und auch hier wieder stärker auf die endokardnahe Durchblutung auswirkt. Die geringere Durchblutung der endokardnahen Schichten in der Systole wird normalerweise durch eine stärkere Vasodilatation in der Diastole ausgeglichen, so daß in dieser Phase endokardial eine größere Durchblutung als im subepikardialen Bereich auftritt. Dies weist auf eine **Autoregulation** der endokardnahen Koronargefäße und damit auf einen weiteren wichtigen Regulationsfaktor des Koronarwiderstandes hin, **die Auswirkung von Stoffwechseländerungen des Myokards und/oder Endothels auf den Tonus der Koronargefäße.**
Der Koronardurchfluß wird außerordentlich empfindlich durch Änderungen des arteriellen Sauerstoffgehaltes bzw. -druckes beeinflußt. Schon eine Abnahme der arteriellen O_2-Sättigung um 5% bewirkt eine deutliche Zunahme der Koronardurchblutung. Eingehende Untersuchungen haben ergeben, daß nicht die arterielle O_2-Konzentration, sondern Änderungen des kapillarvenösen O_2-Gehaltes (bzw. des zellulären P_{O_2}) streng mit den vasomotorischen Effekten korrelieren. Als Bindeglied werden sauerstoffabhängige Veränderungen des Myokardstoffwechsels diskutiert, die durch Bildung und Freisetzung vasoaktiver Metaboliten mit Angriffspunkt an der präkapillären Strombahn zur Wiederherstellung einer normalen Stoffwechsellage führen.
Die Aufklärung der Rückkoppelungsvorgänge zwischen Stoffwechsel und Durchblutung bzw. der hierfür verantwortlichen Mediatorsubstanzen ist nach wie vor Gegenstand intensiver Forschung. Mit sinkendem myokardialen P_{O_2} nimmt vor allem die anaerobe Glykolyse zu. Der Abbau neutraler Moleküle wie Glykogen und Glucose zu Milchsäure bewirkt eine Steigerung der intrazellulären H^+-Konzentration. Intrazelluläre pH-Änderungen werden über P_{CO_2}-Änderungen durch die Zellmembran fortgeleitet und können so an der glatten Muskulatur der präkapillären Strombahn über lokale pH-Verschiebungen eine dilatatorische Wirkung entfalten.
Der Rückgang des aeroben Stoffwechsels führt in den Mitochondrien zu einer Abnahme der Synthese von ATP, dem dominierenden Mediator zwischen chemischer und mechani-

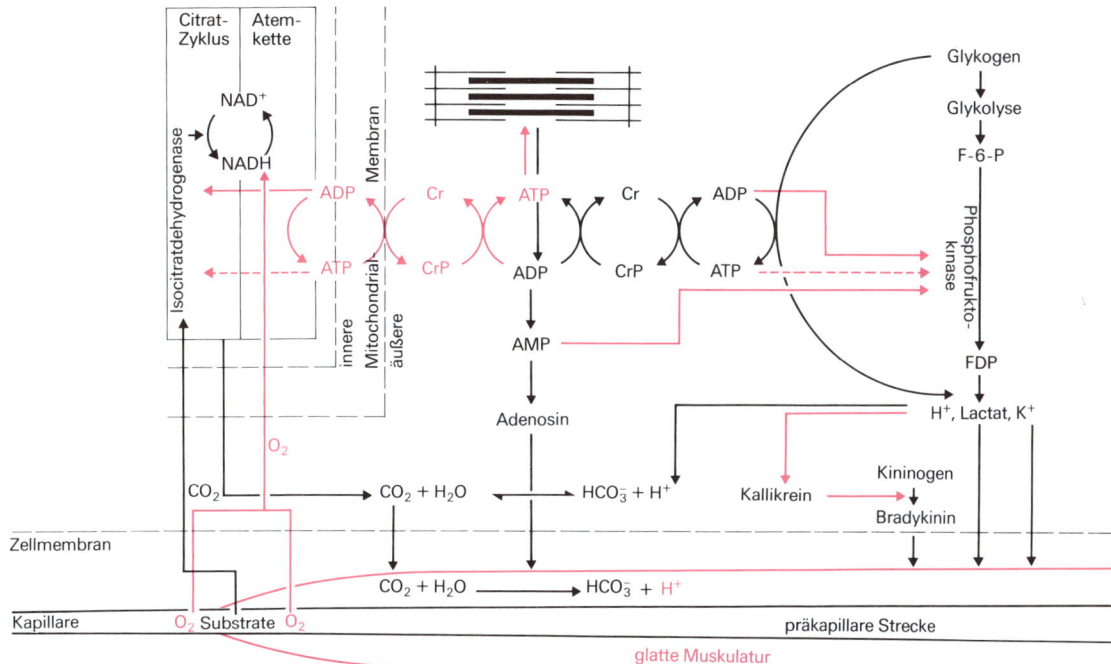

Abb. 40: Zusammenschaltung des aeroben und anaeroben Stoffwechsels mit der Energieanlieferung an das kontraktile System; Rückwirkungen der Stoffwechselvorgänge des Herzens auf den Tonus der glatten Muskulatur der präkapillären Koronarstrombahn.

Rote Pfeile bedeuten Aktivierung, rote unterbrochene Pfeile Hemmung von Stoffwechselvorgängen. Die Dominanz des aeroben Stoffwechsels ist durch die rote Farbe bei den gekoppelten Vorgängen der ATP-Anlieferung durch Kreatinphosphatspaltung gekennzeichnet. Folgende Rückkoppelungsvorgänge des Herzstoffwechsels auf die Koronardurchblutung (Pfeile von intrazellulär nach extrazellulär) sind zu ersehen: Die intrazelluläre Bildung von CO_2 aus dem aeroben Stoffwechsel bzw. die Entstehung von H^+ im anaeroben Stoffwechsel und deren Auswirkung auf das Kohlensäuregleichgewicht in der glatten Muskulatur; die ebenfalls angeführte Freisetzung von Adenosin aus den Myokardzellen (Adenosinhypothese) ist neuerdings in Frage zu stellen; die durch intrazelluläre H^+-Ionen aktivierte Bildung von Bradykinin und deren vasodilatatorische Auswirkung; außerdem ist der bei O_2-Mangel auftretende K^+-Verlust aus dem Gewebe angeführt.

scher Energie, sowie zum Absinken der Konzentration an energiereichen Phosphaten im Myokard. ADP und AMP zählen zu den stärksten Aktivatoren der Phosphofructokinase, dem Schlüsselenzym der Glykolyse. Die aus der anaeroben Glykolyse gewonnene Menge ATP reicht allerdings nicht aus, um bei stärkerer Hypoxie ein Absinken der ATP-Konzentration zu verhindern (nur 2 Moleküle ATP/Mol Glucose gegenüber 36 aus dem oxidativen Stoffwechsel). Adenosin scheint in Myokardzellen erst bei extremer Hypoxie (bzw. Anoxie) gebildet zu werden. Es ist daher anzunehmen, daß Adenosin, wenn es an der metabolischen Regulation der Koronardurchblutung beteiligt ist (Adenosinhypothese), aus anderen Kompartimenten stammen muß. Abb. 40 gibt schematisch diese Vorgänge wieder.

Eine Myokardhypoxie führt auch zur Aktivierung des Kallikrein-Systems und damit zur vermehrten Bildung von Bradykinin, das noch eine wesentlich stärkere koronardilatatorische Wirkung als Adenosin aufweist. Experimentell wurde für alle der hier diskutierten Mediatorsubstanzen eine vermehrte Freisetzung aus dem Herzen bei Sauerstoffmangel festgestellt. Demnach ist es möglich, daß die Adaption der Herzdurchblutung an die Erfordernisse des Myokardstoffwechsels über eine Vielfalt von Mechanismen abgesichert ist.

Erst in neuerer Zeit konnte gezeigt werden, daß dem **Endothel** hinsichtlich der lokalen Kontrolle der Gerinnung, aber auch hinsichtlich der Vasomotion eine wesentliche Rolle zukommt. Das Endothel kann sowohl **Prostaglandin I_2 (Prostacyclin)** als auch **EDRF (endothelium-derived relaxing factor)** bilden und

an die glatten Muskelzellen abgeben. Dort wird über Stimulierung der Adenylatcyclase (durch PGI_2) cAMP, oder der Guanylatcyclase (durch EDRF) cGMP gebildet und so eine glattmuskuläre Relaxation bewirkt (s. Abb. 41). Da man annimmt, daß EDRF mit NO (Stickstoffmonoxyd) identisch ist, wird der EDRF auch „endogenes Nitrat" genannt (s. S. 150). Unter physiologischen Bedingungen liegt bei basaler EDRF-Freisetzung ein permanenter Stimulus für eine Relaxation der Koronargefäße vor. Außerdem wirken PGI_2 und EDRF als Thrombozytenaggregationshemmer. Bei Freisetzung von EDRF in die Blutbahn ist die Wirkung lokal begrenzt, da EDRF durch Hämoglobin sehr rasch inaktiviert wird. Stoffe

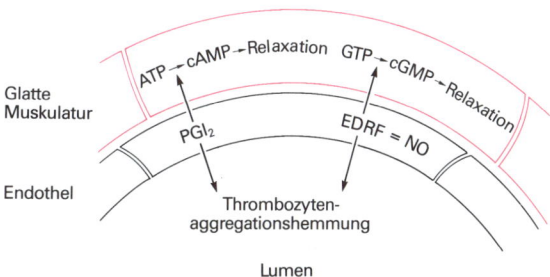

Abb. 41: Schematische Darstellung der Wirkung von endothelial gebildetem EDRF und Prostaglandin I_2 auf die glatte Gefäßmuskulatur und Thrombozytenaggregation.

wie Acetylcholin, Serotonin, Thrombin, Vasopressin und PAF (platelet activating factor, S. 328) führen bei intaktem Endothel über eine Freisetzung von EDRF zur koronaren Vasodilatation. Ist das Endothel geschädigt, so bewirken diese Stoffe eine Koronarkonstriktion.

Ein Absinken des myokardialen P_{O_2} kann nicht nur durch eine arterielle Hypoxie oder Minderdurchblutung, sondern auch durch einen plötzlich einsetzenden erhöhten Sauerstoffbedarf bei Steigerung der Kontraktilität und Herzleistung bedingt sein. Dies führt zu den vor allem für die Pathophysiologie und Pharmakodynamik wichtigen Beziehungen zwischen Hämodynamik, Energieumsatz, O_2-Verbrauch und der Durchblutung. Die mechanische Leistung, die Schlagarbeit beider Ventrikel (mittlerer Aortendruck × Minutenvolumen) plus Energie der Pulswelle beträgt in Ruhe etwa 90 J/min ($\approx$ 9 mkp/min; äußere Arbeit. Aus dieser Größe, dem Herzgewicht von ca. 300 g, und dem kalorischen Wert des O_2 (20 kJ/l $\approx$ 4,8 kcal/l) läßt sich ein O_2-Bedarf von etwa 1,5 ml/(100 g · min) berechnen. Gemessen am Sauerstoffverbrauch des Herzens in Ruhe (8–10 ml/(100 g · min)) ergibt dies einen **aeroben Wirkungsgrad von 15–20 %**. Dies deutet darauf hin, daß der überwiegende Teil des aufgenommenen O_2 auf andere energieverbrauchende Prozesse entfällt. Dafür spricht auch die schlechte Korrelation zwischen äußerer Arbeit und O_2-Verbrauch des Herzens unter verschiedenen Belastungssituationen. Eine Erhöhung der Druckkomponente der äußeren Herzarbeit wirkt sich wesentlich stärker als eine Erhöhung der Volumenkomponente auf den O_2-Verbrauch aus. Bessere Korrelationen erhält man zwischen O_2-Verbrauch und der Frequenz oder der maximalen isometrischen Anstiegsgeschwindigkeit des linksventrikulären Druckes (dp/dt$_{max}$).

Das Bindeglied zwischen O_2-Verbrauch und mechanischer Arbeit ist der ATP-Umsatz am kontraktilen System (Abb. 40). Er hängt einerseits von der pro Zeiteinheit erfolgenden Aktivierung von Brückenkräften ab (Oszillationen des Myosinkopfes, s. S. 367; Abb. 22) und steuert andererseits in den Mitochondrien an der inneren Membran den O_2-Transport über die Atemkette bzw. im Matrixraum über die Isocitratdehydrogenase die Anlieferung von koenzymgebundenem Wasserstoff (Abb. 40). Es ist klar, daß im Verlaufe der Herzkontraktion ein beträchtlicher Anteil an Brückenkräften zur Entwicklung der Spannung in der isometrischen Phase verbraucht wird und somit wesentlich zum Gesamt-O_2-Verbrauch beiträgt, wobei sich die Geschwindigkeitskomponente positiv inotroper Effekte in dieser Phase besonders auswirkt (s. v$_{max}$ S. 369, Abb. 26). Neuere Arbeiten auf diesem Gebiet ergeben, daß der Energiebedarf für die isometrische Spannungsentwicklung (E_{isom}: proportional dp/dt$_{max}$ · Frequenz)[1] und der Energiebedarf für die Aufrechterhaltung des Druckes während der Auswurfphase (E_{isot}: proportional P_{syst} · $\sqrt{ESV}$ · t_{Ausw} · Frequenz)[1] etwa je 40 % des myokardialen O_2-Verbrauches unter Ruhebedingungen ausmachen. Unter verstärktem Sympathotonus bzw. massiver Katecholamin-Einwirkung (kleines endsystolisches Volumen, hohe Frequenz, beschleunigte Spannungsentwicklung, Anstieg des O_2-Verbrauches auf das 3- bis 4fache) steigt der Anteil von E_{isom} am Gesamt-O_2-Verbrauch bis über 70 % an, wobei nunmehr dp/dt$_{max}$ und die Herzfrequenz zu den dominierenden Parametern des O_2-Verbrauches werden.

Der Einfluß des vegetativen Nervensystems auf die Koronardurchblutung

Ältere Untersuchungen an **narkotisierten**Tieren ergaben nur einen geringen Einfluß der Reizung efferenter, das Herz ver-

sorgender vegetativer Fasern auf den Koronarfluß, hingegen einen dominierenden Einfluß auf Änderungen der Kontraktilität und des Stoffwechsels des Myokards. In neueren Untersuchungen an **wachen** Tieren führte jedoch die elektrische Reizung efferenter sympathischer Herznerven zu deutlichen vasokonstriktorischen Wirkungen auf die Koronargefäße. Auch die intrakoronare Infusion von Noradrenalin wird nach anfänglicher kurzer Flußsteigerung (blockierbar durch β-Adrenozeptorenblocker) von einer anhaltenden Widerstandssteigerung (blockierbar durch α-Adrenozeptorenblocker) gefolgt. Der Nachweis einer neuronal vermittelten Koronarkonstriktion gelang unter Bedingungen einer reflektorisch erhöhten Herzleistung mit Steigerung des O_2-Verbrauches und des Koronardurchflusses. So wird an Hunden die reaktive Hyperämie (nach kurzdauernder Koronargefäßabklemmung) sowie die Koronardurchflußsteigerung unter Arbeitsbelastung durch α-Adrenozeptorenblocker oder sympathische Denervierung des Herzens deutlich verstärkt.

Diese Befunde lassen den Schluß zu, daß neben den metabolischen Einflüssen auch dem sympathischen Nervensystem eine wesentliche Rolle bei der Steuerung der Koronardurchblutung zukommt. Stimulation von α-Adrenozeptoren an großen Koronararterien kann einer metabolisch hervorgerufenen Dilatation entgegenwirken und unter extremen Umständen auch zum Auftreten arterieller Spasmen führen. Daß dies jedoch nur eine Möglichkeit der Entstehung von Koronarspasmen ist, zeigen Studien, in denen durch den Einsatz von α-Adrenozeptorenblockern nur bei sehr wenigen Patienten das Auftreten von Koronarspasmen verhindert werden konnte. Hier kommt neben anderen Faktoren dem Fehlen von EDRF und somit der fehlenden Vasodilatation und Plättchenaggregationshemmung wesentliche Bedeutung zu.

Pathophysiologie koronarer Durchblutungsstörungen

Den hier geschilderten Krankheitsbildern liegen verschiedene Gefäßveränderungen zugrunde. Bei Patienten mit koronaren Durchblutungsstörungen findet man **konzentrische** und/oder **exzentrische Stenosen,** sehr oft jedoch auch angiographisch vollkommen intakte Gefäße. Bei angiographisch intakten Gefäßen nimmt man an, daß die Myokardhypoxie durch Spasmen oder passagere Thrombozytenaggregationen in Gebieten von Endothelläsionen zustande kommt. Bei manifesten

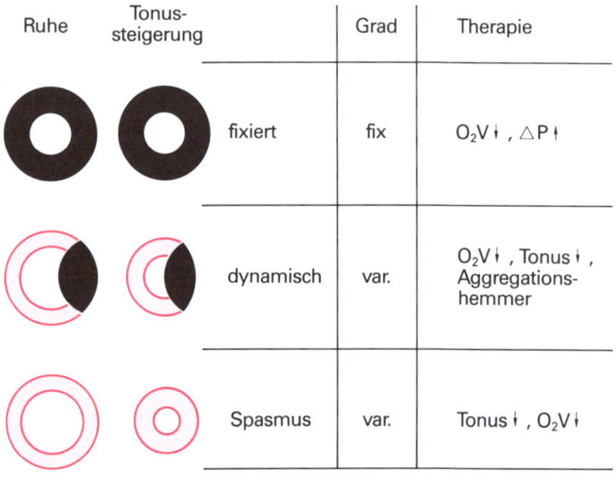

Ruhe	Tonus-steigerung		Grad	Therapie
●	●	fixiert	fix	$O_2V \downarrow$, $\triangle P \uparrow$
◐	◐	dynamisch	var.	$O_2V \downarrow$, Tonus $\uparrow$, Aggregations-hemmer
○	○	Spasmus	var.	Tonus $\downarrow$, $O_2V \uparrow$

Abb. 42: Bedeutung der Koronargefäßmorphologie für Änderungen der Durchblutung bei Tonussteigerung sowie therapeutische Möglichkeiten (O_2V – Sauerstoffverbrauch, $\triangle P$ – Perfusionsdruck, var. – variabel).

---

[1] ESV: Endsystolisches Volumen; t_{Ausw}: Auswurfzeit.

Stenosen ist die Form und Lage für den Widerstand und die Effektivität der Stenose von Bedeutung. Bei gleichem Stenosequerschnitt sind konzentrische runde Stenosen weniger wirksam als exzentrische ovale oder halbmondförmige. Generell gilt, daß zentral im Gefäß auftretende Stenosen weniger wirksam sind als randständige. Zirka 70 % der stark eingeengten Koronararterien weisen eine exzentrische Stenose auf. Dies bedeutet, daß das exzentrisch liegende Lumen nur auf einem Teil der Zirkumferenz von starrer, auf weiten Teilen jedoch von intakter Gefäßwand umgeben ist (siehe Abb. 42). Eine Vasokonstriktion wirkt sich in diesem Bereich wesentlich stärker aus als an einem intakten Gefäß.

Auf der Basis chronischer Lumeneinengung großer Koronararterienäste kann es bei plötzlichen Steigerungen der Frequenz und der Auswurfleistung und damit des Sauerstoffverbrauches des Herzens zum Auftreten einer Myokardhypoxie kommen (Belastungsangina). Hingegen können Myokardhypoxien auf der Basis vasokonstriktorischer Einwirkungen auch ohne vorangehende Sauerstoffverbrauchssteigerung spontan (selbst im Schlaf) auftreten (spontane Angina, Variant-Angina).

Die für eine kausale Pharmakotherapie wichtige Erforschung der ätiologisch verschiedenen Faktoren der Herzdurchblutungsstörungen hat zur Aufdeckung einer Anzahl von Risikofaktoren geführt. Großangelegte prospektive und retrospektive Studien ergaben einen signifikanten Zusammenhang zwischen bestimmten Lipidstoffwechselstörungen und der Häufigkeit von Angina-pectoris-Anfällen bzw. dem Auftreten von Herzinfarkten. Vor allem das gleichzeitige Auftreten einer Hypercholesterinämie (über 200 mg%) mit einer Vermehrung triglyceridreicher Lipoproteine niederer Dichte (Hyper-lipidämien vom Typ II–IV der WHO-Klassifikation) führt zu einer 3–5fachen Erhöhung des Risikos einer koronaren Herzerkrankung, wobei das Risiko mit zunehmendem Lebensalter ansteigt. Hohe HDL (high-density lipoprotein) Werte wirken unabhängig von anderen Faktoren (auch dem Gesamtcholesterin) protektiv, d. h. sie erniedrigen das Risiko der Entstehung einer koronaren Herzkrankheit (Framingham-Studie).

Diabetes oder eine latente diabetische Stoffwechsellage mit erhöhter Glucose-Intoleranz sind ebenso wie die Hypertonie und der Nikotinabusus (Rauchen) wesentliche Risikofaktoren für das Entstehen einer koronaren Herzkrankheit. Ein täglicher Zigarettenkonsum von 20 Zigaretten erhöht das Infarktrisiko auf das 2–3fache. Beim jüngeren Menschen wird Zigarettenrauchen heute bereits als wichtigster Risikofaktor der koronaren Herzkrankheit angesehen, wobei für Frauen die gleichzeitige Einnahme der Pille (oraler Kontrazeptiva) ein überadditives Risiko darstellt (S. 555).

Vasospastisch ausgelöste Herzdurchblutungsstörungen sind in ihrer Ätiologie noch weitgehend ungeklärt. Dabei sollen reflektorisch vermittelte Einwirkungen extremer Kreislaufsituationen oder äußerer Reize (Kälteeinwirkung), eine hohe intravasale Thromboxanbildung sowie eine unter starkem Vaguseinfluß durch Acetylcholin hervorgerufene Noradrenalin-Freisetzung eine ursächliche Bedeutung haben. Auch Endothelschäden können Vasospasmen auslösen. Einerseits fällt dabei die permanente Gefäßrelaxation durch EDRF weg, anderseits wirken endogen gebildete Stoffe, die bei intaktem Endothel vasodilatierend wirken, vasokonstriktorisch. Dies ist z. B. durch lokale Bildung von Serotonin bei Thrombozytenaggregation im Gebiet des Endothelschadens möglich. Si-

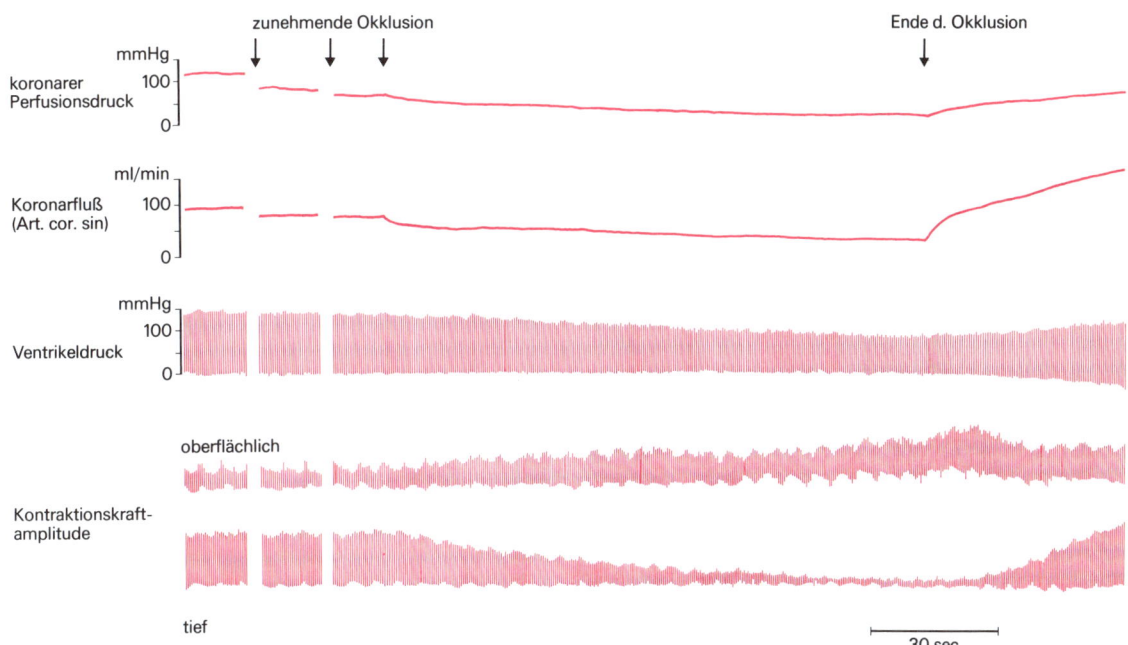

Abb. 43: Koronardurchfluß, Ventrikeldruck und Kontraktionskraft des Herzmuskels bei Verminderung des Stromvolumens durch gestufte Okklusion am Hundeherz in situ.
Die myokardiale Spannungsentwicklung wurde mit Dehnungsmeßstreifen 1) in der Richtung der superfizialen epikardialen Fasern und 2) in der Richtung des endokardnahen Faserverlaufes abgeleitet. Künstliche Herabsetzung der Koronardurchblutung bewirkt vor allem in den endokardnahen Myokardschichten eine Hypoxie, deren Auswirkung auf die Kontraktionskraft aus der untersten Kurve zu ersehen ist. Gleichzeitig steigt in den noch gut durchbluteten subepikardialen Schichten sowohl der Ausgangstonus als auch die Kontraktionsamplitude kompensatorisch an (2. Kurve von unten). Die Gesamtkontraktilität des Herzens nimmt dabei ab, wie aus der Ventrikeldruckkurve (3. Kurve von oben) zu ersehen ist (nach E. H. Sonnenblick und E. S. Kirk: Cardiol. 56, 302–313; 1971/72).

chergestellt ist die vasospastische Genese der Durchblutungsstörungen von Munitionsfabrikarbeitern bei längerer Entfernung von ihrem Arbeitsplatz als Rebound-Phänomen nach Unterbrechung der Einwirkung organischer Nitrate (s. S. 396).

Angina-pectoris-Anfall, Stumme Ischämie

Der Angina-pectoris-Anfall ist das klinische Korrelat einer akut auftretenden Myokardhypoxie, entweder als Folge einer Drosselung der Sauerstoffzufuhr oder aufgrund einer akuten Sauerstoffverbrauchssteigerung. Die rasche Entwicklung einer krisenhaften Symptomatik (intensive, retrosternal ausstrahlende Schmerzen, Frequenz- und Blutdruckanstieg) weist darauf hin, daß im pathophysiologischen Geschehen des Angina-pectoris-Anfalles Vorgänge mit positiver Rückkopplung zu einer zunehmenden Verschärfung einer hypoxischen Stoffwechselsituation im Myokard führen. Die Hypoxie scheint dabei beträchtliche Anteile des Gesamtmyokards zu erfassen, da der Anfall in der Regel von einer Zunahme der Sauerstoffextraktion (Abfall des Sauerstoffgehaltes im koronarvenösen Blut) sowie von einer Umkehr der arteriovenösen Differenz der Lactatkonzentration im Koronarblut (AVD-Lactat), also einer Abgabe von Milchsäure aus dem Myokard, begleitet ist. Im gesunden Herzen bleibt bei Leistungssteigerung die venöse Sauerstoffkonzentration konstant und Milchsäure wird verstärkt aufgenommen und verbraucht.

Untersuchungen der Kardiodynamik im Angina-pectoris-Anfall haben ergeben, daß während des Anfalles ein starker Anstieg des linksventrikulären enddiastolischen Druckes (LVEDP) bis auf Werte von 30–35 mmHg auftritt. Das linksventrikuläre enddiastolische Volumen (LVEDV) bleibt gleich oder steigt nur gering an. Diese Abnahme der linksventrikulären Compliance (Dehnbarkeit: LVEDV/LVEDP) weist bereits auf ein pathologisch verändertes Verhalten des Myokards des linken Ventrikels hin. Gleichzeitig sinkt das Schlagvolumen ab, so daß ähnlich wie bei der primären Herzinsuffizienz eine Abflachung und Rechtsverschiebung der Ventrikelfunktionskurven in Erscheinung tritt. Eine nähere Analyse der Ventrikelmechanik bei zunehmender Drosselung der Koronardurchblutung ergab im Tierversuch eine zunehmend schlechtere Blutversorgung der endokardnahen Schichten und als Folge eine starke Herabsetzung der Kontraktilität im endokardnahen Myokard (Abb. 43). Gleichzeitig tritt durch Aktivierung des sympathischen Nervensystems eine kompensatorische Kontraktilitätssteigerung in den noch besser durchbluteten epikardnahen Schichten in Erscheinung, die zu einer Verstärkung der Wandspannung und weiteren Erhöhung der extravasalen Komponente des Koronarwiderstandes führt. Somit tritt beim Angina-pectoris-Anfall mit zunehmender Vorbelastung durch einen erhöhten linksventrikulären, enddiastolischen Druck sowie mit zunehmender Nachbelastung durch sympathoton bedingten Anstieg des peripheren Gesamtwiderstandes ein immer stärkerer und sich vor allem asymmetrisch auf die endokardnahen Schichten auswirkender extravasal bedingter Anstieg des Koronarwiderstandes in Erscheinung. Gleichzeitig nimmt die Frequenz und damit der Sauerstoffverbrauch bei Abnahme der Diastolendauer (s. S. 369, Abb. 27) zu.

Bei der **Belastungsangina** steht die Zunahme des myokardialen Sauerstoffbedarfes bei inadäquater Durchblutungssteigerung (verminderte Koronarreserve) als auslösende Ursache eindeutig fest. Bei Angina-pectoris-Anfällen, die in Ruhe auftreten, wird jedoch fast immer primär ein Absinken des koronarvenösen Sauerstoffgehaltes beobachtet, obwohl das Herz keinen erhöhten Sauerstoffbedarf aufweist. Dies deutet auf eine primäre Verminderung der Durchblutung hin. Als Ursachen kommen dabei eine Tonuserhöhung in exzentrischen Stenosen und Spasmen (**vasospastische Angina**), oder aber eine passagere intravasale Thrombozytenaggregation, eventuell auch mit sekundärer Gefäßtonussteigerung (**instabile Angina**), in Betracht. In diesen Fällen kommt es erst sekundär zu den typischen hämodynamischen Veränderungen, wie sie bei der Belastungsangina beschrieben sind (Anstieg des linksventrikulären enddiastolischen Druckes und in Folge auch des arteriellen Druckes).

Der Angina-pectoris-Anfall ist bereits seit langer Zeit bekannt, da die Diagnose ohne Hilfsmittel sehr leicht gestellt werden kann (akut auftretendes gut lokalisiertes schmerzhaftes Ereignis). Erst seit neuerer Zeit weiß man, daß nur zirka 25 % aller Myokardhypoxien mit einem akuten Schmerzereignis einhergehen, d.h. daß es neben dem symptomatischen **Angina-pectoris-Anfall** auch noch **stumme Ischämien** (silent ischemia) gibt. Obwohl diese ischämischen oder besser hypoxischen Perioden vom Patienten nicht wahrgenommen werden, kommt ihnen aufgrund der Häufigkeit (zirka 75 %) große pathophysiologische Bedeutung zu. Erste klinische Studien messen diesen stummen Ischämien einen hohen prognostischen Wert bei. Die Erfassung kann mittels Langzeit-EKG-Aufzeichnung (Holter-Monitoring) und automatischer Auswertung oder mittels EKG-Aufzeichnung während Belastung mit dem Fahrradergometer erfolgen. Aus Veränderungen der ST-Strecke sowie der T-Zacke wird auf das Auftreten stummer Ischämien rückgeschlossen. Ähnlich wie der Myokardinfarkt und der plötzliche Herztod treten stumme Ischämien bevorzugt in den Morgenstunden auf.

Herzinfarkt

Den Extremfall einer lokalen Durchblutungsstörung stellt der akute Verschluß einer Koronararterie dar. Erfolgt keine ausreichende Kollateraldurchblutung, so tritt eine umschriebene Nekrose ein, die bei Überleben innerhalb von mehreren Wochen über eine resorptive Entzündung narbig-fibrosierend ausheilt. Tritt ein Verschluß größerer Hauptäste (in $2/3$ der Fälle innerhalb 3 cm distal der Ostien) ein, so führt eine ischämische Nekrose größerer Myokardbezirke mit Prädilektion der von der Versorgungsstörung besonders betroffenen endokardnahen Schichten zum typischen Bild des Herzinfarktes. Der klinische Ablauf ist dabei durch drei pathophysiologische Prozesse gekennzeichnet: 1) im subjektiven Bereich durch ein typisches Schmerzerlebnis mit Todesangst und Vernichtungsgefühl, 2) durch Herzrhythmusstörungen von einfachen Sinus-Tachy- bzw. Bradykardien bis zu allen Arten von Vorhof- und Kammerarrhythmien sowie AV-Überleitungsstörungen mit der potentiellen Gefahr des Übergangs in Kammerflimmern und 3) durch Absinken der Herzauswurfleistung verbunden mit arterieller Hypotonie, Ansteigen der enddiastolischen Ventrikel- sowie Vorhofdrucke mit der potentiellen Gefahr der Entwicklung eines kardiogenen Schocks und eines Lungenödems. In dieser Situation steht die Bekämpfung des Schmerzes und die Beherrschung der Herzrhythmusstörungen sowie die Aufrechterhaltung eines für die Organdurchblutung minimal erforderlichen mittleren Blutdruckes im Vordergrund pharmakotherapeutischer Maßnahmen. Wenn das Infarktereignis nicht mehr als 6 Stunden zurückliegt, sollte mittels Fibrinolytika versucht werden, die verschlossene Koronararterie wieder zu öffnen. In der Folge muß eine ausreichende mechanische Herzfunktion wieder hergestellt werden. Dazu kann auch die Beseitigung von Arrhythmien beitragen. Ein Drittel aller Infarktpatienten zeigt noch nach Wochen in Ruhe und mehr als die Hälfte unter Belastung erhöhte linksventrikuläre enddiastolische Druckwerte bzw. damit korrelierende diastolische Pulmonaldruckwerte (PD_{diast}). Mittels

Swan-Ganz-Einschwemmkatheter können durch gleichzeitige Messungen des HZV und des diastolischen Pulmonaldruckes in Ruhe und Belastung PD_{diast}-Ventrikelfunktionskurven erhalten werden (s. S. 370, Abb. 28). Ein flacher Verlauf dieser Kurven zeigt durch niedrige HZV-Werte eine herabgesetzte Herzfunktion an. In diesen Fällen sollte auch bei Fehlen klinischer Zeichen einer Insuffizienz eine Therapie, bevorzugt mit Vasodilatantien, eingeleitet werden.

Pharmakodynamische Wirkungsprinzipien bei Herzdurchblutungsstörungen

Präventivmedizinische Gesichtspunkte

Pharmakodynamische Überlegungen betreffen in erster Linie die Normalisierung bzw. Verhinderung jener Störungen, die als Risikofaktoren ursächlich bei der Entstehung von Herzdurchblutungsstörungen in Frage kommen. Derartige langfristige pharmakotherapeutische Maßnahmen umfassen: die Beeinflussung von Störungen des Fett- und Cholesterinstoffwechsels (s. S. 503), die Normalisierung einer diabetischen Stoffwechsellage (s. S. 512), die Therapie eines arteriellen Hochdrucks (s. S. 189), das Einstellen des Rauchens, die Behandlung schwerer Anämien sowie in bestimmten Fällen eine Thromboseprophylaxe (s. S. 455).

Therapie der Angina pectoris, der stummen Ischämie und des Herzinfarktes

Das Ziel pharmakotherapeutischer Maßnahmen ist die Beseitigung oder Verhinderung des Auftretens eines Mißverhältnisses zwischen Sauerstoffangebot und Sauerstoffbedarf in den betroffenen Myokardbezirken. Das therapeutische Vorgehen ist bei Angina-pectoris-Anfall, prophylaktische Behandlung im Intervall und Myokardinfarkt naturgemäß sehr unterschiedlich.

Steigerung des Sauerstoff- und Substratangebotes an das Herz

Bei einer Angina pectoris infolge einer Gefäßverengung kann eine Steigerung des Sauerstoff- und Substratangebotes auf verschiedene Weise erreicht werden.
Die Koronardilatation wurde über Jahrzehnte der Therapie der Angina pectoris als Wirkungsprinzip zugrundegelegt. Erst die Einführung moderner Meßmethoden der regionalen Koronardurchblutung in vivo hat eine Unterscheidung zwischen therapeutisch sinnvollen und fraglichen koronardilatorischen Wirkungen erbracht.

Vasodilatantien mit Angriffspunkt an den präkapillären Sphinkteren bzw. an der arteriolären Strombahn (Spezifische Koronardilatatoren, Dipyridamol (Persantin®), Carbochromen (Intensain®), Hexobendin (Ustimon®), Dilazep (Cormelian®)

Die präkapilläre Gefäßstrecke ist der Wirkungsort der an der Autoregulation der Koronardurchblutung beteiligten Metaboliten (Abb. 40, S. 387). Dipyridamol und Hexobendin wirken indirekt über eine Aufnahmehemmung von Adenosin in die Erythrozyten. Die Wirkung exogen zugeführten Adenosins wird durch Vorbehandlung mit den beiden Koronardilatatoren verstärkt und verlängert (Abb. 44). Die Wirkung der-

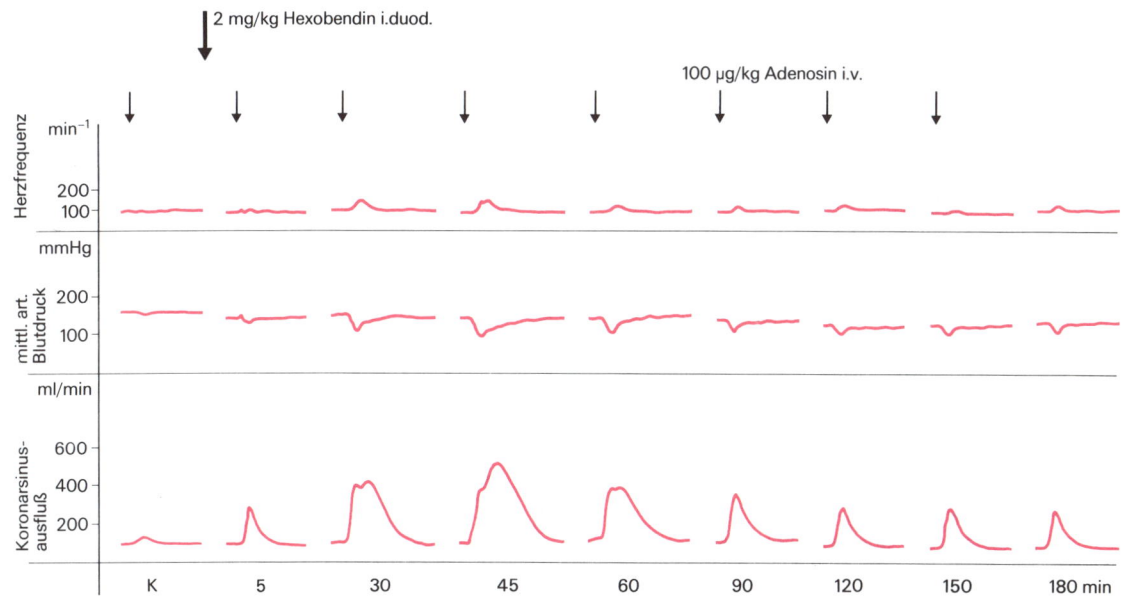

Abb. 44: Herzfrequenz, arterieller Blutdruck und Koronarsinus-Ausfluß nach i.v. Verabreichung von Adenosin vor (K) und zu verschiedenen Zeitpunkten nach intraduodenaler Verabreichung von Hexobendin.
Versuche an Hunden in Urethan-Chloralose-N_2O-Narkose. Uneröffneter Thorax; elektromagnetische Koronarsinus-Ausflußmessung (nach G. Raberger und O. Kraupp, Europ. J. Pharmacol. **13,** 312–319; 1979).

artiger Substanzen hängt vom jeweiligen Aktivitätszustand der Autoregulation ab. In schlecht durchbluteten poststenotischen, vor allem dem Endokard nahen Myokardbezirken mit autoregulativ bis zur Ausschöpfung der Koronarreserve dilatierten Arteriolen, ist eine weitere Vasodilatation mit arteriolär angreifenden Koronardilatatoren unmöglich. Hingegen bewirken diese Substanzen an den noch gut durchbluteten, meist epikardialen Gefäßen eine starke Widerstandserniedrigung mit lang anhaltenden beträchtlichen Durchflußsteigerungen. Dabei kann es zur Blutableitung (negativer Umverteilung) aus den an sich schon schlecht durchbluteten poststenotischen Myokardbezirken kommen (**koronares Steal-Phänomen**). Klinisch haben die hier diskutierten Koronardilatatoren sowohl bei der Anfallskupierung als auch -verhinderung versagt. Ihre Wirksamkeit hinsichtlich einer verstärkten Kollateralbildung im Rahmen einer Intervalltherapie ist fraglich.

Vasodilatatorische Wirkungen an größeren Koronararterienästen (organische Nitrate, Molsidomin, Calciumkanal-Blocker)

Die direkte Wirkung der Pharmaka dieser Gruppe auf die glatte Muskulatur der Koronargefäße und damit auf den Koronarwiderstand bzw. den Gesamtdurchfluß unter physiologischen Verhältnissen ist gering. Es gibt jedoch experimentelle Hinweise, daß durch eine vasodilatatorische Wirkung an den größeren Arterienästen der Perfusionsdruck an präarteriolär abgehenden Kollateralgefäßen ansteigt und dadurch die Randdurchblutung ischämischer Bezirke verbessert werden kann. Arteriell angreifende Vasodilatatoren können vasokonstriktorischen Einflüssen entgegenwirken. Gefäßspasmen sowohl an normalen wie auch an teilweise thrombosierten Gefäßen können dadurch rasch und sicher beseitigt werden. Dies wird durch Berichte über die erfolgreiche Kupierung vasospastischer Anfälle, die im Rahmen von Koronarkatheterisierungen entstanden, bestätigt.

Es gibt auch Voraussetzungen, unter denen es zu einer **positiven Umverteilung**, d. h. zu einer Ableitung des Blutes von normal in minderdurchblutete Myokardschichten kommen kann. Theoretisch ist dies durch Vasokonstriktion unveränderter, pharmakodynamisch ansprechbarer epikardialer Koronararterien bei gleichzeitiger maximaler autoregulatorischer Dilatation minderdurchbluteter endokardialer Gefäßgebiete denkbar. Entsprechend dem Stromverteilungsgesetz muß eine isolierte Erhöhung des Widerstandes epikardialer Gefäße zu einem verstärkten Einstrom über die perpendikulären Arterienäste in das endokardnahe Myokard führen (Flüsse verhalten sich an Verzweigungen umgekehrt proportional zu den nachgeschalteten Teilwiderständen). Nach Ausschaltung der über die adrenergen β_2-Adrenozeptoren an den Koronargefäßen angreifenden dilatatorischen Einflüsse überwiegen die durch α-Rezeptoren vermittelten konstriktorischen Wirkungen. Dadurch kann es unter nicht selektiven β-Adrenozeptorenblockern zu einer positiven Umverteilung kommen.

Senkung der extravasalen Komponente des Koronarwiderstandes (organische Nitrate, Molsidomin, Calciumkanal-Blocker, β-Adrenozeptoren-Blocker, Herzglykoside)

Entsprechend den Ausführungen auf Seite 386 f. bestimmen zwei Faktoren die extravasale Komponente des Koronarwiderstandes: die Wandspannung und der intraventrikuläre diastolische Druckverlauf. Der Senkung eines erhöhten enddiastolischen Druckes durch Reduzierung des venösen Rückstromes kommt deshalb große Bedeutung zu. Hierdurch werden vor allem die endokardnahen Schichten entlastet und auch die Wandspannung herabgesetzt. Bei gleichzeitiger Kontraktionsinsuffizienz mit vergrößertem enddiastolischen Volumen und dadurch erhöhtem Ventrikeldruck kann auch eine positiv inotrope Wirkung (Herzglykoside, β-Sympathomimetika) durch Erhöhung des Schlagvolumens und damit Normalisierung der ventrikulären Druckwerte, eine Verbesserung der Durchblutung vor allem endokardnaher Myokardpartien bewirken.

Verlängerung der Diastolendauer (Calciumkanal-Blocker, β-Adrenozeptorenblocker, selektive Bradykardika)

Da in den endokardnahen Myokardschichten die effektive Durchblutung während der Diastole stattfindet, bedeutet eine Verlängerung der Diastolendauer ein vermehrtes Angebot an Sauerstoff und Substraten. Während die Calciumkanal-Blocker und β-Adrenozeptorenblocker neben der Herzfrequenz auch die Kontraktilität deutlich herabsetzen, wirken selektive Bradykardika (Alinidin, ULFS, Tedisamil, alle noch in Phase I und II der klinischen Testung) bevorzugt auf die Herzfrequenz und sind daher bei Patienten indiziert, die auf die sympathoton mobilisierbare Kontraktilitätsreserve angewiesen sind. Herzglykoside, die ebenfalls die Frequenz herabsetzen und somit die Diastolendauer verlängern, sollten nur bei begleitender Herzinsuffizienz gegeben werden.

Prophylaxe und Auflösung intravasaler Strömungshindernisse (Aggregationshemmer, Antikoagulantien, Fibrinolytika)

Die **Hemmung der Plättchenaggregation** durch perorale Dauermedikation mit Acetylsalicylsäure und die Behandlung mit **Antikoagulantien** vom Oxycumarin-Typ wurden bereits vielfach in der Infarktnachbehandlung eingesetzt (S. 450). Aufgrund mehrerer kontrollierter, klinischer Studien haben sich für Acetylsalicylsäure 50−100 mg pro Tag als effektiv und nebenwirkungsarm erwiesen (S. 455). Auch für die zeitlich begrenzte Nachbehandlung des Herzinfarktes mit Antikoagulantien wurden positive Befunde erhoben. Entsprechend den Vorstellungen der pathogenetischen Initialvorgänge der koronaren Thrombose (primärer Endotheldefekt mit Plättchenablagerung und anschließender Fibrin- und Thrombenbildung) stellt die Verhinderung dieser Vorgänge eine wesentliche prophylaktische Maßnahme dar.

Die **Lyse-Therapie** ist heute aus der Therapie des frischen Myokardinfarktes (bis zu 6 Stunden) nicht mehr wegzudenken. Sie basiert auf der Erkenntnis, daß an Endotheldefekten (auch auf atherosklerotischen Plaques) eine Plättchenaggregation initiiert wird, die sekundär zur Fibrinbildung und Thrombose mit komplettem Gefäßverschluß führt. Die heute gebräuchlichen Fibrinolytika (Plasminogen-Aktivatoren) sind neben **Streptokinase** und **Urokinase** (first-generation plasminogen activators), **t-PA** (tissue plasminogen activator, **scu-PA** (single-chain urokinase plasminogen activator) und **APSAC** (acylated plasminogen-streptokinase activator complex). Das Ziel bei der Weiterentwicklung besteht in der Herstellung fibrinselektiver Stoffe, die nur am Ort der pathologischen Fibrinbildung aktiv werden und keine systemischen Nebenwirkungen entfalten (s. S. 452f.). Gentechnologische Herstellung wird durch ein kleines „r", das für rekombinant steht, angezeigt (**rt-PA, rscu-PA**).

Senkung des myokardialen Sauerstoffverbrauches, Ökonomisierung der Herzleistung

Der O_2-Verbrauch des Herzens ist sowohl bei der isometrischen Spannungsentwicklung als auch bei der Auswurfarbeit der Frequenz proportional (s. S. 388). Weitere wichtige Determinanten des Sauerstoffverbrauches sind für die isometrische Phase die Anstiegsgeschwindigkeit des intraventrikulären Druckes (dp/dt) und für die Auswurfphase der systolische Blutdruck. Auch das linksventrikuläre enddiastolische Volumen und somit die Vorbelastung ist mit dem myokardialen Sauerstoffbedarf positiv korreliert. Bei Aktivierung der Nn.accelerantes bestimmen vor allem Herzfrequenz und das linksventrikuläre dp/dt den myokardialen Sauerstoffverbrauch. Absenkung der Herzfrequenz, des linksventrikulären dp/dt des LVEDP und des arteriellen systolischen Druckes stellen daher die Hauptziele pharmakodynamischer Maßnahmen zur Senkung des Sauerstoffverbrauches dar. Ökonomisierung der Herzleistung bedeutet dabei eine Reduktion des Quotienten aus Sauerstoffverbrauch und Herzleistung.

Veränderung der Kardiodynamik und des Herzstoffwechsels, bei denen eine überproportionale Senkung des Sauerstoffverbrauches gemessen werden kann sind:

– bei gleichbleibender Herzleistung: Abnahme des arteriellen Druckes und Zunahme des Herzminutenvolumens,

– bei gleichbleibendem Minutenvolumen: Frequenzsenkung und Zunahme des Schlagvolumens,

– bei gleichbleibendem Schlagvolumen: Abnahme des enddiastolischen Volumens bzw. der Ventrikeldurchmesser und damit der Gesamtspannungsentwicklung,

– bei gleichbleibender Herzleistung: Verschiebung des Substratstoffwechsels von Fettsäure- zu Kohlenhydrat- bzw. Milchsäureverbrennung.

Senkung der Vorlast des Herzens durch Reduktion des venösen Rückstroms (organische Nitrate, Molsidomin)

Ein Rückgang des venösen Rückstroms (z. B. durch Dilatation der Kapazitätsgefäße) führt zu einem Absinken der enddiastolischen Ventrikelfüllung und bei gleichbleibender Dehnbarkeit zu einem Abfall des enddiastolischen Ventrikeldrucke. Die Folgen sind eine Abnahme der Vordehnung und der Schlagarbeit. Abnahme des Ventrikeldurchmessers ($2r$) bedeutet überdies eine geringere myokardiale Spannungsentwicklung (T) bei gleichbleibendem intraventrikulären Druck (p) ($T = p \cdot r/2$), ein Effekt, der mit einer beträchtlichen Ökonomisierung der isometrischen Spannungsentwicklung verbunden ist (s. S. 367 f.).

Direkte und indirekte Senkung der Kontraktilität und Herzfrequenz (β-Adrenozeptorenblocker, Calciumkanal-Blocker, Sedativa, Tranquillantien, Morphin)

Abnahmen, sowohl der Kontraktilität als auch der Herzfrequenz senken den Sauerstoffverbrauch (s. S. 369, Abb. 27). Sympathikoton bedingte Änderungen der Kontraktilität und Herzfrequenz stellen wesentliche Anpassungsmechanismen des Herzens dar, um eine hinreichende Auswurfleistung gegenüber Änderungen der Nachlast zu gewährleisten. Eine Dämpfung sympathikoton bedingter Kontraktilitäts- und Frequenzzunahmen (β-Adrenozeptorenblocker) führt zumindest am suffizienten Herzen, ebenso wie eine generelle Reduktion der Kontraktilität und Frequenz durch eine Hemmung der elektromechanischen Kopplung bzw. der diastolischen Depolarisation (Calciumkanal-Blocker) zu einer Abnahme des myokardialen Sauerstoffverbrauches. Am insuffizienten Herzen hingegen kann eine pharmakodynamisch hervorgerufene Steigerung der Kontraktilität (Herzglykoside) durch resultierende Reduktion der Vorlast und Nachlast bei gleichzeitiger Senkung der Herzfrequenz eine Ökonomisierung der Herzleistung bewirken. Steigerung des Sympathikotonus, ausgelöst durch physische oder auch psychische Belastung, führt zu einem Anstieg des Sauerstoffverbrauches, der über den leistungsbezogenen Bedarf hinausgeht. Hier kann durch Senkung des zentralen sympathischen Ausstromes durch Sedativa oder Tranquilantien eine Reduktion der Anfallshäufigkeit erzielt werden, da die gleiche Belastung bei Sauerstoffverbrauchswerten erbracht wird, die innerhalb der Koronarreserve liegen.

Senkung des Sauerstoffbedarfes durch Verschiebung des Substratstoffwechsels (β-Adrenozeptorenblocker)

Wenn das Herz bei gleicher Herzleistung die Energie aus Kohlenhydrat- und Milchsäureverbrennung gewinnt, kann gegenüber der normalerweise vorliegenden Verbrennung von bis zu 70 % Fettsäuren eine Sauerstoffeinsparung von ca. 20 % erzielt werden. Da unter normoxischen Bedingungen die Substratextraktion und -verbrennung entsprechend dem arteriellen Angebot erfolgt, können Medikamente wie β-Adrenozeptorenblocker, die die Lipolyse hemmen und somit das arterielle Angebot an Fettsäuren senken, auch einen sauerstoffsparenden Effekt ausüben. Therapeutisch ist dieser Effekt nur bei der Wirkung nicht selektiver β-Adrenozeptorenblocker von Bedeutung (s. S. 176 f.). In Situationen myokardialer Hypoxie wird die Substratverbrennung jedoch durch endogene Regelmechanismen des myokardialen Intermediärstoffwechsels auf reine Kohlenhydratverbrennung umgestellt, so daß dieser Wirkung keine Bedeutung zukommt.

Senkung der Nachlast des Herzens durch Verminderung des Druckes in der Aorta und Reduzierung der inneren Oberfläche der Ventrikel (Calciumkanal-Blocker, ACE-Hemmer, organische Nitrate, Molsidomin)

Nachlast (after load), definiert als die gesamte Gegenkraft, die der Herzmuskel in der Systole zu überwinden hat. Sie kann durch die Wandspannung (wall stress) angenähert wiedergegeben werden (La Place, $T = p \cdot r/2d$) und ist gut zum Sauerstoffverbrauch des Herzens korreliert (s. S. 367). Demnach führt jede Erniedrigung des Blutdruckes wie auch der Ventrikeldurchmesser zu einer Verringerung des Sauerstoffverbrauches. Pharmakodynamische Effekte, durch die die Ventrikelfüllung verringert, der periphere Gesamtwiderstand reduziert und die Dehnbarkeit (Compliance) der ausstromnahen Partien der Aorta erhöht werden, können entscheidend zu einer Ökonomisierung der Auswurfleistung beitragen.

Bei der Therapie mit Pharmaka, die die Nachlast senken, muß jedoch immer berücksichtigt werden, daß eine wesentliche Größe der Durchblutung der Perfusionsdruck ist. Wird durch zu starke Senkung der Nachlast der diastolische Blutdruck zu stark gesenkt, kann es zu einer über die Sauerstoffbedarfsreduktion hinausgehenden Durchblutungsabnahme kommen, die sogar Angina-pectoris-Anfälle auslösen kann.

Pharmakologie der Koronartherapeutika

Organische Nitrite und Nitrate

Die therapeutisch wichtigsten Ester der salpetrigen und der Salpetersäure sind Amylnitrit, Nitroglycerin, Isosorbiddinitrat und 5-Isosorbidmononitrat. Die Grundwirkung der Nitrite und organischen Nitrate ist die Relaxation der glatten Muskulatur. Alle Wirkungen am Gesamtorganismus beruhen darauf. Die Wirkung tritt am adrenerg und am cholinerg innervierten Muskel in Erscheinung. Die Wirkung kann durch kontrahierend wirkende Agonisten wie Noradrenalin, Angiotensin, Acetylcholin und Histamin antagonistisch beeinflußt werden. Der **zelluläre Wirkungsmechanismus** der Nitrate und Nitrite besteht in einer Aktivierung der zytoplasmatischen Guanylylcyclase durch S-Nitrosothiole. Dazu muß aus den Nitraten zunächst das Nitrition reduktiv abgespalten werden. Das daraus entstehende NO reagiert mit SH-Gruppen unter Bildung instabiler S-Nitrosothiole. Natriumnitroprussid und Molsidomin aktivieren die Guanylcyclase über einen Nitrosothiol-unabhängigen Mechanismus direkt. Es liegen experimentell gewonnene Hinweise dafür vor, daß cGMP unter Vermittlung einer cGMP-abhängigen membrangebundenen Phosphokinase eine Phosphorylierung und damit eine Aktivierung einer Membran-ATPase mit auswärts gerichteter Pumpfunktion für Ca^{2+} bewirkt. Eine als Folge dieser Aktivierung auftretende Abnahme von $[Ca^{2+}]_i$ könnte das Endglied im Mechanismus der relaxierenden Wirkung der Nitrate sein.

Kardiovaskuläre Wirkungen

Die vasodilatatorische Wirkung der Nitrite und Nitrate ist an den postkapillären Kapazitätsgefäßen stärker ausgeprägt als an den arteriellen Widerstandsgefäßen. Als Folge davon kommt es vor allem bei aufrechter Körperhaltung zu einem Versacken des Blutes in die größeren Venen der unteren Extremitäten. Das bewirkt ein Absinken des venösen Rückstroms sowie einen Abfall des zentralen Venendruckes und der diastolischen Ventrikelfüllung. Im Bereich therapeutischer Dosen wird ein geringer Abfall des systolischen Blutdruckes (10 – 15 mmHg) beobachtet, während der diastolische Blutdruck infolge der vorwiegend venösen Wirksamkeit meistens unverändert bleibt. Die Gesamtwirkung auf den Kreislauf zeigt vor allem am Gesunden eine Ähnlichkeit mit der Orthostasereaktion.

Spezifische Gefäßwirkungen

Hauptangriffsort der Nitrate ist die venöse Strombahn. Die Wirkung ist an den größeren Arterien stärker ausgeprägt als an Arteriolen. An der **Haut** tritt vor allem nach Inhalation von Amylnitrit, aber auch nach höheren Dosen länger wirkender Nitrate eine Röte der Kopf- und Halspartien einschließlich der Area clavicularis in Erscheinung. Nitroverbindungen zeigen eine besonders ausgeprägte Wirkung auf die **Meningealgefäße,** wobei der intrakranielle Druck zunächst ansteigt. Dadurch können, ähnlich wie bei Histamin, pulssynchrone Kopfschmerzen auftreten. An den **Retinalgefäßen** ist die dilatierende Wirkung ophthalmoskopisch nachweisbar. In der **Pulmonalstrombahn** tritt im therapeutischen Dosenbereich ein kurz dauernder Abfall vor allem des diastolischen Druckes als Folge einer direkten Wirkung auf die Pulmonalgefäße und eines Abfalles des Linksvorhofdruckes in Erscheinung. Diese Wirkung ist bei Patienten mit erhöhten enddiastolischen Ventrikeldruckwerten deutlich ausgeprägt. Nitroverbindungen zeigen an isolierten **Koronargefäßen,** an isoliert durchströmten Herzen sowie bei intrakoronarer Verabreichung am Tier und am Menschen eine deutliche vasodilatatorische Wirkung an den größeren Koronararterienästen. Nach perlingualer oder peroraler Verabreichung therapeutisch wirksamer Dosen wurden jedoch im Tierversuch und am Menschen mit den verschiedensten Methoden nur geringe und kurz dauernde Steigerungen der Koronardurchblutung gemessen. Auch die $AVDO_2$ des Herzens wird durch Nitroverbindungen nicht signifikant verändert. In der Regel wird die Widerstandserniedrigung durch ein Absinken des Perfusionsdruckes ausgeglichen.

Wirkungen auf die Herzdynamik

Die Wirkungen der Nitroverbindungen auf die Herzdynamik müssen als sekundäre Effekte der Gefäßwirkungen aufgefaßt werden. Ein im Tierversuch und beim Gesunden stets beobachteter reflektorisch bedingter Frequenzanstieg ist bei der Belastungsangina nur geringgradig ausgeprägt. Entscheidend ist die vor allem nach perlingualer Verabreichung akut einsetzende mechanische Entlastung des Herzens. Dabei kommt es durch die Abnahme des venösen Rückstroms sowie der Vorhofdrucke zu einem Abfall der enddiastolischen Ventrikeldrucke und -volumina, verbunden mit einer Abnahme der Kammerdurchmesser. Das Herzzeitvolumen ist am Höhepunkt der Wirkung infolge der Abnahme des Rückstroms gegenüber den Ausgangswerten erniedrigt. Durch die Verringerung des Kammerradius bei gleichbleibendem oder sogar verringertem peripheren Widerstand kann der linke Ventrikel sein Schlagvolumen in kürzerer Zeit und unter geringerer Spannungsentwicklung auswerfen. Der Energie- bzw. O_2-Bedarf des Herzens ist dabei innerhalb 2 – 8 min nach perlingualer Verabreichung von Nitroglycerin durch Verminderung der äußeren und inneren Herzarbeit erniedrigt.

Wirkungen auf die glatte Muskulatur der Bronchien und des Magen-Darmtraktes

Amylnitrit und Nitroglycerin bewirken eine signifikante, jedoch nur kurzdauernde Relaxation der Bronchialmuskulatur und der Muskulatur der Gallenblase, des Gallenganges sowie des Dünn- und Dickdarmes einschließlich der Sphinkteren. Diese Wirkungen wurden gelegentlich therapeutisch ausgewertet – z. B. bei Bleikoliken oder in der Inhalationstherapie des Asthmaanfalles –, haben aber vor allem wegen der kurzen Wirkungsdauer niemals eine wesentliche Bedeutung erlangt.

Wirkungen und klinische Wirksamkeit bei Myokardischämien

Pharmakodynamische Wirkungen auf biologische Systeme zeigen immer eine starke Abhängigkeit von der Ausgangslage. Die einzelnen Wirkungsqualitäten der Nitrate kommen während der akuten Myokardischämie besonders zum Tragen, da durch die **Ventrikelasynergie (regionale Kontraktionsstörungen)** und die dadurch bedingte Aktivierung des Sympathikus sowohl Vorlast als auch Nachlast erhöht sind und die Ökonomie der Herzarbeit stark herabgesetzt wird. Die Verbesserung der Durchblutung endokardnaher Bezirke nach Gabe von Nitroglycerin durch die Senkung des LVEDP läßt sich im Tierversuch durch die Aufhebung der regional gemessenen belastungsinduzierten myokardialen Kontraktionsstörung zeigen (s. Abb. 45). Ein klinisches Korrelat stellt die, mittels Szintigraphie meßbare Aufhebung regionaler Wandbewegungsstörungen **des linken Ventrikels** dar. Eine Verbesserung der Parameter der Vor- und Nachlast läßt sich auch bei latenter Myokardischämie in Ruhe nachweisen, wodurch die Belastbarkeit des Herzens erhöht wird und die Anfallsfrequenz sinkt. Klinisch läßt sich die Wirksamkeit der Nitroverbindungen nicht nur an der erfolgreichen Kupierung des akuten Anfallgeschehens, sondern auch an einer Zunahme der Belastungstoleranz von Angina-pectoris-Patienten nachweisen.

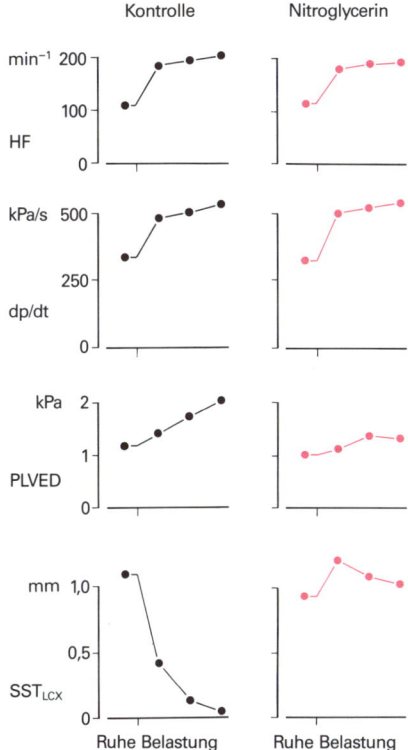

Abb. 45: Herzfrequenz, linksventrikuläres dp/dt, LVEDP und regionale systolische Myokardverkürzung (SST$_{LCX}$ erhoben mittels Ultraschall-Laufzeitmessung im Versorgungsgebiet einer stenosierten Koronararterie) am wachen Hund in Ruhe und unter Laufbandbelastung. Dieselbe abgestufte Laufbandbelastung, die vor Nitroglycerin zur graduellen Abnahme der regionalen Kontraktionsamplitude (SST$_{LCX}$) führt, wird unter Nitroglycerin bei deutlich erniedrigtem LVEDP ohne Funktionsverlust bewältigt (nach Schneider et al., Br. J. Pharmacol. **95**, 1141–1150, 1988).

Bei der Bestimmung der Belastungstoleranz wird der Patient einer genau definierten Arbeitsbelastung, z. B. mit dem Fahrrad-Ergometer, unterworfen und der Zeitpunkt festgestellt, bei dem die ersten subjektiven Beschwerden auftreten. Die Belastungstoleranz bzw. deren pharmakodynamische Beeinflussung kann durch eine laufende Registrierung des diastolischen Pulmonaldruckes oder des EKG genauer erfaßt werden. Die Wirksamkeit wird dabei anhand der Zeit bis zum Auftreten von Hypoxie-bedingten Veränderungen vor und nach Nitraten oder Placebo ermittelt (Abb. 46). Aus dem Ergebnis derartiger Untersuchungen geht hervor, daß die Wirkungsdauer nach perlingualer Verabreichung vor allem von Nitroglycerin und Isosorbiddinitrat bis zu 45 min (mittlere Halbwertzeit 25 min) beträgt, während nach peroraler Verabreichung von Isosorbiddinitrat, Pentaerythroltetranitrat und Nitroglycerin-retard-Präparaten eine Wirkungsdauer bis zu 6 Stunden gemessen werden konnte.

Pharmakokinetik

Amylnitrit, Nitroglycerin und Isosorbiddinitrat (ISDN) werden über die Lunge bzw. die Mundschleimhaut sehr rasch (Blutspiegelmaxima innerhalb weniger Minuten), vom Magen-Darmtrakt jedoch langsamer resorbiert (Blutspiegelmaxima um 20 Minuten). Der „first pass"-Effekt durch eine schrittweise reduktive Denitrierung (Glutathion-S-Transferase) in der Leber ist erheblich. Die Abbaugeschwindigkeit hängt von der Struktur ab; sie ist bei Nitroglycerin 4,5 mal größer als bei ISDN. ISDN wird aus sterischen Gründen hauptsächlich zu 5-Isosorbidmononitrat (5-ISMN) denitriert (Abb. 47). Die beiden Isosorbidmononitrate werden im Menschen wesentlich langsamer abgebaut (Halbwertzeit für 5-ISMN: 4,5 h, für 2-ISMN: 2,2 h) als ISDN (20–30 min). Nach peroraler Verabreichung von ISDN kumuliert 5-ISMN, wobei die 5-ISMN-Blutspiegel auf den 10fachen Wert der ISDN-Spiegel ansteigen (s. Abb. 48). Da 5-ISMN zwar schwächer, aber sonst gleichartig wie ISDN wirkt, kann den Kurven der Abbildung entnommen werden, daß ein Großteil

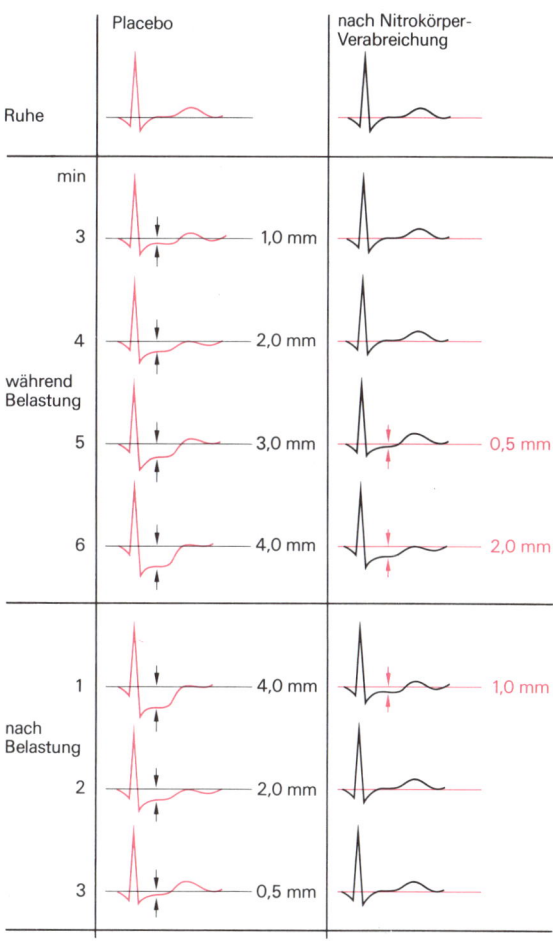

Abb. 46: Verhalten der ST-Strecke unter kontrollierter Belastung mit typischer Ischämiereaktion unter einer Placebo-Verabreichung bzw. nach oraler Verabreichung von Nitroverbindungen.
Die Zeichnung zeigt schematisch das Ausmessen der ST-Senkung zur Beurteilung der Stärke der Ischämiereaktion bzw. zur Objektivierung eines antiischämischen Effektes (nach M. Kaltenbach, I. Tiedemann und W. Schellhorn, Dtsch. Med. Wschr. **97**, 1479–1484; 1972).

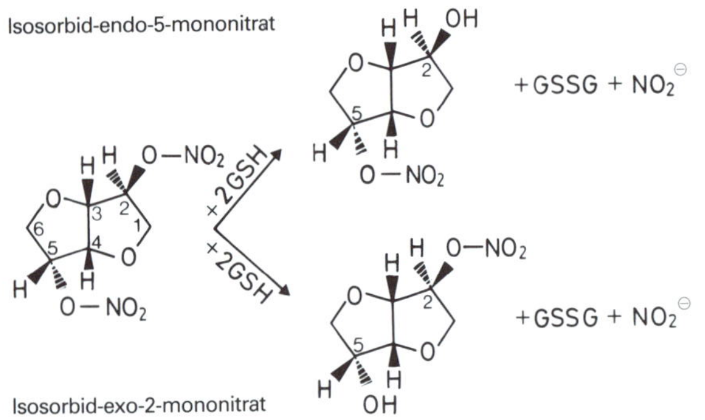

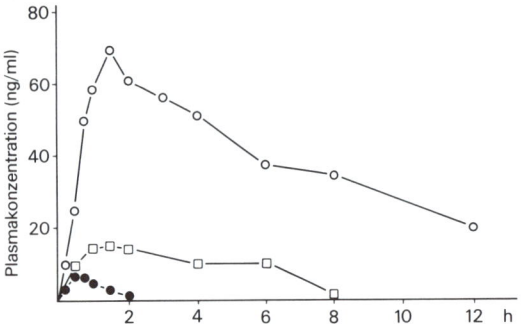

Isosorbid-endo-5-mononitrat

Isosorbid-exo-2-mononitrat

Abb. 47: Abbauwege des Isosorbiddinitrats; GSH bzw. GSSG: reduziertes bzw. oxidiertes Gluthathion (nach Chasseaud, L. F. und T. Taylor: Pharmacokinetics of Isosorbide-5-Mononitrate in Humans, S. 12–19, in: „Mononitrat Workshop Kronberg 1980", Hrsg. M. Kaltenbach et al., Univ. Druckerei u. Verlag Dr. C. Wolf u. Sohn, München 1981).

Abb. 48: Plasmakonzentrationen von Isosorbiddinitrat (●), Isosorbid-2-mononitrat (□) und Isosorbid-5-mononitrat (○) nach einer einzelnen oralen Gabe von 10 mg Isosorbiddinitrat (nach Chasseaud, L. F. und T. Taylor: Pharmacokinetics of Isosorbide-5-Mononitrate in: Humans, S. 12–19, in: „Mononitrat Workshop Kronberg 1980", Hrsg. M. Kaltenbach et. al., Univ. Druckerei u. Verlag Dr. C. Wolf u. Sohn, München 1981).

der Wirkungen von ISDN seinem Hauptmetaboliten zugeschrieben werden muß. Dies hat zur klinischen Austestung von 5-ISMN geführt, das sich dabei bei peroraler Zufuhr hinsichtlich des wirksamen Dosenbereiches und der Wirkungsdauer als dem ISDN gleichwertig erwiesen hat. Endprodukte des Isosorbiddinitrat-Metabolismus sind die Glucuronide der Mononitrate und Isosorbid.

Toleranz

Im Verlauf einer Dauertherapie mit Nitraten wurde vor allem bei Retard-Präparaten in höherer Dosierung und bei transdermalen Darreichungsformen mit persistierenden hohen Nitratblutspiegeln ein Nachlassen der Wirksamkeit berichtet. Die Toleranzentwicklung kann dabei innerhalb 24 Stunden eintreten und klingt nach Absetzen der Therapie sehr rasch ab. Bei intermittierender Verabreichung (Anfallskupierung in der perlingualen Form) wurde hinsichtlich der Herz- und Kreislaufeffekte keine Toleranzentwicklung beobachtet. Hingegen tritt gegenüber der spezifischen Gefäßwirkung auf die Meningealgefäße (Kopfschmerz) in der Regel innerhalb von Tagen eine Toleranz ein. Als Ursache dieser Toleranzentwicklung konnte eine Enzyminduktion in der Leber ausgeschlossen werden. Möglicherweise spielt eine Abnahme der

S-Nitrosothiolbildung durch Mangel reaktionsfähiger SH-Gruppen eine ursächliche Rolle. Auch ein verstärktes Anklingen gegenregulatorischer Kreislaufreaktionen könnte beteiligt sein. Organische Nitrate führen ebenso wie andere Vasodilatatoren über Erregung von Volumrezeptoren zu einer Freisetzung von Renin bzw. Bildung von Angiotensin II. Die Plasma-Renin-Aktivität steigt dabei in zeitlicher Korrelation zur Blutdrucksenkung an. Bei entsprechender kumulativer Dosierung wäre es daher denkbar, daß höhere Angiotensin II- und Aldosteronspiegel zu einer zumindest teilweisen Aufhebung der ursprünglichen Gefäßwirkung der Nitrate führen. Bei Arbeitern in Sprengstoffabriken mit langjähriger hoher täglicher Nitroglycerin-Exposition trat bei plötzlicher Beendigung der Exposition ein „Entzugssyndrom" auf. Schon nach wenigen Tagen Unterbrechung der chronischen Exposition kam es dabei zum Auftreten von Myokardinfarkten und Angina-pectoris-artigen Zustandsbildern, die sofort durch eine Nitroglyceringabe gebessert werden konnten.

Toxische Nebenwirkungen

Kopfschmerz, Gesichtsröte, Benommenheit, orthostatische Hypotension und Reflextachykardie treten gelegentlich schon nach Verabreichen therapeutischer Dosen auf und weisen auf eine erhöhte Empfindlichkeit gegenüber der Gefäßwirkung der Nitroverbindungen hin. In seltenen Fällen einer besonderen Überempfindlichkeit kann es dabei zu schwerem Kreislaufkollaps und Ohnmacht kommen. Vorsicht ist bei eingeschränkter Nierenfunktion wegen einer weiteren Verschlechterung der Nierendurchblutung sowie bei gleichzeitiger Hochdrucktherapie und bei Alkoholkonsum geboten. Die Nebenwirkungen von seiten des Kreislaufes treten bei länger wirkenden Nitroverbindungen häufiger auf. In seltenen Fällen wurde auch eine Verschärfung der Anfallssymptomatik (paradoxe Nitritreaktion) infolge einer Verminderung des koronaren Perfusionsdruckes beobachtet. Die schwere akute Vergiftung mit massiver Überdosierung vor allem der rasch resorbierten Verbindungen (Amylnitrit, Nitroglycerin) ist durch starke Hautrötung, kritischen Blutdruckabfall, Bradykardie durch zentrale Vaguserregung, Erbrechen, Zyanose, Bewußtlosigkeit und terminal durch Atem- und Kreislauflähmung gekennzeichnet.

Anorganisches Nitrit und Amylnitrit sind Methämoglobinbildner; organische Nitrate bilden über das beim Abbau entstehende Nitrition Methämoglobin. Ein signifikanter Anstieg des Methämoglobingehaltes ist jedoch nur nach toxischen Dosen beobachtet worden.

Therapeutische Anwendung, Präparate und Dosierung

Organische Nitrite oder Nitrate werden zur Beendigung des akuten Anfallgeschehens (Anfallskupierung) bzw. zur Besserung der Belastungstoleranz und Reduzierung der Anfallshäufigkeit (Anfallsprophylaxe) angewendet. Die **Anfallskupierung** wird mit Nitroglycerin oder ISDN entweder als Sprühstoßbehandlung (Dosieraerosole) in Einzeldosen von 0,4 mg bzw. 1,5 mg oder perlingual (Zerbeißen von Kapseln oder Zergehenlassen von entsprechend präparierten Tabletten unter der Zunge) durchgeführt. Nach perlingualer Verabreichung von 0,8 mg Nitroglycerin bzw. 5 mg ISDN tritt beim Anfall sowohl im Verlauf einer Belastungsangina als auch einer Variant-Angina innerhalb von 2 min die Wirkung ein. In der **Anfallsprophylaxe (Intervallbehandlung)** steht die perorale Verabreichung von ISDN (Tabletten unzerkaut einzunehmen, Einzeldosen von 30–40 mg), 5-ISMN (Einzeldosis 20 mg) und Nitroglycerin-Retardpräparaten im Vordergrund (s. Tab. 17). Die Wirksamkeit wird durch die Erhöhung der Belastungstoleranz bzw. durch erfolgreiche Reduzierung der

Tab. 17: Nitrite und Nitrate, Präparate und Dosierung.

Substanz	offizinelle Zubereitungen, Handelspräparat, eingetrag. Warenzeichen	Art der Medikation	mittlere Einzeldosis	Tagesdosis für Dauermedikation	Wirkungseintritt	Wirkungsdauer	Kontraindikationen
Amylnitrit	Amylium nitrosum	Inhalation, in Brechamp.	2–8 Tropfen auf ein Tuch, inhalieren (0,1–0,3 ml)	–	10–15 sec	5–10 min	vor allem bei Inhalation und perlingualer Verabreichung:
Nitroglycerin	Sol. nitroglyc. spirit. (ÖAB 9), 1 % Nitroglycerinum nitrosum, 1 %	perlingual	0,2–0,6 mg	–	1–2 min	20–45 min	orthostatische Regulationsstörungen, Schock, akuter Herzinfarkt, extreme Hypotonie, Niereninsuffizienz
	Nitrolingual®	perlingual in Kapseln	0,2–1,6 mg	6 × 0,2 mg	1–2 min	20–45 min	
	Spray	Dosierspray	0,4–0,8 mg	–	10–15 sec	10–30 min	
	retard	p.o. in Kapseln	2,5 mg	2 × 2,5 mg	30 min	bis zu 10 h*	
	Nitrangin® Kapseln liquid. (0,25 %)	perlingual	0,8 mg	–	1–2 min	20–45 min	
		p.o.	3–8 Tropfen	mehrmals tgl.	2–5 min	30–60 min	
		perlingual	3–8 Tropfen	3–8 Tropfen	1–2 min	20–45 min	
	Nitro Mack® retard	p.o. in Kapseln	2,5 mg	2 × 2,5 mg	30 min	bis zu 10 h*	
	Nitroderm® TTS	Depotpflaster	5–10 mg	1–2 × 1 Pflaster	1–2 h	bis zu 24 h	
Isosorbiddinitrat	Isoket® 5 bzw. 10/20/40	p.o.	5–20 mg	4 × 10 mg / 2 × 20 mg	14–30 min	2–4 h	
	Isoket® retard 20 bzw. 40/60/80	p.o.	40 mg	2 × 20–80 mg	30 min	6–10 h	
	Isoket® Salbe	perkutan	0,5–2 g	0,5–2 g	30 min	4–6 h	
	Sorbidilat® Kaukapseln 5	sublingual	5 mg im Anfall	–	1–2 min	30–45 min	
	Sorbidilat® Retardkapseln 20/40/100	sublingual	20 mg	2 × 20–100 mg	30 min	6–10 h	
	Vasorbate® Tabl.	p.o.	10 mg	2–3 × 10 mg	15–30 min	4–8 h	
5'-Isosorbidmononitrat	Elantan® 20/40	p.o.	20 mg	2–3 × 20 mg / 2 × 40 mg	30–60 min	8–10 h	
	ISMO® 20	p.o.	20 mg	2–3 × 20 mg	30–60 min	8–10 h	
	Elantan®long Retardkapseln	p.o.	50 mg	1 × 50 mg	1–2 h	> 14 h	
	Olicardin® Retardkapseln 40/60	p.o.	40 mg	1 × 40 (60) mg	1–2 h	~ 16 h	

* nach Angaben des Herstellers.

Anfallshäufigkeit nachgewiesen. Die Wirkung setzt dabei nach 10–20 min ein und hält 4–6 h lang an. 3–5 Einzeldosen werden so über den Tag verteilt, daß die Einnahmen jeweils vor zu erwartetenden größeren physischen Belastungen erfolgen. Länger dauernde Effekte (bis zu 5 h) werden auch durch Applikation von 0,5–2,0 g Nitroglycerin- und ISDN-haltigen Salben (1–2%) erzielt; eine Behandlungsform, die sich vor allem zur Prophylaxe nächtlicher (meist vasospastischer) Anfälle eignet. Die wichtigsten der in der Therapie verwendeten Präparate und deren Dosierung sind in Tab. 17 angeführt.

Molsidomin

Molsidomin (N-Ethoxycarbonyl-3-morpholino-sydnonimin) besitzt ein ähnliches Wirkungsspektrum wie die organischen Nitrate und unterscheidet sich von jenen durch eine etwas längere Wirkungsdauer. Nach enzymatischer Abspaltung der Ethoxycarbonylgruppe in der Leber zerfällt das Ringsystem des Sydnonimins (5-gliedriger Heterocyclus mit 2 N- und 1 O-Atom) in ein labiles N-Nitrosoamino-acetonitril, das ohne Vermittlung von SH-Gruppen die lösliche Guanylatcyclase stimuliert. Dies dürfte auch der Grund für das klinisch beobachtete Fehlen von Toleranzphänomenen sein. Wie bei den organischen Nitraten wurde auch bei Molsidomin eine enge Korrelation zwischen der spasmolytischen Wirkung auf die glatte Muskulatur und der Aktivierung der Guanylatcyclase sichergestellt. Auch eine in vivo nachgewiesene Plättchenaggregationshemmung dürfte in ursächlichem Zusammenhang mit der Aktivierung der Guanylatcyclase stehen.
Indikation: Intervalltherapie sämtlicher Formen der Angina pectoris.
Präparate: Corvaton®, Molsidolat® (Österreich), Tabletten zu 2 und 4 mg; 2 × 1 Tbl./Tag, Amp. zu 2 mg.

β-Adrenozeptorenblocker

Chemie, Pharmakodynamik, Pharmakokinetik, Nebenwirkungen, klinische Anwendung, Kontraindikationen sowie Wirkungsweise der β-Adrenozeptorenblocker werden auf S. 176 ff., das antianginöse Wirkungsspektrum der β-Adrenozeptorenblocker auf S. 401 abgehandelt. Die Wirkung der β-Adrenozeptoren auf Frequenz und Kontraktilitätsparameter ist wegen der positiven Korrelation zum Aktivitätszustand der sympathikotonen Innervation des Herzens bei erhöhter körperlicher Belastung stärker als unter Ruhebedingungen ausgeprägt (s. Abb. 49, S. 179). Die Hauptkomponente der klinischen Wirksamkeit der β-Adrenozeptorenblocker ist daher die Dämpfung der Auswirkung im Alltag auftretender sympathikotoner Aktivitätssteigerungen (körperliche Belastung, psychische Erregung) auf das koronarinsuffiziente Herz. Zur Reduzierung der Anfallshäufigkeit bzw. Erhöhung der Belastbarkeit des Herzens ist eine Langzeitverabreichung indiziert. Durch Abschwächung der sympathischen Steuerkomponente wird die 2. Möglichkeit einer Anpassung der Herzauswurfleistung, die Kontraktionskraftsteigerung durch Erhöhung der Ventrikelfüllung (Frank-Starling-Mechanismus, s. S. 368), stärker in Anspruch genommen.
Klinische Untersuchungen zeigen, daß der linksventrikuläre enddiastolische Druck sowohl in Ruhe wie vor allem unter körperlicher Belastung unter β-Adrenozeptorenblockade gegenüber den Kontrollwerten vor Verabreichung des β-Adrenozeptorenblockers erhöht ist. Am Herzen mit weitgehend erhaltener normaler Kontraktilität tritt durch die verstärkte diastolische Vordehnung eine Zunahme der Kontraktionskraft und als Folge eine Steigerung des Schlagvolumens in Erscheinung („Demaskierung" des Frank-Starling-Mechanismus).

Die Anpassung des Herzminutenvolumens an die Erfordernisse des Kreislaufes erfolgt somit unter β-Adrenozeptorenblockade vorwiegend über das Schlagvolumen. Im Gegensatz zur einer Anpassung des Herzminutenvolumens über Frequenzanstieg ist die Anpassung über eine Steigerung des Schlagvolumens mit einem geringeren Sauerstoffverbrauch verbunden (Ökonomisierung).
Das Auftreten einer Herzinsuffizienz unter einer β-Adrenozeptorenblockade kann daher nur aus einem über das übliche Maß hinausgehenden enddiastolischen Druckanstieg bzw. aus einem Ausbleiben des Anstieges der Herzleistung unter Belastung (Erschöpfung des Frank-Starling-Mechanismus)

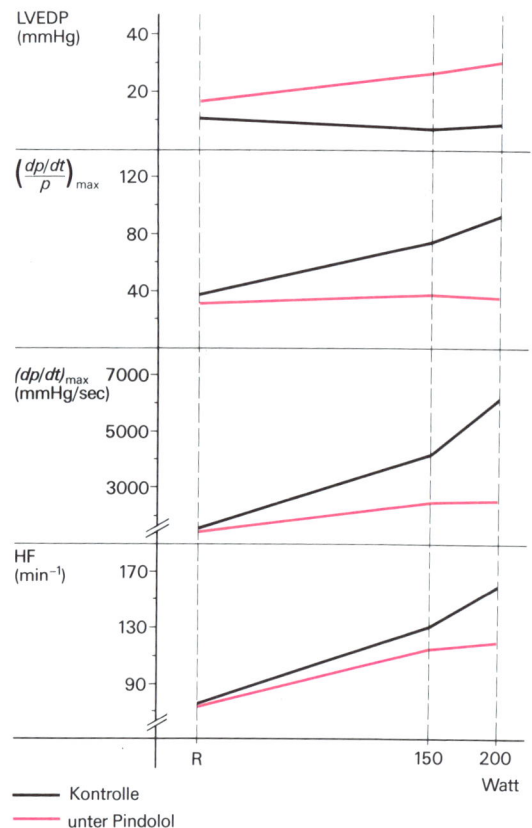

Kontrolle
unter Pindolol

Abb. 49: Herzfrequenz (HF), maximale isometrische Druckanstiegsgeschwindigkeit $(dp/dt)_{max}$, Kontraktilitätsindex $\left(\dfrac{dp/dt}{p}\right)_{max}$ (vgl. S. 367) und enddiastolischer Druck des linken Ventrikels (LVEDP) in Ruhe (R) und nach arbeitsergometrischer Belastung mit 150 bzw. 200 Watt. Mittelwerte von vier 20–30jährigen Normalpersonen im Leerversuch und 1 Stunde nach Verabreichung von 10 mg Pindolol. Nach Gabe dieses β-Adrenozeptorenblockers ist der Kontraktilitätsindex bereits in Ruhe erniedrigt, $(dp/dt)_{max}$ jedoch unverändert und LVEDP geringgradig erhöht. Die ohne Medikation während Belastung nachweisbare Steigerung von $(dp/dt)_{max}$ und $\left(\dfrac{dp/dt}{p}\right)_{max}$ bleibt nach Blockade der β-Adrenozeptoren weitgehend aus. Der LVEDP steigt jedoch nach der Pindololverabreichung als Zeichen einer Anpassung der Herzleistung aufgrund des Frank-Starling-Mechanismus an (nach H. Roskamm, Die therapeutische Anwendung β-sympatholytischer Stoffe. 4. Rothenburger Gespräch, herausgeg. v. H. J. Dengler, Schattauer, Stuttgart, S. 159–175, 1972).

abgeleitet werden. Klinisch tritt eine Herzdilatation mit Stauungssymptomatik auf. Die Entwicklung einer Insuffizienz ist zu erwarten, wenn unter Ruhebedingungen eine ausreichende Herzleistung nur durch einen gesteigerten Sympathikotonus (erhöhte Ruhefrequenz) aufrechterhalten werden kann. Dies wäre eine Indikation für eine zusätzliche Herzglykosidverabreichung. Klinische Studien haben ergeben, daß bei i. v. Verabreichung β-Adrenozeptorenblocker mit intrinsischer Aktivität (Pindolol, Celiprolol, Carteolol) eine signifikant geringere Depression der Ventrikelfunktion bewirken.

Die Wirkung der β-Adrenozeptorenblocker auf den diastolischen linksventrikulären Druckverlauf macht auch verständlich, daß der für den Angina-pectoris-Anfall typische linksventrikuläre enddiastolische Druckanstieg durch β-Adrenozeptorenblocker im Unterschied zur Nitritwirkung nicht beeinflußt wird, so daß β-Adrenozeptorenblocker zur Anfallskupierung ungeeignet sind.

Obwohl positive Blutumverteilungsphänomene unter β-Adrenozeptorenblockern im Tierversuch nachgewiesen wurden, ist ein klinisch günstiger Effekt durch Blutumverteilung im Myokard wegen der fehlenden enddiastolischen Druckentlastung in Frage zu stellen. Nicht selektive β-Adrenozeptorenblocker können durch Hemmung der Lipolyse ebenfalls im Sinne einer Ökonomisierung wirksam werden.

Ein besonderes Problem bildet die Anwendung von β-Adrenozeptorenblockern bei Verdacht auf Vorliegen einer vasospastischen Angina pectoris. Experimentell konnte gezeigt werden, daß durch Hemmung des β-adrenergen Systems mit nicht selektiven β-Adrenozeptorenblockern konstriktorische Einflüsse über die α-Adrenozeptoren an den Koronararterien an Bedeutung gewinnen. Nicht selektive β-Adrenozeptorenblocker mit intrinsischer sympathomimetischer Eigenwirkung könnten in dieser Situation gefäßerweiternd wirken und daher vorzuziehen sein. Bei gesicherter Diagnose einer Variant-Angina sind jedoch Calciumkanal-Blocker bzw. Nitrate mit Langzeitwirkung als Mittel der Wahl für die Intervalltherapie einzusetzen.

Bei Therapie mit β-Adrenozeptorenblockern wurde bisher keine **Toleranzentwicklung** beobachtet. Hingegen kann bei abruptem Abbruch einer Langzeitbehandlung ein **Entzugssyndrom** in Erscheinung treten, das in einer Zunahme von Schwere und Häufigkeit der Anfälle besteht und in manchen Fällen auch zur Auslösung eines Infarktes führte. Eine Zunahme der β-Adrenozeptoren (**up regulation,** S. 104) und eine daraus resultierende erhöhte Ansprechbarkeit gegenüber β-adrenergen Stimuli wird für das beobachtete Entzugssyndrom verantwortlich gemacht. Zur Vermeidung wird ein langsames Absetzen der Medikation mit gradueller Dosisreduktion über 2 Wochen bei Beibehaltung der Dosierungsintervalle oder die Verwendung langwirksamer β-Adrenozeptorenblocker empfohlen.

Calciumkanal-Blocker (Calciumantagonisten)

Pharmakodynamische Eigenschaften

Als Calciumkanal-Blocker (CB) werden Verbindungen bezeichnet, die den Einwärtsstrom von Calcium-Ionen in das Myokard, das Erregungsleitungssystem sowie die glatte Muskulatur abschwächen.
Am **Arbeitsmyokard** kommt es dabei durch Blockierung des „langsamen" Ca^{2+}-Einwärtsstroms zu einer dosisabhängigen Hemmung der elektromechanischen Kopplung und somit zu einer Abnahme der Kontraktilität (negativ inotrope Wirkung) und des Sauerstoffverbrauches. CB wirken demnach der Wirkung der β-Sympathomimetika entgegen, die eine Begünstigung des transmembranären Eintritts und der intrazel-

lulären Mobilisierung von Ca^{2+}-Ionen hervorrufen. Daraus ergibt sich eine Schutzfunktion der CB gegenüber den Auswirkungen einer intrazellulären Ca^{2+}-Akkumulation, wie sie unter Einwirkung von β-Sympathomimetika, Streß, aber auch Hypoxie auftritt.

An **Erregungsleitungsfasern** wirken CB ebenfalls spezifisch auf den „langsamen" Kanal, wobei die Vorgänge im „raschen" Natriumkanal sowie der transmembranöse Transport von Mg^{2+}-Ionen unbeeinflußt bleiben. An den Erregungsparametern bzw. am Verlauf des Aktionspotentials treten vor allem in jenen Teilen des Erregungsleitungssystems Veränderungen auf, in denen der rasche Na^+-Einwärtsstrom bei niederem Ausgangspotential teilweise inaktiviert ist und der Potential-bildende Vorgang weitgehend von Ca^{2+}-Ionen getragen ist (SA- und AV-Knoten). Am Sinusknoten resultiert eine negativ chronotrope und am AV-Knoten eine negativ dromotrope Wirkung bei gleichzeitiger Verlängerung der effektiven Refraktärzeit und damit Verstärkung der frequenzsiebenden Wirkung (siehe **Indikation** bei supraventrikulären Tachykardien mit Vorhofflimmern, S. 361 bzw. 363; **Kontraindikationen** bei extremer Sinusbradykardie und AV-Überleitungsstörungen).

An der **glatten Gefäßmuskulatur** bewirken CB eine Hemmung des Ca^{2+}-Einwärtstransportes über den potentialabhängigen Kanal und somit vor allem der tonischen Aktivierung des kontraktilen Systems. Auch die phasische Komponente der Aktivierung des kontraktilen Systems (rasche Kontraktionen durch phasische Freisetzung von Ca^{2+} aus intrazellulären Speichern) wird durch höhere CB-Konzentrationen und vor allem längere Einwirkung gehemmt. Die Hemmwirkungen der CB werden an depolarisierten und auch nach Einwirkung vasokonstriktorischer Substanzen tonisierten Koronargefäßstreifen beobachtet. Die Wirkung der CB auf die glatte Gefäßmuskulatur ist für die einzelnen Substanzen an Arterien verschiedenen Typs quantitativ unterschiedlich ausgeprägt. Generell sind Dihydropyridine stärker vasoaktiv als Verapamil oder Diltiazem. Für den therapeutischen Effekt der Dihydropyridine bei Koronarinsuffizienz und Hochdruck ist die dosisabhängige Senkung des Gefäßtonus von Bedeutung. Verapamil und Diltiazem senken vor allem die Herzleistung und den myokardialen Sauerstoffverbrauch.

Calciumkanal-Blocker bei Koronarinsuffizienz

Die Calciumkanal-Blocker können in Stoffe mit reiner Hemmwirkung an Calciumkanälen (**spezifische CB**) sowie solche mit zusätzlicher Wirkung an Natriumkanälen (**unspezifische CB**) unterteilt werden. Zu den spezifischen CB gehören Verapamil[1] und strukturell ähnliche Verbindungen (Gallopamil[2] und Anipamil), die Dihydropyridine (wie z. B. Felodipin, Isradipin[3], Nicardipin, Nifedipin[4], Niludipin, Nimodipin[5], Nisoldipin[6], Nitrendipin[7]) und Diltiazem[8]. Unspezifische CB sind Prenylamin[9] und Fendilin[10], Cinnarizin[11] und Flunarizin[12] sowie Bepridil[13] und Perhexilin[14]. In der Therapie der Koronarinsuffizienz werden heute vorwiegend spezifische CB verwendet.

Die Wirkung auf die glatte Gefäßmuskulatur sowie Kontraktilität und Erregungsleitung des Herzens sind beim Menschen bei den einzelnen Substanzen unterschiedlich ausgeprägt. Verapamil, Diltiazem und Nifedipin sind stark koronar und peripher gefäßerweiternde Pharmaka. Bei **Nifedipin**, das erst in höheren Dosierungen kardial dämpfende Wirkungen entfaltet, kommt es daher bei therapeutischen Dosen durch die periphere Widerstandserniedrigung zur Barorezeptorenakti-

---

[1] Isoptin, [2] Procorum, [3] Lomir, [4] Adalat, [5] Nimotop, [6] Syscor, [7] Baypress, [8] Dilzem, [9] Segontin, [10] Sensit, [11] Stutergon Cinnarbene, [12] Sibelium, [13] Cordium, [14] Dexit.

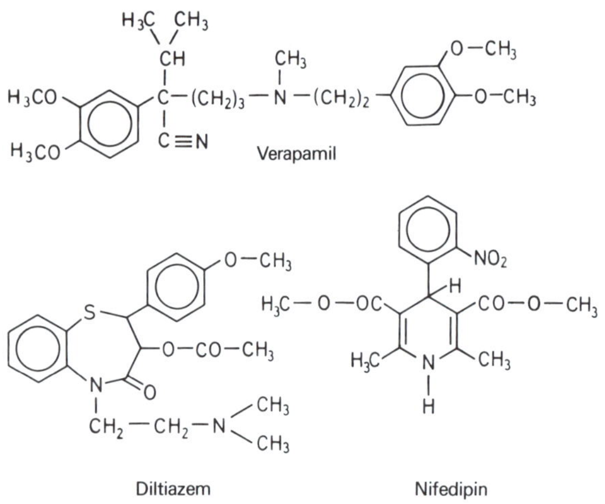

Abb. 50: Calciumkanal-Blocker.

vierung und Frequenz- und Kontraktilitätsanstiegen. Die präferentielle Dilatation im arteriellen Anteil des peripheren Gefäßsystems führt zu einer Verringerung der Nachlast des linken Ventrikels. Bei **Verapamil, Gallopamil** und **Diltiazem** liegen die Dosis-Wirkungs-Bereiche der peripheren Gefäß- und der negativ chrono-, dromo- und inotropen Wirkung eng beisammen, so daß im therapeutischen Dosenbereich Bradykardie, Überleitungsverzögerung und Kontraktilitätsabnahme beobachtet werden. Im Unterschied zu den organischen Nitraten werden die Kapazitätsgefäße gering beeinflußt, so daß keine nennenswerte Reduzierung der Vorbelastung in Erscheinung tritt. Die koronare vasodilatatorische Wirkung aller CB, insbesondere aber der Dihydropyridine, trägt wesentlich zur Anfallskupierung und -verhütung bei vasospastischer Angina pectoris (Variant-Angina) bei.

Pharmakokinetik

Verapamil, Gallopamil, Nifedipin und Diltiazem werden zu 80–90% im Dünndarm resorbiert. Die Bioverfügbarkeit liegt aber wegen einer hohen metabolischen Abbaurate in der Leber bedeutend niedriger (Verapamil und Gallopamil 10–20%, Nifedipin 65%, Diltiazem 50%). Die Proteinbindung

liegt zwischen 80 und 90%. Die Metaboliten werden vorwiegend renal eliminiert. Halbwertzeiten: Verapamil 5 h, Gallopamil 3–6 h, Nifedipin 1,5 h, Diltiazem 4 h.

Therapeutische Anwendung, Präparate und Dosierung

CB werden vornehmlich zur Intervalltherapie bzw. Anfallsprophylaxe bei Belastungs-Angina eingesetzt. Dihydropyridine sind die Mittel der Wahl bei Vorliegen oder Verdacht auf eine vasospastische Genese. Weitere Indikationen betreffen die Behandlung der Hypertonie (siehe S. 189) und supraventrikulärer Herzrhythmusstörungen (siehe S. 363). **Präparate** und **Dosierung** s. Tab. 18.

Kontraindikationen

Relative Kontraindikationen: Verapamil, Gallopamil, Diltiazem: AV-Block I. Grades, Sinusbradykardie; alle CB: Hypotonie, eingeschränkte Leberfunktion (Dosisreduktion erforderlich).
Absolute Kontraindikationen: Verapamil, Gallopamil, Diltiazem: SA-Block, AV-Block II. und III. Grades, Sinusknoten-Syndrom; alle CB: nicht kompensierte Herzinsuffizienz.

Unerwünschte Nebenwirkungen

Spezifische Nebenwirkungen (auf dem Ca^{2+}-Antagonismus beruhend): Hypotonie, Vasodilatation (Kopfschmerz, Hitzegefühl, Beinödeme); bei Verapamil, Gallopamil und Diltiazem: bradykarde Herzrhythmusstörungen.
Unspezifische Nebenwirkungen: gastrointestinale Störungen (Diarrhö und Anorexie), Obstipation bei Verapamil.

Sinnvolle therapeutische Kombinationen

Die einzelnen Klassen der koronarwirksamen Pharmaka unterscheiden sich z. T. sehr wesentlich in ihren Wirkungsspektren bzw. Angriffspunkten. Dadurch ist grundsätzlich die Möglichkeit positiver Kombinationseffekte gegeben (Verstärkung der klinischen Wirksamkeit, Verringerung der Gefahr des Auftretens unerwünschter Nebenwirkungen). Die kombinierte Verabreichung der oben beschriebenen Koronartherapeutika erhöht zwar die Schutzfunktion für das geschädigte Herz, führt aber gleichzeitig auch zu einer Herabsetzung der

Tab. 18: Calciumkanal-Blocker, Präparate und Dosierungen.			
Substanz	Handelsname	Art der Medikation	Dosierung
Verapamil	Isoptin®	Dragees 40/80 mg	3 × 1–2/d
	Isoptin®KHK retard	Filmtab. 120/240 mg	2 × 1–2/d
	Isoptin®	Ampullen 5 mg	über 2–3 min i. v.
Gallopamil	Procorum®	Filmtab. 50 mg	2–3 × 1/d
	Procorum®mite	Filmtab. 25 mg	3–4 × 1/d
	Procorum®retard	Filmtab. 100 mg	1–2 × 1/d
Diltiazem	Dilzem®	Tabl. 30/60 mg	3 × 1–2/d
	Dilzem®retard	Filmtab. 90/120 mg	2 × 1/d
	Dilzem®parenteral	Ampullen 10/25/100 mg	0,3 mg/kg i. v. 1–2 mg i. cor.
Nifedipin	Adalat®	Kapseln 5/10/20 mg	3 × 1/d
	Adalat®retard	Filmtab. 20	2 × 1/d
	Adalat®pro infusione	Inf. Lsg. 5 mg	über 4–8 h i. v.
	Adalat®intrakoronar	Ampulle 0,2 mg	0,1 mg i. cor.
Nisoldipin	Syscor®	Filmtab. 5/10 mg	1–2 × 1/d

Anpassungsfähigkeit des Herzens an die Erfordernisse des Kreislaufes, so daß in allen Fällen eine sorgfältige ärztliche Überwachung geboten ist. Fixe Kombinationen zwischen wirksamen Pharmaka sollten generell vermieden werden, so daß die Kombinationsbeispiele als Anregung für freie Kombinationen zu verstehen sind.

β-Adrenozeptorenblocker + organische Nitrate

Sinnvolle antagonistische Effekte: Aufhebung der durch β-Adrenozeptorenblocker verursachten Steigerung des peripheren Widerstandes sowie des LVEDP durch die Wirkung der Nitrate. Abschwächung reflektorischer Rückwirkungen der peripheren Nitratwirkung auf Herzzeitvolumen und Frequenz durch die β-Adrenozeptorenblocker.
Synergistischer Effekt auf Herzleistung und Sauerstoffverbrauch; jedoch Verringerung der Anpassung der Herzleistung mittels des Frank-Starling-Mechanismus durch die Wirkung der Nitrokörper auf die diastolische Füllung.

Calciumkanal-Blocker + organische Nitrate

Kombinationsprinzip: Verstärkung der Absenkung der Nachbelastung sowie der vasodilatatorischen Wirkung auf die großen Koronararterienäste. Ergänzung des Wirkungsspektrums der CB durch eine Reduktion der Vorbelastung. Gefährdung durch verstärktes Auftreten hypotoner Kreislaufreaktionen.

Calciumkanal-Blocker + β-Adrenozeptorenblocker

Kombinationsprinzip: Antagonisierung der vasokonstriktorischen Wirkung der β-Adrenozeptorenblocker bzw. Absicherung gegen vasospastische Episoden im Verlauf einer Angina pectoris. Wegen der Gefahr einer additiven negativen Wirkung auf die Erregungsüberleitung und Kontraktilität ist diese Kombination nur für Dihydropyridine zu erwägen.

Zusammenfassung der therapeutischen Möglichkeiten bei Herzdurchblutungsstörungen

Angina pectoris

Ziel der spezifischen Pharmakotherapie der Angina pectoris ist 1) die Kupierung des akuten Anfallsgeschehens und 2) die Reduzierung der Anfallshäufigkeit bzw. die Erhöhung der Leistungstoleranz.

Anfallskupierung

Die rasche Beendigung des Angina-pectoris-Anfalles gelingt in der Regel durch perlinguale oder durch Sprühverabreichung von Nitroglycerin, Isosorbiddinitrat oder Amylnitrit, wobei die Wirkung am zuverlässigsten bei Einnahme mit Einsetzen der Prodromalsymptome ist. Dies gilt sowohl für Belastungsangina als auch für vasospastische Formen.

Intervalltherapie

Eine Reduzierung der Anfallshäufigkeit (Intervalltherapie) wird in erster Linie durch eine Verminderung der Auswirkung psychischer oder physischer Belastungen auf das Herz erreicht. Bei psychisch labilen Patienten empfiehlt sich, wenn eine nichtmedikamentöse Therapie nicht ausreicht, eine Basistherapie mit täglicher Gabe von Tranquillantien. Im Vordergrund steht jedoch die gezielte Senkung der über den Sympathikus verlaufenden direkten und indirekten Auswirkungen physischer und emotionaler Belastungszustände auf die Herzdynamik.

Dies kann durch Dauertherapie mit β-Adrenozeptorenblockern oder Calciumkanal-Blockern wie Verapamil oder Diltiazem erreicht werden. Die Verhinderung vasokonstriktorischer Auswirkungen an Koronarästen und die Reduzierung der Nachlast durch eine Dauertherapie mit Calciumkanal-Blockern, vor allem vom Dihydropyridin-Typ stellt eine zweite Therapiemöglichkeit dar. Ein drittes pharmakotherapeutisches Prinzip ist die Herabsetzung der Vor- und in geringerem Maße auch der Nachlast durch tägliche, zeitlich gezielte perorale Verabreichung von Nitraten mit verlängerter Wirkung. Bei vasospastischer Genese sind Nitrate und Calciumkanal-Blocker, nicht jedoch β-Adrenozeptorenblocker, einzusetzen. Oft reicht jedoch eine Monotherapie nicht aus, so daß eine Kombinationsbehandlung erforderlich ist.

Die Verifizierung des therapeutischen Erfolges ist sehr schwierig, da bei koronarer Herzkrankheit sowohl die Entfernung aus dem Alltagsmilieu als auch die Gabe von Scheinpharmaka (Placeboeffekt bis zu 30 %) eine deutliche Besserung bewirken können.

Therapie nach Art des Anfalles

Belastungsangina: Calciumkanal-Blocker (Verapamil, Diltiazem), β-Adrenozeptorenblocker, Nitrate.
Vasospastische Angina: Nitrate, Calciumkanal-Blocker (Dihydropyridine).
Instabile Angina: Calciumkanal-Blocker, β-Adrenozeptorenblocker, Nitrate, Kombinationen, Acetylsalicylsäure, Heparin.

Myokardinfarkt

Der Zeitpunkt des Auftretens eines Infarktes läßt sich nicht exakt feststellen und wird klinisch meist mit dem Auftreten der typischen Herzschmerzen gleichgesetzt. Es gibt jedoch auch stumme Infarkte, die keine Schmerzsymptomatik aufweisen. Man unterscheidet eine frühe Infarktphase von etwa 4–5 Stunden mit Entwicklung der Zellnekrosen und eine späte Nekrosenphase (ab der 6. Stunde), charakterisiert durch typische enzymatische Veränderungen. Veränderungen des EKG sind in beiden Phasen vorhanden. Die Therapie muß möglichst früh einsetzen und die für die einzelnen Infarktstadien unterschiedlichen funktionellen und biochemischen Störungen berücksichtigen.

Sofortmaßnahmen

Vom ersten Kontakt an mit dem Kranken sind absolute Ruhe sowie Dämpfung der reflektorisch über den Sympathikus auf das Herz einwirkenden Impulse und damit Herabsetzung des myokardialen Sauerstoffverbrauches oberstes Gebot. Zu den wichtigsten Maßnahmen zählen: Die i. v. Verabreichung von 5–10 mg **Morphin**, wenn notwendig 2 × im Abstand von 5–15 min zur Schmerzlinderung und Bekämpfung der Angstzustände. Morphin wirkt über eine zentrale Dämpfung des Sympathikotonus vasodilatatorisch auf Arteriolen und Venen und senkt daher den O_2-Bedarf des Herzens durch eine Verringerung der Vor- und Nachlast des Herzens. Außerdem wird auch der O_2-Bedarf des Gehirns herabgesetzt (Schutzfunktion gegenüber einer kreislaufbedingten zerebralen Anoxie). Bei Anzeichen einer generellen Hypoxie (Messung der arteriellen O_2-Sättigung) Zufuhr von 2–4 l O_2/min über eine Nasensonde. Bei Bradykardie von 50–60/min mit Hypotonie und An-

klingen von ventrikulären Rhythmusstörungen: **Atropin** 0,25 bis 0,5 mg, wenn nötig mehrmals i. v. **Ipratropium-Bromid** 0,5–1 mg/kg i. v. Bei tachykarden Kammerrhythmusstörungen kann ein Versuch mit **Lidocain** (initial: 100 mg i. v., anschließende Infusion 20–50 μg/kg/min) gemacht werden.
In dieser Phase sollen alle Pharmaka intravenös verabreicht werden, da die Resorption deutlich reduziert sein kann, ein unspezifischer Anstieg der Kreatin-Phosphokinase (CPK) vermieden wird und im Falle einer Lyse oder Antikoagulation lokale Hämatome vermieden werden können.

Stationäre Behandlung in der frühen Infarktphase

Ziel der Therapie ist es, die Größe des Infarktes und damit den Verlust an kontraktionsfähigem Myokardgewebe so klein wie möglich zu halten. Aussichtsreichstes Vorgehen ist die intrakoronare **Lyse-Therapie** nach vorheriger koronarangiographischer Lokalisation des Verschlusses. Bei fehlender Möglichkeit einer Koronarangiographie wird eine hochdosierte intravenöse Kurzzeitinfusion (30 min) von Streptokinase[1] (500 000 E) zur Wiedereröffnung thrombotisch verschlossener Koronaräste empfohlen. Auch rt-PA[2] (600 000 E/kg, Infusion von 4 h), rscu-PA und APSAC[3] (30 E) werden in dieser Indikation eingesetzt. Die höhere Fibrinspezifität ermöglicht bei intravenöser Gabe eine lokalisiertere Wirksamkeit am Ort der Thrombose. Im Versuchsstadium steht die frühzeitige (in der 3.–6. Stunde) Verabreichung von Substanzen mit nachgewiesener negativer Wirkung auf Vor- und Nachlast sowie Frequenz und damit auf den O_2-Verbrauch (Nitrate, Calciumkanal-Blocker, β-Adrenozeptorenblocker) mit dem Ziel, die Infarktausdehnung zu begrenzen. Durch die Verabreichung von β-Adrenozeptorenblockern und Calciumkanal-Blockern soll das Herz auch von den Auswirkungen erhöhter Catecholaminkonzentrationen im Plasma (Ansteigen des O_2-Verbrauches, Auslösen ventrikulärer Rhythmusstörungen, massiver Einstrom von Ca^{2+}-Ionen mit Schädigung der Mitochondrien) geschützt werden.

Nekrose-Phase

Die Mehrzahl der Patienten kommt erst in dieser Phase (nach 6 Stunden) in Intensivbehandlung. Vier Schwerpunkte der Pharmakotherapie sind hier anzuführen:
a) Reduktion des Sauerstoffbedarfs zur Infarktbegrenzung
b) Antikoagulation vor allem bei großen akinetischen Myokardarealen (große Infarkte)
c) Bekämpfung auftretender Rhythmusstörungen und
d) hämodynamische Maßnahmen zur Aufrechterhaltung einer ausreichenden Kreislauffunktion.

a) Fortsetzung der Schmerzbekämpfung, unterstützt durch psychovegetativ entkoppelnde Pharmaka (Benzodiazepine), kontrollierte Verabreichung von β-Adrenozeptorenblockern

[1] Kabikinase®, Streptase®; [2] Aktilyse®; [3] Eminase®.

oder Calciumkanal-Blockern bei strenger Beachtung der Kontraindikationen (s. S. 400).
b) 10 000–30 000 IE Heparin/24 h als Infusion bis zur Mobilisierung des Patienten und gegebenenfalls danach Verabreichung von Phenprocoumon über mehrere Monate.
c) Bei Auftreten extremer Bradykardien mit Hypotonien sowie AV-Block II. und III. Grades: Versuch mit wiederholten Gaben von 0,5 mg Atropin oder 0,25 mg Ipratropium-Bromid i. v. Bei Ausbleiben des Erfolges: Durchführung einer temporären Elektrostimulation über eine transvenöse Schrittmachersonde. Bei paroxysmaler supraventrikulärer Tachykardie: 5 mg Verapamil langsam i. v. zur Normalisierung der Kammerfrequenz (CAVE: Herzinsuffizienz). Bei VH-Flimmern und -Flattern: Herzglykoside in mehreren kleineren Einzeldosen i. v. Bei Auftreten ventrikulärer Extrasystolen bzw. Tachykardien: Infusionsbehandlung mit Lidocain (s. S. 356).
d) Ziel ist die Aufrechterhaltung eines für die Organperfusion notwendigen Herzminutenvolumens (unterste Grenze für den Herzindex: $2,2 l/(min.m^2)$), wobei eine möglichst ökonomische Arbeitsweise des Herzens erreicht werden soll. Die notwendigen Maßnahmen richten sich nach dem Ausmaß der vorliegenden Störung: Bei Entwicklung einer **Linksherzinsuffizienz** (25 % aller Infarktpatienten) sind die auf Seite 381 beschriebenen Maßnahmen zu ergreifen. Bei Auftreten von Hypovolämie (niederes HZV und niedere Füllungsdrucke) ist auch ein kontrollierter Flüssigkeitsersatz (300–500 ml) mit Plasmaersatzmitteln (s. S. 404) nicht zu umgehen. Eine durch Laktatausschwemmung hervorgerufene Acidose ist wegen der ungünstigen Rückwirkung auf die Kontraktilität zu korrigieren (s. S. 419).

Senkung der Mortalität und Reinfarktrate: Es gibt eine Vielzahl von Studien, die verschiedene Therapieschemata in der Spätphase des Infarktes untersuchten. **Thrombolytische Therapie (Lyse)** mit Beginn innerhalb der ersten 6 Stunden (eventuell innerhalb 24 Stunden) scheint die Mortalität zu senken. Kombination von Lyse mit Acetylsalicylsäure führt zu einer weiteren Reduktion von Mortalität, Reinfarkt und Gehirnschlag. Auch **Warfarin** senkt die Mortalität sowie die Zahl von Reinfarkten und Gehirnschlag. Bei Berücksichtigung der Kontraindikationen führen **β-Adrenozeptorenblocker** zu einer Reduktion der Mortalität und des Reinfarktes. Hier dürfte der antiarrhythmischen Komponente wesentliche Bedeutung zukommen. Für **Verapamil** ist eine Reduktion der Mortalität nur bei Patienten ohne Herzinsuffizienz und bei einem Therapiebeginn 2 Wochen nach dem Infarkt gezeigt worden (DAVIT II). Sofortiger Therapiebeginn bei Spitalseinweisung erbrachte keine Senkung der Mortalität (DAVIT I).
Pharmaka, die keinerlei Verbesserung der Prognose erbrachten, sind Calciumkanal-Blocker (Ausnahme Verapamil, s. o.) und Antiarrhythmika (Ausnahme β-Adrenozeptorenblocker). Für Encainid und Flecainid (Antiarrhythmika der Klasse IC) wurde sogar eine erhöhte Mortalität bei Patienten nach Myokardinfarkt gefunden (CAST-Studie, Cardiac Arrhythmia Suppression Trial).

Weiterführende Literatur

Abshagen, U.: Clinical Pharmacology of Antianginal Drugs. Hdb. exp. Pharm. **76**, Springer, Berlin 1985

Bender, F./Greeff, K.: Calciumantagonisten zur Behandlung der Angina pectoris, Hypertonie und Arrhythmie, 1. DILZEM-Symposium Kopenhagen 1981. Excerpta Medica, Amsterdam 1982.

Bretschneider, H. J.: Die hämodynamischen Determinanten des myokardialen Sauerstoffverbrauches, in: Die therapeutische Anwendung β-sympatholytischer Stoffe, 4. Rothenburger Gespräch, hrsg. von H. J. Dengler. Schattauer, München 1972.

CAST-Studie: Preliminary Report. The New Engl. J. Med. **321**, 406−412 (1989).

DAVIT I − The Danish Study Group on Verapamil in Myocardial Infarction. Verapamil in acute myocardial infarction. Eur. Heart. J. **5**, 516−528 (1984).

DAVIT II − The Danish Study Group on Verapamil in Myocardial infarction. Effect of Verapamil on Mortality and Mayor Events After Acute Myocardial Infarction (The Danish Verapamil Infarction Trial II − DAVIT II). Am. J. Cardiol. **66**, 779−785 (1990).

Feigl, E. O.: Coronary Physiology, Physiolog. Rev. **63**, 1−205 (1983).

Fleckenstein, A.: Calcium antagonism in heart and smooth muscle. Wiley, New York 1983.

Framingham-Studie. Incidence of coronary heart disease and lipoprotein cholesterol levels. JAMA, **256**, 2835−2838 (1986).

Frishman, W. H.: β-Adrenoceptor Antagonists: New Drugs and New Indications. The New Engl. J. Med. **305**, 500−506 (1981).

Ignarro, L. J./Lippton, H./Edwards, J. C./Baricos, W. H./Hyman, A. L./Kadowitz, P. J./Gruetter, C. A.: Mechanism of Vascular Smooth Muscle Relaxation by Organic Nitrates, Nitrites, Nitroprusside and Nitric Oxide: Evidence for the Involvement of S-Nitrosothiols as Active Intermediates. J. Pharmacol. Exp. Ther. **218**, 739−749 (1981).

Kaltenbach, M./Schneider, W.: Nitrattherapie − Standortbestimmung 1989. Z. Kardiol. **78**, Suppl. 2 (1989).

Lichtlen, P.: Zur Therapie der Angina pectoris in heutiger Sicht. Zschr. f. Kreislaufforsch. **61**, 193−233 (1972).

Maseri, A./Chierchia, S.: A New Rationale for the Clinical Approach to the Patient with Angina Pectoris. Amer. J. Med. **71**, 639−644 (1981).

Nayler, W.: Calcium Antagonists. Academic Press, London − San Diego 1988.

Needleman, P.: Organic Nitrates, Hdb. exp. Pharm. **40**, Springer, Berlin 1975.

Rudolph, W./Dirschinger, J./Blasini, R./Reiniger, G./Kraus, F.: Nitrattoleranz: Wann tritt sie auf? Wie ist sie vermeidbar? Dtsch. Ärzteblatt **82**, 3421−3432 (1985).

Schreiber, T. L.: Aspirin and thrombolytic therapy for acute myocardial infarction. Drugs **38**, 180−184 (1989).

Singh, B. N./Nademanee, K./Josephson, M. A.; Newer concepts in the pathogenesis of myocardial ischemia. Drugs **32**, 1−14 (1986).

Smith, P./Arnesen, H./Holme, I.: The effect of warfarin on mortality and reinfarction after myocardial infarction. The New Engl. J. Med. **323**, 147−152 (1990).

Wilhelmsen, L.: Practical guidelines for drug therapy after myocardial infarction. Drugs **38**, 1000−1007 (1989).

Yusuf, S./Wittes, J./Friedman, L.: Overview of results of randomized clinical trials in heart disease. JAMA **360**, 2088−2093 (1988).

PLASMAERSATZMITTEL

E. Seifen, Little Rock

Hellmut Weese hat durch die Entwicklung des ersten körperfremden Plasmaersatzmittels, Polyvinylpyrrolidon (Periston®), im Zweiten Weltkrieg Tausenden das Leben gerettet. Plasmaersatzmittel dienen der Volumenauffüllung. Elektrolyt-Lösungen, z. B. Ringer oder Tyrode, sollten nicht als Plasmaersatzmittel bezeichnet werden, da ihnen eine wesentliche Fähigkeit der Plasmaersatzmittel fehlt, nämlich einen kolloidosmotischen Druck zu entwickeln.

Plasmaersatzmittel müssen soweit wie möglich folgenden Forderungen genügen, um ihre Funktion zu erfüllen:

1) Sie müssen den gleichen kolloid-osmotischen (onkotischen) Druck wie Blutplasma erzeugen und blut-isoton sein.

2) Sie müssen eine ausreichend lange Verweildauer in der Blutbahn haben, um ihrer Funktion als Plasmaersatz gerecht zu werden.

3) Sie müssen entweder harnfähig sein oder metabolisiert werden können und sollen nicht gespeichert werden.

4) Sie sollen pharmakologisch inert sein, d. h. neben ihren physiko-chemischen Eigenschaften als onkotisch wirksame Substanzen keine biologische Wirkung haben. Besondere Aufmerksamkeit gilt dabei: antigenen und pyrogenen Eigenschaften, sowie der Beeinflussung der Blutgerinnung oder der Bestimmung von Blutgruppen.

5) Sie sollen die Viskosität des Blutes nicht erhöhen.

6) Sie müssen temperaturunempfindlich sein (Sterilisierung, Umgebungstemperatur z. B. Tropen, kalte Zonen) und lange lagerfähig. Sie sollen billig herzustellen sein; das ist wichtig für Massenbehandlung, Katastrophen.

Plasmaersatz wird immer dann durchgeführt, wenn ein Volumenmangel nicht mit erheblichem Erythrozytenverlust verbunden ist. Bei größerem Erythrozytenverlust ist entweder Vollblut (Konserve) oder eine Kombination von Erythrozytenkonzentrat und Volumenersatzmitteln zu verwenden.

Klassifizierung der Plasmaersatzmittel

Folgende drei Stoffgruppen finden Anwendung als Plasmaersatzmittel:

1) **Dextrane** (Glucopolysaccharid).
2) **Hydroxyethylstärke** (Amylopektin).
3) **Gelatine-Präparationen** (Polypeptid-polymerisat).

Dextran

Dextrane verschiedener Molekülmasse (MM) werden durch Hydrolysieren bakteriell (Leuconostoc-Gruppe) synthetisierter Glucopolysaccharide gewonnen. Es handelt sich um Glucopolysaccharide, die zwischen C_1 und C_6 glykosidisch verknüpft sind. Klinische Anwendung finden vorwiegend zwei Formen

a) **Dextran 60** (D60) [Macrodex®] mit einer mittleren MM von 60 000 (variiert zwischen 25 000 und 110 000).

b) **Dextran 40** (D 40) [Rheomacrodex®] mit einer mittleren MM von 40 000 (variiert zwischen 15 000 und 70 000).

D 60 wird vorwiegend als 6%ige und D 40 als 10%ige Lösung in 0,9% NaCl oder 5% Sorbit verwendet. Isoonkotisch mit Blut ist D 60 in ca. 4%iger und D 40 in 3,4%iger Lösung. Dextrane können pro Gramm $20-25$ ml H_2O in der Blutbahn retinieren oder aus dem extravasalen Raum anziehen. Die Verwendung der 6 bzw. 10%igen Lösung bedeutet daher Mobilisierung von zusätzlichem Volumen für die Zirkulation. Substanzen, die diese Fähigkeit besitzen, werden deshalb auch als Plasmaexpander bezeichnet. Sie sind besonders geeignet zur Behandlung des absoluten Volumenmangels (z. B. Traumen, anaphylaktischer Schock, Verbrennungen) und auch des relativen Volumenmangels bei peripherem Kreislaufversagen (z. B. neurogener Schock, Intoxikationen).

Grundstruktur des Dextran-Moleküls.

D 40 weist eine Halbwertzeit im Blut von etwa 4 und D 60 von mehr als 8 Stunden auf. Die Schwelle für die Harnfähigkeit der Dextrane liegt bei einer MM von etwa 50 000. Dextrane, deren MM unterhalb dieser Schwelle liegt, werden vorwiegend von den Nieren ausgeschieden. Der im Körper verbleibende Anteil wird vorübergehend in Nieren, Leber und Milz im retikuloendothelialen System gespeichert und langsam (ca. 70 mg Dextran pro kg und Tag) von körpereigenen Enzymen völlig zu H_2O und CO_2 abgebaut. Dieser Prozeß ist dadurch erschwert, daß die Dextrane eine ungewöhnliche glykosidische Bindung besitzen (C_1-C_6 statt C_1-C_4). Die Viskosität des Blutes wird durch Dextrane mit niedriger MM vermindert. Die Erythrozytensenkungsgeschwindigkeit wird beeinflußt (D 60 erhöht und D 40 erniedrigt die Senkung). Dextrane mit einer MM über 56 000 begünstigen die Aggregation von Erythrozyten. Niedermolekulares Dextran wirkt der Aggregation von Erythrozyten und Thrombozyten entgegen (s. S. 455). Daher ist seine Anwendung bei gestörter Mikrozirkulation (Kapillaren) wie z. B. bei peripherem Kreislaufversagen von Vorteil.

Dextran-Lösungen sind, vorausgesetzt sie werden in Glasflaschen aufbewahrt, sehr lange lagerfähig (bis zu 10 Jahren). In Plastikbehältern ändert sich bei längerer Lagerung infolge geringfügiger aber permanenter Verdunstung von Wasser die Zusammensetzung der Lösungen. Ist Dextran in der Lösung nach längerer Lagerung ausgefallen, so kann es durch leichte Erwärmung der Infusionsflasche im Wasserbad wieder in Lösung gebracht werden. Dextrane sind billig in der Herstellung; sie sind praktisch nicht temperaturempfindlich. Dextran-Lösungen eignen sich im hohen Maße zur Massenbehandlung in Notfällen.

Die Verträglichkeit von Dextranen ist im großen und ganzen gut; es gibt allerdings anaphylaktische Reaktionen ($\sim 1,4$ auf 10 000 Infusionen). Die ersten Symptome treten in der Regel bereits nach der Infusion von wenigen Millilitern in Erscheinung. Das antigene Potential der niedermolekularen Dextrane ist geringer als das der höhermolekularen Fraktionen. Bei Dextran-Infusionen sollen die Maßnahmen zur Bekämpfung anaphylaktischer Reaktionen vorbereitet sein (S. 611, Tab. 5). Neben Verunreinigungen sind für die anaphylaktischen Reaktionen vor allem dextranreaktive Antikörper der Klasse IgG verantwortlich, die nach Aufnahme von Dextranen mit Nahrungs- und Genußmitteln gebildet wurden. Es muß also damit gerechnet werden, daß auch bei Patienten, denen nie Dextran infundiert wurde, Antikörper vorhanden sind. Wenn man prophylaktisch vor Beginn einer Dextran-Infusion 20 ml Dextran 1[1] (MM ~ 1000) intravenös injiziert (HWZ 2 h), werden die dextranreaktiven Antikörper durch die kleinen Dextranmoleküle vorher abgesättigt, die Bildung der Komplexe mit den großen Dextranmolekülen ist nicht mehr möglich. Wie die Erfahrung inzwischen gelehrt hat, läßt sich die Inzidenz anaphylaktischer Reaktionen so zwar nicht sicher vermindern, aber immerhin läßt sich der Schweregrad herabsetzen. Auch bei Dextran 1 selbst ohne nachfolgende Verabfolgung von Dextran 40 bzw. 60 wurden – wenn auch extrem selten – Todesfälle beschrieben.

Die anaphylaktischen Reaktionen sind von Zwischenfällen aufgrund von Verunreinigungen der Lösungen mit pyrogenen Stoffen (Lipopolysacchariden aus Bakterienmembranen) zu unterscheiden, die bei der Herstellung bzw. Abfüllung von Infusionslösungen immer wieder auftreten können.

Bei Infusion größerer Volumina von Dextran-Lösungen ist die Blutgerinnung gestört. Die kritische Menge dafür liegt für D 60 bei 1 g Dextran/kg Körpergewicht und für D 40 bei 1,5 g/kg. Nach Dextran-Infusionen läßt sich die Kreuzprobe nicht mehr einwandfrei beurteilen (Erythrozyten-Aggregation!); deshalb sollte bei der möglichen Indikation von zusätzlichen Transfusionen Blut zur Kreuzprobe vor der Dextran-Infusion abgenommen werden.

Dextran-Infusionen sind kontraindiziert bei Patienten mit schweren Herzfehlern, bei Nieren-Schäden, Hypervolämie und bei bekannter Überempfindlichkeit. Vorsicht ist bei eingeschränkter Funktion der Leber bzw. der Nieren am Platze.

Hydroxyethylstärke

Hydroxyethylstärke[2] (HES) besteht aus Amylopectin, bei dem an den Glukosegruppen Hydroxyethylreste eingeführt wurden. Es hat eine sehr hohe mittlere Molekülmasse (450 000). Experimente am Hund ergaben, daß die Dauer ihres Volumeffektes der des Dextrans entspricht. Die Verweildauer im Blut ist auf den durch die Hydroxyethylgruppen bedingten verlangsamten Abbau durch die Serumamylase zurückzuführen. Während i.v. infundierte Stärke bereits nach 60 min abgebaut und aus der Blutbahn eliminiert war, wurden nach 240 min von HES noch zwischen 50 und 70% gefunden. Trotz ihrer hohen mittleren Molekülmasse hat HES den niedermolekularen Dextranen ähnliche rheologische Eigenschaften, da ihr Molekül offensichtlich kugelförmig ist. Die Häufigkeit mit der bei HES anaphylaktische Reaktionen beobachtet werden, ist nur halb so hoch wie die bei Dextran. Mit einem zeitlichen Verzug von mehreren Tagen kann ein hartnäckiges Hautjucken in Erscheinung treten, wahrscheinlich die Folge einer Einlagerung von HES in die Haut.

[1] Promit®; [2] Plasmasteril®; Plasmafusin®, HAES-steril®, Onkohäs®.

Gelatine-Präparationen

Gelatine wird aus tierischen Kollagenen gewonnen. Verschiedene Verfahren, Gelatine abzubauen und die so gewonnenen Polypeptidfragmente wieder zu polymerisieren, liefern im wesentlichen drei verschiedene Handelsformen der Gelatine:

a) **Oxypolygelatine** (Gelifundol®) 5,6% in 0,9%iger NaCl-Lösung. Mittlere MM liegt bei 30 000 (variiert zwischen 5 600 und 100 000).

b) **Succinylierte Gelatine** 3% in Elektrolytlösung (NaCl und $CaCl_2$), mittlere MM 35 000 (variiert zwischen 10 000 und 100 000).

c) **Harnstoff-Gelatine Polymerisat** (Haemaccel®) 3,5% in Elektrolytlösung (NaCl, KCl und $CaCl_2$) Mittlere MM ist 35 000 (variiert von 4 300 bis 280 000).

Die Verweildauer der Gelantinepräparate in der Blutbahn ist kürzer als die der Dextrane, da der Prozentsatz an niedermolekularen Fraktionen größer ist. Bis zu 50% der Gelatine verläßt bereits im Laufe der Infusion die Blutbahn. 70–90% der verabreichten Dosis werden innerhalb weniger Stunden im Urin aufgefunden. Über das Schicksal des im Organismus verbleibenden Anteils der Gelatine ist wenig bekannt. Man vermutet, daß Gelatine von körpereigenen Enzymen abgebaut werden kann. Die Häufigkeit anaphylaktischer Reaktion liegt bei 11 auf 10 000 Infusionen.

Die Viskosität des Blutes wird durch Gelatinepräparate im allgemeinen erhöht. Die H_2O retinierende Eigenschaft von Gelatine ist infolge der kurzen Verweildauer in der Blutbahn geringer als die von Dextran-Lösungen.

Gelatine steigert die Senkungsgeschwindigkeit und begünstigt die Aggregation von Erythrozyten. Bei Verwendung der klinisch empfohlenen Mengen wird die Blutgruppenbestimmung nicht gestört und die Blutgerinnung nur geringfügig, nämlich nur aufgrund des Verdünnungseffektes des Blutes, beeinflußt.

Gelatinepräparate können lange gelagert werden und sind billig herzustellen. Von Nachteil ist, daß einige bei niedriger Temperatur gelieren und vor Gebrauch durch Erwärmen flüssig gemacht werden müssen.

Kristalloide Volumenersatzmittel

Kristalloide Lösungen oder Elektrolytlösungen (z. B. Ringer oder Tyrode) haben grundsätzlich den Nachteil, daß ihre Verweildauer in der Blutbahn äußerst kurz ist. Die niedermolekularen Bestandteile verlassen die Blutbahn und begünstigen – bei Infusion von größeren Mengen – die Entstehung von Ödemen. Ihre Anwendung bei geringgradigem Volumenverlust erscheint gerechtfertigt, der Bereich einer bevorzugten Anwendung für kristalloide Lösungen ist die Therapie von Störungen im Elektrolythaushalt oder des Säure-Basen-Gleichgewichtes (vgl. S. 410 f.).

Peripheres Kreislaufversagen

Die Worte „Schock" und „Kollaps" sollten – der genaueren Kenntnis der pathophysiologischen Zusammenhänge entsprechend – durch den Begriff „peripheres Kreislaufversagen" ersetzt werden.

Der Hauptfaktor für die Entstehung des peripheren Kreislaufversagens ist eine anhaltende Hypotonie. Sie ist die Folge eines Mißverhältnisses zwischen dem zirkulierenden Blutvolumen und der Kapazität des Gefäßraumes. Hypotonie tritt

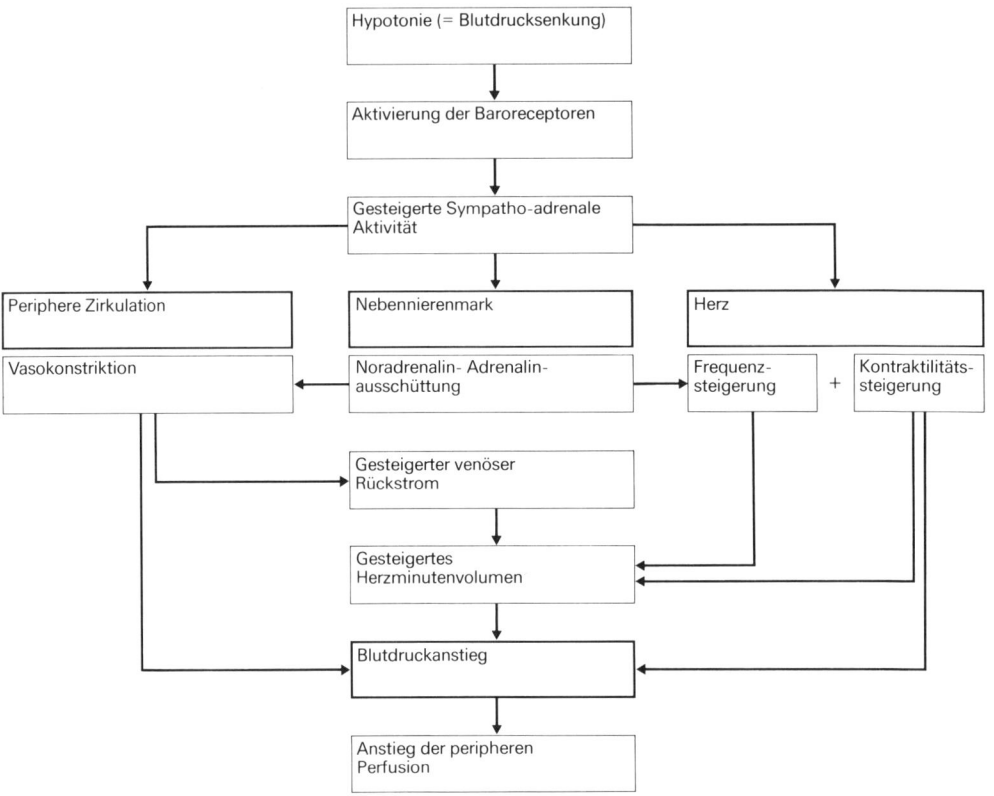

Abb. 1: Hypotonie und Kreislaufregulation.

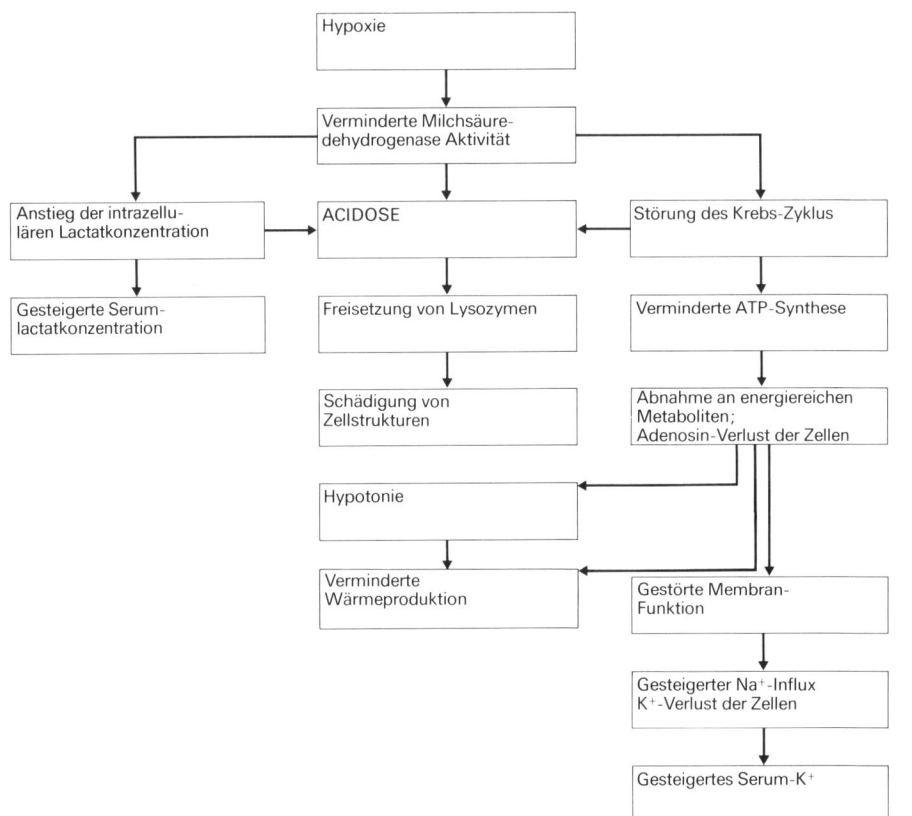

Abb. 2: Folgen der Hypoxie.

auf, wenn 1) infolge eines Flüssigkeitsverlustes aus der Blutbahn das zirkulierende Blutvolumen zur Füllung des Gefäßraumes nicht mehr ausreicht oder umgekehrt, 2) wenn infolge einer Erweiterung des Gefäßraumes das normale Volumen des zirkulierenden Blutes zur Füllung nicht ausreicht.

Hypotonie führt regelmäßig zu einer reflektorischen Aktivierung des sympathoadrenalen Systems durch die Barorezeptoren (Abb. 1). Es kommt zu gesteigerter Freisetzung von Noradrenalin aus den noradrenergen Nerven und erhöhter Ausschüttung von Adrenalin und Noradrenalin aus dem Nebennierenmark. Das hat zur Folge: 1) **Vasokonstriktion,** d. h. eine Einengung des Gefäßraumes und 2) **Entleerung der Blutspeicher,** d. h. eine Steigerung des zirkulierenden Blutvolumens.

Aktivierung des sympathoadrenalen Systemes ist ein wichtiger Kompensationsmechanismus zur Gewährleistung der Homöostase. Diese Aktivierung des sympathoadrenalen Systems ist jedoch nur dann zweckentsprechend, wenn sie zu einer ausreichenden Angleichung der Kapazität des Gefäßraumes an das zirkulierende Blutvolumen führt. Wird eine Angleichung nicht erreicht, bleibt die Hypotonie trotz andauernder reflektorischer Sympathikusaktivierung bestehen. Die damit verbundene Steigerung des peripheren Gefäßwiderstandes resultiert in einer Herabsetzung der bereits durch die Hypotonie verminderten peripheren Perfusion. Anhalten der unzureichenden Perfusion führt zu verminderter Sauerstoffversorgung **(Ischämie** und **Hypoxie).** Die Folge ist eine schwere Schädigung der Vasomotorik und ein Versagen der peripheren Zirkulation.

Ursachen für peripheres Kreislaufversagen

Die folgende Übersicht der klinischen Bedingungen, unter denen peripheres Kreislaufversagen auftreten kann, dient zur Orientierung und erhebt keinen Anspruch auf Vollständigkeit. Die wichtigsten Ursachen sind nach der Häufigkeit ihres Auftretens geordnet:

Ursachen

1. Hypovolämie — Blutverlust, Verlust von Plasma-Proteinen oder Dehydratation

2. Herzversagen — Infarkt oder Herzrhythmusstörungen

3. Sepsis — bakterielle Toxine, insbesondere Endotoxine

4. Überempfindlichkeit — Arzneimittel und andere Fremdstoffe, anaphylaktische Reaktion

5. Neurologische Störungen — z. B. Rückenmarksverletzungen, Ganglienblockade, Lähmung des Vasomotorenzentrums

6. Behinderte Blutzirkulation — Lungenembolie, Aneurysma oder Herztamponade

7. Hormonelle Störungen — (selten!) z. B. Versagen des Nebennierenmarkes oder der Nebennierenrinde.

Aufgrund der Vielfältigkeit der auslösenden Ursachen für peripheres Kreislaufversagen ist man stets versucht, die therapeutischen Gegenmaßnahmen zu variieren. Die Gleichartigkeit des pathophysiologischen Ablaufs erfordert jedoch in allen Fällen das gleiche Vorgehen bei den **akuten** therapeutischen Maßnahmen.

Pathophysiologie

Ischämie und Hypoxie sind die Folge der verminderten Perfusion aufgrund des primär verminderten arteriellen Druckes (Hypotonie) und aufgrund der durch den gesteigerten Sympathikus-Tonus und die vermehrte Noradrenalin- und Adrenalinausschüttung extrem gesteigerten Vasokonstriktion.

Hypoxie und Ischämie bringen stereotyp eine Reihe von Veränderungen mit sich (Abb. 2). Der Sauerstoffmangel bewirkt eine Herabsetzung des aeroben und eine Steigerung des anaeroben Stoffwechsels mit Anhäufung von sauren Stoffwechselprodukten wie Lactat und Pyruvat: metabolische Acidose. Es kommt zur Abnahme an energiereichen Phosphaten (ATP und Kreatinphosphat) und einer Einschränkung der Wärmeproduktion. Bleibt der Sauerstoffmangel lange genug bestehen, kommt es zum Erliegen normaler Zellfunktionen. Die Durchlässigkeit der Kapillaren und ganz allgemein von Zellmembranen nimmt zu. Es kommt zum Austritt von Kalium aus dem Gewebe ins Blut. Mit zunehmender Acidose werden Lysozyme aus den Lysosomen freigesetzt, die ihrerseits rasch zur weiteren Schädigung von Zellen beitragen. Die Freisetzung von Lysozymen scheint darüber hinaus für das Auftreten einer Substanz verantwortlich zu sein, die die Kontraktilität des Herzmuskels vermindert. Es handelt sich um ein Polypeptid, MDF (myocardial depressant factor), das isoliert werden kann und bei Versuchstieren Herzinsuffizienz oder Herzversagen verursacht.

Die Anhäufung von gefäßaktiven Metaboliten und die zunehmende Acidose verursachen Erschlaffung der glatten Gefäßmuskulatur (Abb. 3). Im Tierversuch wurde gezeigt, daß im Zustand kontrollierter hypovolämischer Hypotonie (40 mm Hg) die präkapillären Widerstandsgefäße zuerst betroffen waren. Sie verloren innerhalb einer Stunde die Fähigkeit auf Stimulierung sympathischer Nerven oder auf Adrenalin zu reagieren, während die postkapillären Widerstandsgefäße ihre Reaktionsfähigkeit bis zu vier Stunden erhalten konnten. Das Versagen der präkapillären Widerstandsgefäße in Gegenwart intakter postkapillärer Widerstandsregulation führt dazu, daß trotz erniedrigtem arteriellem Blutdruck (Hypotonie) sich der Druck unvermindert in die Kapillaren erstrecken kann. Der dadurch bedingte Anstieg des intrakapillären hydrostatischen Druckes bewirkt eine gesteigerte Filtration von Flüssigkeit aus der Blutbahn. Es kommt zur Hämokonzentration mit Zunahme des Hämatokritwertes. Im weiteren Verlauf anhaltender Hypoxie tritt eine Schädigung des Kapillarendotheles auf. Die Kapillardurchlässigkeit steigt erheblich an, d. h. der Flüssigkeitsverlust aus der Blutbahn wird größer und außerdem kommt es zur Extravasation von Proteinen und schließlich auch von Erythrozyten. Mangelnde Perfusion der Peripherie mit stark reduzierter Strömungsgeschwindigkeit des Blutes hat Aggregation von Erythrozyten und von Thrombozyten zur Folge. Die Ursache der Aggregation ist nicht geklärt. Sie ist anfänglich reversibel, scheint jedoch bei längerem Bestehen in einen irreversiblen Zustand überzugehen. Es ist offensichtlich, daß die Aggregation von Erythrozyten („sludge"-Phänomen) und von Thrombozyten die Mikrozirkulation erheblich behindert. Die Aggregate können mit dem Blutstrom transportiert werden und z. B. in der Lunge (möglicherweise auch im Darm) abgefangen werden. Sie bilden Mikrothromben, die in der Lunge die Mikrozirkulation erheblich behindern und damit den Gasaustausch einschränken. Im fortgeschrittenen Stadium des peripheren Kreislaufversagens ist die Gerinnungsfähigkeit des Blutes herabgesetzt; (generalisierte Fibrinolyse; vgl. S. 443).

Am Herzen führt die herabgesetzte Sauerstoffzufuhr zu myokardialer Insuffizienz. Infolge der verminderten Kontraktilität nimmt das bereits durch die Hypotonie verringerte Herzminutenvolumen (reduzierter venöser Rückstrom) weiterhin

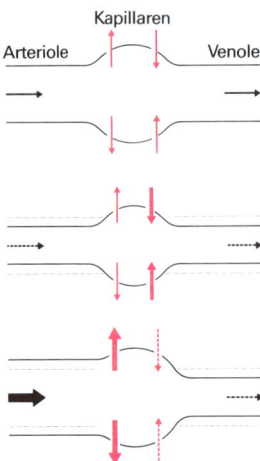

Abb. 3: Schema der Vasomotion.

Normotensives Verhalten:
Filtration und Reabsorption sind im Gleichgewicht (rote Pfeile: adäquate Perfusion).

Effekt der physiologischen Kompensation:
1) Frühes Stadium: Infolge prä- und postkapillärer Konstriktion kommt es zu:
a) kompensatorischem Flüssigkeitseinstrom (erniedrigter Filtrationsdruck),
b) Abnahme des Hämatokritwertes (Hämodilution),
c) verminderte Perfusion verbunden mit Hypoxie, Stase, lokaler Acidose.
2) Spätes Stadium: Versagen der präkapillären Widerstandsregulation infolge anhaltender Hypoxie und Lactatacidose führt zu:
a) präkapillärer Dilatation
b) vermehrtem Flüssigkeitsausstrom (evtl. Extravasation von Proteinen und Erythrozyten)
c) Anstieg des Hämatokritwertes.

ab. Auch die Nieren zeigen mit abnehmender Perfusionsrate Zeichen der Insuffizienz. Sie verlieren die Fähigkeit zu konzentrieren. Zusätzlich nimmt die Urinausscheidung ab (Oligurie) oder sistiert vollkommen (Anurie), wenn der Perfusionsdruck unter einen kritischen Wert (ca. 60 mm Hg) fällt. Die Harnstoffclearance ist herabgesetzt, und es kommt zum Anstieg des Plasmaharnstoffspiegels. Die verringerte Nierendurchblutung kann eine Freisetzung von Renin aus den juxtaglomerulären Zellen zur Folge haben, das seinerseits die Bildung von Angiotensin zur Folge hat (s. S. 184 und 412).

Klinisches Bild

Die klinischen Symptome des peripheren Kreislaufversagens sind einerseits eine Folge des Mißverhältnisses zwischen zirkulierendem Blutvolumen und der Kapazität des Gefäßraumes und andererseits der reflektorisch gesteigerten Sympathikusaktivität. Die folgenden Symptome sind charakteristisch:

1) Hypotonie
2) Kühle und Blässe der Haut
3) Schneller, fadenförmiger, leicht unterdrückbarer Puls
4) Schnelle, vertiefte oder flache Atmung
5) Schweißausbruch
6) Schwäche mit Neigung zur Bewußtseinseintrübung oder Ohnmacht; bei hochgradiger zerebraler Hypoxie Bewußtseinsverlust

7) Oligurie (bei niedrigem spezifischem Gewicht des Urins, 1010–1012) oder Anurie.

Therapie

Die Therapie des peripheren Kreislaufversagens erfolgt zweckmäßigerweise in zwei Schritten:
1) **Sofortmaßnahmen,** zur Verbesserung der Sauerstoffversorgung und der peripheren Perfusion, und
2) **Maßnahmen zur Behebung der auslösenden Ursache.**

Zu den Sofortmaßnahmen zählen:
a) Volumenauffüllung, z. B. mit Plasmaersatzmitteln.
b) Sauerstoffzufuhr, falls notwendig kontrollierte Beatmung
c) Wenn trotz Sauerstoffzufuhr eine Acidose bestehen bleibt, Korrektur der Acidose, Infusion von Natriumbikarbonatlösung (4,5 oder 8,5%) oder THAM (Tris-Puffer = Trishydroxyaminomethan; 0,3 molar).
d) Bei Herzinsuffizienz Dobutamin (S. 379), u. U. auch β-Sympathomimetica.
e) Bei eingeschränkter Urinausscheidung Diuretika; im allgemeinen wird osmotisch wirksamen Diuretika der Vorzug gegeben (s. S. 426). Dopamin zur Steigung der Nierendurchblutung (S. 162).

Volumenauffüllung ist grundsätzlich der erste Schritt zur Einleitung der Therapie des peripheren Kreislaufversagens. Ausreichender Volumenersatz genügt in vielen Fällen zur Wiederherstellung normaler Blutdruckwerte. Damit entfällt die reflektorische Sympathikusaktivierung, die für die Verminderung der peripheren Versorgung verantwortlich war. Normale Blutdruckwerte garantieren jedoch nicht notwendigerweise einen therapeutischen Erfolg. Der Blutdruck ist kein verläßlicher Indikator für eine Normalisierung der peripheren Durchblutung. Die Blutgaswerte, der pH-Wert und der Hämatokrit bieten einen besseren Anhalt dafür.
Zur Volumenauffüllung sollte hochmolekularen Plasmaersatzpräparaten der Vorzug gegeben werden (s. S. 404). Vollblut sollte nur bei starker Verminderung des zirkulierenden Blutvolumens (um 20–30%) verabfolgt werden. Wenn Volumensubstitution nicht zu einem anhaltenden Anstieg des Blutdruckes führt, liegt ein fortgeschrittenes, oder „spätes" Stadium des peripheren Kreislaufversagens vor. Dieses Stadium wurde früher als „irreversibel" bezeichnet. Auch dieses Stadium kann in vielen Fällen durchaus erfolgreich behandelt werden.
Ausbleiben einer ausreichenden Blutdruckerhöhung nach Volumensubstitution ist ein Indiz für die Schädigung der Peripherie und/oder des Herzens. Ein rascher Anstieg des zentralen Venendruckes bei unverändertem oder vermindertem Herzminutenvolumen weisen auf eine Insuffizienz des Herzmuskels hin, und die Anwendung von positiv inotrop wirkenden Mitteln, z. B. Dobutamin und Dopamin, ist indiziert. Dabei ist zu berücksichtigen, daß bei Verwendung von β-Sympathomimetika der Sauerstoffbedarf des Herzmuskels in unökonomischer Weise erhöht werden kann, und daß durch die Frequenzsteigerung bei einer Acidose dann Herzrhythmusstörungen ausgelöst werden können.
Ist das Ausbleiben eines Blutdruckanstieges nach Volumensubstitution die Folge des Versagens der peripheren Zirkulation, dann ist eine gesteigerte Filtration von Flüssigkeit aus dem Kapillarbett und/oder erhöhte Durchlässigkeit infolge hypoxischer Schädigung des Kapillarendothels dafür verantwortlich (s. Abb. 3). Die Bestimmung des Hämatokritwertes (Hämokonzentration) und – wenn möglich – des Blutvolumens geben einen sicheren Anhalt dafür.
Zur Therapie dieses „späten" Stadiums werden, zusätzlich zu den bereits besprochenen Maßnahmen, gefäßerweiternde Mittel empfohlen. Das erscheint zunächst paradox. Geht man

jedoch von den pathophysiologischen Voraussetzungen (s. S. 407) aus, erscheint es sinnvoll, besonders den im postkapillären Gefäßbereich erhöhten Widerstand durch Vasodilatation zu beheben und damit die periphere Perfusion zu steigern und ebenfalls den intrakapillären hydrostatischen Druck herabzusetzen. Als gefäßerweiternde Mittel kommen folgende Substanzen in Betracht:

a) α-Rezeptorenblocker (z. B. Phentolamin, s. S. 171 f.)
b) Dobutamin, Dopamin (s. S. 162 und 379).

Gefäßerweiternde Mittel dürfen selbstverständlich nur nach Beseitigung der Hypovolämie und unter invasiver Kreislaufüberwachung angewandt werden. α-Rezeptorenblocker und β-Sympathomimetika erweitern insbesondere die Muskelgefäße. Dobutamin und Dopamin erhöhen die Nierendurchblutung (erhöhte Harnproduktion) und steigert die Perfusion der Mesenterialgefäße (dopaminerger Effekt): Seine β-sympathomimetische Wirkung steigert das Herzminutenvolumen, während die α-sympathomimetische Wirkung zu einer Reduktion der Durchblutung der Skelettmuskulatur führt.

Bei peripherem Kreislaufversagen werden auch Glucocorticoide eingesetzt. Ihre pharmakologische Wirkung in hohen Dosen ist nicht geklärt. Sehr wahrscheinlich rufen sie eine Erweiterung peripherer Gefäßbereiche hervor. Sie besitzen eine membranstabilisierende Wirkung. Dieser Effekt ist mit der Abnahme oder Verhütung von Lysozymfreisetzung sowie der Verminderung der Durchlässigkeit von Zellmembranen in Verbindung gebracht worden. Möglicherweise verringern die Steroide das Auftreten von MDF (myocardial depressant factor). Prednisolon und Methylprednisolon werden bevorzugt. Die Dosierung von Methylprednisolon variiert zwischen 15 und 30 mg/kg., i.v., in Abständen von 4 bis 6 Stunden. Die Applikation von Steroiden soll nicht länger als 48 bis 72 Stunden durchgeführt werden. Hinsichtlich der zu befürchtenden Nebenwirkungen vgl. S. 562.

α-**Sympathomimetika** sind im allgemeinen beim peripheren Kreislaufversagen kontraindiziert. Sie können jedoch im frühen Stadium des anaphylaktischen und neurogenen Kreislaufversagens (atonische Kreislaufinsuffizienz) indiziert sein.

Weiterführende Literatur

Barrett, J./Nyhus, L. M.: Treatment of shock. 2nd ed. Lea & Febiger. Philadelphia 1986.

Gersmeyer, E. F./Yasargil, E. C. Y.: Schock und hypotone Kreislaufstörungen. 2. Aufl. Thieme, Stuttgart 1978.

Kilian, J./Meßner K./Ahnefeld, F. W. (Hrsg.): Schock. Klinische Anästhesiologie und Intensivtherapie, Bd. 33. Springer, Berlin 1987.

Laubenthal, H./Peter, K./Richter, W./Selbmann, H. U./Meßner, K.: Anaphylaktoide/anaphylaktische Reaktionen auf Dextran: Pathomechanismus und Prophylaxe. Diagnostik und Intensivtherapie 8, 4, 1983.

Lunsgaard-Hansen, P.: Nebenwirkungen von Plasmaersatzmitteln. Praxis 58, 4, 103–108 (1969).

Meßner, K./Veragut, U. P./Gruber, U. F.: Schock. In: Klinische Pathophysiologie; W. Siegenthaler (Hrsg.). 6. Aufl. Thieme, Stuttgart 1987.

Stoelting, R. K. (Ed.): Blood components and substitutes. In: Pharmacology and physiology in anesthetic practice. J. B. Lippincott Company, Philadelphia (1987).

Tonnesen, A. S.: Crystalloids and Colloids. In: Anesthesia. 3rd ed. Miller, R. D. (Ed.), Churchill Livingstone Inc. (1990).

Waldhausen, E./Keser, G./Marquardt, B.: Der anaphylaktische Schock. Anaesthesist 36, 150, 1987.

Weil, M. H./Shubin, H.: Diagnosis and Treatment of Shock. Williams and Wilkins, Baltimore 1967.

WASSER UND ELEKTROLYTE

THERAPIE VON STÖRUNGEN DES WASSER- UND ELEKTROLYTHAUSHALTES SOWIE DES SÄURE-BASEN-GLEICHGEWICHTS

K. Turnheim, Wien

Zusammensetzung und Regulation der Körperflüssigkeiten

Lebewesen sind mit dem Problem konfrontiert, bei Änderungen von Umwelteinflüssen oder der eigenen metabolischen Aktivität das „innere Milieu" möglichst konstant zu halten, um die komplexen Funktionen des Organismus nicht zu gefährden. Für die Erhaltung der physiologischen Bedingungen im Körper, der „Homöostase", sind zahlreiche selbstregulierende Mechanismen verantwortlich, die unter anderem die Wasserbilanz, die Osmolarität, den pH-Wert und die Konzentration von Elektrolyten im Körper innerhalb enger Grenzen halten. Derartige homöostatische Mechanismen kontrollieren einerseits auf der Ebene des Gesamtorganismus die Zusammensetzung des Extrazellularraumes, andererseits besitzen auch Zellen autoregulatorische Prozesse, um die Bedingungen im Intrazellularraum zu bewahren.

Flüssigkeitsräume des Körpers

Der menschliche Körper besteht zu 55–60% aus Wasser, das sind etwa 40 l bei einem Körpergewicht von 70 kg. ⅔ des gesamten Körperwassers entfallen auf den **Intrazellularraum**, ⅓ auf den **Extrazellularraum**, der wieder in den **Plasmaraum**, den **interstitiellen Raum** und den **transzellulären Raum** unterteilt wird (Abb. 1). Der Extrazellularraum steht mit der Außenwelt über den Gastrointestinaltrakt, die Nieren, Lungen und die Haut in Verbindung. Die tägliche Wasseraufnahme und -abgabe beträgt 1,5–2,7 l (Tab. 1), wobei vor allem die Nieren Variationen des Wasserverlustes über andere Organe kompensieren. Im Rahmen der Flüssigkeitssubstitution bei Bewußtlosen ist der beträchtliche Wasserverlust über die Haut und den Respirationstrakt in Rechnung zu stellen. Bei Fieber, Hyperthyreose oder hohen Außentemperaturen kann der Flüssigkeitsverlust über die Haut auf 1,5 l/Tag und mehr steigen.

Tab. 1: Tägliche Wasserbilanz des Menschen bei geringer körperlicher Arbeit und mittleren Temperaturen.

Wasseraufnahme	(ml/Tag)	Wasserabgabe	(ml/Tag)
Getränke	400–1350	Harn	500–1500
Wasser in festen Speisen	800–1000	Respiration	400– 500
		Haut	500
Oxidationswasser*	300– 350	Faeces	100– 200
Summe	1500–2700		1500–2700

* wird aus dem Stoffwechsel von Kohlehydraten, Fetten und Proteinen gewonnen.

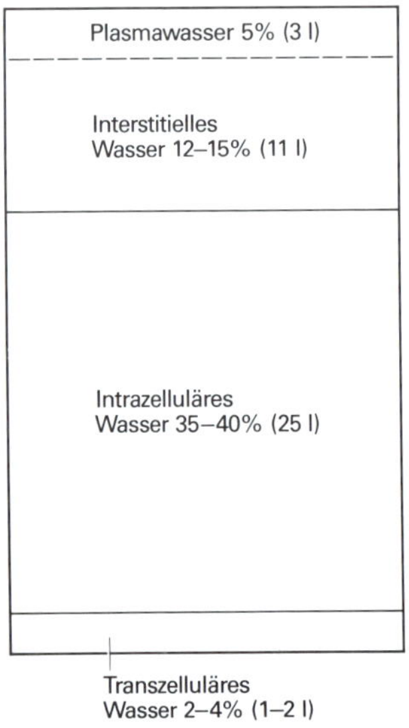

Abb. 1: Die Flüssigkeitsräume des menschlichen Körpers in Prozent des Körpergewichtes. In Klammer werden die entsprechenden Durchschnittswerte in Liter für einen 70 kg schweren Menschen angegeben.

Plasmawasser 5% (3 l)

Interstitielles Wasser 12–15% (11 l)

Intrazelluläres Wasser 35–40% (25 l)

Transzelluläres Wasser 2–4% (1–2 l)

Das transzelluläre Wasser besteht unter anderem aus dem Liquor cerebrospinalis, der Flüssigkeit im Auge sowie den Sekreten des Magen-Darm-Traktes und der serösen Häute. Obwohl die Wassermenge, die sich zu einem bestimmten Zeitpunkt im transzellulären Raum befindet, normalerweise klein ist, muß der hohe Umsatz von Flüssigkeit in diesem Kompartiment beachtet werden. Im Gastrointestinaltrakt werden z. B. täglich etwa 8 l Flüssigkeit in Form von Speichel, Magen-, Darm- und Pankreassaft sowie Galle in das Darmlumen sezerniert und wieder fast vollständig rückresorbiert. Bei Erkrankungen, die mit Erbrechen oder Diarrhö einhergehen, kann es zum Verlust dieser Sekrete kommen, wodurch bedrohliche Störungen des Wasser- und Elektrolythaushaltes möglich sind. Andere pathologische Bedingungen, unter denen das transzelluläre Flüssigkeitsvolumen u. U. erheblich verändert sein kann, sind Pleuraerguß und Ascites.

Die Verteilung von Wasser zwischen den einzelnen Räumen wird durch hydrostatische und osmotische Druckgefälle bestimmt. Der osmotische Druck ist der Summe aller gelösten Teilchen proportional, wobei Wasser von einer Lösung niedriger Teilchenkonzentration (niederosmolar) zu einer Lösung hoher Teilchenkonzentration (hochosmolar) fließt. Für einen osmotischen Wasserfluß entscheidend ist demnach eine asymmetrische Verteilung von Teilchen an einer Trennmembran. Schon geringe Konzentrationsunterschiede bedingen hohe osmotische Druckgefälle. Ein Konzentrationsunterschied

Tab. 2: Zusammensetzung von Plasmawasser, interstitieller und intrazellulärer Flüssigkeit

	Plasmawasser[1] (mmol/l)	interstitielle Flüssigkeit (mmol/l)	intrazelluläre Flüssigkeit (mmol/l)
Kationen			
Natrium	149	143	10
Kalium	4	4	155
Calcium	2,5[2]	1,5	< 0,001[3]
Magnesium	1	0,5	15
Anionen			
Chlorid	109	115	8
Bicarbonat	27	28	10
Phosphat	1	1	65[4]
Sulfat	0,5	0,5	10
organische Säuren	4	4	2
Proteine	1	< 1	6

[1] Proteine nehmen etwa 6% des Plasmavolumens ein. Die Elektrolytkonzentrationen sind daher im Plasma um den Faktor 1,06 niedriger als im Plasmawasser.

[2] Etwa 40% des Calciums im Plasma sind an Proteine gebunden.

[3] Freies Calcium im Zytoplasma.

[4] Primär organisches Phosphat (z. B. Nucleotide, Glucosephosphat).

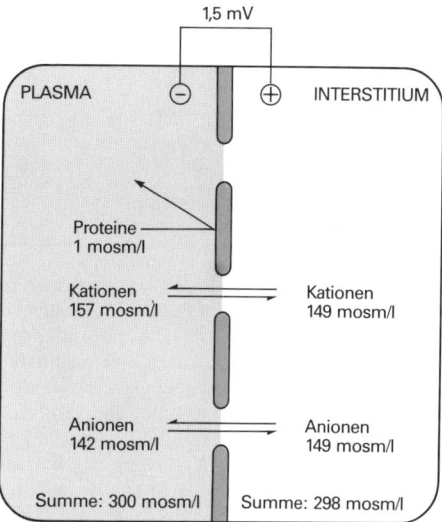

Abb. 2: Asymmetrische Verteilung von diffundierenden Kationen und Anionen an der Kapillarwand aufgrund der Impermeabilität der Membran für Plasmaproteine (Gibbs-Donnan-Gleichgewicht). An der Kapillarwand ergibt sich ein rechnerischer Druckgradient von 2 mosm/l.

von 1 mmol/l NaCl, das in zwei Teilchen dissoziiert, verursacht an einer Membran einen osmotischen Druckgradienten von 38,6 mmHg, das entspricht einer Wassersäule von 52,5 cm.

Die Zusammensetzung von Plasmawasser, interstitieller und intrazellulärer Flüssigkeit ist in Tab. 2 angegeben. Im Extrazellularraum ist Na$^+$ das quantitativ wichtigste Kation, im Intrazellularraum hingegen K$^+$. Der Grund für diese Asymmetrie ist das Vorliegen einer Ionenpumpe in der Zellmembran, die unter Verbrauch chemischer Energie (ATP) Na$^+$ aus der Zelle und K$^+$ in die Zelle pumpt (Na$^+$,K$^+$-ATPase).

Intravasalraum und interstitieller Raum

Die geringen Unterschiede in der ionalen Zusammensetzung des Plasmawassers und der interstitiellen Flüssigkeit sind durch den Umstand bedingt, daß die Kapillarwand für die Plasmaproteine relativ impermeabel ist. Plasmaproteine haben polyanionischen Charakter, ihr Gegenion ist primär Na$^+$. Werden andere Natriumsalze vernachlässigt, haben wir in der Kapillare Na$^+$ als Proteinat, Chlorid und Bicarbonat vorliegen, im Interstitium hingegen praktisch nur als Chlorid und Bicarbonat. Entsprechend seinem Konzentrationsgradienten tendiert das positiv geladene Na$^+$ dazu, aus der Kapillare in das Interstitium zu diffundieren, wodurch der Plasmaraum gegenüber dem Interstitium geringfügig elektronegativ wird. Diese elektrische Potentialdifferenz stellt eine treibende Kraft für Anionen Richtung Interstitium und für Kationen Richtung Plasma dar. Schließlich stellt sich ein Gleichgewicht ein, bei dem das Produkt aus diffusiblen Kationen und Anionen im Plasma gleich jenem im Interstitium ist (Gibbs-Donnan Equilibrium, Abb. 2). Aus der durch die intravasalen Proteine bedingten Asymmetrie der diffusiblen Anionen und Kationen ergibt sich, daß der auf die Plasmaproteine zurückzuführende osmotische Druck, der sogenannte onkotische Druck, höher ist als es der Proteinkonzentration entspricht.

Intrazellularraum

Der Intrazellularraum unterscheidet sich vom Extrazellularraum nicht nur durch die hohe Kaliumkonzentration, sondern auch durch den hohen Gehalt nicht diffundierender Proteine und organischer Phosphate (Tab. 2). Durch das resultierende Gibbs-Donnan-Gleichgewicht tendieren die Zellen dazu, diffusible Kationen anzusammeln. Die Zellen sind also ständig mit einem gegenüber dem Extrazellularraum höheren osmotischen Druck und damit mit der Gefahr einer Zellschwellung konfrontiert. Von funktionstüchtigen Zellen wird dieser Gefahr einerseits durch die Aktivität der Na$^+$,K$^+$-ATPase vorgebeugt, die für jeweils 2 K$^+$-Ionen, die in die Zelle aufgenommen werden, 3 Na$^+$-Ionen aus der Zelle pumpt. Andererseits kommt es bei Dehnung der Zellmembran zum Öffnen von Ionenkanälen (engl. stretch-activation), die den Ausstrom z.B. von K$^+$ und Cl$^-$ aus der Zelle ermöglichen. Diese Regulationsmechanismen des Zellvolumens sind von einem intakten Zellstoffwechsel abhängig; bei Hemmung des Metabolismus, z.B. im Rahmen einer Hypoxie, kommt es rasch zu Zellschwellung.

Regulation des effektiven zirkulierenden Volumen

Wie aus Tab. 2 hervorgeht, wird die Osmolarität und damit das Volumen des Extrazellularraumes hauptsächlich durch dessen NaCl-Gehalt bestimmt. Die Erhaltung jenes Plasmavolumens, das an der Gewebeperfusion teilnimmt (effektives zirkulierendes Volumen), hängt daher von der NaCl-Bilanz ab, also vom Verhältnis von NaCl-Aufnahme und -Ausscheidung. In der Regel variiert das für die Hämoperfusion entscheidende effektive zirkulierende Volumen direkt mit dem Volumen des Extrazellularraumes. Eine Dissoziation dieser Volumenparameter ist jedoch bei pathologischen Zuständen möglich. Das effektive zirkulierende Volumen ist z.B. bei Herzinsuffizienz aufgrund der verminderten kardialen Aus-

Tab. 3: Wesentliche Regulatoren des effektiven
zirkulierenden Volumens

Renin-Angiotensin
Aldosteron
Atriales natriuretisches Peptid (ANP)
Sympathisches Nervensystem
Antidiuretisches Hormon (Vasopressin)

wurfleistung reduziert, das gesamte Plasmavolumen und das Volumen des Extrazellularraumes aber sind gesteigert. Entscheidend für den Zellstoffwechsel ist nicht primär das Volumen des Extrazellularraumes, sondern eine adäquate Geweberperfusion. Die in Tab. 3 zusammengefaßten Faktoren der Volumenregulation werden daher unter anderem durch Änderungen des effektiven zirkulierenden Volumens gesteuert, resultierende Änderungen des Volumens des Extrazellularraumes können unter physiologischen Bedingungen erwünscht, bei verschiedenen Erkrankungen wie Herzinsuffizienz, Leberzirrhose oder Niereninsuffizienz hingegen unerwünscht sein. Die Aktivierung der Volumenregulation erfolgt über Rezeptoren, die sich im Herz-Kreislauf-System befinden (Carotissinus, Aortenbogen, Herzkammern, Pulmonalvenen, afferente Arteriolen der Nieren) und auf Druck bzw. Dehnung reagieren. Volumenrezeptoren im Interstitium sind nicht bekannt.

Renin-Angiotensin-System

Durch renale Minderdurchblutung und erhöhte Sympathikusaktivität wird Renin aus den juxtaglomerulären Zellen der afferenten Arteriolen in den Nieren freigesetzt (vgl. Abb. 2, S. 425). Eine verminderte Resorption von Natrium an der Macula densa im frühdistalen Tubulus, die den juxtaglomerulären Zellen benachbart ist, führt ebenfalls zu einer vermehr-

ten Renin-Freisetzung. Renin, ein proteolytisches Enzym mit einer Plasmahalbwertzeit von etwa 20 min, setzt eine Kaskade von Aktivierungsschritten in Gang (Abb. 3), die mit der Abspaltung des Dekapeptids Angiotensin I aus dem α_2-Globulin Angiotensinogen beginnt. Angiotensin I wird in das Octapeptid Angiotensin II umgewandelt. Diese Reaktion wird durch das Konversionsenzym (engl. **a**ngiotensin **c**onverting **e**nzyme, ACE, vgl. S. 184f.) katalysiert, das im Gefäßendothel vor allem der Lunge aber auch anderer Organe vorkommt. Angiotensin II hat eine sehr kurze Plasmahalbwertzeit von 1–2 min, da es durch Peptidhydrolasen (Angiotensinasen) rasch inaktiviert wird.

Angiotensin II

Angiotensin II wirkt einer Hypotonie und Hypovolämie in zweifacher Weise entgegen. Einerseits ist Angiotensin II ein starker arterieller Vasokonstriktor (s. S. 183f.), andererseits fördert es die renale Natrium- und Wasserretention, und zwar durch direkte Stimulierung der Resorption von Natrium im proximalen Tubulus sowie durch Steigerung der Sekretion von Aldosteron in der Nebennierenrinde. Angiotensin II vermindert den renalen Blutfluß, eine exzessive renale Vasokonstriktion wird aber durch gleichzeitige Freisetzung von vasodilatierenden Prostaglandinen verhindert. Es wird diskutiert, daß die bei chronischer Zufuhr von nicht-steroidalen Antiphlogistika auftretenden Nierenschäden aufgrund einer verminderten Hämoperfusion wegen der Hemmung der Prostaglandinsynthese entstehen (s. S. 324).

Aldosteron

Aldosteron, das wichtigste Mineralocorticoid, wird in der Zona glomerulosa der Nebennierenrinde gebildet (s. S. 567). Bei hoher Natriumzufuhr ist die Sekretionsrate von Aldosteron niedrig (< 0,1 mg/Tag), bei Natriummangel hingegen hoch (bis zu 1,5 mg/Tag). Die Plasmahalbwertzeit von Aldosteron beträgt etwa 30 min. Neben Angiotensin II wird die Sekretion von Aldosteron durch eine Hyperkalämie und durch Natriummangel stimuliert, ACTH erhöht die Aldosteronsekretion nur kurzfristig.

Am distalen Nephron, aber auch am Epithel des Dickdarms sowie in Schweiß- und Speicheldrüsen fördert Aldosteron den Natriumtransport durch Vermehrung von Natriumkanälen in der luminalen Zellmembran, die den Einstrom von Natrium in die Zellen vermitteln. Die Aldosteron-induzierten luminalen Natriumkanäle werden durch das Diuretikum Amilorid blockiert. Daneben steigert Aldosteron die Anzahl der Na^+,K^+-ATPase-Einheiten in der basolateralen Zellmembran, also jener Transport-ATPase, die Natrium aus der Zelle zur Blutseite des Epithels pumpt. Durch die Stimulierung der Natriumresorption nimmt die transepitheliale elektrische Potentialdifferenz (Lumen negativ) zu. Zusätzlich zur Natriumresorption fördert Aldosteron die Sekretion von K^+- und H^+-Ionen im distalen Nephron, unter anderem wegen der erhöhten elektronegativen Ladung des Tubuluslumens.

Atriales natriuretisches Peptid

Eine Expansion des Extrazellularraumes aufgrund einer Natriumbelastung führt zu einem Anstieg der renalen Natriumausscheidung, der zumindest teilweise auf den Effekt des **a**trialen **n**atriuretischen **P**eptids (ANP, syn. **a**trialer **n**atriuretischer **F**aktor, ANF) zurückzuführen ist. ANP, ein Polypeptid von 28 Aminosäuren, das von den Myozyten der Herzvorhöfe aufgrund von Dehnungsreizen freigesetzt wird, hat zwei

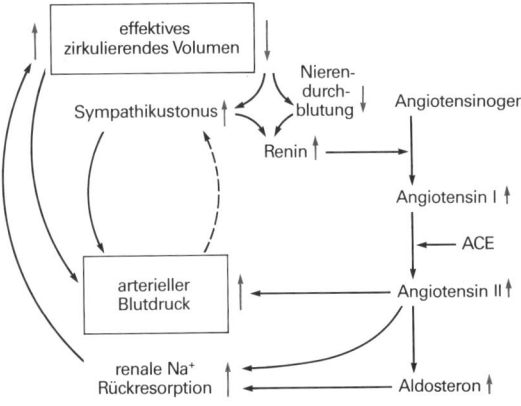

Abb. 3: Schema der Regelkreise zur Konstanterhaltung des zirkulierenden Volumens bzw. des arteriellen Blutdrucks. ⟶ bedeutet eine Erhöhung bzw. Stimulierung, ---⟶ eine Hemmung bzw. negative Rückkoppelung. ACE: Angiotensin Converting Enzyme (Konversionsenzym). Zusätzlich führt eine starke Abnahme des effektiven zirkulierenden Volumens bzw. des zentralen Venendrucks zu einer reflektorischen Stimulierung der Freisetzung von ADH und damit zu einer erhöhten renalen Wasserrückresorption. Steigt hingegen der zentrale Venendruck, kommt es durch Vorhofsdehnung zur Freisetzung von ANP, das die Aldosteronsekretion und die renale Natriumrückresorption hemmt und den Blutdruck senkt.

Hauptwirkungen, einerseits verursacht es eine Vasodilatation und andererseits steigert es die renale Natrium- und Wasserausscheidung durch Erhöhung der glomerulären Filtrationsrate und Hemmung der tubulären Resorption von Na^+-Ionen. Als Ergebnis dieser Wirkungen sinkt der Blutdruck, der Hämatokrit steigt. Zusätzlich hemmt ANP die Sekretion von Renin und Aldosteron. Inwieweit diese Wirkungen von ANP bei der physiologischen Regulation des Natriumhaushaltes eine Rolle spielen, ist noch nicht eindeutig geklärt.

Sympathisches Nervensystem

Der Tonus des sympathischen Nervensystems und die Sekretion von Adrenalin aus dem Nebennierenmark wird durch eine Reduktion des effektiven zirkulierenden Volumens erhöht, hingegen durch dessen Zunahme erniedrigt. Eine Aktivierung des Sympathikus führt im Herz-Kreislauf-System zu einer Steigerung der Herzauswurfleistung und einer Vasokonstriktion und damit zu einem Anstieg des Blutdrucks, in der Niere kommt es zu einem über β_1-Adrenozeptoren vermittelten Anstieg der Reninsekretion. Die resultierende Natriumretention ist aber nicht nur durch den Anstieg von Angiotensin II und Aldosteron bedingt, sondern Catecholamine scheinen direkt über α_1-Adrenozeptoren die Natriumresorption im proximalen Tubulus und der Henle-Schleife zu stimulieren. Im Gegensatz zu Adrenalin und Noradrenalin steigert Dopamin die renale Durchblutung und Natriumausscheidung (s. S. 162).

Regulation der Osmolarität des Extrazellularraums, Vasopressin (antidiuretisches Hormon, ADH)

Die Wasserpermeabilität der meisten Zellmembranen ist hoch, schon geringe Schwankungen der Osmolarität der extrazellulären Flüssigkeit können zu eventuell lebensbedrohlichen Änderungen des Zellvolumens führen. Die Osmolarität der extrazellulären Flüssigkeit muß daher in sehr engen Grenzen konstant gehalten werden. Während für die Volumenregulation, die über die Natriumausscheidung gesteuert wird, eine Vielzahl von Regulationsmechanismen zur Verfügung steht, erfolgt die Osmoregulation über nur einen Effektor, nämlich über das durch hypothalamische Osmorezeptoren gesteuerte Vasopressin, das die Wasserbilanz kontrolliert. Als internationale Kurzbezeichnung hat sich Vasopressin durchgesetzt, wenngleich die Bezeichnung ADH der physiologischen Bedeutung des Peptids eher gerecht wird.
Vasopressin ist ein Nonapeptid, das im Hypothalamus (Nucl. supraopticus und Nucl. paraventricularis) synthetisiert wird. Beim Menschen weist Vasopressin in Position 8 ein Arginin auf (Arginin-Vasopressin). Vasopressin-enthaltende Granula wandern neuronal in den Hypophysenhinterlappen und werden dort gespeichert (s. S. 539f.). Eine Zunahme der Plasmaosmolarität stimuliert die Abgabe von Vasopressin in das Blut, eine Abnahme der Plasmaosmolarität hemmt die Vasopressin-Freisetzung. Zusätzlich zur Vasopressin-Sekretion wird durch eine Hyperosmolarität des Plasmas auch das Durstgefühl stimuliert. Um die Ausscheidung harnpflichtiger Stoffe zu gewährleisten, kann ein minimales Harnvolumen von 500 ml/Tag nicht unterschritten werden, die Korrektur eines Wassermangels erfordert daher eine Wasserzufuhr (Abb. 4). Es liegen Hinweise vor, daß an der Vermittlung des Durstgefühls Angiotensin II beteiligt ist. Das System ist so fein einreguliert, daß die Plasmaosmolarität normalerweise um nur 1–2 % variiert.
Neben Änderungen der Plasmaosmolarität wird die Sekretion von Vasopressin auch durch eine Abnahme des effekti-

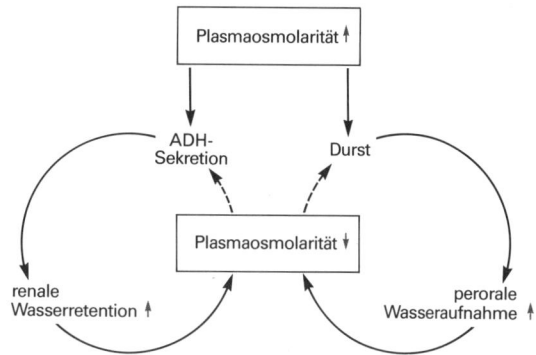

Abb. 4: Regelkreise zur Konstanterhaltung der Plasmaosmolarität. ⟶ bedeutet eine Stimulierung, ---→ eine Hemmung bzw. negative Rückkoppelung.

ven zirkulierenden Volumens stimuliert, allerdings muß das Blutvolumen um mindestens 10 % abnehmen, bevor ein Anstieg der Freisetzung von Vasopressin festzustellen ist.
Vasopressin spielt bei der Konzentrierung des Harns durch die Niere eine entscheidende Rolle, indem es die Wasserpermeabilität der Sammelrohre erhöht, so daß Wasser aus dem Lumen in das hypertone Interstitium des Nierenmarkes abfließen kann. Über einen Anstieg von intrazellulärem zyklischem AMP aufgrund einer Aktivierung der Adenylatcyclase führt Vasopressin zur Fusion zytoplasmatischer Vesikel mit der luminalen Zellmembran. Diese Vesikel enthalten wasserführende Kanäle, es wird daher der Einstrom von Wasser in die Zellen erhöht. Die Wasserpermeabilität der basolateralen Zellmembran ist auch ohne Vasopressin hoch.
Zusätzlich zum antidiuretischen Effekt, der über sogenannte V_2-Rezeptoren vermittelt wird, verursacht Vasopressin in höheren Konzentrationen über V_1-Rezeptoren eine Vasokonstriktion. Dieser Effekt beruht auf einer Stimulierung der Phospholipase C und einer Erhöhung des intrazellulären freien Calciums. Ferner stimuliert Vasopressin über V_2-Rezeptoren die Freisetzung des Gerinnungsfaktors VIII aus dem Gefäßendothel.

Säure-Basen-Haushalt

pH-Regulation im Extrazellularraum

Zur Kontrolle der H^+-Ionen-Konzentration stehen dem Organismus 3 Mechanismen zur Verfügung:
1) Bindung oder Abgabe von H^+ durch Puffersysteme;
2) Regulation des Partialdruckes von CO_2 durch die Atmung;
3) Regulation der renalen H^+- bzw. HCO_3^--Ausscheidung.
Es ist üblich, den Säuregrad, also die Konzentration von H^+-Ionen in einer Lösung, in pH-Einheiten, d.h. als negativen Logarithmus der H^+-Ionen-Konzentration, anzugeben. Zwei wesentliche Eigenschaften des pH-Wertes sind zu beachten:
a) der pH-Wert ist umgekehrt proportional zur H^+-Konzentration;
b) eine Änderung des pH-Werts um eine Einheit entspricht einer 10fachen Änderung der H^+-Konzentration.
Der normale pH-Wert der extrazellulären Flüssigkeit beträgt 7,4, der intrazelluläre pH-Wert ist mit 7,2 etwas saurer. Die extrazelluläre H^+-Konzentration beträgt also 40 nmol/l (oder 0,00004 mmol/l). Der maximale pH-Bereich, der noch mit dem Leben vereinbar ist, liegt zwischen 6,8 und 7,8, das entspricht einer H^+-Konzentration von 16–160 nmol/l.

Der Kohlensäure-Bicarbonat-Puffer

Im Extrazellularraum ist das Kohlensäure/Bicarbonat-System der wichtigste Puffer, während die primären intrazellulären Puffer Proteine (in den Erythrozyten vor allem Hämoglobin) und Phosphate sind. Ein Puffer ist eine schwache Säure, die bei Änderungen des pH in der Lage ist, H^+-Ionen zu binden oder abzugeben. Da alle Puffersysteme untereinander im Gleichgewicht stehen, genügt es, einen Puffer, z.B. das Kohlensäure-Bicarbonat-System, zu analysieren, um Aufschluß über den Säure-Basen-Status zu gewinnen. In der Regel werden der pH und der Partialdruck von CO_2, pCO_2, im Plasma mittels Elektroden gemessen und die HCO_3^--Konzentration, $[HCO_3^-]$, aus folgender Beziehung berechnet:

$$pH = 7,62 + \log \frac{[HCO_3^-]}{pCO_2}.$$

Bei einem pCO_2 von 42 mmHg und einem pH von 7,4 ergibt sich eine HCO_3^--Konzentration von 25 mmol/l.

Die Pufferkapazität des Organismus ist hoch, trotzdem können die Puffersysteme die H^+-Ionen-Konzentration nur kurzfristig konstant erhalten. Eine endgültige Entfernung saurer Valenzen und eine Regenerierung der Pufferkapazitäten ist nur durch Elimination von Säure aus dem Körper über die Lunge und Nieren möglich. Insgesamt fallen aus dem Stoffwechsel pro Tag etwa 15–20 mol CO_2 an, das ist hundertmal mehr CO_2, als im Körper gelöst vorliegt. Diese große Menge CO_2 wird über die Lunge abgeatmet. Im Wege eines Rückkoppelungskreises über das Atemzentrum in der Medulla oblongata, das direkt durch den pH bzw. pCO_2 im Hirngewebe und indirekt durch den arteriellen Partialdruck von Sauerstoff über Chemorezeptoren im Glomus caroticum reguliert wird, kann die Respiration dem jeweiligen Druck von CO_2 im Blut angepaßt werden.

Die Abpufferung von H^+-Ionen durch HCO_3^- mit nachfolgender Elimination von CO_2 über die Lunge ist mit einem Verlust von HCO_3^- verbunden. Die Nieren sind hingegen in der Lage, H^+ ohne HCO_3^--Verlust auszuscheiden, wobei der Carboanhydrase eine entscheidende Rolle zukommt (Abb. 5). Über den Mechanismus der HCO_3^--Rückresorption kann der pH des Harns auf 4,7–5,0 abgesenkt werden. Darüber hinausgehende renale Elimination von H^+-Ionen muß in gepufferter Form erfolgen, in erster Linie durch Bildung von NH_4^+. Ammoniak, NH_3, wird in den Tubuluszellen vorwiegend durch Desaminierung von Glutamin gebildet. Als ungeladenes Molekül penetriert NH_3 rasch in das Tubuluslumen und reagiert dort als starke Base (pK 9,4) mit H^+-Ionen unter Bildung von NH_4^+, das wegen seiner elektrischen Ladung nicht mehr in das Interstitium zurückdiffundieren kann, sondern mit dem Harn ausgeschieden wird. Ein weiterer Puffer für die renale H^+-Ausscheidung ist das Phosphatsystem ($H_2PO_4^-/HPO_4^{2-}$), das einen pK von 6,8 hat. Bei pH 7,4 liegt daher Phosphat zu 80% als HPO_4^{2-} vor, bei pH 5,5 hingegen zu 95% als $H_2PO_4^-$. Durch Ansäuern des Harns nimmt Phosphat also eine fast äquimolare Menge H^+ auf. Zu beachten ist, daß die Ausscheidung von H^+ in gepufferter Form unabhängig von der Resorption von HCO_3^- ist, vielmehr wird bei diesen Mechanismen der Säureelimination neues HCO_3^- für den Organismus verfügbar, da das verbrauchte CO_2 aus dem Stoffwechsel stammt und nicht aus dem glomerulär filtrierten HCO_3^- (Abb. 5).

Das Ausmaß der tubulären H^+-Sekretion und HCO_3^--Resorption bzw. -Neubildung ist abhängig vom pCO_2 im Organismus, da dieser den intrazellulären pH in den Tubuluszellen beeinflußt. Stehen viele H^+-Ionen in der Zelle zur Verfügung, also bei Acidose, ist die H^+-Sekretion und damit die HCO_3^--Rückresorption und -Neubildung hoch, bei H^+-Mangel, also

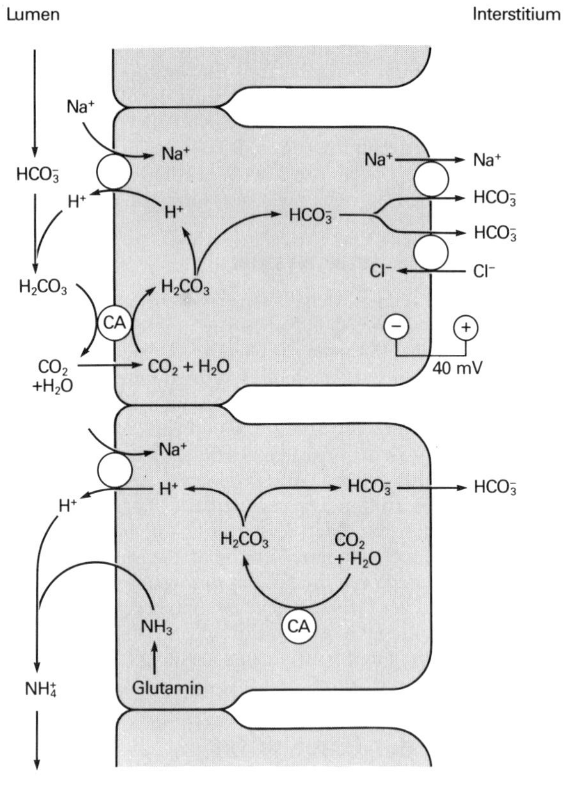

Abb. 5: Mechanismus der Bicarbonat-Rückresorption und der Ammonium-Ausscheidung in der Niere. H^+-Ionen werden im Austausch gegen Natrium (im distalen Tubulus auch über eine H^+-ATPase) in das Lumen sezerniert und bilden mit dem glomerulär filtrierten HCO_3^- Kohlensäure. Diese zerfällt unter Einwirkung der Carboanhydrase (CA) in CO_2 und Wasser. Das rasch Zellmembranen penetrierende CO_2 gelangt in die Tubuluszellen, wo es zu Kohlensäure hydratisiert wird, die zu H^+ und HCO_3^- dissoziiert. Die H^+-Ionen werden wieder in das Tubuluslumen sezerniert, während HCO_3^- die Zellen durch die peritubuläre Membran verläßt. Dieser Auswärtstransport von HCO_3^- aus dem Zellinneren in das Interstitium wird einerseits durch ein Cotransportsystem vermittelt, das wahrscheinlich 3 HCO_3^- und 1 Na^+ nach außen transferiert und durch das elektrische Membranpotential getrieben wird, und andererseits durch einen HCO_3^--Cl^--Austauschmechanismus. Neben der in der unteren Bildhälfte dargestellten Entstehung von NH_4^+ aus H^+ und NH_3 im Tubuluslumen kann zellulär gebildetes NH_4^+ über den luminalen Na^+-H^+-Austauschmechanismus sezerniert werden, der also in diesem Fall als Na^+-NH_4^+-Austauscher fungiert.

bei Alkalose, ist die Situation umgekehrt. Im Rahmen einer Acidose ist die NH_3-Bildung aus Glutamin und damit die NH_4^+-Ausscheidung erhöht. Daneben wird die H^+-Sekretion bzw. HCO_3^--Rückresorption durch eine Abnahme des effektiven zirkulierenden Volumens gesteigert, wobei eine Aktivierung des Renin-Angiotensin-Aldosteron-Systems eine Rolle spielt. Es liegen Hinweise vor, daß Aldosteron den luminalen Na^+-H^+-Austauschmechanismus stimuliert, wodurch die HCO_3^--Rückresorption ansteigt. Die intrazelluläre Alkalisierung erhöht die Leitfähigkeit der luminalen Zellmembran für Kalium, so daß der Ausstrom von Kalium in das Tubuluslumen zunimmt.

pH-Regulation im Intrazellularraum

Neben der Regulation des Säure-Basen-Haushaltes des Extrazellularraums sind auch die Zellen selbst mit Mechanismen zur Erhaltung des intrazellulären pH ausgestattet. Zellen sind einerseits mit einer Säurebelastung aus ihrem Metabolismus konfrontiert, andererseits stellt die elektrische Potentialdifferenz an der Zellmembran eine beträchtliche treibende Kraft für den H^+-Ionen-Einstrom in die Zellen dar. Bei einem Membranpotential von 60 mV (innen negativ) würde bei passiver Verteilung der H^+-Ionen entsprechend der Nernst-Gleichung ein intrazellulärer pH von 6,4 resultieren. Dafür, daß der intrazelluläre pH aber mit etwa 7,2 wesentlich höher liegt, sind vor allem zwei Mechanismen der intrazellulären pH-Regulation verantwortlich, die metabolische Pufferung und der Transport von Säuren und Basen durch die Zellmembran.

Metabolische Pufferung

Bei intrazellulärer Acidose und ausreichender Oxygenierung werden H^+-erzeugende Enzymsysteme gehemmt und H^+-verbrauchende aktiviert, die anaerobe Glycolyse nimmt ab, die Gluconeogenese und die Oxidation von Pyruvat nimmt hingegen zu. Lactat, Pyruvat und andere Carboxylate werden gemeinsam mit H^+-Ionen in neutrale oder flüchtige Produkte wie Glucose oder CO_2 und Wasser metabolisiert, Säure wird also verbraucht. Substanzen, die ihre elektrische Ladung im Stoffwechsel verlieren, werden als „labile" Ionen bezeichnet.

Säure-Basen-Transport durch die Zellmembran

Ein wesentlicher Mechanismus, über den die Zellen H^+-Ionen nach außen transportieren können, ist der Na^+-H^+-Austauschmechanismus (Abb. 6). Getrieben wird dieser Austausch durch das hohe chemische Gefälle für Natrium in die Zelle, das durch die Na^+,K^+-ATPase der Zellmembran errichtet wird. Stimuliert wird der Na^+-H^+-Austausch durch in-

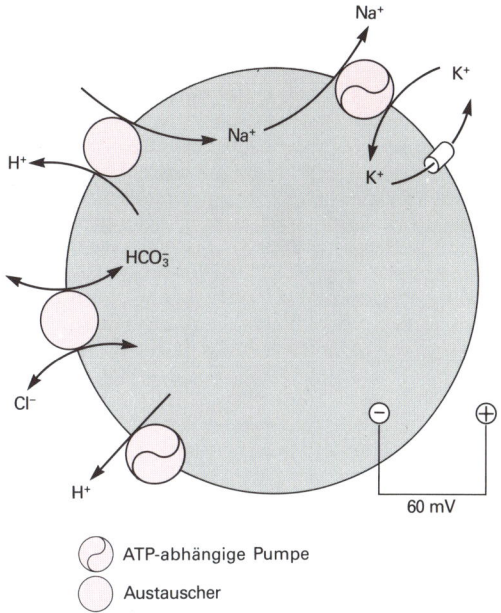

Abb. 6: Transportmechanismen der Zellmembran, die an der Regulation des intrazellulären pH beteiligt sind.

trazelluläre Ansäuerung, während eine extrazelluläre Acidose inhibitorisch wirkt. Neben dem Na^+-H^+-Austauschmechanismus, der durch hohe Konzentrationen des Diuretikums Amilorid gehemmt wird, existiert auch ein Cl^--HCO_3^--Austauscher, der vom transmembranären Konzentrationsgefälle dieser Anionen getrieben wird. Zusätzlich sind manche Zellen, z.B. jene des distalen Nephron, mit einer H^+-Pumpe ausgestattet, die H^+-Ionen direkt unter Verbrauch von ATP sezerniert.

Störungen des Elektrolyt- und Wasserhaushaltes

Pathophysiologie der Natrium- und Wasserbilanz

Änderungen des Natrium- und Wasserhaushaltes wirken sich primär auf das Volumen des Extrazellularraumes aus. Nach dem Verhalten der Plasmaosmolarität kann jeweils eine isotone, hypotone oder hypertone Dehydratation oder Hyperhydratation unterschieden werden; es sind also Veränderungen des Volumens und der Osmolarität zu beachten (Abb. 7). Bei Abnahme der Natriumkonzentration und damit der Osmolarität im Extrazellularraum kommt es zu einem Anschwellen der Zellen, da diese nun relativ hyperton gegenüber der Flüssigkeit im Extrazellularraum sind. Dieses Zellödem ist unabhängig davon, ob das Volumen des Extrazellularraums ab- oder zugenommen hat. Umgekehrt führt ein Anstieg der Osmolarität im Extrazellularraum zu einer Verminderung des Zellvolumens, gleichsam zu einer Exsikkose der Zellen. Insbesondere die Zellen des Zentralnervensystems reagieren auf Änderungen ihres Volumens mit Funktionsstörungen.

Behandlung der Dehydratation

Eine Dehydratation wird durch Volumen- und gegebenenfalls durch Elektrolytsubstitution behandelt. Bei hypotoner Dehydratation kann der initiale Natriumbedarf (in mmol) aus der Differenz des Soll- und Ist-Zustandes der Natriumkonzentration im Plasma, $[Na^+]$, und dem Volumen des Extrazellularraumes berechnet werden:

$$Na^+\text{-Bedarf} = ([Na^+]_{soll} - [Na^+]_{ist}) \cdot 0,2 \cdot kg \text{ Körpergewicht}$$

Diese Natriummenge kann z.B. in Form einer isotonen Ringer-Lösung (Tab. 4) infundiert werden. Durch die Verabreichung von NaCl kommt es zu einer osmotischen Verschiebung von Wasser aus den Zellen in das Interstitium, wodurch die Natriumkonzentration im Plasma neuerlich abfallen kann.
Bei isotoner Dehydratation kann Flüssigkeit am einfachsten in Form peroraler Rehydratationslösungen, die Natrium und Glucose enthalten, zugeführt werden (Tab. 2, S. 489). Bei schwerwiegender Hypovolämie mit Kreislaufinsuffizienz

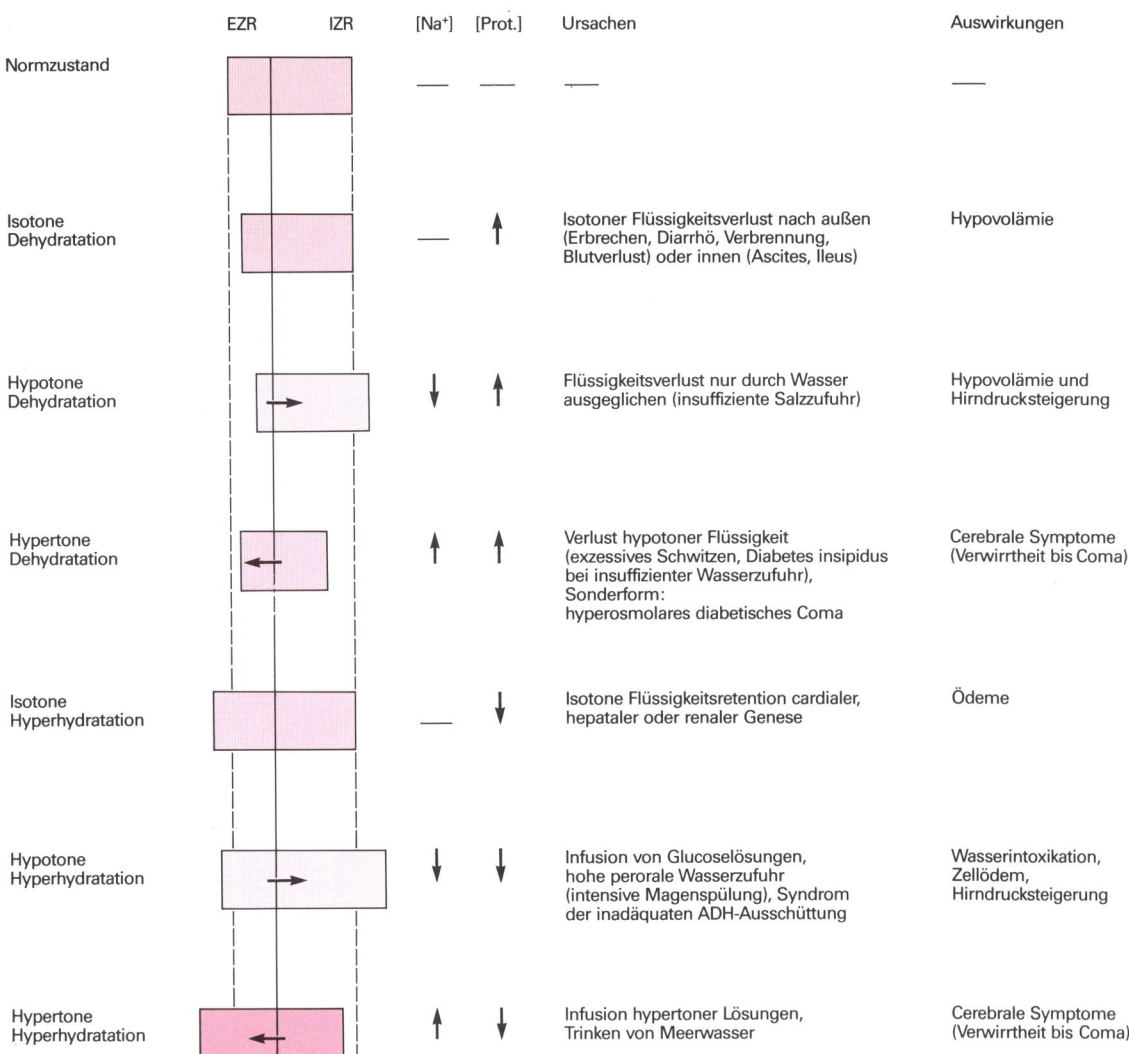

	EZR	IZR	[Na⁺]	[Prot.]	Ursachen	Auswirkungen
Normzustand			—	—	—	—
Isotone Dehydratation			—	↑	Isotoner Flüssigkeitsverlust nach außen (Erbrechen, Diarrhö, Verbrennung, Blutverlust) oder innen (Ascites, Ileus)	Hypovolämie
Hypotone Dehydratation			↓	↑	Flüssigkeitsverlust nur durch Wasser ausgeglichen (insuffiziente Salzzufuhr)	Hypovolämie und Hirndrucksteigerung
Hypertone Dehydratation			↑	↑	Verlust hypotoner Flüssigkeit (exzessives Schwitzen, Diabetes insipidus bei insuffizienter Wasserzufuhr), Sonderform: hyperosmolares diabetisches Coma	Cerebrale Symptome (Verwirrtheit bis Coma)
Isotone Hyperhydratation			—	↓	Isotone Flüssigkeitsretention cardialer, hepataler oder renaler Genese	Ödeme
Hypotone Hyperhydratation			↓	↓	Infusion von Glucoselösungen, hohe perorale Wasserzufuhr (intensive Magenspülung), Syndrom der inadäquaten ADH-Ausschüttung	Wasserintoxikation, Zellödem, Hirndrucksteigerung
Hypertone Hyperhydratation			↑	↓	Infusion hypertoner Lösungen, Trinken von Meerwasser	Cerebrale Symptome (Verwirrtheit bis Coma)

Abb. 7: Veränderungen des Volumens bzw. der Osmolarität des Extrazellularraumes (EZR) und des Intrazellularraumes (IZR) sowie der Konzentrationen von Natrium und von Proteinen im Plasma bei verschiedenen Störungen des Natrium- und Wasserhaushaltes. Die horizontalen Pfeile deuten die Richtung einer Volumenänderung des IZR an, die aufgrund einer Zunahme oder Abnahme der Osmolarität des EZR zustande kommt (starke bzw. schwache Farbgebung).

können isotone Salzlösungen (0,9 % NaCl, Ringer-Lösungen, Tab. 4), Plasmaersatzstoffe (s. S. 404 f.) oder, bei gleichzeitig bestehender Anämie, Blutkonserven intravenös verabreicht werden. Eine hypertone Dehydratation kann hingegen durch Zufuhr Elektrolyt-freien Wassers in Form einer 5 % Glucoselösung (Glucose ist nur vorübergehend osmotisch aktiv, da sie zu CO_2 und H_2O abgebaut wird) oder einer Mischung von 5 % Glucose und 0,9 % NaCl behandelt werden. 5 %ige Lösungen von Fructose (Laevulose) führen ebenfalls freies Wasser zu, die i. v. Verwendung von Fructose wird allerdings durch die Möglichkeit des Auftretens einer Lactatacidose bei Patienten mit Fructoseintoleranz kompliziert. Fructoselösungen sollen daher nicht mehr i. v. verwendet werden. Das gleiche gilt für Lösungen von Sorbit.

Ein Anhaltspunkt für das Wasserdefizit, also für die zu substituierende Menge freien Wassers, ergibt sich aus dem Verhältnis von Ist- und Sollwert der Natriumkonzentration im Plasma:

$$\text{Wasserdefizit} = \left(\frac{[Na^+]_{ist}}{[Na^+]_{soll}} - 1\right) \cdot 0,6 \cdot \text{kg Körpergewicht,}$$

wobei 0,6 dem Wasseranteil des Körpers entspricht. Wichtig ist, daß die Substitution von freiem Wasser langsam vor sich geht, die Na^+-Konzentration im Plasma soll nur um 1 mmol/l pro Stunde sinken. Bei schnellerer Korrektur der Hyperosmolarität droht ein Hirnödem, da wegen der niedrigen Permeabilität der Blut-Hirnschranke für gelöste Substanzen bei rascher Senkung der Plasmaosmolarität ein osmotisches Druckgefälle zwischen Zentralnervensystem und Plasma entsteht.

Das hyperosmolare diabetische Koma

Einen Sonderfall stellt das hyperosmolare diabetische Koma dar (s. S. 513). Bei dieser Form der hypertonen Dehydratation ist die hohe Plasmaosmolarität (350–400 mosm/l) pri-

Tab. 4: Zusammensetzung wichtiger intravenöser Infusionslösungen

Lösung	gelöste Substanzen (mmol/l)	Osmolarität (mosm/l)
0,9 % Kochsalz	NaCl 154	308
0,45 % Kochsalz	NaCl 77	154
3 % Kochsalz	NaCl 513	1026
5 % Glucose	D-Glucose 278	278
Ringer*	NaCl 147, KCl 4, CaCl$_2$ 5	317
Ringer-Lactat*	NaCl 103, KCl 4, CaCl$_2$ 2, (MgCl$_2$ 2), Na$^+$-Lactat 28	282

* „Vollelektrolytlösungen"

Zusätzlich stehen Elektrolytkonzentrate mit fixen Ionen (NaCl, KCl, CaCl$_2$) und labilen Ionen (NaHCO$_3$, Na$^+$-Lactat, Na$^+$-Malat, KHCO$_3$, K$^+$-Lactat, K$^+$-Malat, KH$_2$PO$_4$, Arginin-HCl, Lysin-HCl) zur Verfügung, die jeweils 1 mmol/ml enthalten. Diese Konzentrate sind hyperton und sind als Infusionszusätze gedacht, sie müssen also verdünnt werden.

mär auf die exzessive Hyperglycämie zurückzuführen. Das hyperosmolare diabetische Koma, das in der Regel ohne wesentliche Ketoacidose auftritt, kommt durch osmotische Diurese zustande, welche die nicht resorbierte Glucose im Tubuluslumen verursacht. Glucose im Tubuluslumen bindet osmotisch Wasser, die Rückresorption von Na$^+$-Ionen erfolgt daher im proximalen Tubulus nicht isoton sondern hyperton, da die resorbierten Na$^+$-Ionen nicht von einer äquivalenten Menge Wasser begleitet werden. Aufgrund dieses über die Elektrolytausscheidung hinausgehenden Verlustes von Wasser kommt es zu einem Anstieg der Plasmaosmolarität, sofern nicht gleichzeitig eine entsprechende Wasserzufuhr erfolgt. Ein hyperosmolares diabetisches Koma stellt sich daher vor allem bei alten Menschen ein, die nicht in der Lage sind, den renalen Verlust freien Wassers durch ausreichendes Trinken zu ersetzen. Wegen des hohen osmotischen Drucks im Extrazellularraum wird aus den Zellen Wasser angesaugt, die Na$^+$-Konzentration im Plasma muß daher nicht erhöht sein. Therapeutisch hat die Volumensubstitution im Vordergrund zu stehen, um den Kreislauf und die Harnproduktion in Gang zu halten. In der Regel wird mit einer intravenösen Infusion von 1 l isotoner NaCl-Lösung begonnen, in der Folge soll die Osmolarität der infundierten Lösung maximal 50 mosm/l unter der aktuellen Plasmaosmolarität liegen. Reicht die Flüssigkeitssubstitution zur Beherrschung des hyperosmolaren diabetischen Komas nicht aus, kann zusätzlich Insulin verabreicht werden. Allerdings liegt häufig eine Insulinresistenz vor, unter anderem wegen der Hyperosmolarität. Bei Gabe von Insulin ist wegen der Verschiebung von K$^+$-Ionen in den Intrazellularraum auf eine entsprechende Kaliumzufuhr zu achten.

Pathogenese von Ödemen

Unter dem Begriff Ödem (griech.: Schwellung) wird in der Regel eine isotone Hyperhydratation mit Zunahme des Extrazellularraums verstanden. Ödeme in diesem Sinn entstehen bei einer Störung jener Faktoren, die für den Flüssigkeitsaustausch zwischen dem Intravasalraum und dem Interstitium verantwortlich sind (Abb. 8). Dem hydrostatischen Druckgefälle an der Kapillarwand (also dem Unterschied zwischen dem hydrostatischen Druck im Gefäß und im Interstitium)

steht ein Gefälle des onkotischen Druckes gegenüber, das auf die geringe Permeabilität der Kapillarwand für Plasmaproteine zurückzuführen ist. Die Differenz zwischen dem hydrostatischen und dem onkotischen Druckgefälle, der „effektive Filtrationsdruck", bestimmt Ausmaß und Richtung der Flüssigkeitsbewegung durch die Kapillarwand. Am arteriellen Ende der Kapillare überwiegt der intravaskuläre hydrostatische Druck; es wird daher Flüssigkeit in das Interstitium abgepreßt. Richtung venöses Ende nimmt der hydrostatische Druck in der Kapillare wegen des Strömungswiderstandes ab, so daß schließlich das onkotische Druckgefälle in die Kapillare überwiegt und es daher zu einem Rückstrom von Flüssigkeit aus dem Interstitium in das Blutgefäß kommt. Allerdings ist schon unter physiologischen Bedingungen der Flüssigkeitsausstrom im arteriellen Schenkel der Kapillare etwas höher als der Rückstrom im venösen Schenkel. Diese Differenz wird über die Lymphgefäße abgeführt. Der Lymphstrom ist auch notwendig, um die geringe aus den Kapillaren abfiltrierte Menge an Proteinen zu entfernen, damit das onkotische Druckgefälle aufrechterhalten bleibt. Der durch die Differenz hydrostatischer und onkotischer Drücke resultierende konvektive Flüssigkeitsstrom durch das Interstitium, der für die Zufuhr von Nahrungsstoffen an die Zellen bzw. für die Abfuhr von Stoffwechselprodukten wesentlich ist, beträgt etwa 200 l/Tag, d.h. die interstitielle Flüssigkeit wird 18mal pro Tag ausgetauscht.

Ödeme entstehen, wenn die Wiederaufnahme von Flüssigkeit in die Kapillaren oder der Abfluß über die Lymphgefäße behindert ist (Tab. 5). Ein Anstieg des arteriellen Blutdruckes führt in der Regel nicht zu Ödemen, da eine Steigerung des arteriellen Druckes wegen der autoregulatorischen Konstrik-

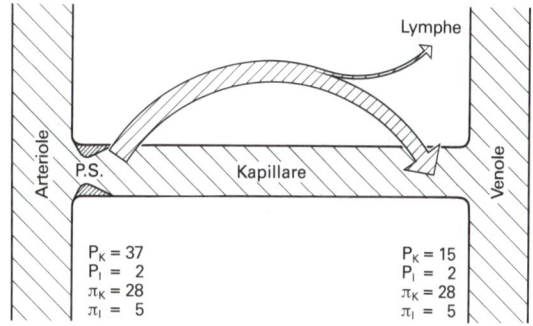

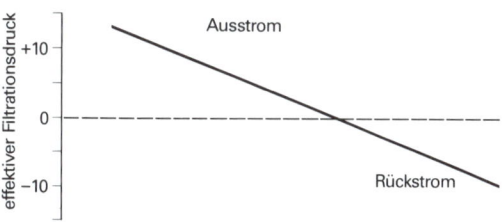

Abb. 8: Schema der treibenden Kräfte für den konvektiven Flüssigkeitsaustausch durch die Kapillarwand. Ausstrom und Rückstrom hängen vom Verhältnis der „Starling-Kräfte" ab, das sind der hydrostatische Druck in der Kapillare (P$_K$) bzw. im Interstitium (P$_I$) sowie der onkotische Druck in der Kapillare (π$_K$) bzw. im Interstitium (π$_I$). Der effektive Filtrationsdruck, der die Richtung und das Ausmaß der Netto-Flüssigkeitsbewegung durch die Kapillarwand bestimmt, ist gleich (P$_K$–P$_I$) – (π$_K$–π$_I$). Alle Drucke sind in mmHg angegeben. P.S.: präkapillärer Sphinkter.

P$_K$ = 37
P$_I$ = 2
π$_K$ = 28
π$_I$ = 5

P$_K$ = 15
P$_I$ = 2
π$_K$ = 28
π$_I$ = 5

Tab. 5: Pathogenese von Ödemen.

1) **Steigerung des hydrostatischen Druckes in den Kapillaren:**
   Venöse Stauung bei Herzinsuffizienz, venösen Thrombosen, Insuffizienz von Venenklappen oder Obstruktion der Lebervenen bei Leberzirrhose
   Hyperhydratation bzw. Natriumretention
   renale Insuffizienz
   sekundärer Hyperaldosteronismus
      Verminderung des effektiven zirkulierenden Volumens (kardiale Insuffizienz)
      verminderter Aldosteronkatabolismus (Leberschaden)

2) **Senkung des onkotischen Druckes im Plasma (Hypoproteinämie):**
   Proteinverlust (Nephrose, exsudative Enteropathie)
   Verminderte Proteinsynthese (Leberschaden, Katabolismus, Mangelernährung)
   Abnahme der Konzentration der Plasmaproteine durch Hyperhydratation

3) **Steigerung des interstitiellen onkotischen Druckes:**
   Erhöhung der kapillären Permeabilität, z. B. durch Mediatoren der Entzündung und Allergie (Histamin, Prostaglandine, Kinine)
   Ungenügende Entfernung von Proteinen aus dem Interstitium (Lymphstau)

4) **Lymphstau:**
   Mechanische Obstruktion, z. B. durch Tumore, Parasiten, Lymphknotenextirpation
   Erhöhung des zentralvenösen Druckes, z. B. kardiale Insuffizienz

tion der präkapillären Sphinkter kaum auf den hydrostatischen Druck in den Kapillaren durchschlägt. Hingegen wirkt sich jede Erhöhung des venösen Druckes direkt auf den hydrostatischen Druck in den Kapillaren aus. Verstärkt kann der venöse Druckanstieg durch eine Flüssigkeitsretention im Rahmen eines sekundären Hyperaldosteronismus werden, der z. B. bei Herzinsuffizienz wegen einer Abnahme des effektiven zirkulierenden Volumens und einer mangelhaften Nierendurchblutung entsteht (s. Abb. 3).

Störungen des Säure-Basen-Haushaltes
Respiratorische Acidose und Alkalose

Änderungen des Plasma-pH-Werts können auf Änderungen des pCO_2 oder der HCO_3^--Konzentration zurückgeführt werden. Da der pCO_2-Wert primär durch die Atmung reguliert wird, sprechen wir bei hohem pCO_2 (Hypercapnie) und niedrigem pH von respiratorischer Acidose und bei niedrigem pCO_2 und hohem pH von respiratorischer Alkalose. Im Gegensatz dazu wird ein primärer Abfall oder Anstieg der HCO_3^--Konzentration im Plasma als metabolische Acidose oder metabolische Alkalose bezeichnet (Tab. 6). Bei jeder Störung des Säure-Basen-Status werden renale oder respiratorische Mechanismen in Gang gesetzt, um den Quotienten $[HCO_3^-]/pCO_2$ und damit den pH möglichst konstant zu halten. Demnach gehen die sekundären Änderungen von $[HCO_3^-]$ bzw. pCO_2 immer in die gleiche Richtung wie die primäre Störung (Tab. 6). Liegt z. B. eine **respiratorische Acidose** wegen mangelhaften alveolären Gasaustauschs vor, kommt

es renal zu einer Steigerung der H^+-Sekretion und der HCO_3^--Neubildung, so daß die HCO_3^--Konzentration im Plasma ansteigt. Es dauert allerdings 3–5 Tage, bis dieser renale Kompensationsmechanismus voll einsetzt. Bei akuter respiratorischer Acidose kann daher die HCO_3^--Konzentration im Plasma noch unverändert sein, wegen des pCO_2-Anstiegs ist daher der pH-Wert des Plasmas wesentlich stärker gesenkt als bei chronischer respiratorischer Acidose.

Bei Diffusionsstörungen der Lunge ist insbesondere die Oxygenierung des Blutes behindert, der Austausch von CO_2 ist weniger eingeschränkt, da CO_2 schneller penetriert als O_2. Die durch eine Hypoxie bedingte Hyperventilation kann daher mit einer **respiratorischen Alkalose** einhergehen.

Metabolische Acidose und Alkalose

Eine **metabolische Acidose** entsteht bei vermehrtem HCO_3^--Verlust. Die Kompensation eines HCO_3^--Mangels durch verstärkte respiratorische Elimination von CO_2 erfolgt schnell (Kussmaul'sche Atmung). Das Verhältnis von $[HCO_3^-]/pCO_2$ ist daher bei **akuter** und **chronischer** metabolischer Acidose gleich. Ein HCO_3^--Mangel kann auf einer vermehrten renalen oder intestinalen HCO_3^--Ausscheidung oder auf einem gesteigerten Auftreten von Säuren beruhen, die durch HCO_3^- abgepuffert werden müssen, wodurch HCO_3^- verloren geht. Derartige Säuren treten z. B. bei diabetischer Ketoacidose (β-Hydroxybuttersäure, Acetessigsäure) oder stark kataboler Stoffwechsellage (Hungern) auf. Lactat wird bei Minderperfusion des Gewebes (Kreislaufversagen) oder mangelnder Oxygenierung (respiratorische Insuffizienz) angehäuft. Exogene Säuren können bei Vergiftungen mit Methanol (s. S. 801) oder Salicylaten auftreten (s. S. 218).

Die im Rahmen eines vermehrten H^+-Verlustes durch **Erbrechen** auftretende **metabolische Alkalose** wird meist rasch durch erhöhte renale HCO_3^--Ausscheidung (als $NaHCO_3$) kompensiert. Liegt jedoch gleichzeitig ein Volumenmangel vor, kann die metabolische Alkalose persistieren, da Na^+ und damit als Gegenion auch HCO_3^- komplett rückresorbiert werden müssen. Erst wenn der Volumenmangel durch Verabreichen einer NaCl-Lösung behoben wurde, kann HCO_3^- mit Na^+ ausgeschieden werden. Der respiratorischen Kompensation einer metabolischen Alkalose durch Einschränkung der Ventilation sind durch die resultierende Hypoxie enge Grenzen gesetzt, pCO_2-Werte über 50–55 mmHg werden bei metabolischer Alkalose kaum beobachtet.

Die bei langdauernder Einwirkung von **Mineralocorticoiden** (Hyperaldosteronismus, Cushing-Syndrom) auftretende metabolische Alkalose ist auf eine gesteigerte renale H^+-Ausscheidung zurückzuführen. Aldosteron erhöht die Abgabe von H^+-Ionen in das Tubuluslumen direkt durch Stimulierung des Na^+-H^+-Austauschs in der luminalen Zellmembran und indirekt, indem es durch Steigerung der Natriumresorption im distalen Nephron das Tubuluslumen stärker elektronegativ macht, wodurch die treibende Kraft für die H^+-Sekretion zunimmt. Auch Schleifen- und Thiaziddiuretika können zu einem vermehrten renalen H^+-Verlust führen.

Die im Rahmen einer **Hypokaliämie** auftretende Alkalose hat extrarenale und renale Ursachen. Bei Hypokaliämie ist die Aktivität der Na^+,K^+-ATPase vermindert, die intrazelluläre Natriumkonzentration steigt daher an. Damit wird das Konzentrationsgefälle für Na^+ in die Zellen kleiner, wodurch der Auswärtstransport von H^+ aus den Zellen über den Na^+-H^+-Austauschmechanismus gehemmt wird (s. Abb. 6). Bei Hypokaliämie liegt daher eine Verschiebung von H^+-Ionen von extra- nach intrazellulär vor, also eine intrazelluläre Acidose bei extrazellulärer Alkalose. In der Niere kommt es bei intrazellulärer Ansäuerung zu einer Aktivierung der NH_3-Produktion

Tab. 6: Charakterisierung und Ursachen von Störungen des Säure-Basen-Haushaltes anhand der Veränderungen von pH, pCO_2 und $[HCO_3^-]$ im Plasma.

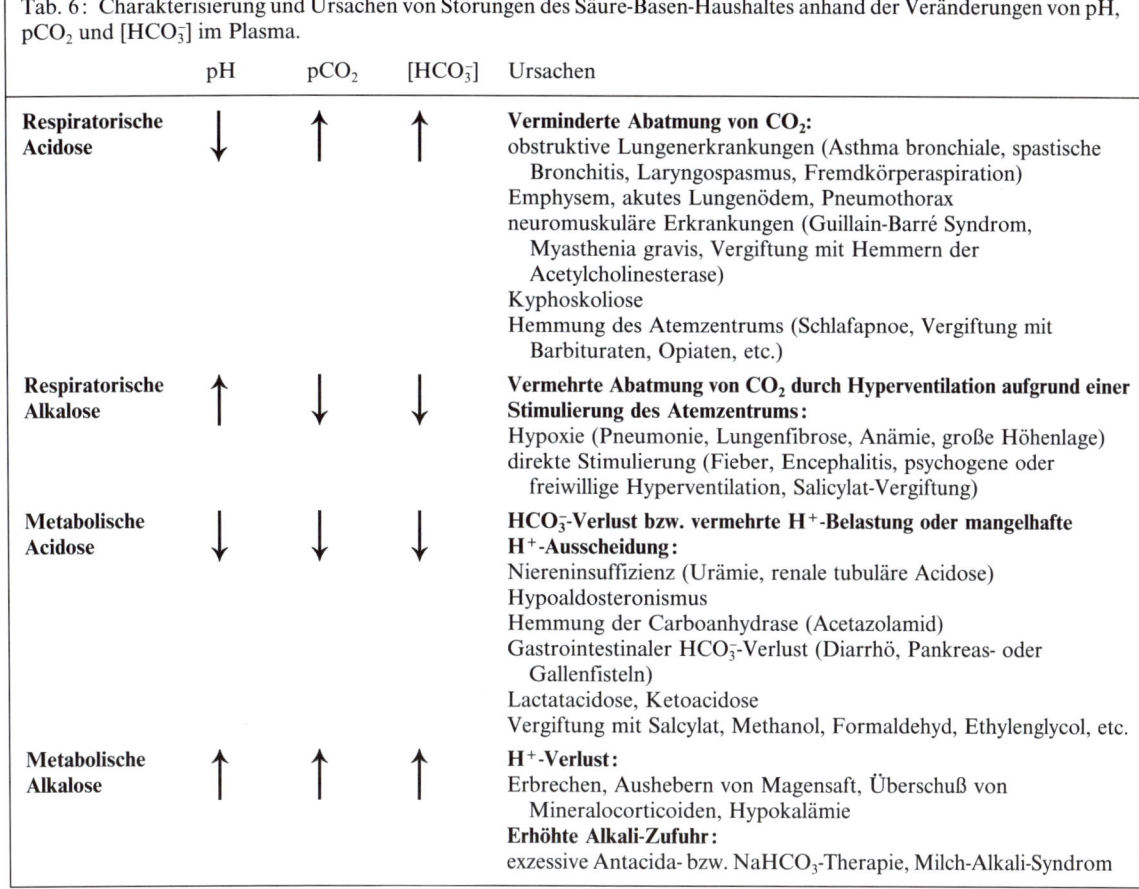

	pH	pCO_2	$[HCO_3^-]$	Ursachen
Respiratorische Acidose	↓	↑	↑	**Verminderte Abatmung von CO_2:** obstruktive Lungenerkrankungen (Asthma bronchiale, spastische Bronchitis, Laryngospasmus, Fremdkörperaspiration) Emphysem, akutes Lungenödem, Pneumothorax neuromuskuläre Erkrankungen (Guillain-Barré Syndrom, Myasthenia gravis, Vergiftung mit Hemmern der Acetylcholinesterase) Kyphoskoliose Hemmung des Atemzentrums (Schlafapnoe, Vergiftung mit Barbituraten, Opiaten, etc.)
Respiratorische Alkalose	↑	↓	↓	**Vermehrte Abatmung von CO_2 durch Hyperventilation aufgrund einer Stimulierung des Atemzentrums:** Hypoxie (Pneumonie, Lungenfibrose, Anämie, große Höhenlage) direkte Stimulierung (Fieber, Encephalitis, psychogene oder freiwillige Hyperventilation, Salicylat-Vergiftung)
Metabolische Acidose	↓	↓	↓	**HCO_3^--Verlust bzw. vermehrte H^+-Belastung oder mangelhafte H^+-Ausscheidung:** Niereninsuffizienz (Urämie, renale tubuläre Acidose) Hypoaldosteronismus Hemmung der Carboanhydrase (Acetazolamid) Gastrointestinaler HCO_3^--Verlust (Diarrhö, Pankreas- oder Gallenfisteln) Lactatacidose, Ketoacidose Vergiftung mit Salcylat, Methanol, Formaldehyd, Ethylenglycol, etc.
Metabolische Alkalose	↑	↑	↑	**H^+-Verlust:** Erbrechen, Aushebern von Magensaft, Überschuß von Mineralocorticoiden, Hypokalämie **Erhöhte Alkali-Zufuhr:** exzessive Antacida- bzw. $NaHCO_3$-Therapie, Milch-Alkali-Syndrom

und damit zu einer vermehrten Ausscheidung von H^+ in Form von NH_4^+ bzw. zu vermehrter HCO_3^--Neubildung (s. Abb. 5). Es liegen auch Hinweise vor, daß im distalen Nephron bei Hypokalämie die Kaliumresorption im Austausch gegen H^+-Ionen zunimmt.

Therapie von Störungen des Säure-Basen-Haushaltes

Die Behandlung von Acidosen und Alkalosen hat primär die zugrundliegende Erkrankung zu betreffen; es muß z.B. die diabetische Ketoacidose, die Atem- oder die Kreislaufinsuffizienz behandelt werden. Bei urämischer oder anderen Formen der renalen Acidose kann peroral **Natriumbicarbonat** oder **Natriumcitrat** verabreicht werden (1–2 mmol/kg·Tag), um die Entstehung einer Osteomalacie, Hypercalcurie und Nephrocalcinose (siehe Calciumhaushalt) zu vermeiden. Citrat ist ein labiles Anion, da es als HCO_3^--Vorläufer betrachtet werden kann:

$$Citrat^- + 4,5\,O_2 \rightarrow 5\,CO_2 + 3\,H_2O + HCO_3^-.$$

Gegenüber Bicarbonat hat Citrat den Vorteil einer besseren gastrointestinalen Verträglichkeit, da im sauren Magensaft kein Gas entsteht.
Ein besonderes therapeutisches Problem stellt die **Lactacidose** dar (Plasmalactat > 10 mmol/l, Normwert ~ 1 mmol/l), bei der die Gabe von $NaHCO_3$ oft ineffektiv ist. Auf experimenteller Basis wird Dichloracetat (DCA) verwendet, das das Sauerstoffangebot im Gewebe verbessert und die Oxidation von Pyruvat stimuliert. Der Stellenwert von DCA im Rahmen der Therapie metabolischer Acidosen ist noch nicht klargestellt.
Generell ist bei der i.v.-Verabreichung von Natriumbicarbonat aus folgenden Gründen Vorsicht geboten:
– Das durch die Abpufferung von H^+-Ionen akut entstehende CO_2 diffundiert rasch in die Zellen, weniger rasch hingegen HCO_3^-; intrazellulär kann daher die Acidose verstärkt werden. Die gleiche Situation liegt an der Blut-Hirnschranke vor, der Liquor cerebrospinalis kann noch saurer werden;
– durch die Natriumzufuhr kann es zu einer Ausweitung der extrazellulären Flüssigkeit kommen, was bei Ödemen, Herzinsuffizienz oder Hypertonie unerwünscht ist;
– durch überschießende Alkalisierung kann die Konzentration freien Calciums absinken, es droht Tetanie, vor allem bei a priori bestehender Hypocalcämie. Die Sauerstoff-Hämoglobin-Dissoziationskurve wird durch die Alkalisierung nach links verschoben, so daß die Verfügbarkeit von Sauerstoff im Gewebe sinken kann. Durch zu starke Alkalisierung werden K^+-Ionen in den Intrazellularraum verschoben; es drohen Hypokalämie und Herzrhythmusstörungen.
Wegen dieser Gefahren soll nicht versucht werden, durch Verabreichung von Alkali den pH-Wert oder die Konzentration von HCO_3^- im Plasma bis zum Normwert zu heben.
Eine weitere alkalisierende Substanz ist **Trometamol,** ein Na^+-freier Puffer, der H^+-Ionen aufnimmt (Abb. 9). Die Infusion von Trometamol hat sehr langsam zu erfolgen, einerseits um eine Atemdepression wegen Verminderung des pCO_2 zu vermeiden, und andererseits um eine Läsion der Venenwand zu verhindern, da die Lösung sehr alkalisch ist (pH > 10). Bei chronischer respiratorischer Acidose und Urämie ist Trometamol kontraindiziert.

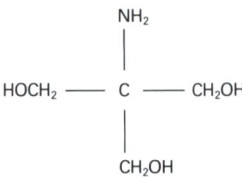

Abb. 9: Strukturformel von Trometamol (Trishydroxymethyl-aminomethan, THAM, TRIS).

Bei schwerwiegender langdauernder metabolischer Alkalose, z. B. wegen kontinuierlicher Aushebung des Magensaftes über eine Sonde, können eventuell Säurebildner zum Ersatz saurer Sekrete verabreicht werden. Ein derartiger Säurebildner ist **Ammoniumchlorid,** das im Körper zu NH_3, H^+ und Cl^- dissoziiert, wobei NH_3 in den Harnstoffmetabolismus eingeht, so daß HCl übrigbleibt. Ammoniumchlorid, das auch als Expektorans verwendet wird (s. S. 216), soll bei Leberzirrhose nicht eingesetzt werden, da der Metabolismus von Harnstoff beeinträchtigt ist. Auch durch Gabe der kationischen Aminosäuren Arginin und Lysin, die in Form des Hydrochlorids zugeführt werden, entsteht HCl. Arginin stimuliert den Harnstoffzyklus und damit die NH_3-Elimination; es ist daher bei beeinträchtigter Leberfunktion vorzuziehen. Um den pH rasch zu heben, kann HCl (100 mmol/l in 0,9 % NaCl oder 5 % Glucose) direkt verwendet werden. Wegen der Gefahr einer starken lokalen Irritation sollen HCl-Lösungen langsam in eine große Vene, z. B. über einen zentralvenösen Katheter, infundiert werden. Letztlich kommt zur Ansäuerung des Plasmas auch die Gabe von Acetazolamid in Betracht, das die renale HCO_3^--Ausscheidung durch Hemmung der Carbonanhydrase steigert (s. S. 427 f.).

Kaliumhaushalt

K^+ ist das quantitativ wichtigste intrazelluläre Kation, extrazellulär ist die Kaliumkonzentration wesentlich niedriger (s. Tab. 2). In den Zellmembranen sind K^+-selektive Kanäle vorhanden. Diese Kanäle und das hohe Konzentrationsgefälle für K^+ zwischen Intra- und Extrazellularraum sind für die elektrische Potentialdifferenz an den Zellmembranen verantwortlich, die für die Funktion des Nervensystems, des Herzens, der Skelettmuskulatur und der glatten Muskulatur aber auch der Epithelien wesentlich ist. K^+ und Ca^{2+} wirken auf Nerven, Muskulatur und Herz antagonistisch.

Die Regulation der Kaliumbilanz erfolgt primär über die Nieren, die Ausscheidung über die Faeces und den Schweiß ist normalerweise gering. Bei Kaliumbelastung kommt es durch einen Anstieg der Kaliumkonzentration im Plasma zu einer Stimulierung der Sekretion von Aldosteron, das die renale Kaliumausscheidung steigert. Bei starkem Kaliummangel scheint eine Kaliumpumpe in den Sammelrohren aktiviert zu werden, die zur Rückresorption von K^+ beiträgt.

Wie oben diskutiert wurde (s. S. 418), liegt bei Hypokalämie eine Alkalose der extrazellulären Flüssigkeit vor. Eine Hyperkalämie geht hingegen mit einer Acidose einher. Umgekehrt beeinflußt auch der Säure-Basen-Haushalt die Kaliumkonzentration im Plasma. Bei extrazellulärer Acidose ist die Elimination von H^+-Ionen aus der Zelle über den Na^+-H^+-Austauschmechanismus behindert. Es gelangt daher weniger Natrium in die Zellen, wodurch weniger Na^+ für die Na^+,K^+-ATPase zur Verfügung steht, deren Aktivität also vermindert ist. Es resultiert ein Kaliumverlust aus den Zellen und eine Hyperkalämie. Diese wird durch eine bei Acidose zu beobachtende Verminderung der renalen Ausscheidung von K^+

verstärkt. Bei Vorliegen einer Alkalose kommt es hingegen zu einer Hypokalämie.

Hypokalämie

Die Ursachen einer Hypokalämie sind in Tab. 7 zusammengefaßt. Vor allem Durchfallerkrankungen können von einem starken Kaliumverlust begleitet sein, da die Kaliumkonzentration im Stuhlwasser relativ hoch ist (40–70 mmol/l). Auch ein Magnesiummangel kann eine Hypokalämie verursachen, wahrscheinlich aufgrund einer Steigerung der renalen und intestinalen Kaliumausscheidung.

Adrenalin (über β_2-Adrenozeptoren) und Insulin erhöhen die Aktivität der Na^+,K^+-ATPase und damit die zelluläre Aufnahme von K^+. Auch Glucose hat durch Stimulierung der Insulinsekretion diesen Effekt. Bei Verabreichung von Insulin oder Glucose kann daher eine Hypokalämie auftreten.

Die häufigsten Symptome einer Hypokalämie (Kaliumkonzentration im Plasma < 3 mmol/l) sind Muskelschwäche, Darmatonie und Obstipation sowie metabolische Alkalose. Wegen einer verminderten Konzentrierungsfähigkeit der Nieren, eventuell weil in der aszendierenden Henle-Schleife der gekoppelte Na^+-$2Cl^-$-K^+-Resorptionsmechanismus behindert ist (s. S. 430, Abb. 7), kann es zu Polyurie und Polydipsie kommen. Bei Hypokalämie ist die Glucoseutilisation bzw. die Insulinsekretion vermindert; es kann daher eine mäßiggradige Hyperglycämie auftreten. Im EKG ist die T-Welle negativ oder abgeflacht, es kann auch eine U-Welle auftreten (Abb. 10). Hinter einer chronischen Hypokalämie verbirgt sich häufig kauch ein intrazellulärer Kaliummangel. Da Herzglycoside ebenfalls einen intrazellulären Kaliumverlust verursachen bzw. weil die Bindung von Herzglycosiden an die Na^+,K^+-ATPase bei Hypokalämie erhöht ist (s. S. 376 f.), verstärkt ein Kaliummangel die Toxizität von Digitalispräparaten.

Therapeutisch ist der Kaliummangel durch perorale Verabreichung von Kaliumsalzen auszugleichen. Dabei ist der Verwendung von KCl gegenüber kaliumreichen Fruchtsäften oder Obst der Vorzug zu geben, da die organischen Säuren im Obst wegen ihrer Metabolisierung die an sich bei Hypokalämie häufig vorhandene Alkalose verstärken können. Nach Möglichkeit soll KCl (40–80 mmol/Tag) als Pulver oder in gelöster Form eingenommen werden, da KCl in Form von Tabletten oder Kapseln wegen der auf der Schleimhaut auftretenden hohen Konzentrationen Ulcera auslösen kann. Bei i. v.-Infusion von KCl ist davon auszugehen, daß in der Regel 100–200 mmol K^+ erforderlich sind, um die Kaliumkonzen-

---

Tab. 7: Ursachen einer Hypokalämie

1) **Verstärkter Kaliumverlust nach außen:**
   renal:
   　　Thiazid- und Schleifendiuretika, Acetazolamid
   　　Überschuß von Mineralocorticoiden
   　　Magnesiummangel
   　　Alkalose
   gastrointestinal:
   　　Diarrhö, Laxantienabusus,
   　　Erbrechen (v. a. wegen der metabolischen Alkalose)

2) **Verschiebung von Kalium in den Intrazellularraum:**
   Insulin
   erhöhte β-adrenerge Aktivität:
   　　Stress, Delirium tremens
   　　β_2-adrenerge Pharmaka
   Alkalose

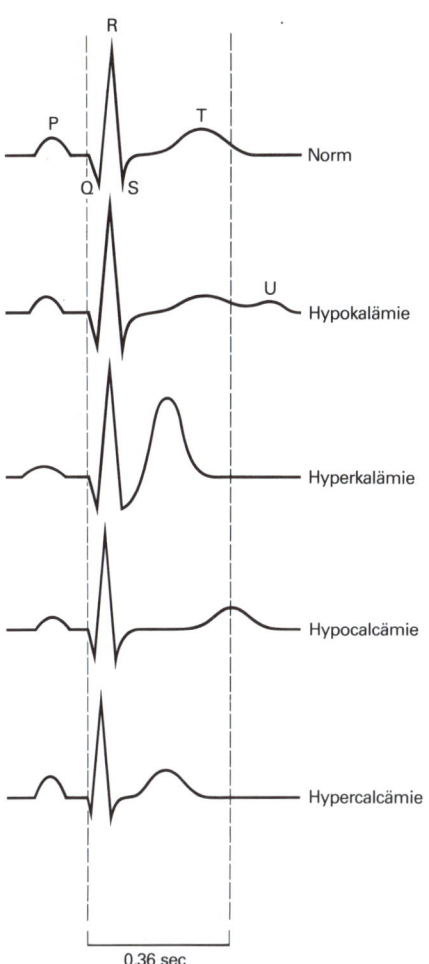

P R T
Q S
Norm

U
Hypokaliämie

Hyperkaliämie

Hypocalcämie

Hypercalcämie

0,36 sec

Abb. 10: Elektrokardiogramm (EKG) bei verschiedenen Elektrolytstörungen im Plasma. Beachte die hohe T-Welle bei Hyperkaliämie und die niedrige T-Welle sowie das Auftreten einer U-Welle bei Hypokaliämie. Das Aktionspotential wird durch eine Hyperkaliämie und eine Hypercalcämie verkürzt, aber durch eine Hypocalcämie verlängert.

tration im Plasma um 1 mmol/l anzuheben. Zur Vermeidung von Herzrhythmusstörungen sollen nicht mehr als 20 mmol Kalium pro Stunde infundiert werden.

Hyperkaliämie

Eine Hyperkaliämie tritt vor allem bei Verminderung der renalen Kaliumausscheidung oder bei Verschiebung von intrazellulärem Kalium in den Extrazellularraum auf (Tab. 8). Bei der Diagnose einer Hyperkaliämie muß darauf geachtet werden, daß nicht aufgrund einer mangelhaften Technik der Venenpunktion bei der Blutabnahme eine Hämolyse und damit wegen der Freisetzung von K^+ aus den Blutzellen eine „Pseudohyperkaliämie" vorliegt. Charakteristisch für eine Hyperkaliämie von etwa 7 mmol/l ist ein spitzes hohes T im EKG und eine Verkürzung des QT-Intervalls (Abb. 10). Bei höheren Kaliumkonzentrationen (> 10 mmol/l) wird der QRS-Komplex breiter und schließlich mit der T-Zacke zu einer Art Sinuswelle vereinigt. Neben diesen Veränderungen im EKG tritt Muskelschwäche auf.

Tab. 8: Ursachen einer Hyperkaliämie

1) **Verminderte renale Kalium-Ausscheidung:**
   Niereninsuffizienz
   Hypoaldosteronismus (Morbus Addison),
     Spironolacton, ACE-Inhibitoren
   Kalium-sparende Diuretika (Amilorid, Triamteren),
   Cyclosporin

2) **Verschiebung von Kalium vom Intra- in den Extrazellularraum:**
   Hämolyse, innere Blutungen, Zerstörung von Gewebe
     (Crush Syndrom, Rhabdomyolyse)
   metabolische Acidose
   Insulinmangel
   Digitalis-Intoxikation
   β-adrenerge Blocker
   depolarisierende Muskelrelaxantien (Suxamethonium)

3) **Exzessive i. v.-Zufuhr von Kalium**
   (z. B. in Form von Blutkonserven, bei denen Kalium
   aus den Zellen ausgetreten ist).

Therapie

Die im Rahmen einer schweren Hyperkaliämie auftretenden kardialen und neuromuskulären Symptome können mit Calcium antagonisiert werden (10 ml einer 10% Calcium-Gluconatlösung langsam i. v.). Bei mittelschwerer Hyperkaliämie kann K^+ durch Verabreichung von Glucoselösungen mit oder ohne Insulin in den Intrazellularraum verschoben werden. Ein ähnlicher Effekt ist mit $NaHCO_3$ zu erreichen. Dabei ist darauf zu achten, daß $NaHCO_3$ nicht mit Ca^{2+}-haltigen Lösungen gemischt wird, um das Ausfallen von $CaCO_3$ zu vermeiden. Austauscherharze für Kationen (z. B. Natriumpolystyrol-Sulfonat[1]) senken den Kaliumspiegel nur langsam, sie sind daher eventuell als Dauertherapie einer Hyperkaliämie bei Niereninsuffizienz zu verwenden. Diese Harze enthalten anionische Reste (Carboxylate, Sulfonate), die K^+ mit höherer Affinität als Na^+ binden; sie tauschen daher Na^+ gegen K^+ aus. Dabei ist aber die Natriumbelastung zu berücksichtigen, vor allem bei Patienten mit Oligurie oder Herzinsuffizienz. Austauscherharze werden peroral oder als Einlauf rektal verabreicht. Ferner ist bei Hyperkaliämie die Kaliumzufuhr einzuschränken.

Calciumhaushalt

Der menschliche Organismus enthält etwa 1,2 kg Calcium, das entspricht 29 mol. 98% davon liegen im Knochen in Form von festem Hydroxylapatit vor, das sind alkalische Calcium-Phosphatsalze. Im Plasma beträgt die Calciumkonzentration etwa 2,5 mmol/l, davon sind 40% proteingebunden, die Calciumkonzentration im Interstitium ist daher entsprechend niedriger (s. Tab. 2). Im Zytoplasma liegt die Calciumkonzentration bei 0,1 μmol/l. Diese niedrige Konzentration wird durch intrazelluläre Sequestrierung von Calcium in Mitondrien und im endoplasmatischen Reticulum sowie durch Transport aus der Zelle über eine Calciumpumpe (Calcium-ATPase) und einen Na^+-Ca^{2+}-Austauschmechanismus erreicht, wobei der Einstrom von 3 Natriumionen entsprechend ihres elektrochemischen Gradienten 1 Ca^{2+}-Ion nach außen treiben.
Ca^{2+} ist einer der wichtigsten Regulatoren biologischer Funktionen. In der Zelle spielt Ca^{2+} eine wesentliche Rolle als sekundärer Transmitter (second messenger), der extrazelluläre

[1] Resonium®

Signale von Hormonen oder Neurotransmittern auf intrazelluläre Effektoren überträgt. Die niedrige intrazelluläre Calciumkonzentration kann sehr schnell durch Freisetzung von Ca^{2+} aus den Mitochondrien oder dem endoplasmatischen Reticulum bzw. durch Einstrom von außen über Calcium-selektive Kanäle in der Zellmembran erhöht werden. Zu den durch Ca^{2+} stimulierten zellulären Funktionen gehört die Muskelkontraktion (elektromechanische Koppelung), Sekretion von exkretorischen und inkretorischen Drüsen (elektro-sekretorische Koppelung), Exozytose und die K^+-Leitfähigkeit von Zellmembranen. Die intrazellulären Effekte von Ca^{2+} werden großteils durch Calcium-bindende Proteine, z. B. Troponin und Calmodulin, vermittelt. Extrazellulär ist Ca^{2+} für die Blutgerinnung notwendig (s. S. 437 f.), ferner vermindert es die Durchlässigkeit der Basalmembran und der luminalen Schlußleisten von Epithelien. An erregbaren Zellen stabilisiert Ca^{2+} die Zellmembran, indem es die Öffnung der Natriumkanäle behindert. Bei hohen extrazellulären Calciumkonzentrationen ist daher die Erregbarkeit von Nerven- und Muskelzellen vermindert, bei niedrigen Calciumkonzentrationen ist die Erregbarkeit hingegen erhöht.

Die Höhe der Konzentration von Ca^{2+} in der extrazellulären Flüssigkeit resultiert aus dem Zusammenspiel von Calcium-Einstrom in das Plasma durch Calciumresorption im Darm sowie Knochenabbau und Calciumausstrom aus dem Plasma durch Ausscheidung im Harn und in den Faeces sowie Knochenaufbau. Diese die Calcium-Homöostase bestimmenden Mechanismen werden durch Parathormon, Calcitonin und Vitamin D reguliert, wobei der Calciumhaushalt eng mit jenem von Phosphat verknüpft ist. **Parathormon** (PTH, Parathyrin) steigert die Calziumkonzentration im Plasma durch Stimulierung der Calciumresorption im Darm und in der Niere sowie durch Mobilisierung von Calcium aus dem Knochen. Die renale Rückresorption von Phosphat wird hingegen gehemmt, die Phosphatkonzentration im Plasma sinkt (s. S. 576 f.). **Calcitonin** senkt die Calciumkonzentration im Plasma, die renale Calcium- und Phosphatrückresorption wird vermindert, der Knochenaufbau durch Hemmung der Osteoklasten gefördert (s. S. 577 f.). **1,25-Dihydroxycholecalciferol** (1,25-DiOH-D_3, Calcitriol), die aktive Form von Cholecalciferol (Vit. D), stimuliert die instestinale und renale Calcium- und Phosphatresorption (s. S. 584 f.). Die Steigerung des intestinalen Transportes von Calcium und Phosphat durch Parathormon ist auf die Bildung von 1,25-DiOH-D_3 zurückzuführen, die durch Parathormon stimuliert wird.

Die Konzentration von freiem (ionisiertem) Ca^{2+} im Plasma hängt auch vom Säure-Basen-Status ab, Acidose steigert den Anteil des freien Ca^{2+}, Alkalose senkt ihn. Calcium-Phosphatsalze haben eine geringe Löslichkeit, was eine Voraussetzung für ihren Einbau in den Knochen ist. Die Salze des Knochens sind alkalisch, bei Acidose nimmt daher die Mobilisierung von Calcium und Phosphat zu. Das freigesetzte basische Phosphat nimmt H^+-Ionen auf und wird in den Nieren ausgeschieden. Der Knochen stellt also einen wichtigen Säurepuffer des Körpers dar. Bei langdauernder Acidose, z. B. bei chronischem Nierenversagen, kann es zu einer negativen Knochenbilanz (Osteomalazie) kommen. Bei Acidose steigt durch die erhöhte renale Calcium-Ausscheidung die Gefahr der Entstehung kalkhaltiger Nierenkonkremente.

Hypocalcämie

Eine Hypocalcämie kann bei reduzierter Sekretion von Parathormon oder verminderter Wirkung von Parathormon (chronische Nierenerkrankungen), Mangel von Cholecalciferol und Malabsorption entstehen. Während bei Mangel an Cholecalciferol und Malabsorption die Hypocalcämie von einer Hypophosphatämie begleitet ist, liegt bei Hypoparathyreoi-

dismus eine Hyperphosphatämie vor. Weitere Ursachen für einen Calciumverlust sind eine akute Pankreatitis (Komplexierung von Calcium durch Fettsäuren, die durch die gesteigerte lipolytische Aktivität freigesetzt werden) sowie eine langdauernde Therapie mit Schleifendiuretika.

Die Symptome einer Hypocalcämie sind eine gesteigerte neuromuskuläre Erregbarkeit, erkennbar an einer Pfötchenstellung der Hände, einem positiven Chvostek'schen Zeichen und, bei schweren Formen, einer Tetanie sowie Bronchospasmus und Parästhesien. Im EKG ist das QT-Intervall verlängert (Abb. 10).

Die **Therapie** einer Hypocalcämie erfolgt in der Regel mit Cholecalciferol bzw. mit Calcitriol (s. S. 586). Für die orale Calciumsubstitution stehen zahlreiche Präparate mit Calciumsalzen verschiedener organischer Säuren zur Verfügung, wobei etwa 0,4–0,8 g Calcium, das entspricht z. B. 1–2 g Calciumcarbonat, pro Tag verabreicht werden. Bei Kombination einer oralen Verabreichung von Calciumpräparaten und Cholecalciferol ist die Gefahr einer Hypercalcämie zu beachten. Bei Tetanie kommt die i. v.-Injektion von Calcium (als 10 % Calciumgluconat) in Betracht, dabei soll wegen der starken lokalen Irritation eine paravenöse Injektion vermieden werden.

Hypercalcämie

Eine Hypercalcämie entsteht bei Cholecalciferol-Intoxikation (s. S. 586) oder bei Milch-Alkali-Syndrom (s. S. 477), Hyperparathyreoidismus sowie anderen Erkrankungen, die mit einer gesteigerten Calcium-Mobilisierung aus dem Knochen einhergehen (Skelettmetastasen, multiples Myelom, Leukämie, Sarkoidose). Während bei einer Cholecalciferol-Überdosierung die Plasmakonzentrationen sowohl von Calcium wie von Phosphat erhöht sind, ist bei Hyperparathyreoidismus die Hypercalcämie mit einer Hypophosphatämie vergesellschaftet.

Als Symptome einer Hypercalcämie (Calciumkonzentration im Plasma > 3,5 mmol/l) treten Schwäche der Skelettmuskulatur, Obstipation, Übelkeit und Anorexie, Lethargie und Depression auf. Bei lange bestehender Hypercalcämie kann es im Gewebe, unter anderem in den Nieren, zu Kalkablagerungen (Calcinose) kommen. Im EKG ist das QT-Intervall verkürzt (Abb. 10). Gegenüber Digitalisglycosiden ist das Herz empfindlicher, da die Digitaliswirkung letztlich auf einer Steigerung der intrazellulären Calciumkonzentration beruht.

Therapeutisch wird versucht, durch Flüssigkeitszufuhr den Calciumspiegel im Plasma zu senken und die renale Calciumausscheidung zu steigern. Letzteres kann durch Schleifendiuretika (Furosemid, Ethacrynsäure) unterstützt werden. Auch Glucocorticoide erhöhen die Calciumausscheidung, außerdem hemmen sie die intestinale Calciumresorption (s. S. 561). Calcitonin senkt ebenfalls den Calciumspiegel im Plasma (s. S. 578), allerdings nimmt dieser Effekt bei kontinuierlicher Verabreichung nach einigen Tagen ab. Bei sehr schwerer Hypercalcämie kommt die Verwendung des Zytostatikum **Mithramycin** (Plinamycin[1]), in Frage, das die Osteoklasten und damit den Knochenabbau hemmt. Mithramycin ist allerdings sehr toxisch (Thrombozytopenie, Leber- und Nierenschäden). Liegt gleichzeitig mit der Hypercalcämie eine Hypophosphatämie vor, kann durch perorale Verabreichung von 1–2 g **Natrium- oder Kaliumphosphat** (z. B. Reducto®-Dragees) die Calciumkonzentration im Plasma gesenkt werden, einerseits weil dadurch der Einbau von Calciumphosphat in den Knochen gefördert wird, und andererseits weil Phosphat die Aktivität der Osteoklasten hemmt. Diese Präparate werden auch im Rahmen der Prophylaxe von Cal-

---

[1] Mithracin®.

cium-haltigen Nierenkonkrementen verwendet. Es ist darauf zu achten, daß die Phosphatkonzentration im Plasma nicht den Normbereich übersteigt (1,0–1,4 mmol/l), weil dadurch möglicherweise das Löslichkeitsprodukt von Calcium-phosphat überschritten wird und eine Calcinose droht. Daneben werden bei Hypercalcämie **Diphosphonate** (Dinatrium-Clodronat[1] und Dinatrium-Etidronat[2]) verwendet, die den Knochenabbau aber auch die Mineralisation vermindern. Diese Substanzen werden in die Osteoklasten aufgenommen und hemmen deren Aktivität. Diphosphonate sind Analoga von Pyrophosphat, das ebenfalls den Knochenumsatz hemmt. Im Gegensatz zu Pyrophosphat, das durch die alkalische Phosphatase gespalten wird, werden die Diphosphonate nicht abgebaut. Wegen ihres hemmenden Effektes auf den Turnover der Knochen werden Diphosphonate auch bei Morbus Paget (Ostitis deformans) verwendet (s. S. 578). Dinatrium-Clodronat hemmt die Mineralisation weniger als Dinatrium-Etidronat. Es wird daher zur Behandlung einer Hypercalcämie bei osteolytischen Prozessen im Rahmen von Neoplasien eingesetzt.

Magnesiumhaushalt

Der Magnesiumgehalt im menschlichen Körper ist mit etwa 21 g oder 0,9 mol wesentlich geringer als jener von Calcium. Für zahlreiche Enzyme und Transportprozesse stellt Magnesium einen wesentlichen Cofaktor dar, z. B. für die Adenylatcyclase, Phosphodiesterase, verschiedene Kinasen und Phosphatasen sowie die Na^+,K^+-ATPase. Ferner hemmt Magnesium die Transmitterfreisetzung an Synapsen des Zentralnervensystems, der vegetativen Ganglien und an der motori-

---

[1] Lodronat®; [2] Diphos®; Didronel®.

schen Endplatte; die Erregbarkeit von Nerven und Muskeln wird herabgesetzt.

Hypomagnesämie

Eine Hypomagnesämie kann bei Mangelernährung oder Malabsorption (z. B. bei chronischem Alkoholismus, Darmresektion, chronischer Diarrhö, Laxantienabusus) oder bei erhöhtem renalen Magnesiumverlust (z. B. bei Hyperaldosteronismus, Osmodiurese bei Glucosurie, langdauernde Verabreichung von Diuretika) auftreten. Neben Verwirrtheitszuständen kommt es bei Hypomagnesämie (Plasmaspiegel von Magnesium < 0,4 mmol/l, Normwert ~ 1 mmol/l) zu einer gesteigerten Erregbarkeit der Skelettmuskulatur und des Zentralnervensystems (Tremor, Krämpfe). Begleitet wird der Magnesiummangel häufig von einer Hypocalcämie, wahrscheinlich aufgrund einer bei Magnesiummangel verminderten Parathormonsekretion. Wegen der ähnlichen Pathogenese und der ähnlichen Verteilung im Körper ist eine Hypomagnesämie auch oft mit einer Hypokaliämie vergesellschaftet.

Hypermagnesämie

Eine Hypermagnesämie (> 2 mmol/l) wird in erster Linie bei Niereninsuffizienz beobachtet, vor allem wenn Magnesiumhaltige Antacida oder Laxantien eingenommen werden. Es kommt zu Diarrhö sowie einer Herabsetzung der Erregbarkeit der Muskulatur (Hyporeflexie) und des Zentralnervensystems. Bei Magnesiumkonzentrationen über 5 mmol/l treten Lähmungserscheinungen auf („Magnesium-Narkose"), am Herzen ist die Erregungsbildung und -ausbreitung gestört, der Blutdruck fällt ab. Diese Effekte von Magnesium werden durch Calcium antagonisiert (10 ml einer 10%igen Calcium-Gluconatlösung langsam i. v.).

Weiterführende Literatur

Agus, Z. S./Wasserstein, A./Goldfarb, S.: Disorders of calcium und magnesium homeostasis. Amer. J. Med., **72**, 473–488 (1982).

Garvin, J. L./Knepper, M. A.: Bicarbonate und ammonia transport in isolated perfused proximal straight tubules. Amer. J. Physiol. **253**, F 277–F 281 (1987).

Graf, H./Leach, W./Arieff, A. I.: Evidence for a detrimental effect of bicarbonate therapy in hypoxic lactic acidosis. Science **227**, 754–756 (1985).

Grinstein, S./Rothstein, A.: Mechanism of regulation of the Na^+/H^+ exchanger. J. Membrane Biol. **90**, 1–12 (1986).

Hackental, E./Paul, M./Ganten, D./Taugner, R.: Morphology, physiology, and molecular biology of renin secretion. Physiol. Rev. **70**, 1067–1116 (1990).

Lang, F./Deetjen, P./Reissigl, H.: Handbuch der Infusionstherapie und klinischen Ernährung, I: Wasser-und Elektrolythaushalt – Physiologie und Pathophysiologie. S. Karger, Basel 1984.

Laragh, J. H.: Atrial natriuretic hormone, the renin-aldosterone axis, and blood pressure – electrolyte homeostasis. N. Engl. J. Med. **313**, 1330–1340 (1985).

MacIntyre, I./Zaidi, M./Milet, C./Bevis, P. J. R.: Hormonal control of extracellular calcium. Handbook Exp. Pharmacol. **83**, 411–439 (1988).

Narings, R. G./Cohen, J. J.: Bicarbonate therapy for organ acidosis: the case for its continued use. Ann. Int. Med. **106**, 615–618 (1987).

Roos, A./Boron, W. F.: Intracellular pH. Physiol. Rev. **61**, 296–434 (1981).

Rose, B. D.: Clinical physiology of acid-base and electrolyte disorders, 3rd ed. McGraw-Hill, New York 1989.

Schrier, R. W.: Pathogenesis of sodium and water retention in high-output and low-output cardiac failure, nephrotic syndrome, cirrhosis, and pregnancy. N. Engl. J. Med. **319**, 1065–1127 (1988).

Seldin, D. W./Giebisch, G.: The regulation of potassium balance. Raven Press, New York 1989.

Selding, D. W./Giebisch, G.: The regulation of acid-base balance. Raven Press, New York 1989.

Seldin, D. W./Giebisch, G.: The regulation of sodium and chloride balance. Raven Press, New York 1989.

Skorecki, K. L./Brenner, B. M.: Body fluid homeostasis in man. Amer. J. Med. **70**, 77–88 (1981).

Taylor, A. E.: Capillary fluid filtration. Starling forces and lymph-flow. Circulation Res. **49**, 557–575 (1981).

Williams, M./Rosa, R./Epstein, F. H.: Hyperkalemia. Adv. Intern. Med. **31**, 265–291 (1986).

Diuretika und Aldosteronantagonisten

Therapeutische Beeinflussung der Elektrolyt- und Wasserausscheidung der Niere

O. Heidenreich, Aachen und G. Fülgraff, Frankfurt am Main

Als Diuretika werden im allgemeinen Sprachgebrauch Substanzen bezeichnet, die den Harnfluß vergrößern. Nach dieser Definition ist Wasser ein besonders gutes Diuretikum. Die Anwendung von Diuretika erfolgt klinisch aber entweder zur Ausschwemmung von Ödemen, gleich welcher Genese, oder zur Behandlung der Hypertonie, mit dem Ziel, extrazelluläre Flüssigkeit zu eliminieren. Das gelingt nur, wenn entsprechende Mengen von körpereigenen Salzen ausgeschieden werden. Quantitativ stehen dabei als Kation Na^+ und als Anionen Cl^- und HCO_3^- im Vordergrund. Alle therapeutisch angewendeten Diuretika bewirken eine Ausscheidung von Elektrolyten, die ihrerseits osmotisch Wasser binden und dadurch den Harnfluß vergrößern. Wegen der Rückwirkung auf die Zusammensetzung und das Volumen der extrazellulären Flüssigkeit ist es angebracht, deutlich zwischen einer Wasserdiurese und einer osmotischen Diurese zu unterscheiden. Bei der Wasserdiurese nimmt die Osmolalität im EZR zu, bei der osmotischen Diurese, die durch alle klinisch verwendeten Diuretika hervorgerufen wird, werden so viel gelöste Substanzen ausgeschieden, daß das Volumen der extrazellulären Flüssigkeit ohne wesentliche Änderung der Osmolalität verringert wird (Abb. 1).

Bei der Anwendung von Diuretika wird die Steigerung der Elektrolyt- und Wasserausscheidung durch die Hemmung der vorher intakten Resorptionsleistung der Nierentubuli erreicht. Hinsichtlich der Wirkungsstärke bleiben kaum noch Wünsche offen. Ein ideales Diuretikum sollte aber auch bewirken, daß alle Ionen im gleichen Verhältnis ausgeschieden werden, in dem sie im EZR vorhanden sind. Keine der heute verfügbaren Substanzen erfüllt diese Forderung, so daß eine längere Anwendung stets zu Störungen des Elektrolytmusters im EZR führt.

Prinzipien der renalen Elektrolyt- und Wasserausscheidung

Voraussetzung für das Verständnis der Wirkungen von Diuretika und ihrer therapeutischen Anwendung ist die Kenntnis der Physiologie der Nierenfunktion, insbesondere der glomerulären Filtration und der tubulären Resorption bzw. Sekretion von Elektrolyten und Wasser.

Bei einem Gewicht von nur 0,4% des Körpergewichts werden die Nieren von 20–25% des Herzminutenvolumens durchströmt. Aus den ca. 1 200 ml Blut, die pro Minute durch beide Nieren fließen, werden in den Glomeruli ca. 125 ml/min eines fast eiweißfreien Ultrafiltrats abgepreßt. Für die Nierendurchblutung und die glomeruläre Filtrationsrate (GFR) besteht ein Autoregulationsmechanismus. Sie bleiben bei Blutdruckschwankungen zwischen 80 und 180 mm Hg relativ konstant.

Jede Niere besteht aus ca. einer Million Einzelnephren. Der funktionelle Porenradius in den Glomeruluskapillaren beträgt 2,9 ± 1 nm. Substanzen mit einem Molekülradius bis 1,5 nm, z. B. Inulin, können ungehindert passieren, Serumalbumin mit einem Radius von ca. 3,6 nm wird fast vollständig zurückgehalten.

Vom Volumen des Glomerulusfiltrats werden mehr als 99% tubulär wieder resorbiert. In der Abb. 2 sind unter den Gesichtspunkten der pharmakologischen Beeinflussung der renalen Elektrolytausscheidung die wichtigsten Vorgänge dargestellt.

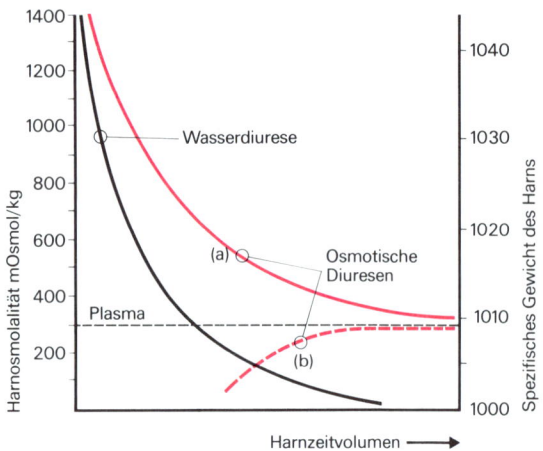

Abb. 1: Beziehungen zwischen Harnosmolalität und Harnzeitvolumen bei der osmotischen und bei der Wasserdiurese. Bei einer Wasserdiurese nimmt die Osmolalität des Harnes mit steigendem Harnvolumen immer weiter ab, wobei die Osmolalität des Plasmas unterschritten wird und nur wenig Salze oder andere gelöste Substanzen ausgeschieden werden. Bei der osmotischen Diurese strebt die Osmolalität des Harns dagegen auf den Wert des Plasmas zu, der rund 300 mOsmol/kg beträgt. Dabei ist es gleichgültig, ob die Harnosmolalität vor Beginn des Diureseanstiegs (a) hoch oder (b) niedrig war.

Im proximalen Tubulus werden ca. 60% des Glomerulusfiltrats isoton resorbiert. Die treibende Kraft ist die Resorption von Na^+, das quantitativ ganz im Vordergrund steht. Ein Drittel des Na^+ wird aktiv resorbiert, der Rest gelangt passiv durch Diffusion sowie durch Mitnahme mit dem Wasserfluß (solvent drag) in das peritubuläre Blut. Aus elektrochemischen Gründen folgt eine entsprechende Menge von Cl^-.

Eine aktive Sekretion von H^+ führt zur Resorption von ca. 90% des filtrierten Bicarbonats zusammen mit Na^+. Die sezernierten H^+-Ionen stammen aus der Kohlensäure, die in den Tubuluszellen aus CO_2 und H_2O entsteht. Spontan geht die Bildung von H_2CO_3 ($= H_2O + CO_2$) nur langsam vor sich (Abb. 4). Sie wird durch die in den Tubuluszellen vorhandene Carboanhydrase stark beschleunigt. Dieses Enzym findet sich auch in der luminalen und in der peritubulären Zellmembran. Das lumenständige Enzym sorgt für eine schnelle Dehydratation der in der Tubulusflüssigkeit gebildeten Kohlensäure ($H_2CO_3 \rightleftharpoons H_2O + CO_2$). Die in der peritubulären Membran vorhandene Carboanhydrase erleichtert schließlich den Ausstrom von Bicarbonat aus der Tubuluszelle ins Blut. Wegen der hohen Wasserpermeabilität im proximalen Tubulus folgt den resorbierten Salzen so viel Wasser, daß das Ver-

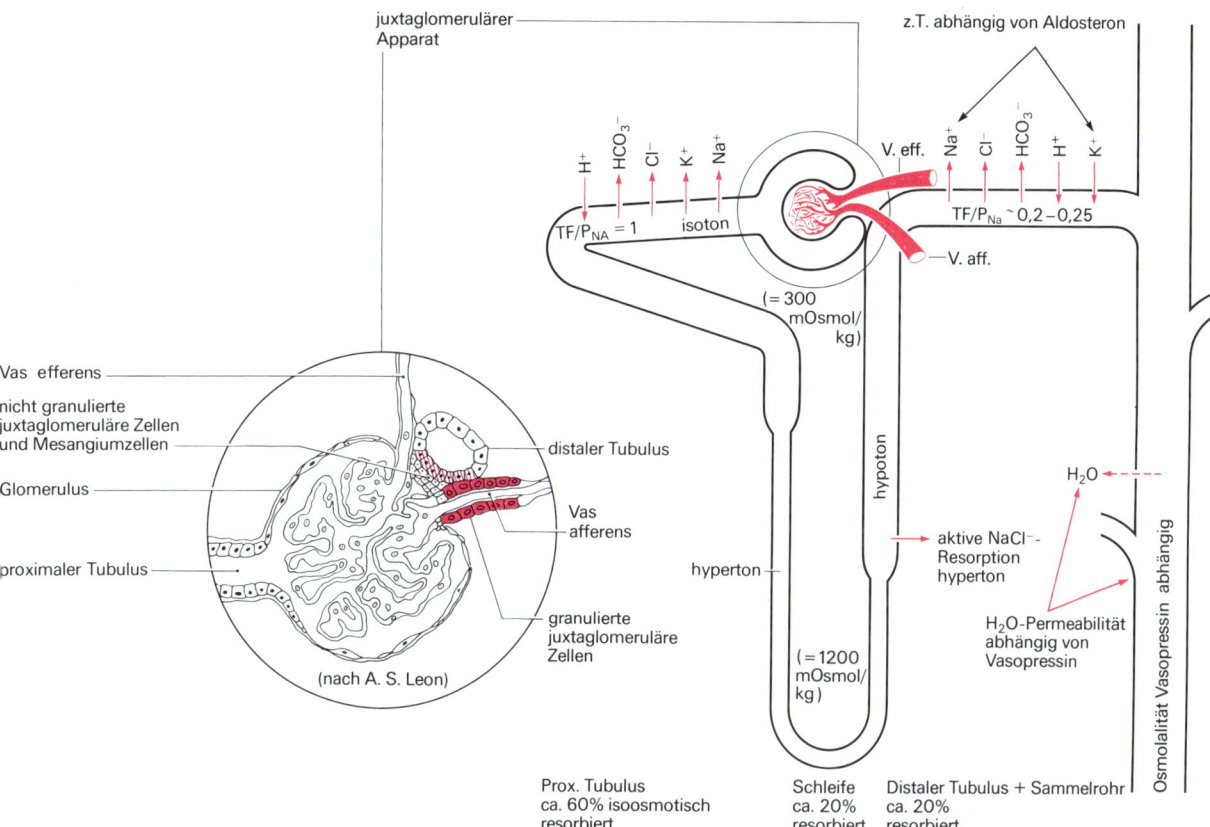

Abb. 2: Schematische Darstellung der tubulären Resorptions- und Sekretionsprozesse von Elektrolyten und Wasser, soweit sie für das Verständnis der Wirkung von Hormonen und Diuretika von Bedeutung sind.
Aldosteron steigert die Natriumresorption in den proximalen und distalen Tubulusabschnitten. Im proximalen Tubulus wird seine Wirkung aber (ähnlich wie bei manchen Diuretika) durch eine veränderte Verweilzeit der Tubulusflüssigkeit kompensiert. Für den Nettoeffekt des Aldosterons auf die Elektrolytausscheidung ist daher nur seine Wirkung im aufsteigenden Ast der Henleschen Schleife und im distalen Tubulus verantwortlich zu machen. Vasopressin steigert unter vielen Versuchsbedingungen geringfügig die renale Natriumausscheidung. Seine wesentliche Wirkung besteht aber in der Steigerung der Wasserpermeabilität der distalen Tubuli und der Sammelrohre. An der Kontaktstelle zwischen dem Glomerulus und dem distalen Tubulus befindet sich der juxtaglomeruläre Apparat, in dessen Epitheloidzellen Renin gebildet wird (vgl. S. 183f.). Die sog. Macula densa ist rot schraffiert.

hältnis der Na$^+$-Konzentration in der Tubulusflüssigkeit und im Plasma (TF/P)$_{Na}$ 1 bleibt. Auch K$^+$ wird zum größten Teil resorbiert.

Rund 40% des Glomerulusfiltrats gelangen in die Henlesche Schleife. In der Schleife wird die Osmolalität der Tubulusflüssigkeit und des umgebenden Interstitiums zur Schleifenspitze hin zunehmend erhöht. Die treibenden Kräfte für diese Konzentrierung sind insbesondere in den Abschnitten der langen Schleifen mit dünnwandigem Epithel noch nicht im einzelnen bekannt. Diskutiert werden sowohl aktive Transportmechanismen als auch eine passive Stoffverteilung, bedingt durch unterschiedliche Permeabilitätseigenschaften der aufsteigenden und absteigenden Schleifenschenkel für Wasser, Harnstoff und Elektrolyte. Sicher ist, daß die Henlesche Schleife im Zusammenwirken mit den vasa recta als Gegenstromverstärker wirkt. Die Tubulusflüssigkeit tritt blutisoton in den absteigenden Schleifenschenkel ein und ist im aufsteigenden Schenkel der Henleschen Schleife beim Übertritt in den distalen Tubulus immer hypoton, weshalb dieser Nephronabschnitt auch als Verdünnungssegment bezeichnet wird. Dieser Verdünnungseffekt kommt zustande durch die Resorption von Na$^+$- und Cl$^-$-Ionen in dem für Wasser wenig permeablen dicken Teil des aufsteigenden Astes der Henleschen Schleife. Im Verlauf des Nephrons treten elektrische Potenti-

aldifferenzen zwischen dem Tubuluslumen und der interstitiellen Flüssigkeit auf, deren Richtung in den verschiedenen Tubulusabschnitten wechselt. Im aufsteigenden Ast der Henleschen Schleife herrscht eine lumenpositive transzelluläre elektrische Potentialdifferenz von 5 mV. Die Resorption von Na$^+$ erfolgt, wie überall, aktiv durch eine basolaterale Na$^+$-K$^+$-stimulierte ATPase. Luminal existiert hier ein spezielles Transportsystem, das stets 1 Na$^+$, 1 K$^+$ und 2 Cl$^-$ zusammen in die Tubuluszelle transportiert (s. Abb. 7). Der Chloridtransport ist daher letztlich als sekundär aktiv zu bezeichnen. Das durch diesen Kotransport resorbierte K$^+$ diffundiert infolge der hohen Kaliumpermeabilität der luminalen Membran in die Tubulusflüssigkeit zurück und erzeugt dort die erwähnte lumenpositive elektrische Potentialdifferenz.

In den distalen Tubulusabschnitten und in den Sammelrohren wird Na$^+$ ebenfalls aktiv resorbiert. Dort findet ein Austausch von Na$^+$- gegen H$^+$- und K$^+$-Ionen statt. Die Wasserpermeabilität ist viel geringer als im proximalen Tubulus, so daß die Elektrolytresorption gegen einen zunehmend steiler werdenden Konzentrationsgradienten erfolgt. Das Verhältnis der Na$^+$-Konzentration zwischen der Tubulusflüssigkeit und dem Plasma (TF/P)$_{Na}$ sinkt daher auf 0,2–0,25 ab. In diesen Abschnitten wird auch die Menge an K$^+$, die ausgeschieden wird, festgelegt. Da K$^+$ im proximalen Tubulus nahezu quantitativ resorbiert wird, hängt die ausgeschiedene Menge in erster Linie von der Netto-Sekretion im distalen Tubulus und im Sammelrohr ab. Sie kann stark variieren und wird u. a. durch Nebennierenrindenhormone, Änderungen im Säure-Basen-Status (bei saurem Harn ist die K^+-Ausscheidung vermindert) und durch die Kaliumkonzentration im Plasma beeinflußt. Ein entscheidender Parameter für eine erhöhte K^+-Sekretion ist ein erhöhtes Angebot von Na^+ durch eine erhöhte Strömungsgeschwindigkeit der distalen Tubulusflüssigkeit.

Die aktive Resorption von Na^+ nimmt zu. Die im distalen Tubuluslumen vorhandene, gegenüber der interstitiellen Flüssigkeit negative elektrische Potentialdifferenz wird erhöht, und der (passive) Einstrom von K^+ in den Tubulusharn entlang dem so entstandenen elektrochemischen Gradienten steigt an. Eine Sättigung dieses Prozesses ist nicht zu erkennen, solange die Flußrate durch den distalen Tubulus weiter ansteigt. Aldosteron vermag die aktive Na^+-Resorption in diesen Abschnitten zusätzlich zu steigern.

Diuretika

Wirkungsorte und Wirkungsmechanismen

Durch Mikropunktion einzelner Tubulusabschnitte ist es gelungen, die Wirkungsorte der verschiedenen Diuretika im Nephron zu lokalisieren. Eine wichtige Methode besteht in der Punktion und dem Sammeln von Tubulusflüssigkeit an markanten Stellen im Nephron unter Freiflußbedingungen. Typische Punktionsstellen sind die Glomeruluskapsel, das Ende des proximalen Tubulus sowie der Beginn und das Ende des distalen Tubulus (vgl. Abb. 5). Durch Messung der Inulinkonzentration in den gewonnenen Punktaten kann die Wasserbewegung in den einzelnen Tubulusabschnitten berechnet und nach Bestimmung der Konzentrationen von Na^+, K^+, Cl^- etc. die Resorption bzw. Sekretion dieser Ionen erfaßt werden. Ergänzt werden können solche Befunde durch die Perfusion der Henleschen Schleife mittels einer Nanoliter-Pumpe, nachdem die Schleife durch Ölblockaden im proximalen und distalen Tubulus funktionell isoliert wurde. Auch Untersuchungen an aufgespannten Tubulusabschnitten in vitro sind möglich, z. B. zur Messung von elektrischen Potentialen zwischen dem Tubuluslumen und der Bad-Flüssigkeit. Die Ergebnisse solcher Untersuchungen haben gezeigt, daß der Wirkungsort entscheidend für die Klassifizierung von Diuretika auch unter klinisch-therapeutischen Gesichtspunkten ist (Abb. 3). Diuretika können in folgende Gruppen eingeteilt werden:
1) Osmotische Diuretika vom Typ des Mannit. Sie werden glomerulär filtriert, tubulär aber nicht resorbiert und wirken daher osmotisch entlang des ganzen Nephrons.
2) Carboanhydrasehemmstoffe wie Acetazolamid. Sie hemmen die Bicarbonatresorption und sind die einzigen Diuretika, die fast ausschließlich im proximalen Tubulus wirken.
3) Stark und meist kurz wirkende Substanzen, deren Prototyp das Furosemid ist. Sie hemmen im aufsteigenden Ast der Henleschen Schleife die NaCl-Resorption und werden daher auch als „Schleifendiuretika" bezeichnet.
4) Mittelstark, aber relativ lang wirkende Diuretika. Ausgangssubstanz ist das Chlorothiazid, ein Benzothiadiazinderivat. Der Hauptwirkungsort dieser Gruppe ist der (früh-)distale Tubulus, in dem die Natriumresorption gehemmt wird.
5) Kaliumsparende Diuretika wie Triamteren und Amilorid. Sie wirken in den letzten Abschnitten des distalen Tubulus und in den corticalen Sammelrohren. Sie hemmen dort die Natriumresorption und die Kaliumsekretion. Auch der kompetitive Aldosteronantagonist Spironolacton wirkt in diesem Bereich.
Die treibende Kraft für die aktive Natriumresorption ist im ganzen Nephron die Spaltung energiereicher Phosphate durch eine an der peritubulären Basalmembran lokalisierte Na^+-K^+-stimulierbare ATPase. Spezifische Hemmstoffe dieses Enzyms sind die herzwirksamen Glykoside. Unter geeigneten Versuchsbedingungen, etwa durch Infusion von Stro-

phanthin direkt in die Nierenarterie des Hundes, läßt sich durch Hemmung der ATPase eine Natriurese und Diurese auslösen. Klinisch ist dieser Effekt nicht relevant. Die Wirkungen der heute angewendeten Diuretika beruhen nicht auf einer ATPase-Hemmung. Sie greifen an genau definierten Stellen in die im Verlauf des Nephrons unterschiedlichen Transportprozesse ein, worauf bei der Besprechung der einzelnen Diuretikagruppen näher eingegangen wird. Diuretika haben sich auch als brauchbare Werkzeuge für die Untersuchung der biologischen Mechanismen, die den transepithelialen Elektrolyt- und Flüssigkeitsbewegungen an verschiedenen Organen wie Niere, Pankreas, Darm, Speicheldrüsen, Froschhaut oder Gallenblase zugrunde liegen, erwiesen.

Klassen von Diuretika
Osmotische Diuretika im engeren Sinne

Die wichtigste Substanz dieser Gruppe ist der Mannit[1], ein 6wertiger Alkohol, der nur sehr langsam metabolisiert wird. Da er enteral nur in beschränktem Umfang absorbiert wird und daher abführend wirkt, muß er in 10 bis 20%iger Lösung i. v. infundiert werden.
Mannit bleibt nach Filtration im proximalen Tubulus zurück und bindet osmotisch Wasser. Die Na^+-Reabsorption geht nur so lange weiter, bis zwischen dem Tubuluslumen und der peritubulären Flüssigkeit ein Na^+-Konzentrationsgradient entstanden ist, der die weitere Nettoresorption von Na^+ verhindert. Eine durch Mannit isotone, aber an Na^+ etwas verarmte Flüssigkeit durchströmt dann die Henleschen Schleifen. Im Verein mit einer durch Mannit gesteigerten Markdurchblutung kommt es zur Auswaschung des dort vorhandenen osmotischen Gradienten, wodurch die Niere ihre Konzentrierungsfähigkeit verliert. In den distalen Tubuli wird Na^+ weiter reabsorbiert und ein großes Volumen eines isotonen, relativ Na^+-armen Harnes ausgeschieden. Daher sind osmotische Diuretika zur Ödemtherapie ungeeignet (s. Tab. 2). Sie halten aber, sofern die GFR noch ausreicht, einen Harnfluß durch die Tubuli aufrecht und können daher ein drohendes akutes Nierenversagen verhindern. Wenn nach einer i. v. Testinjektion das Harnzeitvolumen nicht ansteigt, sollte keine weitere Mannit-Infusion erfolgen, da es sonst zu einer Volumenverschiebung aus dem IZR in den EZR kommt. Bei normaler GFR beträgt die Halbwertzeit von Mannit im Organismus ca. 6 h. Jede Erniedrigung der GFR verlängert sie.
Die Anwendung von osmotischen Diuretika zur Mobilisierung von Hirnödemen und zur forcierten Diurese ist auf S. 435 u. 436 besprochen.

---
[1] Osmofundin®.

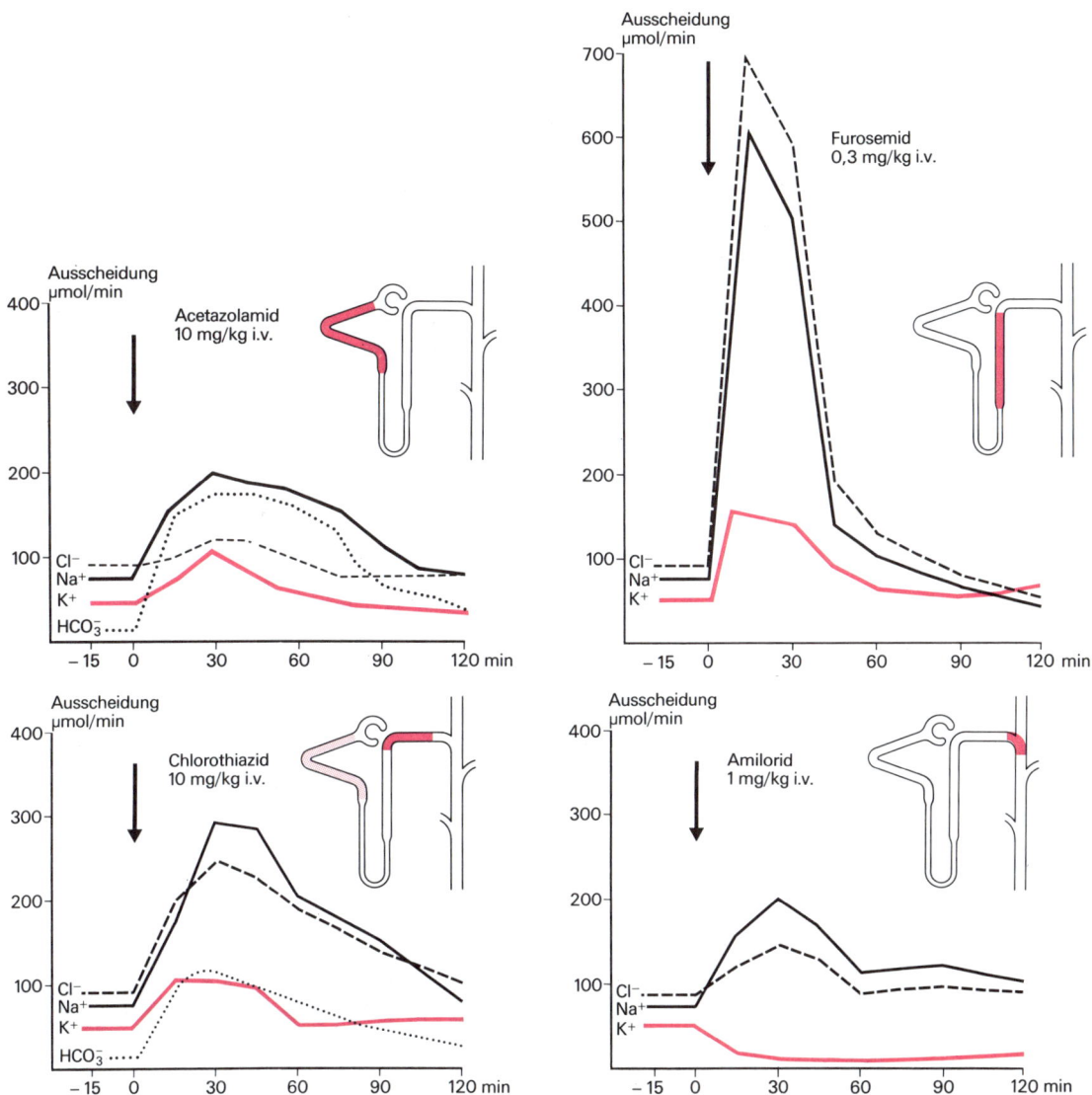

Abb. 3: Vergleichende Übersicht der Wirkungsorte (rote Abschnitte in den stilisierten Nephren), der Wirkungsstärke, des Zeit-verlaufs und des Ionenmusters im Harn bei typischen Vertretern der vier wichtigsten Diuretikagruppen. Acetazolamid ist ein rei-ner Carboanhydraseblocker mit geringer chloruretischer Wirkung und stark erhöhter Bicarbonatausscheidung. Chlorothiazid ist die Ausgangssubstanz der Benzothiadiazinderivate. Der chloruretische Effekt ist deutlich, doch ist auch die Bicarbonataus-scheidung noch beträchtlich. Bei anderen Substanzen dieser Gruppe, wie Hydrochlorothiazid etc., ist die Bicarbonatausschei-dung erheblich niedriger. Furosemid, ein Vertreter der Schleifendiuretika, und Amilorid, das zu den kaliumsparenden Substanzen gehört, haben nur eine geringe, hier nicht eingezeichnete Wirkung auf die Bicarbonatausscheidung. Die Kurven geben die Elek-trolytausscheidung bei Hunden von 12–13 kg Gewicht wieder, modifiziert nach Meng u. Loew, 1974.

Xanthinderivate

Theophyllin, Coffein und Theobromin (vgl. S. 383 f.) haben diuretische Wirkung, die allerdings von kurzer Dauer und da-her für eine klinische Anwendung dieser Stoffe als Diuretika unzureichend ist. Die diuretische Wirkung ist jedoch bei Ga-be dieser Substanzen aus anderer Indikation zu berücksich-tigen und gilt in den meisten Fällen als erwünschte Be-gleiterscheinung. Kaffee- und Teetrinkern ist die diuretische Wirkung von Coffein bekannt, die überadditiv verstärkt wird durch gleichzeitigen Alkoholgenuß, da Alkohol die durch Coffein induzierte Vasopressinausschüttung hemmt (s. S. 541).

Die Diurese nach Xanthinderivaten ist das Resultat dreier Einzeleffekte: (1) Durch die positive inotrope Wirkung an der Herzmuskulatur werden Nierendurchblutung und GFR erhöht; (2) die tubuläre Nettoresorption von NaCl wird ge-hemmt; (3) die Durchblutung des Nierenmarks nimmt über-proportional zu, wodurch die Voraussetzung für die Harn-konzentrierung nicht mehr gegeben ist.

Carboanhydrasehemmer

Das Enzym Carboanhydrase kommt in den Tubuluszellen der Niere und im proximalen Tubulus zusätzlich im Bürstensaum und in der peritubulären Membran vor (vgl. S. 414). Es beschleunigt die Bildung von Kohlensäure aus Kohlendioxid und Wasser:

$$CO_2 + H_2O \rightleftharpoons HCO_3^- + H^+$$

Die Carboanhydrase katalysiert damit die Schlüsselreaktion für die Abgabe von H^+-Ionen in die Tubulusflüssigkeit und für die Rückgewinnung von Bicarbonat- und Na^+-Ionen (Abb. 4).

Wird die Aktivität des Enzyms durch einen Hemmstoff ausgeschaltet, so fehlen Wasserstoffionen in den Tubuluszellen, und die tubuläre Resorption von Bicarbonat nimmt stark ab (vgl. auch Abb. 3).

Die Folge der Carboanhydrasehemmung ist eine Diurese, durch die maximal 5–8 % des Glomerulusfiltrats zur Ausscheidung gebracht werden können. Der Harn ist alkalisch und enthält viel HCO_3^- und K^+, dagegen wenig Cl^- und NH_4^+. Im Plasma entsteht innerhalb weniger Tage eine Hypokaliämie und durch den Verlust von Bicarbonat eine metabolische Acidose mit sehr niedrigen Bicarbonatkonzentrationen. Dadurch hört auch die diuretische Wirkung der Carboanhydrasehemmer nach 2–3 Tagen auf.

Aromatische Sulfonamide mit der allgemeinen Formel $R\text{-}SO_2NH_2$ vermögen die Carboanhydraseaktivität zu blockieren. Therapeutische Bedeutung hat nur das Acetazolamid[1] (Formel s. Abb. 8), das als Diuretikum wegen seiner begrenzten Wirkung und seiner erheblichen Auswirkungen auf die ionale Zusammensetzung der extrazellulären Flüssigkeit nicht mehr verwendet wird. Seine Bedeutung als Werkzeug in der Nierenphysiologie und -pharmakologie zur Aufklärung grundlegender Mechanismen war größer als sein Wert als Diuretikum.

Dagegen wird Acetazolamid bei einigen anderen Indikationen angewandt. Dazu gehört das Glaukom (vgl. S. 143 f.), da Acetazolamid die Bildung des bicarbonatreichen Kammerwassers hemmt, die akute Pankreatitis, bei der ebenfalls die Sekretion des bicarbonatreichen Pankreasafts vermindert wird, die Epilepsie (vgl. S. 272 f.) und bestimmte Formen von Hyperkaliämie (vgl. S. 421). Die renalen Wirkungen sind bei diesen Indikationen als unerwünschte Wirkungen zu betrachten.

Stark wirkende Diuretika

Gemeinsam ist diesen besonders stark wirkenden Diuretika ihr Wirkungsort im aufsteigenden Ast der Henleschen Schleife. Die Abbildung 5 zeigt die Wirkungen eines typischen Schleifendiuretikums auf die prozentuale tubuläre Resorption von Na^+ und K^+ in verschiedenen Nephronabschnitten der Ratte. Zur therapeutischen Anwendung stehen gegenwärtig sechs Schleifendiuretika zur Verfügung, deren Namen und Strukturformeln in Abb. 6 wiedergegeben sind. Die wichtigste Substanz ist das Furosemid, das wie Bumetanid und Piretanid am Benzolring eine Sulfonamid- und eine Carboxylgruppe trägt. Diese drei Substanzen haben einen im Prinzip gleichartigen Wirkungsmechanismus auf den Elektrolyttransport, während die übrigen Substanzen andere chemische Strukturen und andere Wirkungsmechanismen haben.

Wirkungen: Schleifendiuretika können beim Menschen je nach Dosierung zur Ausscheidung von bis zu 30 % des Glomerulusfiltrats führen, d. h. daß Harnflüsse von 30–40 ml/min auftreten können. Bei kontinuierlicher oder wiederholter Zufuhr großer Dosen kann ein erwachsener Mensch in 24 h 50–60 l Flüssigkeit mit dem Urin ausscheiden, sofern seine Elektrolyt- und Wasserbilanz durch entsprechende Infusionen ausgeglichen wird. Bei erniedrigter glomerulärer Filtrationsrate kann der Anteil des Filtrats, der ausgeschieden wird, noch größer werden als 30–40 %. Diesen Effekt macht man

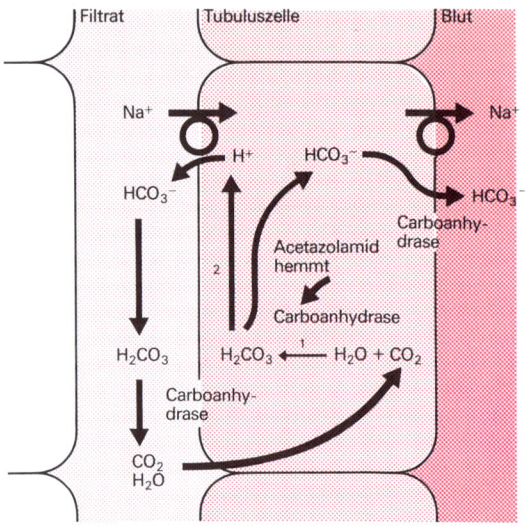

Abb. 4: Schema der Resorption von Bicarbonat und der Wirkung von Hemmstoffen der Carboanhydrase in einer proximalen Tubulus-Zelle.

Das Enzym Carboanhydrase beschleunigt intrazellulär die Einstellung des Gleichgewichts der Reaktion (1), die normalerweise nur langsam abläuft, d. h., es katalysiert die Bildung von Kohlensäure (H_2CO_3). Die Kohlensäure dissoziiert spontan in H^+-Ionen und Bicarbonat-Anionen (2). Die Wasserstoffionen werden von der Tubuluszelle aktiv im Austausch gegen Natriumionen in das Tubuluslumen sezerniert. Die in der Tubulusflüssigkeit aus den sezernierten H^+-Ionen und den dort vorhandenen Bicarbonat-Ionen gebildete Kohlensäure zerfällt unter der Wirkung von lumenseitiger Carboanhydrase in Wasser und CO_2, das in die Zellen zurückdiffundiert. Eine peritubulär lokalisierte Carbonanhydrase erleichtert die Passage von Bicarbonat aus der Zelle in das Blut, wobei der Durchtritt wahrscheinlich in der Form von CO_2 und OH^- erfolgt. Auf diese Weise gewährleistet die Carboanhydrase die Abgabe von Säureäquivalenten und gleichzeitig die Rückgewinnung von Natriumbicarbonat aus der Tubulusflüssigkeit.

sich zunutze, wenn man die Diuretika in hoher Dosierung beim akuten Nierenversagen oder bei chronischer Niereninsuffizienz einsetzt (vgl. S. 435 f.).

Vom klinischen Standpunkt aus ist die Wirkung der einzelnen Schleifendiuretika, abgesehen von Unterschieden im Zeitverlauf, sehr ähnlich. Dennoch unterscheiden sie sich im Wirkungsmechanismus, durch den der Elektrolyttransport in der Henleschen Schleife gehemmt wird, erheblich. Die Sulfonamid-Diuretika Furosemid, Bumetanid und Piretanid hemmen von der luminalen Seite her das Na^+-$2Cl^-$-K^+-Kotransportsystem (vgl. S. 425). Abb. 7 zeigt schematisch diese Transportvorgänge im aufsteigenden Ast der Henleschen Schleife. Die Diuretika vom Furosemid-Typ interferieren mit den Chloridbindungsstellen und blockieren so das Kotransportsystem. Dadurch nimmt der ATP-Umsatz durch die in der basolateralen Membran lokalisierten Na^+-K^+-ATPase ab und das lumenpositive Kaliumdiffusionspotential verschwindet. Durch Furosemid nimmt auch die Resorption von Ca^{2+} und Mg^{2+} aus der Tubulusflüssigkeit erheblich ab. Die Mechanismen, die diesen Effekt bewirken, sind nicht geklärt, doch könnte der Zusammenbruch des lumenpositiven Potentials am calci- und magnesiurischen Effekt beteiligt sein.

Die geschilderten Wirkungen dieser drei Schleifendiuretika vom Sulfonamid-Typ treten innerhalb von weniger als 1 Sekunde nach dem Kontakt mit der lumenseitigen Membran auf und sind reversibel. Für die Wirkung ist eine relativ hohe

[1] Diamox®.

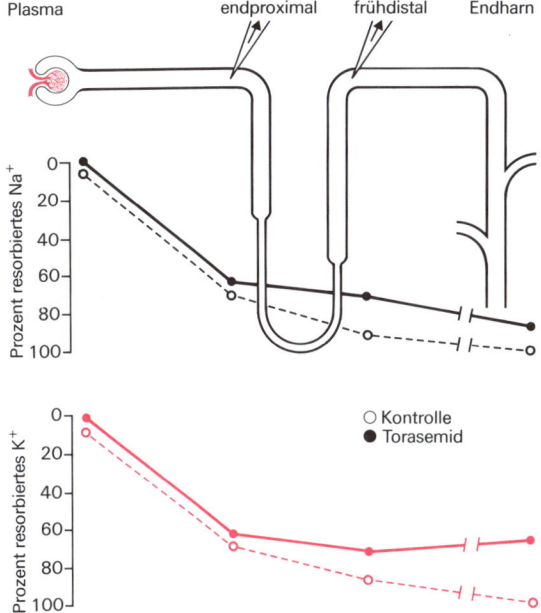

Abb. 5: Die Wirkungen eines typischen Schleifendiuretikums (Torasemid, in der Bundesrepublik bisher nicht verfügbar) auf die tubuläre Resorption von Natrium und Kalium unter Freiflußbedingungen. In Mikropunktionsversuchen an der Ratte wurde Tubulusflüssigkeit am Ende des proximalen und am Beginn des distalen Tubulus gewonnen. Angegeben sind die resorbierten Natrium- und Kaliummengen in Prozent der filtrierten Mengen. Die punktierten Linien geben die Kontrollwerte, die durchgezogenen Linien die Werte nach Gabe des Schleifendiuretikums wieder. Endproximal besteht noch kein Unterschied zwischen diesen beiden Werten. Die Wirkung des Diuretikums tritt erst in der Henleschen Schleife auf, in der die Na^+-Resorption um ca. 22 % gegenüber den Kontrollwerten vermindert ist. In den distalen Abschnitten des Nephrons, in dem Schleifendiuretika nicht wirken, kommt es zu einer gewissen Kompensation, da dort von dem vermehrt angebotenen Natrium etwas mehr als unter Kontrollbedingungen resorbiert wird. Im Endharn beträgt dann die prozentuale Resorption von Na^+ unter Kontrollbedingungen 99 % und nach Gabe des Diuretikums 87 %. Anders liegen die Verhältnisse beim Kalium. Auch seine Resorption wird durch das Diuretikum erst in der Henleschen Schleife gehemmt, doch kommt es dann in den distalen Abschnitten des Nephrons zu einer Kaliumsekretion. Bis zum Endharn sind dann unter Kontrollbedingungen 94 % und nach Gabe des Diuretikums nur 65 % der filtrierten Kaliummengen resorbiert worden. Über Mechanismen, die eine Kaliumsekretion hervorrufen, s. S. 425f. (Nach Daten von Hermes u. Heidenreich, Arzneim.-Forsch. **35,** 1532 (1985).)

Konzentration dieser Diuretika in der Tubulusflüssigkeit erforderlich, die allein durch glomeruläre Filtration nicht erreicht wird, da diese Substanzen zu mehr als 90 % an Plasmaeiweiße gebunden sind. Dank ihrer freien Carboxylgruppen haben sie den Charakter von Säureanionen und werden als solche im proximalen Tubulus aktiv sezerniert. Die Konzentration in der Tubulusflüssigkeit wird dadurch 20–50mal höher als im Blut. Wird die tubuläre Sekretion blockiert, etwa durch Gabe von Probenecid (vgl. S. 499), so wird die diuretische Wirkung abgeschwächt oder aufgehoben. Diese Besonderheit in der Pharmakokinetik der Schleifendiuretika erklärt zugleich, daß ihre Wirkung fast ausschließlich in der Niere auftritt, obwohl es einen durch Furosemid hemmbaren Na^+-abhängigen elektrogenen Chloridtransport auch in anderen Geweben, etwa im Kolon, in der Kornea und in der Trachea, gibt. Die in diesen Geweben in vivo erreichbaren Diuretikakonzentrationen sind aber zu niedrig, um einen Effekt auszulösen. Abzugrenzen von diesen Wirkungen auf den Elektrolyttransport ist ein extrarenaler, auch klinisch wichtiger Effekt, nämlich eine Dilatation der großen Kapazitätsgefäße. Diese tritt sofort nach der i. v.-Injektion von 20–40 mg Furosemid auf und wird zur Therapie des Lungenödems ausgenutzt (S. 382, 436).

Furosemid (Lasix®)

Bumetanid (Fordiuran®)

Piretanid (Arelix®)

Etacrynsäure (Hydromedin®)

Etozolin (Elkapin®)

Ozolinon

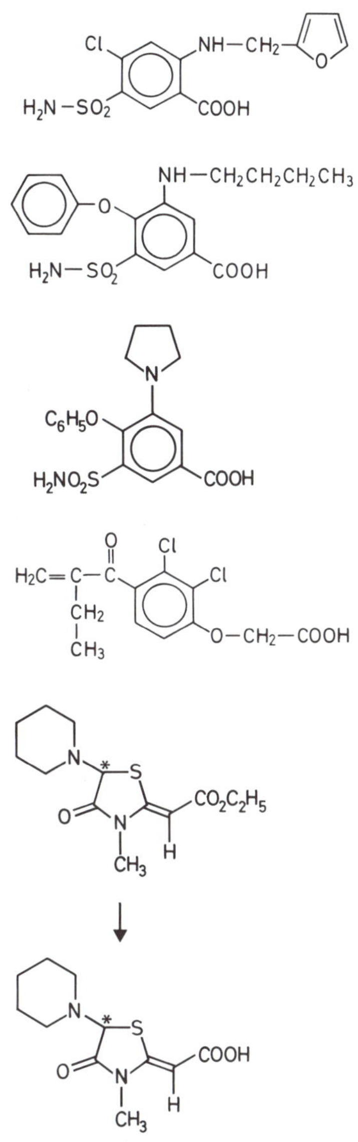

Abb. 6: Chemische Formeln von sechs in der Henleschen Schleife wirkenden Diuretika. Die chemische Ähnlichkeit von Furosemid mit den Benzothiadiazin-Derivaten ist auffällig. Gemeinsam ist der Benzolring mit der Sulfonamidgruppe und einem Chloratom in Orthostellung dazu. Bumetanid und Piretanid haben am Benzolring ebenfalls eine Sulfonamid- und eine Carboxylgruppe. Etacrynsäure ist ein ungesättigtes Ketoderivat einer Aryloxyessigsäure. Keine chemischen Ähnlichkeiten läßt Etozolin erkennen, das weder einen Aromaten noch eine Sulfonamidgruppe noch Halogen enthält. Es hat ein Asymmetriezentrum (*). Im Organismus wird es schnell in den wirksamen Metaboliten Ozolinon umgewandelt.

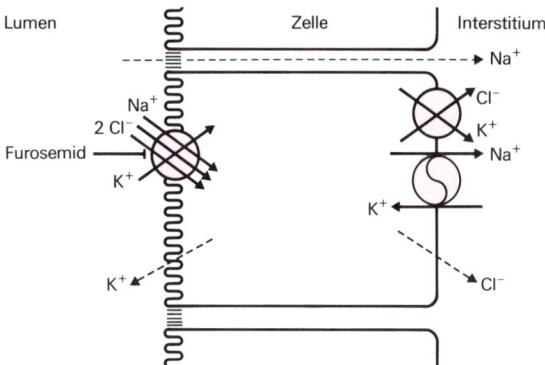

Abb. 7: Schematische Darstellung des Elektrolyttransportes einer Zelle im aufsteigenden Ast der Henleschen Schleife. Der primär aktive Mechanismus ist der ATPase-abhängige Na^+- und K^+-Transport an der peritubulären Zellmembran (rosa). Das Kotransportsystem an der luminalen Seite transportiert stets ein Na^+, ein K^+ und zwei Cl^- gemeinsam. Der Chloridtransport ist daher als sekundär aktiv zu bezeichnen. Diuretika vom Furosemid-Typ hemmen das Kotransportsystem durch Interferenz mit einer Chlorid-Bindungsstelle. Die lumen-positive Potentialdifferenz entsteht durch Kaliumdiffusion infolge der hohen Kaliumpermeabilität der luminalen Membran (vgl. S. 426). (Nach Greger u. Schlatter, Pflüger's Arch.: **396**, 325 (1983).)

Die Wirkungsmechanismen der übrigen drei Schleifendiuretika sind nicht so gut erforscht. Etozolin wird durch Abspaltung der Estergruppen zur Carbonsäure Ozolinon umgewandelt, die als Säureanion im proximalen Tubulus sezerniert wird. Sie wirkt von der Lumenseite aus, wie Perfusionsversuche der Henleschen Schleife in situ zeigten. In in-vitro-Versuchen an isolierten Schleifenabschnitten ließ sich auch ein Effekt von der tubulären Seite her zeigen. Der diuretische Rezeptor in der Schleife zeigt Stereospezifität. Ozolinon besitzt ein Asymmetriezentrum (vgl. Abb. 6) und kommt daher in zwei optischen Isomeren vor. Nur das linksdrehende Enantiomer wirkt diuretisch. Etacrynsäure wirkt von beiden Seiten der Henleschen Schleife her. Die Wirkung ist nicht voll reversibel. Möglicherweise findet eine Reaktion mit SH-Gruppen in der Niere statt. Der unterschiedliche Wirkungsmechanismus dürfte der Grund dafür sein, daß die Etacrynsäure klinisch manchmal noch wirksam ist, wenn andere Schleifendiuretika versagen.

Der durch die Schleifendiuretika erzielte Zuwachs des Harnvolumens ist plasmaisoton, so daß die Osmolalität des Harns sich stets der Plasmaosmolalität nähert, gleichgültig ob vor der Gabe der Diuretika im Vergleich zum Plasma ein konzentrierter oder verdünnter Harn ausgeschieden wurde (Abb. 1). Das Hauptkation im Harn ist Na^+. Die K^+-Ausscheidung nimmt als Folge des erhöhten Na^+-Angebots im distalen Tubulus ebenfalls zu. Die Ausscheidung von Ca^{2+} und Mg^{2+} ist etwa in demselben Maße wie die Na^+-Ausscheidung erhöht. Dadurch können erhebliche Verluste auftreten, die sich vor allem bei K^+ und Mg^{2+} bemerkbar machen. Auf der Anionenseite findet man im Harn fast ausschließlich Cl^-. Die Cl^--Ausscheidung übertrifft die von Na^+. Das Säure-Basen-Gleichgewicht verschiebt sich im EZR unter der Wirkung dieser Diuretika in Richtung auf eine hypochlorämische, metabolische Alkalose, die aber die Wirkung dieser Substanzen nicht herabsetzt.

Die Parameter der Nierenfunktion werden durch alle Schleifendiuretika ähnlich beeinflußt. Die Durchblutung der Niere nimmt vor allem nach intravenöser Gabe am Beginn der Wir-

kung zu. Die Mehrdurchblutung kann bis zu 30% betragen, ohne daß sich die glomeruläre Filtrationsrate wesentlich ändert. Diese Durchblutungssteigerung ist als Folge eines Anstieges der Prostaglandinsynthese zu erklären. Im Nierenvenenblut ist ein signifikanter Anstieg von Prostaglandin E_2 nachweisbar. Indometacin, ein Hemmstoff der Prostaglandinsynthese, verhindert den Durchblutungsanstieg, ohne daß der diuretische Effekt wesentlich beeinträchtigt wird. PGE_2, PGI_2 und PGD_2 sind wahrscheinlich auch an der erhöhten Reninfreisetzung beteiligt, die nach Furosemid auftritt und durch Indometacin hemmbar ist. Die Aktivierung des sympatho-adrenalen Systems durch Elektrolyt- und Wasserverluste führt ebenfalls zu einer Steigerung der Reninsekretion.

1) Acetazolamid (Diamox®)

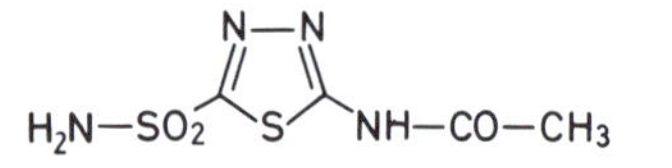

2) Chlorothiazid (nicht mehr im Handel)

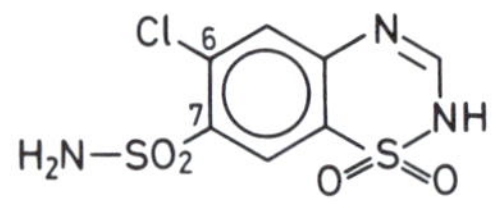

3) Hydrochlorothiazid (Esidrix®)

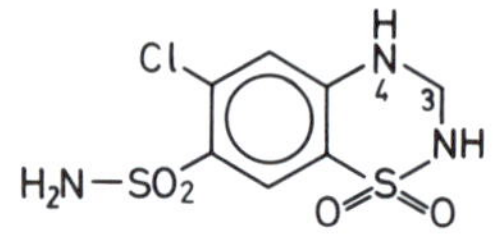

4) Polythiazid (Drenusil*)

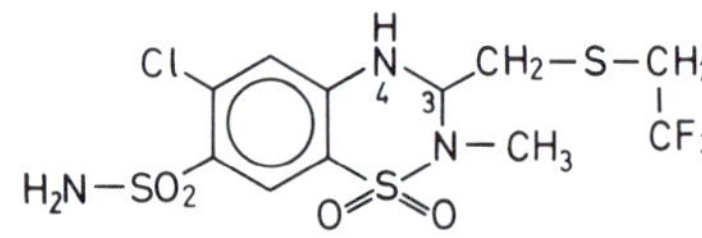

5) Chlortalidon (Hygroton®)

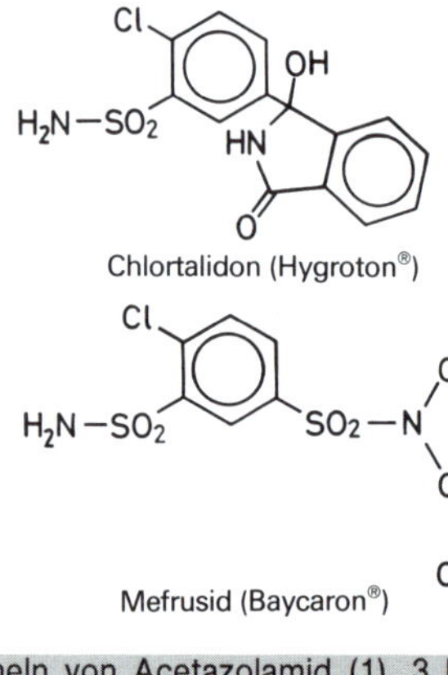

6) Mefrusid (Baycaron®)

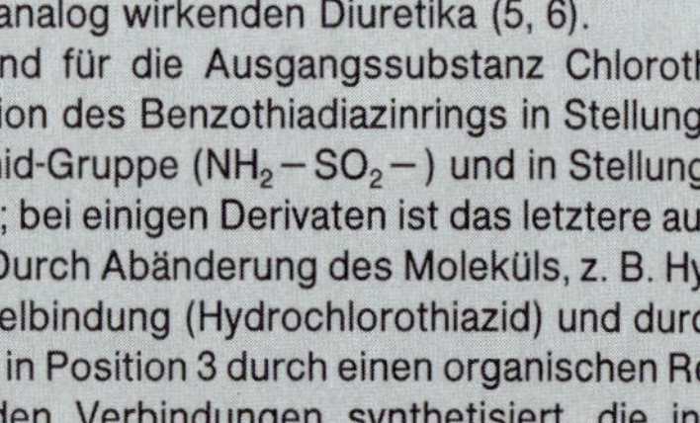

Abb. 8: Formeln von Acetazolamid (1), 3 Benzothiadiazinen (2–4) und 2 analog wirkenden Diuretika (5, 6). Kennzeichnend für die Ausgangssubstanz Chlorothiazid ist die Substitution des Benzothiadiazinrings in Stellung 7 mit einer Sulfonamid-Gruppe ($NH_2 – SO_2 –$) und in Stellung 6 mit einem Cl-Atom; bei einigen Derivaten ist das letztere auch durch CF_3 ersetzt. Durch Abänderung des Moleküls, z. B. Hydrierung der 3,4-Doppelbindung (Hydrochlorothiazid) und durch Ersatz des H-Atoms in Position 3 durch einen organischen Rest (Polythiazid) werden Verbindungen synthetisiert, die in vielfach niedrigerer Dosis wirksam sind als Chlorothiazid. Bei den analog wirkenden Diuretika ist der substituierte Benzolring noch erhalten, der Thiadiazinring ist aber durch andere Substituenten ersetzt (Chlortalidon, Mefrusid).

Die dadurch vermehrte Bildung von Angiotensin II und die Stimulation der Aldosteronproduktion mit der Zunahme der tubulären Natriumresorption hat klinische Bedeutung. Diese Gegenregulation, die am stärksten nach Schleifendiuretika, aber auch nach Thiaziden zu beobachten ist, erklärt das Nachlassen der Wirkung eines Diuretikums nach längerer Anwendung („Escape-Phänomen") ebenso wie das Absinken der Elektrolytausscheidung unter die Kontrollwerte nach Abklingen der Diuretikumwirkung („Rebound-Effect").

Pharmakokinetik: Nach intravenöser Injektion beginnt die Wirkung nach den drei Sulfonamid-Diuretika und nach Etacrynsäure sofort. Wenn ein Blasenkatheter liegt, kann die Zunahme des Harnflusses noch während der langsamen i. v. Injektion beobachtet werden. Die Schleifendiuretika werden nach oraler Einnahme enteral gut und schnell resorbiert. Die Wirkung beginnt 30–60 min später, und das Wirkungsmaximum wird nach weiteren 30–60 min durchlaufen. Die Wirkungsdauer ist mit ca. 2–3 h nach intravenöser und mit ca. 6 h nach oraler Gabe kurz. Die orale Verfügbarkeit von Furosemid beträgt ca. 60%, die Plasmaeiweißbindung ca. 95%. Das Verteilungsvolumen ist mit 0,1 l/kg niedrig, die Ausscheidung erfolgt zu 50–70% unverändert über die Niere durch glomeruläre Filtration und tubuläre Sekretion. Der Rest wird über die Galle und den Stuhl ausgeschieden. Die Plasmahalbwertzeit beträgt 30–50 min, die totale Clearance liegt bei 2,2 ml/min/kg, der pK_a-Wert bei 3,9. Bumetanid ist besser lipoidlöslich, wird besser resorbiert und wirkt in niedrigeren Dosen. Seine Halbwertzeit im Plasma beträgt 45 min. Es wird zu ca. 30% unverändert renal ausgeschieden. Die diuretische Wirkung von Etozolin, das nur zur oralen Anwendung zur Verfügung steht, tritt langsamer ein, hält aber länger an. Die Plasmahalbwertzeit liegt zwischen 3 und 5 h. Die Elimination erfolgt im wesentlichen durch Biotransformation in der Leber. Weniger als 10% werden unverändert renal ausgeschieden.

Mittlere orale Dosen betragen für Bumetanid 1–3, für Piretanid 3–6, für Furosemid 40–80, für Etacrynsäure 50–100 und für Etozolin 400–800 mg/Tag. Bei therapieresistenten Ödemen oder bei Niereninsuffizienz kann die orale Furosemid-Dosis auf 500–700 mg/Tag und mehr erhöht werden. Intravenös werden 20–40 mg Furosemid langsam injiziert, wobei die Injektion nach 3 h wiederholt werden kann.

Benzothiadiazingruppe und analog wirkende Verbindungen

Die Benzothiadiazinderivate (abgek. Thiazide) sind wie die Carboanhydrasehemmer, aus denen sie entwickelt wurden, Sulfonamid-Derivate. Im Gegensatz zu Acetazolamid haben die Thiazide auch eine chloruretische Wirkung. Die Strukturformeln einiger Verbindungen aus dieser Diuretikum-Klasse sind in Abb. 8 wiedergegeben.

Wirkungen: Alle Diuretika dieser Gruppe wirken im Prinzip ähnlich. Sie hemmen die Resorption von Na^+ und Cl^- in den distalen Tubuli von der luminalen Seite her. Bei hoher Dosierung wird auch die HCO_3^--Ausscheidung geringfügig gesteigert, durch Chlorothiazid mehr als durch seine Derivate (vgl. Abb. 3). Auch die K^+-Ausscheidung nimmt zu. Dagegen wird die Ausscheidung von Ca^{2+} und HPO_4^{2-} vermindert. Dieser nur für die Diuretika dieser Gruppe typische Effekt wird auch zur Therapie und Prophylaxe calciumhaltiger Nierensteine klinisch ausgenutzt.

Eine Veränderung des Säure-Basen-Status tritt nur selten auf. Die diuretische Wirkung bleibt auch bei bestehender Acidose oder Alkalose erhalten. Die chlor- und natriuretische Wirkung ist von mittlerer Stärke, es werden maximal 10–15% des glomerulär filtrierten Na^+ ausgeschieden.

Zwischen den einzelnen Substanzen dieser Klasse bestehen zwar keine Unterschiede in der Wirkungsqualität oder im maximal zu erreichenden Effekt, wohl aber im Zeitverlauf der Wirkung und in den wirksamen Dosen (vgl. Tab. 1). Die therapeutische Breite der Diuretika dieser Gruppe ist außerordentlich hoch. Die akut toxischen Dosen liegen 100–1000mal höher als die therapeutisch wirksamen Dosen. Daher bietet eine niedrige Dosierung einzelner Vertreter dieser Klasse keinen wesentlichen Vorteil. Auch die Unterschiede im Ionenmuster des Harnes sind zu gering, um von praktischer Bedeutung zu sein. Wird die Wirkung eines dieser Diuretika als zu schwach empfunden oder treten unerwünschte Wirkungen auf, so ist ein Wechsel der Präparate innerhalb dieser Gruppe meist unergiebig. Es genügt daher, sich mit der Dosierung einiger weniger Substanzen vertraut zu machen und sie vor allem im Hinblick auf die in Tab. 1 mitgeteilten unterschiedlichen Zeitverläufe einzusetzen.

Pharmakokinetik: Bis auf Chlorothiazid (nicht mehr im Handel), dessen orale Verfügbarkeit nur bei 10% lag, werden alle übrigen Derivate nach oraler Gabe gut, d. h. bis zu 80% resorbiert. Die Diurese setzt nach einer Stunde ein, die Dauer variiert jedoch zwischen 6 und mehr als 48 h (Tab. 1). Die Verteilungsvolumina der einzelnen Substanzen sind wegen ihrer unterschiedlichen Lipoidlöslichkeit nicht gleich. Beim Chlorothiazid entsprach das Verteilungsvolumen dem EZR, bei den übrigen ist es größer. Die Ausscheidung erfolgt durch glomeruläre Filtration und tubuläre Sekretion im proximalen Tubulus.

Unerwünschte Wirkungen

Die unerwünschten Wirkungen der Diuretika der Benzothiadiazingruppe und der Schleifendiuretika sind sich in vieler Beziehung so ähnlich, daß sie hier gemeinsam besprochen werden sollen. Die speziellen unerwünschten Wirkungen der übrigen Diuretikagruppen werden jeweils bei diesen abgehandelt.

Häufigkeit und Schweregrad der unerwünschten Wirkungen sind unterschiedlich, je nachdem ob Diuretika zur Ödemausschwemmung oder zur Langzeitbehandlung einer Hypertonie eingesetzt werden. Bei der **Ödemtherapie** stehen **Veränderungen des Wasser- und Elektrolythaushalts** im Vordergrund, während bei der **Hochdrucktherapie** vor allem Symptome wie **Appetitlosigkeit, Übelkeit, Obstipation** oder allgemeine **Muskelschwäche,** die teilweise Folge des Kaliumverlustes sind, beobachtet werden.

Wenn am Beginn einer Diuretikumgabe, vor allem nach stark wirkenden Schleifendiuretika, das intravasale Volumen abnimmt, ohne daß diese Verluste durch Mobilisierung von Ödemflüssigkeit aus dem Interstitium oder durch Ersatz von außen kompensiert werden, kommt es zur **Hämokonzentration.** In diesem Zustand ist die Gefahr der Bildung von **Thromben** in der Peripherie vor allem dann erhöht, wenn durch die Grundkrankheit die Zirkulationsgeschwindigkeit des Blutes vermindert ist. Die isotone Dehydratation und die Verminderung des zirkulierenden Blutvolumens können gelegentlich so stark sein, daß der Patient einen Kreislaufkollaps erleidet. Der Arzt kann dann paradoxerweise dazu gezwungen sein, den EZR durch eine Infusion wieder aufzufüllen, obwohl noch Ödeme bestehen. Daher soll die Ödemausschwemmung langsam vorgenommen werden. Als Richtwerte sind etwa 1 000 g/Tag bei generalisierten Ödemen bzw. 300 g/Tag bei Ascites anzugeben. Die Dehydratation kann mit einer Verminderung des Natriumbestandes des EZR und Hyponaträmie verbunden sein. Dazu kommt es, wenn Patienten den Flüssigkeitsverlust bei gleichzeitig auferlegter NaCl-Beschränkung durch Trinken von Wasser kompensieren. Bei der Therapie des Schwangerschaftshochdrucks mit Diuretika

Tab. 1: Diuretika der Benzothiadiazingruppe und pharmakologisch ähnlich wirkende Verbindungen.

Internationale Freinamen	Handels- namen	Mittlere Dosie- rung mg/Tag	Wir- kungs- dauer Stunden	Bio- verfüg- barkeit nach oraler Auf- nahme %	Plasma- eiweiß- bindung %	Aus- scheidung unver- änderter Substanz in den Harn %	Totale Clearance ml/ (min·kg)	Vertei- lungs- volumen l/kg	Halb- wert- zeit Stunden	pK$_a$
Chlorothiazid (nicht im Handel)		500–1000	6–12	8,7 ± 4	95	92 ± 5	4,5 ± 1,7	0,2 ± 0,08	1,5 ± 0,2	6,7
Hydrochlorothiazid	Esidrix®	25–75	12 oder mehr	71 ± 15	64	< 95	4,9 ± 1,1	0,83 ± 0,31	2,5 ± 0,2	8,8
Polythiazid	Drenusil®	2–4	24–48	70	83	20			25,7	
Chlortalidon	Hygroton®	100–200	48 oder mehr	64 ± 10	75	65 ± 9	1,6 ± 0,3	3,9 ± 0,8	44 ± 10	
Mefrusid	Baycaron®	25–75	12–24	> 70	64	gering		5–7	ca. 7	9,5

ist äußerste Zurückhaltung geboten, da sich gezeigt hat, daß die Geburtsgewichte der Kinder erniedrigt sind. Möglicherweise kommt es über eine Mangeldurchblutung der Plazenta zu Wachstumshemmungen des Feten. Nach hohen Dosen und schneller i. v. Injektion von stark wirkenden Diuretika können Hörstörungen unterschiedlichen Schweregrades bis zum permanenten Hörverlust auftreten. Ausnahmsweise und selten ist das auch nach niedrigeren Dosen von 40–200 mg Furosemid beobachtet worden. Da die Patienten manchmal gleichzeitig Aminoglykosid-Antibiotika erhielten, ist auch an unerwünschte Wechselwirkungen mit anderen ototoxisch wirkenden Substanzen zu denken. Etacrynsäure ist mit weiteren unerwünschten Wirkungen belastet, zu denen Erbrechen, Magenblutungen und Durchfälle gehören.

Bei der Anwendung von Diuretika über einen Zeitraum von 2–4 Wochen hinaus, besonders im Rahmen der Hochdruck-therapie, ist im allgemeinen das Volumen des IZR und des EZR ebenso wie das zirkulierende Blutvolumen wieder annähernd normal. **Chronische Dehydratation** ist selten, tritt aber dann gelegentlich auf, wenn dem Patienten zusätzlich eine strenge NaCl-arme Diät verordnet wurde. Die typischen Symptome sind Mundtrockenheit, verminderter Hautturgor, Appetitlosigkeit, Salzhunger, Schwächegefühl und Lethargie.

Dagegen werden die **Hypokaliämie und Hypomagnesiämie** um so gravierender und gefährlicher, je länger die Behandlung mit Diuretika ohne gleichzeitige oder intermittierende K$^+$-Substitution und ohne Unterbrechung der Diuretikumgabe fortgesetzt wird. Der K$^+$-Verlust hat vermutlich zwei Ursachen:

1) Durch die vorgeschaltete Resorptionshemmung, sei es im Bereich der Henleschen Schleife, sei es im Anfangsteil des distalen Tubulus, erreicht mehr Na$^+$ den Ort des Na$^+$/ K$^+$-Austauschs im distalen Tubulus und stimuliert dort die K$^+$-Sekretion. Dieser K$^+$-Verlust ist von der Wirkungsstärke des Diuretikums abhängig.

2) Der Flüssigkeits- und Salzverlust durch das Diuretikum aktiviert das sympathoadrenale und das Renin-Angiotensin-System, wodurch die Aldosteronsekretion angeregt wird (s. auch S. 412). Dieses Hormon seinerseits stimuliert den Na$^+$/ K$^+$-Austausch und erhöht dadurch ebenfalls die K$^+$-Ausscheidung. Die Therapie mit Diuretika setzt die Kontrolle des Plasma-K$^+$-Spiegels voraus. Dabei darf nicht übersehen werden, daß das Plasma-K$^+$ nur 2% des Gesamtkörper-K$^+$ beträgt, und daß auch bei Normokaliämie ein erhebliches K$^+$-Defizit bestehen kann. Während einer länger dauernden Gabe von Diuretika sollte dem Patienten die K$^+$-Zufuhr durch eine kaliumreiche Nahrung (Obst, Pellkartoffeln etc.) empfohlen werden. Die gesunde Niere ist in der Lage, die K$^+$-

Ausscheidung sehr schnell entsprechend dem Bedarf des Organismus zu regeln. Zur Prophylaxe größerer K$^+$-Verluste genügt es daher oft, daß die Gabe der Diuretika intermittierend erfolgt, das heißt, daß beispielsweise jeweils nach 5 Tagen das Diuretikum für 2 Tage abgesetzt wird. Falls dennoch ein K$^+$-Mangel auftritt oder eine Unterbrechung der Therapie nicht wünschenswert ist, muß K$^+$ substituiert (s. S. 420) oder zeitweilig zusätzlich ein K$^+$-sparendes Diuretikum gegeben werden.

K$^+$-Mangel wird bei der Dauertherapie mit Diuretika ohne Substitution bei 25–40% der Behandlungsfälle beobachtet. Die subjektiven Beschwerden, die auf einen K$^+$-Mangel hindeuten, beginnen meistens mit Schwächegefühl, Lethargie, Brechreiz und Obstipation. Der Circulus vitiosus schließt sich, wenn zur Bekämpfung der Obstipation Abführmittel genommen werden, die den K$^+$-Verlust verstärken (vgl. S. 487 f.).

Neben den Störungen im Elektrolythaushalt ist vor allem die durch Diuretika verminderte **Glucosetoleranz** zu beachten. Sie kann von etwa 4 Wochen nach Beginn der Behandlung an beobachtet werden und kann dazu führen, daß bei Patienten mit latenter, prädiabetischer Stoffwechsellage ein manifester Diabetes auftritt. Die wichtigsten Gründe für diese erniedrigte Glucosetoleranz sind:

1) Hypokaliämie begünstigt die Glykogenolyse;
2) Zirkulierende Katecholamine sind vermehrt, um die Homöostase des Blutdrucks zu wahren;
3) Durch eine Hemmung der Inaktivierung von 3',5'-cAMP kann dessen Konzentration in der Leber ansteigen, was eine Steigerung des Glykogenabbaus zur Folge hat;
4) Diuretika stimulieren direkt die Gluconeogenese in der Nierenrinde.

Auch in den **Fettstoffwechsel** greifen Diuretika in unerwünschter Weise ein. Nach einer Anwendungszeit von 6 Wochen oder länger können die Serumtriglycerid-Konzentrationen und das gesamte Serumcholesterin ansteigen. Auch das Lipoproteinmuster ändert sich in ungünstigem Sinne: die bei kardiovaskulären Erkrankungen als Risikofaktor betrachteten low-density-Lipoproteine (LDL) nehmen signifikant zu, während die eher protektiven high-density-Lipoproteine (HDL) unverändert bleiben oder abfallen.

Schließlich können Diuretika bei disponierten Patienten **Gichtanfälle** auslösen. Der Mechanismus, der zur Hyperuricämie führt, ist noch nicht vollständig aufgeklärt. Während der ersten 1–3 Stunden nach Gabe des Diuretikums nimmt die Harnsäure-Clearance zunächst zu. Erst im Anschluß daran und bei wiederholter Diuretikumgabe ist die Harnsäureausscheidung vermindert, möglicherweise deshalb, weil das

Diuretikum mit der Harnsäure um denselben Sekretionsmechanismus für organische Säuren im proximalen Tubulus der Niere konkurriert und dadurch die Harnsäuresekretion hemmt. 2–3 Tage nach Beginn der Behandlung zeichnet sich im Plasma die Erhöhung der Harnsäurekonzentration ab, die nach 10 Tagen ausgeprägt ist. Bei zwei Dritteln aller Patienten mit langdauernder Diuretikumtherapie sind die Harnsäurewerte im Plasma um mehr als 70 mmol/l (1 mg/100 g), bei 20–25% der Patienten um mehr als 200 mmol/l (3 mg/100 g) erhöht. Seltene Nebenwirkungen von Diuretika sind Exantheme, Anämien und hämorrhagische Pankreatitiden.

Kaliumsparende Diuretika

Da der Organismus gegen K^+-Verluste wenig geschützt ist und etwa im Hungerzustand mehr K^+ als Na^+ verliert, ist nach Substanzen gesucht worden, die die K^+-Ausscheidung hemmen. Therapeutische Bedeutung haben das Pteridinderivat Triamteren[1] und das Amilorid[2] erlangt (Abb. 9).

Wirkungen: Die chemisch verwandten Stoffe Triamteren und Amilorid wirken im wesentlichen gleich. Sie wirken in den distalen Tubuli und den corticalen Sammelrohren, wo sie von der Lumenseite her die Natriumaufnahme in die Tubuluszellen hemmen. Dadurch nimmt die lumen-negative, transepitheliale, elektrische Potentialdifferenz ab, und die (passive) K^+-Sekretion wird fast völlig aufgehoben. Die Magnesiumausscheidung nimmt ebenfalls deutlich ab. Auch die H^+-Konzentration in der Tubulusflüssigkeit geht zurück, obwohl H^+-Ionen nicht passiv, sondern durch einen aktiven elektrogenen Transport ausgeschieden werden. Die Ursache für die Abnahme ist nicht völlig klar, doch kann man davon ausgehen, daß die Sekretion von H^+-Ionen erschwert ist, wenn die negative transepitheliale Potentialdifferenz im Lumen vermindert ist. Ein Antagonismus gegen Aldosteron spielt keine Rolle, da der kaliumsparende Effekt auch bei adrenalektomierten Menschen und Tieren vorhanden ist. Die kaliumsparenden Diuretika führen also zu einer Zunahme der Na^+-, Cl^-- und HCO_3^--Ausscheidung bei gleichzeitiger Abnahme der K^+- und Mg^{2+}-Exkretion. Die natriuretische Wirkung ist mit der Ausscheidung von nur 2–4% des filtrierten Na^+ relativ schwach (s. Tab. 2). Die Bedeutung dieser beiden Substanzen liegt daher nur in der Prophylaxe bzw. Therapie von Kaliumverlusten. Die Toxizität von Amilorid und Triamteren ist deut-

[1] Jatropur®, mit Hydrochlorothiazid in Dytide H®; [2] Arumil®, mit Hydrochlorothiazid in Moduretik®.

lich höher als die von anderen Diuretika. Bei langfristiger Anwendung beim Hund beträgt die Toleranzdosis für Triamteren ca. 30 mg/kg und Tag und für Amilorid 2 mg/kg und Tag. Daraus ergibt sich für den Hund eine relativ geringe therapeutische Breite, die für Triamteren bei 6 und für Amilorid bei 2 liegt. Bei zu hoher Dosierung finden sich histologisch in der Niere nekrotische Züge mit Narbenbildungen und Verkalkungen mittleren Grades. Beide Substanzen werden vorwiegend in Kombination mit Benzothiadiazinen eingesetzt. Die Absicht ist, K^+-Verluste bei der langdauernden Einnahme von Benzothiadiazinen im Rahmen der Behandlung der Hypertonie oder von kardial bedingten Stauungsödemen, insbesondere bei gleichzeitiger Anwendung von Digitalisglykosiden, durch intermittierende Zugabe von K^+-sparenden Diuretika zu vermeiden. Sie werden häufig in fester Kombination mit Thiazid-Derivaten angewandt (S. 435). Beide kaliumsparende Diuretika haben gegenüber den Aldosteronantagonisten den Vorteil eines schnelleren Wirkungseintritts und größerer Wirtschaftlichkeit.

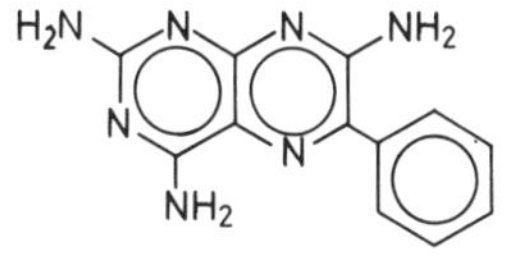

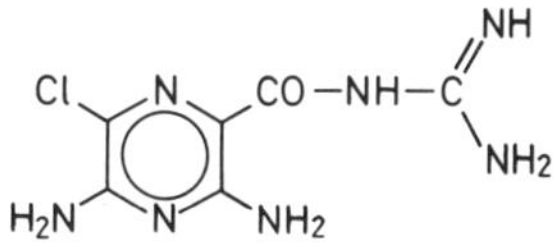

Abb. 9: Kaliumsparende Diuretika.

Pharmakokinetik: Therapeutische, orale Dosen betragen für Triamteren 100–200 mg/Tag, für Amilorid 10 bis höchstens 20 mg/Tag. Beide Substanzen werden enteral gut resorbiert. Die orale Verfügbarkeit von Triamteren liegt bei 30–70%, die Plasmaeiweißbindung um 50%. Im Harn wird Triamteren nur zu 4% unverändert ausgeschieden. Es wird in der Leber rasch zu Hydroxytriamteren und weiter zu dessen Schwefelsäureester biotransformiert, die beide noch schwach diuretisch wirken und durch glomeruläre Filtration und tubuläre Sekretion ausgeschieden werden. Die totale Clearance beträgt ca. 14 ml/(min · kg), die Halbwertszeit 2,8 h. Amilorid wird schnell resorbiert und erscheint nach 2 h in meßbarer

Tab. 2: Volumen und Elektrolytkonzentration des Harns.
Harnvolumen und Elektrolytkonzentration hängen im Einzelfall erheblich vom Zustand des Wasserhaushalts, von den Elektrolytkonzentrationen im EZR, vom Säure-Basen-Status und von der Funktionsfähigkeit der Niere des Patienten ab. Die hier angegebenen Zahlen sind nur repräsentativ für nierengesunde Personen mit normalem Wasser-, Elektrolyt- und Säure-Basen-Haushalt und beziehen sich auf den Höhepunkt der Wirkung einer maximal wirksamen Dosis. Sie sind nicht als Richtwerte aufzufassen, sondern sollen nur einen Vergleich zwischen den einzelnen Gruppen von Diuretika ermöglichen.

	Vol. ml/min	pH	Konzentration von				Ausscheidung von				Osmolalität mOsmol/kg
			Na^+	K^+	Cl^-	HCO_3^-	Na^+	K^+	Cl^-	HCO_3^-	
			mmol/l				µmol/min				
Normalzustand ohne Diuretikum	1	6	70	15	80	1	70	15	80	1	900
Mannit	12	6,5	50	15	70	4	600	180	840	48	350
Acetazolamid	6	8,5	80	60	20	120	480	360	120	720	450
Benzothiadiazin-Diuretika	10	6,5	140	20	145	15	1 400	200	1 450	150	400
Schleifendiuretika	30	6	140	15	150	1	4 200	450	4 500	30	300
Triamteren, Amilorid	3	7	120	5	110	10	360	15	330	30	500

Menge im Harn. Die Halbwertzeit beträgt ca. 6 h. Es wird weniger metabolisiert als Triamteren und erscheint zu 52% unverändert im Harn. Das Maximum der Ausscheidung wird 4–6 h nach oraler Applikation im Harn gefunden, nach 10 h sind bis zu 50% der zugeführten Menge renal ausgeschieden. **Unerwünschte Wirkungen:** Bei ca. 12% der Patienten kommt es als wichtigste unerwünschte Wirkung zur Hyperkalämie, die besonders bei Niereninsuffizienten hochgradig und daher lebensgefährlich werden kann. In ca. 15% treten Erbrechen, Wadenkrämpfe, Schwächegefühl, Exantheme oder Juckreiz auf. Triamteren kann eine megaloblastische Anämie, Amilorid eine vorübergehende Sehstörung auslösen.

Aldosteronantagonisten

Aldosteronantagonisten konkurrieren mit Aldosteron und anderen Mineralocorticoiden um deren Rezeptoren in der Tubuluszelle und heben dadurch die Wirkungen dieser Hormone auf, ohne ihre Blutkonzentration oder Ausscheidung zu beeinflussen. Die Bindung an den Rezeptor ist reversibel, die Affinität von Aldosteron zum Rezeptor vielfach höher als die der Antagonisten. Die wirksamste Substanz ist das Spironolacton[1], dessen Struktur im Vergleich mit der von Aldosteron wiedergegeben ist (Abb. 10).

Spironolacton ist wirkungslos bei Patienten mit funktionsuntüchtigen Nebennieren (Addisonsche Erkrankung) oder bei kochsalzreicher Diät, bei der die Aldosteronsekretion erniedrigt ist. In Gegenwart von Aldosteron steigert Spironolacton die Na^+- und senkt die K^+-Ausscheidung. Die Ausscheidung von Cl^- nimmt geringfügig, die von HCO_3^- deutlicher zu, der Harn-pH steigt infolgedessen an. Der diuretische Effekt ist, verglichen mit dem anderer Diuretika, gering, da durch Aldosteron nur die Ausscheidung von rund 2% des filtrierten Natriums kontrolliert wird (vgl. S. 567).

Pharmakokinetik

Für die orale Anwendung stehen das wasserunlösliche Spironolacton[1], für die intravenöse Injektion Kaliumcanrenoat[2] zur Verfügung. Kaliumcanrenoat, in geringerem Umfang aber auch Spironolacton, werden zu Canrenon, einem gemeinsamen aktiven zirkulierenden Metaboliten umgebaut (Abb. 10).

---

[1] Aldactone®, Osyrol®; [2] Aldactone pro injectione®, Osyrol pro injectione®.

Die Halbwertzeit dieser gut lipoidlöslichen Verbindung liegt zwischen 14 und 24 h. Weniger als 1% wird unverändert mit dem Harn ausgeschieden. In hochdosierten chronischen Toxizitätsuntersuchungen an Ratten traten nach Kaliumcanrenoat, nicht jedoch nach Spironolacton, vermehrt Tumore und Leukämien auf. Anscheinend können aus Canrenon kanzerogene Epoxide entstehen. Kaliumcanrenoat sollte daher nur kurzfristig angewendet werden, Kombinationspräparate wurden aus dem Handel gezogen. Aus Spironolacton, das unverändert nicht im Plasma erscheint, entstehen vor allem wirksame schwefelhaltige Metabolite, darunter das 7α-Thiomethylspironolacton. Die mittlere orale Dosis von Spironolacton beträgt 200–400 mg/Tag. Die Wirkung setzt am zweiten Tag ein und erreicht nach 3–5 Tagen ihr Maximum. Kaliumcanrenoat wird in Dosen von 400–600 mg langsam i.v. injiziert und wirkt schon nach ca. 10 h natriuretisch.

Unerwünschte Wirkungen

Die wichtigste unerwünschte Wirkung ist die Hyperkalämie, die auch bei gleichzeitiger Gabe anderer Diuretika auftreten kann. Bei Niereninsuffizienz ist diese Gefahr besonders groß, so daß Aldosteronantagonisten dann kontraindiziert sind. Weniger häufig treten gastrointestinale Beschwerden und Exantheme auf. Manche Patienten werden lethargisch oder verwirrt. Bei Männern sind Gynäkomastie und Impotenz, bei Frauen Amenorrhö und Hirsutismus beobachtet worden. Selten kommt es zu Stimmveränderungen wie Heiserkeit oder Änderung der Stimmlage, die irreversibel sein können. In chronischen Toxizitätsversuchen an Ratten hat sich Canrenoat im Unterschied zu Spironolacton in Dosen, die beim Menschen nie erreicht werden, als kanzerogen erwiesen.

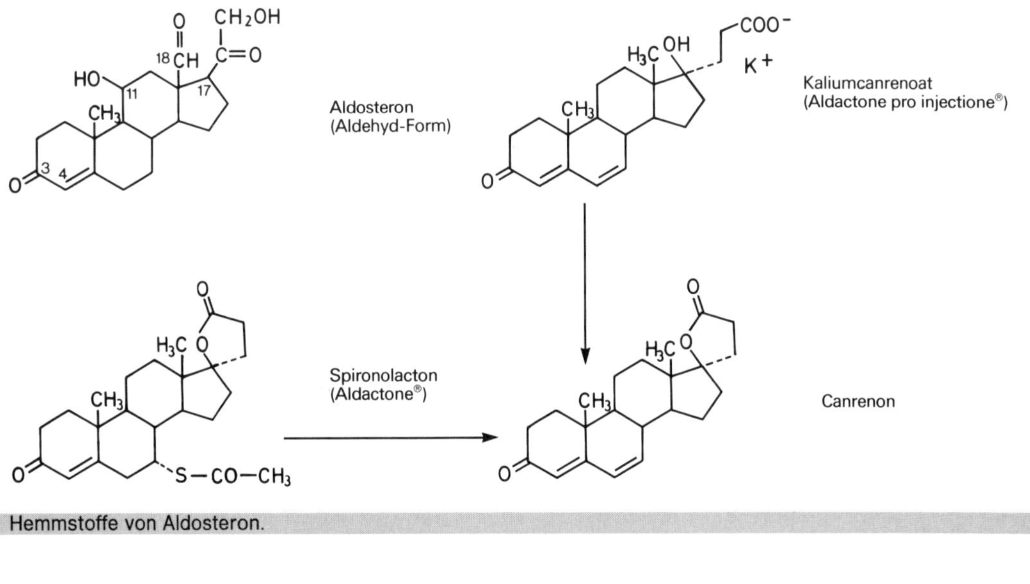

Abb. 10: Hemmstoffe von Aldosteron.

Therapeutische Anwendung von Diuretika und Aldosteronantagonisten

Für die wichtigsten Anwendungsgebiete von Diuretika wird im folgenden die Differentialindikation erörtert. Dabei geht es nicht um die Wahl zwischen einzelnen Präparaten innerhalb einer Gruppe von Diuretika, sondern um die Auswahl zwischen den im einzelnen behandelten Gruppen von Diuretika, die aufgrund der gewünschten Wirkungsstärke, des Zeitverlaufs der Wirkung, der Applikationsart und der bevorzugt ausgeschiedenen Elektrolyte getroffen werden sollte.

Ausschwemmung von Ödemen

Zur Ausschwemmung **kardial bedingter Stauungsödeme** sind Präparate aus der Benzothiadiazingruppe[1] die Diuretika der Wahl. Es kann ein beliebiger Vertreter dieser Gruppe gewählt werden. Chlortalidon[2], dessen Wirkung verzögert einsetzt und lange anhält, eignet sich eher für die Aufrechterhaltung eines ödemfreien Zustandes. Die Diuresezunahme und die Ausschwemmung der Ödeme erfolgt mit diesen Diuretika im allgemeinen ausreichend schnell und zugleich schonend, so daß weder die Gefahr eines Kreislaufkollapses, wie er durch zu schnelle Entwässerung auftreten kann, noch schneller Störungen des Elektrolythaushalts zu befürchten ist. Eine Hypokaliämie ist insbesondere bei gleichzeitiger Digitalisbehandlung unbedingt zu vermeiden. Außer einer kaliumreichen Ernährung oder der Substitution von Kaliumsalzen kommt bei intakter Nierenfunktion zusätzlich die Gabe von Triamteren[3] oder Amilorid[4] als vorübergehende Maßnahme in Frage. Zu den stark und besonders schnell wirkenden Diuretika Furosemid[5], Bumetanid[6] oder Etacrynsäure[7] sollte man nur greifen, wenn ein Versuch mit Vertretern der Benzothiadiazingruppe ergebnislos blieb. Die damit u. U. schlagartig einsetzende starke Diurese kann zur Hämokonzentration und damit zu erhöhtem Thromboserisiko führen. Aldosteronantagonisten, wie Spironolacton[8], sind zur Ergänzung der Therapie mit Diuretika beim kardial bedingten Ödem nur dann indiziert, wenn die Ödeme wegen eines Hyperaldosteronismus resistent gegenüber Diuretika sind. Beim kardial bedingten Ödem kann ein Hyperaldosteronismus auftreten, wenn das zirkulierende Blutvolumen während der Entstehung der Ödeme abnimmt. Auch bei Leberzirrhose mit Aszites ist das häufig der Fall, weil der Aldosteronabbau dann vermindert ist. Die tägliche Dosierung von Spironolacton per os liegt zwischen 0,2 und 0,4 g. Die Wirkung setzt langsam am zweiten Tag ein, erreicht ihr Maximum am fünften Tag und hält relativ lange an. In der Regel werden bei kardial bedingten Ödemen Diuretika zusammen mit Herzglykosiden angewandt. Bei leichterer Herzinsuffizienz mit stabilem Sinusrhythmus kommt jedoch auch ein Versuch mit Diuretika allein in Frage. Ödemausscheidung, dadurch Minderung der Vorlast des Herzens, und eine nach einigen Tagen eintretende Abnahme des peripheren Widerstandes können als gute Gründe für einen solchen Therapieversuch angeführt werden. Hinsichtlich der therapeutischen Anwendung von Herzglykosiden vgl. S. 381 f.

Bei **Stauungsödemen aufgrund einer venösen Insuffizienz,** etwa infolge von Varizen oder Thrombosen, läßt sich der lokal erhöhte Venendruck durch Diuretika kaum senken. Oft besteht zusätzlich eine entzündliche Komponente, die zu einer Erhöhung des kolloidosmotischen Druckes im Interstitium führt. Da insbesondere stark wirkende Diuretika zur Hämokonzentration und damit zur erhöhten Thromboseneigung

führen können, sollten Diuretika, wenn überhaupt, nur für 1–3 Tage bei ausgeprägten Ödemen und vor dem Anpassen eines Kompressionsstrumpfes angewandt werden.

Das **akute Lungenödem** durch Linksherzinsuffizienz stellt eine Notfallsituation dar, in der in erster Linie die Gabe von Glyceroltrinitrat, Diazepam zur Sedierung und Sauerstoffzufuhr in Frage kommen. Wirksam ist auch die i.v. Injektion von 20–40 mg Furosemid, das bei dieser Applikationsweise eine erweiternde Wirkung auf die Kapazitätsgefäße hat und zu einer Verminderung des venösen Rückstroms schon vor Einsetzen der Diurese führt. Auf keinen Fall darf das osmotische Diuretikum Mannit in intravenöser Infusion verwendet werden, da es das zirkulierende Blutvolumen erhöhen, das Herz zusätzlich belasten und das Lungenödem fatal verstärken kann.

Ein **Hirnödem** kann sowohl durch ein stark wirkendes Schleifendiuretikum als auch durch eine i.v. Infusion von hypertoner Mannit-Lösung, die Wasser aus dem interstitiellen in den intravasalen Raum zieht, mobilisiert werden. Dadurch werden Durchblutung und Stoffwechsel verbessert. Das Risiko dieser Therapie besteht darin, daß eine nicht erkannte intrazerebrale Blutung vorliegen kann, die durch die Druckentlastung im Gehirn wieder aktiviert wird. Die Osmotherapie mit Mannit, die beim akuten Hirnödem eine schnelle Druckentlastung ermöglicht, kann einige Stunden später durch das sogenannte „Rebound-Phänomen" den Zustand wieder akut verschlechtern. Dies tritt dann auf, wenn der Mannit nicht rasch genug ausgeschieden wird, sich im Interstitium verteilt, dort Wasser bindet und so das Ödem restituiert.

Beim nephrotischen Ödem als wichtigstem Typ des **Eiweißmangelödems** sind Benzothiadiazine oder wirkungsgleiche Substanzen die Diuretika der Wahl. Wenn zur „Abdichtung" des Glomerulusfilters gegenüber Albumin Glucocorticoide gegeben werden, kann mit Aldosteronantagonisten deren natriumretinierende Wirkung blockiert werden.

Therapie des Hochdrucks

Diuretika sind ein wichtiger Pfeiler bei der Hypertoniebehandlung (vgl. S. 189 f.). Auf den normalen Blutdruck haben sie keinen Einfluß.

Nierenversagen

Ziel eines Behandlungsversuchs mit Diuretika bei der Oligurie und/oder drohenden Anurie bei Nierenversagen ist es, den Fluß durch die Harnkanälchen und damit einen Mindestharnfluß trotz des sehr kleinen Glomerulusfiltrats zu erhalten, um zu verhindern, daß die Lumina der Tubuli und Sammelrohre durch Ausfällungen und Zelldetritus verstopfen. Beim akuten Nierenversagen kann auf diese Weise die notwendige Restfunktion der Ausscheidung bis zur Erholung der Niere gewahrt oder der Beginn erforderlicher Peritoneal- oder Hämodialysen verzögert werden.

Voraussetzung für eine derartige Behandlung ist, daß noch ein Glomerulusfiltrat produziert wird. Durch die Diuretika wird dann versucht, einen möglichst großen Teil dieses Filtrats zur Ausscheidung zu bringen, indem die tubuläre Resorption möglichst eingeschränkt wird. Dazu kann Furosemid[1] in hohen Dosen beginnend mit 200 mg, gesteigert bis zu mehr als 1 000 mg/Tag infundiert werden. Wenn trotzdem ei-

---

[1] z. B. Esidrix® Esmarin® Saltucin®; [2] Hygroton®; [3] mit Hydrochlorothiazid in Dytide-H®; [4] mit Hydrochlorothiazid in Moduretik®; [5] Lasix®; [6] Fordiuran®; [7] Hydromedin®; [8] Aldactone®, Osyrol®.

[1] Lasix® 250 mg Infusionslösung.

ne Anurie auftritt, darf der Versuch nicht länger als 2 Tage fortgesetzt werden. Es ist klar, daß ein solcher Behandlungsversuch auf klinische Spezialabteilungen beschränkt bleibt und nicht ambulant unternommen werden darf. Die Infusionsgeschwindigkeit von Furosemid darf 4 mg/min nicht überschreiten (s. unerwünschte Wirkungen, S. 431 f.).

Über die Möglichkeit, beim akuten Nierenversagen Mannit einzusetzen, s. S. 426.

Forcierte Diurese

Die forcierte Diurese wird durchgeführt, um bei Vergiftungen z. B. mit Schlafmitteln, die renale Ausscheidung der toxischen Substanz zu steigern. Die erhöhte Flußrate in den Nierentubuli verkürzt die Kontaktzeit der Tubulusflüssigkeit mit den Tubulusepithelien und vermindert so die Rückdiffusion der toxischen Substanzen in das Blut. Bei Giftstoffen, die den Charakter schwacher Basen oder schwacher Säuren haben, kann die Rückdiffusion durch Ansäuern bzw. Alkalisieren des Harnes weiter eingeschränkt werden (S. 52 f., 751). Eine forcierte Diurese setzt die Überwachung des Patienten auf einer Intensivstation voraus. Ziel ist je nach den Möglichkeiten der Intensivüberwachung 5–10 oder mehr Liter Harn pro 24 h mit der entsprechenden Giftmenge zur Ausscheidung zu bringen, ohne daß Veränderungen des Volumens oder der Elektrolytkonzentrationen im extrazellulären Raum auftreten. Mit Hilfe häufiger Kontrollen muß man die Infusionen hinsichtlich ihres Volumens und ihrer Zusammensetzung so einstellen, daß die Volumen- und Elektrolytbilanz ausgeglichen bleibt. Die forcierte Diurese wird im allgemeinen mit Furosemid durchgeführt. Die Dosis von meist 20 mg i.v. in Abständen von 2–4 Stunden richtet sich nach dem gewünschten Effekt.

Diabetes insipidus

Hierbei handelt es sich um eine Störung des Wasserstoffwechsels, die durch Polyurie, Polydipsie und mangelnde Konzentrierungsfähigkeit der Nieren gekennzeichnet ist. Ursache ist entweder eine ungenügende Sekretion von Vasopressin (D. i. centralis) oder eine fehlende Ansprechbarkeit der distalen Tubulusabschnitte in der Niere (D. i. renalis) (s. S. 540 f.).

Außerdem kommen psychogen oder organisch bedingte Polydipsien vor.

Diagnostisch ist eine Einschränkung der Konzentrierungsfähigkeit der Niere gesichert, wenn nach 24 h langem Dursten die Harnosmolalität nicht über ca. 800 mOsmol/kg liegt, wobei in schweren Fällen nicht einmal 400 mOsmol/kg erreicht werden. Die Reaktion auf Vasopressin (5 IE Depot-Vasopressin[1], i.m.) erlaubt die Unterscheidung zwischen zentralem und renalem D. i.

Wenn mit der symptomatischen „Therapie" einer reichlichen Flüssigkeitszufuhr nicht auszukommen ist, steht beim D. i. centralis die Vasopressin-Therapie im Vordergrund.

An erster Stelle steht heute die Anwendung von Desmopressin[2] in Form von Nasentropfen, die 0,1 mg/ml dieses Nonapeptids enthalten. Desmopressin ist ein synthetisches 1-Deamino-8-D-Arginin-Vasopressin. Es wird nach der Resorption durch Peptidasen langsamer als natürliches Vasopressin abgebaut, so daß man mit zweimaliger intranasaler Applikation pro Tag auskommt. Ein weiterer Vorteil ist eine weitgehende Abschwächung der pressorischen im Vergleich zur antidiuretischen Wirkung. Eine Alternative stellt die Anwendung von 8-Lysin-Vasopressin (Lypressin)[3] als Nasenspray dar, von dem 3–4mal täglich 5–10 IE in die Nasenhöhle gesprüht werden. Auch die Injektion von 2–5 IE des Depot-Präparates Vasopressin-Tannat in öliger Suspension alle 36–72 h kommt noch in Frage. Wenn die Gabe von Vasopressin beim D. i. centralis wegen Bildung von Antikörpern, Koronarerkrankungen (Verminderung der Koronardurchblutung!) etc. nicht angezeigt oder wie beim Diabetes insipidus renalis wirkungslos ist, so führt die orale Anwendung von Diuretika aus der Benzothiadiazinreihe, etwa von 1–3mal täglich 25 mg Hydrochlorothiazid[4], zum Erfolg. Der Mechanismus dieser paradoxen Wirkung ist nicht völlig klar. Er beruht zum größten Teil wohl auf der nach 2–3 Tagen eintretenden Abnahme der extrazellulären Flüssigkeit (Volumenkontraktion). Diese führt zu einer geringfügigen Verminderung der GFR und insbesondere zu einer Erhöhung der fraktionellen Flüssigkeitsresorption in den proximalen Tubuli. Dadurch gelangen weniger Elektrolyte und Wasser in die distalen Nephronabschnitte, und das Harnzeitvolumen nimmt ab. Wasserdiuresen von 15–20 l/Tag können so auf die Hälfte oder noch niedrigere Werte reduziert werden.

---

[1] Pitressin-Tannat®; [2] Minirin®; [3] Vasopressin-Sandoz®; [4] Esidrix®.

Weiterführende Literatur

Physiologie und Pathophysiologie

Boylan, J. W./Deetjen, P./Kramer, K.: Niere und Wasserhaushalt. Urban und Schwarzenberg, München 1970.

Davenport, H. W.: The ABC of Acid-Base Chemistry. The University of Chicago Press, Chicago 1974.

Giebisch, G.: Renal Tubular Control of Potassium Transport. Klin. Wochenschr. 57, 1 001–1 008 (1979).

Ullrich, K. J./Frömter, E./Murer, H.: Prinzipien des epithelialen Transportes in Niere und Darm. Klin. Wochenschr. 57, 977–991 (1979).

Pharmakologie

Cragoe, E. J. (Ed.): Diuretic Agents. Amer. Chemical Soc.: Washington D. C. 1978.

Dirks, J. H./Sutton, R. A. L. (Eds.): Diuretics. Physiology, Pharmacology, Clinical use. Saunders Comp., Philadelphia 1986.

Loew, D./Heimsoth, V./Kuntz, E./Schilcher, H. (Hrsg.): Diuretika. Chemie, Pharmakologie und Therapie. Thieme, Stuttgart, New York 1990.

Meng, K./Loew, D.: Diuretika. Thieme, Stuttgart 1974.

Puschett, J. B./Greenberg, A. (Eds.): Diuretics III. Chemistry, Pharmacology, and Clinical Applications. Elsevier, New York, Amsterdam, London 1990.

Antikoagulantien, Aggregationshemmer, Fibrinolytika und Hemmstoffe der Fibrinolyse

Pharmakotherapie von Störungen der Blutgerinnung

W. Forth, München, und W. Rummel, Homburg/Saar

Die Vorgänge, die bei Blutgerinnung und Blutstillung eine Rolle spielen, sind keineswegs vollständig abgeklärt. Die Informationen über die biochemischen Mechanismen, die bei der Wechselbeziehung zwischen den verschiedenen Partnern des Gerinnungssystems von Bedeutung sind, sind im Verhältnis zur Vielfalt der ihnen gegenüberstehenden klinischen Beobachtungen immer noch sehr begrenzt.

Die Untersuchungen der Wechselbeziehungen zwischen den humoralen Gerinnungsfaktoren und denjenigen, die in den Endothelien der Gefäßwand gebildet und aktiv werden, stehen noch ganz am Anfang. Das Ausmaß des Mißverhältnisses zwischen den analytisch determinierten Faktoren, die an der Blutgerinnung beteiligt sind, und dem Verständnis ihrer Funktion und ihres Zusammenwirkens kommt durch die Unbeständigkeit der Nomenklatur der Faktoren deutlich zum Ausdruck. Sie wurde wiederholt verändert. Bestimmte Bezeichnungen wie „Faktor VI" existieren nicht mehr. Von den ursprünglichen 6 Antithrombinen ist heute nur noch eines übriggeblieben (s. Tab. 1).

Im folgenden sollen die synthetisch und biosynthetisch erzeugten chemischen Verbindungen abgehandelt werden, die zur Beeinflussung aller an der Blutgerinnung beteiligten Vorgänge therapeutisch angewendet werden.

Physiologie der Blutgerinnung

Die Aufgabe der Blutgerinnung

Die Blutgerinnung hat eine Notfallfunktion: größere Blutverluste sollen bei Verletzungen vermieden werden. Es gibt Hinweise darauf, daß im strömenden Blut ein feinreguliertes Gleichgewicht zwischen der Bildung und dem Abbau von Fibrin, dem eigentlichen Träger der Blutgerinnung, existiert. Sowohl die für die Bildung als auch die für die Auflösung von Fibrin verantwortlichen Faktoren sind zum größten Teil Serinproteasen, die in einer festliegenden Sequenz als Aktivatoren aufeinander einwirken. Sie stehen in einem labilen Gleichgewicht, von dessen Lage es abhängt, ob die Gerinnbarkeit des Blutes normal bzw. vermindert oder erhöht ist. Dieses Gleichgewicht in die eine oder die andere Richtung zu verschieben, kann Ziel einer pharmakotherapeutischen Maßnahme sein.

Das System der Blutgerinnung

Der Hauptvorgang bei der Gerinnung von Blut, das beispielsweise in einem Reagenzglas ohne gerinnungshemmende Stoffe belassen nach 3–5 Minuten eine Gel-artige Konsistenz annimmt, besteht darin, daß das lösliche Protein Fibrinogen in das unlösliche Protein Fibrin übergeführt wird. Hierfür ist ein proteolytischer Katalysator, das Thrombin, notwendig. Durch Proteolyse wird das Proenzym Prothrombin in Thrombin umgewandelt. Diese Proteolyse wird durch extra- und/oder intravasale Aktivierungsprozesse in Gang gesetzt. Die wichtigsten Schritte des Gerinnungsvorgangs gibt das noch heute weitgehend gültige Schema (Abb. 1) von Morawitz wieder; hinsichtlich der gebräuchlichen Synonyma für die Gerinnungsfaktoren vgl. Tab. 1.

Die Auslösung der humoralen Gerinnungsvorgänge

Der wichtigste Vorgang zur Auslösung der humoralen Gerinnung ist die Aktivierung von Prothrombin. Erfolgt sie im Gewebe, dann spricht man von der **exogenen** oder **extrinsischen** Auslösung der humoralen Gerinnung. Sie nimmt ihren Ausgangspunkt von einem Lipoprotein, dem Thromboplastin (F III), das bei der Zerstörung von Gewebszellen aus dem endoplasmatischen Retikulum freigesetzt wird. Thromboplastin aktiviert F VII, der mit Phospholipiden und Calcium einen Komplex bildet (Abb. 2). Dieser Komplex ist für die proteolytische Überführung von F X in F Xa verantwortlich, die für die Umwandlung von Prothrombin in Thrombin maßgebende Protease. Die Nomenklatur der Faktoren wird nicht immer einheitlich gehandhabt; manchmal wird der gesamte Phospholipid-Proteinkomplex als Faktor bezeichnet. Die Aktivierung von Prothrombin auf diesem Wege spielt sich innerhalb weniger Sekunden ab.

Die **endogene (intrinsische)** Aktivierung der humoralen Gerinnungsvorgänge nimmt intravasal als sogenannte Kontaktaktivierung von F XII an Rauhigkeiten der endothelialen Auskleidung von Gefäßen ihren Ausgang; es kann sich dabei um atheromatöse Plaques und bloßgelegtes Kollagen handeln. Die Aktivierung von Prothrombin über das endogene System benötigt einige Minuten. Sowohl im endogenen als auch im exogenen System kommt der Vereinigung verschiedener Faktoren auf einer Phospholipid-Matrix (PF 3) für die Ingangsetzung des jeweiligen proteolytischen Schrittes eine entscheidende Bedeutung zu; Ca^{2+}-Ionen sind außerdem an dem Vorgang beteiligt.

Beim endogenen System ist die proteolytische Reaktionskette länger. F XIIa, die aktivierte Form von F XII, muß F XI zu F XIa aktivieren, bevor in Gegenwart von Ca^{2+}-Ionen die Überführung von F IX in die aktivierte Form F IXa erfolgen kann, die dann zusammen mit F VIII auf einer Phospholipid-Matrix einen Komplex bildet. Dieser Komplex aktiviert F X.

Mitverantwortlich für die Bildung dieses Komplexes ist außerdem der Plättchenfaktor 3 (PF 3; vgl. Tab. 1), ein Phospholipid, das bei der Aktivierung von Thrombozyten an deren Oberfläche in Erscheinung tritt.

Tab. 1: An den Abläufen der humoralen Gerinnung und Fibrinolyse des Blutes beteiligte Faktoren und deren gebräuchliche Synonyma.
In der Literatur existiert eine erhebliche Verwirrung. zur Orientierung werden nachstehend deshalb die in der modernen Literatur (seit 1980) gebräuchlichen Faktoren-Bezeichnungen und deren Synonyma aufgelistet. Die Faktoren-Bezeichnung VI ist gegenwärtig nicht besetzt.

Faktoren-Bezeichnung	Trivialname	gebräuchliche Synonyma
Aktivatoren der humoralen Gerinnung		
F I[3]	Fibrinogen	–
F II[1]	Prothrombin	–
	Thrombin	–
F III[4]	Gewebe-Thrombokinase	Gewebe-Thromboplastin, Gewebe-Aktivator
F IV	Ca^{2+}-Ionen	–
F V[3]	Accelerator Globulin (ACG)	Proaccelerin, labiler Faktor
F VII[1]	Proconvertin (PCV)	Autoprothrombin I, stabiler Faktor
F VIII[4]	Antihämophiles Globulin (AHG)	antihämophiler Faktor (AHF)
F IX[1]	Plasma-Thromboplastin-Komponente (PTK)	Christmas-Faktor, antihämophiles Globulin
F X[1]	Plasma-Thrombokinase	Gewebe-Thromboplastin Stuart-Prower-Faktor (STP)
F XI[3]	Plasma Thromboplastin Antecedant (PTA)	–
F XII[3]	Hageman-Faktor (HF)	–
F XIII[3]	Fibrinstabilisierender Faktor (FSF)	Fibrinoligase, Laki Lorand Faktor
–	Praekallikrein	Fletcher-Faktor
Aktivatoren der Fibrinolyse		
–	Plasmin	Fibrinolysin
–	Plasminogen[3]	–
–	Urokinase	–
–	Gefäßaktivator	exogener Blutaktivator, Uterusaktivator (?)
–	Gewebe-Plasminogenaktivator	tissue Plasminogen acitvator (t-PA)
Hemmstoffe der humoralen Gerinnung		
–	Antithrombin III (AT III)[3]	Antithrombin, Heparin-Cofaktor
–	Heparin Cofaktor II	–
–	Protein C[2]	Autoprothrombin II
–	Protein S[2]	–
Hemmstoffe der Fibrinolyse		
–	α_2-Antiplasmin[3]	–
–	α_2-Makroglobulin[3]	–
–	α_1-Antitrypsin[3]	–

[1] gehören zum „Prothrombinkomplex"; Bildung in der Leber ist abhängig von der Präsenz von Phyllochinonen (Vit. K).
[2] Synthese in der Leber; Phyllochinon-(Vit. K)-abhängig.
[3] Synthese in der Leber; Phyllochinon-(Vit. K)-abhängig.
[4] Synthese auch extrahepatisch möglich.

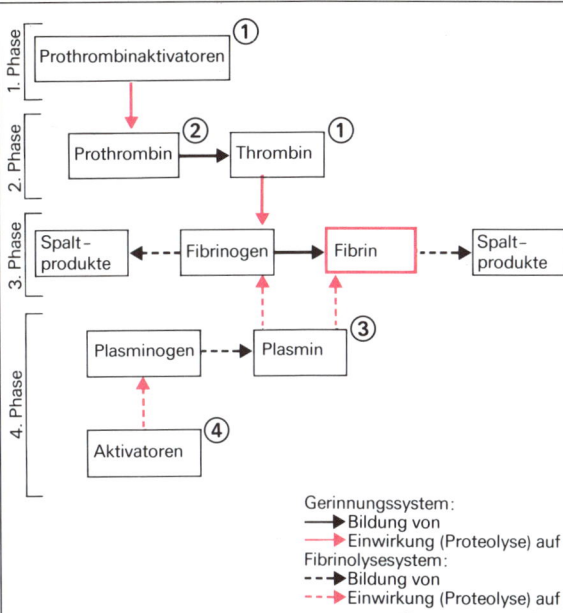

Hemmstoffe der Gerinnung und der Fibrinolyse:

① Heparin, das **direkt** wirkende Antikoagulans, verstärkt die Wirkung von Antithrombin III bzw. von Heparin-Cofactor II. Der Antithrombin III-Heparin-Komplex hat eine hohe Affinität zu F Xa. Zur Hemmung von Thrombin, die sowohl durch Antithrombin III- wie über Heparin Cofactor II-Heparin bewirkt wird, bedarf es höherer Heparin-Dosen.

② Die Cumarin-Derivate werden deshalb als **indirekt** wirkende Antikoagulantien bezeichnet, weil sie erst nach Aufbrauchen der Faktoren des sogenannten Prothrombin-Komplexes (vgl. Tab. 1), die in der Leber Phyllochinon-abhängig gebildet werden, wirksam werden können. Cumarin-Derivate verhindern die Bildung funktionstüchtiger Proteine des Prothrombin-Komplexes durch zusätzliche Einführung von γ-Carboxylgruppen in die Glutamatreste des Proteins (vg. S. 588).

③ Plasmin, das proteolytische Enzym, das Fibrinogen und Fibrin abbaut, wird durch Aprotinin **direkt** gehemmt.

④ Die körperfremde Aminosäure ε-Aminocapronsäure und ihr verwandte Verbindungen können als **indirekte** Wirkstoffe der Fibrinolyse bezeichnet werden. Sie hemmen als Pseudosubstrate die physiologischen Plasminogen-Aktivatoren. Sie spielen zunehmend als Antidota bei der medikamentös induzierten Fibrinolyse eine Rolle.

Gerinnungssystem:
→ Bildung von
→ Einwirkung (Proteolyse) auf
Fibrinolysesystem:
⤍ Bildung von
⤍ Einwirkung (Proteolyse) auf

Abb. 1: Schema der Blutgerinnung und Angriffspunkte der Hemmstoffe der humoralen Gerinnung bzw. der Aktivatoren im Fibrinolyse-System.
In der 1. Phase werden im Blut (**endogenes** System) durch Thrombozytenzerfall bzw. im Gewebe (**exogenes** System) durch Gewebedefekte Prothrombin-Aktivatoren (vgl. Abb. 2) gebildet. Sie aktivieren (2. Phase) proteolytische Enzyme und überführen dabei das proteolytisch inaktive Prothrombin in das aktive Thrombin. Unter der Einwirkung von Thrombin (3. Phase) entstehen aus Fibrinogen Fibrin-Monomere, die anschließend polymerisiert werden. Faktor XIII, ein Protein mit Transamidase-Aktivität, stabilisiert in Gegenwart von Ca^{2+}-Ionen die Fibrin-Moleküle durch Vernetzung. Die Fibrin-Moleküle ziehen sich zusammen und bewirken die Retraktion des Gerinnsels, das sich dadurch verfestigt. Ca^{2+}-Ionen spielen an verschiedenen Stellen der Gerinnung eine Rolle. Sie sind nicht nur für die proteolytische Umwandlung von -rothrombin in Thrombin bzw. Fibrinogen in Fibrin von Bedeutung. Sie sind auch für die Bildung der Prothrombin-Aktivatoren im Blut und Gewebe sowie für die Aggregatbildung der Thrombozyten wichtig.
In der 4. Phase wird Fibrin wieder abgebaut. Bei den Aktivatoren, die die Umwandlung von Plasminogen in das proteolytisch aktive Plasmin bewirken, unterscheidet man auch zwischen Aktivatoren aus dem Blut, z. B. Lysokinasen der Leukozyten (**endogenes** System) und Aktivatoren aus dem Gewebe (**exogenes** System), z. B. Urokinase aus Harnwegsepithelien.

Die Bildung des Prothrombin-Komplexes

Unter der Bezeichnung Prothrombin-Komplex werden die Faktoren II, VII, IX und X zusammengefaßt. Ihre Synthese erfolgt in der Leber und ist von der Präsenz fettlöslicher K-Vitamine, d. h. von Phyllochinonen oder Menachinonen, abhängig. Das wasserlösliche Menadion kann als Ausgangsprodukt betrachtet werden, weil der Organismus, möglicherweise durch Vermittlung bakterieller Enzymsysteme im Darm oder auch anderswo, Synthese und Anheftung der notwendigen Terpenketten zur Erzeugung funktionstüchtiger Phyllochinone bzw. Menachinone selbst vornehmen kann (vgl. S. 587 f.).
Die Wirkung der K-Vitamine besteht in der Aktivierung von Decarboxyprothrombin zu Prothrombin, in das zusätzliche γ-Carboxylgruppen in den Glutamatrest des Proteins eingeführt werden. Sie ermöglichen die Reaktion des Prothrombins mit Ca^{2+}-Ionen und der Phospholipid-Matrix, durch die die für die Entstehung von Prothrombin notwendige Konformationsänderung des Proteins ermöglicht wird. Diese Einblicke in den Wirkungsmechanismus wurden durch die Anwendung von Dicumarol-Derivaten als Antikoagulantien gewonnen. Unter dem Einfluß von Dicumarol, das aufgrund seiner konstitutionschemischen Verwandtschaft als kompetitiver Antagonist von Phyllochinonen und Menachinonen betrachtet werden kann, entstehen Vorläufer des Prothrombins, bei deren Umwandlung zwar immunologisch Thrombin-ähn-

liche Proteine gebildet werden, die aber keine bzw. nur stark abgeschwächte Thrombinwirkung besitzen (vgl. S. 588).

Physiologische Hemmstoffe der humoralen Gerinnung

Antithrombine

Zeitweilig wurden bis zu 6 Antithrombine gezählt. Heute wird nur noch dem Antithrombin III (MM 64×10^3) als körpereigenem Hemmstoff des Gerinnungssystems eine Bedeutung zugeschrieben. Seine Halbwertzeit beträgt 96 Stunden. Dieses Protein wird in der Leber gebildet. Bei chronischen Lebererkrankungen wie nach den Proteinverlusten beim nephrotischen Syndrom sinkt die Konzentration von Antithrombin III im Plasma ab. Die Antithrombin-Wirkung dieses $α_2$-Globulins wird durch Heparin verstärkt. Antithrombin III hemmt Serinproteasen und damit praktisch alle Faktoren der humoralen Gerinnung und der Fibrinolyse.
Zu den Antithrombinen werden auch $α_1$-Antitrypsin und $α_2$-Makroglobulin gerechnet, die von untergeordneter klinischer Bedeutung sind.

C- und S-Proteine

Ein in der Leber Phyllochinon-abhängig gebildetes gerinnungshemmendes Protein, das bislang als Autoprothrom-

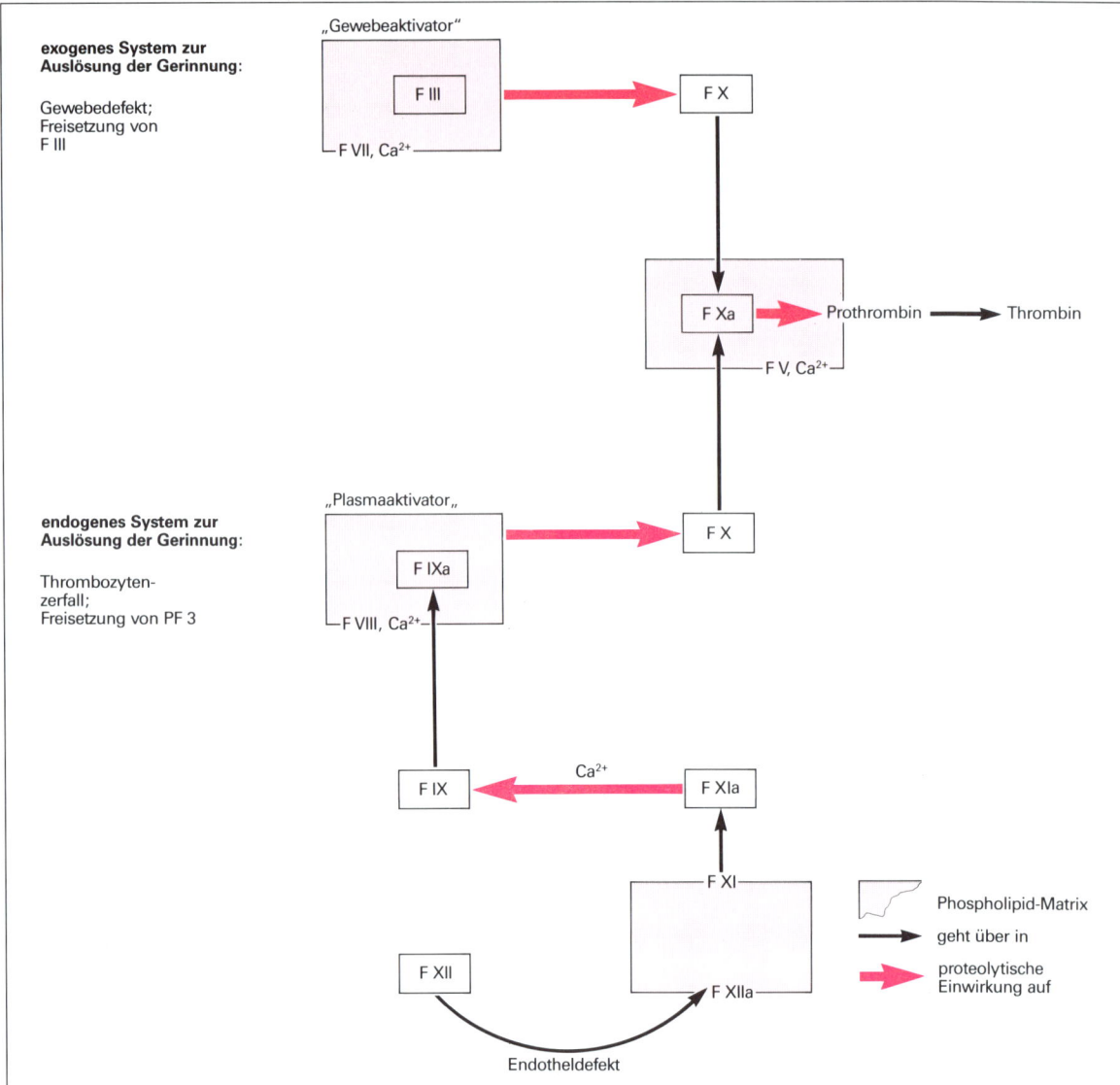

Abb. 2: Aktivierung von Prothrombin.
Die Vorgänge, die an der Bildung von Prothrombin-Aktivatoren im exogenen bzw. endogenen System beteiligt sind, werden immer noch kontrovers diskutiert. Die Gerinnungsfaktoren sind auf Phospholipide aufgezogen. Der Phospholipid-Anteil des **exogenen** Gerinnungssystems stammt aus dem Gewebe Thromboplastin (F III), der des **endogenen** Systems aus dem Plättchenfaktor 3 (PF 3). F III wird durch Gewebedefekte aktiviert, PF 3 durch Thrombozytenzerfall. Die Aktivatoren beider Systeme sind dazu befähigt, den inaktiven Faktor X, einen Bestandteil des sogenannten Prothrombin-Komplexes, in seine aktive Form F Xa umzuwandeln. F Xa ist selbst Teil eines Komplexes aus mehreren Gerinnungsfaktoren, die auf Phospholipid-Mizellen aufgezogen sind. Dieser Komplex katalysiert die Aktivierung von Prothrombin zu Thrombin. Die Anordnung der Gerinnungsfaktoren auf den Phospholipid-Mizellen sowie die Gegenwart von Ca^{2+}-Ionen hat eine Verstärkerwirkung auf die Serinprotease-Aktivität von F Xa.

bin II bezeichnet wurde, wird heute, nach den elektrophoretischen Banden von 4 ähnlichen Proteinen A bis D, Protein C genannt. Protein C wird durch Thrombin aktiviert und zeigt, in Gegenwart von Ca^{2+}-Ionen und an eine Phospholipid-Matrix gebunden, eine bemerkenswerte antikoagulative Aktivität. C-Protein wird an der Endotheloberfläche durch Thrombin aktiviert, das durch ein bestimmtes Bindeprotein, Thrombomodulin, fixiert wird. Seine Wirkung, die in einer Inaktivierung der Faktoren V und VIII besteht, ist in Gegenwart von Protein S, das ebenfalls in der Leber Phyllochinon-abhängig synthetisiert wird, s. S. 588. Der Komplex aus Protein C und Protein S hat Protease-Aktivität; er wirkt nicht nur antiko-

agulatorisch, sondern auch die Fibrinolyse steigernd, weil er auch einen Inhibitor von t-PA inaktiviert. Die physiologische Bedeutung dieser Proteine wird noch nicht vollständig verstanden.

Heparin

Heparin ist ein wasserlöslicher, anionischer Polyelektrolyt (vgl. Abb. 3), der eine große Zahl von Sulfat- und Carboxylgruppen enthält. Er ist vor allem in den Mastzellen gespeichert, kommt aber auch in basophilen Granulozyten sowie in Lunge, Leber, im Darm und in den Gefäßendothelien außer-

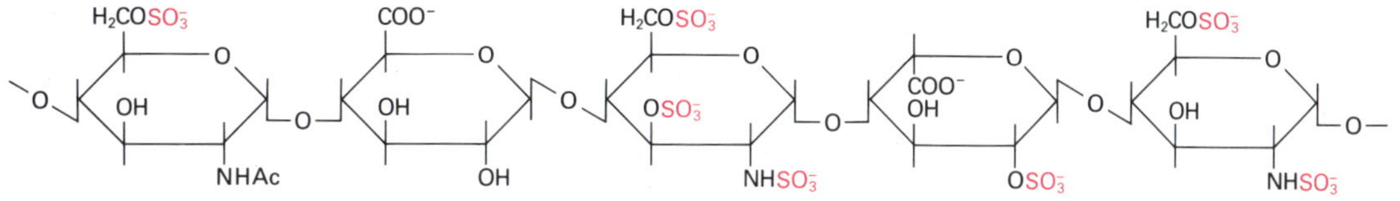

Abb. 3: Ausschnitt aus einem Heparin-Molekül.
Hier ist ein Ausschnitt gewählt, der genau der Sequenz der 5 anionischen Hexosen entspricht, die für die Bindung des Heparins an Antithrombin III verantwortlich sind. Daneben findet sich noch eine Reihe anderer Varianten von sulfatierten Hexosen, die Speziesunterschiede und möglicherweise sogar gewebespezifische Unterschiede aufweisen. Das Herzstück des anionischen Polyelektrolytstranges ist gewöhnlich von einer Wolke von Gegenionen, Na^+ und Ca^{2+}, umgeben. Ein Teil der Unsicherheit bei der Angabe der chemischen Struktur von körpereigenen Heparinen rührt daher, daß, bedingt durch die Extraktionsmethoden, immer nur denaturiertes Heparin untersucht werden kann. Es besteht eine hohe Variabilität der Zusammensetzung der Heparine, die von Spezies, Organmaterial und Extraktionsmethoden abhängt. Die biologische Wirkung auf die Blutgerinnung wird anhand eines Standards festgelegt. Die Molekülmasse der Heparine variiert in verschiedenen Organen zwischen 3×10^4 bis 5×10^5. Das käufliche Heparin hat eine Molekülmasse von 6 bis 30×10^3; niedermolekulare Heparine werden heute mit einer Molekülmasse zwischen 4 bis 6×10^3 auf den Markt gebracht (Lit. s. bei L. B. Jaques, Pharmacol. Rev. **31**; 1979, 99–166 u. TIPS **3**; 1982, 410–415; J. Hirsch et al. in: Thrombosis and Haemostasis 1987. M. Verstraete et al., 325–348, Leuven University Press, Leuven 1987).

halb von Mastzellen vor. In den Granula der Mastzellen ist das Heparin über ein basisches Protein mit Histamin verbunden (vgl. S. 306). Bei einer Reaktion von Mastzell-ständigen Antikörpern mit Antigenen kommt es bei der Degranulation nicht nur zur Histamin-, sondern auch zur Heparin-Freisetzung und demzufolge auch zu einer verminderten Gerinnbarkeit des Blutes.

Heparin verstärkt die Wirkung antikoagulatorischer Proteine im Plasma, nämlich die von Antithrombin III und von Heparin-Cofaktor II. Die für die Anheftung an diese Proteine verantwortliche Sequenz der anionischen Hexosen entspricht derjenigen in Abb. 3.

Der Heparin-Antithrombin III-Komplex inaktiviert F Xa und Thrombin; die Diskussion darüber, ob auch die Faktoren IXa, XIa und XIIa sowie Plasmin im Organismus durch Heparin-Antithrombin III inhibiert werden können, ist noch im Gange. Der Komplex aus Heparin und Heparin-Cofaktor II inaktiviert nur Thrombin. Im Hinblick auf den Verstärkereffekt der an der Bildung der Prothrombinaktivatoren beteiligten humoralen Gerinnungsfaktoren leuchtet es ein, daß die Hemmwirkung von Heparin-Antithrombin III auf die Bildung von gerinnungsaktivem Thrombin mit geringeren Heparindosen zu erzielen ist als die direkte Inaktivierung von Thrombin durch den Komplex aus Heparin und Heparin-Cofaktor II.

Außerdem ist die Affinität des Heparin-Antithrombin III-Komplexes zu Faktor Xa offensichtlich wesentlich höher als zu Thrombin. Daraus kann eine gewisse präferentielle Wirkung von Heparinen bereits in niedrigen Konzentrationen auf den F Xa abgeleitet werden. Erst höhere Konzentrationen sind offensichtlich in der Lage, auch Thrombin direkt zu inaktivieren.

Heparin und verwandte Polyanionen steigern die Abgabe von t-PA (s. S. 453). Welche physiologische bzw. therapeutische Bedeutung dieser tierexperimentellen Beobachtung zukommt, ist vorderhand noch unklar.

Neuerdings wird auch eine Hemmwirkung von Antithrombin III diskutiert, die durch neutrophile Elastase bewirkt wird. Bestimmte Heparinfraktionen machen den Komplex mit Antithrombin III offensichtlich für die Elastase leichter angreifbar. Die aus dieser Heparinfunktion resultierende Aktivierung der Blutgerinnung soll gefäßnah ablaufen. Ihre Bedeutung für das Zusammenspiel zwischen der Endothelfunktion

der Blutgefäße und Koagulationsvorgängen während der Blutgerinnung wird noch nicht vollständig verstanden. Zu der Wirkung von Heparin außerhalb des Gerinnungssystems vgl. S. 445.

Pharmakokinetik: Neben den negativ geladenen Polyhexosen mit Heparinwirkung gibt es eine Vielzahl von Verbindungen im Organismus, die gewöhnlich nicht ganz korrekt als Glukosaminglykane bzw. in der alten Bezeichnung als sulfatierte Mucopolysaccharide angesprochen werden. Es ist deshalb nicht verwunderlich, daß die Kinetik der körpereigenen Heparine nicht so einfach untersucht werden kann. Die Heparine verschwinden rasch aus der Blutbahn und werden von den Bindeproteinen aufgenommen. Ein Teil wird an der Oberfläche der Endothelien gebunden. Heparine werden vom retikulo-endothelialen System (RES) aufgenommen. Außerdem existiert in der Leber eine Heparinase, durch die das Polyanion inaktiviert wird. Heparine werden im Stoffwechsel auch desulfatiert und verlieren dadurch an Aktivität. Das gut wasserlösliche Heparin wird in den Primärharn filtriert und zum Teil wieder reabsorbiert; es besteht mit anderen Worten eine Nierenschwelle.

Die komplexe Natur der körpereigenen Heparine erlaubt heute noch keine verläßliche Gewichtsangabe in Gramm bzw. Mol; Heparine werden in Einheiten standardisiert (vgl. S. 444).

Das System der Fibrinolyse

Wenn geronnenes Blut im Reagenzglas längere Zeit – Stunden bis Tage – stehenbleibt, dann ist eine Verflüssigung des Gerinnsels zu beobachten, die in der Regel mit der Zerstörung der korpuskulären Elemente einhergeht. Die Wiederauflösung des Fibrins wird durch ein Enzym katalysiert, das den Namen Plasmin trägt. Auch dieses Enzym wird nur im Bedarf mit einer kurzen Lebensdauer aus seiner inaktiven Vorstufe, dem Plasminogen, gebildet. Der Übergang von Plasminogen in Plasmin wird durch proteolytisch wirkende Aktivatoren ausgelöst; sie entstammen den Endothelzellen (vaskulärer Aktivator) und den Leukozyten (Lysokinasen). Die Epithelzellen der Harnwege, die sehr reich an derartigen Aktivatoren sind, haben einer besonderen Gruppe den Namen gegeben: Urokinasen.

Besondere Bedeutung wird heute den Gewebe-Plasminogen-Aktivatoren zugeschrieben, die entsprechend der englischen Bezeichnung tissue-plasminogen activators mit t-PA abgekürzt werden. Plasmin kann als Serinprotease bezeichnet werden. Plasmin hat zwar eine hohe Substratspezifität für Fibrin, es spaltet aber auch andere Proteine wie beispielsweise Fibrinogen oder die Faktoren V und VIII, d. h. Proteine aus dem Gerinnungssystem. Plasmin hat eine ähnliche Wirkung wie Trypsin; mit ihm kann unter experimentellen Bedingungen auch Kasein, Gelatine oder der Protamin-Heparin-Komplex gespalten werden.

Hemmstoffe der Fibrinolyse – Antiplasmine

Im Plasma und in den zellulären Elementen des Blutes bzw. in Geweben existieren eine Reihe von Hemmstoffen der Aktivierung von Plasminogen zu Plasmin bzw. von Antiplasminen. Die ersteren sind weniger gut definiert; sie gehören zu den α_2-Globulinen.

Unter den Antiplasminen spielen zwei eine besondere Rolle: α_2-Antiplasmin und α_2-Makroglobulin. Beide inhibieren Plasmin sofort; hinsichtlich ihrer Hemmwirkung auf die humoralen Gerinnungsfaktoren vgl. S. 439.

α_2-**Antiplasmin**, ein proteolytisch aktives Protein, das wahrscheinlich in der Leber gebildet wird, spaltet zunächst vom Plasmin ein Peptid von der Molekülmasse $14 \cdot 10^3$ ab. Dann erfolgt die irreversible Bindung an Plasmin; der Komplex verschwindet langsam aus dem systemischen Blut.

α_2-**Makroglobulin** verbindet sich mit Plasmin, ohne dessen aktives Zentrum zu blockieren. Der α_2-Makroglobulin-Plasmin-Komplex wird vom RES schnell aufgenommen. In vitro kann eine proteolytische Aktivität des Komplexes zwar nicht mehr mit Fibrin, aber noch mit niedermolekularen Fibrinopeptiden nachgewiesen werden.

Im Plasma und in Geweben existiert noch eine Reihe anderer Verbindungen mit Antiplasmin-Wirkung, deren physiologische Bedeutung noch nicht endgültig verstanden wird: Antithrombin-III-Heparin, C_1-Esterase-Inhibitor oder α_2-Antitrypsin, denen physiologisch keine große Bedeutung beigemessen wird. Tocopherole haben Antiplasmin-Wirkung. In Thrombozyten, Granulozyten und in bestimmten Tumorzellen ist Antiplasmin- bzw. Plasma-Aktivator-Hemm-Wirkung nachgewiesen worden. Die physiologische und pathophysiologische Bedeutung dieser Beobachtungen kann heute noch nicht endgültig bewertet werden.

Die Endprodukte der Plasmin-katalysierten Fibrinolyse sind Spaltprodukte an Fibrin bzw. Fibrinogen. Man unterscheidet die Fragmente nach ihrer Molekülmasse; sie werden mit Buchstaben bezeichnet. Besondere Bedeutung haben die Fragmente X (MM = 240 bis $260 \cdot 10^3$), Y (MM = $155 \cdot 10^3$), D (MM = $83 \cdot 10^3$) und E (MM = $50 \cdot 10^3$). Daneben treten niedermolekulare Spaltprodukte bis zu Molekülmassen von 2 000 auf. Die Fragmente X, Y, D und E haben vielfältige hemmende Wirkung bei der humoralen Gerinnung bzw. Fibrinolyse, die vor allem unter pathologischen Bedingungen, beispielsweise für die Ungerinnbarkeit des Blutes bei der disseminierten intravasalen Gerinnung (s. S. 443 f.) von Bedeutung ist. Der Angriffspunkt der Spaltprodukte scheint die Fibrin-Polymerisation zu sein. Das Fragment E wirkt außerdem als Thrombin-Hemmstoff.

Die Rolle der Blutplättchen

Wenn auch aus didaktischen Gründen bisher lediglich die humoralen Abläufe der Gerinnung beleuchtet wurden, so sind doch im Hinblick auf die Blutstillung als eine der wichtigsten Funktionen dieser Vorgänge die Blutplättchen von Anfang an beteiligt. Die Blutplättchen sind die kleinsten korpuskulären

Tab. 2: Aktivatoren und Inhibitoren der Thrombozytenaggregation in vitro.
Die physiologische und pathophysiologische Bedeutung der in vitro wirksamen Aktivatoren und Hemmstoffe der Aggregation läßt sich noch nicht endgültig abschätzen.

Aktivatoren	Inhibitoren
ADP	cAMP, cGMP
PF 3	Adenosin
PAF	Prostacyclin (PGI)
Fibrinogen	PGE_1
Thrombin	PGD_2
Thromboxan A_2	
Adrenalin	
Serotonin	
F VIII	
RCA (syn. v. Willebrand F.)	
Kollagen, Latexpartikel, unlösliche Immunkomplexe	

Bestandteile des Blutes, die übrigens auch zu phagozytotischen Aktivitäten befähigt sind. Sie enthalten wie die Erythrozyten keine Zellkerne, haben aber eine hohe metabolische Aktivität, die sich an Mitochondrien, einem beachtlichen Glykogengehalt und wenigstens zwei unterschiedlichen Granula-Typen auszeichnet, die ihre Inhaltsstoffe auch an die Umgebung abgeben können. Die Vorgänge der Thrombozyten-Aggregation lassen sich auch in vitro studieren; es sind jedoch Zweifel angebracht, daß die so erhaltenen Resultate ohne weiteres auf die Abläufe der Aggregation in vivo übertragbar sind. Die morphologischen Veränderungen der zunächst scheibchenförmigen Thrombozyten gehen über eine Abkugelung, der alsbald dendritenförmige Ausstülpungen an der Oberfläche folgen. Die Thrombozytenaggregation, die zunächst reversibel ist, dann durch eine morphologisch faßbare Zellveränderung in die viskäse Metamorphose übergeht, führt zu einer irreversiblen Aggregation, die der Ausgangspunkt der Bildung eines Thrombus ist. Unter pathophysiologischen Bedingungen in vivo scheinen Unregelmäßigkeiten an den Endotheloberflächen in den Gefäßen die Ausgangspunkte für die Thrombozytenaggregation zu sein. Offen zutage liegendes Kollagen gilt als ein Hauptauslöser der Thrombozytenaggregation. Wenn die Thrombozyten in die sekretorische Phase übergehen, setzen sie einen Plättchenfaktor 3 (PF 3) frei, der zusammen mit den Lipoproteinen der Thrombozytenmembran die Funktion von Gewebethrombokinase erfüllt. Zur Aggregation von Thrombozyten sind Ca^{2+}-Ionen notwendig. Komplexbildner für Calcium wie Zitronensäure oder Ethylendiamintetraessigsäure (EDTA) können die Aggregation verhindern. Die Thrombozytenaggregation wird durch Thrombin und Fibrinogen aktiviert. Der Ort der Anheftung der Plättchen an den freien Endotheloberflächen der Blutgefäße ist das bloßliegende Kollagen. Der feste Kontakt zwischen den Kollagenmolekülen und den Plättchen wird durch den sogenannten von-Willebrand-Faktor gewährleistet (Syn. Ristocetin Cofaktor-Aktivität, RCA). Auf die Beteiligung des von-Willebrand-Faktors bzw. von RCA bei der Bildung des Plasmaprothrombin-Aktivators im endogenen Gerinnungssystem sei hier nur beiläufig hingewiesen.

Aus der Tab. 2 geht hervor, daß unter den Aktivatoren wie den Inhibitoren der Thrombozytenaggregation Prostaglandin-Derivate erscheinen: Thromboxan A$_2$ und Prostacyclin (s. S. 320 f.). Thromboxan A$_2$ wird nur in Thrombozyten gebildet. Es aktiviert die Thrombozytenaggregation und führt zu einer Vasokonstriktion. Umgekehrt ist Prostacyclin, das nur in den Endothelien der Kapillaren entsteht, der Gegenspieler des Thromboxan A$_2$: es hemmt die Thrombozytenaggregation und wirkt gefäßerweiternd. Dem Zusammenspiel der beiden Prostaglandin-Abkömmlinge wird für die physiologischen bzw. pathophysiologischen Verhältnisse im Bereich der Mikrozirkulation, insbesondere unter dem Aspekt der Entstehung von Thromben und Infarzierungen in lebenswichtigem Gewebe wie im Herzmuskel, eine große Bedeutung zugeschrieben.

Faktor XII – der Hageman-Faktor

Durch den Faktor XII wird im endogenen Gerinnungssystem die Bildung des Prothrombin-Aktivators eingeleitet; dabei erfolgt die Bindung von Faktor XII mit einer Kininogen-Fraktion, dem Präkallikrein und Faktor XI an negativ geladenen Oberflächen. Es genügen schon geringe Mengen an aktiviertem Faktor XII, um außerdem die Pro-Aktivatoren der Fibrinolyse und das Präkallikrein (Kallikreinogen) im Kininsystem zu aktivieren, die dann ihrerseits durch Plasmin bzw. Kallikrein die Aktivierung von Faktor XII zu XIIa verstärken. Wenn man außerdem noch bedenkt, daß das Kininsystem über das Konversionsenzym (s. S. 317) mit dem Renin-Angiotensin-System in Verbindung steht, dann ergibt sich durch den Faktor XII eine gleichzeitige Aktivierung der genannten Systeme, nämlich des Gerinnungssystems, des Fibrinolyse-Systems, des Kinin- und des Renin-Angiotensin-Systems. Außerdem wird durch den F XII das Komplementsystem aktiviert. Die Bedeutung dieser Verzahnung zwischen den einzelnen Systemen wird noch nicht vollständig verstanden (s. S. 317).

Pathophysiologie der Blutgerinnung

Koagulopathien

Die Erforschung der Biochemie und Physiologie der Blutgerinnung hat mit der klinischen Beobachtung von **hämorrhagischen Diathesen** begonnen. Heute stehen alle Faktoren der humoralen Gerinnung, deren zumeist genetisch bedingter Mangel eine hämorrhagische Diathese auslösen kann, für die Therapie zur Verfügung. Ihre Anwendung setzt eine detaillierte Analyse der Gerinnungsstörung sowie eine große ärztliche Erfahrung voraus und bleibt deshalb hämostasiologischen Spezialabteilungen überlassen. Einzelheiten über die Anwendung von Gerinnungsfaktoren bzw. Plasmapräparationen, die Gerinnungsfaktoren enthalten, sind den einschlägigen Lehr- und Handbüchern zu entnehmen (s. weiterführende Literatur).

Neuerdings gilt das Interesse in der Klinik auch sogenannten **Thrombophilien,** Störungen der Hämostase, die zur Ausbildung von Thrombosen und Embolien führen kann. Auch hier sind genetisch determinierte Erkrankungen bekannt geworden, beispielsweise der Antithrombin III-Mangel, der Mangel an Protein C bzw. Protein S. Außerdem bestehen Defekte der Fibrinolyse, beispielsweise von Gewebe-Plasminogenaktivator (t-PA) bzw. spezifischer Inhibitoren des Plasminogen-Aktivators. Zu erwähnen ist noch der Lupus-Inhibitor, ein mit der Lupus erythematodes-Erkrankung assoziierter Antikörper gegen bestimmte Phospholipide, der bei seinen Trägern eine ausgesprochene Neigung zu venösen und arteriellen Thrombosen verursacht. Weibliche Trägerinnen des Lupus-Inhibitors weisen vermehrt Plazentarthrombosen auf, die als Ursache für die bei diesen Patientinnen häufig auftretenden Totgeburten zu betrachten sind.

Pathologisch-anatomisch werden zwei Typen von Blutgerinnseln unterschieden, die weißen und die roten Thromben. Die weißen kommen vor allem in Arterien und die roten in Venen vor. Die **weißen Thromben** sind besonders reich an Thrombozyten. Sie bilden sich vor allem im arteriellen Gefäßgebiet an atheromatösen Plaques oder anderen Verletzungsstellen der Gefäß-Intima. Entsprechend den Vorgängen, die bei der Thrombozyten-Aggregation beschrieben sind, wächst der Thrombus, bis er schließlich das Lumen des Gefäßes so ausfüllt, daß der Blutstrom unterbrochen wird. Derartige Thromben finden sich beispielsweise bei der Autopsie nach Herzinfarkt innerhalb der Koronararterien an bestimmten Prädilektionsstellen.

Bei der Entstehung **roter Thromben** kommt es zunächst zur lockeren Aggregation der korpuskulären Elemente des Blutes in Venen. Als begünstigende Faktoren spielt eine verminderte Wandspannung und die Verlangsamung des Blutstroms eine entscheidende Rolle. Diese Aggregate, die vor allem zunächst aus Erythrozyten bestehen, sind eine günstige Voraussetzung für die Aktivierung von Prothrombin über das endogene System. Rote Thromben finden sich vornehmlich in den großen Hohlvenen des Körpers, beispielsweise in der Beckenregion oder in den Beinvenen.

Werden Thromben in den Gefäßen durch den Blutstrom losgerissen, bewegen sie sich auf den vorgegebenen Bahnen des Kreislaufs und verursachen **Embolien.** Die venösen Thromben werden in die Lungen transportiert. Der Verschluß von Lungengefäßen durch einen Embolus (Lungenembolie) hat oft lebensbedrohliche Zustände zur Folge. Arterielle Thromben werden mit dem Blutstrom in die nachgeschalteten Endstrombahnen transportiert. Arterielle Embolien führen zur Infarzierung des entsprechenden Gewebes. Die Verhinderung des Absterbens dieses Gewebsbezirks hängt davon ab, inwieweit eine kompensatorische Versorgung durch einen Kollateralkreislauf möglich ist.

Die Entwicklung von Methoden zur Auflösung von Thromben in situ haben Therapiemöglichkeiten erschlossen, die vor wenigen Jahren noch undenkbar erschienen.

Disseminierte intravasale Gerinnung und Aktivierung des fibrinolytischen Systems

Das Krankheitsbild der disseminierten intravasalen Gerinnung wird in der Regel durch massive Freisetzung von Prothrombinaktivator (F III) und PF 3 verursacht. Als direkte Auslöser kommen auch proteolytische Enzyme von Schlangengiften (vgl. S. 818 f.) und als indirekte Endotoxin, das Kinine und/oder den F XII (Hageman-Faktor) aktiviert, in Frage; auch Antigen-Antikörperreaktionen können zur Auslösung einer disseminierten intravasalen Gerinnung führen. In älteren Lehrbüchern wird die disseminierte intravasale Gerinnung zuweilen noch als **Verbrauchs-Koagulopathie** bezeichnet. Dieser Begriff hat sprachliche Mängel, er ist jedoch hinsichtlich der pathophysiologischen Zusammenhänge sehr anschaulich. Derartige Zustände ergeben sich bei Sepsis, bei der akuten Leukämie, bei Karzinomen, aber auch bei vorzeitiger Plazentalösung oder Fruchtwasserembolien, nach operativen Eingriffen, vor allem bei Lunge, Pankreas, Prostata, Herz und Leber, bei Organnekrosen, beispielsweise des Pankreas, nach Transfusion inkompatiblen Blutes oder Übertransfusion mit nachfolgender Hämolyse oder nach immunologisch bedingter Thrombozyten-Aggregation, beispielsweise bei der akuten Gewebsunverträglichkeit nach einer Transplantation. In der Herzchirurgie kann das endogene System an den Oberflächen des extrakorporalen Kreislaufs aktiviert werden. Eine Akkumulation gerinnungsaktiver Substanzen kann auch während einer Stase von Blut im Schock stattfinden. Auch bei

Schlangenbiß kann es zu einer disseminierten intravasalen Gerinnung kommen, die auf Thrombin-ähnliche Proteasen im Schlangengift zurückzuführen ist (s. S. 818 f.).

Im Laufe einer durch das endogene System ausgelösten disseminierten intravasalen Gerinnung kommt es dann dazu, daß die Thrombozytenzahl verringert und das Fibrinogen im Plasma aufgebraucht wird. Fibringerinnsel können Kapillargebiete lebenswichtiger Organe verstopfen. Gefürchtet sind in der Folge auftretende Mikrozirkulationsstörungen mit Schock oder lokalisierte Organnekrosen, z. B. in der Nierenrinde. Eine Aktivierung des fibrinolytischen Systems kann sich beschleunigend auf den Verbrauch des Fibrinogens auswirken.

Stoffe zur Herabsetzung der Gerinnungsfähigkeit des Blutes

Komplexbildner für Ca^{2+}-Ionen

Ca^{2+}-**Ionen** sind für eine Reihe von Reaktionsabläufen in der Gerinnungskaskade notwendig. Entzug von Ca^{2+}-Ionen macht sich dementsprechend durch Herabsetzung der Gerinnungsfähigkeit des Blutes bemerkbar. Davon macht man bei der Blutentnahme durch Zusatz von Na-Citrat (3,8%ige, isotone Lösung, 1 Vol.-Teil zu 9 Vol.-Teilen Blut) Gebrauch; Citronensäure bildet mit Ca^{2+}-Ionen Komplexe und verringert dadurch die Konzentration der freien Ionen im Plasma. Die geringe Steuerbarkeit und die Gefahr einer schweren Tetanie macht die therapeutische Nutzung dieses Effektes der Citronensäure unmöglich. Mit Citrat-Zusatz ungerinnbar gemachtes Blut (Konserve) kann jedoch infundiert werden, wenn die Citrat-Zufuhr 1 mg/min und kg Körpergewicht nicht übersteigt.

Bei Vergiftung mit Oxalsäure kommt es zu lebensbedrohlichen Graden von Entionisierung des Calciums im Plasma und einer Herabsetzung der Gerinnungsfähigkeit des Blutes. Die gleiche Wirkung haben **ETDA** und verwandte Polyaminopolycarbonsäuren, die zur Ausschleusung von Metallen in Vergiftungsfällen angewendet werden (s. S. 769). Derartige Stoffe werden deshalb von vornherein als Calciumkomplexe therapeutisch angewendet.

Heparine – direkt wirkende Antikoagulantien

Chemie

Das zu therapeutischen Zwecken benutzte Heparin wird aus Tierorganen gewonnen: Schweinedarm und Rinderlunge sind die Hauptquellen. Die Molekülmasse des herkömmlichen, **unfraktionierten Heparins** (UFH) schwankt zwischen 3 bis 30 $\times$ 10^3. Die mittlere Molekülmasse wird mit 12 bis 15 $\times$ 10^3 angegeben.

Davon unterschieden wird **niedermolekulares Heparin** (NMH; engl. LMWH), das durch limitierte Depolymerisation gewonnen wird. Seine mittlere Molekülmasse bewegt sich zwischen 4,5−8 $\times$ 10^3.

Die chemische Zusammensetzung des therapeutisch angewendeten Heparins ist prinzipiell dieselbe wie die des körpereigenen (s. S. 441). Die wirksamen Heparin-Fraktionen haben alle die für die Bindung an Antithrombin III notwendige Pentahexosesequenz, die in Abb. 3 wiedergegeben ist. Unter-

schiede in der Zusammensetzung der anionischen Hexosen gegenüber dem Human-Heparin sind nicht nur speziesbedingt, sondern auch auf die Prozeduren bei der Organextraktion zurückzuführen.

Als **Standard** für die Heparindosierung dient die internationale Einheit (IE): 1 mg Heparin-Na der 3. Internationalen Standard Präparation enthält rund 170 IE. Da in Abhängigkeit vom Ausgangsmaterial beträchtliche Schwankungen der Aktivität der einzelnen Heparinpräparate auftreten, wird die Dosierung in IE beibehalten. Die USP-E für Heparin weichen geringfügig von den IE ab. Auf der Gewichtsbasis ist die USP-E rund 10% stärker wirksam als die IE.

Wirkungsmechanismus

Die Wirkung von Heparin beruht vornehmlich auf der Aktivierung von Antithrombin III; Einzelheiten s. S. 441. Dazu sind nach klinischen Erfahrungen 0,1−1 IE Heparin/ml Blut notwendig. Erst mit höheren Heparin-Konzentrationen, nämlich oberhalb von 5 IE/ml Blut, wird auch Thrombin inaktiviert.

Kommerziell erhältliches UFH soll nur zu 30% mit der notwendigen Pentahexose-Bindesequenz (vgl. Abb. 3) zur Anheftung an Antithrombin III ausgestattet sein; der Rest von 70% wird an Heparin Cofaktor II gebunden.

Heparin verändert offensichtlich die Konformation von Antithrombin III, so daß die Bindungsstellen zur Inaktivierung von F Xa oder Thrombin leichter zugänglich sind. In vitro, an gereinigten Gerinnungsfaktoren, wird die Aktivitätssteigerung von Antithrombin III zur Reaktion mit Thrombin auf das 1000fache veranschlagt. Nach der Bindung von Antithrombin III an F Xa und Thrombin dissoziiert Heparin aus dem Komplex und steht erneut zur Aktivierung der Bindeproteine zur Verfügung.

In vitro hemmt Heparin auch die Aktivität der Faktoren IXa, XIa und XIIa. Welche biologische Bedeutung dieser Beobachtung zukommt, wird in der Literatur heute noch strittig beurteilt. Da die Wirkung des linearen, anionischen Polyelektrolyten Heparin auf seiner Fähigkeit beruht, mit elektropositiv geladenen Stoffen aller Art, beispielsweise auch mit basischen Proteinen, salzartige Verbindungen einzugehen, ist es nicht verwunderlich, daß, wenigstens in vitro, Inaktivierungen einer Reihe von enzymatisch aktiven Proteinen oder auch Hormonen durch Heparin beschrieben wurden, die aber allem Anschein nach in vivo im intakten Organismus ohne Bedeutung sind.

Wirkungen von Heparin außerhalb des Gerinnungssystems

Es ist erwiesen, daß Heparin der Mediator für die Freisetzung der das Histamin abbauenden Diaminoxidase ist (s. S. 307). Auf diese Wirkung könnte ein Teil des **entzündungshemmenden Effektes** von Heparin zurückgeführt werden, das allerdings, wenigstens im Tierexperiment, auch Hemmwirkung auf die Cyclooxygenase entfaltet. Die biochemische Grundlage der Anwendung von Heparin bei **Morbus Dupuytren,** bei dem es direkt in die Kontrakturen injiziert wird, ist wenig erforscht.

Heparin hat Klärwirkung auf lipämisches Plasma. Diese Wirkung des Heparins ist in vitro nicht nachweisbar. Heparin setzt eine mit Ausnahme von Leber und Gehirn ubiquitär vorkommende Lipoprotein-Lipase aus dem Gefäßendothel bzw. den Geweben in der unmittelbaren Nachbarschaft von Gefäßen frei. Dadurch werden Chylomikronen aufgelöst; die Konzentration der Triglyceride im Blut nimmt ab und die entstehenden freien Fettsäuren werden von den Geweben aufgenommen.

Eine physiologische Bedeutung könnte Heparin auch beim Schutz der **Gefäßendothelien** vor arteriosklerotischen Veränderungen bzw. Thrombosen zukommen. Heparin soll für die **Ovulation** von Bedeutung sein; sein Gehalt im Ovar hängt von der Sekretionsrate von FSH bzw. LH und Progesteron ab.

Heparin wirkt erst in hohen Dosen auch auf die **Thrombozytenaggregation** (s. S. 442 f.). Hiermit könnte erklärt werden, daß Heparin in niedrigen Dosen eine geringere Auswirkung auf die Blutungsneigung der behandelten Patienten zeigt.

Pharmakokinetik, Schicksal im Organismus

Heparin, das nur in minimalen Mengen intestinal resorbiert wird, wird ausschließlich parenteral angewendet. Systematische Untersuchungen der Pharmakokinetik der therapeutisch angewendeten Heparinfraktionen liegen nicht vor.

Der Hauptteil des exogen zugeführten Heparins wird dadurch inaktiviert, daß es an verschiedene für die Gerinnungsvorgänge unwichtige Proteine gebunden wird. Heparin wird auch an den Oberflächen der Endothelien gebunden. Außerdem wird es vom retikulo-endothelialen System aufgenommen.

Heparin-abbauende Enzyme wie Heparinase, Heparin-Sulfamidase und depolymerisierende Enze sind in der Leber, in der Lymphe und im Plasma vorhanden. Im Urin erscheint Heparin im wesentlichen als desulfatiertes Uroheparin, d. h. zum überwiegenden Teil N-, und zum geringeren Teil O-desulfatiert.

Die Halbwertzeit der Wirkung beträgt 1–2 Stunden. Sie ist dosisabhängig. Bei einem 70 kg schweren Menschen werden nach 7000, 14 000 bzw. 28 000 IE Halbwertzeiten von 60, 100 bzw. 150 min gemessen. Einschränkungen der Nierenfunktion, aber auch Störungen der Leberfunktion erheblichen Ausmaßes haben Rückwirkungen auf die Dosierung von Heparinen. Die Dosierung muß immer durch Kontrolle der Therapie korrigiert werden.

Niedermolekulares Heparin[1] (NMH, LMWH) soll in geringerem Umfange als UFH an die Endothelien des Gefäßsystems gebunden werden. Ihm wird auch eine längere Wirkungsdauer zugeschrieben (HWZ der Wirkung ca. 3 Std.); deshalb wird es im Rahmen der Thromboseprophylaxe nur einmal täglich angewendet (vgl. S. 447).

---

[1] z. B. Fragmin®; Fraxiparin®.

Kontrolle der Therapie mit Heparin

Die nachstehend aufgeführten Testansätze zur Kontrolle der Heparinwirkung gelten für die Anwendung von UFH in der normalen hohen Dosierung. Zur Kontrolle von NMH (LMWH) sind die Testansätze zwar geeignet, es besteht in der Literatur aber bis heute noch keine ausreichende Sicherheit über die Standardisierung der Dosierung in Angleichung dieser Testsysteme. Es ist also Vorsicht geboten und die vom Hersteller angegebene Kontrolle der Therapie zugrunde zu legen.

Thrombinzeit. Citratplasma wird mit Thrombin versetzt und die Zeit bis zur Bildung von Fibrin gemessen. Mit dieser Methode kann nur die Wirkung hoher Heparin-Dosen erfaßt werden (vgl. S. 441). In der Regel wird die 2–3fache Verlängerung der normalen Thrombinzeit als therapeutischer Bereich betrachtet.

Aktivierte partielle Thromboplastinzeit. Citratplasma wird zur Aktivierung an Oberflächen z. B. mit Kaolin und einem Phospholipid versetzt. Nach Zugabe von $CaCl_2$ wird die Zeit bis zur Bildung eines Fibringerinnsels gemessen. Mit dieser Methode kann die Hemmung von Heparin in allen Phasen der Gerinnung erfaßt werden. Als therapeutischer Bereich wird das 1,5–2fache der normalen Gerinnungszeit betrachtet. Dies gilt indes nur für die normale Dosierung von Heparin. Auch die aktivierte partielle Thromboplastinzeit eignet sich nicht zur Therapiekontrolle bei der Anwendung niedriger Heparindosen.

Unerwünschte Wirkungen

Die nachstehend aufgeführten unerwünschten Wirkungen haben sich bei der Anwendung von UFH ergeben. Die Einführung von NMH (LMWH) ist nicht zuletzt nach der Maßgabe erfolgt, daß im Tierexperiment dem niedermolekularen Heparin eine geringere Toxizität zuzuschreiben ist. Die gegenwärtig verfügbaren Informationen reichen noch nicht aus, eine endgültige Bewertung der niedermolekularen Heparine zu geben. Die Hoffnung, daß mit deren Anwendung ein geringeres Blutungsrisiko verbunden sei, haben sich in der Zwischenzeit noch nicht bestätigen lassen.

Überempfindlichkeitsreaktionen

Die Gefahr von Allergien liegt im Prozentbereich: Urticaria, Rhinitis und Tränenfluß, Fieber, Bronchospasmus und Blutdruckabfall. Der anaphylaktische Schock ist selten. Möglicherweise sind diese Wirkungen auf Verunreinigungen der Präparate zurückzuführen. Es empfiehlt sich, Patienten, die wiederholt mit Heparin behandelt werden, zuvor einer Probe mit 500 IE in 2 ml physiologischer Kochsalzlösung zu unterwerfen. Wird diese Dosis reaktionslos vertragen, kann ein Versuch mit unverdünntem Heparin 2 500 IE gemacht werden. Wenn auch diese Dosis reaktionslos vertragen wird, kann die volle Dosis verabfolgt werden. Eine derartige Vortestung empfiehlt sich auch bei Patienten, die aufgrund der Anamnese Allergiker sein könnten.

Haarausfall

Nach einer Therapie mit Heparin kann, manchmal erst nach Wochen, ein glücklicherweise reversibler Haarausfall auftreten, der mit Mikroblutungen im Bereich der Haarbälge einhergeht. Die Patienten sind vor der Therapie tunlichst auf diese mögliche Komplikation hinzuweisen.

Wundheilung, Osteoporose

Im Tierversuch wird die Wundheilung, die Heilung von Knochenbrüchen und die Rekalzifizierung des Knochens durch Heparin verzögert. Nach monatelangen und längerdauernden Behandlungen mit Heparin wurden Osteoporose und Spontanfrakturen beim Menschen beobachtet. Sie werden auf eine Entionisierung des Calciums im Plasma mit möglicher Auswirkung auf den Calciumgehalt des Knochens bzw. eine Aktivierung der Collagenase zurückgeführt, die mit zur Auflösung der Knochenmatrix beitragen könnte.

Thrombozytopenien

Eine initiale, in den ersten 2 bis 3 Tagen der Behandlung auftretende Thrombozytopenie wird bei bis zu 30% der Behandelten berichtet. Sie wird darauf zurückgeführt, daß Heparin plättchenaggregierende Eigenschaften hat. Der Abfall der Blutplättchen geht selten unter 100 000/mm^3. Diese „Verbrauchsthrombozytopenie" verschwindet in der Regel spontan wieder.

Schwerwiegend ist die seltenere, aber ebenfalls im Prozentbereich auftretende Verminderung der Zahl der Thrombozyten auf weniger als 50 000/mm^3, die 8 bis 10 Tage nach Beginn der Behandlung auftritt. Sie ist wahrscheinlich immunologisch verursacht. Die Thrombozytopenie ist zwar reversibel, kann aber paradoxerweise zu schweren thrombotischen Komplikationen (kardiale und zerebrale Infarkte; Amputationen von Extremitäten) infolge von Verklumpungen von Thrombozyten mit Fibringerinnseln in Arterien führen. In jedem Fall wird empfohlen, bei längerer Heparin-Therapie nach 5 bis 10 Tagen eine Kontrolle der Thrombozytenzahl vorzunehmen.

Bei vielen Patienten wird 5 bis 10 Tage nach Behandlungsbeginn ein vorübergehender Anstieg von GOT und GPT beschrieben; er hat offenbar keine Krankheitsbedeutung und bildet sich spontan zurück.

Heparin bei Paraproteinämien

Wenn Heparin bei Menschen verabfolgt werden muß, die an Paraproteinämien leiden, können sich schwerlösliche Aggregate bilden, die die Blutviskosität erheblich verändern. In diesem Fall ist die Verträglichkeit von Heparin mit dem Patientenplasma in vitro vorzutesten.

Heparin-Rebound

Nach Absetzen von Heparin kann es zur verstärkten Aktivität der gerinnungsfördernden Faktoren mit erhöhter Thrombosegefahr kommen: Heparin-Rebound-Phänomen. Deshalb soll die Therapie mit Heparin nicht abrupt, sondern ausschleichend beendet werden.

Blutungsrisiken

Die schwerstwiegende Komplikation bei der Behandlung mit Heparin ist wie bei allen Antikoagulantien die Gefahr der Hämorrhagie. Dazu sowie zu den relativen und absoluten Kontraindikationen für die Anwendung von Antikoagulantien vgl. Tabelle 5 und 6, S. 449 f.; die Kontrolle der Heparin-Therapie s. unten.

Wechselwirkungen mit anderen Medikamenten

Vor jeder Heparin-Therapie ist abzuklären, daß wenigstens eine Woche zuvor keine Acetylsalicylsäure oder andere Medikamente eingenommen werden, die Acetylsalicylsäure enthalten. Durch die Hemmung der Thrombozytenaggregation steigt das Blutungsrisiko ganz erheblich an, übrigens auch bei der Anwendung von Heparin in niedrigen Dosen (low dose Heparin). Die Gefahr vorübergehender Aggregationshemmung von Thrombozyten besteht übrigens auch für Pyrazolonderivate wie Metamizol und Antirheumatika, die, wenigstens zum Teil, durch Hemmung der Cyclooxygenase wirken. Systematische Untersuchungen darüber, wie die Hemmwirkung der Thrombozytenaggregation durch diese Medikamente bei einer gleichzeitigen Heparin-Anwendung klinisch zu bewerten ist, stehen noch aus.

Bei einer thrombolytischen Therapie bzw. beim Übergang auf die Therapie mit Cumarinderivaten kann auf eine überlappende Anwendung von fibrinolytischen Maßnahmen nicht verzichtet werden. Hieraus ergibt sich aber ein besonderes Risiko zur Blutungsneigung. Deshalb ist darauf zu achten, daß dabei von keinem der gerinnungshemmenden Prinzipien zu irgendeinem Zeitpunkt die volle Dosis im Organismus zur Wirkung gelangen kann.

Die gleichzeitige Anwendung von Heparin und Thrombozytenaggregations-Hemmstoffen ist deshalb gefährlich, weil es für die letzteren kein Antidot gibt, das deren Wirkung sofort unterbrechen würde.

Die Abschwächung der Wirkung von Heparinen bei Krankheiten

Die klinischen Erfahrungen besagen, daß bei Fieber höhere Heparindosen benötigt werden. Wegen der gesteigerten Heparin-Inaktivierung müssen bei Herzinfarkt bzw. Neoplasmen und in der postoperativen Phase möglicherweise höhere Dosen zur Verhinderung von Thrombosen und Thrombophlebitis als bei sonst gesunden Patienten eingesetzt werden. Ausschlaggebend ist die Kontrolle durch das Gerinnungslabor.

Antidot

Bei Überdosierung bzw. in Fällen, in denen ein sofortiger Abbruch der Heparin-Therapie angezeigt ist, wird i.v. Protamin verabreicht. **Protamin** ist ein basisches Protein (argininreich), das aus Salm-Testikeln gewonnen wird. Es verbindet sich mit Heparin salzartig und bildet so eine schwerlöslich inaktive Verbindung.

Für die Dosierung gilt die Faustregel, daß 1 mg Protamin 100 IE Heparin inaktiviert. Zur Erleichterung der Dosierung ist Protamin als Chlorid in Ampullen so abgepackt, daß 1 ml Lösung 1 000[1] bzw. 5 000[2] IE Heparin inaktivieren. Bei der Anwendung von Protamin ist die Halbwertzeit von Heparin zu berücksichtigen. Einige Stunden nach Protamin-Gabe kann erneut eine Blutungsneigung auftreten. Dieser Effekt wird damit erklärt, daß das Protamin-Heparin-Salz wieder dissoziieren kann bzw. Protamin im Organismus abgebaut wird. Auch nach der Unterbrechung der Heparinwirkung mit Protamin-Gaben muß mit dem Heparin-Rebound-Phänomen gerechnet werden.

Protamin muß seiner gefährlichen Eigenwirkungen wegen langsam infundiert werden: in 10 Minuten nicht mehr als 50 mg. Es kann Bradykardie und Blutdruckabfall, Dyspnoe, Erweiterung der Hautgefäße (Flush) und anaphylaktische Reaktionen hervorrufen.

---

[1] Protamin 1 000 Roche®; [2] Protamin 5 000 Roche®.

Therapeutische Anwendung von Heparin

Als Richtwert für die Dosierung, mit Heparinen Blut ungerinnbar zu machen, kann die Angabe dienen, daß in vitro dazu 2000 IE für 1 l Blut ausreichend sind.

Bei der Infusionstherapie werden 1000 bis 1500 IE/Stunde verabfolgt. Eine Alternative ist die subkutane oder intravenöse Anwendung von durchschnittlich 10–15 000 IE in Abständen von 6 bis 8 Std. Bei der subkutanen Anwendung kann auch der Einsatz von Depot-Präparaten[1] sinnvoll sein. Wegen der Gefahr der Hämatombildung wird Heparin nicht i. m. appliziert.

Einer längerdauernden Therapie mit Heparin steht der vergleichsweise hohe Preis entgegen. Wenn möglich, wird deshalb versucht, gleichzeitig mit der akuten Antikoagulation durch Heparin Cumarinderivate zu verabfolgen, um nach wenigen Tagen die Antikoagulation mit diesen Stoffen weiterzuführen (s. S. 450). Mit der Zunahme der Wirkung der Cumarinderivate in den folgenden Stunden und Tagen kann die Heparin-Dosis herabgesetzt werden. In der Regel kann nach dem 3. Tag die Heparin-Therapie ganz abgebrochen werden. Der Therapieübergang muß durch die Kontrolle durch ein leistungsfähiges Gerinnungslabor begleitet werden.

Im Falle einer relativen Kontraindikation (vgl. Tab. 6) ist an eine lokale Infusion von Heparin zu denken. Damit werden in den betroffenen Gefäßgebieten ausreichende Heparin-Konzentrationen erreicht, ohne daß dabei eine zu starke systemische Heparinwirkung in Kauf genommen werden muß. Hinsichtlich der Interaktion von Heparin mit gleichzeitig erfolgenden anderen Medikationen s. S. 446, desgleichen die Abschwächung der Heparinwirkung bei Krankheitszuständen. Heparin tritt nicht durch die Plazenta in den kindlichen Organismus und in die Muttermilch über. Deshalb ist Heparin das einzige Antikoagulans, das in der Gravidität und in der Stillperiode verwendet werden kann.

Prophylaktische Anwendung von UF-Heparin zur Verhinderung postoperativer Thrombosen

Für diese Indikation wird Heparin nur niedrig dosiert, beispielsweise 5 000 IE s.c. Die 1. Injektion wird unmittelbar vor der Operation verabfolgt, die zweite 6 Stunden später. Normalerweise reicht eine Nachinjektion alle 8 Stunden. Die Prophylaxe wird 10 bis 12 Tage durchgeführt.

Bei eingreifenden Operationen mit großen Gewebsdestruktionen reicht diese Dosierung für die prophylaktische Anwendung von UFH nicht aus. Deswegen werden bei derartigen Operationen, beispielsweise bei Hüftgelenksersatz mit bekanntem hohen Hyperkoagulabilitäts-Risiko höhere Dosen von UFH angewendet.

Antikoagulantien vom Cumarintyp; indirekt wirkende Antikoagulantien

1922 wurde erstmals über ein Viehsterben in Nordamerika berichtet, das durch starke Blutungen der Tiere verursacht worden war. Die Suche nach der Ursache in den folgenden 10 Jahren führte zur Isolierung eines gerinnungshemmenden Prinzips aus faulendem Süßklee, eines Abbauprodukts von Cumarin. Cumarin ist in vielen Pflanzen als Glykosid enthalten. Nach der Mahd wird das Glykosid enzymatisch gespalten und Cumarin entweicht als Duftstoff. Der Hemmstoff der Gerinnung im verdorbenen Süßklee wurde als Dicumarol (Bishydroxycumarin) identifiziert (vgl. Abb. 4).

Neben Phenprocoumon (vgl. Tab. 2) werden Warfarin und Acenocoumarol therapeutisch verwendet. Diese Cumarinderivate unterscheiden sich von Heparin:

1) die Wirkung von Cumarin-Derivaten setzt erst nach einer Latenz von 6 Stunden ein, die volle Wirkung ist erst nach 36–48 Std. erreicht. So lange dauert es, bis die Proteine des Prothrombinkomplexes (vgl. Tab. 1) aufgebraucht sind. Im Gegensatz dazu wirkt Heparin sofort.

2) Cumarin-Derivate sind im Gegensatz zu Heparin nach Zusatz zu Blut in vitro unwirksam.

Aufgrund des unterschiedlichen Wirkungsmechanismus werden Heparin und Heparinoide in der Literatur oft als direkte und die Cumarinderivate als indirekte Antikoagulantien bezeichnet.

Wirkungsmechanismus

Stoffe des Cumarin-Typs verdrängen aufgrund ihrer Strukturähnlichkeit Vitamin K, das für die Synthese der Faktoren II, VII, IX und X (Prothrombinkomplex; vgl. Tab. 1) in der Leber wichtig ist. Die Wirkung der Cumarin-Derivate ist dosisabhängig. Sie gleicht, soweit es die Auswirkungen auf die humorale Gerinnung anbelangt, einem Mangel an Phyllochinonen (Vit. K). In Gegenwart von Cumarinderivaten werden inkomplette Vorläufer der Faktoren des Prothrombinkomplexes gebildet, nach dessen Umwandlung ein zwar immunologisch Thrombin-ähnliches Protein entsteht, dessen aktivierende Wirkung auf die Gerinnung aber erheblich abgeschwächt ist. Nach der ribosomalen Synthese der Gerinnungsfaktoren des Prothrombin-Komplexes unterbleibt offensichtlich die γ-Glutamylcarboxylierung der Proteine (s. S. 588).

Schicksal im Organismus

Cumarinderivate werden im Intestinaltrakt ausreichend bis vollständig resorbiert. Phenprocoumon und Acenocoumarol werden zu über 99 % an Plasmaproteine gebunden. Warfarin hat dagegen eine Plasmaeiweißbindung von nur rund 90 % und dementsprechend eine Plasma-Halbwertzeit von nur 2,5 Stunden. Die Cumarin-Derivate sind besonders gute Beispiele dafür, daß die Plasma-Halbwertzeit nicht immer mit der Wirkdauer der Medikamente parallel verläuft; sie werden in das Lebergewebe aufgenommen und bleiben dort so lange aktiv, bis sie metabolisch inaktiviert worden sind.

Die in die Leber aufgenommene Menge an Cumarin-Derivaten ist direkt proportional der Dosis und indirekt proportional der an die Plasmaproteine gebundenen Anteile. Da die Faktoren des Prothrombin-Komplexes unterschiedliche Halbwertzeiten zwischen 6 und 50 Stunden haben, dauert es auch unterschiedlich lang, bis die Wirkung der Cumarin-Derivate einsetzt bzw. abgeklungen ist.

Zwischen 5 und 50 % einer therapeutischen Dosis von Dicumarol werden täglich metabolisch eliminiert. Der prozentuale Anteil kann als Folge einer Verdrängung aus der Proteinbindung erhöht sein (s. S. 67 f.). Die großen Schwankungen sind aber vor allem genetisch bedingt. Sie sind der Grund dafür, daß Antikoagulantien des Cumarin-Typs individuell dosiert werden müssen. Im Urin werden fast nur Metaboliten ausgeschieden. Trotz der Vielzahl der inzwischen identifizierten Metaboliten der Cumarinderivate sind die Abbauwege für die einzelnen Verbindungen quantitativ noch nicht zu beurteilen. Für alle Verbindungen sind Hydroxylierungsprodukte der aromatischen Ringsysteme beschrieben; sie werden in der Regel als Glucuronide bzw. als Sulfate ausgeschieden.

Cumarinderivate können im Gegensatz zu Heparin mit der Muttermilch auf den Säugling übertragen werden. Außerdem

---

[1] z. B. Depotherapin Novo®.

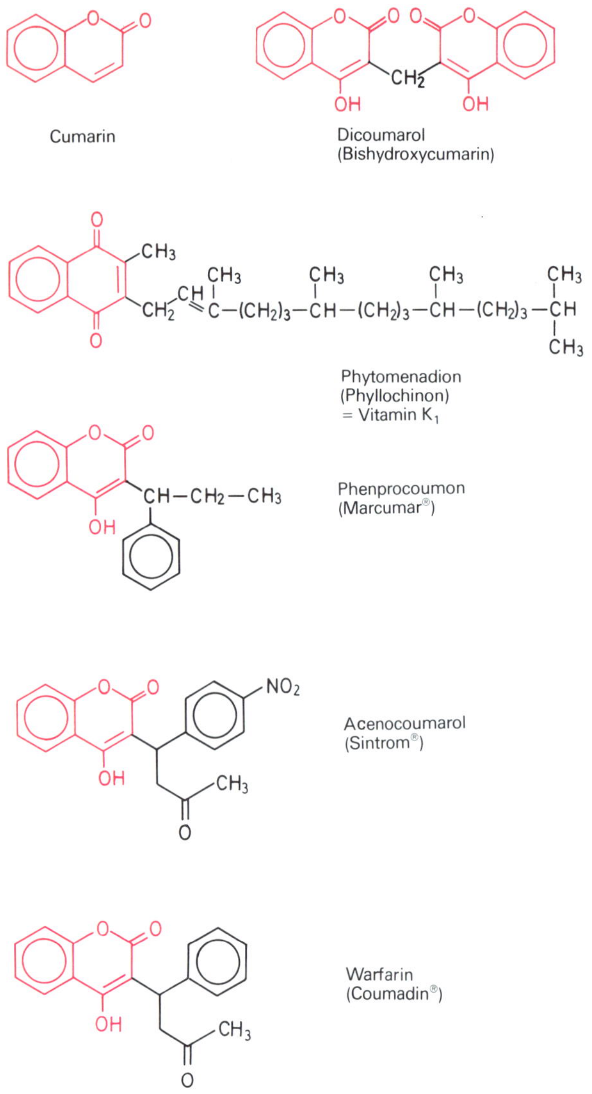

Cumarin

Dicoumarol
(Bishydroxycumarin)

Phytomenadion
(Phyllochinon)
= Vitamin K_1

Phenprocoumon
(Marcumar®)

Acenocoumarol
(Sintrom®)

Warfarin
(Coumadin®)

Abb. 4: Beziehungen zwischen Vitamin K und Cumarin-Derivaten.
Die optimale Länge der aliphatischen Seitenkette von Vitamin-K-Analogen als Antidote für Cumarin-Derivate liegt zwischen 20–25 C-Atomen.

können sie bei Gravidität durch die Placenta in den fötalen Kreislauf gelangen. In beiden Fällen ist die Anwendung von Cumarinderivaten kontraindiziert.

Unerwünschte Wirkungen

Allergische Erscheinungen wie Urticaria sind bei Cumarinderivaten selten. Gelegentlich werden Übelkeit, Erbrechen und Diarrhö beobachtet. Die Kallusbildung kann beeinträchtigt sein.

Cumarinnekrosen, Kapillarschäden

Besonders lästig ist die kutane Cumarinnekrose, die immerhin im Promille-Bereich auftritt und deren Inzidenz damit noch als häufig zu bezeichnen ist. Zumeist sind Frauen betroffen, die außerdem an Übergewicht leiden. Prädilektionsstellen sind Hautpartien mit subkutanen Fettgewebspolstern. Die erythematös veränderten Hautregionen sind zunächst druckempfindlich, zeigen dann im weiteren Verlauf eine schwärzliche hämorrhagische Verfärbung und werden schließlich nekrotisch eingeschmolzen.
Die Komplikation, deren Häufigkeit mit 1 bis 7/1000 angegeben wird, tritt zu über 90 % zu Beginn einer Cumarin-Behandlung nach dem 3. bis 5. Tag auf, die mit der Kapillartoxizität der hohen Anfangsdosierung in Zusammenhang gebracht wird. Die Pathogenese ist unklar, jedoch ist die gesteigerte Fragilität der Kapillaren unter Cumarin-Derivaten eine vielfach bestätigte Beobachtung bei der Intoxikation. Die Pathogenese ist unklar. Die Patienten müssen auf Heparin umgesetzt werden. Der Abbruch der Cumarintherapie wird mit Vitamin-K-Gaben verbunden. Schäden an den Glomerulusgefäßen der Nieren wurden beobachtet.

Haarausfall

Wie bei der Behandlung mit Heparin kommt es gelegentlich zum Haarausfall; er ist reversibel. Die Patienten müssen vor Behandlungsbeginn auf diese Wirkung aufmerksam gemacht werden.

Cumarinderivate und Leberfunktion

Die Empfindlichkeit des Organismus gegenüber Cumarin-Derivaten ist bei Leber-Krankheiten, Gallenverschlüssen und Malabsorption von Vitamin K gesteigert; bei gastro-intestinalen Ulcerationen wächst die Blutungsgefahr (Tab. 4, S. 449).
Bei gesunder Leber muß selbst bei Langzeitanwendung von Cumarinderivaten nicht mit Leberschädigungen gerechnet

Tab. 3: Einige therapeutisch wichtige Cumarin-Derivate, ihre Dosierung und Wirkungsdauer.
Individuelle Dosierung! Die Wirkung wird mit dem Quick-Test (Bestimmung der Thromboplastin-Zeit) überprüft (vgl. S. 450).
Hinsichtlich der Interferenz der Wirkung von Cumarin-Derivaten mit anderen Arzneistoffen (und umgekehrt) vgl. Tab. 4, S. 449.

Intern. Freiname	Handelsname	Dosierung	Eliminations HWZ (Std.)	Wirkungsdauer (Tage)
Phenprocoumon	Marcumar®	1. Tag: 3–4 × 3 mg 2. Tag: 1–2 × 3 mg	150	7–10
Warfarin-Natrium	Coumadin®	1. Tag: 3–4 × 5 mg 2. Tag: 1–2 × 5 mg	50	3–5
Acenocoumarol	Sintrom®	1. Tag: 3–4 × 4 mg 2. Tag: 1–2 × 4 mg	9[1]	1–3

[1] es entstehen gerinnungshemmende Metabolite mit einem Eliminations HWZ von bis zu 24 Std.

Tab. 4: Pharmaka, die mit der Wirkung von Cumarin-Derivaten auf die Blutgerinnung interferieren.

Die Aufzählung der Stoffe erfolgt alphabetisch. Es ist oft schwer, eine rationale Erklärung für die Interferenz der Pharmaka mit Cumarin-Derivaten zu geben. Oft sind mehrere Wirkungsmechanismen beteiligt: Salicylate vermindern beispielsweise selbst die Konzentration der Vitamin-K-abhängigen, gerinnungsfördernden Proteine im Plasma; gleichzeitig greift Acetylsalicylsäure (ASS) in den Vorgang der Thrombozyten-Aggregation ein; das gilt auch für Phenylbutazon. ASS und Phenylbutazon interferieren zusätzlich mit der Plasma-Protein-Bindung und setzen dort Cumarin-Derivate frei. Dieser Vorgang der Konkurrenz um die Bindungsstellen der Plasma-Proteine ist bei vielen der oben verzeichneten Pharmaka als Erklärung für die kurzfristige Wirkungsverstärkung zu erwägen; längerfristig wird aber durch eine verstärkte Ausscheidung des nichtgebundenen Anteils eher eine Abschwächung der Wirkung erwartet werden können. Umgekehrt werden alle Pharmaka, die das gleiche System für die metabolische Inaktivierung in Anspruch nehmen wie Cumarin, durch induktive Steigerung der Aktivität zur verstärkten metabolischen Elimination und damit zur Minderung der Wirkung beitragen, z. B. Barbiturate. Viele Beobachtungen von Interferenzen mit der Wirkung von Cumarin-Derivaten müssen vorläufig ohne Erklärung bleiben. Hinsichtlich der Minderung der Wirkung durch Digitalis-Glykoside ist zu erwähnen, daß dies auch bei Heparin-Medikation der Fall ist. Bei der unausweichlichen gleichzeitigen Gabe der aufgeführten Medikamente muß eine Dosenanpassung der Cumarin-Präparate unter Wirkungskontrolle erfolgen. Für die als kontraindiziert aufgeführten Medikamente sind, wo nötig, Ersatzstoffe einzusetzen.

Die Wirkung wird vermindert durch:	Die Wirkung wird gesteigert durch:
Antacida	p-Aminosalicylsäure (PAS)
Atropin	Anabolika
Barbiturate (Phenobarbital)	Breitbandantibiotika
Chloralhydrat	Chinin, Chinidin
Digitalis-Glykoside	Cholestyramin
Diuretika	Clofibrat
Griseofulvin	Diethylstilböstrol
Haloperidol und	Isoniacid
Neuroleptika	Methylthiouracil,
Methylxanthine	Propylthiouracil
NNR-Steroide	Morphin und Opiate
Ovulationshemmer	Phenothiazine
Thiouracil	Phenytoin
Tranquillantien,	Reserpin
Meprobamat	Acetylsalicylsäure
Vitamin-Präparate, die	Thyroxin
Vitamin K enthalten	Triiodthyronin

kontraindiziert sind:

Acetylsalicylsäure
Indometacin
Oxyphenylbutazon
Phenylbutazon
Sulfinpyrazon

werden; die zuweilen zu beobachtenden Anstiege der Aktivität von GOT und GPT im Serum sind zumeist passager.

Kallusbildung

Die Kallusbildung kann unter der Therapie mit Cumarin-Derivaten beeinträchtigt werden. Hinsichtlich der Phyllochinon-abhängigen γ-Glutamylcarboxylierung von Osteocalcin vgl. S. 588.

Blutungsrisiken

Auch bei den Cumarinderivaten sind die gefährlichsten Nebenwirkungen die Hämorrhagien, wie sie auch bei anderen therapeutischen Maßnahmen zur Hemmung der Blutgerinnung zu beachten sind (s. Tab. 5). Die Kontraindikationen für Cumarinderivate sind in Tab. 6 zusammengefaßt.

Interaktionen mit anderen Arzneistoffen

Über die Interferenz der Wirkung von Cumarinderivaten mit anderen Arzneistoffen und umgekehrt gibt Tab. 4 Auskunft. Wegen der erheblich gesteigerten Blutungsneigung ist die

Tab. 5: Komplikationen und unerwünschte Wirkungen bei der Therapie mit Antikoagulantien (nach E. Thaler, H. Niessner; DÄB Heft 12, 787–794; 1979).

Die gefährlichste **Komplikation** bei der Antikoagulantien-Therapie sind **Blutungen,** deren Ursache zumeist in der Überdosierung (Therapie-Kontrolle!), eine unerkannte lokale Blutungsquelle oder ulcerogene Zusatzmedikationen darstellen. Nach dem Gefährdungsgrad läßt sich unterscheiden:

1) geringe Gefahr: Epistaxis, Hauthämatome, subkonjunktivale Blutungen, Mikrohämorrhagie, Menorrhagien, Metrorrhagien
2) größere Gefahr: Blutungen in ein Operationsgebiet, Makrohämaturien, Muskelhämatome
3) lebensbedrohlich: intrakranielle, intraspinale, gastrointestinale (Darmwand!), intra- und retroperitoneale, Augen-, Nebennieren-, Larynx-Blutungen.

Unerwünschte Wirkungen unter der Therapie mit Heparin:

Typ	Inzidenz
Haarausfall (vorübergehend)	häufig
Blutungen (siehe oben)	gelegentlich
Thrombozytopenie, anaphylaktische Reaktionen	gelegentlich
Schock, Gefäßspasmen (Gefäßkrisen)	selten
Osteoporose (bei Therapie über 6 Monate!)	selten

Unerwünschte Wirkungen unter der Therapie mit Cumarin-Derivaten:

Typ	Inzidenz
Blutungen (siehe oben)	gelegentlich
Exantheme, Dermatitiden	gelegentlich
Haarausfall (vorübergehend)	gelegentlich
Hautnekrosen (Cumarin-Nekrosen)	selten

Tab. 6: Kontraindikationen für die Anwendung von
Antikoagulantien (nach E. Thaler, H. Niessner; DÄB
Heft 12, 787–794; 1979).

1) Relative Kontraindikationen:
- ○ Latente Blutungsgefahren aus dem Magen-Darm-Trakt
- ○ Erkrankungen des kardiovaskulären Systems: Hypertonie (Retinaveränderungen Stadium III und IV)
  Nach zerebralen Thrombosen während der ersten zwei Wochen
- ○ Diabetes mellitus mit Retinopathie Grad III und IV
- ○ Senium (< 60 Jahre)
- ○ Lebererkrankungen (gilt nur für Cumarin-Derivate)
  Akute Hepatitis
  Leberzirrhose
  Stauungsleber
- ○ Zwingende Medikationen, die mit einer Antikoagulantien-Behandlung unverträglich sind.

2) Absolute Kontraindikationen:
- ○ Generalisierte hämorrhagische Diathese
- ○ Manifeste Blutungsquellen im Magen-Darm-Trakt; Endocarditis lenta
- ○ Während der ersten sechs Monate nach zerebralen Blutungen
- ○ Nach Operationen am Zentralnervensystem oder am Auge während der ersten zwei postoperativen Wochen
- ○ Nach Operationen an der Prostata während der ersten postoperativen Woche
- ○ Akute Pankreatitis
- ○ Gravidität (gilt nur für Cumarin-Derivate)
- ○ Kontrollmöglichkeiten der Therapie nicht gewährleistet

gleichzeitige Gabe von Hemmstoffen der Cyclooxygenase wie Acetylsalizylsäure kontraindiziert. Hier ist besonders darauf zu achten, daß die Patienten im Rahmen einer Selbstmedikation nicht mit analgetischen Mischpräparaten Acetylsalizylsäure einnehmen. Auch viele andere Antirheumatika und Analgetika, u. a. Metamizol, hemmen die Cyclooxygenase. Wie die Interferenz des letzteren, für das die thrombozytenaggregations-hemmende Wirkung an Probanden erwiesen ist, unter klinischen Gesichtspunkten zu werten ist, kann noch nicht endgültig entschieden werden. Bei folgenden Krankheiten ist die Wirkung von Cumarin-Derivaten abgeschwächt: Diarrhö und gastrointestinale Störungen (sofern der Vorrat des Organismus an Vitamin K ausreichend ist), Pankreas-Erkrankungen, Thyreotoxikose.
Auch die therapeutische Anwendung von Cumarin-Derivaten muß unter der strikten Kontrolle eines leistungsfähigen Gerinnungslabors erfolgen.

Kontrolle der Therapie mit Cumarinderivaten

Die Kontrolle der Therapie wird nicht nach der Aktivität einzelner Gerinnungsfaktoren, sondern mit Hilfe von Gruppentests vorgenommen. Das numerische Resultat kann nicht von einem auf den anderen Test übertragen werden. Die therapeutische Einstellung erfolgt individuell aufgrund der Diagnose, des Lebensalters und der Berücksichtigung eventueller Begleiterkrankungen.
Prothrombinzeit nach Quick. Citratplasma wird mit „Gewebs(FIII)thrombokinase" versetzt. Nach Zugabe von $CaCl_2$

wird die Zeit bis zur Ausbildung eines Fibringerinnsels bestimmt. Anhand einer Eichkurve wird die Gerinnungszeit in % der Norm angegeben. Bei Unterbrechung der Therapie infolge drohender Blutungen liegt der „sichere" Bereich oberhalb von 40% der Norm; bei lebensbedrohlicher Blutungsgefahr, z. B. Verdacht auf intrakranielle Blutungen etc. (vgl. Tab. 5, S. 449), wird die Wiederherstellung der Gerinnungszeit von 60% der Norm angeraten.
Thrombotest. Citrat- oder Kapillarblut wird mit allen Komponenten des exogenen Gerinnungssystems versetzt, außer den Faktoren II, VII und X. Gemessen wird die Zeit bis zur Ausbildung von Fibrinfäden im Blut. Die Werte werden anhand einer Eichkurve in % der Norm abgelesen.
Bei Wiederherstellung der normalen Gerinnungszeit wegen Unterbrechung der Therapie werden Werte oberhalb von 35% der Norm als „sicher" betrachtet; bei lebensbedrohlicher Blutungsgefahr (vgl. Tab. 5) werden Werte oberhalb von 60% der Norm empfohlen.

Antidote

Phyllochinon (Vit. K_1) ist zwar das spezifische Antidot für Cumarin-Derivate (vgl. S. 588), aber es dauert sehr lange, bis die Gerinnungsfähigkeit des Blutes wieder voll restituiert ist (36–48 Std.), d. h., bis die Proteine des Prothrombinkomplexes (vgl. Tab. 1), die in der Leber gebildet werden, wieder die normale Konzentration im Plasma erreicht haben. Bis zu einer Teilrestitution vergehen wenigstens 6–12 h. Deshalb bleibt im Notfall nur die Transfusion von Blut bzw. die i.v. Applikation von Plasma oder von Konzentraten der Vitamin-K-abhängigen Gerinnungsfaktoren[1] (vgl. Tab. 1) zur augenblicklichen Wiederherstellung der Gerinnungsfähigkeit des Blutes.

Therapeutische Anwendung

Die therapeutisch verwendeten Cumarin-Derivate sind in Tab. 3 aufgeführt. In der Regel wird die Therapie mit Heparin, das sofort wirkt, und einem langsam anflutenden Cumarinderivaten begonnen. Nach ein bis zwei Tagen kann dann auf das bei der Langzeitanwendung wesentlich weniger gefährliche Cumarinderivat umgesetzt werden.

Beendigung der Therapie

Gefährlich kann das abrupte Absetzen der Therapie, insbesondere nach jahrelanger Anwendung, infolge einer reaktiven Hyperkoagulabilität des Blutes werden. Deshalb empfiehlt sich langsames „Ausschleichen" durch ständige Verringerung der Dosis über 3–4 Wochen.

Cumarin-Derivate als Gift gegen Ratten und Mäuse

Antikoagulantien vom Cumarin-Typ werden auch mit gutem Erfolg zur Vertilgung von Ratten und Mäusen eingesetzt. Ihr Vorteil liegt darin, daß die ausgebrachten Dosen für Erwachsene, Kinder und Haustiere in der Regel unbedenklich sind, dann nämlich, wenn eine wiederholte oder gar chronische unbeabsichtigte Einnahme so gut wie ausgeschlossen ist. Cumarin-Derivate sind deshalb aus toxikologischen Gründen anderen als Ratten- und Mäusegifte eingesetzten Stoffen, z. B. Thallium-Verbindungen, vorzuziehen.

---

[1] Beriplex® Prothrombinkonzentrat (PPSB)® der Firmen Biotest, Immuno, Organon, Travenol oder Tropon-Cutter.

Hemmstoffe der Aggregation von Erythrozyten und Thrombozyten

Plasmaersatzstoffe mit Auswirkungen auf die rheologischen Eigenschaften des Blutes

Dextran 40, Dextran 60.

Blut verhält sich anders als homogene, sogenannte Newtonsche Flüssigkeiten; es ist inhomogen, weil es aus korpuskulären Elementen und dem Blutplasma zusammengesetzt ist. Die verschiedenen Schichten des Blutes bewegen sich deshalb in den Blutgefäßen mit einer unterschiedlichen Reibung aneinander vorbei. Das führt an den Verzweigungen von Gefäßen, deren Durchmesser kleiner als 300 μm ist, zur Entmischung des Blutes, so daß sich in bestimmten Gefäßgebieten Blut mit großem Zellreichtum (hoher Hämatokrit-Wert) ansammelt: „sludge-Phänomen". Zur Verhinderung der Hämokonzentration, die Vorläufer einer Gefäßthrombosierung sein kann, wird niedermolekulares Dextran 40[1] (vgl. S. 404 f.) infundiert. Dextran 40 vermindert die Viskosität des Blutes. Es wird außerdem an den Oberflächen der zellulären Elemente des Blutes gebunden und verändert so deren Suspensionseigenschaften. Bei den Thrombozyten wird die Aggregationsfähigkeit durch Dextran 40 vermindert. (Unerwünschte Wirkungen von Dextran 40 und Dextran 60[2] vgl. S. 404.)

Hemmstoffe der Thrombozyten-Aggregation

Die Aggregationsfähigkeit von Thrombozyten läßt sich experimentell durch eine Reihe von nichtsteroidalen Antiphlogistika, besonders wirksam aber durch **Acetylsalicylsäure**[3] vermindern. Die Wirkung dieser Stoffe wird auf die Hemmung der Cyclooxygenase bei der Prostaglandinsynthese zurückgeführt (vgl. Abb. 12, S. 324). Bei Anwendung von Hemmstoffen der Cyclooxygenase ist außer der Bildung von Thromboxan A_2 auch diejenige von Prostacyclin betroffen. Bei der Interpretation der pathogenetischen Faktoren, die für die Bildung von Thromben verantwortlich sind, wird dem Wechselspiel von Thromboxan A_2 und Prostacyclin (PGI_2) besondere Aufmerksamkeit geschenkt. Die intensive Suche nach Hemmstoffen der Thromboxan-Synthetase, von denen man sich wirksame Prophylaktika gegen thromboembolische Komplikationen bzw. den Herzinfarkt verspricht, hat zur Synthese verschiedener Imidazolylmethyl-Indole geführt, die gegenwärtig klinisch erprobt werden.

Unter der gleichen Indikation wird auch ein Tripeptid-Aldehyd Boc-D-Phe-Pro-Arg-H geprüft, für das in vitro eine Hemmung der Thrombin-induzierten Plättchenaggregation erwiesen ist.

Praktische Bedeutung haben unter diesen Stoffen gegenwärtig nur **Acetylsalicylsäure** und **Sulfinpyrazon.**

Acetylsalicylsäure

Hinsichtlich der ausführlichen Stoffbeschreibung, der Pharmakokinetik sowie der unerwünschten Wirkungen s. S. 217 f. Acetylsalicylsäure (ASS)[3] hemmt die Cyclooxygenase und damit die Bildung von Thromboxan A_2 in den Thrombozyten irreversibel. Das bedeutet, daß nach der Acetylierung in den Thrombozyten die Cyclooxygenase für die gesamte Lebensdauer dieser kernlosen Elemente, nämlich 7–10 Tage, inaktiviert bleibt.

Auch die Prostacyclin-Synthese in den Gefäßdothelien wird zum Teil gehemmt, ein Effekt, der sich negativ auf die erwünschte Aggregationshemmung auswirken kann. Da aber die Endothelzellen rasch wieder Cyclooxygenase neu synthetisieren können, kommt diese entgegengesetzte Wirkung kaum zum Tragen. Bestimmt man die Abhängigkeit der Wirkung von der ASS-Dosis, indem man einerseits im Urin den Thromboxan-Metaboliten und andererseits den Prostacyclin-Metaboliten mißt, dann zeigt sich, daß sich die Hemmung stärker auf die Thromboxan-Synthese als auf die Prostacyclin-Synthese auswirkt. Während bei 325 mg ASS pro Tag die Werte des Thromboxan-Metaboliten von Null nicht mehr verschieden sind, betragen sie beim Prostacyclin-Metaboliten immer noch 30% der Norm. Was die Frage nach einer ausreichenden Dosierung von ASS für die Infarktprophylaxe angeht, hat sich in kontrollierten klinischen Studien gezeigt, daß Dosen über 300 mg pro Tag sinnlos sind. Die therapeutischen Erfahrungen lehren, daß täglich 100 mg Acetylsalicylsäure ausreichend sind. Wieweit für die Langzeitprophylaxe die Dosen von ASS herabgesetzt werden können (30 mg ASS/die), wird gegenwärtig geprüft.

Wenn man in Rechnung stellt, daß die Halbwertszeit von ASS mit 20 min sehr kurz ist, dann ist es besonders verwunderlich, daß eine so relativ kleine Tagesdosis ausreichend ist. Zur Erklärung wird angenommen, daß am Resorptionsort im Dünndarm die Thrombozyten auf Konzentrationen an ASS im portalen Blut treffen, die vielfach höher sind als im systemischen Blut nach Ablauf der enzymatischen Hydrolyse der ASS bei Passage der Leber.

Salicylsäure selbst hemmt in therapeutischen Dosen die Cyclooxygenase nicht, sie versperrt jedoch kompetitiv der ASS den Zugang zu dem Enzym und verhindert auf diese Weise dessen Acetylierung. Diese Zusammenhänge sind bei der interkurierenden Einnahme von anderen Salicylsäurederivaten bzw. ASS in höheren Dosen aus anderen Indikationen, z. B. zur Linderung von Schmerzen oder zur Fiebersenkung, zu berücksichtigen.

Unerwünschte Wirkungen; Kontraindikationen:

Wegen der gesteigerten Blutungsgefahr wird nie gleichzeitig eine Prophylaxe der Thrombozytenaggregation mit Acetylsalicylsäure und eine Hemmung der Gerinnung mit Heparin oder Cumarin-Derivaten durchgeführt. Die gleichzeitige Anwendung von Acetylsalicylsäure und Fibrinolytika ist ebenfalls kontraindiziert.

Sulfinpyrazon

Als Hemmstoff der Cyclooxygenase hat sich auch das als Urikosurikum (vgl. S. 498 f.) eingesetzte Pyrazolderivat Sulfinpyrazon[1] erwiesen. Es wird unter dieser Indikation in Einzeldosen von 200 mg 3–4mal täglich oral verabfolgt. Die Plasma-Halbwertzeit wird mit rund 9 Stunden angegeben. Die Metabolisierung erfolgt im wesentlichen durch Hydroxylierung der verschiedenen aromatischen Ringsysteme.

Unerwünschte Wirkungen

Bei hyperurikämischen Patienten kann es zu Gichtattacken kommen, die eine Folge der Hemmung der tubulären Sekretion der Harnsäure sind, die auch sonst initial bei der Verwendung von Sulfinpyrazon als Urikosurikum beobachtet werden. Diese Gefahr kann durch reichliche Flüssigkeitszufuhr und Alkalisierung des Harns verringert werden. Magenbeschwerden und Blutungen im Gastrointestinaltrakt wurden beschrieben. Deshalb wird Sulfinpyrazon und Acetylsalicyl-

---

[1] Rheomacrodex®; [2] Macrodex®; [3] Aspirin®, Aspirin® TAH, Aspirin® 100, Aspirin® 300; Acetylsalicylsäure ratiopharm®.

---

[1] Anturano®.

säure auch nicht kombiniert. Wie bei anderen Pyrazolen besteht die Gefahr der Leukopenie, der Agranulozytose oder gar der aplastischen Anämie.

Kontrolle der Therapie mit Hemmstoffen der Thrombozytenaggregation

Die Kontrolle der Wirkung unter der Behandlung mit Hemmstoffen der Thrombozytenaggregation anhand des Gerinnungsstatus des Blutes, beispielsweise durch Bestimmung der Blutungszeit, ist zu aufwendig und wird deshalb nicht in allen Gerinnungslaboratorien als Routinemethode angeboten. Überdies bedarf es bei dieser Methode unter Umständen über längere Zeit wöchentlicher Hautschnitte von fast 1 cm Länge, die leicht zur Narbenbildung neigen. Das naheliegende Verfahren der Messung der Gerinnungszeit von Vollblut in vitro ist hochgradig störanfällig. Als verläßliche Methode kann die Messung der Thrombozytenaggregation nach Induktion durch ADP, Adrenalin, Thrombin oder Collagen im plättchenreichen Plasma nach Born empfohlen werden. Zu seiner Durchführung und Bewertung bedarf es allerdings erfahrenen Personals.

Fibrinolytika

Als Fibrinolytika werden entweder exogen zugeführte oder körpereigene Enzyme bezeichnet, die therapeutisch zur Auflösung von Thromben benutzt werden können. Diese Serin-Proteasen werden, z.T. auch in modifizierter Form, heute ganz überwiegend gentechnologisch hergestellt.

Man unterscheidet, nicht zuletzt von Erwartungen hinsichtlich der unerwünschten Wirkungen bestimmt, zwischen Fibrinolytika mit **systemischer und lokaler Wirkung** bzw. Fibrinolytika mit **vorwiegend lokaler Wirkung.** Bei den Fibrinolytika, die als Aktivatoren des körpereigenen Plasminogens wirken, ist zu bedenken, daß die körpereigenen Inhibitoren, wie z. B. α_2-Antiplasmin, den Vorgang der Fibrinolyse hemmen. Die vorwiegend lokale, auch als endogen bezeichnete Fibrinolyse, wird durch den sogenannten Gewebeplasminogen-Aktivator (t-PA) in Gang gesetzt, der von Endothelien gebildet wird. Nach Bindung an Fibrin ist t-PA vor Inaktivierung weitgehend geschützt.

Fibrinolytika mit systemischer und lokaler Wirkung

Plasmin (vgl. S. 441 u. Tab. 1), das proteolytische, Fibrin abbauende Enzym, steht als Humanplasmin zur Verfügung. Außer Fibrinogen greift es auch eine Reihe anderer gerinnungsaktiver Faktoren und Proteine an. Seine Haltbarkeit ist begrenzt. Obgleich es sich um ein homologes Protein handelt, ist bei wiederholter Anwendung mit allergischen Reaktionen zu rechnen.

Urokinase[1] (vgl. S. 441) ist ein proteolytisches Enzym, dessen Substrat Plasminogen ist. Seine Molekülmasse wird mit $54 \cdot 10^3$ angegeben; es besteht aus über 400 Aminosäuren. Urokinase wird an ein Trägerprotein aus der α_2-Globulinfraktion gebunden. Dieser Proteinkomplex überführt ebenfalls proteolytisch Plasminogen in Plasmin.

Die Bezeichnung Urokinase geht darauf zurück, daß das Enzym erstmals aus Urin isoliert wurde. Gegenwärtig wird Urokinase aus Nierenzellkulturen des Menschen gewonnen; außerdem kann Urokinase mit gentechnologischen Methoden erzeugt werden. Da es sich um ein homologes Protein han-

delt, wird seine Antigenität im Vergleich mit Streptokinase geringer einzuschätzen sein.

Einstrang-Urokinase (single chain urokinase, SC-UK). Bei Urokinase handelt es sich um ein Enzym, das normalerweise aus zwei Strängen besteht. Die von den Zellen gebildete Prae-Pro-Urokinase besteht aus 431 Aminosäuren, von denen 20 während des Abgabevorgangs aus der Zelle abgeschnitten werden. Das Proenzym mit 411 Aminosäuren wird durch proteolytische Aktivität in die sogenannte hUK, die Urokinase mit hohem Molekulargewicht, umgewandelt. Die bei diesem proteolytischen Vorgang entstehende A- und B-Kette wird durch eine Disulfidbrücke zusammengehalten. Das aktive Zentrum der Urokinase ist in der B-Kette lokalisiert worden. Weitere proteolytische Veränderungen an der A-Kette führen zur sogenannten lUK, einer Urokinase mit niederem Molekulargewicht. Mit der Entwicklung von SC-UK und ähnlichen Peptiden war die Hoffnung verbunden, präferentiell lokal wirksame Fibrinolytika mit geringerer systemischer Wirkung zu erhalten.

Streptokinase[1] ist ein Protein aus β-hämolysierenden Streptokokken. Seine Molekülmasse wird mit $47 \cdot 10^3$ angegeben. Im Unterschied zur Urokinase hat Streptokinase selbst keine enzymatische Aktivität. Man kann die Streptokinase als Proaktivator für Plasminogen bezeichnen, mit dem es sich mit hoher Spezifität verbindet. Dieser Proteinkomplex, in dem offenbar eine Konformationsänderung des Plasminogen-Anteils erfolgt ist, kann dann als Aktivator die Überführung von Plasminogen in Plasmin bewirken; dabei wird wie durch Urokinase eine Arginyl-Valin-Bindung im Plasminogen gelöst. Streptokinase verbindet sich auch mit Plasmin zu einem Proteinkomplex, der seinerseits zwar auch Aktivatoreigenschaften für Plasminogen besitzt, dessen Aktivität jedoch gering ist.

Auch die Streptokinase kann nur i.v. angewendet werden.

Acylierte Plasminogen-Streptokinase-Aktivator-Komplexe (APSAC) werden mit dem Ziel einer größeren Fibrin-Spezifität und damit einer präferentiell lokalen Wirkung hergestellt. Da infolge vorausgegangener Streptokokkeninfektionen Antikörper gegen Streptokinase vorhanden sein können, muß jede Therapie mit einer Dosis von wenigstens 2,5 mg Streptokinase begonnen werden, um vorhandene Antikörper zu binden. Es liegt auf der Hand, daß Streptokinase als heterologes Protein eine stärkere Antigenität als die homologen Plasminogen-Aktivatoren aufweist. Hinzu kommen Verunreinigungen bei der Herstellung des Proteins, die selbst bei sorgfältigster Reinigung nicht vermieden werden können. Dieses Problem besteht allerdings auch bei homologen Proteinen, die gentechnologisch und/oder aus biologischen Quellen gewonnen werden.

Zur äußerlichen Anwendung, z. B. bei der Reinigung fibrinös eitriger Wunden, wird Streptokinase in Kombination mit **Streptodornase**[2] verwendet. Die Streptodornase ist eine Desoxyribonuklease.

Die Kontrolle der fibrinolytischen Therapie ist in der Regel nicht mit einfachen Globalmethoden wie der Bestimmung der Euglobulinlysiszeit oder der Messung der fibrinolytischen Aktivität von Plasma auf Fibrinplatten zu bewältigen. Meist müssen Fibrin bzw. seine Spaltprodukte direkt bestimmt werden. Für derartige Bestimmungen bedarf es in der Hämostasiologie erfahrenen Personals.

Unerwünschte Wirkungen, die bei der Therapie mit Fibrinolytika bzw. Aktivatoren der Fibrinolyse auftreten können, sind in Tab. 7 zusammengefaßt, Kontraindikationen der fibrinolytischen Therapie in Tab. 8. Indikationen für die fibrinolytische Therapie vgl. S. 453.

---

[1] Aktosolv®. Ukidan®.

[1] Streptase®, Kabikinase®; [2] Varidase.

Tab. 7: Unerwünschte Wirkungen bei der Therapie mit Streptokinase und Urokinase (modif. nach R. Marx, in: G. Riecker et al. Therapie innerer Krankheiten; 4. Aufl. 1980; Springer, Berlin).

1) Blutungen (häufiger als bei antikoagulativer Behandlung mit Heparin!)

2) Emboliegefahr bei Mitralstenose und Vorhofflimmern (Kardiothromben!)

3) Allergisch-anaphylaktische Reaktionen (Streptokinase!): Schüttelfrost, Exantheme, Fieber, Schock

4) Unspezifische Reaktionen: Kopfweh, Übelkeit, Erbrechen

Tab. 8: Kontraindikationen für die Therapie mit Streptokinase und Urokinase (modif. nach R. Marx in: G. Riekker et al. Therapie innerer Krankheiten, 4. Aufl. 1980; Springer, Berlin).

relative Kontraindikationen:
  ○ schwere Herzinsuffizienz, Schrittmacher
  ○ schwere Niereninsuffizienz
  ○ Dauerkatheter in der Blase
  ○ Alter über 80 Jahre
  ○ schwere Hypertonie

absolute Kontraindikationen:
  ○ Schwangerschaft (bis 15. Woche)
  ○ Blutungsgefahr:
    hämorrhagische Diathese, Aneurysmen;
    7 Tage nach Operationen, länger nach Operationen im Bereich von Herz, Gehirn und Rückenmark; große Wunden;
    Apoplexie;
    intestinale Blutungsquellen: Tumoren, Ulcera im Magen- und Darmbereich, Hiatushernie;
    urogenitale Blutungsquellen: Tumoren, Lithiasis, Cystopyelitis;
    Leberzirrhose und chron. Hepatitis;
    diabetische Retinopathie;
    Glaskörperblutungen.

Fibrinolytika mit vorwiegend lokaler Wirkung

Der **Gewebeplasmin-Aktivator (t-PA)** geht eine Verbindung mit Fibrin ein; dabei wird Plasminogen zu Plasmin aktiviert. Voraussetzung dafür ist, daß lysinreiche Domänen, die zur Bindung von t-PA notwendig sind, offen zugänglich sind. Diese Bindungsstellen scheinen auch für die Inaktivierung von Plasmin durch α_2-Antiplasmin von Bedeutung zu sein. Gebundenes Plasmin ist demnach vor der Inaktivierung geschützt.

Aufgrund dieser Reaktionsweise ist zu erwarten, daß die fibrinolytische Wirkung von t-PA lokal begrenzt bleibt. Plasmin, das von der Fibrin-Bindungsstelle abdissoziiert, wird im systemischen Kreislauf rasch inaktiviert. Deshalb hofft man, daß bei der Anwendung von t-PA eine systemische Fibrinolyse in weitaus geringerem Maße stattfindet als nach der Anwendung der auch systemisch wirksamen Fibrinolytika.

t-PA ist eine Serinprotease, die 527 Aminosäuren enthält. Da bei der Infusion größere Mengen von t-PA unweigerlich die Bindungsfähigkeit an lokales Fibrin in den Thromben übersteigen wird, besteht die zunächst zu bewältigende Aufgabe bei der therapeutischen Anwendung darin, die optimale Do-

sierung für die lokale Fibrinolyse zu entwickeln. Mit steigenden Dosen von t-PA sind auch systemische Fibrinogenolysen zu beobachten. Außerdem gibt es körpereigene Inhibitoren von t-PA. Die gegenwärtig üblichen Dosierungsschemata beginnen mit einer einmaligen Injektion von 10 mg i. v. Darauf folgt eine 3stündige Infusion von insgesamt 50 mg t-PA in der 1. Stunde und 20 mg in den beiden folgenden Stunden. t-PA wird gentechnologisch hergestellt.

Hemmstoffe der Fibrinolyse

Ähnlich wie für die Blutgerinnung gibt es auch für die Fibrinolyse direkte und indirekte Hemmstoffe.

Aprotinin, ein Hemmstoff von Plasmin

Bei Aprotinin handelt es sich um ein Polypeptid (Molekülmasse rund 6 500) aus 58 Aminosäuren. Aprotinin[1] wird aus Rinderorganen gewonnen (Parotis, Bauchspeicheldrüse). Es hemmt eine ganze Reihe von Proteinasen bzw. Enteroproteinasen. Dazu gehören Trypsin, Chymotrypsin, die Kallikreine, Plasmin und der Plasminogenaktivator sowie eine Reihe von Proteinasen, die für die Aktivierung von Prothrombin im endogenen System wichtig sind, beispielsweise die Faktoren VIIIa, IXa und XIIa. Die physiologische Bedeutung von Aprotinin wird vornehmlich in der Hemmung des Kallikreins im System der Kinine gesehen (vgl. S. 316 f.). Die therapeutische Anwendung von Aprotinin bei der disseminierten intravasalen Gerinnung ist umstritten. Man kann nämlich die dabei sekundär gesteigerte Fibrinolyse auch als sinnvolle Gegensteuerung des Organismus betrachten mit dem Ziel, die vermehrte Bildung von Fibringerinnsel zu verhindern. Oft wird die Medikation mit Aprotinin mit der Schockbekämpfung motiviert, wobei die Hemmwirkung auf Kallikrein und die schockauslösenden Kinine ausgenutzt werden soll. Die Anwendung von Aprotinin zur Behandlung der akuten Pankreatitis ist Gegenstand wissenschaftlicher Kontroversen. Sinnvoll ist sein Einsatz unter dieser Indikation möglicherweise im Hinblick auf die notwendige Schockprophylaxe.

Aprotinin wird in Kallikrein-Inhibitoreneinheiten (KIE) dosiert und intravenös verabreicht. 0,14 mcg des reinen Aprotinins entsprechen 1 KIE. Die Halbwertzeit der Aktivität von Aprotinin im Plasma beträgt 30 bis 60 min, die seiner renalen Elimination ca. 2 Stunden. Im Urin erscheint Aprotinin in inaktiver Form.

Hinsichtlich der therapeutischen Anwendung zur Unterbrechung der Wirkung der Fibrinolytika vgl. die fibrinolytische Therapie (s. S. 455).

Hemmstoffe der Plasmin-Bildung

Die körperfremden Aminosäuren Tranexamsäure (AMCHA) und p-Aminomethylbenzoesäure (PAMBA) hemmen die physiologischen Plasminogenaktivatoren. Diese Aktivatoren sind Proteasen, die die Peptidbindung zwischen basischen Aminosäuren (z. B. Lysin, Arginin) auflösen. Die Voraussetzung für die inhibitorische Wirksamkeit dieser Stoffe ist ihre Ähnlichkeit mit Lysin (vgl. Abb. 5), die noch besonders deutlich an der 1. Verbindung zu erkennen ist, die aus dieser Reihe therapeutisch angewendet wurde: ε-Aminocapronsäure. Sie hemmen als Pseudosubstrate die proteolytische Aktivität der Aktivatoren und dadurch die Überführung von Plasminogen in Plasmin. Aufgrund dieses Wirkungsmechanismus wird verständlich, daß die Hemmstoffe der Plasmin-Bildung erst

---

[1] Aprotinin®, Antagosan®, Trasylol®.

Formel		rel. Wirksamkeit	Beispiel für Handelsnamen
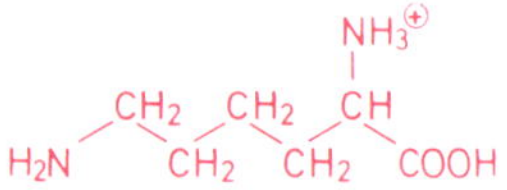 $NH_3^{\oplus}$ H_2N—CH_2—CH_2—CH_2—CH_2—CH—COOH	Lysin	–	–
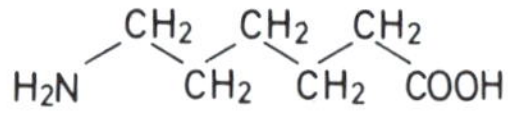 H_2N—CH_2—CH_2—CH_2—CH_2—CH_2—COOH	Epsilon-Aminocapronsäure[1]	1	–
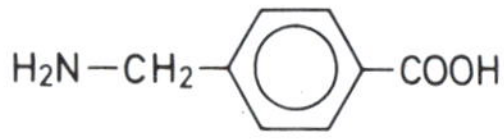 H_2N—CH_2—⟨○⟩—COOH	p-Aminomethylbenzoesäure (PAMBA)	5	Gumbix®
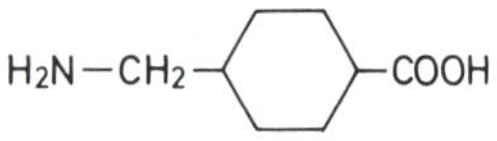 H_2N—CH_2—⟨○⟩—COOH	Tranexamsäure (AMCHA) (trans-AMCHA)	10	Anvitoff®
	(Racemat)	4	Ugurol®

[1] Potentiell teratogen; sie war die erste, therapeutisch angewendete Substanz aus dieser Reihe.

Abb. 5: Hemmstoffe der Plasmin-Bildung.
Sie hemmen die Protease, die Plasmin aus Plasminogen bildet. Epsilon-Aminocapronsäure ist in Analogie zur Struktur von Lysin entwickelt worden. Basische Aminosäuren wie Lysin und Arginin sind die Angriffsorte der proteolytischen Plasminogenaktivatoren (modif. nach Markwardt, F./Landmann, H./Klöcking, H.-P.: Fibrinolytika und Antifibrinolytika. VEB Fischer, Jena 1972).

nach mehreren Stunden wirksam werden, dann nämlich, wenn das in der Blutbahn vorhandene Plasmin inaktiviert bzw. aufgebraucht ist. Die Wirkung dieser Hemmstoffe der Plasminogen-Aktivatoren hält 4 bis 6 Stunden an. Die pharmakokinetischen Eigenschaften der bei uns handelsüblichen Verbindungen Tranexamsäure (AMCHA) und p-Aminomethylbenzoesäure (PAMBA) können der Abb. 5 entnommen werden. Hinsichtlich ihres therapeutischen Einsatzes vgl. S. 456. Da die Anwendung dieser Stoffe spezielle Erfahrungen zur Voraussetzung hat, werden hier keine Dosierungsanweisungen gegeben.
AMCHA wird im wesentlichen renal eliminiert; es sind keine Metaboliten bekannt.
Von PAMBA werden 50–70% unverändert über die Nieren ausgeschieden. Bei dem stabilen hydrophilen Metaboliten handelt es sich um N-Acetyl-PAMBA.

Grundzüge der Behandlung mit Antikoagulantien, Aggregationshemmern, Fibrinolytika und Hemmstoffen der Fibrinolyse

Thrombose und Embolie

Bei der Behandlung arterieller Gefäßverschlüsse durch Thromben und Embolie ist die konservative, fibrinolytische Therapie sorgfältig gegen chirurgische Maßnahmen abzuwägen. Abhängig von der Lokalisation und der Dauer eines Verschlusses sind z. B. mit Streptokinase bis zu 70% der Arterienverschlüsse wieder beseitigt worden. Bei der akuten Lungenembolie hängt es vom Ausmaß der Verlegung der Lungengefäße ab, ob eine fibrinolytische Therapie oder chirurgische Maßnahmen indiziert sind. Sind mehr als $^2/_3$ der Lungenstrombahn verlegt, dann ist der fatale Ausgang innerhalb einer halben Stunde in 80% der Fälle unvermeidlich, wenn nicht eine Embolektomie gelingt.
Die zentrale Lungenembolie ist primär immer eine Indikation für das operative Vorgehen. Ist dies mit Rücksicht auf den Patienten nicht möglich oder handelt es sich um disseminierte

Lungenembolien, ist die sofortige Thrombolyse angezeigt. In jedem Fall wird der Patient mit Heparin in hohen Dosen behandelt, um das weitere Wachstum der Thromben zu unterbrechen. Der Patient wird ruhig gestellt, ggf. sediert und die unteren Extremitäten, aus denen die Embolie wahrscheinlich ihren Ausgang genommen hat, werden mit einem Kompressionsverband versehen.

Die fibrinolytische Therapie

Für die fibrinolytische Therapie stehen heute als Handelspräparate im wesentlichen Human-Urokinase[1] und Streptokinase[2] zur Verfügung. Ihre Anwendung kann nur an klinischen Abteilungen mit speziellen Erfahrungen erfolgen; deshalb werden hier keine besonderen Dosierungsanweisungen gegeben. Heute kann eine fibrinolytische Therapie mit Urokinase auf eine Woche und länger ausgedehnt werden.
Aus der Gruppe der exogenen Fibrinolytika sind acylierte Plasminogen-Streptokinase-Aktivator-Komplexe (APSAC) entwickelt worden unter der Vorstellung, daß sie eine präferentielle Fibrinspezifität aufweisen. Bislang hatten sich diese Hoffnungen klinisch genauso wenig erfüllt wie die bei der Anwendung der sogenannten Einstrang-Urokinase (SC-UK), die zwar in vitro eine präferentielle Wirkung auf Thrombusfibrin zeigt, deren Vorteil in vivo klinisch jedoch noch nicht als erwiesen zu betrachten ist (s. S. 452).
Eine Therapie mit endogenen (direkten) Fibrinolytika wie t-PA[1] kann in klinischen Einrichtungen mit leistungsfähigen Gerinnungslabors durchgeführt werden. Anschließend an die fibrinolytische Therapie müssen Antikoagulantien eingesetzt werden: Heparin 10 Tage lang; danach Cumarin-Derivate, wenigstens 6 Monate lang. Die initiale Heparindosis muß um 50% gesenkt werden, weil nach der fibrinolytischen Therapie normale Heparindosen infolge der höheren Konzentration von Fibrin-Spaltprodukten im Plasma einen stärkeren Effekt haben (vgl. S. 442).
Wie anläßlich der Besprechung der gegenwärtig verfügbaren Fibrinolytika bereits erörtert, kann eine lokal begrenzte Fibrinolyse mit Urokinase oder Streptokinase nur unzureichend durchgeführt werden. Die systemische Fibrinolyse, deren

[1] Abbokinase®; Ukidan®; [2] Streptase®; Kabikinase®; [3] Actilyse®.

Konsequenz ein hohes Blutungsrisiko ist, führt nicht selten zum Abbruch der Therapie. Deshalb gilt das Interesse der Spezialisten der Entwicklung von spezifisch am Thrombus aktiven Fibrinolytika mit möglichst geringer oder gar keiner systemischen Wirkung wie z. B. dem sogenannten Gewebe-Plasmin-Aktivator (t-PA; s. S. 453).

Indikationen. Eine fibrinolytische Therapie ist bei venösen Thrombosen bzw. Embolien indiziert. Sie steht in den Gefäßgebieten der Extremitäten in Konkurrenz mit chirurgischen Maßnahmen.

Kontraindikationen für den Einsatz von Fibrinolytika s. Tab. 8, S. 453.

Unterbrechung der fibrinolytischen Therapie. Tritt eine zu starke Hemmung der Blutgerinnung nach dem Einsatz von Fibrinolytika auf, dann kann deren Wirkung, beispielsweise mit Aprotinin, unterbrochen werden.

Bei der Anwendung der direkt wirkenden, niedermolekularen Antifibrinolytika (vgl. Abb. 5, S. 454) ist der verzögerte Eintritt der Wirkung zu berücksichtigen.

Die Prophylaxe von Thrombose und Embolie

Die Bedeutung der prophylaktischen Hemmung der Gerinnungsfähigkeit des Blutes bei drohenden Thromboson bzw. Emboliegefahr wird durch die Häufigkeiten postoperativer Thrombosen und Embolien in der Urologie, der Gynäkologie und der Chirurgie belegt: einem nicht ausgesuchten Krankengut zufolge ergab sich eine Thromboserate (Radiofibrinogen-Test) in der Urologie von rund 26%, in der Gynäkologie von rund 30% und in der allgemeinen Chirurgie von rund 36%. Die Embolierate (Lungenperfusionsszintigraphie) lag in dieser Studie in der Urologie bei 10%, in der Gynäkologie bei 12% und in der Chirurgie bei 23%.

Die pharmakotherapeutischen Maßnahmen begleiten die pflegerischen, durch die eine längere Bettlägerigkeit der Patienten verhindert wird: postoperative Bewegungsübungen im Bett, Frühmobilisierung von Frischoperierten und Wöchnerinnen, „Varizentoilette" etc.

Die pharmakotherapeutischen Maßnahmen sind vielfältig. Bei **venöser und arterieller Thrombosegefährdung** kann zur Hemmung der Aggregation von Erythrozyten **Dextran 40** verwendet werden. Dadurch werden die Suspensionsstabilität des Blutes gesteigert und seine Viskosität herabgesetzt und damit die Fließeigenschaften verbessert. Diese rheologische Prophylaxe mit Dextran wird durch die seltenen, aber lebensbedrohlichen anaphylaktischen Reaktionen eingeschränkt (vgl. S. 404). Die Gefahr der möglichen allergischen Reaktion kann durch die Vorinjektion von Promit® verringert werden. Eine abschließende Beurteilung des Wertes dieser Therapie ist gegenwärtig noch nicht möglich.

Die niedrig dosierte Therapie mit UF-Heparin (s. S. 444) zur Prophylaxe von Thrombose und Embolie hat sich in den chirurgischen Fächern fest etabliert. Lediglich bei größeren Eingriffen mit Gewebedestruktionen wie beim Hüftgelenkersatz in der Orthopädie ist der gerinnungshemmende Schutz mit niedrigen Heparindosen zu gering; hier muß höher dosiert werden. Die Frage, ob in Zukunft die NMH (LMWH) die Stelle der UFH-Präparate einnehmen können, hängt nicht zuletzt von ihrem Preis ab. Die geringere Eigentoxizität und die längere Wirkungsdauer der NMH sind eindeutige Vorteile gegenüber den UFH.

Die Anwendung von **Aggregationshemmern** ist in der postoperativen Phase gegenüber derjenigen von niedrig dosiertem Heparin in den Hintergrund getreten. Der therapeutische Wert der Aggregationshemmstoffe ist bei drohender Gefahr vornehmlich in der Verhinderung arterieller Gefäßverschlüsse zu sehen (s. unten). Hemmstoffe der Aggregation werden prophylaktisch auch bei Thrombophlebitiden eingesetzt. Die

Dosierung der Acetylsalicylsäure beträgt 100 mg/Tag. Nach kontrollierten klinischen Studien reichen auch 75 mg/Tag.

Hemmung der Gerinnungsfähigkeit des Blutes beim Myokardinfarkt

Beim akuten Myokardinfarkt werden in mehr als 80% der Fälle verschließende Thromben in den Koronararterien gefunden. Es lag daher nahe zu prüfen, inwieweit **Fibrinolytika** zur Therapie genutzt werden können. Es ist in der Tat gelungen, z. B. mit **Streptokinase** derartige Thromben innerhalb von 45 Minuten und weniger aufzulösen, z.T. durch direkte Infusion mit Coronar-Kathedern. Wenn die Lyse rechtzeitig eingeleitet werden kann, wird die beim Herzinfarkt initial gestörte Myokardfunktion gebessert. Die Ausdehnung des Infarkts soll in Grenzen gehalten werden können; die Letalität der Infarkte innerhalb der ersten 3 Stunden wurde durch diese Maßnahme deutlich gesenkt.

Die Thrombolyse mit gentechnologisch hergestellter Human-Urokinase läßt eine geringere Antigenität im Vergleich mit Streptokinase erwarten. Die Hoffnungen auf eine geringere systemische fibrinolytische Aktivität, die mit der Anwendung von SC-UK bzw. mit APSAC (s. S. 452) verbunden waren, haben sich nur zum Teil erfüllt. Dagegen ist die klinische Erprobung der t-PA-Präparate, mit denen eine lokale Fibrinolyse erzielt werden soll, mit großen Erwartungen verknüpft worden. Die endgültige Bewertung steht noch aus.

Schon jetzt ist festzuhalten, daß die Thrombolyse des Myokardinfarktes zur Therapie der 1. Wahl werden kann, wenn bundesweit sichergestellt werden kann, daß die Patienten innerhalb kürzester Zeit einem erfahrenen Behandlungszentrum zugeführt werden können.

Durch **Antikoagulantien** wird die Letalität des Infarktes innerhalb der ersten 24 Stunden nicht beeinflußt. In den folgenden 40 Tagen kann die Gefahr thromboembolischer Komplikationen und des Reinfarkts bei unbehandelten Patienten auf 15 – 25% geschätzt werden. Dieser Prozentsatz läßt sich durch Antikoagulantien etwa um die Hälfte verringern.

Der Wert der Langzeitbehandlung (Sekundärprophylaxe) über 2–5 Jahre hinaus ist nach wie vor Gegenstand wissenschaftlicher Kontroversen. Hier wird gegenwärtig ein gewisser Vorteil für die mit **Aggregationshemmstoffen** behandelten Patienten diskutiert. Der therapeutische Wert der **Acetylsalicylsäure** konnte in mehreren klinischen Studien objektiviert werden. Die Mortalität konnte um 25 bis 30% herabgesetzt werden. In einer deutsch-österreichischen Studie hat die zur sekundären Prävention vergleichsweise durchgeführte Behandlung mit einem Cumarinderivat (Phenprocoumon) erheblich schlechter abgeschnitten; allerdings ist hinzuzufügen, daß die Unterschiede hinsichtlich der Gesamtmortalität statistisch nicht signifikant waren, jedoch hochsignifikant, wenn man die Häufigkeit eines tödlichen Myokardinfarkts bzw. des plötzlichen Todes als Beurteilungskriterien zugrunde legt. Diesen Resultaten widersprechen die Ergebnisse einer holländischen Untersuchung, in der die konsequente Anwendung indirekter Antikoagulantien von einer Senkung der Mortalität gefolgt war.

Die Frage, ob die tägliche Dosis von Acetylsalicylsäure noch unter 0,3 g/pro Tag gesenkt werden kann, ist offen.

Die Bewertung von **Sulfinpyrazon** als antiaggregatorisches Prophylaktikum ist in der Literatur nicht einheitlich.

Die Zahl der ständig mit Hemmstoffen der Gerinnungsfähigkeit des Blutes behandelten Menschen nimmt über die Jahre rapide zu. Es muß ausdrücklich darauf verwiesen werden, daß eine derartige Therapie ein hohes Maß an Kooperationsbereitschaft und Intelligenz des Patienten sowie an Organisation zur Überwachung der Therapie durch Labor und Arzt voraussetzt.

Pharmakotherapie bei disseminierter intravasaler Gerinnung

Heparin

Die Therapie ist zunächst auf die Hemmung der Gerinnung abgestellt. Deshalb wird Heparin i.v. in Dosen verabreicht, die in der Lage sind, Thrombin komplett zu inaktivieren: 20 000–30 000 I.E. im Dauertropf über 24 Std. Das weitere Vorgehen ist an ein leistungsfähiges Gerinnungslabor geknüpft. Eine objektive Bewertung der Therapie bei der disseminierten intravasalen Gerinnung ist gegenwärtig aufgrund der geringen Erfahrungen noch nicht möglich.

Hemmstoffe der Fibrinolyse

Inhibitoren der Fibrinolyse werden immer nur unter dem Schutz von Heparin angewendet. Sie sind dann indiziert, wenn infolge einer massiven intravasalen Gerinnung eine erheblich gesteigerte sekundäre Fibrinolyse festgestellt wird. Hierbei ist nur das sofort wirksame Aprotinin indiziert, das hoch dosiert (200 000–500 000 KIE) langsam i.v. injiziert wird. Daran schließt sich eine Dauerinfusion mit 20 000 bis 50 000 KIE pro Stunde an.

Bei der lokalen Aktivierung der Fibrinolyse, beispielsweise in der Folge von Blutungen im Bereich des Urogenitaltraktes, werden die niedermolekularen Hemmstoffe der Plasminogen-Aktivatoren verwendet (vgl. S. 453 f.). Vor ihrer Anwendung muß sichergestellt sein, daß keine intravasale Gerinnung abläuft.

Substitution von Fibrinogen

Da der Organismus im Verlauf einer disseminierten intravasalen Gerinnung an Gerinnungsfaktoren verarmt, muß u. U. deren Substitution vorgenommen werden. Dies geht am einfachsten mit Blut- oder Plasmaersatz bzw. durch Substitution von Fibrinogen. Auch hier ist anzumerken, daß die Substitution unter dem Schutz von Heparin vorgenommen werden soll, um zu verhindern, daß die Zufuhr der Gerinnungsfaktoren die intravasale Gerinnung perpetuiert.

Fibrinolytika

Streptokinase bzw. **Urokinase** werden dann eingesetzt, wenn Mikrozirkulationsstörungen aufgetreten sind. Zur Verhinderung allergischer Reaktionen werden vor dem Einsatz von Streptokinase Glucocorticoide verabfolgt, z. B. 50–100 mg Prednisolon i.v. Wie bei jeder fibrinolytischen Therapie muß sich eine Behandlung mit Antikoagulantien anschließen.

Unerwünschte Wirkungen und Kontraindikationen für die Behandlung mit Hemmstoffen der Blutgerinnung bzw. für die fibrinolytische Therapie

In 2–4% aller Behandlungsfälle mit Stoffen, die die Gerinnungsfähigkeit des Blutes herabsetzen, sind Hämorrhagien, oft mit tödlichem Ausgang (vgl. Tab. 5). Dabei spielen Blutungen im Magen-Darm-Trakt, im Urogenital-Trakt sowie zerebrale Blutungen eine besondere Rolle. Zur Einschränkung dieser Gefahren sind relative und absolute Kontraindikationen formuliert worden. Während bei den relativen Kontraindikationen der Zwang zur Abwägung zwischen dem lebensbedrohlichen Risiko durch eine mögliche Thromboembolie und demjenigen durch die in Kauf zu nehmenden unerwünschten Wirkungen bei der Therapie mit Hemmstoffen der Blutgerinnung besteht, dürfen bei den absoluten Kontraindikationen derartige Wirkstoffe nicht eingesetzt werden. Die wichtigsten absoluten und relativen Kontraindikationen für die direkt wirkenden Antikoagulantien vom Heparin-Typ und die indirekt wirkenden vom Cumarin-Typ sind in der Tab. 6 zusammengefaßt.

Die unerwünschten Wirkungen und Kontraindikationen für die fibrinolytische Behandlung sind in Tab. 7 und Tab. 8, S. 453, aufgelistet.

Weiterführende Literatur

Erdös, E. G./Wilde, A. F. (Hrsg.): Bradykinin, Kallidin und Kallikrein, Handbuch der exp. Pharmakologie. Springer, Berlin, Heidelberg, New York 1970.

Gross, R./Holtmeier, H.-J. (Hrsg.): Blutgerinnung und Fibrinolyse. G. Thieme, Stuttgart, New York 1981.

Jaques, L. B.: Heparins-Anionic Polyelectrolyte Drugs Pharmacol. Rev. **31**, 99–166 (1980).

Jaques, L. B.: Mast Cells as an Expression of their Major Component, Anionic Polyelectrolytes. TIPS **3**, 410–415 (1982).

Lechner, K.: Blutgerinnungsstörungen. Springer, Berlin 1982.

Markwardt, F. (Hrsg.): Anticoagulantien, Handbuch exp. Pharmakologie, Band XXVII. Springer, Berlin, Heidelberg, New York 1971.

Markwardt, F. (Hrsg.): Fibrinolytics and Antifibrinolytics. Handbuch exp. Pharmakologie, Band 46, S. 537–577. Springer, Berlin, Heidelberg, New York 1978.

Riecker, G. (Hrsg.): Thromboembolie (Schwerpunktthema). Internist **25**, 74–129 (1984).

Seegers, W./Walz, D. A. (Eds.): Prothrombin and Other Vitamin K Proteins I and II. CRC-Press Boca Raton Florida USA 1986.

Sharp, A. A.: Diagnosis and Management of Disseminated Intravascular Coagulation; in: Haemostasis (Thomas, D., Ed.). Brit. Med. Bull. **33**, No. 3, 265–272 (1977).

Verstraete, M. et al. (Eds.): Thrombosis and Haemostasis 1987. Leuven Univ. Press, Leuven 1987.

Witt, E.: Biochemie der Blutgerinnung und Fibrinolyse. Verlag Chemie, Weinheim 1975.

EISEN

PHARMAKOTHERAPIE DES EISENMANGELS

W. Forth, München, und W. Rummel, Homburg/Saar

Unter therapeutischem Aspekt können Anämien in vier Gruppen eingeteilt werden: (1) aplastische, (2) hämolytische, (3) makrozytäre Anämien (Cobalamin und /oder Folsäure-Mangel) und (4) Anämien, die auf Störungen der Hämoglobin-Bildung zurückzuführen sind. Bei (1) und (2) spielt die Pharmakotherapie keine Rolle. Die Therapie von Anämien aufgrund eines Vitaminmangels, wozu auch die seltenen Anämien bei Pyridoxin-Mangel zu zählen sind, sind auf den Seiten 592 f. (Cobalamin), S. 593 f. (Folsäure), 595 f. (Ascorbinsäure) und S. 590 f. (Pyridoxin) behandelt. Innerhalb der Gruppe der Störungen der Hämoglobin-Bildung (4) hat die Eisenmangel-Anämie praktisch die größte Bedeutung. Dabei ist der Eisenmangel entweder auf eine zu geringe Zufuhr des Biometalls zurückzuführen oder durch Blutverluste verursacht.

Die Ursachen der Tumor- bzw. Infektanämien können vielfältig sein; aus bisher noch unbekannten Gründen kommt es bei diesen Krankheiten zu einer Verteilungsstörung des Eisens mit einer Verlagerung in die Depots bei gehemmter Eisen-Resorption.

Eisenstoffwechsel

Der Gesamtbestand des Organismus an Eisen beträgt 4–5 g (Abb. 1); rund 70 % davon sind im Hämoglobin gebunden. Die täglichen Verluste, z. B. durch abgeschilferte Epithelzellen des Magen-Darm-Trakts oder der Haut sind gering. Weder mit dem Urin, noch mit der Galle oder dem Schweiß werden nennenswerte Mengen ausgeschieden.

In der Mucosa des oberen Dünndarmes (Duodenum und Jejunum) existiert ein Transportsystem für Eisen, das die Resorption an den Bedarf anpaßt. Im Normalfall werden die täglichen Eisenverluste durch die Resorption aus der Nahrung voll ersetzt. Sie werden beim gesunden erwachsenen Mann pro Tag mit 1 mg veranschlagt. Das entspricht einer Resorptionsquote von 10 % des Nahrungseisens bei der in Industriestaaten üblichen Durchschnittsernährung. Im Unterschied zu anderen Metallen wie z. B. Natrium und Calcium kann der Eisenhaushalt nur über die Resorption reguliert werden, d. h. die Abgabe von rund 1 mg Eisen (vorwiegend durch Zellabstoßung von Haut und Schleimhäuten) kann nicht regulativ erhöht werden. Wenn also über längere Zeit mehr Eisen resorbiert wird als diesem festliegenden täglichen Verlust entspricht, dann kommt es allmählich zu der als Hämochromatose bekannten lebensbedrohlichen Eisenüberladung des Organismus (vgl. S. 464).

Die Kinetik des Eisens im Organismus unterscheidet sich im Eisenmangel von derjenigen bei ausgeglichener Eisenbilanz in zweierlei Hinsicht.

1. wird das Angebot von Eisen in der Nahrung besser ausgenutzt und
2. ist der Umsatz von Eisen im Organismus beschleunigt.

Im Tierversuch kann die Quote des resorbierten Eisens in Abhängigkeit vom Grad der Anämie im Extremfall 80–90% des Angebots erreichen. Wie die Abb. 2 zeigt, nimmt im Eisenmangel die epitheliale Transportrate für Eisen erheblich zu, ohne daß davon auch andere Transportvorgänge betroffen sind. Eine Zusammenfassung dessen, was heute über den Mechanismus der intestinalen Resorption von Eisen bekannt ist, enthält die Abb. 4.

Beim Menschen beträgt im Eisenmangel – entstanden durch Phlebotomie (z. B. Blutspender) – die Resorptionsquote im Mittel 3,8 mg/Tag (1,8–5) und kann maximal 50% der mit der Nahrung angebotenen Eisenmenge erreichen.

Das resorbierte Eisen wird im Portalblut vom Plasma-Transferrin übernommen und an die Stellen des Bedarfs weitergeleitet. Die Bindungskapazität des Transferrins, bei dem Eisen in dreiwertiger Form gebunden ist, ist normalerweise nur zu rund 30 % ausgenutzt (vgl. Tab. 1). Bei voller Sättigung kann das gesamte Plasma-Transferrin maximal 12 mg Eisen aufnehmen. Diese Menge ist sehr klein, woran bei der Eisen-Vergiftung und auch bei der parenteralen Therapie mit Eisen zu denken ist, da freies, nicht gebundenes Eisen toxisch ist.

Im Eisenmangel ist der Umsatz von Eisen beschleunigt (Abb. 3). Wie der Tierversuch belegt, wird das Eisen aus der Blutbahn rascher als bei ausgeglichener Eisenbilanz in die roten Blutzellen überführt.

Mit der höchsten Priorität werden offensichtlich die eisenhaltigen Enzyme (Funktionseisen) im Organismus mit Eisen versorgt. Gleich danach folgen das rote Knochenmark (Bildung von Hämoglobin) und die Muskulatur (Bildung von Myoglobin). Eisen, das funktionell nicht benötigt wird, verschwindet in den Depots, vor allem in Leber, Milz und Knochenmark, und wird dort vor allem als Ferritin, aber auch als Hämosiderin gelagert. Im Bedarfsfall kann das deponierte Eisen mobilisiert werden.

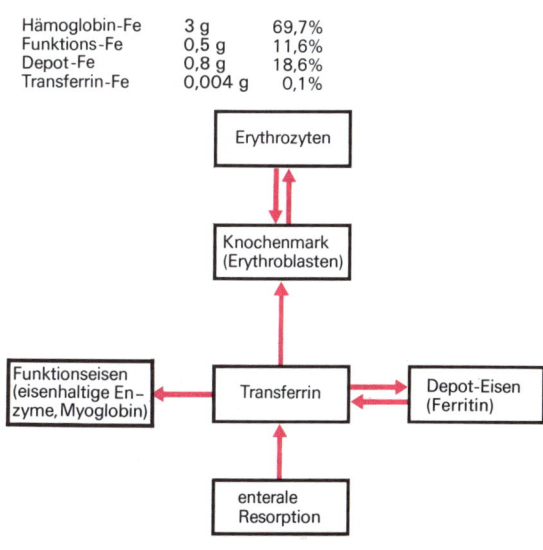

Hämoglobin-Fe	3 g	69,7%
Funktions-Fe	0,5 g	11,6%
Depot-Fe	0,8 g	18,6%
Transferrin-Fe	0,004 g	0,1%

Abb. 1: Einfaches Schema des Eisenstoffwechsels.

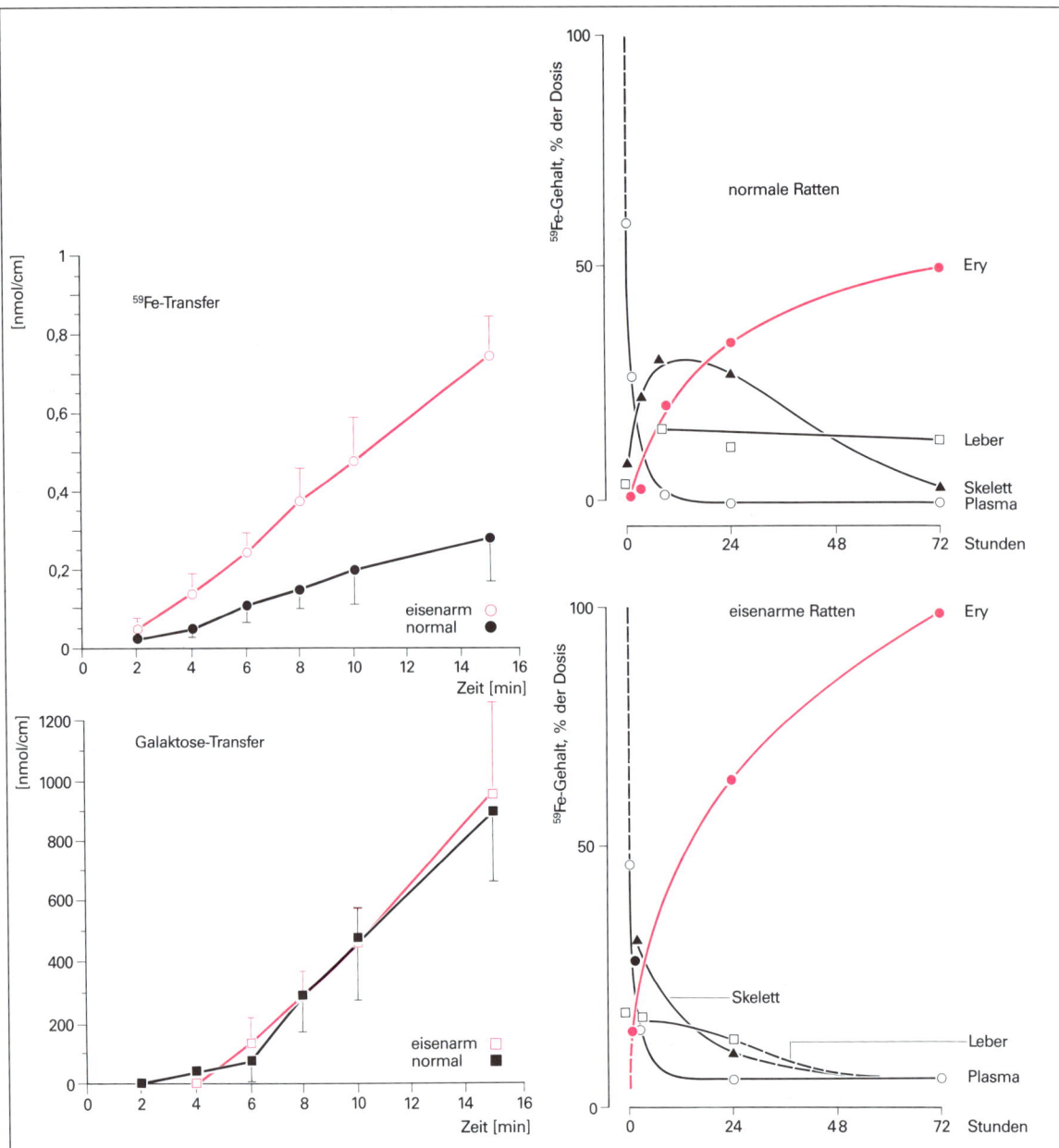

Abb. 2: Steigerung des Transfers von Eisen durch das Mucosaepithel normaler und eisenarmer Duodenalschlingen der Ratte.

Die Duodenalschlingen wurden in Narkose mit physiologischer Kochsalzlösung perfundiert, die 100 µmol/l ^{59}Fe-(FeCl$_3$) (1 mCi/l) mit 20fachem molaren Überschuß an Ascorbinsäure sowie 30 mmol/l Galaktose enthielt. Die Perfusionsgeschwindigkeit betrug 0,15 ml/min. Der Hämoglobingehalt des Blutes der normalen Tiere betrug 14,7 g/dl, derjenige der eisenarmen Ratten 9,1 g/dl. Zu den angegebenen Zeitpunkten wurden die ^{59}Fe-Radioaktivität im Blut und die Galaktosekonzentration im Plasma des Mesenterialvenenblutes gemessen und kumulativ in nmol/cm umgerechnet ($\bar{x} \pm$ SD; n = 5). Die Duodenalsegmente der eisenarmen Ratten transportieren offensichtlich Eisen rascher aus dem Darmlumen ins Blut als die Segmente normaler Tiere mit ausgeglichener Eisenbilanz. Die Transportleistung der Duodenalsegmente für Galaktose ist indes gleich geblieben. (Nach K. Schümann et al. Digestion **46**, 35–45; 1990).

Abb. 3: Der Umsatz von Eisen ist im Eisenmangel beschleunigt.

^{59}Fe-(FeCl$_3$) wurde in einer Dosis von 50 µg/kg intravenös normalen Ratten mit ausgeglichener Eisenbilanz (Hb-Gehalt des Blutes: 14 g/dl) und eisenarmen Ratten (Hb-Gehalt des Blutes: 6,8 g/dl) injiziert. Die Punkte symbolisieren den Mittelwert ($\bar{x}$) von 5 Tieren. Die Standardabweichung (SD), die der Übersichtlichkeit halber nicht eingezeichnet worden ist, war jeweils kleiner als 10 % von $\bar{x}$. Der Abbildung kann entnommen werden, daß im Eisenmangel die ^{59}Fe-Radioaktivität rasch aus dem Plasma über das blutbildende Knochenmark (Skelett) in die roten Blutzellen eingebaut wird. Bei den Kontrolltieren mit ausgeglichener Eisenbilanz erscheint die ^{59}Fe-Radioaktivität deutlich später in den Erythrozyten. Außerdem verbleibt über die gesamte Versuchszeit ein erheblicher Anteil injizierter ^{59}Fe-Radioaktivität in den Depots der Leber. (Unveröffentlichte Befunde: Forth, Rummel 1965).

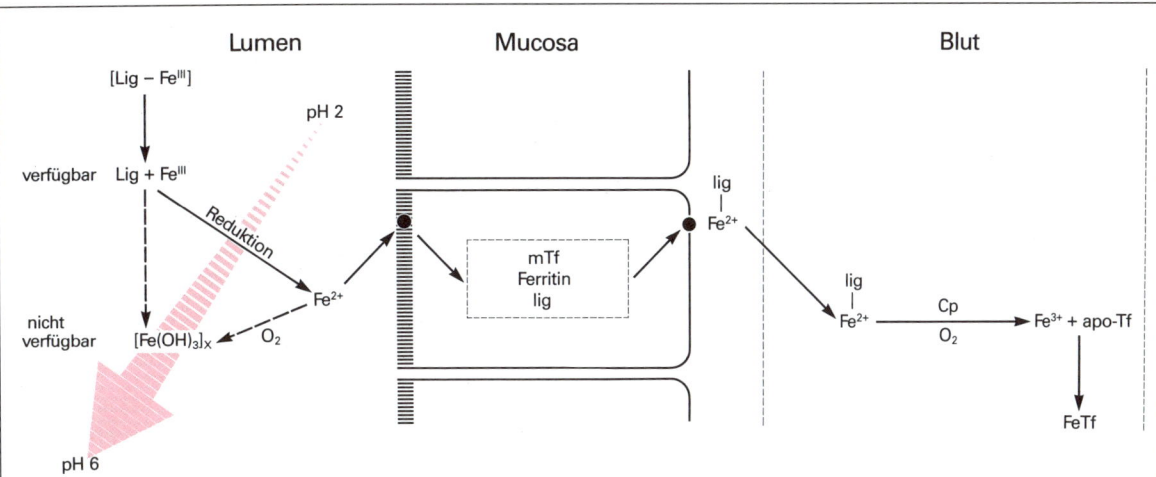

Abb. 4: Resorption von Eisen im oberen Dünndarm.

Nahrungseisen, soweit es nicht als Hämin vorliegt, wird im sauren Milieu des Magensafts aus der Bindung an Liganden wie Polyphosphate, Phytat o.ä. [Lig] freigesetzt. Durch Reduktionsmittel, z.B. Glucose oder Ascorbinsäure, wird es in die zweiwertige Form überführt. Es kann in dieser Form, nach Magenentleerung und vermittelt durch Proteine in der Bürstensaum-Membran, in die Mucosazellen des Duodenums und oberen Jejunums aufgenommen werden. Der nicht reduzierte bzw. reoxidierte Teil des mobilisierten Eisens fällt mit steigendem pH-Wert im Darmlumen in Form von Polyoxid-Hydraten wieder aus und steht damit nicht mehr für die Resorption zur Verfügung.

Das in die Enterocyten aufgenommene Eisen kann an nieder- und hochmolekulare Liganden gebunden werden. Makromolekulare Liganden sind mucosales Transferrin (mTf) und Ferritin. Die niedermolekularen Liganden (lig), wie z.B. Glycin oder Ascorbinsäure, stammen postprandial großenteils aus der Nahrung und werden aktiv durch die Mucosazellen des oberen Dünndarms transportiert. An Ferritin gebundenes Eisen wird bei der Zellmauserung wieder ins Lumen abgegeben und geht damit für die Resorption verloren. Der Teil, der an mucosales Transferrin oder niedermolekulare Liganden gebunden ist, kann über ein zweites, wenig untersuchtes Transportsystem in der Basolateralmembran die Zelle, wiederum in der zweiwertigen Form, verlassen. Aus dem Extrazellulärraum diffundiert dieses Eisen – erneut an im großen Überschuß vorhandene niedermolekulare Liganden wie Aminosäuren und Ascorbinsäure gebunden – in den Kapillarraum, wo es infolge einer hohen Affinität für Eisen(II) von der Ferrooxidase Ceruloplasmin (Cp) übernommen, zu Eisen (III) oxidiert und dann an apo-Transferrin gebunden wird.

(Nach Forth, W./Rummel, W.: Physiol. Rev. **53**, 742–792 (1973) und Wollenberg, P./Mahlberg, R./Rummel, W.: Biol. Metals **3**, 1–7 (1990).)

Transferrin, das anläßlich der Untersuchung der bakteriostatischen Eigenschaften von Plasma von A. Schade (Siderophillin) entdeckt wurde, spielt eine wichtige Rolle in der unspezifischen Infektionsabwehr.

Transferrin behindert durch seine hohe Affinität, mit dem es Eisen bindet, die Versorgung der Mikroorganismen mit diesem Metall. Freßzellen, wie polymorphkernige Granulozyten, Monozyten und Makrophagen, besitzen Transferrin-Rezeptoren, was darauf hindeutet, daß sie in den Kreis derjenigen Zellen einbezogen sind, die über Transferrin mit Eisen versorgt werden. Das gilt auch für Tumorzellen. Reife Erythrozyten haben im Unterschied zu Retikulozyten ihre Transferrin-Rezeptoren verloren. Der Vollständigkeit halber sei erwähnt, daß viele Zellen auch über ein transferrinunabhängiges Transportsystem für Eisen verfügen. Hinsichtlich der Bedeutung eisenhaltiger Enzymsysteme für die physiologischen Aufgaben der Freßzellen vgl. S. 332 f.

Verfügbarkeit von Eisen für die Resorption

Im biologischen Milieu können Eisen-Ionen aufgrund ihrer physiko-chemischen Eigenschaften nicht existieren. Sie bilden in pH-Bereichen nahe des Neutralpunkts, wie sie allenthalben im Organismus mit Ausnahme des Magens vorwiegend anzutreffen sind, entweder Aquo-Ionen, oder sie gehen mit O^{2-}- oder Hydroxyl-Anionen vielfältige Verbindungen ein, die allesamt schwerlöslich und deshalb für die Resorption schlecht verfügbar sind. Nicht nur bei der Resorption, sondern auch bei der Utilisation des Eisens an den Stellen des Bedarfs müssen Liganden zur Verfügung stehen, die die Hydroxylierung der Eisen-Ionen verhindern können. In welchem Umfang Nahrungseisen in den Organismus gelangt, hängt davon ab, wieviel des angebotenen Eisens mit dem Transportsystem in den Mucosazellen in Kontakt kommen kann (vgl. Abb. 4).

Tab. 1: Wichtige hämatologische Daten

	♂	♀
Hämoglobin (g/dl)	16	14
Fe-Gehalt des Hämoglobins (mg/l)	544	476
mittlerer Hämoglobingehalt eines Erythrozyten (pg)	29 ± 2	
Plasma-Eisen (1) (µg/dl)	120 ± 20	100 ± 30
totale Eisenbindungskapazität (2) berechnet als Fe (µg/dl)	300 ± 100	
freie Eisenbindungskapazität µg Fe/dl [berechnet aus (2) − (1)]	~180 − 200	
Plasma-Ferritin µg/l	165 (39 − 340)	50 (14 − 148)

Wo wird Eisen resorbiert?

Hauptorte der Resorption von Eisen sind das Duodenum und das obere Jejunum. Diese Darmabschnitte zeichnen sich durch die höchste Resorptionsrate für Eisen aus. In den unteren Abschnitten des Dünndarms, beispielsweise im Ileum, kann die geringere Resorptionsrate durch die längere Verweildauer des Nahrungsbreies bis zu einem gewissen Grade kompensiert werden. Die Erfahrungen mit eisenarmen Tieren lehren, daß sich die gesteigerte resorptive Aktivität der Darmabschnitte im Eisenmangel bis ins obere Ileum hinein ausdehnen kann.

In der Nahrung ist Eisen nur zum geringsten Teil in ionisierter Form zu finden. Der weitaus größere Anteil des Nahrungseisens ist komplexgebunden. Für die optimale Ausnutzung des Nahrungseisens, das überwiegend in dreiwertiger Form vorliegt, ist eine genügende HCl-Produktion im Magensaft eine wichtige Voraussetzung. Die meisten Eisenkomplexe dissoziieren bei niedrigen pH-Werten und setzen ihr Eisen frei. Dementsprechend wird bei Achylie oder nach einer Magenresektion oft eine Störung der Eisenresorption beobachtet.

Wenn ein Nahrungsbolus den Magen verläßt, wird durch Sekretion von HCO_3^- aus den Brunner'schen Drüsen der pH-Wert von 1 bis 2 im Duodenum in wenigen Minuten auf Werte von 5 bis 7, lokal unter Umständen sogar bis 8 erhöht. Das fördert die Hydroxylierung des Nahrungseisens, die nur in dem Maße verhindert werden kann, wie konkurrierende

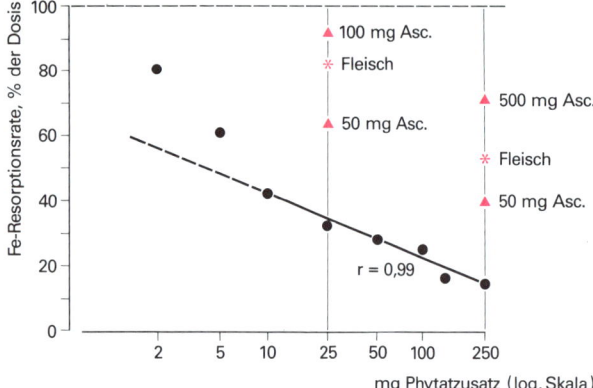

Abb. 5: Die Auswirkung steigender Phytatzusätze auf die Resorption von Eisen aus Weizenbrötchen.
Die steigenden Phytatzusätze zu Weizenbrötchen, die 3 mg anorganisches Eisen enthielten, vermindern zwischen 10 und 250 mg streng exponentiell die Verfügbarkeit von Eisen für die Resorption. Die Resorptionsrate wurde mit der Doppelisotopentechnik bestimmt. Wird das Brötchen mit einem „Hamburger" zusammen verzehrt (82 g Hackfleisch), dann steigt die Resorptionsrate von Eisen an; dieser Effekt läßt sich selbst bei hohen Phytatzusätzen (250 mg) nachweisen. Eine ähnliche Wirkung hat der Zusatz von Ascorbinsäure zu den Weizenbrötchen. Bei hohen Phytatgehalten muß der Ascorbinsäurezusatz entsprechend gesteigert werden. Hier dürfte der Grund dafür zu suchen sein, daß selbst konsequente Vegetarier keinen Eisenmangel zu entwickeln brauchen. In Ländern, in denen traditionell Nahrung mit hohen Phytatgehalten verzehrt wird, empfiehlt sich zur Sicherstellung der Bioverfügbarkeit des Nahrungseisens ein Ascorbinsäurezusatz zur Nahrung, beispielsweise der Genuß von ascorbinsäurehaltigen Fruchtsäften, weil die andere Möglichkeit, nämlich die Zulagen von ausreichenden Proteinmengen zur Nahrung, in der Regel aus ökonomischen Gründen nicht durchführbar ist. (Nach L. Hallberg, Skand. J. Gastroenterol. **22**, Suppl. 129, 73–79 (1987).)

Liganden in der Nahrung vorhanden sind, die mit Eisen lösliche Verbindungen eingehen. In Nahrungsstoffen pflanzlicher Herkunft sind es die bereits erwähnten Polyoxycarbonsäuren oder die Ascorbinsäure, die die Hydroxylierung von Eisen-Ionen verhindern können. Pflanzliche Nahrung enthält aber auch beachtliche Konzentrationen an Phosphaten und Phytaten, die mit Eisen schwerlösliche und deshalb schlecht verfügbare Verbindungen eingehen (vg. Abb. 5). Es verwundert deshalb nicht, daß die Verfügbarkeit von Eisen aus Nahrungsmitteln pflanzlicher Herkunft im Vergleich mit denjenigen der tierischen Nahrung vergleichsweise schlecht ist. Im Spinat und ähnlichen Gewächsen, die sich durch einen hohen Oxalsäuregehalt auszeichnen, ist die schlechte Verfügbarkeit des Eisens auf die Bildung schwerlöslicher Oxalsäurekomplexe zurückzuführen.

Die vergleichsweise gute Verfügbarkeit von Eisen in Sojabohnen wird mit deren Gehalt an Proteinen in Verbindung gebracht. Die Proteine und deren Abbauprodukte, die Aminosäuren, die mit Nahrungsstoffen tierischer Herkunft zugeführt werden, halten Eisen im Gastrointestinaltrakt offenbar in einer für die Resorption günstigen Form. Sie verhindern mit anderen Worten beispielsweise die Hydroxylierung von Eisen-Ionen im Gastrointestinaltrakt oder auch die Entstehung schwerlöslicher Phosphate, wenn derartige Verbindungen aufgrund des Phosphatgehaltes des pflanzlichen Anteils in der Nahrung gebildet werden können. Man kann davon ausgehen, daß Eisen aus einer Nahrung mit tierischem Eiweiß bis zu 10- bis 20mal besser ausgenutzt werden kann als aus pflanzlicher Nahrung.

Wie die Abb. 5 lehrt, kann die Verfügbarkeit von Eisen aus phytathaltigen Nahrungsmitteln durch gleichzeitige Einnahme von Fleisch oder den Zusatz von Ascorbinsäure gesteigert werden. Daraus lassen sich Schlußfolgerungen für diätetische Empfehlungen bei Eisenmangel einerseits und bei Hämochromatose andererseits ziehen. Es wird außerdem verständlich, weshalb auch strenge Vegetarier nicht zwangsläufig einen Eisenmangel entwickeln müssen, und daß bei ausgeglichener Ernährung auch der erhöhte Eisenbedarf von Frauen im reproduktionsreifen Alter durch das Nahrungsangebot gedeckt werden kann.

Eisenmangel

Wichtige hämatologische Parameter zur Beurteilung der Situation des Eisenstoffwechsels im Organismus sind in Tab. 1 (S. 459) zusammengefaßt. Dieser Tabelle kann auch der tägliche Eisenbedarf des Menschen in verschiedenen Lebensabschnitten und besonderen physiologischen Situationen wie im Wachstum und bei der reproduktionsreifen Frau entnommen werden.

Zu einer **Verarmung** des Organismus an Eisen kommt es dann, wenn das **Eisen-Angebot** in der Nahrung bzw. seine **Verfügbarkeit** nicht ausreicht, um einen erhöhten **Bedarf** zu decken. Das ist besonders häufig der Fall in der Phase des Wachstums oder bei Frauen als Folge der Menstruation bzw. einer Schwangerschaft. Diese Begriffe bedürfen der Erläuterung. Der tägliche **Bedarf** an Eisen (Tab. 3) wird durch die **alimentäre** oder **ärztlich verordnete Zufuhr** gedeckt; sie ist, durch die Verluste infolge der individuell stark variierenden **Bioverfügbarkeit** bedingt, immer größer als der **reale Bedarf** z. B. der blutbildenden Organe, wie er für den Haushalt des Körpereisens (Tab. 2) oder den Bedarf der Leibesfrucht (Abb. 6) errechnet werden kann. Die jeweilige Bedeutung des Wortes **Bedarf** läßt sich nur aus dem Zusammenhang interpretieren.

Weil die Erythrozyten kleiner als normal sind, wird die Anämie im Eisenmangel auch mikrozytär genannt (vgl. die einschlägigen Lehrbücher der Hämatologie).

Menstruation

Der Eisengehalt im Blut der Frau im reproduktionsfähigen Alter ist niedriger als der des Mannes (Tab. 1, S. 459). Dieser Unterschied verschwindet unter der Einnahme oraler Kontrazeptiva (Östrogene), wobei sich auch die Transferrin- und Eisen-Werte denjenigen des Mannes angleichen. Der durchschnittliche Blutverlust während der Menstruation von 30 bis 60 ml entspricht etwa einem Verlust von 15 bis 30 mg Eisen. Bei optimaler Ernährung und aufgrund der im Eisenmangel gesteigerten Resorptionsrate können diese Verluste ausgeglichen werden. Das ist jedoch dann nicht möglich, wenn sich – wie immer häufiger zu beobachten – Frauen einseitig ernähren oder wenn die Blutverluste so hoch sind wie bei Hypermenorrhöen (bis zu 800 ml) oder wie beim Uterus myomatosus (bis zu 1200 ml).

Schwangerschaft

Die Bilanz des Eisenhaushalts in der Schwangerschaft ist in Tab. 2 wiedergegeben. Für eine Schwangerschaft sind demnach rund 0,7 g Eisen erforderlich. Das Eisen-Depot beträgt nur 0,3 g. Es muß deshalb – vor allem angesichts der bei manchen Ernährungsgewohnheiten unzureichenden Zufuhr von Eisen – zusätzlich Eisen verabfolgt werden. Dabei ist zu berücksichtigen, daß der Eisen-Bedarf in der Schwangerschaft nicht kontinuierlich ansteigt (Abb. 6). Der Bedarf steigt entsprechend dem Wachstum der Frucht expotentiell, so daß, entsprechende Laborwerte vorausgesetzt, in der 2. Hälfte der Schwangerschaft Eisen substituiert werden muß.

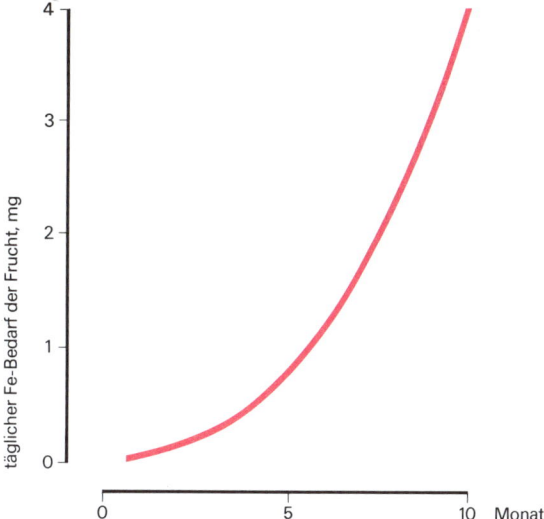

Abb. 6: Der tägliche Eisen-Bedarf der Frucht während der Schwangerschaft. Der Eisen-Bedarf der Frucht steigt im 2. Teil der Schwangerschaft an (nach Pribilla, W., et al., in: Iron in Chemical Medicine; Wallerstein, R. O., and Mettier, R. S. Eds.; Univ. Calif. Press, Los Angeles; 1958).

Tab. 2: Eisen-Haushalt in der Schwangerschaft.

Eisenbedarf für:	
Fötus	0,4 g
Plazenta	0,1 g
Blutvolumen-Zunahme (Mutter)	0,5 g
zusätzlicher Bedarf	1,0 g
errechnete Einsparung durch Ausbleiben der Menstruation	0,3 g
tatsächlicher Bedarf	0,7 g
Fe-Verluste:	
Blutverlust	0,1 g
Plazenta	0,1 g
Fötus	0,4 g
Verluste insgesamt	0,6 g

Bei der Gabe von Eisen bei Schwangeren muß bei der Bemessung des Grades der Anämie berücksichtigt werden, daß in der ersten Hälfte der Schwangerschaft eine Zunahme des Blutvolumens stattfindet, die vor allem auf eine Vermehrung des Plasmavolumens, weniger auf eine Zunahme der Zahl der Erythrozyten zurückzuführen ist. Demzufolge sinkt der Hämoglobingehalt pro dl, die Zahl der roten Blutzellen und der Hämatokrit ab. Insgesamt nimmt die Hämoglobinmenge entsprechend der absoluten Vermehrung des Blutvolumens zu. Die Bedeutung dieser physiologischen Adaptation des mütterlichen Organismus an die Schwangerschaft wird gegenwärtig noch kontrovers diskutiert. Man kann jedoch aus der Abnahme der Konzentration von Hämoglobin im Blut, der roten Blutzellen und des Hämatokrits nicht ohne weiteres auf eine Eisenmangelanämie schließen. Der Eisenbedarf für eine

Schwangerschaft kann normalerweise unschwer aus den Körperdepots und der Nahrung gedeckt werden (vgl. Tab. 2). Wenn die Eisendepots nicht ausreichen, kommt es erst im 2. oder 3. Trimenon zu einem Mangel, der eine therapeutische Intervention notwendig macht. Ein Absinken der Hämoglobinwerte im Blut unter 12 g/dl wird als Indikation für die therapeutische Substitution mit Eisen angesehen.

Wachstum

In Analogie zu den Vorgängen bei der Schwangerschaft, in der $\frac{2}{3}$ des erhöhten Bedarfs an Eisen auf das Wachstum der Frucht zurückgehen, ist verständlich, daß in Phasen des gesteigerten Wachstums auch der jugendliche Organismus mehr Eisen braucht. Das zirkulierende Blutvolumen kann mit 70–80 ml pro kg Körpergewicht veranschlagt werden. Nimmt man an, daß $\frac{2}{3}$ des Körpereisens im Hämoglobin vorliegen, dann läßt sich der Bedarf pro kg Gewichtszunahme mit ca. 45–50 mg abschätzen. Die in den verschiedenen Entwicklungsphasen des Menschen empfohlenen täglichen Eisen-Mengen sind in Tab. 3 zusammengefaßt.
Bei Gabe von Eisen im Kindesalter ist zu berücksichtigen, daß nach der Reduktion der Erythrozytenzahl und des Hämoglobin-Gehaltes des Blutes nach dem 1. Lebensvierteljahr (Trimenon-Reduktion) bis zur Pubertät eine sogenannte „physiologische Anämie" besteht, d. h. der Hämoglobin-

Tab. 3: Der tägliche Eisenbedarf des Menschen in verschiedenen Lebensaltern (Committee on Iron Deficiency, JAMA, **203**, 407; 1968).

	mg/Tag
Kleinkind	0,5–1,5
Kind	0,4–1
Jüngling, Mädchen	1–2
Mann, nicht-menstruierende Frau	0,5–1
menstruierende Frau	0,7–2
Frau in der Schwangerschaft	2–5

gehalt des Blutes liegt beim Kind deutlich unter dem des Erwachsenen. Bei Frühgeborenen kann allerdings die hypochrome Anämie während der Trimenon-Reduktion erhebliche Ausmaße annehmen. Bestimmte, früher charakteristische Formen des Eisenmangels, z. B. die Chlorose junger Mädchen, sind mit der Verbesserung der Ernährungsbedingungen und der Hebung des allgemeinen hygienischen Standards aus unserem Gesichtskreis verschwunden. Trotzdem ist der alimentär bedingte Eisen-Mangel auch heute noch sehr verbreitet, insbesondere bei der z. T. mangelhaft ernährten Bevölkerung unterentwickelter, tropischer Gebiete. Die Ursache ist oft gar nicht ein niedriger Eisen-Gehalt der Nahrung, sondern ein niedriger Protein- und ein hoher Phosphatgehalt. Eisen-Mangel spielt aber auch in zunehmendem Maße eine Rolle in sog. „Überflußgesellschaften", z. B. in den USA; das ist auf die oft einseitige Ernährung, vor allem Jugendlicher, zurückzuführen. Bei Kindern, die sich wochenlang fast ausschließlich mit Eis, Candy und Coca-Cola ernährten, wurden Symptome schweren Eisen- und Zink-Mangels beobachtet.

Therapie mit Eisen

Präparate zur oralen Anwendung

Die einfachste und billigste Art der Eisentherapie ist die Anwendung von anorganischem Eisen(II)-Sulfat. Demgegenüber sind die anorganischen Salze des dreiwertigen Eisens im Nachteil; sie bilden schon oberhalb von pH 3 Aquo-Komplexe und schwerlösliche Hydroxy-Verbindungen, die für die Resorption schlecht verfügbar sind. Dagegen ist im Tierversuch und beim Menschen erwiesen, daß im Eisenmangel auch dreiwertiges Eisen aus Komplexverbindungen utilisiert werden kann. Im Tierversuch war die Verfügbarkeit derartiger Verbindungen etwa gleich groß wie die von zweiwertigem anorganischem Eisen, wenn die Zufuhr zusammen mit der Nahrung vorgenommen wurde.

In Tab. 4 sind einige Präparate zur oralen Behandlung des Eisenmangels zusammengestellt. Dabei handelt es sich entweder um Eisenkomplexe mit Komplexbildnern aus der Reihe der Polyoxycarbonsäuren oder der Aminosäuren. In jedem Falle sind es Eisenkomplexe mittlerer Stabilität (log K ~ 12; vgl. S. 767 f.). Eisenkomplexe mit höheren Stabilitätskonstanten wie Fe-EDTA geben ihr Eisen nur in geringem Umfang an das Transportsystem in der Mucosa ab. In der Regel werden sehr stabile Eisenkomplexe, wenn sie gut wasserlöslich sind, schlechter resorbiert als $FeSO_4$, außerdem werden sie rasch über die Nieren wieder ausgeschieden.

Präparate zur parenteralen Anwendung

Eine Malabsorption für Eisen ist selten. Es gibt zwar Hinweise darauf, daß im Kindesalter bei bestimmten Formen der Sprue ein Malabsorptions-Syndrom existiert, bei dem auch Eisen vermindert resorbiert wird. In diesen Fällen, zuweilen auch bei schlechter Kooperation der Patienten, ist die parenterale Anwendung von Eisen unumgänglich. Sie soll aber, der hohen Zahl gefährlicher Nebenwirkungen wegen, der Ausnahmefall bleiben (vgl. S. 463). Was hinsichtlich der stabilen Eisenkomplexe für die orale Zufuhr schon gesagt wurde, gilt auch bei der parenteralen Zufuhr. Sie verlassen den Organismus zu einem großen Teil wieder über die Nieren: 40 % einer Dosis des Fe(III)-Sorbit-Citrat-Komplexes[1], der zur i.m. Applikation empfohlen wird, werden mit dem Urin ausgeschieden.

Die parenterale Applikation von Eisen ist gefährlich, da die Bindungskapazität des Plasma-Transferrins sehr begrenzt ist (Tab. 1, S. 459). Nicht gebundenes, freies Eisen wirkt toxisch (s. S. 463). Die Präparate zur parenteralen Verabreichungen enthalten deshalb Eisen in gebundener, schwerlöslicher Form (Fe(III)-Hydroxid und Dextrin[2], Fe(III)-Saccharat[3] o. ä.). Diese Verbindungen bleiben teils an der Injektionsstelle i.m. liegen und geben langsam Eisen in so geringen Mengen ab, daß die Bindungskapazität des Transferrin nicht überschritten wird, oder sie werden vom retikuloendothelialen System vor allem in Leber und Milz, wie alle hochmolekularen Stoffe, abgefangen und geben von dort aus nach und nach ihr Eisen frei.

Dosierung von Eisen

Zur Abschätzung des Eisenmangels dient der Hämoglobin-Gehalt des Blutes, wobei 14 g/dl für die Frau und 16 g/dl Blut als Normwert für den Mann zugrunde gelegt werden (vgl. Tab. 1). Auf erniedrigte Hämoglobin-Gehalte des Blutes im Kindesalter bzw. während der Schwangerschaft ist bereits hingewiesen worden; sie haben für sich betrachtet noch keinen Krankheitswert. Als Interventionspunkt für ein therapeutisches Vorgehen gilt gewöhnlich ein Hämoglobin-Gehalt des Blutes von 12 g/dl. In der Weltliteratur existiert keine einheitliche Einteilung der verschiedenen Grade des Eisenmangels. Dies ist auch nicht wichtig. Das Ziel der Therapie ist die Wiedererlangung normaler Hämoglobin-Werte. Vor jeder Eisentherapie muß die Dosis überschlagsweise errechnet werden. Leider gibt es keine einfache, für die Praxis geeignete Methode, den Füllungszustand der Eisen-Depots direkt zu bestimmen.

Aus Gründen der Verträglichkeit sollte Eisen in Einzeldosen von etwa 50 mg, das entspricht rund 250 mg $FeSO_4$, verabreicht werden. Die Tagesdosis wird am besten in 2 bis 4 Einzelportionen, wegen der besseren Ausnutzung wenn möglich vor einer Mahlzeit, eingenommen. Bei schlechter Verträglich-

Tab. 4: Einige Präparate zur oralen Behandlung des Eisen-Mangels.

Handelsname	Inhalt
Ce-Ferro® forte	Fe(II), Ascorbinsäure
Eryfer®	$FeSO_4$, Ascorbinsäure, Na-Bicarbonat[1]
Resoferix®	$FeSO_4$, Bernsteinsäure
Rulofer®	Fe(II), Fumarsäure, Ascorbinsäure
Ferroglukonat-ratiopharm®	Fe(II)-gluconat
Ferro-Sanol®	Fe(II), Glycin-Sulfat-Komplex
Spartocine®	Fe(II), Asparaginsäure

[1] Der Bicarbonat-Zusatz soll zur Dispersion des Kapselinhaltes im Magen führen und so die Verträglichkeit bessern und die Resorption steigern.

[1] Jectofer®; [2] Ferrum-Hausmann®; [3] Ferrophor®.

keit kann die Einnahme auch während des Essens oder danach erfolgen; dadurch wird allerdings die Bioverfügbarkeit des Eisens vermindert. Eine Überprüfung des Behandlungserfolgs ist bei dem Beispiel (Tab. 5) entsprechenden Patientin nach 3 Wochen vorzunehmen, wenn die Einzeldosis von 50 mg dreimal täglich verabreicht wurde. Danach ist das Behandlungsschema erneut festzulegen.

Tab. 5: Faustregel zur Abschätzung des gesamten Fehlbestandes und der Eisendosis zur Behandlung einer Eisen-Mangel-Anämie bei einer Frau[1].

$(Hb_{normal} - Hb_{aktuell}) \cdot 0{,}255 = $ **Fe-Fehlbestand in g**

Zahlenbeispiel: $Hb_{aktuell}$ 10 g/dl

$(14-10) \cdot 0{,}255 \simeq 1$ g Fe-Fehlbestand, bei einer Resorptionsquote von 40–50 % müssen demnach 2–2,5 g Eisen verabfolgt werden (vgl. S. 457).

[1] Vgl. Tab. 1; zur Berechnung des Fehlbestands beim Mann ist der normale Hämoglobingehalt des Blutes von 16 g/dl einzusetzen.

Zur ständigen Überprüfung des Behandlungserfolgs genügt zunächst die einfache Bestimmung des Hämoglobin-Gehaltes des Blutes. Ihr Wert liegt auch darin, die Kooperation des Patienten überprüfen zu können.

Wird als Ursache einer Anämie ein Vitaminmangel diagnostiziert, so ist der gezielt zu behandeln (vgl. S. 457). Als Ausnahme kann die Behandlung einer Anämie in der Schwangerschaft mit Eisen in Kombination mit Folsäure und/oder Cobalamin gelten. Es ist jedoch anzumerken, daß der ganz überwiegende Teil der Schwangerschaftsanämien einfach Eisenmangelanämien sind; nur bei etwa 10 % der Patientinnen besteht eine makrozytäre Anämie, die auf einen Folsäuremangel zurückzuführen ist. Hinsichtlich der Anämien als Folge eines Mangels an Vitamin B_6 (vgl. S. 550).

Es gibt eine Reihe von intramuskulär und intravenös verabreichbaren Eisenpräparaten. Es gibt aber nur wenige zwingende Indikationen für ihre Anwendungen. Hier muß allerdings darauf verwiesen werden, daß die Anwendung von Bluttransfusionen dann, wenn ein rascher Hämoglobinersatz notwendig ist, durch die drohende Übertragung von Hepatitis oder AIDS erheblich eingeschränkt wurde.

Unerwünschte Wirkungen bei der Therapie mit Eisen

15–20 % der Patienten, die Eisenpräparate einnehmen, klagen über gastrointestinale Beschwerden und Unbekömmlichkeit. Hier lohnt es sich abzuklären, wie das Eisen eingenommen worden ist. Die Einnahme mit der Nahrung senkt zwar die Bioverfügbarkeit von Eisen etwas ab, steigert aber erfahrungsgemäß die Verträglichkeit. Bei besonders empfindlichen Patienten ist auch der Wechsel zu einem Präparat sinnvoll, das Eisen nur langsam abgibt (slow release)[1].

Die Therapie mit Eisen kann Anlaß zur Auslösung einer paroxysmalen nächtlichen Hämoglobinurie (Bildung von komplementempfindlichen Erythrozyten in großer Zahl), für die Provokation einer erythropoetischen Porphyrie und die der Symptome einer Porphyria cutanea tarda sein. Die parenterale Applikation von Eisen-Präparaten birgt die Gefahr ausgedehnter Organ-Siderosen in sich.

Die meisten Zwischenfälle ereignen sich bei der parenteralen Eisen-Therapie, deren Indikation deshalb zu Recht eingeschränkt ist. Hinsichtlich der Therapie der Vergiftung mit Eisen s. unten.

Wechselwirkungen mit Arzneimitteln: Die Bioverfügbarkeit von Eisen-Gaben, die zusammen mit oder unmittelbar auf die Einnahme von Säureadsorbentien zur Neutralisation der Magensäure (vgl. S. 475 f.) erfolgt sind, kann vermindert sein. Zwischen der Eisen-Dosis und der Einnahme von Säureadsorbentien sollen 2–3 Stunden liegen. Eisen bildet, wie andere Metalle auch, mit Tetracyclinen schwerlösliche Chelate, die schlecht resorbiert werden; das muß bei einer eventuell nötigen Antibiotika-Therapie im Hinblick auf die Wahl der Einnahmezeiten beachtet werden.

---

[1] z. B. orale Formen von Ferrum Hausmann®.

Erythropoietin

Erythropoietin (syn. Epo), ein Protein mit einer MM von ca. 34 000, wird vornehmlich in Nierengewebe gebildet. Dieses Hormon aktiviert die Erythropoiese, z. B. bei der Höhenanpassung. Erythropoietin wird therapeutisch verwendet. Gegenwärtig steht das Glykoprotein als gentechnisch aus Säugetierzellen exprimiertes rHu-Erythropoietin zur Verfügung, dessen Aminosäuresequenz mit der des körpereigenen, im menschlichen Urin ausgeschiedenen Erythropoietins identisch ist. Das humane Erythropoietin ist vierfach glykosiliert und enthält 16 bis 18 Sialinsäurereste. 582 Basenpaare des Erythropoietins entfallen auf das Exon und 1562 Basenpaare auf das Intron des Gens. Bei Ratten war Erythropoietin bis 50 000 IE/kg, bei Kaninchen bis 2500 IE/kg akut nicht toxisch.

Nach chronischen Gaben werden die erwünschten Wirkungen, nämlich vornehmlich der starke Anstieg der Retikulozyten und Erythrozyten sowie der Leukozyten, dosislimitierend. Der Hämatokritwert steigt an, und es ist bei den höchsten Dosierungen zu Infarzierungen von Nieren- und Myokardgewebe gekommen. Außerdem fanden sich Fibrinthromben in Lunge, Herz und Nieren. Bei einer täglichen repetitiven Dosierung von 30×50 IE/kg Epo zeigten sich bei der Ratte keine auf die Behandlung zu beziehenden funktionell oder morphologisch faßbaren toxischen Wirkungen.

Die Indikationen von Erythropoietin beschränken sich vorerst auf renale Anämien, z. B. Anämien bei dialysepflichtigen Patienten. Untersuchungen zur Anwendung von Epo bei chronischen Infektanämien bzw. zur Steigerung der Erythropoiese nach Knochenmarkstransplantation sind im Gange. Außerdem kann Epo bei Blutspendern für beabsichtigte autologe Transfusionen im Rahmen von Operationsvorbereitungen angewendet werden. Es soll nicht verschwiegen werden, daß Erythropoietin zur Leistungssteigerung bei Sportlern bereits mißbraucht worden ist. Die Wirksamkeit von Epo hat ausreichende Eisenreserven des Organismus zur Voraussetzung. Serumferritinwerte von < 150 ng/ml gelten als Indikator für die Erschöpfung der Eisenreserven.

Gentechnisch hergestelltes Erythropoietin kann Fremdproteine enthalten. Die Antigenität des Handelsproduktes im Tierversuch ist nicht nennenswert. Bis 8 Wochen beim Menschen geprüft, ergaben sich keine Anstiege der IgG- und IgM-Antikörper im Blut. Die Dosierung von Epo[1] verdient höchste Aufmerksamkeit, weil die Präparate der verschiedenen Hersteller in der Wirkungsstärke pro Gramm Protein differieren. Gegenwärtig ist ein übliches Dosierungsschema 3×100 IE/kg Epo in der Woche.

---

[1] Erypo® 2000, 4000; Recormon® 1000, 2000, 5000.

Eisenvergiftung

Die **akute Eisenvergiftung** ist selten; meist sind Kinder, oft infolge des unachtsamen Umgangs der Erwachsenen mit Eisenpräparaten, die Opfer. Der Abfall der Häufigkeit von Eisenvergiftungen bei Kindern in den USA wird mit der Tatsache in Verbindung gebracht, daß 1977 die Vorschriften zur Einführung kindersicherer Verpackungen der Eisenpräparate in Kraft getreten sind.

Der zeitliche Ablauf der Vergiftungssymptomatik ist in der Tab. 6 zusammengefaßt. Innerhalb der ersten 6 Stunden steht der Kreislaufkollaps im Vordergrund. Oft werden Blutungen im Bereich des Gastrointestinaltraktes beobachtet, denen massive Epitheldefekte zugrunde liegen.

Die Hemmung von Serinproteasen (s. Gerinnungsfaktoren S. 437 f.) durch Fe^{3+}-Ionen wird für die Herabsetzung der Gerinnungsfähigkeit des Blutes verantwortlich gemacht. Die Folge ist eine Verlängerung der Prothrombin-, Thrombin- und partiellen Thromboblastinzeit.

Wenn der Patient die ersten Stunden überlebt, kann es unter der klinischen Behandlung zunächst zu einer Besserung kommen. Sie geht dann, wenn die Eisendosis nicht allzu hoch war, in die Ausheilung der Vergiftung über. Sind allerdings hohe Dosen in den Organismus eingedrungen und wurde die Therapie nicht rechtzeitig eingeleitet, dann schreitet die Vergiftung fort. Fieber und Leukozytose treten auf. Leber- und Nierenfunktion brechen zusammen. In vielen Fällen ist die Gerinnungsfähigkeit des Blutes herabgesetzt bzw. das Blut bleibt über Stunden ungerinnbar.

Tab. 6: Die Symptomatik der Eisen-Vergiftung.	
Zeit nach der Einnahme	Symptome
1–6 h	Erbrechen, Diarrhö, Koma; Blutungen in den Gastrointestinaltrakt, Schock
6–24 h	Fieber, Leukozytose; metabolische Acidose, Blutgerinnungsstörungen, Leber- und Nierenschaden
Wochen	Vernarbungen im Gastrointestinaltrakt mit ileusartigen Beschwerden

Das vierte Stadium der Vergiftung fällt in die Rekonvaleszenz. Es ist vor allem durch die narbigen Verwachsungen im Gastrointestinaltrakt und die dadurch verursachten ileusartigen Beschwerden gekennzeichnet. Sie können auch erst Wochen nach der Vergiftung auftreten.

Therapie der akuten Eisenvergiftung

Das therapeutische Ziel besteht darin, die Resorption größerer Eisenmengen aus dem Magen-Darm-Trakt zu verhindern und das bereits eingedrungene Eisen aus dem Organismus auszuschleusen. Außerdem gilt es, die Symptomatik der Vergiftung, insbesondere den Schock, zu behandeln.

Wenn der Zustand des Patienten es zuläßt, soll durch Auslösung des Brechreflexes und/oder durch eine Magenspülung eine Entleerung des Magens herbeigeführt werden. Es ist sinnvoll, die Magenspülflüssigkeit mit Bicarbonat zu versetzen, um die Wasserstoffionen-Konzentration zu senken. Allerdings ist die Gasentwicklung dabei zu berücksichtigen, zumal große Gewebsdefekte im Magen-Darm-Trakt leicht zu einer Ruptur führen können. Maßnahmen, die zur vorübergehenden Bindung des Eisens führen, wie Einnahme von Milch oder rohem Ei sowie die orale Zufuhr von Deferoxamin, gelten deshalb als gefährlich, weil sie über kurz oder lang durch Steigerung der Bioverfügbarkeit die Aufnahme von Eisen aus dem Gastrointestinaltrakt eher fördern. Deferoxamin muß zum frühestmöglichen Zeitpunkt parenteral gegeben werden, um freie Eisenionen, die durch Transferrin und andere Plasma-Proteine nicht mehr abgefangen werden können, zu binden und über die Nieren auszuschleusen. Initial werden 0,5 bis 1 g i. m. oder i. v. in 200 ml Glukoselösung verabfolgt. Die Tagesdosis soll nicht mehr als 1–4 g betragen. Deferoxamin kann toxisch wirken. Besonders gefürchtet sind neuritische Störungen, die indes bei kurzfristiger Anwendung nur selten auftreten.

Chronische Vergiftungen mit Eisen; Siderosen

Neben der genetisch bedingten **Hämochromatose** treten auch **erworbene Siderosen** auf, z. B. als Folge multipler Transfusionen, z.B. bei sideroachrestischer Anämie oder Thalassämie. In wenigen Fällen kann auch die Einnahme von Eisen über Jahre infolge unkontrollierter Verschreibung oder Selbstmedikation die Ursache sein. Die Hauptmenge des deponierten Eisens findet sich in der Leber. Je nach der Zeitdauer der exzessiven Eisenzufuhr kommen auch vermehrte Eisendepositionen in den Endothelien vor. Die beiden Formen der Eisenüberladung müssen sorgfältig diagnostisch abgeklärt werden, weil die Therapie unterschiedlich ist. Bei sideroachrestischen Anämien oder der Thalassämie kann die Eisenüberladung nicht mit der bei der **genetischen Hämochromatose** sehr wirksamen Aderlaßtherapie angegangen werden.

Die **erworbenen Hämochromatosen** können nur mit Deferoxamin behandelt werden. Deferoxamin bindet bis zu 10% seines Gewichtes an Eisen. Der Eisenkomplex wird über die Nieren wieder ausgeschieden. Über die Herkunft des Eisens, das an Deferoxamin gebunden wird, bestehen kontroverse Ansichten. Fest steht, daß Deferoxamin nicht nur Eisen aus dem Plasma, d. h. aus der Transferrinbindung, übernimmt. Es gibt auch einen intrazellulären, austauschbaren Eisenpool, der für Deferoxamin zugänglich ist. Dies gilt wenigstens für die Langzeittherapie über Wochen und Monate.

Der Wunsch nach einem Komplexbildner, der Eisen aus den zellulären Depots quantitativ mobilisieren und rasch ausschleusen kann, ist noch nicht erfüllbar. Deferoxamin, ein Fe-

Chelator, gewonnen aus Streptomyces pilosus mit sehr hoher Affinität für Eisen ($K_a = 10^{31}$) und geringer für Calcium ($K_a = 10^2$), stellt augenblicklich das Optimum dar. Hinsichtlich der Ausschleusung von Aluminium mit Deferoxamin vgl. S. 770. In England sind gute Erfahrungen mit subkutanen Infusionen von 1–4 g täglich gemacht worden. Auf diese Weise können 4 bis 10 g Eisen pro Jahr entfernt werden.

Die **unerwünschten Nebenwirkungen** von Deferoxamin werden vor allem bei längerer Anwendung bemerkt. Trotz seiner hohen Affinität für Eisen werden auch andere Metalle komplex gebunden (vgl. S. 770f.). So ist die Versorgung des Organismus mit den Biometallen Zink und Kupfer zu kontrollieren. Neben Linsentrübungen am Auge und einer vorübergehenden Einschränkung der Nierenfunktion sind Hypotonie und Kollapsneigung zu befürchten. Es muß sorgfältig auf pseudoallergische, aber auch anaphylaktische Reaktionen geachtet werden. Niereninsuffizienz gilt von vornherein als eine Kontraindikation für Deferoxamin. Bei transfusionsabhängiger Thalassaemia major wurden bei hoher Dosierung auch neurotoxische Wirkungen beschrieben. Da teratogene Wirkungen im Tierexperiment aufgetreten sind, gilt das erste Trimenon in der Schwangerschaft als relative Kontraindikation.

Bei den **genetischen Hämochromatosen** (das abnorme Gen ist eng verbunden mit dem A-Lokus des HLA-Komplexes auf Chromosom 6) wird mehr Eisen resorbiert als dem Bedarf entspricht, d. h. die physiologische Kontrolle der enteralen Eisenresorption funktioniert nicht.

Der **Deferoxamin-Therapie** kommt hier neben der **Aderlaß-Therapie** nur eine unterstützende Bedeutung zu. In der Regel läßt sich mit Deferoxamin bestenfalls die Hälfte dessen dem Körper an Eisen entziehen, was durch Aderlaß erreichbar ist. Eine unterstützende diätetische Maßnahme ist das häufige Trinken von Schwarztee, dessen Tanningehalt die Verfügbarkeit von Eisen in der Nahrung durch die Bildung schwer resorbierbaren Eisentannats reduziert. Allerdings bleibt die Resorption von hämgebundenem Eisen unbeeinflußt. Fleischeiweiß sollte daher weitgehend durch Milcheiweiß ersetzt werden. Außerdem muß die gleichzeitige Zufuhr von Fruchtsäften, deren Inhaltsstoffe die Eisenresorption begünstigen können, eingeschränkt werden.

Weiterführende Literatur

Bothwell, T. H./Charlton, R. W./Cook, J. D./Finch, C. A.: Iron Metabolism in Man. Blackwells, Oxford 1979.

Engle, J. P./Polin, K. S./Stile, I. L.: Acute Iron Intoxication: Treatment Controversies. Drug Intell. Clin. Pharm. **21**, 153–159 (1987).

Forth, W.: Intestinale Resorption von Eisen und chemisch verwandten Metallen. In: Handbuch der Inneren Medizin III/3 A Dünndarm (W. Caspary Hgb.) S. 267–287 Springer; Berlin, Heidelberg, New York, Tokyo 1983.

Forth, W./Rummel, W.: Iron Absorption. Physiol. Rev. **53**, 724–792 (1973).

Hallberg, L.: Iron Absorption and Iron Deficiency. Hum. Nutr.: Clin. Nutr. **36 C**, 259–278 (1982).

Hallberg, L.: Wheat Fibre, Phytates and Iron Absorption. Scand. J. Gastroenterol. **22**, Suppl. 129, 73–79 (1987).

Hallberg, L./Brune, M./Rossander, L.: Effect of Ascorbic Acid on Iron Absorption from Different Types of Meals. Human Nutr.: Appl. Nutr. **40 A**, 97–113 (1986).

Heinrich, H. C.: Ätiologie, Diagnostik und Dimensionierung der Therapie des Eisenmangels. Blut, Suppl. 1977.

Huebers, H./Rummel, W.: Protein-Mediated Epithelial Iron Transfer, in: Pharmacology of Intestinal Permeation, Handbook of Exper. Pharmacology I, S. 513–541 (T. Z. Czaky Ed.). Springer; Berlin, Heidelberg, New York, Tokyo 1984.

Jacobs, A./Worwood, M.: Iron in Biochemistry and Medicine. Academic Press, London 1974.

Kaltwasser, J. P./Werner, E.: Serum-Ferritin. Springer; Berlin, Heidelberg, New York, Tokyo 1980.

Rosenmund, A./Haeberlin, A./Straun, P. W.: Blood Coagulation and Acute Iron Toxicity. J. Lab. Clin. Med. **103**, 524–533 (1984).

Wollenberg, P./Rummel, W.: Dependence of Intestinal Iron Absorption on the Valency State of Iron. Naunyn-Schmiedebergs Arch. Pharmacol. **336**, 578–582 (1987).

Wollenberg, P./Mahlberg, R./Rummel, W.: The Valency State of Absorbed Iron Appearing in the Portal Blood and Ceruloplasmin Substitution. Biol. Metals **3**, 1–7 (1990).

Pharmaka zur Beeinflussung der Funktionen von Magen, Dünn- und Dickdarm

Pharmakotherapie im Gastrointestinaltrakt

W. Forth, München und W. Rummel, Homburg/Saar

Pharmaka zur Beeinflussung der Funktionen des Magens

Pharmakotherapeutische Interventionen am Magen sind bei sekretorischen Unter- bzw. Überfunktionen der Schleimhaut bzw. bei Störungen der motorischen Funktionen indiziert. Zum Verständnis der Wirkungsweise der hierbei angewendeten Arzneimittel sei eine kurze Beschreibung der Physiologie der Magenfunktion vorangestellt. Einzelheiten sind den Lehrbüchern der Physiologie und Pathophysiologie zu entnehmen (vgl. weiterführende Literatur).

Die sekretorische Funktion des Magens

Die Elektrolyte im Magensaft

Die Zusammensetzung des Magensaftes ist unterschiedlich, je nachdem, ob der Magen in Ruhe lediglich ein Basissekret oder in Aktivität ein Verdauungssekret produziert. Der Elektrolytgehalt des Basissekrets entspricht etwa der Zusammensetzung des Plasmas (s. S. 481, Tab. 6). Beim Verdauungssekret tritt H^+ anstelle von Na^+.

Der Magensaft ist keineswegs immer sauer. Vielfältigen Studien entsprechend hat nur etwa die Hälfte eines gesunden Probandenkollektivs in Ruhe einen pH-Wert zwischen 1 und 2. Von einer Anacidität spricht man deshalb erst dann, wenn nach Provokation der Säuresekretion, beispielsweise mit Pentagastrin (s. S. 469), eine ausreichende Säureproduktion nicht erreicht wird.

Bei wiederholtem Erbrechen tritt in kurzer Zeit ein erheblicher Mangel an Wasser, Säureäquivalenten und Elektrolyten, insbesondere an Chlorid auf. Er führt zur Ausbildung schwerer Grade von Dehydratation, Hypokaliämie, Hypochlorämie und Alkalose.

Die Verdauungsenzyme

Das wichtigste Verdauungsenzym des Magensaftes ist Pepsin, das in den Hauptzellen der Drüsenschläuche des Magens als Pepsinogen gebildet wird. In Gegenwart von H^+-Ionen, unterhalb eines pH-Wertes des Magensaftes von 3, wird Pepsinogen durch bereits vorhandenes Pepsin proteolytisch aktiviert. Überschlagsweise wurde errechnet, daß innerhalb von 24 h durchschnittlich 200 mg Pepsinogen gebildet und sezerniert werden; diese Sekretionsrate kann durch Provokation auf Werte von 0,5 bis 1 g/Tag gesteigert werden. Außer Pepsin enthält der Magensaft in geringen Mengen Lipase, deren esteratische Aktivität sich bevorzugt auf Fettsäuren der Kettenlänge von C_8 bis C_{10} auswirkt.

Zum Mechanismus der Produktion von H^+-Ionen

Die Produktion von Protonen im Magensaft geht in den Belegzellen vor sich (vgl. Abb. 1). Die Belegzellen (syn. Parietalzellen; engl. oxyntic cells) enthalten in Ruhe Sekretionsvesikel, die in der Phase der Aktivität konfluieren und zum Lumen der Drüsenschläuche sich öffnende kanalikuläre Membranen bilden. In diesen kanalikulären Membranen befindet sich eine H^+, K^+-ATPase, die K^+-Ionen in die und Protonen aus den Belegzellen pumpt. Diese Protonenpumpe ist imstande, im Magenlumen eine mehr als 1 Millionmal höhere H^+-Ionenkonzentration als in der Mucosa zu erzeugen. Cl^--Ionen diffundieren durch entsprechende Ionenkanälchen der kanalikulären Membranen der Belegzellen. Carboanhydrase katalysiert die Bildung von H_2CO_3 aus H_2O und CO_2 und stellt die Protonen für die H^+, K^+-ATPase zur Verfügung (vgl. Abb. 1).

In Ruhe ist die Saftsekretion im Magen gering; sie wird mit maximal 15 ml/Std., d. h. mit maximal 630 ml/Tag veranschlagt. Mit der durch die Nahrungsaufnahme gesteigerten Produktion von Magensaft wird ein Gesamtvolumen von 2–3 l/Tag erreicht.

Die neurale und humorale Steuerung der Magensaftsekretion

An den Haupt- und den Belegzellen befinden sich voneinander unabhängige Rezeptoren, über die die Sekretion aktiviert werden kann. Die intrazellulären „zweiten Boten" sind cAMP und/oder Ca^{2+}-Ionen (Abb. 1).

Die zentrale Steuerung der Magensaftsekretion erfolgt über den Vagus durch Acetylcholin, vermittelt durch Muscarinrezeptoren. Die säuresezernierenden Belegzellen haben daneben Rezeptoren für Gastrin und Histamin (vgl. Abb. 1 u. S. 309 f). Beide sind als „lokale Hormone" an der Steuerung der Magensaftsekretion beteiligt.

Die Sekretion des Magensaftes folgt einem zirkadianen Rhythmus, der unabhängig von den bisher erwähnten Sekretionsstimuli abläuft; er ist abends gegen 22 Uhr maximal und erreicht morgens um 7 Uhr seine Bathyphase.

Bei der Steuerung der Magensaftsekretion ist zwischen der *Basissekretion* und der *kephalen,* d. h. vom Zentralnervensystem ausgelöst, der *gastrischen* bzw. der *intestinalen* Sekretionsphase zu unterscheiden. Die basale Sekretion macht rund 15% der sekretorischen Aktivität des Magens während einer Mahlzeit aus. Auf die kephale Phase entfallen 30%, auf die gastrische Phase 50% und auf die intestinale Phase nur 5%.

Das Zusammenspiel von Magenfüllung, Protonenkonzentration und Sekretionsrate von H^+-Ionen, ist in Abb. 2 veranschaulicht.

Sekretion von Schleim und Bikarbonat-Anionen

Die Schleimschicht im Magen ist normalerweise durchschnittlich 180 μm dick. Sie besteht aus einem zähen, dem Mucosaepithel eng anhaftenden Schleim. Auf dieser Schicht liegt dünner Schleim, der sich durch seine besondere Gleitfunktion auszeichnet. Die Aufgabe dieser Schleimschichten besteht nicht nur in einem rein mechanischen „Schmiereffekt", durch den die Gleitfähigkeit der mechanisch zerklei-

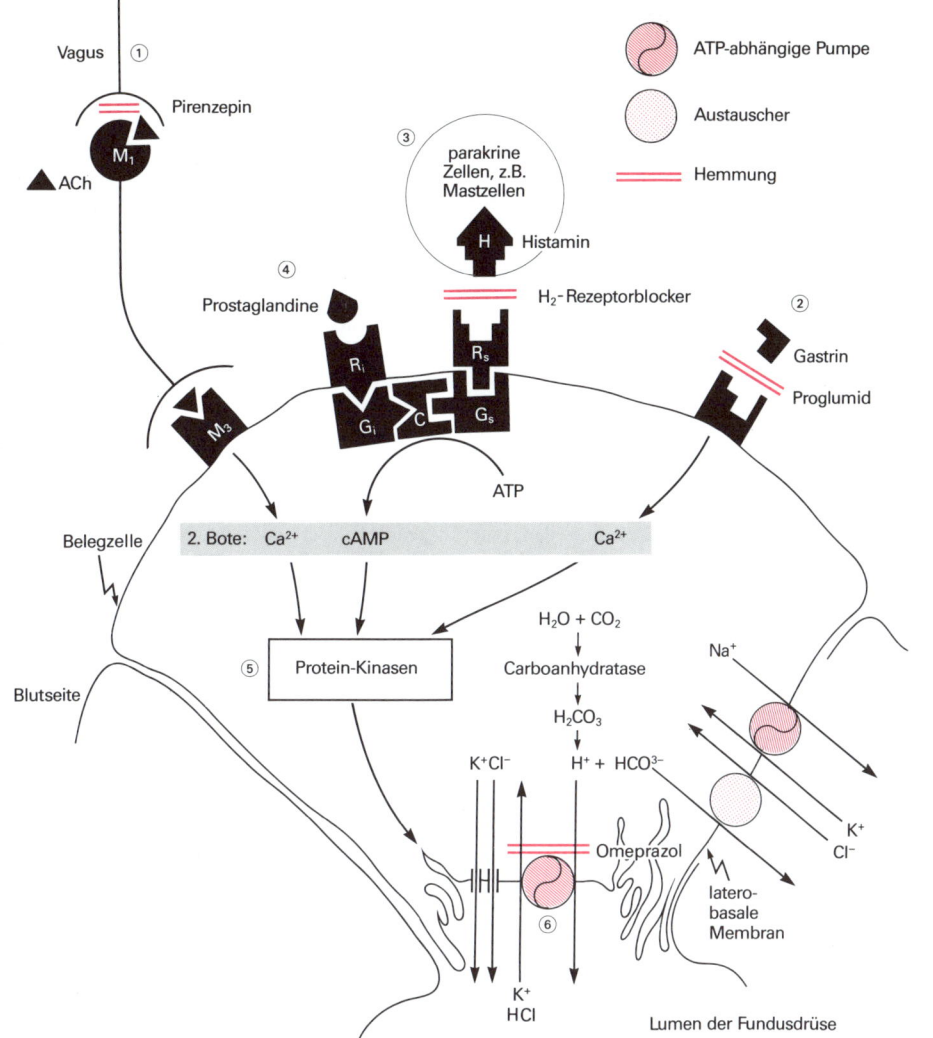

Abb. 1: Schematische Darstellung der Aktivierungsmöglichkeiten einer Parietalzelle.
Das Schema basiert im wesentlichen auf Untersuchungen der Magensaftsekretion des Hundes.

① Der stärkste Stimulus zur Magensaftsekretion ist die Vaguserregung, die durch cholinerge Erregungsübertragung vermittelt wird. Als intrazelluläre zweite Boten (engl. second messenger) des Informationstransfers dienen Ca^{2+}-Ionen. Dieser Weg kann durch Nicotin- bzw. Muscarinrezeptor-Antagonisten, z. B. **Pirenzepin**, blockiert werden. Pirenzepin gilt als selektiver M_1-Muscarinrezeptor-Antagonist. M_1-Muscarinrezeptoren werden vornehmlich in ganglionären Nervenzellen gefunden. An der Parietalzelle befinden sich M_3-Muscarinrezeptoren.

② Über Ca^{2+}-Ionen wird auch die durch **Gastrin** ausgelöste Steigerung der Protonensekretion vermittelt. **Proglumid,** ein Gastrin- bzw. Cholecystokinin-Analogon, blockiert den Gastrinrezeptor.

③ **Histamin,** das aus Histamin-kompetenten Zellen wie Mastzellen stammt, aktiviert den stimulierenden Rezeptor R_S durch Vermittlung des Guanyl-Nucleotid-bindenden Proteins (G_S), das die Adenylatcyclase (C) aktiviert. Der zweite Botenstoff ist cAMP, das aus ATP durch die Adenylatcyclase gebildet wird. Die durch Histamin ausgelöste Erregung kann durch **H_2-Rezeptorenblocker** verhindert werden.

④ Am gleichen System wirken **Prostaglandine** (PGE, PGI). Sie aktivieren den inhibierenden Rezeptor (R_i), der ein inhibierendes, Guanyl-Nucleotid-bindendes Protein aktiviert (G_i). Die gemeinsame Endstrecke der Wirkung der Prostaglandin-Derivate ist wie beim Histamin die Adenylatcyclase, die durch Prostaglandine gehemmt, durch Histamin jedoch aktiviert wird.

⑤ Die zweiten Botenstoffe, Ca^{2+}-Ionen bzw. cAMP führen über verschiedene Reaktionsketten im Zellstoffwechsel zur Aktivie-
⑥ rung von Protein-Kinasen, als deren Konsequenz sich aus Vesikeln mit der H^+,K^+-ATPase die kanalikulären Membranteilen der Belegzelle bilden. Der Protonengenerator für die H^+,K^+-ATPase ist die Carboanhydratase, die die Bildung von Kohlensäure (H_2CO_3) aus H_2O und CO_2 katalysiert. Die Kohlensäure dissoziiert spontan zu Protonen und Bicarbonat-Anionen, die über einen Anionenaustauscher durch die laterobasale Membran die Zelle verlassen. Dieser Vorgang ist aus Gründen der Elektroneutralität der Ionenflüsse von Bedeutung. Ein spezifischer Hemmstoff der H^+,K^+-ATPase ist **Omeprazol.**

Zum Verständnis der Tatsache, daß sowohl cholinerge Erregungsvorgänge wie auch die durch Gastrin vermittelte Aktivierung der Säureproduktion des Magens durch Histamin verstärkt und durch H_2-Rezeptorenblocker abgeschwächt werden können, muß man sich vergegenwärtigen, daß in den Drüsenschläuchen, vor allem der antralen Magenabschnitte, sogenannte Histamin-kompetente Zellen gefunden werden. Diese Zellen werden in der Literatur oft parakrine Zellen genannt, an denen mit histologischen bzw. immunhistochemischen Methoden die Fähigkeit nachgewiesen worden ist, Histamin zu produzieren. Mittlerweile werden fast 20 verschiedene parakrine Zelltypen im Magen-Darm-Trakt voneinander unterschieden. Es ist im einzelnen noch nicht vollständig geklärt, wie Gastrin freigesetzt und wie die dadurch ausgelöste Histaminabgabe erfolgt. Das gilt auch für die durch elektrische Vaguserregung nachgewiesene Histaminfreisetzung, die aus Mastzellen oder auch anderen Histamin-kompetenten Zellen in der Magenwand erfolgt. (Nach Soll, Aliment. Pharmacol. Therap. **1,** 77-89; 1987 und Wolfe und Soll, The New England J. Med. **319,** 1707–1715; 1988.)

nerten Speisen erleichtert wird. Dieser Schicht kommt auch eine physiko-chemische Schutzfunktion für das Mucosaepithel zu. Infolge seiner anionischen Gruppen hat der Mucus Eigenschaften eines Kationen-Austauschers und vermittelt den Austausch von sezernierten Protonen gegen Na^+-Ionen. Außerdem bildet der Schleim ein Diffusionshindernis und ermöglicht es, daß durch sezerniertes Bicarbonat an der Oberfläche der Mucosa ein pH-Wert von 7 aufrechterhalten wird, während an der Oberfläche des Schleimfilms ein pH von $1-2$ herrschen kann. Die Schleim- und Bicarbonatsekretion sind die beiden wichtigsten, protektiven Faktoren für die Magenschleimhaut. Sie werden durch den Vagus und durch Prostaglandine aktiviert (Abb. 3).

Weitere wichtige Regulatoren der Schleim- und Bicarbonatsekretion sind die Peptidhormone Sekretin, Gastrin und Cholecystokinin (CCK).

Die Wirkung der Prostaglandine und ihrer Derivate besteht in einer Steigerung der Durchblutung der Mucosa. Wenn diese protektiven Wirkungen werbetechnisch zuweilen unter dem Adjektiv „cytoprotektiv" zusammengefaßt werden, ist das insofern mißverständlich, als damit suggeriert werden könnte, daß der Schutzeffekt auf einem noch nicht bekannten, direkten Angriffspunkt an der Mucosazelle beruht.

Nichtsteroidale Antiphlogistika, die als Hemmstoffe der Cyclooxygenase die Biosynthese von Prostaglandinen einschränken, hemmen die Schleimbildung und begünstigen so – neben ihrer direkt ulcerogenen Wirkung – indirekt die Entstehung von peptischen Ulcera (vgl. Abb. 3). Aber auch Corticosteroide und ACTH vermindern den Schleimbelag der Mucosa des Magens. Sie hemmen die Phospholipase A_2 (s. S. 326) und vermindern so die Prostaglandin-Produktion.

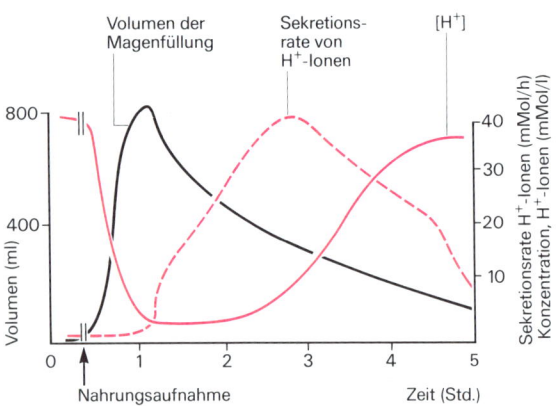

Abb. 2: Verlauf der H^+-Konzentration, der Sekretionsrate von H^+-Ionen und des Volumens des Mageninhalts nach einer Mahlzeit.
Die hohe Konzentration an H^+-Ionen vor der Mahlzeit ist der kephalen Phase der Sekretionssteuerung zuzuschreiben. Mit Zunahme des Volumens des Speisebreis im Magen sinkt die Konzentration an H^+-Ionen ab. In der gastrischen Phase, die sich während des Essens mit der kephalen und schließlich der intestinalen Phase der Steuerung der Magensaftsekretion überschneidet, nimmt die Sekretionsrate von H^+-Ionen zu. Mit der Zunahme der Sekretionsrate und der Verringerung des Volumens des Mageninhalts durch die Magenentleerung steigt die Konzentration an H^+-Ionen wieder an. Dadurch wird Somatostatin aus den endokrinen Zellen der Magendrüsen freigesetzt, das zu einer Verringerung der Sekretionsrate von H^+-Ionen führt (negative Rückkopplung); (nach M. I. Grossman, Regulation of Gastric Acid Secretion, in: Physiology of the Gastrointestinal Tract. L. R. Johnson, Ed.; Raven Press, New York 1981).

Motorik des Magens

Zwei Regionen sind hinsichtlich der Motorik am Magen zu unterscheiden, deren Grenzen nicht mit der üblichen, anatomischen Abgrenzung der Magenanteile in Fundus, Corpus, Antrum und Pylorus zusammenfallen. Die obere Region umfaßt den Fundus und das obere Drittel des Corpus. Diese Region dient der Aufnahme der Speisen aus dem Ösophagus. Die Muskulatur der Magenkuppel erzeugt einen mehr oder weniger kontinuierlichen Druck, mit dem vor allem die Abgabe der flüssigen Anteile des Mageninhaltes über den Pylorus in das Duodenum bewirkt wird.

Die zweite Region, die den größeren Teil des Corpus, das Antrum und die Pylorusregion umfaßt, ist zu peristaltischen Bewegungsabläufen befähigt, die durch Schrittmacher in Gang gesetzt werden. Die Schrittmacher-Region ist unmittelbar an der Grenze zwischen druckerzeugender Kuppel und der zur peristaltischen Bewegung befähigten Corpusregion des Magens lokalisiert und ist zur großen Kurvatur hin orientiert.

Die für die Magenfunktion und vor allem die Entleerung wichtigen motorischen Bewegungsabläufe werden neural und humoral gesteuert. Der Abschluß des Magens nach oben wird durch die Cardia gewährleistet. Die Öffnung und der Verschluß des Pylorus wird durch Reflexe und/oder humorale Reize gesteuert, die von der Schleimhaut des Magens bzw. des Duodenums und oberen Jejunums ihren Ausgang nehmen. Z. B. wird durch den Kontakt mit saurer Flüssigkeit in diesen Schleimhautregionen die Magenmotorik gehemmt und der Pylorus verschlossen. Da dieser Effekt auch am denervierten Magen nachzuweisen ist, gibt es Grund für die Annahme lokaler, humoraler Überträgermechanismen.

Die Magenentleerung unterliegt vielfältigen Einflüssen. So ist die Entleerungsgeschwindigkeit des Magens zunächst direkt proportional der Wurzel des Füllungsvolumens. Mit anderen Worten heißt das, daß eine Entleerung umso rascher erfolgt, je stärker der Magen gefüllt ist. Dies gilt aber lediglich für Magenfüllungen mit wäßrigen Flüssigkeiten. Die Zusammensetzung des Speisebreies spielt nämlich eine große Rolle für die Magenentleerung unter physiologischen Bedingungen. Die Entleerung des Magens wird verzögert:

1. mit steigendem Säuregrad des Mageninhaltes
2. mit steigender Osmolarität des Mageninhaltes und
3. durch Fettsäuren, vor allem langkettige Fettsäuren mit einem Maximum der Wirkung bei einer Kettenlänge von C_{12} und C_{14} (Laurinsäure, Myristinsäure).

Diese Zusammenhänge sind von erheblicher praktischer Bedeutung. Da der obere Dünndarm der Hauptresorptionsort ist, gewinnt die von der Zusammensetzung der Speisen abhängige Magenentleerungszeit ganz erheblichen Einfluß auf die Anflutung eingenommener Arzneistoffe (s. S. 31f. u. Tab. 8, S. 483).

Anregung der Magensaft-Sekretion und Substitution von Salzsäure und Enzymen

Die seit alters benutzten, mit Bitterstoffen versetzten Schnäpse (Digestiva) regen den Appetit an; dieses Gefühl wird durch die Leerbewegungen des Magens und des Dünndarmes, sowie durch die Sekretion von Verdauungssekreten (Magensaft, Pankreassaft, Galle) vermittelt. Der Anteil des Alkohols an der Wirkung dieser Art von Verdauungshilfen ist nicht zu unterschätzen: durch Alkohol kann Gastrin freigesetzt werden (vgl. S. 466). Die meisten Gewürze und Küchenkräuter enthalten ätherische Öle, die die gleiche Wirkung haben, z. B.: Kardamom, Ingwer, Pfefferminz, Dill, Anis, Fenchel, Koriander, Zimt, etc. Diese Stoffe regen die Sekretion der großen Verdauungsdrüsen sowie die Motilität an und beseitigen Gas-

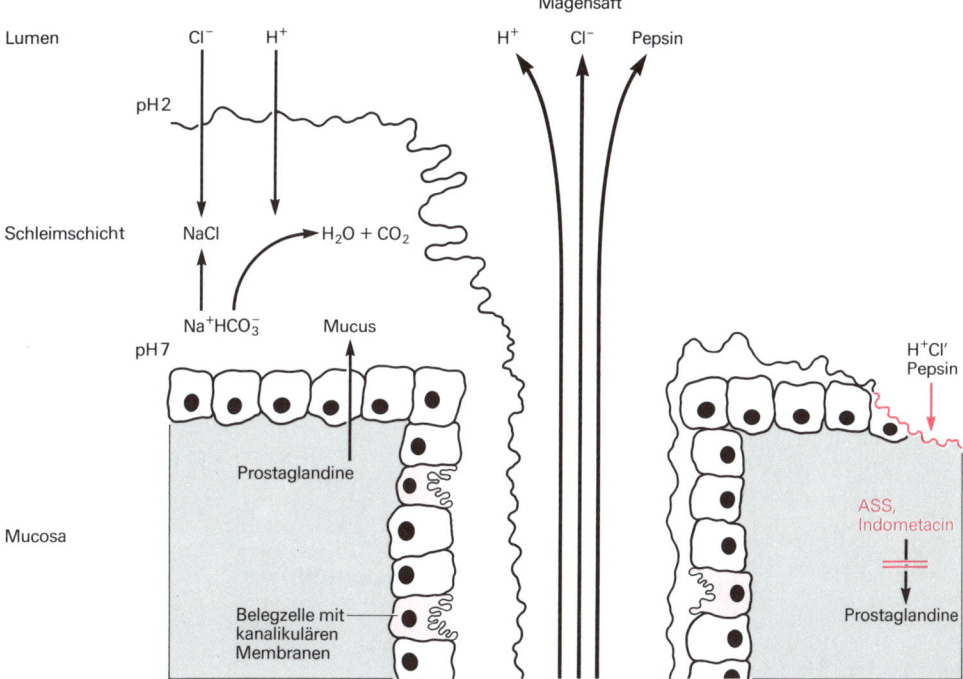

Abb. 3: Schematische Darstellung der Schutzwirkung der Sekretion von Schleim und Natriumbicarbonat für die Integrität der Magenschleimhaut.
Dargestellt ist die Mündung einer Magendrüse, aus der in Aktivität Salzsäure und Pepsin ins Magenlumen entleert wird. Im linken Teil ist die Anregung der Schleim- und Bikarbonatsekretion durch Prostaglandine dargestellt. Der Schleim, der elektronegative Ladungen trägt, wirkt als Kationen-Austauscher für Protonen; zusammen mit der neutralisierenden Wirkung durch die Bicarbonatsekretion wird den Verdauungssekreten der Zutritt zur Mucosaoberfläche verwehrt. Rechts im Bild ist die Auswirkung der Hemmung der Schleimsekretion, z. B. durch Hemmstoffe der Prostaglandinsynthese wie Acetylsalicylsäure (ASS) oder Indometacin veranschaulicht. Vor allem durch das Fehlen der schützenden Schleimschicht bedingt, wird nun den Verdauungssäften der Zugang zur Mucosa eröffnet, in der sich Ulcerationen bilden können. Wegen der Verminderung der Durchblutung der Schleimhaut sind Raucher gegenüber derartigen Ulcerationsvorgängen besonders gefährdet. Wenn von cytoprotektiven Wirkungen von Pharmaka zur Ulcustherapie die Rede ist, wird darunter die Anregung der Schleimproduktion, der Sekretion von Natriumbicarbonat und die Steigerung der Durchblutung der Mucosa verstanden.

ansammlungen (Carminativa). Die gleiche Wirkung soll durch oberflächenaktive Stoffe erzielt werden, z. B. mit Dimethylpolysiloxan.

Verdauungsbeschwerden werden oft bei **Hyp**- bzw. **Anacidität** manifest. Anacidität des Magensaftes, insbesondere die gegenüber Provokation refraktäre, muß diagnostisch abgeklärt werden. Die Erfahrung besagt, daß Magenkarzinome gehäuft bei Anacidität und gleichzeitigem Mangel an „intrinsic factor" (Perniciosafaktor) des Magensaftes auftreten (Therapie der perniciösen Anämie, s. S. 593). Oft wird eine Säuresubstitution subjektiv als hilfreich empfunden. Allerdings ist hinzuzufügen, daß die Gesamtmenge, die ein normaler Erwachsener am Tage an saurem Magensaft produziert, kaum substituiert werden kann: 1 – 2 Liter einer 0,1-molaren HCl-Lösung! 0,1 molare HCl-Lösung kann nur mit dem Strohhalm eingenommen werden, anderenfalls schädigt sie die Zähne. Ein probates Vorgehen ist die Verdünnung von 0,1 molarer HCl-Lösung mit Leitungswasser 1 : 1 bzw. 1 : 2, von dem $\frac{1}{8}$ Liter nach der Mahlzeit (1 Weinglas) getrunken werden kann. Daneben finden Zitronensäure-Konzentrate Verwendung, die leicht zu verdünnen sind und ihrer Geschmackskorrigentien wegen gerne eingenommen werden. Trotz inadäquater Säuremengen empfinden die Patienten Erleichterung (Placebo-Effekt?).

Die **Enzymsubstitution** zur Verdauungshilfe ist kritisch zu beurteilen. Die Substitution von Pepsin bei einer Achylie ist nicht notwendig. Die Hauptlast der Proteinverdauung wird durch die Pankreasenzyme getragen. Fraglos läßt sich mit Substitution von Pankreasenzymen bei einer Achylie eine wohltuende Wirkung erzielen. Die Substitution muß aber dann in den adäquaten Mengen erfolgen. Da im sauren Magensaft die Pankreasenzyme zerstört werden, sind die Dragees mit einem säureresistenten Überzug versehen. Aus dem gleichen Grund kann durch die gleichzeitige Gabe von Antacida die Wirkung von Enzympräparaten gesteigert werden. Eine rationale Therapie im Sinne einer ökonomischen Verschreibung ist dies allerdings nicht. Als einzige rational begründbare Indikation für die Anwendung von Pankreasenzym-Präparaten wird die Pankreas-Insuffizienz mit Fettstühlen angesehen.

Ulcus-Therapie

Pathophysiologische Vorbemerkungen

Das peptische Geschwür tritt im Ösophagus, im Magen, im Duodenum und oberen Jejunum auf. Die Lokalisation deutet schon darauf hin, daß die Ursachen in einer Selbstverdauung zu suchen sind: derartige Geschwüre kommen nur dort vor, wo saurer, pepsinhaltiger Magensaft vorhanden ist. Die Ursachen dafür, daß der beim Gesunden funktionierende Schutz der Epithelien in diesen Abschnitten des Gastrointestinaltraktes zusammenbricht, sind bis heute noch nicht vollständig geklärt.

Möglicherweise nehmen Ulcerationen von Regionen mangelnder Durchblutung der Schleimhaut ihren Ausgang. Beim Streßulcus jedenfalls ist dies die Hauptursache. Am Schutz der Schleimhaut sind die dort gebildeten Prostaglandine beteiligt (vgl. Abb. 3). Die indirekten, ulcerogenen Eigenschaften der nichtsteroidalen Antiphlogistika werden mit deren inhibitorischer Wirkung auf die Cyclooxygenase in Zusammenhang gebracht (s. S. 325).

Das **therapeutische Ziel** beim akuten Ulcus ist die **Schmerzlinderung** und die **Abheilung** bzw. die **beschleunigte Abheilung** des Ulcus. Neben anderen sind nicht selten auch psychische Faktoren an der Entstehung beteiligt. So gesehen ist die Ulcustherapie oft eine rein symptomatische Behandlung der Erkrankung. Sofern es zu Komplikationen, beispielsweise lebensbedrohlichen Blutungen kommt, steht die chirurgische Behandlung im Vordergrund. Die in der Ulcus-Therapie gegenwärtig angewendeten Pharmaka-Typen werden in Tab. 1 charakterisiert.

Unter dem Aspekt der besonderen Rolle bei der Pathogenese des Ulcus, den die Sekretion des sauren Magensaftes spielt, werden gegenwärtig verschiedene Prinzipien für die Therapie genutzt, die alle eine Hemmung der Sekretion des Magensaftes bzw. eine Neutralisation des Magensaftes bewirken: H_2-Rezeptorenblocker, Hemmstoffe der H^+, K^+-ATPase Muscarinrezeptor-Antagonisten und Antacida.

H_2-Rezeptorenblocker

Die chemischen Formeln der therapeutisch angewendeten H_2-Rezeptorenblocker sind in Abb. 4 zusammengefaßt. In der Ulcustherapie finden vor allem **Cimetidin**[1] und **Ranitidin**[2] Verwendung. **Famotidin**[3] und **Nizatidin**[4] sind neu hinzugekommen. Hinsichtlich des Wirkungsmechanismus dieser Verbindungen vgl. Abb. 1, S. 311 f. H_2-Rezeptorenblocker hemmen die Histamin-vermittelte Säure- und Pepsinproduktion des Magens. Dadurch führen sie indirekt zu einer Schmerzlinderung; die Abheilung der Ulcera wird beschleunigt. Die bis-

---

[1] Tagamet®, Tagagel®; [2] Sostril®, Zantic®; [3] Pepdul®, Ganor®; [4] Gastrax®, Nizax®.

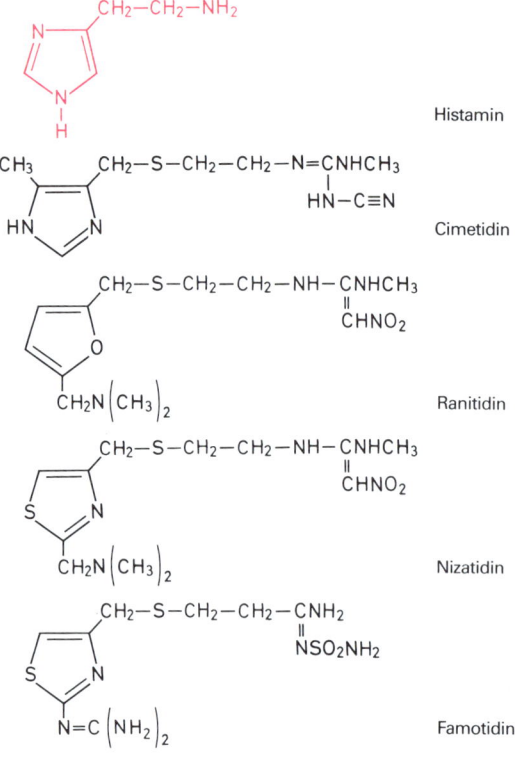

Abb. 4: H_2-Rezeptorenblocker

her bekannten pharmakokinetischen Eigenschaften sind in der Tab. 2 zusammengefaßt.

Cimetidin wird normalerweise in Dosen von 4×200 mg zusammen mit den Mahlzeiten verabfolgt. Inzwischen hat sich eine einmalige Gabe am Abend bewährt. Die in kontrollierten klinischen Studien damit erzielte Beschleunigung der Ulcusheilung ist von der des anderen Dosierungsschemas nicht zu unterscheiden. Deshalb wird neuerdings eine Dosis von 800 mg Cimetidin zur Nachtzeit empfohlen; die Wirkung kann noch über den ganzen nächsten Tag hin anhalten.

Tab. 1: Pharmakotherapeutische Prinzipien zur Behandlung von peptischen Ulcera des Magens und des Dünndarms.

Pharmakon-Typ	Wirkungsmechanismus
H_2-Rezeptor-Blocker	Hemmung der histaminvermittelten Sekretion von Salzsäure und Pepsin
Benzimidazole	Hemmung der H^+, K^+-ATPase und damit der HCl-Produktion
Muscarinrezeptor-Antagonisten	Hemmung der cholinerg vermittelten Sekretion von Salzsäure und Pepsin sowie der Magenentleerung
PG-Derivate, z. B. Misoprostol	Schutz der Mucosa durch Aktivierung der HCO_3^- und der Schleimsekretion; Steigerung der Durchblutung der Mucosa; Hemmung der Salzsäuresekretion
Proglumid	Hemmung der Gastrin-vermittelten Sekretion von Säure und Pepsin
Antacida	Neutralisation von Säure und dadurch Hemmung der Aktivität von Pepsin; Abdeckung von Ulcera (?)
Sucralfat	Abdeckung von Ulcera
Carbenoxolon	Aktivierung der Schleimproduktion; antiphlogistische Wirkung

Ranitidin wird niedriger dosiert: 2 × täglich 150 mg. Der gleiche therapeutische Erfolg kann mit 300 mg Ranitidin zur Nachtzeit verabfolgt, erzielt werden. Für Famotidin lautet die Dosierungsempfehlung bei Duodenal- und Magenulcera 40 mg/Tag vor dem Einschlafen 4−8 Wochen lang. Bei eingeschränkter Nierenfunktion muß die Dosis verringert werden. Das gilt übrigens auch für Cimetidin und Ranitidin. Daran ist vor allem bei Patienten auch ohne eine Nierenerkrankung zu denken, wenn sie älter als 60 Jahre sind. Alle erwähnten H_2-Rezeptorenblocker stehen für intensivmedizinische Zwecke, z. B. Streßulcera, auch für die i.v.-Anwendung zur Verfügung.

Cimetidin und Ranitidin können nach den bisherigen Erfahrungen hinsichtlich des Therapieerfolges als gleichwertig angesehen werden. Für die neueren H_2-Rezeptorenblocker ist es für eine derartige Feststellung noch zu früh.

Unerwünschte Wirkungen

Hinsichtlich der allgemeinen Auswirkungen bei einer längerdauernden Anwendung von Arzneistoffen, die die Säureproduktion des Magens hemmen, vgl. S. 478. Da die verschiedenen H_2-Rezeptorenblocker unterschiedlich lange am Markt sind, ist heute noch kein endgültiger Vergleich der Risiken möglich: Cimetidin wird schon seit vielen Jahren benutzt, und dementsprechend liegen viele Erfahrungen vor, die an vielen Millionen Patienten gewonnen wurden, während die Kenntnis der neueren Präparate Ranitidin, Famotidin und Nizatidin noch begrenzt ist. Aufgrund der niedrigeren Dosierung der modernen H_2-Rezeptorenblocker sind keineswegs alle nach der Anwendung von Cimetidin beschriebenen unerwünschten Wirkungen zu erwarten.

Wirkungen auf das ZNS. Subjektive Beschwerden wie Müdigkeit, Konzentrationsschwäche, Antriebsarmut, Desorientiertheit oder Apathie, Unruhe und Halluzinationen sind zwar selten, müssen aber ernstgenommen werden. Die Gefahr für derartige Wirkungen ist beim Patienten mit eingeschränkter Leber- und/oder Nierenfunktion besonders hoch. Alte Menschen finden sich wegen der eingeschränkten Nierenfunktion öfter unter den Betroffenen als jüngere.

Endokrine Störungen. Zu den am besten untersuchten unerwünschten Wirkungen von Cimetidin gehört die antiandrogene Wirkung, die sich beim Mann in einer Gynäkomastie äußert. Sie tritt bei 0,2 % der behandelten Patienten auf. Bei Zollinger-Ellison-Syndrom soll die Gynäkomastie allerdings häufiger sein, was mit der höheren und längerdauernden Dosierung zusammenhängen könnte. Außerdem ist der Verlust der Libido und eine Verminderung der Spermatozoenzahl beschrieben worden. Im Plasma steigt die Prolaktinkonzentration an. Soweit sich heute überschauen läßt, ist die antiandrogene Wirkung von Ranitidin wesentlich schwächer ausgeprägt. Über Einzelfälle von Gynäkomastie ist unter der The-

rapie mit Ranitidin berichtet worden, der kausale Zusammenhang ist fraglich. Eine Erhöhung der Prolaktinkonzentration im Plasma konnte nicht nachgewiesen werden.

Wirkungen auf die Leber. Unter Cimetidin wurden vorübergehende Erhöhungen der Konzentration der Transaminasen (SGOT, SGPT) im Serum beobachtet. Sie gehen nach Dosisreduktion häufig zurück. In einigen wenigen Fällen wurde durch Reexposition der Nachweis geführt, daß die Funktionsstörung der Leber mit Cimetidin provoziert werden kann. Cholestatischer Ikterus kann vorkommen, vor allem bei älteren Patienten. Cholestatische Reaktionen, die bei Kindern beobachtet wurden, verschwanden nach Absetzen der Therapie. Auch unter der Therapie mit Ranitidin wurden Leberstörungen beobachtet, in ganz seltenen Fällen sogar sehr schwere.

Wirkungen auf die Niere. Unter der Therapie mit Cimetidin kann die Kreatinin-Konzentration im Plasma ansteigen. Gewöhnlich wird diese Beobachtung mit einer Interferenz der Cimetidin-Ausscheidung, das tubulär mit dem Basentransportsystem sezerniert wird, mit Kreatinin interpretiert. Der Anstieg der Konzentration von Kreatinin im Plasma kann aber auch der Vorbote der seltenen, durch Cimetidin ausgelösten interstitiellen Nephritis sein. Unter Ranitidin kommt es nur sehr selten zu einer Erhöhung der Plasma-Kreatinin-Werte. Die niedrigere Dosierung kann der Grund dafür sein.

Wirkungen auf Blut und blutbildende Organe. Neutropenie, Thrombozytopenie und selten Agranulozytose sind für Cimetidin berichtet worden. In einem Fall wurde durch Cimetidin eine aplastische Anämie ausgelöst. Unter Ranitidin wurden in vereinzelten Fällen Leukozyto- und Thrombozytopenien beschrieben. Unter Cimetidin werden Nierentransplantate unter Umständen rascher abgestoßen. Es wird vermutet, daß eine Immunstimulation die Ursache sein könnte.

Wie viele Arzneimittel können auch Cimetidin und Ranitidin **Überempfindlichkeitsreaktionen** wie Urticaria, Anaphylaxie, Quincke-Ödem, Bronchialkrampf und Schock verursachen. Diese Zwischenfälle sind jedoch sehr selten. Cimetidin und Ranitidin werden mit einem vermehrten Haarausfall in Zusammenhang gebracht.

Wechselwirkungen. Je vollständiger und je anhaltender die Salzsäuresekretion gehemmt wird, desto eher kommt es zu einer bakteriellen Besiedlung des Magens. Damit wird die vermehrte Bildung von Nitriten und Nitrosaminen im Magensaft erklärt, die unter Cimetidin-Medikation beobachtet wurde. Es wurde darüber spekuliert, ob damit nicht die Entstehung von Magenkarzinomen begünstigt werden könnte.

Cimetidin geht eine ziemlich feste Verbindung mit Cytochrom P-450 (Monoxygenase) ein. Dadurch kann der Abbau anderer Arzneistoffe behindert werden. Diese Wechselwirkung setzt rasch ein, vor allem nach hohen Cimetidin-Dosen ein. Davon ist eine Reihe von Arzneistoffen betroffen, z. B. Carbamazepin, Clomethiazol, Chlordiazepoxid, Morphin, Phenytoin, Propranolol, Theophyllin, Warfarin, Triazolam, Chi-

Tab. 2: Dosierung und pharmakokinetische Daten einiger H_2-Rezeptorenblocker (nach Gugler, Musch: Med. Welt **33**, 1083−1086; 1982 sowie L. Z. Benet, R. L. Williams: Appendix II, Design and Optimization of Dosage Regimens: Pharmacokinetic Data. In: Goodman and Gilmans: The Pharmacological Basis of Therapeutics, 8th Ed. Pergamon Press; New York, Oxford, Beijing, Frankfurt, São Paulo, Sydney, Tokyo, Toronto 1990).

INN	Handelsname	Dosierung (mg) über Tag	vor dem Schlafengehen	Bioverfüg- barkeit %	Plasma-HWZ (h)	renale Elimination (% der Dosis)
Cimetidin	Tagamet®, Tagagel®	2 × 400	800	60−70	2−3	50−60
Ranitidin	Sostril®, Zantic®	2 × 150	300	60−80	2−3	50
Nizatidin	Gastrax®; Nizax®	2 × 150	300	~90	~1,5	61
Famotidin	Pepdul®, Ganor®	2 × 20	40	40−45	3	65−70

nidin, Imipramin, Labetalol, Pentazozin und Lidocain. Für Ranitidin sind derartige Interferenzen nicht beobachtet worden.

Cimetidin verdrängt, obwohl es selbst nur zu knapp 20% gebunden wird, Lidocain aus seiner Bindung an Plasmaproteine. Die Steigerung der Procainamid-Konzentration im Plasma wurde durch eine Konkurrenz bei der renalen tubulären Sekretion erklärt. Dies trifft übrigens auch für Ranitidin zu, jedoch in geringerem Umfange, weil es niedriger als Cimetidin dosiert wird und dementsprechend die Plasmakonzentrationen nur bei rund 25% derjenigen von Cimetidin liegen. Die Steigerung der Diazepam-Konzentration im Plasma bei gleichzeitiger Cimetidin-Therapie wird auf eine Veränderung des scheinbaren Verteilungsvolumens für Diazepam zurückgeführt. Aufgrund der um ein Vielfaches niedrigeren Dosierung ist es nicht verwunderlich, daß Famotidin in den bisher vorgelegten Untersuchungen Wechselwirkungen mit anderen Arzneistoffen, wie sie für Cimetidin durch die Blockade von Cytochrom P-450 beschrieben worden sind, nicht in Erscheinung getreten sind.

Hemmstoff der H^+, K^+-ATPase: Omeprazol

Omeprazol ist der inaktive Vorläufer (engl. prodrug) der wirksamen Verbindung, deren Wirkort die kanalikulären Membranen der Parietalzellen in den Drüsenschläuchen des Magens ist (vgl. Abb. 5).

Die Ursache der Hemmung der H^+, K^+-ATPase ist eine kovalente Bindung zwischen dem Enzym und der Sulfensäure, die im sauren Milieu der Canaliculi der Belegzellen aus Omeprazol gebildet und angereichert wird (Abb. 5). Durch Bindung an eine SH-Gruppe des Enzyms entsteht eine Disulfidbrücke. Die Wirkung hält lange an, nämlich so lange, bis das

Enzym wieder neu synthetisiert ist (Abb. 6). 20–40 mg/Tag hemmen bei kontinuierlicher, einmal täglicher Einnahme die Säureproduktion um über 95%.

Pharmakokinetik

Omeprazol wird ausreichend resorbiert, allerdings ist es im sauren Magenmilieu instabil und wird deshalb in magenresistentem Überzug eingenommen. Ohne diesen Schutz vor der Magen-HCl beträgt die Bioverfügbarkeit nur 15%. Bei intraduodenaler Verabfolgung im Tierexperiment mit der Sonde beträgt sie 70%.

In gepufferter Lösung nimmt die Bioverfügbarkeit zu. Daraus wird die Erwartung abgeleitet, daß bei kontinuierlicher Einnahme die Bioverfügbarkeit von Omeprazol besser wird. Die Steigerung der Bioverfügbarkeit mit ansteigenden Dosen wird auf die Sättigung des „first pass"-Stoffwechsels zurückgeführt. Die Bindung an Plasmaproteine beträgt 95–96%. Das scheinbare Verteilungsvolumen wird mit 0,3–0,4 l/kg angegeben. Omeprazol (prodrug) wird mit einer HWZ von ca. 1 Std. eliminiert, und zwar vornehmlich metabolisch. Die Cl_t wird mit 40 l/kg angegeben.

Unerwünschte Wirkungen, Wechselwirkungen

Omeprazol hat mit Cimetidin den Imidazol-Ring gemeinsam, der mit der Blockade der P-450-abhängigen Monoxygenase-Reaktion in Zusammenhang gebracht wird. Das läßt sich für Omeprazol in vitro auch nachweisen, wenn man den Stoffwechsel von Diazepam, Cumarin-Derivaten, Anilinen oder Antipyrin mißt. Klinisch bedeutsam ist bislang lediglich die Interaktion mit der Verstoffwechselung von Diazepam und Phenytoin. Bei Propranolol, Warfarin, Theophyllin und Anti-

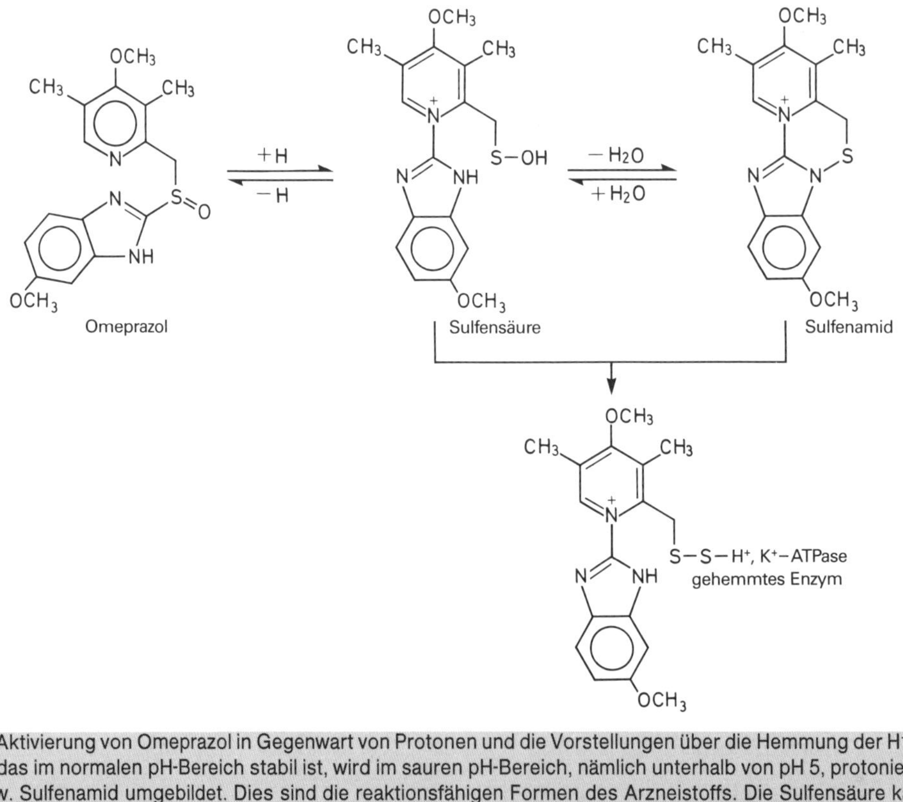

Abb. 5: Die Aktivierung von Omeprazol in Gegenwart von Protonen und die Vorstellungen über die Hemmung der H^+, K^+-ATPase. Omeprazol, das im normalen pH-Bereich stabil ist, wird im sauren pH-Bereich, nämlich unterhalb von pH 5, protoniert und zu Sulfensäure bzw. Sulfenamid umgebildet. Dies sind die reaktionsfähigen Formen des Arzneistoffs. Die Sulfensäure kann unter Bildung einer Disulfidbrücke an das Enzym, die H^+, K^+-ATPase, in den Belegzellen gebunden werden und inaktiviert auf diese Weise das Enzym.

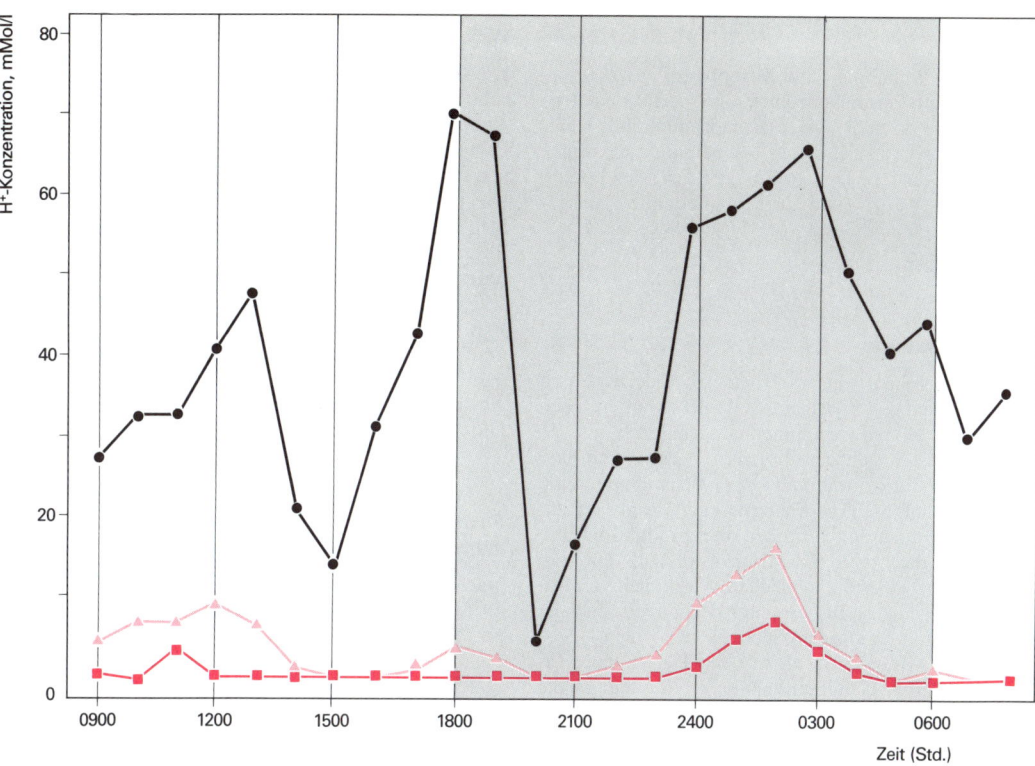

Abb. 6: Der circadiane Ablauf der Acidität im Mageninhalt vor und während einer Behandlungsperiode mit Omeprazol. In stündlichen Abständen wurde die Protonenaktivität im Mageninhalt von 6 Patienten gemessen. Der Übersichtlichkeit halber sind die Streuungen der Meßwerte nicht eingezeichnet. Kontrollen: ●——— Die Behandlung mit Omeprazol wurde 6 Tage vor der Untersuchung begonnen. Die 7. Dosis wurde jeweils um 9 Uhr des Versuchstages eingenommen. Omeprazol 20 mg/Tag: ▲ Omeprazol 30 mg/Tag: ■——— Mit der höchsten geprüften Omeprazol-Dosis deutet sich die physiologische Steigerung der Protonenkonzentration nach Mitternacht nur noch gerade eben an. Eine Woche nach dem Absetzen einer über 14 Tage dauernden Omeprazol-Anwendung von 30–60 mg/Tag war das circadiane Muster der Protonenkonzentration im Mageninhalt wieder normalisiert (nicht dargestellt). (Nach: Pounder et al., 24-hour intergastric acidity during treatment with oral omeprazole, in: The 1st International Symposium on Omeprazole (Borg et al. Eds.), S. 108–116 A. B. Hässle, S – 43183 Mölndal, Schweden, 1986).

pyrin sind die klinischen Auswirkungen der Interaktion nicht nennenswert. Die Interaktion bei der Verstoffwechselung von Warfarin scheint übrigens stereoselektiv vor allem das weniger wirksame R(−)-Enantiomere zu betreffen.

Die Kürze der Zeit, die seit der Einführung von Omeprazol vergangen ist, läßt eine endgültige Wertung der Risiken, die mit der therapeutischen Anwendung verbunden sind, noch nicht zu.

Bei der Langzeitanwendung von Omeprazol wurden an Ratten Carcinoid-Tumoren in der Magenschleimhaut beobachtet, die auf eine Gastrin-vermittelte Aktivierung enterochromaffiner Zellen im Gastrointestinaltrakt zurückgeführt wurden. Die gesteigerte Gastrinsekretion ist eine Folge der gehemmten Säureproduktion, die zwar, bei entsprechendem Ausmaß und Dauer, allen die Säureproduktion hemmenden Arzneistoffen zukommt, die aber nicht von ungefähr bei der am stärksten wirksamen Verbindung, nämlich Omeprazol, besonders deutlich in Erscheinung trat. Das ist auch der Grund dafür, daß die Anwendungsdauer auf 8 Wochen begrenzt wurde. Bei der langdauernden Anwendung von Omeprazol, beispielsweise beim Zollinger-Ellison-Syndrom, bei dem auch besonders hohe Dosen, nämlich bis zu 2 × 60−70 mg/Tag eingenommen werden müssen, ist dem potentiellen Risiko der Carcinoid-Entstehung eine besondere Aufmerksamkeit zu widmen.

Misoprostol

Mit Misoprostol[1], einem Analogon von Prostaglandin E_2 werden die für PGE_2 bekannten Wirkungen, nämlich die Hemmung der Salzsäuresekretion, die Aktivierung der Bicarbonat- und der Schleimsekretion sowie eine Steigerung der Durchblutung therapeutisch nutzbar zu machen versucht.

Für die Behandlung von Duodenalulcera werden für den Erwachsenen täglich 2 × 400 mcg Misoprostol, für das Ulcus ventriculi 4 × 200 mcg empfohlen. Die Tabletten sollen mit viel Flüssigkeit jeweils vor der Mahlzeit eingenommen werden.

Wirkungsweise

Die protektiven Wirkungen der Prostaglandine wurden bereits auf S. 470 beschrieben. Die klinischen Untersuchungen haben gezeigt, daß die Hemmung der Säuresekretion durch Misoprostol derjenigen der H_2-Rezeptorenblocker in therapeutischer Dosierung äquivalent ist. Der Vorteil von Misoprostol liegt in der Aktivierung protektiver Mechanismen.

---

[1] Cytotec®.

Pharmakokinetik

Nach der oralen Einnahme wird Misoprostol rasch resorbiert. Die maximale Plasmakonzentration ist schon nach einer halben Stunde erreicht. Die Plasma-Eliminations-Halbwertzeit von Misoprostol beträgt 20–40 Minuten, die seiner Metaboliten 1,5 Stunden. Der größte Teil der Metaboliten wird über die Nieren (70 %) und nur 15 % mit dem Kot ausgeschieden. Die Proteinbindung von Misoprostol wird mit 80–90 % angegeben.

Unerwünschte Wirkungen

Im Vordergrund stehen, wie bei Prostaglandinderivaten zu erwarten, Diarrhoen und Spasmen. Außerdem werden Übelkeit, Kopfschmerzen und Benommenheit genannt.

Schwangerschaft ist wegen der abortiven Wirksamkeit eine Kontraindikation; tritt während der Behandlung eine Schwangerschaft auf, muß die Therapie mit Misoprostol abgesetzt werden. Deshalb sollen Frauen im reproduktionsfähigen Alter immer gleichzeitig mit Misoprostol auch Antikonzeptiva einnehmen. Über die möglichen Wirkungen von Misoprostol auf Säuglinge ist bisher nichts bekannt; deshalb ist während der Stillzeit Misoprostol nicht zu empfehlen.

Hohe Dosen von Misoprostol führen beim Tier zu einer Erschlaffung der glatten Gefäßmuskulatur; Hypotonie ist die Folge. Daraus wird die Kontraindikation der Anwendung von Misoprostol bei zerebralen und koronaren Gefäßkranken abgeleitet. Toxische Dosen von Misoprostol verursachen Koliken im Magen-Darm-Trakt, Pyloruskonstriktionen, Diarrhöen, Bradykardie und Hypotonie sowie Dämpfung des ZNS mit Eintrübungen, Tremor, Krämpfen und Dyspnoe. Die Behandlung ist symptomatisch.

Wechselwirkungen mit anderen Pharmaka sind bisher nicht bekanntgeworden. Bei den geringen Dosierungen dürften pharmakokinetische Wechselwirkungen so gut wie ausgeschlossen sein.

Misoprostol ist nicht wärmestabil! Es muß deshalb immer unterhalb von 30 °C aufbewahrt werden.

Muscarinrezeptor-Antagonisten: Pirenzepin

Die physiologische, reflektorische Aktivierung der Sekretion von Magensaft erfolgt über den Vagus. Deshalb haben Muscarinrezeptor-Antagonisten einen festen Platz unter den Medikamenten, die bei der Ulcustherapie Verwendung finden. Die cholinergen Terminalen des Vagus enden in der Nachbarschaft der Parietalzellen und möglicherweise auch an Mastzellen. Das bedeutet, daß bei der Vaguserregung auch Histamin freigesetzt wird. Nach Blockade der ganglionären M_1-Muscarinrezeptor-Antagonisten bleibt die Antwort auf die Erregung des Vagus, nämlich die Abgabe von Salzsäure, aus. Die Gastrin-vermittelte Histaminfreisetzung und die damit erzeugte Anregung der Magensaftsekretion ist davon jedoch nicht betroffen. Während Muscarinrezeptor-Antagonisten wie Atropin (vgl. Tab. 3, S. 129) kaum mehr Bedeutung haben, ist Pirenzepin[1] ein neuer Verbindungstyp, dessen therapeutische Wirksamkeit klinisch objektiviert wurde. Pirenzepin ist eine tricyclische Verbindung, deren Formel in Tab. 3 (S. 130) verzeichnet ist. Chemisch ist es mit tricyclischen Psychopharmaka wie Imipramin verwandt. Pirenzepin gelangt aber wegen seiner schwachen Lipidaffinität kaum ins Gehirn, so daß zentrale Wirkungen nicht ausgelöst werden.

[1] Gastrozepin®.

Wirkungsmechanismus

Die Hemmung der Magensaftsekretion durch Pirenzepin beruht auf einer Blockade der Muscarinrezeptoren (M_1 s. Abb. 1, S. 467) in der Magenschleimhaut, d. h. seine Wirkung ist wie die anderer Anticholinergika, z. B. Atropin, dem Effekt einer selektiven, proximalen Vagotomie vergleichbar. Das bedeutet, daß die durch eine Scheinfütterung ausgelöste Steigerung der Magensaftsekretion durch Vorbehandlung mit Pirenzepin abgeschwächt oder unterdrückt werden kann. Pirenzepin unterscheidet sich aber in einem für die therapeutische Anwendung wichtigen Punkt von Atropin: Der Abstand zwischen den Dosen, die sekretionshemmend wirken und denjenigen, bei denen mit einer Akkommodationslähmung zu rechnen ist, ist bei Pirenzepin viel größer als bei Atropin. Pirenzepin erzeugt in der üblichen Dosierung im Unterschied zu Atropin keine Tachykardie.

Pharmakokinetik, Dosierung und Kombination mit H_2-Rezeptorenblockern

Nach oraler Verabreichung von Pirenzepin werden nur rund 20 % der Dosis systemisch wirksam. Die Bindung an Plasmaproteine beträgt rund 10 %. Pirenzepin wird nur zu 10 % metabolisch umgewandelt, der Rest wird zu gleichen Teilen renal und biliär ausgeschieden.

Die Halbwertzeit beträgt 10 Stunden. Demnach reichen 2 Dosen pro Tag aus, um eine therapeutisch wirksame Plasmakonzentration (20–50 ng/ml) aufrechtzuerhalten. Zwischen der Konzentration im Plasma und der Wirkung besteht allerdings keine direkte Proportionalität. Mit Dosen zwischen 50 und 75 mg Pirenzepin/Tag kann innerhalb von 4 Wochen mit einer Abheilungsrate von 50–75 % gerechnet werden. Bei höheren Dosen, 100–150 mg pro Tag, steigt diese Rate auf 70–90 %. In dieser Dosierung ließ sich auch eine schmerzlindernde Wirkung in kontrollierten Studien nachweisen, nicht dagegen in der niedrigen Dosierung. Aufgrund des unterschiedlichen Wirkungsmechanismus ist eine Kombination von Pirenzepin mit H_2-Rezeptorenblockern sinnvoll. Auch in Fällen, bei denen die Wirkung von Cimetidin sich nicht weiter steigern ließ, konnte mit Pirenzepin eine zusätzliche Hemmung der Sekretion erzielt werden.

Pirenzepin verursacht im Unterschied zu den H_2-Rezeptorenblockern keinen Anstieg des Gastrins. Mit einer reaktiven Hypersekretion ist deshalb nicht zu rechnen. Auch die basale Bicarbonat-Sekretion des Pankreas bleibt unbeeinträchtigt.

Unerwünschte Wirkungen

Parenteral und hochdosiert verabreicht, verursacht Pirenzepin genau die gleichen unerwünschten Wirkungen wie alle anderen Muscarin-Rezeptorantagonisten auch (vgl. Tab. 5, S. 138). Dabei sind auch Tachykardien zu registrieren.

Bei der üblichen oralen Therapie mit Pirenzepin bis zu 150 mg täglich spielen die systemischen, parasympatholytischen Wirkungen nur selten eine Rolle. In einer kontrollierten Studie haben unter diesen Bedingungen 16 % der Patienten über Mundtrockenheit und 13 % über Sehstörungen (Akkommodationslähmung) geklagt. Bei Reduktion der Dosis auf 100 mg Pirenzepin pro Tag sanken die Prozentsätze bei der Mundtrockenheit auf 6 % und bei den Akkommodationsstörungen auf 1 % ab. Immerhin verdienen die Akkommodationsstörungen hinsichtlich der Einschränkung der Fähigkeit zur Bedienung von komplizierten Maschinen, z. B. Kraftfahrzeugen, Beachtung. Miktionsstörungen sollen nicht vorkommen.

Proglumid

Der Gastrin- bzw. Cholecystokinin-Antagonist hat Struktur-ähnlichkeit mit der terminalen Peptidstruktur der beiden En-terohormone. Proglumid hat sekretionshemmende und spas-molytische Eigenschaften. Sein therapeutischer Wert ist nicht überzeugend. Proglumid[1] wird in täglichen Dosen von $3-4 \times$ 400 mg als Filmtabletten empfohlen.

Hinsichtlich der allgemein zu beachtenden unerwünschten Wirkungen bei der Anwendung von Arzneistoffen mit sekre-tionshemmender Wirkung am Magen vgl. S. 478. Spezifische unerwünschte Wirkungen und daraus abzuleitende Kontra-indikationen sind bisher nicht bekannt geworden.

Carbenoxolon

Carbenoxolon[2], der Succinatester von Glycyrrhetinsäure, ist Bestandteil der Inhaltsstoffe der Lakritzenwurzel (Radix li-quiritiae). Dort liegt die Glycyrrhetinsäure als 3-0-Diglu-curonid vor (Glycyrrhicin, Glycyrrhicinsäure).

Wirkungsweise

Die Glycyrrhicinsäure steigert die Schleimproduktion. Dem Aglykon wird außerdem eine antiphlogistische Wirkung zuge-schrieben. Beim Süßholzsaft soll noch die spasmolytische Wirkung von Liquiritigenin eine Rolle spielen; es wird in sei-ner Wirkung mit Papaverin verglichen. Carbenoxolon stabili-siert lysosomale Membranen. Außerdem sollen die Konzen-trationen von Carbenoxolon in der Magenschleimhaut ausrei-chen, den Abbau von Prostaglandinen zu hemmen. Demnach scheinen Prostaglandine am Schutz-Effekt von Carbenoxolon beteiligt zu sein.

Carbenoxolon hemmt nicht die Säureproduktion; es soll eine geringe antipeptische Wirkung haben. Carbenoxolon ist ohne Wirkung auf den Ulcusschmerz, dagegen ist die Ausheilung von Magen- und Zwölffingerdarm-Ulcera unter der Einwir-kung von Carbenoxolon – in kontrollierten klinischen Studien nachgewiesen – beschleunigt. Carbenoxolon wird in Dosen von 200 mg täglich verabfolgt. Der Wert der Langzeitthera-pie ist umstritten, nicht zuletzt der unerwünschten Wirkungen wegen. Carbenoxolon soll in Einzelfällen beim Ulcus ventri-culi dann noch zur Heilung führen, wenn H_2-Rezeptorenblok-ker sich als wirkungslos erwiesen.

Unerwünschte Wirkungen

Die Glycyrrhetinsäure hat chemisch Ähnlichkeit mit Aldo-steron. Darauf werden die Gewichtszunahme, die Ödeme, die Wasser- und Natriumretention sowie die Hypokaliämie und die dadurch verursachte Muskelschwäche, die sich im Verlau-fe längerdauernder Anwendung von Carbenoxolon einstellen, zurückgeführt. Es kann zum Hochdruck kommen, und die Aktivität der Creatininphospho-Kinase (CPK) im Plasma kann gesteigert sein. Die Inzidenz dieser unerwünschten Wir-kungen wird mit $30-40\%$ angegeben. Wenn bereits eine Schädigung des Herz-Kreislauf-Systems vorliegt bzw. ein Nie-renschaden besteht, sollte Carbenoxolon nicht verwendet werden. Prinzipiell ist bei älteren Patienten Vorsicht geboten. Die durch Carbenoxolon verursachten unerwünschten Wir-kungen können mit Aldosteron-Antagonisten aufgehoben werden; allerdings werden dadurch auch die therapeutischen Wirkungen von Carbenoxolon beeinträchtigt.

Ausschwemmung der Ödeme mit Thiaziden kann zu einer ge-fährlichen Verstärkung der Hypokaliämie führen; sie muß durch zusätzliche exogene Zufuhr von Kalium behandelt wer-

den. Aufgrund dieser unerwünschten Wirkungen ist Carbeno-xolon für eine Langzeittherapie nicht geeignet.

Antacida

Eine zu starke Säureproduktion des Magens und Reflux in den Oesophagus ("Sodbrennen") ist für viele Patienten An-laß zum Griff nach einem der rezeptfrei erhältlichen Antaci-da. Das bei Laien zur Selbstmedikation beliebte **Natrium-hydrogencarbonat** ("Bicarbonat", oft mit dem falschen Trivi-alnamen "Natron" bezeichnet) ist wegen seiner unerwünsch-ten Wirkungen kaum noch Gegenstand ärztlicher Verschrei-bungen; dagegen spielt es in der Selbstmedikation von Laien nach wie vor eine wichtige Rolle.

Die modernen Antacida auf der Basis von **Aluminium-** bzw. **Magnesiumhydroxid-Gelen** vereinigen eine adsorptive mit der neutralisierenden Wirkung:

$$Al(OH)_3 + 3HCl \rightleftharpoons AlCl_3 + 3H_2O \rightleftharpoons Al(OH)Cl_2 + HCl + 2H_2O.$$

Beurteilung der Wirksamkeit von Antacida

Die im Handel befindlichen Präparate unterscheiden sich hin-sichtlich ihrer **Neutralisationskapazität** beträchtlich. Die Neu-tralisationskapazität kann titrimetrisch bestimmt werden und ist eine für die Beurteilung der Wirksamkeit der Präparate entscheidende Größe. Bei der Bemessung der Dosierung geht man davon aus, daß die Sekretionsrate des Magens nach Sti-mulation durchschnittlich 50 mmol HCl pro Stunde beträgt. Die zur Erhöhung des pH-Wertes auf 3,5 notwendige Dosis ist der unterschiedlichen Neutralisationskapazität entspre-chend sehr verschieden (s. Tab. 3). Bei Hypersekretion, bei der pro Std. u. U. 150 mmol HCl produziert werden, müßte die Dosis, um das gleiche Ziel zu erreichen, auf das Dreifache erhöht werden, was bei einzelnen Präparaten mengenmäßig dem Patienten kaum noch zuzumuten ist.

Es bleibt noch kritisch anzumerken, daß aufgrund der in vitro ermittelten Neutralisationskapazität keineswegs eine wider-spruchsfreie Wirkungsbemessung von Antacida möglich ist. Die in der Tab. 3 aufgeführten Zahlen lassen beispielsweise die unterschiedlichen Pufferkapazitäten der einzelnen Antaci-da außer Betracht. So ist die Neutralisationskapazität von Magaldrat, dem Inhaltsstoff von Riopan®, auf die Gewichts-einheit bezogen, in vitro etwa gleich stark wirksam wie die In-haltsstoffe von Maaloxan®. Auch die Wirkungsverluste infol-ge der Gegenwart von Protein in einem künstlichen Versuchs-ansatz sind bei beiden Antacida etwa gleich. Dennoch erweist sich Magaldrat in vivo vergleichsweise stärker wirksam, was auf seine besondere Pufferwirkung im sauren pH-Bereich so-wie seine Viskosität und pH-abhängige Löslichkeitseigen-schaften zurückgeführt wird.

Neuerdings wird aluminiumhaltigen Antacida und ähnlichen Verbindungen wie Sucralfat eine gastroprotektive Wirkung zugeschrieben, die mit einer vermehrten Freisetzung von PGE_2 erklärt wird. Außer Frage steht, daß ähnlich wie Sucral-fat natürlich auch andere gelartige Aluminiumverbindungen einen Schutz des Ulcusgrundes vor Säureeinwirkung bzw. Einwirkung der Verdauungsenzyme bewirken können. Gerin-ge, aber kontinuierliche Dissoziation von Al^{3+}-Ionen könnte durch eine "adstringierende" Wirkung am Ulcusgrund ent-zündungshemmend wirken.

Aluminiumhydroxid als Phosphatfänger

Die phosphatbindenden Eigenschaften von Aluminium-hydroxid werden bei nierenkranken Patienten therapeutisch ausgenutzt, um die Dialysefrequenz herabzusetzen. Dabei

---

[1] Milid®; [2] Biogastrone®.

Tab. 3: Zusammensetzung und in vitro bestimmte Wirkungsstärke einiger Antacida.
Die Zahlenangaben sind abgerundet nach K. H. Holtermüller et al., Med. Klin. **72**, 1229–1241 (1977), und C. Walther et al., Zschr. f. Gastroenterologie **20**, 263–272 (1982).

Handelsname (Beispiele)	Zusammensetzung	mmol/g Antacidum	Dosis in g zur Einstellung von 50 mmol HCl auf pH 3,5
Aludrox®	Aluminiumhydroxid	0,35	28
Phosphalugel®	Aluminiumphosphat	1,1	325
Maaloxan®	Magnesiumhydroxid	0,65	19
	Aluminiumhydroxid	0,22	
Maalox 70®	Magnesiumhydroxid	0,91	9
	Aluminiumhydroxid	0,78	
Riopan®	Magnesiumaluminathydrat	0,18	25
Locid®	Calciumcarbonat	0,6	12
	Magnesiumhydroxid	1	
	Aminoessigsäure	0,9	
	Aluminiumhydroxid-Gel	0,5	

wird nicht nur in der Nahrung zugeführtes Phosphat durch das in Gegenwart der Magensäure gebildete Aluminiumchlorid in unlösliches $AlPO_4$ übergeführt, sondern auch aus dem Blut in das Darmlumen sezerniertes Phosphat. Dabei wird Phosphat schwerlöslich und mit den Fäces ausgeschieden:

$$Na_2HPO_4 + NaH_2PO_4 + 2AlCl_3 \rightleftharpoons 2AlPO_4 + 3NaCl + 3HCl$$

Es bedarf bei langdauernder Anwendung der sorgfältigen Kontrolle der Patienten, die, um das Therapieziel leichter zu erreichen, oft auch eine phosphatarme Diät erhalten. Das Therapieziel ist die Verhinderung der Ausbildung eines **sekundären Hyperparathyreoidismus;** die zu starke Senkung des Phosphatspiegels kann langfristig zu einer **Osteomalazie** führen. Das sogenannte **Phosphat-Depletions-Syndrom** ist gekennzeichnet durch eine allgemeine Schwäche bis zur Bettlägerigkeit, Übelkeit und Appetitlosigkeit. Es kann mit Knochenschmerzen einhergehen und ist neurologisch durch Paresen und einen Intentionstremor gekennzeichnet. Konvulsionen wurden beschrieben.

Das Syndrom der Phosphat-Depletion kann bei langdauernder Anwendung von Aluminiumhydroxid-haltigen Antacida vor allem bei immobilisierten Patienten, die wegen eines Ulcusleidens oder zur Verhinderung von Streß-Ulcera behandelt werden, auftreten. Patienten auf Intensivstationen mit überwiegend parenteraler Ernährung sind besonders gefährdet. Deshalb muß ihre Urinphosphat-Ausscheidung quantitativ überwacht werden. Die ausgeschiedene Phosphatmenge soll 300 mg pro Tag nicht unterschreiten.

Die bei Dialysepatienten auftretende Enzephalopathie wird heute vor allem durch die hohe Aluminiumzufuhr mit den Austauschflüssigkeiten erklärt. In einem Jahr wird das Blut eines Dialysepatienten gegen 18 000–36 000 Liter Austauschflüssigkeit dialysiert! Der Aluminiumgehalt der Dialyseflüssigkeit ist auf maximal 30 mcg/l festgelegt. Als Ersatz für aluminiumhaltige Phosphatfänger tritt mehr und mehr Calciumcarbonat in den Vordergrund.

Systemische Toxizität von aluminium- und magnesiumhaltigen Antacida

Sie sind schwer löslich, so daß die Resorption ihrer Alkali-Anteile als vernachlässigbar gering angesehen wurde. Trotz der geringgradigen Resorption von nur rund 1 % (vgl. Tab. 4) können aber bei chronischer Einnahme von aluminiumhalti-gen Antacida nicht zu vernachlässigende Aluminiummengen in den Organismus gelangen. Bedrohlich wird die chronische Aluminium-Aufnahme dann, wenn gleichzeitig eine Niereninsuffizienz besteht. Zur Toxizität von Aluminium vgl. S. 782. Das gleiche, was über Aluminium gesagt wurde, gilt auch für Magnesium; die Resorption von Magnesium aus magnesiumhydroxidhaltigen Antacida kann bis zu 10 % betragen (vgl. Tab. 4). Auch hier nimmt das Risiko dann erheblich zu, wenn gleichzeitig eine Niereninsuffizienz besteht. Es ist zu Todesfällen gekommen! Hinsichtlich der physiologischen und toxischen Wirkung von Magnesium s. S. 423.

Unerwünschte Wirkungen von Antacida

Alkalose. Durch die Neutralisation der Magensäure verliert der Organismus Säureäquivalente; das kann aber bei normaler Nierenfunktion durch Ausscheidung von Bicarbonat bzw. Reabsorption von Protonen kompensiert werden. Dies gilt allerdings nur für den Fall, daß das Antacidum nur im Magen wirkt und den Säure-Basen-Haushalt systemisch nicht belastet. Wie der Tab. 4 zu entnehmen ist, trifft dies jedoch nur für die Aluminiumhydroxid-haltigen Verbindungen zu, die zu nur rund 1 % resorbiert werden. Bestandteile anderer Antacida werden in erheblich größerem Umfange in den Organismus aufgenommen und vermehren dementsprechend die Bicarbonat-Reserve, d. h., sie belasten den Säure-Basen-Haushalt. Es leuchtet ein, daß bei Gabe von **Natriumbicarbonat,** das nahezu vollständig resorbiert werden kann, die Belastung des Organismus mit Alkali am größten ist. Mit anderen Worten heißt das, daß mit dem Umfang der Resorption der Metallanteile der Antacida die Alkalibelastung des Organismus ansteigt. Die Folge ist eine metabolische Alkalose und

Tab. 4: Resorption verschiedener Antacida-Typen aus dem Darmtrakt (Werte aufgerundet nach Arzneimittelbrief, Anonymus ⁻, No. 10, S. 89–94, 1982).

Antacidum-Typ	Resorption in Prozent
Bicarbonat	bis 100
Ca^{2+}-Verbindungen	bis 20
Mg^{2+}-Verbindungen	bis 10
Al^{3+}-Verbindungen	~ 1

die Ausscheidung eines alkalischen Urins. Es hängt lediglich von der kompensatorischen Leistungsfähigkeit von Lunge und Niere ab, in welchem Umfange der Organismus die Alkalibelastung kompensieren kann. Alkalisierung des Urins über lange Zeit begünstigt Steinbildung in Niere und Blase.

Die **Milch-Alkalisyndrom** genannte Symptomatik ist auf die Alkalisierung sowie die gleichzeitige Belastung mit Calcium bzw. Calciferolen (D-Vitamine, vgl. S. 584 f.) nach langdauernder Einnahme von Natriumbicarbonat und/oder Calciumcarbonat-haltigen Antacida sowie Milch bzw. Milchprodukten zurückzuführen. Sie spielt heute keine Rolle mehr. Calciumcarbonat wird jedoch in zunehmendem Maße als Ersatz für Aluminiumhydroxid bei Dialysepatienten benutzt, bei denen zur Ausschleusung von Phosphat-Äquivalenten mit den Fäces sogenannte Phosphatfänger angewendet werden, um die Dialysefrequenz zu senken.

Osteomalazie. Bei **Nierengesunden,** die aluminiumhydroxidhaltige Antacida lediglich zur Neutralisation der Magensäure in normaler Dosierung und nicht länger als 6–8 Wochen einnehmen, ist diese unerwünschte Wirkung selten. Bei diesen Patienten ist die Osteomalazie zum größten Teil auf den sekundären Hyperparathyreoidismus zurückzuführen, der als Konsequenz der Phosphatverarmung des Organismus infolge der dauernden Aluminiumzufuhr zu betrachten ist. Dabei werden Osteoklasten und Osteoblasten aktiviert; in der Bilanz überwiegt der Knochenabbau.

Bei **dialysepflichtigen Nierenkranken,** die sich gewohnheitsmäßig phosphatarm ernähren und Antacida hochdosiert über Monate und zuweilen auch Jahre einnehmen müssen, ist eine direkte toxische Wirkung von Aluminiumionen bei der Knochenbildung anzunehmen. Osteomalazien wurden schon nach 6 Monaten einer kontinuierlichen Antacida-Einnahme beschrieben. Die geringste täglich eingenommene Dosis betrug 10,8 g Aluminiumhydroxid.

Störung des Elektrolyt- und Flüssigkeitshaushaltes. Antacida können in nicht unerheblichem Ausmaß **Natrium** enthalten. Dies ist z. T. eine Folge des Produktionsprozesses und z. T. von geschmackskorrigierenden Maßnahmen. Bei langdauernder hochdosierter Einnahme sind vor allen Dingen Patienten gefährdet, die an einem nicht erkannten und deshalb nicht behandelten Bluthochdruck leiden. Die Hersteller von Antacida geben in den USA deshalb den Natriumgehalt ihrer Präparate an. Einer britischen Studie zufolge kann bei Gabe äquieffektiver Dosen von Antacida der Natriumgehalt von 0,1 bis fast 10 mmol, d. h. um das Hundertfache, schwanken! Deshalb ist einer möglichen unkontrollierten Natriumzufuhr mit Antacida eine besondere Aufmerksamkeit zu schenken! Wegen der unkontrollierten und langdauernden Natriumeinnahme ist Natriumbicarbonat unter ärztlichem Aspekt als Antacidum abzulehnen.

Magnesiumhaltige Präparate wirken laxativ und verursachen deshalb oft **Durchfälle. Aluminium**haltige Präparate hingegen wirken **obstipierend.** Durch Wahl entsprechender Mischungen kann man die Verschreibung der individuellen Situation des Patienten anpassen (s. Tab. 5). Hinsichtlich der toxischen Magnesiumwirkungen vgl. S. 423.

Reaktive Hypersekretion von Wasserstoffionen nach Antacida-Gabe. Die reaktive Hypersekretion sauren Magensaftes ist erstmals nach Gabe von Calciumcarbonat beobachtet worden. Sie ist wahrscheinlich die Folge der Freisetzung von Gastrin durch Calciumionen. Möglicherweise haben aber Calciumionen auch eine direkte aktivierende Wirkung auf die Säuresekretion der Parietalzellen. Bei Patienten mit Duodenalulcera ist eine vergleichsweise stärkere Ansprechbarkeit auf den durch Calciumcarbonat ausgelösten Effekt im Ver-

gleich mit gesunden Personen beschrieben worden; dies wird mit der höheren Empfindlichkeit der Ulcus-Patienten gegenüber Gastrin erklärt. Ob die Ulcus-Heilung durch die calciumhaltigen im Vergleich zu calciumfreien Antacida verzögert wird, ist unbekannt; außer Frage steht jedoch die subjektive Belastung des Ulcuspatienten durch die reaktive Hypersekretion.

Tab. 5: Antacida-Mischungen für die Rezeptur:

bei:	Magnesia usta[1]	Aluminiumhydroxid sicc.
Durchfall	–	100 g
normalem Stuhl	20 g	80 g
Obstipation	40 g	60 g
schwerer Obstipation	70 g	30 g

Mischpulver. Teelöffelweise mit Wasser; bei Bedarf und vor den Mahlzeiten einnehmen.

[1] Kontraindiziert bei eingeschränkter Nierenfunktion; Mg-Vergiftung: Benommenheit, Herzschwäche, neuromuskuläre Blockade mit Atemstillstand.

Wechselwirkungen von Antacida mit anderen Pharmaka

Die gelartigen Al- und Mg-haltigen Antacida sind Adsorbentien, die mit vielen Pharmaka bei der oralen Anwendung interferieren. Vielfach wird nur die Ausbildung des Maximums der Blutkonzentration verzögert, oft aber auch die insgesamt resorbierte Menge erniedrigt. Dies kann bei der oralen Eisentherapie eine Rolle spielen. In der Regel soll deshalb zwischen der Einnahme der Antacida und der anderen Arzneistoffe eine Spanne von 2–3 Stunden liegen.

Sucralfat

Sucralfat[1] ist eine salzartige, wasserunlösliche Verbindung von Aluminiumhydroxid und Saccharosesulfat. Die Wirkungsweise ist vielgestaltig. In verdünnter salzsaurer Lösung bildet sich aus Sucralfat ein gelartiger Niederschlag, der mit Proteinen eine stabile Verbindung eingeht. Sucralfat bildet so einen schützenden Überzug, vor allem an den ulcerierten Stellen der Schleimhaut. Daneben adsorbiert Sucralfat Pepsin und außerdem, allerdings bei niedrigen pH-Werten, Gallensäuren, denen zusammen mit Lysolecithin bei der Ausbildung der durch den Reflux des Inhalts des oberen Dünndarms verursachten Schleimhautschädigungen eine wichtige Rolle zugeschrieben wird.

Sucralfat hat auch schmerzlindernde Wirkung bei Ulcera des Magens und des Zwölffingerdarms. In kontrollierten klinischen Studien wurde nachgewiesen, daß die Abheilungsrate von Zwölffingerdarmgeschwüren dann beschleunigt ist, wenn Sucralfat jeweils vor den Mahlzeiten (1 Stunde) eingenommen wurde. Zur Beurteilung der therapeutischen Wirkung beim Ulcus ventriculi reichen die verfügbaren Daten noch nicht aus.

In einer kontrollierten, klinischen Studie konnte der therapeutische Effekt bei Streß-Ulcera nachgewiesen werden.

[1] Ulcogant®.

Unerwünschte Wirkungen

Sucralfat zeichnet sich durch eine bemerkenswert geringe Anzahl unerwünschter Wirkungen aus. Neben unspezifischen Wirkungen wie Nausea, Schwindel und Exanthemen steht die durch Aluminium verursachte Obstipation im Vordergrund; sie wurde in einer kontrollierten Studie an 1600 Personen mit 1,4 % Häufigkeit angegeben.

Sucralfat wird in 4 Einzeldosen von je 1 g jeweils 1 Stunde vor den Mahlzeiten verabreicht. Wichtig ist, daß Sucralfat auf den leeren Magen eingenommen wird, damit es seine schleimhautprotektiven Eigenschaften entfalten kann. Die Erhaltungstherapie wird mit täglich 2 Dosen von je 1 g durchgeführt, wodurch die Rezidivfrequenz eindeutig gesenkt werden konnte.

Die konservative Ulcustherapie

Es gibt nur wenige Gebiete in der Medizin, in denen sich in den letzten Jahren ein so drastischer Wandel der therapeutischen Konzepte vollzogen hat wie in der Therapie der Magen- und Duodenalulcera. In den chirurgischen Kliniken hat die Zahl der Ulcusoperationen abgenommen. Die Zahl der Ulcusperforationen ist allerdings kaum zurückgegangen. Es bedarf sicherlich der weiteren Beobachtung, um die endgültigen Indikationen für die konservative und die chirurgische Therapie festzulegen. Dieser Wandel ist durch die Einführung der H_2-Rezeptorenblocker erzielt worden. Das Wissen über Entstehen und Verlauf von Ulcuskrankheiten ist auch durch die Gastroskopie entscheidend erweitert worden.

Bei der Beurteilung der Wirksamkeit von Ulcustherapeutika muß immer beachtet werden, daß Ulcera spontan abheilen. Die Spontanremissionsrate ist national verschieden; in Schottland beträgt sie beispielsweise 30 % und in der Schweiz 50 %. Ulcuskranke neigen zu Rezidiven. Bei $^1/_5$ bis $^1/_4$ der mit H_2-Rezeptorenblockern behandelten Patienten kommt es innerhalb von 2 Jahren nach Abschluß der Behandlung zu einem Rezidiv mit Ulcussymptomen. Asymptomatische Ulcera treten in rund 10 % der Fälle auf. Heute wird in der Regel bis zum dritten, ja vierten Rezidiv konservativ behandelt. Vor der Magen- bzw. Duodenalresektion ist eine selektive, proximale Vagotomie in Erwägung zu ziehen. Sie ist sehr wirkungsvoll und hat eine niedrigere Rezidivrate als die konservative Therapie mit H_2-Rezeptorenblockern.

Ein Ulcus-Schub muß durchschnittlich in 4−8 Wochen erfolgreich behandelt sein. Strittig ist nach wie vor der Erfolg einer Langzeitbehandlung. Die Kooperationsbereitschaft der Patienten nimmt ab, am Ende einer Behandlungsperiode von 5 Jahren nahmen nur noch 17 % der Patienten Cimetidin regelmäßig ein. Bei Langzeitbehandlungen nimmt nach allen Erfahrungen die Gefahr unerwünschter Wirkungen erheblich zu.

Schließlich sind bestimmte Risikogruppen unter den Patienten zu berücksichtigen. Die Abheilungstendenzen von Ulcera sind beispielsweise bei nichtbehandelten Rauchern wesentlich schlechter als bei nichtbehandelten Nichtrauchern. Außerdem spielt der Alkoholkonsum und die Frage der Einnahme von schleimhautschädigenden Medikamenten, z. B. nichtsteroidalen Antiphlogistika eine Rolle.

Angesichts der vielen verfügbaren Prinzipien zur konservativen Ulcustherapie (vgl. Tab. 1, S. 470) ist es verwunderlich, daß für die einzelnen Krankheitsbilder so wenig spezifizierte Indikationsempfehlungen existieren. Der Vorzug des einen oder anderen Medikaments wird im wesentlichen durch die individuelle Wirksamkeit und vor allem Verträglichkeit diktiert. Ob das letztere für das PGE_2-Derivat Misopostrol (vgl. S. 473) zutrifft, muß vorerst dahingestellt bleiben. Für PGE_2-Derivate lassen sich, wenigstens theoretisch, besonders gute Wirkungen bei allen cytotoxischen Einflüssen, z. B. der bereits erwähnten Einnahmen von ulcerogenen Medikamenten etc., ableiten.

Die Diskussion darüber, inwieweit Heliobacter pylori als Verursacher für die Ulcuskrankheit in Frage kommt, ist noch nicht abgeschlossen. Hier ist allerdings anzumerken, daß sich dieser Mikroorganismus auch bei Gesunden findet, ohne Krankheitserscheinungen zu verursachen. Deshalb ist vorläufig die abschließende Bewertung der Therapie mit Wismutsalzen bzw. -komplexen, die als besonders wirksam gegen Heliobacter pyloridis gelten, noch nicht möglich. Sowohl nach der Therapie mit Wismut, als auch nach der Anwendung geeigneter Antibiotica bzw. Antibiotica-Kombinationen ist die Wiederbesiedelung der befallenen Abschnitte des Magen-Darm-Traktes mit Heliobacter pylori nur eine Frage der Zeit.

Vielfach werden die therapeutischen Prinzipien der konservativen Behandlung von Ulcera miteinander kombiniert. Besonders stark antisekretorisch wirksam ist die Kombination von H_2-Rezeptoren-Blockern und Anticholinergika, z. B. Pirenzepin. Oft wird auch das eine oder andere Pharmakon mit einem Antacidum kombiniert. Sinnvoll sind alle Kombinationen, bei denen sich die Mechanismen für die säurehemmende, schmerzlindernde und protektive Wirkung gegenseitig ergänzen.

Gastrinom

Beim Gastrinom (Zollinger-Ellison-Syndrom) handelt es sich um einen endokrinen Tumor im Pankreas, der Gastrin produziert und deshalb die Salzsäureproduktion im Magen abnorm aktiviert. Die Folge sind therapieresistente Ulcera ventriculi und/oder duodeni. Weil in der Regel die zuweilen multipel auftretenden Tumoren chirurgisch nicht vollständig entfernt werden können, muß eine hochdosierte medikamentöse Therapie zur Hemmung der Magensekretion durchgeführt werden.

Unerwünschte Wirkungen

Ganz allgemein sind bei längerdauernder Anwendung von Stoffen, die entweder die Säuresekretion des Magens hemmen, oder die im Magen befindliche Säure neutralisieren, die Auswirkungen auf den Säureschutz des Hohlorgans zu beachten, der eine große Bedeutung für die Verhinderung bakterieller Infektionen hat. Es gibt Einzelberichte über Candida-Infektionen des Magens unter diesen Bedingungen. Die Neutralisation des pH-Wertes im Magenlumen ist manchmal auch Ausgangspunkt für Kalkniederschläge, die sich mit Nahrungsresten zu Bezoarsteinen verfestigen können. Langdauernde Anwendung hoher Dosen von Antacida und/oder sekretionshemmenden Pharmaka sind vor allem beim Gastrinom (Zollinger-Ellison-Syndrom) unausweichlich.

Die Behandlung von Ulcera in tieferen Abschnitten des Darmes: Ileitis regionalis Crohn und Colitis ulcerosa

Sulfasalazin

Sulfasalazin

Es liegen zahlreiche kontrollierte Studien vor, denen zufolge mit Sulfasalazin[1], einer Verbindung aus Sulfapyridin und 5-Aminosalicylsäure (5-ASA; Mesalazin), die Beschwerden bei Colitus ulcerosa und Morbus Crohn gelindert werden können. Außerdem sind die Intervalle zwischen den Attacken verlängert worden.

Während man ursprünglich dem Sulfonamid-Anteil der Verbindung große Bedeutung für die Wirksamkeit zuschrieb, steht heute fest, daß eigentlich der 5-Aminosalizylsäure die therapeutische Rolle zukommt. Sie hat wie alle Salicylsäure-derivate entzündungshemmende Wirkungen. Welche Beziehungen dabei zu den Stoffwechselprodukten der Arachidonsäure bestehen, ist noch unklar.

Pharmakokinetik

Sulfasalazin wird als Träger für Mesalazin[2] betrachtet; das intakte Molekül wird aus dem Magen-Darm-Trakt nur in begrenztem Umfange resorbiert. In den unteren Darmabschnitten wird Sulfasalazin mikrobiell in Sulfapyridin und Mesalazin gespalten. Der Sulfonamidanteil kann schnell resorbiert werden; Mesalazin wird offensichtlich nur langsam resorbiert, da es im Gewebe zurückgehalten wird. Beide, Sulfapyridin wie Mesalazin, werden als Acetylierungsprodukte mit dem Urin ausgeschieden. Sulfapyridin wird zusätzlich hydroxyliert und mit Glucuronsäure gekoppelt.

Unerwünschte Wirkungen

Sulfasalazin ist mit einer Reihe unerwünschter Wirkungen behaftet, die, vor allem dann, wenn die behandelten Patienten sogenannte Langsamacetylierer (vgl. S. 8) sind, unter Umständen Schwierigkeiten bereiten und zum Abbruch der Therapie zwingen können. Neben Kopfschmerzen, Schwindel und Übelkeit treten gelegentlich Sulfonamid-Fieber, Gelenkschmerzen und allergische Dermatitiden auf. Selten sind Schäden der blutbildenden Organe wie Leukopenie, Thrombozytopenie und Agranulocytose. Es kann zu Methämoglobinbildung kommen. Bei erwiesenem Glucose-6-Phosphat-Dehydrogenasemangel können hämolytische Krisen und Anämien auftreten. Außerdem existieren Berichte über hämolytische Krisen, die auf immunologische Ursachen zurückgeführt werden. Hypoprothrombinämien sind beschrieben. Sulfasalazin ist ein Hemmstoff der intestinalen Folsäureresorption; bei längerdauernder Behandlung können Megaloblasten-Anämien (vgl. S. 595) auftreten.

Sulfasalzin ist im letzten Drittel der Schwangerschaft kontraindiziert; durch Verdrängung von Bilirubin aus der Plasmaeiweißbildung ist die Ausbildung eines Kernikterus zu befürchten. Eine retrospektive Studie über die Anwendung von Sulfasalzin bei 531 Schwangeren ergab keinen Hinweis auf teratogene Wirkungen beim Menschen. Hohe Dosen von Sulfonamiden sind im Tierversuch teratogen. Der Grund für die Ungefährlichkeit von Sulfasalazin mag bei der in therapeutischer Dosierung verzögerten Freisetzung und Resorption des Sulfonamidanteils zu suchen sein.

Beim Mann kann Sulfasalazin zu reversibler Oligospermie und Infertilität führen.

Wechselwirkungen. Sulfasalazin kann die Resorption von Digoxin verzögern; deshalb sollte die Einnahme beider Medikamente unabhängig voneinander mit einem Zeitintervall von 2–3 Std. erfolgen. Bei Erkrankungen wie der Colitis ulcerosa oder Ileitis regionalis besteht immer ein Folsäuremangel, der durch Sulfasalazin verstärkt wird. Dem ist durch Folsäuregaben Rechnung zu tragen, wenn die ausreichende Zufuhr des Vitamins mit der Nahrung nicht gewährleistet ist.

Medikamentöse Behandlung der Colitis ulcerosa

Sulfasalazin steht in Form Magensaft-resistenter Dragées (500 mg) bzw. als Klysma (3 g für 100 ml Flüssigkeit) zur Verfügung. Bei der Behandlung werden 2–3 g pro Tag oder 3 bis 4 orale Einzeldosen 2 bis 3 Wochen lang verabfolgt. Eine deutliche Minimierung der systemischen Belastung des Organismus mit Sulfasalazin bzw. seinem Metaboliten Sulfapyridin wird mit dem Klysma erreicht.

Andere Mesalazin-Träger

Es ist verständlich, daß heute allenthalben der Versuch gemacht wird, anstelle von Sulfapyridin andere Träger von Mesalazin zu entwickeln bzw. Mesalazin direkt einzusetzen. Die Anforderungen, die an derartige Verbindungen gestellt werden sind:
1. geringe Resorbierbarkeit im Dünndarm
2. gute Freisetzung und ausreichend hohe Konzentration von 5-ASA in den pathologisch veränderten Darmabschnitten
3. geringe systemische Toxizität.

Mesalazin steht heute in Form von Magensaft-resistenten Tabletten[1] und Suppositorien[2] zur Verfügung. Dabei werden die Suppositorien (250 mg) bevorzugt während des symptomfreien Intervalls zur Vermeidung eines Rezidivs der Colitis ulcerosa angewendet; die Dosierungsempfehlung lautet: 3 × täglich 2 Zäpfchen. Die Tabletten werden etwa im gleichen Dosierungsschema während eines akuten Schubs der Colitis ulcerosa und bei Morbus Crohn eingesetzt.

Andere Behandlungsarten

Die **immunsuppressive Therapie** mit Azathioprin[3] hat bisher zu keinen überzeugenden Erfolgen geführt. Bei schweren Attacken können **Glucocorticoide** mit Erfolg angewendet werden, allerdings sind bei der längerdauernden Anwendung auch die unerwünschten Wirkungen in Rechnung zu stellen! Die unter der Glucocorticoid-Therapie auftretenden bakteriellen Colitiden und Proktitiden sind Indikationen für die chirurgische Behandlung unter Antibiotikaschutz.

---

[1] Azulfidine®, Colo-Pleon®; [2] Asacolitin®, Claversal®, Salofalk®.

[1] Asacolitin®, Claversal®, Salofalk®; [2] Claversal®, Salofalk®; [3] Imurek®.

Behandlung des Morbus Crohn

Die gegenwärtig verfügbaren Schemata zur Behandlung des Morbus Crohn gleichen weitgehend denjenigen der Behandlung der Colitis ulcerosa: Sulfasalazin und Corticosteroide sowie die übliche symptomatische schleimhautprotektive Therapie bei Diarrhö (vgl. S. 489). Die Ergebnisse eines Therapieversuchs mit Metronidazol[1] lassen sich noch nicht endgültig beurteilen.

---

[1] Clont®.

Heftigere Attacken erfordern oft den Einsatz von NNR-Steroiden: z. B. 4 Tage lang Prednisolon, 40 mg; anschließend Reduktion der Tagesdosis auf 15 mg, 1–2 Wochen, bis sich ein Erfolg einstellt. Versagt diese Therapie, kann ein Versuch mit ACTH (80 IE/Tag) gemacht werden. Bei Therapie mit Glucocorticoiden bzw. ACTH besteht die Gefahr einer Darmruptur. Eine mögliche chirurgische Behandlung ist bei hormonell vorbehandelten Patienten mit erhöhtem Risiko behaftet.

Stoffe zur Regulierung gestörter Bewegungsabläufe im Magen-Darm-Trakt

Nervale und humorale Steuerung der Motilität und Verdauung

Die Funktionen des Magen-Darm-Trakts werden z. T. über das vegetative Nervensystem gesteuert. Die Sekretion der Speicheldrüsen, des Magens, des Pankreas und die Abgabe der Galle wird über Muscarinrezeptoren angeregt. Mit Ausnahme der Galle sind die Sekrete reich an Enzymen und Schleimstoffen. Schleimstoffe oder Mucine sind sulfathaltige Kohlenhydrate mit elektro-negativen Ladungen, die als Gleitmittel und als Schutz des Mukosaepithels eine wichtige Aufgabe zu erfüllen haben. Außerdem aktivieren parasympathische Impulse die Motilität des Magen-Darm-Trakts, z. B. die Entleerung des Magens, die Peristaltik und die Defäkation. Umgekehrt wird bei erhöhter Aktivität des Sympathikus die Sekretion und die Motilität im Gastrointestinaltrakt über Adrenozeptoren gehemmt; der umgekehrte Effekt resultiert bei ihrer Blockade. Unter dem Einfluß von β-Rezeptorenblockern kommt es zu einer Beschleunigung der Magenentleerung. Die Magenmotilität wird außerdem auch noch über Dopamin-Rezeptoren gesteuert und zwar so, daß die Corpusmuskulatur erschlafft und der Pylorus sich kontrahiert. Eine Blockade dieser Dopamin-Rezeptoren durch Metoclopramid bzw. Domperidon hat deshalb ebenfalls eine Beschleunigung der Magenentleerung zur Folge (vgl. S. 32).

Gastrointestinale Hormone

Neben der zentralen Steuerung der Verdauung über das vegetative Nervensystem, die durch affektive Einflüsse gestört werden kann, gibt es eine Reihe von Mechanismen, die lokal auf humoralem Wege wirksam werden. Den gastrointestinalen Hormonen wurde in den letzten Jahren besondere Aufmerksamkeit geschenkt. Es sind Polypeptide, von denen hier nur die wichtigsten aufgezählt werden sollen: Gastrin, Cholecystokinin (CCK), Sekretin, Glukagon (s. S. 525), Gastric inhibitory polypeptide, Somatostatin und vasoactives, intestinales Peptid (VIP). Die Methoden zum Nachweis der Enterohormone sind durch Anwendung immunologischer Techniken so verfeinert worden, daß heute die produzierenden Zellen und deren Lokalisation im Darm recht gut bekannt sind (s. weiterführende Literatur).

Die Flüssigkeitsbewegung

Wenn Bewegungsabläufe im Magen-Darm-Trakt gestört sind, sind Auswirkungen auf den Flüssigkeitshaushalt und die Verdauungsfunktionen unausweichlich. Es fehlt bislang noch an einer einheitlichen Theorie für die verschiedenen, in der physiologischen Steuerung eng miteinander verzahnten Funktionsabläufe, die hier nur skizzenhaft wiedergegeben werden können.

Der Inhalt des Magen-Darm-Trakts besteht aus der Nahrung und den Verdauungssekreten, die ins Lumen abgegeben werden. Die Bilanz der Aufnahme und Abgabe von Flüssigkeit im Magen-Darm-Trakt in 24 Stunden, wie sie in Tab. 7 wiedergegeben ist, besagt, daß – wie in den Nieren – normalerweise über 99 % der aufgenommenen bzw. sezernierten Flüssigkeit auf dem oro-analen Weg wieder reabsorbiert worden ist. Nur 0,7 % der Flüssigkeit werden mit dem Kot ausgeschieden. Eine ähnliche Bilanz ergibt sich für die wichtigsten Elektrolyte (Tab. 7). Nur Kalium macht eine Ausnahme: nur 92–93 % der mit der Nahrung zugeführten bzw. aus dem Organismus in den Magen-Darm-Trakt sezernierten Menge werden reabsorbiert. Im Dickdarm wird Kalium sezerniert: Der Darm ist in die Homöostase der Kalium-Ionen als sekretorisches Organ mit einbezogen.

Es besteht eine enge Verbindung zwischen den sekretorischen Aktivitäten der für die Flüssigkeitsproduktion verantwortlichen Organe, ihrer Verdauungsleistung und der motorischen Aktivität der verschiedenen Darmabschnitte. Störungen der motorischen Aktivität sind in der Regel von Störungen der Verdauungsleistungen bzw. der Flüssigkeits- und Elektrolyt-Bilanzierung gefolgt und umgekehrt.

Erst die eingehende Kenntnis dieser Zusammenhänge hat es erlaubt, bei bestimmten Krankheiten lebensrettende Maßnahmen zu ergreifen. Eindrucksvolle Beispiele sind die lebensrettenden Maßnahmen bei Cholera, die ohne Antibiotika-Einsatz durch Wasser- und Elektrolyt-Substitution erfolgreich behandelt werden kann. Das gleiche gilt für die oft lebensbedrohlichen Störungen des Elektrolyt- und Wasserhaushalts bei Diarrhöen im Kleinkindesalter (s. S. 488 f.).

Stoffe zur Anregung der Motilität

Zur Anregung der Motilität im Magen-Darm-Trakt können als Analoga des Überträgerstoffes Acetylcholin länger wirkende Muscarin-Rezeptoragonisten wie z. B. Carbachol bzw. die reversiblen Hemmstoffe der Cholinesterase, z. B. Neostigmin benutzt werden (vgl. S. 125 f.). Ihre Anwendung ist jedoch durch eine Reihe von Kontraindikationen und unerwünschten Wirkungen begrenzt. Oft wirkt sich vor allem die gleichzeitig in Kauf zu nehmende sekretionsstimulierende Wirkung am Magen nachteilig aus.

Tab. 6: Bilanz der Aufnahme und Abgabe von Flüssigkeit im Magen-Darm-Trakt sowie von Natrium, Kalium und Chlorid in Nahrung, Verdauungssekreten und Kot in 24 Stunden.

	Volumenangebot mit Nahrung und Verdauungssekreten (l)		Elektrolytangebot mit Nahrung u. Verdauungssekreten Na^+	K^+	Cl^-	HCO_3^- (Werte approximativ, mMol).
Nahrung	2,0		150	50	200	$-^1$
Speichel	1,0		50	20	40	10
Magensaft	1,0		100	15	280	30
Galle	0,5		5	5	40	30
Pankreassaft	2,0		280	5	40	160
„Succus entericus" (Jejunum und Ileum)	2,5		150	5	100	40
Summe	9,0 = 100 % =		880	100	700	270
	Aufnahme in den Organismus, Resorption (l) (%)					
Jejunum	4,0 45					
Ileum	3,6 40					
Kolon	1,3 14,3					
im Kot ausgeschieden (l)	0,10					
mmol			3,5	7,5	1,5	3,0
%	0,7		0,4	7,5	0,2	1,1

[1] keine Angaben verfügbar; variabel.

Metoclopramid, Bromoprid

Cl—[Ring]—C(=O)—N(H)—CH₂—CH₂—N(C₂H₅)₂ , H₂N— , —OCH₃   Metoclopramid

Metoclopramid[1] ist ein Dopamin-Antagonist; die Beschleunigung der Magenentleerung wird damit erklärt. Es gibt Indizien dafür, daß Corpus- und Pylorusmuskulatur reziprok dopaminerg inneviert sind. Der Corpus erschlafft und der Pylorus kontrahiert sich unter der Einwirkung von Dopamin bzw. Apomorphin, eines Dopamin-Agonisten. Nach Blockade der Dopamin-Rezeptoren bleibt der Einfluß der cholinergen Innervation mit der entgegengerichteten Wirkung übrig, und es kommt zur orthograden Entleerung des Magens. Die Anregung der Motilität kann sich bei höheren Dosen auch auf den Dünn- und den Dickdarm erstrecken und demzufolge eine Diarrhoe verursachen.

Pharmakokinetik: Metoclopramid wird rasch resorbiert. Das Konzentrationsmaximum im Plasma ist bei oraler Gabe zwischen ein und zwei Stunden erreicht. Die Bioverfügbarkeit schwankt zwischen 30 und 100 %. Die Plasma-Halbwertzeit beträgt 4 Stunden. Die Plasma-Proteinbindung von Metoclopramid ist schwach. Innerhalb von 24 Stunden werden mit dem Urin 80 % der verabfolgten Dosis zumeist als Sulfat, Glucuronid und/oder unverändete Substanz ausgeschieden.

Bromoprid[2] unterscheidet sich von Metoclopramid lediglich durch den Ersatz des Chlor durch Brom. Seine Pharmakokinetik und Pharmakodynamik entspricht weitgehend derjeni-

gen des Metoclopramid. Wahrscheinlich trifft dies auch für die unerwünschten Wirkungen zu.

Unerwünschte Wirkungen

Beim Metoclopramid und auch beim Bromoprid stehen Dämpfungen der Attenz bis zur Somnolenz und, vor allem bei Kindern, **Dystonien** im Vordergrund. Sie gleichen denjenigen, die man auch bei der Anwendung von Neuroleptika sehen kann. Dabei ist die **Frühdyskinesie,** die nach einigen Stunden oder in den ersten Tagen der Behandlung auftritt, vom **akinetischen Syndrom** zu unterscheiden, das sich erst nach wochenlanger Behandlung einstellt. Diese Form ist bei der Art der Anwendung von Metoclopramid selten. Das trifft auch für die **Späthyperkinesien** und **Dyskinesien** zu, die sich nach meist jahrelanger Behandlung mit Neuroleptika einstellen können. Unter **Akathisie** versteht man eine Bewegungsunruhe, die sich beispielweise beim Sitzen vornehmlich in den Beinen durch unwillkürliche Bewegungen zu erkennen gibt. Auch sie tritt erst nach mehrwöchiger Behandlung auf.

Die **initialen Dystonien** machen sich vornehmlich im Schulter-Arm-Bereich oder im Bereich der Schluckmuskulatur (Zungen-Schlund-Syndrom) bemerkbar. Die Beurteilung derartiger Dystonien ist nicht einfach; sie treten bei vielen neurologischen Erkrankungen auf. Die initialen Dystonien sind durch Antiparkinsonika vom anticholinergen Typ, beispielsweise Biperiden (s. S. 278 f.), rasch und vollständig zu beheben. Zumeist verlieren sie sich auch nach Absetzen des Mittels innerhalb weniger Stunden. Therapeutisch schwer anzugehen sind das akinetische Syndrom bzw. die Akathisie; sie sind aber langfristig betrachtet spontan reversibel. Therapieresistent und prognostisch oft schlecht sind die Späthyperkinesien.

[1] Paspertin®; [2] Viaben®, Cascapride®.

Metoclopramid blockiert die zentrale, Dopamin-vermittelte Hemmung der Aldosteron-Sekretion; die Folge kann eine Natrium-Retention und Hypokaliämie sein, die sich bei bestehender renaler Hypertonie gravierend auswirken kann. Bei längerdauernder Anwendung kann es wegen des Ausfalls der dopaminergen Hemmung der Prolaktinsekretion zur Steigerung der Prolaktin-Konzentration im Plasma kommen. Dies muß bei bestehendem Brustkrebs, Tumoren der Hypophyse und Herzrhythmusstörungen berücksichtigt werden. Galaktorrhöen und Störungen des Menstruationszyklus sind beschrieben; sie bilden sich nach Absetzen der Medikation zurück.

Domperidon

Domperidon

Domperidon[1] besitzt wie Metoclopramid Dopamin-antagonistische Eigenschaften. Die pharmakologischen Wirkungen von Domperidon (HWZ ~ 7 h) gleichen weitgehend denjenigen von Metoclopramid bzw. Bromoprid. Domperidon passiert nur schwer die Blut-Hirn-Schranke. Dies steht in Übereinstimmung damit, daß bislang selten unerwünschte Wirkungen im Zentralnervensystem, insbesondere Störungen der extrapyramidalen Motorik beobachtet wurden. Hinsichtlich der Häufigkeit der unerwünschten Wirkungen ist noch keine endgültige Beurteilung möglich.

Cisaprid

Cisaprid

Wie Metoclopramid und Domperidon regt Cisaprid[2] die Motilität von Magen und Dünndarm an. Zusätzlich steigert Cisaprid aber auch die Motilität des Kolons. Cisaprid (HWZ ~ 10 h) hat offensichtlich keine dopaminerge Wirkung; Prolaktin-Abgabe und extrapyramidale Symptome fehlen. Cisaprid blockiert im Tierexperiment bestimmte Serotonin-Rezeptoren. Inwieweit diese Wirkung mit dem motilitätssteigernden Effekt in Verbindung zu bringen ist, steht noch offen. Ähnlich wie nach Metoclopramid wurde auch nach Cisaprid im Tierexperiment eine gesteigerte Freisetzung von Acetylcholin im Plexus myentericus beobachtet. Ein Teil der Cisaprid-Wirkungen sind deshalb durch Atropin hemmbar.

Mittel zur Dämpfung der Motilität im Magen-Darm-Trakt

Zur Dämpfung einer gesteigerten Motilität des Magen-Darm-Trakts und Lösung von Spasmen werden Muscarin-Rezeptorantagonisten eingesetzt (vgl. S. 125 f.). Für besondere Indikationen, beispielsweise zur Behebung der Achalasie, werden

Calcium-Antagonisten (vgl. S. 133) verwendet. Hinsichtlich der Herabsetzung der Darmmotilität durch Opioide vgl. S. 208.

Emetika

Medikamentös wird Erbrechen heute nur noch in Notfällen, bei Vergiftungen zur Entleerung des Magens ohne Schlauch, z. B. bei der Ausnüchterung größerer Zahlen von Betrunkenen ausgelöst. Selbstverständlich ist die Voraussetzung für die Maßnahme die Sicherstellung der ständigen pflegerischen Betreuung der Betroffenen, damit das Erbrochene nicht aspiriert wird. Man unterscheidet zwischen Reflex-Emetika und zentralen Emetika. Reflex-Emetika wie Senföl, Zink- oder Kupfer-Sulfat, Emetin (= Alkaloid der Radix Ipecacuanhae) verursachen Erbrechen durch Irritation der Magenschleimhaut. Apomorphin ist ein zentrales Emtikum, es wirkt durch Stimulation von Dopaminrezeptoren der Area postrema in der Medulla oblongata (s. S. 207).
Emetika regen infolge einer Stimulation der Vaguszentren nicht nur die Sekretion im Magen, sondern auch in den Bronchiolen an.

Antiemetika

Erbrechen ist eine retrograde Magenentleerung, deren nervale Steuerung noch nicht vollständig verstanden wird. **Zentrales Erbrechen,** das durch Hirndruck, z. B. bei Ödemen und Gehirnentzündung entsteht, nimmt seinen Ausgang von Erregungen der Area postrema am Boden des 4. Ventrikels (s. S. 207). Bei zentralem Erbrechen ist die sicherste antiemetische Wirkung durch die Beseitigung des Hirndrucks zu erzielen.
Metoclopramid und Domperidon dämpften als Dopaminantagonisten in hohen Dosen auch zentrales Erbrechen. In niedrigen Dosen lösen sie lokal eine orthograde Magenentleerung aus (s. S. 481 f.).
Als **Nebenwirkungen** werden bei Metoclopramid vor allem in hohen Dosen Dyskinesien und Parkinson-Symptome beobachtet; sie sind besonders im Kindesalter gefürchtet. Diese Nebenwirkungen fehlen bei Domperidon. Ähnliche Eigenschaften wie Metoclopramid hat Alizaprid, das ebenfalls als Antiemetikum, besonders zur Dämpfung der Brechneigung bei der Chemotherapie von Tumorkranken, angewendet wird.
In neueren Untersuchungen ist auch für Metoclopramid eine 5-Hydroxytryptamin-antagonistische Wirkung nachgewiesen worden, die besonders an neuronalen 5HT₃-Rezeptoren ausgeprägt ist. Diese Kenntnisse führten zur Entwicklung von 5HT₃-Antagonisten, die vor allem als Begleittherapeutika bei der Chemotherapie Tumorkranker oder beim Strahlenkatheter Verwendung finden, z. B. Ondansetron.
Antiemetika werden in größerem Umfange, oft ärztlich unkontrolliert, vor Reisen (Reisekrankheit, Bewegungskrankheit, engl. motion sickness) mit Auto, Schiff oder Flugzeug eingenommen. Hierbei bevorzugte Präparate entstammen dem Bereich der Parasympatholytika, z. B. Scopolamin (s. S. 128 f. und Tab. 3, S. 129), der Antihistaminika und der Neuroleptika. Hinsichtlich ihrer therapeutischen Verwendung vgl. Tab. 7. Eine befriedigende Wirkung wird dann erzielt, wenn die Präparate jeweils bereits am Abend vor dem Reiseantritt eingenommen werden. Bei der Anwendung von Antiemetika bei der **Hyperemesis gravidarum** gilt der Grundsatz, während der ersten 3 Monate einer Schwangerschaft so wenig wie möglich Arzneistoffe zu verwenden. Bei starkem Erbrechen und bedrohlichen Elektrolytverlusten ist indes die Verwendung von Antiemetika nicht zu umgehen.

---

[1] Motilium®; [2] Alimix®, Propulsin®.

Tab. 7: Antiemetika.

Internationaler Freiname	Beispiele für Handelsnamen	Dosen	Indikation	Nebenwirkungen
Scopolamin	(DAB 7)	0,5−1 mg vor der Reise, dann alle 4−6 Std. die gleiche Dosis	Prophylaxe bei Reisekrankheit	vgl. S. 132
	Scopoderm®	1,5 mg in Membranpflaster		
Meclozin Dimenhydrinat	Bonamine® Monotrean® Novomina® Epha-retard® Vomex A®	50−100 mg p.o. vor der Reise, dann alle 4−6 Std. die gleiche Dosis		vgl. S. 313
Promethazin Chlorpromazin	Atosil® Megaphen®	25−50 mg, 2−3mal täglich	Hyperemesis gravidarum bei Chemotherapie von Tumoren	vgl. S. 313 bzw. 286 f.
Perphenazin	Decentan®	4 mg p.o. 3−4mal täglich		
Metoclopramid	Paspertin®	10 mg p.o.	Nausea und Erbrechen	extrapyramidale Störungen (Dyskinesien) vor allem bei Kindern
		10−20 mg i.m.	vor Operationen im Notfall (voller Magen!)	
Alizaprid	Vergentan®	50 mg i.v., i.m. 50 mg p.o.	2 × 50 mg vor der Cytostatikabehandlung und 2 × 50 mg 4 Std. nach Behandlung i.m. oder i.v. p.o. 3 Tabl. 30 min vor Cytostatikabehandlung und 3 Tab. 30 min nach der Behandlung	nur für Kurzzeitbehandlung (1−3 Tage) geeignet
Ondansetron	Zofran®	8 mg i.v. 8 mg p.o	8 mg i.v. vor Behandlung und jeweils 8 mg 4 bzw. 8 Std. nach der Behandlung, Alternativ: 3 × 8 mg p.o. (Bioverfügbarkeit p.o. 70−80%)	Sedation, Kopfschmerzen, Obstipation

Laxantien
Pharmakotherapie der Obstipation
Passage der Ingesta und Defäkation

Eine Mahlzeit passiert in Sekundenschnelle den Ösophagus, bleibt aber für Stunden im Magen und im Dünndarm; im Kolon verweilen die Faeces sogar einen ganzen Tag und länger (vgl. Tab. 8). Die Entleerung des Magens ebenso wie die Bewegung der Ingesta im Darmtrakt von proximal nach distal ist ein reflektorischer, vom autonomen Nervensystem bzw. humoral gesteuerter Vorgang (s. S. 118 f.). Im Dünndarm verläuft der Transport der Ingesta von proximal nach distal. Im Dickdarm gibt es auch einen Transport in der umgekehrten Richtung: die Faeces werden hin- und hergeschoben. Unter Entzug von Flüssigkeit und Elektrolyten werden die Faeces geformt.

Die **Defäkation** ist, soweit die Funktion des Sphincter ani externus betroffen ist, ein der willkürlichen Beeinflussung unterworfener Akt. Sie wird durch eine peristaltische Welle im Kolon eingeleitet, durch die die Faeces ins Rektum transportiert werden. Diese einleitende Peristaltik wird parasympathisch gesteuert; sie kann reflektorisch „konditioniert" werden, z. B. durch ein Glas Wasser am Morgen, Frühstück oder allgemein durch Nahrungszufuhr. Die Füllung des Rektums löst das Gefühl des Stuhldranges aus. Der Defäkationsreflex läßt sich im Rektum auch durch andere Reize auslösen, z. B. durch ein Zäpfchen oder eine hypertone Lösung (Klysma).

Tab. 8: Die durchschnittliche Verweildauer einer „normalen" Mahlzeit in den verschiedenen Abschnitten des Gastrointestinaltraktes.

Magen	1	Stunde
Dünndarm	2−3	Stunden
Dickdarm	24	Stunden und länger

Normalerweise bleibt das Rektum zwischen den Stuhlentleerungen frei von Fäces. Der Zustand, bei dem eine unvollständige Entleerung des Rektums und/oder ein ständiger Übertritt von Fäces aus den Endabschnitten des Kolons in das Rektum erfolgt, wird **Dyschezie** genannt; er macht u. U. eine chirurgische Intervention nötig.

Die Defäkation ist bekanntermaßen vielfältigen psychischen und physischen Störungen unterworfen. Hast, Eile oder Reisefieber können zur willkürlichen oder unwillkürlichen Unterdrückung des Reflexes führen, der die initiale Peristaltik auslöst. Das Resultat ist eine Verlängerung der Verweildauer der Fäces im Dickdarm und damit eine übernormale Eindickung infolge des Flüssigkeitsentzuges in diesem Darmabschnitt. Die Kontraktionen werden auch reflektorisch durch Dehnung der Darmwand ausgelöst. Die Dehnung hängt vom Füllungszustand ab, der durch die Zusammensetzung der Nahrung mitbestimmt ist. Schlackenarme Kost begünstigt die Ausbildung einer Obstipation.

Die Defäkation ist eine Folge der motorischen Tätigkeit des Kolons und des Rektums. Der Zusammenhang zwischen motorischer Aktivität der Abschnitte des GI-Trakts, der Transit-Zeit bzw. der Auslösung des Defäkations-Reflexes wird noch nicht völlig verstanden und ist Gegenstand von Untersuchungen mit neuartigen Methoden, die es gestatten, die Motorik im GI-Trakt mit implantierten Elektroden am wachen Tier fortlaufend zu registrieren. Die zur Beurteilung der Wirkung von Laxantien im Tierexperiment herangezogenen Methoden, mit denen die Transit-Zeit eines markierten (Tusche, BaSO$_4$ o. ä.) Bolus nach oraler Verabfolgung gemessen wird, sollten deshalb nicht dazu verleiten, Aussagen über deren Wirkung auf die Darmmotorik im allgemeinen zu machen. Um den Effekt von Laxantien auf die Tätigkeit der glatten Muskulatur verschiedener Darmabschnitte zu erfassen, sind komplizierte Methoden nötig, die eine direkte Messung der Motorik in den einzelnen Abschnitten des Darmtrakts beim lebenden Tier zulassen.

Einteilung der Laxantien

Zur Beseitigung einer Obstipation müssen Laxantien:
a) die eingedickten Fäces aufweichen und
b) die Defäkation in Gang setzen.

Nach ihrer Wirkungsweise lassen sich Laxantien in vier Gruppen einteilen:
1) Gleitmittel,
2) Füllmittel und Quellmittel,
3) salinische und osmotisch wirksame Abführmittel,
4) antiabsorptiv und sekretagog wirkende Stoffe.

In den auf dem Markt befindlichen Präpraten sind die Stoffe der vier Gruppen vielfältig kombiniert.

Gleitmittel

Diese Mittel (Tab. 9) machen die Fäces durch einen „Schmiereffekt" (Lubrikantien) leichter absetzbar. Man be-

nutzt hierzu nicht- bzw. schwer-resorbierbare Öle wie Paraffinum subliquidum. Als Klysma oder Suppositorien wird auch Glycerin angewendet. Neben einem gewissen Schmiereffekt wird hierbei die Defäkation durch den Kontakt einer hypertonen Lösung mit der Rektumschleimhaut reflektorisch ausgelöst.

Füll- und Quellmittel

Verwendet werden Stoffe wie Agar Agar, Methylzellulose oder andere, z. T. aus Naturprodukten gewonnene Quellstoffe, die nicht verdaut und nicht resorbiert werden (Tab. 10). Sie quellen unter Aufnahme von Wasser und vergrößern das Volumen des Darminhalts beträchtlich. Dadurch wird die Darmwand gedehnt und reflektorisch die Defäkation in Gang gebracht. Ein bewährtes Hausmittel ist Leinsamen.

Salinische und osmotisch wirksame Abführmittel

Sulfat-Anionen halten eine osmotisch äquivalente Menge Flüssigkeit im Darmlumen zurück und verhindern dadurch eine Eindickung der Fäces. Um Flüssigkeitsverluste zu vermeiden, werden die Salze nach Möglichkeit in isotoner Lösung eingenommen (Tab. 10). Dieses osmotische Prinzip wird gelegentlich auch bei der Behandlung von Vergiftungen angewendet. Unter den Nichtelektrolyten werden aus der Reihe der Zuckeralkohole Sorbit, vornehmlich in Form von Klysmen und Einläufen[1], sowie die schwer resorbierbaren Zucker Lactose und Laktulose[2] ihrer Fähigkeit wegen, osmotisch Flüssigkeit im Darmlumen zu binden bzw. aus dem Gewebe anzuziehen, als Laxantien verwendet. Laktulose spielt darüber hinaus als Lebertherapeutikum eine Rolle. Dieser

---

[1] 1 × Klysma Sorbit®, Klyxenema Sorbit®; [2] Lactofalk®, Lactoflor®, Laevilac®, Lactulose Neda®, Hepa Merz Lact®.

Tab. 10: Füll-, Quellmittel, salinische und osmotisch wirksame Abführmittel.

Haupt-inhaltsstoffe	therapeutische Dosis	Wirkungs-eintritt (h)	Bemer-kungen
Leinsamen (DAB)	50–100 g	12–24	siehe[1]
Agar Agar	1–2 Teelöffel	8–12	
Lactose, Lactulose	20–30 g	8–12	
Na$_2$SO$_4$	10–20 g	2–4	siehe[2]

[1] wird auch mit Agar Agar kombiniert ausgeboten; [2] Na$_2$SO$_4$ = Glaubersalz (DAB). Bestandteil von Karlsbader Salz; Sal Carolinum factitium = künstl. Karlsbader Salz. Um 10–20 g Salz in isotoner Lösung einzunehmen, müßte die Menge in 0,7–1,4 l Wasser gelöst sein. M. a. W. heißt das, daß bei der Einnahme von Karlsbader Salz, gewöhnlich in 1 Glas Wasser gelöst, eine hypertone Flüssigkeit getrunken wird. Zum Ausgleich der Tonizität gibt der Organismus Flüssigkeit in den GI-Trakt ab.

Tab. 9: Gleitmittel.			
Hauptinhaltsstoff	therapeutische Dosis für Erwachsene	laxierende Zusätze	Wirkungseintritt (h)
Paraffinum subliquidum (DAB)	1 Eßlöffel	–	8–12
Glycerin (DAB)	5–10 ml als Klysma bei Dyschezie (fehlende Rektum-Entleerung)	–	innerhalb von 2 h

Zucker wird nämlich durch bakterielle Einwirkung im Enddarmbereich in Essigsäure und Milchsäure zerlegt, wodurch der pH-Wert im Darmlumen abgesenkt wird. Unter diesen Bedingungen kann die Resorptionsrate von Ammoniak vermindert werden, das für die Enzephalopathie bei schweren Leberschäden verantwortlich ist. Die Säurebildung aus Laktulose im Enddarm soll außerdem die Motilität und damit die Darmentleerung anregen.

Antiabsorptiv und sekretagog wirkende Laxantien

Hierunter versteht man Stoffe (Tab. 11), die die Resorption von Flüssigkeit und vor allem von Natrium hemmen, d. h. die antiabsorptiv wirken; außerdem verursachen sie einen Einstrom von Flüssigkeit und von Natrium, Chlorid, Kalium und Calcium (vgl. Nebenwirkungen) ins Darmlumen hinein, d. h. sie wirken sekretagog (Abb. 7). Es handelt sich um folgende Laxantien: Anthrachinone (Emodine), Ricinolsäure und diphenolische Laxantien, z. B. Bisacodyl, Phenolphthalein sowie um Gallensäuren. Einige dieser Stoffe werden im Hinblick auf ihren Wirkort auch „Dickdarmmittel" genannt.

Die antiabsorptive und sekretagoge Wirkung hat zweierlei zur Folge: 1) Die Aufweichung der Fäces und 2) die Zunahme der Füllung des Darmes, die zu einer Dehnung der Darmwand führt und reflektorisch die Defäkation einleitet.

Ricinusöl: das Triglycerid der Ricinolsäure (12-Hydroxydsäure) ist der eigentlich wirksame Inhaltstoff. Ricinolsäure wird durch Einwirkung von Lipasen im Darmlumen aus dem Triglycerid freigesetzt. Ricinusöl regt die Peristaltik im Dünndarm an. Wie bei jedem Öl ist auch hier mit einer cholagogen Wirkung zu rechnen. Der Anregung des Galleflusses folgt immer eine verstärkte Peristaltik des Dünndarmes.

Anthrachinon-Derivate: Anthrachinone sind die Inhaltsstoffe einer Reihe von Drogen, die als Laxantien benutzt werden: Folia Sennae, Rhizoma Rhei, Cortex Frangulae, Cascara Sagrada, Aloe. In diesen Drogen liegen die Anthrachinone als Glykoside vor. Die Aglykone nennt man Emodine. Die Glykoside werden im Darm gespalten und die Emodine im Dickdarm mikrobiell zu den eigentlich wirksamen Anthranolen bzw. Anthronen reduziert (Abb. 8). Anthrachinone werden resorbiert.

Diphenolische Laxantien: Die unter diesem Begriff zusammengefaßten Verbindungen Phenolphthalein, Bisacodyl und Natriumpicosulfat können als Methanverbindungen aufgefaßt werden, die mit Aromaten substituiert sind, welche phenolische OH-Gruppen tragen. Wirksam sind die freien Diphenole. Beim **Bisacodyl** sind die beiden Phenolgruppen mit Essigsäure verestert; die Esterspaltung erfolgt teils hydrolytisch im Darmlumen, teils – wahrscheinlich enzymatisch – in

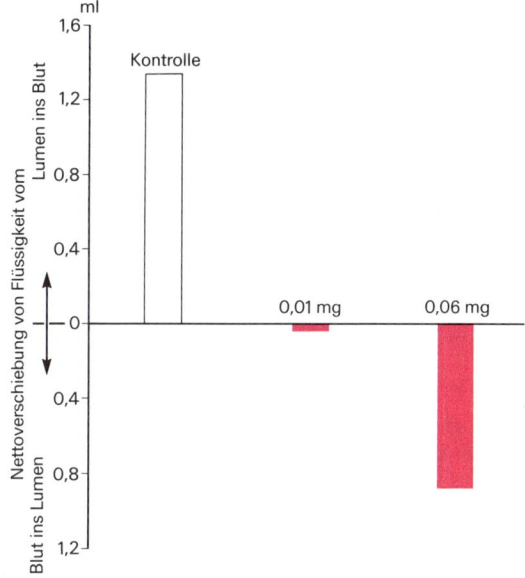

Abb. 7: Die antiabsorptive und sekretagoge Wirkung von Bisacodyl am Kolon der Ratte.
Das abgebundene Kolon der narkotisierten Ratte wurde zu Versuchsbeginn mit 2 ml Tyrode-Lösung gefüllt. Versuchsdauer: 1 Stunde. Die Säulen sind Mittelwerte von 5 Ratten. Die Nettoverschiebung von Flüssigkeit vom Lumen ins Blut (Resorption) ist nach oben, die in der umgekehrten Richtung (Sekretion) nach unten aufgetragen (unveröffentlichte Befunde).

Kontakt mit dem Mukosaepithel, so daß die diphenolische Verbindung bereits im Dünndarm entsteht und dort – wie im Tierversuch nachgewiesen wurde – resorbiert wird. In der Leber wird das Diphenol mit Glucuronsäure und/oder Schwefelsäure konjugiert und mit der Galle wieder ausgeschieden: enterohepatischer Kreislauf (Abb. 9). Die hydrophilen Konjugate werden im Dünndarm nicht resorbiert und gelangen in den Dickdarm. Dort werden sie mikrobiell gespalten, so daß die freien Diphenole wirksam werden können. Der Umweg über die Leber ist der Grund dafür, daß die laxierende Wirkung von Phenolphthalein oder Bisacodyl erst 8–12 Stunden nach der oralen Gabe eintritt. Ein Schwefelsäureester des Bisacodyls, Natriumpicosulfat, das nur in geringem Umfang aus dem Dünndarm resorbiert wird, dem deshalb der Umweg über die Leber erspart bleibt, wirkt im Tierversuch bereits

Tab. 11: Antiabsorptiv und sekretagog wirkende Laxantien.

Laxans	therapeutische Dosis	Wirkungseintritt (Std.)
Ricinusöl (DAB; Ricinolsäure)	1–2 Eßlöffel	2–4
Anthrachinone	0,15–0,30 g bezogen auf 1,8-Dihydroxyanthrachinon	
Diphenolische Laxantien:		
Phenolphthalein	0,005 g	8–12
Bisacodyl (Dulcolax®)	0,005–0,01 g	8–12
Natriumpicosulfat (Laxoberal®)	0,01 g	8–12
Gallensäuren, Galle:		
Cholsäure, Dehydrocholsäure	0,1–0,3 g	8–12

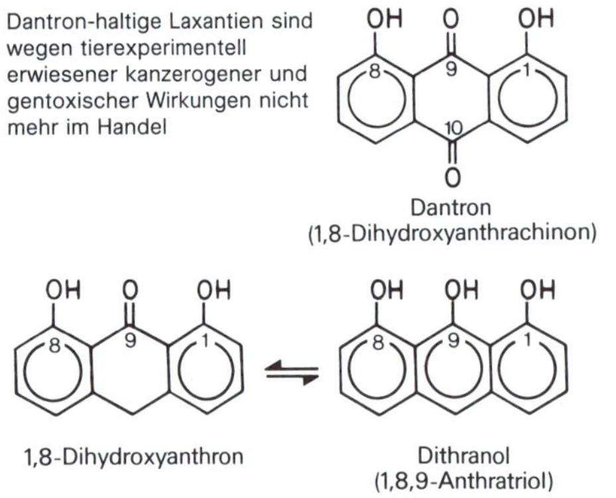

Dantron-haltige Laxantien sind wegen tierexperimentell erwiesener kanzerogener und gentoxischer Wirkungen nicht mehr im Handel

Dantron
(1,8-Dihydroxyanthrachinon)

1,8-Dihydroxyanthron

Dithranol
(1,8,9-Anthratriol)

Abb. 8: Anthrachinone.

4–6 Stunden nach Verabfolgung abführend. Allerdings setzt beim Menschen, am Abend eingenommen, auch bei Natriumpicosulfat die laxierende Wirkung am Morgen ein. Das ist vermutlich auf Unterschiede der Passagezeit zurückzuführen.

Unerwünschte Wirkungen

Eine Reihe von Laxantien gilt ihrer drastischen Wirkung und vor allem ihrer gefährlichen Nebenwirkungen (hämorrhagische Enteritis) wegen heute als obsolet. Hierher gehören Kalomel (Hg_2Cl_2, Hydrargyrum chloratum) und Crotonöl. Podophyllin gilt als potentiell karzinogen und teratogen. Insbesondere die beiden zuletzt aufgezählten Naturstoffe sind auch heute noch Bestandteile vieler sogenannter „natürlicher" Laxantienkombinationen.

Alle Laxantien – auch die „natürlichen" – verursachen, insbesondere bei chronischem Gebrauch, Störungen des Wasser- und Elektrolythaushalts. Die Natrium-Verluste können so stark sein, daß sich ein sekundärer Hyperaldosteronismus ausbildet. Die so entstandenen Kalium-Verluste sind Ursache einer verminderten Darmmotilität und verstärken die Obstipation (circulus vitiosus; Abb. 10). Hypokaliämien sind außerdem vor allem bei gleichzeitiger Therapie mit Herzglykosiden gefährlich. Hinzukommende Calcium-Verluste können manchmal so stark sein, daß als Folge davon im Röntgenbild eine Osteoporose in Erscheinung tritt. Deshalb sollen Laxantien immer nur für einen begrenzten Zeitraum angewandt werden.

Salinische Abführmittel

Das gelegentlich verwendete Bittersalz, das Magnesiumsalz der Schwefelsäure, gilt heute als obsolet, weil, besonders bei Kindern, infolge einer zu hohen Magnesium-Resorption eine sogenannte „Magnesium-Narkose" beobachtet wurde. Besonders gefährlich ist der Gebrauch von magnesiumhaltigen Präparaten bei eingeschränkter Nierenfunktion (s. S. 423 u. 476).

Gleitmittel

Paraffinum subliquidum kann bei übermäßigem, chronischem Gebrauch in geringen Mengen in den Organismus aufgenommen werden und verursacht Fremdkörper-Granulome. Außerdem vermindert es die Resorption der fettlöslichen Vitamine (A, D, E und K); das kann bei chronischer Einnahme Auswirkungen haben.

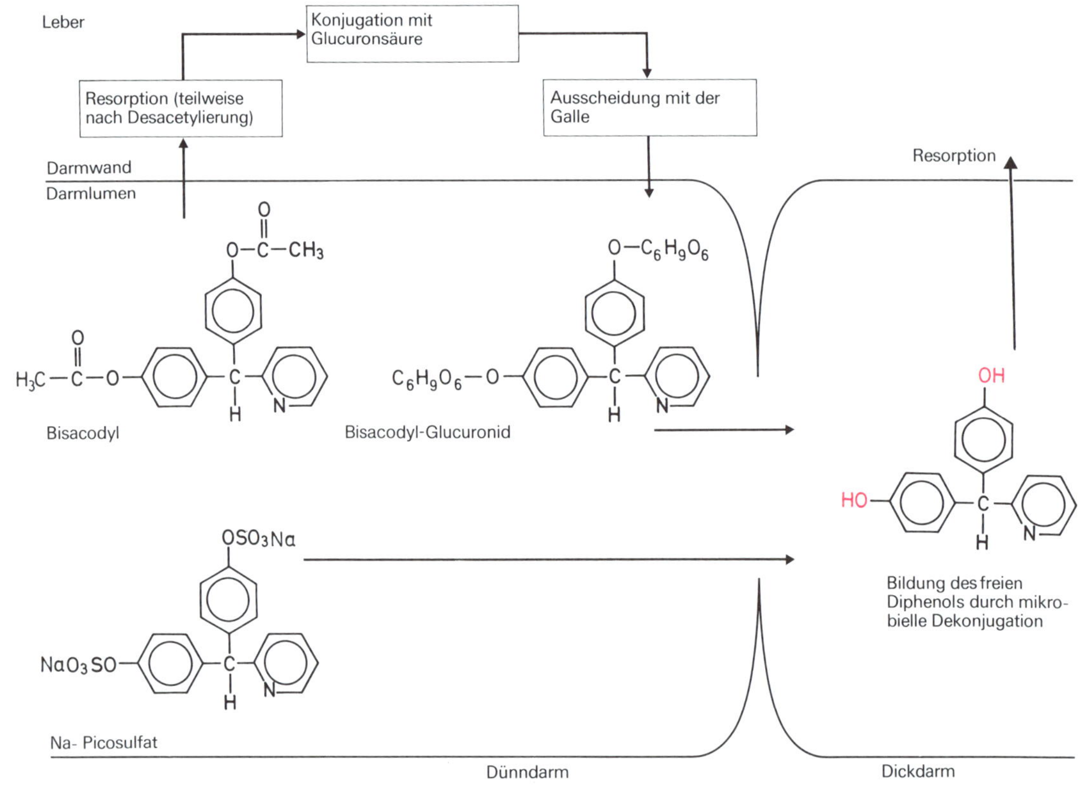

Abb. 9: Der enterohepatische Kreislauf lipophiler, resorbierbarer diphenolischer Laxantien. Horizontale Pfeile deuten die Darmpassage der Stoffe an, vertikale ihre Resorption bzw. Sekretion.

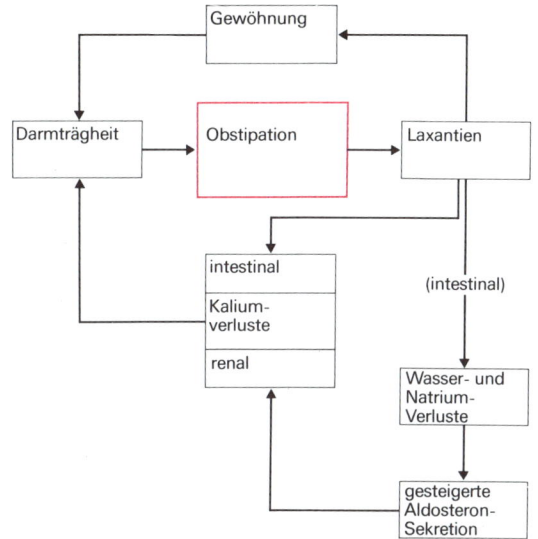

Abb. 10: Circulus vitiosus bei chronischem Laxantiengebrauch.

Antiabsorptiv und sekretagog wirkende Laxantien

Anthrachinone: Das sogenannte „Laxantien-Kolon" ist eine zwar ungefährliche Begleiterscheinung, sie verrät jedoch dem Gastroenterologen bei einer Koloskopie einen chronischen Laxantiengebrauch. Die bräunliche Imprägnierung der Darmschleimhaut stammt von Reduktionsprodukten der Emodine.
Bei Kleinkindern, bei denen ein Hautkontakt mit den Faeces nicht zu vermeiden ist, aber auch bei Geisteskranken und Patienten mit Sensibilitätsstörungen in der Analregion wurden Ekzeme bis zur großflächigen, bullösen Abhebung der Haut beobachtet. Sie werden von den Reduktionsprodukten der Emodine verursacht und wurden früher als „Cignolin-Exanthem" bezeichnet (äußerliche Anwendung von Dithranol[1] bei Psoriasis). Anthrachinone[2] können bei mißbräuchlicher Anwendung Albuminurie und Hämaturie verursachen. Bei langdauernder Anwendung anthrachinonhaltiger Abführmittel kommt es zur Zerstörung der Dendriten des Plexus myentericus.

Oxyphenisatin (= Diphenolisatin) verursachte bei chronischem Gebrauch gelegentlich Leberzellschäden mit dem Bild einer chronisch aktiven Hepatitis, die nach Absetzen des Mittels wieder verschwindet. Das hat dazu geführt, daß Diacetyldiphenolisatin und Oxyphenisatin nicht mehr angewendet werden. Bei einem Ikterus verdienen deshalb Diacetyldiphenolisatin und Oxyphenisatin − wegen der nahen chemischen Verwandtschaft auch alle anderen diphenolischen Laxantien − in der Arzneimittelanamnese besondere Aufmerksamkeit.

Phenolphthalein kann bei mißbräuchlicher Verwendung gefährlich sein; schwere, hämorrhagische Enteritiden, Kreislaufkollaps und Dyspnö sowie lebensbedrohliche Überempfindlichkeitsreaktionen sind mitgeteilt worden.

Bisacodyl verursacht gelegentlich Magen-Unverträglichkeiten; sie sind wahrscheinlich auf die Hydrolyse und die Freisetzung des Diphenols im Magen zurückzuführen. Die Dragées sind mit einem säureresistenten Überzug gegen den Zerfall im Magen geschützt. Deshalb keine Einnahme zusammen mit Milch oder Antacida!

---

[1] Psoralon®; [2] z. B. X-Prep®.

Therapeutische Anwendung und Indikationen für Laxantien

Obstipation kann das Symptom einer organischen Erkrankung sein: Leber- und Galle-Erkrankungen, Ileus, Verwachsungen, Karzinome im Darmbereich, Appendizitis, Hämorrhoiden und Analfissuren. Das Symptom Obstipation bedarf deshalb immer einer sorgfältigen diagnostischen Klärung.
Oft liegt einer Obstipation eine Verkrampfung des Dickdarmes („spastische" Kolitis) zugrunde; derartige motorische Überfunktionen stellen sich bei abnormer Aktivität im vegetativen Nervensystem ein. Morphium verursacht durch Steigerung der Kontraktion der glatten Darmmuskulatur eine Obstipation. Diese spastische Form der Obstipation läßt sich durch Spasmolytika (s. S. 128 f.), z. B. Atropin oder Papaverin beheben.
Obstipation kann durch Medikamente verursacht sein: durch Opiate, Sedativa, Anticholinergika, Psychopharmaka, Antacida wie Calciumcarbonat oder Aluminiumhydroxid oder durch Bariumsulfat nach Röntgenuntersuchungen des GI-Trakts.
Nach chirurgischen Eingriffen ist eine Obstipation oft die Folge einer Atonie der Muskulatur des Magen-Darmtrakts. Sie kann durch Neostigmin (s. S. 142) behoben werden, das erfahrungsgemäß am besten wirkt, wenn es gleichzeitig mit 10−20 ml physiol. Kochsalzlösung i. v. verabreicht wird.
Funktionelle Störungen der normalen Abläufe bei der Defäkation lassen sich oft durch Aufklärung der Zusammenhänge und durch Beeinflussung der Lebensweise beheben. Sie stellen jedenfalls keine zwingende Indikation für die Anwendung von Laxantien dar. Die Auswahl unter den Laxantien hängt nicht zuletzt von der Zeit ab, die bis zum Wirkungseintritt verstreicht (Tab. 9−11). Bei Hämorrhoiden, Analfissuren, Hernien, bei Hypertension, zerebraler und koronarer Gefäßsklerose (Apoplexiegefahr!) sind Laxantien indiziert, um weiche Stühle zu erzielen. Hierfür sind besonders Füll- und Gleitmittel geeignet. Laxantien − bevorzugt salinische − können bei Vergiftungen angewendet werden, um unerwünschten Darminhalt zu entfernen. Vor Operationen und Röntgenuntersuchungen des Magen-Darmtrakts und der Nieren werden Abführmittel verabfolgt. Wenn es sich nur um die Röntgenuntersuchung des Enddarmes handelt, können Laxantien, die antiabsorptiv und sekretagog wirken, als Klysmen verabreicht werden.
Der Konsum an Laxantien ist sicher viel größer als vom Standpunkt einer rationalen Therapie her vertretbar ist. Der tägliche Stuhlgang muß keineswegs erzwungen werden. Er ist kein physiologisches Erfordernis. Der „horror autotoxicus" ist ein mittelalterliches Relikt.
Nach Anwendung von Laxantien dauert es mitunter 1−3 Tage, bis der Enddarm wieder so gefüllt ist, daß der normale Defäkationsreflex ausgelöst wird. Die Schädlichkeit des chronischen Laxantiengebrauchs ist zu wenig bekannt (siehe unerwünschte Wirkungen). Es ist unverantwortlich, Laxantien alleine oder zusammen mit Appetitzüglern als Schlankheitsmittel zu verwenden.

Gallensäuren

Insbesondere die im Dickdarm durch Einwirkung von Mikroorganismen entstehende freie **Desoxycholsäure,** aber auch **Chenodesoxycholsäure, Ursodesoxycholsäure** und die **Trihydroxycholansäure** Cholsäure (s. Abb. 11) können als Laxantien betrachtet werden, deren physiologische Aufgabe darin besteht, im Kolon durch die antiabsorptive und sekretagoge Wirkung eine allzu starke Eindickung der Fäces zu verhindern. Im Tierexperiment gleicht die Wirkung dieser Gallensäuren auf die Wasser- und Elektrolytbewegung durch die

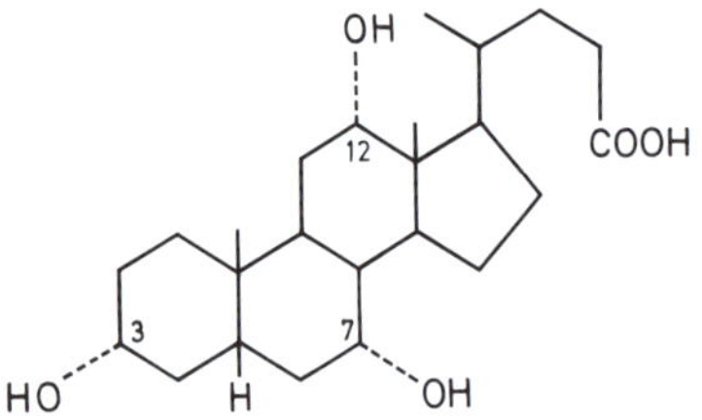

Cholsäure

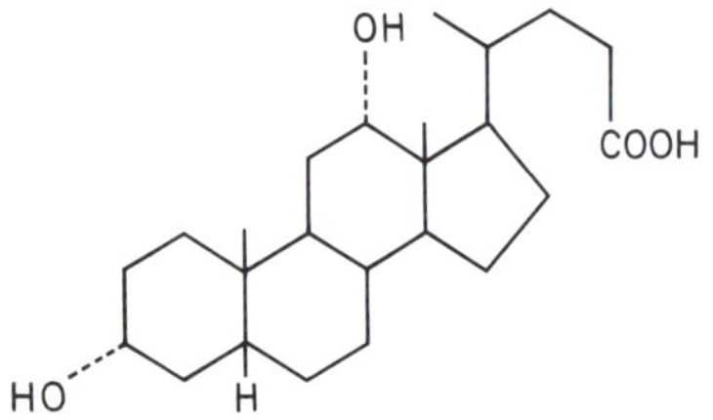

Desoxycholsäure

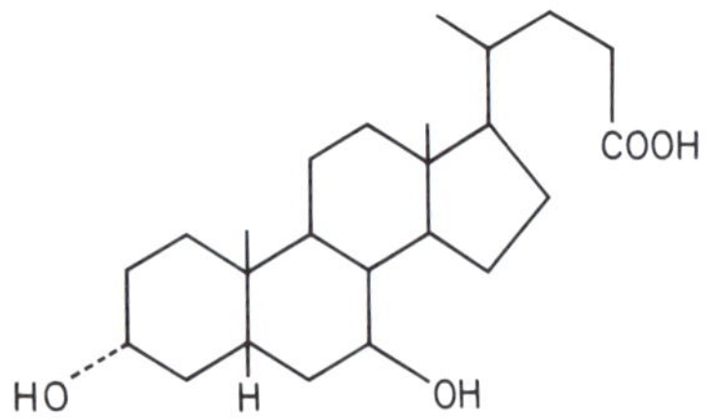

Ursodesoxycholsäure
(Ursodiol)

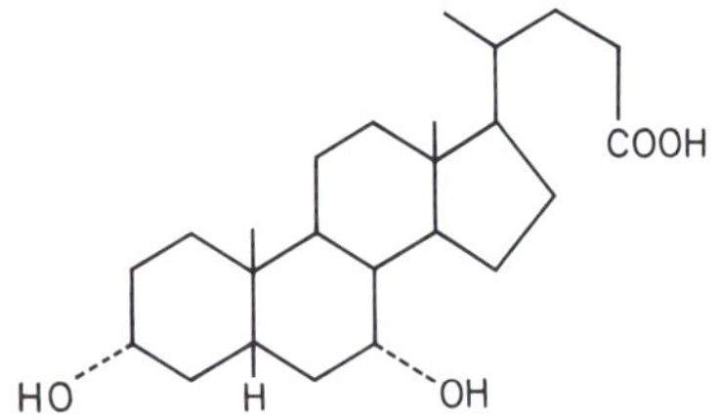

Chenodesoxycholsäure
(Chendiol)

Abb. 11: Gallensäuren.
Die Trihydroxycholansäure, Cholsäure und die Dihydrocholan-säure, Chenodesoxycholsäure sind körpereigene (primäre) Produkte. Im Darm wird durch Einwirkung von Mikroorganis-men aus Cholsäure Desoxycholsäure und aus Chenodesoxy-cholsäure 7-Ketolithocholsäure (sekundäre Gallensäure); die letztere ist nicht abgebildet. Die sekundären Gallensäuren wer-den reabsorbiert und in der Leber zum Teil in die körpereige-nen Gallensäuren resynthetisiert. Aus 7-Ketolithocholsäuren kann im Darm durch Mikroorganismen Ursodesoxycholsäure (eine tertiäre Gallensäure) gebildet werden. (Nach Fromm, Bazzoli: Enterohepatischer Kreislauf der Gallensäuren. In: Handbuch der Inneren Medizin, 3. Band, Verdauungsorgane; Teil III A. Hrsg. Caspari. S. 352f., Springer; Berlin, Heidelberg, New York 1983).

Mucosa des Darmes derjenigen der antiabsorptiv und sekre-tagog wirkenden Laxantien (s. S. 485).
Viele Enzympräparate, die als Digestiva empfohlen werden, enthalten Gallensäuren. Dort sind sie entweder als definierte Verbindungen oder als Gallensäuregemisch aus Blasengalle des Rindes, z. B. Fel tauri, präsent. Zumeist handelt es sich dabei um freie, d. h. nicht konjugierte Gallensäuren.
Mit der Galle werden ausschließlich konjugierte Gallensäu-ren ausgeschieden, die im Ileum mit besonderen Transport-einrichtungen reabsorbiert werden. Wenn im Bereich des Dünndarms – oral eingenommen oder aus pathologischen Gründen als Folge abnormer bakterieller Besiedelung („blind loop syndrome") – freie Gallensäuren auftreten, werden sie

aufgrund ihrer Lipophilie rasch resorbiert. Konjugierte Gal-lensäuren können indirekt laxierend wirken, nämlich durch Anregung der Ausscheidung von Galle, ähnlich wirkt **Dehy-drocholsäure,** für die im Tierversuch keine antiabsorptive und sekretagoge Wirkung nachzuweisen ist. Stoffe wie die Dehy-drocholsäure, die die Gallenausscheidung anregen, werden **Cholagoga** genannt. Sie haben choleretische Wirkung; bei der Dehydrocholsäure spricht man obendrein von einer **hydro-choleretischen** Wirkung, weil die hydragoge Wirkung so stark ist, daß das spezifische Gewicht der ausgeschiedenen Galle geringer als normal ist.

Chenodiol und Ursodiol, Auflösung von Gallensteinen

Die Auflösung von Gallensteinen wird durch verschiedene Mechanismen erklärt. **Ursodiol**[1] (s. Abb. 10) soll die Ausschei-dung von Cholesterin durch die Leber in die Galle vermin-dern.
Außerdem hemmt Ursodiol die Reabsorption von Choleste-rin im Darm.
Auch **Chenodiol**[2] (s. Abb. 11) kann die Abgabe von Choleste-rin durch die Leber in die Galle vermindern, aber erst nach chronischer Einnahme. Chenodiol wird eine Hemmung der Synthese von Gallensäuren durch die Hemmung der Chole-sterin-7-α-Hydroxylase zugeschrieben. Beide, Chenodiol und Ursodiol, vermindern die Neubildung von Cholesterin durch Hemmung der Hydroxymethylglutaryl-CoA-Reduktase.
Therapeutische Anwendung: die Steinauflösung ist nur dann erfolgreich, wenn es sich nicht um verkalkte Gallensteine han-delt. Auch schattengebende Gallenpigmentsteine sind zu hart, als daß sie mit dieser Methode aufgelöst werden können. Die Dosierung von Chenodiol beginnt mit 8–10 mg pro kg Körpergewicht und Tag und endet bei 13–16 mg/kg. Für Ur-sodiol ist die Tagesdosis zwischen 8 und 10 mg/kg. Die Thera-pie muß über 1 bis 1 ½ Jahre durchgeführt werden und erfor-dert eine hohe Motivation und Disziplin der Patienten. Urso-diol wird gegenwärtig die höhere Erfolgsrate zugeschrieben. Es gibt außerdem Kombinationsbehandlungen mit Cheno-diol und Ursodiol (5 mg/kg von jeder Verbindung), von der ein rascherer therapeutischer Erfolg erwartet wird.
Mit der therapeutischen Dosis von Chenodiol sind Durchfälle zu erwarten, wie sie auch für andere Dihydroxycholansäuren bekannt sind. Mit Ursodiol sollen Durchfälle weniger auftre-ten, was mit der geringeren Dosierung in Zusammenhang ge-bracht wird. Ein gutes Drittel oder mehr der Patienten, die Chenodiol einnehmen, zeigen erhöhte Aktivität von Leberen-zymen im Plasma. Die Frage der Hepatotoxizität der durch Chenodiol und Ursodiol möglicherweise im Darm gebildeten Lithocholsäure kann noch nicht abschließend beurteilt wer-den.

Pharmakotherapie der Diarrhö

Bei der Behandlung einer **schweren Diarrhö** steht der Ersatz der Wasser- und Elektrolyt-Verluste ganz im Vordergrund. Ihr kommt lebensrettende Bedeutung zu. Die orale Substitu-tion ist, wenigstens zur Überbrückung der Zeit bis zur Infu-sionstherapie, dann ausreichend, wenn die Elektrolyt-Lösung Glucose oder auch Saccharose enthält (Tab. 12). Die Wir-kung der Glucose ist darauf zurückzuführen, daß trotz der z. B. vom Choleratoxin verursachten abnormen sekretori-schen Aktivität des Dünndarmepithels der Natriumtransport aus dem Darmlumen ins Blut noch funktionstüchtig ist und daß Glucose aufgrund der physiologischen Kopplung ihres Transports mit dem von Natrium den Natriumtransport und

_____
[1] Ursofalk®, Cholit-Ursan®; [2] Chenfalk®, Cholit-Chenosan®.

Tab. 12: Flüssigkeits- und Elektrolyt-Ersatz bei profusen Durchfällen.

Rp	
Natriumchlorid	3,5 g
Kaliumchlorid	1,5 g
Natriumbicarbonat	2,5 g
Glucose	20 g
Wasser ad	1 000 g

damit sekundär den von Wasser zu aktivieren vermag. Die antibiotische Therapie, z. B. bei der **Cholera,** ist daneben von untergeordneter Bedeutung; sie kommt meist zu spät, weil nach Diagnose der Krankheit das diarrhöauslösende Toxin von Vibrio cholerae bereits im Darm zur Wirkung gelangt ist. Zur Prophylaxe werden Tetracycline, Chloramphenicol und Streptomycin (1., 2. und 3. Wahl des Antibiotikums) verwendet.
Durch **Enterotoxine** verursachte Diarrhöen sind auch bei einigen Stämmen von Escherichia coli (Reisediarrhö) und Clostridium perfringens bekannt. Die Enterotoxine hemmen nicht nur die Resorption von Natriumionen und Wasser, sondern sie aktivieren auch die Sekretion von Chloridionen. Bei enterotoxischer Diarrhö werden „Reiswasser"-Stühle abgesetzt; die Mukosa des Dünndarms ist im histologischen Bild bemerkenswert wenig verändert.
Bei **Shigellosen** (Ruhr) und **Salmonellosen** (Typhus, Paratyphus) hingegen sind im histologischen Bild ausgedehnte Zerstörungen der Mukosa zu erkennen. Die antibiotische Therapie ist an den Erregernachweis und nicht zuletzt an große klinische Erfahrung geknüpft.
Zur Verhinderung größerer Wasser- und Elektrolytverluste kann es bei einer Diarrhö indiziert sein, Obstipantien (Stopfmittel) anzuwenden. Dies darf allerdings erst nach sorgfältiger Klärung der Ursachen der Diarrhö erfolgen und nur eine vorübergehende Maßnahme sein.
Neben Pectin-haltigen Stopfmitteln (Mucilaginosa), die sich vor allem in der Kinderheilkunde bewährten, sind hier Tannin-haltige Präparate zu nennen. **Mucilaginosa** bilden im Darm einen Schleim, der die irritierte Mukosa schützt. Tannin (Gerbsäure) wirkt aufgrund seiner eiweißfällenden Eigenschaften adstringierend. Da Gerbsäure die Leberzellen schädigt, wird sie ausschließlich in schwer resorbierbarer Form, z. B. als Tanninalbuminat[1] verwendet. Die bei toxischen Enteritiden zur Adsorption von Giftstoffen verabreichte Kohle (Carbo medicinalis) hat auch stopfende Wirkung.
Kohle (carbo medicinalis) und tanninhaltige Präparate interferieren mit gleichzeitig oral verabfolgten Arzneistoffen. Kohle verringert die resorbierte Menge eines Pharmakons durch adsorptive Bindung, Tannin durch chemische Inaktivierung, z. B. von Alkaloiden. Durch Tannin soll auch die resorptive Aktivität der Mukosa beeinträchtigt werden.

Bei schweren Diarrhöen wird versucht, die abnorm verkürzte Darmpassagezeit zu normalisieren und auf diese Weise den Elektrolyt- und Wasserverlust zu vermindern. Die früher benutzte Tinctura Opii ist heute weitgehend durch die Phenylpiperidin-Derivate **Diphenoxylat**[1] und **Loperamid** ersetzt worden. Diphenoxylat wird mit Atropin kombiniert angeboten. Ihre Halbwertzeit beträgt 4 Stunden; die von **Loperamid**[2], das stärker wirksam als Diphenoxylat ist, wird mit 11–15 Stunden angegeben. Ihre Wirkung auf die Darmmotorik entspricht der von Morphin und Codein (vgl. S. 208). Der Vorteil dieser Verbindungen gegenüber den Opiaten beruht darauf, daß sie – von Überdosierung und Vergiftungen abgesehen – weitgehend frei von unerwünschten Wirkungen am Zentralnervensystem sind. Diphenoxylat besitzt noch ein gewisses Suchtpotential. Der Zusatz von Atropin soll vor Mißbrauch schützen. Bei Vergiftungen kann es zur Atemdepression kommen; Naloxon ist dann ein wirksames Antidot.
Die Hemmung der Darmmotorik ist dann problematisch, wenn der Durchfall bakteriell verursacht wurde. Salmonellosen können so einen verzögerten Krankheitsverlauf annehmen. Bei Kolitiden ist die Komplikation eines toxischen Megakolons aufgetreten.
Zur antibiotischen Therapie bei infektiösen Darmerkrankungen mit Durchfall vgl. S. 650 f., 654, 658 f. und 705 f. Ist die Diarrhö **chologen** ausgelöst, z. B. nach Ileum-Resektion, dann kann man den Versuch machen, die Gallensäuren mit **Colestyramin** zu binden. Colestyramin[3] ist ein hochmolekulares Anionen-Austauscher-Harz, das Gallensäuren gegen Cl⁻-Ionen austauscht. Die Dosen werden mit 3–4mal täglich 4 g angegeben. Bei einem Therapieversuch ist zu klären, ob gleichzeitig eine Steatorrhö vorliegt. Ist dies der Fall, dann sollte zuvor der Versuch gemacht werden, die Steatorrhö zu „kompensieren". Das kann durch Ersatz der langkettigen Fettsäuren der Nahrungsfette, deren Resorption unabdingbar auf Gallensäuren angewiesen ist, durch Fette mit mittelkettigen Fettsäuren geschehen, deren Emulgation einfacher ist, d. h. die mit einer geringeren Menge Gallensäuren im Darm noch ausreichend resorbiert werden. Colestyramin wird auch bei **Pruritus** verabreicht, der durch Gallensäuren verursacht ist; Voraussetzung für den Therapieerfolg ist jedoch, daß der Galenfluß in den Darm nicht unterbrochen ist. Hinsichtlich der Behandlung der Hypercholesterinämie mit Colestyramin vgl. S. 506. Colestyramin bindet nicht nur Gallensäuren, sondern auch andere Anionen, aber auch ungeladene Stoffe und Kationen. Bei Hypothyreotikern war durch Colestyramin der Thyroxin-Bedarf gestiegen. Experimentell ist nachgewiesen, daß Colestyramin auch Herzglykoside und sogar Metalle, z. B. Eisen, bindet und deren Resorption beeinträchtigt. Mit anderen Worten heißt das, daß Colestyramin nicht nur als Austauscher für Anionen wirkt, sondern auch adsorptive Eigenschaften für nichtgeladene, ja sogar elektrisch gleichartig geladene Stoffe hat.

[1] Tannalbin®.

[1] Reasec®; [2] Imodium®; [3] Quantalan®.

Weiterführende Literatur

Physiologie und Pathophysiologie des GI-Trakts

Handbuch der Inneren Medizin, Band 3, Verdauungsorgane: Teil 1: Diseases of the Esophagus (G. Vantrappen, J. Hellemanns Hrsg.) 1974; Teil 2: Magen (L. Demling Hrsg.) 1974; Teil 3 A und B: Dünndarm (W. F. Caspary Hrsg.) 1983; Teil 4: Dickdarm (K. Müller-Wieland Hrsg.) 1982.

Pharmacology of Gastro-Intestinal Motility and Secretion, Vols. I + II in: Intern. Encyclop. of Pharmacol. and Therap. Sect. 39 A (P. Holton/N. Emmelin Eds.). Pergamon Press, Oxford 1973.

Pharmacology of Gastrointestinal Absorption, Vol. 1 u. 2, in: Intern. Encyclop. of Pharmacol. and Therap. Sect. 39 B (W. Forth/W. Rummel Eds.). Pergamon Press, Oxford 1975.

Handbook of Experimental Pharmacology
Vol. 59/I u. II.

Bertaccini, G. (Hrsg.): Mediators and Drugs in Gastrointestinal Motility. Springer; Heidelberg, Berlin, New York, Tokyo 1982.
Vol. 70/I u. II.

Csaky, T. Z. (Hrsg.): Pharmacology of Intestinal Permeation. Springer; Heidelberg, Berlin, New York, Tokyo (1984).

Johnson, L. R.: Physiology of the Gastrointestinal Tract, Vol. I a. II. Raven Press, New York 1987.

Wasser- und Elektrolytbewegungen, Laxantien

Bridges, R. J./Rummel, W.: Mechanistic Basis of Alterations in Mucosal Water and Electrolyte Transport. Clinics in Gastroenterology (Ed. G. I. Krejs) 15, 491–506 (1986).

Ewe, K./Goerg, K. J.: Laxanzien: Wirkungsweise und Nebenwirkungen. Innere Medizin 8, 248–262 (1981).

Forth, W./Rummel, W.: Activation and Inhibition of Absorption by Drugs, in: Pharmacology of Gastrointestinal Absorption, Sect. 39 b. Intern. Encyclop. of Pharmacol. and Therap. (W. Forth/W. Rummel Eds.), Pergamon Press, Oxford 1975.

Nell, G./Rummel, W.: Action Mechanisms of Secretagogue Drugs, in: Pharmacology of Intestinal Permeation II (T. Z. Csáky Ed.), Springer-Verlag; Heidelberg, Berlin, New York, Tokyo 1984.

Ulcustherapie

Collen, M. S./Benjamin, St. B.: Pharmacology of Peptic Ulcer Disease. Handbook of Experimental Pharmacology, Vol. 99, Springer Berlin, Heidelberg, New York, London, Paris, Tokyo, Hong Kong, Barcelona, Budapest 1991.

Holtermüller, K.-H.: Was ist gesichert in der konservativen Ulcustherapie? Der Internist 23, 653–679 (1982).

Sachs, G./Carlsson, E./Lindberg P./Wallmark, B.: Gastric H^+-,K^+-ATPase as Therapeutic Target. Ann. Rev. Pharmacol. Toxicol. 28, 269–284 (1988).

Walther, C./Herzog, P./Hissnauer, K. H./Kühl, K.-H./Holtermüller, K.-H.: Ein Vergleich der Neutralisationskapazität von Antacida in verdünnter Salzsäure und salzsaurer Pepton-Lösung. Gastroenterology 20, 263–272 (1982).

STOFFWECHSELSTÖRUNGEN

N. Zöllner, München, und G. Wolfram, Weihenstephan

Jede Krankheit geht mit Veränderungen im Stoffwechsel einher. Das gleiche gilt für die Krankheitsbehandlung; selbst Bettruhe hat durch Abbau von Muskulatur und Knochen metabolische Effekte. Die durch Krankheiten und ihre Therapie bewirkten Veränderungen im Stoffwechsel können ihrerseits Krankheitserscheinungen hervorrufen, z. B. können Thiazide eine Hyperurikämie und einen Gichtanfall auslösen. Die Grenze zwischen diesen „sekundären" Stoffwechselstörungen und den eigentlichen Stoffwechselkrankheiten ist unscharf.

Für die Therapie ist es manchmal nicht von entscheidender Bedeutung, ob die gesundheitsgefährdende Stoffwechselveränderung **primär** oder **sekundär** ist (z. B. bei der Hyperurikämie). Selbstverständlich ist bei den **sekundären** Formen die Behandlung des Grundleidens die Therapie der Wahl (z. B. der Hypercholesterinämie bei Hypothyreose oder der Acidose bei obstruktiven Bronchialkrankheiten).

Energiehaushalt (Fettsucht, Magersucht)

Prinzip der Energiebilanz

Der menschliche Körper unterliegt dem Gesetz von der Erhaltung der Energie. Wird ihm, in allererster Linie als Nahrung, mehr Energie zugeführt als er abgibt („verbraucht"), so muß er Energie als Depotfett speichern. Im umgekehrten Falle muß er Körpersubstanz, zuerst Glykogen und Depotfett, aber auch Organeiweiß, verbrennen. Der allgemeine Ansatz für die Energiebilanz des Körpers lautet:
Nahrungszufuhr = Grundumsatz + (spezifisch-dynamische Wirkung) + (Energieäquivalent der Exkremente) + (äußere Arbeit) + (Wärmebildung durch Arbeit) + (Änderung des Wärmegehaltes) + (Fettspeicherung).

Vereinfacht lautet diese Gleichung:
Nahrungszufuhr = Grundumsatz + Arbeitsumsatz + Fettspeicherung.

Kalorie, Joule

Um die Größen der Energiebilanz miteinander zu vergleichen, muß man sie in der gleichen physikalischen Maßeinheit ausdrücken. Hierzu dient vielfach noch die Kilokalorie (kcal). Neuerdings wird aufgrund einer internationalen Übereinkunft in Kilojoule (kJ) gemessen. Es gilt: 1 kcal = 4,2 kJ. Ein Tagesumsatz von 2 400 kcal entspricht rund 10 000 kJ bzw. 10 MJ (Megajoule). Tabelle 1 gibt wichtige Beispiele.

Tab. 1: Häufig benötigte Größen des Energieumsatzes (Zahlen sind auf- bzw. abgerundet).

	kcal/h	kJ/h
Leichtarbeit alle Fabrikarbeiten, Hausarbeit mit modernen Geräten, Gymnastik, Bauarbeit, mechanisierte Landwirtschaft, Lastwagenfahren, leichter Sport.	140−290	600−1 200
Mittelschwere Arbeit Hilfsarbeiten und manuelle Landarbeit (Pickel, Schaufel, Axt), Tanzen, Gartenarbeit, Tennis, Radfahren (15 km/h).	290−430	1 200−1 800
Schwerarbeit Grubenarbeit, Holzfällerarbeit, Stahlofenarbeit, Wettbewerbssport, Bergsteigen (nicht „Bergwandern"), d. h. 300 m Höhendifferenz pro Stunde.	430−570	1 800−2 400 und mehr
Spazierengehen (4−5 km/h) Körpergewicht 45 kg Körpergewicht 75 kg Körpergewicht 95 kg	190 260 330	800 1 100 1 400
Tagesbedarf (Männer bei ruhiger Freizeitbeschäftigung)	kcal/Tag	kJ/Tag
Leichtarbeiter (Mehrzahl der Bevölkerung einschließlich Studenten)	2 100−3 200	9 000−13 000
Mittelschwerarbeiter (meist Hilfsarbeiter und Personen mit sehr aktiver Freizeitbeschäftigung)	2 500−3 500	11 000−14 500
Schwerarbeiter (seltene Berufe einschließlich Hochleistungssportler)	3 100−4 100	13 000−17 000

Störungen der Energiebilanz

Übergewicht, d. h. Fettsucht, genauer, die übermäßige Vergrößerung der Fettspeicher, ist die häufigste Stoffwechselstörung überhaupt; bereits mäßiges Übergewicht, z. B. 10 kg, begünstigt die Manifestation von Stoffwechselkrankheiten wie Diabetes, Gicht und Hyperlipidämie und führt zu einer Erhöhung der Mortalität. Übergewicht kommt zustande, wenn entweder zuviel Energie (d. h. Nahrung) zugeführt oder zuwenig Energie umgesetzt wird; beide Mechanismen können auch gleichzeitig wirken.

Eine klinisch relevante **Magersucht** entsteht meist durch verminderte Nahrungszufuhr. Vermehrte Energieabgabe (Glucosurie bei Diabetes, Wärme bei Hyperthyreose) kommt nur gelegentlich ursächlich in Frage. Häufigste Ursachen der Magersucht sind konsumierende Krankheiten (Tumoren). Daneben beobachtet man psychogene Magersucht in Form von Anorexia nervosa und Bulimia nervosa.

Prinzip der Therapie

Die Pharmakotherapie ist bei Fettsucht und bei Magersucht gegenüber der richtigen Ernährung und körperlicher Bewegung zweitrangig.

Fettsucht

Fettsucht wird durch eine negative Energiebilanz behandelt. Dies erfolgt am besten mit einer Diät, die bei den Patienten auch einen Lerneffekt für die Zukunft bewirkt. Steigerung der körperlichen Aktivität ist langfristig günstig als Rezidivprophylaxe, der kurzfristige Erfolg wird aber durch körperliche Leistungsfähigkeit und Zeitaufwand begrenzt.

Appetitzügler

Amphetamin wirkt appetithemmend. Dieser Effekt läßt sich auch im Tierexperiment an einer Verminderung der Nahrungsaufnahme objektivieren. Eine Reihe chemisch verwandter Verbindungen werden als Appetitzügler verwendet. Sie zählen zu den indirekt wirkenden Sympathomimetika und wirken deshalb auch indirekt glykogeno- und lipolytisch. Hinsichtlich der zentralen Effekte der Appetitzügler (vermutlich durch Eingriff in die hypothalamische Steuerung der Nahrungsaufnahme) vgl. auch S. 166 f.

Nicht alle Patienten sprechen auf Appetitzügler an, und selbst im Falle anfänglicher Wirksamkeit läßt diese bald nach. Da die Mittel außerdem meist Nebenwirkungen erzeugen, pulmonale Hypertonie im Falle des Aminorex[1], psychomotorische Erregung, Gewöhnung bis zur Sucht, kommen sie nur für kurze Zeit und bei speziellen Indikationen, z. B. zur Einleitung einer Diätbehandlung in Frage.

Neuerdings wird d-Fenfluramin als Serotonin-Agonist mit erwiesener Minderung der Nahrungsaufnahme diskutiert, da neben einer geringeren Zahl von Nebenwirkungen auch kein Suchtpotential vorliegen soll. Gegenwärtig ist nur das Razemat dl-Fenfluramin[2] in der Bundesrepublik Deutschland erhältlich.

Vermehrung des Energieumsatzes

Bestes Mittel ist die körperliche Aktivität (vgl. Tab. 1). Fieber erhöht pro 1 °C den Grundumsatz um 15 %. Thyroxin, Tri-

jodthyronin sowie das wirkungsverwandte Dinitrophenol vermindern den Wirkungsgrad des Energieumsatzes und erhöhen damit die Wärmebildung und -abgabe (Thermogenese). Dinitrophenol hat sich als toxisch erwiesen, auch Schilddrüsenhormone sind nicht indiziert.

Viele Sympathomimetika führen zu vermehrter Thermogenese, dl-Adrenalin z. B. zu einer Steigerung des Grundumsatzes um 20–30 % nach konventioneller Dosierung. Ein Teil der Wirkung der Appetitzügler soll so zu erklären sein. dl-Adrenalin stimuliert in vitro die Oxidation von Glucose und Lactat sowie die Lipolyse. Ob dies dem Wirkungsmechanismus in vivo zugrunde liegt, ist ungewiß. Für die Dauertherapie des Übergewichts kommen Sympathomimetika aus den bereits für die Appetitzügler erwähnten Gründen nicht in Frage.

Salicylate in hoher (toxischer) Dosierung können die Thermogenese ebenfalls erhöhen. Es scheint sich wie bei Schilddrüsenhormonen und Dinitrophenol um eine Entkopplung der Atmungskette zu handeln; aber auch eine Vermehrung des Glucoseumsatzes sowie eine Steigerung der muskulären Fettoxidation sind festgestellt worden.

Magersucht

Magersucht aufgrund organischer Ursachen wird mit der Therapie des Grundleidens und der richtigen Ernährung behandelt. Psychogene Magersucht erfordert Psychotherapie und Ernährungsberatung.

Verminderung des Energieumsatzes

Thyreostatika sind hierzu eingesetzt worden (bei schwerster Herzinsuffizienz), aber nicht in der Behandlung der Magersucht.

Cyproheptadin

Cyproheptadin ist ein Histamin- und 5-Hydroxytryptaminantagonist (s. S. 315 f.). Bei Unter- und Normalgewichtigen wirkt es (12 mg/Tag) appetitsteigernd. Nebenwirkungen (Müdigkeit, Mundtrockenheit, Anorexie!) treten bereits bei wenig erhöhten Dosen auf. Sein therapeutischer Wert ist umstritten.

Parenterale Ernährung

Ist eine ausreichende enterale Nahrungsaufnahme (einschließlich Sonde und Fistel) über längere Zeit nicht möglich, so ist die parenterale Ernährung indiziert. Als Energielieferanten dienen Fettemulsionen (Pflanzenöl mit Eierlecithin als Emulgator) und Hexosen (Glucose). Fructose darf neuerdings wegen einiger tödlicher Zwischenfälle nach Anwendung bei Patienten mit primärer Fructoseintoleranz nur noch nach Testung bei Patienten mit schwerer Glucosetoleranzstörung im Postaggressionsstoffwechsel eingesetzt werden. Ist die orale Eiweißzufuhr unzureichend, so werden auch Aminosäuren (vgl. Tab. 2) infundiert. Bei kompletter parenteraler Ernährung werden außerdem Elektrolyte, Vitamine und Spurenelemente (s. S. 410 f. u. 580 f.) zugesetzt. Man gibt Fett, Kohlenhydrate und Aminosäuren im Verhältnis (berechnet auf den Energiegehalt) von 40/40/20 (vgl. Tab. 2 und 3).

---

[1] nicht mehr im Handel; [2] Ponderax®.

Tab. 2: Energiewerte venenverträglicher Nährstofflösungen.

Lösung	Energiegehalt kcal (kJ) pro Liter	Für die Zufuhr von 2 400 kcal (10 MJ) nötige Flüssigkeitsmenge (l)
Fett 10 oder 20% Emulsion, isoton	900 oder 1 800 (3 800 oder 7 500)	2,7 oder 1,3
Glucose Verwertung gut bis zu Infusionsraten von 1,5 g/kg/h		
10%, peripher, venenverträglich	400 (1 700)	6,0
25%, durch Cava-Katheter (bis 40% möglich)	1 000 (4 200)	2,4
Aminosäuren (nur reine L-Aminosäuren!) 5% Lösung	200 (850)	–

Tab. 3: Typischer Therapieplan für die vollständige parenterale Ernährung eines Patienten mit mittlerem Bedarf.

Nährstoff	Konzentration	ml	g	kcal	Energie%
L-Aminosäuren	10%	1 000	100	400	19
Glucose	10%	2 000	200	800	38
Fettemulsion	20%	500	100	900	43
		3 500		2 100	100

Eiweißstoffwechsel

Prinzip der Eiweißbilanz

Bei ausreichender Energieversorgung und Eiweißzufuhr ist beim Erwachsenen die Eiweißbildung gleich dem Eiweißabbau, die Stickstoffzufuhr gleich der Stickstoffausscheidung: die Stickstoffbilanz ist ausgeglichen. Eiweiß enthält im Mittel 16 % Stickstoff, der Faktor 6,25 erlaubt die Umrechnung von Stickstoff auf Eiweiß. Die minimale Menge Stickstoff, deren Zufuhr zu einer ausgeglichenen Bilanz nötig ist, heißt Stickstoffminimum, bei Gesunden unter normaler Kost geringer als 0,05 g N/kg Körpergewicht.

Das Stickstoffminimum hängt von der Zusammensetzung des Nahrungseiweißes ab. Essentielle Aminosäuren müssen in ausreichender Menge vorhanden sein. Manche Aminosäuren sind essentiell unter bestimmten Bedingungen, z. B. Histidin bei Säuglingen und Nierenkranken.

Störungen des Eiweißhaushaltes

Globale, d. h. die Hauptmasse des Körpereiweißes betreffende Störungen kommen vor bei Inaktivität (z. B. Bettruhe), Nahrungskarenz, erhöhter Körpertemperatur. Bei Krankheit, z. B. im Postaggressionsstoffwechsel, wirken diese Faktoren in unterschiedlichem Umfang zusammen. Weiterhin findet sich eine globale Störung bei erhöhten Plasmakonzentrationen von Hydrocortison, endogen oder therapeutisch

(Steroid-Cushing). Die Störung kann aber auch auf ein Organ oder Gewebe begrenzt sein; die Osteoporose ist hierfür ein Beispiel. Eine pharmakologische Beeinflussung dieses Eiweißkatabolismus kann mit anabolen Steroiden (s. S. 545) versucht werden.

Spezielle Störungen des Aminosäurenstoffwechsels und deren therapeutische Beeinflussung

Die angeborenen Störungen des Aminosäurenabbaus sind noch keiner Pharmakotherapie zugänglich, sieht man von Besonderheiten, wie Lichtschutz bei Albinismus ab.

Die tubulären Störungen der Aminosäurenrückresorption führen im Falle der Cystinurie zu Steinen in den Harnwegen. Die Pharmakotherapie besteht hier in der Harnneutralisation durch Alkalizufuhr und in der Verabreichung von Substanzen (D-Penicillamin und, mit etwas geringeren Nebenwirkungen, N-acetyl-D-Penicillamin), die mit Cystein Disulfide bilden, die löslicher sind als Cystin (vgl. S. 770):

Cystin + 2 D-Penicillamin ⇌ 2 Cystein-D-Penicillamin-Disulfid.

In den notwendigen hohen Dosierungen (1–2 g/Tag) ist D-Penicillamin oft toxisch (vgl. S. 770).

Weiterführende Literatur

Davidson, S. / Passmore, R. / Brock, J. F. / Truswell, A. S.: Human Nutrition and Dietetis. 7th ed. Churchill Livingstone; Edinburgh and London 1979.

Deutsche Gesellschaft für Ernährung: Empfehlungen für die Nährstoffzufuhr. Umschau; Frankfurt/Main 1991.

Ketz, H.-A.: Grundriß der Ernährungslehre. VEB Gustav Fischer Verlag, Jena und Steinkopff Verlag Darmstadt 1990.

van Es, A. J. H. (Ed.): Human energy metabolism; physical activity and energy expenditure measurements in epidemiological research based upon direct and indirect calorimetry. Euro Nut report 5 (1984).

Wolfram G., Eckart J., Adolph M. (Hrsg.): Künstliche Ernährung 1989. Indikationen, Monitoring, Komplikationen, Therapie. Karger Verlag, Basel 1990.

Purinstoffwechsel; Urikosurika, Urikostatika
Pharmakotherapie der Gicht

N. Zöllner, München, W. Gröbner, Balingen, und U. Gresser, München

Physiologie des Purinstoffwechsels

Purine werden mit der Nahrung aufgenommen oder im Organismus aus kleinen Bruchstücken aufgebaut. Im Stoffwechsel werden sie beim Menschen und einigen Affenarten zu Harnsäure, bei den übrigen Säugetieren zu Allantoin abgebaut. Die Ausscheidung des nicht mehr wiederverwertbaren Endproduktes Harnsäure erfolgt beim Menschen vorwiegend über die Nieren (70–90%), zum kleineren Teil über den Verdauungstrakt, wo die Harnsäure durch Darmbakterien weitgehend zu NH_3 und CO_2 abgebaut wird. In den Tubuluszellen der Niere existieren Transporteinrichtungen für Anionen, die auch von der Harnsäure benützt werden (Abb. 1).

Erster Schritt der Purinbiosynthese ist die Übertragung der Amidogruppe des Glutamins auf Phosphoribosylpyrophosphat durch die Glutaminphosphoribosylpyrophosphat-Amidotransferase. In 9 Syntheseschritten entsteht Inosinsäure (IMP) und daraus Adenosin-5-phosphat (AMP) und Guanosin-5-phosphat (GMP).

Die Nahrungspurine werden vorwiegend als Adenosin und Guanosin resorbiert und größtenteils rasch zu Harnsäure abgebaut. Ein kleiner Teil wird zu AMP und GMP phosphoryliert. Die Nahrungspurine beeinflussen die endogene Purinsynthese nicht.

Die wesentlichen Schritte des Purinabbaus, d.h. des Abbaus der Purinnukleotide, sind in Abb. 2 zusammengefaßt. Einige der Purine auf diesen Abbauwegen können wiederverwendet werden. Die Wege der Wiederverwendung werden als „Salvage pathways" bezeichnet. Mehrere Zwischen- und Endprodukte des Purinstoffwechsels können die endogene Purinsynthese durch negative Rückkopplung hemmen.

Da beim Menschen alle Purine zu Harnsäure abgebaut werden, ist die Harnsäurebildung ein Maß für den Purinumsatz. Durch Isotopenverdünnung wurden Umsatz und Poolgröße bestimmt. Dabei ergaben sich beim Menschen eine durchschnittliche Poolgröße von 1200 mg und ein Tagesumsatz von etwa 700 mg. Die mittlere Ausscheidung im Harn betrug 560 mg/Tag, d.h. 80% der umgesetzten Menge. Bei purinfreier, aber isoenergetischer und eiweißkonstanter Kost beträgt die renale Harnsäureausscheidung 330 mg/Tag. Daraus ergibt sich für die endogene Purinbildung eine Menge von etwa 400 mg/Tag.

Störungen des Purinstoffwechsels

Hyperurikämie

Wenn Harnsäure vermehrt gebildet oder verringert ausgeschieden wird, kommt es zu einer Vermehrung des Harnsäurebestandes und damit zu einer Hyperurikämie. Mit zunehmender Harnsäurekonzentration im Plasma nimmt die Harnsäureausscheidung zu (Abb. 3). Eine solche lineare Beziehung gilt auch beim Gichtkranken, doch werden bei ihm für die gleiche Harnsäureausscheidung im Vergleich zum Gesunden höhere Plasmaharnsäurespiegel benötigt: es besteht eine renale Ausscheidungsschwäche für Harnsäure (Abb. 4). Diese Ausscheidungsschwäche für Harnsäure tritt familiär gehäuft auf.

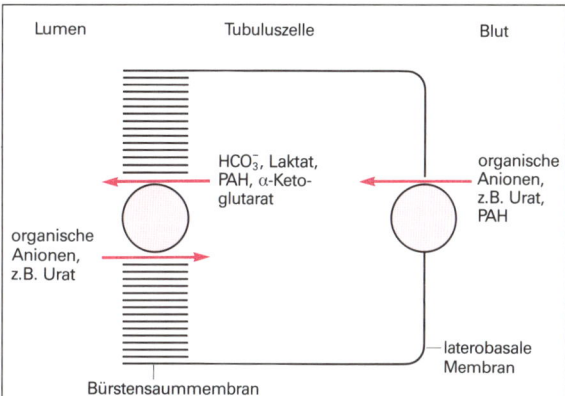

Abb. 1: Transporteinrichtungen für Anionen in der Tubuluszelle der Niere.

In den proximalen Tubuluszellen existiert ein Anionenaustauscher, der organische Anionen, z.B. Substrate wie Laktat oder Urat, durch die Bürstensaummembran bewegt. Die Reabsorption der luminal angebotenen Anionen erfolgt im Austausch gegen anorganische und organische Anionen des Zytosols, z.B. HCO_3^-, α-Ketoglutarat, Laktat oder PAH. Die treibende Kraft für die Anionenbewegung wird aus dem Natriumgradienten abgeleitet. Außerdem existiert in der Bürstensaummembran ein Na^+-Anionencotransporter (nicht eingezeichnet), so daß der Anionentransport im Hinblick auf seine Abhängigkeit vom Zellstoffwechsel als tertiär bzw. sekundär bezeichnet werden kann.

Alle Tierspezies, unabhängig davon, ob sie Harnsäure sezernieren oder reabsorbieren, verfügen über einen Transporter, der organische Anionen, z.B. Urat, aber auch PAH, vom Blut her in die Tubuluszelle bewegt und dort akkumuliert. Dieser Transporter in der laterobasalen Membran kann, wie die Anionentransporter im Bürstensaum, durch geeignete Stoffe, z.B. Probenecid und andere Urikosurika, gehemmt werden. Besonders wichtig für das Verständnis ist dabei, daß der im Bürstensaum lokalisierte Anionenaustauscher Urat sowohl aus dem Lumen in die Tubuluszelle wie in die umgekehrte Richtung aus der Zelle ins Lumen transportieren kann. Es hängt nur von der Beladungskonzentration an der jeweiligen Membranseite ab, ob in der einen oder in der anderen Richtung transportiert wird. Beim Menschen muß davon ausgegangen werden, daß die Transportbewegung der Reabsorption diejenige der Sekretion bei weitem überwiegt. So ist in der Bilanz bei Urikosurikatherapie die Reabsorption von Harnsäure durch die Bürstensaummembran am meisten betroffen, weil die Konzentration der Urikosurika im Primärharn am höchsten ist: sie gelangen dorthin nicht nur durch die Filtration durch die Glomeruli, sondern auch durch die sekretorischen Aktivitäten der Tubuluszellen. Umgekehrt wird die Wirkung von Urikosurika durch Salicylate gehemmt, weil diese den Transport der Urikosurika durch die laterobasale Membran hemmen. Das komplizierte Zusammenspiel der verschiedenen Anionenpumpen an den Tubuluszellen der verschiedenen Tierspezies wird noch nicht vollständig verstanden. Urikosurika können bei der einen Tierspezies, wie beim Menschen, durch die vorzugsweise Hemmung der Reabsorption zu einer gesteigerten Ausscheidung von Harnsäure aus dem Organismus führen, bei einer anderen Tierspezies jedoch das Gegenteil davon erreichen.

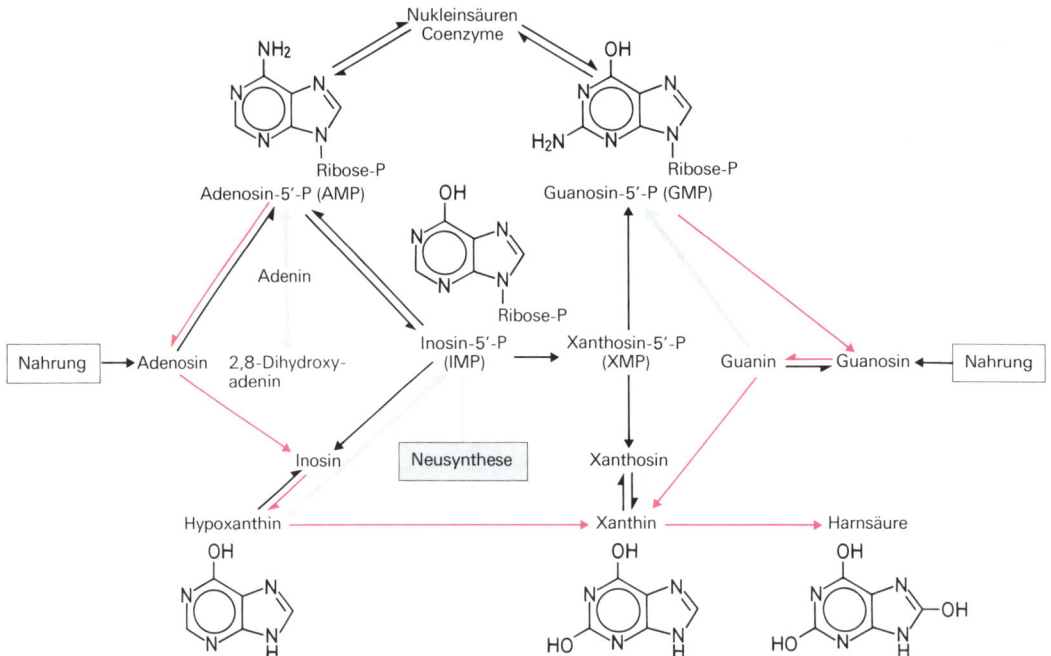

Abb. 2: Purinstoffwechsel.
Die Hauptwege des Abbaus von Purinnukleotiden beim Menschen sind rot, die Salvage pathways sind grau gezeichnet.

Nur bei einem kleinen Teil der Patienten mit Hyperurikämie liegt eine vermehrte Bildung von Harnsäure infolge eines Enzymdefektes (z. B. HGPRTase-Mangel, vermehrte Aktivität der PRPP-Synthetase) zugrunde.

Von diesen primären Hyperurikämien unterscheidet man sekundäre Hyperurikämien, die wie die primären Hyperurikämien auf verminderter Harnsäureausscheidung (z. B. bei Niereninsuffizienz oder Diuretikatherapie) oder vermehrter Harnsäurebildung (z. B. bei vermehrtem Zellumsatz oder bei malignen Erkrankungen) beruhen.

Alkoholzufuhr führt über einen Anstau von Laktat zu einer vorübergehenden Hemmung der Harnsäureausscheidung.

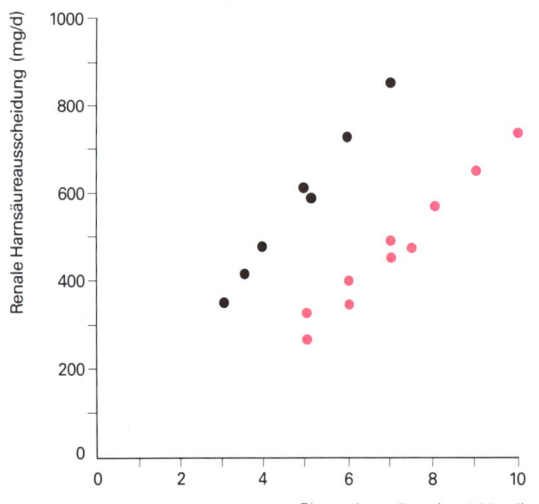

Abb. 3: Beziehung zwischen Plasmaharnsäure und Harnsäureausscheidung bei Normalen (●) und bei Hyperurikämikern (●) unter Bilanzbedingungen.

Folgen der Hyperurikämie

Überschreitet die Harnsäurekonzentration in der Körperflüssigkeit das Löslichkeitsprodukt, das für Natriumurat (pH 7,4; $Na^+ \approx 140$ mmol/l) 6,4 mg/dl beträgt (berechnet als Harnsäure), so fällt Urat aus. Geschieht dies plötzlich, so kommt es zur Phagozytose von Mikrokristallen durch Leukozyten und zum akuten Gichtanfall (Arthritis, Bursitis, Tendovaginitis). Ist die Ablagerung chronisch, so entstehen Tophi (gelenknaher Knochen, Schleimbeutel, Sehnenscheiden, Subkutis, Niere). In der Niere führt die Hyperurikämie durch interstitielle Ablagerung von Harnsäure zu einer zunächst abakteriellen, chronischen, interstitiellen Reaktion mit Funktionseinschränkung und Hypertonie. Tophi, die in die Tubuli einbrechen, gelten als Keime für die Bildung von Nierensteinen. Je länger eine Hyperurikämie besteht und je ausgeprägter sie ist, desto größer ist das Risiko, eine Gicht und/oder Nierensteine zu entwickeln. Die akute Ausfällung von Uratkristallen in den Nierentubuli infolge einer plötzlich stark erhöhten Ausscheidung von Harnsäure (z. B. durch Zellzerfall bei zytostatischer Therapie oder Überdosierung eines Urikosurikums) kann zu einer akuten Uratnephropathie führen.

Bei konsequenter Therapie lassen sich die Folgen der Hyperurikämie, die Zerstörung von Gelenken und Nierenparenchym und die Bildung von Nierensteinen, verhindern. Erfolgreich behandelt haben Patienten mit Hyperurikämie die gleiche Lebensqualität und Prognose wie Gesunde.

2,8-Dihydroxyadeninurie

Das Enzym APRTase (Adeninphosphoribosyltransferase) katalysiert den Abbau von Adenin zu AMP. Bei Mangel an APRTase wird Adenin durch die Xanthinoxidase zu 2,8-Dihydroxyadenin abgebaut, welches über die Nieren ausgeschieden wird. Da es extrem schlecht löslich ist, entstehen schon im Kindesalter Nierensteine. Der APRTase-Mangel ist autosomal rezessiv erblich. Nur die homozygoten Merkmalsträger haben Symptome und sind behandlungsbedürftig.

Die Therapie besteht in vermehrter Flüssigkeitszufuhr, purinarmer Diät und Allopurinolgabe. Allopurinol hemmt die Xanthinoxidase und damit den Abbau von Adenin zu 2,8-Dihydroxyadenin.

Xanthinurie

Das Enzym Xanthinoxidase katalysiert die Oxidation von Hypoxanthin zu Xanthin und Harnsäure. Bei Mangel an Xanthinoxidase werden Hypoxanthin und Xanthin im Harn ausgeschieden, bei etwa einem Drittel der Patienten führt dies zu Urolithiasis und Xanthinnephropathie. Der Mangel an Xanthinoxidase ist autosomal rezessiv erblich.

Die Therapie besteht in vermehrter Flüssigkeitszufuhr und purinarmer Diät. Eine medikamentöse Therapie ist nicht möglich.

Therapieprinzipien bei Hyperurikämie

Die Therapie zielt immer auf eine Normalisierung der Harnsäurekonzentration im Plasma und damit in der interstitiellen Flüssigkeit auf Werte um 5,5 mg/dl. Neben diätetischen Maßnahmen stehen zur Senkung der Serumharnsäure Arzneimittel zur Verfügung, die entweder die renale Harnsäureausscheidung erhöhen (Urikosurika) oder die Harnsäurebildung hemmen (Urikostatika). In Deutschland gibt es seit einigen Jahren auch eine fixe Arzneimittelkombination, die sich aus dem Urikostatikum Allopurinol und dem Urikosurikum Benzbromaron zusammensetzt. Der akute Gichtanfall kann weder mit einem Urikostatikum noch mit einem Urikosurikum beherrscht werden, hierzu benötigt man andere Mittel, z. B. Colchicin oder schnell entzündungshemmend wirkende nichtsteroidale Antirheumatika wie Indometacin.

Urikosurika

Als Urikosurika werden chemisch unterschiedliche Substanzen zusammengefaßt, deren Gemeinsamkeit eine Steigerung der renalen Harnsäureausscheidung über eine Hemmung der tubulären Rückresorption von Harnsäure ist (Abb. 4). Urikosurika werden bevorzugt tubulär sezerniert und nur zu einem kleinen Teil glomerulär filtriert. Die Sekretion der Urikosurika erfolgt über eines der Systeme für schwache organische Säuren im proximalen Tubulus. Bei der renalen Elimination konkurrieren diese Substanzen untereinander und mit Paraaminohippursäure (PAH).

Die wichtigsten in der Therapie der Hyperurikämie eingesetzten Urikosurika sind Benzbromaron und Sulfinpyrazon. In Deutschland ist Benzbromaron am gebräuchlichsten. Sulfinpyrazon ist nur noch in einem Präparat auf dem Markt.

Benzbromaron und Sulfinpyrazon gehören unterschiedlichen chemischen Substanzklassen an. Tab. 1 zeigt die Strukturformeln im Vergleich.

Die therapeutische Dauerdosis beträgt bei Sulfinpyrazon 100–400 mg/Tag, bei Benzbromaron 20–100 mg/Tag und bei Irtemazole (Abb. 5), einem interessanten, in Erprobung befindlichen Urikosurikum, 10–40 mg/Tag.

Einige Urikosurika (z. B. Probenecid) bewirken eine paradoxe Harnsäureretention, d. h. sie hemmen in niedriger Dosierung die Harnsäureausscheidung und steigern sie in höherer Dosierung.

Da Urikosurika mit zunehmender Niereninsuffizienz an Wirkung einbüßen, sind sie bei niereninsuffizienten Patienten nur bedingt anwendbar. Die Schwelle zur Wirkungslosigkeit liegt bei einer Kreatininclearance von 20–25 ml/min.

Bei Patienten mit Uratnephrolithiasis oder Uratnephropathie sowie bei Patienten mit exzessiv vermehrter Harnsäureproduktion sind Urikosurika nur mit Vorsicht anzuwenden. Bei der diuretikainduzierten Hyperurikämie sind Urikosurika das Medikament der ersten Wahl.

Benzbromaron

Benzbromaron (Tab. 1 und Abb. 6) ist derzeit das in Deutschland meistverordnete Urikosurikum.

Ursprünglich wurde angenommen, daß der Arzneimittelabbau durch Debromierung erfolgt. Neuere Untersuchungen weisen darauf hin, daß er vorwiegend über eine Hydroxylierung zu 1-Hydroxybenzbromaron (Eliminations-HWZ 20 Std.) und einen weiteren Metaboliten mit noch ungeklärter Struktur (Eliminations-HWZ 17 Std.) erfolgt und die Dehalogenierung eine untergeordnete Rolle spielt. Sowohl die Substanz selbst als auch ihre Metaboliten sind urikosurisch wirksam. Die Ausscheidung von Benzbromaron und seiner Metabolite erfolgt vorwiegend über den Gastrointestinaltrakt (biliär), etwa 5 % der verabreichten Dosis werden im Urin ausgeschieden.

Die Therapie mit Benzbromaron wird einschleichend begonnen, um bei hohen Plasmaharnsäurespiegeln eine sehr hohe renale Harnsäureausscheidung zu vermeiden. Man beginnt

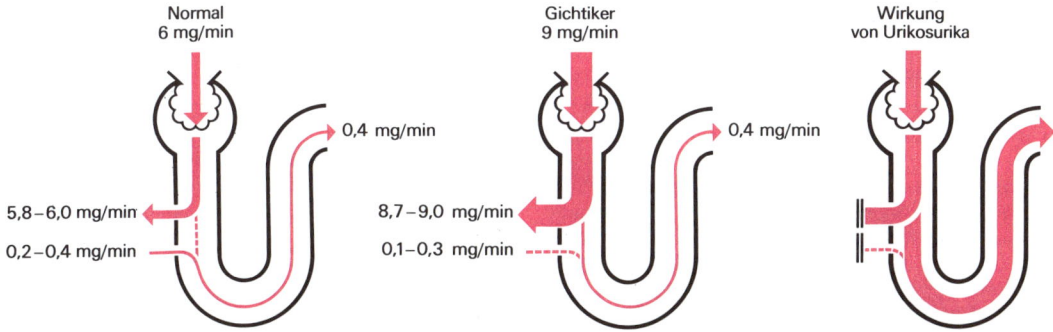

Abb. 4: Renale Harnsäureausscheidung bei Normalen (links), bei Gichtikern (Mitte) und unter dem Einfluß von Urikosurika (rechts).

Tab. 1: Pharmakodynamische und pharmakokinetische Parameter von Medikamenten für die Langzeitbehandlung von Hyperurikämie und Gicht.
* Wirkungsdauer = Dauer der Erhöhung der renalen Harnsäureausscheidung (Urikosurika) bzw. Hemmung der Harnsäureproduktion (Allopurinol) nach einer therapeutischen Einzeldosis.

Formel	Generic name	Bioverfüg-barkeit	Elimina-tionshalb-wertszeit (Std.)	Plasma-protein-bindung (mg/Tag)	Wirkungs-dauer* (Std.)	Erhaltungs-dosis (mg/Tag)
Urikosurika						
	Benzbromaron	50%	3,3	99%	12−14	20−100
	Sulfinpyrazon	vollständig	3,3	99%	10	200−400
	Probenecid[1]	vollständig	dosisab-hängig 4−12	90%	>10	500−1500
	Irtemazole[2]	96%	4−6	97%	8−12	10−40
Urikostatikum						
Allopurinol	Allopurinol	80%	2−3	keine	18−30	200−300

[1] nicht mehr im Handel
[2] in klinischer Erprobung

mit 20 mg/Tag und steigert die Dosis, bis die Plasmaharnsäure im Bereich um 5,5 mg/dl liegt.

Die häufigsten Nebenwirkungen sind gastrointestinale Störungen wie Übelkeit, Sodbrennen und Diarrhö. Zu Therapiebeginn können Kopfschmerzen und vermehrter Harndrang auftreten. In Einzelfällen wurden allergische Hautreaktionen mit der Einnahme von Benzbromaron in Verbindung gebracht. Salicylate und Pyrazinamid schwächen die urikosurische Wirkung von Benzbromaron ab. Wie andere Urikosurika hemmt Benzbromaron die Ausscheidung organischer Säuren, allerdings in geringerem Ausmaß.

Neuere Untersuchungen haben ergeben, daß es Individuen gibt, bei denen im Plasma Benzbromaron länger als bei der Mehrzahl nachweisbar ist. Diese Eigenschaft ist wahrscheinlich autosomal rezessiv erblich. Die verlangsamte Elimination von Benzbromaron aus dem Plasma ist möglicherweise Folge einer unvollständigen Hydroxylierung und Konjugation.

Sulfinpyrazon

Das Urikosurikum Sulfinpyrazon (Tab. 1) hemmt die Thrombozytenaggregation. Es ist sowohl zur Therapie der Gicht als

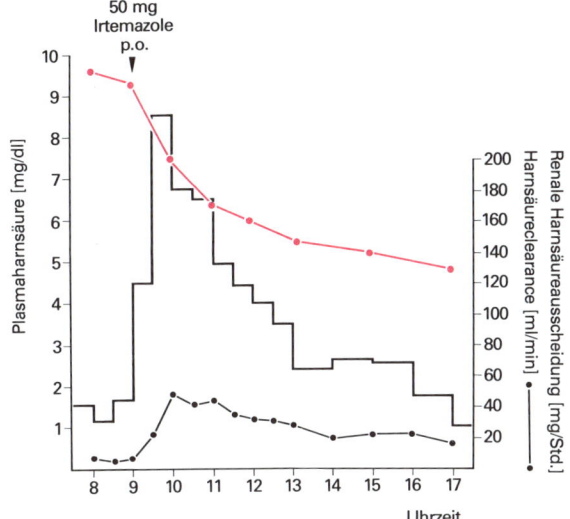

Abb. 5: Wirkung eines Urikosurikums bei einem Patienten mit Hyperurikämie am Beispiel von Irtemazole.

auch zu Prophylaxe und Therapie bei Thrombosegefährdung zugelassen.

Etwa 90 % des verabreichten Sulfinpyrazon werden unverändert renal ausgeschieden, etwa 8 % als p-Hydroxy-Sulfinpyrazon (Eliminations-HWZ 3,3 Std.), welches ebenfalls urikosurisch wirksam ist.

Die Therapie wird einschleichend mit 2mal 50 mg begonnen. In 3–4tägigen Abständen wird die Dosis um 50 mg/Tag gesteigert, bis sich die Plasmaharnsäure normalisiert hat.

Unter Sulfinpyrazon treten häufiger als bei Benzbromaron und Probenecid gastrointestinale Nebenwirkungen und allergische Hauterscheinungen auf. Bei Dauerbehandlung wurden

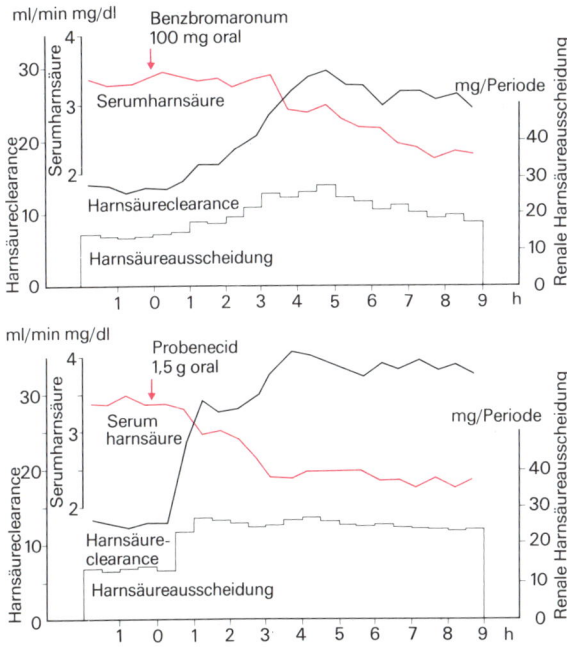

Abb. 6: Vergleich der Wirkung von Probenecid und Benzbromaron.

reversible Leuko- und Thrombopenien beobachtet. Durch Hemmung der renalen Elimination von Sulfonylharnstoffderivaten können Hypoglykämien auftreten. Sulfinpyrazon senkt die metabolische Clearance von Warfarin, führt zu erhöhten Phenytoinspiegeln und beeinträchtigt die Wirkung von Betablockern. Es verdrängt verschiedene Medikamente aus ihrer Eiweißbindung und erhöht damit deren wirksame Plasmakonzentrationen.

Probenecid

Probenecid (Tab. 1 und Abb. 6) ist seit 1986 in Deutschland aus wirtschaftlichen Gründen nicht mehr im Handel. Es hemmt bei einer Vielzahl von Medikamenten deren renale Ausscheidung und führt damit zu einer Erhöhung bzw. einem verzögerten Abfall der Plasmaspiegel. Diese Eigenschaft von Probenecid wurde zur Einsparung anderer Medikamente, vor allem von Penizillin, ausgenutzt. Probenecid ist als Referenzstoff in der klinischen Pharmakologie von Interesse.

Probenecid wird nur gering glomerulär filtriert. 4–13 % des per os verabreichten Probenecid werden unverändert renal ausgeschieden, der Großteil als Glucuronid. Probenecid und seine Konjugate werden auch über die Galle ausgeschieden. Einige der renal ausgeschiedenen Metabolite sind urikosurisch wirksam.

Probenecid hemmt den Transport von Arzneimitteln (Antibiotika, Kontrastmittel, Zytostatika), nämlich die tubuläre Sekretion, die Aufnahme in die Leberzelle sowie den Austausch über die Blut-Hirn-Schranke und die Erythrozytenmembran, möglicherweise auch über die Plazenta.

Urikostatika

Allopurinol

Allopurinol (Tab. 1), ein Isomer des Hypoxanthins, hemmt ebenso wie sein Oxidationsprodukt Oxipurinol die Xanthinoxidase (Abb. 7). Die Konzentration von Hypoxanthin und Xanthin in den Körperflüssigkeiten nimmt dadurch zu, und die Verbindungen erscheinen im Harn, während die Plasmakonzentration und die renale Ausscheidung von Harnsäure abnehmen (Abb. 8). Unter Allopurinolbehandlung ist jedoch die Gesamtpurinausscheidung (Harnsäure + Xanthin + Hypoxanthin) geringer als vor Allopurinolgabe. Dies erlaubt die Vermutung, daß Allopurinol auch zu einer Hemmung der Purinsynthese de novo führt, z. B. weil durch die Hemmung der Xanthinoxidase die Hypoxanthinkonzentration im Gewebe erhöht, dies zu erhöhter Konzentration von Inosinsäure auf dem „Salvage pathway" führt und die Synthese von 5-Phosphoribosylamin gehemmt wird (Abb. 9). Wahrscheinlich kommt es aber auch zu enteralen Verlusten von Hypoxanthin und Xanthin, die durch die Hemmung der Xanthinoxidase in der Dünndarmschleimhaut angestaut werden. Allopurinol führt auf metabolischen Nebenwegen zu einer Hemmung der Pyrimidinsynthese, die klinisch keine Rolle spielt.

Allopurinol wird rasch aus dem Gastrointestinaltrakt resorbiert und schnell zu Oxipurinol oxidiert. Nur 3–10 % der verabreichten Dosis erscheinen im Harn; etwa 20 % der oral verabreichten Dosis werden nach 48–72 Std. in den Faeces gefunden. Oxipurinol ist der Hauptmetabolit von Allopurinol, es wird ebenfalls im Harn ausgeschieden, seine Eliminationshalbwertszeit beträgt ca. 28 Std. Daneben werden Riboside und Ribotide gebildet. Es kommen nicht nur Glykosidbindungen am Imidazolring vor (1-Ribotid bzw. -Ribosid), sondern auch am Pyrimidinring (7-Ribotid). Die Umwandlung von Allopurinol zu Oxipurinol erfolgt hauptsächlich durch die Xanthinoxidase. Neuere Untersuchungen sprechen der

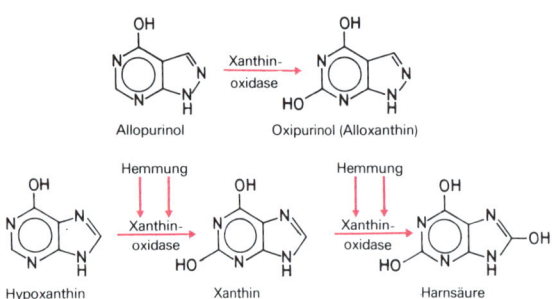

Abb. 7: Hemmung der Xanthinoxidase durch Allopurinol und Oxipurinol.

Aldehydoxidase eine wichtige Rolle bei der Bildung von Oxipurinol zu.

Nahrungspurine verändern den Metabolismus von Allopurinol. So nimmt bei oraler Zufuhr von Adenin- und Xanthinderivaten die renale Ausscheidung von Allopurinol-1-Ribosid ab, die Ausscheidung von freiem Allopurinol und Oxipurinol steigt an. Als Ursache des veränderten Metabolitenspektrums kommt am ehesten eine kompetitive Hemmung der Bildung von Arzneimittelribosiden zugunsten der Bildung von Ribosiden aus Nahrungspurinen in der Leber in Betracht. Eine eiweißreiche Kost führt zu einer Steigerung der Oxipurinolclearance.

Die Tagesdosis von Allopurinol kann in Einzelfällen bis auf 800 mg gesteigert werden. Bei Niereninsuffizienz ist eine Dosisreduktion unerläßlich (Tab. 2). Da Allopurinol weitgehend zu Oxipurinol umgewandelt wird, genügt eine einmalige Einnahme in 24 Std. Absetzen von Allopurinol führt zu einem Wiederanstieg von Serumharnsäure und renaler Harnsäureausscheidung, wobei die Ausgangswerte nach einer Woche erreicht werden. Da Allopurinol und Oxipurinol gut dialysierbar sind, sollten dialysepflichtige niereninsuffiziente Patien-

ten die erforderliche Allopurinoldosis jeweils nach der Dialyse einnehmen.

Bei der Allopurinolbehandlung geht die Verminderung der Harnsäureausscheidung mit einer Xanthin- und Hypoxanthinurie einher. Der Vorteil, die Purinausscheidung auf drei Metaboliten zu verteilen, ermöglicht in den meisten Fällen bei ausreichender Diurese die Auflösung von Konkrementen, die aus Harnsäure bestehen. Xanthin und Hypoxanthin sind besser wasserlöslich als Harnsäure und neigen nicht zur Bildung übersättigter Lösungen.

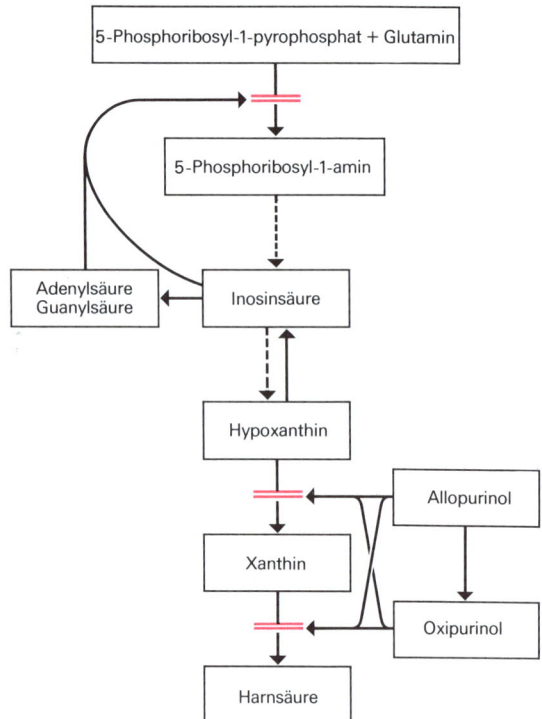

Abb. 9: Mögliche Mechanismen der Hemmung der Purinsynthese unter Allopurinol. (Hemmung = rot).

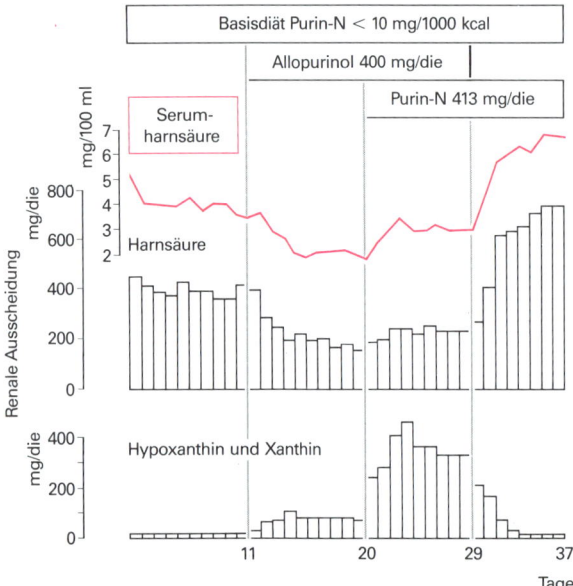

Abb. 8: Serumharnsäure und renale Tagesausscheidung von Harnsäure sowie Xanthin/Hypoxanthin unter purinarmer Basisdiät, nach Gabe von Allopurinol, nach Gabe von Allopurinol und Ribonukleinsäure und nach Absetzen von Allopurinol und fortgeführter Ribonukleinsäuregabe.

Interaktionen von Allopurinol mit anderen Arzneimitteln erklären sich durch die Hemmung der Xanthinoxidase durch Allopurinol. So wird die enzymatische Oxidation von 6-Mercaptopurin zu 6-Mercaptoharnsäure durch Allopurinol gehemmt; dies kann bei der Therapie von Tumoren ausgenutzt werden (s. S. 739, Abb. 27). Andererseits müssen bei Patienten, die wegen Hyperuricämie oder Gicht mit Allopurinol behandelt werden, 6-Mercaptopurin oder Azathioprin, dessen wirksamer Metabolit 6-Mercaptopurinsäure ist, in stark verringerter Dosis verabreicht werden. Bei Allopurinolgabe von 300 mg/d geht man für den durchschnittlichen Patienten von einer Reduzierung der Mercaptopurin- bzw. Azathioprin-Dosis auf 25% der Standarddosis aus. Die Gefahr der Steigerung der Toxizität des Tumorhemmstoffs bzw. des Immunsuppressivums ist groß, wenn die Dosis von Allopurinol einerseits, Azothioprin bzw. Mercaptopurin andererseits nicht sorgfältig einander angepaßt werden.

Allopurinol beeinflußt die Pharmakokinetik von Cumarinderivaten, auch zwischen Allopurinol und Theophyllin können durch Beeinflussung des Theophyllinmetabolismus Arzneimittelinteraktionen auftreten.

Ernste Nebenwirkungen unter Allopurinol sind sehr selten; Unverträglichkeiten werden in einer Häufigkeit von 1–2% angegeben.

Tab. 2: Anhaltspunkte für die Dosierung von Allopurinol bei eingeschränkter Nierenfunktion (nach Cameron und Simmonds 1987).

Kreatininclearance ml/min	Erhaltungsdosis von Allopurinol
0	100 mg jeden 3. Tag
10	100 mg jeden 2. Tag
20	100 mg täglich
40	150 mg täglich
60	200 mg täglich
80	250 mg täglich
≥ 100	300 mg täglich

Zu Beginn einer Allopurinoltherapie können wie bei jeder medikamentösen harnsäuresenkenden Therapie vermehrt Gichtanfälle auftreten, weshalb während der ersten Therapiemonate eine Colchicinprophylaxe (0,5–1,5 mg/Tag) empfohlen wird. Bei der Chemotherapie von Leukämien sind unter Allopurinol gelegentlich Xanthinsteine beobachtet worden. Selten treten während einer Allopurinolbehandlung gastrointestinale Störungen oder allergische Reaktionen auf. Sehr selten sind Fälle von Vaskulitis beschrieben worden. Diese Nebenwirkung wird fast nur beobachtet, wenn bei Niereninsuffizienz die Allopurinoldosis nicht reduziert wird.

Mittel gegen den Gichtanfall

Das Auftreten phagozytierbarer Mikrokristalle führt zu einer chemotaktisch vermittelten Leukozytenansammlung und zu Phagozytose der Kristalle (Abb. 10). Das im Stoffwechsel der Leukozyten freigesetzte Laktat steigert die Kristallbildung (erster Circulus vitiosus), uratbeladene Leukozyten setzen entzündungsfördernde Substanzen sowie Urate frei (zweiter Circulus vitiosus). Durch Injektion ausreichend kleiner Harnsäurekristalle können experimentell bei Tieren Gichtanfälle ausgelöst werden. Dies gelingt nicht, wenn die Tiere vorher agranulozytotisch gemacht wurden. Der Granulozyt spielt also in dieser kristallinduzierten Arthritis die entscheidende Rolle.

Colchicin

Colchicin wird auch heute noch zur Behandlung der Gicht verwendet. Das wasserlösliche Alkaloid der Herbstzeitlose (Colchicum autumnale) wird schnell resorbiert und an Plasmaeiweiß, aber auch an Zellproteine gebunden. Colchicin hat, ähnlich den Herzglykosiden, eine lange Eliminationshalbwertszeit; im Harn werden in 2 Tagen nur ca. 40 % ausgeschieden. In der Leber wird Colchicin desacetiliert. Der langsame Abbau sowie das Eintreten in einen enterohepatischen Kreislauf und die starke Eiweißbindung führen zur Kumulation.
Hohe therapeutische Dosen können eine Diarrhö verursachen. Toxische Dosen führen akut zu Nierenschädigungen, chronisch zu Agranulozytose, Haarausfall, gelegentlich Myopathie.
Der molekulare Wirkungsmechanismus von Colchicin hängt wahrscheinlich mit der Bindung an bestimmte Eiweiße, vor allem an das Tubulin, zusammen.
Zur Behandlung des Gichtanfalles gibt man rasch (z. B. innerhalb von 4 Std.) 4 mg (mittlere Einzeldosis = 1 mg) und von

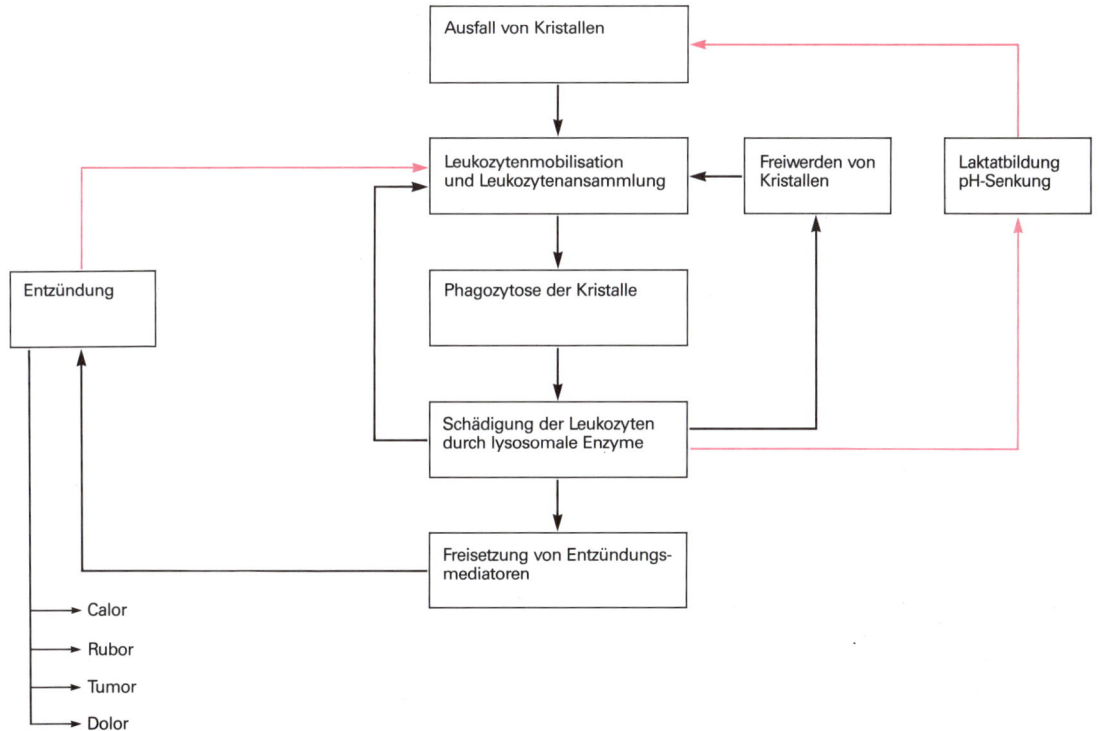

Abb. 10: Schematische Darstellung der Reaktionsfolge des akuten Gichtanfalls.
Außer den lysosomalen Enzymen sind auch der Hageman-Faktor und das Komplementsystem an der Auslösung des Gichtanfalls beteiligt. Colchicin hemmt die Motilität der Leukozyten durch Beeinflussung der Chemotaxis.

da an Einzeldosen von 0,5–1,0 mg bis zur Besserung (mittlere Tagesdosis = 8 mg).

Colchicin zeigt beim Gichtanfall eine bessere Wirkung als bei Arthritiden anderer Genese. Ein gutes Ansprechen auf Colchicin erhärtet den Verdacht auf eine Gichtarthritis. Bei bekannter Gicht ist nichtsteroidalen Antirheumatika aufgrund ihrer besseren Verträglichkeit der Vorzug gegenüber Colchicin zu geben.

Nichtsteroidale Antirheumatica

Nichtsteroidale Antirheumatika (NSAR) sind beim Gichtanfall ebenfalls wirksam, es werden jedoch meistens hohe Dosen benötigt. Die Wirkung der nichtsteroidalen Antirheumatika ist im Einzelfall nicht vorauszusagen. Versager sind häufiger auf zu geringe Dosierung oder Noncompliance als auf die Wahl des Mittels zurückzuführen. Der Erfolg einer adäquaten Behandlung tritt rasch ein, mit Besserung nach Stunden und Beschwerdefreiheit nach 3–5 Tagen. Das Nebenwirkungsrisiko (s. S. 216 f.) ist wegen der kurzen Behandlungsdauer trotz hoher Dosierung gering, sieht man vom Risiko der Natriumretention unter Phenylbutazon ab; Dekompensationen von Herzinsuffizienzen sind beschrieben.

Medikament der 1. Wahl unter den NSAR ist Indometacin.

Man beginnt mit 300 mg am 1. Tag, verteilt auf 3 Einzeldosen im Abstand von mindestens 4 Std., an den folgenden Tagen gibt man jeweils 150–200 mg/Tag.

Phenylbutazon sollte trotz guter Wirksamkeit beim Gichtanfall nur in Ausnahmefällen angewandt werden, da es – insbesondere bei älteren Patienten – zu Flüssigkeitsretention und kardialer Dekompensation führen kann.

Prinzipiell kann jedes NSAR der neueren Generation (z. B. Acemetacin, Diclofenac, Naproxen, Oxicame) zur Behandlung eines akuten Gichtanfalles eingesetzt werden. Beim Gichtanfall sollte am 1. Tag der Therapie die Dosis doppelt so hoch sein, wie die übliche Dosis für die Dauertherapie bei entzündlichen rheumatischen Krankheiten.

Cortikosteroide und ACTH

Cortikosteroide und ACTH sollten beim akuten Gichtanfall nur angewandt werden, wenn Colchicin bzw. nichtsteroidale Antirheumatika versagen, was sehr selten ist. Cortikosteroide gibt man über vier Tage, am 1. Tag 40 mg Prednisolon-Äquivalent p. o, am 2. Tag 30 mg, am 3. Tag 20 mg und am 4. Tag 10 mg. Bei ACTH gibt man an 2 aufeinanderfolgenden Tagen je 80 I.E. i. m.

Nebenwirkungen von Cortikosteroiden bzw. ACTH s. S. 562 f. u. 567.

Weiterführende Literatur

Cameron, J. S./Simmonds, H. A.: Use and abuse of allopurinol. Br. Med. J. **294,** 1504 (1987).

Gresser, U.: Therapie von Hyperurikämie und Gicht mit Urikosurika: Bedeutung und Häufigkeit der Hyperurikämie; Benzbromaron – ein neuer genetischer Polymorphismus im Arzneimittelstoffwechsel; Irtemazole – erste Studien über ein neues Urikosurikum. Mediscript-Verlag München (1990).

Gresser, U./Adjan, M./Zöllner, N.: Deficient benzbromarone elimination from plasma: Evidence for an autosomal recessive inheritance. 3. Tagung der Gesellschaft für Humangenetik, Abstract volume, Universitätsverlag Ulm, 142 (1991).

Gresser, U./Kamilli, I./Kronawitter, U./Zöllner, N.: Uricosuric effect of different doses of irtemazole in normouricaemic subjects. Eur. J. Clin. Pharmacol. **38,** 489–491 (1990).

Gröbner, W./Zöllner, N.: Differentialindikation Urikosurika – Allopurinol. Klin. Wochenschr. **67,** 313 (1989).

Guggino, S. E./Martin, G. J./Aronson, P. S.: Specificity and modes of the anion exchanger in dog renal microvillus membranes. Am. J. Physiol. **244,** 612–621 (1983).

Kamilli, I./Gresser, U./Zöllner, N.: Pharmacokinetics and pharmacodynamics of different doses of irtemazole in repeated application. Z. Rheumatol. **50,** 23–28 (1991).

Löffler, W./Gröbner, W.: A study of dose-response relationships of allopurinol in the presence of low or high purine turnover. Klin. Wochenschr. **66,** 153 (1988).

Trabert, U.: Die Pharmakologie der Anfallsmittel. In: Zöllner, N./Gröbner, W. (Hrsg.), Gicht. Handbuch der Inneren Medizin Bd. VII/3. Springer Berlin Heidelberg New York, S. 433 (1976).

Walter-Sack, I./Vries, J. X. de/Ittensohn, A./Kohlmeier, M./Weber, E.: Benzbromarone disposition and uricosuric action; evidence for hydroxilation instead of debromination to benzarone. Klin. Wochenschr. **66,** 160–166 (1988).

Walter-Sack, I./Vries, J. X. de/Ittensohn, A./Weber, E.: Rapid and slow benzbromarone elimination phenotypes in man: benzbromarone and metabolite profiles. Eur. J. Clin. Pharmacol. **39,** 577–581 (1990).

Zöllner, N. (Hrsg.): Hyperurikämie, Gicht und andere Störungen des Purinhaushaltes. Springer-Verlag Heidelberg (1990).

Zöllner, N./Gröbner, W. (Hrsg.): Gicht. Handbuch der Inneren Medizin Bd. VII/3. Springer Berlin Heidelberg New York (1976).

FETTSTOFFWECHSEL; LIPIDSENKER

PHARMAKOTHERAPIE BEI FETTSTOFFWECHSELSTÖRUNGEN

N. Zöllner, Ch. Keller und G. Wolfram, München

Pathophysiologie

Der Mitteleuropäer nimmt rund 40 % der Energie in der Nahrung in Form von Fett auf. Einige mehrfach ungesättigte Fettsäuren (Prototypen Linolsäure (n-6) und alpha-Linolensäure (n-3)) sind essentiell, d. h. sie müssen mit der Nahrung zugeführt werden. Der Bedarf an Linolsäure beträgt ca. 10 g/Tag. Der Bedarf an Linolensäure ist wesentlich geringer und betrifft vielleicht nur den wachsenden Menschen.

Fettspeicherung und Lipolyse

Wird mit der Nahrung mehr Energie in Form von Kohlenhydraten oder Triglyceriden zugeführt als in der gleichen Zeit umgesetzt wird, so wird die im Überschuß zugeführte Energie in Form von Triglyceriden in den Adipocyten des Fettgewebes gespeichert. Bei Bedarf wird sie durch Lipolyse abgerufen, die vielen hormonellen und pharmakologischen Einflüssen unterworfen ist (s. S. 154 f.).

Fetttransport

Fette werden im Plasma als freie Fettsäuren, gebunden an Albumin, oder in Lipoproteinen transportiert. Am Aufbau der Lipoproteine sind Cholesterin, Triglyceride, Phospolipide und Eiweiße, sog. Apolipoproteine, beteiligt. Die Lipoproteine werden nach ihrer Dichte oder nach ihrer elektrophoretischen Mobilität benannt (Tab. 1 u. 2). Triglyceridreich sind Chylomikronen und VLDL[1], erstere transportieren Triglyceride aus der Nahrung, letztere endogene Triglyceride aus der Synthese der Leber (Abb. 1). Cholesterinreich sind LDL[1] und in geringerem Maße HDL[1] (Tab. 2). Beim Abbau der VLDL durch die Lipoproteinlipase im Plasma entstehen LDL.
Die periphere Zelle deckt ihren Bedarf an Cholesterin bevorzugt durch die Aufnahme von LDL aus dem Plasma. Nur im

---

[1] Abkürzungen vgl. Tab. 2.

Tab. 1: Einteilung von Hyperlipoproteinämien aufgrund des Lipoproteinmusters in der Elektrophorese.

Typ	Häufigkeit	Elektrophoretische Charakteristik	Aussehen des Plasmas	Erhöhte Konzentration im Serum Cholesterin	Triglyceride
I	sehr selten	starke Chylomikronen-Bande	Beim Stehen Ausbildung eines sahnigen Belags	+	+ + +
II	häufig	starke β-Bande	a) klar oder nur b) schwach opaleszent	+ + + + + +	 +
III	ziemlich selten	breite β-Bande	milchig	+ +	+
IV	sehr häufig	starke prae-β-Bande	milchig	+	+ +
V	selten	Chylomikronen-Bande, prae-β-Bande	sahniger Belag auf milchiger Flüssigkeit	+	+ +

+ deutlich; + + stark; + + + sehr stark.

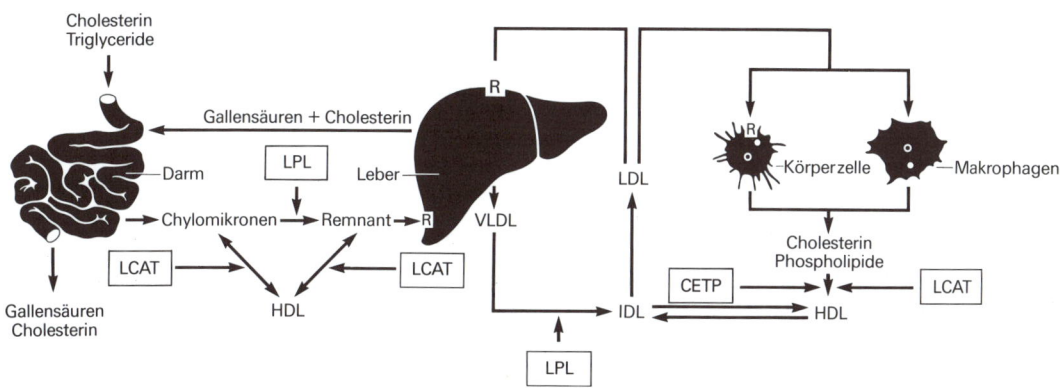

Abb. 1: Schematische Darstellung der Interkonversion der Lipoproteine.
R: Rezeptor, LPL: Lipoproteinlipase, LCAT: Lecithin-Cholesterin-Acyltransferase, CETP: Cholesterinester-Transfer-Protein, weitere Abkürzungen s. Tab. 2.

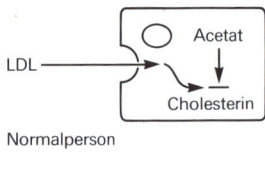

Normalperson

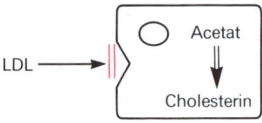

Patient mit familiärer
Hypercholesterinämie

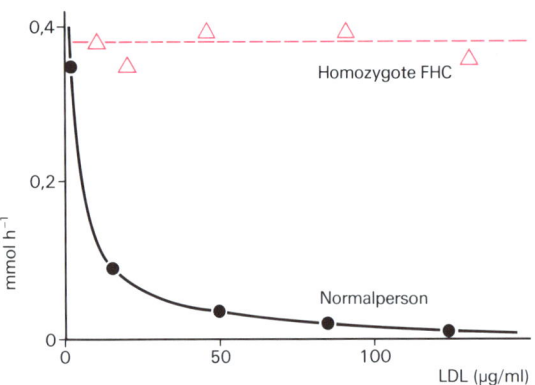

Abb. 2: Abhängigkeit der intrazellulären Cholesterinsynthese von den LDL-Rezeptoren in Fibroblasten (Zellkultur) von Normalpersonen und von Patienten mit homozygoter familiärer Hypercholesterinämie. Der obere Teil der Abbildung zeigt, daß LDL-Cholesterin bei Normalen die Cholesterinsynthese hemmt, während bei Patienten ein Rezeptordefekt oder -mangel diese Hemmung verhindert. Der untere Teil der Abbildung zeigt entsprechende kinetische Messungen des Acetateinbaues in Cholesterin (Ordinate) in Abhängigkeit (Unabhängigkeit beim Patienten) von der LDL-Konzentration im Medium (vereinfacht nach Brown, Goldstein, P.N.A.S. (USA) Bd. 76, S. 3330–3337 (1979).

Falle einer unzureichenden Versorgung auf diesem Wege wird die zelleigene Cholesterin-Synthese gesteigert (Abb. 2). LDL werden vorwiegend (65–80%) über LDL-Rezeptoren und nur zu einem geringen Teil mittels Pinocytose durch die Zellwand transportiert. Zum Rücktransport von Cholesterin aus den peripheren Geweben zur Leber ist HDL notwendig, für das wahrscheinlich eigene Rezeptoren in der Zellwand der Hepatocyten vorhanden sind.

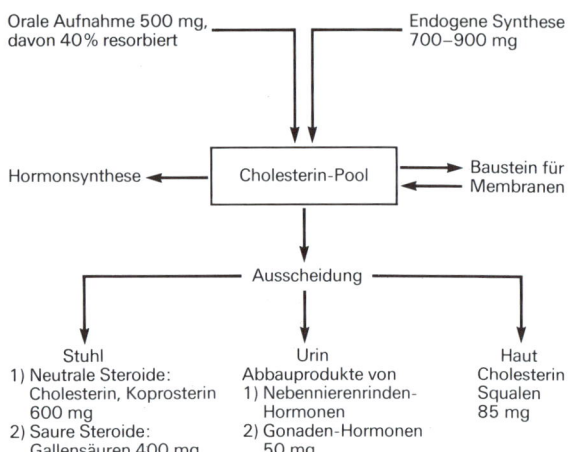

Abb. 3: Größe des Cholesterinumsatzes (Näherungswerte mg/Tag) beim Menschen.

Im Plasma tauscht HDL mit den VLDL während des Abbaus von VLDL zu IDL und LDL Cholesterin und Apolipoproteine aus. LDL transportiert Cholesterin zu den peripheren Geweben, HDL wirkt ihrer Überladung mit Cholesterin durch Abtransport zur Leber entgegen (Abb. 1). Das mit HDL zur Leber transportierte Cholesterin wird auch zur Gallensäuresynthese verwendet. Ein kleiner Teil der Gallensäuren wird mit dem Stuhl ausgeschieden, der größere im Ileum rückresorbiert (enterohepatischer Kreislauf).

Cholesterinstoffwechsel und Regulation

Das Cholesterin zur Bildung von Gallensäuren, Hormonen und Zellmembranen stammt aus zwei Quellen:
1) Aus der exogenen Cholesterinzufuhr mit der Nahrung (ca. 0,5 g/Tag)
2) aus der endogenen Cholesterinsynthese des Körpers (ca. 1,0 g/Tag).
Von der mit der Nahrung zugeführten Cholesterinmenge werden nur etwa 40% (0,2 g/d) resorbiert. Die intrazelluläre Synthese wird durch das Enzym 3-Hydroxy-3-methyl-glutaryl-CoA Reduktase (HMG-CoA Reduktase) gesteuert. Es besteht eine Rückkopplung, die bei hohen Konzentrationen von LDL-Cholesterin im Plasma und bei großer alimentärer Cholesterinzufuhr die endogene Synthese von Cholesterin vermindert, und zwar durch eine Hemmung des Enzyms HMG-CoA Reduktase in der Leberzelle (negative feed back). Trotz Kontrolle durch Rückkopplung kann es aber bei reichlicher

Tab. 2: Die Lipoproteine des menschlichen Plasmas.

Lipoproteine	Dichte	Beweglichkeit in der Elektrophorese	Durchmesser nm	Protein (%)	Cholesterin (%)	Triglyceride (%)
Chylomikronen	< 0,95	keine	100–1 000	2	5	85
VLDL	0,95–1,006	prä-β	25–75	5–10	25	50
IDL	1,006–1,019	β oder prä-β	25	15–20	35	10
LDL	1,019–1,063	β	20–25	20–25	45	10
HDL	1,063–1,210	α	5–12	40–55	20	10

VLDL: very low density lipoproteins; IDL: intermediate density lipoproteins; LDL: low density lipoproteins; HDL: high density lipoproteins

Zufuhr von Fett mit langkettigen gesättigten Fettsäuren oder bei erhöhter Energiezufuhr zu einer Hypercholesterinämie kommen: durch gesättigte Fettsäuren wird die Aktivität des LDL-Rezeptors gesenkt. Dadurch wird der LDL-Abbau in der Leberzelle gehemmt, und das LDL-Cholesterin im Plasma steigt.

Die Ausscheidung von Cholesterin erfolgt mit der Galle über den Darm als Cholesterin (ca. 600 mg/Tag) oder als Gallensäuren (ca. 400 mg/Tag). Demgegenüber sind die Verluste von Abbauprodukten steroidaler Hormone mit dem Urin (ca. 50 mg/Tag) und von Cholesterin durch Abschilferung der obersten Hautschichten (ca. 85 mg/Tag) gering (Abb. 3).

Ziele und Prinzipien der Therapie von Hyperlipidämien

Erhöhte Konzentration von Cholesterin, insbesondere LDL-Cholesterin, möglicherweise auch cholesterinreiche VLDL-Partikel, spielen in der Pathogenese der Atherosklerose eine große Rolle. Deshalb ist die Diagnose als Basis der Therapie der Hyperlipoproteinämien wichtig. Die Nomenklatur richtet sich nach dem am stärksten vermehrten Lipid im Serum (z. B. Hypercholesterinämie, Hypertriglyceridämie oder gemischte Hyperlipidämie, wenn Cholesterin und Triglyceride vermehrt sind).

Die Diagnose einer Hyperlipidämie wird durch Messung von Cholesterin (Normalwert < 220 mg/dl) und Triglyceriden (Normalwert < 200 mg/dl) im Nüchternserum gestellt. Genauere Informationen liefern die Bestimmung von HDL-Cholesterin nach Fällung der Apolipoprotein B-haltigen Lipoproteine oder eine Messung der einzelnen Lipoproteinfraktionen mittels präparativer Ultrazentrifugation (Tab. 2). Die elektrophoretische Auftrennung der Lipoproteine und die Unterscheidung der fünf Lipoproteinmuster Typ I–V (Tab. 1) ist weitgehend verlassen, wird aber zum Verständnis der älteren Literatur dargestellt.

Primäre und sekundäre Hyperlipidämien

Immer sind **primäre** von **sekundären,** durch andere Krankheiten hervorgerufene Hyperlipidämien zu trennen. **Sekundäre** Hyperlipidämien bessern sich durch Therapie der Grundkrankheit und werden nur in Ausnahmefällen mit Arzneimitteln, die den Fettstoffwechsel beeinflussen, behandelt.

Den **primären** Hyperlipidämien liegen mono- oder polygenetisch vererbte Defekte zugrunde, die durch äußere Faktoren, z. B. Fehlernährung oder Arzneimittel, verstärkt werden können.

Die häufigste monogenetisch vererbte Hyperlipoproteinämie ist die familiäre Hypercholesterinämie, der eine genetisch determinierte Strukturanomalie oder Funktionsstörung des LDL-Rezeptors zugrunde liegt (Abb. 2), wodurch die Aufnahme von LDL-Cholesterin aus dem Plasma in die Zelle gestört ist und eine Anhäufung von LDL im Plasma resultiert. Aber auch eine Punktmutation in der Bindungsregion des Apolipoprotein B100 kann die Bindung des LDL-Cholesterins an seinen Rezeptoren behindern und zu einer Hypercholesterinämie führen. Eine frühzeitige, oft tödliche koronare Atherosklerose kann bei beiden Defekten die Folge sein.

Sekundäre Hypercholesterinämien treten bei Hypothyreose und Erkrankungen der Niere, Bauchspeicheldrüse oder Leber auf.

Hypertriglyceridämien sind selten genetisch bedingt. Viel häufiger findet man sie sekundär bei Diabetes mellitus, bei Alkoholabusus und alkoholischer Fettleber oder bei Adipositas. Durch die Insulinresistenz der Fettzellen bei Adipositas kommt es zu einem reaktiven Hyperinsulinismus mit Beschleunigung der VLDL-Synthese in der Leber und nachfolgender Hypertriglyceridämie.

Therapie von Hyperlipidämien

Die Therapie einer Hyperlipidämie zielt auf eine **Normalisierung** der Konzentration von Cholesterin und/oder Triglyceriden im Serum. Dadurch soll die Atherosklerose verhindert oder zurückgebildet werden. Während zur Normalisierung eines erhöhten Serumcholesterins in der Regel Diät **und** Arzneimittel nötig sind, reicht in den meisten Fällen von Hypertriglyceridämie eine Diät allein aus.

Daher ist bei jeder Hyperlipidämie die erste therapeutische Maßnahme eine Diät. Neben der Einschränkung der Gesamtenergiezufuhr bei Übergewicht ist bei einer Hypercholesterinämie die Verminderung der Fettzufuhr der wichtigste Schritt. Die tägliche Fettzufuhr soll von 140 g auf 80 g und weniger, die Zufuhr von Cholesterin von 500 mg auf 300 mg oder weniger gesenkt werden. Der Verzehr von Fett mit langkettigen gesättigten Fettsäuren soll zugunsten von Fett mit mehrfach ungesättigten Fettsäuren eingeschränkt werden, wodurch sich der P/S-Quotient des Nahrungsfettes von 0,3 auf 0,8 bis 1,0 anheben läßt. (P/S-Quotient: Verhältnis von mehrfach ungesättigten (P) zu gesättigten (S) Fettsäuren im Nahrungsfett.) Durch diese fettreduzierte und -modifizierte Diät kann eine Senkung der Serum-Cholesterinkonzentration um 10–20% erzielt werden.

Bei Hypertriglyceridämie sind die Gewichtsdreduktion und die Einschränkung des Alkoholkonsums am wirksamsten und führen oft zur Normalisierung hoher Triglyceridkonzentrationen.

Reicht Diät allein zur Normalisierung erhöhter Cholesterinwerte im Serum nicht aus, ist eine medikamentöse Therapie notwendig, denn das Risiko einer koronaren Atherosklerose ist mit der Höhe des LDL-Cholesterins korreliert.

Für die Pharmakotherapie der Hypercholesterinämie gibt es mehrere Prinzipien, deren Wirkungsmechanismen nur zum Teil verstanden werden:

1) Unterbrechung des enterohepatischen Kreislaufes der Gallensäuren mit nachfolgender Verminderung des Cholesteringehaltes der Leberzellen, Stimulation des LDL-Rezeptors und Steigerung des LDL-Abbaus, z. B. durch Anionenaustauschharze,

2) Hemmung der Resorption von Cholesterin, z. B. durch Sitosterin,

3) Hemmung der HMG-CoA Reduktase mit Verminderung des Cholesteringehaltes der Leberzellen, Stimulation des LDL-Rezeptors und Steigerung des LDL-Abbaus, z. B. durch HMG-CoA Reduktase-Inhibitoren,

4) Hemmung der Synthese cholesterintransportierender Lipoproteine, z. B. durch Nicotinsäure oder Fibrate.

Heute sind für die Arzneimitteltherapie einer Hypercholesterinämie in erster Linie drei Arzneimittelgruppen indiziert: Anionenaustauschharze, Nicotinsäure und HMG-CoA Reduktase-Inhibitoren. Sitosterin kann bei milder Hypercholesterinämie versucht werden.

Fibrate kommen hauptsächlich für die Therapie gemischter Hyperlipidämien in Frage.

Probucol ist in der experimentellen Atheroskleroseforschung von Interesse.

Arzneistoffe zur Senkung der Konzentration der Plasmalipide (Lipidsenker)

Colestyramin, Colestipol

Pharmakokinetik

Colestyramin[1] (Polymer aus Styren und Divinylbenzol, vgl. Abb. 4a) und Colestipol[2] (Polymer aus Tetraethylenpentamin und Epichlorhydrin, vgl. Abb. 4b) sind basische Anionenaustauschharze, die nicht resorbiert und unverändert mit dem Stuhl ausgeschieden werden. Sie binden im Darm Gallensäuren, unterbrechen dadurch deren enterohepatischen Rücktransport und bewirken eine deutlich vermehrte Ausscheidung von Gallensäuren und neutralen Sterolen mit dem Stuhl. Für die dadurch notwendige vermehrte Bildung von Gallensäuren aus Cholesterin in der Leber werden die LDL-Rezeptoren aktiviert und die zelluläre Aufnahme von Cholesterin gesteigert. Dadurch sinkt die Cholesterinkonzentration im Serum ab. Patienten mit homozygoter familiärer Hypercholesterinämie, die keine funktionstüchtigen LDL-Rezeptoren besitzen, sprechen nicht auf Colestyramin an. Dies beweist, daß es sich bei der Wirkung von Colestyramin nicht nur um eine Drainage der Gallensäuren handelt, sondern daß die zellulären LDL-Rezeptoren in den Regelkreis eingeschaltet sind. Man nimmt heute an, daß durch den Abfall der Konzentration der Gallensäuren in der Leber die LDL-Rezeptoren aktiviert werden und eine Senkung des Cholesterins durch eine vermehrte zelluläre Aufnahme in Gang kommt.

Wirkungsweise

Die Tagesdosis für Colestyramin beträgt 16–24 g, für Colestipol 20–30 g. Innerhalb einer Woche kommt es zu einem deutlichen Abfall des LDL-Cholesterins im Serum, nach zwei Wochen sind 90% der maximalen Wirkung erreicht. Die durchschnittliche Senkung des LDL-Cholesterins, die dosisabhängig ist, beträgt 20–30%. Nach Absetzen kommt es zu einem schnellen Wiederanstieg des Serum-Cholesterins.

Mit Beginn der Behandlung erfolgt eine Steigerung der Sekretion triglyceridreicher VLDL-Partikel durch die Leber. Bei Personen mit normaler Plasma-Triglycerid-Konzentration vor der Behandlung steigen die Triglyceride nur in den ersten Tagen der Behandlung an und kehren dann zur Norm zurück. Die LDL-Zusammensetzung wird gleichfalls verändert, es sinkt der Cholesteringehalt der an Zahl verminderten LDL-

[1] Quantalan®; [2] Cholestabyl®, Cholestid Granulat®.

Partikel. Die Verminderung von Cholesterin drückt sich in geringeren Cholesterin/Triglycerid- und Cholesterin/Proteinquotienten aus. Im HDL wird eine Zunahme von Apolipoprotein AI gegenüber AII durch Zunahme der Synthese von AI beobachtet. Gleichzeitig steigt die Synthese von HDL.

Unerwünschte Wirkungen treten im Darmkanal auf, bei 50% aller Patienten eine Obstipation, aber auch Anorexie, Übelkeit, Meteorismus und Sodbrennen. Höhere Dosen können eine Steathorrhö mit Störung der Resorption fettlöslicher Vitamine bewirken (sehr selten). Ferner kann es zu Resorptionsstörungen anderer Arzneimittel kommen, insbesondere von Cumarinderivaten, Herzglykosiden, vor allem Digitoxin, Thiaziden, Schilddrüsenhormonen und Tetracyclinen. Deshalb sollen Arzneimittel, die zusätzlich zu Anionenaustauschharzen verordnet werden, eine Stunde vorher oder vier Stunden später eingenommen werden.

β-Sitosterin

β-Sitosterin[1] ist ein pflanzliches Sterin, strukturell dem Cholesterin verwandt. Die Tagesdosis wird mit 6 g angegeben.

Nicotinsäure und Nicotinylalkohol

Pharmakokinetik

Nicotinylalkohol[2] (Abb. 5) wird durch die Alkoholdehydrogenase der Leber rasch zu Nicotinsäure[3] (Abb. 5) oxidiert. Es wird deshalb angenommen, daß Nicotinylalkohol erst nach seiner Oxidation zu Nicotinsäure wirkt. Der Wirkungsmechanismus beider Substanzen ist sehr ähnlich. Beide Stoffe wirken zwar als Vitamin (Nicotinsäure s. S. 591 f.): für die Wirkung auf den Lipidspiegel im Plasma sind aber sehr viel größere Tagesdosen nötig als für die Vitaminwirkung (6 g vs. 10 mg).

[1] Sito-Lande®, Sitosterin-Delalande®; [2] Ronicol retard®; [3] Niconacid®.

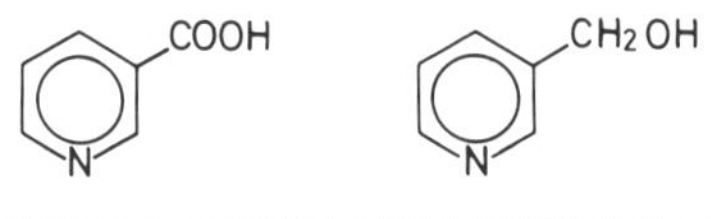

Abb. 5: Nicotinsäure und Nicotinylalkohol.

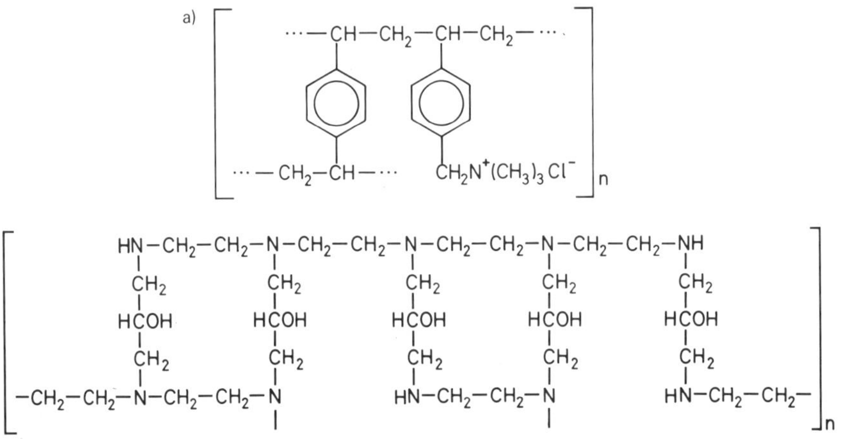

Abb. 4: Anionenaustauschharze zur Ausschleusung von Gallensäuren und neutralen Sterolen mit dem Stuhl.
a) Colestyramin; b) Colestipol.

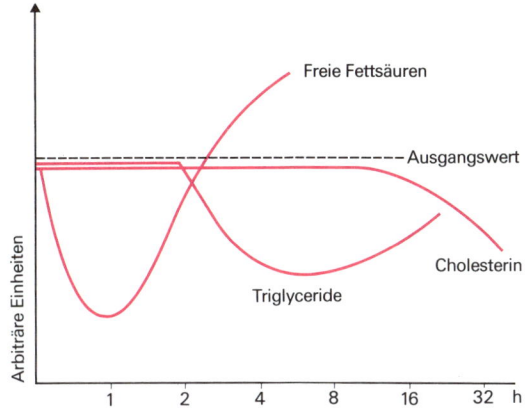

Abb. 6: Zeitliche Reihenfolge der Wirkungen einer großen Einzeldosis von Nicotinylalkohol (Pyridylmethanol) oder Nicotinsäure. Abszisse logarithmisch!

Bei oraler Zufuhr therapeutischer Dosen ist die Resorption rasch und vollständig, nach Einnahme von Nicotinylalkohol läßt sich auch Nicotinsäure im Blut nachweisen. Die Halbwertzeit der Nicotinsäure beträgt eine Stunde in Blut und Leber. Große Mengen unveränderter Substanz erscheinen im Harn, daneben viele Metabolite, denen ein intakter Pyridinring gemeinsam ist (Nicotinursäure, N-Methyl-Nicotinamid, Nicotinamid-N-Oxid sind die wichtigsten). Der Wirkungsmechanismus der Nicotinsäure ist nicht völlig aufgeklärt. Wahrscheinlich sinkt durch die Hemmung der Lipolyse die Konzentration der freien Fettsäuren im Plasma ab, worauf die Bildung der Lipoproteine in der Leber (s. oben) verringert wird. Orale Dosen von 200 mg führen bei gesunden Versuchspersonen innerhalb einer Stunde zu einer minimalen Konzentration freier Fettsäuren im Plasma; auf den Abfall folgt ein über den Ausgangswert hinausreichender Wiederanstieg. Nach wenigen Stunden sinkt die Konzentration der Triglyceride, nach einem Tag beginnt der Abfall des Plasmacholesterins (Abb. 6). Bei pathologisch erhöhten Serumlipiden ist diese Reihenfolge nicht obligatorisch, und manche Patienten reagieren nur mit der Senkung der freien Fettsäuren.

Wirkungsweise

Durch eine therapeutische Dosis kommt es zu einer Verminderung der VLDL um 15–70%, durchschnittlich um 25% innerhalb weniger Tage. Die Verminderung der VLDL dürfte durch eine herabgesetzte Produktion von VLDL bei vermindertem Angebot von freien Fettsäuren durch Hemmung der Lipolyse im Fettgewebe, durch reduzierte Veresterung von Triglyceriden in der Leber und durch eine gesteigerte Aktivität der Lipoproteinlipase zustandekommen.

Die Senkung von LDL ist bei Gesunden weniger ausgeprägt als die von VLDL und tritt erst nach fünf bis sieben Tagen auf. HDL steigt langsam während der Therapie an, möglicherweise durch Verminderung der fraktionellen Abbaurate. Bei der familiären Hypercholesterinämie sind Nicotinsäure und Nicotinylalkohol zuverlässig wirksam. Bei Heterozygoten kommt es meist zu einer Normalisierung des Cholesterinspiegels. Bei oraler Anwendung beginnt eine dauerhafte Cholesterinsenkung bei 3 g Nicotinsäure/Tag und mehr. Für das Retardpräparat des Nicotinylalkohols werden Dosen von 0,9–1,5 g/Tag angegeben. Es hat sich bewährt, die Behandlung mit niedriger Dosis zu beginnen und erst innerhalb von zwei bis vier Wochen auf die volle Dosis zu steigern.

Eine akute **Nebenwirkung** ist ein Flush, manchmal gesteigert bis zu einer juckenden Urticaria. Durch langsame Erhöhung der Dosis kann der Flush erträglich gehalten werden, bei Langzeittherapie verliert er sich meist. Er soll durch die Gabe von 125 mg Acetylsalicylsäure zehn Minuten vor Einnahme von Nicotinsäure zu unterdrücken sein. Gastrointestinale Reizerscheinungen wie Sodbrennen und epigastrales Druckgefühl können durch die gleichzeitige Gabe von Antacida gemildert werden. Trotz dieser anfänglichen Nebenwirkung ist die Therapie aber gut verträglich.

Nach **Dauertherapie** mit hohen Dosen Nicotinylalkohol kommen Verschlechterungen der Glucosetoleranz, passagere Anstiege der Transaminasen und der alkalischen Phosphatase vor. Bei einzelnen Patienten kommt es zur lokalen Umverteilung von Fett in der Leber, was im Ultraschallbild einer Metastasenleber ähnelt. Diese Veränderungen sind nach Absetzen des Präparates reversibel. Bei der Langzeittherapie mit Nicotinsäure soll es zu einer Hyperurikämie und sogar zu Gichtanfällen kommen, die bei der Therapie mit Nicotinylalkohol nicht beobachtet worden sind. Bei beiden Arzneimitteln kann es schon nach kurzer Therapiedauer zu einem cystoiden Maculaoedem des Auges kommen, das meist asymptomatisch und nach Beendigung der Therapie reversibel ist. Außerdem läßt sich eine Störung des Blausehens nachweisen.

HMG-CoA Reduktase-Inhibitoren

HMG-CoA(3-hydroxy-3-methylglutaryl Coenzym A) Reduktase-Inhibitoren hemmen kompetitiv das geschwindigkeitsbestimmende Enzym der Cholesterinsynthese, HMG-CoA Reduktase. Sie haben eine bis zu zwanzigtausendfach höhere Affinität zu dem Enzym als das natürlich auftretende Substrat HMG-CoA (Abb. 7). Die zuerst entdeckten Enzyminhibitoren wurden aus einem Penicillium-(Mevastatin) und einem Aspergillus-Pilz (Lovastatin) isoliert. Die Modifikation der Seitenkette von Lovastatin[1] führte zu Simvastatin (Epistatin)[2], die Weiterentwicklung von Mevastatin (Compactin) zu Pravastatin (Eptastatin)[3].

Pharmakokinetik

Nach oraler Zufuhr werden alle drei Substanzen schnell aus dem Magen-Darmtrakt resorbiert. Während bei Lovastatin und Simvastatin die Bioverfügbarkeit von der Nahrung unabhängig ist, wird die Bioverfügbarkeit von Pravastatin durch Essensaufnahme um etwa 37% vermindert. Die Eiweißbindung im Plasma beträgt bei Lovastatin und Simvastatin über 95%, bei Pravastatin 55–60%. Pharmakokinetische Daten sind in Tab. 3 enthalten.

Lovastatin und Simvastatin haben einen Lactonring, der bei der ersten Passage durch die Leber in die zugehörige Hydroxysäure überführt wird, wodurch aus der inaktiven Vorstufe das wirksame Arzneimittel wird. Pravastatin wird als Natriumsalz und damit in aktiver Form verabreicht (Abb. 7). Lovastatin und Simvastatin werden bei der ersten Leberpassage zu mehreren aktiven Metaboliten umgebaut und dennoch biliär ausgeschieden, so daß ihre Konzentration in anderen Körpergeweben wie Niere, Milz, Nebenniere oder Testes gering ist. Die extrahepatische Zirkulation erreichen weniger als 5% der Ausgangsdosis. Pravastatin, das als aktive Form verabreicht wird, findet sich in erheblich niedrigerer Konzentration in der Leber als Lovastatin, aber in höherer Konzentration in extrahepatischen Geweben. In der Augenlinse ist hingegen die Konzentration von Pravastatin geringer als die von Lovastatin oder Simvastatin. Lovastatin und Simvastatin sind lipophil, Pravastatin ist hydrophil.

[1] Mevinacor®; [2] Zocor®, Denan®; [3] Pravasin®, Liprevil®.

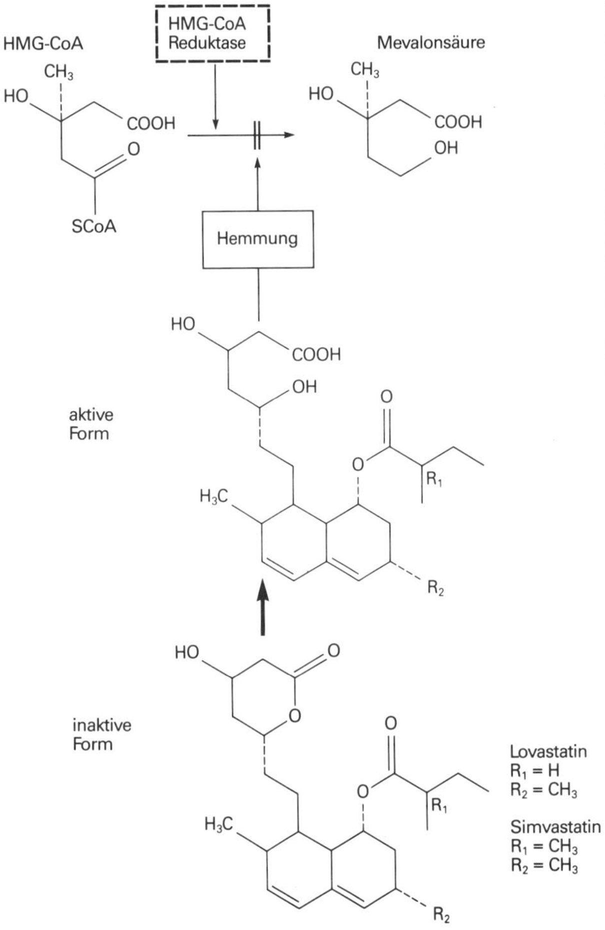

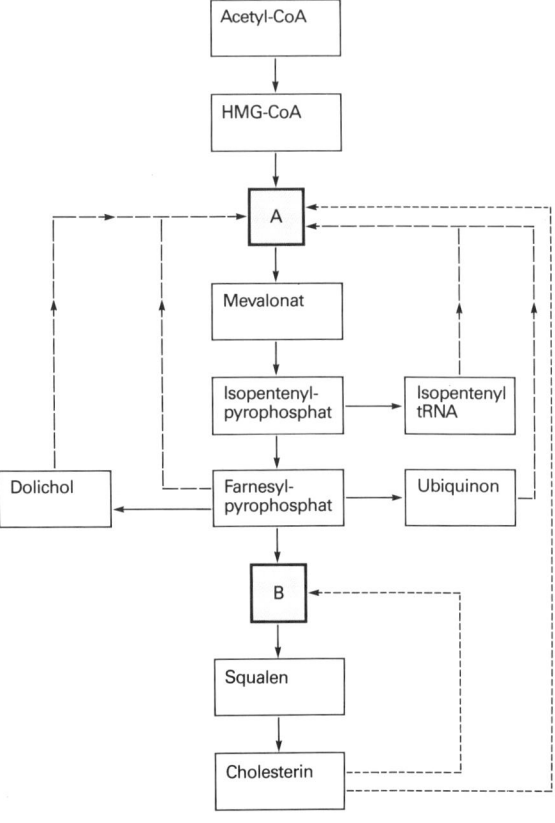

HMG-CoA

HMG-CoA Reduktase

Mevalonsäure

Hemmung

aktive Form

inaktive Form

Lovastatin
R_1 = H
R_2 = CH_3

Simvastatin
R_1 = CH_3
R_2 = CH_3

Abb. 7: Kompetitive Hemmung der HMG-CoA Reduktase durch die HMG-CoA Reduktase-Inhibitoren aufgrund ihrer Strukturanalogie mit HMG-CoA. Lovastatin und Simvastatin werden als inaktive Formen (sogenannte „prodrug") aufgenommen. Sie weisen einen Laktonring auf, der in der Leber enzymatisch in die aktive Form, die Hydroxysäure, überführt wird. Simvastatin unterscheidet sich von Lovastatin durch die Methylgruppe an R_2. Pravastatin wird bereits als Säure verabreicht („aktive" Form). Es trägt an R_1 einen Wasserstoff, an R_2 eine Hydroxylgruppe.

Wirkungsweise

Die Wirkung der HMG-CoA Reduktase-Inhibitoren besteht in einer intrazellulären Hemmung einer frühen Stufe der Biosynthese von Cholesterin, von HMG-CoA zu Mevalonat. Die von Mevalonat ihren Ausgang nehmende Synthese von Isopentenyladenin, und die von Farnesyl ihren Ausgang nehmenden Synthesen von Dolichol und Ubiquinon werden nach bisherigen Erkenntnissen **in vivo** durch die Therapie mit Enzyminhibitoren nicht reduziert (Abb. 8). **In vitro Studien** an Kulturen von Gliazellen zeigten jedoch eine Hemmung der Dolichol-vermittelten Glykoprotein- und DNS-Synthese. Die Mevalonat-regulierte Replikation von DNS ist von Isopentenyladenin abhängig und wird in vitro von Mevastatin gehemmt. Es gibt aber bisher keinen Hinweis, daß die DNS-Replikation beim Menschen nach Einnahme von Enzyminhibitoren gehemmt wird. Unter dem Einfluß der Enzyminhibitoren müssen die Zellen durch den Mangel an intrazellulärem Cholesterin ihren Cholesterinbedarf durch vermehrte Aktivi-

Tab. 3: Pharmakokinetische Daten von Lovastatin, Simvastatin und Pravastatin.
(Henwood, J. M./Heel, R. C.: Lovastatin. Drugs **36**, 429–454, 1988; Todd, P. A./Goa, K. L.: Simvastatin. Drugs **40**, 583–607, 1990; Pan, H. Y./DeVault, A. R./Swites, B. J. et al.: Pharmacokinetics and pharmacodynamics of pravastatin alone and with cholestyramine in hypercholesterolemia. Clin. Pharmacol. Ther. **48**, 201–207, 1990).

Arzneimittel	Q_o*	$t_{1/2N}$ (h)
Lovastatin	0,1	2,0 (4,0)
Simvastatin	0,13	1,3 (2,4)
Pravastatin	0,95	2,9 (24,0)

* Normale minimale Eliminationsfraktion (bzw. extrarenale Dosisfraktion) Q_o, normale dominante Eliminationshalbwertszeit $t_{1/2N}$, nicht-dominante initiale oder terminale Halbwertszeiten von möglicher klinischer Relevanz in Klammern (Dettli, L.: Pharmakokinetische Daten für die Dosisanpassung. Arzneimittelkompendium der Schweiz 1989, 3389–3397)

Abb. 8: Schematische Darstellung der Regulation des Schlüsselenzyms der Cholesterinsynthese, der HMG-CoA Reduktase (A) durch mehrfache Rückkopplung. Die groß gestrichelten Linien zeigen die Regulation durch Nicht-Sterole (Farnesyl, Dolichol, Ubiquinon und Isopentenyl), die klein gestrichelten Linien die Regulation durch Cholesterin, das auch aus der Aufnahme von LDL-Cholesterin durch den LDL-Rezeptor stammt. Dieses LDL-Cholesterin hemmt die HMG-CoA Reduktase und in geringerem Umfang auch die Squalen Synthetase (B) (nach Brown und Goldstein, 1980).

tät des LDL-Rezeptors oder durch eine Zunahme der Zahl der LDL-Rezeptoren decken. Sowohl in der Zellkultur als auch im Tierexperiment wurde gezeigt, daß die Hemmung der HMG-CoA Reduktase mit Lovastatin zu einer Steigerung der Transkriptionsrate des HMG-CoA Reduktase-Gens führt, zu einem Anstieg von mRNS und einer verminderten Degradation des Enzyms. Die Abnahme des Sterolgehaltes der Zelle führt zu einer Aufhebung der supprimierten Transkription des LDL-Rezeptor-Gens, so daß die Zahl der LDL-Rezeptoren auf der Zelloberfläche zunimmt. Die fraktionelle katabole Rate für LDL (Anteil des intrazellulären LDL-Pools, der pro Tag umgesetzt wird) steigt an, und gleichzeitig wird die LDL-Synthese vermindert. Umsatzstudien von Cholesterin am Menschen zeigen, daß unter einer Therapie mit Lovastatin die Synthese von Cholesterin nicht so stark unterdrückt wird, daß lebensnotwendige Speicher von Cholesterin entleert werden. Nach einer Einzeldosis von Lovastatin kehrt die Ausscheidung von Mevalonat im Urin in weniger als 24 Stunden zum Ausgangswert zurück.

Die Einnahme eines Enzymhemmers führt zu einer dosisabhängigen Reduktion von Gesamt- und LDL-Cholesterin im Plasma um bis zu 40%. Es sinkt sowohl die Zahl der LDL-Partikel als auch der Cholesteringehalt des einzelnen Partikels. Die Triglyceride werden in einzelnen Studien um bis zu 25% reduziert. Im VLDL wird der Cholesteringehalt mäßig gesenkt, der Triglyceridgehalt deutlicher. HDL steigt oft nur geringfügig, in einzelnen Studien um bis zu 13% an. Die Senkung von Apolipoprotein AI, B und E geht der der Lipide parallel.

Untersuchungen zur Funktion der Nebennieren und der Testes ergaben keine Einschränkung der Hormonproduktion während einer Therapie mit Lovastatin, Simvastatin oder Pravastatin.

Unerwünschte Wirkungen und Interaktion mit anderen Arzneimitteln sind vor allem mit Lovastatin, dem am längsten angewandten Präparat, beobachtet worden. Bei einzelnen Patienten ist eine Verlängerung der Prothrombinzeit bei gleichzeitiger Therapie mit Phencoumaron aufgefallen, so daß der Quickwert überprüft werden muß, wenn gleichzeitig mit beiden Arzneimitteln behandelt wird. Asymptomatische passagere Anstiege der Serum-Transaminasen und der CPK sind bei der Anwendung aller drei Präparate aufgetreten. Eine klinisch manifeste Myopathie ist selten (weniger als 0,2% unter Lovastatin). Typisch sind ziehende Schmerzen, vor allem in den proximalen Muskeln. Während einer gleichzeitigen Therapie von Lovastatin mit Cyclosporin, Gemfibrozil, Nicotinsäure oder Erythromycin sind Fälle akuter Rhabdomyolyse mit Myoglobinurie und akutem Nierenversagen beobachtet worden. Messungen des Plasma-Lovastatinspiegels während einer Cyclosporintherapie zeigen, daß es zu einer verminderten Ausscheidung von Lovastatin kommt und der Plasmaspiegel bei gleicher Lovastatindosis deutlich höher ist als bei alleiniger Lovastatintherapie. Bei immunsupprimierten Patienten, insbesondere nach Herztransplantation, muß deshalb die Lovastatindosis reduziert werden und sollte 20 mg/Tag nicht überschreiten.

Hintere Schalentrübungen der Augenlinse, wie sie bei Beaglehunden während hochdosierter Therapie aufgetreten sind und die bei Unterbrechung der Therapie reversibel waren, wurden beim Menschen nur vereinzelt festgestellt. Regelmäßige, jährliche Augenuntersuchungen während einer Therapie mit Enzyminhibitoren sind dennoch geraten.

Subjektive Unverträglichkeiten sind sehr selten und beinhalten Dyspepsien, Flatulenz und epigastrale Schmerzen milder Ausprägung. Noch seltener werden Hautausschläge, Kopfschmerzen oder Schlafstörungen geklagt.

Nach den bislang vorliegenden Daten sind die HMG-CoA-Reduktase-Inhibitoren gut verträgliche Substanzen mit relativ seltenen akuten Nebenwirkungen. Da die klinische Erfahrung bisher noch kurz ist, sollte die Indikation zu ihrer Anwendung zunächst den schweren Fällen erblicher Hypercholesterinämie vorbehalten bleiben.

Clofibrinsäure, Derivate und Analoga
Clofibrat, Bezafibrat, Fenofibrat, Gemfibrozil

Pharmakokinetik

Der Ethylester der Clofibrinsäure, Clofibrat[1], und Derivate sowie Analoga, zu denen Bezafibrat[2], Fenofibrat[3] und Gemfibrozil[4] zählen (Abb. 9), werden rasch und vollständig aus dem Magen-Darmtrakt resorbiert. Pharmakokinetische Daten enthält Tab. 4. Die Elimination von Clofibrat erfolgt biliär, die der neueren Fibrate über die Nieren. Sie scheinen insbesondere im Hinblick auf die Senkung von Gesamt- und LDL-Cholesterin und die Anhebung von HDL-Cholesterin wirksamer zu sein als Clofibrat und können in wesentlich geringerer Dosis angewandt werden. Die Tagesdosis für Clofibrat beträgt 1500 mg, für Bezafibrat 600 mg, für Fenofibrat 300 mg, für Gemfibrozil 900 mg.

Wirkungsweise

Wirkung und Nebenwirkungen können für alle Vertreter dieser Stoffklasse gemeinsam abgehandelt werden, wenn auch für die neueren Verbindungen wesentlich kürzere Erfahrungen vorliegen. Clofibrat reduziert die zirkulierenden VLDL

---

[1] Regelan®, Skleromexe®; [2] Cedur®; [3] Lipanthyl®, Normalip®; [4] Gevilon®.

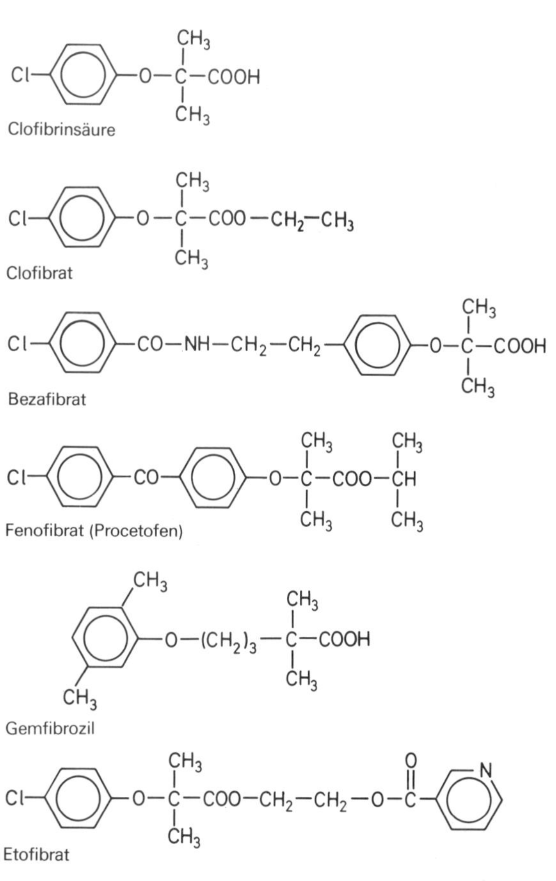

Abb. 9: Clofibrinsäure, Derivate und Analoga.

Tab. 4: Pharmakokinetische Daten von Derivaten und Analoga der Clofibrinsäure.
Abkürzungen siehe Fußnote* Tab. 3.

Arzneimittel	Q_o	$t_{1/2N}$ (h)
Bezafibrat	0,15	2,5
Clofibrat	0,8	(16,0)
Fenofibrat	0,2	24,0
Gemfibrozil	1,0	2,0

innerhalb von zwei bis fünf Tagen nach Beginn der Therapie. Gleichzeitig werden auch Gesamt- und LDL-Cholesterin gesenkt.

Die Utilisation von VLDL nimmt in der Peripherie zu, und die Umwandlung von VLDL über IDL in LDL wird gesteigert. Die Aktivität der Lipoproteinlipase steigt deutlich an, während die Aktivität der hepatischen Triglycerid-Lipase unverändert bleibt. HDL steigt während der Therapie an. Es gibt Befunde, die darauf hinweisen, daß Bezafibrat und Fenofibrat die HMG-CoA-Reduktase hemmen, wodurch es zu einer relativen Verarmung der Leberzellen an Cholesterin kommt, die zu einer Aktivierung des LDL-Rezeptors führt. Die Hemmung des Enzyms spielt aber nur eine untergeordnete Rolle in Hinblick auf die Cholesterinsenkung.

Bezafibrat und Fenofibrat haben eine schwache Harnsäure senkende Wirkung. Auch Fibrinogen, das eine atherogene Wirkung haben soll, wird durch beide Arzneimittel im Plasma vermindert.

Unerwünschte Wirkungen bestehen in Übelkeit oder gelegentlich in Diarrhö. Hautausschläge, Haarausfall und Potenzstörungen sind ebenfalls aufgetreten. In seltenen Fällen wurde über ein myositisähnliches Krankheitsbild mit Erhöhung der CPK (Creatin-Phosphokinase), der SGOT sowie der Aldolase berichtet. Asymptomatische CPK-Erhöhungen werden unter Clofibrat-Therapie häufiger beobachtet als eine Myositis.

Clofibrat erhöht die Lithogenität der Galle und die Bildung von Gallensteinen. Ähnliche Befunde liegen für Bezafibrat, Fenofibrat und Gemfibrozil vor.

Clofibrat und Analoga weisen eine hohe Albuminbindung im Plasma auf und verdrängen andere Arzneimittel aus ihren Albuminbindungen. So wird z. B. die Wirkung von Cumarinen gesteigert. Bei gleichzeitiger Verordnung muß die Cumarindosis vermindert und die Prothrombinzeit überprüft werden.

Etofibrat[1], ein Doppelester aus Clofibrinsäure und Nicotinsäure mit Ethylenglykol, kann zusätzlich Nebenwirkungen von Nicotinsäure hervorrufen.

---
[1] Lipo-Merz®.

Etofyllinclofibrat[1], ein Ester der Clofibrinsäure mit Hydroxyethyltheophyllin, hat keinen Vorteil gegenüber den oben aufgeführten Substanzen.

Probucol

Pharmakokinetik

Probucol[2] (vgl. Abb. 10) ist mit keiner bisher bekannten lipidsenkenden Substanz verwandt. Der Wirkungsmechanismus ist ungeklärt. Im Plasma wird Probucol im Core von Lipoproteinen transportiert. Metabolite werden monatelang im Fettgewebe gespeichert. Bei einer Tagesdosis von 1 000 mg wird innerhalb von 3–4 Monaten ein konstanter Wirkstoffspiegel im Plasma und Gewebe erreicht.

---
[1] Duolip®; [2] Lurselle®.

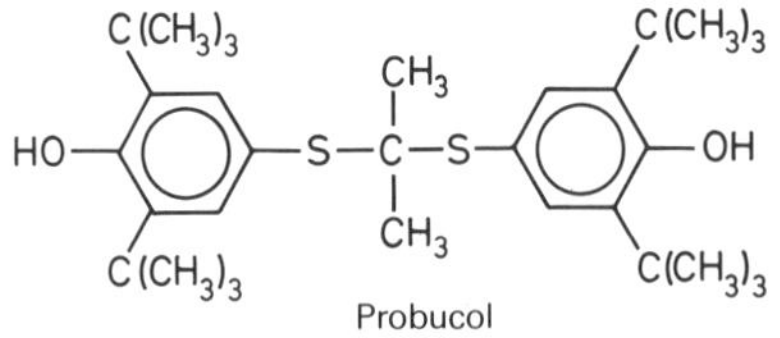

Abb. 10: Probucol.

Wirkungsweise

Die Senkung von Plasma- und LDL-Cholesterin ist gering, 8 bis 16%. Trotzdem steigt die fraktionelle katabole Rate von LDL bis zu 87%, die Ausscheidung von Gallensäuren bis zu 84%. HDL wird um 20–30% gesenkt. Triglyceride und VLDL werden nicht beeinflußt.

Probucol ist ein Antioxidans. In vitro Versuche zeigen, daß die Schaumzellenbildung aus Makrophagen durch Probucol unterdrückt wird. Ein ähnlicher Mechanismus liegt möglicherweise dem Verschwinden tuberöser Xanthome bei homozygoter familiärer Hypercholesterinämie während Probucoltherapie zugrunde.

Unerwünschte Wirkungen bestehen in Übelkeit, Flatulenz, Durchfall und Bauchschmerzen. Bei bis zu 30% der Patienten wurde eine Eosinophilie beobachtet. Bei Hunden wurden tödliche ventrikuläre Arrhythmien beschrieben, denen eine QT-Verlängerung im EKG vorausging. Beim Menschen liegen nur Einzelbeobachtungen über eine QT-Verlängerung vor.

Weiterführende Literatur

Brown, M. S./Goldstein, J. L.: Multivalent feedback regulation of HMG-CoA reductase, a control mechanism coordinating isoprenoid synthesis and cell growth. J. Lipid Research **21**, 505–517 (1980).

Canner, P. L./Berge, K. G./Wenger, N. K./Stamler, J./Friedman, L./Prineas, R. J./Friedewald, W. (for the Coronary Drug Project Research Group): Fifteen year mortality in Coronary Drug Project patients: Long-term benefit with niacin. JACC **8**, 1245–1255 (1986).

Dietschy, J. M.: Regulation of cholesterol metabolism in man and in other species. KliWo **62**, 338–345 (1984).

Goldstein, J. L./Brown, M. S.: Progress in understanding the LDL-receptor and HMG CoA reductase, two membrane proteins that regulate plasma cholesterol. J. Lipid Research **25**, 1450–1461 (1984).

Grundy, S. M.: HMG CoA reductase inhibitors for treatment of hypercholesterolemia. N. Engl. J. Med. **319**, 24–32 (1988).

Helsinki Heart Study: primary prevention trial with gemfibrozil in middle aged men with dyslipidemia. N. Engl. J. Med. **317**, 1237−1245 (1987).

HMG CoA reductase inhibitors in the treatment of hypercholesterolemia. Guest eds. A. W. Alberts/K. Widhalm. Drug Investigation **2**, Suppl. 2, 1−76 (1990).

Lipid Research Clinics Program. The Lipid research clinics coronary primary prevention trial results. JAMA **251**, 351−364, 365−374 (1984).

Meyler's side effects of drugs (M. N. G. Dukes, Ed.). 10th ed. Elsevier, Amsterdam 1988, S. 916−927.

Reihnér, E./Rudling, M./Stahlberg, D./Berglund, L./Ewerth, St./Björkhem, I./Einarsson, K./Angelin, B.: Influence of pravastatin, a specific inhibitor of HMG CoA reductase, on hepatic metabolism of cholesterol. N. Engl. J. Med. **323**, 224−228 (1990).

Scriver, C. R./Beaudet, A. L./Sly, W. S./Valle, D.: The metabolic basis of inherited disease. 6th ed. McGraw Hill, New York (1989), S. 1129−1283.

GLUCOSESTOFFWECHSEL; INSULINE; ORAL WIRKSAME, BLUTZUCKERSENKENDE ARZNEIMITTEL

THERAPIE DES DIABETES MELLITUS

A. Hasselblatt, Göttingen

Pathophysiologie des Kohlenhydratstoffwechsels

Die Glucosekonzentration im Blut schwankt normalerweise innerhalb enger Grenzen. Durch einen Expertenausschuß der WHO ist 1980 definiert worden, daß ein Diabetes mellitus vorliegt, wenn die Glucosekonzentration im Kapillarblut beim nüchternen Menschen 120 mg/100 ml oder 7,0 mmol/l übersteigt oder wenn zwei Stunden nach einer oralen Glucosebelastung (75 g Glucose) im Kapillarblut mehr als 11,0 mmol/l Glucose oder mehr als 200 mg/100 ml gefunden werden. Eine Zwischenstellung zwischen Stoffwechselgesunden und Diabetikern nehmen die Patienten ein, die eine eingeschränkte Glucosetoleranz haben. Bei ihnen ist im Kapillarblut zwei Stunden nach einer Glucosebelastung die Glucosekonzentration höher als 140, jedoch niedriger als 200 mg/100 ml.

Wir wissen heute, daß Glucose nicht nur ein Nährstoff ist, sondern, wenn sie in höheren Konzentrationen im Blut über längere Zeit auftritt, auch schädigende Wirkungen haben kann. Die Glucose kann nämlich mit Körperproteinen reagieren, sich an sie anlagern und dadurch ihre Funktion verändern. Dies ist möglicherweise eine der Ursachen für die gefährlichen diabetischen Spätkomplikationen. Bei längerdauernder diabetischer Stoffwechselstörung, insbesondere bei schlecht eingestellten Diabetikern verdickt sich die Basalmembran kleiner Blutgefäße. Es entwickelt sich das Bild der diabetischen Mikroangiopathie. Die Gefäßveränderungen führen in der Netzhaut zur Erblindung und an der Niere zu Funktionsstörungen. Eine weitere Spätkomplikation ist die diabetische Neuropathie, bei der vor allem sensible, aber auch vegetative Nerven ihre Funktion einstellen. In der diabetischen Makroangiopathie sind die größeren Gefäße betroffen, arteriosklerotische Veränderungen können zu Herzinfarkten führen.

Der Diabetes mellitus hat zwei unterschiedliche Verlaufsformen. Beim jugendlichen Patienten tritt er in akuter Form auf, weil die insulinbildenden B-Zellen in den Pankreasinseln schnell absterben und die körpereigene Insulinproduktion erlischt. Damit verliert der Körper die Fähigkeit, seine Brennstoffe normal zu verwerten. Da Insulin fehlt, kann die Glucose sehr viel schwerer in die Zellen von Muskel und Fettgewebe eindringen und damit Zugang zum Zellstoffwechsel finden. In dem Bestreben, die mangelhafte Glucoseverwertung auszugleichen, wird die Konzentration von Glucose im Blut stark erhöht. Aminosäuren werden aus dem Muskeleiweiß freigesetzt, um in der Leber in Glucose umgewandelt zu werden. Die hohen Glucosekonzentrationen im Blut überschreiten die Nierenschwelle, Glucose gelangt in den Urin und geht

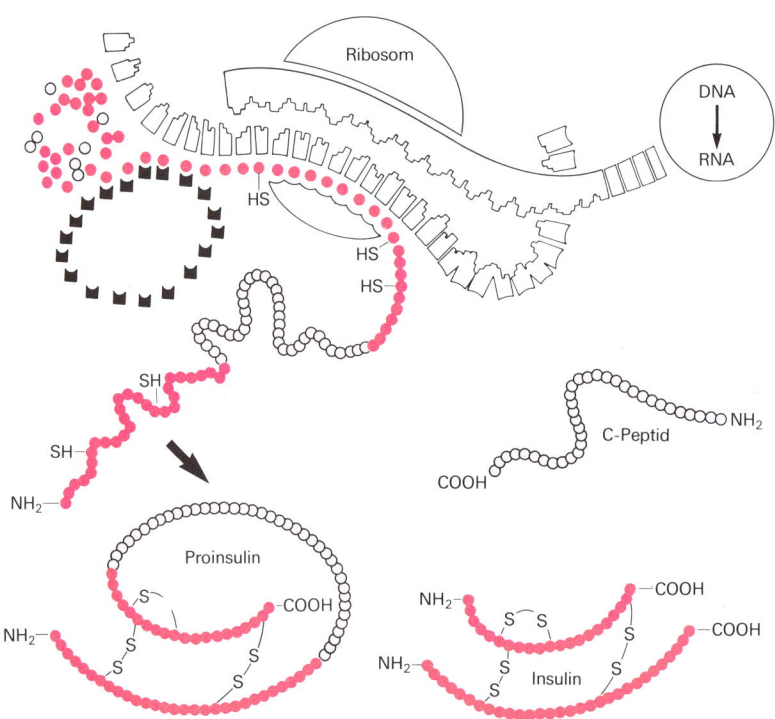

Abb. 1: Synthese von Insulin über Proinsulin, wie sie in Coli-Keimen mit Hilfe der menschlichen DNA nachgeahmt werden kann. Andere Keimkulturen synthetisieren die A- und die B-Kette getrennt, die dann zu Insulin vereinigt werden, das frei von Proinsulin ist.

damit für den Stoffwechsel verloren. Die im Harn gelöste Glucose wirkt wie ein osmotisches Diuretikum, sie nimmt also Wasser mit, so daß die Patienten große Harnvolumina ausscheiden, Flüssigkeit verlieren, austrocknen und als typisches Symptom der Erkrankung unter unstillbarem Durst leiden. Da die Glucose nicht mehr verwertet wird, muß der Organismus auf Fettdepots zurückgreifen. Fettsäuren werden massenhaft aus dem Fettgewebe mobilisiert und überschwemmen die Leber, die nicht mehr in der Lage ist, die durch β-Oxidation anfallende Essigsäure (Acetyl-CoA) weiter zu CO_2 und Wasser zu oxidieren. Statt dessen entstehen die Ketonkörper, also Acetoacetat und β-Hydroxybutyrat.

Beide sind starke Säuren und binden Alkali, so daß eine metabolische Acidose entsteht. Diese diabetische Ketoacidose äußert sich beim Patienten in einer tiefen Atmung, in einer unruhigen Benommenheit, die schließlich über Bewußtlosigkeit und Koma zum Tode führen kann.

Diese Verlaufsform des Diabetes mellitus, die meist im jugendlichen Alter eintritt, und unter absolutem Insulinmangel zur diabetischen Ketoacidose und zum Koma diabeticum führt, wird als „Typ I" des Diabetes mellitus bezeichnet. Man spricht auch von einem juvenilen oder von einem Insulinmangel-Diabetes.

Ein durchaus anderes Krankheitsbild bietet der „Typ II"-Diabetes. Er tritt meist in höherem Lebensalter auf, also jenseits des 40. Lebensjahres („Altersdiabetes", engl. maturity onset diabetes). Die Patienten haben selten eine diabetische Ketoacidose, sie verfügen noch über körpereigene Insulinreserven, die jedoch nicht ausreichen, um den Stoffwechsel voll unter Kontrolle zu halten, so daß Glucose mit dem Urin ausgeschieden wird. Es besteht also ein relativer Insulinmangel. Viele dieser Patienten sind übergewichtig. Bei Adipositas nimmt die Insulinempfindlichkeit der Gewebe ab, beim übergewichtigen Typ-II-Diabetiker ist also eine periphere Insulinresistenz am Krankheitsbild beteiligt. Langsam über Jahre erschöpft sich die körpereigene Insulinbildung des Typ-II-Diabetikers. Der relative Insulinmangel geht schrittweise in einen absoluten Insulinmangel über.

Die Unterscheidung der beiden grundsätzlich verschiedenen Krankheitsbilder des Diabetes mellitus ist für die Therapie bedeutsam. Der jugendliche Insulinmangel-Diabetiker muß Insulin erhalten, weil er sonst in eine diabetische Ketoacidose und ein diabetisches Koma gerät. Der ältere Typ-II-Diabetiker neigt nicht zur Ketoacidose, er ist in erster Linie durch Spätkomplikationen, aber auch durch das hyperosmolare Koma gefährdet (s. S. 416 f.), das mit sehr hohen Blutzuckerwerten einhergeht und lebensbedrohlich ist. In der Behandlung des Typ-II-Diabetes ist das wichtigste Ziel, eine Reduktion des Körpergewichts zu erreichen und so die periphere Insulinresistenz zurückzudrängen. Da noch körpereigenes Insulin gebildet wird, ist es nicht immer notwendig, Insulin zu injizieren, sondern es gelingt in den Fällen, in denen diätetische Maßnahmen allein nicht ausreichen, die Stoffwechselsituation durch oral wirksame blutzuckersenkende Substanzen zu kontrollieren. Diese Sulfonylharnstoffderivate wirken, indem sie die körpereigene Insulinsekretion anregen. Sie sind daher unwirksam bei absolutem Insulinmangel des Typ-I-Diabetikers, wenn keine körpereigene Insulinproduktion mehr möglich ist.

Insulin

Die Entdeckung des Insulins in der Bauchspeicheldrüse und seine Gewinnung aus tierischen Organen gehört sicher zu den aufregendsten Episoden der Medizingeschichte. Mit der erfolgreichen Darstellung des Insulins hat die Geschichte die Namen von Banting und Best verknüpft, die mit dem Bioche-

miker Collip in den 20er Jahren unseres Jahrhunderts zum ersten Mal das Hormon aus der Bauchspeicheldrüse in einer Form extrahierten, die auch am Menschen anwendbar wurde.

Struktur, Reinheit und Antigenität

Das Insulin aller Tierspezies ist ein Peptidhormon, dessen Aminosäuren in zwei Ketten angeordnet sind, die durch zwei Schwefelbrücken verknüpft werden. Die Synthese des Insulinmoleküls erfolgt in den insulinbildenden Zellen des Inselorgans der Bauchspeicheldrüse, und zwar an den Ribosomen, also an Zellorganellen, in denen die einzelnen Aminosäuren aneinandergekettet werden (vgl. Abb. 1). Es entsteht zunächst eine Vorstufe des Insulins, eine einkettige Verbindung (Präproinsulin), die einen hydrophoben, gut lipidlöslichen Peptidrest trägt, der das Insulinmolekül abdeckt, so daß es leichter durch Lipidmembranen der Zellorganellen hindurchtreten kann. So bewegt sich der Vorläufer des Insulins in Vesikel hinein, in denen es jetzt als Proinsulin gespeichert wird. In diesen Vesikeln wird das verbindende Peptid (C-Peptid, engl. connecting peptide) abgespalten, und es entsteht freies Insulin, dessen chemische Struktur durch Sanger in konsequenter zehnjähriger Arbeit aufgeklärt wurde und dessen tertiäre Struktur im Raum wir jetzt langsam zu verstehen beginnen. Insulin und Proinsulin nehmen die gleiche Raumstruktur ein und sind deshalb auch im gleichen Kristallgitter angeordnet, so daß Proinsulin nicht durch mehrfache Kristallisation vom Insulin abgetrennt werden kann. Während Proinsulin normalerweise nicht oder nur in kleinem Umfange aus der Inselzelle in das Blut übertritt, wird, wenn die Bauchspeicheldrüse extrahiert wird, der normale Sekretionsvorgang also durch eine Extraktion ersetzt wird, in größerem Umfang Proinsulin anfallen, so daß sein Anteil dann etwa bei 5 Prozent liegt. Da Proinsulin im C-Peptid eine Struktur enthält, die starke Speziesunterschiede aufweist, ist verständlich, daß tierisches Proinsulin beim Menschen eine Antikörperbildung auslöst, die sich gegen diese artfremde Proteinstruktur richtet.

Die Vorstellung, daß eine Substanz, die sich kristallin darstellen läßt, auch eine hohe Reinheitsstufe erreicht hat, gilt nur mit Einschränkungen für das Insulin, das ja in den Insulinkristallen auch Proinsulin mit einschließt. Das wurde erkannt, als sog. Molekularsiebe zur Anwendung kamen, mit denen die Molekülgröße zu erkennen ist. Derartige Molekularsiebe sind in den letzten Jahren erfolgreich zur Reinigung tierischer Insulinpräparate eingesetzt worden, so daß man heute ausschließlich über hochgereinigte Insuline vom Rind und vom Schwein verfügt, die nur noch selten allergische Reaktionen auslösen.

Das Insulinmolekül ist ein kompaktes, globulär gebautes Protein, mit einer hydrophoben Oberfläche, die die Bildung von Dimeren begünstigt. Das bedeutet, daß sich zwei Moleküle Insulin zusammenlagern zu einem Zwillingsmolekül.

Die Form das Moleküls wird durch zwei Schwefelbrücken zwischen beiden Ketten stabilisiert, sowie durch eine weitere Schwefelbrücke innerhalb der A-Kette. Dadurch erhält das Peptidhormon eine spezifische Form, die es befähigt, seine Information an Rezeptoren in der äußeren Zellmembran zu übertragen, die das Peptidhormon erkennen, es binden und ein Signal an das Zellinnere weitergeben. Die Bindung an den Insulinrezeptor, also die Übertragung der Botschaft auf das Erfolgsorgan, kommt dem schlecht wasserlöslichen hydrophoben Bezirk des Moleküls zu. Getrennt von dieser Bindungsfläche läßt sich am Insulinmolekül diejenige Oberfläche lokalisieren, von der aus die Antikörperbildung ausgelöst wird. Auch menschliches Insulin kann, wenn es in einer dimeren, also zusammengelagerten und damit unphysiologischen Form injiziert wird, als körperfremdes Eiweiß empfunden werden und Antikörperbildung auslösen. Durch die Zusam-

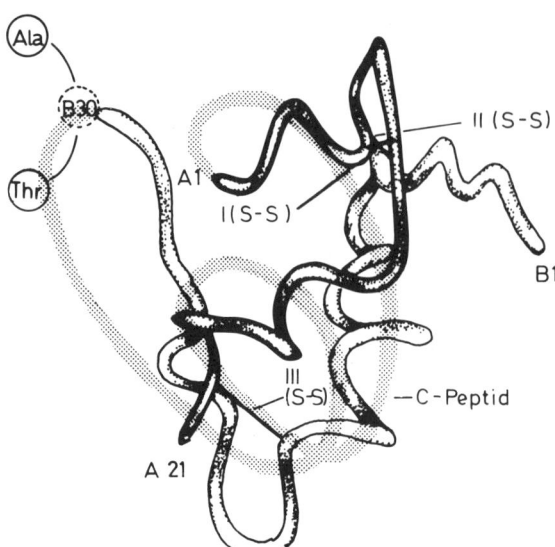

Abb. 2: Raumstruktur von Proinsulin und Insulin. Das C-Peptid (connecting peptide) ist schraffiert. Die A-Kette (A 1–A 21) mit einer Schwefelbrücke (I (S–S)) wird durch zwei weitere (II (S–S)) und (III (S–S)) an die B-Kette gebunden. Durch Austausch des Alanin in B 30 gegen Threonin wird aus Schweineinsulin menschliches Insulin gebildet.

menlagerung treten atypische Aminosäurekonfigurationen nach außen und können eine, wenn auch schwache, antigene Wirkung entfalten.

Herstellung von Insulin

Das menschliche Insulin unterscheidet sich vom Insulin des Schweins nur durch eine Aminosäure, und zwar durch das endständige Threonin in B 30, das beim Schwein durch Alanin ersetzt ist (vgl. Abb. 2). Das Insulin des Rindes dagegen weicht in drei Aminosäuren vom menschlichen Insulin ab. Es ist daher verständlich, daß man bemüht war, menschliches Insulin für den therapeutischen Einsatz bereitzustellen. Hierfür eröffneten sich zwei Wege: Der konventionelle Weg geht vom Schweineinsulin aus und tauscht die letzte Aminosäure Alanin der B-Kette gegen Threonin aus (vgl. Abb. 2). So entsteht das biosynthetisch gewonnene Humaninsulin, das natürlich letztlich tierischen Ursprungs ist und durch tierische Eiweißstoffe verunreinigt sein kann. Bei dem zweiten, revolutionären Weg wird die Information, menschliches Insulin zu synthetisieren, also das entsprechende Gen, in Coli-Keime eingebracht, die nun beginnen, dieses Peptid zu bilden. Da diese Keime in Kultur in beliebiger Zahl gehalten werden können, ist damit der Weg geöffnet zur Produktion von unbegrenzten Mengen des menschlichen Hormons Insulin.

Insulinbedarf

Bis vor wenigen Jahren war man für die Gewinnung des Peptidhormons Insulin auf Bauchspeicheldrüsen des Schlachtviehs angewiesen. Dabei läßt sich der Insulinbedarf in der Bundesrepublik Deutschland abschätzen. Wenn man annimmt, daß 1–2% der Bevölkerung an Diabetes mellitus leiden, $^1/_3$ davon insulinpflichtig ist und ein Mensch täglich durchschnittlich 40 IE (oder 1,6 mg) Insulin braucht, dann beläuft sich der Jahresbedarf auf rund 300 kg Insulin. Da 1 kg Bauchspeicheldrüse nur 0,1 g Insulin enthält, müßten 3 Millionen kg dieses Organs aufgearbeitet werden, um den jährli-

chen Bedarf zu decken. Es ist daher abzusehen, daß der wachsende Insulinbedarf eines Tages nicht mehr von Schlachttieren gedeckt werden kann; so ist es ein Fortschritt, daß heute durch die Gentechnologie Bakterien zur Insulinsynthese veranlaßt werden können.

Wirkungsweise: Kontakt von Insulin mit dem Erfolgsorgan

Insulin kann die Lipidmembran der Zelle schlecht durchdringen. Daher müssen Zellen, die die Botschaft des Insulin erkennen wollen, auch Erkennungsstrukturen ausbilden, die Insulin spezifisch binden und aus dieser Bindung ein Signal entstehen lassen, das eine Insulinwirkung im Zellinneren einleitet. Erste Hinweise darauf, daß der Insulinrezeptor Proteinstruktur hat, ergaben sich aus enzymatischen Andauungsversuchen. Wenn man Fettzellen mit Trypsin inkubiert, verlieren sie die Fähigkeit, Insulin zu binden und auf das Hormon zu reagieren, bevor sonstige Zellfunktionen durch diese Maßnahme beeinträchtigt werden. Die Struktur des Rezeptors, der eine Molekularmasse von etwa 300 000 hat und damit einem hochmolekularen Protein entspricht, ist heute weitgehend bekannt. Wenn dieser Rezeptor Insulin bindet, treten Effekte auf, die beschrieben werden können, ohne daß die Vorgänge, die sich im Zellinneren abspielen, in allen Einzelheiten bekannt wären. Wenn Insulin mit seinem Rezeptor reagiert, so hat das für die Zelle dreierlei Konsequenzen (Abb. 3).

1) Die mit Insulin beladenen Rezeptoren werden in das Zellinnere aufgenommen, wo das Insulin bei saurem pH abgespalten und inaktiviert wird (Internalisierung des Insulin-Rezeptor-Komplexes). Die Rezeptoren können, zumindestens teilweise, wieder den Weg zur Zellmembran finden und erneut zum Einsatz kommen. Ein Ergebnis dieser Internalisierung ist, daß die Zahl der Rezeptoren einer Zellmembran abnimmt, nachdem hohe Konzentrationen von Insulin auf diese Membran eingewirkt haben. Man nennt dieses „Herabregulation" (down regulation).

2) Durch Bindung von Insulin wird der Rezeptor zu einem Enzym aktiviert, das in der Zelle Proteine phosphorylieren kann. Auf diesem Wege können möglicherweise die bekannten Insulinwirkungen auf den Zellstoffwechsel ausgelöst werden; nämlich in der Leber eine Glykogenablagerung sowie ei-

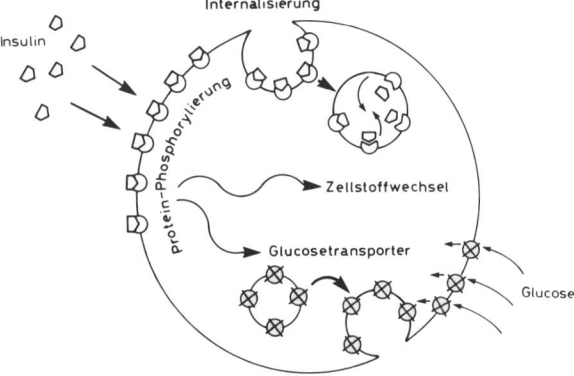

Abb. 3: Der Kontakt mit Insulin aktiviert den Rezeptor zu einem phosphorylierenden Enzym. Folgereaktionen dieses Kontaktes sind: die Internalisierung des Insulin-Rezeptor-Komplexes, die Verlagerung von Glucosetransporteinheiten an die äußere Zellmembran und eine Umstellung des Zellstoffwechsels.

ne Protein- und Fettsynthese, im Muskel eine Glykogenspeicherung und in der Fettzelle der Aufbau von Triglyceriden.

3) Eine Folge der Reaktion von Insulin mit seinem Rezeptor ist im Muskel- und Fettgewebe die Mobilisierung von Glucosetransporteinheiten. Diese Transportsysteme liegen im Ruhezustand zum Teil nicht an der äußeren Zellmembran, sondern im Zellinneren, so daß sie sich funktionell in Reservestellung befinden. Nachdem die Zelle Kontakt mit Insulin gehabt hat, werden diese Transporteinheiten an die äußere Zellmembran verlagert, so daß an der Oberfläche die Zahl der Glucosetransportsysteme ansteigt. Das Ergebnis ist ein gesteigerter Transport von Glucose aus dem Extrazellulärraum in das Zellinnere, wo diese alsbald phosphoryliert und dann in den weiteren Zellstoffwechsel einbezogen wird. Insulin fördert daher die Glucoseverwertung. Dieser grundlegende Effekt von Insulin wurde erstmals mit einem Zucker demonstriert, der nicht wie Glucose schnell verstoffwechselt wird, aber ebenso den Glucose-Carrier benutzen kann, nämlich der Galaktose. An Hunden, denen Leber und Niere entfernt wurden, so daß sie Galaktose weder ausscheiden noch im Stoffwechsel verwerten konnten, steigert Insulin den Verteilungsraum von Galaktose von 45% des Körpergewichtes auf etwa 70%. Das wird erreicht, indem Insulin den Transport der Galaktose in die Zelle fördert, so daß sich Galaktose auch im Intrazellulärraum verteilen kann (Abb. 4). Die Schlußfolgerung aus diesen Versuchen lautete, daß Insulin ebenso der Glucose den Zugang in die Zellen eröffnet.

Die Symptome des Diabetes mellitus werden aus dem Wegfall bekannter Insulinwirkungen erklärbar. Die Hyperglykämie zeigt an, daß Glucose nicht mehr verwertet wird.

Eine gesteigerte Glucosebildung beim Diabetes erklärt sich durch den Wegfall der hemmenden Wirkung von Insulin auf die Bereitstellung von Vorläufern der Gluconeogenese, während Glukagon, das zweite Hormon aus dem Inselorgan, beim Diabetes im Überschuß vorliegt und die Umwandlung von Eiweiß in Glucose begünstigt. Ein starker Anstieg der freien Fettsäuren im Blut folgt dem Wegfall der Hemmung, die Insulin auf die hormonempfindliche Triglyceridlipase ausübt. Er ist auch Ausdruck der ungehemmten Wirkung von Glukagon, das als lipolytisches Hormon Fettsäuren aus den Speichergeweben in das Blut bringt. Die diabetische Ketoacidose schließlich ist Folge der Überflutung der Leber mit freien Fettsäuren, die zwar bis zur Essigsäure oxidiert, aber nicht vollständig verwertet werden können, so daß Acetessigsäure und β-Hydroxybuttersäure als Ketonkörper und starke Säuren an das Blut abgegeben werden.

Pharmakokinetik: Verteilung und Ausscheidung von Insulin

Insulin wird in Internationalen Einheiten (IE) nach Maßgabe seiner blutzuckersenkenden Wirksamkeit dosiert. Je nach Reinheit sind 26–28 IE in 1 mg Insulin-Protein enthalten. Im Hungerzustand produziert die Bauchspeicheldrüse eine basale Insulinmenge von etwa 20 μg/h und unterhält damit im peripheren Blut Konzentrationen, die im Bereich von 15 Mikroeinheiten pro ml liegen. Sobald Glucose oder auch Aminosäuren die insulinbildenden Zellen erreichen, kommt es zu einem steilen Anstieg der Insulinsekretion in das Blut. Die Plasmahalbwertzeit des Peptidhormons Insulin nach intravenöser Injektion ist beim Menschen kürzer als 12 min, d. h., die Konzentration von Insulin fällt sehr schnell ab, obwohl die Wirkung über das an der Zelloberfläche gebundene Hormon natürlich länger anhält. Hauptabbauort für Insulin ist die Leber, der mit Abstand die Niere folgt. Die Leber nimmt etwa die Hälfte der Insulinmoleküle, die sie mit dem Portalblut erreichen, auf und inaktiviert sie durch proteolytische Spaltung

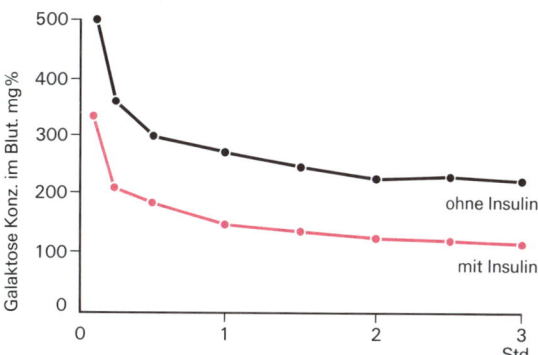

Abb. 4: Die Wirkung von Insulin auf die Galaktose-Verteilung im Organismus.
Unter dem Einfluß von Insulin nimmt bei nephrektomierten, pankreatektomierten und eviscerierten Hunden der Verteilungsraum von Galaktose, einem Zucker, der nur in geringem Umfang metabolisiert wird, von 45 % des Körpergewichtes auf 70 % zu. Die einfachste Erklärung für diese Vergrößerung des „Galaktose-Raums" ist die Steigerung der Permeabilität, insbesondere an den Zellmembranen der Muskeln, durch Insulin, die eine gesteigerte Aufnahme von Galaktose in die Muskelzellen zur Folge hat. Die Punkte sind die Mittelwerte von je 4 Hunden. Galaktose-Dosis: 1 g/kg (nach Levine, R. et al., Am. J. Physiol. **163**, 70; 1950).

oder durch die Öffnung der Schwefelbindungen im Insulinmolekül (Glutathion-Insulin-Transhydrogenase). Nur ein kleiner Teil des injizierten Insulins wird in den insulinempfindlichen Geweben an Rezeptoren gebunden und in die Zelle aufgenommen, um dort dem Abbau anheimzufallen. Obwohl die Wirkung von Insulin seine Anwesenheit im Plasma überdauert, ist sie kurz und klingt in wenigen Stunden ab. Subkutan injiziertes Insulin, das aus dem Unterhautgewebe resorbiert werden muß, wofür natürlich Zeit erforderlich ist, wirkt nur etwa 4–6 Stunden.

Verzögerungsinsuline

Um die Wirkungsdauer einer Insulininjektion zu verlängern, wurden Verzögerungsinsuline entwickelt, die vom Injektionsort nur langsam aufgenommen werden (s. Tab. 1). Hierbei nutzt man die Tatsache aus, daß Insulin bei physiologischem pH-Wert als Säure reagiert und mit alkalisch reagierenden Partnern salzartige Komplexe bilden kann. Zinkionen fördern die Kristallbildung von Insulin. Wenn also das alkalisch reagierende Protein Protamin in Gegenwart von Zinkionen mit Insulin gemischt wird, bildet sich bei physiologischem pH-Wert ein Niederschlag. Wird dieser unter die Haut gespritzt, muß erst der Eiweißstoff Protamin abgebaut werden, bevor Insulin sich lösen und in die Blutbahn gelangen kann. Das amorphe Protamin Zinkinsulin wirkt daher länger als 24 Std., sein Wirkungseintritt ist jedoch sehr langsam.

Wenn diesem Gemisch, das Protamin und Zink im Überschuß enthält, normales Insulin zugesetzt wird, wird dieses ebenfalls komplex gebunden und verzögert resorbiert. Daher verzögert sich die Wirkung von Normalinsulin, wenn es amorphem Protamin-Zinkinsulin beigemengt wird. Dagegen verzögern sogenannte isophane Insuline den Wirkungseintritt von Normalinsulin nicht. Diese erhält man, indem Protamin und Insulin in einer Weise vereinigt werden, daß bei der Präzipitation keiner der beiden Reaktionspartner im Überschuß vorliegt. Unter dem Einfluß der ebenfalls zugesetzten Zinkionen erhält man so eine Kristallsuspension, die als NPH-Insu-

Tab. 1: Insulin-Präparationen und ihre Wirkungsdauer.

Präparate-Typen	Wirkung nach subkutaner Injektion:		
	beginnt in	ist ausgeprägt in	klingt ab nach
Schnell wirkende Insuline (syn. reguläres Insulin, Normalinsulin, Altinsulin)	1/2 Std.	2–3 Std.	5–8 Std.
Intermediär wirkende Insuline (NPH-, Semilente-, Surfen-Insuline)	1 Std.	4–8 Std.	12–18 Std.
Lang wirkende Insuline (Ultralente-, Long-, Ultratard-Insuline)	2–3 Std.	7–24 Std.	28–34 Std.

lin („neutrales Protamin-Insulin Hagedorn") bezeichnet wird. NPH-Insuline sind die wichtigsten Insuline, da sie mit Normalinsulin mischbar sind. Sie gehören zu den intermediär wirksamen Insulinen; ihre Wirkung beginnt langsam innerhalb der ersten 60 min, um sich zwischen 4 und 8 Stunden voll zu entfalten und dann innerhalb von 24 Std. nach der Injektion abzuklingen. Fast alle verzögert wirkenden Humaninsulin-Präparate gehören zur Gruppe der NPH-Insuline.

Grundsätzlich nach dem gleichen Prinzip werden Surfen-Insuline hergestellt. Hier dient Aminoquinurid (Surfen) als basischer Partner des Insulins. Da nur Insuline vom Rind und vom Schwein als Surfen-Insuline angeboten werden, man jedoch heute Humaninsulin vorzieht, ist die Bedeutung der Surfen-Insuline rückläufig.

Insuline der Lente-Gruppe entstehen, wenn sich in Acetatpuffer und in Gegenwart von Zink Insulinkristalle bilden, die nur sehr langsam in Lösung gehen. Lente-Insuline sind nur untereinander mischbar und mit Ausnahme des lang wirkenden Präparates Ultratard HM® tierischen Ursprungs und daher zur Ersteinstellung diabetischer Patienten nicht geeignet.

Verzögerungsinsuline vermögen die normale Funktion der insulinbildenden Zellen nicht zu ersetzen; es reicht nicht aus, das Hormon dem Organismus zuzuführen, die Zufuhr muß auch zeitgerecht erfolgen. Die Insulinabgabe aus der Bauchspeicheldrüse des Gesunden beginnt, sobald Nahrung aufgenommen wird. Zunächst auf nervösem Wege, später durch die Anwesenheit der Nahrungsstoffe im Blut, wird die insulinbildende Zelle zur Sekretion angeregt. Mit dem Blutzuckerspiegel steigt die Insulinabgabe aus der Bauchspeicheldrüse schnell an, erreicht innerhalb weniger Minuten ein Maximum, um dann wieder abzufallen. Innerhalb von nicht ganz 2 h wird z. B. nach einer Frühstücksmahlzeit der Basalwert wieder erreicht. Ähnliche Anstiege folgen beim Mittagessen oder beim Abendbrot. Es ist leicht verständlich, daß ein einmal injiziertes Insulindepot diesen empfindlichen Tagesablauf nicht ersetzen kann. Nach einer morgendlichen Injektion würde das resorbierte Insulin in die Blutbahn gelangen, die Konzentration würde fortlaufend ansteigen, um dann langsam wieder abzufallen. Der Ausgangswert würde erst abends oder in der Nacht wieder erreicht. Es zeigt sich also, daß nicht so sehr die Herstellung von Verzögerungsinsulinen, sondern vielmehr die zeitgerechte Zufuhr von Insulin das Problem der Diabetes-Therapie darstellt.

Bei der modernen „intensivierten" Insulin-Therapie versucht man durch Injektionen des schnell wirkenden Normalinsulins 15–20 min vor der Mahlzeit, morgens, mittags und abends, die fehlende Funktion des Inselorgans nachzuahmen. Zusätzlich wird morgens und spät abends ein Verzögerungsinsulin injiziert, um den Basalbedarf des Organismus zu decken.

Insulinpumpen

Mit der Entwicklung der Technik gelang es, tragbare Insulinpumpen herzustellen, die auf einen Knopfdruck ein vorher eingestelltes Volumen über eine Injektionsspritze und einen Plastik-Katheter in das Unterhautfettgewebe injizieren. Eine fortlaufende Blutzuckerkontrolle, wie sie durch die endokrine Pankreaszelle erfolgt, ist hier nicht möglich. Es gelingt nämlich (noch) nicht, Sensoren zur fortlaufenden Messung der Blutzuckerkonzentration über längere Zeiträume funktionsfähig zu erhalten, da sie vom Bindegewebe abgekapselt werden. Damit kann die im Blut gelöste Glucose sie praktisch nicht mehr erreichen. Die heute üblichen Insulinpumpen arbeiten aus diesem Grunde mit einem eingegebenen Programm, das für jeden Patienten ein angemessenes Insulinprofil injizieren soll. Der Patient ist angehalten, dieses Programm etwa eine Viertelstunde vor der Nahrungsaufnahme durch Knopfdruck abzufordern.

Unerwünschte Wirkungen einer Insulinbehandlung

Der wichtigste Zwischenfall während einer Insulinbehandlung ist die Hypoglykämie. Die Blutglucosekonzentration kann plötzlich stark absinken, so daß Symptome der Gegenregulation in den Vordergrund treten. Durch die Ausschüttung von Adrenalin aus dem Nebennierenmark und eine Erregung des sympathischen Nervensystems kommt es zu tachykarden Reaktionen, zu Erregtheitszuständen, es treten Heißhunger, Schwäche und Schwitzen auf. Ein typisches Symptom ist auch der Tremor der Finger. Bei langsamem Abfall der Blutzuckerkonzentration überwiegen zentrale Symptome, wie verschwommenes Sehen, Verwirrtheitszustände, Orientierungsstörungen, also Symptome, die denen einer Zerebralsklerose ähnlich sind. Am Ende des hypoglykämischen Schocks steht ein Koma mit generalisierten tonisch klonischen Krämpfen. Derartige hypoglykämische Reaktionen treten besonders dann auf, wenn Insulin gespritzt wird, aber die Patienten nicht regelmäßig essen. Außerdem besonders nach schwerer körperlicher Arbeit oder sportlichen Wettkämpfen, weil Muskelarbeit den Glucosetransport in den Muskel begünstigt und damit den Insulinbedarf herabsetzt. Schließlich kommen besonders bei älteren Patienten, die schlecht sehen, irrtümliche Dosisüberschreitungen vor. Die Therapie des hypoglykämischen Schocks besteht in der intravenösen Infusion von Glucose, sowie in der Gabe von Glukagon, das die Kohlenhydratbestände des Organismus mobilisiert und in den meisten Organen insulinantagonistisch wirksam wird.

Während Glucose im Schock, wenn eine orale Gabe nicht mehr möglich ist, intravenös infundiert werden muß, bietet Glukagon den Vorteil, daß es auch intramuskulär oder subkutan injiziert werden kann, wenn im Kreislaufkollaps die Punktion einer Vene auf Schwierigkeiten stößt.

Die Patienten müssen einen Paß bei sich führen, der sie als Diabetiker ausweist und Hinweise zur Bekämpfung der Hypoglykämie enthält; ferner leicht resorbierbare Kohlenhydrate, z. B. Stückzucker.

Lokale Reaktionen am Injektionsort, die zu einer länger dauernden Belastung für den Patienten führen, sind selten geworden, seitdem nur hochgereinigte Insulinpräparate eingesetzt werden. Zu diesen Zwischenfällen gehörten früher Hautrötungen und Nesselfieber, die allergisch bedingt waren. Auch ein eigenartiges Symptom, die lokalisierte Fettgewebsatrophie, bei der das subkutane Fettgewebe verschwindet, tritt heute selten auf. Noch seltener ist eine umschriebene Hypertrophie des Fettgewebes. Durch zirkulierende Antikörper im Blut kann Insulin gebunden und vorübergehend inaktiviert werden. Eine Folge ist, daß höhere Insulindosen erforderlich sind. Bei allen immunologischen Zwischenfällen, die, wenn überhaupt, besonders gegen tierische Insuline auftreten, muß ein Wechsel auf Humaninsulin erwogen werden.

Die Wirkungen von Insulin lassen sich heute zum Teil bis in ihre molekularen Grundlagen verstehen, und das Krankheitsbild des Diabetes mellitus läßt sich durch das Fehlen von wirksamem Insulin erklären. Die Therapie des Insulinmangels besteht in der Injektion von Insulin. Nur dort, wo noch eine körpereigene Insulinproduktion möglich ist, wie beim Typ-II-Diabetes, kann vorübergehend durch blutzuckersenkende Arzneimittel vermehrt Insulin verfügbar gemacht und zur Wirkung gebracht werden, so daß hier die Injektion von Insulin zumindest zeitweilig durch die Einnahme von Tabletten ersetzt werden kann.

Therapeutische Anwendung von Insulin beim Typ-I-Diabetes

Solange bei den meist jugendlichen Patienten Durst, Polyurie und Hyperglykämie im Vordergrund der Symptomatik stehen, sich jedoch noch keine diabetische Ketoacidose entwickelt hat, kann sofort mit der Einstellung auf injiziertes Insulin begonnen werden. Am Anfang steht dabei die kontrollierte Diät, durch die die Kohlenhydrataufnahme auf ein definiertes Maß beschränkt wird. Die diätetische Einstellung ist notwendig, um stabile Stoffwechselverhältnisse zu schaffen. Die Einstellung muß individuell erfolgen und richtet sich nach der Schwere der Stoffwechselstörung. Ist diese geringer, so wird man ausgehend von einer Insulindosis, die 50% des physiologischen Tagesbedarfs ausmacht, also mit 16–20 Einheiten, beginnen und sich dann an den tatsächlichen Bedarf herantasten. Zunächst wird vor der Mahlzeit Normalinsulin injiziert, je nach Höhe des Blutzuckers 4–16 Einheiten, mit dem Ziel, die präprandialen Blutzuckerwerte in dem Bereich der Norm zu senken. Sinkt die Blutglucose-Konzentration, nimmt auch der Insulinbedarf deutlich ab. Die basale Insulinsekretion beträgt physiologischerweise etwa eine Einheit pro Stunde. Sie ist am höchsten in den frühen Morgenstunden. Um diese basale Insulinsekretion zu ersetzen, wird morgens vor dem Frühstück und abends vor dem Schlafengehen das NPH-Verzögerungsinsulin in einer Dosis injiziert, die etwa ein Drittel des Gesamtinsulins ausmacht. Meist ist es möglich, mit einer Tagesdosis von 20–30 Einheiten NPH-Insulin auszukommen, die, unterteilt in zwei Einzelgaben, morgens vor dem Frühstück und abends vor dem Schlafengehen injiziert wird. Dazu tritt dreimal täglich die Injektion des Normalinsulins vor den Mahlzeiten. Je häufiger injiziert wird, desto besser läßt sich die Dosis dem tatsächlichen Bedarf anpassen. Wenn irgend möglich, sollte, um die gefürchteten Spätkomplikationen zu vermeiden oder hinauszuschieben, jeder jugendliche Diabetiker auf eine intensivierte Insulintherapie eingestellt werden. Das bedeutet, täglich 5 Insulininjektionen, davon dreimal Normalinsulin vor den Mahlzeiten. Das bedeutet ferner, daß der Patient vor jeder Insulininjektion seine Blutglucose-Konzentration selbst mißt. Nur wenn diese Behandlung nicht durchführbar oder nicht durchzusetzen ist, muß man sich damit abfinden, daß Insulin seltener, z.B. nur zweimal täglich injiziert wird. In diesem Fall wird morgens und abends ein intermediär wirkendes Insulin gegeben, z.B. NPH, dem Normalinsulin beigemengt werden kann. Die Dosierung wird nur unter besonderen Umständen, z.B. bei Insulinresistenzen, eine Gesamtmenge von 40 IE morgens und 20 IE abends

überschreiten. Heute sieht man die seltene, nur ein- oder zweimal tägliche Injektion von Insulin nicht als ausreichenden Ersatz für die Funktion des Inselorgans an.

Eine zeitgerechte Zufuhr von Insulin kann durch eine Infusionspumpe erfolgen. Die Faszination für die technische Perfektion dieser kleinen Infusionsmaschinen sollte jedoch nicht dazu verführen, sie bei jedem Patienten gegenüber der Injektionsbehandlung als überlegen anzusehen. Tatsächlich zeigt eine klinische Studie, daß die intensivierte Insulinbehandlung durchaus mit der Insulinpumpe konkurrieren kann.

Therapiekontrolle

Diabetische Patienten müssen verstehen, daß sie selbst für ihre Stoffwechselführung verantwortlich sind. Hierzu gehört nicht nur die Einhaltung der Diät und die rechtzeitige Injektion von Insulin, sondern auch die Selbstkontrolle des Stoffwechsels. Diabetiker, die mit einer oder zwei täglichen Injektionen gut eingestellt sind, sollten täglich bis zu 4 Harnportionen auf Glucose testen. Eine besondere Bedeutung kommt dabei dem Morgenurin zu, der nächtliche Blutzuckeranstiege erkennen läßt. Die Ergebnisse der Glucosebestimmung im Urin sind zu dokumentieren. Der Urin sollte frei von Glucose sein. Patienten, die eine intensivierte Insulinbehandlung mit mehr als zwei täglichen Injektionen erhalten, müssen mehrfach, besonders aber vor der Insulininjektion, selbst die Blutglucose bestimmen, um festzustellen, ob die angestrebte Normoglykämie erreicht wurde oder gar hypoglykämische Blutzuckerwerte auftreten. Im letzteren Fall ist die Insulindosis zu reduzieren. Die Blutglucosekonzentration im Kapillarblut soll zwischen 70 und 160 mg/100 ml betragen. Der letzte Wert soll auch nach Nahrungsaufnahme nicht überschritten werden. Auch der behandelnde Arzt wird sich in regelmäßigen Zeitabständen ein Urteil über die Blutzucker-Tagesprofile bilden. Er hat außerdem die Möglichkeit, sich durch die Bestimmung des mit Glucose verbundenen, also glykierten Hämoglobins (HbA$_1$) einen Überblick über hyperglykämische Episoden in den letzten Wochen zu beschaffen. Für die Fraktion des HbA$_{1C}$ wird bei starken Schwankungen durch die eingesetzte Methode ein Normalwert von etwa 7% angegeben.

Wahl des Insulinpräparats

In der Tab. 1. S. 516 sind die verschiedenen Insulintypen aufgeführt, die vor allem nach ihrer Wirkungsdauer charakterisiert werden. Hinsichtlich der Handelsnamen wird unter dem Stichwort „Insulin" auf die „Rote Liste" (Editio Cantor, Aulendorf/Württbg.) oder die „Arzneiverordnungen" (Deutscher Ärzteverlag, Köln) verwiesen.

Rinderinsulin, das sich in drei Aminosäuren vom menschlichen Insulin unterscheidet, führt häufiger zur Antikörperbildung und zu allergischen Reaktionen, so daß es nur bei den Patienten eingesetzt werden sollte, die bereits längere Zeit gut darauf eingestellt sind. Das hochgereinigte Schweineinsulin ist dagegen dem Humaninsulin in seiner Wirkung durchaus vergleichbar. Der Unterschied von nur einer Aminosäure fällt kaum ins Gewicht. Allerdings ist Humaninsulin etwas schneller wirksam, wenn es in löslicher Form injiziert wird. Bisher ungeklärt ist die wiederholt bestätigte Beobachtung, daß hypoglykämische Reaktionen auf Humaninsulin von den Patienten selbst weniger gut bemerkt werden als solche, die durch tierische Insuline ausgelöst wurden. Das könnte dazu führen, daß sich, zunächst vom Patienten unbemerkt, schwere Hypoglykämien entwickeln.

Auch das menschliche Insulin löst die Bildung von im Blut kreisenden insulinbindenden Antikörpern aus. Man führt es darauf zurück, daß sich zwei Moleküle Humaninsulin zu einem Dimer zusammenlagern. Damit treten ungewöhnliche

Aminosäure-Konfigurationen an der Oberfläche des Moleküls heraus, die vom Organismus als artfremd empfunden werden und eine Antikörperbildung auslösen. Diese insulinbindenden Antikörper sind jedoch nach bisheriger Erfahrung in geringerer Konzentration vorhanden, als sie nach tierischen Insulinen angetroffen werden, und sie binden darüber hinaus Insulin weniger fest. Humaninsulin wird heute in Form von NPH- und Normalinsulin angeboten, und zwar zum gleichen Preis wie tierische Insuline. Es sollte daher immer eingesetzt werden, wenn neuentdeckte Diabetiker auf Insulin eingestellt werden. Lediglich bei Patienten, die mit tierischen Insulinen bereits gut eingestellt sind, erscheint ein Wechsel des Präparats nicht unbedingt sinnvoll. Wenn aber ein solcher Wechsel durchgeführt wird, muß beachtet werden, daß Rinderinsulin bei gleicher Anzahl der im Tierversuch ermittelten IE weniger wirksam ist als das Insulin vom Schwein oder vom Menschen, so daß bei einer Umstellung von Rinderinsulin auf menschliches Insulin die Dosis gesenkt werden muß.

Diabetische Ketoacidose

Ein Mangel an Insulin kann zu einem lebensbedrohenden Zustand führen. Wenn vermehrt Fettsäuren mobilisiert werden und in der Leber Ketonkörper entstehen, die in das Blut gelangen und in den Urin übertreten, kann sich je nach Ausmaß der Stoffwechselstörung eine milde Ketonurie oder eine schwere diabetische Ketoacidose entwickeln, die durch Glucosurie, durch Ketonurie, eine Ketonämie, eine metabolische Acidose und eine Hypovolämie gekennzeichnet ist und unter Kreislaufkollaps zum Tode führen kann. Das Ziel der Behandlung muß es sein, die Flüssigkeitsverluste auszugleichen, Insulin zuzuführen und den Elektrolythaushalt zu normalisieren. Da Glucose und Ketonkörper Lösungswasser in den Urin mitnehmen, kann es zu einer schweren Dehydratation kommen. Daher wird Kochsalzlösung (zunächst plasmaisoton, dann auch hypoton) intravenös infundiert. Um eine Überwässerung zu vermeiden, ist der zentrale Venendruck und der Hämatokritwert fortlaufend zu bestimmen. Es können 5–6 Liter notwendig sein, um den Flüssigkeitsverlust auszugleichen. Der Infusion wird rasch wirksames reguläres Insulin (2–10 IE/Std.) zugesetzt und solange infundiert, bis die Plasmaglucosekonzentration 200–300 mg/100 ml erreicht hat. Die Insulindosis ist dem Bedarf anzupassen, da insulinresistente Patienten sehr viel mehr benötigen. Kaliumionen werden aus dem Zellinneren in den Extrazellulärraum abgegeben, um die dort vorhandenen Säuren, wie Acetessigsäure und β-Hydroxybuttersäure, abzupuffern. Sie gehen ebenfalls vermehrt mit dem Urin verloren. Das Defizit kann z. B. 5 mmol/kg Körpergewicht betragen, was 10% des gesamten Körperkaliums ausmacht. Es wird sichtbar, sobald unter der Wirkung von Insulin Kaliumionen in die Zellen aufgenommen werden und die vorhandenen Bestände durch Auffüllen des extrazellulären Raums weiter verdünnt werden. Eine Infusion von 10 mmol K^+/h kann dieses Defizit innerhalb von 24 h annähernd ausgleichen. Die Kaliumgabe richtet sich im Einzelfalle nach dem gemessenen Defizit und setzt eine ausreichende Nierenfunktion voraus, da es sonst zu Hyperkaliämien kommen kann. Zur Behandlung einer schweren Acidose (pH unter 7,1) wird Natriumbicarbonat eingesetzt.

Während die diabetische Ketoacidose vor allem bei jungen Patienten und bei akutem Insulinmangel auftritt, ist eine andere Form des diabetischen Komas, das hyperosmolare Koma, ein lebensbedrohender Zwischenfall bei älteren Patienten, die häufig vorher kein Insulin benötigten. Weil für die Hemmung der Lipolyse im Fettgewebe niedrigere Konzentrationen von Insulin erforderlich sind als diejenigen, die den Glucosetransport stimulieren, reichen bei diesen Patienten die geringen, noch vorhandenen Insulinmengen aus zu verhindern, daß vermehrt Fettsäuren mobilisiert und in der Leber zu Ketonkörpern abgebaut werden. Die Glucosekonzentration im Blut aber steigt an, Glucose gelangt in den Urin und nimmt Lösungswasser mit, so daß eine Hypovolämie entsteht und die Nierendurchblutung und damit die Ausscheidungsfunktion der Niere beeinträchtigt wird. So ist es verständlich, daß Glucose, die jetzt nicht mehr in den Urin gelangt, sich im Plasma ansammelt, bis hohe Konzentrationen erreicht werden. Es kommt zum hyperosmolaren Koma, das durch Zufuhr von hypotonen Natriumchloridlösungen von Insulin und von Elektrolyten bekämpft werden muß.

Diabetes in der Schwangerschaft

Jede Schwangerschaft einer Diabetikerin ist mit einem Risiko vor allem für das Kind belastet, das aber durch eine besonders strenge Stoffwechselkontrolle vermindert werden kann. Um dieses Ziel zu erreichen, sind nur bei einem Teil der Frauen zwei tägliche Insulininjektionen ausreichend. Viele Patientinnen müssen sich dreimal, einige vier- oder fünfmal täglich Insulin spritzen. Bei dieser intensivierten Insulintherapie wird bevorzugt reguläres Insulin verwendet. Die Einstellung muß individuell erfolgen. Sie hat das Ziel, die kapillären Blutzuckerwerte zwischen 60 und 120 mg/100 ml zu halten. Wenn die Normalisierung des Stoffwechsels durch Injektionen nicht erreicht werden kann, ist unter Umständen der Einsatz von tragbaren Insulinpumpen indiziert. Eine Behandlung mit oral wirksamen blutzuckersenkenden Stoffen ist dagegen in der Schwangerschaft kontraindiziert.

Zur Überwachung der Stoffwechselsituation soll die Patientin selbst fortlaufend Urinproben auf Glucose prüfen. Dabei soll der Harnzucker stets negativ sein, bei positivem Befund ist eine Blutzuckerkontrolle und unter Umständen eine Änderung der Insulintherapie notwendig. Darüber hinaus wird gefordert, daß die Patientin sich während der gesamten Schwangerschaft zweimal wöchentlich selbst ein Blutzuckertagesprofil mit mindestens vier Werten pro Tag entnimmt, und zwar morgens nüchtern, anderthalb Stunden nach dem ersten Frühstück, vor dem Mittagessen und vor dem Abendessen. Auch wenn Komplikationen fehlen, soll eine ärztliche Kontrolle in zweiwöchigem Abstand erfolgen, wobei vor allem Körpergewicht, Blutdruck, Harnstatus und Blut- und Harnzucker bestimmt und die von der Patientin protokollierten Meßwerte besprochen werden sollen.

Sofort nachdem die Schwangerschaft festgestellt wurde, ist eine klinisch stationäre Behandlung zur intensiven Insulintherapie und zu eingehender Schulung der Patientin erforderlich. Fehlen im weiteren Schwangerschaftsverlauf Komplikationen, so sollte trotzdem 4 Wochen vor dem Geburtstermin die stationäre Aufnahme erfolgen.

Blutzuckersenkende Arzneimittel
Sulfonylharnstoffderivate

Die blutzuckersenkende Wirkung bestimmter Sulfonamide ist zweimal, 1942 und 1955, entdeckt worden. Beide Male war es ein Zufall, der aufmerksame Ärzte auf diesen Effekt hinwies. 1942 wurde in Frankreich ein Sulfonamid zur Behandlung von Typhus-Patienten eingesetzt. Dabei zeigte es sich, daß dieses Medikament schwere hypoglykämische Reaktionen an den ohnehin geschwächten Patienten auslöste. Obgleich die mögliche therapeutische Bedeutung dieser Beobachtung erkannt worden war, unterblieben zunächst weitere Untersuchungen, in erster Linie wohl infolge der Kriegsereignisse, zumal durch Mangelernährung ohnehin der Diabetes

Tab. 2: Beispiele für die im Handel befindlichen Sulfonylharnstoffderivate.

Internationaler Freiname	Handelspräparate	Wirkstoffgehalt einer Tablette in mg
Carbutamid	Nadisan®	500
Tolbutamid	Rastinon®, Artosin®, Guabeta N®, Tolbutamid-Tablinen®, Tolbutamid RAN®, Tolbutamid ratiopharm®	500–1000
Glymidin	Redul®	500
Tolazamid	Norglycin®	250
Gliclazid	Diamicron®	80
Gliquidon	Glurenorm®	30
Glibornurid	Gluborid®, Glutril®	25
Glipizid	Glibenese®	5
Glisoxepid	Pro-Diaban®	4
Glibenclamid	Euglucon N®	3,5

vom Typ II, der vor allem bei übergewichtigen Menschen im fortgeschrittenen Alter auftritt, selten geworden war. Günstiger war die Situation für die Sulfonylharnstoffderivate 1955, als in der Nachkriegszeit durch die zunehmende Überernährung der Typ-II-Diabetes zu einer allgemeinen Volkskrankheit wurde. Von Franke und Fuchs wurde damals ein neues Sulfonamid im Humanversuch getestet, das später den Namen Carbutamid[1] erhielt. Diese Ärzte schluckten das Sulfonamid zunächst selber und stellten fest, daß Tremor der Hände und Schweißausbruch, begleitet von einer gewissen Euphorie, auftrat. Sie interpretierten diesen Effekt richtig als Folge einer Hypoglykämie und erkannten die Möglichkeit, mit diesem Sulfonamid auch diabetische Patienten zu behandeln. Damit begann die Ära der Sulfonylharnstofftherapie des Typ-II-Diabetes, den man früher auch als Alters- oder Gegenregulations-Diabetes bezeichnet hat, bei dem also noch eine körpereigene Insulinproduktion vorhanden ist. Obwohl in den vergangenen Jahrzehnten fast unübersehbar viel Literatur zur Frage der Anwendung und der Wirkungsweise der Sulfonylharnstoffderivate publiziert wurde, stellt sich auch heute noch die Frage, wodurch diese relativ einfach gebauten chemischen Stoffe in der Lage sind, an einem Zelltyp des Organismus, nämlich an den insulinbildenden Zellen des Inselorgans der Bauchspeicheldrüse zu wirken und das granulär gespeicherte Insulin freizusetzen.

Chemische Struktur

Die Zahl der Verbindungen mit blutzuckersenkender Wirkung, die bis heute synthetisiert wurden, geht in die Tausende. Für die Anwendung in der Klinik stehen jedoch nur wenige Stoffe zur Verfügung (Tab. 2). In der Strukturformel erkennt man in der Mitte des Moleküls den Sulfonamidanteil, dessen Amidstickstoff gleichzeitig Bestandteil eines Harnstoffrestes ist (Abb. 5). Da sowohl das sauerstofftragende Kohlenstoffatom als auch der oxidierte Schwefel elektronenanziehend

---

[1] Nadisan®.

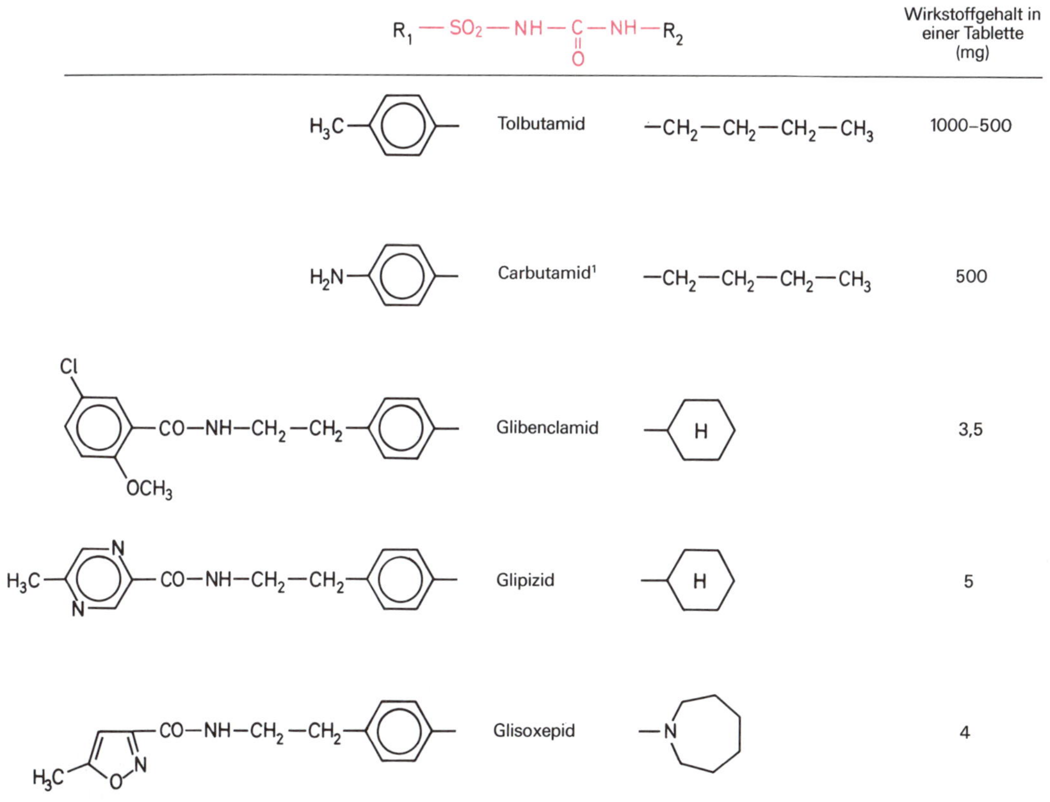

[1]Carbutamid ist als Sulfonamid bakteriostatisch wirksam.

Abb. 5: Struktur und Wirksamkeit einiger Sulfonylharnstoffderivaten der „ersten" und der „zweiten Generation".

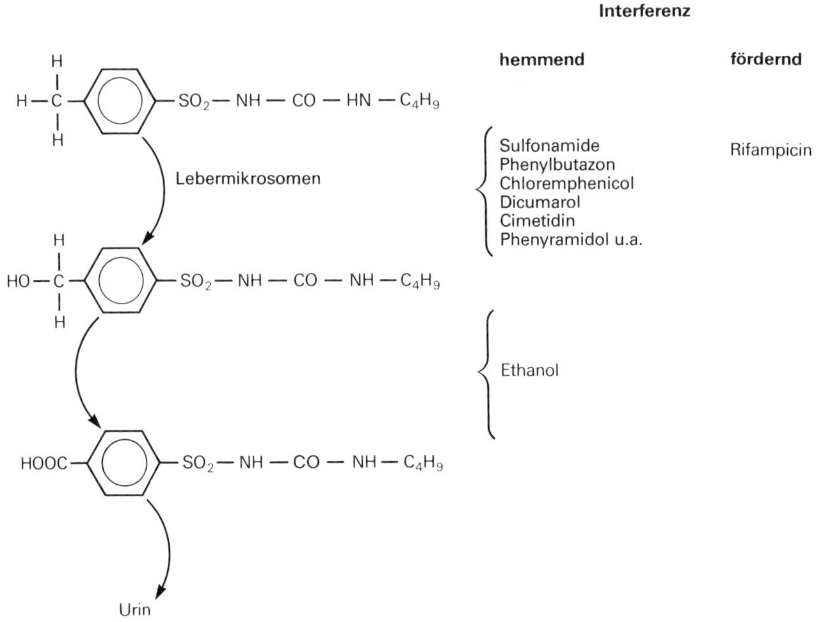

Abb. 6: Inaktivierung von Tolbutamid im Organismus und Störung derselben durch andere Stoffe.

wirken, wird der zwischen beiden stehende Stickstoff bereitwillig seinen Wasserstoff in protonierter Form abgeben. Es handelt sich also hier um eine saure und damit hydrophile Gruppierung, die zur Salzbildung, z. B. mit Natronlauge, befähigt ist. Der zweite Substituent am Harnstoff ist hydrophob. Bei der klassischen Verbindung des Carbutamid ist es ein n-Butylrest. Die Bedeutung dieses hydrophoben Anteils des Moleküls für den blutzuckersenkenden Effekt wird dadurch deutlich, daß der Einbau von hydrophilen Sauerstoff-Funktionen in diesem Bereich der Wirkung abträglich ist. Auch die linke Seite des Moleküls trägt am Schwefel einen hydrophoben Anteil. Bei den klassischen Verbindungen handelt es sich um einen Benzolring. Die Substitution an diesem Ringsystem ist für die Wirkungsdauer der Sulfonylharnstoffderivate von entscheidender Bedeutung. Die Methylgruppe im Tolbutamid wird im Stoffwechsel rasch hydroxyliert, und es entsteht die entsprechende Carbonsäure als inaktiver Metabolit, der über die Niere ausgeschieden wird (Abb. 6). Die Acetylierung einer Aminogruppe in dieser Position verläuft langsamer, so daß das Carbutamid, die älteste Verbindung dieser Gruppe, eine längere Wirkungsdauer hat als Tolbutamid.

Im Jahre 1966, also etwa elf Jahre nach der Einführung von Tolbutamid und Carbutamid in die Therapie, wurde ein neues Sulfonylharnstoffderivat vorgestellt, nämlich das Glibenclamid, das in einer 200fach niedrigeren Dosierung blutzuckersenkend wirksam ist. Hier ist durch Säureamidbildung zwischen einer substituierten Benzoesäure und dem Ethylaminrest am Benzolring ein zusätzlicher lipophiler Anteil in das Molekül eingeführt und die Möglichkeit für Wasserstoffbrückenbindungen geschaffen worden. Es läßt sich jedoch aus der chemischen Struktur auch heute noch nicht ableiten, warum diese neue Verbindungsklasse die Wirksamkeit der Vorläufer, also des Tolbutamids, um das Mehrhundertfache übertrifft.

Pharmakokinetik der Sulfonylharnstoffderivate

Nach oraler Gabe werden Sulfonylharnstoffderivate im allgemeinen schnell und gut resorbiert. Für Glibenclamid ist eine unvollständige Resorption beschrieben worden, was offenbar auf eine zu große Teilchengröße in dem Handelspräparat zu-

rückzuführen war. Erst kürzlich hat sich gezeigt, daß durch Verbesserung der Zubereitung die Dosierung von Glibenclamid um ein Drittel gesenkt werden kann (von 5 mg auf 3,5 mg im Euglucon N®).

Während die klassischen Sulfonylharnstoffe sich im extrazellulären Raum verteilen, zeichnen sich die hochwirksamen Substanzen, insbesondere das Glibenclamid, durch ein höheres scheinbares Verteilungsvolumen aus (vgl. Tab. 3). Vermutlich ist das damit zu erklären, daß dieses Derivat lange Zeit an den B-Zellen des Inselorgans haftet und eine verlängerte Insulinfreisetzung auslösen kann. Die stärkere Lipophilie erklärt möglicherweise auch die Anreicherung von Glibenclamid in der Leber von Versuchstieren, in der es offenbar an Proteine gebundene Konzentrationen erreicht, die ein Vielfaches des Plasmawertes darstellen. Durch diese Anreicherung im Gewebe wird verständlich, daß die Wirkungsdauer von Glibenclamid seine Anwesenheit im Plasma überdauern kann.

Die Dauer der Wirkung von Tolbutamid ist dagegen mit der Plasmakonzentration korreliert. Diese hängt entscheidend von der Fähigkeit der Leber ab, die paraständige Methylgruppe am Benzolring zu hydroxylieren. Wichtige Informationen zur Pharmakokinetik von Sulfonylharnstoffderivaten sind in Tab. 3 zusammengefaßt.

Wirkungsweise der Sulfonylharnstoffderivate

In den Inselzellen der Bauchspeicheldrüse ist Insulin in granulärer Form gespeichert. Sobald Nährstoffe, wie Glucose oder auch einige Aminosäuren, die Zelle erreichen, werden die insulinhaltigen Granula durch Exozytose abgegeben. Die Steuerung dieses Vorganges hat in den letzten Jahren besondere Aufmerksamkeit gefunden. Die ursprüngliche Vorstellung, daß Glucose auf einen Rezeptor in der Zellmembran trifft und von hier aus dann durch eine Reihe von sekundären, intrazellulären Prozessen schließlich die Insulinsekretion in Gang gesetzt wird, ist heute verlassen worden. Dagegen spricht zunächst die Tatsache, daß eine Vielzahl von Substraten des Zellstoffwechsels zur Insulinsekretion führt, daß man also eine größere Anzahl verschiedener Rezeptorpopulatio-

Tab. 3: Angaben zur Pharmakokinetik der Sulfonylharnstoffderivate.
Die meisten Substanzen werden in Geweben festgehalten und langsam freigegeben („tiefe Compartimente"), so daß sich eine zweite wesentlich längere Halbwertszeit ergibt (Spätphase).

	Scheinbares Verteilungs-volumen (% des Körper-gewichts)	Plasma-Halbwertzeit in Stunden			Ausscheidungsweg
		mittlere	Frühphase	Spätphase	
Carbutamid	34	36	6	89	Urin, $^{1}/_{3}$ acetyliert, sonst frei
Tolbutamid	17,5	5,7 (genetisch variabel 2,5–15,5)			Urin, weniger aktive Metaboliten
Glymidin	26	4	3,8	21	Urin, inaktiver und aktiver Metabolit
Tolazamid	–	7	–	–	Urin, Metaboliten inaktiv
Gliclazid	20–36	11	1,7	–	Urin, wenig aktive Metaboliten
Gliquidon	–	–	1,3	24	Galle, kleiner Anteil Urin
Glibornurid	24	8,2	5,4	–	Urin $^{2}/_{3}$, Galle $^{1}/_{3}$ (Metaboliten)
Glipizid	22	7	4	–	Urin, Metaboliten, auch Galle
Glisoxepid	20	–	1,7	25	Urin und Galle mit Metaboliten
Glibenclamid	52	9	2	20	Urin und Galle, weniger aktive Metaboliten

nen für chemisch unterschiedliche Substrate annehmen müßte. Es spricht zweitens dagegen, daß Glucose in einem millimolaren Bereich die Insulinsekretion stimuliert, in einem Bereich also, der verglichen mit rezeptorvermittelten Reaktionen eine extrem hohe Transmitterkonzentration bedeuten würde. Andererseits muß jeder Versuch, die Wirkung der Glucose zu erklären, auch deutlich machen, warum gerade die Inselzelle in der Lage ist, so empfindlich auf Schwankungen der Glucosekonzentration in ihrer Umgebung zu reagieren. In den letzten Jahren mehren sich die Befunde, daß durch Glucose der Zellstoffwechsel in den B-Zellen stimuliert wird, so daß vermehrt ATP zur Verfügung steht. Von anderen Körperzellen scheint sich die Inselzelle dadurch zu unterscheiden, daß sie bei normaler Glucosekonzentration nur unvollständig energiereiches Phosphat bilden kann, bei Hyperglykämie dagegen ihr Phosphorylierungspotential voll ausnutzt. Es ist kürzlich gezeigt worden, daß in Gegenwart von ATP die Kaliumpermeabilität der Zellmembran abnimmt, so daß auch das Membranpotential sinkt, wodurch spannungsabhängige Calciumkanäle sich öffnen. Durch den Calciumeinstrom in die Inselzelle wird vermutlich die Sekretion von Insulin ausgelöst.
Sulfonylharnstoffderivate können die Kaliumpermeabilität der Zellmembran vermindern und dadurch ohne den Umweg über den Zellstoffwechsel die Aktivierung spannungsabhängiger Calciumkanäle einleiten (Abb. 7). Sie blockieren den gleichen Kaliumkanal, der auch durch ATP verschlossen wird. Positiv geladene Kaliumionen verbleiben in der Zelle. Das Membranpotential sinkt dementsprechend, und über spannungsabhängige Ca^{2+}-Kanäle strömen Calcium-Ionen ein. So wird die Exocytose des granulär gespeicherten Insulin durch Sulfonylharnstoffe in der Endphase in gleicher Weise ausgelöst wie durch Glucose.
Sulfonylharnstoffe führen im intakten Organismus an der isoliert perfundierten Bauchspeicheldrüse oder an der isoliert inkubierten Pankreasinsel zu einer Abgabe von Insulin. Dieser Effekt wird durch Anwesenheit von Glucose besonders begünstigt. Er tritt jedoch auch bei niedrigen Blut-Glucose-Konzentrationen auf. Es ist daher verständlich, daß Sulfonylharnstoffderivate auch bei stoffwechselgesunden Menschen schwere Hypoglykämien auslösen können und nicht nur bei Diabetikern der Hyperglykämie entgegenwirken. Es ist zwei-

tens verständlich, daß diese Stoffgruppe auf das Vorhandensein von funktionsfähigem Inselgewebe angewiesen ist, um eine blutzuckersenkende Wirkung zu entfalten. Beim jugendlichen Typ-I-Diabetiker, der über eigene insulinbildende Zellen nicht mehr verfügt, sind Sulfonylharnstoffderivate ohne therapeutische Wirkung.
Seit der Einführung der Sulfonylharnstoffderivate wird diskutiert, ob außerhalb der Bauchspeicheldrüse andere zusätzliche Stoffwechseleffekte an ihrer therapeutischen Wirkung betei-

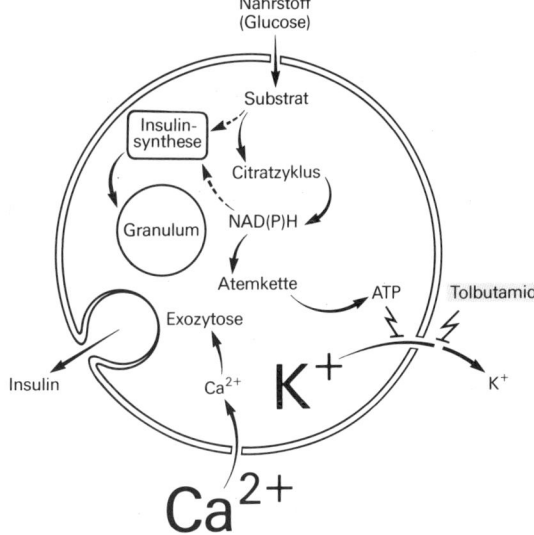

Abb. 7: Stoffwechseltheorie der Insulinsekretion. Aus dem Stoffwechsel von Glucose oder bestimmten Aminosäuren wird Wasserstoff für die mitochondriale Atemkette bereitgestellt. Der ATP-Anstieg hemmt den K^+-Ausstrom und vermindert so das Membranpotential, bis spannungsabhängige Ca^{2+}-Kanäle aktiviert werden. Der Einstrom von Ca^{2+} löst die Insulinsekretion aus. Sulfonylharnstoffe blockieren den K^+-Kanal ohne den Umweg über den Energiestoffwechsel der Zelle (nach Panten, Lenzen 1988).

ligt sind. Hierfür sprechen Tierversuche, die zeigen, daß Sulfonylharnstoffe die Glucoseabgabe aus der Leber hemmen können. Auch die klinische Erfahrung spricht in diesem Sinne, weil nämlich am Menschen bei der langdauernden Behandlung die Sulfonylharnstoffe eine diabetische Hyperglykämie verhindern können, obwohl sie jetzt bei langfristiger Gabe praktisch kein zusätzliches Insulin mehr bereitstellen. Während also die akute Wirkung auf den Blutzucker durch zusätzlich verfügbares Insulin zustande kommt, ist die Langzeitwirkung, die über Monate und Jahre hin nachweisbar ist, offenbar komplex, und andere Ursachen können an ihr beteiligt sein.

Die Vorstellung, daß Sulfonylharnstoffe nicht nur die Sekretion, sondern auch die Wirkung von Insulin in der Peripherie begünstigen könnten, ist seit Jahrzehnten diskutiert worden. Mit dem Fortschritt unserer Kenntnisse über den Insulinrezeptor in der Zellmembran hat sich diese Vorstellung zur Hypothese verdichtet, daß Sulfonylharnstoffe die Ausstattung der peripheren Zellen mit Insulinrezeptoren begünstigen. Es gibt jedoch keine überzeugenden Beweise dafür, daß Sulfonylharnstoffderivate die Rezeptordichte unmittelbar beeinflussen. Die Zahl der Rezeptoren an der äußeren Zellmembran ist abhängig vom jeweiligen Angebot an Insulin. Wenn Insulin auf die Zelle trifft und sich an die Rezeptoren bindet, werden diese zusammen mit dem Insulinmolekül in die Zelle aufgenommen, also internalisiert. Die Zahl der Rezeptoren an der Außenfläche nimmt daher ab. Wenn bei einem Altersdiabetiker (Typ-II-Diabetes) eine Insulinresistenz vorliegt, so daß bei erhöhten Glucosewerten im Blut länger erhöhte Insulinwerte anzutreffen sind als beim Gesunden, kann es zu einer solchen Abnahme der Rezeptordichte kommen. Gelingt es dagegen, die Insulinresistenz zu vermindern, weil der Patient sein Übergewicht abbaut oder die Sulfonylharnstoffe die Insulinwirkung fördern, kann die basale Insulinsekretion absinken und dementsprechend der Rezeptorbesatz der Zellen wieder ansteigen. Außerdem gehen Veränderungen der Rezeptorzahl nicht notwendigerweise mit einer gleichsinnigen Verschiebung der Insulinempfindlichkeit einher. In den meisten Geweben muß vielmehr nur ein kleiner Anteil der Rezeptoren durch Insulin besetzt werden, um eine maximale Insulinwirkung auszulösen. Demnach scheinen die Sulfonylharnstoffe die Insulinwirkung nicht dadurch zu verstärken, daß sie die Zahl der Rezeptoren in der Peripherie erhöhen, sondern vielmehr, indem sie nachgeschaltete Reaktionen begünstigen.

Sulfonylharnstoffe würden damit nicht nur vermehrt Insulin bereitstellen, sondern auch die Wirkung des Insulins begünstigen. Dieser zweite Effekt läßt sich bei übergewichtigen Patienten auch durch Abnahme des Körpergewichts erzielen. Dadurch kann sich die Insulinresistenz der Gewebe, vor allen Dingen des Fettgewebes, normalisieren. Es ist daher verständlich, daß jede Therapie beim übergewichtigen Diabetiker mit einer Gewichtsreduktion beginnen sollte. Ist sie erfolgt, so kann in vielen Fällen auf die Tablettenbehandlung ganz verzichtet werden. Da die Sulfonylharnstoffderivate ebenso wie jede wirksame Arzneimittelgruppe überhaupt auch unerwünschte Effekte auslösen können, muß die Möglichkeit, über eine Gewichtsreduktion zur Stoffwechselkontrolle zu kommen, genutzt werden, bevor man sich zur Verordnung blutzuckersenkender Medikamente entschließt.

Unerwünschte Wirkungen, Wechselwirkungen

Die wichtigste **unerwünschte Wirkung** der Sulfonylharnstoffderivate ist die unkontrollierte Verstärkung ihrer blutzuckersenkenden Wirkung, die zu schweren und langanhaltenden hypoglykämischen Zuständen führt. Solche Hypoglykämien treten besonders bei älteren Menschen auf, die unregelmäßig essen und bei denen interkurrente Erkrankungen die Mög-

lichkeit zur Gegenregulation weiter einengen. Sulfonylharnstoffhypoglykämien entwickeln sich langsam und können daher verkannt werden. Manchmal sind sie durch neurologische Ausfälle, durch Konzentrationsschwäche und Orientierungsverlust sowie durch Lähmungszustände und Sprachstörungen gekennzeichnet, durch Symptome also, die auch bei einem Schlaganfall auftreten. Da blutzuckersenkende Tabletten bei älteren Menschen häufig verordnet werden, muß bei unklaren neurologischen Symptomen in dieser Altersgruppe stets daran gedacht werden, die Blut-Glucose-Konzentration zu messen. Die Sulfonylharnstoffhypoglykämie hält lange an. Es muß daher Glucose fortlaufend infundiert werden, um einen Rückfall in die Hypoglykämie zu vermeiden.

Es ist verständlich, daß Sulfonylharnstoffderivate mit langer Verweildauer im Organismus im Körper kumulieren und dann Hypoglykämien auslösen. Auch Tolbutamid mit einer kurzen Halbwertzeit kann hypoglykämische Zwischenfälle verursachen, besonders dann, wenn seine Verweildauer im Organismus durch andere Medikamente verlängert wird. Glibenclamid ist trotz seiner kurzen Plasmahalbwertzeit besonders oft für schwere und lang anhaltende hypoglykämische Zustände verantwortlich. Seine längere Haftung am Gewebe kann eine andauernde blutzuckersenkende Wirkung erklären. Die Gefahr von hypoglykämischen Zwischenfällen läßt sich durch folgende Maßnahmen reduzieren:

Erstens durch die Wahl eines geeigneten Sulfonylharnstoffderivates. Es wäre zu begrüßen, wenn ältere Diabetiker zuerst mit Tolbutamid eingestellt würden, weil es in seinen unerwünschten Wirkungen am besten bekannt ist und seltener schwere hypoglykämische Reaktionen auslöst als die hochwirksamen Sulfonylharnstoffderivate.

Zweitens sollte ein Patient, der mit blutzuckersenkenden Tabletten eingestellt wurde, möglichst keine zusätzlichen Medikamente einnehmen, zumindest nicht ohne daß die Blutzuckerkonzentration genau beobachtet wird.

Drittens sollten Patienten ihre Diät strikt einhalten und keine Mahlzeiten auslassen. Sie sollten besonders nach starker körperlicher Arbeit auf Anzeichen einer Hypoglykämie achten und sich im Bedarfsfall leicht resorbierbare Kohlenhydrate (Zucker, Weißbrot) zuführen.

Durch Hemmstoffe kohlenhydratspaltender Enzyme wird versucht, die Freisetzung von Glucose im Darm und damit ihre Resorption in die Blutbahn zu verzögern. Auf diese Stoffe, z.B. die Acarbose, wird am Ende des Kapitels eingegangen. Hier sei jedoch vermerkt, daß bei Patienten, die Acarbose geschluckt haben, aus Weißbrot oder Rohrzucker, die Glucose verzögert freigesetzt wird. Sie sollten also, um im Notfall einer Hypoglykämie begegnen zu können, Glucose selbst in Form von Traubenzucker bei sich haben.

Unerwünschte Wirkungen der Sulfonylharnstoffderivate, die nicht mit ihrer Stoffwechselwirkung zusammenhängen, ähneln denen der Sulfonamide. So kommt es gelegentlich zu einem Wachstum der Schilddrüse, was auf einer Hemmung der Hormonsynthese in diesem Organ beruht. Weiterhin kann ein cholestatischer Ikterus auftreten, auch eine Leukopenie oder Thrombozytopenie. Sehr selten kommt es zu Agranulozytosen. Relativ häufig sind gastrointestinale Störungen, die jedoch in der Regel nicht dazu führen müssen, daß die Behandlung unterbrochen wird. Allergische Reaktionen der Haut und Fälle von Arzneimittelfieber sind beschrieben worden. **Wechselwirkungen.** Sulfonylharnstoffe gehören zu den Medikamenten, die eine Alkoholunverträglichkeit auslösen können (Antabus-Syndrom). Beim Menschen sind genetisch bedingte Verzögerungen der Hydroxylierung von Tolbutamid (vgl. S. 7) beschrieben worden, so daß die Halbwertzeit und damit auch die Wirkung sich bei manchen Patienten auf ein Vielfaches des normalen Wertes verlängern kann. Dadurch können schwere hypoglykämische Zwischenfälle auftreten.

Tab. 4: Plasmahalbwertzeit von Tolbutamid vor und nach mehrtägiger Einnahme eines zusätzlichen Medikamentes (nach Hansen und Christensen).

Zweites Medikament	Mittlere Halbwertzeit von Tolbutamid in Stunden	
	vor	**nach**
	dem zweiten Medikament	
Sulfonamide:		
Sulfaphenazol	4,0	27,5
Sulfadiazin	3,5	5,5
Antibiotika:		
Chloramphenicol	5,5	14,7
Novobiocin	5,5	9,8
Rifampicin	5,5	3,3
		(Enzym-
		induktion!)
Antikoagulantien:		
Dicoumarol	4,9	17,5
Warfarin	4,5	5,0
Phenprocoumon	5,0	5,3
Analgetika, Antiphlogistika:		
Phenyramidol	7,0	18,0
Phenylbutazon	4,5	10,5
Gichtmittel:		
Sulfinpyrazon	7,1	9,5
Allopurinol	6,3	7,4

Auch andere Medikamente, die, gleichzeitig genommen, Tolbutamid von seinem Stoffwechselweg verdrängen, können die Inaktivierung und Ausscheidung verzögern und dadurch die blutzuckersenkende Wirkung unkontrolliert verstärken. Derartige Wechselwirkungen haben immer dann Bedeutung, wenn ein Patient auf eine Langzeittherapie eingestellt wurde und nun unvermittelt mit einem zweiten Arzneimittel belastet wird. Tabellarisch werden einige Beispiele gegeben, in denen Veränderungen der Halbwertzeit von Tolbutamid durch ein zweites Medikament gemessen wurden (Tab. 4). Grundsätzlich ist mit Wechselwirkungen jedoch immer zu rechnen und deshalb sollten Patienten, die auf die orale Behandlung eingestellt sind und bei denen auf ein zweites Medikament nicht verzichtet werden kann, sorgfältig kontrolliert werden. Die Biotransformation der neuen Sulfonylharnstoffderivate, die in niedrigerer Konzentration wirken, wird durch gleichzeitig gegebene andere Medikamente offenbar geringfügiger gestört. Auch hier aber kann es zu Störungen der blutzuckersenkenden Wirkung kommen durch Stoffe, die entweder selbst den Kohlenhydratstoffwechsel beeinflussen, oder zu Hypoglykämien, wenn z. B. Betablocker die Möglichkeiten des Organismus zur Gegenregulation einschränken.

Therapie mit Sulfonylharnstoffderivaten

In den vergangenen Jahrzehnten ist immer wieder die Frage diskutiert worden, ob Sulfonylharnstoffe lebensverlängernd wirken und insbesondere die Sekundärerkrankungen des Typ-II-Diabetes, wie die koronare Herzkrankheit, die Mikroangiopathie und die Niereninsuffizienz hinausschieben können. Eine großangelegte Studie in den USA, die unter dem Namen „University Group Diabetes Program" (UGDP) in die Literatur Eingang fand, hat Ergebnisse vorgelegt, nach denen mit Tolbutamid behandelte Patienten stärker infarktgefährdet sein sollen als solche, die nur diätisch behandelt werden. Diese Schlußfolgerung wird durch Fehler bei der Durchführung der Studie in Frage gestellt. Ein grundsätzlicher Einwand ist, daß die Teilnehmer bei dieser Studie überhaupt keine Sulfonylharnstoffe hätten erhalten dürfen, weil ihr Stoffwechsel mit Diät alleine ausreichend zu kontrollieren war. Die UGDP-Studie hat keine verbindlichen Antworten auf die Fragen geben können, die sie sich gestellt hatte. Ihre Ergebnisse sollten jedoch dazu beitragen, die Indikation für die Tablettenbehandlung kritisch zu stellen.

Sulfonylharnstoffderivate werden allgemein viel zu freizügig verordnet und dafür der kausale Therapieansatz bei Typ-II-Diabetes, nämlich Diät und Gewichtsreduktion, vernachlässigt. Die Verordnung von Sulfonylharnstoffderivaten ist nur indiziert, wenn es in einer intensiven Vorbehandlung mit Diät nicht zu einer befriedigenden Einstellung der Blut-Glucose-Werte gekommen ist. Bei Übergewicht muß eine Reduktion des Körpergewichts erreicht werden. Ziel der Einstellung ist es, die Blut-Glucose-Konzentration im Tagesverlauf nicht über 180 mg/100 ml ansteigen zu lassen. Auch Typ-II-Diabetiker sollen ihre Stoffwechselführung selber kontrollieren. Sie sollen täglich die nach dem Frühstück gelassene Harnportion oder an einem Wochentag mehrere Portionen auf Glucose testen. Das Ergebnis ist zu protokollieren. Regelmäßig in halbjährlichen bis jährlichen Abständen wird der Arzt auch gut eingestellte Typ-II-Diabetiker kontrollieren. Dabei wird ein Blutzucker-Tagesprofil aufgenommen und die Glucoseausscheidung im 24-Std.-Urin bestimmt. Eine gute Einstellung bedeutet, daß die Blutzuckerwerte morgens unter 130, nach dem Mittag unter 150 und nachmittags ebenfalls unter 130 mg/100 ml liegen. Die Zuckerausscheidung im Urin sollte negativ sein, bei guter Einstellung jedoch keineswegs mehr als 5 g in 24 Std. betragen. Wenn mit Diät und Sulfonylharnstoffen eine optimale Einstellung des Diabetes nicht zu erreichen ist, muß der Patient rechtzeitig auf Insulin umgestellt werden. Lediglich in einer Übergangsphase können sie bei manchen Patienten, die Insulin benötigen, zusätzliche körpereigene Hormonreserven mobilisieren, so daß diese Typ-II-Diabetiker vorübergehend mit niedrigeren Insulindosen auskommen, wenn sie zusätzlich Sulfonylharnstoff-Derivate erhalten. Auch bei zunächst gutem Erfolg der oralen Therapie ist im weiteren Verlauf ein Wirkungsverlust möglich. Man kann aufgrund zahlreicher Untersuchungen annehmen, daß 5–10% der Patienten eines Kollektivs nach jedem Behandlungsjahr nicht mehr auf Sulfonylharnstoffe ansprechen. Man spricht von einem sekundären Versagen der Sulfonylharnstofftherapie.

Andererseits muß bei gutem Erfolg der oralen Behandlung auch sichergestellt werden, daß der Patient weiter auf die Tabletten angewiesen ist. Ein Auslaßversuch zeigt nämlich, daß viele Patienten nach optimaler Diabetes-Einstellung mit Diät alleine gut kontrolliert werden können und die Tabletten nicht mehr benötigen.

Biguanide

Bereits bevor Insulin zur Verfügung stand, sind Guanidderivate in Deutschland als oral wirkende blutzuckersenkende Substanzen bei Diabetikern eingesetzt worden. Wegen ihrer unerwünschten Wirkungen und der Gefahr, daß sie bei den Patienten das Auftreten von Lactatacidosen begünstigen, spielen die Biguanidderivate in der Behandlung des Typ-II-Diabetes eine ganz untergeordnete Rolle.

Im Gegensatz zu den Sulfonylharnstoffen, die Säuren sind, reagieren die Biguanide alkalisch, wie die Strukturformel zeigt (Abb. 8). Entsprechend ihrer Lipidlöslichkeit reichern sie sich vor allem in den Epithelzellen des Darmtraktes und in der Leber an. Hier können Biguanide die Atmungskette hemmen. Damit erklärt sich, daß sie die Aufnahme von Glucose

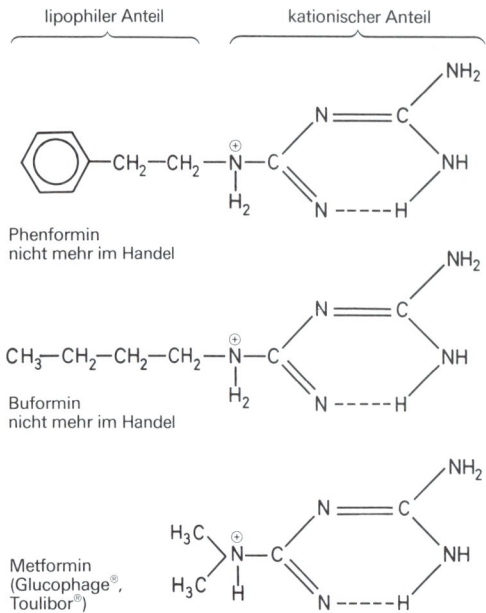

lipophiler Anteil   kationischer Anteil

Phenformin
nicht mehr im Handel

Buformin
nicht mehr im Handel

Metformin
(Glucophage®,
Toulibor®)

Abb. 8: Struktur von stoffwechselwirksamen Biguaniden. Je länger der lipophile Anteil des Moleküls, desto fester wird der den Substrattransport störende kationische Anteil an die Mitochondrienmembran gebunden. Nur das flüchtig wirkende Metformin ist noch zugelassen.

über den aktiven Transport aus dem Darm beeinträchtigen, denn für diesen Transport ist energiereiches Phosphat erforderlich, das in den Darmepithelzellen gebildet werden muß. Weil Biguanide den Substratfluß in den Mitochondrien hemmen, können sie die ATP-Synthese in den Darmepithelzellen unterdrücken und damit aktive Transportvorgänge behin-

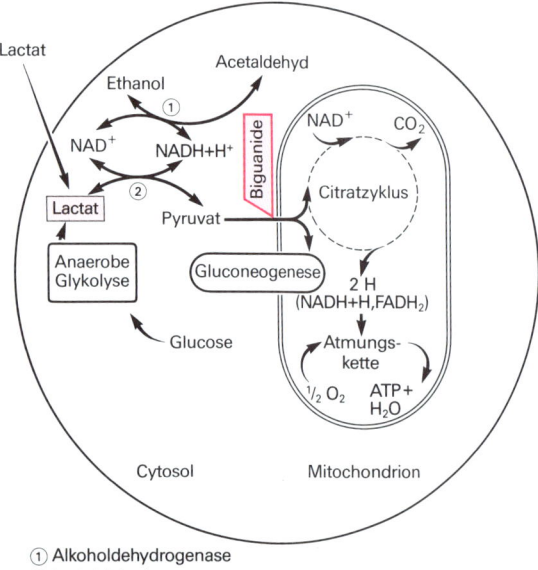

① Alkoholdehydrogenase
② Lactatdehydrogenase

Abb. 9: Biguanide hemmen den Substratfluß in die Mitochondrien und damit die Lactatverwertung (Lactatacidose), die Gluconeogenese und die ATP-Synthese. Ethanol verbraucht NAD⁺ und hemmt die Bildung von Pyruvat aus Lactat.

dern. Da der Transport von Ionen und Aminosäuren ebenfalls gestört ist, kommt es zu Durchfällen und zu Appetitverlust.

In der Leber wird durch Biguanide die Verwertung der Milchsäure gehemmt. Man hat berechnet, daß bei einem 70 kg schweren Menschen täglich 140 g Milchsäure zu Kohlendioxid und Wasser verbrannt werden. Eine Hemmung dieses Umsatzes muß dementsprechend zu einem Rückstau von erheblichen Mengen an Milchsäure führen, so daß sich eine schwere Acidose entwickeln kann. Auch die Glucoseneubildung in der Leber aus Milchsäure wird gehemmt. Diese Effekte erklären sich dadurch, daß Biguanide sich in der Membran der Mitochondrien anreichern und den Eintritt der Brenztraubensäure, die in der Zelle aus Milchsäure gebildet wird, behindern. Die Brenztraubensäure findet daher keinen Zugang zur Oxidation im Citratzyklus oder zur Gluconeogenese, so daß der Rückstau von Brenztraubensäure und damit von Milchsäure verständlich wird (Abb. 9).

Der Membraneffekt der Biguanide ist besonders dann ausgeprägt, wenn diese Verbindungen durch eine hydrophobe Seitenkette in die Lage versetzt werden, sich in Lipidmembranen anzureichern. Solche Verbindungen, wie das Phenformin und das Buformin, wurden wegen der höheren Gefahr der Lactatacidose 1978 nach fast zwanzigjähriger, breiter Anwendung in Deutschland vom Markt genommen. Allein das Metformin[1] ist auch heute noch erhältlich. Diese Substanz wird unverändert und schnell über die Niere ausgeschieden, so daß eine Plasmahalbwertzeit von nur 2 h resultiert. Damit ist die Gefahr einer langanhaltenden Wirkung gebannt. Allerdings auch die therapeutische Wirkung dürfte nur flüchtig sein. Wie alle Biguanide kann auch das Metformin Lactatacidosen auslösen, wenn seine Ausscheidung über die Niere verzögert erfolgt. Das ist besonders bei Patienten mit akutem Nierenversagen beschrieben worden. Sonst aber kommt es durch die kurze Verweildauer im Organismus nicht zu schwerwiegenden Störungen des oxidativen Zellstoffwechsels.

Die Ursache der blutzuckersenkenden Wirkung der Biguanide bei Diabetikern ist komplex. Der Effekt tritt innerhalb von mehreren Tagen auf, während Sulfonylharnstoffe sofort wirksam sind. Er erklärt sich aus einer Hemmung der Glucoseresorption im Darm, aus einer Störung der Glucoseneubildung in der Leber und aus einer verstärkten Wirkung von Insulin, insbesondere im Muskelgewebe, wie tierexperimentell nachgewiesen wurde. Im Gegensatz zu den Sulfonylharnstoffderivaten wirken Biguanide beim Stoffwechselgesunden nicht blutzuckersenkend. Schwere hypoglykämische Reaktionen treten im Gegensatz zu den Sulfonylharnstoffderivaten beim diabetischen Patienten extrem selten auf. Sie werden meistens dann beobachtet, wenn nach Einnahme von Biguaniden Alkohol in größeren Mengen getrunken wird.

Die Lactatacidose ist ein gefährlicher Zwischenfall, weil die Hälfte der Patienten sie nicht überlebt, wenn erst ein komatöser Zustand eingetreten ist. Besonders gefährdet sind Patienten mit Nieren- und Lebererkrankungen und Alkoholiker. Aber auch bei älteren Menschen in schlechtem Ernährungszustand kann diese Komplikation auftreten. Eine Gewebshypoxie kann die auslösende Ursache für die Lactatacidose sein, die durch die Anwesenheit von Biguaniden unterstützt wird. So ist verständlich, daß Patienten mit Herzinsuffizienz oder mit schweren Infektionskrankheiten, schließlich Menschen, die sich einer Operation unterziehen müssen, von der Biguanidbehandlung ausgenommen werden sollten. Man muß sich bei der Indikationsstellung vor Augen halten, daß jeder Patient unvorhergesehen durch einen Herzinfarkt oder einen Verkehrsunfall in eine Stoffwechselsituation geraten kann, in der Biguanide eine Lactatacidose begünstigen können. In

---

[1] Glucophage®, Toulibor®.

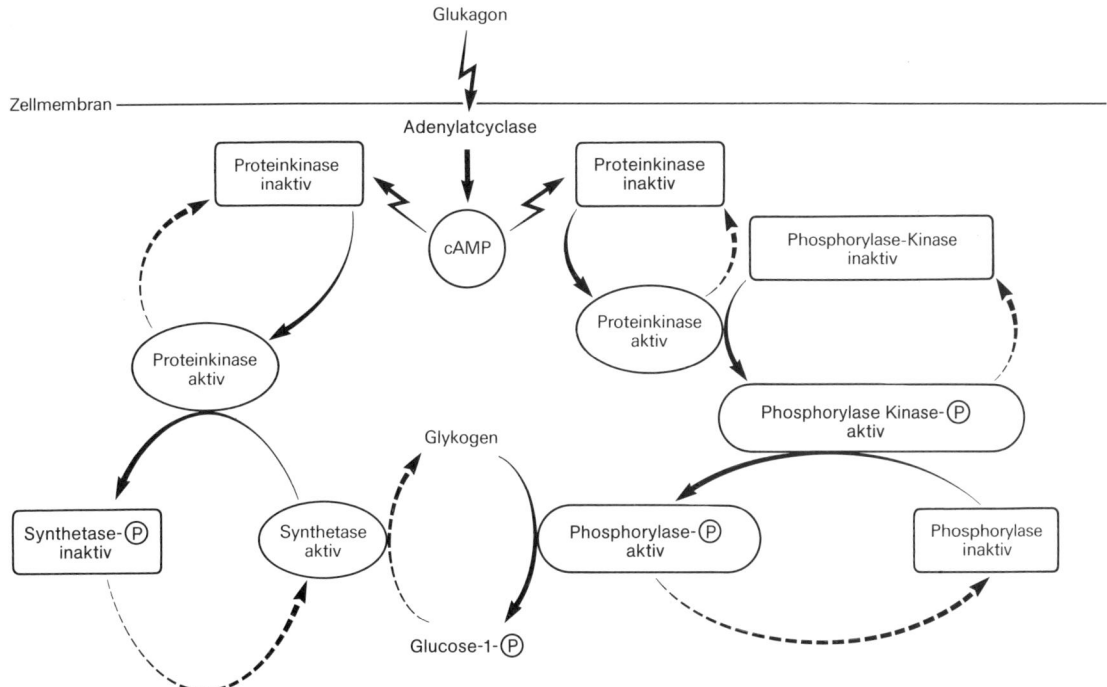

Glukagon

Zellmembran

Adenylatcyclase

Proteinkinase
inaktiv

Proteinkinase
inaktiv

cAMP

Phosphorylase-Kinase
inaktiv

Proteinkinase
aktiv

Proteinkinase
aktiv

Phosphorylase Kinase-Ⓟ
aktiv

Glykogen

Synthetase-Ⓟ
inaktiv

Synthetase
aktiv

Phosphorylase-Ⓟ
aktiv

Phosphorylase
inaktiv

Glucose-1-Ⓟ

Abb. 10: Der Kontakt von Glukagon mit der Zellmembran aktiviert die Adenylatcyclase. Als „zweiter Botenstoff" in der Zelle entsteht cAMP. In der Leber führt das zur Glykogenolyse, Gluconeogenese und Harnstoffsynthese, im Fettgewebe zur Lipolyse.

zahlreichen Kliniken hält man es daher nicht für ausreichend, Kontraindikationen zu beachten, sondern verzichtet grundsätzlich auf die Anwendung von Biguaniden in der Diabetes-Therapie.

Glukagon

In den Langerhansschen Inseln der Bauchspeicheldrüse finden sich neben den insulinbildenden B-Zellen A-Zellen, die Glukagon freisetzen. Möglicherweise ist die enge Nachbarschaft der glukagonbildenden A-Zellen und der B-Zellen, in denen Insulin entsteht, von Bedeutung, weil sie beiden Zelltypen die Möglichkeit gibt, sich gegenseitig unmittelbar zu beeinflussen. Im Gegensatz zum Insulin, durch das die Nahrungsstoffe in Speicher eingelagert werden, führt Glukagon zu einer Mobilisierung von Glucose und Fettsäuren. Es ist also das Hormon des Mangels, das im Hunger Substrate bereitstellt. Insulin dagegen wird, wenn Substrate im Überfluß angeboten werden, ihre Speicherung einleiten. Ein Anstieg der Plasma-Glucose-Konzentration führt zu einer vermehrten Insulinsekretion und hemmt gleichzeitig die Abgabe von Glukagon. Trotzdem sind Insulin und Glukagon nicht in jedem Falle entgegengesetzt wirksam. Ein Anstieg der Aminosäurekonzentration im Blut stimuliert die Sekretion beider Hormone, wobei Insulin die Verwertung der Aminosäuren bei der Proteinsynthese begünstigt, während unter der Wirkung von Glukagon Aminosäuren desaminiert und für die Glucoseneubildung verwendet werden.
Glukagon ist wie Insulin ein Peptid, besteht jedoch nur aus einer Kette von 29 Aminosäuren. Das Molekül enthält kein Cystein und weist daher auch keine Schwefelbrücken auf.

Wirkungen von Glukagon

Ähnlich wie Insulin reagiert auch Glukagon mit einem Rezeptor an der äußeren Zellmembran (vgl. Abb. 10). Die Aktivie-

rung des Hormonrezeptors führt in der Zelle zur Bildung eines „zweiten Botenstoffes" (second messenger), dem cyclischen Adenosin-3′-5′-Monophosphat (cAMP). Das Peptidhormon, das selbst die Zellmembran nicht durchdringen kann, bedient sich also über den Rezeptor eines intrazellulären Transmitters, eben des cAMP's, das dann zur Aktivierung von Proteinkinasen im Zellinneren führt. Diese Enzyme können Enzymproteine phosphorylieren und dadurch den Stoffwechsel verändern. Durch eine solche Phosphorylierung wird in der Leber die Glykogenphosphorylase aktiviert und die Spaltung von Glykogen eingeleitet. Gleichzeitig ist die Neusynthese von Glykogen gehemmt, weil die Glykogensynthetase durch die Phosphorylierung inaktiviert wird. Das Ergebnis dieser Wirkungen ist, daß Glukagon über cAMP die Glykogenreserven in der Leber mobilisiert, so daß Glucose in das Blut gelangt. Dieser Effekt wird unterstützt durch eine gleichzeitige Zunahme der Glucoseneubildung aus entsprechenden Vorstufen, z. B. aus Aminosäuren oder Abbauprodukten der Glykolyse, wie Milchsäure bzw. Brenztraubensäure. Bei der Umwandlung von Aminosäuren in Glucose wird Stickstoff frei, so daß ebenfalls die Harnstoffsynthese in der Leber unter der Wirkung von Glukagon ansteigt.
Im Fettgewebe führt Glukagon zu einer Spaltung des Depotfetts. Dadurch wird gespeicherte Energie beim Hunger mobilisiert. Glukagon ist also nicht nur ein Hormon des Glucosemangels, sondern wird auch dann freigesetzt, wenn Energieträger im Stoffwechsel ganz allgemein fehlen. Es ist daher sinnvoll, daß nicht nur ein Anstieg der Glucosekonzentration im Blut, sondern ebenso eine Zunahme der Konzentration an freien Fettsäuren die Abgabe von Glukagon aus der Pankreasinsel hemmt. Andererseits gehen Zustände, bei denen ein erhöhter Bedarf an Stoffwechselenergie besteht, z. B. bei körperlicher Arbeit oder im Hunger, mit einer vermehrten Glukagonsekretion einher.
Bei hohen Konzentrationen von Glukagon treten zusätzliche Effekte auf, die ebenfalls therapeutisch ausgenutzt werden

können. Hierzu gehört eine positiv inotrope Wirkung am Herzen, die möglicherweise auch über cAMP vermittelt wird, ferner eine spasmolytische Wirkung am Darm und ein hemmender Einfluß auf die Salzsäureproduktion des Magens.

Therapie mit Glukagon

Während Insulin durch seine Bedeutung in der Therapie des Diabetes mellitus zu einem der wichtigsten Medikamente unserer Zeit wurde, findet sich nur selten Veranlassung, die typische Wirkung des Glukagon[1] therapeutisch beim Menschen zu nutzen.

Eine wichtige Indikation sind schwere hypoglykämische Zustände, bei denen Glukagon injiziert wird, um Kohlenhydratreserven der Leber rasch zu mobilisieren und die Glucoseneubildung zu fördern.

Eine gezielte Hemmung der Glukagonsekretion könnte in Zukunft Bedeutung für die Behandlung des Diabetes mellitus gewinnen. Verschiedentlich ist gezeigt worden, daß im Tierexperiment Sulfonylharnstoffe die Glukagonsekretion hemmen, ein Effekt, der beim Menschen noch nicht sicher nachgewiesen wurde, aber die blutzuckersenkende Wirkung unterstützen könnte.

Eine wichtige Rolle spielt Glukagon auch in der Behandlung der durch Insulin oder Sulfonylharnstoffe ausgelösten Hypoglykämie. Besonders bei hypoglykämischen Zwischenfällen im Kindesalter hat sich Glukagon bewährt, weil es auch bei intramuskulärer Injektion zur Wirkung kommt, während Glucose intravenös zugeführt werden muß und insbesondere bei Kindern im hypoglykämischen Schock der venöse Zugang gelegentlich nicht schnell genug gefunden wird.

Eine andere Indikation beruhte auf der positiv inotropen und chronotropen Wirkung von Glukagon am Herzen. Dieser Effekt wurde ausgenutzt, um die Schlagarbeit des Herzens zu erhöhen und eine schwere Herzinsuffizienz, zumindest für eine kurze Zeitspanne, zu überbrücken. Glukagon mußte auch hier injiziert werden und löste in den hohen Dosen, die erforderlich waren, Übelkeit und Erbrechen aus. Gegenüber den sympathomimetisch wirkenden Aminen hatte Glukagon den Vorteil, am Herzen seltener Rhythmusstörungen auszulösen.

Resorptionsverzögerung von Nährstoffen, insbesondere von Kohlenhydraten

Ballaststoffe in der Nahrung können die Motilität von Magen und Darm beeinflussen und die Resorption von Glucose ver-

zögern. Therapeutisch eingesetzt wird das **Guar**[1], ein aus der Guar-Bohne gewonnenes, aus Mannose-Molekülen zusammengesetztes Polysaccharid, das außerdem Galaktose enthält. Mit Wasser bildet Guar ein visköses Kolloid, so daß flüssige oder wäßrige Nahrung durch seinen Zusatz viskös und damit länger im Magen zurückgehalten wird. Auch die Darmpassage erfolgt verzögert. Guar bindet Nährstoffe, und das Gel lagert sich auf die Dünndarmschleimhaut, so daß die Nahrungsstoffe die resorbierende Oberfläche verzögert erreichen. Daher kann die Einnahme von Guar den Blutzuckeranstieg nach einer kohlenhydratreichen Mahlzeit dämpfen und verzögern. Durch Glätten der Blutzuckerspitzen kann die Ausscheidung von Glucose im Harn vermindert werden.

Ein geringer Effekt ist auch auf Cholesterin- und Triglyceridspiegel im Plasma beschrieben worden. Eine Senkung der Cholesterin-Werte wird auf eine Resorptionsverzögerung von Gallensäuren zurückgeführt. Eine Wirkung also, die der des Colestyramins entsprechen würde, jedoch geringer und unzuverlässiger eintritt.

Guar wird vor den Mahlzeiten meistens in einer Dosis von 5 g aufgeschwämmt, in einem Viertelliter kalter Flüssigkeit eingenommen. Unerwünschte Wirkungen dieser nicht resorbierbaren Substanz beschränken sich auf Abneigung der Patienten gegen Konsistenz und Volumen des Guar-Trunkes. Alle günstigen Wirkungen von Guar auf den Stoffwechsel können vermutlich auch durch diätetische Beschränkungen und eine Diät, die reich an Ballaststoffen ist, erzielt werden.

Eine Gruppe von anderen Substanzen hemmen die enzymatische Spaltung von Stärke oder von Rohrzucker und anderen Disacchariden im Darm. Dadurch wird aus den Nahrungsstoffen verzögert Glucose freigesetzt, die dann resorbiert werden kann. Dementsprechend steigen nach einer Kohlenhydratmahlzeit auch in Gegenwart dieser Enzymhemmstoffe (Hemmstoffe der Glucosidase und der Amylase; z.B. Acarbose[2]) die Blutglucose-Werte langsamer an, so daß extreme Schwankungen der Blutzuckerwerte nach den Mahlzeiten vermieden werden und die Patienten besser einzustellen sind. Durch diese Enzymhemmstoffe kann es zu einer Malabsorption von Nahrungsstoffen kommen, so daß Kohlenhydrate tiefere und von Bakterien besiedelte Darmabschnitte erreichen. Sie werden dann hier von Darmbakterien abgebaut unter Gasentwicklung, so daß Flatulenz und Meteorismus, Bauchschmerzen und Durchfälle auftreten. Diese Effekte, die sich bei übergewichtigen Typ-II-Diabetikern natürlich auch günstig im Sinne einer Gewichtsabnahme auswirken können, versucht man über eine einschleichende und niedrige Dosierung zurückzudrängen.

---

[1] Glucagon Novo®, Glucagon Lilly®.

[1] Glucotard®, Guarem®; [2] Glucobay®.

Weiterführende Literatur

Asmal, C. A./Marble, A.: Oral hypoglycemic agents – An update. Drugs **28**, 62 (1984).

Czech, M. P. (Ed.): Molecular basis of insulin action. Plenum Press, New York 1985.

Hasselblatt, A. und F. von Bruchhausen (ed.): Insulin II. Handb. exper. Pharm. 32. Springer, New York 1975.

Jackson, J. E./Bressler, R.: Clinical pharmacology of sulphonylurea hypoglycemic agents. Drugs **22**, 211 (1981).

Larner, J.: Insulin and oral hypoglycemic drugs; Glucagon. in: The Pharmacological Basis of Therapeutics (Eds.: Goodman-Gilman, A. et al.), 7th edition. 1985.

Lefèbvre, P. J. (Ed.): Glucagon I und II. Handb. exper. Pharm. 66. Springer, Berlin 1983.

Panten, U./Lenzen, S., in: „The Energetics of Secretion Responses" (J. W. N. Akkerman, Ed.). CRC-Press; Boca Raton; Florida 1988, **II,** 109–123.

Sauer, H.: Aktuelle Aspekte der Insulintherapie. Dtsch. Ärztebl. **79**, 29–40 (1983).

Stellungnahmen der Deutschen Diabetes-Gesellschaft (Korr. Adr.: H. Otto):

Die ärztliche Führung der graviden Diabetikerin. Dtsch. Ärztebl. **79**, 37 (1982).

Orale Diabetestherapie mit Medikamenten vom Typ der Sulfonylharnstoffe. Dtsch. Ärztebl. **80**, 38 (1983).

Therapie des Diabetes mellitus: Einstellungskriterien und Erfolgskontrollen. Dtsch. Med. Wschr. **110**, 477 (1985).

Endokrinpharmakologie
Pharmakotherapie mit Hormonen

F. Neumann, Berlin, B. Schenck, Bochum, H. Schleusener, Berlin und H. U. Schweikert, Bonn

Hormone sind für den normalen Ablauf des Stoffwechsels und die Reproduktion essentiell. Im Prinzip kommen bei allen Wirbeltierspezies die gleichen endokrinen Drüsen vor. Stoffe mit Hormonwirkung treten im Laufe der Entwicklungsgeschichte im Tierreich schon sehr früh auf, z. B. bei Krebsen und Mollusken.

Es besteht, von Ausnahmen bei den Peptid- und Proteohormonen abgesehen, keine Artspezifität hinsichtlich der produzierten Hormone. So bilden sämtliche Wirbeltiere Schilddrüsen- und Sexualhormone. Das gleiche Hormon hat aber bei verschiedenen Spezies z. T. unterschiedliche Wirkungen.

Klinisch verursacht der Mangel an Hormonen Krankheiten und erfordert die Substitution des betreffenden Hormons.

Tab. 1: Abkürzungen für Hormone (sie sind zumeist dem internationalen, angelsächsischen Schrifttum entnommen).

ACTH	adrenocorticotropic hormone = corticotropin
ADH	antidiuretic hormone = Vasopressin
CRF	corticotropin releasing factor = corticocoliberin
CT	calcitonin
DIT	diiodotyrosine
DOC	desoxycorticosterone
DOCA	desoxycorticosterone acetate
FSH	follicle stimulating hormone = follitropin
GH	growth hormone
=STH	somatotropic hormone
GnRH	gonadotropin releasing hormone = gonadoliberin
=LH-RH	luteinising hormone releasing hormone
GRH	growth hormone releasing hormone
HCG	human chorionic gonadotropin
HCS	human chorionic somatotropin
=HPL	human placental lactogen
HMG	human menopausal gonadotropin
HPL	human placental lactogen
=HCS	human chorionic somatotropin
LH	luteinising hormone = lutropin
=ICSH	interstitial cell stimulating hormone
MIT	monoiodotyrosin
MSH	melanophore stimulating hormone
PIF	prolactin inhibiting factor
PMS	
=PMSG	pregnant mare serum gonadotropin
PTH	parathormone = parathyrin
STH	somatotropin
T_3	triiodothyronin
T_4	thyroxin
TRF	thyrotropin releasing factor
=TRH	thyrotropin releasing hormone = thyroliberin
TSH	thyroid stimulating hormone = thyrotropin

Tab. 2: Definition der Internationalen Einheiten von klinisch verwendeten Hormonen.

ACTH	1 IE (UNO, 1951) = Aktivität von 1 mg des internationalen Standardpräparates = Aktivität von 1 mg des Armourpräparates La-1-A, 1941 dargestellt von Munson.
CT	1 IE = 4 mg eines reinen Schweinecalcitoninpräparates (MRC = Medical Research Council)
HCG	1 IE = Aktivität eines im National Institute for Medical Research, London, aufbewahrten internationalen Standardpräparates von 0,25 mg.
HMG	1 IE entspricht einer IE FSH in Form von gefriergetrocknetem HMG, bezogen auf das 2. internationale Referenzpräparat = 2 IRP.
PMS	1 IE = Aktivität eines im National Institute for Medical Research, London, aufbewahrten internationalen Standardpräparates von 0,25 mg.
PTH	1 USP-Einheit = 1/100 Menge, die bei Hunden von 8 bis 16 kg innerhalb 16 bis 18 Stunden nach subkutaner Injektion den Calciumgehalt um durchschnittlich 1,0 mg/100 ml erhöht. Eine Collip-Einheit = 5 USP-Einheiten.
STH	Beim Wachstumstest nach Evans ist eine Einheit des Wachstumshormons in jener Tagesmenge eines Präparates enthalten, die bei hypophysektomierten 21 bis 30 Tage alten weiblichen Ratten in 10 Tagen eine Gewichtszunahme von 10 g bewirkt.
TSH	Eine USP-Einheit entspricht 20 mg des Standardpräparates und ist ungefähr 10 bis 12 Junkmann-Schöller-Einheiten äquivalent. Eine Internationale Einheit (IE) entspricht etwa 1 USP-Einheit und ist in 13,5 mg des internationalen Standardpräparates enthalten. Eine Junkmann-Schöller-Einheit ist die Menge, die bei 100 bis 150 g schweren Meerschweinchen nach 2 Tagen eine histologische Reaktion ergibt.
Vasopressin, Oxytocin	Die Internationale Einheit ist in 0,5 mg eines pulverisierten, acetongetrockneten, bovinen Hypophysenhinterlappenpräparates enthalten (3. Internationaler Standard, 1957).

Neben den physiologisch bedeutsamen Wirkungen können bei höherer Dosierung eines Hormons zusätzlich pharmakodynamische Wirkungen therapeutisch genutzt werden. Ein Beispiel dafür ist die Verwendung von Glucocorticoiden zur Therapie entzündlicher Prozesse. Hormone entfalten ihre Wirkung in z. T. extrem niedrigen Konzentrationen, 10^{-11}

-10^{-12} mol/l. Sie werden im allgemeinen mit der gleichen Geschwindigkeit inaktiviert, mit der sie Funktionen regulieren, d. h. in Minuten bis Stunden.

Die in diesem Kapitel benutzten Abkürzungen für Hormone und die Standardisierung in Einheiten von Hormonen sind in den Tabellen 1 und 2 zusammengefaßt.

Allgemeine Biochemie der Hormone

Chemie der Hormone

Es gibt vier Hauptgruppen:
1. Glykoproteine: Dazu gehören die Gonadotropine FSH, LH, HCG und TSH.
2. Steroidhormone, zu denen die Sexualhormone und die Hormone der Nebennierenrinde gehören.
3. Proteo- und Peptidhormone: Dazu gehören u. a. Wachstumshormon, Prolaktin, Insulin, ACTH und Calcitonin. Auch bei den hypothalamischen Freisetzungshormonen handelt es sich um Peptide.
4. Hormone, die sich vom Tyrosin resp. von Aminen ableiten wie Tyroxin (T_4) und Trijodthyronin (T_3), Adrenalin und Noradrenalin.

Transport der Hormone

Hormone sind Stoffe, die – mit Ausnahme einiger Gewebshormone – in den endokrinen Organen gebildet werden und auf dem Blutwege zu jenen Orten gelangen, wo sie benötigt werden. Abweichend von dieser allgemeinen Regel gibt es Hormone, die erst in der Zirkulation aus unwirksamen Vorstufen entstehen, z. B. das Angiotensin. Die Organe, an denen Hormone wirken, nennt man Erfolgs- oder Zielorgane (engl. target organs). Beim Transport von einigen Hormonen mit dem Blut spielen Transportproteine eine Rolle. Das gilt z. B. für die Steroidhormone und die Schilddrüsenhormone (nicht wasserlösliche Hormone). In Tab. 3 sind diese Transportproteine aufgeführt.

Wirkungsmechanismen von Hormonen

Da Hormone mit dem Blut transportiert werden, könnte man annehmen, daß sie sich in allen Geweben und Organen, je nach Durchblutung, mehr oder weniger gleichmäßig verteilen. Für die meisten Hormone trifft dies aber nicht zu. Das hat seinen Grund darin, daß es für die meisten Hormone in den Erfolgsorganen spezifische Rezeptoren gibt. So kommen z. B. Rezeptoren für Oestrogene in den Erfolgsorganen der Oestrogene, also etwa im Uterus oder in der Milchdrüse, vor. Die Prostata als Erfolgsorgan für Androgene besitzt Androgenrezeptoren. Bedingt durch die Bindung an einen Rezeptor, verweilt das Hormon in seinen Erfolgsorganen auch länger als in anderen Geweben. Wenn man z. B. radioaktiv markiertes Östradiol oder Progesteron an ein Versuchstier verabfolgt und dann die Radioaktivität im Uterus und der quergestreiften Muskulatur über die Zeit mißt, dann sieht man, daß die Radioaktivität aus dem Muskel rasch verschwindet, während sie im Uterus sehr viel länger nachweisbar ist (vgl. Abb. 1).

Hormone gehören zu den regulativen Stoffen. Ganz allgemein besteht der Wirkungsmechanismus von Hormonen in der Anregung einer Zielzelle oder eines Zielgewebes zu einer spezifischen Leistung.

Es gibt zwei verschiedene molekulare Wirkungsmechanismen, einen für Proteo- und Peptid- sowie Glykoproteinhormone und einen für Steroid- und Schilddrüsenhormone.

Wirkungsmechanismus der Peptid- und Proteohormone

Peptidhormone sind hydrophil und deshalb nicht in der Lage, die Zellmembran zu passieren. Deshalb muß das Hormonsignal über Rezeptoren in der Zellmembran vermittelt werden. Der Membranrezeptor besteht aus drei Proteinanteilen, und zwar einem in den Extrazellularraum herausragenden Anteil, einem in der Membran verankerten Teil und einem in das Zytoplasma der Zelle hineinragenden Protein. Das extrazelluläre Rezeptorprotein ist für die Bindung des Hormons verantwortlich. Nach der Hormonbindung kommt es zu einer Konformationsänderung, die den in der Membran verankerten Rezeptor durchläuft und dem in die Zelle ragenden

Tab. 3: Transportproteine für Hormone.	
Hormon	Transportprotein
Triiodthyronin (T_3), Tetraiodthyronin (T_4)	TBG[1] = Thyroxin-bindendes Globulin
	TBPA[1] = Thyroxin-bindendes Präalbumin
Glucocorticoide	Transcortin oder CBG = Corticoid-bindendes Globulin
Oestrogene Androgene Gestagene	SHBG = Sexual-Hormon-bindendes Globulin

[1] Die Gesamtheit des an Plasmaproteine gebundenen Jods wird mit PBI bezeichnet (protein bound iodine).

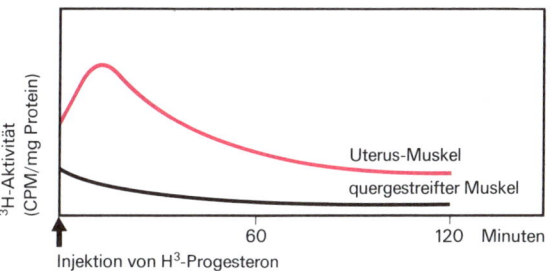

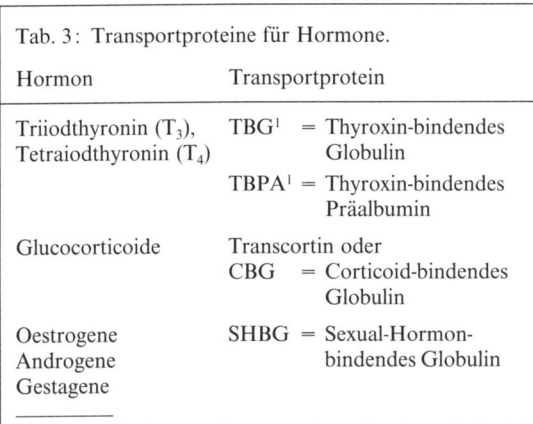

Abb. 1: Nachweis der Bindung von Progesteron in der Uterus-Muskulatur.
Nach Injektion von ^{3}H-markiertem Progesteron wird die Radioaktivität in der Muskulatur des Uterus rasch aufgenommen und langsam wieder abgegeben. Im Unterschied dazu reichert die quergestreifte Muskulatur, die offenbar keine spezifischen Bindungsstellen für dieses Hormon besitzt, das ^{3}H-markierte Progesteron nicht an (nach Wiest und Rao, In: Advances in the Biosciences 7, Pergamon Press, Oxford 1971).

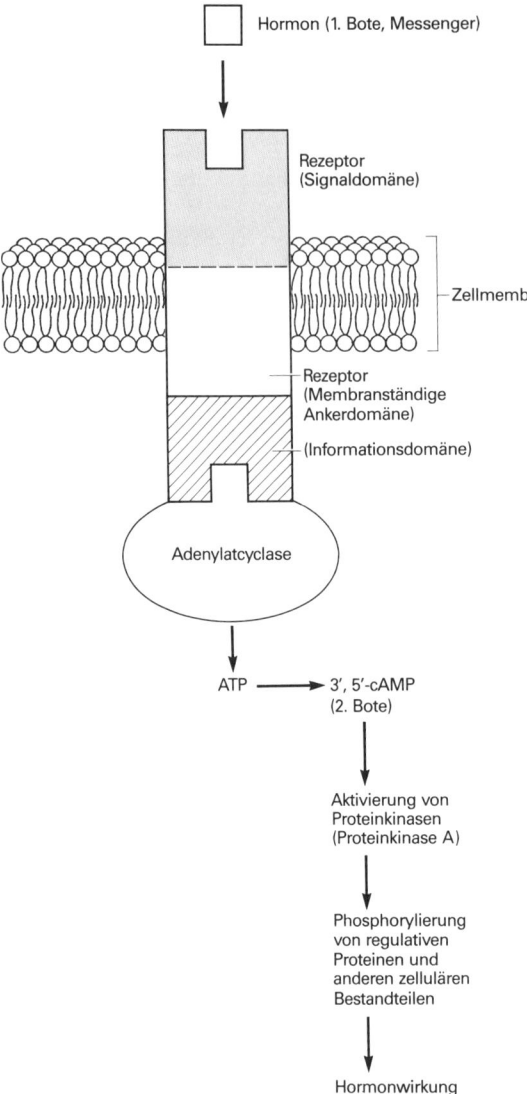

Vorgängen, u. a. kommt es zur Aktivierung der Proteinkinase A und darauffolgend zur Phosphorylierung regulativer Proteine und anderer zellulärer Bestandteile, die für eine spezifische Syntheseleistung benötigt werden. Das cAMP wird als zweiter Bote bezeichnet, weil sich mit dem cAMP die Wirkungen von Peptidhormonen simulieren lassen. cAMP wird durch das Enzym Phosphodiesterase wieder inaktiviert.

Im Wirkungsmechanismus einiger Peptidhormone (z. B. Oxytocin, Angiotensin II) scheint dem Ca^{2+} eine wichtige Rolle zuzukommen, und zwar werden manche Effekte über eine Änderung der Ca^{2+}-Aufnahme resp. Änderung der intrazellulären Ca^{2+}-Verteilung induziert.

Dies wird erreicht über eine Rezeptor- und G-Protein vermittelte Stimulation der zellmembranständigen Phospholipase C, die Inositolphosphatide in Inositolphosphatate und Diacylglycerol (DAG) hydrolisiert. 1,4,5-Inositoltriphoshat erhöht den Ca^{2+}-Einstrom, DAG stimuliert die katalytische Aktivität von Proteinkinasen (Proteinkinase C). Im übrigen gibt es wahrscheinlich auch Interaktionen zwischen beiden Mediatorsystemen (cAMP und Ca^{2+}).

Die so völlig voneinander verschiedenen Wirkungen der Peptid- und Proteohormone werden durch cAMP und durch Ino-

Abb. 2: Schematische Darstellung des Wirkungsmechanismus von Peptid- und Proteohormonen.
Das Hormon ist der erste Bote (first messenger). Es bindet an Rezeptoren in der Zellmembran und aktiviert die Adenylatcyclase. Das dadurch gebildete 3′, 5′-cAMP ist der sog. 2. Bote (second messenger), der durch Aktivierung regulativer Proteine die eigentlichen Hormonwirkungen auslöst, wie z. B. Synthese von Pregnenolon aus Cholesterin in der Nebennierenrinde unter dem Einfluß von ACTH oder Synthese von Gonadotropinen im Hypophysenvorderlappen unter GnRH-Einfluß.

Rezeptorteil mitgeteilt wird. Man unterscheidet also zwischen einer Signalbindungsdomäne, einer Ankerdomäne (Transmembranproteinanteil) und einer Informations-Transduktionsdomäne (zytoplasmatischer Rezeptoranteil).

Die Informationsdomäne ist über Guaninnucleotid bindende Regulatorproteine (G-Proteine) mit dem Enzym Adenylatcyclase verknüpft. Adenylatcyclase führt nach der Konformationsänderung des Rezeptorproteins zu einer in der Regel erhöhten Synthese von 3′,5′-Adenosinmonophosphat (cyclisches AMP = cAMP) aus dem energiereichen Adenosintriphosphat (ATP). cAMP ist der intrazelluläre Mediator der Hormonwirkung. Es reguliert eine Reihe von intrazellulären

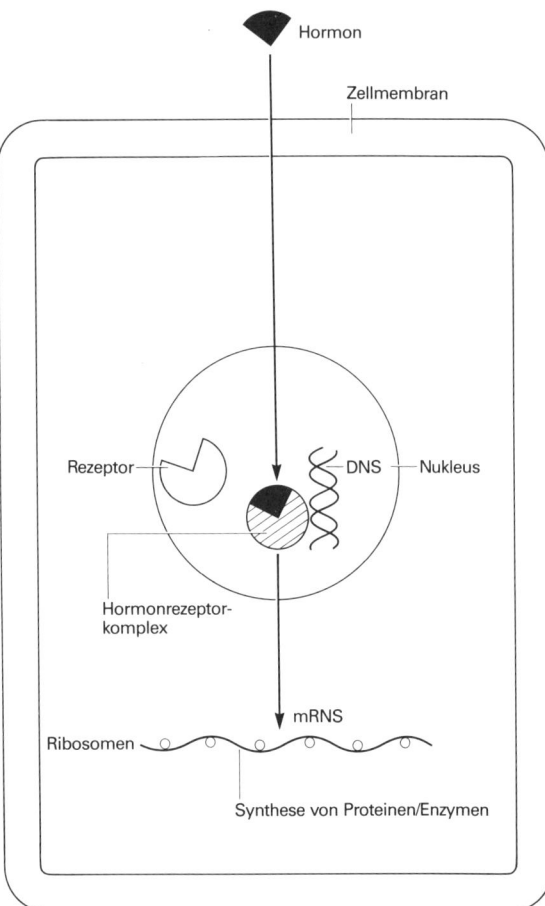

Abb. 3: Schematische Darstellung des zellulären Wirkungsmechanismus von Steroid- und Schilddrüsenhormonen.
Das Hormon gelangt durch Diffusion in die Zelle und an das nukleäre Rezeptorprotein. Der Rezeptor wird transformiert und bindet mit hoher Affinität an die DNS. Das Enzym RNS-Polymerase regt die Synthese von mRNS an (Transcription). mRNS gelangt an die Ribosomen und stimuliert die Synthese von Proteinen, Enzymen usw. (Translation).

sitoltriphosphat, d. h. durch Veränderungen der intrazellulären Ca^{2+}-Spiegel, vermittelt. Was als Hormonwirkung resultiert, hängt vor allem von der enzymatischen Ausstattung der Zellen des Zielorgans ab. In Nebennierenrindenzellen wird die Synthese von Glucocorticoiden angeregt, im Hoden die Synthese von Androgenen usw. Abb. 2 zeigt schematisch, wie man sich heute den Wirkungsmechanismus der Peptid- und Proteohormone vorstellt.

Auch für Wachstumsfaktoren gibt es membranständige Rezeptoren. Die Signaltransduktion von Wachstumsfaktoren erfolgt über Tyrosinkinasen.

Wirkungsmechanismus der Steroid- und Schilddrüsenhormone

Für Steroidhormone und Schilddrüsenhormone gibt es wahrscheinlich nur Rezeptoren im Zellkern. Fest steht heute jedenfalls, daß der Hormonrezeptorkomplex nach Transformation im Zellkern eine starke Bindung mit der DNS (Desoxyribonucleinsäure) eingeht. Das Rezeptorprotein besitzt u. a. eine hormonbindende und eine DNS-bindende Domäne. Es ist ohne Hormon quasi inaktiv. Das Hormon gelangt durch passive erleichterte Diffusion in die Zelle und somit an den Rezeptor. Nach der Bindung des Hormons mit dem Rezeptor wird der Rezeptor aktiviert und bindet nunmehr mit hoher Affinität an die DNS. Es wird heute vermutet, daß der Hormonrezeptor erst nach Dimerisierung seine DNS-Bindungsaffinität erlangt. Durch die Stimulierung der RNS-Polymerase wird die Genexpression auf der Ebene der Transcription moduliert, d. h. die Synthese von mRNS (messenger-Ribonukleinsäure oder Boten-RNS), wird in Gang gesetzt, die ihrerseits die Synthese spezifischer Proteine und Enzyme in den Ribosomen anregt (Translation) und somit die eigentliche Hormonwirkung auslöst. Abb. 3 gibt grobschematisch den Wirkungsmechanismus der Steroid- und Schilddrüsenhormone wieder.

Regulationsmechanismen

Zwischen Hormonproduktion, Ausschüttung (engl. release) und Wirkung bestehen vielseitige Wechselbeziehungen. Die

Aktivität der Nebenschilddrüse, d. h. die Ausschüttung von Parathormon (Parathyrin), hängt vom Calciumgehalt des Blutes ab (vgl. S. 577). Der Stimulus für die Insulinsekretion ist ein Anstieg der Glucosekonzentration im Blut. Dies sind Beispiele für einfache Regelmechanismen.

Die Hormonsynthese und Ausschüttung einiger anderer endokriner Organe werden ihrerseits durch Hormone reguliert. Solche Hormone, deren Funktion darin besteht, die Hormonproduktion anderer endokriner Organe zu regulieren und zu kontrollieren, nennt man „trope" Hormone. Dazu gehören ACTH, TSH, LH und FSH[1]. Außerdem gibt es hypothalamische Peptidhormone, die die Synthese und Sekretion der Hormone des Hypophysenvorderlappens (HVL) regulieren (Freisetzungshormone, engl. releasing hormone). Zu den Freisetzungshormonen gehören TRH, GnRH, GRH und CRF.

An einem Beispiel sei ein solches Regulationssystem näher erläutert. Das Hypophysenvorderlappenhormon LH stimuliert die Synthese und Ausschüttung von Androgenen im Hoden. Der Hypophysenvorderlappen selbst ist aber „Befehlsempfänger", denn die Synthese und Ausschüttung von LH wird durch das hypothalamische Freisetzungshormon GnRH (engl. gonadotropin releasing hormone) gesteuert. Freisetzungshormone werden in bestimmten Kerngebieten des Zwischenhirns gebildet. Die Aktivität jener hypothalamischen Zentren, die das GnRH bilden, hängt von der Konzentration der Androgene im Blut ab. Ist also die Androgenkonzentration im Blut hoch, so wird wenig GnRH gebildet und umgekehrt. Bei einem solchen sich weitgehend selbst steuernden Regelkreis spricht man von einer Rückkopplung mit negativer Wirkung (engl. negative feed-back; vgl. Abb. 4). Bei der Regulation der Schilddrüsen-, Gonaden- und Nebennierenrindenfunktion spielt die Rückkopplung mit negativer Wirkung eine übergeordnete Rolle. Der Therapeut muß wissen, daß er bei der Anwendung von Schilddrüsen-, Sexual- oder Nebennierenrindenhormonen entscheidend in diesen Regelkreis eingreift.

Eine Rückkopplung mit positiver Wirkung (engl. positive feed-back) liegt dann vor, wenn ein peripheres Hormon die Bildung des übergeordneten tropen Hormons stimuliert; dies spielt bei Sexualhormonen und Gonadotropinen eine Rolle. Bei den Oestrogenen (Follikelhormone) und Gestagenen

[1] hinsichtlich der Abkürzungen der angelsächsischen Hormonbezeichnungen vgl. Tab. 1.

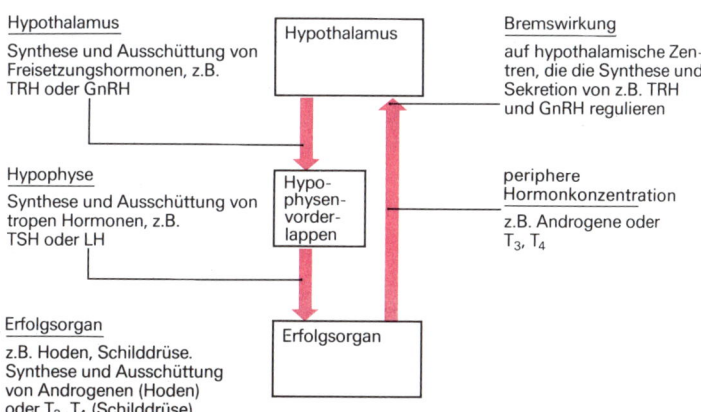

Abb. 4: Prinzip der Rückkopplung mit negativer Wirkung (engl. negative feed-back).
Der Rückkopplungsmechanismus ist ein sich selbst steuernder Regelkreis. Die sekretorische Aktivität des Hypothalamus-Hypophysen-Systems hängt ab von der aktuellen Konzentration des entsprechenden peripheren Hormons (= Istwert). Dadurch wird jede Abweichung von der erforderlichen Hormonkonzentration (= Sollwert) rasch ausgeglichen. Manche peripheren Hormone wirken auch direkt auf die Sekretion hypophysärer Hormone hemmend.

(Gelbkörperhormone) dominiert zwar die negative Rückkopplung auf die entsprechenden Zentren des Hypothalamus (Hemmung von GnRH), unter bestimmten Bedingungen kann aber auch eine positive Rückkopplung vorliegen; d. h. Oestrogene können die Ausschüttung von LH stimulieren.

Dieser Mechanismus spielt bei der Ovulationsauslösung eine ganz entscheidende Rolle (vgl. S. 551).
Bei der positiven Rückkopplung der Oestrogene auf die LH-Sekretion spricht man auch – nach seinem Entdecker – vom Hohlweg-Effekt.

Neurotransmitter, hypothalamische Freisetzungs- und Hemm-Hormone, hypophysäre und hypothalamische Peptide mit Hormonwirkungen

Neurotransmitter

An dieser Stelle kann nur soviel aufgeführt werden, wie zum Verständnis des Folgenden notwendig ist (vgl. auch S. 97 f.). Zu den Neurotransmittern gehören Noradrenalin (Norepinephrin), Dopamin, Serotonin (= 5-Hydroxytryptamin) sowie die γ-Aminobuttersäure (GABA). Noradrenalin und Dopamin gehören zu den Katecholaminen. Die Synthese und Ausschüttung der hypothalamischen Freisetzungshormone wird durch adrenerge, dopaminerge und tryptaminerge Mechanismen reguliert. So wird die Prolaktinsekretion durch Dopamin gehemmt und durch Serotonin stimuliert. Wachstumshormon wird beim Gesunden durch Dopamin stimuliert, beim Akromegalen dagegen gehemmt (siehe S. 534). Noradrenalin ist der Neurotransmitter (fördernd) für Gonadotropine, STH (somatotropes Hormon) und TSH (thyreotropes Hormon), Serotonin wirkt hemmend. Klinisch wichtig ist heute der therapeutische Einsatz von Dopaminagonisten (s. S. 533).

Hypothalamische Freisetzungs- und Hemm-Hormone

Die meisten tropen Hormone des Hypophysenvorderlappens werden durch hypothalamische Freisetzungs- oder Hemm-Hormone reguliert. Es handelt sich um Peptide, die über ein besonderes Gefäßsystem, die Portalgefäße, direkt vom Hypothalamus in die Hypophyse gelangen.
Diagnostische Bedeutung haben TRH (engl. thyreotropin releasing hormone), CRF (engl. corticotropin releasing factor) und GRH (engl. growth hormone releasing hormone). GnRH und möglicherweise auch GRH haben diagnostische und klinische Bedeutung (Struktur s. Abb. 5). Für TSH, ACTH und die Gonadotropine LH und FSH gibt es keine Hemmhormone. Die Sekretion von STH wird gehemmt durch Somatostatin (Struktur s. Abb. 5). Somatostatin wird

heute bereits klinisch angewendet (s. S. 533). Prolaktin wird im wesentlichen durch einen Hemmfaktor, Dopamin, reguliert. Ob es physiologischerweise ein Freisetzungshormon für Prolaktin gibt, ist umstritten. Stimuliert wird die Prolaktinsekretion durch TRH.
Die hypothalamischen Freisetzungshormone wirken physiologischerweise bereits im Nanogrammbereich. (Wirkungsmechanismus s. S. 529 f.).

GnRH (gonadotropin releasing hormone, Gonadoliberin)

GnRH (= LH-RH) ist ein Dekapeptid (Struktur siehe Abb. 5).
Es stimuliert die Synthese und Ausschüttung von LH und FSH. Durch Modifikation an den Positionen 6 und 10 des Moleküls ist es gelungen, die Wirksamkeit und die Wirkungsdauer erheblich zu steigern. GnRH wird im Plasma sehr rasch hydrolysiert, die Halbwertzeit beträgt 4 Minuten, die Ausscheidung erfolgt renal. Physiologischerweise wird GnRH nicht stets gleichbleibend, sondern pulsatil freigesetzt. Daraus haben sich therapeutische Konsequenzen für die Therapie von Fertilitätsstörungen mit GnRH ergeben. GnRH-Antagonisten befinden sich in der Entwicklung. Sie verdrängen endogenes GnRH an GnRH-Rezeptoren in der Hypophyse. Chemisch zeichnen sie sich aus durch Modifikation der Aminosäuresequenz in den Positionen 1 und 3.
In der Indikation Prostatakarzinom könnten Antagonisten den Agonisten überlegen sein (kein initialer LH- und damit auch kein Testosteronanstieg).

Diagnostischer und therapeutischer Einsatz von GnRH

Für die Behandlung von Fertilitätsstörungen der Frau scheint sich die pulsatile Applikation (alle 60–90 Minuten) von GnRH mittels eines batteriegesteuerten Infusionsgerätes (Zyklomat der Fa. Ferring) zu bewähren. Überstimulierungen der Ovarfunktion und Mehrlingsschwangerschaften sollen seltener sein als bei der Therapie mit Gonadotropinen. Die nasale GnRH-Behandlung ist eine Alternative zur HCG-Therapie des Kryptorchismus (4-wöchige Behandlung mit tägl. 1–2 mg, verteilt auf mehrere Einzeldosen[1]). Bewährt hat sich die Therapie mit GnRH beim Kallmann-Syndrom (Fehlen von GnRH).
Bei nicht pulsatiler GnRH-Zufuhr kommt es zu einer Abnahme (engl. down regulation) der GnRH-Rezeptoren in der Hypophyse, es fehlt der Stimulus für die Gonadotropinsynthese und -sekretion, die Gonaden stellen die Synthese von Sexualhormonen ein. GnRH-Analoga werden heute in der palliativen Therapie des Prostatakarzinoms allein oder in Kombination mit Antiandrogenen eingesetzt[2]. Als weitere Indikationen zeichnen sich das Mammakarzinom, die Endometriose und gutartige Erkrankungen der Brust (z. B. Mastodynie) ab.

TRH:
Pyroglu–His–Pro–NH$_2$

GnRH = LH−RH:
Pyroglu–His–Trp–Ser–Tyr–Gly–Leu–Arg–Pro–Gly–NH$_2$

Somatostatin:
H–Ala–Gly–Cys–Lys–Asn–Phe–Phe–Trp–Lys–Thr–Phe–Thr–Ser–Cys–OH

CRF:
H–Ser–Gln–Glu–Pro–Pro–Ile–Ser–Leu–Asp–Leu–Thr–Phe–His–Leu–
Leu–Arg–Glu–Val–Leu–Glu–Met–Thr–Lys–Ala–Asp–Gln–Leu–Ala–
Gln–Gln–Ala–His–Ser–Asn–Arg–Lys–Leu–Leu–Asp–Ile–Ala–NH$_2$

GRH:
Tyr–Ala–Asp–Ala–Ile–Phe–Thr–Asn–Ser–Tyr–Arg–Lys–Val–Leu–Gly–
Gln–Leu–Ser–Ala–Arg–Lys–Leu–Leu–Gln–Asp–Ile–Met–Ser–Arg–
Gln–Gln–Gly–Glu–Ser–Asn–Gln–Glu–Arg–Gly–Ala–Arg–Ala–Arg–
Leu–NH$_2$

Abb. 5: Aminosäuresequenz von TRH, GnRH, Somatostatin, CRF und GRH.

[1] Kryptocur®; [2] Buserelin®, Zoladex®, Suprefact®.

Der GnRH-Test hat diagnostische Bedeutung zur Differenzierung des hypogonadotropen Hypogonadismus bei Mann und Frau. Überprüft wird, ob durch die GnRH-Gabe die hypophysäre Ausschüttung von LH stimulierbar ist. Es gibt viele Testmodifikationen. Bewährt hat sich die i.v. Gabe von 100 µg GnRH[1]. Unmittelbar vorher sowie 30 und 60 Minuten nachher wird Blut für die radioimmunologische LH-Bestimmung abgenommen. Der Test ist positiv, wenn LH um etwa den Faktor 3 bis 4 gegenüber dem Ausgangswert ansteigt.

TRH (thyreotropin releasing hormone, Protirelin, Thyroliberin)

TRH ist ein Tripeptid (Struktur siehe Abb. 5). Es stimuliert die Synthese und Ausschüttung von TSH. Darüber hinaus stimuliert TRH auch die Prolaktinsekretion. Bei Akromegalen stimuliert TRH auch die STH-Ausschüttung.
Die Halbwertzeit beträgt 5 Minuten, die Ausscheidung erfolgt renal. Da das TRH-Molekül am carboxy-terminalen Ende geschützt ist, kann es auch p.o. verabfolgt werden. TRH wird nur zur Diagnose und Differentialdiagnose von Schilddrüsenerkrankungen genutzt.
TRH-Test[2]. Bereits bei geringster Hyperthyreose (ohne klinische Symptomatik) ist der TSH-Anstieg gehemmt. Bei primärer Hypothyreose mit erhöhtem TSH kommt es nach TRH-Gabe zu einem überschießenden Anstieg von TSH. Bei Hypophyseninsuffizienz bleibt nach TRH-Gabe der TSH-Anstieg aus. Bei hypothalamischen Störungen erfolgt der TSH-Anstieg langsamer. TRH kann i.v., i.m. oder oral appliziert werden.
Dosierungen: i.v.: 200 µg, oral: 40 mg. Unmittelbar vor der TRH-Applikation und 30 Minuten danach wird Blut abgenommen für die radioimmunologische Bestimmung von TSH. Bei i.v. Gabe kann es vorübergehend zu Nausea, Harndrang und Schwindelgefühl kommen.

CRF (Corticotropin releasing factor, Corticoliberin)

Die Aminosäuresequenz findet sich in Abb. 5.
Der CRF-Stimulationstest dient der Differentialdiagnose des gesicherten Cushing-Syndroms. Beim zentralen (hypothalamisch-hypophysär bedingten) Cushing-Syndrom kommt es zu einem überschießenden ACTH- und Cortisolanstieg, während die Patienten mit einem Cortisol-produzierenden Nebennierenrindentumor (Adenom oder Karzinom) keinerlei Anstieg der nicht meßbaren ACTH-Basalspiegel bei unveränderter Cortisolsekretion nach CRF aufweisen. Auch bei Patienten mit ektoper (paraneoplastischer) ACTH-Sekretion werden die ACTH-Spiegel nicht oder nur geringgradig stimuliert, die Cortisolsekretion bleibt konstant.
Durchführung: 1 µg/kg CRF i.v., maximale ACTH- und Cortisolanstiege finden sich nach ca. 30 min resp. 45–60 min (Cortisol). Indikationen für den therapeutischen Einsatz gibt es nicht.

GRH (growth hormone releasing hormone)

Aminosäuresequenz s. Abb. 5.
GRH wird zur Diagnostik von Prozessen im Sellabereich (Hypophysenadenome, suprasellär gelegene Kraniopharyngeome, Hypophysennekrosen etc.) eingesetzt. Da GRH im Gegensatz zu den anderen GH-Sekretagoga direkt am HVL ansetzt, ist es möglich, durch Untersuchung der GH-Sekretion nach GRH und nach Stimulation durch z. B. Insulinhypoglykämie eine Lokalisationsdiagnostik („Etagendiagno-

stik") zu treiben. So finden sich typischerweise bei Patienten mit hypophysären Schädigungen weder nach GRH noch während des Insulinhypoglykämietests GH-Anstiege, wogegen Patienten mit rein suprasellären Läsionen, z. B. Kraniopharyngeomen, noch eine regelrechte GH-Sekretion nach GRH, aber nicht nach einem hypothalamisch ansetzenden Stimulus aufweisen. Beim Ansprechen der Hypophyse auf GRH (50 µg i.v.) liegen maximale Wachstumshormonkonzentrationen ca. 30 min danach vor.
50% der Patienten mit idiopathischem hypophysären Minderwuchs sprechen auf GRH mit Wachstum an, d. h. bei diesen Kindern ist die Ursache des STH-Mangels hypothalamisch bedingt (Mangel an GRH). GRH wird wie GnRH pulsatil i.v. verabfolgt.

Somatostatin

Das Tetradekapeptid Somatostatin wurde aus dem Hypothalamus isoliert und seine Struktur aufgeklärt (s. Abb. 5); es wird heute synthetisch hergestellt. Somatostatin hemmt die Sekretion von STH. Es ist wahrscheinlich das physiologische STH-Hemmhormon. Darüber hinaus hemmt Somatostatin aber auch die Sekretion von TSH, ACTH, Insulin, Glucagon, Gastrin, Sekretin, Pankreozymin, Pepsin und Renin. Es hemmt ferner die Wirkungen von Pentagastrin und Histamin auf die Salzsäureproduktion im Magen. Die Halbwertzeit von Somatostatin beträgt nur wenige Minuten, es muß deshalb infundiert werden. In der Therapie schwerer Ulkusblutungen bzw. der hämorrhagischen Gastritis und von Ösophagusvarizenblutungen wird Somatostatin mit Erfolg eingesetzt.
Seit kurzem steht mit dem Octapeptid Sandostatin® ein synthetisches Somatostatin mit längerer Halbwertzeit (ca. 2 h) für die subkutane Applikation zur Verfügung. Die Hauptindikation ist die Akromegalie. Möglicherweise ist Somatostatin auch geeignet zur palliativen Therapie anderer hormonsezernierender Tumoren.

Unerwünschte Wirkungen, Wechselwirkungen, Kontraindikationen

Bei gleichzeitiger Gabe von Barbituraten ist die Schlafzeit verlängert. Somatostatin steigert die Wirkung von Pentetrazol. Nach anfänglichem Blutzuckerabfall kommt es nach 2–3 Stunden zu einer Blutzuckererhöhung. Brechreiz und Hitzegefühl wurden nach zu rascher Infusion beobachtet. Schwangerschaft ist als Kontraindikation angegeben.
Das Octapeptid scheint selektiver zu wirken. Bei der Therapie der Akromegalie wurden vorübergehende abdominale Beschwerden und bei einigen Patienten eine Verschlechterung der Glukosetoleranz beobachtet.

Dopaminagonisten (Prolaktinantagonisten)

Dopamin wird in den hypophysären Prolaktinzellen an einen spezifischen Rezeptor gebunden und hemmt die Prolaktinsynthese und Ausschüttung. Die Mutterkornderivate Bromocriptin[1] und Lisurid[2] (Strukturformel siehe Abb. 6) hemmen die Prolaktinsekretion durch direkten Angriff an der Hypophyse. Darüber hinaus wird angenommen, daß diese Dopaminagonisten auch einen hypothalamischen Angriffspunkt haben (vgl. S. 532).
Unerwünschte Wirkungen. In hohen Dosierungen können Dopaminagonisten Übelkeit, Erbrechen, Schwindel, Müdigkeit, Blutdrucksenkung, psychomotorische Unruhe und Halluzinationen hervorrufen.

[1] GnRH Serono®; [2] Relefact TRH®, Antepan® 200/400/oral, Thyroliberin/TRF Merck®, TRH „Roche"®.

[1] Pravidel®; [2] Dopergin®.

Tab. 4: Indikationen und empfohlene Dosierungen* (mg) für Dopaminagonisten.

	Bromocriptin		Lisurid	
	Einschleichphase	Dauerbehandlung	Einschleichphase	Dauerbehandlung
Prolaktinbedingte Fertilitätsstörungen, Amenorrhö Galaktorrhö	abends 1,25, dann 3 × 1,25	2−3 × 2,5	abends 0,1, dann 2 Tage 2 × 0,1, dann 3 × 0,1	2−3 × 0,2
Prämenstruelles Syndrom am 14. Zyklustag	abends 1,25, Dosis tägl. um 1,25 mg erhöhen	2 × 2,5	abends 0,1, dann 2 × 0,1	2 × 0,1−2 × 0,2
primäres und sekundäres Abstillen	nicht erforderlich	2 × 2,5 (über 14 Tage)	nicht erforderlich	2 × 0,2 oder mehr
puerperale Mastitis	nicht erforderlich	2−3 × 2,5	nicht erforderlich	2−3 × 0,2
Prolaktin-produzierende Hypophysentumore und Akromegalie	abends 2,5, dann 2 Tage 2 × 2,5, 2 Tage 3 × 2,5	3−4 × 2,5, bei Bedarf 4 × 5 (über 14 Tage)	abends 0,2, dann 2 Tage 2 × 0,2, 2 Tage 3 × 0,2	3−4 × 0,2, bei Bedarf 4 × 0,4 oder mehr
Parkinsonismus	2 × 2,5, dann langsam weitere Erhöhung	3−6 × 2,5−10,0, maximal 150 Tagesdosen	2 × 0,2, dann langsam weitere Erhöhung	3−6 × 0,2−0,8, maximal 10 Tagesdosen

* Individuell nach Wirkung und Verträglichkeit, Einnahme immer mit Mahlzeiten, Therapiebeginn einschleichend (außer Abstillen).

Therapeutische Anwendung. Dopaminagonisten haben heute einen festen Platz in der Therapie verschiedenster Erkrankungen, die durch Hyperprolaktinämie bedingt sind oder bei denen Prolaktin von pathogenetischer Bedeutung ist. In Tab. 4 sind die wichtigsten Indikationen sowie die Dosierungen für Bromocriptin und Lisurid aufgeführt.

Für primäres und sekundäres Abstillen sind Dopaminagonisten die Mittel der Wahl, ebenso für die mit Hyperprolaktinämie einhergehenden Fertilitätsstörungen der Frau. Auch durch Hyperprolaktinämie bedingte Potenzstörungen des Mannes können erfolgreich behandelt werden. Während Dopamin und Dopaminagonisten beim Gesunden die Sekretion von STH stimulieren, haben sie bei der Akromegalie den gegenteiligen Effekt. Prämenstruelles Syndrom, Präeklampsie, Mastodynie werden ebenfalls mit dem weiten Wirkungsspektrum von Prolaktin in Verbindung gebracht und können mit Dopaminagonisten behandelt werden. Dem Parkinsonismus liegt ein Dopaminmangel zugrunde, deshalb können Parkinsonpatienten erfolgreich mit Dopaminagonisten behandelt werden (vgl. S. 278 f.).

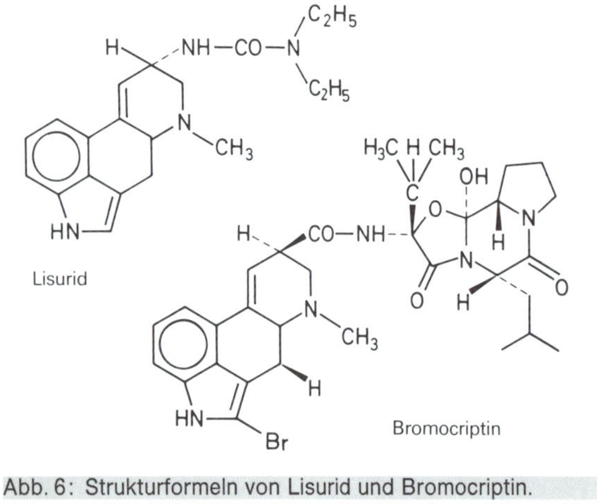

Lisurid

Bromocriptin

Abb. 6: Strukturformeln von Lisurid und Bromocriptin.

Kontraindikationen. Absolute Gegenanzeigen sind nicht bekannt. Bei der Behandlung der hyperprolaktinämischen Sterilität sollte die Therapie nach eingetretener Schwangerschaft abgebrochen werden, weil die Kenntnisse hinsichtlich der Teratogenität noch unzureichend sind. Nach den bislang vorliegenden Statistiken ist das Mißbildungsrisiko jedoch nicht erhöht. Beim Vorliegen inoperabler prolaktinproduzierender Hypophysenadenome kann aber auch in der Gravidität eine Therapie mit Dopaminagonisten gerechtfertigt sein.

Somatomedine

Als Somatomedine bezeichnet man eine Gruppe von Peptiden, die im Serum vorkommen und eine relative Molekülmasse von 7−10 000 haben. Sie sind identisch mit Polypeptiden, die als insulin-ähnliche Wachstumsfaktoren (insulin like growth factors, IGF-1 und IGF-2) bezeichnet werden. IGF-1 oder Somatomedin C ist der Mediator der Wirkung von STH (s. S. 538). Bei der Therapie der Akromegalie mit Somatostatin kommt es zum parallelen Abfall der STH und Somatomedin C (= IGF-1) Serumkonzentrationen. Die Synthese von Somatomedin C erfolgt hauptsächlich in der Leber, aber auch in anderen Organen und Geweben − wie Niere und Muskulatur − und ist STH-abhängig. In allen Geweben kommen Rezeptoren für Somatomedine vor, die Homologie zum Insulinrezeptor aufweisen. Im Blut sind Somatomedine an große Carrier-Proteine gebunden. Dadurch wird die Clearance verzögert. Die Halbwertszeit beträgt 3 bis 4 Stunden. Bei einer selteneren Form von Zwergwuchs, bei der STH-Rezeptoren fehlen, hat sich Somatomedin C resp. IGF-1 als wirksam erwiesen.

Enkephaline, Endorphine

Aus Gehirnen und Hypophysen wurden in den letzten Jahren zahlreiche Peptide isoliert und in ihrer Struktur aufgeklärt, deren physiologische Bedeutung noch nicht völlig geklärt ist. Sie entstehen aus drei großen Vorläufermolekülen (s. Tab. 5), die im Gehirn, aber auch im Nebennierenmark, im Gastrointestinaltrakt sowie Vorder- und Zwischenlappen der Hypophyse vorkommen (vgl. S. 117 f.).

Tab. 5: Opioide Peptide und ihre Vorläufermoleküle

Vorläufer	Opioide Peptide	Zahl der Aminosäuren
Proenkephalin	Met-enkephalin	5
	Leu-enkephalin	5
	Octapeptide	8
	Heptapeptide	7
Pro-opiomelanocortin	β-Endorphin	30
Prodynorphin	Dynorphin 1-8	8
	Dynorphin 1-17	17

Im Gehirn spielen wahrscheinlich Met-Enkephalin und Leu-Enkephalin als Synapsentransmitter eine Rolle, Endorphine hemmen die Sekretion von Transmittern der hypothalamischen Releasinghormone und von Dopamin, d.h. sie hemmen letztlich die Gonadotropin- und ACTH-Sekretion; Prolaktin wird stimuliert (Hemmung von Dopamin). Diese Peptide, vor allem Endorphine, binden an Opiatrezeptoren und haben analgetische Eigenschaften. Man spricht deshalb auch von endogenen Opiaten (s. S. 202 f.). Es gibt heute noch keine Indikation für diese Peptide.

Die Hormone des Hypophysenvorderlappens

Die Hormone des Hypophysenvorderlappens sind überwiegend trope Hormone, d. h. sie regulieren die Funktion anderer endokriner Organe, und zwar der Gonaden (Gonadotropine), der Schilddrüse (TSH) und der Nebennierenrinde (ACTH). Daneben werden im Hypophysenvorderlappen Hormone gebildet, deren Wirkung nicht nur auf ein einziges Organ gerichtet ist. Dazu gehören das Wachstumshormon und das Prolaktin. Die hormonale Aktivität der Hypophyse unterliegt der Kontrolle hypothalamischer Faktoren. Hypophysenvorderlappenhormone regeln direkt oder indirekt (Einschaltung eines zweiten endokrinen Organs) Stoffwechsel und Reproduktionsvorgänge. Ein partieller oder vollständiger Ausfall des Hypophysenvorderlappens hat deshalb auch schwerwiegende Störungen im Stoffwechsel zur Folge, die generative und inkretorische Aktivität der Gonaden erlischt.

Tab. 6: Gonadotropine und Hormone der Plazenta mit tropen Wirkungen.

Hormonproduzierendes Organ	Hormon	wichtige physiologische Wirkungen	klinische Anwendung
Hypophysenvorderlappen	LH (ICSH) Luteinisierungshormon	Regulation der inkretorischen (Steroidbiosynthese) und der generativen Funktion der Gonaden wie Spermatogenese, Follikelreifung	Steht nur ausnahmsweise zur Verfügung. Anstelle von LH wird HCG vor allem zur weiblichen Sterilitätsbehandlung benutzt.
	FSH (Follikelstimulierendes Hormon)	Beteiligt an der Regulation der generativen Gonadenfunktion (Spermatogenese, Follikelreifung)	Steht nur ausnahmsweise zur Verfügung. Anstelle von FSH wird HMG zur weiblichen und männlichen Sterilitätsbehandlung benutzt.
	Prolaktin	Bei Primaten an der Laktopoese beteiligt, wahrscheinlich auch an der Mammogenese. Physiologische Wirkungen beim Mann sind bisher unklar.	Steht nur ausnahmsweise zur Verfügung. Denkbare Indikation: Stimulierung der Laktopoese.
	HMG (Human menopausal gonadotropin)	Gemisch von hypophysärem FSH und LH, vermehrt ausgeschieden im Harn menopausischer Frauen	Weibliche und männliche Sterilitätsbehandlung.
Menschliche Plazenta	HCG (human chorionic gonadotropin)	HCG besitzt fast ausschließlich LH-Aktivitäten, es ist das luteotrope Hormon in der Schwangerschaft	Weibliche Sterilitätsbehandlung (Ovulationsauslösung). Differentialdiagnostik bei männlicher und weiblicher Sterilität (HCG-Test). Kryptorchismustherapie.
	HPL oder HCS (Human placental lactogen oder human chorionic somatotropin)	Hat u. a. STH-ähnliche Eigenschaften. Möglicherweise von Bedeutung für die Mammogenese in der Gravidität	Steht nur ausnahmsweise zur Verfügung.
Pferdeplazenta	PMS (Pregnant mare serum gonadotropin)	Luteotropes Hormon beim Pferd. Besitzt FSH- und LH-Aktivitäten	Wurde früher mit sehr mäßigem Erfolg zur weiblichen und männlichen Sterilitätsbehandlung benutzt.

Gonadotropine

Gonadotropine (engl. gonadotropins) sind Hypophysenvorderlappenhormone, deren Wirkung primär auf die Gonaden gerichtet ist. Es gibt zwei hypophysäre Gonadotropine:
1) das FSH (Follitropin); Follikelstimulierendes Hormon
2) LH oder ICSH (Lutropin); Luteinisierungshormon, Zwischenzellstimulierendes Hormon; beide Begriffe werden synonym benutzt (vgl. S. 528 und Tab. 6).

In der Plazenta verschiedener Spezies, so z. B. in der Primatenplazenta, werden ebenfalls Peptid- bzw. Glykoproteid-Hormone gebildet, die teilweise ähnliche Eigenschaften besitzen wie die hypophysären Hormone. Zu nennen sind das HCG, das vorwiegend LH-Aktivität besitzt, ferner das HPL oder HCS. Frauen in der Menopause scheiden vermehrt hypophysäre Gonadotropine aus. Dies wird heute kommerziell ausgenutzt. Man gewinnt aus dem Urin von Frauen in der Menopause das sog. HMG, das in der weiblichen Sterilitätsbehandlung eine Rolle spielt. Es handelt sich bei dem HMG jedoch um kein spezifisches Hormon, vielmehr um ein Gemisch aus hypophysärem FSH und LH. In Tab. 6 sind die Gonadotropine und die Proteohormone der Plazenta aufgeführt. Außerdem werden die wichtigsten physiologischen Wirkungen und die Indikationen für diese Hormone genannt. Gonadotropine sind hochmolekulare Glykoproteide. Der Zuckeranteil ist wie folgt: LH 23%, FSH 28%, HCG 33%. FSH, LH und HCG bestehen aus zwei dissoziierbaren Ketten, die als α- und β-Einheit bezeichnet werden. Die α-Einheiten sind beim FSH, LH, HCG und TSH identisch, die β-Einheiten sind dagegen hormonspezifisch. Molekülmassen: LH 29 400, FSH 32 600, HCG 38 600. Da z. B. das FSH-Molekül aus schätzungsweise 200 bis 300 Aminosäuren besteht (ACTH besitzt nur 39 Aminosäuren), ist mit der synthetischen Herstellung von Gonadotropinen in absehbarer Zeit nicht zu rechnen. Als Ausgangsmaterial zur Gewinnung von Gonadotropinen kommen nur Hypophysen und Harn in Frage. Die Standardisierung der Gonadotropine erfolgt in Einheiten, die auf ein entsprechendes internationales und definiertes Referenzpräparat bezogen sind.

Biologische Testung

FSH und FSH-Aktivitäten:
Hodenwachstum infantiler mit HCG behandelter hypophysektomierter Ratten (Test nach Paesi und de Jongh).
Wachstum der Ovarien bei infantilen, mit HCG behandelten Ratten (Augmentationstest nach Steelman u. Pohley).
LH und LH-Aktivitäten:
Prostata- oder Samenblasenwachstum infantiler hypophysektomierter Ratten, Ascorbinsäureverarmungstest in den Ovarien (Karg-Parlow-Test).
Gesamtgonadotropine, FSH- und LH-Aktivitäten: Uteruswachstum infantiler Mäuse.

Unerwünschte Wirkungen

Alle Präparate, die zur Ovulationsauslösung eingesetzt werden, können Anlaß zur Hypertrophie der Ovarien sein, die Kindskopfgröße erreichen können. Die Rupturen solcher Ovarien, die riesige Zysten enthalten, können lebensbedrohlich sein. Im Falle einer übermäßigen Stimulierung ist die Therapie abzubrechen, weil sonst mit Mehrlingsschwangerschaften (Vier- bis Siebenlinge wurden beobachtet) zu rechnen ist. Bei Anwendung von GnRH zur Ovulationsauslösung soll eine Überstimulation der Ovarien seltener auftreten.

Therapeutische Anwendung

Weibliche Sterilität. Indikationen sind die hypophysärbedingte primäre und sekundäre Amenorrhoe. Man bevorzugt heute zur Ovulationsauslösung HMG[1] und HCG[2], wobei zunächst über 8 bis 10 Tage HMG, daran anschließend 2 bis 3 Tage lang HCG verabfolgt wird. Die Dosierung erfolgt individuell. Im allgemeinen werden täglich 1 bis 2 Ampullen HMG (1 Ampulle enthält 75 IE FSH + 75 IE LH) verabreicht. HCG wird in Tagesdosen von 5 000 IE gegeben. Der Erfolg oder Mißerfolg dieser Therapie wird anhand von Parametern wie der Basaltemperatur, Veränderungen des Cervicalsekrets (Spinnbarkeit, Farnkraut-Phänomen, s. S. 547) bzw. durch Hormonanalytik (Östrogen-, Progesteron-, Pregnandiolbestimmungen) kontrolliert. Weitere Möglichkeiten der Ovulationsauslösung siehe unter oestrogenwirksame Verbindungen und Releasinghormone (s. S. 548 f. und 532).

Männliche Sterilität. Nur dann, wenn die Hypophysenunterfunktion nachgewiesen ist (hypogonadotroper Hypogonadismus), ist eine Therapie mit Gonadotropinen erfolgversprechend.
Bewährt hat sich folgendes Behandlungsschema:
6-wöchige Initiierungsphase mit wöchentlich 2 × 5 000 IE HCG. Daran schließt sich dann eine Behandlung mit 3 × wöchentlich 1 Ampulle HMG und 2 000 bis 5 000 IE HCG an. Der Erfolg der Therapie läßt sich durch Bestimmung der Testosteronkonzentrationen und Ejakulatuntersuchungen kontrollieren.

Kryptorchismus. HCG fördert den Descensus testiculorum. Die Prognose ist um so günstiger, je früher die Therapie einsetzt. Bereits nach dem zweiten Lebensjahr sind irreversible Schäden der Spermatogenese zu erwarten.
Dosierungen: 1. und 2. Lebensjahr 2 × 250 IE HCG pro Woche. 3. bis 6. Lebensjahr 2 × 500 IE pro Woche. Nach dem 6. Lebensjahr 2 × 1 000 IE pro Woche. Die Behandlung wird jeweils über 5 Wochen durchgeführt. Stellt sich nach maximal 2 Behandlungsperioden kein Erfolg ein, so ist operativ vorzugehen. (Vergleiche auch GnRH zur Therapie des Kryptorchismus, s. S. 532).

Funktionsdiagnostik bei Infertilität des Mannes (HCG-Test). Durch Gabe von HCG kann in Fällen von Hypogonadismus überprüft werden, ob die Ursache in den Gonaden zu suchen ist. Beim gesunden Manne kommt es nach einer HCG-Behandlung zu einer vermehrten Bildung von Testosteron. Der HCG-Test wird auch durchgeführt zur Differentialdiagnose des Maldescensus testis und der Anorchie (kein Testosteronanstieg bei Anorchie).
Dosierung: 3 Tage lang 5 000 IE HCG/Tag. Am 4. Tag wird die Testosteronkonzentration im Serum bestimmt. Eigentliche Kontraindikationen gibt es für menschliche Gonadotropine und synthetische Stoffe mit ähnlichen Eigenschaften nicht.
Bei der Behandlung der Adipositas hat sich HCG als wirkungslos erwiesen.

In-vitro-Fertilisation

Gonadotropine werden allein oder in Kombination mit GnRH-Analoga angewandt, um zum einen den Zeitpunkt der Eizellentnahme besser planen zu können, zum anderen ist es Ziel, mehrere Oocyten zur Reifung zu bringen.

---

[1] Humegon®, Pergonal-500®; [2] Choragon®, Predalon®, Pregnesin®, Primogonyl®.

Prolaktin

Prolaktin ist ein reines Peptidhormon mit einer Molekülmasse von 22 500. Es besteht aus 198 Aminosäuren.

Die Prolaktinsekretion unterliegt vorwiegend einer negativen hypothalamischen Kontrolle. Der Hemmfaktor für die Sekretion ist Dopamin. Die Prolaktinsekretion wird durch TRH stimuliert. Ob dieser Mechanismus unter physiologischen Bedingungen relevant ist, ist ungeklärt (vgl. S. 532). Stimuli der Prolaktinsekretion sind u. a. Saugreiz, Oestrogene, Hypoglykämie und Streß. Die Sekretion unterliegt einem zirkadianen Rhythmus mit Höchstwerten während des Schlafes. Prolaktin ist mitbeteiligt an der Laktogenese und wahrscheinlich auch an der Mammogenese.

Die Gonadotropinsekretion ist bei Zuständen mit erhöhter Prolaktinsekretion herabgesetzt (Laktationsamenorrhö, sekundäre Amenorrhö bei Hyperprolaktinämie, Libidoverlust und Infertilität bei Männern). Beim Manne sind bisher keine gesicherten physiologischen Wirkungen bekannt. Für Prolaktin gibt es keine Indikationen, da es mit Ausnahme der Agalaktie keine Erkrankungen gibt, die durch Prolaktinmangel verursacht werden. (Therapie der Hyperprolaktinämien s. Neurotransmitter etc. S. 534).

Adrenocorticotropes Hormon (ACTH, Corticotropin) und verwandte Peptide

ACTH ist ein tropes Hormon des HVL, das die Synthese von Nebennierenrindenhormonen stimuliert, vorwiegend zwar die Glucocorticoidsekretion, daneben aber auch die Mineralocorticoid- und Androgensekretion der Nebennierenrinde.

Das Vorläufermolekül für ACTH ist pro-opiomelanocortin (Molekülmasse 28 500). ACTH besteht aus 39 Aminosäuren (s. Abb. 7) und hat eine Molekülmasse von 4500. Aus dem Vorläufermolekül entstehen neben ACTH u. a. α- und β-MSH (melanophoren stimulierendes Hormon), β-LPH (Lipotropin), β-Endorphin, Metenkephalin. Die Aminosäuresequenz von MSH ist identisch mit einer Teilsequenz des ACTH. Daher rührt die Bronzefärbung beim Morbus Addison. Bei dieser Erkrankung wird ACTH und damit auch MSH gegenregulatorisch vermehrt sezerniert. Die genannten Peptide unterliegen der gleichen Dynamik wie ACTH. Über ihre physiologische Bedeutung ist wenig bekannt. Endorphin ist ein endogenes Opiat (s. S. 117 f.).

Pro Tag werden etwa 20 mg ACTH sezerniert. Die Halbwertzeit beträgt ca. 15 Minuten.

Als wichtigster ACTH-Test gilt der Ascorbinsäureverarmungs-Test der Nebennieren hypophysektomierter Ratten (Sayers-Test).

Regulation

Die Stimulation der ACTH-Sekretion erfolgt durch CRF. Stimuli der ACTH-Sekretion sind u. a. schwere Infektionen,

---

H–Ser–Tyr–Ser–Met–Glu–His–Phe–Arg–Try–Gly–Lys–Pro–Val–

1   2   3   4   5   6   7   8   9   10   11   12   13

Gly–Lys–Lys–Arg–Arg–Pro–Val–Lys–Val–Tyr–Pro–Asp–Gly–Ala–

14   15   16   17   18   19   20   21   22   23   24   25   26   27

Glu–Asp–Glu–Leu–Ala–Glu–Ala–Phe–Pro–Leu–Glu–Phe–OH

28   29   30   31   32   33   34   35   36   37   38   39

Abb. 7: Aminosäuresequenz von ACTH.

Traumen, Operationen, Geburt, Kälte, schwere körperliche Arbeit und psychischer Streß. Dabei wird der normale Regelkreis durchbrochen. Innerhalb von Minuten kommt es zu einer vermehrten Sekretion von ACTH und Glucocorticoiden. Die ACTH-Sekretion erfolgt episodisch mit einem Tag-Nacht-Rhythmus. Beim Menschen findet man Maxima am Morgen und Tiefstwerte am Abend (s. S. 558 f.).

Physiologische Wirkungen

Wichtigster Angriffspunkt des ACTH ist die oxidative Seitenkettenspaltung von Cholesterin und damit die Bereitstellung von Pregnenolon für die weitere Steroidsynthese (s. S. 556 f.). In hohen Dosen hat ACTH bei adrenalektomierten Tieren auch extraadrenale Effekte, z. B. Lipolyse, Hypoglykämie (früher Effekt) und Insulinresistenz (später Effekt). Diese Wirkungen sind von zweifelhafter physiologischer Bedeutung. Bei Erwachsenen wurde ferner eine Erhöhung der STH-Sekretion beobachtet. Die ACTH-Sekretion unterliegt einer negativen Rückkopplung. Sie wird durch Glucocorticoide gehemmt (s. S. 558).

Unerwünschte Wirkungen

Bei einer Langzeittherapie mit ACTH werden die gleichen Nebenwirkungen beobachtet wie bei der Therapie mit Glucocorticoiden (s. S. 562 f.).

Bedingt durch eine vermehrte Sekretion von Mineralocorticoiden, kommt es zu einer stärkeren Natrium- und Wasserretention sowie zu stärkerer hypokalämischer Alkalose als bei der Therapie mit Glucocorticoiden. Die vermehrte Sekretion adrenaler Androgene kann bei Frauen Akne und Hirsutismus hervorrufen. Mitunter wurden allergische Reaktionen beobachtet (seltener bei synthetischen ACTH-Präparaten).

Therapeutische Anwendung

ACTH[1] wird heute fast ausschließlich diagnostisch zur Überprüfung der Nebennierenrindenfunktion eingesetzt. Parameter für die Ansprechbarkeit der NNR ist der Anstieg der Cortisolkonzentration im Serum. Bevorzugt wird heute synthetisches ACTH[2] (Aminosäuresequenz 1–24). Die am häufigsten angewandte Testmodifikation ist der Kurzzeit-Synacthen®-Test, (0,25 mg i. m., Blutentnahme unmittelbar vor und 30 min nach Injektion). In der Therapie der sekundären Nebennierenrindeninsuffizienz weist ACTH keine Vorteile gegenüber der Behandlung mit Glucocorticoiden auf. Wirkungslos ist ACTH bei primärer Nebennierenrindeninsuffizienz mit erhöhter ACTH-Sekretion.

Thyreotropes Hormon (TSH, Thyrotropin)

TSH reguliert die Funktion der Schilddrüse, die Synthese und Sekretion von Thyroxin (T4) und Triiodthyronin (T3). Die Iodaufnahme in die Schilddrüse wird durch TSH erhöht. Ob das Wachstum der Schilddrüse durch TSH direkt oder indirekt stimuliert wird, ist strittig. Die TSH-Sekretion wird durch das hypothalamische Releasinghormon TRH stimuliert (vgl. S. 533). Schilddrüsenhormone hemmen die TSH-Sekretion durch negative Rückkopplung (vgl. S. 570 f.).

Chemie, Kinetik und biologische Testung

TSH ist ein Glykoproteid (Molekülmasse 28 000), bestehend aus einer α- und β-Untereinheit. Die Plasmahalbwertzeit von TSH beträgt etwa 50–60 min, die tägliche Produktionsrate

---

[1] Acethropan®, Acortan®; [2] Synacthen.

50-200 mE. Auch die TSH-Sekretion unterliegt einer zirkadianen Rhythmik; die maximalen Werte werden am frühen
Morgen, die niedrigsten am späten Nachmittag gemessen.
Im Serum von Basedow-Patienten fand man ein Gamma-
globulin, das als Autoantikörper an den TSH-Rezeptor bindet. Auch die Plazenta produziert ein Hormon mit TSH-Akti-
vität. Die biologische Testung von TSH erfolgte früher mit
dem McKenzie-Test; als Parameter dient die Aufnahme von
radioaktivem Iod in die Schilddrüse.

Therapeutische Anwendung

Für TSH gibt es keine therapeutischen Indikationen. Früher
wurde der TSH-Test zur Differentialdiagnose der primären
und sekundären Hypothyreose verwandt. Er ist heute durch
den TRH-Test ersetzt worden (vgl. S. 533).

Somatotropes oder Wachstumshormon (STH, Somatotropin)

Das somatotrope oder Wachstumshormon (STH bzw. GH)
stellt insofern eine Ausnahme unter den tropen Hormonen
des Hypophysenvorderlappens dar, als es an keinem spezifischen Zielorgan angreift. STH beeinflußt die Aktivität und
den Stoffwechsel nahezu aller Körperzellen. Es fördert das
Wachstum aufgrund seiner Wirkungen auf den Kohlenhy-
drat-, Fett- und Eiweiß-Stoffwechsel. Die Wirkung des STH
wird durch Somatomedin C vermittelt (vgl. S. 534 und
Abb. 8).

Chemie, Kinetik und biologische Testung

STH ist ein Proteohormon, bestehend aus 191 Aminosäuren
(Molekülmasse ca. 22 000). Die Halbwertzeit von STH beträgt ca. 20 Minuten. Die Aminosäuresequenz weist erhebliche Speziesunterschiede auf. Das ist der Grund, weshalb aus
tierischem Ausgangsmaterial gewonnenes STH beim Menschen nicht wirksam ist.
Der biologische Test für STH ist der Ratten-Tibia-Test. Gemessen wird die Breitenzunahme des proximalen Epiphysen-
fugenknorpels der Tibia bei hypophysektomierten Ratten.
Auch die Körpergewichtsentwicklung hypophysektomierter
Ratten wird als Testparameter für STH herangezogen.

Regulation

Es gibt eine ganze Reihe von Faktoren, die die STH-Sekre-
tion beeinflussen: Insulin-induzierte Hypoglykämie, Hunger,
Streß, Aminosäureinfusion, andere Hormone u. a. m.
(Abb. 8). Die STH-Sekretion wird via GRH (growth hormo-
ne releasing hormone), durch Dopamin und Dopaminagoni-
sten stimuliert. Sie steigt während der Tiefschlafphasen an.
Somatostatin hemmt die GRH- und damit STH-Sekretion (s.
Abb. 8 und S. 533). Gehemmt wird die STH-Sekretion durch
Glucoseinfusionen, freie Fettsäuren und Glucocorticoide.

Physiologische Wirkungen

Eiweiß-Stoffwechsel. STH wirkt anabol. Es fördert die Ei-
weiß-Synthese. Diese Wirkung ist bedingt durch eine erhöhte
Einschleusung von Aminosäuren in die Zellen. In dieser Hin-
sicht wirken Insulin und STH synergistisch. Mit der erhöhten
Stickstoffretention geht eine Zunahme von Natrium, Kalium,
Calcium, Phosphat, Chlorid und anderen Elementen einher.
Kohlenhydrat- und Fettstoffwechsel. STH bewirkt eine
Verschlechterung der Glucoseutilisation. Es wirkt also anta-
gonistisch zum Insulin, darauf ist die diabetogene Wirkung

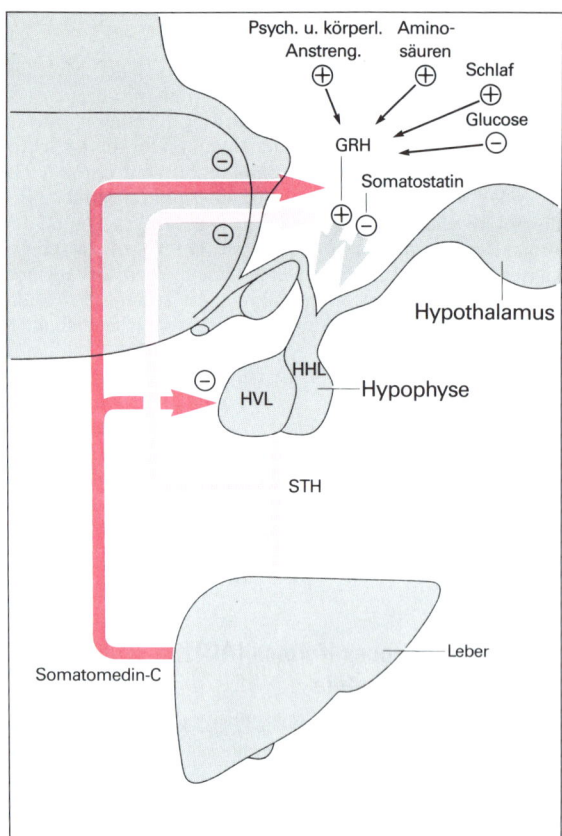

Abb. 8: Regulation der Sekretion von STH durch hypophysäre
und hypothalamische Zentren. HVL: Hypophysenvorderlappen; HHL: Hypophysenhinterlappen;
⊕ = Stimulation; ⊖ = Hemmung

zurückzuführen. Bei herabgesetzter Glucoseutilisation sind
die Blutglucosespiegel erhöht, das Inselorgan ist einem dauernden Reiz zur Insulinsekretion ausgesetzt. Hinsichtlich des
Glykogenaufbaus verhalten sich STH und Insulin synergistisch. Während Insulin die Umwandlung von Kohlenhydraten zu Fetten fördert, hat STH den gegenteiligen Effekt. STH
wirkt lipolytisch, die freien Fettsäuren im Serum steigen an.
Hinsichtlich der Beeinflussung des Fettstoffwechsels wirken
STH und Insulin antagonistisch.
STH- und Energiehaushalt. Betrachtet man alle Eigenschaften
des STH im Zusammenhang, dann fällt auf, wie sinnvoll biologisch das Vorhandensein so verschiedener Partialwirkungen für das Wachstum, aber auch für die Erhaltung des Individuums ist. Das Wachstumshormon ist ein „Sparhormon",
was z. B. beim Hunger erkennbar wird. Im Zustand des Hun-
gerns wird durch STH Fett aus Fettzellen mobilisiert und damit notwendige Energie bereitgestellt. Andererseits wird
durch Herabsetzung der Glucoseutilisation der Glucosever-
brauch reduziert und somit Energie gespart. Ähnlich lassen
sich die vermehrte STH-Sekretion beim Streß sowie die hohen STH-Werte im Tiefschlaf (Energieeinsparung während
des Schlafes, möglicherweise von allergrößter Bedeutung für
Kältestarre oder Winterschlaf) interpretieren.

Unerwünschte Wirkungen

Gelegentlich schlägt bei einer langdauernden Therapie mit
STH der diabetogene Effekt durch, erkennbar an den erhöhten Blutzuckerwerten.

Bei erhöhter STH-Sekretion (z. B. STH-sezernierende Tumoren) kommt es zur Akromegalie.

Therapeutische Anwendung

STH wird heute wie Insulin gentechnisch hergestellt[1]. Das aus menschlichen Hypophysen gewonnene Wachstumshormon ist sehr knapp bemessen. Es steht ferner im Verdacht, das Jacob-Creutzfeld-Syndrom auszulösen. Aus den genannten Gründen sollte gentechnisch hergestelltes STH zur Therapie des hypophysären Zwerg- und Minderwuchses verwendet werden. Die erforderlichen Dosen liegen bei 8 bis 12 IE pro Woche, verteilt auf drei intramuskuläre Injektionen. Kontraindikationen sind nicht bekannt.

Andere Indikationen

Da gentechnologisch gewonnenes STH unlimitiert verfügbar ist, wird es z. Zt. auch in anderen Indikationen unter Ausnutzung der eiweißanabolen Wirkung geprüft, wie z. B. Verbesserung der Wundheilung, schlechtheilende Frakturen, kachektische Zustände, Osteoporose.
Die Anwendung im Leistungssport zwecks Vermehrung der Muskelmasse ist abzulehnen.

Hypophysenvorderlappeninsuffizienz

Ein Ausfall der Hypophysenfunktion kann alle Hormone des Hypophysenvorderlappens umfassen (Panhypopituitarismus) oder einzelne Hormone (partielle Hypophyseninsuffizienz). Die Hypophyseninsuffizienz kann Folge von Schädigungen der Hypophyse selbst, der übergeordneten Zentren oder deren Verbindung zur Hypophyse sein. Prozesse im Bereich übergeordneter Zentren und Adenome haben eine partielle Hypophysenvorderlappeninsuffizienz zur Folge. Ursachen eines Panhypopituitarismus sind Nekrosen des Hypophysenvorderlappens infolge von postpartalen Blutungen (Sheehan-Syndrom) oder Schock, Traumen, chirurgischen Eingriffen, Bestrahlungen, intra- und extrasellären Tumoren oder Zysten, eitrigen oder chronischen nichteitrigen Entzündungen sowie granulomatösen Prozessen.
Das klinische Bild der Hypophysenvorderlappeninsuffizienz nach plötzlichem Ausfall (z. B. nach operativer Entfernung) der Hypophyse unterscheidet sich von dem sich langsam entwickelnden Funktionsverlust. Bei akuter Hypophysenvorderlappeninsuffizienz ist die Reihenfolge der Ausfallserscheinungen wie folgt:
1) Sekundäre Nebennierenrindeninsuffizienz,
2) Sekundäre Hypothyreose,
3) Sekundärer Hypogonadismus.
Anders entwickelt sich das Krankheitsbild beim langsam fortschreitenden Verlust der Hypophysenvorderlappenfunktion, da noch 25 % des Hypophysenvorderlappen-Gewebes in der Lage sind, die Funktionen aufrechtzuerhalten. Erste klinische Symptome sind Folge des sekundären Hypogonadismus, später entwickelt sich die sekundäre Hypothyreose, die meist weniger ausgeprägt ist als eine primäre Hypothyreose. Die sekundäre Nebennierenrindeninsuffizienz manifestiert sich anfänglich durch Neigung zu Hypoglykämien, Kollapsneigung und Intoleranz gegen Belastungen.
Bei der partiellen Hypophyseninsuffizienz werden nur einzelne Hormone vermindert sezerniert oder fehlen vollständig. Am häufigsten kommt der isolierte Ausfall der Gonadotropine, sog. sekundärer Hypogonadismus, vor.
STH-Mangel führt im Kindesalter zum Krankheitsbild des hypophysären Zwergwuchses.

---

[1] Genotropin®, Grorm®.

Überfunktion des Hypophysenvorderlappens

Eine Überproduktion troper Hormone tritt bei Insuffizienz der untergeordneten endokrinen Drüsen auf. Daneben kommen aber auch Überfunktionszustände des Hypophysenvorderlappens vor, deren Ursachen im Hypothalamus oder in der Hypophyse selbst liegen. Hierzu gehören folgende Krankheitsbilder: Cushing-Syndrom mit beidseitiger Hyperplasie der Nebennierenrinde durch vermehrte ACTH-Sekretion aus dem HVL., die hypothalamische Pubertas praecox, Syndrome der vermehrten Prolaktinsekretion und die Krankheitsbilder, die mit vermehrter STH-Sekretion einhergehen, hypophysärer Riesenwuchs und Akromegalie.

Die Hormone des Hypophysenhinterlappens

Der Hypophysenhinterlappen (HHL) sezerniert zwei Hormone: Oxytocin und Vasopressin, das seiner Wirkung wegen auch als antidiuretisches Hormon (ADH) bezeichnet wird. Die Biosynthese beider Hormone findet in hypothalamischen Kerngebieten statt, dem Nucleus supraopticus (vorwiegend Synthese von Vasopressin) und dem Nucleus paraventricularis. Durch Neurosekretion gelangen die Hormone über den Tractus supraoptico-hypophysial in den Hypophysenhinterlappen, wo sie als Granula in den Enden der Axone gespeichert werden. Die Hormone sind an spezifische Proteine, Neurophysine, gebunden. Die Freisetzung aus dieser Bindung erfolgt in Anwesenheit von Calcium-Ionen auf adäquate Stimuli.
Chemisch sind Oxytocin und Vasopressin cyclische Nonapeptide, die sich nur in den Aminosäureresten in Position 3 und 8 unterscheiden (Abb. 9). Beide Hormone werden synthetisch hergestellt.

Oxytocin

Pharmakokinetik

Die Halbwertzeit von Oxytocin beträgt eine bis mehrere Minuten, sie ist in der Schwangerschaft und Laktation kürzer als normal. Die Inaktivierung erfolgt vorwiegend in Niere, Leber und laktierender Mamma. Im Plasma Schwangerer wurde eine Aminopeptidase nachgewiesen, die Oxytocin (Oxytocinase) und Vasopressin inaktiviert. Man nimmt an, daß dieses Enzym aus dem Uterus und der Plazenta stammt.

Regulation

Physiologische Stimuli für die Oxytocinausschüttung sind der Saugreiz und die Dilatation der Milchgänge sowie auch die Stimulation der Cervix und Dilatation der Vagina (Coitus, Geburt). Die Ausschüttung von Oxytocin wird auch durch viele Stimuli hervorgerufen, die zu einer Freisetzung von Vasopressin führen.

Physiologische Wirkungen

Oxytocin wirkt über Membranrezeptoren, die in den glatten Muskelzellen des Myometriums nachgewiesen wurden.
Oxytocin wirkt vornehmlich auf die Uterusmuskulatur; die Kontraktionskraft nimmt zu, die Frequenz der Kontraktionen wird gesteigert. Die Ansprechbarkeit des Uterus für Oxytocin wird durch Oestrogene erhöht, durch Gestagene vermindert. Während der Schwangerschaft ist der Uterus für Oxytocin unempfindlich. Erst gegen Ende der Schwangerschaft nimmt die Empfindlichkeit des Uterus wieder zu und erreicht bei der Geburt und unmittelbar post partum ein Ma-

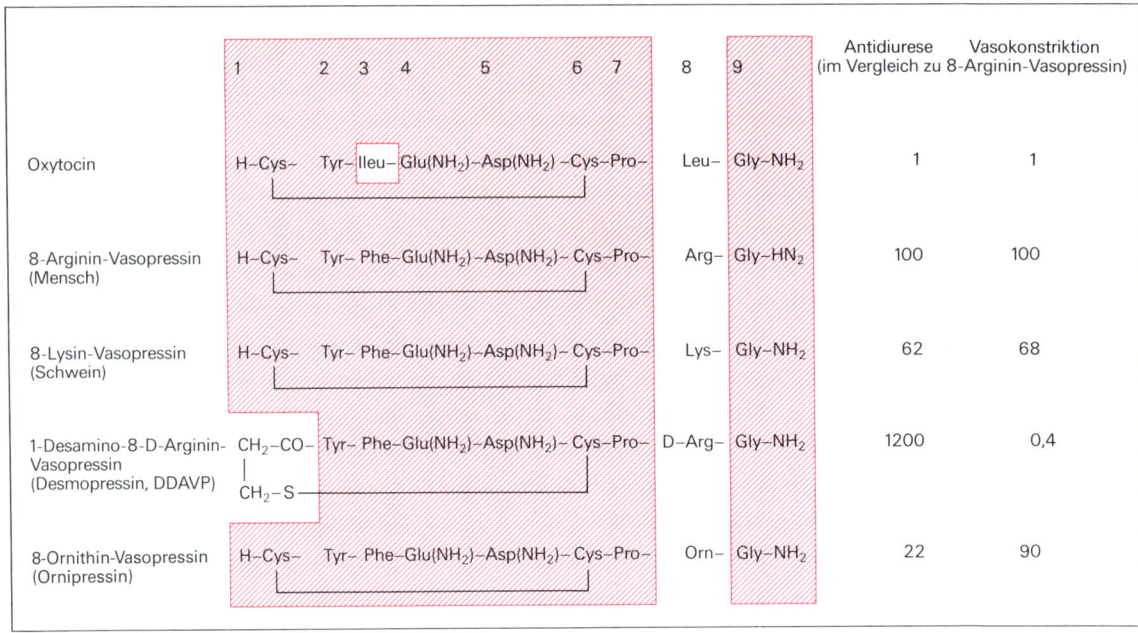

Abb. 9: Aminosäuresequenzen der physiologischen und synthetischen Hypophysenhinterlappenhormone.

ximum. Für den normalen Ablauf der Geburt scheint Oxytocin nicht unbedingt erforderlich zu sein, obwohl beim Fehlen von Oxytocin der Geburtsablauf verzögert ist. Im Myometrium induziert Oxytocin die Ausschüttung von Prostaglandinen, wobei nicht geklärt ist, ob es sich dabei um einen primären Effekt oder um eine Folge der gesteigerten Uteruskontraktionen handelt. Auch an den myoepithelialen Elementen der Milchdrüse bewirkt Oxytocin Kontraktionen und führt damit zur Milchejektion. Die Milchejektion findet bei Oxytocinmangel nicht statt. Die Spermatozoenaszension im weiblichen Genitaltrakt wird durch Oxytocin begünstigt. Beim Mann sind keine physiologischen Wirkungen bekannt.

Unerwünschte Wirkungen

Bei Überdosierungen kann es zur uterinen Tetanie kommen, in deren Folge die utero-plazentare Zirkulation vermindert wird. Es können Rupturen des Uterus, der Cervix uteri oder des Dammes auftreten. Eine zu schnelle Geburt durch verstärkte Uteruskontraktionen birgt Gefahren für das Kind in sich durch Hypoxie oder intrakranielle Blutungen (Kontrolle der kindlichen Herztöne und des Kontraktionszustandes des Uterus!).
In hohen Dosen bewirkt Oxytocin vorübergehend eine Relaxation der Gefäßmuskulatur mit Abfall besonders des diastolischen Blutdrucks, reflektorischer Tachykardie und erhöhtem Herzzeitvolumen.
Nach langandauernder Infusion hoher Dosen folgt dem Blutdruckabfall ein geringer, aber anhaltender Blutdruckanstieg. In hohen Dosen kann auch ein antidiuretischer Effekt auftreten, bedingt durch die inhärente Vasopressin-ähnliche Wirkung.
Nasal oder buccal sollte Oxytocin wegen der lokalen Reizung und der ungenauen Dosierung nicht mehr verwendet werden.

Therapeutische Anwendung

Indikationen: Vorzeitige Einleitung der Geburt bei Erkrankungen von Mutter oder Kind (z. B. fötale Erythroblastose, Diabetes mellitus, Präeklampsie, Eklampsie, Hypertonie).

Einleitung der Geburt wegen übertragener Schwangerschaft oder nach vorzeitigem Blasensprung.
Primäre und sekundäre Wehenschwäche.
Postpartale Uterusatonie (heute finden meist Prostaglandine Verwendung).
Uteruskontraktion nach Kaiserschnitt oder anderen Operationen am Uterus (für diese Indikation wurden auch Secale-Alkaloide wie Methylergometrin und Ergometrintartrat verwendet).
Stillschwierigkeiten durch mangelhafte Milchejektion.
Oxytocin[1] wird je nach Indikation i. m., i. v. oder als Dauerinfusion appliziert.
Dosierungen: Bei der Geburtseinleitung und Wehenschwäche 0,5–2 IE i. m. oder 4–20 mIE pro Minute als Dauerinfusion. In der Nachgeburtsperiode werden 3 bis 10 IE i. m. oder langsam i. v., nach Sectio 5–10 IE intramural verabfolgt.

Kontraindikationen

Geburtshindernisse, Querlagen. Nach vorausgegangener Schnittentbindung oder anderen Operationen am Uterus sowie bei Multipara wegen Gefahr der Uterusruptur.
Oxytocin sollte nicht zur Beschleunigung einer in Gang befindlichen Geburt verwendet werden, besonders nicht im ersten und zweiten Stadium bei nichteröffneter oder rigider Cervix uteri.
Vorzeitige Plazentalösung.

Vasopressin (ADH)

Chemie

Das beim Menschen physiologische ADH ist das 8-Arginin-Vasopressin[2] (beim Schwein 8-Lysin-Vasopressin[3]). Durch gezielte Modifikationen an bestimmten Positionen des Moleküls können die Partialwirkungen dissoziiert werden. Von besonderer Bedeutung für die klinische Anwendung ist die

---

[1] Orasthin®, Oxytocin Horm®, Partocon®, Syntocinon®; [2] Pitressin®;
[3] Postacton®, Vasopressin-Sandoz®.

Dissoziation von antidiuretischer und vasokonstriktorischer Aktivität.

Desaminierung in Position 1 verstärkt die antidiuretische Wirkung, die Einführung eines D-Arginins in Position 8 führt zu einem Verlust der vasokonstriktorischen Aktivität. Eine solche Verbindung ist z. B. 1-Desamino-8-D-Arginin-Vasopressin (DDAVP, Desmopressin[1]), das auch eine viel längere Halbwertzeit als die natürlich vorkommenden Verbindungen hat. Eine Dissoziierung zugunsten der vasokonstriktorischen Wirkung weisen 8-Ornithin-Vasopressin[2] und Na-Triglycil-8-lysin-vasopressin-acetat (Terlipressin[3]) auf (s. Abb. 9).

Kinetik

ADH zirkuliert vorwiegend frei im Blut. Die Halbwertzeit beträgt ca. 1 Minute. Die Inaktivierung erfolgt vorwiegend in der Niere und Leber. Auch die Plasmaoxytocinase Schwangerer inaktiviert Vasopressin, scheint aber keine physiologische Bedeutung zu haben. Nur 5 bis 20 % des Hormons werden im Urin, an ein Protein gekoppelt, ausgeschieden. Die Sekretionsrate von Vasopressin beträgt 7–50 mU pro Stunde. Vasopressin-Tannat in öliger Lösung hat eine Wirkungsdauer von 24 bis 48 Stunden nach s.c. oder i.m. Injektion. Auch DDAVP wirkt etwa 12 Stunden lang.

Regulation

Die Regulation der Vasopressin-Sekretion erfolgt über Osmorezeptoren im Bereich des Nucleus supraopticus. Erhöhung des osmotischen Druckes im Plasma um weniger als 2 % bewirkt bereits eine Ausschüttung von Vasopressin. Eine weitere Regulation erfolgt über Volumenrezeptoren bzw. Barorezeptoren in den Pulmonalvenen, im linken Vorhof, im Aortenbogen und Sinus caroticus. Bei Abnahme des zirkulierenden Blutvolumens infolge von Blutungen, Reduktion des Herzzeitvolumens, Hypalbuminämie etc. kommt es ebenfalls zur Ausschüttung von Vasopressin, auch bei hypotoner Dehydratation, d. h. die Volumenregulation hat Priorität vor der Osmoregulation. Die Vasopressin-Sekretion ist unter tonisch inhibierender Kontrolle durch die Barorezeptoren. Blutdruckabfall bewirkt Ausschüttung von Vasopressin und umgekehrt. Die Vasopressin-Sekretion unterliegt einem zirkadianen Rhythmus. Maximale Konzentrationen werden zwischen 0 und 4 Uhr gemessen.

Die physiologischen Stimuli für die Vasopressin-Sekretion sind Anstieg des osmotischen Drucks im Plasma und die Verminderung des effektiven zirkulierenden Blutvolumens. Die Vasopressin- und auch die Oxytocin-Sekretion werden durch Streß, Schmerz, Erbrechen, Trauma sowie durch visuelle, auditive, olfaktorische und psychische Reize stimuliert. Auch verschiedene Pharmaka, wie cholinerge Agonisten (Acetylcholin, Nikotin etc.), Barbiturate, Clofibrat, tricyclische Antidepressiva und bestimmte Antikonvulsiva, können die Vasopressin-Sekretion stimulieren. Alkohol, Phenylhydantoin, aber auch Glucocorticoide, Chlorpromazin und Reserpin wirken inhibierend.

Pharmakologische Wirkungen

In physiologischen Dosen wirkt Vasopressin ausschließlich antidiuretisch. Die physiologischen Wirkungen an der Niere werden auf S. 411 f. abgehandelt. In pharmakologischen Dosen ist Vasopressin auch vasokonstriktorisch wirksam. Es bewirkt Konstriktion der Kapillaren und Arteriolen in der Haut, im Bindegewebe und in den inneren Organen einschließlich der Koronargefäße, besonders aber im Splanchnikusbereich, weniger der Kapillaren der Skelettmuskulatur. Vasopressin erhöht die Kontraktilität der glatten Muskelzellen u. a. auch im Darm und Uterus. Alle diese Effekte beruhen auf einer direkten Wirkung von Vasopressin an den kontraktilen Elementen. Dieser Effekt wird durch adrenerge Rezeptorenblocker nicht antagonisiert und durch Denervation nicht verhindert.

Vasopressin stimuliert die Synthese von Faktor VIII, wodurch die Blutgerinnung gesteigert wird. Der Mechanismus dieses Effektes ist bisher ungeklärt. Vasopressin kann die ACTH-Sekretion stimulieren. Die physiologische Bedeutung dieser Wirkung ist umstritten. Basierend auf diesem Effekt wird Vasopressin zur Diagnostik von Störungen der Achse Hypothalamus-HVL-NNR eingesetzt (Vasopressin-Test). Vasopressin soll die Lern- und Erinnerungsfähigkeit verbessern.

Unerwünschte Wirkungen

Überdosierung von Vasopressin kann zu Flüssigkeitsretention führen, in schweren Fällen bis zur Wasserintoxikation; das kann besonders leicht bei der Anwendung von Depotpräparaten auftreten.

Die durch die vasokonstriktorische Partialwirkung des natürlichen Vasopressin bedingten Nebenwirkungen (Blutdruckanstiege, myokardiale Ischämien, erhöhte Darmperistaltik, Uteruskrämpfe, Menorrhagien) treten bei DDAVP nicht oder kaum mehr auf. Nur bei Dosen über 40 µg DDAVP können Kopfschmerzen und Blutdruckanstiege auftreten.

Therapeutische Anwendung

Diabetes insipidus. Beim primären (familiärer Diabetes insipidus, idiopathischer Diabetes insipidus) und sekundären Diabetes insipidus (infolge von Schädel-Hirn-Traumen, Tumoren und Infektionen im Bereich des Hypothalamus-Hypophysen-Systems) besteht, im Gegensatz zum nephrogenen Diabetes insipidus (Resistenz der Tubuli und Sammelrohre gegen Vasopressin), ein Mangel an Vasopressin. Die diagnostische Entscheidung wird durch den Vasopressin-Test getroffen, mit dem geprüft wird, ob nach Vasopressin-Gabe der Harn konzentriert werden kann oder nicht.

Für die Therapie wird heute vorzugsweise DDAVP[1] wegen der fast fehlenden vasokonstriktorischen Wirkung und der langen Wirkungsdauer verwendet (Dosierung: 5–20 µg 2 × täglich intranasal). In Ausnahmefällen (Nichtansprechen auf DDAVP) kann Vasopressin-Tannat[2] in öliger Lösung, in Dosierungen von 2–5 E alle 2 bis 3 Tage i. m. oder s.c. injiziert werden.

Ösophagusvarizenblutung. Vasopressin senkt den Druck im Bereich der Pfortader durch Vasokonstriktion der Gefäße im Splanchnikusbereich. Als unterstützende Maßnahme für die Behandlung der Ösophagusvarizen-Blutung empfehlen sich die synthetischen Vasopressin-Analogen 8-Ornithin-Vasopressin[3] und Terlipressin[4], die ausgesprochen vasokonstriktorisch, aber gering antidiuretisch wirken.

Auch bei großen abdominalen Operationen bei Patienten mit portaler Hypertension wird Vasopressin bzw. 8-Ornithin-Vasopressin zur Reduktion der Durchblutung im Portal-

---

[1] Minirin®; [2] POR 8 Sandoz; [3] Glycylpressin®.

[1] Minirin®; [2] Pitressin-Tannat®; [3] POR 8 Sandoz®; [4] Glycylpressin®.

gefäßgebiet eingesetzt. (Dosierung : 20 IE/100 ml physiologischer NaCl-Lösung während 10–20 min infundiert).
Gerinnungsstörungen. Bei von Willebrand'scher Krankheit und mittelschwerer Hämophilie nutzt man den Effekt von ADH auf die Synthese von Faktor VIII.

Kontraindikationen

Kontraindikationen, die für Arginin- bzw. Lysin-Vasopressin gelten (koronare Herzkrankheiten, Hypertonie), entfallen bei Anwendung von DDAVP.

Sexualhormone

Zu den Sexualhormonen gehören die Hormone der Gonaden (Hoden und Ovarien). Die Gesamtheit der physiologisch vorkommenden als auch der synthetischen männlichen Sexualhormone bezeichnet man als Androgene. Bei den weiblichen Sexualhormonen wird unterschieden zwischen Oestrogenen (brunsterzeugende Stoffe) und Gestagenen (schwangerschaftserhaltende Stoffe). Bei den Hormonen der Gonaden handelt es sich um Steroidhormone. Steroidhormone sind in ihrer Chemie dem Cholesterin verwandt. Androgene, Oestrogene und Gestagene werden nicht nur in den Gonaden, sondern auch in der Plazenta und in den Nebennieren gebildet.

Androgene

Androgene werden hauptsächlich in den Leydigschen Zwischenzellen des Hodens gebildet, daneben aber auch in den Nebennieren und im Ovar. Das vorwiegend zirkulierende Androgen beim Mann ist Testosteron.

Chemie

Androgene sind Steroidhormone mit 19-Kohlenstoffatomen (C_{19}-Steroide). In den meisten Zielorganen, z. B. der Prostata, ist die reduzierte Form des Testosterons, das 5α-Dihydrotestosteron, das biologisch wirksamste Androgen. Das Enzym 5α-Reduktase reduziert Testosteron zu Dihydrotestosteron.

Biosynthese

Wie bei der Biosynthese anderer Steroidhormone, der Oestrogene und des Progesterons, verlaufen die frühen Stufen der Synthese über Squalen, Cholesterin und Pregnenolon. Hierbei spielen verschiedene Enzyme eine Rolle (s. Abb. 11).

Pharmakokinetik und Metabolismus

Die tägliche Testosteronproduktion beim Mann beträgt etwa 7 mg (24 μmol), bei Frauen etwa 10% davon. Testosteron ist im Blut zu 98% an ein Transportprotein gebunden (SHBG, vgl. Tab. 3), bei Frauen zu 99%. Die Plasmahalbwertzeit beträgt 10–20 Minuten. Die Serumtestosteronkonzentrationen von Männern betragen 5–10 μg/l (17–35 nmol/l).
Der Abbau des Testosterons findet vorwiegend in der Leber statt und erfolgt im wesentlichen durch Oxydation am Kohlenstoffatom 17 zu Androstendion, Androsteron, Etiocholanolon und Etiocholandiol. Deshalb bezeichnet man die Abbauprodukte des Testosterons auch als 17-Ketosteroide. Ein geringer Anteil des Testosterons und Androstendions wird zu Oestrogenen aromatisiert (s. Abb. 10).
Die Ausscheidung der Metabolite erfolgt über die Nieren; dazu müssen sie wasserlöslich sein. Die meisten Metabolite liegen als Glucuronsäureester (Glucuronide) oder Schwefelsäureester (Sulfate) vor.

Regulation

Die Androgensynthese in den Leydigschen Zwischenzellen des Hodens wird durch das hypophysäre LH gesteuert, wobei die Synthese und Ausschüttung von LH durch GnRH reguliert wird. Androgene haben eine negative Rückkopplungswirkung auf die GnRH- und LH-Sekretion (vgl. Abb. 11). Diese Tatsache hat praktische Bedeutung für die Therapie mit Androgenen.
Auch die Testosteronsekretion scheint einem zirkadianen und annualen Rhythmus zu unterliegen. (Maximalwerte zwischen 4 und 6 Uhr morgens sowie im Frühjahr). Starke körperliche Anstrengung und emotionaler Streß können die Androgensekretion herabsetzen.

Biologische Testung

Als Parameter für Androgenwirkungen gelten das Wachstum des Küken- oder Kapaunenkammes sowie das Wachstum der Samenblasen oder der Prostata von kastrierten Ratten bzw. Mäusen.

Physiologische und pharmakologische Wirkungen

Androgene bewirken die Ausprägung der männlichen sekundären Geschlechtsmerkmale. Sie besitzen außerdem eine Reihe von weniger sexualspezifischen Wirkungen; die sexualspezifischen und die unspezifischen Wirkungen sind in Tab. 7 aufgeführt. Die pharmakologisch wichtigste sexualunspezifische ist die protein-anabole Wirkung.
Die stärkere Ausprägung der Muskelmasse beim Manne im Vergleich zur Frau ist androgenbedingt, ebenfalls der andere Teint des Mannes. Die männliche Glatzenbildung wird bei Vorhandensein einer genetischen Disposition ebenfalls durch Androgene verursacht oder gefördert. Das gilt übrigens auch für die Frau, vorausgesetzt, beide Komponenten kommen zu-

Tab. 7: Physiologische Wirkungen der Androgene.

a) Einige sexualspezifische Wirkungen der Androgene:
Funktion der Geschlechtsdrüsen (Prostata, Samenblasen).
Reifung von Samenzellen.
Sekundäre männliche Geschlechtsmerkmale (Bartwachstum, Stimmbruch usw.).
Geschlechtstrieb (Libido).
Ausbildung männlicher Geschlechtsorgane.

b) Einige sexualunspezifische Wirkungen der Androgene:
Stoffwechselwirkungen (z. B. eiweißaufbauende Wirkung).
Wirkung auf Knochenreifung und Längenwachstum.
Beschaffenheit der Muskulatur, der Haut, Funktion der Talgdrüsen.

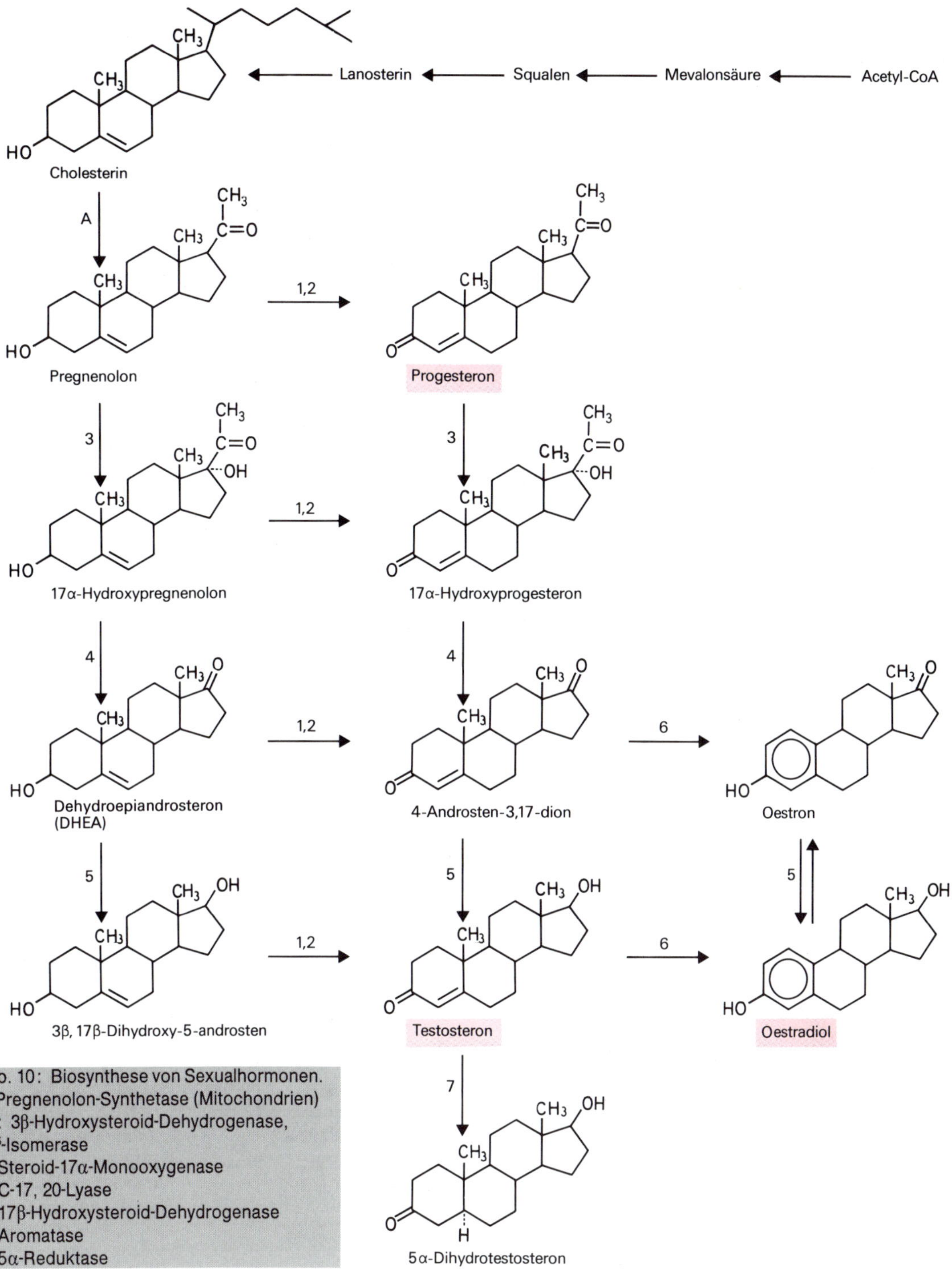

Abb. 10: Biosynthese von Sexualhormonen.
A: Pregnenolon-Synthetase (Mitochondrien)
1,2: 3β-Hydroxysteroid-Dehydrogenase,
Δ^{4,5}-Isomerase
3: Steroid-17α-Monooxygenase
4: C-17, 20-Lyase
5: 17β-Hydroxysteroid-Dehydrogenase
6: Aromatase
7: 5α-Reduktase

sammen, genetische Disposition und erhöhte Androgenproduktion in Nebennieren und/oder Ovarien.

An den Ausfallserscheinungen nach dem Wegfall der Androgene – etwa nach der Kastration oder der Behandlung mit einem Antiandrogen (s. S. 545 f.) – wird die physiologische Bedeutung dieser Hormone am deutlichsten erkennbar. Erfolgt die Kastration im Erwachsenenalter, so kommt es zur Atrophie der accessorischen Geschlechtsdrüsen, die Libido nimmt ab. Eine Kastration vor dem Erreichen der Pubertät führt zu dem typischen Bild des Eunuchen; die Verknöcherung der Epiphysenfugen ist verzögert, der Stimmbruch bleibt aus, ebenso die Ausbildung eines männlichen Behaarungstyps.

Unerwünschte Wirkungen

Cholestatische Wirkungen und Störungen der Leberfunktion treten unter der Therapie mit C-17 alkylierten, oral wirksamen Androgenen (z. B. Methyltestosteron) häufiger auf als

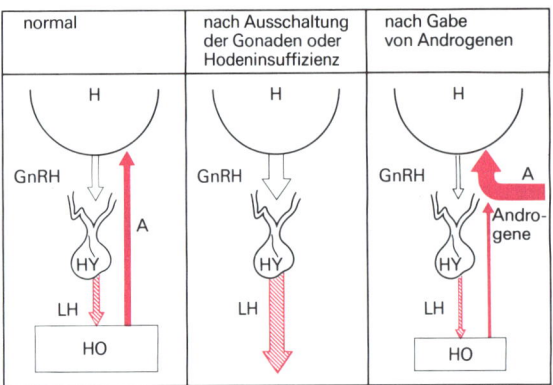

| normal | nach Ausschaltung der Gonaden oder Hodeninsuffizienz | nach Gabe von Androgenen |

Abb. 11: Regulation der Androgensekretion.
Zwischen dem hypothalamisch-hypophysären System und der Konzentration von Androgenen im Blut besteht ein negativer Rückkopplungsmechanismus (siehe Abb. 4).
Nach Ausschaltung der Gonaden, z. B. durch Kastration, fehlt die bremsende Wirkung der Androgene auf das hypothalamisch-hypophysäre System; der Freisetzungs-Faktor GnRH und die entsprechenden tropen Hormone werden vermehrt ausgeschüttet. Umgekehrt liegen die Verhältnisse bei der exogenen Zufuhr von Androgenen aus therapeutischen Gründen. Die Hemmung der Ausschüttung von GnRH und damit der tropen Hormone kann eine Atrophie der Hoden nach sich ziehen (Oligo- oder Azoospermie).
(H = Hypothalamus, HY = Hypophyse, HO = Hoden, GnRH = Freisetzungsfaktor für LH und FSH, LH = Luteinisierungshormon, A = Androgenkonzentration im Serum.)

bei Verwendung anderer oral oder parenteral wirksamer Androgene. Mit dem Auftreten derartiger Wirkungen muß bei C-17-alkylierten Verbindungen bereits in einem Dosisbereich gerechnet werden, der zur Erzielung phamakologischer Wirkungen beim Menschen notwendig ist. Methyltestosteron-haltige Präparate sind deshalb in Deutschland nicht mehr im Handel.
Bei einer hochdosierten Langzeittherapie kann es ferner zu Veränderungen im Elekrolythaushalt kommen, die zu Ödemen führen können. Die Retention von Kalium, Natrium, Chlorid, Calcium, anorganischem Phosphat und Wasser ist mit der protein-anabolen Wirkung verknüpft.

Therapeutische Anwendung

Primärer und sekundärer Hypogonadismus. Beim Hypogonadismus oder bei Kastraten (Hodentumor, -torsion, schwere Traumen) können durch eine adäquate Androgentherapie die sekundären Geschlechtsmerkmale, die Libido und die Funktion der accessorischen Geschlechtsdrüsen aufrechterhalten werden. Dosierungen sind Tab. 8 zu entnehmen. Als wirksamste Präparate für die Substitutionstherapie haben sich injizierbare Depotpräparate erwiesen.
Oligozoospermie. In Einzelfällen kann bei normogonadotroper Oligozoospermie durch Auslösung eines Rebound-Phänomens nach Absetzen einer hochdosierten Behandlung mit Androgenen die Spermatogenese stimuliert werden (s. Abb. 12). Die Auslösung des Rebound-Phänomens gelingt nicht mit Testosteronundecanoat und Mesterolon. Die Behandlungserfolge sind nicht überzeugend.
„Climacterium virile". Es ist umstritten, ob es ein dem Klimakterium der Frau vergleichbares Phänomen beim Manne

gibt. Männer können bis in das hohe Alter hinein fertil sein und die Androgenkonzentrationen können auch beim älteren Manne auf einem ausreichenden Niveau liegen. Allerdings ist zu berücksichtigen, daß der Anteil des SHBG-gebundenen Testosterons mit zunehmendem Alter ansteigen kann und damit das biologisch verfügbare Testosteron abnimmt.
Therapeutisch ist der Einsatz von Androgenen nur sinnvoll, wenn die testikuläre Produktion tatsächlich erniedrigt ist. Es gelingt nicht, mit Androgenen die Potenz über das normale Maß hinaus zu steigern.
Sonstige Indikationen: Pubertas tarda und übermäßiges Längenwachstum.

Tab. 8: Therapeutisch verwendete Androgene.

Bezeichnung	Dosis	Handelsnamen
Testosteron-propionat	10−25 mg/Tag i.m.	Testoviron® Testosteron-propionat „Eifelfango®"
Testosteron-oenanthat	100−250 mg i.m. alle 2−3 Wochen	Testoviron-Depot®
Testosteron-undecanoat	80−120 mg/Tag p.o.	Andriol®
Mesterolon	50−100 mg/Tag p.o.	Proviron®

In Tabelle 8 sind einige Androgen-Präparate aufgeführt. Testosteron wird am häufigsten als Propionsäureester verwendet. Depot-Präparate erhielt man durch Veresterung der OH-Gruppe in Position C-17 mit längerkettigen Fettsäuren, z. B. Oenanthat (7C-Atome). Das in Position C-1 in α-Stellung methylierte Dihydrotestosteron (Mesterolon) ist oral schwach wirksam. Testosteronundecanoat ist ebenfalls oral wirksam, weil es teilweise über die Lymphe, unter Umgehung der Leber, in die Zirkulation gelangt.

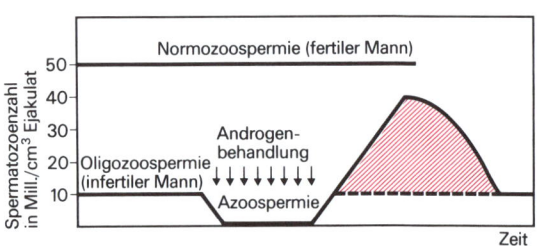

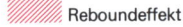
Reboundeffekt

Abb. 12: Prinzip des Rebound-Effekts.
Das Rebound-Phänomen ist darauf zurückzuführen, daß nach längerer Androgen-Behandlung jene hypothalamischen Zentren, die die Gonadotropinproduktion (LH und FSH) regulieren, desensibilisiert werden, d. h. sie sprechen vorübergehend nach Absetzen der Behandlung weniger empfindlich auf Androgene an. Der Rückkopplungsmechanismus läuft für eine gewisse Zeit auf einem höheren Niveau ab. Im dargestellten Beispiel kommt es dadurch zu einer gesteigerten Spermatogenese für eine begrenzte Zeit. Allerdings sind die Therapieerfolge mäßig.

Kontraindikationen

Bei Patienten mit Tumoren der Prostata (Prostata-Hyperplasie und- Karzinom) sind Androgene kontraindiziert. Die Schwangerschaft stellt stets eine Kontraindikation wegen der Gefahr einer Virilisierung weiblicher Foeten dar. Bei Frauen ist unter der Androgentherapie mit Maskulinisierungssymptomen wie unerwünschtem Haarwuchs, Auftreten von Akne, Bartwachstum, Stimmbruch usw. zu rechnen (s. u.). Insofern sollten Androgene an Frauen heute nur nach sorgfältiger Abwägung von Nutzen und Risiko verabfolgt werden.

Anabolika

Die eiweiß-anabolen Hormone leiten sich von den Androgenen ab. Unter dem Begriff Anabolie versteht man ganz allgemein aufbauende Prozesse, unter Katabolie dagegen abbauende.

Chemie und biologische Testung

Die erste Verbindung, bei der anabole und androgene Wirkungen dissoziert werden konnte, war 19-Nor-testosteron (Abb. 13).
Viele heute im Handel befindliche Anabolika leiten sich vom 19-Nor-testosteron ab. Aber auch andere Modifikationen des Steroidmoleküls führten zu guten anabolen Hormonen, wie z. B. die Einführung einer weiteren Doppelbindung zwischen dem C-Atom 1 und 2, die Substitution von Methylgruppen am C-Atom 1 u. a. m. Am C-17 alkylierte Verbindungen sind oral gut wirksam. Die Veresterung an der C-17-β-Hydroxylgruppe führte zu Depotpräparaten. Die biologische Testung erfolgt im Levator ani-Samenblasen-Test und durch Stickstoffbilanzuntersuchungen.

Pharmakologische Eigenschaften

Zu den wichtigsten Eigenschaften der Anabolika zählt die Positivierung der Stickstoffbilanz; hierdurch werden Wachstumsprozesse beschleunigt, was sich sowohl im Längenwachstum als auch in einer Zunahme des Körpergewichtes zeigt. Diese Wachstumsstimulierung ist ganz allgemeiner Natur, sie betrifft alle Organe und Organsysteme, soweit sie die Fähigkeit des Wachstums besitzen. Auch die stimulierende Wirkung auf die Erythropoese ist hierzu zu rechnen. Anabolika bewirken die Retention von Calcium, Phosphat, Kalium und Kreatinin, eine Vermehrung der Mukopolysaccharide, vor allem in der Knochengrundsubstanz sowie eine Retention von Wasser; sie geht dem Wasserbindungsvermögen des neugebildeten Eiweißes parallel.

Unerwünschte Wirkungen

Die wichtigste Nebenwirkung ist die androgene Wirkung. Bei Frauen kann es zu Virilisierungen kommen, zum Auftreten von Akne, Heiserkeit und rauchiger Stimme als erstem Anzei-

chen eines bevorstehenden Stimmbruches, zu Behaarungen an den Beinen und in extremen Fällen Bartwuchs. In höheren Dosierungen hemmen Anabolika die gonadotrope Partialfunktion der Hypophyse. Das kann bei Frauen zu Zyklusstörungen, etwa Menstruationsverschiebungen führen, bei Männern vor allem zu Störungen der Hodenfunktion (Spermatogenese). Bei C_{17}-alkylierten anabolen Hormonen kann es zu Störungen der Leberfunktion (cholestatischer Ikterus) kommen. Werden Anabolika bei Kindern angewandt, so ist auf eine Beschleunigung der Knochenreifung zu achten, die möglicherweise zu einer Reduzierung der zu erwartenden Endgröße führen könnte.

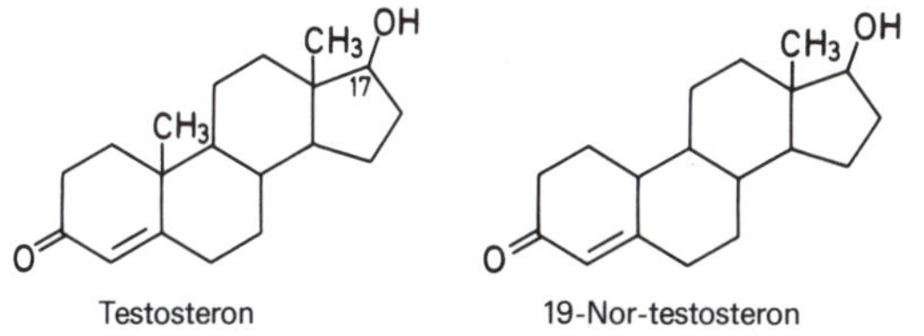

Therapeutische Anwendung

In der Vergangenheit war das Indikationsgebiet für Anabolika sehr weit gefaßt (konsumierende Erkrankungen, Untergewicht und Appetitlosigkeit in der Rekonvaleszenz, schwere Operationen, reduzierter Allgemeinzustand vor allem im Alter, Strahlen- und Zytostatika-Therapie, anämische Zustände, Osteoporose, chronische Leber- und Nierenerkrankungen, Muskeldystrophie, angioneurotisches Ödem u.a.m.). Heute sind Anabolika in Deutschland nur noch für die Indikation aplastische Anämie zugelassen. Bei Anämie infolge Niereninsuffizienz hat sich Erythropoetin als hochwirksam erwiesen. Die wichtigsten therapeutisch verwendeten Anabolika sind in Tab. 9 zusammengefaßt. Bei der aplastischen Anämie werden bis zu drei mal höhere Dosen, als in der Tabelle angegeben, verwendet.

Kontraindikationen

Da durch die androgene Nebenwirkung der Anabolika auch die weibliche Sexualdifferenzierung beeinflußt wird, ist die Anwendung von Anabolika in der Schwangerschaft immer kontraindiziert. Kontraindiziert sind Anabolika ferner bei Tumoren der Prostata, weil man heute wohl annehmen kann, daß das Wachstum dieser Tumoren zumindest zeit- oder teilweise androgenabhängig ist. Bei eingeschränkter Leberfunktion sind Anabolika kontraindiziert. Frauen, vor allem mit Sing- oder Sprechberufen, sollten nicht mit Anabolika behandelt werden. Die Anwendung von Anabolika bei Leistungssportlern zur Vermehrung der Muskelmasse ist abzulehnen.

Antiandrogene

Antiandrogene sind Substanzen, die die Wirkung von Androgenen aufheben. Antiandrogene sind geeignet zur Behand-

Abb. 13: Strukturformeln von Testosteron und 19-Nor-testosteron.

Tab. 9: Anabolika.		
Internat. Freiname	Dosis	Handelsnamen
Nandrolon	25−50 mg/Mon. i.m.	Anadur®
Metenolon-acetat	10−20 mg/Tag p.o.	Primobolan®
Stanozolol	5−6 mg/Tag p.o.	Stromba®
	50 mg alle 2−3 Wochen i.m.	Strombaject®
Nandrolon-decanoat	25−50 mg alle 3−4 Wochen i.m.	Deca-Durabolin®
Metenolon-oenanthat	100 mg alle 2 Wochen i.m.	Primobolan-Depot®

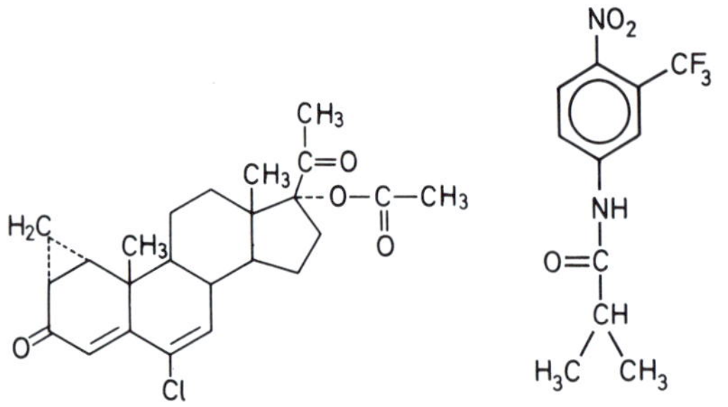

Abb. 14: Strukturformel der Antiandrogene Cyproteronacetat und Flutamid.

lung von Erkrankungen und krankhaften Zuständen, die durch Androgene hervorgerufen oder ungünstig beeinflußt werden. Zu nennen sind hier z. B. Tumoren der Prostata, der Hirsutismus, die Akne und Seborrhö, die Pubertas praecox, die androgenetische Alopecie bei Frauen sowie die männliche Hypersexualität und Sexualdeviationen. Im Handel befinden sich Cyproteronacetat[1], ein Hydroxyprogesteronderivat und Flutamid[2], ein Toluidinderivat (Abb. 14). Cyproteronacetat ist gleichzeitig ein starkes Gestagen (vgl. S. 549 f.), d. h. es hemmt auch die Gonadotropinsekretion. Flutamid besitzt keine andere Partialwirkung. Die antiandrogene Wirkung beruht auf einem kompetitiven Antagonismus an den Androgenrezeptoren.

Therapeutische Anwendung

Prostatakarzinom. Das Prostatakarzinom ist in seinem Wachstum teil- und zeitweise androgenabhängig (Dosierungen: 200–300 mg/Tag Cyproteronacetat p. o. oder wöchentlich 300 mg i. m.). Nach Kastration wird niedriger dosiert. Flutamid wird nur in dieser Indikation eingesetzt (Dosierung: 750 mg/Tag p. o.) Vielfach werden Antiandrogene auch in Kombination mit GnRH-Analoga angewandt (Ausschaltung der testikulären Androgene durch GnRH, Hemmung der adrenalen Androgene durch das Antiandrogen).

Sexualdeviationen und Hypersexualität beim Mann. Die Libido ist androgenabhängig und kann durch Antiandrogene unterdrückt werden. Antiandrogene stellen daher eine Alternative zur Kastration bei Sexualdelinquenten dar (Dosierungen: 100–200 mg/Tag Cyproteronacetat p. o. oder wöchentlich 300 mg i. m.).

Pubertas praecox. Androgene sind für die Pubertas praecox bei beiden Geschlechtern mitverantwortlich. Die Antiandrogenbehandlung hemmt die verfrühte somatische und psychosexuelle Reifung und kann einen frühzeitigen Abschluß des Längenwachstums verhindern (Dosierungen: 4.–6. Lebensjahr 75–100 mg/Tag Cyproteronacetat p. o., nach dem 6. Lebensjahr 125–150 mg/Tag p. o.).
Heute werden vorwiegend GnRH-Agonisten in dieser Indikation eingesetzt.

Hirsutismus, androgenetische Alopecie, schwere Formen von Akne und Seborrhö.
Bedingt durch die gestagene Partialwirkung, führt die alleinige Gabe von Cyproteronacetat zu Zyklusstörungen. Deshalb hat sich folgendes Behandlungsschema bei Frauen bewährt: 100 mg/Tag p. o. in den ersten 10 Zyklustagen plus 50 µg

[1] Androcur®; [2] Fugerel®.

Ethinyloestradiol/Tag p. o. bis zum 21. Zyklustag. Je nach therapeutischem Effekt kann die Cyproteronacetatdosis reduziert werden.
Ein 2 mg Cyproteronacetat enthaltendes Kombinationspräparat mit Ethinyloestradiol[1] wird zur Therapie der Akne, Seborrhö und des leichten Hirsutismus angewendet (vgl. S. 554).

Oestrogene

Oestrogene (Follikelhormone) sind Steroidhormone wie die Gestagene und Androgene auch. Sie werden im Ovar und der Plazenta gebildet, daneben auch in geringer Menge in den Nebennieren und im Hoden. Oestrogene können auch durch Aromatisierung von Androgenen im Fettgewebe entstehen. Zusammen mit Gestagenen (Progesteron) regulieren Oestrogene nahezu alle Vorgänge der Reproduktion bei der Frau. Sie bewirken – wie die Androgene beim Manne – die Ausprägung der sekundären weiblichen Geschlechtsmerkmale. Neben diesen mehr sexualspezifischen Wirkungen haben Oestrogene auch eine Reihe sexualunspezifischer Wirkungen. Die Strukturformeln der wichtigsten Oestrogene sind in Abb. 15 dargestellt.

[1] Diane 35®.

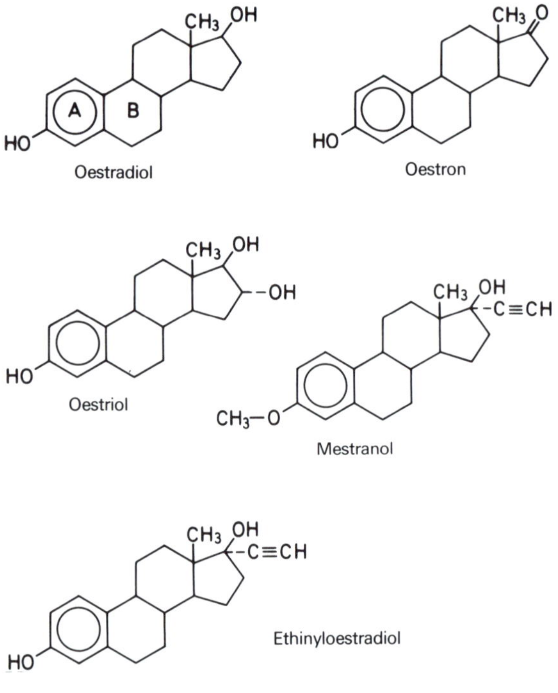

Abb. 15: Oestrogene.
Oestrogene zeichnen sich durch einen aromatischen Ring A und das Fehlen der angulären Methylgruppe zwischen dem A- und B-Ring des Steroidmoleküls aus.
Oestrogene sind also Steroide mit nur 18 Kohlenstoffatomen (Androgene haben 19, Glucocorticoide und die natürlich vorkommenden Gestagene 21 Kohlenstoffatome). Das wirksamste natürlich vorkommende Oestrogen ist das Oestradiol. Oestron besitzt nur etwa $1/3$, Oestriol etwa $1/10$ der biologischen Aktivität des Oestradiols. Durch Alkyl-Substitution wurden oral wirksame Derivate synthetisiert: 17α-Ethinyl-Oestradiol und der Methylether (Mestranol).

Chemie

Oestradiol, Oestron, Oestriol und Ester dieser natürlich vorkommenden Oestrogene sind auch oral wirksam, aber nur, wenn sie in verhältnismäßig hohen Dosierungen angewandt werden. Deshalb hat man versucht, durch die Einführung von Alkylgruppen in das Steroidmolekül zu oral wirksameren Verbindungen zu kommen. Für die orale Oestrogentherapie haben das 17α-Ethinyloestradiol und sein 3-Methylether (Mestranol) die größte Bedeutung erlangt, vor allem als Oestrogenkomponenten in oralen Kontrazeptiva (Abb. 15). Durch Veresterung der Hydroxylgruppe am Kohlenstoff-Atom 17 oder 3 mit ungesättigten Fettsäuren verschiedener Kettenlänge gelangte man zu injizierbaren Depotpräparaten. Zu nennen sind hier das Oestradiol-3-benzoat, das Oestradiol-17-Oenanthat, -valerianat und -undecylat. Die wichtigsten im Handel befindlichen Oestrogen-Präparate sind in Tab. 10 zusammengefaßt.

Biosynthese, Kinetik und Metabolismus

Zwischenstufen in der Biosynthese der Oestrogene sind Testosteron und Androstendion (Abb. 10).
Die tägliche Sekretionsrate von Oestrogenen beträgt bei der Frau je nach Zyklusphase 25 bis 100 µg (90–350 nmol). Gegen Ende der Schwangerschaft werden bis 30 mg/Tag sezerniert. Frauen in der Postmenopause produzieren 5–10 µg/Tag (17–35 nmol). Männer 2–25 µg/Tag (7–90 nmol). Die Halbwertzeit von Oestron beträgt etwa 90 Minuten. Oestrogene werden im Blut, vorwiegend an SHBG, aber auch an Albumin gebunden, transportiert. Sie stimulieren die SHBG-Synthese in der Leber.
Oestrogene werden in der Leber metabolisch inaktiviert. Hauptabbauprodukt ist Oestriol. Nach Glucuronidierung und Sulfatierung werden die Metabolite über die Galle und den Harn ausgeschieden.

Regulation

Die ovarielle Oestrogenbiosynthese wird durch Gonadotropine reguliert. Je nach Zyklusphase und Hormonstatus können Oestrogene eine negative oder positive Rückkopplungs-Wirkung auf die Gonadotropinsekretion ausüben (s. auch Abb. 4). Bisher nicht vollständig geklärt ist die Regulation der Oestrogensynthese in der Plazenta.

Tab. 10: Oestrogenpräparate und Oestrogengemische	
Substanz	Handelsnamen
Oestradiolundecylat	Progynon-Depot-100®
Oestradiolvalerianat	Progynova®
Ethinyloestradiol	Progynon C® Farmacyrol forte®
Oestriol	Hormomed® Ovestin®
Oestriolsuccinat	Synapause®
Oestradiol/Oestriol Kombination	Estrifam®
Konjugierte Oestrogene	Presomen® Östro-Feminal® Transannon®

Biologische Testung

Der bekannteste biologische Oestrogentest an kastrierten Ratten oder Mäusen, der Allen-Doisy-Test, basiert auf den oestrogenbedingten Veränderungen im Vaginalepithel.

Physiologische und pharmakologische Wirkungen

Oestrogene entfalten sexualspezifische Wirkungen an den gleichen Organen und Organsystemen wie Gestagene. Oestrogene und Progesteron verhalten sich dabei in bestimmten Dosisrelationen und bei einer bestimmten zeitlichen Sequenz des Zusammenwirkens synergistisch. Erfolgsorgane für Oestrogene sind der Uterus, die Cervix, Vagina und die Mamma. Im Zusammenwirken mit Progesteron erhalten sie die Schwangerschaft. Aber auch der Eitransport, die Uterusmotilität und die Zusammensetzung der Sekrete in Tuben und Uterus werden durch Oestrogene mitgesteuert. Am Uterus bewirken Oestrogene ein Wachstum aller Schichten. Das Endometrium proliferiert. Unter Oestrogeneinwirkung ändert sich die Menge und Zusammensetzung des Cervicalsekretes. Cervicalsekret wird vermehrt gebildet, es ist dünnflüssig und läßt sich zu Fäden ausziehen (hohe „Spinnbarkeit"). In getrockneten Ausstrichpräparaten kommt es zu charakteristischen, farnkrautähnlichen Kristallablagerungen (Farnkraut-Phänomen). Die Spermatozoenpenetration wird durch diese Beschaffenheit des Sekretes begünstigt. Am Vaginalepithel bewirken Oestrogene eine Zunahme kernloser pyknotischer Zellen. Das Verhältnis dieser zu kernhaltigen Zellen wird als Karyopyknose-Index bezeichnet. Oestrogene besitzen wie Androgene protein-anabole Eigenschaften. Das Auftreten von Osteoporosen bei Frauen in der Menopause ist mit auf das Defizit an Oestrogenen zurückzuführen. Oestrogene fördern die Resorption und den Einbau von Calcium in den Knochen. Die oestrogenbedingte Wasserretention geht über das aufgrund der proteinanabolen Wirkung zu erwartende Ausmaß hinaus. Nicht nur der Wassergehalt in Vagina und Uterus ist erhöht, sondern auch der Wassergehalt in anderen Schleimhäuten und in der Haut. (Zur Vermehrung des Blutvolumens in der Schwangerschaft vgl. S. 461.) Oestrogene führen zu einer Dilatation der kleinen Blutgefäße. Der kapillare Blutdruck sinkt ab. Der Melanin-Gehalt innerhalb und außerhalb der Melanophoren nimmt in allen Hautregionen unter Oestrogeneinwirkung zu, insbesondere an Prädilektionsstellen wie der Linea alba und dem Warzenhof. Das Chloasma gravidarum wird den in der Schwangerschaft vermehrt gebildeten Oestrogenen zugeschrieben. Die Knochenreifung wird durch Oestrogene noch mehr als durch Androgene gefördert. Auf die Talgdrüsenfunktion wirken Oestrogene hemmend. Den Oestrogenen werden ferner psychotrope Effekte zugeschrieben. Diese Eigenschaft der Oestrogene ist wichtig für die Therapie klimakterischer Beschwerden bei Frauen. Oestrogene stimulieren die Prolaktinsekretion und die Synthese von Transportproteinen für Hormone (SHBG, CBG, TBG) in der Leber.
Hinsichtlich möglicher Zusammenhänge zwischen Oestrogenen und dem Auftreten von **Endometriumkarzinomen** s. unten (weibliches Klimakterium und Substitutionstherapie). Bei der Therapie des Prostatakarzinoms mit Oestrogenen müssen **Gynäkomastie** und **Spermatogenesehemmung** in Kauf genommen werden, außerdem treten häufiger **kardiovaskuläre Komplikationen** auf (Myokardinfarkte, Lungenembolien; vgl. S. 555).
Bei sehr hohen Oestrogendosen können Nausea, Erbrechen und Diarrhö auftreten, bzw. werden Natrium- und Wasserretention sowie Brustspannung beobachtet.

Therapeutische Anwendung

Weibliches Klimakterium, Substitutionstherapie. Die klimakterischen Beschwerden sind hauptsächlich auf ein Absinken der ovariellen Oestrogenproduktion zurückzuführen, dies führt zu Störungen des hormonalen Gleichgewichtes. Im Vordergrund stehen vegetative Störungen. Aufgrund des Oestrogendefizits können noch somatisch-trophische Störungen hinzukommen, z. B. Craurosis vulvae et vaginae, Pruritus vulvae. Oestrogene sind das Mittel der Wahl zur Behandlung klimakterischer Beschwerden und zur Osteoporoseprophylaxe. Die in der Postmenopause häufig auftretende Osteoporose kann durch Langzeitbehandlung mit Oestrogenen verhindert werden. Entsprechendes wie für das Klimakterium gilt für die Gonadenagenesie und -dysgenesie (Turner-Syndrom).

Präparate und Dosierungen zur Osteoporoseprophylaxe. Die angegebenen Mindestdosen sind zur Osteoporose-prophylaxe notwendig und sollten nicht unterschritten werden, wenn auch niedrigere Dosen zur Behebung vegetativer Beschwerden ausreichen würden. Eine höhere Dosis kann im Einzelfall notwendig sein, um subjektive Beschwerden zum Schwinden zu bringen.
In seiner Wirksamkeit belegt und empfohlen sind:
- Konjugierte Oestrogene, 0,6 mg/Tag
- Estradiol-Valerat, 2 mg/Tag
- Mikronisiertes Estradiol-17β, 2 mg/Tag (in Kombination mit Estriol).

Diese Oestrogene werden i. d. R. zyklusgerecht mit Gestagenen kombiniert; es liegen für die genannten Oestrogene fixe Kombinationspräparate vor[1]. Unter der Behandlung pflegen Entzugsblutungen aufzutreten.
Nicht wirksam zur Osteoporoseprophylaxe ist Estriol, es kann jedoch psychovegetative Symptome und lokale Befunde im Genitalbereich beheben.
In mehreren amerikanischen Publikationen wurde darauf hingewiesen, daß möglicherweise Assoziationen zwischen langfristiger Oestrogeneinnahme und dem Auftreten von Endometriumkarzinomen bestehen, bedingt durch die proliferative Wirkung am Endometrium. Um jedem möglichen Risiko vorzubeugen, wird deshalb empfohlen, die Oestrogensubstitution im Klimakterium nach Möglichkeit zyklisch und mit einem Gestagen am Schluß einer monatlichen bis mehrmonatlichen Einnahmephase durchzuführen. Dabei wird die Abstoßung des Endometriums durch Gestagene[1] und deren antiproliferativer Effekt therapeutisch genutzt.
Z. Zt. lassen sich keine verbindlichen Aussagen darüber machen, ob sich eine längerfristige Substitutionstherapie mit Oestrogen/Gestagen-Kombinationen positiv oder negativ auf die Entstehung eines Mammakarzinoms auswirkt. Auf jeden Fall überwiegt bei der Substitutionstherapie im Klimakterium bei weitem der Nutzen.

Laktationshemmung. Es ist grundsätzlich möglich, das Abstillen mit Oestrogenen oder oestrogenhaltigen Präparaten durchzuführen. In Bezug auf die Sicherheit der Wirkung und die Eindeutigkeit des pharmakologischen Wirkungsmechanismus sind Dopaminagonisten (vgl. S. 533 f.), die die Prolaktinsekretion hemmen, den Oestrogenpräparaten überlegen und sind als Mittel der ersten Wahl zu betrachten. Die reine hochdosierte orale Oestrogentherapie ist abzulehnen. Auf die parenterale Gabe von Oestrogen- und Gestagen- und/oder Androgen-Kombinationen, als Mittel der zweiten Wahl kann in solchen Fällen ausgewichen werden, bei denen Kontraindikationen für Dopaminagonisten bestehen.

Drohender und habitueller Abort. Bei drohendem und habituellem Abort werden seit gut drei Jahrzehnten Oestrogen – und/oder Gestagenpräparate mit substituierender bzw. pharmakodynamischer Zielsetzung appliziert, ohne daß die schwangerschaftserhaltende Wirkung dieser Therapie bisher überzeugend nachgewiesen ist. Effekte können nur in Fällen erwartet werden, bei denen anamnestisch ein Hormondefizit (vorausgegangene Aborte) vermutet oder durch entsprechende Untersuchungen nachgewiesen werden kann.
Implantationshemmung. In hohen Dosen verhindern Oestrogene innerhalb der ersten 2–3 Tage nach erfolgter Exposition den Eintritt einer Schwangerschaft. Hierzu wird Ethinyloestradiol an 3 aufeinanderfolgenden Tagen in der extrem hohen Dosis von 5 mg/Tag p. o. verabfolgt. Nach erfolgter Implantation kann mit Oestrogenen ein Abort nicht mehr induziert werden. Bedingt durch die hohen Dosen, müssen starke Nebenwirkungen in Kauf genommen werden. Durch Gabe höher dosierter Kombinationspräparate (s. S. 553 f.) wird der Eintritt einer Schwangerschaft ebenfalls verhindert. Die Nebenwirkungen sind weitaus geringer als bei Gabe von Ethinyloestradiol. Ein speziell für diesen Zweck zugelassenes Präparat ist im Handel. Je 2 Dragées müssen innerhalb der ersten 48 Std. nach der Exposition an 2 aufeinanderfolgenden Tagen eingenommen werden (Tetragynon).

Topische Behandlung von atrophischen Genitalveränderungen. Es gibt Vaginalcremes und Ovula. Es muß beachtet werden, daß lokal applizierte Oestrogene zum Teil resorbiert werden und systemisch wirksam werden können.
Hochwuchs bei Mädchen. Durch Oestrogene kann ein vorzeitiger Epiphysenschluß und damit ein früherer Abschluß des Längenwachstums bewirkt werden. Unter strenger Indikationsstellung kann diese Behandlung bei hochwuchsbedingtem Vorliegen psychischer und somatischer Störungen angezeigt sein (Dosierung: z. B. 0,1–0,5 mg Ethinyloestradiol/Tag p. o.).
Hämorrhagische Diathesen. Oestrogene sollen kapillare Blutungen, sowie hämorrhagische Diathesen bei primärer und sekundärer Thrombozytopenie günstig beeinflussen (Oestrioldihemisuccinat). Der genaue Wirkungsmechanismus dieses Effektes ist bisher nicht bekannt.
Prostatakarzinom. Das Prostatakarzinom ist zumindest zeit- und/oder teilweise androgenabhängig. Oestrogene hemmen die Gonadotropinsekretion und damit die Testosteron-Synthese. Hinsichtlich der Nebenwirkungen sind Oestrogene den Antiandrogenen unterlegen.
Hinsichtlich der Oestrogen-Gestagen-Kombinationspräparate und ihrer Indikationen vgl. S. 552 f. Über die Anwendung von Oestrogenen in Ovulationshemmern vgl. S. 553 f.

Kontraindikationen

Bestehendes Mamma- und Korpuskarzinom, Endometriose, akute und schwere chronische Lebererkrankungen, idiopathischer Schwangerschaftsikterus und Schwangerschaftspruritus (Dubin-Johnson-Syndrom, Rotor-Syndrom), vorausgegangene oder bestehende Thromboembolien, Fettstoffwechselstörungen, Sichelzellanämie.

Nichtsteroidale Verbindungen mit oestrogener und antioestrogener Wirkung

Oestrogen wirksame Verbindungen

Clomiphen[1] und Cyclofenil[2] sind schwach oestrogen wirksame Substanzen, die für die Ovulationsauslösung mit guter

---

[1] Presomen compositum®, Cycloprogynova®.

[1] Dyneric®; [2] Fertodur®.

Wirksamkeit zeitlich limitiert eingesetzt werden und für die es zur Zeit keine anderen gleichwertigen Präparate gibt (s. Abb. 16). Clomiphen wird auch in der Diagnostik weiblicher Fertilitätsstörungen eingesetzt (Clomiphentest). Diethylstilboestrol (DES) (Abb. 16) wurde vor allem in den USA als Substitut für steroidale Oestrogene, beispielsweise hoch dosiert bei drohendem Abort, zur Erhaltung der Schwangerschaft benutzt. Später wurde es, ebenfalls hoch dosiert, als postkoitales Kontrazeptivum eingesetzt. Nach rund 25jährigem Gebrauch wurde zunächst über Anomalien des Genitaltraktes nach Eintritt der Geschlechtsreife bei den Töchtern der mit Diethylstilboestrol behandelten Frauen berichtet: abnorme vaginale Schleimhaut, sogenannte transversale Wülste, Adenosis der Schleimhaut und Anomalien des Cervix-Epithels. Es wurden etwa 200 Fälle von Adenokarzinomen im Bereich von Vagina und Cervix sicher nachgewiesen. Auch die männlichen Nachkommen der mit Diethylstilboestrol behandelten Frauen sind betroffen: Gonaden-Anomalien, insbesondere Zysten der Epididymes sowie Penishypoplasien.

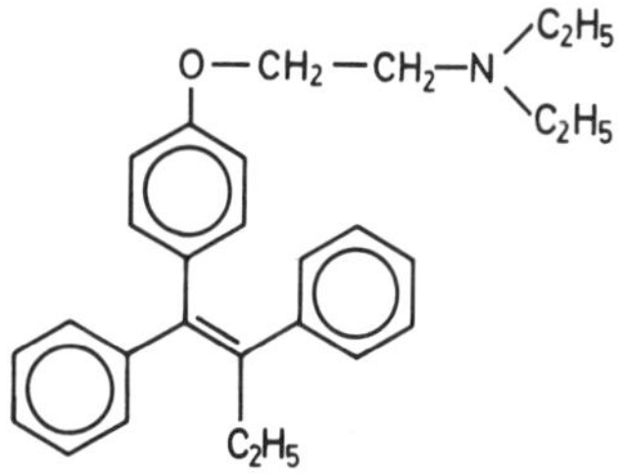

Die karzinogene Wirkung von Diethylstilboestrol wird mit der intermediären Entstehung reaktiver Metaboliten in Zusammenhang gebracht. DES ist in Deutschland nicht mehr im Handel.

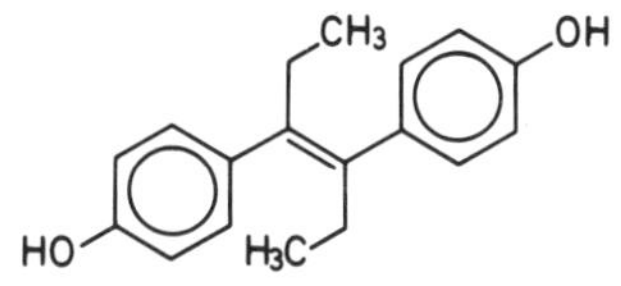

Antioestrogene

Chemisch handelt es sich bei den bekannten Antioestrogenen um Stilbenderivate. Antioestrogene hemmen kompetitiv die Bindung von Oestrogenen am Rezeptor. In Europa ist Tamoxifen[1] im Handel (Formel s. Abb. 16). Bislang gibt es für Antioestrogene nur eine anerkannte Indikation, nämlich die adjuvante und palliative Behandlung des **Mammakarzinoms,** vor allem in der Postmenopause; Dosis: tägl. 20–40 mg.

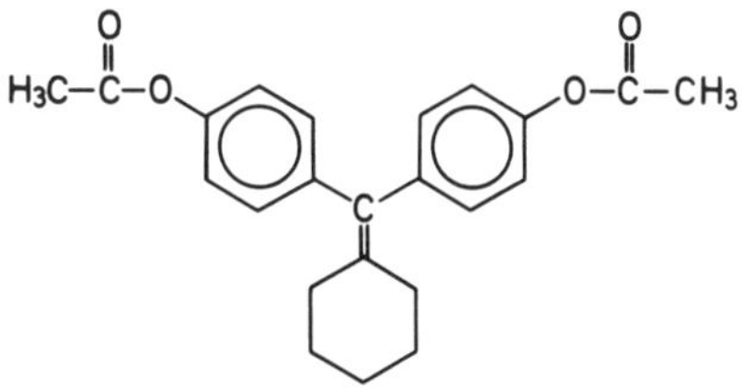

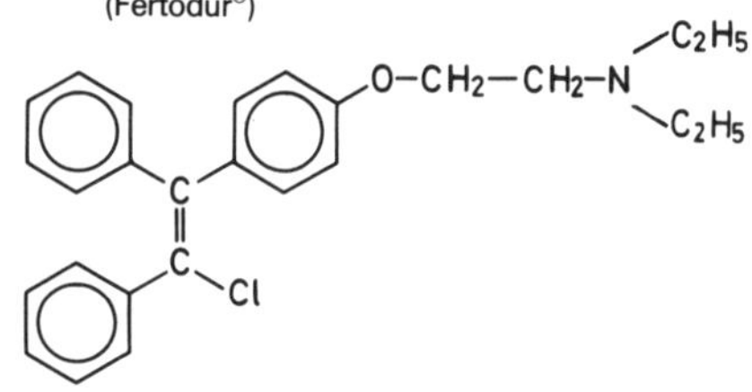

Tamoxifen ist ein partieller Agonist, d. h. es besitzt oestrogene Eigenschaften; darauf dürften einige Nebenwirkungen zurückzuführen sein, wie Flüssigkeitsretention und Blutungsstörungen. Gelegentlich wurden vorübergehende Thrombopenien oder Hypercalcämien beobachtet, ferner Übelkeit, Erbrechen, Hitzewallungen und Pruritus vulvae.

Aromatasehemmer, Aminoglutethimid

Es handelt sich um Substanzen, die die Biosynthese von Oestrogenen aus androgenen Vorläufermolekülen hemmen (vgl. Abb. 10, S. 543). Verschiedene Präparate befinden sich in der Entwicklung (4-OH-Androstendion, 1-Methyl-Δ^1-4-OH-Androstendion). Als potentielle Indikationen zeichnen sich u. a. das Mammakarzinom und die Prostatahyperplasie ab.

Ein Hemmstoff der Steroidbiosynthese ist auch Aminoglutethimid[1] [3-(4-Aminophenyl)-3-ethyl-2,6-piperidindion]. Es wird in der Spätphase inoperabler hormonabhängiger Tumoren eingesetzt (Cushing-Syndrom beim Vorliegen eines Nebennierenkarzinoms, metastasierendes Mammakarzinom in der Menopause oder nach Ovarektomie).

Gestagene

Unter dem Begriff Gestagene wird eine Stoffklasse von Sexualhormonen zusammengefaßt, die nur z. T. ähnliche Eigenschaften wie das physiologische Gelbkörperhormon, Progesteron, haben. Nahezu alle biologischen Gestageneffekte werden nicht durch Gestagene allein, sondern im Zusammenwirken mit Oestrogenen ausgelöst. Die Reaktion hängt dabei ab

---

[1] Nolvadex®; [2] Orimeten®.

Abb. 16: Strukturformeln von nichtsteroidalen oestrogen und antioestrogen wirksamen Verbindungen.

1) von dem Oestrogen-Gestagen-Verhältnis und
2) von der zeitlichen Sequenz des Zusammenwirkens.

Die verschiedenen synthetischen Gestagene unterscheiden sich nicht nur quantitativ stark voneinander, sondern auch qualitativ. Sie besitzen ein unterschiedliches Spektrum an Partialwirkungen. Das physiologische Gelbkörperhormon ist das Progesteron. Es entsteht hauptsächlich im Corpus luteum des Ovars, daneben aber auch in der Plazenta und in der Nebenniere. Beim Manne taucht es als Intermediärprodukt in der Testosteronbiosynthese auf.

Chemie

Progesteron besitzt 21 Kohlenstoff-Atome (C_{21}-Steroide), (s. Abb. 10).

Bei den therapeutisch verwendeten synthetischen Gestagenen handelt es sich entweder um Derivate des Progesterons bzw. Hydroxyprogesterons (Abb. 17) oder um Derivate des Testosterons bzw. 19-Nor-testosterons (Abb. 18).

Biosynthese, Kinetik und Metabolismus

Die Vorstufe des Progesterons ist das Pregnenolon (Biosynthese siehe Abb. 10). Die täglichen Sekretionsraten von Pro-

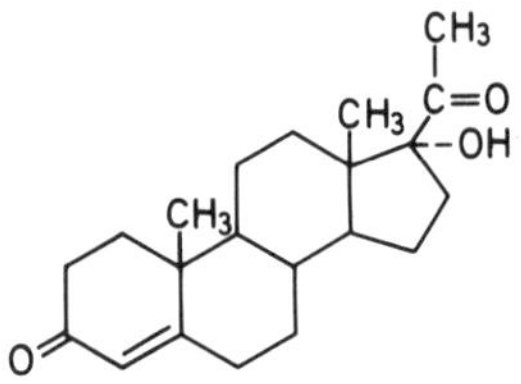

Hydroxyprogesteron

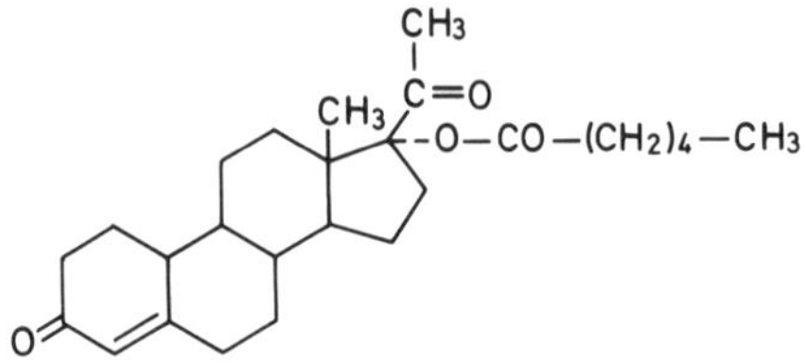

19-Nor-17α-hydroxyprogesteron-capronat (Gestonoroncapronat)

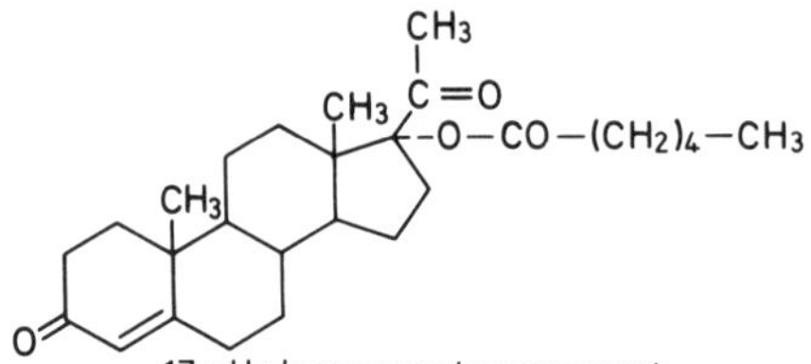

17α-Hydroxyprogesteroncapronat

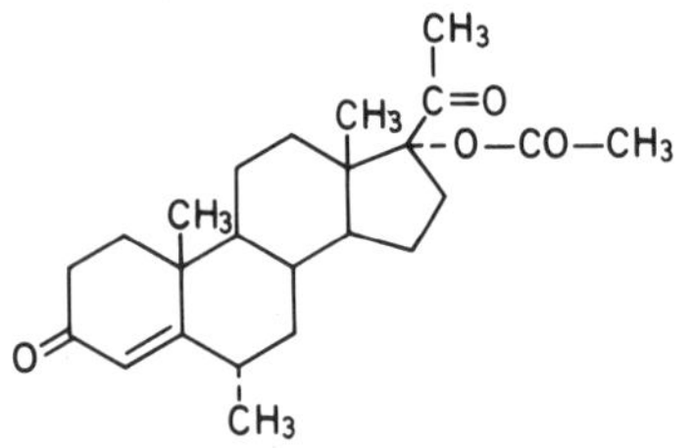

Medroxyprogesteronacetat

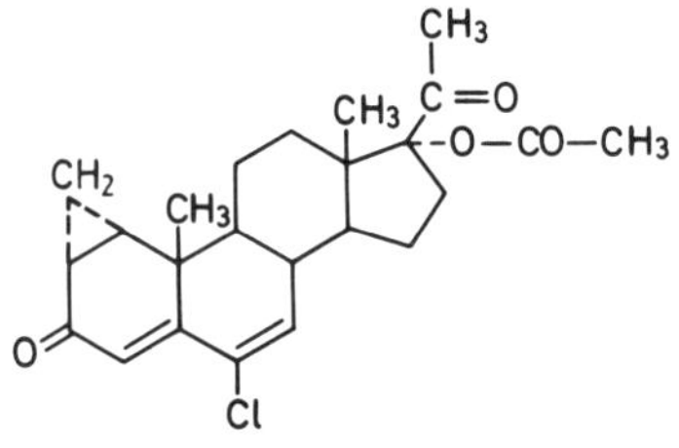

Cyproteronacetat

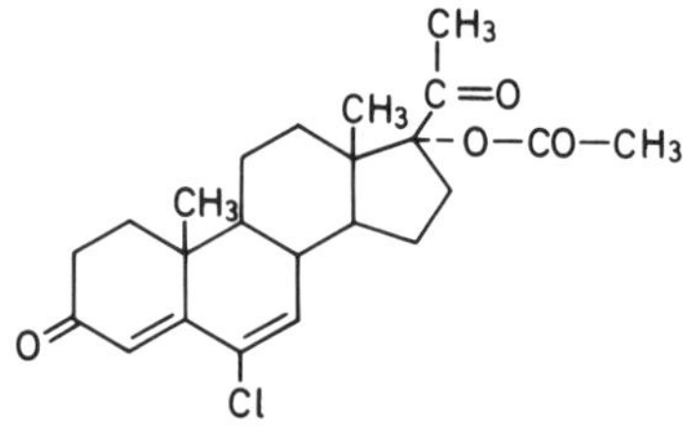

Chlormadionacetat

Abb. 17: Strukturformeln von Gestagenen, die sich vom Hydroxyprogesteron ableiten (C 21-Steroide).

gesteron schwanken von einigen mg in der Follikelphase bis zu 20 mg (60 μmol) in der Lutealphase und einigen hundert mmol in der Schwangerschaft. Die Halbwertzeit von Progesteron im Plasma beträgt etwa 20 Minuten.

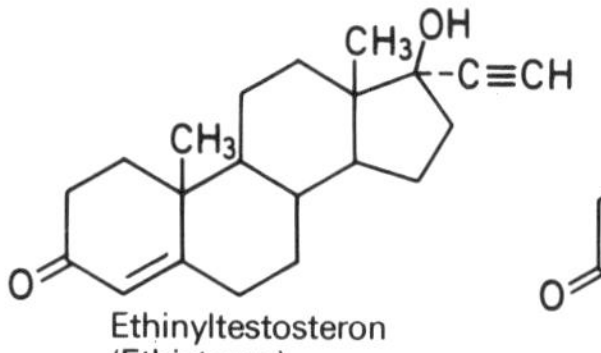

Ethinyltestosteron (Ethisteron)

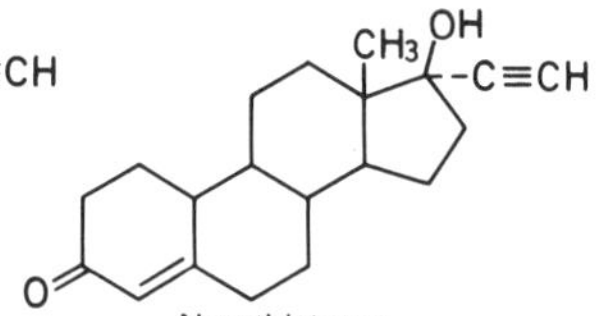

Norethisteron

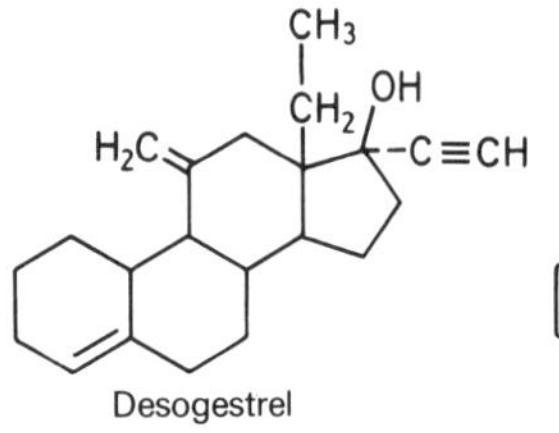

Desogestrel

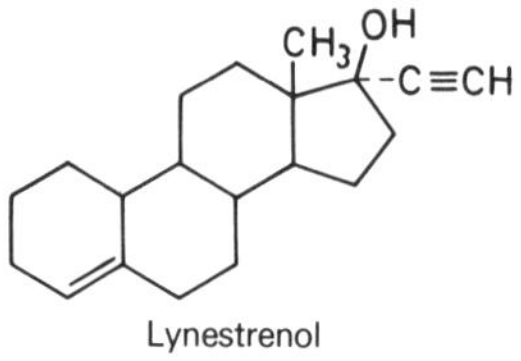

Lynestrenol

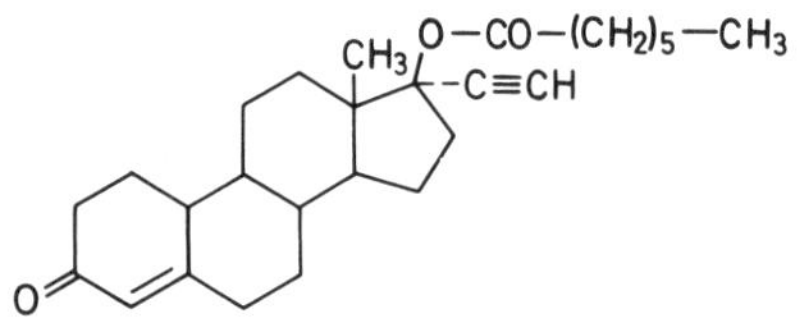

Norethisteronönanthat

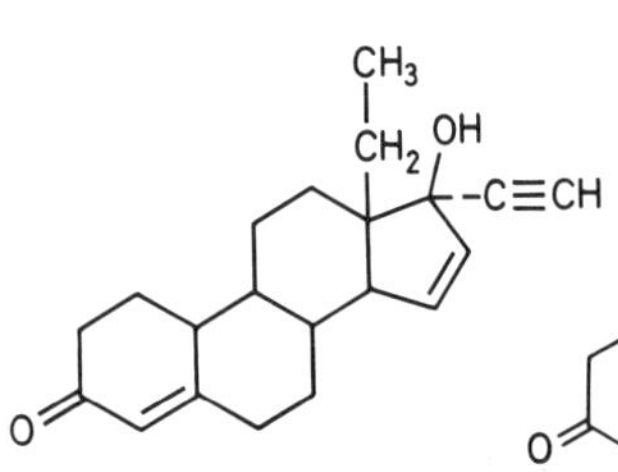

Gestoden

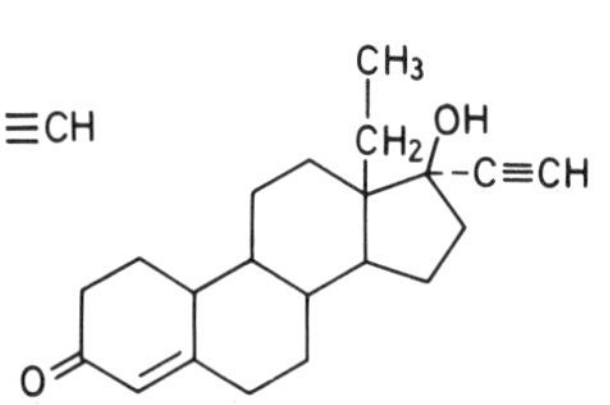

Norgestrel

Abb. 18: Strukturformeln von Gestagenen, die sich vom Testosteron bzw. 19-Nor-testosteron ableiten.

Progesteron wird hauptsächlich in der Leber abgebaut. Der Abbau erfolgt stufenweise über die Reduktion der Doppelbindung und der beiden Ketogruppen am C-Atom 3 und 20. Es entstehen Pregnandiole, das wichtigste Ausscheidungsprodukt ist 3α-20α-Pregnandiol. Die Metabolite des Progesterons werden als Glucuronide bzw. Sulfate vorwiegend renal eliminiert.

Regulation

Die ovarielle Progesteronsynthese wird durch Gonadotropine, vor allem LH, stimuliert. Die Regulation der plazentaren Progesteronsynthese ist nicht sicher geklärt.

Biologische Testung

Der wichtigste biologische Gestagentest ist der Clauberg- oder McPhail-Test. Parameter ist die sekretorische Umwandlung des Endometriums an oestrogenvorbehandelten infantilen Kaninchen.

Physiologische und pharmakologische Wirkungen

Der zyklische Auf- und Abbau des Endometriums im Verlaufe des Menstruationszyklus wird durch Progesteron mitgesteuert. In der ersten Zyklushälfte wirken vorwiegend Oestrogene. Sie bewirken eine Proliferation des Endometriums. Nach der Ovulation wird vermehrt Progesteron gebildet und bewirkt die sekretorische Umwandlung des Endometriums (Abb. 19).

Progesteron ist an der Regulation nahezu aller Vorgänge der weiblichen Reproduktion beteiligt. Im Zusammenwirken mit Oestrogenen gehören dazu der Eitransport, die Vorbereitung des Endometriums für die Nidation, die Zusammensetzung und Beschaffenheit des Tuben-, Uterus- und Cervicalsekretes, Veränderungen am Vaginalepithel, die schwangerschaftserhaltende Wirkung u. a. m. Bei Absinken der Progesteronsekretion kommt es zum Abort (Abb. 20).

Bei Kastratinnen kann durch entsprechende Oestrogen-Gestagen-Behandlung, ähnlich wie im Clauberg-Versuch, ein Menstruationszyklus imitiert werden. Gestagene lassen sich auf diese Art klinisch testen (Aufbauversuch nach Kaufmann). Durch Behandlung mit Gestagenen läßt sich der Menstruationstermin hinausschieben (Menstruationsverschiebungstest). Unter dem Einfluß von Gestagenen wird die Be-

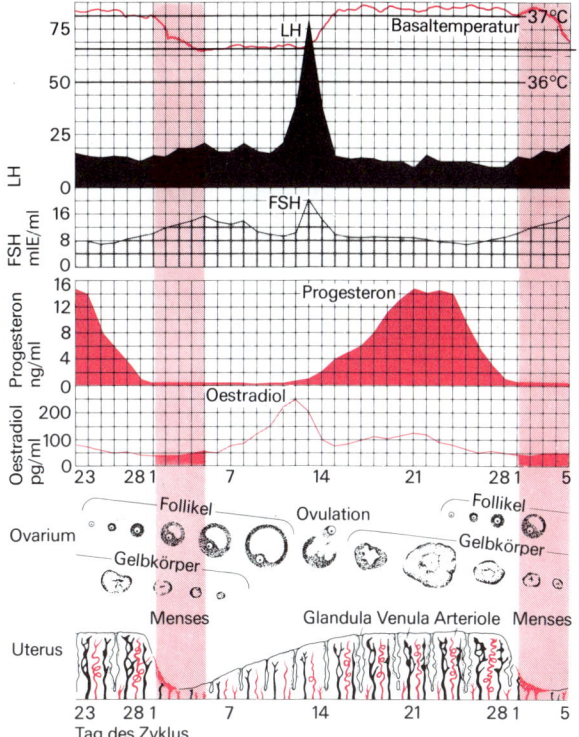

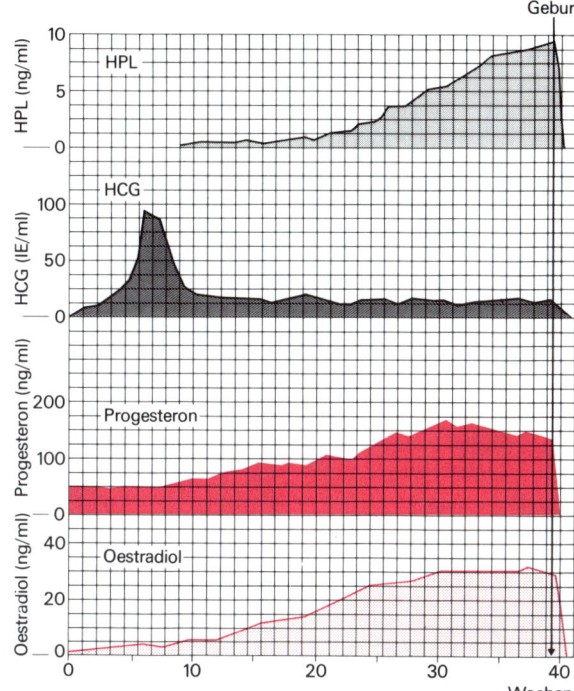

Abb. 19: Hormonkonzentrationen im Serum während des Zyklus und Veränderungen am Endometrium (halbschematische Darstellung).

Die im reifenden Follikel vermehrt gebildeten Oestrogene bewirken durch Rückkopplung mit positiver Wirkung eine gipfelartige LH- und FSH-Ausschüttung. Durch LH wird die Ovulation ausgelöst. Ein Anstieg der Progesteronsynthese setzt kurz vor der Ovulation ein, Maximalwerte werden etwa 8 Tage nach der Ovulation gefunden; bei nicht stattgefundener Konzeption fallen dann die Konzentrationen wieder ab. Die Progesteronquelle ist der Gelbkörper, der sich bei nichteingetretener Schwangerschaft zum Zyklusende hin zurückbildet. Am Beginn eines Zyklus ist das Endometrium niedrig, es proliferiert dann bis zur Zyklusmitte, wobei zahlreiche Mitosen, vor allem in den Drüsenschläuchen, auftreten. Mit beginnender Sekretionsphase (Ovulation) fällt eine starke Glykogeneinlagerung in den basalen Bereichen der Epithelzellen (vor allem in den Uterusdrüsen) auf, später, bei maximaler Sekretion (etwa eine Woche nach der Ovulation, Zeitpunkt der Implantation), findet sich Glykogen auch in den Lumina der Drüsen. Besonders auffällig ist noch die Entwicklung von sog. Spiralarterien im Verlaufe des Zyklus. Sie sind maximal entwickelt in der Sekretionsphase (nach S. J. Segal. Scient. Amer. **231**: 53, 1974).

Abb. 20: Hormonkonzentrationen im Serum während der Schwangerschaft (schematische Darstellung; HCG = human chorionic gonadotropin, Choriongonadotropin, HPL = human placental lactogen).

HCG ist bereits wenige Tage nach erfolgter Konzeption nachweisbar. Es ist sicher verantwortlich für die Aufrechterhaltung der Progesteronsynthese in den Corpora lutea graviditatis. Maximalwerte werden in der 5. bis 6. Woche erreicht, danach fällt die HCG-Produktion ab. Dies hängt damit zusammen, daß vom 3. Monat an die Progesteronsynthese in der Plazenta abläuft. HPL steigt später an als HCG. HPL wirkt wie Prolaktin; daneben hat es auch STH-ähnliche Eigenschaften, daher wird es auch als HCS (human chorionic somatotropin) bezeichnet. Ein Abfall der HPL-Werte signalisiert eine akute Bedrohung der Schwangerschaft. Das gleiche gilt für ein Absinken der Oestrogene und des Progesterons.

schaffenheit des Cervicalsekrets so beeinflußt, daß es für Spermatozoen schwer oder nicht mehr penetrierbar ist. Vorwiegend auf dieser Eigenschaft der Gestagene beruht die kontrazeptive Wirkung (s. S. 554) niedriger Gestagendosen (sog. „Minipille").

Am Vaginalepithel zeigt sich die Gestagenwirkung an einer Änderung des sog. Karyopyknose-Index (Verhältnis von kernlosen zu kernhaltigen Zellen in Vaginalabstrichpräparaten). Unter der Einwirkung eines Gestagens nehmen die kernhaltigen Zellen zu.

Eine auch therapeutisch wichtige Wirkung der Gestagene ist ihre Eigenschaft, die Gonadotropinsekretion, vor allem die LH-Ausschüttung, zu hemmen. Darauf beruht die ovulations-

hemmende Wirkung der Gestagene. Eine wichtige, weniger sexualspezifische, ist die thermogenetische Wirkung der Gestagene. Darauf ist die Erhöhung der Körpertemperatur in der zweiten Hälfte des Zyklus (0,6–1°C) zurückzuführen. Progesteron hat auch gewisse Anti-Mineralocorticoid-ähnliche Wirkungen. In hohen Dosen wirkt Progesteron katabol und anästhetisch.

Partialwirkungen der synthetischen Gestagene, differenzierte Anwendung in der Therapie

Progesteron ist oral nicht bioverfügbar und findet heute kaum therapeutische Verwendung. Die synthetischen Gestagene besitzen ein unterschiedliches Spektrum an Wirkungen. Eine Unterteilung der Einzelwirkungen der Gestagene in erwünschte und unerwünschte oder Haupt- und Nebenwirkungen ist nicht gerechtfertigt, denn es hängt von der jeweiligen Indikation ab, welche Wirkung als unerwünscht und welche als erwünscht anzusehen ist. Hier können nur einige Beispiele für den differenzierten therapeutischen Einsatz der Gestagene angeführt werden. Gestagene mit androgenen oder anti-

Tab. 11: Gestagen-Oestrogen-Kombinationspräparate (Auswahl).

Steroid	Zusammensetzung	Handelsnamen
Norethisteronacetat + Ethinyloestradiol	2,00 mg + 0,01 mg pro Tablette	Primosiston oral®
Hydroxyprogesteroncapronat + Oestradiolbenzoat	250,00 mg + 10,00 mg pro ml	Primosiston Amp.®
Norgestrel + Ethinyloestradiol	0,50 mg + 0,05 mg pro Dragée	Duoluton®
1) Ethinyloestradiol	0,05 mg pro Tablette	Progylut®
2) Ethinyloestradiol + Norethisteronaceteat	0,05 mg + 2,00 mg pro Tablette	
1) Ethinyloestradiol	0,05 mg pro Tablette	Nuriphasic®
2) Ethinyloestradiol + Lynestrenol	0,05 mg + 2,50 mg pro Tablette	
Ethinyloestradiol + Lynestrenol	0,085 mg + 5,00 mg pro Tablette	Orgaluton®
1) Oestradiolvalerianat	2 mg	Cyclo-Progynova®
2) Oestradiolvalerianat + Norgestrel	2 mg + 0,5 mg pro Tablette	
Ethinyloestradiol + Chlormadinonacetat	0,02 mg + 2 mg pro Tablette	Menova®

androgenen Eigenschaften sind ungeeignet für die Behandlung des drohenden oder habituellen Abortes, weil es zu Virilisierung bzw. Feminisierung des Fötus kommen kann. Nahezu alle 19-Nor-testosteron-Derivate sowie Gestagene mit antiandrogenen Partialwirkungen sind deshalb in der Schwangerschaft kontraindiziert. Für die Behandlung von Störungen der Schwangerschaft eignen sich bestimmte Hydroxyprogesteron-Derivate, wie etwa das Hydroxyprogesteroncapronat (Depotgestagen). Bei einem Gestagen, das als Komponente in einem hormonalen Kontrazeptivum angewandt wird (Oestrogen-Gestagen-Gemisch) sollte die zentrale Hemmwirkung (Ovulationshemmung) stark ausgeprägt sein. Der differenzierte therapeutische Einsatz von Gestagenen oder Gestagen-Oestrogen-Kombinationen ist nach wie vor schwierig. Noch schwieriger ist die differenzierte Anwendung der einzelnen im Handel befindlichen hormonalen Kontrazeptiva (s. S. 553 f.).

Unerwünschte Wirkungen

Gestagene mit androgen-anabolen Partialwirkungen (19-Nortestosteron-Derivate) können in höheren Dosierungen Androgenisierungserscheinungen und Gewichtszunahme bewirken.
Detailliert werden die unerwünschten Wirkungen von Gestagenen sowie Gestagen-Oestrogengemischen auf S. 554 f. behandelt. Hinsichtlich der Anwendung von Gestagenen in der Schwangerschaft s. unten.

Therapeutische Anwendung

Für die meisten Indikationen werden Gestagene in Kombination mit Oestrogenen angewandt.
Dysfunktionelle Blutungen und Polymenorrhö. Dysfunktionelle Blutungen (langdauernde Blutungen bei anovulatorischem Zyklus) und Polymenorrhöen (zu häufige Menstruationen in kurzen Abständen bei ovulatorischen Zyklen) können mit Ge-

stagenen oder Gestagen-Oestrogen-Kombinationen behandelt werden.
Dysmenorrhö und prämenstruelle Beschwerden. Dysmenorrhö (schmerzhafter Symptomenkomplex bei Eintritt der Regelblutung) kann ebenfalls mit Gestagenen oder Gestagen-Oestrogen-Kombinationen behandelt werden. Sie werden auch beim prämenstruellen Syndrom (vegetative Störungen und Depressionen, Gewichtszunahme durch Wasser-Retention, Mastodynie) empfohlen. Für diese beiden Indikationen stehen u. a. folgende Gestagenpräparate zur Verfügung: Norethisteronacetat[1], Lynestrenol[2], Dydrogesteron[3], Medroxyprogesteronacetat[4], Chlormadinonacetat[5].
Menstruationsverschiebung. Durch Behandlung mit einer Oestrogen-Gestagen-Kombination läßt sich die Regelblutung hinausschieben. Man bedient sich dieses Verfahrens z. B. bei Leistungssportlerinnen. Die für diese drei Indikationen verwendeten Oestrogen-Gestagen-Kombinationen sind in Tab. 11 aufgeführt.
Gestagentest. Zur Differentialdiagnose der weiblichen Sterilität wird der Gestagen-Test nach Ausschluß einer Schwangerschaft durchgeführt (Medroxyprogesteronacetat[4] oder Norethisteronacetat[1] tägl. über ca. 10 Tage). Der Test ist positiv, wenn eine Abbruchblutung auftritt.
Endometriose. Die Endometriose (Ansiedlung von Uterusschleimhaut außerhalb des Cavum uteri) kann mit relativ hohen Gestagendosen therapiert werden (10–20 mg Norethisteronacetat/Tag) oder andere Gestagenpräparate in entsprechenden Dosen ab 5. Zyklustag über mindestens 6 Monate. Heute werden auch GnRH-Analoga zur Endometriosetherapie eingesetzt.
Sekundäre Amenorrhö. In Fällen von Amenorrhö kommt es nach Behandlung mit einem Gestagen oder Gestagen-Oestrogen-Gemisch zu einer menstruationsähnlichen Blutung, die man als Abbruchblutung bezeichnet. Dieses Verfahren wurde früher benutzt, um zwischen einer sekundären Amenorrhö

---

[1] Primolut-Nor®; [2] Orgametril®; [3] Duphaston®; [4] Clinovir®; [5] Gestafortin®.

und einer eingetretenen Schwangerschaft zu unterscheiden. Bei eingetretener Schwangerschaft trat keine Abbruchblutung auf. Die Schwangerschaftsdiagnose mit Hormonpräparaten gilt heute als kontraindiziert. Für die Schwangerschaftsdiagnose müssen immunologische, extrakorporale Verfahren angewandt werden. Die Therapie der sekundären Amenorrhö mit Oestrogen-Gestagen-Kombinationspräparaten[1] darf frühestens 8 Wochen nach der letzten Menstruation nach sicherem Ausschluß einer Schwangerschaft (zwei negative immunologische Teste im Abstand von mindestens 8 Tagen) durchgeführt werden.

Drohender und habitueller Abort. Auf die Problematik dieser Indikation wurde bereits hingewiesen (s. oben). Es können Oestrogen-Gestagen-Kombinationen als auch Gestagene allein verwendet werden (Hydroxyprogesteroncapronat[2], Allylestrenol[3], Dydrogesteron[4]).

Metastasierendes Mamma- und Endometriumcarcinom. Bei hochdosierter Gestagenbehandlung kommt es in etwa 30–40 % der Fälle zu vorübergehenden Remissionen. Es handelt sich um eine palliative Therapie (Medroxyprogesteronacetat[5], Lynestrenol[6], Norethisteronacetat[7]).

Weitere Indikationen. Zur hormonalen Kontrazeption mit niedrig dosierten Gestagenpräparaten s. S. 554.

Bei Mastodynie und Mastopathie können Gestagene angewendet werden (Norethisteronacetat[7], Lynestrenol[6]). Androgenisierungserscheinungen bei der Frau können effektiv durch Gestagene mit antiandrogener Partialwirkung therapiert werden (s. S. 551 f.).

Kontraindikationen

Die Kontraindikationen für Gestagene entsprechen weitgehend denen für Oestrogene: Leberfunktionsstörungen, Dubin-Johnson-Syndrom, Rotor-Syndrom, idiopathischer Schwangerschaftsikterus. Entsprechendes gilt für die Oestrogen-Gestagen-Kombinationen (s. auch S. 548 und S. 556).

Danazol

Danazol[8] ist ein Isoxazolderivat des 17α-Ethinyl-testosterons. Dieses Steroid ist nur schwach androgen-anabol, aber verhältnismäßig stark antigonadotrop wirksam. Danazol wird zur Therapie von Erkrankungen eingesetzt, bei denen durch Hemmung der hypophysären Gonadotropinsekretion und damit sekundär der gonadalen Hormonproduktion Besserung erzielt werden kann. Dazu gehören u. a. die **Endometriose** und **gutartige Erkrankungen der Brust** (Mastodynie, zystische Mastopathie). Im allgemeinen werden Tagesdosen von 600 mg p.o. appliziert. Die Nebenwirkungen sind einerseits auf die androgen-anabole Partialwirkung (Gewichtszunahme, Androgenisierungserscheinungen) andererseits auf den hypooestrogenen Zustand unter der Danazoltherapie (klimakterische Beschwerden) zurückzuführen.

Kontraindikationen: Schwangerschaft, schwere Leberschäden, Pruritus gravidarum, Rotor-Syndrom, Dubin-Johnson-Syndrom.

Antigestagene

Antigestagene sind Steroidhormone, die die Wirkung von Progesteron kompetitiv hemmen (Verdrängung des Progesterons vom Rezeptor). Bislang ist in der Bundesrepublik noch kein Antigestagen zugelassen. In Frankreich befindet sich Mifipriston (RU 486) im Handel. Die bislang einzige Indikation ist der Schwangerschaftsabbruch in Kombination mit Prostaglandinen.

An potentiellen Indikationen zeichnen sich die Endometriose, das Mammacarcinom (und Meningeom) sowie die Cervixdilatation zur Geburtseinleitung ab (Abb. 21).

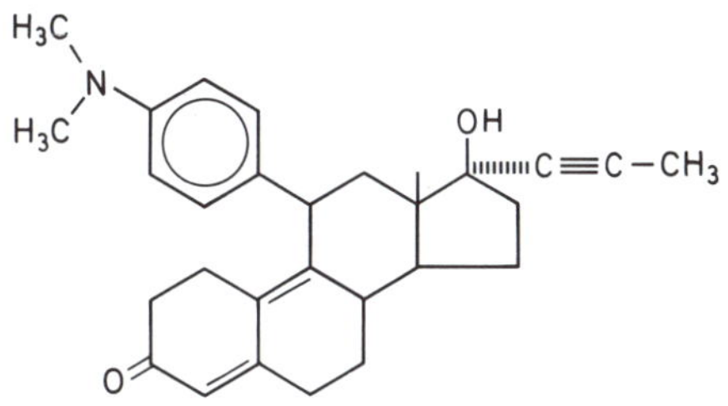

Abb. 21: Mifipriston (RU 486).

Die hormonale Kontrazeption

Die hormonale Kontrazeption hat den Zweck, für einen bestimmten Zeitraum eine funktionelle Sterilität herbeizuführen.

Es gibt in Deutschland mehr als 50 verschiedene Handelspräparate hormonaler Kontrazeptiva. Es ist daher nicht möglich, alle Präparate aufzuführen.

Man unterscheidet bei den oralen Kontrazeptiva zwischen klassischen Kombinationspräparaten, Sequentialpräparaten und Zwei- bzw. Dreistufenpräparaten (s. Abb. 22). Diese Präparate unterscheiden sich nicht nur in der Zusammensetzung der verwendeten Substanzen, sondern oft auch in der Dosierung der einzelnen Komponenten. Die vier wesentlichen Kriterien für die Anwendung hormonaler Kontrazeptiva sind:
1. Sicherheit
2. Geringes Nebenwirkungspotential
3. Zykluskontrolle (Vermeidung von Schmier- und Durchbruchblutungen)
4. Praktikabilität.

Im individuellen Fall erfolgt die Anwendung eines bestimmten Präparates unter Berücksichtigung dieser vier Kriterien (Nutzen-Risiko-Abwägung).

Verwendete Stoffe

Als Oestrogen-Komponenten in oralen Kontrazeptiva werden Ethinyloestradiol und Mestranol (3-Methylether des Ethi-

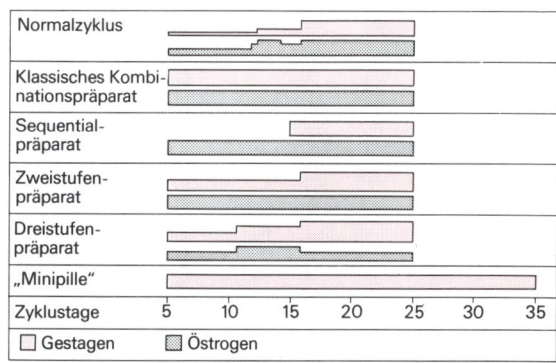

	Zyklustage	5	10	15	20	25	30	35
Normalzyklus								
Klassisches Kombi-nationspräparat								
Sequential-präparat								
Zweistufen-präparat								
Dreistufen-präparat								
„Minipille"								

☐ Gestagen   ▨ Östrogen

Abb. 22: Präparatetypen bei den oralen Kontrazeptiva.

---

[1] Östro-Primolut®; [2] Proluton-Depot®; [3] Gestanon®; [4] Duphaston; [5] Clinovir 500/1000®; [6] Orgametril®; [7] Primolut-Nor®; [8] Winobanin®.

nyloestradiols) verwendet. Die Gestagenkomponente der meisten oralen Kontrazeptiva ist ein 19-Nor-testosteron-Derivat (Norethisteron, Norethisteronacetat, Ethynodioldiacetat, Lynestrenol, Norethinodrel, Norgestrel, Levonorgestrel, Desogestrel, Gestoden). Als Hydroxyprogesteron-Derivate werden die beiden antiandrogen wirksamen Gestagene Cyproteronacetat und Chlormadinonacetat angewendet.

Die Depotpräparate enthalten nur ein Gestagen (Medroxyprogesteronacetat, Norethisteronoenanthat).

Kombinationspräparate

Die Wirkung von Kombinationspräparaten[1] basiert hauptsächlich auf einer Hemmung der Gonadotropinsekretion. Der sonst die Ovulation auslösende LH-Gipfel in der Zyklusmitte wird unterdrückt (Abb. 19). Zusätzliche kontrazeptive Mechanismen kommen noch hinzu, wie eine Beeinflussung des Endometriums und des Cervicalsekretes; möglicherweise auch eine Beeinflussung des Eitransportes und des Tuben- und Uterussekretes.

Es sollten möglichst Präparate verordnet werden, die weniger als 50 µg Ethinyloestradiol enthalten (sog. Mikropille). In Einzelfällen muß wegen schlechter Zykluskontrolle auf höher dosierte Präparate ausgewichen werden. Bei Frauen mit Androgenisierungssymptomen (Seborrhö, Akne, leichter Hirsutismus), werden Präparate mit einer **antiandrogenwirksamen** Gestagenkomponente[2] (Cyproteronacetat, Chlormadinonacetat) empfohlen.

Sequentialpräparate (Zweiphasenpräparate)

Die Sequentialpräparate[3] unterscheiden sich von den Kombinationspräparaten dadurch, daß man hier versucht, die physiologischen Verhältnisse im Verlaufe des Zyklus zu imitieren. Deshalb enthalten die Tabletten während der ersten 7 bis 11 Tage eines Behandlungszyklus nur die Oestrogenkomponente, die übrigen Tabletten enthalten die Oestrogen-Gestagen-Kombination.

Die Zykluskontrolle ist bei den Sequentialpräparaten nicht so gut wie bei den klassischen Kombinationspräparaten und den Zwei- und Dreistufenpräparaten. Da die Ovulationshemmung vorwiegend auf der Oestrogen-Komponente beruht, liegt bei keinem dieser Präparate die Oestrogendosis unter 50 µg Ethinyloestradiol pro Tag (s. Nebenwirkungen).

Zwei- und Dreistufenpräparate

Zweistufenpräparate[4] unterscheiden sich von den Sequentialpräparaten dadurch, daß die Gestagenkomponente vom ersten Einnahmetag an in niedriger Dosierung enthalten ist. Eine noch bessere Anpassung an die hormonalen Verhältnisse des Normalzyklus wird mit den Dreistufenpräparaten[5] angestrebt.

Gestagen- wie Oestrogendosierungen variieren in weitgehender Übereinstimmung mit Anstieg und Abfall der normalen Hormonsekretion während des Zyklus (s. Abb. 19 und 22).

Kontrazeption mit niedrig dosierten Gestagenen (sogenannte Minipille)

Die kontrazeptive Wirkung bei diesem Prinzip („Minipille"[6]) beruht vorwiegend auf der Beeinflussung des Cervixsekretes, was eine Behinderung der Spermatozoenaszension zur Folge hat.

Andere Mechanismen, wie Beeinflussung des Endometriums (ungünstige Verhältnisse für eine Implantation) und des Eitransportes werden diskutiert. Bei ca. 30 % der Frauen ist aber auch die Ovulation gehemmt.

Die Hormonbelastung ist bei diesem Prinzip am geringsten. Dem stehen aber schwerwiegende Nachteile gegenüber, wie geringere kontrazeptive Sicherheit und schlechte Zykluskontrolle. Diese Nachteile haben die Anwendung der „Minipille" stark eingeschränkt. Die Anwendung kann nur noch bei Frauen empfohlen werden, bei denen Oestrogene kontraindiziert sind.

Depotpräparate

Als Depotpräparate werden Gestagene hochdosiert parenteral appliziert. Die Depotwirkung eines Medroxyprogesteronhaltigen Präparates[1] wird durch die besondere galenische Zubereitung (Kristallsuspension) erzielt. Beim Norethisteronoenanthat[2] beruht die Depotwirkung auf der Veresterung mit einer langkettigen Fettsäure.

Die Wirkungsdauer beträgt 8–12 Wochen. Hinsichtlich des Wirkungsmechanismus kommen alle bereits genannten Faktoren in Betracht: Ovulationshemmung am Anfang, später vor allem andere Mechanismen wie Beeinflussung des Endometriums und des Cervicalsekretes. Dem Vorteil – Schutz vor Einnahmefehlern – stehen aber Nachteile wie die geringere kontrazeptive Sicherheit, der unregelmäßigere Zyklusablauf (gehäuft Schmier- und Durchbruchblutungen) und zum Teil Amenorrhöen nach dem Absetzen der Behandlung gegenüber. Depotpräparate werden vorwiegend in der 3. Welt eingesetzt.

Postkoital wirksame Präparate

Ihre Wirkung beruht auf der Implantationshemmung durch Oestrogene (s. S. 548).

Interaktionen mit anderen Pharmaka

Schwangerschaften können auftreten bei gleichzeitiger Einnahme verschiedener anderer Pharmaka, die über eine Induktion mikrosomaler Leberenzyme (P 450) einen beschleunigten Abbau, vor allem der Oestrogene, bewirken (erhöhte Hydroxylierung). Zu nennen sind u. a. die Hydantoine, Rifampicin, Phenylbutazon und Barbiturate.

Erwünschte und unerwünschte Wirkungen

Zu den Wirkungen, die mit der Einnahme hormonaler Kontrazeptiva verbunden sind, gehören auch erwünschte Nebenwirkungen. So bessert sich beispielsweise die Dysmenorrhö unter der Einnahme hormonaler Kontrazeptiva in einem hohen Prozentsatz. Die Entwicklung der Akne, häufig ein Problem der Adoleszens, läßt sich günstig therapeutisch beeinflussen. Mastopathische Beschwerden und gutartige Brustdrüsenveränderungen werden unter der Einnahme hormonaler Kontrazeptiva seltener gesehen. Gleiches gilt für die Eisenmangelanämie. Unspezifische Adnexitiden werden während der Einnahme hormonaler Kontrazeptiva seltener beobachtet. Da hormonale Kontrazeptiva nicht nur die Ovulation unterdrücken, sondern auch auf die Funktion der Cervix wirken, führen sie zu einem schwer penetrierbaren Cervixschleim, der den pathogenen Keimen die Aszension erschwert.

Den hormonalen Kontrazeptiva wird eine Vielzahl von unerwünschten Wirkungen zugeschrieben, von denen nur einige

---

[1] Marvelon®, Microgynon®; [2] Diane®, Femovan®; [3] Ovanon®; [4] Sequilar®, Neo-Eunomin®; [5] Trinordiol 21®, Triquilar®; [6] Exlutona®, Microlut®.

[1] Depot-Clinovir®; [2] Noristerat®.

gut dokumentiert sind. Am wichtigsten sind thromboembolische und kardiovaskuläre Nebenwirkungen. Grundsätzlich muß im Einzelfall das Verhältnis von Nutzen (hohe kontrazeptive Sicherheit im Vergleich zu anderen kontrazeptiven Methoden) zum Risiko (speziell im Hinblick auf die Risiken einer unerwünschten Schwangerschaft, evt. Abort) abgewogen werden.

Thromboembolische bzw. kardiovaskuläre Komplikationen

Die Erkenntnisse hierzu stützen sich insbesondere auf epidemiologische Erhebungen, die teils prospektiv, teils retrospektiv als Fallkontrollstudien oder als sog. Kohortenstudien angelegt waren.

Über ein gehäuftes Auftreten thromboembolischer Komplikationen wurde erstmals 10 Jahre nach Einführung der oralen Kontrazeption berichtet. Diese Beobachtungen gaben Anlaß, nur noch hormonale Kontrazeptiva zuzulassen, die 50 µg Ethinylöstradiol oder weniger enthielten. Insbesondere wurde der gehäuften Inzidenz thromboembolischer Komplikationen in klinischen Studien Aufmerksamkeit geschenkt. Dabei konzentrierten sich die Untersuchungen auf Veränderungen im plasmatischen Gerinnungssystem, in denen sich in der Tat zeigen ließ, daß durch die Einnahme oral wirksamer Oestrogene bestimmte Gerinnungsfaktoren wie Faktor VII und Faktor VIII ansteigen und daß gerinnungshemmende Faktoren, wie das Antithrombin III, dosisabhängig absinken. Aus diesen Veränderungen im plasmatischen Gerinnungssystem läßt sich jedoch nicht eine erhöhte Gerinnbarkeit des Blutes zwingend ableiten, da sich die Werte immer noch im unteren Bereich der normalen Streuung bewegen. Vielmehr muß unterstellt werden, daß andere Risikofaktoren wie Trauma, Nikotinabusus, Alter, Immobilität und Übergewicht hinzukommen müssen, damit es zur Entwicklung einer solchen Komplikation kommt.

Das Bundesgesundheitsamt sah sich deshalb veranlaßt, einen Warnhinweis in die Packungsbeilage oraler Kontrazeptiva aufzunehmen, demzufolge für Frauen – insbesondere dann, wenn sie älter als 30 Jahre sind und rauchen – ein erhöhtes Risiko für ernste Folgen von Gefäßveränderungen, beispielsweise Herzinfarkt oder Schlaganfall besteht, wenn sie orale Kontrazeptiva einnehmen.

Insgesamt ist die Häufigkeit thromboembolischer Komplikationen bei Einnahme oraler Kontrazeptiva jedoch im Vergleich zu den Gefahren bei Schwangerschaft, Geburt und Wochenbett gering.

Kohlehydrat- und Fettstoffwechsel

Die epidemiologischen Daten, die auf ein erhöhtes Myokardrisiko hinweisen, waren Anlaß für eine Vielzahl von klinischen Untersuchungen zum Cholesterin- und Triglycerid-Stoffwechsel vor, während und nach Einnahme hormonaler Kontrazeptiva. Aus diesen Untersuchungen ging hervor, daß hochdosierte Gestagene mit androgener Partialwirkung zu einer Beeinträchtigung des Lipoproteinprofils führten mit einer ungünstigen Relation von VDL zu HDL-Cholesterin. Gestagene wie Levonorgestrel, Desogestrel, Gestoden, Norgestimat sind in dieser Hinsicht in umfangreichen Untersuchungen überprüft worden (in niedrigen Dosen in Kombination mit Ethinylöstradiol). Dabei hat sich ergeben, daß hormonale Kontrazeptiva der neueren Generation die Parameter des Lipoprotein-Stoffwechsels nicht negativ beeinflussen. Auch scheint die tatsächliche Inzidenz an Herzinfarkten bei Frauen, die hormonale Kontrazeptiva einnehmen, nicht angestiegen zu sein. Epidemiologische Langzeitstudien, die dieser Frage nachgegangen sind, weisen kein erhöhtes Risiko für Herzinfarkt oder Schlaganfall auf. Die Wirkung hormonaler

Kontrazeptiva auf die Glukosetoleranz ist mehrfach untersucht worden. Nach dem heutigen Kenntnisstand kann davon ausgegangen werden, daß niedrig dosierte hormonale Kontrazeptiva zu keiner nennenswerten peripheren Insulinresistenz führen. Bei manifestem Diabetes ist der Effekt oraler Kontrazeptiva nicht vorhersehbar. Diabetes ist aber keine absolute Kontraindikation.

Tumorrisiko

Die Frage um die Onkogenität oraler Kontrazeptiva ist nie verstummt. Es erscheinen immer wieder Publikationen, die auf eine gehäufte Inzidenz bestimmter Malignome hinweisen, wobei mittlerweile als gesichert gelten darf, daß das relative Risiko für ein Endometriumcarcinom, das in der Gruppe der nicht die Pille einnehmenden Frauen mit 1 veranschlagt wird, durch die Einnahme hormonaler Kontrazeptiva auf einen Wert von 0,4 deutlich gesenkt wird. Auch die protektive Wirkung hinsichtlich des Ovarialcarcinoms mit einem relativen Risiko von ebenfalls 0,4 wird allgemein als gesichert akzeptiert. Bezüglich der Häufigkeit des Mammacarcinoms läßt sich nach heutiger Kenntnis sagen, daß es generell keinen Hinweis darauf gibt, daß die Einnahme oraler Kontrazeptiva mit einem erhöhten Brustkrebs-Risiko vergesellschaftet ist.

Eine englische Studie weist darauf hin, daß unter der Einnahme hormonaler Kontrazeptiva vor allen Dingen Oberflächencarcinome und Cervixdysplasien mit einem relativen Risiko von 2,9 belastet sind. Für das invasive Cervixcarcinom wurde ein relatives Risiko von 1,8 errechnet.

Der Kausalzusammenhang zwischen Leberzelladenomen und der Einnahme hormonaler Kontrazeptiva scheint dadurch belegt zu sein, daß sich Adenome nach Absetzen der Präparate zurückbilden und auch in einer nachfolgenden Schwangerschaft nicht wieder aktiviert werden. Diese Leberzellveränderungen sind meist gutartiger Natur und führen zu keiner klinisch-chemisch meßbaren Veränderung der Leberfunktion. Die Häufigkeit solcher Leberzell-Adenome läßt sich nur schätzen und kann mit einer Inzidenz von 1 : 200 000 angenommen werden.

Teratogenität

Die Einnahme oraler Kontrazeptiva während der Frühschwangerschaft geschieht fast immer versehentlich. Nach dem heutigen Stand der Kenntnisse läßt sich ein Schwangerschaftsabbruch wegen eines teratogenen Risikos nicht rechtfertigen.

Leberfunktion

Die Leberfunktion gesunder Frauen wird durch hormonale Kontrazeption im allgemeinen nicht beeinflußt. Selten werden Erhöhungen der Leucin-Aminopeptidase im Serum und der Bromphthaleinretention beobachtet.

Einfluß auf Transportproteine

Ähnlich wie in der Schwangerschaft führen orale Kontrazeptiva zu einer Erhöhung der Transportproteine für Thyroxin (TBG), (vgl. S. 529), Glucocorticoide (CBG) und für Sexualhormone (SHBG). Diese Effekte beruhen auf der Oestrogenkomponente (vgl. S. 547) und sind klinisch nicht relevant.

Sonstige unerwünschte Wirkungen

Es seien im Folgenden eine Reihe seltener und weniger schwerwiegender Nebenwirkungen aufgeführt: Gewichtszunahme, Wasserretention, Ödeme, Appetitsteigerung, Übelkeit, Erbrechen, Kopfschmerzen, cervicale Hypersekretion, trockne Scheide (Kohabitationsbeschwerden), Soor-Kolpitis, Hyperpigmentierung, Wadenkrämpfe, Varizenbeschwerden, Brustschmerzen, Spannungsgefühl in den Brüsten, Dysmenorrhö, Hypermenorrhö, Hypo- und Amenorrhö, Durchbruchsblutungen, Nervosität, Müdigkeit, Depressionen, Verminderung der Libido, Seborrhö, Akne.

Einige dieser Nebenwirkungen werden den Oestrogenen zugeschrieben, wie z. B. die Neigung zu Ödemen, Übelkeit und Erbrechen, Brustspannung, Hypermenorrhö und cervicale Hypersekretion; andere Nebenwirkungen sollen gestagenbedingt sein, wie z. B. trockene Scheide, Soor-Kolpitis, Dysmenorrhöen. Die etwas erhöhte Neigung zu Seborrhö und Akne sowie die Appetitsteigerung und Gewichtszunahme wird den androgenen und anabolen Restwirkungen der Gestagene (19-Nor-testosteron-Derivate!) zugeschrieben.

Kontraindikationen

Bei vorausgegangenen oder bestehenden thromboembolischen Prozessen sind orale Kontrazeptiva stets kontraindiziert. Bei akuter und schwerer chronischer Hepatitis, vor allem bei primärer Leberzirrhose, bei idiopathischem Schwangerschaftsikterus und Schwangerschaftspruritus in der Anamnese (Dubin-Johnson-Syndrom, Rotor-Syndrom) sollte von der Medikation ebenfalls abgesehen werden. Eine Kontraindikation ist auch ein bestehendes Mamma- oder Korpuscarcinom. Eine seltene Kontraindikation stellt der Herpes gestationis in der Anamnese dar. Ein orales Kontrazeptivum soll abgesetzt werden, wenn gehäuft Kopfschmerzen und migräneartige Anfälle auftreten bzw. Sehstörungen beobachtet werden (Hinweise auf zerebrale thromboembolische Prozesse), ferner vor geplanten Operationen und nach Unfällen für die Dauer der Immobilisation, beim Auftreten eines Ikterus sowie bei stärkeren Blutdruckanstiegen.

Nebennierenrindenhormone

Nach ihrer biologischen Wirkung lassen sich die Nebennierenrindenhormone in drei Gruppen einteilen:
1) Glucocorticoide
2) Mineralocorticoide und
3) Androgene.
Die Glucocorticoide werden überwiegend in der Zona fasciculata der Nebennierenrinde, die Mineralocorticoide in der Zona glomerulosa und die Androgene in der Zona reticularis gebildet.

Glucocorticoide

Die Glucocorticoide sind nicht nur, wie der Name sagt, an der Regulation des Kohlenhydratstoffwechsels beteiligt; sie beeinflussen auch den Fett- und Eiweiß-Stoffwechsel. Sie nehmen beim Streß eine zentrale Rolle ein. Glucocorticoide haben ihre große therapeutische Bedeutung erst erlangt, als ihre antiphlogistischen Eigenschaften entdeckt wurden. Die antiphlogistische Wirkung der Glucocorticoide ist hinsichtlich der Dosierung eine **pharmakologische** Eigenschaft dieser Stoffe.

Chemie

Alle Stoffe mit mineralocorticoider oder glucocorticoider Wirkung sind Derivate des Pregnans, bestehend aus 21 C-Atomen. Die physiologisch wichtigsten Glucocorticoide sind Cortisol, Corticosteron und Cortison (s. Abb. 23). Die glucocorticoide Wirkung ist abhängig von der Ketogruppe an C-3, der Doppelbindung zwischen C-4 und C-5, der Ketolseitenkette an C-17 sowie der Hydroxyl- bzw. Ketogruppe an C-11. Sie wird verstärkt durch eine Hydroxylgruppe an C-17 in α-Stellung (s. Abb. 23). Viele Steroide mit glucocorticoider Wirkung sind synthetisiert worden. Die Erwartungen, die mit der Synthese derartiger Steroide verknüpft waren, wirksamere Verbindungen mit geringeren Nebenwirkungen zu schaffen, haben sich nur z. T. erfüllt. Es gelang zwar, die Wirksamkeit von synthetischen Analogen gegenüber den natürlichen Glucocorticoiden zu steigern und die mineralocorticoide Wirkung zu mindern oder zu eliminieren, doch wurden bisher keine Steroide synthetisiert, die qualitativ ein anderes Wirkungsspektrum als die natürlichen Glucocorticoide zeigen (antiphlogistische und antiallergische Wirkung, Wirkung auf den Kohlenhydratstoffwechsel, katabole Wirkung etc.).

Durch Einführung einer Doppelbindung zwischen C_1 und C_2 bei Cortison und Cortisol an C-1 entstanden die ersten synthetischen Glucocorticoide Prednison bzw. Prednisolon, die bereits eine deutliche Verstärkung der glucocorticoiden, bei Verminderung der mineralocorticoiden Wirkung aufweisen. Die meisten synthetischen Glucocorticoide leiten sich vom Prednisolon ab.

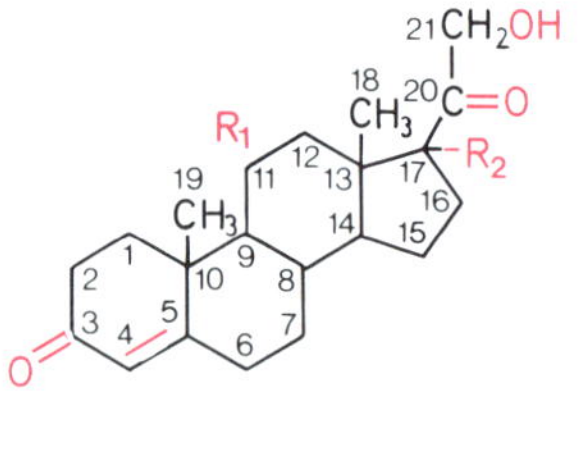

	R₁	R₂
Hydrocortison (Cortisol)	– OH	– OH
Cortison	= O	– OH
Desoxycorticosteron	– H	– H

Abb. 23: Strukturformeln der physiologischen Glucocorticoide. Die für die glucocorticoide Wirkung verantwortlichen Strukturmerkmale sind rot gezeichnet.

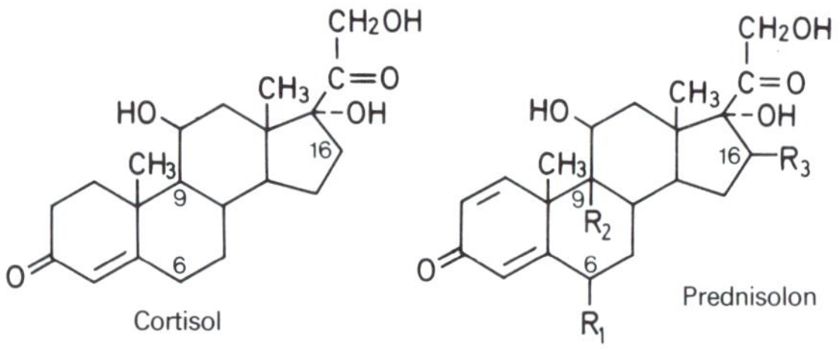

R₁	R₂	R₃	Verbindung
6α-Methyl	–	–	Methylprednisolon
6α-Fluor	–	16α-Methyl	Paramethason
–	9α-Fluor	16α-Hydroxy	Triamcinolon
–	9α-Fluor	16β-Methyl	Betamethason
–	9α-Fluor	16α-Methyl	Dexamethason

Abb. 24: Strukturmerkmale der synthetischen Glucocorticoide.

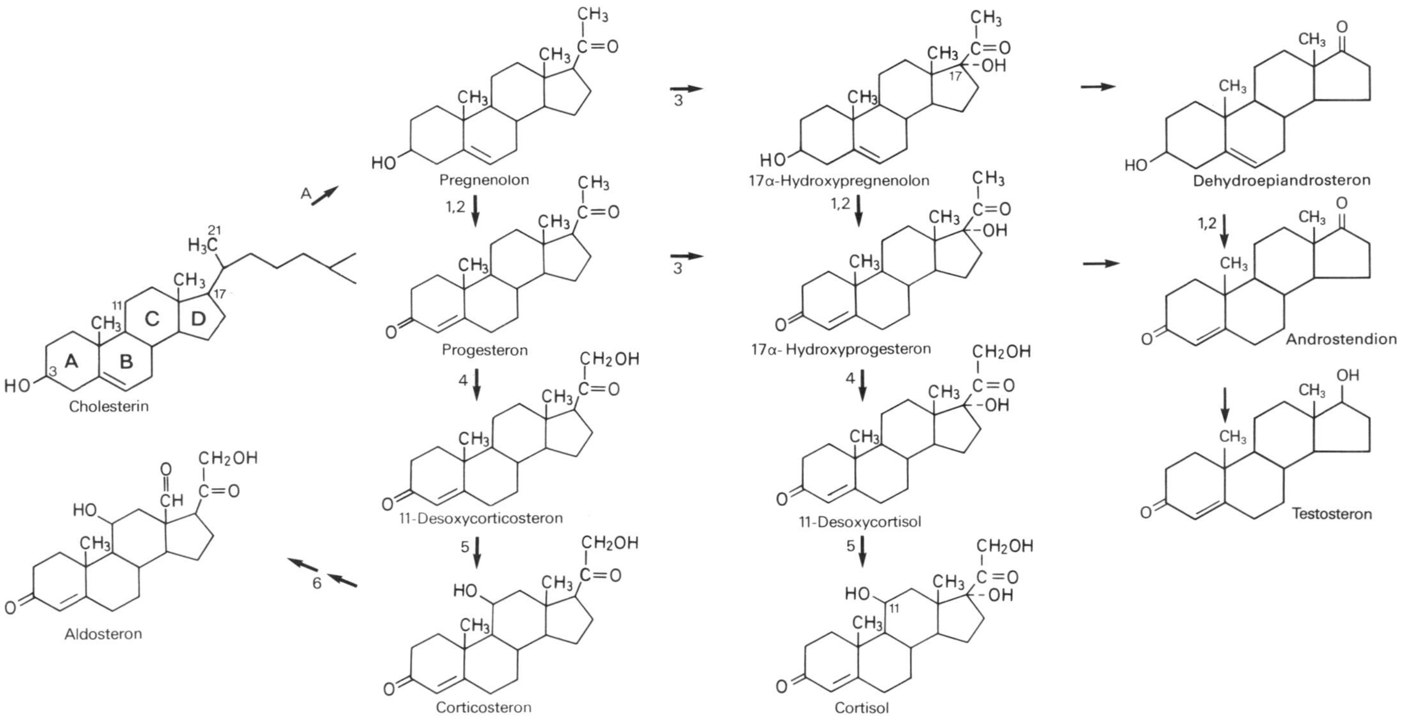

Abb. 25: Biosynthese der Corticoide und Enzymdefekte der Cortisolsynthese bei der kongenitalen adrenalen Hyperplasie (Adrenogenitales Syndrom, AGS). (A : Pregnenolon-Synthetase (Mitochondrien), 1,2: 3β-Hydroxy-Δ^{4,5}-Isomerase-Dehydrogenase, 3: 17α-Hydroxylase, 4: 21-Hydroxylase, 5: 11β-Hydroxylase, 6: 18-Hydroxylase, 18-Hydroxysteroid-Dehydrogenase.)

Der kongenitalen adrenalen Hyperplasie können folgende Enzymdefekte zugrunde liegen:

1. **Cholesterin-Desmolase-Mangel.**

   Die Bildung von Pregnenolon (A) ist gehemmt, es können keine Steroide synthetisiert werden. Durch das Fehlen der Androgene ist die Differenzierung der männlichen Genitalorgane gestört. Der Mineralocorticoidmangel führt zum Salzverlust (Salzverlustsyndrom).

2. **3β-Hydroxy-Steroid-Dehydrogenase-Mangel (1,2).**

   Durch Hemmung der Bildung von Androgenen ist die männliche Sexualdifferenzierung gestört. Dehydroepiandrosteron wird in großen Mengen gebildet und kann zur Maskulinisierung des weiblichen Genitales führen. Es besteht ein Salzverlustsyndrom.

3. **17α-Hydroxylase-Mangel (3).**

   Die Androgensynthese ist gestört, folglich auch die männliche Sexualdifferenzierung. Durch ACTH-Stimulation werden Mineralocorticoide vermehrt gebildet, wodurch Hypertonien auftreten können.

4. **21-Hydroxylase-Mangel (4).**

   Durch vermehrte Bildung von Androgenen tritt eine Maskulinisierung des weiblichen Genitales auf. Ein Salzverlustsyndrom kann vorhanden sein. Der 21-Hydroxylase-Mangel ist mit etwa 90 % der häufigste Defekt.

5. **11β-Hydroxylase-Mangel (5).**

   Maskulinisierung des weiblichen Genitales durch vermehrte Bildung adrenaler Androgene ohne Salzverlustsyndrom, da 11-Desoxycorticosteron ein potentes Mineralocorticoid ist. Dieser Defekt ist mit etwa 5 % der zweithäufigste.

Durch Einführung einer Hydroxyl- oder Methylgruppe an C-16 bzw. einer Methylgruppe oder eines Fluoratoms in Position 6α und 9α, wurden weitere Steigerungen der glucocorticoiden Wirkung erzielt (s. Abb. 24). Nur Fluorcortolon (6α-F; 16α-Methyl) ist ein Derivat des Corticosterons.

Biosynthese, Kinetik und Metabolismus der natürlichen Glucocorticoide

Die Biosynthese der Glucocorticoide nimmt, wie bei allen Steroiden, vom Cholesterin ihren Ausgang (s. Abb. 25). Die Sekretionsrate von Cortisol beträgt 12–30 mg/Tag (30 bis 80 μmol), von Corticosteron 1–4 mg/Tag (3–12 μmol); bei Gesunden schwanken die Cortisolkonzentrationen im Serum zwischen 5 und 25 μg/100 ml (15–75 nmol/l). Die Cortisolsekretion erfolgt in 8 bis 12 Episoden in einem zirkadianen Rhythmus, maximale Cortisolkonzentrationen werden zwischen 3 und 8 Uhr gemessen, dann fällt die Cortisolkonzentration langsam ab auf minimale Werte zwischen 18 und 24 Uhr (Abb. 26). Dieser zirkadiane Rhythmus wird vom ZNS über die ACTH-Sekretion gesteuert.

Mehr als 90 % des Cortisols sind im Blut an Proteine gebunden, davon etwa 75 % an ein spezifisches Transportprotein (Transcortin, CBG, vgl. Tab. 3), 15 % sind an Albumin gebunden, nur etwa 10 % zirkulieren frei. CBG ist ein Glykoprotein mit einer Molekülmasse von etwa 52 000, das Cortisol mit hoher Affinität bindet. Die Bindungskapazität des Plasmas für Cortisol beträgt etwa 25 μg/100 ml (700 nmol/l). Übersteigt die Cortisolkonzentration die Bindungskapazität, so wird das Cortisol an Albumin gebunden oder zirkuliert frei.

Die CBG-Konzentration ist nach Oestrogenapplikation (auch Ovulationshemmer) und während der Schwangerschaft erhöht. ACTH und die pathologischen Veränderungen der Nebennierenrindenfunktion haben keinen Einfluß auf das CBG. Bei Erkrankungen mit Störungen des Proteinstoffwechsels kann die Konzentration von CBG im Plasma vermindert sein.

Die synthetischen Glucocorticoide werden mit Ausnahme von Prednisolon kaum an CBG gebunden. Die meisten synthetischen Glucocorticoide werden zu etwa 60 % unspezifisch an Albumin gebunden, der Rest zirkuliert frei. Die Plasmahalbwertzeit von Cortisol beträgt ca. 90 Minuten. Die Plasmahalbwertzeiten der synthetischen Glucocorticoide sind wesentlich länger, wodurch teilweise die größere biologische Wirksamkeit erklärt werden kann. Die Inaktivierung der Glucocorticoide erfolgt überwiegend in der Leber. Die Cortisolmetaboliten werden zu mehr als 99 % als Glucuronide über die Nieren ausgeschieden, nur etwa 0,5 % erscheinen als freies Cortisol im Urin.

Regulation und Nebennierenrindenfunktionsteste

Die Synthese und Sekretion der Glucocorticoide wird durch ACTH stimuliert. Die ACTH-Sekretion unterliegt der Regulation durch den hypothalamischen Freisetzungsfaktor CRF (vgl. S. 533). Die CRF-Sekretion wird von übergeordneten Zentren durch Neurotransmitter reguliert. Zwischen den einzelnen Zentren (Hypophysenvorderlappen, Hypothalamus und übergeordnete Zentren) und den zirkulierenden Glucocorticoiden besteht ein negativer Rückkopplungsmechanismus, d. h. Glucocorticoide können an allen übergeordneten Zentren inhibierend wirken.

Die negative Rückkopplung der Glucocorticoide hat zwei Phasen. Die schnelle Phase erfolgt beim Anfluten des Glucocorticoids, vermutlich durch Hemmung der Sekretion von CRF und von ACTH, die verzögerte Phase durch Hemmung der Synthese von ACTH.

Die Sekretion von CRF, ACTH und Glucocorticoiden erfolgt episodisch. Die Anzahl und Dauer der einzelnen Sekretionsspitzen erreicht ein Maximum zwischen 3 und 8 Uhr und ein Minimum (Abb. 26) zwischen 18 und 24 Uhr. Diese zirkadiane Rhythmik wird von den dem Hypothalamus übergeordneten Zentren gesteuert. Unter Streßsituationen nimmt die Frequenz und Höhe der Sekretionsspitzen von ACTH und Corticoiden zu. Intensiver Streß überspielt den verzögerten Rückkopplungsmechanismus der Glucocorticoide.

Der zirkadiane Rhythmus ist unter physiologischen Bedingungen stabil. Anpassungen an Zeitverschiebung erfordern einige Tage. Entsprechend der zirkadianen Rhythmik ändert sich auch die Empfindlichkeit des Hypophysenvorderlappens (HVL) für CRF und der Nebennierenrinde (NNR) für ACTH, d. h. HVL und NNR reagieren während der frühen Morgenstunden am stärksten auf ihre physiologischen Stimuli.

Andererseits ist die Empfindlichkeit der übergeordneten Zentren des Rückkopplungssystems während des physiologischen Sekretionstiefs zwischen 18 und 24 Uhr am höchsten. Schon sehr geringe Glucocorticoidkonzentrationen wirken in dieser Phase inhibierend und können den zirkadianen Rhythmus stören. Dieses Phänomen ist für die therapeutische Anwendung von Glucocorticoiden von Bedeutung.

Die Behandlung mit einem Glucocorticoid führt zu einer Hemmung der ACTH-Sekretion durch negative Rückkopplung. Dies hat eine Atrophie der Nebennierenrinde und eine herabgesetzte Biosynthese von Glucocorticoiden zur Folge (s. auch Abb. 27). Wird die Medikation abgesetzt, vergeht in Abhängigkeit von Dauer und Dosis der Medikation eine gewisse Zeit, bis sich die Sekretion von ACTH und die Funktion der Nebennierenrinde wieder normalisiert. Dem wird durch besondere Dosierungsmaßnahmen Rechnung getragen.

Die normale Regulation der Nebennierenrindenfunktion und Möglichkeiten ihrer Störung werden in Abb. 27 veranschaulicht.

Das adrenogenitale Syndrom (AGS, kongenitale adrenale Hyperplasie)

Wenn zu wenig oder keine biologisch aktiven Glucocorticoide synthetisiert werden, entfällt die Bremswirkung auf jene

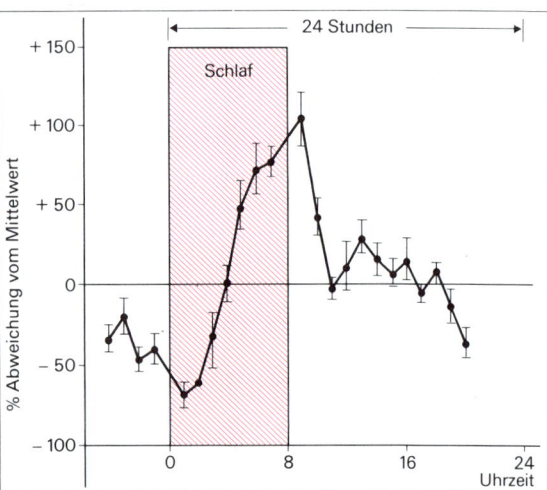

Abb. 26: Zirkadianer Rhythmus der Cortisolkonzentration im Plasma gesunder Probanden (aus Orth, D. N. et al. J. Clin. endocrinol. **27**: 549, 1967).

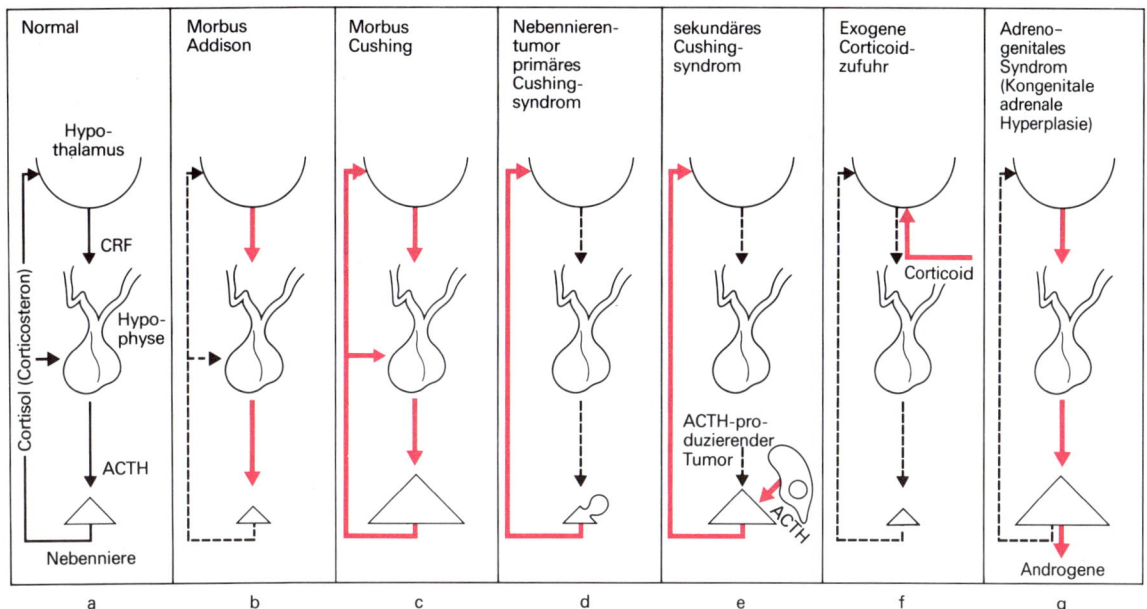

Abb. 27: Normale Regulation der Nebennierenrindenfunktion und Möglichkeiten ihrer Störung.
a) Zwischen der Sekretion des hypothalamischen Freisetzungsfaktors für ACTH (corticotrophin releasing factor, CRF) bzw. der von ACTH und den Glucocorticoiden besteht eine negative Rückkopplung, die normalerweise das Gleichgewicht zwischen der Sekretion von ACTH und Glucocorticoiden reguliert. b) Bei der primären Nebennierenrindeninsuffizienz (Morbus Addison) oder nach Exstirpation der Nebennieren sinkt die Konzentration der Glucocorticoide im Plasma ab, es wird vermehrt CRF und damit auch ACTH gebildet. Die sekundäre Nebennierenrindeninsuffizienz beruht auf einer Störung der übergeordneten endokrinen Zentren, der Hypophyse und/oder des Hypothalamus (z. B. Panhypopituitarismus, Mangel an ACTH). c) Dem M. Cushing liegt eine vermehrte Sekretion von CRF und ACTH zugrunde, die eine bilaterale Hyperplasie der NNR hervorruft. Die vermehrt gebildeten Glucocorticoide sind nicht in der Lage, die erhöhte ACTH-Sekretion zu supprimieren. Umgekehrt sind die Verhältnisse beim primären Cushing-Syndrom, ausgelöst durch einen Tumor der Nebennierenrinde (d), oder beim sekundären Cushing-Syndrom, verursacht durch einen ektopischen, ACTH-produzierenden Tumor, z. B. ein Bronchialkarzinom (e). In beiden Fällen ist die Produktion von ACTH in der Hypophyse gebremst. Unterschiede bestehen jedoch insofern, als beim Nebennierenrinden-Tumor (d) die gesunde Nebenniere selbst infolge des ACTH-Mangels atrophisch, beim ektopischen ACTH-produzierenden Tumor (e) dagegen in der Regel hyperplastisch ist. Daß in diesem Fall die ACTH-Produktion der Hypophyse gedrosselt ist, kann durch Vergleich der Konzentrationen im Blut der Cubital-Vene und des Bulbus venosus jugularis superior gezeigt werden; sie sind dort niedriger als im Blut der Cubital-Vene. f) Die exogene Zufuhr von Glucocorticoiden zu therapeutischen Zwecken hat die gleichen Auswirkungen wie die endogene Überproduktion der Hormone: das hypothalamisch-hypophysäre System wird gedrosselt und es kommt zur Atrophie der Nebennieren. Diese Tatsache ist vor allem beim Abbruch der Therapie zu bedenken; er darf nie abrupt erfolgen, man „schleicht sich aus", d. h. die Dosen werden allmählich verringert. g) Beim adrenogenitalen Syndrom ist infolge eines angeborenen Enzymdefektes (vgl. Abb. 25) die Produktion von Glucocorticoiden verringert. Dementsprechend ist die Produktion von ACTH gesteigert, und es kommt zur Hyperplasie der Nebennierenrinde, die nun auch vermehrt Androgene sezerniert. Eine ähnliche Wirkung entfaltet Metyrapon[1], ein Hemmstoff der 11β-Hydroxylase, das im Metyrapon-Test zur Prüfung der Funktionseinheit Hypothalamus-Hypophyse verwendet wird.

[1] Metopiron®.

hypothalamischen Zentren, die die ACTH-Sekretion steuern. Das ist beim AGS der Fall (s. Abb. 27 g). Die möglichen Enzymdefekte, die dieser angeborenen Erkrankung zugrunde liegen können, sind in Abb. 25 erläutert. Beim AGS wird vermehrt CRF gebildet und damit vermehrt ACTH sezerniert. Die Nebenniere wird stimuliert, sie wird hyperplastisch und sezerniert nun vermehrt andere Steroide, vor allem Androgene. Die Folge dieser Androgenwirkung ist eine schon im Uterus beginnende Förderung der Entwicklung männlicher Geschlechtsmerkmale bei genetisch weiblichen Föten. Es kommt zu einer Maskulinisierung. Solche Mädchen haben eine phallusartig vergrößerte Klitoris und weisen eine Verschmelzung der Labien zu einem scrotumähnlichen Gebilde auf. Bei dem 3β-OH-Steroid-Dehydrogenase-Defekt (Abb. 25) ist auch die männliche Sexualdifferenzierung gestört, weil neben der Cortisol- auch die Testosteronbiosynthe-

se im fötalen Hoden vermindert ist. Ist die Mineralocorticoidsynthese gestört (3β-OH-Steroid-Dehydrogenase- und 21-Hydroxylase-Defekt; Abb. 25), tritt das Salzverlustsyndrom auf (vgl. S. 557).

Metyrapon-Test. Metyrapon (Abb. 28) hemmt die 11β-Hydroxylase. Dadurch entstehen biologisch nur schwach wirksame Glucocorticoide, die ACTH-Sekretion steigt an. Man benutzte Metyrapon zur Überprüfung der Funktionseinheit Hypothalamus-Hypophyse-Nebenniere. Unter normalen Verhältnissen muß beim Metyrapon-Test die ACTH-Sekretion und damit die Aktivität der Nebennierenrinde ansteigen.

ACTH-Stimulationsteste. Das Prinzip beruht darauf, die Stimulierbarkeit der Nebennierenrinde durch ACTH zu bestimmen (s. S. 537). Parameter ist der Anstieg der Konzentration von Cortisol im Serum. Fehlende Stimulierbarkeit läßt auf

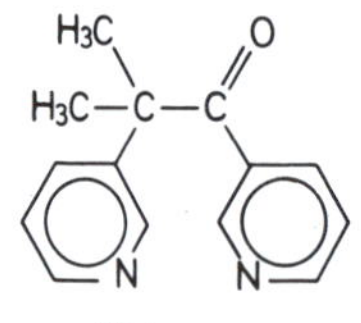

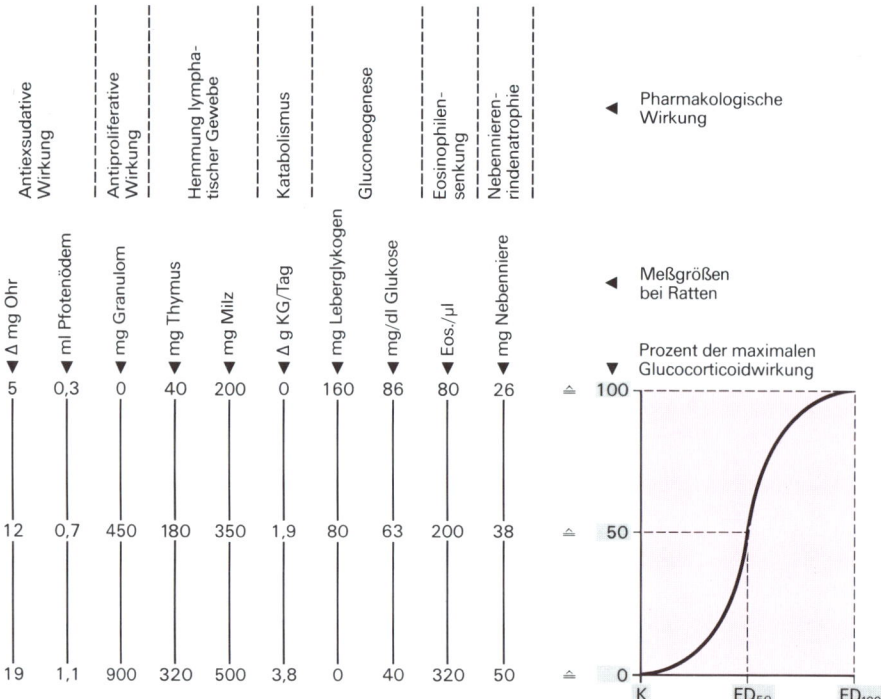

Metyrapon

Abb. 28: Strukturformel von Metyrapon.

Morbus Addison schließen, d. h. eine primäre Nebennierenrindeninsuffizienz.

Dexamethason-Test. Glucocorticoide supprimieren die ACTH-Sekretion. Nach einmaliger Gabe von 2 mg Dexamethason um 23.00 Uhr sind beim Gesunden die morgendlichen Cortisolkonzentrationen unter 5 µg/dl supprimiert. Dieser Kurzzeittest erlaubt eine Differenzierung zwischen funktionellem Hypercortisolismus und Cushing-Syndrom.

Eine bessere Differenzierung erlaubt der Dexamethason-Langzeittest. Hierbei werden täglich 2 mg Dexamethason (in 4 Einzeldosen pro Tag an 2 Tagen) appliziert. Die Bewertung entspricht der des Kurzzeittests.

Beim AGS sinken auch die Androgenkonzentrationen im Blut ab. Falls keine Suppression der Cortisolkonzentrationen erfolgt, werden in einer weiteren Stufe mindestens 8 mg Dexamethason/Tag (wieder verteilt auf 4 Einzeldosen an 2 Tagen) gegeben. Bei hypothalamisch-hypophysär bedingtem sekundärem Cushing-Syndrom (= Morbus Cushing) fallen die Cortisolkonzentrationen um mehr als 50 % ab, während sie beim Vorliegen eines Nebennierenrindenadenoms oder -karzinoms erhöht bleiben.

Insulin-Hypoglykämie-Test. Die Insulin-induzierte Hypoglykämie bewirkt bei gesunden Individuen einen signifikanten Anstieg der Cortisolsekretion. Bei Patienten mit Cushing-Syndrom tritt dieser Effekt nicht auf. Wichtig ist, daß die Blutzuckerwerte 50 mg/100 ml (2,2 mmol/l) unterschreiten. Dieser Test dient der Überprüfung der Achse Hypothalamus-Hypophysenvorderlappen-Nebennierenrinde.

CRF-Test s. S. 533.

Physiologische und pharmakologische Wirkungen

Der zelluläre Wirkungsmechanismus der Glucocorticoide entspricht dem der anderen Steroidhormone. Er ist auf Seite 531 dargestellt.

Abb. 29: Meßbare pharmakologische Wirkungen der Glucocorticoide an Ratten: Rückgang eines experimentell erzeugten Ohr- oder Pfotenödems (antiexsudative Wirkung), Hemmung der Fremdkörpergranulombildung (antiproliferative Wirkung), Abnahme des Thymus- oder Milzgewichtes (Hemmung lymphatischer Gewebe), Hemmung des Wachstums junger Tiere (Katabolismus), Steigerung des Leberglykogens und der Glucose im Blut bei adrenalektomierten Tieren (Gluconeogenese), Senkung der Zahl eosinophiler Leukozyten (Eosinophilensenkung) und Verringerung des Nebennierenrindengewichtes (Nebennierenrindenatrophie).
Die absoluten Zahlen stellen das Mittel der Meßwerte von jeweils 10–100 Ratten dar. Untere Zahl: Wirkung bei unbehandelten Kontrolltieren (entsprechend *K* in der Dosis-Wirkungs-Beziehung). Mittlere Zahlen: halbmaximale Wirkung (entsprechend der ED_{50} in der Dosis-Wirkungs-Beziehung). Obere Zahlen: maximale Wirkung (entsprechend der ED_{100} in der Dosis-Wirkungs-Beziehung). Der Darstellung kann entnommen werden, daß beispielsweise durch die Gabe der maximalen Dosis von Glucocorticoiden die artifizielle Ödembildung am Ohr von 19 auf 5 mg Ohrgewicht und das Rattenpfotenödem von 1,1 auf 0,3 ml gesenkt werden kann. Die Fremdkörpergranulombildung kann durch die maximale Dosis von Glucocorticoiden sogar total unterdrückt werden. Unter dem gleichen Dosisregime sinkt das Gewicht der Thymusdrüse auf $\frac{1}{8}$ des Ausgangsgewichtes ab, das der Milz wird um etwas mehr als $\frac{1}{3}$ verringert (nach Schulz, V., Groß, R., DÄB **77**, Heft 2, S. 61 f., 1980).

Zwischen den physiologischen und pharmakodynamischen Wirkungen der Glucocorticoide gibt es fließende Übergänge; d. h. die Dosen, die zur Erzielung eines bestimmten Effektes erforderlich sind, unterscheiden sich ganz erheblich (vgl. S. 563 f.). Die Bemessung der pharmakodynamischen Wirkungen von Glucocorticoiden im Tierversuch kann der Abb. 29, S. 560 entnommen werden.

Wirkungen auf den Stoffwechsel

Glucocorticoide fördern die **Gluconeogenese** aus Aminosäuren, die durch Abbau von Proteinen frei werden. Die neugebildete Glucose wird z. T. als Glykogen in der Leber gespeichert. Der Glucoseumsatz wird gesteigert, die Glucosetoleranz und die Insulinempfindlichkeit nehmen ab. Durch Glucocorticoide kann ein Prädiabetes in einen latenten oder klinisch manifesten Diabetes überführt werden. Bei längerer Anwendung von Glucocorticoiden steigt die Glucosekonzentration im Plasma an.

Glucocorticoide wirken **katabol**, d. h. sie fördern den **Proteinabbau** und führen zu einer negativen Stickstoffbilanz, z. T. auch bedingt durch vermehrte Ausscheidung von Aminosäuren und Harnsäure. Die katabole Wirkung zeigt sich vor allem an der Muskulatur, der Haut und dem Skelett. Infolge Störungen des Aufbaus der Knochenmatrix kann es zur Osteoporose kommen (s. u.).

Glucocorticoide beeinflussen den **Fettstoffwechsel,** indem sie die lipolytische Wirkung von Katecholaminen und lipolytischen Peptiden des Hypophysenvorderlappens fördern. Andererseits führen hohe Konzentrationen von Glucocorticoiden zu einer Umverteilung von Fettgewebe. Es tritt Fettverlust an den Extremitäten und Fettzunahme am Stamm sowie im Nacken und Gesicht auf. Dies führt zum typischen Bild der Stammfettsucht beim Cushing-Syndrom.

Wirkungen auf den Wasser- und Elektrolythaushalt

Die natürlichen Glucocorticoide und einige synthetische Analoga (Prednison und Prednisolon) besitzen mineralocorticoide Wirkung. Durch Förderung der Natriumretention nimmt das EZV zu, durch vermehrte Kaliumausscheidung kommt es zu Hypokaliämie und metabolischer Alkalose. Unter Cortisol ist die glomeruläre Filtration gesteigert und die Wasserdurchlässigkeit der distalen Tubuli gehemmt.

Glucocorticoide hemmen auch die Resorption von **Calcium** im Darm und erhöhen die Ausscheidung von Calcium über die Nieren. Diese Mechanismen sowie die erhöhte Phosphatclearance bewirken eine vermehrte Calcium- und Phosphatausscheidung. Die **hypocalcämische Wirkung** wird beim Gesunden kompensiert, kann aber therapeutisch bei Hypercalcämien genutzt werden.

Antiinflammatorische und immunsuppressive Wirkungen

Speziell auf diesen Wirkungen beruht die breite therapeutische Anwendung der Glucocorticoide. Unabhängig von der auslösenden Noxe hemmen Glucocorticoide frühe (Ödem, Dilatation der Kapillaren, Fibrinablagerung, Migration von Leukozyten, etc.) und späte entzündliche Reaktionen (Kapillarproliferation, Fibroblastenproliferation, Kollagenablagerungen etc.). Der antiinflammatorische Effekt ist abhängig von der direkten lokalen Wirkung der Glucocorticoide im Entzündungsgebiet. Glucocorticoide schützen die Integrität der Zell- und Plasmamembranen und stabilisieren die Membranen der Lysosomen, wodurch die Freisetzung lysosomaler Enzyme verhindert wird. Sie vermindern die Synthese von Prostaglandinen, Leukotrienen und Thromboxanen.

Die Synthese von Tumornekrose-Faktor und Interleukin-1 wird gehemmt, wodurch die Synthese von PGE_2 beeinflußt wird sowie die Aktivierung von T-Lymphozyten (vgl. S. 744).

Die Ausbildung des entzündlichen Ödems wird durch Normalisierung der erhöhten Permeabilität des Kapillarendothels vermindert. Außerdem wird dadurch die Migration von Leukozyten und Mastzellen ins Gewebe verringert. Unter Glucocorticoidtherapie nimmt die Anzahl der neutrophilen Leukozyten im Blut zu, während Lymphozyten, Monozyten, eosinophile und basophile Leukozyten abnehmen. Die Zunahme der Neutrophilen wird sowohl durch vermehrte Ausschüttung als auch durch verminderten Abbau bewirkt.

Die lokale Akkumulation von Neutrophilen und Makrophagen im Entzündungsgebiet wird gehemmt. Die Abnahme von basophilen und eosinophilen Leukozyten scheint auf einer Umverteilung dieser Zellen zu beruhen.

Das lymphatische Gewebe wird durch Glucocorticoide gehemmt. Die Lymphozytopenie beruht, im Gegensatz zu Nagern, bei denen Glucocorticoide Lymphozytolyse bewirken, auf einer Umverteilung der Lymphozyten vom Blut in die Speicherorgane wie Milz, Lymphknoten und Knochenmark. Dies betrifft vorwiegend die T-Lymphozyten. Die Funktionen der Lymphozyten werden durch Glucocorticoide unterschiedlich beeinflußt. Die Produktion von Mediatoren und die Proliferation werden gehemmt. Auch die durch T-Lymphozyten vermittelte Zytotoxizität sowie die spontane Zytotoxizität werden supprimiert. Die Bildung von MIF (engl. migration inhibitory factor) durch Lymphozyten wird von Glucocorticoiden nicht gehemmt, aber der Effekt von MIF auf die Makrophagen.

Die Wirkung der Glucocorticoide bei der zellulären Immunreaktion (Spätreaktion) beruht nicht auf einer Beeinflussung dieser Immunprozesse, sondern weitgehend auf der Hemmung der durch diese Immunreaktion verursachten entzündlichen Prozesse. Glucocorticoide hemmen nicht die Synthese spezifischer Antikörper. In therapeutischen Dosen werden die Konzentrationen zirkulierender Antikörper (IgG und IgE) nicht signifikant beeinflußt. Trotzdem werden Symptome bei hyperergischer Reaktion vom Frühreaktionstyp oft unterdrückt.

Wirkungen auf das kardiovaskuläre System

Die Effekte von Cortisol auf das kardiovaskuläre System beruhen z. T. auf der mineralocorticoiden Wirkung. Daneben haben Glucocorticoide auch spezifische Effekte. Störungen des kardiovaskulären Systems bei der NNR-Insuffizienz sind nicht allein durch Mineralocorticoide zu beheben.

Glucocorticoide wirken positiv inotrop. Sie erhöhen die Ansprechbarkeit der kleinen Gefäße für Noradrenalin und verbessern dadurch die Mikrozirkulation beim Schock.

Wirkungen am ZNS

Unabhängig von der indirekten Beeinflussung des ZNS durch Effekte auf Stoffwechsel, Elektrolythaushalt und Zirkulation scheinen Glucocorticoide auch direkte Effekte zu haben. Sie steigern die Erregbarkeit des Gehirns, die Reizschwelle für eine Reihe von Stimuli wird gesenkt, EEG-Veränderungen werden beobachtet. Meist tritt eine Besserung der Stimmung auf. Seltener sind Euphorie, Unruhe, erhöhte motorische Aktivität und Schlafstörungen. Bei höheren Dosen können auch Dysphorien vorkommen, selten tritt auch ein endokrines Psychosyndrom mit akuten Stimmungs- und Antriebs-Schwankungen bis hin zu Psychosen auf.

Weitere Wirkungen der Glucocorticoide

Glucocorticoide können eine Zunahme der Erythrozytenzahl und der Hämoglobinkonzentration bewirken, vermutlich durch Verzögerung des Erythrozytenabbaus. Dieser Effekt wird deutlich beim Cushing-Syndrom, bei dem häufig eine Polyzythämie nachzuweisen ist. Auch die Thrombozytenzahl im Blut nimmt unter Glucocorticoiden zu. Die Skelettmuskulatur wird durch Glucocorticoide indirekt durch Beeinflussung der Zirkulation und des Stoffwechsels, aber auch direkt beeinflußt. Bei NNR-Insuffizienz tritt Muskelschwäche und rasche Ermüdbarkeit auf. Beim Cushing-Syndrom sowie unter hochdosierter Glucocorticoidtherapie kann es zur Atrophie der Muskulatur kommen. Die Ursache dieser Steroidmyopathie beruht sicher nicht nur auf der katabolen Wirkung der Glucocorticoide.

Wachstum und Zellteilung werden durch Glucocorticoide beeinflußt. Bei Kindern können pharmakologische Dosen eine Retardierung bzw. Hemmung des Wachstums hervorrufen. Die DNA-Synthese und die Zellteilung in einer Reihe von Geweben, z. B. Fibroblasten, Magenschleimhaut, Epidermis, Thymozyten u. a. wird durch Glucocorticoide gehemmt. Dieser Effekt scheint selektiv zu sein, da andere Gewebe wie Knochenmark und Darmschleimhaut nicht betroffen sind. Dieser antiproliferative Effekt spielt für die antiinflammatorische Wirkung eine große Rolle.

Aufgrund ihrer vielfältigen Effekte (Bereitstellung von schnell verfügbarer Energie, Wirkung auf Elektrolythaushalt, kardiovaskuläres System, ZNS etc.), die eine Anpassung an sich ändernde äußere Einflüsse gestatten, sind Glucocorticoide für die lebensrettende Streßreaktion des Organismus verantwortlich.

Biologische Testung

Für die biologische Testung von Steroiden mit glucocorticoider Wirkung sind eine Reihe von Tests entwickelt worden, von denen nur die wichtigsten erwähnt werden: Leber-Glykogen-Test, Thymus-Involutionstest, Granuloma-Pouch-Test, experimenteller Arthritis-Test, Eosinophilen-Test, ACTH-Suppressions-Test und Fibroblasten-Hemmtest in vitro.

Unerwünschte Wirkungen

Unerwünschte Wirkungen treten unter der Substitutionstherapie mit Glucocorticoiden bei NNR-Insuffizienz in adäquaten Dosen nicht auf. Die bei pharmakodynamischer Therapie auftretenden unerwünschten Wirkungen sind physiologische oder pharmakologische Wirkungen der Glucocorticoide, die – von den mineralocorticoiden Wirkung abgesehen – mit der gewünschten Partialwirkung eng verknüpft sind. Die Häufigkeit der unerwünschten Wirkungen korreliert im wesentlichen mit der Dauer der Therapie und der Dosis. Dissoziationen hinsichtlich der Häufigkeit des Auftretens bestimmter unerwünschter Wirkungen und der Anwendung bestimmter Substanzen sind bisher nicht sicher nachgewiesen und aufgrund der Verknüpfung von erwünschter und unerwünschter Wirkung nicht zu erwarten. Dagegen scheinen einige unerwünschte Wirkungen bei bestimmten Grunderkrankungen häufiger aufzutreten.

Die unerwünschten Wirkungen lassen sich in zwei Gruppen unterteilen: 1) Unerwünschte Wirkungen, die während oder nach Glucocorticoidentzug auftreten. 2) Unerwünschte Wirkungen, die unter hochdosierter Langzeittherapie auftreten.

1) Nach schnellem Absetzen einer hochdosierten längerdauernden Glucocorticoidtherapie kann aufgrund der supprimierten Achse Hypothalamus-HVL-NNR eine **akute NNR-Insuffizienz** auftreten. Häufiger sind **latente NNR-Insuffizien-**

zen, die sich erst bei Streßsituationen wie Traumen, schweren Infektionen und Operationen bemerkbar machen. Die verminderte Reagibilität des Regelkreises kann mehrere Monate anhalten. Prinzipiell ist die durch exogene Glucocorticoide induzierte sekundäre NNR-Insuffizienz voll reversibel.

Die **Exazerbation der Grundkrankheit** nach Dosisreduktion oder Beendigung der Therapie ist eine weitere Komplikation, die besonders bei bestehender Nebennierenrindeninsuffizienz fatal sein kann.

Ferner kann ein **Corticoid-Entzugs-Syndrom** auftreten, mit Fieber, Arthralgien, Myalgien und allgemeinem Krankheitsgefühl, das differentialdiagnostisch von der Exazerbation einer rheumatischen Erkrankung schwer abzugrenzen ist. Eine seltene Komplikation ist der Pseudotumor cerebri mit Papillenödem nach Beendigung einer Glucocorticoidtherapie.

2) Die wichtigsten unter einer langdauernden pharmakodynamischen Glucocorticoidtherapie auftretenden unerwünschten Wirkungen und ihre Ursache sind: **Iatrogenes Cushing-Syndrom,** bei Dosen, die über der Cushing-Schwellen-Dosis liegen: Hypernatriämie, Ödeme, Hypertonie, Gewichtszunahme und hypokaliämische Alkalose können auch bei synthetischen Glucocorticoiden auftreten. Diese Effekte sollen angeblich nicht bei C-16-substituierten Glucocorticoiden vorkommen. **Diabetes mellitus** bzw. Verschlechterung einer bestehenden diabetischen Stoffwechsellage beruhen auf der gluconeogenetischen Wirkung der Glucocorticoide.

Ein **erhöhtes Infektionsrisiko,** Exazerbation latenter Infektionen und Superinfektionen werden durch die antiinflammatorische und immunsuppressive Wirkung verursacht. Diese unerwünschten Wirkungen sind kein Grund zum Absetzen der Glucocorticoidtherapie, sondern erfordern zusätzlich eine spezifische Behandlung der Infektion. **Störungen der Wundheilung und Atrophie des subkutanen Gewebes** sind Folge der antiproliferativen Wirkung (Hemmung der Fibroblasten).

Ulcera duodeni oder ventriculi sind schwere Komplikationen. Ob Glucocorticoide kausal an der Entstehung von Ulcera beteiligt sind, ist bisher nicht geklärt. Die Häufigkeit beträgt etwa 1,5%. Die Ulcera unter Glucocorticoidtherapie sind häufig symptomarm. Perforationen scheinen öfter aufzutreten. Auch gastrointestinale Blutungen sind unter Glucocorticoidtherapie häufiger. Als Ursache werden die antiproliferative Wirkung (Störungen der Ulcusheilung, Reaktivierung alter Ulcera) sowie verminderter Schleimhautschutz diskutiert.

Die **Myopathie** betrifft vorwiegend die proximale Muskulatur der Extremitäten und den Schulter- und Beckengürtel. Eine Ursache dürfte die katabole Wirkung sein. Elektrolytstörungen scheinen keine Rolle zu spielen. Myopathien treten gelegentlich schon früh nach Therapiebeginn auf, sie sind in der Regel reversibel. Die Myopathie ist eine seltene unerwünschte Wirkung, die meist zur Beendigung der Therapie zwingt. Vermehrtes Auftreten von Myopathien bei 9α-fluorierten Derivaten ist nicht bewiesen.

Osteoporosen, Kompressionsfrakturen der Wirbelkörper und aseptische Knochennekrosen beruhen auf der katabolen Wirkung. Die Osteoblasten werden gehemmt. Ferner beeinflussen Glucocorticoide den Ca-Stoffwechsel durch ihre Vitamin-D-antagonistische Wirkung. Die Ca-Absorption im Darm wird gehemmt, die Parathyrinsekretion stimuliert, wodurch die Osteoklasten aktiviert werden. Die Ca-Resorption in der Niere wird vermindert, wodurch auch das Auftreten einer Nephrolithiasis begünstigt wird. Gegenmaßnahmen sind die Gabe von Calcium sowie die Verminderung der Immobilität als begünstigender Faktor durch Krankengymnastik.

Psychische Störungen äußern sich in Nervosität, Schlaflosigkeit, Inappetenz, Antriebsstörungen und Euphorie, aber auch Dysphorien kommen vor. Es können manisch-depressive Psychosen und Schizophrenie auftreten. Frühere psychiatrische Erkrankungen stellen keine Prädisposition dar. Aufgrund der erhöhten Erregbarkeit können bei latenter Epilepsie Krampfanfälle ausgelöst werden bzw. bei manifestem Anfallsleiden die Anfallsbereitschaft erhöht werden.

Posteriore subkapsuläre Katarakte sind eine Komplikation, die bei langdauernder hochdosierter Therapie auftritt, gehäuft bei Patienten mit rheumatoider Arthritis.

Die **Wachstumshemmung bei Kindern** wurde bereits erwähnt. Ursache dürfte u. a. die katabole Wirkung sein. STH kann den Effekt nicht antagonisieren.

Ekchymosen und Neigung zu Purpura sind Komplikationen, die auf eine erhöhte Brüchigkeit der Kapillaren zurückgeführt werden. Unter Corticoidtherapie ist eine erhöhte Thromboseneigung zu beobachten, die besonders bei Patienten mit Gefäßerkrankungen zu Komplikationen führen kann und gelegentlich die Behandlung mit Antikoagulantien erforderlich macht.

Patienten unter der pharmakodynamischen Glucocorticoidtherapie sind hinsichtlich Blutdruck, Körpergewicht, Blutbild, Blutzucker, Serumelektrolyten, sowie Symptomen von Seiten des Gastrointestinaltraktes und des Bewegungsapparates zu überwachen.

Unerwünschte Wirkungen der lokalen Glucocorticoidtherapie haben meist die gleichen Ursachen wie die der systemischen Therapie. Infektionen bzw. Superinfektionen spielen eine große Rolle bei der lokalen Anwendung an der Haut, am Auge, als Dosieraerosol in den Atemwegen und intraartikulär. An der Haut treten häufig fungoide und bakterielle Infektionen auf. Eine typische Nebenwirkung ungezielter kutaner Glucocorticoidanwendung ist die Steroid-Akne. Atrophie der Haut tritt nach langdauernder kutaner Anwendung auf. **Glaukome** sind eine Komplikation, die nach langdauernder lokaler Therapie bei bis zu 30% der Patienten auftritt.

Therapeutische Anwendung

Anwendungsarten

Für die **systemische** Glucocorticoidtherapie wird die **orale** Applikation bevorzugt. Für Notfälle, in denen schnell hohe Konzentrationen im Blut erreicht werden sollen, stehen wasserlösliche Präparate für i.v. Applikationen zur Verfügung. Diese Präparate sind an C-21 substituiert (z. B. 21-Hemisuccinat, 21-Hydrogensuccinat, 21-Dihydrogenphosphat und 21-Tetrahydrophthalat). Kristallsuspensionen von Glucocorticoiden werden als i. m. **injizierbare** Depotpräparate angeboten. Diese Form der systemischen Glucocorticoidtherapie hat neben den lokalen Nebenwirkungen, wie Fettgewebsatrophie, Muskelatrophie, Abszesse, die Nachteile einer geringen oder fehlenden Steuerbarkeit sowie, aufgrund der nicht möglichen Anpassung an die zirkadiane Rhythmik, eine stärkere zentrale Hemmwirkung mit konsekutiver NNR-Insuffizienz. Aus diesen Gründen ist die systemische Glucocorticoidtherapie mit injizierbaren Depotpräparaten für die **wiederholte, längerdauernde** Behandlung abzulehnen. Dies gilt nicht für die **lokale** Anwendung dieser Präparate. Auch die oral applizierbaren sogenannten „Retard-Präparate" der Glucocorticoide sowie Kombinationspräparate von Glucocorticoiden und Antiphlogistika sind aufgrund ihrer schlechten Steuerbarkeit nicht zu empfehlen. Die systemische Therapie kann auch mit Suppositorien durchgeführt werden, die aber wegen wechselnder Resorptionsverhältnisse der oralen Therapie unterlegen ist. Beim **gelegentlichen** Gebrauch injizierbarer Depotpräparate (Heuschnupfen, Asthma) ist darauf zu achten, daß zwischen den Injektionen ein Intervall von wenigstens 2–3 Wochen liegt. Für die lokale Anwendung stehen Lösungen, Salben, Cremes, Augentropfen, Klistiere, Dosieraerosole etc. sowie Kristallsuspensionen für die intraartikuläre Injektion zur Ver

fügung. Prinzipiell muß bei allen lokalen Anwendungen mit Resorption und entsprechenden systemischen Nebenwirkungen gerechnet werden. Dies gilt besonders für die großflächige **kutane** Anwendung unter Okklusivverbänden sowie für die **intraartikulär** injizierten Kristallsuspensionen. Ein Fluocortinbutylester[1] soll bei kutaner Applikation keine systemischen Nebenwirkungen haben. Auch bei einigen **Dosieraerosolen** treten systemische Wirkungen auf. Beclomethason-Dipropionat[2] und Budesonid[3] scheinen dagegen in normalen therapeutischen Dosen keine oder nur geringe systemische Effekte zu haben.

Differenzierte Anwendung von Glucocorticoiden

Prinzipiell unterscheidet man die Substitutionstherapie von der pharmakodynamischen Therapie.

Substitutionstherapie. Für die Substitutionstherapie sind die natürlichen Glucocorticoide Cortisol und Cortison die Mittel der Wahl. Bei chronischer primärer und sekundärer NNR-Insuffizienz sind Dosen von 20–30 mg Cortisol/Tag bzw. 25–37,5 mg Cortisonacetat/Tag erforderlich.

Die Applikation ist den physiologischen Sekretionsverhältnissen, d. h. dem zirkadianen Rhythmus anzupassen. Die Hälfte der Tagesdosis wird morgens, ein Drittel mittags, ein Sechstel abends appliziert.

Bei NNR-Insuffizienz (M. Addison) ist meist auch die Gabe eines Mineralocorticoids (0,1 mg Fludrocortison[4]/Tag) erforderlich. Bei akuter NNR-Insuffizienz (Addison-Krise) werden Dosen von 300–400 mg eines wasserlöslichen Cortisolpräparats (z. B. Cortisol-21-Hemisuccinat) pro Tag intravenös infundiert oder in 3 bis 4 Einzeldosen injiziert. Entsprechend hohe Dosen können bei Patienten mit chronischer NNR-Insuffizienz unter besonderen Streßsituationen wie Traumen, Operationen, schweren Infektionen etc. erforderlich werden. Beim adrenogenitalen Syndrom (AGS) ist neben der Substitution fehlender Glucocorticoide auch die Hemmung der ACTH-Sekretion von Bedeutung, um die Sekretion von Androgenen bei einigen Formen des AGS zu suppримieren. Bei den Formen des AGS mit Salzverlustsyndrom ist auch die Substitution von Mineralocorticoiden notwendig. Die Dosen für die Therapie entsprechen denen für die Substitution bei NNR-Insuffizienz. Auch beim AGS wird die zirkadiane Applikation angewendet.

Um eine Wachstumshemmung bei Kindern zu vermeiden, sollte die Dosierung so gering wie möglich gehalten werden. Die Dosen sind den kindlichen Sekretionsraten von Cortisol anzupassen (ca. 12 mg/m² Körperoberfläche und Tag).

Bei der Substitutionstherapie mit adäquaten Dosen treten keine Nebenwirkungen auf.

Pharmakodynamische Therapie. Für die pharmakodynamische Therapie mit Glucocorticoiden stehen eine Reihe synthetischer Derivate zur Verfügung (Auswahl s. Tab. 12). Die einzelnen synthetischen Substanzen weisen, abgesehen von Prednison und Prednisolon, die noch mineralocorticoide Wirkung besitzen, keine qualitativen Wirkungsunterschiede auf, d. h. signifikante Dissoziationen zwischen den typischen glucocorticoiden Effekten, wie gluconeogenetischer Wirkung und antiinflammatorischer oder immunsuppressiver Wirkung, konnten bisher nicht nachgewiesen werden. Dagegen bestehen deutliche quantitative Unterschiede hinsichtlich der Wirkungsstärken. Hierfür scheinen einerseits Unterschiede der Affinität der einzelnen Substanzen zum Glucocorticoidrezeptor (Cortisolrezeptor), andererseits die pharmakokinetischen Eigenschaften der Substanzen verantwortlich zu sein (s. Tab. 12). Substanzen mit längerer Halbwertzeit sind biolo

---

[1] Vaspit®; [2] Sanasthmyl®; [3] Pulmicort®; [4] Astonin-H®, Fludrocortison Squibb®.

Tab. 12: Vergleich der Wirkungsstärken sowie der Plasmahalbwertzeiten und biologischen Halbwertzeiten von Glucocorticoiden. Die biologischen Halbwertzeiten sind in kurzwirksame (K entspricht 8–12 Stunden), mittellangwirksame (M entspricht 12–36 Stunden) und langwirksame Substanzen (L entspricht > 48 Stunden) aufgeteilt. Innerhalb der einzelnen Gruppen bestehen deutliche Unterschiede; so ist Triamcinolon von den mittellangwirksamen Substanzen, die mit der längsten Halbwertzeit. Die angegebenen Wirkungsstärken beziehen sich auf die orale oder intravenöse Gabe der Substanz. Intramuskuläre Gabe, Veresterung der Substanzen sowie andere galenische Zubereitungen bewirken über die Beeinflussung der Pharmakokinetik eine Änderung der Wirkungsstärke. Die Cushing-Schwellen-Dosis wird durch individuelle Faktoren beeinflußt. Die angegebenen Zahlen sind daher nur Richtwerte.

Steroid	Halbwertzeit im Plasma (Minuten)	Biologische Halbwertzeit	relative glucocorticoide Potenz	relative mineralocorticoide Potenz	sog. Cushing-Schwellen-Dosis (mg/d)	Handelsnamen
Cortisol	90	K	1	1	30	Hydrocortison Hoechst® Hydrocortison®
Cortison	90	K	0,8	0,8	40	Cortison CIBA®
Prednison	> 200	M	4	0,6	7,5	Decortin® Hostacortin®
Prednisolon	> 200	M	4	0,6	7,5	Decortin H® Hostacortin H® Deltacortril® Scherisolon® Ultracorten H®
6α-Methylprednisolon	120	M	5	–	6	Medrate® Urbason®
Fluocortolon (6α-Fluor-16α-methyl-1-dehydro-corticosteron)	90	M	5	–	10–20	Ultralan®
Triamcinolon[1] (9α-Fluor-16α-hydroxy-prednisolon)	> 200	M	5	–	6	Delphicort® Extracort® Triam-oral® Volon®
Paramethason (6α-Fluor-16α-methyl-prednisolon)	> 300	L	10	–	3	Monocortin®
Betamethason (9α-Fluor-16β-methyl-prednisolon)	> 300	L	30	–	1	Betnesol® Celestan®
Dexamethason (9α-Fluor-16α-methyl-prednisolon)	> 300	L	30	–	1,5	Auxisolon® Decadron® Fortecortin® Millicorten®

[1] Triamcinolon-Acetonid (z. B. Triam-Injekt 40®, Volon A®), muß als Stoff sui generis betrachtet werden; seine relative glucocorticoide Potenz im Vergleich mit Cortisol ist, wahrscheinlich aufgrund der unterschiedlichen Pharmakokinetik, noch höher als die von Triamcinolon.

gisch wirksamer als solche mit kurzer Plasmahalbwertzeit. Die Plasmahalbwertzeit ist abhängig von der Plasmaeiweißbindung, Metabolisierung und Elimination der Metabolite sowie von der Applikationsart. Wasserlöslichkeit des jeweiligen Präparates sowie Veresterung oder Depotzusätze beeinflussen die Pharmakokinetik und damit Wirkungsstärke und Dauer gegenüber der Ausgangssubstanz. Dies ist bei den Daten der Tab. 12 zu beachten, die nur für die jeweilige Substanz, aber nicht deren unterschiedliche Ester oder galenische Zubereitungen gilt. Auch die Cushing-Schwellendosen (Grenzdosen) gelten nur für die Ausgangssubstanzen. Die Cushing-Schwellen-Dosis wird definiert als die Dosis eines Glucocorticoides, die über längere Zeit angewendet, ein Cushing-Syndrom auslöst. Diese Dosen sind nicht nur abhängig von der Wirkungsstärke der einzelnen Präparate, sondern

auch von der Dauer der Behandlung. Die Cushing-Schwellen-Dosen weisen starke individuelle Unterschiede auf. Glucocorticoide hemmen die ACTH-Sekretion. Die zentral hemmende Wirkung der einzelnen Substanzen korreliert mit der gluconeogenetischen und antiphlogistischen Wirkung. Mehr als 50 mg Cortisol/Tag oder äquivalente Dosen eines synthetischen Glucocorticoids, kontinuierlich über 1 oder 2 Wochen gegeben, bewirken bereits eine sekundäre Nebennierenrindeninsuffizienz; d. h. die Cortisolsekretion ist stark gedrosselt, die Ansprechbarkeit für ACTH ist reduziert, normalisiert sich aber innerhalb von 12 bis 36 Stunden. Nach mehreren Monaten einer kontinuierlichen Glucocorticoidtherapie in unphysiologisch hohen Dosen ist die Zona fasciculata atrophiert. Diese Atrophie der Nebennierenrinde kann mehrere Monate anhalten. Um die Entwicklung der sekundären (iatro-

Tab. 13: Indikationen für eine pharmakodynamische Glucocorticoidtherapie.
(Die Liste ist keine vollständige Aufzählung aller Indikationen. Bei vielen der aufgeführten Erkrankungen sind Glucocorticoide nicht das erste und einzige Mittel in der Therapie. Einige Erkrankungen, bei denen die systemische Anwendung indiziert ist, können auch lokal behandelt werden).

a) Systemische Anwendung.

Rheumatische und andere entzündliche Gewebserkrankungen, Kollagenosen:

Akutes rheumatisches Fieber mit Carditis
primär chronische Polyarthritis
Polyarthritiden anderer Ätiologie
  (z. B. Psoriasis-Arthritis
  Spondylitis ankylopoetica)

Kollagenosen:

Systemischer Lupus erythematodes
Polymyositis
Dermatomyositis
Panarteriitis nodosa
Arteriitis temporalis
Polymyalgia rheumatica

Nierenerkrankungen:

Nephrotisches Syndrom

Allergische Erkrankungen:

Anaphylaktischer Schock
Serumkrankheit
Status asthmaticus, Asthma bronchiale
Urticaria
Quinckesches Ödem
Insektenstiche mit Komplikationen
allergische Reaktionen auf Arzneimittel,
  Blutderivate, Kontrastmittel

Lungenerkrankungen:

toxisches Lungenödem
chronisch obstruktive Atemwegserkrankung
Asthma bronchiale
Sarkoidose u. a. Granulomatosen

Blutkrankheiten:

erworbene hämolytische Anämien
idiopathische Thrombocytopenie

Tumoren:

Akute lymphatische Leukämie
Maligne Lymphome
Ausgedehnte Metastasierungen (u. a. bei Mamma-
und Prostatakarzinom)

Lebererkrankungen:

akuter Leberzerfall
akute schwere Hepatitis
(viral, toxisch oder durch Arzneimittel induziert)
chronische aggressive Hepatitis

Gastrointestinale Erkrankungen:

einheimische Sprue
Morbus Crohn
Colitis ulcerosa

Endokrine Erkrankungen:

subakute Thyreoiditis de Quervain
endokrine Orbitopathie
Thyreotoxische Krise

Neurologische Erkrankungen:

Hirnoedem bei Neoplasien
akute Encephalomyelitis
Multiple Sklerose

Hauterkrankungen:

Phemphigus vulgaris
Endogene Ekzeme
Ekzema vulgare
Erythema exsudativum multiforme
Erythema nodosum

Augenerkrankungen:

Neuritis nervi optici
Ophthalmia sympathica
akute Chorioiditis

Hypercalcämie:

Vit.-D-Intoxikation
metastasierende Tumoren

b) Lokale Anwendung.

Hauterkrankungen:

Psoriasis vulgaris
Strahlenerytheme
Verätzungen
Rosacea
Balanitis
Vulvitis
Hautmanifestationen einiger Kollagenosen

Augenerkrankungen:

allergische Blepharitis
Keratitis
Konjunktivitis

Gelenkerkrankungen (intraartikulare Injektionen):
bei arthritischen Symptomen an einzelnen Gelenken
bei den Erkrankungen, die auch eine Indikation
  für die systemische Therapie darstellen
arthritische Symptome bei degenerativen Gelenkerkrankungen
traumatische Arthritiden.

genen) Nebennierenrindeninsuffizienz weitgehend zu vermeiden, soll die Therapie an die physiologischen Verhältnisse der Cortisolsekretion bzw. an die wechselnde Empfindlichkeit der die ACTH-Sekretion regulierenden Zentren angepaßt werden.

Zirkadiane Therapie: Bei Patienten, bei denen aufgrund der Erkrankung eine tägliche Gabe des Glucocorticoids erforderlich ist, wird die Tagesdosis einmal morgens gegeben (möglichst zwischen 6 und 8 Uhr). Sollte dies aufgrund der Erkrankung nicht möglich sein, so können zwei Drittel der Dosis morgens und ein Drittel der Tagesdosis abends appliziert werden. Die Anpassung der Dosierung an den zirkadianen Inkretionsrhythmus ist selbstverständlich nur dann sinnvoll, wenn es sich nicht um pharmakodynamisch hohe Dosen von Glucocorticoiden handelt. Mit anderen Worten heißt das, daß bei höheren Dosen als 20 mg Prednison-Äquivalenten die Anpassung der Dosierung an den zirkadianen Rhythmus außer Betracht bleiben kann. Außerdem ist anzumerken, daß schon bei der Anwendung von Prednison mit seiner ungleich längeren Halbwertzeit als derjenigen von Cortisol oder Cortison (vgl. Tab. 12) eine Anpassung an den zirkadianen Inkretionsrhythmus nur begrenzt möglich ist.

Alternierende Therapie: Alternativ kann bei Erkrankungen, deren Symptomatik keine tägliche Applikation des Corticoids erforderlich macht, die Anwendung alternierend erfolgen, d. h. die für zwei Tage erforderliche Dosis eines kurz wirksamen Glucocorticoids wird alle zwei Tage morgens appliziert. Unter diesem Regime setzt die ACTH-Sekretion in Abhängigkeit von der Halbwertzeit des verwendeten Glucocorticoids meist innerhalb von 12 bis 36 Stunden ein. Die Entstehung einer sekundären Nebennierenrindeninsuffizienz kann dadurch vermieden werden. Die intermittierende Therapie (Gabe des Steroids mehrere Tage hintereinander morgens, worauf einige Tage ohne Medikation folgen) hat gegenüber der alternierenden Therapie keine Vorteile.

Langzeitanwendung: Wegen der bei pharmakodynamischer Therapie auftretenden Nebenwirkungen sollte eine erforderliche Langzeittherapie nur nach exakter Indikationsstellung und mit der geringsten effektiven Dosis durchgeführt werden. Die Therapie chronischer Entzündungen, die keine vitale Indikation darstellen, sollte mit niedrigen Dosierungen begonnen werden, die bis zu der Dosis gesteigert werden, unter der der erwünschte klinische Effekt eintritt. Bei akuten Entzündungen und Schüben chronischer Entzündungen, die zu Dauerschäden führen, sowie bei lebensbedrohlichen entzündlichen oder allergischen Erkrankungen wird dagegen mit hohen Dosierungen begonnen, die dem individuellen Krankheitsverlauf entsprechend sobald wie möglich reduziert oder abgesetzt werden. Um Exazerbationen chronischer Erkrankungen zu vermeiden, hat die Dosisreduktion langsam und schrittweise zu erfolgen.

Beendigung der Therapie: Vor allem bei Beendigung einer systemischen Langzeittherapie muß der Abbau der Dosen ausschleichend durchgeführt werden, um Komplikationen durch die sekundäre Nebennierenrindeninsuffizienz (Glucocorticoid-Entzugssyndrom) zu vermeiden, d. h. die Dosis muß in größeren Zeitabständen (oft Wochen) und in kleinen Schritten reduziert werden. Am Ende des „Ausschleichens" muß die Anpassung der Dosierung an den zirkadianen Inkretionsrhythmus stehen. Dies gilt nicht für die hochdosierte kurzdauernde Glucocorticoidtherapie, z. B. beim anaphylaktischen Schock, hypercalcämischer Krise, akuter Transplantatabstoßungsreaktion u. a., bei der Dosen bis zu mehr als 1 g Glucocorticoid/Tag appliziert werden. Eine solche Therapie, die nicht länger als 2 bis 3 Tage durchgeführt werden sollte, kann ohne die Gefahr einer sekundären NNR-Insuffizienz beendet werden. Die unerwünschten Wirkungen der langdauernden systemischen Glucocorticoidtherapie sind hierbei nicht zu erwarten.

Systemische und lokale Anwendung von Glucocorticoiden: Die Mehrzahl der Indikationen für eine systemische Glucocorticoidtherapie beruhen auf der akuten oder chronischen antiinflammatorischen Wirkung (antiexsudative bzw. antiproliferative Wirkung) bzw. auf der immunsuppressiven Wirkung. Daneben gibt es einige Indikationen, die nicht durch diese pharmakodynamischen Wirkungen begründet sind, z. B. die Palliativtherapie metastasierender Tumoren, bei der Hypercalcämie infolge Vitamin-D-Intoxikation oder maligner Tumore, bei Thyreotoxikose etc.

Bei vielen Erkrankungen kann auf die systemische Applikation von Glucocorticoiden zugunsten einer lokalen Anwendung verzichtet werden. Hierzu gehören die allergischen, entzündlichen und pruriginösen Dermatosen sowie Hautmanifestationen einiger Kollagenosen. Durch intraartikuläre Injektionen von Kristallsuspensionen werden arthritische Symptome positiv beeinflußt, wobei die Risiken, die mit den systemischen Wirkungen verbunden sind, vermindert sind. Lokale Anwendung finden Glucocorticoide außerdem bei entzündlichen Augenkrankheiten, rektal können sie bei Colitis ulcerosa angewendet werden. In Tab. 13 sind einige Indikationen für Glucocorticoide angegeben.

Kontraindikationen

Für die **Substitutionstherapie** gibt es keine Kontraindikationen, da unerwünschte Wirkungen bei richtiger Dosierung nicht auftreten. Für die **pharmakodynamische Therapie** gibt es nur **relative Kontraindikationen,** da bei vitalen Indikationen selbst schwerste Nebenwirkungen in Kauf genommen werden, zumal in diesen Fällen die Corticoidtherapie meist nur kurzfristig erforderlich ist. Generell muß bei jeder Glucocorticoidtherapie eine individuelle Nutzen-Risiko-Analyse erfolgen.

Relative Kontraindikationen sind Osteoporosen, Ulcusanamnese und Infektionskrankheiten, besonders Virusinfektionen. Das Auftreten einer glucocorticoidinduzierten Myopathie muß in den meisten Fällen als Kontraindikation für die Fortführung einer Glucocorticoidtherapie gelten. Obwohl eine teratogene Wirkung von Glucocorticoiden beim Menschen nicht nachgewiesen wurde, stellt die Schwangerschaft, insbesondere die Frühschwangerschaft, eine relative Kontraindikation dar.

Mineralocorticoide

Die wichtigsten natürlichen Mineralocorticoide sind Aldosteron und 11-Desoxycorticosteron (Cortexon, DOC). DOC hat nur geringe biologische Bedeutung, da die Konzentrationen im Serum und die biologische Wirksamkeit im Vergleich zu Aldosteron gering sind.

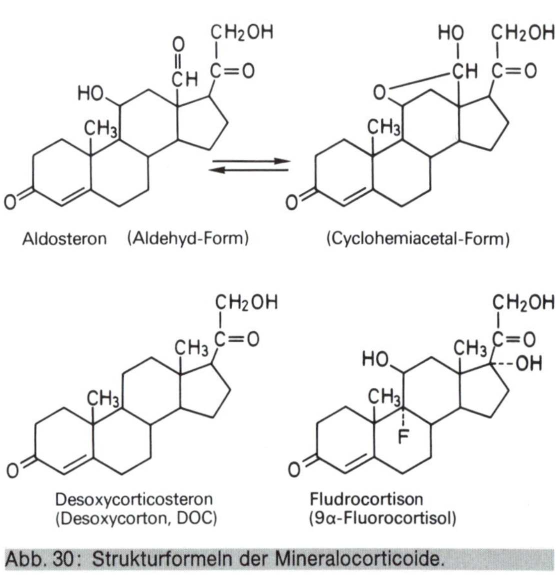

Abb. 30: Strukturformeln der Mineralocorticoide.

Chemie, Biosynthese, Metabolismus und Pharmakokinetik

Mineralocorticoide sind wie die Glucocorticoide C-21 Steroide (Abb. 30). Die Biosynthese von Aldosteron und Desoxycorticosteron findet überwiegend in der Zona glomerulosa statt (Syntheseweg s. Abb. 25). Die tägliche Sekretionsrate von Aldosteron beträgt ca. 50–150 μg (140 bis 420 nmol), die von DOC 50–200 μg (140–560 nmol). Aldosteron ist im Blut zu ca. 65% an Proteine, vorwiegend Albumin, gebunden. Die Aldosteronkonzentration im Plasma beträgt ca. 10 ng/100 ml (270 pmol/l). Die Halbwertzeit von Aldosteron im Plasma liegt unter 30 Minuten. Von den Aldosteronmetaboliten wird der größte Teil über die Nieren ausgeschieden, vorwiegend als Glucuronide, deren Hauptanteil Tetrahydroaldosteronglucuronid ist.

Regulation

An der Regulation der Aldosteronsekretion sind drei Mechanismen beteiligt, das Renin-Angiotensin-System, die Konzentrationen von Kalium und Natrium sowie ACTH. Weitere Einzelheiten über die Regulation der Aldosteronsekretion s. S. 411 f.

Physiologische und pharmakologische Wirkungen

Der zelluläre Wirkungsmechanismus der Mineralocorticoide entspricht dem aller Steroidhormone (s. S. 531). Folge ist die Synthese von Proteinen, die am aktiven Natriumtransport beteiligt sind. Dies erklärt die Latenzzeit zwischen Applikation und Wirkungseintritt. Aldosteron kann kompetitiv von den Rezeptoren durch Steroide mit synergistischer oder antagonistischer Wirkung, z. B. durch Progesteron oder Spironolacton, verdrängt werden.

Der Wirkungsmechanismus der mineralocorticoidinduzierten Proteine auf den transepithelialen Natriumtransport ist unklar. Als Mechanismen werden eine Erhöhung der Permeabilität der luminalen Zellmembranen für Natrium, eine Steigerung des transepithelialen Natriumtransports oder eine vermehrte Bereitstellung von ATP als Energielieferant für diesen Transport diskutiert.

Das wichtigste Zielorgan ist die Niere, außerdem wird auch im Gastrointestinaltrakt sowie den Schweiß- und Speicheldrüsen die Natriumexkretion durch Aldosteron gehemmt. Mineralocorticoide bewirken besonders im distalen Tubulus eine Steigerung der Natriumrückresorption und einen vermehrten Austausch von Natrium-Ionen gegen Kalium- und Wasserstoff-Ionen. Auch die Magnesiumausscheidung wird durch Mineralocorticoide gesteigert. Der durch Aldosteron regulierte Anteil der Natriumreabsorption beträgt beim Menschen weniger als 2%.

Beim **primären Hyperaldosteronismus** oder nach Gabe von Mineralocorticoiden in höheren Dosen nimmt einige Zeit später die Reabsorption von Natrium, wahrscheinlich vorwiegend im proximalen Tubulus, ab; die Kalium-Ausscheidung ist dabei nicht beeinträchtigt. Dieses sog. „escape"-Phänomen tritt nicht an anderen Zielorganen von Aldosteron auf. Die Zeichen des primären Hyperaldosteronismus sind Hypertonie, Hypokaliämie, Alkalose, Expansion des Extrazellularvolumens sowie pathologisch erhöhte Konzentrationen von Mineralocorticoiden im Plasma bei supprimierten Renin-Konzentrationen.

Zum **sekundären Hyperaldosteronismus** kommt es bei pathologischen Zuständen außerhalb der Nebennierenrinde, die eine Stimulation der Aldosteronsekretion zur Folge haben.

Meistens erfolgt diese Stimulation der Aldosteronsekretion über das Renin-Angiotensin-System. Die gesteigerte Renin-Sekretion ist entweder Folge des verminderten zirkulierenden Blutvolumens, z. B. bei Erkrankungen mit Ödemen – wie nephrotisches Syndrom, Herzinsuffizienz, Leberzirrhose, idiopathische Ödeme – oder der reduzierten Nierenperfusion, z. B. bei maligner Hypertonie oder Nierenarterienstenose.

Unerwünschte Wirkungen

Die unerwünschten Wirkungen der Mineralocorticoide sind durch die Hormonwirkungen bedingt. Hohe Dosen bewirken Hypokaliämie und metabolische Alkalose. Die Natriumretention geht mit einer Wasserretention einher. Das Extrazellularvolumen nimmt zu, selten entwickeln sich Ödeme und der Blutdruck steigt an. Bei der Anwendung von 9α-Fluorocortisol ist die glucocorticoide Partialwirkung zu berücksichtigen, die entsprechende unerwünschte Wirkungen verursachen kann (s. S. 562 f.).

Therapeutische Anwendung

Für die Therapie stehen Aldosteron[1], Desoxycorticosteronacetat (DOCA[2]) sowie DOC-önanthat[3] und ein synthetisches Mineralocorticoid, das Fludrocortison[4] (9α-Fluorocortisol), zur Verfügung. Hinsichtlich der qualitativen mineralocorticoiden Wirkung unterscheiden sich die einzelnen Substanzen nicht, es bestehen aber deutliche quantitative Unterschiede (s. Tab. 14).

Tab. 14: Vergleich der glucocorticoiden und mineralocorticoiden Wirkungsstärke bezogen auf Cortisol von natürlichen Corticoiden und Fludrocortison.

	Gluco-corticoide Wirkung	Mineralo-corticoide Wirkung
Cortisol	1	1
Corticosteron	0,3	15
11-Desoxycorticosteron	–	100
Aldosteron	–	>1000
Fludrocortison	10	125

Das gleiche gilt für die glucocorticoide Wirkung: Während DOC keine glucocorticoide Wirkung besitzt, ist Aldosteron ein schwaches Glucocorticoid. Das synthetische 9α-Fluorocortisol besitzt neben seiner mineralocorticoiden auch eine ausgeprägte glucocorticoide Wirkung.

Indikationen

Mineralocorticoide sind indiziert zur **Substitution bei primärer NNR-Insuffizienz.** Die sekundäre NNR-Insuffizienz erfordert selten eine zusätzliche Gabe von Mineralocorticoiden, da die Aldosteronsekretion weitgehend erhalten bleibt. Ferner sind Mineralocorticoide erforderlich für die Therapie des **adrenogenitalen Syndroms mit Salzverlustsyndrom** (21-Hydroxylase-Defekt, 3β-OH-Steroid-Dehydrogenase-Defekt).

---

[1] Aldocorten®; [2] Cortiron®; [3] Cortiron-Depot®; [4] Astonin-H®, Fludrocortison Squibb®.

Für die Substitution bei primärer NNR-Insuffizienz sind meist 0,1 mg Fludrocortison pro Tag ausreichend. Als Depotpräparat ist DOC-önanthat in Dosen von 50–100 mg alle 3 Wochen i.m. zu injizieren. Für akute NNR-Insuffizienzen, z. B. nach bilateraler Adrenalektomie, kann Aldosteron verwendet werden, das wegen seiner schlechten Resorption, i.v., i.m. oder als Infusion verabreicht wird.

Kontraindikationen

Es gibt keine Kontraindikationen bei richtig dosierter Substitutionstherapie. Bei Überdosierung kann es zur Natriumretention mit Ausbildung von Ödemen und Hypertonie sowie zu Kaliumverlust kommen. Bestehende Hypertonie und Ödeme sind somit allenfalls eine relative Kontraindikation.

Schilddrüsenhormone und Thyreostatika

Schilddrüsenhormone

Schilddrüsenhormone haben in fast allen Organen eine wichtige Steuerungsfunktion. Sie beeinflussen u. a. Wachstum und Reifung. Thyroxin (T_4) ist ein biologisch unwirksames Prohormon. In vielen Geweben – vor allem in der Niere, der Leber und in den Muskeln – wird T_4 in das biologisch wirksame Hormon Triiodthyronin (T_3) umgewandelt. Nur ein kleiner Teil des im Serum verfügbaren T_3 wird in der Schilddrüse gebildet und sezerniert. T_3 übt bei Euthyreose, Hyperthyreose und Hypothyreose verschiedenartige, teilweise entgegengesetzte Wirkungen aus.

Chemie

Die Hormone der Schilddrüse – Levothyroxin (Tetraiodthyronin; T_4) und Liotyronin (Triiodthyronin; T_3) – sind Derivate der Aminosäure L-Tyrosin (Abb. 31).

Biosynthese

Die Biosynthese der Schilddrüsenhormone (Abb. 32) erfordert Iod, das mit der Nahrung und dem Trinkwasser im Gastrointestinaltrakt aufgenommen und zu Iodid reduziert wird. Das tägliche Angebot an Iod schwankt weltweit zwischen 10 und 500 µg/Tag und sollte mindestens 150 µg/Tag betragen. In Deutschland beträgt die mittlere tägliche Iodzufuhr ca. 60 µg. Iodid wird in der Schilddrüse aktiv aus dem Plasma in die Zelle transportiert und auf das 20–50fache, bei Hyperthyreose auf mehr als das 100fache der Plasmakonzentration (ca. 2 µg/l = 16 nmol/l) angereichert.
Wie andere aktive Transportmechanismen braucht der thyreoidale Iodidtransport Energie, die aus der ATP-Spaltung gewonnen wird. Er ist von O_2 und der oxidativen Phosphorylierung abhängig, sowie vom gleichzeitigen K^+-Transport. Anoxie, Cyanide, Fluoride, Entkoppler der oxidativen Phosphorylierung wie Dinitrophenol, Dicumarol und Ouabain hemmen durch Eingriff in die energieliefernden Prozesse den Iodidtransport. Auch in anderen Organen – wie der Magenschleimhaut, Speicheldrüse, Mamma und Plazenta – wird Iodid aktiv gegen einen Konzentrationsgradienten transportiert. Der gesamte Iodvorrat der Schilddrüse beträgt ca. 7 mg, wobei der tägliche Umsatz etwa 70 µg (1 %) ausmacht. In der Schilddrüse existieren mehrere Iodpools. 80–90% des Iods sind im Thyreoglobulin gebunden; etwa 10% liegen als Iodid vor. Das in die Schilddrüse aufgenommene Iodid wird durch eine an der apikalen Membran der Drüsenzelle gebundene Peroxidase unter Verwendung von Wasserstoffperoxyd als Coferment oxidiert und dann in die Tyrosinreste eines spezifischen Proteins, das Thyreoglobulin, eingebaut, wobei 3-Monoiodtyrosin(MIT)- oder 3,5-Diiodtyrosin(DIT)-Verbindungen im Thyreoglobulin entstehen (Abb. 32, MIT-TG, DIT-TG). MIT- und DIT- Reste des Thyreoglobulins werden durch die Peroxidase zu T_3 und T_4 gekoppelt. T_3, T_4, DIT und MIT werden im Thyreoglobulin gebunden und im Kolloid der Schilddrüsenfollikel gelagert.
Thyreoglobulin (TG) ist ein Glykoproteid, das einen Kohlenhydratanteil von ~ 10% besitzt. Die relative Molekülmasse von TG beträgt etwa 65×10^4. Es besteht aus zwei Untereinheiten und enthält 140 Tyrosinreste. Sein Iodanteil beträgt 0,02–0,5%, das entspricht 1–26 Iodatomen pro Molekül TG. Thyreoglobulin enthält pro Mol etwa 3 Mol T_4 und 0,3–0,4 Mol T_3. Das im Kolloid gelagerte Thyreoglobulin gelangt unter TSH-Stimulation durch Pinozytose in die Schilddrüsenzelle. Die Kolloidtropfen bilden mit Lysosomen sogenannte Phagolysosomen. Durch hydrolytische Spaltung werden T_4 und T_3 freigesetzt und ins Blut sezerniert. MIT und DIT werden durch die Iodtyrosin-Deiodase deiodiert. Das freiwerdende Iodid gelangt zum Teil ins Blut (40–50 µg/Tag) und wird wieder in Thyreoglobulin eingebaut. Der Iodvorrat der Schilddrüse reicht für mehrere Wochen, dagegen der Vorrat an Hormonen nur für einige Tage.

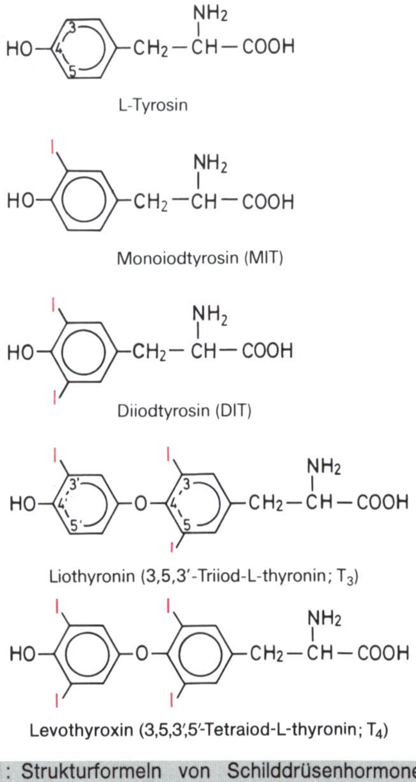

Abb. 31: Strukturformeln von Schilddrüsenhormonen und Vorläufern der Schilddrüsenhormone.

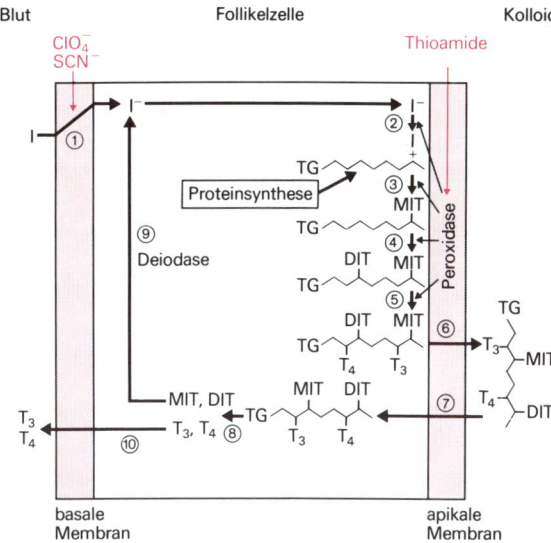

Blut | Follikelzelle | Kolloid

basale Membran | apikale Membran

Abb. 32: Biosynthese der Schilddrüsenhormone.
Das im Blut zirkulierende Iodid wird aktiv in die Follikelzelle transportiert (1). Dieser aktive Transport wird durch Perchlorat oder Thiocyanat gehemmt. Iodid wird oxydiert (2) und in die Tyrosinreste des Thyreoglobulins (TG) eingebaut, wobei Mono-Iod- und Di-Iod-Tyrosin-Reste (MIT, DIT) entstehen (3, 4). Durch Kopplung von zwei DIT-Resten entsteht T_4, aus einem MIT- und einem DIT-Rest T_3 (5). Die Reaktionen (2) bis (5) werden durch die thyreoidale Peroxidase katalysiert unter Verwendung von H_2O_2 als Co-Faktor. Die Peroxidase wird durch die Thyreostatika der Thioamidgruppe gehemmt. Schilddrüsenhormone T_3, T_4 sowie MIT und DIT werden am Thyreoglobulin gebunden im Kolloid der Schilddrüse gespeichert (6). Durch Endozytose wird das TG in die Schilddrüsenzellen aufgenommen (7). Die durch Endozytose aufgenommenen Kolloidtröpfchen fusionieren mit Lysosomen. Durch Proteolyse wird aus dem TG T_3, T_4, MIT und DIT freigesetzt (8). MIT und DIT werden durch eine Deiodase deiodiert (9). Das freiwerdende Iodid wird z. T. wieder für die Synthese von Schilddrüsenhormonen verwertet. T_3 und T_4 werden ins Blut sezerniert (10).
TSH stimuliert die Aufnahme von Iodid in die Zelle sowie die Oxidation von Iodid, die Synthese von TG und alle nachfolgenden Schritte der Biosynthese. Auch die Endozytose und nachfolgende Freisetzung wird durch TSH stimuliert.

Kinetik und Metabolismus

Die Schilddrüse sezerniert täglich etwa 90 µg T_4 und 8 µg T_3. Die mittlere Serumkonzentration von T_4 beträgt 6–8 µg/100 ml (75–105 nmol/l), von T_3 100–150 ng/100 ml (1,5 bis 2,3 nmol/l). Die Normalbereiche variieren unter Verwendung verschiedener Bestimmungsansätze (kits) erheblich. Etwa 84 % des sezernierten T_4 werden zu T_3 oder zu dem hormonell inaktiven rT_3 (engl. reverse T_3 = 3,3′,5′-Triiodthyronin) monodeiodiert. Das heißt, der überwiegende Teil des zirkulierenden T_3 entsteht durch periphere Konversion, nur etwa 24 % werden von der Schilddrüse sezerniert (s. u.). Darüber hinaus sezerniert die Schilddrüse auch Thyreoglobulin. Die Bestimmung von Thyreoglobulin ist nach radikaler Thyreoidektomie für den Nachweis von Metastasen bei Schilddrüsenkarzinomen von Bedeutung. Im Blut werden T_4 und T_3 vorwiegend an Plasma-Proteinen gebunden transportiert. Von T_4 zirkulieren nur etwa 0,5 ‰ ungebunden, von T_3 5 ‰. Die Bindung erfolgt an TBG, TBPA (vgl. Tab. 3, S. 529) und Albumin. T_4 wird

überwiegend an TBG gebunden transportiert (ca. 70 %), der Rest an TBPA und Albumin. T_3 wird anscheinend nicht von TBPA gebunden, der Transport erfolgt überwiegend durch TBG. Die Bindung der Schilddrüsenhormone an ihre Transportproteine wird durch eine Reihe von Substanzen beeinflußt: Salicylate, Heparin, Diazepam, Sulfonylharnstoffe, Phenylbutazon, Halofenate und Diphenylhydantoin konkurrieren mit T_4 und T_3 um die Bindung an TBG, Salicylate und Penicillin um die Bindung an TBPA. Dies führt zu einer passageren Erhöhung der Konzentrationen von nicht gebundenem T_4 und T_3, in deren Folge die TSH-Sekretion und folglich die Sekretion von Schilddrüsenhormonen abnimmt. Die totalen Hormonkonzentrationen im Serum nehmen ab, und die Konzentrationen der nicht proteingebundenen Hormone normalisieren sich. Diese Veränderung haben jedoch nur eine geringe klinische Bedeutung.
Die Verordnung von Oestrogenen kann zu einer erhöhten TBG-Kapazität und damit zu erhöhten Gesamt-Thyroxin und Triiodthyronin-Werten führen. Die Verfügbarkeit an freiem T_4 und T_3 wird davon nicht berührt. Weitere Substanzen, die eine Zunahme der Bindungskapazität für Schilddrüsenhormone zur Folge haben, sind Methadon, Clofibrat, 5-Fluoruracil und Heroin. Nach Gabe von Androgenen, Anabolika und pharmakologischen Dosen von Glucocorticoiden sind die Konzentrationen von TBG vermindert.
Erhöhte TBG-Konzentrationen werden auch in der Schwangerschaft (oestrogenbedingt), bei akuter intermittierender Porphyrie, bei akuter Hepatitis und bei biliärer Leberzirrhose gefunden.
Bei NNR-Überfunktion (bedingt durch Androgene und Glucocorticoide), nephrotischem Syndrom, und gelegentlich bei chronischen Lebererkrankungen und Akromegalie sind die TBG-Konzentrationen vermindert. Die Effekte auf die Bindungskapazität und damit auf die Konzentrationen der freien Hormone werden weitgehend durch die Gegenregulation via Sekretion von TSH und Schilddrüsenhormonen ausgeglichen.
Die biologische Halbwertzeit von T_4 beträgt etwa 7 Tage, von T_3 etwa 1 Tag, sie ist bei der Hyperthyreose kürzer, bei der Hypothyreose länger. In der Leber befindet sich etwa $\frac{1}{3}$ des gesamten Thyroxins, das schnell mit dem T_4 im Plasma ausgetauscht werden kann. Die hepatozelluläre Bindung von T_4 wird durch Phenobarbital erhöht.
Der Metabolismus der Schilddrüsenhormone erfolgt durch folgende Mechanismen:
1) T_4 und T_3 werden durch spezifische Deiodasen, die Iod vom Phenolring oder vom nichtphenolischen Ring abspalten, deiodiert. Die Deiodierung von T_4 am Phenolring entspricht einer Aktivierung, da T_3 entsteht, das das eigentlich wirksame Hormon zu sein scheint. Die Affinität von T_3 zum Rezeptor ist ca. 10 mal höher als die von T_4. Dagegen entspricht die Deiodierung von T_4 am nichtphenolischen Ring einer Inaktivierung. Es entsteht rT_3. T_3 und rT_3 werden durch die Deiodase weiter deiodiert.
Das bei der Deiodierung freiwerdende Iod zirkuliert im Körper und gelangt zum Teil wieder in die Schilddrüse oder wird in der Niere filtriert und teilweise rückresorbiert. Die Deiodierung findet in praktisch allen Organen statt; die höchste Aktivität zeigen Leber und Nieren. Die Deiodierung wird durch Propylthiouracil, Propranolol, Amiodarone, Glucocorticoide und einige Röntgenkontrastmittel gehemmt. Phenobarbital stimuliert die Deiodierung von T_4.
2) In der Leber werden T_3 und T_4 an der Phenolgruppe mit Glucuronsäure und zum geringen Teil mit Schwefelsäure konjugiert. Die Glucuronide werden mit der Galle ausgeschieden, im Darm erfolgt bakterielle Aufspaltung und z. T. Reabsorption. Ein kleiner Teil des Thyroxins wird mit dem Stuhl ausgeschieden.

3) Vorwiegend in der Niere, aber auch in Leber, Muskel und Gehirn, werden T_4 und T_3 durch oxidative Desaminierung und Decarboxylierung inaktiviert. Bei der Desaminierung entstehen Tetra- bzw. Triiodthyroessigsäure (Tetrac bzw. Triac), die noch eine geringe biologische Wirksamkeit besitzen.

Regulation

Die Synthese und Sekretion der Schilddrüsenhormone wird vom Hypothalamus-Hypophysenvorderlappen-System durch negative Rückkopplungsmechanismen reguliert (s. Abb. 33). TSH stimuliert innerhalb von Minuten die Sekretion von Schilddrüsenhormonen und führt zu einer verstärkten Iodaufnahme (maximal 15 bis 24 Stunden nach TSH-Applikation). Nach langdauernder Einwirkung von TSH kommt es zu einer vermehrten Vaskularisation und Hypertrophie (Vergrößerung der Thyreozyten). Der Einfluß von TSH auf eine Vermehrung der Thyreozyten (Hyperplasie) ist umstritten.

TSH bewirkt eine Steigerung des Stoffwechsels sowie der Nukleinsäuresynthese und der Proteinsynthese in der Schilddrüse. Die TSH-Sekretion wird durch TRH stimuliert. Die TRH-Sekretion wird durch adrenerge Neurone reguliert, α-noradrenerge Impulse stimulieren, dopaminerge Impulse hemmen die TRH-Sekretion (s. auch S. 533). Schilddrüsenhormone hemmen die TSH-Sekretion, vermutlich auch die TRH-Sekretion, durch negative Rückkopplung.

Somatostatin hemmt die TSH-Sekretion und scheint ein physiologischer Inhibitor zu sein. Oestrogene erhöhen die Ansprechbarkeit der thyreotropen Zellen für TRH, die physiologische Bedeutung dieses Mechanismus ist bisher nicht geklärt.

Glucocorticoide hemmen in pharmakologischen Dosen die TSH-Sekretion. Eine Reihe von Substanzen, die in die neuroendokrine Regulation eingreifen, beeinflussen ebenfalls die Achse Hypothalamus-HVL-Schilddrüse.

Physiologische und pharmakologische Wirkungen der Schilddrüsenhormone

Hinsichtlich des molekularbiologischen Wirkmechanismus sei auf Seite 531 verwiesen.

Schilddrüsenhormone sind für das normale Wachstum und die Reifung mitverantwortlich. Beim Fehlen von Schilddrü-

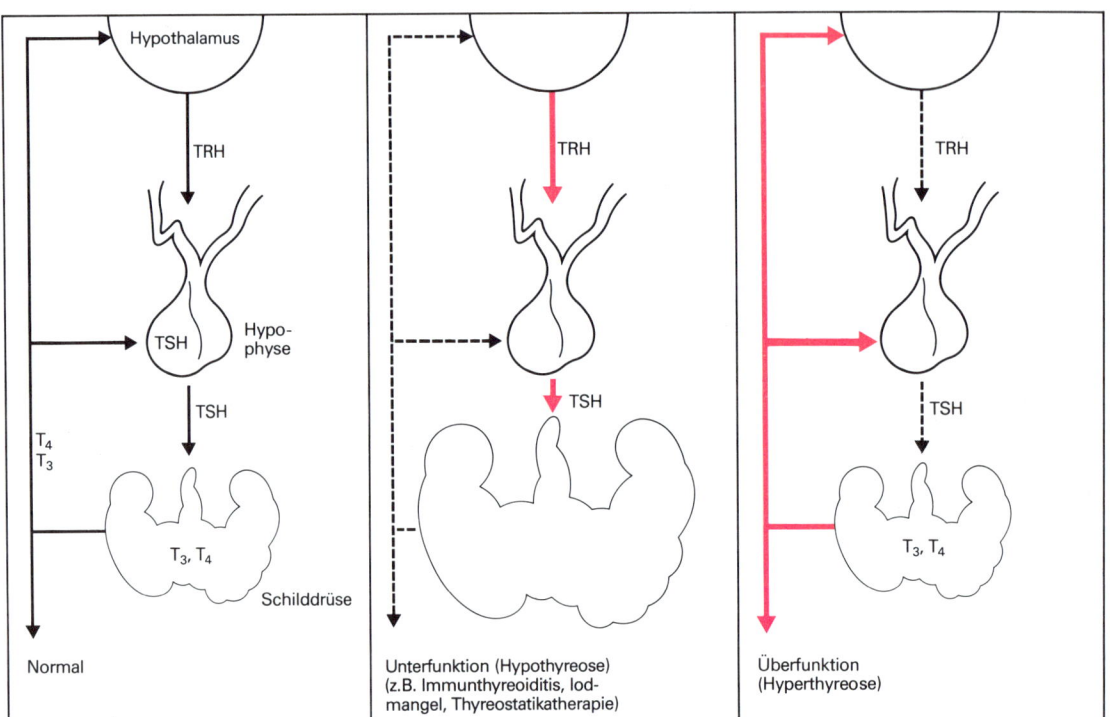

Abb. 33: Regelmechanismus bei normaler und gestörter Schilddrüsenfunktion.
Das normale Gleichgewicht zwischen TSH und Schilddrüsenhormonen wird durch Rückkopplung (vgl. Abb. 4, S. 531), reguliert. T_3 hemmt die TRH- und TSH-Synthese und Sekretion. Sinkt die periphere Konzentration der Schilddrüsenhormone ab, wird vermehrt TRH vom Hypothalamus sezerniert und damit auch thyreotropes Hormon TSH aus dem HVL. Dies geschieht z.B. bei einer durch eine atrophische Immunthyreoiditis oder Thyreoidektomie bedingten Hypothyreose. Andauernde TSH-Stimulation, z.B. durch Thyreostatika induzierte Hypothyreose, kann zur Zellhyperplasie führen. Umgekehrt wirkt sich eine Hyperthyreose aus; die Produktion des TSH wird gebremst. Bei der Pathogenese der endemischen euthyreoten Struma spielt der alimentäre Iodmangel die größte Rolle. Der Iodmangel führt zu einer Verminderung des Gehalts an Iodlacton in der Schilddrüse. Iodlacton wirkt der Strumabildung entgegen. Auf der anderen Seite gibt es eine Reihe von parakrinen und autokrinen Faktoren wie den Epidermal Growth Factor (EGF) und Insulin-like Growth Facotr (IGF), die die Proliferation der Thyreozyten fördern. Das thyreotrope Hormon des Hypophysenvorderlappens (TSH) hat ebenfalls im Zusammenspiel mit diesen parakrinen und autokrinen Faktoren wahrscheinlich einen proliferationsfördernden Effekt.
Die sporadische Struma entsteht infolge von genetisch bedingten intrathyreoidalen Enzymdefekten, die z. B. zu einer fehlerhaften Thyreoglobulinsynthese führen. Auch bei Patienten mit Iodmangel spielen diese Enzymdefekte evtl. eine zusätzliche Rolle bei der Strumabildung.

senhormonen kommt es zum Stillstand der körperlichen und geistigen Entwicklung. T_3 und T_4 beeinflussen den Metabolismus von Kohlenhydraten, Proteinen, Lipiden, Vitaminen, Nukleinsäuren und Ionen und sie modulieren die Effekte einiger Hormone. Schilddrüsenhormone erhöhen in den meisten Organen den O_2-Verbrauch und die Wärmeproduktion. Dies macht sich in einer Erhöhung des Grundumsatzes bemerkbar.

T_3 stimuliert die Synthese der Na^+, K^+-ATPase. Ihre Aktivitätszunahme geht parallel mit dem O_2-Verbrauch. In höheren Konzentrationen hemmen Schilddrüsenhormone die Glykogensynthese und vermindern den Glykogengehalt von Muskulatur und Leber.

Kleine Dosen von Schilddrüsenhormonen dagegen fördern die Glykogensynthese. Schilddrüsenhormone haben einen permissiven Effekt auf die glykogenolytische Wirkung von Glucagon und Katecholaminen. Die Wirkung von Insulin wird potenziert, wodurch die Glucoseaufnahme in die Zellen verstärkt wird. Andererseits fördern Schilddrüsenhormone den Insulinabbau, dieser Effekt ist für die postprandiale Hyperglykämie bei Hyperthyreose verantwortlich. Schilddrüsenhormone stimulieren den Lipidmetabolismus, Fette werden mobilisiert, die Synthese von Lipiden wird stimuliert. Der lipolytische Effekt von Glucagon und Katecholaminen wird durch T_3 potenziert. In niedrigen Dosen stimulieren, in höheren Dosen hemmen Schilddrüsenhormone die Proteinsynthese und erhöhen die Proteolyse. Schilddrüsenhormone steigern den Stoffwechsel von Calcium und Phosphat. Die Osteoklasten und Osteoblasten werden aktiviert, die Ausscheidung von Calcium im Urin ist bei Hyperthyreose erhöht.

Die normale Entwicklung und Funktion des ZNS ist von der Wirkung von Schilddrüsenhormonen abhängig. Bei Hyperthyreose ist die Erregbarkeit des Nervensystems gesteigert, bei Hypothyreose herabgesetzt. Bei Hypothyreose ist der Ablauf der Muskelkontraktionen verlangsamt. Bei Hyperthyreose kommt es zu erhöhtem Energieverbrauch bei gleicher Arbeit. Schilddrüsenhormone erhöhen die Kontraktilität der Herzmuskelfaser und somit das Schlagvolumen sowie die Herzfrequenz. Das erhöhte Herzzeitvolumen bewirkt einen Anstieg der Blutdruckamplitude bei vermindertem totalen peripheren Widerstand. Der Sauerstoffverbrauch des Myokards wird durch Schilddrüsenhormone gesteigert. T_3 und T_4 steigern die Erregbarkeit des Reizleitungssystems, wodurch die erhöhte Neigung zu Extrasystolie und Vorhofflimmern bei Patienten mit Hyperthyreose erklärt wird, die gegenüber Katecholaminen besonders empfindlich sind. Diese Effekte beruhen auf einer Interaktion von Schilddrüsenhormonen und Katecholaminen. Katecholamine wirken über die Stimulation der Adenylatcyclase. T_3 erhöht die Aktivität dieses Enzyms im Fettgewebe und reduziert die Aktivität der Phosphodiesterase, die cyclisches AMP spaltet. Der wichtigste Effekt von T_3 hinsichtlich der Interaktion mit Katecholaminen scheint aber die vermehrte Bildung von β-Adrenozeptoren zu sein. Auf der Interaktion mit Katecholaminen beruhen eine Reihe thyreotoxischer Symptome. Unter Betablockern kommt es zu einer Senkung, allerdings nicht zu einer völligen Normalisierung der Herzfrequenz bei Patienten mit Hyperthyreose.

Unerwünschte Wirkungen

Bei **Überdosierung** treten Symptome der Thyreotoxikose auf. Als Folge der erhöhten Reizbarkeit des vegetativen und zentralen Nervensystems kommt es zu Unruhe, Nervosität, Schlaflosigkeit, Tremor und psychischen Symptomen, die Reflexe sind gesteigert. Der Stoffwechsel ist gesteigert, die Patienten verlieren an Körpergewicht. Da die Wärmeproduk-

tion erhöht ist, schwitzen die Patienten leicht und weisen gelegentlich erhöhte Temperaturen auf. Weitere bekannte Symptome sind Erbrechen und Diarrhöen sowie Muskelschwäche und schnelle Ermüdbarkeit. Die Herzfrequenz, Schlagvolumen und Blutdruckamplitude sind erhöht. Bei älteren Patienten mit kardiovaskulären Erkrankungen können Angina-pectoris-Anfälle vorkommen. Diese unerwünschten Wirkungen von Schilddrüsenhormonen lassen sich mit β-Adrenozeptorenblockern weitgehend vermeiden. Schilddrüsenhormone verstärken die Wirkung von Antikoagulantien (z.B. Marcumar).

Therapeutische Anwendung

Für die Therapie stehen die reinen Schilddrüsenhormone Thyroxin (T_4, Levothyroxin-Natrium)[1] und Triiodthyronin (T_3, Liothyronin)[2] sowie Kombinationen der beiden Hormone zur Verfügung. Thyreoidea-sicca-Präparate sollten wegen des unbekannten Gehaltes an T_4, T_3 und Iod nicht mehr verwendet werden.

Generell ist T_4 das Mittel der Wahl, da T_4 peripher zu T_3 deiodiert wird. Um ähnlich ausgeglichene Hormonspiegel wie nach T_4-Behandlung zu erhalten, wären von dem bei exogener Applikation 3−4 mal wirksameren T_3 aufgrund der kürzeren Halbwertzeit 5−6 Dosen pro Tag erforderlich. Bei den Kombinationen[3] mit einem $T_3 : T_4$-Verhältnis von 1:5 können etwa 2 Stunden nach Applikation resorptionsbedingte erhöhte, jedoch dynamisch nicht wirksame T_3-Konzentrationen auftreten, die entsprechende Nebenwirkungen zur Folge haben. Ein Kombinationspräparat[4] im Verhältnis 1:10 ($T_3 : T_4$), das den physiologischen Sekretionsverhältnissen entspricht, soll keine erhöhten T_3-Konzentrationen mehr verursachen. Im allgemeinen sollte jedoch nur noch Thyroxin verwendet werden. Die Verwendung von Kombinationspräparaten und Triiodthyronin erscheint wegen der Konversion von T_4 zu T_3 wenig sinnvoll. Die Erniedrigung von T_3 bei anderen schweren Erkrankungen ist wahrscheinlich ein Schutzmechanismus des Körpers. Die Absorption von T_4 beträgt nüchtern etwa 75−85%, von T_3 etwa 90−100% (s. Tab. 15).

Tab. 15: Pharmakokinetische Eigenschaften von Thyroxin (Levothyroxin; T_4) und Triiodthyronin (Liothyronin; T_3) nach oraler Applikation.

	T_4	T_3
Absorption	75−85%*	90−100%
Wirkungseintritt	3− 5 Tage	12−48 Stunden
Wirkungsdauer	7−10 Tage	3− 5 Tage
Halbwertzeit	7 Tage	14−48 Stunden

* Die Absorption ist bei gleichzeitiger Nahrungsaufnahme bis auf 35% vermindert!

Durch gleichzeitige Einnahme von T_4 mit der Nahrungsaufnahme kann die Absorption von T_4 etwas reduziert werden. Es empfiehlt sich daher die einmalige morgendliche Einnahme der Tagesdosis von T_4 ca. 30 bis 60 Minuten vor dem Frühstück. T_3 und T_4 können auch parenteral appliziert werden. Dies ist für das Myxödem-Koma wichtig.

[1] Euthyrox®, Thevier® L-Thyroxin Henning®; [2] Thybon®; [3] Novothyral®, Thyroxin-T_3 Henning®; [4] Prothyrid®.

Indikationen

- Substitution bei allen Formen der Hypothyreose.
- Rezidivprophylaxe der Struma nach Strumektomie.
- Suppressionsbehandlung der endemischen oder sporadischen Struma.
- Hypertrophe Form der Immunthyreoiditis (Hashimoto-Struma).
- Suppressionsbehandlung nach Thyreoidektomie und Radioiodbehandlung von Schilddrüsenmalignomen.
- Begleittherapie bei thyreostatischer Therapie der Hyperthyreose.

Hypothyreose: Die Substitution mit T_4 bei Patienten mit kardialen Erkrankungen kann einschleichend erfolgen. Die Initialdosen betragen je nach Empfindlichkeit des Patienten $12,5-50$ µg T_4/Tag und sollen in $1-4$ wöchigen Abständen um die Initialdosis erhöht werden. Eine alternative Behandlung besteht in intial höheren Dosen von 100 µg/Tag bzw. der vollen Erhaltungsdosis. Die einschleichende Therapie sollte vor allem bei älteren Patienten mit kardialen Problemen durchgeführt werden. Die Erhaltungsdosen liegen zwischen 100 und 200 µg/Tag (2,2 µg/kg Körpergewicht), wobei meist $100-150$ µg T_4/Tag ausreichen. Bei parenteraler Applikation in Notfällen werden etwa 1 bis 2 mg pro Woche gegeben. Die Therapie kann einerseits am Rückgang der subjektiven Beschwerden wie Müdigkeit, Kälteempfindlichkeit, kardiologische Symptome, andererseits anhand objektiver Kriterien wie basale TSH-Konzentrationen, die Normwerte erreichen sollen, kontrolliert werden. Weitere Parameter sind die Konzentrationen von T_4 und freiem T_4 (FT_4) im Serum. Bei Patienten mit sekundärer Hypothyreose, bei denen TSH niedrig oder normal sein kann, ist die T_4-Konzentration der wichtigste Parameter. Bei **konnataler Hypothyreose** beginnt die Behandlung bei Frühgeborenen mit 25 µg, bei reifen Neugeborenen mit 50 µg täglich. Nach dem ersten Lebensjahr sind Dosen von 2,5 bis 5 µg/kg/Tag (entspricht etwa 100 µg/m² Körperoberfläche/Tag) erforderlich. Beim **Myxödem-Koma** werden 500 µg T_4 intravenös injiziert. Nach sechs Stunden tritt die Wirkung ein. Vom 2. Tag an werden 100 bis 200 µg T_4 täglich i. v. injiziert. Nach mehreren Tagen kann mit der oralen Substitution begonnen werden. Bei Patienten mit koronarer Herzkrankheit kann es zu Herz- und Koronarinsuffizienz bis zum Myokardinfarkt kommen!

Zur **Rezidivprophylaxe** nach Strumaresektion bei euthyreoter Struma kann eine Behandlung mit Thyroxin (ca. 100 µg) (Einstellung von TSH auf Werte im Grenzbereich Eu-/Hyperthyreose z. B. 0,2 bis 0,3 mE/l oder schwach positiver TRH-Test) oder mit Iodid (ca. 200 µg täglich oder 1 Tablette Thyroid-Depot® wöchentlich) durchgeführt werden.

Die **Suppressionsbehandlung** mit Thyroxin der endemischen oder sporadischen Struma erfolgt im wesentlichen nach den gleichen Richtlinien wie die Rezidivprophylaxe nach Strumaresektion.

Früher wurde bei der Behandlung der euthyreoten Struma mit Thyroxin ein negatives TRH-Ergebnis angestrebt. In den letzten Jahren geht die Tendenz eher dazu, ein mit modernen sensitiven Methoden gerade meßbares TSH (z. B. 0,2 bis 0,3 mE/l) zuzulassen.

Hat die Thyroxin-Therapie zu einer deutlichen Volumenreduktion geführt (z. B. nach 6 Monaten), kann die Behandlung mit ca. 200 µg Iodid oder 1 Tablette Thyroid-Depot® pro Woche weitergeführt werden.

Die Kontrolle der Therapie erfolgt durch den Tastbefund (Halsumfang) und Sonographie.

Seit einigen Jahren wird auch eine initiale Behandlung der endemischen Struma mit 400 bis 500 µg Iodid täglich propagiert. Ist die Volumenreduktion eingetreten, wird auch hier die Behandlung auf 200 µg Iodid täglich oder eine Tablette Thyroid-Depot/Woche umgestellt.

Vor Einleitung der Iodid-Therapie muß besonders sorgfältig das Vorhandensein autonomer Schilddrüsen-Areale ausgeschlossen werden (normaler TSH-Spiegel im Serum, normaler TRH-Test, normale Echotextur im Sonogramm, evtl. Suppressionstest).

Eine Volumenreduktion unter der Behandlung mit T_4 und Iod ist nur bei Patienten mit diffusen Strumen und normaler Echotextur zu erwarten.

Bei Struma-Patientinnen ist **Schwangerschaft** keine Kontraindikation für eine Thyroxin-Behandlung. T_4 ist nur in sehr geringem Maße diaplacentar durchgängig. In der Schwangerschaft ist die renale Iodclearance erhöht. Daher ist eine zusätzliche Iodidsubstitution mit 200 µg täglich zu empfehlen (WHO-Empfehlung).

Nach Thyreoidektomie und Radioiodtherapie wegen eines **Schilddrüsenkarzinoms** müssen die Patienten lebenslang mit Schilddrüsenhormonpräparaten behandelt werden. Bei allen papillären und follikulären Karzinomen muß die TSH-Sekretion postoperativ vollständig supprimiert sein. Die Dosen betragen $150-300$ µg T_4/Tag. Die Kontrolle erfolgt durch den TRH-Test. Der TRH-Test muß hier unter der T_4-Therapie eindeutig negativ sein.

Kontraindikationen

Eine Kontraindikation für die Therapie mit Schilddrüsenhormonen ist der frische Myokardinfarkt. Bei Athyreose und schwerer Hypothyreose wird T_4 gegeben werden müssen, auch wenn die Dosierung möglichst niedrig zu erfolgen hat. Weitere relative Kontraindikationen sind tachykarde Rhythmusstörungen, koronare Herzkrankheit und Myokarditis. Ein Diabetis mellitus kann bei Beginn einer T_4-Behandlung entgleisen, stellt aber keine eigentliche Kontraindikation dar.

Indikationen zur thyreostatischen Therapie

Hyperthyreose

Hyperthyreose bedeutet ein erhöhtes Angebot von Schilddrüsenhormonen an die Körperzellen. Eine Hyperthyreose kann durch folgende Erkrankungen bedingt sein:
- Basedow-Hyperthyreose,
- autonome Struma, einschließlich des autonomen Schilddrüsenadenoms,
- nicht gesteuerte vermehrte TSH-Sekretion (sehr selten),
- Schilddrüsenkarzinome mit hormonell aktiven Metastasen (äußerst selten),
- Überdosierung mit Schilddrüsenhormonen.

Die Hyperthyreose vom **Typ Basedow** ist eine Autoimmunerkrankung, in der TSH-Rezeptor-Antikörper die Schilddrüse unkontrolliert stimulieren. Wie bei anderen Autoimmunerkrankungen treten spontan Remissionen, aber auch Rezidive auf. Die thyreostatische Behandlung soll die Zeit bis zum Eintritt einer Remission überbrücken. Nach Beendigung einer einjährigen Behandlung beträgt die Rezidivquote ca. 50 %. Eine zuverlässige Prognose des klinischen Verlaufs nach Beendigung der thyreostatischen Behandlung ist beim einzelnen Patienten nicht möglich; auch der Suppressionstest und die Bestimmung der TSH-Rezeptor-Antikörper haben diesbezüglich keinen prognostischen Wert.

Die **endokrine Orbitopathie** ist eine eigenständige Autoimmunerkrankung, die gesondert behandelt werden muß (Glucocorticoide, Retrobulbärbestrahlung, Lidoperation, Dekompressionsoperation). Die Ergebnisse sind häufig unbefriedigend.

Die **autonome Struma** entsteht durch Vermehrung der in jeder Schilddrüse in geringerer Zahl vorhandenen autonomen Zellklone. Die Entwicklung beginnt mit einer Struma in zunächst euthyreoter Funktionslage, später kommt es zur latenten und schließlich zur klinisch manifesten Schilddrüsenüberfunktion.

Bei Patienten mit Rezidiv-Hyperthyreose sollten Operation oder Radioiodbehandlung erwogen werden. Von auf diesem Gebiet besonders erfahrenen Chirurgen wird häufig eine ‚near total thyroidectomy‘ angestrebt, um die Gefahr einer Rezidiv-Hyperthyreose weitgehend auszuschalten. Die postoperative Hypothyreose gilt als das kleinere Übel.

Bei Patienten mit Hyperthyreose bei autonomer Struma kann ebenfalls eine thyreostatische Behandlung durchgeführt werden. Hier stehen aber eher die Alternativen Operationen oder Radioiodbehandlung zur Diskussion.

Bei der hypophysären Hyperthyreose steht entweder die Operation (bei Hypophysen-Adenom) oder die Behandlung z. B. mit T_3-Analoga (bei Rezeptor-Defekt) zur Diskussion.

Thyreostatika

Thyreostatika hemmen die Synthese von Schilddrüsenhormonen. Sie werden zur Behandlung verschiedener Formen der Hyperthyreose eingesetzt. Aufgrund des Wirkungsmechanismus können vier Gruppen von Thyreostatika unterschieden werden:

1) Substanzen, die direkt die Synthese von Schilddrüsenhormonen hemmen (Iodisationshemmstoffe).

2) Ionen, die den Iodid-Transport in die Schilddrüse hemmen (Iodinationshemmstoffe).

3) Iodid, das in hohen Dosen vorübergehend die Freisetzung von Schilddrüsenhormonen hemmt.

4) Radioiod, das durch ionisierende Strahlen die Schilddrüse zerstört.

Hemmstoffe der Hormonsynthese

Chemie

Die Substanzen dieser Gruppe sind Derivate des Thioharnstoffes (Thioamide). Therapeutisch verwendet werden: Propylthiouracil, Thiamazol, Carbimazol, jedoch nicht mehr Methylthiouracil (Abb. 34).

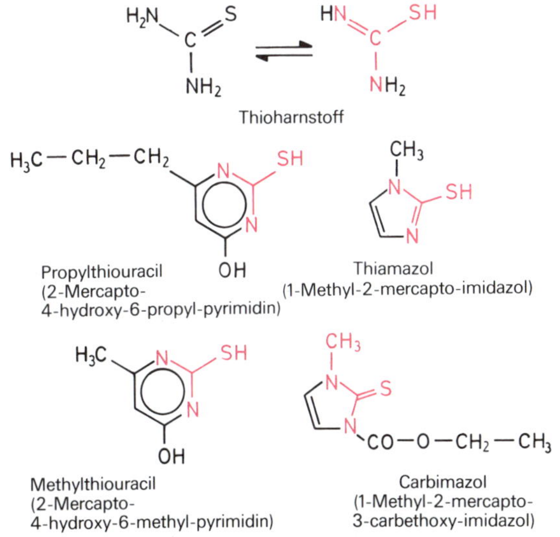

Thioharnstoff

Propylthiouracil
(2-Mercapto-
4-hydroxy-6-propyl-pyrimidin)

Thiamazol
(1-Methyl-2-mercapto-imidazol)

Methylthiouracil
(2-Mercapto-
4-hydroxy-6-methyl-pyrimidin)

Carbimazol
(1-Methyl-2-mercapto-
3-carbethoxy-imidazol)

Abb. 34: Strukturformeln der Thioamid-Thyreostatika.

Pharmakokinetik

Carbimazol und Thiamazol sind auf Gewichtsbasis etwa 10mal wirksamer als Propylthiouracil: 15 mg Carbimazol werden vor Eintritt in die Schilddrüse in ca. 10 mg Thiamazol umgewandelt. Die Absorption der Thioamide nach oraler Gabe erfolgt rasch. Die Halbwertzeit von Propylthiouracil im Plasma beträgt etwa 2 Stunden. Hohe Dosen wirken nur etwa 6–8 Stunden. Dagegen beträgt die Halbwertzeit von Thiamazol ca. 6–13 Stunden. Die Halbwertzeit der Thyreostatika im Serum sagt allerdings nichts über die Wirkungsdauer der Thioamide in der Schilddrüse aus. Therapeutische Verwendung finden in Deutschland heute überwiegend Carbimazol und Thiamazol. In der Schilddrüse werden die Thioamide durch Schwefeloxidation und in der Leber durch Glucuronidierung inaktiviert. Die Produkte werden vorwiegend mit dem Urin, aber auch biliär eliminiert. Die Thioamide passieren die Plazenta und gelangen in geringen Mengen in die Milch. Für die parenterale Therapie steht Thiamazol zur Verfügung.

Wirkungsmechanismus

Die Thioamid-Thyreostatika hemmen die thyreoidale Peroxidase. Dadurch wird die Oxidation von Iodid und der Einbau von Iod in die Tyrosinreste des Thyreoglobulins gehemmt.

Noch empfindlicher als diese beiden Schritte scheint die durch die Peroxidase katalysierte Kopplungsreaktion von Iodtyrosinen zu den Hormonen T_4 und T_3 zu sein. Aufgrund dieses Wirkungsmechanismus ist selbstverständlich, daß die klinische Wirkung erst einsetzt, wenn die Hormondepots in der Schilddrüse geleert sind und die peripheren Hormonkonzentrationen abnehmen. Propylthiouracil hemmt in sehr hohen Dosen auch die periphere Deiodierung von T_4 zu T_3. Neuerdings wird auch eine immunsuppressive Wirkung diskutiert (wichtig bei Basedow-Patienten).

Unerwünschte Wirkungen

Die Nebenwirkungsrate ist für die Thionamide ‚fast linear‘ dosisabhängig.

Die schwerste Nebenwirkung ist die bei weniger als 0,5% der Patienten vorkommende Agranulozytose, die meist innerhalb der ersten 2–6 Wochen der Therapie auftritt und sich innerhalb von 1 bis 2 Tagen entwickeln kann. Klinisches Zeichen der Agranulozytose ist meistens eine eitrige Angina tonsillaris. In diesen Fällen ist die Therapie sofort abzubrechen. Nach sofortigem Absetzen der Medikation kommt es in den meisten Fällen zur Remission. Eine antibiotische Therapie ist angezeigt. Häufiger sind geringgradige, sich langsam entwickelnde **Leukopenien,** die im allgemeinen kein Absetzen der Medikation erforderlich machen.

Allergische Reaktionen sind nicht selten. So kann es unter der Therapie zu Erythemen oder Urticaria kommen, selten sind Fieber, Gelenkschwellungen und Ödeme. Gelegentlich treten auch Kopfschmerzen, Schwindel, oder gastrointestinale Beschwerden auf. Allergische Reaktionen verschwinden oft spontan. Ein Präparatewechsel von Thiamazol zu Propylthiouracil kann hilfreich sein, da Kreuz-Reaktionen ungewöhnlich sind. Extrem seltene unerwünschte Wirkungen sind Hepatitis, Nephritis und Arzneimittelfieber.

Thyreostatika können die **intrathyreoidale Hormonsynthese u. U. übermäßig blockieren,** so daß ein Hormonmangel und somit eine Hypothyreose auftreten kann. Dieser „Nebenwirkung" kann man begegnen, indem man entweder die Dosierung des Thyreostatikums so reduziert, daß eine Euthyreose resultiert, oder man zusätzlich ein Thyroxin-Präparat appliziert.

Schwangerschaft und Laktation. Schwangerschaft und Laktation stellen keine Kontraindikation zur Behandlung mit Thioamiden dar. Allerdings sollte die kleinste mögliche Dosis von Thiamazol und Prophylthiouracil gewählt werden, die zur Euthyreose führen bzw. später die Euthyreose gewährleisten. Die Kombination mit Thyroxin ist deshalb hier kontraindiziert. Die T_4/T_3-Spiegel sollten auf hochnormale Werte eingestellt werden. In der Schwangerschaft auftretende Hyperthyreosen gehen mit einer höheren Mißbildungs- und Abortrate einher. Deshalb ist eine Behandlung der Hyperthyreose in der Schwangerschaft unbedingt erforderlich.

Hemmstoffe der Iodidaufnahme

Einige einwertige Ionen wie Perchlorat, Nitrat und Thiocyanat sind kompetitive Hemmstoffe des Iodidtransportes in die Schilddrüse, hohe Iodkonzentrationen heben ihre Wirkung auf. Für die thyreostatische Therapie stehen Kalium- und Natrium-Perchlorat zur Verfügung. Die Wirkung tritt rasch ein, hält aber nur wenige Stunden an.

Unerwünschte Wirkungen

Wie die Hemmstoffe der Hormonsynthese wirkt Perchlorat strumigen. Neben allergischen Reaktionen kommt es gelegentlich zu Irritationen der Magenschleimhaut. Schwere unerwünschte Wirkungen sind aplastische Anämie, Agranulozytose, Thrombopenien und nephrotisches Syndrom. Die Wirkungen sind dosisabhängig. Im Vergleich zu den Hemmstoffen der Hormonsynthese hat Perchlorat zwei Nachteile:
1) Eine Therapie oder Diagnostik mit Radioiod kann nicht unmittelbar angeschlossen werden. Die Elimination von Perchlorat dauert einige Wochen. Bei einer möglichen Anwendung von iodhaltigen Röntgenkontrastmitteln ist zu bedenken, daß dadurch die Wirkung von Perchlorat abgeschwächt wird.
2) Eine zeitlich begrenzte, hochdosierte Iod-Therapie mit thyreostatischem Effekt (siehe unten) zur Operationsvorbereitung ist nicht möglich.
Die therapeutische Breite der Perchlorat-Ionen ist gering.

Iodid

Iodid wird nur noch zur Operationsvorbereitung bei Patienten mit Basedow-Hyperthyreose **in Kombination** mit Thionamiden verwandt, da hierdurch die Durchblutung der Schilddrüse vermindert wird.
In Dosen von mehr als 5 mg/Tag hat Iodid einen zeitlich begrenzten thyreostatischen Effekt. Iodid hemmt die Freisetzung von Schilddrüsenhormonen aus dem Thyreoglobulin durch Inhibition der Proteasen. Außerdem inaktiviert Iodid die thyreoidalen Peroxidasen und reduziert dadurch seinen Einbau in die Tyrosinreste des Thyreoglobulins, diese Wirkung hält nur kurz an und wird durch ein „escape" Phänomen abgelöst.
Nur bei wenigen Patienten mit intrathyreoidalen Enzymstörungen kommt es bei chronischer Iodmedikation zur Entwicklung einer Struma oder zum Myxödem.
Für die Iodtherapie wird Kalium-Iodid oder Lugol'sche-Lösung verwendet.

Unerwünschte Wirkungen

Nach Zufuhr hoher Ioddosen können Reizungen der Haut und der Schleimhäute auftreten, die man unter dem Begriff Iodismus zusammenfaßt:

Iodnachgeschmack, Schnupfen, Konjunktivitis, Kopfschmerzen, Gastroenteritis, Bronchitis und Speicheldrüsenschwellungen.
Selten treten allergische Reaktionen wie Pruritus, Exanthem, Eosinophilie, Fieber und in schweren Fällen auch Gelbsucht, Schleimhautblutungen und Bronchospasmen auf. Sehr selten kommt es nach langdauernder, hochdosierter Iodbehandlung zur Entwicklung einer Iodstruma und zur Iodhypothyreose. Iodzufuhr kann bei Patienten mit latenter Hyperthyreose zur klinischen Manifestation der Hyperthyreose führen.
Ähnlich wie Iodid hemmen Lithium-Ionen die Freisetzung von T_3 und T_4. Die Iodaufnahme in die Schilddrüse wird durch Lithium-Ionen nicht beeinflußt. Die unerwünschten Wirkungen von Lithium sind Tremor, Kopfschmerz, Lethargie, Schlafstörungen, Krämpfe, Koma etc., oder sie betreffen endokrin gesteuerte Funktionen: Hypothyreose, Struma, Aufhebung der ADH-Wirkung an der Niere. Ferner können Gewichtszunahme, Rhythmusstörungen und gastrointestinale Beschwerden auftreten.

Radioiodtherapie

Zur Therapie von Schilddrüsenerkrankungen wird [131]Iod eingesetzt. 90% der Strahlung von [131]Iod sind β-Strahlen, die im Gewebe eine Reichweite von etwa 1 mm haben, 10% sind γ-Strahlen. Einige Stunden nach Applikation von [131]Iod sind bei Hyperthyreose durchschnittlich 60% des Isotops in der Schilddrüse gespeichert. Die physikalische Halbwertzeit beträgt ca. 8 Tage. Innerhalb mehrerer Wochen nach [131]Iod-Applikation wird das Isotop – überwiegend in Schilddrüsenhormon eingebaut – von der Schilddrüse an das Blut abgegeben. Wegen der geringen Reichweite der β-Strahlung gelingt es, Schilddrüsengewebe weitgehend selektiv zu zerstören, ohne daß umgebendes Gewebe geschädigt wird.
Die nur in geringer Menge abgegebene γ-Strahlung wird gleichzeitig für diagnostische Zwecke verwendet. Für diagnostische Zwecke wird auch [99m]Tc (Pertechnetat) oder ^{123}I verwendet.
Die Radioiod-Behandlung der Hyperthyreose wurde früher in Deutschland/Europa im allgemeinen bei Patienten jenseits des 35. bis 40. Lebensjahres durchgeführt. Die Tendenz geht jetzt dahin, auch bei jüngeren Patienten (ab 25 bis 30 Jahren) die Rezidiv-Hyperthyreose mit Radioiod zu behandeln. Da eine Balance zwischen Hyperthyreose und Euthyreose sehr schwierig ist, wird heute häufig eine Hypothyreose (leicht zu behandeln) angestrebt. Dies gelingt in ca. 80% mit einer Dosis von 200 Gray.
Beim follikulären und papillären Schilddrüsenkarzinom dient das [131]Iod nach einer Thyreoidektomie zum Aufspüren und zur Therapie iodspeichernder Metastasen. Vor dieser Diagnostik/Therapie muß der Patient durch Entzug von T_4 bzw. T_3 hyothyreot werden (erhöhter TSH-Spiegel). Zur Fahndung nach Metastasen dient auch die Thyreoglobulin-Bestimmung.

Unerwünschte Wirkungen

Das Risiko einer genetischen Schädigung wird heute als minimal erachtet. Ein vermehrtes Auftreten von Leukämien und Mammakarzinomen konnte bei den zur Behandlung von Schilddrüsenüberfunktion notwendigen Dosen bisher nicht nachgewiesen werden. Anders liegt die Situation bei der Behandlung von Schilddrüsenkarzinomen mit Metastasen mit Radioiod: Hier müssen weitaus höhere Aktivitätsdosen teilweise mehrfach nach der Operation gegeben werden. Bei Gesamtdosen, vor allen Dingen über 500 mCi [131]Iod, wird tatsächlich ein erhöhtes Auftreten dieser malignen Erkrankungen beobachtet.

Gelegentlich kommt es zur sog. Bestrahlungsthyreoiditis, die sich durch geringe Schmerzen und Schwellung der Schilddrüse manifestiert. Außerdem können vermehrt Hormone und Iodoproteine ins Blut übergehen und die Symptome der Hyperthyreose vorübergehend verstärken. In seltenen Fällen wurden thyreotoxische Krisen nach Radioiodtherapie beobachtet.

Die Entwicklung einer posttherapeutischen Hypothyreose wird nicht als unerwünschte Wirkung angesehen, da sie durch Thyroxin problemlos zu kompensieren ist.

Therapeutische Anwendung von Thyreostatika

Thioamid-Thyreostatika sind indiziert:
1) bei der Basedow-Hyperthyreose als Initial- und Dauertherapie bis zum Eintritt einer Remission,
2) bei der disseminierten und multifokalen Autonomie als Initial- und Dauertherapie. Vorzugsweise wird bei der Behandlung der autonomen Struma die Operation oder Radioiodbehandlung eingesetzt.
3) bei einem autonomen Adenom nur dann, wenn eine floride Hyperthyreose initial zu behandeln ist. Hier wird allerdings fast ausschließlich die Radioiodbehandlung oder Operation durchgeführt,
4) bei einer thyreotoxischen Krise,
5) als Intervalltherapie vor und nach einer Radioiod-Therapie,
6) als präoperative Therapie bei allen Hyperthyreosen, da stets im euthyreoten Zustand operiert wird.

Die Initialtherapie beginnt mit Tagesdosen, die eine Blockade der Peroxidase gewähren (20–40 mg Thiamazol und entsprechend höhere Dosen Carbimazol) (s. Tab. 16). Thiamazol und Carbimazol können in einer Tagesdosis gegeben werden. Propylthiouracil muß in mehreren Dosen täglich eingenommen werden: Bis zum Eintritt der Euthyreose 3mal täglich (in schweren Fällen 4mal täglich), danach reicht die Verteilung auf 2 Einzeldosen aus. Der Wirkungseintritt wird durch die Besserung der Beschwerden und Befunde sowie durch eine Normalisierung der Schilddrüsenhormone gekennzeichnet. Unter der Therapie sind regelmäßige Kontrollen der Schilddrüsenhormonwerte und zu Beginn Untersuchungen des weißen Blutbildes erforderlich. Innerhalb ein bis drei Monaten stellt sich eine Euthyreose ein, die eine Reduzierung der Tagesdosis auf eine sog. Erhaltungsdosis erlaubt. Diese Erhaltungsdosis liegt meistens zwischen 5–10 mg Thiamazol/Tag und kann monatelang beibehalten werden. Eine Zusatztherapie mit einem Thyroxin-Präparat ist geläufig, aber nicht obligatorisch.

Gelingt eine definitive Remission der Hyperthyreose nicht, so ist eine subtotale Strumektomie bzw. eine Radioiodtherapie als endgültige Therapiemaßnahme indiziert. **Die Struma-Operation** erfolgt nicht bei florider Hyperthyreose, sondern stets bei euthyreoter Stoffwechsellage. Ausnahmen können Patienten mit schwerer iodinduzierter Hyperthyreose sein, die völlig therapierefraktär gegenüber Thyreostatika sind. Hier kann die sofortige Operation sogar lebensrettend sein.

Die Euthyreose kann durch eine ambulante Prämedikation mit Thyreostatika (s. o.) erreicht werden; die gleichzeitige Plummerung bei Basedow-Patienten dient der Verringerung der Durchblutung des Organs. β-Adrenorezeptorenblocker („Beta-Blocker") und Sedativa wirken symptomatisch. Bereits wenige Tage post op. ist eine normale Schilddrüsenfunktion auch ohne thyreostatische Therapie nachweisbar.

Von auf diesem Gebiet besonders erfahrenen Chirurgen wird häufig eine ‚near total thyroidectomy' angestrebt, um die Gefahr einer Rezidiv-Hyperthyreose weitgehend auszuschalten. Die postoperative Hypothyreose gilt als das kleinere Übel.

Perchlorat blockiert in hoher Dosierung als Halogen die Iodaufnahme in die Schilddrüse; die therapeutische Breite ist gering. Nachteilig ist ferner, daß auch die Applikation von Radioiod (zu Diagnose und Therapie) wie auch von Iod (präoperativ) gehemmt wird.

Lithium findet bei der Hyperthyreose-Therapie nur ausnahmsweise Verwendung, z. B. bei einer thyreotoxischen Krise.

Die thyreotoxische Krise ist ein lebensbedrohlicher Notfall, der sofortiger stationärer Betreuung, möglichst auf einer Intensivstation, bedarf. Die thyreotoxische Krise führt auch heute noch trotz intensivmedizinischer Therapien in etwa 50% zum Tode. Neben der hochdosierten intravenösen Gabe von Thiamazol müssen eine Reihe von unspezifischen Maßnahmen ergriffen werden: Hemmung der Schilddrüsenhormonsekretion durch hohe Ioddosen (selbstverständlich nicht bei Hyperthyreose, die durch eine Iodexposition verursacht wurde) oder Lithium. Weitere Hilfsmaßnahmen sind die Gabe von β-Rezeptoren-Blockern und Hydrocortison. Außerdem ist die Gabe von Heparin notwendig, da eine erhöhte Embolie-Gefahr besteht. Als weitere Maßnahmen werden die Durchführung einer Plasmapherese mit anschließender fast kompletter Thyreoidektomie empfohlen.

Kontraindikationen

Die Thioamid-Thyreostatika sind nicht indiziert bei bekannten allergischen Reaktionen, bei Leuko- und Thrombopenie.

Perchlorat-Ionen sind kontraindiziert vor diagnostischer und therapeutischer Radioiodanwendung sowie präoperativ, da sie ein „Plummern" unmöglich machen.

Iodid ist bei allen Formen einer Hyperthyreose und auch bei der autonomen Struma mit euthyreoter Funktionslage kontraindiziert mit Ausnahme der präoperativen Applikation bei Morbus Basedow und der thyreotoxischen Krise, sofern diese nicht ohnedies iodinduziert war („Iod-Basedow", „Struma basedowificata").

Lithium ist für eine ambulante Hyperthyreosetherapie nicht indiziert.

Radioiod ist kontraindiziert während der Schwangerschaft und Stillzeit, im Wachstumsalter und bei unzureichender Radionuklidspeicherung der Schilddrüse bzw. Struma.

Tab. 16: Thyreostatika.

internationaler Freiname	Initialdosis (g/Tag**)	Erhaltungsdosis (g/Tag*)	Handelsnamen
Propylthiouracil	0,2–0,4	0,05–0,2	Propycil®
Thiamazol	0,02–0,04	0,005–0,01	Thyreostat II® Favistan®
Carbimazol*	0,03–0,06	0,005–0,01	Carbimazol Henning® neo-morphazole® Neo-Thyreostat®
Na-Perchlorat	1–1,5	0,06–0,03	Irenat®

* Nach neueren Untersuchungen wird Carbimazol im Organismus vollständig in Thiamazol umgewandelt.

** Die Dosierung sollte individuell sein, heute werden oft niedrigere Dosen gegeben, als in den Prospekten empfohlen wird.

Iodprophylaxe

Die blande Struma (Kropf, endemische Struma) tritt bei 15 % der Bevölkerung der Bundesrepublik auf.

Sie ist die häufigste Schilddrüsenerkrankung. Ursache ist der alimentäre Iodmangel. Der tägliche Iodbedarf von etwa 150 bis 200 μg/Tag kann in vielen Gegenden nicht allein durch die Nahrung gedeckt werden. In einigen Nachbarländern konnte seit Jahren eine erfolgreiche Strumaprophylaxe durch Iod-angereichertes Speisesalz erzielt werden. In Deutschland besteht bisher keine obligatorische Iodsalzprophylaxe.

Da die Iodaufnahme im Salz nicht garantiert ist, empfiehlt sich die Einnahme von Iod-Tabletten, insbesondere in Gebieten mit hoher Strumainzidenz, und hier ganz besonders während der Schwangerschaft.

Parathormon (Parathyrin) und Calcitonin

Parathormon, Vitamin D und Calcitonin sind für die Regulation des Calcium- und Phosphatstoffwechsels verantwortlich. Einzelheiten über Vitamin D vgl. S. 584.

In Abb. 35 ist die Regulation der Calciumhomöostase durch Parathormon und Calcitonin schematisch dargestellt.

Parathormon (= PTH, Parathyrin)

Parathormon (PTH) wird in den Nebenschilddrüsen (Epithelkörperchen) gebildet. Das PTH-Molekül von Schwein, Rind und Mensch besteht aus 84 Aminosäuren, es hat ein Molekulargewicht von 9500, die Aminosäuresequenzen für die genannten Spezies sind bekannt, sie unterscheiden sich geringfügig, ihre biologischen Aktivitäten sind nahezu gleich.

Synthese

PTH wird zunächst in einer Prähormonform (Prä-Pro-PTH), bestehend aus 115 Aminosäuren, synthetisiert, im endoplasmatischen Retikulum und Golgi-Apparat enzymatisch zum 1-84 PTH abgebaut und in dieser Form zum überwiegenden Teil ins Blut sezerniert.

Funktion

Die wichtigste Funktion des PTH ist die Aufrechterhaltung des Calciumspiegels (Calciumhomöostase in der extrazellulären Flüssigkeit).

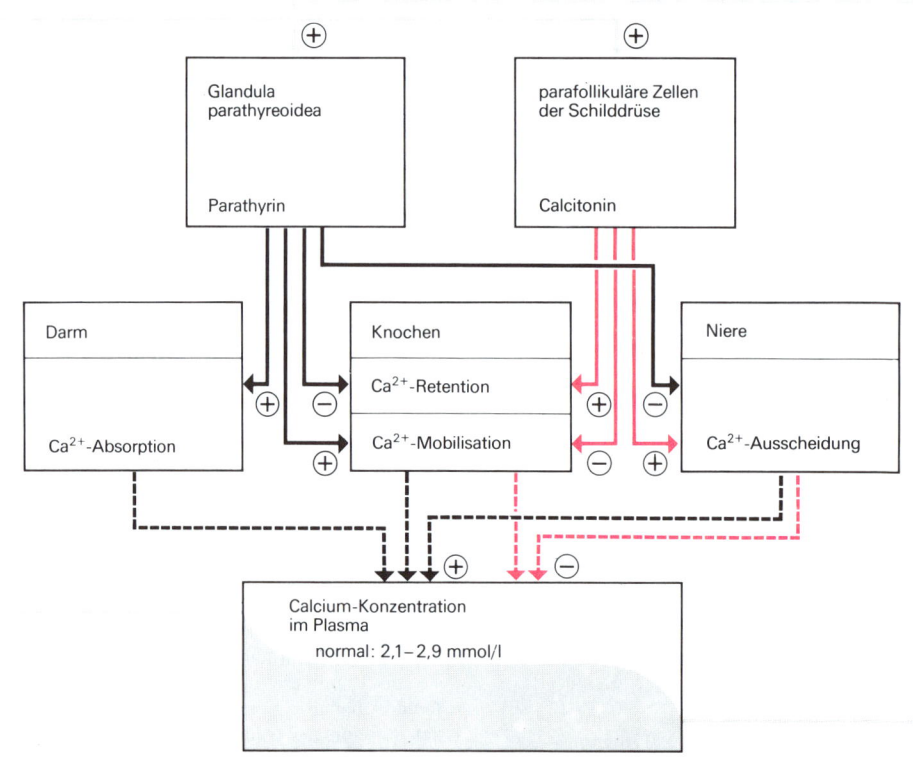

Abb. 35: Regulation der Calcium-Konzentration im Plasma durch Parathyrin und Calcitonin.
Zwischen der Konzentration von Calcium im Plasma und der von Parathyrin bzw. Calcitonin bestehen negative Rückkopplungsmechanismen.
Steigerung der Calcium-Konzentration über die Norm führt zur Ausschüttung von Calcitonin, Senkung der Calcium-Konzentration zur Ausschüttung von Parathyrin. An den Erfolgsorganen sind beide Hormone im wesentlichen als Gegenspieler zu betrachten.
Die Wirkungen von Parathyrin sind durch schwarze Pfeile symbolisiert, die von Calcitonin durch rote, ⊕ bedeutet eine Steigerung, ⊖ eine Senkung. Die Bilanz der Wirkungen beider Hormone, die sich auf die Calcium-Konzentration im Plasma auswirkt, ist durch die unterbrochenen schwarzen und roten Pfeile kenntlich gemacht.

Regulation des extrazellulären Calciumstoffwechsels

Bei Absinken der Calciumkonzentration im Serum wird intaktes PTH (1-84) in das Blut abgegeben, hier beträgt die Halbwertzeit ca. 2 bis 5 Minuten, wobei das Hormon zum überwiegenden Teil in der Leber und Niere abgebaut wird.

Radioimmunologisch wird das Hormon im allgemeinen als intaktes PTH (84 Aminosäuren) nachgewiesen. Das carboxyterminale und mitregionale Fragment sind im Gegensatz zum aminoterminalen Fragment biologisch unwirksam, da sie jedoch eine Serumhalbwertzeit von ca. 1 Stunde aufweisen, stellen sie den Hauptanteil zirkulierender PTH-Fragmente dar.

Intaktes PTH und die aminoterminalen Fragmente (Kettenlänge größer als 27 Aminosäuren) werden an Rezeptoren der wichtigsten Zielorgane von PTH Niere und Skelett gebunden.

Wirkung am Skelett

Am Skelett fördert PTH die Freisetzung von Calcium und Phosphat. Die Calciumfreisetzung erfolgt durch die Resorption von älterem Knochenmineral durch Osteozyten und Osteoklasten. PTH stimuliert die Resorptionsrate dieser Zellen, bewirkt die Umwandlung mesenchymaler Zellen in Osteoklasten und erhöht deren Lebensdauer.

Bei chronischer PTH-Wirkung auf den Knochen erhöht sich auch die Zahl der Osteoblasten, woraus ein höherer Knochenumbau (turnover) resultiert. Da die auf den PTH-Reiz hin neu gebildeten Osteoblasten weniger aktiv sind als dies normalerweise der Fall ist und PTH außerdem die Kollagensynthese der Osteoblasten hemmt, überwiegt der Knochenabbau gegenüber dem Knochenaufbau.

Wirkung auf die Niere

Die wichtigste renale Wirkung des Hormons besteht in der tubulären Resorption von Calcium sowie der Förderung der Phosphatausscheidung.

PTH hemmt weiterhin die Ausscheidung von Magnesium und Wasserstoffionen. Es fördert die Ausscheidung von Natrium, Kalium, Chlorid, Bicarbonat, Sulfat und Aminosäuren.

Wirkungsmechanismus

Die Wirkung von PTH wird zumindest in der Niere über cAMP vermittelt.

Durch Stimulation der 1α-Hydroxylase im proximalen Nierentubulus wird aus 25-Hydroxycholecalciferol vermehrt 1,25-Dihydroxycholecalciferol (Calcitriol) gebildet.

Wirkung auf den Gastrointestinaltrakt

Im Darm bewirkt PTH, indirekt über die Stimulation der renalen 1,25-Dihydroxycholecalciferolsynthese, eine vermehrte Calcium- und Phosphataufnahme.

Hypoparathyreoidismus

Häufigste Ursache (erworben) zufolge vorausgegangener Operationen an Schilddrüse und Nebenschilddrüse (Kehlkopf).

Sehr viel weniger häufig sind Erkrankungen der Epithelkörperchen (idiopathischer Hypoparathyreoidismus) oder eine Hypo- resp. Aplasie der Nebenschilddrüsen im Rahmen eines partiellen oder kompletten Di-George-Syndroms.

Klinik

Neuromuskuläre Veränderungen

Mißempfindungen (Parästhesien) an den Extremitäten sind das erste Frühsymptom. Wichtigstes Symptom ist die manifeste Tetanie, d.h. eine Übererregbarkeit des Nervensystems, die sich in episodisch auftretenden tonischen Muskelkrämpfen äußert.

Zentrale Veränderungen

Eine chronische Hypocalcämie kann zu fokalen und generalisierten Anfällen und psychischen Veränderungen führen; immer wieder werden Patienten mit Hypocalcämie als Epileptiker verkannt. Intrakranielle Verkalkungen, insbesondere der Basalganglien, finden sich bei etwa der Hälfte der Patienten.

Auge

Eine wichtige Langzeitfolge einer Hypocalcämie ist der hypocalcämische Katarakt.

Ektodermale Veränderungen

Man kann Zahnanomalien, Alopezie und Brüchigkeit von Nägeln und eine trockene, rissige Haut beobachten.

Hyperparathyreoidismus

Ursache des Hyperparathyreoidismus ist eine chronische Übersekretion von PTH. Man unterscheidet zwischen primärem und sekundärem Hyperparathyreoidismus. Ursachen des primären Hyperparathyreoidismus können Tumoren der Nebenschilddrüse sein. Dem sekundären Hyperparathyreoidismus können Niereninsuffizienz, Calcium- und Vitamin-D-Mangel oder Malabsorption zugrunde liegen.

In 90% der Fälle von Hyperparathyreoidismus liegt Hypercalcämie vor. Die Krankheitssymptome sind z.T. wenig spezifisch (Oberbauchbeschwerden, Obstipation, Rückenschmerzen, Polyurie, Anorexie, Gewichtsverlust, Adynamie, psychische Veränderungen, rheumaähnliche Beschwerden).

Präparate

PTH steht derzeit in Deutschland nicht zur therapeutischen Anwendung zur Verfügung.

Das PTH-Fragment 1-38 (Hersteller Bissendorf, Hannover) wird im Rahmen klinischer Studien zur differentialdiagnostischen Unterscheidung von Hypoparathyreoidismus eingesetzt. Da bei Patienten mit Pseudohypoparathyreoidismus eine Endorganresistenz gegenüber PTH vorliegt, kommt es bei ihnen im Gegensatz zu Patienten mit Hypoparathyreoidismus nach PTH-Gabe zu keinem Anstieg des Calciums im Serum und der Phosphatausscheidung im Urin.

Calcitonin

Calcitonin ist ein Peptidhormon; die Aminosäuresequenz ist für eine Reihe von Spezies bekannt, das Molekül besteht beim Schwein, Lachs und Menschen aus einer Peptidkette von 32 Aminosäuren, die Aminosäuresequenz ist speziesspezifisch. Lachs- und Aal-Calcitonin erweisen sich in vivo und in vitro im Vergleich mit dem menschlichen Hormon als potenter.

Synthese

Calcitonin entsteht beim Menschen aus einer Prähormon-form von 115 Aminosäuren in den parafollikulären Zellen (clear cells = c-Zellen) der Schilddrüse. Darüber hinaus läßt sich das Hormon in vielen neuroendokrinen Zellen nach-weisen.

Funktion

Die physiologische Funktion des Hormons beim Menschen ist bisher unbekannt. Weder eine Hypercalcämie, wie sie beim medullären Schilddrüsenkarzinom vorkommt, noch ei-ne Hypocalcämie, wie sie nach totaler Thyreoidektomie vor-liegt, ist mit Veränderungen des Serumcalcitoninspiegels und des Knochenstoffwechsels verbunden. Es ist daher postuliert worden, daß die wichtigste Funktion des Hormons darin be-steht, das Skelett während Wachstum, Schwangerschaft und Laktation vor einem übermäßigen Calciumverlust zu schüt-zen. Wird das Hormon in pharmakologischer Dosierung ver-abreicht, lassen sich eine Reihe von Wirkungen nachweisen; sie werden auf zellulärer Ebene über cAMP vermittelt.

Knochen

Calcitonin vermindert die Knochenresorption, indem es die Wirkung von Osteozyten und Osteoklasten hemmt.

Niere

Auf den Zellmembranen der Tubuli (ebenso wie auf den Osteoklasten) finden sich Calcitonin-Rezeptoren; in pharma-kologischer Dosierung bewirkt Calcitonin eine Zunahme der renalen Calcium- und Phosphatausscheidung; beim Men-schen werden außerdem vermehrt Natrium, Chlorid, Kalium und Magnesium ausgeschieden.

Zentralnervensystem

Die intrazerebrale Verabreichung von Calcitonin hat eine analgetische Wirkung, führt zu einer Verminderung der Ma-gensäuresekretion und der Magen-Darmmotilität.

Regulation der Calcitonin-Sekretion

Die Faktoren, die die Calcitonin-Sekretion steuern, sind beim Menschen noch weitgehend unbekannt. Die Sekretion ist vom Serumcalciumspiegel abhängig, erhöhte Calciumspiegel wirken stimulierend auf die Sekretion. Hemmend wirken Dopamin, Somatostatin, H_2-Rezeptorenblocker und 1,25-Dihydroxycholecalciferol.
Die tägliche Calcitonin-Sekretionsrate beim Menschen be-trägt etwa 100 bis 200 ug, die Serumspiegel sind beim Mann höher als bei der Frau und betragen 50 pg/ml resp. 50 ng/l. Die Halbwertzeit beträgt circa 10 Minuten, wobei das Hor-mon hauptsächlich in den Nieren abgebaut wird.

Calcitonin-Präparate

Synthetische Präparate vom Lachs-, Schwein- und menschli-chen Calcitonin stehen für therapeutische Zwecke zur Verfü-gung.

Lachs-Calcitonin

Calcitonin L Rorer®; Calsynar® (Calcitoninacetat), Karil®; je-weils Amp. mit 50 IE und 100 IE.

Schweine-Calcitonin

Calcitonin S Rorer®; Amp. 160 IE.

Menschliches Calcitonin

Cibacalcin®; Amp. 100 IE.

Therapeutische Anwendungen

Mit Calcitonin lassen sich bei Hypercalcämie beispielsweise infolge von Hyperparathyreoidismus, infantiler idiopathi-scher Hypercalcämie, Vitamin-D-Intoxikation und osteolyti-schen Knochenmetastasen die erhöhten Serumcalciumspiegel senken. Das Hormon bewirkt weiterhin eine Senkung der Phosphatspiegel. Der Abfall der Calcium- und Phosphatspie-gel beruht in erster Linie auf der Hemmung der Knochenre-sorption. Eine Einzelinjektion wirkt ca. 6 bis 10 Stunden. Ob-wohl Calcitonin bei Hypercalcämie verschiedenster Ursachen initial wirksam ist (und zur Initialtherapie meist auch mitver-wendet wird), stehen heute für deren Behandlung eine Reihe weiterer wirksamer Medikamente zur Verfügung, die insbe-sondere für die Langzeitbehandlung besser geeignet sind (u. a. deshalb, weil sich bei einer Reihe von Patienten eine Re-sistenz gegenüber der Hormonwirkung [‚Calcitoninescape‘] entwickelt).
Dosierung: Bei einer Hypercalcämie verabreicht man alle 4 bis 6 Stunden 1 Ampulle = 100 IE der synthetischen Lachs-präparate oder infundiert intravenös 500 bis 1000 IE über 24 Stunden.

M. Paget

Calcitonin wird meist und am wirkungsvollsten beim M. Pa-get angewendet. Die langdauernde Gabe des Hormons führt zu einer Besserung der Beschwerden (z. B. Knochenschmer-zen) und einer Verminderung des Knochenumsatzes (Abfall der alkalischen Phosphatase im Serum).
Dosierung: Lachs-Calcitonin 3 × wöchentlich 100 IE bis 100 IE täglich, menschliches Calcitonin 0,5 mg = 100 IE sc. täglich.

Osteoporose

Calcitonin wird gelegentlich zur Behandlung der postmeno-pausalen Osteoporose – insbesondere dann, wenn der Kno-chenverlust auf einem erhöhten Knochenumsatz beruht (‚high turn over‘-Osteoporose) – eingesetzt.
Dosierung: 50 bis 100 IE Lachs-Calcitonin jeden zweiten Tag sc.

Tumorbedingte Knochenschmerzen

Infolge seiner analgetischen Wirkung kann das Hormon hier adjuvant angewendet werden.

Unerwünschte Wirkungen

1. Verlust der Wirksamkeit (‚Calcitonin-escape‘) durch ‚down-regulation‘, d. h. passageren Verlust von Calcitonin-Rezeptoren am Erfolgsorgan.
2. Antikörperbildung, insbesondere gegen Schweine-Calcito-nin.

Behandlung der Osteoporose

Nach pathogenetischen Gesichtspunkten wird bei der Osteo-porose zwischen primären und sekundären Formen unter-schieden. Bei den sekundären Osteoporosen ist der Knochen-schwund Folge von anderen Erkrankungen oder von physika-lischen und chemischen Prozessen, die mit Störungen des Calcium- und Knochenstoffwechsels einhergehen. Hierzu zählen endokrine, renale und hepatische Erkrankungen, Malabsorption, Medikamente und Genußmittel sowie Immobilisation. Im Gegensatz zu den seltenen sekundären Formen der Osteoporose, die sich bei 5% der Betroffenen diagnostizieren lassen, werden die restlichen 95% der primären Osteoporose zugeordnet, deren Ursache in vieler Hinsicht noch unklar ist. Bei der primären Osteoporose werden drei Formen unterschieden:

1. Die **primär idiopathische Osteoporose,** die bei Kindern und jungen Erwachsenen vorkommt. Bei den betroffenen Erwachsenen lassen sich keine Störungen der Gonadenfunktion erkennen.

2. Die **Typ I-Osteoporose,** die häufigste Form der primären Osteoporose, die sich bei Frauen während der ersten 10 bis 15 Jahre nach Eintritt der Menopause entwickeln kann (postmenopausale Osteoporose). Sie ist durch einen beschleunigten Knochenverlust, wobei in erster Linie der trabekuläre Knochen betroffen ist, charakterisiert. Als häufigste Komplikation treten hierbei Frakturen der Wirbelkörper und Unterarmknochen auf. Wesentlichster Faktor dieser Osteoporoseform ist der mit der Menopause auftretende Mangel an Sexualsteroiden – in erster Linie des Östradiols. Da jedoch nur bei 15 bis 30% aller Frauen nach der Menopause diese Form der Osteoporose auftritt, ist anzunehmen, daß neben dem Östrogenmangel weitere Faktoren an ihrem Zustandekommen beteiligt sind. Eine der postmenopausalen Osteoporose entsprechende Form findet man bei Männern nur dann, wenn ein Hypogonadismus vorliegt. Ursache bei dieser Osteoporoseform ist der Testosteronmangel.

3. Die **Typ II-Osteoporose** (senile Osteoporose) betrifft Frauen und Männer nach dem 70. Lebensjahr. Diese Osteoporoseform ist durch eine Rarefizierung des trabekulären und corticalen Knochens charakterisiert, am häufigsten kommen hier Oberschenkelhals- und Wirbelkörperfrakturen vor. Als Ursachen dieser Osteoporoseform werden in erster Linie eine verminderte Osteoblastenaktivität sowie eine geringere intestinale Calciumabsorption, die als Folge einer verminderten Produktion von 1,25-Dihydroxycholecalciferol auftritt, angenommen.

Therapie

Im Gegensatz zu den Sexualsteroiden – Oestrogene bei der Frau in der Menopause und Androgene bei Männern mit Hypogonadismus – spielen die calciumregulierenden Hormone (PTH, Calcitonin, 1,25-Dihydroxycholecalciferol) nur eine sekundäre Rolle in der Pathogenese der Typ I-Osteoporose, ihre Sekretion ist in erster Linie Folge des Sexualsteroidmangels.

Im Gegensatz hierzu scheint zumindest bei einer Subpopulation von Patienten mit einer Typ II-Osteoporose ein 1,25-Dihydroxycholecalciferolmangel ein pathogenetischer Faktor bei der Entstehung des Knochenverlustes zu sein.

Therapeutische Konsequenzen

Bei Typ I-Osteoporose: Substitution mit den entsprechenden Sexualsteroiden (Oestrogene bei der Frau, in Kombination mit Gestagenen; beim Mann Testosteronsubstitution), falls keine Kontraindikationen hierfür vorliegen.

Bei Typ II-Osteoporose: Vermeidung eines Calciumdefizits durch adäquate Calciumzufuhr und ggf. Vitamin D_3-Behandlung.

Calcium. Dosis: 1000 bis 1500 mg Calciumionen/Tag.

Weitere Möglichkeiten

Fluoride. Sie stimulieren die Osteoblastentätigkeit. Tagesdosis: 20 bis max. 35 mg Fluorid.

Diphosphonate. In klinischen Studien konnte mit diesen Substanzen ein positiver Einfluß auf den Verlauf der Osteoporose festgestellt werden. Eine abschließende Wertung ist derzeit jedoch noch nicht möglich.

Von Vorteil ist, daß Diphosphonate oral angewendet werden können.

Weiterführende Literatur

Goodman, I. S./Gilman, A. et al. (Eds.): The Pharmacological Basis of Therapeutics. Pergamon Press, New York, Oxford, Beijing, Frankfurt, São Paulo, Sydney, Tokyo, Toronto: 1990.

Greenspan, F. S./Forsham, P. H.: Basic and Clinical Endocrinology. Appleton Century Crofts, East Norwalk, Connecticut 1986.

Hesch, R. D. (Ed.): Endokrinologie – Teil A: Grundlagen. Urban & Schwarzenberg, München, Wien, Baltimore 1989.

Hesch R. D. (Ed.): Endokrinologie – Teil B: Krankheitsbilder. Urban & Schwarzenberg, München, Wien, Baltimore 1989

Labhart, A. (Ed.): Klinik der Inneren Sekretion. Springer Verlag, Berlin, Heidelberg, New York 1978.

Martini, L. (Series Ed.): Comprehensive Endocrinology. In: James, V. H. T. (Ed.), The Adrenal Gland. Raven Press, New York 1980, p. 332.

Nieschlag, E./Behre, H. M. (Eds.): Testosterone – Action, Deficiency, Substitution, Springer Verlag, Berlin, Heidelberg, New York, London, Paris, Tokyo, Hong Kong, Barcelona 1990.

Realini, I. P./Goldzieher, J. W.: Oral contraceptives and cardiovascular disease: A critique of the epidemiologic studies. Amer. J. Obst. Gyn. **152** (6), 729 (1985).

Reinwein, D./Benker, G. (Ed.): Checkliste Endokrinologie und Stoffwechsel. In: Sturm, A./Largiader, F./Wicki, O. (Series Eds.), Checklisten der Aktuellen Medizin, S. 104. Thieme Verlag Stuttgart 1988.

Speroff, L./Glass, R. H./Kase, N. G. (Eds.)/Bohnet, H. G. (Hrsg. deutsche Ausgabe): Gynaekologische Endokrinologie & Steriles Paar. Diesbach Verlag, Berlin 1989.

Taubert, H. D./Kuhl, H.: Kontrazeption mit Hormonen. Thieme Verlag, Stuttgart, New York 1981.

Wilson, J. D./Forster, D. W. (Eds.): Williams Textbook of Endocrinology, 8th Edition, Saunders Company, Philadelphia, London, Toronto, Montreal, Sydney, Tokyo 1992.

VITAMINE, SPURENELEMENTE
THERAPIE DES VITAMIN- UND SPURENELEMENTMANGELS

W. Forth, München und W. Rummel, Homburg/Saar

Vitamine

Unter Vitaminen werden Stoffe verstanden, die vom Organismus nicht synthetisiert werden können, die aber für Wachstum, Gedeihen und die reproduktiven Aktivitäten eines Lebewesens unverzichtbar sind. Ein Beispiel hierfür ist in Abb. 1 wiedergegeben. Ob ein Stoff die Bedeutung eines Vitamins hat, ist von Spezies zu Spezies unterschiedlich. Ascorbinsäure ist beispielsweise für die Ratte, die sie synthetisiert, kein Vitamin; hingegen ist der Mensch auf die Zufuhr von Ascorbinsäure mit der Nahrung angewiesen.

Die Bezeichnung der Vitamine nach dem Alphabet hat historische Gründe. 1915 wurden in den USA zwei essentielle Bestandteile aus der Nahrung extrahiert, ein fettlöslicher, der mit A, und ein wasserlöslicher, der mit B bezeichnet wurde. Aus der wasserlöslichen Fraktion wurde in der Folge die Gruppe der B-Vitamine isoliert, die folgerichtig mit B_1, B_2 usw. benannt wurden. Es handelt sich also jeweils um Vitamine, die sich gegenseitig nicht vertreten können. Das ist bei den fettlöslichen Vitaminen A, D, E oder K anders; hier bedeutet die Bezeichnung A_1, A_2 oder D_1, D_2 usw., daß es sich um Strukturanaloge des jeweiligen Vitamins handelt, die sich wechselseitig vertreten können. Heute, da die meisten Vitamine synthetisch hergestellt werden – eine Ausnahme macht Cyanocobalamin (Vit. B_{12}), das biosynthetisch von Mikroorganismen produziert wird –, ist die chemische Nomenklatur der Stoffe gebräuchlich geworden. Deshalb werden im folgenden die Vitaminbezeichnungen nur noch zusätzlich in Klammern erwähnt.

Der tägliche Vitamin-Bedarf des Menschen ist in Tab. 1 wiedergegeben. Der Vitamin-Gehalt des Plasmas bzw. Serums, und der Gesamtbestand des Organismus ist in Tab. 2 dargestellt. Die wichtigsten Nahrungsmittel als Quellen für Vitamine sind in Tab. 3 zusammengefaßt.

Die Verbesserung der Ernährungslage in den Industrieländern hat die früher häufigen Vitaminmangelerscheinungen zur Seltenheit gemacht. Es kann jedoch nicht übersehen werden, daß der Wunsch vieler Menschen, naturnah zu leben und vor allem natürliche, unbearbeitete Nahrung zu konsumieren, einerseits die Quelle von Fehlernährungen neuen Typs sein kann, andererseits aber auch viele Menschen Geschäftemachern aller Art ausliefert. Beispiele für die letztgenannte Entwicklung bieten die Propaganda für Tocopherol (Vitamin E) Ascorbinsäure (Vitamin C) oder aus der Reihe der Spurenelemente das Selen. Die Ärzte sind als Sachverständige besonders gefordert, den Laien vernünftig zu beraten.

Fettlösliche Vitamine

Unter dieser Bezeichnung werden Retinoide (A-Vitamine), Chole- und Ergo-Calciferole (D-Vitamine), α-Tocopherol und Tocole mit Vit. E-Aktivität (E-Vitamine) sowie Phyllochinone und Menachinone (K-Vitamine) zusammengefaßt (Tab. 4).

Allen fettlöslichen Vitaminen ist gemeinsam, daß ihre intestinale Resorption an eine intakte Fettresorption geknüpft ist. Das bedeutet, daß ihre Resorption von der Sekretion der Gallensäuren abhängt. Fettlösliche Vitamine werden, wie Fette mit langkettigen Fettsäuren, emulgiert, pinozytisch in die Mukosazellen aufgenommen und wie die Chylomikronen langsam, über Stunden, in die Lymphe ausgeschieden.

Retinol, Retinsäure, Retinal (A-Vitamine)

Chemie

β-Karotin ist das Provitamin der A-Vitamine. In der Leber werden aus einem Molekül β-Karotin durch Vermittlung einer Dioxygenase zwei Moleküle all-trans-Retinal gebildet, das durch die Retinal-Reduktase zu all-trans-Retinol umgebildet wird. Dieses kann durch Esterasen mit Fettsäuren verestert in die Speicherform der A-Vitamine, die Retinyl-Fettsäuren, übergeführt werden. Dort landet auch das mit der Nahrung zugeführte Vitamin A (Retinol), das der Organismus nicht sofort braucht.

Bei Bedarf wird Retinol hydrolytisch aus den Retinylfettsäureestern abgespalten und ans Plasma abgegeben. Infolge seiner schlechten Wasserlöslichkeit wird es dort proteingebunden transportiert. Es handelt sich dabei um ein α_1-Globulin (engl. retinol binding protein, RBP). Neben der Bindung von

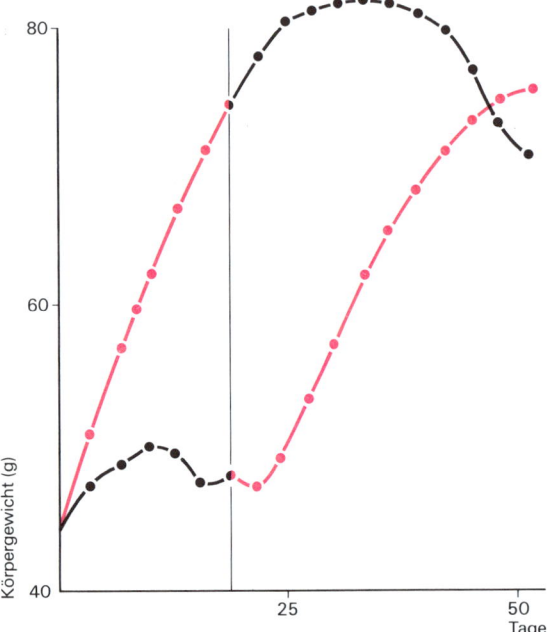

Abb. 1: Nachweis des Vitamingehalts von Milch.
Das Experiment wurde von Sir F. Gowland Hopkins 1912 im J. of Physiology veröffentlicht. Das Bild trug die folgende Legende (Übersetzung!): „Untere Kurve (bis zum 18. Tag), acht männliche Ratten auf Minimaldiät; obere Kurve, acht vergleichbare Ratten, die eine Zulage von 3 ml Milch pro Tag erhielten. Am 18. Tag, durch eine vertikale Linie markiert, wurde die Milch der einen Serie entzogen und der anderen zugelegt. Durchschnittsgewicht in Gramm: senkrechte Achse; Zeit in Tagen: horizontale Achse". Die Minimaldiät bestand aus gereinigtem Kasein, Schmalz, Stärke, Zucker und anorganischen Salzen. Die Gesamttrockenmasse der Milch betrug weniger als 4% bezogen auf die des gesamten Futters.

Tab. 1: Empfohlene Tageszufuhr an Vitaminen (in mg)[1].

chemische Bezeichnung	historische Bezeichnung; Vitamin	Säuglinge und Kleinkinder	Kinder	Jugendliche	Erwachsene	Schwangere, stillende Mutter
Retinol	A	0,5	0,7−1	1,7	1,7−2,7	1,7−2,7
Cholecalciferol	D	0,01[2]	0,01	0,01	0,01	0,01[2]
α-Tocopherol	E	5	10−15	20−25	30	30
Phyllochinon	K	0,015−0,02	0,02	0,04−0,1	0,07−0,14	7[3]
Thiamin	B_1	0,2−0,5	0,6−1,1	1,3−1,5	1,5	1,9−2,3
Riboflavin	(B_2)	0,4−0,6	0,6−1,2	1,3−1,5	1,6−2	2−2,5
Pyridoxin	B_6	0,2−0,4	0,5−1,2	1,4−2	2−2,5	4−5
Nicotinsäure	−	5−8	10−15	15−20	18−20	25−40
Folsäure	−	0,05−0,1	0,1−0,3	0,4	0,4−0,8	0,8−1,2
Cyanocobalamin	B_{12}	1−2 mcg	2−5 mcg	5−6 mcg	5−8 mcg	8−12 mcg
Ascorbinsäure	C	35	40	40	40−60	100−150

[1] Die Dosen für Vitamin B_{12} sind in mcg angegeben; [2] Bei diesen Angaben wird davon ausgegangen, daß der Säugling prophylaktisch Cholecalciferol Vitamin D erhält; [3] Diese Angaben stammen von Doisy and Matchiner (1970) in „Fat-soluble Vitamins" (Morton Ed.) Pergamon Press, Oxford.

Retinol an dieses Lipoprotein findet aber auch eine Bindung an Albumine statt. Retinol kann mit Glucuronsäure konjugiert und mit der Galle und im Urin ausgeschieden werden. Als Ausscheidungsprodukte wurden freie und konjugierte Retinsäure, Retinal bzw. Oxoretinsäure identifiziert.
Die Verbindungen mit Vitamin-A-Aktivität sind in Tab. 5 zusammengestellt. Retinol wurde früher als Vitamin A_1 bezeichnet; Vitamin A_2 ist 3-Dehydroretinol, das im Ringsystem des Retinols zusätzlich zwischen den C-Atomen der Position 3 und 4 noch eine Doppelbindung hat.

Biochemische Wirkungen

Aus Tab. 5 ist zu entnehmen, daß die biochemischen Funktionen des **Sehvorgangs** an 11-cis-Retinal, d. h. die Aldehydform des Vitamins gebunden ist. Dagegen können die anderen Funktionen der A-Vitamine, nämlich die **epithel-protektiven**

Wirkungen, die **Wachstumsförderung** und die Aufgaben bei der **Reproduktion** nur von der alkoholischen Form erfüllt werden. Der Retinsäure, die im Stoffwechsel nicht mehr zu Retinol umgebildet werden kann, kommt, soweit es die epithelprotektive und die wachstumsfördernde Wirkung betrifft, ebenfalls Vitaminwirkung zu.
Hinsichtlich der Rolle von Retinal (Rhodopsin) beim Sehvorgang wird auf die Lehrbücher der Biochemie verwiesen.
Der Mechanismus der Wirkung von Retinol und Retinsäure für die vielfältigen Vitamin A-Wirkungen im Organismus ist nicht endgültig aufgeklärt. Wir können hier nur einige Denkmodelle aufzählen. Retinylphosphat, das die Transportform des Retinols darstellt, ist wie Retinol selbst für den Zuckertransport der Zelle von Bedeutung, z. B. bei der Mannoseaufnahme, die für die Bildung von Glykoproteinen wichtig ist. Sie haben Funktionen bei der Ausbildung von Oberflächenrezeptoren an den Somazellen für verschiedene Hormone, z. B.

Tab. 2: Vitamin-Gehalt des Plasmas sowie Bestand des Organismus.

Vitamin, Provitamin	in 100 ml Plasma untere Grenze	obere Grenze	Gesamtbestand des Organismus
Retinol	50 mcg	100 mcg	200−700 mg
β-Karotin	20 mcg	200 mcg	
Cholecalciferol	100 IE	360 IE	aus Cholesterin gebildet, der Organismus enthält keine größeren Vorräte an Cholecalciferol
α-Tocopherol	0,6 mg	1,8 mg	2−4 g; vornehmlich in Leber und Fettgewebe
Phyllochinon	(unbekannt)		1 mg; vornehmlich in der Leber
Thiamin	2 mcg	8 mcg	4 mg; in der Leber
Riboflavin	3 mcg	5 mcg	1−1,5 g; 1/3 davon in der Muskulatur
Pyridoxalphosphat B_6-Aktivität[1]	1 mcg	8 mcg	30−150 mg; Gehirn, Leber und Nieren sind besonders reich
Nicotinsäure	2 mcg	5 mcg	die Leber enthält 65 mg
Folsäure	0,3 mcg	2 mcg	12−15 mg; die Hälfte davon in der Leber
Cobalamine	15 mcg	70 mcg	2−5 mg; 90% davon in der Leber
Ascorbinsäure[2]	0,6 mg	1,2 mg	3,5 g (50 mg/kg)

[1] Vitamin B_6 im Vollblut 400−800 mcg/100 ml; [2] Werte im Serum.

LH oder GH, und den epidermalen Wachstumsfaktor (engl. epidermal growth factor, s. S. 724). Eine andere Interpretation geht davon aus, daß Retinylphosphat zusammen mit den Retinol-bindenden Proteinen und der Kupplung mit Mannose ganze Domänen von Glykoproteinen in der Membran darstellen. Schließlich wird für Retinol im Zusammenhang mit den Bindeproteinen der Zelle ein ähnlicher Wirkungsmechanismus wie für Steroidhormone, nämlich eine Wirkung direkt auf die Expression der genetischen Information aus dem Zellkern, diskutiert. Retinol bzw. Retinsäure hemmen die Synthese und/oder Abgabe von Kollagenase und Gelatinase aus den entsprechenden Zellen. Beide Enzyme sind am Abbau des Kollagens beteiligt. Es ist fraglich, ob dieser Beobachtung eine physiologische Bedeutung zukommt. Die Wirkung kann jedoch bei der therapeutischen Anwendung von Retinol-Derivaten in der Dermatologie wichtig sein (s. u.).

Tab. 3: Nahrungsmittel als Vitaminquelle.
Besonders empfindlich gegen Kochen sind Ascorbinsäure und Folsäure (bis zu 90% Wirkungsverlust). Wirkungsverluste von Ascorbinsäure in der Nahrung, die in Großküchen zubereitet wurde, waren früher durch Kupfer-Spuren bedingt, die aus den Kochkesseln stammten. Wirkungsverluste durch Kochen treten auch auf bei Thiamin, Riboflavin, Cobalamin und Nicotinsäure (bis zu 30%). Über Wirkungsverluste von Vitaminen in Tiefkühlkost ist wenig bekannt; ganz allgemein büßen α-Tocopherol und Ascorbinsäure durch längere Lagerung an Aktivität ein.

Retinol	Fisch-Leber, Fisch-Öl, Butter
β-Karotin	Karotten, Pflanzen, Früchte
Cholecalciferol	Fisch-Leber, Fisch-Öle
α-Tocopherol	Weizen-Keime, Pflanzen-Öle, Eier
Phyllochinon	Gemüse, insbes. Spinat
Thiamin	Fleisch, Leber, Kornprodukte
Riboflavin	Fleisch, Leber, Milch, Gemüse
Pyridoxin	Leber, Fleisch, Getreide, Reis (ungeschält)
Nicotinsäure	Leber, Fleisch, Erdnüsse, Hülsenfrüchte
Cobalamine	Leber, Fleisch, Milch
Folsäure	Leber, Gemüse, Milch
Ascorbinsäure	Gemüse, Paprika, Tomaten, Zitrusfrüchte, Obst, Leber, Kartoffeln, Milch

Mangelerscheinungen

Bei ausgewogener Ernährung sind Mangelerscheinungen an Retinol selten. Der Gehalt des Plasmas an Retinol bietet einen Anhaltspunkt für den aktuellen Versorgungszustand des Organismus mit A-Vitaminen (vgl. Tab. 2).
Nachtblindheit (Hemeralopie), Störungen der Adaptation an das Sehen in der Dämmerung sowie gesteigerte Blendempfindlichkeit der Augen sind die ersten Symptome eines Vitamin-A-Mangels. An Haut und Schleimhäuten treten Keratosen (Keratomalazie) auf. Das ausgetrocknete, verhornte Epithel ist infektionsanfällig. Die **Xerophthalmie**, die Erblindung durch Eintrübung der hyperkeratotisch veränderten Kornea, ist der Endzustand eines länger anhaltenden Vitamin-A-Mangels. Diese Form ist wohl infolge der meist verspäteten Diagnose vornehmlich bei Kleinkindern zu finden. Bei Jugendlichen stehen Störungen des Wachstums, insbesondere der Knochenbildung, im Vordergrund. Vitamin-A-Mangel in der Schwangerschaft kann zu Mißbildungen des Föten führen.
In industrialisierten Ländern werden die Mangelerscheinungen bei Störungen der Fettresorption, z. B. Zöliacie, Sprue, Pankreaserkrankungen, bei Gallengangsverschluß oder Le-

---

Tab. 4: Fettlösliche Vitamine und ihre wichtigsten Strukturanaloga mit Vitamin-Aktivität.

chemische Kurzbezeichnung	Trivialbezeichnung	relative Aktivität
A-Vitamine		
Retinol	Vitamin A_1	100[1]
3-Dehydro-Retinol	Vitamin A_2	40
13-cis-Retinol	Neo-Vitamin A_1	75
Retinal	Vitamin-A_1-Aldehyd	90
Retinsäure	Vitamin-A_1-Carbonsäure	65
D-Vitamine		
1α, 25-Dihydroxy-cholecalciferol	–	100[2]
25-Hydroxy-cholecalciferol	–	20
Ergocalciferol	Vitamin D_2	~2
Cholecalciferol	Vitamin D_3	~4
E-Vitamine		
α-Tocopherol		100[3]
β-Tocopherol		30
Tocochromanol-3		30
γ-Tocopherol		10
δ-Tocopherol		1
K-Vitamine		
Phyllochinon	Vitamin $K_1(20)$[5]	100[4]
Menachinon-6	Vitamin $K_2(30)$[5]	60

[1] Standard: Wachstum von Vitamin-A-Mangel-Ratten; [2] Standard: Vergleich der kurativen Dosen bei Rachitis des Menschen; [3] Standard: Wirksamkeit bei sterilen, weiblichen Vitamin-E-Mangel-Ratten; [4] Standard: Bestimmung der Blutgerinnungszeit bei Vitamin-K-Mangel-Küken; [5] Die Zahlen in Klammern geben die Zahl der C-Atome in der Phytyl-Seitenkette an (vgl. Formel von Phyllochinon s. Abb. 5, S. 588).

---

berzirrhose beobachtet. In den Ländern mit marginaler Zufuhr von Vitamin A in der Nahrung, vor allem im Fernen Osten, ist der Vitamin-A-Mangel in der Bevölkerung teils endemisch, teils kann er durch Versorgungsstörungen rasch manifest werden.

Substitution

Die Richtdosen für die Substitution können der Tab. 1 entnommen werden.
Zur Behandlung der durch einen Vitamin-A-Mangel verursachten **Nachtblindheit** werden täglich 50 000 IE (ölige Vitamin-A-Lösung DAB) entsprechend 15 mg Retinol[1] während 2–3 Wochen verabreicht.

Überdosierungserscheinungen, Wechselwirkungen

A-Vitamine gehören zu den wenigen Vitaminen, für die akute Überdosierungserscheinungen bekannt sind. Man kennt sie schon lange von Polarforschern und Jägern aus den arktischen Zonen Nordamerikas bei Ernährung mit Leber von Eisbären und Robben. Im Vordergrund stehen starke Kopfschmerzen, Zeichen des Hirndrucks, Übelkeit, Erbrechen. Chronische Vitamin-A-Überdosierung geht mit Schlafstörun-

---

[1] 1 mcg Retinol ~3,33 IE Vitamin A.

Tab. 5: Retinol, Retinsäure und Retinal.
Retinol ist Vitamin A_1; 3-Dehydroretinol wurde früher als Vitamin A_2 bezeichnet. Auch Retinsäure hat Vitamin-Charakter; sie wird indes nicht mehr zum Alkohol oder Aldehyd reduziert. Die Spezifität für die Funktionen beim Sehvorgang ist so hoch, daß nur Retinal, d. h. das Vitamin in der Aldehydform sie erfüllen kann. Die Oxidation von Retinol zu Retinal ist NAD-abhängig und wird durch Retinoldehydrogenase katalysiert, die wahrscheinlich mit der Alkoholdehydrogenase identisch ist.

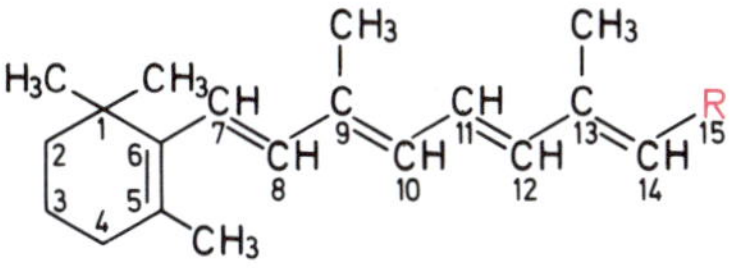

R :	$-CH_2OH$ (all-trans-Retinol)	$-COOH$ (Retinsäure)	$-CHO$ (all-trans-Retinal)
wichtig für die Funktion:	○ der Epithelien (Differenzierung, Erneuerung)	○ der Epithelien (Differenzierung, Erneuerung)	–
	○ Wachstum	○ Wachstum	–
	○ Reproduktion	–	–
	–	–	○ Sehvorgang

gen, Anorexie, Haarausfall, Pruritus, Papillen-Ödem, Diplopie und Rhagaden einher. Außerdem treten Knochen- und Gelenkschmerzen auf. Röntgenologisch wird das Bild der Hyperostosis corticalis und des vorzeitigen Epiphysenschlusses beobachtet. Bei Plasma-Werten oberhalb von 150 mcg Retinol-Äquivalenten/dl muß mit derartigen Erscheinungen gerechnet werden. Die übermäßige Zufuhr von Vitamin A in der Schwangerschaft kann teratogene Schäden verursachen. Hohe Dosen von A-Vitaminen können die Wirkung einer gleichzeitigen Therapie mit Antikoagulantien vom Cumarintyp verstärken.

Retinoide in der Therapie von Hautkrankheiten

Die erfolgreiche Anwendung von Retinol bei der **juvenilen Akne** ist schon lange bekannt. Allerdings müssen Dosen von 30 bis 60 mg pro Tag über Monate eingesetzt werden! Die gleichzeitige lokale Behandlung ist unerläßlich. Bei dieser Dosierung von Vitamin A_1 und insbesondere bei der längerdauernden Anwendung ist es nicht verwunderlich, daß die Therapie oft der Überdosierungserscheinungen wegen abgebrochen werden muß.
Zur Behandlung der **Psoriasis** wurde Retinol in noch höheren Dosen, bis zu 600 mg pro Tag und mehr, eingesetzt. Auch hier zwangen die Überdosierungserscheinungen oft zum Abbruch der Therapie, obwohl sie gemessen an der Erneuerung des Epithels erfolgversprechend erschien. Es lag deshalb auf

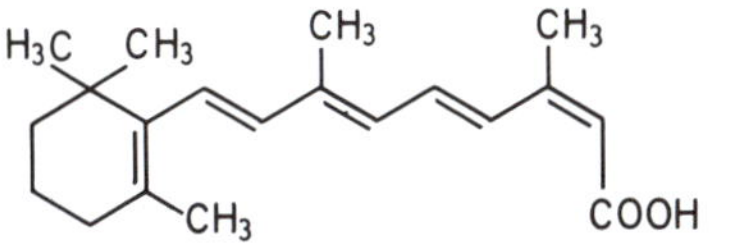

Isotretinoin
(13-cis-Retinsäure)

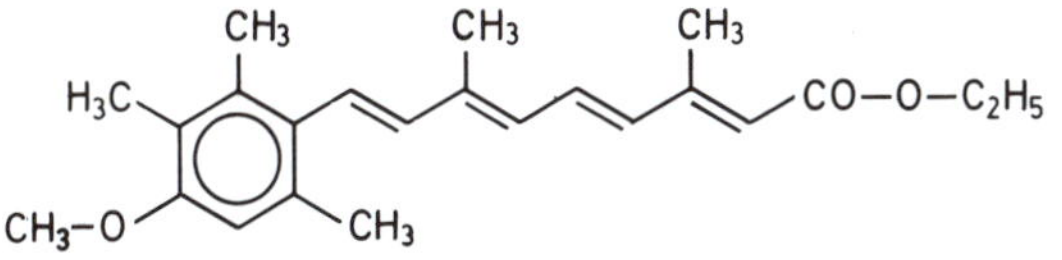

Etretinat
(Ethyl-all-trans-9-(4-methoxy-2,3,6-trimethyl-phenyl-3,7-dimethyl-2,4-6,8-nonatetraenoat)

Abb. 2: Therapeutisch verwendete Retinoide.

der Hand, daß nach Retinoiden gesucht wurde, die bei gleichem therapeutischen Effekt nicht im gleichen Ausmaße wie Retinol vor allem von den zentralnervösen Überdosierungserscheinungen gefolgt sind, die dem Vitamin anhaften. Als Resultat dieser Entwicklung sind zwei Verbindungen erwähnenswert, **Etretinat** und **Isotretinoin** (vgl. Abb. 2).
Etretinat[1] wird seit einiger Zeit vornehmlich für die **Psoriasis** und andere **hyperkeratotische Hauterkrankungen**, z. B. Ichthyosis, Morbus Darier oder Lichen ruber mucosae, eingesetzt. Es steht in Kapseln zu 10 und 25 mg zur Verfügung. Wegen erheblicher individueller Schwankungen der Verträglichkeit, die im wesentlichen auf eine unterschiedliche Pharmakokinetik des Etretinats zurückzuführen sind, muß individuell dosiert werden. 75 mg Etretinat/Tag sollen nicht überschritten werden; die Therapie beginnt einschleichend über 4 Wochen und kann auf 8 Wochen ausgedehnt werden. Bei Patienten mit kongenitalen Hyperkeratosen ist eine Erhaltungstherapie zu 0,5 mg Etretinat pro kg Körpergewicht und Tag empfohlen worden; ausreichende Erfahrungen über die Verträglichkeit bei dieser Anwendung liegen noch nicht vor.
Etretinat wird, oral verabfolgt, ausreichend resorbiert; die **Bioverfügbarkeit** wird mit $40-50\%$ angegeben. Es erscheint eine Stunde nach der oralen Gabe im Plasma; 4 Stunden später ist die höchste Plasmakonzentration erreicht. Die **Plasma-Halbwertzeit** beträgt 6 bis 13 Stunden. Nach einer Langzeittherapie über 8 bis 15 Monate zeigt sich, daß Etretinat in einem tiefen Kompartiment angereichert und von dort nur langsam eliminiert wird: Halbwertzeit 80 bis 100 Tage. Noch 140 Tage nach Absetzen der Langzeittherapie lassen sich im Plasma sowohl Etretinat als auch sein Hauptmetabolit, 4-oxo-all-trans-Retinsäure, feststellen. Die **Ausscheidung** von Etretinat und dem Hauptmetaboliten im Urin erfolgt als Glucuronsäurekonjugat.
Etretinat wird nach der Resorption, während der es bereits in der Darmschleimhaut bzw. in der Leber hydrolysiert wird, nahezu vollständig an Plasmaproteine gebunden (99 %). Etretinat wird primär an Lipoproteine gebunden, der Hauptmetabolit primär an Albumine. Eine Interferenz der Plasmaproteinbindung mit gleichzeitig verabreichtem Phenylbutazon, Ibuprofen und Warfarin, spielt keine Rolle. Phenytoin wird unter therapeutischen Bedingungen durch Etretinat aus seiner Proteinbindung in gewissem Umfange verdrängt. Bei ei-

[1] Tigason®.

ner möglichen gleichzeitigen Therapie muß sich die Dosierung danach richten.

Die **Wirkungsweise** von Etretinat ist noch nicht endgültig aufgeklärt. Erwiesen ist der keratolytische Effekt, der Etretinat wie allen Retinoiden zukommt. Wie möglicherweise die Modulation der Retinoide bei der Neubildung eines kranken Epithelzellverbandes wirken kann, ist oben dargestellt. Außerdem sollen Retinoide in den Entzündungsablauf, vor allem die immunologische Antwort von Lymphozyten und Markophagen einwirken.

Isotretinoin[1] ist vornehmlich bei cystischer Akne sowie in schweren Fällen von Akne conglobata und Rosacea conglobata indiziert. Wie bei Etretinat gibt es auch beim Isotretinoin eine Verzögerung nach der oralen Gabe, bis eine meßbare Konzentration im Plasma erreicht ist. Die **Bioverfügbarkeit** wird mit 25 % angegeben. Sie ist deshalb so niedrig, weil offensichtlich ein Abbau des Stoffes entweder im Darmlumen oder in der Mucosa bzw. in der Leber erfolgt. Isotretinoin wird gegenwärtig bis zu 80 mg pro Tag bei Erwachsenen dosiert; niedrigere Dosen, 0,5 mg/kg Körpergewicht und weniger reichen jedoch in der Regel aus. Nach der Verteilungsphase sinkt die Plasmakonzentration mit einer **Halbwertzeit** von 10 bis 20 Stunden ab. Der Hauptmetabolit ist 4-oxo-Isotretinoin, der wie die Muttersubstanz als Glucuronsäurekonjugat ausgeschieden wird.

Unerwünschte Wirkungen. Bei Etretinat ist wie bei anderen Retinoiden mit Vitamin-A-ähnlichen **Überdosierungserscheinungen** zu rechnen. Über 80 % aller Behandelten klagen über Trockenheit der Lippen mit Rhagaden, 40–80 % über Trockenheit der Mund- und Nasenschleimhäute mit Abschälungen der Epidermis an Handflächen und Fußsohlen. Zwischen 10 und 40 % der Behandelten klagen über Rötungen und Schuppung sowie Verdünnung der gesunden Haut mit gesteigerter Verletzlichkeit. Juckreiz, Haarverlust (reversibel!), Entzündungen des Nagelbettes, der Bindehaut sowie abnorme Gefühlssensationen wie die brennende Haut, klebrige Haut oder Frieren. Ein Teil der Patienten klagt über gesteigertes Durstgefühl. Bei einem geringen Prozentsatz der Patienten kommt es zu Pigmentverschiebungen in der Haut und in den Haaren sowie zur Veränderung der Wachstumsgeschwindigkeit der Haare. Besondere Vorsicht ist bei Patienten mit gestörter Leberfunktion geboten. Die Blutfettwerte können pathologisch verändert werden, insbesondere bei Patienten mit bereits gestörtem Fettstoffwechsel. Es ist zu empfehlen, einen Monat nach Behandlungsbeginn und dann alle 3 Monate die Leberfunktion anhand der Parameter von SGOT, SGPT, der alkalischen Phosphatase zu überprüfen sowie die Triglyceride und das Gesamtcholesterin zu bestimmen. Bei Stoffwechselkranken muß die Therapie in enger Koordination mit dem behandelnden Internisten durchgeführt werden. Verschlechtern sich die Laborwerte, muß die Therapie abgebrochen werden.

Retinoide sind im Tierexperiment in schon geringen Dosen fötotoxisch. Auch beim Menschen sind teratogene Wirkungen bekannt geworden, wenn Vitamin A während der Frühschwangerschaft, allerdings in unverhältnismäßig hohen Dosen, eingenommen wurde (> 7,5 mg Retinol/Tag). Bei Ratten kann Retinol-Überdosierung wie Retinolmangel zu Testesdegeneration führen. Beim Menschen sind bisher noch keinerlei derartige Beobachtungen gemacht worden.

Vor diesem Hintergrund ist es verständlich, daß bei der Behandlung von Frauen mit **Isotretinoin** und **Etretinat** ein absoluter Kontrazeptionsschutz empfohlen wird: er muß nach Beendigung der Therapie mit **Isotretinoin** noch 4 Wochen nach Behandlung mit **Etretinat** noch bis zu 2 Jahren weiter fortgeführt werden, da das tiefe Kompartiment sich nur langsam entleert. Tritt während der Behandlung oder bis 4 Wochen nach Behandlungsende eine Schwangerschaft ein, muß mit schwersten Mißbildungen gerechnet werden. Es gibt derzeit keine Hinweise darauf, daß die Fertilität des Mannes durch Etretinat beeinträchtigt wäre.

Chole- und Ergocalciferole (D-Vitamine)

Chemie

Provitamin der Cholecalciferole ist 7-Dehydrocholesterin, das in der Leber aus Cholesterin synthetisiert wird. Durch Einwirkung ultravioletter Strahlen wird in der Haut die Bindung im Ring B zwischen den C-Atomen 9 und 10 (Formeln vgl. Abb. 3) aufgebrochen und so Cholecalciferol gebildet. Es

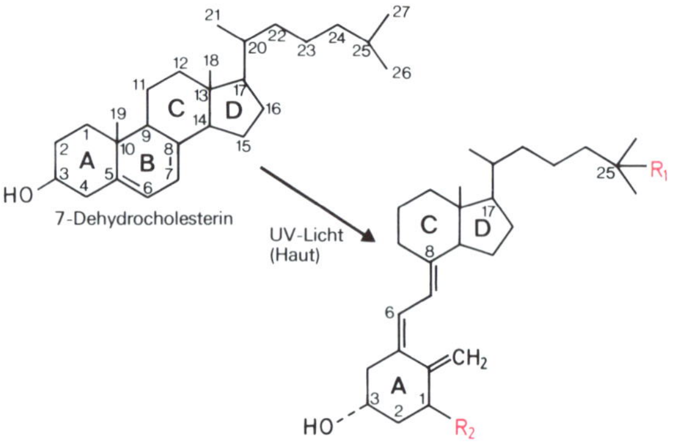

Cholecalciferol (Calciol; Vit. D_3): $R_1 = H$; $R_2 = H$
25-OH-D_3 (Calcidiol): $R_1 = OH$; $R_2 = H$
1 α, 25-DiOH-D_3 (Calcitriol): $R_1 = OH$; $R_2 = OH$

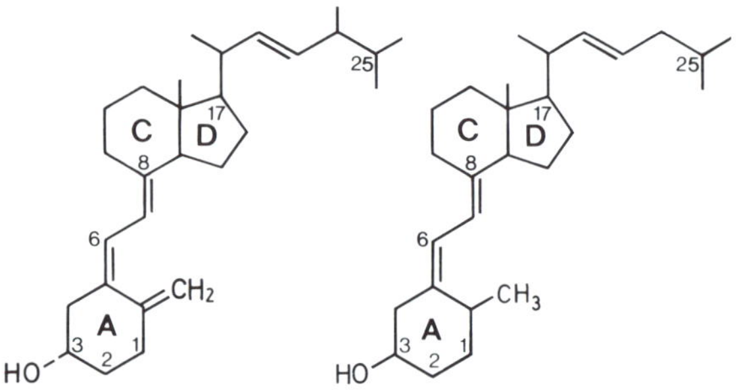

Ergocalciferol (Vit. D_2)   Dihydrotachysterin (AT 10®)

Abb. 3: Stoffe mit Vit. D-Aktivität.
Die Bildung der körpereigenen Cholecalciferole nimmt ihren Ausgang von Cholesterin; durch UV-Bestrahlung der Haut bildet sich aus 7-Dehydrocholesterin Cholecalciferol (Vit. D_3), das in der Leber in Position 25, in der Niere in Position 1 α hydroxyliert wird. Calcitriol wird heute als die aktive Form der D-Vitamine betrachtet. Früher wurde durch Bestrahlung von Ergosterin aus Hefe Ergocalciferol (Vit. D_2) gebildet, das bei der Ratte antirachitisch äquieffektiv ist. Unter den Bestrahlungsprodukten wurde unter vielen anderen auch ein antirachitisch wirksames Präparat entdeckt, das zwar eine erheblich schwächere Vitamin-D-Wirkung zeigte, aber die gleiche hypercalcämische Wirkung wie Vit. D_3 aufwies: Dihydrotachysterin.

[1] Roaccutan®.

ist äquieffektiv mit Ergocalciferol (Vitamin D_2), das durch Bestrahlung mit UV-Licht aus Ergosterin gebildet wird. Es hat seinen Namen daher, daß es erstmals aus Mutterkorn gewonnen wurde. Ergosterin ist das Hauptsteroid der Hefe, die ursprünglich als Produktionsquelle für das nicht körpereigene Vitamin D_2 diente. In der Bundesrepublik Deutschland spielt Ergocalciferol therapeutisch keine nennenswerte Rolle.

In der Leber wird aus Cholecalciferol durch Einwirkung einer 25-Hydroxylase 25-Hydroxycholecalciferol (abgek. 25 OH-D_3) gebildet. Diese Verbindung ist, gemessen an ihrer Fähigkeit, eine D-Avitaminose im Tierversuch zu verhindern, 2 bis 5mal stärker als D_3. In der Niere kann aus 25 OH-D_3 durch Einwirkung einer weiteren Hydroxylase 1 α, 25-DiOH-D_3 gebildet werden; die Synthese dieser Verbindung ist über Parathyrin (PTH, vgl. S. 576) an den Bedarf gekoppelt: sinkt die Konzentration im Plasma unter den Normwert von ca. 10 μmol/l ($\sim 4{,}17$ mg/l) ab, wird durch PTH in der Niere die 1 α-Hydroxylase aktiviert.

Während in der Leber das Ausmaß der Hydroxylierung von D_3 in Position 25 durch eine reine Produkthemmung kontrolliert wird, besteht in der Niere offensichtlich ein Rückkopplungsmechanismus. Die Aktivität einer weiteren Hydroxylase im Nierengewebe, nämlich der 24-Hydroxylase hängt offensichtlich von der Konzentration des verfügbaren 1 α-, 25-DiOH-D_3 ab. Die letztgenannte Verbindung ist noch einmal 2- bis 5fach stärker wirksam als 25 OH-D_3. 24,25 OH-D_3, das bei geringem 1 α, 25 OH-D_3-Bedarf gebildet wird, hat nur geringe Vitaminwirkung.

Die Cholecalciferole werden im Organismus selbst erzeugt, Calcitriol (1 α, 25-DiOH-D_3; s. Abb. 3) ausschließlich in der Niere, Calcidiol (25-OH-D_3) ausschließlich der Leber. Außerdem hängt die Bildung von Calcitriol von Parathyrin (PTH) ab; die Konzentration von Calcitriol wird durch einen Rückkopplungsmechanismus reguliert. Dies sind die Gründe dafür, daß heute die früher als D-Vitamine bezeichneten Stoffe eher als Hormone angesprochen werden.

Biochemische Wirkungen

Calcitriol und die anderen Stoffe mit Vit. D-Aktivität wirken in drei Organsystemen: auf die **resorbierenden Epithelzellen des Darmes,** auf die des **tubulären Apparates der Niere** und auf die **Knochenmatrix.**

Wirkungen auf die resorbierenden Zellen des Darmepithels. Calcitriol regt die Resorption von Calcium-Ionen aus dem Darmlumen an. Es wurde nachgewiesen, daß Calcitriol vergleichbar dem Mechanismus der Steroidhormone an ein zelluläres Protein gebunden wird und im Dünndarmepithel die Synthese eines calciumbindenden Proteins (CaBP) auslöst.

Wirkungen auf die resorbierenden Zellen des tubulären Apparates der Niere. Calcitriol fördert die Reabsorption von Calcium-Ionen aus dem Primärharn. Zur Deutung des Feinmechanismus wird eine ähnliche Wirkung des Calcitriols diskutiert wie an den Epithelzellen des Darmes. Es muß jedoch hinzugefügt werden, daß an der Niere Calcitriol synergistisch mit PTH wirkt. Wahrscheinlich geht dieser Synergismus darauf zurück, daß PTH die Ausscheidung von Phosphationen durch Hemmung der Reabsorption steigert, möglicherweise dadurch, daß PTH den intratubulären pH-Wert moduliert. Andere Autoren nehmen eine direkte Förderung der Calcium-Reabsorption durch PTH in den Tubuluszellen an.

Wirkung auf die Knochenmatrix. Über die Feinwirkung der Cholecalciferole am Knochen ist wenig bekannt. Fest steht, daß Cholecalciferole in physiologischen Dosen wie bei der Überdosierung zur Freisetzung von Calcium-Ionen aus dem Knochen führen. Dies wird damit erklärt, daß in den Osteoklasten, ähnlich wie etwa in den Tubuluszellen der Niere bzw.

den Mucosazellen des Darmes, die Aktivität eines Calcium-Transportsystems angeregt wird. Im gleichen Sinne wirkt PTH; es bedarf für seine Wirkung der Präsenz von Cholecalciferolen.

Mangelerscheinungen

Mangelerscheinungen sind bei Naturvölkern unbekannt; offensichtlich ist die Exposition gegenüber der für die Überführung des Vitamin-Vorläufers in Cholecalciferol notwendige UV-Bestrahlung ausreichend. Mangelerscheinungen traten in hochindustrialisierten Ländern Hand in Hand mit der Überzivilisation auf.

Beim Erwachsenen ist die Eigenproduktion von Cholecalciferol ausreichend. Ausnahmen kommen unter Nachtarbeitern, u. U. auch bei Bergarbeitern vor, allgemein bei Menschen, deren Exposition gegenüber dem für die Synthese nötigen Sonnenlicht zu gering ist. Der Bedarf an exogen zugeführtem Cholecalciferol ist deshalb auch von der geographischen Breite abhängig. Säuglinge und Kleinkinder kommen in unseren Breiten nicht ohne zusätzliche Zufuhr von Cholecalciferol aus.

Die klassische Mangelerscheinung ist die **Rachitis:** mangelhafte oder fehlende Verknöcherung der Knorpelmatrix des Knochens. Ein frühes Zeichen ist der Anstieg der alkalischen Phosphatase im Serum. Hingegen gibt die Bestimmung der Stoffe mit Vit. D-Aktivität im Blut oder Plasma keinen sicheren Anhaltspunkt für eine Unterversorgung des Organismus, allenfalls die Bestimmung der eigentlich wirksamen Verbindung, Calcitriol (1 α, 25-DiOH-D_3). Unspezifische Zeichen sind Ruhelosigkeit und Appetitlosigkeit sowie Reizbarkeit bei Kindern. Im Röntgenbild imponiert die Rachitis als mangelhafte oder fehlende Verknöcherung der Knorpelmatrix des Knochens. Die Verkalkungszone in der Epiphysenfuge fehlt. An der Knochen-Knorpel-Grenze der Epiphyse werden Auftreibungen sichtbar ("Rosenkranz"). Außerdem können Skelettdeformationen, Störungen beim Schluß der Fontanellen sowie bei der Zahnbildung beobachtet werden. Die unbehandelte Rachitis hinterläßt oft schwere Defekte. Seit Einführung der Prophylaxe beim Neugeborenen ist die Vitamin-D-Mangel-Rachitis in Deutschland praktisch nicht mehr vorhanden.

Dihydrotachysterin (DHT)

Bei der UV-Bestrahlung des **Ergosterins** ist nicht nur Ergocalciferol entstanden; aus den anderen Stoffen wurde ein antirachitisches Prinzip isoliert, das als **antitetanisches Präparat Nr. 10** registriert wurde: AT 10®. Die nachfolgende Strukturaufklärung hat ergeben, daß das Präparat **Dihydrotachysterin (DHT)** enthält (vgl. Abb. 3). DHT unterscheidet sich chemisch von den Cholecalciferolen, hat aber deren Wirkungen. Trotz der erheblich schwächeren antirachitischen Wirkung im Vergleich mit Cholecalciferol (1/450!) zeichnet sich DHT durch raschen Eintritt der antitetanischen Wirkung aus. Es besteht der Verdacht, daß DHT zwar der 25-Hydroxylierung in der Leber unterworfen ist, zu seiner Aktivierung aber möglicherweise deshalb der 1 α-Hydroxylierung in den Nieren nicht bedarf, weil durch die Rotation des Ringes A die OH-Gruppe in Position 3 geometrisch in der gleichen Position steht. Die Untersuchungen, die zu dieser Hypothese führten, sind allerdings nicht mit dem DHT-analogen des Ergocalciferol, sondern dem des Cholecalciferols durchgeführt worden. Es bedürfe mit anderen Worten noch der Verifizierung mit dem eigentlichen DHT. Es gibt jedoch eine Reihe von Übereinstimmungen in der Wirkung zwischen Ergocalciferol und DHT, die den Schluß zulassen, daß mit diesen Verbindungen eine Umgehung der biologisch notwendigen 1 α-Hydroxylierung in der Niere möglich ist.

Unerwünschte Wirkungen, Wechselwirkungen

Stoffe mit D-Vitamin-Aktivität haben eine geringe therapeutische Breite und müssen deshalb individuell und sorgfältig dosiert werden.

Bei Kindern reicht eine einmalige, nicht einmal übermäßige Hypercalcämie aus, das Wachstum für ein halbes Jahr vollständig zu stoppen; die Wachstumshemmung kann dann im Laufe der Zeit nicht einmal mehr vollständig kompensiert werden.

Die Zeichen der Cholecalciferol-Überdosierung sind zum Teil uncharakteristisch: Müdigkeit, Schwäche und Antriebsarmut, Übelkeit, Erbrechen, Durchfall; Durst und Polyurie bzw. Nykturie sind die frühen Zeichen der Nierencalcinose. Sie manifestiert sich später in einer Einschränkung der Konzentrationsfähigkeit und in einer Proteinurie. Die diffuse Calcinose der Nieren kann von einer Nephrolithiasis begleitet sein. Bei langdauernder Überdosierung von Cholecalciferol kann es zur Osteoporose kommen.

Auch der Fetus kann von einer übermäßigen Einnahme von Cholecalciferol der Mutter betroffen sein. Die Funktion der Parathyreoidea ist gehemmt, Hypocalcämie mit Tetanieanfällen kann die Folge sein.

Die Behandlng der Überdosierung besteht zunächst darin, die Quelle der Vit. D-Aktivität zu eruieren. Oft ist es eine einseitige Ernährung. Die Nahrung muß calciumarm zusammengestellt werden. Reichliche Flüssigkeitszufuhr soll die Löslichkeit der Calciumsalze im Primärharn und im Urin gewährleisten. Die Calciumresorption läßt sich durch Glucocorticoide hemmen (vgl. S. 561).

Wechselwirkungen. Bei längerdauernder Behandlung mit Antiepileptika vom Typ des Phenytoins bzw. Phenobarbitals können Osteoporosen auftreten. Sie werden dadurch erklärt, daß die Hydroxylierung von Cholecalciferol induktiv verstärkt wird.

Therapie

itisprophylaxe wird heute nur noch bei Säuglingen durchgeführt, die ausschließlich gestillt werden. Dazu werden je 5 mg Cholecalciferol (Calciferol DAB, Cholecalciferol-Cholesterin DAB) nach 1, 4, 12 und 20 Lebenswochen verabreicht. Als Stoßtherapie können auch 15 mg oral oder i.m. auf einmal verabfolgt werden; Cholecalciferol wird im Organismus gespeichert. Zur Kariesprophylaxe (vgl. S. 762) wird auch Cholecalciferol mit Fluorid kombiniert[1] angewendet. Die Dosierung erfolgt altersabhängig. Hinsichtlich der Therapie mit Cholecalciferol und Fluorid bei Osteoporose vgl. S. 579.

Die **Vitamin-D-abhängige Rachitis** kann auf einen Mangel oder auf eine mangelhafte Funktion der 25 OH-D_3-1 α-Hydroxylase in den Nieren zurückgeführt werden. Dementsprechend ist die Anwendung einer 1 α-hydroxylierten Verbindung, Alfacalcidol[2] oder von Calcitriol[3] (0,5 bis 1 mcg/Tag) indiziert. Die Therapie muß einschleichend beginnen, die Dosierung erfolgt individuell und gehört in die Hand des Erfahrenen! Bei Frauen im gebärfähigen Alter, bei Schwangerschaft und im Stillzeit ist besonders sorgfältig zu dosieren. Die Ursache für die ebenfalls genetisch bedingte sogenannte **hypophosphatämische Vitamin D-resistente Rachitis** wird in einem tubulären Defekt der Phosphat-Rückresorption gesucht. Es kommt dabei zu einer Osteomalazie. Das therapeutische Ziel ist die Beseitigung der Hypophosphatämie durch orale Phosphatgaben. Zur Verbesserung der Mineralisierung des Knochens wird Cholecalciferol eingesetzt.

Andere Indikationen zur Gabe von Cholecalciferol sind der **Pseudohypoparathyreoidismus,** bei dem offensichtlich die Tubuluszellen der Niere gegen Parathyrin resistent geworden sind. Auch beim **Hypoparathyreoidismus** muß zur Beseitigung der Tetanie therapeutisch der Wiederanstieg der Konzentration der Calcium-Ionen im Plasma erzwungen werden. Sie kann mit Vitamin D durchgeführt werden; **Dihydrotachysterin (DHT)**[1] hat sich bei dieser Indikation seit Jahrzehnten bewährt. Seine Wirkung setzt bereits nach 10 bis 15 Tagen ein und klingt ebenso rasch wieder ab. Aus diesem Grund gilt DHT besser steuerbar als Cholecalciferole.

Tocole mit Vitamin-E-Aktivität

Chemie

Die am Chromanring ein- bzw. zweifach methylierten Verbindungen bzw. Isomere haben eine unterschiedliche Vitamin-Aktivität (s. Tab. 4). Die Verbindung mit der stärksten Vitamin E-Aktivität ist α-Tocopherol. Soweit heute überschaubar, werden Tocole mit Vitamin E-Aktivität nur von Pflanzen gebildet; damit sind diese Stoffe für alle Säugetiere im eigentlichen Sinne Vitamine.

Biochemische Wirkung

Die Funktion des α-Tocopherols ist noch nicht genau bekannt. Die ihm ursprünglich zugeschriebene Funktion in der Atmungskette kommt dem Ubichinon zu; α-Tocopherol bildet ein Redoxsystem (vgl. Abb. 4), das möglicherweise eine gewisse Schutzfunktion für Ubichinon als Antioxidans hat.

In der antioxidativen Wirkung wird gegenwärtig die Hauptbedeutung von α-Tocopherol gesehen. Vitamin E schützt unter experimentellen Bedingungen, z. B. bei Einwirkung von O_2-Überdruck, nicht nur Hormone und Enzyme, sondern auch andere Vitamine und Lipide vor der oxidativen Destruktion. Unter experimentellen Bedingungen hat Selen (vgl. S. 599) die gleichen Wirkungen wie die E-Vitamine. Die Bioverfügbarkeit von Tocopherolen in der Nahrung ist eng mit der Fähigkeit verknüpft, Fett zu verdauen und zu resorbieren. Der Stoffwechsel des α-Tocopherols ist weitgehend unbekannt. Bei hohen Dosen findet man im Harn des Menschen 2-(3-Hydroxy-3-methyl-5-carboxypentyl) -3,5,6-Trimethylhydrochinon bzw. dessen Lakton.

Mangelerscheinungen

Die am besten belegte Mangelerscheinung beim Tier ist die Infertilität, die sich im wesentlichen bei den männlichen Tieren durch testikuläre Störungen (Leydig-Zellen) bemerkbar machen. Alle anderen Störungen, die wie beim Menschen vor allem neuromuskuläre Funktionsstörungen betreffen, lassen sich beim Tier vor allen Dingen dann auslösen, wenn eine einseitige Ernährung, z. B. Fettarmut, Eiweißmangel oder Selenmangel, angeboten wird.

Auch beim Menschen finden sich Mangelzustände der Tocopherole, in der Regel verschwistert mit Fettstoffwechselstörungen, d. h. beim Neugeborenen mit Gallengangsatresien, oder intrahepatischer Cholestase, bei Malabsorptionssyndromen, z. B. bei cystischer Fibrose, und der A-β-Lipoproteinämie, die, autosomal rezessiv vererbt, eine typische Fettstoffwechselstörung ist. Die Erythrozyten sind gegen oxidationskatalytische Stoffe empfindlicher. Zu dem neurologischen Symptom gehören Areflexie und Gehstörungen. Die Myopathie kann soweit gehen, daß sich autoptisch Muskelnekrosen nachweisen lassen.

---

[1] Fluor-Vigantoletten®; [2] Eins Alpha®; [3] Rocaltrol®.

[1] AT 10®.

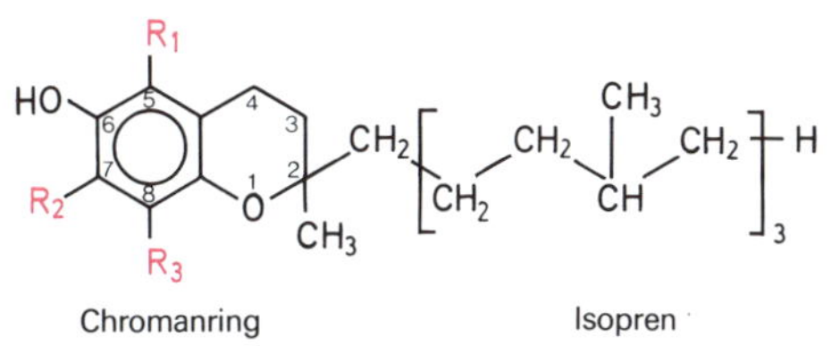

Chromanring · Isopren

Tocol

R₁	R₂	R₃	
CH_3	CH_3	CH_3	α-Tocopherol
CH_3	H	CH_3	β-Tocopherol
H	CH_3	CH_3	γ-Tolopherol
H	H	CH_3	δ-Tocopherol

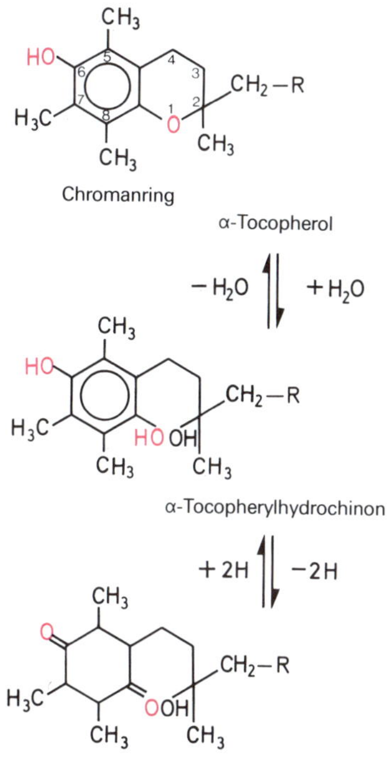

Chromanring

α-Tocopherol

$-H_2O$ ⇅ $+H_2O$

α-Tocopherylhydrochinon

$+2H$ ⇅ $-2H$

α-Tocopherylchinon

Abb. 4: Tocole und Tocopherole.
Voraussetzung für die Vitamin-Funktion beim Menschen ist der Chromanring mit einer OH-Gruppe in Position 6 und wenigstens 1 Methylgruppe. Hinsichtlich der Wirkungsstärke der Tocopherole s. Tab. 4, S. 582. Bei der Darstellung der Redoxfunktion von α-Tocopherol ist der Isopren-Rest als R bezeichnet (nach Löffler/Petrides: Physiologische Chemie; Berlin, Heidelberg, New York, London, Paris, Tokyo 1988).

Bei den Patienten, die an A-β-Lipoproteinämie leiden, lassen sich Stechapfelformen der Erythrozyten nachweisen. Wenn die A-β-Lipoproteinämie rechtzeitig erkannt wird, können Tocopherol-Gaben bereits eingetretene neurologische Symptome bessern oder deren Ausbildung gänzlich inhibieren. Das gilt auch für die durch eine atypische Retinitis pigmentosa hervorgerufene Sehstörung.

Einer besonderen Erwähnung bedarf die retrolentale Fibroplasie, die als Ausdruck einer Sauerstoffvergiftung bei Frühgeborenen, die in einem Inkubator gehalten werden, auftreten kann. Sie scheint an eine Versorgungsstörung des Organismus mit α-Tocopherol geknüpft zu sein. Tocopherole werden als Antioxidantien prophylaktisch Frühgeborenen zur Verhinderung von Augenschäden und Erblindung verabfolgt.

Unerwünschte Wirkungen, Wechselwirkungen

α-Tocopherol wird offensichtlich gut vertragen. Uncharakteristische Zeichen einer Überdosierung sind Kopfschmerzen und Übelkeit. Bei Frühgeburten werden Sepsis und nekrotisierende Enterocolitis mit hohen Dosen von α-Tocopherol in Zusammenhang gebracht.

Wechselwirkungen. α-Tocopherol steigert bei langdauernder, hochdosierter Anwendung die Wirkung oraler Antikoagulantien vom Cumarin-Typ. Diese Wirkung, die als Vitamin-K-Antagonismus interpretiert wird, bedarf der Chinonform des α-Tocopherols (s. Abb. 4).

Therapie

Mangelzustände für α-Tocopherol sind bei der A-β-Lipoproteinämie beschrieben worden. Hier wird Vitamin E in Dosen von 100 mg/kg und Tag empfohlen. Hohe Dosen bis zu 800 mg/kg und Tag sollen über 5 Monate ohne Nebenwirkungen vertragen worden sein.

Die Voraussetzung für die optimale Resorption von α-Tocopherol ist die Anwesenheit von Galle im Darm. Patienten, die mit der Diät oder in der parenteralen Ernährung hoch ungesättigte Fettsäuren zugeführt bekommen, sollen zur Verhinderung der Peroxidbildung der Fettsäuren Tocopherole erhalten: 100–200 mg/Tag (α-Tocopherolacetat DAB).

Tocopherole werden gegenwärtig unter einer Fülle von Indikationen propagiert, für die der Nachweis der Wirksamkeit nicht erbracht wurde. Das gilt für die krebshemmenden Eigenschaften wie für die bei kardiovaskulären Erkrankungen wie Angina pectoris, Claudicatio intermittens etc.

Der normal geborene Säugling bedarf keiner α-Tocopherol-Zufuhr. Dagegen zeigt der Frühgeborene eine Unterversorgung, die zuweilen als Ursache der Anämie, bronchiopulmonaler Dysplasien, zerebraler Blutungen oder der Retinopathie angeschuldigt werden. Lediglich für die bei Frühgeborenen oft auf die Sauerstoffbeatmung zurückzuführende Retinopathie (retrolentale Fibroplasie) ist der Nutzen der Zufuhr von Vitamin E als Antioxidans erwiesen.

Phyllochinone und Menachinone (K-Vitamine)

Chemie

Als das wirksame K-Vitamin beim Menschen wird Menachinon (Vitamin K_2) betrachtet (vgl. Abb. 5). Es kann zum Teil durch Phyllochinon ersetzt werden, das mit der pflanzlichen Nahrung dem Körper zugeführt wird. Zum Teil wird Phyllochinon durch Darmbakterien zu Menadion (Vitamin K_3) umgebildet, d. h. die Phytyl-Seitenkette wird abgespalten. Bei der Neusynthese kommt aktiviertes Isopren ins Spiel (vgl. die Lehrbücher der Biochemie).

Biochemische Wirkungen

Die Wirkung des Phyllochinons bzw. Menachinons ist an den Naphtochinonring gebunden, der, abhängig vom Redoxpotential, auch als Naphtophydrochinon vorliegt (s. Abb. 6). Die biochemische Wirkung der Vitamin K-Aktivität wird im folgenden am Beispiel des Phyllochinons bzw. seiner reduzierten Verbindung, des Phyllohydrochinons, beschrieben.

Phyllochinon ist für die Bildung des Prothrombinkomplexes, das sind die Gerinnungsfaktoren II, VII, IX und X (vgl. Tab. 1, S. 438) von Bedeutung. Phyllochinon greift in die Synthese der Proteine des Prothrombinkomplexes ein, indem es aus einer inaktiven bzw. wenig aktiven Vorstufe die aktiven Proteine bildet. Die Proteine des Prothrombinkomplexes sind

Glykoproteine. Phyllochinon fungiert dabei als Kofaktor bei der γ-Carboxylierung von Glutamyl-Seitenketten (vgl. Abb. 6). Dadurch wird die Zahl der negativen Ladungen dieser Gerinnungsfaktoren vermehrt. Wahrscheinlich hat dies zur Folge, daß die Reaktion mit Calcium-Ionen und/oder die Plazierung in den Membranphospholipiden erleichtert wird, die eine Voraussetzung für die Bildung des Prothrombin-Aktivators im exogenen bzw. endogenen System ist (vgl. S. 440). Weitere, auf die Aktivierung durch γ-Glutamylcarboxylierung angewiesene Proteine im Gerinnungssystem sind die C- bzw. S-Proteine (s. S. 439 f.).

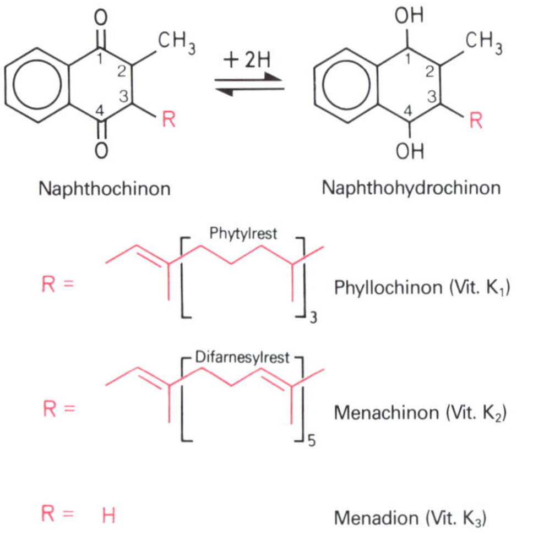

Abb. 5: Stoffe mit Vitamin K-Aktivität.

Extrahepatisch wird Osteocalcin in den Osteoblasten gebildet; auch dieses Protein ist auf die phyllochinonabhängige γ-Glutamylcarboxylierung angewiesen. Seine physiologische Bedeutung ist unklar. Es gibt Hinweise darauf, daß Osteocalcin sowohl an der Mineralisation wie an der Demineralisation von Knochengewebe beteiligt ist.

Der Stoffwechsel der Phyllochinone ist weitgehend unbekannt. Ein Lakton des Phytomenadions ist als Metabolit beschrieben, es fehlen jedoch bislang quantitative Angaben.

Hinsichtlich der Substitution des Naphtochinon- bzw. Naphtohydrochinon-Kerns der K-Vitamin-Aktivität s. Abb. 5.

Mangelerscheinungen

Zeichen des Mangels an Phyllochinon sind **Störungen der Blutgerinnung und Hämorrhagien.** Bei Neugeborenen, deren Mütter nicht ausreichend mit Vitamin K versorgt waren, können intrakranielle Blutungen auftreten. Bei „Quick‘‘-Werten (Bestimmung der Prothrombinzeit, vgl. S. 450), die eine Verringerung der Gerinnungsfähigkeit des Blutes um mehr als 30 % gegenüber der Norm anzeigen, ist immer an einen Vitamin-K-Mangel zu denken. Die Rolle der Bakterienflora des Darmes für die Versorgung des Menschen mit K-Vitaminen wurde oft diskutiert; der direkte Nachweis der Resorption von bakteriell synthetisierten Vitamin-K-Analoga steht noch aus. Ohne äußere Zufuhr mit der Nahrung ist der Bedarf des Menschen nicht zu decken.

Überdosierungserscheinungen, Wechselwirkungen

Überdosierungserscheinungen von Vitamin K sind nicht bekannt. Ihrer Wirkung entsprechend können K-Vitamine die Wirkung oraler Antikoagulantien vom Cumarin-Typ abschwächen.

Therapie

Bei Gefahr einer **Hypoprothrombinämie** eines Neugeborenen kann die Mutter noch vor der Geburt mit Vitamin K_1 behandelt werden, da Phyllochinon[1] die Plazentarschranke überschreitet (10–20 mg oral). Bei der hämorrhagischen Diathese des Neugeborenen werden 1 mg i.m. verabreicht. In den ersten Lebenstagen soll die Dosis von insgesamt 5 mg/Tag nicht überschritten werden.

Da sich eine hämorrhagische Diathese besonders bei Brustkindern entwickeln und zu intrazerebralen Blutungen mit hoher Mortalität führen kann, empfehlen viele Perinatologen grundsätzlich die Behandlung von Neugeborenen mit 1 mg Phyllochinon i.m.

Hinsichtlich der Dosierung von Phyllochinon bei **Überdosierung** von **Dicumarol**-Derivaten bzw. bei Vergiftungen (Dicumarol-Derivate sind in Ratten- bzw. Mäusegift enthalten) s. S. 450. Überdosierungen mit Phyllochinon sind nicht bekannt.

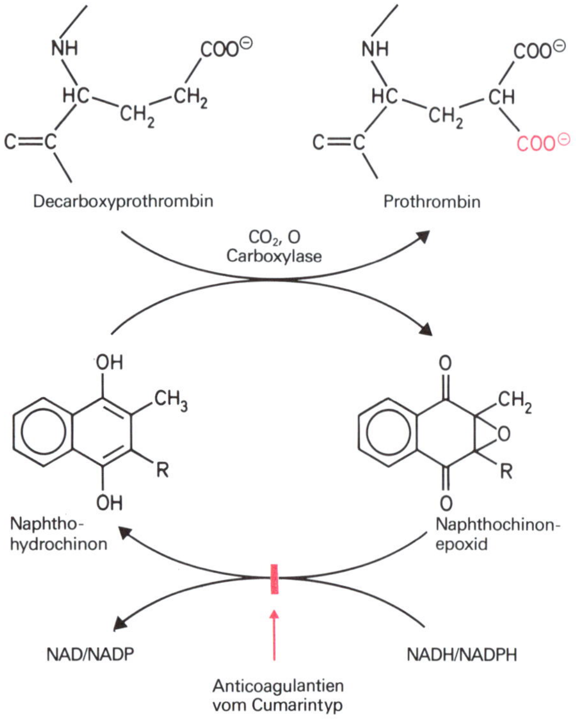

Abb. 6: Zur Wirkung von Phyllochinon bei der Synthese von Prothrombin.

Die Aktivierung von Decarboxyprothrombin zu Prothrombin wird durch Einführung zusätzlicher γ-Glutamylcarboxylgruppen bewirkt. Dieser Vorgang ist an die Präsenz von Phyllochinon bzw. Stoffe mit Vitamin K-Aktivität gebunden. Die Reaktion nimmt ihren Ausgang von Phyllohydrochinon, das zum Phyllochinonepoxid oxidiert wird. Die Reduktion des Epoxids zum Phyllohydrochinon ist abhängig von H-Donatoren, NADH bzw. NADPH. Der Angriffspunkt der Antikoagulantien des Cumarin-Typs wird in der Reaktivierung des Phyllochinon-Epoxids zur aktiven Ausgangsverbindung vermutet. Außer den zum Prothrombin-Komplex gerechneten Eiweißkörpern der humoralen Gerinnung (F II, VII, IX und X) sind die C- bzw. S-Proteine und Osteocalcin Vit. K-abhängige Proteine (nach Suttie, J. W.: Ann. Rev. Biochem. **54**, 459f. 1985; Vermeer, C.: Molec. Cellul. Biochem. **61**, 17f. 1984).

---

[1] Konakion®.

Die intravenöse Verabfolgung von Phyllochinon muß auf die seltenen, lebensbedrohlichen Zwischenfälle, z. B. nach Überdosierung von Cumarinderivaten, beschränkt bleiben. Es kann dabei zum Schock kommen; deshalb muß besonders langsam injiziert werden. Es hat Todesfälle gegeben. Möglicherweise geht die Auslösung des Schocks zu Lasten des Emulgators.

Die früher gebräuchlichen wasserlöslichen Derivate von Menadion werden heute nicht mehr verwendet. Menadion, das als Glukuronsäurekonjugat ausgeschieden wird, ist vor allem für Neugeborene gefährlich, wenn es überdosiert wird. Es ist zur Methämoglobinbildung gekommen, außerdem zur intravasalen Hämolyse und zur Hyperbilirubinämie, die in Einzelfällen von einem Kernikterus gefolgt war.

Wasserlösliche Vitamine

In diese Gruppe gehören die B-Vitamine sowie Vitamin C.
Unter der Bezeichnung „B-Gruppe" faßt man die folgenden Stoffe zusammen: Thiamin, Riboflavin, Pyridoxin, Cobalamin, Nicotinsäure, Folsäure, Pantothensäure (Panthenol), Biotin, Inosit, Cholin, p-Aminobenzoesäure, Orotsäure und Thioctsäure. Von der Pantothensäure an hat keiner der Stoffe dieser Aufzählung für den Menschen Vitamincharakter, wenn nicht besondere, genetisch determinierte Defekte des Intermediärstoffwechsels bestehen, wie er beispielsweise für Biotin-abhängige Enzyme bekannt ist (vgl. Lehrbücher der physiologischen Chemie oder der Stoffwechselerkrankungen). Es ist noch anzufügen, daß die normale, mitteleuropäische Ernährung diese Wirkstoffe in ausreichender Menge enthält. Nur Biotin wird bei entsprechenden genetischen Defekten in hohen Dosen (5–10 mg/Tag) als Arzneimittel verabfolgt.

Thiamin (Vitamin B_1)

Chemie

Thiamin (syn. Aneurin; vgl. Abb. 7) ist aus einem substituierten Pyrimidin- und Thiazolring zusammengesetzt.

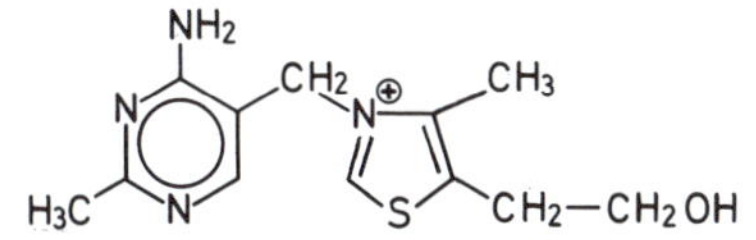

Abb. 7: Thiamin.

Biochemische Wirkungen

Thiamin ist als Pyrophosphat-(Thiamindiphosphat) Coenzym einer Reihe von Enzymen: Pyruvat-Decarboxylase, Acetoin- und Acetolacetat-Synthetase (Pyruvat-Dehydrogenase, Transketolase, Phosphoketolase und Glyoxylsäurecarboxyligase), um nur die wichtigsten zu nennen. Die im Organismus aufgefundenen Mono- bzw. Triphosphat-Thiaminverbindungen haben wahrscheinlich nur Depotfunktion.
In der Nahrung ist vor allem Thiaminpyrophosphat vorhanden, das jedoch im Darm dephosphoryliert wird. Thiamin wird aus dem Darm per diffusionem und mit Hilfe von Transporteinrichtungen durch die Saumzellen ins Blut bewegt; der letztgenannte Vorgang spielt nur bei niedrigem Angebot von Thiamin in der Nahrung eine Rolle. Thiamin wird in allen

Zellen dort, wo es gebraucht wird, abhängig von ATP als Phosphosäuredonator, mit Hilfe von Thiaminpyrophosphokinase bzw. Thiamindiphosphat-kinase phosphoryliert und durch Thiamin-Triphosphatase dephosphoryliert und damit in das aktive Coenzym übergeführt. Außerdem verfügen die Körperzellen über Thiaminpyrophosphatase und Thiaminmonophosphatase. Die Halbwertzeit von Thiamin im Organismus wird zwischen 10 und 20 Stunden geschätzt.
Im Urin wurden bisher über 20 Ausscheidungsprodukte nachgewiesen. Es handelt sich im wesentlichen um Oxidationsprodukte von unverändertem Thiamin bzw. dessen Spaltprodukte, nämlich des Pyrimidin- und des Thiazol-Anteils, deren Entstehung allerdings mit großer Wahrscheinlichkeit auf bakterielle Enzyme im Magen-Darm-Trakt zurückzuführen sein dürfte. Das Thiazol-Spaltprodukt ähnelt chemisch Clomethiazol (s. S. 262). Die Oxidationsprodukte werden zum Teil durch Phase II-Reaktionen konjugiert.

Mangelerscheinungen

Einen hinreichend verläßlichen Anhaltspunkt für die Beurteilung des Versorgungszustandes des Organismus bieten neben der Thiaminkonzentration im Plasma (vgl. Tab. 2, S. 581) die Messungen von Thiamin-Pyrophosphat abhängigen Enzymaktivitäten, z. B. der Transketolase-Aktivität der Erythrozyten; dieses Enzym spielt eine wichtige Rolle beim Hexosemonophosphat-Abbau der Glukose.
Das voll ausgebildete Krankheitsbild des Thiamin-Mangels wird **Beri-Beri** genannt. Beri-Beri ist gekennzeichnet durch Muskelschwäche, Paraesthesien, Paresen und paralytische Erscheinungen. Im Unterschied zur „trockenen" Form bestehen bei der „feuchten" Form Ödeme, deren Ursache einstweilen noch unklar ist. Möglicherweise besteht nämlich gleichzeitig ein Proteinmangel. Eine Bradykardie und psychische Veränderungen wie Vergeßlichkeit (Wernicke-Syndrom), Verwirrtheit und Depressionen (Korsakow-Syndrom) gehören zur Symptomatik. Gelegentlich tritt auch das Vollbild der Enzephalopathie (Wernicke-Korsakow-Syndrom) in Erscheinung.
Bei Alkoholikern kommt es entweder infolge einer einseitigen Ernährung oder infolge von Malabsorption zum Thiamin-Mangel, der durch eine Kardiomyopathie und Dilatation des rechten Ventrikels gekennzeichnet ist. Nicht selten werden derartige Patienten fälschlicherweise und dann erfolglos mit Herzglykosiden behandelt. Reine Formen des Thiamin-Mangels sind selten. Zumeist sind sie von einer allgemeinen Unterernährung und einem Mangel an anderen Vitaminen begleitet.

Unerwünschte Wirkungen

Überdosierungserscheinungen sind selten. Sie treten beim Menschen erst nach 100fach höheren Dosen auf, als sie für die Vitaminsubstitution notwendig sind (s. Tab. 1; S. 581). Sie sind gekennzeichnet durch unspezifische Beschwerden wie Kopfschmerzen und allgemeine Schwächesymptome, manchmal auch durch Krämpfe und Lähmungen. Außerdem sind Störungen der Erregungsbildung und -leitung des Herzens beschrieben worden. Bei wiederholten i. v.-Injektionen von Thiamin ist es zum Kreislaufkollaps gekommen, der dem Bild des anaphylaktischen Schocks ähnelt. Allergische Reaktionen sind möglich, es ist aber noch unklar, wie weit sie auf Verunreinigungen der Thiamin-Präparate zurückzuführen sind.
Erwähnenswert ist, daß im Tierversuch (Hund) hohe Dosen zum Atemstillstand der Tiere führten. Hier ergibt sich eine Parallele zur Wirkung von Clomethiazol, einem der möglichen Spaltprodukte von Thiamin im Organismus (s. S. 262).

Therapie

Thiamin steht als Salz (Nitrat bzw. Hydrochlorid)[1] zur Verfügung. In Dosen zur Substitution sind diese Präparate hinsichtlich ihrer Bioverfügbarkeit befriedigend. Neuerdings finden in zunehmendem Maße lipidlösliche Stoffe mit Vitamin B$_1$-Aktivität Anwendung, die als Allithiamine bezeichnet werden können. Japanische Forscher haben gezeigt, daß Thiamine in Gegenwart von Pflanzenextrakten des Knoblauchs (Allium sativum) zwar die chemische Identität verlieren, im Tierversuch aber noch volle Vitamin-Aktivität behalten. Die nähere Untersuchung hat ergeben, daß der Thiazolring dieser Verbindung aufgespalten wurde, der aber im Organismus offensichtlich wieder geschlossen werden kann. Bei den lipidlöslichen Thiamin-Vorläufern handelt es sich um Benphotiamin[2] und Fursulthiamin[3], die unter dem Indikationsanspruch einer besonderen neurotropen Wirksamkeit ausgeboten werden.

Bei **Beri-Beri**-Symptomen werden Dosen von Vitamin B$_1$ von 50–100 mg i.v. über 1–2 Wochen verabreicht. Danach geht die Behandlung oral mit 100–300 mg täglich weiter. Die gleiche Dosierung wird zur Behandlung der Wernickeschen Enzephalopathie empfohlen; Kriterien zur zuverlässigen Beurteilung des Wertes dieser Therapie stehen bislang noch nicht zur Verfügung.

Riboflavin

Riboflavin (vgl. Abb. 8) ist in Form des Flavinmononucleotids (FMN) bzw. des Flavinadenindinucleotids (FAD) Coenzym der wasserstoffübertragenden Flavoproteide. Mehr als 40 Flavoproteide sind bekannt, die als Oxidasen wirken: Aldehydoxidase (FAD) , Xanthinoxidase (FAD), L-Aminosäureoxidase (FMN), D-Aminosäureoxidase (FAD) bzw. Dehydrogenasen, Acyl-CoA-Dehydrogenase (FAD), Succinatdehydrogenase (FAD), Glutathionreduktase (FAD), NADH$_2$- bzw. NADPH$_2$-Dehydrogenase (FAD).

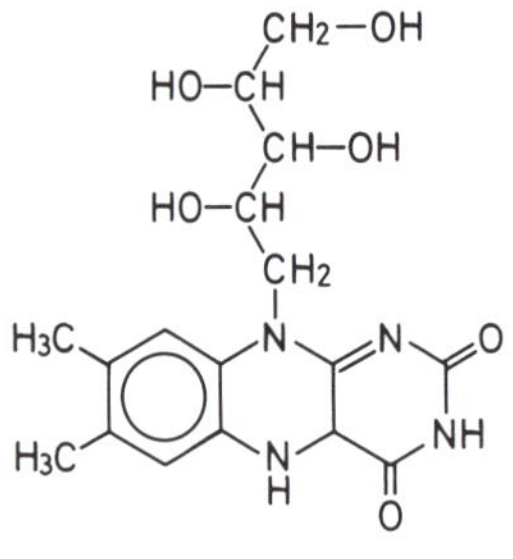

Abb. 8: Riboflavin.

Die Phosphorylierung des Riboflavins findet z. T. bereits in den Mukosa-Zellen statt. Die Ausscheidung erfolgt über die Nieren als unverändertes Riboflavin bzw. als FMN. Bei Injektion des physiologischen Tagesbedarfs werden 9 % mit dem Urin ausgeschieden. Es gibt biologisch inaktive Metaboliten, die chemisch noch nicht identifiziert sind.

In der Literatur wird Riboflavin zuweilen als Vitamin B$_2$ bezeichnet. Das ist unzutreffend, weil schon seit langem bekannt ist, daß Vitamin B$_2$ ein Komplex ist, der aus Folsäure, Nicotinsäure, Pantothensäure und Riboflavin besteht; dementsprechend bunt sind die Ausfalls- und Mangelerscheinungen, die bei tierexperimentellen Untersuchungen aber auch im Selbstversuch mit Mangelernährung in der Frühphase der Vitaminforschung beschrieben worden sind.

Mangelerscheinungen

Angesichts der vielfältigen Funktionen der riboflavinhaltigen Coenzyme im Stoffwechsel ist es nicht verwunderlich, daß der Mangel an Riboflavin nicht von eng umgrenzten Ausfallserscheinungen begleitet ist. Rhagaden an den Mundwinkeln, Glossitis, Läsionen an Haut und Schleimhäuten sind die wenig typischen Erscheinungen.

Die Cornea des Auges kann entzündlich verändert sein; eine erhöhte Vaskularisation ist die Folge davon. Einige Probanden klagten beim Selbstversuch mit Riboflavin-Mangelernährung über Lichtscheu. Dabei wurden am Augenhintergrund die Zeichen einer retrobulbären Neuritis beobachtet.

Als spezifisches Zeichen für einen Mangel an Riboflavin gilt eine erniedrigte Aktivität der erythrozytären Glutathion-Reduktase. Bei ausgewogener Ernährung ist ein Riboflavin-Mangel selten; meist tritt er vergesellschaftet mit einer allgemeinen Unterernährung auf.

Im Tierversuch verursacht Mangel an Riboflavin Entwicklungsstörungen von Föten, z. B. Phokomelien, die denjenigen ähnlich sind, die durch Gaben von Thalidomid erzeugt werden können (s. S. 260). Riboflavin-Gaben senken im Tierversuch die Rate der durch teratogene Stoffe verursachten Mißbildungen.

Unerwünschte Wirkungen

Riboflavin wirkt erst in höchsten Dosen (300 mg/kg bei parenteraler Zufuhr und mehr) toxisch. Dabei soll es zu Auskristallisationen von Riboflavin in den tubulären Anteilen der Niere gekommen sein. Die Blutkonzentrationen von Riboflavin von mehr als 20 mcg/ml gelten als gefährlich.

Therapie

Entsprechend seiner vielfältigen Funktionen im Stoffwechsel müßte Riboflavin auf den Energieumsatz bezogen dosiert werden. Der Einfachheit halber wird Riboflavin jedoch in Dosen von 10 mg täglich, über Wochen und Monate verabfolgt. Die Indikation für Riboflavin bei Polyneuropathien, insbesondere Sensibilitätsstörungen im Bereich der unteren Extremitäten ist umstritten.

Pyridoxin-Gruppe (B$_6$-Vitamine)

Pyridoxin, Pyridoxamin und Pyridoxal (vgl. Abb. 9) sind die Vorläufer des Pyridoxal-5-Phosphats, das als Coenzym einer Reihe von Enzymen dient: Aminosäuredecarboxylase, Aminotransferase (Synthese von Noradrenalin, Adrenalin, Tyramin, Dopamin und 5-Hydroxytryptamin), Kynureninhydrolase des Tryptophanstoffwechsel (Bildung der Nikotinsäure bzw. des Nikotinamids), Cystathionase und Phosphatasen. Bei den Reaktionen, bei denen Pyridoxal-5-Phosphat als Coenzym beteiligt ist, handelt es sich mit anderen Worten um Transaminierungen, Decarboxylierungen und Aldolspaltungen. Im Glykogenstoffwechsel spielt ein Pyridoxin-haltiges Enzym als Transphosphorylase eine Rolle.

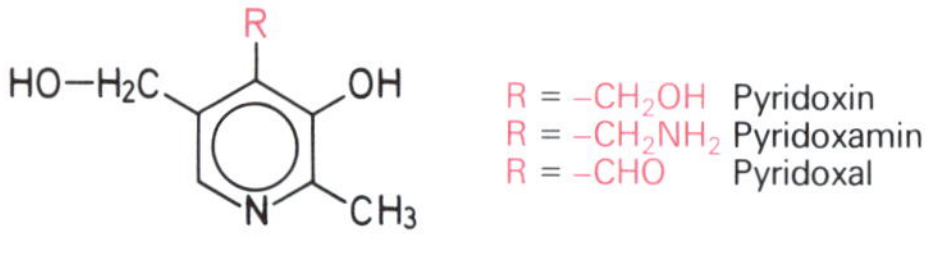

R = –CH$_2$OH   Pyridoxin
R = –CH$_2$NH$_2$ Pyridoxamin
R = –CHO   Pyridoxal

Abb. 9: Pyridoxin-Gruppe.

---

[1] Aneurinhydrochlorid DAB, B$_1$-Vicotrat®; [2] Benfotiamin „Ankermann"®; [3] Judolor®.

Die Vitamine der Pyridoxingruppe werden gut resorbiert. Hauptausscheidungsprodukt im Urin ist die 4-Pyridoxinsäure.

Mangelerscheinungen

Ein Mangel an B_6-Vitaminen läßt sich aufgrund der 4-Pyridoxinausscheidung im Urin feststellen. Beim Erwachsenen beträgt sie $0,05-0,1$ µmol/kg ($\sim 8,5-17$ mcg/kg) Körpergewicht und Tag; bei Neugeborenen ist sie rund doppelt so groß. Zur Feststellung eines Mangels an Vitamin B_6 eignet sich auch der Tryptophan-Belastungstest, wobei 0,1 g L-Tryptophan oral verabreicht wird. Die Ausscheidung von Xanthuren, einem Abbauprodukt des Tryptophans ist normalerweise kleiner als 30 mg/24 Stunden; hohe Werte weisen auf eine Mangelsituation hin. Die Messung der Konzentration der B_6-Vitamine im Blut bietet lediglich einen Anhaltspunkt für den aktuellen Versorgungszustand des Organismus.

Klinisch sind die Mangelerscheinungen angesichts der vielfältigen Wirkungen des Vitamins als Coenzym nicht immer eindeutig erkennbar.

Im Bereich des Gesichtes wird um Nase, Augen und Mund eine seborrhoische Dermatitis beschrieben. Daneben tritt eine Glossitis auf. Beim Säugling stehen Neuritiden, Sensibilitätsstörungen und Krämpfe im Vordergrund.

In der **Schwangerschaft** ist der Bedarf an B_6-Vitaminen gerade etwa verdoppelt. Bei vielen Frauen, die Kontrazeptiva einnehmen, kommt es zur vermehrten Xanthurensäure-Ausscheidung bei Belastung mit Tryptophan, Minderung der Aktivität der erythrozytären Aspartat-2-Oxoglutarat-Amino-Transferase; einige Frauen reagieren mit Depressionen, die auf einen Mangel an B_6-Vitaminen zurückgeführt werden. Während der Therapie mit energiereichen Strahlen besteht oft infolge des gesteigerten Protein-Katabolismus ein Mangel an B_6-Vitaminen.

Unerwünschte Wirkungen, Wechselwirkungen

Im Tierversuch sind Konvulsionen und Koordinationsstörungen nach hohen Dosen von B_6-Vitaminen aufgetreten. Bei Menschen, die mehr als 2 g (!) Vitamin B_6 täglich eingenommen haben, sind ähnliche Symptome beobachtet worden: Neuropathien mit Ataxie und Sensibilitätsstörungen, zerebrale Konvulsionen mit Änderungen des EEGs, hypochrome Anämien und seborrhoische Dermatitis.

Die Aldehyd-Gruppe des Pyridoxals kann mit NH_2- bzw. Hydrazin-Gruppen reagieren (vgl. S. 770). Deshalb gelten eine ganze Reihe von Arzneistoffen als Antagonisten des Vitamin B_6: Isonicotinsäurehydrazid (INH), D-Penicillamin, D-Cycloserin, Laevodopa, Thiosemicarbazon, um nur einige zu nennen. Bei der Anwendung dieser Pharmaka können Mangelerscheinungen an Vitamin B_6 auftreten.

Die Decarboxylierung einer Reihe von Arzneimitteln, z. B. Laevodopa, wird durch eine Pyridoxin-abhängige Decarboxylase katalysiert. Überdosierungen von Vitamin B_6 können dementsprechend zu beschleunigtem Abbau führen. Die Abnahme der Plasmakonzentrationen von Phenytoin- und Barbitursäure-Derivaten durch hohe Dosen von Vitamin B_6 sollen ebenfalls auf die vermehrte Aktivität von Pyridoxin-abhängigen Enzymen zurückzuführen sein. Orale Kontrazeptiva, insbesondere bei langdauernder Einnahme, können Anlaß für einen Vitamin-B_6-Mangel sein. Er wird mit einem verstärkten Abbau von B_6-Vitaminen in Zusammenhang gebracht; der Nachweis der gesteigerten Bildung von Pyridoxal-Metaboliten, z. B. Pyridoxinsäure, steht allerdings noch aus.

Therapie

In der **Schwangerschaft** werden 3 mal 40 mg B_6-Vitamine (Pyridoxinhydrochlorid DAB) oral bzw. 100 mg rektal täglich empfohlen. Zur Verhinderung von Parästhesien und zerebraler Störungen bei Behandlung mit den oben genannten Antagonisten der Pyridoxin-Gruppe werden prophylaktisch 3 mal 100 mg Vitamin B_6 oral verabreicht. Weitere Indikationen sind sideroblastische Anämien und Agranulozytosen. Nicht nur bei Schwangerschaftserbrechen, auch bei Reisekrankheiten sollen B_6-Vitamine gute Wirkungen zeigen; indes sind die Erfahrungen widersprüchlich.

Störungen des Pyridoxin-Stoffwechsels ergeben sich bei angeborenen Stoffwechselkrankheiten wie der Störung der Cystathion-β-Synthase (Homocystinämie, Homocystinurie), der Cystathionin-γ-Lyase (Cystathionurie), der Kynureninase (Xanthuren-Acidurie) bzw. der Histidin-Aminotransferase (Histidinämie) und Störungen des Serin- bzw. Glycin-Stoffwechsels (Hyperglycinämie), die oft durch exogene Zufuhr von Pyridoxin günstig zu beeinflussen sind.

Außerdem erwies sich das Carpal-Tunnel-Syndrom nicht selten als ein Mangel an Pyridoxal-5-Phosphat.

Bei den erwähnten angeborenen Stoffwechselstörungen sind Vitamindosen zwischen 250 mg und 1 g/Tag angewendet worden.

Nicotinsäure (Niacin), Nicotinamid (Niacinamid)

Chemie, biochemische Wirkungen

Nicotinamid (vgl. Abb. 10) ist Bestandteil der Pyridinnucleotide NAD^+ bzw. $NADP^+$. Ihre Synthese führt über Nicotinsäure-monucleotid; deshalb ist Nicotinsäure als Antipellagra-Wirkstoff gleichwertig. Hinsichtlich der Synthese und des Stoffwechsels der Coenzyme NAD^+ und $NADP^+$, die an allen wichtigen Oxidoreduktase-abhängigen Reaktionen des Organismus beteiligt sind, vgl. die Lehrbücher der Biochemie. Nicotinsäure und Niacinamid werden intestinal gut resorbiert.

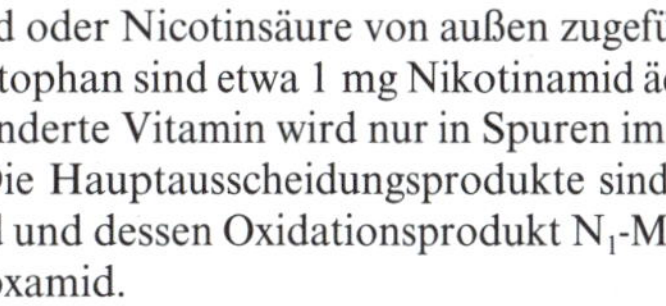

Abb. 10: Nicotinsäure und Nicotinamid.

Normalerweise werden $2/3$ des Nicotinamidbedarfs aus dem Tryptophanstoffwechsel gedeckt. Nur $1/3$ des Bedarfs muß als Nicotinamid oder Nicotinsäure von außen zugeführt werden. 60 mg Tryptophan sind etwa 1 mg Nikotinamid äquivalent.

Das unveränderte Vitamin wird nur in Spuren im Urin ausgeschieden. Die Hauptausscheidungsprodukte sind N_1-Methylnicotinamid und dessen Oxidationsprodukt N_1-Methyl-6-pyridon-3-carboxamid.

Mangelerscheinungen

Ein Mangel an Nicotinsäure bzw. Nicotinamid läßt sich anhand der im Plasma gemessenen Konzentrationen (vgl. Tab. 2, S. 581) nicht hinreichend sicher beurteilen. Verläßliche Auskunft ergibt die Metaboliten-Bestimmung im Urin des nüchternen Patienten am Morgen; innerhalb einer Stunde sollen nicht weniger als 30 mcg N_1-Methylnikotinamid ausgeschieden werden. Zur Beurteilung kann auch eine Nicotinsäure bzw. Nicotinamid-Belastung herangezogen werden bzw. die Bestimmung der Vitamin-Metaboliten im Plasma.

Das Vollbild des Nicotinamid-Mangels ist die **Pellagra**; sie ist gekennzeichnet durch Dermatitis, Dementia und Diarrhö. Die Krankheit beginnt mit Appetitlosigkeit, Gewichtsverlust, Schwindelanfällen und Depressionen. Die Haut zeigt eine gesteigerte Lichtempfindlichkeit. Der Bedarf an Nicotinsäure ist von der Kalorienzufuhr abhängig. Zur Verhinderung einer Pellagra gilt eine Zufuhr von 4,4 mg Nicotinsäureamid bzw. Nicotinsäure pro 1 000 kcal als ausreichend. Da der Nicotinamidbedarf zum überwiegenden Teil aus dem Proteinstoffwechsel (Tryptophan) gedeckt wird, treten Mangelerscheinungen überall dort auf, wo der Eiweißanteil der Nahrung gering ist, z. B. bei überwiegender Ernährung mit Cerealien. Der Tryptophangehalt bestimmter Maissorten ist besonders niedrig.

Angesichts der Struktur-Ähnlichkeit überrascht es nicht, daß Isonicotinsäurehydrazid (INH) nicht nur einen Mangel an Vitamin B_6, sondern – wenn auch in geringerem Umfange – an Nicotinsäure verursacht und die entsprechenden Symptome hervorruft. Dabei wird INH offenbar anstelle von Nicotinsäure in ein Coenzym eingebaut, das seine katalytischen Funktionen nicht erfüllen kann. Hinsichtlich des durch INH verursachten Mangels an Pyridoxal vgl. S. 674.

Unerwünschte Wirkungen, Wechselwirkungen

Nicotinsäure und Nicotinamid zeigen eine bemerkenswert geringe akute Toxizität, die bei Tieren (LD_{50}) nach oraler Einnahme im Grammbereich pro kg Körpergewicht liegt. Da Nicotinsäure pharmakotherapeutisch zur Senkung der Plasmalipide verwendet wird, ist auch die Anwendung von Dosen zwischen 3 und 6 g beim Menschen nichts Ungewöhnliches (s. S. 506 f.). Zu Beginn der Therapie, die einschleichend erfolgt, leiden die Patienten in der Regel unter der gefäßerweiternden Wirkung (flush). In den therapeutisch verwendeten hohen Dosen senken Nicotinsäure und Nicotinamid die Glukosetoleranz. Dies bedeutet beim Insulin-abhängigen Diabetiker einer Steigerung des Insulinbedarfs bzw. bei Anwendung oraler Antidiabetika (Typ II-Diabetes) wird deren Wirksamkeit beeinträchtigt.

Therapie

Die Behandlung der **Pellagra** wird mit täglich 300–500 mg Nicotinamid (Nicotinsäureamid DAB) durchgeführt. Die Versorgung des Organismus bei Schwangerschaft bzw. Malabsorptionssyndrom wird mit 100–200 mg oral bzw. parenteral gewährleistet. Nicotinsäure erweitert in Dosen zwischen 20 und 200 mg die Gefäße und wird bei **Durchblutungsstörungen** appliziert.
Hinsichtlich der Anwendung hoher Nicotinsäure-Dosen zur Senkung der Plasma-Lipide vgl. S. 506 f. Dort sind auch die wichtigsten Nebenwirkungen der Nicotinsäure beschrieben.

Cobalamine (Corrinoide)

Chemie

Die Grundstruktur der Corrinoide ist ein Corrin-Ring, der im Unterschied zum Porphyrin durch 3 und nicht durch 4 Methingruppen verknüpft ist. Die Corrinoide mit Vitamincharakter werden Cobalamine genannt.
Die Wirkstoffe dieser Gruppe (vgl. Abb. 11) zeichnen sich durch antiperniziöse Wirksamkeit aus; sie sind identisch mit dem „extrinsic factor" des antiperniziösen Prinzips. Früher wurden sie in der Vitamin-B_{12}-Gruppe zusammengefaßt.

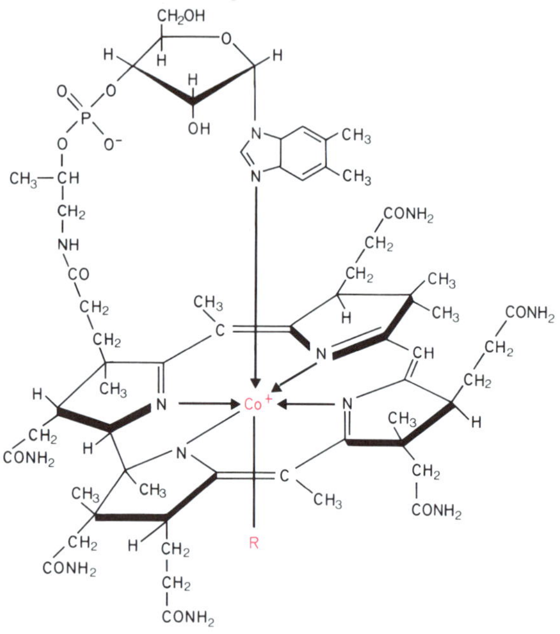

R = CN; Cyanocobalamin (Vit. B_{12})
R = OH; Hydroxocobalamin (Vit. B_{12a})
R = H_2O; Aquocobalamin (Vit. B_{12b}); geht bei alkalischem pH
                         in Vit. B_{12a} über!
R = CH_3; Methylcobalamin (Cobalamin-Coenzym)

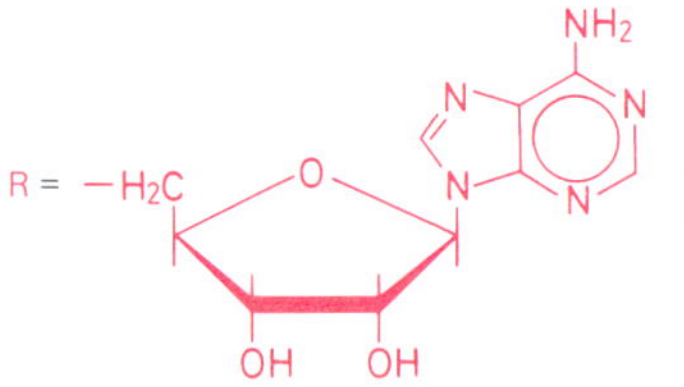

5-Desoxyadenosylcobalamin
(Cobalamin-Coenzym)

Abb. 11: Cobalamin und seine Coenzyme.
Das Ringsystem der Cobalamin-Coenzyme wird Corrinring genannt, im Unterschied zum Prophyrinring ist es nur durch 3 und nicht 4 Methin-Gruppen verknüpft. Die beständigste Verbindung ist das Cyanocobalamin. Hydroxo- und Aquocobalamin gehen, abhängig vom pH-Wert der Lösung, ineinander über; sie können bei Cyanidvergiftung als Cyanidfänger fungieren (s. S. 760). Als Coenzyme wirken 5-Desoxyadenosyl- bzw. Methyl-Cobalamin.

Biochemische Wirkungen

Corrinoide wirken in zweierlei Form als Coenzyme: als **5-Desoxyadenosylcobalamin** und als **Methylcobalamin.** **5-Desoxyadenosylcobalamin** katalysiert die Umlagerung von Alkylresten, beispielsweise die Isomerisierung von Methylmalonyl-Co A zu Succinyl-Co A beim Abbau von Fettsäuren mit ungeraden Zahlen von C-Atomen. Beim Mangel an Corrinoiden wird Methylmalonsäure im Urin ausgeschieden.
Methylcobalamin ist an den Methylierungsreaktionen beteiligt, deren Ablauf an die Präsenz von Folsäure geknüpft ist (Abb. 14). An dieser Stelle besteht eine enge Beziehung zwischen der Wirkung von Corrinoiden mit derjenigen der Folsäure. Beim Mangel an Corrinoiden ist die Aktivität der Hydroxymethyltetrahydrofolsäure-Reduktase vermindert, die

für die Regeneration der Tetrahydrofolsäure aus N5-Methyltetrahydrofolsäure wichtig ist. So erklärt sich der sekundäre Folsäure-Mangel bei der perniziösen Anämie.

Wie bei vielen Säugetieren wird in den Parietalzellen der Magenschleimhaut des Menschen ein Glykoproteid gebildet, das Cobalamin bindet. Die Bindung ist sehr spezifisch; mit anderen in der Nahrung vorhandenen bzw. bakteriell gebildeten Corrinoiden geht dieses Protein keine Verbindung ein. Dieses Mukoproteid ist der „Castle-Factor" bzw. der „intrinsic factor" des antiperniziösen Prinzips. Als Mukoproteid-Komplex gelangt Vitamin B_{12} ins Ileum, wo es mit Hilfe eines Rezeptors durch Endozytose ins Epithel aufgenommen wird.

Im Innern der Mucosazelle des Ileums wird Cobalamin vom „intrinsic Factor" abgehängt und an Transcobalamin II, ein β-Globulin, gebunden (MM ~ $3,8 \cdot 10^4$). Dieser Komplex aus Cobalamin und Transcobalamin II verläßt die Zelle offenbar durch einen exozytotischen Vorgang zur Blutseite hin.

Der Durchtritt von Cobalamin durch die Mucosazelle des Ileums verläuft langsam; wenn radioaktiv markiertes Cobalamin von gesunden Probanden mit der Nahrung aufgenommen wird, dann sind die maximalen Blutkonzentrationen erst 6–8 Stunden später erreicht.

Bei einem großen Teil der Patienten, die an perniziöser Anämie leiden, fanden sich Antikörper, die offensichtlich die Bindungsstelle des „intrinsic factor" für die Anheftung der Cobalamine bzw. die Bindungsstelle für die Anheftung des Cobalamin-intrinsic-factor-Komplexes an die Mucosazellen des Ileums besetzt halten. Für die Wirkung und den Transport von Transcobalamin II sind auch Bindeproteine im Serum von Bedeutung. Sie scheinen für die organspezifische Versorgung wichtig zu sein. Einzelheiten müssen der einschlägigen Literatur entnommen werden (z. B. R. M. Donaldsen: Intrinsic Factor and the Transport of Cobalamine, in: Physiology of the Gastrointestinal Tract, L. R. Johnson, Raven Press, New York 1987).

Mangelerscheinungen

Die Ausscheidung von Methylmalonsäure im Urin kann als empfindliches Zeichen für einen Mangel an Corrinoiden betrachtet werden. Hinsichtlich der Cobalamin-Konzentrationen im Plasma vgl. Tab. 2, S. 581.

Eine differentialdiagnostische Verfeinerung ist die Durchführung des **Schilling-Tests** mit exogener Zufuhr von „extrinsic factor". Die Unterscheidung eines durch eine exokrine Pankreasinsuffizienz bedingten Cobalamin-Mangels läßt der modifizierte Schilling-Test zu, bei dem eine Doppelmarkierung mit radioaktiven Kobaltisotopen verwendet wird.

Bei Mangel an Cobalaminen kommt es zur **perniziösen Anämie,** einer makrozytären Anämie, die durch Megaloblasten im Markausstrich gekennzeichnet ist. Blutbild und Markausstrich sind bei Folsäure-Mangel praktisch nicht von den bei Cobalamin-Mangel zu unterscheiden. Gleichzeitig mit der Anämie ist bei Cobalamin-Mangel eine neurologische Erkrankung zu beobachten, eine progressive Zerstörung der Achsenzylinder der Rückenmarksneuronen, die mit Lähmungen einhergeht, die **funikuläre Myelose.** Neurologische Störungen nach Antikonvulsiva (Phenobarbital, Phenytoin, Primidon) sollen auf eine Störung des Folsäure- und/oder Cobalamin B_{12}-Stoffwechsels zurückzuführen sein.

Bei ausgewogener Kost nimmt der Mensch täglich zwischen 10–30 mcg Vitamin B_{12} bzw. Cobalamine zu sich; davon werden maximal 5 mcg resorbiert.

Die Verarmung des Organismus an Cobalaminen wird auch durch einen enterohepatischen Kreislauf begünstigt, über den täglich rund 3 mcg Cobalamine mit der Galle ausgeschieden werden. Normalerweise können diese Mengen im Ileum reabsorbiert werden. Nach Ileumresektion kann sich aber auf diese Weise, allerdings erst nach Jahren, eine negative Cobalamin-Bilanz des Organismus einstellen. Die Halbwertzeit von Cobalamin im Plasma, wo es zum größten Teil an Transcobalamin gebunden ist, beträgt 5 Tage, in der Leber jedoch mehr als 1 Jahr. Die Verluste der täglich ausgeschiedenen Cobalaminmenge, die mit 0,1–0,2% des Gesamtkörperbestandes veranschlagt werden, entsprechen etwa dem täglichen Bedarf (s. Tab. 1, S. 581).

Unerwünschte Wirkungen

Die akute Toxizität von Cobalaminen ist extrem gering, allerdings ist sie offensichtlich nie systematisch untersucht worden. Cobalamine in der Aquo- bzw. Hydroxo-Form können CN^--Anionen binden (s. S. 760). Dies macht sie für die Detoxifikation bei Cyanidvergiftungen geeignet, allerdings müssen Gramm-Dosen verabfolgt werden (s. unten).

Therapie

Bei **perniziöser Anämie** ist die Therapie der Wahl die parenterale Verabreichung von Cobalamin[1]: 14 Tage lang täglich 100 mcg Hydroxocobalamin, dann 2mal wöchentlich und nach Normalisierung des Blutbildes 1mal im Monat die gleiche Dosis. Zur Dauertherapie gibt es Depotpräparate (500 mcg alle 6–8 Wochen). Hohe Dosen zur Substitution bei Mangelerscheinungen sind wieder verlassen worden, seit erkannt wurde, daß nach Gabe von 100–1 000 mcg innerhalb von 2 Tagen 50–95% der Dosis mit dem Urin ausgeschieden worden sind. Die Therapie wird meistens mit der Gabe von Folsäure kombiniert (s. u.).

Brustkinder, bei denen nicht zugefüttert wird, müssen, wenn die Mutter über lange Jahre strikt vegetarisch gelebt hat, Cobalamin erhalten (vgl. Tab. 1, S. 581). Das gleiche gilt natürlich auch für die erwachsenen strengen Vegetarier, die Milchprodukte und Eier ablehnen.

Beim **Tic douloureux** soll Cobalamin in hohen Dosen (1 mg/Tag) gute Wirkungen zeigen.

Überdosierungserscheinungen von Cobalaminen sind nicht bekannt.

Der Anwendung von Cobalaminen als Fänger für CN^--Anionen bei der Cyanidvergiftung (vgl. S. 760) steht in der Regel ihre Nichtverfügbarkeit entgegen: die hierfür notwendige Form des Hydroxo- bzw. Aquo-Cobalamins ist pharmazeutisch-technisch schwer zu stabilisieren. Deshalb müssen Lösungen aus der Trockensubstanz jeweils frisch bereitet werden. Die Gramm-Mengen, in denen es zur Therapie gebraucht wird, sind überdies extrem teuer. Über die **Toxizität** so exzessiver Cobalamin-Dosierungen liegen noch keine ausreichenden Erfahrungen vor. Die wenigen Fälle, die bisher mit Aquocobalamin behandelt wurden, haben außer der Blaufärbung durch die Einlagerung in die Haut keine Hinweise auf unerwünschte Wirkungen gegeben.

Folsäure

Chemie, biochemische Wirkungen

Die Folsäure ist ein Pteridin-Derivat (s. Abb. 12). Die als Coenzym wirksame Form ist 5,6,7,8-Tetrahydrofolsäure. Ihre Bedeutung ist in der Übertragung von C_1-Einheiten (Syn. 1-Kohlenstoff-Bruchstücke) zu sehen, die vor allem für die Basensynthese im Nucleinsäurestoffwechsel zur Auswirkung kommt (s. Abb. 13). Rasch wachsende Gewebe sind deshalb besonders betroffen. Die im weißen Blutbild auftretenden

---

[1] Cyanocobalamin DAB, Hydroxocobalamin DAB.

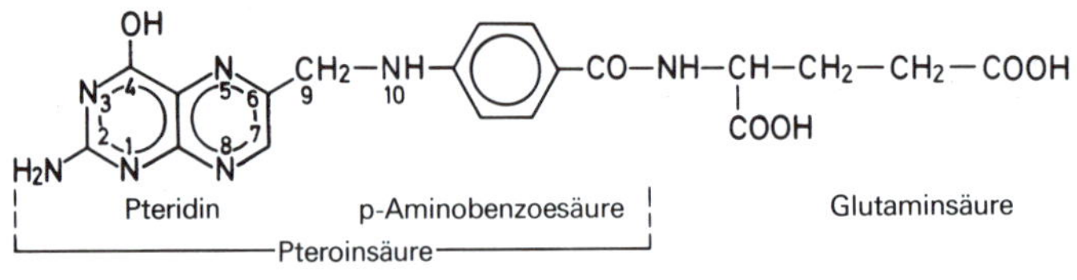

Abb. 12: Folsäure.

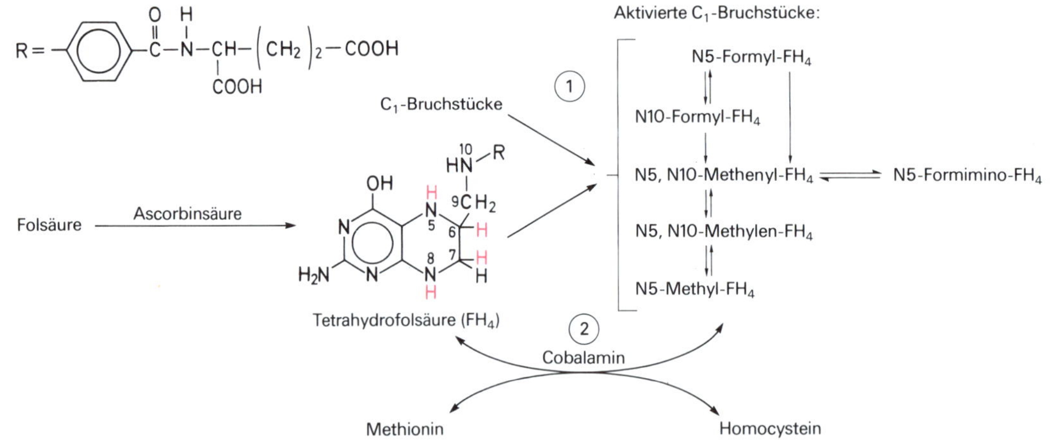

Abb. 13: Vereinfachtes Schema des Folatzyklus; Mechanismen für den Transfer von C_1-Bruchstücken im Stoffwechsel.
① Aus dem Abbau von Glycin, Threonin und Histidin sowie dem Umbau von Serin und Glycin stammen die C_1-Bruchstücke, die in unterschiedlichem Oxidationszustand durch Verbindung mit 5, 6, 7, 8-Tetrahydrofolsäure (FH 4) „aktiviert" werden. Sie werden zur Synthese von Aminosäuren, von Cholin (Acetylcholin) und vor allem von Purinbasen gebraucht. Zur Reduktion der Folsäure zu FH 4 ist Ascorbinsäure notwendig.
② Die Resynthese von FH 4 aus N 5-Methyl-FH 4 wird durch das Enzym Hydroxymethyl-FH 4-Reduktase katalysiert, dessen Coenzym Cobalamin (Vitamin B_{12}) ist. Mit diesem Schritt wird auch der Hauptträger der C_1-übertragenden Reaktionen im Organismus, Methionin, aus Homocystein regeneriert. Wegen seiner besonderen Bedeutung für C_1-übertragende Reaktionen im Organismus wird Methionin auch als partielles Vitamin bezeichnet. Über eine dritte Möglichkeit zur Übertragung von C_1-Bruchstücken verfügt der Organismus in Biotin. Gebunden an Eiweiß, überträgt Biotin C_1-Bruchstücke. Für einige Spezies hat Biotin Vitamin-Charakter. Der Einfachheit halber sind im Schema die Details der Reaktionsschritte sowie die energieliefernden Reaktionen nicht verzeichnet.

Megaloblasten haben der Folsäuremangelanämie ihren Namen gegeben.

An der Bildung der Tetrahydrofolsäure ist Ascorbinsäure beteiligt. Ascorbinsäuremangel, wie der früher aufgetretene Skorbut, kann sekundär einen Mangel an Folsäure nach sich ziehen, auf den die bei dieser Krankheit auftretende Anämie heute zurückgeführt wird.

Eine Schlüsselrolle spielt Tetrahydrofolsäure als Coenzym bei der Thymidylat-Synthese beim Aufbau von Nucleinsäure (DNA). Dabei werden nicht nur ein C_1-Bruchstück, sondern auch zwei Wasserstoffatome übertragen. Die Dihydrofolsäure muß anschließend durch Reduktase-Aktivität wieder aktiviert werden. Daran ist ein Cobalamin-haltiges Coenzym beteiligt. Durch diesen Reaktionsschritt wird, wie die Abb. 13 zeigt, auch die Synthese von Methionin kontrolliert. Mangel an Corrinoiden führt deshalb nicht nur zu einem Methioninmangel, sondern auch sekundär zu einem Mangel an Tetrahydrofolsäure, die nicht mehr in ausreichendem Maße aus Dihydrofolsäure reaktiviert werden kann.

In der Nahrung liegt Folsäure in Form von Pteroylpolyglutamaten vor. Voraussetzung für die Resorption der Folsäure ist die Abspaltung der Glutaminsäuren bis auf eine. Dafür ist eine Konjugase (Pteroyl-γ-Glutamylcarboxylpeptidase) notwendig, die im Bürstensaum der Mucosazellen, vor allem im Duodenum und im oberen Jejunum, aber auch in den unteren Darmabschnitten nachzuweisen ist. In der Mucosazelle wird

Tetrahydrofolsäure zur Dihydrofolsäure reduziert und zum größten Teil methyliert. In der Leberzelle erfolgt auch die Methylierung der Tetrahydrofolsäure.

Folsäure wird enteral bis zu einer Dosis von 15 mg vollständig resorbiert. Im Bereich der Mengen, die für die physiologische Substitution des Vitamins täglich notwendig sind (s. Tab. 1, S. 581), erfolgt die Aufnahme überwiegend durch Vermittlung eines Transportsystems in den Mucosazellen. Höhere Dosen werden überwiegend per diffusionem inkorporiert. Der Vorrat an Folsäure im Organismus wurde mit maximal 12 bis 15 mg ermittelt. Diese Menge deckt den Bedarf für 3 bis 4 Monate.

Folsäure, insbesondere die nichtmethylierten Analoga, werden an Plasmaproteine gebunden und so mit dem Blut im Organismus verteilt. Folsäurehaltige Enzyme sind nicht nur im Cytosol, sondern auch in den Mitochondrien und der Mikrosomenfraktion der Zellen nachzuweisen. Ein großer Teil, etwa 200 mcg/Tag, der Pteroylglutamate werden mit der Galle ausgeschieden und sind einem enterohepatischen Kreislauf unterworfen. Nach kleinen Gaben von Folsäure (1 mcg/kg Pteroylglutamat) werden weniger als 2% mit dem Urin ausgeschieden. Mit steigenden Dosen erhöht sich auch der Anteil der ausgeschiedenen Menge. Innerhalb von 6–12 Stunden werden nach Gabe von 150 mcg/kg Pteroylglutamat bis zu 90% der Dosis im Urin wiedergefunden, teils als Folsäure, teils als deren Metaboliten.

Mangelerscheinungen

Mangelerscheinungen treten bei einheimischer Sprue, Malabsorptionssyndrom, z. B. bei Dünndarmresektion und in der Schwangerschaft auf. Folsäure-Mangelerscheinungen werden nach Einnahme von Ovulationshemmern und bei Therapie mit Pyrimethamin und mit Antikonvulsiva wie Primidon, die beide strukturelle Beziehungen zu Pyrimidin haben, beobachtet. Sie hemmen die Tetrahydrofolsäurereduktase und damit die Bildung des aktiven Coenzyms. Folsäuremangel tritt auch bei der Therapie mit Folsäureantagonisten auf (vgl. S. 737 f.).

Folsäuremangel tritt während der Behandlung mit vielen Pharmaka auf. Bei längerdauernder Anwendung von **Antiepileptika** wie Phenytoin, Primidon und Barbitursäurederivaten wird die Resorption von Folsäure beeinträchtigt. Dies kann entweder durch Hemmung der Dekonjugasen im Bürstensaum der Mucosazellen oder durch Hemmung des Transfervorganges der Folsäure bedingt sein. Die Folge des Folsäuremangels, die Megaloblasten-Anämie, ist dagegen selten. Sie wird nur bei etwa 1 % derjenigen Patienten manifest, bei denen infolge der antiepileptischen Behandlung die Konzentration der Folsäure im Plasma abgesunken war. Außerdem wird diskutiert, daß durch die Antiepileptika die Aufnahme von Folsäure in die Körperzellen gehemmt wird. Auch Sulfasalazin kann die Folsäureresorption hemmen (vgl. S. 479).

Bei der Einnahme von Oestrogenen über längere Zeit, z. B. in oralen Kontrazeptiva, kann es zu einem Folsäuremangel kommen. Als Ursache wird eine Resorptionshemmung und eine Verteilungsstörung vermutet. Ein Folsäuremangel tritt immerhin bei 20 % der Dauereinnehmerinnen von Kontrazeptiva auf.

Metothrexat (vgl. S. 737) und Aminopterin bzw. Trimethoprim (vgl. S. 620 f.) sind Hemmstoffe der Dihydrofolat-Reduktase. Sie verhindern die Bildung des aktiven FH_4 aus FH_2. Bei Belastung mit Histidin wird bei Folsäuremangel im Urin vermehrt Formiminoglutaminsäure gefunden. Hinsichtlich des sekundären Folsäuremangels, der bei Mangel an Corrinoiden immer auftritt, vgl. S. 593.

Überdosierungserscheinungen, unerwünschte Wirkungen

Überdosierungen von Folsäure sind beim Menschen so gut wie unbekannt. Früher wurden hohe Dosen, bis zu 100 mg/Tag, therapeutisch benutzt. Die Patienten litten unter Schlaflosigkeit, Reizbarkeit und Stimmungsschwankungen. Einzelbeobachtungen deuten darauf hin, daß die Symptomatik der Patienten, die an Schizophrenie leiden, durch Folsäuregaben (1–3 mg/Tag) über mehrere Wochen intensiviert werden kann. Wie im Tierversuch die Anfallsbereitschaft der Ratte durch Folsäure verstärkt werden kann, scheinen auch einzelne Epileptiker empfindlich zu sein. Folsäure inhibiert in hohen Dosen die antiepileptische Wirkung von Phenytoin, Primidon und Barbitursäurederivaten. Vor allem bei Kindern ist es zu vermehrter Anfallshäufigkeit gekommen. In den USA ist deshalb die Höchstmenge in Folsäuretabletten auf 1 mg limitiert worden.

Bei **Leukämien** ist Folsäure kontraindiziert (ausgenommen zur Behebung eines Folsäure-Mangels nach Behandlung mit Folsäureantagonisten; s. S. 738).

Bei Tieren führten hohe Dosen zur Auskristallisation von Folsäure und ihren Metaboliten in den Nierentubuli.

Therapie

Makrozytäre Anämien werden immer kombiniert mit Vitamin B_{12} und Folsäure behandelt: 5–20 mg Folsäure (DAB) oral oder parenteral. Wichtig ist, daß bei alleiniger Folsäure-Behandlung bei einer perniziösen Anämie zwar das Blutbild normalisiert wird, die funikuläre Myelose jedoch unbeeinflußt bleibt. Eine weitere Indikation für Folsäure ist die Behandlung mit Folsäureantagonisten und Ovulationshemmern.

Hier, wie bei Störungen der Resorption bedingt durch Malabsorption und/oder Folsäure-Dekonjugasemangel in der Mukosa, muß Folsäure in hohen Dosen (50–100 mg) oral oder parenteral verabreicht werden.

L-Ascorbinsäure (Vitamin C)

Chemie, biochemische Wirkungen

L-Ascorbinsäure ist chemisch 2,3-Endiol-L-Gulonsäure-γ-Lacton (s. Abb. 14).

Die biologische Wirkung der L-Ascorbinsäure beruht darauf, daß sie als Elektronendonator bzw. -akzeptor wirken kann. Sie steht dabei in einem Redoxgleichgewicht mit der radikalischen L-Semidehydroascorbinsäure. L-Ascorbinsäure wirkt als ein 1-Elektronendonator (vgl. Abb. 14). Das Ascorbinsäureelektronen-Donator bzw. -Akzeptorsystem wird an vielen Stellen des Stoffwechsels gebraucht. Die Rolle der L-Ascorbinsäure bei der Kollagensynthese wird mit dem Hauptsymptom des Skorbuts, der gesteigerten Fragilität der Blutgefäße, in Zusammenhang gebracht. Im L-Ascorbinsäuremangel ist die Hydroxylierung von Prolin und Lysin im Prokollagen zu Hydroxyprolin bzw. Hydroxylysin blockiert. Möglicherweise fungiert L-Ascorbinsäure als Elektronen-Donator bei der Hydroxylierung von Aminosäuren. Eine andere Hypothese geht davon aus, daß die Prokollagen-Hydroxylase selbst aus einer inaktiven Vorstufe mit Hilfe der L-Ascorbinsäure aktiviert wird.

Die L-Ascorbinsäure spielt auch bei der Hydroxylierung von Nebennierenrinden-Steroiden, Dopamin (zu Noradrenalin) und Tryptophan (zu 5-Hydroxytryptophan) als Redoxsystem eine Rolle sowie beim enzymatischen Abbau von Fremd- und Arzneistoffen. Beim Meerschweinchen nimmt der Cytochrom-P-450-Gehalt der Leber im L-Ascorbinsäuremangel ab. Zu den wichtigen L-Ascorbinsäure-vermittelten Stoff-

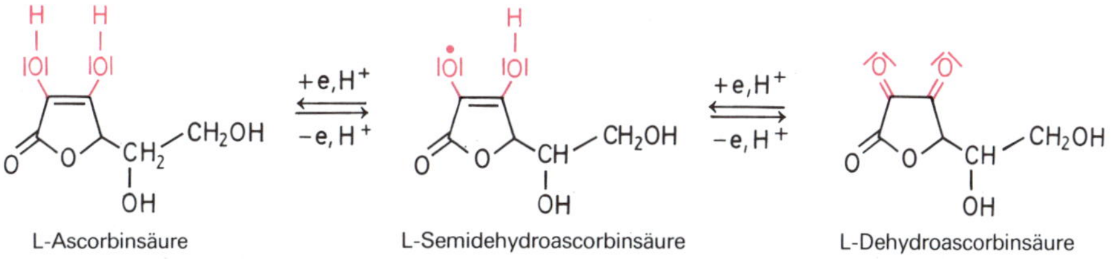

Abb. 14: Ascorbinsäure als Protonen- bzw. Elektronen-Donator und -Akzeptor.
Die biologisch wichtigen Redoxvorgänge laufen zwischen L-Ascorbinsäure und der radikalischen L-Semidehydroascorbinsäure ab. L-Ascorbinsäure ist ein 1-Elektronendonator (pK_{a1} und pK_{a2} der beiden Säuren 4,1 u. 11,8). L-Dehydroascorbinsäure entsteht durch Disproportionierung der L-Semidehydroascorbinsäure (nach Hj. Staudinger, TIBS Sept. 1978, 211–213).

wechselschritten gehört die Bildung der Tetrahydrofolsäure aus Folsäure (vgl. Abb. 13). Die makrozytäre Anämie beim Skorbut wird auf den daraus resultierenden Mangel an Tetrahydrofolsäure zurückgeführt. Die mikrozytäre Anämie soll die Folge eines Eisenmangels sein (Resorptionsstörung?), vgl. S. 460 f.

L-Ascorbinsäure ist für den Abbau cyclischer Aminosäuren von Bedeutung, insbesondere für den Abbau des Tyrosins, und zwar für die Spaltung des Rings der Homogentisinsäure. Das spielt bei Säuglingen eine Rolle, die mit proteinreicher Kuhmilch ernährt werden. Die dabei auftretenden Störungen beim Abbau cyclischer Aminosäuren können durch L-Ascorbinsäure normalisiert werden.

Das Interesse der Biochemie gilt heute vornehmlich der Rolle von L-Ascorbinsäure als Antioxidans (s. S. 586). L-Ascorbinsäure zählt nach deutschem Recht zu den Lebensmitteln und ist in Backmehl, Fleisch, Obst- und Gemüsesäften sowie in Fetten, hier als Palmitinsäureester, enthalten.

In den Lebensmitteln wird durch L-Ascorbinsäure, die in der Regel zusammen mit einem Chelatbildner zur Metallkomplexierung angewendet wird (s. S. 767 f.), die oxidative Denaturierung, d. h. das Ranzigwerden, im Fleisch und außerdem die Bildung von Nitrosaminen verhindert.

L-Ascorbinsäure wird in physiologischen Konzentrationen vor allem in den oberen Abschnitten des Dünndarmes, stereoselektiv durch Vermittlung eines Transportsystems, resorbiert. Der prozentuale Anteil der resorbierten Mengen sinkt mit steigender Dosis: bei 100 mg werden rund 70 % der Dosis resorbiert, bei 1,5 g nur noch 50 % und bei 12 g rund 16 % der Dosis. Die absolut resorbierten Mengen nehmen dabei ständig zu: rund 125 mg bei der Dosis von 180 mg, 750 mg bei der Dosis von 1,5 g und fast 2 g bei der Dosis von 12 g.

Rund 35−50 % der täglichen Oxalat-Produktion im Harn (30−40 mg) stammen beim gesunden Erwachsenen, der normal ernährt wird, aus der L-Ascorbinsäure. Die Umwandlung von L-Ascorbinsäure in Oxalsäure ist sättigbar; oberhalb eines Gesamtumsatzes von 80−120 mg/Tag bleibt der Anfall von 40−50 mg Oxalsäure bemerkenswert stabil. Bei Menschen mit einer entsprechenden Disposition sind bei täglichen Dosen von 4 g L-Ascorbinsäure Oxalatsteine in den ableitenden Harnwegen beobachtet worden. Deshalb ist mit Dosen von mehr als 2−3 g/Tag bei diesen Menschen Vorsicht geboten. Ohne eine entsprechende Anamnese oder familiäre Belastung werden aber derartige Dosen von Gesunden problemlos vertragen. Die Oxalsäure bei Patienten, die an einer Hyperoxalurie leiden, stammt nur zum geringsten Teil aus dem L-Ascorbinsäure-Stoffwechsel.

Mangelerscheinungen

Folgen des Mangels an L-Ascorbinsäure sind der **Skorbut** der Erwachsenen und die **Möller-Barlowsche Erkrankung** des Kleinkindes. Früher sehr gefürchtet, sind sie aus unserem Gesichtskreis vollständig verschwunden. Die Symptome sind petechiale Blutungen, die auf eine erhöhte Kapillarfragilität, vor allem infolge der Kollagenstoffwechselstörung, zurückgeführt werden. Ekchymosen, vor allem subperiostal, Schwellungen und Blutungen der Gingiva. Ferner ist die Bildung von Osteoid und Dentin in Mitleidenschaft gezogen; Knochen- und Zahn-Wachstum des Kindes sind retardiert. Abgeschlagenheit, Muskelschwäche, Atemnot und Depressionen sind die uncharakteristischen Anfangserscheinungen.

Als brauchbares Maß für die Beurteilung der Versorgung des Organismus gilt die Konzentration von L-Ascorbinsäure in Leukozyten: 30 mg/100 g Zellen gelten als Norm. Die Konzentration von L-Ascorbinsäure im Plasma ist in Tab. 2,

S. 581 verzeichnet. Bei **Tyrosinbelastung** tritt im Urin p-Hydroxyphenylpyruvat auf, wenn ein L-Ascorbinsäuremangel besteht. Normalerweise wird p-Hydroxyphenylpyruvat durch eine Hydroxylase, die der Gegenwart der L-Ascorbinsäure bedarf, in Homogentisat übergeführt. Der Mechanismus der Reaktion ist noch nicht endgültig aufgeklärt.

Unerwünschte Wirkungen, Wechselwirkungen

L-Ascorbinsäure wird bemerkenswert gut vertragen. Diese Aussage basiert auf den Erfahrungen bei der Anwendung von Megadosen in den USA. Megadosen, das sind Einnahmen von täglich über 10 bis 100 g/Tag! Wie sich dieser Mißbrauch allerdings bei langjähriger, unter Umständen jahrzehntelanger Einnahme derartiger Dosen darstellt, kann heute noch nicht beurteilt werden. Auf die Möglichkeit der Oxalatsteinbildung bei prädisponierten Menschen ist bereits oben hingewiesen worden. L-Ascorbinsäure fördert die Eisenresorption; deshalb sind Siderosen zu befürchten. Die bei hohen Dosen manchmal beobachtete Diarrhö ist vermutlich auf die osmotische Wirkung der L-Ascorbinsäure im Darmlumen zurückzuführen. In der Literatur wird über einen Einzelfall eines Greises berichtet, der nach 80 g L-Ascorbinsäure (i.v., innerhalb von 2 Tagen) an Niereninsuffizienz verstorben ist. Glucose-6-phosphat-Dehydrogenasemangel-Träger können bei Megadosen von L-Ascorbinsäure Hämolyse entwickeln.

Inwieweit L-Ascorbinsäure, wiederum in hohen Dosen, **Interaktionen** mit anderen Arzneimitteln nach sich zieht, kann gegenwärtig noch nicht endgültig beurteilt werden. Sicher ist, daß viele klinisch-chemische Bestimmungen durch die hohen Konzentrationen von L-Ascorbinsäure im Plasma gestört werden. So ist bekannt, daß die Harnsäurebestimmungen nicht beurteilbar sind.

Therapie

Der **tägliche Bedarf** an L-Ascorbinsäure kann der Tab. 1, S. 581 entnommen werden. Der Bedarf ist gesteigert in der Schwangerschaft (100−200 mg/Tag) sowie bei **Früh-** und **Neugeborenen;** er wird mit 6 mg/kg und Tag veranschlagt.

L-Ascorbinsäure wird bei **Malabsorption,** insbesondere zur Steigerung der Resorption von Eisen (vgl. S. 459 f.) empfohlen. Bei Methämoglobinämie werden Erwachsenen 1−3 g, Kindern 0,5−1 g L-Ascorbinsäure i.v. appliziert (s. S. 766). Die L-Ascorbinsäure-Gabe bei Erkältungskrankheiten (0,2− 0,5 g/Tag) zeigte im kontrollierten klinischen Versuch eine gewisse Schutzwirkung. Die Bedeutung dieser Beobachtung für die praktische Therapie ist nach wie vor umstritten.

Erwähnenswert ist die negative Korrelation zwischen der Zahl an Carcinomen und anderen neoplastischen Erkrankungen mit dem Ascorbinsäuregehalt der Nahrung, z.B. des Koloncarcinoms oder des Cervixcarcinoms. Die Überlebenszeit von Krebspatienten konnte durch L-Ascorbinsäurezulagen in hohen Dosen (4−10 g/Tag) verlängert werden. Da L-Ascorbinsäure zu den wirksamsten Inhibitoren der N-Nitrosierung gehört, wird auch ein Beitrag zur Verringerung der Tumorhäufigkeit erwartet, die durch N-Nitrosamine ausgelöst wurde. Ascorbinsäure füllt neben den anderen Antioxidantien wie α-Tocopherol, den antioxidativ wirksamen Verbindungen aus der Gruppe der Retinoide und Selen, in zunehmendem Maße die Zeilen der Standes- und Tagespresse, in der Erwartungen hinsichtlich der Schutzfunktion dieser Antioxidantien vor Herz-Kreislauf-Erkrankungen, Krebs und Alterserscheinungen propagiert werden. Daraus lassen sich Empfehlungen für die Ernährungsgewohnheiten ableiten, jedoch keinesfalls Indikationen für die Verschreibung von L-Ascorbinsäure.

Spurenelemente

Definition

Für Wachstum, Reifen und zur Fortpflanzung ist der menschliche Organismus auf bestimmte chemische Elemente angewiesen („essentielle Elemente"). Spurenelemente werden diejenigen biologisch essentiellen chemischen Elemente genannt, deren Anteil an der Körpermasse kleiner als 0,01 % ist.
Biologisch wichtig oder essentiell ist ein Element dann,
1) wenn es in allen lebenden, gesunden Geweben – zumindest innerhalb einer zoologischen Familie – regelmäßig nachgewiesen werden kann. Die Gewebskonzentrationen von Spezies zu Spezies sollten dabei nicht in Größenordnungen voneinander abweichen;
2) wenn der Entzug des Elementes Mangelerscheinungen hervorruft,
3) die durch Zulagen des Elementes aufgehalten werden können und
4) die auf molekularer Ebene einem umschriebenen biochemischen Defekt zugeordnet werden können; das ist für eine Reihe von Spurenelementen auch heute noch Gegenstand der Forschung.

Essentielle Elemente für den Menschen

In Tab. 6 sind die für den Menschen essentiellen Spurenelemente, der Gehalt des Körpers und der Tagesbedarf, zusammengefaßt. Unter den Kandidaten für die Liste der Spurenelemente befindet sich Fluor. Die Funktionen der Spurenelemente im menschlichen und tierischen Organismus sind in Tab. 7 wiedergegeben. Hinsichtlich der Rolle von Magnesium s. S. 423).
Neben dem bereits erwähnten therapeutischen Gebrauch von Eisen (s. S. 457 f.), Fluorid (s. S. 762 f.) und Iod (s. S. 568 f.) haben in der letzten Zeit vor allem **Zink, Kupfer** und **Selen** von sich reden gemacht. Deshalb sollen hier einige wichtige Symptome und Erkrankungen erläutert werden, bei denen diese Metalle indiziert, u. U. sogar lebensrettend sind.

Zink

Akuter Zinkmangel. Der akute Zinkmangel kann beim Menschen experimentell mit oral verabfolgtem L-Histidin (16–64 mg) innerhalb von wenigstens 3 bis längstens 14 Tagen erzeugt werden. Die Voraussetzung dafür, daß ein akuter Zinkmangel unter klinischen Bedingungen auftritt, ist die parenterale Ernährung mit hohen Konzentrationen freier Aminosäuren und Glucose. Neurologisch werden Funktionsstörungen des ZNS, Geruchs- und Geschmacksstörungen und Appetitlosigkeit festgestellt; die Patienten sind unter Umständen ataktisch. An der Haut finden sich neben Ausschlägen zuweilen bullöse Abhebungen, außerdem Schädigungen der Mundschleimhaut und bei gegebenem Anlaß eine verzögerte Wundheilung.

Chronischer Zinkmangel. Zu Beginn der sechziger Jahre wurde in den USA ein Syndrom beschrieben, das mit **Zwergwuchs, Hypogonadismus und Anämie** einhergeht; Zinkzulagen zur Nahrung bewirkten einen dramatischen Wachstumsschub und die Normalisierung der übrigen Symptome. Das Syndrom, möglicherweise genetisch bedingt, wurde daraufhin in vielen Ländern beobachtet.
Sorgfältige Studien haben gezeigt, daß ein **alimentärer Zinkmangel** vor allem in sogenannten Entwicklungsländern herrscht, wo die vornehmlich pflanzliche Nahrung reich an Phytaten ist; demzufolge ist Zink in der Nahrung nur schlecht für die Resorption verfügbar. Mangelsyndrome sind auch in den USA, vorwiegend bei der Bevölkerung ärmerer Schichten, beobachtet worden. Von dort stammt auch die Beobachtung der Förderung der Wundheilung durch Zink. In Deutschland konnte diese Beobachtung bislang noch nicht bestätigt werden.
Zinkzulagen zur Nahrung sind lebensrettend bei der **Acrodermatitis enteropathica.** Die Krankheit ist autosomalrezessiv vererblich. Sie kann schon im Säuglingsalter manifest werden; oft allerdings erst nach Abstillen und Übergang auf an-

Tab. 6: Essentielle Elemente für den menschlichen Körper.

Element	Körperbestand (g)	Tagesbedarf (mg)	Hauptsächliche Mangelerscheinungen	Entdeckung
Eisen	3,5–4,5	0,5–5[1]	mikrozytäre Anämie	19. Jh.
Zink	1,4–2,3	0,4–6[1]	Wachstumsstörungen Haarausfall verzögerte Wundheilung	1934
Kupfer	0,08–0,12	1–2,5[1]	mikrozytäre Anämie Wachstumsstörungen	1928
Mangan	0,012–0,020	2–5	Sterilität Knochenmißbildungen (Chondrodystrophie)	1931
Molybdän	~ 0,020	~ 0,4	bei Menschen keine bekannt	1953
Iod	0,010–0,020	0,1–0,2	Hypothyreose, Kretinismus	19. Jh.
Kobalt	~ 0,010	<0,005	makrozytäre Anämie[2]	1935
Chrom	<0,006	<0,005	bei Menschen keine bekannt	1959
Selen	nicht bekannt	0,075	bei Menschen immunologische Abwehrschwäche?[3]	1957

[1] Abhängig von Alter, Geschlecht und Funktionszustand des Organismus (Schwangerschaft) etc.; [2] Cobalamin-Mangel; [3] Beim Tier Wachstumsstörungen, Nekrosen in Leber und Muskelgewebe. Im Tierexperiment hat Selen ähnliche antioxidative Eigenschaften wie die Tocopherole.

Tab. 7: Wirkorte und Funktion von Spurenelementen.

Spurenelemente sind, soweit es sich um Metalle handelt, im Stoffwechsel ganz überwiegend wichtige Bestandteile von Enzymen. Sind die Spurenelemente Bestandteil eines aktiven Enzymzentrums, können sie in dieser Rolle nicht durch andere Elemente ersetzt werden: Eisen im Hämoglobin und in den Cytochromen, Kupfer in einer Reihe von Oxidasen, Zink in der Carboxypeptidase und der Carboanhydrase. Manchmal sind Metalle als Bestandteil der Wirkgruppe des Enzyms zur Polarisation des Substrats im aktiven Zentrum wichtig; sie können von anderen Metallen gleicher Wertigkeit in ihrer Funktion ersetzt werden: Mangan in der Pyruvatcarboxylase.

Spurenelemente haben für Enzyme oft nur aktivierende Eigenschaften. Dabei ist die Spezifität der Wirkung gering und Metalle gleicher Wertigkeit können sich gegenseitig vertreten: Mn^{2+} und Mg^{2+} bei der Aktivierung der Glutaminsynthetase. Vielfach ist Funktion und Wirkort essentieller Elemente noch unbekannt. Das gilt z. B. für Chrom; eine im Zuckerstoffwechsel wirksame, organische Chromverbindung wird als Glucose-Toleranz-Faktor bezeichnet. Er wird aus Brauereihefe (Saccharomyzes) gewonnen und enthält neben Aminosäuren Nicotinsäure. Im Tierversuch verstärken Chromverbindungen die Wirkungen von Insulin.

Anorganisches Kobalt ist nicht für alle Organismen ein Spurenelement; der Mensch ist vor allem auf die Zufuhr der wirksamen organischen Verbindung Cobalamin, angewiesen (vgl. S. 592 f.).

Element	Verbindung, in der das Element enthalten ist	Element	Verbindung, in der das Element enthalten ist
Eisen	Hämoglobin, Myoglobin Cytochrom, Katalase-Peroxidase Flavoproteide	Mangan	Peptidasen Arginase Glutamin-Synthetase Pyruvat-Carboxylase Isocitrat-Dehydrogenase Glycosyl-Transferasen ATP
Zink	Carboanhydrase Carboxypeptidase Alkohol-Dehydrogenase Phosphoglycerinaldehyd-Dehydrogenase Glutamat-Dehydrogenase Lactat-Dehydrogenase DNS-Polymerase RNS-Polymerase (?)	Iod	Schilddrüsenhormone (T_3, T_4)
		Molybdän	Aldehyd-Oxidase Xanthin-Oxidase Sulfit-Oxidase
Kupfer	Cytochrom-Oxidase Diphenyl-Oxidase Amin-Oxidasen Tyrosin-Hydroxylase Uricase Superoxid-Dismutase (Cupreine) Flavoproteide Ferroxidase (Coeruloplasmin)	Kobalt	Corrinoide (Cobalamin) Glycyl-glycin-Dipeptidase β-Hydroxybutyrat-Dehydrogenase
		Chrom	Trypsin (?) Renin (?) Glucose-Toleranz-Faktor (Zusammensetzung?)
		Selen	Glutathion-Peroxidase T_4-Deiodase

dere Nahrung. Die Krankheit ist charakteristisch durch Hauterscheinungen, Alopezie, Durchfälle und psychische Störungen. In den Paneth-Zellen des Dünndarmes können elektronenoptisch charakteristische Einschlüsse nachgewiesen werden. Die Konzentration von Zink im Plasma dieser Patienten ist erniedrigt (Normalwerte: 60–150 mcg/100 ml Plasma beim Erwachsenen; 50 bis 200 mcg/100 ml Plasma beim Kind). Die intestinale Zink-Resorption ist verringert, die Ausscheidung von Zink dagegen ist normal. Die Symptome können innerhalb weniger Tage durch Zinkzulagen zur Nahrung (täglich zwischen 35 und 160 mg Zink in 2–3 Portionen) zum Verschwinden gebracht werden. Längere Beobachtungen derartiger Patienten zur Beurteilung des Wertes der Therapie, insbesondere der Dauer der Remission und des Erfolges einer Dauertherapie liegen noch nicht vor.

Zinksalze gibt es als Mono- bzw. Kombinationspräparate, wobei die Zusammensetzung der letzteren in den seltensten Fällen einer rational begründeten Indikation entspricht. Die orale **Therapie** mit Zink wird am besten mit Zinkaspartat[1] bzw. Gluconat[2] durchgeführt. Eine proteinreiche Kost erhöht die Verfügbarkeit von Zink für die Resorption im Gastrointestinaltrakt.

Vergiftungen: Die akute Vergiftung ist durch gastrointestinale Erscheinungen gekennzeichnet. Bei chronischer Zufuhr von Zink entwickelte sich eine hypochrome Anämie; dabei ist noch unklar, inwieweit die Vergiftung auf Verunreinigungen von Zink, z. B. Blei oder Arsen, zurückgeführt werden muß. Zinkoxid-Dämpfe in Gießereien verursachen das sogenannte Gießfieber, das mit Schüttelfrost beginnt. Die Wirkung ist unspezifisch, auch Kupferoxid löst derartige Fieberschübe aus. Zur **Therapie** von Zinkvergiftungen hat sich D-Penicillamin bewährt (vgl. S. 769 f.). Anorganische Zinksalze sind starke Ätzmittel; 1–2 g $ZnCl_2$ und 3–5 g $ZnSO_4$ sind für den Menschen tödlich. Die lokale Wirkung dieser Substanzen (adstringierend, trocknend, antiseptisch) wird in Pudern, Pasten und Augentropfen therapeutisch genutzt.

Kupfer

Kupfermangel geht in der Regel mit Störungen der Bildung der roten Blutzellen einher; bei einer mikrozytären, hypochromen Anämie, die oft im Gefolge unbehandelter Digestions- und Resorptionsstörungen beim Säugling und beim Kleinkind zu beobachten sind, muß differentialdiagnostisch ein Kupfermangel in Erwägung gezogen werden.

[1] Zinkasparat® Köhler; [2] Mikroplex® Zink.

Eine besondere Form der Störung des Stoffwechsels von Kupfer im Organismus ist **Menke's kinky hair disease** (deutsch etwa: Korkzieherhaar-Syndrom). Es kommt mit einer Häufigkeit von 1 : 50 000 bis 1 : 100 000 offensichtlich überall auf der Welt vor und wird X-chromosomal rezessiv vererbt. Die Föten sind bereits im Mutterleib geschädigt, so daß Kupferzulagen zur Nahrung nach der Geburt nur die Kupferkonzentrationen im Plasma und in den Geweben, mit Ausnahme des Gehirns, sowie die Haaranomalien weitgehend normalisieren können. Die Fehlbildung des Neuralrohrs sowie die Schlängelungen der Arteriolen sind irreparabel. Die Kinder werden selten älter als 3 bis 4 Jahre; oft ist ein Aneurysma die Todesursache.

Zu **therapeutischen** Zwecken steht Kupfer als Orotat[1] und als Glukonat[2] zur Verfügung.

Bei Kupfermangel wird einem Erwachsenen pro Tag 1 mg Kupfer auf 2–3 Einzeldosen verteilt zugeführt. Kupfer ist offenbar für den Menschen weniger toxisch als für viele Tiere, insbesondere Nutztiere. Das wird mit den beim Menschen gut funktionierenden Homoiostase-Einrichtungen für Kupfer in Zusammenhang gebracht. Auch aus der Zeit der beginnenden Industrialisierung sind bei exponierten Minen- und Schmelzereiarbeitern keine chronischen Vergiftungen mit Kupfer bekannt, wenn man von einer Art Gießfieber absieht (vgl. S. 781). Die Erfahrungen mit akuten Vergiftungen beschränken sich auf Kupfersulfat, bei dem die Ätzwirkung im Vordergrund steht. 10 g werden als tödliche Dosis für den Menschen geschätzt. Die Therapie ist symptomatisch. Zur Ausschleusung von Kupferionen aus dem Organismus wird D-Penicillamin (vgl. S. 769 f.) angewendet.

Hepatolentikuläre Degeneration (Wilson'sche Erkrankung)

Sie wird auf eine Überflutung des Organismus mit Kupfer zurückgeführt. Ihr liegt wahrscheinlich eine genetisch bedingte Störung der Synthese des Cöruloplasmins zugrunde des Proteins, das den größten Teil im Plasma vorhandenen Kupfers enthält. In der Leber sind abnorme kupferbindende Proteine vorhanden. Kupferablagerungen finden sich vor allem in der Leber, Nieren und im Gehirn, im Bereich des Corpus striatum. Bekannt ist die typische Ablagerungsstelle für Kupfer (grünlich-braune Verfärbung) an der Grenze zwischen Cornea und Sklera (Kayser-Fleischerscher Ring).

Die **Therapie** beschränkt sich auf den Versuch der Ausschleusung von Kupfer aus dem Organismus über die Nieren mit Hilfe von Komplexbildnern wie D-Penicillamin[3] 6–10mal täglich 150 mg, die Dosis kann unter Kontrolle des Kupfer-Plasma-Spiegels noch gesteigert werden. Die Therapie muß langfristig durchgeführt werden (s. S. 769 f.). Bei der Anwendung von D-Pennicillamin ist auf **unerwünschte Wirkungen** zu achten. Bei Verunreinigung mit L-Penicillamin ist ein Teil der toxischen Wirkungen auf die Hemmung pyridoxal-abhängiger Enzyme zurückzuführen; Pyridoxin kann deshalb mit Erfolg als Antidot eingesetzt werden. So entstandene Neuropathien des Nervus opticus konnten mit Pyridoxin erfolgreich behandelt werden. Als weitere neurologische Symptome wurden Geschmacksverlust sowie Paresen von Skelett- und Augenmuskeln beschrieben. Neben allergischen Reaktionen und Beschwerden im Bereich des Gastrointestinaltraktes sind Störungen der Nierenfunktion (nephrotisches Syndrom) bekanntgeworden. Deshalb soll während der Behandlung, vor allem zu Beginn der Therapie, die Nierenfunktion überprüft werden, z. B. Prüfung der Ausscheidung von Protein im Urin.

Nach rechtzeitigem Absetzen geht in der Regel die Funktionsstörung der Nieren wieder zurück. Leuko- und Thrombozytopenien sind Anlaß zum Abbruch der Anwendung von D-Penicillamin.

Zur Einschränkung der **Kupferaufnahme** wird empfohlen, die folgenden Nahrungsmittel wegen ihres relativ hohen Kupfergehaltes zu meiden: Schokolade, Kakao, Leber, Pilze etc. Kaliumsulfid (20 mg) zu den Mahlzeiten eingenommen, soll die Verfügbarkeit des Kupfers für die Resorption verringern. Die Bildung schwerlöslichen Kupfersulfids ist allerdings daran geknüpft, daß das in den Nahrungsmitteln vorhandene Kupfer durch die Salzsäure im Magen zuvor ionisiert wurde.

Selen

Selen (Se) gilt als Bioelement. Glutathion-Peroxidasen enthalten in der Wirkgruppe Selenocystein. Auch die T_4-Deiodase ist ein Selenprotein, und die biologische Bedeutung anderer Seleoproteine wird gegenwärtig untersucht. Selen wird in allen S-gruppenhaltigen Proteinen gefunden. Dabei ist es noch unklar, ob Selen die Stelle von Schwefel einnimmt, oder ob es mit S-Gruppen interagiert, z. B. $-S-Se-S-$; auf diese Weise soll die Assimilation von Selen erfolgen. In die Glutathion-Peroxidasen wird Selen allerdings mit Hilfe eines speziellen Kodons cotranslational eingebaut.

Selenmangel. In einigen Teilen von China ist ein **Herzmuskelschaden** (Keshan-Krankheit) vor allem bei Kindern und jungen Frauen beschrieben worden, der mit Selengaben verhindert werden kann. Das trifft auch für eine **Arthritis** vor allem der großen Gelenke wie des Knies zu (Big joint-Krankheit, Kashin-Beck-Syndrom), die aber auch die Fingergelenke befallen kann. Die von der Keshan-Krankheit verursachte Mortalität kann durch Selen vermindert werden.

Selenmangel wird heute bei Mensch und Tier mit einer erhöhten Gefährdung gegen ionisierende Strahlung, mit einer gesteigerten Häufigkeit von Kataraktbildung, von Infarkten und Karzinomen in Verbindung gebracht. Die nähere Untersuchung dieser möglichen Zusammenhänge erscheint aufgrund der bislang zumeist epidemiologisch begründeten Vermutungen lohnend.

In Mitteleuropa beträgt die Konzentration von Selen im Blut ca. 12–15 mcg/ml. Die optimale Zufuhr von Selen mit der Nahrung wird mit 75 mcg/Tag veranschlagt. Die Konzentration im Trinkwasser ist in der Bundesrepublik durch einen Grenzwert bis zu 8 mcg/l limitiert.

Toxizität. Selen ist giftig. Die erste Beschreibung der Symptome einer Selenvergiftung beim Tier wird auf Marco Polo zurückgeführt. Sein Pferd verlor in China die Hufe, als es, wie wir heute glauben, bestimmte Pflanzen weidete, die einen hohen Selengehalt hatten. Der Hufverlust wird als sicheres Zeichen der Vergiftung mit Selen bei Huftieren betrachtet; dem entspricht beim Menschen der Nagelverlust. Auch Haarausfall wurde beobachtet. Die gelbliche Verfärbung der Haut wird auf eine vermehrte Bilirubinausscheidung zurückgeführt. Andere uncharakteristische Zeichen sind Mattigkeit und Störungen des Zentralnervensystems, zuweilen Depressionen.

Die **akute** Toxizität (LD_{50}) bei der Ratte beträgt 3–6 mg/kg nach oraler Gabe. Mittlerweile sind auch Vergiftungsfälle beim Menschen bekanntgeworden, die durch Tabletten hervorgerufen wurden, die anstelle von 150 mcg 27 mg Na-Selenit enthielten. Obgleich insgesamt ca. 2,4 g Selen eingenommen wurden, hat die Frau überlebt; möglicherweise deshalb, weil sie gleichzeitig täglich 1 g Ascorbinsäure konsumierte. Sie verlor jedenfalls Haare und Nägel. Neben diesen Symptomen wird über einen Ikterus, Kariesanfälligkeit, Müdigkeit, Antriebsarmut und Depressionen berichtet.

---

[1] Kupferorotat®; [2] Mikroplex® Kupfer; [3] Metalcaptase®; Trolovol®.

Auch bei **chronischer** Selenbelastung stehen die Schäden an Nägeln und der Haut, die übrigens schmerzhaft sein können, im Vordergrund. Sie sollen mit 10% Thiosulfatlösung (äußerlich) behandelt werden können. Außerdem wird über Gelbsucht berichtet. Neurotoxizität wird in einzelnen Vergiftungsepisoden erwähnt, wobei Schmerzen und Parästhesien und später Lähmungen und Krämpfe auftraten. Ohne Spezifizierung der Selenverbindungen, die Anlaß zu den Vergiftungen waren, sind die Diskrepanzen der verschiedenen Berichte nicht aufzuklären.

Prophylaktische und therapeutische Zufuhr von Spurenelementen

Die therapeutische Zufuhr von Eisen wird auf S. 462 f. abgehandelt. Angesichts der weiten Verbreitung des Eisenmangels und vor allem angesichts seiner Zunahme in sog. Überflußgesellschaften (processed food!) ist es interessant, daß eine Ernährung mit unbehandelten Nahrungsmitteln zur seltenen Ausnahme zu werden droht. In den USA entstammen 20% und in Schweden 40% des mit der Nahrung aufgenommenen Eisens Nahrungsmitteln, denen Eisen zugesetzt wurde (fortification). Längere Erfahrungen mit der prophylaktischen Zufuhr von Spurenstoffen liegen mit Iod im Kochsalz, das in kropfgefährdeten Gebieten vor allem in den Alpenländern verwendet wird (vgl. S. 568), und neuerdings in der Fluoridierung des Trinkwassers in den USA (vgl. S. 763) vor. Hinsichtlich des Einsatzes von NaF bei der Therapie der Osteoporose, vgl. S. 579 f.

Im Zusammenhang mit dem Mangel an biologisch wichtigen Metallen bei einseitiger Ernährung, insbesondere an Zink und Eisen, muß an die Gefahr der ununterbrochenen Einnahme **niederkalorischer Diäten** über längere Zeiträume hingewiesen werden. Bestandteile derartiger Diäten sind schwer verdauliche Kohlenhydratpolymere, z. B. Alginsäure. Derartige Verbindungen sind als Zusatzstoffe für die Konsistenz in Marmelade, Mayonnaise, Süßigkeiten o. ä. verbreitete Konstituenten der Nahrung (processed food). Diese Zusätze werden, ähnlich wie die außerordentlich wirksamen Komplexbildner aus der Reihe der Polyaminopolycarbonsäuren (z. B. EDTA, vgl. S. 769), als Oxidationsschutz zur Bindung oxidationskatalytisch wirksamer Metallspuren, oft ohne Deklaration verwendet. Komplexbildner wie EDTA und die oben erwähnten Kohlenhydratpolymere binden Metalle und können deren Verfügbarkeit für die Resorption bereits im Darmlumen verringern. Anders als die Kohlenhydratpolymere werden die Polyaminopolycarbonsäure-Komplexbildner in nennenswertem Umfang resorbiert. Die Utilisation derartig gebundener Metalle im Organismus ist jedoch gering; sie werden zum größten Teil komplex gebunden mit dem Urin wieder ausgeschieden. Bei einseitiger Ernährung, wie sie in Überflußgesellschaften Mode zu werden droht, ist mit Auswirkungen derartiger Zusätze auf die Versorgung des Körpers mit Spurenelementen zu rechnen.

Das Resümee dieser Betrachtung besagt, daß die ärztliche Verordnung von Spurenelementen, von wenigen Ausnahmen abgesehen, unter dem Aspekt der Substitution und Prophylaxe vorgenommen wird. Die ausgewogene Nahrung des Menschen ist so zusammengesetzt, daß normalerweise keine Mangelsituationen entstehen. Wenn trotzdem der Verdacht einer Mangelversorgung aufkommt, ist er zu begründen; die wahllose Verschreibung von Spurenelementen ohne eindeutige Indikation ist wie die von Vitaminen unökonomisch.

Weiterführende Literatur

Vitamine

Friedrich, W.: Handbuch der Vitamine. Urban & Schwarzenberg; München, Wien, Baltimore 1987.

Isler, O./Brubacher, G.: Vitamine I (fettlösliche Vitamine). G. Thieme; Stuttgart, New York 1982.

Isler, O. et al.: Vitamine II (wasserlösliche Vitamine). G. Thieme; Stuttgart, New York 1988.

Spurenelemente

Friberg, L./Nordberg, G. F./Vouk, V. B. (Eds.): Handbook on the Toxicology of Metals. Elsevier; Amsterdam, New York, Oxford 1986.

Merian, E.: Metalle in der Umwelt. Verlag Chemie; Weinheim 1984.

Reinhold, J. G.: Trace Elements − A Selective Survey. Clin. Chem. **21/4**, 476−500 (1975).

Sarkar, B.: Biological Aspects of Metals and Metal-Related Dispases. Raven Press; New York 1983.

Underwood, E. J.: Trace Elements in Human and Animal Nutrition 4th Ed. Academic Press, New York and London 1977.

Zumkley, H.: Spurenelemente. G. Thieme; Stuttgart, New York 1983.

Grundlagen der Pharmakotherapie im Alter

Arzneimittel gegen Altersbeschwerden (Geriatrika)

H. Coper, Berlin

Physiologische Veränderung im Alter

Prinzipiell wirken Arzneimittel in allen Lebensphasen gleich. Charakteristische Besonderheiten ergeben sich aus altersspezifischen Konstellationen von Krankheitsentstehung, Krankheitsverlauf und Multimorbidität in Verbindung mit der physiologischen Alterung. Deren funktionell vielleicht wichtigste Auswirkung ist die geringer werdende Anpassungsfähigkeit an endogene und exogene Stimuli. Regulationsvorgänge als Antwort auf bestimmte Reize laufen im Alter meist verzögert ab. Die Folge ist eine veränderte Reaktion auch auf Pharmaka mit allerdings hoher interindividueller Streubreite.

Sie kann überschießend sein, gelegentlich aber auch ausbleiben. Der Stabilitätsverlust des Organismus ist nicht in jedem Funktionsbereich gleich stark ausgeprägt. Vorrangig betroffen sind der Wasser- und Elektrolythaushalt sowie das zentrale und vegetative Nervensystem. An der Störanfälligkeit sind morphologische Elemente z. B. als Folge degenerativer Prozesse wie auch das Nachlassen der Sicherung der Funktionssysteme auf molekularer Ebene beteiligt. Hinzu kommen altersbedingte Änderungen der anteilsmäßigen Zusammensetzung der Körpermasse, insbesondere von Flüssigkeit und Fett sowie der Arzneimittelclearance in Leber und Niere, die ausführlich auf S. 59; 66 beschrieben sind.

Pharmakokinetik beim alten Menschen

Enterale Resorption

Die Aufnahme von Pharmaka aus dem Darmlumen in das Blut ist im Alter in der Regel nicht beeinträchtigt. An mehreren Beispielen ist gezeigt worden, daß oral gegebene Arzneimittel beim alten Menschen mit der gleichen Geschwindigkeit resorbiert werden wie beim jüngeren. Abweichungen von dieser Regel gelten zum Teil für Stoffe, die durch spezielle Transportmechanismen aufgenommen werden, z. B. für Calcium.

Parenterale Resorption

Nach parenteraler Gabe kommt es durch eine Verlängerung der Diffusionsstrecke und vor allem durch die Verringerung der kapillären Strömungsgeschwindigkeit zu einem etwas flacheren Diffusionsgradienten und damit zu einer langsameren Aufnahme von Pharmaka aus dem Gewebe ins Blut.

Verteilung

Nach der Resorption verteilt sich der Arzneistoff zunächst hauptsächlich intravasal. Dieser Vorgang nimmt bei jüngeren Menschen nur wenige Minuten in Anspruch. Beim alten Menschen mit nachlassender Herzleistung und längeren Kreislaufzeiten benötigt er deutlich mehr Zeit. Auch die Rückverteilung eines i. v. gegebenen Pharmakons aus gut durchbluteten Organen, wie Gehirn, Herz und Nieren, durch Abströmen in weniger gut durchblutete, wie Muskulatur und Fettgewebe, dauert länger.

Für die Verteilung der Pharmaka im Gewebe sind z. T. die gleichen Altersveränderungen von Bedeutung wie bei der parenteralen Resorption. Entsprechend der Abnahme des Körperwassers und der Änderung der Relation zwischen dem Volumen des extrazellulären zum intrazellulären Wasser von 0,5 beim jüngeren Erwachsenen auf 1,0 beim alten Menschen wurde z. B. für Antipyrin, das sich im gesamten Körperwasser verteilt, bzw. Propicillin, das sich nur im extrazellulären Wasser verteilt, ein vermindertes Verteilungsvolumen gefunden. Umgekehrt ist entsprechend der prozentualen Zunahme des Fettgewebes für Lidocain sowie Diazepam und andere Benzodiazepine das Verteilungsvolumen erhöht (Abb. 1).

Bindung an Eiweißkörper

Im Alter nimmt der Eiweißgehalt im Plasma auf Kosten der Albuminfraktion geringgradig (um rund 15%) ab. Bei einer Mono-Therapie in der üblichen Dosierung ist diese altersphysiologische Veränderung der Bindungskapazität für den Arzneimitteltransport ohne Bedeutung.

Metabolische Elimination

Die Geschwindigkeit der metabolischen Elimination von Pharmaka kann im Alter vermindert sein. Dies gilt jedoch nicht für alle Reaktionen in gleichem Umfang, denn die arzneimittelabbauenden Enzyme (s. S. 38 f.) sind offenbar differenziert Altersveränderungen unterworfen.

Beim Menschen ist an mehreren Beispielen nachgewiesen worden, daß im Alter die Eliminationsgeschwindigkeit von

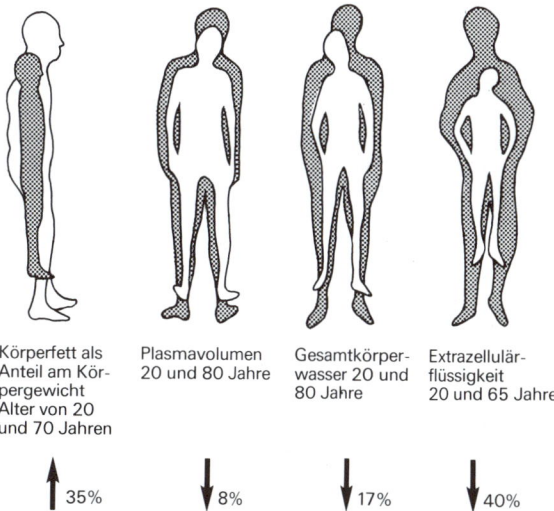

Körperfett als Anteil am Körpergewicht Alter von 20 und 70 Jahren — ↑ 35%

Plasmavolumen 20 und 80 Jahre — ↓ 8%

Gesamtkörperwasser 20 und 80 Jahre — ↓ 17%

Extrazellulärflüssigkeit 20 und 65 Jahre — ↓ 40%

Abb. 1: Änderungen der anteilsmäßigen Zusammensetzung von Flüssigkeit und Fett im Alter (nach Lamy, P. P./R. E. Vestal: Drug prescribing for the elderly. Hosp. Pract. 11, 111–118 (1976); aus Coper, H./Schulze, G.: Pharmakotherapie im Alter, Urban & Schwarzenberg, München 1980).

Pharmaka durch Glucuronidierungs-Reaktionen nicht limitiert ist. Indometacin oder Paracetamol, die fast ausschließlich an Glucuronsäuren gebunden ausgeschieden werden, haben bei allen Gruppen des erwachsenen Alters die gleiche Halbwertzeit.

Dealkylierungen und N-Acetylierungen scheint der alte Organismus im allgemeinen schlechter durchführen zu können. Die Halbwertzeiten von Aminopyrin und Diazepam (Dealkylierung) verlängern sich von 3,3 auf 8,1 bzw. von 20 auf 90 h. Die Hydroxylierung von Desmethyldiazepam, Phenylbutazon, Theophyllin und Propranolol ist ebenfalls verlangsamt. Aus diesen Daten geht klar hervor, daß die metabolische Leistung der Leber auch bei Menschen Altersveränderungen unterworfen ist.

Es gibt keine Hinweise darauf, daß der enterohepatische Kreislauf von Arzneistoffen im Alter beeinträchtigt ist.

Renale Elimination

Mit zunehmendem Alter wird die Nierenfunktion eingeschränkt. Besonders die Filtrationsrate ist vermindert. Die Inulin-Clearance beträgt bei 20 bis 50 Jahre alten Menschen ca. 120 ml pro min und 1,73 m² (1,73 m² = durchschnittliche Körperoberfläche beim Erwachsenen). Sie sinkt bei über 70jährigen auf 90 und bei über 80jährigen auf 65 ml pro min und 1,73 m² ab. Die Paraaminohippursäure-Clearance-Werte liegen in den Altersgruppen von 20 bis 50 bei 600 ml pro min und 1,73 m². Sie nehmen im Alter auf 350 bzw. 300 ml pro min und 1,73 m² ab. Daraus ergibt sich, daß nicht nur die glomeruläre Filtration, sondern auch die tubuläre Sekretion im Alter vermindert ist.

Bei Pharmaka, die metabolisch unverändert renal filtriert und/oder tubulär sezerniert werden, ist bei alten Menschen mit einer längeren Halbwertzeit zu rechnen. Sie ist u. a. für Penicilline und einige Tetracycline, aber auch für Digoxin belegt (s. S. 67 f.).

Pharmakodynamik beim alten Menschen

Reaktivität und Adaptivität verschiedener Funktionsbereiche im Alter

Wasser- und Elektrolythaushalt

Das Durstgefühl bei unzureichender Flüssigkeitszufuhr ist bei alten Menschen nicht mehr so stark ausgeprägt wie bei jüngeren. Zahlreiche Arzneimittel können es weiter abschwächen, so daß es zu einer Dekompensation des Wasser- und Elektrolythaushaltes kommen kann, auch wenn die Pharmaka in dieses System nicht direkt eingreifen. Besonders groß ist das Risiko einer Entgleisung der Flüssigkeitsbilanz bei Anwendung von Diuretika, was sich auch im Tierexperiment zeigen läßt. Alte Ratten (2–2½ Jahre), die durch Furosemid drastisch entwässert werden, sterben alle innerhalb von 3 Tagen. Im gleichen Zeitraum beträgt bei jungen Tieren die Mortalität nur 8%.

Beim alten Menschen ist mit Thrombosegefahr, Kaliummangel mit Muskelschwäche, gelegentlich auftretenden Herzrhythmusstörungen, erhöhter Empfindlichkeit gegenüber Herzglycosiden und verminderter KH-Toleranz zu rechnen.

Körpertemperatur und andere zentral-vegetativ gesteuerte Regulationen

Eine andere, im Alter störanfällige Regulationsleistung ist bei Mensch und Tier die Körpertemperatur (KT). Veränderungen der Umgebungstemperatur (UT) werden weniger empfindlich wahrgenommen und/oder die Reaktion auf sie ist verlangsamt. Betroffen ist u. a. die Vasomotorik, besonders die Vasokonstriktion auf Kältereiz. Auch die Wärmeabgabe durch Schwitzen als Antwort auf entsprechende thermische Reize ist deutlich vermindert. Schließlich empfinden latent hypotherme Personen über 65 häufig keinen Reiz zu thermoregulatorischem Verhalten. Es gibt aber auch das Phänomen, daß alte Menschen bei einer UT von über 20°C und normaler KT „frieren". Die meisten Medikamente verursachen in der normalerweise verwendeten Dosis bei jüngeren Individuen auch bei kälterer Umgebung keine Veränderung der Körpertemperatur. Der alternde, weniger adaptationsfähige Organismus kann aber unter diesen Bedingungen leicht in die thermische Dekompensation gebracht werden.

Geschwächte Adaptivität im Alter besteht auch für die Kreislauf-, speziell für die Blutdruckregulation. Aufgrund veränderter Kreislaufzeiten hält z. B. trotz gleicher Dosis pro kg Körpergewicht eine Thiopentalnarkose bei älteren Patienten (65 Jahre) länger an als bei jüngeren (32 Jahre). Die 65jährigen reagieren offensichtlich auch empfindlicher, denn zum Zeitpunkt des Erwachens ist die Thiopentalkonzentration in ihrem Plasma signifikant niedriger. Die klinische Erfahrung hat ergeben, daß die Wirksamkeit von β-Sympathomimetika und auch von β-Adrenozeptoren-Blockern im Alter nachläßt. Der abgeschwächte Effekt wird mit einer geringeren Ansprechbarkeit der den β-Rezeptoren nachgeschalteten Reaktionen (Adenylatcyclaseaktivität) erklärt. Calciumantagonisten wie Verapramil erleiden dagegen keinen Wirkungsverlust.

Der Organismus kann aus der Fülle von Informationen, die auf ihn einströmen, normalerweise die für ihn wesentlichen auswählen und verarbeiten. Diese Fähigkeit ist eng mit der Vigilanz verknüpft. Der Begriff der Vigilanz beschreibt den Grad der Bereitschaft des Organismus, auf innere und/oder äußere Reize mit einem adäquaten, d. h. auf das Funktionsziel ausgerichteten Verhalten zu reagieren, Aktivitätszustände zu steuern und zerebral-adaptive Funktionsreserven verfügbar zu machen. Die Vigilanz umfaßt daher Hirnleistungsqualitäten, wie Aufmerksamkeit, Konzentration, Ermüdbarkeit etc., und steht in enger Wechselbeziehung zur Emotionalität und Motivation. Die im Alter fortschreitende Instabilität der Vigilanzregulation äußert sich am deutlichsten im Schlafverhalten (Verkürzung der Schlafzeit, Änderung des Schlafzyklus etc.), aber auch als Hirnleistungsstörungen. An diesem System läßt sich auch gut zeigen, daß eine insuffizient gewordene Regulation nicht immer symptomgerichtet zu stabilisieren ist. Delirante Zustände nach Gabe von Hypnotika sowie nach der von Anticholinergika sind z. B. Ausdruck einer überschießenden ergotropen Reaktion durch mangelhafte Regulation der Vigilanz.

In diesem Zusammenhang ist die zusätzlich zu der erheblich veränderten Kinetik erwähnte erhöhte Sensitivität betagter Menschen gegenüber Barbituraten und Benzodiazepinen zu beachten, außerdem der partielle Verlust der neuromuskulären Koordination.

Schließlich steigt mit dem Alter die Schmerzschwelle an. Doch ist die stärkere analgetische Wirkung von Morphin und Pentazocin oder der wesentlich ausgeprägtere obstipierende Effekt des Codeins mit der Verschiebung der Ausgangslage nur zum Teil zu erklären.

Wegen der differenziert veränderten Reaktivität und Adaptivität im Alter gilt deshalb für die medikamentöse Behandlung betagter Patienten folgender Grundsatz: So wenig Arzneimittel wie möglich. Denn durch die eingeschränkte Anpassungsfähigkeit des Organismus kommt es generell 3mal häufiger zu unerwünschten Arzneimittelwirkungen als bei jüngeren, zumal die älteren wegen der meist vorhandenen Multimorbidität mehrere Medikamente gleichzeitig einnehmen (durchschnittlich 4–5 im Krankenhaus, 3–4 in der freien Praxis).

Eine umfassende symptomatische Behandlung kann daher mehr Schaden als Nutzen bringen.

Arzneimittel gegen Altersbeschwerden („Geriatrika")

Bisher gibt es keinen theoretischen oder experimentellen Ansatz dafür, das Leben verlängern oder zumindest das Altern aufhalten zu können, nicht zuletzt, weil die Lebenszeit weitgehend genetisch determiniert ist.

Wie unschwer aus den Angaben über die auf dem Markt befindlichen Präparate abzulesen ist, werden mit der Globalbezeichnung „Geriatrika" vier verschiedene Therapieziele angesprochen:

1) Verhinderung von Alterungsvorgängen
2) Regeneration und „Revitalisierung"
3) Ausgleich altersbedingter Mangelzustände
4) Linderung altersbedingter Beschwerden.

Verhinderung von Alterungsvorgängen

Entsprechende Therapeutika müßten in der Lage sein, das Altern zu verzögern bzw. zu verhindern. Alle bisherigen experimentellen Untersuchungen haben jedoch ergeben, daß durch Antioxidantien oder Substanzen, die in vitro Quervernetzungen von Makromolekülen inhibieren, freie Radikale binden, Stoffwechselprodukte wie Lipofuscin eliminieren oder Lysosomen stabilisieren, das Altern nicht aufzuhalten ist.

Regeneration und „Revitalisierung"

Eine besondere Stellung nimmt in diesem Zusammenhang Procain ein. Schon die Ergebnisse der Pharmakokinetik müßten Zweifel daran wecken, daß Procain in der empfohlenen Anwendungsform und Dosierung eine klinische Wirkung entfalten kann. Diese Substanz, die normalerweise als Lokalanästhetikum in der Therapie verwendet wird, kann wegen der geringen Resorption und raschen enzymatischen Hydrolyse (s. S. 228) in der als „Geriatrikum" empfohlenen oralen Dosis nie eine wirksame Konzentration erreichen. Demzufolge könnte die dem Procain zugeschriebene Wirkung nur durch die Spaltprodukte Diethylaminoethanol und Paraaminobenzoesäure zustande kommen. In der Dosis, die 50 oder auch 100 mg Procain entspricht, besitzt Diethylaminoethanol jedoch keine objektivierbaren Effekte, wie sie von einem Mittel zur „Regeneration und Revitalisierung" erwartet werden. Paraaminobenzoesäure ist nur bei Mikroorganismen zur Synthese von Folsäure erforderlich. Der Warmblüter ist auf die Zufuhr der fertigen Folsäure angewiesen (vgl. S. 593).

Über diese theoretischen Erwägungen hinaus haben die kritische Analyse der klinischen Untersuchungen und gezielte Nachprüfungen eindeutig gezeigt, daß die angeblich „geroprophylaktischen" Wirkungen von Procain sich nicht objektivieren lassen.

Substitution bei altersbedingten Mangelzuständen

Vitamine: Bei alten Menschen, die selbständig im eigenen Haushalt leben, ist ein verminderter Vitamingehalt im Blut nicht nachzuweisen. Lediglich bei Fehlernährung oder Malabsorption lassen sich vor allem für wasserlösliche Vitamine, die mit Hilfe spezieller Transportsysteme resorbiert werden, geringere Vitamin-Konzentrationen feststellen. Abgesehen von einigen auf Vitaminmangel zurückzuführende Krankheiten, wie z. B. verschiedene Formen der Polyneuropathie oder der Glossitis senilis, gibt es daher keine beschreibbaren und klar abgrenzbaren Symptome von Krankheitswert, die einer ungenügenden Vitaminversorgung im Alter zugeordnet werden können. Die unter der anspruchsvollen Bezeichnung „Basistherapie" des Alters mit Polyvitaminpräparaten angepriesene Behandlung muß nach den derzeitigen Kenntnissen als Placebo-Therapie angesehen werden. Zur Versorgung des alten Menschen mit **Spurenelementen** (S. 597) gilt prinzipiell das gleiche, was zur Vitamintherapie angeführt wurde.

Hormone: Obwohl die Theorie, nach der das Altern eine Folge der Keimdrüseninvolution sei, widerlegt ist, glauben immer noch viele Patienten und auch Ärzte, daß sie einen körperlichen Abbau mit Geschlechtshormonen verhindern können. Steroide, wie die Testosteronderivate Nandrolon und Metenolon, besitzen zwar einen anabolen Effekt (s. S. 445), da sie die Eiweißsynthese anregen, sie sind aber keine omnipotenten Kräftigungsmittel, sondern haben klare Indikationen, z. B. metastasierendes Mammakarzinom oder präsenile Involutions-Osteoporose. Voraussetzung für ihre Anwendung ist eine ausreichende Zufuhr von Eiweiß mit der Nahrung (1,5 bis 2 g pro kg und Tag).

Sie sind wirkungslos bei Appetitlosigkeit, Eiweißmangelzuständen, Resorptionsstörungen oder „Altersschwäche". Hinsichtlich der Nebenwirkungen und Kontraindikationen für Anabolika vgl. S. 445.

Linderung altersbedingter Beschwerden

Erwartungen an „nootrope Geriatrika" betreffen vorwiegend eine Restitution psychovegetativer Leistungen.

Das Therapieziel ist, durch Förderung der Hirndurchblutung bzw. des zerebralen Stoffwechsels eine globale Verbesserung höherer, integrativer, noetischer Hirnfunktionen, wie Gedächtnis, Auffassungs-, Denk- und Konzentrationsfähigkeit etc., zu erreichen. Die bisher eingesetzten Medikamente sind jedoch von geringem Erfolg, nicht zuletzt, weil nicht berücksichtigt wird, daß Ätiologie und Pathogenese von Hirnleistungsstörungen im Alter recht verschieden sein können und die Heterogenität durch eine gemeinsame pathophysiologische Endstrecke verdeckt wird, d. h. im Erscheinungsbild der Leistungseinbuße nicht zum Ausdruck kommt. Zu pharmakodynamisch durchaus aktiven Substanzen gehören u. a. Pyridylmethanol[1], das dem Procain strukturähnliche Meclofenoxat[2], Hydergin®, Cinnarizin[3], Pyritinol[4], Piracetam[5] und Vincamin[6] (Alkaloid aus Vincarosea). In zahlreichen, für die Behandlung alter Menschen empfohlenen Kombinationspräparaten sind auch Methylxanthine enthalten (vgl. S. 383). Für die meisten dieser Substanzen muß heute akzeptiert werden, daß sie oral zumindest akut keine therapeutisch nutzbare Verbesserung der Hirndurchblutung herbeiführen. Außerdem trifft die Prämisse, die Arteriosklerose der Hirngefäße und die sie begleitende Minderdurchblutung sei der ätiologische Hauptfaktor von Hirnleistungsstörungen im Alter, nicht zu.

---

[1] Ronicol®; [2] Helfergin®; [3] Stutgeron®; [4] Encephabol®; [5] Normabraïn®; [6] Pervincamin®.

Nach dem derzeitigen Erkenntnisstand ist die Beziehung zwischen Arteriosklerose und Verlust mentaler Leistungen qualitativ und quantitativ nicht sehr eng. Bei über 70 % der Patienten mit seniler zerebraler Insuffizienz beruht die Leistungseinbuße auf degenerativen Veränderungen im neuronalen Gewebe. Bei Zerebralsklerose besteht nach i. v.-Anwendung „hirndurchblutungsfördernder" Substanzen sogar die Gefahr einer regionalen Minderdurchblutung infolge eines Steal-Effekts (s. S. 392), wenn es zu einer Erweiterung noch nicht sklerosierter Gefäße anderer Gebiete kommt.

Seinen Energiebedarf bezieht das Gehirn aus der Verbrennung von Glucose. Ihre Aufnahme ins Gehirn ist kein reiner Diffusionsvorgang. Sie erfolgt vielmehr in mehreren Schritten aktiv durch die Blut-Hirn-Schranke und die Zellmembranen der Glia- und Ganglienzellen. Sie ist in einem gewissen Bereich unabhängig von der Blutzuckerkonzentration. Diese ist in der Regel auch bei etwas vermindertem Blutfluß noch ausreichend, um ein genügendes Angebot von Glucose zu gewährleisten. Der Schwellenwert liegt bei 40 mg/dl. In der Zelle verläuft die Energiegewinnung zu über 90 % aerob, d. h. die Glucose wird durch eine äquivalente Menge Sauerstoff verbrannt. Die gewonnene Energie benötigt das Gehirn vorwiegend zur Aufrechterhaltung der elektrischen Erregbarkeit und ihrer Restitution nach elektrischer Entladung, d. h. für die Weiterleitung elektrischer Impulse und damit von Informationen.

Eine Minderdurchblutung um 20−25 %, bei der relativ häufig Hirnleistungsstörungen auftreten, ergibt rechnerisch ein O_2-Angebot von 9,2 statt 11,6 ml O_2 pro min und 100 g Gewebe (normal), von dem 3,0 statt 3,7 ml mit der entsprechenden Menge Glucose verbraucht werden. Unter diesen Bedingungen ist der Energietransfer (gemessen am Adeninnukleotidpool) noch völlig intakt. Daher ist es nicht begründet anzunehmen, eine chronische, relative Hypoxie führe zu einer unzureichenden Energiebereitstellung infolge verminderter Glucoseverbrennung. Wahrscheinlicher ist, daß eine nachlassende Hirnleistung auf einem Verlust an Neuronen, Dendritenfortsätzen und synaptischen Kontakten (degenerative Veränderungen) beruht, denn über die Neuronen und ihre synaptischen Verknüpfungen werden mit Hilfe der Transmitter die auf ein Individuum einströmenden Informationen weitergeleitet, gefiltert und selektiert, aber auch regulierte Funktionen im Gleichgewicht gehalten. In diesem Zusammenhang ist anzumerken, daß die Affinität des Sauerstoffs zu den Reaktionen der Katecholamin- und Serotoninsynthese, speziell zu der Tyrosin- und Tryptophanhydroxylase, erheblich geringer ist als zu den energieliefernden und -verbrauchenden Reaktionen.

Die „enzephalotrope" Wirkung einiger „Geriatrika" läßt sich elektro-enzephalographisch objektivieren. Doch wird dabei lediglich festgestellt, ob, inwieweit und unter welchen Bedingungen ein Pharmakon das Hirnstrombild z. B. im Sinne einer erhöhten oder verminderten Vigilanz verändert. Eine plausible oder gar kausale Beziehung zwischen biochemischen oder elektrophysiologischen Befunden und einer therapeutischen Wirksamkeit konnte jedoch bisher bei keinem „nootropen Geriatrikum" hergestellt werden.

Befunde über Normabweichungen des cholinergen Systems im Gehirn von Patienten mit M. Alzheimer, insbesondere der stark verminderte Gehalt des Enzyms Cholin-acetyl-transferase (CAT), das die Synthese von Acetylcholin katalysiert, haben die sogen. Cholinmangelhypothesen der Demenz begründet. Ihr liegt auch der Versuch zugrunde, die Schäden und Schwächen durch Gabe von Acetylcholinpräkursoren (Deanol, Cholin und Lecithin) oder Cholinesterasehemmstoffen, wie Physostigmin, und durch Stimulierung postsynaptischer muscarinischer Rezeptoren, die beim M. Alzheimer weitgehend intakt sind, z. B. mit Arecolin auszugleichen. So einleuchtend dieses Vorgehen theoretisch war, zu einem entscheidenden Durchbruch hat es nicht geführt. Bisher sind keine direkten oder indirekten Cholinomimetica verfügbar, die als echter pharmakotherapeutischer Fortschritt in der Behandlung dementieller Syndrome angesehen werden können. Wahrscheinlich beruht der Mißerfolg nicht nur auf der geringen therapeutischen Breite oder den ungünstigen kinetischen Eigenschaften der Substanzen, sondern auf dem zu einfachen Grundkonzept, Störungen zentral regulierter Funktionen könnten, ja müßten „spezifisch" korrigiert werden. Inzwischen ist gut belegt, daß es im Alter und speziell bei der Alzheimer-Erkrankung auch zu Veränderungen in anderen nichtcholinergen Transmitter- und Modulatiorensystemen kommt, die durch Cholinergica nicht zu kompensieren sind.

Weiterführende Literatur

Coper, H./Kanowski, S.: Nootropika: Grundlagen und Therapie. Langer, G./Heimann, H. (Eds.): Psychopharmaka. Springer Verlag, Wien, New York 1983, pp. 409−433.

Coper, H./Schulze, G.: Arzneimittelwirkungen im Alter. Baltes, P. O./Mittelstrass, J. (Eds.): Die Zukunft des Alterns und gesellschaftliche Entwicklung. Verlag de Gruyter, Berlin 1992.

Crook T./Bartus R./Ferris S./Gershon S.: Treatment Development Strategies For Alzheimer's Disease. Mark Powley Associates, Inc. 1986.

Ostfeld, A./Smith, C. M./Stotsky, B. A.: The systemic use of procaine in the treatment of the elderly: a review, J. Amer. Ger. Soc. 25, 1−19 1977.

Kontrastmittel für bildgebende Verfahren und ihre Anwendung

K. H. Kimbel, Hamburg

Kontrastmittel sind Hilfsmittel bei der Röntgen- (einschließlich Computertomographie) und neuerdings auch bei der Magnet-Resonanz-Tomographie und Ultraschalldiagnostik. Sie sind keine Arzneimittel im engeren Sinne; um das geeignetste auszuwählen und das Risiko unerwünschter Wirkungen so gering wie möglich zu halten, muß man ihre pharmakologischen Eigenschaften kennen.

Funktion

Unter Kontrast versteht man bei der Röntgenuntersuchung den Leuchtdichteunterschied, mit dem das Auge die Dinge innerhalb des Gesichtsfeldes wahrnimmt. Beim Röntgenschirmbild bzw. der -aufnahme sind die der jeweiligen Röntgenstrahlenabsorption entsprechenden Dichte-Unterschiede in solche der Helligkeit des Schirmbilds bzw. der Schwarz-Weiß-Skala des Films umgesetzt. Während sich Körperbestandteile besonderer Dichte oder luftgefüllte Hohlräume im Röntgenbild deutlich gegenüber der Umgebung abgrenzen, ist das zwischen Organen und Körperbestandteilen mit geringeren Dichteunterschieden nicht der Fall. Aufgabe eines Röntgenkontrastmittels ist demnach, die Dichte-Unterschiede zwischen dem darzustellenden Organ und dem umliegenden Gewebe zu vergrößern.

Man unterscheidet *positive* und *negative* Röntgen-Kontrastmittel. Positive Kontrastmittel erhöhen die Dichte des durchstrahlten Organs bzw. Hohlraums, z. B. Bariumbrei im Magen; ein negatives Kontrastmittel erniedrigt sie, z. B. Luft im Hirn-Ventrikel bei der Luftventrikulographie. Alle zu besprechenden Röntgen-Kontrastmittel gehören zur ersten Gruppe. Ein Element hoher Ordnungszahl im Kontrastmittelmolekül bewirkt eine gegenüber den Weichteilen weitaus stärkere Absorption der Röntgenstrahlen, die übrigen Moleküleigenschaften werden so gewählt, daß dieser Effekt an der gewünschten Stelle mit geringstmöglicher Beeinflussung der zu untersuchenden und anderer Abläufe erreicht wird.

Die Schwächung der Röntgenstrahlung, d. h. der Kontrastunterschied im Röntgenbild, hängt einmal von dem Massenabsorptionskoeffizienten der kontrastgebenden Elemente und zum zweiten von dem Energiespektrum der angewandten Strahlung ab.

Als Kontrastmittel zur Magnet-Resonanz-Tomographie (MRT) wählte man eine Verbindung eines paramagnetischen Elements, das zur Signalintensitätserhöhung und damit zur Kontrastanhebung bei der MRT führt.

Zur Verstärkung der Echosignale bei der Ultraschall-Untersuchung des Herzens dienen fein verteilte, sehr kleine Gasbläschen.

Kontrastgebende chemische Elemente bei der Röntgenuntersuchung

Einer Auswahl des für ein Röntgen-Kontrastmittel geeigneten Elementes aufgrund optimaler Absorptionseigenschaften in dem sich unter den Bedingungen moderner Röntgendiagnostik ergebenden Strahlungsenergiebereich stehen oft pharmazeutisch-technische und chemisch-toxikologische Eigenschaften im Wege. So haben sich bis heute nur zwei Elemente, die durchaus nicht optimale Absorptionseigen-

schaften aufweisen, einen Platz als Röntgenstrahlen-absorbierende Bestandteile von Kontrastmitteln gesichert: Barium und Iod.

Bei der Röntgenuntersuchung mit Kontrastmitteln unterscheidet man die (ältere) *passive* und die (neuere) *aktive* Darstellung.

Passive Kontrastdarstellung

Bei der passiven Darstellung wird das kontrastgebende Medium in das darzustellende, meist hohle Organ eingebracht.

Darstellung des Magen-Darm-Kanals

Die Darstellung des Magen-Darm-Kanals mit Bariumsulfat ist die bekannteste Form der passiven Kontrastdarstellung. Hier zeigt sich schon deutlich, daß die Absorption der Röntgenstrahlen durch das Bariumatom nicht die einzige notwendige Eigenschaft des Kontrastmittels ist. Barium muß in Form des praktisch unlöslichen Bariumsulfats vorliegen, damit nicht giftige Bariumionen frei werden. Bariumsulfat muß eine optimale Teilchengröße haben. Die Viskosität und Haftfähigkeit der Bariumsulfatsuspension muß durch Zusätze so eingestellt sein, daß ein gleichmäßiger Überzug der Magen-Darm-Schleimhaut erfolgt. Schließlich soll durch Geschmackszusätze der Widerwille gegen die Einnahme herabgesetzt werden, damit der physiologische Ablauf der Magen-Darm-Passage bei der Untersuchung nicht gestört wird. Gelegentlich werden noch Pharmaka verabfolgt, um die Passagezeit zu beschleunigen (z. B. Metoclopramid bzw. Domperidon, s. S. 481 f.) oder zu verlangsamen (z. B. Spasmolytika, s. S. 128 f.) oder gleichzeitig mit der Kontrastmittelgabe im Klysma verabreicht, um Kontraktionen anzuregen (z. B. Bisacodyl, s. S. 485 f.) und damit funktionelle Abläufe sichtbar zu machen.

Neuerdings werden zur passiven Kontrastdarstellung des Magens auch wasserlösliche Harnkontrastmittel in besonderer Zubereitung, z. B. Amidotrizoesäure[1] verwendet, insbesondere bei Perforationsverdacht, um ggf. Austritt von Bariumbrei in den Peritonealraum mit der Folge von Fremdkörperreaktionen zu vermeiden.

Darstellung anderer Hohlorgane

Ähnliches wie für den Magen-Darm-Kanal gilt für die Darstellung z. B. der Speicheldrüsengänge, von Fistelgängen, des Uterus und der Tuben sowie der Blase. Für diese werden meist iodhaltige wasser- oder öllösliche Kontrastmittel, wie iodiertes Mohnöl[2] oder dessen weniger viskosen fettsauren Ethylester, verwendet. Hierbei kommt es in erster Linie auf gute lokale Verträglichkeit an; weiter muß sichergestellt sein, daß das Kontrastmittel nach kurzer Zeit wieder den Körper verlassen wird.

Bronchographie

Hier spielen beide Forderungen eine besondere Rolle, weil zurückgebliebene Bestandteile des Kontrastmittels zu fibrö-

[1] Gastrografin®; [2] Lipiodol®.

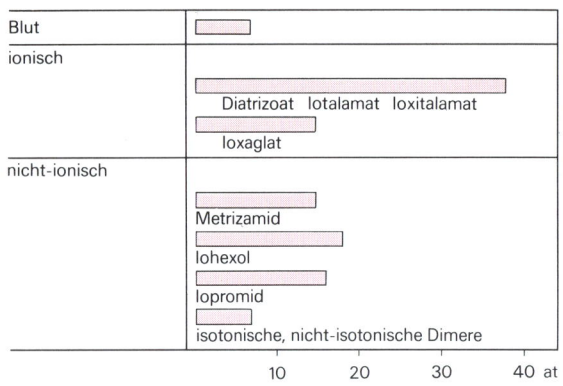

Abb. 1: Ionische und nicht-ionische Kontrastmittel.
Osmotischer Druck des Blutes im Vergleich mit demjenigen von Kontrastmitteln für die Angiographie (Kontrastmittel 300 mg Iod/ml). (Nach Speck, U., Medica **2**, 873; 1981.)

sen Lungenveränderungen führen können. Hier verwendet man gegenwärtig Diiodpyridon (Iopidon) im Gemisch mit seinem Dihydroxypropylderivat (Iopidol)[1]. Propyliodon[2] als feindisperse Kristallsuspension ist in Deutschland nicht mehr erhältlich.

Darstellung der Rückenmarks-Liquorräume

Diese stellt besondere Anforderungen an ein Kontrastmittel, weil Unterschiede im osmotischen Druck gegenüber der Zerebrospinalflüssigkeit nicht nur zu erheblichen Beschwerden, sondern auch zu neurologischen Ausfällen durch Schädigung der Hirnhäute und Nerven führen können. Die Entwicklung geeigneter Kontrastmittel, z. B. Metrizamid[3], ist jedoch so weit fortgeschritten, daß nicht nur bei der Darstellung der Rückenmarks-Liquorräume (Myelographie) auf ölige Kontrastmittel verzichtet werden kann, sondern auch eine solche

[1] Hytrast®; [2] Dionosil®, [3] Amipaque®.

Tab. 1: Kontrastmittel für Urographie, Angiographie* bzw. Myelographie**.

Typ A

Typ B

	internat. Freiname	Salze[1]	enthalten in:
Typ A: Ionische Kontrastmittel			
R = NH−CO−CH₃	Amidotrizoesäure* (Diatrizoesäure)	Na + MG, (MG) L-Lysinsalz	Urografin®, Urovison®, Urovist®, Peritrast®
R = CH₂−NH−CO−CH₃	Iodamid*	Na + MG	Uromiro®
R = CO−NH−CH₂−CO−NH−CH₃	Ioglicinsäure*	Na + MG (MG)	Rayvist®
R = CO−NH−CH₃	Iotalaminsäure*	Na + MG, (Na, MG)	Conray®
R = CO−NH−(CH₂)₂−OH	Ioxitalaminsäure*	Na + MG, (MG)	Telebrix®
R = N(CH₃)CO−CH₃	Metrizoesäure (als D-Glucosaminderivat)**		Amipaque®
Typ B: Nicht-ionische Kontrastmittel			
R₁ = CH₃ R₂, R₃ = CH₂−CH(OH)−CH₂OH	Iohexol*		Omnipaque®
R₁ = CH(OH)−CH₃ R₂ = H R₃ = CH(CH₂OH)₂	Iopamidol*		Iopamiro®, Solutrast®
R₁ = CH−O−CH₃ R₃ = CH₂−CH(OH)−CH₂OH R₄ = CH₃	Iopromid*		Ultravist®
Ionisches Kontrastmittel	Ioxaglinsäure		Hexabrix® zur Angiographie (weicht in der Struktur von Typ A und B ab und ähnelt anderen isotonischen Kontrastmitteln wie Iocarminsäure).

[1] Na und MG (Methylglucamin) bezeichnen die Kationen; wenn sie durch + verbunden sind, liegen die Mischungen der Salze vor. Angaben über Kationen in ( ) bedeuten, daß es außer den verzeichneten Handelspräparaten andere mit den entsprechenden Salzen gibt.

des intrakraniellen Subarachnoidalraums möglich scheint. Ein weiterer Fortschritt scheint durch Iotrolan[1] (Tab. 3) erreicht, das selbst wasserlöslich, in allen Konzentrationen blut- und liquorisoton ist. Ölige Kontrastmittel, wie Ethylmonoiodstearat[2] bzw. Iofendilat[3] müssen nach Beendigung der Untersuchung abpunktiert werden, da als Spätschäden gelegentlich Arachnoitiden infolge Fremdkörperreaktion beobachtet werden.

Darstellung von Blutgefäßen

Hierbei werden die höchsten Anforderungen an die Verträglichkeit eines Kontrastmittels gestellt. Es gilt dabei insbesondere bei den großen Arterien, zur ausreichenden Darstellung für eine kurze Zeit die in dem Gefäß enthaltene Blutmenge weitgehend durch das Kontrastmittel zu ersetzen und durch äußerst rasche Injektion eine Verdünnung durch das nachströmende Blut zu verhindern. Im Körperinneren gelegene Bezirke, wie z. B. die Koronar-, Nieren- oder Hirngefäße, müssen durch spezielle Katheterisierungstechniken gezielt mit Kontrastmittel gefüllt werden, um eine Darstellung zu ermöglichen. Durch weitgehende Angleichung des osmotischen Drucks der Kontrastmittellösung an denjenigen des Blutes (Abb. 1) konnte Gefäßwandreizung und damit der Schmerz bei peripherer Angiographie weitgehend vermieden werden.

Lymphographie

Diese erfolgt durch Injektion öliger (vorwiegend Fettsäureethylester iodierten Mohnöls), neuerdings auch wäßriger Kontrastmittel in die Lymphgefäße der Extremitäten oder des Beckens, wobei sich nach 24 h die Lymphknoten durch Phagozytose des Kontrastmittels darstellen. Schwierig sind hierbei das Aufsuchen und die Punktion der Lymphgefäße, die durch vorherige s.c. Injektion eines lymphgängigen Farbstoffes, wie z. B. Patentblau, erleichtert wird.

Aktive Kontrastdarstellung
Pharmakologische Voraussetzungen

Die aktive Kontrastdarstellung stellt, verglichen mit der passiven, pharmakologisch weitaus größere Anforderungen. Hier-

---

[1] Isovist®; [2] Duroliopaque®; [3] Pantopaque®.

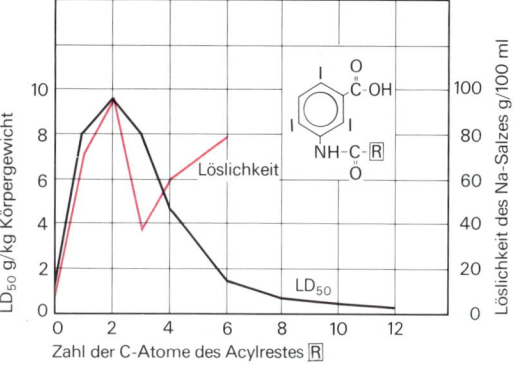

Abb. 2: Zusammenhang zwischen der Kettenlänge des Acylrests, der LD_{50} am Versuchstier und der Löslichkeit für Homologe der Kettenlänge 0–12 des aufgezeichneten Grundkörpers.
Das Beispiel lehrt, daß das günstigste Verhältnis zwischen Löslichkeit und LD_{50} bei einer Kettenlänge des Restes R von 2 C-Atomen erreicht worden ist. (Nach Wellingford et al., J. Amer. Chem. Soc. **74**, 4365; 1952).

bei wird verlangt, daß ein Stoff infolge seiner Eigenschaften an eine ganz bestimmte Stelle im Organismus transportiert und dort angereichert wird. Dort soll er seine kontrastgebende Wirkung entfalten und danach möglichst rasch und vollständig ausgeschieden werden. Es lag nahe, daß die Ausscheidungsorgane das erste Ziel der aktiven Kontrastdarstellung waren. So wurden z. B. bei mit höheren Dosen von Iodsalzen behandelten Patienten zufällig Kontrastdarstellungen des Nierenbeckens und der Ureteren beobachtet.

Urographie

Die Iodsubstitution von Benzoesäurederivaten ergab die ersten brauchbaren Harnkontrastmittel, die im Laufe der Jahre erheblich verbessert wurden (Tab. 1). Ihre selektive Ausscheidung über die Niere wurde durch Verminderung der Eiweißbindung gesteigert und die Toxizität durch geeignete Substitution am Ring reduziert (Abb. 2).
Die mittlere letale Dosis an der Ratte für die modernen Harnkontrastmittel beträgt ca. 20 Gramm pro Kilo Körpergewicht, d. h. die akute Toxizität dieser Verbindungen ist gering. Leichtere Zwischenfälle durch Arzneimittelüberemp-

Tab. 2a: Häufigkeit von unerwünschten Wirkungen bei verschiedenen Kontrastmitteluntersuchungen (nach Shehadi und Toniolo 1980).

Untersuchungsart	Patientenzahl	Häufigkeit unerwünschter Wirkungen (%)		Anzahl von Todesfällen	errechnete Zahl von Todesfällen/ Anwendungen[1]
Urographie	214 033	10 257	(4,80)	11	1:20 000
Cholangiographie	33 778	2 676	(8,00)	2	1:11 000
cerebrale Angiographie	12 771	263	(2,06)	1	1: 6 000
Angiocardiographie	7 911	179	(2,26)	2	1: 4 000
Aortographie	24 885	665	(2,67)	1	1:25 000
sonstige Angiographien	2 815	101	(3,58)	0	–
Venographie	5 890	160	(2,72)	1	1: 6 000
Summe	302 083	14 301	(4,73)	18 (0,006%)	

[1] auf- oder abgerundete Werte. Die Zahl der Todesfälle ist glücklicherweise gering; deshalb können die in dieser Rubrik errechneten Verhältniszahlen nicht als tatsächliche Inzidenz gewertet werden. Sie geben aber ein anschauliches Bild des differenzierten Risikos bei verschiedenen Anwendungsformen von Röntgenkontrastmitteln.

Tab. 2b: Häufigkeitsvergleich schwerer unerwünschter Wirkungen ionischer und nichtionischer Röntgenkontrastmittel bei verschiedenen Kontrastmitteluntersuchungen (nach Katayama et al., Radiology; **175**, 621–8, 1990).

Autor (Jahr)	Fälle mit **ionischen** Kontr.-M.			Fälle mit **nichtionischen** Kontr.-M.		
	Gesamt	UW	%	Gesamt	UW	%
Katayama (1989)						
schwer	169 284	367	0,22	168 363	70	0,04
sehr schwer	169 284	63	0,04	163 363	6	0,004
Palmer (1988)*	79 278	71	0,09	30 268	5	0,02
Wolf et al (1989)[+]	6 006	24	0,4	7 170	0	0
Schrott et al. (1986) [†]	...	...	...	50 642	6	0,01
Shehadi and Toniolo (1980)[§]	214 033	106	0,05	...	...	...

Schwere unerwünschte Wirkung (UW) war definiert:
* sofortige Behandlung und stationäre Aufnahme, Risikopatient
[+] Bewußtlosigkeit, Herzstillstand, Schock, symptom. Arrhythmie
[†] Klinikbehandlung erforderlich
[§] nur i. v. Urographie, Klinikbehandlung erforderlich

Tab. 3: Kontrastmittel zur Darstellung der Gallenwege bzw. Myelographie.

Typ A — Typ B — Typ C

R₁ bzw. R₂, R₃	Internat. Freiname	Beispiele für Handelspräparate	Salz**

Typ A intravenös, z. T. zur Infusion

R = NH–CO–(CH₂)₄–CO–NH	Adipiodon	Biligrafin®	MG
R = NH–CO–CH₂–O–CH₂–CO–NH	Ioglycaminsäure	Biligram®	MG, Na + MG
R = NH–CO–(CH₂–O–CH₂)₃–CO–NH	Iotroxinsäure	Biliscopin®	DMG
R = NH–CO–(CH₂)₂–O–(CH₂)₂–CO–NH	Iodoxaminsäure	Endomirabil®	DMG

Typ B oral; R₁ = NH₂ (Iopronsäure R₁ = NH–CO–CH₃, Iopodat R₁ = N=CH–N(CH₃)₂)

R₂ = CO–N(C₆H₅)–CH₂–CH₂–COO⊖	Iobenzaminsäure	Bilibyk®	
R₂ = O– (CH₂)₂–O–OH₂–CH(CH₂–CH₃)–COO⊖	Iopronsäure	Bilimiro®	
R₂ = N(CO–CH₃)–CH₂–CH(CH₃)–COO⊖	Iocetaminsäure	Cholebrine®	
R₂ = CH₂–CH(CH₂–CH₃)–COO⊖	Iopansäure	Telepaque®	
R₂ = CH₂–CH₂–COO⊖	Iopodat	Biloptin® Solu-Biloptin®	Na Ca

Typ C intralumbal

R₁ = NH–CO(CH₂)₄–CO–NH R₂ = CO–NH–CH₃	Iocarminsäure	Dimer-X®	DMG
R₁ = N(CH₃)–CO–CH₂–CO–N(CH₃)	Iotrolan	Isovist®	

* nicht mehr im Handel; ** MG = Methylglucamin-, DMG = Di-Methylglucaminsalz.

---

findlichkeit bzw. toxische Wirkungen der Kontrastmittel selbst sind häufig, ernstere Zwischenfälle, z. B. Todesfälle, selten (Tab. 2a).

In den letzten Jahren forderte man, auch für die Routine-Urographie nicht-ionische Kontrastmittel wegen seltenerer schwerer unerwünschter Wirkungen einzusetzen. Da das Risiko als solches aber äußerst gering ist (Tab. 2b), nicht-ionische Kontrastmittel aber fast zehnmal teurer sind als ionische, sind die Radiologen noch geteilter Meinung.

Cholezysto- und Cholangiographie

Der schon 1908 erhobene Befund, daß halogenierte Phenolphthaleine, die als Abführmittel geprüft wurden, vorwiegend in die Galle ausgeschieden wurden, ließ ihre Eignung zur Kontrastdarstellung der Gallenwege erwarten. Die heute gebräuchlichen Stoffe sind in Tab. 3 aufgeführt. Die Substitution mit dem Halogen höchster Massenzahl Iod und die Tatsache, daß das Epithel der Gallenblase die Gallenflüssigkeit 8–10mal konzentriert, verhalfen zu den ersten brauchbaren Darstellungen dieses Organs. Auch hier mußte ein weiter Weg zurückgelegt werden, bis man über die Erhöhung des Iodanteils im Molekül und des in die Galle ausgeschiedenen Anteils (Tab. 4), sowie die Senkung der Toxizität zur Darstellung auch der extrahepatischen Gallengänge gelangte. Dennoch ist die Darstellung der Gallenwege und der Gallenblase mit einem etwas größeren Risiko behaftet (Tab. 2a). Während bislang für die Darstellung der ableitenden Harnwege nur parenteral verabreichbare Kontrastmittel zur Verfügung stehen, ist die Cholezysto- und Cholangiographie auch mit oral verabreichten Kontrastmitteln möglich. Für eine gute Darstellung der Gallengänge wird jedoch auch hier die intravenöse Injektion, unter Umständen sogar die Infusion, vorgezogen. Für die Darstellung der Gallenblase und ihrer Entleerung genügt ein orales Gallenkontrastmittel. 4–5 Stunden nach der Einnahme kann die Röntgendiagnostik der Gallenblase durchgeführt werden, wird aber aus praktischen Gründen meist erst am Morgen nach der abendlichen Einnahme gemacht.

Pharmakokinetik

Der Wunsch nach einer möglichst hohen Konzentration der Harn- und Gallenkontrastmittel am Zielort führte schon frühzeitig zu einer Untersuchung der Pharmakokinetik dieser Substanzen, lange bevor man sich mit der Pharmakokinetik pharmakologischer Wirkstoffe befaßte.

Entscheidend für die Intensität der Kontrastunterschiede ist nur jener Anteil der gesamten verabreichten Kontrastmittelmenge, der am Zielort zur Kontrastdarstellung beiträgt. Es ist deshalb wichtig, daß die Verteilung des Kontrastmittels auf einen möglichst kleinen Raum beschränkt bleibt, um die zur Ausscheidung gelangende Konzentration möglichst hoch zu halten (Abb. 3). Die Verteilung im zirkulierenden Blut bedeutet eine Verdünnung auf 2,4 l, die in der Extrazellulärflüssigkeit auf 12 l. Für einen ausreichenden Kontrast muß das Röntgenkontrastmittel im Lösungsraum des Zielorgans durch einen Konzentrationsvorgang auf einen Gehalt von mindestens 2% gebracht werden. Die „Konzentrationsleistung" der Niere oder der Gallenblase kann als grobe Funktionsprüfung verwendet werden.

Eiweißbindung und Ausscheidungsweg

Die wesentlich höhere Bindung der hydrophoberen Gallenkontrastmittel (Tab. 4, Länge der Kohlenwasserstoffkette) an Plasmaeiweiß (90–95%), im Vergleich zu den Harnkontrastmitteln (20–30%), vornehmlich an die Albuminfraktion, ist nach neueren Erkenntnissen offenbar nicht die alleinige Voraussetzung für die Gallengängigkeit; vielmehr wird auch der Leber dadurch, daß nur ungebundenes Kontrastmittel durch die Niere ausgeschieden werden kann, bei verzögerter renaler Ausscheidung Zeit gegeben, das Kontrastmittel über die Galle auszuscheiden. Bei stark eingeschränkter Nierenfunktion werden nämlich auch schwach eiweißgebundene Kontrastmittel über die Galle ausgeschieden. Ein weiterer Ausscheidungsweg für Kontrastmittel könnte die Darmschleimhaut

sein, Große Gaben von Nierenkontrastmitteln bei Kindern führten zu einer Darstellung des Magen-Darm-Kanals.

Tab. 4: Zusammenhänge zwischen chemischer Struktur und bevorzugter Ausscheidung der Röntgenkontrastmittel in Galle und Harn (nach Ariens, Drug Design, Bd. II, Academic Press, London).

R	Harn	Galle
–H	+ + +	–
–C	+ + +	–
–C–C	+ +	+
–C–C–C	+	+ +
–C–C–C–C	–	+ + +
–C–C–C–C–C	–	+ + +

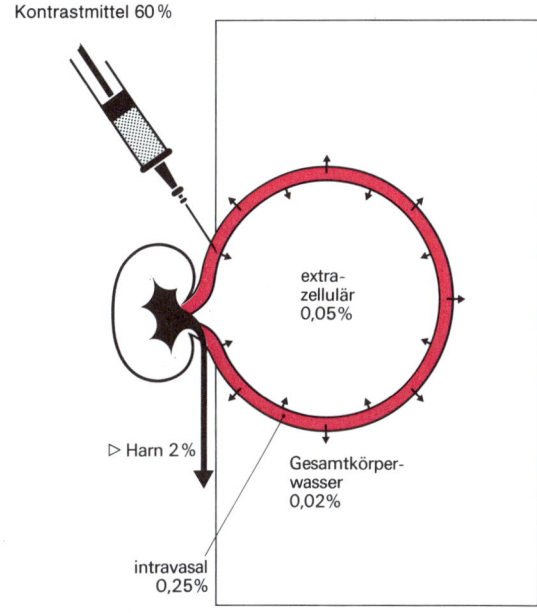

Kontrastmittel 60%

extra-zellulär 0,05%

▷ Harn 2%

Gesamtkörperwasser 0,02%

intravasal 0,25%

Abb. 3: Verdünnung des Kontrastmittels durch Verteilung im Körper und Konzentrierung im Zielorgan.
Die für einen ausreichenden Kontrast im Zielorgan notwendige Konzentration des Kontrastmittels in der Injektionslösung hängt einerseits von der Größe des Verteilungsraumes, d. h. dem Grad der Verdünnung, und andererseits vom Grad der Konzentrierung im Zielorgan (z. B. den Nieren) ab.

Prinzipien der Kontrastgebung bei der Magnet-Resonanz-Tomographie und der Sonographie (Ultraschalldiagnostik)

Das schwache Magnetfeld, das sog. paramagnetische Elemente oder Substanzen (z. B. Methaemoglobin) umgibt, führt zu einer Verkürzung der Relaxationszeit benachbarter Protonen (proton relaxation enhancement). Das Signal aus dem das paramagnetische Element enthaltendem Gewebe wird im

Magnetfeld gegenüber den umliegenden Organen verstärkt. Unter den paramagnetischen Elementen erwies sich die „seltene Erde" Gadolinium als geeignet, mußte jedoch wegen seiner Toxizität in ein Chelat, Gadopentetsäure (Abb. 4), überführt werden. Es wird als relativ gut verträgliches Dimethylglukaminsalz vor der Untersuchung einmal i. v. verabreicht.

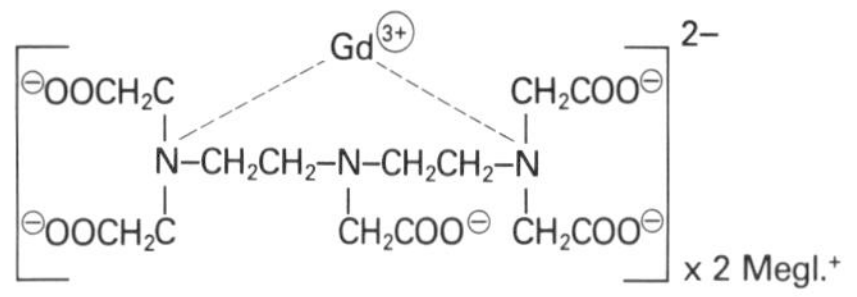

Abb. 4: Strukturformel Gadopentetsäure.

Bei der Echokardiographie und der sonographischen Darstellung der Harnwege und des Uterus kann man durch sonographische Kontrastmittel Blut und andere Flüssigkeiten und deren Fließverhalten sichtbar machen. Sie bestehen aus Lösungen, in denen durch Schütteln oder Gasentwicklung fein verteilte sehr kleine Gasbläschen erzeugt werden. Inzwischen konnten die für die diagnostische Güte entscheidenden Parameter, wie Homogenität und konstante, definierte Bläschengröße in kommerziell hergestellten Präparaten realisiert werden.

Unerwünschte Wirkungen der Kontrastmittel

Die Häufigkeiten unerwünschter Wirkungen bei der Anwendung von Röntgenkontrastmitteln zu verschiedenen diagnostischen Zwecken sind in Tab. 2a zusammengefaßt. Dabei entfällt nach neuesten Statistiken 1 Todesfall auf 20 000 urographische Untersuchungen. Das Risiko der zerebralen Angiographie bzw. der Angiokardiographie ist offensichtlich höher.

Wie bei der Arzneitherapie hat jeder Verabreichung von Stoffen zu diagnostischen Zwecken eine Nutzen-/Risiko-Abwägung vorauszugehen. Vor einer Röntgenkontrastuntersuchung sollten alle weniger riskanten diagnostischen Möglichkeiten ausgeschöpft sein. Selbst nicht resorbierbare Röntgenkontrastmittel können Fremdkörperreaktionen auslösen. Allgemeine Überempfindlichkeitsreaktionen nach parenteraler bzw. oraler Gabe resorbierbarer Kontrastmittel werden entgegen früherer Ansicht nicht durch freies Iod, sondern durch das Kontrastmittelmolekül ausgelöst; man unterscheidet anaphylaktoide (pseudoallergische, d. h. nicht immunologische) und immunologische Reaktionen. Als Mechanismen der ersten werden

1) Histaminfreisetzung
2) Komplementaktivierung
3) Gerinnungsstörungen

diskutiert. Als Beweis für das Vorkommen immunologischer Reaktionen werden spezifische Antikörper gegen Diatrizoat angesehen. Gegen immunologische Mechanismen spricht allerdings, daß oft eine unerläßliche Zweituntersuchung mit dem gleichen Kontrastmittel reaktionslos überstanden wird. Während leichtere Reaktionen mit Hitzegefühl, Übelkeit, Erbrechen und Venenschmerz keiner Behandlung bedürfen, hat

für mittelschwere und schwere Überempfindlichkeitsreaktionen mit generalisierter Urticaria, Gesichts- und Larynxoedemen, Bronchospasmus, temporärem bis andauerndem Blutdruckabfall bis zum Kollaps geschultes Hilfspersonal und Notfallbesteck bereitzustehen (Tab. 5). Unerwünschte Wirkungen auf Organsysteme betreffen vor allem Niere, Herz und Kreislauf, zentrales Nervensystem und Schilddrüse.

Trotz oft hoher Kontrastmitteldosen bei der Uro- und Angiographie werden Nierenschäden selten beobachtet, jedoch scheinen folgende Faktoren eine Nierenschädigung zu begünstigen:

1) Dys- und Paraproteinämien
2) Höhergradige Proteinurie
3) Vorbestehende Niereninsuffizienz
4) Nephrotoxische Arzneitherapie
5) Dehydratation
6) Eingeschränkte Leberfunktion

Auch zu kurze Intervalle zwischen Kontrastdarstellungen scheinen das Risiko zu erhöhen. Bei Patienten mit Morbus Waldenström, Myelom und anderen Paraproteinämien ist besondere Vorsicht geboten, weil es durch intratubuläre Ausfällung des pathologischen Proteins zum letalen Nierenversagen kommen kann.

Schnelle intravenöse Kontrastmittelinjektion führt durch direkte Wirkung auf die Gefäßwand zur Gefäßerweiterung und zum Blutdruckabfall mit reflektorischer Tachykardie, es kann aber auch zur Bradykardie kommen.

Bei der zerebralen Angiographie und der Kontrastdarstellung der Liquorräume kann es durch den Ionisierungsgrad der Kontrastmittelsalze zur Neurotoxizität kommen; dem soll die Entwicklung nicht-ionischer Kontrastmittel abhelfen.

Obwohl Kontrastmittel kaum noch freies Iod enthalten, kann dieses oder im Körper durch Deiodierung freigewordenes Iod die gesamte Menge anorganischen Iods in der extrazellulären Flüssigkeit von $150-700$ µg leicht übertreffen; es ist aber auch nicht auszuschließen, daß das Kontrastmittelmolekül selbst die Schilddrüsenfunktion beeinflussen kann. So verwundert es nicht, daß die Funktionsdiagnostik der Schilddrüse nach Gabe iodhaltiger Röntgenkontrastmittel über Wochen unmöglich ist. Bei Patienten mit latenter und manifester Hyperthyreose kann es durch iodhaltige Röntgenkontrastmittel, aber auch durch andere iodhaltige Arzneimittel zu akuter Exacerbation bis zur thyreotoxischen Krise kommen.

Für das Dimegluminsalz der Gadopentetsäure sind als unerwünschte Wirkungen bislang nur lokaler Schmerz und Wärmegefühl zusammen mit der Injektion bekannt geworden; bei rascher Injektion süßlicher Geschmack.

Risikominderung bei Kontrastmitteluntersuchungen

Die Vortestung mit kleinen Kontrastmittelmengen ist wegen Unzuverlässigkeit aufgegeben worden. Auch die prophylaktische Gabe von Antihistaminika und Corticoiden wurde unterlassen, nur die begründete Vagolyse (Atropin) scheint Kreislaufreaktionen vorzubeugen. Ergebnisse einer Prophylaxe mit H_2-Rezeptorenblockern sind noch nicht überzeugend. Sorgfältige Anamnese bezüglich Nieren- und Leberfunktionseinschränkung bzw. Dysproteinämie sowie bezüglich einer latenten oder manifesten Hyperthyreose ist nach wie vor zur Risikominderung der Röntgenkontrastdarstellung wichtig.

Tab. 5: Hinweise zur Behandlung von Kontrastmittelzwischenfällen (nach W. Frommhold und J. Hausdörfer, Tübingen 1980).

Beachten

1. Gezielte Anamnese erheben (Allergie?).

2. Intravasale Kontrastmittelgaben möglichst am liegenden Patienten vornehmen. Wichtig: Die Kanüle verbleibt nach Applikationsende für einige Minuten in der Vene (hierzu eignet sich besonders eine Kunststoff-Verweilkanüle, die zuverlässig fixiert und mit Mandrin verschlossen werden kann). Nur so ist bei einer drohenden Nebenreaktion eine schnelle i.v. Therapie möglich. Auch bei leichten allgemeinen Nebenerscheinungen und allergischen Hautreaktionen Kontrastmittelapplikation unterbrechen, notfalls beenden.

3. Nach der Untersuchung den Patienten mindestens $\frac{1}{4}$ Stunde nicht ohne Aufsicht lassen, da erfahrungsgemäß etwa 90 % aller schweren Zwischenfälle innerhalb dieser Zeit auftreten.

Leichte allgemeine Nebenerscheinungen

Symptome: Übelkeit, Brechreiz, Hitzegefühl, Niesen, Kitzeln im Hals, Hustenreiz

Therapie: Beruhigung des Patienten, Frischluft oder Sauerstoffzufuhr, sorgfältige ärztliche Weiterbeobachtung, bei sehr aufgeregten Patienten Valium®, 5–10 mg langsam i.v.

Allergische Hautreaktionen

Symptome: lokale Rötung an der Einstichstelle, Urtikaria mit oder ohne Pruritus, Quaddelbildung.

Therapie: je nach Schwere Antihistaminika i.v. (z. B. Tavegil®, 5 ml = 2 mg), Cortisonderivate i.v. (z. B. 100 mg Solu-Decortin-H®, Volon A solubile 25–40 mg).

Schwere Allgemeinreaktionen Wichtig: Verlaufsprotokoll anlegen!

● **respiratorisch**

Symptome: Tachypnoe, exspiratorische Dyspnoe, spastischer Husten, Stridor, Asthmaanfall, Bronchospasmus.

● **allgemein**

Symptome: generalisierte Rötung im Gesicht und am Stamm, intensives Beklemmungs- und Angstgefühl, Agitation, generalisierte Urtikaria mit Pruritus, Schüttelfrost, Kreuzschmerzen, Erbrechen, Bewußtseinsverlust.

● **kardiovaskulär**

Schocksymptome: Blässe, kalter Schweiß, Tachykardie, Blutdruckabfall.

Sofortmaßnahmen

Adrenalin
● *In jedem Fall:* sofort Suprarenin® 1:1000 s.c., 0,3–0,5 ml der Lösung (unverdünnt).

● *Im Schock:* sofort i.v. 0,3–1 ml (0,03–0,1 mg) Suprarenin® 1:1000, verdünnt mit isotonischer Natriumchlorid-Lösung 1:9 unter Überwachung der Herzaktion (Arrhythmie!). Wiederholung nach 2 Minuten, wenn erforderlich.

Je nach Symptomatik Therapie fortsetzen und Anästhesieabteilung benachrichtigen

● *Atemwege* freihalten! Sauerstoffzufuhr, Spontanatmung kontrollieren, eventuell Mund-zu-Mund-Beatmung, Atemmaske, Intubation, extrathorakale Herzmassage.

● *Bronchospasmus:* Bronchospasmolytika (z. B. Euphyllin®, 0,24–0,48 g i.v., 20 mg/min).

● *Volumensubstitution:* Humanalbumin 5 %, isotonische Elektrolytlösung (z. B. Jonosteril®, Tutofusin®, Sterofundin®) oder Kristalloidlösung (z. B. Glucose 5 %).

● *Corticoide:* Hochdosierte Injektion eines wasserlöslichen Corticoids i.v. (z. B. 500–1 000 mg Solu-Decortin-H®, Volon A Solubile 200–250 mg).

Zusätzliche Maßnahmen Überwachung in der Intensivstation

● *Hypotonie:* Vasopressoren im Dauertropf i.v. (z. B. Arterenol®, 5–10 mg/500 ml Glucose 5 %, Dosierung nach Wirkung, etwa 10–20 Tropfen/min) unter fortlaufender Blutdruckkontrolle.

● *Acidose:* Natriumhydrogencarbonat i.v. (bei peripher venösem Zugang 4,2 %, bei zentral liegendem Venenkatheter 8,4 %) 100–200 mmol bis pH 7,2. Weiter je nach Dauer des Schockzustands etwa 50 mmol/h unter Kontrolle des Säure-Basen-Haushalts und der Serum-Elektrolyte (Hypokalämie!).

● *Oligurie:* Diuretika (z. B. Lasix®, 20–40 mg i.v.).

Wegen möglicher Exazerbationen Corticoid- und Antihistaminikatherapie über 24–48 Stunden fortsetzen.

Es wird empfohlen, dem Patienten sowohl über Art der Überempfindlichkeitsreaktion als auch über das verwendete Kontrastmittel eine Bescheinigung auszuhändigen.

Weiterführende Literatur

Amiel, M. (Ed.): Contrast Media in Radiology. Springer, Berlin 1982.

Ludwig, A., Vogel H.: Niederosmolare Röntgen-Kontrastmittel. Ecomed Verlagsges. mbH., Landsberg 1987.

Sovak, M. (Ed.): Radiocontrast Agents. Handbook of Experimental Pharmacology, Vol. **73**. Springer, Berlin 1984.

Speck, U., Taenzer, V., Herms, H. J.: Klinische Pharmakologie der Röntgenkontrastmittel, Grundlagen und klinisch-pharmakologische Methoden. In: Kuemmerle, H.-P., Hitzenberger, G., Spitzy, K. H.: Klinische Pharmakologie. Ecomed Verlagsges. mbH., Landsberg 1984.

Speck, U.: Röntgenkontrastmittel. Berlin 1986.

Taenzer, V., Zeitler, E. (Eds.): Contrast Media in Urography, Angiography and Computerized Tomography. Thieme, Stuttgart 1983 (Suppl. Vol. **118**, RöntgenFortschr.).

Taenzer, V., Wende, S. (Eds.): Recent Developments in Nonionic Contrast Media. Thieme, Stuttgart 1989 (Suppl. Vol. **128**, RöntgenFortschr.).

ANTIBIOTIKA UND CHEMOTHERAPEUTIKA
ANTIINFEKTIÖSE THERAPIE

H. Rosin, Dortmund und Düsseldorf

Grundlagen und Grundbegriffe

Entwicklung der antiinfektiven Chemotherapie – historischer Überblick

Die empirische Medizin früherer Jahrhunderte kannte nur wenige spezifisch antiinfektiv wirksame Mittel: Der Augustinermönch Antonio de la Calancha (um 1600) verwendete erstmals die Rinde der Chinchona (Chinarinde, „Chinin") zur Fieberbekämpfung bei Malaria. Von Christoph F. Kneussel wurde 1698 die Wurzel des brasilianischen Halbstrauches Uragoga Ipeca-cuanha gegen Amoebenruhr empfohlen. Zur lokalen Entzündungsbekämpfung sind die Quecksilbersalbe gegen Syphilis (Fracastoro, 1483–1553), Phenol gegen Wundinfektionen (Joseph Lister, 1867) und Silbernitratlösung gegen Gonoblennorrhoe der Neugeborenen (Carl Credé, 1884) hervorzuheben.

Der Begriff **Chemotherapie** wurde erst 1906 von **Paul Ehrlich** geprägt. Er definierte ihre Zielsetzung als selektive „Abtötung der Parasiten ohne erhebliche Schädigung des Organismus"; „. . ., wir müssen chemisch zielen lernen!". Ausgehend von seinen Arbeiten mit Vitalfarbstoffen begründete er die systematische chemotherapeutische Forschung als „möglichst vielseitige Variation der in Betracht kommenden Stoffe auf dem Wege der chemischen Synthese" und ihre Untersuchung „im Heilversuch am infizierten Tier", bis die Substanz gefunden ist, die *optimal parasitotrop*, aber *minimal organotrop*" wirkt. Diese Konzeption verfolgend entwickelte er aus Atoxyl, einem Arsenderivat des Anilins, – zusammen mit seinem japanischen Assistenten **Hatta** – das Neoarsphenamin (Neosalvarsan®[1]), das erste Chemotherapeutikum gegen die Syphilis. Auf demselben methodischen Wege, allerdings metallfreie, rein organische Azo- und Akridinverbindungen untersuchend, gelang 1935 unter der Leitung von **Gerhard Domagk** die Entdeckung der Streptokokkenwirksamkeit des **Prontosils** in vivo. Dies leitete die vielfältige Entwicklung der **Sulfonamide**, die Suche nach synthetisch hergestellten **Chemotherapeutika** allgemein ein. Die chemische Ähnlichkeit von organischen Arsenikalien und einigen Sulfanilsäurederivaten ist augenfällig (vgl. Abb. 1).

[1] nicht mehr im Handel

Das große Interesse an den Sulfonamiden überschattete zeitweise die Beschreibung der antibakteriellen Aktivität des Naturstoffes **Penicillin** durch **Alexander Fleming** 1929. Erst 1940 entwickelten **E. Chain** und **H. W. Florey** Methoden zur Gewinnung großer Penicillinmengen aus den Kulturfiltraten des Flemingschen Penicillium-Stammes. Der hohe therapeutische Wert von Penicillin gegen Streptokokken-, Staphylokokken- und Gasbrand-Infektionen, gegen Meningitis epidemica, Gonorrhoe und Syphilis, wurde durch die herrschende Kriegszeit dramatisch gesteigert. Die **Antibiotikaforschung,** die Suche nach weiteren therapeutisch anwendbaren antibakteriellen Naturstoffen und vorteilhaften chemischen Abwandlungen, wurde jetzt intensiviert. Weitere Meilensteine in der nun stürmisch verlaufenden Entwicklung sind die Isolierung des **Streptomycins**, des u. a. ersten Tuberkulosemittels, 1943 durch **S. A. Waksman**, und die Entwicklung der **Cephalosporine**, basierend auf Forschungsarbeiten von **G. Brotzu**, 1948.

Diese bahnbrechenden Entdeckungen markieren nur den Beginn eines faszinierenden, in der Medizin unvergleichlichen Siegeszuges der Arzneimittelforschung zu den zahlreichen heute verfügbaren hochaktiven Antibiotika/Chemotherapeutika. Doch die bakterielle Resistenzentwicklung stellt immer neue Anforderungen. Für die erdgeschichtlich sehr viel älteren Bakterien scheinen auch die *„modernsten" Antibiotika* immer wieder **keine** *„unbekannte Überraschung"* zu bieten.

Verglichen mit den Möglichkeiten der antibakteriellen Chemotherapie ist die Zahl der oral und parenteral anwendbaren **Antimykotika** sehr begrenzt. Amphotericin B, das 1955 erstmals beschrieben wurde, ist immer noch das wichtigste Chemotherapeutikum gegen Organmykosen. Es wird therapeutisch durch 5-Fluorcytosin (seit 1957) gut ergänzt. Zur Zeit werden aus der Imidazol-Gruppe (Clotrimazol, Miconazol, Ketoconazol) Antimykotika mit verbesserten Eigenschaften untersucht (Fluconazol, Itraconazol u. a.).

Auch die Entwicklung der **antiparasitären Chemotherapie** wurde seit Paul Ehrlich intensiviert. Seine Vorversuche mit Trypanrot gegen Trypanosomen in Ratten setzten sich in der Entwicklung des Suramin-Natrium (Germanin) fort. Große Anstrengungen wurden stets der **Malariatherapie** gewidmet. Herausragende Bedeutung hatten oder haben Chinin (aus der Cinchona-Rinde), das Akridin-Derivat Mepacrin (Atebrin),

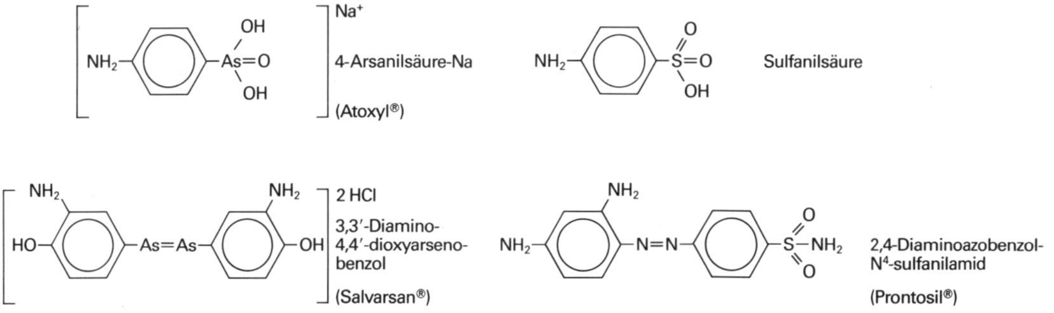

Abb. 1: Die chemische Verwandtschaft von organischen Arsenikalien und Sulfonamiden. (Die mit Warenzeichen versehenen Produkte sind ausnahmslos nicht mehr im Handel).

das Chloroquin (z. B. Resochin®), und neuerdings gegen Chloroquin-resistente Plasmodium falciparum-Stämme die Präparate Pyrimethamin/Sulfadoxin (Fansidar®) und Mefloquin (Lariam®).

Insgesamt ist das Spektrum der antiparasitären Chemotherapeutika fast so vielfältig wie die Gruppen parasitärer Infektionserreger selbst. Seltener besteht gruppenübergreifende Aktivität wie z. B. durch die Nitroimidazole gegen Trichomonas und Lamblien, durch Mebendazol (Vermox®) gegen Fadenwürmer (Oxyuren, Ascaris, Trichiuris) und – in Überdosis – gegen Echinococcus cysticus oder durch Praziquantel (Biltricid®) gegen Schistosoma-(Bilharziose) und Taenia-(Bandwurm-)Arten.

Die **antivirale Chemotherapie** gestaltet sich wegen der schwer eruierbaren potentiellen Angriffspunkte („Chemozeptoren" nach P. Ehrlich) und der engen Integration der Virusvermehrung in den Stoffwechsel der Wirtszelle als sehr schwierig. Erst seit wenigen Jahren erfährt die antivirale Chemotherapie deutliche positive Impulse, z. B.:

1. Vidarabin (Ara-A) erwies sich bei der hämorrhagisch-nekrotisierenden Herpes-simplex-Encephalitis eindeutig als wirksam.
2. Mit Aciclovir wurden die Behandlungsergebnisse der Herpes-Encephalitis noch weiter verbessert und auf den schwer verlaufenden mukokutanen Herpes bei Immunsupprimierten ausgedehnt.
3. Durch Zidovudin (Azidothymidin, AZT) konnte schließlich auch eine Verzögerung in der Entwicklung der HIV-bedingten Immunschwäche (AIDS) erreicht werden.
4. Die rekombinanten Interferon-Präparate erwiesen sich bei chronisch-aggressiver Hepatitis B als wirksam.

Diese positiven Impulse geben Hoffnung zu weiteren Fortschritten in der antiviralen Chemotherapie. Allerdings wird mit den Interferonen und anderen Zytokinen das eigentliche Chemotherapie-Konzept von P. Ehrlich verlassen bzw. erweitert.

Die Einteilung der Antiinfektiva nach ihren mikrobiellen Zielgruppen in Tabelle 1 dient der synoptischen, orientierenden **Übersicht**.

Definitionen

Zur modernen antiinfektiösen Therapie gehören **alle** ärztlichen Maßnahmen, die geeignet sind, einen Infektionsprozeß zu kupieren und den Infektionsherd zu sanieren bzw. zu entfernen. Die antiinfektiöse **Pharmako**therapie kann dabei **unnötig, nützlich** oder auch **entscheidend** und unverzichtbar sein. Sie wird entweder **symptomatisch** ausgerichtet, d. h. die

---

Tab. 1: Einteilung der Antiinfektiva nach ihren mikrobiellen Zielgruppen.

Gruppe 1 Insbesondere gegen grampositive Bakterien	Gruppe 2 Insbesondere gegen gramneg. Stäbchen	Gruppe 3 „Breitspektrum-Antibiotika"	Gruppe 4 „Spezifische Antibiotika"	Gruppe 5 Antimykotisch, antiviral, antiparasitär
1.1 Penicilline Penicillin G „Oralpenicilline": Penicillin V, Propicillin u. a. „Staphylokokken-Pen.": Oxacillin, Dicloxacillin, Flucloxacillin	**2.1 Penicilline** Aminopenicilline: Ampicillin, Amoxicillin u. a. Carboxylpenicilline: Ticarcillin, Temocillin Ureidopenicilline: Mezlo-Azlocillin, Piperacillin, Apalcillin	**3.1 „klassische"** Tetracycline: Tetracyclin, Doxycyclin, Minocyclin u. a. Chloramphenicol Sulfonamid-Trimethoprim-Kombinationen: Cotrimoxazol u. a.	**4.1 gegen Anaerobier** Nitroimidazole: Metronidazol u. a. Clindamycin **4.2 gegen Legionellen** Erythromycin (s. 1.2) Rifampicin (s. 4.4)	**5.1 Antimykotika** Polyene: Amphotericin B, Nystatin 5-Fluorcytosin Imidazole: Miconazol, Ketoconazol, Fluconazol u. a. Griseofulvin u. a.
1.2 Makrolide Erythromycin Spiramycin Roxithromycin Clarithromycin		**3.2 „moderne"** Aminoglykoside: Gentamicin, Tobramycin, Netilmicin, Amikacin Carbapeneme: Imipenem Cephalosporine 3. Generation: Cefotaxim, Ceftazidim, Ceftriaxon u. a.	**4.3 gegen „Zellwandlose"** (Chlamydien, Mycoplasmen, Rickettsien) Tetracycline (s. 3.1) Erythromycin (s. 1.2)	**5.2 „Virustatika"** Amantadin, Idoxuridin, Vidarabin, Aciclovir, Zidovudin u. a., Interferone
1.3 Lincosamide Lincomycin, Clindamycin	**2.2 Cephalosporine** 1. Generation: Cefalotin, „Oralcephalosporine": Cefalexin, Cefadroxil u. a. 2. Generation: Cefazolin, Cefamandol Cefuroxim Cefotiam u. a.			
1.4 Glykopeptide Vancomycin, Teicoplanin			**4.4 gegen Mykobakterien** (Antituberkulotika) Isoniazid (INH) Rifampicin (RMP) Ethambutol (EMB) Prothionamid (PTH) Pyrazinamid (PZA) Streptomycin (SM) Cycloserin u. a.	**5.3 Antiparasitär** Antiprotozoenmittel: Malariamittel, Toxoplasmosemittel u. a. Anthelminthika: Wurmmittel, Bandwurmmittel, Bilharziosemittel u. a.
1.5 Verschiedene Fusidinsäure, Fosfomycin, Rifampicin (s. 4.4)	**2.3 Monobactame** Aztreonam **2.4 Fluor-Chinolone** Ofloxacin, Ciprofloxacin u. a. **2.5 Polymyxine** Colistin	**3.3 „Harnwegs-Antibiotika"** Nitrofurantoin, (Chinolone: Nalidixinsäure, Pipemidsäure)		

pathologischen Veränderungen bekämpfend, z. B. bei Grippe, oder **kausal**, d. h. die ursächlichen Erreger bekämpfend, z. B. Penicillin-Behandlung bei Scharlach, oder es werden beide Ziele gleichzeitig verfolgt, z. B. bei septischem Schock.

Zur **Kausaltherapie** dienen Antibiotika und antimikrobielle, antiparasitäre oder antivirale Chemotherapeutika. Sie sollen weiteres Wachstum und Vermehrung der Infektionserreger hemmen oder diese direkt abtöten. Die antiinfektiöse Chemotherapie unterscheidet sich damit grundsätzlich von der sonstigen medikamentösen Behandlung. Das Ziel der Antibiotika/Chemotherapeutika ist nicht, primär den Zustand des Patientenorganismus zu beeinflussen (vgl. S. 1), sondern primär Zahl und Aggressivität der Infektionserreger antibiotisch zu reduzieren.

Chemotherapie heißt allgemein die Behandlung vermehrungsfähiger, krankheitserregender Mikroorganismen, Parasiten, Viren und Tumorzellen mit **selektiv**, strukturspezifisch angreifenden Pharmaka. Die Selektivität ist eine Funktion der Strukturspezifität. Je unähnlicher die körperfremden Rezeptoren dieser Pharmaka den Strukturen normaler menschlicher Zellen sind, um so geringer sind unerwünschte Wirkungen auf den Organismus des Patienten. **Paul Ehrlich** (1906) definierte als **ideale** Eigenschaften chemotherapeutischer Wirkstoffe **hohe Parasitotropie** bei **fehlender Organotropie**.

In der Onkologie sind antineoplastische Chemotherapie („Zytostatikatherapie", s. 734 f.) und antiinfektiöse Chemotherapie oft gleichzeitig nötig.

Chemotherapeutika – im klassischen Sinne – sind **chemisch-synthetisch** hergestellte, antimikrobiell wirksame Substanzen,

z. B. die Sulfonamide. Inzwischen erstreckt sich der Anwendungsbereich von Chemotherapeutika außer gegen Bakterien, Parasiten und Pilze auch – und zunehmend – gegen Viren und Tumorzellen.

Antibiotika sind – in der ursprünglichen Definition – **biosynthetisch** gewonnene, antibakteriell wirksame Naturstoffe. Aus der sehr großen Vielfalt von Substanzen, die Mikroorganismen in der Natur – vor allem Bakterien und Pilze im Erdreich – gegen die Konkurrenz anderer Mikroorganismen produzieren, sind die Antibiotika nach drei Kriterien ausgewählt:
1) starke – oder durch chemische Modifikation gesteigerte – antibakterielle Aktivität gegen humanpathogene Bakterienarten,
2) günstige pharmakokinetische Eigenschaften,
3) Verträglichkeit.

Durch chemische Modifikation der biologischen Grundsubstanzen sind zahlreiche Derivate mit gezielt verbesserten antibakteriellen und/oder pharmakokinetischen Eigenschaften entwickelt worden. Die großen Gruppen der Penicilline und Cephalosporine bilden dafür herausragende Beispiele.

Einige Antibiotika lassen sich inzwischen chemisch ganz synthetisieren. Bei vielen anderen bestimmen die chemischen Modifikationen der biosynthetischen Grundstruktur die therapeutische Qualität so wesentlich, daß die traditionelle Abgrenzung zwischen Antibiotika und Chemotherapeutika zunehmend schwierig wird. Die Bezeichnung „Antibiotika" wird bevorzugt und häufig auf alle antibakteriellen Pharmaka ausgedehnt.

Pharmakologische und mikrobiologische Grundlagen

In der antiinfektiösen Chemotherapie gelten die allgemeinen pharmakologischen Gesetzmäßigkeiten, Parameter und Wechselbeziehungen (vgl. S. 1 f.). Besonderheiten ergeben sich dadurch, daß die Angriffsorte dieser Pharmaka in biologisch selbständigen Parasiten, Mikroorganismen oder virusvermehrenden Zellen gelegen sind.

Das charakteristische Dreiecksverhältnis zwischen Patient – Chemotherapeutikum – Infektionserreger und die Haupteinflußfaktoren auf die pharmakologische Wirkung sind in Abb. 2 veranschaulicht.

Pharmakologische Grundlagen

Der antimikrobielle Effekt in vivo resultiert aus der Präsenz des Wirkstoffs am Ort der Infektion.

Die im Infektionsherd präsenten Konzentrationen des freien aktiven Chemotherapeutikums sind abhängig von: Dosierung, Applikationsart, pharmakokinetischen Eigenschaften, Organdurchblutung sowie anderen morphologischen und physikochemischen Auswirkungen (z. B. pH-Wert) des entzündeten Gewebebereichs auf das Pharmakon.

Da die **Zielgröße** – die zur Hemmung oder Abtötung des Infektionserregers erforderliche Konzentration – mikrobiologisch bestimmt werden kann, ist es angezeigt, auch die pharmakologischen Vorgänge der **Invasion**, des Antransportes des Pharmakons zum Wirkort, und der **Evasion**, seines Abtransportes, detailliert **quantitativ** zu ermitteln und therapeutisch zu berücksichtigen.

Insbesondere gehören zum ärztlich erforderlichen Wissen quantitative Kenntnisse über die **Resorption, Bioverfügbarkeit** nach oraler Einnahme, die **Plasmakonzentrationen, Eliminations-Halbwertzeiten, Verteilungsräume** und, soweit bekannt, auch Gewebegängigkeit in den interstitiellen und intrazellulären Raum, **Membranpermeation,** (z. B. durch Blut-Liquor-Schranke, durch die Plazenta, den Übertritt in die Muttermilch), **Speicherung** und **Metabolismus,** die renale und biliäre **Exkretion,** die Clearance, das Kumulationsrisiko – auch in Abhängigkeit von Krankheiten, Lebensalter oder Wechselwirkungen mit anderen Pharmaka – sowie die **Risiken** unerwünschter (Neben-)Wirkungen. Nur mit diesen Kenntnissen ist eine optimale antimikrobielle Chemotherapie möglich, die einerseits subinhibitorische Konzentrationen am Infektionsort – und damit Therapieversager sowie Rezidive – und andererseits überhöhte Konzentrationen – und damit unnötige Toxizitätsrisiken – vermeidet.

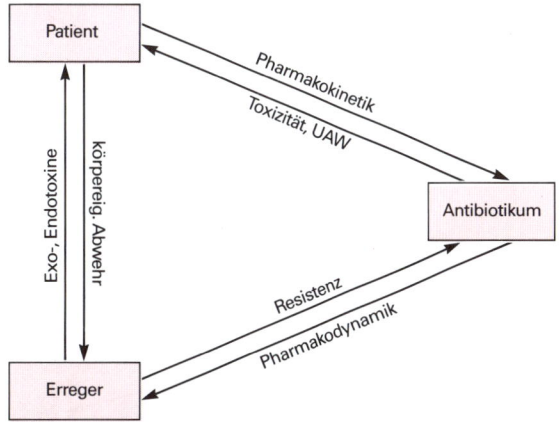

Abb. 2: Wechselbeziehungen und Wirkungsparameter bei antimikrobieller Chemotherapie.

Auf der Grundlage mikrobiologischer Daten als „Zielgröße" und pharmakologisch-toxikologischer Daten als „hinführende Größen" kann antimikrobielle Chemotherapie – wie sonst kaum eine Pharmakotherapie – rational und meßtechnisch weitgehend begründbar durchgeführt werden. Die jeweils wichtigen Parameter sind bei den einzelnen Antibiotika/Chemotherapeutika wiedergegeben.

Allerdings bleiben **dennoch** zahlreiche „Imponderabilien einer Behandlung am Krankenbett", die vom Arzt klinisch-empirisch bewertet und therapeutisch berücksichtigt werden müssen, z. B. die beim individuellen Patienten nur grob schätzbare Stärke der unspezifischen und spezifischen körpereigenen Immunabwehr, das Ausmaß entzündlich-ödematös bedingter Mikrozirkulationsstörungen, der Grad entzündlich-degenerativer, fibrotisch-thrombotischer Diffusionshindernisse für das Pharmakon, der Einfluß physikochemischer Faktoren im Entzündungssekret, die Zahl und Stoffwechsellage (Proliferation) der Erreger im Entzündungsherd.

Bakteriologische Grundlagen

Abgesehen von den o. g. klinisch-pharmakologischen Überlegungen ist die Wahl eines Chemotherapeutikums von der **Art und Antibiotika-Empfindlichkeit** des jeweiligen Infektionserregers abhängig.

Manche Bakterien besitzen eine **speziesspezifische** Resistenz, z. B. sind alle Gruppe-A-Streptokokken, Meningokokken oder Gasbrand-Clostridien Penicillin G-empfindlich. Von anderen Erregerarten ist erfahrungsgemäß die **überwiegende Mehrzahl** der Stämme in der Region gegen bestimmte Antibiotika empfindlich bzw. resistent, z. B. sind in Deutschland Haemophilus influenzae-Stämme oder Proteus mirabilis-Stämme meistens noch Ampicillin-empfindlich. Bei vielen Bakterienarten, insbesondere Erregern nosocomialer Infektionen, variiert die Antibiotika-Empfindlichkeit von **Stamm zu Stamm** so stark, daß eine **bakteriologische Resistenzbestimmung** des individuellen Erregerstammes für eine adäquate Therapiewahl nötig ist.

Die praktischen Konsequenzen in der klinischen Situation sind: Auf Grund von Symptomen, Anamnese und klinischen Untersuchungsergebnissen wird zunächst die **Indikation** zur Chemotherapie erkannt. Die Therapiewahl wird dann auf zweierlei Art getroffen (Abb. 3):

1. **klinisch-empirisch**, abgeleitet aus klinischem Bild, Anamnese, aktuellen epidemiologischen Meldungen und der eigenen ärztlichen Erfahrung;
2. **mikrobiologisch-diagnostisch**, abgeleitet aus Erregerisolierung, -identifizierung und Resistenzbestimmung.

Akut lebensbedrohliche Infektionen zwingen zu einer **Kombination** von zuerst klinisch-empirischer „blinder" Initialtherapie, tunlichst allerdings erst nach Entnahme repräsentativen Untersuchungsmaterials für die mikrobiologische Diagnostik, und anschließend gezielter Therapie.

Die ausschlaggebende Bedeutung der mikrobiologischen Diagnostik und Resistenzbestimmung für die Wahl und Durchführung der Chemotherapie verlangt die Verständigung auf einheitliche Begriffsdefinitionen, normierte Methoden zur Empfindlichkeitsprüfung von Krankheitserregern und normierte Bewertungsmaßstäbe der Ergebnisse für die Therapie. Solche qualitätssichernden Empfehlungen liegen für die bakteriologische Diagnostik und Empfindlichkeitsbestimmung von Bakterien gegen Chemotherapeutika als DGHM-Richtlinien und DIN-Normen vor.

Begriffe zur Beschreibung der antibakteriellen Aktivität in vitro

Bakteriostase heißt die **reversible** antibiotische Hemmung des Wachstums bzw. der Vermehrung einer Bakterienpopulation. Die **MHK** (minimale Hemmkonzentration) ist die niedrigste Antibiotikum-Konzentration, ab der – unter standardisierten In-vitro-Bedingungen – eine **bakteriostatische** Hemmung des Inokulums eintritt. In der Bouillon-Verdünnungsmethode nach DIN-Norm ist die MHK die niedrigste Wirkstoffkonzentration, die ein makroskopisch sichtbares Wachstum des Inokulums im Reagenzglas verhindert.

Zur Behandlung gut durchbluteter Infektionsherde bei Patienten mit normalem Immunstatus genügt in der Regel ein wachstumshemmender Effekt (Bakteriostase). Die gehemmten Bakterien werden durch Mitwirkung der körpereigenen Abwehr eliminiert.

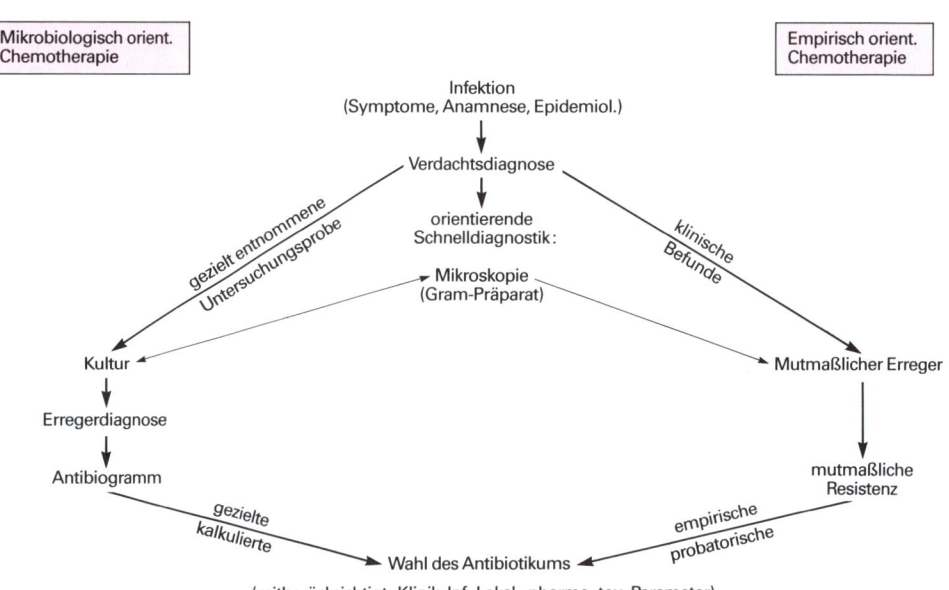

Abb. 3: Entscheidungswege bei der Antibiotikawahl.

Bakterizidie heißt die irreversible Schädigung und Abtötung einer Bakterienpopulation.

Die **MBK** (minimale bakterizide Konzentration) ist die niedrigste Antibiotikum-Konzentration, ab der – unter standardisierten In-vitro-Bedingungen – die Abtötung (Bakterizidie) von mindestens 99,9 % der inokulierten Bakterien einsetzt. Die MBK ist immer mehr oder weniger größer als die MHK. Werden Antibiotika mit deletär schädigendem Wirkungsmechanismus hoch dosiert, läßt sich auch in vivo Bakterizidie erreichen. In den therapeutischen Konzentrationsbereichen können vor allem β-Laktam- und Aminoglykosid-Antibiotika bakterizid wirksam sein; oft sind sie es aber erst, wenn sie miteinander kombiniert werden und eine Potenzierung ihrer Wirkung (Synergismus) eintritt. Bei anderen Antibiotika (mit anderem Wirkmechanismus) begrenzt oft das Toxizitätsrisiko den Dosierungsspielraum, die therapeutische Breite, so eng, daß viele Erreger in vivo nur bakteriostatisch gehemmt werden. Im Einzelfall hängen Bakteriostase oder Bakterizidie aber auch noch stark von der Anzahl, der individuellen Empfindlichkeit und der Proliferation der Erreger ab. Auf therapeutisch relevante Besonderheiten wird bei den einzelnen Antibiotika bzw. Chemotherapeutika hingewiesen.

Eine bakterizide therapeutische Wirkung ist nötig, wenn: 1) die Erreger am Infektionsort für die Immunabwehr schwer erreichbar sind, z. B. bei Endocarditis oder Meningitis, 2) bei Sepsis, 3) bei starker Immundefizienz des Patienten. In solchen Situationen sind MBK-Bestimmungen der in Frage kommenden Antibiotika oder Antibiotika-Kombinationen indiziert.

Begriffe zur therapeutischen Wertbemessung in vivo

Chemotherapeutischer **Erfolg** stellt sich ein, wenn die Antibiotikumkonzentration am Infektionsort **über** der MHK des Erregers liegt; Erreger mit niedrigerer MHK reagieren auf höhere Antibiotikumkonzentrationen am Wirkort **sensibel**.

Chemotherapeutischer **Mißerfolg** resultiert, wenn die Antibiotikumkonzentration am Infektionsort **unter** der MHK des Erregers bleibt; Erreger mit höherer MHK verhalten sich gegen niedrigere Antibiotikumkonzentrationen am Wirkort **resistent**.

Der Vergleich zwischen den „MHK in vitro" und den erreichbaren „Wirkstoffspiegeln in vivo" bildet die Grundlage der bakteriologischen **Resistenzbestimmung**. Aus der Resistenzbestimmung resultiert das **Antibiogramm**. In ihm wird der untersuchte Erreger als „sensibel", „mäßig sensibel" oder „resistent" gegen die geprüften Antibiotika beurteilt. Das therapeutische Urteil „sensibel" wird erteilt, wenn die MHK des Erregers niedriger ist als die bei **üblicher (niedriger) Dosierung** am Infektionsort erreichbare Antibiotikumkonzentration. Als „mäßig sensibel" wird der Erreger bezeichnet, wenn seine MHK **nur** durch die **hohe Dosierung** des Antibiotikums (vom Hersteller aber noch empfohlen) erreicht wird. Das Urteil „resistent" bedeutet, daß die MHK des Erregers im Rahmen der vom Hersteller des Antibiotikums empfohlenen und vom Bundesgesundheitsamt (BGA) zugelassenen therapeutischen Breite in vivo nicht realisierbar ist.

Da die tatsächlichen Antibiotikakonzentrationen am Infektionsort nicht meßbar sind, werden bei der bakteriologischen Resistenzbestimmung leicht meßbare „Näherungswerte" benutzt. Dies sind die durchschnittlichen in der Mitte eines Applikationsintervalls vorliegenden Plasmakonzentrationen (Abb. 4). In der DIN-Norm werden diese mit niedriger und hoher Dosierung realisierbaren „Wirkstoffspiegel in vivo" als die Grenzwerte für die therapeutische Beurteilung der minimalen Hemmkonzentrationen (MHK) anerkannt.

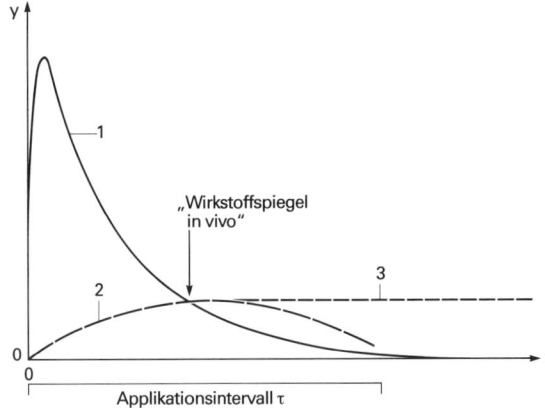

Abb. 4: Kurve 1 = Konzentrationsverlauf im Plasma nach i. v.-Injektion
Kurve 2 = zugehöriger Konzentrationsverlauf des „Gewebespiegels"
Kurve 3 = Andeutung des „Gewebespiegels im Fließgleichgewicht" nach wiederholten Applikationen.

Allerdings setzen diese Beurteilungsmaßstäbe **akute** Infektionen in **gut** durchbluteten Organen bei Patienten mit **intakter** Immunabwehr voraus. Liegen ungünstigere therapeutische Bedingungen vor, z. B. chronische Infektion, Diffusionsbarrieren oder Immunschwäche, muß dies ärztlich speziell berücksichtigt werden, z. B. durch relative Dosiserhöhung oder Wahl einer synergistischen Antibiotika-Kombination.

Antibakterielle Wirkungsmechanismen

Als **strukturspezifische Pharmaka** haben Antibiotika und Chemotherapeutika spezifische Angriffsorte in den Bakterien, an denen sie in **Wechselwirkung mit den Mikroorganismen** treten. Aus der Vielfalt ihrer pharmakodynamischen Wirkungen betreffen die wichtigsten **antibiotischen Effekte** (s. Abb. 5):

1. Zellwandsynthese, z. B. β-Laktam-AB, Glykopeptid-AB
2. Zytoplasmamembran, z. B. Polymyxin B, Colistin
3. ribosomale Proteinsynthese
   a) inhibierend, z. B. Chloramphenicol, Tetracycline, Erythromycin-Gruppe, Lincomycine
   b) fehlsteuernd, z. B. Aminoglykosid-AB
4. Folsäuresynthese, z. B. Sulfonamide, Trimethoprim
5. RNA-Synthese, z. B. Rifampicin
6. DNA-Replikation, z. B. Chinolone.

Details der Wirkorte und die Dosis-Wirkungs-Beziehungen werden bei den einzelnen Antibiotika und Chemotherapeutika behandelt.

Antibiotika-Kombinationen

Gründe für eine kombinierte Behandlung mit 2 oder mehreren Antibiotika sind:

1. Steigerung der antibakteriellen Aktivität (Synergismus)
2. Erweiterung des Wirkspektrums (Addition)
3. Verzögerung der Resistenzentwicklung (Wahrscheinlichkeit resistenter Mutanten senkend)
4. Reduzierung der Toxizität (Niedrigdosis des toxischen Partners)

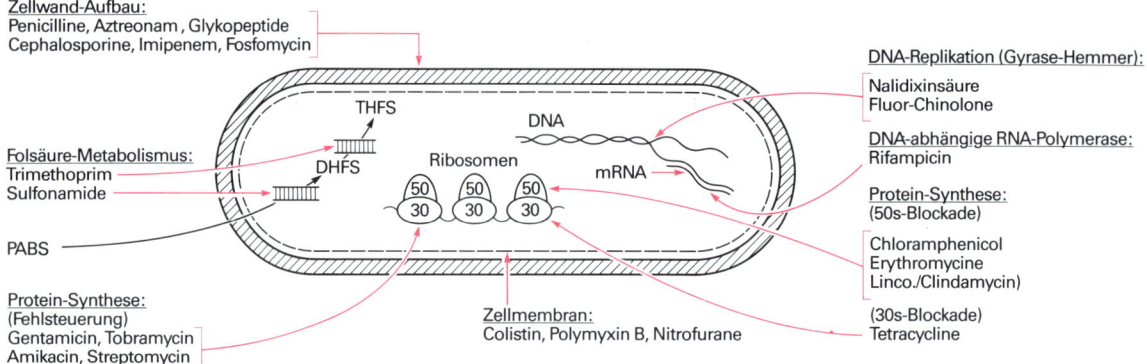

Abb. 5: Angriffsorte der Antibiotika bei Bakterien (PABS = p-Aminobenzoesäure, DHFS = Dihydrofolsäure, THFS = Tetrahydrofolsäure).

Die entsprechenden positiven **Effekte** sind in der Regel zu erwarten bei:

1. Kombination von β-Laktam-Antibiotika mit Aminoglykosiden. Sie haben sich insbesondere bewährt bei:
   - bakterieller Endocarditis (synergistische Bakterizidie-Steigerung in mehr als 50% der Fälle!)
   - systemischen Pseudomonas aeruginosa-Infektionen
   - schwerer Sepsis, vor allem bei Immunschwäche.
2. Sulfonamid/Trimethoprim-Kombinationen, z. B. Cotrimoxazol. Sie bewirken einen vorteilhaften Doppel-Blockade-Effekt in der bakteriellen Folsäuresynthese (s. Abb. 5).
3. Freie, additive Kombinationen von Antibiotika gegen **allgemeine** Erreger mit **sehr spezifisch** wirkenden Chemotherapeutika, etwa sog. „Anaerobiermitteln" wie Metronidazol. Solche Kombinationen sind bei polymikrobiellen Infektionen, z. B. bei diffus-eitriger Peritonitis, indiziert.
4. Kombinationen von Antituberkulotika zur Verzögerung der Resistenzentwicklung während der Langzeittherapie.

Theoretisch umstritten und daher sorgsam ausgewählten Indikationen vorbehalten sind:

1. Freie Kombinationen zweier β-Laktam-Antibiotika: Neben additiven Erweiterungen des Wirkspektrums ist bei manchen Bakterienarten auch ein Antagonismus, z. B. durch verstärkte β-Laktamase-Induktion, möglich.
2. Fixe Kombinationspräparate von „vorwiegend gegen gramnegative" plus „vorwiegend gegen grampositive" Bakterien wirksamen β-Laktam-Antibiotika, z. B. Ampicillin plus Oxacillin oder Mezlocillin plus Oxacillin: Oxacillin ist ein „Staphylokokken-Penicillin"; Staphylokokkenher-

de enthalten selten ein gramnegatives Stäbchenbakterium als zweiten Erreger. Selten ist in fixen Kombinationen die Dosis beider Partner dem klinischen Erfordernis adäquat.

3. Fixe Kombinationspräparate von Amino- und Carboxyl-Penicillinen mit β-Laktamase-Inhibitoren (z. B. Clavulansäure, Sulbactam): Bei effektiver β-Laktamase-Blockade wird das Wirkspektrum des Penicillins erweitert. Unregelmäßige Erfolge in Abhängigkeit von Affinitäts- und Mengenrelationen und auch antagonistische Effekte werden beobachtet.

Theoretisch **abzulehnen** und in der Praxis zu **vermeiden** sind Kombinationen von bakteriostatisch und bakterizid wirkenden Substanzen, weil eine Bakteriostase die auf Proliferation angewiesene Bakterizidie antagonistisch hemmt.

Bakterielle Resistenz

Folgende Resistenzarten stehen im Vordergrund:

1. **Natürliche Resistenz** (Unempfindlichkeit) von allen Stämmen einer Species gegen bestimmte Antibiotika; es resultieren definierte **Lücken** im Wirkspektrum der Substanz.
2. **Mutations**-bedingte Resistenz:
   a) **spontan**, ohne Kontakt zum Antibiotikum auftretend – ein Teil der Stämme einer Species wird **primär** resistent – oder
   b) **sekundär** unter dem Selektionsdruck einer Therapie eintretend – man spricht von durch Mutation bzw. strukturelle Adaptation **„erworbener"** verringerter Empfindlichkeit oder Resistenz.
3. **R-Plasmid**- bzw. **Transposon**-bedingte Resistenz:
   Extrachromosomal gelegene ringförmige genetische Substanz, **Plasmide** oder **Prophagen**, vermehren sich unabhängig von der Teilung des Bakteriums und können zu mehreren Kopien in seinem Zytoplasma vorliegen (s. Abb. 6). Bestimmte Bruchstücke, **Transposons**, können von einem Plasmid auf ein anderes sowie auch auf das Chromosom überspringen. Durch solche **Insertionen** (dicke Pfeile in Abb. 6) und den damit verbundenen Genaustausch sind vielfältige, rasche Veränderungen der genetischen Information möglich. Diese Mechanismen verleihen den Bakterien eine äußerst flexible Anpassungs- und Überlebensfähigkeit. Große Plasmide, Fertilitätsplasmide, befähigen zu zytoplasmatischen Kontakten (über Fertilitätspili) mit Bakterienzellen derselben Species oder auch anderer Species und genetischem Informationsaustausch. Solche Übertragungen von Resistenzfaktoren nehmen in einer Bakterienpopulation, z. B. in der Darmflora, unter dem

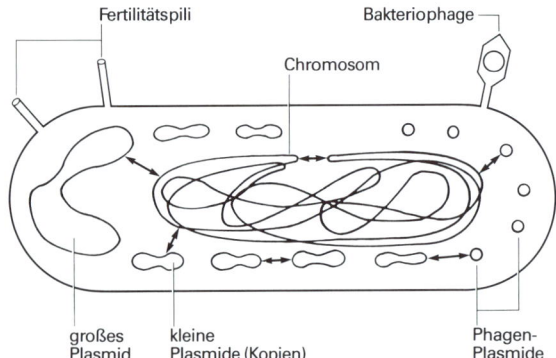

Abb. 6: Mechanismen genetischer Änderungen in Bakterien.

Selektionsdruck einer Chemotherapie sprunghaft zu. Es kommt zur „epidemischen" Resistenzausbreitung.

Die beiden letztgenannten Resistenzarten und die **Selektion** (Selektion resistenter Species innerhalb einer Flora und Selektion resistenter Stämme innerhalb einer Species) führen zur Anreicherung hochresistenter Bakterienpoulationen dort, wo viel chemotherapeutischer Selektionsdruck herrscht, im Hospital, dem Nosocomium. Sie verschärfen die Probleme des **infektiösen Hospitalismus**, der **nosocomialen Infektionen**, z. B. Resistenzzunahme bei Pseudomonas aeruginosa und Enterobacteriaceae oder Ausbreitung Oxacillin-resistenter Staphylococcus aureus-Stämme (MRSA-Stämme).

Von besonderer Problematik für den **öffentlichen Gesundheitsdienst** sind Resistenzübertragungen und die zunehmende Resistenzausbreitung bei hochvirulenten Erregern meldepflichtiger übertragbarer Krankheiten, z. B. bei Shigellen, Salmonella typhi und Vibrio cholerae.

Leitregeln für die Antibiotikatherapie

Unnötige Chemotherapie strikt vermeiden! Zur Verminderung der Selektion resistenter Mikroorganismen im Körper und ihrer Anreicherung in der Umgebung des Patienten (Hospitalismusgefahr!). Die stets zu erwartenden Nebenwirkungen (UAW) fordern zur sorgfältigen Risiko-Nutzen-Abwägung auf. Antibiotika sind weder Antipyretika noch Antiseptika!

Diagnose vor der Antibiotikatherapie! Zumindest begründete Verdachtsdiagnose (s. o.).

Gezielte Chemotherapie ist effektiver und ungefährlicher als unnötige Breitspektrumbehandung.

„Schmalspektrum"-Antibiotika bevorzugen! – wo und wann immer möglich, **keine** Verzögerung eines entsprechenden Therapiewechsels!

„Chemo-Prophylaxe" ist selten indiziert! Unumstritten sind: Malariaprophylaxe, A-Streptokokkenprophylaxe bei rheumatischem Fieber, Meningokokkenprophylaxe bei Familien- oder Heimmitgliedern eines Erkrankten; vereinzelte Indikationen einer **intra**operativen Prophylaxe (statt post- oder perioperativ!), z. B. Endocarditisprophylaxe während zahnärztlicher, gastroenterologischer oder urologischer Eingriffe bei Patienten mit vorgeschädigtem Endocard; kolon-chirurgische Eingriffe; vaginale Hysterektomien.

Präventive Chemotherapie kann insbesondere bei Patienten mit Immunschwäche die Reaktivierung **latenter** Infektionen unterdrücken, z. B. Isoniazid (INH) eine Reaktivierung abgekapselter tuberkulöser Herde unter Kortisonbehandlung oder Sulfamethoxazol/Trimethoprim gegen Pneumocystis carinii bei extremer Immunsuppression.

Sulfonamide, Sulfonamid-Kombinationen mit Diaminopyrimidinen

Ein systematisches Untersuchungsprogramm neu synthetisierter Azofarbstoffe (Verbindungen mit der chromophoren **Azogruppe** $-N=N-$) leitete **1935** die Ära der **antibakteriellen Chemotherapie** ein. **Gerhard Domagk**, Leiter des Pathologischen Instituts der I. G. Farbenindustrie, Elberfeld (heute; **Bayer AG**), entdeckte die herausragende Heilwirkung des ungiftigen, gut verträglichen **Prontosil rubrum** auf Streptokokkeninfektionen im Tierversuch und beim Menschen. Kurz darauf hatten mehrere europäische Arbeitsgruppen **p-Aminobenzolsulfonamid (Sulfanilamid)** als die eigentliche antibakterielle Wirkstoffkomponente im Prontosil rubrum eruiert. Vielfältige chemische Modifikationen führten dann zu einer großen Zahl von **Sulfonamiden** mit stark differierenden pharmakokinetischen und toxikologischen Eigenschaften, jedoch relativ gleichbleibendem Wirkungsspektrum. Es resultierte eine komplizierte Einteilung der zahlreichen Präparate nach ihrer Eliminationshalbwertzeit in: Kurzzeit-, Mittelzeit-, Langzeit-, Ultralangzeit- und schwer resorbierbare sowie Polysulfonamide.

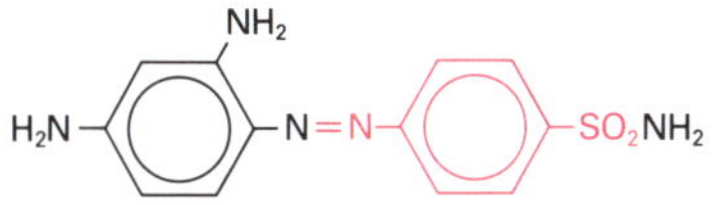

Der therapeutische Masseneinsatz und der einheitliche Wirkmechanismus der Sulfonamide induzierten eine baldige, viele Erregerarten erfassende Resistenzentwicklung. Ihre Bedeutung fiel weit hinter die der inzwischen entwickelten Antibiotika zurück. Erst in der Kombination mit **Trimethoprim (seit 1965)** erlangten einige der Sulfonamide wieder breitere therapeutische Anwendung. Präparate mit fixer **Sulfonamid-Diaminopyrimidin-Kombination** sind inzwischen die Regel. Nach dem Wegfall vieler früher angebotener Präparate wird auch die Gruppierung der Sulfonamide aktuell vereinfacht. So werden z. B. in der **Roten Liste** (Arzneimittelverzeichnis BPI) die Mittelzeit-Sulfonamide inzwischen als „Kurzzeitsulfonamide" und die früheren „Langzeit"- und „Ultralangzeit"-Präparate zu einer einheitlichen Gruppe zusammengefaßt.

Herkunft, Struktur, physikochemische Eigenschaften

Amide aromatischer Sulfonsäuren sind in sehr unterschiedlich wirksamen Pharmaka enthalten. Die Hauptgruppen sind:
1. Diuretika (meist Disulfonamidderivate),
2. orale Antidiabetika (Sulfonylharnstoffpräparate),
3. antimikrobielle Chemotherapeutika, „Sulfonamide".

Die Bezeichnung **„Sulfonamide"** wird international auf die letzteren, die antimikrobiell wirksamen N^1-substituierten Abkömmlinge des p-Aminobenzolsulfonamids (Sulfanilamids) begrenzt.

Abb. 7 ermöglicht den strukturchemischen Vergleich von Prontosil rubrum, Sulfanilamid und p-Aminobenzoesäure **(PABA)**, die von den Sulfonamiden aus dem mikrobiellen Stoffwechsel verdrängt wird (Abb. 10).

Essentiell für den antibakteriellen Effekt ist die **freie** Aminogruppe in **para-Stellung** (H_2N^4-). Die H_2N^1-Gruppe kann durch Substituenten modifiziert werden. Als solche fungieren meist einfache heterocyclische Ringe – Pyrimidin, Pyridazin,

Abb. 7: Grundsubstanzen der Sulfonamidentwicklung.

Prontosil rubrum

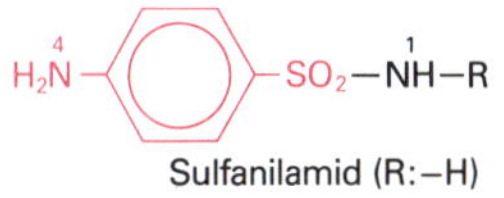

Sulfanilamid (R:–H)

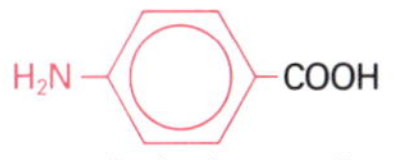

p-Aminobenzoesäure
PABA

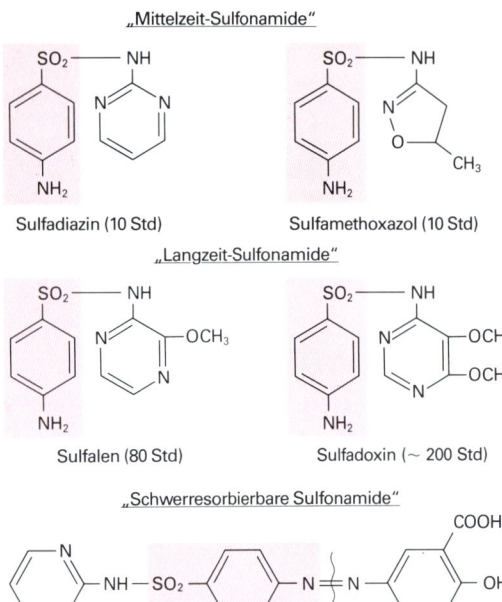

"Mittelzeit-Sulfonamide"

Sulfadiazin (10 Std)   Sulfamethoxazol (10 Std)

"Langzeit-Sulfonamide"

Sulfalen (80 Std)   Sulfadoxin (~ 200 Std)

"Schwerresorbierbare Sulfonamide"

-Sulfapyridin-   -5-ASA-

Sulfasalazin (Salazosulfapyridin)

Abb. 8: Strukturformeln gebräuchlicher Sulfonamide. (In Klammern stehen jeweils die Eliminationshalbwertzeiten.)

Pyrazin oder Isoxazol –, die ihrerseits noch Methyl- oder Oxymethylgruppen enthalten. Der jeweilige Substituent bestimmt den Namen des Sulfonamids. Etwaige N^4-Substituenten müssen in vivo hydrolytisch abgespalten werden, damit wieder eine antimikrobielle Wirksamkeit (freie H_2N^4-Gruppe) entsteht. So wird das bei M. Crohn und Colitis ulcerosa eingesetzte Sulfasalazin (z. B. Azulfidine®) durch Darmbakterien zu 5-Aminosalizylsäure (5-ASA) und das antibakteriell aktive Sulfapyridin umgewandelt (Abb. 8). In Abb. 8 sind die Strukturformeln einiger therapeutisch gebräuchlicher Sulfonamide dargestellt.

Das Molekulargewicht der Sulfonamide liegt zwischen 210 – 330, also nur wenig über dem des Sulfanilamids (MM ~ 172). Als kristalline Pulver sind sie weitgehend stabil. Sie lösen sich in Wasser unterschiedlich gut. Die im allgemeinen geringe Löslichkeit (meistens < 10 mg/100 ml Wasser) steigt mit dem pH-Wert (Alkalisierung), der Temperatur und in Abhängigkeit von der Salzform. Einige gut lösliche Na-Salze sind hygroskopisch.

Trimethoprim und **Tetroxoprim** sowie **Pyrimethamin**, die in fixer Kombination mit bestimmten Sulfonamiden gebräuchlichen Dihydrofolat-Reduktasehemmer sind Benzylpyrimidine (Abb. 9). Sie besitzen ähnliche physikochemische Eigenschaften wie die zugehörigen Sulfonamide.

Wirkungsmechanismen, -spektrum

In sensiblen Mikroorganismen verdrängen Sulfonamide p-Aminobenzoesäure kompetitiv aus dem Syntheseweg zur Tetrahydrofolsäure (Abb. 10). Da der Mensch Folsäure – als Vitamin – präformiert mit der Nahrung aufnimmt, umgeht sein Zellstoffwechsel diesen Sulfonamideffekt (Abb. 10). Tetrahydrofolsäure dient als Coenzym der Übertragung aktivierter C_1-Fragmente bei der Synthese von Purinnukleotiden und Thymidin. Sulfonamide hemmen also vorrangig die Neubildung von DNA und RNA und dadurch – nach einer Latenz – die Vermehrung von Bakterien. Der Ruhestoffwechsel wird durch ihren bakteriostatischen Effekt erst sekundär beeinträchtigt. Daher vermehren sich Sulfonamid-gehemmte Bakterien rasch wieder, sobald die Wirkstoffkonzentration unter die MHK absinkt. Können Bakterien präformiertes Thymidin oder andere Endprodukte des Folsäure-abhängigen Stoffwechsels aus ihrer Umgebung nutzen, entgehen sie in vitro wie in vivo, zumindest partiell, dem Hemmeffekt der Sulfonamide (Antagonismus der Sulfonamidwirkung).

Das Wirkungsspektrum der Sulfonamide ist ursprünglich sehr weit gewesen. Es umfaßte viele grampositive und gramnegative Bakterienarten. Die zur Bakteriostase erforderlichen Konzentrationen sind allerdings oft sehr hoch, durchschnittlich 3 – 30 – 100 µg/ml. Besonders hervorzuheben ist nach wie vor die Aktivität gegen die sonst sehr resistenten Nocardien, gegen einige Chlamydia – sowie Yersinia-Stämme und Stämme bestimmter atypischer Mykobakterien, z. B. M. kansasii oder M. scrofulaceum. Anaerob wachsende Species sind jedoch resistent!

Neben der antibakteriellen Aktivität besitzen sie auch hemmende Einflüsse auf die Protozoen: Toxoplasma gondii, manche Malaria-Plasmodien und Pneumocystis carinii.

Inzwischen hat eine plasmidvermittelte Resistenzentwicklung viele Stämme innerhalb des Wirkungsspektrums erfaßt. Resistente Stämme synthetisieren übermäßig viel p-Aminobenzoesäure oder besitzen Isoenzyme der Dihydropteroinsäure-Synthetase mit geringerer Sulfonamid-Affinität. Individuelle Resistenzbestimmungen sind vor der Behandlung mit Sulfonamiden indiziert!

In der Kombination mit den empfohlenen **Dihydrofolat-Reduktasehemmern** wird die Sulfonamid-Aktivität additiv oder synergistisch ergänzt (Abb. 10). **Trimethoprim** (auch als Mo-

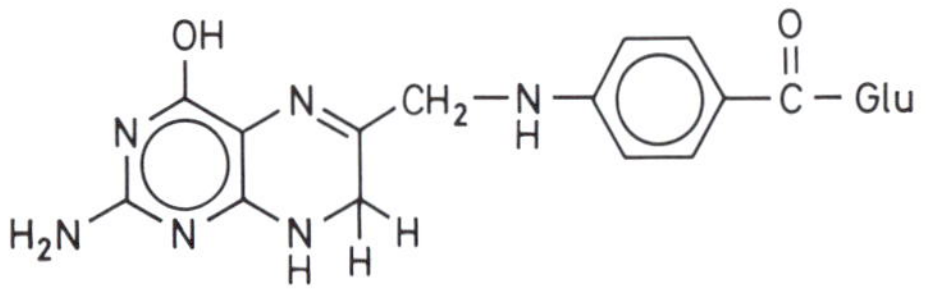

Dihydrofolsäure

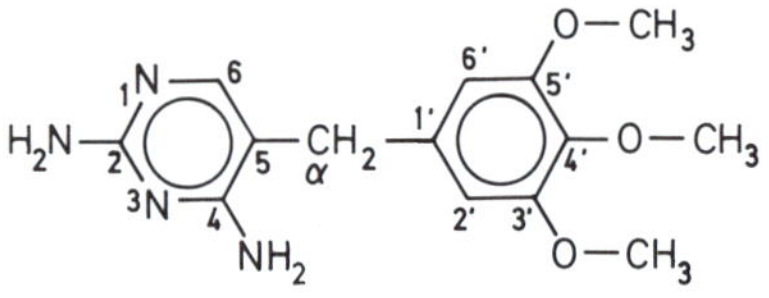

Trimethoprim (TMP)

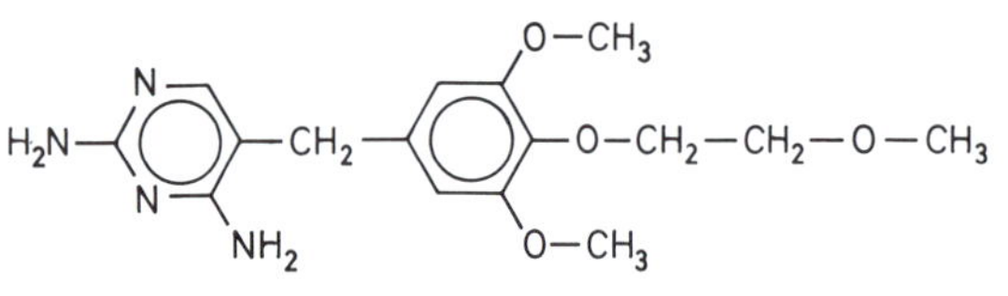

Tetroxoprim

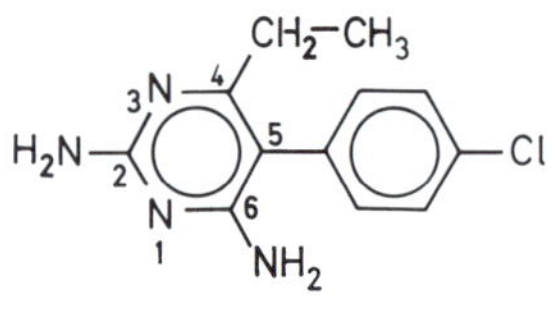

Pyrimethamin

Abb. 9: Strukturelle Beziehung zwischen Dihydrofolsäure und Diaminopyrimidinen.

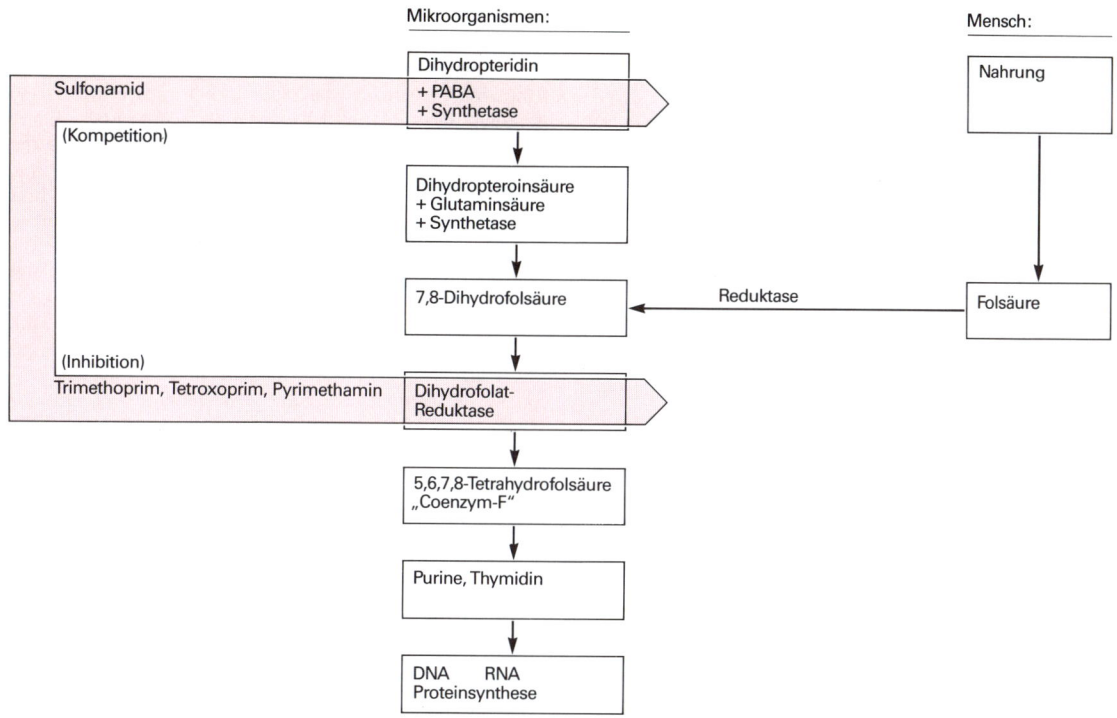

Abb. 10: Nacheinander wirkende (synergistische) Hemmung der Synthese von Tetrahydrofolsäure (Überträger aktivierter C_1-Fragmente) durch Sulfonamide und Trimethoprim (PABA = p-Aminobenzoesäure).

nosubstanz erhältlich[1]) und **Tetroxoprim** blockieren empfindliche bakterielle Reduktasen mit viel höherer Affinität (um den Faktor 1000–10000fach höher) als die in menschlichen Zellen. Gute Wirkungen der Benzylpyrimidine sind gegen Staphylokokken, Pneumokokken, H. influenzae, Yersinia enterocolitica, E. coli, Salmonellen und gegen Stämme anderer Enterobacteriaceae zu erwarten. Ihre eigene antibakterielle Aktivität ist etwa 20–100fach stärker als die der Sulfonamide. In der Kombination resultiert **Synergismus nur, wenn** das Sulfonamid **selbst auch** aktiv ist. Der **sequentielle, synergistische** Wirkungsmechanismus (Abb. 10) führt zur Erniedrigung der gemeinsamen MHK und bei sehr empfindlichen Erregerstämmen zu bakteriziden Effekten.

Monotherapie mit Trimethoprim induziert rasche chromosomale (selten Plasmid-vermittelte) Resistenzbildung; sie wird daher nicht empfohlen.

Zur Toxoplasmose- und Malariabehandlung wird der Dihydrofolat-Reduktasehemmer **Pyrimethamin** (z. B. Daraprim®) als Kombinationspartner für Sulfonamide bevorzugt.

Pharmakokinetik

Schwerresorbierbare Sulfonamide

Die nur oberflächlich wirksamen, nicht in die Tiefe der Darmmukosa eindringenden – früher zahlreichen – Präparate wurden weitgehend aufgegeben.

Eine **Ausnahmeposition** nimmt jedoch das bei M. Crohn und Colitis ulcerosa bewährte **Sulfasalazin** (Salazosulfapyridin) ein. Diese Sulfonamid-Salizylsäure-Verbindung verhält sich auch pharmakokinetisch anders; Sulfasalazin wird im oberen Dünndarm resorbiert, aber direkt biliär wieder ins Darmlumen zurückgeleitet. In den tieferen Dünndarmabschnitten und im Colon bindet es sich an Kollagen- und Elastinfasern des subepithelialen Gewebes von Mukosaläsionen. Ein Teil des Sulfasalazins wird von Darmbakterien in die Wirkungskomponenten **5-Aminosalizylsäure (5-ASA)** und **Sulfapyridin** gespalten (vgl. S. 479).

Sulfapyridin wird dann z. T. noch resorbiert und unverändert oder metabolisiert renal ausgeschieden. Nur wenig einer Sulfasalazindosis gelangt unverändert in die Faeces.

Systemisch wirksame Sulfonamide

Resorption und Verteilung

Oral eingenommen, werden die meisten Sulfonamide über die Mukosa des Magens und des Dünndarms gut resorbiert. Die maximalen Plasmakonzentrationen werden nach 2–4 (–6) Stunden erreicht.

Das Verteilungsvolumen der freien, nicht an **Plasma**proteine gebundenen Anteile ist sehr groß. Sie permeieren auch durch intakte Meningen in den Liquor cerebrospinalis, in die Pleura-, Peritoneal- und Synovialflüssigkeit, ins Augenkammerwasser, in den fetalen Kreislauf sowie in intrazelluläre Kompartimente. Der therapeutische Effekt kann jedoch – vor allem innerhalb nekrotisierender Entzündungsherde – durch Proteinbindung, sauren pH oder freigesetzte Antagonisten (z. B. Thymin/Thymidin aus Zelldetritus) beeinträchtigt werden.

Proteinbindung

Vor allem **Albumin** bindet Sulfonamide in quantitativ und qualitativ stark unterschiedlichem Maße. Neben polaren Bindungskräften liegen der Proteinbindung Dispersionskräfte und **hydrophobe Wechselwirkungen** zugrunde. Hoch und fest an Plasmaproteine gebundene Sulfonamide verweilen lange, in anhaltend **hohen Gesamtkonzentrationen** im Blut – bei jedoch **niedriger freier Konzentration**. Nach den sehr unterschiedlichen Eliminationshalbwertzeiten und den daran angepaßten Dosierungsintervallen wurden die Sulfonamide früher so wie in Tab. 6 klassifiziert.

Außer einer hohen und festen Proteinbindung (wie beim Sulfadoxin) kann auch eine hochgradige tubuläre Rückresorption für eine lange Plasmahalbwertzeit verantwortlich sein (wie beim Sulfalen).

Tab. 2: Frühere Klassifizierung der Sulfonamide

Bezeichnung	Plasmahalb-wertzeit	Dosierungs-intervall
Kurzzeit-Sulfonamide[1]	< 8 h	4–6 Dosen/d
Mittelzeit-Sulfonamide	8–16 h	2 Dosen/d
Langzeit-Sulfonamide[2]	16–60 h	1 Dosis/d
Ultralangzeit-Sulfonamide[2]	> 60 h	1 Dos./Woche

[1] heute nur noch in topisch angewandten Präparaten,
[2] heute als „Langzeit-Sulfonamide" zusammengefaßt; nur noch Sulfalen (Longum®) als Monopräparat angeboten.

Metabolisierung

Sulfonamide werden in unterschiedlichem Maße verstoffwechselt. Die Biotransformation (in der Leber) setzt vor allem an der freien p-Aminogruppe an, sog. N_4-Acetylierung. Die N_4-Acetylmetaboliten sind in der Lage, durch noch stärkere Affinität zum Albumin einen Teil der Sulfonamide aus der Proteinbindung zu verdrängen. Außer der N_4-Acetylierung erfolgen in der Leber auch N_1-Glukuronidierungen sowie Hydroxylierungen und andere Stoffwechselreaktionen. Die jeweiligen Ansatzpunkte sind in Abb. 11 dargestellt.

Exkretion

Sulfonamide und ihre Metabolite werden überwiegend (> 90 %) **renal** eliminiert. Nach der **glomerulären Filtration** werden die Wirkstoffe sowie die Metabolite mehr oder weniger **tubulär rückresorbiert**. Undissoziierte lipophile Formen (bei saurem Harn-pH vorliegend) werden durch passive Diffusion im proximalen Tubulus stärker rückresorbiert (sog. nonionic diffusion); in der ionisierten Form (nach Alkalisierung des Harn-pH) werden sie stärker eliminiert. Eine mengenmäßige Überlastung des proximalen Nephrons führt zur folgenschweren Auskristallisation der Sulfonamide und/oder ihrer Metabolite. Wegen dieses Risikos werden die Kurzzeit-Sulfonamide, die hoch dosiert werden mußten, nicht mehr systemisch, sondern nur noch topisch eingesetzt. Neben Dosisbegrenzungen sind ausreichende Flüssigkeitszufuhr und Alkalisierung des Harns zu beachten. Auch die Mechanismen der **tubulären Sekretion** konjugierter Verbindungen (Hippurate, Carboxylate, Sulfonate, Glukuronide) wirken an der Sulfonamid-Exkretion mit. Manche Metabolite werden hauptsächlich tubulär sezerniert. Tubulusläsionen steigern das Risiko unerwünschter Nebenwirkungen durch Kumulation dieser Metabolite.

In der **Galle** erreichen manche Sulfonamide plasmaäquivalente Konzentrationen; insgesamt ist die biliäre Elimination jedoch gering (etwa 1 %). Der biliär dem Darm zugeleitete Wirkstoff wird z. T. wieder resorbiert (enterohepatischer Kreislauf). Die **fäkale** Ausscheidung von Sulfonamiden ist **minimal**.

Sulfonamid-Diaminopyrimidin-Kombinationen

Sulfonamide plus Trimethoprim/Tetroxoprim

Nach oraler Einnahme werden die Kombinationspartner gleichermaßen gut resorbiert. Andere pharmakokinetische Eigenschaften sind in Tab. 3 zum Vergleich zusammengefaßt.

Die Mengenverhältnisse in den fixen Kombinationspräparaten sind so abgestimmt, daß sich die Konzentrationsverhältnisse in vivo dem antibakteriellen Optimum von 1:20 (Pyrimidin:Sulfonamid) nähern. Die empfohlenen Tagesdosierungen ergeben maximale wirksame Plasmakonzentrationen der Benzylpyrimidine von 1–2 µg/ml und der Sulfonamide von 30–50 µg/ml. Das Verteilungsvolumen der Diaminopyrimidine ist eher noch größer als das der Sulfonamide. Die Pene-

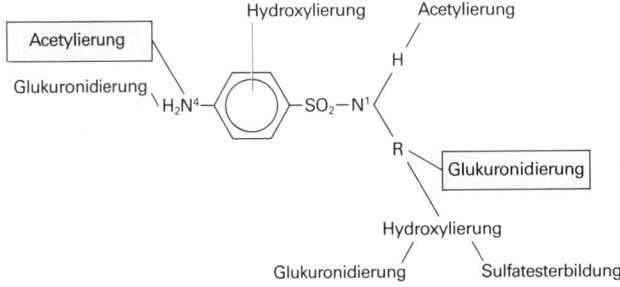

Abb. 11: Ansatzpunkte des Sulfonamid-Metabolismus. (Die Hauptstoffwechselwege sind rot unterlegt.)

Tab. 3: Vergleich pharmakokinetischer Eigenschaften von Sulfonamid + Trimethoprim/Tetroxoprim-Kombinationen

	Trimethoprim	Tetroxoprim	Sulfamethoxazol	Sulfametrol	Sulfadiazin
Bioverfügbarkeit (%)	> 90	> 90	> 90	> 90	> 90
Proteinbindung (%)	45	15	65	80	50
Plasmahalbwertzeit (h)	12	6	10	8	10
Unveränderter Anteil im Urin (%)	60	50	15	18	60

tration von Trimethoprim durch intakte Meningen in den Liquor cerebrospinalis erreicht 20% der Serumkonzentrationen, die des Sulfamethoxazol nur 12%. Außerdem erreicht Trimethoprim schon in 60 Minuten sein Maximum im Liquor, Sulfamethoxazol erst nach 480 Minuten. Gewebsspezifische Verteilungsunterschiede können das Konzentrationsverhältnis der Kombinationspartner derart verschieben, daß der antibakterielle Synergismus nicht überall gewährleistet ist. Die Benzylpyrimidine werden weniger stark metabolisiert (Hydroxy-, Oxi-, Glukuronidderivate) als die Sulfonamide. Im Gegensatz zu diesen werden sie bei saurem Harn-pH stärker eliminiert als bei alkalischem. Nierenfunktionseinschränkung führt zur Kumulationsgefahr. Bei einer Kreatinin-Clearance von 15–30 ml/min. muß die Dosierung halbiert werden. Die Dialysierbarkeit der Wirkstoffe ist gut. Da allerdings einige Metabolite nicht dialysabel sind und toxische Reaktionen bewirken, ist die Behandlung mit Sulfonamiden und den Kombinationspräparaten bei hochgradiger Niereninsuffizienz problematisch.

Sulfadoxin plus Pyrimethamin[1]

Das Benzylpyrimidin Pyrimethamin bindet sich in ähnlich hohem Prozentsatz (>90%) und fest an Plasmaproteine wie Sulfadoxin. Die Eliminationshalbwertzeit beider Präparate liegt im Bereich von 100–200 h; bei Pyrimethamin beträgt sie eher 100, bei Sulfadoxin eher 200 h.
Beide Substanzen werden nur wenig (zu ca. 5%) metabolisiert und nach allmählicher Lösung aus der Proteinbindung schließlich renal eliminiert.

Präparate, Indikationen, Dosierung

Für die Sulfonamid-Monotherapie gibt es nur noch wenige, fakultative Indikationen. Dementsprechend hat sich die früher große Zahl der kommerziell angebotenen Präparate auf wenige reduziert.

Mittelzeitsulfonamide

Sulfadiazin[2]

Es wird zur preiswerten Behandlung sensibler E. coli-Stämme und anderer sensibler Erreger von Harnwegsinfektionen eingesetzt. Bei Nocardiose (in hoher Dosierung) und als Alternative bei Ulcus molle, Trachom und Einschlußkörperchenkonjunctivitis kann es in Erwägung gezogen werden. Zur Behandlung von Streptokokken- und Pneumokokken-Infektionen sind Penicilline bzw. Makrolide vorzuziehen. Zur Toxoplasmosebehandlung ist die (freie) Kombination mit Pyrimethamin unter Beachtung der sehr unterschiedlichen Eliminationshalbwertzeiten möglich.
Dosierung: Erwachsene: initial 2 g, dann 1 g alle 12 Std.; bei Toxoplasmose 4 g/d (plus Pyrimethamin); bei Nocardiose 4 g/d.
Kinder: initial 0,5 g, dann 25–30 mg/kg/d.

Langzeitsulfonamide

Sulfalen[3]

Kann zur Prophylaxe des Rheumatischen Fiebers (bei Penicillin-Allergie) erwogen werden und zur Behandlung der Toxoplasmose (in Kombination mit Pyrimethamin).
Dosierung: Erwachsene und Jugendliche: 2 g jeden 8. Tag (1×/Woche).

[1] Fansidar®; [2] Sulfadiazin-Heyl®; [3] Longum®

Schwerresorbierbare Sulfonamide

Sulfasalazin[1]

Vor allem zur Behandlung des M. Crohn und der Colitis ulcerosa (vgl. S. 479 f.).

Sulfaguanol[2], Sulfaloxinsäure[3]

Frühere Indikationen, z. B. bakterielle Ruhr, Salmonellen-Enteritis oder Darmvorbereitung zur Colonchirurgie, sind als überholt anzusehen.
Dosierung: s. Packungsprospekt.

Sulfonamid-(Diaminopyrimidin-) Kombinationen

Sulfamethoxazol + Trimethoprim

(Cotrimoxazol, SMZ + TMP) (z. B. Bactrim®, Eusaprim®, diese auch i.v./i.m., andere nur oral).
Falls keine Sulfonamid-Allergie beim Patienten vorliegt, gut geeignet zur Behandlung von:
a) **Harnwegsinfektionen:** Kurzzeittherapie der Cystitis, akute Pyelonephritis (bei geprüfter Erregerempfindlichkeit), akute Prostatitis. Gegen Penicillinase-produzierende Stämme von N. gonorrhoeae und gegen Haemophilus ducreyi (Ulcus molle) alternativ zu Fluor-Chinolonen nützlich.
b) **eitrige Bronchitis:** vor allem durch Haemophilus influenzae.
c) Nachbehandlung einer **H. influenzae-Meningitis** – anstelle von Chloramphenicol –, falls der Erregerstamm gegen beide Substanzen empfindlich und Synergismus gegeben ist.
d) Zur Sanierung von Salmonella-typhi-Dauerausscheidern wird eine langfristige Behandlung mit SMZ/TMP empfohlen. Der akute **Typhus abdominalis** wird jedoch mit Fluor-Chinolon-Präparaten oder mit Chloramphenicol rascher und effektiver geheilt.
e) Besondere klinische Bedeutung hat die **SMZ/TMP-Prophylaxe** gegen **Pneumocystis-carinii**-Infektionen, z. B. bei cytostatisch behandelten Leukämiepatienten. Zur **Therapie** einer manifesten Pneumocystis-Pneumonie sind sehr hohe SMZ/TMP-Dosierungen mit einem Trimethoprim-Anteil von 10–20 mg/kg/d erforderlich (cave: Unverträglichkeitsreaktionen bei AIDS-Patienten!). Ähnlich hohe Dosierungen sind auch bei **Nocardiose** angezeigt.
Dosierung: (oral, i.v. und i.m. identisch)
Erwachsene: 320 mg Trimethoprim plus 1600 mg Sulfamethoxazol/d oral (= ca. 2 g der Kombination/d bzw. 2 × 2 Tabl.); Hochdosis: 480 mg TMP plus 2400 mg SMZ/d
Kinder: 5–6 mg TMP plus 25–30 mg SMZ/d in 2 Einzelgaben.

Sulfametrol + Trimethoprim[4] (Cosoltrim, SMO + TMP)

Indikationen und Dosierungen wie bei SMZ/TMP.

Sulfadiazin/Tetroxoprim[5] (Cotetroxacin, SDZ + TXP)

Gegen Harnwegsinfektionen und Atemwegsinfektionen durch sensible Erreger (etwas schwächere Aktivität als SMZ/TMP).

[1] Azulfidine®; [2] Enterocura®; [3] Intestin-Euvernil® N; [4] Lidaprim® (auch i.v.); [5] Sterinor®.

Dosierung: Erwachsene: initial 200 mg Tetroxoprim plus 500 mg Sulfadiazin, dann 1 Tabl. alle 12 Std. oral.
Kinder: 2 × 5 mg Cotetroxacin/d oral.

Sulfadiazin + Trimethoprim[1]
(Cotrimazin, SDZ + TMP)

Oral behandelbare Indikationen wie bei SMZ/TMP.

Dosierung: Erwachsene: 180 mg Trimethoprim plus 820 mg Sulfadiazin/d oral.
Kinder: 1 × 1/2 Tabl.

Sulfadoxin + Pyrimethamin[2]

Malaria-Behandlung; vgl. S. 701.

Unerwünschte Wirkungen

Bei der Anwendung von Sulfonamiden sind unerwünschte Wirkungen im Prozentbereich und dementsprechend nach dem Sprachgebrauch dieses Buches häufig; in der Literatur bewegen sich die Angaben unerwünschter Arzneimittelwirkungen nach Sulfonamid-Anwendungen zwischen 1 und 15 %, jedoch bis zu 70 % bei AIDS-Patienten!

1. **Gastrointestinale Störungen:**
Appetitlosigkeit, Übelkeit, Magenschmerzen, Erbrechen, Durchfälle.

2. **Überempfindlichkeitsreaktionen:**
Sie reichen vom Hautausschlag mit Juckreiz, Arzneimittelfieber bis zu schweren Reaktionen an der Haut wie Stevens-Johnson-Syndrom und Epidermolysis toxica (Lyell-Syndrom), besonders problematisch bei Langzeitsulfonamiden und -kombinationen.

3. **Phototoxizität:**
Erytheme; dementsprechend müssen mit Sulfonamiden behandelte Patienten darauf hingewiesen werden, daß sie sich nicht der direkten Sonneneinstrahlung aussetzen.

4. **Neurotoxizität (peripher und zentral; selten):**
Kopfschmerzen und Müdigkeit, Sehstörungen, Verwirrtheit, psychotische Syndrome, depressive Verstimmung. Periphere Neuritiden.

5. **Hepatotoxizität (selten):**
Zumeist toxisch-allergisch bedingte Cholestase, Leberzellschädigungen („Hepatitis") und zuweilen herdförmige bis diffuse Leberläppchennekrosen.
Die Hyperbilirubinämie des Neugeborenen (Ikterus neonatorum bis zum Kernikterus) durch Verdrängung des Bilirubins vom Albumin ist lediglich von historischem Interesse.

6. **Hämatotoxizität:**
Sie gilt als selten, wenngleich für die aplastische Anämie Sulfonamide gewissermaßen Modellsubstanzen darstellen. Leuko- und Thrombozytopenie bis zur Agranulozytose sind beschrieben, besonders bei Störungen des Folsäurehaushalts.

---

[1] Triglobe®; [2] Fansidar®.

Die hämolytischen Anämien werden vor allem bei Glukose-6-phosphat-Dehydrogenasemangel beobachtet. Es kommt zur Methämoglobinbildung mit Cyanose.
Auch Diaminopyrimidine können derartige oxidationskatalytische Wirkungen neben den megaloblastären Folsäuremangelanämien entfalten.
Blutbildkontrollen sind unerläßlich. Gegebenenfalls Substitution von Tetrahydrofolsäure.

7. **Nephrotoxizität:**
Durch Auskristallisation der Sulfonamide und deren schwerlöslicher Metabolite ist es früher zur Oligo- bis Anurie, Hämaturie und Nierenkoliken gekommen. Auch diese Sulfonamidwirkung hat heute nur noch historische Bedeutung. Es ist aber darauf zu achten, daß die Patienten bei Anwendung von Sulfonamiden auf die ausreichende Flüssigkeitszufuhr von wenigstens 1 l/Tag hingewiesen werden. Zur Alkalisierung des Harns, die eine bessere Löslichkeit der Sulfonamide und der meisten ihrer Metabolite gewährleistet, ist auf eine bevorzugt pflanzliche Kost zu verweisen. Die Diaminopyrimidine sind zwar gerade umgekehrt in saurem Milieu besser löslich; allerdings ist es bei den heute bevorzugten Sulfonamid-Kombinationen und deren Dosierung bei ausreichender Flüssigkeitszufuhr ausgesprochen selten, daß nephrotoxische Wirkungen beobachtet werden.

8. Im Tierversuch sind Sulfonamide plus Diaminopyrimidine in hohen Dosen teratogen.

Interaktionen

1. Wirkungsverstärkungen durch Proteinbindungs-Konkurrenz: Phenylbutazon, Sulfonylharnstoff-Antidiabetika, Salicylate, Cumarine, Barbiturate.
2. Wirkungsverstärkung durch Enzymkonkurrenz: Diphenylhydantoin, Antikoagulantien.
3. Wirkungsverstärkung anderer Folsäure-Antagonisten, z. B. Methotrexat.
4. Cave: Procain, Procainamid, Benzocain, Tetracain (Antagonismus).
5. Interferenz mit Methotrexat-Assays (außer RIA).

Kontraindikationen

1. Überempfindlichkeit gegen Sulfonamide, inkl. Sulfonamid-Diuretika und -Antidiabetika, obwohl keine regelmäßige Parallel-Allergie.
2. Ausscheidungsinsuffizienz bei Nierenschäden, Herzmuskelschwäche, Exsikkose und Stoffwechselinsuffizienz bei Leberschaden.
3. Hämatologische Anomalien und Folsäuremangel.
4. Gravidität (insbesondere kurz vor Entbindung), Stillzeit.
5. Früh- und Neugeborene während der ersten 4 Lebenswochen.
6. Cave: lokale Anwendung von Sulfonamiden fördert Sensibilisierung und Resistenzentwicklung!

β-Laktam-Antibiotika

Zum Arsenal der therapeutisch einsetzbaren β-Laktam-Antibiotika gehören derzeit **etwa 50** verschiedene Wirkstoffe oder fixe Wirkstoffkombinationen. Es ist das **Besondere** dieser Antibiotikagruppe, daß neuentwickelte Derivate die älteren Wirkstoffe zwar ergänzen, aber nur z. T. ablösen oder verdrängen. Die älteste Substanz, z. B. das Penicillin G, ist in seinem Indikationsgebiet nach wie vor das Mittel der Wahl – und wird es auch bleiben.
Alle β-Laktam-Antibiotika besitzen in ihrem Molekül den **β-Laktam-Ring** als antibakteriell **aktives Zentrum** und kenn-

zeichnendes **chemisch/mikrobiologisches Merkmal**. Auf Grund der anderen Molekülkomponenten werden **4 Wirkstoffklassen** unterschieden;
Penicilline (fast 30 Derivate),
Cephalosporine (fast 20 Derivate),
Monobactame (z. Z. nur Aztreonam),
Carbapeneme (z. Z. nur Imipenem).

Herkunft, Struktur, physikochemische Eigenschaften

Penicilline werden im Kern (Grundgerüst) biosynthetisch von Penicillium notatum/chrysogenum gewonnen.
Penicillin G (säurelabil) und **Penicillin V** (säurestabil) sind **natürliche Penicilline**.
Aus Penicillin G wird mit Hilfe einer bakteriellen Acyltransferase **6-Amino-Penicillansäure** abgespalten (Abb. 12). Die **6-APS** liefert die Basis zur chemischen Darstellung der zahlreichen **semisynthetischen Derivate**.

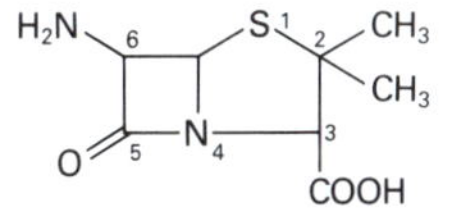

6-Amino-Penicillansäure (6-APS)
-Penicillin (Penam)-Kern-

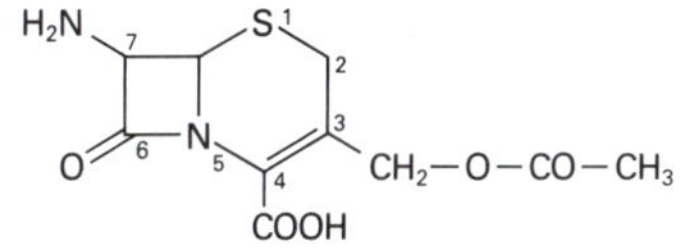

7-Amino-Cephalosporansäure (7-ACS)
-Cephalosporin (Cephem)-Kern-

Abb. 12: Grundstruktur von Penicillinen und Cephalosporinen.

Cephalosporine leiten sich vom **Cephalosporin C** ab, einem Produkt der Pilzart Cephalosporium acremonium. Hydrolytisch wird aus Cephalosporin C die **7-Amino-Cephalosporansäure** abgespalten. **Alle** in die Therapie eingeführten Cephalosporine sind **semisynthetische** Entwicklungen auf der Basis der **7-ACS**, Abb. 12.
Die **Cephamycine** sind den Cephalosporinen chemisch und mikrobiologisch so ähnlich, daß sie diesen – trotz einer anderen Genese – im allgemeinen subsumiert werden. Das originäre **Cephamycin C** (mit einer 7α-Methoxygruppe am 7-ACS-Grundgerüst) ist ein **bakterielles** Streptomyces-Produkt und Ausgangssubstanz für mehrere semisynthetische Therapiepräparate.
Monobactame werden in der Natur von gramnegativen Stäbchenbakterien als monocyclische β-Laktam-Antibiotika produziert. Die **chemisch vollsynthetisch** hergestellten Monobactame verfügen über eine **höhere Aktivierung** des **Beta-Laktam-Ringes** und eine den Naturstoffen dadurch überlegene antibakterielle Aktivität.
Carbapeneme sind eine Klasse von β-Laktam-Antibiotika, mit einem C-Atom („Carba-") an der Stelle des Schwefels bei den Penicillinen (vgl. Abb. 13) und einer Doppelbindung im 5er-Ring („-penem").
Der erste Vertreter, Thienamycin, aus Streptomyces-Kulturen isoliert, ist – nach semisynthetischer Modifikation und Stabilisierung – als Imipenem in die Therapie eingeführt.
Neben diesen vier **Antibiotika-Klassen** werden natürlich vorkommende oder chemisch dargestellte β-Laktam-Verbindun-

gen therapeutisch genutzt, die zwar keine **direkte antibiotische** Aktivität besitzen, aber eine Enzymblockade bestimmter β-Laktamasetypen bewirken. Diese „**β-Laktamase-Inhibitoren**" (Clavulansäure, Sulbactam, demnächst Tazobactam) werden in **fixer** Kombination mit („β-Laktamase-labilen") Penicillinen angeboten. Sulbactam ist inzwischen auch als Monopräparat für die **freie** Kombination mit β-Laktam-Antibiotika eingeführt.
Die zentralen Strukturunterschiede zwischen den β-Laktam-Antibiotika-Klassen sind in Abb. 13 skizziert:
Alle besitzen die antibakteriell aktive, zu Acylierungsreaktionen mit Zellwand aufbauenden Enzymen fähige β-Laktam-Bindung. Die jeweils benachbarte Ringstruktur der bizyklischen Substanzen sowie deren Seitenketten und die Seitenketten an den β-Laktamringen selbst (in Abb. 13 nur mit R symbolisiert) variieren stark. Sie sind für die Antibiotikum-spezifischen physikochemischen, pharmakologischen, toxikologischen, pharmakokinetischen und mikrobiologischen Eigenschaften jeder Substanz verantwortlich. Da das Grundgerüst der Cephalosporine an zwei Seiten (s. Abb. 13) variable R-Substitutionen zuläßt, sind die qualitativen Unterschiede zwischen den zahlreichen Präparaten dieser Klasse besonders vielfältig.

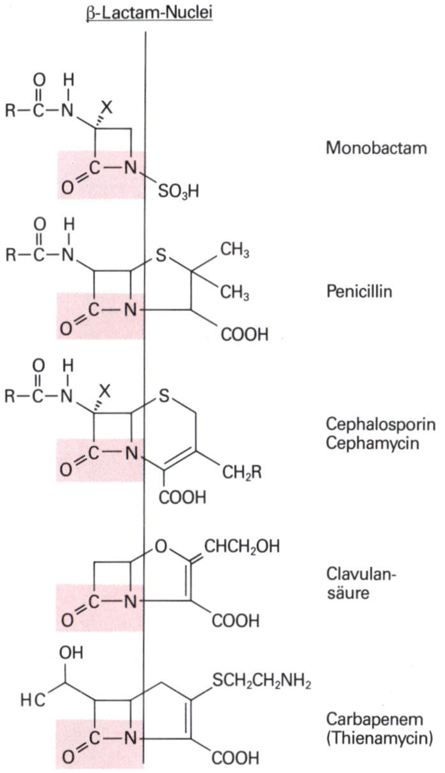

β-Lactam-Nuclei

Abb. 13: Grundstrukturen therapeutisch eingesetzter β-Laktam-Verbindungen.

Die β-Laktam-Antibiotika (Molekulare Masse: zwischen $300-500$) sind nur im **trockenen Zustand**, $< 25°C$ **lagerungsstabil**. Sie sind bei leicht saurem pH meist gut in **Wasser löslich**, aber dann – in Abhängigkeit von Temperatur-, Licht- und UV-Licht-Einfluß – **nur** mehr oder weniger **lösungsstabil**. Für die parenterale Therapie stets **nur ganz frisch** zubereitete Lösungen verwenden!

Wirkungsmechanismen, -spektrum

β-Laktam-Antibiotika kommen dem Ideal „hohe Parasitotropie bei fehlender Organotropie" näher als andere Chemotherapeutika. Ihre **Angriffsorte**, die bakteriellen Peptidoglykansynthetasen (Mureinsynthetasen) der Zellwand sind im menschlichen Gewebe nicht vorhanden. Diese Enzyme haben je nach Standort an der Bakterienoberfläche verschiedene konstruktive Aufgaben zu erfüllen. Hauptsächlich fungieren sie als Transpeptidasen, die Glykanstränge durch kurze Peptidbrücken quervernetzen und so das Peptidoglykangerüst aufbauen und stabilisieren. Die Reaktion der β-Laktam-Bindung mit dem aktiven Zentrum dieser Enzyme blockiert ihre Funktion. Es resultieren sphärische oder filamentöse Deformierungen der Bakterien oder so große Defekte in der Zellwand, daß der hohe osmotische Druck im Inneren der Bakterien die Zytoplasmamembran durch den Defekt vorstülpt, bis sie zerreißt (potentiell bakterizider Wirkungsmechanismus der β-Laktam-Antibiotika). Dem **Wechselwirkungsprinzip** entsprechend, lösen diese Wirkungen auch Gegenreaktionen der Bakterien in Form von Wachstumsstop und „Reparaturmechanismen" aus. Bakterienformen, die unter dem Einfluß

von β-Laktam-Antibiotika – im Zustand der Bakteriostase – überleben, heißen **Persister**.

Die antibakterielle Aktivität und das Wirkungsspektrum jedes β-Laktam-Antibiotikums sind vor allem von **3 Faktoren** abhängig:

1. Penetrationsgeschwindigkeit

Um zu ihren Zielenzymen zu gelangen, den Mureinsynthetasen an der Oberfläche der Zytoplasmamembran, müssen die β-Laktam-Antibiotika die bakterielle Zellwand und den periplasmatischen Raum passieren. Manche von ihnen durchdringen sehr leicht die Zellwand der grampositiven Bakterienarten (z. B. Penicillin G), manche auch oder besser die der gramnegativen Bakterien (z. B. neuere Cephalosporine). Bei grampositiven Bakterien sind dicke Peptidoglykan-Teichonsäure-Schichten (Mureingerüst) zu überwinden, bei gramnegativen eine das (dünnere) Mureingerüst umhüllende, selektiv wirkende „Äußere Membran". Dieser prinzipelle Unterschied im Zellwandaufbau und die Penetrationsfähigkeit von 6 verschiedenen Gruppen von β-Laktam-Antibiotika sind in Abb. 14 skizziert.

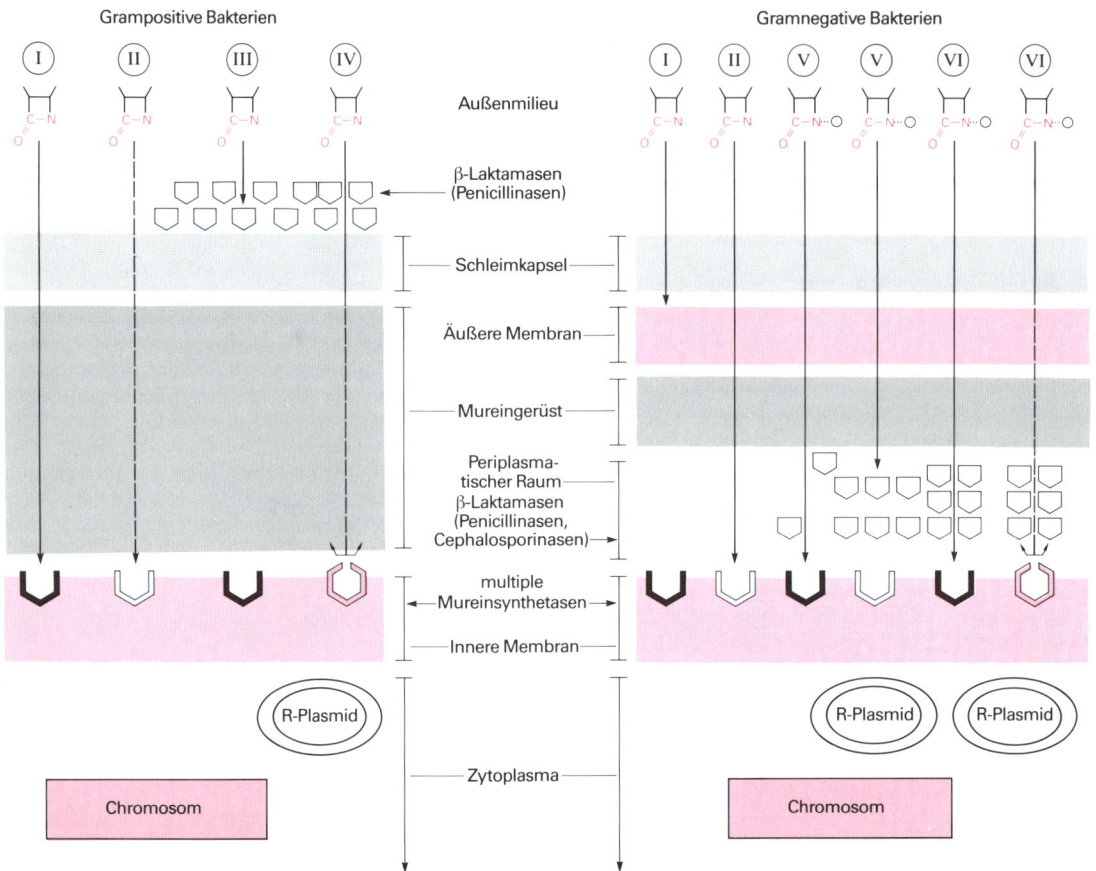

Abb. 14: Zellwandaufbau von grampositiven und gramnegativen Bakterien sowie Penetrationsverhalten verschiedener β-Laktam-Antibiotika (*Seitenkette I bis VI*) zu den Zielenzymen, den Mureinsynthetasen, auch PBP (Penicillin-bindende Proteine) genannt; **I:** z. B. Penicillin G (grampositiv: gute Penetration, gramnegativ: keine Penetration); **II:** z. B. Ampicillin (grampositiv: mäßige Penetration, gramnegativ: gute Penetration); **III:** Inaktivierung Penicillinase-labiler Penicilline, z. B. durch Staphylokokken); **IV:** z. B. Oxacillin (Penicillinase-stabil, hier aber ohne Affinität zu chromosomal verändertem PBP); **V:** z. B. Mezlocillin: a) gute Wirkung bei wenig β-Laktamasen; b) keine Wirkungen bei viel β-Laktamasen; **VI:** z. B. Cefotaxim: a) gute Wirkung trotz vieler β-Laktamasen; b) Wirkungsverlust bei chromosomal veränderten PBP.

Repräsentant der Gruppe I könnte Penicillin G sein, das optimal das Mureingerüst durchdringt, aber von der „Äußeren Membran" gramnegativer Stäbchenbakterien abgehalten wird. Für die Gruppe II könnte Ampicillin angeführt werden das zwar gut die Zellwand gramnegativer Bakterien passiert, aber langsamer (− − −) bei grampositiven penetriert.

Die Durchlässigkeit der Zellwand gramnegativer Stäbchenbakterien für β-Laktam-Antibiotika ist veränderlich. Sie wird von der Zahl und der Funktion der „Poren", bestimmter Porin-Proteine in der „Äußeren Membran", beeinflußt. Insbesondere unter dem Selektionsdruck potenter moderner β-Laktam-Antibiotika entwickeln sich Mutanten bei vor allem Pseudomonas aeruginosa- sowie Enterobacter- und Serratia-Stämmen mit stark reduzierter Zellwandpermeabilität. Die dadurch bedingte Resistenzsteigerung kann sich unspezifisch auf zahlreiche β-Laktam-Antibiotika erstrecken.

2. Wirkortaffinität

Als spezifische Rezeptoren der Penicilline und anderer β-Laktam-Antibiotika werden die bakteriellen Mureinsynthetasen auch „PBP" („Penicillin-Bindende-Proteine") genannt. Sie stellen eine strukturell und funktionell variierende Gruppe von Enzymen mit jeweils unterschiedlicher Bedeutung für das Bakterienwachstum dar. Wirkstoffe, die sich bevorzugt an die sog. essentiellen PBP binden, besitzen eine hohe antibakterielle Aktivität und bakterizide Potenz.

Mutationen (durch chromosomale Insertion, vgl. „Bakterielle Resistenz" S. 618) können zu strukturell veränderten PBP führen, zu denen die β-Laktam-Antibiotika nur noch eine reduzierte oder keine Affinität mehr haben (Gruppe IV in Abb. 14). Neu auftretende resistente Stämme verfügen oft gleichzeitig über veränderte PBP und eine reduzierte Zellwandpermeabilität (zweite Gruppe VI in Abb. 14).

3. β-Laktamase-Stabilität

Der häufigere Resistenzmechanismus ist die Produktion von Betalaktamasen, d. h. Enzymen, die die Betalaktambindung hydrolytisch spalten und dadurch das Antibiotikum inaktivieren. Es gibt solche, die besonders als Penicillinasen wirken, z. B. bei Staphylokokken, oder solche, die speziell als Cephalosporinase aktiv sind, z. B. bei Pseudomonas, oder solche, die auch Monobactame und Carbapeneme spalten.

Wie in Abb. 14 angedeutet, entlassen grampositive Bakterien ihre Betalaktamasen nach außen ins umgebende Milieu; gramnegative Bakterien konzentrieren ihre Betalaktamasen sehr wirkungsvoll im sog. periplasmatischen Raum, dem engen Spalt zwischen Zellwand und Zytoplasmamembran.

Bei grampositiven Bakterien gibt es daher nur Entweder-Oder-Urteile, z. B. bei Staphylococcus aureus entweder keine Produktion von Penicillinasen und damit das Urteil Penicillin-„sensibel" oder die Fähigkeit zur Penicillinaseproduktion und damit das Urteil Penicillin-„resistent". Bei gramnegativen Bakterien lassen die quantitativen Relationen von 1) Penetrationsgeschwindigkeit, 2) Menge und Substratspezifität der β-Laktamasen im schmalen periplasmatischen Raum sowie 3) Affinität zu den PBP graduelle Aktivitätsabstufungen zu und damit auch das Urteil „mäßig sensibel". Bei hoher Dosierung kann die hohe vorliegende Quantität des Antibiotikums eine geringere Penetration, eine geringe Menge vorhandener β-Laktamasen oder eine geringe Bindungsstärke erfolgreich überwinden.

Es ist aber zu beachten, daß die β-Laktamaseproduktion quantitativ veränderlich sein kann. Bei induzierbarer (chromosomal vermittelter) β-Laktamaseproduktion wird die Menge der gebildeten Abwehrenzyme unter dem Einfluß bestimmter β-Laktam-Antibiotika stark erhöht (reversibler, chromoso-

mal reprimierbarer Effekt). Ampicillin z. B. induziert bei gramnegativen Stäbchenbakterien β-Laktamasen, durch deren Überzahl es dann inaktiviert wird. Einige Acylureidopenicilline und die meisten modernen Cephalosporine induzieren nicht so stark wie ältere Präparate und bleiben bei β-Laktamaseproduktion auf niedrigem Niveau effektiv, z. B. Gruppe V in Abb. 14. Während einer Phase hoher, induzierter β-Laktamaseproduktion häufen sich Mutationen. Es können resistente Mutanten mit dauerhaft hoher, nunmehr „konstitutiver" oder „stabil dereprimierter" β-Laktamaseproduktion hervorgehen.

Daneben hat die Plasmid- oder Transposon-vermittelte β-Laktamaseproduktion eine große klinische Bedeutung. Durch die im Abschnitt „Bakterielle Resistenz" erläuterte Flexibilität im Austausch genetischer Information, „beweglicher Gene" (Transposons), entstehen qualitativ neuartige β-Laktamasen, die schließlich auch die neuesten, gegen altbekannte β-Laktamasen, z. B. TEM-1 und -2, stabilen Wirkstoffe inaktivieren. Etwa 30 verschiedene β-Laktamasen sind bereits physikochemisch und mikrobiologisch charakterisiert. Neue Varianten (etwa 100 sind bekannt) tauchen unter therapeutischem Selektionsdruck laufend auf, z. B. die Enzyme TEM-3 bis -19. Damit dieser „circulus vitiosus" nicht unnötig unterhalten oder gar unnötig beschleunigt wird, gilt besonders bei den β-Laktam-Antibiotika die Regel: stets das Antibiotikum wählen, das – bei ausreichender Aktivität gegen den zu behandelnden Erreger – das schmalste Wirkungsspektrum hat und damit die geringste „unerwünschte" (Neben-)Wirkung auf die allgemeine Körperflora des Patienten! Die folgenden tabellarischen Übersichten sollen die Orientierung erleichtern. Die mit jedem der Präparate gewonnene Erweiterung des Wirkungsspektrums wird durch eine dicke Stufenlinie herausgestellt und verdeutlicht. Die in den Tabellen zusammengefaßten Angaben sind allerdings gestrafft und vereinfacht. Spezielle Zusatzerklärungen werden substanzspezifisch im Abschnitt „Präparate, Indikationen, Dosierung" ergänzt.

Das Wirkungsspektrum von Penicillin G sowie der Oral-Penicilline Penicillin V und Propicillin ist in Tab. 4 aufgeführt. Es umfaßt die meisten grampositiven Bakterienarten – außer Penicillinase-bildende Staphylokokken, Enterokokken und Listerien –, die gramnegativen Kokkenarten – außer Penicillinase-produzierende Gonokokken (PPNG-Stämme) –, zahlreiche anaerobe gramnegative Stäbchen (Fusobakterien, Sphaerophorus-Arten und die meisten Bacteroides-Arten – außer z. B. Bacteroides fragilis) und Spirochäten, Leptospiren sowie Borrelien, einschl. Borr. burgdorferi.

Die Staphylococcus aureus-Lücke wird durch die Penicillinase-stabilen Isoxazolyl-Penicilline, die „Oxacillingruppe" ge-

---

Tab. 4: Wirkungsspektrum von Penicillin G (Benzylpenicillin).

α- und β-hämolysierende Streptokokken,
Pneumokokken,
Pen. G-sensible Staphylokokken (ca. 30% der Stämme),
Pepto-, Peptostreptokokken,
Meningokokken,
Gonokokken (außer PPNG-Stämme),
Corynebakterien (C. diphtheriae),
Bacillus anthracis,
Clostridien,
Actinomyces-Arten,
Fusobacterium-Arten,
zahlreiche Bacteroides-Arten (außer z. B. B. fragilis),
Spirochäten (Treponema pallidum),
Borrelien,
Leptospiren.

schlossen. Inzwischen sind jedoch etwa 40 % der koagulase-negativen Staphylokokken und ca. 3 % der Staphylococcus aureus-Stämme auch Oxacillin-resistent (sog. MRSA-Stämme „Methicillin[1]-resistente Staph. aureus-Stämme).

Amino-Penicilline (Ampicillin, Ampicillin-Ester und Amoxicillin) erweitern das Penicillin-Spektrum auf Enterokokken und Listerien sowie auch in den Bereich gramnegativer Stäbchenbakterien hinein, z. B. Haemophilus influenzae, viele der Escherichia coli – und die meisten Proteus mirabilis-Stämme. Auch Salmonellen sind – in vitro! – meistens Ampicillin-empfindlich (vgl. S. 634 f.).

Carboxyl- und Ureidopenicilline (Acylaminopenicilline) besitzen ein erweitertes Spektrum im Bereich der Enterobacteria-

---

[1] in der Bundesrepublik Deutschland nicht zugelassenes Penicillinase-festes Penicillin

ceae und z. T. auch gegen die Anaerobier-Species Bacteroides fragilis sowie gegen Pseudomonas aeruginosa. Ihre Aktivität gegen dieses Bakterien-Spektrum wird in Tab. 5 im Vergleich zu den Aminopenicillinen dargestellt. Es fällt besonders die nur von **Temocillin** partiell durchbrochene Lücke gegen Klebsiella und Serratia auf. Diese wichtigen Erreger nosocomialer Infektionen sind von Natur aus starke β-Laktamasebildner (entspr. der zweiten V in Abb. 14).

Die Entwicklung der Cephalosporine begann mit Cefalotin und setzte sich, den Stufen in Tab. 6 entsprechend, bisher in drei sog. Generationen fort. Die 2. Generation – mit Cefazolin beginnend – schloß die Lücke der Breitspektrum-Penicilline gegen Klebsiellen. Die 3. Generation – mit Cefotaxim beginnend – umfaßt praktisch den gesamten Bereich der Enterobakterien, einschl. Serratia marcescens. Im Vergleich zu den Breitspektrum-Penicillinen bestehen jedoch natürliche

Tab. 5: Ausweitung des Wirkungsspektrums der Penicilline.
+ gute Aktivität, (+) mäßige Aktivität, − geringe/keine Aktivität

Erreger	Staph. aur.	E. coli	Prot. mir.	Entero-bact.	I-pos. Prot.	Klebs.	Serratia	Bacteroides fragilis	Pseud. pyo.
Amino-Penicilline	−	+	+	−	−	−	−	−	−
Ticarcillin (Aerugipen)	−	+	+	(+)	+	−	−	+/(+)	+/(+)
Temocillin (Temopen)	−	+	+	(+)	+	(+)	(+)	−	−
Azlocillin (Securopen)	−	+	+	−	(+)/−	−	−	+/(+)	+
Mezlocillin (Baypen)	−	+	+	(+)	+	−	−	+/(+)	−
Piperacillin (Pipril)	−	+	+	(+)	+	(+)/−	−	+/(+)	+
Apalcillin (Lumota)	−	+	+	(+)	+	−	−	+/(+)	+

Tab. 6: Ausweitung des Wirkungsspektrums der Cephalosporine.
+ gute Aktivität, (+) mäßige Aktivität, − geringe/keine Aktivität

	Staph. aur.	E. coli	Prot. mir.	Klebs.	Entero-bact.	I-pos. Prot.	Serratia	Bacteroides fragilis	Pseud. pyo.
Amino-Penicilline	−	+	+	−	−	−	−	−	−
Cefalothin (Cepovenin)	+	+/(+)	+	(+)	−	−	−	−	−
Cefazolin (Gramaxin, Elzogram)	+	+	+/(+)	+	−	−	−	−	−
Cefamandol (Mandokef)	+	+	+	+	(+)/−	(+)	−	−	−
Cefuroxim (Zinacef)	+	+/(+)	+	+	−	−	−	−	−
Cefoxitin (Mefoxitin)	(+)	+	+	+	−	+/(+)	−	+/(+)	−
Cefotaxim (Claforan)	−	+	+	+	+	+	+	−	−

Lücken gegen die resistenten Anaerobier (außer partiell bei Cephamycinen) und gegen Pseudomonas aeruginosa.

Die Pseudomonas-Lücke wurde erst durch das „Pseudomonas-Cephalosporin" Cefsulodin und neuere Cephalosporine der 3. Generation geschlossen (s. Tab. 7).

Besonders beachtenswert ist der Hinweis in Tab. 7 auf die durchgehende Lücke der neuen Cephalosporine gegen (Penicillin G-resistente) Staphylococcus aureus-Stämme, während die älteren Cephalosporine (Cefalothin, Cefazolin, Cefamandol, Cefuroxim und auch Cefotiam) Staphylococcus aureus-wirksam sind.

Die Wirkungsspektren des ersten Monobactam **Aztreonam** und des ersten Carbapenem **Imipenem** sind in Tab. 8 neueren Cephalosporinen gegenübergestellt. Für Aztreonam ist zu ergänzen, daß jegliche Aktivität gegen grampositive Kokkenarten und gegen alle Anaerobier fehlt. Imipenem hat das breiteste Wirkungsspektrum von allen β-Laktam-Antibiotika überhaupt. Dennoch ist Imipenem **kein** „Universalantibiotikum", wie Tab. 8 evtl. suggerieren könnte. Im Zusammenhang mit der Beschreibung der Wirkungsspektren hochpotenter moderner β-Laktam-Antibiotika wird **erneut** auf die Fähigkeit der Bakterien zur **Anpassung** an pharmakabedingten Selektionsdruck hingewiesen. Die hohe β-Laktamasestabilität der neuen Präparate läßt andere „intrinsische" Resistenzmechanismen in den Vordergrund treten:

1. chromosomal-vermittelte strukturelle Veränderungen der PBP, so daß die Affinität zahlreicher β-Laktam-Antibiotika zu ihren Zielenzymen beeinträchtigt wird, wie in Abb. 14 und Abb. 15 bei IV und VI angedeutet;
2. strukturelle Veränderungen der Zellwand, so daß die Penetration zahlreicher β-Laktam-Antibiotika beeinträchtigt wird, siehe VI in Abb. 14 und Abb. 15.

Tab. 7: Wirkungsspektrum der neueren Cephalosporine.
+ gute Aktivität, (+) mäßige Aktivität, − geringe/keine Aktivität

	Staph. aur. (Pen = R)	E. coli	Prot. mir.	Klebs.	Entero-bact.	I-pos. Port.	Serratia	Bacteroides fragilis	Pseud. pyo.
Cefotaxim (Claforan)	−	+	+	+	+	+	+	−	−
Latamoxef (Moxalactam)	−	+	+	+	+	+	+	+/(+)	−
Cefoperazon (Cefobis)	−	+	+	+	+	+/(+)	(+)/−	−	(+)
Cefmenoxim (Tacef)	−	+	+	+	+	+	+	−	−
Ceftizoxim (Ceftix)	−	+	+	+	+	+	+	−	−
Ceftriaxon (Rocephin)	−	+	+	+	+	+	+	−	−/(+)
Ceftazidim (Fortum)	−/(+)	+	+	+	+	+	+	−	+
Cefotetan (Apatef)	−	+	+	+	(+)	+/(+)	+/(+)	+/(+)	−
Cefsulodin (Pseudocef)	−	−	−	−	−	−	−	−	+

Tab. 8: Wirkungsspektrum der neuesten β-Laktam-Antibiotika.
+ gute Aktivität, (+) mäßige Aktivität, − geringe/keine Aktivität

	Staph. aur. (Pen = R)	E. coli	Prot. mir.	Klebs.	Entero-bact.	I-pos. Prot.	Serratia	Bacteroides fragilis	Pseud. pyo.
Cefotaxim (Claforan)	−	+	+	+	+	+	+	−	−
Ceftazidim (Fortum)	−/(+)	+	+	+	+	+	+	−	+
Aztreonam (Azactam)	−	+	+	+	+	+	+	−	+
Imipenem* (Zienam)	+	+	+	+	+	+	+	+	+

* Cave: Besondere Gefahr des Überwucherns von Hefen und resistenten Mutanten in der Körperflora des Patienten

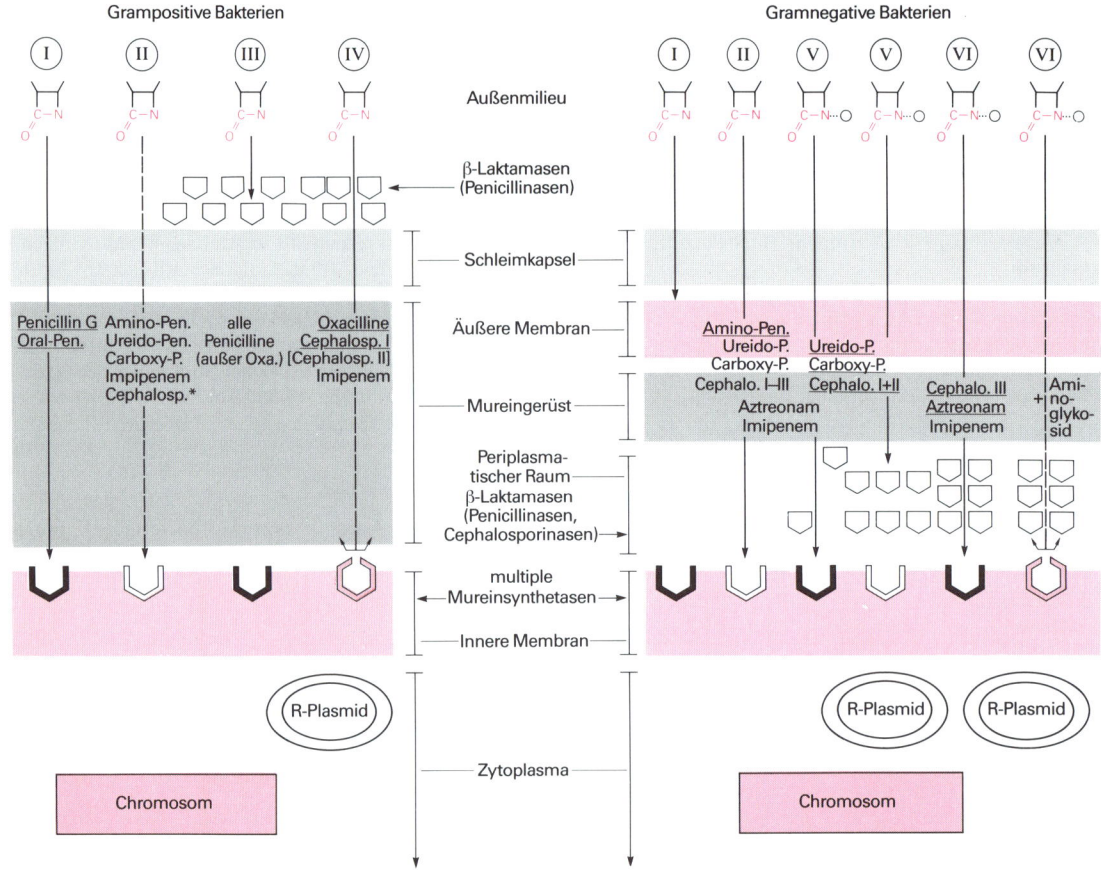

Abb. 15: Penetration der Wirkstoffgruppen der β-Laktam-Antibiotika durch die grampositive und gramnegative Zellwand und Interaktion mit β-Laktamasen; Positionierung der einzelnen Wirkstoff-Gruppen (s. a. Abb. 14).

Abb. 15 zeigt in der Art einer Synopsis, welche Position die einzelnen Gruppen von β-Laktam-Antibiotika in der Auseinandersetzung mit grampositiven und gramnegativen Bakterien z. Z. einnehmen.

Der antibakterielle Effekt von β-Laktam-Antibiotika ist nicht nur von den direkten Wirkungs- und Resistenzmechanismen abhängig, sondern sehr stark auch vom Stoffwechsel der Erreger. Stoffwechselinaktive „ruhende" Bakterienzellen sind unempfindlich („Persister").

Die **bakterizide Effektivität** wird beträchtlich durch die Aktivität des bakterieneigenen, zum Umbau der Zellwand während des Wachstums nötigen „Systems von Murein-Hydrolasen" beeinflußt. Mutationsbedingte Defizienz der Zellwand-Autolyse führt zur sog. **„Toleranz"**, z. B. Penicillin-Toleranz bei Streptokokken-Stämmen. Penicillin-tolerante Stämme werden durch normal niedrige Penicillinkonzentrationen bakteriostatisch gehemmt (MHK = normal niedrig), aber erst bei sehr hohen Penicillinkonzentrationen bakterizid geschädigt (MBK > 32 × MHK). Auch bakteriostatisch die Eiweißsynthese hemmende Antibiotika, z. B. Chloramphenicol oder Tetrazykline, reduzieren die Aktivität des autolytischen Systems. Insgesamt besteht zwischen β-Laktam-Antibiotika und Bakteriostatika in der Regel ein **Antagonismus**.

Grundsätzlich **ohne** Wirkung und daher nicht indiziert sind β-Laktam-Antibiotika gegen:

1) zellwandlose Bakterien: Mykoplasmen, Ureaplasmen;
2) obligat intrazellulär wachsende Bakterien: Chlamydien, Rickettsien;

3) vorwiegend intrazellulär parasitierende Bakterien: z. B. Salmonella typhi, Brucellen;
4) langsam wachsende Bakterien: z. B. Mykobakterien.

Pharmakokinetik

Die pharmakokinetischen Eigenschaften der einzelnen β-Laktam-Antibiotika sind so vielfältig, daß therapeutisch wichtige Besonderheiten bei den Einzelsubstanzen im Abschnitt **„Präparate, Indikationen, Dosierung"** wiedergegeben werden. Hier sollen nur einige generelle Charakteristika hervorgehoben werden:

Die meisten β-Laktam-Antibiotika werden **parenteral** verabreicht. Die intravenöse 30minütige Kurzinfusion wird bevorzugt. Intramuskuläre Injektionen sind bei vielen Präparaten schmerzhaft!

Nur wenige β-Laktam-Antibiotika sind Magensäure-stabil und über die Darmmukosa so gut resorbierbar, daß sie sich zur oralen Therapie eignen. Bei einigen Präparaten wird die ungenügende Absorption aus dem Magen-Darm-Trakt durch Ester-Bildung im Sinne des **„Pro-Drug-Konzeptes"** überwunden. Die veresterten Derivate („Pro-Drugs") besitzen eine deutlich höhere Bioverfügbarkeit. Nach der Resorption werden die Ester durch unspezifische Plasma-Esterasen gespalten und der aktive Wirkstoff in der Blutbahn freigesetzt.

β-Laktam-Antibiotika sind generell die Antibiotikagruppe mit der **größten therapeutischen Breite**. Zahlreiche Präparate sind bis zu einer Tagesdosis von 20 g bei Erwachsenen zugelassen.

Ein therapeutisches „drug monitoring" mit Überwachung der Plasmakonzentrationen ist nur in Ausnahmefällen indiziert.

In der Blutbahn werden die β-Laktam-Antibiotika in sehr **unterschiedlichem Maße an Plasmaproteine** und andere Makromoleküle gebunden. Die Eiweißbindung ist meistens sehr labil und leicht reversibel (außer bei Temocillin und Ceftriaxon). Der Verteilungsraum des freien, ungebundenen Wirkstoffanteils entspricht im allgemeinen dem **Extrazellulärraum**. Wird die Bindungskapazität der Plasmaproteine durch sehr hohe Dosierung überschritten, steigt die Konzentration des frei gelösten Medikaments im extravaskulären Raum überproportional. Der in bakteriellen Entzündungsherden meist leicht saure pH-Wert begünstigt die antibakterielle Aktivität der β-Laktam-Antibiotika.

Durch biologische Membranen und Lipidbarrieren permeieren β-Laktam-Antibiotika nur in geringem Maße und in Abhängigkeit von der relativen Lipophilie ihrer Substituenten. Die intakte Blut-Liquor-Schranke wird nicht überwunden. Bei bakterieller Meningitis nimmt die Liquorgängigkeit mit dem Entzündungsgrad der Meningen zu. Allerdings geht sie bei Therapieerfolg und Regeneration der Schrankenfunktion auch rasch wieder zurück!

Die β-Laktam-Antibiotika werden im menschlichen Körper in der Regel **nur wenig metabolisiert**. Der durch die Lösungsinstabilität bedingte Zerfall in den Infusionslösungen kann sich im Plasma fortsetzen und strukturabhängig durch metabolischen Abbau in der Leber ergänzt werden. Bei Penicillinen führt die hydrolytische Spaltung der β-Laktambindung zu Penicillinsäuren und Penicilloatverbindungen. Sie werden als mikrobiologisch inaktive Metabolite im Harn ausgeschieden oder tragen als **immunogene** Penicilloatkonjugate[1] zur Bildung von Penicillinantikörpern und dadurch zu **allergischen Reaktionen** bei.

Einige Penicilline werden an der Seitenkette biotransformiert. Die Hydroxylierung der Methylgruppe des Isoxazol-

----
[1] insbesondere Proteinamide der Penicilloinsäuren

rings bei Oxacillin, Dicloxacillin, und Flucloxacillin führt zu mikrobiologisch noch aktiven Hydroxymethylderivaten. Bei den Cephalosporinen unterliegen vor allem diejenigen mit Acetoxymethylsubstinenten ($-CH_2-O-CO-CH_3$) in 3-Stellung dem metabolischen Abbau durch Esterasen des Menschen, z. B. Cefalotin, Cefacetril, Cefotaxim.

Der größere Teil der β-Laktam-Antibiotika wird jedoch unverändert ausgeschieden. Die **renale Elimination** steht fast immer im Vordergrund. Neben der **glomerulären Filtration** hat die **tubuläre Sekretion** einen unterschiedlich hohen Anteil an der renalen Clearance. Daneben spielt eine hohe **biliäre** Ausscheidung bei einigen Substanzen und Niereninsuffizienz eine klinisch bedeutende Rolle. Es können erhebliche Störungen der physiologischen aeroben und anaeroben Darmflora resultieren. Vitamin K-Mangel und Blutungsneigung können folgen.

Die meisten β-Laktam-Antibiotika werden als Natriumsalze der mono- oder dibasischen, mikrobiologisch aktiven Säuren angeboten. Bei hoher Tagesdosis erfolgt dadurch auch eine hohe Na^+-Zufuhr. Diese ist klinisch bei bestimmten Herzerkrankungen, schweren Nierenfunktionsstörungen und in der Intensivmedizin zu beachten. Tab. 9 gibt daher den Natriumgehalt der wichtigsten Penicilline und Cephalosporine an. Wegen des Sinnzusammenhangs ist Fosfomycin als „sonstiges Antibiotikum" miterwähnt: bei Dosierungen bis zu 15 g/d ist auch hier der Na^+-Gehalt beachtenswert.

Penicilline

Präparate, Indikationen, Dosierung

Penicillin G[1] (Benzylpenicillin-Na)

MM: 356; 1,0 IE = 0,59 mg.

Plasma-HWZ: 0,5 h	**Plasmabindg.:** ca. 45 %
renale Ex.: 50–70 %	**biliäre Ex.:** ca. 2 %
Metabolism.: 30–50 %	**Hämodialyse:** 50–60 %

Die Haltbarkeit in der zubereiteten, wäßrigen Lösung ist **sehr gering** (max. 30 min. bei 22°C).

Hauptindikationen

(Hochdosierte) Behandlung in Kurzinfusionen bei schwerverlaufenden oder schwer sanierbaren Infektionen durch die im Wirkungsspektrum liegenden Erreger (s. Tab. 4), z. B.: Sepsis, Osteomyelitis, akute Endokarditis durch Penicillin-sensible Staphylokokken oder β-hämolysierende Streptokokken; schwere Lobär-(Pneumokokken-)Pneumonie; Endocarditis lenta durch „Viridans"-Streptokokken (oft kombiniert mit Aminoglykosid); Syphilis, insbesondere Neurosyphilis und Lyme-Borreliose; Gasbrand (unterstützend zur **vorrangigen** chirurgischen Intervention); Tetanus und Diphtherie (unterstützend zur **vorrangigen** Gabe von antitoxischem Hyperimmunglobulin).

Dosierung (bei Erwachsenen)

Penicillin G (3–)4 × 2 ME/d i. v. bis zu max. 3 (– 4) × 10 ME/d in Kurzinfusionen; 1 ME = 1 Mega Einheit (1 Million IE Penicillin G).

----
[1] Penicillin-„Firmenname".

Tab. 9: Na^+-Gehalt der klinisch wichtigsten Penicilline und Cephalosporine.

Arzneimittel	Na^+-Gehalt (mmol*)**	Arzneimittel	Na^+-Gehalt (mmol*)**
Penicilline		**Cephalosporine**	
Benzylpenicillin	1,68/1 Mio IE	Ceftazidim	2,30
Oxacillin	2,49	Cefsulodin	1,87
Dicloxacillin	2,12	Cefazolin	2,20
Flucloxacillin	2,20	Cefazedon	1,70
Ampicillin	2,85	Ceftriaxon	3,61
Epicillin	2,85	Cefmenoxim	4,40
Amoxicillin	3,40	Cefoperazon	1,55
Ticarcillin	5,20	Cephalotin	2,39
Azlocillin	2,167	Cefuroxim	2,36
Mezlocillin	1,853	Cefotaxim	2,19
Piperacillin	1,932	Ceftizoxim	2,61
Apalcillin	1,92	Cefoxitin	2,33
Clavulansäure	5,02	Latamoxef	3,84
Sonstige Antibiotika:			
Fosfomycin-Dinatriumsalz			14,50

----
* Die mmol-Angaben beziehen sich, soweit nicht anders angegeben, auf g Säure.

** Der Natriumgehalt kann sich erhöhen, sofern Na-haltige Lösungsvermittler in der Präparation enthalten sind.

Tab. 10: Plasmakonzentrationen bei der Therapie mit Penicillinen.

Wirkstoff	Dosis (Erw.)	max.	Plasmakonzentrationen in IE/ml			
			1−2 h	4 h	6 h	8−12 h
Penicillin G	0,5 ME i. m.	20	10	2	0,5	0,1
	1,0 ME i. v.	75	20−10	0,5	0,2	0,1
	5 ME 30′ Infus	130	50−30	3−2	1	0,1
	10 ME 30′ Infus	500	80−50	10−5	3−2	1−0,5
Procain-Pen. G + Benzylpenicillin	1,0 ME i. m.	6	4−3	2	1	0,5
Clemizol-Pen. G	1,0 ME i. m.	−	3−2	2−1	1	0,5
Benzathin-Pen. G	1,2 ME i. m.	0,3−0,2 über ca. 20−30 Tage				

Die bei Therapie mit Penicillin G oder den Depotformen resultierenden Plasmakonzentrationen sind in Tab. 10 angegeben.

Depot-Penicilline (Depotformen von Penicillin G)

Procain-Benzylpenicillin[1]

Procain (Novocain) = p-Aminobenzoesäure-β-diethylamino-ethylester.

Benzylpen.

Procain

MM: 588; 1 ME ≙ 400 mg Procain (Cave: Procain-Allergie). Pharmakokinetische Abweichungen von Pen. G:

Plasma-HWZ: > 12 h   **renale Ex.:** 20 %/24 h

Clemizol-Benzylpenicillin[2]

Clemizol = 1-p-Chlorbenzyl-2-pyrrolidylmethyl-benzimidazol. MM: 660; 1 ME = 500 mg Clemizol (Cave: mögliche sedierende Wirkung des Antihistaminikums Clemizol). Pharmakokinetische Abweichungen von Pen. G:

Plasma-HWZ: > 24 h   **renale Ex.:** 10 %/24 h

Benzathin-Benzylpenicillin[3]

Benzathin = Dibenzylethylendiamin (MM: 981). Pharmakokinetische Abweichungen von Pen. G:

Plasma-HWZ: 10−20 d!   **renale Ex.:** < 10 %/24 h

Hauptindikationen

Clemizol- oder Procain-Penicillin G vor allem bei Gonorrhoe (außer PPNG); Benzathin-Pen. G. zur Langzeit-Prophylaxe bei rheumatischem Fieber.

Dosierungen (bei Erwachsenen)

Procain-Pen. G: 2 × 1,2 ME/d bis 3 × 1 ME/d **i. m.**(!), Clemizol-Pen. G: 1 × 1 ME/d **i. m.**(!), Benzathin-Pen. G: 1 × 1,2 ME − 2,4 ME/Monat **i. m.**(!).

Oral-Penicilline (säurestabil)

Als „Oral-Penicilline" werden die im pH-Bereich von 1−5 stabilen und daher **oral** applizierbaren Penicilline bezeichnet, die dasselbe Wirkungsspektrum haben wie Penicillin G. Die Säurestabilität wird durch die Einführung einer O-Brücke in die Benzyl-Seitenkette erreicht.

Penicillin V[1] (Phenoxymethyl-Penicillin)

MM: 388; 1,0 IE = 0,59 mg.

Plasma-HWZ: 0,5 h	**Plasmabindg.:** ca. 65 %
renale Ex.: 20−40 %	**biliäre Ex.:** 1−5 %
Metabolism.: ca. 60 %	**Hämodialyse:** −

Propicillin[2] (Phenoxypropyl-Penicillin)

MM: 416; 1,0 E = 0,7 mg.

Plasma-HWZ: 0,7 h	**Plasmabindg.:** 75 %
renale Ex.: 30−50 %	**biliäre Ex.:** 1−5 %
Metabolism.: ca. 50 %	**Hämodialyse:** −

Die im Vergleich zu Penicillin V um den Faktor 2−3 geringere Wirkungsintensität wird durch die bessere Resorption des Propicillin in etwa ausgeglichen (s. Tab. 11).

Azidocillin[3] (Azidobenzyl-Penicillin)

MM: 397; 1,0 E = 0,63 mg.

Plasma-HWZ: 0,7 h	**Plasmabindg.:** ca. 80 %
renale Ex.: 60−70 %	**biliäre Ex.:** −

Hauptindikationen

Ambulante Penicillinbehandlung, z. B. bei Streptokokken-Angina, Scharlach; Phlegmone, Erysipel; Otitis, Sinusitis; Bronchitis; beginnende Lobär-(Pneumokokken-)Pneumonie.

---

[1] Bipensaar®, Depotpen®, Hydracillin®; [2] Megacillin®; [3] Tardocillin®.

[1] Arcasin®, Isocillin®, Ospen® u. a.; [2] Baycillin®, Oricillin®; [3] Syncillin®.

Bei Atemwegsinfektionen mit Verdacht auch auf Haemophilus influenzae vorzugsweise Azidocillin (oder Aminopenicilline).

Dosierungen (bei Erwachsenen)

Penicillin V: 4 × 1,0 – 1,2 ME/d oral; Propicillin: 3 × 1,0 ME/d oral; Azidocillin: 3 × 750 mg/d oral.

Die bei Therapie mit „Oral-Penicillinen" und oral verabreichbaren Penicillinase-stabilen „Staphylokokken-Penicillinen" resultierenden Plasmakonzentrationen sind in Tab. 11 angegeben.

Penicillinasefeste Penicilline

Penicillin G und die „Oral-Penicilline" sind – ebenso wie die gegen gramnegative Stäbchenbakterien wirksamen „Breitspektrum-Penicilline" – gegen Penicillinasen von Staphylococcus aureus labil. Dagegen erreichen die Isoxazolylpenicilline gute Penicillinasefestigkeit durch längere, „sperrige", polare Seitenketten, die für den Angriff der Penicillinasen auf die β-Laktam-Bindung ein sterisches Hindernis sind. Die Isoxazolylpenicilline werden daher auch **„Staphylokokken-Penicilline"** genannt. Gegen „Penicillin-sensible" Staphylokokken-Stämme ist allerdings Penicillin G 10 – 20 × stärker aktiv als die „Oxacilline". Dann kommt die bessere Zellwand-Penetration von Penicillin G zur Geltung, s. Abb. 15.

Methicillin

Dieses **erste** gegen Staphylokokken-Penicillinase weitgehend stabile Penicillinderivat ist durch die Entwicklung der „Oxacilline" überholt und hier nicht im Handel. Der Begriff „Methicillin" ist jedoch in der Abkürzung **„MRSA"** (Methicillin-resistente-Staph. **a**ureus)-Stämme gebräuchlich. MRSA-Stämme sind auch Oxacillin-resistent.

Oxacillin[1]

MM: 441

Plasma-HWZ: 0,5 h	**Plasmabindg.:** ca. 90%
renale Ex.: 40% (i.v.)	**biliäre Ex.:** 5–10%
Metabolism.: ca. 60%	**Hämodialyse:** gering

[1] Stapenor®.

Dicloxacillin[1]

MM: 510

Plasma-HWZ: 0,8 h	**Plasmabindg.:** 90–95%
renale Ex.: 65% (i.v.)	**biliäre Ex.:** 3–5%
Metabolism.: ca. 20%*	**Hämodialyse:** gering

* bei Niereninsuffizienz zunehmend

Flucloxacillin[2]

MM: 493

Plasma-HWZ: 1 h	**Plasmabindg.:** 95%
renale Ex.: 75% (i.v.)	**biliäre Ex.:** 3–5%
Metabolism.: ca. 10%*	**Hämodialyse:** gering

* bei Niereninsuffizienz zunehmend

Hauptindikationen

Infektionen durch Penicillinase-bildende Staphylokokken, z. B. Furunkulose, staphylogene Bronchopneumonie, Osteomyelitis, akute Staphylokokken-Endokarditis (in Kombination mit Aminoglykosid!), Staphylokokken-Sepsis; außer bei den z. Z. noch seltenen Oxacillin-resistenten Staphylococcus aureus-Stämmen.

Dosierung

Oxacillin: 3–4 × 1–2 g/d i.v.; als Kurzinfusion max. 3–4 × 5 g/d; Dicloxacillin: 3–4 × 0,5 g/d oral; Flucloxacillin: 3 × 0,5 g/d–3 × 1 g/d i.v. oder 4 × 0,5 g/d oral.

Penicilline mit weiterem Wirkspektrum

Das Wirkungsspektrum ist insbesondere auf gramnegative Stäbchenbakterien erweitert.

[1] Dichlor-Stapenor®; [2] Staphylex®

Tab. 11: Plasmakonzentrationen bei der Therapie mit „Oral-Penicillinen" und „Staphylokokken-Penicillinen".

Wirkstoff	Resorption	Dosis (Erw.)	Serumkonzentrationen in µg/ml			
			1–2 h	4 h	6 h	8–12 h
Säurestabile Penicilline:						
Penicillin V	ca. 30%	1 ME	2–3	0,5–1	0,25	–
Propicillin	ca. 60%	1 ME	5–7	2	0,5	–
Azidocillin	ca. 80%	0,75 g	10	3	0,7	–
Penicillinase-stabile Penicilline:						
[Oxacillin	ca. 20%]	–	–	–	–	–
Dicloxacillin	ca. 70%	0,5 g	6–8	2–3	0,5–1	–
Flucloxacillin	ca. 50–60%	0,5 g	6–8	1–2	0,5	–

Aminopenicilline

Über das Wirkspektrum von Penicillin G hinaus gut wirksam gegen Haemophilus influenzae, Listerien, Enterokokken und im Bereich der Enterobacteriaceae gegen ca. 70% der E. coli-Stämme und >90% der Proteus mirabilis-Stämme. Untereinander ist die antibakterielle Aktivität der Aminopenicilline identisch. Vom originären Ampicillin unterscheiden sich Amoxicillin und die Ampicillin-Ester durch deutlich bessere Resorption nach oraler Gabe.

Nach oralen Gaben von Ampicillin (heute nicht mehr empfohlen) führt der hohe, nicht resorbierte, im Darmlumen verbleibende Anteil zu Störungen der physiologischen Darmflora mit Diarrhöen.

Die bei Therapie mit Aminopenicillinen resultierenden Plasmakonzentrationen sind in Tab. 12 angegeben.

Tab. 12: Plasmakonzentrationen bei der Therapie mit Aminopenicillinen.

Wirkstoffe	Dosis (Erw.)	Plasmakonzentrationen in µg/ml		
		max.	4–6 h	8–12 h
Ampicillin	0,5 g oral	3–2	1	0,1
	1,0 g oral	5	3–2	0,5
	0,5 g i. m.	8	2	0,1
	1,0 g i. v.	30	2	0,1
Amoxicillin	0,5 g oral	6	2–1	0,5
	1,0 g oral	9	4–3	1
Bacampicillin	0,8 g oral	12	2–1	0,1

Ampicillin[1]

MM: 371

Plasma-HWZ: 1 h	**Plasmabindg.:** 20%
renale Ex.: ca. 30% (p. o.*) ca. 60% (i. v.)	**biliäre Ex.:** 5%
Metabolism.: 20–30%	**Hämodialyse:** 50–60%

* Resorption nach oraler Gabe: 30–40%!

Amoxicillin[2]

MM: 419

Plasma-HWZ: 1 h	**Plasmabindg.:** 20%
renale Ex.: ca. 60% (p. o.*) 70–80% (i. v.)	**biliäre Ex.:** 1%
Metabolism.: 10–20%	**Hämodialyse:** 50–60%

* Resorption nach oraler Gabe: 70–80%

[1] Amblosin®, Binotal®, Pen-Bristol® u. a.; [2] Amoxypen®, Clamoxyl® u. a..

Pivampicillin[3] (Pivaloyloxymethyl-Ester des Ampicillin)

MM: 500, 1 g ~ 750 mg Ampicillin.

Resorption nach oraler Gabe: 80–95%, daher Pharmakokinetik nach Hydrolyse des Esters ähnlich wie Ampicillin i. v.

Bacampicillin[4] (Ethoxycarbonyloxyethyl-Ester des Ampicillin)

MM: 502; 800 mg = 556 mg Ampicillin.

Resorption nach oraler Gabe: > 90%, daher Pharmakokinetik nach Hydrolyse des Esters ähnlich wie Ampicillin i. v.

Hauptindikationen

(Spontane) Harnwegsinfektionen durch sensible E. coli, Proteus mirabilis oder Enterokokken (die Verordnung von Ampicillin zur oralen Einnahme wird zugunsten der besser resorbierbaren Präparate nicht mehr empfohlen); Atemwegsinfektionen, insbesondere durch Haemophilus influenzae. Hochdosiert Ampicillin (in Kurzinfusion) bei Haemophilus-Meningitis (cave: mögliche Ampicillin-Resistenz!); Enterokokken-Endocarditis (stets kombiniert mit Aminoglykosid!), Listeriose; Sepsis, Neugeborenen-Meningitis und Organinfektionen durch Ampicillin-sensible Enterobacteriaceae (gegen Typhus abdominalis jedoch Fluorchinolone bevorzugt!).

Dosierung (bei Erwachsenen)

Ampicillin: 3–4 × 0,5 g/d i. m. oder 3–4 × 1 g/d i. v., bis zu max. 3–4 × 2–5 g/d in Kurzinfusionen; Amoxicillin: 3 × 0,5–1 g/d oral (parenterale Applikation gegenüber Ampicillin nicht vorteilhaft und nur bis zu max. 6 g/d i. v. zugelassen [cave: Auskristallisationen in den Nieren]).
Bacampicillin: 3–4 × 0,8 g/d oral; Pivampicillin/Pivmecillinam: 3–4 × 250/200 mg/d oral.

Nachteilig sind die bei Aminopenicillinen gehäuft auftretenden „pseudoallergischen Reaktionen" (s. Abschnitt „Unerwünschte" Wirkungen). Bei 5–20% der Patienten setzen sie meist ab dem 7.–8. Behandlungstag mit Juckreiz und urtikariellem, morbilliformem Exanthem (sog. „Hautrash") oder auch als Arzneimittelfieber ein. Die Symptome sind klinisch von der echten (dauerhaften) Penicillin-Allergie nicht zu unterscheiden. Die NH_2-Gruppe in der Seitenkette begünstigt die ursächlichen unspezifischen, nicht IgE-vermittelten, reversiblen Effektormechanismen.

Breitspektrum-Penicilline

Erweitertes Wirkungsspektrum im Bereich der Enterobacteriaceae, z. T. auch gegen Bacteroides fragilis und z. T. gegen Pseudomonas aeruginosa wirksam (s. Tab. 5).

[1] Miraxid® (= Kombination mit Pivmecillinam); [2] Ambacamp®, Penglobe®.

Carboxylpenicilline

Carbenicillin (Carboxybenzylpenicillin)
Das erste „Pseudomonas-Penicillin" wurde von **Ticarcillin** (bessere Pseudomonas-Wirksamkeit) abgelöst, das nunmehr in Kombination mit Clavulansäure im Handel ist (s. Abschnitt „Kombination von Penicillinen mit β-Laktamase-Inhibitoren"). **Temocillin** ist das jüngste Derivat dieser Reihe.

Ticarcillin[1]

MM: 428.

Plasma-HWZ: 1,2 h   **Plasmabindg.:** 45 %
renale Ex.: 90 %   **biliäre Ex.:** 1–2 %
Metabolism.: < 10 %   **Hämodialyse:** ca. 50 %

In Ergänzung zu Tab. 5 wird angeführt, daß Ticarcillin gegen grampositive Bakterien – im Vergleich zu Ampicillin schwächer bis ungenügend aktiv und ebenfalls Penicillinase-labil (!) ist.

Temocillin[2]

MM: 458

Plasma-HWZ: 5 h   **Plasmabindg.:** 85 %
renale Ex.: 70–80 %   **biliäre Ex.:** 5–10 %
Metabolism.: ca. 10 %   **Hämodialyse:** ca. 50 %

Temocillin ist gegen β-Laktamasen stabiler und daher z. T. auch gegen Klebsiella- und Serratia-Stämme günstiger zu bewerten als die anderen Breitspektrumpenicilline (s. Tab. 5). Gegen Pseudomonas aeruginosa, Anaerobier- und die meisten grampositiven Kokken ist es jedoch **nicht aktiv**!

Carindacillin[3] (Carbenicillin-Ester)

MM: 516; 1 g = 762 mg Carbenicillin.

---
[1] Betabactyl®, Kombination mit Clavulansäure; [2] Temopen®; [3] Carindapen®.

Plasma-HWZ: 2,5 h   **Plasmabindg.:** > 95 %
renale Ex.: ca. 40 %*

* Resorption nach oraler Gabe: ca. 30 %!

Hauptindikationen

Ticarcillin (auch in der Kombination mit Clavulansäure) ist als „Pseudomonas-Penicillin" bewährt. Es wird nur gezielt gemäß Antibiogramm eingesetzt in Ausnahmefällen – bei Verdacht auf Pseudomonashospitalismus – auch zur „blinden" Initialbehandlung zusammen mit einem Aminoglykosid.
Temocillin kommt gemäß Antibiogramm bei nosokomialen Infektionen durch Enterobacteriaceae, manchmal auch starke Cephalosporinasebildner, in Betracht. Wegen der langsamen Elimination, s. Abb. 16, sind bei der Behandlung empfindlicher Erreger Applikationsintervalle von 12 h möglich.

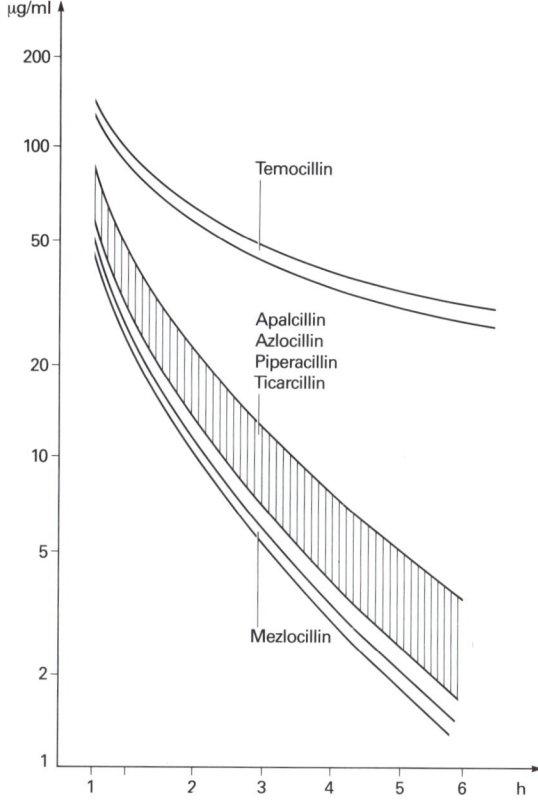

Abb. 16: Serumkonzentrationen nach i.v.-Injektion von je 2 g.

Tab. 13: Pharmakologische Daten neuerer Breitspektrum-Penicilline.

		Ticar.	Azlo.	Mezlo.	Piper.	Apal.	Temo.
Serum-HWZ	(Min.)	70	65	55	65	75	300
Eiweißbindung	(%)	45	30	30	20	90	85
Harnausscheidung	(%)	90	60	55	80	20	70
Galleausscheidung	(%)	1–2	8–30	30	6–15	40–60	20–30
Na-Gehalt	(mg/g)	120	50	45	45	45	111

Carindacillin kann als Carbenicillin-Ester oral verabreicht werden. Die Resorptionsquote liegt aber nur bei 30%. Bei maximal zugelassener Tagesdosis von nur 3–4 g ist daher eine Sanierung von Parenchyminfektionen nicht möglich. Zur kurzfristigen Suppressionsbehandlung oder Prävention einer Pseudomonas-Aszension im Lumen der Harnwege, z. B. bei Querschnittgelähmten, Meningomyelocele u. ä. Sondersituationen, kann es im Einzelfall nützlich sein.

Dosierungen (bei Erwachsenen)

Ticarcillin/Clavulansäure: 3 × 3/0,2 g/d bis max. 3 × 5/0,2 g/d in Kurzinfusionen;
Temocillin: 2 × 0,5–1 g/d i. v.;
Carindacillin: 3 × 4 × 1 g/d oral.
Abb. 16 und Tab. 13 veranschaulichen im Vergleich das pharmakokinetische Verhalten und die therapeutisch wichtigsten pharmakologischen Daten der Carboxyl-Penicilline untereinander und mit den nachfolgend beschriebenen Acylamino-Penicillinen (Ureidopenicillinen).

Acylaminopenicilline (Ureidopenicilline)

Gegen grampositive Kokken ähnlich aktiv wie Ampicillin, gegen gramnegative Stäbchenbakterien etwa wie Ticarcillin (s. Tab. 5), allerdings graduell bessere Zellwandpermeabilität und Wirkortaffinität.

Mezlocillin[1]

MM: 579
Siehe pharmakokinetische Daten in Tab. 13;

Metabolism.: ca. 10%   **Hämodialyse:** ca. 25%
Mezlocillin ist gegen Pseudomonas aeruginosa weniger wirksam als Azlocillin.

Azlocillin[2]

MM: 483
Siehe pharmakokinetische Daten in Tab. 13;

Metabolism.: ca. 10%   **Hämodialyse:** ca. 50%
Azlocillin ist gegen Enterobacteriaceae weniger wirksam als Mezlocillin.

[1] Baypen®; [2] Securopen®.

Piperacillin[1]

MM: 539
Siehe pharmakokinetische Daten in Tab. 13;

Metabolism.: 10–15%   **Hämodialyse:** ca. 50%
Piperacillin und Apalcillin vereinigen **gute Aktivität** gegen Pseudomonas und gegen Enterobacteriaceae.

Apalcillin[2]

MM: 543
Siehe pharmakokinetische Daten in Tab. 13;

Metabolism.: > 30%*   **Hämodialyse:** gering

* bei Leberinsuffizienz verringert, Dosisreduktion!.

Hauptindikationen

Behandlung nosokomialer Infektionen gemäß Antibiogramm der Erreger. Mezlocillin auch bei Initialbehandlung der diffus-eitrigen Peritonitis. Azlocillin speziell bei Infektionen durch sensible Pseudomonas aeruginosa-Stämme. Piperacillin vor allem bei Mischinfektionen, bei denen eine Berücksichtigung auch von Pseudomonas aeruginosa indiziert ist. Apalcillin, wenn die hohe Gallengängigkeit von Vorteil sein kann (cave: die Auswirkungen auf die physiologische Darmflora und die erhöhte Diarrhoefrequenz). Z. T. wird Apalcillin in der Leber metabolisiert (nachteilig bei Lebererkrankungen).

Dosierungen (bei Erwachsenen)

Mezlocillin: 3–4 × 2 g/d i. v., als Kurzinfusion 3 × 5 g/d;
Azlocillin: 3–4 × 2 g/d i. v.; als Kurzinfusion 3 × 5 g/d;
Piperacillin: 3 × 2 g/d i. v.; als Kurzinfusion 3–4 × 4 g/d;
Apalcillin: 3 × 2 g/d i. v.; als Kurzinfusion 3 × 3 g/d.

Kombination von Penicillinen mit β-Laktamase-Inhibitoren

Amoxicillin/Clavulansäure (Augmentan®); Ticarcillin/Clavulansäure (Betabactyl®); Ampicillin/Sulbactam (Unacid®); Piperacillin/Tazobactam (Tazobac®, in Vorbereitung).

[1] Pipril®; [2] Lumota®

Durch β-Laktamase-Inhibitoren kann die Resistenz von Bakterien gegen β-Laktamase-labile Penicilline überwunden werden.

Clavulansäure (biosynthetisch)

MM: 237

Plasma-HWZ: 1 h   **Plasmabindg.:** 20 %
renale Ex.: 40–60 % (p. o.)   **biliäre Ex.:** gering
Metabolism.: 40 %   **Hämodialyse:** ca. 50 %
Resorption nach oraler Gabe: 80–90 %

Sulbactam[1] (semisynthetisch)

MM: 255

Plasma-HWZ: 1 h   **Plasmabindg.:** 38 %
renale Ex.: 80 % (i. v.)   **Hämodialyse:** 50–60 %

Beide β-Laktamase-Inhibitoren üben keine oder kaum direkte antibakterielle Aktivität aus. Sie **blockieren** irreversibel jeweils bestimmte, aber unterschiedliche, klinisch häufig vorkommende β-Laktamase-Gruppen. Die meisten **plasmid-vermittelten** Penicillinasen werden gehemmt, weniger oder gar nicht die chromosomal-vermittelten Cephalosporinasen. Der positive Effekt der Inhibitoren wird jedoch in nennenswertem Maße von den quantitativen und zeitlichen Relationen bestimmt, unter denen Antibiotikum und Inhibitor **einerseits** sowie Erregerstamm und Erregerzahl (Inokulumeffekt!) **andererseits** im Entzündungsherd zusammentreffen. Obwohl Inhibitoren mit sehr gut zum Antibiotikum passenden pharmakokinetischen Eigenschaften gewählt wurden, ist mit gewissen kinetischen Imponderabilien im individuellen parenchymatösen Entzündungsherd oder bei Nierenfunktionsstörungen und Dialysebehandlung des Patienten zu rechnen.
Daneben können auch bakterielle Reaktionen auf die Inhibitorenwirkung die therapeutische Effektivität der Kombinationen im Einzelfall beeinträchtigen. Im Vordergrund steht die Induktion einer Hyperproduktion von β-Laktamasen, die bisher vor allem bei der stärker hemmenden Clavulansäure nachgewiesen wurde. Antagonistische **Effekte** sind insbesondere bei Pseudomonas aeruginosa, Enterobacter- und Serratia-Stämmen, vereinzelt aber auch bei anderen Species beobachtet worden. Nach Sulbactam sind derartige Phänomene bisher kaum beschrieben. Weitere Erfahrungen – auch mit Tazobactam – sind abzuwarten.

Hauptindikationen

In der Regel gute Therapieerfahrungen bei akuten Harnwegsinfektionen durch Aminopenicillin-resistente Erreger. Auch die Penicillinasen von Bacteroides fragilis werden in der Regel gut und therapeutisch effektiv gehemmt, z. B. bei polymikrobieller eitriger Peritonitis. Vor der Behandlung von Parenchyminfektionen ist eine Prüfung der Kombinations-Wirkung durch **Resistenzbestimmung des individuellen Erregers** indiziert.

Dosierung (bei Erwachsenen)

Amoxicillin/Clavulansäure: 3 × 500/125 mg/d oral, bis 3 × 1000/250 mg/d oral; Ticarcillin/Clavulansäure: 3 × 3/0,2 g/d i. v.; bis 3 × 5/0,2 g/d in Kurzinfusionen; Ampicillin/Sulbactam: 4 × 1,5 g/d i. v., bis 4 × 3 g/d in Kurzinfusionen (Verhältnis Ampicillin/Sulbactam = 2:1, d. h. bei 12 g der Kombination = 8 g Ampicillin/4 g Sulbactam).

Penicillin-Kombination mit Isoxazolylpenicillinen

Diese als fixe Kombinationen angebotenen Präparate enthalten ein nicht Penicillinase-festes im gramnegativen Bereich wirksames Penicillin und ein „Staphylokokken-Penicillin"; Ampicillin + Oxacillin (Totocillin®), Mezlocillin + Oxacillin (Optocillin®), Piperacillin + Flucloxacillin (Fluxapril®).
Bei **strenger Indikationsstellung** im Einzelfall zur „blinden" Initialbehandlung, wenn neben gram-negativen Stäbchenbakterien auch Staphylococcus aureus als Erreger dringend in Frage kommt. Bei „routinemäßiger" Verordnung ist meistens einer der Kombinationspartner überflüssig (cave: unnötige Substanzbelastung des Patienten; erhöhte Allergisierungsgefahr; Beitrag zur Resistenzentwicklung durch unnötigen Selektionsdruck; evtl. zu geringe Dosis des Partners in der Kombination, auf den es ankommt).

Cephalosporine
I. Generation

Cefalotin[1]

MM: 418

Plasma-HWZ: 0,5 h   **Plasmabindg.:** 65 %
renale Ex.: 70 %   **biliäre Ex.:** < 2 %
Metabolism.: 30–50 %*   **Hämodialyse:** > 50 %

---

* (C_3-)Desacetylierung u. a.

Hauptindikationen

Bei Penicillin-allergischen Patienten; gute Alternative gegen Penicillin-sensible und -resistente Staphylokokken; Alternative gegen Ampicillin-sensible und -resistente E. coli und Proteus-mirabilis-Stämme **nur** bei erhöhter Dosierung.

Dosierungen (bei Erwachsenen)

4 × 1 g/d oder 3 × 2 g/d i. v. bis 3–4 × 4 g/d als Kurzinfusion.

Cefradin[2]

MM: 371

---

[1] Combactam®.

[1] Cepovenin®; [2] Sefril® – i. v. und oral.

Plasma-HWZ: 0,7 h   **Plasmabindg.:** 10%
renale Ex.: 90%   **biliäre Ex.:** −

Indikationen

Bei allergischen Patienten und hochempfindlichen Erregern als Alternative zu Penicillin G/Ampicillin (hohe Dosierung erforderlich).

II. Generation

Cefazolin[1]

MM: 476

Plasma-HWZ: 2 h   **Plasmabindg.:** 80%
renale Ex.: 85−90%   **biliäre Ex.:** 5%
Metabolism.: < 10%   **Hämodialyse:** 25−30%

Cefazedon[2]

MM: 570

Plasma-HWZ: 1,8 h   **Plasmabindg.:** 90−95%
renale Ex.: 85−90%   **biliäre Ex.:** 5%

Cefotiam[3]

MM: 598

Plasma-HWZ: 0,8 h   **Plasmabindg.:** 40%
renale Ex.: 70%   **biliäre Ex.:** < 2%

Cefamandol[4]

MM: 512

Plasma-HWZ: 0,8 h   **Plasmabindg.:** 65%
renale Ex.: 85%   **biliäre Ex.:** ca. 5%

Cefuroxim[1]

MM: 446

Plasma-HWZ: 1,2 h   **Plasmabindg.:** 30−40%
renale Ex.: 90%   **biliäre Ex.:** ca. 2%
Metabolism.: < 5%   **Hämodialyse:** ca. 80%

Cefoxitin[2]

MM: 449; Cephamycin

Plasma-HWZ: 0,8 h   **Plasmabindg.:** 60−70%
renale Ex.: 80−90%   **biliäre Ex.:** ca. 2%

Abb. 17 veranschaulicht das pharmakokinetische Verhalten der II.-Generations-Cephalosporine im Vergleich zu Cefalotin und Cefotaxim. Cefazolin und Cefazedon ragen mit einer

[1] Zinacef; [2] Mefoxitin®.

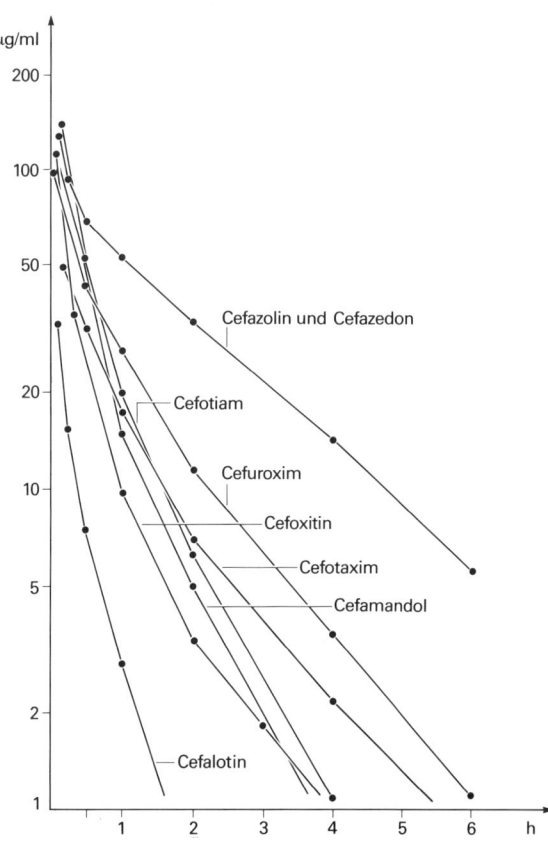

Abb. 17: Mittlere Konzentrationsverläufe nach 1-g-Injektionen älterer Cephalosporine im Vergleich zu Cefotaxim.

[1] Elzogram®, Gramaxin®; [2] Refosporin®; [3] Spizef®; [4] Mandokef®.

Plasmahalbwertzeit von 2 h heraus. Die anderen bilden ein Kurvenbündel mit einer Halbwertszeit um ca. 1 h.

Indikationen

Auch die Cephalosporine der II. Generation, außer Cefoxitin, kommen zur Behandlung Oxacillin-sensibler Staph. aureus-Stämme bei penicillinallergischen Patienten in Frage. Ihr Hauptvorteil ist jedoch ihre Aktivität gegen Klebsiellen, siehe Stufendiagramm in Tab. 6. Cefamandol und Cefoxitin sind darüber hinaus partiell gegen Stämme anderer Gattungen der Enterobacteriaceae einsetzbar. Cefoxitin – das erste Cephamycin – ist cephamycintypisch auch gegen die β-Laktamasen vieler Bacteroides fragilis-Stämme aktiv. Es kommt bei abdominalen Mischinfektionen mit Anaerobierbeteiligung in Betracht.

Dosierungen (bei Erwachsenen)

Cefazolin: 3 × 1–2 g/d i.v.; als Kurzinfusion 3–4 × 3 g/d
Cefazedon: 3 × 1–2 g/d i.v.
Cefotiam: 3–4 × 1 g/d bis 3 × 2 g/d i.v.
Cefuroxim: 3–4 × 0,75 g/d bis 4 × 1,5 g/d i.v.
Cefamandol: 3–4 × 1 g/d i.v.; als Kurzinfusion 3–4 × 3 g/d.
Cefoxitin: 3 × 1 g/d i.v., als Kurzinfusion 3–4 × 3 g/d.

Oral-Cephalosporine

Die Gruppe der Oral-Cephalosporine wird außerhalb der Generationenfolge der Parenteral-Cephalosporine geführt. In ihrer antibakteriellen Aktivität stehen die älteren Präparate – Cefalexin, Cefradin, Cefaclor, Cefadroxil – der I. Generation nahe, die neueren – Cefuroxim-Axetil, Cefixim und Cefpodoxim-Proxetil – der II. Generation mit Übergängen zur III. Generation. Ein besonderer Vorteil der älteren Oral-Cephalosporine ist jedoch ihre hohe Bioverfügbarkeit von 80–100%. Von den neueren Derivaten werden nur 40–50% resorbiert. Der im Darmlumen verbleibende Rest wirkt nachteilig auf die physiologische Darmflora.

Cefalexin[1]

MM: 365

Plasma-HWZ: 1 h   **Plasmabindg.:** 10–15%
renale Ex.: 90%   **biliäre Ex.:** 5%
Resorption nach oraler Gabe: fast 100%

Cefradin[2]

MM: 371

Plasma-HWZ: 0,8 h   **Plasmabindg.:** 10%
renale Ex.: 90%   **biliäre Ex.:** 1%
Resorption nach oraler Gabe: fast 100%

Cefaclor[3]

MM: 386

Plasma-HWZ: 0,7 h   **Plasmabindg.:** 25%
renale Ex.: 50–60%   **Metabolism.:** variierend
Resorption nach oraler Gabe: 70–75%, variierend.

Cefadroxil[2]

MM: 381

Plasma-HWZ: 1,3 h   **Plasmabindg.:** 20%
renale Ex.: 90%   **biliäre Ex.:** 1%
Resorption nach oraler Gabe: 90%

Cefuroxim-Axetil[3]

1-Acetoxyethylester des Cefuroxim.

Plasma-HWZ: 1 h   **Plasmabindg.:** 40%
renale Ex.: 40%; bzw. 90% d. resorb. Anteils
Resorption nach oraler Gabe: 40–50%!

Cefixim[4]

MM: 453

Plasma-HWZ: 3–4 h   **Plasmabindg.:** 60%
renale Ex.: 20%   **biliäre Ex.:** 5–10%
Resorption nach oraler Gabe: 40–50%!

Cefpodoxim-Proxetil[4] (Cefpodoxim-„Prodrug")

MM: 558
1-Isopropoxycarbonyloxy-ethylester des Cefpodoxim

---

[1] Oracef® u. a.; [2] Sefril®.

[1] Panoral®; [1] Bidocef®; [2] Zinnat®; [3] Cephoral®; [4] Podomexef®.

Plasma-HWZ: 2 h   **Plasmabindg.:** 40 %
renale Ex.: 40 %   **biliäre Ex.:** 10−20 %!
Resorption nach oraler Gabe: 50 %!

Indikationen

Die älteren Präparate können als Alternative zu Oral-Penicillinen und Aminopenicillinen bei allergischen Patienten und Infektionen der oberen Luftwege, im HNO-Bereich und bei Harnwegsinfektionen gegeben werden. Da sie fast vollständig resorbiert werden, verursachen sie weniger häufig Diarrhöen als Aminopenicilline. Dadurch eignen sie sich besonders bei älteren bettlägerigen Patienten und während der Schwangerschaft.
Die neueren Oral-Cephalosporine sind aktiver als die älteren. Wegen der geringen Bioverfügbarkeit und der niedrigen Normdosierung sind sie zur oralen Behandlung der Erreger ungeeignet, gegen die Parenteralia der II./III. Generation indiziert sind. Bei höherer Dosierung steigt die Rate der Störungen im Darmtrakt (Übelkeit, Tenesmen, Diarrhoe).

Dosierung (bei Erwachsenen)

Cefalexin:	4 × 0,5−1 g/d oral
Cefradin:	4 × 0,5−1 g/d oral
Cefaclor:	4 × 0,5−1 g/d oral
Cefadroxil:	3 × 0,5−2 g/d oral
Cefuroxim-Axetil:	2 × 0,25−0,5 g/d oral
Cefixim:	2 × 0,2 g/d oral
Cefpodoxim-Proxetil:	2 × 0,1−0,2 g/d oral.

Abb. 18 veranschaulicht die gute Bioverfügbarkeit der älteren Oral-Cephalosporine, die rasch hohe Plasmakonzentrationen erreichen, aber auch schnell ausgeschieden werden. Dagegen werden die neueren Präparate weniger und langsamer resorbiert, aber auch langsamer eliminiert.

III. Generation

Die neueren Parenteral-Cephalosporine (III. Generation) sind auf Grund ihrer hohen β-Laktamase-Stabilität **Breitspektrum-Antibiotika** im Bereich der **Enterobacteriaceae**, außer Cefsulodin, das nur gegen Pseudomonas aeruginosa eingesetzt wird. Gegen Penicillin-resistente Staphylokokken sind sie jedoch nicht so gut geeignet wie die Substanzen der I. und II. Generation, siehe Stufendiagramme in Tab. 6 und Tab. 7.

Cefotaxim[1]

MM: 477
Siehe pharmakokinetische Daten in Tab. 14;

Metabolism.: 30−50 %*   **Hämodialyse:** > 50 %

* (C$_3$-)Desacetylierung u. a.

Latamoxef[2]

MM: 564; Oxacephem.
Siehe pharmakokinetische Daten in Tab. 14

[1] Claforan®; [2] Moxalactam®, Festamoxin®.

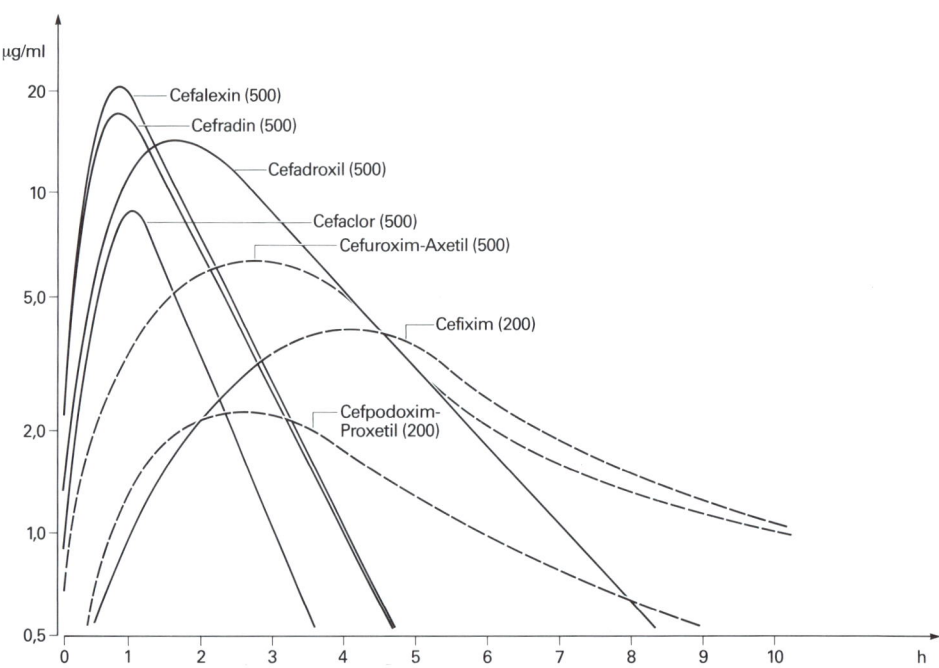

Abb. 18: Vergleich der Plasmakonzentrationen älterer und neuerer Oral-Cephalosporine nach der jeweiligen Normdosis 500 bzw. 200 mg.

Cefoperazon[1]

MM: 688
Siehe pharmakokinetische Daten in Tab. 14

Cefmenoxim[2]

MM: 530
Siehe pharmakokinetische Daten in Tab. 14;
Metabolism.: < 5 %   **Hämodialyse:** 60–70 %

Ceftizoxim[3]

MM: 432
Siehe pharmakokinetische Daten in Tab. 14;
Metabolism.: < 5 %   **Hämodialyse:** ca. 50 %

Ceftriaxon[4]

---

[1] Cefobis®; [2] Tacef®; [3] Ceftix®; [4] Rocephin®

MM: 652
Siehe pharmakokinetische Daten in Tab. 14;
Metabolism.: < 5 %   **Hämodialyse:** ca. 20 %

Ceftazidim[5]

MM: 636
Siehe pharmakokinetische Daten in Tab. 14;
Metabolism.: < 5 %   **Hämodialyse:** 70–80 %

Cefotetan[1]

MM: 620; Cephamycin
Siehe pharmakokinetische Daten in Tab. 14;

Cefsulodin[2] (nur „Pseudomonas-Cephalosporin")

MM: 556
Plasma-HWZ: 1,5 h   **Plasmabindg.:** 30 %
renale Ex.: 90 %   **biliäre Ex.:** < 5 %

Abb. 19 veranschaulicht die großen Unterschiede im pharmakokinetischen Verhalten der III.-Generations-Cephalosporine.
Zusätzlich sind die für den therapeutischen Gebrauch wichtigsten pharmakologischen Daten in Tab. 14 vergleichend zusammengefaßt.

---

[5] Fortum®; [1] Apatef®; [2] Pseudocef®.

Tab. 14: Therapeutisch wichtige pharmakologische Daten neuer Cephalosporine.

	Cefo-taxim	Cefme-noxim	Ceftizoxim	Cefta-zidim	Latamoxef	Cefo-perazon	Cefo-tetan	Cefriaxon
Serum-HWZ (h)	1,2	1,3	1,5	1,8	2,1	2,0	3,3	8,0
Eiweißbindung (%)	40	60	30	10	45	90	85	95
Harnausscheidung (%)	50	80	85	85	75	30	70	60
Galleausscheidung (%)	< 1	1	1	< 1	5	70	≈ 20	40
Disulfirameffekt	–	+	–	–	(+)	+	+	–
Blutungsrisiko	–	?	–	–	↗	↗	↗	(↗)*
* nur bei überhöhter Dosierung								

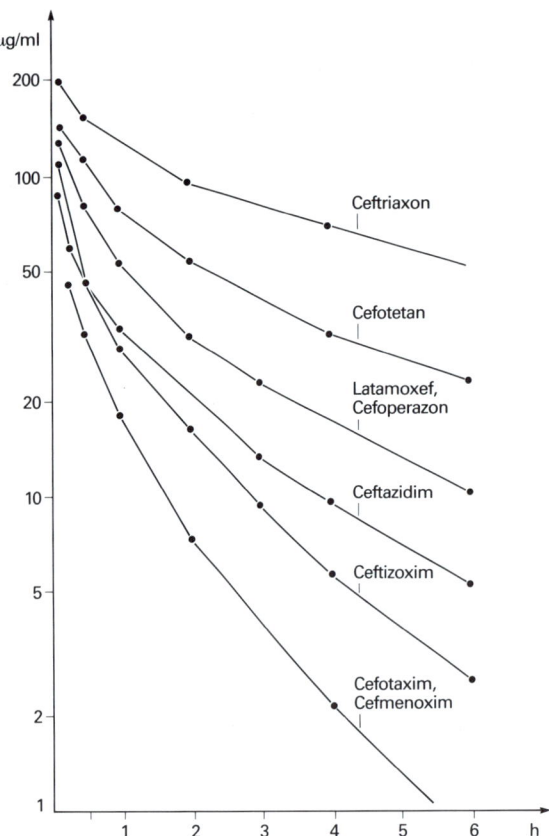

Abb. 19: Mittlere Konzentrationsverläufe nach 1-g-Injektionen neuerer Cephalosporine, vgl. Serum-HWZ in Tab. 14.

Blutungsneigung (s. Abschnitte **„Pharmakokinetik"** und „Unerwünschte Wirkungen",** dort „Hämostasestörungen").

Dosierungen (bei Erwachsenen)

Cefotaxim: 3×1–2 g/d i. v., als Kurzinfusion 3–4×3 g/d.
Latamoxef: $3 \times 0{,}5$–1 g/d i. v. bis 2–3×2 g/d i. v.
Cefmenoxim: 3×1–2 g/d i. v.
Ceftizoxim: 3×1–2 g/d i. v.
Ceftazidim: 3×1–2 g/d i. v.
Cefoperazon: 2×1–2 g/d i. v.
Cefotetan: 2×1–2 g/d i. v.
Ceftriaxon: 1×1–2 g/d i. v.
Cefsulodin: 2×1 g/d i. v. als Kurzinfusion bis 3×2 g/d.

Monobactame und Carbapeneme

Monobactame

Monobactame („β-Lactame mit monocyclischer Ringstruktur") – in der Natur von gramnegativen Bakterien produziert, als Chemotherapeutika chemisch synthetisiert – stehen erst am Anfang ihrer pharmazeutischen Entwicklung. Das erste, **Aztreonam,** ist seit 1985 in die Therapie gegen aerobe gramnegative Erreger eingeführt.

Aztreonam[1]

MM: 481

Plasma-HWZ: 1,6 h   **Plasmabindg.:** 55 %
renale Ex.: 60–70 %   **biliäre Ex.:** < 1 %
Metabolism.: 20–30 %   **Hämodialyse:** 40–50 %

Carbapeneme

Carbapeneme (C-Atom („Carba-"), statt Schwefel im 5er-Ring) sind die neueste und potenteste Klasse chemotherapeutisch genutzter β-Lactamantibiotika. Die Stabilitätsprobleme der Ausgangssubstanz, **Thienamycin,** wurden mit der Entwicklung des **Imipenems** überwunden. Imipenem – seit 1984 in Kombination mit Cilastatin (Inaktivierungsschutz) eingeführt – ist gegen ein außerordentlich **breites Erregerspektrum hochwirksam** (s. Tab. 8).

Imipenem/Cilastatin[2] (1 : 1 auf Gewichtsbasis)

Imipenem; MM: 317. Cilastatin; MM: 380.

Plasma-HWZ: 1 h   **Plasmabindg.:** 25 %
renale Ex.: 60–70 %   **biliäre Ex.:** < 1 %
Metabolism.: 30–40 %*   **Hämodialyse:** 60–80 %

Indikationen

Wegen ihres breiten Wirkungsspektrums und ihrer starken Aktivität gegen Enterobacteriaceae und z. T. Pseudomonas aeruginosa eignen sich die III.-Generations-Cephalosporine 1. als Notfall-Antibiotika und 2. als Antibiotika gegen Hospitalinfektionen durch multiresistente Erreger. Die Kombination mit einem Aminoglykosid-Antibiotikum steigert die Bakterizidie. Bei unbekanntem Erreger haben sie auch für die Meningitistherapie große Bedeutung, insbesondere gegen Ampicillin-resistente Haemophilus-Stämme sowie bei posttraumatischer und Neugeborenen-Meningitis. Ceftazidim – und Cefsulodin (cave: nephrotoxisches Risiko ab 6 g Tagesdosis) – sind die Alternativen bei Pseudomonas-Infektionen und Allergie der Patienten bzw. Resistenz der Erreger gegen die „Pseudomonas-Penicilline".

Da die Resistenzentwicklung auch gegen diese hochpotenten Antibiotika nosocomial fortschreitet, sind Resistenzbestimmungen und die Therapiewahl nach Antibiogramm bei Hospitalinfektionen unabdingbar notwendig.

Besondere ärztliche Abwägung erfordern im Einzelfall die in Tab. 14 angegebenen Hinweise auf potentielle Disulfiram-Effekte (Alkohol-Unverträglichkeit, die z. T. hohe Gallengängigkeit und die dadurch (bei Cetriaxon) und/oder durch das Pharmakon direkt (z. B. Latamoxef) induzierte Zunahme der

___

* durch Dehydropeptidase in den Nieren

[1] Azactam®; [2] Zienam®.

H₃C
H₃C
O
N—H
(CH₂)₄—S—CH₂—CH—NH₂
COOH
COOH

Cilastatin; MM: 380

Cilastatin inhibiert das Enzym Dehydropeptidase I im Bürstensaum der proximalen Tubuluszellen der menschlichen Niere, das wie eine β-Laktamase Imipenem spalten und inaktivieren kann. Erst durch diese Nierenenzymblockade erreicht Imipenem die therapeutisch notwendige Verweildauer im Plasma.

Indikationen

Aztreonam kann bei Penicillin- und Cephalosporin-allergischen Patienten eine Alternative für III.-Generations-Cephalosporine bzw. „Pseudomonas-Penicilline" sein, s. Tab. 8 im Abschnitt „Wirkungsmechanismen, -spektrum". Dabei ist jedoch seine Unwirksamkeit gegen grampositive Bakterien und Anaerobier zu beachten. Unter Aztreonam-Therapie können sich grampositive Erreger zu infektionstüchtiger Menge auf der Mukosa des Patienten anreichern.

Imipenem, das erste Carbapenem, wird in fixer Kombination (1:1) mit dem Enzyminhibitor Cilastatin angeboten. Imipenem ist das beste **Notfall-Antibiotikum** mit hoher therapeutischer Breite. Hauptindikationen sind 1. akut lebensbedrohliche Hospitalinfektionen durch unbekannte Erreger, 2. schwere polymikrobielle Infektionen, z. B. diffus-eitrige Peritonitis, 3. Erreger mit Resistenz gegen andere β-Laktam-Antibiotika. Wegen seiner großen Vorteile als Notfall-Antibiotikum sollte es für diese Situationen reserviert bleiben. Dies wird auch dadurch unterstrichen, daß sich unter der breit wirksamen Imipenem-Therapie leicht resistente Mikroorganismen, nicht zuletzt auch Hefen, anreichern und zur sekundären Infektionsgefahr für den Patienten und Nachbarpatienten werden können.

Dosierungen (bei Erwachsenen)
Aztreonam: 3 × 1–2 g/d i.v.
Imipenem: 3–4 × 0,5–1 g/d i.v.

Unerwünschte Wirkungen

Als unerwünschte Wirkungen der β-Laktam-Antibiotika treten potentiell auf: Allergisierungen, Hämostasestörungen, Inkompatibilitäten, potentielle Neurotoxizität.

Allergie

Die Häufigkeit von Allergien nach β-Laktam-Antibiotika wird mit 1–10% angegeben. Ihre schwerste Form, die Anaphylaxie (letaler Ausgang in 10% der Fälle), wird bei 0,05% der Patienten beobachtet. Schwer verlaufende Allergien sind bei parenteraler Applikation häufiger als nach oraler Einnahme. Topische Anwendung von β-Laktam-Antibiotika auf der Haut ist obsolet! Allergien durch Penicillinderivate entstehen häufiger als Allergien durch Cephalosporine, Aztreonam oder Imipenem.

Bei **echter** Penicillinallergie ist der Patient gegen alle Penicillinderivate parallel allergisch; aber nur in ca. 5–8% der Fälle auch gegen Cephalosporine. Bei echter Penicillinallergie verbinden sich der Wirkstoff oder bestimmte Metabolite als **Haptene** mit Makromolekülen des Patienten (speziell dem HLA-B₅-Antigen). Es folgt eine spezifische Immunreaktion mit Generierung von Gedächtniszellen. Klinisch charakteristisch ist das **urtikarielle Exanthem**. Bindet sich das Medikament an lösliche, zirkulierende Serumproteine, verläuft die Allergie wie eine **Vaskulitis**. Die klinisch nicht oder nur schwer zu unterscheidende „pseudoallergische Reaktion" erzeugt immunologische Effektormechanismen unter Umgehung der Antigenerkennung und ohne Bildung von Gedächtniszellen. Schätzungsweise hatten 40% der angeblich auf Penicillin allergischen Patienten nur pseudoallergische Reaktionen erlitten (sog. „Seitenkettenallergie" bei Aminopenicillinen). Weitere allergische oder pseudoallergische Symptome sind das **Arzneimittelfieber**, bei sehr hoher Dosierung **Neutropenien**, selten **Thrombozytopenien**.

Hämostasestörungen

β-Laktam-Antibiotika disponieren in unterschiedlichem, präparateabhängigem **Ausmaß und Modus** zu Hämostasestörungen mit Blutungsneigung. Penicillinderivate (besonders Carboxylpenicilline) führen v. a. zu Störungen der Thrombozytenfunktion mit Verlängerung der Blutungszeit und Störungen der Plättchenaggregation, insbesondere bei Patienten mit Anomalien des Gerinnungssystems oder weiteren Risikofaktoren (Niereninsuffizienz).

Von den Cephalosporinen bewirken insbesondere solche mit einem N-Methyl-Thiotetrazol-Ring (Cefamandol, Latamoxef, Cefoperazon, Cefmenoxim, Cefotetan) Hämostasestörungen mit Blutungsneigung durch eine verminderte Synthese Vitamin-K-abhängiger Gerinnungsfaktoren und/oder Inhibition der Vitamin-K-Epoxidreduktase und/oder ebenfalls Störung der Plättchenfunktion. Die Störungen des Vitamin-K-Haushalts werden z. T. durch die hohe biliäre Elimination dieser Substanzen (Tab. 14) und die Beeinträchtigung der Vitamin-K-produzierenden Darmflora (Bacteroides fragilis, E. coli) erklärt. Es sind Anwendungsbeschränkungen der betreffenden Cephalosporine bei Risikopatienten erteilt, Warnhinweise in den Beipackzetteln vorgeschrieben sowie zur Vorsorge 2- bis 3tägige Kontrollen des Quick-Wertes und die prophylaktische Gabe von Vitamin K (10 mg/Woche) empfohlen.

Inkompatibilitäten

Aminoglykosidantibiotika

Mischungen von Aminoglykosidantibiotika mit Penicillinderivaten (besonders Carboxylpenicillinen) zur gemeinsamen Infusion inaktivieren das Aminoglykosid. Bei getrennter Infusion von Penicillin und Aminoglykosidantibiotika resultiert bei Patienten mit verminderter renaler Clearance eine partielle Wirkungsabschwächung des Aminoglykosids auch in vivo. Solche Interaktionen sind bei Kombinationen mit Cephalosporinen seltener, aber auch möglich.

Potentielle Nephrotoxizität

Kombinationen von **älteren** Cephalosporinen mit Aminoglykosidantibiotika erhöhen das nephrotoxische Risiko. Bei Kombination mit modernen Cephalosporinen wird dies nicht so wie früher beobachtet. Die dem Cefsulodin eigene nephrotoxische Potenz begrenzt die Tagesdosis auf maximal 6 g/d beim Erwachsenen. Kristallbildung im Nierenparenchym kann bei > 6 g Amoxicillin/Tag i. v. auftreten.

Alkohol

Insbesondere bei den in Tab. 14 bezeichneten **modernen** Cephalosporinen führen Wechselwirkungen mit schon sehr kleinen Mengen Alkohol (z. B. in „Nervenmitteln", „Stärkungsmitteln", „Venenmitteln" usw.) zu ernsten Disulfiram-(Antabus®-)Effekten.

Pharmakodynamische Interaktionen

Gleichzeitiger Einsatz bakteriostatischer Antibiotika, z. B. Tetrazykline, Chloramphenicol, Sulfonamide, nimmt den β-Laktam-Antibiotika ihre potentiell bakterizide Wirkungsmöglichkeit.

Potentielle Neurotoxizität

Ein gewisses neurotoxisches Potential der β-Laktam-Antibiotika wird provoziert bei hochdosierter intrathekaler Applikation oder z. B. bei Tagesdosierungen von über 40 Megaeinheiten Penicillin G bei Patienten mit eitriger Meningitis und stärkerer Destruktion der Blut-Liquor-Schranke. In den ersten beiden Behandlungstagen sollte die Penicillin-G-Dosierung 30 Megaeinheiten pro Tag (beim Kind 0,5 Megaeinheiten/kg/Tag) nicht übersteigen. Gelegentliche Störungen des peripheren Nervensystems sind nach Behandlung mit Cephalosporinen bei Patienten mit Niereninsuffizienz beobachtet worden.

Kontraindikationen

Penicillin-Allergie, Penicillin- plus Cephalosporin-Allergie (bei etwa 5–8 % der Penicillin-Allergiker).

Aminoglykosid-Antibiotika

Aminoglykoside sind Antibiotika der Notfallmedizin. Die **älteren** Substanzen – Streptomycin, Neomycin, Kanamycin, Paromomycin, Spectinomycin – wurden weitgehend, bis auf wenige spezielle Indikationen, von der Gruppe der **neueren** Aminoglykoside – Gentamicin[1], Tobramycin[2], Sisomicin, Amikacin[3] und Netilmicin[4] – abgelöst.

Nach der Ersteinführung von Streptomycin 1944 hatten die Aminoglykoside durch mehr als drei Jahrzehnte eine dominierende Bedeutung bei schwer verlaufenden und schwer behandelbaren Infektionen, vor allem durch Pseudomonas aeruginosa und resistente Enterobacteriaceae. Seit der Entwicklung der neuen, hochwirksamen Breitspektrum β-Laktam-Antibiotika dienen Aminoglykoside mehr als ergänzende, die therapeutische Wirkung steigernde Partner für Antibiotika-Kombinationen.

Herkunft, Struktur, physikochemische Eigenschaften

Aminoglykosid-Antibiotika werden biosynthetisch oder semisynthetisch von Streptomyces-Arten (dann **y** in Namensendung – mycin) oder von Micromonospora-Arten (dann – micin) gewonnen. Sie sind farblose, basische, sehr gut wasserlösliche Substanzen, lösungsstabil im pH-Bereich 2,2–10 sowie in Kälte und sogar bei kurzfristiger Erhitzung bis > 100 °C, in kristalliner Form sehr lagerungsstabil.

Ihre Grundstruktur ist in Abb. 20 skizziert. Das zentrale 2-Desoxystreptamin ist glykosidisch mit zwei von Substanz zu Substanz wechselnden Aminozuckern verbunden (wechselnde Substituenten an den mit Schrägstrich markierten OH- und NH$_2$-Gruppen). Die freibleibenden OH-Gruppen vermitteln die starke Hydrophilie und Stabilität in kristalliner Form, aber auch Angriffspunkte für inaktivierende Enzyme. Die freibleibenden NH$_2$-Gruppen geben den Aminoglykosiden in neutralen und alkalischen Milieu leicht **basische** und **nukleophile** Eigenschaften. Die Erhaltung dieser Eigenschaften ist für die antibakterielle Aktivität entscheidend. Im sauren Milieu, in der NH$_3^+$-Form reduziert sich daher ihre Wirksamkeit.

Wirkungsmechanismen, -spektrum

Ihre Bedeutung als Notfallantibiotika gewinnen Aminoglykoside durch:
1. breites Wirkungsspektrum,
2. primär bakterizide Wirkung,
3. raschen Wirkungseintritt,
4. synergistische Wirkungssteigerung in Kombination mit β-Laktam-Antibiotika.

Diese Vorteile kommen vor allem bei **gramnegativen Stäbchenbakterien** zur Geltung. Diese beeinflussen über Poren (funktionell veränderbare Porin-Moleküle) in der „Äußeren Membran" ihrer Zellwand die Permeation zahlreicher Stoffe sehr selektiv. Aminoglykoside haben den Vorteil, daß sie **nicht nur** durch die **Poren**, sondern zusätzlich **auch direkt** durch die Lipopolysaccharid-Doppelschicht der „Äußeren Membran" penetrieren können.

In Abb. 21 ist mit „I." der Permeationsweg durch offene Porine markiert. β-Laktam-Antibiotika können **nur** diesen Weg zu ihren Bindungsstellen nehmen. Aminoglykoside penetrieren zusätzlich über den Weg „II.", wenn sie auf Grund ihrer Nukleophilie (basisches oder neutrales Umgebungsmilieu vorausgesetzt!) die Ca- und Mg-Ionen verdrängen, die als quervernetzende Stabilisatoren der Lipopolysaccharid-Moleküle fungieren.

Nach der Zellwandpassage – im periplasmatischen Raum vor der Zytoplasmamembran (s. Abb. 21) – müssen die Aminoglykoside mit ihren NH$_2$-Gruppen H$^+$-Ionen aufnehmen und in der NH$_3^+$-Form elektropositiv geladen werden. Nur dann

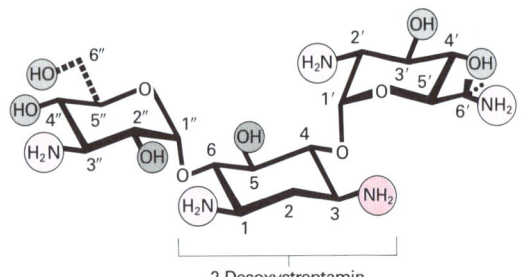

2-Desoxystreptamin

Abb. 20: Grundstruktur neuerer Aminoglykosid-Antibiotika.

---

[1] Refobacin®; Sulmycin® u. a.; [2] Gernebcin®; [3] Biklin®; [4] Certomycin®.

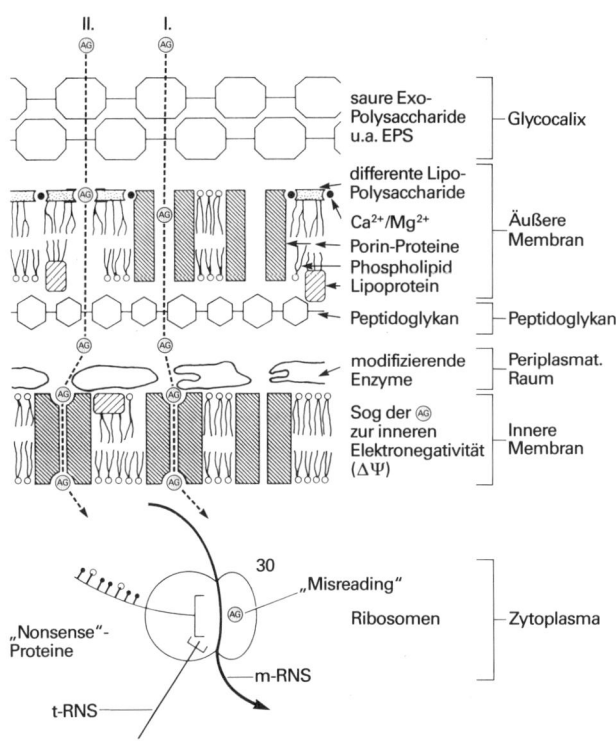

Abb. 21: Aminoglykosid-Penetration in gramnegative Bakterien.

können sie – bei hohem Potentialgefälle (ca. −200 mV) in wirksamer Menge auch die zweite Barriere, die Zytoplasmamembran, penetrieren. Ein ausreichend hohes Potentialgefälle (hoher Ausstoß von Substrat-H^+) bauen Bakterien nur bei **oxydativer** Energiegewinnung und hoher Stoffwechselaktivität auf. Bei **anaerobem** Stoffwechsel sind **alle** Bakterien Aminoglykosid-**unempfindlich**. Bei Sepsis z. B. sind **optimale** Wirkungsvoraussetzungen für Aminoglykoside im strömenden Blut, gegen die **Septikämie**, gegeben, **weniger** gute im oft sauren und/oder anaeroben Milieu des Sepsisherdes, also für die Herdsanierung. Das reduziert den Wert einer Monotherapie mit Aminoglykosiden.

Sind die Aminoglykosid-Moleküle in ausreichender Menge im Zytoplasma der Bakterien eingeschleust, binden sie sich an die 30 S-Untereinheiten der Ribosomen (s. Abb. 21) und verursachen Fehlsteuerungen („Misreading") der Proteinsynthese. Die Proteinsynthese wird **nicht** blockiert – wie bei Bakteriostatika –, sondern auf deletäre, bakterizid wirksame Weise zur Bildung funktionsuntüchtiger „Nonsense"-Proteine umgelenkt (primäre Bakterizidie).

Unter den beschriebenen Bedingungen – aerobes, neutrales/ alkalisches Milieu – sind Aminoglykoside gegen ein breites Spektrum von Bakterien in sehr niedrigen Konzentrationen wirksam. Als **„sensibel"** gegen die Gentamicin-Gruppe (Gentamicin, Tobramycin, Sisomicin, Netilmicin) gelten Erreger mit einer **MHK ≤1 µg/ml**.

Abgesehen von Staph. aureus, den koagulase-negativen Staphylokokken und der Mehrzahl der A-Streptokokken-Stämme sind jedoch B-Streptokokken, Enterokokken und die meisten anderen grampositiven Bakterienarten nur „mäßig sensibel" bis „resistent" gegen Aminoglykoside. Grundsätzlich resistent sind alle Anaerobier (s. o.).

Die untere Hälfte in Tab. 15 sagt aus, daß die Aminoglykoside vor allem gegen wichtige Erreger nosocomialer Infektio-

nen – Enterobakterien, Pseudomonas und Staphylococcus aureus – auch im Vergleich zu den modernen Cephalosporinen die stärkste Aktivität besitzen.

Die neueren Aminoglykoside haben innerhalb des Wirkungsspektrums eine etwa **gleich gute Aktivität**. Zu beachten ist, daß die MHK-Werte von Amikacin grundsätzlich bei empfindlichen Stämmen etwa um den Faktor 4 über denen der Gentamicin-Gruppe liegen. Amikacin muß – und kann – um diesen Faktor höher dosiert werden. Wird therapeutisch das Optimum an antibakterieller Wirkung benötigt, dann sind die in Tab. 16 aufgeführten Tendenzen zu etwas stärkerer Aktivität zu berücksichtigen.

Tab. 15: Antibakterielle Aktivität von Cefotaxim (CTX), Ceftazidim (CAZ) und Aminoglykosiden (AG).

	MHK (µg/ml)		
	<0,1	0,1–1,0	>1
E. coli	CTX	CAZ, (AG)	
Proteus mir.	CTX	CAZ	(AG)
Proteus vulg.		CAZ, CTX	(AG)
Proteus morg.		CAZ, (AG)	CTX
Proteus rettg.		CAZ, (AG)	CTX
Providencia			CAZ, CTX
Klebsiella		(AG), CTX	CAZ
Serratia		(AG), CTX	CAZ
Enterobacter		(AG)	CAZ, CTX
Pseudomonas		(AG)	CAZ
Staph. aureus		(AG)	(CAZ)

Tab. 16: Größere Unterschiede in der antibakteriellen Aktivität.

	stark	schwach
Klebsiella	Netilmicin	–
Serratia	–	Tobramycin
Enterobacter	–	–
Pseudomonas	Tobramycin	–

Amikacin = sehr aktiv, oft auch noch bei Resistenz gegen die übrigen Aminoglykoside

Resistenz gegen Aminoglykoside wird auch durch Aufnahme von **R-Faktoren** erworben. Bei plasmid-vermittelter Resistenz treten im periplasmatischen Raum (s. Abb. 21) **Aminoglykosid-modifizierende** Enzyme auf. Es sind Acetyltransferasen, Adenyltransferasen oder Phosphorylasen, die die NH_2-/OH-Gruppen der Wirkstoffe modifizieren (substituieren). Die für den „elektrochemischen Sog" ins Zytoplasma nötige positive Ladung (NH_3^+-) der Aminoglykoside wird dadurch verhindert. Die einzelnen Präparate sind von den verschiedenen modifizierenden Enzymen nicht gleichermaßen angreifbar. Für therapeutische Belange besteht jedoch eine weitgehende **Parallelresistenz** zwischen Gentamicin und Tobramycin. Netilmicin wird durch einen Teil der bei Pseudomonas- und

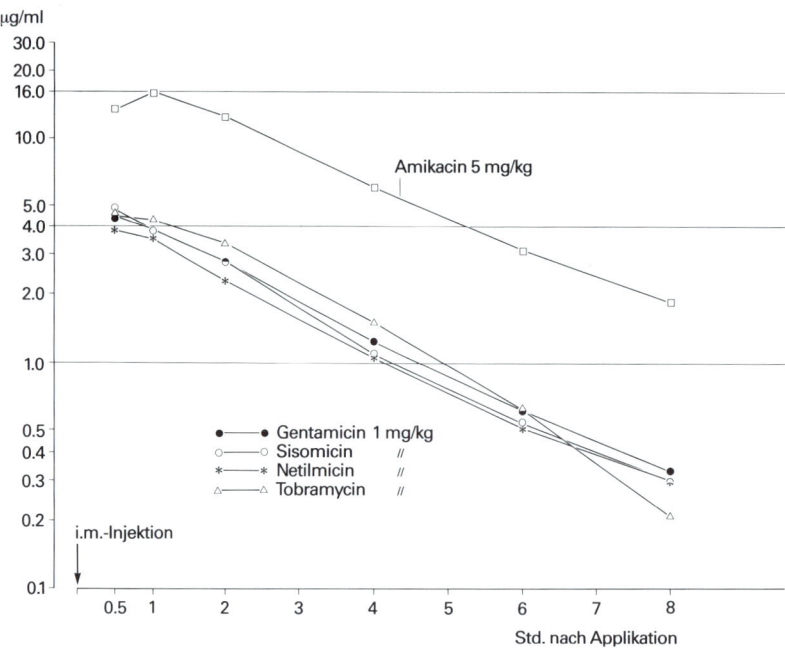

Abb. 22: Mittlere Plasmaspiegel nach einmaliger i.m.-Injektion von 1 mg/kg Gentamicin, Sisomicin, Netilmicin und Tobramycin sowie von 5 mg/kg Amikacin.

Klebsiella vorkommenden Enzyme nicht verändert. **Amikacin** kann am wenigsten leicht modifiziert werden. Um diesen Vorteil möglichst lange zu erhalten, wird es sehr strikt als „Reserveantibiotikum" entsprechenden **Notsituationen vorbehalten.**

Pharmakokinetik

Zur systemischen Behandlung müssen Aminoglykoside parenteral verabreicht werden. I. m.-Injektionen oder Kurzinfusionen über 30–60 Min. sind geboten, **cave**: schnelle i. v.-Injektion! Die **therapeutische Breite** (der zulässige Dosierungsspielraum) ist **sehr klein!** Steigen die Plasmakonzentrationen – durch **Überdosierung** oder **Kumulation** bei Nierenfunktionseinschränkung – über den **kritischen Spiegel**, so nimmt das Risiko **irreversibler Innenohrschäden (Ertaubung!)** des Patienten gefährlich zu. Als kritische Spiegel gelten erfahrungsgemäß: **10 µg/ml Plasma für die Gentamicin-Gruppe, 25 µg/ml Plasma für Amikacin.**

Die oberhalb dieser empirischen Schwellenwerte zunehmende **selektiv** die Haarzellen des Innenohrs betreffende Toxizität könnte ähnlich zustandekommen wie die antibakterielle Wirkung, s. o. und Abb. 21. Zwischen Endolymphe und dem Inneren der Haarzellen besteht eine weit höhere Potentialdifferenz (> -150 mV) als an den Membranen anderer Körperzellen (zwischen -55 und -100 mV). Diese elektrophysiologische Besonderheit könnte begünstigen, daß Aminoglykoside – bei überhöhten oder längerfristig hohen Plasmakonzentrationen – **vorrangig** ins Haarzell-Zytoplasma eingeschleußt werden.

Die nach einer Normdosis bei gesunden Erwachsenen resultierenden Blutspiegel sind in Abb. 22 wiedergegeben.

Die Aminoglykoside werden an Plasmaproteine **kaum** gebunden (außer Streptomycin mit 25–35%). Ihre Passage durch intakte biologische Membranen, z. B. Blut-Liquor-Schranke, Epithelbarrieren, ist **gering**. Sie penetrieren **nicht** in den allgemeinen **intrazellulären** Raum; eine **Metabolisierung** erfolgt **nicht**. Aus dem Blut werden sie durch **glomeruläre Filtration**

und praktisch **nur renal** eliminiert. Bei Einschränkung der Nierenfunktion, Abnahme der GFR, **kumulieren** Aminoglykoside im Blut **unmittelbar!** Die Eliminationshalbwertzeit (HWZ) steigt in dem Maße wie die Kreatinin-Clearance abnimmt. Größenordnungsgemäß kann angenommen werden: $HWZ_N \approx 2$ h; $HWZ_{60} \approx 4$ h; $HWZ_{30} \approx 7$ h; $HWZ_0 \approx 70$ h. ($HWZ_N = t_{1/2N}$ bei Amikacin und Netimicin 2,2–2,6 h, bei Gentamicin und Tobramycin 1,8–2,2 h. $HWZ_{60-0} = HWZ$ bei Kreatinin-Clearance 60–0 ml/min).

In Abhängigkeit von der Dosierung und Vorschädigungen der Nieren **akkumulieren** Aminoglykoside in der Nierenrinde (Zellen des proximalen Tubulus) und wirken **nephrotoxisch**. Die Aminoglykosid-induzierte (reversible) Nierenfunktionseinschränkung verlangsamt **unmittelbar – unter der Therapie!** – die weitere Aminoglykosidausscheidung (s. Abb. 23).

Das Risiko einer **irreversiblen Ototoxität** steigt. Andere Pharmaka mit nephrotoxischer Komponente, wie Furosemid, bestimmte Immunsuppressiva, bestimmte Antibiotika u. a. (s. S. 431 f., 648 u. 745), verstärken im Verein mit Aminoglykosiden die Nierenschädigung.

Zur Verordnung von Aminoglykosiden gehört daher – ärztlich-pharmakologisch und forensisch zwingend – die sorgfältige Therapieüberwachung durch häufige Blutspiegelkontrollen dieser Antibiotika (s. unten).

Aminoglykoside werden durch **Hämodialyse** gut (ca. 50% des Antibiotikums während einer 6–8 h-Dialyse), durch Peritonealdialyse nur in geringem Maße (geringe Passage durch intakte biologische Membranen) aus dem Blut eliminiert.

Präparate, Indikationen, Dosierung

Ältere Aminoglykoside (nur noch bei spezieller Indikation)

Streptomycin[1]

1. bei **Tuberkulose** (und schwerer Leberschädigung):

---

[1] Streptomycin „Grünenthal®", Streptomycin-Heyl®

nur in Kombination mit anderen Antituberkulotika; Dos.: (7,5−)**15**(−20) mg/kgKG/d i. m., aufgeteilt in 2(−3) Einzelgaben pro Tag.

2. bei **Endocarditis lenta** durch vergrünende Streptokokken: nur in Kombination mit Penicillin G, bei nachgewiesenem Synergismus; Dos.: wie bei 1., z. B. 2 × 0,5 g/d beim Erwachsenen i. m. oder in 1-h-Infusion.

Spectinomycin[1]

nur Gonorrhoe-Behandlung bei Penicillinallergie des Patienten oder Penicillinresistenz des Erregers (PPNG-Stamm); Dos.: einmalig 2,0 g i. m.; bei vermuteter oder gesicherter Infektion mit PPNG-Stamm: einmalig 4,0 g i. m.

Neomycin[2] und Paromomycin[3]

1. zur **Reduktion der aeroben Darmflora,** z. B. praeoperativ, bei granulozytopenischen Patienten, bei Coma hepaticum; Dos.: siehe Herstellerempfehlung; trotz normalerweise vernachlässigbarer enteraler Resorption Vorsicht bei ausgedehnten entzündlichen, blutenden Läsionen der Darmschleimhaut!

2. Paromomycin (Humatin®) zur Nachbehandlung bei **intestinaler Amoebiasis** (siehe Kap. „Antiparasitäre Chemotherapie").

Neomycin[4], Kanamycin[5] und Framycetin[6]

In diversen Salben, Tropfen, Pudern u. a. Präparationen, oft zusammen mit anderen Wirkstoffen, zur lokalen, topischen Behandlung; trotz im allgemeinen geringen Sensibilisierungsrisikos ist strenge Indikationsstellung anzuraten.

Neuere Aminoglykoside

Gentamicin (z. B. Refobacin®, Sulmycin®), **Tobramycin** (z. B. Gernebcin®), **Netilmicin** (Certomycin®), **Amikacin** (Biklin®).

1. als **Notfallantibiotika** zur parenteralen **initialen** Behandlung akut lebensbedrohlicher **septischer Infektionen,** insbesondere nosocomialer Infektionen, **vorzugsweise in Kombination** mit β-Laktam-Antibiotika. Der größte therapeutische Nutzen wird während der septikämischen Phase gegen die Erreger in der Blutbahn erreicht (s. Abschnitt „Wirkungsmechanismen"). Für die Sanierungsbehandlung parenchymatöser Infektionsherde − insbesondere chronischer, abgekapselter Herde ·mit saurem, anaeroben Milieu − sind sie ungeeignet. Der Nutzen einer längeren Behandlungsdauer muß sehr streng gegen die Gefahr potentieller Toxizität abgewogen werden. Das jeweils beste Aminoglykosid wird durch die Erregerart und das Antibiogramm bestimmt. **Amikacin** ist „**Reserveantibiotikum**" gegen Erreger, die gegen die anderen Aminoglykoside resistent sind.

Jedes Aminoglykosid hat − in Abhängigkeit von Dosierung, Therapiedauer, Grundleiden des Patienten und Begleitmedikationen − die Potenz zu (reversiblen) nephro- und **(irreversiblen)** ototoxischen Nebenwirkungen (s. Abschnitte „Pharmakokinetik" und „UAW"). Alle allgemeinen Dosierungsangaben:

(2−)**3**(−5) mg/kg KG/d für Gentamicin, Tobramycin und Netilmicin; (<10−)**15** mg/kg KG/d für Amikacin (max. 1,5 g Tages-, 15 g Gesamtdosis beim Erwachsenen) gelten nur unter dem **Vorbehalt** der intakten Nierenfunktion, ihrer wiederholten Kontrolle, Kontrolle des Statoacusticus und möglichst Blutspiegelkontrolle, ab dem 3. Behandlungstag. Die

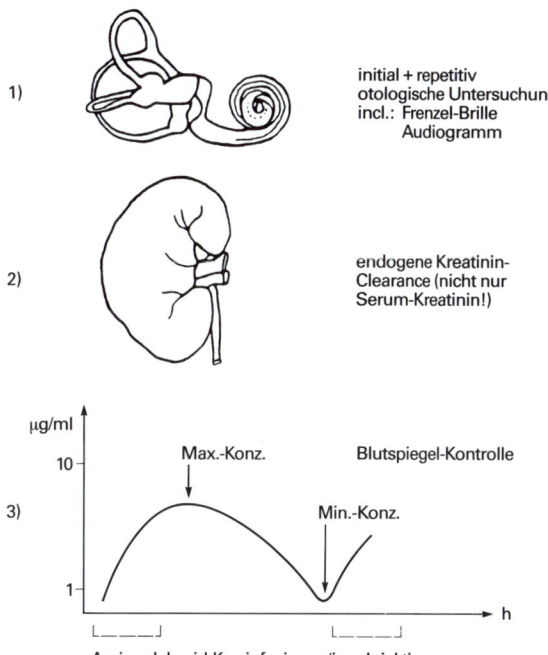

1) initial + repetitiv
otologische Untersuchung
incl.: Frenzel-Brille
Audiogramm

2) endogene Kreatinin-
Clearance (nicht nur
Serum-Kreatinin!)

3) µg/ml
10

Max.-Konz.   Blutspiegel-Kontrolle

Min.-Konz.

1

h

Aminoglykosid-Kurzinfusionen/i.m.-Injektionen

Abb. 23: Vorbeugende Maßnahmen gegen toxische Nebenwirkungen von Aminoglykosid-Antibiotika (Gruppe I = Gentamicin, Tobramycin, Netilmicin; Gruppe II = Amikacin):

1. Nur i. m.-Injektionen oder 1/2- bis 1 h-Infusionen!
2. Dosierungs**schemata** der Hersteller bei **konstanter** Nierenfunktionseinschränkung bis Kreatinin-Clearance 20 ml/min. **Cave**: Abnahme der Nierenfunktion durch Aminoglykosid! Blutspiegel-Kontrolle bei längerer Behandlung!
3. **Blutspiegel-Überwachung** (ca. 2 × /Woche, ab 3. Behandlungstag) bei:
   a) wechselnder Nierenfunktion, z. B. Kreislaufstörung;
   b) Dialyse-Verfahren;
   c) Kreatinin-Clearance < 20 ml/min.
4. In der Regel genügt Bestimmung des „Talspiegels": Richtwert für Gruppe I: < 2 µg/ml Plasma, Richtwert für Gruppe II: < 5 µg/ml Plasma.
5. Im **besonderen** Fall auch Bestimmung des „Spitzenspiegels": bei bes. Prädisposition für Aminoglykosid-UAW, bei Hochdosis-Behandlung, z. B. bei Immundefizienz.

vorbeugenden Maßnahmen gemäß Abb. 23 werden empfohlen!

2. **Lokale Instillationen** von Aminoglykosid-Lösungen sind als Notmaßnahmen manchmal zweckmäßig, z. B.:
intrathekale Instillation bei Hirn-Ventrikulitis (mit gereinigtem, lyophilisiertem Refobacin® L),
Saug-Spülbehandlung bei Pleura- oder Kniegelenksempyem, **Aerosolbehandlung** über den Trachealtubus des künstlich beatmeten Patienten. Das Sensibilisierungsrisiko ist bei Aminoglykosiden gering. Topischer Einsatz der systemisch anwendbaren Aminoglykoside sollte wegen der Gefahr der Resistenzentwicklung unter dieser Behandlung vermieden werden.

3. Wegen der hohen Hitzeresistenz und der geringen allergenen Potenz wird vor allem Gentamicin in Trägermaterialien dotiert, z. B. sog. Knochenzemente (Gentamicin-PMMA-Kugeln u. a.). In **Problem**situationen der Knochenchirurgie haben sich diese Materialien bewährt.

---

[1] Stanilo®; [2] Bykomycin®; [3] Humatin®; [4] z. B. in Nebacetin®; [5] Kanamytrex®; [6] Sofra-Tüll®.

Unerwünschte Wirkungen

Im Vordergrund der unerwünschten Arzneimittelwirkungen (UAW) stehen bei Aminoglykosid-Antibiotika:
1. (reversible) Nephrotoxizität,
2. **(irreversible)** Ototoxizität.

Diese Risiken bestehen grundsätzlich bei allen mehrtägig systemisch eingesetzten Präparaten. In die **proximalen Tubuluszellen** scheinen sie über Transportsysteme für basische Oligopeptide eingeschleust zu werden und dann in den Lysosomen zu akkumulieren. Am Innenohr führt schon ein geringer Aminoglykosidübertritt in die Haarzellen zum irreversiblen Verlust ihrer Sinneshärchen (vgl. S. 646). Es kommt zu Gleichgewichtsstörungen und zum Hörverlust, **im Hochtonbereich beginnend!** Bei Urämikern, in geringerem Maß auch bei Ikterus, treten ototoxische Reaktionen eher ein. **Strenge** Indikationsstellung und **niedrigere** Dosierungen sind geboten!

Neuromuskuläre Blockade (selten) wird durch lokale Anwendung konzentrierter Aminoglykosid-Lösungen provoziert, z. B. anläßlich von Herzklappen-Operationen.

Allergische Reaktionen, bei parenteraler Behandlung < 1%, bei topischer Anwendung etwas häufiger.

Interaktionen

Zunahme der Nephrotoxizität durch:
– Schleifendiuretika, z. B. Ethacrynsäure, Furosemid;
– Immunsuppressiva, z. B. Ciclosporin;
– Chemotherapeutika, z. B. Amphotericin B, ältere hochdosierte Cephalosporine, Vancomycin hochdosiert u. a.
– Anaesthetika, z. B. Methoxyfluran.

Verstärkung neuromuskulär-blockierender Tendenz durch:
– Ether
– Muskelrelaxantien, z. B. d-Tubocurarin, Suxamethonium, Pancuronium.

Inaktivierungen: bei Zumischung von Aminoglykosiden zu Infusionslösungen von β-Laktam-Antibiotika!

Kontraindikationen

– Gravidität
– Aminoglykosid-Allergie
– Vorschädigungen des Innenohrs; strenge Indikation bei Urämie!
– Cave: lokale Anwendung im Mittelohr oder im Gehörgang bei offenem Trommelfell.

Chloramphenicol

Chloramphenicol und das nur in einigen Ländern zugelassene, analoge Thiamphenicol[1] gehören mit den Tetracyclinen zu den „klassischen Breitband-Antibiotika".

Wegen der zwar sehr seltenen, im Ernstfall aber tödlichen Potenz zur Induktion einer irreversiblen Knochenmarksschädigung (aplastisches Syndrom) wurde seine Anwendung stark reduziert und auf nur wenige, doch wichtige Indikationen beschränkt.

Herkunft, Struktur und physikochemische Eigenschaften

Ursprünglich (1947) aus Streptomyces venezuelae isoliert, wird Chloramphenicol – wegen seiner einfach darstellbaren Molekülstruktur (Phenylethylamin-Derivat) – schon seit 1950 chemisch-synthetisch hergestellt.

---
[1] In der Bundesrepublik Deutschland nicht im Handel.

Aufgrund zweier asymmetrischer C-Atome, Position 1 und 2 in Abb. 24, sind vier Stereoisomere möglich. Nur das natürliche Isomer mit der D(−)-threo-Konfiguration, wie in Abb. 24, ist antibakteriell aktiv. Bemerkenswert ist das Vorliegen einer Nitro- und einer Dichloressigsäure-Gruppe in einem Naturstoff.

Das kristalline Chloramphenicol ist sehr stabil. In Wasser löst es sich nur bis zu ca. 3 g/l.

In Alkohol und andere.. organischen Lösungsmitteln ist es dagegen gut zu lösen. Sein Geschmack ist extrem bitter. Daher wird die nötige Wasserlöslichkeit für die parenterale Applikation oder für Ophthalmika bzw. eine Geschmacksneutralität für Saft-Präparationen durch jeweils geeignete Veresterung herbeigeführt. Die Veresterung zum z. B. Chloramphenicol-Monosuccinat (i. v.) oder -Stearoylglycolat (Saft) u. a. erfolgt über die 3ständige Hydroxylgruppe des Propandiol-Restes (Abb. 24). Aus diesen antibakteriell inaktiven Esterverbindungen muß das aktive Chloramphenicol im menschlichen Körper durch unspezifische Hydrolasen freigesetzt werden.

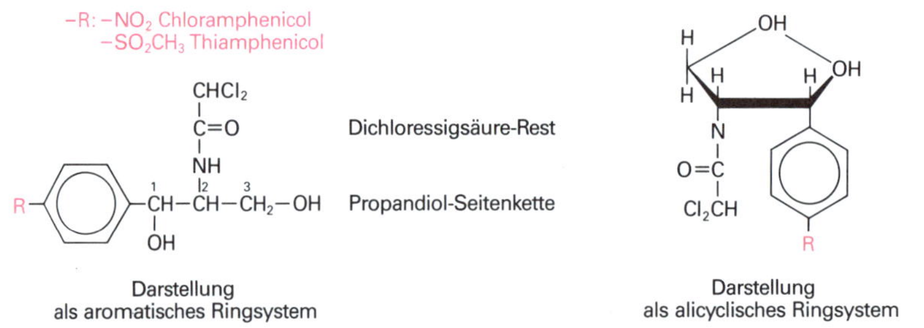

Abb. 24: Chemische Struktur von Chloramphenicol und Thiamphenicol.

Tab. 17: Aktivität und Wirkspektrum von Chloramphenicol.

meist sensibel (MHK: <4 µg/ml)*	sehr wechselnd (MHK: 4−16 µg/ml)*	meist resistent (MHK: >8 µg/ml)*
Häm. Streptokokken Pneumokokken N. meningitidis H. influenzae B. pertussis C. diphtheriae Brucellen Yersinien S. typhi	Staph. aureus Vergrün. Streptokokken E. coli Proteus mirabilis Klebsiella sp. Enteritis-Salmonellen Shigellen V. cholerae B. fragilis Clostridium sp.	Enterokokken Enterobacter sp. S. marcescens (Indol+) Proteus Ps. aeruginosa Nocardia Mykobakterien

* Chloramphenicol-sensibel: MHK ≤8 µg/ml, -resistent: MHK >8 µg/ml.

Für Thiamphenicol werden ähnliche physiko-chemische Eigenschaften und galenische Zubereitungsformen angegeben.

Wirkungsmechanismen, -spektrum

Chloramphenicol und Thiamphenicol wirken bakteriostatisch; nur bei sehr empfindlichen Stämmen – z. B. Haemophilus influenzae-Stämmen – wird als Ausnahme von der Regel auch Bakterizidie beobachtet. Für die Behandlung der meisten Erregerarten gilt, daß das Bakteriostatikum Chloramphenicol nicht mit potentiell bakterizid wirkenden Antibiotika kombiniert werden soll.

Chloramphenicol hemmt die Proteinsynthese nach Bindung an Rezeptoren auf den 50 S-Untereinheiten bakterieller Ribo-somen. Die Integrität seiner Propandiol-Seitenkette, Abb. 24, ist für diese stereospezifische Reaktion essentiell. Es wird eine bestimmte Peptidbindung beim Aufbau der Proteine blokkiert.

Für das Eindringen von Chloramphenicol in das Bakterieninnere ist die Struktur der Aminoacyl-Seitenkette, Abb. 24, wesentlich. Der Grad der Elektronegativität des para-Substituenten am aromatischen Seitenring beeinflußt die antibakterielle Aktivität in untergeordnetem Maße (Parallelresistenz innerhalb der Präparategruppe).

Resistenz entsteht am häufigsten durch R-Plasmid-induzierte Chloramphenicol-modifizierende Enzyme. Vorherrschend ist die **Acetylierung** der 1- oder 1,3ständigen Hydroxylgruppen, Abb. 24. Wie oben erwähnt hebt eine solche Modifikation der

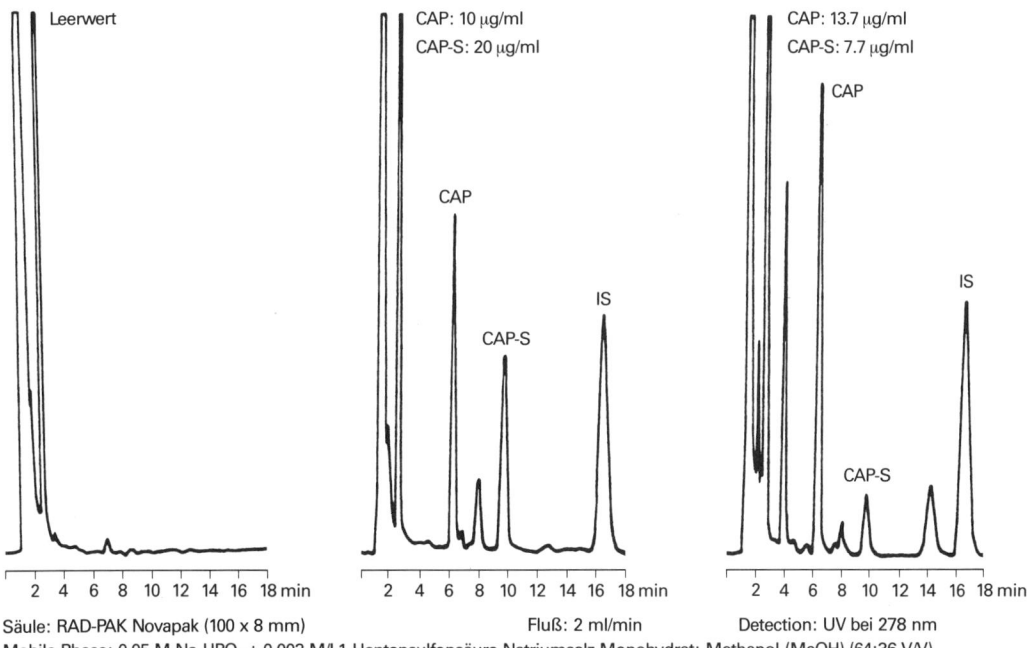

Säule: RAD-PAK Novapak (100 x 8 mm)   Fluß: 2 ml/min   Detection: UV bei 278 nm
Mobile Phase: 0.05 M Na_2HPO_4 + 0.003 M/l 1-Heptansulfonsäure-Natriumsalz-Monohydrat: Methanol (MeOH) (64:36 V/V)
Interner Standard: 5-Ethyl-p-tolylbarbitursäure (ETBA)

Abb. 25: HPLC-Chromatogramme von Chloramphenicol (CAP) und Chloramphenicol-Monosuccinat (CAP-S) in Patientenplasma (mit zugesetztem Internem Standard (IS)). Die Bestimmung der Plasmakonzentrationen ist wegen der individuellen Varianz der Chloramphenicol-Kinetik und -Ester-Hydrolyse während der Therapie indiziert. Aus: Rosin, H., A. Crea: Progress in Medical Microbiology 2, 137–143 (1986).

Propandiol-Seitenkette die antibakterielle Aktivität des Moleküls auf. Chloramphenicolresistenz übertragende R-Plasmide vermitteln häufig **Mehrfachresistenz** auch gegen Tetracycline, Aminoglykoside und Ampicillin. Solche Mehrfachresistenzen breiten sich vor allem bei Enterobacteriaceae – auch Salmonellen und Shigellen in den Tropen – aus.

Gramnegative Stäbchen, insbesondere Pseudomonas aeruginosa, werden ebenfalls durch Abnahme der Zellwandpermeabilität ("Porin-Verlust") Chloramphenicol-resistent.

Das **Wirkungsspektrum** von Chloramphenicol ist ähnlich breit wie das der Tetracycline. Obwohl es auch gegen Mycoplasmen, Chlamydien und Rickettsien aktiv sein kann, sind die Tetracycline oder die Erythromycin-Gruppe hier therapeutisch effektiver und vorteilhafter. Chloramphenicol erfuhr eine Art ‚therapeutischer Renaissance‘, als ab 1974 Ampicillin-resistente **Haemophilus influenzae**-Stämme seinen Nutzen für die **Meningitistherapie** wieder in den Vordergrund rückten.

Gegen **Typhus** war Chloramphenicol bis vor kurzem **das** Mittel der Wahl. In dieser klassischen Indikation wird es erst durch die modernen Fluor-Chinolone abgelöst. In Tab. 17 sind die häufigen bakteriellen Infektionserreger nach Empfindlichkeit bzw. Resistenz gegen Chloramphenicol gruppiert.

Pharmakokinetik

Chloramphenicol wird vorzugsweise als aktive Chloramphenicolbase in Kapseln oder als Esterverbindung oral verabreicht. In der Regel kann mit einer nahezu vollständigen Freisetzung des Wirkstoffes im Milieu des oberen Dünndarms gerechnet werden. Aufgrund seiner Lipophilie wird das aktive Chloramphenicol dann rasch resorbiert. Im Einzelfall – vor allem bei Säuglingen und Kleinkindern – kann die Bioverfügbarkeit jedoch stark schwanken. Auch nach i. v.-Injektion von Chloramphenicol-Monosuccinat kann die Hydrolyse und Freisetzung des Wirkstoffes inter- und intraindividuell sehr variieren. Eine direkte und zuverlässige Korrelation zwischen der Dosishöhe und den im Plasma resultierenden Wirkstoffkonzentrationen ist nicht in jedem Fall zu erwarten. Bei Säuglingen und Kleinkindern variiert die Plasmahalbwertzeit sogar zwischen 2 und 12 Stunden. Diese individuellen Schwankungen sind von mehreren, z. T. nicht erkennbaren Faktoren abhängig und nicht vorhersehbar.

Übliche Normaldosierungen lassen bei der **Unregelmäßigkeit der Chloramphenicolkinetik** einerseits z. T. unzureichende Plasmakonzentrationen und Therapieversagen, andererseits z. T. überhöhte Plasmakonzentrationen und Toxizitätsrisiko zu.

Daher wird empfohlen, jede Chloramphenicoltherapie durch Kontrolle der Plasmaspiegel – bei Meningitis evtl. auch der Liquorspiegel – zu überwachen und die Dosierung ggf. anzupassen. Therapeutisch optimal sind Konzentrationsverläufe zwischen einem "Talspiegel" von 5 µg Chloramphenicol/ml Plasma und einem Spitzenspiegel von max. 25 µg/ml. Mit Hilfe der Hochdruck-Flüssigkeits-Chromatographie (HPLC) wurden schnell durchführbare, sehr empfindliche Methoden zum therapeutischen "drug monitoring" von Chloramphenicol entwickelt. Sie erlauben auch die parallele Bestimmung von Chloramphenicol und dem noch nicht hydrolysierten Ester, wie die Chromatogramme in Abb. 25 zeigen.

Freies, aktives Chloramphenicol verteilt sich aus der Blutbahn in die meisten Körperflüssigkeiten und -gewebe. Für die Behandlung des Typhus abdominalis ist seine **intrazelluläre Wirksamkeit** gegen die intrazellulär parasitierende Salmonella typhi ausschlaggebend.

Bei Meningitis hat die relativ **gute Liquorgängigkeit** hohen Wert. Sie beträgt durch entzündete Meningen etwa 50%.

Aber auch durch intakte Meningen treten immerhin noch 15–20% der Plasmakonzentrationen in den Liquor über. Die meisten anderen Antibiotika penetrieren die intakte bzw. aufgrund einer effektiven Initialtherapie regenerierende Blut-Liquor-Schranke kaum. Chloramphenicol dient daher zur **Nachbehandlung** etwaiger "Persister" im Liquorraum und zur Rezidivprophylaxe der Haemophilus-Meningitis und anderer Meningitiden durch gramnegative Stäbchenbakterien.

Vor der Elimination wird das aufgenommene Chloramphenicol zu 70–90% in der Leber glukuronidiert. Bei Unreife der Leberfunktion (Neugeborenen) oder Leberfunktionsstörungen müssen die Chloramphenicoldosis reduziert oder die Applikationsintervalle verlängert werden. Andere untergeordnete Stoffwechselreaktionen sind in Abb. 26 skizziert.

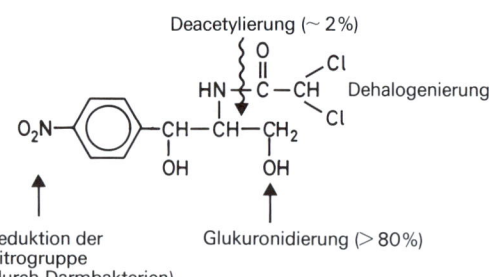

Abb. 26: Chloramphenicolmetabolismus beim Menschen.

Das Glukuronid wird renal durch tubuläre Sekretion ausgeschieden. Nur 5–10% der resorbierten Dosis gelangen glomerulär filtriert als freier, aktiver Wirkstoff in den Urin. Etwa 3% des Chloramphenicol werden mit der Galle augeschieden – nur 5% davon als aktiver Anteil. Thiamphenicol weicht pharmakokinetisch vom Chloramphenicol dadurch ab, daß es langsamer resorbiert, nur wenig (< 10%) in der Leber glukuronidiert und daher in höheren, aktiven Konzentrationen mit Harn und Galle eliminiert wird.

Präparate, Indikationen, Dosierung

Die **Indikationen** von Chloramphenicol beschränken sich inzwischen auf:

1. **Typhus** und Paratyphus abdominalis oder andere **septische** Salmonellosen nur noch, wenn die Fluor-Chinolone (z. B. Ciprofloxacin, Ofloxacin u. a.) nicht anwendbar sind.
2. Schwere Allgemeininfektionen (z. B. Meningitis purulenta, Brucellose, Rickettsiose), wenn nach Antibiogramm oder wegen Kontraindikationen andere geeignete Antibiotika nicht in Frage kommen.
3. Pharmakokinetisch schwer erreichbare Herdinfektionen (z. B. Hirnabszeß, Augenbulbusinfektion), wenn die gute Penetration von Chloramphenicol genutzt werden muß.
4. Zur Nachbehandlung und Rezidivprophylaxe bakterieller Meningitiden, wenn nach Abklingen der Entzündung und Normalisierung der Pleozytose im Liquor für z. B. Betalaktam-Antibiotika keine ausreichende Liquorpassage mehr erwartet werden kann und aufgrund der ursächlichen Erregerart mit "Persistern" gerechnet werden muß, z. B. bei Haemophilus-influenzae-Meningitis.

Als **Präparate** stehen zur Verfügung für die **orale** Applikation:

Chloramphenicol-Kapseln (z. B. Paraxin®),
Dosierung beim Erwachsenen: (2–)3(–4) g/d,
stets unter Blutbildkontrolle (s. u. "Dosis-Begrenzungen")!
Chloramphenicol-Saft (Stearoylglykolat)
Dosierung bei Kleinkindern: 50–80 (–100) mg/kg/d,

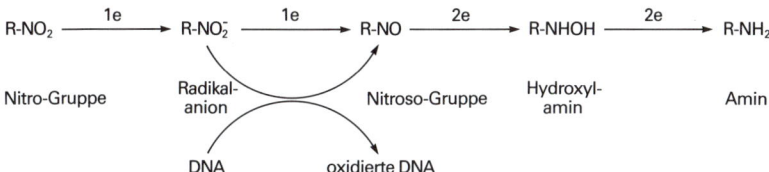

möglichst unter Blutspiegelkontrolle, stets unter Blutbildkontrolle (s. u. „Dosis-Begrenzungen")!
Dosierung bei Säuglingen: 25–30 (–50) mg/kg/d,
möglichst unter Blutspiegelkontrolle, stets unter Blutbildkontrolle (s. u. „Dosis-Begrenzungen")!

Für die **parenterale** Applikation:
Chloramphenicol-Monosuccinat,
Dosierung: wie bei oraler Therapie,
möglichst unter Blutspiegelkontrolle, stets unter Blutbildkontrolle (s. u. „Dosis-Begrenzungen")!

Für die **topische** Applikation:
Chloramphenicol-Augentropfen, -Augensalbe,
Chloramphenicol-Ohrentropfen,
Chloramphenicol-Salbe.

Der nur bakteriostatische, die Erreger nicht direkt abtötende Effekt von Chloramphenicol ist bei der lokalen Anwendung nachteilig; außerdem kann auch die Esteraseaktivität am Ort zu niedrig sein, um aus Esterverbindungen genügend aktives Chloramphenicol freizusetzen.

Unerwünschte Wirkungen

Die gefährlichste unerwünschte Wirkung von Chloramphenicol ist die **dosisunabhängige** sehr seltene, aber tödliche Knochenmarksschädigung (aplastische Anämie). Sie kann schon nach der ersten Dosis auftreten oder (häufiger) erst einige Wochen nach Absetzen des Chloramphenicol. Der ursächliche Mechanismus ist unbekannt. Neben einer unvorhersehbaren genetischen Prädisposition des Patienten wird die Reaktion eines der Reduktionsprodukte der Nitrogruppe im Chloramphenicol mit DNA, unter Helix-Destabilisierung und DNA-Bruch, diskutiert, z. B. nach dem Muster (s. oberes Reaktionsschema).
Nach Thiamphenicol (ohne Nitro-Gruppe) wird eine irreversible Knochenmarksschädigung nicht erwartet. Daneben kommt unter Behandlung mit Chloramphenicol sowie – häufiger! – Thiamphenicol **dosisabhängige reversible** Depression der Hämatopoese vor. Diese Blutbildveränderungen bilden sich innerhalb von 2–3 Wochen nach Absetzen des Antibiotikums wieder zurück.
Die klinischen Auswirkungen einer multiplen Hemmung der Mitochondrienfunktion werden beim **„Gray-(Grey-)Syndrom"** beobachtet. Es tritt infolge einer relativen Überdosierung bei Leberunreife von Früh- und Neugeborenen ein oder infolge extrem hoher Dosierung auch bei älteren Kindern/

Erwachsenen. Meteorismus, Erbrechen, zunehmende Blässe und Cyanose können zu kardiovaskulärem Kollaps, Atemstörungen und Exitus aggravieren, wenn das Antibiotikum nicht sofort im Beginn der Symptomatik abgesetzt wird. Neurotoxische Reaktionen (N. opticus- und Visusschäden), zentralnervöse Störungen (Depression der Gedächtnisleistung), dyspeptische Beschwerden und Leberzellschädigungen können auch isoliert auftreten.
Außer einer umsichtig dosierten Therapie – möglichst unter Blutspiegelkontrolle – werden folgende **Begrenzungen** der Tagesdosis, Gesamtdosis und Behandlungsdauer empfohlen:
Erwachsene: Maximal-Tagesdosis: 3(–4) g/d; Maximal-Gesamtdosis: 25 g.
Kinder: Maximal-Tagesdosis: 100 mg/kg/d; Maximal-Gesamtdosis: 700 mg/kg.
Therapiedauer: 7–10, maximal 14 Tage.
Eine Überschreitung dieser Grenzen ist bei Thiamphenicol kontraindiziert, bei Chloramphenicol nur im Notfall erlaubt.

Interaktionen

Interaktionen sind vor allem mit anderen in der Leber transformierten Arzneimitteln zu beachten:
1. Verlängerung der Halbwertzeit und ggf. lebensbedrohliche Kumulation von Cumarinen, Diphenylhydantoin, Chlorpropamid und Tolbutamid (verminderte Biotransformation durch Hemmung des Cytochrom P-450).
2. Paracetamol kann die Glukuronidierung und Ausscheidung von Chloramphenicol vermindern.
3. Barbiturate können durch Enzyminduktion die metabolische Elimination von Chloramphenicol beschleunigen.
4. Erfolge einer Anämie-Behandlung mit Eisen-, Vitamin B_{12}- oder Folsäure-Gaben werden verzögert.
5. Das Bakteriostatikum Chloramphenicol soll mit potentiell bakterizid wirksamen Antibiotika nicht kombiniert werden.

Kontraindikationen

1. Schwere Leberfunktionsstörungen, Leberunreife perinatal,
2. Erkrankungen des hämatopoetischen Systems,
3. Kombination mit anderen leberbelastenden oder myelosuppressiven Medikamenten,
4. kurzfristige Wiederholungen einer Chloramphenicol-/Thiamphenicoltherapie,
5. akut intermittierende Porphyrie.

Tetracycline

Tetracyclin-Antibiotika blockieren die Proteinsynthese. Sie wirken bakteriostatisch auf zahlreiche grampositive, gramnegative und nach Gram nicht färbbare Bakterien sowie auf die zellwandlosen Mycoplasmen, Chlamydien und Rickettsien. Selbst einige Protozoenarten werden inhibitorisch beeinflußt.

Zusammen mit Chloramphenicol bilden sie die Gruppe der „klassischen Breitband-Antibiotika".
Innerhalb der Tetracyclin-Gruppe wurden pharmakokinetische und toxikologische Eigenschaften verbessert. Die antibakterielle Wirksamkeit ist nahezu gleich, so daß auch von Parallelresistenz ausgegangen wird.

Anfang der 50er Jahre in die Therapie eingeführt, haben Tetracycline in Praxis und Klinik immer noch große Bedeutung. Bei bestimmten Erregerarten muß jedoch inzwischen mit einem hohen Prozentsatz resistenter Stämme gerechnet werden.

Herkunft, Struktur und physikochemische Eigenschaften

Die von Streptomyces-Arten gewonnenen Tetracycline bestehen – wie Naphthacen – aus **4 („Tetra-")** linear kondensierten Sechser**ringen („-cycline")** (s. Abb. 27).

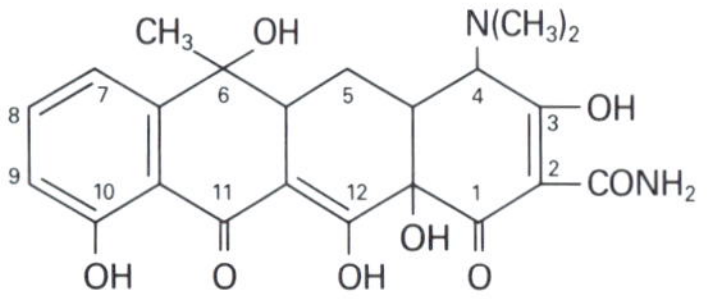

Abb. 27: Strukturformel von Tetracyclin.

Die 6 z. Z. therapeutisch genutzten Derivate unterscheiden sich vom Tetracyclin nur durch verschiedene Substituenten an den Ringpositionen 5, 6 und 7 bzw. an Position 2 bei Rolitetracyclin (s. Abb. 28).

In kristalliner Form, als gelbliches trockenes Pulver, sind alle Tetracyclin-Antibiotika lagerungsstabil. In wäßriger Lösung ist ihre Stabilität geringer, variiert aber substanzspezifisch in Abhängigkeit von pH und Temperatur. Mit bi- und tri-valenten Kationen, vor allem Ca^{2+}, Mg^{2+}, Al^{3+} und Fe^{3+}, bilden Tetracycline schwer lösliche Chelate. Dadurch wird die Nahrungsmittel-abhängige Resorptionsquote verständlich; außerdem kommt es zur Speicherung von Tetracyclinen in Knochen und Zähnen.

Doxycyclin hat die geringste Affinität zu Calcium. Minocyclin und Doxycyclin besitzen die höchste Lipidlöslichkeit (beste Resorption nach oraler Gabe).

Wirkungsmechanismen, -spektrum

Primär und vorrangig hemmen Tetracycline die Proteinsynthese in Bakterien, indem sie mit der Bindung von Aminoacyl-t-RNA an der Akzeptorseite der Ribosomen interferieren. Tetracyclinmoleküle binden sich dabei besonders fest an der Interphase zwischen der großen und kleinen Untereinheit der **bakteriellen 70 S-Ribosomen.**

Mit anderen ribosomalen Stellen und anderen Mediatoren der Proteinsynthese gehen Tetracycline schwächere, funktionell weniger bedeutende Bindungen ein. Auch die Komplexierung von Metall-Ionen zu Chelaten trägt in vielfältiger Weise zu den inhibitorischen Effekten dieser Antibiotika bei.

Zu den cytoplasmatischen **80 S-Ribosomen** von **Eukaryonten** besitzen Tetracycline eine geringere Affinität. Die hohe Empfindlichkeit **bakterieller** Ribosomen einerseits und die relative Unempfindlichkeit **menschlicher** Ribosomen andererseits, ergeben den therapeutischen Nutzen bei enger therapeutischer Breite der Tetracycline. Bei Überdosierung werden auch menschliche Zellen – zuerst die der stoffwechselaktivsten Organe (z. B. Pankreas, Darmtrakt) – beeinträchtigt. Da die Ribosomen unserer Mitochondrien denen der Bakterien ähneln, reagiert insbesondere die Mitochondrienfunktion empfindlich auf überhöhte Tetracyclinkonzentrationen. So kann z. B. die Migration und Phagozytoseaktivität der Granulozyten reduziert werden: kataboler, anti-inflammatorischer Effekt der Tetracycline.

Das Wirkspektrum der verschiedenen Derivate ist nahezu identisch, mit geringen Unterschieden in der Wirkungsintensität. Im allgemeinen kann eine Parallelresistenz angenommen werden, nur Minocyclin bleibt gegen **einzelne** Tetracyclin-resistente Stämme aktiv.

Proteus-Species, Providencia, Pseudomonas aeruginosa und Serratia marcescens besitzen natürliche Resistenz (Unempfindlichkeit) gegen Tetracycline. Bei anderen – ursprünglich sensiblen – Bakterienarten hat ein z. T. hoher Prozentsatz der Stämme Tetracyclin-Resistenz erworben:

Vor allem bei Staphylokokken, Enterokokken und – regional sehr variierend – bei Pneumokokken, Gonokokken sowie den Enterobacteriaceae, insbesondere Salmonellen und Shigellen. Abgesehen vom häufigen therapeutischen Einsatz kommen auch Tetracyclin-Beimengungen zum Tierfutter für Schlachttiere als Ursache der Resistenzentwicklung in Betracht.

Die erworbene Resistenz ist Plasmid-vermittelt. Ihr Mechanismus ist ungewöhnlich. Die Resistenzplasmide kodieren ein System, durch das bereits aufgenommene Tetracyclin-Moleküle aktiv und selektiv aus der Bakterienzelle wieder hinausgepumpt werden. Bei gramnegativen Bakterien wird zuerst durch Wegfall von Porinproteinen der „Äußeren Membran" eine Halbierung der Penetrationsgeschwindigkeit durch die Zellwand erreicht. Auch die passive Diffusion durch die Cytoplasmamembran wird auf $\frac{1}{3}$ bis $\frac{1}{5}$ reduziert.

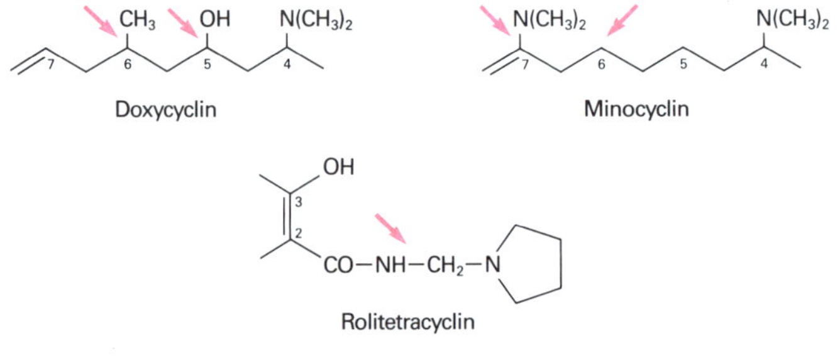

Abb. 28: Substituenten der Tetracyclin-Derivate.

Die nun langsamer ins Bakterieninnere permeierenden Tetracyclin-Moleküle werden zusätzlich durch ein Plasmid-induziertes Transportsystem sofort wieder ausgeschieden. So wird die Akkumulation des Antibiotikums im Cytoplasma und seine Bindung an die Ribosomen verhindert.

Auf Grund der regional sehr unterschiedlichen Ausbreitung der Tetracyclinresistenz ist bei allgemeinen bakteriellen Erregern die Resistenzbestimmung stets indiziert.

Gute Wirksamkeit besitzen die Tetracycline noch gegen die meisten Stämme der Propionibakterien (P. acnes), Brucellen, Yersinien, Cholera-Vibrionen und gegen die Mycoplasmen/Ureaplasmen, Chlamydien sowie Rickettsien.

Pharmakokinetik

Nach oraler Gabe werden die älteren Tetracycline nur mäßig gut, die neueren Präparate Doxycyclin und Minocyclin mit >90% sehr gut resorbiert (s. Tab. 18).

In Abhängigkeit vom Füllungszustand des Magens und von der Zusammensetzung der Speisen unterliegt die Resorptionsquote aller Derivate erheblichen individuellen Schwankungen.

Vor allem Milch und Milchprodukte, Antacida, kalziumhaltige Vitamintabletten und Eisenpräparate reduzieren die Resorption durch Bildung schwer löslicher Chelate und vice versa. Die unter optimalen Bedingungen nach therapeutischer

Applikation resultierenden Plasmakonzentrationen sind in Tab. 19 angegeben.

In Abhängigkeit von ihrer Lipophilie verteilen sich Tetracycline leicht im Körpergewebe. Sie erreichen **auch intrazellulär** parasitierende Erreger, z. B. Chlamydien oder Brucellen. In nekrotischen und ischämischen Arealen reichern sie sich persistierend an.

Mit störendem Einfluß auf das Knochenwachstum und die Dentinbildung werden sie im Knochen und Zahnschmelz als schwer lösliche, antibakteriell inaktive Tetracyclin-Calcium-Orthophosphat-Chelate gebunden (s. S. 654).

Tetracycline passieren die Plazentarschranke leicht (Kontraindikation in der Schwangerschaft!) und gehen in die Muttermilch über. Ihre Liquorgängigkeit ist dagegen unregelmäßig und für die Behandlung bakterieller Meningitiden meist unzureichend.

Alle Tetracycline werden z. T. mit der Galle ausgeschieden, vor allem aber Chlortetracyclin, Doxycyclin und Minocyclin. Sie unterliegen im Darmlumen partiell der Inaktivierung durch Chelatbildung, partiell der Degradation durch die Darmflora, in unterschiedlichem Ausmaß aber auch einem enterohepatischen Kreislauf.

Minocyclin wird in der Leber zu etwa 40% und etwa 6 Metaboliten abgebaut. Doxycyclin sowie Oxy- und Rolitetracyclin werden dagegen kaum metabolisiert.

Tetracyclin, Oxy- und Rolitetracyclin werden in aktiver Form vorwiegend renal (durch glomeruläre Filtration) ausgeschie-

Tab. 18: Pharmakokinetische Eigenschaften von Tetracyclinen.

Internat. Freiname	Enterale Resorption (%)	Plasma-Halbwertzeit (h)	Plasmaprotein-bindung (%)	Urinaus-scheidung (%)	Fäkale Ausscheidung (%)
Chlortetracyclin	25–30	5–6	45–55	≈20	>50
Oxytetracyclin	60	8–10	20–40	≈30	≈50
Tetracyclin	80	8–10	25–55	≈40	20–50
Rolitetracyclin	–	8	40–50	60–70	≈10
Doxycyclin	>90	12–18	80–90	≈25	20–40
Minocyclin	>90	12–18	70–80	10–15	30–40

Tab. 19: Vergleichsdaten für die Tetracyclin-Therapie.

Wirkstoff	Handelsnamen	Resorption	Dosis (Erw.)	Serumkonzentrationen in µg/ml				Empfohlene Tagesdosis
				1–2 h	4 h	6 h	8–12 h	
Tetracyclin HCl	Hostacyclin u. a.	80%	500 mg oral	2,5–3,5	3,5	2,5–3,0	1,5	1–2 g/d oral
Oxytetracyclin	Macocyn u. a.	60%	500 mg oral	1,2–1,5	2,5	1,5–2,0	1,0–1,5	1–2 g/d oral
Doxycyclin	Vibramycin u a.	>90%	100 mg oral	1,5–2,0	1,5	1,0	0,5–1,0	0,1–0,2 g/d oral
Minocyclin	Klinomycin u. a.	>90%	100 mg oral	0,5–1	1,5–2,0	1,5	0,5–1,0	0,1–0,2 g/d oral
Rolitetracyclin	Reverin	–	275 mg i. v.	5–8	3–4,5	2,5–3,5	1,0–1,5	1–2 × 275 mg/d i. v.
Doxycyclin	Vibravenös	–	100 mg i. v.	3,5	3	2,5	1,5	0,2 g/d i. v.
			200 mg alle 24 h	Durchschnittskonz. ≈3 µg/ml				
Minocyclin	Klinomycin	–	200 mg alle 24 h	Durchschnittskonz. ≈3 µg/ml				02, g/d als Kurzinfusion

den. Nierenfunktionseinschränkungen führen bei ihnen zu beachtenswerten Verlängerungen der Plasmahalbwertzeit. Bei einer Kumulation werden die unerwünschten katabolen Tetracyclin-Effekte als zusätzlicher Rest-N-Anstieg im Patientenplasma erkennbar. Niereninsuffizienz ist daher als relative Kontraindikation für Tetracycline zu werten. Doxycyclin erlaubt die Verordnung der Regeldosis ohne Berücksichtigung der Nierenfunktion.

Präparate, Indikationen, Dosierung

Hauptindikationen

Atemwege: Chronische Bronchitis durch sensible Stämme von Haemophilus influenzae u. a. allgemeinen Erregern; atypische Pneumonien durch Mycoplasma pneumoniae, Chlamydia psittaci (Ornithose) oder Coxiella burneti (Q-Fieber).
Urogenitale: Nicht-gonorrhoische Urethritis durch Chlamydia trachomatis, Mycoplasmen/Ureaplasmen; Lymphogranuloma inguinale; Prostatitis.
Haut: Acne vulgaris; Lyme-Borreliose (bei Penicillin-Allergie).
Darm: Cholera, schwere Shigellen-Ruhr, Yersiniose/Pseudotuberkulose.
Mischinfektionen: aerob-anaerobe Mischinfektionen, z. B. Aspirationspneumonie, Pelveoperitonitis; M. Whipple; Aktinomykose (bei Penicillin-Allergie).
Septikämien: Brucellose, Leptospirose, Tularämie, Rickettsiosen, Melioidosis, Pest.

Doxycyclin[1]

nimmt eine relative Vorzugsstellung ein wegen des ausgewogenen Verhältnisses der pharmakologischen Eigenschaften (gute Resorption, kaum Kumulation, kaum Metabolisierung, gute Verträglichkeit).
Dosierung: 0,1–0,2 g/d oral; 0,2 g/d i. v. (Cave: bei Niereninsuffizienz Kumulation des Lösungsvermittlers PVP).

Minocyclin[2]

höchste Lipophilie unter den Tetracyclinen; dadurch ggf. vorteilhaft bei M. Whipple (intestinale Lipodystrophie), individuellen Akne-Formen oder Nordardiose und Infektionen durch sensible atypische Mykobakterien.

Rolitetracyclin[1]

zur i. v.-Behandlung vorteilhaft wegen guter Wasserlöslichkeit, höherer therapeutischer Plasmakonzentrationen (s. Tab. 19), niedriger Proteinbindung, geringer Gallengängigkeit (s. Tab. 18) und guter Dialysierbarkeit.
Dosierung: 2 × 275 mg/d i. v. (max. 10 mg/kg/d i. v.).

Tetracyclin-HCl[2]

wird parenteral wegen der höheren Dosierbarkeit zusammen mit Chinin-Infusionen gegen chloroquinresistente Malariaerreger eingesetzt.
Dosierung: 1–2 g/d oral; 1–1,5 g/d in Kurzinfusionen.

Oxytetracyclin[3]

wird wegen der geringeren enteralen Resorption mitunter zur Behandlung der Darmlumenformen von Entamoeba histolytica, gegen Enteritiserreger oder gegen Cholera gewählt.
Dosierung: 1–2 g/d oral.

---

[1] Vibramycin® oral, Vibravenös® i. v.; [2] Klinomycin®; [3] Reverin®; [4] Achromycin®, Hostacyclin®, Supramycin® pro infusione; [5] Macocyn®.

Chlortetracyclin[1]

wird wegen der schlechten Resorptionsquote und hohen Belastung der Darmflora (s. Tab. 18) nur noch zur topischen Anwendung angeboten.

Unerwünschte Wirkungen

Direkte Nebenwirkungen

Knochen- und Zahnschäden

Sie begründen die **Kontraindikation** der Tetracycline während der Schwangerschaft (Odontogenese in den letzten vier Monaten) und bei Kindern unter 9 Jahren (bis nach der 2. Dentition).
Ablagerungen von Tetracyclin-Calcium-Orthophosphat-Chelaten in Knochenwachstumszonen und im Zahnschmelz können das Wachstum beeinträchtigen und bandförmige Gelbverfärbungen in den Zähnen mit erhöhter Kariesanfälligkeit nachsichziehen.

Phototoxizität

An belichteter Haut können sich Photodermatosen mit Erythemen und urtikariellem Ödem, evtl. Restpigmentierung und Nagelablösung manifestieren.
Die Ursache sind phototoxische (und selten photoallergische) Reaktionen nach Anreicherung der Tetracycline im Hautgewebe. Daher keine Sonnenbäder während einer Tetracyclintherapie!

Leberschädigung

Bei Überdosierung von Tetracyclinen, nierenbedingter Kumulation oder Kombinationsbehandlung mit anderen hepatotoxischen Substanzen kann eine fettige Degeneration in den Leberläppchen resultieren. Eine Pankreatitis und nephrotoxische Schäden können begleitend auftreten.

ZNS-Reaktionen

Kopfschmerz, Übelkeit, Photophobie, reversible Ataxie (besonders bei Frauen), selten intrakranialer Druckanstieg mit Papillenödem (besonders bei Minocyclin).

Diverse katabole Effekte

Diverse Blutbildveränderungen, erhöhte Rest-N-Werte (Harnstoff), verstärkte Ascorbinsäure-Ausscheidung, Kreatininanstieg, Proteinurie u. a. reversible Stoffwechselstörungen können beobachtet werden.

Allergien und lokale Reizerscheinungen

Allergische Reaktionen bis hin zur Anaphylaxie sind sehr selten. Phlebitis und Kreislaufstörungen sind bei zu rascher i. v.-Injektion möglich. Kapseln und Tabletten sollten mit genügend Flüssigkeit eingenommen werden, um Ulcerationen der Oesophagusmukosa vorzubeugen.
I. m.-Injektionen sind schmerzhaft und zu vermeiden!

Indirekte Nebenwirkungen

Gastrointestinale Störungen

Sie sind die häufigsten unerwünschten Wirkungen der Tetracycline. Durch Reizung der Darmwand und vor allem Stö-

---

[1] Aureomycin®.

rung der physiologischen Darmflora resultieren Übelkeit, Erbrechen, Durchfälle (selten pseudomembranöse Enterocolitis). Nach oraler Einnahme älterer Tetracycline wurden Staphylokokken-Enteritiden (oft mit Durchbruch in die Blutbahn und Staphylokokken-Endocarditis sowie -Sepsis) und Sproßpilzbefall des Magen-Darm-Traktes (Soor) beobachtet. Bei der Behandlung akuter Brucellose, Leptospirose u. a. Spirochätosen muß mit Jarisch-Herxheimer-Reaktionen gerechnet werden.

Interaktionen

Ausfällungen von Tetracyclinen entstehen in Lösungen mit **Natriumbikarbonat, Ringerlaktat**-Lösungen und solchen mit di- oder trivalenten **Metallionen**. Die Resorption der Tetracycline aus dem Magen-Darm-Trakt wird insbesondere durch **Antacida, Laxantien** und **eisenhaltige** Präparate vermindert. Umgekehrt vermindern Tetracycline die Bioverfügbarkeit von Eisen. Deshalb soll jede Begleitmedikation bei der Therapie mit Tetracyclinen zeitlich deutlich (2 – 3 Std.) abgesetzt erfolgen.
Interferenzen mit oral eingenommenen **Antikoagulantien** müssen durch Gerinnungskontrollen überwacht werden.

Barbiturate, Carbamazepin und Diphenylhydantoin können über Enzyminduktion den Abbau der Tetracycline beschleunigen. Präoperative oder postoperative Tetracyclingaben an Patienten unter **Methoxyflurannarkose** wirkt stark nephrotoxisch!
Bei Tetracyclintherapie ist der Schutz vor einer Schwangerschaft durch **orale Kontrazeption** nicht gewährleistet.

Kontraindikationen

– Gravidität,
– Kinder <9 Jahre!
– Myasthenia gravis (bei Einsatz Mg^{++}-haltiger Tetracycline: z. B. Reverin, Vibravenös),
– Tetracyclin-Allergie.
Bei Tetracyclintherapie **besondere Vorbeugung** gegen
– gleichzeitige Gabe anderer potentiell hepato- und nephrotoxischer Pharmaka,
– möglichst keine gleichzeitige Diuretika-Gabe,
– keine gleichzeitige Gabe von Milch, Antacida, Antianämika,
– keine direkte Sonnenbestrahlung.

Chinolone

Nalidixinsäure (1962), die Ausgangssubstanz dieser chemisch-synthetisch hergestellten Wirkstoffklasse, bewährte sich als Chemotherapeutikum gegen Infektionen der ableitenden Harnwege. Die in den darauffolgenden 20 Jahren abgewandelten Derivate erlangten kaum oder – wie die Pipemidsäure – eine etwa gleichwertige klinische Bedeutung.
Norfloxacin (1982) leitete dann die aktuell anhaltende Entwicklung der **Fluor**-Chinolone ein. Den momentan bei uns zugelassenen Präparaten – Norfloxacin, Ofloxacin, Ciprofloxacin und Enoxacin – wird bald das eine oder andere einer ganzen Serie in der Prüfung befindlicher Derivate – z. B. Pefloxacin, Sparfloxacin, Temafloxacin, Lomefloxacin, Fleroxazin u. a. – nachfolgen. Die neuen Fluor-Chinolone sind eine wichtige therapeutische Bereicherung. Wegen ihres Hemmeffektes auf die bakterielle DNA-Gyrase werden sie auch „**Gyrase-Hemmer**" genannt.

Herkunft, Struktur, physikochemische Eigenschaften

Die unter der neuen Kurzbezeichnung „Chinolone" zusammengefaßten Substanzen besitzen nicht alle ein Chinolon-Grundgerüst. Den Kern können die in Abb. 29 skizzierten 4 Ringsysteme bilden.

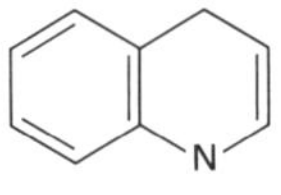

Chinolin 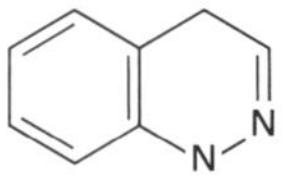   Cinnolin

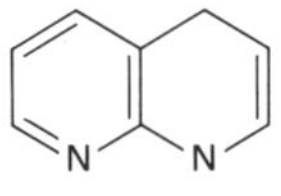

Naphthyridin 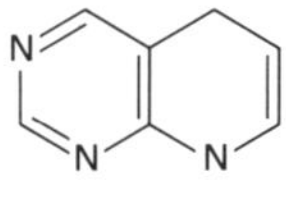   Pyridopyrimidin

Abb. 29: Als Grundgerüst der „Chinolone" mögliche Ringsysteme.

So sind z. B. Nalidixinsäure (Abb. 30) und Enoxacin (Abb. 31) Naphthyridin-Carbonsäuren und Pipemidsäure (Abb. 30) eine Pyrido-pyrimidincarbonsäure und die anderen in Abb. 31 sind Chinoline.

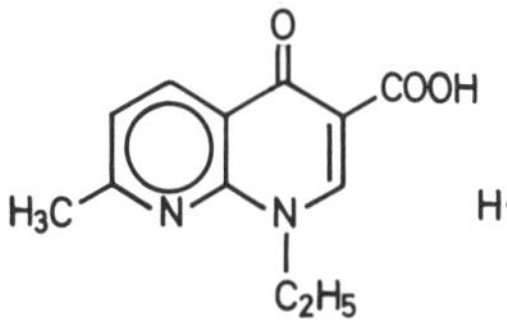

Nalidixinsäure 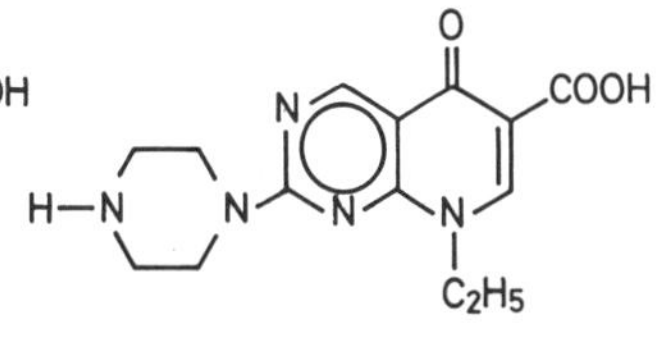   Pipemidsäure

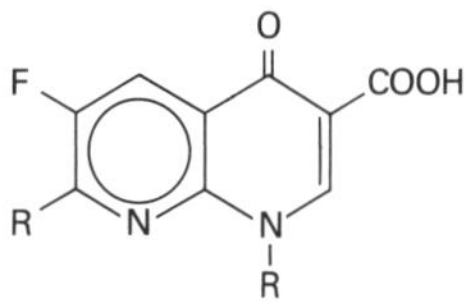

Fluor-Chinolone

Abb. 30: Die chemische Struktur „alter" Gyrase-Hemmstoffe und Grundgerüst der Fluor-Chinolone.

Alle „Chinolone" sind in kristalliner Form sehr stabil und in Tabletten bzw. Kapseln lange haltbar. Die Löslichkeit in Wasser, Salzlösungen oder organischen Lösungsmitteln ist von Substanz zu Substanz sehr unterschiedlich. Ciprofloxacin wird als konzentrierte Ciprofloxacin-lactat-Lösung für die Infusionstherapie angeboten.

Wirkungsmechanismen, -spektrum

Der Hauptangriffspunkt der Chinolone ist die bakterielle DNA-Gyrase („Gyrase-Hemmer"): Das bakterielle Chromosom besteht aus einer zirkulären, etwa 1300 µm langen dop-

Norfloxacin

Enoxacin

Ofloxacin

Ciprofloxacin

Abb. 31: Chemische Struktur „neuer" Gyrase-Hemmstoffe, aktuelle Fluor-Chinolone.

4. relative Unempfindlichkeit grampositiver Species;
5. inaktivierende Chelatbildung mit Metallionen;
6. saures Milieu (< pH 6,0).

Im Rahmen dieser Vorbemerkungen ergibt sich folgende Gruppierung der Chinolone nach ihrem Wirkungsspektrum:

a) **Rosoxacin:** gegen Gonokokken.

b) Cinoxacin, Nalidixinsäure, Pipemidsäure – Norfloxacin

1. gramnegative Kokken
2. **nur** bezogen auf Erreger von Harnwegsinfektionen: **gramnegative Stäbchenbakterien**, mit Ausnahme der meisten Pseudomonas aeruginosa-Stämme. Durchschnittliche MHK-Werte bei Cinoxacin, Nalidixinsäure, Pipemidsäure: $2-32$ μg/ml; Resistenzquote bezogen auf Urinkonzentrationen: ca. 10%, Durchschnittliche MHK-Werte bei Norfloxacin: $0,2-1$ μg/ml; Resistenzquqote bezogen auf Urinkonzentrationen: ca. $1-2$%. **Resistent** sind: Grampositive Bakterien, Anaerobier, Mykobakterien.

pelsträngigen DNA-Helix, Abb. 32 a. Damit diese lange DNA-Kette in den tausendfach kleineren Umfang eines Bakteriums (ca. 2×1 μm) paßt, muß sie sehr eng und dennoch funktionell günstig gefaltet werden. Dies erfolgt, indem die DNA-Helix an der Oberfläche eines RNA-Kerns durch das Enzym DNA-Gyrase (DNA-Topoisomerase II) zu Schleifen („Schleifen-Domänen", Abb. 32 b) gefaltet wird und die Schleifen gleichzeitig noch spiralig verdrillt werden („Überhelices", „supercoils", Abb. 32 c). Die diesen Prozeß kontrollierende DNA-Gyrase ist ein großes Tetramer mit 2 energieverbrauchenden B-Untereinheiten. Die ATP-unabhängigen A-Untereinheiten schneiden die doppelsträngige DNA-Helix und verknüpfen die Enden sofort wieder, nachdem die ATP-verbrauchenden B-Untereinheiten sie so „eingefädelt" haben, daß nun spannungsfreie **negative** (der sonstigen helikalen Drehung entgegengesetzte) Windungen (gyri) resultieren („negatives supercoiling"). Die Verdrillung in „negativen Überhelices" löst das Platzproblem und begünstigt energetisch eine schnelle DNA-Synthese, schnelle Replikation, Transkription und Rekombination der DNA.

So trifft die Gyrase-Hemmung einerseits zentrale lebenswichtige Prozesse, andererseits ist ihre Wirkungsstärke abhängig von der jeweiligen energieliefernden Stoffwechsellage der Bakterien, dem Aktivitätsgrad der Protein- und RNA-Synthese. **Bakteriostase und Bakterizidie** sind möglich. **Ältere Chinolone** (Nalidixinsäure) sind **nur** Gyrase-Hemmer und nur bei wachsenden, sich teilenden Bakterien bakterizid wirksam. Hemmung der Proteinsynthese (Chloramphenicol) oder RNA-Synthese (Rifampicin) unterbindet die Bakterizidie.

Die **Fluor-Chinolone** wirken darüber hinaus noch über andere **ergänzende Mechanismen**. Im bezug auf die älteren Präparate besitzen sie 4 Aktivitätsvorteile:

1. niedrigere MHK-Werte, stärkere Bakterizidie,
2. größeres Wirkungsspektrum,
3. Wirkung auch bei geringerem bakteriellen Energieumsatz,
4. geringere Häufigkeit resistenter Mutanten.

Faktoren, die die Aktivität älterer Chinolone deutlich verminderten, **beeinträchtigen** prinzipiell auch die Wirkung der Fluor-Chinolone, obwohl weniger stark:

1. anaerobes Milieu (im Gegensatz zum aeroben Energieumsatz);
2. verlangsamtes Bakterienwachstum, längere Generationszeiten;
3. Antagonismus durch bakteriostatische Protein- und RNA-Synthese-Inhibitoren;

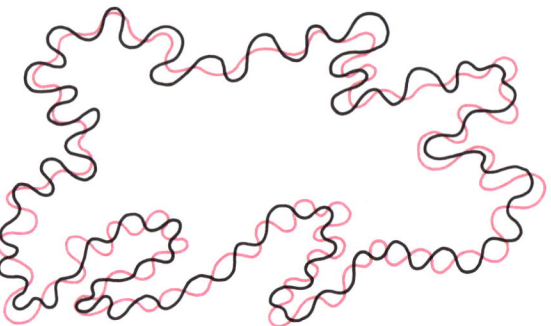

a) entfaltete bakterielle Chromosom-DNA-Helix

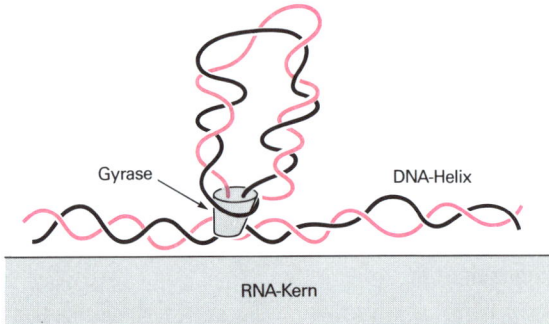

Gyrase   DNA-Helix

RNA-Kern

b) Bildung einer „Über-Helix"

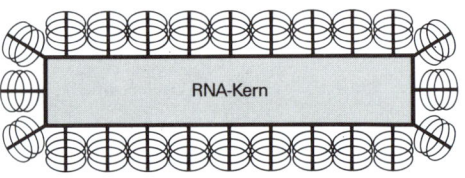

RNA-Kern

c) Bakterielles Chromosom mit zahlreichen „Über-Helices"

Abb. 32: a) entfaltetes bakterielles Chromosom ohne „Über-Helices"; b) Gyrase bildet „Über-Helix"; c) durch „Über-Helices" verdichtetes bakterielles Chromosom.

c) Ciprofloxacin, Enoxacin, Ofloxacin, Pefloxacin

1. gramnegative Kokken
2. gramnegative Stäbchenbakterien, einschließlich vieler Pseudomonas aeruginosa-Stämme
3. Enteritis-Erreger: Salmonellen, Shigellen, Yersinien, Campylobacter
4. Legionellen; in vitro: Mycoplasmen, Chlamydien (in vivo?)
5. in vitro: einige Stämme von Mycobacterium tuberculosis (in vivo?)

Aktivitätsreihenfolge

Ciprofloxacin > Ofloxacin > Enoxacin > Pefloxacin, wobei Ciprofloxacin durchschnittlich 5–20fach stärker aktiv ist als Pefloxacin. Durchschnittliche **MHK-Werte**: bei Ciprofloxacin: 0,05–0,5 µg/ml, bei Enoxacin und Pefloxacin: 0,2–1 (−2) µg/ml.

Resistent sind:

1. grampositive Bakterien (ausgenommen Staph. aureus-Stämme, die gegen Ofloxacin zu 30–50% sensibel/mäßig sensibel sind, z. T. auch gegen Ciprofloxacin, nicht aber gegen Enoxacin und Pefloxacin; die zukünftigen bi- und trifluorierten Chinolone lassen eine etwas günstigere Aktivität im grampositiven Bereich erwarten)
2. Anaerobier (mit Ausnahme evtl. einiger eher mikroaerophiler Stämme)
3. die meisten Mykobakterien
4. Treponemen.

Pharmakokinetik

Chinolone werden **oral** eingenommen; ihre Bioverfügbarkeit ist mit ∼85% in der Regel hoch (Ausnahme: Norfloxacin).

Ciprofloxacin und Ofloxacin werden auch zur Infusionstherapie angeboten.

Die älteren „Harnwegschemotherapeutika" erreichen nach ca. 1,5 h die maximalen Plasmaspiegel: **Nalidixinsäure** nach einer 1000-mg-Dosis beim Erwachsenen ca. 10 µg/ml, **Pipemidsäure** nach 400-mg-Dosis ca. 2 µg/ml. Die Plasmaspiegel fallen durch rasche renale Elimination und/oder Metabolismus schnell ab (T1/2 ∼1,5 h).

Nalidixinsäure wird – allerdings individuell sehr wechselnd – größtenteils verstoffwechselt; nur 15% der verabreichten Dosis erscheinen unverändert im Urin. Pipemidsäure wird zu 45–50% in aktiver Form renal eliminiert. Da die im Blut und Gewebe erreichbaren Konzentration die erforderlichen MHK kaum übersteigen, eignen sich diese Präparate nur zur „Hohlraum-Sanierung" bei akuten oberflächlichen Entzündungen in den ableitenden Harnwegen.

Norfloxacin wird nur zu 30–40% aus dem Darm resorbiert. Nach einer 400-mg-Dosis erreichen die maximalen Plasmakonzentrationen Werte um 1,0 µg/ml, Abb. 33. Die Eliminationshalbwertzeit beträgt 3–4 h. Etwa 30% der verabreichten Dosis gelangen unverändert in den Urin. Weitere pharmakokinetische Daten sind Tab. 20 zu entnehmen.

Trotz der guten antibakteriellen Aktivität dieses ersten Fluor-Chinolons – ca. 10–20fach aktiver als Pipemidsäure/Nalidixinsäure – wird es ebenfalls nur als Harnwegschemotherapeutikum verwandt. Bei Nierenfunktionseinschränkung mit einer Clearance < 30 ml/min/1,73m² ist eine Halbierung der Tagesdosis bei den 3 genannten Substanzen aus toxikologischen Gründen angezeigt.

Ofloxacin wird rasch und nahezu vollständig resorbiert. Nach Einnahme von 200 mg steigt die Plasmakonzentration bei Erwachsenen in 1,2 h auf 2–3 µg/ml, nach 400 mg auf etwa 5 µg/ml, Abb. 33. Es wird kaum metabolisiert, zu etwa 3% extrarenal und zu >90% unverändert renal eliminiert. Die Plasmaeiweißbindung liegt <10%. Eine gute Verteilung in Gewebe und Körperflüssigkeiten ist nachgewiesen, siehe auch Tab. 20. Die günstigen pharmakokinetischen Eigenschaften

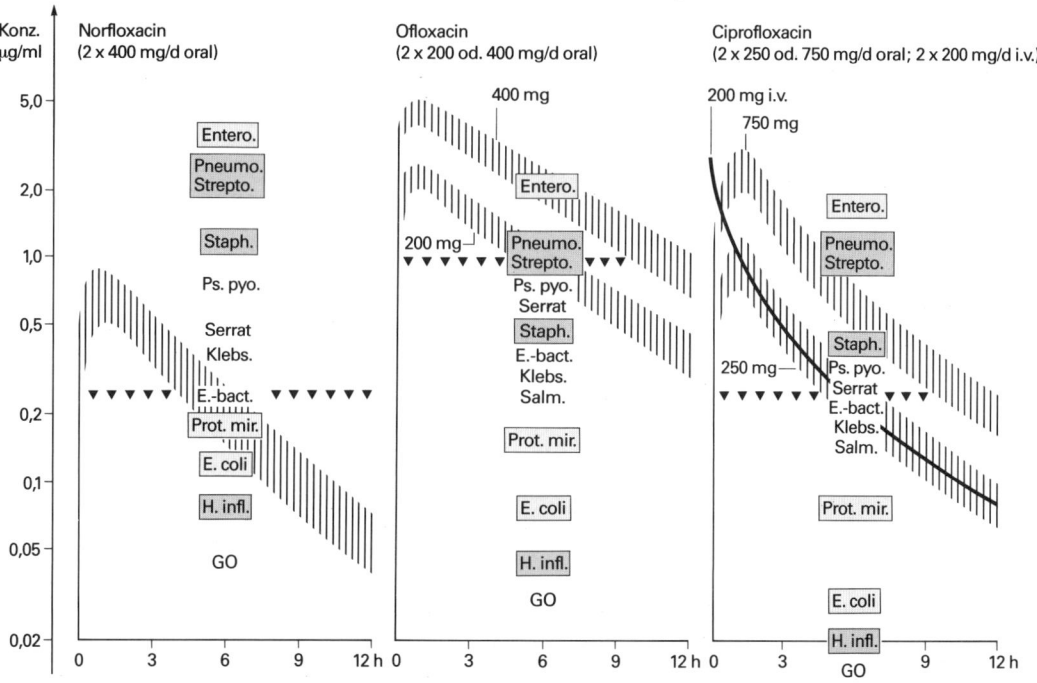

Abb. 33: Bereiche der bei den angegebenen Dosierungen zu erwartenden Plasmakonzentrationen und Positionierung häufiger Erregerarten gemäß ihrer jeweiligen Empfindlichkeit.

Tab. 20: Pharmakokinetische Daten aktueller Fluor-Chinolone im Vergleich.

	Norfloxa.	Cipro.	Oflox.	Enox.	Peflox.
Bioverfügbarkeit	30–40%	70%	90%	80%	95%
Eiweißbindung	15%	30%	<10%	45%	25%
Renale Elimin.	30%	40%	75%	65%	5–10%
Fäkale Elimin.	30%	20%	<5%	20%	20%
Kumulationstendenz					
bei Niereninsuff.	<30 ml/min.	<30 ml/min.	+++!	<30 ml/min.	nein
bei Leberinsuff.	(+)	(+)	∅	(+)	+++

kompensieren die im Vergleich zu Ciprofloxacin etwas geringere Aktivität gegen gramnegative Bakterien (Abb. 33).

Bei Nierenfunktionseinschränkung ist eine sorgfältige Dosisanpassung von Ofloxacin geboten, da die Eliminationshalbwertzeit sich von normal 4 h auf ca. 40 h verlängern kann. Hämodialyse (<1%) und Peritonealdialyse (ca. 2%) sind praktisch nicht eliminierend wirksam.

Ciprofloxacin wird ebenfalls rasch resorbiert; die Bioverfügbarkeit liegt bei 70%. Die Fertigarzneimittel sind mengenmäßig so abgestimmt, daß die orale Normdosis (250 mg/Tabl.) und die intravenöse (200 mg/Infusionsflasche) zu gleichen Konzentrationsverläufen im Plasma führen (Abb. 33). Ciprofloxacin wird zu etwa 15–20% metabolisiert. Der Anteil gefundener Metabolite ist nach oraler Gabe höher als nach intravenöser! Ein Teil der verschiedenen biliär und renal ausgeschiedenen Metabolite ist noch bioaktiv.

Ciprofloxacin-Ausscheidung in unveränderter Form erfolgt **renal** (ca. 40% nach oraler, ca. 60% nach intravenöser Gabe), **biliär** (ca. 1–5%) und – interessanterweise – zu etwa 15% **transintestinal** (durch direkte Sekretion in den Darm). Wegen der extrarenalen Ausscheidungswege ist bei Nierenfunktionseinschränkung keine Dosisreduktion erforderlich.

Tab. 20 bietet einen Vergleich der pharmakokinetischen Grunddaten der Fluor-Chinolone.

Enoxacin wird zu etwa 80% (individuell sehr unterschiedlich) resorbiert und erreicht bei Gabe von 400 mg nach 1,5–2 h maximale Plasmakonzentrationen von 2–2,5 µg/ml. Die Plasmahalbwertzeit schwankt um 4 h. 50–60% der verabreichten Dosis werden unverändert renal ausgeschieden. Bei einer Clearance <30 ml/min/1,73 m^2 soll die Tagesdosis halbiert werden. Dialysierbarkeit ist praktisch nicht gegeben.

Pefloxacin wird rasch und nahezu vollständig resorbiert. Nach 400-mg-Dosis resultieren maximale Plasmakonzentrationen von 4–5 µg/ml. Die Plasmahalbwertzeit ist mit **10–11 h** herausragend lang. Pefloxacin wird in hohem Maße in der **Leber** verstoffwechselt (8 z T. bioaktive Metabolite sind bekannt – einer davon ist chemisch identisch mit Norfloxacin). Nur 20% werden renal eliminiert, der größte Teil wird mit oder ohne hepatische Biotransformation über die Galle ausgeschieden. Leberfunktionsstörungen verlängern die Elimination von Pefloxacin erheblich!

Angaben zur Liquorgängigkeit der Chinolone entfallen, da sie zur Meningitisbehandlung nicht in Frage kommen. Angaben zur Plazentagängigkeit bzw. zum Übertritt in die Muttermilch entfallen, da absolute Kontraindikation während Schwangerschaft und Stillzeit besteht.

Präparate, Indikationen, Dosierung

Cinoxacin (Cinobactin®) und **Rosoxacin** (Winuron®) werden relativ selten verordnet.

Nalidixinsäure (Nogram®) hat im Vergleich zu den neueren Präparaten viele Nachteile – hohe MHK, unregelmäßige Re-

sorption, hohe Tagesdosis von 4 × 1 g/d, hoher Metabolismus (Leberbelastung). **Pipemidsäure** (Deblaston®) – bakteriologisch und pharmakologisch günstiger als Nalidixinsäure – hat sich bei der Behandlung sensibler Cystitis-Erreger bewährt. Dosierung: 2 × 400 mg/d oral.

Norfloxacin (Barazan®) wird in der Nachfolge der vorgenannten Präparate bei unkomplizierter Infektion der unteren Harnwege eingesetzt. Da nur sehr niedrige Plasmakonzentrationen resultieren, ist die Rate systemischer Nebenwirkungen auf den Patientenorganismus gering. Dies ist für die Cystitisbehandlung ein Vorteil. Dosierung 2 × 400 mg/d oral.

Die neueren Fluor-Chinolone – z. Z. vorrangig **Ciprofloxacin** (Ciprobay®) und **Ofloxacin** (Tarivid®) eignen sich auch zur **systemischen Therapie** sensibler gramnegativer Erreger septischer und parenchymatöser Infektionen. Folgende Indikationen sind hervorzuheben:

1. Typhus abdominalis: anstelle von Chloramphenicol sind heute die Fluor-Chinolone die Mittel der Wahl.

2. Chronische Infektionen durch Haemophilus-Species: Die extreme Empfindlichkeit von Haemophilus influenzae, Abb. 33, kommt der Behandlung chron.-rezidivierender Bronchitiden durch diesen Erreger zugute. Aber auch gegen Haemophilus ducreyi, den oft multiresistenten Erreger des Ulcus molle, sind Fluor-Chinolone die Mittel der Wahl.

3. Die gute Aktivität von Ciprofloxacin gegen ansonsten hochresistente Stämme von Pseudomonas aeruginosa, Serratia marcescens und anderer Erregerarten nosocomialer Infektionen ist therapeutisch so wertvoll, daß es **ärztlich unbedingt geboten ist**, zugunsten dieser Notsituationen jeden ungezielten, nicht zwingend nötigen Einsatz der Fluor-Chinolone zu unterlassen. Ciprofloxacin und die anderen potenten Chinolone sind therapeutisch ähnlich hoch einzuschätzen wie Imipenem oder die klassischen Notfall-Antibiotika, die Aminoglykoside.

Wechselnd gut sind die Untersuchungsergebnisse zur Aktivität der einzelnen Fluor-Chinolone gegen Legionellen, Brucellen, Chlamydien, Mycoplasmen/Ureaplasmen und Mykobakterien. Gegen diese Erregerarten werden Fortschritte von den noch in der Entwicklung befindlichen Derivaten erwartet.

Dosierungen

Ciprofloxacin (Ciprobay®): 2–3 × 200 mg/d in Infusionen, 2 × 250 bis 2 × 750 mg/d oral;
Ofloxacin (Tarivid®): 2 × 200 bis 2 × 400 mg/d oral/i. v.;
Enoxacin (Gyramid®): 2 × 200 bis 2 × 400 mg/d oral;
Pefloxacin (Peflazin®, seit 5 Jahren in Frankreich therapeutisch eingesetzt): 2 × 400 mg oder 1 × 800 mg/d oral; 2 × 400 mg/d in Infusionen.

Unerwünschte Wirkungen

1. Potenz zur **Schädigung der Gelenkknorpel** (Arthropathie): Sie ist für alle älteren und neueren Chinolone im Tierexpe-

riment nachgewiesen – je nach Substanz, Tierspecies und Dosis in wechselndem Maße. Aus diesem Grunde sind Kinder und Jugendliche **bis zum Abschluß der Wachstumsphase** sowie Schwangere und Stillende von der Behandlung mit Chinolonen **auszuschließen.**

2. Vielfalt reversibler Störungen am:
   a) Gastrointestinaltrakt,
   b) zentralen und peripheren Nervensystem,
   c) Haut,
   d) hämatopoetischen System.
   Bei **nicht gut** resorbierten Chinolonen dominieren die **gastrointestinalen** Erscheinungen, bei denen mit **guter** Bioverfügbarkeit **neurologische oder andere** Organstörungen. Bei etwa 5–10 (−20%) der Patienten ist mit UAW verschiedenster Ausprägungsformen zu rechnen. Die ursächlichen Mechanismen sind unklar (Receptor-Interaktionen, z. B. am GABA-Receptor im ZNS, Einflüsse auf die Mitochondrienfunktion?).

Am häufigsten manifestieren sich die UAW am:
1. **Gastrointestinaltrakt (bis zu 15%):** als Nausea, Appetitlosigkeit, Leibschmerzen, Erbrechen, Diarrhoen.
2. **Nervensystem (bis zu 5%):** als erhöhte Erregbarkeit, Unruhe, Schlafstörungen, Verwirrtheit bis zu Halluzinationen und Krämpfen. Benommenheit, psychische Alterationen bis zu psychotischen Zuständen (vor allem nach Enoxacin (Gyramid®) beobachtet!). Es ist dringend angezeigt, den Patienten vorsorglich auf mögliche Beeinträchtigungen seiner Reaktionsfähigkeit im Straßenverkehr oder an Maschinen hinzuweisen!

3. Haut (bis zu 2–3%): als Photosensibilisierung, petechiale Blutungen, vaskulitisch-allergische Erscheinungen, Ödembildung.
4. Hämatopoese (<1%): selten Eosinophilie, Thrombozytopenie, Anämie, Leukopenie bis Agranulozytose.

Interaktionen

1. Die Elimination anderer oxidativ in der Leber metabolisierter Pharmaka wird verzögert, z. B. Theophyllin oder Coffein: vor allem durch Enoxacin, in geringem Maße von Ciprofloxacin und Pefloxacin, vernachlässigbar wenig durch Norfloxacin und Ofloxacin.
2. In Kombination mit steroidalen und nicht-steroidalen Antiphlogistika (z. B. Fenbufen) werden verstärkt Übererregbarkeitsreaktionen bis zu Krämpfen beobachtet.
3. Interaktionen mit Opioiden sind noch fraglich.
4. Antacida reduzieren die Bioverfügbarkeit von Chinolonen.

Kontraindikationen

1. Schwangerschaft und Stillzeit
2. Kindheit und Jugend bis zum Ende der Wachstumsphase (ca. 16. Lebensjahr)
3. Erkrankungen des ZNS, z. B. Epilepsie, oder Störungen der Blut-Liquor-Schranke
4. Allergie gegen Chinolone.

Nitroimidazol-Nitrofuran-Chemotherapeutika

Zu den **nitroheterocyclischen** Chemotherapeutika gehören Präparate mit sehr unterschiedlichen antimikrobiellen Eigenschaften.

Nitroimidazole (Metronidazol, Tinidazol) **bewähren** sich seit etwa 1965 als Chemotherapeutika gegen Trichomonaden, Lamblien und Amoeben; um etwa 1975 wurde der therapeutische Nutzen gegen **obligat anaerob wachsende Darmbakterien** bekannt. Die Anaerobierwirkung – und ein gewisser immunsuppressiver Effekt – geben Metronidazol noch eine **Sonderindikation** als Alternative zum Sulfasalazin bei komplizierten Formen **chronisch entzündlicher Darmerkrankungen**, z. B. perianalen Morbus-Crohn-Läsionen.

Nitrofurantoin ist ein Breitspektrum-Chemotherapeutikum gegen aszendierende „Hohlraum-Infektionen" der ableitenden Harnwege.

Herkunft, Struktur, physikochemische Eigenschaften

Die chemisch-synthetisch hergestellten nitroheterocyclischen Chemotherapeutika haben einen Imidazol- oder Furan-Ring als Grundgerüst mit einer freien Nitro-Gruppe in der 5-Position (Abb. 34).

Die Nitro-Chemotherapeutika müssen lichtgeschützt aufbewahrt werden. Metronidazol (MM: 171) und Tinidazol sind gut wasserlöslich. Bei physiologischem pH sind sie nicht ionisiert (pK = 7). Nitrofurantoin (MM: 238) ist eine gelbe, wenig wasserlösliche Substanz. Die Löslichkeit nimmt im alkalischen Bereich zu.

Wirkungsmechanismen, -spektrum

Die Nitroimidazole und Nitrofurantoin sind **selbst** antimikrobiell **unwirksam**. Sie sind lediglich die stabilen, penetrationsfähigen Ausgangsstoffe, aus denen intramikrobiell (intrazellulär) hochwirksame, die DNA angreifende Metabolite entstehen können. Schädigende Derivate resultieren, wenn die Nitro-Gruppe nicht oxidativ, sondern vorwiegend reduktiv verstoffwechselt wird. Als Nitroreduktasen wirken verschiedene Ezymsysteme; manche reduzieren unter aeroben Bedingungen, andere nur im anaeroben Milieu. Generell begünstigt der anaerobe Energietransfer den reduzierenden Abbau der Nitro-Gruppe, so z. B. im ausschließlich anaeroben Stoffwechsel der Trichomonaden. O_2 dagegen schützt durch **Reoxidation** partiell reduzierter toxischer Nitro-Derivate.

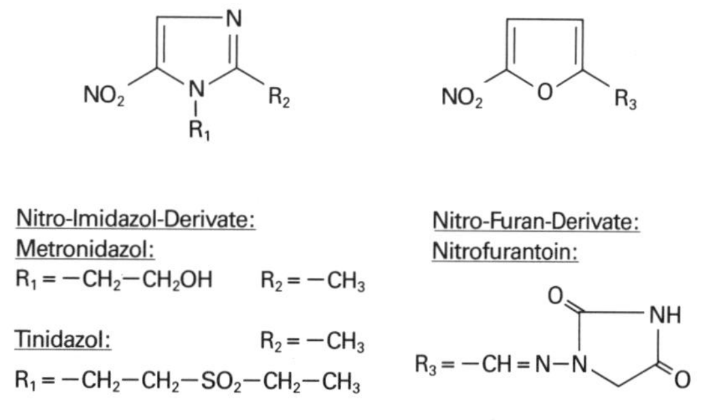

Nitro-Imidazol-Derivate:
Metronidazol:
$R_1 = -CH_2-CH_2OH$ $R_2 = -CH_3$

Tinidazol: $R_2 = -CH_3$
$R_1 = -CH_2-CH_2-SO_2-CH_2-CH_3$

Nitro-Furan-Derivate:
Nitrofurantoin:

$R_3 = -CH=N-N$

Abb. 34: Struktur nitroheterocyclischer Chemotherapeutika.

Nitrofurantoin wird auch von nur fakultativ anaerob wachsenden Bakterien reduziert. Strikte Aerobier, wie z. B. Pseudomonas aeruginosa oder Serratia marcescens, sind jedoch unempfindlich (natürliche Resistenz). Im Einzelfall wird die antibakterielle Aktivität von der Menge und Art der enstehenden Intermediärprodukte mit reduzierter Nitro-Gruppe bestimmt. Die enzymatische Reduktion führt über mehrere reaktive Zwischenstufen – Nitroradikale, Nitroso-Gruppen und Hydroxylamin – letztlich zum nicht reaktiven Amin, analog S. 651. **Die reaktiven Zwischenprodukte** können selbst **mutagen** sein und zusätzlich durch mikrobielle Transacetylasen und Acylierungen weitere mutagene Aktivierung erfahren. Die **DNA-Schädigung** entsteht vorwiegend durch kovalente Adduktbildung von 2 benachbarten Basenpaaren eines DNA-Stranges. Geringere Veränderungen werden im allgemeinen durch das SOS-repair-System wieder behoben. stärkere Störungen führen jedoch zu deletären DNA-Strangbrüchen. In anaerob wachsenden Kulturen setzt nach 2–8stündiger Metronidazoleinwirkung bakterizider Untergang ein.

Menschliche Zellen sind im gut durchbluteten Gewebe durch den oxydativen Stoffwechsel und die geringere Nitroreduktase-Aktivität geschützt. In anaeroben Arealen (Entzündung, Tumor) schirmt die Zellkernmembran die DNA ab. Ein Nachweis mutagener, karzinogener oder ko-karzinogener Wirkungen bei Menschen konnte bisher nicht geführt werden. Die prinzipielle Möglichkeit solcher Effekte begrenzt jedoch die Dosierungshöhe und Therapiedauer.

Neben der DNA-Schädigung hemmt allein schon der **Elektronenentzug** durch die Intermediärprodukte der Nitroverbindungen zahlreiche auf den Elektronentransfer angewiesene Enzymsysteme, Stoffwechselaktivitäten und Membranfunktionen.

Die minimalen Hemmkonzentrationen von **Metronidazol** und **Tinidazol** liegen bei empfindlichen Stäbchenbakterien, z. B. Bacteroides fragilis, bei durchschnittlich 0,5–1 µg/ml; die relativ O_2-toleranten Peptococcen und Peptostreptococcen sind dagegen weniger empfindlich. Nur mäßig sensibel bis resistent sind Actinomyces- und Eubacterium-Stämme. Die MHK-Werte von Trichomonas vaginalis liegen bei (1–)5 (–10) µg/ml.

Die minimalen Hemmkonzentrationen von **Nitrofurantoin** liegen bei Anaerobiern zwischen 1–5 µg/ml. Die MHK bei Enterobacteriaceae betragen 10–50–100 µg/ml.

Pharmakokinetik

Metronidazol und **Tinidazol** werden nach oraler Gabe rasch und zu etwa 80 % der Dosis resorbiert. Metronidazol-Plasmakonzentrationen unterscheiden sich nach oraler und intravenöser Gabe kaum. Nach einer Dosis von 500 mg werden durchschnittlich maximale Plasmakonzentrationen von 20–40 µg/ml erreicht. Die Proteinbindung ist mit 15–20 % gering. Die Plasmahalbwertzeit beträgt bei Metronidazol 6–8 h, bei Tinidazol 10–12 h. Als kleine, bei physiologischem pH ungeladene Moleküle verteilen sich beide Substanzen sehr gut im Gewebe und penetrieren auch leicht durch Zellmembranen. Auch im Liquor cerebrospinalis, in Hirnabszessen, anderen Entzündungsherden sowie im Peritoneal- und Vaginalsekret werden antimikrobiell wirksame Konzentrationen erreicht. Nur etwa 8 % einer Metronidazoldosis und etwa 18 % einer Tinidazoldosis erscheinen unverändert im Urin. Der größte Teil wird in der Leber metabolisiert und biliär eliminiert. Schwere Leberfunktionsstörungen verdoppeln die Plasmahalbwertzeit von Metronidazol! Bei Nierenfunktionsstörungen wird sie kaum verändert. Lediglich die Konzentrationen nachgewiesener Metabolite (Hydroxymetabolit, Essigsäuremetabolit) kumulieren bei Niereninsuffizienz leicht. Die Ausgangssubstanzen und die Hauptmetabolite sind gut dialysabel.

Nitrofurantoin wird nach oraler Gabe ebenfalls gut resorbiert, aber auch sehr rasch renal eliminiert. Die Plasmahalbwertzeit beträgt knapp 20 Minuten. Antibakteriell wirksame Konzentrationen werden im Plasma und Gewebe nicht erreicht. Daher eignet sich Nitrofurantoin nur zur Sanierung des Urins und der Mukosaoberfläche der ableitenden Harnwege.

Präparate, Indikationen, Dosierung

Nitroimidazole

Metronidazol (Clont®, Flagyl® u. a.)
(Verabreichung: peroral, in Infusionen und in Vaginaltabletten)
Tinidazol (Simplotan®, Sorquetan®)
(Verabreichung: nur peroral)
Zur Behandlung von Infektionen durch:

1. a) **Trichomonas vaginalis** (Trichomoniasis)
   Bei Erwachsenen: Einzeittherapie durch kombinierte orale und lokale Applikation oder 5tägige orale Behandlung mit 2 × 400 mg bzw. 3 × 250 mg Metronidazol pro Tag; alternativ an 2 Tagen je 1 g Tinidazol oral. Die Partnerbehandlung ist zu berücksichtigen.
1. b) **Gardnerella vaginalis** (sog. „Amin-Kolpitis")
   Gegen das ursächliche empfindliche Bakterium analoge Behandlung wie 1. a).
2. **Giardia lamblia** (Lambliasis, Giardiasis)
   Bei Erwachsenen: 3 × 250 mg Metronidazol/d über 7 Tage; alternativ Tinidazol 1 g/d oral über 3 Tage.
   Bei Kindern: Metronidazol 3 × 5 mg/kg/d über 7 Tage.
3. **Entamoeba histolytica** (Amoebenruhr, Amoeben-Leberabszeß)
   Bei Erwachsenen: 3 × 400 mg bis 2 × 800 mg Metronidazol/d über 10 Tage; alternativ 2 × 1 g Tinidazol/d über 5 Tage oral.
   Bei Kindern: Metronidazol 3 × 7 mg/kg/d über 10 Tage oral.
   Bei schweren Fällen von Leberamoebiasis kann eine Wiederholung der Behandlung oder eine Kombination mit Chloroquin bzw. Dihydroemetin indiziert sein (s. Kapitel „Antiparasitäre Chemotherapeutika").
4. **Anaerobierinfektionen** (intraabdominelle, gynäkologische Infektionen, Aspirationspneumonie, superinfizierte Bronchialtumoren, Hirnabszeß).
   Bei Erwachsenen: Metronidazol in Infusionen: 3 × 500 mg/d langsam i. v., ggf. 3–4 × 400 mg/d oral; alternativ Tinidazol (1–)2 g/d oral.
   Bei Kindern: 3 × 7 mg/kg/d langsam i. v. oder oral.
   In der differentialtherapeutischen Abwägung zwischen Metronidazol und anderen gegen Anaerobier wirksamen Mitteln (z. B. Clindamycin, β-Laktam-Antibiotika – bei Verdacht auf Bacteroides fragilis ergänzt um die freie Kombination mit Sulbactam – Makrolide, Tetracycline) sprechen folgende Entzündungsbedingungen für Metronidazol:
   a) Nekrotische Gewebseinschmelzung, größere Nekrosen (also strikt anaerobes Gewebsareal), z. B. Hirnabszeß, Darmwandnekrose, infizierter Tumor, polymikrobielle Pelveoperitonitis, Aspirationspneumonie.
   b) Vorherrschende Beteiligung strikt anaerober gramnegativer Stäbchenbakterien aus dem Magen-Darm-Trakt, z. B. Bacteroides-Species.
   Die Metronidazolbehandlung sollte auf die Dauer des akuten O_2-Mangels im Gewebe beschränkt werden. Mit der Regeneration der O_2-Versorgung des Gewebes verliert Metronidazol seine antibakterielle Wirksamkeit.

Gegen Metronidazol und für die anderen o. g. „Anaerobiermittel" sprechen:

a) nur leichte Minderdurchblutung des Gewebes (nur mikroaerophile Bedingungen),

b) vorherrschende Beteiligung grampositiver (relativ O_2-toleranter) Anaerobier, z. B. Peptokokken, Clostridien, Actinomyceten,.

5. **Chronisch entzündliche Darmerkrankungen** (z. B. M. Crohn)

Bei ausgeprägter Colon- und Rectum-Beteiligung und bei Versagen der primären Prednisolon-Sulfasalazin-Behandlung kommt der Ersatz von Sulfasalazin durch Metronidazol oder Tinidazol in Betracht. Insbesondere wenn Kontraindikationen gegen eine operative Sanierung vorliegen, kann auch eine längere Behandlungsdauer – nach gebührender Aufklärung des Patienten (!) – indiziert sein.

Nitrofurantoin (Furadantin®, ituran® u. a.)

Behandlung der akuten und rezidivierenden Zystitis, kurzfristige Infektionsprophylaxe bei invasiver Diagnostik (Zystoskopie) oder urologischen Operationen.

Cave: Niereninsuffizienz!

In Ausnahmefällen – bei reduzierter Tagesdosis – länger dauernde Prophylaxe gegen aszendierende Harnwegsinfektionen, möglichst mit anderen Antibiotika in wöchentlichem Wechsel.

Bei Erwachsenen: kurzfristig 3 × 100 mg Nitrofurantoin/d – im Sonderfall: 2 × 50 mg/d zur längerfristigen Prophylaxe.

Bei Kindern: kurzfristig 5 mg/kg/d oral, verteilt auf 3–4 Einzelgaben – im Sonderfall: 2,5 mg/kg/d zur längeren Reaszensionsprophylaxe.

Unerwünschte Wirkungen

Nitroimidazole

1. In Einzelfällen Magen-Darm-Störungen: bitteres Aufstoßen, metallischer Geschmack, Übelkeit, selten Diarrhoe.
2. In Einzelfällen neurologische Störungen: Kopfschmerzen, Ataxie, Juckreiz, Parästhesien; bei hoher Dosierung und Langzeitbehandlung reversible periphere Neuropathien.
3. Selten: Hautausschläge.
4. Der Urin kann durch Metronidazolmetabolite dunkel gefärbt werden.

Interaktionen

Disulfiram-Effekt bei **Metronidazol** und gleichzeitigem Alkoholeinfluß (alkoholhaltige Präparate (!). Erhöhung von Anti-

koagulantien-Konzentrationen im Plasma und verstärkte Gerinnungshemmung möglich.

Nitrofurantoin

1. Allergische Reaktionen im Prozent-Bereich (Exantheme, Fieber); anaphylaktische Reaktionen sind seltener, dgl. allergische Lungeninfiltrate („Nitrofurantoin-Pneumonie"), cholestatischer Ikterus, Asthma. Phototoxische Reaktionen der Haut.
2. Gastrointestinaltrakt: Erbrechen und Übelkeit (siehe auch ZNS).
3. Zentralnervöse Symptome: Schwindel, Kopfschmerzen, Nystagmus, ataktische Raktionen, psychotische Reaktionen, „burning-feet"-Syndrom,
   periphere Polyneuritis; Parästhesien, Lähmungen (cave: insbesondere bei eingeschränkter Nierenfunktion).
4. Blutbildende Organe: Einzelfälle von Anämien und Leukozytopenien sind beschrieben.
   Hämolytische Anämie (Glucose-6-phosphat-Dehydrogenasemangel).
5. Braunverfärbung des Urins!
6. Mutagene und onkogene Wirkungen wurden in verschiedenen Testsystemen beobachtet.

Interaktionen

Alkoholunverträglichkeit.

Kontraindikationen

Nitroimidazole

1. Allergien
2. ZNS-Erkrankungen
3. simultane Alkoholaufnahme
4. In der Frühschwangerschaft und während der Stillzeit nur bei vitaler Indikation
5. Bei schwerer Leberererkrankung reduzierte Dosis!

Nitrofurantoin

1. Anurie und Niereninsuffizienz mit Harnstoffwerten > 100 mg% bzw. Kreatinin-Clearance < 40 ml/min.
2. Favismus
   (Glucose-6-Phosphat-Dehydrogenase-Mangel)
3. ZNS-Erkrankungen
4. simultane Alkoholaufnahme
5. Gravidität, Stillzeit und erster Lebensmonat (Enzymunreife).

Makrolid-Antibiotika

Erythromycin ist das Leitantibiotikum in der Gruppe der Makrolid-(Makrozyklische Lakton-)Antibiotika. Es wird in verschiedenen Ester- und Salz-Formen zur oralen und parenteralen Gabe angeboten. Andere seit längerem therapeutisch eingesetzte Makrolide sind **Spiramycin** und **Josamycin**.
Einerseits mit der Möglichkeit, die Makrolid-Struktur synthetisch herzustellen, und andererseits mit der Aufklärung der Häufigkeit von Legionella-, Chlamydia- und Campylobacterinfektionen wuchs das Interesse an neuen Makrolid-Antibiotika mit verbesserten pharmakologischen und antibakteriellen Eigenschaften. **Roxithromycin** und **Clarithromycin** sind die ersten in die Therapie eingeführten Repräsentanten dieser aktu-

ellen Entwicklungen. **Azithromycin, Dirithromycin** und **Flurithromycin** dürften die neue Serie bald ergänzen.

Herkunft, Struktur und physikochemische Eigenschaften

Erythromycin (das klinisch verwendete Erythromycinisomer A) wurde 1952 aus Stoffwechselprodukten von Streptomyces erythreus isoliert. Die kristalline Substanz ist nur gering wasserlöslich und hat einen bitteren Geschmack. Sie besitzt einen großen, 14gliedrigen Laktonring (Erythronolid), eine Ketogruppe und zwei glykosidisch gebundene Zucker: 1 Neutral-zucker (Cladinose) und 1 Aminozucker (Desosamin), der ihr basische Eigenschaften verleiht (Abb. 35).

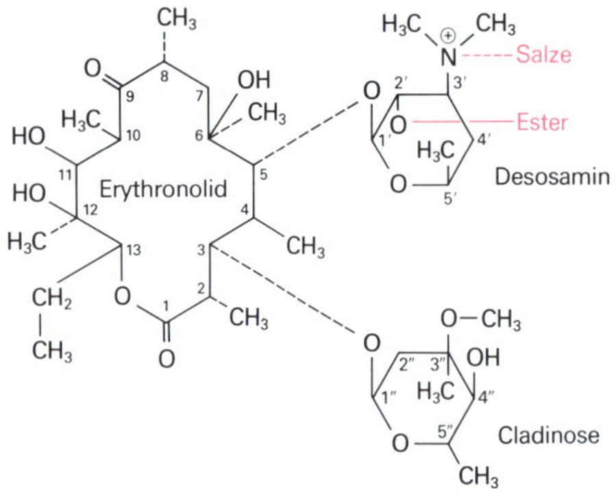

Abb. 35: Erythromycin (Erythromycin A).

Nur die freie Base des Erythromycin ist antibiotisch aktiv; sie ist bei saurem pH (pH < 6,0) jedoch sehr instabil. Um die Stabilität im Magensaft und damit die Bioverfügbarkeit nach oraler Gabe zu erhöhen oder um die Wasserlöslichkeit für die parenterale Applikation zu verbessern, werden entsprechend geeignete Salz-und/oder Esterverbindungen in der Therapie eingesetzt.
Die Veresterung erfolgt an der 2ständigen Hydroxylgruppe des Desosamin (Erythromycin-Ethylsuccinat), die Salzbildung über die dimethylierte Aminogruppe (Erythromycin-Stearat-Lactobionat), Abb. 35. Das inzwischen nur noch in

1 Handelspräparation angebotene Erythromycin-Estolat ist eine Kombination von Ester- (-Propionat) und Salz (-Laurylsulfat). Der Wirkstoffgehalt wird stets auf mg der freien Erythromycinbase (MM ~ 734) bezogen.
Spiramycin und Josamycin sind – ebenfalls biosynthetisch von Streptomyces-Arten gewonnene – Makrolide mit 16gliedrigen Laktonringen (Leukonolide); Abb. 36 und 37.
Spiramycin (MM ~ 843) besteht aus einem Gemisch von 3 Komponenten: Spiramycin I, dem Acetylderivat (Spiramycin II) und dem Propionylderivat (Spiramycin III; Abb. 36). Als Sulfate sind die Spiramycin-Komponenten gut wasserlöslich und für die orale Medikation ausreichend säurestabil. Die anderen physikochemischen Eigenschaften entsprechen denen von Erythromycin. Für **Josamycin**-Base und -Propionat gelten ähnliche Charakteristika (Abb. 37).
Die beiden **neuen,** synthetisch hergestellten Makrolide sind der Struktur nach Derivate des Erythromycin A: **Roxithromycin** (MM ~ 837) ist ein Ether-Oxim-Erythromycin (Abb. 38), **Clarithromycin** (MM ~ 748) ist das 6-O-Methyl-Erythromycin (Abb. 39). Beide Derivate verbessern die Säurestabilität und erhöhen die Lipophilie (und dementsprechend auch die Bioverfügbarkeit).

Wirkungsmechanismen, -spektrum

Die 50 S-Untereinheiten der bakteriellen 70 S-Ribosomen sind der Ansatzpunkt der antibakteriellen Wirkung von Makroliden – ähnlich wie von Lincosamiden. Makrolid-Antibiotika behindern den Proteinsyntheseprozeß während der Elongationsphase der Polypeptidkette am Ribosom. Durch ihre Bindung blockieren sie die Translokation der Peptidyl-t-RNA von der Akzeptorstelle zur Donorstelle. Die Fixierung der Peptidyl-t-RNA an der Akzeptorstelle führt zur Arretierung

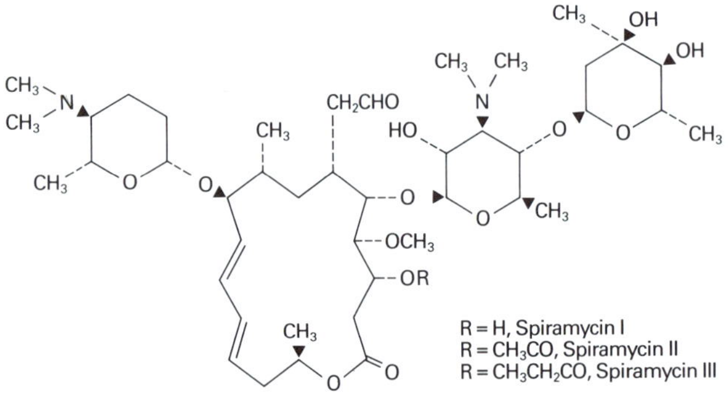

Abb. 36: Spiramycin.

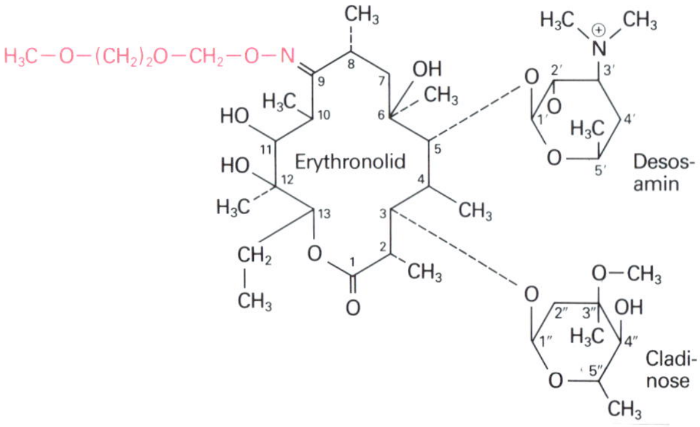

Abb. 38: Roxithromycin.

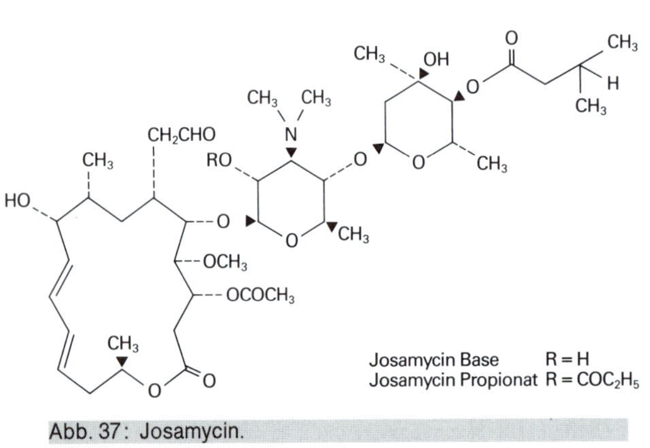

Abb. 37: Josamycin.

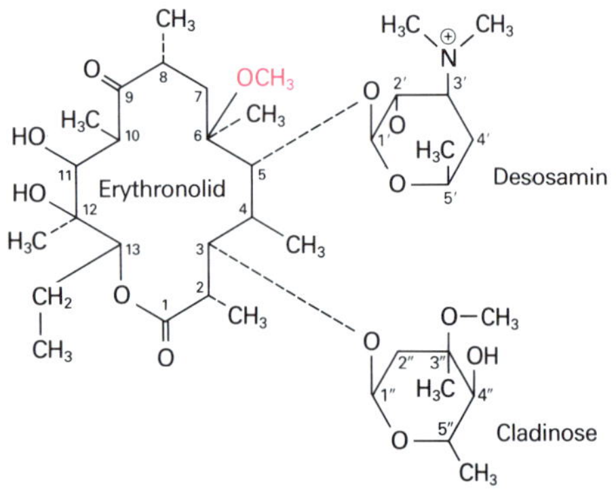

Abb. 39: Clarithromycin.

Tab. 21: Vereinfachte Übersicht der Aktivitätsunterschiede von Makrolid-Antibiotika (orientiert an MHK-Werten und Prozentsatz sensibler Stämme: + + + = sehr niedrige MHK, >90% sens.; + + niedrige MHK, ca. 80% sens.; + = höhere MHK, ca. 50% sens.; (+) höhere MHK, <50 sens.).

	Substanz				
Erreger	Erythro.	Spira.	Josa.	Roxithro.	Clarithro.
hämolys. Streptokokken	+ +	+	+	+ / + +	+ +
Staph. aureus	(+)/+	(+)	(+)/+ [1]	(+)	+/+ +
Corynebakt.	+ + +	+	+ +	+ +	+ + +
Hämophilus	+/+ +	(+)	(+)	(+)/+	(+)/+ + [2]
Bordetella	+ +	(+)	+ +	+ +	+ +
Legionella	+ +/+ + +	(+)	+ +	+ +/+ + +	+ + +
Mycoplasma	+ + +	(+)	+ +	+ + +	+ + +
Chlamydia	+ + +	(+)	+ +	+ + +	+ + +
Campylobacter	+ +	(+)	+ +	+ + +	+ + +
Bacteroides	+	(+)	+ +	+	+ +

[1] z. T. auch gegen Erythromycin-resistente Stämme aktiv
[2] gute Aktivität des Hauptmetaboliten 14-Hydroxy-Clarithromycin

ter Proteinsynthese auf Polypeptid-Zwischenstufen. Es resultiert in der Regel **Bakteriostase**.
Wohl durch eine eng benachbarte Bindung der **Makrolide** und **Lincosamide** am Ribosom interferieren beide Antibiotika-Gruppen funktionell miteinander. Dies begründet einerseits antagonistische Effekte ihrer Kombination, andererseits eine **weitgehende Parallelresistenz** gegen beide. **Resistenz** wird durch Plasmidübertragung induziert. Nachgewiesen sind plasmidvermittelte RNA-Methylasen, die durch Methylierung der Bindungsstellen, die Affinität der Makrolide und oft auch der Lincosamide vermindern.
Das **Wirkungsspektrum** der Makrolid-Antibiotika umfaßt 4 Bereiche:
1. Grampositive Bakterien (gegen Staphylokokken weniger aktiv als Lincosamide; Nocardien sind resistent);
2. Sog. „kleine" gramnegative Bakterien (von besonderen Wachstumsbedingungen abhängig) der Gattungen: Neisseria, Haemophilus, Bordetella, Legionella, Brucella und Anaerobier (gegen Bacteroides weniger aktiv als Lincosamide);
3. Zellwandlose: Mykoplasmen, Chlamydien, Rickettsien;
4. Schraubenförmige: Treponemen, Borrelien, Campylobacter;
Damit beinhaltet das Indikationsgebiet der Makrolid-Antibiotika häufige Erreger:
a) spontaner bakterieller Atemwegsinfektionen,
b) sexuell-übertragbarer Infektionen.
Erythromycin hat eine ausgewogen gute Aktivität gegen die Mehrheit der Stämme im Spektrum (jedoch stark variierende Resistenzquoten bei Staph. aureus und H. influenzae).
Spiramycin ist generell schwächer wirksam und ist praktisch nur noch der Sonderindikation „Toxoplasmose in der Schwangerschaft" vorbehalten. **Josamycin, Roxithromycin** und **Clarithromycin** weichen nur partiell, z. T. nur punktuell von der Aktivität des Erythromycin ab. An einer Auswahl von Bakteriengattungen ist dies in Tab. 21 vergleichend aufgeführt.
Größere Aktivitätsvorteile gegen H. influenzae werden von **Azithromycin** – einem neuen 15gliedrigen Makrolid (Azalid) – erwartet. Zwischen allen Makroliden besteht weitgehend **Parallelresistenz**.

Pharmakokinetik

Im pharmakokinetischen Verhalten bestehen die hauptsächlichen Unterschiede zwischen den Makrolid-Antibiotika.
Sie werden in erster Linie oral eingenommen. Da sie nur langsam (max. Plasmakonzentration erst 1–3 h nach Gabe), z. T. von der Nahrungsaufnahme beeinflußt und unvollständig resorbiert werden, unterliegt die individuelle Bioverfügbarkeit starken Schwankungen. Durchschnittlich beim Erwachsenen zu erwartende Konzentrationsverläufe im Blut sind in Abb. 40 veranschaulicht.
Clarithromycin und Roxithromycin erreichen trotz niedriger Tagesnormdosis gleich hohe oder sogar höhere Plasmakonzentrationen als die älteren Makrolide. Dieses Verhalten wird aus den Daten in Tab. 22 erklärlich.
Nach **intravenöser Erythromycin**-Gabe von 0,5–1,0 g als 1 h-Infusion resultieren maximale Plasmakonzentrationen von 20–30 µg/ml.
Alle Makrolid-Antibiotika werden größtenteils in der Leber verstoffwechselt und **biliär** – anteilig variierend – in unverän-

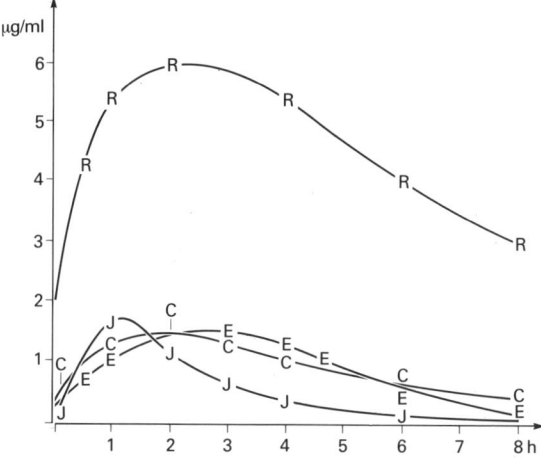

Abb. 40: Durchschnittliche Plasmakonzentrationen nach ca. 3tägiger oraler Einnahme von:
3–4 × 500 mg Erythromycinstearat (E),
3–4 × 500 mg Josamycin (J),
2 × 250 mg Clarithromycin (C),
2 × 150 mg Roxithromycin.

Tab. 22: Pharmakokinetische Grunddaten der Makrolid-Antibiotika im Vergleich.

	Erytrho.	Josa.	Clarithro.	Roxithro.
Resorptionsquote aus dem Darm	$< 50\%$	60%	65%	75%
Abhängigkeit von Nahrungsaufnahme	stark	mäßig	kaum	mäßig
Plasmaproteinbindung	65%[1]	15%	65%	95%[1]
Plasmahalbwertzeit	2,0 h	1,5 h	2,5 h	10–11 h
Renale Ausscheidung in unveränderter Form	5–10%	5–10%	10–20%	5–10%

[1] Bindung vorrangig an saure α_1-Glykoproteine im Plasma, weniger an Albumin

derter Form oder als – z. T. noch bioaktive Metabolite eliminiert. Die faekale Ausscheidung liegt $> 50\%$ der verabreichten Dosis.

Vom Blut aus verteilen sich die Makrolid-Antibiotika gut in das Körpergewebe. Sie penetrieren in Phagozyten und können intrazellulär antibakteriell wirksam sein, z. B. gegen Chlamydien. Die Permeation der Makrolide in den Liquor cerebrospinalis ist eher geringgradig.

Plazentagängigkeit und eine höhere Übertrittsrate in die Muttermilch sind nachgewiesen. Unter Hämodialyse werden nur geringe Makrolidmengen im Dialysat gefunden. Bei intakter Leberfunktion wird dem Dialysepatienten dennoch Normdosis (allerdings nicht Hochdosis!) verordnet.

Präparate, Indikationen, Dosierung

Dem Wirkungsspektrum entsprechend haben Erythromycin, Clarithromycin und Roxithromycin – mit Einschränkungen bei Atemwegsinfektionen auch Josamycin – einen breiten therapeutischen Anwendungsbereich, vor allem in der ambulanten Praxis:

1. (Alternativ zu Penicillin) gegen hämolysierende A-Streptokokken, z. B. bei Scharlach, Tonsillitis, Erysipel, Prophylaxe des Rheumatischen Fiebers.
2. (Alternativ zu Aminopenicillin) eitrige obere und untere Atemwegsinfektionen (außerhalb der Klinik erworben), z. B. Otitis media, Sinusitis, Tracheobronchitis, beginnende Pneumonie.
3. Keuchhusten (Therapie und Umgebungsprophylaxe),
4. (Alternativ zu Penicillin) Diphtherie (auch Ausscheider-Sanierung), (alternativ zu Ampicillin) Listeriose.
5. (Alternativ zu Tetrazyklinen) interstitielle (nicht-virale) Pneumonie durch Mycoplasmen, Chlamydien, Rickettsien.
6. (Alternativ zu Tetrazyklinen) nicht-gonorrhoische Urethritis u. a. sexuell-übertragbare Infektionen durch Mykoplasmen und Chlamydien; Einschlußkörperchen-Konjunktivitis einschließlich Trachom.
7. Legionella-Pneumonien (in schweren Fällen in Kombination mit Rifampicin).
8. Campylobacter-jejuni-Enteritis (bei schwerer Verlaufsform).
9. (Bei Penicillinallergie) Lues und Gonorrhoe.
10. (Alternativ zu Tetrazyklinen) Akne vulgaris; neuere Makrolide evtl. auch bei Mycobacterium-marinum-Infektionen der Haut.

Erythromycin-Stearat (z. B. Erythrocin® u. a.) – **Ethylsuccinat** (z. B. Paediathrocin® u. a.).

Normdosis: bei Erwachsenen: (3–)4 × 500 mg/d oral; bei Kindern: 30–50 mg/kg/d oral.
Erythromycin-Base (in magensaftresistenten Tabl., Pharyngocin®) – **Estolat** (nur noch in Togiren®).
Normdosis: bei Erwachsenen: 4 × 250 mg/d oral (nur Estolat); bei Kindern: 20–50 mg/kg/d oral.
Bei Estolat-Präparaten Begrenzung der Therapiedauer auf max. 7–10 Tage.
Erythromycin-Lactobinat (Erythrocin® **i. v.**)
Normdosis: bei Erwachsenen: 4 × 0,5 g oder 2 × 1 g/d in 1 h-Infusionen; bei Kindern: 20–30 mg/kg/d in 1 h-Infusionen.
Bei schwer verlaufender Legionellose oder zur Behandlung einer Neurolues werden höhere Dosierungen gewählt, z. B. 3 g/d in Infusionen.
Erythromycin-Ethylsuccinat (Erythrocin® **i. m.**) zur i. m.-Injektion, wird nicht empfohlen, da oft schmerzhaft.
Roxithromycin (Rulid®)
Normdosis: bei Erwachsenen 2 × 150 mg/d oral (in Frankreich z. B. bis 2 × 300 mg/d zugelassen).
Clarithromycin (Klacid®)
Normdosis: bei Erwachsenen 2 × 250 mg/d oral.
Josamycin (Wilprafen®)
Normdosis: bei Erwachsenen (3–)4 × 500 mg/d oral (als Erstdosis wird die Einnahme von 1 g empfohlen); bei Kindern: 30–50 mg/kg/d oral.
Spiramycin (Selectomycin, Rovamycine). Die Aktivität ist in den Handelspräparaten in IE ausgedrückt. 1 IE entspricht etwa 0,3 µg. Zur Behandlung der akuten **Toxoplasmose** in der Schwangerschaft werden 4 × 1,5–2,2 Mio. IE/d ~ etwa 2–3 g/d oral empfohlen. Nach 3–4wöchiger Erstbehandlung und 14tägiger Pause ist eine Wiederholungskur zu erwägen.

Unerwünschte Wirkungen

Die Makrolid-Antibiotika sind im allgemeinen sehr gut verträglich und zur Einnahme auch während der Schwangerschaft zugelassen.
Durch Erythromycin-**Estolat** (deswegen wieder verlassen), seltener durch andere Ester, kann es zum reversiblen **cholestatischen Ikterus** mit Erbrechen, Schmerzen im Oberbauch, leichtem Fieber und Transaminasenerhöhung kommen. Allergische Reaktionen sind selten ($< 0,5\%$). Störungen der Darmflora infolge des im Darm verbleibenden Wirkstoffanteils verursachen **Meteorismus** und gelegentlich leichte Durchfälle (in 2–5% der Fälle).
Zu rasche intravenöse Gabe ohne ausreichende Verdünnung der Infusionslösung führt zur Thrombophlebitis. Erythromycin darf nicht in anorganischen Salzlösungen aufgenommen werden. In Lösung ist Erythromycin mit zahlreichen anderen Medikamenten, auch anderen Antibiotika, inkompatibel.

Interaktionen

Durch Bindung und Interaktion am Cytochrom P450 kann Erythromycin die Clearance anderer in der Leber metabolisierter Medikamente behindern. Dies ist bei Substanzen mit enger therapeutischer Breite zu beachten, z. B. bei Theophyllin (therapeutische Plasmakonzentrationen 10–20 µg/ml, toxische Reaktionen ab 20 µg/ml) oder auch Carbamazepin (therapeutische Plasmakonzentrationen 7–15 µg/ml). Bei Josamycin und wohl auch bei Roxithromycin sowie Clarithromycin sind diese Effekte so gering, daß die Dosierung von Theophyllin nicht reduziert werden muß.

Kontraindikationen

Stillzeit (Übertritt in Muttermilch), Allergie (Unverträglichkeitsreaktion).

Lincomycin, Clindamycin

Die beiden **Lincosamide** kommen vor allem zur Behandlung der Staphylokokken-Osteomyelitis und gegen diverse Anaerobier, z. B. bei Pelveoperitonitis, in Betracht.

Herkunft, Struktur, physikochemische Eigenschaften

Lincomycin wird aus Kulturfiltrat von Streptomyces lincolnensis isoliert: **Clindamycin** (7-Chlor Lincomycin) wird halbsynthetisch hergestellt, indem eine Hydroxylgruppe durch ein Chloratom ersetzt wird, Abb. 41.
Beide Substanzen bestehen aus 2 Heterocyclen: aus der substituierten heterocyclischen Aminosäure Prolin (5-Ring) und dem substituierten, schwefelhaltigen Aminozucker Galacto-Octapyranose (6-Ring), die als Säureamid verbunden sind, Abb. 41.
Beide Antibiotika sind leicht basisch, gut wasserlöslich, und auch in wäßriger Lösung im pH-Bereich von 2–9 stabil.

Wirkungsmechanismen, -spektrum

Lincomycin und Clindamycin wirken auf gleiche Weise und gegen ein nahezu identisches Wirkungsspektrum. Es ist auf grampositive aerobe Kokken (außer Enterokokken) und verschiedene Anaerobier-Arten begrenzt.
Bei empfindlichen Bakterienzellen binden sich die Lincosamide an die 50 S-Untereinheiten der Ribosomen. Dadurch wird die Reaktion der Aminoacyl-t-RNA mit dem Peptidyltransferase-Zentrum der Ribosomen blockiert. Die Störung der Proteinsynthese führt in der Regel zur **Bakteriostase**. Bei sehr empfindlichen Stämmen und hohen Wirkstoffkonzentrationen entstehen auch deletäre Stoffwechselstörungen mit bakteriziden Effekten (s. Endocarditis-Therapie im Abschnitt „Indikationen"). Die Bindung der Lincosamide an Ribosomen interferiert funktionell mit der von Makroliden. So sind Lincomycin-resistente Stämme meistens auch Erythromycin-resistent; umgekehrt induziert der Resistenzmechanismus gegen Erythromycin nicht zwangsläufig auch Lincomycin-Resistenz (s. Kap. „Makrolid-Antibiotika").

Zum **Wirkungsspektrum** gehören grampositive Bakterien, insbesondere Staphylokokken, und **nur anaerob** wachsende gramnegative Stäbchen, so auch die meisten Bacteroides fragilis-Stämme. **Clindamycin** ist um den Faktor 2–5 (–10) **aktiver** als Lincomycin. Die gute Aktivität beider Präparate gegen Staphylokokken (unabhängig von der Penicillinaseproduktion) sowie gegen Anaerobier in Mischinfektionen werden therapeutisch am häufigsten genutzt. Aktivitätsnachweise gegen Mycoplasma pneumoniae, Malaria-Plasmodien oder Toxoplasma gondii haben keine allgemeine klinische Bedeutung erlangt.

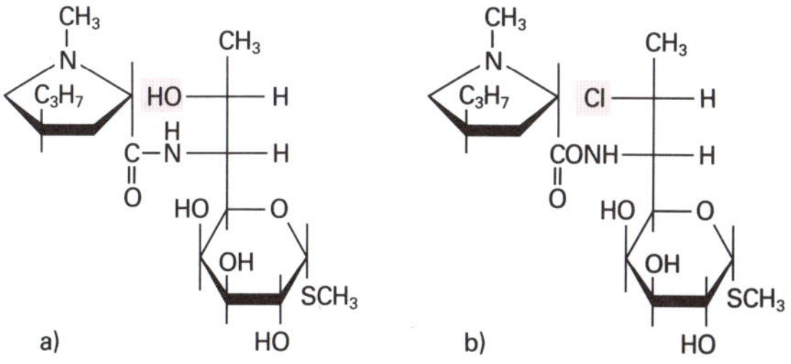

Pharmakokinetik

Lincomycin und Clindamycin werden in oralen und parenteralen Verabreichungsformen angeboten. Die für die Therapiewahl wichtigsten pharmakokinetischen Unterschiede sind in Tab. 23 zusammengefaßt:
Die Daten in Tab. 23 zeigen insbesondere an:
1. bessere Bioverfügbarkeit von Clindamycin; Clindamycin wird daher für die orale Behandlung bevorzugt;
2. günstigere Eigenschaften von Lincomycin für die hochdosierte i. v.-Behandlung; die Gefahr einer pseudomembranösen Enterocolitis (s. S. 667) wird wegen der geringeren biliären Elimination seltener manifest.

In Tab. 24 sind die nach üblichen therapeutischen Dosen erreichbaren Plasmakonzentrationen aufgeführt.
Beide Lincosamide permeiren gut in Weichteil- und **auch Knochengewebe**. Clindamycin penetriert ähnlich gut wie Erythromycin und ist auch intrazellulär gegen Bakterien wirksam. Aktivität innerhalb der Phagolysosomen selbst wird aber wegen des dort stark sauren pH-Wertes in Frage gestellt. Plazentagängigkeit ist gegeben (bei Clindamycin stärker als bei Lincomycin). Beide Antibiotika treten in die Muttermilch über, Lincomycin jedoch weniger stark als Clindamycin. Die Blut-Liquor-Schranke wird von beiden Wirkstoffen nicht in therapeutisch ausreichendem Maße passiert. Beide sind auch nicht dialysierbar. Weder Hämodialyse noch Peritonealdialyse sind wirksam.

Präparate, Indikationen, Dosierung

Lincomycin und Clindamycin sind im Rahmen ihres Wirkungsspektrums indiziert:
1. bei Penicillin/Cephalosporin-Allergie des Patienten;
2. zur Nachbehandlung einer initialen (bakteriziden) Penicillin/Aminoglykosid-Kombinationstherapie, wenn noch eine intrazellulär wirksame Aktivität – gegen intraphagozytär persistierende Erreger – angezeigt ist, also gegen Rezidive und zur Kupierung schon bestehender chronisch-rezidivierender Infektionen;

Abb. 41: Struktur von Lincomycin (a) und Clindamycin (7-Chlor-Lincomycin) (b).

Tab. 23: Vergleich pharmakokinetischer Eigenschaften von Lincomycin und Clindamycin (Durchschnittswerte).

	Lincomycin	Clindamycin
Resorption nach oraler Gabe (Bioverfügbarkeit)	20−35% stark abhängig von Nahrungsaufnahme	70−80% wenig abhängig von Nahrungsaufnahme
Plasmaproteinbindung	20−30%	80−90%
Plasmahalbwertzeit	4−5 h	2−3 h
Elimination:		
a) renal nach i. v.-Gabe in unveränderter Form	40%	25%
b) biliär insgesamt (einschl. bioaktiver u. inaktiver Metabolite)	10%	>60%
Kumulationstendenz (Dosisanpassung)		
a) bei Niereninsuffizienz	ja	nein
b) bei Leberinsuffizienz	ja	ja

Tab. 24: Plasmakonzentrationen in μg/ml in der Lincomycin- und Clindamycintherapie (Durchschnittswerte bei Erwachsenen).

Präparate/Applikation	Stunden nach Gabe: 1	2	4	6	8
Lincomycin: 600 mg i. v.	10−12	8−10	6−7	3−5	2−3
Lincomycin: 3 g in 1-h-Infusion	100	30	20	15	10
Clindamycin: 150 mg oral	2	1,5	1,0	0,5	0,1
Clindamycin: 300 mg oral	4	3	2	1,2	0,8
Clindamycin: 600 mg in 20 Min.-Infus.	6−8	5	3	2	1
Clindamycin: 1,2 g in 45-Min.-Infusion	16	10	6	5	3,5

3. wenn die besondere Penetrationsfähigkeit beider Lincomycine in fibrinös-thrombotisch-kollagenös veränderte Entzündungsherde benötigt wird, z. B. bei chronischer Osteomyelitis;

4. als Kombinationspräparat zu anderen Antibiotika gegen die Anaerobier in polymikrobiellen Mischinfektionen, z. B. bei eitriger (Pelveo-)Peritonitis oder Aspirationspneumonie.

Lincomycin-Hydrochlorid[1]

Anstelle der oralen Lincomycin-Verabreichungsformen (Kapseln und Sirup) werden die oralen **Clindamycin**-Präparate bevorzugt.

Parenteral kann **Lincomycin**-HCl mit großer therapeutischer Breite dosiert werden: die Normdosis von 20−30 mg Lincomycin-HCl/kg KG/d ist in Sonderfällen (z. B. Endocarditis lenta, chronische Osteomyelitis, chron. Spondylodiscitis, Hirnabszeß usw.) bis auf 100(−150) mg/kg KG/d steigerbar, wenn auf eine **langsame** Infusionsgeschwindigkeit geachtet wird. Diese sollte <50 mg Lincomycin-HCl/kg KG/h, am besten bei 30 mg/kg KG/h liegen. Dann werden auch über längere Zeit (z. B. zur Sanierung größerer endokarditischer Vegetationen) Dosierungen von 3 × 2 g bis 3 × 3 g Lincomycin-HCl/d beim Erwachsenen in der Regel gut vertragen. Mittlere Lincomycin-Dosierungen (Plasmakonzentrationen <100 μg/ml) sind bei gegebener Indikation auch in der Schwangerschaft vertretbar.

Clindamycin[2]

Zur Therapie erhältlich als:
Clindamycin-HCl in Kapseln,
Clindamycin-2-palmitat in Granulatform,
Clindamycin-2-dihydrogenphosphat in Ampullen.
Im Rahmen der o. g. Indikationen wird **Clindamycin** zur **oralen** Behandlung verordnet oder, wenn keine besonders hohe i. v.-Dosierung nötig ist, z. B. bei:
a) Penicillin-Allergikern mit Furunkulose, Spritzenabszeß, Erysipel, Tonsillitis usw.;
b) akuten Infektionen mit (potentieller) Anaerobierbeteiligung (Adnexitis, Leberabszeß, beginnende Aspirationspneumonie u. ä.);
c) langfristiger oraler Sanierungsversuch chronischer Entzündungen (Osteomyelitis-Nachbehandlung);
d) Endocarditis-Prophylaxe (bei Penicillin-Allergie) **vor** Dental-, HNO-, Bronchial-Eingriffen bei Patienten mit vorgeschädigten Herzklappen (Endocarditis-Risiko!): einmalig 15 mg Clindamycin/kg KG, ca. 30−60 Minuten vor dem Eingriff oral.
Als Clindamycin-Tagesdosierungen werden empfohlen:
Normdosis: 10−15 mg/kg KG/d oral oder i. v., entsprechend beim Erwachsenen: 4 × 150 mg bis 3 × 300 mg/d oral/ i. v.;
Hochdosis: 25−30(−40) mg/kg KG/d i. v., entsprechend beim Erwachsenen: 3 × 600 mg/d bis max. 2,4 g/d als Kurzinfusionen (30−60 min.).

---

[1] Albiotic®

[2] Sobelin®

Unerwünschte Wirkungen

Gastrointestinale Störungen durch Beeinträchtigungen der physiologischen anaeroben Darmflora sind die häufigsten unerwünschten Wirkungen (5–20%). Nach längerer oraler Lincomycin-und hochdosierter oraler/intravenöser Clindamycintherapie kann eine schwere **pseudomembranöse Enterocolitis** (anhaltende, oft hämorrhagische Diarrhoe) auftreten. Diese Komplikation kommt auch nach anderen länger und hochdosiert eingesetzten Antibiotika/-Kombinationen vor (sog. „Antibiotika-assoziierte Colitis, AAC") wurde aber unter Clindamycingaben auffällig. Sie tritt bei künstlich ernährten (Intensiv-)Patienten leicht ein. Bei normaler Mischkosternährung manifestiert sie sich selten über weich-breiigen Stuhlgang hinaus. Ursächlich ist die Anreicherung des gegen Lincomycine und viele andere Antibiotika resistenten **Clostridium difficile** im Darm, wenn die physiologische residente Flora zu stark dezimiert wird. Clostridium difficile bildet ein mukosaschädigendes Enterotoxin; Gegenmittel: Vancomycin 4 × 500 mg/d oral bis zum Sistieren der Diarrhoe (siehe nächster Abschnitt „Glykopeptid-Antibiotika").
Überempfindlichkeitsreaktionen sind relativ selten; sie verlaufen meist mit masernähnlichem Exanthem, Juckreiz und/oder arzneimittelbedingtem Fieber (sehr selten schwere Allgemeinreaktionen im Sinne des Stevens-Johnson-Syndroms).
Unter (längerer) Therapie mit Lincomycinen sind Thrombozytopenie, Leukopenie u. a. durch Blutbildkontrollen erfaßbare Veränderungen möglich. Bei Patienten mit Störungen der neuromuskulären Übertragung (z. B. Myasthenia gravis, Parkinsonsche Krankheit) können sich die Beschwerden verschlimmern. Auch durch Interaktionen der Lincosamide mit bestimmten Muskelrelaxantien (z. B. Suxamethoniumchlorid, Tubocurarin) können sich **neuromuskulär blockierende Wirkungen** bis zu (selten) lebensbedrohlichen perioperativen Zwischenfällen verstärken! Bei **zu schneller** Infusion von Lincomycin **oder** Clindamycin können Nausea, Herzrhythmusstörungen und Blutdruckabfall auftreten. Gelegentlich steigen unter Clindamycin die Bilirubin- und Leberenzymwerte im Blut.

Interaktionen

Antacida (Aluminiumsilikate) und der Süßstoff Cyclamat vermindern die Lincomycin- und Clindamycin-Resorption aus dem Darm. Clindamycin-Phosphat ist in Lösung inkompatibel mit Ampicillin, Theophyllin, Calciumgluconat, Diphenylhydantoin und Magnesiumsulfat. Wegen antagonistischer Effekte keine Kombination von Lincomycinen mit Makrolid-Antibiotika (z. B. Erythromycin) oder Chloramphenicol!

Kontraindikationen

- Allergie gegen Lincomycin/Clindamycin – Clindamycin in der Stillzeit (hohe Übertrittsrate in die Muttermilch),
- Lincomycin- und Clindamycin-Lösungen (wegen Gehalt an Benzylalkohol) bei Neugeborenen und unreifen Frühgeborenen.

Relative Kontraindikationen:
- Die sichere Anwendung von Clindamycin in der Schwangerschaft ist noch nicht ausreichend nachgewiesen.
- Sorgfältige Nutzen-Risiko-Abwägung bei Patienten mit vorbestehenden chron. Darmerkrankungen.

Glykopeptid-Antibiotika

Die Glykopeptid-Antibiotika sind eine wichtige therapeutische Reserve gegen multiresistente Staphylococcus aureus- und Enterokokken-Stämme. Für Patienten mit lebensbedrohlichen **MRSA**-Infektionen (Infektionen durch **M**ethicillin/Oxacillin-resistente Staph. **a**ureus-Stämme) ist die Verfügbarkeit von **Vancomycin** und **Teicoplanin** von lebenswichtiger Bedeutung. Sie sind daher **nur in/gegen diese Notfälle** indiziert.

Herkunft, Struktur, physikochemische Eigenschaften

Vancomycin

Schon seit 1955 bekannt, wird es aus Kulturfiltrat von Streptomyces orientalis isoliert. Der dringende Bedarf wirksamer

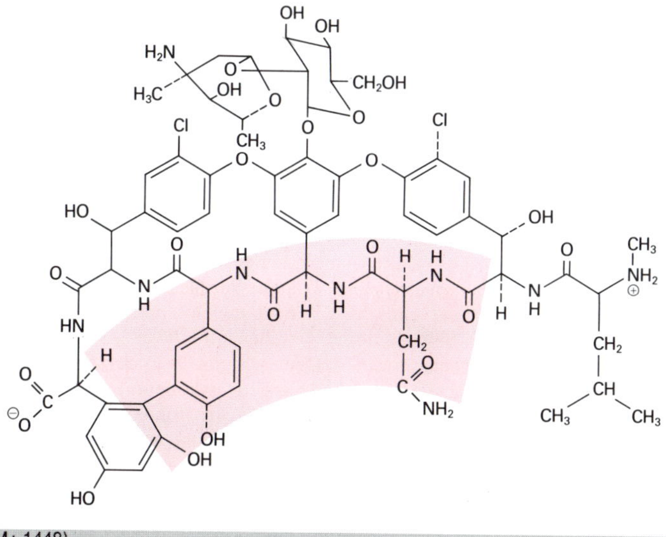

Abb. 42: Vancomycin (MM: 1448).

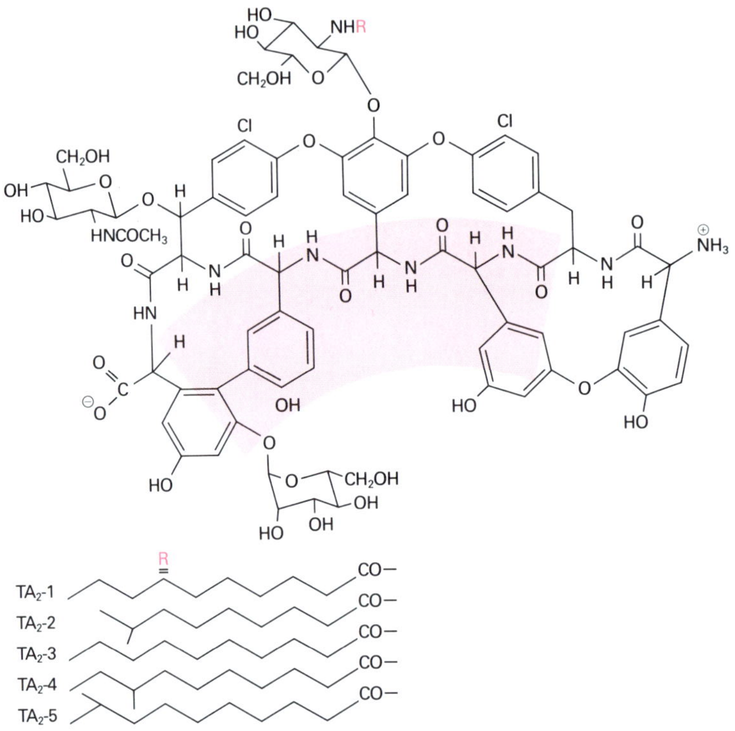

Abb. 43: Teicoplanin-Komponenten (MM: um 1900).

Alternativen gegen multiresistente Staphylokokken hat um 1980 die Vancomycin-Forschung neu aktiviert. Es gelang, die Struktur dieses großmolekularen Wirkstoffes aufzuklären (Abb. 42).

Das komplexe, tricyclische Molekül enthält mehrere funktionelle Gruppen (1 Carboxyl-, 2 Amino- und 3 Phenol-Gruppen) und Voraussetzungen zur Chelatbildung mit Metallionen. Der – **antibakteriell entscheidende** – Teil ist in Abb. 42 rötlich grob markiert. Er geht während des Peptidoglykanaufbaus mit den C-terminalen D-Alanyl-D-Alanin-Gruppen der Peptidseitenketten einen Komplex ein.

Die Vancomycin-Base (pI = 8,0) ist als Hydrochlorid im Handel. Seit 1987 wird die – früher aus einem nebenwirkungsreichen Glykopeptid-Gemisch bestehende – Therapiesubstanz mit einem Reinheitsgrad von etwa 95% angeboten (dadurch wesentlich bessere Verträglichkeit!). Ihre Wasserlöslichkeit und Stabilität ist pH-Wert abhängig. Im sauren Bereich ist Vancomycin gut löslich und im alkalischen Milieu zwar wieder gut löslich, aber instabil. Mischung mit anderen Medikamenten oder vorschriftswidrigen Lösungsmitteln begünstigt Ausfällungen.

Teicoplanin

Seit 1989 ist es in die Therapie eingeführt. Es wird aus Kulturfiltrat einer Actinomyces-Art (Actinoplanes teichomyceticus) gewonnen. Die Therapiesubstanz besteht aus einem Gemisch von 5 großmolekularen, nur in der aliphatischen Seitenkette voneinander unterschiedlichen Komponenten (Teichomycin A_2-Komplex) und einer kleineren Komponente (Teichomycin A_3). Der A_2-Komplex macht 90–95% des Teicoplanins aus. Das identische tetracyclische Grundgerüst seiner 5-Komponenten und die jeweils unterschiedlichen Fettsäure-Seitenketten (TA$_2$-1 bis TA$_2$-5) sind in Abb. 43 dargestellt. Der rötliche Bereich in Abb. 43 zeigt die Konfiguration, die – ähnlich wie beim Vancomycin – während des Peptidoglykan-

aufbaus an die endständigen D-Alanyl-D-Alanin-Gruppen des Muramylpentapeptids binden kann.

Die Teicoplanin-Komponenten sind Säuren (pI = 5,1). Als Na$^+$-Salze sind sie bei neutralem pH wasserlöslich. Die aliphatischen Seitenketten verleihen ihnen eine starke Lipophilie und hohe Proteinbindung.

Wirkungsmechanismen, -spektrum

Vancomycin und Teicoplanin hemmen den Zellwandaufbau grampositiver Bakterien auf gleiche Weise. Gegen gramnegative Bakterien, deren „Äußere Membran" sie nicht durchdringen, sind sie unwirksam. Nur die Zellwand **grampositiver** Bakterien gestattet den Zugang zu ihren Wirkorten. Dies sind die freien C-terminalen D-Alanyl-D-Alanin-Gruppen der Pentapeptidseitenkette **vor** ihrer enzymatischen Quervernetzung zum Peptidoglykangerüst.

Die Glykopeptid-Antibiotika blockieren somit die **Bausteine** für die Quervernetzung, wohingegen β-Laktam-Antibiotika die quervernetzenden **Enzyme** inhibieren. Die komplexbildenden Strukturen der Antibiotika sind jeweils in Abb. 42 und Abb. 43 markiert.

Der Wirkungsmechanismus von Vancomycin und Teicoplanin hat besondere Vorteile:
1. keine Parallelresistenz zu anderen Antibiotika,
2. Mutanten mit andersartigen Peptidoglykanbausteinen entstehen nur schwer.

Dennoch gibt es in der Natur grampositive Bakterienarten, die gegen Glykopeptid-Antibiotika natürliche Resistenz besitzen, z. B. Streptokokken der Leuconostoc-Gruppe (in Milchprodukten vorkommend). Der Resistenzmechanismus ist Plasmid-vermittelt und übertragbar. Er breitet sich inzwischen in und über Enterokokken nosocomial aus. Unter dem Selektionsdruck gerade auch von Teicoplanin scheinen sich allmählich auch resistente Staphylokokkenstämme zu entwikkeln, zuerst bei Staph. epidermidis und Staph. haemolyticus, vereinzelt auch schon bei Staph. aureus. Wenn die Stämme auch z. T. Vancomycin-sensibel bleiben, so ist dies eine sehr kritische Entwicklung! Die (erst wenig bekannten) Resistenzmechanismen – eine inaktivierende Carboxypeptidase? – lassen durchaus uneingeschränkte Pathogenität und Virulenz der Erreger zu.

In vitro zeigen beide Glykopeptid-Antibiotika nur geringe Aktivitätsunterschiede. Teicoplanin ist in vitro gegen einen Teil der Staphylokokken-Stämme und die Mehrzahl der Enterokokken sowie anderer Streptokokken um den Faktor 2–3 aktiver als Vancomycin (s. Tab. 25).

Tab. 25: Vergleich durchschnittlicher MHK-Werte (µg/ml) von Vancomycin und Teicoplanin gegen multiresistente grampositive Erregergruppen.

	Vancomycin	Teicoplanin
Staph. aureus (MRSA)	0,5–1	0,5
Koagl.-neg. Staph.	1–2	1
Enterokokken	2–4	1
Clostr. difficile	0,1	0,1
Corynebact. JK	0,8	0,8
Nocardia spp. (!)	8 → 256	32 → 256

Die physikochemischen Unterschiede zwischen beiden Substanzen werden für den ungünstigeren Inokulum-Effekt bei Teicoplanin verantwortlich gemacht (Anstieg der MHK bei hohen Inokula). Um die in vitro – methodenabhängig – ermittelte Bakterizidie auch in vivo zu erreichen, bedarf es, z. B. bei Enterokokken-Endokarditis, der Kombination mit Aminoglykosid-Antibiotika.

Pharmakokinetik

Nach **oraler** Gabe werden Vancomycin und Teicoplanin normalerweise nicht resorbiert, sondern wirken nur im Darmlumen (z. B. bei der Behandlung der „pseudomembranösen Enterocolitis" durch Clostridium difficile).

Nach **i. v.-Injektion** weicht das pharmakokinetische Verhalten beider Substanzen stark voneinander ab (Abb. 44).

Die in Tab. 26 zusammengefaßten Daten erklären die unterschiedlichen Konzentrationsverläufe im Plasma als Folge der starken Plasmaeiweißbindung von Teicoplanin.

Durch die starke Proteinbindung ist die Plasmahalbwertzeit etwa um den Faktor 10 länger und die renale Clearance um den gleichen Faktor niedriger als beim Vancomycin. Teicoplanin und Vancomycin bestätigen pharmakokinetisch, daß mit kleinerem pI (5,1 versus 8,0; s. o.) die Clearance und das Verteilungsvolumen abnehmen, während die Eliminationshalbwertzeit zunimmt. Die hohe Lipophilie von Teicoplanin verstärkt noch die ladungsbedingte Kinetik.

Bei Vancomycin variiert der proteingebundene Anteil konzentrationsabhängig zwischen 10–50%; dagegen wird die Sättigungsgrenze der Teicoplaninbindung bei empfohlenen Dosierungen **nicht** annähernd erreicht. Die niedrige freie Konzentration von Teicoplanin speziell und die Größe der Moleküle bei beiden Antibiotika schränken ihre chemotherapeutische Effektivität in parenchymatösen/chronischen Entzündungsherden ein. Ihre Penetration in interstitielle Flüssigkeit und durch Diffusionsbarrieren wie die Blut-Liquor-Schranke ist relativ gering, wenn auch bei Vancomycin größer als bei Teicoplanin. Beide Substanzen werden wenig metabolisiert und sind nicht hämodialysierbar.

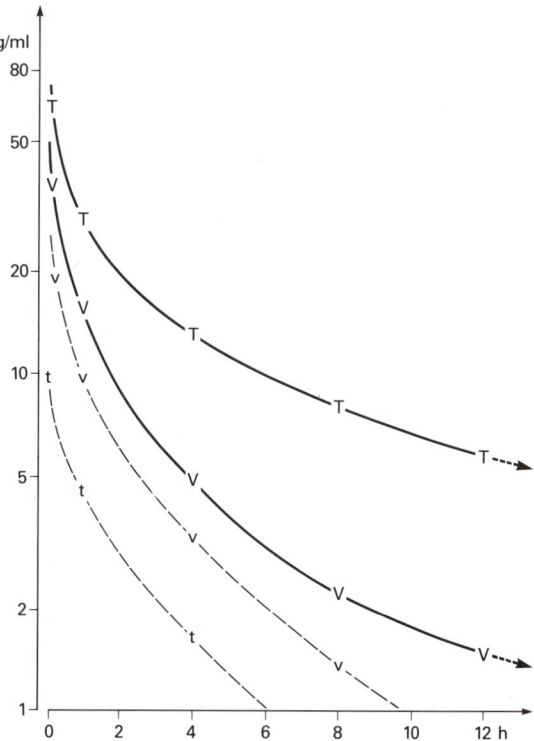

Abb. 44: Plasmakonzentrationsverläufe von Vancomycin (*V* = Gesamtkonzentration, *v* = geschätzte freie Konzentration, nach 500 mg i. v.) und Teicoplanin (*T* = Gesamtkonzentration, *t* = geschätzte freie Konzentration, nach 400 mg i. v.).

Präparate, Indikationen, Dosierung

Vancomycin (Vancomycin CP®, Vancomycin Enterocaps®); **Teicoplanin** (Targocid®, Targophagin®).

Indikationen

Im Hinblick auf das identische Wirkungsspektrum **ähnliche Indikationen:** Infektionen durch multiresistente grampositive Erreger, z. B. Oxacillin- und Cephalosporin-resistente Staphylokokken, Ampicillin-resistente Enterokokken, hochresistente Corynebacterium JK-Stämme (Onkologie) oder das multiresistente Clostridium difficile („pseudomembranöse Enterocolitis"). Für eine bakterizid wirkende Therapie ist in der Re-

Tab. 26: Pharmakokinetische Daten von Vancomycin und Teicoplanin im Vergleich.

	Vancomycin	Teicoplanin
Plasmaprotein-bindung (%)	10–50	90
Plasmahalbwertzeit (h)	(2)–5–(6)	(3)–32–(45)
Totale Clearance (ml/min)	95	15
Renale Clearance (ml/min)	80	8
Fäkale Elimination (%)	./.	3

gel die Kombination mit einem Aminoglykosid-Antibiotikum erforderlich, unter Kontrolle der Nierenfunktion!
Aus den pharmakokinetischen Unterschieden werden folgende Präferenzen abgeleitet:
a) **Vancomycin** bevorzugt bei frischen **Parenchym**infektionen bzw. Sepsis mit **parenchymatösem** Sepsisherd und stabiler Nierenfunktion des Patienten.
b) **Teicoplanin** zur Therapie leicht erreichbarer Erreger **in der Blutbahn**, z. B. Venenkathetersepsis oder prophylaktisch gegen besondere nosocomiale Infektionsrisiken, z. B. bei Herzklappenersatz oder alloplastischen Gefäßprothesen, – und **bei kritischer Vorschädigung der Nieren** bzw. unausweichlicher Kombinationstherapie mit anderen potentiell nephrotoxischen Medikamenten.
Lokale Instillationen von z. B. Vancomycin bei Ventrikel-Shunt-Infektionen in den Liquorraum oder z. B. Teicoplanin in die Dialyseflüssigkeit bei CAPD sind möglich.

Dosierung

Vancomycin: Bei Erwachsenen: $3–4 \times 0,5$ g/d in Infusionen, unter Kontrolle der Nierenfunktion oder Konzentrationsüberwachung im Plasma (empfohlener Konzentrationsbereich: C max = 25 µg/ml, C min = 5 µg/ml – zur oralen Behandlung der „pseudomembranösen Enterocolitis": $2–3 \times 0,5$ g der i. v.-Präparation über den Magenschlauch oder $3–4 \times 250$ mg als Tablette. Dosierung bei eingeschränkter Nierenfunktion: s. Herstellerempfehlung.
Bei Kindern: $3–4 \times 10–15$ mg/kg in Infusionen, unter vorbeugenden Maßnahmen wie bei Erwachsenen. – Zur oralen Behandlung (s. o.) $3–4 \times 10$ mg/kg/d. Dosierung bei eingeschränkter Nierenfunktion: s. Herstellerempfehlung.

Teicoplanin: Bei Erw.: initial $400–800$ mg/d, danach $200–400$ mg/d i.v./i.m. Bei Ki.: initial 20 mg/kg/d, danach $6–10$ mg/kg/d; s. auch Gebrauchsinformation.

Unerwünschte Wirkungen

1. Potentielle (reversible) Nephrotoxizität:
wegen der schnelleren renalen Clearance bei Vancomycin höhere Nierenbelastung als bei Teicoplanin.
Cave: Risikosteigerung bei vorgeschädigten Nieren und in Kombination mit Aminoglykosiden, Amphotericin B, Ciclosporin, Cisplatin, Furosemid oder Etacrynsäure.
2. Potentielle (reversible/irreversible) Ototoxizität: Risiko bei Vorschädigung des Hörnerven, bei – relativer (!) – Überdosierung insbesondere von Vancomycin, bei Kombination mit Aminoglykosid-Antibiotika. Kurzfristige otologische Kontrollen zur Vorbeugung und „drug monitoring" empfohlen!
3. Überempfindlichkeitsreaktionen:
a) Blutdruckabfall mit aufflammendem Hauterythem („red man's syndrom") bei zu schneller Infusion (<10 min.!).
b) Selten: Allergie mit anaphylaktoiden Reaktionen.
4. Lokale Reaktionen: Schmerz, Phlebitis bei zu schneller Infusion. Cave: Vancomycin i.m.; Teicoplanin wird i.m. besser vertragen.
5. Vancomycin nicht mit alkalischen Lösungen mischen.

Kontraindikationen

Allergie, akutes Nierenversagen; nur aus vitaler Indikation: bei Gravidität und bestehender Schwerhörigkeit.

Peptidantibiotika (Lokalantibiotika)

Zu dieser – sehr toxischen – Antibiotika-Gruppe gehören Polymyxin B, Colistin (= Polymyxin E) und Bacitracin.

Polymyxin B[1], Colistin[2]

Gute Aktivität gegen **Pseudomonas aeruginosa** und Enterobacteriaceae, außer der Proteus-Gruppe. Unempfindlich sind Neisserien und alle grampositiven Bakterien.
Wirkung durch Reaktion mit Phospholipid-Komponenten der **Zytoplasmamembran.** Bakterizidie auch bei nicht proliferierenden Keimen durch deletäre Membranfunktionsstörungen.
Wegen schwerer nephro- und neurotoxischer Reaktionen werden sie nicht mehr systemisch eingesetzt. Nach lokaler Anwendung und oraler Gabe werden sie normalerweise nicht resorbiert (cave: Resorption über größere Wundflächen!).

Folgende lokale Anwendungen können indiziert sein:
1. Aerosolbehandlung bei schwerer Tracheobronchitis (Pneumonie) des künstlich beatmeten Patienten durch Pseudomonas aeruginosa und multiresistente Enterobakterien: $2–3 \times 2$ Mega-E. Colistin/d über Ultraschallvernebler.
2. Harnblasenspülung – in Ausnahmefällen: $2–3 \times 2$ Mega-E. Colistin in 100 ml Spülflüssigkeit.
3. Orale Gaben zur partiellen Darmdekontamination (z. B. bei Leberzirrhose, Leukämie, vor Operationen):
Bei Erwachsenen: $3–4 \times 2$ Mega-E. Colistin/d oral.
Bei Kindern: $3–4 \times 0,5–1$ Mega-E. Colistin/d oral.

Bacitracin[1]

Polypeptid-Komplex mit guter Aktivität gegen **grampositive** Bakterienarten. Der Wirkungsmechanismus gleicht dem der Glykopeptid-Antibiotika.
Wegen starker Nephrotoxizität ist der systemische Einsatz kontraindiziert. Bei lokaler und oraler Anwendung kaum Resorption.
Bacitracin in Kombination mit dem Aminoglykosid-Antibiotikum **Neomycin** ist in zahlreichen Präparaten zur topischen Anwendung enthalten. Cave: Sensibilisierungsgefahr.

---

[1] Polymyxin B® „Pfizer"; [2] Colistin®.

[1] z. B. in Nebacetin®.

Fusidinsäure

Zur oralen **Nachbehandlung** chronischer **Staphylokokken**-Infektionen besonders geeignet.

Herkunft, Struktur, physikochemische Eigenschaften

Von Fusidium coccineum gewonnen; einziger therapeutisch genutzter Vertreter aus der Gruppe der Steroid-Antibiotika (Abb. 45).

Das Na$^+$-Salz der Fusidinsäure ist wenig wasserlöslich. Die parenterale Präparation enthält das lösliche Iminodiethanolsalz.

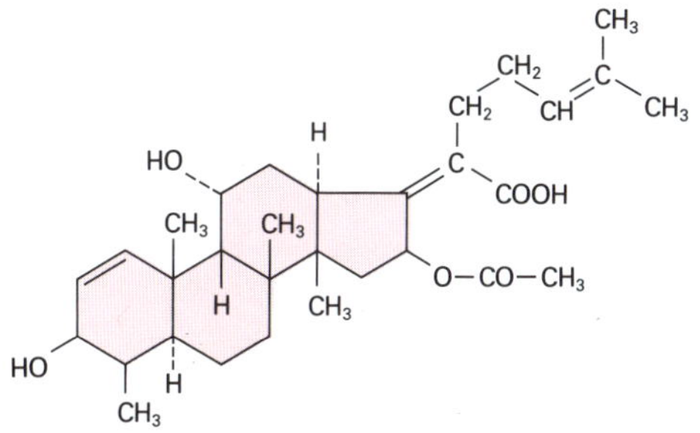

Abb. 45: Fusidinsäure (MM: 517) – Steroid-Grundgerüst rot hinterlegt.

Wirkungsmechanismen, -spektrum

Fusidinsäure wirkt bakteriostatisch. Sie hemmt die Eiweißsynthese in einem späten Stadium am Ribosom. Das Wirkungsoptimum liegt bei pH 6,0. Mit MHK-Werten von durchschnittlich 0,1–0,5 µg/ml sind Staphylokokken empfindlicher als Streptokokken und andere grampositive Bakterienarten. Die Wirkungsstärke nimmt bei großen Inokula ab. Unter schon 10^6 empfindlichen Keimen kann mit 1 resistenten Mutante gerechnet werden. Resistenz beruht bei grampositiven Bakterien auf einer geringeren Affinität der Fusidinsäure zum Rezeptor. Gramnegative Bakterien sind generell unempfindlich.

Pharmakokinetik

Nach oraler Gabe wird Fusidinsäure langsam resorbiert; 2–4 Stunden nach einer oralen Dosis von 0,5 g Fusidinsäure resultieren maximale Plasmakonzentrationen von 20–30 µg/ml. 90–95 % der Substanz werden an Plasmaproteine gebunden (pK = 5,3). Die Plasmahalbwertzeit beträgt 4–6 h. Die renale Elimination ist gering. Fusidinsäure wird vor allem in der Leber verstoffwechselt und in inaktiver Form biliär ausgeschieden.

Präparate, Indikationen, Dosierung

Fusidinsäure[1]

Fusidinsäure eignet sich besonders zur oralen **Nachbehandlung** von Staphylokokken-Infektionen, **nach** vorheriger Keimzahlreduktion durch hochdosierbare andere Antibiotika. Sie kann bei klinischer Indikation, z. B. bei Osteomyelitis, auch mehrere Wochen lang verabreicht werden. Die lokale Anwendung von Fusidinsäure wird ebenfalls günstig beurteilt. Von i. v.- und i. m.-Gaben wird **abgeraten**.

Dosierung: Beim Erwachsenen: 3 × 0,5 g/d oral; bei Kindern: 3 × 10–15 mg/kg/d oral.

Unerwünschte Wirkungen

I. v.-Injektionen können hämolytische Reaktionen auslösen. I. m.-Injektionen verursachen schmerzhafte Nekrosen. Störungen im Magendarmtrakt (Übelkeit, Erbrechen u. a.) können durch Einnahme mit den Mahlzeiten reduziert werden. Ernstere Nebenwirkungen, insbesondere dem Steroidgerüst zuzuordnende anabole Effekte, wurden nicht beobachtet.

Kontraindikationen

1. I. m.-Injektionen **müssen**, i. v.-Injektionen **sollten** vermieden werden
2. Allergien (sehr selten)
3. Schwere Lebererkrankungen

---

[1] Fucidine®, in mehreren Verabreichungsformen.

Fosfomycin

Fosfomycin kommt (als Mittel 2. Wahl) bei **Staphylococcus aureus**-Infektionen in Betracht, wenn
- der Infektionsherd pharmakokinetisch schwer erreichbar ist,
- Multiresistenz des Erregers die Therapiewahl einengt,
- der Patient gegen β-Laktam-Antibiotika allergisch ist.

Herkunft, Struktur, physikochemische Eigenschaften

Ursprünglich von Streptomyces-Arten gewonnen, wird Fosfomycin jetzt chemisch-synthetisch hergestellt. Als einfaches Phosphonsäure-Epoxid ist es das kleinste Chemotherapeutikum (Abb. 46).

Die Substanz ist gut wasserlöslich, stabil und wird als **Dinatrium**-Salz pro infusione angeboten.

Wirkungsmechanismen, -spektrum

Fosfomycin wirkt **nur in einem Glukose-6-Phosphat-haltigen** Milieu. Glukose-6-Phosphat induziert das Transportsystem, über das Fosfomycin aktiv in die Bakterien aufgenommen wird. Dort blockiert es – als sterisches Analogon des Phosphoenolpyruvats – die Pyruvyltransferase, welche erste Vorstufen des Peptidoglykans bildet. Infolge von Hämolyse kann genügend Glukose-6-Phosphat am Entzündungsort vorhanden sein; dies ist aber nicht immer und in jedem Entzündungsherd gesichert. Die beim Antibiogramm in vitro stets mit Glukose-6-Phosphat-**Zusatz** gemessene Fosfomycinaktivität ist in vivo nicht immer zu erwarten. Diese therapeutische Unsicherheit macht Fosfomycin zu einem Antibiotikum 2. Wahl, das nur in Sonderfällen zu **Behandlungsversuchen** herangezogen wird. Staphylococcus aureus haemolyticus ist in vitro und in vivo der empfindlichste Erreger. Koagulase-negative Staphylokokken sind weniger gut behandelbar. Auch gegen E. coli und **einzelne Stämme** anderer Bakterienarten kann Fosfomycin wirksam sein. Mehrere chromosomale und plasmidvermittelte Resistenzmechanismen sind beschrieben.

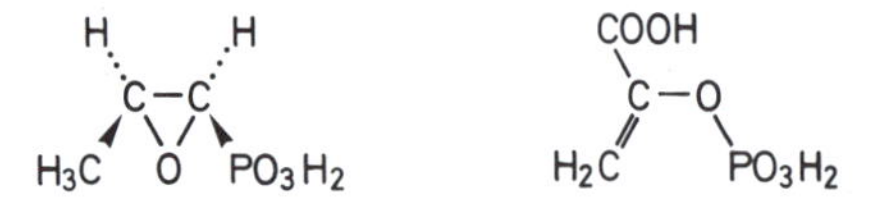

Abb. 46: Fosfomycin (MM: 138) und (rechts) Phosphoenolpyruvat.

Pharmakokinetik

Fosfomycin verteilt sich nach parenteraler Gabe rasch im Körper und penetriert leicht in die interstitielle Flüssigkeit vieler Organe. Es permeiert auch die intakte Blut-Liquor-Schranke. Die Plasmahalbwertzeit beträgt 2 h. Fosfomycin wird kaum an Eiweiß gebunden, kaum metabolisiert und zu über 90 % unverändert mit dem Urin ausgeschieden. Es ist gut dialysabel.

Präparate, Dosierung, Indikationen

Fosfomycin[1]

Ein Behandlungsversuch mit Fosfomycin ist zu erwägen, wenn andere Therapieformen versagen und die sehr gute Gewebegängigkeit dieses Antibiotikums von Vorteil sein kann, z. B. Hirnventrikel-Shunt-Infektionen, oder wenn andere Chemotherapeutika wegen Allergie des Patienten bzw. Resistenz der Erreger ausscheiden.

Dosierung:
Beim Erwachsenen: 3×5 g/d in Infusionen.
Bei Kindern: 200 mg/kg/d in Infusionen.

Unerwünschte Wirkungen

Selten: Exanthem, Leberenzymerhöhungen, Kopfschmerz.
Cave: Mit 1 g Fosfomycin werden 14,5 mval Na^+ zugeführt.

Kontraindikationen

Keine bekannt. Die Na^+-Belastung ist bei Patienten mit Herzinsuffizienz, Ödemneigung und Kaliummangel zu beachten.

---

[1] Fosfocin®.

Antituberkulotika

Diese Antibiotika/Chemotherapeutika-Gruppe dient zur Behandlung der **Tuberkulose**, der **Lepra** und der **atypischen Mykobakteriosen**. Die traditionelle Bezeichnung „Tuberkulostatika" ist überholt, seitdem in der antituberkulösen Chemotherapie auch bakterizide Effekte erreichbar sind.
Folgende Merkmale der Mykobakterien erfordern besondere Eigenschaften der Chemotherapeutika und somit eine besondere Wirkstoffgruppe:
1. hydrophobe Zellwand mit hohem Anteil **wachsartiger Lipide** (Ursache der „Säurefestigkeit"),
2. **langsames** Wachstum (im Vergleich zu allgemeinen Eitererregern: Generationszeit ca. **15−20 h**, statt **15−20 Min.** Positive Kultur nach **48 Tagen**, statt **24−48 h**),
3. intrazelluläre **Langzeitpersistenz** in Makrophagen,
4. **leichte Mutation** zur Chemoresistenz (Mutationsrate bei 10^{-5} bis 10^{-6}).
Zusätzlich treffen Erreger wie Wirkstoffe in den spezifischen granulomatösen Entzündungsherden auf sehr unterschiedliche Einflüsse:
1. sauren pH-Wert in den Phagolysosomen,
2. O_2-Mangel und dadurch langsame/intermittierende Proliferation der Erreger im Zentrum verkäsender Tuberkulome,
3. hohe metabolische Aktivität bei extrazellulären und in belüfteten Kavernen proliferierenden Erregern.
Diese unterschiedlichen Verhältnisse sind in Tab. 28 skizziert.
Für eine erfolgreiche Tuberkulosetherapie − d. h. mit einer Rezidivrate < 1 % − sind daher grundsätzlich notwendig:
1. **ununterbrochener Einsatz** (Tab. 27) der Antituberkulotika über 6−9 Monate (Kurzzeittherapie); in komplizierten Fällen Weiterbehandlung − kontinuierlich/intermittierend − bis zu 18−24 Monate (Langzeittherapie).
2. **Kombination** von 2 oder 3 oder 4 Antituberkulotika.
3. **Stufentherapie** in Form der **Initial-** bzw. **Intensivphase** und der anschließenden **Stabilisierungs-** bzw. **Sicherungsphase.**

Tab. 27: Empfohlene Wirkstoffkombination für die antituberkulöse Kurzzeittherapie.

6monatige Therapiedauer:

| Isoniazid Rifampicin Ethambutol Pyrazinamid } 2 Monate | Isoniazid Rifampicin } 4 Monate |

9monatige Therapiedauer:

| Isoniazid Rifampicin Ethambutol } 3 Monate | Isoniazid Rifampicin } 6 Monate |

Als Orientierungshilfe für die Therapiewahl und Therapieüberwachung wird der Detailbeschreibung der Einzelsubstanzen in Tab. 29 eine **Übersicht** der wichtigsten pharmakologischen Daten vorangestellt.

Antituberkulotika 1. Wahl (Standardmittel)

Zu den **Antituberkulotika 1. Wahl** (Standardmittel) zählen: Isoniazid (INH), Rifampicin (RMP), Ethambutol (EMB), Streptomycin (SM) und Pyrazinamid (PZA).
Kombinationen dieser Medikamente erlauben bei zuvor unbehandelten, unkomplizierten Fällen von Lungentuberkulose eine Kurzzeittherapie gemäß Tab. 27.
Begleitkrankheiten, Störungen der Leber- oder Nierenfunktion des Patienten, Lokalisation der Entzündungsherde oder Resistenz der Erreger machen im Einzelfall Modifikationen der bewährten Therapie-Schemata und evtl. Rückgriff auf Reservemedikamente nötig.

Tab. 28: Stadien der Tuberkulose und Bedingungen für die Chemotherapie.

Krankheitsstadien		Chemotherapie
1. **Frisches Granulom:** Monozyten sowie Epitheloid- und Riesenzellen mit hoher Zahl aktiver, proliferierender Erreger, meistens im sauren Milieu der Phagolysomen.	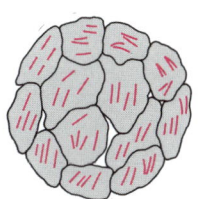	INH, RMP, EMB, PZA
2. **Käsig verändertes Tuberkulom:** Dichter Randwall aus Monozyten um das nekrotische, käsig degenerierende Zentrum des Granuloms; darin nur wenige, wegen O_2-Mangels nur gering proliferierende Erreger.	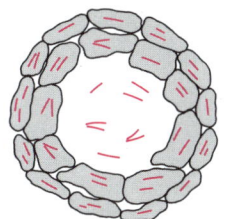	RMP, INH, EMB/PTH
3. **Offene Kaverne:** Nach Durchbruch des Granuloms in den Bronchus durch Sauerstoffzutritt erhöhte Proliferation, auch extrazellulär im kavernösen Sekret.	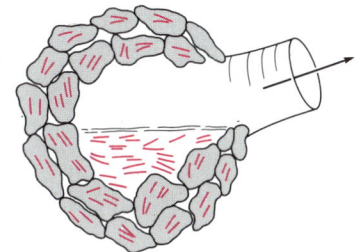	INH, RMP; SM/EMB
4. **Abgekapselter Kalkherd:** Im abgekapselten, verkalkten Herd, meist Lungenspitzenherde, wenige, ruhende, chemotherapeutisch nicht erreichbare Mykobakterien.	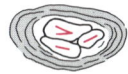	

Tab. 29: Übersicht über die wichtigsten pharmakologischen Daten der Standard-Antituberkulotika.

Substanz	MHK (µg/ml)	Tagesdosis	Verteilung	Ausscheidung	Nebenwirkungen
Isoniazid INH	0,02–0,2	Erw.: 5(–8) mg/kg Ki.: 8(–10) mg/kg	sehr gut, 20–60% i. d. Liquor	Lebermetabolismus (schnell/langsam Inaktivierer)	Leberbelastung, Neuritis (Vit. B_6-Schutz)
Rifampicin RMP	0,05–0,1	Erw.: 8–10 mg/kg Ki.: 10–15 mg/kg	sehr gut, 10–20% i. d. Liquor	Lebermetabolismus, Enzyminduktion	Leberbelastung, Gastrointestinale Störungen, Interaktionen
Ethambutol EMB	1–2	25 mg/kg (in der Kombination 20 mg/kg)	gut, bis zu 50% i. d. Liquor	70–80% aktiv im Urin, cave: Niereninsuffizienz	(keine Leberbelastung) N. opticus-Schäden (Kontrollen!), Harnsäure ↗
Streptomycin SM	2–5–10	10–15 mg/kg max. 2 g/d	gering, nur extrazellulär	glomeruläre Filtration, cave: Niereninsuffizienz	(keine Leberbelastung), Ototoxizität! Nephrotoxizität!
Pyrazinamid PZA	25–50 (bei saurem pH niedriger)	30–35 mg/kg, in Kombination 1,5–2,0 g/d	sehr gut, auch liquorgängig	Lebermetabolismus, <10% aktiv im Urin	Leberbelastung! Harnsäure ↗, Blutzucker ↗, Blutbildveränderung

Isoniazid (INH)[1]

Isonicotinsäurehydrazid: $C_6H_7N_3O$; MM: 137; seit 1951; synthetisch; lagerungslabil im Vollblut, Serum und auch in wäßriger Lösung bei steigendem pH-Wert, Phosphat-, Metallionen- und Zuckergehalt sowie unter Lichteinfluß (Chelatbildung, Kondensations- und Oxidationsreaktionen).

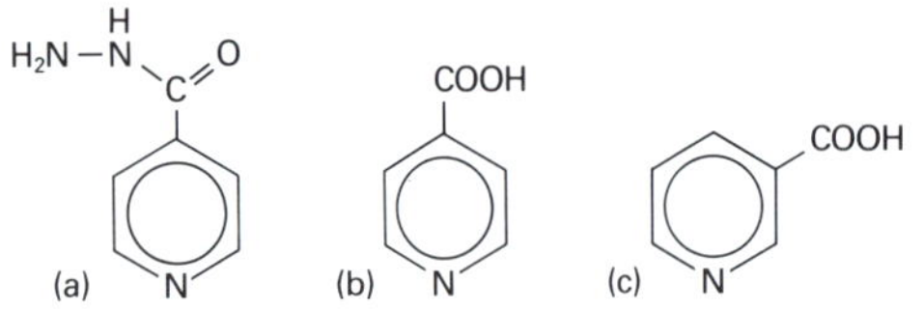

Abb. 47: Isoniazid (a), Isonicotinsäure (b), Nicotinsäure (c).

Isoniazid wird bei **aerobem** Stoffwechsel zu Isonicotinsäure oxidiert und anstelle von Nikotinsäure in **NAD** eingebaut. NAD-Blockierung und durch Flavinenzyme kompensatorisch gesteigerte Oxidation des Substratwasserstoffs zu H_2O_2 lassen reaktive Sauerstoffmetabolite im Übermaß entstehen. Diese schädigen die DNA, die Enzyme und durch Lipidperoxidation Membranfunktionen sowie den Zellwandaufbau (Verlust der Säurefestigkeit und Virulenz).
Stark proliferierende Mykobakterien werden **tuberkulozid**, metabolisch weniger aktive nur **tuberkulostatisch** geschädigt. Resistenz resultiert durch Selektion von Mutanten mit geringerer Peroxidase/Katalase-Aktivität (geringere INH-Oxidation) oder durch geringere Permeabilität der bakteriellen Zellwand.
Isoniazid ist gegen beide Tuberkuloseerreger, M. tuberculosis und M. bovis, **sehr** aktiv mit MHK-Werten von 0,02–0,2 µg/ml. Allerdings sind etwa 5–10% der Erregerstämme INH-resistent geworden. Bei den meisten Stämmen atypischer Mykobakterien liegt natürliche INH-Unempfindlichkeit vor.

Pharmakokinetik

INH wird in der Regel peroral verabreicht. Die Bioverfügbarkeit ist mit etwa 90% sehr gut. 1–2 h nach einer Dosis von 300 mg resultieren maximale Plasmakonzentrationen von 3–5 µg/ml. 30% sind an Plasmaproteine gebunden. INH diffundiert gut ins Gewebe und penetriert auch in Makrophagen sowie andere menschliche Zellen. Innerhalb menschlicher Zellen wird Isoniazid duch Acetyltransferasen inaktiviert. Die **INH-Acetylierung** läuft individuell – genetisch determiniert – unterschiedlich schnell ab. Die Plasmahalbwertzeit beträgt bei sog. **Schnellinaktivierern** ca. 60 Minuten, bei sog. **Langsaminaktivierern** ca. 160–180 Minuten. Während 50–65% unserer Bevölkerung INH langsam acetylieren und 50–35% schnell, überwiegt bei Asiaten mit über 80% der Anteil der Schnellinaktivierer. Bei Patienten mit erhöhtem Kumulations- und Nebenwirkungsrisiko wird die Ermittlung des ge-

[1] Isozid®, tebesium®-S.

gebenen Inaktivierungstyps empfohlen: 4–6 h nach einer oralen Dosis von 3–4 mg/kg beträgt die Plasmakonzentration von INH < 4 µg/ml beim Schnellinaktivierer, > 5 µg/ml beim Langsaminaktivierer.
80% einer Isoniaziddosis werden metabolisiert und dann renal eliminiert. Bei Leber- und Nierenfunktionsstörung verlängert sich die Plasmahalbwertzeit nur bei Langsaminaktivierern.

Indikationen und Dosierung

Hauptindikation ist die Tuberkulosebehandlung stets in Kombination mit mindestens einem anderen antituberkulösen Medikament, bevorzugt mit Rifampicin. Als – in der Kombination – therapeutisch ausreichend und nebenwirkungsarm wird beim Erwachsenen eine mittlere Dosierung von 5 mg/kg KG/d empfohlen.
Eine **Sonderindikation** ist die Chemoprävention einer Tuberkulose mit Isoniazid allein:
a) nach Konversion des Tuberkulintests, vor Manifestation eines Tuberkuloms,
b) bei ungeimpften Kontaktpersonen eines Patienten mit offener Tuberkulose,
c) bei Patienten mit positivem Tuberkulintest, die hochdosiert mit Cortison und anderen Immunsuppressiva behandelt werden und dadurch eine Aktivierung ruhender, abgekapselter Tbc-Herde erfahren können.

Unerwünschte Wirkungen

Isoniazid beeinträchtigt – bei Überdosierung – Stoffwechselleistungen, die von Vitamin B_6 bzw. Pyridoxal-5'-Phosphat abhängig sind.
Prophylaktische Gaben von Pyridoxin (20–40 mg täglich!) sind u. a. bei Alkoholikern, Diabetikern, bei Unterernährung, in der Schwangerschaft und bei neurologischen Vorerkrankungen indiziert.
a) **Hepatische Effekte** (ca. 10% leicht; sehr selten progressiv). Nach der Acetylierung wird N-Acetyl-INH in den Leberzellen zu verschiedenen Hydrazinverbindungen weiter abgebaut. Dem Monoacetylhydrazin und Cytochrom-P-450-abhängigen N-Hydroxylierungsprodukten wird hepatotoxische Wirkung zugeschrieben. Hohes Lebensalter des Patienten und Vorschädigung der Leber prädisponieren zu (seltener) progredienter Leberzellschädigung durch INH. Kurzfristige Kontrollen zu Beginn der Therapie sind indiziert!
b) **Neurologische Effekte** (Vit. B_6-Prophylaxe!)
Zeichen der peripheren Neuritis mit Parästhesien an Füßen und Händen, Kopfschmerzen, psychische Störungen durch Induktion eines relativen Vit. B_6-Mangels.
INH kann mit Pyridoxal ein Hydrazon bilden, Abb. 48. Dieses hemmt die Kinase, welche Pyridoxal zum **Coenzym Pyridoxal-5'-Phosphat** umwandelt. Dieses wirkt an zahlreichen enzymatischen Reaktionen mit, z. B. bei Decarboxylasen, Transaminasen, Dehydratasen, Desulfhydrasen und auch an der Biosynthese von Neurotransmittern –

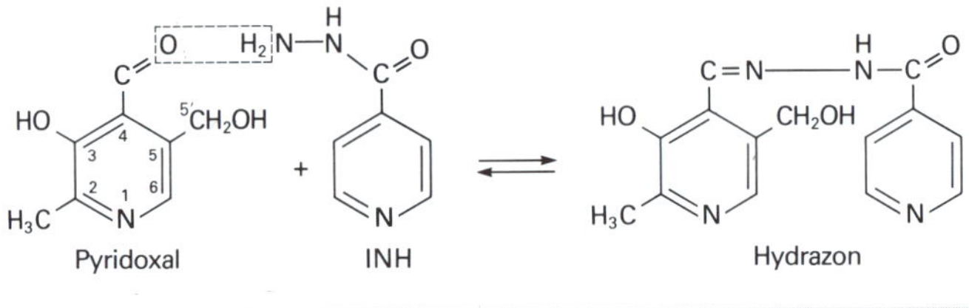

Abb. 48: Reaktion von Isoniazid mit Pyridoxal.

wie GABA, Serotonin und Katecholaminen. Bei Überdosierungen von Isoniazid entstehen Krampfneigung, Stupor und Coma.

c) **Hautreaktionen** (selten):
Exantheme, Arzneimittelfieber, vereinzelt Lupus-erythematodes-Syndrom.

d) **Hämatologische** und andere UAW: Ganz vereinzelt Blutbildungs- oder Gerinnungstörungen. BB-Kontrollen in 4wöchigen Abständen werden empfohlen. Bei Überdosierungen auch Beeinträchtigung der Lungenfunktion möglich.

Interaktionen

Verstärkung der Wirkung von Alkohol und Disulfiram.
Verstärkung der Wirkung von Phenytoin, insbesondere bei Kombination von INH mit Cycloserin, Protionamid und PAS.
Antacida reduzieren durch Chelatbildung die INH-Bioverfügbarkeit.

Kontraindikationen

– INH-Allergie,
– akute, schwere Lebererkrankungen,
– zerebrales Anfallsleiden, Psychosen und Neuritiden.

Rifampicin (RMP)[1]

Ansamycin-Antibiotikum, halbsynthetisch; seit 1965; rotorangegefärbtes Pulver; bei pH < 6,0 mäßig wasserlöslich, relativ stabil (s. Abb. 49).

Wirkungsmechanismen, -spektrum

Rifampicin hat die stärkste antimykobakterielle Aktivität. Es hemmt die DNA-abhängige RNA-Polymerase und dadurch die RNA- und Eiweißsynthese. Auf proliferierende Mykobakterien wirkt es bakterizid; als einziges Antituberkulotikum ist es auch noch gegen fast ruhende Erreger in der Tiefe verkäsender Tuberkulome aktiv. Neben den Tuberkelbakterien sind auch M. leprae und zahlreiche atypische Mykobakterien empfindlich.
Rifampicin hat auch eine gute Aktivität gegen zahlreiche allgemeine Erreger, vor allem Staphylococcus aureus, Enterokokken, Meningokokken und Legionella pneumophila. Bei schwer sanierbaren Entzündungsherden wird es – wegen guten Diffusionsvermögens – auch gegen diese Erregergruppen eingesetzt. Von solchen Ausnahmen abgesehen, soll Rifampicin jedoch der Therapie mykobakterieller Infektionen vorbehalten sein!
Eine primäre Rifampicin-Resistenz (Veränderung des Rezeptors) ist bei Tuberkelbakterien viel seltener als eine INH-Resistenz.

Pharmakokinetik

Nüchtern eingenommen, wird Rifampicin fast vollständig und schnell resorbiert. Durch Mahlzeiten wird die Resorption beeinträchtigt. 2 h nach einer oralen Dosis von 600 mg Rifampicin auf nüchternen Magen resultieren maximale Plasmakonzentrationen von 7–10 µg/ml. 75–80% sind an Plasmaproteine gebunden. Dennoch diffundiert Rifampicin gut in die meisten Organe und Körperflüssigkeiten, auch in den Liquor cerebrospinalis und Muttermilch. Die Plasmahalbwertzeit von normalerweise 3–5 h wird bei (obstruktiver) Lebererkrankung verlängert, nicht jedoch bei Niereninsuffizienz. Rifampicin wird durch Hämo- oder Peritonealdialyse kaum eliminiert.
Das pharmakokinetische Verhalten von Rifampicin ändert sich:
a) mit der Dauer der Therapie durch **Enzyminduktion** und schnelleren Metabolismus, der die Halbwertzeit auf 1,5 h senken kann,
b) mit steigender Dosis, da die hepatische Excretion sättigbar ist und ab 450 g-Einzeldosis die **relative Ausscheidungsquote im Urin** zunimmt.

Indikationen, Dosierung

Hauptindikationen:
1. Behandlung aller Formen und Stadien der Tuberkulose in Kombination mit INH und/oder Ethambutol sowie anderen Präparaten.
2. Behandlung der Lepra (in Kombination mit u. a. Dapson oder Clofazimin).
3. Behandlung atypischer Mykobakteriosen durch M. kansasii und andere sensible Erreger.

Sonderindikationen:
1. In Ausnahmefällen bei Staphylokokken-Endocarditis, -Osteomyelitis (kombiniert mit Clindamycin).
2. Bei schwerer Legionellose in Kombination mit Erythromycin.
3. Zur Prophylaxe bei Meningokokken-Kontaktpersonen und -Keimträgern.
Dosierung: Beim Erwachsenen ca. 10 mg/kg KG/d in einer Dosis morgens nüchtern.

Unerwünschte Wirkungen

Sehr unterschiedliche, in der Regel tolerierbare UAW treten ein.
1. Gastrointestinale Störungen (ca. 10%):
Nausea, Anorexie, Flatulenz, krampfartige Bauchschmerzen. Abschwächung durch Einnahme während oder kurz nach Mahlzeiten.
2. Hepatische Effekte (5–20%):
Erhöhung von Transaminasen und alkalischer Phosphatase; selten „RMP-Hepatitis"; Interferenz mit Bilirubin-Ausscheidung (selten Ikterus); hormonelle Störungen (Hypermenorrhoe, Zwischenblutungen).
3. Neurologische Störungen (selten):
Vorübergehend Kopfschmerzen, Schwindel, Ataxie, Sehstörungen, Muskel-und Gelenkschmerzen.
4. Allergische-hyperergische Effekte (bei Dosis > 750 mg/d):
sog. **Flu-Syndrom** (grippale Symptome); Erytheme; asthmati-

[1] Rifa®, Rimactan®, Eremfat®.

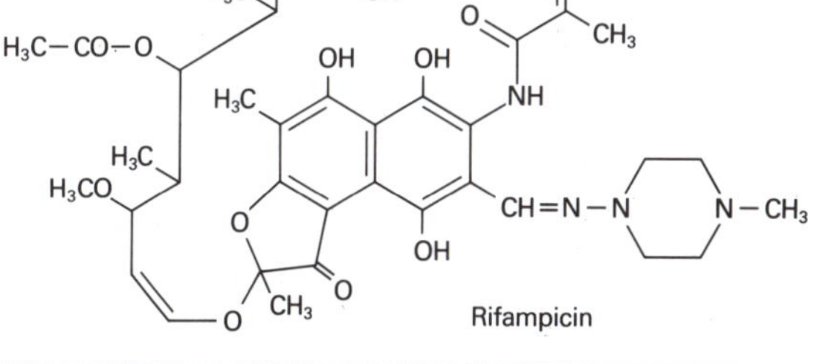

Abb. 49: Chemische Struktur von Rifampicin (MM: 823).

sche Beschwerden; Blutbildveränderungen; interstitielle Nephritis.

5. Teratogene Effekte (nicht auszuschließen):
Im Tierversuch (Ratte) nachgewiesen; beim Menschen fraglicher Zusammenhang mit intrauterinem Fruchttod und Mißbildung.

6. Verfärbung von Ausscheidungen:
Urin, Sputum, Schweiß und Tränen können orange-rot verfärbt sein.

Interaktionen

Als starker Enzyminduktor beschleunigt Rifampicin den Stoffwechsel zahlreicher anderer Medikamente, z. B. Antikoagulantien (Dosiserhöhung von Marcumar!), hormonelle Antikonzeptiva (Zuverlässigkeit in Frage stellend!), Corticosteroide, Herzglykoside, Barbiturate, Methadon, Chloramphenicol, Ketoconazol und andere.

Kontraindikationen

1. Allergie gegen Rifampicin
2. Ikterus oder Gallengangsobstruktion
3. Gravidität im 1. Trimenon

Relative Kontraindikationen:
1. Dysfunktion der Leber
2. schwere Blutungsneigung
3. Stillperiode.

Ethambutol (EMB)[1]

Ethylen-Diamin-Derivat, chemisch-synthetisch; lagerungs-, hitzestabil, sehr gut wasserlöslich;
Dextro-Isomer: $C_{10}H_{24}N_2O_2 \cdot 2HCl$; MM: 277

Ethambutol

Ethambutol wirkt tuberkulostatisch auf proliferierende Tuberkelbakterien. Die Aktivität gegen atypische Mykobakterien variiert stark und muß im Einzelfall geprüft werden. M. kansasii z. B. ist oft sensibel, M. avium/intracellulare meistens primär resistent.
Der Wirkungsmechanismus ist nicht geklärt; es kommt in sensiblen Mykobakterien zu Stoffwechselstörungen mit degenerativen Effekten. Die Wirkung von INH und RMP wird synergistisch ergänzt.

Pharmakokinetik

Ethambutol ist parenteral verabreichbar, wird aber auch nach oraler Gabe schnell und zu etwa 80% resorbiert. 2 h nach einer oralen Dosis von 25 mg/kg KG resultieren maximale

[1] Myambutol®, EMB-Fatol®.

Konzentrationen von 3–5 µg/ml Plasma. Es diffundiert gut ins Körpergewebe, auch durch die Plazenta und in die Muttermilch. Bei entzündeten Meningen werden im Liquor cerebrospinalis therapeutisch wirksame Konzentrationen von 1–2 µg/ml erreicht. Die Plasmaeiweißbindung ist niedrig (10–20%). Die Halbwertzeit beträgt ca 4 h. Sie verlängert sich leicht bei Leberfunktionsstörung, stärker jedoch bei Niereninsuffizienz, so daß Dosisreduktionen nötig sind.
Durch glomeruläre Filtration werden etwa 80% der Dosis eliminiert; davon ca. 15% als in der Leber verstoffwechselte Metabolite. EMB ist dialysierbar.

Indikationen, Dosierung

Indikationen:
1. Initial-Behandlung der Tuberkulose, auch der tuberkulösen Meningitis und der Tuberkulose während der Schwangerschaft (bei den bisher beobachteten Behandlungen sind **keine** teratogenen Schäden beobachtet worden; eine ärztliche Abwägung möglicher Risiken ist trotzdem indiziert).
2. Erkrankungen durch sensible atypische Mykobakterien gemäß Antibiogramm.
3. In besonderen Fällen bei Nocardiose, z. B. bei N. brasiliensis-Infektion.

Dosierung:
Eine morgens – nach dem Frühstück – verabreichte Dosis von 25 mg/kg KG gilt als optimal; sie sollte aber auch nicht überschritten werden. In der Kombination mit INH und RMP sind auch 20 mg/kg KG/d gegen sensible Erreger therapeutisch ausreichend. Bei einer Inulin-Clearance von 25–50 ml/min. wird die Dosis auf 15 mg/kg KG/d reduziert, bei weniger als 25 ml/min auf 15 mg/kg KG jeden 2. Tag mit Überwachung der Plasmakonzentrationen und wöchentlichen Visuskontrollen.

Unerwünschte Wirkungen

Im allgemeinen gute Verträglichkeit. Bei 10% der Behandelten leichtere (reversible) UAW wie Brechreiz, Kopfschmerz, Verwirrtheit, Gelenkschmerzen. Vor Therapiebeginn: Visuskontrolle.
Bei (relativer) **Überdosierung** nimmt das Risiko einer Nervus opticus-Schädigung zu. Es tritt eine axiale oder periaxiale retrobulbäre Neuritis (einseitig oder beidseitig) ein. Die Sehschärfe, das Farbsehen (rot–grün) oder das Gesichtsfeld (Skotome) werden beeinträchtigt. Regelmäßige augenärztliche Kontrollen in 4wöchigem Abstand – bei Niereninsuffizienz häufiger! – sind vorgeschrieben. Im Frühstadium erkannte Visusschäden können sich nach Absetzen des Medikamentes zunächst noch verschlimmern, bilden sich dann jedoch innerhalb von 6 Monaten zurück. Sehr selten bleiben sie irreversibel.
EMB kann eine Hyperurikämie induzieren. Allergische Reaktionen sind selten.

Interaktionen

sind nicht bekannt.

Kontraindikationen

– EMB-Allergie,
– Vorschädigung des N. opticus,
– andere Augenschäden, die eine Visuskontrolle behindern,
– Kleinkinder, bei denen eine zuverlässige Visuskontrolle noch nicht möglich ist.

Streptomycin (SM)[1]

Aminoglykosid-Antibiotikum; basisch, gut wasserlöslich; lagerungsstabil, Chelatbildend; als Sulfat bevorzugt; $(C_{21}H_{39}N_7O_{12})_2 \cdot 3H_2SO_4$; MM: $= 582$

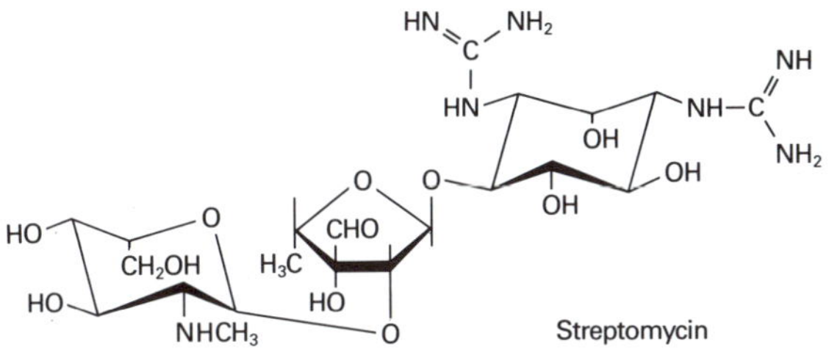

Streptomycin

Das Aminoglykosid-Antibiotikum Streptomycin (siehe Kapitel „Aminoglykosid-Antibiotika") war das erste „Tuberkulostatikum" (Waksman, 1944) und ein medizinhistorischer Meilenstein in der Tuberkulosebekämpfung.

Es ist in vitro gegen M. tuberculosis, M. bovis und viele Stämme atypischer Mykobakterien bakterizid wirksam. In vivo beschränkt sich seine Aktivität auf die extrazellulär, in einem neutralen bis alkalischen, sauerstoffreichen Milieu befindlichen Erreger. Das sind im wesentlichen die Erreger im Sekret offener Kavernen und der Bronchien.

Pharmakokinetik

Streptomycin wird parenteral i. m. oder in 1 h-Infusion verabreicht. Die Proteinbindung ist gering. Die Plasmahalbwertzeit beträgt 2–3 h. Es verteilt sich nur im extrazellulären Raum und erreicht die Erreger in den Makrophagen des Tuberkuloms nicht. In Pleura- und Peritonealflüssigkeit diffundiert SM gut, in den Liquor cerebrospinalis wenig und nur bei Meningitis. Nach Überdosierung oder Kumulation kommt es zum Übertritt in die Endolymphe des Innenohrs und Ototoxizität. Wie alle Aminoglykosid-Antibiotika wird auch Streptomycin nicht metabolisiert und ausschließlich durch glomeruläre Filtration eliminiert.

Indikationen, Dosierung

Indikationen:
1. Floride, **offene** Tuberkulose in Kombination mit INH und RMP, evtl. alternierend mit EMB.
2. In besonderen Fällen bei Erkrankungen durch atypische Mykobakterien (z. B. septische Mykobakteriose bei AIDS).

Dosierung:
Beim Erwachsenen mit intakter Nierenfunktion: $2 \times 0,5$ g bis maximal $2 \times 1,0$ g/d i. m. oder in 1 h-Infusionen, entsprechend 10(−20) mg/kg KG/d unter laufender Kontrolle der Nierenfunktion, des Statoacusticus, ggf. mit Überwachung der Plasmakonzentrationen. Konzentrationen von 40 µg/ml sollen im Plasma nicht überschritten werden. Eine jeweils 10tägige Anwendung im Wechsel mit z. B. EMB reduziert das Nebenwirkungsrisiko von Streptomycin.
Streptomycin-Lösung wird auch zur lokalen Instillation, z. B. in die Pleurahöhle, verwandt.

Unerwünschte Wirkungen

Im Vordergrund steht das Risiko der Oto- und Nephrotoxizität! Die ausführlichen Angaben im Kapitel „Aminoglykosid-Antibiotika" sind sorgfältig zu beachten.

---

[1] Streptomycin – Herstellername®.

Pyrazinamid (PZA)[1]

Pyrazinamid, ein chemisch-synthetisches Niacinamid-Derivat, in Wasser nur schwer löslich, $pK_a = 0,5$, muß in Tablettenform dicht verschlossen und bei 15–30°C gelagert werden (s. Abb. 50).

PZA wirkt spezifisch gegen M. tuberculosis, **nicht** jedoch gegen M. bovis und die meisten atypischen Mykobakterien. Als Wirkmechanismus wird ein Einfluß auf den Nicotinamidstoffwechsel angenommen – ähnlich, aber nicht genauso wie beim Isoniazid. Die bei neutralem pH schwache Aktivität wird im sauren Milieu verstärkt (MHK bei 25 µg/ml). Gegen **phagozytierte Tuberkelbakterien** wirkt Pyrazinamid daher am stärksten. In der Kombination mit INH und RMP trägt es synergistisch zur Ausschaltung intrazellulärer „persister" und dadurch zur Therapieverkürzung bei (s. Tab. 27 und 28).

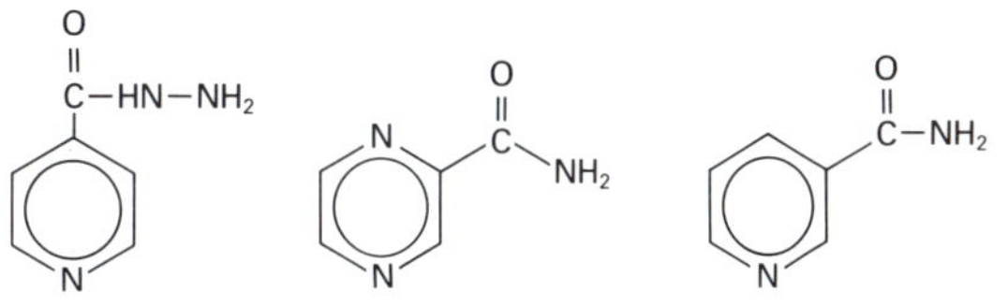

| Isoniazid | Pyrazinamid | Nicotinamid |

Abb. 50: Pyrazinamid und verwandte Stoffe.

Pharmakokinetik

Die orale Verabreichung der Tagesdosis von 2 g Pyrazinamid führt zu Plasmakonzentrationen, die 10–12 h lang über dem durchschnittlichen MHK-Wert von M. tuberculosis liegen. Bei einer Halbwertzeit von 9–10 h und einer Plasmaeiweißbindung von 50% wird eine gute Verteilung ins Körpergewebe angenommen, auch gute Liquorgängigkeit.
PZA wird renal ausgeschieden. Nach der glomerulären Filtration der unveränderten Substanz gelangen 10% direkt in den Harn. Der größte Teil wird wieder tubulär rückresorbiert und erst nach der Verstoffwechselung in der Leber in Form mehrerer Metabolite – hauptsächlich als Pyrazincarbonsäure – über die Nieren eliminiert.

Indikationen, Dosierung

Der therapeutische Nutzen von Pyrazinamid ist in den **ersten 2 Monaten** der Intensivbehandlung von Mycobacterium tuberculosis am größten. Es reduziert wesentlich die Zahl intraphagozytärer „persister".
Dosierung: Als optimal gilt für den Erwachsenen die Einmaldosis von 1,5 bis maximal 2,5 g Pyrazinamid/d oral, entsprechend 25–35 mg/kg KG/d.

Unerwünschte Wirkungen

Bei der empfohlenen Dosierung und Applikationsdauer treten UAW in 10–15% der Fälle auf:
1. **Hepatische Effekte:** Leberzellschäden mit Transaminasenerhöhung, Bilirubinanstieg, Lebervergrößerung; sehr selten gelbe Leberatrophie. Bei Vorschädigung der Leber (Alkoholismus!) sind kurzfristige Leberfunktionsprüfungen indiziert.
2. **Renale Effekte:** Der Metabolit Pyrazincarbonsäure stört die Harnsäureausscheidung. Zur Überwachung des

---

[1] Pyrafat® u. a.

Hyperurikämie-Risikos sind 3–4wöchige Kontrollen indiziert.
3. **Selten** sind: Störungen des Magen-Darm-Traktes, der Blutbildung, der Nebennierenrinden- und Schilddrüsenfunktion (Kontrolle der 17-Ketosteroid-Ausscheidung und des Thyroxinspiegels), ZNS-Störungen (verminderte Reaktionsfähigkeit!), Blutzuckersteigerung und Allergien.

Interaktionen

nicht bekannt.

Kontraindikationen

- Allergie,
- akute Lebererkrankung,
- schwere Niereninsuffizienz,
- Gicht,
- Schwangerschaft und Stillzeit.

Antituberkulotika 2. Wahl (Reservemittel)

In der Tuberkulosebehandlung werden sie nur noch selten eingesetzt – bei **Mehrfachresistenz** der Erreger. Zur **Lepra**bekämpfung und – in zunehmendem Maße – bei Erkrankung durch **atypische** Mykobakterien sind sie erforderlich.
Zu den **Antituberkulotika 2. Wahl** (Reservemittel) zählen: Protionamid (PTH), Capreomycin (CM), Terizidon (Cycloserinderivat) und Dapson (DDS).
Noch nicht ausreichend beurteilbar sind die aktuellen Therapieversuche gegen hochresistente atypische Mykobakterien, z. B. M. avium-intracellulare bei HIV-Infizierten, unter Einbeziehung von: Fluor-Chinolonen, Rifabutin (neues Rifampicin-Derivat), Imipenem oder Clofazimin (als Lepramittel „Lamprene" bewährt).
Folgende schon früher als „Tuberkulostatika 2. Wahl" bewertete Substanzen werden bei uns **nicht mehr offizinell** geführt: Paraaminosalicylsäure (PAS), Ethionamid (ETH), Thiosemicarbazon (TSC), Viomycin (VM) und Cycloserin (CS, außer in Form des Terizidon, s. o.).

Protionamid (PTH)

Als besser magenverträglich löste PTH[1] das ältere Ethionamid ab. Es besitzt gute Aktivität gegen M. tuberculosis, z. T. auch gegen M. bovis und einige atypische Mykobakterien (besonders M. kansasii) und M. leprae. Nach Abspaltung von H_2S resultieren in den Mykobakterien Isonikotinsäurederivate und INH-ähnliche Hemmeffekte.

Protionamid

Pharmakokinetik

PTH wird oral oder in frisch zubereiteten Infusionslösungen verabreicht. Bei einer Eiweißbindung von 10% und einer Halbwertzeit von 2–3 h diffundiert es gut ins Körpergewebe,

auch in den Liquor cerebrospinalis. PTH wird in der Leber zu mehreren Metaboliten verstoffwechselt. Nur ein kleiner Teil wird unverändert mit dem Urin ausgeschieden.

Indikationen, Dosierung

Indikationen:
- Tuberkulose durch EMB- oder RMP-resistente Erreger,
- Meningitis tuberculosa,
- **Lepra**, insbesondere in Form der fixen Kombination von INH plus PTH plus Dapson (Isoprodian®, s. u. bei Dapson)
- Erkrankung durch M. kansasii und andere sensible atypische Mykobakterien.

Dosierung: 0,5–1 g/d oral oder als Infusion in 500 ml Lävulose, entsprechend 15 mg/kg KG/d. Bei Kombination mit INH Dosisreduktion auf 7,5 mg/kg KG/d möglich und indiziert.

Unerwünschte Wirkungen

Nebenwirkungen (z. T. durch Vitamin B_6 reduzierbar):
- Gastrointestinale Beschwerden (u. a. metallischer bzw. schwefeliger Geschmack),
- neurotoxische und psychische Störungen, insbesondere in Kombination mit INH und CS (u. a. Krampfneigung bei **Alkoholikern** und Epileptikern),
- Leberfunktionsstörungen (u. a. Abfall von Prothrombin und Fibrinogen),
- selten: hämatotoxische Störungen, Allergie.

Interaktionen

- Abbauprodukte der Thioamide interferieren mit dem Phosphor- und ATP-Stoffwechsel
- H_2S-bedingte Unverträglichkeitsreaktionen
- Blutzuckersenkung
- Interferenz mit Plasma-Cholinesterase und curareartige Wirkungssteigerung von Suxamethoniumchlorid (Muskelrelaxans).

Capreomycin (CM)

Capreomycin[1] ist ein cyclischer Polypeptid-Komplex aus vier Einzelkomponenten, MM: 849. Früher wurde es als Streptomycin-Alternative bei SM-Resistenz der Tuberkelbakterien eingesetzt. Heute wird es wegen potentiell schwerer Nebenwirkungen kaum angewandt (u. a. Nephro-, Oto-, Neurotoxizität, neuromuskuläre Blockade, Elektrolytstörungen, Blutbildveränderungen, allergische Reaktionen). Die klinisch erprobte Dosierung beträgt beim Erwachsenen 1,0 g/d i. m., unter vorbeugenden Maßnahmen gegen UAW ähnlich wie bei Streptomycin.

Terizidon

Terizidon[2] ist ein Kondensationsprodukt des klassischen Tuberkulostatikums Cycloserin (CS). Seine insgesamt mäßige antituberkulotische Aktivität ist partiell etwas günstiger als die von CS, wird im allgemeinen aber der des CS gleichgestellt. Wegen der hohen Rate neurotoxischer Nebenwirkungen – sedativer, exzitatorischer, konvulsiver und psychotischer Reaktionen – bei bis zu 30% der Behandelten wird es therapeutisch nur in Ausnahmefällen (gegen hochresistente

---

[1] Ektebin®, Peteha®.

[1] Ogostal®; [2] Terizidon®.

atypische Mykobakterien) in Betracht gezogen. Dann wird eine **einschleichende** Dosierung empfohlen, bis zu 1 g/d beim Erwachsenen oral, verteilt auf 3–4 Gaben mit den Mahlzeiten.

Terizidon   Cycloserin (CS)

Dapson (DDS)

Diaminodiphenylsulfon[1] (DDS); bei neutralem pH kaum, bei saurem pH etwas besser wasserlöslich; lagerungsstabil. $C_{12}H_{12}N_2O_2S$; MM: 248.

Dapson (DDS)

Wie die Sulfonamide greift Dapson als kompetitiver PABA-Inhibitor in den Folsäure-Stoffwechsel ein. Der therapeutische Nutzen beruht auf einer Wirkungssteigerung von INH und PTH. Es wird bevorzugt in fixer Kombination mit diesen Substanzen eingesetzt: 175 INH + 175 mg PTH + 50 mg DDS pro Tablette[2]. Im Rahmen der Lepra- und Tbc-Bekämpfungsprogramme in Entwicklungsländern spielt dieses Kombinationspräparat eine wichtige Rolle.
Der klinische Wert für die Behandlung atypischer Mykobakterien ist noch unklar. Als Monosubstanz wird Dapson auch

gegen immunpathologische Hauterkrankungen angewandt, z. B. Dermatitis herpetiformis, bullöse Dermatosen.

Pharmakokinetik

Gute Bioverfügbarkeit; bei Frauen höhere Plasmakonzentrationen als bei Männern; ein Verteilungsgleichgewicht mit gleichbleibenden Plasmakonzentrationen wird nach etwa 6tägiger Therapie erreicht.

Dosierung

Dapson® allein: 100–200 mg/d, **nur kurzfristig** bis zu 300 mg/d.
Isoprodian®: 2 × 1 Tabl./d beim Erwachsenen.

Unerwünschte Wirkungen

1. **Hämatotoxische Reaktionen:** insbesondere bei Glukose-6-Phosphat-Dehydrogenase-Mangel und Dosierungen über 300 mg/d: Hämolytische Anämie und Methämoglobinbildung infolge einer verkürzten Lebensdauer der Erythrozyten. Bei einer DDS-Dosierung von 100 mg/d werden diese Effekte weitgehend durch erhöhte Hämatopoese (erhöhte Retikulozytenzahl) kompensiert. Absetzen des Medikaments bei Hb-Abfall auf 8–9 g/100 ml!
2. **Hautreaktionen:** Gelegentlich Juckreiz und verschiedene Exanthemformen. Selten tritt etwa 6 Wochen nach Therapiebeginn Fieber, das „Dapson-Syndrom" (Sulfon-Syndrom) auf, exfoliative Dermatitis, Leberzellschädigung mit Gelbsucht, mononucleoseartige Lymphadenopathie, Methämoglobinanstieg. Cave: Dosis über 300 mg/d!
3. **Selten:** Beeinträchtigung der Herzfunktion, des ZNS, der Nierenfunktion; Hypalbuminämie mit Ödemen und Ascites bei Langzeittherapie.

---

[1] Dapson®; [2] Isoprodian®.

Antimykotika

Pilze, Fungi, sind – im Unterschied zu den Bakterien – schon Eukaryonten mit umschlossenem Zellkern, Zellorganellen, endoplasmatischem Retikulum und Cytoskelett wie bei den menschlichen Zellen. Diese strukturelle und funktionelle Ähnlichkeit sowie zusätzlich die Chitin-/Glucomannan-reiche Zellwand der Pilze und ihr sog. Dimorphismus, womit die Fähigkeit zum Wechsel zwischen Hefe- und Hyphenform bezeichnet wird, erschweren die Entwicklung nebenwirkungsarmer **systemisch einsetzbarer Antimykotika. Nur diese** werden hier behandelt. Die vielfältigen **topischen Behandlungsformen** der Dermatomykosen gehören ins Fachgebiet der Dermatologie.
Die Gruppe der systemisch verabreichbaren Antimykotika besteht aus:
1. dem **Polyen-Antibiotikum:** Amphotericin B;
2. **Azol-Chemotherapeutika:** Miconazol, Ketoconazol, Fluconazol, Itraconazol;
3. den Einzelsubstanzen: Flucytosin (5-FC), und Griseofulvin.

Amphotericin B

Die Polyen-Antimykotika – Amphotericin B (AmB) sowie die Lokalantimykotika Nystatin, Natamycin (Pimaricin) besitzen ähnliche chemische Struktur, physikochemische Eigenschaf-

ten sowie antimykotische Aktivität. Aber nur **Amphotericin B** läßt sich **intravenös** applizieren. Nystatin und Natamycin werden ausschließlich **lokal** angewandt.

Herkunft, Struktur, physikochemische Eigenschaften

Die Polyen-Antimykotika werden seit etwa 1955 aus Kulturfiltraten von Streptomyces-Arten isoliert.
Wie Abb. 51 an der Struktur des Amphotericin B-Moleküls zeigt, besitzen die Polyene einen makrozyklischen Laktonring mit einer stark **hydrophoben** Seite (mehrere konjugierte Doppelbindungen) und einer **hydrophilen** Seite, einschließlich des glykosidisch gebundenen Aminozuckers Mykosamin.
Der Laktonring des AmB enthält 38 Ringatome, eine Heptaen-Kette, zahlreiche Hydroxylgruppen und ein zyklisches 6-Ring-Ketal, das die Kohlenstoffatome C_{13} und C_{17} miteinander verbindet. Aufgrund der starken hydrophoben Eigenschaften ist freies AmB bei neutralem pH in Wasser fast unlöslich, im stark sauren bzw. alkalischen Bereich (<pH 2 und >pH 11) mit 0,1 mg/ml gering löslich. Am besten löst es sich in polaren organischen Lösungsmitteln wie DMSO (Dimethylsulfoxid).
Die hohe Licht- und Oxidationsempfindlichkeit des Doppelbindungssystems einerseits und die hydrolytische Instabilität (s. Abb. 51) andererseits erfordern bei der Herstellung, Lage-

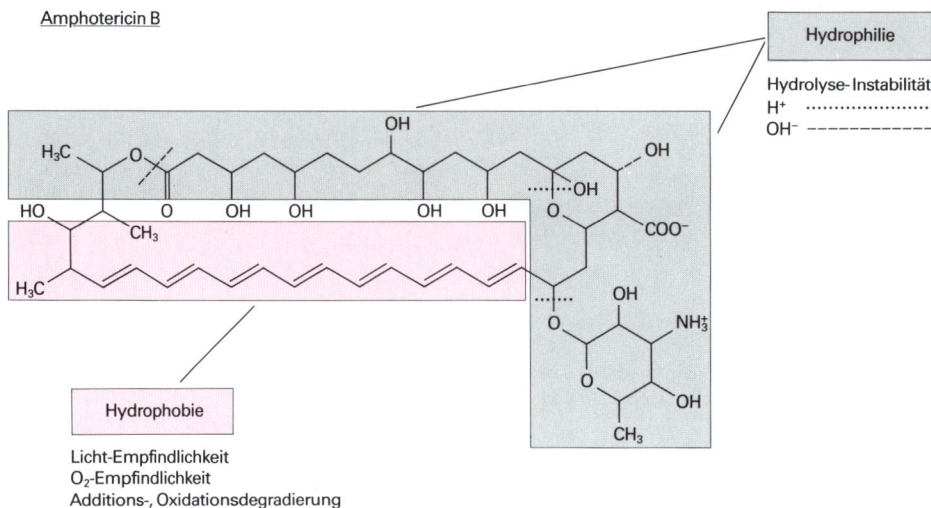

Abb. 51: Amphotericin B-Struktur und physikochemische Eigenschaften (Summenformel: $C_{46}H_{73}NO_{20}$, MM: 924).

rung und Applikation von AmB **besondere** Schutzvorkehrungen.

Für die Therapie liegt AmB als Komplex mit Natrium-Desoxycholat vor, in mit Stickstoff gefüllten Durchstechflaschen, die lichtundurchlässig verpackt sind. Wie in Abb. 52 angedeutet, maskieren etwa 2 Moleküle des ebenfalls amphiphilen Na-Desoxycholat die hydrophobe Molekülseite von AmB und machen dadurch den Komplex allseits hydrophil.

Vorbereitung und Durchführung einer Amphotericin B-Infusion müssen **sehr strikt** die Gebrauchsinformation („Beipackzettel") des Herstellers befolgen. In Abb. 52 sind die wichtigsten Merkmale hervorgehoben: Herstellung einer präzipitatfreien Stammlösung in **aqua pro infusione.** Weiterverdünnung in **5%iger Glukose-Lösung (keinesfalls** in Salzlösung!), bis für die Infusion eine Endkonzentration von $<50~\mu g/ml$ vorliegt. Das schützt gegen die Ausfällung toxischer AmB-Präzipitate. Ein lichtundurchlässiges Infusionsbesteck verhindert photochemische Desaktivierung und toxische Zerfallsprodukte im System während der langdauernden Infusionen. Langsame Infusionen mindern das Thromboserisiko.

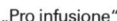

„Pro infusione"

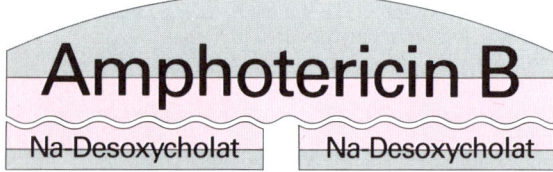

Lagerung: dunkel, trocken, 2–8 °C!

Auflösung: nur direkt vor Gebrauch:
      1) Stammlösung: 50 mg AmB in 10 ml H_2O p.i.!
      2) Infusionslösg.: Stammlösg. in 500 ml
      (präzipitatfrei!) 5%-Glukose, pH > 5!

Infusion: lichtgeschützt!
      4–6 Std.; 2-tägig!
      einschleichende Dosierung

Abb. 52: Wasserlöslicher Komplex und Regeln für die Amphotericin B-Infusion.

Wirkungsmechanismen, -spektrum

Die antimykotische Wirkung, aber auch die Nebenwirkungen von Amphotericin B (AmB) entstehen durch hydrophobe Anlagerung seiner Moleküle an das **Ergosterin** in den Zellmembranen der Pilze bzw. an das **Cholesterin** in den Membranen menschlicher Zellen. Beide, AmB und die Sterine, besitzen ein starres, planares, hydrophobes Doppelbindungssystem von etwa gleicher Länge. Diese Molekülflächen passen so gut zueinander, daß ihre **Aneinanderlagerung durch die Hydrophobie maximal gefestigt** wird. Daneben verstärken noch mehrere kleinere strukturelle Details die Wechselwirkungen zwischen beiden Partnern so, daß Ergosterin und Cholesterin zu den optimalen und damit **endgültigen Bindungsstellen** für die infundierten AmB-Moleküle werden.

Abb. 53 veranschaulicht die Funktion der Membransterine und die Auswirkungen der AmB-Bindung auf die Membran. In der oberen Hälfte der Abbildung ist angedeutet, daß die Membran-Phospholipide **dann parallel und dicht aneinander** gelagert sind, wenn sie entweder gesättigte Fettsäuren enthalten (links im Bild) oder wenn ungesättigte Fettsäuren durch eingelagerte Sterine in eine solche parallele, dichte Anordnung gebracht werden (Bildmitte). In derart abgedichteten Membrandomänen ist auch die Aktivität der Funktionsproteine „eingeengt". So dient der Ein- und Ausbau der Sterine – Ergosterin bei Pilzen, Cholesterin beim Menschen – einer raschen bzw. rasch änderbaren „Fluiditäts"- und Permeabilitätsminderung der Zellmembranen. Beim Menschen wird der Grad der Cholesterineinlagerung u. a. hormonell beeinflußt. Durch Cortison wird Cholesterin aus den Membranen kurzfristig entfernt und die Membranfluidität erhöht. Bei einer Anlagerung von Amphotericin B an die Sterine wird dessen hydrophile Seite den Phospholipiden zugekehrt. Dadurch lockert sich der Phospholipidverband auf (untere Bildhälfte, links). Die Aktivität der Porinmoleküle nimmt zu. Auch die Bildung unnatürlicher Poren (untere Bildhälfte, rechts) durch Ringschluß mehrerer Am-B-Moleküle wird diskutiert. So erhöht Amphotericin B den Efflux von Elektrolyten und anderen cytoplasmatischen Stoffen. Bei den Pilzen resultieren fungistatische bis fungizide Effekte. Aber auch menschliche Zellen sind gefährdet, wenn das Membran-Cholesterin durch hormonelle Gegenregulation nicht ausreichend reduziert wird (Cortison-Schutz!).

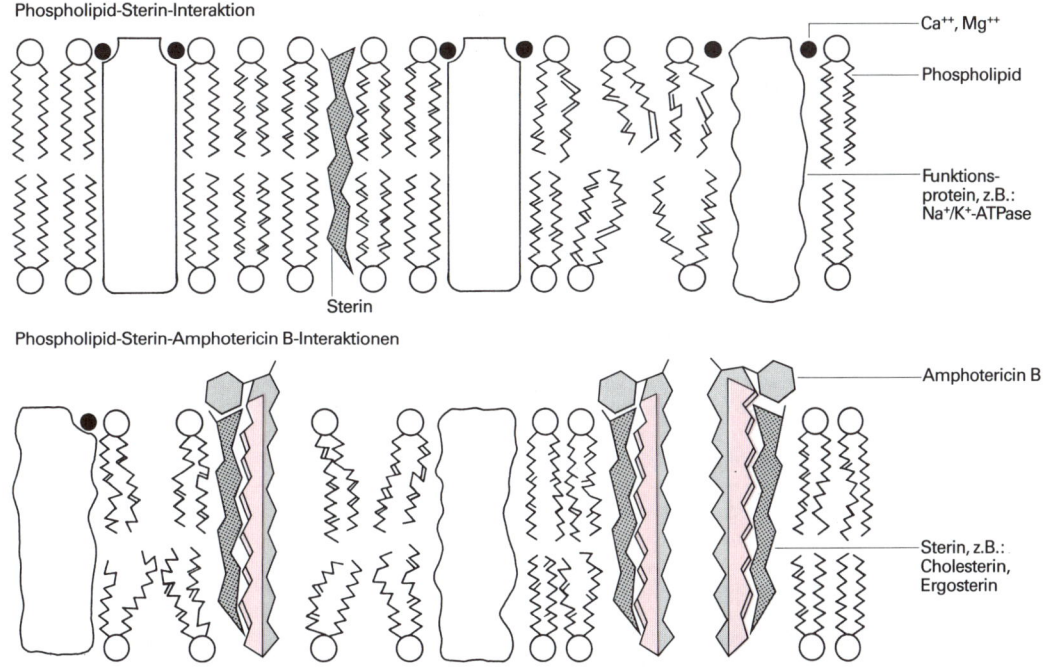

Phospholipid-Sterin-Interaktion

Ca++, Mg++

Phospholipid

Funktions-
protein, z.B.:
Na+/K+-ATPase

Sterin

Phospholipid-Sterin-Amphotericin B-Interaktionen

Amphotericin B

Sterin, z.B.:
Cholesterin,
Ergosterin

Abb. 53: Funktion von Ergosterin/Cholesterin in biologischen Membranen. Interaktion von Amphotericin B mit Sterinen.

Alle Erreger menschlicher Systemmykosen benötigen das Membran-Ergosterin; daher sind **ausnahmslos** alle Erreger tiefer Organmykosen AmB-sensibel:

a) **die einheimischen:** Candida albicans u. a. Candida- sowie Torulopsis-Arten, Cryptococcus neoformans, Aspergillus fumigatus und die Mucor-Species;

b) **die außereuropäischen:** Coccidioides immitis, Histoplasma capsulatum, Sporothrix schenkii (Hefe-Phase) und die Blastomyces-Arten.

Resistenzentwicklung wird **praktisch nicht** beobachtet! Resistenzprüfung gegen Amphotericin B ist **unnötig**.

Die MHK-Werte der o. g. Pilze liegen im Mittel bei 0,1 – 0,5 µg/ml. Dermatophyten sind um den Faktor 5 – 10 weniger empfindlich.

AmB kann auch gegen Protozoen wirksam sein, z. B. Leishmanien, Trypanosomen, Amoeben. **Bakterien dagegen** – da ohne Membransterine – besitzen natürliche Unempfindlichkeit gegen AmB.

Pharmakokinetik

Nach oraler bzw. lokaler Applikation von Amphotericin B-Lösung wird das Medikament **nicht resorbiert**. Die systemische Behandlung tiefer Organmykosen erfolgt mit langsamen Amphotericin B-Infusionen:

Beim Eintritt in den Blutstrom löst sich der infundierte AmB-Na-Desoxycholat-Komplex, wenn AmB auf hydrophobe Domänen an Plasmaproteinen trifft. Es nimmt jeweils die Position ein, die die noch stärkere hydrophobe Wechselwirkung erlaubt. Aus dem Blutkreislauf wechselt es schließlich zu den Membransterinen von Mykoseerregern oder zu humanen Gewebezellen über. An langsam regenerierenden Geweben, z. B. Leberzellen, kann es wochenlang fixiert bleiben. Am Ende einer AmB-Infusion lassen sich – **dosisunabhängig** – in der Regel AmB-Konzentrationen von 1 – 2 µg/ml Plasma nachweisen. Dosissteigerungen führen **nicht** zu linearem Anstieg

der Plasmakonzentrationen. Die Plasmahalbwertzeit wird mit 18 – 24 h angegeben. Sie rechtfertigt ein Applikationsintervall von 48 h zwischen den AmB-Infusionen. Die Penetration von AmB ins Gewebe ist wegen seiner Membranaffinität schwer beurteilbar und im allgemeinen wohl gering. Im Liquor cerebrospinalis und in interstitieller Organflüssigkeit werden selten meßbare Konzentrationen nachgewiesen. Dennoch nützt systemisch verabreichtes AmB auch bei der Behandlung der Pilz-Meningitis. Allerdings macht die geringe Gewebsgängigkeit **sehr lange Therapiedauer** nötig. Nur 5 – 10 % einer Dosis werden innerhalb von 24 h im Urin wiedergefunden. Das an Zellmembranen gebundene AmB-Depot löst sich nur allmählich. Eine renale und biliäre AmB-Elimination ist noch wochenlang nach Therapieende nachweisbar. AmB-Metaboliten sind nicht bekannt. An autoptisch untersuchten Organen wurden hohe gebundene Anteile der verab-

---

Tab. 30: Pharmakokinetische Merkmale von Amphotericin B.
% = Prozent der Dosis

Plasma
therap. Konzentrationen: 1 – 2 ↔ 0,1 – 0,5 µg/ml
Wiederfindung im Urin: ~ 10 %

Sekrete und Interstitium
Konzentrationen: < 0,1 – 0,5 µg/ml
[MHK-Werte in vitro: **< 0,1 – 1 – > 2** µg/ml]

Ausscheidung
Dauer: > 4 Wochen lang nachweisbar
Urin: 10 – 20 – ... %
Galle: 20 – 30 – ... %   40 – ... %

Nachweis in Geweben bei Autopsie
(in % der Gesamtdosis)
Leber ~ 30, Lunge ~ 3, Milz/Nieren ~ 1

reichten Gesamtdosis nachgewiesen. Tab. 30 faßt die wesentlichen Merkmale der Amphotericin B-Kinetik zusammen.

Präparate, Indikationen, Dosierung

Amphotericin B (AmB)

Die Infusionstherapie mit AmB[1] ist nach wie vor die wirksamste Behandlung **aller tiefen Organmykosen, unabhängig vom jeweiligen Erreger**. Die häufigen, z. T. gravierenden Nebenwirkungen von AmB dürfen bei manifester Organmykose **nicht** vom Amphotericin-B-Einsatz abhalten. Eine **initiale** (2–3wöchige) Kombination von AmB mit 5-Fluorcytosin (s. u.) ist bei 5-FC-sensiblen Erregern **stets indiziert**.

Die in dunkle Folie gehüllten, unter Stickstoff abgefüllten Durchstechflaschen enthalten 50 mg Amphotericin B und 41 mg Na-Desoxycholat als Lösungsvermittler. Zur Verringerung unerwünschter Amphotericin-B-Wirkungen erfolgt die Auflösung des Medikaments und die Durchführung der Infusion **streng nach den Herstellerempfehlungen** (s. Abschnitt „Physikochemische Eigenschaften").

Die Amphotericin-B-Dosierung beginnt **einschleichend** mit 0,1 mg AmB/kg KG/Infusion. Sie kann täglich um 0,1–0,2 mg AmB/kg KG erhöht werden. Die therapeutische Regeldosis bei AmB-Monotherapie beträgt 0,6 mg/kg KG/Infusion **bei 2täriger Applikation**. In besonderen Fällen (starke Immunschwäche) kann eine Dosissteigerung auf 1,0 mg/kg KG/Infusion bzw. bis zur Verträglichkeitsgrenze indiziert sein. Im allgemeinen ist jedoch eine lange Behandlungsdauer bei mittlerer, noch gut verträglicher Dosis effektiver als eine hochdosierte (nebenwirkungsreiche) Kurzzeit-Behandlung. Organmykosen müssen **mindestens** 4–6–8 Wochen lang behandelt werden. Im Einzelfall kann es indiziert sein, die **Intensivphase** der 2täigen Infusionen um eine längere (2–3 Monate währende) **Sicherungsphase** zu ergänzen, in der AmB nur 2× pro Woche – evtl. ambulant – infundiert wird (Rezidivsuppression). Die nötige Gesamtdosis kann 2–4 g betragen.

Dosisanpassungen an die Nieren- oder Leberfunktion sind nicht nötig. Gegen eine der nephrotoxischen Reaktionen von AmB schützt NaCl-Zufuhr (s. „Spezifische Nebenwirkungen"). Bei **sehr starken** AmB-bedingten **unerwünschten Wirkungen** helfen **niedrig** dosierte **kurzfristige** Cortison-Gaben. Amphotericin B ist nicht dialysierbar.

Organmykosen, deren Erreger auch gegen 5-Flucytosin sensibel sind, werden durch die **Kombination beider Antimykotika** am besten saniert. Die AmB-Dosierung kann (und sollte) in dieser Kombination **auf 0,3 mg/kg KG/Infusion** reduziert werden. Gegen die nur schwer sanierbaren **Mukor-Mykosen** (durch Absidia-, Rhizopus- und Mukor-Pilze) scheinen in Einzelfällen Kombinationen von AmB + Rifampicin vorteilhaft zu sein. **Azol-Antimykotika** dagegen **behindern AmB antagonistisch**, da sie die Ergosterin-Synthese hemmen.

Gegen Protozoen-Infektionen, die auf die Medikamente 1. Wahl nicht ansprechen (Antimon-Präparate, Pentamidin), kommt AmB + Rifampicin oder Sulfadiazin als Therapie 2. Wahl in Betracht (z. B. bei amerikanischer Leishmaniasis, Chagas-Krankheit oder Naegleria-Meningitis).

Liposomen-Amphotericin B

Liposomenverkapseltes AmB[2] scheint besser verträglich zu sein. Eine verläßliche Beurteilbarkeit steht noch aus.

Amphotericin B-Externa

Für die orale und lokale antimykotische Behandlung werden die beiden anderen Polyen-Antimykotika bevorzugt – **Nysta-**

tin (z. B. Moronal®) und **Natamycin (früher „Pimaricin")** (z. B. Pimafucin®). AmB kommt zusammen mit Nystatin im **Ampho-Moronal®** zur Anwendung. Indikationen zur oralen/ lokalen Anwendung der Polyen-Antimykotika sind z. B. Mund-Soor, Soor-Oesophagitis, Soor-Enteritis, Soor-Bronchitis oder Vaginal-Soor.

Unerwünschte Wirkungen

1. Allgemeine Nebenwirkungen

In **50–80%** der Behandlungsfälle gravierende Unverträglichkeitsreaktionen – wahrscheinlich aufgrund von Membranschädigungen der menschlichen Zellen:

a) **Fieber**, mit Schüttelfrost, sogar bis zum Hyperthermie-Schock,

b) Kopfschmerzen, Nausea, Erbrechen, Diarrhoen, Kreislaufkollaps, Muskel- und Gelenkschmerzen.

c) Blutbildveränderungen; Thrombophlebitis an der Injektionsstelle.

2. Spezifische Nebenwirkungen:

a) Im Vordergrund steht die **Nephrotoxizität**. Gegen einen ihrer Teilmechanismen kann vorgebeugt werden:
Schädigung des proximalen Tubulus (Lyse der cholesterinreichen lysosomalen Membranen) erhöht den Chlorid-Anfall im distalen Tubulus. Dadurch setzt eine intrarenale Gegenregulation ein, der sog. tubuloglomeruläre Feedback (TGF) mit **renaler Vasokonstriktion und Abnahme der GFR** (um etwa 40%!). Vorbeugend wirkt **ausreichende Kochsalzzufuhr**. Die NaCl-Ausscheidung im Urin sollte während der AmB-Behandlung kontrolliert und bei **300 mval/d** gehalten werden.
Bei ca. 20% der Patienten entwickelt sich eine **substitutionsbedürftige Hypokaliämie** infolge renaler Azidose oder Kaliumverlusten über die Colonmukosa. Die erforderliche Substitutionsmenge kann mit Hilfe des kaliumsparenden Diuretikums **Amilorid** reduziert werden.
Blutbild, Elektrolyte und Nierenfunktion sind bei AmB-Therapie 1–2× wöchentlich zu überwachen.
Irreversible Tubulusschäden können Nephrokalzinose nach sich ziehen.

b) **Neurotoxische** Reaktionen (Parästhesien, Paresen, Krämpfe) sind seltener. **Sehr risikoreich** sind intralumbale/intrathekale Injektionen (Cave: Querschnittslähmung; lokaler Cortisonschutz indiziert).

c) **Leberbelastung:** Bei Anstieg von alkal. Phosphatase und Bilirubin muß abgesetzt werden!

Interaktionen

- AmB **nie** in Salzlösungen verdünnen, da toxische Präzipitate entstehen.
- Auswirkungen einer Hypokaliämie auf Herzglykoside und curareartige Muskelrelaxantien.
- Cave: Gleichzeitige Gabe anderer potentiell nephrotoxischer Medikamente (Aminoglykoside, Cytostatika u. a.).

Kontraindikationen

- Schwere Leber- und Niereninsuffizienz,
- Überempfindlichkeit gegen AmB.

Flucytosin (5-Fluorcytosin, 5-FC)

Flucytosin (5-FC) wird bevorzugt **in Kombination mit Amphotericin B** eingesetzt. Diese Kombination gilt als effektivste

---

[1] Amphotericin B®, pro infusione; [2] im Ausland AmBisome®.

Chemotherapie tiefer Organmykosen durch Candida- und andere Hefen sowie der schwer behandelbaren Aspergillose.

Herkunft, Struktur, physikochemische Eigenschaften

Die **indirekte** Wirkung der in 5-Position fluorierten Nucleobase **Cytosin** als **Antimykotikum** ist seit 1971 bekannt (Abb. 54). Flucytosin ist mäßig wasserlöslich (bis zu 1,5%). In Lösung ist die Substanz **stabil, wenn** sie lichtgeschützt und bei Temperaturen **zwischen 15–20 °C** gelagert wird! Unter 15 °C kommt es zu **Ausfällungen**; über 20 °C kann (nicht sichtbar!) Umwandlung in das Cytostatikum **5-Fluoruracil** einsetzen.

Flucytosin (MM: 129).

Wirkungsmechanismen, -spektrum

Flucytosin wird in Pilzzellen nach Umwandlung in 5-Fluoruracil wirksam: Sensible Pilzzellen verfügen über das Enzym **Cytosinpermease**, mit **dem sie 5-FC** einschleusen. **Intrafungeal** wird 5-FC durch die **Cytosindeaminase**, die in menschlichen Zellen (wohl) fehlt, in den Antimetaboliten 5-Fluoruracil (5-FU) umgewandelt. 5-FU wirkt über die in Abb. 54 dargestellten Mechanismen **fungistatisch** bis fungizid:

a) durch Störung der Proteinsynthese und/oder des Aminosäurepools;

b) durch Blockade der DNA-Synthese.

Das **Wirkungsspektrum** ist auf Candida- und andere Hefe-Arten, Crytococcen sowie Aspergillen beschränkt. **Primär resistente** Stämme innerhalb des Spektrums machen Resistenzbestimmungen gegen 5-FC nötig. Mit MHK-Werten von 0,1–0,5 µg/ml sind **meistens sensibel**: Candida albicans, Cryptococcus neoformans u. a. Hefen (Primärresistenz 5–10%). **Nur mäßig sensibel** (MHK bei 1–25 µg/ml) sind dagegen Aspergillen (Primärresistenz bei 40%!). Die antimykotische Aktivität von 5-FC wird in Anwesenheit von **Purin- und Pyrimidinbasen** antagonisiert. Die Wirkung auf einen **in vitro** sensiblen Stamm kann dadurch **in vivo** schwächer sein. Neben der Rate **primär resistenter** Stämme bereitet **sekundäre Resistenzentwicklung** unter der Therapie Probleme: Auch primär sensibel erscheinende Pilzstämme enthalten eine Minorität von Zellen mit (meist heterozygoten) 5-FC-Resistenzgenen. Diese vermehren sich auch unter der Therapie und setzen als resistente Population die Infektion evtl. fort. Bei Aspergillen vollzieht sich die Sekundärresistenz rascher als bei Hefen. Sie wird verzögert:

a) durch Kombinationstherapie mit AmB;

b) durch permanent hohe Wirkstoffkonzentrationen im Patienten („Talspiegel" nicht unter 25 µg/ml Plasma).

Pharmakokinetik

Flucytosin kann oral und i. v. verabreicht werden. Trotz guter Bioverfügbarkeit (75–90% der Dosis) wird zur **Infusionstherapie** geraten (s. „Unerwünschte Wirkungen"). 5-FC verteilt sich **sehr gut** in die meisten Körpergewebe, auch in den Liquor cerebrospinalis.

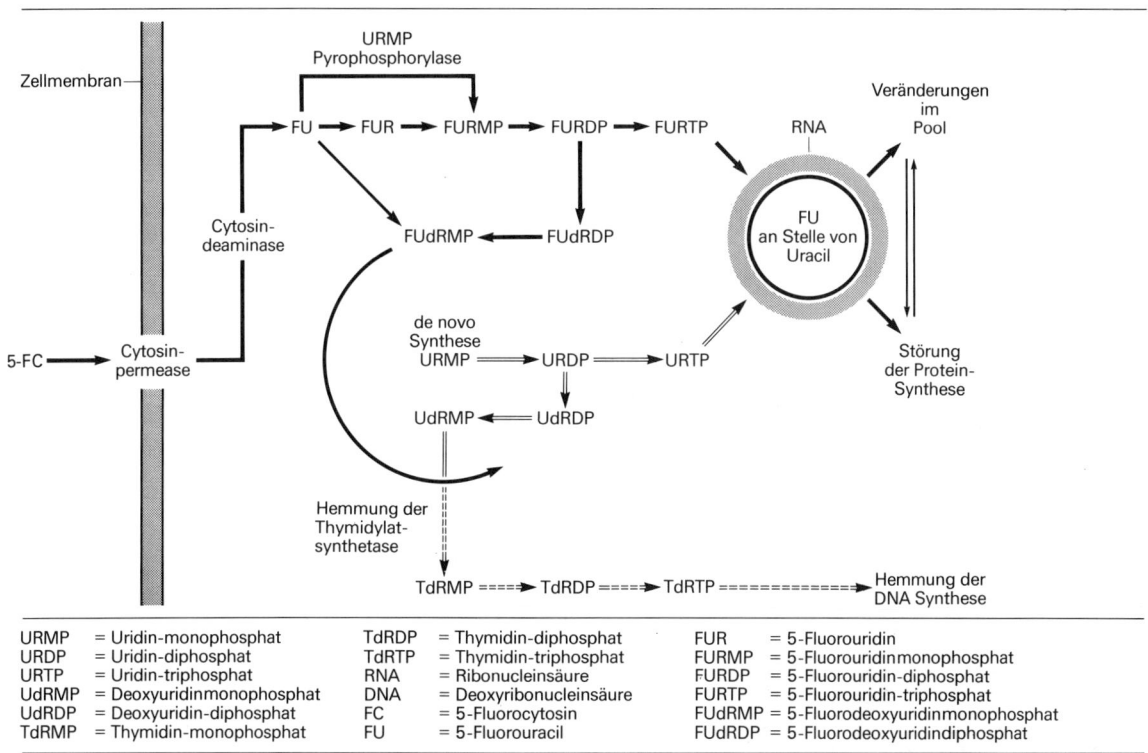

URMP	= Uridin-monophosphat	TdRDP	= Thymidin-diphosphat	FUR	= 5-Fluorouridin
URDP	= Uridin-diphosphat	TdRTP	= Thymidin-triphosphat	FURMP	= 5-Fluorouridinmonophosphat
URTP	= Uridin-triphosphat	RNA	= Ribonucleinsäure	FURDP	= 5-Fluorouridin-diphosphat
UdRMP	= Deoxyuridinmonophosphat	DNA	= Deoxyribonucleinsäure	FURTP	= 5-Fluorouridin-triphosphat
UdRDP	= Deoxyuridin-diphosphat	FC	= 5-Fluorocytosin	FUdRMP	= 5-Fluorodeoxyuridinmonophosphat
TdRMP	= Thymidin-monophosphat	FU	= 5-Fluorouracil	FUdRDP	= 5-Fluorodeoxyuridindiphosphat

Abb. 54: In der Pilzzelle stattfindender Metabolismus und Wirkmechanismus von Flucytosin (nach A. Polak).

Die Proteinbindung liegt <5%. Es wird von menschlichen Zellen nicht metabolisiert. Bei vorwiegend renaler Ausscheidung beträgt die Plasmahalbwertzeit 3–5 h. Ab einer Kreatinin-Clearance unter 40 ml/min. ist eine Dosisreduktion indiziert. 5-FC ist dialysierbar. Therapeutisch optimal sind Konzentrationsmaxima um 100 μg/ml und -minima ≥25 μg/ml Plasma. Tab. 31 faßt die wichtigsten pharmakokinetischen Daten von Flucytosin zusammen.

Tab. 31: Pharmakokinetische Merkmale von 5-Fluorcytosin.
% = Prozent der Dosis

Enterale Resorption: 75–90%
Dosis-Empfehlung: 150–200 mg/kg/d bzw. der Nierenfunktion angepaßt

Plasma
Konzentrationen: 50–100 ↔ 20–25 μg/ml
[MHK-Werte in vitro: <0,1–1–12–> 25 μg/ml]

Sekrete und Interstitium
Relativ hohe Konzentrationen, insbesondere auch im Liquor cerebrospinalis
Metabolisierung durch Humanzellen: <1%

Ausscheidung
Urin: 90–95%
Galle: 5–10%

Potentielle Nebenwirkungen
5-FU-typisch, wenn 5-FC im Serum >100 μg/ml

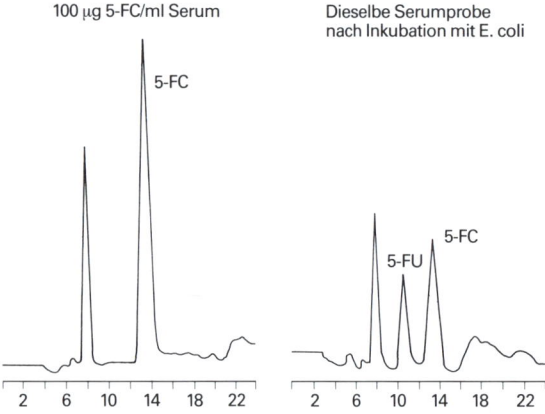

100 μg 5-FC/ml Serum

5-FC

Dieselbe Serumprobe nach Inkubation mit E. coli

5-FC

5-FU

Abb. 55: Parallelbestimmung von 5-Fluorcytosin (5-FC) und 5-Fluoruracil (5-FU) durch Hochdruckflüssigkeitschromatographie (HPLC).
(Chromatografische Bedingungen nach J. O. Miners et al.: Clin. Chem. 26; 1980, modifiziert von A. Crea und H. Rosin; 1986.)

Indikationen, Dosierung

Flucytosin (5-FC) – Ancotil® Roche, Infusionslösung und Tabletten.
Flucytosin wird fast **nur in Kombination** mit Amphotericin B empfohlen. Die **intravenöse** wird der oralen Medikation vorgezogen (s. „Nebenwirkungen").

Hauptindikationen:
a) Pilzmeningitis, insbes. Cryptococcose;
b) Disseminierte Organmykose, spez. – Aspergillose – bei sensiblen Erregerstämmen;
c) Candida-Endocarditis;
d) Urogenitalmykose.

Dosierungen:
a) bei intakter Nierenfunktion: 150–200 mg/kg KG/d!
b) bei Niereninsuffizienz: Dosisreduktion ab Kreatinin-Clearance unter 40 ml/min. gemäß „Beipackzettel". Bei Patienten mit wechselnder Nieren- und Kreislauffunktion, z. B. durch AmB-Nebenwirkungen oder mit CAPD bzw. Hämofiltration, sind Konzentrationsbestimmungen von 5-FC und auch 5-FU im Serum indiziert (Abb. 55). Der Richtwert **100 μg/ml** für die Konzentrationsmaxima dient der Vorbeugung der Nebenwirkungen; der Richtwert **25 μg/ml** als Konzentrationsminimum („Talspiegel") dient der Vorbeugung der Sekundärresistenz. 5-FU sollte im Plasma nicht erscheinen oder den toxikologisch kritischen Wert von 1 μg/ml Plasma **nicht** überschreiten. Regelmäßige Kontrollen von Blutbild, Leber- und Nierenfunktion sind unerläßlich.

Unerwünschte Wirkungen

Flucytosin wird im allgemeinen gut vertragen. Die bei rund 15% der Behandelten registrierten UAW sind nicht auf 5-FC selbst, sondern eher auf **5-FU** zurückzuführen. Reversible gastrointestinale Störungen (6%), Leberzellschädigung (6%), Neutropenie/Thrombozytopenie (5%) – **vereinzelt** aber auch **ulceröse Enteritis/Colitis** und **Knochenmarkdepression mit tödlicher Agranulozytose.** 5-FC kann durch **Bakterien im Darm** des Patienten zu 5-FU umgewandelt werden. Daher häufen und verstärken sich die UAW immer, wenn größere 5-FC-Mengen mit der Darmflora in Kontakt kommen:
a) bei oraler Gabe hoher Dosen, da sie zu etwa 20% nicht resorbiert werden!
b) bei Kumulation der Plasmakonzentrationen über 100 μg/ml und deswegen vermehrter biliärer 5-FC-Ausscheidung in den Darm.

Interaktionen

a) In Kombination mit AmB: einerseits Steigerung der antimykotischen Aktivität, andererseits – zunehmend nach 3 (max. 4)wöchiger Kombinationsbehandlung – partielle Erhöhung der Toxizitätsrisiken.
b) Aufhebung der Flucytosin-Wirkung durch das Zytostatikum Cytarabin.

Kontraindikationen

1. Schwangerschaft
2. Allergie (selten)
3. Vorsicht bei: Vorschädigung des hämatopoetischen Systems, Zytostatika- und Strahlentherapie.

Azol-Antimykotika

Abgesehen von den zahlreichen nur topisch einsetzbaren Präparaten, haben **neuere Azol-Derivate** auch hohen therapeutischen Wert **gegen** Organmykosen erreicht. Sie bewähren sich insbesondere bei lipidreichen Mykoseherden.
Topische Antimykotika: Bifonazol, Clotrimazol, Econazol, Isoconazol, Miconazol, Oxiconazol, Tioconazol.

Systemische Antimykotika: Miconazol, Ketoconazol, Fluconazol, Itraconazol.

Herkunft, Struktur, physikochemische Eigenschaften

Die Entwicklung der chemisch-synthetischen Azol-Antimykotika wird seit etwa 1967 intensiv verfolgt. Das die antimykotische Aktivität tragende **Diazol-** bzw. **Triazol**-Grundgerüst und die modernen **Bis-Triazol**-Verbindungen (s. Abb. 56) lassen sehr viele chemische Modifikationen zu.

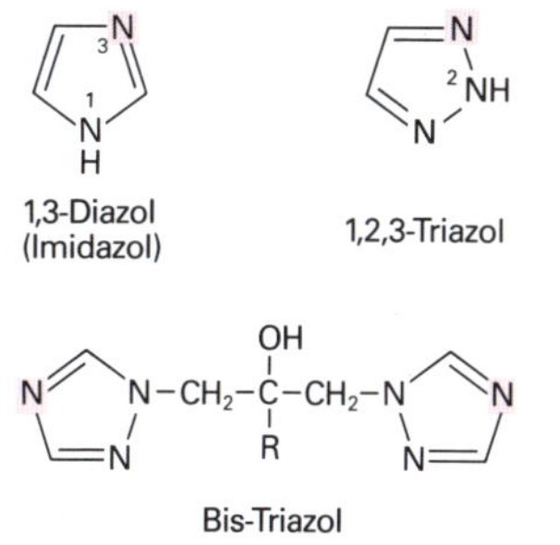

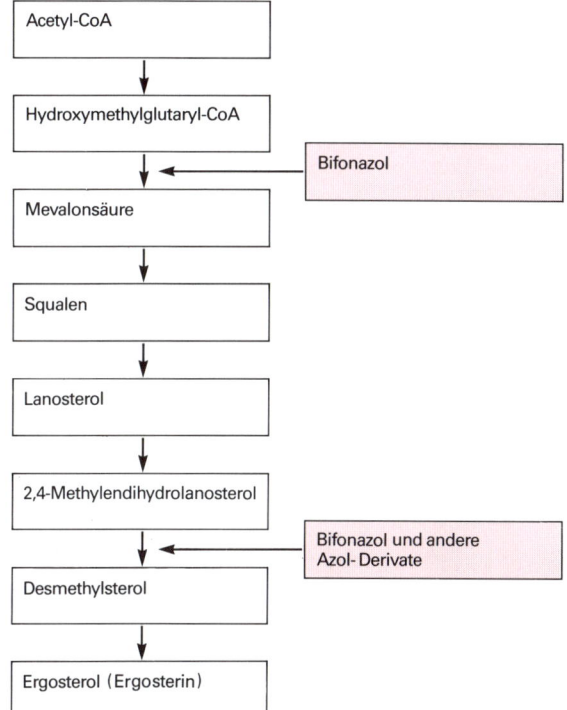

1,3-Diazol
(Imidazol)

1,2,3-Triazol

Bis-Triazol

Abb. 56: Grundgerüst der Azol-Antimykotika.

Substitutionen am heterocyclischen Azol-Ring selbst mindern die antimykotische Aktivität. (Dagegen können sie die Wirkung auf Protozoen verstärken, wie die NO_2-Gruppe am Imidazolring des Metronidazol gegen Trichomonaden.)
Sehr variabel sind jedoch die Liganden des am Azol-Ring gebundenen zentralen C-Atoms. Die Art dieser Liganden bestimmt die physikochemischen Eigenschaften der Medikamente. Davon abhängig sind:
a) die Penetrationsfähigkeit in die Pilzzellen,
b) die Affinität zu den Wirkorten,
c) das pharmakokinetische Verhalten,
d) pharmakologisch-toxikologische Wirkungen an menschlichen Zellen.
Die meisten Azol-Antimykotika sind sehr lipophil und kaum wasserlöslich – mit Ausnahme des gut wasserlöslichen Fluconazol.

Wirkungsmechanismen, -spektrum

Azol-Antimykotika blockieren die für humanpathogene Pilze essentielle Ergosterin-Synthese:
Gemäß Abb. 57 wird vor allem die C-14-Demethylierung zur letzten Vorstufe des Ergosterins unterbunden. Das zuständige Enzym wird gehemmt, die 14-α-Demethylase. Sie gehört zu den pilzspezifischen Cytochrom P-450-Isoenzymen ($P450_{14DM}$). Gemäß Abb. 58 komplexieren die Azole mit ihrem π-elektronenreichen N_3 das Fe(III) im Hämo-Protein $P450_{14DM}$. So verhindern sie die oxidative 14-α-Demethylierung des Lanosterols.

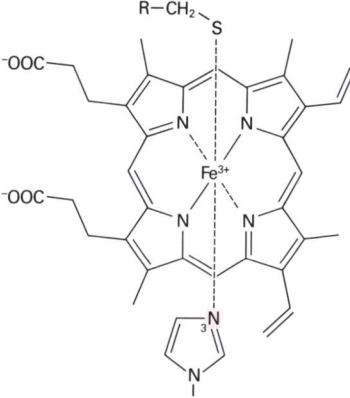

Abb. 58: Schema eines Azol-Eisen-Protoporphyrin-Komplexes; $R-CH_2-S$ repräsentiert ein Cystein des Enzymproteins (nach Vanden Bossche, H. et al., Mycoses **32**, Suppl. 1, 35–52; 1989).

Dieser **Hauptwirkmechanismus** – die Hemmung der Ergosterin-Synthese – verleiht den Azol-Antimykotika ein **sehr breites**, prinzipiell ähnliches **Wirkungsspektrum**.
Es geht über die Erregergruppe der Organmykosen hinaus und umfaßt mit **MHK-Werten** von **<0,5–1 (–5)** µg/ml:
1. Sproßpilze
2. Fadenpilze
3. Dermatophyten
4. Dimorphe Pilze (außereuropäisch).
Resistenzentwicklung ist wegen der (fast) Unverzichtbarkeit von Ergosterin **kaum** möglich.
Aktivitätsunterschiede ergeben sich aus den individuellen physikochemischen Eigenschaften der Präparate:
a) Hohe **Lipophilie begünstigt** die Penetration zu den Standorten des $P450_{14DM}$ innerhalb des **endoplasmatischen Retikulums** und im Inneren der **Mitochondrien** der Pilzzellen.
b) Selektive Substratspezifität begünstigt die Affinität zum Zielenzym und die Komplex-Stabilität.
Aktive und selektiv gegen Pilze wirkende Azol-Derivate zu entwickeln, ist besonders schwierig, da auch die menschlichen

Acetyl-CoA

Hydroxymethylglutaryl-CoA

Bifonazol

Mevalonsäure

Squalen

Lanosterol

2,4-Methylendihydrolanosterol

Bifonazol und andere Azol-Derivate

Desmethylsterol

Ergosterol (Ergosterin)

Abb. 57: Eingriff der Azol-Antimykotika in die Ergosterin-Synthese (nach M. Plempel et al., GIT Suppl. **6**, 34–38; 1986).

Zellen über ein komplexes Cytochrom P450-Enzymsystem mit sehr breitem Substratprofil verfügen. Ein Teil der von Azol-Antimykotika hervorgerufenen **UAW** ist auf Störungen wichtiger menschlicher P450-Isoenzyme zurückzuführen. Mit den beiden neuen Azol-Derivaten **Fluconazol** und **Itraconazol** wurden bedeutende Fortschritte hinsichtlich Aktivität und Selektivität erzielt. Moderne Analyseverfahren, die die Tertiärstruktur von Proteinen darstellen, lassen die Interaktionen von Enzym-Inhibitoren mit deren „aktiven Zentren" und den Apoenzymen sehr subtil studieren. Es ist zu erwarten, daß mit diesen Hilfsmitteln noch weitere Fortschritte erzielt werden, die die Aktivität und Selektivität der Reaktion von Azol-Antimykotika **nur mit dem P450$_{14DM}$** noch verbessern werden.

Pharmakokinetik

Miconazol

(MM: 479)

Das **kaum wasserlösliche** Miconazol wird wenig ($\approx 25-30\%$) und unregelmäßig aus dem Magen-Darmtrakt resorbiert. Zur Behandlung von Organmykosen wird eine **i.v.-Präparation** (mit dem Lösungsmittel „polyoxyäthyliertes Rizinusöl") infundiert. Am Ende einer 1-h-Infusion liegen die Plasmakonzentrationen bei $1-2 \mu g/ml$. Die Plasmaeiweißbindung beträgt $91-98\%$, die Halbwertzeit ca. 20 h. Die Metabolisierungsrate in der Leber ist hoch. Etwa 35% der Dosis gelangen über die Darmmukosa in die Faeces. Nur 1% wird in aktiver Form mit dem Urin ausgeschieden.

Ketoconazol

(MM: 531)

Das wenig wasserlösliche Ketoconazol wird im sauren Magensaft in ein Hydrochlorid überführt und ist dann besser resorbierbar. Einnahme mit der Mahlzeit scheint durch feinere Dispersion des Wirkstoffes und längere Resorptionsphase die Resorption zu steigern. Die Bioverfügbarkeit kann bis zu 75% betragen. Nach 200 mg Ketoconazol oral resultieren Plasmakonzentrationen von max. $3-5 \mu g/ml$. Die Plasmaeiweißbindung beträgt 99%, die Halbwertzeit ca. 8 h. Ketoco-

nazol wird fast vollständig in der Leber verstoffwechselt und in Form inaktiver Metabolite vorwiegend biliär eliminiert. $2-4\%$ der aktiven Substanz gelangen in den Urin.

Fluconazol

(MM: 306)

Fluconazol ist das erste gut **wasserlösliche** Azol-Antimykotikum (Wasserlöslichkeit: 6 mg/ml). Es ist wahlweise oral und parenteral verabreichbar. Die Bioverfügbarkeit beträgt $> 90\%$. Nach einer Einzeldosis von 200 mg resultieren max. Plasmakonzentrationen um $3 \mu g/ml$. Die Plasmaeiweißbindung ist mit $10-12\%$ sehr niedrig. Die Halbwertzeit beträgt ca. 30 h. Die Liquorgängigkeit ist auch bei nicht entzündeten Meningen sehr gut. Im Liquor cerebrospinalis wurden $60-80\%$ der Plasmakonzentrationen gemessen. Fluconazol wird nur zu ca. 10% verstoffwechselt. Etwa 80% einer Dosis werden in aktiver Form renal eliminiert. Bei Niereninsuffizienz empfiehlt der Hersteller an die Kreatinin-Clearance angepaßte Dosisreduktionen. Fluconazol ist hämodialysierbar.

Itraconazol

Itraconazol (s. untenstehende Formel) ist erst seit 1991 und zunächst zur Behandlung von Haut- und Vaginalmykosen zugelassen. Die pharmakokinetischen Daten sind noch unzureichend. Es ist sehr lipophil und praktisch wasserunlöslich. Die Bioverfügbarkeit wird dennoch mit ca. $50-55\%$ angegeben. Bei einer Dosierung von 2×200 mg/d werden Plasmakonzentrationen um $4 \mu g/ml$ erreicht. 99,9% davon sind proteingebunden. Durch Bindung an Organgewebe können sich dort höhere Konzentrationen anreichern als im Plasma, so auch in der Vaginalmukosa. Nach Therapieende erfolgt die Redistribution ins Blut mit einer Halbwertzeit von ebenfalls ca. 20 h. Itraconazol wird zu 99% metabolisiert. Nur ein minimaler Anteil wird renal ausgeschieden. Dosisanpassung an die Nierenfunktion entfällt.

Präparate, Indikationen, Dosierung

Miconazol

Der systemische Einsatz von Miconazol[1] verliert zugunsten von Fluconazol an Bedeutung. Seine **Hauptindikationen** liegen bei der oral/lokalen Anwendung im Magen-Darmtrakt – denn es wirkt auch unter anaeroben Bedingungen – und bei topischem Einsatz.

---

[1] Daktar® i.v., oral, topisch.

Itraconazol
(MM: 706)

Ketoconazol[1]

Hauptindikationen:

Oropharyngeale Candidamykose, wenn lokale Behandlung nicht genügt; Candida-Oesophagitis; Frühstadium der bronchotrachealen Candidabesiedlung; Prophylaxe der mukokutanen Candidiasis bei Immunschwäche/Immunsuppression (optimale Wirkung nur im aeroben Bereich).

Dosierung:

Erwachsene: 1–2 × 200 mg/d (mit der Mahlzeit);
Kinder: 3–6 mg/kg/d (mit der Mahlzeit)

Fluconazol[2]

Hauptindikationen:

Nachbehandlung der ZNS-Cryptococcose nach initialer Therapie mit Amphotericin B + Flucytosin; i. v.-Behandlung der oberflächlichen und tiefgreifenderen Candidiasis des Verdauungstraktes und der Atemwege (bei disseminiertem Lungenbefall vorzugsweise Amphotericin B + Flucytosin); Candidamykose des Harntraktes; Candida-Peritonitis; „Candida-Sepsis" ohne manifesten Organbefall; Frühstadium der Candidamykose bei Heroinsüchtigen.

Dosierung:

Erwachsene: initial 400 mg/d, dann 200 mg/d. Infusionsgeschwindigkeit < 10 ml/min. (bei fortgeschrittener Organ-Candidiasis und starken klinischen Bedenken gegen AmB + 5-FC – **notfallmäßig**: initial 800 mg/d, dann 400 mg/d).

Itraconazol

Vorläufig nur zur oralen Behandlung von Haut- und rezidivierenden Vaginalmykosen. Im Unterschied zu den anderen Azolen zeigt Itraconazol[3] bei Organ-Aspergillose und -Aspergillom (z. B. im ZNS) überraschend gute klinische (Prüf-)Ergebnisse. In vitro erweist sich die Kombination von 5-FC + Itraconazol gegen Aspergillus fumigatus oft als **synergistisch**! Behandlungsversuche **seltener**, schwer behandelbarer tiefer Mykosen, z. B. durch Mucoraceae oder Petriellidium boydii, können erfolgreich sein.

Dosierung:

a) innerhalb der Zulassung: Erwachsene: 200–400 mg/d oral
b) **notfallmäßig** bei Erwachsenen: initial 800 mg/d, dann 400 (–max. 600) mg/d.
   notfallmäßig bei Kindern: initial 10 mg/kg KG/d, dann 5 mg/kg KG/d.

Unerwünschte Wirkungen

Die zur systemischen Therapie zugelassenen Azol-Antimykotika sind in den empfohlenen Dosierungen relativ nebenwirkungsarm.

Im allgemeinen werden registriert: Gastrointestinale Störungen (5–10%, z. B. Übelkeit, Leibschmerzen, Durchfall), leichtere ZNS-Störungen (z. B. Kopfschmerzen, Schläfrigkeit, Benommenheit) und Juckreiz z. T. mit Hautausschlag.

Miconazol-Infusionen lösten häufig **vielfältige** schwerere UAW aus, die wahrscheinlich meistens auf das als Lösungsmittel verwandte „polyoxyäthylierte Rizinusöl" zurückgingen.

---

[1] Nizoral®; [2] Diflucan® i. v., oral; [3] Sempera®.

Bei hoher Dosierung, langfristiger Behandlung und **eher** bei Miconazol/Ketoconazol als bei Fluconazol/Itraconazol werden Interaktionen mit Cytochrom P450-Isoenzymen des Patienten manifest:

a) **Leberbelastung**, vereinzelt toxische Hepatitis und Cholestase;
b) endokrine Störungen, insbesondere der **Steroid**-Synthese: Beeinträchtigung der Nebennierenrindenfunktion, Gynäkomastie, Oligospermie, Menstruationsstörungen.

Interaktionen

- z. T. Resorptionsminderung durch Antacida,
- Wirkungsverlängerung oraler Antidiabetika,
- Wirkungsverstärkung von Phenytoin u. a. zentral wirksamen Substanzen,
- Wirkungsverstärkung oraler Antikoagulantien,
- z. T. Verlangsamung der Ciclosporin A-Ausscheidung,
- Rifampicin senkt Azol-Konzentrationen.

Kontraindikationen

Absolute Kontraindikationen:
- Schwangerschaft und Stillzeit,
- schwerere Leberererkrankung.

Relative Kontraindikationen:
- (**für Kinder** liegt mit Fluconazol und Itraconazol noch nicht genügend Erfahrung vor).

Griseofulvin

Griseofulvin ist ein **speziell gegen Dermatophyten** wirksames orales Antimykotikum.

Herkunft, Struktur, physikochemische Eigenschaften

Das Antibiotikum wird aus Kulturfiltraten von Penicillium-Arten isoliert.

Griseofulvin (MM: 353).

Die Benzofuran-Verbindung ist nur minimal wasserlöslich. Im Fertigarzneimittel liegt sie **mikronisiert** in mikrofeinen Partikeln von etwa 4 μ vor oder **ultramikronisiert** mit Partikeln < 1 μ.

Wirkungsmechanismen, -spektrum

Griseofulvin wirkt spezifisch gegen **Dermatophyten**: Trichophyton- und Microsporon-Species sowie Epidermophyton floccosum. Die MHK-Werte liegen bei 0,15–0,4 μg/ml. Es wirkt nur **fungistatisch** auf die in Teilung befindlichen Pilzzellen. Als Wirkungsmechanismen werden diskutiert:

- Schädigung der Mitosespindel und Stillstand des Zellwachstums in der Metaphase;
- Einwirkung auf die DNA-Replikation;
- Störung des Chitinaufbaus in der Zellwand, durch den multiple Verzweigungen der Pilzzelle entstehen, sog. „curlingeffect".

Die Penetration der Pilze in die Tiefe wird so **verlangsamt**, daß der Pilzherd durch die dann schnellere natürliche Regeneration der Haut oder Hautanhangsgebilde herauswächst. Resistenzentwicklung unter der z. T. langfristigen Therapie wird **nicht** beobachtet. Parallelresistenz zu anderen Antimykotika besteht nicht.

Pharmakokinetik

Resorption im **Duodenum**:
a) bei mikronisierten Präparaten unregelmäßig, zwischen 25–70 %,
b) bei ultramikronisierten fast vollständig.
Fettreiche Mahlzeiten können die Resorption verbessern. 4–8 h nach einer Dosis von 330 bzw. 500 mg resultieren Plasmakonzentrationen zwischen 0,5–2 μg/ml. Griseofulvin wird in der Haut und Hautanhangsgebilden angereichert, z. T. auch in Leber, Fettgewebe und Muskeln. Speziell in Vorstadien **keratinproduzierender Zellen** wird es aufgenommen und dann fest an frisch gebildetes Keratin gebunden. Im Stratum corneum werden Konzentrationen von 12–25 μg/ml Gewebe erreicht. Nach der Therapie diffundiert der Wirkstoff jedoch innerhalb von 2 Tagen wieder ins Blut zurück. In der Leber wird Griseofulvin zu inaktiven Metaboliten abgebaut. Diese werden teils renal, teils via Faeces und z. T. mit dem Schweiß ausgeschieden. **Äußerlich** angewandt nützt Griseofulvin **nicht**, da es kaum in die Tiefe penetriert.

Präparate, Indikationen, Dosierung

Griseofulvin[1]

Anwendung nur **nach mykologischem** Erregernachweis. Behandlungsdauer bei Hautmykose mindestens 2–4 Wochen, bei Nagelmykose bis zu 1 Jahr oder auch länger. Adjuvante Maßnahmen wie Keratolytika oder Nagelresektion oft zusätzlich indiziert.

Dosierung:
Erwachsene: Mikronisiert: 0,5–1,0 g/d oral,
Ultramikr.: 0,3–0,6 g/d oral.
Kinder: Mikronisiert: 10 mg/kg/d oral,
Ultramikr.: 6–7 mg/kg/d oral.

Unerwünschte Wirkungen

- Kopfschmerzen: initial häufig, oft bald nachlassend.
- Gastrointestinale Beschwerden (Übelkeit, Erbrechen, Diarrhoe).
- Photosensibilisierung – cave: intensive UV-Exposition.
- Leichte Benommenheit im Zusammenwirken mit Alkohol.

Kontraindikationen

- Schwangerschaft,
- akute intermittierende Porphyrie,
- schwere Lebererkrankung.

---

[1] Fulcin®, Likuden®, Polygris®.

Virustatika

Die Viren – die häufigsten Erreger menschlicher Infektionen – bereiten der Entwicklung antiinfektiver Chemotherapeutika die größten Schwierigkeiten.
Ohne eigenen Stoffwechsel, ohne zelluläre Organisation, ohne eigenständiges Leben integrieren sie sich in das Genom der Wirtszelle und dirigieren die Zellfunktionen zur Virusproduktion um. Die enge Verbindung von Viren mit normalen Strukturen und Stoffwechselprozessen der Wirtszelle macht sie dem chemotherapeutischen Ansatz nur schwer zugänglich. Die virusspezifischen Bausteine und virusspezifischen Prozesse aufzudecken, bedarf modernster molekular-biologischer, spektroskopischer, Laser-mikroskopischer und biochemischer Analyseverfahren. Dieses analytische Armentarium entwickelt sich derzeit mit besonders großen Fortschritten. Die Erforschung der molekularen Mechanismen der Virus-Replikation wird die Entwicklung selektiv wirkender Virustatika voraussichtlich beschleunigen.
Potentielle virusspezifische Zielorte und Wirkungsmechanismen sind:
1. **Spezifische Adsorptions-Rezeptoren der Viren:**
   Allerdings nutzen Viren häufig Rezeptoren, an die auch andere benötigte Stoffe binden, z. B. HIV den CD4-Rezeptor, EBV einen Komplement (C3d)-Rezeptor.
2. **Penetration und „Uncoating":**
   Insbesondere die Freisetzung des Virusgenoms aus dem Nukleokapsid ist von spezifischen Kapsidproteinen abhängig. Die Blockade dieser Moleküle ist ein lohnendes

Ziel für antivirale Chemotherapeutika, wie das Beispiel des Amantadin zeigt.
3. **Transkription und DNA-Replikation:**
   Die virusspezifischen Enzyme, die diese zentralen Vorgänge katalysieren, sind bereits das Ziel der meisten verfügbaren Virustatika, z. B. der Nucleosid-Analoga.
5. **Kapsid-Formation und Virusgenom-Einlagerung:**
   Diese noch wenig bekannten molekularen Prozesse dürften sehr gute virusspezifische Ansatzpunkte ergeben.
6. **Virus-Ausschleusung:**
   Sie geschieht an ganz bestimmten Stellen der Zellmembran, die durch zukünftige Chemotherapeutika ebenfalls selektiv blockiert werden könnten.
Bisher sind nur wenige Virustatika für die **systemische** Therapie geeignet. **Nur diese** werden nachfolgend ausführlich beschrieben.
Dagegen werden die **nur topisch** einsetzbaren Virustatika lediglich mit ihren Präparatenamen kurz aufgeführt.

Amantadin, Rimantadin

Amantadin·HCl, eins der ersten breit eingesetzten Virustatika, hatte große Bedeutung für die Prophylaxe und Chemotherapie der gefürchteten **„Asiatischen Grippe"** durch Influenza-A-Viren. Die Erfolge der Grippe-Schutzimpfung beschrän-

ken diese Indikation jetzt auf die noch **ungeimpften Risikopatienten**. Daneben wird Amantadin auch als „**Antiparkinsonmittel**" angewandt (s. S. 279).
Rimantadin ist ein russisches Amantadin-Derivat, das weniger unerwünschte Wirkungen mit sich bringen soll.

Herkunft, Struktur, physikochemische Eigenschaften

Amantadin, L-Adamantanamin-Hydrochlorid, – ursprünglich als potentieller Sprengstoff synthetisiert (!) – wurde 1966 als Virustatikum eingeführt (Abb. 59). Es ist wasserlöslich und als kristallines Pulver bei trockener Lagerung und Temperaturen von 15–30° C stabil.

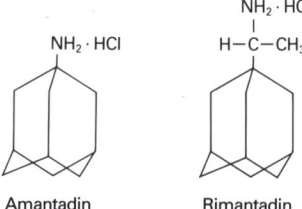

Amantadin   Rimantadin

Abb. 59: Chemische Struktur von Amantadin und Rimantadin (Cycloalkylamine).

Wirkungsmechanismen, -spektrum

Beide Adamantanamin-Präparate wirken **gegen den Beginn** der Biosynthese von **Influenza-A**/Influenza-C-Viren. Sie hemmen das „**uncoating**", die Freisetzung der Virusnukleinsäure, im Zytoplasma der infizierten Zelle. Schon Konzentrationen < 1 µg/ml wirken inhibitorisch. Influenza-B-Viren dagegen u. a. umhüllte Viren werden **erst oberhalb therapeutischer** Amantadin-Konzentrationen beeinflußt. Spontane Resistenzentwicklung von Influenza-A-Stämmen wurde **in vitro** in Anwesenheit von Amantadin beobachtet, ist aber klinisch (noch) unbedeutend.

Pharmakokinetik

Amantadin·HCl wird oral eingenommen und aus dem Magendarmtrakt gut resorbiert. 1–4 h nach einer Einzeldosis von 200 mg oder mehrtägiger Therapie mit 2 × 100 mg/d resultieren Plasmakonzentrationen von etwa 0,3 µg/ml beim Erwachsenen. Im Tierexperiment ist eine Diffusion in Sekrete der oberen Luftwege nachgewiesen. Die Plasmahalbwertzeit beträgt normalerweise 15–20 h. Sie **verlängert sich** schon bei leichter Nierenfunktionseinschränkung (z. B. bei älteren Patienten, ca. 30 h). Bei dialysepflichtigen Patienten wurde eine Halbwertzeit von 10 Tagen gemessen. Amantadin wird nicht metabolisiert, sondern unverändert glomerulär filtriert und auch tubulär sezerniert. Es ist nicht dialysabel.
Rimantadin·HCl wird ebenfalls gut, aber langsamer resorbiert. Da es metabolisiert wird, ist die Ausscheidung von der Nierenfunktion weniger direkt abhängig. Die Halbwertzeit beträgt bei jüngeren und älteren Erwachsenen ca. 30 h.

Indikationen, Dosierung

Amantadin·HCl[1]
Prophylaktisch verabreicht, verhütet es 70–90 % der Influenza-A-Infektionen; **therapeutisch** muß es innerhalb von 48 h

[1] Symmetrel® u. a.

nach Krankheitsbeginn verabreicht werden, damit die Schwere der Erkrankung noch signifikant gemildert wird.
Indikationen (bei Influenza-A-Epidemie): Risikopatienten **ohne** Grippeschutzimpfung: Ältere und Kinder mit chronischen Herz- und Lungenkrankheiten, Asthma, Stoffwechsel- und hämatologischen Erkrankungen, Immunschwäche.
Ungeimpfte des medizinischen und Pflege-Personals in Krankenhäusern, Heimen usw. – bei überraschender Influenza-A-Epidemie – zur Überbrückung des schutzlosen Intervalls von etwa 2 Wochen ehe durch Impfung eine protektive Antikörperbildung erreicht ist.

Dosierungen:
Erw.: (< 65 Jahre) 2 × 100 mg/d oral;
Erw.: (> 65 Jahre) 1 × 100 mg/d oral;
Ki.: (> 5 Jahre) 1 × 100 mg/d oral.
Cave: Bei Niereninsuffizienz stets Dosisreduktion proportional zur Abnahme der Kreatinin-Clearance!

Unerwünschte Wirkungen

Die unerwünschten Arzneimittelwirkungen treten wenige Stunden nach (relativer) Überdosierung auf und sind reversibel.
1. **Gastrointestinal (5–10%):** Nausea, Trockenheit im Mund, Erbrechen, Leibschmerzen.
2. **Neurologisch (ca. 5%;** allerdings **nicht** bei Rimantadin!): Unruhe, Tremor, Konzentrationsschwäche, Verwirrtheit, Schlaflosigkeit, Ataxie, Krampfbereitschaft, Psychosen.
3. **Livedo reticularis** (Cutis marmorata): Livide netzartige Hautverfärbungen vor allem an den Beinen (bei Langzeittherapie, insbesondere bei M. Parkinson).
4. **Diverse UAW (seltener):** Kreislaufstörungen, periphere Ödeme, Sehstörungen, Blutbildveränderungen, ekzematöse Dermatitis, Photosensibilisierung.

Interaktionen

1. Verstärkung anticholinerg wirksamer Substanzen (atropin-ähnliche parasympatholytische UAW).
2. Verstärkung zentral wirkender Stimulantien.

Kontraindikationen

1. Schwere Lebererkrankungen;
2. ZNS-Erkrankungen, z. B. Epilepsie, Psychosen;
3. Ekzematöse Dermatitis;
4. Hochgradige Niereninsuffizienz;
5. **Relativ:** bei Kindern < 1 Jahr (wenig Erfahrungswerte);
6. **Relativ:** während der Schwangerschaft und Stillzeit.

Aciclovir, Ganciclovir

Diese **Guanosin-Antimetabolite** sind speziell **gegen** Viren der **Herpesgruppe** aktiv. **Aciclovir** wird vor allem gegen **HSV- und VZV-Infektionen** genutzt, das toxischere **Ganciclovir** bei Patienten mit Immunschwäche/Immunsuppression und **nekrotisierender Retinitis** oder anderen **schweren CMV-Infektionen**.

Herkunft, Struktur, physikochemische Eigenschaften

Aciclovir und Ganciclovir enthalten die Nucleobase Guanin, unterscheiden sich aber durch die **acyclische Seitenkette** untereinander und vom echten Nucleosid (Abb. 60).

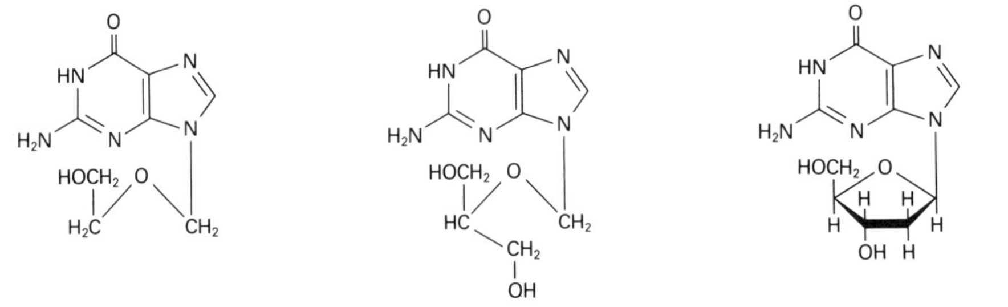

Abb. 60: Chemische Struktur von **Aciclovir** und **Ganciclovir** im Vergleich zum **Desoxy-guanosin**.

Beide „Acycloguanosine" sind bei trockener Lagerung und mittleren Temperaturen (15–25° C) stabil. Als Na-Salze sind sie in der therapeutischen Präparation bei pH 10–11 gut wasserlöslich. Im Plasma, bei neutralem pH und 37° C, sind sie jedoch wenig dissoziert und nur gering wasserlöslich (2,5–3 mg/ml). Im Kühlschrank entstehende Aciclovir-Präzipitate lösen sich bei Zimmertemperatur wieder und ohne Aktivitätsverlust.

Wirkungsmechanismen, -spektrum

Um antiviral wirksam zu sein, müssen beide Guanosin-Analoge in Triphosphate überführt werden. Die Phosphorylierung wird durch differente Mechanismen katalysiert. Dadurch entstehen die Aktivitäts- und Selektivitätsunterschiede beider Virustatika.

Aciclovir erreicht besonders gute Selektivität und Aktivität

1. als Phosphorylierungs-Substrat der virusinduzierten Thymidin-Kinase:

Nur in HSV- und VZV-infizierten Zellen liegt ein phosphorylierendes Enzym vor, eine **virusinduzierte Thymidin-Kinase**, die Aciclovir **sehr aktiv zum Monophosphat** umwandelt. Danach komplettieren wirtszelleigene Enzyme die Phosphorylierung zum Aciclovir-Triphosphat. In nichtinfizierten Zellen fehlt die spezielle virusinduzierte Thymidin-Kinase und Aciclovir wird nur minimal phosphoryliert. **EBV und CMV** induzieren **keine Thymidin-Kinase** in den infizierten Zellen, aber andere phosphorylierende Enzyme mit vergleichsweise geringerer Aktivität. Daher ist Aciclovir gegen EBV- und CMV-Infektionen nicht hinreichend effektiv.

2. als Analog-Substrat und Inhibitor der viralen DNA-Polymerase:

Aciclovir-Triphosphat hat zur **viralen** DNA-Polymerase eine etwa 30fach **höhere Affinität** als zur wirtszelleigenen DNA-Polymerase. Die polymerasevermittelte Bindung von Aciclovir-Triphosphat an die wachsende Virus-DNA hat zur Folge:
1. Mit der acyclischen Seitenkette können keine weiteren Nucleotide verknüpft werden.
2. Die Polymerase selbst bleibt am eingebauten Aciclovir fixiert. Die Virus-Biosynthese bricht ab.

Ganciclovir hat denselben Wirkungsmechanismus und die gleiche Aktivität gegen HSV und VZV wie Aciclovir; seine antivirale Wirkung ist jedoch nicht ausreichend selektiv. Es **unterscheidet** sich von diesem dadurch, daß es auch in nichtinfizierten Zellen mäßig phosphoryliert wird, insbesondere in Knochenmarkzellen, und als Triphosphat auch menschliche α-DNA-Polymerase blockiert. Deswegen ist die Ganciclovir-Therapie viel **nebenwirkungsreicher** als die mit Aciclovir.

Der **therapeutische Nutzen** von Ganciclovir beruht auf:
1. etwa 10fach stärkerer Phosphorylierung **in CMV-infizierten** Zellen als in gesunden;
2. **Hemmwirkung auf die CMV-DNA-Polymerase** schon **bei niedrigen Konzentrationen**, während die menschliche Polymerase erst von höheren gehemmt wird.
3. Ganciclovir wird **langsamer** von unspezifischen intrazellulären Phosphatasen abgebaut als Aciclovir. Auch dadurch ist es **gegen CMV etwas aktiver**.

Pharmakokinetik

Pharmakokinetische Grunddaten von Aciclovir und Ganciclovir sind in Tab. 32 vergleichend aufgeführt.

Beide Substanzen verteilen sich gut in die meisten Organe und Körperflüssigkeiten. Das „scheinbare Verteilungsvolumen" umfaßt fast den gesamten Körperwasserraum und wird für Aciclovir mit 50 l/1,73 m², für Ganciclovir mit etwa 40 l/1,73 m² angegeben. Im Liquor cerebrospinalis erreichen beide Virustatika bis zu 50% der Plasmakonzentrationen.

Aciclovir: Bei einer Dosierung von 5 mg/kg KG alle 8 Std. in 1-h-Infusionen resultieren Spitzenkonzentrationen von 8–10 µg/ml Plasma und „Talspiegel" von 0,5–1 µg/ml beim Erwachsenen. Oral in einer Dosierung von 200 bzw. 400 mg alle 4 h verabreicht, werden Konzentrationen von 0,6 µg/ml bzw. 1,2 µg/ml Plasma und „Talspiegel" von 0,3 µg/ml bzw. 0,6 µg/ml erreicht.

Die beim Genitalherpes interessierenden Wirkstoffkonzentrationen im Vaginal-, und Urethralsekret sowie in der Samenblasenflüssigkeit entsprechen in etwa den Plasmakonzentrationen.

Tab. 32: Pharmakokinetische Eigenschaften von Aciclovir und Ganciclovir

Eigenschaften	Aciclovir	Ganciclovir
Bioverfügbarkeit	15–30%	3–7%
Proteinbindung	ca. 15%	1–2%
Halbwertzeit	2,5–3 h	2,5–3 h
Metabolismus (außer Phosphorylierung)	10%	./.
Renale Elimination nach i. v.-Infusion (unverändert)	ca. 70%	ca. 95%
Biliäre Elimination	ca. 2%	./.

Aciclovir wird glomerulär und tubulär eliminiert. Die Plasmahalbwertzeit verlängert sich mit dem Grad der Niereninsuffizienz bis auf 20 h bei Anurie. Aciclovir ist gut dialysierbar. Bei Hämodialyse-Patienten ist mit einer durchschnittlichen Plasmahalbwertzeit von 5–6 h zu rechnen.

Ganciclovir: Bei einer Dosierung von 5 mg/kg KG alle 12 Std. in 1-h-Infusionen resultieren maximale Plasmakonzentrationen von 10–12 µg/ml und „Talspiegel" von 1–2 µg/ml. Im Auge, **subretinal,** wurden Wirkstoffkonzentrationen wie im Plasma gemessen, im Glaskörper etwa halb so hohe. Auch Ganciclovir wird glomerulär und tubulär eliminiert. Die Plasmahalbwertzeit nimmt mit dem Grad der Niereninsuffizienz zu und erreicht bei Anurie ca. 30 h. Durch 4stündige Hämodialyse werden etwa 40–50% der Dosis entfernt.

Präparate, Indikationen, Dosierung

Aciclovir[1]

Infusionen von Aciclovir-Na **stets** über 1 h; **keinesfalls** als schnelle i.v.-Injektion, **nicht** i.m., **nicht** s.c., **nicht** lokal!

Indikationen:
Aciclovir-Infusionstherapie:
1. Mukokutane Herpes-simplex-Virusinfektionen (HSV-1 und HSV-2) immunsupprimierter Patienten, evtl. auch prophylaktisch.
2. Besonders schmerzhafter primärer Herpes genitalis.
3. Herpes-simplex-Virusencephalitis.
4. Varizellen und Zoster bei Immunsupprimierten.

Aciclovir oral:
1. Primärer und rezidivierender Herpes genitalis mit stärkeren Beschwerden.
2. Akutphase der Gürtelrose.
3. Prophylaxe bei stark immunsupprimierten Patienten mit erhöhtem Infektionsrisiko (z. B. vor Transplantation).
4. In besonderen Fällen, z. B. häufig rekurrierender Herpes, auch Dauerprophylaxe.

Dosierung:
1. **Aciclovir-Infusionen:**
   3 × 5–10 mg/kg KG/d jeweils in 1-h-Infusionen (Konzentration der Infusionslösung < 8 mg/ml);
2. **Aciclovir oral:**
   5 × 200 bis 5 × 400 mg/d oral, sehr differenziert auf den Einzelfall abgestimmt, s. Fachinfo. des Herstellers.

Ganciclovir[2]

Ganciclovir-Na-Infusionen **stets** langsam, über 1 h; **keinesfalls** als schnelle i.v.-Injektion, **nicht** i.m.!

Indikationen:
Ausschließliche Anwendung bei Patienten mit **Immunschwäche/Immunsuppression:**
1. **CMV-Retinitis** (Erblindungsgefahr!)
2. **lebensbedrohliche** CMV-Infektionen **anderer Lokalisation,** z. B. CMV-Pneumonie, – Hepatitis, – Encephalitis, unter sorgfältiger Risiko-Nutzen-Abwägung und nur ergänzend zur Gabe von **CMV-Hyperimmunserum.**
3. Noch in der klinischen Prüfung:
   a) Prophylaxe-Studien mit CMV-Hyperimmunserum plus (initial) Ganciclovir, z. B. bei Knochenmarktransplantation,
   b) Therapieversuche schwerer EBV-Infektionen mit Ganciclovir; Beurteilung noch offen.

Dosierung:
Initial 2 × 5 mg/kg KG/d in 1-h-Infusionen, danach 1 × 5 mg/kg KG/d (Konzentration der Infusionslösung < 10 mg/ml). Individuelle Dosierung und Behandlungsdauer auf den individuellen Fall abgestimmt und nach Herstellerempfehlung, s. Fachinfo.
Einmalhandschuhe und Schutzschirm/Schutzbrille gegen Kontakt mit Spritzern und Aerosolen bei der Vorbereitung der Infusion. Cave: Karzinogenität!

Unerwünschte Wirkungen: Aciclovir

Aciclovir ist **nebenwirkungsarm.**
1. **Lokale Irritation** der Venen an der Infusionsstelle und Thrombophlebitis; vor allem, wenn Konzentration der Infusionslösung > 8 mg/ml.
2. **Nephrotoxizität (5–10%):** infolge einer Ausfällung von Aciclovir-Kristallen in den Tubuli. Vorbeugung: langsame Infusion, ausreichende Flüssigkeitszufuhr (auf jeweils 1 g Aciclovir 500 ml Infusionslösung/24 h).

Bei Langzeittherapie kommen hinzu:
– **Neurologische** Störungen (ca. 10%): Kopfschmerzen, Schwindel, Bewußtseinsstörung; selten (1%) Agitation, Halluzinationen, Krampfneigung (kausaler Zusammenhang?).
– **Gastrointestinal** (2–5%): Nausea, Erbrechen, Diarrhöe.
– **Mutagenes Risiko,** beim Menschen wurden noch keine Anzeichen nachgewiesen; nur in Experimenten mit hohen Konzentrationen traten z. T. mutagene Effekte auf.

Interaktionen

1. In Kombination mit Zidovudin evtl. Verstärkung der Anti-HIV-Aktivität, aber auch stärkere ZNS-Störungen und **Neutropenie.**
2. Nierenbelastung in Kombination mit anderen nephrotoxischen Medikamenten.
3. Ausfällung in parabenhaltigen Lösungen.

Kontraindikationen

1. Gravidität und Stillzeit, außer bei vitaler Indikation (bisher keine fetale Schädigung nachgewiesen).
2. Neutropenie < 500 Zellen/µl oder Thrombozytopenie < 25 000 Zellen/µl.
3. Relativ: bei Patienten mit schwerer Vorschädigung der Nieren.
4. Relativ: bei Kindern und Jugendlichen < 18 Jahren (zu wenig Erfahrungswerte).

Unerwünschte Wirkungen: Ganciclovir

Während der Therapie ist mit häufigen, z. T. gravierenden unerwünschten Wirkungen zu rechnen:
1. **Hämatologisch:** Neutropenie bis zu < 500 Granulozyten/µl oder gar Agranulocytose treten bei 15–20% der Patienten innerhalb der 1. und 2. Behandlungswoche auf. Nach Absetzen von Ganciclovir erholt sich die Leukozytenzahl in der Regel innerhalb von 3 bis 7 Tagen; sie kann aber auch längerfristig im Zelltief verharren und sekundäre Infektionen begünstigen. Auch bei einem Rückgang der Thrombozytenzahl < 25 000/µl muß Ganciclovir sofort abgesetzt werden. Die Schwere der myelotoxischen Wir-

---

[1] Zovirax® i.v., Tabl.; [2] Cymeven®, i.v.

kung ist dosisabhängig. Die Angaben über die Häufigkeit hämatologischer Nebenwirkungen schwanken in der Literatur zwischen 25 und 50%.

2. **Augenschäden:** Bei etwa 30% der Behandlungen kommt es zu Netzhautablösungen.
3. **ZNS-Störungen:** Sie reichen von Kopfschmerz über Krampfanfälle bis zum Coma. Auch Verhaltensstörungen und Psychosen treten auf. Die Häufigkeit von ZNS-Störungen wird auf 5−15% geschätzt.
4. **Leberzellschäden:** Sie lassen sich ursächlich schwer vom CMV-Infektionsprozeß abgrenzen.
5. **Diverse UAW:** Funktionsstörungen des Magendarmtraktes, der Nieren, Armvenen-Thrombophlebitis, Exantheme, Kreislaufstörungen.

Interaktionen

1. Verstärkung der myelotoxischen Effekte durch andere hämatotoxische Medikamente (z. B. Zidovudin) und Bestrahlung.
2. Probenecid und andere die tubuläre Sekretion reduzierende Medikamente verringern die Ganciclovir-Clearance.
3. Durch die Kombination mit Imipenem können Krämpfe induziert werden.

Kontraindikationen

1. Hochgradige vorbestehende Neutropenie und Thrombozytopenie.
2. Hochgradige Niereninsuffizienz und/oder Dehydratation.
3. Schwangerschaft und Stillzeit.
4. Allergie gegen Ganciclovir oder Aciclovir.

Grundsätzlich ist **stets eine sehr kritische** Abwägung zwischen den potentiellen Vorteilen einer Ganciclovir-Therapie und ihrem Toxizitätsrisiko vorzunehmen und die **Behandlungsindikation äußerst streng** zu stellen.

Foscarnet

Foscarnet ist ein virustatisches **Pyrophosphat-Analogon** und eine neuere Alternative zu Ganciclovir **gegen CMV:**

Herkunft, Struktur, physikochemische Eigenschaften

Foscarnet ist ein Trinatrium-Phosphonoformat, Abb. 61.

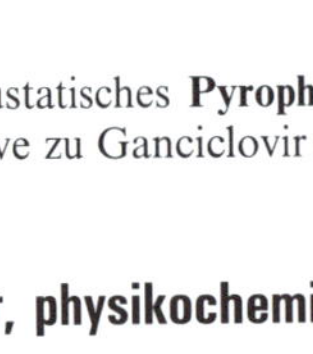

$$NaO-\overset{\overset{O}{\|}}{P}-\overset{\overset{O}{\|}}{C}-ONa$$
$$\underset{ONa}{|}$$

Abb. 61: Chemische Struktur von Foscarnet-Na, MM: 192.

Die Therapiesubstanz, Foscarnet-Na-Hexahydrat[1] ist bei Raumtemperatur stabil. Im Kühlschrank kommt es zu Ausfällungen, die sich nach Erwärmung allmählich wieder lösen. Bei neutralem pH beträgt die Wasserlöslichkeit nur 5%.

Wirkungsmechanismen, -spektrum

Foscarnet hemmt reversibel und nichtkompetitiv virale DNA-Polymerasen und z. T. reverse Transkriptasen, indem es mit der **Bindungsstelle für Pyrophosphat** interferiert.

---
[1] Foscavir®, i.v.

Außer gegen **CMV** ist es auch gegen die anderen Viren der Herpesgruppe aktiv und auch gegen HIV.
Die menschliche α-DNA-Polymerase ist etwa um den Faktor 100 unempfindlicher als die Polymerasen der genannten Viren.

Pharmakokinetik

Foscarnet wird infundiert. Bei Erwachsenen resultieren bei der empfohlenen Dosierung von 3 × 60 mg/kg KG/d Spitzenkonzentrationen von ca. 160 µg/ml Plasma und „Talspiegel" um 40 µg/ml.
Foscarnet verteilt sich gut in die Organe und Körperflüssigkeiten. Die Konzentration im Liquor cerebrospinalis erreicht bis zu 50% der Plasmakonzentration.
Die Plasmaeiweißbindung beträgt 15%. Foscarnet wird nicht metabolisiert. Allerdings binden sich etwa 20% einer Dosis an Knochengewebe und bleiben dort über mehrere Monate fixiert.
Die Eliminationshalbwertzeit liegt bei 3−6 h. Foscarnet wird glomerulär und tubulär ausgeschieden. Parallel zur Niereninsuffizienz nimmt die Halbwertzeit zu und erfordert sorgfältige Dosisanpassung gemäß Herstellerempfehlung.

Präparate, Indikationen, Dosierung

Indikationen:
1. CMV-Retinitis bei AIDS-Patienten.
2. Im Notfall Behandlungsversuch anderer schwerer CMV-Infektionen bei AIDS.

Dosierung:
3 × 60 mg/kg KG/d in 1-h-Infusionen. Zur Rezidivprophylaxe 90−120 mg/kg KG/d über 2 h. Stets Dosisanpassung bei eingeschränkter Nierenfunktion, s. Fachinfo. des Herstellers. Im Anschluß an **jede** Foscarnet-Infusion werden noch 500 ml Flüssigkeit zur Nachinfusion empfohlen (0,9% NaCl- oder 5%-Glucose-Lösung) − als Vorbeugung gegen potentielle Nephrotoxizität.

Unerwünschte Wirkungen

1. **Nephrotoxizität** (ca. 20−30%): Unter Foscarnet-Therapie kommt es oft zur Einschränkung der Nierenfunktion, evtl. als Folge der Interferenz mit der renalen Phosphatausscheidung. Tubuläre Atrophie tritt auf. Kurzfristige Prüfungen der Nierenfunktion sind indiziert!
2. **Gastrointestinal** (häufig): Übelkeit, Leibschmerzen, Diarrhoe.
3. **Hämatologisch** (ca. 25%): Hämoglobin-Abfall; aber nicht der Leuko- und Thrombozyten. Hypokalzämie, Hyperphosphatämie (2tägige Elektrolyt-Kontrollen!).
4. **Neurologisch:** Kopfschmerzen, Parästhesien, Tremor, Ataxie; bei Hypokalzämie Unruhe, Angstzustände, Krampfneigung.
5. **Knochenveränderungen:** Erhöhung der Osteoklasten-Aktivität durch das gebundene Medikament.
6. **Überempfindlichkeitsreaktionen:** 16% der Patienten reagieren mit Hautausschlag, 60% mit Temperaturanstieg.
7. **Mutagene/kanzerogene Potenz:** Effekte bei Langzeittherapie z. Z. nicht auszuschließen.

Interaktionen

1. Stärkere Nierenbelastung in Kombination mit anderen nephrotoxischen Medikamenten.

2. Im Gegensatz zu Ganciclovir **keine** myelotoxische/neutropenische Komponente, daher zur Kombination mit Zidovudin geeigneter.

Kontraindikationen

1. Pentamidin-i.v.-Behandlung des Patienten wegen der hohen Nephrotoxizität.
2. Andere nephrotoxische Kombinationen.
3. Schwangerschaft und Stillzeit.
4. Foscarnet-Allergie.

Zidovudin

Zidovudin (Azido-Thymidin, AZT) erstes speziell für die **AIDS-Behandlung** lizensiertes Virustatikum.

Herkunft, Struktur, physikochemische Eigenschaften

Azido-Thymidin wurde bereits 1964 auf der Suche nach einem Antikrebsmittel synthetisiert. Es ist ein Thymidin-Analogon und -Antimetabolit (Abb. 62). Unter der Bezeichnung **Zidovudin** wird es seit 1987 als erstes Virustatikum therapeutisch gegen HIV-Infektionen eingesetzt.

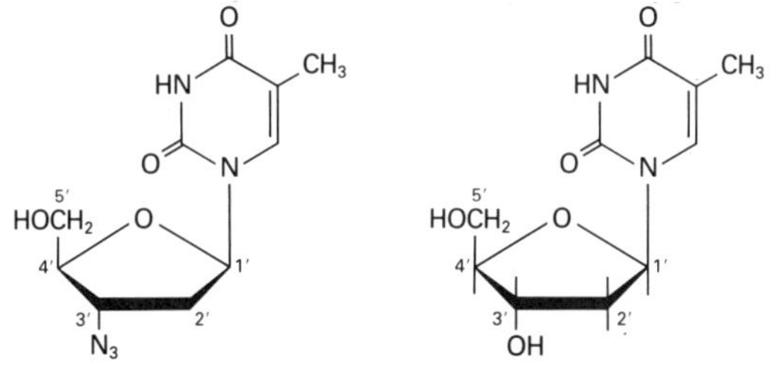

Azido-Thymidin (MM: 268)   Thymidin (MM: 243)

Abb. 62: Chemische Struktur von Zidovudin (3′-Azido-2′,3′-Didesoxythymidin) im Vergleich zum Thymidin.

Die Substanz ist bis zu einer Konzentration von 20 mg/ml wasserlöslich. Bei Raumtemperatur und lichtgeschützt gelagert, ist sie stabil.

Wirkungsmechanismen, -spektrum

Zidovudin ist **selbst nicht** antiviral aktiv. Es muß intrazellulär durch **wirtszelleigene** Kinasen in das 5′-Triphosphat überführt werden. Die Aktivität dieser Phosphorylierung ist in den menschlichen Körperzellen unterschiedlich hoch und variiert in Abhängigkeit von der Stoffwechsellage. In T-Lymphozyten verläuft sie offenbar effektiver als in Makrophagen oder anderen Zellen.

Das gebildete Zidovudin-Triphosphat hat zur **Reversen Transkriptase** der Retroviren, einschließlich HIV 1 und HIV 2, eine **höhere Bindungsaffinität** als zu anderen DNA-Polymerasen. Das therapeutisch in Frage kommende Wirkungsspektrum ist daher auf **HIV** begrenzt. Virustase wird bereits bei Konzentrationen von 0,01 bis 0,1 μg/ml erreicht. Nach dem Einbau des Thymidin-Antimetaboliten in die DNA

des Provirus bricht die weitere Nukleinsäuresynthese ab; denn die Azido-Gruppe in 3-Position des Zidovudin, Abb. 62, erlaubt keine weitere Nukleotid-Verknüpfung. Außerdem wird auch die beteiligte Reverse Transkriptase blockiert.

Zidovudin hemmt also **nur die neu** in eine Wirtszelle penetrierten HIV-Viren. Die bereits ins Zellgenom **integrierten HIV-DNA-Proviren** bleiben dagegen unbeeinflußt. Sie unterhalten die weitere Produktion neuer HIV-RNA-Viren. Diese sind zwar sekundär in den jeweils neuen Wirtszellen virustatisch erfaßbar, indem **jetzt ihre** Transkription zum DNA-Provirus auf einer „unfertigen" Entwicklungsstufe angehalten wird. Das setzt aber die **permanente** Anwesenheit inhibitorischer Wirkstoffkonzentrationen (AZT-**Triphosphat**) in allen infizierbaren Zellen des Patienten voraus.

Dies Erfordernis wird therapeutisch jedoch **nur zeitweise in einem Teil** der Patientenzellen erreicht, aber **nicht auf Dauer in allen!**

Der Hemmeffekt wird aufgehoben:
– wenn der Stoffwechsel der Wirtszelle sich so ändert, daß intrazellulär vorhandenes Zidovudin nicht genügend phosphoryliert wird,
– wenn natürliche Nucleoside das Virustatikum kompetitiv von der Reversen Transkriptase verdrängen,
– wenn Zidovudin unregelmäßig oder zu niedrig dosiert wird und auf subinhibitorische Konzentrationen absinkt,
– und bei Resistenzentwicklung von HIV: Sie setzt erfahrungsgemäß nach etwa 6monatiger Zidovudintherapie ein. Multiple Mutationsschritte (Wechsel von Aminosäuren) machen die Reverse Transkriptase gegen AZT-Triphosphat unempfindlicher.

So kann zwar die partielle und passagere Virustase durch Zidovudin die Verschlimmerung der Immunschwäche verlangsamen; zur Heilung der Erkrankung kommt es nicht. Die mit der Therapiedauer zunehmenden Probleme der viralen Resistenzentwicklung und auch der Zidovudin-Unverträglichkeit forcieren die Suche nach neuen Anti-HIV-Virustatika (siehe „Didanosin") bzw. nach resistenzmindernden, die Verträglichkeit steigernden Zweifach- oder Dreifach-Kombinationen, ähnlich wie schon in der Chemotherapie der Tuberkulose.

In vitro hemmt Zidovudin **auch manche Bakterienarten** bakteriostatisch bis bakterizid, und zwar in Abhängigkeit von ihrem Gehalt an Thymidin-Kinase.

In **menschlichen Zellen** bindet sich Zidovudin-Triphosphat z. T. auch an eigene DNA-Polymerasen, besonders an β- und γ-Polymerasen. Etwa 20% der Zellinien menschlicher Lymphozytenkulturen reagieren auf Zidovudin-Konzentrationen von 5 μg/ml toxisch. Es kommt u. a. zur Verminderung der normalen intrazellulären Pyrimidin-Reserven.

Pharmakokinetik

Nach oraler Dosis wird Zidovudin rasch, aber unregelmäßig und individuell verschieden gut resorbiert. Normdosierung führt beim Erwachsenen zu Plasmakonzentrationen zwischen max. 0,6 μg/ml und min. 0,1 μg/ml. **Nach 1-h-Infusion** von 2,5 bzw. 5 mg/kg KG resultieren Plasmakonzentrationen von 1 bzw. 2,5 μg/ml.

Die Plasmaproteinbindung beträgt ca. 35%; die Plasmahalbwertzeit etwa 1 h, die intrazelluläre Halbwertzeit, z. B. in Lymphozyten, dagegen ca. 3 h. Zidovudin (AZT) wird in der Leber rasch glukuronidiert (GAZT). Nur etwa 15% werden unverändert renal ausgeschieden. Hämodialyse eliminiert Zidovudin, jedoch nicht den Hauptmetaboliten GAZT.

Indikationen, Dosierung

Zidovudin[1]

Der therapeutische virustatische Nutzeffekt von Zidovudin überwiegt seine gravierenden Nebenwirkungen **nur in Krankheitsphasen mit aktiver Virusvermehrung** und demzufolge progressivem Abfall der T_4-Helfer-Lymphozyten (**CD4-Lymphozyten**) im Blut. Die akuten Aktivitätsschübe der Virusvermehrung, die Progression der Immunschwächung, wird durch quantitative Bestimmung der **CD4-Lymphozyten** und Lymphozyten-Funktionstests festgestellt und objektiviert oder klinisch durch die Exacerbation von Sekundärinfektionen angezeigt.

Indikationen:

Asymptomatische oder symptomatische Phasen der HIV-Infektion mit **2 ×** in mehrtägigem Abstand nachgewiesenem **Abfall der CD4-Lymphozyten im Blut auf Werte ≤ 500 µl**.

1. **Asymptomatische HIV-Infektionen:**
   Bei klinisch noch asymptomatischen HIV-Infizierten mit niedriger CD4-Lymphozytenzahl (insbesondere $< 200/\mu l$) wird durch eine 1–2jährige Zidovudin-Behandlung eine **Verlangsamung der Progression** erreicht.
2. **Symptomatische HIV-Infektionen:**
   – Bei Entzündungssymptomen im ARC-Vorstadium (**AIDS r**elated **c**omplex-Phase),
   – im Vollbild des AIDS mit klinisch manifesten Sekundär-Infektionen.
3. **HIV-infizierte Kinder:**
   Konnatal infizierte Säuglinge ab dem 3. Lebensmonat, wenn Symptome der akuten HIV-Infektion oder pathologische Laborwerte auftreten.
4. **Postexpositionelle Behandlung (Versuch einer „Chemoprävention"):**
   Nach gefährdender Inokulation von Blut und anderen Körpersekreten von HIV-Infizierten, z. B. Nadelstich-Verletzung. Der „Schutzeffekt" ist **unsicher!**

Dosierung:

1. **Asymptomatische Erwachsene:**
   500 mg/d oral über 1–2 Jahre; ggf. 500–1500 mg/d oral.
2. **Symptomatische Erwachsene:**
   Akut: 6 × 200 mg/d in Kurzinfusionen, danach 5 × 250 mg/d oral; im fortgeschrittenen AIDS-Stadium ggf. 600 mg/d.
3. **„Postexpositionelle Chemoprävention":**
   Möglichst innerhalb 1 h nach Exposition beginnend: 5 × 250 mg/d oral über 2–4 Wochen.

Unerwünschte Wirkungen

Gerade bei AIDS-Patienten lassen sich **arzneimittelbedingte** Reaktionen von den **krankheitsbedingten** nicht immer sicher abtrennen. Die klinische und pharmakologische Erfahrung im Gebrauch von Zidovudin und in der Vermeidung seiner UAW ist noch jung und präliminär. Die Nebenwirkungen entstehen hauptsächlich durch den variablen Hemmeffekt auf **nukleäre und mitochondriale DNA-Polymerasen** der Zellen. Im allgemeinen nehmen die unerwünschten Wirkungen zu
– mit der Höhe der Einzeldosis,
– mit der Gesamtdosis bzw. Therapiedauer,
– von der oralen zur i.v.-Medikation,
– mit der infektbedingten Vorschädigung der Zellsysteme.
Zidovudin-Unverträglichkeit begrenzt die Therapiedauer und Dosierungshöhe oft. **Zidovudin-Intoleranz** läßt auch nach

[1] Retrovir®, i.v., Kps.

Auslaßversuchen Wiederholungen der Behandlung oft nicht mehr zu.
Folgende Nebenwirkungen und unerwünschte Wirkungen werden registriert:
1. **Hämatoxische:** Die **Knochenmarkschädigung** steht klinisch im Vordergrund. Es kommt zur megaloblastischen-makrozytären Anaemie (schon ab 2.–4. Woche) und zur Neutropenie (meist ab 6.–8. Woche). Die Myelosuppression erreicht in bis zu 45% der Behandlungsfälle den Grad 3: Hämoglobinabfall $< 7,5$ g/dl, Leukozytopenie < 1500 Leukozyten/µl, Neutropenie < 750 Neutrophile/µl. Bluttransfusionen sind oft erforderlich. Andere Gegenmaßnahmen werden z. Z. geprüft: Vitamin B_{12}; stimulierende rekombinierte Zytokine, z. B. Eythropoetin, GM-CSF, G-CSF.
2. **Neurotoxische:** Kopfschmerz (50%) kann z. T. sehr heftig sein. Eine mehrwöchige Unterbrechung der Therapie wird empfohlen, sobald er rekurrierend und heftig über 2–3 h anhält; Bewußtseinstrübungen, Somnolenz, Parästhesien, Agitation, Insomnie (10–20%); psychische Veränderungen (5–10%). Gegenmaßnahmen: Lithium?
3. **Myopathien** (bei Langzeittherapie): Asthenie, Myalgie (20–30%), Muskelatrophie infolge nekrotisierender Myositis (Indikation zum Abbruch der Therapie!).
4. **Gastrointestinale:** Nausea (50%), Leibschmerzen (20%), Diarrhoe, Erbrechen (10%).
5. **Diverse sonstige UAW:** z. B. Fieber (15%), Hautausschlag und andere (5%).

Interaktionen

1. Risikosteigerung mit allen cytotoxischen, myelosuppressiven und neurotoxischen Medikamenten, z. B. Verstärkung der Hämatotoxizität mit u. a. Cotrimoxazol, Pyrimethamin, Paracetamol, Interferon, Ganciclovir, Vincristin; Verstärkung der Neurotoxizität mit u. a. Aciclovir (schwere Schläfrigkeit, Lethargie).
2. Erhöhung der Zidovudin-Plasmakonzentration und demzufolge der UAW durch alle Medikamente, die mit seiner **Glukuronidierung** in der Leber interferieren, z. B. Antituberkulotika, Acetylsalicylsäure, Cimetidin, Indomethacin, Lorazepam und andere.
3. Ebenso wie bei 2. durch alle Medikamente, die mit der renalen Ausscheidung interferieren, z. B. Probenecid, Amphotericin B, Aminoglykoside und andere.
4. Möglicher Synergismus mit anderen Virustatika, z. B. Interferon-α, wird z. Z. noch klinisch geprüft.

Kontraindikationen

– Allergie und „Zidovudin-Intoleranz"
– Schwangerschaft und Stillzeit
– Relativ: Leber- und Niereninsuffizienz

Didanosin

Didanosin ist das **erste bei Zidovudin-Intoleranz als Alternative gegen HIV** zugelassene Virustatikum (FDA, Food and Drug Administration, U.S.A., Okt. 1991).

Herkunft, Struktur, physikochemische Eigenschaften

Wie Zidovudin gehört auch Didanosin zu den 2′,3′-Didesoxy-Nucleosiden mit indirekter Anti-HIV-Aktivität. Es ist das Analogon des natürlichen Nucleosids **Inosin** (Abb. 63).

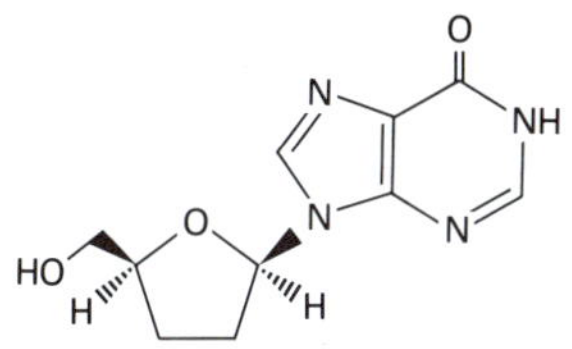

Abb. 63: Chemische Struktur von Didanosin (2',3'-Didesoxyinosin; MM: 236).

Die Substanz ist säurelabil und zerfällt bei pH 3 rasch zu Hypoxanthin. Die Tabletten enthalten daher noch Antacida als Puffer. Die Wasserlöslichkeit beträgt unter physiologischen Bedingungen ca. 27 mg/ml.

Wirkungsmechanismen, -spektrum

Didanosin ist selbst nicht antiviral aktiv. Nach seiner Diffusion in die menschlichen Zellen wird es rasch in die aktive Substanz – 2',3'-Didesoxyadenosin-5'-Triphosphat (ddATP) – überführt.
Die hat, wie Zidovudin-Triphosphat, eine besondere Bindungsaffinität zur Reversen Transkriptase von HIV und anderen Retroviren. Der Mechanismus der antiviralen Wirkung gleicht im Prinzip dem von Zidovudin.
Während Zidovudin-Triphosphat von Thymidin kompetitiv verdrängt werden kann, wird eine Interferenz der natürlichen 2'-Desoxy-Nucleoside mit der Bindung von ddATP an der Reversen Transkriptase nicht beobachtet. Didanosin ist auch gegen Zidovudin-resistente HIV aktiv (keine Parallelresistenz).

Pharmakokinetik (vorläufige Angaben)

Die Bioverfügbarkeit von Didanosin variiert interindividuell beträchtlich. Der Durchschnittswert liegt bei 35 % der Dosis. Nach oraler Einnahme von 300 mg resultieren im Mittel Plasmakonzentrationen um 1,5 µg/ml. Die Plasmaeiweißbindung beträgt < 5 %.
Eine gute Verteilung im Körper ist anzunehmen. Auch die Liquorgängigkeit erreicht bis zu 50 % der Plasmakonzentrationen. Die Plasmahalbwertzeit liegt wie beim Zidovudin bei ca. 1 h; allerdings ist die intrazelluläre Halbwertzeit mit 12–24 h deutlich länger als beim Zidovudin. Didanosin wird zu mehreren Metaboliten (Hypoxanthin, Harnsäure und anderen) abgebaut. Etwa 20 % der resorbierten Dosis werden unverändert renal ausgeschieden, durch glomeruläre Filtration und tubuläre Sekretion.

Indikationen, Dosierung

Didanosin[1]

Zulassungsbeschränkung: Nur gegen progressive Immunschwäche (im fortgeschrittenen ARC und AIDS-Stadium) und Zidovudin-Intoleranz bzw. klinischer Unwirksamkeit von Zidovudin.

Indikationen:
Erwachsene und Kinder ab dem 6. Lebensmonat, die die Anforderungen der Zulassungsbeschränkung erfüllen, mit einer CD4-Lymphozytenzahl < 400/µl; vorzugsweise auch bei hämatotoxisch bedingter Zidovudin-Intoleranz.

---
[1] Vitex®, U.S.A.

Dosierung:
Die Dosierungsrichtlinien des Herstellers sind strikt zu befolgen. Im allgemeinen werden 8–10 mg Didanosin/kg KG/d, beim Erwachsenen bis zu 2 × 300 mg/d oral – auf leeren Magen – eingenommen.

Unerwünschte Wirkungen

Didanosin schädigt das hämatopoetische System im Knochenmark nicht! Nach Umstellung von Zidovudin auf Didanosin können sich Blutbild, CD4-Lymphozytenzahl und andere Funktionen des Immunsystems erholen.
Ernste UAW von Didanosin sind:
1. **Pankreatitis:** In bis zu 10 % der Fälle bei Langzeitbehandlung (≈ 1 Jahr) mit den empfohlenen Dosierungen (bei höheren Dosierungen häufiger und früher eintretend [12.–14. Woche] und schwerer verlaufend!).
2. **Periphere Neuropathie:** bei 30–40 % der behandelten Patienten treten periphere neurologische Störungen auf. Nach einer Behandlungsdauer von etwa 14 Monaten setzen sie mit Schmerzen und Parästhesien in den Beinen ein. Sie sind reversibel, wenn die Dosis reduziert wird.
3. **Diverse andere UAW** im Einzelfall, z. B. Retina-Depigmentierung und andere.

Interaktionen

– Da Didanosin auch zur Harnsäure abgebaut wird, ist mit Hyperurikämie zu rechnen.
– Bei Patienten mit Phenylketonurie ist zu beachten, daß die Tabletten Phenylalanin enthalten.
– Vorschädigung der Leberzellfunktion erhöht die Plasmakonzentration und demzufolge die UAW.

Kontraindikationen

– Schwangerschaft und Stillzeit
– Pankreatitis
– Allergie gegen Didanosin oder die verschiedenen Begleitstoffe.

Nur topisch anwendbare Virustatika

Die topisch angewandten Virustatika gehören zwar auch zu den Wirkstoffgruppen der systemischen Präparate. Ihr Einsatz ist jedoch aus toxikologischen Gründen auf die lokale Behandlung beschränkt. Die Mehrzahl gehört zu den Nucleosid-Analogen.

Nucleosid-Analoga mit Anti-Herpesvirus-Aktivität:
Edoxudin   – (Aedurid®)
Idoxuridin   – (Virunguent®, Zostrum® u. a.)
Trifluridin   – (TFT Thilo® u. a.)
Vidarabin   – (Vidarabin®)
(Arabinosid A)

Cycloalkylamin mit Anti-Herpesvirus-Aktivität:
Tromantadin·HCl – (Viru-Merz Serol®)

Gegen Condylomata acuminata (Feigwarzen):
Podophyllotoxin – (Condylox®)

Interferone

„Interferon" wurde primär als **zellulärer Abwehrstoff gegen die Ausbreitung von Virusinfektionen im Gewebe** entdeckt und beschrieben (Isaacs, A., J. Lindenmann: Proc. Royal Soc. B 147:258 [1957]). Heute stehen zusätzlich die antiproliferativen **Anti-Tumor-Wirkungen** und die immunmodulatorischen **Anti-Autoimmun-Wirkungen** im Vordergrund des therapeutischen Interesses und klinischer Studien.

Herkunft, Struktur, physikochemische Eigenschaften

Interferone (INF) haben folgende gemeinsame Eigenschaften:
1. Sie sind hochaktive Wirkproteine mit einem Molekulargewicht von 15 000 bis 25 000 Dalton.
2. Sie entstehen als kurzfristige, unspezifische zelluläre Antwort auf verschiedene exogene Reize.
3. Sie treten ins benachbarte Interstitium über – und kurzfristig in den Kreislauf.
4. Als Zytokine verändern sie den Stoffwechsel anderer Zellen – zumindest der homologen Zellen eines Organs.
5. Sie wirken speciesspezifisch.

Die therapeutisch eingesetzten **Human-Interferone** werden als „natürliche" Substanzen aus Zellkulturen gewonnen oder zunehmend **rekombinant** produziert.

Aufgrund immunologischer und physikochemischer Unterschiede werden die humanen Interferone in 3 Typ-Gruppen eingeteilt. Innerhalb dieser 3 Typ-Gruppen besteht eine 60–80%ige Homologie der Aminosäurensequenz.

INF-α: Proteine aus **Leukozyten**, etwa 16 bekannte, bis zu 23 mögliche Subtypen;

INF-β: Glykoproteine aus **Fibroblasten**, 2 Subtypen;

INF-γ: Glykoproteine aus **aktivierten T-Lymphozyten**.

Innerhalb Interferon-α2 wird noch zwischen Wirkstoffen differenziert, die sich in nur ein oder zwei Aminosäurepositionen unterscheiden. Sie werden Interferon-**α2a**, -**α2b** und -**α2c** genannt.

Wirkungsmechanismen, -spektrum

Die Wirkungsmechanismen sind erst in groben Umrissen bekannt. **Interferone** induzieren in anderen Zellen eine Kaskade von Stoffwechselprozessen, die **unspezifisch** mit der weiteren Virusvermehrung „interferieren", z. B. die Bildung von Virushüllproteinen unterbinden.

Neben solchen direkt „antiviralen" Wirkmechanismen tragen auch immunmodulatorische Effekte zum therapeutischen Nutzen gegen Virusinfektionen bei. Besondere Bedeutung haben die durch Interferon erhöhte HLA-1-Expression (verstärkte Präsentation von MHC-Klasse I-Antigen) und die Aktivierung zytotoxischer Lymphozyten bei der **HBV**-Elimination.

INF-α und INF-β erzeugen vorrangig **antivirale** Aktivität, während INF-γ mehr **immunmodulatorisch** wirkt.

Pharmakokinetik

Die INF-Dosierung erfolgt in **IE** (internat. Einheiten). Beim INF-α2a entspricht **1 IE** einer Menge von **6 pg** Reinsubstanz. Das pharmakokinetische Verhalten der systemisch verabreichten Interferone ist schwer analysierbar und noch wenig bekannt. Es wird durch die hohe Bindungskapazität der Körperzellen für Interferone geprägt. Konzentrationsbestimmungen im Plasma ergeben große individuelle Streuungen der Meßwerte.

Die Schwankungsbreite ist nach intravenösen Infusionen von INF-α besonders groß. Dagegen resultieren nach intramuskulärer oder subkutaner Verabreichung regelmäßigere, prolongierte, bis zu 18–36 h nachweisbare Plasmakonzentrationen. Die Eliminationshalbwertzeit liegt dann bei etwa 3 h. INF-α wird nach glomerulärer Filtration tubulär rückresorbiert und dann in den Tubuluszellen proteolytisch abgebaut.

Die Glykoproteine, INF-β und INF-γ, werden im Plasma – unabhängig von der Applikationsart – nur in Spuren nachgewiesen. Aber auch bei sehr niedrigen Plasmakonzentrationen erzeugen sie systemische Wirkungen und Nebenwirkungen. INF-β und INF-γ werden in der Leber metabolisiert.

Präparate, Indikationen, Dosierung

Abgesehen von verschiedenen **topischen** Interferon-Anwendungen – z. B. bei Keratitis herpetica – kommt die **systemische** Interferon-Therapie **nur** bei sehr schwer verlaufenden, auf andere Behandlungen nicht ansprechenden Virusinfektionen in Frage:
1. **Schwere,** anders nicht beherrschbare Herpesvirusinfektionen: Encephalitis, generalisierter Zoster, Varizellen bei Immunsupprimierten.
2. **Chronisch-aggressive** Virushepatitis durch **HBV, HCV** und **HDV** (mit Gefahr des Übergangs in Leberzirrhose bzw. Leberzellkarzinom).
3. **Condylomata acuminata** durch **HPV** (Feigwarzen durch humanes Papillomavirus).
4. Weitere Therapieversuche bei Virusinfektionen, z. B. bei AIDS, werden zur Zeit im Rahmen klinischer Prüfungen durchgeführt.

Partiell bewähren sich:
Humanes INF-α2a – (Roferon A®)
Humanes INF-β – (Fiblaferon®)

Dosierung:
Die Dosierung muß sehr sorgfältig auf die Bedingungen im Einzelfall abgestimmt werden. Auch eine optimale adjuvante Medikation (andere Virustatika, Antiphlogistika usw.) ist jeweils zu berücksichtigen. Eine wochen- oder monatelange Therapiedauer in zweitägigen oder wöchentlichen Applikationsintervallen kann indiziert sein. In jedem Fall bedarf der **systemische** Einsatz von Interferon-Präparaten **spezieller klinischer Erfahrung**.

Unerwünschte Wirkungen

Anders als die endogen produzierten, vorwiegend direkt am Entzündungsort wirkenden Interferone führen die **von außen, systemisch** zugeführten Interferon-Präparate sehr häufig und z. T. zu gravierenden Nebenwirkungen.

Die Schwere der UAW hängt stark von der Dosis und der Applikationsform ab. Es werden **akute** Nebenwirkungen (innerhalb von 2 bis 4 Stunden auftretend) und **subakute** (nach mehreren Wochen auftretend) beobachtet. Sie sind nach Absetzen der Interferon-Therapie reversibel.
1. **Grippe-ähnliches Syndrom** (80–100%, akut).
2. **Suppression der Hämatopoese** (50–70%): Leukopenie (innerhalb von 24 h nach Behandlungsbeginn), Anämie und Thrombozytopenie bei längerer Anwendung.
3. **Leberzellschädigung** (50–70%).
4. **Nierenfunktionsstörungen** (20–30%).
5. **Neurologische Störungen** (ca. 60%, bei Langzeittherapie): Zuerst Mattigkeit, Lethargie, Somnolenz, Parästhesien, später Verwirrtheit, Halluzinationen, Koma.

6. Diverse andere UAW (seltener): Exantheme, Haarausfall, Sehstörungen, Herz-Kreislauf-Störungen und andere.

Kontraindikationen

- Allergie,
- Herzkrankheiten,
- Erkrankungen des ZNS,
- schwere Leberfunktionsstörungen,
- stärkere Niereninsuffizienz,
- schwere Knochenmarkschäden,
- Relativ: Gravidität.

Antiprotozoenmittel

D. Henschler, Würzburg

Protozoen sind einzellige, bewegliche, animalische Wesen. Einige können als Endoparasiten Krankheiten erzeugen, die in tropischen und subtropischen Ländern zum Teil weit verbreitet sind. Charakteristisch im Lebenszyklus pathogener Protozoen ist der parasitische Aufenthalt in verschiedenen Wirten, und zwar in der Regel in Insekten und im Menschen. Mit dem **Wirtswechsel** durch Insektenstich erfolgt die Infektion, und zwar in beiden Richtungen: Ein Teil des Entwicklungszyklus erfolgt im Menschen, der andere im Insekt; sowohl die Art und Aufteilung der Zyklen auf beide Wirte, als auch die in die Entwicklung einbezogenen Organsysteme sind erregerspezifisch. Das obligate Phänomen des Wirtswechsels ermöglicht zwei grundsätzlich verschiedene Ansätze der Krankheitsbeherrschung: 1. Bekämpfung der Insekten als Überträger (Vektor) durch Insektizide (vgl. S. 783 f.); 2. Bekämpfung der Parasiten im Menschen durch Chemotherapeutika. Die Kenntnis beider Strategien ist für den Arzt aus zwei Gründen wichtig: Einmal haben die modernen Reisemöglichkeiten in

Tab. 33: Die wichtigsten pathogenen Protozoen nach Klassen, Erregerart, Erkrankung, Vektoren und Chemotherapie.

Klasse	Erregerart	Krankheit (Verteilung*)	betroffene Organe	Vektor	Pharmaka
Mastigophora (Flagellaten)	Trypanosoma gambiense	Schlafkrankheit (Af)	Haut, Blut, ZNS lymphat. Org.	Tsetse-fliegen	1. Stadium: Suramin, Pentamidin 2. Stadium: Melarsoprol
	Trypanosoma rhodesiense	Schlafkrankheit (Af)			
	Trypanosoma cruzi	Chagaskrankheit (L)	Haut, Blut, lymphat. u. innere Organe	Raubwanzen	Nifurtimox
	Leishmania donovani	Kala-Azar (Af, I, L, M)	Milz, Leber	Sand-mücken	Stibogluconat-Natrium, Pentamidin, Amphotericin B
	Leishmania tropica	Orientbeule (Af, L, M, I)	Haut		
	Leishmania brasiliensis	Espundia (L, T)	Haut, Schleim-haut v. Nase u. Rachen		
	Trichomonas vaginalis	Kolpitis Urethritis (W)	Genitalbereich weibl. Urethra männl.	–	Metronidazol
Rhizopoda	Entamoeba histolytica	Amöbenruhr (T)	Leber, Dickdarm	–	Metronidazol (Clioquinol)
Sporozoa	Plasmodium vivax	Malaria tertiana (Af, As, L, M)	Leber, Erythrozyten	Anopheles-Mücken	Chinin, Chloroquin
	Plasmodium malariae	Malaria quartana (Af, As, L, M)			Pyrimethamin, Primaquin
	Plasmodium falciparum	Malaria tropica (Af, As, L, M)			Sulfonamide
	Toxoplasma gondii	Toxoplasmose (W)	Leber, ZNS, lymphat. Org.	–	Pyrimethamin, Sulfonamide

*) Af = Afrika, As = Asien, C = China, I = Indien, M = Mittelmeer, L = Lateinamerika, T = trop. und subtrop. Gebiete, W = weltweit.

Verbindung mit der zunehmenden Übervölkerung in den endemischen Gebieten die Ausbreitungsmöglichkeiten auch in Mittel- und Nordeuropa vermehrt; zum anderen gibt es Wechselwirkungen zwischen der Resistenzausbildung gegenüber Insektiziden und Chemotherapeutika.

Die wichtigsten Protozoenerkrankungen sind **Malaria, Trypanosomiasis, Amoebenruhr, Leishmaniose** und **Toxoplasmose.** Eine systematische Übersicht der zoologischen und medizinischen Klassifizierungen gibt Tab. 33. Eine Sonderstellung nimmt die Trichomoniasis ein, die nicht durch Zwischenwirte oder Medien, sondern durch Sexualkontakte übertragen wird.

Malaria

Sieht man von bestimmten Alters- und Zivilisationskrankheiten ab, so stellt die Malaria noch immer die weitest verbreitete Krankheit in der Welt dar. Verbreitung, Schwere, Verlauf und tödlicher Ausgang der Erkrankung schwanken beträchtlich in kurzen Zeiträumen. Die Zahl der jährlichen Malariatodesfälle geht seit Bestehen statistischer Erhebungen in die Millionen.

Der charakteristische **Entwicklungszyklus** pathogener Malariaplasmodien ist in Abb. 64 dargestellt. Sporozoiten werden von weiblichen Anopheles-Mücken mit Stich in die menschliche Blutbahn übertragen. Im Infizierten erfolgt die Vermehrung (ungeschlechtlich, **Schizogonie**) in zwei Schritten: In der Leber bilden sich Gewebs-Schizonten und Merozoiten, die in die Blutbahn zurückgelangen und in den Erythrozyten sich zu Blutschizonten und Merozoiten in einem Kreisprozeß fortentwickeln. Als Gametozyten gelangen sie durch Insektenstich in (weibliche) Anopheles-Mücken und bilden dort Gameten, die eigentliche fortpflanzungsfähige geschlechtliche Form (Gamogonie); aus ihnen bilden sich im Mückenorganismus über verschiedene Zwischenstufen die infektionsfähigen Sporozoiten **(Sporogonie).**

Die Dauer des **Leberzyklus** ist je nach Erregerart verschieden und bestimmt die Inkubationszeit bis zum ersten, für die Krankheit insgesamt charakteristischen **Fieberanfall.** Je nach Länge des Intervalls unterscheidet man **Malaria tertiana** (48-Stunden-Intervall), **Malaria quartana** (72 Stunden), und schließlich **Malaria tropica** (die bösartigste Form mit wechselnden Intervallen). Die diesen Krankheitsbildern zugrunde liegenden Erregerarten sind in Tab. 33 vermerkt.

Das Krankheitsbild ist neben den Wechselfieberanfällen, gepaart mit Schüttelfrösten, durch starke Kopf- und Muskelschmerzen, haemolytische Anämie mit Milzvergrößerung und mehr oder weniger raschem Verfall gekennzeichnet, mit tödlichem Ausgang evtl. schon nach wenigen Tagen, nach

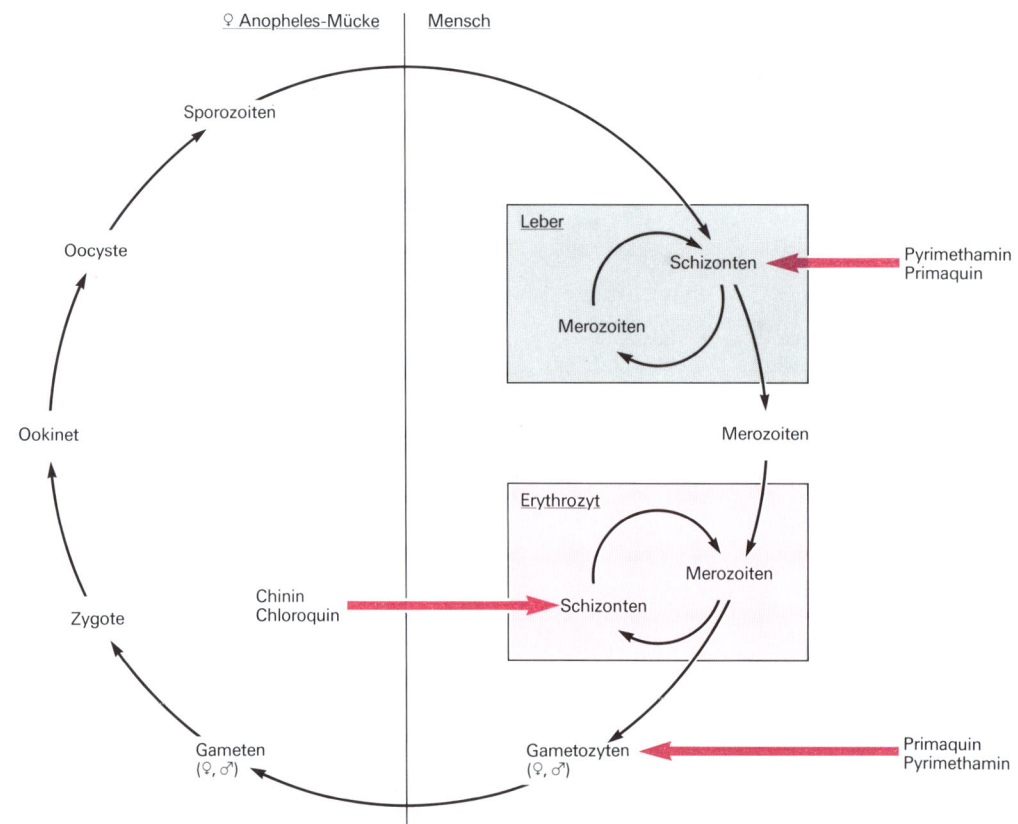

Abb. 64: Schema der Entwicklungszyklen von Plasmodien in Mensch und Mücke und Angriffspunkte der Antimalariamittel.
I. Gametogonie und Sporogonie **in der Mücke:** Aufsaugen von Gametocyten mit Menschenblut; Ausbildung der Geschlechtsform (Gameten), Befruchtung – Fortentwicklung der vereinigten Form über Zygote, Ookinet und Oocyste zu den übertragungsfähigen Sporozoiten.
II. Schizogonie (ungeschlechtliche Formen) **im Menschen:** Übertragung von Sporozoiten aus dem Speichel der Mücke ins Blut – Transport in die Leber – dort Bildung von Schizonten und Zerfall zu Merozoiten (Leberzyklus) – Ausschwemmung von Merozoiten ins Blut, Aufnahme in Erythrozyten mit weiterer Vermehrung – Zellzerfall und Eindringen der Blutschizonten in weitere Erythrozyten – Bildung einiger Gametocyten mit geschlechtlicher Differenzierung.

Wochen oder auch nach Monaten. Bei chronischen Verlaufsformen gibt es Rückfälle nach Monaten, Jahren und evtl. Jahrzehnten.

Die **Chemotherapie** der verschiedenen Malariaformen gründet sich auf mehrere Möglichkeiten des Angriffs auf sich vermehrende Erreger-Zwischenstufen: Auf die Gewebsschizonten (Pyrimethamin und Primaquin), auf Blutschizonten (Chloroquin, Chinin) und auf Gametozyten (Pyrimethamin, Primaquin). Die Einwirkungsmöglichkeiten sind sehr spezifisch und werden bei den einzelnen Wirkstoffen detaillierter abgehandelt.

Neben der reinen Therapie spielt heute die **Malariaprophylaxe** eine sehr große Rolle. Die hierfür eingesetzten Chemotherapeutika zielen auf die ersten Vermehrungsformen in Blut und Leber ab. Da die Vermehrungszyklen (Inkubationszeiten) verschieden sind, müssen die Wirkstoffe über längere Zeit in Blut und Leber in hinreichend hohen Konzentrationen gegenwärtig sein. Die Angriffsmöglichkeiten für Therapie und Prophylaxe sind in Abb. 64 aufgezeigt.

Chinin, Hauptwirkstoff der Rinde des Chinabaumes, diente über drei Jahrhunderte als zwar schwaches, aber langfristig unverändert wirksames Therapieprinzip. Mit der Einführung synthetischer Abwandlungsprodukte wurde überraschend eine gegen diese gerichtete Resistenzentwicklung beobachtet, die regional und stoffspezifisch stark schwanken kann. Da es – anders als bei bakteriellen Infektionskrankheiten – keine Möglichkeiten der Erregertestung gibt, ist die Therapie auf Empirie angewiesen. Dies kompliziert die heutigen Therapiestrategien in dem Sinne, daß die einzelnen, verfügbaren Wirkstoffe im Wechsel oder – besonders bei Unsicherheit des Erfolges in schweren Fällen – auch in Kombination eingesetzt werden müssen, und Therapieempfehlungen regional wie zeitlich starken Schwankungen unterworfen sein können.

Chinin

Als Drogenauszug schon seit Beginn des 17. Jahrhunderts gegen Malaria und andere Fieberanfälle in Gebrauch, 1820 rein dargestellt (Pelletier u. Caventou), hat das Hauptalkaloid der Chinarinde, Chinin, bis in die 50er Jahre unseres Jahrhunderts hinein als Spezifikum bei Malaria Verwendung gefunden. Seit den 30er Jahren werden synthetische Wirkstoffe entwickelt und eingesetzt. Sie haben Chinin zunächst vollständig verdrängt. Mit dem Auftreten Chloroquin-resistenter Stämme von P. falciparum in den 60er Jahren (vgl. Abb. 65) gewinnt Chinin wieder an Bedeutung.

Für den **therapeutischen Einsatz** kommen daher in erster Linie resistente Stämme von P. falciparum (Malaria tropica) in Betracht. Die Therapie muß hoch dosiert und über wenigstens eine, besser $1\frac{1}{2}$ bis zwei Wochen durchgeführt werden. **Nebenwirkungen** treten in leichterer Form stets, zum Teil aber auch mit schwerem Verlaufe auf (Cinchonismus; vgl. auch S. 353). Mit EKG-Veränderungen (Verbreiterung des QRS-Intervalls) und Seh- und Hörstörungen sind frühe Warnsymptome gegeben, die zur Dosisreduktion bzw. zum Therapieabbruch führen können. Das bei Malaria tropica beobachtete „Schwarzwasserfieber", eine massive intravasale Hämolyse mit allen denkbaren Komplikationen bis zur tödlichen Urämie, ist der forcierten Chininbehandlung zur Last gelegt worden; wahrscheinlich sind aber nur bzw. vorwiegend Individuen mit genetischem Glukose-6-phosphat-dehydrogenase-Mangel (vgl. S. 765) betroffen. Gravidität, Nieren- und Leberschäden sowie Neigung zur hämolytischen Anämie sind Kontraindikationen, bzw. zwingen zur starken Dosisreduktion. Über die Stoffeigenschaften, Therapieschemata und Nebenwirkungen informiert Tab. 34.

Chloroquin

Systematische Studien zur Entwicklung neuer Malariamittel, die durch die Schaffung eines Infektionsmodells an Kanarienvögeln erleichtert wurden, führten zur Entwicklung des Wirkstoffs Mitte der 30er Jahre in Deutschland. Das Grundgerüst des 4-Aminochinolins (vgl. Abb. 66) läßt die Fortentwicklung aus Chinin erkennen. Zahlreiche strukturverwandte Wirkstoffe dieser Reihe haben keine maßgebliche therapeutische Bedeutung erlangt. Auch in der Seitenkette sind gewisse Strukturanalogien zu Chinin erkennbar, die auch bedeutsam für den **Wirkungsmechanismus** zu sein scheinen: Durch die Raumerfüllung und Anordnung polarer Zentren kommt es zu einer komplexähnlichen Anbindung an DNS und damit zur Hemmung der Nukleinsäuresynthese. Der Stoff ist hervorragend wirksam auf Blutschizonten aller vier Erregerarten der Malaria, in geringerem Maße auch auf Gametozyten (vgl. Abb. 64). Die gute Resorption und lange Verweildauer (vgl. Tab. 35) macht den Stoff auch zur Malariaprophylaxe besonders geeignet.

Den guten therapeutischen Eigenschaften, die Chloroquin zum beherrschenden Malariamittel der 50er und 60er Jahre stempelten, steht eine ständig zunehmende **Resistenzentwicklung** bei P. falciparum entgegen. Ursachen und Mechanismen der Resistenzbildung sind noch weitgehend unbekannt; ein Mehrstufenprozeß ist wahrscheinlich. Der breite Einsatz als Prophylaktikum hat wahrscheinlich über einen starken Selektionsdruck die Resistenzentwicklung, vor allem in Südamerika und Südostasien, begünstigt (s. Abb. 65). Daher wird die Therapie heute hochdosiert, sehr konsequent und über mindestens drei Tage durchgeführt. Ist ein akuter Malariaanfall innerhalb 48 Stunden nach Beginn der Therapie nicht beherrscht, gilt dies als Zeichen von Erregerresistenz und ist Anlaß zum Wechsel der Therapie. In geringeren Dosen und langfristig wird Chloroquin auch als Basistherapeutikum bei rheumatischen Erkrankungen und bei Lupus erythematodes eingesetzt (vgl. S. 232).

Nebenwirkungen (vgl. Tab. 35) sind seltener und im allgemeinen weniger schwer als bei Chinin. Durch Einlagerung des Stoffes in Hornhaut und Retina können schwerste Augenschäden auftreten, besonders bei längerfristiger Therapie und stärkerer Sonneneinstrahlung. Erste Zeichen von Schädigungen am Auge sind Doppeltsehen und Akkomodationsstörungen. Gesichtsfeldeinschränkungen deuten auf beginnende Retinopathie. Genetischer Glukose-6-phosphatdehydrogenase-Mangel gilt als Kontraindikation.

Primaquin

Im Gegensatz zu Chloroquin handelt es sich um ein 8-Aminochinolin-Derivat, das das erste, 1924 von Schulemann u. Mitarbeitern hergestellte und 1926 in die Therapie eingeführte synthetische Antimalariamittel Pamaquin (Plasmochin®) abgelöst hat. Es wirkt auf Gewebsschizonten sowie auf Gametozyten ein (Abb. 64) und ergänzt so das Spektrum der Wirkstoffe vorteilhaft. Zur akuten Anfallsbehandlung ist Primaquin dagegen nicht geeignet, weil Blutschizonten nicht angegriffen werden. In der sogenannten „Radikalkur" wird es zusammen mit Chloroquin als geeignetes Therapieprinzip zur vollen Ausheilung von Malaria tertiana und quartana eingesetzt. Vor allem zur Behandlung von Rückfällen bei Befall mit P. vivax und P. ovale wird Primaquin mit längerer Therapiedauer angewendet. Resistenzentwicklung ist (bisher) nicht bekannt. **Nebenwirkungen** sind seltener und insgesamt schwächer als bei Chinin und auch Chloroquin; bei Glukose-6-phosphatdehydrogenase-Mangel besteht die Gefahr intravasaler Hämolyse.

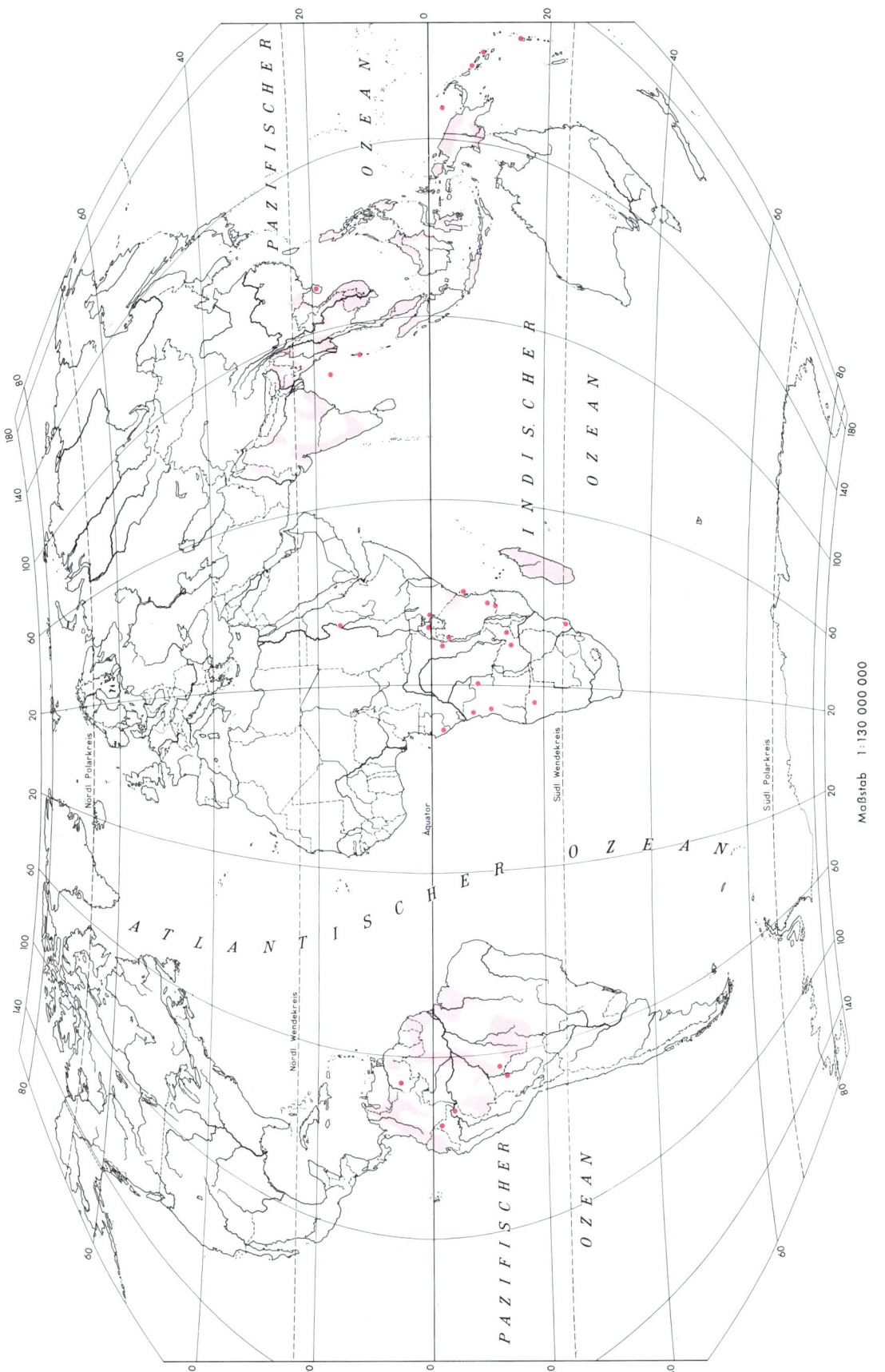

Abb. 65. Gebiete mit Beobachtung Chloroquin-resistenter Plasmodium falciparum-Stämme. Stand 1985.

Tab. 34: Daten zu Pharmakologie und Klinik von Chinin.

Chemie

Chinolinderivat (Alkaloid aus der Rinde des Chinabaums). Formel vgl. Abb. 66

Wirkungsspektrum

Plasmodium falciparum, P. vivax, P. ovale, P. malaria

Wirkungstyp

schizontozide Wirkung auf Blutschizonten. Chinin wirkt ebenfalls auf Gametozyten von P. malariae und P. vivax

Wirkungsmechanismus

noch nicht geklärt. Diskutiert wird eine Interkalation mit der DNA der Plasmodien, dadurch Hemmung der Nukleinsäuresynthese

Pharmakokinetik

Resorption:	nach oraler Gabe fast vollständig, wiederholte Gabe von 1 g täglich $C_{max.} \approx 7$ mg/1 $T_{max.} \approx 1,3$ h Plasmaeiweißbindung ca. 70 %
Verteilung:	günstig – Ausnahme Liquor (nur 2–5 % der zeitgleichen Serumkonzentrationen). Scheinbares Verteilungsvolumen 1,2–1,7 l/kg. Chinin überschreitet die Plazentarschranke
Metabolismus:	sehr ausgeprägt (nur ca. 5 % einer Dosis werden unverändert im Harn ausgeschieden)
Exkretion:	unverändertes Chinin u. seine Metaboliten werden über die Niere ausgeschieden; bei saurem Harn-pH ist die Exkretion beschleunigt, bei alkalischem pH verlangsamt
Plasmahalbwertzeit:	4–5 (–12) h

Therapeutische Anwendung

bei Malaria tropica (chloroquinresistente bzw. multiresistente Erreger)

Applikation

bevorzugt oral, z. B. Chinin-Sulfat (alle 8 h 650 mg über 8–14 Tage);
bei Notfällen i. v.-Infusionen als Chinin-Hydrochlorid (10 mg/kg Chinin-Base) (z. B. bei zerebraler Beteiligung); s. c. und i. m. nicht anwendbar wegen lokaler Gewebeschädigungen

Nebenwirkungen

gastrointestinale Störungen
neurotoxische Wirkungen, insbesondere auf das Seh- u. Gehörorgan mit vielgestaltiger Symptomatik (z. B. Kopfschmerzen, Tinnitus, Sehstörungen, Verwirrtheitszustände)
intravasale Hämolyse, Leuko- u. Thrombopenie
Herz-Kreislauf-Reaktionen, Atemdepressionen
diverse Hautreaktionen (z. T. allergischer Natur)
Leberzellschädigung

Kontraindikationen

Überempfindlichkeit gegen Chinin
Patienten mit Tinnitus sowie mit Vorschädigungen des Nervus opticus
Glucose-6-phosphat-dehydrogenase-Mangel
Schwangerschaft (bei hohen Chinin-Dosen wurden fruchtschädigende Wirkungen beobachtet, z. B. Taubheit)

Arzneimittelwechselwirkungen

Antacida (Al^{+++}) können die Resorption von Chinin vermindern. Die Plasmakonzentrationen von Digoxin und Digitoxin können bei gleichzeitiger Chiningabe erhöht sein. Cinchona-Alkaloide können die Biosynthese von Vitamin K-abhängigen Gerinnungsfaktoren unterdrücken; die Wirkung von Antikoagulantien kann dadurch verstärkt werden. Die Wirkung von Muskelrelaxantien (z. B. Pancuronium, Tubocurarin, Suxamethonium) kann durch Chinin potenziert werden
Alkalisierung des Urins kann zu erhöhten Chinin-Plasma-Konzentrationen führen und dadurch die toxischen Wirkungen verstärken

Handelspräparate

Chininum sulfuricum „Buchler"
Chininum hydrochloricum „Buchler"

Pyrimethamin

Dieser Wirkstoff unterscheidet sich sowohl im Hinblick auf die chemische Konstitution (Abb. 66) als auch seinen **Wirkungsmechanismus** von den anderen Malariamitteln: Es ist ein Hemmstoff der Dihydrofolsäure-Reduktase und greift damit in den C_1-Stoffwechsel ein (vgl. S. 620). Pyrimethamin ist somit auch als bakteriostatische Komponente kombiniert mit Sulfonamiden im Einsatz (vgl. S. 623 f.).
Pyrimethamin schädigt Gewebs- und Blutschizonten sowie Gametozyten. Es weist damit ein sehr breites Wirkungsspektrum auf und kann daher bei allen Malariaformen, auch zur Prophylaxe eingesetzt werden. Bemerkenswert ist, daß nach Aufsaugen von Blut behandelter Patienten die Fortentwicklung der Gameten in der Mücke ebenfalls gehemmt wird. Es wird in der Therapie (vgl. Tab. 37) sowohl als Einzelstoff, als auch in Kombination mit dem Sulfonamid Sulfadoxin eingesetzt; diese Kombination ist auch bei Toxoplasmose wirksam (vgl. S. 623).
Resistenzentwicklung ist selten, sie beruht möglicherweise auf der Ausbildung einer resistenten Form der Dihydrofolsäurereduktase. **Nebenwirkungen** unter der Therapie sind seltener, meist schwächer als bei Chinin und Chloroquin und, da z. T. (Neuropathie, Haarausfall, Blutbildungsstörungen) auf Hemmung des C_1-Stoffwechsels beruhend, in der Regel reversibel nach Absetzen der Medikation. Wegen des Wirkungsmechanismus (C_1-Stoffwechselhemmung) verbietet sich die Anwendung in der Gravidität und bei Blutbildungsstörungen.

Mefloquine

Mefloquine ist eine von zahlreichen Substanzen, die zur Beherrschung Chloroquin-resistenter Stämme von P. falciparum entwickelt worden sind und sich wegen guter Verträglichkeit klinisch bewährt haben. Unter seinen Eigenschaften (vgl. Tab. 38) ragt die hohe Eiweißbindung heraus, die zu der langen Verweildauer beiträgt; dies macht den Stoff auch zur

Malariaprophylaxe sehr geeignet, zumal nicht nur die Malaria tropica erfaßt wird. Es ist z. Z. das einzige Mittel, das für sich allein Chloroquin-resistente Falciparum-Malaria verläßlich beherrscht.

Tab. 35: Daten zu Pharmakologie und Klinik von Chloroquin.

Chemie

Derivat des 4-Aminochinolins. Formel, vgl. Abb. 66

Wirkungsspektrum

Plasmodium falciparum (viele Stämme sind empfindlich), P. vivax, P. ovale, P. malariae

Wirkungstyp

schizontozide Wirkung auf Blutschizonten, begrenzt auch auf Gametozyten

Wirkungsmechanismus

wahrscheinlich Interkalation mit der DNS der Plasmodien, Blockierung der DNS-Replikation und Transskription sowie der Proteinbiosynthese

Pharmakokinetik

Resorption:	oral fast vollständig
	$C_{max.} \approx 150-200$ µg/l (bei wiederholter Gabe von 0,5 g wöchentlich)
	$T_{max.} \approx 1-2$ h
	Plasmaeiweißbindung ca. 55 bis 60 % (an Albumin und saures α_1-Glykoprotein)
Verteilung:	hohe Konzentrationen (200 bis 700faches der Plasmawerte) in Auge, Leber, Milz, Niere, Lunge und in Melanin enthaltenden Geweben sowie in Leukozyten; Erythrozyten, ZNS, Intestinum (10–30faches der Plasmawerte: Anreicherung in von Parasiten befallenen Erythrozyten)
Metabolismus:	ausgeprägt – Hauptmetabolit ist Desethylchloroquin, daneben auch Bisdesethylchloroquin und andere
Exkretion:	ca. 55 % einer Dosis werden im Urin wiedergefunden (davon ca. $^2/_3$ als Muttersubstanz und ca. $^1/_4$ als Desethylchloroquin) und ca. 10 % in den Faeces. Saurer Urin-pH beschleunigt die Exkretion.
Plasmahalbwertzeit:	3–6 (–13) Tage

Therapeutische Anwendung

a) **Therapie der Malaria**
(bei P. falciparum und bei P. vivax)

Dosierung (Erwachsene):

oral: initial 0,6 g Chloroquin-Base (entsprechend 1 g Chloroquin-Diphosphat) dann im Abstand von 6, 24 und 48 h je 0,3 g Chloroquin-Base

i. m.: (bei schweren Formen der Malaria tropica) initial 0,2–0,4 g Chloroquin-Base, dann im Abstand von 4, 24 und 48 h je 0,2 g Base ($\triangleq$ 0,25 g Hydrochlorid)

---

b) **Malariaprophylaxe**

Erwachsene:	0,3 g Base ($\triangleq$ 0,5 g Diphosphat) einmal wöchentlich oral
Kinder:	5 mg (Base)/kg Körpergewicht einmal wöchentlich
Beginn:	1–6 Tage vor Abreise
Ende:	6 Wochen nach Verlassen des Malariagebietes

Nebenwirkungen

Auge: Hornhauttrübungen (reversibel), Sehstörungen (Akkomodation, Flimmerskotome), Netzhautveränderungen (dosisabhängig auch irreversibel)

frühestes Symptom einer Retinopathie: Beeinträchtigung des Farbensehens

Gastrointestinale Störungen: (häufig, z. B. Übelkeit, Erbrechen, Durchfälle)

Neurotoxische Reaktionen: Schwindel, Kopfschmerzen, Benommenheit, Parästhesien, Unruhe, Psychosen, Krampfanfälle

Hautreaktionen: Exantheme, Juckreiz, Pigmentverschiebungen, Haarausfall

Wirkung auf Blut und Blutzellen (sehr selten): Agranulozytose, Thrombozytopenie, intravasale Hämolyse bei Glucose-6-phosphat-Dehydrogenase-Mangel

Sonstige: Tinnitus, Hörschäden, Verminderung des Skelettmuskeltonus, Absenkung der T-Welle im EKG

Kontraindikationen

Chloroquin-Allergie

Retinopathien, Myasthenia gravis, Glucose-6-phosphatdehydrogenase-Mangel, Erkrankungen des blutbildenden Systems, Porphyrie, schwere Leberfunktionsstörungen, Schwangerschaft (Organschäden beim Foeten möglich)

Arzneimittelwechselwirkungen

Die gleichzeitige Verabreichung von Gold oder Phenylbutazon erhöht die Wahrscheinlichkeit der Entwicklung einer exfoliativen Dermatitis. Chloroquin darf nicht zusammen mit MAO-Hemmern oder Stoffen mit hepatotoxischem Potential eingenommen werden.

Handelspräparat

Resochin®

Trypanosomenerkrankungen

Auch Trypanosomenerkrankungen werden durch Zwischenwirte übertragen (vgl. Tab. 33). Doch ist deren Bekämpfung weniger erfolgreich als bei Malaria, so daß der Chemotherapie entscheidende Bedeutung zukommt. Sie ist bei Schlafkrankheit und Chagaskrankheit verschieden.

Tsetsefliegen übertragen Trypanosoma gambiense und rhodesiense durch Stich in die Haut des Menschen, wo sich ein Primäraffekt (Trypanosomenschanker) ausbildet. Erst danach folgt Aussaat ins Blut, von dort Ausbreitung in die lymphatischen Organe, wo starke Vermehrung zu generalisierter Lymphdrüsenschwellung und Fieber führt. Über das Blut gelangen Erreger in das ZNS und erzeugen Meningoenzephalitis, als deren Folge narkoleptische Zustände auftreten, die der Krankheit den Namen gegeben haben. Der Verlauf kann akut bis schleppend sein, die Mortalität ist ohne Behandlung hoch. Im ersten Stadium setzt man Suramin und Pentamidin ein, im zweiten Stadium (ZNS-Beteiligung) Tryparsamid und Melarsoprol (zu Formeln vgl. Abb. 67).

Tab. 36: Daten zu Pharmakologie und Klinik von Primaquin.

Chemie
8-Aminochinolinderivat. Formel vgl. Abb. 66

Wirkungsspektrum
alle Malariaformen v. a. tertiana u. tropica, alle Gewebsschizonten, auch Gametozyten

Wirkungstyp
schizontozid, gametozid

Wirkungsmechanismus
Interkalation an doppelsträngiger Plasmodien-DNS, dadurch Synthesehemmung

Pharmakokinetik
Resorption: gut aus Magen – Darm
Verteilung: schlecht gewebegängig
Metabolismus: lebhaft unter Bildung eines Chinonimins mit Elektronenakzeptoreigenschaft, das Met-Hb (vgl. S. 764) bilden kann
Plasmahalbwertzeit: 24 h

Therapeutische Anwendung
meist kombiniert mit Cloroquin z. Rezidivprophylaxe, v. a. bei M. tertiana und tropica (Radikalkur)
Dosierung: 15 mg/Tag (als Base ber.), 2 Wochen lang

Nebenwirkungen
intravasale Hämolyse, v. a. bei Glucose-6-phosphatdehydrogenasemangel; gastrointestinale Störungen

Kontraindikationen
wie Cloroquin (s. Tab. 35)

Handelspräparat
Primaquine Bayer®

Tab. 37: Daten zu Pharmakologie und Klinik von Pyrimethamin.

Chemie
Diaminopyrimidin-Derivat. Formel s. Abb. 64

Wirkungsspektrum
alle Plasmodienformen: primäre Gewebsschizonten und Gametozyten (Reifestörung)

Wirkungstyp
schizontozid, sporontozid

Wirkungsmechanismus
Hemmung der Dihydrofolsäure-Reduktase, daher Kombination mit Sulfonamid vorteilhaft

Pharmakokinetik
Resorption: vollständig nach oraler Zufuhr $C_{max.} \approx 0,2$ mg/l $T_{max.} \approx 4$ h Plasmaeiweißbindung 80 %
Verteilung: gut in alle Gewebe
Metabolismus: mäßig, überwiegend unverändert ausgeschieden
Exkretion: langsam über die Niere
Plasmahalbwertzeit: 4 Tage

Therapeutische Anwendung
1. Therapie der Malaria tropica bei Cloroquinresistenz Dosierung: 75 mg oral, kombiniert mit 1,5 g Sulfadoxin, 1 × pro Woche
2. Prophylaxe: 1 × 25 mg/Woche oder in Kombination wie bei Therapie

Nebenwirkungen
gastrointestinale Unverträglichkeit, Leberfunktionsstörungen, Neurotoxizität (Tremor, Krämpfe), Hämatopoesestörung (reversibel)

Kontraindikationen
Schwangerschaft, Blutbildungsstörungen

Handelspräparate
Monosubstanz Daraprim®
Kombination mit Sulfadoxin: Fansidar®

Suramin wurde als „Germanin" bereits 1921 mit großem Erfolg in die Therapie eingeführt. Die Elektronegativität des Moleküls (6 Sulfonatgruppen) bedingt schlechte Resorbierbarkeit einerseits, hohe Plasmaeiweißbindung (99 %) andererseits. Zur **Therapie** gibt man Einzeldosen von 1 g als 10 %ige Lösung intravenös in 3-Tages-Abständen; zur **Trypanosomen-Prophylaxe** reicht eine einmalige Gabe alle 3 Monate aus.
Nebenwirkungen sind häufig, jedoch von eher leichterer Natur und meist reversibel: Kreislaufschwäche mit Bewußtseinstrübung während oder kurz nach der Injektion, Kopf- und Gliederschmerzen, Augenreizungen und Hautreaktionen.
Das arsenhaltige **Melarsoprol,** eingesetzt zur Bekämpfung des zweiten Krankheitsstadiums, ist einer der wenigen, noch in der Therapie verwendeten Vertreter der ersten Ära der Chemotherapie nach Paul Ehrlich. Im Gegensatz zum Suramin ist es besser lipidlöslich und gelangt auch ins ZNS. Die chemische Struktur (vgl. Abb. 67) läßt einen Dimercaprolrest (vgl. S. 768) erkennen; tatsächlich entsteht Melarsoprol aus Melarsenoxid und Dimercaprol. Dadurch wird die Toxizität des Metalloids Arsen zurückgedrängt, der Stoff ist so besser verträglich. Bei Melarsoprolresistenz, die man zunehmend beobachtet, wird Nitrofurazon eingesetzt, jedoch mit großer Zurückhaltung, weil der Stoff selbst neurotoxische Eigenschaften besitzt.
Pentamidin ist weniger gut wirksam als Suramin, ergänzt aber dessen Wirksamkeit bei Anwendung in der ersten Krankheitsphase. Seine wesentliche Bedeutung liegt heute in der **Prophylaxe,** die – im Gegensatz zu Suramin – auch durch ora

le Gaben bewerkstelligt werden kann: Wegen der sehr langen Verweildauer reicht die Gabe von 4 mg/kg alle 6 Monate. Die **Nebenwirkungen** ähneln denen nach Suramin-Gabe, Hautreaktionen stehen wegen der histaminliberierenden Wirksamkeit mehr im Vordergrund.
Die **Chagaskrankheit,** durch Trypanosoma cruci ausgelöst und nur in Südamerika heimisch, wird durch eine Wanzenart übertragen. Das Mittel der Wahl ist heute Nifurtimox (Lampit®).

Leishmaniosen

Die drei Leishmaniaarten erzeugen drei sehr unterschiedliche Krankheitsbilder: **Kala-Azar** mit Affektion von Milz und Leber, **Orientbeule** mit entzündlichen Reaktionen an der Haut, und **Espundia** mit Erscheinungen auch an den Schleimhäuten des oberen Atem- und Verdauungstraktes (vgl. Tab. 33). Der Verlauf aller drei Krankheiten ist weniger charakteristisch als bei anderen Protozoen-Erkrankungen, vielfach schleichend. Die **Therapie** stützt sich im wesentlichen noch auf alt eingeführte Antimonpräparate, vor allem **Stibogluconat-Natrium**

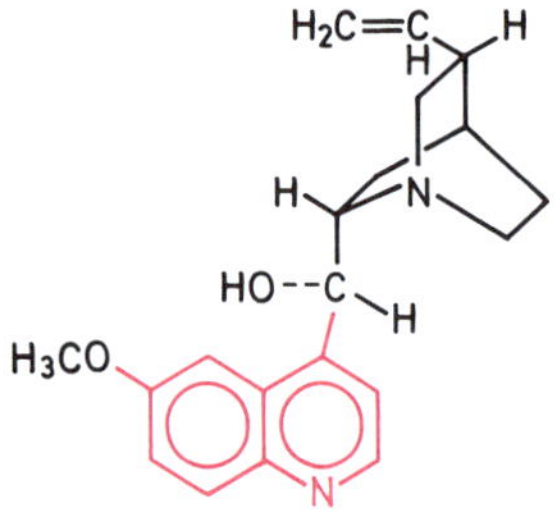

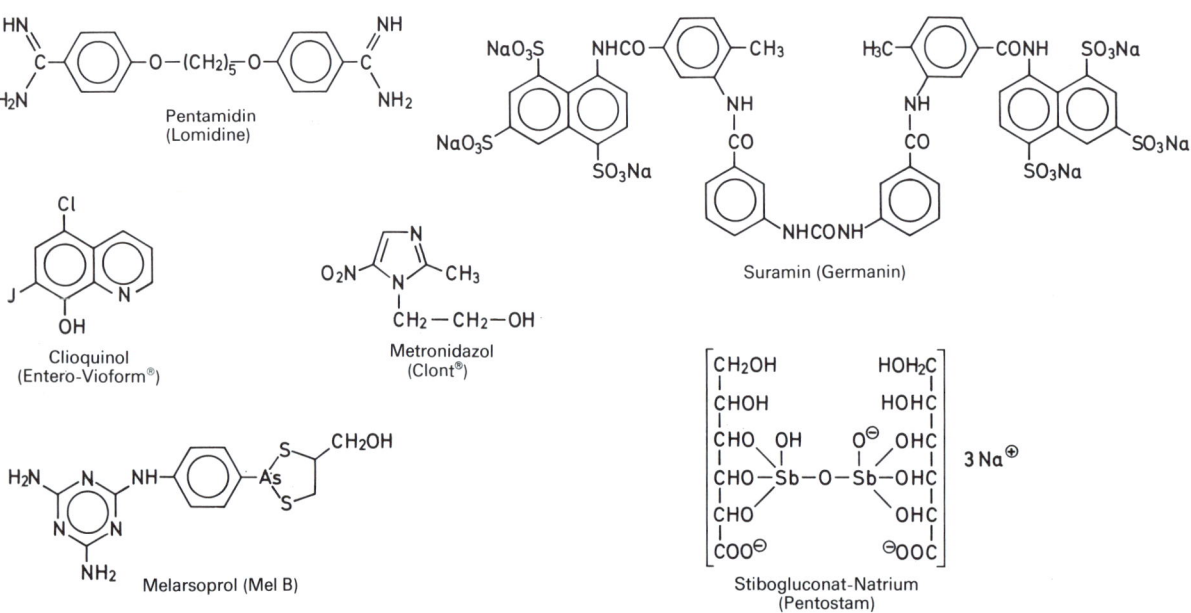

Chinin

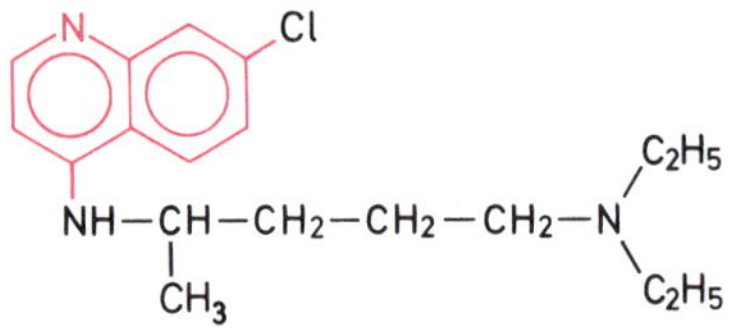

Chloroquin

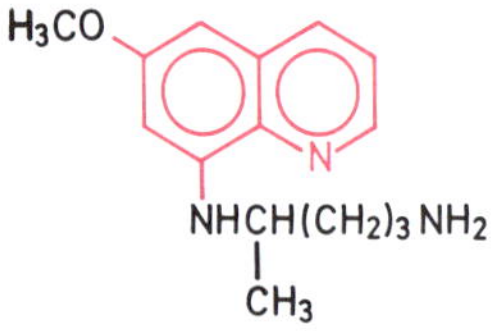

Primaquin

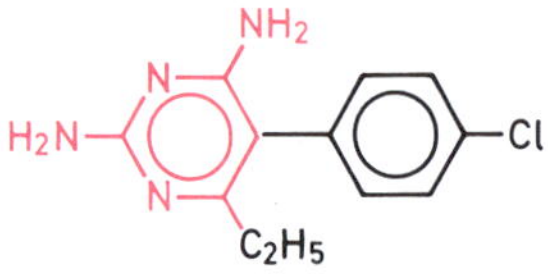

Pyrimethamin

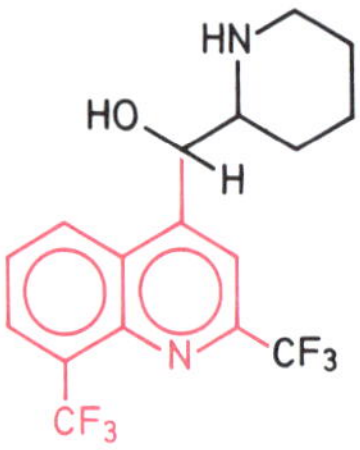

Mefloquine

Abb. 66: Chemische Struktur einiger Malariamittel.

Pentamidin
(Lomidine)

Suramin (Germanin)

Clioquinol
(Entero-Vioform®)

Metronidazol
(Clont®)

Melarsoprol (Mel B)

Stibogluconat-Natrium
(Pentostam)

Abb. 67: Chemische Strukturen ausgewählter Antiprotozoenmittel.

(Pentostam, vgl. Abb. 67). Man verabreicht Tagesdosen von 0,6 bis 1 g über 2–3 Wochen, muß dann ein 1–2wöchiges behandlungsfreies Intervall einlegen, weil häufige **Nebenwirkungen** bedrohliches Ausmaß erreichen und irreversibel werden können: Magen-Darmreizungen, Kreislaufstörungen bis zum Schock, Leberparenchymschädigung. Wegen stark lokal reizender Wirkungen muß der Stoff i. v., evtl. i. m. verabreicht werden. Auch Amphotericin B (S. 679) und Pentamidin sind gleich wirksam und werden in Kombination oder allein im Falle von Antimonunverträglichkeit gegeben.

Trichomoniasis

Trichomonaden-Infektionen betreffen vor allem die Vagina und die männliche Harnröhre. Sie können längere Zeit latent verlaufen, bei Abwehrschwäche oder Mischinfektionen aber plötzlich aufflammen. Partnerbehandlung ist stets anzustreben zur Unterdrückung fortgesetzter wechselseitiger Infektion. Die Erkrankung ist heute gut beherrschbar durch Metronidazol.

Metronidazol[1] (vgl. Abb. 67) besitzt als Nitroimidazolderivat auch ein breites antibakterielles Spektrum. Die Hauptwirkung liegt aber gegen Amoeben und Trichomonas. Es wird rasch und vollständig resorbiert und diffundiert zufolge guter Lipidlöslichkeit in alle Gewebe, vorzüglich auch an den Ort der von Trichomonasinfektionen befallenen Körperhöhlen. Einzeldosen sind über 12 bis 24 Stunden wirksam. Der überwiegende Anteil wird unverändert im Harn ausgeschieden (daher gute Wirkung in den ableitenden Harnwegen!); ein Metabolit kann den Harn rot einfärben. Als Methylimidazolderivat führt Metronidazol zu typischer Alkoholunverträglichkeit (vgl. S. 799). Wie andere Nitroimidazolderivate, ist Metronidazol mutagen und im Tierversuch kanzerogen; eine Eigenschaft, die das Präparat für Langzeitbehandlung von banalen Infektionen, sowie zur Prophylaxe nicht geeignet erscheinen läßt. Zur **Therapie** verabfolgt man 1,5 bis 3 g, aufgeteilt in 2–3 Einzeldosen über 1–2 Wochen oral. Die **Nebenwirkungen**, häufig beobachtet, aber insgesamt mäßig ausgeprägt, sind Kopfschmerz, Schwindel, Parästhesien, Metallgeschmack, Magen-Darm-Reizung mit Glossitis, Stomatitis und Diarrhö; selten allergische Hautreaktionen und Depression der peripheren Leukozyten.

Amöbenruhr

Entamoeba histolytica, der Erreger der in heißen Klimaten weit verbreiteten Amöbenruhr, wird durch mit dem Kot ausgeschiedene, in Nahrung und Trinkwasser gelangende geschlechtsreife Zysten übertragen. Diese vermehren sich nach oraler Aufnahme im Darm und treten dort bei der vegetativen Vermehrung in einer Minutaform und einer Magnaform auf. Nur die Magnaform dringt ins Darmgewebe ein und erzeugt da, im wesentlichen im Dickdarm, nekrotische Geschwüre. Schwere Durchfallerkrankungen mit entsprechenden Konsequenzen für den Wasser- und Salzhaushalt sind die Folge. Die Amöben können im Pfortadersystem fortwandern und in der Leber, von dort aus aber auch in anderen Organen fokale, mit Nekrosen einhergehende Entzündungsherde erzeugen, aus denen sich große Abszesse entwickeln können. Latente Darmbesiedelungen durch E. histolytica sind in tropischen und subtropischen Gegenden weit verbreitet, der akute Ausbruch der Amöbenruhr wird meist durch Phasen der Abwehrschwäche begünstigt.

---

[1] Clont®.

Tab. 38: Daten zu Pharmakologie und Klinik von Mefloquine.

Chemie
4-Chinolin-Methanol-Derivat, Formel vgl. Abb. 66

Wirkungsspektrum
Plasmodium falciparum, P. vivax, P. ovale, P. malariae (auch Chloroquin-resistente Stämme)

Wirkungstyp
schizontozide Wirkung

Wirkungsmechanismus
Wirkungsmechanismus nicht bekannt (keine Interkalation mit der DNA; Mefloquine besitzt eine sehr hohe Affinität zum Malariapigment)

Pharmakokinetik

Resorption:	oral gut (ca. 87 %)
Verteilung:	sehr gut; hohe Konzentrationen vor allem in Leber und Lunge; Akkumulation in Erythrozyten

$Vd = 18–24$ (1/kg)
bei Europäern, Afrikanern und Südamerikanern
$Vd = 6–13$ (1/kg) bei Thais
Plasmaproteinbildung $\geq 98\%$

Metabolismus
mehrere Metabolite, davon 2 identifiziert (Abspaltung des Piperazinrings)

Exkretion
hauptsächlich mit den Faeces; im Urin erscheinen nur ca. 9 % einer Dosis
Mefloquine unterliegt einer kontinuierlichen enterohepatischen und enterogastralen Zirkulation

Plasmahalbwertzeit
a) Therapie $t_{1/2} \approx 20–21$ Tage (14–31)
b) Prophylaxe $t_{1/2} \approx 10$ Tage (6–26)

Therapeutische Anwendung und Dosierung
a) **Therapie der Malaria:** Einzelstoß-Therapie mit 1 250–1 500 mg (initial 750 mg, nach 6–8 h weitere 500 mg) bei Erwachsenen
Kinder: Einmaldosis von 25 mg/kg
b) **Malariaprophylaxe:** 1. bis 4. Dosis (250 mg) einmal wöchentlich; nach der 4. Dosis weitere Einnahmen in 2-wöchigen Intervallen

Nebenwirkungen
Gastrointestinale Störungen: Appetitlosigkeit, Übelkeit, Erbrechen, Durchfall
ZNS: Kopfschmerz, Schwindel, Gleichgewichtsstörungen, psychische Veränderungen
Überempfindlichkeitsreaktionen: Hautausschlag, Juckreiz
Andere: Bradykardie, Anstieg von Leberenzymen (z. B. Transaminasen) im Plasma

Kontraindikationen
schwere Leber- und Nierenfunktionsstörungen; erstes Trimenon der Schwangerschaft

Arzneimittelwechselwirkungen
Mefloquine sollte **nicht** gleichzeitig mit Chinin verabreicht werden

Handelspräparat
Lariam®

Für die **Therapie** stehen, neben unspezifischen Maßnahmen des Ersatzes von Flüssigkeit, Elektrolyten und Protein (vgl. S. 410 f.) spezifische Pharmaka zur Verfügung. Deren Wirkungsspektrum und pharmakokinetische Eigenschaften bestimmen die Einsatzmöglichkeiten:

1. Halogenierte Hydroxychinoline (Clioquinol, s. Abb. 67) und Antibiotica (Tetracycline s. S. 651, Paromomycin s. S. 645, Bacitracin, Erythromycin s. S. 661) bekämpfen die vegetativen Vermehrungsstadien im Darmlumen.
2. Chloroquin und Dehydroemetin sind geeignet zur Bekämpfung von Gewebsinfestationen (auch in der Darmwand).
3. Für alle Formen, und damit als wirksamste Stoffe setzt man Metronidazol oder Niridazol[1] ein (vgl. Abb. 67).

Die Monotherapie mit Metronidazol hat sich, konsequent durchgeführt, als sehr erfolgreich erwiesen und frühere Kombinationstherapien weitgehend abgelöst. Dosierung und Zeitdauer richtet sich nach Stadium und Schwere der Erkrankung. Zur Propyhlaxe wird noch vielfach **Clioquinol**[2] eingesetzt, das über vier Jahrzehnte auch in der Therapie eine große Rolle spielte und – wegen des unspezifischen, breiten antibakteriellen Wirkungsspektrums – als Prophylacticum gegen Durchfallserkrankung in tropischen und subtropischen Ländern zum Teil in hohen Dosen und über sehr lange Zeiträume eingesetzt wurde. In den 50er Jahren wurde jedoch in Japan eine neue Nebenwirkung entdeckt, **SMON (subakute Myelo-optico-Neuropathie)**, Ausdruck einer neurotoxischen Wirksamkeit, deren Mechanismus nicht befriedigend aufgeklärt

---

[1] Entero-Vioform®; [2] Ambilhar®.

ist. Die Nervenschädigungen betreffen alle Systeme und können bis zur Optikus-Atrophie gehen. Ca. 10 000 Fälle von Neurotoxizität sind in Japan, ca. 100 Fälle in Europa und Amerika beobachtet worden. Seither unterliegt Clioquinol strengeren Anwendungsvorschriften: Die Erwachsenen-Tagesdosis beträgt 750 mg, die Therapiedauer eine Woche, bei prophylaktischem Einsatz sollte nach jeder Woche eine längere Pause eingelegt werden.

Toxoplasmose

Diese durch Toxoplasma gondii ausgelöste Infektionskrankheit mit Wirten auch im Tierreich (Säuger, Vögel) wird mit Nahrung übertragen. Der Verlauf ist uncharakteristisch, da offenbar andere Faktoren wie Immunschwäche, Allgemeinerkrankungen u. a. als auslösende oder verschlimmernde Ursache hinzukommen müssen; man geht heute davon aus, daß die Mehrzahl der Infestationen latent verläuft. In vielen Fällen erfolgt die Infektion transplacentar (connatale Toxoplasmose). Im Kindes- wie Erwachsenenalter können Entzündungsherde im ZNS auftreten (Meningitis, Enzephalitis), an den Augen und – meist wenig charakteristisch – in den Lymphknoten.
Die **Therapie** ist am erfolgreichsten im frischen Stadium, wo als Mittel der Wahl Sulfonamidpräparate (Cotrimoxazol, s. S. 623) gelten. Wirksam ist auch Pyrimethamin (s. S. 703), das oft in Kombination mit Sulfonamid vor allem bei Spätstadien eingesetzt wird. Auch Spiramycin (s. S. 647) kann alternativ bei Sulfonamidüberempfindlichkeit eingesetzt werden.

Anthelminthika

W. Forth, München

Der Wurmbefall von Menschen ist weltweit ein Problem: man geht heute von über 2 Milliarden Menschen aus, die unter Wurmbefall leiden. Die Hälfte davon ist von Ascariden, ein gutes Drittel von Hakenwürmern befallen. Über ein Fünftel leidet jeweils zur Hälfte unter der Schistosomiasis, die hierzulande meist Bilharziose genannt wird, bzw. unter Trichuriasis und Filariosen. Auch bei Haus- und Nutztieren ist Wurmbefall weit verbreitet.
Als Anthelminthika werden Wirkstoffe bezeichnet, die sowohl im Darm als dem Hauptaufnahmeort für die meisten Würmer zu einer Abtötung der Parasiten führen, als auch im Blut, in dem sich teils die ausgewachsenen Würmer, bei anderen Spezies aber vor allem Larven aufhalten. Besonders erschwert wird die therapeutische Effektivität der meisten Anthelminthika durch die Tatsache, daß viele Würmer einen Wirtswechsel vornehmen und die geschlechtsreifen, vermehrungsfähigen Formen sich gar nicht im Menschen selbst aufhalten, sondern in Zwischenwirten, die teils in der Erde, teils im Wasser einer durchgreifenden Bekämpfung nur schwer zugänglich sind.
Eine nachhaltige therapeutische Beeinflussung von Wurminfektionen hat die Kenntnisse der Lebenszyklen der Würmer, ihrer Zwischenwirte außerhalb des menschlichen Organismus und vor allem ihrer Infektionswege zur Voraussetzung. Hier können die wichtigsten biologischen Charakteristika der Würmer und des Wurmbefalls tabellarisch zusammengefaßt werden. Menschenpathogene Würmer (Helminthen) gehören 3 Klassen an, die der Häufigkeit der hierzulande anzutreffenden Wurminfektionen nach aufgelistet sind: den Fadenwürmern (Nematoden, Tab. 40), den Bandwürmern (Cestoden, Tab. 39) und den Saugwürmern (Trematoden, Tab. 41).

Saug- und Bandwürmer werden in der Systematik als Flachwürmer (Plathelminthes) zusammengefaßt, die Fadenwürmer werden auch als Rundwürmer (Nemathelminthes) bezeichnet. Von den rund 150 menschenpathogenen Wurmarten spielen knapp 30 % eine praktische Rolle.
Die Symptomatik eines Wurmbefalls kann vielfältig sein. Je nach dem Organbefall und den bevorzugten Geweben, in denen sich die Würmer aufhalten, kommt es zu Schädigungen im Bereich der Schleimhäute, der Unterhaut mit Durchbruch zur Haut, und Schädigungen von Blut- und Lymphgefäßen. Entsprechend den Durchflußbehinderungen kann es zu Stauungserscheinungen kommen, die bei Abflußbehinderungen der Lymphe groteske Ausmaße annehmen können (Elephantiasis). Stauungserscheinungen können sich auch im Darm oder in den Luftwegen ergeben, wenn der Wurmbefall so massiv ist, daß die doch recht großen Lumina verlegt werden. Aufsteigender Wurmbefall aus dem Darm kann die Gallengänge erreichen und dort für mechanische Verstopfungen sorgen. Unter den Organschäden sind vor allen Dingen die an Augen, in Lunge, Leber, im ZNS oder der Harnblase gefürchtet; auch Muskelschäden kommen vor. Zu fortlaufenden Blutverlusten in den Darm kann es bei den Würmern kommen, die sich im Gewebe verankern und zu Eröffnungen der Blutgefäße des Darmrohres führen; Blutungsanämien sind die Folgen. Außerdem wird der Wirtsorganismus durch Antigene der Würmer (Toxine) sensibilisiert. Hieran ist vor allem auch bei der erfolgreichen Therapie zu denken, die in der Regel mit der Abtötung und der nachfolgenden proteolytischen Auflösung der Würmer im Organismus einhergeht. Der Entzug von Nährstoffen durch Würmer, die sich im Darm aufhalten und bei massivem Befall durchaus mit dem Wirt um

Tab. 39: Cestoden (Bandwürmer).

Gattung/Art	Verbreitung	in Frage kommende Anthelminthika 1. Wahl	2. Wahl	Bemerkungen
Taenia solium (Schweineband-wurm)	weltweit	Niclosamid Praziquantel[1]	Mebendazol	Der Bandwurmbefall des Dünndarmes wird Taeniasis genannt. Er ist dort verbreitet, wo es keine leistungsfähige Fleischbeschau gibt, und deshalb in der Bundesrepublik Deutschland sehr selten. Die Larven (Finnen) nisten sich beim Zwischenwirt (Schwein, Mensch) in der Muskulatur, in den Augen und im ZNS ein: Zystizerkose. Die Infektion erfolgt über den Genuß rohen Schweinefleisches
T. saginata (Rinderbandwurm)	weltweit	Niclosamid Praziquantel	Mebendazol	Der Zwischenwirt ist das Rind. Hinsichtlich Verbreitung, Infektion etc. gilt das, was über den Schweinebandwurm gesagt wurde, sinngemäß
Echinococcus granulosus (Hundebandwurm) E. multilocularis (Fuchsbandwurm)	weltweit	Mebendazol	–	Der Zwischenwirt ist der Mensch. Der Befall des Menschen wird Echinococcose genannt. Die Larven (Finnen) bilden Zysten, die vor allem in der Leber, selten in anderen Organen wie Lunge oder ZNS angesiedelt sind. Die Infektion erfolgt durch innige Kontakte mit Haustieren wie Hund und Katze, die auch die Überträger des Fuchsbandwurms sein können, und durch kontaminierte Nahrung
Diphyllobotrium latum D. pacificum (Fischbandwürmer)	weltweit im Süßwasser	Niclosamid Praziquantel	–	Der Befall (Diphyllobotriasis) betrifft den Dünndarm. Als Zwischenwirte dienen Flohkrebse (z. B. Cyclops, Diaptomus) bzw. Süßwasserfische. Die Infektion erfolgt über den Genuß roher Fische
Hymenolopis nana (Zwergbandwurm)	weltweit in warmen Zonen	Praziquantel	Niclosamid	Der Befall (Hymenolopiasis) betrifft den Dünndarm. Als Zwischenwirte können Insekten auftreten. Die Infektion erfolgt über kontaminierte Nahrung, von Mensch zu Mensch bzw. als anoorale Autoinfektion

[1] bei Zystizerkose.

das Nahrungsangebot in Konkurrenz treten können, wird vom Laien in der Regel überbewertet.

Trotz der chemischen Verwandtschaft einiger weniger Stoffe ist es nicht möglich, die Anthelminthika nach chemischen Gruppen geordnet darzustellen. Auch die Wirkungsweise ist bei den einzelnen Stoffen höchst unterschiedlich oder noch nicht so gut erforscht, daß sich hier zusammenfaßbare Pharmaka-Gruppen ergäben. Deshalb sollen im folgenden die wichtigsten Anthelminthika, die therapeutisch angewendet werden, in alphabetischer Reihenfolge besprochen werden. Im Hinblick auf die therapeutische Verwendung wurden die Anthelminthika der 1. Wahl und eine Alternative dazu ausgewählt, die bei gegebenen Kontraindikationen oder bei Therapieversagen eingesetzt werden.

Angesichts der Tatsache, daß ein Teil der Wurmerkrankungen in Europa nicht heimisch sind, kann es nicht verwundern, wenn nicht alle Mittel, die hier aufgeführt werden, in unseren Apotheken vorrätig bzw. in der Bundesrepublik Deutschland überhaupt registriert sind. In diesen Fällen muß man sich der Hilfe sogenannter internationaler Apotheken versichern, die in allen größeren Städten der Bundesrepublik zu finden sind.

Diethylcarbamazin

Diethylcarbamazin[1] (Diethylcarbamyl-4-methylpiperazin) wurde während des zweiten Weltkriegs erstmals angewendet,

[1] Hetrazan®.

Tab. 40: Nematoden (Fadenwürmer).

Gattung/Art	Verbreitung	in Frage kommende Anthelminthika 1. Wahl	2. Wahl	Bemerkungen
Enterobius (Oxyuris) vermicularis (Madenwurm)	weltweit	Mebendazol Pyrantel	Piperazin Tiabendazol	Die Oxyuriasis (Enterobiasis) betrifft den Dickdarm. Die Madenwürmer haben keinen Zwischenwirt; die Infektion erfolgt durch anoorale Kontakte bzw. durch Autoinfektion von Mensch zu Mensch
Ascaris lumbricoides (Spulwurm)	weltweit, vor allem in warmen Zonen	Pyrantel Mebendazol	Piperazin Tiabendazol	Die Ascariasis betrifft den Dünndarm; die Würmer können sich auch zeitweilig in Leber und Lunge aufhalten. Die Infektion erfolgt vornehmlich durch Kopfdüngung von Gemüse und Salaten mit Fäkalien. Zwischenwirte sind nicht bekannt
Toxocara canis et cati (Hunde- bzw. Katzenspulwurm)	weltweit (nur gelegentliche Erkrankungen!)	Tiabendazol	Diethylcarbamazin	Die Infektion der Menschen durch Faeces der betroffenen Tiere bzw. mit verunreinigtem Erdreich und Sand (Spielplätze!) ist selten. Die Larven werden oral aufgenommen. Larvae migrantes viscerales bzw. Larven in Leber und Lunge, selten in Auge und Gehirn
Trichinella spiralis (Trichine)	weltweit, ausgenommen Australien	Tiabendazol	Mebendazol	Die Trichinose ist in der Bundesrepublik Deutschland wie in anderen Ländern mit funktionierender Fleischbeschau sehr selten. Es gibt keinen Zwischenwirt, d. h. die Erkrankung betrifft den Dünndarm, aus dem die Larven (Trichinen) ins Muskelfleisch auswandern. Die Infektion erfolgt durch den Genuß rohen (Wild-)Schweinefleischs
Trichinis trichuria (Peitschenwurm)	weltweit, insbesondere in warmen Zonen	Mebendazol	Tiabendazol	Die Trichuriasis betrifft den Dickdarm. Die Würmer sind zuweilen die Ursache einer Appendicitis und, wenn sie auswandern, einer Peritonitis. Die Würmer haben keinen Zwischenwirt. Die Infektion erfolgt vornehmlich durch Kopfdüngung von Gemüsen und Salaten mit Fäkalien
Necator americanus (Hakenwürmer) Ancylostoma duodenale	Tropen und Subtropen zwischen dem 40. nördl. und dem 30. südlichen Breitengrad	Pyrantel Mebendazol	Tiabendazol	Die Larven leben in feuchtem Erdreich und infizieren den Menschen perkutan (miners disease, tunnel disease); kein Zwischenwirt. Die Ancylostomiasis betrifft den Dünndarm; auf ihrem Weg dorthin passieren die Larven andere Organe, z. B. die Lungen

Tab. 40 (Fortsetzung): Nematoden (Fadenwürmer).

Gattung/Art	Verbreitung	in Frage kommende Anthelminthika 1. Wahl	2. Wahl	Bemerkungen
Ancylostoma brasiliense Ancylostoma caninum		Tiabendazol	Diethylcarb-amazin	Die Infektionen des Menschen erfolgen nur gelegentlich bei Kontakt mit Hunde- bzw. Katzenfaeces oder Erdreich, das damit verseucht ist (Badestrände!). Die Larven penetrieren die Haut: „Hautmaulwurf", Larvae migrantes cutaneae bei A. brasiliense bzw. Epidermislarven bei A. caninum
Strongyloides stercoralis (Zwergfadenwurm)	Tropen und Subtropen; besonders verbreitet im Iran und in Äthiopien bzw. in Kolumbien und Peru	Tiabendazol	Mebendazol	Die Infektion erfolgt aus feuchtem Erdreich (Minen!) oder von Mensch zu Mensch; auch Autoinfektionen möglich. Kein Zwischenwirt. Die Strongylodiasis ist im Dünndarm lokalisiert; passager können die Lungen betroffen sein
Dracunculus medinensis (Medina-, Guinea- oder Drachenwurm)	Afrika und Asien; insbesondere Arabien, Irak bzw. Iran, Indien und Pakistan	Metronidazol (s. S. 705)	–	Die Infektion erfolgt durch Trinken von Wasser, das den Zwischenwirt, einen Flohkrebs der Gattung Cyclops, enthält. Die Drakunkulose macht sich durch den Wurmbefall im Unterhautbindegewebe bemerkbar: zuweilen brechen die Würmer nach außen durch; dabei können sie von Erfahrenen sorgfältig, langsam herausgezogen werden (Aesculapstab!)
Filarien Wuchereria bancrofti Brugia malayi	Tropen, Subtropen Südostasien	Diethyl-carbamazin	–	Zwischenwirt und Überträger sind Insekten, z. B. Culex, Anopheles. Die Filariose ist eine Erkrankung der Lymphknoten und Lymphgefäße, deren Verlegung als Spätfolge zur Elephantiasis führt (chirurgische Intervention!). Mikrofilarien sind im Blut nachweisbar
Loa loa	West- und Zentralafrika	Diethyl-carbamazin	–	Zwischenwirt und Überträger sind Fliegen der Gattung Chrysops (Blindbremsen). Die Loiasis betrifft die Unterhautbindegewebe (Kamerunbeule) und die der Augenbindehaut. Mikrofilarien sind im Blut nachweisbar
Onchocerca volvulus	Afrika, Lateinamerika	Ivermectin	Diethylcarbamazin; Suramin[1] (vgl. S. 703)	Zwischenwirt und Überträger sind Mücken (Kriebelmücken) der Gattung Simulium. Die Onchozerkose (Flußblindheit) betrifft das Unterhautbindegewebe; die Filarien können bis in die Augen vordringen

---

[1] gegen adulte Filarien.

Tab. 41: Saugwürmer (Trematoden; „Egel").

Gattung/Art	Verbreitung	in Frage kommende Anthelminthika 1. Wahl	2. Wahl	Bemerkungen
Schistosoma haematobitum (1)	warme Zonen: Arabien, Afrika u. Madagaskar u. a.	Praziquantel	Metrifonat	Bilharziose (Schistosomiasis). Die freischwimmenden Larven (Zerkarien) dringen durch die Haut bzw. die enteralen Schleimhäute in den Organismus. Die geschlechtsreifen Würmer sitzen beim Menschen in den Mesenterialgefäßen, in der Pfortader und in den Gefäßen des kleinen Beckens, insbesondere der Blase. Zwischenwirt im Süßwasser: Schnecken, z. B. Bulinus, Biomphalasia, Oncomelania.
Sch. mansoni (2)	zusätzlich zu (1) Lateinamerika	Praziquantel	Oxamniquin	
Sch. japonicum (3)	Ostasien	Praziquantel		
Sch. intercalatum (4)	Zaire, Gabun Kamerun	Praziquantel		
Clonorchis sinensis (1)	Ostasien	Praziquantel	–	Die Würmer (Leberegel) sitzen bevorzugt in den Gallengängen (Clonorchiasis). Als Zwischenwirt dienen Wasserschnecken, z. B. Parafossarulus, und verschiedene Süßwasserfische. Die Infektion erfolgt über den Genuß rohen Fischfleisches. Andere Spezies als (1) und (2) sind in Rußland und Osteuropa bekannt.
Opistorchis viverrini (2)	wie (1), dort insbesondere in Thailand	Praziquantel	–	
Parogonismus westermani	Ostasien	Praziquantel	Bithionol	Erreger der Paragonimiasis. Die Lungenegel bilden Zysten; Befall auch anderer Organe. Zwischenwirte sind in Süßwasserschnecken (z. B. Semisulcospira) und Krabben (z. B. Potamon). In Afrika und Amerika sind auch andere Spezies bekannt.

als bei den US-Streitkräften im Pazifik Fadenwurm-Infektionen gehäuft auftraten.

Sein **Wirkungsspektrum** umfaßt die menschenpathogenen Filarien (vgl. Tab. 40) sowie dort nicht aufgeführte tierpathogene Filarien. Von Onchocerca volvulus sind nur die Mikrofilarien empfindlich. Außerdem wirkt Diethylcarbamazin gegen Ascariden sowie die Larvenstadien von Toxocara canis und Toxocara cati, Ancylostoma brasiliense und A. caninum.

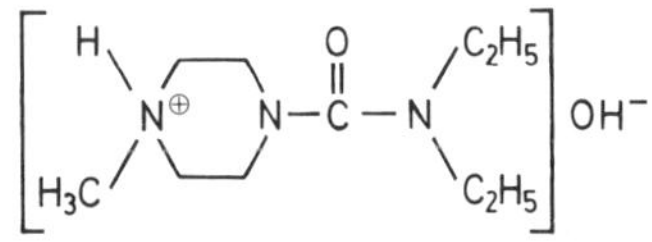

Abb. 68: Diethylcarbamazin.

Die **Wirkungsweise** von Diethylcarbamazin wird zweifach interpretiert. Einmal soll es zu einer Immobilisation der Würmer durch Hemmung der Muskelaktivität kommen; dadurch werden die Würmer veranlaßt, ihren normalen Aufenthaltsort zu verlassen. Außerdem soll die Oberfläche der Würmer so beeinflußt werden, daß die natürlichen, unspezifischen Abwehrmechanismen des Organismus (Phagozytose) leichter greifen.

Pharmakokinetik

Diethylcarbamazin wird aus dem Gastrointestinaltrakt rasch resorbiert. Die Maxima der Blutkonzentration sind nach einer einmaligen Dosis von 200–400 mg innerhalb von 1–2 Std. erreicht. Nach einer Dosis von 200 mg ist die Plasma-Halbwertzeit 8 Std., nach Vervierfachung der Dosis steigt sie auf 12 Std. an. Diethylcarbamazin wird nahezu vollständig metabolisiert. Die Ausscheidung erfolgt über den Urin, zu mehr als 70 % in Form von Metaboliten. Diethylcarbamazin hat Zugang zu fast allen Körperkompartimenten, am wenigsten allerdings zum Fettgewebe. Es besteht nur wenig Kumulationsneigung.

Die **unerwünschten Wirkungen** sind zwar häufig, meist nur initial und in der Regel erträglich. Sie erstrecken sich auf Übelkeit, Erbrechen, Kopfschmerzen, Schwindel sowie allergische Reaktionen. Die meisten der aufgeführten Wirkungen lassen sich mit der Abtötung der Würmer in situ in Verbindung bringen. Das gilt auch für so schwere zentralnervöse Komplikationen wie enzephalitische Erscheinungen.

Therapeutische Anwendung

Diethylcarbamazin gilt als Mittel der 1. Wahl bei Wuchereria bancrofti bzw. W. Malayi und Loa loa. Die Dosen werden mit 2–3 mg pro kg Körpergewicht angegeben, die bis zu 3 × täglich nach den Mahlzeiten eingenommen werden. Die Behandlungsdauer schwankt von 10 bis 30 Tagen je nach Therapieerfolg.

Bei Onchocerca volvulus erreicht die Therapie lediglich die Mikrofilarien. Die weiblichen Formen der ausgewachsenen Würmer, die nach dem Verschwinden der Mikrofilarien aus der Haut in Knötchen im Organismus verteilt vorkommen, werden nicht abgetötet. Dies gilt übrigens auch für Mikrofilarien von Wuchereria bancrofti, die in einer Hydrozele die Therapie überleben können. Deshalb muß die Therapie gegebenenfalls wiederholt werden. Bei Onchocerca volvulus muß an die Diethylcarbamazin-Therapie eine Kur mit Suramin (vgl. S. 703) angeschlossen werden. 100–200 mg werden als Testdosis intravenös gegeben. Danach folgt über 5 Wochen eine Dosis von 1 g Suramin i. v. wöchentlich einmal. Neben den toxischen Wirkungen von Suramin (vgl. S. 703) ist mit den üblichen toxinbedingten Reaktionen durch das Abtöten der reifen Würmer zu rechnen. Gegenwärtig sind Untersuchungen im Gange, das toxische Suramin durch Mebendazol oder andere Anthelminthika zu ersetzen.

Zur Minderung der Toxin-bedingten Reaktionen können die Patienten mit Glukokortikoiden, beispielsweise mit Dexamethason, 2–4 mg 2 × täglich vorbehandelt werden. Ausgesprochene Kontraindikationen von Diethylcarbamazin sind nicht bekannt. Vorsicht ist bei Epileptikern und Patienten mit eingeschränkter Nierenfunktion geboten.

Ivermectin

Makrocyclische Laktone aus Streptomyces avermitilis, die in der Natur als 2-Desoxyzucker-Glykoside vorkommen, werden im Land- und Gartenbau als Pestizide und in der Veterinärmedizin als Parasitenmittel seit Jahren breit angewendet.

Wirkungsspektrum: In der Humanmedizin hat sich Ivermectin[1] (Abb. 69) als Mittel der Wahl bei Onchocerkiasis erwiesen, obgleich es nur die Mikrofilarien und nicht die ausgereiften Würmer erreicht. Das bedeutet mit anderen Worten, daß zwar keine Heilung erzielt wird; mit einer Einzeldosis von 0,2 mg/kg in Abständen von 6–12 Monaten ist aber die Krankheit unter Kontrolle zu halten. Untersuchungen zur Therapie der Strongyloidiasis, der Askariasis, der Trichiuriasis und Enterobiasis sind gegenwärtig im Gange.

Wirkungsweise: Die Abtötung der Würmer beruht wahrscheinlich auf einer Immobilisierung der Muskulatur, die an Askaris lumbricoides näher untersucht, auf eine Hemmung der Erregung zwischen Interneuron und exzitatorischem Motoneuron des motorischen Nerven bzw. der neuromuskulären Erregungsüberleitung zurückgeführt werden kann. Die Wirkstoffe setzen dabei entweder GABA präsynaptisch frei, oder sie wirken selbst GABA-erg. In der Literatur wird außerdem eine Interaktion des Wirkstoffes mit dem GABA-Rezeptor-Cl⁻-Kanal-Komplex bzw. mit dem Cl⁻-Ionen-Flux diskutiert. Ähnliche Wirkungen lassen sich auch bei Vertebraten nachweisen; hier ist das ZNS der Ratte und des Hundes besonders empfindlich.

Unerwünschte Wirkungen

Da Ivermectin niedrig dosiert nur 1- oder 2mal jährlich angewendet wird, sind unerwünschte Wirkungen, wie sie aufgrund von Überdosierungen erwartet werden könnten, so gut wie ausgeschlossen. Dementsprechend zeichnet sich Ivermectin in der Literatur bisher auch durch seine gute Verträglichkeit aus. Dies hat dazu geführt, daß bei der Indikation der Flußblindheit Ivermectin gegenwärtig ohne Konkurrenz ist.

Anders liegen die Dinge bei der Herstellung der Avermectine bzw. der Anwendung in der Landwirtschaft. Hier ist die hochgradige Exposition der Betroffenen zu berücksichtigen, die nur durch besondere Schutzmaßnahmen in den Produktions-

[1] in der Bundesrepublik nicht registriert; USA: Mectizan®.

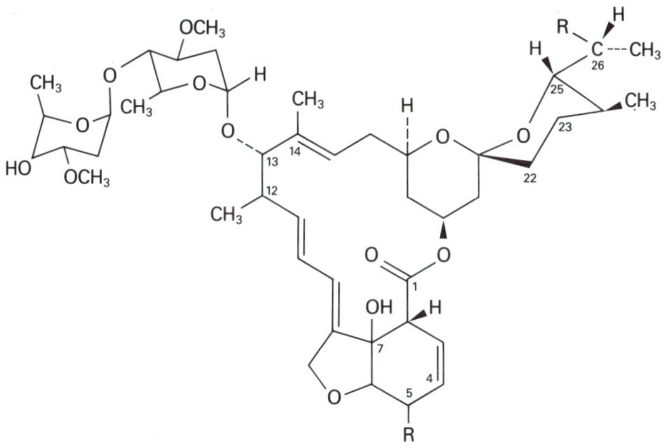

INN	Bestandteile	R_5	R_{26}	$-C_{22}-C_{23}$
Ivermectin	Komponente B_{1a} (80%)	$-OH$	$-C_2H_5$	$-CH_2-CH_2-$
(Anthelminthikum)	Komponente B_{1b} (20%)	$-OH$	$-CH_2$	$-CH_2-CH_2-$
Abamectin	Komponente B_{1a} (80%)	$-H$	$-C_2H_5$	$-CH=CH-$
(Pestizid)	Komponente B_{1b} (20%)	$-H$	$-CH_3$	$-CH=CH-$

Abb. 69: Ivermectin und Abamectin aus Streptomyces avermitilis (nach W. C. Campbell, Ed.: Ivermectin and Abamectin; Springer; New York, Berlin, Heidelberg, London, Paris, Tokyo 1989).

stätten bzw. bei der Ausbringung der Pestizide beherrscht werden können. Entsprechend der Wirkung hoher Dosen bei Vertebraten ist mit Sedation (eingeschränkte Fahrtüchtigkeit etc.) zu rechnen.

Avermectine zeigen weder Mutagenität noch Cancerogenität. In hohen Dosen, die auch maternotoxisch wirkten, ergaben sich bei Kaninchen fetotoxische Wirkungen (Gaumenspalten, Pfotenmißbildungen).

Mebendazol   Vermox® / Surfont®

Mebendazol[1] (Methyl-benzoyl-1H-benzimidazol-2-yl)carbamat wurde 1971 als **Breitspektrum-Anthelminthikum** zur Therapie befallener Menschen und Tiere eingeführt. Es ist gegen eine Reihe von Fadenwürmern und gegen Bandwürmer wirksam. Die Würmer werden abgetötet. Die **Wirkungsweise** von Mebendazol wird mit der Hemmung der Glukose-Aufnahme in Verbindung gebracht, wobei unter anderem eine Verarmung der Parasiten an Glykogen erfolgen soll.

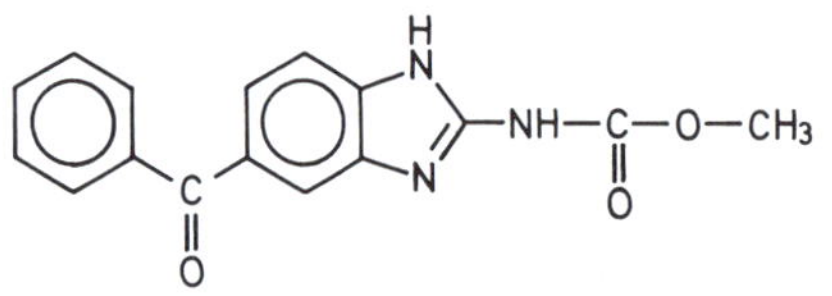

Abb. 70: Mebendazol.

Pharmakokinetik

Mebendazol wird nur in einem geringen Umfang aus dem Magen-Darm-Trakt resorbiert. Deshalb sind die Plasmaspiegel niedrig. Bis zu 10 % einer Dosis können innerhalb von 48 h im Urin wiedergefunden werden, der größte Teil in Form des decarboxylierten Metaboliten. Die geringen Mengen an resorbiertem Mebendazol werden über die Nieren wieder ausgeschieden.

Unerwünschte Wirkungen

Dank der geringen Resorptionsrate sind bislang systemische toxische Wirkungen von Mebendazol unbekannt geblieben. Es kann vorübergehend zu Bauchschmerzen und Diarrhö kommen, die aber bei massivem Wurmbefall mit den durch die Abtötung der Würmer verbundenen Reaktionen in Zusammenhang gebracht werden.

Bei Patienten, die aus den verschiedensten Gründen mit hohen Dosen Mebendazol behandelt werden, ist es zu allergischen Reaktionen, zu Haarausfall und einer reversiblen Neutropenie gekommen. Da Mebendazol bei Ratten teratogen wirkt, gilt die Schwangerschaft als Kontraindikation. Außerdem ist anzumerken, daß über die Anwendung von Mebendazol bei Kindern unter 2 Jahren noch keine ausreichenden Erfahrungen vorliegen.

Therapeutische Anwendung

Fadenwürmer. Mebendazol als Mittel der 1. Wahl: bei Trichuriasis werden 2 × 100 mg an 3 aufeinanderfolgenden Tagen oral verabfolgt. Bei **Oxyuriasis** reichen einmal 100 mg als einmalige Gabe; die Therapie muß nach 2–4 Wochen wiederholt werden. Bei **Ascariasis** und **Anchylostomiasis** wird wie bei der Trichuriasis dosiert.

Strongyloidiasis: 200–300 mg 2 × täglich an 3 aufeinanderfolgenden Tagen. Bei Kindern die Hälfte.

Bei der Trichinose ist Mebendazol vielversprechend; die klinische Wirksamkeit ist jedoch noch nicht abschließend beurteilbar.

Bandwürmer. Neben der chirurgischen Behandlung ist bei der **Echinokokkosis** Mebendazol Mittel der 1. Wahl. Unter dieser Indikation wird Mebendazol bei Erwachsenen in Dosen bis zu 3 × 1,5 g täglich über 4–6 Wochen bei einschleichender Dosierung angewendet. Die Dosierungsanweisungen sind speziellen Informationen zu entnehmen. Es ist zu berücksichtigen, daß bei Echinokokkosis Mebendazol nur parasitostatische Wirkung hat.

Bei **Trichinose** werden über 14 Tage bis zu 1,5 g in 3 Einzeldosen angewendet; auch hier ist die Dosierung einschleichend. Die endgültige Beurteilung der Stellung von Mebendazol als Anthelminthikum bei dieser Indikation ist vorderhand noch nicht möglich. Bei **Taeniasis** und **Strongyloidiasis** werden an Erwachsene morgens und abends jeweils 300 mg an 3 aufeinanderfolgenden Tagen verabfolgt. Bei Kindern reicht ein Drittel der Dosis. Untersuchungen über die gleiche Wirksamkeit mit niederen Dosierungsschemata sind im Gange.

Für Mischinfektionen mit verschiedenen Würmern ist Mebendazol aufgrund seines breiten Wirkungsspektrums besonders geeignet.

Metrifonate

Metrifonate[1] ist in der Bundesrepublik nicht registriert; da es aber zur Behandlung von Schistosoma haematobium in Nord- und Ostafrika eingesetzt wird, können auch derartig behandelte Patienten hierzulande auftauchen.

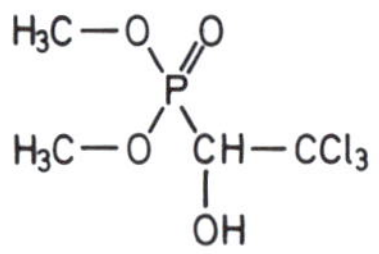

Abb. 71: Metrifonate.

Metrifonate wird im Organismus weitgehend metabolisiert. Dabei entsteht 2,2-Dichlorvinyl-dimethylphosphat (Dichlorvos, DDVP), das als Insektizid (Cholinesterase-Inhibitor) bei uns bekannt ist (vgl. S. 790 f.). Viele Autoren sehen in der Hemmung der Cholinesterase auch die eigentliche Wirkung von Metrifonate als Anthelminthikum. Die spezifische Wirkung bei **S. haematobium** mag darauf zurückzuführen sein, daß dieser Wurm sich vor allem im Gefäßplexus der Harnblase aufhält. Metrifonate wird in Dosen von 5–15 mg pro kg Körpergewicht an 3 aufeinanderfolgenden Tagen mit Wiederholung der Therapie nach 2 Wochen empfohlen. Zur Prophylaxe bei Besuch von S. haematobium-gefährdeten Gebieten werden 7,5 mg pro kg einmal in Abständen von 4 Wochen empfohlen.

Metrifonate wird gut resorbiert. Nach einer mittleren Dosis von 10 mg pro kg finden sich im Plasma 0,3 pro Mol Dichlorvos. Die Konzentration des unveränderten Metrifonates ist 100mal höher. Diclorvos wird im Plasma des Menschen wie von S. haematobium rasch abgebaut. Trotzdem wird nach Metrifonate-Gabe eine rasche und nahezu vollständige Hemmung der Plasmacholinesterase-Aktivität beobachtet. Die Aktivität der Plasmacholinesterase erholt sich innerhalb weniger Wochen. Trotz der Hemmung der Plasmacholinesterase

---

[1] Vermox®.

[1] in USA: Dipterex®, Dylox®.

gibt es keine wesentlichen unerwünschten Wirkungen außer Schwindel und Übelkeit, bei höheren Dosen kolikartige Beschwerden. Während der Therapie dürfen keine depolarisierenden Curare-haltigen Stoffe für wenigstens 48 Stunden verabfolgt werden. Außerdem ist Vorsicht bei Menschen geboten, die beruflich mit organischen Phosphorsäureestern in Berührung kommen, die als Hemmstoffe der Plasmacholinesterase wirken.

Niclosamid

Niclosamid[1] (N-(2′Chlor-4′-Nitrophenyl)-5-Chlorsalicylamid) wurde 1960 eingeführt.

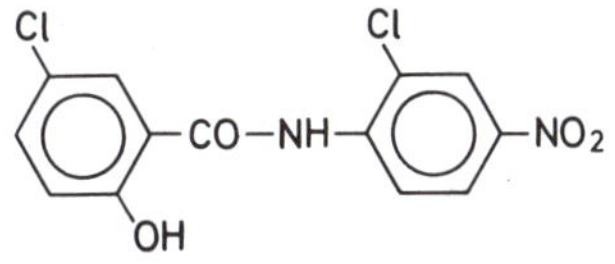

Abb. 72: Niclosamid.

Es gilt vor allem bei Bandwürmern als wirksam: Taenia saginata, T. Solium Hymenolopis nana, Diphyllobotrium latum und einige in der Tab. 39 nicht aufgeführte tierpathogene Bandwürmer. Auch Oxyuren sind empfindlich, indes wird Niclosamid gegen diese Würmer nicht eingesetzt.

Die **Wirkungsweise** wird als vermizid beschrieben. Es soll die Glukoseaufnahme sowie die anaerobe Glykolyse der Würmer hemmen. Dadurch verlieren die Würmer den Schutz gegenüber den im Darm vorhandenen Proteasen, durch die die Würmer wenigstens zum Teil verdaut werden.

Pharmakokinetik

Niclosamid wird aus dem Gastrointestinaltrakt nur in ganz geringem Umfang resorbiert.

Dementsprechend sind die unerwünschten Wirkungen nicht systemisch bedingt. Es kommt in seltenen Fällen zu vorübergehenden Übelkeiten und Abdominalschmerzen, die mit der vermiziden Wirkung in Zusammenhang gebracht werden können.

Therapeutische Anwendung

Niclosamid gilt als Anthelminthikum der 1. Wahl bei **Teniasis** und **Diphylobotriasis.** Die Zukunft wird lehren, ob Praziquantel (vgl. S. 714 f.) sich dem Niclosamid überlegen zeigt. Vor der Therapie soll der Darm mit einem Abführmittel entleert werden. Bei Erwachsenen und Kindern über 6 Jahren gelten als Tagesdosis 2 g, bei Kindern bis zu 2 Jahren 1 g und bei Kindern von geringerem Lebensalter 0,5 g. Nach der laxierenden Behandlung wird die Dosis einmalig nach dem Frühstück eingenommen. Anzumerken ist, daß bei **Taenia solium** die Gefahr der **Zystizerkose** besteht. Deshalb gilt unter dieser Indikation Praziquantel (vgl. S. 714 f.) als das Mittel der Wahl.

Beim **Zwergbandwurm (Hymenolopis nana)** wird ebenfalls Praziquantel Niclosamid vorgezogen. Wenn das letztgenannte als Mittel der 2. Wahl angewendet wird, muß eine 7tägige Behandlung mit der vollen Tagesdosis am 1. Tag (vgl. Anwendung bei Taeniasis) und in den folgenden 6 Tagen mit der halben Tagesdosis durchgeführt werden. Dank der geringen Resorbierbarkeit bestehen keine Kontraindikationen, auch nicht

für Schwangere, wenngleich hier die Indikation der Anwendung von Arzneistoffen prinzipiell besonders sorgfältig gestellt werden muß.

Oxamniquin

Oxamniquin[1] (in der Bundesrepublik nicht registriert) ist ein Metabolit von 2-Aminomethyltetrahydrochinolin-Verbindungen, die ausgesprochene schistosomizide Wirkung gezeigt haben. Seine therapeutische Wirksamkeit ist vor allem bei Befall mit **Schistosoma mansoni** erwiesen. Dagegen ist es gegen S. haematobium und S. japonicum wirkungslos. In der Regel wird es mit Metrifonat kombiniert, wenn der gemischte Befall mit S. mansoni und haematobium therapiert werden muß. Unter dieser Indikation sind die genannten Stoffe Anthelminthika der 2. Wahl nach Praziquantel.

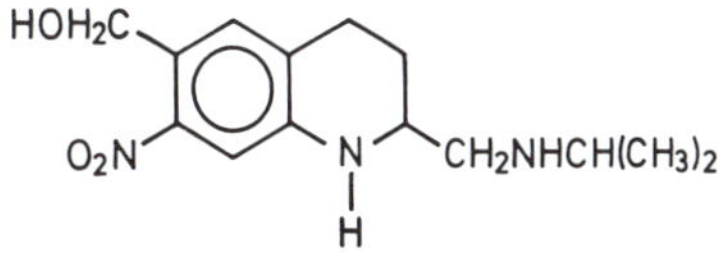

Abb. 73: Oxamniquin.

Der **Wirkungsmechanismus** ist nicht bekannt. Man schreibt Oxamniquin eine anticholinerge Wirkung zu; die Acetylcholinesterase-Aktivität wird nicht beeinflußt.

Pharmakokinetik

Oxamniquin wird gut resorbiert; die maximale Konzentration im Plasma ist 2–3 Std. nach der oralen Gabe erreicht. Oxamniquin wird vornehmlich über die Niere ausgeschieden; mehr als zwei Drittel davon erscheinen als das 6-Carboxyderivat, während das 2-Carboxyderivat nur in Spuren nachzuweisen ist. Das 6-Carboxyderivat wird schon während der Resorption im Mucosaepithel des Darmes gebildet; es hat keine schistosomizidale Wirkung.

Die **unerwünschten Wirkungen** gleichen weitgehend denjenigen von Niridazol. Das gilt für die zentralnervösen unerwünschten Wirkungen, die bis zur Auslösung von Krämpfen bei Patienten mit epileptischer Anamnese gehen. Die Beeinträchtigung der Leberfunktion soll bei Oxamniquin keine so große Rolle spielen; die Erhöhung der Transaminasewerte im Plasma sollen nur passager sein. Oxamniquin trägt am Chinolin-Ring eine Nitrogruppe, die Anlaß zu Vorsicht bei Patienten mit genetisch determiniertem Glukose-6-phosphat-Dehydrogenasemangel gibt. Allerdings ist anzumerken, daß in der Literatur bislang noch keine Zwischenfälle, beispielsweise mit intravasaler Hämolyse, bekannt geworden sind. Der Urin wird während der Therapie orangerot gefärbt. Im Wirtsorganismus können allergische und/oder toxische Wirkungen durch abgestorbene Würmer auftreten.

Oxamniquin wird oral eingenommen. Die Dosierungsrichtlinien sind im Einzelfall an Ort und Stelle zu erfragen, da die Dosierung von der Empfindlichkeit der lokalen Erreger abhängt.

Piperazin

Piperazin[2] wurde 1949 eingeführt und spielt heute nur noch als Anthelminthikum 2. Wahl bei der Therapie von Faden-

[1] Yomesan®.

[1] Vansil® (USA); [2] Vermizine® (USA).

wurmbefall eine Rolle. Seine Wirkung ist für Ascariden und für Enterobius (Oxyuris) vermicularis nachgewiesen.

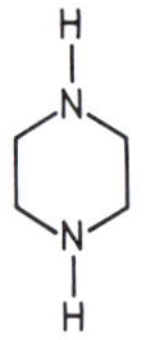

Abb. 74: Piperazin.

Wirkungsweise

Durch Piperazin werden die Ascariden im Darm gewissermaßen gelähmt und durch die Propulsion der Peristaltik nach außen befördert. Piperazin blockiert die durch Acetylcholin vermittelte Erregungsübertragung auf die Ascariden-Muskulatur. Man nimmt an, daß es die Permeabilität der erregbaren Muskelmembranen für Ionen verändert. Piperazin verursacht eine Hyperpolarisation und blockiert auf diese Weise die Erregungsübertragung. Einzelheiten über die Angriffspunkte von Piperazin an verschiedenen Ionenkanälen sind nicht bekannt.
Pharmakokinetik. Piperazin wird aus dem Magen-Darm-Trakt nahezu vollständig resorbiert. Die Ausscheidung erfolgt vornehmlich über den Urin.

Therapeutische Anwendung

Zur Behandlung der **Ascariasis** werden gewöhnlich 75 mg/kg an 2 aufeinanderfolgenden Tagen in einer einzigen Dosis, maximal 3,5 g, verabfolgt. Diese Dosierung gilt auch für Kinder. Bei der **Oxyuriasis** werden 65 mg/kg, jedoch nicht mehr als insgesamt 2,5 g an 2 aufeinanderfolgenden Tagen angewendet. Bei Oxyuriasis muß 2 Wochen nach der ersten Therapiephase eine zweite Phase angeschlossen werden, um die erneute Einnistung der Würmer in den Darm durch Selbstinfektion auszuschließen. Die Mittel der 1. Wahl sowohl bei Ascariasis wie bei Oxyuriasis sind Mebendazol und Pyrantel (s. S. 712 u. unten).

Praziquantel

Praziquantel[1] ist ein Pyrazinoisochinolin-Derivat, das 1972 eingeführt worden ist. In der Zwischenzeit hat es einen wahren Siegeszug bei der Behandlung des Saugwurmbefalls angetreten. Praziquantel ist darüber hinaus Mittel der 1. Wahl bei der Behandlung menschenpathogener Bandwürmer. Sein Wirkungsspektrum erfaßt **Schistosoma haematobium, S. mansoni, S. japonicum, S. intercalatum; Clonorchis sinensis, Opisthorchis viverrini; Paragonismus westermani** sowie einiger hier nicht aufgeführter tierpathogener Saugwürmer. Bei den Bandwürmern ist vor allem **Taenia saginata, T. solium** einschließlich der Komplikationen der **Zystizerkose, Hymenolopis nana, Diphyllobotrium latum, D. pacificum** sowie einiger hier nicht aufgeführter tierpathogener Spezies wirksam.
Die **Wirkungsweise** wird als vermizid bezeichnet. Die Würmer sterben in spastischer Lähmung der Muskulatur durch depolarisierende Wirkung an der motorischen Endplatte ab. Im Tegument werden Schädigungen (Vacuolisierungen) entdeckt. Störungen der Permeabilität werden mit einer Verarmung der Würmer an Glukose in Zusammenhang gebracht.

Die Würmer verlieren ihren Halt. So werden Schistosoma mansoni und S. japonicum aus den Mesenterialvenen in die Lebervenen ausgetrieben. Bei den Bandwürmern erfolgt nach ihrer Lähmung offensichtlich die propulsive Expellation mit dem Stuhl.

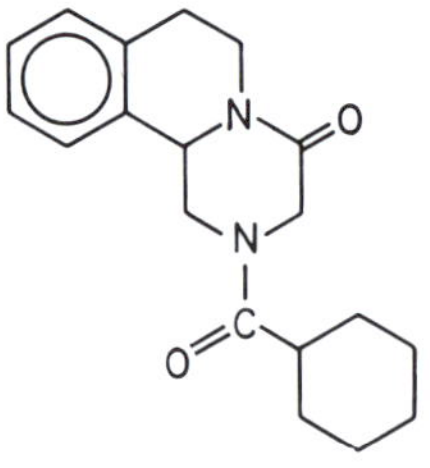

Abb. 75: Praziquantel.

Pharmakokinetik

Praziquantel wird oral angeboten und prompt resorbiert; die maximale Plasmakonzentration ist 1–2 Std. nach der oralen Gabe erreicht. Die Plasma-Halbwertzeit beträgt 1,5 Std.; das schnelle Verschwinden ist durch die Hydroxylierung und Konjugation von Praziquantel bedingt. Im Urin sind nur Spuren des nicht metabolisierten Praziquantels nachweisbar. Die Ausscheidung erfolgt vorzugsweise über die Nieren. Nach einer einmaligen Dosis von Praziquantel werden innerhalb von 4 Tagen 80 % wieder ausgeschieden. Der ganz überwiegende Teil davon, nämlich 90 %, entfällt auf die ersten 24 Stunden.

Therapeutische Anwendung

Die Dosierung von Praziquantel erfolgt entsprechend dem Befall mit speziellen Würmern, in Dosen zwischen 10 und 60 mg pro kg Körpergewicht. Diese Dosen werden 1–3mal täglich verabfolgt. Die **Zystizerkose** bei **Taeniasis** bzw. **Echinokokkose** ist auch nach der Einführung von Praziquantel ein Problem geblieben. Klinische Untersuchungen über die Wirksamkeit hoher Dosen über längere Zeit sind noch nicht abgeschlossen.

Unerwünschte Wirkungen

Praziquantel ist erfreulicherweise wenig toxisch. Die bisherigen Erfahrungen besagen außer Bauchbeschwerden, gelegentlich Bauchschmerzen, Kopfschmerzen und Schwindel unmittelbar nach der Einnahme – bei hohen Dosen mehr als bei geringerer Dosierung – keine wesentlichen Beeinträchtigungen anderer Körperfunktionen. Angesichts eines „first pass"-Effektes bei Leberpassage bzw. der hohen Ausscheidungsrate über die Nieren ist bei Funktionseinschränkung dieser Organe strenge Überwachung der Therapie indiziert. Die intensive Untersuchung von Praziquantel auf Mutagenität, Teratogenität und Carcinogenese war im Tierversuch negativ; trotzdem sollte in der Schwangerschaft, vor allem im ersten Trimenon, Zurückhaltung bei der Anwendung geübt werden. Da Praziquantel in die Muttermilch übertritt, soll der Säugling einer behandlungsbedürftigen Mutter während der Behandlung anderweitig ernährt werden.

Pyrantel-Embonat

Pyrantel[1], das als Tierarzneimittel eingeführt wurde, gilt gegenwärtig als Mittel der 1. Wahl bei **Fadenwurmerkrankungen**

---

[1] Biltricide®, Cesol®, Cysticide®.

[1] Helmex®.

(Ascariasis, Oxyuriasis und Ancylostomiasis). In der Zwischenzeit ist ein m-Oxyphenol-Analoges von Pyrantel (Oxantel-Embonat) in der klinischen Prüfung, dessen Wirksamkeit auf eine Reihe von Fadenwurmerkrankungen vielversprechend ist; es wird in den USA für die Einmalbehandlung der Trichiuriasis verwendet.

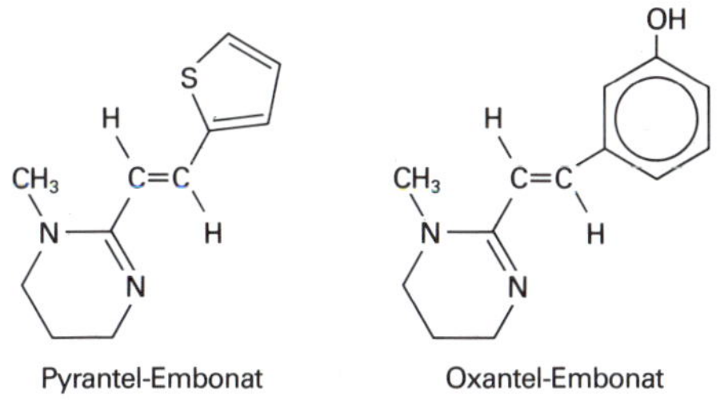

Abb. 76: Pyrantel-Embonat und Oxantel-Embonat.

Das **Wirkungsspektrum** von Pyrantel erstreckt sich von **Enterobius (Oxyuris) vermicularis, Ascaris lumbricoides, Ancylostoma duodenale, Necator americanus** und einige andere, hier nicht erwähnte tierpathogene Fadenwürmer. Die Wirkungsweise wird mit der depolarisierenden Wirkung auf die Wurmmuskulatur erklärt, die zu einer spastischen Lähmung führt. Die Würmer werden nicht abgetötet, sondern lebend ausgeschieden. Piperazin, das zu einer Hyperpolarisation und Lähmung führt, ist in vitro am Wurmpräparat ein Antagonist von Pyrantel.

Pharmakokinetik

Pyrantel wird aus dem Magen-Darm-Trakt nur in geringen Mengen resorbiert; die Resorptionsquote wird mit weniger als 10 % angegeben. Pyrantel wird vornehmlich über die Nieren sowohl als unverändertes Pyrantel wie als Metaboliten ausgeschieden.

Therapeutische Anwendung

In der Regel reicht eine einmalige Dosierung von 10 mg der Pyrantel-Base pro kg Körpergewicht. Die maximal verabfolgte Dosis soll 1 g nicht übersteigen. Bei Oxyuriasis ist nach 14 Tagen eine Wiederholung der Therapie indiziert, damit einer möglichen Reinfektion vorgebeugt werden kann. Bei schwerer Ancylostomiasis wird eine dreitägige Behandlung mit derselben Dosis, die oben erwähnt ist, empfohlen.

Unerwünschte Wirkungen

Auch Pyrantel ist bemerkenswert gut verträglich. Lediglich vorübergehende Beschwerden im Magen-Darm-Trakt sowie Schwindel und Kopfschmerzen sind beobachtet worden. Das auftretende Fieber kann als Arzneimittelfieber gedeutet werden. Es wäre auch möglich, daß Wurmtoxine im Spiel sind. Da Pyrantel weder bei Schwangeren, noch bei Kindern unter 2 Jahren geprüft ist, wird die Anwendung bei diesen Patientengruppen nicht empfohlen.

Tiabendazol

Tiabendazol[1] ist ein substituiertes Benzimidazol mit vorwiegend nematozider Wirkung. Das **Wirkungsspektrum** reicht von **Enterobius (Oxyuris) vermicularis, Ascaris lumbricoides, Ancylostoma duodenale, Necator americanus, Strongyloides**

---
[1] Mintecol® (USA).

percoralis, Dracunculus medinensis, Trichuris trichuria, Trichinella spiralis bis zu den Larvenstadien von **Toxocara canis** und **T. cati, Ancylostoma brasiliense** und **A. caninum** sowie anderen, hier nicht erwähnten tierpathogenen Nematoden. Tiabendazol wirkt vermizid; seine **Wirkungsweise** ist noch nicht aufgeklärt. Welche Rolle die Hemmung einer wurmspezifischen Fumaratreduktase für den Wirkungsmechanismus spielt, ist völlig offen.

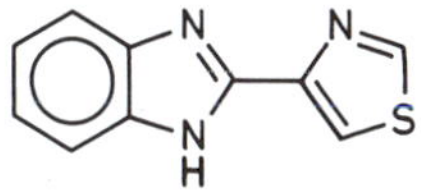

Abb. 77: Tiabendazol.

Pharmakokinetik

Tiabendazol wird aus dem Magen-Darm-Trakt rasch resorbiert. Die Maxima der Konzentrationen im Blut sind schon 1 Std. nach der oralen Gabe erreicht. Die Ausscheidung erfolgt überwiegend über die Nieren als 5-Hydroxy-tiabendazol bzw. dessen Konjugat mit Glukuronsäure und/oder Schwefelsäure.

Therapeutische Anwendung

Die Tagesdosis beträgt 50 mg/kg Körpergewicht. Die Maximaldosis, die am Tag nicht überschritten werden soll, ist 3 g. Die tägliche Gesamtdosis wird in 2 Einzeldosen nach den Mahlzeiten eingenommen. Für die folgenden Parasitenerkrankungen gilt Tiabendazol als Mittel der 1. Wahl:
Strongyloidiasis; die Behandlungsdauer wird mit 2 Tagen festgesetzt.
Larvae migrantes cutaneae et viscerales von Fadenwürmern; Behandlungsdauer 2 Tage. Die Behandlung kann nach weiteren 2 Tagen wiederholt werden. Die cutanen Formen von Fadenwürmer können auch lokal behandelt werden.
Trichinose; die Behandlungsdauer beträgt 5 Tage. Bei Trichinose ist die Vorbehandlung der Patienten mit Glukokortikoiden, z. B. Dexamethason, 2–4 mg 2× täglich zu empfehlen, um die entzündlich-allergischen Reaktionen, die durch die absterbenden Parasiten verursacht werden, unter Kontrolle zu halten. Tiabendazol hat bis zu einem gewissen Grade selbst entzündungshemmende und fiebersenkende bzw. analgetische Wirkung, jedenfalls im Tierversuch.
Bei der Trichinose werden Muskeltrichinen wahrscheinlich mit Tiabendazol nicht erreicht. Ob Mebendazol eine wirksame Alternative darstellt, ist noch offen.
Tiabendazol gilt als Mittel der 2. Wahl bei Trichuriasis; auch hier ist die Erfolgsrate noch nicht überzeugend, jedoch ist Tiabendazol die einzige Ausweichmöglichkeit, wenn Mebendazol nicht eingesetzt werden kann.
Ancylostomiasis, Oxyuriasis und Ascariasis. Bei der Oxyuriasis ist eine eintägige Behandlung ausreichend, die allerdings nach 14 Tagen zum Ausschluß einer allfälligen Reinfektion wiederholt werden muß.
Dracunculose. Tiabendazol kann hier gegebenenfalls als Mittel der 2. Wahl nach Metronidazol (s. S. 705) angesehen werden. Bei diesen Parasiten ist die chemotherapeutische Behandlung als Begleitbehandlung zur Wurmextraktion anzusehen, die mit großem Geschick und Umsicht betrieben werden muß. Die einheimischen Ärzte verfügen über große Fähigkeiten, den Wurm über eine sich über mehrere Tage erstreckende Extraktion durch Aufwickeln auf Holzstäbchen unversehrt aus der Haut zu ziehen. Reißt er ab, sind gefährliche lokale Entzündungen die Folge. Als Alternative zur Extraktion ist

die Schnittextraktion unter Lokalanästhesie zu betrachten, wobei der „Maulwurfgang" in Haut und Unterhaut vollständig gespalten werden muß.
Tiabendazol ist auch bei Mischinfektionen mit verschiedenen Fadenwürmern indiziert.

Unerwünschte Wirkungen

Unter den unerwünschten Wirkungen erscheinen häufig Appetitlosigkeit, Schwindel, Übelkeit und Erbrechen. Weniger häufig sind Diarrhöen, Oberbauchschmerzen, Müdigkeit und Kopfschmerzen. Schwerer und seltener sind optische und akustische Störungen wie Tinnitus oder Gelbsehen, Hyperglykämie, Blutdruckabfall und Abnahme der Pulsfrequenz sowie Enuresis nocturna. Die Leberfunktion kann, gemessen an dem Austritt zellulärer Enzyme in das Blutplasma, vorübergehend betroffen sein. Unerwünschte Wirkungen, die mit dem Parasitenbefall bzw. der Abtötung der Parasiten in Zusammenhang gebracht werden, sind Fieber, Erythem der Haut und Konjuktivitis, angioneurotisches Oedem, Juckreiz und Lymphadenopathie. In seltenen Fällen ist eine Leukopenie beobachtet worden. Im Urin, der einen merkwürdigen Geruch wie nach Spargelgenuß annimmt, werden Kristalle beobachtet, jedoch keine Erythrozyten.
Aus den bisher beobachteten unerwünschten Wirkungen wurden bisher keine Kontraindikationen abgeleitet außer der Empfehlung, die Patienten auf die Einschränkung ihrer Wachheit und Fähigkeit, komplizierte Maschinen, wie Automobile, führen zu können, hinzuweisen. Patienten mit eingeschränkter Leberfunktion müssen besonders sorgfältig beobachtet werden.

Desinfektionsmittel

W. Rummel, Homburg/Saar

Mit Desinfektion bezeichnet man – wie aus der Wortübersetzung hervorgeht – das Vorgehen, das zum Ziele hat, Krankheitserreger auf Gegenständen, von denen eine Infektion übertragen werden kann, mit chemischen Mitteln zu inaktivieren, d. h. in der Regel abzutöten. Bestimmte Desinfektionsmittel werden auch zur Wunddesinfektion verwendet, um eine Sepsis zu verhüten; sie werden deshalb auch als Antiseptika bezeichnet. Wenngleich für diese Mittel eine systemische Anwendung – im Unterschied zu den Chemotherapeutika – nicht in Frage kommt, ist im Hinblick auf eine akzidentelle systemische Verteilung ein möglichst großer Abstand zwischen der bakteriziden bzw. der viruziden und der toxischen Konzentration zu fordern.
Ein Desinfektionsmittel soll möglichst alle folgenden Eigenschaften besitzen:
1. rasche Wirkung,
2. breites Wirkungsspektrum,
3. gute Gewebeverträglichkeit,
4. möglichst geringe Antigenpotentiale,
5. geringe systemische Toxizität,
6. geringe Geruchsbelästigung,
7. geringe Inaktivierbarkeit durch organisches Material,
8. lange Haltbarkeit,
9. gute Materialverträglichkeit,
10. Wirtschaftlichkeit.

Die Mehrzahl der Desinfektionsmittel entstammt folgenden Stoffklassen: **Alkohole, Aldehyde, Phenole, Detergentien und Halogene.**
Die **Anwendungsgebiete** sind, wie die folgende Aufzählung lehrt, sehr unterschiedlich, so daß aufgrund ihrer besonderen Eigenschaften entsprechend ihrer Gruppenzugehörigkeit bestimmte Desinfektionsmittel jeweils bevorzugt werden.
Gruppierung nach Anwendungsgebieten (siehe hierzu auch Listen des Bundesgesundheitsamtes und der Deutschen Gesellschaft für Hygiene und Mikrobiologie):
1. Händedesinfektion: Alkohole, Phenolderivate, Detergentien,
2. Hautdesinfektion (Injektionsstelle, Operationsfeld u. a.): Alkohole, Phenolderivate, jodhaltige Mittel,
3. Desinfektion von Ausscheidungen (Sputum, Stuhl, Urin): Phenolderivate, Chlorverbindungen,
4. Instrumenten- und Gerätedesinfektion: Phenolderivate, Glutardialdehydlösungen,
5. Wäschedesinfektion: Phenolderivate, Formaldehyd,
6. Raumdesinfektion: Formaldehyd, Phenolderivate,
7. Wasserdesinfektion (Trinkwasser, Schwimmbäder): Chlorverbindungen.

Drei **Wirkungsmechanismen** sind in den meisten Fällen für den Desinfektionsprozeß verantwortlich:
1. Schädigung der Zytoplasmamembran;
2. Hemmung von Enzymen;
3. Reaktion mit Nukleinsäuren.
Die Bedingungen für den Ablauf des Desinfektionsprozesses sind je nach Desinfektionsart sehr verschieden. Folgende Faktoren spielen dabei eine maßgebliche Rolle:
1. Keimart. Grampositive Erreger sind im allgemeinen leichter beeinflußbar als gramnegative. Tuberkelbakterien werden nicht von allen Desinfizienzien und Sporen nur selten abgetötet. Pilze zählen nur bei einigen Mitteln zum Wirkungsspektrum. Eine ausgesprochene antivirale Wirksamkeit besitzt nur Formaldehyd.
2. Keimdichte,
3. Hemmstoffe (Proteine und andere organische Substanzen, Eiter, Sputum und Stuhl sowie Schmutz),
4. pH-Wert von Geweben und Ausscheidungen,
5. Temperatur,
6. Oberflächenbeschaffenheit des Objektes.

Alkohole

Nur **Ethanol, n-Propanol** und **iso-Propanol** besitzen praktische Bedeutung. Das Optimum der Wirkung liegt für Ethanol bei 70–80 %, für die Propanole bei 60–70 %. Absolute Alkohole wirken nur bakteriostatisch; die bakterizide Wirkung hat einen gewissen Wassergehalt zur Voraussetzung. Alkohole wirken schnell; selbst Tuberkelbakterien werden innerhalb einer Minute abgetötet. Sie sind für die Händedesinfektion besonders geeignet. **Benzylalkohol** findet als Bestandteil von Kombinationspräparaten Verwendung.
Die folgende Zusammenstellung (Tab. 42) gibt Auskunft über das Wirkungsspektrum und die Anwendung der Alkohole.
Die mehrwertigen Alkohole, **1,2-Propylenglykol** und **Triethylenglykol,** werden in Form von Aerosolen zur Luftentkeimung eingesetzt. Die Keime werden nur dann abgetötet,

wenn sie von einer Wasserhülle umgeben sind, in der sich die Glykole lösen können. Für einen optimalen Effekt ist deshalb eine Luftfeuchtigkeit von ca. 40 % erforderlich. Bei totaler Sättigung der Luft sind sie unwirksam. Zur Toxikologie der Alkohole und Glykole s. S. 797 f. und 801 f.

Tab. 42: Ethanol, iso-Propanol, n-Propanol, Benzylalkohol.

Wirkungsspektrum:
 Bakterien einschl. Tuberkelbakterien, jedoch keine Sporen; bedingt Viren

Wirkungsmechanismus:
 Denaturierung von Proteinen

Unerwünschte Wirkungen:
 Hautreizung (Austrocknung)

Akute Vergiftung (Toxikologie s. S. 797 f.)

Anwendung:
 Haut, vor allem Hände

Handelspräparate:
 Einzelstoffe: Ethanol 70 %ig DAB,
 Kombinationen: Desdermann®, Rapidosept®,
    Spitacid®, Sterillium®

Aldehyde

Unter den Aldehyden hat nur **Formaldehyd** praktische Bedeutung. Wegen seiner stark reizenden Wirkung ist er nur zur Desinfektion toter Gegenstände geeignet. Formaldehyd wirkt nicht nur mikrobizid sondern auch viruzid. Sporen werden erst im Verlauf von Stunden abgetötet. Zur Desinfektion von Instrumenten wird auch **Glutardialdehyd** verwendet.
Einzelheiten zum Wirkungsspektrum und zur Anwendung von Formaldehyd sind in Tab. 43 zusammengefaßt.
Die Frage einer potentiellen **Kanzerogenität** des Formaldehyd für den Menschen wurde anläßlich der Veröffentlichung von Versuchsergebnissen diskutiert, die an Mäusen und Rat-

---

Tab. 43: Formaldehyd.

Wirkungsspektrum:
 Bakterien einschl. Tuberkelbakterien, Viren, Pilze; bedingt Sporen

Wirkungsmechanismus:
 Reaktion mit freien Aminogruppen von Proteinen, dadurch denaturierende u. adstringierende Wirkung

Unerwünschte Wirkungen:
 Gasförmig: Schleimhautreizung, insbesondere Augen u. Atemwege; als konzentrierte Lösung: Verätzen von Haut und Schleimhäuten

Akute Vergiftung (Toxikologie s. S. 800):
 Nach oraler Aufnahme Verätzungen im Gastrointestinaltrakt, Acidose

Anwendung in der Desinfektion:
 Räume (3 %), Wäsche (1,5 %)

Handelspräparate:
 Einzelstoffe: Formaldehydlösung DAB
    (35 – 37 %), Lysoform®
 Kombinationen: Buraton® 25, Incidin® GG

---

ten gewonnen wurden. Bei diesen Tieren traten nach chronischer Inhalation von Formaldehyd in hohen Konzentrationen (bis 15 ml/m³, 6 Stunden täglich, 5 Wochentage, 18 Monate lang) Karzinome der Nasenschleimhaut auf, die sich auf dem Boden einer chronischen Entzündung entwickelten. Folgende Gründe erschweren zur Zeit eine gültige Beurteilung, ob Formaldehyd für den Menschen ein krebserzeugendes Risiko darstellt oder nicht:

1. Formaldehyd ist in vitro eindeutig mutagen, nicht jedoch in Versuchen an intakten Tieren; der Stoff wird nach Aufnahme in den Organismus extrem rasch oxidativ entgiftet (vgl. S. 800).
2. Die im Tierversuch verwendeten Konzentrationen sind deutlich höher als die bei Langzeiteinwirkung an Arbeitsplätzen angetroffenen. In der Regel weicht der Mensch auch den subjektiv unerträglichen Konzentrationen aus.
3. Epidemiologische Untersuchungen haben bisher keinen Anhalt für das erhöhte Auftreten von Nasenkrebs bei Berufsgruppen, die während ihres Berufslebens Formaldehyd inhalieren (u. a. Anatomen und Pathologen) ergeben. Die Epidemiologie ist hier aber nicht besonders aussagekräftig, da – anders als bei Versuchstieren – die Krebsmanifestation in den tieferen Atemwegen zu erwarten ist und dort geringe Erhöhungen gegenüber der sonstigen Tumorrate (z. B. durch Zigarettenrauchen) sich statistisch nur sehr schwer differenzieren lassen. Zur Toxikologie s. S. 800 f.

Phenolderivate

Phenol selbst hat nur noch historische Bedeutung, weil das Verhältnis von Toxizität zu Wirksamkeit außerordentlich ungünstig ist. Nach Resorption größerer Mengen kann es zu schweren lebensbedrohlichen **Vergiftungen** kommen, bei denen vor allem das Zentralnervensystem betroffen ist (Krämpfe, Bewußtlosigkeit, Atemlähmung). Wird das akute Stadium überstanden, dann treten Nierenschäden in Erscheinung (Albuminurie, Haematurie, Dunkelfärbung des Urins durch Oxidationsprodukte des Phenols s. S. 803). Bei den Derivaten des Phenols ist das Verhältnis zwischen Toxizität und Wirksamkeit wesentlich günstiger.
Thymol (Abb. 78) – ein Bestandteil des ätherischen Öles im Thymian – ist z. B. 30mal so wirksam wie Phenol und besitzt nur ein Viertel von dessen Toxizität. Ähnliches gilt für **Eugenol** (Abb. 78), das im Nelkenöl vorkommt. Diese beiden Phenolderivate finden vor allem in der Zahnheilkunde viel Verwendung. Thymol hat neben der mikrobiziden noch eine stark fungizide Wirkung.
Chlorierte, alkylierte bzw. arylierte Phenolderivate finden meist in Kombination in vielen handelsüblichen Desinfektionslösungen Verwendung (s. Tab. 44). Infolge der Substitution von Chlor sowie Alkyl- bzw. Arylresten sind diese Derivate viel lipophiler als Phenol und penetrieren Haut und Schleimhäute sehr gut. Sie reichern sich außerdem auch in Gummi und manchen Kunststoffmaterialien an. Aus diesem Grund ist es schon zu schweren Schleimhautnekrosen gekommen, wenn z. B. Trachealtubi zur Desinfektion in Lösungen mit Phenolen eingelegt worden waren. Bei **Hexachlorophen** (Abb. 78) ist in dieser Hinsicht ein Maximum erreicht; es ist so hydrophob, daß es sich nur schlecht in Wasser löst. Es penetriert die intakte Haut und hat schon beim Baden von Säuglingen in hexachlorophenhaltigem Wasser zu tödlichen Vergiftungen geführt.
Schließlich sind hier auch die Parabene (Abb. 78), das Methyl- bzw. das Propylparaben (Nipagin-M® bzw. Nipasol®) zu erwähnen. Sie werden zwar nicht als Desinfizienzien verwendet, sind aber in sehr vielen flüssigen Arzneipräparaten als Konservierungsmittel enthalten. Zu ihren Lasten geht eine

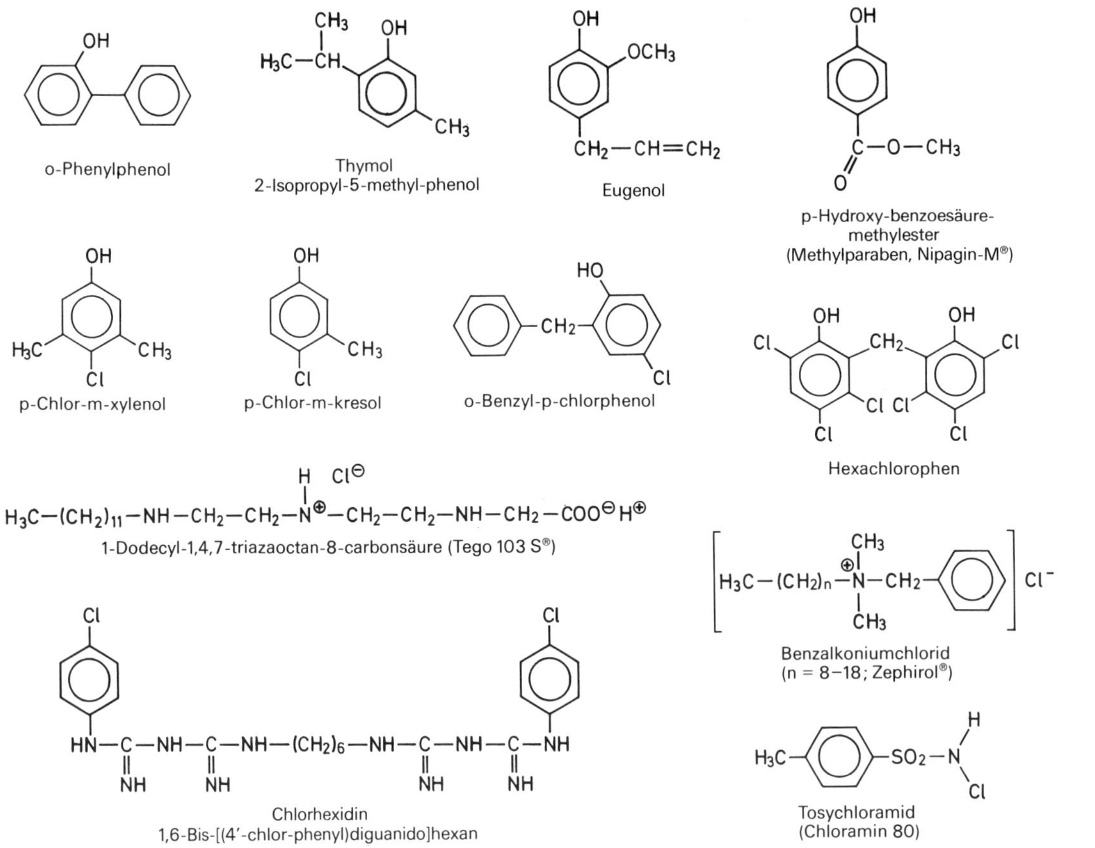

Abb. 78: Strukturformeln einiger Desinfektionsmittel.

verhältnismäßig große Zahl von Überempfindlichkeitsreaktionen, die oft fälschlicherweise dem jeweiligen Arzneimittel angelastet werden.

Detergentien

Der Wortübersetzung entsprechend ist die kennzeichnende Eigenschaft dieser Gruppe von Desinfizienzien die Fähigkeit, die Oberflächenspannung herabzusetzen. Ein langer hydrophober Teil, meist eine Kohlenwasserstoffkette, und eine hydrophile meist elektronegativ oder/und elektropositiv geladene Gruppe an deren Ende (s. Abb. 78) sind die Voraussetzung dafür, daß sich solche Moleküle in geordneter Form an Grenzflächen anreichern und dort ihre Wirkung entfalten. Aufgrund dieser physiko-chemischen Eigenschaften kommt es auch zur Anreicherung von Detergentien an der Grenze zwischen den hydrophoben und den hydrophilen Zonen der Zellmembran. Dadurch wird die molekulare Ordnung der Membran und die vielfältigen von ihr abhängigen Funktionen gestört. Es kann schließlich zu einer Desintegration der Zellmembran und im Extremfall zur Zytolyse kommen. Die als Desinfizienzien verwendeten Detergentien werden auch als **Invertseifen** bezeichnet, weil ihr hydrophiler Teil im Unterschied zu dem der normalen Waschseife nicht elektronegativ sondern elektropositiv geladen ist. Daneben finden auch **ampholytische** Detergentien wie die 1-Dodecyl-1,4,7-triazaoctan-8-carbonsäure (Abb. 78) Verwendung. Angesichts dieser besonderen chemischen Eigenschaften ist es verständlich, daß die Wirksamkeit dieser Desinfizienzien stark milieuabhängig ist, d. h. daß sie von der Wasserstoff-

Tab. 44: Phenolderivate.

Chlor-Alkylphenole (p-Chlor-m-kresol, p-Chlor-m-xylenol u. a.),
Chlor-Arylphenole (insb. o-Benzyl-p-Chlorphenol),
Arylphenole (insb. o-Phenylphenol),
Hexachlorophen

Wirkungsspektrum:
Bakterien einschl. Tuberkelbakterien, keine Sporen; Pilze, bedingt Viren

Wirkungsmechanismus:
Schädigung der Zellmembran, Denaturierung von Proteinen

Unerwünschte Wirkungen:
Hautreizungen

Akute Vergiftung (s. auch S. 803 f.):
Nach oraler Aufnahme gastrointestinale Unverträglichkeiten, Herz-Kreislaufstörungen (Hypotonie), neurotoxische Erscheinungen (Bewußtseinsstörungen, Krämpfe); insbesondere bei Hexachlorophen auch nach Resorption über die Haut neurotoxische Reaktionen

Anwendung:
Hände, Haut, Ausscheidungen, Instrumente, Wäsche, Flächen

Handelspräparate:
Einzelstoffe: Manusept®
Kombinationen: Bacillotox®, Primasept M®, Sagrotan®

ionenkonzentration und der Präsenz entgegengesetzt geladener Moleküle abhängt, mit denen sie dann unlösliche Salze bilden; dazu zählt z. B. auch die „normale" Seife.

Der besondere Vorteil dieser Desinfizienzien besteht in ihrer geringen lokalen und systemischen Toxizität. Einzelheiten über Wirkungsspektrum und Anwendung enthält Tab. 45.

Tab. 45: Detergentien.

Invertseifen, Ampholyte

Wirkungsspektrum:
Bakterien, aber nicht Tuberkelbakterien u. Sporen; bei Ampholyten auch Pilze

Wirkungsmechanismus:
Alteration der Zellmembran bis zur Desintegration, Denaturierung von Proteinen

Unerwünschte Wirkungen:
Hautreizung (Entfettung), Ekzeme

Akute Vergiftung:
Durch Resorption nach oraler Aufnahme von Invertseifen sowie nach Verwendung als Abortivum können systemische Konzentrationen erreicht werden, die zu Vergiftungsbildern neurotoxischer Art mit curareähnlicher Wirkung führen

Anwendung in der Desinfektion:
Hände; auch zu Wund- und Vaginalspülungen

Handelspräparate:
Invertseifen: Quartamon®, Zephirol®, Laudamonium®
Ampholyte: Tego 103 S®

Halogene

Der wirksame Bestandteil iodhaltiger Lösungen ist **elementares Iod.** Es wirkt nicht nur mikrobizid, sondern auch fungizid. Der molekulare Mechanismus dieser Wirkung ist im einzelnen nicht bekannt; er hängt aber wahrscheinlich wie beim Chlor mit seiner hohen Penetrationsfähigkeit und seiner hohen chemischen Reaktivität zusammen. Die Wirkung beider tritt außerordentlich rasch – für eine Reihe von Bakterien innerhalb von wenigen Minuten – ein. Neben dem freien Halogen ist an der Wirkung auch die hypoiodige bzw. die hypochlorige Säure beteiligt.

Das Mengenverhältnis der beiden Formen in wässriger Lösung ist pH-abhängig.

(1) $X_2 + H_2O \rightleftharpoons HOX + H^+ X^-$ (X = Halogen)

(2) $HOX + H^+ X^- \xrightarrow{OH^-} HOX + X^- + H_2O$

Bei iodhaltigen Lösungen ist unter normalen Bedingungen das Gleichgewicht meist nach links verschoben (1), d. h., das freie Iod ist maßgeblich an der Wirkung beteiligt. Chlorlösungen hingegen werden meist etwas alkalisiert (2), um die hypochlorige Säure zu stabilisieren, sie ist der Hauptträger der Wirkung; hinzu tritt der mikrobizide Effekt von naszierendem Sauerstoff, der bei der Zersetzung der hypochlorigen Säure entsteht s. S. 320 f.

Iod wird entweder in alkoholischer Lösung mit einem Zusatz von Kaliumiodid oder gebunden an ein Polymerisat von Vinylpyrrolidon, das Polyvidon, angeboten (Polyvidon-Iod, z. B. Beta isodona®). Dieser hochmolekulare Träger gibt das Iod langsam ab und wirkt wie ein Depot.

Chlor als Gas (Cl_2) wirkt noch in Konzentrationen von 10^{-7} molar mikrobizid. Seine Anwendung ist auf die Trinkwasser- und Schwimmbäder-Desinfektion beschränkt. Eine weiter verbreitete Anwendung finden **Chloramine,** Verbindungen, die in wäßriger Lösung hypochlorige Säure bilden:

$$\begin{array}{c} R_1 \\ R_2 \end{array} N{-}Cl + H_2O \longrightarrow \begin{array}{c} R_1 \\ R_2 \end{array} N{-}H + HOCl$$

Ein Beispiel (Abb. 78) ist das Tosylchloramid (Chloramin T®, Clorina®). Es ist relativ gut wasserlöslich und wird zu Blasen-, Vaginal- und Mundspülungen verwendet.

Andere Desinfektionsmittel

Anorganische Quecksilbersalze spielten früher eine große Rolle als Desinfektionsmittel. Wegen ihrer hohen Toxizität sind sie aufgegeben worden (Toxikologie s. S. 774 f.). Organische Quecksilberverbindungen, die selbst und durch Freisetzung von Quecksilber-Ionen desinfizierend wirken, sind zwar auch heute noch im Gebrauch, müssen aber als obsolet gelten; jedenfalls kann angesichts vieler anderer Möglichkeiten ohne Schaden auf sie verzichtet werden.

Silber wird als Silbernitrat (Argentum nitricum) zur Behandlung putrider Zystitiden, bei der Blenorrhoeprophylaxe u. a. verwendet. Es wirkt mikrobizid und je nach Konzentration auch adstringierend bzw. ätzend. Der eiweißfällende Effekt

---

Tab. 46: Halogene.

	Chlor, als Chlorgas und Chloramine	Iod, als alkoholische Lösung
Wirkungsspektrum:	Bakterien, bedingt Sporen, keine Tuberkelbakterien; Pilze; bedingt Viren	
Wirkungsmechanismus:	Enzymhemmung durch hypochlorige Säure	Enzymhemmung durch elementares Iod
Unerwünschte Wirkungen:	Reizung von Haut- und Schleimhäuten	Iodüberempfindlichkeit
Akute Vergiftung: (s. Toxikologie S. 760 f.)	Nach Einatmung als Gas: Glottis- u. Lungenödem, Atemstillstand	Nach oraler Aufnahme: Gastroenteritis, Nierenschädigung, Kreislaufversagen
Anwendung in der Desinfektion:	Ausscheidungen, Wasser	Haut, Wundränder
Handelspräparate:	Chloramin-T DAB Chloramin 80 „Heyden"	Tinctura iodi DAB

des Silbers als Silbernitrat bleibt aus, wenn es als Protein-Silber-Verbindung verwendet wird.

Acridinderivate sind bei guter desinfizierender Wirksamkeit verhältnismäßig wenig toxisch. Bei der Behandlung infizierter Wunden z. B. wird Ethacridin (Metifex®, Rivanol®) eingesetzt. Vermutlich beruht die desinfizierende Wirkung auf einer Hemmung enzymatischer Prozesse in den Mikroorganismen.

Wasserstoffperoxid (H_2O_2, Hydrogenium peroxydatum) wirkt desinfizierend und dadurch desodorierend. Es ist zum Spülen von Wunden und Schleimhäuten geeignet; infolge von Gasentwicklung kommt auch ein mechanisch bedingter Reinigungseffekt zustande. Katalysiert von der Gewebs-Katalase entsteht aus H_2O_2 atomarer Sauerstoff. Dieser hochreagiblen Sauerstoffspezies ist die desinfizierende Wirkung zu verdanken (s. S. 320 f.). Die Wirkung hält dementsprechend nur so lange an, wie atomarer Sauerstoff gebildet wird. Auch **Kaliumpermanganat** wirkt aufgrund seiner oxidierenden Eigenschaften desinfizierend und desodorierend; daneben besitzt es noch eine adstringierende Wirkung (Toxikologie s. S. 779 f.).

Borsäure sollte wegen ihrer schwachen desinfizierenden Wirkung und ihrer relativ hohen Toxizität nicht mehr Verwendung finden. Bei Säuglingen und Kleinkindern sind zufolge Anwendung zu hoher Konzentrationen auf resorptivem Wege Vergiftungen entstanden mit ZNS-Symptomen, Nierenschädigung und Kreislaufversagen.

Chlorhexidin (Abb. 78) wird zur Desinfektion von Haut und Schleimhäuten, so z. B. zu Blasenspülungen, verwendet. Über den Wirkungsmechanismus ist nichts bekannt. Seine systemische Toxizität soll geringer als die von Hexachlorophen sein.

Weiterführende Literatur

Allgemeine Grundlagen

Burkhardt, F.: Mikrobiologische Diagnostik. G. Thieme Verlag, Stuttgart, New York 1992.

DIN-Taschenbuch: Medizinische Mikrobiologie, Beuth-Verlag, Berlin, Köln 1987.

Drews, J.: Grundlagen der Chemotherapie. Springer Verlag, Wien, New York 1979.

Hahn, F. E.: Antibiotics: Mechanism of Action of Antibacterial Agents. Vol. 1 und 2. Springer Verlag, Berlin, Heidelberg, New York 1979.

Knothe, H., Dette, G. A.: Antibiotika in der Klinik, 2. Aufl. Aesopus Verlag, Zug 1984.

Linzenmeier, G.: Die Empfindlichkeitsbestimmung von Bakterien gegen Chemotherapeutika. Zbl. Bakt. **273**, 261–276 (1990).

Naumann, P., Gross, R.: Antibiotika und Antimykotika. Internist **30**, 1–50 (1989).

Otten, H., Plempel, M., Siegenthaler, W.: Antibiotika-Fibel. 4. Aufl. G. Thieme Verlag, Stuttgart 1975.

Parker, M. T., Collier, L. H.: Topley & Wilson's Principles of Bacteriology, Virology and Immunity. 8. Aufl. B. C. Decker Verlag, Philadelphia, Hamilton 1990.

Sabath, L. D.: Action of antibiotics in patients. H. Huber Verlag, Bern, Stuttgart, Wien 1982.

Schönfeld, H.: Antibiotics and Chemotherapy. Pharmacokinetics. Vol. I und II. S. Karger Verlag, Basel, München 1978 und 1982.

Starr, M. P., Stolp, H., Trüper, H. G., Balows, A., Schlegel, H. G.: The Prokaryotes. Vol. I und II. Springer Verlag, Berlin, Heidelberg, New York, Tokyo 1986.

Antibiotika, antibakterielle Chemotherapeutika

Bechthold, H., Andrassy, K.: Vitamin K und medikamenteninduzierte Hypothrombinämie. Hämostaseologie **8**, 8–17 (1988).

Lietman, P. S., Smith, C. R.: Aminoglycoside Nephrotoxicity in Humans. Rev. Infect. Dis. **5**, Suppl. 2, S 284–S 292 (1983).

Neftel, K. A., Hübscher, H.: Effects of β-Lactam Antibiotics on Proliferating Eucaryotic Cells. Antimicrob. Agents Chemother. **31**, 1657–1661 (1987).

Norrby, S. R., Bergan, T., Holm, S. E., Normark, S.: Evaluation of New β-Lactam Antibiotics. Rev. Infect. Dis. **8**, Suppl. 3, S 235–S 370 (1986).

Pitkin, D. H., Mico, B. A., Sitrin, R. D., Nisbet, L. J.: Charge and Lipophilicity Govern the Pharmacokinetics of Glycopeptide Antibiotics. Antimicrob. Agents Chemother. **29**, 440–444 (1986).

Rolinson, G. N.: β-Lactam Antibiotics. J. Antimicrob. Chemother. **17**, 5–36 (1986).

Rubinstein, E., Adam, D., Moellering, Jr., R., Waldvogel, F.: International Symposium on New Quinolones. Rev. Infect. Dis. **10**, Suppl. 1, S 1–S 262 (1988).

Schacht, J., Weiner, N.: Aminoglycoside-Induced Hearing Loss: A Molecular Hypothesis. Otol. Rhinol. Lar. **48**, 116–123 (1986).

Schliamser, S. E., Cars, O., Norrby, S. R.: Neurotoxicity of β-lactam antibiotics: predisposing factors and pathogenesis. J. Antimicrob. Chemother. **27**, 405–425 (1991).

Taber, H. W., Mueller, J. P., Miller, P. F., Arrow, A. S.: Bacterial Uptake of Aminoglycoside Antibiotics. Microbiol. Rev. **51**, 439–457 (1987).

Whelton, A., Solez, K.: Pathophysiologic Mechanisms in Aminoglycoside Nephrotoxicity. J. Clin. Pharmacol. **23**, 453–460 (1983).

Antimykotika

Medoff, G., Brajtburg, J., Kobayashi, G. S.: Antifungal Agents Useful in Therapy of Systemic Fungal Infection. Ann. Rev. Pharmacol. Toxicol. **23**, 303–330 (1983).

Polak-Wyss, A.: Die antimykotische Chemotherapie opportunistischer Pilzinfektionen, Editiones Roche, Basel 1989.

Speller, D. C. E., Warnock, D. W.: Developments in the management of fungal infection. J. Antimicrob. Chemother. **28**, Suppl. A, 1–103 (1991).

Virustatika

Eggers, H. J., Mertens, Th.: Antivirale Chemotherapie. In: O. Gsell, U. Krech, W. Mohr (Hrsg.): Klinische Virologie, Urban & Schwarzenberg, München – Wien – Baltimore (1986) pp 55–69.

Galasso, G. J., Whitley, R. J., Mergan, Th. C.: Antiviral Agents and Viral Diseases of Man. 3. Aufl., Raven Press, New York 1990.

Antiprotozoenmittel, Anthelminthika, Desinfektionsmittel

Vanden Bossche, H., Thienpont, D., Janssens, P. G., (Eds.): Chemotherapy of Gastrointestinal Helminths. Hand. Exp. Pharm., Vol. 77. Springer Verlag, Berlin, Heidelberg, New York, Tokyo 1985.

Campbell, W. C. (Ed.): Ivermectin and Abamectin. Springer Verlag, New York, Berlin, Heidelberg, London, Paris, Tokyo 1989.

Katz, M.: Anthelmintics. Current concepts in the treatment of helminthic infections. Drugs 32, 358–371 (1986).

Olson Robbie, M., Sweet, R. L.: Metronidazole use in obstetrics and gynecology (a review). Am. J. Obstet. Gynecol. 45, 865–881 (1983).

Schulze-Röbbecke, R.: Malariaprophylaxe – Stand 1986. Deutsches Ärzteblatt 83 (5. September 1986), 2351–2360.

Wallhäußer, K. H.: Praxis der Sterilisation – Desinfektion – Konservierung. G. Thieme, Stuttgart (1988).

White, N. I.: Clinical Pharmacokinetics of Antimalarial Drugs. Clin. Pharmacokin. 10, 187–215 (1985).

Entstehung und Behandlung von Tumoren, Immunsuppressiva

Entstehung von Tumoren

Die Feststellung eines ursächlichen Zusammenhangs zwischen der Einwirkung exogener Noxen und der Entstehung von Tumoren geht auf Beobachtungen beim Menschen zurück. Tumoren, die bei Arbeitern bestimmter Berufszweige auftraten, lenkten die Aufmerksamkeit auf berufsspezifische Expositionen (Tab. 1). Die experimentelle Erzeugung von Tumoren bei Versuchstieren und die Entwicklung empfindlicher Methoden zur spektroskopischen Charakterisierung von Substanzen schufen dann die Voraussetzung zur Isolierung reiner krebserzeugender Stoffe. Inzwischen wurden zahlreiche natürliche und zivilisationsbedingte Substanzen identifiziert, die bei geeigneter Testung im Tierversuch Krebs erzeugen (chemische Krebsrisikofaktoren). Grundsätzlich muß damit gerechnet werden, daß sie auch den Menschen gefährden, wenn auch das Ausmaß der Gefährdung durch Art und Dauer der Exposition, Dosis, hormonelle Einflüsse und Unterschiede im Stoffwechsel stark modifiziert sein kann. Neben Chemikalien können auch Viren sowie ionisierende- und UV-Strahlen Krebs erzeugen. Hier sollen nur chemische Krebsrisikofaktoren behandelt werden. Bisher können, vorwiegend aufgrund epidemiologischer Befunde, nur etwa 30 Stoffe mit der Entstehung menschlicher Tumoren in gesicherten Zusammenhang gebracht werden. Beispiele sind in Tab. 2 zusammengestellt. Sie repräsentieren sehr unterschiedliche Substanzklassen.

Als chemische **Kanzerogenese** wird die Entstehung gutartiger und bösartiger Tumoren unter der Einwirkung von Chemikalien verstanden. (Der Begriff Tumorigenese sollte lediglich für Prozesse verwendet werden, die nur zu gutartigen Tumoren führen. Dies wird z. B. für die Entstehung von Lebertumoren durch Hormone angenommen.) In einer umfassenden Definition werden als **Kanzerogene** (chemische Krebsrisikofaktoren) alle Stoffe bezeichnet, die in einem geeigneten Tierversuch 1. die Inzidenz auch ohne die Einwirkung des Stoffes (spontan) entstehender Tumoren erhöhen, 2. die Zeit bis zum Auftreten solcher Tumoren (Latenzzeit) verkürzen, 3. Tumoren in anderen Geweben erzeugen, d. h. das Tumorspektrum ändern, wobei die Gesamtinzidenz erhöht sein kann, aber nicht muß, 4. die Zahl der Tumoren pro Tier erhöhen. Zur Abschätzung des Risikos, das mit der Einwirkung von Kanzerogenen verbunden ist, müssen Erkenntnisse über ihren Wirkungsmechanismus herangezogen werden.

Die Erfahrungen beim Menschen und Tierversuche zeigen, daß es sich bei der Krebsentstehung um einen über längere Zeit – beim Menschen 20–30 Jahre und mehr – ablaufenden Prozeß handelt. Aus Modellversuchen vor allem an der Mäusehaut wurde geschlossen, daß dieser Vorgang in mehreren Stufen abläuft. Neuere molekularbiologische Untersuchungen stützen dies.

Das Mehrstufenkonzept der Krebsentstehung

Bei dem seit langem (1918) durchgeführten Test auf krebserzeugende Wirkung an der Mäusehaut wird eine Lösung des zu prüfenden Stoffes wiederholt auf die rasierte Nackenhaut von Mäusen aufgebracht (Abb. 1). Handelt es sich um eine wirksame Substanz, entwickeln sich im Laufe einiger Wochen oder Monate Papillome, von denen sich im weiteren Verlauf einige in maligne Tumoren (Plattenepithelkarzinome) umwandeln. Latenzzeit und Zahl der Tumoren hängen dabei von der Dosis ab. Die Latenzzeit ist um so kürzer und die Zahl der Tumoren pro Tier ist um so größer, je höher die aufgetragene Einzeldosis bzw. die Gesamtdosis ist. Bei Verringerung der Dosis verlängert sich die Latenzzeit bis zu dem Punkt, an dem

Tab. 2: Beispiele für Stoffe, für die eine krebserzeugende Wirkung beim Menschen als erwiesen angesehen wird.

Kanzerogen	Stoffklasse
Aflatoxin-B_1	Naturstoff
Aminobiphenyl	Aromatisches Amin
Arsen	Metall
Asbest	Mineralfaser
Benzol	Aromatischer Kohlenwasserstoff
Benzidin	Aromatisches Amin
Bischlormethylether	Alkylierende Verbindung
Chlornaphazin	Arzneimittel
Chromat	Metall
Diethylstilböstrol	Synthetisches Hormon
Melphalan	Arzneimittel
2-Naphthylamin	Aromatisches Amin
Nickel	Metall
Teere, Peche, Teeröle	Arom. Kohlenwasserstoffe
Vinylchlorid	Ungesättigter Halogenkohlenwasserstoff
Zinkchromat	Metall

Tab. 1: Zusammenhang zwischen exogener Noxe und Tumorentstehung beim Menschen.

Tumorlokalisation	Exposition	Beobachter	Ursache
Scrotum	Kaminkehrer	Percival Pott, 1775	Arom. Kohlenw. im Ruß
Haut	Teerarbeiter	Volkmann, 1874	Arom. Kohlenw. im Teer
Blase	Anilinarbeiter	Rehn, 1895	Arom. Amine als Verunreinigung
Lunge	Raucher	Müller, 1940	?
Leber	Kunststoffproduktion	Viele	Vinylchlorid

innerhalb der normalen Lebenserwartung überhaupt keine Tumoren mehr gebildet werden (unterschwellige Dosis). Stoffe, die, in ausreichender Dosis und ohne zusätzliche Maßnahmen angewendet, den gesamten Prozeß der Tumorentstehung auslösen, werden als **komplette Kanzerogene** (Solitärkanzerogene) bezeichnet.

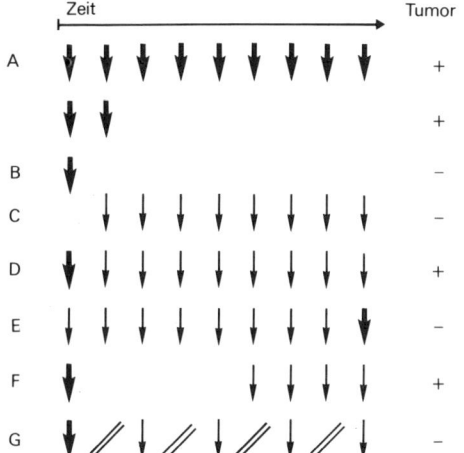

Abb. 1: Charakterisierung von Initiation und Promotion aufgrund von Experimenten zur Erzeugung von Tumoren in der Mäusehaut. (A) Durch wiederholte Applikation eines kompletten Kanzerogens (z. B. arom. Kohlenwasserstoff auf die rasierte Nackenhaut der Maus) entstehen nach einer von der Dosis abhängigen Latenzzeit Tumoren. (B) Nach Applikation eines Initiators oder der subkanzerogenen Dosis eines kompletten Kanzerogens entstehen keine Tumoren. (C) Durch wiederholte Applikation eines Promotors entstehen keine Tumoren. (D) Es entstehen Tumoren, wenn nach der subkanzerogenen Dosis des kompletten Kanzerogens mit dem Promotor behandelt wird, nicht aber, wenn die Reihenfolge umgekehrt wird (E). (F) Zwischen der Initiator- und Promotorbehandlung kann eine Unterbrechung eingelegt werden (bei der Maus z. B. 1 Jahr). Dieser Versuch beweist die Irreversibilität des ersten Schritts. (G) Der Abstand zwischen den Promotorbehandlungen darf nicht beliebig verlängert werden. Beträgt er z. B. 2–4 Wochen entstehen, keine Tumoren mehr (bei konstanter Gesamtdosis), was die Reversibilität des Promotoreffekts beweist.

Es gibt aber auch Stoffe, die nur dann bei wiederholter Auftragung auf die Mäusehaut Tumoren erzeugen, wenn eine erste Stufe des Prozesses bereits überschritten ist (Abb. 1). Das bestuntersuchte Beispiel ist TPA (12-Tetradecanoyl-phorbol-13-acetat, s. S. 733), das im Anschluß an die einmalige Applikation der unterschwelligen Dosis eines krebserzeugenden polycyclischen aromatischen Kohlenwasserstoffs, z. B. 7,12-Dimethylbenzanthrazen (s. S. 728) gegeben, zahlreiche Tumoren hervorrufen kann. Werden die Stoffe in umgekehrter Reihenfolge verabfolgt, zuerst wiederholte Behandlung mit TPA, dann unterschwellige Dosis des Kohlenwasserstoffes, entstehen in der Regel keine Tumoren. Die Tumoren bleiben auch dann aus, wenn der Abstand zwischen den TPA-Applikationen zu groß wird, z. B. nur noch einmal alle 2–4 Wochen. Dies gilt auch, wenn die Gesamt-TPA-Dosis konstant gehalten wird. Dagegen kann der Abstand zwischen der Kohlenwasserstoff- und der TPA-Behandlung sehr groß sein, ohne daß die Wirkung verloren geht. Aus diesen Ergebnissen wird geschlossen, daß der Kohlenwasserstoff einen irreversiblen Vorgang auslöst, der am Beginn des Prozesses stehen muß **(Initiation)**. TPA ist dazu nicht imstande, kann aber

durch grundsätzlich reversible Vorgänge den initiierten Prozeß eine Stufe weiterbringen **(Promotion)**. Der Kohlenwasserstoff hat danach sowohl initiierende als auch promovierende Eigenschaften, denn er kann alleine, im Extremfall nach einmaliger Applikation einer sehr hohen Dosis, beide Teile des Prozesses auslösen.

Inzwischen ließ sich unter den durch TPA verursachten Vorgängen einer abtrennen. Er tritt schnell ein und persistiert längere Zeit. Der als **Konversion** bezeichnete Effekt ist auch wirksam, wenn er vor der Initiation ausgelöst wird und wird deshalb nicht mehr zur Promotion gerechnet. Außerdem wird häufig der Übergang von benignen zu malignen Tumoren als wahrscheinlich mehrstufige Phase der **Progression** von der Promotion unterschieden.

Auch in anderen Modellsituationen lassen sich mehrere Stufen der Krebsentstehung in vergleichbarer Weise unterscheiden, so z. B. an der Rattenleber und der Rattenblase. Das stützt die Auffassung, daß den Stufen unterschiedliche Mechanismen entsprechen. Das Mehrstufenkonzept erlaubt es, die Prozesse der Initiation und Promotion für bestimmte Situationen besser zu charakterisieren und ihnen unterschiedliche Eigenschaften der Krebsrisikofaktoren zuzuordnen (Tab. 3).

Tab. 3: Typische Eigenschaften von Krebsrisikofaktoren.

Komplette Kanzerogene	Bedingt krebsauslösende Faktoren
Reagieren mit DNA, sind mutagen, lösen DNA-Reparatur aus, initiieren.	Reagieren nicht mit DNA, sind nicht mutagen, wirken proliferationssteigernd (hormonartig oder zytotoxisch), promovieren.
Wirkung ist irreversibel und additiv.	Wirkung ist reversibel und kann additiv sein.
Keine Wirkungsschwelle.	Wirkungsschwelle möglich.

Das Konzept der Beeinflussung der Wachstumsregulation

Fortschritte auf dem Gebiet der Molekularbiologie haben in letzter Zeit wichtige Erkenntnisse über die Regulation von Wachstum und Differenzierung gebracht. Daraus hat sich ein Konzept entwickelt, das noch lückenhaft ist und hypothetische Züge trägt, in das sich aber viele Befunde aus der experimentellen Krebsforschung einordnen lassen, und vor dessen Hintergrund sich die weitere Ursachenforschung, aber auch die Bewertung von Krebsrisikofaktoren abspielen wird.

Die Rolle von Wachstumsfaktoren

Es gibt Gene, die nur zu bestimmten Zeitpunkten im Ablauf des Zellzyklus exprimiert werden. Andererseits ist das Wachstum von Zellen, z. B. in der Kultur, abhängig von Faktoren, die von außen, z. B. in Form von Serum, angeboten werden müssen. Daraus wird geschlossen, daß Proliferation durch Signale exogener Wachstumsfaktoren gesteuert wird. Tumorzellen können sich dieser Regulation normalen Wachstums dadurch entziehen, daß sie von der Stimulierung durch solche exogenen Faktoren (Mitogene) unabhängig werden, z. B. in-

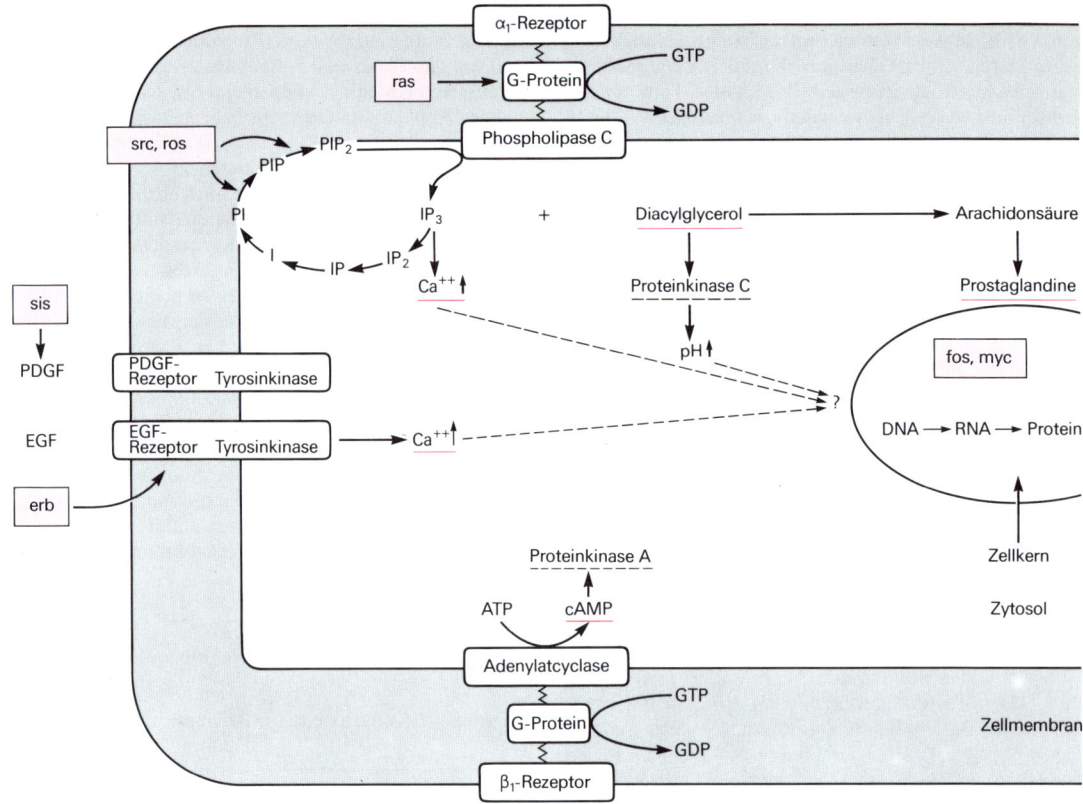

Abb. 2: Die Rolle von Proto-Onkogenen für die Übermittlung der durch Wachstumsfaktoren ausgelösten Signale zur Zellteilung. Proto-Onkogene enthalten die genetische Information zur Synthese von Wachstumsfaktoren (sis), membrangebundenen Rezeptoren (erb), dem GTP-abhängigen G-Protein, (ras), sowie von Regulatoren des Phosphoinositol-Stoffwechsels (src, ros), und Proteinen, die direkt an der Stimulierung von Proteinsynthese im Zellkern beteiligt sind (fos, myc). Wachstumsfaktoren erhöhen die Konzentration von sekundären Botenstoffen (Ca^{++}, Diacylglycerol, cAMP) und lösen durch Aktivierung von Proteinkinasen zellspezifische Reaktionen aus (vgl. Wirkung von Agonisten an α- und β-Adrenozeptoren s. S. 161).

dem sie diese selbst produzieren (autokrine Kontrolle). So geben Blutplättchen einen Faktor an das Serum ab (PDGF = platelet derived growth factor), der bestimmte Zellen zur Teilung anregt. Werden diese Zellen in Tumorzellen umgewandelt, produzieren sie den Faktor selbst und brauchen zu ihrem Wachstum weniger Serum. Inzwischen wurden mehrere menschliche Tumoren gefunden (Osteosarkom, Gliom, Rhabdomyosarkom), deren Zellen in der Kultur PDGF abgeben. In zahlreichen anderen Tumoren ließ sich die ektopische Produktion weiterer Hormone nachweisen.

Wachstumsfaktoren lösen ihre Wirkung wie Hormone durch die Wechselwirkung mit Rezeptoren in der Zellmembran aus. Dadurch werden sekundäre Botenstoffe wie cyclische Nukleosidphosphate, Ca^{2+}, Diacylglycerol und Prostaglandine freigesetzt. Der Aktivierung von Phosphokinasen wird besondere Bedeutung beigemessen (Abb. 2).

Der epidermale Wachstumsfaktor (EGF = epidermal growth factor) z. B. bindet mit hoher Affinität an den extrazellulären Teil eines durch die Membran hindurchreichenden Glykoproteins und erhöht dadurch die Proteinkinase-Aktivität des intrazellulären Molekülteils. Durch intramolekulare Phosphorylierung eines Tyrosinrestes wird die Aktivität zur Phosphorylierung anderer Substrate verstärkt. Die Rezeptoren zahlreicher Wachstumsfaktoren (EGF, PDGF, Insulin, Somatomedin C) enthalten ebenfalls Tyrosinkinase-Aktivität. In bestimmten Arten transformierter Zellen sind solche Rezeptoren vermehrt. Dies stellt für die Zelle eine weitere Möglichkeit dar, auf exogene Reize empfindlicher zu reagieren.

Durch Bindung von Liganden an den α-Rezeptor wird die Aktivität einer Phosphodiesterase (Phosphorlipase C) erhöht (Abb. 2). Dadurch wird Phosphatidyl-4,5-diphosphat (PIP_2) in Diacylglycerol und Inositol-1,4,5-triphosphat (IP_3) gespalten. Diacylglycerol aktiviert zusammen mit Ca^{2+}, dessen Konzentration durch Inositol-1,4,5-triphosphat erhöht wird, die Proteinkinase C. Über die Freisetzung von Arachidonsäure aus Diacylglycerol kann aber auch die Prostaglandinsynthese stimuliert werden.

Wachstumsfaktoren, ihre Rezeptoren und die durch sie ausgelösten Reaktionen sind die ersten Glieder der Kette, über die Zellteilungssignale an den Zellkern gegeben werden. Einwirkungen, welche die Synthese von Wachstumsfaktoren, die Zahl der Rezeptoren oder die Konzentration von entsprechenden sekundären Botenstoffen erhöhen, können danach das Zellwachstum stimulieren.

Die Rolle von Onkogenen

Hinweise darauf, daß Krebsrisikofaktoren die genetische Information verändern, die diese frühen Glieder der Signalübertragung für Proliferation kontrollieren, kamen aus dem Studium krebserzeugender Retroviren. Solche Retroviren enthalten Gene, deren Expression zur kanzerogenen Transformation erforderlich ist, und die deshalb als virale Onkogene bezeichnet werden. Sie werden mit drei Buchstaben abgekürzt, die sich aus dem Tumor ableiten, in dem sie gefunden wurden (z. B. src-Gen: Rous-Sarkom-Virus) und sind gelegentlich durch weitere Zusätze spezifiziert (ras^H-Gen: Harvey-Sarkom). Homologe Gene sind auch in normalen Körperzellen enthalten. Sie wurden deshalb als zelluläre Onkogene angesehen. Mit Hilfe viraler DNA als Sonde für das Aufspüren homologer zellulärer DNA-Sequenzen wurden inzwischen mehr als 30 solcher Gene entdeckt, und es wurde erkannt, daß sie für ganz normale Zellfunktionen zuständig sind. Genprodukte sind in vielen Fällen Wachstumsfaktoren, deren Rezeptoren und damit verknüpfte Proteinkinasen (Abb. 2). In Zellen mit dem Wachstumsverhalten von Tumorzellen sind solche Gene entweder verstärkt exprimiert oder mutativ verändert. Sie werden deshalb derzeit (wenig glücklich) als **Proto-Onkogene** bezeichnet.

Die verstärkte Produktion oder die Veränderung des Genprodukts eines bestimmten Proto-Onkogens ist oft charakteristisch, aber nicht ausreichend für die komplette Transformation von Zellen. Dafür ist die Information mehrerer, mindestens aber zweier Onkogene erforderlich. So gelingt es zwar durch Einführen des ras^H-Gens in Rattenembryofibroblasten (Transduktion), diesen eine neue Eigenschaft, nämlich in Weichagar zu wachsen, zu übertragen; aktiv wachsende Zellpopulationen werden aber erst dann erhalten, wenn auch noch das myc-Gen dazukommt. Diese Art von Experimenten lieferte von der molekularbiologischen Seite die Hinweise auf einen mehrstufigen Prozeß in der Kanzerogenese.

Zellinien, die aus zwei menschlichen Blasentumoren entwickelt wurden, enthielten das ras^H-Gen, das durch eine Punktmutation an einer einzigen Stelle des Proto-ras^H-Gens so verändert war, daß das dadurch kodierte Protein in Position 12 Valin anstelle von Glycin enthielt. Durch Transfektion dieses mutierten Gens in Mäusefibroblasten in der Zellkultur (NIH3T3-Zellen) gelang die kanzerogene Transformation. In diesem Fall handelte es sich wahrscheinlich um die Auslösung des zweiten Schritts, da diese Zellen bereits als präneoplastisch anzusehen sind. Inzwischen wurden andere mutierte Proto-ras^H-Gene in Tumoren gefunden, bei denen ebenfalls das Kodon für die Aminosäure in Position 12 oder dasjenige für die Position 61 betroffen waren. Veränderungen in diesen Positionen könnten danach besonders wichtig sein. Auch in Tumorzellen der Mäusehaut, die mit Hilfe des Initiations-Promotions-Schemas mit Dimethylbenzanthrazen und TPA erzeugt worden waren, war ein durch Mutation aktiviertes Proto-ras^H-Gen enthalten. In all diesen Fällen bewirkte die Mutation keine Überproduktion des Genproduktes, sondern lediglich eine Veränderung der Eigenschaften. In zahlreichen anderen Tumoren konnte dagegen kein verändertes Proto-ras^H-Gen nachgewiesen werden.

Das Genprodukt des Proto-ras^H-Gens hat GTPase-Aktivität, die in dem mutierten Produkt stark reduziert ist. Wenn dieses Protein tatsächlich an der Signalübermittlung für mitogene Reize beteiligt ist (G-Protein, Abb. 2), würden bei Vorliegen der mutierten Form bereits geringe Mengen von Wachstumsfaktoren die Phosphodiesterase stimulieren und die Konzentration sekundärer Botenstoffe erhöhen. Die Entdeckung von Punktmutationen in einem Proto-Onkogen stellt die derzeit stärkste Stütze für eine Beteiligung von Mutationen bei der Krebsentstehung dar.

Die Überproduktion von Genprodukten kann durch mehrere Mechanismen ausgelöst werden. So werden bestimmte Proto-Onkogene dann exprimiert, wenn sie an sog. LTR-Sequenzen (long-terminal-repeat = Transkriptionspromotor von Retroviren) gekoppelt werden. In vivo kann das dadurch geschehen, daß solche Verstärker-Sequenzen von Viren in der Nachbarschaft von Proto-Onkogenen in die DNA eingefügt werden. Eine Vermehrung von Chromosomen bis hin zur Polyploidisierung von Zellen, sowie selektive Genamplifikation lösen ebenfalls Überproduktion aus. In verschiedenen Tumoren sind zwischen 3–5 und 100 Kopien von Proto-Onkoge-

nen nachgewiesen worden. Schließlich können Proto-Onkogene durch Translokation unter den Einfluß von Transkriptionspromotoren geraten. Chromosomentranslokationen werden in vielen, wenn auch keineswegs allen Tumoren beobachtet. An den typischen Bruchstellen sind häufig auch Proto-Onkogene lokalisiert. Beim Menschen befindet sich das Proto-myc-Gen normalerweise auf dem Chromosom 8. In verschiedenen Zellinien des Burkitt-Lymphoms treten typische reziproke Translokationen im Chromosom 14 auf, und das Proto-myc-Gen erscheint dann in der Nähe der Bruchstelle auf diesem Chromosom in einem Bereich, in dem Immunglobuline aktiv transskribiert werden. Trotz vieler vergleichbarer Befunde kann es jedoch nicht als erwiesen angesehen werden, daß Chromosomenaberrationen Voraussetzung für die Tumorentstehung sind. Häufig erscheinen sie erst in der Phase der Tumorprogression.

Molekulare Grundlagen gentoxischer Wirkungen

Folgende Beobachtungen sprachen dafür, daß Kanzerogene die DNA schädigen: (1) Alle (kompletten) Kanzerogene sind in geeigneten Testsystemen mutagen. (2) Sie lösen DNA-Reparatur aus. (3) Angeborene Defekte der DNA-Reparatur, wie bei der Hautkrankheit Xeroderma Pigmentosum, prädisponieren zur Tumorentstehung. (4) Bei den meisten Tumoren werden Chromosomen-Anomalien beobachtet. In diesem Sinne wurden durch Mutation ausgelöste irreversible Veränderungen als Folge gentoxischer Wirkungen angesehen. Der Erfolg dieses Konzepts besteht darin, daß die aus sehr unterschiedlichen Substanzklassen stammenden kompletten Kanzerogene einer einheitlichen Betrachtung zugänglich werden: Entweder sie sind selbst reaktionsfähig oder sie werden im Stoffwechsel in reaktionsfähige Metaboliten umgewandelt, die mit DNA reagieren, und das heißt in der Regel kovalent

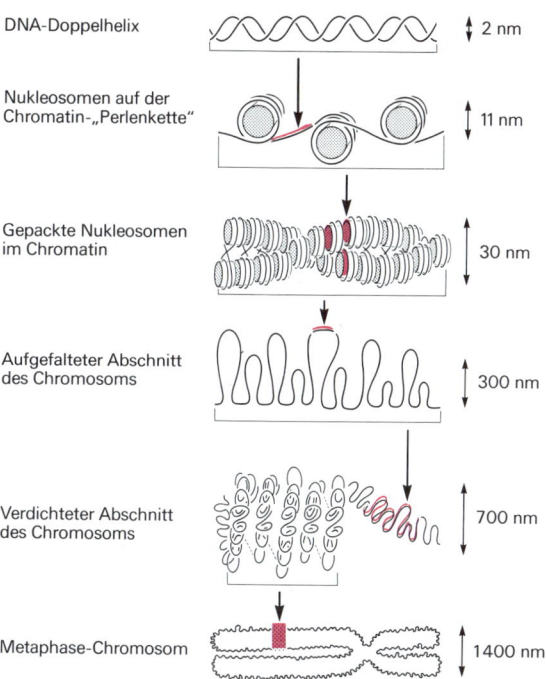

Abb. 3: Verdichtung der DNA zu der Struktur, die im Chromosom vorliegt (Aus: Alberts, B. et al.: Molecular Biol. of the Cell. Garland Publ., Inc., New York/London, 1983).

DNA-Doppelhelix — 2 nm

Nukleosomen auf der Chromatin-„Perlenkette" — 11 nm

Gepackte Nukleosomen im Chromatin — 30 nm

Aufgefalteter Abschnitt des Chromosoms — 300 nm

Verdichteter Abschnitt des Chromosoms — 700 nm

Metaphase-Chromosom — 1400 nm

an diese binden. Die reagierende Molekülspezies wird dabei als **ultimales Kanzerogen** bezeichnet. Unter Einbeziehung der geschilderten neuen Ergebnisse muß der Begriff gentoxisch aber weiter gefaßt werden. Krebsrisikofaktoren beeinflussen direkt, durch Überproduktion oder Veränderung von Genprodukten, oder indirekt, durch Modulation der Signalübermittlung, die genetisch kontrollierte Wachstumsregulation.

Die direkte Wirkung von Kanzerogenen auf die DNA

Die gesamte Information über Aufbau und Funktion eines Organismus ist in der DNA enthalten. Die Reihenfolge der Nukleinsäurebasen und der in Form eines Triplettkodes daraus gebildeten Informationseinheiten sind durch die Bindung an einen aus Desoxyribose und Phosphorsäure bestehenden Strang festgelegt. Die fehlerfreie Übertragung der Information von der DNA zum Protein (Transkription und Translation) sowie die fehlerfreie Verdopplung der DNA bei der Zellteilung wird durch eine Reihe von Kontrollmechanismen weitgehend gewährleistet. Die Fehlerquote bei der Verdopplung beträgt nur $1:10^8$ bis $1:10^9$. Im Zellkern von Eukaryonten ist die über die Wasserstoffbrücken von A : T und G : C Basenpaaren stabilisierte Doppelhelix weiter strukturiert und zu Chromosomen verdichtet (Abb. 3). Die DNA liegt überwiegend in einer rechtsgängigen Doppelhelix mit glattem Rückgrat (B-Form) vor. Durch alternierende Pyrimidin-Purin-Basen (z. B. GCGCGC) wird die linksgängige Form mit zickzack-förmigem Rückgrat (Z-Form) begünstigt. Sie wird auch durch Methylierung von Cytosin in der 5-Stellung stabilisiert. Die Z-Form wird nicht transskribiert und hat deshalb wahrscheinlich Kontrollfunktion.

In einer differenzierten Zelle werden nur etwa 7% der Gene exprimiert. Meist werden mehrere Gene umfassende, wahrscheinlich in einer Schleife zusammengefaßte Programme durch Regulatorproteine kontrolliert. Transskribierte Bereiche sind weniger stark verdichtet (Euchromatin) und damit auch besser zugänglich.

Mechanismus der Genmutation

Reaktionsfähige, elektrophile Formen der Kanzerogene können grundsätzlich mit allen Stickstoff- und enolisierten Sauerstoffatomen der Nukleinsäurebasen und den Hydroxylgruppen der Phosphorsäure reagieren (Abb. 4). Das Reaktionsmuster hängt jedoch stark von den chemischen Eigenschaften ab. Substitutionen an den bei der Wasserstoffbrückenbindung beteiligten Heteroatomen interferieren mit der Basenpaarung. Die Einführung großer, sperriger Reste hemmt die Funktion der Polymerasen bei der Reduplikation. Substitution an N-3 und N-7 bei den Purinbasen und an O-2 bei den Pyrimidinbasen labilisiert die Glykosidbindung und hat häufig eine Abspaltung der substituierten Base zur Folge. Dadurch entsteht zunächst eine Lücke und dann ein Einzelstrangbruch.

Als einfaches Beispiel für eine **Basenpaar-Umwandlung** sind die Folgen der Methylierung von Guanin in der O^6-Stellung dargestellt (Abb. 5). Flachgebaute Moleküle können sich zwischen die Basenpaare der DNA schieben (Interkalation). Dadurch wird die Helix lokal entwunden und das Leseraster bei der Transkription verschoben (**Frameshift-Mutation,** Abb. 6). Voraussetzung für diesen Mutationstyp ist aber in der Regel Bruch und Wiedervereinigung von Chromatiden bei Rekombinationsvorgängen. Dabei kann es zum Einbau (Insertion) oder zum Verlust (Deletion) einer Base kommen. Alkylantien können Rekombinationsvorgänge und deshalb auch Frameshift-Mutationen auslösen.

Reparatur von DNA-Schäden

DNA ist keineswegs stabil. Ständig werden Basen abgespalten oder durch Desaminierung umgewandelt. Die Stabilität der Information muß deshalb durch Reparatursysteme aufrechterhalten werden. Es gibt zahlreiche Enzyme, die mit hoher Substratspezifität veränderte Basen erkennen. Bei der **Nukleotid-Exzisions-Reparatur** spalten Endonukleasen die Zuk-

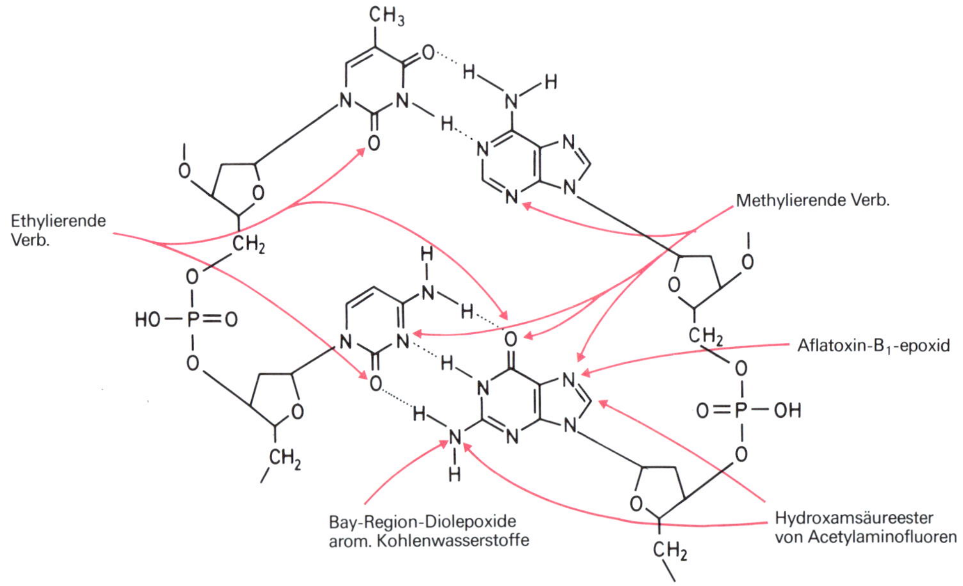

Abb. 4: Kovalente Bindung gentoxischer Stoffe an die DNA. Grundsätzlich können alle Sauerstoff- und Stickstoffatome der Basen sowie die Hydroxylgruppe der Phosphorsäure mit Elektrophilen reagieren. Je nach der Struktur derselben werden jedoch bestimmte Positionen bevorzugt. Dabei ändert sich das Verhältnis der Reaktionsprodukte häufig, je nachdem, ob die Umsetzung mit der freien Base, einem Nukleotid, einer einsträngigen oder einer doppelsträngigen, helikalen Nukleinsäure erfolgt. Angegeben sind typische Angriffspunkte, die zu den in vivo gefundenen DNA-Addukten führen (A = Adenin, C = Cytosin, G = Guanin, T = Thymin).

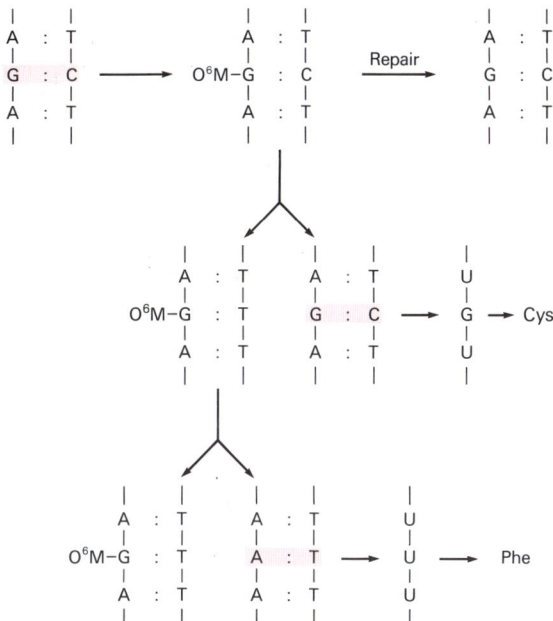

Abb. 5: Mechanismus einer Punktmutation durch O^6-Methylierung von Guanin. Zum Zeitpunkt der DNA-Replikation liegt ein nicht-repariertes Basenaddukt vor; im Gegenstrang wird ein falsches Nukleotid eingebaut. Durch eine weitere Zellteilung entsteht in einer Tochter-DNA ein stabiles neues Triplett.

a) .../1 2 3/1 2 3/1 2 3/1 2 3/1 2 3/...

b) .../1 2+/3 1 2/3 1 2/3 1 2/3 1 2/...

c) .../1 2+/3 1 2/3 2 3/1 2 3/1 2 3/...

Abb. 6: Mechanismus einer Frameshift-Mutation.
a) Normales Leseraster aus Basentripletts;
b) Verschiebung des Rasters durch Insertion;
c) Durch eine Delation in der Nähe der Insertion kommt das Raster in Leserichtung rechts davon wieder in die Reihe.

ker-Phosphat-Kette und setzen die Base als Nukleotid frei. Glykosylasen dagegen spalten die N-Glykosylbindung (**Basen-Exzisions-Reparatur**). Dadurch entsteht z. B. eine apurinische Stelle, die eine AP-Endonuklease durch Hydrolyse der Phosphorsäurediester-Bindung in einen Einzelstrangbruch umwandelt. Typ-I-Enzyme schneiden auf der 5′, Typ-II-Enzyme auf der 3′-Seite der AP-dRibose. Bei bestimmten Xeroderma-pigmentosum-Patienten fehlt das Typ-I-Enzym.
Durch UV-Strahlen entstehen Thymin-Dimere, die durch UV-Endonukleasen erkannt werden. Diese sprechen auch auf Störungen der Helixstruktur an, wie sie durch großvolumige aromatische Kohlenwasserstoffe und Amine erzeugt werden (Abb. 7). Exonukleasen spalten an der Inzisionsstelle einige Nukleotide oder Oligonukleotide ab. Die dadurch entstehende Lücke wird durch DNA-Polymerasen komplimentär zum Gegenstrang wieder aufgefüllt. Eine Ligase schließt durch Verknüpfung des 5′-Phosphoryl- und des 3′-Hydroxyl-Endes den Reparaturvorgang ab.
Zu den adaptiven Reparaturmechanismen gehört die Demethylierung von O^6-Methylguanin durch eine **Methyltransferase**. Diese übernimmt den Methylrest (oder Ethylrest) auf eine eigene SH-Gruppe und wird dadurch inaktiviert. Durch an-

haltende Alkylierung oder durch vermehrte Proliferation wird der Nachschub des Proteins induziert.
Besondere Bedeutung unter den adaptiven Mechanismen hat die **Postreplikations-Reparatur** (Abb. 8). Kommt es zur Replikation, bevor ein Schaden behoben ist, und ist die Polymerase nicht imstande, eine komplementäre Base anzufügen, setzt sie ihre Arbeit ein Stück weiter fort und hinterläßt eine Lücke. An dadurch entstehende Einzelstrangbereiche bindet ein Protein (RecA-Protein), dessen Protease-Aktivität dadurch aktiviert wird und das dann den Repressor für das RecA-Gen abbaut. Dadurch werden die für die Postreplikationsreparatur, aber auch für die Exzisionsreparatur erforderlichen Enzyme vermehrt gebildet, darunter auch eine DNA-Polymerase, die weniger präzise arbeitet und beim Auffüllen von Lücken mehr Fehler als üblich macht (error-prone repair). Das RecA-Protein arbeitet aber auch als Rekombinationsenzym, das die dem Einzelstrangbereich homologe und intakte Basensequenz aus dem benachbarten Doppelstrang der Schwester-DNA zur Reparatur verwendet.
Die Reparaturkapazität einzelner Gewebe ist unterschiedlich. Wo sie gering ist, akkumulieren DNA-Schäden stärker. So erzeugt Nitrosomethylharnstoff (s. S. 731) in verschiedenen Nagergeweben zunächst eine vergleichbare Zahl von O^6-Methylguanin-addukten, die in der Leber durch die O^6-Methyltransferase sehr wirksam eliminiert werden. Im Gehirn, wo Tumoren entstehen, ist diese Aktivität geringer, d. h. der Schaden persistiert länger. Unterschiedliche Reparaturkapazität kann so zur organotropen Wirkung von Kanzerogenen beitragen.

Indirekte Wirkungen von Kanzerogenen

Ultimale Kanzerogene können kovalent an DNA und andere Zellbestandteile binden, Basenaddukte können Mutationen oder durch ihre Abspaltung Einzelstrangbrüche auslösen. Die Mehrzahl dieser Primärläsionen kann die Zelle reparieren, unter Umständen dabei aber selbst Fehler machen. Im Stoff-

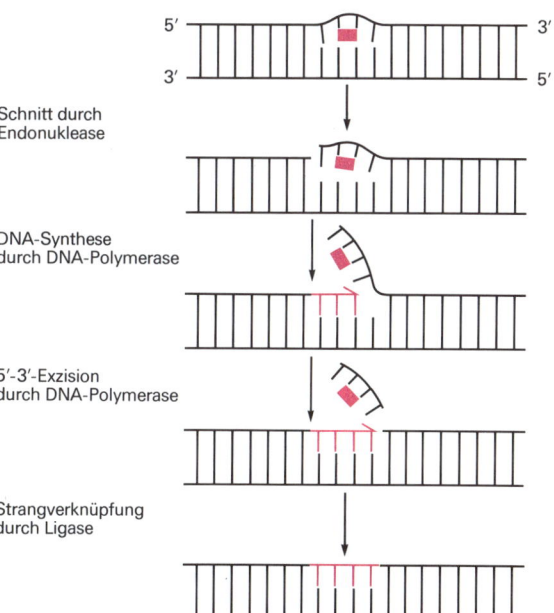

Abb. 7: Mechanismus der Exzisionsreparatur. Die Vorgänge und die daran beteiligten Reparatur-Enzyme wurden vor allem in Mikroorganismen studiert. Anstelle des durch UV-Licht erzeugten Thymin-Dimeren, werden von diesen Systemen auch andere Strukturveränderungen erkannt, die durch Adduktbildung mit verschiedenen Chemikalien entstehen (s. auch Text).

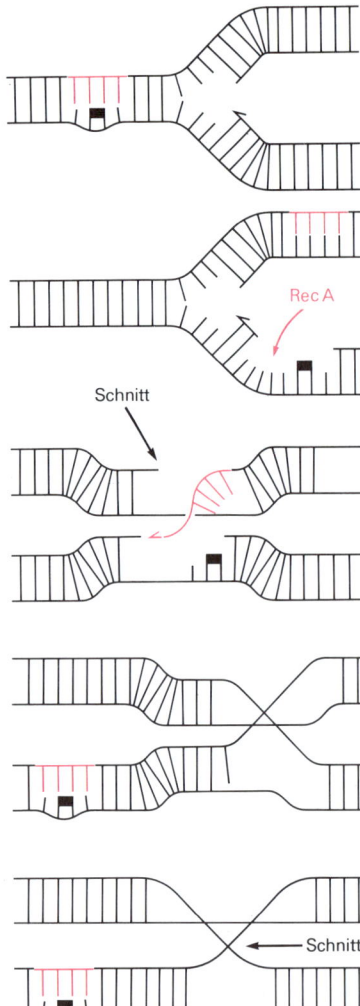

Abb. 8: Mechanismus der Postreplikationsreparatur. Nichtreparierte Basenaddukte können bei der DNA-Replikation die DNA-Polymerase hemmen. Es entsteht hinter dem Schaden ein Stück einzelsträngige DNA (gap), an das das RecA-Protein bindet und die Synthese von Reparatur-Enzymen auslöst. Die Lücke wird unter Verwendung der homologen DNA-Sequenz aus der intakten Schwester-Doppelhelix ausgebessert, aber der Schaden nicht beseitigt. Dies kann u. U. nachträglich noch erfolgen.

wechsel solcher Verbindungen können aber auch Radikale und Zwischenstufen entstehen, die Radikalreaktionen auslösen oder durch Redoxcycling reaktionsfähigen Sauerstoff erzeugen (s. S. 43). Einerseits kann dadurch DNA geschädigt werden, reaktionsfähiger Sauerstoff kann Mutationen und Einzelstrangbrüche erzeugen, andererseits können dadurch Zellen geschädigt werden in einer Weise, die indirekt zur Tumorentstehung beiträgt, z. B. durch reparatives Wachstum. Es gibt aber auch Stoffe, die weder mit der DNA reagieren, noch direkt Sauerstoff aktivieren, sondern dies auf indirektem Wege erreichen. So stimuliert TPA polymorphkernige Leukozyten zur Freisetzung von reaktionsfähigem Sauerstoff. Auch klassische komplette Kanzerogene wie Benzo(a)pyren und Aflatoxin stimulieren rezeptorvermittelte Reaktionen. So kann durch sie die Arachidonsäure-Kaskade (s. S. 320) angestoßen und eine stoßartige Freisetzung von re-

aktionsfähigem Sauerstoff ausgelöst werden. Außerdem induzieren Kanzerogene mit promovierenden Eigenschaften häufig Enzyme, z. B. Cytochrom P-450. Zahlreiche Stoffe mit promovierenden Eigenschaften haben Affinität zu Rezeptoren für Wachstumsfaktoren oder Enzyminduktion.

Krebserzeugende Stoffe
Aromatische Kohlenwasserstoffe

Bei der unvollständigen Verbrennung organischen Materials unter Sauerstoffmangel entstehen unter anderem polycyclische aromatische Kohlenwasserstoffe. Sie sind deshalb weit verbreitet und kommen z. B. im Steinkohlenteer, Schieferöl, Ruß, Autoabgasen und Tabakteer vor. Einige von ihnen sind kanzerogen. **1,2-5,6-Dibenzanthrazen** (Abb. 9) war der erste synthetisch rein dargestellte krebserzeugende Kohlenwasserstoff. **Benzo(a)pyren** kommt praktisch ubiquitär vor und ist die meistverwendete Modellsubstanz dieser Stoffklasse. Daneben erlangten **7,12-Dimethylbenzanthrazen** und **3-Methylcholanthren** in der Forschung besondere Bedeutung. Mit Benzol, Naphthalin, Anthrazen und Phenanthren lassen sich im klassischen Tierversuch durch Pinselung auf die Mäusehaut keine Tumoren erzeugen. Das als Lösungsmittel viel verwendete Benzol kann jedoch bei chronischer Aufnahme mit der Atemluft über Knochenmarksschädigungen hinaus beim Menschen Leukämien verursachen (s. org. Lösungsmittel, S. 803).

Kanzerogene Kohlenwasserstoffe sind lokal und systemisch wirksam. Alle bisher geprüften Gewebe und Tierarten sind, wenn auch in unterschiedlichem Ausmaß, empfindlich. Die minimal wirksamen Gesamtdosen liegen für hochaktive Verbindungen nach lokaler Applikation bei 10–100 µg.

Die initiierenden Eigenschaften werden auf die im Stoffwechsel entstehenden reaktionsfähigen Metaboliten (Abb. 10) zurückgeführt. Diese sind in Kurzzeit-Tests direkt gentoxisch und binden in vivo an DNA (Abb. 11). Bei den aus vier und fünf aromatischen Ringen aufgebauten Verbindungen mit einer Bay-Region entsteht immer dann ein kanzerogenes anti-

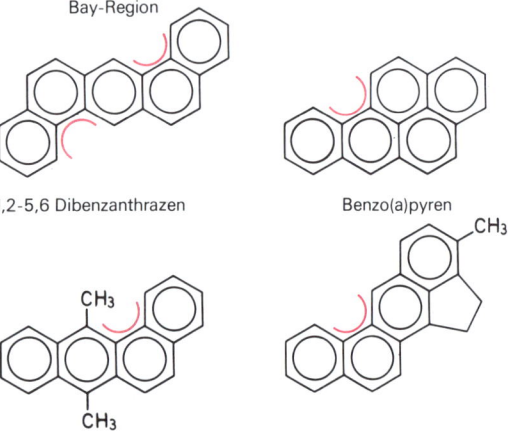

Abb. 9: Kanzerogene polycyclische aromatische Kohlenwasserstoffe. Die meist planaren und stark lipophilen Verbindungen lassen sich häufig vom Phenanthren durch Einführen von Methylgruppen oder von weiteren Benzolringen ableiten. Aus der Anordnung der Benzolringe im Phenanthren ergibt sich auch die für die metabolische Aktivierung wichtige „Bay Region" (s. Abb. 10).

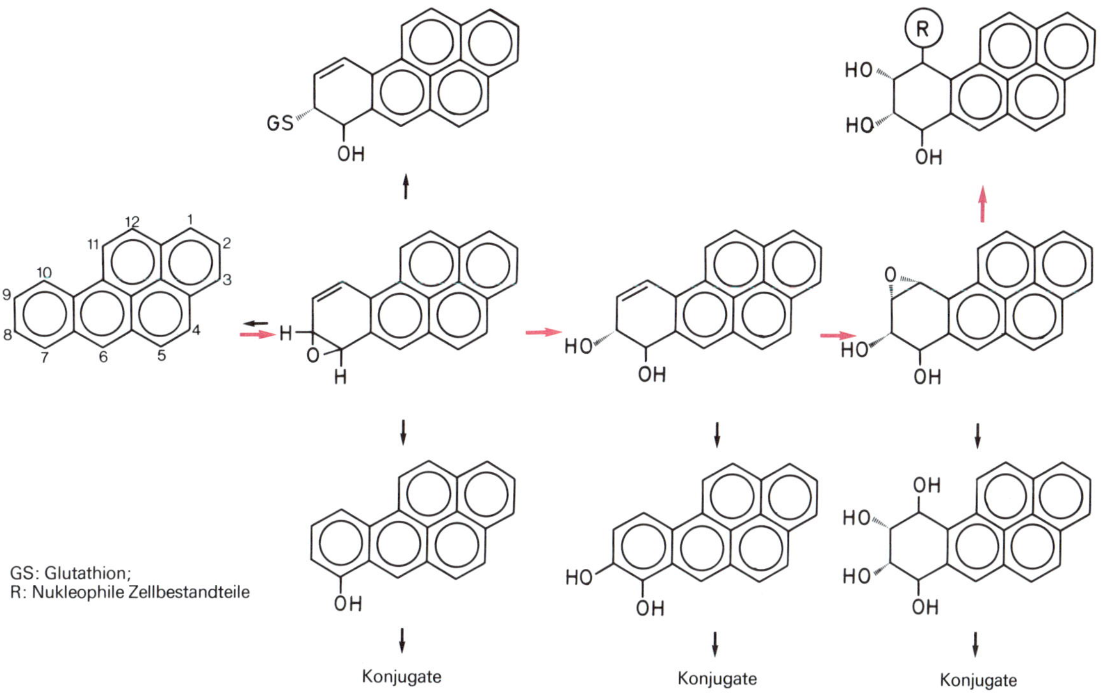

Abb. 10: Metabolische Aktivierung von Benzo(a)pyren. Es sind nur die aktivierenden Stoffwechselreaktionen angegeben, die zu dem reaktionsfähigen Diol-epoxid führen, das auch in vivo hauptsächlich mit Nukleinsäuren reagiert (rote Pfeile), sowie die inaktivierenden Reaktionen, die um die Zwischenstufen konkurrieren, die auf dem Aktivierungsweg vorkommen. Daneben gibt es im Stoffwechsel von Benzo(a)pyren weitere reaktionsfähige Metaboliten.

GS: Glutathion;
R: Nukleophile Zellbestandteile

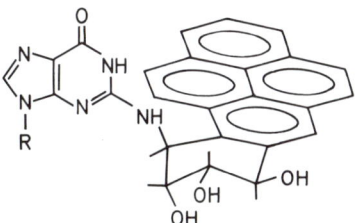

Abb. 11: Hauptprodukt der Umsetzung von (+)-anti-7,8-Dihydroxy-9,10-epoxy-7,8,9,10-tetrahydro-3,4-benzpyren (Diolepoxid) mit Nukleinsäuren. Das Epoxid reagiert mit der exocyclischen Aminogruppe (N^2) von Guanin.

Diol-Epoxid, wenn die beiden zuerst eingeführten Hydroxylgruppen äquatorial angeordnet sind. Die wirksamen Diol-Epoxide besitzen mittlere Reaktionsfähigkeit und sind relativ stabil gegenüber der Inaktivierung durch Epoxidhydrolase. Die Verfügbarkeit des ultimalen Kanzerogens in verschiedenen Geweben und in verschiedenen Spezies hängt maßgeblich von der relativen Aktivität der zahlreichen am Stoffwechsel beteiligten aktivierenden und inaktivierenden Enzyme ab. Im Stoffwechsel aromatischer Kohlenwasserstoffe entstehen neben den reaktionsfähigen Epoxiden auch Radikale und, meist über Semichinone, reaktionsfähiger Sauerstoff. Häufig sind diese Stoffe Enzyminduktoren (s. Methylcholanthren S. 50).

Olefine

Reaktionsfähige Epoxide entstehen auch bei der Oxidation olefinischer Doppelbindungen, wie sie in vielen Lösungsmitteln (chlorierte Kohlenwasserstoffe, s. S. 806) und Vorstufen der Kunststoffherstellung vorkommen, z. B. Styrol und Vinylchlorid. Letzteres liefert u. a. mit Adenin ein cyclisches Addukt (Abb. 12).

Aromatische Amine

Die wichtigsten kanzerogenen aromatischen Amine (Abb. 13) sind Syntheseprodukte und kommen in der Natur nicht vor. Sie sind in der Regel nicht lokal wirksam, sondern erzeugen Tumoren in ganz bestimmten, für die Substanz charakteristischen Geweben (Organotropie). Verantwortlich für die bei den Anilin-Arbeitern aufgetretenen Blasentumoren (s. S. 722) waren als Verunreinigung entstandenes 4-Aminobiphenyl und 2-Naphthylamin. Im Tierversuch werden die Tumoren durch Beimengen der Testsubstanz zum Futter (50–500 mg/kg oder mehr) über längere Zeit oder durch wiederholte Injektion erzeugt. Dabei sind Gesamtdosen von 0,1–1 g/kg Körpergewicht oder mehr erforderlich. Es werden erhebliche Speziesunterschiede beobachtet. Die Organotropie kann artspezifisch sein.

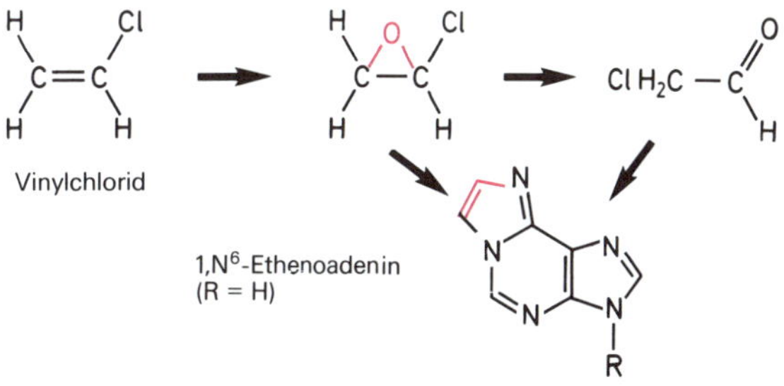

Vinylchlorid

1,N^6-Ethenoadenin
(R = H)

Abb. 12: Metabolische Aktivierung von Vinylchlorid.

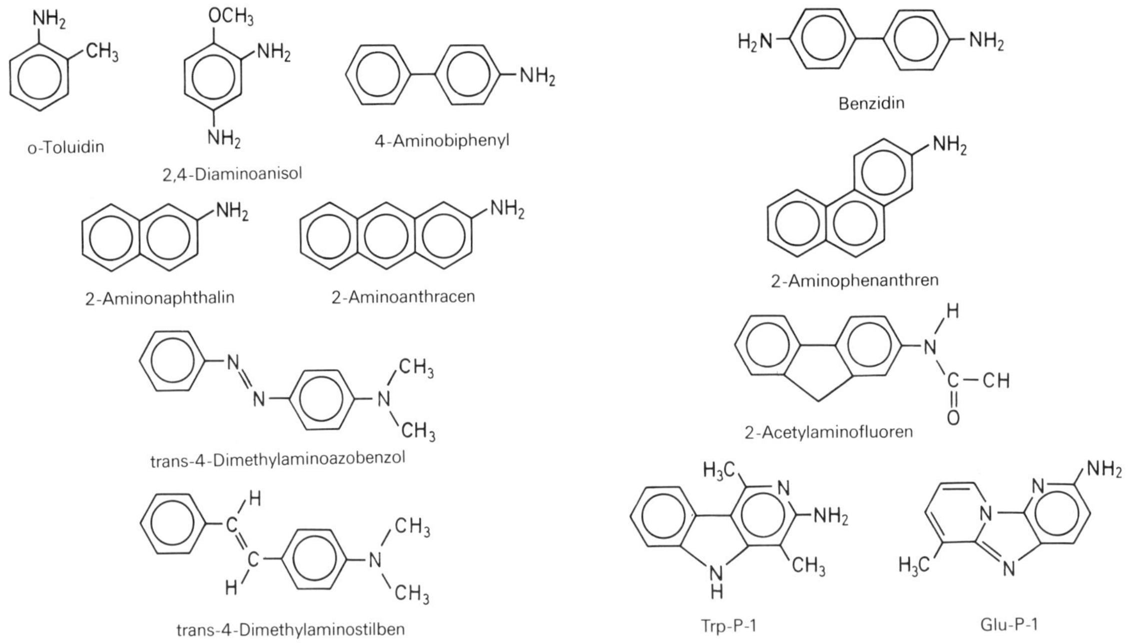

Abb. 13: Kanzerogene aromatische Amine. Neben den Alkyl- und Acyl-Derivaten sind auch solche stickstoffsubstituierten Aromaten wirksam, die im Stoffwechsel in die entsprechenden Amine umgewandelt werden. So können aromatische Nitroverbindungen reduziert und Azoverbindungen zu Aminen gespalten werden.

Bei der Pyrolyse von Aminosäuren entstehen heterocyclische kanzerogene Amine. Sie wurden identifiziert, nachdem die Oberfläche von stark gebratenem Fleisch und Fisch als stark mutagen gefunden worden war. Beispiele sind das aus Tryptophan und Glutaminsäure entstehende Trp-P-1 und Glu-P-1 (Abb. 13). Es gibt Hinweise darauf, daß sie zur Entstehung von Kolontumoren beim Menschen beitragen.

Das Studium des Stoffwechsels von 2-Acetylaminofluoren lieferte die wesentlichen Grundlagen für das Konzept der metabolischen Aktivierung. Der erste Aktivierungsschritt besteht hier in der N-Oxidation (Abb. 14). Für die Reaktion mit zellulären Bestandteilen in vivo ist jedoch noch eine weitere Aktivierung erforderlich. Ultimale Kanzerogene entstehen dabei

auf mehreren enzymkatalysierten Wegen (Abb. 14). Arylhydroxylamine können auch direkt durch N-Oxidation von Arylaminen gebildet und durch Konjugation z. B. mit Sulfat aktiviert werden. Für das Ausmaß der Aktivierung und das Verhältnis von acetylierten zu nichtacetylierten Reaktionsprodukten sind die Aktivitäten der genetisch polymorphen Acetyltransferase (s. S. 46) und der Deacetylasen von Bedeutung. Im Falle des 2-Acetylaminofluorens werden in der DNA vor allem drei Reaktionsprodukte mit Guanin gefunden (Abb. 15), unter denen das nichtacetylierte besonders beständig ist. Seine Bildung konnte mit der mutagenen Wirkung in in-vitro-Systemen und mit der Tumorentstehung bei Mäusen korreliert werden.

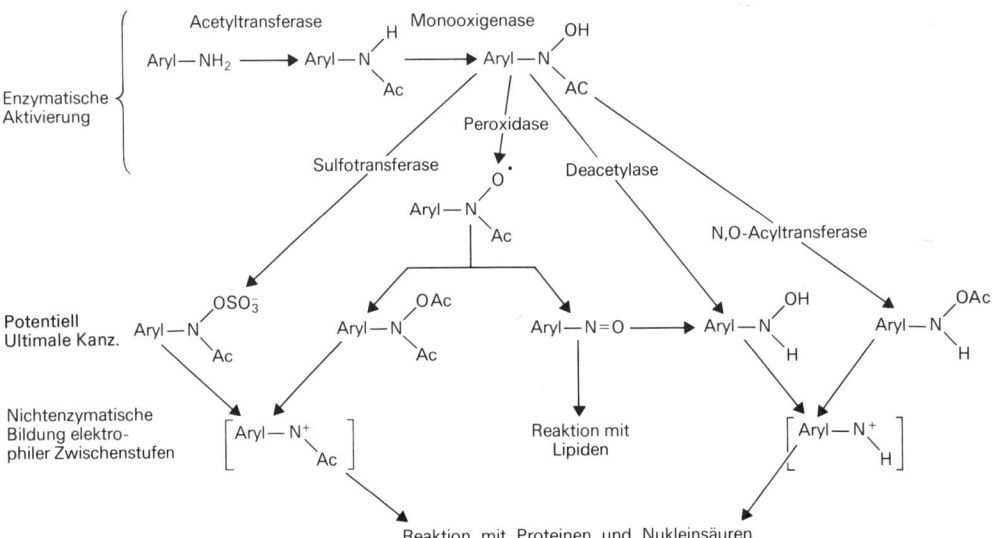

Abb. 14: Metabolische Aktivierung von aromatischen Aminen. Aufgeführt ist nur ein Teil der enzymkatalysierten Reaktionen, die in vivo ablaufen.

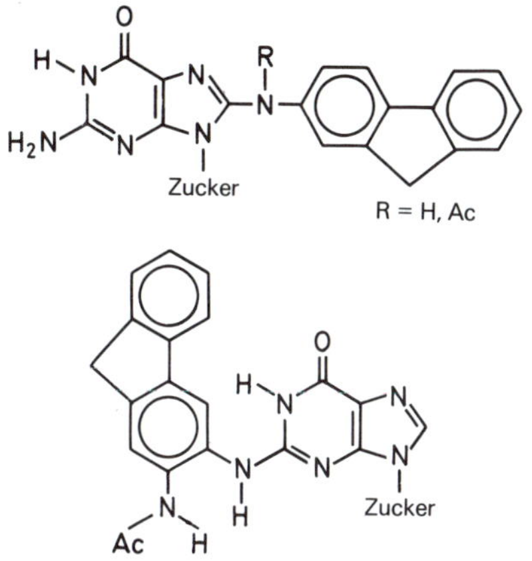

Abb. 15: Reaktionsprodukte, die bei der Umsetzung reaktionsfähiger Metaboliten von 2-Acetylaminofluoren mit Nukleinsäuren entstehen.

N-Nitroso-Verbindungen

Von den Dialkylsubstituierten **Nitrosaminen** sind die Alkyl-acyl-substituierten **Nitrosamide** zu unterscheiden (Abb. 16). Die Organotropie ist bei diesen ebenfalls systemisch wirksamen Stoffen stark ausgeprägt. Sie kann von der Art der Applikation und von der Dosis abhängen. So erzeugen die symmetrischen Dialkylnitrosamine im Experiment bei chronischer Applikation kleiner Dosen Lebertumoren, mit einmaliger hoher Dosis dagegen Nierentumoren.

Geringe Mengen von Nitrosaminen kommen weitverbreitet in Lebensmitteln, darunter vor allem in gepökeltem Fleisch und in alkoholischen Getränken vor. Vorwiegend werden Dimethylnitrosamin, N-Nitrosopyrrolidin und N-Nitrosopiperidin gefunden. Für Erwachsene in der Bundesrepublik wurde eine tägliche Aufnahme von $1-2$ µg Dimethylnitrosamin geschätzt. Bei der Maus sind 10 µg/kg KG/Tag kanzerogen. Auch im Tabakrauch kommen Nitrosamine vor. Ihr Gehalt im Nebenstromrauch ist höher als im Hauptstromrauch (s. S. 809). Nitrosamine können aber auch endogen im Magen aus sekundären und tertiären Aminen unter der Einwirkung von Nitrit und Säure gebildet werden. Nitrit ist in der Natur weit verbreitet und wird zum Konservieren von Fleisch und Fisch verwendet. Es ist normaler Bestandteil des Speichels und entsteht dort durch bakterielle Nitratreduktion. Nitrat stammt hauptsächlich aus der Düngung, kann im Darm aber auch durch nitrifizierende Bakterien de novo entstehen. Sekundäre Amine entstehen beim Kochen und Braten aus Proteinen, bei der alkoholischen Gärung und sind in verschiedenen Geschmacksstoffen enthalten. Auch in Arzneimitteln kommen nitrosierbare Gruppen vor, so z. B. bei Tetracyclinen. Aminophenazon (s. S. 220) wurde aus diesem Grunde aus dem Handel gezogen. Welche Rolle die Aufnahme von Nitrosaminen oder ihre endogene Entstehung für die Ätiologie menschlicher Tumoren spielt, kann bisher nicht abgeschätzt werden. Sie werden jedoch als Risikofaktoren gewertet.

Nitrosamide hydrolysieren spontan, Nitrosamine erst nach enzymatischer Oxidation an einem der Aminogruppe benachbarten C-Atom (Abb. 17). In beiden Fällen entstehen da-

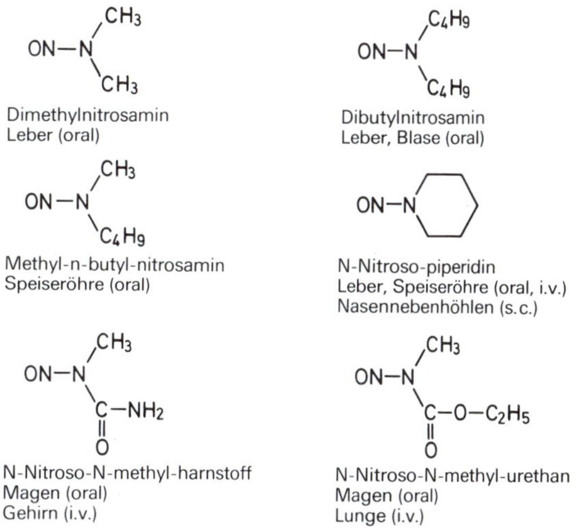

Abb. 16: Kanzerogene N-Nitroso-Verbindungen. Angegeben ist die Tumorlokalisation bei der Ratte nach der entsprechenden Applikation.

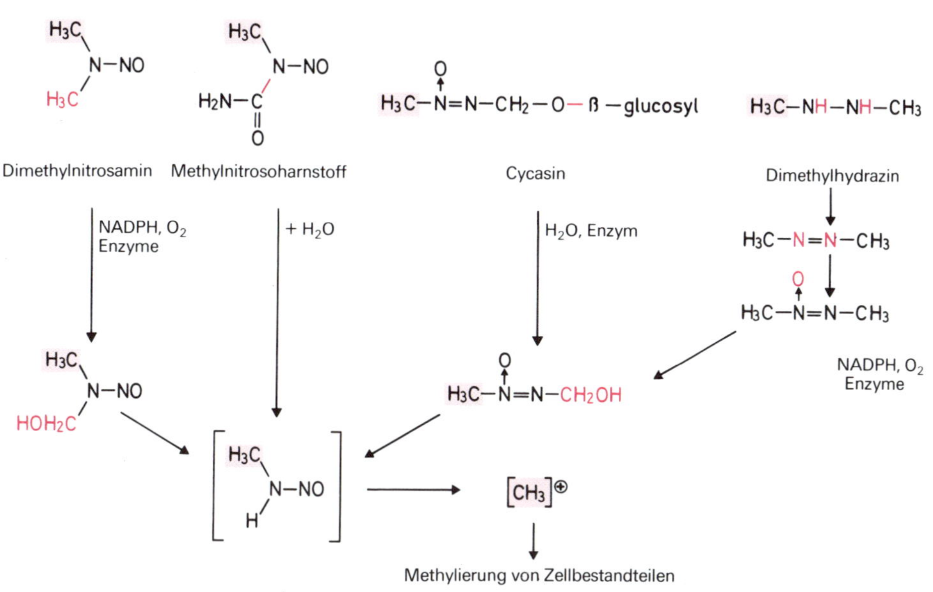

Abb. 17: Überführung verschiedener alkylierend wirkender Kanzerogene in das alkylierende Agens.

durch instabile Zwischenstufen, die elektrophile, alkylierende Teilchen liefern und mit verfügbaren nukleophilen Zentren von Zellbestandteilen reagieren (s. u.). Die gleichen Zwischenstufen entstehen im Organismus auch aus verschiedenen Hydrazin- und Azoxy-Derivaten (Abb. 17). Diese Stoffe werden auch als indirekte Alkylantien bezeichnet.

Alkylierende Verbindungen

Stoffe dieser Gruppe sind dadurch gekennzeichnet, daß sie alkylierende Eigenschaften von vornherein besitzen: Es sind direkte Alkylantien (Abb. 18). Es handelt sich meist um Synthesezwischenprodukte, aber auch Desinfizienzien, Insektizide und Zytostatika gehören dazu.

Alkylantien sind in erster Linie lokal wirksam. Sie besitzen alle ein gewisses mutagenes und kanzerogenes Potential. Die meisten sind Reizstoffe, erzeugen in höheren Dosen auf der Haut Nekrosen, Blasen oder Geschwüre, und schädigen bei Inhalation die Lunge (Lungenödem). Sie alkylieren die SH-Gruppen von Cystein in Glutathion und Proteinen, aber auch Methionin und Histidin oder die Aminogruppen endständiger Aminosäuren. Das Reaktionsmuster bei der Alkylierung von Nukleinsäuren hängt von den Eigenschaften des Alkylans ab. Wenn die ultimale Form überwiegend nach SN2 reagiert (weiches Agens), steht die Reaktion mit den stärker nukleophilen Stickstoffatomen (weiche Base) im Vordergrund, bei überwiegender SN1-Reaktion (hartes Agens) diejenige mit den schwächer nukleophilen Sauerstoffatomen (harte Base). So ist das Verhältnis der Methylierung von O^6 und N-7 im Guanin bei Dimethylsulfat 0,004 bei Methylnitrosoharnstoff 0,11.

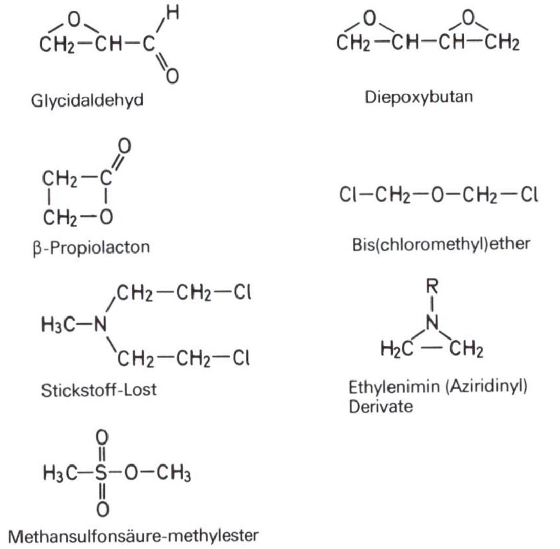

Glycidaldehyd

Diepoxybutan

β-Propiolacton

Bis(chloromethyl)ether

Stickstoff-Lost

Ethylenimin (Aziridinyl) Derivate

Methansulfonsäure-methylester

Abb. 18: Kanzerogene alkylierende Verbindungen.

Naturstoffe

Zu den natürlich vorkommenden Kanzerogenen (Abb. 19) gehören zahlreiche Stoffwechselprodukte von Mikroorganismen und Pflanzeninhaltsstoffe. So erzeugen einige der auf verdorbenen Lebensmitteln wachsenden Schimmelpilze hochwirksame Mykotoxine. Dazu gehören die **Aflatoxine** aus Aspergillus flavus und Luteoskyrin aus Penicillium islandicum. Bei feuchtwarmer Lagerung von Lebensmitteln, wie sie vor allem in subtropischen und tropischen Gegenden vor-

Aflatoxin B$_1$

Aristolochiasäure

Cycasin

Pyrrolizidinkern

Safrol

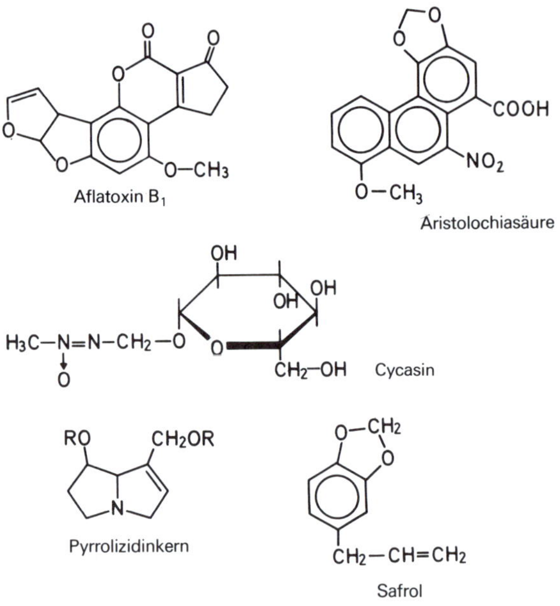

Abb. 19: Kanzerogene Naturstoffe.

kommt, ist die Entstehung von Aflatoxinen begünstigt. In verschiedenen Regionen wurden Aufnahmen von $4-222$ μg/kg Körpergewicht/Tag geschätzt, und diese Werte korrelieren gut mit der Inzidenz von Lebertumoren, die in den entsprechenden Gebieten zwischen $1-13/100\,000$/Jahr liegt. In der Bundesrepublik ist für Lebensmittel die höchstzulässige Menge von Aflatoxin-B$_1$ auf 5 μg/kg festgesetzt worden.

Aflatoxin-B$_1$ wird im Stoffwechsel über die Bildung eines Epoxids aktiviert, das ganz überwiegend mit N-7 von Guanin reagiert (Abb. 20). Entweder stabilisiert sich das Basenaddukt durch Öffnung des Imidazolrings und bleibt in dieser Form lange in der DNA enthalten, oder es wird nach Lösen der Glykosidbindung abgespalten. Dieser Teil kann neben dem aus der entsprechenden Reaktion mit RNA stammenden Anteil im Harn nachgewiesen und zur Quantifizierung der Exposition beim Menschen verwendet werden.

Die in Asien weitverbreiteten und als Nahrung dienenden Cycaden-Nüsse enthalten **Cycasin** (Abb. 19). Die auf der Insel Guam häufigen Leberstörungen und primären Leberkarzinome werden damit in Zusammenhang gebracht. Bei Ratten erzeugt Cycasin Tumoren in Niere, Darm und Leber (s. a. Abb. 17).

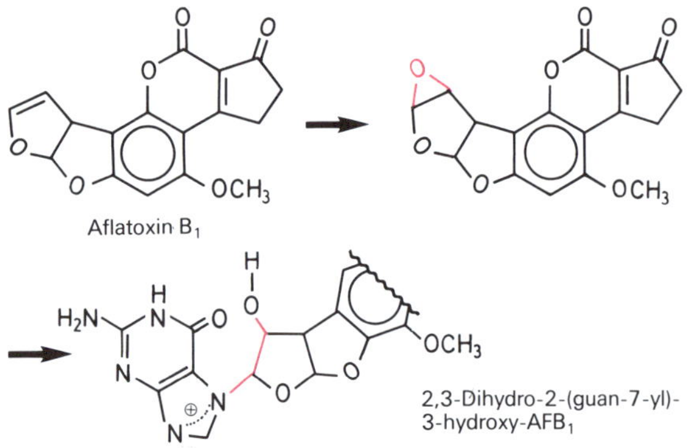

Aflatoxin B$_1$

2,3-Dihydro-2-(guan-7-yl)-3-hydroxy-AFB$_1$

Abb. 20: Metabolische Aktivierung und Adduktbildung von Aflatoxin-B$_1$.

Pflanzen der Gattungen Senecio, Crotalaria, Heliotropium und Echium enthalten Alkaloide mit dem Pyrrolizidinkern (Abb. 19). Akut und chronisch toxische Erscheinungen bei Weidevieh werden darauf zurückgeführt. Einige Pyrrolizidinalkaloide erzeugen bei Ratten Lebertumoren, ebenso **Safrol,** der Hauptbestandteil des lange Zeit zum Färben von Getränken verwendeten Sassafasöls. Zahlreiche strukturverwandte, kanzerogene Alkenylphenyl-Derivate (z. B. Estragol) sind in Gewürzpflanzen enthalten. Neuerdings hat sich die seit langem aus Aristolochia-Arten (z. B. Osterluzei) gewonnene und in der Homöopathie verwendete **Aristolochiasäure** (Abb. 19) als stark kanzerogenes Prinzip erwiesen. In allen Fällen ist die metabolische Aktivierung zu direkt gentoxischen Elektrophilen nachgewiesen worden.

Tab. 4: Anorganische Kanzerogene. Aufgeführt sind die Metalle. Biologisch wirksam sind daraus entstehende Ionen. In vielen Fällen entstehen Tumoren nur nach Applikation ganz bestimmter Verbindungen dieser Metalle, z. B. Chromat.

Element	Tumorlokalisation	Spezies
Arsen	Haut, Lunge	Mensch
Beryllium	Knochen, Lunge	Kaninchen, Ratte
Chrom	Lunge	Mensch
Cadmium	Sarkome (lokal), Testes	Ratte, Maus
Nickel	Lunge	Mensch

Anorganische Substanzen

Abgesehen von der krebserzeugenden Wirkung radioaktiver Strahlung von Uran, Polonium, Radium u. a., können zahlreiche **Metalle** oder bestimmte Salze davon Tumoren erzeugen (Tab. 4). Eine Erhöhung des Tumorrisikos beim Menschen ist in einigen Fällen von gewerblichem Umgang erwiesen. Viele Metallionen erzeugen in entsprechenden Testsystemen Punktmutationen und Chromosomenveränderungen. Angriffspunkte sind auch hier die nukleophilen Zentren der DNA. Intra- und intermolekulare Strangverknüpfungen sind insbesondere für das als Zytostatikum verwendete Cisplatin nachgewiesen worden (s. S. 737). Außerdem wird eine Schädigung der an der Zellreplikation beteiligten Enzyme diskutiert. Im Hinblick auf die Risikobeurteilung ist besonders interessant, daß es sich bei vielen dieser Metalle um essentielle Bestandteile von Enzymen, Vitaminen und Kofaktoren handelt (z. B. Fe, Co, Cu, Zn, Mn, Mo, Se).

Festkörper

Durch subkutane Implantation von Kunststoffplättchen lassen sich bei der Ratte Sarkome erzeugen. In Pulverform sind diese Stoffe unwirksam. Daraus wird geschlossen, daß es sich um einen stoffunspezifischen, von der Größe und Form abhängigen Festkörpereffekt handelt. Dies nimmt man auch für die kanzerogene Wirkung von faserhaltigem **Asbeststaub** an, der beim Menschen Lungenkarzinome und Mesotheliome erzeugt. Die Inzidenz von Bronchialkarzinomen steigt dann besonders stark an, wenn Asbestexposition und Zigarettenrauchen zusammentreffen. Unter den verschiedenen Asbestarten sind diejenigen besonders wirksam (z. B. Krokydolith), die inhalierbare Fasern mit einem Verhältnis von Länge zu Durchmesser von mindestens 3:1 liefern (Länge > 5 μm, Durchmesser < 3 μm). Es gibt Hinweise darauf, daß auch andere Fasern mit diesen Abmessungen, z. B. künstliche Mineralfasern, ein krebserzeugendes Potential besitzen.

Krebsrisikofaktoren mit promovierenden Eigenschaften

Aus dem Samenöl des Wolfsmilchgewächses Croton tiglium L. (Crotonöl) wurde **12-Tetradecanoyl-porbol-13-acetat** (TPA, Abb. 21) isoliert. Es hat stark tumorpromovierende Eigenschaften und wird als Standardsubstanz für das Studium der Tumorentstehung in der Mäusehaut und in verschiedenen Zellsystemen verwendet. In der Familie der Euphorbiaceen sind Diterpene mit verwandten Grundstrukturen weit ver-

breitet (vgl. S. 826). Andere Stoffe mit promovierenden Eigenschaften sind strukturell nicht verwandt (Abb. 21).

Beim Erhitzen zahlreicher organischer Halogenverbindungen, vor allem von o-Halogenphenolen und o-Dihalogenbenzol-Derivaten entstehen mehrere polychlorierte Dibenzodioxine und Dibenzofurane. Unter ihnen zeichnet sich 2,3,7,8-Tetrachlordibenzo-1,4-dioxin (Abb. 21), häufig als **Dioxin** bezeichnet, durch besonders hohe biologische Wirksamkeit aus. Die niedrigsten akut toxischen Dosen im Tierversuch liegen bei wenigen μg/kg, im chronischen Versuch bei 1 ng/kg; 10–100 ng/kg (im Futter verabfolgt) erzeugen bei Ratten Tumoren. Zahlreiche Befunde deuten darauf hin, daß dies überwiegend auf promovierende Eigenschaften zurückzuführen ist. Welche Rolle Stoffe mit überwiegend promovierenden Eigenschaften für die Ätiologie menschlicher Tumoren spielen, kann bisher nicht abgeschätzt werden.

Die Feststellung promovierender Eigenschaften ist bisher an die Testung in bestimmten Initiations-Promotions-Modellen gebunden (Mäusehaut, Rattenleber, Zelltransformations-

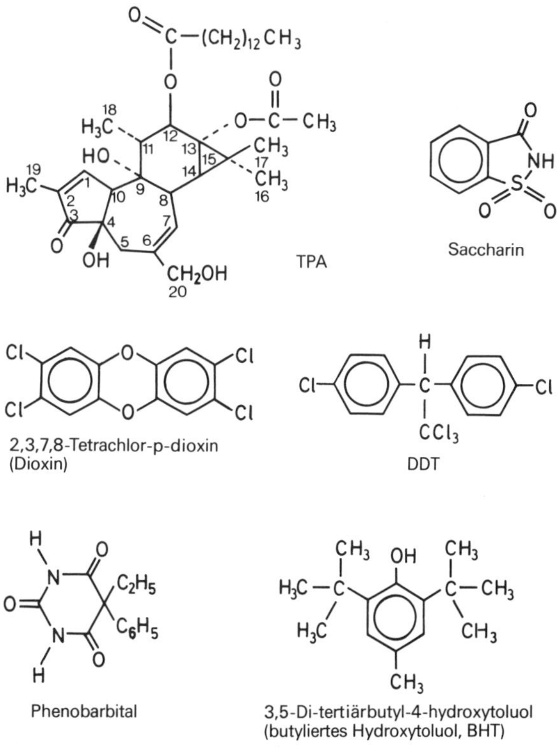

TPA

Saccharin

2,3,7,8-Tetrachlor-p-dioxin (Dioxin)

DDT

Phenobarbital

3,5-Di-tertiärbutyl-4-hydroxytoluol (butyliertes Hydroxytoluol, BHT)

Abb. 21: Stoffe mit promovierenden Eigenschaften.

tests). In diesen Modellen lösen Promotoren die präferentielle Vermehrung initiierter Zellen aus. Zu den zahlreichen biochemischen Effekten, die diese Stoffe auslösen, gehören: Erhöhung der Arachidonsäure- und Prostaglandin-Freisetzung, Erhöhung der Aktivität verschiedener Enzyme wie Proteinkinasen, Proteasen, NADPH-Oxidase, Ornithindecarboxylase und fremdstoffmetabolisierender Enzyme, Verminderung der Aktivität von Superoxiddismutase und Katalase, Verstärkung der DNA-, RNA- und Proteinsynthese, sowie der Histonphosphorylierung. Obwohl nicht klar ist, welche dieser Effekte mit dem Vorgang der Promotion ursächlich verknüpft sind, lassen sich viele im Sinne einer Modulation der Signalübermittlung bei der genetisch kontrollierten Wachstumsregulation (s. S. 723) und der Auslösung adaptativer Prozesse, oder der indirekten Erzeugung von DNA-Schäden (s. S. 726) interpretieren. Da die Stoffe nicht in nennenswertem Umfang metabolisch aktiviert werden, nicht mit DNA reagieren und dementsprechend auch nicht mutagen sind, ist eine direkte

Wirkung auf die DNA unwahrscheinlich. Stoffe mit solchen Eigenschaften werden auch als **bedingt krebsauslösende Faktoren** bezeichnet (Tab. 3).

Bei der Beurteilung von Versuchsergebnissen sind in einigen Fällen paradoxe Erscheinungen zu berücksichtigen. So kann Phenobarbital die Wirkung eines initiierenden Kanzerogens vermindern, wenn es vorher oder gleichzeitig, und verstärken, wenn es nach demselben verabreicht wird. Die Hemmwirkung ist in der Regel auf eine durch Enzyminduktion bedingte verringerte Verfügbarkeit der ultimalen Form des Initiators zurückzuführen. Die Modifizierung der Initiation im Sinne einer Verstärkung oder Abschwächung durch vorher oder gleichzeitig gegebene, nichtinitiierende Faktoren wird auch als **Kokanzerogenese** bezeichnet. Das Antioxidans butyliertes Hydroxytoluol kann sowohl antikanzerogen als auch promovierend wirken. Neben den enzyminduzierenden können in diesem Fall die Radikalfänger-Eigenschaften zur Hemmung beitragen.

Chemotherapie von Tumoren

Stellung der Chemotherapie

Tumoren konnten lange Zeit nur lokal durch chirurgischen Eingriff oder durch Bestrahlung behandelt werden. Nichtlokalisierte Tumoren, wie Leukämien, oder viele durch Absiedelung von Zellen aus dem Primärtumor entstehende Metastasen waren auf diesem Wege überhaupt nicht erreichbar. Die Entwicklung systemisch wirksamer Arzneimittel stellt deshalb eine wesentliche Erweiterung der Möglichkeiten in der Tumortherapie dar. Tatsächlich hat die Chemotherapie von Tumoren ganz wesentlich zu der inzwischen erreichten Verbesserung der Behandlungsergebnisse beigetragen. Heute wird angestrebt, über disziplinäre Grenzen hinweg einen optimalen Verbund aller verfügbaren Methoden zu erreichen.

Die großen Erwartungen in die Tumortherapie sind dennoch nicht erfüllt worden. Zwar gibt es eine Reihe von Tumoren, bei denen durch geeignete Chemotherapie in einem großen Anteil der Fälle vollständige Heilung, d. h. normale Lebenserwartung erreicht werden kann. Diese Tumoren machen aber nur einen kleinen Anteil aus. Dazu gehören: Chorionkarzinom bei der Frau, akute Leukämien, Wilms-Tumor, Ewing Sarkom, Rhabdomyosarkom, Retinoblastom bei Kindern, M. Hodgkin, diffuses histiozytäres Lymphom, Burkitt-Lymphom, Mycosis fungoides, testikuläres Karzinom. Bei einem weiteren Teil kann eine deutliche Verlängerung der Lebenserwartung erreicht werden, so bei Karzinomen von Ovar, Endometrium, Brust, Prostata. Bei zahlreichen anderen, darunter den am häufigsten vorkommenden Tumoren, wie dem metastasierenden Bronchial- oder Mammakarzinom, ist eine Lebensverlängerung bisher nicht möglich. Die Therapie zielt in diesen Fällen auf eine Verbesserung der Lebensqualität **(palliative Tumortherapie)**.

Bedeutung hat die postoperative Behandlung zur Bekämpfung von Tumorresten und Metastasen erlangt **(adjuvante Therapie)**.

Fortschritte auf diesem Gebiet sind möglich gewesen und werden weiter erzielt durch Erkenntnisse über die Proliferationskinetik von Tumoren und den Wirkungsmechanismus der meist empirisch gefundenen zytotoxischen Stoffe. Durch die Kombination von Wirkstoffen mit unterschiedlichen Angriffspunkten lassen sich die häufig die Therapie limitierenden Nebenwirkungen begrenzen und die Therapieergebnisse verbessern. Deshalb wird heute vorwiegend **Polychemotherapie** und kaum noch Monotherapie betrieben. Die Zahl der

Therapieschemata ist inzwischen groß und ihre Anwendung an lokale Erfahrungen gebunden. In vielen Fällen muß sich ihr längerfristiger Erfolg erst erweisen. Es sollen im folgenden deshalb nur die wichtigsten Einzelvertreter besprochen werden. Ihre Einteilung in verschiedene Gruppen erfolgt unter dem Gesichtspunkt der Wirkungsmechanismen und soll die Beurteilung und Entwicklung sinnvoller Kombinationen erleichtern.

Proliferationskinetische Voraussetzungen

Tumorzellen unterscheiden sich von normalen Körperzellen hauptsächlich dadurch, daß sie sich der normalen Wachstumsregulation entzogen haben (s. S. 723). Biochemische Unterschiede, die es gestatten würden, im Sinne der Chemotherapie bei Mikroorganismen in spezifische Stoffwechselvorgänge einzugreifen, sind bisher nicht gefunden worden.

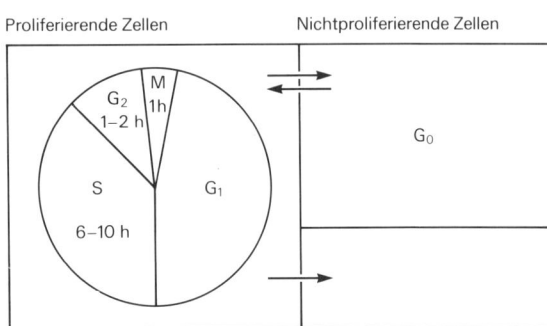

Abb. 22: Modell der Verteilung von Zellen eines Gewebes auf verschiedene Kompartimente und auf den Zellzyklus bei einer Generationszeit von 24 h.

Nur ein Teil der Zellen eines Gewebes teilt sich (Abb. 22). Dieser Teil wird als **Wachstumsfraktion** bezeichnet. Die anderen Zellen gehören zu dem nichtproliferierenden Kompartiment. Sie sind überwiegend in der G_0-Phase, aus der sie nur unter besonderen Umständen wieder in das proliferierende Kompartiment zurückkehren **(Recruitment)**. Die Wachstumsgeschwindigkeit eines Gewebes hängt vor allem von der

Größe der Wachstumsfraktion und weniger von der Generationszeit ab. Diese beschreibt die Dauer eines Zellzyklus zwischen zwei Mitosen. Sie schwankt zwischen 20 und 100 Stunden und kann in den Tumoren kürzer oder länger sein als in normalem Gewebe. Unter den verschiedenen Phasen des Zellzyklus unterscheidet sich bei den Tumoren vor allem die Länge der G_1-Phase (1. Wachstumsphase); die Dauer der S-Phase (DNA-Synthese-Phase), G_2- (2. Wachstumsphase) und M-Phase (Mitose-Phase) ist vergleichsweise konstant. Da Zellen in der G_0- und in der G_1-Phase besonders unempfindlich gegenüber der Einwirkung vieler Zytostatika sind, kommt es für den Erfolg der Therapie darauf an, wie groß der Anteil der Zellen in den übrigen Phasen ist. Je schneller ein Tumor wächst, desto mehr Zellen befinden sich in der empfindlichen S-Phase. In langsam wachsenden Tumoren ist der überwiegende Teil in der unempfindlichen G_0- und G_1-Phase. Durch Erhöhung der Dosis kann die auf die empfindlichen Zellen begrenzte Wirkung nicht überwunden werden. Eine weitere Einschränkung ergibt sich dadurch, daß sich die Zellen in einem Tumor nicht synchron teilen. Wenn es gelingt, durch die Behandlung einen Synchronisationseffekt zu erzielen, kann bei Kenntnis der Generationszeit der Zeitpunkt der Behandlung optimiert werden.

In kleinen Tumoren ist die Wachstumsfraktion besonders groß. Dadurch wird die postoperative Chemotherapie zur Eliminierung weniger verbliebener oder abgesiedelter Zellen begünstigt. Bei der Auswahl verschiedener Zytostatika in der Polychemotherapie kommt es neben der Berücksichtigung der Nebenwirkungen auch darauf an, Stoffe zu kombinieren, die bevorzugt in unterschiedlichen Phasen des Zellzyklus angreifen, um dadurch einen größeren Anteil der Zellen zu erreichen.

Zu den **phasen-spezifisch** wirksamen Stoffen gehören die Mitosehemmstoffe und Antimetaboliten. Letztere hemmen vor allem die Bereitstellung von Vorstufen für die DNA-Synthese. Demgegenüber schädigen Alkylantien und Antibiotika die Zellen in allen Phasen des Zyklus. Sie wirken phasen-unspezifisch, ihre Wirkung kann aber dennoch von der Proliferation abhängen, sie wirken dann **zyklus-spezifisch.** Letztlich ist die Wirkung jedoch unspezifisch und trifft auch die proliferieren-

den Zellen des gesunden Gewebes. Daraus resultieren die meisten Nebenwirkungen.

Ziel der Tumortherapie muß die vollständige Eliminierung aller Tumorzellen sein, da jede maligne Zelle wieder zu einem Tumor auswachsen kann (Abb. 23). In einem Behandlungsschritt kann aber immer nur ein bestimmter Anteil der Zellen getroffen werden, d. h. die Eliminaton folgt einer Kinetik erster Ordnung. Ein klinisch manifester Tumor von 100 g enthält etwa 10^{11} Zellen. Wenn davon in mehreren Schritten 99 % eliminiert worden sind, bleiben immer noch 10^9 Zellen (1 g) übrig. Das entspricht zwar einer kompletten **Remission,** bei der klinische Symptome wahrscheinlich nicht mehr feststellbar sind, aber nicht einer Heilung. Die Erfolgsaussichten sind dementsprechend um so größer, je kleiner die Zellzahl und je größer die Wachstumsfraktion zu Beginn der Behandlung ist.

Nebenwirkungen

Mit Ausnahme der Hormone, bei denen hormonbedingte Nebenwirkungen beachtet werden müssen, hemmen alle angewendeten Stoffe nicht nur die Zellvermehrung (Zytostatika), sondern sie bewirken letztlich Zytolyse und sind deshalb als zytotoxisch anzusehen. Da sie in allgemein biochemische Pro-

---

Tab. 5: Nebenwirkungen bei der Anwendung zytotoxischer Substanzen.

1) Frühreaktionen

Erbrechen, Übelkeit, Frösteln, Schwitzen, Fieber, allergische Erscheinungen.

2) Spätreaktionen

a) Beeinflussung der Erythro-, Leuko- und Thrombopoese. Die Halbwertzeit der Erythrozyten wird verkürzt, Volumenschwankungen und Erythroblastenkernveränderungen treten auf. Klinisch wird ein Absinken der Erythrozytenwerte gefunden.
Je nach Wirkungsmechanismus – Beeinträchtigung der Metaphase oder Interphase – kommt es unterschiedlich schnell zu einer Granulozytopenie.

b) Haarausfall (häufig reversibel), Melaninablagerungen in der Haut.

c) Beeinträchtigung der Schleimhäute
Aregeneratorische Enteropathie, Atrophie in Mundhöhle, Darm und Analgebiet. Appetitlosigkeit, Bauchschmerzen, Resorptionsstörungen, Durchfälle.

d) Verhinderung von Ovulation und Spermatogenese, teilweise irreversibel.

e) Hepatotoxische Wirkungen: Leberfibrosen und Zirrhosen.

f) Mutagene und teratogene Wirkung
Konzeption während der Behandlung soll unbedingt vermieden werden.

g) Kanzerogene Wirkung

3) Indirekte Wirkungen

a) Immunsuppressive Wirkung
Aufgrund der Granulozytenabnahme treten bakterielle, virale und Pilzinfektionen gehäuft auf.

b) Erhöhung des Harnsäurespiegels
Hyperurikämie bis zur akuten Harnsäurenephropathie und Nierenversagen.

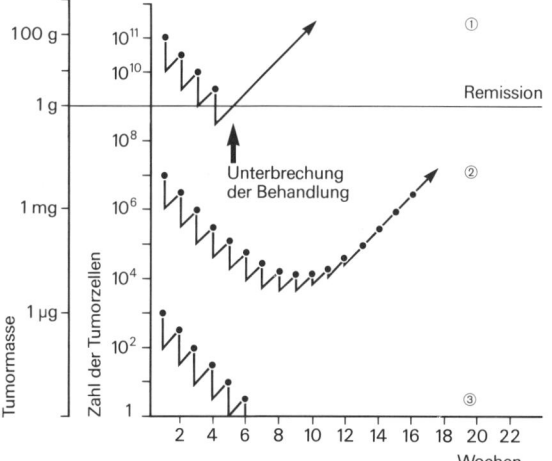

Abb. 23: Schematische Darstellung möglicher Verläufe bei der Tumortherapie. ① Die Behandlung muß wegen auftretender Nebenwirkungen nach vier erfolgreichen Applikationen unterbrochen werden. Die verbleibenden Zellen wachsen weiter. ② Die Wirksamkeit der Behandlung wird durch Resistenzentwicklung vermindert. ③ Erfolgreiche Behandlung in wenigen gleichbleibend wirksamen Schritten. • = Behandlung.

zesse eingreifen, schädigen sie Krebs- und normale Zellen. Die tatsächlich in einigen Fällen beobachtete größere Empfindlichkeit von Tumorzellen kann mit höheren Wirkstoffkonzentrationen erklärt werden, die durch unterschiedliche Aufnahme in die Zelle oder durch Veränderungen des Verhältnisses von metabolischer Aktivierung zu Inaktivierung bedingt sein können. Die Empfindlichkeit ist aber vor allem durch die Proliferationsrate bestimmt. Dementsprechend werden neben den schnellwachsenden Tumoren vor allem die normalen Wechselgewebe wie Knochenmark, Magen-Darm-Epithel, Haut und Haarfollikel angegriffen. Die Erfahrung zeigt jedoch, daß sich normales Gewebe schneller erholt als Tumorgewebe. Bei der **intermittierenden Chemotherapie** werden deshalb zwischen den Applikationszyklen Pausen eingelegt. Dadurch wird gleichzeitig ein gewisser Synchronisierungseffekt erzielt, dadurch daß Zellen aus der G_0-Phase rekrutiert werden. Bei der **Stoßtherapie** werden hohe Dosen in größeren Abständen eingesetzt. Die vorübergehend sehr starken Nebenwirkungen werden dabei zugunsten weniger belastender, therapiefreier Intervalle in Kauf genommen. Außerdem entwickeln sich dabei weniger resistente Zellen. Die niedrigdosierte Dauertherapie ist deshalb weitgehend der Erhaltungstherapie vorbehalten.

Nebenwirkungen können innerhalb von Stunden oder Tagen (Frühreaktionen s. Tab. 5), von Tagen oder Wochen, aber auch noch nach Monaten und Jahren auftreten (Spätreaktionen). Daneben ist mit indirekten Wirkungen und gelegentlich mit Überempfindlichkeitsreaktionen zu rechnen. Die in Tab. 5 aufgeführten Nebenwirkungen werden in unterschiedlichem Ausmaß bei jeder Tumortherapie beobachtet. Darüber hinaus gibt es für die einzelnen Präparate typische Nebenwirkungen, die in Tab. 7 angegeben sind.

Auch die individuelle Empfindlichkeit schwankt stark und erfordert die Anpassung der Dosierung an den einzelnen Patienten. Bei vielen ist die Pharmakokinetik durch Beeinträchtigung von Leber- oder Nierenfunktion, Änderung der Plasmaprotein-Zusammensetzung und anderen Unterernährungserscheinungen verändert. Interaktionen zwischen den eingesetzten Zytostatika, aber auch mit anderen gleichzeitig gegebenen Arzneimitteln, hauptsächlich in Form von Induktion und Hemmung des Fremdstoffwechsels, führen häufig zu überraschenden Ergebnissen bei Wirkung und Nebenwirkungen. Zur Optimierung der Dosierung werden deshalb in zunehmendem Maße die Blutspiegel der Zytostatika kontrolliert. Sie korrelieren vor allem mit den Nebenwirkungen, weniger mit der zytostatischen Wirkung. Diese hängt von der Größe des Tumors, seiner Zusammensetzung und Blutversorgung ab. Sie wird außerdem bei den meisten Zytostatika von der irreversiblen Bindung an Zellbestandteile bestimmt.

Die zytostatische Therapie wird ganz besonders durch die Hemmung der Funktion des Knochenmarks begrenzt. Das Ausmaß der **Myelosuppression** hängt vom Alter des Patienten, von der Knochenmarksreserve, die durch maligne Prozesse, vorangegangene Chemo- oder Radiotherapie beeinträchtigt sein kann, und vom Ernährungszustand ab. Sie äußert sich zunächst in einer Leukopenie, in einigen Tagen gefolgt von einer Thrombozytopenie. Anämien entwickeln sich im Verlauf von Wochen. Die Latenzzeit bis zur Ausprägung von myelosuppressiven Effekten unterscheidet sich bei den einzelnen Substanzen: Methotrexat 3–4 Tage, Cyclophosphamid 10–14 Tage. Azathioprin 3–6 Wochen. Komplikationen ergeben sich durch erhöhte Infektanfälligkeit und Blutungen. Sie müssen durch Dosisreduktion (Tab. 6) oder Verlängerung des therapiefreien Intervalls vermieden werden. Die Therapie kann in der Regel fortgesetzt werden, wenn die Leukozytenzahl wieder auf 3 000/mm³ und die Thrombozytenzahl auf 100 000/mm³ angestiegen sind. Das Infektionsrisiko ist besonders hoch, wenn die Granulozytenzahl unter 1 500/mm³ fällt.

Alkylierende Verbindungen

Die Vertreter dieser Gruppe wirken aufgrund ihrer Fähigkeit, mit vielen Zellbestandteilen und in jedem Stadium des Zellzyklus chemisch zu reagieren (s. S. 724). Es sind phasenunspezifische zytotoxische Substanzen. Bei den bifunktionellen Substanzen spielt die intra- und intermolekulare Verknüpfung von DNA-Strängen eine besondere Rolle.

Die außerordentlich hohe Toxizität des ursprünglich als Kampfgas entwickelten **Stickstoff-Lost** (Abb. 24) konnte durch Veränderungen des dritten Substituenten am Stickstoff erniedrigt werden. **Cyclophosphamid** ist so stabil, daß es oral verabreicht werden kann. Es muß im Stoffwechsel erst in die wirksame Form umgewandelt werden (Abb. 25). Das Spektrum ansprechender Tumoren ist sehr groß. Cyclophosphamid wird in vielen Kombinationen verwendet, z. B. mit Methotrexat und Fluorouracil als adjuvante Therapie nach Operationen bei Brustdrüsen-Tumoren.

Limitierend für die Anwendung ist meist die Entwicklung einer hämorrhagischen Zystitis, die auf der Freisetzung von toxischen Abbauprodukten in den ableitenden Harnwegen beruht. 2-Merkaptoethansulfonat (Mesna, Uromitexan) entgiftet diese Stoffe in der Niere und ermöglicht, gleichzeitig eingesetzt, höhere und damit wirksamere Dosierung von Cyclophosphamid. Mesna wird rasch zum Disulfid oxidiert, glomerulär filtriert und darauf reabsorbiert. In den Tubuluszellen wird es durch Glutathion reduziert. Die freie Thiolverbindung wird im Harn ausgeschieden und reagiert dabei mit Acrolein und 4-Hydroxy-cyclophosphamid, den toxischen Abbauprodukten. Aufgrund tierexperimenteller Befunde wird erwartet, daß durch diese Ergänzung der Therapie auch die als Spätschaden auftretende Entwicklung von Blasenkarzinomen verhindert wird.

Trofosfamid (Abb. 24) enthält eine zusätzliche Chlorethyl-Gruppe. Es hat ein vergleichbares klinisches Wirkungsspektrum wie Cyclophosphamid, ist aber weniger immunsuppressiv und geeignet für die Erhaltungstherapie. **Ifosfamid** (Abb. 24) unterscheidet sich erheblich in Stoffwechsel und Wirksamkeit von Cyclophosphamid, kumuliert weniger stark und schädigt das Knochenmark weniger. Es wird bei Cyclophosphamid-resistenten soliden Tumoren verwendet.

Chlorambucil und **Melphalan** (Abb. 24) enthalten ebenfalls die Bischlorethylstickstoff-Gruppierung. Bei **Carmustin (BCNU)**, **Lomustin (CCNU)** und **Semustin (Methyl-CCNU)** (Abb. 24) ist die Chlorethyl-Gruppe mit der spontan hydrolisierenden N-Nitroso-harnstoff-Gruppierung kombiniert (s. S. 742). Auch diese Substanzen reagieren bifunktionell. Die Nitrosoharnstoff-Derivate sind besonders lipophil und passieren die Blut-Hirnschranke. Ihre Anwendung ist durch starke Nebenwirkungen beschränkt. Ausgehend von der Vor-

Tab. 6: Dosismodifikationen für knochenmarkschädigende Zytostatika.

Dosis	Leukozyten (Anzahl/mm³)	Thrombozyten (Anzahl/mm³)
100%	> 4000	> 100 000
50%	3 000–4 000	50 000–100 000
0–25%	< 2 000–3 000	< 50 000

Bei ausbleibender Toxizität kann die Dosis nach vier Wochen erhöht werden (z. B. um 25%).

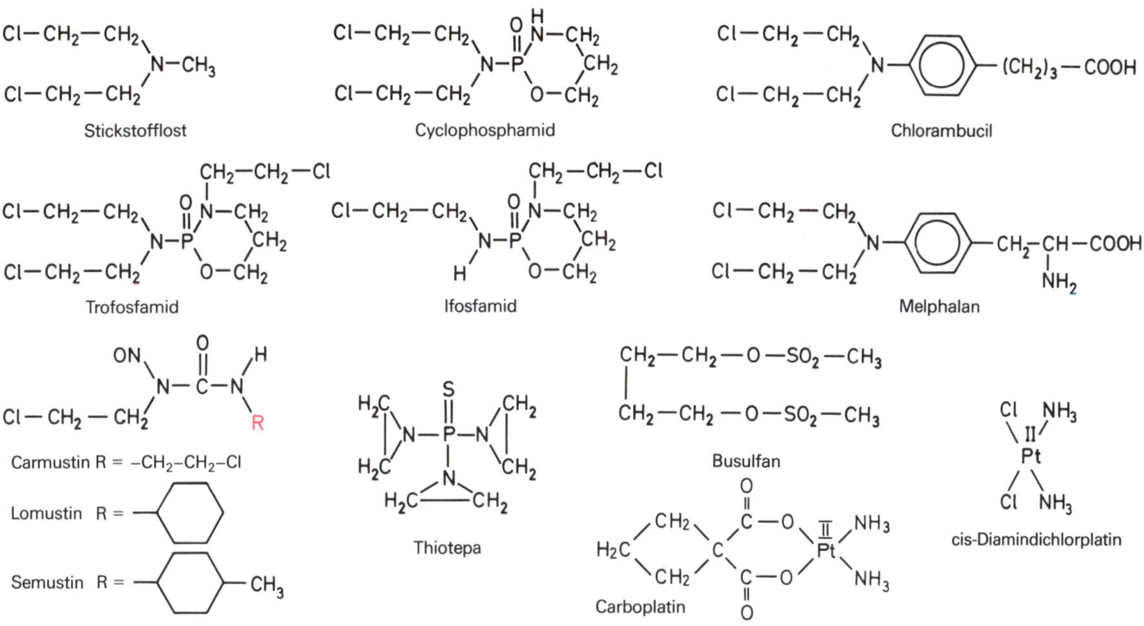

Abb. 24: Alkylierende Verbindungen.

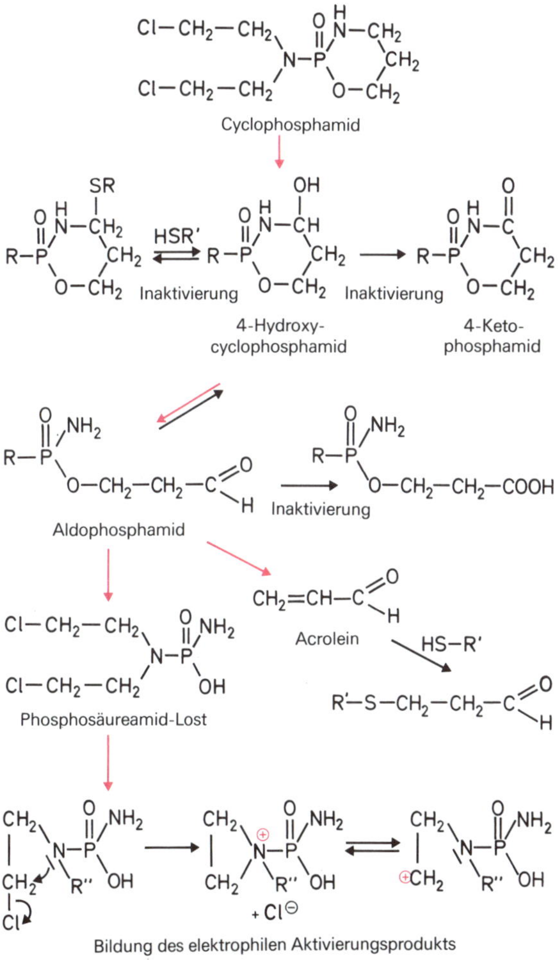

Abb. 25: Aktivierung von Cyclophosphamid im Stoffwechsel und Reaktionsmechanismen.

stellung, daß als Zwischenstufe bei der Alkylierung durch Chlorethylamin-Derivate ein Ethyleniminring entsteht (Abb. 25), sind Verbindungen entwickelt worden, bei denen dieser Ring bereits vorgebildet ist, z. B. **Thiotepa** (Abb. 24), die aber nur noch selten eingesetzt werden. Busulfan (Abb. 24) ist ein alkylierender Sulfonsäureester.

Die Wirkungen von **Cisplatin** (Abb. 24) gleichen denjenigen von alkylierenden Verbindungen. Der Wirkungsmechanismus entspricht demjenigen der bifunktionellen Alkylantien. Zunächst werden die Ammoniak-Liganden durch Wasser ersetzt. Dann können beide Chlor-Liganden durch Nukleophile substituiert werden. In der DNA reagiert hauptsächlich Guanin an N-7 (s. S. 726), und es bilden sich Verknüpfungen zwischen benachbarten DNA-Strängen (interstrand cross linking), zwischen DNA und Proteinen, vor allem aber zwischen benachbarten Guanin-Resten innerhalb eines DNA-Stranges (intrastrand cross linking) aus. Die Ausbildung von „cross-links" hemmt die Zellteilung und wirkt sich vor allem in der S-Phase aus.

Der Wirkungsmechanismus von **Carboplatin** entspricht demjenigen von Cisplatin, es ist jedoch weniger reaktionsfähig und unterscheidet sich in den pharmakokinetischen Eigenschaften und den Nebenwirkungen. Im Vordergrund steht dabei die Thrombozytopenie. Es wird deshalb häufig bei Patienten eingesetzt, die Cisplatin z. B. auf Grund eingeschränkter Nierenfunktion nicht vertragen.

Antimetaboliten

In dieser Gruppe werden Abwandlungsprodukte natürlicher Stoffe zusammengefaßt, die aufgrund ihrer Affinität zu Enzymen der Biosynthese von Nukleinsäurebasen wirken. Sie wirken vor allem in der S-Phase, weil dort ein besonderer Bedarf an Nukleotiden für die DNA-Synthese besteht.

Folsäure-Analoge

Methotrexat hat eine 10^5mal höhere Affinität zur Dihydrofolatreduktase als das natürliche Substrat, Dihydrofolsäure

(FH$_2$, Abb. 26). Es blockiert deshalb die Umwandlung derselben zur Tetrahydrofolsäure und damit den für die Biosynthese von Thymidin und Purinen wichtigen C^1-Stoffwechsel. Der Block kann durch Zufuhr von Tetrahydrofolsäure (Leukovorin, Citrovorum-Faktor) aufgehoben werden. Bei der Anwendung hoher Methotrexat-Dosen wird anschließend versucht, die Wirkung auf normale Zellen mit Leukovorin zu neutralisieren (Citrovorum-Faktor-Rescue). Es wird angenommen, daß Tumorzellen den Faktor nicht aufnehmen.

Methotrexat-Resistenz kann sich auf mehreren Wegen entwickeln: Verminderte Aufnahme in die Zellen, vermehrte Bildung von Dihydrofolatreduktase, Synthese einer anderen Dihydrofolatreduktase mit geringerer Affinität für Methotrexat.

Pyrimidin-Analoge

Die Affinität von **5-Fluoruracil** nach Umwandlung in 5-FdUMP zur Thymidilatsynthetase ist 250 − 4 000mal höher als die von dUMP, das mit Hilfe dieses Enzyms zu Thymidilat methyliert wird (Abb. 26). Zunächst gebildetes 5-FUMP wird auch in RNA eingebaut. Deshalb wird neben der DNA- auch die RNA-Synthese gestört. Eine Pyrimidin-antagonistische Wirkung kann auch durch Variation des Zuckerrestes erreicht werden. **Cytarabin,** Cytosinarabinosid (Ara-C) muß erst in das Nukleosidtriphosphat Ara-CTP umgewandelt werden und hemmt in dieser Form die DNA-Synthese. Zwar hemmt es kompetitiv die DNA-Polymerase, es wird jedoch auch in die DNA eingebaut und wirkt auf diese Weise bereits bei sehr viel geringeren Konzentrationen. Im Stoffwechsel wird Ara-C rasch zu Ara-U desaminiert. Die Desaminierung kann durch Tetra-uridin gehemmt und die Wirksamkeit dadurch gesteigert werden. Der therapeutische Index ändert sich dabei jedoch nicht.

Purin-Analoge

Mercaptopurin ist ein schwefelanaloges Adenin (Abb. 27). Es wird intrazellulär in 6-Thioinosinsäure umgewandelt. In einigen resistenten Tumoren ist dieser Schritt gestört. 6-Thioinosinsäure hemmt die Glutamin-5-phosphoribosylpyrophosphat-amidotransferase, das Enzym, das den ersten Schritt der Purinbiosynthese katalysiert. Sie greift damit in den die Neusynthese von Purinen regulierenden Rückkopplungsmechanismus ein. Aufgrund der Strukturähnlichkeit mit der Inosinsäure hemmt sie aber auch die Enzyme, die diese in Xanthinsäure und Adenylsuccinat überführen. Beide Schritte

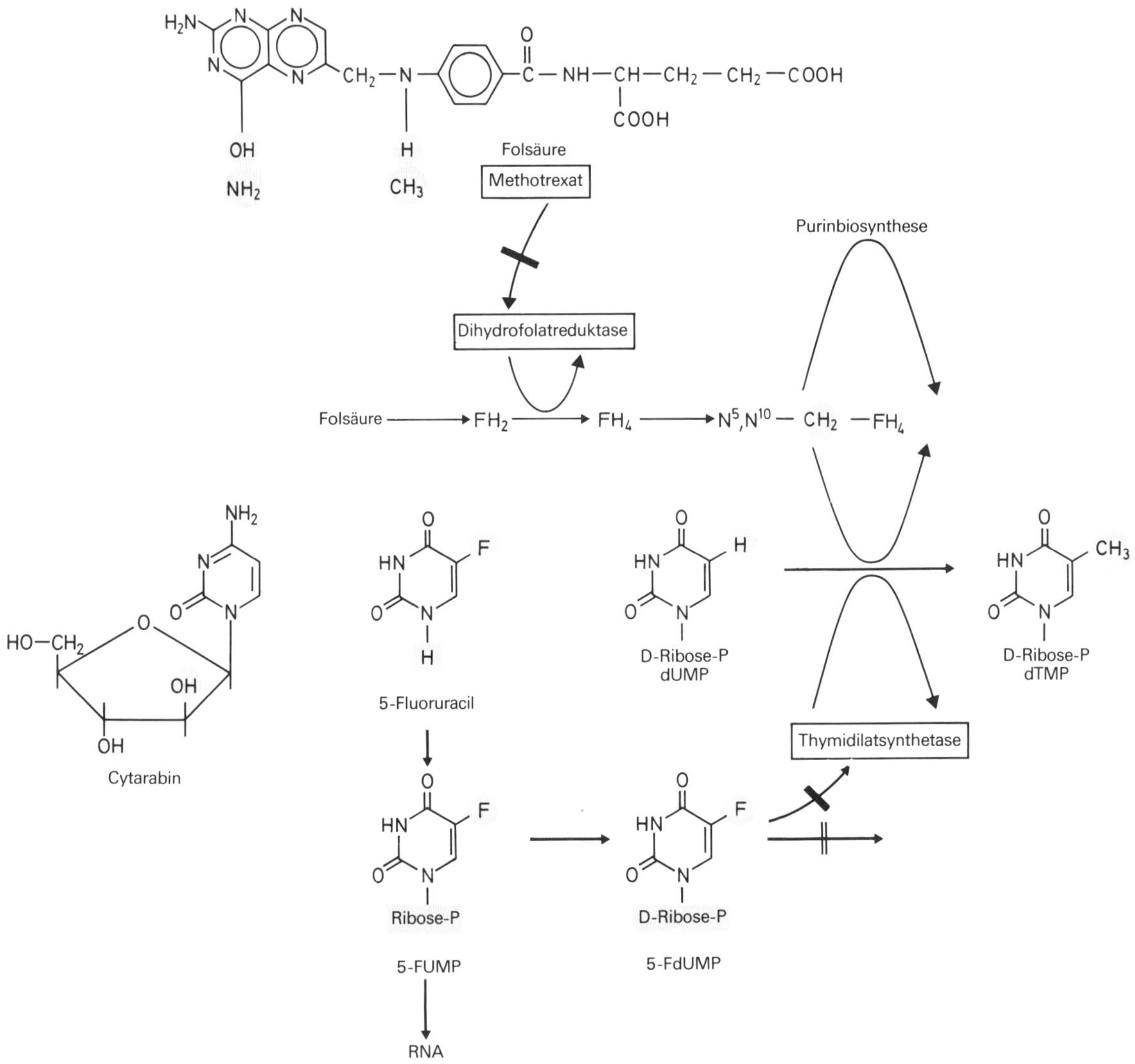

Abb. 26: Struktur und Wirkung von Antimetaboliten: Methotrexat und Pyrimidin-Analoge.

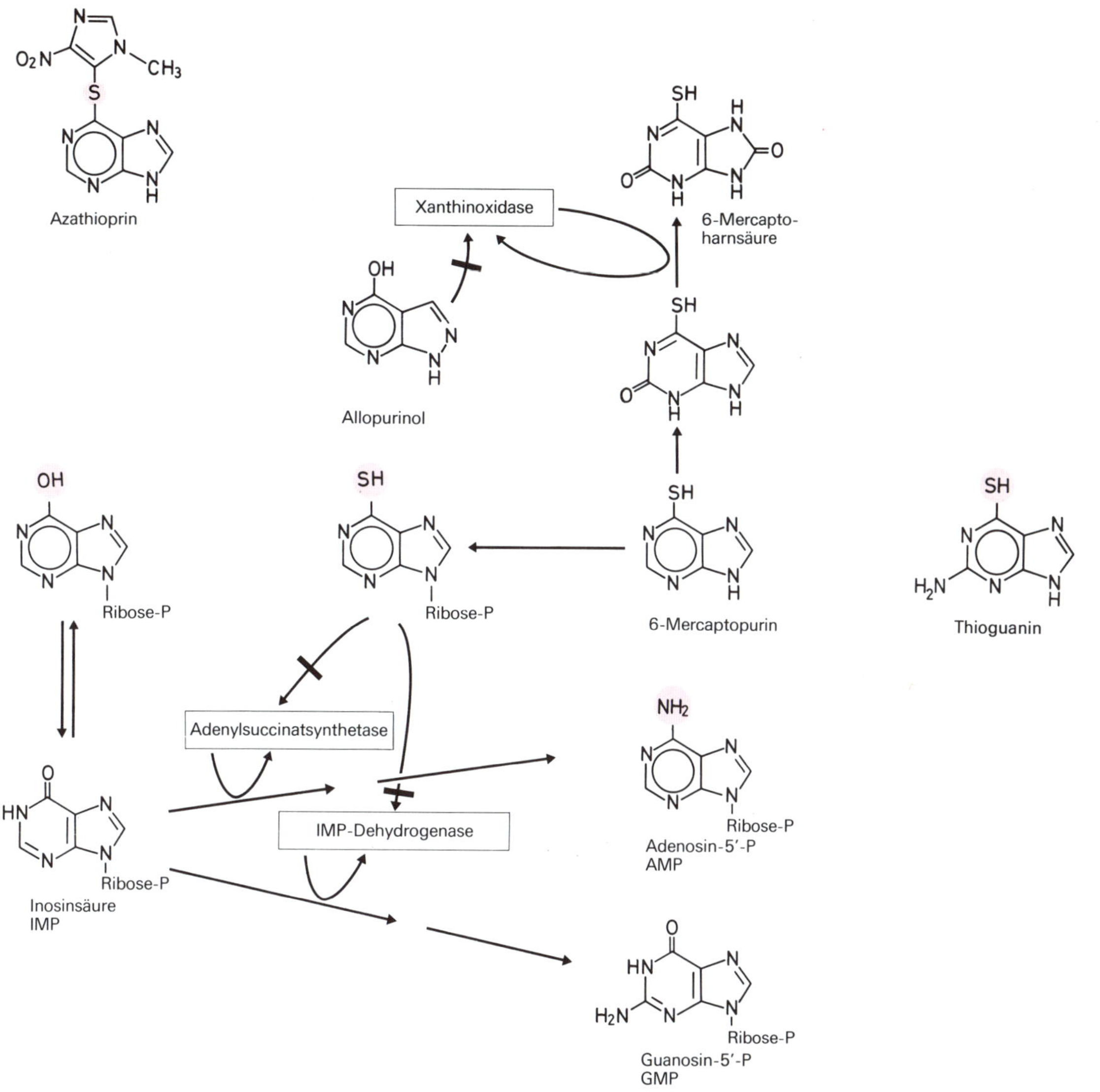

Abb. 27: Struktur und Wirkung von Antimetaboliten: Purin-Analoge.

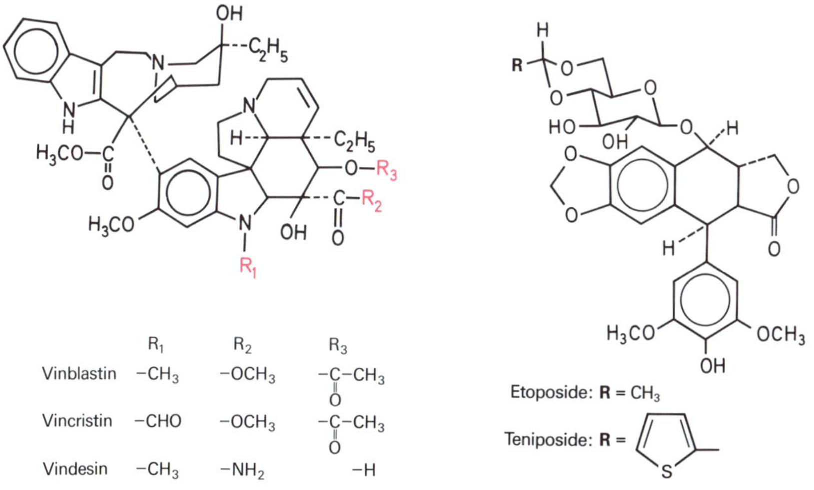

	R₁	R₂	R₃
Vinblastin	$-CH_3$	$-OCH_3$	$-\overset{\displaystyle O}{\underset{}{C}}-CH_3$
Vincristin	$-CHO$	$-OCH_3$	$-\overset{\displaystyle O}{\underset{}{C}}-CH_3$
Vindesin	$-CH_3$	$-NH_2$	$-H$

Etoposide: **R** = CH_3

Teniposide: **R** =

Abb. 28: Vinca-Alkaloide und Podophyllotoxin-Abkömmlinge.

liegen auf dem Weg der Purinbiosynthese (Abb. 27). In geringem Umfang wird Mercaptopurin auch in die DNA eingebaut. Durch Hemmung der Xanthinoxidase mit **Allopurinol** kann die Verstoffwechslung von Mercaptopurin zu Mercaptoharnsäure gehemmt und die Wirksamkeit erhöht werden. Auch in diesem Falle wird der therapeutische Index nicht verändert. Der Xanthinoxidasehemmstoff Allopurinol wird inzwischen jedoch als Gichtmittel therapeutisch genutzt (s. S. 498). Andere Purinanaloge sind **Thioguanin** und **Azathioprin** (Abb. 27). Letzteres wird im Stoffwechsel zu Thioinosin gespalten. Es wird hauptsächlich als Immunsuppressivum eingesetzt (s. S. 744).

Naturstoffe

Vinca-Alkaloide

Unter den Pflanzenalkaloiden haben **Vinblastin** und **Vincristin** (Abb. 28) klinische Bedeutung erlangt. Sie binden in niedrigen Konzentrationen an die Proteine des Spindelapparats und hemmen die Zellteilung in der Metaphase. Bei höheren Konzentrationen, wie sie in der Therapie erreicht werden, tre-

ten aber auch Chromosomenbrüche und Translokationen, d. h. allgemein zytotoxische Effekte auf. Trotz der strukturellen Verwandtschaft unterscheiden sich die beiden Substanzen in Wirkung und Nebenwirkungen. **Vindesin** ist ein halbsynthetisches, neueres Präparat dieser Reihe.

Epipodophyllotoxine

Podophyllotoxin ist in Extrakten der Alraune (Podophyllum peltatum) enthalten. Es wurde aufgrund emetischer und abführender Eigenschaften sowie als Wurmmittel in der Volksmedizin verwendet. Zwei halbsynthetische Glykosid-Derivate, **Etoposid** und **Teniposid** (Abb. 28), sind bei einer Reihe von Tumoren wirksam. Obwohl Podophyllotoxin wie die Vincaalkaloide an Tubulin bindet, beeinträchtigen die beiden Derivate die Funktion der Spindelproteine nicht. Sie erzeugen aber DNA-Strangbrüche, und Topoisomerase II wird als Zielmolekül der Schädigung angesehen. Peroxidasen aktivieren zu Phenoxy-Radikalen; daneben entstehen nach oxidativer Demethylierung auch o-Chinone, über die reaktionsfähiger Sauerstoff gebildet werden kann.

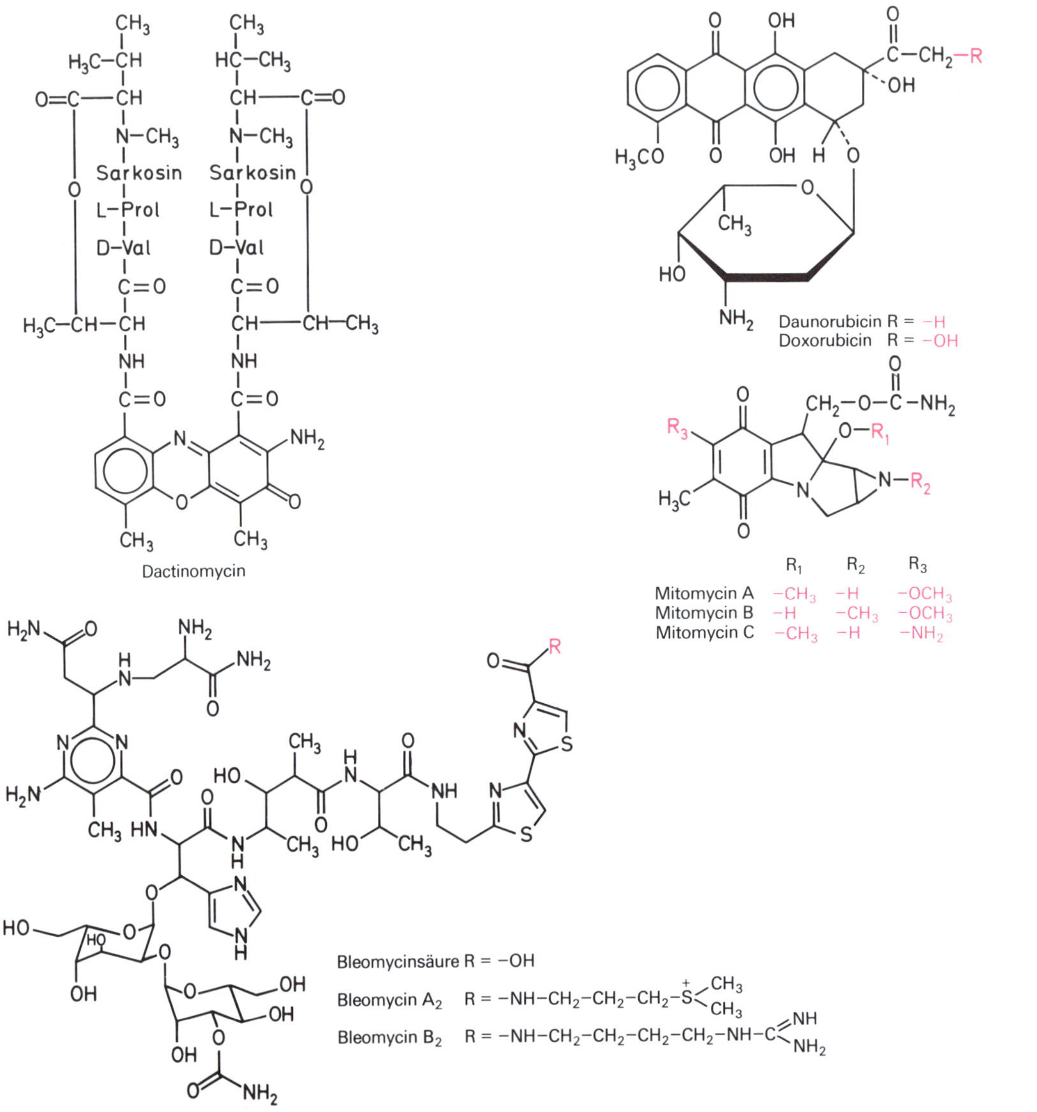

Abb. 29: Antibiotika.

Antibiotika

Eine Reihe von Antibiotika mit zytotoxischen Eigenschaften hat inzwischen klinische Bedeutung erlangt. Sie wirken in der Regel am stärksten in der S-Phase, und Zellen akkumulieren darauf in der G_2-Phase.

Dactinomycin (Abb. 29) aus der Reihe der Actinomycine ist durch eine Phenoxazon-Gruppierung gekennzeichnet. Dieser planare Molekülteil interkaliert bei benachbarten Guanin-Cytosin-Basenpaaren in die DNA. Dadurch wird die Aktivität der RNA-Polymerase und als Folge davon das Zellwachstum in proliferierenden Geweben gehemmt. **Daunorubicin** und **Doxorubicin** (Abb. 29) gehören zur Gruppe der Anthracycline. Sie unterscheiden sich lediglich durch eine Hydroxylgruppe. Auch der Tetracyclin-Rest interkaliert in die DNA. Darüber hinaus ist jedoch der Stoffwechsel an der Wirkung beteiligt. Durch mikrosomale Zytochrom-P-450-Reduktase und NADPH werden die Tetracycline zu Semichinon-Radikalen reduziert, die Radikalreaktionen auslösen und Sauerstoffradikalanionen (s. S. 43) produzieren können. Das Auftreten von Einzel- und Doppelstrangbrüchen sowie von Schwesterchromatid-Austauschen wird damit in Zusammenhang gebracht. Die Substanzen sind mutagen und kanzerogen. Über die Semichinon-Radikale verläuft auch die Umlagerung und Abspaltung des Zuckerrestes. Außerdem wird im Stoffwechsel die Carbonylgruppe reduziert, die Methoxygruppe demethyliert und die entstehende Phenolgruppe konjugiert.

Epirubicin unterscheidet sich von Doxorubicin lediglich durch die Stellung der Hydroxylgruppe im Aminozucker-Rest (4'-Epidoxorubicin) ist aber weniger kardiotoxisch ($1 \times 75-90$ mg/m²).

Bleomycin (Abb. 29) besteht hauptsächlich aus zwei nahe verwandten Substanzen Bleomycin A_2 und B_2. Dabei handelt es sich um basische Glycoproteide, die mit Fe^{2+} und mit noch höherer Affinität Cu^{2+}-Chelate bilden. In Anwesenheit von Sauerstoff und einem Reduktionsmittel, z. B. NADPH-Zytochrom P-450-Reduktase, werden die Metallkomplexe aktiviert und verhalten sich wie mischfunktionelle Oxygenasen. Es werden Sauerstoffradikalanionen erzeugt, die für die Erzeugung von Strangbrüchen, Translokationen und DNA-Fragmenten verantwortlich gemacht werden. Außerdem interkalieren sie in die DNA. Bleomycin wird durch Hydrolyse des Amids in dem β-Aminoalanin-Rest enzymatisch inaktiviert. Die entsprechende Enzymaktivität ist in den beiden empfindlichen Geweben, Lunge und Haut, geringer als in anderen Geweben.

Mitomycin (Mitomycin C, Abb. 29) wird ebenfalls metabolisch aktiviert. Nach der Reduktion des Chinons zum Semichinon-Radikal wird die Methoxy-Gruppe abgespalten, und es entsteht dann ein bifunktionelles Alkylans, das über die Reaktion des Ethylenimin-Rings und der Urethan-Seitenkette DNA-Stränge verknüpft. Daneben werden Strangbrüche beobachtet. Mitomycin wird zum ganz überwiegenden Anteil metabolisch inaktiviert und rasch eliminiert.

Hormone

Die Anwendung von Hormonen in der Tumortherapie geht auf die Erfahrung zurück, daß das Wachstum bestimmter Gewebe durch Sexualhormone stimuliert wird. So fördern Androgene das Prostata- und Östrogene das Mammawachstum. Die Entfernung der hormonproduzierenden Drüsen (Orchiektomie, Ovariektomie: **ablative Therapie**) oder die Zufuhr eines gegengeschlechtlichen Hormons oder Hormonantagonisten (**additive Therapie**) vermag die weitere Entwicklung von Tumoren in diesen Geweben zu hemmen, sofern diese ihre

Hormonabhängigkeit bewahrt haben. Dies läßt sich durch den Nachweis der entsprechenden Hormonrezeptoren erkennen. Bei Corticoiden wirkt sich die katabole Wirkung besonders in den lymphatischen Geweben aus. So hat **Prednison** (s. S. 556) Eingang in die Tumortherapie gefunden. Neuerdings werden auch Analoge von Gonadotropin-Releasing-Hormonen eingesetzt.

Obwohl Prostatakarzinome durch Kontrolle der Androgenspiegel nicht geheilt werden können, ist die Lebenserwartung und das Wohlbefinden bei zahllosen Patienten mit inoperablem Tumor entscheidend verbessert worden. Häufig wird Orchiektomie mit Östrogen-Behandlung kombiniert. Das meist verwendete Östrogen ist **Diethylstilbestroldiphosphat** (Abb. 30). Aus der Transportform muß die wirksame Verbindung durch Hydrolyse der beiden Phosphatreste freigesetzt werden. Die Androgenspiegel können aber auch durch **Leuprolid** erniedrigt werden. Dieses analoge Gonadotropin-Releasing-Hormon stimuliert zunächst, aber hemmt dann die Ausschüttung von FSH und LH (s. S. 532). Die hormonbedingten Nebenwirkungen sollen dabei weniger ausgeprägt sein als bei der Östrogentherapie.

Zur Behandlung inoperabler, aber hormonabhängiger Brusttumoren werden Androgene bei Patientinnen aller Altersgruppen, Östrogene nur etwa 5 Jahre nach der Menopause eingesetzt. Wirksame Androgenderivate mit geringeren androgenbedingten Nebenwirkungen sind **Drostanolon-Propionat** und **Testolacton** (Abb. 30).

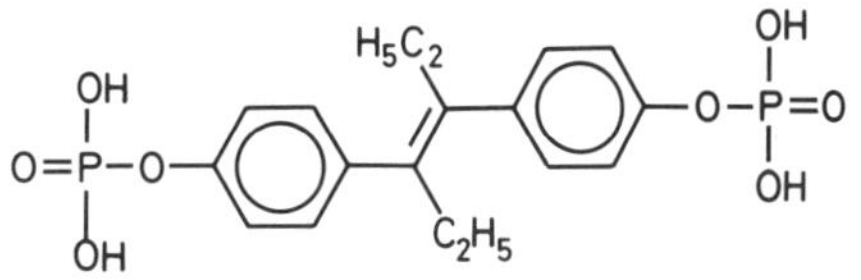

Diethylstilbestrol-diphosphat

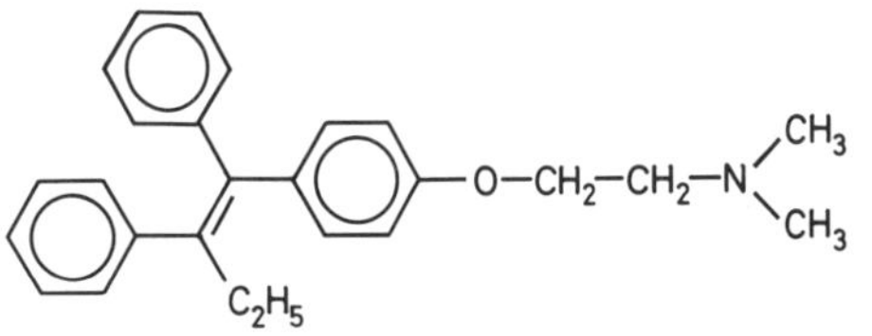

Tamoxifen

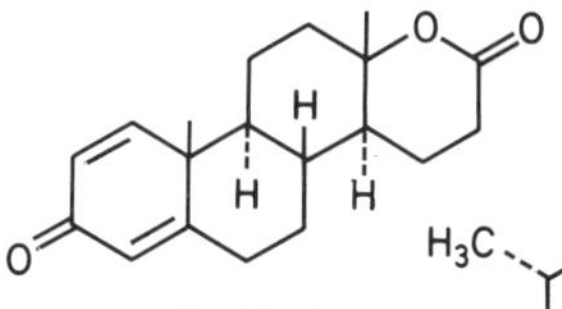

Testolacton

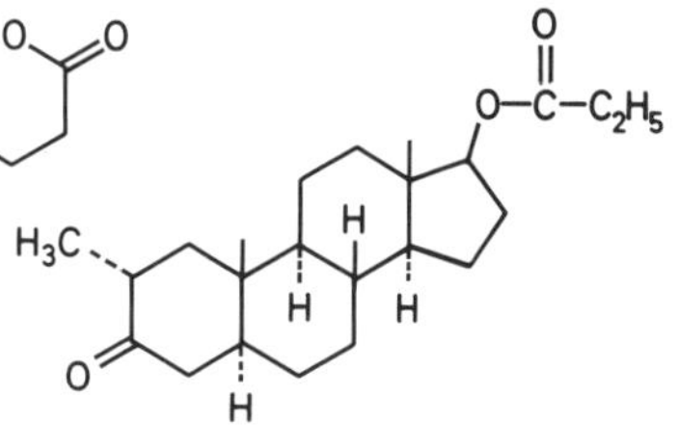

Drostanolon-propionat

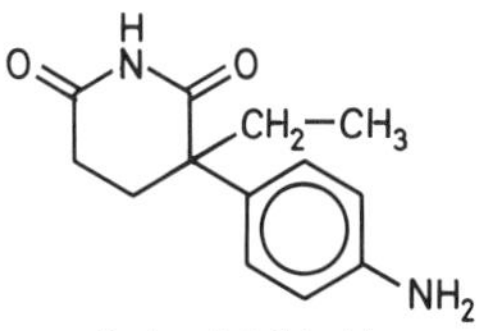

Aminoglutethimid

Pyr-His-Trp-Ser-Tyr-D-Leu-Leu-Arg-Pro-NH-C_2H_5
Leuprolid

Abb. 30: Substanzen zur Behandlung hormonabhängiger Tumoren.

Tab. 7: Anwendung von Zytostatika in der Therapie. Bei den Dosierungsangaben handelt es sich nur um Richtwerte. Die Dosierung richtet sich nach der Art des Tumors und dem Zustand des Patienten. Außerdem müssen gleichzeitig gegebene andere Arzneimittel berücksichtigt werden. In Kombination mit anderen Zytostatika werden die Dosen häufig reduziert. Bei den Nebenwirkungen sind nur Besonderheiten aufgeführt (s. Text)

Freiname	Handelsname	Anwendung	Dosierung	Nebenwirkung
Alkylantien				
Cyclophos-phamid	Endoxan	viele Tumoren	2–8 mg/kg/d, 6×, p.o. i.v.	Hämorrhagische Zystitis
Trofosfamid	Ixoten	wie Cyclophosphamid	100 mg/d p.o.	
Ifosfamid	Holoxan	Hodentum. Weichteilsrk. Lunge, Mamma	50–60 mg/kg/d, 5×, i.v.	
Chlorambucil	Leukeran	chron. lymph. Leukämie M. Hodkin, Lymphosark.	0,1–0,2 mg/kg/d, 3–6 Wochen p.o.	ZNS (hochdos.) Tumoren (n. langer Anw.)
Melphalan	Alkeran	Myelom, Mamma, Ovar	0,05–0,1 mg/kg/d p.o. 6 mg/d, 2–3 Wochen	
Carmustin	BCNU, Carmubris	M. Hodgkin, Gehirn, Myelome, Melanome	100–200 mg/m², i.v. 1×/6 Wochen	ZNS, Niere, Leber verzög. Knochen-marksdepr.
Lomustin	CCNU, Cecenu	wie BCNU, kleinzell. Lungentumoren	130 mg/m², p.o. 1×/6 Wochen	Knochenmarksdepr., Leber
Semustin	Methyl-CCNU	Gehirn, Magen, Colon	200 mg/m², p.o. 1×/6 Wochen	
Busulfan	Myleran	chron. granul. Leukämie	4–12 mg/d p.o.	Thrombozytop., Pigmentier.
Cisplatin	Platinol, cis-DDP	Hoden, Ovar, Lunge, Blase, Neuroblast., Knochen	100 mg/m², i.v. 1×/3–4 Wochen	Nierentubuli, Ototoxizität
Carboplatin	Carboplat	Ovarial Tumoren	360 mg/m² 1×/4 Wochen	Knochenmark Thrombozytopenie
Antimetaboliten				
Methotrexat	Methotrexat-Lederle	Akut. lymphoz. Leukämie Chorion, Mamma, Lunge	2,5–5 mg/d p.o.; 1–20 g + Leukov. 6–15 mg/m²/6 h, 3 d	Thrombozytop., Stomatitis, Leber
5-Fluoruracil	Fluoro-Uracil Roche	Gastrointest., Mamma, Haut, Blase, Lunge	12 mg/kg/d, 4–5×, i.v. n. 4 Wochen 12 mg/kg/Wo	Neurologische Ausfälle
Cytarabin	Cytosar, Alexan, Ara-C	akute myel. Leukämie	100–200 mg/m²/d, 5–7×, sc, i.v.	Leukopenie
Mercaptopurin	Purinethol	versch. Leukämien	2,5 mg/kg/d, p.o.	Hyperurikämie, Leber
Thioguanin	Thioguanin-Welcome	versch. Leukämien	2,0 mg/kg/d, p.o.	Knochenmarksdepr.
Naturstoffe				
Vinblastin	Velban, Velbe	M. Hodgkin, Mamma, Hoden, Lymphome	0,1–0,3 mg/kg/Woche, i.v.	Leukopenie, ADH-Anstieg
Vincristin	Oncovin	Neuroblast., Wilm's T. Rhabdomyosrk.	0,01–0,03 mg/kg/Woche, i.v.	ZNS, Neurotoxi-zität
Vindesin	Eldisin	Lymphome, chron. gran. Leukämie, syst. Mastozyt.	3–4 mg/m²/Woche, i.v.	Leukopenie, ZNS
Etoposid	VP-16 Vepesid	kleinzell. Lungenturmoren testikul. T., Lymphome	5×50–100 mg/m²/d, i.v.	Leukopenie
Antibiotika				
Dactinomycin	Lyovac-Cosmegen	Chorion, Wilm's T. Rhabdomyosrk., Hoden	10–15 µg/kg/d, 5×, i.v.	Knochenmarksdepr.
Daunorubicin	Daunoblastin, Cerubidin	akute granul. und lymphozyt. Leukämie	30–60 mg/m²/d, 3×, i.v.	Kardiotoxizität
Doxorubicin	Adriblastin	Sarkome, viele Tum.	60–75 mg/m²/3 Wo., i.v.	Leukop., Erythem, Kardiotoxizität
Bleomycin	Bleomycin, Blenoxan	Hoden, Haut, Oesophagus, Lunge, Gentitaltrakt	10–20 E/m²/Woche, i.v. i.m. sc	Schleimhautreakt., Dermatitis, Lungentoxizität
Mitomycin	Mitomycin C, Ametycine	Magen, Zervix, Kolon, Brust, Pankreas, Blase	2 mg/m²/d, 5×	Knochenmarksdepr.

Freiname	Handelsname	Anwendung	Dosierung	Nebenwirkung
Hormone				
Diethyl-stilböstrol	Fosestrol Honvan	Prostata, Mamma	1–5 mg, 3 mal/d p.o.	hormonbed. Nebenw.
Leuprolid	Carcinil	Prostata	0,2 mg/d, sc	verstärkte Tumorsymptome
Drostanolon	Masterid	Mammakarzinom		
Testolacton	Fludestrin	Mammakarzinom		
Tamoxifen	Tamofen Nolvadex	Mammakarzinom	20–40 mg/d, p.o.	Hitzewallungen, Übelkeit
Amino-glutethimid	Orimeten	Mammakarzinom	4 × 250 mg/d, p.o. (+ 2 × 20 mg Cortisol)	Müdigkeit, Übelkeit, Exantheme
Verschiedene				
Hydroxy-harnstoff	Litalir	chron. granulozyt. Leukämie Melanome, Polyzytämie	20–30 mg/kg/d, p.o. 6 Wochen	Knochenmarksdepr.
Procarbacin	Natulan	M. Hodgkin, Lymphosarkom	100–200 mg/d, p.o.	Knochenmarksdepr., ZNS

Das Antiöstrogen **Tamoxifen** (Abb. 30) bindet an die Östrogenrezeptoren, ohne dabei die typischen Östradiolwirkungen auszulösen. Es wird zur Behandlung hormonabhängiger Brusttumoren bei Frauen nach der Menopause verwendet und häufig mit ablativer Therapie kombiniert, da es die Hormonsynthese nicht hemmt.

Dagegen hemmt **Aminoglutethimid** (Abb. 30) die Biosynthese von Steroidhormonen unter anderem bei der Umwandlung von Androgenen in Östrogene durch die Aromatase und senkt dadurch die Östradiolspiegel. Da es auch die Cortisolsynthese hemmt, muß dieses unter der Behandlung substituiert werden.

Enzyme

Es gibt lymphatische Leukämien mit einem Mangel an Asparaginsynthase. Die Zellen können L-Asparaginsäure nicht in L-Asparagin umwandeln und sind deshalb auf die Zufuhr dieser Aminosäure angewiesen. Durch Injektion des Enzyms Asparaginase wird aus dem zirkulierenden L-Asparagin Ammoniak abgespalten und die Konzentration der für den Tumor essentiellen Aminosäure im Blut niedrig gehalten. Vor allem Kinder mit akuter lymphatischer Leukämie sind damit erfolgreich behandelt worden. Wegen des geringen Spektrums empfindlicher Tumoren und der erheblichen Nebenwirkungen sind die Erwartungen in diese vermeintlich spezifische Behandlungsmethode jedoch nicht erfüllt worden.

Verschiedene

Hydroxyharnstoff (Abb. 31) hemmt die Ribonukleosid-diphosphat-reduktase, das Enzym, das Ribonukleotide in die Desoxyribonukleotide überführt und damit einen geschwindigkeitsbestimmenden Schritt der DNA-Synthese kontrolliert. Hydroxyharnstoff arretiert dadurch Zellen beim Übergang von der G_1 in die S-Phase. Es wird deshalb auch zum Synchronisieren von Zellen verwendet.

Procarbazin (Abb. 31) ist ein Methylhydrazin-Derivat, das im Stoffwechsel aktiviert werden muß. Über eine Azoxy-Zwischenstufe liefert es ein Alkylierungsmittel (s. S. 736), außerdem wird die Entstehung von Radikalen diskutiert. Es ist direkt gentoxisch.

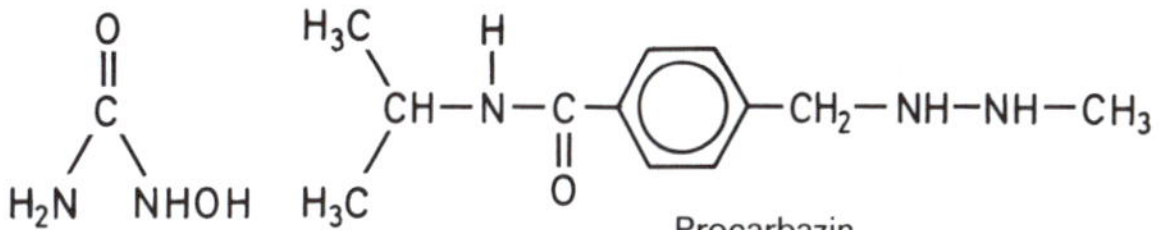

Abb. 31: Wirkstoffe, die keiner Gruppe zugeordnet sind.

Immunmodulatoren (Biological Response Modifiers)

In zunehmendem Umfang werden Stoffe geprüft, die die biologische Reaktion der Patienten auf den Tumor unterstützen. Dies kann durch Stärkung der Immunantwort erfolgen oder direkt an den Tumorzellen angreifen. Zugelassen sind inzwischen **Interferon α** (2a und 2b) bei der Haarzelleukämie und beim Kaposisarkom bei AIDS-Patienten, sowie **Interleukin 2** (Proleukin) beim metastasierenden Nierenkarzinom (1 mg/m² an 4–5 d). Interferon hemmt die Proteinsynthese durch Induktion von Enzymen für die Synthese von 2'-,5'-verknüpften Oligoadenylaten, die zur Aktivierung von RNAse dienen und damit den Abbau von mRNA beschleunigen. Außerdem aktiviert Interferon eine Proteinkinase, die durch Phosphorylierung einen Initiationsfaktor der Proteinsynthese inaktiviert. Als Nebenwirkung treten grippeähnliche Erscheinungen und Knochenmarksdepressionen auf. Interleukin 2 ist ein Cytokin, das von T-Zellen produziert wird, und sowohl deren Zytotoxizität als auch die Aktivität der natürlichen Killerzellen erhöht. Zu den typischen Nebenwirkungen gehören Fieber, Ödeme und Hypotonie.

Immunsuppressiva

Die pharmakologische Beeinflussung des Immunsystems entwickelt sich zu einem wichtigen Gebiet, das dementsprechendes Interesse auf sich zieht. Die ständig steigende Zahl von Organtransplantationen wäre ohne die Möglichkeiten zur Unterdrückung der Abstoßungsreaktionen nicht möglich gewesen. Immunsuppressiva werden aber auch bereits zur Behandlung zahlreicher Autoimmun- und Entzündungskrankheiten eingesetzt.

Die Angriffspunkte im Immunsystem

Die Immunantwort wird durch zwei Klassen von Lymphozyten vermittelt: Den im Knochenmark gebildeten und nach Aktivierung Antikörper-produzierenden B-Zellen und den aus dem Knochenmark stammenden aber im Thymus gereiften T-Zellen, die für die zellvermittelte Immunität verantwortlich sind. Bei den T-Zellen werden die regulatorischen Helfer-T-Zellen und Suppressor-T-Zellen, sowie die zytotoxischen T-Zellen unterschieden. Das Immunsystem kann sowohl durch Fremdantigene (Alloantigene) als auch durch Eigenantigene (Autoantigene) aktiviert werden. Ein vereinfachtes Schema mit den Angriffspunkten für Immunsuppressiva ist in Abb. 32 dargestellt.
Antigene werden von phagozytierenden Zellen (z.B. Makrophagen, Monozyten) aufgenommen, verändert und in der veränderten Form an der Zelloberfläche präsentiert. Gleichzeitig werden Proteine sezerniert (z.B. Interleukin 1, IL-1). **Glucocorticoide** hemmen u.a. die Freisetzung von IL-1. Die aktivierten phagozytierender Zellen interagieren mit T-Helferzellen. Diese erkennen sowohl das veränderte Antigen als auch Bestandteile des MHC-Komplexes (major histocompatibility complex). Außerdem sind Membranproteine des Zelldifferenzierungskomplexes (CD3) der T-Zellen an der Wechselwirkung beteiligt. Spezifische Epitope dieses Komplexes werden durch den **monoklonalen Antikörper** OKT3 erkannt und blockiert. Aktivierte T-Zellen teilen sich unter dem Einfluß des Wachstumsfaktors IL-2. **Zytotoxische Immunsuppressiva** hemmen die RNA- und DNA-Synthese und damit auch diese Proliferation. Helfer-T-Zellen synthetisieren zahl-

reiche Zytokine, die sowohl die zelluläre als auch die humorale Immunantwort modulieren. Hier greift **Cyclosporin** an. Es hemmt die Freisetzung von Interleukinen aus den Helfer-T-Zellen. Die zytotoxischen T-Zellen wirken durch Freisetzung von Lymphotoxin, Interferon und Tumornekrosefaktor. Dieser Vorgang wird durch **Glucocorticoide** gehemmt. B-Lymphozyten proliferieren unter dem Einfluß von Lymphokinen, vor allem IL-4, IL-5 und IL-6 und differenzieren zu Antikörper-produzierenden Plasmazellen. **Zytotoxische Immunsuppressiva** hemmen RNA- und DNA-Synthese und damit auch diese Proliferation.

Allgemeine Nebenwirkungen

Obwohl einige Angriffspunkte inzwischen zugeordnet werden können, handelt es sich vor allem bei den Glucocorticoiden und den zytotoxischen Immunsuppressiva um unspezifisch wirkende Substanzen. Glücklicherweise reagieren die lymphatischen Zellen etwas empfindlicher als die hämopoetischen Stammzellen im Knochenmark. Dennoch ist die therapeutische Breite sehr schmal. Bei der intermittierenden Behandlung von Tumoren mit Zytostatika dienen die Behandlungspausen der Erholung des lymphatischen Systems. Bei der Immunsuppression werden in der Regel niedrigere Dosen eingesetzt.
Durch die Behandlung mit Immunsuppressiva wird die Infektionsanfälligkeit gegenüber Viren, Bakterien und Pilzen erhöht. Die anhaltende Unterdrückung des Immunsystems erhöht auch das Krebsrisiko. Dies wurde vor allem bei Organtransplantationen beobachtet.

Zytotoxische Stoffe

Praktisch alle in der Tumortherapie verwendeten Zytostatika greifen auch das Immunsystem an, und viele der dort besprochenen Stoffe werden bei Organtransplantationen und bei Autoimmunkrankheiten eingesetzt. Im Vordergrund stehen aber Cyclophosphamid aus der Gruppe der Alkylantien, so-

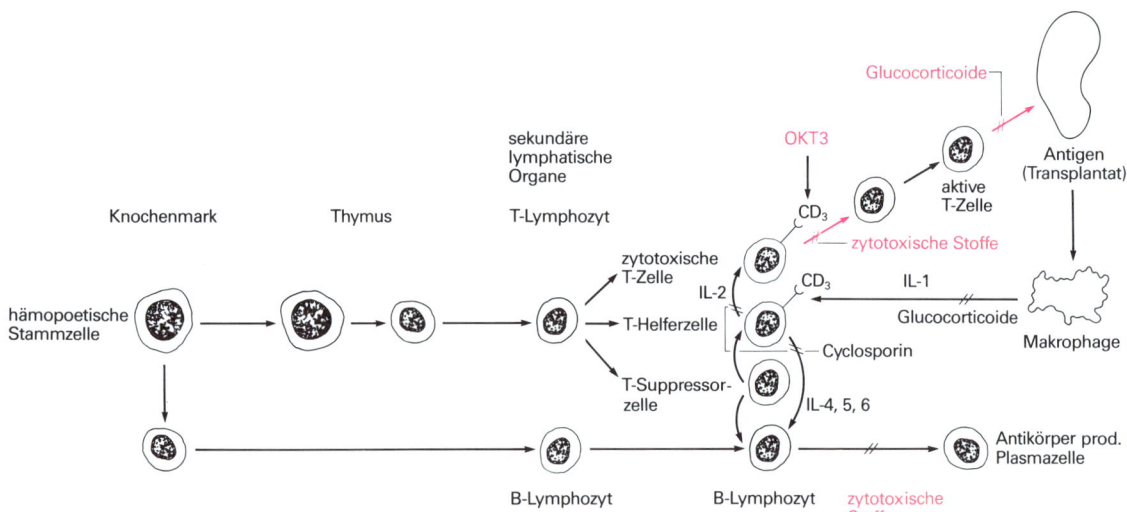

Abb. 32: Vereinfachtes Schema der Ausbildung von zellulärer und humuraler Immunität mit den Angriffspunkten für die besprochenen Immunsuppressiva.

wie Methotrexat und Azathioprin aus der Gruppe der Antimetaboliten.

Cyclophosphamid (s. S. 736) wird in hohen Einzeldosen zur Eliminierung von lymphatischen Zellen vor Knochenmarkstransplantationen verwendet. Unter den Nebenwirkungen muß vor allem auf Kardiomyopathien und Harnblasenentzündungen geachtet werden.

Methotrexat (s. S. 737) wird alleine oder in Kombination mit Cyclosporin zur Prophylaxe gegen Abstoßungsreaktionen eingesetzt. Es kann auch bei bestimmten Autoimmun- und Entzündungserkrankungen wirksam sein. Anders als bei der höheren Dosierung, die bei der Tumortherapie verwendet wird, stehen bei den Nebenwirkungen unter niedrigeren Dosen (7–20 mg/Woche) Fibrosen und Zirrhosen der Leber im Vordergrund. Sie traten bei 30–40% der Psoriasis-Patienten, in geringerem Umfang bei Patienten mit chronischer Arthritis auf. Außerdem wurden häufig chronische Pneumonien beobachtet.

Azathioprin (Imurek®, vgl. S. 739) war über lange Zeit das bevorzugte Mittel bei Nierentransplantationen. Es ist nicht klar, warum es günstiger wirkt als Mercaptopurin, das daraus freigesetzt werden muß. Wahrscheinlich hat dies pharmakokinetische Gründe. Häufig wird Azathioprin in Kombination mit Cyclosporin oder Prednison angewendet. Die Dosierung (3–10 mg/kg/d, vor der Transplantation und 1–3 mg/kg/d zur Erhaltung) muß sich an der sorgfältig zu kontrollierenden Leukopenie orientieren.

Cyclosporin (Sandimmun®)

Cyclosporin ist ein aus 11 Aminosäuren bestehendes cyclisches Peptid (s. Abb. 33), das von einem Bodenpilz (Tolyplocadium inflatum Gams) produziert wird. Es ist sehr hydrophob und enthält eine sehr ungewöhnliche Aminosäure mit 9 C-Atomen. Eine Aminosäure (Alanin) hat die unnatürliche D-Konfiguration. Cyclosporin hemmt die Freisetzung von Interleukin 1 aus Macrophagen und von Interleukin 2 aus T-Helferzellen (s. Abb. 32). Die körpereigene Immunabwehr wird wegen der fehlenden Wirkung auf das Knochenmark weniger stark beeinträchtigt als bei den zytotoxischen Stoffen. Cyclosporin bindet spezifisch an Cyclophiline (ein Isoform ist Peptidyl-Prolin-cis-trans-Isomerase) und Calmodulin. Ein eindeutiger Zusammenhang mit der immunsuppressiven Wirkung konnte noch nicht nachgewiesen werden, diese Wechselwirkungen könnten aber für Nebenwirkungen verantwortlich sein.

Cyclosporin ist nach oraler Aufnahme zu 20–50% bioverfügbar. Es wird in der Leber praktisch vollständig metabolisiert

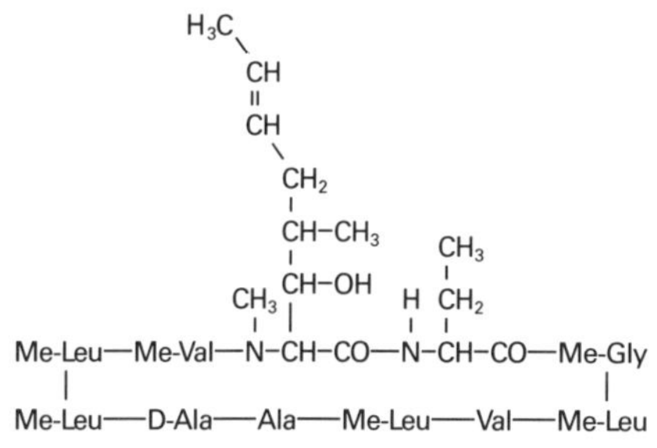

(hydroxyliert und demethyliert) und die Metaboliten erscheinen vor allem in der Galle. Die Halbwertszeit beträgt 2 h (1. Phase) und 24 h (2. Phase).

Cyclosporin wird allein oder in Kombination mit Glucocorticoiden (nicht mit anderen Immunsuppressiva) zur Prophylaxe der Abstoßung bei Organtransplantationen, zur Prophylaxe bei Knochenmarkstransplantationen und bei Bestehen einer Graft-versus-Host-Reaktion angewendet.

Nebenwirkungen treten vor allem in der Niere auf. Kreatinin und Harnstoff-Konzentrationen im Plasma steigen an. Die Werte dienen der Kontrolle. Sie können aber auch durch Abstoßungsreaktionen verändert werden. Daneben können der Blutdruck erhöht sein und neurotoxische Effekte auftreten. Hirsutismus, Gingivitis, Tremor und gastro-intestinale Störungen werden beobachtet. Transaminasen und Bilirubin-Spiegel sind häufig erhöht. Die Infektanfälligkeit und das Risiko, Tumoren zu entwickeln, ist weniger stark ausgeprägt als bei anderen Immunsuppressiva. Bei Kombination mit anderen Stoffen werden maligne Lymphome beobachtet, die besonders häufig Hirnmetastasen hervorrufen.

Die orale Behandlung wird 4–24 h vor der Transplantation mit einer einmaligen Dosis von 15 mg/kg/d begonnen und mit dieser Dosierung bis 1–2 Wochen nach der Operation fortgesetzt. Danach wird die Dosis bis auf 3–10 mg/kg/d reduziert. Die Blutspiegel sollten 250–800 ng/ml betragen. Solange die orale Applikation nicht vertragen wird, kann ein Drittel der Dosis in einer Injektionslösung über 2–6 h i. v. injiziert werden.

Monoklonale Antikörper (Muromonab-CD3; Orthoclone OKT3®)

Bei den Bemühungen, Lymphozyten spezifisch zu hemmen, wurden monoklonale Antikörper gegen Rezeptoren auf der Zelloberfläche entwickelt. Muromonab-CD3 bindet spezifisch an ein Glycoprotein des CD3-Komplexes, den alle T-Zellen präsentieren und verhindert dadurch die Auslösung von Signalen für die Aktivierung. Dieser aus Mäusen stammende Antikörper wird bisher vor allem zur Unterstützung anderer Immunsuppressiva bei Patienten mit akuten Abstoßungsreaktionen bei Nieren- und anderen Organtransplantationen und in Kombinationen zur Prophylaxe verwendet. Es werden tägliche Dosen von 5 mg über 10–14 d, in einer Bolusinjektion eingesetzt.

Als Nebenwirkungen werden häufig Grippe-ähnliche Erscheinungen mit Atemnot, Brustschmerzen und gastrointestinalen Störungen beobachtet. Werden Antikörper dagegen gebildet, wird die Wirksamkeit verringert, und es können allergische Reaktionen auftreten. Zur Vermeidung akuter Reaktionen sollte mit Methylprednisolon vor- und mit Hydrocortison nachbehandelt werden.

Corticosteroide

Corticosteroide hemmen die Freisetzung von Cytokinen (s. Abb. 32) und damit die Stimulierung vor allem von T-Helferzellen sowie den Angriff auf Fremdgewebe. Darauf beruhen die immunsuppressive und entzündungshemmende Wirkung. Zur Prophylaxe wird Prednison über 4 d in Dosen von 0,5–2,0 mg/kg gegeben. Als Erhaltungsdosis dienen 5–10 mg/d. Bei akuten Abstoßungsreaktionen müssen 500–1500 mg Methylprednisolol über mehrere Tage verabfolgt werden. (Zur Vermeidung akuter Reaktionen bei der Gabe von monoklonalen Antikörpern s. S. 744.). Den hohen Dosen entsprechen die Nebenwirkungen (s. Kapitel Nebennierenrindenhormone).

Abb. 33: Struktur von Cyclosporin. Eine Aminosäure enthält die unnatürliche D-Konfiguration (D-Ala), 6 Aminosäuren sind am Amidstickstoff methyliert (Me), die Peptidbindungen der übrigen Aminosäuren sind durch Wasserstoffbrücken abgesättigt. Dadurch wird das Molekül sehr lipophil.

Weiterführende Literatur

Albert, B./Bray, D./Lewis, J./Raff, M./Roberts, K./Watson, J. D.: Molecular Biology of the Cell. Garland Publ. Inc. New York, London, 2. Auflage 1989.

Chabner, B. A./Collins, J. M. (Eds.): Cancer Chemotherapy, Principles and Practice. J. B. Lippincott Co, Philadelphia 1990.

Cooper, C. S./Grover, P. L. (Eds.): Chemical Carcinogenesis and Mutagenesis. In: Handbook of Experimental Pharmacology, Vol. 94/I), II, Springer-Verlag, Berlin, Heidelberg 1990.

Goodman Gilman, A./Rall, T. W./Nies, A. S./Taylor, P. (Eds.): Goodman and Gilman's, The Pharmacological Basis of Therapeutics. Pergamon Press Inc., 8. Auflage 1990.

Schirrmacher, V.: Krebs – Tumoren, Zellen, Gene. Spektrum der Wissenschaften: Verständliche Forschung, Heidelberg 1986.

Sinha, B. K.: Free radicals in anticancer drug pharmacology. Chemico-Biological Interactions **69**, 293–317 (1989).

Tannok, I. F./Hill, R. P.: The Basic Science of Oncology. Pergamon Press, New York, Oxford 1987.

WICHTIGE GIFTE UND VERGIFTUNGEN

D. Henschler, Würzburg

Aufgaben und Arbeitsweise der Toxikologie

Giftwirkungen sind gesundheitsschädliche Folgen biologischer Wechselwirkungen von chemischen Stoffen mit körpereigenen Strukturen, gleichviel ob in gesunden oder kranken Organismen. Sie sind nicht nur an chemische Stoffe und deren Strukturmerkmale gebunden, sondern auch abhängig von der **Dosis** (bzw. Konzentration), der **Einwirkungsart** (Kontaktort bzw. Aufnahmeweg), der **Einwirkungshäufigkeit** und der **Einwirkungs(gesamt)zeit.**

Die quantitativen Parameter der Giftwirkungen treten in der modernen Toxikologie zunehmend in den Vordergrund. Mit der ständig wachsenden Zahl von Chemikalien, die im Zuge zivilisatorischen Fortschritts auf den Menschen einwirken, steigt die Notwendigkeit zur Ermittlung des gesundheitlichen Risikos durch körperfremde Stoffe, um geeignete Schutz- und Verhütungsmaßnahmen treffen zu können. Man unterschei-

det toxische Gefährdung (= toxisches Potential, engl. hazard) von Risiko (= Wahrscheinlichkeit des Schadenseintritts und Schwere des Schadens). Die Risikoermittlung ist die vornehmste Aufgabe der modernen Toxikologie.

Bisher galt die Toxikologie als Schwesterwissenschaft der Pharmakologie. Tatsächlich entschied bei den seit alters empirisch ermittelten Wirkstoffen in der Regel die angewendete Dosis, ob die Wirkung therapeutisch verwertbar wurde (Pharmakon) oder die schädliche Wirkung überwog (Vergiftung). Heute machen in der kaum noch übersehbaren Zahl der Chemikalien, die die Toxikologie zu bearbeiten hat, die Arzneimittel nur noch einen kleinen Teil aus, wenn auch einen gewichtigen. Auch ist das Urteil über Nutzen und Schaden bei Arzneimitteln von ganz anderen Elementen getragen als etwa bei Schädlingsbekämpfungsmitteln oder syntheti-

Tab. 1: Aufgabengebiete der Toxikologie.

Teilgebiet	Aufgaben
Arzneimitteltoxikologie	Vorklinische Prüfung neuer Arzneimittel auf Verträglichkeit
	Schädliche Nebenwirkungen bei bestimmungsgemäßem Gebrauch
	Folgen von Überdosierung (akute Vergiftung)
	Tierexperimentelle Aufklärung von erstmals beim Menschen aufgedeckten Nebenwirkungen
Gewerbetoxikologie	Akute und chronische Vergiftungen durch Arbeitsstoffe, Schutz- und Verhütungsmaßnahmen
	Aufstellung von Toleranzgrenzen (MAK-Werte für Schadstoffe in der Luft, BAT-Werte in biologischem Material)
	Berufskrebs
Pestizidtoxikologie	Toxizität bei Anwendung im Feld, Schutzvorschriften
	Rückstände in Nahrung und Gebrauchsgegenständen (Insektizide, Herbizide, Fungizide, Bakterizide, Rodentizide, Vermizide etc.)
Klinische Toxikologie	Diagnose und Therapie akuter Vergiftungen
	Auskunft an Ärzte (evtl. Laien)
	Behandlungsvorschläge in Notfällen
	Giftstoffregister
	Vergiftungsstatistik
Nahrungsmitteltoxikologie	Schadwirkungen natürlicher und synthetischer Nahrungsbestandteile (Farbstoffe, Konservierungsmittel, Füllstoffe, Emulgatoren, Schönungsmittel; Mykotoxine)
	Verunreinigungen im Trinkwasser
Kosmetik-Toxikologie	Lokale und systemische Verträglichkeit und Nebenwirkungen von Kosmetika-Inhaltsstoffen
Toxikologie von Luftverunreinigungen	Analyse und Wirkungsermittlung von Schadstoffen in der Allgemeinatmosphäre
	Aufstellung von Toleranzgrenzen (MIK-Werte)
	Begründung restriktiver Maßnahmen
Umwelt-Toxikologie	Schadwirkungen chemischer Stoffe auf Öko-Systeme (Luft, Boden, Wasser, Pflanzen, Tiere) und Rückwirkungen auf den Menschen
	Empfehlung von Präventivmaßnahmen

schen Nahrungszusätzen. Gleichwohl hat die moderne Toxikologie die Entwicklung ihres experimentellen Rüstzeugs überwiegend der Arzneimitteltoxikologie zu verdanken.

Die wesentlichen Aufgabengebiete der Toxikologie sind in Tab. 1 zusammengestellt. Die Gliederung bringt Überschneidungen, die teils durch die historische Entwicklung, teils durch den fachlichen Zugang bedingt sind. Neue Gesetze und Verordnungen, meist nach dem „Verursacherprinzip" erlassen, erweitern die Aufgabengebiete ständig; so kommen z. B. bestrahlte Lebensmittel, Reinigungs- und Haushaltmittel sowie Zusätze bzw. Rückstände in Trinkwasser hinzu.

Die ganze Vielfalt toxikologischer Probleme und Stoffgruppen kann heute von Einzelnen nicht mehr beherrscht und bearbeitet werden. Die toxikologischen Laboratorien an Hochschulen, in der Industrie und bei staatlichen Einrichtungen sind durch Spezialisierung gekennzeichnet. Im Lehrbuchrahmen muß die Stoffdarstellung sich auf wichtige Kapitel, die dem Arzt in der Praxis am häufigsten begegnen und die die wesentlichsten toxikologischen Wirkungsmuster möglichst repräsentativ vermitteln, beschränken.

Die Toxikologie steht mit zahlreichen Fächern aus Chemie, Biologie und Medizin in Wechselbeziehung (Abb. 1). Entsprechend mannigfaltig sind die angewendeten Prüfmethoden.

Akute Vergiftungen

Die Häufigkeit akuter Vergiftungen unter allen Krankheitsfällen oder in der Gesamtbevölkerung ist in Deutschland nicht sicher bekannt, da keine Meldepflicht besteht. Die meldepflichtigen Todesfälle durch Gifteinwirkung nehmen in den letzten Jahren zusammen mit anderen Unfällen leicht zu. Gift-Selbstmorde überwiegen bei weitem. Da die Behandlungsmöglichkeiten ständig verbessert werden, der Anteil der Todesfälle unter allen Vergiftungen also abnimmt, ist anzunehmen, daß die Zahl der Vergiftungen insgesamt stärker ansteigt. Dies wird auch aus der zunehmenden Verwendung von

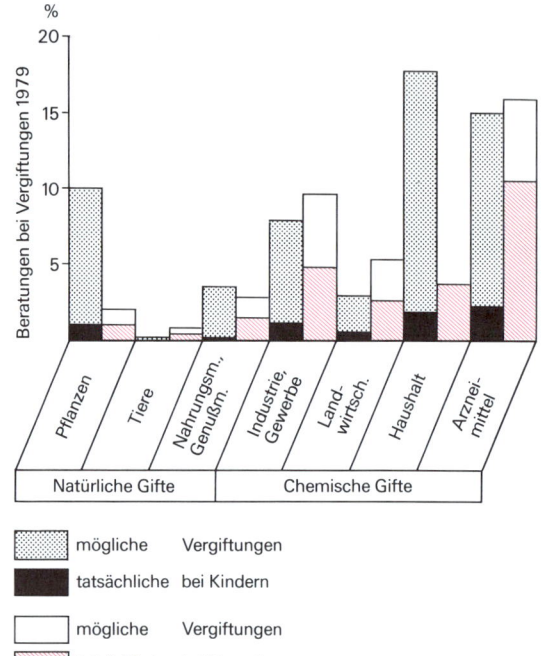

Abb. 2: Häufigkeit von Anfragen über (mögliche) Vergiftungen an ein Auskunftszentrum (Mainz 1979), nach S. Okonek: Vergiftungen, Entgiftung, Giftinformation. Springer 1981.

Chemikalien in Beruf und Haushalt erklärlich. Nicht zuletzt tragen Arzneimittel mit ihrem progredient ansteigenden Verbrauch dazu bei. Die meisten Kliniken verzeichnen einen zunehmenden Anteil an Vergiftungsbehandlungen im Gesamtkrankengut. Er kann sich, besonders im Kindesalter, bis auf 3 % belaufen. Seit ca. 20 Jahren sind daher im Bundesgebiet einige Spezialkliniken bzw. Abteilungen zur Behandlung aku-

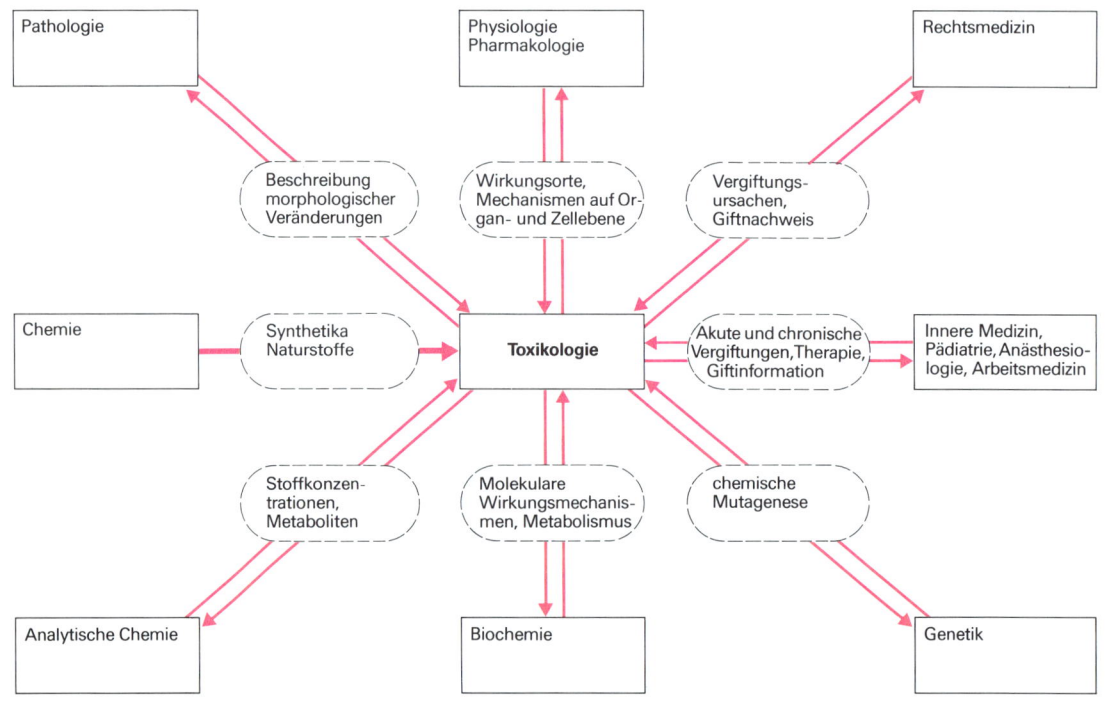

Abb. 1: Verbindungen zwischen der Toxikologie und anderen Fächern.

Tab. 2: Akute Toxizität (minimaltödliche Dosen bei einmaliger Aufnahme, bezogen auf Körpergewicht) und Molekülmassen (MM) einiger wichtiger organischer Stoffe. Viele Naturstoffe weisen viel höhere Wirksamkeiten auf als Syntheseprodukte!

Bezeichnung	Toxizität (µg/kg)	MM
Botulinustoxin A	0,00003	900 000
Tetanustoxin	0,0001	150 000
Ricin	0,02	66 000
Diphtherietoxin	0,3	72 000
Crotoxin (vgl. S. 834)	0,2	30 000
TCDD (vgl. S. 796)	1	320
Tetrodotoxin (vgl. S. 821)	10	319
Aflatoxin B_1	10	312
Curarin (vgl. S. 133)	500	696
Strychnin (vgl. S. 266)	500	334
Nicotin	1 000	162
DFP (vgl. S. 142)	3 000	184
Natriumcyanid	10 000	49
Phenobarbital	100 000	232

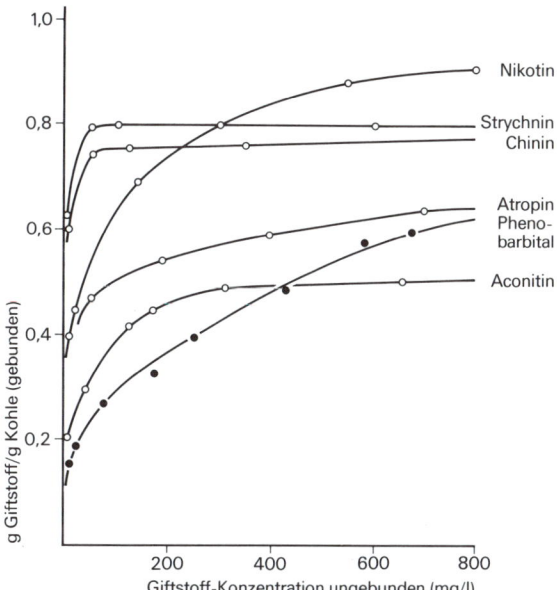

Abb. 3: Bindung von Giftstoffen durch Aktivkohle.
Die Bindungsfähigkeit von Aktivkohle für Giftstoffe ist sehr unterschiedlich. Sie ist von der Masse der angebotenen Kohle und der Konzentration des Giftstoffes abhängig. Geprüft wird sie in vitro mit Adsorptionsisothermen. Auch der pH spielt eine Rolle. Die obigen Bindungskurven wurden unter den Bedingungen des Magensaftes (pH = 1,6) gewonnen. Es muß also bei flachem Verlauf der Bindungskurve (z. B. Phenobarbital) viel mehr Kohle eingesetzt werden als etwa bei Strychnin.

ter Vergiftungen eingerichtet worden. Sie führen zugleich Register über die Zusammensetzung von Haushaltmitteln, Pestizidbereitungen, Düngemitteln usw. und können in Notfällen telefonisch rasch Auskunft und Empfehlungen zur weiteren Behandlung Vergifteter vermitteln[1]. Über die anteiligen Häufigkeiten von Anfragen an solche Zentren gibt Abb. 2 einen Überblick. Für den Arzt ist die Kenntnis wirksamer Sofort-Behandlungsmethoden akuter Vergiftungen wichtig. Richtiges Erkennen der Vergiftung und richtige oder falsche Maßnahmen können u. U. in wenigen Minuten über den Ausgang entscheiden. Die Pharmakologie hat früher zahlreiche Gegenmittel (Antidote) zur spezifischen Beeinflussung der Vergiftungen empfohlen. Dies hat seine Wurzel in alten Giftverzeichnissen der griechischen, arabischen und scholastischen Medizin, die eine große Zahl mystisch begründeter Antidote – oft als Gemische zahlreicher Komponenten – aufführten; Reste davon haben sich bis in manche Lehrbücher unserer Zeit erhalten. Eine Reihe hochwirksamer spezifischer Antidote sind auf der Grundlage physiologischer und biochemischer Wirkungsmechanismen entwickelt worden. Für die meisten Giftstoffe fehlen jedoch Antidote, so daß man auf symptomatische Therapie angewiesen ist.

Behandlungsprinzipien

Die Therapie akuter Vergiftungen läßt sich nach systematisch-formalen Gesichtspunkten in allgemeine Maßnahmen der Notfall- und Intensivtherapie sowie in spezielle Maßnahmen der Entgiftung unterteilen.
Praxisgerecht ist die Unterscheidung zwischen „Soforttherapie" und „Weiterführende Therapie". Die Soforttherapie gliedert sich in

(A) Maßnahmen zur Aufrechterhaltung der Vitalfunktionen und
(B) Maßnahmen zur Verhütung weiterer Resorption („Entgiftung").
(C) Weiterführende Maßnahmen bestehen in den Techniken der Intensivmedizin sowie zur Beschleunigung der Giftausscheidung.

[1] Verzeichnis der Zentren in der BRD, z. B. in „Arzneiverordnungen", 15. Auflage, 1984; Deutscher Ärzteverlag, Köln.

Tab. 3: Spezifische Antidote.

Vergiftung durch	Behandlung mit
Schwermetalle	Chelatbildner (s. S. 767).
Blausäure	Methämoglobinbildner (Amylnitrit, Natriumnitrit; Dimethylaminophenol)
	Kobaltverbindungen zur CN-Bindung (Co-EDTA; Hydroxocobalamin) Natriumthiosulfat
Organophosphate	Atropin
	Oxime als Reaktivatoren (Toxogonin®, PAM; s. S. 792)
Paracetamol	N-Acetylcystein
Morphin und -derivate	Morphinantagonisten (Levallorphan, Naloxon)
Methämoglobinbildner	Thionin, Methylenblau
Dicumarol u. Derivate	Vitamin K (vgl. S. 587)
Fluorid	Calciumsalze
Methanol	Ethanol (vgl. S. 797)
Schlangen- u. Spinnenbisse	Spezifische Antiseren (vgl. S. 820)

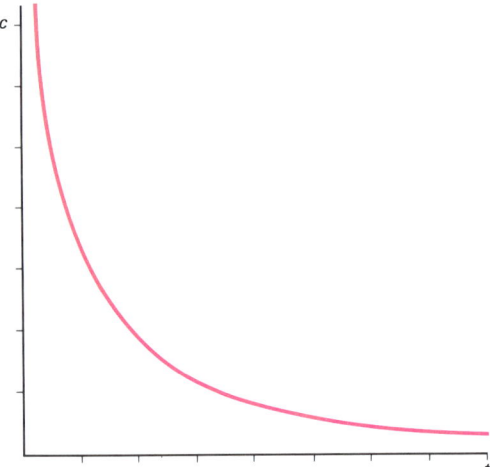

Abb. 4a: Abhängigkeit der Wirkung eines Giftes von der Konzentration und der Einwirkungszeit.
Für zahlreiche Giftstoffe ergibt sich bei Variation von Einwirkungszeit (t) und Konzentration am Rezeptor (c) innerhalb bestimmter Bereiche gleichstarke Wirkung (W) bei gleichbleibendem Produkt aus c und t.

$$c \cdot t = W = \text{const. (Habersche Regel)}.$$

Kleine Konzentrationen entfalten über lange Zeiten gleiche Wirkung wie hohe Konzentrationen über kurze Zeiten. In doppelt linearem Maßstab resultiert eine Hyperbel. Bei Gültigkeit dieser Funktion ist zugleich auf verlustlose Addition aller toxischen Einzelereignisse zu schließen.

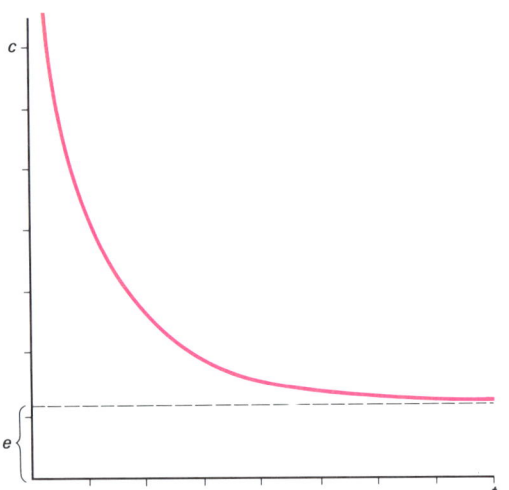

Abb. 4b: Begriff der Schwellenkonzentration eines Giftstoffes.
Bei sehr langen Einwirkungszeiten und geringen Konzentrationen kann aber durch Eliminationsvorgänge eine wirkungsfreie Zone (e) entstehen. Daraus leitet sich die Beziehung ab:

$$(c - e) \cdot t = W = \text{const.}$$

e hat einen endlichen Wert und kann als Schwellenkonzentration aufgefaßt werden, unterhalb derer der Fremdstoff den Organismus, bezogen auf den jeweils gemessenen schädlichen Effekt, wirkungslos durchläuft. – Die Gültigkeit dieser Beziehung ist für karzinogene und mutagene Wirkungen umstritten.

Eine stichwortartige Übersicht der Prinzipien, gegliedert nach praktischen Gesichtspunkten, bringt Tab. 4. Mit diesen Maßnahmen versucht man, die Ausscheidungs- und Entgif-

tungskapazität des Organismus selbst zu nutzen und gezielt anzuregen, dabei zugleich die lebenswichtigen Gewebe vor Sekundärschäden wie Hypoxie und Acidose zu schützen. Wenn die Vitalfunktionen aufrechterhalten werden können, hat der Organismus Zeit, den Fremdstoff bis auf unwirksame bzw. nicht mehr bedrohliche Reste auszuscheiden oder abzubauen. Die Beschränkung auf dieses Prinzip ist aber nur dann berechtigt, wenn der Giftstoff nicht durch direkten Angriff Zell- und Gewebsveränderungen setzt, die sich nicht von selbst zurückbilden können. Bei vielen Stoffen ist es erforderlich, biochemische Läsionen möglichst weitgehend zurückzubilden oder zu verhüten, indem der Giftstoff durch chemische Gegenmittel soweit inaktiviert wird, daß die Veränderungen kein bedrohliches Ausmaß mehr erreichen.

Chronische Vergiftungen

Früher befaßte sich die Toxikologie fast ausschließlich mit der Analyse akuter Vergiftungen. Einige chemische Berufskrankheiten, z. B. durch Blei, Quecksilber oder Mangan, lenkten die Aufmerksamkeit auf die Möglichkeit chronischer Schädigungen. Mit der zunehmenden Durchsetzung unserer Umwelt mit Chemikalien wächst die Zahl der Stoffe, die in sehr geringen Konzentrationen langfristig, u. U. lebenslang auf den Menschen einwirken können. Die Möglichkeit chronischer Vergiftungen durch Spuren von Umweltstoffen bestimmt heute vornehmlich die Aufgaben und die Struktur der Toxikologie (Abb. 1).
Der Gesetzgeber ist bestrebt, toxische Risiken durch Gesetze und Verordnungen auszuschalten oder so gering wie möglich zu halten. Ein grundsätzliches Verbot aller giftigen Stoffe ist jedoch impraktikabel; denn viele Chemikalien sind für bestimmte technische Prozesse unentbehrlich, Abgase und Abfälle aus Feuerungen sind nicht quantitativ ausschaltbar. Andere potentielle Gifte (z. B. CO, NO_2) kommen in geringen Konzentrationen auch natürlich vor und entziehen sich dem Verbot. Man versucht daher, den Kontakt mit potentiell schädlichen Stoffen auf ein unbedenkliches Maß zu reduzieren. Voraussetzung dafür ist die Ermittlung einer Dosis (auf einen bestimmten Zeitraum bezogen) oder einer Konzentra-

Tab. 4: Behandlungsprinzipien akuter Vergiftungen.

A) Aufrechterhaltung der Vitalfunktionen

1) Freihalten der Atemwege (stabile Seitenlagerung, Entfernung von Speiseresten oder anderen Fremdkörpern, Schleimabsaugung, Bronchialtoilette); eventuell Intubation und Beatmung.

2) Erhaltung der Blutzirkulation (Schockbekämpfung durch Volumensubstitution, vgl. S. 408; Katecholamine zur Erhöhung des Herzminutenvolumens; Atropin, Orciprenalin oder Schrittmachertherapie bei bradykarden Herzrhythmusstörungen, extrathorakale Herzmassage, evtl. Adrenalin 1 mg ins Herz).

3) Sauerstoffzufuhr v. a. bei toxischem Lungenödem (z. B. durch Reizgase, Heroin etc.) sowie bei Kohlenmonoxidvergiftung. Im letzteren Fall bei spontan atmenden Patienten Insufflation von Carbogen (95 % O_2, 5 % CO_2).

4) Ausgleich der metabolischen Acidose durch Natriumbicarbonat (8,4 %) oder Trispuffer (vgl. S. 413).

5) Korrektur von Störungen des Elektrolytgleichgewichtes und der Wasserbilanz (vgl. S. 415 ff.).

6) Wärmeschutz

Tab. 4 (Forts.): Behandlungsprinzipien akuter Vergiftungen.

B) Verhütung weiterer Resorption

1) Bei Aufnahme per os:

Kochsalz-Emesis. Bei bewußtseinsklaren Patienten Trinkenlassen von 1–2 Glas gesättigter Kochsalzlösung (2 Eßlöffel auf 1 Glas Wasser); zusätzlich Reizen der Rachenhinterwand, wenn kein Erbrechen eingetreten ist. Wenn auch dies erfolglos bleibt, muß Erbrechen mit Apomorphin (s. u.) erzwungen oder eine Magenspülung angeschlossen werden, da Gefahr der NaCl-Vergiftung besteht!

Apomorphin-Emesis. Bei bewußtseinsklaren Patienten 0,1–0,15 mg/kg Apomorphin s.c. Zusätzlich 10 mg Norfenefrin[1] i. m. zur Kreislaufstabilisierung. Anschließend 1–2 Glas Wasser trinken lassen; Wirkungseintritt nach 4–5 Minuten.

Bei Kindern unter 6 Jahren weder Kochsalz-Emesis noch Apomorphin-Emesis, sondern **Ipecacuanha-Emesis** einleiten. Dosis von Sir. ipecac. bei Kindern unter $1\frac{1}{2}$ Jahren 10 ml, zwischen $1\frac{1}{2}$ und 4 Jahren 15 ml und über 4 Jahre 30 ml. Anschließend 100 bis 200 ml Wasser oder Saft trinken lassen. Zusätzlich mechanische Reizung der Rachenhinterwand, wenn Emesis ausbleibt. Wenn auch dann kein Erbrechen eingetreten ist, muß eine Magenspülung durchgeführt werden!

Kontraindikationen: Stark eingetrübtes Bewußtsein, mangelnde Überwachungsmöglichkeit, manifeste Herz- oder Ateminsuffizienz, Gravidität, Krämpfe, Einnahmen von Säuren oder Laugen, organischen Lösemitteln oder schaumbildenden Substanzen.

Magenspülung. Sie wird durchgeführt bei stark bewußtseinsgetrübten Patienten (Sopor, Koma), weiterhin bei besonders gefährlichen Vergiftungen, die nicht oder erst sehr spät zu Bewußtseinstrübung führen (z. B. Paraquat/Diquat, Digitalis, Knollenblätterpilz, Alkylphosphate), ferner im Anschluß an die Emesis zur sicheren Entfernung weiterer, noch verbliebener Giftstoffreste. Kontraindikationen: Schwere Säuren/Laugen-Verätzung mit Verdacht auf Oesophagus- oder Magenperforation.

Die Magenspülung wird in Halbseiten- und „Kopftieflage" durchgeführt. Es wird 37 °C warmes Leitungswasser verwendet. Die Dauer der Spülung ist abhängig vom Schweregrad der Vergiftung. Bei mittelschweren Vergiftungen wird mit 10 bis 30 Litern Wasser, bei schweren mit 30 bis 60 Litern Wasser gespült. Anschließend werden 50–60 g **Aktivkohle**-Aufschwemmung über eine nasogastrale Verweilsonde (Magensonde) instilliert. Weiterhin sind über die Magensonde Laxantien zu instillieren (150 ml Karion F®, 250 ml Tutofusin® S 40), sofern keine Magen-Darm-Atonie vorliegt. Salinische Abführmittel wirken nicht so sicher. Kein Rizinusöl bei Vergiftungen mit lipoidlöslichen Stoffen, da hier Gefahr der Resorptionsbeschleunigung besteht!

2) Bei Kontamination der äußeren Haut:
Abspülen mit großen Mengen Wasser und Seife, Abtupfen mit Polyethylenglykol 400[2] (hygroskopischer Stoff, dadurch Wasser- und Giftentzug aus der Haut).

3) Bei Einwirkung auf das Auge:
Lange spülen mit fließendem Wasser (Wasserhahn, Lidspalte zwanghaft offenhalten).

C) Beschleunigung der Giftausscheidung

1) **Forcierte Diurese.** Es werden 12 Liter einer Elektrolytlösung (500 ml 5 % Glucose + 45 mol NaCl + 15 mol KCl bzw. 1 mol Cl^- pro kg KG) infundiert und dadurch eine Urinausscheidung von 12 Litern innerhalb 24 Stunden erzeugt – sofern keine Niereninsuffizienz vorliegt! Langzeitbarbiturate werden besser durch alkalische forcierte Diurese (Cl^- ersetzen durch HCO_3^-) ausgeschieden.

2) **Hyperventilation.** Sie ist bei Vergiftungen mit leicht flüchtigen, chlorierten Kohlenwasserstoffen (vgl. S. 804 f.), die weitgehend über die Lungen ausgeschieden werden, indiziert; durch Insufflation von CO_2 oder entsprechenden Einstellungen am Respirator wird ein Atemminutenvolumen von 25 Litern angestrebt.

3) **Unterbrechung des enterohepatischen Kreislaufes.** Diese Maßnahme kommt in Betracht bei Vergiftungen durch z. B. Digitoxin, Phenprocoumon, tricyclische Antidepressiva und andere Stoffe, die erheblich einem enterohepatischen Kreislauf unterliegen. In das Duodenum wird Aktivkohle oder Colestyramin[3] (3 × 4 g pro 24 h) instilliert.

4) **Hämoperfusion.** Sie ist die wirkungsvollste Maßnahme zur extrakorporalen Giftelimination. Das Blut des Patienten wird durch adsorbierendes Material (beschichtete Aktivkohle, Neutralharz Amberlite XAD-4) geleitet und dabei der Giftstoff an diese Adsorbentien gebunden. Im Gegensatz zur früher angewendeten Hämodialyse (s. u.) ist die Hämoperfusion imstande, auch lipophile, nicht dialysable Gifte aus dem Blut zu eliminieren; aber auch bei dialysablen Substanzen ist die Hämoperfusion der Hämodialyse in der Regel überlegen. Wesentlichste Nebenwirkung ist die Adsorption von Thrombozyten. Bei jeder Hämoperfusion muß mit einem Abfall der Thrombozyten bis zu 40 % gegenüber dem Ausgangswert gerechnet werden.

5) **Hämodialyse.** Mit ihr können nur „nierengängige" Giftstoffe eliminiert werden. Da die Hämoperfusion effektiver ist, hat die Hämodialyse nur dann ihre Berechtigung, wenn zusätzlich eine Niereninsuffizienz vorliegt, die Clearance eines dialysablen Giftes durch gleichzeitig durchgeführte hintereinandergeschaltete Hämoperfusion und Hämodialyse gesteigert werden soll oder eine Kontraindikation zur Hämoperfusion (z. B. Thrombozytopenie) vorliegt.

6) **Weitere Verfahren.** Plasmaseparation, Ultrafiltration, Peritonealdialyse oder Blutaustauschtransfusion sind der Hämoperfusion in der Regel weit unterlegen.

D) Antidot-Therapie:

Als Antidote bezeichnet man Stoffe, die

a) durch direkte chemische oder physikalische Reaktion den Giftstoff inaktivieren oder

b) durch pharmakologischen Angriff die Wirkungen an Rezeptor oder Organsystem vermindern oder aufheben.

Beispiele für solche Antidote bringt Tabelle 3. Einzelheiten werden in den speziellen Giftstoffkapiteln abgehandelt.

---

[1] Novadral®; [2] Lutrol®; [3] Quantalan®.

Tab. 5: Vorgehen bei der toxikologischen Prüfung neuer Stoffe.

Ansatz	Prüfkriterien	Aussage
1) Akute Toxizität		
(Ganztier, mehrere Tierarten, beide Geschlechter, verschiedene Dosen und Zufuhrwege)	Allgemeinverhalten Organfunktionen Letalität (LD 50) Todesursache	Angriffsorte Wirkungsmechanismus Todesursache Dosis/Wirkungskurve (LD_{50}-Bestimmung) Vergiftungsbehandlung
2) Wiederholte Gabe	Änderung der Wirkungsstärke	Sensibilisierung Toleranz Auftreten neuer Wirkungen
3) Pharmakokinetik und Metabolisierung		
(Verabfolgung einmal und wiederholt, evtl. mehrere Zufuhrwege) mehrere Tierarten und Mensch	Blutspiegel Gewebsspiegel Harn- und Galleausscheidung, Ausscheidung mit dem Kot Metabolitenidentifizierung	Resorption Verteilung Enterohepatischer Kreislauf Metabolismus, reaktive Metaboliten Exkretion Kumulation Vergleichbarkeit Tier–Mensch Evtl. molekularer Wirkungsmechanismus
4) Chronische Toxizität		
(meist zwei Tierarten mit ähnlicher Pharmakokinetik wie Mensch) 3 Dosierungen Versuchsdauer (je nach Problem) 3 Monate–7 Jahre	fortlaufend: Körpergewichtsentwicklung Nieren- und Leberfunktion Herz- und Kreislauffunktion Verhalten (evtl. Motilität) Hämatologie evtl. Sinnesorgane u. a. m. nach Abschluß: Organgewichte Histologie Suche nach Tumoren	höhere Dosierung: Auftreten toxischer Effekte, Analyse derselben mittlere Dosierung: wenig oder zweifelhafte Effekte niedrigste Dosierung: keine Effekte mehr Ermittlung eines Schwellenwertes
5) Chem. Karzinogenese	Ganztier: benigne und maligne Tumoren in vitro: maligne Transformation in Zellkulturen	Krebsgefährdung, Krebsrisiko
6) Chem. Mutagenese	in Mikroben (z. B. Mangel-mutanten: Ames-Test) in Zellkulturen (Änderung von Stoffwechsel, Chromo-somen, Wachstum u. a.) im Ganztier (Lebensfähigkeit, Chromosomenschäden, Keimzell-veränderungen u. a.)	Erbgutänderungen Kurzzeittests für Krebsgefährdung
7) Chem. Teratogenese	Embryonalentwicklung Resorption der Frucht Aborte	Fruchtschädigung Mißbildungsrisiko

tion in den Umweltmedien (Luft, Wasser, Nahrung etc.), die bei langfristiger Einwirkung keine toxischen Effekte mehr auslöst. Man spricht von Wirkungsschwellen, **Schwellenwerten** oder Grenzwerten. Aus ihnen leitet man – unter Einlegen einer sog. „Sicherheitsspanne" und unter Berücksichtigung des sozio-ökonomisch Zumutbaren – **Toleranzwerte** ab, die auch als maximale Konzentrationen bzw. tägliche Einnahmemengen zugelassen werden. Seit kurzem reagiert der Gesetzgeber auf neu aufgetretenen Verdacht von Schadstoffwirkungen mit einer Flut neuer Grenzwerte, ohne daß entsprechen-

de toxikologische Daten verfügbar wären; man spricht von „Vorsorgewerten", die nach dem Minimierungsprinzip festgelegt werden.

Chronische Vergiftungen entstehen entweder a) durch Kumulation von Fremdstoff (oder toxischen Metaboliten) im Organismus, oder b) durch Summierung toxischer Einzelergebnisse auch ohne Stoff-Kumulation (Wirkungskumulation).

Eine unterschwellige (wirkungsfreie) Konzentration kann daher aus zwei Vorgängen abgeleitet werden: 1) die Elimina-

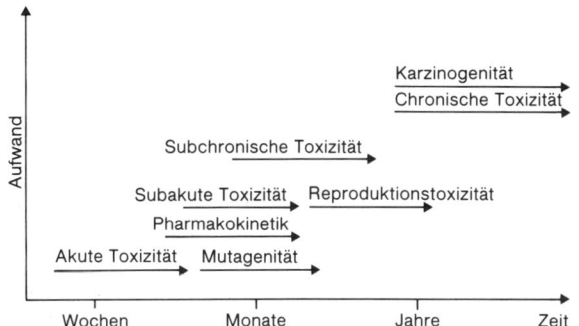

Abb. 5: Grundmuster der Strategie von Toxizitätsprüfungen. Verhältnis von Dauer und akkumulativem Aufwand.

tionsgeschwindigkeit (Inaktivierung und/oder Exkretion) überspielt die Invasionsgeschwindigkeit; 2) die biologischen Veränderungen durch toxische Einzelereignisse werden mit höherer Geschwindigkeit zurückgebildet (repariert) als sie entstehen.

Beide Möglichkeiten lassen sich mit der sog. erweiterten $c \cdot t$-Regel formulieren (Abb. 4 a u. b). Die Ermittlung von Wirkungsschwellen im Tierversuch ist schwierig, da in einer Dosierskala neben noch eben wirksamen Dosen (bzw. Konzentrationen) solche bestimmt werden sollen, bei denen alle Effekte ausbleiben. Hier soll also etwas Negatives (nicht Meßbares) bewiesen werden – eine mit üblichen naturwissenschaftlichen Versuchskriterien im Grundsatz nicht lösbare Aufgabe. Tatsächlich kann das Ausbleiben toxischer Effekte nur in Wahrscheinlichkeitsmaßen ausgedrückt werden. De-

ren Größe wird – abgesehen von Unsicherheiten wegen unterschiedlicher Ansprechbarkeit der Spezies – im wesentlichen von der Zahl eingesetzter Versuchstiere bestimmt. Als Beispiel: Um das Auftreten einer bestimmten Krebsart mit 99 % Wahrscheinlichkeit auszuschließen, benötigt man ca. 8 000 Tiere. Absolute „Sicherheit" ist deshalb aus Tierversuchen niemals ableitbar.

Das Vorgehen bei der toxikologischen Prüfung von Fremdstoffen vollzieht sich nach bestimmten Regeln (vgl. Tab. 5). Dabei sind gewisse Hierarchien der Prüfschritte gegeben, da die Ergebnisse aus dem einen Schritt notwendige Grundinformationen zur Planung der folgenden darstellen. Ein Grundschema der so entstehenden Zeitabfolge bringt Abb. 5. Es verdeutlicht zugleich den steigenden Zeit- und Mittelaufwand. Die Prüfgänge können je nach Fremdstoffart (Arzneimittel, Pestizid, Luftverunreinigung u. a. m.) gewisse Abwandlungen erfahren; auch die Einwirkungsart (Aufnahmewege, Häufigkeit, Dauer) kann von Einfluß sein. Zwischen verschiedenen Versuchstierarten bestehen oft außerordentliche Unterschiede in der Reaktion auf Fremdstoffe, und zwar sowohl in der Art als auch im Ausmaß der Reaktion. Die Gründe dafür sind entweder verschiedene Empfindlichkeit der Gewebe (Rezeptoren) oder – offenbar weitaus häufiger – verschiedene Geschwindigkeiten der Entgiftung (oder metabolischen Aktivierung) und Elimination (s. S. 51 f.). Um eine optimale Voraussagbarkeit von toxischen Effekten oder auch von deren Ausbleiben beim Menschen zu gewährleisten, sucht man vor Beginn der aufwendigen chronischen Tierversuche diejenige(n) Tierart(en) aus, die dem Menschen diesbezüglich am ähnlichsten ist (sind). Im Hinblick auf Pharmokokinetik und Metabolismus gelingt das, wenn in möglichst frühen Stadien der Prüfung der Fremdstoffumsatz auch im

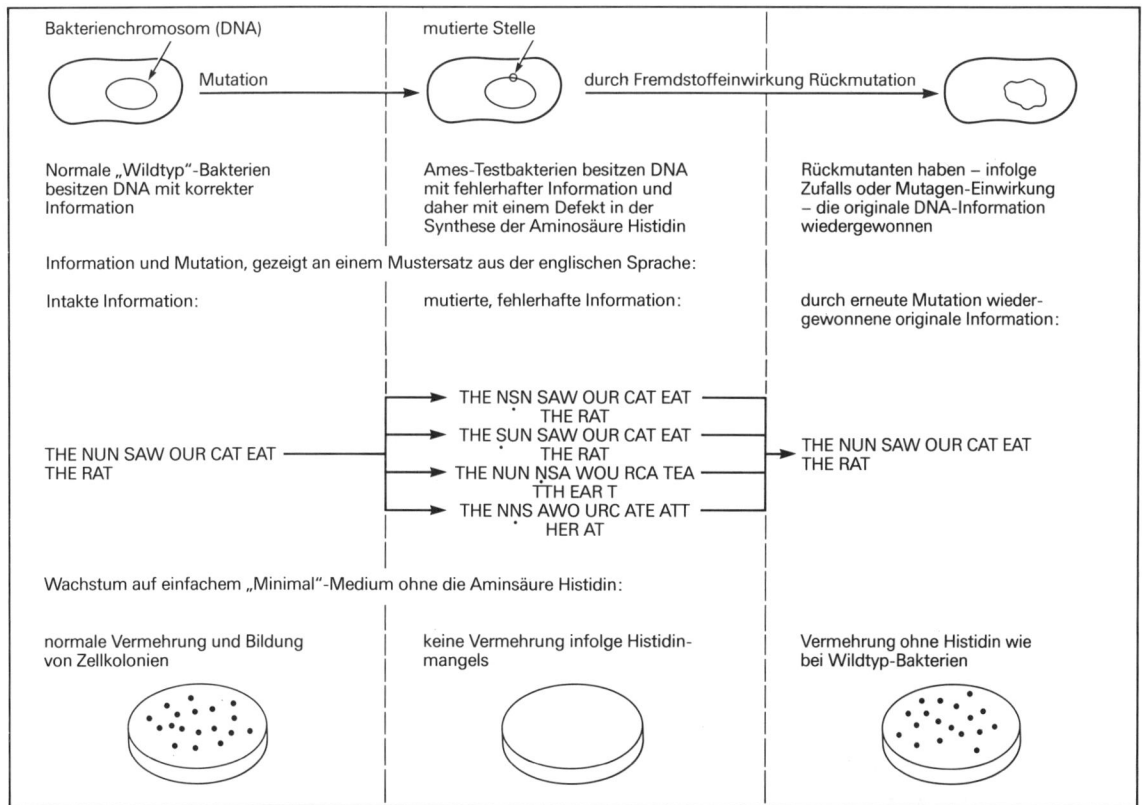

Abb. 6: Bakteriengenetische Basis des Mutagenitätstests nach Ames mit Salmonella-typhimurium-Bakterien. Der Mustersatz ist übernommen von J. Cairns (Cancer and Society. Freeman, San Francisco 1978).

Menschen geprüft wird. Moderne Ultramikromethoden der Gaschromatographie, Flüssigchromatographie, Dünnschichtchromatographie, Massenspektrometrie und der Radiochemie (isotopmarkierte Verbindungen) erbringen häufig weitreichende Informationen aus Kurzzeitversuchen am Menschen, durchgeführt mit sehr geringen, nicht schädlichen Dosen.

Auf den Gebieten der chemischen **Karzinogenese** (vgl. S. 722 ff.), **Teratogenese** und **Mutagenese** (vgl. Abb. 6) sind die tierexperimentellen Modelle noch nicht voll entwickelt. Die Kenntnis der zugrunde liegenden biochemischen Mechanismen ist zwar weit fortgeschritten, doch fehlt es noch an Einsicht in die Ursachen der außerordentlichen Speziesunterschiede. Der Aussagewert dieser Methoden und der daraus gewonnenen Ergebnisse ist daher noch nicht voll befriedigend (s. Abb. 7); gleichwohl sind sie schon heute die wichtigsten Elemente der toxikologischen Risikoanalyse, da die Schadwirkungen dieser Kategorie als irreversibel zu gelten haben. Eine Einführung in das Prinzip und die Arbeitsweise des schon heute wegen seiner Einfachheit und weitgehenden Validierung breit eingesetzten Ames-Tests bringt Abb. 6. Der Aussagewert solcher prädiktiver in-vitro-Tests läßt sich an falsch und richtig positiven, und falsch und richtig negativen Befunden in Diagrammform darstellen (s. Abb. 7). Die Grenzen der Tests sind klar erkennbar. Sehr wichtig ist deshalb eine sorgfältige medizinische Überwachung der Personenkreise, die Fremdstoffen in besonderem Maße exponiert sind. Den epidemiologischen Untersuchungen mit verbesserter Methodik kommt hier wachsende Bedeutung zu. Immerhin hat die kritische Auswertung der Krebsregister, vor allem in USA, die wesentlichen Krebsrisikofaktoren aufdecken können. In Abb. 76 ist der derzeitige Kenntnisstand aufgezeigt. Die großen Risiken sind – bei weitergezogener Definition – als chemische Faktoren erkennbar (Ernährungsweise, Tabak,

Sexualhormone, Beruf und Alkohol), sind also im Prinzip vermeidbar. Strahlenrisiken spielen dagegen eine quantitativ geringe Rolle.

Für neu einzuführende Stoffe muß man jedoch allein auf die Labormethoden der prädiktiven Toxikologie zurückgreifen und die Risiken für den Menschen abschätzen.

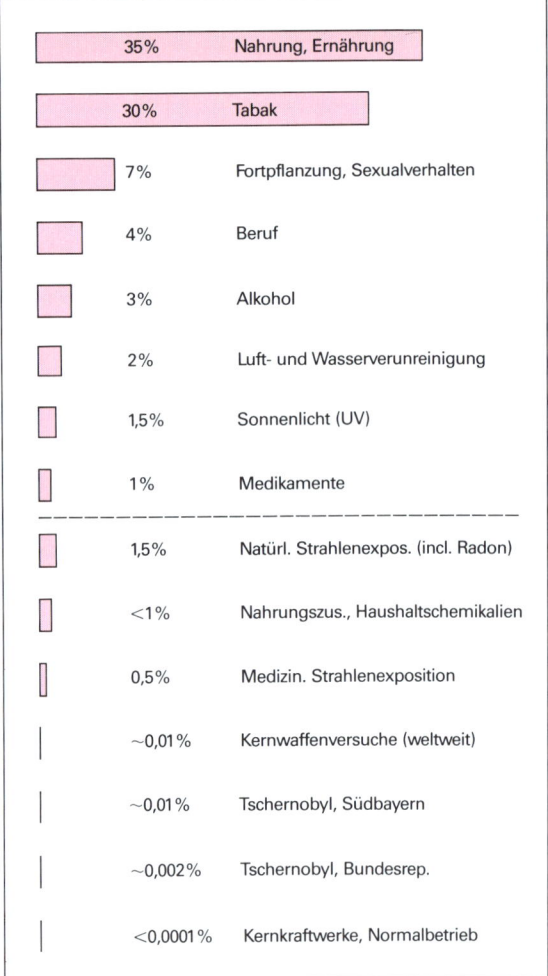

Abb. 7b: Die Hauptrisiken von Krebskrankheiten in hochentwickelten Industrieländern, ermittelt aus epidemiologischen Vergleichsstudien unterschiedlich exponierter Populationen (nach Doll und Peto, J. Natl. Canc. Inst. 66; 1981. – Deutsche Strahlenschutzkommission 1988). Oberer Teil: Fallbeobachtungen. Unterer Teil: Extrapolationen nach konservativen Rechenmodellen.

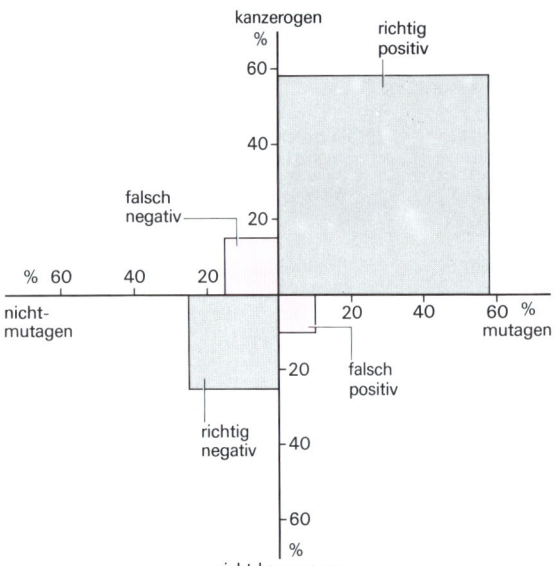

Abb. 7a: Bewertung von Kurzzeittests zur Voraussage krebserzeugender Wirkungen von Fremdstoffen (nach Sugimura, M. et al.: I.A.R.C. Sci. Publ. Vol. XII, 1976). Verglichen werden mehr als 500 Chemikalien, die im Ames-Test (vgl. Abb. 6) positiv oder negativ (Abszisse rechts bzw. links) ausgefallen sind, mit Kanzerogenitätsuntersuchungen in intakten Tieren (Ordinate positiv = oben; negativ = unten). Der Aussagewert des Mutagenitätstests ist also begrenzt. Für die Risikoabschätzung bedenklich sind die 15% falsch negativer Ergebnisse im bakteriellen Mutagenitätstest.

Arzneimitteltoxikologie

Dieser Zweig hat bisher die weiteste methodische Entwicklung erfahren. Die Gesetzgebung* schreibt für neue Arzneimittel vor der Anwendung am Menschen eine gründliche tierexperimentelle Prüfung vor. Sie soll dem geplanten therapeutischen Einsatz hinsichtlich Dosis, Häufigkeit und Dauer der Anwendung angepaßt sein und mögliche toxische Nebenwirkungen voraussagen helfen. Alle wirksamen Arzneimittel

---

* Arzneimittelgesetz vom 24. 8. 1976, BGBl. I, S. 2445; III, S. 2121-2151.

können – seltener oder häufiger – Nebenwirkungen entfalten. Sie werden vielfach in Kauf genommen, wenn der therapeutische Nutzen überwiegt: kalkuliertes Risiko aufgrund einer Nutzen-Schaden-Abwägung (vgl. S. 83).

Beim Abschätzen des toxischen Risikos von Arzneimitteln kommt Beobachtungen am Menschen besondere Bedeutung zu. Schon im frühen Stadium der Pharmaka-Entwicklung werden erste Verträglichkeitsprüfungen mit vorsichtig gesteigerten Dosen an gesunden Probanden oder Patienten vorgenommen (vgl. S. 79). Die Prüfung auf klinische (therapeutische) Wirksamkeit im klinisch-pharmakologischen Versuch wird stets mit der Suche nach Nebenwirkungen verbunden. Häufig werden toxische Effekte jedoch erst später bei der Anwendung der Mittel im größeren Maßstab entdeckt. Jeder Arzt sollte deshalb besonders bei neuen Pharmaka auf Nebenwirkungen achten und diese an bestehende zentrale Registrierstellen[1] melden. Nationale und internationale Datenbanken versuchen, aus solchen Meldungen qualitative und quantitative Nebenwirkungsprofile der wichtigen Arzneimittel zu erstellen.

Beobachtete toxische Wirkungen am Menschen können erneute Laborversuche zur Klärung des ursächlichen Zusammenhangs und des Mechanismus veranlassen. Enge Zusammenarbeit zwischen Laboratorium, Klinik und praktischem Arzt ist zur Optimierung des Schutzes vor Nebenwirkungen besonders wichtig. Wesentliche Informationen können auch aus der sorgfältigen Analyse akzidenteller, iatrogener oder suizidaler akuter Arzneimittelvergiftungen resultieren.

Gewerbetoxikologie

Krankheiten, hervorgerufen durch schädliche Stoffe am Arbeitsplatz (Gewerbekrankheiten), haben der toxikologischen Forschung wesentliche Impulse vermittelt. Gewerbegifte sind in der Regel leichter als Ursache von Krankheiten zu ermitteln als etwa Rückstände in Nahrungsmitteln oder Trinkwasserverunreinigungen. Arbeitsstoffe können qualitativ und quantitativ in der Luft am Arbeitsplatz erfaßt, die Exposition der Beschäftigten kann exakt kontrolliert werden. Neben besonderen Arbeitsschutzvorschriften besteht als wichtige Präventivmaßnahme die Aufstellung maximaler Arbeitsplatz-Konzentrationen (MAK-Werte), bei deren Einhaltung in 8-Stunden-Schichten die Gesundheit auch bei langfristiger Beschäftigung i. a. nicht beeinträchtigt wird. Für einige wichtige Gewerbegifte sind MAK-Werte in Tab. 6 aufgeführt. Seit kurzem kontrolliert man auch die Schadstoffaufnahme beim Individuum durch Analysen im biologischen Material (Harn, Blut, Kot, Exhalationsluft) mit besonderen Toleranzwerten (BAT = Biologische Arbeitsstoff-Toleranz). Für karzinogene Stoffe können z. Z. keine unbedenklichen Werte fixiert werden, da weder die Zusammenhänge zwischen Dosis und Wirkung im Bereiche kleiner und kleinster Konzentrationen theoretisch hinreichend geklärt sind, noch genügend Messungen und Informationen über Krebshäufigkeit der Arbeitenden bei bestimmten Expositionsgrößen vorliegen. Für solche Stoffe hat man Technische Richt-Konzentrationen (TRK-Werte) eingeführt, die unter Einbeziehung sozioökonomischer und technologischer Zwänge festgesetzt werden.

Umwelt-Toxikologie

Dieser jüngste Zweig der Toxikologie untersucht neben direkten Schadwirkungen von Umweltchemikalien auf den Men-

schen die Einflüsse auf verschiedene ökologische Systeme und deren Rückwirkungen auf die menschliche Gesundheit. Dies schließt das Verhalten der Fremdstoffe in den einzelnen Umweltsektoren wie Luft, Wasser, Boden, Pflanzen- und Tierreich sowie chemische Stoffwandlungen darin ein. Die exakte analytische Erfassung der Umweltgifte in möglichst geringen Konzentrationen ist die Voraussetzung dafür. Besondere Bedeutung erlangen Anreicherungen von Fremdstoffen in Nahrungsketten (z. B. Wasser – Plankton – Fisch – Nutztier – Mensch, vgl. Abb. 38 u. 44) oder in Geweben des Menschen selbst. Sie entstehen durch besondere Affinitäten und/oder mangelnde chemische Abbaubarkeit in der Umwelt. Als Beispiele seien DDT und Methylquecksilber (Speicherung in Fisch und menschlichem Fett) genannt, bedingt durch hohe Lipoidlöslichkeit der Stoffe.

Der Versuch, gesundheitsschädliche Wirkungen von Umweltgiften am Menschen aufzufinden und zu quantifizieren, stößt auf große Schwierigkeiten. Die Schadstoffkonzentrationen bzw. -dosen und die erwarteten Effekte sind meist so gering, daß sie mit epidemiologischer Methodik wegen vieler anderer Einflußgrößen selbst in großen Untersuchungskollektiven nicht differenziert werden können. Bei Luftverunreinigungen fehlen meist geeignete tierexperimentelle Modelle, da Laboratoriumstiere wegen des sehr wirksamen Nasenfilters, der horizontalen Körperlage und wegen ihres Pelzkleides (Wärmeregulation, Atemtypus) anders reagieren als der Mensch. Atemwegserkrankungen durch Automobil-, Industrie- und Hausbrandabgase sind viel seltener und im Ausmaß geringer als Bronchitis und Lungenkrebs durch Tabakrauchen. Doch ist man auch auf dem Gebiet der Luftverunreinigungen bestrebt, höchstzulässige Konzentrationen (Maximale Immissions-

Tab. 6: MAK-Werte (Maximale Arbeitsplatz-Konzentrationen) wichtiger Gewerbegifte (Gase in ml/m³; Aerosole in mg/m³).
Auszug aus: Mitteilung XXII der Kommission zur Prüfung gesundheitsschädlicher Arbeitsstoffe der Deutschen Forschungsgemeinschaft, Bonn-Bad Godesberg, 1986.

Stoff	ml/m³	mg/m³
Acrolein (2-Propenal)	0,1	–
Ammoniak	50	–
Arsenwasserstoff	0,05	–
Blausäure (Cyanwasserstoff)	10	–
Blei	–	0,1
Chlor	0,5	–
Chloroform	10	–
Chlorwasserstoff	5	–
DDT	–	1,0
Dichlormethan	100	–
Formaldehyd	0,5	–
Kohlenoxid	30	–
Ozon	0,1	–
Parathion	–	0,1
Phosgen	0,1	–
Propan	1 000	–
Quecksilber		0,01
Schwefelkohlenstoff	10	–
Stickstoffdioxid	5	–
1,1,2,2-Tetrachlorethan	1	–
Tetrachlorkohlenstoff	10	–
1,1,1-Trichlorethan	200	–
Trichlorethylen	50	–
Trichlorfluormethan	1 000	–

[1] Arzneimittelkommission der deutschen Ärzteschaft, D-5000 Köln, Herbert-Levin-Str. 5.

Konzentrationen = **MIK-Werte**) aufzustellen. Dabei stützt man sich durchwegs auf gesicherte Erkenntnisse von Einwirkungen am Arbeitsplatz. Allerdings muß eine eventuelle besondere Empfindlichkeit von Kindern, Alten und Kranken berücksichtigt werden, ferner auch die Tatsache, daß Allgemeinluft-Verunreinigungen 24 Stunden/Tag auftreten können, Erholungspausen wie am Arbeitsplatz also fehlen.

Die Umwelt-Toxikologie wird sich deshalb künftig weniger an Wirkungen als mehr an analytischen Daten über Exposition und Aufnahme (evtl. Kumulation) von Fremdstoffen im menschlichen Organismus orientieren. Das Hauptproblem,

nämlich die gleichzeitige Einwirkung einer Vielzahl von Stoffen, ist bisher nur in Ansätzen gelöst. Obwohl bei der Mehrzahl der **Stoffkombinationen** die Komponenten unabhängig voneinander den Organismus durchlaufen, gibt es doch Fälle von Addition der Wirkung an gleichen Rezeptoren, Konkurrenz der Entgiftung an Enzymsystemen, selten auch echte Potenzierung durch Blockade eines Entgiftungsmechanismus durch einen zweiten Stoff. In der Klärung der quantitativen Verhältnisse im Bereiche sehr niedriger Fremdstoffkonzentrationen liegt eine der wichtigsten Zukunftsaufgaben der Umwelt-Toxikologie.

Atemgifte

Kohlenoxid

Vorkommen

Kohlenoxid, CO, Kohlenmonoxid, ist ein ubiquitär vorkommendes Gas. Ein großer Teil des in der Erdatmosphäre angetroffenen CO stammt aus dem Algenstoffwechsel in den Weltmeeren. Spuren entstehen auch im menschlichen Organismus als Nebenweg des Pyrrolfarbstoffabbaues. Die toxikologisch wichtigsten Quellen sind jedoch Verbrennungsprozesse, in denen CO – neben CO_2 – in stark schwankendem Ausmaß entstehen kann. Maßgeblich für die Ausbeuten von CO und CO_2 ist der verfügbare Sauerstoff. Einige wichtige Bildungsmöglichkeiten mit CO-Gehalten gibt Abb. 8. CO spielt heute bei der Messung der Allgemeinluft-Verunreinigung als Leitgas für die im Straßenverkehr auftretenden Automobilabgase eine wichtige Rolle.

Berechnungen über den Jahresausstoß an CO, umgesetzt etwa in die Höhe eines Gas-Sees über Zivilisationsgebieten, sind nutzlos für die Risikobeurteilung; entscheidend ist die aktuelle CO-Konzentration in der Atemluft. In schlecht belüfteten, verkehrsreichen Straßenschluchten oder langen Straßentunneln werden Spitzenkonzentrationen von $30–70\,\text{ml/m}^3$ gemessen. Der **MAK-Wert** ist z. Z. $30\,\text{ml/m}^3$.

Eigenschaften, Vergiftungsmöglichkeiten

CO ist ohne Farbe, Geruch und Geschmack. Es besitzt also keine Warnwirkung. Die Dichte ist gleich der von Luft, Anreicherungen in tiefen oder hohen Bezirken geschlossener Räume kommen nicht vor. Vergiftungsmöglichkeiten sind um so eher gegeben, je höher die Konzentration ist und je länger die Einwirkung dauert. Früher machten Leuchtgasvergiftungen im Haushalt mehr als die Hälfte aller Vergiftungen aus. Man hat daher vielerorts CO aus Stadtgas entfernt. Erdgas ist praktisch CO-frei. Hauptursachen von CO-Vergiftungen sind heute Automobilabgase (geschlossene Garagen, „Garagentod", oft als Suizid; Autowerkstätten), schlecht ziehende Öfen und Gasthermen (nicht belüftete Baderäume)

Abb. 8: Kohlenoxidgehalte einiger Verbrennungsprozesse.

und industrielle Vergiftungen in Bergwerken und bei der Kohle- und Erzverarbeitung.

Wirkungsmechanismus

Kohlenoxid blockiert im Hämoglobin das zweiwertige Eisen, indem es – ohne Valenzänderung – den Sauerstoff verdrängt. Dabei belegt es die 6. Koordinationsstelle von Fe^{2+} in gleicher Weise wie Sauerstoff (Abb. 9). Beide Reaktionen

(1) $Hb + O_2 \rightleftharpoons Hb \cdot O_2$

(2) $Hb + CO \rightleftharpoons Hb \cdot CO$

gehorchen dem Massenwirkungsgesetz, die Gleichgewichte stellen sich außerordentlich schnell ein. Die Affinität von CO

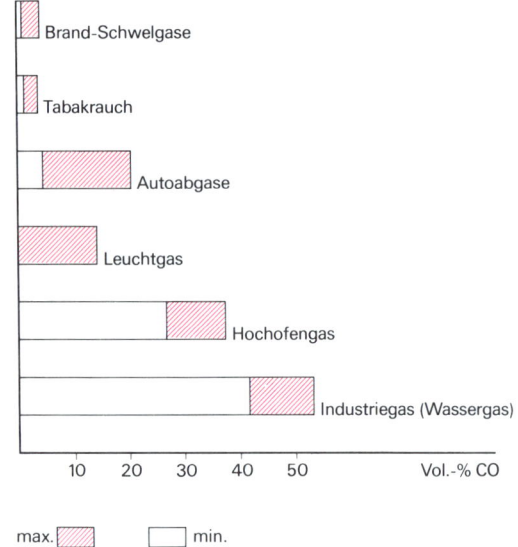

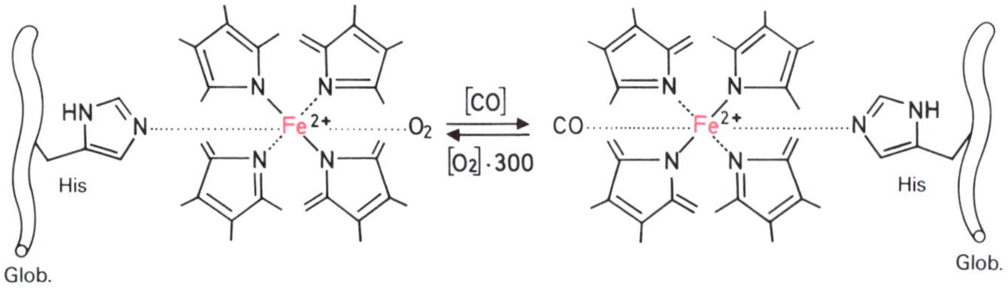

Abb. 9: Bindungsstelle von O_2 und CO in einer Hämoglobinuntereinheit.

zu Hb ist jedoch ca. 300fach größer als die von O_2 (neuere Angaben für Vollblut des Menschen bei 37 °C sprechen für einen Faktor von 210; dies ist ebenso wie gewisse Unterschiede bei verschiedenen Tierarten und bei Hb-Varianten des Menschen praktisch irrelevant). Mit anderen Worten; nur der 300. Teil CO in einer gegebenen O_2-Konzentration reicht aus, um gleichviel HbO_2 und HbCO entstehen zu lassen. Als praktisch wichtigstes Beispiel seien die Verhältnisse in Normalluft betrachtet; sie enthält 20 Vol.-% O_2; nach dem Massenwirkungsgesetz formulieren wir aus Gl. (1) und (2);

$$(3) \qquad \frac{[Hb] \cdot [CO]}{[Hb] \cdot [O_2]} = \frac{300 \cdot P_{CO}}{P_{O_2}};$$

bei Annahme von gleichen Anteilen $Hb \cdot CO$ und $Hb \cdot O_2$ ergibt sich aus (3); $P_{O_2} = 300 \cdot P_{CO}$ und für Luft mit 20 Vol.-% O_2

$$P_{CO} = \frac{20}{300} = 0{,}066 \text{ Vol.-\%}$$

D. h. nur 0,066 Vol.-% CO reichen aus, um die Hälfte des Hämoglobinbestandes für den Sauerstofftransport auszuschalten. Aus Gl. (3) läßt sich für jede CO-Konzentration der entsprechende $Hb \cdot CO$-Anteil errechnen.

Nun bindet ein Hämoglobinmolekül (MM = 68 000) nicht 1 Mol CO, sondern entsprechend dem Aufbau aus 4 gleichen Untereinheiten 4 Mol CO. Die Belegung der 4 Zentralatome Fe^{2+} mit O_2 bzw. CO erfolgt nicht unabhängig voneinander, sondern nach der Regel: je mehr Fe^{2+} mit CO belegt ist, desto fester bindet der Rest O_2 (Haldane-Effekt). In Abb. 10 sind die Verhältnisse erklärt, die für die Konzentrationen der praktisch vorkommenden Vergiftungen natürlich besonders wichtig sind: Bei Teilbelegung mit CO wird die Restkapazität nicht mehr den theoretischen Möglichkeiten entsprechend ausgenutzt.

Neben Hämoglobin existieren noch andere Fe^{2+}-haltige, O_2-übertragende Pigmente, z. B. Myoglobin. Sie sind jedoch sämtlich weit weniger empfindlich als Hb, und zwar um mindestens 2 Zehnerpotenzen. Das physiologisch vorgeschaltete Hb fängt das über die Lunge in den Organismus gelangende CO ab. In den nachgeschalteten Gleichgewichten zu anderen, zellulär gebundenen Systemen werden nur verschwindend geringe, praktisch bedeutungslose Anteile gehemmt. So findet eine minimale, eben meßbare, für die Funktion unbedeutende Hemmung von P_{450}, dem katalytischen Zentrum der Monooxygenasen (s. S. 40), erst im Stadium tödlicher CO-Vergiftung statt.

Die Bindung von CO an Hb ist voll reversibel. Sinkt eine vorgegebene CO-Konzentration ab oder steigt die O_2-Konzentration, so dissoziiert gemäß Gl. (3) CO ab, der $Hb \cdot CO$-Anteil nimmt ab bis zur Einstellung eines neuen Gleichgewichtes. So kann im intakten Organismus bei Atmung von CO-freier Luft schließlich sämtliches CO abgegeben und durch O_2 ersetzt werden; die Funktionsfähigkeit des Hb wird voll wiederhergestellt. Mit reinem Sauerstoff läuft der Regenerationsvorgang mehrfach schneller ab.

Nachweis: $Hb \cdot CO$ hat kirschrote Farbe, sein Absorptionsspektrum unterscheidet sich kaum von dem des $Hb \cdot O_2$. Zum spektroskopischen Nachweis versetzt man ein Bluthämolysat mit einem Reduktionsmittel (Na-Dithionit): $Hb \cdot O_2$ geht in reduziertes Hb über, $Hb \cdot CO$ bleibt bestehen und kann gemessen werden.

Verlauf der Vergiftung, Toxizität

Alle Symptome der CO-Vergiftung (Tab. 7) lassen sich durch den Sauerstoffmangel der Gewebe und den Anstau von metabolisch gebildeter Kohlensäure, die von $Hb \cdot CO$ nicht − wie vom reduzierten Hb − abtransportiert werden kann, erklären. Die Toxizität ist in erster Linie eine Funktion des $Hb \cdot CO$-Spiegels. Folgende Einflußgrößen bestimmen dessen Höhe bzw. die Toxizität:

1) Die Konzentration von CO in der Atemluft: CO wird bei der Inhalation mit der Lungen-Restluft vermischt, diffundiert dann über die Alveolarmembran und das Blutplasma der Lungenkapillaren in die Erythrozyten, wo rasche Bindung an Hb stattfindet. Limitierender Schritt in dieser Kette ist die Alveolarmembran (s. S. 30): CO ist schlecht wasserlöslich. (Man verwendet es daher in der klinischen Diagnostik, unter Anwendung toxikologisch irrelevanter Dosen, um die Diffusionskapazität der Alveolarmembran zu bestimmen.) Die Aufsättigung des zirkulierenden Blutes (Erreichen des Gleichgewichtszustandes) erfolgt deshalb relativ langsam. Je höher die CO-Konzentration in der Luft, um so rascher wird ein toxischer Wert erreicht. Abb. 11 erläutert den Zusammenhang.

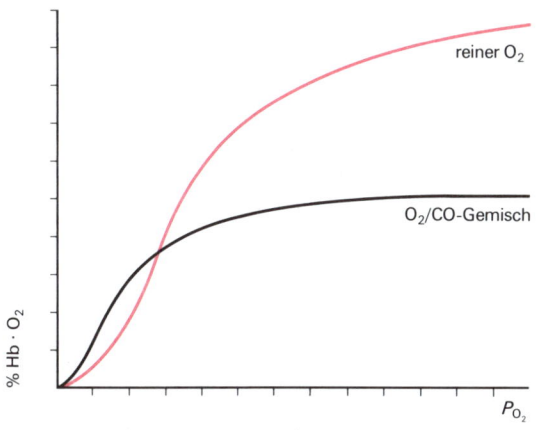

Abb. 10: Sauerstoffdissoziationskurve von Hämoglobin in Gegenwart von CO.
Die Belegung der 4 im Hämoglobinmolekül enthaltenen Fe^{2+}-Zentralatome des Häms mit O_2 bzw. CO erfolgt nicht unabhängig voneinander; je mehr Fe^{2+}-Zentralatome mit CO beladen sind, desto schwerer wird O_2 abgegeben (Haldane-Effekt).

Tab. 7: Symptome bei Kohlenoxidvergiftung in Abhängigkeit vom $Hb \cdot CO$-Gehalt.

$Hb \cdot CO$	Erscheinungen
5−10%	leichte, eben meßbare Einschränkung des Visus (Schwelle der Verschmelzungsfrequenz gesenkt)
10−20%	leichter Kopfschmerz, Mattigkeit, Unwohlsein, Kurzatmigkeit bei Anstrengung, Herzklopfen
20−30%	Schwindel, Bewußtseinseinschränkung, Gliederschlaffheit und -lähmung
30−40%	Haut rosafarben, Bewußtseinsschwund, Atmung verflacht, Kreislaufkollaps
40−60%	tiefe Bewußtlosigkeit, Lähmung, Cheyne-Stokes'sche Atmung, Sinken der Körpertemperatur
60−70%	tödlich in 10 min−1 h
> 70%	tödlich in wenigen min

2) Das Atem-Zeit-Volumen: Je häufiger in der Zeiteinheit und je tiefer geatmet wird, um so länger die Kontaktzeit von CO an der kritischen Austauschfläche (Alveolen) und desto rascher die Aufsättigung (Abb. 12).

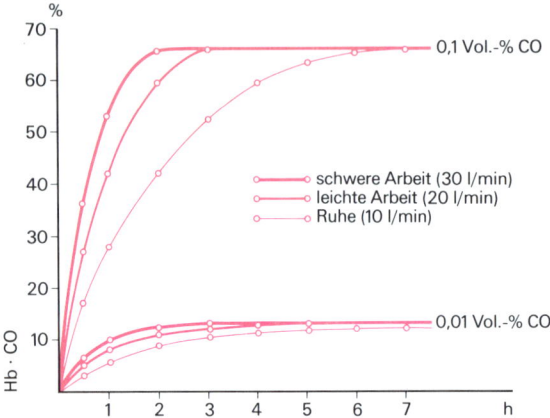

Abb. 11: Sättigung von Hämoglobin in vivo bei verschiedenen CO-Konzentrationen. Angenommenes Atemvolumen: 10 l/min (Ruhe).

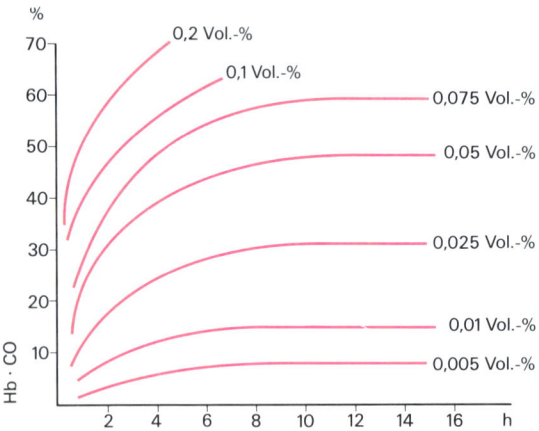

Abb. 12: Erreichen der Hb · CO-Sättigung in Abhängigkeit von der Atemintensität.

3) Die Zeitdauer der Einwirkung: Das annähernde CO-Gleichgewicht Luft/Blut wird in Ruheatmung erst in ca. 10 h erreicht (Abb. 12). Auch die relativ hohe Konzentration von 0,1 Vol.-% CO erzeugt in 1 h erst ca. 30% Hb · CO, in 5 h ist dann die tödliche Grenze erreicht. 0,01 Vol.-% CO bleiben in 1 Arbeitsschicht (8 h) noch unter der klinischen Wirkungsgrenze von 10% Hb · CO.
4) Der Sauerstoffbedarf der Gewebe: Bei schwerer Arbeit sind 30–40% Hb · CO schon kritisch, in körperlicher Ruhe dagegen erst 60–70%. Auch Krankheiten mit hohem O_2-Bedarf können höhere CO-Toxizität bedingen: Thyreotoxikose, Infektionskrankheiten. Vögel mit (normal) 40 °C Körpertemperatur sind viel empfindlicher als der Mensch: Bergleute verwendeten daher früher Kanarienvögel als Indikatoren schlechter Wetterführung.
5) Der Hämoglobinbestand: Bei Anämien genügen geringe Konzentrationen an CO in der Luft und Hb · CO im Blut, um bedrohliche Erscheinungen auszulösen. Entscheidend für das Überleben ist der Restanteil an Hb · O_2.
Bei raschem Vergiftungseintritt wird das Finalstadium durch hypoxidotische Krämpfe bestimmt, bei protrahiertem Verlauf kann Cheyne-Stokes'sches Atmen und stärkere Acidose auf-

treten. Die klinischen Erscheinungen sind dann weniger unmittelbare, vielmehr sekundäre Folgen der Hypoxie: Myokardstörungen, Leberschäden, Ausfälle im Zentralnervensystem. Als Spätschäden sind Leukoenzephalopathien, Parkinsonismus, Herdepilepsien und periphere Lähmungen sowie Herzmuskelnekrosen bekannt.

Therapie

Rasches Verbringen in CO-freie Luft. Bei Atemstillstand: Atemspende (Mund zu Nase oder Pulmotor). Keine zentralen Analeptika, da hiermit Steigerung des O_2-Bedarfs und Provokation von zentralnervösen Degenerationserscheinungen! – Zufuhr von reinem Sauerstoff oder Carbogen (95 % O_2, 5 % CO_2) zur Anregung des Atemzentrums (bei langfristiger Carbogen-Atmung jedoch Gefahr der Verstärkung bestehender Acidose!). Rascheste Beseitigung aller Vergiftungssymptome ist möglich durch Sauerstoffatmung im Überdruck (Verbringen in Druckkammer, O_2-Maske): Bei 2 atü (3 bar) Druck sind 4 Vol.-% O_2 im Plasma gelöst, womit alle Gewebe – einschließlich Gehirn – hinreichend versorgt werden können. Die Wirksamkeit von Luft- und O_2-Atmung erläutert Abb. 13. – Weitere Maßnahmen: Atemwege freihalten (evtl. Antibiotikaprophylaxe), Kreislauf und Körpertemperatur normalisieren, Acidose korrigieren.

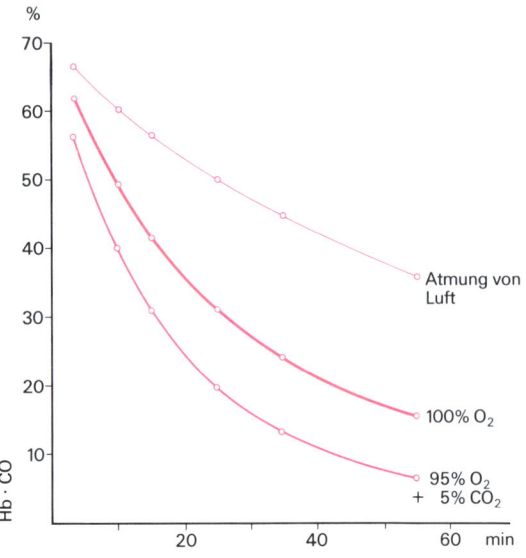

Abb. 13: Rückbildungsgeschwindigkeit von Hb · CO bei Atmung in Luft, Sauerstoff und Carbogen.

Eine chronische Kohlenoxidvergiftung ist fraglich. Im Bereich der Gewerbetoxikologie gibt es Berichte über uncharakteristische Beschwerden bei chronischer Einwirkung von CO: Müdigkeit, Schlafstörungen, Kopfschmerz. Der bekannte Wirkungsmechanismus von CO liefert keine Erklärungsmöglichkeit für solche Erkrankungen; es sei denn, daß nicht eine mehr minder gleichbleibende CO-Konzentration einwirkte, sondern gelegentlich stark überhöhte Spitzenwerte manifeste Intoxikationsfolgen erzeugten. Versuche, heute aktuelle CO-Konzentrationen im Straßenverkehr unter 50 ml/m³ (entspr. 6–8% Hb · CO) mit Krankheiten ursächlich in Zusammenhang zu bringen, sind spekulativ. Starke Zigarettenraucher können im Tagesverlauf bis zu 15% Hb · CO bilden, Verkehrspolizisten in Ballungszentren maximal 10%. Leichte Einschränkungen sinnlicher Wahrnehmungen und deren Verarbeitung können ab 10% Hb · CO eintreten, werden aber bei geeigneter Motivation überwunden. Dauerschäden dadurch sind nicht bekannt.

Die Rolle von CO aus Tabakrauch und aus gewerblichen Quellen geht aus Abb. 14 hervor.

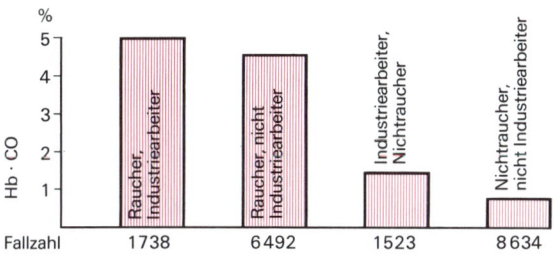

Abb. 14: Anteil von Zigarettenrauchen und Industriearbeit am CO-Hämoglobin einer Durchschnittsbevölkerung in den USA (nach A. Kahn et al.: Arch. Environ. Health **29**, 127, 1974).

Blausäure und Cyanide

Eigenschaften, Vorkommen, Vergiftungsmöglichkeiten

Blausäure, HCN, Cyanwasserstoff, ist eine sehr schwache Säure (pK_a = 9,2), die mit Alkalien leicht wasserlösliche Salze bildet. KCN und NaCN haben große technische Bedeutung in der Metallhärtung. Toxisch wirksam ist stets das Cyanid-Ion CN^-. Es kann auch aus organischen Verbindungen wie Nitrilen (R-CN) und aus glykosidischer Bindung

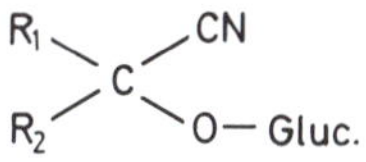

$$R_1 \diagdown \atop R_2 \diagup C \diagup^{CN}_{O-Gluc.}$$

im Organismus enzymatisch oder nichtenzymatisch freigesetzt werden. Bittermandeln enthalten, gebunden an das Glykosid Amygdalin, 0,05−0,1% HCN (50 Mandeln evtl. tödlich). Gasförmige Blausäure gilt noch heute als wirksamstes Entwesungsmittel in Schiffen, Wohnungen und Speichern. Große HCN-Mengen entstehen beim Abbrennen von Trokkenbrennstoff (Hexamethylentetramin), aber auch von anderen organischen Materialien (Schwelgase, z. B. auch Tabakrauch). Vergiftungen ereignen sich seltener im Gewebe, häufiger als Suizid. Der typische Geruch von Blausäure wird infolge genetischer Veranlagung von manchen Individuen extrem empfindlich, von anderen so gut wie gar nicht wahrgenommen. Eine Warnwirkung des Gases kann durch einen leichten, aber typisch lokalisierten Rachenreiz gegeben sein. Nitroprussid-Natrium, zur Behandlung von hypertonischen Krisen eingesetzt, spaltet im Organismus CN^- ab, was bei Nichteinhaltung der Anwendungsvorschriften zu Cyanidvergiftung führen kann (vgl. S. 187).

Wirkungsmechanismus

Das Cyanid-Ion hat zu bestimmten Schwermetallen eine hohe Komplexaffinität. Im Warmblüterorganismus blockiert es das dreiwertige (nicht das zweiwertige!) Eisen in den zellulären Atmungsenzymen: Prototyp eines Zellstoffwechselgiftes. Die Atemkette wird auf der Stufe der Cytochromoxydase-Fe^{3+} blockiert (vgl. Abb. 15). Dadurch kann der Sauerstoff nicht aktiviert und für die Oxidationsprozesse nutzbar gemacht werden. Die Folge ist eine innere Erstickung auf zellulärer Ebene. Die Komplexbildung ist voll reversibel.

Entgiftung

Blausäure wird durch ein in vielen Warmblütergeweben vorhandenes, in der Leber besonders angereichertes Enzym Rhodanese an Schwefel gekoppelt:

$$CN^- + S \rightarrow CNS^-$$

Das entstehende Rhodanid ist viel weniger toxisch als CN^-. Doch gibt es auch die Umkehr: ein Enzym Thiocyanatoxidase setzt aus Rhodanid CN^- frei. Das Gleichgewicht liegt jedoch im Organismus weit auf der Seite von CNS^-. Die Entgiftungsgeschwindigkeit ist hoch: ca. 1 mg/kg/h aus Tierversuchen; ca. 0,1 mg/kg/h beim Menschen nach Aufnahme von Nitroprussid-Natrium zu therapeutischen Zwecken. Man rechnet mit einer tödlichen Dosis von 1 mg/kg Körpergewicht CN^- bei Stoß-Aufnahme. Die minimal tödliche Dosis wird also in ca. 1−10 h im Organismus komplett entgiftet. Limitierender Schritt in der Entgiftung ist die Mobilisierung von Schwefel im Intermediärstoffwechsel (s. S. 45 f.); durch therapeutische Zulieferung von mobilem Schwefel (z. B. in Form von $Na_2S_2O_3$) kann die Entgiftungskapazität außerordentlich gesteigert werden. Blausäure und Cyanide neigen also nicht zur Kumulation.

Vergiftungssymptome und -verlauf

Blausäure ist bei pH = 7,4 nur zu 1,6% dissoziiert. Dadurch diffundiert sie sehr leicht durch Zellmembranen. Die Blockade von Cytochromoxidase durch Cyanid-Ionen erfolgt ultraschnell. Wird Blausäuredampf inhaliert, so können erste resorptive Symptome in wenigen Sekunden eintreten. Bei Ingestion anorganischer Salze muß Blausäure durch die Magensalzsäure freigesetzt und über den Pfortaderkreislauf resorbiert werden; erste Symptome können sich hier nach mehreren Minuten einstellen. Bei Einnahme von Nitrilen oder glykosidhaltigen Pflanzen (Bittermandeln, Leinsamen u. a.) beträgt die Latenzzeit meist ¼−1 h.

Erstes Symptom ist eine Hyperpnoe, ausgelöst durch Angriff an den Chemorezeptoren des Carotis-Sinus, dessen Zellen (hoher O_2-Bedarf!) besonders empfindlich sind. Es folgt eine Rotfärbung der Haut, bedingt durch Arterialisierung des Venenblutes: der Sauerstoff wird dem Hb beim Durchgang durch die Kapillaren nicht entzogen. Es folgen Unwohlsein, Erbrechen, hypoxidotische Krämpfe, zentrale und/oder periphere Atemlähmung. Der Tod kann u. U. in wenigen Minu-

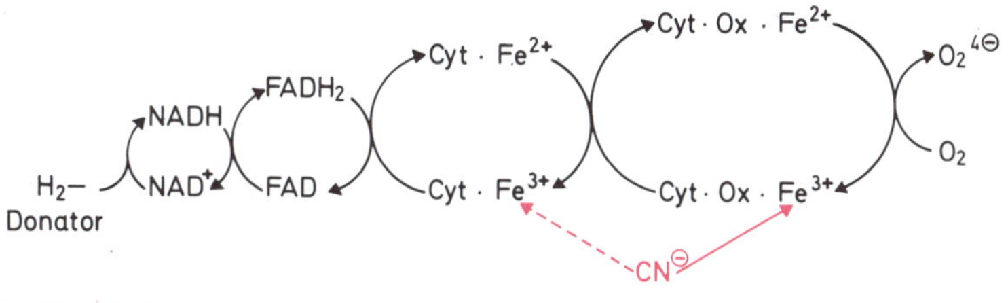

Abb. 15: Angriff von Cyanid in der Atmungskette (vereinfacht): Blockade der Cytochromoxidase in der dreiwertigen Stufe.

ten eintreten, bei Inhalation hoher Konzentration in Sekunden. Wird jedoch bei Aufnahme über die Lunge das Ende der HCN-Exposition überlebt (Übergang in Normalluft), so erfolgt wegen der raschen körpereigenen Entgiftung die Erholung auch ohne Therapie.

Therapie

Sie zielt auf Beschleunigung der körpereigenen Entgiftung und auf Komplexbindung des Cyanid-Ions an andere schwermetallhaltige Strukturen. Es bieten sich folgende praktische Möglichkeiten:

1) **Natriumthiosulfatgabe** ($Na_2S_2O_3$) als Bereitstellung von Schwefel zur enzymatischen Thiocyanatbildung. Man verabfolgt 10%ige Lösung[1], 10–20 ml i. v., evtl. in 10 min-Abständen wiederholt (Thiosulfat wird auch in sehr hohen Dosen gut vertragen). Gemessen am Ausmaß der Cyanidinaktivierung ist dies die wirksamste Maßnahme. Der Wirkungseintritt erfolgt indessen langsam, für perakute Vergiftungsverläufe oft zu langsam.

2) **Methämoglobinbildung:** Das dreiwertige Eisen im Methämoglobin (s. S. 764) bindet CN^- ebenfalls, wenn auch mit geringerer Bindungskonstante als Cytochromoxidase; doch ist „therapeutisch" induziertes Met-Hb in so großem Überschuß vorhanden, daß schon wenige % vom Gesamt-Hb – bei sehr rascher HCN-Diffusion und Gleichgewichtseinstellung – entscheidende Entlastung bringen (Abb. 16). Man verwendet Amylnitrit-Inhalation (s. S. 765) als Soforthilfe: 2 zerdrückte Ampullen inhaliert bilden 5–10% Met-Hb; Natriumnitrit ($NaNO_2$, 3% Lösung, 10 ml langsam i. v., evtl. in ½ Stunden wiederholt, = 20–30% Met-Hb). Nachteil: Gefäßerweiterung und Hemmung der Herzaktion durch spezifische Nitritwirkung, Gefahr des Kreislaufkollapses. Daher besser: p-Dimethylaminophenol, 3 mg/kg i. v. = 30% Met-Hb. Rasche Met-Hb-Bildung ohne nennenswerte Kreislaufbeeinflussung (Kiese und Weger, 1969).

3) **Kobaltverbindungen;** Cyanid bildet mit sechszähnigen Kobaltverbindungen sehr stabile Komplexe. Verfügbar sind: $Co_2 \cdot EDTA$[2] (über EDTA s. S. 769). Kobalt besitzt jedoch eine nicht unerhebliche Eigentoxizität.
Vitamin B_{12} als Aquocobalamin oder Hydroxocobalamin, hohe Dosen i. v. Es ist selbst in höchsten Dosen ungiftig und entgiftet prompt Cyanidmengen. Benötigt werden jedoch Dosen, die wegen der Kostspieligkeit noch nicht allgemein verfügbar sind.
Zur Zeit ist eine Kombination von Met-Hb-Bildung mit Thiosulfatgabe optimal. Raschestes Handeln ist erforderlich und entscheidet meist über den Ausgang.
Eine **chronische Blausäurevergiftung** ist – wegen der raschen Entgiftung – nicht bekannt. Doch können häufige subletale akute Vergiftungen zu irreversiblen zentralen und peripheren Nervenschäden führen. Mangelnde Cyanidentgiftung wegen genetisch bedingter Störung des B_{12}-Umsatzes wird als Ursache einer hereditären Netzhautdegeneration und der sog. „tropischen Neuropathie" diskutiert.

---

[1] S-hydril®; [2] Kelocyanor®.

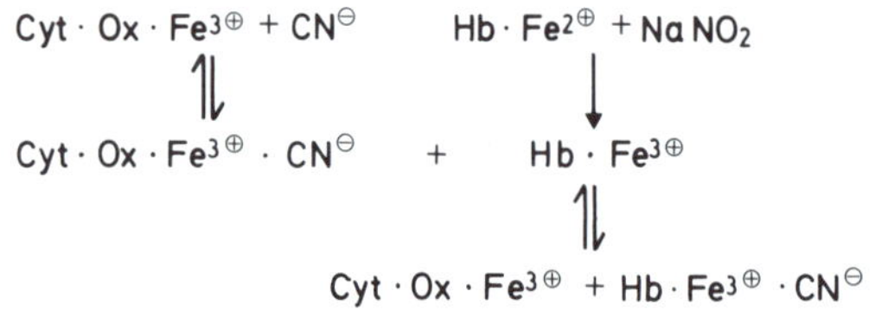

$$Cyt \cdot Ox \cdot Fe^{3\oplus} + CN^\ominus \quad\quad Hb \cdot Fe^{2\oplus} + Na\,NO_2$$

$$Cyt \cdot Ox \cdot Fe^{3\oplus} \cdot CN^\ominus \quad + \quad Hb \cdot Fe^{3\oplus}$$

$$Cyt \cdot Ox \cdot Fe^{3\oplus} + Hb \cdot Fe^{3\oplus} \cdot CN^\ominus$$

Abb. 16: Entgiftung von cyanidinaktivierter Cytochromoxidase durch therapeutisch mit Nitrit induziertes Methämoglobin.

Lungenreizstoffe

Pathophysiologische Vorbemerkungen

Chemisch stark reaktive Stoffe, die in bestimmten Konzentrationen Proteine denaturieren können, schädigen bei Inhalation die Atemwege in charakteristischer Weise. Die resultierenden Krankheitsbilder werden nicht von spezifischen chemischen Eigenschaften der Moleküle bestimmt, sondern vom Ausmaß der Wasserlöslichkeit einerseits, von den pathophysiologischen Reaktionsmöglichkeiten der Abschnitte des Atemtraktes andererseits. Abb. 17 veranschaulicht die Verhältnisse:
Moleküle mit hoher Wasserlöslichkeit schlagen sich auf den feuchten Schleimhäuten sehr schnell nieder und gelangen nicht über die Trachea hinaus (Gruppe 1). Bei mittlerer Löslichkeit im Gewebswasser werden auch tiefere Abschnitte, nämlich Bronchien und Bronchiolen erreicht (Gruppe 2). Bei sehr geringer Wasser-, aber hoher Lipoidlöslichkeit gelangen die Gase bis in die Alveolen (Gruppe 3). Unter Extrembedingungen (Inhalation höchster Konzentrationen bei Versagen von Schutzmechanismen im Erstickensfall) können auch (1) und (2) in die Tiefe der Lungen geraten; doch ist das nicht typisch. In allen Bereichen des Niederschlags (Abschnitte 1, 2 u. 3) erzeugen die Reizstoffe eine durch Proteindenaturierung bedingte „chemische" Entzündung. Die Folgereaktionen sind jedoch grundverschieden:
1) Stoffe mit höchster Wasserlöslichkeit erzeugen – je nach Konzentration – subjektiven Augen-, Rachen- und Trachealreiz, evtl. Verätzungen der oberen Epithelschichten mit langwierigen Entzündungen und Narbenbildungen. Im Kehlkopf kann Stimmritzenkrampf und Glottisödem ausgelöst werden (typisch für NH_3, hier auch mögliche Todesursache).

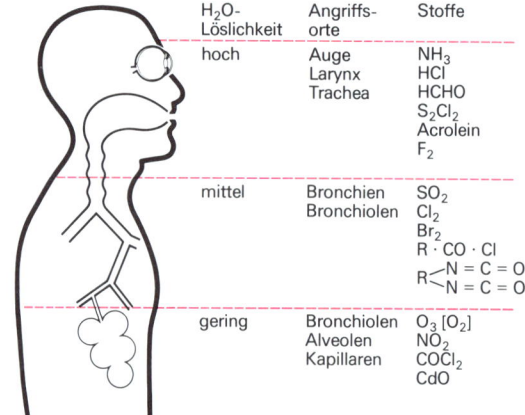

H_2O-Löslichkeit	Angriffsorte	Stoffe
hoch	Auge Larynx Trachea	NH_3 HCl HCHO S_2Cl_2 Acrolein F_2
mittel	Bronchien Bronchiolen	SO_2 Cl_2 Br_2 $R \cdot CO \cdot Cl$ $R{-}N{=}C{=}O$
gering	Bronchiolen Alveolen Kapillaren	$O_3\,[O_2]$ NO_2 $COCl_2$ CdO

Abb. 17: Angriffsorte von Reizstoffen im Atemtrakt in Abhängigkeit von der Wasserlöslichkeit.

2) Bei mittlerer Wasserlöslichkeit reagieren hauptsächlich die Bronchien: Schleimabsonderung, Hustenreiz, Bronchokonstriktion und -spasmus (bis zu schwerster inspiratorischer Dyspnoe), später Bronchitis und Peribronchitis, Bronchopneumonie.
3) Tritt ein Gas (oder auch ein Aerosol) infolge geringer Wasser-, aber hoher Lipoidlöslichkeit (bzw. geringerer Partikelgröße) in die Bronchioli respiratorii und Alveolen ein, so diffundiert es durch die dünne Alveolardeckzelle (0,3–1 μm) an die Kapillarwand. Sie ist die empfindlichste Struktur des gesamten Atemtraktes und reagiert mit einer regelrechten exsudativen Entzündung. Dabei spielen sich folgende Vorgänge ab (vgl. Schema Abb. 18):

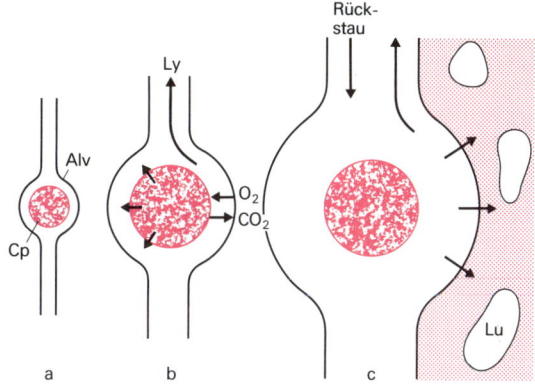

Abb. 18: Schematische Darstellung der Entstehung eines toxischen Lungenödems.
a: Kapillare (Cp) mit normalem Alveolarepithel (Alv).
b: Austritt von Blutflüssigkeit in den Interstitialraum des Alveolarseptums, Abtransport in das Lymphgefäßsystem (Ly). Verbreiterung der Diffusionsstrecke für O_2 und CO_2.
c: Versagen der Lymphdrainage: alveoläres Ödem mit Schaumbildung (Lu), Verlegung der Atemwege.

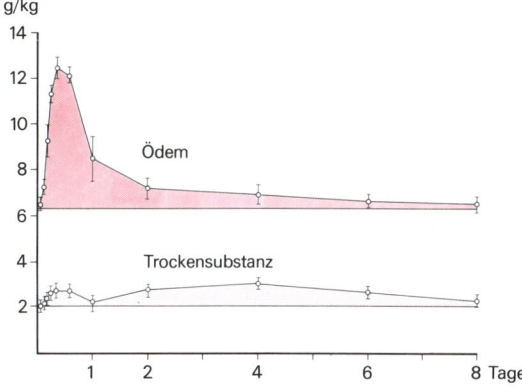

Abb. 19: Verlauf eines toxischen Lungenödems nach halbstündiger Inhalation von 90 ml/m³ NO_2.
Versuch an Mäusen. Das Ödem (gemessen als relativer Wassergehalt) beginnt verzögert und erreicht erst nach ca. 10 h das Maximum; die Rückbildung erfolgt langsam in mehreren Tagen. Gleichlaufend mit dem Ödem nimmt die organische Trockenmasse der Lunge zu (Hyperämie), später erneuter Anstieg als Ausdruck starker Zellproliferation in Alveolen und Bronchiolen (Bronchiolitis obliterans als Nachkrankheit).

Die Kapillarwand beantwortet den chemischen Reiz mit einer Permeabilitätserhöhung. Es tritt Plasma in den Interstitialraum über. Das Alveolarepithel schwillt an. Dadurch wird die Diffusionsstrecke für O_2 und CO_2 (Luft/Blutschranke) stark verlängert. Infolge schlechterer Wasserlöslichkeit tritt die Austauschstörung für O_2 eher ein als für CO_2; Sauerstoffuntersättigung des Hämoglobins ohne vermehrte Atmung (Symptom der „grauen Cyanose"). Zunächst kann die Ödemflüssigkeit noch über die septalen und perivaskulären Lymphspalten abtransportiert werden. Zunehmende Kapillar- und Gefäßdilatation, Einschränkung auch der CO_2-Diffusion und damit Vertiefung der Atmung mit vermehrtem Unterdruck im Inspirium, sowie O_2-Mangel an der Kapillarwand selbst verstärken den Flüssigkeitsaustritt. Die Lymphdrainage wird insuffizient, es tritt Ödemflüssigkeit in die Alveole über: alveoläres Ödem. Nunmehr wird folgender circulus vitiosus ausgelöst: Bildung von Ödemschaum mit der Durch-

lüftung bei jedem Atemzug – Aufsteigen des Schaumes und Verlegung größerer Bronchien – Sinken des O_2-Druckes in der Alveole, Anstieg der CO_2-Spannung im Blut – weitere Vertiefung der Atmung – Verstärkung des Flüssigkeitsaustritts.
Das volle Bild dieses **toxischen Lungenödems** entwickelt sich so im typischen Fall mit mehrstündiger Latenz. Sie kann mehr als 24 h betragen. Subjektive Beschwerden können anfangs ganz fehlen. Verschlechterungen treten bei körperlicher Anstrengung, im Spätstadium schon bei Lagewechsel ein. Präfinal tritt Schaum vor den Mund, da die Ödemblasen durch einen monomolekularen Phospholipidfilm von der Alveoloberfläche her sehr stabil sind. Todesursache ist Ersticken, indem die Lunge förmlich im Ödem ertrinkt. Bei Überleben der Ödemphase kann als Nachkrankheit Bronchiolitis obliterans zur sekundären Todesursache werden. Über den typischen zeitlichen Ablauf der Erscheinungen informiert Abb. 19.

Therapie

Das Krankheitsbild ist sehr schwer zu beeinflussen, da – im Gegensatz zum hämodynamisch bedingten Lungenödem – die Alveolarstrukturen anatomisch geschädigt und zur Resorption nicht mehr befähigt sind. Die Mortalität ist hoch. Prinzipien der Behandlung sind: 1) Ruhigstellung (kein Morphin wegen der vagotropen Herzwirkung!), 2) Inhalation hoher Dosen von Glucocorticoid-Trockenaerosol[1] so früh als möglich, 3) Sauerstoff bei einsetzender Dyspnoe (kein Carbogen!), 4) Aderlaß (blutig mit venaesectio wegen hochgradiger Hämokonzentration; auch unblutig). „Gefäßdichtende" Mittel (Calcium, Rutin etc.) versagen ebenso wie Plasmaexpander. Herzglykoside zur Entlastung des Lungenkreislaufs sind umstritten.

Einzelne Reizgase

Stickstoffoxide: Von praktischer Bedeutung sind NO (Monoxid, farblos) und NO_2 (Dioxid, intensiv braun gefärbt). Letzteres steht im thermischen Gleichgewicht mit dem Tetroxid: $2 NO_2 \rightleftharpoons N_2O_4$; bei praktisch in Luft vorkommenden Konzentrationen liegt fast ausschließlich NO_2 vor. NO wird durch Luftsauerstoff zu NO_2 aufoxidiert, in geringen Konzentrationsbereichen jedoch sehr langsam. NO und NO_2 kommen daher meist in wechselnden Anteilen vergesellschaftet vor („nitrose Gase", NO_X). Reines NO besitzt keinerlei Reizwirkung, es bildet nach Resorption Methämoglobin (s. S. 764 f.). NO_2 ist dagegen ein typisches Reizgas und erzeugt Lungenödem; als Mechanismus wird eine Reaktion mit olefinischen Bindungen in Fettsäuren diskutiert, wobei Radikalbildung

$$NO_2 \;+\; -\overset{|}{C}=\overset{|}{C}-$$

$$\downarrow$$

$$O_2N-\overset{|}{\underset{|}{C}}-\overset{|}{\underset{|}{C}}- \;\bullet$$

$$\downarrow \;+O_2$$

$$O_2N-\overset{|}{\underset{|}{C}}-\overset{|}{\underset{|}{C}}-OO^\bullet$$

mit nachfolgender Lipidperoxidation (vgl. S. 805, Abb. 67) im Kapillarbereich auftritt. Die subjektive Reizwirkung (Warnwirkung) ist sehr gering. – NO und NO_2 bilden sich aus N_2 und O_2 unter Einwirkung hoher thermischer, elektrischer

---

[1] z. B. Auxiloson®

oder aktinischer Energien. In den oberen Schichten der Erdatmosphäre werden beständig Stickoxide gebildet. Höhere Konzentrationen können außer in zahlreichen chemischen Produktionsprozessen in Lichtbögen (Elektroschweißen) und beim Zersetzen bestimmter Chemikalien (z. B. Salpetersäure im Kontakt mit Holz oder Geweben) entstehen. Automobilabgase enthalten bis zu 1 000 ml/m³ NO/NO₂, Tabakrauch bis zu 300 ml/m³. Die Bildung von Nitrosaminen (s. S. 731) aus NO/NO₂ und Aminoverbindungen des Tabakrauchs als Ursache des „Raucherkrebses" wird diskutiert.

Ozon (O₃): Dieses Gas entsteht ebenso durch Einwirkung elektrischer Energie oder UV-Strahlung aus O₂. In Spuren ist es ubiquitär. In den mittleren und oberen Schichten der Atmosphäre kommen bis 0,3 ml/m³ vor; diese Konzentration ist bereits stark lungenschädigend. O₃ und Ozonide können sich in photochemischen Reaktionen in stark verunreinigter Luft bilden (Los Angeles-„smog") und die Augenschleimhäute stark reizen. Auch von älteren, ungeschützten Röntgengeräten wurden schädigende Ozonkonzentrationen gebildet. Gewerbliche Vergiftungen ereignen sich bei Verwendung sog. „Inertgas"-Schweißelektroden.

Phosgen, COCl₂, gehört zu den stärkst wirksamen, lungenödemerzeugenden Gasen. Im Ersten Weltkrieg diente es als Kampfstoff. Gewerbliche Vergiftungen ereignen sich nicht selten, wenn COCl₂ als Zwischenprodukt für organische Synthesen verwendet wird (z. B. Diisocyanatherstellung). Es entsteht auch aus einigen niederen chlorierten aliphatischen Kohlenwasserstoffen (technische Lösemittel) wie CCl₄, CHCl₃, Trichlorethylen u. a. beim Kontakt mit heißen Metalloberflächen. Der Geruch ist ähnlich faulendem Heu, er wird erst in bereits schädlichen Konzentrationen wahrgenommen. Das toxische Lungenödem entsteht oft ohne vorherige Reizwahrnehmung und nach vielen Stunden Latenzzeit.

Schwefeldioxid, SO₂, besitzt starke subjektive Reizwirkung. Inhalation höherer Konzentrationen (mehr als 10 ml/m³ löst Bronchokonstriktion aus). Als Verunreinigung der Allgemeinatmosphäre spielt SO₂ eine bedeutende Rolle. Es entsteht vor allem bei der Verbrennung von schwefelhaltiger Kohle und Heizöl, ferner bei der Erzverarbeitung und der Zementherstellung in z. T. erheblichen Konzentrationen. Manche Pflanzen (v. a. Koniferen) sind empfindlicher als Mensch und Tier. Bei Inversionswetterlagen und Nebelbildung über Wohn- und Industriezentren kann es an Staubpartikeln unter Schwermetallkatalyse zu SO₃ und H₂SO₄ umgesetzt werden. Solche Partikel reizen die Atemwege sehr stark; so erklärt man die Übersterblichkeit bei einigen „smog"-Katastrophen in London.

Formaldehyd, HCHO, spielt bei zahlreichen industriellen Prozessen sowie als Desinfektionsmittel (v. a. Räume) und bei der Konservierung von Leichenteilen (histologische Technik) eine wichtige Rolle. Bei langfristig Exponierten kommt Sensibilisierung der Bronchien vor (Asthma-Anfälle), die zu Berufswechsel zwingen kann. Neuere Untersuchungen haben gezeigt, daß HCHO-Dampf infolge seiner außerordentlichen Wasserlöslichkeit normalerweise nur die Augen und obersten Atemwege reizt, die Atmung selbst aber nicht merklich beeinflußt. Trinken von Formalinlösung führt durch Härtung der betroffenen Schleimhäute zu schwersten Korrosionen des Verdauungstraktes. Nach Resorption wird Formaldehyd sehr rasch umgewandelt, die zu schwerer Acidose führen kann. In Inhalationsversuchen (6 und 15 ml/m³, 18 Monate) war HCHO an Ratten und Mäusen kanzerogen (Karzinome der Nasen- und Nasennebenhöhlen). An exponierten Menschen fehlen entsprechende Befunde. Da der Stoff in vitro mutagen (vgl. S. 754) ist, kann ein evtl. Krebsrisiko für den Menschen z. Zt. nicht beurteilt werden (vgl. S. 755).

Zahlreiche **andere anorganische und organische Reizstoffe** kommen vorwiegend im Gewerbe vor. Hervorzuheben sind Säureanhydride und Säurechloride mit stark proteindenaturierender Wirkung. Auch unter den monomeren Ausgangsstoffen für die Kunststoff-Herstellung finden sich starke Reizstoffe, zum Beispiel die Diisocyanate (O=C=N—R—N=C=O) als Basis der Polyurethane. Sie besitzen extreme Reizwirkung bis in den Bronchiolarbereich hinein. Bei Hitzeeinwirkung auf Kunststoffe (Verschwelen) werden die Monomeren pyrolytisch z. T. wieder frei und können Anlaß zu Vergiftungen werden.

Fluor und Fluoride

Elementares Fluor, F₂, ist Grundstoff der ständig expandierenden fluororganischen Chemie und gewinnt so zunehmende Bedeutung als Gewerbegift. Es ist das aggressivste der Halogene und verätzt auch in stärkeren Verdünnungen die äußere Haut und die Schleimhäute des Auges und der oberen Luftwege (s. Abb. 17).

Fluorwasserstoff, (HF)ₓ, in Luft stets als Oligomeres auftretend, erzeugt als wäßrige Lösung (Flußsäure) auf Haut und Schleimhäuten äußerst schmerzhafte Entzündungen, die sich durch weitere Diffusion der undissoziierten Säure rasch ausbreiten können. Sie gehen in hartnäckige Geschwüre über, die durch sehr schlechte Heilungstendenz gekennzeichnet sind. Zur Therapie umspritzt man die betroffenen Gewebspartien schnellstmöglich mit Calciumgluconat, wobei F⁻ in das unlösliche CaF₂ übergeführt und an der weiteren Penetration gehindert wird.

Fluoride, neutrale Salze der Fluorwasserstoffsäure, besitzen keine Reiz- und Ätzwirkung. Sie sind nur in hohen Dosen akut und chronisch toxisch. Spuren von Fluoriden sind ubiquitär. F⁻ wird im Magen-Darm-Trakt prompt resorbiert, ein Teil wird in die anorganische Körpersubstanz eingelagert, indem F⁻ gegen OH⁻ im Hydroxylapatit austauscht:

$$[Ca_3(PO_4)_2]_3 \cdot Ca(OH)_2 + 2F^-$$

Hydroxylapatit

$$[Ca_3(PO_4)_2]_3 \cdot CaF_2 + 2OH^-$$

Fluorapatit

Dieser Vorgang findet auch im Zahnschmelz statt. Damit wird die Zahnoberfläche härter und resistenter gegen Zahnkaries. Die Entstehung dieser häufigsten und allgemeinmedizinisch wie ökonomisch gleichermaßen bedeutsamen Krankheit wird als Auflösung der Schmelzoberfläche durch organische Säuren verstanden, die aus Zuckern durch enzymatische Leistung von allgegenwärtigen Mundbakterien gebildet werden. Besonders wichtig ist die F⁻-Einlagerung auf humoralem Wege vor den Zahndurchbrüchen. Danach vermag eine ständige Umspülung des nicht mehr wachsenden Zahnes von außen, wahrscheinlich überwiegend durch das F⁻ im Speichel bewerkstelligt, eine kariesresistente Schmelzoberschicht zu erhalten. Ohne weitere F⁻-Zufuhr geht die Schutzschicht verloren, sie muß also ständig erneuert werden. Es ist heute unumstritten, daß prophylaktische Dauerzufuhr geringer Fluoriddosen den Kariesbefall in zivilisierten Ländern – je nach Zahnpflege (Mikrobenbekämpfung) bzw. Eßgewohnheiten (Kohlenhydrate, Bonbons!) – zu 30–70 % reduziert werden kann.

Als wirksamster Schutz hat sich eine ständige Aufnahme mit dem Trinkwasser erwiesen. Die optimale Konzentration ist 1 mg/l F⁻. Geringere Dosen erzielen den gewünschten Effekt nur noch unvollkommen, mehr als 2 mg/l F⁻ erzeugen eine unerwünschte Nebenwirkung: die Ausbildung kleiner weißer Flecken auf der Schmelzoberfläche (mottled enamel), die bei

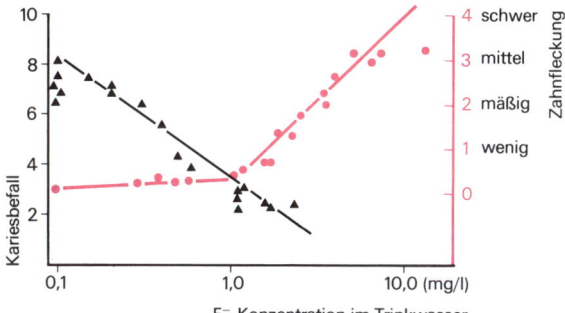

Abb. 20: Einfluß des Fluoridgehaltes im Trinkwasser auf Kariesbefall (Index aus schadhaften fehlenden und sanierten Zähnen; linke Ordinate und schwarze Linie) und weiße Schmelzfleckung als Nebenwirkung (rechte Ordinate und rote Linie). Aus epidemiologischen Studien nach Hodge u. Smith: Amer. Ass. Adv. Sci., Washington (1954).

stärkeren Graden nicht nur kosmetisch stört, sondern auch die Zahnoberfläche weniger resistent macht (vgl. Abb. 20). In vielen Ländern hat man zur Kariesprophylaxe das Trinkwasser in städtischen Versorgungsleitungen mit 1 mg/l Fluorid angereichert. In der Bundesrepublik findet das Verfahren, obwohl von der WHO als wirksam und unbedenklich empfohlen, aus rechtlichen Gründen keine Anwendung. Als Alternativen sind Tabletteneinnahme (1 mg/Tag) und lokale Applikation höher konzentrierter Fluoridlösungen oder -gelees auf die Zahnoberflächen möglich. Auch F^--haltige Zahnpasten sind in Gebrauch. Die Wirksamkeit dieser Maßnahmen steht jedoch hinter der der Trinkwasserfluoridierung deutlich zurück.

Werden 20 mg/Tag und mehr F^- aufgenommen, reagiert der Knochen mit Ausbildung einer verhärteten und verdichteten Kortikalis; u. U. versteifen die Gelenke, die Wirbelsäule kann total ankylosieren. Dieses als **Fluorose** bekannte Krankheitsbild wurde an Arbeitsplätzen bei der Kryolith-Verarbeitung beobachtet, auch bei Rindern, die sich von Grünfutter mit Staubablagerungen aus Schornsteinen fluoridverarbeitender Fabriken ernährten.

Die Fähigkeit hoher Fluoriddosen, das Knochenwachstum zu stimulieren, nutzt man zur Therapie verschiedener Formen der Osteoporose. Tagesdosen von 40–60 mg F^- (meist als NaF) gelten z. Zt. als wirksamste Therapieform dieser an Zahl und Intensität ständig zunehmenden Alters- und Zivilisationskrankheit.

Andere Atemgifte

Schwefelwasserstoff, H_2S. Das intensiv nach faulen Eiern riechende Gas (Geruchsschwelle bei 0,025 ml/m³) entsteht bei der Einwirkung starker Mineralsäuren auf Schwermetallsulfide und bei reduktiver Zersetzung von Eiweiß. Es ist der toxikologisch wichtigste Bestandteil von Kloakengas (Gehalte bis 10%). Große Mengen entstehen in Zellulose-Fabriken. Vergiftungen ereignen sich im Gewerbe, in chemischen Laboratorien (schlecht ziehende Abzüge in Schwefelwasserstoffräumen) und bei Kloaken- und Kanalreinigungen. Typisch sind Reihenvergiftungen: Ein Bewußtloser soll aus einem geschlossenen, H_2S-enthaltenden Raum geholt werden, der zur Rettung Nachsteigende erliegt ebenfalls, ein Dritter unternimmt den nächsten Versuch etc. Die geruchliche Warnwirkung ist nur bei relativ geringen H_2S-Konzentrationen gegeben, es tritt rasch Gewöhnung ein, und höhere (gefährliche) Konzentrationen vertäuben die Geruchsrezeptoren. H_2S ist

schwerer als Luft und sammelt sich in tieferen Teilen von Räumen und Behältern an.

Der **Wirkungsmechanismus** ist nicht geklärt. Zwar blockiert H_2S in vitro in hoher Konzentration Metallenzyme, entweder durch Sulfidbildung an den zentralen Metallatomen oder durch SH-Blockade (v. a. Glutathion). Insofern erinnert H_2S an HCN. Doch liefert das Vergiftungsbild keinerlei Hinweise, ob und welche Enzyme im praktischen Falle betroffen sind. Der rote Blutfarbstoff wird, wenn Oxidation zum Met-Hb vorausgegangen ist, in ein Derivat Sulfhämoglobin mit typischem Absorptionsspektrum umgewandelt; doch spielt dieser Prozeß in vivo keine Rolle, postmortal kann er ablaufen. Die typischen resorptiven H_2S-Wirkungen müssen aber auf Zellstoffwechselstörungen beruhen, die in Sauerstoffmangel münden; die Sekundärerscheinungen sind sämtlich als Hypoxiefolgen zu deuten. Die direkten H_2S-Wirkungen sind voll reversibel. Eine sehr geringe lokalreizende Wirkung ist bei akuten Intoxikationen nicht maßgeblich beteiligt, die chemische Genese eines gelegentlich auftretenden Lungenödems ist umstritten. H_2S wird im Organismus rasch zu Sulfat oxidiert und als solches ausgeschieden.

Die **Vergiftung** ist gekennzeichnet durch Bewußtseinsverlust und zentrale Atemlähmung. Sie kann schon nach wenigen Atemzügen eintreten (apoplektiforme Vergiftung). Geringere Konzentrationen erzeugen Hyperpnoe, Schwäche, evtl. Krämpfe; bei protrahiertem Verlauf ist Lungenödem möglich. Spätfolgen sind Pneumonie und Herzmuskeldegeneration. Bei chronischem Kontakt kann sich Corneaschädigung entwickeln ("Spinnerkeratitis" in der Kunstfaserherstellung).

Die **Therapie** der akuten Vergiftung hat sich um Wiedereinsetzen bzw. Erhaltung der Atmung zu bemühen, im übrigen symptomatisch.

Auch anorganische **Sulfide** (in Salben oder Pasten als Enthaarungsmittel benutzt: CaS, SrS, BaS) können bei Anwendung auf großen Hautflächen resorptive H_2S-Vergiftungen auslösen.

Stickgase: Darunter versteht man chemisch inerte und pharmakologisch-toxikologisch weitgehend wirkungslose Gase, die unter gegebenen Umständen in so hoher Konzentration auftreten können, daß der Sauerstoff der Luft unter die zur Erhaltung der vitalen Körperfunktionen notwendige Mindestkonzentration sinkt (je nach Leistungserfordernis 9–14 Vol.-%). Prototypen sind die **Edelgase.** Doch wird bei diesen wie bei **Stickstoff** eine leichte narkotische Komponente unabhängig vom Sauerstoffdruck diskutiert (vgl. S. 240 f.). Grenzfälle zwischen Narkose- und Stickgas stellen **Distickstoffmonoxid** (N_2O, Lachgas, s. S. 246) und halogenierte aliphatische Kohlenwasserstoffe mit hohem Fluorgehalt dar (z. B. CF_4, CF_3Cl, CF_2Cl_2, $CFCl_3$, $C_2F_4Cl_2$ etc.). Wegen ihres niedrigen Siedepunktes werden sie unter der Bezeichnung „Frigene" als Verdampferflüssigkeit in Kältemaschinen sowie als Treibmittel in Sprühdosen verwendet, hier auch zu arzneilichen Zwecken („Inhalier-Aerosol-Dosen"). In diesem Zusammenhang hat es tödliche Erstickungen gegeben, wenn aus solchen Druckdosen unter weitgehendem Abschluß des Kopfes unter Plastiktüten die Treibmittel zu Berauschungszwecken freigesetzt wurden. Mit der Aufdeckung der ozonzerstörenden Wirkung ist der Einsatz dieser Fluorchlorcarbone stark eingeschränkt worden. Nach besseren Alternativstoffen wird intensiv gesucht.

Als Sonderfall eines Stickgases kann **Kohlendioxid,** CO_2, betrachtet werden. Das spezifisch schwere Gas reichert sich am Boden von Gärkellern oder in bestimmten natürlichen Höhlen (Hundsgrotte) an und kann, wenn die Konzentration ca. 50 Vol.-% übersteigt, rasch tödlich wirken. Geringere Konzentrationen führen zu respiratorischer Acidose. Übersteigt die inhalierte Konzentration den normalen CO_2-Gehalt der Alveolarluft (3–4 Vol.-%), so kommt es über eine Erregung des Atemzentrums und des Carotis-Sinus zur Hyperventilation. Langfristig können bis zu 5 000 ml/m³ (= 5 ml/l, MAK) auch bei körperlicher Belastung ohne Folgen überstanden werden, solange man Erholungspausen einlegt. Bei permanenter Einatmung führen auch wesentlich niedrigere CO_2-Konzentrationen zu einer Vermehrung der harten Knochensubstanz, indem CO_2 als Carbonat abgelagert wird; dies wird zum Problem bei der Raumfahrt und in langen Unterseefahrten. – Die atemstimulierende Wirkung von CO_2 nutzt man im **Carbogen** (Zusammenziehung aus Englisch: carbon dioxide und oxygen), einem Gemisch von 95 % O_2 und 5 % CO_2; Einsatz aus Druckgasflaschen bei manchen Vergiftungen (vgl. S. 750).

Sauerstoff

Sauerstoff, zu 21 Vol.-% als lebenswichtigstes Element in der Atmosphäre enthalten, kann in höheren Dosen bzw. Konzentrationen toxisch wirken. Molekularer Sauerstoff wird durch mischfunktionelle Monooxygenasen, Peroxidasen und Cytochromoxidase-Fe^{3+} aktiviert (vgl. S. 43 f.). Diese Enzymsysteme kommen außer in der Leberzelle in vielen anderen Geweben vor. U. U. ist O_2 schon in Normalluft schädlich: dann nämlich, wenn die Körpergewebe ihrer natürlichen Fähigkeit zur Reduktion von Oxidationsprodukten beraubt sind. Ein Beispiel hierfür sind „spontane", durch genetisch bedingten Reduktasemangel entstehende Methämoglobinämien (s. S. 7).

Sauerstoffvergiftung: Setzt man Versuchstiere in einer Druckkammer 2 atü (3 bar) reinem O_2 aus, so setzen schon in ½–1 h sich steigernde Krämpfe ein, die bald tödlich enden. Ursache ist eine starke Anhäufung von CO_2 in den Geweben, besonders im Gehirn. Sie hat zwei Gründe: (1) Hb verliert seine Bindungsfähigkeit für CO_2 im venösen Blut, (2) die Abdiffusion von CO_2 in der Lunge wird behindert durch Ausbildung eines typischen **toxischen Lungenödems** (s. S. 760). Diese lungenschädigende Wirkung tritt bei langfristiger Exponierung in reinem oder hochprozentigem Sauerstoff in den Vordergrund. Bei vorgeschädigter Lunge sind schon 60 % O_2, über viele Stunden gegeben, bedenklich. Sauerstoffinhalationen mit oder ohne Überdruck, z. B. bei Vergiftungen, Herz-Kreislauferkrankungen, Gasbrandinfektionen und Lungenaffektionen sollten daher immer mit Unterbrechungen zur Erholung der Lungenalveolarstrukturen durchgeführt werden. Die Empfindlichkeit gegenüber O_2 schwankt von Tierart zu Tierart stark, der Mensch ist mäßig empfindlich. 100 % O_2 bei Unterdruck von 0,5 bar bleiben ohne toxische Wirkung, entscheidend ist also der Partialdruck, nicht die Konzentration von O_2. Dies ist eine der Voraussetzungen für die Verwendung von O_2 in bemannten Raumkapseln.

Langfristige O_2-Beatmung bei Normaldruck mit mehr als 60 Vol.-% erzeugt im Kleinkindesalter, besonders bei Frühgeburten (Sauerstoffzelt) eine proliferative Reaktion der Linsenkapsel, die zur Erblindung führen kann (retrolentale Fibroplasie).

Methämoglobinbildende Stoffe

Pathophysiologische Vorbemerkungen

Die Fähigkeit des Hämoglobins, Sauerstoff leicht reversibel zu binden, ist geknüpft an die leicht wechselnde Bindungsart des zentralen Fe^{2+} im Hämverband (Abb. 9): im reduzierten Hb hat die 5. Bindungsstelle koordinativen, im Hb · O_2 kovalenten Charakter. Ändert das Eisen seine Wertigkeit von Fe^{2+} nach Fe^{3+}:

$$Hb \cdot Fe^{2+} \cdot O_2 \rightarrow Hb \cdot Fe^{3+} \cdot OH^-,$$

so ist die Fähigkeit zur Änderung der Bindung sowohl von Fe an Hb als auch von O_2 an Fe aufgehoben: Sauerstofftransport ist nicht mehr möglich. Das durch einen oxidativen Prozeß entstandene Hb mit dreiwertigem Eisen nennt man Methämoglobin, Met-Hb oder Ferrihämoglobin, Hb · Fe^{3+}. Seine Farbe ist schokoladenbraun. Reine Hb-Lösungen gehen bei Gegenwart von O_2 teilweise in Met-Hb über. In intakten Erythrozyten findet man dagegen nur Spuren von Met-Hb. Der Grund dafür ist eine ständige Reduktion von durch O_2 gebildetem Met-Hb mit Hilfe strukturgebundener Enzymsysteme (Diaphorase, Met · Hb-Reduktase) zu Hb · Fe^{2+}. Das Schlüsselenzym zur Bereitstellung von H_2 ist Glucose-6-phosphatdehydrogenase (vgl. Abb. 23). Bei einigen hereditären Krankheiten ist dieses Enzym mangelhaft ausgebildet. Die Folgen sind pathologische Empfindlichkeit gegenüber Met-Hb-bildenden Giften und Neigung zu hämolytischen Krisen.

Durch ständige Reduktion von Met-Hb wird dessen Spiegel im menschlichen Blut in der Regel unter 1 % gehalten. Früh- und Neugeborene neigen stärker zur Met-Hb-Bildung als Erwachsene: ihr Hämoglobin ist leichter oxidierbar, und die Reduktasen sind noch nicht voll entwickelt. Vergiftungen mit Methämoglobinbildnern verlaufen daher bis zum Ende des 1. Trimenons meist schwerer. Auch zwischen verschiedenen Tierarten gibt es große Empfindlichkeitsunterschiede; hochempfindlich sind Katzen, sehr wenig empfindlich Kaninchen.

Symptomatologie der Methämoglobinämie

Die braune Farbe von Met-Hb einerseits, der Mangel an Hb · O_2 (bzw. das Überwiegen von reduziertem Hb in den Venen) andererseits bedingen Blässe der Haut, die wegen der hier besonders ausgeprägten Lippenverfärbung „Blausucht" genannt wird. Symptome treten ab 10–20 % Met-Hb im Gesamt-Hb auf, die Schwere des Sauerstoffmangels im Gewebe ist qualitativ und quantitativ etwa der bei der CO-Vergiftung aufgezeigten Skala vergleichbar (Tab. 7). Der Tod tritt – bei normalem Hb-Bestand – zwischen 60 und 80 % Met-Hb an innerer Erstickung, bei erhöhtem O_2-Bedarf und bei Anämien früher. Die Spontanrückbildung von Met-Hb ist von der Art des auslösenden Giftes abhängig. Ist kein Giftstoff mehr wirksam, so erfolgt sie – konzentrationsabhängig – mit einer Rate von ca. 10 %/h. Bei oralen (auch perkutanen) Vergiftungen ist mit Nachresorption und langsamerer Rückbildung zu rechnen.

Manche Met-Hb-Bildner wirken zugleich hämolytisch. Sie sind Oxidationskatalysatoren, die auch Schäden am Globin und an Membraneiweißen verursachen. Häufig finden sich bei erhöhten Met-Hb-Spiegeln in den Erythrozyten dunkle Einschlüsse, Heinzsche Körperchen, Verklumpungen an pathologischen Hb-Abarten. Sie sind für die hämatologisch-klinische Diagnostik wichtig und können auf die Einnahme gewisser Met-Hb-bildender Medikamente wie Sulfonamide oder Phenacetin hinweisen.

Nachweis von Methämoglobin

Ab 30 % Met-Hb ist die Blutfarbe deutlich ins Braune verändert. Das Absorptionsspektrum von Met-Hb ist nur wenig von dem des Hb · O_2 verschieden (Abb. 21). Zur Messung benutzt man die Eigenschaft von Hb · Fe^{3+}, mit Cyanid einen Komplex (vgl. S. 760) unter Farbänderung zu bilden: Man bereitet Bluthämolysate, versetzt eines mit einem Met-Hb-Bildner ($K_3[Fe(CN)_6]$), der sämtliches Hb oxidiert, gibt in beide Proben einen Überschuß an CN^- und vergleicht die Extinktionen bei 630 nm ((λ_{max} von Met-Hb).

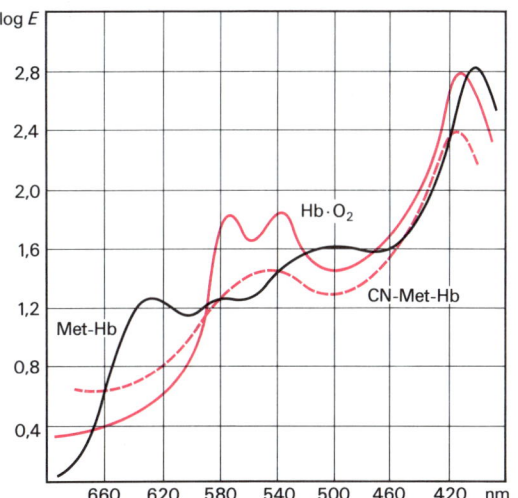

Abb. 21: Absorptionsspektren von Oxyhämoglobin, Methämoglobin und Cyano-Methämoglobin bei pH = 6,8.

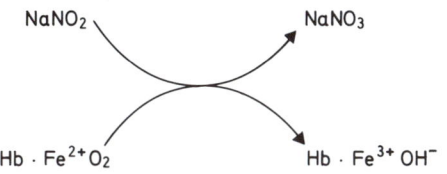

Abb. 22: Gekoppelte Oxidation von $NaNO_2$ und $Hb \cdot O_2$.

Mechanismen der Met-Hb-Bildung

Es gibt verschiedene Arten von Met-Hb-Bildnern. Man kann sie danach gruppieren, ob sie direkt mit Hb reagieren oder erst nach einer metabolischen Umwandlung (direkte–indirekte Met-Hb-Bildner). Eine andere Unterscheidungsmöglichkeit bietet die Art der Oxidation von $Hb \cdot O_2$: unmittelbar (Oxidationsmittel), mittelbare Wechselwirkung mit $Hb \cdot O_2$ (gekoppelte Oxidation), autokatalytische Oxidation sowie Wirkung über ein Redoxpotential (Tab. 8).

Oxidationsmittel

Die Verbindungen ändern bei der Reaktion mit Hb ihre Wertigkeit durch Sauerstoffabgabe. Praktische Bedeutung haben Chlorate, (ClO_3^-), z. B. in Zahnpasten und Reinigungs- und Bleichmitteln. Die Vergiftung ist durch Hämolyse, Met-Hb-Bildung, Met-Hb-Urie und Nierenversagen gekennzeichnet. Kaliumferricyanid erzeugt nur in vitro Methämoglobin, es kann Erythrozytenmembranen nicht durchdringen.

Nitrite

Die Oxidation erfolgt so (Abb. 22), daß der Sauerstoff auf Nitrit unter Bildung von Nitrat übertragen und zugleich die Wertigkeit von Fe erhöht wird: gekoppelte Oxidation. Anorganische Nitrite sind ubiquitär (s. S. 763 f.). Nitrate können mikrobiell leicht in Nitrit umgewandelt werden, z. B. in Silagen oder auch im menschlichen Darm. Besonders gefährdet sind Säuglinge: ihre Darmflora hat höhere reduzierende Kapazität als die des Erwachsenen. Nitrate sind daher in die Reihe der Met-Hb-Bildner einzuordnen. Nitratreiche Brunnenwässer (zur Bereitung von Säuglingsnahrung) und stark nitratgedüngte Gemüse, vor allem Spinat, sind häufige Quellen von Methämoglobinämie beim Säugling. Organische „Nitrate" wie Amylnitrit (vgl. S. 749), Nitroglycerin u. a. wirken wie $NaNO_2$. $NaNO_2$ kann im Überschuß eine Komplexverbindung Nitroso-Met-Hb bilden. NO erzeugt ein instabiles Nitroso-Hb, das rasch in Met-Hb übergeht. Methämoglobinämie kann bei inhalatorischer Vergiftung mit „nitrosen Gasen" eine Rolle spielen, wenn der Gehalt an NO den von NO_2 weit überwiegt.

Aromatische Amino- und Nitroverbindungen

Sie werden im Organismus durch Oxidation ($R-NH_2 \rightarrow R-NHOH$, Arylhydroxylamin) oder Reduktion ($R-NO_2 \rightarrow R-NO$, Nitrosoverbindung) aktiviert: indirekte Met-Hb-Bildner. Die Umwandlung von Hb zu Met-Hb vollzieht sich in einem Kreisprozeß (Abb. 23); indem Arylhydroxylamin mit der Oxidation zur Nitrosoverbindung den Sauerstoff aktiviert und damit $Hb \cdot Fe^{2+}$ zu $Hb \cdot Fe^{3+}$ umwandelt, andererseits ein weiteres NAD-abhängiges Enzym die Nitroso-Gruppe zum Hydroxylaminderivat zurückverwandelt. So kann ein Mol Arylhydroxylamin mehrere Mol $Hb \cdot O_2$ oxidieren. Der genaue Mechanismus der Oxidation des Eisens ist nicht bekannt; Aktivierung des Sauerstoffs über Hydrogenperoxid wird diskutiert. Die Rückführung der Nitroso- zur Hydroxylaminverbindung benötigt Reduktionsäquivalente. Der Vorgang steht damit in Konkurrenz zur Reduktion von Met-Hb zu $Hb \cdot O_2$. So ist die Dynamik der Vergiftung durch aromatische Amino- und Nitroverbindungen ganz anders als bei Nitriten und direkten Oxidationsmitteln: langsamer Beginn wegen der metabolischen Aktivierung der Gifte, dann aber langanhaltende Methämoglobinämie, die erst mit der Exkretion oder weiterer Metabolisierung der Stoffe verzögert abklingt (Abb. 24).

Tab. 8: Methämoglobinbildende Stoffe, geordnet nach der Art der Überführung von Fe^{2+} nach Fe^{3+}.

Oxidationsmittel	Nitrite	Aromatische Amino- und Nitroverbindungen	Redoxfarbstoffe
Chlorate	Natriumnitrit	Anilin	Methylenblau
Perchlorate	Kaliumnitrit	Phenylhydrazin	Thionin
$K_3[Fe(CN)_6]$	Nitrate	Nitrobenzol	(Chinone)
	NO_2, NO	Nitrotoluole	
	Amylnitrit	Phenacetin	
	Nitroglykol	Acetanilid	
	Nitroglycerin	Sulfonamide	

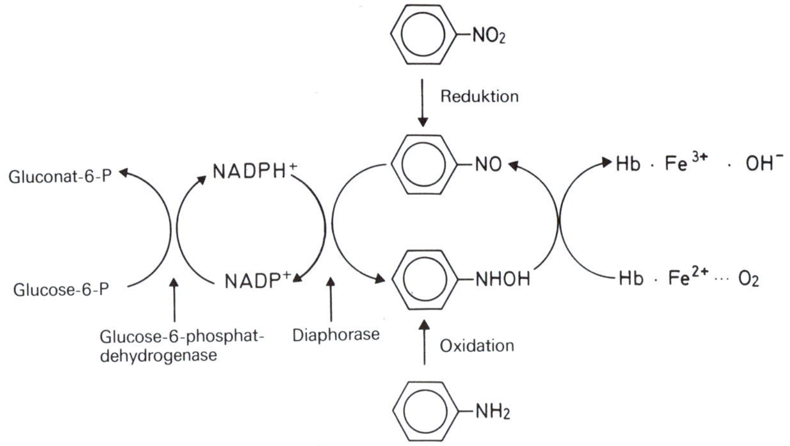

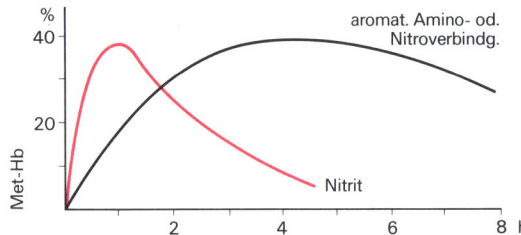

Abb. 23: Oxidation von Hämoglobin zu Methämoglobin durch Nitrosobenzol und Phenylhydroxylamin. Sie entstehen im körpereigenen Stoffwechsel durch Oxidation (aus Anilin) oder Reduktion (aus Nitrobenzol). Ein Molekül Nitrosobenzol kann mehrmals $Hb \cdot Fe^{2+}$ oxidieren, da ein anderes Enzym (Flavoprotein) für eine Reduktion des gebildeten Nitrosobenzols sorgt.

Neben den stark wirksamen Grundverbindungen Nitrobenzol und Anilin gibt es zahlreiche meist schwächer wirksame Derivate, darunter auch wichtige Arzneimittel: Phenacetin, Sulfonamide. Bei Vergiftungen damit wird aber die Met-Hb-ämie nicht zur Todesursache.

Abb. 24: Schematische Erläuterung des unterschiedlichen Verlaufs von Methämoglobinämien:
Bei Nitriten wird die Anstiegsgeschwindigkeit von der Schnelligkeit der Resorption, der Abfall von der Reduktasekapazität bestimmt. – Aromatische Amino- oder Nitroverbindungen müssen nach Resorption erst im Stoffwechsel in Met-Hb-Bildner aktiviert werden. Abfall des Met-Hb-Spiegels erfolgt erst mit der Exkretion der Wirkstoffe.

Redoxfarbstoffe

Phenothiazinfarbstoffe wie Methylenblau oder Thionin können einerseits $Hb \cdot O_2$ zu Met-Hb oxidieren, indem sie Elektronen aufnehmen (Abb. 25). Die Reaktion läuft nur bis zu einem Redox-Gleichgewicht, das in vivo bei ca. 8 % Met-Hb liegt. Andererseits können die Farbstoffe die körpereigene enzymatische Rückbildung hoher Met-Hb-Spiegel beschleunigen, indem sie der NADH-abhängigen Reduktase Wasserstoff zur Reduktion von NAD liefern. Auch diese Reaktion führt bis zur Redoxpotentialeinstellung bei etwa 8 % Met-Hb; indessen ist mit der Rückführung auf so geringe Met-Hb-Werte die Gefahr der inneren Erstickung beseitigt. Thionin ist stärker wirksam als Methylenblau (= Tetramethylthionin).

Man setzt diese Redoxfarbstoffe daher ein zur **Therapie der Methämoglobinämie:** Thionin[1] 0,2 %, 10 ml i.v., oder Methylenblau 2 %, 10 ml i.v., evtl. 1−2 × wiederholt. Meist prompte Besserung. Im übrigen O_2-Atmung.

---

[1] Katalysin®.

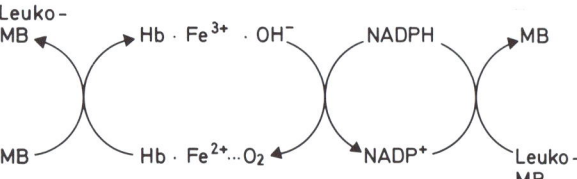

Abb. 25: Zweifache Wirkung eines Redoxfarbstoffes (z. B. Methylenblau = MB) auf Hämoglobin. Linke Seite: Bildung von Met-Hb durch Elektronenabgabe. Rechte Seite: Förderung der enzymatischen Rückbildung hoher Met-Hb-Spiegel durch Elektronenaufnahme bei der Reduktion vom $NADP^+$ der Met-Hb-Reduktase.

Schwermetalle

Eigenschaften, Wirkungsmöglichkeiten

Viele Schwermetalle und einige Metalloide haben jahrzehntelang breiten Raum im pharmakologischen Lehrstoff beansprucht. Sie haben vielfältige therapeutische Anwendung gefunden. Ihre bakterizide Wirkung nutzte Paul Ehrlich zur systemischen Anwendung gegen Infektionskrankheiten aus, indem er sie in organische Moleküle einbaute (z. B. Arsen in Salvarsan). Damit begann die erste, ca. vierzig Jahre anhaltende Ära der Chemotherapie. Sie ist – bis auf wenige Restbestände – durch die Sulfonamide und Antibiotika abgelöst worden.

Die toxikologische Bedeutung der Metalle hat dagegen in jüngster Zeit stark zugenommen. Die moderne Umwelt-Toxikologie hat den giftigen und radioaktiven Metallen erneut hohe Aktualität vermittelt, die Grundlagenforschung der Metallwirkungen hat dadurch starke Impulse erhalten. Die Aufnahme kleiner Dosen über lange Zeiträume und die Speicherung im Organismus haben neue Fragen aufgeworfen, zugleich auch entscheidende Lücken in der bisherigen Kenntnis der Metallwirkungen aufgezeigt. Die Klinik der durch Metalle verursachten Gewerbekrankheiten wird hier nicht behandelt, sie bleibt den Darstellungen der Arbeitsmedizin überlassen. Dagegen sollen die Pharmakokinetik und bekannte Wirkungsmechanismen, die jene Disziplin nicht vermittelt, im funktionellen Zusammenhang für die wichtigsten Vertreter der Gruppe abgehandelt werden.

Ältere (z. T. auch neuere) pharmakologische Darstellungen versuchen, Schwermetallwirkungen auf einheitliche Reaktionsmechanismen zurückzuführen. So ist aus In-vitro-Versuchen die Fähigkeit ionisierter Schwermetalle, mit SH-Gruppen zu reagieren, lange bekannt. Dies wird oft zur Erklärung der proteindenaturierenden Wirkung der Schwermetalle herangezogen. Auch andere Gruppen mit reaktiven Wasserstoffen in Proteinverbänden, wie $-OH$, $-NH_2$, $-COOH$, Imidazol u. a. können durch Metallsalze blockiert werden. Obwohl auf zellulärer und subzellulärer Ebene in vitro leicht demonstrierbar, ist jedoch keiner dieser Effekte geeignet, die außerordentliche Verschiedenartigkeit der am intakten Organismus beobachteten Krankheitsbilder befriedigend zu erklären. Schwermetallwirkungen manifestieren sich an den unterschiedlichsten Geweben, z. T. mit für einzelne Metalle hoher Spezifität; bei chronischen Schwermetallvergiftungen ist die Spezifität eine fast absolute, es resultieren charakteristische Krankheitsbilder. Diese „Organotropie" der Wirkung konnte bisher in keinem Falle gültig erklärt werden.

Das Verständnis der Schwermetallwirkungen wird erschwert durch die Tatsache, daß viele Vertreter einerseits essentielle Biometalle sind, andererseits schon in relativ geringfügig überhöhter Zufuhr schädlich wirken. Lebenswichtige Metalle können unter Umständen auch karzinogen wirken (Co, Se, Cu, Mn, Zn, Fe?).

Mehrwertige Schwermetalle besitzen meist die Fähigkeit, koordinative Bindungen einzugehen, d. h. sie neigen zur Bildung von Komplexen. Das ist die Voraussetzung für die physiologische Funktion in katalytischen Zentren von Enzymen. Zugleich ist sie aber auch ein Schlüssel zum Verständnis für das pharmakokinetische Verhalten und die toxischen Wirkungen einzelner Metalle.

Ein Großteil des derzeitigen Kenntnisstandes ist der Suche nach chemischen Antidoten für Schwermetalle zu verdanken. Ein wesentlicher Teil dieser Verbindungen wurde zur Dekontamination von radioaktiven Spaltprodukten in der Nachkriegszeit entwickelt. Darüber hinaus wurden ihnen jedoch weitere Indikationsgebiete eröffnet. Diese Antidote sollen zur Vermeidung von Wiederholungen hier vor den speziellen Kapiteln der Metalle abgehandelt werden.

Chelatbildende Stoffe

Chelate sind Komplexverbindungen von mehrwertigen Schwermetallen mit organischen Molekülen, wobei mehrere Bindungsstellen ein und desselben Moleküls auf ein einzelnes Metallatom gerichtet sind. So entsteht unter Ausbildung eines heterocyclischen Ringes eine besondere Art von Komplex: Chelat. Der Name ist abgeleitet von χηλή = Krebsschere; daran erinnert die konventionelle Formeldarstellung (vgl. Abb. 28).

Die Reaktion von Chelatbildnern, im folgenden kurz Liganden (L) genannt, mit einem Metall (M), gehorcht dem Massenwirkungsgesetz:

$$K = \frac{[ML]}{[M] \cdot [L]}$$

Die Assoziationskonstante K wird die Stabilitäts- oder Komplexbildungs-Konstante genannt. Weil sie oft sehr groß ist, gibt man gerne den Logarithmus an, log K. Diese Konstante ist ein Maß für die Stabilität eines Metall-Chelates. Die Stabilitäts-Konstante für Transferrin, das eisenbindende Protein des Plasmas, ist log K = 30. Die Bedeutung dieser Zahl kann durch folgende Rechnung illustriert werden. Die Konzentrationen des transferringebundenen Eisens [ML] und des freien Eisens [M] wären gerade gleich groß, wenn man 1 Mol des Transferrin-Eisen-Komplexes in ein Flüssigkeits-Volumen von 10^{30} l brächte. Dieses Volumen entspricht etwa der Wassermenge, die in einem der großen Ozeane enthalten ist. In der Praxis bedeutet das, daß im Plasma so gut wie kein freies Eisen existiert; Eisen ist vollständig an Transferrin gebunden. Für die Beurteilung der Wirkung von Komplexbildnern im Organismus ist die Tatsache wichtig, daß keine absolute Spezifität für die Bindung der Metalle vorhanden ist. Eine relative Spezifität kommt dadurch zustande, daß die Stabilitätskonstanten der Chelatbildner für die einzelnen Metalle verschieden groß sind. Diese Tatsache hat zur Folge, daß im Organismus die Wirksamkeit eines Liganden durch konkurrierende Metalle beeinträchtigt wird. Hierfür kommt vor allem Calcium in Frage, das frei ionisiert im Plasma in einer Konzentration von 2,5 mmol/l vorliegt. Protonen verhalten sich wie Metalle und gehen Bindungen mit Ligandenatomen ein. Daraus folgt, daß die Stabilität eines Chelats pH-abhängig ist. Schließlich werden Metalle, ebenfalls in Abhängigkeit vom pH des Milieus, der Chelatbildung durch Hydroxid-Bildung entzogen. Die wichtigsten Reaktionen, die zu einer Beeinträchtigung der Wirksamkeit von Chelatbildnern im Organismus beitragen, sind in Tab. 9 zusammengefaßt.

Die Wirksamkeit von Chelatbildnern im Organismus kann dadurch gesteigert werden, daß man für einen möglichst hohen Überschuß an freien Liganden sorgt. Das geht aus der Umbildung der Gleichung hervor:

$$K = \frac{[ML]}{[M] \cdot [L]} \Rightarrow K \cdot [L] = \frac{[ML]}{[M]}$$

Daraus folgt, daß das Verhältnis der Konzentrationen des komplex-gebundenen Metalls [ML] zum freien Metall [M] um

---

Tab. 9: Nebenreaktionen von Metall (M) und Ligand (L), die die Chelatbildung (ML) beeinträchtigen.

(M)		+	(L)		⇌	(ML)
↓	↓		↓	↓		
OH	L_k		H^+			M_k
$M_x(OH)_y$	NL_k		LH			LM_k
Hydroxid-Bildung	Komplexbildung mit körpereigenen Liganden (L_k), z. B. Aminosäuren, Polyoxycarbonsäuren und Proteine		Besetzung der Ligandenatome mit Protonen			Konkurrenz körpereigener Metalle (M_k) um die Ligandenatome, z. B. Ca^{2+} oder Zn^{2+}

Der Einfachheit halber sind hier Vorgänge, die die Stabilität des Chelats ML beeinträchtigen, nicht berücksichtigt. Oxidoreduktive Vorgänge können die Stabilität eines Komplexes mindern, aber auch, abhängig vom pH des Milieus, die Bildung protonierter (saurer) und hydroxylierter (basischer) Komplexe.

so weiter zum Chelat hin verschoben ist, je größer die Stabilitätskonstante K und je größer die Konzentration des Liganden [L] ist. In der Praxis ist der Erhöhung der Liganden-Konzentration [L] eine Grenze durch die in der Regel hohe Toxizität der Stoffe gezogen. Hier kommt wieder zum Vorschein, daß diese Verbindungen mit körpereigenen Metallen reagieren, z. B. mit Calcium oder Zink. Oft kann die Toxizität dieser Verbindungen dadurch herabgesetzt werden, daß sie als Calcium- bzw. Zink-Verbindungen zugeführt werden. Die Abhängigkeit der Komplexstabilität vom pH des Milieus hat insofern praktische Bedeutung, als dadurch manchmal die Dissoziation von Metallen in den Nieren-Tubuli − vor allem bei saurem Harn − mit nachfolgender Schwermetall-Schädigung der Nieren erfolgt. Diese Komplikation ist vor allem bei der Ausschleusung von Blei, aber auch für Eisen, Arsen und Quecksilber bekannt.

Tab. 10: Stabilitätskonstanten (als log K) einiger Metalle mit Edetat, D-Penicillamin und Deferoxamin (in vitro bestimmt).

Metall	Edetat	D-Penicill-amin	Deferox-amin
Mg^{2+}	8,7	–	4
Ca^{2+}	10,6	–	2
Mn^{2+}	13,4	5,6	–
Fe^{2+}	14,2	7,6	–
Co^{2+}	16,1	–	10
Cd^{2+}	16,5	10,9	8
Pb^{2+}	18,2	13,0	–
Cu^{2+}	18,3	16,5	14
Ni^{2+}	18	11,1	11
Zn^{2+}	16	10,0	11
Fe^{3+}	25,0	–	31

Die Bildungs-(= Stabilitäts-)Konstanten verschiedener Metalle und Chelatbildner (Tab. 10) wachsen im allgemeinen mit der Stabilität des gebildeten heterocyclischen Ringes (Optimum bei 5−7 Gliedern; sehr große Ringe können durch mehrfache Faltungen weiterhin stabilisiert werden). Metalle mit hoher Koordinationszahl bilden stabilere Komplexe als solche mit niedriger.
Der therapeutische Einsatz von Chelatbildnern als Antidote bei Schwermetallvergiftungen soll erreichen:
1) Loslösung von Metallen aus funktionell wichtigen Bindungsorten in biochemischen Strukturen durch höhere Affinität zum Chelatbildner, dadurch Wiederherstellung der gestörten Funktionen.
2) Abfangen zirkulierender Metalle in Körperflüssigkeiten, um die weitere Inaktivierung wichtiger biochemischer Strukturen zu verhindern.
3) Mobilisierung von Metallen aus Depots, in denen sie in inaktiver Form angehäuft sind.
4) Rasche Ausscheidung der gebildeten Chelate mit Harn und/oder Galle.

Dementsprechend sollten Chelatbildner folgende Eigenschaften aufweisen:
a) Hohe Bildungskonstante für Komplexe mit toxischen Metallen, dagegen niedrige für körpereigene.
b) Löslichkeitseigenschaften, die das Vordringen im Organismus zu den Bindungs- und Depotorten des Metalls gewährleisten.
c) Harn- (oder Galle-)gängigkeit der Chelate.
d) Hinreichende Stabilität des Chelats bei „physiologischem" pH (6,9−7,4) und im sauren Harn (bis pH = 4), um

Dissoziation des Komplexes bei der Nierenpassage zu verhindern; im Zuge der Harnkonzentrierung können sonst Metallkonzentrationen auftreten, die für die Tubulusepithelien toxisch sind.
e) Der Chelatbildner und das Chelat dürfen selbst nicht toxisch sein.
f) Chelatbildner und Chelat sollen keinem metabolischen Abbau im Organismus (und damit Freisetzung des Metalls) unterliegen.

Alle diese Eigenschaften sind praktisch nie in idealer Weise in einem Chelatbildner vereinigt. Die Erfahrung lehrt, daß die In-vitro-Bildungskonstanten nur als erster grober Anhalt für die therapeutische Eignung einer Substanz dienen können. Sie sind keineswegs repräsentativ für die Brauchbarkeit der Chelatbildner bei bestimmten Metallvergiftungen. Auf ausführliche Auflistung aller Bildungs-Konstanten wird daher hier verzichtet. Allein der Versuch am Ganztier und die Erprobung am Menschen entscheiden über Wert und Einsatzmöglichkeiten der Chelatbildner. Manche sind nur für ein bestimmtes Metall geeignet, andere haben ein größeres Anwendungsspektrum. Alle Chelatbildner entfalten unerwünschte, z. T. schwerwiegende Nebenwirkungen, die von der Dosis und der Zeitdauer der Anwendung abhängen.
Für die Therapie gelten folgende allgemeine Richtlinien:
1) Bei akuten Metallvergiftungen richtet sich die Dosierung nach der Masse des aufgenommenen Metalls: Metalle und Chelatbildner entgiften sich gegenseitig. Daher: anfangs hohe, dann abfallende Dosis.
2) Der Therapieerfolg soll durch ständige Kontrollen der Metallausscheidung im Harn (ggf. Kot) kontrolliert werden. Das Ergebnis bestimmt die Höhe der Dosierung bei fortgesetzter Therapie.
3) Ist mehrwöchige Anwendung erforderlich, muß auf Nebenwirkungen durch Verlust von essentiellen (körpereigenen) Metallen geachtet werden; ggf. Therapieintervall und Substitution des Verlustes.
4) Bei langfristiger Anwendung im Falle chronischer Intoxikationen: strenge Einhaltung der von Präparat zu Präparat unterschiedlichen Höchstdosen sowie Einlegen von dosierungsfreien Intervallen.

Chelatbildner haben als Antidote in der Vergiftungsbehandlung einen hervorragenden Platz. Sie sind hier durch keine anderen, unspezifischen Verfahren zu ersetzen (s. S. 749).

Dimercaprol (BAL)

Bei Versuchen zur Entgiftung eines arsenhaltigen Kampfstoffes, Lewisit (Cl · CH = CH − AsCl$_2$), fanden englische Biochemiker ca. 1940 ein hochwirksames Antidot: 2,3-Dimercaptopropanol[1] (Abb. 26). Unter der frühgewählten Kurzbezeichnung BAL (= British Anti Lewisite) ist es noch heute geläufig. Ausgangspunkt war die Kenntnis, daß SH-Verbindungen, wie Cystein und Glutathion, Arsenvergiftungen günstig beeinflussen können.
Das flüssige, übelriechende, leicht zersetzliche BAL muß in Öl gelöst i. m. injiziert werden. Dabei treten lokale Reizwirkung, evtl. Abszesse auf. 30 min nach i. m. Injektion wird die maximale Blutkonzentration erreicht, in 4 h ist die Dosis praktisch vollständig oxidativ entgiftet, glucuronidiert bzw. als Chelat im Harn ausgeschieden. Metall-BAL-Komplexe sind für sich nicht sehr stabil, ein Überschuß an BAL drängt jedoch die Dissoziation stark zurück. Die Therapie zielt daher

---

[1] Sulfactin®; Dimaval®.

darauf ab, stets einen BAL-Überschuß im Organismus aufrechtzuerhalten.

Dosierung: Einzeldosis 3 mg/kg i. m. Im Regelfall am 1. Tag 6 ×, 2. Tag 5 ×, 3. Tag 4 ×, 4.–10. Tag 2 × die E. D.; bei massiver Metallaufnahme entsprechend höhere Dosen, dabei aber die Metallausscheidung kontrollieren.

Indikationen: Bei Arsen-, Quecksilber- und Goldvergiftungen sehr gute Wirkung, z. T. auch bei organischen Hg-Verbindungen (s. S. 775); deutliche Entgiftung auch gegenüber Antimon und Wismut. Unwirksam bei Thallium-Vergiftung. Kontraindiziert bei Blei, Selen, Tellur. Neuerdings sind zwei Derivate als z. T. besser wirksam gefunden worden: die entsprechenden Sulfonat- bzw. Succinatanaloga (vgl. Abb. 27).

Nebenwirkungen: Anstieg von Blutdruck und Herzfrequenz, z. T. sehr erheblich. Übelkeit, Schwindel, Erbrechen, Kopfschmerz, Parästhesien an weiten Körperpartien, Schwitzen, Darmkoliken, Temperatursteigerung besonders bei Kindern.

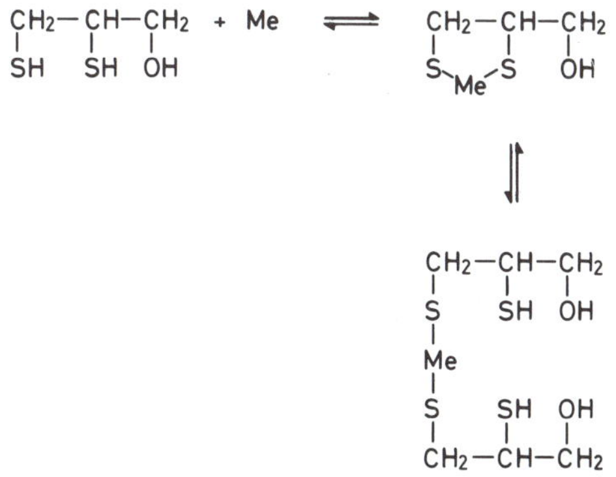

Abb. 26: Dimercaprol und Metallkomplexe 1 : 1 und 1 : 2.

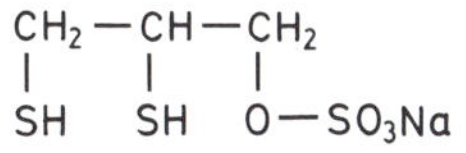

2,3-Dimercaptopropan-1-sulfonat-Na^2

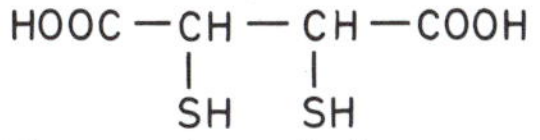

2,3-Dimercaptobernsteinsäure

Abb. 27: Analoga von BAL mit veränderten Löslichkeitsverhältnissen.

Ca-Na$_2$-Ethylendiamintetraacetat (EDTA)

Die freie Säure EDTA ist als analytisches Reagenz für Metalle, besonders Calcium, lange bekannt. Bei i. v. Zufuhr bindet der Stoff freies Ca^{2+} unverzüglich und löst so Tetanie aus. Das Calcium-Dinatrium-Salz (Abb. 28) wird hingegen vergleichsweise gut vertragen. Im Organismus kann das Calcium im Edetat gegen Metalle mit höheren Bildungskonstanten austauschen (Tab. 10). Am besten bewährt sich Ca-Edetat als Antidot bei Blei-Vergiftung. Mehrere strukturverwandte Verbindungen, die auf der Suche nach Substanzen zur Dekorporierung, d. h. beschleunigten Ausschleusung von radioaktiven Metallen aus dem Organismus synthetisiert und erprobt wurden, bringen nicht die erhofften Vorteile.

Ca-Na$_2$-EDTA[1] wird aus dem Magen-Darmtrakt nur wenig resorbiert. Es muß i. v. zugeführt werden, am besten langsam als Infusion; die Halbwertzeit im Blut ist 1 h. Es verteilt sich nur extrazellulär, intrazelluläre Metalldepots werden daher

nur sehr langsam abgebaut. Metallchelate sind sämtlich gut nierengängig. Stets erscheinen – neben dem zu dekorporierenden Fremdmetall – auch Biometalle vermehrt im Harn; deren Verlust führt zu Nebenwirkungen und limitiert die Therapie, die daher nur mit Intervallen durchgeführt werden soll.

Dosierung: 1 g (max. 20 mg/kg) in 200–500 ml physiologischer Lösung oder 5% Glucose-Lösung, in 1 Stunde i. v. infundiert; 2–3 mal täglich, 3–5 Tage lang; in diesem Intervall Maximal-Gesamtdosis 0,5 g/kg. Danach mindestens 7 Tage Pause.

Indikationen: Akute Blei-Vergiftung und Blei-Krisen, besonders im Kindesalter. Weniger erfolgreich bei Vergiftungen durch Cr, V, Mn und Pu.

Na$_2$-EDTA wird als 0,4%ige Lösung lokal in der Augenheilkunde zur Bindung von Kalkspritzern verwendet, desgleichen zur Auflösung von kalkigen Vernarbungen der Hornhaut. Die Lösung von Calcium-Harnsteinen durch retrograde Dauerspülung über Ureteren-Katheter wird gelegentlich angestrebt. Versuche zur Lösung kalkiger Verschwartungen des Herzbeutels verliefen wenig erfolgreich. Die Einwirkung von Na$_2$-EDTA auf Gewebe, vor allem auf Epithelien, führt als Folge des decalcifizierenden Effektes zur Auflockerung und Auflösung des Zellverbandes und ist deshalb nicht unproblematisch.

Nebenwirkungen: EDTA-Salze erzeugen bei hoher Dosierung tubuläre Nierenschäden, Todesfälle durch forcierte Gabe bei Blei-Vergiftungen sind vorgekommen. Kontrolle der Nierenfunktion ist daher immer erforderlich. Als Ursache wird direkte Metallwirkung auf die Tubuszellen durch partielle Dissoziation der Chelate bei der Konzentrierung im Harn diskutiert. – Kopfschmerz, Unwohlsein, Temperaturanstieg sind seltenere, ggf. tragbare Nebenwirkungen.

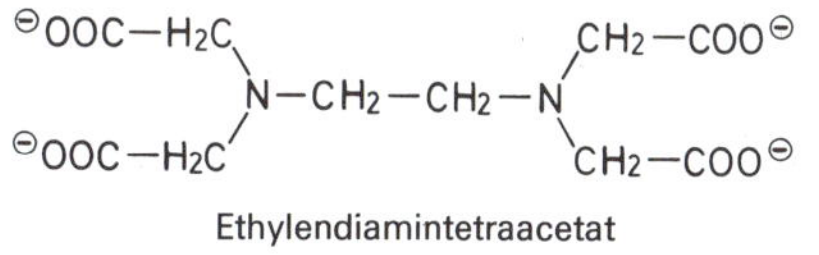

Ethylendiamintetraacetat

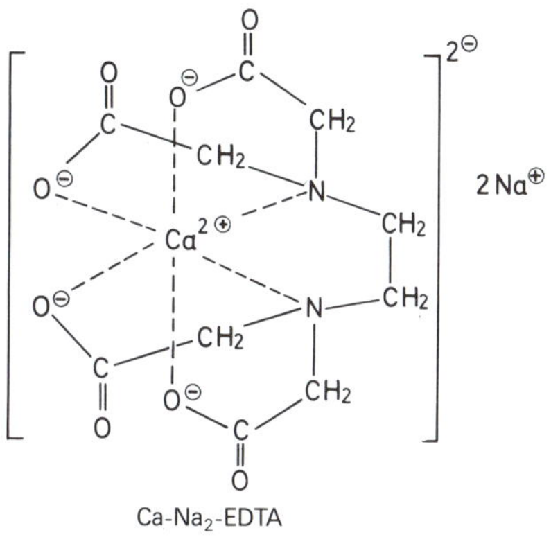

Ca-Na$_2$-EDTA

Abb. 28: Calcium-Dinatriumsalz der Ethylendiamintetraessigsäure (Ca-Na$_2$-EDTA).

D-Penicillamin

D-Penicillamin ist eine Aminosäure, die natürlicherweise nicht vorkommt. Sie wird im Organismus nicht in Proteine eingebaut und kaum metabolisiert. Das trifft für das L-Penicillamin nicht zu. Es ist deshalb wichtig, daß das therapeutisch verwendete D-Penicillamin[1] möglichst rein ist. D-Penicillamin kann nach Gabe von Penicillin als Spaltprodukt in unbedeutenden Mengen auftreten.

---

[1] Calcium „Vitis"®.

[1] Metalcaptase®.

Im Organismus kann D-Penicillamin drei verschiedene pharmakologische Wirkungen ausüben:

1) Chelatbildung. Schwermetalle können in unterschiedlichem stöchiometrischen Verhältnis gebunden werden: über die freien Elektronenpaare des Stickstoffs und Schwefels (Abb. 29) unter Bildung einer 1:1-Verbindung (v. a. mit Cu), als 2:1- oder auch 3:1-Verbindung, ferner auch unter Beteiligung der COOH-Gruppe. Alle Chelate sind gut harngängig. Besonders bewährt hat sich Penicillamin bei Bleivergiftung, auch Kupfer, Kobalt, Zink, Quecksilber und Gold werden gut dekorporiert. Gegenüber EDTA-Salzen bietet es den Vorteil guter Resorbierbarkeit, und da die Bildungskonstante für Ca relativ niedrig liegt, kann auf die Verabfolgung des Ca-Salzes verzichtet werden.

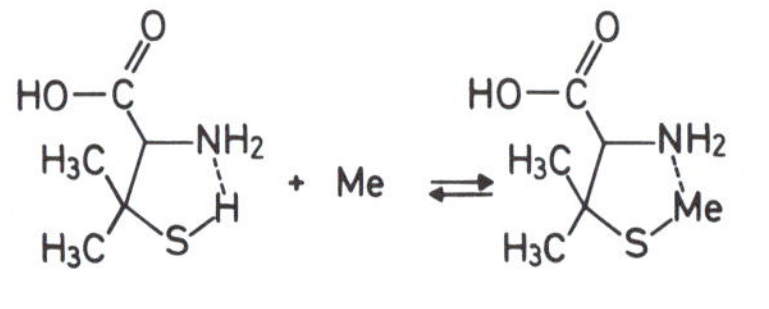

Abb. 29: Bildung eines Metallchelats mit D-Penicillamin.

2) Austausch mit Disulfiden. D-Penicillamin kann in Disulfiden, gebildet aus S-Aminosäuren, mit einem oder beiden Gliedern austauschen, so daß ein gemischtes oder ein reines Penicillamin-Disulfid entsteht (Abb. 30). Das körpereigene Disulfid wird auf diese Weise gespalten. Dieses Austauschvermögen nutzt man zur allmählichen Lösung von Cystin-Harnsteinen bei Cystinurie. Ferner wird die Sprengung von SS-Verknüpfungen in Proteinen, vor allem in Immunglobulinen, diskutiert; so kann die klinisch nutzbare immunsuppressive Wirkung (s. S. 744) von D-Penicillamin erklärt werden.

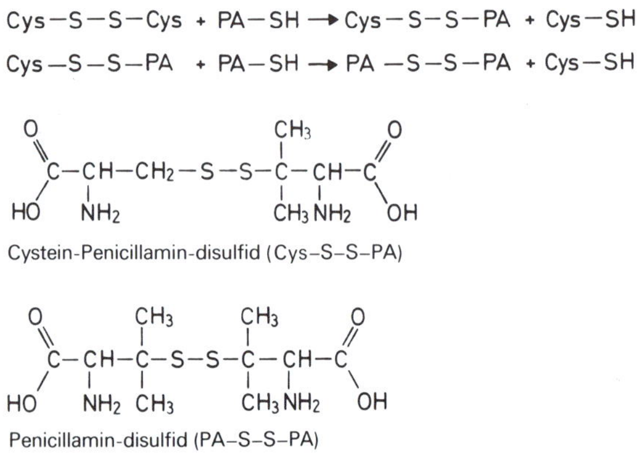

Cys−S−S−Cys + PA−SH → Cys−S−S−PA + Cys−SH

Cys−S−S−PA + PA−SH → PA−S−S−PA + Cys−SH

Cystein-Penicillamin-disulfid (Cys−S−S−PA)

Penicillamin-disulfid (PA−S−S−PA)

Abb. 30: Austausch von Penicillamin (PA) mit Disulfiden, dargestellt am Beispiel des Cystins.

3) Reaktion mit Aldehydgruppen. D-Penicillamin bildet mit Aldehyden cyclische Verbindungen: Thiazolidinderivate. Bekannt ist die Reaktion mit Pyridoxalphosphat (vgl. Abb. 31), sie ist beim L-Penicillamin stärker ausgeprägt als bei der D-Form. Bei längerer Zufuhr können so Vitamin-B 6-Mangelzustände erzeugt werden. Es wird vermutet, daß die Fähigkeit zur Aldehydbindung bei der therapeutischen Wirkung auf den chronischen Gelenkrheumatismus eine Rolle spielt. Man erklärt sich die Wirkung folgendermaßen: In der Kollagenvorstufe Tropokollagen werden die ε-Aminogruppen an endständigen Lysinresten enzymatisch zu Aldehydgruppen oxidiert, um danach mit einer Aldolkondensation die Verschmelzung zu größeren Fasern zu ermöglichen. D-Penicillamin bin-

det die Aldehydgruppen unter Thiazolidinbildung ab; die Kondensation wird so verhindert, die Faserbildung bleibt aus, die das Krankheitsgeschehen bestimmende Bindegewebsproliferation ist gehemmt.

Dosierung: Bei Metallvergiftungen 2−4 g/Tag per os nüchtern, evtl. auch i. v. in Infusionslösungen bis zu 3 g/tgl. Nach 3−4 Wochen Intervall von 1−2 Wochen. − Bei chronischem Rheumatismus Beginn einschleichend mit 250 mg täglich, alle 2 Wochen um 250 mg steigernd; je nach Verträglichkeit bis zu 1−1,5 g/Tag.

Indikationen: Vergiftungen durch Blei, Kupfer, Quecksilber, Gold, Kobalt, Zink. − Wilsonsche Erkrankung (Kupfer-Speicherkrankheit). − Cystinurie-Harnsteine, Gelenkrheumatismus.

Nebenwirkungen: Forcierte Zufuhr hoher Dosen bei Vergiftungsbehandlungen kann tubuläre Nierenschäden, ähnlich Edetat, hervorrufen. Einschleichende Behandlung umgeht diese Nebenwirkung. Die langfristige Zufuhr bei Gelenkrheumatismus und Wilsonscher Erkrankung kann als Überempfindlichkeitsreaktionen Thrombopenie und Leukopenie auslösen, selten Agranulozytose. Von seiten des Nervensystems sind Optikusatrophie, Skelett- und Augenmuskellähmungen sowie Sensibilitätsstörungen berichtet worden; sie zwingen zum sofortigen Absetzen des Mittels. Gelegentlich beobachtete Geschmacksstörungen sind auf die Ausschwemmung von Kupfer zurückzuführen und können durch kleine Kupfersulfatgaben kompensiert werden.

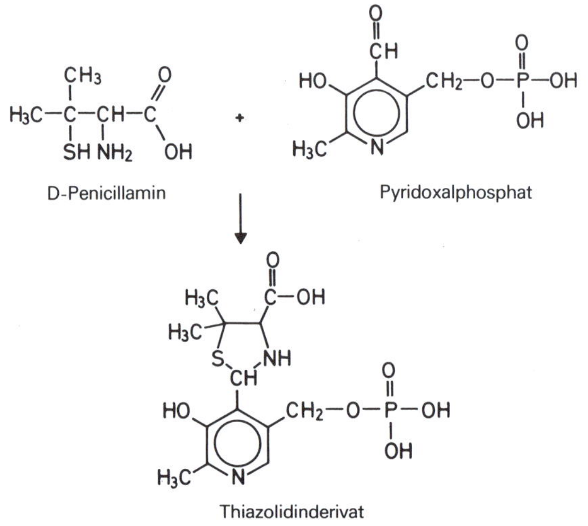

D-Penicillamin   Pyridoxalphosphat

Thiazolidinderivat

Abb. 31: Reaktion von D-Penicillamin mit Pyridoxalphosphat unter Bildung eines Thiazolidinderivats.

Deferoxamin

Deferoxamin[1] ist eine höhermolekulare Verbindung mit drei Hydroxamsäureresten, welche dreiwertiges Eisen außerordentlich fest binden (vgl. Abb. 32). In dieser Form (Ferrioxamin) wird es als rötlicher Farbstoff in dem Pilz Streptomyces pilosus aufgefunden. Die Komplexbildungskonstante liegt für Fe^{3+} im Vergleich zu anderen Metallen so hoch (Tab. 10), daß Nebenwirkungen durch Mangelerscheinung bei einer kurz dauernden Anwendung kaum auftreten. Bei Langzeitbehandlung, z. B. der Hämochromatose (s. S. 464 f.), trifft das hingegen nicht zu.

---

[1] Desferal®.

Erfahrungen über die therapeutische Anwendung liegen für die akute Eisenvergiftung und die Hämochromatose vor. Der Stoff kann per os zur Bindung von Eisen im Magen-Darm eingesetzt werden. Bei Eisenvergiftung sind die Erfolge gut. Es wird auch intravenös zur Mobilisation und Ausschleusung abnormer Eisenablagerungen (Hämosiderose, Hämochromatose) verwendet. Der Erfolg ist hier aber nur sehr gering, weil das Deferoxamin bis zu dem intrazellulär deponierten Eisen nicht vordringen kann. Auch bei Aluminiumvergiftung ist Deferoxamin wirksam. Dosierung: per os 2–10 g, evtl. mehr, über den Tag verteilt; oder 1–2 g als i. v. Infusion in 200 ml Glucose-Lösung.

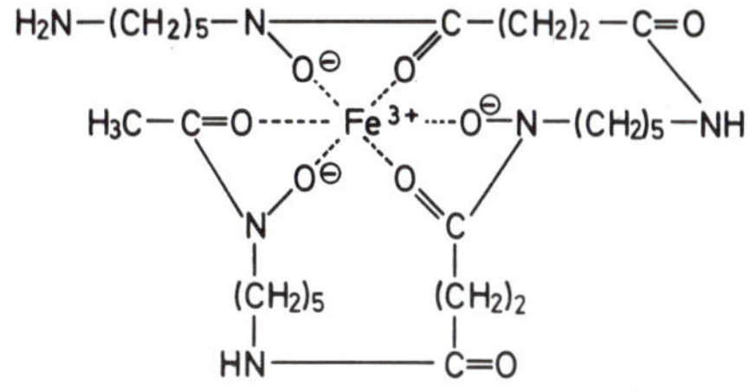

Abb. 32: Ferrioxamin.

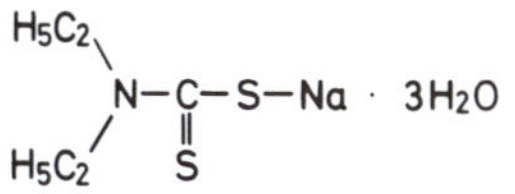

Abb. 33a: Diethyldithiocarbaminat (Dithiocarb).

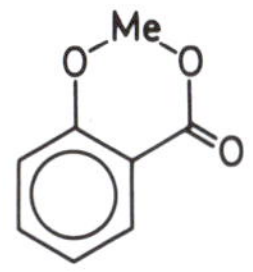

Abb. 33b: Komplex eines Metalls mit Salicylsäure.

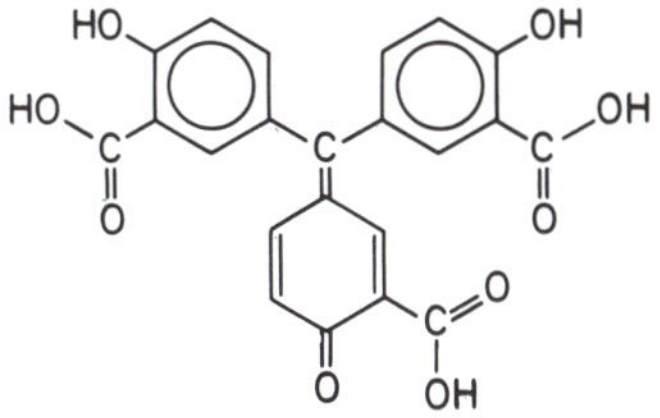

Abb. 33c: Aurintricarbonsäure.

$$HS-CH_2-CH_2-NH_2$$

Abb. 33d: Cysteamin.

Dithiocarb (Diethyldithiocarbaminat) (Abb. 33a) ist wirksam gegen Nickelvergiftungen; es ist ein Bruchstück von Disulfiram (s. S. 799, Tab. 27) und möglicherweise dessen eigentliche Wirkform beim Einsatz zur abhorrierenden Therapie des Alkoholismus (dabei wird die Zink tragende Aldehyddehydrogenase gehemmt).
Salicylsäure kann mehrbindige Metalle komplexieren (Abb. 33b), vor allem Beryllium; gegen dieses Metall sind andere Chelatbildner nicht hinreichend wirksam. Eine Fortentwicklung ist **Aurintricarbonsäure** (Abb. 33c). Geringere, gelegentlich noch genutzte chelatbildende Eigenschaften besitzt **Cysteamin**[1] (Abb. 33d). Zahlreiche Arzneimittel können ebenfalls Chelate bilden, z. B. Tetracycline (s. S. 651).

---

[1] Recaptan®.

Blei

Vorkommen, Vergiftungsmöglichkeiten

Die leichte Schmelzbarkeit von Blei aus seinen Erzen (Bleiglanz = PbS) ist schon in frühester Zeit zur Darstellung und Nutzung des weichen Metalls herangezogen worden. Bleivergiftungen waren bereits im Altertum bekannt. Sie nahmen an Zahl plötzlich stark zu, als im ausgehenden Mittelalter die Verwendung als Schießblei zu industrialisierter Produktion führte. Im letzten Jahrhundert fanden Bleifarben breite Verwendung: vor allem weiß ($Pb_3(CO_3)_2(OH)_2$), Mennige (Pb_3O_4) als Rostschutz u. a. Organische Bleiverbindungen (z. B. $Pb(CH_3COO)_3$ = Bleizucker; fettsaures Blei = Bleipflaster) haben jahrzehntelang medizinale Verwendung gefunden und gelegentlich – vielfach auch durch Hautresorption – Vergiftungen ausgelöst. Bleirohre in der Trinkwasserversorgung sind häufig Anlaß zu Gruppen- und Massenvergiftungen gewesen, wenn lange Verweilzeit, Wärme und saure Wasserbestandteile (Huminsäuren) erhebliche Bleimengen in Lösung gebracht hatten; heute sind sie selten. Glasuren von Töpferwaren enthielten früher – im Ausland z. T. noch heute gebräuchlich! – Bleisilikate, aus denen saure Speisen (Salate, Fruchtsäfte etc.) toxische Bleimengen freisetzen können; in Deutschland verbietet eine Verordnung diese Verwendung von Blei.
Die größte Bedeutung hat Blei heute jedoch durch die Verwendung von Tetraethylblei ($Pb(C_2H_5)_4$) als Antiklopfmittel in Hochleistungs-Benzinmotoren. Bei der Kraftstoffverbrennung wird die organische Bindung aufgebrochen, das Blei wird dann als anorganisches Aerosol (meist als Chlorid, Oxid oder Carbonat) in feinster Verteilung mit den Auspuffgasen in die Luft entlassen und in dieser Form mit der Atemluft oder mit kontaminierter Nahrung (vor allem Obst und Gemüse) aufgenommen. In Zentren des Automobilverkehrs (Stadtkerne, Autobahnränder) ist die Kontamination mit Blei beträchtlich. Das langfristige ökologische Verhalten von Blei ist noch wenig erforscht. In der Bundesrepublik ist die Verwendung von Bleitetraethyl durch Gesetz seit 1972 stark eingeschränkt.
Neben diesem „Zivilisationsblei" ist das Metall jedoch in Spuren ubiquitär auf der Erdoberfläche verteilt. Die moderne Toxikologie des Bleis orientiert sich an diesem „normalen" Hintergrund.

Pharmakokinetik, Homöostase

Die Resorption von Blei über den Magen-Darm-Trakt einerseits und über die Atemwege andererseits erfolgt sehr unterschiedlich. Oral aufgenommenes Blei wird grundsätzlich schlecht resorbiert. Bei Zufuhr kleiner Dosen beträgt die Retentionsquote durchschnittlich nur 8%. Die Inkorporation größerer Mengen wird hauptsächlich durch starke Ausscheidung mit der Galle (enterohepatischer Kreislauf) verhindert; erst in distaleren Darmabschnitten wird Pb zunehmend durch Bindung als unlösliches Sulfid aus diesem Kreislauf herausgenommen und mit dem Kot ausgeschieden. Bei Stoßaufnahme hoher Dosen können allerdings akut toxische Mengen inkorporiert werden.
Lungengängige Aerosole der Salze oder Oxide des Bleies, wie sie mit Auspuffgasen freigesetzt werden, gelangen dagegen – je nach Partikelgröße und Löslichkeit – zu 50 bis 80% zur Resorption.
Metallisches Blei kann aus Geweben (steckengebliebene Projektile) sehr langsam gelöst und systemisch verteilt werden. Toxische Konzentrationen bauen sich dabei aber nur selten auf, etwa bei großer Oberfläche durch viele kleine Projektile (Schrotladungen) in der Muskulatur.

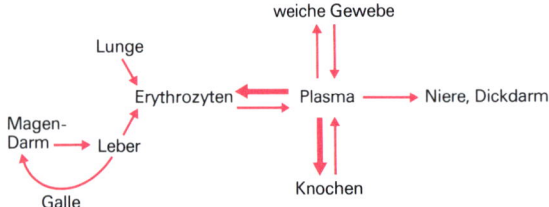

Abb. 34: Aufnahme, Verteilung, Deponierung und Exkretion von Blei.

Im Blut sind ca. 95 % des zirkulierenden Bleis an die Erythrozyten locker gebunden (Abb. 34). Vom im Plasma gelösten Blei diffundieren geringe Anteile in die weichen Gewebe ab. Die Hauptmenge wird im Knochen in Form des schwerlöslichen tertiären Bleiphosphats gebunden (Bleidepot). Einbau und Remobilisation verlaufen analog dem chemisch in vieler Hinsicht ähnlichen Calcium.

Die Halbwertszeit von Blei im Knochen wird auf 30 Jahre geschätzt. Auch im Zahn wird Blei eingelagert, die gefundene Konzentration spiegelt die Exposition im Kindesalter wider. Alle Einflüsse, die zum Knochenabbau führen, mobilisieren Blei beschleunigt: physischer Streß, Acidose, katabole Steroide, Infektionskrankheiten u. a. Andererseits bewirkt die „Knochenfalle" in Verbindung mit der Calciumhomöostase die Aufrechterhaltung eines relativ konstanten Blut- und Harnbleispiegels. Er baut sich im Laufe des Lebens kontinuierlich auf und beträgt bei Durchschnitts-Mitteleuropäern 0,3 µg/ml Blut und 0,03 µg/ml Harn.

Formen und Dynamik der Vergiftung

In kleinen Dosen beständig aufgenommenes Blei wird überwiegend in den Knochen abgelagert. Mit steigendem Depot wird der Plasma- und Harnspiegel im Zuge der Gleichgewichtseinstellung angehoben. Bleibt die Aufnahmerate konstant, stellt sich nach vielen Monaten ein Sättigungszustand auch des Skeletts ein. Jeder konstanten Blei-Resorptionsquote ist deshalb ein endlicher Blut-Bleispiegel zuzuordnen. Krankheitszeichen treten ab 1 µg/ml Blut, entsprechend 0,1 µg/ml Harn auf. Als obere Grenze des toxikologisch unbedenklichen Konzentrationsbereiches gelten 0,6 µg/ml Blut; diese Konzentration wird innerhalb von 8 Stunden bei etwa 0,1 µg/l Blei in der Atemluft erreicht (= MAK-Wert). Schwangere sind empfindlicher, hier müssen niedrigere Werte (ca. $\frac{1}{2}$) angesetzt werden.

Typisch für die **chronische Bleivergiftung** ist der schleichende Beginn. Durch gelegentliche höhere Bleiaufnahmen können dabei „Blei-Krisen" von kürzerer Dauer ausgelöst werden. Aber auch plötzliche Mobilisierung von Blei aus dem Knochen (vgl. S. 773) kann dafür Anlaß sein.

Akute Blei-Intoxikationen ohne erhöhte Bleidepots ereignen sich – wegen der schlechten Resorbierbarkeit und der Fängerfunktion von Knochen und Erythrozyten – relativ selten und nur dann, wenn sehr hohe Dosen aufgenommen werden.

Wirkungsweise

Blei hat drei Angriffsorte: a) die glatte Muskulatur, b) das erythrozytäre System und c) das motorische Nervensystem. Daraus leiten sich Krankheitssymptome (a) am Dickdarm und an verschiedenen Endstrombahnen ab (Tab. 11): Langfristige gewerbliche Exposition kann (c) zur Degeneration efferenter motorischer Neurone führen; betroffen sind fast ausschließlich die oberen Extremitäten, die Gebrauchshand stets stärker. Für beide Wirkungen sind die Mechanismen noch unbekannt. Gut aufgeklärt sind dagegen (b) die Vorgänge bei

Tab. 11: Symptome der Bleikrankheit und ihre Ursachen.

Angriffsort	Symptome
Gefäßmuskulatur	
Haut	Bleiblässe
Hirnhaut	Encephalopathia saturnina
Netzhaut des Auges	Amblyopia saturnina
Darmmuskulatur	Bleikolik
Motorische Nervenzellen	Bleilähmung (N. radialis); die führende Hand ist stärker betroffen
Hämoglobinsynthese, rote Blutzellen	
δ-ALA-Dehydratase-hemmung	vermehrte δ-ALA-Ausscheidung im Harn
Koproporphyrinogen-Decarboxylase-Hemmung	vermehrte Koproporphyrin-III-Ausscheidung; gelbliche Verfärbung von Haut und Bindehaut
Eiseneinbau in Häm gehemmt	Bleianämie (hypochrom), Anisozytose, Poikilozytose
	Basophile Tüpfelung der Erythrozyten
Gingiva, Ablagerung von PbS in den subpapillären Plexus	Bleisaum

der Schädigung der Erythropoese (Abb. 35): δ-Aminolevulinsäure (δ-ALA), aus dem Succinat-Glycin-Zyklus angeliefert, kann infolge Hemmung der δ-ALA-Dehydratase nicht zu Porphobilinogen kondensiert werden. δ-ALA fällt vermehrt an, d. h. ihre Konzentration im Blut und im Harn (empfindliches diagnostisches Zeichen!) steigt an. Die Decarboxylase des Koproporphyrinogen wird ebenfalls gehemmt. Dadurch entsteht vermehrt dessen Dehydrierungsprodukt Koproporphyrin III, ein brauner Farbstoff, der die Haut subikterisch verfärbt, besonders an den Skleren, und dem Harn dunkelbraune Farbe verleiht. Schließlich wird noch der Eiseneinbau in Protoporphyrin IX stark gehemmt. Dies führt zu hypochromer Anämie und zur Bildung stark basophiler Einschlüsse in den Erythrozyten (basophile Tüpfelung) sowie zu Erythrozytenverformungen.

Diagnostische Zeichen

δ-**ALA-Konzentrationen** bis 0,2 µg/ml Harn gelten als normal, schon geringfügige, ohne Vergiftungssymptome ertragene Erhöhungen der Blei-Aufnahme führen zu deutlich höheren Werten. Bis zu 1 000/Mio basophil getüpfelte Erythrozyten (**„Tüpfelzellen"**) – mit Brillantkresylblau im Blutausstrich deutlich sichtbar zu machen – gelten noch als unbedenklich. Ab 2 000/Mio treten Bleisymptome auf, als Maximalwerte sind 40 000/Mio gemessen worden. Ein **Bleisaum,** grauschwärzliche anuläre Verfärbung des Zahnfleischrandes um die Zahnhälse, eine Folge von PbS-Ablagerung um die Kapillaren, kann ohne Krankheitssymptome auftreten. Es handelt sich um eine Reaktion von H_2S, der aus Mundbakterien stammt, mit Pb im perikapillären Lymphstrom. Gute Mund- und Zahnpflege hemmt daher die Ausbildung des Saumes beträchtlich, schlechte Pflege fördert sie. Erstes Zeichen einer **Bleilähmung** des Armes ist Extensorenschwäche (N. radialis). Verläßliches Kriterium der Bleigefährdung ist jedoch der **Blutbleispiegel**: ab 1 µg/ml (Gesamtblut) treten Vergiftungssymptome auf, bei schwersten Vergiftungen werden bis 3 µg/ml angetroffen (vgl. Abb. 36).

In jüngster Zeit sind deutlich geringere Bleispiegel bei Kindern, gemessen z. B. an der Bleiablagerung in Zähnen oder mit Blutkonzentrationen von nur 0,1–0,25 µg/ml, für Intelligenzdefekte (Lernstörungen) verantwortlich gemacht worden. Auch eine Störung der prä- und postnatalen Entwicklung des ZNS durch transplazentar übertragenes Blei wird diskutiert. Diese Befunde bedürfen jedoch weiterer Absicherung.

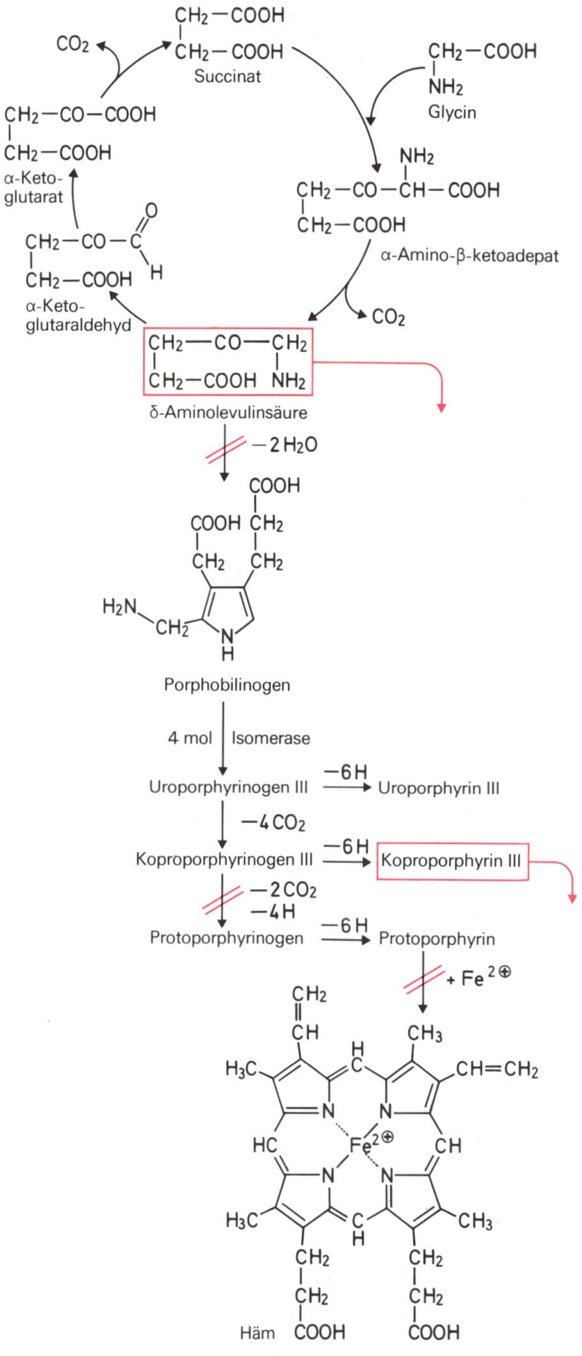

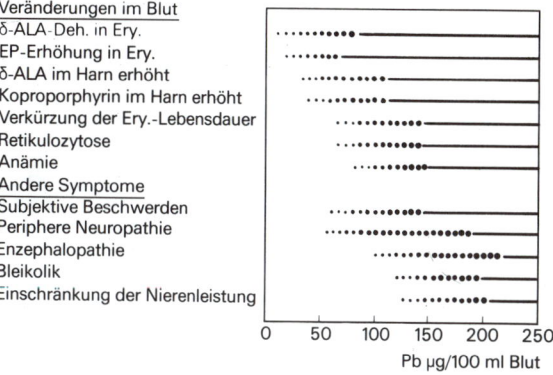

Abb. 36: Empfindlichkeitsbereiche verschiedener Meßparameter im Zuge ansteigender Blutbleispiegel.

Verlauf

Bei chronischer Vergiftung stehen Anämie mit Blässe, subikterischer Verfärbung („Bleikolorit") und evtl. Bleilähmung im Vordergrund. Die akute Vergiftung ist dagegen durch Koliken mit stärksten Schmerzen und – besonders im Kindesalter – Bleienzephalopathie gekennzeichnet. Diese endet – ohne Behandlung – in 30 % der Fälle tödlich. Aber auch bei chronischer Vergiftung können diese Symptome plötzlich auftreten (Bleikrisen), wenn durch Neuaufnahme oder durch Mobilisierung deponierten Bleis die Konzentration im Blut die genannte Schwelle rasch überschreitet. Wird die Bleiaufnahme unterbrochen, sinken Knochenblei und Blut- und Harnblei sehr langsam ab, Normalwerte werden erst nach Jahren wieder erreicht.

Therapie

CaNa$_2$-EDTA und D-Penicillamin sind beide gut wirksam und bei akuten Zuständen absolut indiziert. Sie beseitigen anfallsartig auftretende Koliken und Enzephalopathie in der Regel rasch. Bei chronischer Bleivergiftung ist orale D-Penicillamintherapie nützlich. BAL ist kontraindiziert, da es nur lockere Komplexe mit Blei bildet, die in der Niere soweit dissoziieren, daß tubuläre Schädigungen hervorgerufen werden können. Gegen die überwältigenden Schmerzen bei Bleikoliken ist Opiatgabe erforderlich, stets kombiniert mit Atropin (s. S. 131 f.).

Bleitetraethyl

Diese Verbindung dient als Zusatz zu Motoren-Treibstoffen (0,05–0,1 %). In dieser Verdünnung ist keine Vergiftungsgefahr gegeben, wohl aber bei der Herstellung, beim Transport und beim Zumischen. Die hochlipophile Substanz wird auch durch die äußere Haut gut resorbiert. Das Vergiftungsbild ist völlig verschieden von dem bei anorganischen Bleiverbindungen. Ganz im Vordergrund stehen Reiz- und Degenerationserscheinungen am ZNS: psychomotorische Erregungszustände, epileptiforme Krämpfe, delirante Krisen. Als Spät- und Dauerschäden sind Lähmungen und Parkinsonismus beobachtet worden. Nicht Tetraethylblei, sondern das durch oxidative Spaltung entstehende Triethylbleiion ist die wirksame Form. Chelatbildner sind hier wirkungslos. – Bleitetramethyl, ebenfalls als Antiklopfmittel im Einsatz, wirkt wie das Ethylanaloge.

Abb. 35: Schema der Hämsynthese und der drei Angriffspunkte von Blei.
δ-Aminolevulinsäure und Koproporphyrin III fallen vermehrt an und werden im Harn ausgeschieden.

Quecksilber

Metallisches Quecksilber und Quecksilbersalze

Vorkommen, Vergiftungsmöglichkeiten. Metallisches Quecksilber (ω = 13,6) besitzt einen im Vergleich zu anderen Metallen hohen Dampfdruck: $1,2 \cdot 10^{-3}$ Torr (0,16 Pa). Dampfsättigung der Luft ist mit 15 mg/m³ (entspr. 1,8 ml/m³) erreicht. Diese Konzentration – evtl. weniger – reicht aus, um bei langfristiger Inhalation chronische Vergiftung auszulösen. Gefährdung besteht in Laboratorien, bei Zahnärzten (Amalgam-Bereitung) und im Gewerbe: feinstverteilte Quecksilbertröpfchen mit großer Oberfläche bleiben in Fußboden- und Tischritzen hängen. Auch in Teppichen kann Quecksilber feinst verteilt sein, man entfernt es durch Iodkohle oder Mercurosorb®. Quecksilberdämpfe aus erhitztem Metall oder Amalgam haben früher häufig zu gewerblichen Vergiftungen geführt, z. B. bei der Spiegelherstellung, Vergoldung mit Goldamalgam u. a. Schließlich besteht die Möglichkeit, daß solides Quecksilbermetall aus Körperdepots zu resorptiven Vergiftungen führt: bei Versprengung feinster Tröpfchen aus zerbrochenen Thermometern im Gewebe, Verschleppung von Sperrflüssigkeit in intravenösen Herzkathetern in die Kreislaufperipherie u. a. Nur bei sehr großer Oberfläche von Hg im Organismus kommt es zu Intoxikationen, nicht jedoch bei Verschlucken des Metalls. Die Verwendung von Hg-Metall zur Therapie der Lues durch graue Salbe (Unguentum cinereum, 33% Hg in Schweinefett feinst verrieben) hat jahrhundertelang Anlaß zu Vergiftungen gegeben, wobei offenbar die Aufnahme mehr über die Lunge durch Inhalation als über die Haut durch Resorption erfolgte. Bei dieser heute verlassenen Therapie nahm man eine mäßige bis mittelschwere Quecksilbervergiftung bewußt in Kauf.

Salze des Quecksilbers haben unterschiedliche Giftigkeit. Quecksilber(I)-chlorid, Kalomel (Hg_2Cl_2), wird nur in sehr kleinen Mengen resorbiert. Früher wurde es als Abführmittel und als Diuretikum verwendet. Im Darm kann es jedoch unkontrolliert in die höhere, gut resorbierbare zweiwertige Stufe umgewandelt werden und zu Vergiftungen führen. Quecksilber(II)-chlorid, Sublimat ($HgCl_2$), ist leicht wasserlöslich und wird als Desinfiziens verwendet. Es gehört zu den stärksten Ätzgiften und wird auch heute noch als Suizidmittel verwendet. Weniger ätzend und resorptiv toxisch ist Quecksilberoxidcyanid, $HgO \cdot Hg(CN)_2$, eine wenig dissoziierende Komplexverbindung, die ebenfalls zu Desinfektionszwecken benutzt wird.

Anorganische Quecksilberverbindungen aus Fabrikabfällen (z. B. $HgCl_2$ als Katalysator bei organischen Synthesen; Quecksilberelektroden bei der Chlorherstellung) werden mitunter unkontrolliert in Flüsse und Seen geleitet. Mikroben im Gewässerschlamm können Quecksilber methylieren, auch Mikroben im Dickdarm des Menschen sind dazu in der Lage. In dieser organischen Bindung (s. S. 776) wird es – neben anorganischem Hg – von Fischen und Krebsen aufgenommen und angereichert. Fischnahrung gefährdet so den Menschen. In einer japanischen Meeresbucht (Minimata) ist es auf diese Weise bei den Anwohnern, die sich vorwiegend von Fischen ernährten, zu schweren Massenvergiftungen mit 30% Mortalität und zu Mißbildungen gekommen. In Spuren ist Hg ubiquitär, normale Nahrung kann bis zu 0,1 mg/kg enthalten.

Pharmakokinetik. Quecksilberdampf wird durch die Lungen gut resorbiert. Wasserlösliche anorganische Verbindungen treten leicht durch Schleimhäute (Blase, Nase, Augen). Auch die äußere Haut kann vor allem aus Salben toxische Hg-Mengen aufnehmen. Anhand autoradiographischer Studien und forensischer Analysen an tödlich Vergifteten wurde festgestellt, daß anorganisches Quecksilber sich am stärksten in den Nierenrinden, weniger in der Leber anreichert. Als Dampf aufgenommenes Hg findet sich außerdem in relativ hoher Konzentration in der Nervensubstanz. Hauptausscheidungsorgan sind die Nieren. Ist deren Exkretionsleistung eingeschränkt – wie es im Zuge der akuten Vergiftung geschieht –, so tritt das Metall zunehmend über die Dickdarm-Schleimhaut aus. Normalerweise – d. h. bei geringer Hg-Aufnahme – überwiegt die Ausscheidung mit dem Kot die Harnexkretion um das 10–20fache. Bleibt quecksilberhaltiger Harn längere Zeit stehen, nimmt der Hg-Gehalt ab. Als Ursache wurde Abdampfen des Metalls nach Reduktion durch Mikroben festgestellt. Ähnlich können auch die Reduktasen der Erythrozyten zirkulierende Hg-Ionen reduzieren; metallisches (nicht ionogenes) Hg ist deshalb als Transportform aufzufassen, es kann z. T. als Dampf über die Lunge abgeschieden werden. Möglicherweise ist der Transport im nichtionogenen Anteil für die nervalen Schädigungen bei chronischer Quecksilbervergiftung verantwortlich.

Wirkungsweise, Toxizität. Ionogene Quecksilberverbindungen reagieren leicht mit freien SH-Gruppen von Proteinen, sie sind starke Enzyminhibitoren und werden als solche in biochemischen Versuchen eingesetzt. Chelatbildner vermögen solche Enzymblockaden aufzuheben. Warum bestimmte Enzyme in den Nierentubuli gegenüber Quecksilber besonders empfindlich sind, ist nicht bekannt, ebensowenig die besondere Anfälligkeit einiger Regionen des ZNS.

Die normale Ausscheidung im Harn schwankt um 1 μg Hg/Tag, ab 20 μg/Tag ist mit Vergiftung zu rechnen, doch ist die individuelle Empfindlichkeit um fast eine Zehnerpotenz verschieden: bei chronischer Aufnahme sollen bis 250 μg/Tag ohne Intoxikation vertragen worden sein. Bei schwerster chronischer Vergiftung hat man bis zu 40 mg/l Harn gefunden. Der MAK-Wert von Quecksilber beträgt 0,1 mg Hg/m³ Luft. – 0,2–1 g $HgCl_2$ oder ca. 2 g $HgO \cdot Hg(CN)_2$ sind beim Erwachsenen bei einmaliger oraler Aufnahme tödlich.

Akute Vergiftung (Abb. 37). Die Initialsymptome sind je nach Aufnahmeart und Verbindung verschieden: Bei Verschlucken von Sublimatlösung beherrschen sofort auftretende Ätzwirkungen (Schorfe im Mund, Rachen und Speiseröhre, die sehr schmerzhaft sind) das Bild; ist die Glottis mitbetroffen, kann ein Glottisödem rasch zum Erstickungstod führen. Erbrechen fördert oft erhebliche Giftmengen und kann lebensrettend sein, die Schleimhautnekrose unterhält das Erbrechen, welches später auch Blut und Mukosafetzen fördert. Bei Inhalation hoher Dampfkonzentrationen (durch erhitztes oder im Vakuum freigesetztes Quecksilber) stellt sich etwas verzögert Übelkeit und starker Metallgeschmack ein, darauf Koliken und Erbrechen.

Eine äußerst heftige Gastroenteritis, die allen Hg-Vergiftungen gemeinsam ist, hält viele Stunden an und führt zu Eiweiß- und Elektrolytverlusten mit Austrocknungserscheinungen

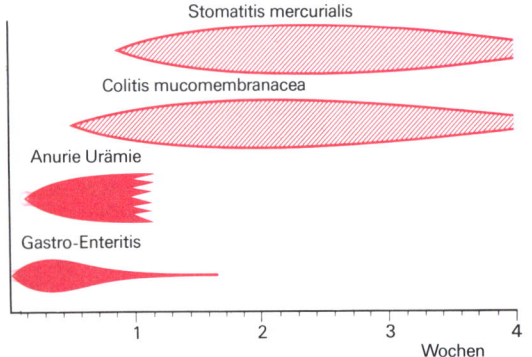

Abb. 37: Akute Quecksilbervergiftung.
Zeitliche Aufeinanderfolge der Organschäden und Symptome.

und entsprechenden Rückwirkungen auf den Kreislauf. In wenigen Stunden reagieren die Nieren zunächst mit Polyurie, gefolgt von Oligurie und – in schweren Fällen – Anurie mit Urämie und deren Folgen. Sie kann zur Todesursache zwischen 3. und 8. Tag werden. Wird sie überlebt, stellt sich in einer 3. Phase eine von heftigsten Koliken begleitete Colitis mucomembranacea ein: membranöse Fetzen gehen mit großen Flüssigkeitsmengen ab. Ursache ist eine vermehrte Ausscheidung des von der Niere nicht mehr eliminierten Quecksilbers über die Dickdarmwand. In dieser kommt es zu starken entzündlichen Veränderungen. Die Colitis mit der unvermeidlichen Exsikkose kann in 2–4 Wochen zum Spättod führen.

Gleichlaufend mit der Colitis pflegt in der Mundhöhle das mit dem Speichel abgeschiedene Quecksilber eine Stomatitis auszulösen: sie ist durch starken Metallgeschmack, Schwellung und Rötung aller Schleimhautpartien mit einem besonders dunklen Saum an der Gingiva gekennzeichnet. Nach mehreren Tagen können tief ausgestanzte, mit weißlichem Belag in der Tiefe abgedeckte Ulcera aufbrechen. Sie sind äußerst schmerzhaft und zeigen schlechte Heilungstendenz. Lockerung und Verlust von Zähnen sind nicht selten.

Therapie. Nicht resorbiertes Sublimat kann, wie andere anorganische Hg-Verbindungen, von Tierkohle wirksam adsorbiert werden. Auch Magnesia usta (MgO) inaktiviert zweiwertiges Quecksilber völlig. Resorbiertes Quecksilber wird durch BAL hervorragend gebunden und dekorporiert. D-Penicillamin, kombiniert als Infusion und per os, wird wegen geringerer Nebenwirkungen gelegentlich bevorzugt, obwohl die Antidotwirkung im Tierversuch der von BAL deutlich nachsteht. Chelatbildner dürfen jedoch nur solange verabfolgt werden, als noch die renale Exkretion aufrechterhalten werden kann, da sonst zusätzliche Nierenschädigung auftritt. Bei totaler Anurie kann Hämodialyse u. U. noch retten. Sind die Nieren jedoch bereits irreversibel geschädigt, was bei schweren Vergiftungen nach dem 3. Tage eintreten kann, bleibt evtl. auch diese Maßnahme ohne nachhaltigen Erfolg. Gegen Ätzschmerzen werden lokale und zentrale Analgetika (Opiate) verordnet, gegen Koliken Spasmolytika. Flüssigkeits- und Elektrolytverluste müssen rasch und fortlaufend ersetzt werden. Bei Colitis können Glucocorticoideinläufe nützlich sein. Trotz moderner Intensivtherapie und hochwirksamer Antidote endet auch heute noch ein Teil der Fälle tödlich.

Chronische Vergiftung. Als Übergangsform existiert eine gewerbliche subakute Vergiftung, bei der die Stomatitis mercurialis im Vordergrund steht. Diese kann – ebenso wie leichtere Koliken – auch Symptom der chronischen Intoxikation sein. Ptyalismus, oft mit Drüsenschwellungen einhergehend, und ein schwärzlicher Quecksilbersaum am Zahnfleischrand, bestehend aus HgS in der Submukosa, können erste Zeichen sein (Tab. 12).

Hauptmanifestationsort der chronischen Quecksilberwirkung ist jedoch das ZNS. Es bilden sich vor allem in motorischen Zentren entzündliche Veränderungen mit entsprechenden Reizäußerungen. Auswirkungen sind der **Erethismus mercurialis**: Reizbarkeit, Schlaflosigkeit, Angstgefühle, Sprachstö-

rungen, Konzentrations- und Erinnerungsschwäche. Motorische Störungen machen sich im **Tremor mercurialis** bemerkbar, ein feinschlägiger Intentionstremor, der besonders im Ablauf einer Vergiftung durch wiederholte Schriftproben quantitativ erfaßt werden kann. Am Auge kann bei gewerblicher Hg-Exposition eine **Mercuria lentis** auftreten: eine braune, durch HgS verursachte Verfärbung der vorderen Linsenkapsel, die im Spaltlampenlicht als sog. Atkinson-Reflex imponiert; sie ist irreversibel. Symptome von seiten des Magen-Darmkanals und der Nieren, die das Bild der akuten Vergiftung beherrschen, sind bei der chronischen Form höchstens noch abortiv vorhanden.

Therapie. Die Therapie der chronischen Vergiftung besteht – neben Meidung weiterer Hg-Aufnahme – in wiederholten Kuren mit BAL oder D-Penicillamin unter laufender analytischer Kontrolle der Hg-Harnausscheidung.

Langdauernder Hautkontakt mit ionogenem Quecksilber führt in relativ hohem Prozentsatz zu Sensibilisierungen; der Gebrauch quecksilberhaltiger Salben ist daher heute stark eingeschränkt.

Organische Quecksilberverbindungen

In organischer Bindung besitzt Quecksilber grundsätzlich andere pharmakokinetische Eigenschaften als in anorganischen Verbindungen. Infolge hoher Lipoidlöslichkeit verteilen sich Organo-Hg-Verbindungen überwiegend im ZNS und entfalten dort ihre Haupt-Giftwirkungen. Entsprechend lang sind die biologischen Halbwertzeiten, die Kumulationsneigung bei chronischer Aufnahme ist groß. Eine Zwischenstellung nehmen Moleküle ein, in denen Hg einerseits organisch gebunden, andererseits durch eine polare Gruppe ($-OH$, $-CO-O-CH_3$ u. a.) reaktionsfähig bleibt. Sind an anderer Stelle des Moleküls noch Gruppierungen vorhanden, die für gute Harnfähigkeit sorgen (tubuläre Sekretion), steht die diuretische Wirkung im Vordergrund, z. B. beim Mersalyl, das heute nicht mehr verwendet wird. Praktische Bedeutung haben organische Quecksilberverbindungen heute als Bakterizide, Spermizide und Fungizide (vor allem Saatbeizmittel). Tab. 13 bringt die Formeln einiger repräsentativer Verbindungen.

Organische Hg-Verbindungen ohne polare Gruppen werden vom Magen-Darm gut resorbiert, z. T. auch durch die äußere Haut. Eine besondere Anreicherung findet sich in mehreren Arealen des Gehirns und Rückenmarks. BAL kann hierbei das Verteilungsgleichgewicht beschleunigt herbeiführen, sein therapeutischer Wert ist daher bei organischen Hg-Vergiftungen zweifelhaft. BAL-Sulfonat und -Succinat sind hingegen bei akuter wie bei chronischer Vergiftung durch organische Hg-Verbindungen gut wirksam. Im Organismus kann Quecksilber z. T. aus der organischen Bindung freigesetzt werden, aus solchen mit polaren Nachbargruppen relativ leicht; das Ausmaß und die Geschwindigkeit werden durch die Bindungsart und Verweildauer bestimmt.

Die **akute Vergiftung** durch organische Quecksilberverbindungen ist durch Reizerscheinungen des ZNS gekennzeichnet: Unruhe, psychomotorische Erregung, Tremor, Einschränkung aller sinnlichen Wahrnehmungsqualitäten, Krämpfe, schließlich Lähmungszustände. Symptome von seiten des Magen-Darms und der Niere sind gering oder fehlen ganz. Je nach Höhe und Dauer der Stoffaufnahme gibt es alle Übergänge zur **chronischen Vergiftung,** die in den wesentlichen Zügen mit der nach anorganischen Verbindungen oder metallischem Quecksilber übereinstimmt. Doch ist die Enzephalopathie bei den organischen Hg-Verbindungen gewöhnlich schwerer und in höherem Prozentsatz (bis 30%) tödlich. Schwere Lähmungserscheinungen und geistige Störungen sind häufige Folgen überstandener Vergiftung. BAL ist nach

Tab. 12: Symptome der chronischen Quecksilbervergiftung (Mercurialismus).

Quecksilbersaum (HgS-Ablagerung im Zahnfleisch)
Ptyalismus, Parotisschwellung
Stomatitis mercurialis, Geschwürbildung
Erethismus mercurialis (psychische Erregbarkeit)
Psychasthenie, Konzentrationsschwäche
Tremor mercurialis (Intentionstremor, Zitterschrift)
Sprachstörungen (Stammeln = Psellismus mercurialis)

Tab. 13: Organische Quecksilberverbindungen und ihre praktische Verwendung.

Formel	chem. Bezeichnung	Verwendung
Mersalyl-Formel	Mersalyl	Diuretikum (Salyrgan®; nicht mehr im Handel)
$Hg-OOC-CH_3$ (Phenyl)	Phenylquecksilberacetat	Bakterizid Spermizid
Quecksilbersalicylat-Formel	Quecksilbersalicylat	Bakterizid auf Schleimhäuten (wasserunlöslich)
$S-Hg-C_2H_5$ (Thiomersal-Formel)	Thiomersal	Schleimhautdesinfiziens (z. B. Merthiolat®)
$CH_3-Hg-CH_3$	Dimethylquecksilber	Fungizide, Saatbeizmittel
$CH_3-CH_2-Hg-CH_2-CH_3$	Diethylquecksilber	

bisherigen klinischen und experimentellen Erfahrungen nicht überzeugend wirksam. Einfache SH-Gruppenträger (Cystein, Glutathion) vermögen bei i.v. Zufuhr einige organische Quecksilberverbindungen im Blute abzufangen. – Intravenöse Mersalylinjektion, die früher häufiger als Ödemtherapie geübt wurde, hatte zahlreiche Todesfälle durch Herzlähmung zur Folge.

Ökologie des Quecksilbers

Quecksilber hat in den letzten Jahren erhebliche ökologische Bedeutung erlangt. Organische Quecksilberverbindungen sind z. T. in der Umwelt sehr beständig. Mit Saatbeizmitteln und anderen Fungiziden können regional beträchtliche Mengen in den Boden gelangen, von dort über Flüsse und Seen in Wassertiere und so in menschliche Nahrungsketten eingeschleust werden. Auch anorganisches Quecksilber kann über mikrobielle Methylierung in Fischnahrung und – bei Verwendung von Fischabfällen zur Schlachttierfütterung – in Fleischwaren gelangen (Abb. 38). Methylquecksilber ist stark neurotoxisch, klinische Symptome treten bei Blutkonzentrationen von 0,2 µg/ml an auf. Derartige Konzentrationen können bei Verzehr stärker kontaminierter Fische erreicht werden. Die Halbwertzeit von Methylquecksilber im Menschen ist mit 70–80 Tagen sehr lang, die Kumulationsgefahr groß. Im ZNS verweilt es noch deutlich länger (HWZ mehr als 100 Tage). Eine Massenvergiftung in Minimata (Japan) ist ein warnendes Beispiel für die deletären Folgen (111 Erkrankungen, 48 Todesfälle; von 400 Geburten 41 mit Hirnschäden) unkontrollierter Umweltverschmutzung. Doch ist Quecksilber – im Gegensatz zu DDT – bisher ein lokal-punktuelles, kein globales Umweltproblem: Aus fossilen und musealen Fundanalysen geht hervor, daß der durchschnittliche Hg-Gehalt von Wasser- und Landtieren, der Mensch eingeschlossen, mit der steigenden Produktion und Verwendung von Quecksilber nicht generell zugenommen hat. Von der WHO ist die täglich

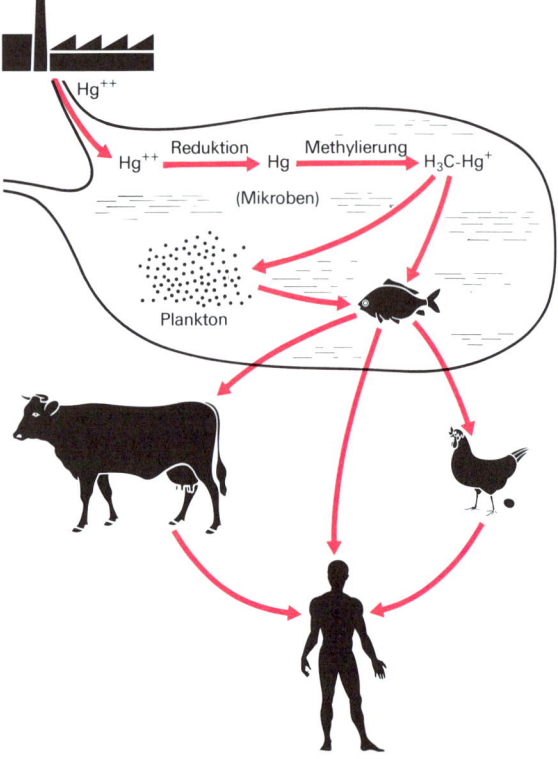

Abb. 38: Einschleusung von Quecksilber als Industrieabfall in Nahrungsketten.
Die Überführung von ionogenem in metallisches Quecksilber durch Mikroben in Gewässern (Methylierung) führt zu Lipoidlöslichkeit und langer Verweildauer in Organismen: Plankton, Fisch, Schlachttier, Mensch.

noch duldbare Aufnahme von Quecksilber mit der Nahrung auf 0,1 mg Methylquecksilber, der Höchstgehalt an Quecksilber mit 0,5 mg/kg in Fisch und 0,05 mg/kg in anderen Lebensmitteln festgesetzt worden.

Arsen

Vorkommen, Bedeutung, Vergiftungsmöglichkeiten

Arsenverbindungen sind früher häufig als Medikamente eingesetzt worden. Arsentrioxid (Arsenik) benutzte man wegen seiner roborierenden Wirkung bei Psoriasis und anderen chronischen Dermatosen, auch in der Ernährung von Nutztieren, deren Fell glänzender wurde bei rascherer Gewichtszunahme. Die Dürkheimer Max-Quelle enthielt bis 14 mg/l. Manche Trinkwässer enthielten bis 2 mg/l und lösten chronische Massenvergiftungen aus (Reichenstein/Schlesien, Córdoba/Argentinien). Alle diese Vergiftungsquellen sind heute praktisch ausgeschaltet. Doch wird in manchen Ländern noch das Spritzen von Weinstöcken und Obstbäumen mit Schweinfurter Grün (Tab. 14) geübt; in Deutschland ist dies verboten, nachdem bei Winzern im Moselgebiet durch Genuß von stark arsenhaltigem „Haustrunk" zahlreiche, auch tödliche Vergiftungen verzeichnet wurden. Importobst ist nicht immer frei von As. Auch Bleiarsenat wird noch im Pflanzenschutz verwendet.

Arsenik ist durch Jahrhunderte das Mordgift par excellence gewesen. Das weiße Pulver ist ohne Geruch und Geschmack und kann z. B. in Alkoholika leicht beigebracht werden. Seit Bekanntwerden empfindlicher chemischer Nachweise im Lei-

chenmaterial (Marsh'sche Probe) ist diese Mordart seltener geworden, doch kommt sie noch immer vor.

Die spirozide und trypanozide Wirkung von Arsen führte zur systematischen Entwicklung von Salvarsan und Neosalvarsan (Tab. 14) durch Paul Ehrlich. Diese Verbindungen waren jahrzehntelang die wirksamsten Mittel zur Behandlung der Lues. Dabei sind viele, auch tödliche Vergiftungen vorgekommen. Heute ist diese Therapie durch die Antibiotika praktisch vollständig verdrängt.

In Spuren ist Arsen ubiquitär, die „normale" Tagesaufnahme wird auf 0,05–0,1 mg geschätzt.

Pharmakokinetik, Toxizität

Die meisten Arsenverbindungen werden rasch resorbiert, auch die äußere Haut nimmt u. U. toxische Mengen auf. In der Steiermark war lange Zeit die dauernde Aufnahme kleiner Arsenikmengen üblich („Arsenikesser"). Da dies relativ gut vertragen wurde, nahm man eine Toleranzentwicklung durch Ausbildung einer Resorptionsbarriere in der Darmschleimhaut an. Nach neueren Untersuchungen trifft das jedoch nicht zu. Resorbiertes As wird, bei nur geringfügiger Speicherung in der Leber, vor allem im Keratin der Haut durch Bindung an Sulfhydrylgruppen eingelagert. Die Halbwertzeit beträgt deshalb mehrere Wochen, ein Teil wird mit Schuppen und Haaren abgestoßen; dort ist As chemisch gut nachweisbar. Vergiftungsepisoden lassen sich durch Haar- und Fingernagelanalysen auch zeitlich gut lokalisieren. In Leichen ist As viele Jahre beständig und auch nach Exhumierung nachweisbar. Fünfwertiges Arsen wird im Organismus in die (stärker toxische) dreiwertige Form überführt. Es gilt die Regel, daß wenig toxische Verbindungen rasch ausgeschieden, stärker wirksame dagegen überwiegend im Gewebe

Tab. 14: Toxikologisch wichtige Arsenverbindungen.

Formel	Bezeichnung	Bedeutung, Toxizität
As	Metall (Scherbenkobalt)	ungiftig, geht leicht in As_2O_3 über
As_2S_2	Erz (Realgar)	ungiftig,
As_2S_3	Erz (Auripigment)	meist mit As_2O_3 und As_2O_5 verunreinigt
As_2O_3	Arsentrioxid, Arsenik	Mord- und Selbstmordgift, geschmack- und geruchlos, hochtoxisch Medikament (Fowlersche Lösung = 1%; asiatische Pillen u. a.) Rattengift In manchen Trinkwässern
As_2O_5	Arsenpentoxid	wenig giftig, geht aber im Organismus in As_2O_3 über
$AsCl_3$	Arsentrichlorid	zur Metalloberflächenbearbeitung; Reizstoff, zerfällt in As_2O_3 und HCl
$3Cu(AsO_2)_2 \cdot Cu(CH_3COO)_2$	Kupferarsenitacetat Schweinfurter Grün	Schädlingsbekämpfung, u. a. im Weinbau
$Cu(AsO_2)_2$	Kupferarsenit, Scheeles Grün	Insektizid, Fungizid
$Pb_3(AsO_4)_2$	Bleiarsenat	
	Neoarsphenamin (Neosalvarsan®)	Chemotherapeutikum, früher gegen Lues
AsH_3	Arsenwasserstoff, Arsin	hochgiftiges Gas mit Knoblauchgeruch

gebunden werden. Im Harn gelten bis 0,15 mg/l als normale Ausscheidungsrate.

Die Giftigkeit der Arsenverbindungen schwankt sehr stark. As_2O_3 kann, einmalig eingenommen, bereits ab 0,1 g tödlich sein. Ein MAK-Wert existiert wegen der karzinogenen Wirkung von As nicht. Im Trinkwasser sollen 50 µg/l nicht überschritten werden.

Wirkungsweise

Arsen blockiert die Sulfhydrylgruppen. Glutathion antagonisiert As-Wirkungen. Akut manifestiert sich die Wirkung an den Blutkapillaren („Kapillargift"), bei chronischer Aufnahme vorwiegend an der Haut (Proliferationshemmung) und am Nervensystem (Neuritis). Der Grund für die Organspezifität des Arsens ist nicht bekannt. Die Kapillarschädigung führt zu Ödem und Gefäßdilatation (Blutdruckabfall).

Akute Vergiftung

Wird Arsenik per os aufgenommen, erfolgt in $^1\!/_2$–1 h durch lokale Wirkung auf die Kapillaren (Gewebsödem) Übelkeit, Brechreiz und (meist) Erbrechen; so kann die Resorption tödlicher Mengen verhindert werden. In 2–3 h entwickelt sich eine äußerst heftige Gastroenteritis mit reiswasserähnlichen Durchfällen. Wasser-, Elektrolyt- und Eiweißverlust führen zu einem Schockzustand, begünstigt durch Verlust des Gefäßtonus und Bluteindickung. Die Austrocknung kann so stark werden, daß abgehobene Hautfalten lange stehen bleiben. In diesem Zustand kann in 1–3 Tagen der Tod eintreten; Komplikationen von seiten der Niere (Oligurie, Anurie) können hinzukommen. Selten erfolgt, bei Resorption sehr hoher Dosen, der Tod schon in wenigen Stunden an zentraler Atemlähmung.

Chronische Vergiftung

Das Bild ist vielgestaltig (vgl. Tab. 15), Symptome von seiten der Endstrombahnen, des ZNS und vor allem der Haut können in wechselnder Ausbildung auftreten. Typisch (und diagnostisch bedeutsam) sind Pigmentverschiebungen der Epidermis (Melanose) und Hyperkeratosen. Auf deren Boden können sich maligne Hauttumoren bilden.

In den zwanziger und dreißiger Jahren wurden arsenhaltige Mittel im Weinbau als Insektizide und Fungizide im Spritzverfahren freizügig verwendet. Mangelnde Reinigung der Früchte durch Regen ließ hohe As-Gehalte in die erste Ernte („Haustrunk") gelangen. Zahlreiche chronische, z. T. schwere und tödliche Arsenvergiftungen wurden registriert. Der Wein enthielt As bis zu 10 mg/l. Daneben wurden bei Moselwinzern vermehrt Leber- und Bronchialkrebse festgestellt; die ursächliche Rolle von Arsen ist hier jedoch nicht eindeutig gesichert, da im Tierversuch – auch in Kombination mit Ethanol – eine karzinogene Wirkung von As nicht nachweisbar ist. Berufliche Inhalation As-haltiger Erze kann Bronchialkrebs erzeugen.

Therapie

BAL ist das Mittel der Wahl bei akuter Arsenvergiftung: es kann bis zum 20fachen der tödlichen Dosis entgiften. Bei Arsphenaminvergiftungen (früher bei der Lues-Therapie) war es häufig lebensrettend. Zur Bindung des Giftes im Magen-Darm ist rasche Magenspülung und nachfolgende Kohleinstillation noch bis mehrere Stunden nach der Einnahme erfolgversprechend. Wasser- und Elektrolytverluste müssen fortlaufend kompensiert werden.

Tab. 15: Manifestation chronischer Arsenwirkungen.

Angriffsort	Erscheinungen
Kapillaren der Schleimhäute	Nasopharyngealkatarrh („Arsenschnupfen"), Salivation, Diarrhö (im Wechsel mit Obstipation)
ZNS	Allgemeine Schwäche, Mattigkeit, Apathie, Enzephalopathie (selten)
peripheres NS	Polyneuropathie (selten)
Leber	latente Hepatopathie
Haut	Arsenmelanose, Hyperkeratose = Präkanzerose, Haarausfall

Arsenwasserstoff (Arsin), AsH_3

Dieses hochgiftige Gas bildet sich bei Kontakt verunreinigter technischer Mineralsäuren und Metalle (Wasserstoffentwicklung!). Es riecht knoblauchartig. Nach Einatmung folgt zunächst ein mehrstündiges symptomfreies Intervall (vgl. Abb. 39). Dabei wird AsH_3 zur eigentlichen Wirkform aktiviert, wahrscheinlich Diarsin H–As = As–H. Erstes objektives Zeichen der Vergiftung ist rotgefärbter Harn (Hämoglobinurie), hervorgerufen durch intravasale Hämolyse. Diese kann so stark sein, daß die Nierenkanälchen mit Hämoglobinzylindern verstopft werden (Anurie) und Leber und Milz die anfallenden Hb-Mengen nicht mehr verarbeiten können (Milztumor, Leberschaden, Ikterus). Bei foudroyantem Verlauf kann Erstickung durch Erythrozytenmangel, bei protrahierter Vergiftung Urämie zur Todesursache werden. BAL ist, wenn es vor Hämolyseeintritt verabfolgt wird, gut wirksam. Bluttransfusion (Erythrozytenkonzentrate) und O_2-Beatmung können nützlich sein. – Der MAK-Wert für AsH_3 beträgt 0,05 ml/m³!

Thallium

Thallium nimmt unter den Schwermetallen in vieler Hinsicht eine Sonderstellung ein. Es tritt I- und III-wertig auf (Thallo-, Thalliverbindungen), im Organismus entsteht stets die eigentlich toxische einwertige Form. Bei Versuchen zur Chemothe-

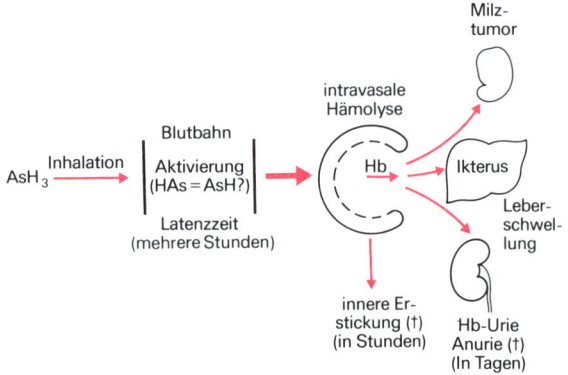

Abb. 39: Schema des Ablaufs der Arsenwasserstoffvergiftung.

rapie der Lues fiel auf, daß Thallium regelmäßig Haarausfall erzeugt. Daher ist Thalloacetat drei Jahrzehnte lang zur therapeutischen Epilation benutzt worden. Dabei ereigneten sich fast stets z. T. leichtere, aber auch schwere und tödliche Vergiftungen, vor allem bei wiederholter Gabe. Seit den zwanziger Jahren ist Thallium(I)-sulfat, Tl_2SO_4, als Rattengift gebräuchlich, und zwar als Zelio®-Paste (2,5% mit blauer Warnfarbe) und als Zelio®-Körner (2%, Rotfärbung). Die Verbindung ist geruch- und geschmacklos. Zahlreiche Morde und Selbstmorde sind damit durchgeführt worden. Obwohl die Symptomatologie der Vergiftung hochcharakteristisch und der chemische Nachweis leicht ist, kommt es immer wieder zu Fehldiagnosen, besonders bei protrahiertem Verlauf nach wiederholter Zufuhr unterschwelliger Dosen. Schon 1 g Tl_2SO_4 kann beim Erwachsenen tödlich sein.

Pharmakokinetik. Thalliumverbindungen werden rasch resorbiert. Sie reichern sich besonders in der Haut und deren Anhangsgebilden an. Die Halbwertzeit ist mit 14 Tagen sehr lang, Tl kann noch wochen- bis monatelang im Harn nachgewiesen werden (grasgrüne Verfärbung der Flamme, Absorptionsmaximum bei 535 nm). Analysen der Haare und Nägel erlauben die zeitliche Fixierung stattgehabter Tl-Aufnahmen. Die Ausscheidung erfolgt neben der Niere v. a. über den Darm, Tl verhält sich hier (Einwertigkeit!) wie K^+. Thallium ist ein Epithel- und Nervengift; Haut, Schleimhäute und periphere (z. T. auch zentrale) Nervenbahnen sind von degenerativen Veränderungen betroffen. Der Wirkungsmechanismus ist nicht näher bekannt, eine Sulfhydrylblockade läßt sich in vitro nachweisen, doch sind Chelatbildner, insbesondere BAL, wirkungslos, da sie das einwertige Metall nicht zu komplexieren vermögen. Für die **Aufnahme, Verteilung und Exkretion** ist von Bedeutung, daß das Thallium-Ion in Ladung und Größe sich praktisch nicht von Kalium unterscheidet. Die Na-K-abhängige ATPase hantiert Tl^+ wie K^+, wie dieses wird Tl^+ in Erythrozyten angereichert (Transportform), über Membranen selektiv verschoben und besonders im Darm abgeschieden, in der Niere jedoch den für K^+ wirksamen Sparmechanismen unterworfen. Die Exkretion in den Dünndarm überwiegt bei weitem den Übergang in den Dickdarm, so daß ein entero-enteraler Kreislauf maßgeblich zur Verzögerung der Ausscheidung aus dem Organismus beiträgt. – Diese Verhaltensweisen haben entscheidende Konsequenzen für Wahl und Ansatz therapeutischer Maßnahmen.

Akute Vergiftung. Klinisches Bild und Verlauf der akuten Vergiftung sind hochcharakteristisch: leichte, nicht obligate Initialsymptome nach oraler Aufnahme sind Übelkeit, Brechreiz und Erbrechen, selten leichterer Durchfall. Nach einem freien Intervall von 2–3 Tagen tritt, beginnend mit einer Obstipationsphase, eine generalisierte Gastroenteritis auf mit schweren Brechkrämpfen und Diarrhöen. In den nächsten 2–10 Tagen entwickelt sich dann eine toxische Polyneuropathie. Sie beginnt mit Parästhesien und geht rasch in extreme Hyperästhesie, v. a. der Beinnerven, über; die taktile Empfindlichkeit kann so übersteigert sein, daß die Bettdecke auf den Beinen nicht ertragen wird. Betroffen sind zuerst und am stärksten die unteren, schwächer und nicht regelmäßig die oberen Extremitäten, selten auch einzelne Hirnnerven. Psychische Veränderungen können sich einstellen. Der Höhepunkt ist in der dritten bis vierten Woche erreicht, periphere Lähmungen und psychische Störungen können zurückbleiben.

Mit großer Regelmäßigkeit fällt am 13. Tag, nie früher, in Abortivfällen auch später, das Haupthaar aus. Die Latenzzeit erklärt sich aus der Tatsache, daß die Epithelschädigung in der Tiefe der Haarbälge, also der jüngsten Zellschicht, stattfindet; die Nachschubphase bis zu Lockerung (Ausfall des Haares) benötigt die genannte Zeitspanne. Die medialen Augenbrauen, phylogenetisch die jüngere Partie, bleiben stehen. Sekundärbehaarung an Scham und Achseln ist meist mitbe- troffen, Lanugo selten. In Grenzfällen beschränkt sich der Haarverlust auf ein tonsurähnliches Bild. Einige Zeit nach überstandener Vergiftung wächst das Haar wieder nach, häufig sogar üppiger als zuvor.

Weitere Symptome sind trophische Störungen der Haut (Kälte, Feuchte, pustulöse Entzündungen) und wechselnde Ausfälle im vegetativen Nervensystem, z. B. Miktionsstörungen, Sphinkterschwäche. In den Fingernägeln sind noch lange Zeit weiße Querstreifen (Mees'sche Bänder) sichtbar.

Therapie. Sie beschränkte sich früher auf symptomatische Maßnahmen. BAL und andere Komplexbildner sind wirkungslos, Thiosulfat und Cystein von zweifelhaftem Wert. Dithiocarb (vgl. S. 771) verstärkt die ZNS-Symptome! Seit kurzem scheint sich Berliner Blau, kolloidales Eisen(III)-hexacyanoferrat(II)[1] mit gutem dekorporierendem Effekt zu bewähren. Die unlösliche kolloidale, nicht resorbierbare Verbindung tauscht auf der Oberfläche der Teilchen Kationen gegen Tl^+ aus; durch fortlaufende orale Gaben wird das toxische Metall, das im Darm ausgeschieden wird (s. o.), an diese nicht resorbierbare Falle gebunden und dekorporiert. Hämodialyse ist weniger, Peritonealdialyse und forcierte Diurese sind im Vergleich zu anderen Schwermetallen wenig wirksam.

Vanadium

Vanadium (V) ist auf der Erdoberfläche in Form von Salzen der Vanadinsäure oder deren Anhydrid Vanadiumpentoxid, V_2O_5, weit verbreitet. Fossile Brennstoffe, besonders Erdöl, sind reich an Vanadium; in Gegenden mit hohem Erdölanteil am Hausbrand finden sich höhere Gehalte an V_2O_5 in menschlichen Lungen. Gewerblich wird V als Katalysator, Edelstahlzusatz und zur Farbstoffherstellung benutzt. Thomasschlacke enthält 1–2% V_2O_5, Lungenerkrankungen in Thomasstahl-Betrieben werden dem Vanadium zur Last gelegt. Eine karzinogene Potenz von V wird diskutiert. Andererseits kann aufgrund von Tierexperimenten angenommen werden, daß V ein essentielles Spurenelement ist.

Inhalation vanadiumhaltiger Stäube führt zu Reizung von Nase, Trachea und Bronchien, hartnäckige Bronchitiden mit Temperatursteigerungen und bronchospastischer Komponente können sich entwickeln. Der MAK-Wert für V_2O_5 beträgt 0,1 mg/m³ (Rauch) bzw. 0,5 mg/m³ (Staub).

Mangan

Mangan hat im katalytischen Zentrum einiger Enzyme (z. B. Peptidasen) essentielle Bedeutung. Der Tagesbedarf des Menschen wird mit 3 mg angegeben. Das Metall ist ubiquitär, Mangelkrankheiten sind ungewöhnlich. Medizinale Bedeutung hat Kaliumpermanganat $KMnO_4$, das in Form der 0,1%igen, stark violetten Lösung als Adstringens und Antiseptikum (vermöge seiner oxidierenden Wirkung) noch angewendet wird. Toxikologisch bedeutsam sind Manganerze und deren Hauptbestandteil, Braunstein MnO_2.

Akute Vergiftungen durch Verschlucken höherprozentiger (1% und mehr) Lösungen von $KMnO_4$ kommen in Zusammenhang mit Selbstmord-, selten mit Mordversuchen vor. Es treten starke Verätzungen der Schleimhäute auf, die der durch Reduktion entstehende Braunstein intensiv braun färbt. Eine Gastroenteritis kann schwere Grade annehmen, 5–8 g $KMnO_4$ gelten als tödliche Grenzdosis. Neben der Lokalbehandlung kann Chelatbildung mit Edetat versucht werden.

---

[1] Antidotum Thallii Heyl®.

Chronische Vergiftungen kommen im Erzbergbau und in Erzmühlen vor. Die Manganpneumonie als Folge stärkerer Staub-Einatmung stellt ein akutes Ereignis auf dem Boden längerer Mangan-Vorbelastung dar; die hochfieberhafte Erkrankung kann tödlich sein, der Schädigungsmechanismus ist unbekannt. Nach Monate bis Jahre dauernder Exposition kann **Manganismus** auftreten mit vielfältigen neurologischen Störungen: Parkinsonismus, Maskengesicht (Starre der mimischen Muskulatur), psychische Labilität (Zwangslachen und -weinen), Sprach- und Gedächtnisstörungen. Periphere Lähmungen zusammen mit Gleichgewichtsstörungen führen zum Bild des sog. „Hahnentritts" und der Pro- und Retropulsion. Zitterschrift, die bei fortgesetzter Bemühung immer kleiner wird, ist ein weiteres charakteristisches Zeichen. Der Krankheitsverlauf ist schleppend, meist bleiben Dauerschäden zurück.

Therapie. Zur Therapie der akuten Manganvergiftung kann Edetat eingesetzt werden, bei chronischer Intoxikation ist es wirkungslos. Der MAK-Wert von Mangan ist 5 mg/m^3.

Gold und Silber

Die Edelmetalle können in löslicher bzw. kolloidaler Form pharmakologische und toxische Wirkungen entfalten.

Gold wird in Form organischer, kolloidaler Verbindungen in der Therapie des chronischen Rheumatismus eingesetzt (s. S. 223). Die Wirkung wird mit unspezifischer Stimulierung des RES erklärt. Toxische Nebenwirkungen sind – je nach Dosierung, Dauer und Häufigkeit – mit 5 – 25% der Fälle häufig: Thrombopenien, Agranulozytose, exfoliative Dermatitis (schuppende Erythrodermie), Leber- und Nierenschädigung. Zahlreiche Todesfälle sind vorgekommen. BAL ist ein ausgezeichnetes Antidot bei allen diesen Schädigungen. – Selten tritt nach langfristiger Goldtherapie, ohne erkennbaren zeitlichen Zusammenhang, eine generalisierte Ablagerung von Goldsulfid in der Subcutis ohne klinische Beschwerden auf: **Auriasis** (= Chrysiasis), eine bronzeähnliche, intensive Verfärbung der Haut, die jeder Therapie trotzt.

Silber findet im Lapisstift, Höllenstein (AgNO$_3$) gelegentlich noch Verwendung zum Ätzen von überschießenden Wundgranulationen, und als 0,5%ige AgNO$_3$-Lösung in der Gonorrhöprophylaxe des Auges (1 Tropfen) bei Neugeborenen. Adstringierende organische Silberpräparate wurden früher häufig zur Therapie von Ulcus ventriculi et duodeni benutzt. Dabei kam es vereinzelt nach Jahren zur Ausbildung einer generalisierten **Argyrie** (= Argyrose), einer Ablagerung von Silbersulfid im Corium ohne klinische Beschwerden. Lokale Argyrie tritt am Auge auf, wenn AgNO$_3$ auf verletzte Hornhaut gebracht wird; sie ist medikamentös kaum zu beeinflussen.

Nickel und Kobalt

Nickel ist ein essentielles Spurenelement, es besitzt keine pharmakologische Bedeutung. Von toxikologischem Interesse sind Nickelmetall, Nickelsalze und Nickelcarbonyl.

Nickelmetall ruft bei langdauerndem Kontakt an immer der gleichen Hautstelle (Schnallen von Strumpf- und Büstenhaltern, Armbanduhren, Fingerringe) in einem relativ hohen Prozentsatz der weißen Bevölkerung (ca. 5%) Überempfindlichkeit hervor: **Nickeldermatitis.** Es handelt sich um ein typisches Kontaktekzem ohne Generalisierungstendenz.

Bei an Nickel-Galvanisierungsbädern beschäftigten Personen entsteht aus freiwerdendem Nickelsulfat an Händen, Armen und evtl. Gesicht, soweit es exponiert ist, sog. „**Nickelkrätze**". Es handelt sich um eine Nickeldermatitis, die durch begleitende Schwefelsäure in der Entstehung und in der Intensität verstärkt wird. Sie kann zum Beschäftigungswechsel zwingen.

Nickeltetracarbonyl, Ni(CO)$_4$, gehört zu den stärksten Inhalationsgiften. Die Flüssigkeit siedet bei 44 °C, der Dampf erzeugt bei Einatmung schon in Konzentrationen von wenigen ml/m^3 Reizungen des Respirationstraktes (Husten, Bronchitis, toxisches Lungenödem; s. S. 760) und resorptiv Kopfschmerz, Schwindel und Nausea. Im Organismus wird die Verbindung in Nickel und Kohlenoxid gespalten. Der eigentliche Mechanismus der Giftwirkung ist noch unbekannt. Therapeutisch ist Dithiocarb (s. S. 771) gut wirksam. Der MAK-Wert beträgt nur 0,1 ml/m^3.

Nickelstaub ist – neben einigen schlecht wasserlöslichen Nickelverbindungen – karzinogen. Bei Arbeitern in nickelherstellenden Betrieben sind (lokale) Nasennebenhöhlen-Schleimhautkarzinome aufgetreten.

Kobalt ist katalytisches Zentrum in Vitamin-B$_{12}$-Koenzymen des C1-Stoffwechsels (s. S. 592). Im Tierexperiment sind Kobaltsalze, parenteral verabfolgt, karzinogen.

Die Verwendung hoher Dosen von Kobalt(II)chlorid zur Anregung der Blutbildung bei sekundären Anämien hatte starke Nebenwirkungen zur Folge: Hitzegefühl, Durchfall mit Koliken, Erbrechen. Langfristige Verabfolgung von 10 – 50 mg/Tag erzeugte Hypothyreose.

Zur Stabilisierung des Bierschaums hatte man Anfang der sechziger Jahre dem Getränk in Kanada, USA und Belgien CoSO$_4$ in ca. 1 mg/l zugesetzt. Es kam zu zahlreichen Vergiftungen, in deren Verlauf neben gastroenteritischen Erscheinungen toxische Herzmuskeldegenerationen auftraten. Die Mortalität war teilweise hoch (bis 40%).

Kobaltsalze erzeugen lokale Schleimhautreizungen. Vergiftungen können mit Edetat behandelt werden.

Kadmium

Kadmium-Metall (Cd) findet wegen seiner Korrosionsfestigkeit in der Metallurgie als Legierungszusatz und als Überzug von Eisengegenständen vielfältige Verwendung. Auch in Farbstoffen (z. B. einige Leuchtfarben auf Verkehrsschildern) ist es enthalten, hier in praktisch unlöslicher Form. Als Bestandteil bestimmter Trockenbatterien gelangt es über Müllkippen und deren Abbrand in die Umwelt. Klärschlamm aus großen Kommunen enthält erhebliche Mengen Cd, ebenso Phosphatdünger vor allem aus afrikanischen Quellen; nach Ausbringen auf Ackerland kann Cd über Nutzpflanzen in Nahrungsketten eingeschleust werden. Vermöge der Akkumulation in bestimmten Geweben (s. u.) ist Cd zum bedeutenden Umweltgift geworden.

Cd nimmt unter den toxischen Metallen eine Sonderstellung ein. Einerseits denaturieren ionogene Verbindungen des Kadmiums Proteine außerordentlich stark und lösen so akute Vergiftungserscheinungen aus. Andererseits wird das Ion, wenn es resorbiert ist, hartnäckig retiniert durch Bindung und Speicherung an bestimmte Trägerproteine.

Pharmakokinetik. Cd wird wegen der hohen Eiweißbindungsfähigkeit nur unvollkommen resorbiert (per os 10 bis 40%, durch die Lunge mehr); aus der Nahrung werden – wie Blei – nur 3 – 8% aufgenommen, bei Calcium- und Eisenmangel offenbar deutlich mehr, was auf die Mitbenutzung von spezifischen Carriersystemen hindeutet. In hohen Dosen speichert sich proteingebundenes Cd überwiegend (zunächst) in der Leber; in geringeren Anteilen gelangt es, an Metallothioneine gebunden, überwiegend in die Niere. Diese Gruppe von metallbindenden Proteinen (MM 6000 – 7000) besitzt bis zu 20 freie SH-Gruppen von Cystein, an die Schwermetalle als Thiolat-Komplexe gebunden werden können. In der Niere speichert sich Cd in dieser Bindung, die Halbwertzeit beträgt ca. 35 Jahre (Kleinkind) bis 12 Jahre (hohes Alter). Im Laufe des Lebens steigt der Cd-Gehalt der Nierenrinde bis zum 50.

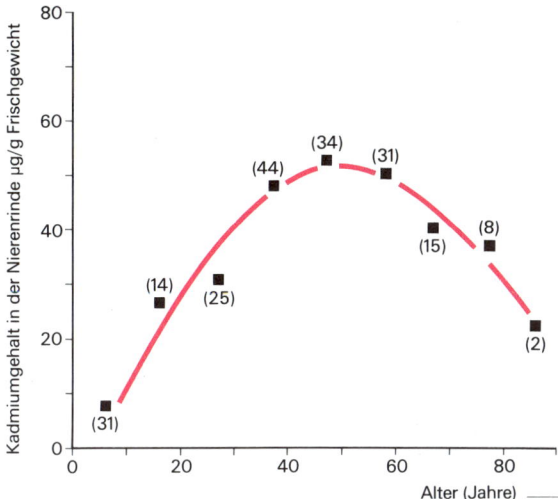

Abb. 40: Einlagerung von Cadmium in der Nierenrinde in Abhängigkeit vom Alter. In Klammern Zahlen der jeweils untersuchten Proben.

Lebensjahr an, danach fällt er wieder ab (vgl. Abb. 40). Die Gründe für die nach Organen und Alter wechselnden Bindungs- und Anreicherungsformen sind nicht endgültig geklärt. Man nimmt zur Zeit an, daß Cd schon in den Darmmukosazellen von Metallothionein abgefangen, zum großen Teil mit absterbenden Zellen wieder abgestoßen, zum kleineren Teil zunächst zur Leber, von dort langsam zur Niere transportiert wird. Bei stärker saurem Harn (pH < 5,8) dissoziiert Cd vermehrt vom Komplex ab und gelangt zur Ausscheidung oder Reabsorption mit erneuter Speicherung. Bei Überschreiten einer bestimmten Speicherkonzentration (200 µg/g Nierenrinde) treten Nierenschäden auf. Aus diesem komplizierten Verhalten wird verständlich, daß die Kadmiumausscheidung mit dem Harn kein verläßliches Zeichen für die aufgenommene Kadmiummenge ist. – BAL und EDTA (vgl. S. 768 f.) mobilisieren zwar Cd aus verschiedenen Geweben, geben es aber bei der Nierenpassage wegen Instabilität der Komplexe im sauren Medium wieder ab und können starken Nierenschaden herbeiführen!

Akute Intoxikationen können bei Ingestion von Kadmiumsalzen auftreten. Aus mit Kadmium-Überzügen versehenen Metallschiffchen von Kühlschränken können Fruchtsäuren (in Speiseeis, Marmelade, Säften, Salaten etc.) das Metall in Lösung überführen und heftigste Brechdurchfälle hervorrufen. Sie sind im allgemeinen nicht lebensgefährlich, Resorption des Kadmium-Ions findet dabei kaum statt, daher ist eine Antidottherapie nicht indiziert. Das Verkadmieren von Wasser- und Speisebehältnissen ist seit 40 Jahren untersagt. Bedrohlich ist hingegen die Inhalation von Kadmiumoxid (CdO)-Rauch. Er entsteht beim Schmelzen von Kadmium, wobei freiwerdender Dampf in der Luft sofort zu dem roten, feinstverteilten festen Oxid aufoxidiert wird; ferner beim Schweißen oder Schneidbrennen von Cd-haltigen Legierungen. Es entwickelt sich – nach einer Latenzzeit von z. T. mehr als 24 Stunden – ein typisches toxisches Lungenödem (s. S. 760), das schon vielfach tödlich endete. Nachfolgend bildet sich eine fibröse obliterierende Bronchiolitis, die noch zur Spät-Todesursache werden kann.

Chronische Vergiftungen entwickeln sich bei bestimmten gewerblichen Prozessen. Das typische Krankheitsbild ist durch Symptomenvielfalt gekennzeichnet: entzündliche Degeneration der Schleimhäute von Nase, Rachen und Kehlkopf („Kadmiumschnupfen"), Kadmiumsaum der Zähne (gelber Ring von CdS um den Zahnhals: pathognomonisches Zei-

chen!), Zerstörung der Riechepithelien (Hyposmie, Anosmie), Nierenschaden mit Proteinurie (Ausscheidung eines spezifischen Globulins von der MM 20 bis 30 000, das durch Kochen nicht ausfällbar ist), Knochendefekte ähnlich dem Milkman-Syndrom, allgemeine Kachexie, Schädigung der Keimzellen, besonders der Spermatogonien. Die Toxizität des Kadmiums ist hoch, die MAK ist z. Z. 0,05 mg/m³ Luft, mit der Nahrung soll nicht mehr als 0,5 mg/Woche aufgenommen werden. In Japan ist es durch lokale industrielle Umweltverschmutzung mit Kadmium, das mit Nahrung und Wasser aufgenommen wurde, zu Massenvergiftungen gekommen („itai-itai"). Kadmium kann durch saure Speisen auch aus Keramiküberzügen und aus dem Dekor (Cd-haltige Farben) herausgelöst werden. Dagegen ist Kinderspielzeug, das mit Cd-Pigmenten eingefärbt ist (Lego), harmlos.

Krebserzeugende Wirkung. Nachdem verschiedene Kadmiumverbindungen in Tierversuchen nach Beibringung durch Injektion Tumoren unterschiedlicher Art und Lokalisation erzeugt hatten, ist neuerdings an Ratten nach langfristiger Inhalation sehr geringer Konzentrationen von Kadmiumchlorid (12–50 µg/m³) als Aerosol eine lungenkrebserzeugende Wirksamkeit nachgewiesen worden. Kadmiumverbindungen, bei denen das Ion bioverfügbar ist, müssen daher als karzinogenes Risiko auch für den Menschen bewertet werden. Eine Reihe neuerer epidemiologischer Studien deuten auf erhöhtes Krebsrisiko als Folge der Cadmiumaufnahme hin.

Beryllium

Das Leichtmetall (ρ = 1,8) Beryllium, Be (im Mittelalter stellte man aus dem Erz Beryll Brillen her) findet seit ca. 40 Jahren zunehmende technische Verwendung. Das in elementarem Zustand spröde, weißgraue, oxidable und brennbare Metall ist im Apparatebau vielfältig verwendbar. In Registrier-Instrumenten wird eine Kupfer-Beryllium-Legierung eingesetzt. Zink-Beryllium-Silikat wurde lange Zeit in Röntgen- und Leuchtröhren verarbeitet. Bestimmte Kernreaktoren benutzen Beryllium als Neutronenquelle.

Vergiftungen ereignen sich vorwiegend durch Inhalation des Staubes. Die Resorption ist – auch vom Intestinaltrakt aus – nur gering, da Be stark an das Eiweiß der Schleimhäute gebunden ist. Von dort wird es sehr langsam freigesetzt und inkorporiert. Die Harnausscheidung nach beendeter Exposition zieht sich bis zu 10 Jahren hin. Eine gewisse Speicherung erfolgt in Lunge, Lymphknoten, Leber, Milz und Knochen.
Fünf Formen von Vergiftungen werden beobachtet:
1) Metalldampffieber, ähnlich dem Zink(-Gieß)-Fieber: 24–48 h nach Inhalation von Dampf oder Rauch erfolgt eine hochfieberhafte Reaktion mit Nasopharyngitis, Konjunktivitis und Laryngitis.
2) Toxische Pneumonie: Sie tritt nach wiederholter, in Ausnahmefällen schon nach einmaliger Inhalation mit sehr wechselnder Latenzzeit von wenigen Tagen bis zu mehreren Jahren ohne erkennbaren akuten Anlaß auf. Symptome sind Atemnot, Husten, Fieber; röntgenologisch findet man das Bild der Miliartuberkulose. Der Verlauf ist sehr schleppend, der Tod kann nach Monaten des Siechtums eintreten, späte Heilung geht mit Karnifizierung ganzer Lungenabschnitte einher.
3) Beryllose: Eine langsam sich entwickelnde granulomatöse Reaktion des Lungengewebes (röntgenologisch: Sandsturmlunge). Pathologisch-anatomisches Substrat sind histiozytäre Granulome, die Alveolen ausfüllend, evt. mit nekrotischen Zentren. Auf ihrem Boden können sich Sarkome entwickeln. – Im Tierversuch ist Beryllium stark karzinogen, beim Menschen sind bisher nur wenige Fälle von Lungenkrebs beobachtet worden.

4) Berylliumgranulome der Haut aus versprengten Metall-splittern.
5) Beryllium erzeugt im Tierversuch Sarkome.

Therapeutisch sind Salicylsäure sowie Aurintricarbonsäure (vgl. S. 771) als Chelatbildner bei akuten Vergiftungen wirksam.

Selen, Tellur

Die beiden Metalloide ähneln sich in ihren toxikologischen Eigenschaften.

Selen. Aufgrund tierexperimenteller Untersuchungen liegt die Vermutung nahe, daß Selen (Se) ein essentielles Spurenelement ist. Salze der selenigen Säure (Selenite) und der Selensäure (Selenate) sind gut resorbierbar und stark toxisch; im Organismus wird Selenit zu Selenat aufoxidiert. Der Mechanismus von Selenwirkungen besteht in einem Austausch von Se gegen Schwefel in Aminosäuren; durch das negative Redoxpotential der Selenverbindungen wird die Umwandlung von SH- zu S-S-Gruppen in funktionellen Proteinen gestört. Selenocystein und -thionin sind hochtoxisch. Vitamin E wirkt antagonistisch. Se wird als Selenation und in Form des Methylselenoniumions im Harn ausgeschieden; das flüchtige Dimethylselenid, $Se(CH_3)_2$, erscheint in der Atemluft und verleiht dieser einen knoblauchartigen Geruch. Die Halbwertzeit von Selen beträgt 1−2 Wochen.

Akute Vergiftung: Selenite und Selenate lösen Magen-Darm-Schleimhautreizungen aus, in hohen Dosen auch toxische Hepatosen mit Leberkoma. Selenwasserstoff SeH_2 erzeugt toxisches Lungenödem, daneben resorptive Selenvergiftungen.

Chronische Vergiftung: Es sind − durch Hautkontakt bedingt − pustulöse Dermatitiden beschrieben worden. Die systemische Vergiftung ist beim Menschen uncharakteristisch: Diarrhö und Obstipation, Hepatopathie, zentralnervöse Reizzustände, Porphyrinurie. In USA ist auf selenreichen Böden, auf denen Pflanzen Selen aufgenommen hatten, bei Pferden die charakteristische „alkali disease" und „blind stagger" aufgetreten: Sehstörungen, Lähmungen, Gelenksteife, struppiges Fell und Haarausfall, Anämie.

Selendisulfid, SeS_2, enthält Selen festgebunden, es ist wasserunlöslich und nur wenig toxisch. Die Verbindung wird äußerlich gegen Kopfschuppen und Seborrhoe angewendet, ohne resorbiert zu werden.

Tellur und seine Verbindungen sind weniger toxisch als die Selenanaloga. Die Halbwertzeit ist mit ca. 50 Tagen erheblich länger. Bei Verschlucken von Tellurdioxid kommt es − neben vorübergehenden enteralen Reizerscheinungen − zu monatelangem Knoblauchgeruch der Atemluft durch Abscheidung von $Te(CH_3)_2$.

Die MAK-Werte sind: Selenstaub und Rauch 0,1 mg/m³, SeH_2 0,05 ml/m³, Tellurstaub 0,1 mg/m³.

Chrom

Von den fünf Formen des Chroms (II, III, IV, V, VI) hat praktisch nur die sechswertige toxikologisches Interesse. Vergiftungen ereignen sich durch Kontakt mit oder Aufnahme von Chromtrioxid (= Chromsäure) CrO_3, Kaliumchromat K_2CrO_4 und Kaliumdichromat $K_2Cr_2O_7$. Sie sind starke Oxidationsmittel. Ferner sind chromhaltige Farben von Bedeutung, sofern sie Chrom oder Chromsäure abgeben. Chromsäurelösungen werden zur gezielten Schleimhautätzung eingesetzt (Nase). Auch den Alkalichromaten ist die starke Ätzwirkung eigen.

Akute Vergiftungen durch Trinken von Chromat- oder Dichromatlösungen sind durch stärkste Ätzwirkungen, an den Mundwinkeln beginnend, gekennzeichnet. Ferner resultieren gastroenteritische Reizzustände. Die Schleimhäute sind grün gefärbt (III-wertige Chromverbindung, z. B. Cr_2O_3, die im Organismus durch Reduktion aus der VI-wertigen entsteht). 2−5 g sind tödlich. Als Todesursachen kommen neben Schock und Exsikkose eine Anurie und Urämie sowie später ein toxischer Leberschaden mit starkem prämortalen Ikterus in Betracht. Therapeutisch sind BAL und Edetat mäßig wirksam; dabei ist zu bedenken, daß Chromat relativ rasch ausgeschieden wird, Chelatbildner nur kat-, nicht anionisches Cr binden; EDTA ist deshalb wenig erfolgreich.

Chromstaub, auch der Staub chromhaltiger Erze, erzeugt einige charakteristische Krankheitsbilder. Auf Schleimhäuten des Atemtrakts bilden sich schlecht heilende Geschwüre. Nasenseptumperforationen als Endzustand sind in manchen Gewerbezweigen häufig. Verletzungen, auch kleine Rhagaden der Hautoberfläche, entarten geschwürig, wenn nur geringe Mengen Chromat hineingelangen; die Heilungstendenz solcher Veränderungen ist sehr schlecht. Auf diese Weise kommt es auch zur Sensibilisierung der Haut gegenüber sechswertigem Chrom. Diese Art von Kontaktdermatitis ist besonders häufig bei Zementarbeitern, bedingt durch Spuren von Chromat im Zement. Die Chromatallergie gehört zu den häufigsten Allergien überhaupt.

Chromat ist karzinogen. Es sind zahlreiche Bronchialkarzinome bei Chromatarbeitern gefunden worden.

Aluminium

Aluminium ist, überwiegend in Form von Silikatverbindungen, ubiquitär auf der Erdoberfläche verteilt. In löslicher Form gelangt es auch in Trinkwasser und Nahrung, die tägliche Aufnahme des Menschen wird auf 10−100 mg Al geschätzt. Man nahm lange an, daß oral aufgenommenes Aluminium nicht resorbiert wird. Neuere Studien beweisen aber eindeutig meßbare Aufnahmen, z. B. aus Aluminiumhydroxidbereitungen zur Behandlung von Magen-Darm-Erkrankungen (vgl. S. 469 f.). Wahrscheinlich wird die Aufnahme und Abgabe von Al durch eine nachgeschaltete homöostatische Steuerung geregelt.

Die akute Toxizität löslicher Aluminiumverbindungen ist gering (LD 50 von $AlCl_3$ bei der Ratte: 420 mg/kg Al). Der Wirkungsmechanismus ist nicht bekannt. Bei wiederholter und längerfristiger Aufnahme kommt es jedoch zu Störungen des Calcium- und Phosphathaushaltes mit entsprechenden Verminderungen der Knochenfestigkeit (s. S. 336). Ferner sind Enzephalopathien sowohl im Tierversuch wie auch beim Menschen nach längerfristiger Aufnahme höherer Dosen beobachtet worden. Die bei Dialysepatienten auftretende Enzephalopathie wird so erklärt: Patienten mit künstlicher Niere müssen zur Vermeidung einer Hyperphosphatämie täglich höhere Dosen von Aluminiumhydroxid zu sich nehmen. Neuerdings wird Deferoxamin zur Dekorporierung eingesetzt.

Radioaktive Metalle

Radioaktiv-isotope Metalle haben Bedeutung als Diagnostika, als Therapeutika, als Gewerbegifte, als Abfälle beim Betrieb und bei Betriebsstörungen bis zu Großunfällen von Kernreaktoren und als „fall out" von Atomexplosionen („Nuklearmüll"). Schädliche Wirkungen erzielen sie durch ihre Strahlenemission, die das genetische Material der Zellen besonders empfindlich trifft: Es können maligne Tumoren und Erbgutänderungen entstehen. Neben Art und Intensität der Strahlung hat aber besonders das pharmakokinetische Verhalten der Metalle Einfluß auf den Gewebsschaden: je länger die Verweildauer, die aktinische Zerfallzeit, und je spezifischer die Verteilung, um so größer der radiobiologische Effekt.

Man unterscheidet danach die biologische Halbwertzeit (Ausscheidungsgeschwindigkeit des Stoffes) von der physikalischen Halbwertzeit (Zeitdauer bis zum halben Zerfall der aktinischen Aktivität, unabhängig von dem pharmakokinetischen Verhalten).

Radium. Das Isotop ^{226}Ra, ein α-, β- und γ-Strahler, hat in den Bergwerken von Joachimsthal und Schneeberg Bronchialkarzinome bei vielen Bergleuten verursacht. Wegen der langen Latenzzeit sind sie erst spät als Berufskrankheit entdeckt worden. Auch das für die Tumorbestrahlung verwendete Radium kann, wenn es unsachgemäß hantiert wird und in den Körper gelangt, Krebs auslösen. Da es sich ähnlich wie Calcium verhält, wird es teilweise in den Knochen eingebaut, die Folge sind Knochenmarksdepression und Knochensarkome. Dazu können so geringe Mengen wie 10−20 μg ausreichen. Das Folgeprodukt Radon dringt aus Böden in Wohnräume ein, wird inhaliert und erzeugt Lungenkrebs; es gilt als der größte Anteil natürlicher Strahlung und wird zur Zeit für ca. 1 % aller Bronchialkrebse verantwortlich gemacht (vgl. Abb. 7b, S. 754).

Thorium wurde in Form des Dioxids (ThO$_2$) als Thorotrast® in kolloidaler Form in den 30er Jahren als Röntgenkontrastmittel verwendet. Es enthielt mehrere strahlende Isotope. Die biologische Halbwertzeit ist wegen intensiver Speicherung im RES mehrere Jahre. Mit einer Latenz von wenigen bis mehr als 20 Jahren entwickelten sich maligne Tumoren, v. a. Knochensarkome und Hämangiosarkome der Leber.

Radiostrontium, ^{90}Sr, ist neben einer großen Zahl anderer radioaktiver Metalle der toxikologisch wichtigste Vertreter im „fall out" von Atombomben. Die Atmosphäre der Erde war in den 50er und Anfang der 60er Jahre durch die oberirdischen Testexplosionen zunehmend kontaminiert worden. Durch Ausfall und erneute Freisetzung bei Explosionen entstand ein häufiges Auf und Ab, das die Art und Häufigkeit der Tests erkennen ließ. Strontium ist dem Calcium nahe verwandt und wird wie dieses in die Knochenhartsubstanz eingebaut („Knochensucher"). Durch Inhalation, Ingestion kontaminierter Nahrung (vgl. Abb. 41) und vor allem Trinkwasser ist es in deutlich meßbaren Mengen von allen Erdbewohnern aufgenommen worden. Der wachsende Organismus baute entsprechend dem Massenzuwachs besonders viel ^{90}Sr ein. Infolge der langen physikalischen Halbwertzeit von 28 Jahren und der langen Verweildauer im Knochen ist eine andauernde Strahlenbelastung gegeben. Das Ausmaß der karzinogenen und mutagenen Gefährdung ist indessen nur schwer abzuschätzen, da die Empfindlichkeit menschlicher Gewebe nicht sicher bekannt ist. Setzt man sie mit der von Versuchstieren gleich, so ist anzunehmen, daß eine Dosis für die meßbare Erhöhung der normalen Tumorrate zum Ende der Testserien der 50er und 60er Jahre noch nicht erreicht worden ist, einzelne Orte mit besonders hoher Kontamination evtl. ausgenommen. Bei ^{137}Cs, das sich im Stoffwechsel ähnlich wie

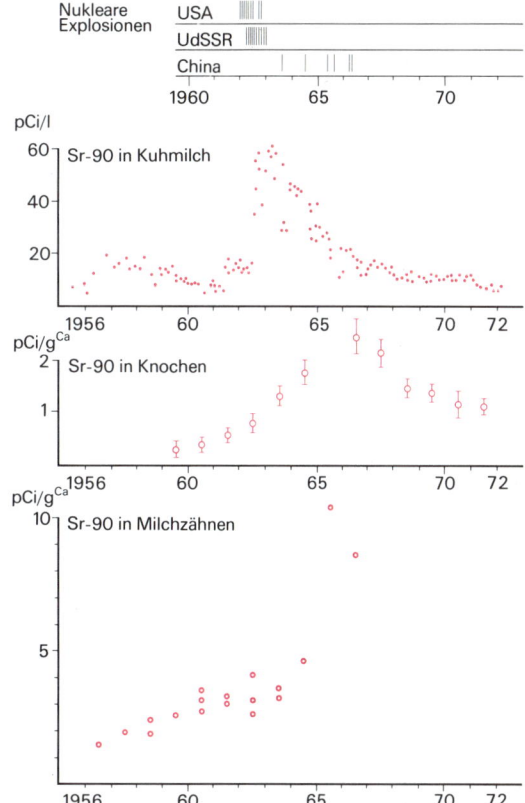

Abb. 41: Strontium-90-Gehalt in Kuhmilch, menschlichen Knochen und Milchzähnen. Messungen am gleichen Ort (Lausanne), (1 pCi = 0,037 Bq = 0,037 s⁻¹). Der Anstieg in der Kuhmilch (Trockenmilchproben), aus kontaminierter Grasnahrung stammend, erfolgt deutlich früher als im Skelett und in Milchzähnen (umgerechnet auf die Zahnbildungsperiode) (nach 14. u. 16. Bericht Eidg. Kommiss. Überw. Radioaktivität, 1971 u. 1973).

Kalium verhält, ist die aktuelle Strahlenbelastung zwischen 1963 und 1966 deutlich größer gewesen als bei ^{90}Sr; bei einem Reaktorunfall 1986 ergaben Niederschläge, z. B. über Südbayern, Bodeneinträge an ^{137}Cs, die um das 4−5fache höher lagen als der Kernwaffentestfallout 1954−66, während bei ^{90}Sr die Einträge durch den Unfall nur ca. 10% des Fallouts betrugen.

Chelatbildner, die gerade gegen die Bedrohung durch atomare Kriegsführung entwickelt worden sind, haben nur gegenüber zirkulierenden Metallen einen deutlich dekorporierenden Effekt; nach dem Einbau in den Knochen vermögen sie so gut wie nichts mehr. Hingegen haben sich Edetat und Penicillamin bei akzidentellen Vergiftungen durch radioaktive Metalle im Laboratorium bewährt, z. B. bei ^{269}Pu. Je früher der Einsatz erfolgt, desto größer der dekorporierte Anteil.

Insektizide

Allgemeine Bedeutung

Insektizide sind die wichtigste Gruppe der Pestizide. Darunter versteht man chemische Mittel zur Bekämpfung schädlicher Organismen, die die Nahrung des Menschen − direkt oder indirekt − sowie andere Lebensgüter angreifen (Holz, Bauwerke etc.) oder Krankheiten durch Übertragung von Mikroben (Vektoren) oder durch Biß und Stich verursachen. Neben Insektiziden unterscheidet man je nach bekämpfter Schädlingsart: Rodentizide, Akarizide, Nematozide, Molluskizide, Fungizide, Herbizide. In manchen Gebieten werden mehr als 80% der Erntegüter durch fressende Insekten und/oder Nager (vor allem Ratten) vernichtet. Erkrankungen und Todesfälle durch Insekten als Vektoren, vor allem die Malaria, stehen noch immer an der Spitze aller Krankheitsursachen auf der Erde. Pestizide werden daher zur Sicherung der Ernährung einer ständig wachsenden Erdbevölkerung und zur Verhütung von Krankheiten als unentbehrlich angesehen.

Die Bekämpfung von Schädlingen außerhalb des menschlichen Körpers (Peste) und innerhalb desselben (Infektionskrankheiten) gleicht sich in vieler Hinsicht. In zwei Punkten unterscheiden sie sich aber: Pestizide kommen nicht primär mit dem menschlichen Organismus in Berührung, während Chemotherapeutika ihn systemisch durchlaufen müssen. Dieser Vorteil wird z. T. aufgewogen durch die Tatsache, daß die bekämpften äußeren Schädlinge (Insekten, Nager) dem Menschen biologisch viel näherstehen als pathogene Mikroben; die Chancen, eine toxische Wirkung auf externe Schädlinge zu beschränken und nachteilige Effekte auf den Menschen auszuschalten, sind damit wesentlich geringer.

Bedeutung haben Pestizide für ärztliches Handeln vor allem in zweierlei Hinsicht: (1) Auftreten akuter Vergiftungen bei unsachgemäßem Umgang mit dem Mittel, (2) Kontamination

---

Tab. 16: Einige wichtige chlorierte cyclische Kohlenwasserstoffe (Insektizide).

Formel	chem. Bezeichnung	Freiname	LD_{50} (Ratte, oral)
	p,p′-Dichlordiphenyl-trichlorethan*	DDT, Chlorphenotan	250 mg/kg
	p,p′-Dimethyloxydiphenyl-trichlorethan	Methoxychlor	5 000 mg/kg
	Hexachlor-hexahydro-endo-exo-dimethano-naphthalin*	Aldrin	50 mg/kg
	Hexachlor-epoxy-octahydro-endo-exo-dimethano-naphthalin*	Dieldrin	50 mg/kg
	Hexachlor-endomethylen-bicyclohepten-bis (oxymethylen-)sulfoxid*	Endosulfan	50 mg/kg
	Hexachlorcyclohexan	HCH (alle Isomeren)	600 mg/kg
		Lindan (γ-Isomeres)	100 mg/kg

* in der Bundesrepublik nicht mehr zugelassen, aber in der Umwelt noch vorhanden.

der Umwelt mit nachteiligen Folgen für verschiedene ökologische Systeme, die letztlich Rückwirkungen auf Gesundheit und Existenz des Menschen haben können. Einige Pestizide finden auch als Arzneimittel Verwendung.

Chlorierte cyclische Kohlenwasserstoffe (DDT und Verwandte)

Stoffe, Anwendung

Der Hauptvertreter ist das Dichlordiphenyltrichlorethan (DDT, Chlorphenotan, Formeln in Tab. 16). Es wurde bereits 1874 synthetisiert (Zeidler bei A. v. Bayer, Straßburg). Die insektizide Wirkung entdeckte P. Müller 1939 (Geigy/Basel, Nobelpreis 1948). DDT ist am Warmblüter vergleichsweise wenig toxisch. Aldrin und Dieldrin sind an der Ratte fünffach stärker wirksam, ebenso Endosulfan, das 1969 durch massive Verunreinigung im Rhein ausgedehntes Fischsterben verursachte. Hexachlorcyclohexan (HCH) tritt in 4 Isomeren auf; HCH ist als technisches Gemisch aller Formen im Gebrauch, während das (hochwirksame) γ-Isomere als Lindan eingesetzt wird. Von diesen drei Grundtypen gibt es zahlreiche Abwandlungen.

Alle chlororganischen Insektizide sind gut fett-, aber nur minimal wasserlöslich. Sie werden entweder als verstäubte Trockenpulver, als wäßrige Verdünnungen mit Emulgatoren oder in organischer Lösung als Spray angewendet. Gemeinsames Merkmal ist die hohe Resistenz gegenüber physikalischen und chemischen Einflüssen. Technische Produkte sind stets mit relativ hohen Anteilen von Verunreinigungen belastet, die z. T. stärker toxisch als die Reinsubstanzen sind.

Pharmakokinetik

DDT und Verwandte werden nicht nur enteral, sondern auch dermal rasch und komplett resorbiert, sofern sie gelöst sind. Die hohe Giftigkeit für Kerbtiere ist nicht – wie lange Zeit angenommen – auf eine besonders gute Penetrierbarkeit von deren Chitincuticula zurückzuführen („Kontaktgift"); auch die Warmblüterhaut wird glatt überwunden. Resorbiertes DDT verteilt sich überwiegend in die Fettdepots, aus denen es nur sehr langsam mobilisiert wird. Die Eliminationscharakteristik ist kompliziert und erklärt sich aus dem Metabolismus (vgl. Abb. 42): aus DDT kann enzymatisch HCl abgespalten werden, einmal unter der Bildung des Dichlorethylenderivats (DDE), zum anderen reduktiv unter Bildung des Ethananalogen (DDD), welches in mehreren Schritten relativ rasch zur entsprechenden Essigsäure (DDA) oxidativ dechloriert wird. Dieser Metabolit sowie phenolische Oxidationsprodukte sind leicht nierengängig. Im Fett wird neben DDT das schlecht abbaubare DDE gespeichert. Es kann aber auch eine reine Dechlorierung der HCl-Abspaltung vorausgehen; das gebildete DDMU ist dem Vinylchlorid vergleichbar (vgl. S. 806) und wird wie dieses in ein reaktives Epoxid umgewandelt, das für die an Mäusen beobachtete krebserzeugende Wirkung von DDT verantwortlich sein könnte.

Die Halbwertzeit für DDT ist mit etwa 1 Jahr sehr lang, durch Gabe von Paraffinöl kann sie ganz wesentlich verkürzt werden (Greim et al., 1980). Im Fett bleiben die Stoffe wirkungslos liegen. Werden aber im Hunger oder bei zehrenden Krankheiten (z. B. Krebs) die Fettdepots rasch abgebaut, können die Konzentrationen in allen Geweben, so auch im ZNS, stark ansteigen (vgl. Abb. 43); Vergiftungen dadurch sind jedoch nicht beobachtet worden.

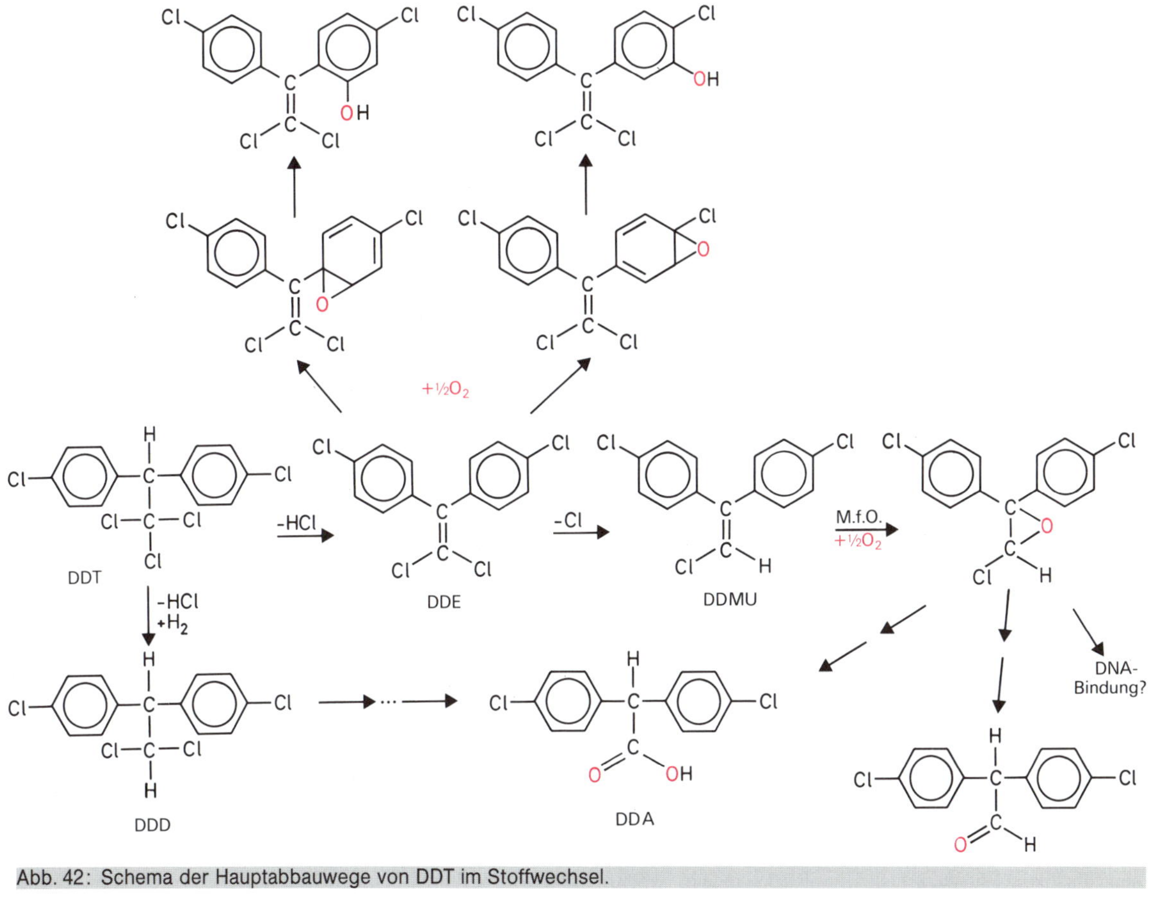

Abb. 42: Schema der Hauptabbauwege von DDT im Stoffwechsel.

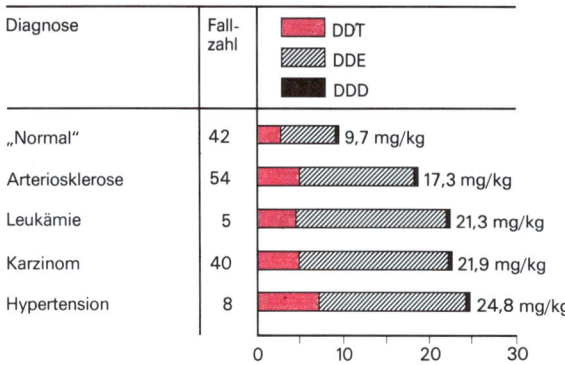

Diagnose	Fall-zahl		
"Normal"	42		9,7 mg/kg
Arteriosklerose	54		17,3 mg/kg
Leukämie	5		21,3 mg/kg
Karzinom	40		21,9 mg/kg
Hypertension	8		24,8 mg/kg

DDT
DDE
DDD

Abb. 43: DDT und Metaboliten im Fett von Patienten, die an unterschiedlichen Ursachen verstorben sind (nach W. B. Deichmann: Arch. Toxikol. **29**, 1; 1972).

Insektizide Organochlorverbindungen rechnen zu den stärksten Induktoren der Monoxygenasen (vgl. S. 49 f.).

Wirkungsweise

Insektizide Organochlorverbindungen sind Nervengifte. Sie erzeugen an den Nervenmembranen in geringeren Konzentrationen Übererregbarkeit, in höheren Lähmung. Eine Hypothese besagt, das Fremdstoffmolekül lagere sich so in die Lipidmembran ein, daß die für den Na^+-Einstrom vorgesehenen Öffnungen am Wiederverschluß in der Repolarisierungsphase gehindert würden; die den aktiven Rücktransport bewerkstelligende Na^+-Pumpe könne so nicht wirksam werden. Eine Stütze findet diese Auffassung in Untersuchungen über Struktur-Wirkungs-Beziehungen mit DDT und analogen Verbindungen, wonach eine bestimmte räumliche Anordnung der Diphenylalkan-Gruppierung zur Wirksamkeit gegeben sein muß; im DDT selbst findet sie ihr Optimum.

Die Erregbarkeitssteigerung, die an allen nervalen Elementen gezeigt werden kann, erfaßt im intakten Organismus zuerst die motorischen Bahnen im Gehirn. Spinale Bahnen folgen erst bei hohen Konzentrationen. Doch können – von Spezies zu Spezies offenbar stark schwankend – auch sensorische Nerven frühzeitig beteiligt sein.

Akute Vergiftung

Die Vergiftungserscheinungen werden beim Kalt- und Warmblüter von Übererregung und Lähmung motorischer, in geringerem Maße auch sensorischer Nerven bestimmt. Sie sind bei allen cyclischen Organochlorverbindungen praktisch gleich. Ca. $\frac{1}{2}$ bis 1 h nach Einnahme größerer DDT-Mengen tritt Zungentaubheit auf, es folgen Parästhesien an Extremitäten und Rumpf, Unruhe, Reizbarkeit, Schwindel. Übelkeit ist nicht regelmäßig, Erbrechen selten. Beginnend mit Trismus und Tremor setzen tonisch-klonische Krämpfe an, im Terminalstadium totale Paralyse. Als Spätfolgen können (selten) motorische und sensible Lähmungen zurückbleiben. Eine spezifische Behandlung ist nicht bekannt, gegen Krämpfe bewährt sich Diazepam. Die tödliche Dosis für Erwachsene liegt bei 10–30 g, berufliche Vergiftungen sind wegen der geringen Toxizität des DDT praktisch ausgeschlossen.

Chronische Toxizität

DDT, Dieldrin und andere Analoge werden in manchen Ländern in der Landwirtschaft großflächig eingesetzt (Verstäubung, auch vom Flugzeug aus). Über Rückstände in Lebens-

mitteln gelangen entsprechende Mengen in die Fettdepots (Tab. 17). Mit der gesetzlich erzielten Einschränkung des Gebrauchs sind die Spiegel in Mensch und Umwelt im Sinken begriffen. Bei Arbeitern in DDT herstellenden Fabriken sind enorm hohe DDT-Gehalte im Fett gemessen worden. Dabei war eine Enzyminduktion – bestimmt an der oxidativen Demethylierung von Aminopyrin – gerade an der Grenze der Meßbarkeit. Klinisch faßbare Krankheitszeichen bestanden nicht. Vermutungen, daß solche DDT-Gehalte den Hormonhaushalt durch Beeinflussung von Steroidhydroxylierungen stören könnten, haben sich bisher nicht bestätigt. Eine chronische DDT-Vergiftung ist beim Menschen nicht nachgewiesen.

Tab. 17: Gehalte an DDT und seinen Metaboliten im Fett gesunder Personen in verschiedenen Ländern (Durchschnittswerte) (nach W. Durham, Ann. N. Y. Acad. Sci. **160**, 183; 1969).

Land	Gesamt-DDT mg/kg	davon % DDE
Australien	1,8	56
Bundesrepublik	2,3	57
England	3,3	67
Dänemark	3,3	82
Kanada	4,9	67
Italien	5,0	64
Frankreich	5,2	67
CSSR	9,6	43
Ungarn	12,4	48
Israel	19,2	56
USA: Kalifornien	5,3	
Florida	19,9	63
Eskimos	3,0	73
Anwender (Landwirtschaft)	35,0	60
Herstellung (Verpacker)	1 131,0	43

Im Tierversuch sind mit hohen, fortlaufend gegebenen Dosen an Mäusen Hepatome erzeugt worden, die einige Zeichen der Malignität aufwiesen. Sie sind eine Eigenart dieser Spezies. Epidemiologische Erhebungen haben bisher keinen Anhalt für ein karzinogenes Risiko des Menschen durch DDT oder Analogstoffe ergeben.

Ökologie der cyclischen Chlorkohlenwasserstoffe

DDT und ähnliche Insektizide sind recht beständig, sie widerstehen weitgehend sowohl meteorologischen als auch metabolischen Einflüssen. Die Beständigkeit garantiert einerseits eine nachhaltige pestizide Wirkung. Andererseits wird sie mit der Anreicherung in der Umwelt und der Persistenz in verschiedenen Umweltsektoren erkauft. Meist als Staub großflächig auf Plantagen (Flugzeuge) ausgebracht oder bei der Malariabekämpfung auf Insektenbrutplätzen, gelangt der Stoff in den Boden und – trotz nur geringer Wasserlöslichkeit – mit Oberflächengewässern in Seen und Meere. Dort wird er von Mikroorganismen, vor allem Plankton, aufgenommen und in marinen Nahrungsketten angereichert (Abb. 44). Die Anreicherung (Anstieg der Konzentration in den Gliedern der Kette!) erfolgt aufgrund der hohen Lipoidlöslichkeit. Hierbei kann es zu Schäden bei einzelnen Gliedern der Kette kommen: Fische sind besonders empfindlich (Forellensterben; Lachssterben in kanadischen Flüssen), fischjagende Seevögel legen Eier mit zu dünnen Schalen, so daß diese nicht ausge-

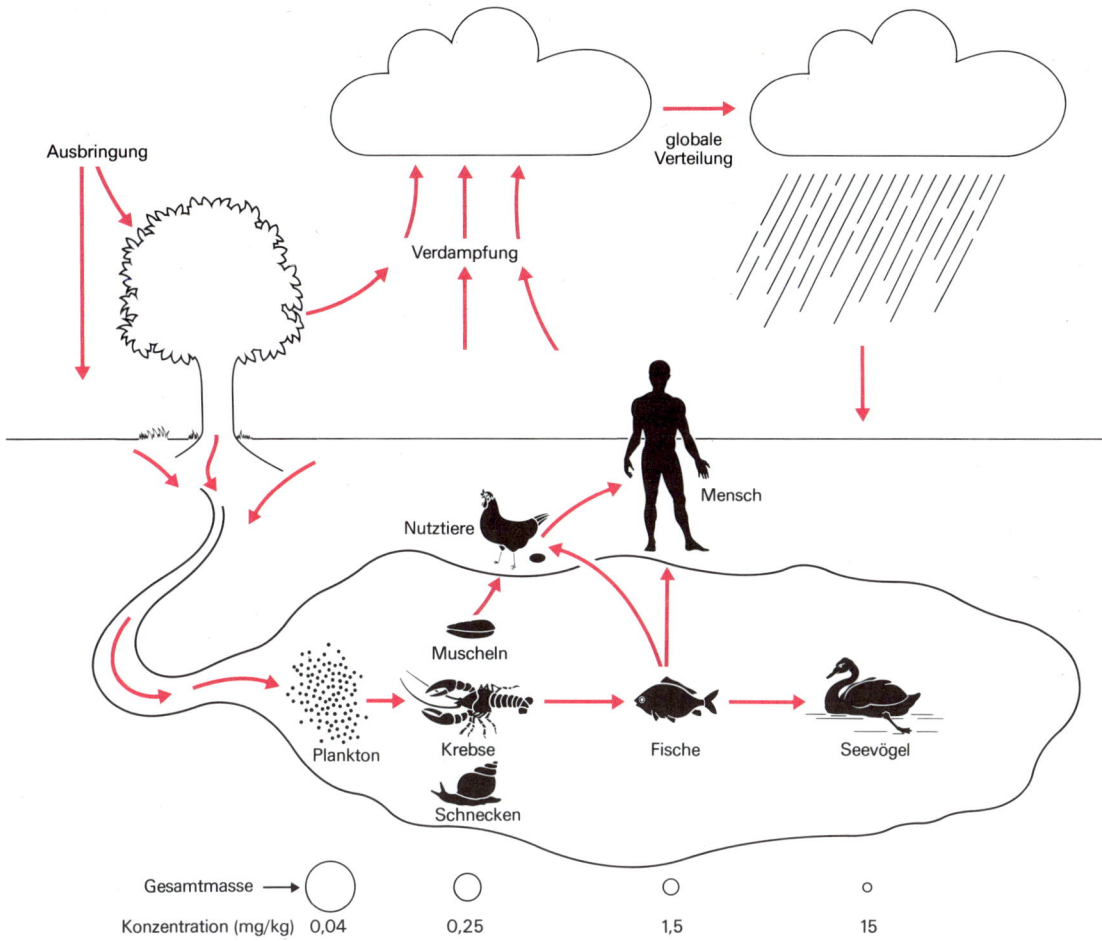

Abb. 44: Verbreitung von DDT in der Umwelt durch großflächige Anwendung in der Landwirtschaft. Einschleusung in Nahrungsketten. Der Vorgang der Anreicherung ist durch Zunahme der Konzentration bei Abnahme der Gesamtmasse gekennzeichnet.

brütet werden können. Schließlich gelangen mit Meeresfrüchten Insektizidmengen in den Menschen, z. T. auch indirekt über Schlachttiere (auch in Eiern und Milch), wenn deren Fütterung mit Fischresten und Garnelen o. ä. erfolgt. Im Fischtran ist die Konzentration besonders hoch.

DDT und Dieldrin sind heute global bereits recht gleichmäßig verteilt. Der Grund dafür ist in der (an sich geringen) Flüchtigkeit zu suchen: von Pflanzenoberflächen, aber auch aus dem Boden verdampfen sie, werden in der Atmosphäre verschleppt und durch Abregnen verteilt. Auch im Polar-Oberflächeneis findet man heute DDT. Zu den am stärksten verunreinigten Gewässern zählen die Ostsee und die kanadischen Festlandseen.

Die Geschwindigkeit für den globalen chemischen Abbau von DDT und anderen Chlorkohlenwasserstoffen ist noch nicht sicher bekannt; die Halbwertzeit liegt wahrscheinlich höher als 10 Jahre. Wegen dieser Unsicherheit ist der Gebrauch solcher Insektizide in einigen Ländern auf dem Gesetzesweg stark eingeschränkt worden. In der Bundesrepublik ist der DDT-Einsatz praktisch vollständig verboten. In Nahrungsmitteln darf der Rückstandsgehalt von DDT 1 mg/kg nicht übersteigen.

Für die Malariabekämpfung ist DDT jedoch noch unentbehrlich. Zwar gibt es Resistenzentwicklungen bei einigen Anopheles-Arten, meist durch Induktion des HCl-abspaltenden

Tab. 18: Malariamorbidität (Anzahl Krankheitsfälle) vor und nach Bekämpfung vor allem mit DDT.

Bulgarien	1946	144 631
	1969	10
Italien	1945	411 602
	1968	37
Rumänien	1948	338 198
	1969	4
Türkei	1950	1 188 969
	1969	2 173
Indien	1935	> 1 000 000[1]
	1969	286 962
Ceylon	1946	2 800 000
	1961	110
	1968/69 (4 Jahre ohne DDT)	2 500 000

[1] geschätzt.

Enzyms (s. S. 49); doch ist davon nur ein geringer Teil der Malariagebiete betroffen. DDT ist das billigste Insektizid, zugleich eines der best- und längstwirksamen. Sein Wert für die Malaria-Bekämpfung erhellt Tab. 18.

Organische Phosphorsäureester (Alkylphosphate)

Eigenschaften, Vergiftungsmöglichkeiten, Toxizität

Diese Stoffklasse unterscheidet sich von den chlorierten cyclischen Kohlenwasserstoffen in zweierlei Hinsicht: (1) die Stoffe sind biologisch abbaubar und werden weder außerhalb noch innerhalb der Organismen gespeichert. Dieser Vorteil wird erkauft durch (2) eine meist hohe akute Toxizität. Die Zahl der akuten Vergiftungen beim gewerblichen Umgang, in suizidaler oder homozidaler Absicht und z. B. beim Transport der Substanzen ist groß, die Todesrate hoch.

Es handelt sich um Ester oder Amide der Phosphorsäure, Phosphonsäure oder Phosphinsäure (Tab. 19). Die erste Verbindung, das Tetraethylpyrophosphat (TEPP), wurde bereits 1854 synthetisiert (De Clermont), ab 1934 erfolgte eine systematische Bearbeitung durch G. Schrader (Bayer, Elberfeld). Sie werden als Kontaktinsektizide und Systeminsektizide (Fraßgifte nach Aufnahme über die Wurzeln in alle Pflanzenteile) im Pflanzenschutz, zur Malariabekämpfung, als Fungizide, gegen Ekto- und Endoparasiten in der Veterinärmedizin eingesetzt. Einige hochtoxische und flüchtige Verbindungen wurden zu Kampfstoffen entwickelt. Die Zahl der synthetisierten und geprüften Verbindungen ist sehr groß, im praktischen Einsatz befinden sich z. Z. mehr als 50.

Die Giftigkeit ist sehr unterschiedlich (Tab. 19). Dies hängt im wesentlichen damit zusammen, daß einige Verbindungen von Warmblütern rasch, von Insekten aber nur langsam entgiftet werden können (s. S. 791). Auch können Speziesunterschiede in der Dimension des katalytischen Zentrums der Acetylcholinesterase im Spiele sein.

Pharmakokinetik

Alkylphosphate werden als stark lipophile Substanzen leicht resorbiert. Bei festen Verbindungen begünstigt die in Gebrauchspräparaten übliche Verwendung von Emulgatoren (Versprühen wäßriger Ansätze) die Resorption durch die Haut. Das weitere Schicksal im Organismus hängt von der Reaktionsfähigkeit mit esterspaltenden Enzymen ab. Ein Teil dieser Alkylphosphate tritt erst nach metabolischer Umwandlung in Wechselwirkung mit den Esterasen (indirekte Inhibitoren), so alle Thionoverbindungen: die Gruppe $P = S$ wird zu $P = O$ oxidiert (z. B. bei Parathion = E 605). Ausgesprochene Entgiftungsreaktionen sind Veränderungen der Polarität in den Alkylketten (z. B. s. Abb. 45).

Die entstandene polare Seitenkette vermindert die Toxizität entscheidend. Da nur Warmblüter die zur Ethanolabspaltung erforderlichen Esterasen besitzen, nicht aber Insekten, resultiert eine sehr geringe Warmblütertoxizität bei voller insektizider Wirkung. Wird aber – evtl. durch ein anderes Alkylphosphat – diese Warmblüteresterase gehemmt, so erlangt Malathion auch für Warmblüter eine hohe Toxizität; ein Beispiel für eine überadditive Kombinationswirkung. Andere Möglichkeiten metabolischer Umwandlungen: s. Abb. 46.

Häufig laufen Aktivierungs- und Inaktivierungsreaktionen am gleichen Molekül nebeneinander her, die Toxizität ist

Tab. 19: Einige wichtige organische Phosphorsäureester mit verschiedenen Anwendungsmöglichkeiten.

Formel	chem. Bezeichnung	Freiname (Anwendung)	LD_{50} (Ratte, oral)
	Diethylparanitrophenyl-thiophosphat (E 605)	Parathion (Insektizid)	10 mg/kg
	Diethylparanitrophenyl-phosphat	Paraoxon (Miotikum)	
	Dimethyl-2,5-dichlor-4-bromphenyl-thiophosphat	Bromophos (Insektizid)	4 mg/kg
	Diethyl-2-ethylthioethyl-thiophosphat	Demeton (Systeminsektizid, Akarizid)	10 mg/kg
	Dimethyl-2,2-dichlor-vinylphosphat	Dichlorvos, DDVP (Insektizid, z. B. Fliegenstreifen)	70 mg/kg
	Dimethyl-S-methyl-carbamoylmethyl-dithiophosphat	Dimethoat (Insektizid)	300 mg/kg

dann die Resultante aus den Geschwindigkeiten der beiden Vorgänge.

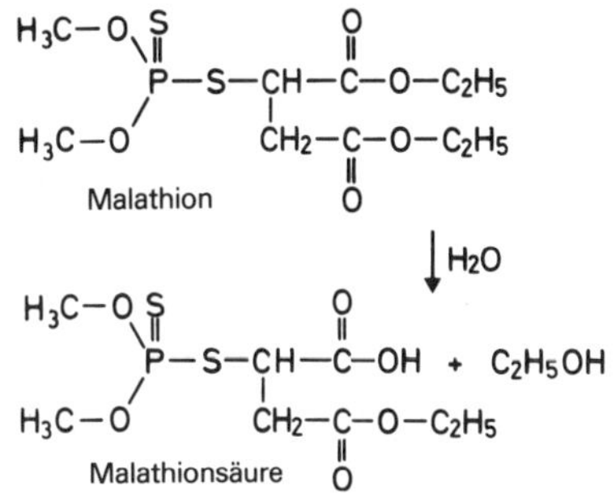

Abb. 45: Malathionentgiftung.

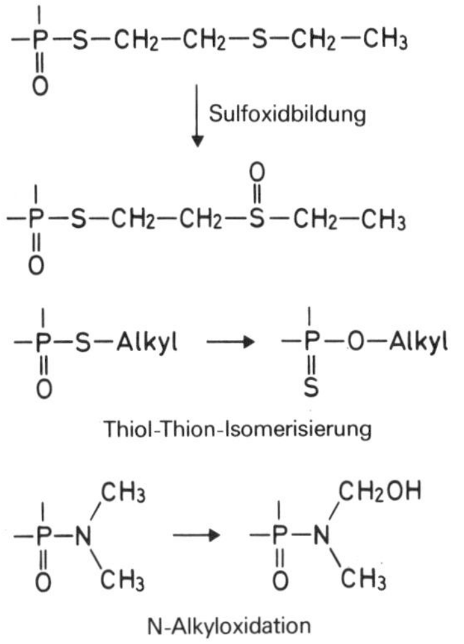

Abb. 46: Weitere Entgiftungsmechanismen von Alkylphosphaten.

Wirkungsmechanismus

Alkylphosphate lassen sich auf die folgende, alle Wirkungserfordernisse einschließende Grundstruktur zurückführen (Schrader-Formel; Abb. 47).

Die sog. acide Gruppe („leicht abspaltbares Acyl") ist die wichtigste Voraussetzung der Reaktionen mit Enzymen. Mit Nomenklatur und Bedeutung der Gruppen hat es folgende Bewandtnis:

Die P-O-Bindung ist infolge der Elektronenstruktur ihrer Partner polarisiert: $(\delta^+)P - O(\delta-)$. Die positiv geladene Gruppe sucht Partner mit Elektronendonatoreigenschaften: sie ist „elektrophil"; die negativ geladene sucht dagegen elektronenanziehende: „nukleophil". Für den elektrophilen Phosphorrest bieten sich in biologischen Systemen als nukleophile Reaktanten vor allem an: Wasser

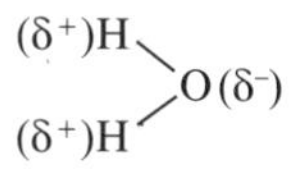

$$(\delta^+)H \diagdown O(\delta^-)$$
$$(\delta^+)H \diagup$$

und katalytische Zentren in Esterasen $(\delta-)$ E–H (δ^+). Esterasen, die über die funktionelle Hydroxylgruppe eines Serinrestes hydrolytische Spaltungen durchführen, sind besonders nukleophil. Die Reaktion eines Alkylphosphats mit einer Esterase (E) kann danach so formuliert werden:

$$(\delta^-)E-H(\delta^+) + (\delta^+)P-X(\delta^-) \rightarrow E-P + X-H$$

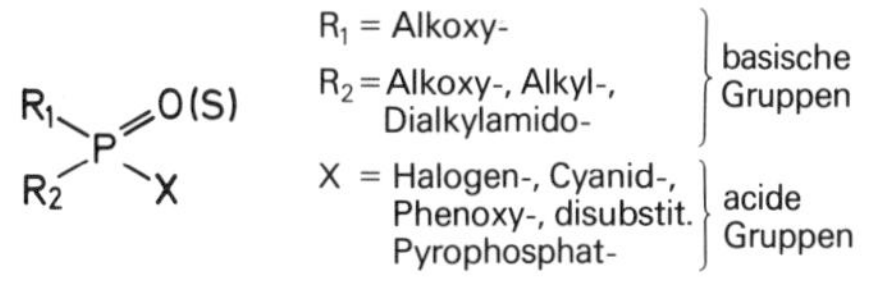

Abb. 47: Schrader-Formel.

Alkylphosphate sind starke Inhibitoren der Acetylcholinesterase. Die Vergiftungssymptome erklären sich daher aus der übermäßigen Anhäufung von natürlich freigesetztem Acetylcholin an Cholinozeptoren. Wegen der besonderen Bedeutung, die der im wesentlichen aufgeklärte Mechanismus der Enzymhemmung für das Verständnis der Alkylphosphatvergiftung sowie der Möglichkeiten von deren Behandlung, darüber hinaus aber für die Entwicklung der modernen Rezeptorentheorie besitzt, sei der Ablauf anhand eines Schemas im einzelnen erläutert (Abb. 48 u. 49):

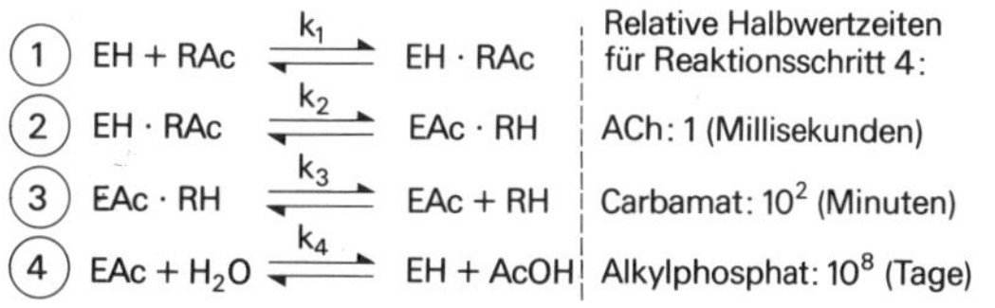

Abb. 48: Reaktionsschritte bei der Spaltung von Estern durch Esterasen, z. B. Acetylcholinesterase.
(vgl. hierzu auch Abb. 49). Die Schritte ①, ② und ③ erfolgen bei den Substraten Acetylcholin (ACh), Carbamat und Alkylphosphat gleichartig und mit vergleichbaren Geschwindigkeiten. Schritt ④ verläuft hingegen mit weit differierenden Geschwindigkeiten: Bei ACh rasche Wiederherstellung der ursprünglichen Enzymstruktur nach dem Spaltungsprozeß; bei Carbamatvergiftung langsame, aber vollständige Wiederherstellung: reversible Hemmung; bei Alkylphosphatvergiftung unvollständige, sehr langsame Abspaltung des Phosphorylrestes („irreversible" Hemmung), so daß der Großteil des Enzyms durch Neusynthese ersetzt werden muß. – EH = freies Enzym. – RAc = Ester aus Säure (Ac) und Alkohol (R).

Die enzymatisch katalysierte Spaltung von Acetylcholin vollzieht sich folgendermaßen: ACh wird mit seiner quartären Gruppe an GLU(ASP) angelagert (1). Der Imidazol-N des HIS 1 übernimmt in einem gleitenden Prozeß den Wasserstoff vom Serin, dessen dadurch aktivierter Sauerstoff die Acetylgruppe des ACh nukleophil angreift (2), wobei der Acetylrest eine Esterbindung mit dem Serin-OH eingeht. Nunmehr kann Cholin (Ch) freigesetzt werden (3). In einem letzten Schritt (4) aktiviert der Imidazol-N von HIS 2 ein Wassermolekül für dessen nukleophilen Angriff an der Acetyl-Seryl-Esterbindung, die dadurch hydrolytisch gespalten wird. Dabei wird Acetat (A) freigesetzt, der Ausgangszustand des Enzyms ist wieder hergestellt. Der letzte Schritt setzt eine räumliche Neuordnung des katalytischen Zentrums voraus: HIS 1 muß sich entfernen, HIS 2 nähern; für diesen Wandel gibt es plausible Befunde aus Röntgengitterspektren von verwandten Enzymen.

Dieser Schritt (4) kann bei der Reaktion von Esterasen mit Alkylphosphaten nicht ablaufen, da die Elektrophilie des Phosphors für einen Angriff des Wassers nicht ausreicht. Es resultiert so ein phosphoryliertes Enzym, die Hemmung ist „irreversibel". Damit kann das permanent aus den physiologischen Speichern freigesetzte Acetylcholin nicht mehr gespalten werden, es reichert sich an und erzeugt die Symptome einer „inneren Acetylcholinvergiftung".

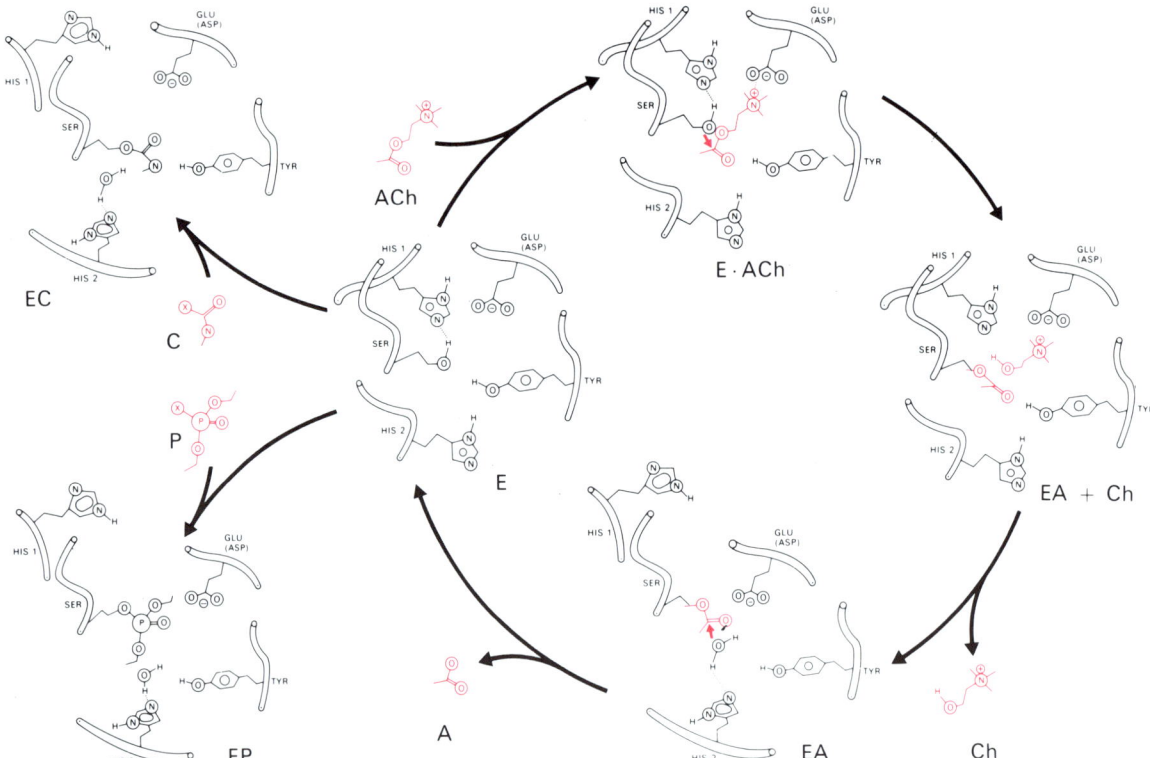

Abb. 49: Schema der Funktion der Acetylcholinesterase bei der Spaltung von Acetylcholin, Alkylphosphaten und Carbamaten. Funktionelle Gruppen von angedeuteten Proteinkettenfragmenten in der Anordnung nach Krupka (1966). Nukleophile Angriffe an Substrat und Seryl-Acyl-Gruppierung durch rote Pfeile gekennzeichnet. EH = freies Enzym, A = Acetyl-, Ch = Cholinrest, P = Alkylphosphat, C = Carbamat. Weitere Erklärungen im Text.

Vergiftungssymptome

Sie gliedern sich – entsprechend den Grundwirkungstypen des ACh (s. S. 126 ff.) – in muskarinartige (Angriff an parasympathischen Nervenendigungen) und nikotinartige Wirkungen (vegetative Ganglien und neuromuskuläre Endplatte). Tab. 20 bringt eine systematische Aufstellung. Der Verlauf ist bei Einnahme des Giftes meist fulminant, bei dermaler Resorption oft einschleichend. Die muskarinartigen Symptome überwiegen, sind aber seltener die Ursache des Todes. Er kann u. U. bereits in wenigen Minuten eintreten. Bei akuter Vergiftung ist ein Abfall der Acetylcholinesterase (AChE)-Aktivität auf 20% des Normalwertes kritisch, entscheidend ist jedoch nicht die Esteraseaktivität im Blut, sondern im ZNS: Alkylphosphate dringen leicht ins ZNS ein. Die Cholinesterase-Aktivität kann in der Praxis mit einfachen Testpapieren gemessen werden[1], doch sind sie, da auch die unspezifische Cholinesterase (Pseudocholinesterase) mitbestimmt wird und manche Alkylphosphate die unspezifische stärker als die spezifische Acetylcholinesterase hemmen, nicht absolut verläßlich.

Therapie

a) Unspezifisch durch Bindung an **Aktivkohle** (sehr wirksam!) ggf. in Verbindung mit Magenspülung.
b) Hemmung der m-Cholinozeptoren durch **Atropin in hohen Dosen.** Da es sich um einen kompetitiven Antagonismus gegenüber ACh handelt, richtet sich die Dosis nach der Schwere der Vergiftung. Es wird nach Wirkung dosiert, indem alle

[1] z. B. Acholest®, Merckotest®.

Tab. 20: Symptome bei Alkylphosphatvergiftungen als Ausdruck überhöhter Acetylcholinkonzentrationen durch Hemmung der Acetylcholinesterase.

An parasympathischen Nervenendigungen:

muskarinartige Wirkungen

  Tränen- und Speichelfluß
  erhöhte Bronchialsekretion (Lungenödem)
  Bronchospasmus (Dyspnoe)

  erhöhte Magen- u. Darmdrüsensekretion ⎫ Koliken
  erhöhte Peristaltik u. Spasmus   ⎬ Durchfälle
                                         ⎭ Erbrechen

  Miosis, Akkommodationsstarre (Sehstörungen)
  Bradykardie   ⎫ Blutdrucksenkung
  Gefäßtonusminderung   ⎭
  Schweißdrüsenstimulierung

An vegetativen Ganglien und an der motorischen Endplatte:

nikotinartige Wirkungen

  Muskelsteife, besonders in Nacken und Gesicht
  Tremor, Muskelzuckungen, tonisch-klonische
    Krämpfe
  Sprachstörungen
  Paraesthesien
  psychische Veränderungen, Verwirrtheit,
    Bewußtseinsstörungen
  Atemlähmung (zentral und/oder peripher)

10 min 2–5 mg Atropinsulfat i. v. gegeben werden bis zur erkennbaren Normalisierung vegetativer Funktionen, z. B. der Salivation. Die Pupillenweite ist nicht selten ein trügerisches Maß für die Atropinwirkung, z. B. wenn der Giftstoff beim Versprühen lokal auf das Auge eingewirkt hat, oder wenn in stärkster Acidose präfinale Mydriasis eintritt. Es können Gesamtdosen von Atropin bis zu mehreren 100 mg erforderlich werden. Diese Therapie, die wegen der langdauernden AChE-Hemmung lange fortgesetzt werden muß, ist spezifisch, aber im Hinblick auf den biochemischen Wirkungsmechanismus nicht kausal. Man hat daher nach Möglichkeiten der chemischen Enzymreaktivierung gesucht:

c) **Oximtherapie.** An sich löst sich die Bindung des Dialkylphosphorylrestes vom Serin der AChE auch z. T. spontan oder enzymatisch. Doch verläuft dieser Vorgang sehr langsam (Tage bis Wochen) und unvollständig. Bestimmte Oxime sind in der Lage, durch starken nukleophilen Angriff die Dialkylphosphoryl-Seryl-Bindung zu lösen und das Enzym zu dephosphorylieren. Die Reaktion ist in Abb. 50 formuliert. Da sie auch rückläufig verlaufen kann, ist es notwendig, daß das entstehende phosphorylierte Oxim weiterreagiert: es zerfällt durch sog. β-Eliminierung in das Nitril und die Dialkylphosphorsäure, die ihrerseits nicht mehr mit Enzym reagieren kann, da ihr nunmehr der leicht abspaltbare Acylrest fehlt.

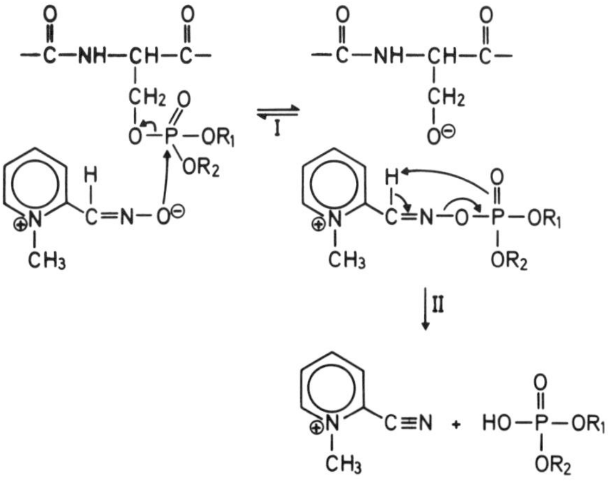

Abb. 50: Dephosphorylierung eines phosphorylierten Enzyms durch nukleophilen Angriff von Pyridin-(2)-Aldoximmethyliodid (Schritt I). Zerfall des Phosphoryloxims zum Nitril und zur Dialkylphosphorsäure (II), die das Enzym nicht wieder phosphorylieren kann.

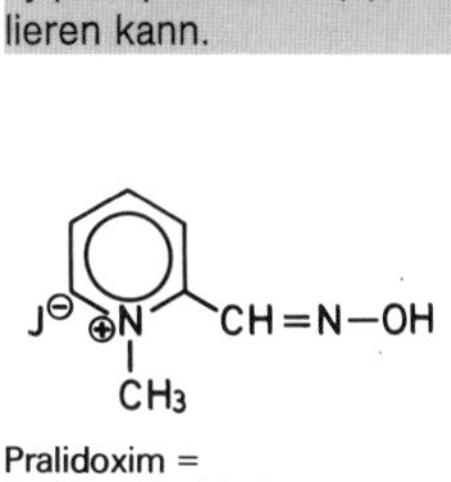

Pralidoxim =
Pyridin-(2)-aldoxim-
methyljodid (2-PAM)

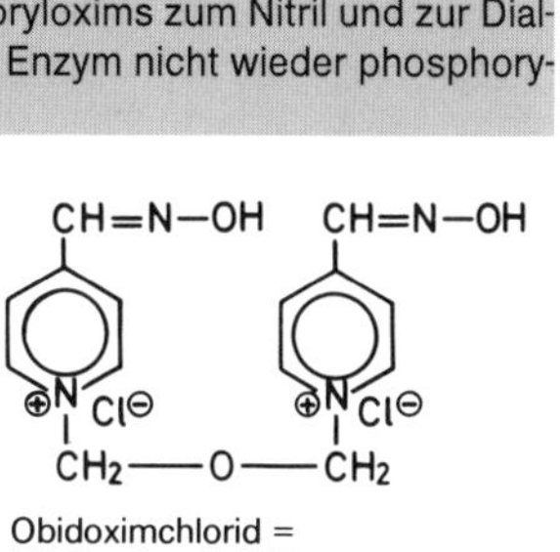

Obidoximchlorid =
1,1′-Oxydimethyl-bis-
(4-hydroxy-iminomethylpyridinium-
chlorid) (Toxogonin®)

Abb. 51: Cholinesterasereaktivatoren zur Therapie von Alkylphosphatvergiftungen.

Oxime sind nur bei einigen Alkylphosphatvergiftungen wirksam, z. B. Parathion. Entscheidend für den Erfolg ist auch der Zeitpunkt des Einsatzes, denn im Laufe der Zeit findet an der phosphorylierten Esterase eine enzymatische Abspaltung eines Alkylrestes vom Phosphatrest statt („Alterung"). Die

Voraussetzungen für den nukleophilen Angriff des Oxims sind dann nicht mehr gegeben. Die Therapie – stets kombiniert mit Atropin! – wird so durchgeführt: 250 mg Obidoxim[1] (besser wirksam als Pralidoxim; Abb. 51) i. v., evtl. i. m.; wenn Erfolg nicht sichtbar, nach 10–20 min 1 × wiederholen. Frühzeitiger Einsatz ist Voraussetzung für wirksame Reaktivierung.

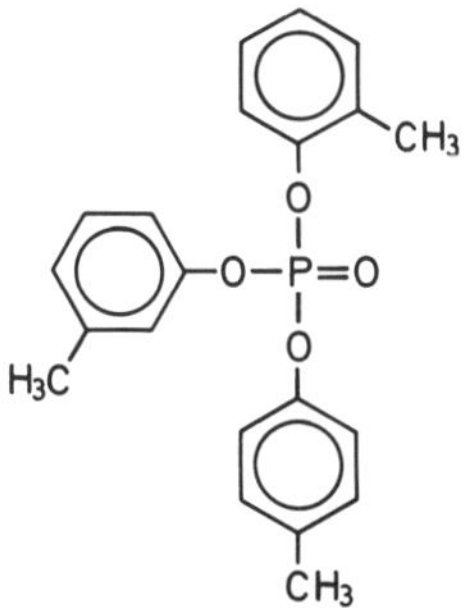

o-m-p-Trikresylphosphat
(10 Isomere möglich)

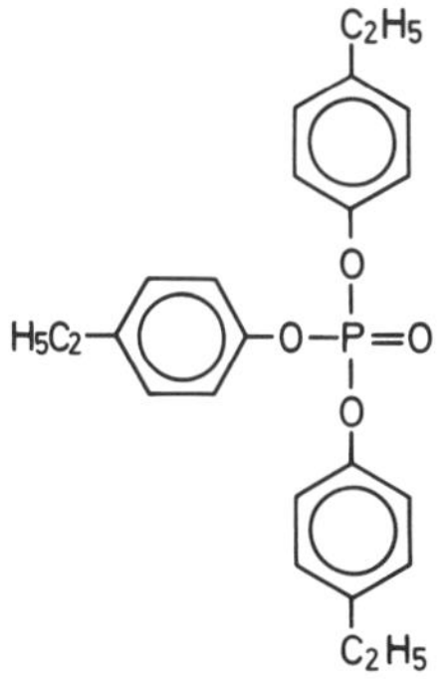

Tri-(p-ethylphenyl-) phosphat

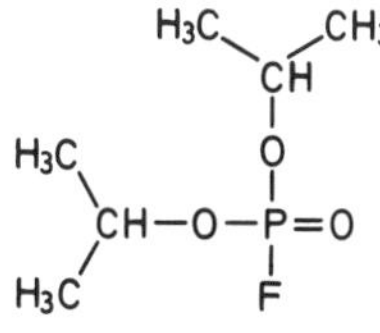

Diisopropyl-fluorophosphat
(DFP. Fluostigmin)

Abb. 52: Phosphorsäureester mit verzögert auftretender neurotoxischer Wirkung.

Triarylphosphat-Lähmung

Ester der Orthophosphorsäure mit alkylsubstituierten Phenolen, z. B. Trikresylphosphate mit einem oder mehreren o-Kresylresten (Abb. 52), aber auch bestimmte Alkylphosphate wie DFP erzeugen beim Menschen und einigen Versuchstierarten ein von der akuten Alkylphosphatvergiftung völlig verschiedenes Krankheitsbild: 7–20 Tage nach der Aufnahme, die selbst meist ohne akute Symptome bleiben, stellen sich motorische Lähmungen ein, zunächst an Füßen, Unter- und Oberschenkeln, dann an Händen und Armen, selten an Hirnnerven, nie ausgeprägt am Stamm. Sensible Nerven sind weniger betroffen. Nach wochen- bis monatelangem Voranschreiten der Lähmung wird der Zustand stationär, später wechseln die zunächst schlaffen Lähmungen in ein spastisches Bild über. Die Vergiftung ist nicht tödlich. Das morphologische Substrat besteht in einer Demyelinisierung peripherer und zentraler Leitungsbahnen, die dem Vitamin-B$_1$-Mangel sehr ähnlich ist. Die zugrundeliegende biochemische Läsion ist nicht sicher bekannt, man nimmt die irreversible Hemmung einer unspezifischen Carboxylesterase im ZNS an, deren physiologische Funktion noch offen ist. Cholinesterasehemmung ist nicht ursächlich beteiligt. Die Triarylphosphate müssen erst im oxidativen Stoffwechsel zu Esterasehemmern aktiviert werden; bei Trikresylphosphat ist dieser Mechanismus aufgeklärt (Abb. 53).

Trikresylphosphate wurden und werden z. T. noch verwendet als Weichmacher in Kunststoffen, als Schmiermittelzusätze von Motorölen, als Hydraulikflüssigkeiten, Lackzusätze, Benzinzusätze u. a. m. Es ereigneten sich zahlreiche Gruppen- und Massenvergiftungen, z. B. durch Weichmacher in PVC („Igelit"), mißbräuchliche Verwendung in Speisen von „Tor-

_____
[1] Toxogonin®.

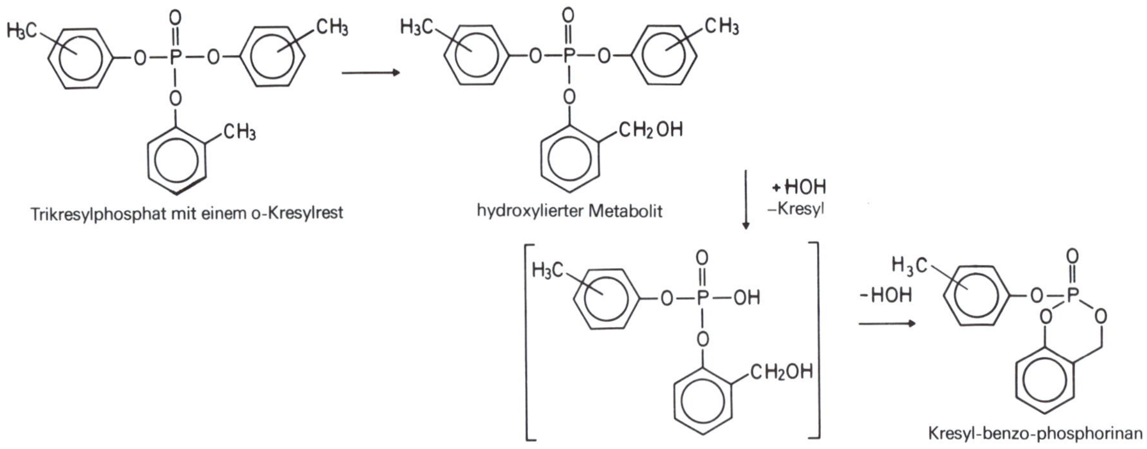

Trikresylphosphat mit einem o-Kresylrest   hydroxylierter Metabolit

+HOH
–Kresyl

–HOH

Kresyl-benzo-phosphorinan

Abb. 53: Aktivierung eines Trikresylphosphats im oxidativen Stoffwechsel zu einem hochreaktiven Esterasehemmstoff. Nach Hydroxylierung der Methylgruppe eines o-Kresylrestes und hydrolytischer Abspaltung eines anderen Kresylrestes kommt es durch innere Umesterung der (nicht identifizierten, daher in [] gesetzten) Zwischenstufe zum Ringschluß; das Phosphorinanderivat phosphoryliert zahlreiche Esterasen.

pedoöl", Düsenflugzeug-Schmiermittel (Marokko 1960 mit 10 000 Vergiftungen), Maschinengewehröl (Schweiz 1940). Die größte epidemische Vergiftung wurde 1929/30 in USA verzeichnet, als während der Prohibition Ingwerschnaps mit Trikresylphosphat verfälscht wurde („ginger paralysis", 20 000 Opfer).

Carbaminsäureester (Carbamate)

Ester der Carbaminsäure $H_2N - C{<}^{O}_{OR}$, bei denen ein oder zwei Wasserstoffe am Aminostickstoff durch Alkyl substituiert sind, hemmen Acetylcholinesterase (AChE) stark. Dabei wird die Esterbindung von AChE aufgespalten. Der Reaktionsmechanismus läuft grundsätzlich gleich ab wie bei der Acetylcholinspaltung (Abb. 48 und 49). Im letzten Schritt (4) erfolgt die Abspaltung des Acylrestes vom Seryl-Rest des katalytischen Zentrums im Vergleich zur Acetylcholinspaltung sehr langsam, im Vergleich zur Alkylphosphatvergiftung jedoch schneller, d. h. innerhalb von Minuten, und vor allem vollständig. Daher ist die Hemmung durch Carbamate, was die Funktion des Enzyms anbelangt, voll reversibel.

Die Vergiftungssymptome sind grundsätzlich die gleichen wie bei Alkylphosphatvergiftung, nur schwinden sie viel rascher, Todesfälle sind selten. Der Unterschied im Zeitverlauf der Enzymhemmung bei Alkylphosphaten und Carbamaten ist in Abb. 54 schematisch verdeutlicht.

Zur Therapie der Carbamat-Vergiftung werden hohe Atropindosen verabfolgt (s. S. 132). Wegen der (vergleichsweise raschen) Reversibilität der Hemmung sind Oxime nicht indiziert; ihre reaktivierende Potenz ist bei Carbamaten im Vergleich zu Organophosphaten gering.

Einige als Insektizide verwendete Carbamate bringt Tab. 21. Die als Medikamente eingesetzten Verbindungen Physostigmin, Pyridostigmin u. a. wirken praktisch gleich (vgl. S. 143).

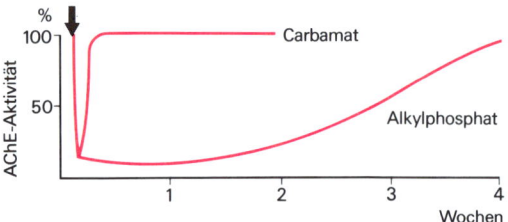

Abb. 54: Unterschiedlich lange Depression der Acetylcholinesterase-Aktivität im Blut bei Vergiftung durch Alkylphosphate und Carbamate (schematisch). Nach reversiblen Hemmstoffen (Carbamate) ist die Ausgangsaktivität in wenigen Stunden zurückgekehrt, nach irreversiblen Blockern (Alkylphosphate) muß die esteratische Aktivität größtenteils durch Neusynthese (Erythrozyten-Mauserung) wiederhergestellt werden.

Tab. 21: Insektizide Carbaminsäureester.

Formel	chem. Bezeichnung	Freiname	LD$_{50}$ Ratte
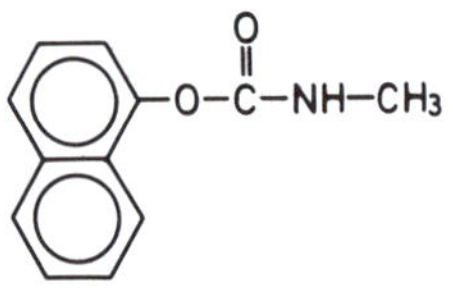	1-Naphthyl-N-methyl-carbamat	Carbaryl	700 mg/kg
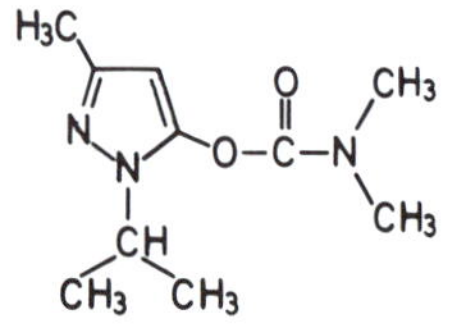	1-Isopropyl-3-methyl-5-pyrazolyl-N,N-dimethylcarbamat	Isolan	20 mg/kg

Herbizide

Chlorierte Phenoxycarbonsäuren

Unter den Unkrautbekämpfungsmitteln haben chlorierte Arylalkylcarbonsäuren z. Z. die größte Bedeutung. Hauptvertreter sind **2,4-D** und **2,4,5-T** (Abb. 55a). In Pflanzen wirken sie systemisch als Hemmstoffe für das Wachstumshormon Auxin (Indolyl-3-essigsäure). Breitblättrige Pflanzen sind besonders empfindlich, Entlaubungen großer Baumbestände zur Schädlingsbekämpfung und zu kriegerischen Zwecken sind durchgeführt worden.

Obwohl die Toxizität an der Ratte gering ist (2,4-D: 400 bis 600 mg/kg oral), haben sich Vergiftungen durch akzidentelle oder suizidale Einnahme hoher Dosen des Stoffes ereignet; einmal waren 6,5 g beim Erwachsenen tödlich. Das Erscheinungsbild wird von Starre der Stamm- und Extremitätenmuskulatur beherrscht, als Mechanismus dieser Wirkung ist Glykolysehemmung (wie bei Monochloressigsäure) diskutiert worden. Eine spezifische Therapie ist nicht bekannt. Bei der Herstellung von 2,4,5-T entsteht als Verunreinigung das **2,3,7,8-Tetrachlordibenzo-p-dioxin** (TCDD, „Dioxin", Abb. 56b). Es gehört zu den toxischsten organischen Verbindungen; die LD 50 am Meerschweinchen beträgt nur 0,5 µg/kg! Auch bei der technischen Darstellung von Polychlorphenolen ist es aufgetreten und hat zu schwersten Vergiftungen, teils tödlich, geführt. Drei Wirkungen sind bekannt: (1) akute Leberdystrophie (Ikterus, Leberkoma); (2) Chlorakne: hartnäckige Entzündungen der Talgdrüsen an exponierten Hautpartien (Berufskrankheit); (3) das Dioxin erweist sich im Tierversuch schon in außerordentlich geringen Dosen als teratogen (Grenzdosis an Mäusen: 0,03 mg/kg KG). Seit kurzem ist daher der zulässige Gehalt an Dioxin in 2,4,5-T auf ein Minimum gesenkt worden (0,05 mg/kg).

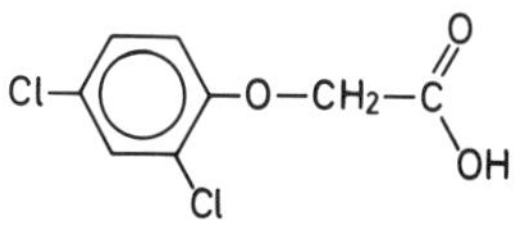

2,4-Dichlorphenoxyessigsäure
(2,4-D)

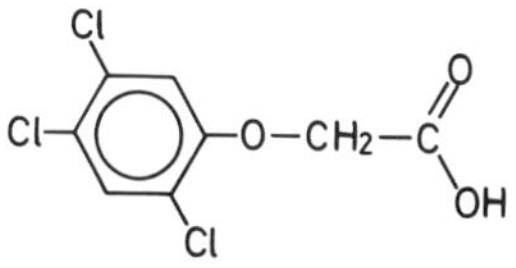

2,4,5-Trichlorphenoxyessigsäure
(2,4,5-T)

Abb. 55 a: Herbizide chlorierte Phenoxycarbonsäuren.

Bei der Fabrikation von 2,4,5-T und von Chlorphenolen ist es gelegentlich zur überschießenden Bildung des Dioxins gekommen; bei Ausbruch in die Umgebung ist es außerordentlich resistent. Das TCDD gehört zu den stärksten Induktoren mischfunktioneller Oxygenasen und wirkt als Promotor bei der Krebsentstehung (vgl. S. 733).

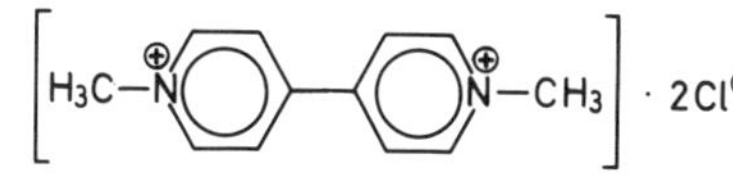

Paraquat (1,1'-Dimethyl-4,4'-bispyridinium-dichlorid)[1]
LD_{50} (Ratte oral): 150 mg/kg

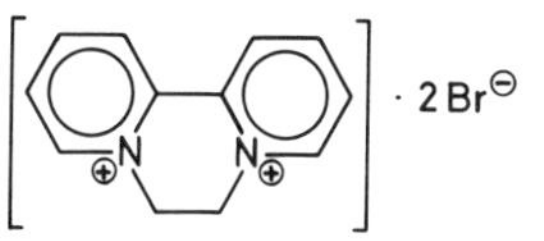

Diquat (1,1'-Ethylen-2,2'-bispyridinium-dibromid)[2]
LD_{50} (Ratte oral): 400 mg/kg

[1] Gramoxon®; [2] Reglone®.

Abb. 55 b: Die Herbizide Paraquat und Diquat.

Bispyridinium-Verbindungen

Die Hauptvertreter Paraquat und Diquat (Abb. 55b) sind sehr wirksame Kontaktherbizide. Sie haben außerordentliche wirtschaftliche Bedeutung bei der Sicherung der Ernährung erlangt, da sie u. U. die mechanische Bodenbearbeitung zur Unkrautbekämpfung überflüssig machen. Die phytotoxische Wirkung besteht in einer Photosynthesehemmung, indem die stark basischen Verbindungen im biologischen Milieu radikalische Zwischenstufen bilden, die die NADP-Reduktion verhindern: die Energieübertragung ist blockiert.

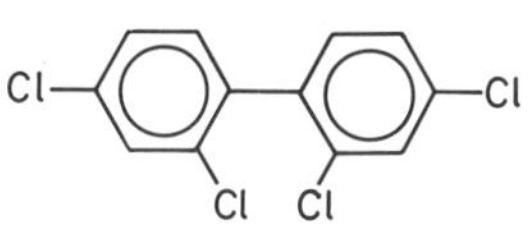

2,4,2',4'-Tetrachlordiphenyl

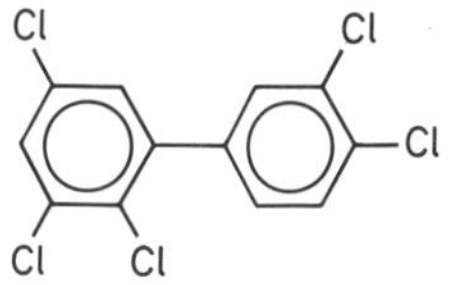

2,3,5,3',4'-Pentachlordiphenyl

Abb. 56a: Strukturen eines symmetrischen und eines asymmetrischen polychlorierten Biphenyls (PCB). Technische Gemische wechselnder Chlorierungsgrade finden vielfältige Anwendung. Wegen der starken Persistenz in der Umwelt und der Einschleusung in Nahrungsketten ist die Verwendung stark eingeschränkt worden.

Durch Paraquat haben sich in wenigen Jahren zahlreiche, teils tödliche Vergiftungen ereignet, einmal bei der landwirtschaftlichen Anwendung, zum anderen bei Suizidversuchen. Bei Kontakt mit flüssigen Bereitungen, auch in verdünnter Form, entstehen nach charakteristischer Latenzzeit bis zu mehreren Stunden zunächst schmerzfreie Blasen und Ulcerationen. Auf der Hornhaut des Auges können ebenfalls tief ausgebildete Ulcera entstehen, die erst spät, evtl. unter narbigen Defekten heilen. Nach oraler Aufnahme erfolgt ebenso in der Regel eine mehrstündige, im Extrem bis 2tägige symptomarme Latenzperiode, ehe Gastritis mit Ulcusbildung und Enteritis eine schwere Krankheitsphase einleiten. Sehr bald folgen toxische Nephritis und evtl. Leberschäden. Nach ca. 10 Tagen manifestiert sich eine progrediente Lungenerkrankung: Bronchiolitis obliterans, die durch fibröse Verle-

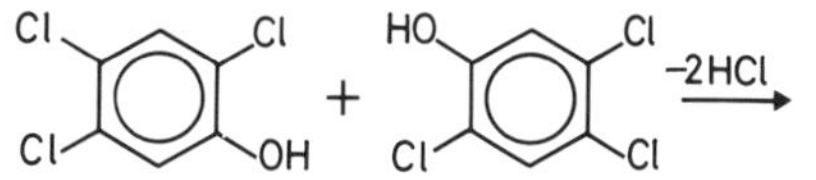

2,4,5-Trichlorphenol

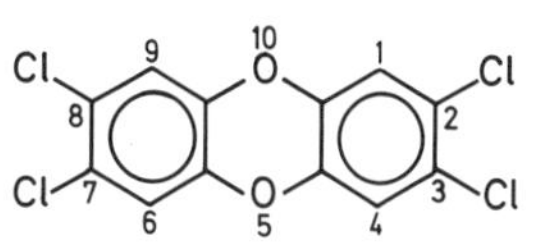

2,3,7,8-Tetrachlordibenzo-dioxin (TCDD)

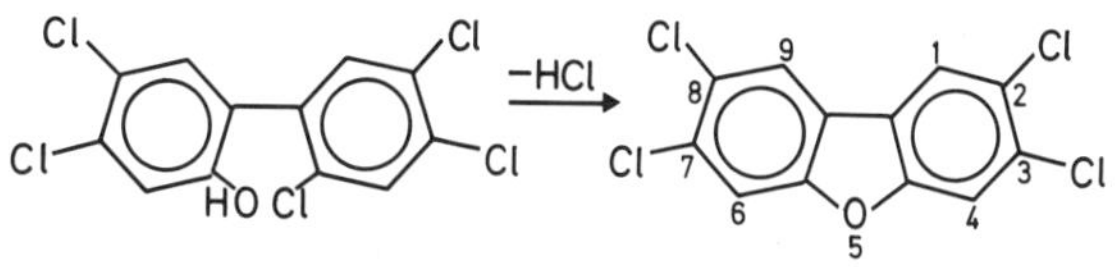

2-Hydroxy-4,5,2',4',5'-pentachlordiphenyl

2,3,7,8-Tetrachlordibenzo-furan (TCDF)

Abb. 56 b: Bildung von Dioxinen (TCDD) und Dibenzofuranen (TCDF) aus industriellen Vorstufen.

gung der Terminalbronchioli und Alveolen zu Dyspnoe und Tod durch Ersticken führen kann.

Die Wirksamkeit therapeutischer Maßnahmen ist begrenzt. Es gibt weder für Paraquat noch für Diquat ein spezifisches Antidot. Man bemüht sich um rasche Elimination der Stoffe. Der Hauptanteil der aufgenommenen Menge wird unverändert im Kot ausgeschieden. Nach wiederholten Magenspülungen ist kontinuierliches Abführen über mehrere Tage bei gleichzeitiger Gabe von Adsorbentien (Bentonit[1]) erforderlich. Da resorbiertes Paraquat oder Diquat rasch über die Nieren ausgeschieden wird, ist zur Förderung der Elimination forcierte Diurese über mehrere Tage angezeigt. Mit Hämoperfusion – unter Verwendung von Kohlefiltern – ist das Abfangen der Gifte aus dem Blut möglich. Hämodialyse fördert nur wenig Bispyridinium-Verbindungen, sie ist daher nur bei Nierenversagen angezeigt. Gegen die Fibrosierungsprozesse in der Lunge werden Glucocorticoide und Immunosuppressiva in hohen Dosen mit wechselndem Erfolg eingesetzt.

Polychlorierte aromatische Kohlenwasserstoffe, Dibenzodioxine und Dibenzofurane

Bei der Fabrikation von 2,4,5-T und von Chlorphenolen können sich **Dioxine** bilden. Unter einer Vielzahl homologer und analoger Vertreter (vgl. Tab. 22) ist wegen des symmetrischen Molekülbaus auch das chemisch sehr stabile, kaum abbaubare 2,3,7,8-Tetrachlordibenzodioxin, TCDD. Es hat sich bei fehlgesteuerten Reaktionen oft in größeren Mengen gebildet und zu Gruppen- und Massenvergiftungen der Betriebsangehörigen oder der Anwohner (Seveso 1976) geführt. Auch bei Verbrennungsprozessen (Holz, Müll etc.) können TCDD oder analoge Dibenzodioxine und Dibenzofurane mit höherem oder niedrigerem Chlorierungsgrad gebildet werden (Tab. 23). Wegen der hohen Beständigkeit reichern sie sich in Nahrungsketten an, in Frauen- und Muttermilch wurden Konzentrationen gemessen, die zum Anraten von Beschränkungen des Stillens auf $1/2$ Jahr führten (DFG 1985). Ähnlich in Struktur und Wirkung, wenn auch durchaus schwächer, sind polychlorierte Diphenyle (PCBs) (Abb. 56b).

Polybromierte Diphenyle (PBBs) werden als Feuerschutzmittel verwendet. Verwechslung dieser pulverförmigen Substanz mit Viehfutterzusätzen führte in den 70er Jahren in Michigan, USA, zu schweren Gesundheitsschäden für Vieh, Mensch und Landwirtschaft. Die Halbwertszeit von TCDD im Menschen wird auf 5–10 Jahre geschätzt.

Die Stoffe dieser Klasse sind durch folgende Wirkungen, die zum Teil extrem stark ausgeprägt sind, gekennzeichnet:

1) Chlorakne. Nach lokaler Einwirkung bilden sich akneiforme Pusteln auf der Haut, die zu starken Mutilierungen führen können. Sie sind sehr hartnäckig und persistieren u. U. lebenslang.

2) Als Ausdruck einer Leberschädigung vermehrte Bildung, Ausscheidung und Ablagerung pathologischer Porphyrine.

---

[1] Kostenlos über Deutsche ICI, 6000 Frankfurt 71, Lyoner Str. 36.

3) Rezeptorvermittelte Induktion Fremdstoff-metabolisierender Enzyme. TCDD ist der stärkste, bisher bekannte Induktor von P450 (vgl. S. 51).

4) Im Tierversuch sind TCDD und einige andere Stoffe der Gruppe teratogen. Eine teratogene Wirkung beim Menschen ist oft vermutet, aber nicht bewiesen worden.

5) TCDD ist im Tierversuch die stärkste, bisher bekannt gewordene krebserzeugende Verbindung. Zur Zeit nimmt man an, daß es sich um eine Promoterwirkung (s. S. 733) handelt, weshalb die Ableitung unbedenklicher Grenzwerte versucht wird; eine überzeugende wissenschaftliche Grundlage dafür steht ebenso aus wie der Nachweis erhöhter Krebsrisiken der am Arbeitsplatz TCDD-exponierten Personen.

Tab. 22: Konzentrationen polychlorierter Dibenzodioxine (CDD) und Dibenzofurane (CDF) in der Abluft einer städt. Müllverbrennungsanlage, 1985, in ng/m³ (Hagemaier, H. et al., VDI-Schrift Dioxine, 1986).

Parameter	Minimum	Mittel	Maximum
2,3,7,8-TetraCDD	0,2	0,6	4,8
1,2,3,7,8-PentaCDD	0,9	6,1	53,5
1,2,3,4,7,8-HexaCDD	0,7	4,2	29,1
1,2,3,6,7,8-HexaCDD	1,3	6,7	43,5
1,2,3,7,8,9-HexaCDD	0,9	4,8	27,6
1,2,3,4,6,7,8-HeptaCDD	5,5	31,4	201,2
2,3,7,8-TetraCDF	0,8	9,9	121,3
1,2,3,7,8-PentaCDF (+ 1,2,3,4,8-PentaCDF)	4,2	25,2	257,5
2,3,4,7,8-PentaCDF	3,4	30,3	310,2
1,2,3,4,7,8-HexaCDF (+ 1,2,3,4,7,9-HexaCDF)	2,4	19,7	158,7
1,2,3,6,7,8-HexaCDF	2,4	20,0	162,7
1,2,3,7,8,9-HexaCDF	0,1	1,0	7,3
2,3,4,6,7,8-HexaCDF	1,6	14,6	123,9
1,2,3,4,6,7,8-HeptaCDF	4,2	47,7	355,5
1,2,3,4,7,8,9-HeptaCDF	0,3	3,7	24,8

Tab. 23: Konzentrationen einiger polychlorierter Dioxine in verschiedenen Abbrandprodukten (in pg/g des Niederschlags).

Material	2,3,7,8-TCDD	Ges.-TCDD	Hepta-CDD	Octa-CDD
Dieselmotor (Lkw)	3	23	100	260
Ottomotor (Pkw)	< 1–4	< 1–8	3–10	20–70
Kamin	< 1–100	< 1–400	700–1 600	900–2 500
Zigarettenrauch	< 1	< 1	< 1	30

Alkohole

Struktur-Wirkungs-Beziehungen aliphatischer Alkohole

Alle aliphatischen Alkohole entfalten narkotische Wirkungen. Deren Stärke nimmt mit der Kohlenstoffzahl und der damit verbundenen Lipoidlöslichkeit zu (vgl. Tab. 24). Parallel dazu verhalten sich andere biologische Wirkungen wie Hämolyseaktivität, die direkt der Oberflächenspannung korreliert ist, keimtötende Wirkung und Letalität bei akuter Vergiftung.

Im Hinblick auf ihre toxischen Wirkungen unterscheiden sich die Vertreter der homologen Reihe primärer Alkanole jedoch von Fall zu Fall grundsätzlich. Bei Ethanol wird die akut-toxische und tödliche Wirkung vom Stoff selbst getragen. Bei den beiden benachbarten Gliedern der Reihe sind jedoch die Metaboliten stärker toxisch als die Muttersubstanzen, bzw. sie akkumulieren wegen zu langsamer Ausscheidung oder Entgiftung: bei Methanolvergiftung akkumuliert die gebildete Ameisensäure, bei Isopropylalkohol das gebildete Aceton; bei den höheren Gliedern der Kette kommt mit steigender Kettenlänge wieder zunehmend die Muttersubstanz ins Spiel. Der Grund dafür liegt darin, daß alle primären Alkanole im wesentlichen von Alkoholdehydrogenase oxidativ metabolisiert werden. Die Umsatzgeschwindigkeit ist für Ethanol am größten, ab C_3 wird sie mit zunehmender Kettenlänge geringer. Die toxischen Wirkungen der Alkanole sind daher differenziert zu werten, und zwar einmal nach den Eigenschaften ihrer Metaboliten, zum anderen nach der Wirkungsstärke der Muttersubstanzen.

Ethylalkohol

Vorkommen, Vergiftungsmöglichkeiten

Ethylalkohol entsteht aus der Vergärung von Mono- und Disacchariden (Wein, Met) oder aus Polysacchariden (Stärke von Gerste = Bier; Reis = Sake; Mais = Chicha etc.). Die Gärung stoppt bei bestimmten Alkoholgehalten (vgl. Tab. 25). Durch Destillation erreicht man eine Konzentrierung des durch Vergärung entstandenen Alkohols (Schnäpse, „Brände"); Zusatz von Fruchtessenzen **kann** die Produkte für Gaumen und Magen bekömmlicher machen (Liköre). Synthetisch ist Ethylalkohol im technischen Maßstab zugänglich, doch ist das Produkt so nicht genießbar.

Reiner Alkohol (96%), Spiritus (90%) oder Spiritus dilutus (70%) wird wie alle höherprozentigen Getränke hoch besteuert. Steuerfreier, zu gewerblichen (auch wissenschaftlichen) Zwecken verwendeter Alkohol muß unter Zollaufsicht vergällt werden, und zwar je nach Verwendungszweck mit Pyridin, rohem Methylalkohol (Holzgeist), Aceton, Petrolether, Salicylsäure u. a. Er wird so ungenießbar. Spiritus dilutus wurde früher zur Desinfektion von Instrumenten und äußerer Haut (Vorbereitung des Einstichs mit Injektionsnadeln) verwendet, heute findet er noch Einsatz zur chirurgischen Hände-Desinfektion. Auch Alkoholumschläge sind selten geworden; dagegen bewährt sich Einreibung von Spiritus mit Seifenzusatz noch immer zur Festigung der Haut bei langem Krankenlager.

Vergiftungsursachen sind ganz überwiegend Trinkexzesse: ausufernde Gesellschaft, Wetten, psychische Krisen; selten auch Suizidabsicht. Im Gewerbe können Ethanoldämpfe, vor allem aus erhitzten Reaktionskesseln aufsteigend, inhalatorische Vergiftungen auslösen. Medizinale Vergiftungen durch Umschläge sind selten, dabei überwiegt die Inhalation meist die Hautresorption.

Tab. 25: Alkoholgehalt (Vol.-%) vergorener Getränke.

Biere

Leichtbier	2%
Weißbier	3%
Export	4%
Märzen, Bock	4,5–5,5%
Porter, Ale	6–7%

Weine

Apfelwein	5–6%
Deutsche Tafelweine (Mosel, Rhein, Pfalz, Franken)	7–10%
Spätlesen	9–12%
Burgunder, Bordeaux	10–12%
Schaumweine	7–10%
Wermut	14%
Portwein	15–17%

Liköre und Branntweine

Liköre	24–42%
Cognac	38%
Steinhäger, Obstwässer	35–45%
Whisky	40–45%
Wodka	40–50%
Arrak	50–52%
Rum	40–70%

Tab. 24: Lipoidlöslichkeit, Oberflächenaktivität und akute Toxizität niederer aliphatischer Alkohole.

Formel	Bezeichnung	Triolein-Wasser-Verteilungsquotient	Narkot. Konzentration (Kaulquappen) (mol/l)	LD$_{50}$ i.v. mmol/kg (Maus)	Hämolyt. Konzentration (mmol)
CH_3OH	Methanol	0,0095	0,52–0,62	177	7,3
C_2H_5OH	Ethanol	0,035	0,27–0,31	54	4,1
C_3H_7OH	n-Propanol	0,155	0,11	18	0,8
C_4H_9OH	n-Butanol	0,63	0,04	5	0,4
$C_5H_{11}OH$	n-Pentanol	2,3	0,02	2	0,2
$C_6H_{13}OH$	n-Hexanol	7,5	–	1	0,07

Resorption, Verteilung, Elimination

Ethanol besitzt einen Öl/Wasser-Verteilungsquotient von 0,04. Damit sind die Voraussetzungen hinsichtlich der Resorptionsgeschwindigkeit vergleichsweise ungünstig, für die Verteilung im Körperwasser jedoch gut. Das Verteilungsvolumen (s. S. 58) beträgt für Männer 0,68, für Frauen weniger, und zwar je nach Fettdepot bis 0,55. Die Resorption erfolgt sowohl vom Magen als auch vom Darm aus. In der Regel ist sie in 1 h beendet, im Nüchternzustand sehr viel früher, bei starker Magen-Darm-Füllung auch später. Kohlensäurehaltige Getränke (Sekt) beschleunigen den Resorptionsvorgang, da im Magen freigesetzte CO_2-Bläschen die Mukosa mechanisch reizen, sowie resorbierte CO_2 die Durchblutung der Schleimhaut fördert.

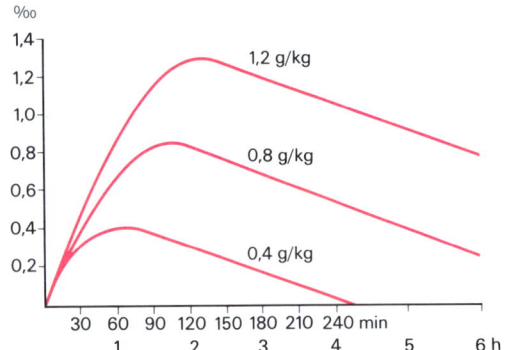

Abb. 57: Resorptionsgeschwindigkeit, maximale Blutkonzentration und Elimination von Ethylalkohol nach einmaliger Einnahme verschiedener Dosen.

Die Verteilung im Körperwasser erfolgt sehr rasch. Abhängig von der aufgenommenen Menge ist in 1–2 h das Maximum der Blutkonzentration erreicht (Abb. 57). Ethanol geht ungehindert in den Plazentarkreislauf über und erscheint auch in der Muttermilch. Wegen des raschen Konzentrationsausgleichs gilt der Blutalkoholspiegel als repräsentativ für die Konzentration im ZNS, dem wesentlichen Wirkungsort. Da ferner Alkohol zu den Pharmaka gehört, deren Verteilungsraum im wesentlichen das Körperwasser ist, für das Durch-

schnittswerte bekannt und kalkulierbar sind, eröffnet sich die Möglichkeit, aus dem Blutalkoholgehalt die aufgenommene Alkoholmenge zu errechnen:

g Ethanol = kg Körpergewicht × Blutkonzentration (g/l) · V (V = relatives Verteilungsvolumen, bei ♂ 0,68, bei ♀ 0,55; Schwankungen im Extrem ± 25 %).

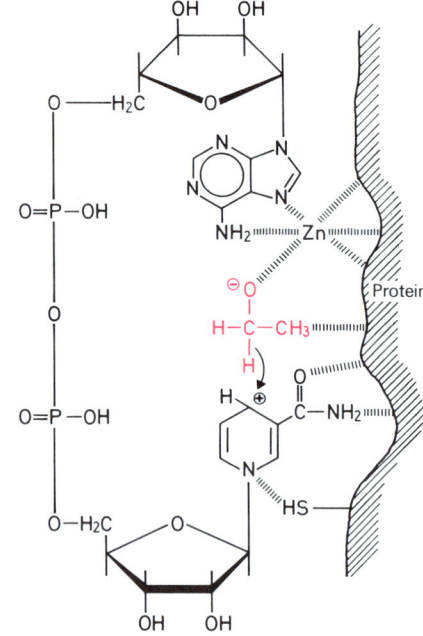

Abb. 58: Katalytisches Zentrum von Alkoholdehydrogenase mit Zink, NADH und Ethanol.

Nur unbedeutende Anteile werden über die Lunge (2 bis 3 %) und Niere (1–2 %) ausgeschieden. Die Hauptmenge wird verstoffwechselt. Im Gegensatz zu fast allen anderen körperfremden Stoffen ist die Eliminationsgeschwindigkeit beim Ethylalkohol nicht von der Konzentration abhängig. Sie ist vielmehr über die gesamte Eliminationsperiode konstant (Abb. 57) und beträgt 0,1 g/kg/h (♂) bzw. 0,085 g/kg/h (♀).

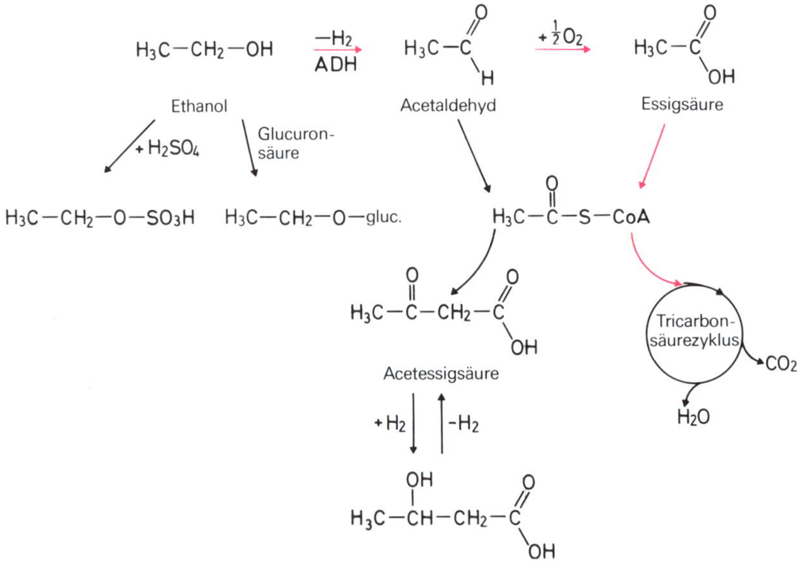

Abb. 59: Metabolisches Schicksal von Ethylalkohol im Menschen.
Hauptweg mit roten Pfeilen gekennzeichnet (ADH = Alkoholdehydrogenase; CoA = Koenzym A).

Dies entspricht einem stündlichen Abbau von ca. 0,15‰. Da die Elimination geradlinig verläuft (Funktion 0. Ordnung), kann aus einer gemessenen Blutalkoholkonzentration auf einfache Weise zurückgerechnet werden, wie hoch der Wert zu einem bestimmten Zeitpunkt – etwa einem Unfall – war. Andererseits ist kalkulierbar, wann die Elimination einer vorgegebenen Alkoholkonzentration beendet sein wird. Ausführlicher berichten darüber die Lehrbücher der Rechtsmedizin. Im Kollektiv kommen Abweichungen der Eliminationsgeschwindigkeit bis zu 30% vor, im Individuum ist die Abbaurate bemerkenswert konstant. Der Grund für die lineare (nicht exponentielle) Eliminationscharakteristik besteht darin, daß das abbauende Enzymsystem im Sättigungsbereich arbeiten muß.

Die Elimination erfolgt beim Gewöhnten (Alkoholiker) praktisch gleich schnell wie beim Normalen.

Metabolismus

Ethylalkohol wird von der Alkoholdehydrogenase (ADH) in der Leber zu Acetaldehyd oxidiert. Das Enzym trägt als katalytisches Zentrum Zink und ist NAD-abhängig. Die (wahrscheinliche) Anordnung dieser Bausteine im Enzym zeigt Abb. 58. Neben diesem Hauptweg, der beim Menschen 90–96% ausmacht, werden 3–8% über das P_{450}-abhängige Enzymsystem der Monooxygenasen oxidiert, und zwar ebenfalls zu Essigsäure. 0,5% werden direkt glucuronidiert, Spuren an Schwefelsäure gekoppelt und so mit dem Harn ausgeschieden. Der durch ADH gebildete Acetaldehyd wird überwiegend weiteroxidiert zu Essigsäure, und zwar durch das Enzym Aldehyddehydrogenase (Abb. 59). Die anfallende Essigsäure wird z. T. zu Synthesen im Intermediärstoffwechsel über die Aktivierung von Koenzym A verwertet, überwiegend wird sie jedoch im Tricarbonsäurezyklus in CO_2 und H_2O aufgespalten. 1 g Ethanol liefert 7,1 kcal (30 kJ); er kann als Teilenergiequelle dienen.

Wirkungen

Die **zentralnervösen** Alkoholwirkungen, insbesondere die Theorie der Rauschwirkung, werden im Kapitel „Psychopharmaka" ausführlich behandelt (s. S. 301). Hier soll nur noch ein Überblick der Beziehungen zwischen Alkoholkonzentration und Art und Intensität der Effekte gegeben werden (Tab. 26). 1,4‰ wird als Grenze der akuten Vergiftung gewertet, bei dieser Konzentration ist das Bewußtsein so stark gestört, daß die Zurechnungsfähigkeit aufgehoben ist.

Die **Muskelleistung** scheint im leichten bis mittleren Rausch vermehrt. Messungen der körperlichen Leistungsfähigkeit (Sportmedizin) haben aber gezeigt, daß dies nur vorgetäuscht ist durch gestörte Bewegungskoordination (lauter Auftritt, Türenschlagen etc.).

In Wirklichkeit mindern selbst geringste Alkoholdosen die meßbare Muskelleistung deutlich. Nur bei starker Ermüdung oder psychischer Hemmung können kleine Alkoholdosen durch zentralnervöse Enthemmung übergeordneter Regulationszentren anregend wirken.

An **Herz und Kreislauf** bewirken kleine Alkoholspiegel leichten Blutdruckanstieg, höhere führen zur Blutverschiebung aus dem Splanchnikusgebiet in die Körperperipherie: die Haut ist gerötet, trocken und heiß, besonders an den Akren (Schnapsnase). Die Vasodilatation ist teils zentralen Ursprungs, teils durch direkte Tonusminderung der Gefäßmuskulatur bedingt. Die erhöhte Wärmeabgabe schützt den Bezechten einerseits kurzzeitig vor Kälteeinwirkung (Erkältungskrankheiten), führt andererseits aber bei längerem Aufenthalt rascher zum Erfrierungstod.

Tab. 26: Akute zentralnervöse Alkoholwirkungen.

Blutalkohol-Konzentration ‰	Erscheinungen
0,3	erste Gangstörungen
0,4	Vigilitätseinschränkung meßbar, Gesichtsfeld leicht eingeschränkt
0,5	Blindzielbewegungen gestört (Finger-Finger-Versuch) Romberg-Versuch positiv
0,6	Reaktionszeit verlängert leichte Sprachstörungen
0,7	leichter Nystagmus
0,8	Grenze der Fahr- und Verkehrstüchtigkeit
1,0	mäßiger Rauschzustand
1,4	kräftiger Rausch, Grenze für koordinierte Reaktion
2,0	Bewußtsein stark eingetrübt, Erinnerungsvermögen aufgehoben
4,0–5,0	tödliche Grenzkonzentration

Die **Atmung** ist in allen Rauschstadien gesteigert. Lediglich in präfinalen Stadien kommt es zu zentraler Atemparalyse. Lautes Schnarchen der Trunkenen im Schlaf ist typisches Zeichen der Hyperventilation. Deren Ursache ist nicht eindeutig geklärt. Diskutiert wird ein Anstieg des Acetaldehydspiegels; Acetaldehyd steigert im Experiment die Atemtätigkeit. Mit der Hyperpnoe wird eine Alkalose – Hypokapnie – erzeugt mit entsprechenden Elektrolytverschiebungen. Sie kann durch starkes Erbrechen und dadurch bedingte Säureverluste verstärkt werden. Schwere Vergiftungen bedürfen daher u. U. der therapeutischen Korrektur des Säure/Basen-Haushaltes.

Alkohol steigert in allen Dosen die **Diurese** (s. S. 424 f.). Die Art des Getränkes scheint dabei – unabhängig von der aufgenommenen Flüssigkeitsmenge – von Bedeutung; Bier wirkt z. B. stärker harntreibend als Weinbrand. Vermehrte Wärmebildung und -abgabe steigern den Grundumsatz, dabei bildet sich eine **Hypoglykämie** aus, die bei schwerer Alkoholvergiftung erhebliche Grade erreichen kann.

Schwindel und Übelkeit sind durch Lokalreiz an der Magenschleimhaut, jedoch auch durch direkte Reizung des Labyrinths bedingt. Der Einfluß auf das **sexuelle Verhalten** ist durch Steigerung der Libido, aber Minderung der Vollzugsfähigkeit gekennzeichnet.

Wechselwirkung mit anderen Pharmaka

Alkohol kann die Wirkung von Arzneimitteln verstärken, selten auch abschwächen. Verstärkung kann aus zweierlei Ursachen auftreten:

1) der Metabolismus von Alkohol und/oder Arzneistoff wird gehemmt, so daß eine oder beide Komponenten langsamer eliminiert werden und in erhöhter Konzentration und über verlängerte Zeiträume auftreten. Eine Hemmung der Alkoholdehydrogenase durch Pharmaka ist möglich. Als Beispiele seien Sulfonylharnstoffderivate (s. S. 518 f.), Metronidazol[1]

---

[1] Clont®.

(gegen Trichomonaden) und resorbierbare Begleitstoffe von Tierkohle genannt. Die resultierende Erhöhung der Alkoholkonzentration ist aber in der Regel nicht sehr groß. Wichtiger und zugleich häufiger ist eine Konkurrenz von Alkohol und Pharmaka an den Monooxygenasen. So sind verlängerte Halbwertzeiten bei gleichzeitigem Alkoholgenuß für Aminophenazon, Phenazon, Phenobarbital und Glykodiazin nachgewiesen worden.

2) Die Wirkungen von Alkohol und Arzneistoff verstärken sich durch gleichgerichteten Angriff am selben Rezeptor. Dies betrifft viele zentraldepressorisch wirksame Pharmaka wie Narkotika, Hypnotika, Analgetika und v. a. Psychopharmaka (s. S. 281 f.). Die verstärkte Rauschwirkung des Alkohols, die oft auch überlagert ist von Dysphorie und Übelkeit, kann die Verkehrstüchtigkeit stark beeinträchtigen. Medikamentenpackungen sollten deshalb entsprechende Hinweise tragen. Bei zunehmendem Alkoholverbrauch einerseits und steigender Medikamenteneinnahme vor allem in Form von Selbstmedikation andererseits ist die Zahl und Art unerwünschter Kombinationswirkungen derzeit nur z. T. bekannt. Auch vegetative Alkoholwirkungen können durch Pharmaka verstärkt werden, z. B. die Kollapsneigung durch Antihypertensiva. Es sind auch zahlreiche Unverträglichkeiten mit Gewerbegiften bekannt. Als wichtigste seien genannt: Nitrobenzol und Nitrophenol, Nitroglykol, Dimethylformamid und Trichlorethylen.

Akute Vergiftung

Kurzfristige Einnahme oder Inhalation übersteigerter Alkoholdosen (mehr als 100 g C_2H_5OH) führt zu Hyperventilation, psychomotorischer Erregung, die später in Adynamie oder Lähmung übergehen kann, heißer und trockener Haut bei gleichzeitiger Abnahme der Körpertemperatur im Kern bis zu 30 °C, Übelkeit und häufig Erbrechen. Ab 2 ‰ Alkohol im Blut überwiegen die Zeichen der Narkose. Die Hypoglykämie kann beträchtliche Grade erreichen. Differentialdiagnostisch ist der typische Foetor ex ore („Fahne") bedeutsam. Verwechslungen mit akuten Abdominalerkrankungen sind häufig, ein Schnelltest auf Alkohol in der Atemluft klärt die Diagnose.

Zur **Therapie** werden Magenspülung (nicht Eingabe von Tierkohle! s. S. 749), evtl. Schockbekämpfung, Freihalten der Atemwege, Aufrechterhaltung der Körpertemperatur und Ausschlafenlassen empfohlen. Medikamente zu symptomatischer Behandlung, etwa Phenothiazine, Barbiturate oder Opiate sollten wegen bestehender Unverträglichkeit nicht eingesetzt werden. Gegen Trunkenheit mit starker Erregung ist i. m. Injektion vom 5 mg Apomorphin im Masseneinsatz bei Karnevalsumzügen angewendet worden; der ausgelöste Brechakt leitet die Ausschlafperiode unmittelbar ein.

Alkoholismus und Alkoholschäden

Alkohol kann bei disponierten Individuen suchtartige, dauernd wiederholte Aufnahme großer Mengen auslösen. Es kommt zu chronischer Vergiftung, in deren Verlauf einige typische Krankheitsbilder entstehen können. Soweit sie Persönlichkeitsveränderungen und organische Hirnerkrankungen betreffen, siehe S. 301.

Jahrelanger Alkoholabusus kann periphere **Polyneuropathie** erzeugen. Der pathochemische Mechanismus dieser Störung, die sich von anderen toxischen Polyneuropathien nicht wesentlich unterscheidet, ist nicht sicher bekannt. Vitamin-B_1-Mangel wird diskutiert, ist aber nicht bewiesen. Therapeutische Gaben von B_1 bessern das hartnäckige Leiden nicht überzeugend. Zinkmangel, der regelmäßig gefunden

wird, könnte ebenfalls beteiligt sein. Mit dem Nervenschaden geht regelmäßig eine chronische **Gastritis** und **Enteritis** einher, sie wird durch die unregelmäßige und ungenügende Nahrungsaufnahme unterhalten bzw. verstärkt. Gestörte Vitamin- und Nährstoffresorption gehört zum Bilde dieser Erkrankung.

Häufigste und schwerwiegendste Folge des chronischen Alkoholismus ist ein **Leberschaden.** Während die morphologischen Veränderungen auch in ihrer Verlaufsform gut bekannt sind, herrscht noch Unklarheit über die ursächlich beteiligten Stoffwechselveränderungen. Erstes Stadium ist die Alkohol-Fettleber. An sich führt jede stärkere Alkoholaufnahme zur Einlagerung von Fett-Tröpfchen in die Leberzellen. Tierexperimentell konnte gezeigt werden, daß dies mehr auf eine Verlagerung als auf eine Neusynthese von Fett zurückzuführen ist. Der Mechanismus wird z. Z. überwiegend so erklärt: Die Ethanoloxidation benötigt NAD, so daß der NAD/NADH-Quotient stark absinkt. Dadurch werden eine Reihe NAD-abhängiger enzymatischer Reaktionen des Intermediärstoffwechsels gehemmt, u. a. die Umwandlung von β-Hydroxyfett- zu β-Ketofettsäuren (vgl. Abb. 60). Tatsächlich steigen die Spiegel der Triglyceride im Plasma an, während die der freien Fettsäuren absinken, und zwar nicht nur bei akuter, sondern auch bei chronischer Alkoholaufnahme (Abb. 60).

Die Fettansammlung in der Leber ist lange Zeit reversibel. Sie kann aber zu einer zunächst noch gutartigen, stationären Fettleber führen. Auf dem Boden dieser dauernden Fettansammlung kann eine Fettleber-**Hepatitis** entstehen, meist erst nach 6 bis 10 und mehr Jahren. In relativ kurzer Zeit proliferiert dann in diesem Entzündungszustand das Bindegewebe, die normale Leber-Architektur geht zugrunde, es entsteht die maligne **Leberzirrhose.** Alkoholentzug kann jedoch auch in fortgeschrittenen Stadien die Entwicklung noch zum Stillstand bringen. Seit langem wird diskutiert, ob der Leberschaden durch Alkohol oder durch bei der Gärung entstehende toxische Beiprodukte (Fuselöl) entsteht. Neuere Untersuchungen scheinen zu bestätigen, daß solche Begleitstoffe zumindest einen wesentlichen Anteil der hepatotoxischen Wirkung von Alkoholika tragen.

In einigen Ländern mit hohem Wein- und Schnapskonsum ist die Leberzirrhose eine häufigere Todesursache als Krebserkrankungen. Alkoholismus gehört dort zu den wichtigsten sozioökonomischen Problemen. In der Bundesrepublik werden z. Z. jährlich mehr als 30 Milliarden DM für alkoholische Getränke ausgegeben.

Alkoholgenuß in der Schwangerschaft erzeugt ein nicht sehr spezifisches, aber eindeutig zu klassifizierendes Syndrom von Mißbildungen der Leibesfrucht. Bei quantitativer Betrachtung stellt Ethanol den weitaus stärksten Mißbildungen erzeugenden Wirkstoff dar.

Bei Alkoholikern werden vermehrt Krebsbildungen an Mund und Rachen, Kehlkopf, Speiseröhre und Leber gefunden.

Pharmakologisch induzierte Alkoholintoleranz

Neben der Verstärkung der eigentlichen Alkoholwirkung kann bei Kombination mit gewissen Stoffen auch eine neuartige Wirkung auftreten. Das am längsten bekannte Beispiel dafür ist der **Kalkstickstoffdünger** (Tab. 27). Wenn Landarbeiter beim Ausbringen dieses Düngers Alkohol, auch in geringen Mengen von nur wenigen Gramm (Flasche Bier) zu sich nehmen, kommt es zu hochcharakteristischen Krankheitserscheinungen: außerordentlich starker Hautrötung an Kopf, Schultern und Brust, Hitzegefühl, starker Kopfschmerz, intensives Unwohlsein, Herzklopfen bei gleichzeitigem Blutdruckabfall bis zum Kreislaufkollaps, daneben beträchtliche Atemsteigerung, die bis zu subjektiv als beängsti-

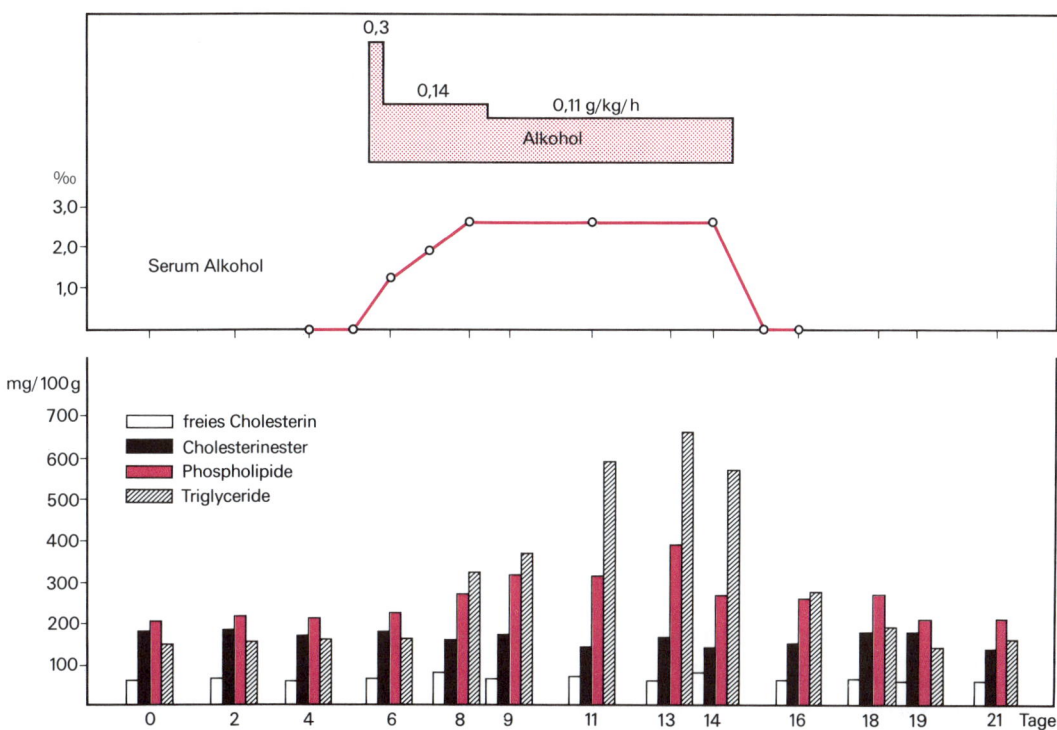

Abb. 60: Nüchtern-Plasmakonzentrationen von Cholesterin, Cholesterinestern, Phospholipiden und Triglyceriden im Normalzustand (Tage 0–6) und bei 7 Tage dauernder hochdosierter Alkoholaufnahme.
Nach Absetzen des Alkohols erfolgt Rückkehr zur Norm. Versuch an einem Alkoholiker mit zeitweilig starker Fettleber (nach Jones, D. P. et al.: J. Labor, Clin. Med. **62**, 675; 1963).

Tab. 27: Alkoholintoleranz auslösende Stoffe („Antabus-Alkohol-Reaktion").

Formel	chem. Bezeichnung	Verwendung
Ca=N−C≡N	Calciumcyanamid, „Kalkstickstoff"	Kunstdünger
(Tetraethylthiuramdisulfid-Struktur)	Tetraethylthiuramdisulfid, Disulfiram	Gummivernetzer, Medikament (zum Alkoholentzug)
(Tetramethylthiuramdisulfid-Struktur)	Tetramethylthiuramdisulfid	Vernetzungsmittel
S=C=S	Schwefelkohlenstoff	technisches Lösemittel (u. a. Kunstfaserherstellung)
Coprinus atramentarius (Coprin, Formel S. 838)	Faltentintling (Knotentintling)	Speisepilz

gend empfundener Dyspnoe gehen kann und ventilatorische Alkalose zur Folge hat („Kalkstickstoff-Krankheit"). Die Symptome halten solange an, wie Alkohol im Organismus zirkuliert. Cystein-Injektionen (300–400 mg i. m. oder langsam i. v.) antagonisieren die Symptome durch chemische Bindung des Kalkstickstoffs.

Diese Erscheinungen wurden ebenso bei Arbeitern beobachtet, die bei der Polymerisation von Gummi Kontakt mit **Tetraethylthiuramdisulfid** (oder mit dem Tetramethylhomologen) als Vernetzungsmittel hatten. Die Tetraethylverbindung

ist auch als Wurmmittel erprobt worden, da eine hohe Chelatbildungskonstante zu Kupfer besteht, das ein Bestandteil des Hämocyanins, des Blutfarbstoffes dieser Tiere ist, wie Fe^{2+} im Hämoglobin. Dabei fiel die Alkohol-Unverträglichkeit erneut auf. Dies führte zur Entwicklung der Substanz als Medikament Disulfiram[1] zur sog. „abhorrierenden" Therapie des Alkoholismus: Disulfiram selbst entfaltet keine Wirkung, hält aber schon nach einmaliger Gabe von 0,5–1 g die Reaktions-

---

[1] Antabus®.

bereitschaft des Organismus für das Unverträglichkeitssyndrom für ca. 1 Woche aufrecht; durch gezielte kombinierte Gabe mit kleinen Alkoholmengen („Probetrunk" von 5–10 g C_2H_5OH) soll die auftretende starke Übelkeit die früheren angenehmen Rauscherinnerungsbilder überlagern und weiteren Alkoholgenuß vergällen. Die Therapieerfolge sind wechselnd, keinesfalls sicher; es hat zahlreiche Todesfälle durch zu hohe Alkoholdosen gegeben (Unachtsamkeit, auch Morde), langdauernde Einnahme von Disulfiram kann eine toxische Polyneuritis auslösen. Das Therapieverfahren ist deshalb heute weitgehend verlassen.

Als **Wirkungsmechanismus** hat man lange Zeit eine Hemmung der Aldehyddehydrogenase angenommen. Durch Chelatbildung kann das Metall im katalytischen Zentrum des Enzyms blockiert werden. Dadurch kommt es zur Anhäufung des in der ersten Alkoholoxidationsstufe entstehenden, aber wegen der raschen Weiteroxidation normalerweise stets nur in Spuren nachweisbaren Acetaldehyds, der seinerseits die oben beschriebenen Kreislauf- und Atemsymptome verursachen kann. Tatsächlich findet man eine Erhöhung der Acetaldehyd-Blutkonzentrationen; sie reicht jedoch bei quantitativer Betrachtung nach vorliegenden Erfahrungen nicht aus, die beobachtete Symptomatologie zu erklären. Es wird deshalb auch die Entstehung eines hochtoxischen Reaktionsproduktes aus Disulfiram, evtl. mit Acetaldehyd, diskutiert.

Schicksal im Organismus. Disulfiram (Formel Tab. 27) zerfällt im Organismus in Diethyldithiocarbamat, einen bekannten Chelatbildner (s. S. 771); ein Teil der Verbindung wird weiter bis zu **Schwefelkohlenstoff** (CS_2) abgebaut. CS_2 löst selbst ein „Antabus-Syndrom" bei gleichzeitiger Alkoholeinnahme aus. CS_2 kann mit Aminogruppen in Peptiden zu Thiocarbamatverbindungen reagieren (Abb. 61).

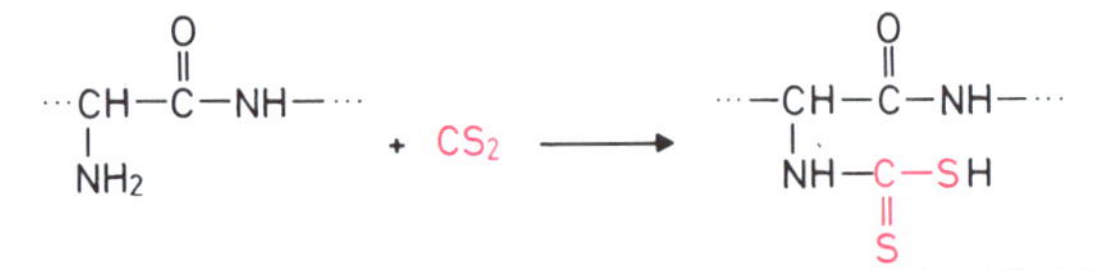

Abb. 61: Thiocarbamatbildung an Proteinen.

Die Thiocarbamatgruppierung scheint die gemeinsame Wirkungseinheit zu sein. Disulfiram und CS_2 sind außerdem starke Inhibitoren der Monooxygenasen, der Dopa-β-Oxidase und der Dopadecarboxylase. Auf diese Weise können starke Störungen im Arzneimittel- und Fremdstoffmetabolismus auftreten. Es ist ferner vorstellbar – wenn auch nicht erwiesen – daß Kalkstickstoff mit schwefelhaltigen Aminosäuren in Peptidverbänden unter Bildung von Thiocarbamatgruppierungen reagiert; so würde dessen gleichartige Wirkung verständlich.

Auch bei Verzehr des **Faltentintlings,** eines in Süddeutschland heimischen Speisepilzes, kann nachfolgender Alkoholgenuß das beschriebene Krankheitssyndrom auslösen. Zum chemischen Wirkprinzip des Pilzes, das bei intensivem Kochen zerstört wird, vgl. S. 839.

Methylalkohol

Eigenschaften, Vergiftungsmöglichkeiten

Methylalkohol (Methanol, Carbinol) wird synthetisch in großen Mengen hergestellt. Aus der Holzdestillation kann er stark verunreinigt als „Holzgeist" (Vergällungsmittel von Ethanol) gewonnen werden. Er findet vielfältige Verwendung, z. B. als Lösungsmittelzusatz vor allem in Lacken und Beizen. Auch viele Haushalts-Reinigungsmittel enthalten Methanol. Vergiftungen, einzeln und vor allem gruppenweise

auftretend, werden meist durch Verwechslung mit oder absichtliche Verdünnung von Ethylalkohol verursacht. Methanol-Massenvergiftungen sind charakteristische Begleiterscheinungen von Prohibition, sozialer Verarmung und Nahrungsmittelkrisen in Kriegs- und Nachkriegszeiten. Zahlreiche Naturstoffe, auch solche der Nahrung, enthalten Methanol in etherischer Bindung; die daraus im Organismus enzymatisch freigesetzten Mengen sind belanglos, doch können bei der Destillation von Obstschnäpsen u. U. toxische Mengen entstehen.

Pharmakokinetik, Metabolismus, Wirkungsmechanismus

Methanol steht in seinen physikochemischen Eigenschaften Wasser näher als Ethanol. Das Fettlösungsvermögen ist gering. Methanol wird daher deutlich langsamer resorbiert als Ethanol – wenngleich ebenfalls vollständig – und verteilt sich ganz überwiegend im Körperwasser. Der metabolische Umsatz erfolgt im Prinzip gleich wie bei Ethanol (Abb. 62).

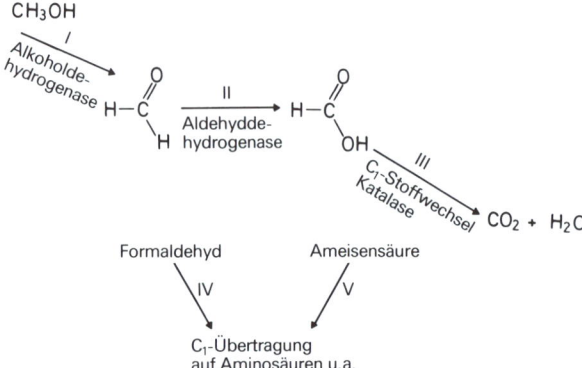

Abb. 62: Metabolismus von Methanol.

Die Oxidation zu Formaldehyd (I) wird durch ADH (evtl. auch Katalase, in sehr geringen Anteilen auch durch Monooxygenasen), die zu Ameisensäure (II) durch Aldehyddehydrogenase katalysiert. Ameisensäure wird im C_1-Stoffwechsel (Koenzym: Tetrahydrofolsäure) überwiegend zu CO_2 und H_2O weiteroxidiert (III), z. T. – neben Formaldehyd – auch in Aminosäuren und andere Körperbausteine eingebaut (IV). Wieweit Katalase an I und III beteiligt wird, ist z. Z. ungeklärt.

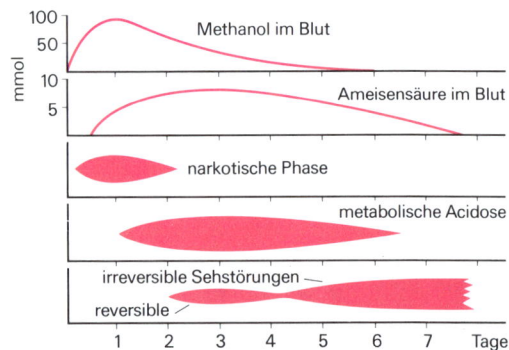

Abb. 63: Schema des Verlaufs einer akuten Methanolvergiftung.
Abhängigkeit der Kardinalsymptome von den Gewebskonzentrationen an Methanol und dessen Oxydationsprodukt Ameisensäure.

Die Umsetzung der Stufe I erfolgt deutlich langsamer als bei Ethanol, der Umsatz von Formaldehyd (II) verläuft dagegen sehr rasch: die Halbwertzeit von Formaldehyd liegt bei weniger als 1 min. Dagegen erfolgt die Oxidation von Ameisensäure zu CO_2 (III) sehr langsam. Methylierungsreaktionen (IV, V) treten quantitativ nicht ins Spiel. So kommt es, da auch die Ausscheidung von HCOOH im Harn langsam erfolgt, zu einem Anstau dieser starken organischen Säure; es werden so eine Reihe von Vergiftungssymptomen ausgelöst. Die zeitlichen Verhältnisse sind in Abb. 63 schematisch verdeutlicht.

Einige Tierarten wie Maus, Ratte und Kaninchen können Ameisensäure rasch oxidieren; bei ihnen treten die typischen Späterscheinungen der Intoxikation (Acidose, Erblindung) nicht auf. Beim Menschen ist der Abbau von Ameisensäure sehr stark von der Konzentration abhängig: je höher die aufgenommene Methanoldosis, desto länger die Halbwertzeit für Ameisensäure, desto schwerer und anhaltender die Vergiftung.

Wegen der langsamen Oxidation von Methanol werden erhebliche Mengen (30−60%) über die Lungen abgeatmet, einige Prozent auch über die Nieren unverändert ausgeschieden.

Der Mechanismus der Sehnervenschädigung ist ungeklärt. Ins Augeninnere injizierter Formaldehyd führt zur Retinadegeneration; diese bleibt aber aus, wenn Formaldehyd i. v. appliziert wird. Eine lokale Methanoloxidation ist nicht nachgewiesen.

Akute Vergiftung

Die narkotische Wirkung von Methanol ist deutlich geringer als die von Ethanol, doch dauert der **Rausch,** wenn er sich einstellt, wegen der langsamen Oxidation und Ausscheidung länger an. Es gibt aber Fälle, in denen ohne wesentlichen Rausch die späteren Symptome der Vergiftung aufgetreten sind: Acidose und Amaurose. Die **metabolische Acidose** ist Folge des HCOOH-Anstaus; sie entwickelt sich vom 2.−4. Tag nach der Aufnahme und kann mehrere Tage anhalten. Der Blut-pH kann bis auf Werte unter 7,0 abfallen. Entsprechend ist die Atmung gesteigert, der Harn gesäuert, die Herz- und Kreislaufleistung beeinträchtigt. Die für Methanolvergiftung charakteristischen **Sehstörungen** verlaufen in zwei Phasen: in einer ersten, beginnend am 3. Tage, ist der Visus getrübt, aber nicht aufgehoben; dies ist Ausdruck eines Ödems der Retina, der Ausfall kann reversibel sein. Die zweite Phase ist die Folge irreversibler Degenerationserscheinungen des Sehnerven, sie führt zur dauernden Erblindung. Die Empfindlichkeit des Sehapparates scheint großen individuellen Schwankungen unterworfen und vor allem von der Ernährungslage abhängig zu sein.

Die Mortalität der Vergiftung ist hoch, 30−100 ml können schon tödlich sein. Todesursache ist die allgemeine Stoffwechselstörung durch die Acidose. Höchst selten sind die aufgenommenen Mengen so groß, daß der Tod frühzeitig durch narkotische Lähmung verursacht wird.

Therapie

Sie verfolgt zwei Ziele: Hemmung der Methanoloxidation zu Ameisensäure und Korrektur der metabolischen Acidose.
1) **Ethanolgabe:** Die Bindungskonstante von Ethanol an ADH ist sehr viel höher als die von Methanol. Schon relativ geringe Ethanol-Konzentrationen blocken die Methanol-Oxidation fast völlig, Methanol kann dann vermehrt abgeatmet werden, die Bildung der giftigen Ameisensäure wird unterbunden. Man gibt in Abständen von 2−3 h alkoholische Getränke, um ca. 1‰ Blutalkoholspiegel aufrechtzuerhalten.

Fortsetzung über mehrere Tage ist erforderlich. Die Erfolge sind bei konsequenter Durchführung ausgezeichnet, Mischvergiftungen von Methanol und Ethanol verlaufen in der Regel wenig kompliziert.
2) **Alkalisierung:** Zur Kompensation der Acidose werden $NaHCO_3$- oder Trispufferlösungen infundiert. Die Menge richtet sich nach der Stärke der Acidose (s. S. 418). Häufige Wiederholung unter Kontrolle der Stoffwechsellage ist bis zum Abbau der Methanol- bzw. Ameisensäure-Bestände des Organismus erforderlich. Die lebensrettende Wirkung der Alkali-Therapie ist in vielen Fällen erwiesen worden.
3) **Hämodialyse** ist für die Methanol-Elimination wenig wirksam, kann aber der Korrektur der Acidose dienlich sein.

Chronische Vergiftung

Häufig wiederholte Aufnahme kleiner, aber akut nicht toxischer Methanolmengen kann Seh- und Hörnervendegeneration verursachen, gewerbliche Vergiftungsfälle dieser Art kommen gelegentlich vor. Die bei starken Rauchern selten auftretende Sehstörung ist fälschlich auf den im Tabakrauch nachweisbaren Methylalkohol bezogen worden; sie wird indessen als Berufskrankheit („Tabakamblyopie", s. S. 815) auch bei Inhalation von Tabakstaub beobachtet, ohne daß die Betroffenen rauchen.

Höher homologe Alkohole

Die narkotische Wirksamkeit in der aliphatischen Alkoholreihe steigt mit zunehmender Kohlenstoffkette an, die „therapeutische Breite" nimmt dagegen von C_3 an rasch ab. Zu Desinfektionszwecken, aber auch in Kosmetika und einigen dermatologischen Bereitungen wird z. T. Isopropylalkohol verwendet.

Er wird im Organismus durch ADH in Aceton umgesetzt. Akute Vergiftungen sind neben der Rauschwirkung durch Acidose und starken Acetongeruch der Atemluft gekennzeichnet.

Glykole

Zwei- und höherwertige Alkohole finden vielfältige technische Anwendung. Am bekanntesten ist **Ethylenglykol,** es wird u. a. als Frostschutzmittel in Automobilkühlern und als Lösungsvermittler in Kosmetika eingesetzt. Vergiftungen kommen u. a. durch Verwechslung mit Ethanol vor. Im Stoffwechsel wird Ethylenglykol wie Ethanol oxidiert, und zwar in mehreren Stufen zur Oxalsäure (Abb. 64). Diese bildet mit Ca^{2+}-Ionen ein schwerlösliches Salz, das bei der Konzentration des Harnes in den Nierenkanälchen ausfallen und totale Harnsperre bewirken kann („Oxalatniere"). Das eigentlich toxische Zwischenprodukt scheint jedoch Glyoxylsäure CHO−COOH zu sein, der eine direkte toxische Wirkung auf Nierentubuli zugeschrieben wird. Die Folge ist Urämie, viele tödliche Vergiftungen endeten im urämischen Koma. Hämolyse kommt vor, steht jedoch nicht im Vordergrund. Auch hirnorganische Schäden mit psychischen Störungen werden beobachtet. 100−200 ml der Flüssigkeit können tödlich sein.

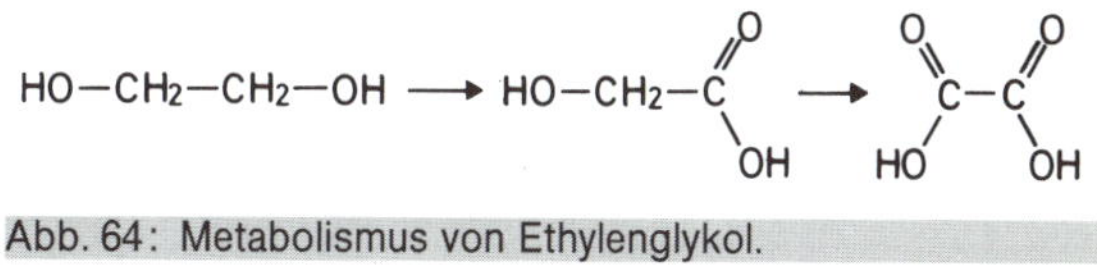

Abb. 64: Metabolismus von Ethylenglykol.

Die Therapie besteht in frühzeitigem Anschluß einer künstlichen Niere. Die Weiteroxidation von Ethylenglykol kann durch Ethanolgaben, analog der Methanolvergiftungsbehandlung, gebremst werden.

1,2-Propylenglykol ($HO-CH_2-CHOH-CH_3$) ist – im Gegensatz zu seinem Isomeren, dem 1,3-Propylenglykol – wenig giftig und wird als Lösungsmittel für schwer wasserlösliche Stoffe in Pharmakologie und Toxikologie verwendet. Als Oxidationsprodukt tritt die selbst in hohen Konzentrationen primär nicht toxische Milchsäure auf.

Höhere homologe Di-Glykole sind ab C_4 stärker toxisch als die C_2- und C_3-Vertreter. **Glycerin** $CH_2OH-CHOH-CH_2$ OH kann bei Einnahme größerer Mengen und i. v. Zufuhr schwere Hämolyse verursachen.

Organische Lösemittel

Allgemeines zur Verwendung, Wirkung und Toxizität

Die technische Verwendbarkeit von Lösungsmitteln ist an zwei Eigenschaften geknüpft: (1) hohes Fettlösungsvermögen (Reinigung), (2) hinreichende Flüchtigkeit (Abtrocknung). Zahlreiche organische Verbindungen verschiedenster Struktur erfüllen diese Voraussetzungen. Sie werden teils allein, teils in Gemischen als technische Lösungsmittel eingesetzt (Tab. 28). Hauptanwendungsgebiete sind Metallentfettung, Textilentfettung in kleinem Maßstab (Fleckentfernung) und in Großbetrieben („chemische Reinigung"), Lackverdünnung, Klebstofflösung u. a. m. Gemische verschiedener chemischer Komponenten bieten technische Vorteile und setzen sich gegenüber definierten Verbindungen mehr und mehr durch; sie erschweren jedoch im Vergiftungsfalle dem Arzt die Diagnose und Prognose sowie die Wahl der richtigen Therapie.

Die hohe Lipoidlöslichkeit hat einige allen Lösemitteln gemeinsame pharmakologische Eigenschaften zur Folge: Entfettung der äußeren Haut, starke Schleimhautreizung, leichte Resorption und Lähmung von Funktionen des ZNS (Narkose). Es gilt die Regel, daß in einer analogen Gruppe die narkotische Wirksamkeit in folgender Reihung der Substituenten zunimmt: Alkan < Alkanol < Alkanolether < halogeniertes Alkan. Zunahme der Halogenatome bringt einen weiteren Zuwachs an Wirkung (Tab. 28). Einige Vertreter der Lösemittelgruppen sind auch als Narkotika verwendet worden, z. B. Chloroform, Ethylchlorid und Trichlorethylen. Die nar-

Tab. 28: Technische Lösemittel, nach chemischen Gruppen gegliedert; maximale Arbeitsplatzkonzentrationen (MAK).

Gruppe	repräsentative Vertreter	Dampfdruck Torr bei 20 °C	MAK
Alkohole	Methanol	96	200 ml/m³
	Ethanol	44	1 000 ml/m³
	iso-Propanol	32	400 ml/m³
Glykolether	Ethoxyethanol	5	20 ml/m³
	Methoxyethanol	8	5 ml/m³
Ester	Ethylacetat	73	400 ml/m³
	Butylacetat	16	200 ml/m³
	Methoxyethylacetat	7	5 ml/m³
	Ethoxyethylacetat	2	20 ml/m³
Ketone	Aceton	175	1 000 ml/m³
	Methylethylketon (2-Butanon)	79	200 ml/m³
	Methylbutylketon (2-Hexanon)	27	5 ml/m³
Alkane (aliphatische Kohlenwasserstoffe)	n-Hexan	120	50 ml/m³
	Heptan	36	500 ml/m³
	Octan	11	500 ml/m³
Halogenierte aliphatische Kohlenwasserstoffe	Methylchlorid CH_3Cl		50 ml/m³
	*Methylenchlorid CH_2Cl_2	340	100 ml/m³
	*Chloroform $CHCl_3$	158	10 ml/m³
	*Tetrachlorkohlenstoff CCl_4	90	10 ml/m³
	1,1,1-Trichlorethan	100	200 ml/m³
	*1,1,2-Trichlorethan	19	10 ml/m³
	*1,1,2-Trichlorethylen	58	50 ml/m³
	*Tetrachlorethylen (Perchlorethylen)	14	50 ml/m³
Aromatische Kohlenwasserstoffe	Benzol	76	(kanzerogen)[1]
	Toluol	22	100 ml/m³
	Xylole	6	100 ml/m³

[1] Für karzinogene Stoffe sind keine unbedenklichen Konzentrationen bekannt.
* auf krebserregende Wirkung verdächtig.

kotische Wirkung wird in manchen Lehrbuchdarstellungen auch als führendes Symptom von Lösemittelvergiftungen dargestellt. Dies trifft jedoch nicht zu:

Seit ca. zwei Jahrzehnten erkennt man in zunehmendem Maße, daß bei Lösemittelvergiftungen, gleichviel ob akut oder chronisch, andere Mechanismen (mit der Ausnahme zentraler Atem- und Kreislauflähmung bei Aufnahme sehr hoher, rasch tödlicher Dosen) ins Spiel treten: Schädigungen des zentralen und peripheren Nervensystems, des Leber- und Nierenparenchyms und (selten) des Herz-Kreislauf-Apparates. Diese Wirkungen werden sämtlich durch Metaboliten der Lösemittel verursacht. Die Metabolisierungsmöglichkeiten bei diesen heterogenen Wirkstoffgruppen sind vielfältig. Häufig gehen dabei Bioaktivierungs- und Entgiftungsreaktionen parallel, und es entscheidet lediglich die Dosis oder auch eine quantitative Überforderung des Entgiftungsmechanismus über das Ausbleiben oder Auftreten von Schäden.

Die unspezifische **Erstbehandlung** akuter Lösemittelvergiftungen trägt indes gemeinsame Züge: Oral aufgenommene Stoffe sollen möglichst rasch aus Magen- und Darmkanal entfernt bzw. von weiterer Resorption abgehalten werden. Magenspülungen und Erbrechenlassen sind aber problematisch, wenn bei Bewußtseinsverlust die Gefahr der Aspiration besteht: besonders aliphatische Kohlenwasserstoffe können schwerste reaktive Pneumonien auslösen. Zur Abbindung von Lösemitteln im Intestinaltrakt wird die Eingabe von flüssigem Paraffin (5 ml/kg) empfohlen; dieses selbst wird nicht resorbiert, es soll das Lösemittel von der Resorption abhalten. Der Wert der Maßnahme ist umstritten; Erfolgsaussichten bestehen jedoch dann, wenn rasche Darmpassage durch gleichzeitige Laxansgabe gewährleistet ist. Rizinusöl ist, wie andere vegetabilische Öle und Fette, hierzu kontraindiziert, da Triglyceride die Resorption von Lösemitteln eher beschleunigen.

Eine systematische Abhandlung aller Lösemittel muß einschlägigen Monographien vorbehalten bleiben. Hier sollen drei Hauptvertreter herausgegriffen werden, die eher die Unterschiede als die Gemeinsamkeiten in den Wirkungsformen repräsentieren.

Benzol und Methylbenzole

Verwendung, Bedeutung

Benzol fällt bei der Destillation von Kohle und Erdöl an. Es siedet bei 80 °C und verbrennt mit roter, stark rußender Flamme. Als Löse- und Reinigungsmittel ist es früher in Druckereien, Waffenfabriken und anderen Betrieben sowie als Verdünner von flüssigen Klebern viel verwendet worden, doch ist sein Gebrauch wegen der hohen Giftigkeit jetzt stark eingeschränkt. Viele organische Synthesen gehen von Benzol aus. Seit der Restriktion der Verwendung von Tetraethylblei in Motorenbenzin (s. S. 771) wird Benzol vermehrt in Superkraftstoffen als Antiklopfmittel verwendet; es ist jedoch in Normalbenzin mit geringeren, insgesamt stark wechselnden Anteilen bereits enthalten. Wegen seiner geringeren Flüchtigkeit reichert es sich in „Reinigungsbenzin" der Kraftfahrzeugwerkstätten an und gefährdet so die Arbeiter. In nicht unbeträchtlichen Mengen wird es auch in bodenständigen Mikroorganismen unserer Binnenlandseen gebildet. Tabakrauch bildet die größte außerberufliche Aufnahmequelle.

Pharmakokinetik, Wirkungsweise

Benzol wird von Haut und Schleimhäuten aus, auch in Dampfform, leicht resorbiert. Im Organismus verteilt es sich

überwiegend im Fett. Vermöge seines hohen Dampfdrucks wird es jedoch relativ rasch in drei Phasen über die Lunge ausgeschieden: die Halbwertzeiten betragen 1 h, 3–4 h und 20–30 h. Ca. 50% werden metabolisiert (Abb. 65): die Monooxygenasen bilden ein Epoxid. Dieses kann auf dreierlei Weise weiter umgesetzt werden: eine nicht-enzymatische Umlagerung zu **Phenol,** eine enzymatische Aufspaltung durch Epoxidhydrolasen zum Dihydrodiol und eine enzymatische Aufspaltung unter Anlagerung von Glutathion. Das Kopplungsprodukt mit Glutathion wird unter weiterer enzymatischer Abspaltung von Glutaminsäure und Glycin sowie Acetylierung am Aminostickstoff des Cysteinrestes in die Prämercaptursäure überführt, die eines der Haupt-Harnausscheidungsprodukte darstellt; durch Säurebehandlung des Harnes tritt Wasserabspaltung ein, man erhält **Phenylmercaptursäure.** Einfaches Phenol kann in Parastellung weiter zu Hydrochinon oxidiert werden, das im Redoxgleichgewicht mit Chinon steht; die freien Chinone können als solche bereits im Harn ausgeschieden werden, sie vermitteln durch ihre farbigen Oxidationsprodukte dem Urin eine schmutzig-grünbraune Farbe. Brenzkatechin, Hydrochinon und Phenol werden jedoch überwiegend mit Schwefelsäure gekoppelt, in kleinem Anteil (beim Menschen) auch mit Glucuronsäure, und in Form dieser polaren Verbindungen rasch renal ausgeschieden. Die Bestimmung von organisch gebundenem Sulfat kann als Indiz erhöhter beruflicher Benzolaufnahme dienen.

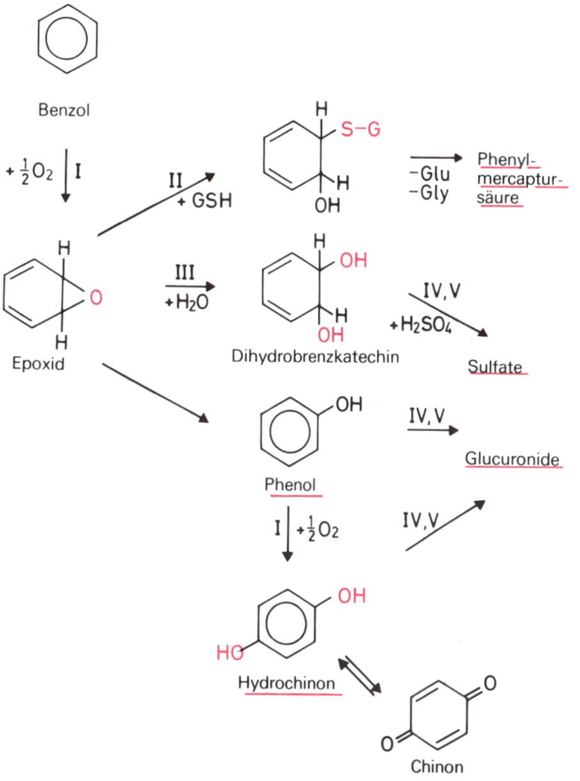

Abb. 65: Schema der Metabolisierung von Benzol im Warmblüterorganismus zu harnfähigen Substanzen.

Beteiligte Enzyme:

I   = Monooxygenasen
II = Glutathion-S-transferase
III = Epoxidhydrolase
IV = Sulfotransferase
V   = Glucuronyltransferase

Rot unterstrichene Metaboliten erscheinen im Harn.

Epoxide sind sehr reaktionsfreudige Verbindungen. Ähnlich wie mit Glutathion, können sie auch mit reaktiven Wasserstoffen biologischer Makromoleküle reagieren. So reagiert das Epoxid des karzinogenen Benz(a)-pyren in vivo mit Nukleinbasen (s. S. 729); eine Hypothese nimmt dies als Mechanismus der karzinogenen Wirkung an. Ähnlich könnte die mutagene und karzinogene Wirkung des Benzols erklärt werden, doch sind analoge Reaktionen beim Benzol noch nicht sicher nachgewiesen. Neuerdings diskutiert man durch Peroxidasen gebildete Semichinone als reaktive Metabolite.

Akute Vergiftung

Ingestion von mehr als 0,5 ml/kg oder Inhalation von mehr als 1 000 ml/m³ über länger als ½ h erzeugen Rauscherscheinungen mit euphorischer Komponente, Kopfschmerz Schwindel, später evtl. Übelkeit und Erbrechen. Höhere Dosen verursachen Krämpfe, Bewußtlosigkeit, Herzrhythmusstörungen, evtl. Tod durch zentrale Atemlähmung oder Kreislaufversagen. Wird die Vergiftung überstanden, erfolgt in der Regel rasche Erholung; das Blutbild ist dabei zunächst unauffällig. Leber und Niere, die bei anderen Lösemitteln meist stärker geschädigt werden, bleiben weitgehend unbeeinflußt.

Chronische Vergiftung

Bei wiederholter, langdauernder, u. U. auch bei einmaliger, sehr massiver Einwirkung erweist sich Benzol als Blutgift: es hemmt die Erythropoese, die Leukopoese und die Thrombopoese. Anämie, Leukopenie und Thrombopenie können allein oder in Kombination auftreten. Häufig geht der Depression der einzelnen Systeme eine vorübergehende Überproduktion voraus. Die Störung kann jahrelang anhalten, trotz Unterbrechung der Exposition, oder sich erst viele Jahre nach der letzten Benzolaufnahme manifestieren. Therapeutische Einflußmöglichkeiten sind bisher nicht bekannt.
Daneben (bzw. danach) können sich krebsige Entartungen des weißen Blutbildes, Leukosen (Leukämien) entwickeln. Bisher sind im Schrifttum nahezu 400 Fälle von Benzol-Leukämie berichtet worden, die Dunkelziffer scheint groß. Ungeklärt ist, ob die ein- oder mehrmalige Aufnahme hoher Dosen zur Auslösung der Entartung erforderlich ist, oder ob die längerfristige Einwirkung geringer, akut nicht-toxischer Konzentrationen schon genügt. Unbedenkliche Grenzdosen sind nicht bekannt; dies ist nicht zuletzt darauf zurückzuführen, daß es nicht gelingt, im Tierversuch durch Benzol Leukosen zu erzeugen. Bei Benzol exponierten Personen lassen sich in Lymphozyten- und Knochenmarkszellen Chromosomenaberrationen nachweisen, die z. T. irreversibel sind und den ursächlichen Zusammenhang zwischen Benzol und Leukose-Entstehung nahelegen. Benzol ist damit zu einem der wichtigsten Umweltgifte geworden.

Toluol und andere Alkylbenzole

Toluol wird grundsätzlich anders metabolisiert als Benzol (Abb. 65): Nach Hydroxylierung des Alkylrestes erfolgt Kopplung an Schwefel- und Glucuronsäure; die Kopplungsprodukte werden rasch mit Harn und Galle ausgeschieden. Die Bildung von Epoxiden ist nachgewiesen; für die Giftwirkung spielt sie keine Rolle. Dementsprechend sind Toluol, Xylole und andere Alkylbenzole frei von blutschädigenden Wirkungen, sie sind auch nicht karzinogen. Häufig sind sie aber mit Benzol verunreinigt. Die großtechnische Darstellung benzolfreier Toluole ist kostspielig und nicht immer realisierbar.

Aliphatische Kohlenwasserstoffe; Benzin

Bedeutung, Vergiftungsmöglichkeiten

Als Benzine werden technische Gemische flüssiger Alkane unterschiedlicher Provenienz und Zusammensetzung verstanden. Die Hauptmenge des aus Erdöl gewonnenen Benzins dient als Vergaserkraftstoff (**Leichtbenzin,** Siedebereich 50–100 °C), bestehend hauptsächlich aus Hexan, Heptan und Octan, doch stets einige Prozent Aromaten enthaltend. **Testbenzine,** die für anspruchsvollere Löse- und Reinigungszwecke benutzt werden, sind weitgehend aromatenfrei. **Schweröl** (Siedebereich 100–160 °C) enthält höhere Kohlenwasserstoffe und wird vorwiegend als Treib- und Heizmittel verwendet. Als Petroleum (**Leuchtöl**) bezeichnet man technische Destillate des Siedebereiches 150–300 °C.
Vergiftungen durch Inhalation sind nicht auf den gewerblichen Umgang mit Benzinen beschränkt; unsachgemäße Handhabung in geschlossenen Räumen (Garagen, stehende Automobile) und mißbräuchliche Verwendung zu Rauschzwecken sind als Vergiftungsursachen nicht selten. Ingestionsvergiftungen durch benzinhaltige Haushaltsmittel ereignen sich vor allem im Kindesalter.

Pharmakokinetik, Metabolismus

Gesättigte und ungesättigte aliphatische Kohlenwasserstoffe werden bis zur C-Zahl 12 leicht, dann mit zunehmender Viskosität schwerer resorbiert; flüssiges Paraffin mit Kettenlängen von mehr als 16 C-Atomen ist nicht mehr resorbierbar. Entsprechend ihrem Fettlösungsvermögen verteilen sie sich – bei nur geringer Löslichkeit im Blut – vorwiegend im Lipid der Gewebe. Die Ausscheidung erfolgt ganz überwiegend in unveränderter Form über die Lunge. Dabei wird die Geschwindigkeit im wesentlichen vom Dampfdruck der Verbindung bestimmt; doch spielt auch die Aufnahmeart und vor allem – bei Inhalation – die Aufnahmezeit eine wichtige Rolle: je höher die Aufsättigung der Fettdepots, desto langsamer die Abatmung. Die Eliminationscharakteristik ergibt meist zweiphasigen Verlauf. Die mittlere Halbwertzeit beträgt z. B. bei oraler Aufnahme subletaler Dosen für Hexan 10 min; Heptan 12 min; Oktan 15 min. Bisher nahm man an, aliphatische Kohlenwasserstoffe seien biochemisch „inert" und durchliefen den Organismus unverändert. Kürzlich wurde jedoch nachgewiesen, daß n-Hexan in nicht unbeträchtlichem Ausmaß von Monooxygenasen hydroxyliert werden kann, und zwar bevorzugt in 2-Stellung unter Bildung von 2-Hexanol. Diese Bioaktivierung ist bedeutsam für das Auftreten neurotoxischer Wirkungen (s. unten).

Akute Vergiftung

Im Vordergrund stehen die Zeichen der Narkose. Bei Überschreiten des Rauschstadiums stellen sich starke Excitationserscheinungen bis zu tonisch-klonischen Krämpfen ein. Nach oraler Aufnahme kann durch Magenschleimhautreizung starkes Erbrechen auftreten; werden dabei Benzintröpfchen in die Bronchien transportiert, schließt sich als schwere Spätkomplikation eine „Benzinpneumonie" an. Die Ursache ist offenbar eine schwere Gefäßschädigung, die auch schon bei kurzfristiger Inhalation höchster Dampfkonzentrationen auftreten kann (Lungenödem); ebenso kann bei Ingestion die Niere mit einer Glomerulopathie beteiligt sein. Schwerere Leberschädigungen gehören dagegen nicht zum Bilde der Benzinvergiftung. Die tödliche Dosis für Leichtbenzin liegt bei 5 bis 10 ml/kg. Die Therapie beschränkt sich auf symptomatische Maßnahmen.

Chronische Vergiftung

Wie andere narkotisch wirkende Mittel wird auch Benzin zu Rauschzwecken mißbraucht; eine „Benzinsucht" ist beschrieben worden, häufiger werden Gemische verschiedener Lösungsmittel benutzt, z. B. Lack- und Gummiverdünner („glue sniffing"). Neben Lungenaffektionen können sich dabei uncharakteristische psychiatrische Zustandsbilder entwickeln: „Neurasthenie", Depressionen, Delirien, Gedächtnisschwund, Verfall der Persönlichkeit.

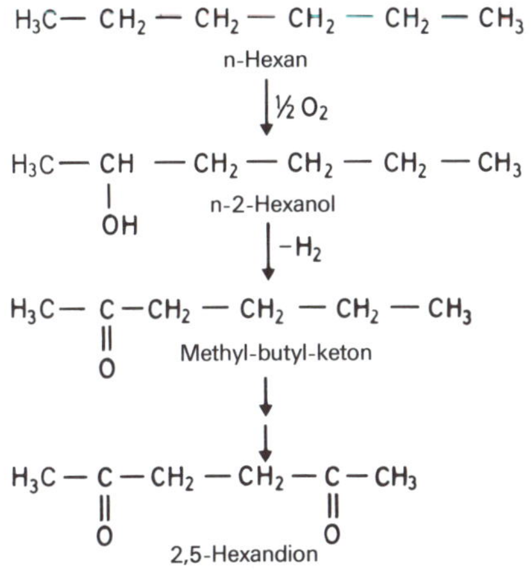

Abb. 66: Aktivierungsmechanismus von n-Hexan und Methyl-butylketon zu dem neurotoxischen 2,5-Hexandion. Zahlreiche Nebenwege des Stoffwechsels sind weggelassen.

Dem n-Hexan konnte kürzlich das Entstehen einer degenerativen Nervenerkrankung zugeordnet werden: eine periphere Polyneuropathie, die klinisch und tierexperimentell der durch Triarylphosphate erzeugten (s. S. 793) ähnelt. Dieses Krankheitsbild tritt bei gewerblicher Exponierung gegenüber n-Hexan, aber auch gegenüber 2-Hexanon (Methylbutylketon) auf. Da n-Hexan im Stoffwechsel (vgl. Abb. 66) z. T. in 2-Hexanol umgewandelt wird, dieses wiederum durch Dehydrogenasen zum Keton oxidiert werden kann, ist ein gemeinsamer Wirkungsmechanismus für Hexan und 2-Hexanon wahrscheinlich; wirksamer Metabolit ist 2,5-Hexandion.

Halogenierte aliphatische Kohlenwasserstoffe

Allgemeines zur Wirksamkeit

Mit der Einführung von Halogen in Alkanmoleküle steigt deren narkotische Wirksamkeit. Die Festigkeit der Halogen-C-Bindung steigt in der Reihe J < Br < Cl < F stark an: Fluorcarbone sind außerordentlich stabil, auch im Organismus; dagegen sind Iodverbindungen so instabil, daß sie bereits in vitro Iod abgeben. Chlor- und Bromverbindungen können im Organismus oxidativ dehalogeniert werden. Das Ausmaß dieses Stoffwechselschrittes, der stets zu reaktiven Metaboliten führt, entscheidet über die eigentliche Giftigkeit der Verbindung. Mit der oxidativen Dehalogenierung können andere metabolische Veränderungen konkurrieren und, indem sie zu weniger giftigen Produkten führen, die Reaktivität (und Toxizität) qualitativ und quantitativ vermindern. So dürfen die halogenierten aliphatischen Kohlenwasserstoffe, die heute die wichtigste Klasse der Lösemittel darstellen, nicht als einheitliche pharmakologisch-toxikologische Gruppe gewertet werden; vielmehr ist jeder Vertreter nach seinem metabolischen Schicksal im Organismus differenziert zu beurteilen. Danach lassen sich zwei Grundtypen chlorierter Aliphaten unterscheiden (Tab. 29): solche mit hoher Toxizität und starker leber- und nierenschädigender Wirkung, und andere, bei denen die Parenchymgiftwirkung zurücktritt. Für den Unterschied ist das verschiedene Schicksal im Organismus verantwortlich.

Pharmakokinetik, Metabolismus und Wirkungsmechanismus

Aufnahme, Verteilung und Ausscheidung der unveränderten Verbindungen verhalten sich wie die der typischen Inhala-

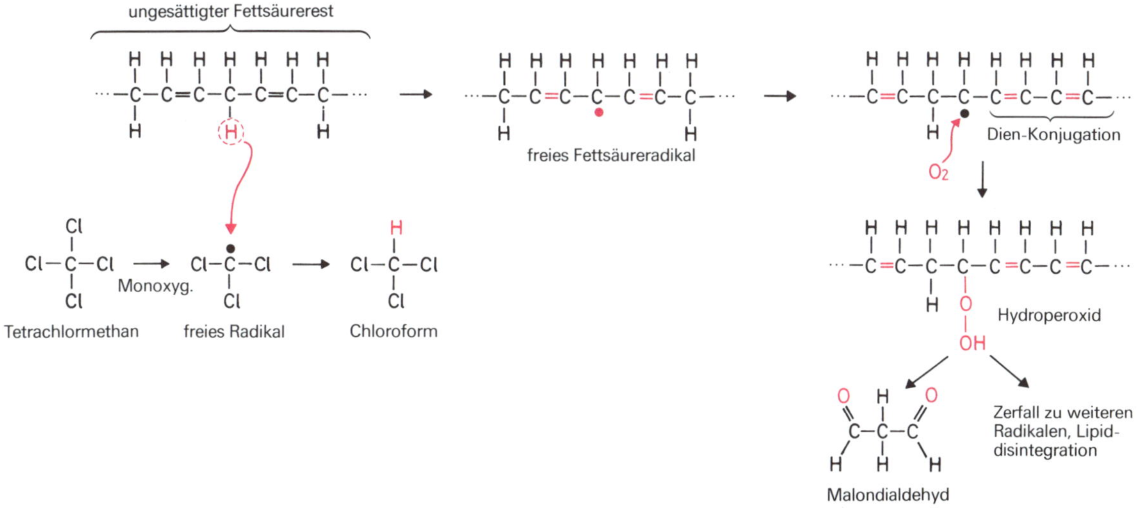

Abb. 67: Schema der Bildung freier Radikale in der Leberzelle aus Tetrachlorkohlenstoff.
Ein durch Monooxygenase gebildetes CCl₃-Radikal entreißt der Fettsäurekette ein H-Atom, dadurch bildet diese ein freies Radikal, Chloroform wird als Metabolit gebildet. In der Fettsäurekette entsteht durch Resonanz eine Dien-Konjugation, die sich fortpflanzt; zugleich bildet O₂ am radikalischen C ein Hydroperoxid. Dieses leitet Zerfall der Kette zu Malondialdehyd und weiteren Produkten ein. Chloroform, Malondialdehyd und Dien-Konjugation (λ_{max} = 233 nm) sowie niederkettige Alkane sind nachgewiesen.

Tab. 29: Beispiele von zwei Typen halogenierter aliphatischer Kohlenwasserstoffe.

starke Lebergifte		schwache Lebergifte	
Formel	Bezeichnung	Formel	Bezeichnung
CCl_4	Tetrachlorkohlenstoff	$Cl_2C=CHCl$	Trichlorethylen
$Cl_2HC-CHCl_2$	1,1,2,2-Tetrachlorethan	$Cl_2C=CCl_2$	Tetrachlorethylen (Perchlorethylen)
Cl_2HC-CH_2Cl	1,1,2-Trichlorethan	Cl_3C-CH_3	1,1,1-Trichlorethan (Methylchloroform)
ClH_2C-CH_2Cl	1,2-Dichlorethan	CH_2Cl_2	Dichlormethan (Methylenchlorid)

tionsnarkotika (Dampfnarkotika, s. S. 232 f.), quantitative Unterschiede sind im wesentlichen durch den Dampfdruck (Abatmungsgeschwindigkeit) und das Ausmaß der metabolischen Umwandlung bedingt. Für die letztere sind drei grundverschiedene Mechanismen bekannt:

1) **Bildung freier Radikale** (Prototyp Tetrachlorkohlenstoff CCl_4): Die Monooxygenasen des endoplasmatischen Retikulums der Leberzelle spalten ein Cl ab (z. B. aus CCl_4, Abb. 67). Es entsteht so ein sehr instabiles freies Radikal. Dieses spaltet in mehrfach ungesättigten Fettsäuren aus der den Doppelbindungen benachbarten Methylengruppe ein H ab. Dadurch entsteht einerseits Chloroform (als Metabolit von CCl_4 nachgewiesen), andererseits ein freies Radikal des Fettsäurerestes. Durch Resonanz wandern die Doppelbindungen in der Fettsäurekette; es kommt zu Dien-Konjugation, die durch eine charakteristische Wellenlänge im UV ($\lambda_{max} = 233$ nm) nachzuweisen ist. An das radikalische C wird Sauerstoff angelagert unter Bildung von Peroxiden und von instabilen Hydroperoxiden; diese zerfallen sehr leicht in einem autokatalytischen Prozeß, wobei als typisches Bruchstück Malondialdehyd (eine mutagene Substanz!) nachgewiesen werden kann; aber auch stark veränderte Fettsäurereste, u. a. verzweigte Ketten und niedere Alkane. Mit dem Auftreten freier Radikale aus chlorierten Kohlenwasserstoffen und deren Folgereaktionen wird ein an sich gut ausgebildeter Schutzmechanismus der Zelle überspielt, der mit Hilfe von Glutathion und anderen Reduktionsäquivalenten das Auftreten von Peroxidbildungen an Fettsäureketten normalerweise verhindert.

Die Desintegration der Lipide führt zur **Membranschädigung** am endoplasmatischen Retikulum, an den Mitochondrien und – weniger deutlich – an anderen Membranstrukturen. Dadurch werden Enzyme aus den Zellen und den Zellorganellen freigesetzt und gelangen ins Blut. Es kommt weiter zum Zusammenbruch der Elektrolytgefälle an Zellgrenzen sowie zur Anhäufung von Triglyceriden, indem deren Transport aus den Bildungsorten innerhalb der Zelle ins Blut gestört wird. Diese Prozesse haben irreversible Folgen und können so eine Zellnekrose verursachen.

2) **Bildung von Epoxiden** (Prototyp Trichlorethylen): Die Monooxygenasen können aus Ethylenderivaten mit der

C = C-Bindung Epoxide bilden: ⟩C—C⟨ mit O-Brücke. Diese Epoxide sind sehr reaktionsfähige Moleküle; ob Reaktionen mit Leberzellbestandteilen an der bei dieser Stoffgruppe an sich gering ausgebildeten Parenchymgiftwirkung beteiligt sind, ist noch nicht entschieden. Am Beispiel des Trichlorethylens lassen sich noch eine Reihe von weiteren Stoffwechselreaktionen aufzeigen (vgl. Abb. 72a). Sie führen zu nicht lebertoxischen Metaboliten: Chloralhydrat, Trichlorethanol und Tri-

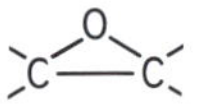

chloressigsäure. Diese werden als polare Verbindungen bzw. nach weiterer Kopplung mit Glucuronsäure oder Schwefelsäure leicht nierengängig und rasch ausgeschieden. Im Falle des Vinylchlorids wird die Bildung eines Epoxids und dessen Reaktion mit DNA als Mechanismus der mutagenen und karzinogenen Wirkung angesehen (vgl. Abb. 68).

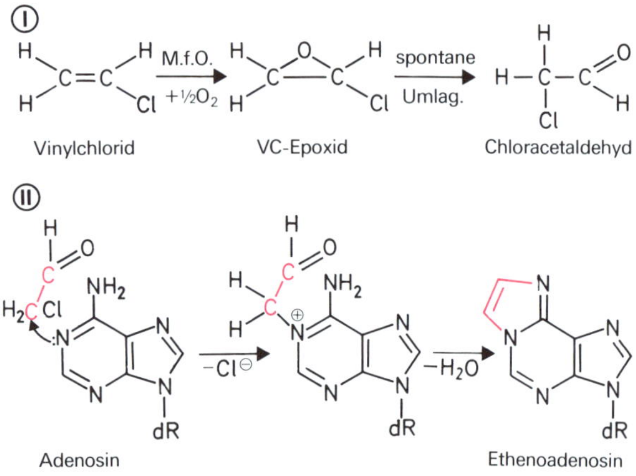

Abb. 68: ① Metabolische Aktivierung von Vinylchlorid (VC) durch mischfunktionelle Oxygenation (M.f.O.) zu einem elektrophilen Epoxid, das zu Chloracetaldehyd umlagern kann. ⑪ Aldehyd (wie auch das Epoxid direkt) können mit nukleophilen Stellen an DNA-Basen reagieren, z. B. mit Adenosin, unter Bildung einer cyclischen Fixierung eines exocyclischen und eines endocyclischen Stickstoffs: das entstandene Ethenoadenosin fungiert als Promutagen.

3) Einige chlorierte Alkane bilden im Stoffwechsel Kohlenmonoxid, am stärksten Dichlormethan (vgl. Schema Abb. 69). Bei Einhaltung des MAK-Wertes von CH_2Cl_2 (100 ml/m³) werden z. B. in 8 h (Arbeitsschicht) 5 % Hb · CO gebildet (vgl. S. 756 f.).

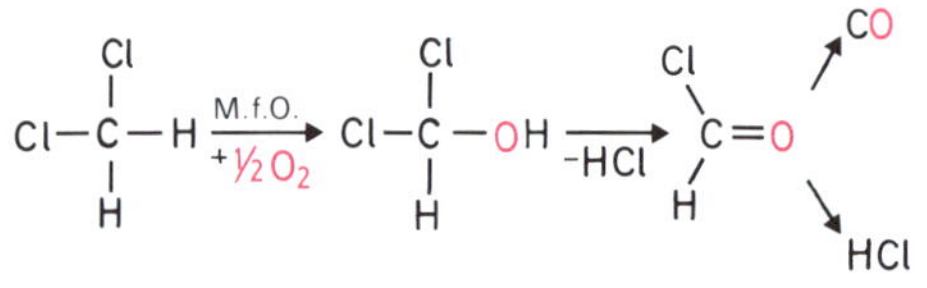

Abb. 69: Schema des Metabolismus von Dichlormethan. Mischfunktionelle Oxygenasen (M.f.O.) führen Sauerstoff ein, die geminale Substitution von Cl und OH am gleichen Kohlenstoff ist instabil und bewirkt Eliminierung von HCl. Das so gebildete Formylchlorid ist ebenfalls instabil und zerfällt zu CO und HCl.

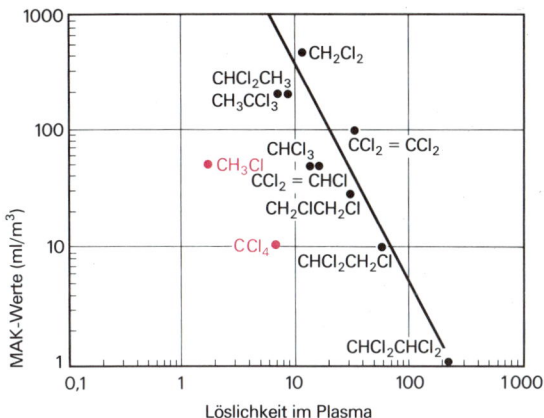

Abb. 70: Abhängigkeit der chronischen Toxizität (MAK-Werte) chlorierter aliphatischer Kohlenwasserstoffe von der Löslichkeit im Plasma.
Ausnahmen (rot) bilden Substanzen, die leicht in hochreaktive Metaboliten umgewandelt werden können.
(Verteilungskoeffizient Plasma/Gasphase).

Die Toxizität verschiedener Chlorkohlenwasserstoffe, beurteilt an den MAK-Werten, kann im allgemeinen als eine Funktion der Löslichkeit im Plasma einerseits, der Fähigkeit zur Bildung freier Radikale andererseits angesehen werden (Abb. 70): die stabilsten Verbindungen (Fluorcarbone) sowie die reaktionsfähigsten (CCl_4, $CHCl_3$) fallen aus der Beziehung heraus.

Akute Vergiftungen

Aufnahme toxischer Dosen von CCl_4, $CHCl_2 - CHCl_2$ und $CHCl_2 - CH_2Cl$, gleichviel ob oral oder durch Inhalation, ist durch rasch einsetzende Leberschädigung gekennzeichnet. Als erstes Zeichen steigen die Aktivitäten der „Leberenzyme" (SGOT, SGPT, LDH) im Plasma rasch auf sehr hohe Werte. Die Leber schwillt durch exzessive Fetteinlagerung an, sie wird druckschmerzhaft, in 1–2 Tagen stellt sich Ikterus ein, es folgt ein hepatisches Koma. In schwersten Fällen überwiegt jedoch die Nierenschädigung: Oligurie, Anurie, urämisches Koma. Die narkotische Wirkung macht sich bei den genannten Stoffen nur anfangs bemerkbar, oft fehlt sie ganz oder wird wegen ihres geringen Ausmaßes übersehen. Vergiftungen durch Trichlorethylen, Perchlorethylen, Methylchloroform und Methylenchlorid (Formeln s. Tab. 29) sind dagegen durch starke narkotische Wirkung bei geringerer oder fehlender Leber- und Nierenbeteiligung gekennzeichnet. Todesursache ist in diesen Fällen meist Atemläh-

mung im Frühstadium; bei Überleben können Defektheilungen mit zentralnervösen Störungen und Herzmuskelschädigungen auftreten.
Alle halogenierten Kohlenwasserstoffe sensibilisieren das Herz gegenüber Sympathikusreizen und Sympathomimetika (s. S. 243 f.). Herzrhythmusstörungen gehören dabei zum Bilde der akuten Vergiftung, sie können zur Todesursache werden. Methylenchlorid erzeugt bei Mäusen Lungentumoren, wahrscheinlich nach enzymatischer Kopplung an Glutathion.

Besonderheiten; chronische Schädigungen

Chlorierte Kohlenwasserstoffe können bei Erhitzen (Flamme, heiße Metalloberflächen) oxidativ zu Phosgen, Salzsäure und Kohlenoxid zersetzt werden (z. B. s. Abb. 71).

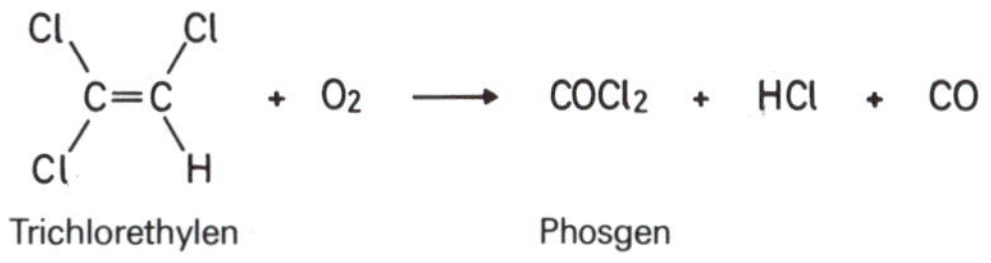

$$\underset{\text{Trichlorethylen}}{\text{Cl}_2\text{C}=\text{CHCl}} + \text{O}_2 \longrightarrow \underset{\text{Phosgen}}{\text{COCl}_2} + \text{HCl} + \text{CO}$$

Abb. 71: Phosgenbildung aus Trichlorethylen.

Phosgen erzeugt schon in geringen Konzentrationen toxisches Lungenödem (vgl. S. 760).
Trichlorethylen (Tri) wird, meist im Zusammenhang mit der gewerblichen Verwendung in Kleiderreinigungsbetrieben, gelegentlich zu Rauschzwecken mißbraucht. Es kann psychische Abhängigkeit erzeugen („Tri-Sucht"). Ca. 60 % des inhalierten Tri werden metabolisiert (Abb. 72a). Das entstehende Trichlorethanol, das ebenso als Metabolit des Schlafmittels Chloralhydrat auftritt und Träger der hypnotischen Wirkung ist, kann bei entsprechenden Dosen Müdigkeit, Kopfschmerzen und – besonders bei chronischer Einwirkung – uncharakteristische psycho-neurotische Beschwerden verursachen. Der andere Metabolit, Trichloressigsäure, kumuliert wegen starker Plasmaeiweißbildung außerordentlich (Abb. 72b), die Säure kann andere Pharmaka aus der Proteinbindung verdrängen und so zu Wirkungsverstärkungen führen, z. B. mit Phenylbutazon, Antikoagulantien (Dicumarolderivate) und Antikonvulsiva.
Trichlorethylen kann in Gegenwart von Alkali Salzsäure abspalten (Abb. 73). Es entsteht das hochreaktive Gas **Dichloracetylen** (DCA), das schon in sehr geringen Dosen rasch auftretende Hirnnervendegenerationen erzeugt; bevorzugt ist der N.trigeminus betroffen. DCA ist früher bei der Verwendung von Tri als Narkotikum im „geschlossenen System", in welchem das Narkotikum im Kreislauf über das Alkali der Atemkalkpatronen geführt wird, in beträchtlichen Mengen gebildet worden und hat zahlreiche schwere Vergiftungen

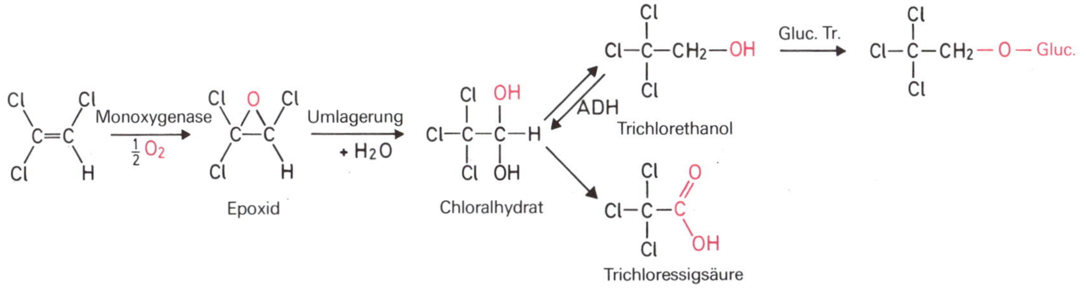

Abb. 72a: Schema der Metabolisierung von Trichlorethylen. Das durch die Monooxygenasen gebildete Epoxid lagert sich zu Chloralhydrat um, dieses disproportioniert zu Trichlorethanol und Trichloressigsäure. Ein Teil des Alkohols wird mit Glucuronsäure gekoppelt und mit dem Harn ausgeschieden, ein Teil durch Alkoholdehydrogenase über den Aldehyd zur Säure rückverwandelt.

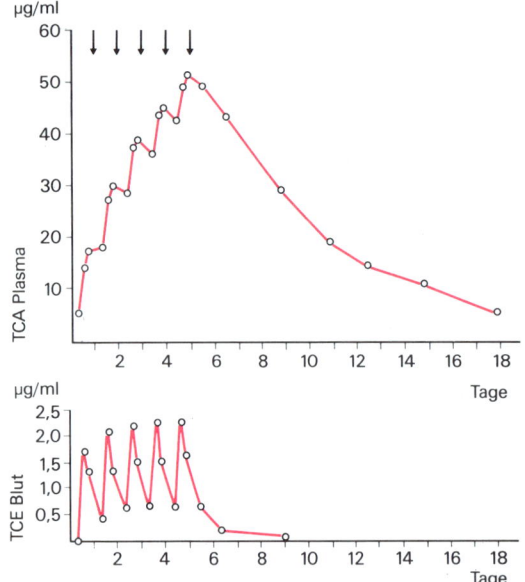

Abb. 72b: Konzentration von Trichlorethanol (TCE, unten) und Trichloressigsäure (TCA, oben) im Blut bzw. Plasma bei wiederholter Inhalation (Pfeile) von Trichlorethylen (50 ml/m³, 6 h täglich, 5 aufeinanderfolgende Tage; Versuch an 6 Probanden). Trichlorethanol wird überwiegend glucoronidiert und so rasch ausgeschieden, Trichloressigsäure bindet sich stark an Plasmaeiweiß, wird infolgedessen langsam ausgeschieden und akkumuliert. (Man beachte die unterschiedlichen Maßstäbe der Ordinaten im oberen und unteren Teil).

ausgelöst. Das Gas gehört zu den stärksten krebserzeugenden Stoffen.

Tri- und Tetrachlorethylen, sowie Dichloracetylen erzeugen an Ratten Nierenkarzinome. Der molekulare Mechanismus dieser absolut organspezifischen Kanzerogenese ist aufgeklärt: nach enzymatischer Kopplung an Glutathion (vgl. S. 47), Abspaltung von Glutaminsäure und Glycin wird das Cystein-Addukt von β-Lyase, einem in den Tubulusepithelien hochangereicherten Enzym, zu einem reaktiven Thiol gespalten, welches thioazylierende elektrophile Intermediate liefert; diese verändern DNA und sind stark mutagen (Abb. 73a).

Tetrachlorethylen (Perchlorethylen, $Cl_2C = CCl_2$) und **1,1,1-Trichlorethan** (Methylchloroform, Cl_3C-CH_3) bilden im Organismus nur wenig Trichloressigsäure, werden aber in unveränderter Form im Körperfett gespeichert und nur langsam ausgeschieden (Halbwertzeit ca. 4 Tage).

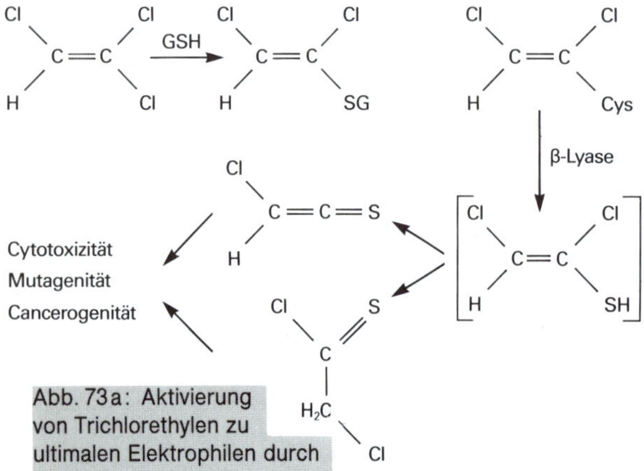

Abb. 73a: Aktivierung von Trichlorethylen zu ultimalen Elektrophilen durch Kopplung an Glutathion.

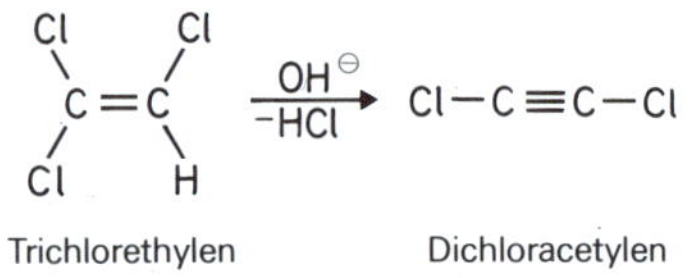

Abb. 73b: Zersetzung von Trichlorethylen unter alkalischen Bedingungen zu dem hochreaktiven Dichloracetylen.

Monochlormethan (Methylchlorid, CH_3Cl) ist relativ instabil und wird zu Ameisensäure metabolisiert. Es ist ein schweres Nervengift und erzeugt bei akuter wie chronischer Einwirkung hirnorganische Störungen uncharakteristischer Art, bedingt durch disseminierte Degenerationsherde in praktisch allen Teilen des Gehirns und Rückenmarks.

1,2-Dichlorethan gehört zu den toxischsten Vertretern der Gruppe, es ist stärker wirksam als CCl_4. Als Bestandteil von bestimmten Rheuma-Einreibemitteln hat der Stoff zahlreiche Vergiftungen mit Leberschäden, häufig mit tödlichem Ausgang, verursacht.

Krebserzeugende Wirkung

Eine Reihe von halogenierten aliphatischen Kohlenwasserstoffen sind karzinogen (vgl. Tab. 30). Die Mechanismen dieser Wirkung sind z. T. aufgeklärt (Vinylchlorid s. Abb. 68), z. T. in Diskussion. Einige chlorierte Lösemittel enthalten (enthielten) zur Vermeidung der beim technischen Gebrauch auftretenden HCl-Abspaltung Stabilisatoren, die selbst Karzinogene darstellen, z. B. Epichlorhydrin und 1,2-Epoxibutan in technischem Trichlorethylen. Wegen der extensiven technischen Verwendung dieser Stoffe steht der Arbeitsschutz hier vor großen Problemen.

Tab. 30: Einige wichtige, als sicher oder vermutet karzinogen eingestufte halogenierte aliphatische Kohlenwasserstoffe.
(d = direkt, d. h. ohne metabolische Aktivierung alkylierend)

sicher	vermutet
$ClHC = CH_2$ Vinylchlorid	CH_3Br Brommethan
$BrH_2C - CH_2Br$ 1,2-Dibromethan	$ClHC_2 - CH_2Cl$ 1,2-Dichlorethan
$ClHC_2 - O - CH_2Cl$ Bis(chlormethyl)ether (d)	$Cl_2CH - CH_2Cl$ 1,1-2-Trichlorethan
$ClHC_2 - O - CH_3$ Monochlordimethylether (d)	$Cl_2CH - CHCl_2$ 1,1,2,2-Tetrachlorethan
$BrH_2C - CHBr - CH_2Cl$ 1,2-Dibrom-3-chlorpropan (d)	$Cl_2C = CH_2$ Vinylidenchlorid
Epichlorhydrin (d)	$F_2C = CH_2$ 1,1-Difluorethan
	$HC_2 = CH - CH_2Cl$ Allylchlorid (d)
$ClC \equiv CCl$ Dichloracetylen	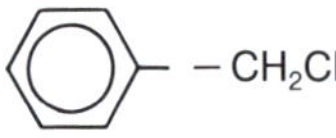 Benzylchlorid (d)
$ClCH = CH - CH_2Cl$ 1,3-Dichlorpropen	

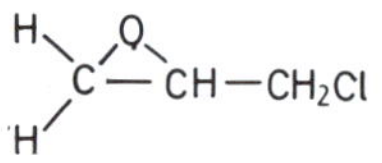

Tabak

Allgemeine Bedeutung, Geschichtliches

Unter den zahlreichen Umweltgiften, denen die Menschheit heute ausgesetzt ist, steht der Tabak – gemessen an den nachweislich erzeugten Schäden – weitaus an erster Stelle. Diese Spitzenposition hat er erst zu Beginn dieses Jahrhunderts übernommen. Schon vorher hatte die Tabakpflanze und ihr trockenes Kraut die Kulturgeschichte und insbesondere die Medizingeschichte in außerordentlichem Maße beeinflußt. Columbus sah sie bei den Indianern als erster Weißer zu Rauschzwecken benutzt und brachte sie nach Europa. Bei den Roten Amerikas diente Tabakrauchen ausschließlich kultischer Handlung. Von den Weißen wurde es profaniert und zum Genußmittel gewandelt. Breiteste Verwendung fand Tabak als Medizin. Jean Nicot, der Gesandte Katharinas von Medici am Hofe Portugals, förderte Anbau und Aufbereitung der Pflanze; viel später würdigte man sein Verdienst, indem man den Hauptwirkstoff mit seinem Namen belegte. Die Pflanze diente jahrhundertelang globalen Indikationen; selbst Raucheinblasungen in verschiedene Körperöffnungen wurden lange Zeit praktiziert.

Zu Genußzwecken wurde Tabak bis vor rund hundert Jahren vorwiegend in Form des Schnupfens, weniger des Zigarren- und Pfeiferauchens benutzt. Vom Krim-Krieg brachten fremde Heere die von Russen und Türken übernommenen Zigaretten nach Zentraleuropa. Doch erst mit dem 1. Weltkrieg trat dieses neue Rauchzeug seinen Siegeszug an, der auch jetzt noch scheinbar unaufhaltsam fortschreitet.

Zur Zeit rauchen ca. 70% der männlichen und ca. 35% der weiblichen erwachsenen Erdbewohner. Das Steueraufkommen aus Tabakwaren beläuft sich in der BRD z. Z. auf 20 Mrd. DM/Jahr.

Von den ersten Anfängen des Tabakgenusses an ist die Menschheit in Befürworter und Gegner aufgespalten, die Ärzte eingeschlossen. Obwohl seit ca. zwei Jahrzehnten die gesundheitsschädlichen Wirkungen des Rauchens klar ausgewiesen sind und diese die Gesundheits- und Lebensbedrohung der Infektionskrankheiten erreicht, wenn nicht überschritten haben, ist die kritische Einsicht der Menschen hierzu nicht gewachsen: der Pro-Kopf-Verbrauch steigt weiter an. Der Grund liegt in der süchtigen Gewohnheitsbildung, die der Tabak – einmal durch den Hang zur Nachahmung eingeführt – erzeugt und durch Unzulänglichkeiten der menschlichen Natur zu erhalten vermag.

Hinsichtlich der akuten Wirkungen des Nicotins einschließlich der Vergiftungen s. S. 141. Die hier folgenden Ausführungen beschränken sich auf chronisch-toxische Tabakeffekte.

Tabakabbrand, toxische Stoffe

Die Vorgänge beim Abrauchen des Tabaks sind am besten am Beispiel der **Zigarette,** dem wichtigsten Rauchzeug, erläutert; im Prinzip gelten sie auch für Zigarre und Pfeife. In der **Glutzone** (Abb. 74) werden, unterhalten durch den Sog am Mundstück, Temperaturen um 900 °C erreicht. Unter reduktiven Bedingungen (Sauerstoffmangel!) wird organisches und anorganisches Material thermisch zersetzt. Die Reaktionsprodukte, durchweg gasförmig, geraten in die dahinterliegende **Destillationszone** und vermengen sich mit Stoffen, die dort mit dem frei werdenden Wasserdampf abdestillieren. Kurz hinter diesem Bereich bildet sich durch Abkühlung ein Aerosol, in dem auch der Hauptwirkstoff, das wasserdampfflüchtige Nicotin, enthalten ist. Ein Teil des gebildeten Aerosols

schlägt sich mit abnehmender Temperatur im Restteil der Zigarette, der sog. **Kondensationszone,** nieder. Mit fortschreitendem Abbrand wird das Destillat z. T. verbrannt, überwiegend aber erneut freigesetzt, um in den **Hauptstrom** zu gelangen. Zum Mundende hin findet so eine zunehmende Anreicherung des Destillats statt. Es ist daher für die toxikologische Betrachtung sehr wichtig, wie weit eine Zigarette abgeraucht wird.

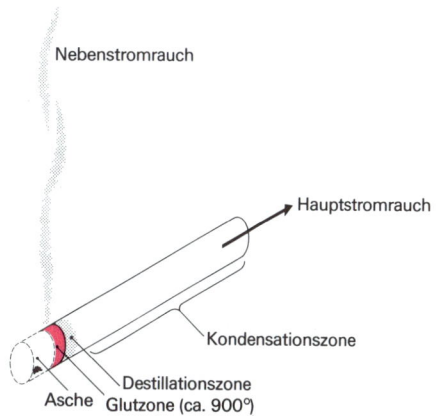

Abb. 74: Schema des Abbrandes von Zigarettentabak. Hinter der Glutzone, durch Sog mit dem Hauptstrom auf ca. 900 °C erhitzt, werden in der Destillationszone Stoffe mit Wasserdampf freigesetzt. Ein Teil kondensiert zu feinen Rauchtröpfchen und schlägt sich größtenteils in der Kondensationszone nieder, um mit fortschreitender Glutzone erneut abzudestillieren. Im Nebenstromrauch erfolgt die Freisetzung bei sehr viel niedrigerer Temperatur („Glimmen") nach außen.

Eine Abdestillation findet in den Zugpausen auch nach außen hin im sog. **Nebenstromrauch** statt. Dessen Zusammensetzung ist anders als die des Hauptstroms, da infolge tieferer Temperaturen („Glimmen") weniger Material verbrannt, mehr abdestilliert wird. So ist hier die Nicotinkonzentration deutlich höher; dennoch geht die Hauptmenge des Alkaloids in den Hauptstrom.

Tabakrauch ist also ein Gemisch von Gasen und Aerosolen. Bisher sind darin mehrere tausend Substanzen aufgefunden und überwiegend chemisch identifiziert worden, darunter Alkane, Alkohole, Ketone, Ester u. a.

Neben dem Hauptwirkstoff Nicotin sind für die Wirkungsbeurteilung noch mehrere Gase von Bedeutung. Kohlenoxid, die Stickstoffoxide NO und NO_2 und andere Reizgase sind in früheren Kapiteln auch im Zusammenhang mit Tabakrauch besprochen worden. An kanzerogenen Stoffen sind Benz(a)pyren und mehrere verwandte polycyclische aromatische Kohlenwasserstoffe (PAK), Nitrosamine und Schwermetalle wie Cr, As, Cd, V nachgewiesen. Zwischen Haupt- und Nebenstromrauch bestehen z. T. erhebliche Unterschiede (Tab. 31).

Nicotinschäden

Pharmakokinetik und Metabolismus von Nicotin

Die Resorption von Nicotin ist qualitativ und quantitativ bei verschiedenen Formen des Tabakgenusses sehr unterschiedlich. Beim Schnupfen werden große Mengen, jedoch langsam über die Nasenschleimhaut, beim Kauen („Priemen") gleichermaßen über Mundhöhle und Magen aufgenommen.

Tab. 31: Sicher oder verdächtig krebserzeugende Stoffe im Haupt- und Nebenstromrauch einer Zigarette (aus Klus, H., H. Kuhn, Beitr. Tabakforsch. 11, 1982)

	im Hauptstrom	im Nebenstrom	Verhältnis Nebenstrom / Hauptstrom
Acrolein	70 µg (25–140) µg	925 µg	~12
Formaldehyd	30 µg (20–90) µg	1526 µg	~51
N-Nitrosonornicotin	0,24–3,70 µg	0,15–6,1 µg	0,48–7,1
Anilin	0,364 µg	10,8 µg	29,7
Cadmium	0,10–0,12 µg	0,43–0,72 µg	3,6–7,2
Nickel	0,02–0,08 µg	0,62–1,03 µg	12,9–31,0
Benz(a)pyren	38 ng / 12 ng	131 ng / 25 ng	3,5 / 2,1
Hydrazin	32 ng	n. a.	3
Benz(a)anthrazen	30 ng / 2,6–51,7 ng	81 ng / 204–612 ng	2,7
N-Nitrosopyrrolidin	3,1–30,3 ng / 1,5–29 ng	296–700 ng / 2,8–150 ng	n. a. / 2,6–52,7
N-Dimethylnitrosamin	0,1–27 ng / 1,8–13,8 ng / 1,7–97 ng	143–415 ng / 213–558 ng / 680–1040 ng	11,5–437,5 / n. a.
N-Diethylnitrosamin	1,1–3,8 ng / 0,1–9,1 ng	8,2–73 ng / 9–75 ng	2,2–78,8
N-Ethyl-N-methyl-nitrosamin	0,1–2,5 ng / 0,1–9,1 ng	5–27 ng / 9–75 ng	4,5–11,5 / n. a.
Vinylchlorid	5,6–15,8 ng	n. a.	

n. a. = nicht angegeben

Beim Paffen von Zigarren- oder Pfeifenrauch erfolgt eine je nach Verweildauer des Rauches in Mund und Nase unterschiedliche, nie jedoch vollständige Aufnahme über die dortigen Schleimhäute. Aus inhaliertem Zigarettenrauch hingegen wird praktisch das gesamte angebotene Nicotin resorbiert, und zwar überwiegend über die Alveolarwände. Dies ist aus zwei Gründen bedeutsam:
1) die Leber wird umgangen, das Herz jedoch unmittelbar erreicht;
2) mit dem einzelnen Zug durchströmt eine relativ hohe Nicotinkonzentration linkes Herz und Gehirn quasi wellenförmig. Die Rezeptoren werden also stoßweise bzw. intermittierend vom Wirkstoff erreicht.
Dementsprechend stellen sich Herz- und Kreislaufwirkungen bereits mit dem ersten Zug unmittelbar ein und werden durch die nachfolgenden Stoßaufnahmen im wesentlichen nur noch auf der gleichen Höhe gehalten (Abb. 75).
Nicotin wird im Organismus rasch oxidativ abgebaut (Abb. 76). Der Angriff erfolgt am C_5 des Pyrrolidinringes. Hauptmetaboliten sind Pyridinmethylaminobuttersäure und Kotinin; nur maximal 10 % Nicotin werden unverändert im Harn ausgeschieden. Die Halbwertzeit ist mit 2 h sehr kurz. Dies ist der wesentliche Grund für die hohe Rauchfrequenz des Nicotinabhängigen. Andererseits wird auch der starke Raucher über Nacht (nahezu) nicotinfrei; eine „chronische Nicotinvergiftung" kann also nicht auf Akkumulation des Wirkstoffes, sie muß vielmehr auf Addition der akut ausgelösten Primärveränderungen bzw. deren Folgen beruhen.
Bei chronischer Nicotinzufuhr ist die oxidative Abbaurate gesteigert (bis zu 100 %), zugleich ist der oxidative Umsatz anderer Fremdstoffe erhöht, z. B. auch die Bioaktivierung der karzinogenen polycyclischen Kohlenwasserstoffe (s. S. 728 f.).

Arteriosklerose, Koronarerkrankungen

Nach großen epidemiologischen Erhebungen erkranken Raucher, besonders Zigarettenraucher, häufiger an Koronarleiden als Nichtraucher. Insgesamt ist die Inzidenz doppelt so hoch. Die Krankheit ereilt Raucher sehr viel früher (Abb. 77), und die Sterblichkeit im Herzanfall ist – in Abhängigkeit von der durchschnittlich gerauchten Zigarettenzahl – größer (Abb. 78). Der Entstehungsmechanismus ist noch nicht eindeutig geklärt. An sich erweitert Nicotin die Koronararterien. Andererseits leitet es eine Vasopressinausschüttung aus der Hypophyse ein, die der Erweiterung entgegenwirkt. Bei genetisch mit einer Disposition zur Arteriosklerose belasteten Personen wird eine manifestierende Rolle des Nicotins diskutiert. Nicotin erhöht die Konzentrationen an freien Fettsäuren und Cholesterin im Blut, ein Effekt, der über Adrenalinausschüttung aus den Nebennieren zustande kommt. Die Vermutung, daß dadurch auf die Dauer die Entstehung von atheromatösen Veränderungen der Gefäßintima begünstigt werden, liegt nahe.

Obliterierende Gefäßerkrankungen

Arterienerkrankungen der unteren Extremitäten, die bei besonders Veranlagten häufig auftreten, können durch Nicotin, auch wenn es nicht mit Tabakrauch aufgenommen wird, ausgelöst und verstärkt werden. Zu nennen sind die Winiwarter-

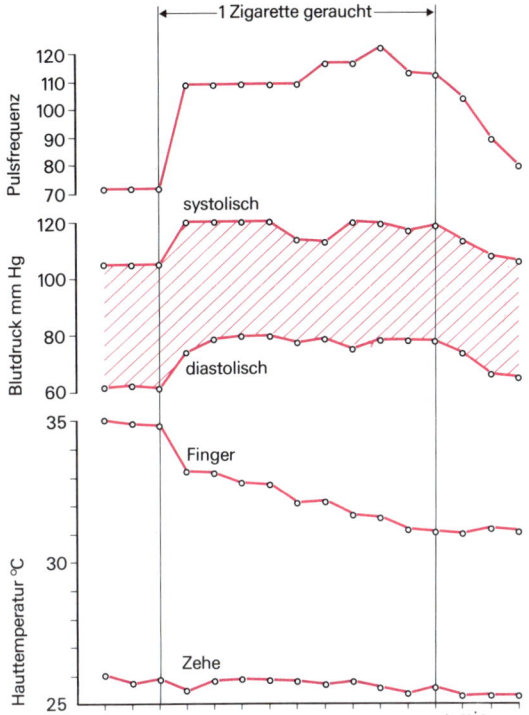

Abb. 75: Veränderungen von Puls, Blutdruck und Hauttemperatur unter dem Rauchen (Inhalieren) von 1 Zigarette (nach
Roth, G. M. et al./J. Amer. Med. Ass. **125**, 761; 1944).

Blutzuckers beteiligt ist, ist nicht eindeutig. Durch Hemmung
des Pylorusverschlusses wird einerseits die Passage der Ingesta beschleunigt, andererseits kann Duodenalsaft zurückflie-
ßen und so die Magenschleimhaut schädigen. Magen- und
Duodenalgeschwüre werden bei Rauchern deutlich häufiger
gefunden, eine Zunahme mit der Höhe des Tabakverbrauchs
ist eindeutig; starke Zigarettenraucher erkranken etwa doppelt so häufig wie Nichtraucher. Nach mehreren Statistiken
liegt die Sterblichkeitsquote an Ulcera bei Rauchern zwischen
2- und 7fach über der von Nichtrauchern.

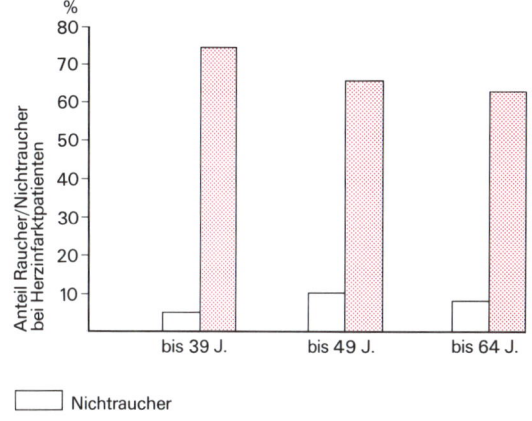

Abb. 77: Altersanteile bei Herzinfarktpatienten in Abhängigkeit von der Rauchgewohnheit.
Starke Raucher erkranken früher (nach Mensen, H.: Med. Klin.
59, 728; 1964).

sche Krankheit (Thrombangitis obliterans), Claudicatio intermittens und Arteriosklerose der Beinarterien. Wenn die
Krankheit ausgebrochen ist, verschlimmert jede Raucherepiso-
de den Zustand; strikter Entzug ist Voraussetzung einer Besserung. Das „Raucherbein", der gangränöse Endzustand, der
oft zu Amputationen zwingt, ist bei Männern statistisch eindeutig mit dem Ausmaß des Tabakverbrauchs korreliert.

Magen- und Darmerkrankungen

Nicotin erhöht die Magensaftsekretion sowie die Motilität
von Magen und Darm und übt auf diese Weise eine laxierende Wirkung aus („Verdauungszigarette"; Durchfälle bei akuter Vergiftung). Der Appetit wird gehemmt, Hungergefühle
können überspielt werden; wieweit dabei ein Anstieg des

Schwangerschaft

Bei der Frucht von rauchenden Spätschwangeren ist eine Zu-
nahme der Herzfrequenz feststellbar, der Foet „raucht mit".
Die Reagibilität des schwangeren Uterus wird bei rauchenden Schwangeren erhöht, es kommt etwa doppelt so häufig zu
Frühgeburten. Die Geburtsgewichte sind bei Früchten von
Raucherinnen im Durchschnitt deutlich niedriger (Abb. 79).
Auch genetische Schäden durch Tabakrauch sind ausgewiesen: Die Mißbildungsrate steigt nicht nur als Folge des Zigarettenrauchens der Mutter, sondern auch des Vaters über das
Normalmaß (DFG-Studie „Schwangerschaft und Kindesent-
wicklung" Bonn-Bad Godesberg 1977).

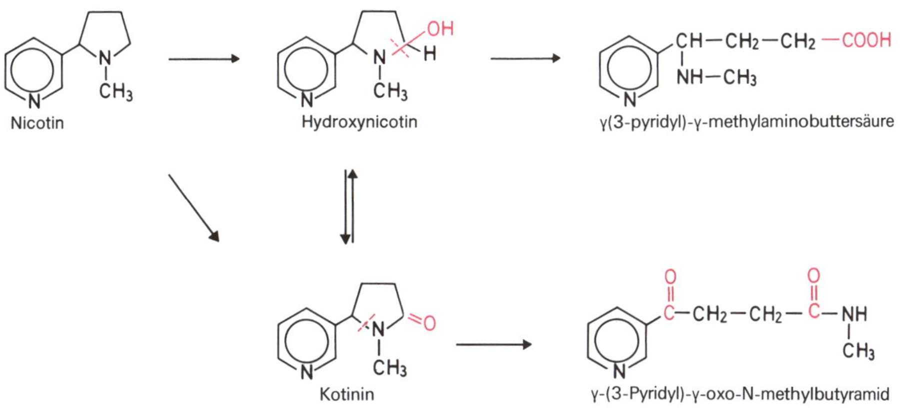

Abb. 76: Schema der Hauptwege des oxidativen Abbaus von Nicotin im Warmblüterorganismus.
Einige quantitativ unerhebliche Nebenwege sind weggelassen. Alle Abbauprodukte sind pharmakologisch inaktiv.

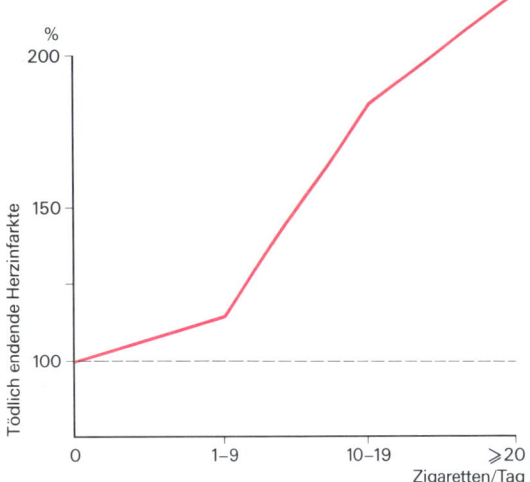

Abb. 78: Tödlicher Ausgang von Herzinfarkten bei Nichtrauchern (= 100%) und Rauchern in Abhängigkeit vom täglichen Zigarettenverbrauch (nach Hammond, E. C.: J. publ. Hlth. **48**, 1460; 1958).

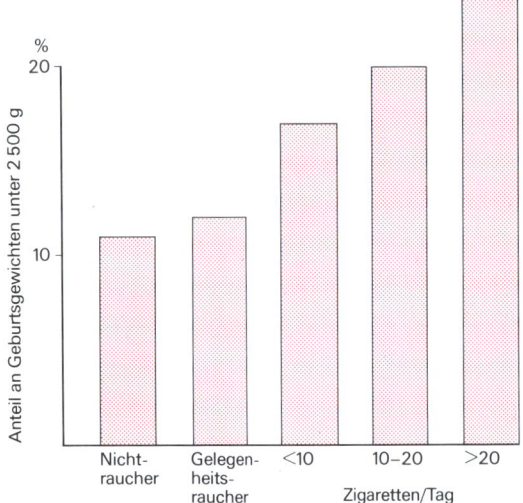

Abb. 79: Einfluß des Zigarettenrauchens Schwangerer auf die Frühgeburtenhäufigkeit.
(Erhebung an 2736 Fällen von Frazier, T. et al., Am. J. Obst. Gynec. **81**, 988; 1961).

Stoffwechselwirkungen

Raucher haben einen höheren Grundumsatz und geringeres Körpergewicht als Normale; bei Rauchstopp nimmt – ohne zusätzliche Kalorienzufuhr – das Gewicht um durchschnittlich 5% zu. Als Ursache ist die glykogeno- und lipolytische Wirkung infolge der dauernden Stimulation des sympatho-adrenalen Systems durch Nicotin anzusehen. Im Extremfall stellt sich bei Exzessivrauchern, verstärkt durch verminderte Nahrungsaufnahme, eine „Raucherkachexie" ein.

Lokale, nicht-karzinogene Wirkungen des Tabakrauchs

Tabakrauch schlägt sich großenteils als Teer in den Atemwegen nieder. Die reizenden Bestandteile, vor allem Phenole,

Säuren, Aldehyde und Ketone verändern die Schleimhäute. Die Folgen sind: Einbuße an Geruchs- und Geschmacks-Vermögen, chronische Stomatitis, Pharyngitis, Laryngitis und vor allem Bronchitis. Die chronische Reizung der Bronchien kann schwerwiegendere Folgen haben: häufigere Infekte, dauernder Husten wegen starker Sekretansammlung, dadurch Auftreten von Hernien an Leiste, Zwerchfell und Bauchdecken, sowie Lungenemphysem mit Einschränkungen des Atemgasabtausches und entsprechende Rückwirkung auf Herz und Kreislauf. Die Raucherbronchitis wirkt im Durchschnitt statistisch gesichert stark lebensverkürzend.

Einige Tabakrauchbestandteile, auch Nicotin, hemmen in tierexperimentellen Modellen die Tätigkeit der Flimmerepithelien. Ob dadurch Reizstoffe intensiveren Kontakt zu den Zellen bekommen können, kann nicht als entschieden gelten, da Messungen in vivo mit praktisch vorkommenden Konzentrationen nicht vorliegen.

Tabakkrebs

Epidemiologische Evidenz

Zum ersten Mal hat der deutsche Pathologe Müller 1940 auf eine starke Häufung von Plattenepithelkarzinomen bei starken Zigarettenrauchern hingewiesen. Zahlreiche weitere retrospektive Untersuchungen in vielen Ländern haben dies bestätigt. Die Lungenkrebshäufigkeit ist seit Jahrzehnten im Ansteigen begriffen (Abb. 80), diese Krebsart ist bei Männern bereits zur häufsten überhaupt geworden.

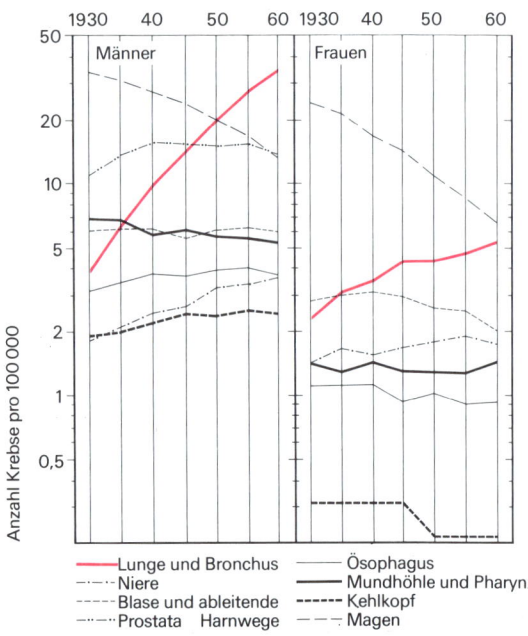

Abb. 80: Häufigkeitsentwicklung einzelner Krebsarten in den USA, bei Männern und Frauen, weiße Bevölkerung (nach „Smoking & Health" 1964).

Eine Verfolgung des zeitlichen Zusammenhanges zwischen Lungenkrebshäufigkeit und Pro-Kopf-Zigarettenverbrauch weist aus, daß die Kurven in etwa parallel verschoben sind (Abb. 81), die Auswirkung Krebs tritt erst etwa 20 Jahre später in Erscheinung (Latenzzeit der Krebsmanifestation); aus dieser Graphik ist auch überzeugend abzulesen, wie die Frau als emancipata fumans erst in den dreißiger Jahren das männliche Geschlecht einzuholen begann. Weitere zwingende Indi-

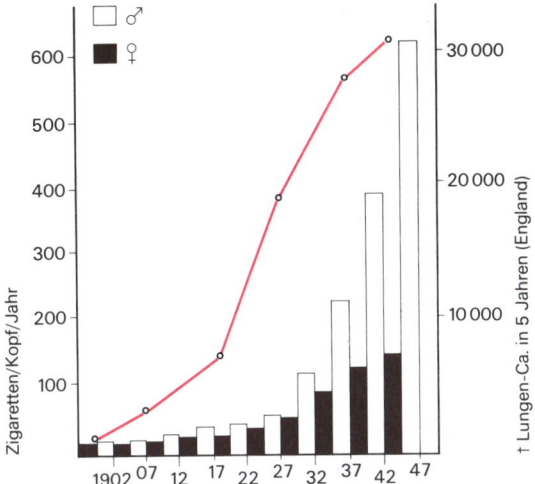

Abb. 81: Zunahme des Zigarettenverbrauchs (Kurve) und Häufigkeit des Lungenkrebses (Säulen) bei Männern und Frauen in England und Wales (nach Angaben von Kennaway, 1957).

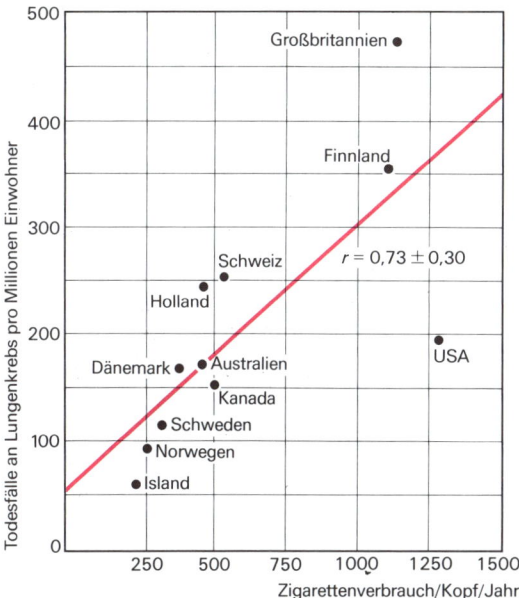

Abb. 82: Häufigkeit der Lungenkrebs-Todesfälle bei Männern in verschiedenen Ländern im Jahre 1950, gegenübergestellt dem Pro-Kopf-Verbrauch an Zigaretten im Jahre 1930 (nach „Smoking & Health", 1964).

zien für den Zusammenhang zwischen Zigarettenrauchen und Lungenkrebs sind Vergleiche auf internationaler Basis (Abb. 82): die nordischen Länder, in denen die Rauchwelle später einsetzte (in Island erst mit der US-Besatzung 1940) hinken nach; der große Unterschied in der Häufigkeit zwischen Großbritannien und USA ist damit erklärt worden, daß Zigaretten von Amerikanern nur bis zur Hälfte, von Briten aber bis auf wenige mm Stummellänge abgeraucht werden (s. S. 809). Zwischen der Häufigkeit des Auftretens von Lungenkrebs und dem Ausmaß des Zigarettenkonsums besteht eine strenge Dosis/Wirkungs-Beziehung (Abb. 83).

Bei der bei Rauchern vermehrt auftretenden Tumorart handelt es sich überwiegend um **Plattenepithelkarzinome** der Bronchialschleimhaut, nur wenig um Adenocarcinome. Pathologisch-anatomische Studien an der Bronchialschleimhaut

von Rauchern und Nichtrauchern haben gezeigt, daß die als pathogenetische Vorstadien zu wertenden Veränderungen: Basalzellhyperplasie, Stratifikation, squamöse Metaplasie und carcinoma in situ, in der gleichen Dosisabhängigkeit auftreten wie das Karzinom selbst. Dies ist ein weiteres wichtiges Indiz für den ursächlichen Zusammenhang.

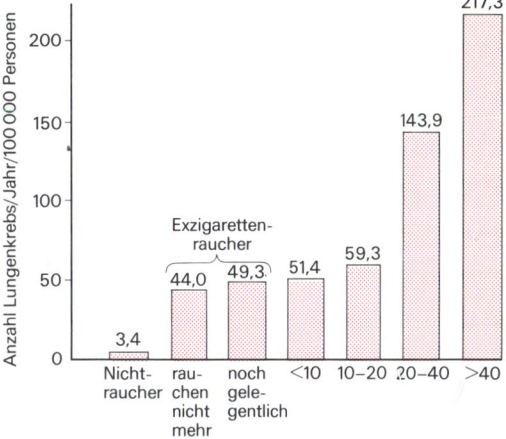

Abb. 83: Häufigkeit des Lungenkrebses in Abhängigkeit vom Zigarettenkonsum, Häufigkeitszahlen auf das Lebensalter standardisiert. Unter den Säulen Anzahl der täglich gerauchten Zigaretten. Die Studie wurde an 220 000 Personen durchgeführt. Nur jeder 300. Nichtraucher erkrankt an Bronchialkrebs. Bei schwachen Rauchern (< 10 Zigaretten/Tag) ist das Risiko ca. 15fach höher, bei mittelstarken Rauchern (10–20) 18fach, bei starken (10–40) 40fach und bei stärksten Rauchern (> 40) 60fach höher als bei Nichtrauchern (nach Hammond, E. C., und Horn, H.: J. Am. Med. Ass.**186**, 1 301; 1958).

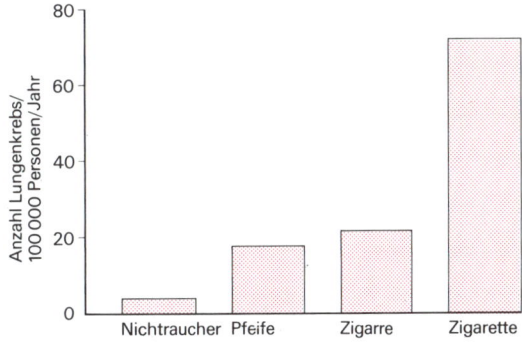

Abb. 84: Häufigkeit von Lungenkrebs bei Pfeifen-, Zigarren- und Zigarettenrauchern (alle Grade) im Vergleich zu Nichtrauchern (nach „Smoking and Health", 1964).

Für die pathogenetische Deutung der Tabak-Karzinogenese ist ferner wichtig, daß die Häufung von Lungenkrebs ganz überwiegend zu Lasten der inhalierenden Zigarettenraucher geht, nur wenig entfällt auf die (meist) nur paffenden Pfeifen- und Zigarrenraucher (Abb. 84).

Wird das Rauchen eingestellt, vermindert sich das Risiko, an Lungenkrebs zu erkranken, erheblich, und zwar in strenger Abhängigkeit von der Zeitdauer seit dem Rauchstop (Abb. 85). Dieser in einer prospektiven Studie an englischen Ärzten erhobene Befund weist zugleich aus, daß der fortgesetzte Reiz der karzinogenen Noxe für die Tumormanifestation weitaus bedeutsamer ist als die Summe der voraufgegangenen Reize. Neben Bronchialkrebs sind noch Tumoren anderer Lokalisation bei Zigarettenrauchern erhöht, wenn auch in erheblich geringerem Maße (Tab. 32).

Andere Ursachen als Zigarettenrauchen für die Lungenkrebshäufung sind diskutiert worden, vor allem allgemeine Luftverunreinigungen (Automobil-, Industrie- und Hausbrandabgase).

Eingehende prospektive Statistiken haben aber gezeigt, daß diese Einflußgrößen, wenn überhaupt vorhanden, gering sind im Vergleich zum Zigarettenrauchen (Abb. 86).

Tab. 32: Krebslokalisationen bei Zigarettenrauchern, ausgedrückt in Vielfachen der bei Nichtrauchern festgestellten Häufigkeiten.
Ergebnisse aus 8 prospektiven Studien (nach „Smoking & Health", 1964).

Lunge und Bronchien	10,8
Larynx	5,4
Mundhöhle	4,1
Ösophagus	3,4
Harnblase	1,9
Niere	1,5
Magen	1,4
Prostata	1,3
alle anderen	1,3
sämtliche Todesursachen	1,7

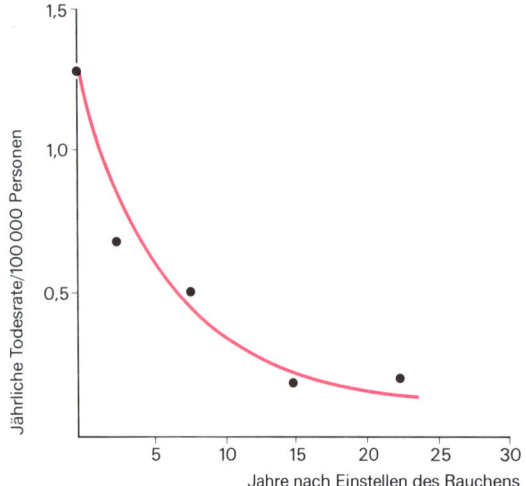

Abb. 85: Rückgang der Häufigkeit an Lungenkrebs in Abhängigkeit von der Zeit nach Einstellen des Zigarettenrauchens (nach Doll, R., und Hill, A. B.: Brit. med. J. 1964, I, 1407).

Karzinogene im Tabakrauch

Die experimentelle Tumorforschung hat bisher keinen Stoff und keine Stoffgruppe eindeutig als Ursache des Tabakkrebses nachweisen können. Der Grund dafür liegt in der Schwierigkeit, den Rauchvorgang, d. h. die aktive Inhalation, bei Versuchstieren zu simulieren. Nur der Mensch ist dazu in der Lage, selbst Affen sind sehr schwer zur Imitation zu bewegen. Die meisten Tierversuche sind bisher mit Pinselungen von Tabakteer oder Teerfraktionen auf die Mäusehaut durchgeführt worden. Dieses Organ ist besonders empfänglich für karzinogene Wirkungen polycyclischer aromatischer Kohlenwasserstoffe. Darüber hinaus ist dieses Testsystem billig. Der im Rauch gefundene Gehalt an polycyclischen Kohlenwasser-

stoffen (Prototyp: Benz(a)pyren, s. S. 728) reicht jedoch bei weitem nicht zur Erklärung der Stärke der gefundenen karzinogenen Wirkung aus.

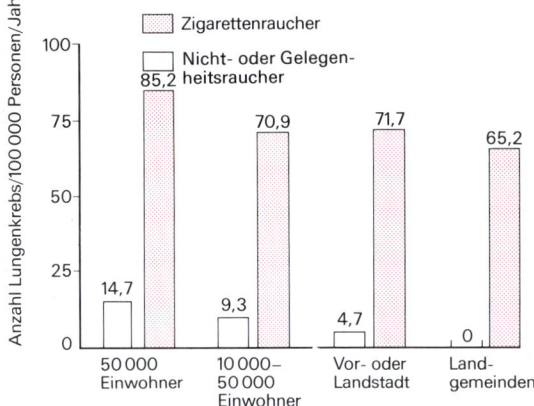

Abb. 86: Häufigkeit von Lungenkrebs bei Nichtrauchern und Zigarettenrauchern in Groß-, Mittel-, Kleinstädten und auf dem Lande (nach Hammond, E. C., und Horn, H.: J. Am. Med. Ass. **166**, 1 301; 1958).

Neben polycyclischen Aromaten werden als weitere Karzinogene im Tabakrauch diskutiert: N-Nitrosoverbindungen, Stickstoffoxide, Laktone, Epoxide, Nickelcarbonyl, Arsen, Kadmium, Chromat, Vanadium, Selen, radioaktives Polonium-210, Abbrandprodukte des Zigarettenpapiers, u. a. m. Auch an die Bildung kurzlebiger, freier Radikale hat man gedacht, die in dem starken elektrischen Feld auftreten, das reibungselektrisch beim Durchgang des Rauches zwischen den das Mundstück haltenden Fingern entsteht; freie Radikale haben radiomimetische Wirkung, sind also auch karzinogen. Auch diese karzinogenen Stoffe können nach vorliegenden experimentellen Befunden die karzinogene Wirkung von Tabakteer nur teilweise erklären. Es wird angenommen, daß noch weitere stark wirksame, aber noch nicht identifizierte Karzinogene vorhanden sind. Daneben wird eine kokarzinogene Wirkung von an sich unwirksamen Begleitsubstanzen diskutiert. Eine wichtige Rolle spielen dabei wahrscheinlich Phenole. Tierexperimente, im wesentlichen Hautpinselungsversuche, konnten bisher aber die Rolle einer Kokarzinogenese quantitativ noch nicht befriedigend erklären.

Passivrauchen

Auch der exhalierte Tabakrauch, vor allem aber der Nebenstrom enthält krebserzeugende Substanzen (vgl. Tab. 31). Nitrosamine sind im Nebenstrom wegen der besonderen Abbrandbedingungen sogar in eindeutig höherer Konzentration als im Hauptstrom anzutreffen. Einige neuere epidemiologische Studien ergaben bei nichtrauchenden Ehefrauen starker Raucher ein erhöhtes Lungenkrebsrisiko; die statistische Wertigkeit dieser Befunde ist noch umstritten, es ist jedoch zweifelhaft, ob je Prüfbedingungen gefunden werden können, die einen eindeutigen statistischen Beweis ermöglichen. Der Gesetzes- und Verordnungsgeber greift aber in mehr und mehr Ländern zu Schutzmaßnahmen, die besondere Bedeutung an Arbeitsplätzen haben, wo auch noch andere, lungenkrebserzeugende Stoffe einwirken: Gesichert ist eine Verstärkung der lungenkrebserzeugenden Wirkung von Asbestfasern durch Tabakrauch.

Tabakamblyopie

Chronischer Tabakgenuß, auch in Form von Priemen, sowie der berufliche Kontakt mit feinem Tabakstaub können eine Retina-Degeneration hervorrufen, die bis zur Erblindung gehen kann. Neben Nicotin sind als Ursachen der Methanolgehalt des Tabakrauches, die Blausäure (über eine Störung der Vitamin-B_{12}-Synthese) und allgemeiner Vitaminmangel bei gleichzeitigem Alkoholismus diskutiert worden. Die Zusammenhänge sind nicht befriedigend geklärt, eine wirksame Therapie ist nicht bekannt, Einschränkung oder Aufgabe des Rauchens bzw. Unterbrechung des beruflichen Kontaktes bringen im Anfangsstadium vollständige, später nur teilweise oder keine Rückbildung mehr.

Folgerungen

Der Arzt soll wissen, daß Rauchen, insbesondere Zigarettenrauchen, die weitaus stärkste bekannte gesundheitsschädigende chemische Noxe ist. Chemische Berufskrankheiten und Arzneimittel-Nebenwirkungen können zwar im Einzelfall oder in Gruppen größeres Gewicht erlangen; insgesamt steht jedoch der Tabak weit voran und übertrifft selbst den Alkohol. Andere Umweltgifte spielen dagegen als Krankheits- und Todesursachen quantitativ eine ganz untergeordnete Rolle. Versuche, das karzinogene Risiko durch Filterung von Rauch oder durch Vorbehandlung der Tabake bzw. des Zigarettenpapiers auszuschalten oder auch nur maßgeblich zu vermindern, sind bisher nicht sonderlich erfolgreich gewesen. Die Erfahrung lehrt auch, daß Verminderung des Nicotingehaltes von Tabak und Tabakrauch durch Mehrkonsum an Rauchzeug kompensiert werden. Entwöhnungen gelingen trotz drohender ernster gesundheitlicher Konsequenzen nur selten; in letzter Zeit sind systematische Entwöhnungsmedikamente entwickelt worden, die mehr Erfolg versprechen, besonders bei gruppendynamischer Anwendung. Sogenannte Entwöhnungsmittel setzen strikte Entwöhnungswilligkeit voraus, für sich allein sind sie wirkungslos. Die allenthalben eingeleiteten Bemühungen um verstärkte Aufklärung der Öffentlichkeit über die Gesundheitsrisiken des Rauchens begegnen der resignierenden Erkenntnis eines gleichbleibend hohen Pro-Kopf-Verbrauches unserer Bevölkerung; ein Rückgang des Tabakverbrauches bei einsichtsfähigen, am Bildungsniveau ablesbaren, v. a. auch älteren Menschen wird wettgemacht durch Mehrverbrauch der Jugendlichen, überwiegend weiblichen Geschlechts, und den ständig in frühere Lebensphasen verlegten Rauchbeginn.

Tierische Gifte

E. Habermann, Gießen

Zur Einführung

Tierische Gifte bieten Selektionsvorteile, indem sie potentielle Gegner vom produzierenden Tier bzw. seinem Lebensraum fernhalten, oder andere Tiere als Beute präparieren. Ein Bienenstich z. B. warnt den Menschen davor, sich einer Biene oder ihrem Stock zu nähern (Abschreckung). Ein angreifendes Insekt kann durch Stiche von Bienen, Wespen oder Hornissen getötet werden (Verteidigung). Die Warn- und Verteidigungsfunktion kommt gelegentlich nicht dem einzelnen Giftier, sondern nurmehr seiner Species zugute. So wird die hohe Giftigkeit des japanischen Kugelfisches nur denjenigen Gegner treffen, der die tetrodotoxin-haltigen Eingeweide verzehrt. Schlangengifte hingegen sind Aggressiv-Gifte. Sie werden von Verdauungsdrüsen gebildet und dienen in erster Linie dem Beutefang. Nur selten werden sie zur Verteidigung eingesetzt, da die Schlangen unnötige Konfrontationen zu vermeiden suchen und die Klapperschlangen sogar vor ihr warnen.

Der hohe Selektionswert der Gifte hat im Verlauf der Evolution zu zahlreichen Wirkstoffen geführt, die chemisch originell, pharmakologisch überaus spezifisch und toxikologisch hoch wirksam sind. Der Forscher setzt sie als Hilfsmittel zur Aufklärung pharmakologischer und biochemischer Elementarprozesse ein. Häufig erreicht das Tier – wie die pharmazeutische Industrie – einen Selektionsvorteil durch Kombination mehrerer Wirkstoffe. Die Kombination verbreitert das Spektrum und/oder erhöht die Wirksamkeit. So kann ein Skorpiongift zugleich Toxine gegen Warmblüter und solche gegen Arthropoden enthalten. Zehn und mehr Wirkstoffe pro Gift sind keine Ausnahme. Nicht selten findet man Interaktionen zwischen den einzelnen Bestandteilen. Viele Gifte enthalten z. B. Hyaluronidasen, welche die Diffusion anderer, meist hochmolekularer Wirkstoffe durch das Interstitium erleichtern. Membranwirksame Stoffe (z. B. Melittin oder Cardiotoxine) können die Empfindlichkeit von Zellmembranen für gleichzeitig vorhandene Phospholipase A erhöhen. Wieder andere, für sich allein unwirksame Proteine bilden Komplexe mit Toxinen und ändern dadurch deren Eigenschaften in einer für das Giftier vorteilhaften Weise, was man als Protein-Komplementation bezeichnet.

Eine ideale Klassifikation tierischer Gifte gibt es nicht, gleichgültig ob man sich nach Herkunft (Tab. 33), Chemie, oder Wirkungsweise richtet. Im folgenden wird zunächst eine Auswahl von Giften vorgestellt und die Behandlung der Vergiftungen abgeleitet. Daran schließen sich einige Beispiele zur Nutzung tierischer Gifte in der Forschung an.

Gifte von Landtieren

Arthropoden-Gifte

Hymenopterengifte

Für den Mitteleuropäer sind Bienen und Wespen die wichtigsten Giftiere. Ihr Giftapparat besteht aus Giftdrüse(n), Giftblase und Stachel. Der Stachel der Biene trägt Widerhaken. Trifft er in die menschliche Haut, so bleibt er fixiert und reißt die Giftblase aus dem wegfliegenden Insekt. Der zurückgelassene Stechapparat pumpt das Gift in das Gewebe. Im Gegensatz dazu ist der Stich der Wespen und der Hornissen nicht suizidal.

Die Zusammensetzung des Inhalts der Giftblasen ist bei allen drei Hymenopteren formal ähnlich. Man findet drei Klassen von Wirkstoffen (Tab. 34):

a) Biogene Amine: Bienengift enthält Histamin, Wespengift (v. vulgaris) zusätzlich 5-Hydroxytryptamin, Hornissengift neben den beiden genannten Stoffen noch Acetylcholin. Diese Stoffe erzeugen zwar Schmerz, sind aber in der verfügbaren Menge nicht allgemeingiftig.

Tab. 33: Herkunft tierischer Gifte.

Herkunft	Beispiel
Protozoen	Dinoflagellaten (→ giftige Muscheln und Fische)
Coelenteraten	Nesseltiere, Korallen
Mollusken	Schnecken, Octopusarten
Arthropoden	Bienen, Wespen, Skorpione, Spinnen
Chordaten	
Fische	Tetrodon-Arten; Fische mit Giftstacheln; Nahrungsketten über Pflanzen und Protozoen (s. o.)
Amphibien	Frösche, Kröten, Salamander
Reptilien	Schlangen

b) **Polypeptide:** Bienengift enthält drei pharmakologisch wirksame Peptide, von denen **Melittin** mit 26 Aminosäuren das wichtigste ist (Abb. 87). Es macht etwa die Hälfte der Trockensubstanz des Giftes aus. Infolge seiner inverteifenartigen Struktur – die N-terminalen 20 Aminosäuren sind im wesentlichen hydrophob, die restlichen hydrophil und meist basisch – lagert es sich in die verschiedensten biologischen Membranen ein. Die Membranschädigung führt dann zu Kaliumfreisetzung, Zelltod, Mastzell-Zerfall, Gefäßerweiterung und damit zur typischen entzündlichen Reaktion.

Melittin

Gly – Ile – Gly – Ala – Val – Leu – Lys – Val – Leu – Thr – Thr – Gly – Leu –
Pro – Ala – Leu – Ile – Ser – Trp – Ile – Lys – Arg – Lys – Arg – Gln – GlnNH₂

☐ = Basisch und/oder hydrophil,

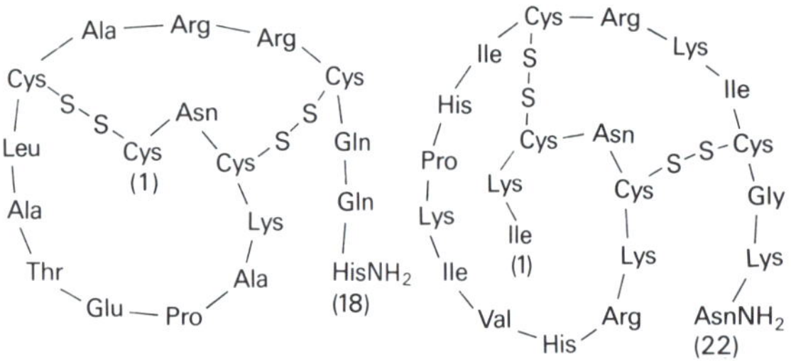

Apamin   MCD-Peptid

Abb. 87: Struktur der Bienengift-Peptide.

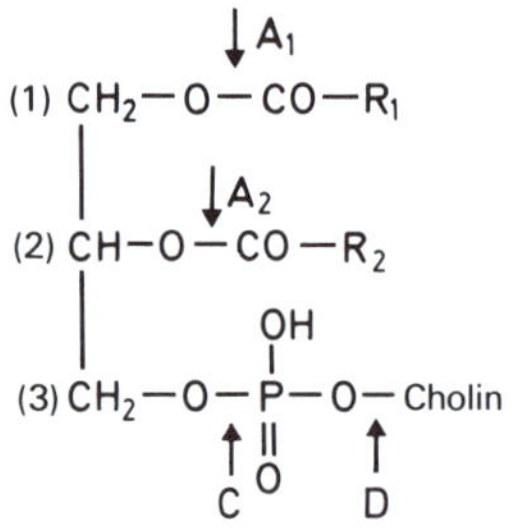

(1) $CH_2 - O - CO - R_1$ ↓A_1 Phospholipase A_1 spaltet die Esterbindung an Pos. (1),

(2) $CH - O - CO - R_2$ ↓A_2 Phospholipase A_2 spaltet die Esterbindung an Pos. (2),

(3) $CH_2 - O - P - O - Cholin$ Phospholipase B spaltet die nach Einwirkung von Phospholipase A verbliebene Esterbindung, Phospholipase C spaltet Phosphorylcholin ab, Phospholipase D spaltet Cholin ab.

Abb. 88: Angriffsorte von Phospholipasen am Lecithin-Molekül.

Neben dem unspezifischen Melittin enthält das Gift zwei spezifisch wirkende Polypeptide in kleinerer Menge (1–2% der Trockensubstanz). **Apamin** ist ein Peptid mit 18 Aminosäuren, das bei parenteraler Injektion schwere Unruhe und Krämpfe hervorruft. Es ist das bisher einzige neurotoxische Polypeptid mit bevorzugt zentralem Angriff. Apamin verschließt einen Ca-abhängigen K^+-Kanal, der für die Repolarisierung der durch Na^+-Eintritt depolarisierten Zelle wichtig ist. Der Apamingehalt des Giftes reicht nicht aus, um den Menschen zu schädigen. – **MCD-Peptid** (22 Aminosäuren) hat seinen Namen daher, daß es Mastzellen degranuliert (s. S. 309). Das austretende Histamin dürfte an der Lokalreaktion beteiligt sein.

Im Wespen- und Hornissengift findet man statt der genannten Peptide **kininähnliche** Wirkstoffe (vgl. S. 316). Einige Wespengifte enthalten auch histaminfreisetzende Peptide, die Mastoparane genannt werden.

c) Bienengift enthält zwei **Enzyme,** die auch in Schlangengiften regelmäßig vorhanden sind. **Hyaluronidase** baut die interstitielle Hyaluronsäure ab und macht so das Gewebe besser durchlässig für die anderen Inhaltsstoffe des Giftes. **Phospholipase A** kann die Phospholipide von Membranen, vor allem von vorgeschädigten Zellen, abbauen. Das hat drei Konsequenzen. (1) Die als Membranbestandteile wichtigen Phospholipide werden verändert. (2) Als Metabolit entsteht Lysolecithin, welches sich wie ein Detergens verhält. Es kann die verschiedensten Zellmembranen durchlässig machen, Histamin freisetzen und auch subzelluläre Strukturen, z. B. Mitochondrien schädigen. (3) Die abgespaltene Fettsäure kann, wenn es sich um Arachidonsäure handelt, zu einem der entzündungsfördernden und glattmuskulär wirksamen Prostaglandine bzw. Leukotriene (s. S. 320 ff.) umgewandelt werden.

Tab. 34: Zusammensetzung der Hymenopterengifte.

	Biene	Wespe (Vespa vulgaris)	Hornisse
Biogene Amine	Histamin	Histamin 5-Hydroxytryptamin	Histamin 5-Hydroxytryptamin Acetylcholin
Peptide	Melittin Apamin MCD-Peptid	Wespenkinin	Hornissenkinin
Enzyme	Hyaluronidase Phospholipase A	Hyaluronidase Phospholipase A Phospholipase B	Hyaluronidase Phospholipase A Phospholipase B

Wespengift und Hornissengift enthalten zusätzlich eine **Phospholipase B,** welche aus dem Lysolecithin die verbliebene Fettsäure freisetzt (s. Abb. 88).

Keines der genannten Gifte ist so toxisch, daß tödliche **Vergiftungen** des gesunden Erwachsenen zu erwarten sind, selbst nicht nach zahlreichen Stichen. Das gilt auch für das Hornissengift; zu Unrecht sagt man diesem von der Ausrottung bedrohten Tier eine besondere Gefährlichkeit nach. Erst wenn mehrere hundert Bienen gestochen haben, wird der Patient durch Kollaps und zunehmende intravasale Hämolyse gefährdet. Die Therapie ist unspezifisch. Das Gift der sogenannten „african bees", welche derzeit nach Nordamerika vordrängen, unterscheidet sich nicht von demjenigen der hiesigen Bienen. Auch wenn sie stechlustiger sind, haben sie den Namen „killer bees" nicht verdient.

Todesfälle nach einzelnen Bienen- und Wespenstichen kommen gleichwohl vor. Sie sind rein allergisch bedingt. Fast jeder Mitteleuropäer wird in seinem Leben mehrmals von Bienen bzw. Wespen gestochen, hat also Gelegenheit, eine **Allergie** zu entwickeln. Sie kann gegen die toxischen Peptide oder Enzyme der Gifte gerichtet sein; ebenso wichtig sind, zumindest beim Bienengift, höhermolekulare, ungiftige Proteine. Die Allergie ist meist vom Typ I und durch IgE vermittelt (vgl. S. 334 f.). Im leichtesten Fall berichtet der Patient von geringem Schwindel und Hautjucken, vor allem in den Beugen. In schweren Fällen bedroht ein anaphylaktischer Schock mit massivem Blutdruckabfall und Bronchokonstriktion das Leben. Die Symptome erreichen in der Regel ihr Maximum in den ersten 15 Minuten. Danach bessert sich der Zustand. Dieser Verlauf ist natürlich, wird aber häufig (und fälschlich!) dem Erfolg ärztlicher Bemühungen zugeschrieben.

Die **akuten Maßnahmen** entsprechen denjenigen, welche bei jedem anaphylaktischen oder anaphylaktoiden Schock angezeigt sind. Umgehend ist ein intravenöser Weg für Volumenzufuhr zu schaffen. Beim schweren Schock führt man intravenös Adrenalin zu, welches dem Patienten durch seine positiv inotrope und bronchodilatatorische Wirkung sowie durch Hemmung der Histaminfreisetzung über die kurzdauernde kritische Phase hinweghilft. Die vielverwendeten Glucocorticoide sind wirkungslos gegen den anaphylaktischen Prozeß, sobald er begonnen hat. Sie wirken den später einsetzenden allergischen Reaktionen vom Typ II und Typ III (vgl. S. 334) entgegen, die aber eher lästig als riskant sind. Antihistaminika können versucht werden, kommen aber gleichfalls in der akuten Situation zu spät.

Zur **Prophylaxe** empfiehlt man schwer gefährdeten Patienten ein Besteck zur ersten Hilfe. Es besteht aus Staubinde (falls in eine Extremität gestochen wurde), Pinzette zum Entfernen des Stachels und Fertigspritze mit Adrenalin. – Langfristig wird eine Desensibilisierung empfohlen; man hofft, durch vorsichtige Antigenzufuhr das Verhältnis zwischen den blokkierenden IgG's und den reagierenden IgE's zugunsten der ersteren zu verändern, was aber nicht immer gelingt. Sie ist nur bei Erwachsenen mit schweren Reaktionen sinnvoll.

Die **lokale Reaktion** auf Hymenopterenstiche spricht auf topische Glucocorticoide oder Antihistaminika an, bedarf aber grundsätzlich keiner Behandlung. Gegen ausgebreitete Schwellungen nach einzelnen Stichen genügen kühlende Umschläge.

Skorpiongifte

Sie spielen epidemiologisch eine desto größere Rolle, je weiter südlich das Land liegt. So sind die meisten südeuropäischen oder nordamerikanischen Spezies relativ harmlos; der einzige gefährliche nordamerikanische Skorpion ist Centruroides sculpturatus. Todesfälle nach dem Stich mexikanischer, indischer oder nordafrikanischer Skorpione sind hingegen geläufig. Kinder sind besonders gefährdet.

Skorpiongifte stellen komplexe Mischungen aus ähnlich wirkenden **basischen Polypeptiden** (Molekülmasse um 7 000) dar. Theoretisch wie praktisch wichtig sind Polypeptide, welche den **spannungsabhängigen Na$^+$-Kanal offen halten** (vgl. S. 822) oder K$^+$-Kanäle verschließen. Beides führt zur Depolarisation der Membranen von Nerven und Muskeln sowie zur Transmitterausschüttung. In dieser Hinsicht ähneln die Skorpiontoxine denjenigen aus Seeanemonen (s. S. 822).

Die Symptome der **Vergiftung** bestehen in initial überaus starkem Schmerz an der Stelle des Stiches (wohl durch Depolarisation der feinen Schmerzfasern), Muskelfasciculationen, gefolgt von Erbrechen. Die späteren Symptome (Speichel- und Tränenfluß, Kollaps, Atemdepression) sind wenig charakteristisch. Die Therapie ist symptomatisch. Qualifizierte Antiseren fehlen. Besondere Vorsicht ist beim morgendlichen Ankleiden geboten; Skorpione verkriechen sich gerne in Kleidungsstücke und Schuhe.

Spinnengifte

Spinnen produzieren ihr Gift in Drüsen, welche mit den perforierten Cheliceren in Verbindung stehen. Sie injizieren es durch Biß. Zahlreiche Spezies benutzen Gift zum Immobilisieren der Beute, jedoch sind nur wenige dem Menschen gefährlich. Aus Europa sind Giftspinnen so gut wie verschwunden. Unsere Kreuzspinne, die in Süditalien vorkommende Tarantel und die häufig mit Bananentransporten eingeschleppte Vogelspinne stellen kein Risiko dar. Gefährlich sind hingegen die asiatischen, afrikanischen und amerikanischen Latrodectus-Arten. Sie enthalten u. a. ein α-**Latrotoxin** genanntes Protein mit der Molekülmasse um 130 000, das spezifisch gegen Nervenendigungen gerichtet ist. Explosionsartig setzt es Acetylcholin, aber auch zahlreiche andere Transmitter (γ-Aminobuttersäure, Noradrenalin) frei. Das äußert sich zunächst in massivem Schmerz, lokaler Rigidität der Muskulatur und vielfältigen vegetativen Symptomen. Todesfälle sind bekannt. Ein Antiserum ist vorhanden. – Die nordamerikanischen Spinnen der Species Loxosceles erzeugen hämolysierende und dermatonekrotische Toxine, welche hartnäckige Ulzerationen hervorrufen. – Australische Atrax-Arten liefern niedermolekulare (MM ~ 8400) neurotoxische Polypeptide.

Schlangengifte

Schlangen produzieren und speichern ihr Gift in modifizierten Speicheldrüsen, welche mit den Giftzähnen verbunden sind. Beim Biß drückt die Kiefermuskulatur die Giftdrüsen aus, und das Sekret tritt durch einen Kanal oder eine Kerbe des Giftzahnes in die Wunde.

Zoologisch (Tab. 35) gehören die überaus zahlreichen Spezies der Giftschlangen zu zwei Familien, den **Elapiden** und den **Viperiden.** Die Elapiden umfassen vor allem die Cobra-Arten. Die Viperiden bilden zwei große Subfamilien, die Viperinen der Alten Welt und die Crotalinen (vorwiegend) der Neuen Welt. Entsprechend ihrer zoologischen Buntheit produzieren Schlangen die größte Vielfalt an Giftkomponenten. Es wäre also falsch von „dem" Schlangengift zu sprechen. Die Wirkstoffe sind ausnahmslos Peptide oder Enzyme. Zwischen den drei genannten zoologischen Gruppen bestehen erhebliche Unterschiede. So tritt bei den Elapiden vor allem eine curareähnliche, durch toxische Peptide bedingte Neurotoxizität hervor; die Neurotoxizität mancher Klapperschlangengifte ist hingegen durch toxische Phospholipasen vermittelt. Die Vipern der Alten Welt, zu denen auch die einheimische Kreuz-

Tab. 35: Zoologische Klassifikation giftiger Schlangen.

Familie	Subfamilie	Beispiele
Elapiden; ihre Front- zähne sind starr	Elapinen	Cobra-Arten (überaus zahlreich), Micrurus, Notechis. Hierher gehört die riesige (5–6 m) Königskobra, und die überaus giftige austra- lische Tigerschlange.
	Laticaudinae	Laticauda-Arten
	Hydrophiinae	Seeschlangen (s. S. 821)
Viperiden; ihre Front- zähne richten sich nur beim Biß auf	Viperinen	Vipern der Alten Welt, also die genera Vipera (Kreuzotter!), Bitis, Echis, Cerastes. Überaus gefährlich ist die indische Russell- Viper und die afrikanische Puffotter
	Crotalinen	Grubenvipern der Neuen Welt, also die genera Agkistrodon, Bothrops, Crotalus, Lachesis, Trimeresurus. In Nordamerika sind besonders wichtig: verschiedene Klapper- schlangen (Crotalusarten), Copperheads und Wassermocassins (Agkistrodon-Arten).
Colubriden		Zahlreiche Subfamilien und genera, aber toxikologisch insgesamt unbedeutend. Wichtig ist lediglich die afrikanische Baumschlange.

otter (v. berus) und die im südlichen Europa vorkommende v. ammodytes und v. aspis gehören, bilden kaum Neurotoxi-ne; die Vergiftungssymptome werden vor allem durch Pro-teasen und Phospholipasen bestimmt. Selbst innerhalb einzel-ner Species können erhebliche Unterschiede in der relativen Zusammensetzung der Gifte bestehen. Im folgenden seien wichtige Bausteine von Schlangengiften beschrieben.

Peptide

Sie bestimmen die Symptomatik nach Elapiden-Giften. Es handelt sich stets um kräftig basische Peptide mit Molekül-massen um 6–7 000. Große Bedeutung haben die **Neurotoxi-ne.** Trotz mancher Unterschiede in der Aminosäurensequenz, der Kettenlänge und der Antigenität liegt ihnen eine gemein-same dreidimensionale Struktur zugrunde, welche auch die Toxizität bestimmt. Alle Neurotoxine von Elapiden reagieren selektiv mit den **n-Cholinozeptoren** neuromuskulärer Synap-sen und blockieren dadurch, wie Curare-Alkaloide, die Bin-dung von Acetylcholin. Der mit dem Rezeptor verbundene unspezifische Ionenkanal kann sich also nicht mehr öffnen; es kommt zum Polarisationsblock (s. S. 135 ff.). Wegen der sehr niedrigen Dissoziationskonstante der Toxine hält die Paralyse sehr lange an, so daß sich die Schlange beim Beutefang Zeit lassen kann. α-Bungarotoxin bindet praktisch irreversibel an den Rezeptor. Es dient daher als pharmakologisches Hilfsmit-tel, etwa zur Messung der Konzentration, zur histologischen Lokalisation und zur Erfassung der Kinetik von Synthese und Elimination dieser Rezeptoren (s. S. 10 ff.).

Die postsynaptisch wirkenden Peptid-Neurotoxine sind scharf zu trennen von den präsynaptisch angreifenden Pro-tein-Neurotoxinen, welche stets Phospholipase-Eigenschaften besitzen (s. u.).

Eine zweite Gruppe von Elapiden-Peptiden wird als **Cardio-toxine** bezeichnet, weil ihre Wirksamkeit zuerst am isolierten Herzen beobachtet wurde. Sie erhöhen aber auch die ionale Permeabilität anderer **Membranen,** z. B. von Erythrozyten oder von quergestreifter und glatter Muskulatur. Sie fördern die Histaminfreisetzung aus der Mastzelle. Wie das Melittin des Bienengiftes, so erhöhen auch Cardiotoxine die Fähigkeit von Phospholipase A, Membran-Phospholipide zu spalten, wahrscheinlich indem sie das Substrat zugänglicher für das Enzym machen. Die Gesamt-Toxizität der Elapidengifte wird jedoch durch ihre Neurotoxizität bestimmt. Dementspre-chend sind die Veränderungen an der Bißstelle meist unbe-deutend, dies ganz im Gegensatz zu den Viperidengiften.

Enzyme

In den Elapidengiften herrschen – wie im Bienengift – Phospholipase A und Hyaluronidase vor, während bei den Vi-peridengiften zusätzlich Proteasen von großer Bedeutung sind.

Hyaluronidasen sind in Schlangengiften regelmäßig vorhan-den und erscheinen als „spreading factors" pharmakokine-tisch sinnvoll. Eine eigene pharmakodynamische Wirkung kommt ihnen nicht zu.

Phospholipasen in Schlangengiften sind, wie die Phospholipa-se des Bienengiftes und des Pankreas, vom A_2-Typ, d. h. es wird der in Position 2 des Phospholipid-Moleküls stehende Fettsäurerest hydrolytisch entfernt (Abb. 88). Dadurch ent-stehen zwei pharmakologisch bedeutende Tochtersubstanzen, Lysolecithin und Fettsäuren (s. Bienengift). Für die Toxizität der Phospholipasen ist es wichtig, wie gut ihnen die Phospho-lipide einzelner Organe zugänglich sind. So sind einige Phospholipasen besonders neurotoxisch, andere besonders myotoxisch, wieder andere besonders hämolytisch.

Die **neurotoxischen Phospholipasen** haben noch zwei weitere Besonderheiten: sie sind – wie die neurotoxischen Peptide – kräftig basisch, und sie liegen in kovalenter oder salzartiger Bindung mit anderen Giftbestandteilen vor. Der Prototyp der neurotoxischen Phospholipasen ist β-**Bungarotoxin,** das ne-ben dem bereits genannten α-Bungarotoxin im Gift der Elapi-de Bungarus multicinctus vorkommt. Weitere neurotoxische Phospholipasen sind **Taipoxin** (aus dem Gift der australi-schen Taipan-Schlange), **Notexin** (aus Notechis-scutatus-Gift), und **Crotoxin** (aus dem Gift der brasilianischen Klap-perschlange). Im Gegensatz zum α-Bungarotoxin und seinen Verwandten greifen diese Enzyme unter Standard-Bedingun-gen vorwiegend **präsynaptisch** an.

Eine andere Gruppe von Phospholipasen ist ausschließlich oder zusätzlich (z. B. Notexin) **myotoxisch,** trägt also zusam-men mit den Proteasen zum lokalen Gewebsuntergang bei. Die myotoxische Wirkung von Schlangengiften beruht im we-sentlichen auf dem Gehalt an derartigen Phospholipasen.

Proteasen findet man reichlich in Viperidengiften, deren Ver-giftungsbild durch sie wesentlich bestimmt wird. Dabei ist die unspezifische Eiweiß-Verdauung von geringerer Bedeutung

Tab. 36: Gliederung von Proteasen in Schlangengiften.

Esteroproteasen (spalten auch Ester)
Kininogenasen
Thrombinähnliche Faktoren
Unspezifische Esteroproteasen

Proteasen i. e. S. (spalten nur Peptide)
F. X aktivierende
Prothrombin aktivierende
Hämorrhagine
Kininasen
Unspezifische Proteasen

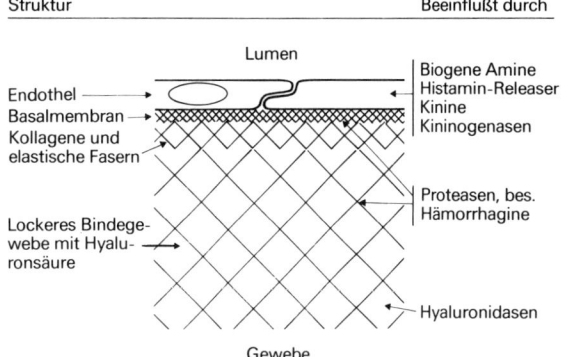

Struktur		Beeinflußt durch

Abb. 89: Festigkeit und Permeabilität der Endstrombahn: Störung durch Komponenten tierischer Gifte.
Die **Permeabilität** der Haut- und Muskelgefäße hängt ab von der Verfugung der Endothelzellen. Eine Retraktion der Zellen ergibt Lücken, durch welche z. B. Proteine austreten können. Die **Druckfestigkeit** der Gefäße wird durch ihren Halteapparat bestimmt, der aus der Basalmembran und den sie umgebenden kollagenen und elastischen Fasern besteht. Eine Schwächung führt zur Hämorrhagie. Hyaluronidase erhöht die **Diffusion durch das Bindegewebe**, was am „spreading" injizierter Substanzen zu erkennen ist.

als Störungen der **Gerinnung,** der **Gefäßpermeabilität** und des **Kininsystems.** Wie bei den Verdauungssekreten der Wirbeltiere, so lassen sich auch bei den Schlangengiften zwei große Gruppen unterscheiden (Tab. 36).
a) **Esteroproteasen** werden, wie Trypsin oder Chymotrypsin, durch Alkylphosphate gehemmt. Einige wirken allgemein proteolytisch, andere thrombinähnlich, wieder andere sind zur **Kinin-Freisetzung** befähigt. Sie spalten, wie Trypsin, aus dem Kininogen-Molekül des Blutplasmas das pharmakologisch wirksame Bradykinin heraus. Bradykinin erhöht dann die Gefäßpermeabilität, erzeugt Schmerz, senkt den Blutdruck und ändert die Länge glatter Muskeln. Es spielt aber bei der Vergiftung durch Schlangengifte nur eine Nebenrolle. Selbst die Freisetzung der gesamten im Organismus vorhandenen Kininmenge würde nämlich von einem ansonsten gesunden Tier überlebt werden.
b) Auch die **Gruppe der Proteasen** im engeren Sinne ist für die Gewebszerstörungen und Kreislaufzusammenbrüche mit verantwortlich, die bei Vergiftungen durch tropische Viperiden auftreten.
Hämorrhagine sind Metalloproteasen, die recht selektiv den Halteapparat der Gefäße beeinträchtigen, so daß die Basalmembran und das umgebende kollagene Gewebe reißt, die Endothelien auseinandertreten, und schwerste Hämatome die Subcutis füllen. Die Permeabilitätserhöhung durch Hämorrhagine ist dagegen bescheiden. **Permeabilitätsfaktoren** wirken nämlich in erster Linie auf das **Endothel,** das sich zunächst retrahiert und erst bei massiver Einwirkung zerstört wird. Hierher wären die endogenen Wirkstoffe zu rechnen,

welche durch Schlangengifte freigesetzt werden, wie Kinine oder Histamin (Abb. 89).
Andere Proteasen greifen am **Gerinnungssystem** an (Tab. 37). In vielen Bothrops-Arten kommen **thrombinähnliche** Faktoren (s. o.) vor. Wie Thrombin fördern sie die Fibrinbildung bei lokaler Applikation, während sie systemisch das Blut im Sinne einer Verbrauchs-Koagulopathie ungerinnbar machen; bei schneller Resorption findet man zahlreiche Mikrothromben. Zum gleichen Ende führen Schlangengiftenzyme, welche die **Überführung von Prothrombin in Thrombin** fördern. Einige Gifte, so das der indischen Vipera Russelli, werden als Thrombokinase-Ersatz in der Gerinnungsforschung verwendet; sie führen **Faktor X in Xa** über. Wieder andere Gifte bauen Gerinnungsfaktoren ab, darunter **Fibrinogen,** und stören dadurch die Koagulation, oder sie lysieren das bereits gebildete Fibrin.
Einige Enzyme aus Schlangengiften bauen Kinine ab und werden daher als **Kininasen** bezeichnet. Sie werden von Peptiden begleitet, welche nicht nur diese Kininasen, sondern auch

Tab. 37: Einfluß von Schlangengiften auf die Blutgerinnung.

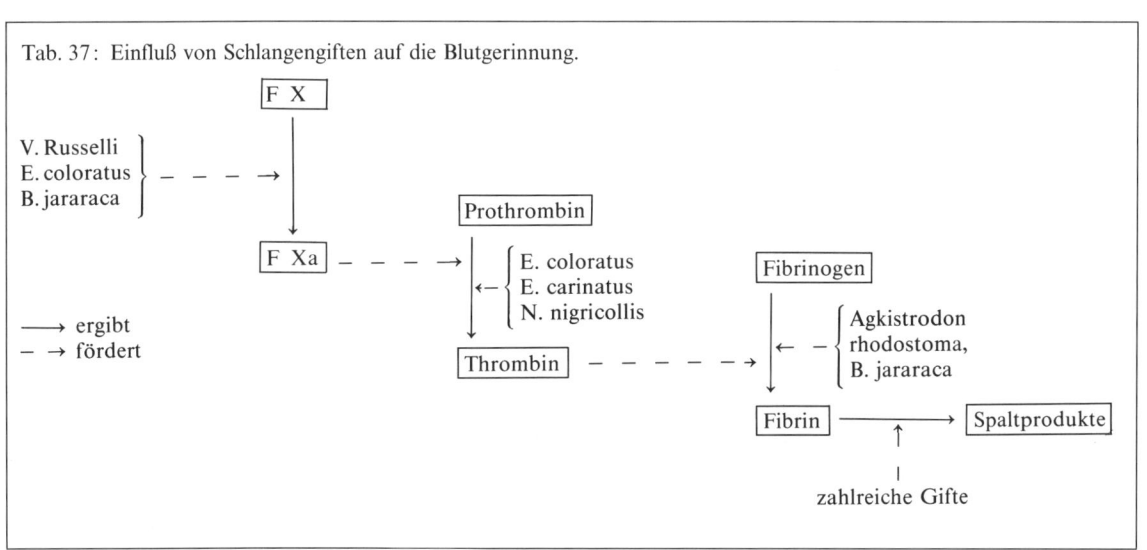

entsprechende körpereigene Enzyme hemmen. Eine Untergruppe von Kininasen fungiert auch als Angiotensin konvertierende Enzyme (ACE, s. S. 183). Ihre Hemmstoffe, welche in der Behandlung der Hypertonie eine große Rolle spielen, leiten sich von den inhibitorischen Peptiden aus Schlangengiften ab.

Das Zusammenwirken unspezifischer und spezifischer Proteasen mit Phospholipasen A erklärt die häufig schweren, mit Hämorrhagien einhergehenden **Gewebszerstörungen.** Sie werden noch gefördert durch die begleitenden Hyaluronidasen, welche die Diffusion anderer Giftbestandteile fördern und die Verbreitung des austretenden Blutes oder Plasmas erleichtern. Andererseits kann die Verminderung des zirkulierenden Volumens, die Freisetzung von Kininen, die intravasale Gerinnung und eine direkte Gefäßerweiterung in einen Kreislaufschock münden.

Die **Endstrombahn** wird durch Schlangengifte also in vielfacher Weise gestört:

(1) Hämorrhagine labilisieren den Halteapparat.
(2) Gifteigene Faktoren, z. B. Cardiotoxine, ändern die Gefäßweite. Der stärkste Vasokonstriktor ist das Sarafotoxin, welches strukturell und in seiner Wirkung den Endothelinen des Warmblüters entspricht.
(3) Mediatoren, z. B. Kinine, Lysolecithin (aus Phospholipiden), Eicosanoide (aus abgespaltenen Fettsäuren), Histamin (durch Lysolecithin aus Mastzellen freigesetzt) erhöhen die Permeabilität.
(4) Proteasen stören die Gerinnung.

Symptome und Behandlung

Die **Symptome** nach Schlangenbissen hängen von der Natur des Giftes ab. Ernsthafte Vergiftungen sollten sich innerhalb der ersten Stunde manifestieren, sonst ist die Diagnose zu bezweifeln. Nach **Elapidengiften** (mit Ausnahme der Seeschlangen) sind nur geringe lokale Reaktionen zu erwarten. Vielmehr tritt eine **curareähnliche Lähmung** ein, die ohne Behandlung zum Tode führen kann. Nach **Viperidengiften** sind drei Symptomkomplexe, oft gemeinsam, zu erwarten. a) **Lokale Schädigung** kann zu heftigen Schmerzen, Schwellungen und Hämorrhagien im Bereich der Bißstelle führen. Liegt sie am Hals oder Kopf, kann eine Tracheotomie angezeigt sein. b) Die resorptive Vergiftung, zusammen mit der örtlichen Extravasation, kann einen **Kreislaufschock** bedingen. c) Die **Gerinnungsstörung** kann das Bild beherrrschen, sei es als eine akute Thrombose, sei es als lang anhaltende Verbrauchskoagulopathie.

Das **Risiko** von Schlangenbissen hängt stark davon ab, wieviel Gift die Schlange injizieren konnte, auch vom Sitz des Bisses und dem Gesundheitszustand und Lebensalter des Opfers. Die saisonalen, altersbedingten und geographischen Unterschiede sind erheblich. Als Anhalt mag dienen, daß die LD_{50} (i.v.) bei Versuchstieren zwischen 0,01 und 10 mg/kg angegeben wird, und die pro Biß verabreichte Menge an Trokkengift zwischen 2 und 700 mg. Die einheimische **Kreuzotter** (Vipera berus) ist ein schützenswertes Tier. Selbst ausgewachsene Exemplare aus unseren Breiten produzieren so wenig Gift, daß ein gesunder Erwachsener ihren Biß in aller Regel ohne stärkere Symptome übersteht. Die wichtigsten Symptome des Kreuzotterbisses sind ausgeprägtes lokales Ödem, Erbrechen und Durchfälle, sowie Schock. In diesem Jahrhundert sind Todesfälle aus England und Schweden, aber keine aus Deutschland bekannt geworden. Unter **tropischen Schlangen** gibt es dagegen nicht wenige, deren Biß mit hoher Wahrscheinlichkeit tödlich ist. In den USA rechnet man pro Jahr mit ca. 7 000 Vergiftungen durch Schlangenbisse. Dank rechtzeitiger Therapie liegt die Letalität dort unter 1 %.

Die **Maßnahmen nach Schlangenbiß** lassen sich in zwei Gruppen gliedern:
1. **Verhütung einer schnellen Resorption.** Häufig wird empfohlen, an vergiftete Extremitäten einen Tourniquet zur Bremsung des Lymphabflusses anzulegen, der von Zeit zu Zeit geöffnet werden muß. In praxi angelegte Tourniquets sind aber meist wertlos. Die Hoffnung, durch Saugen, Schneiden oder gar Brennen nennenswerte Giftmengen entfernen zu können, ist trügerisch und befriedigt eher einen blinden Aktionismus. Verstümmelnde Eingriffe sind unbedingt zu vermeiden. Ruhigstellung genügt.
2. **Gabe von Antiserum.** Alle toxikologisch interessanten Komponenten sind Proteine bzw. Polypeptide, also gute bis mäßige Antigene. Die meisten Schlangengiftseren sind Misch-Seren, mit denen man die in einer bestimmten Region vorkommenden Schlangenbisse abdecken möchte; denn die zoologische Bestimmung gelingt nicht in jedem Fall. In zoologischen Gärten und auch in manchen Ländern stehen die Seren gegen die Gifte der jeweils besonders riskanten Schlangen zur Verfügung. Problematisch ist die Schlangenhaltung durch Liebhaber, welche nicht an die erforderlichen Seren denken.

Wie jede andere Serotherapie, sollte auch Schlangengiftserum möglichst frühzeitig und als Monoserum angewandt werden. Eine internationale Standardisierung fehlt, daher sind die Empfehlungen zur Serum-Menge willkürlich. Wertvoll erscheint die Serotherapie bei Vergiftungen mit schwerer Verbrauchskoagulopathie; ihr Nutzen zeigt sich in der Besserung der Gerinnungswerte.

Da es sich immer um Pferde-Serum handelt, ist mit den verschiedensten allergischen Reaktionen zu rechnen. Beim Kreuzotterbiß ist das Nutzen/Risikoverhältnis der Serumgabe so ungünstig, daß sie nur bei Kindern unter 10 Jahren oder bei stark geschwächten Erwachsenen sinnvoll erscheint.

Im übrigen richtet sich die Therapie nach den Symptomen. Bei Elapidengiften kann eine assistierte oder künstliche Beatmung erforderlich werden; bei Viperiden werden lokale und allgemeine Kreislaufreaktionen im Vordergrund stehen. Allgemeinerscheinungen (Schock bei Viperiden, Paralyse bei Elapiden) bessern sich im allgemeinen innerhalb weniger Tage. Gewebszerstörungen heilen extrem langsam. Grundsätzlich empfiehlt sich folgendes Verfahren bei **allen** schweren Vergiftungen durch Gifte mit Proteincharakter.

Erste Hilfe:

Patienten beruhigen – vergiftete Extremität ruhigstellen – Identifizierung des Gifttieres – evtl. Schmerzstillung – schnellstmögliche ärztliche Betreuung.

Definitive Behandlung:

Intravenöse Zufuhr schaffen – langsame Infusion von Antiserum, die bei Zeichen von Anaphylaxie unterbrochen wird – Beobachtung und evtl. Intensivtherapie. Schlangenbisse sind stets bakteriell verunreinigt; daher Tetanusprophylaxe bedenken. Auch eine kurzzeitige Prophylaxe mit Antibiotika wird empfohlen.

Gifte von Amphibien

Die amphibische Lebensweise erfordert eine nackte Haut, was die Tiere zu einer leichten Beute machen würde. Dem wirken die zahlreichen, aus den verschiedensten chemischen und pharmakologischen Gruppen stammenden Gifte entgegen, welche in den Drüsen der Amphibienhaut angereichert sind und – ganz im Gegensatz zu den Schlangengiften – als Fraßgifte funktionieren. Für den Menschen bieten sie selbstverständlich keine Gefahr. Sechs Gruppen lassen sich unterscheiden:

(1) Die Haut vieler Krötenarten (Bufo) enthält **Bufadienolide,** welche zu den **herzwirksamen Glykosiden** zählen (s. S. 373 ff.).

(2) Der kolumbianische Pfeilgift-Frosch (Phyllobates aurotaenia) enthält das Steroid-Alkaloid **Batrachotoxin,** welches den spannungsabhängigen **Na⁺-Kanal** erregbarer Zellmembranen öffnet (Abb. 90 a).

(3) Das zunächst bei Fischen gefundene **Tetrodotoxin** kommt auch in der Haut und in den Eiern kalifornischer Molche vor (Taricha torosa) (Abb. 90b).

(4) Das Spiropiperidinalkaloid **Histrionicotoxin** wurde in der Haut des kolumbianischen Frosches Dendrobates histrionicus gefunden. Es blockiert bevorzugt den mit dem **n-Cholinozeptor** verbundenen **Ionenkanal** (Abb. 90 c).

(5) Die Funktion mehrerer **biogener Amine,** wie Katecholamine, 5-Hydroxytryptamin und Bufotenin ist unbekannt.

(6) Weitaus die größte Gruppe stellen die **Peptide** in der Haut verschiedener Frösche, von denen bisher mehr als 40 charakterisiert worden sind. Sie entsprechen oder ähneln zumindest solchen Peptiden, welche beim Warmblüter funktionell bedeutend sind; einige von ihnen wurden zuerst bei Amphibien gefunden und ihre Struktur aufgeklärt. **Physalaemin** wirkt grundsätzlich wie, aber schneller als Bradykinin; es senkt den Blutdruck, erhöht die Gefäßpermeabilität und bringt glatte Muskulatur zur Kontraktion. Es ist der Prototyp einer Serie, welcher auch das **Eledoisin** (aus der Speicheldrüse von Octopus) und **Substanz P** angehören.

Caerulein hat 7 seiner 8 C-terminalen Aminosäuren mit dem körpereigenen **Cholecystokinin** gemeinsam; wie dieses hat es eine mächtige kontrahierende Wirkung auf die glatte Muskulatur des Darmes, was beim paralytischen Ileus genutzt

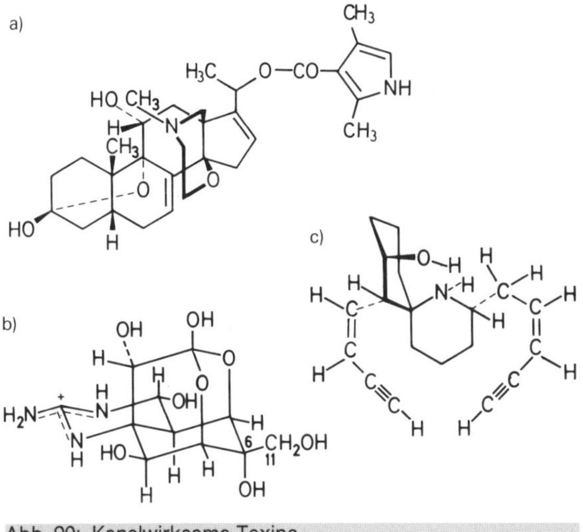

wird, und es fördert die Pankreas-Sekretion. Seine letzten fünf Aminosäuren entsprechen denen des **Gastrins** (s. S. 466); das macht seine partial-agonistischen Wirkungen auf die Magensaftsekretion verständlich.

Die **Ranatensin-Bombesin-**Gruppe hat nicht nur direkte Wirkungen auf die glatte Muskulatur, sondern kann auch die Freisetzung körpereigener Peptide fördern (z. B. Cholecystokinin und Gastrin) und hemmen (z. B. Insulin). Ein strukturverwandtes Peptid wurde aus Magenmucosa isoliert und als gastrin releasing peptide bezeichnet. Andere Warmblüterpeptide, die in der Froschhaut ihre Struktur- und Wirkungsäquivalente besitzen, sind **Bradykinin, Angiotensin II, Endorphine, TRH.**

Gifte von marinen Tieren

Passiv giftige Tiere

Kugelfische, von denen es zahlreiche Species gibt, gelten in Ostasien als besondere Leckerbissen, obwohl ihre Ovarien und andere Eingeweide das überaus toxische **Tetrodotoxin** (Abb. 90 b) enthalten. In Japan dürfen nur besonders ausgebildete Personen die dort Fugu genannten Tiere zubereiten. Gleichwohl treten regelmäßig Vergiftungen auf. Bereits in der ersten Stunde beginnt eine motorische und sensible Paralyse, die häufig tödlich endet. Eine spezifische Therapie gibt es nicht. Tetrodotoxin **blockiert selektiv den spannungsabhängigen Na⁺-Kanal** und ist daher ein überaus wichtiges Hilfsmittel in der Neurophysiologie.

Saxitoxine sind pharmakologisch und chemisch dem Tetrodotoxin überaus ähnlich. Sie werden von **Dinoflagellaten** produziert und reichern sich in Muscheln an, die als menschliche Nahrungsmittel dienen.

Die europäischen **Miesmuscheln** können ebenfalls Dinoflagellaten aufnehmen, welche jedoch komplizierte N-freie Toxine produzieren. Diese sind offenbar für die gastrointestinalen Störungen nach Genuß dieser Muscheln verantwortlich und dürften mit Okadaic acid identisch sein, welche eine Proteinphosphatase hemmt.

Aktiv giftige Tiere

Ihre Giftdrüsen sind nicht mit dem Verdauungstrakt verbunden, sondern mit dornartigen Abwandlungen der Brust- oder Rückenflossen. Die Gifte dienen also der Defensive. Manche giftige Arten, etwa einige der an Europas Küsten vorkommenden **Trachinusarten,** halten sich, z. T. vergraben im Sand, am Meeresboden auf und können Badende verletzen. Andere Trachinus- und Scorpaenaarten gefährden Taucher und Fischer. Zahlreiche weitere Species (ca. 200) kommen in tropischen Meeren vor. Die Gifte sind überaus labil, auch gegen Erwärmen, was ihre Charakterisierung sehr erschwert.

Auch **Stechrochen** können Badende gefährden. Während sie an europäischen Küsten zu den Raritäten zählen, ist Urobatis Halleri in Kalifornien gefürchtet. Ihre Stacheln sind beidseitig gezackt und enthalten Giftdrüsen in ventrolateralen Kerben. Zur Vergiftung tritt hier die mechanische Verletzung.

Die Vergiftung beginnt stets mit einem überaus heftigen Schmerz an der verletzten Stelle. Viele Gifte schädigen das Gewebe lokal, so daß es massiv anschwillt; bei anderen steht ein Kreislaufschock im Vordergrund. Tödliche Vergiftungen sind nach Kontakt mit den tropischen Stonefischen (Synanceja-Arten) zu befürchten.

Die in tropischen Gewässern vorkommenden **Seeschlangen** (Hydrophiidae), daneben auch die Laticauda-Arten, stehen den Elapiden (s. S. 817) nahe und produzieren, wie diese,

Abb. 90: Kanalwirksame Toxine.
a) Batrachotoxin, das Toxin des kolumbianischen Frosches Phyllobates aurotaenia. Man beachte die um zusätzliche Ringsysteme erweiterte Steroidstruktur.
b) Tetrodotoxin, das Toxin des Kugelfisches. Man beachte die sperrige Struktur, die starke Hydrophilie (6 OH-Gruppen!) und die stark basische Guanidogruppe. Diese Eigenschaften sind wichtig für den Verschluß des spannungsabhängigen Na⁺-Kanals.
c) Histrionicotoxin, das Toxin des kolumbianischen Frosches Dendrobates histrionicus. Auch hydrierte Derivate kommen in der Natur vor und sind wirksam.

neurotoxische Polypeptide. Sie gefährden vor allem Fischer, aber auch Badende. Neben den für Elapiden typischen und für den Tod verantwortlichen Peptiden enthalten sie weitere Faktoren, welche örtlich Schmerz und erhebliche Gewebsspannung hervorrufen (s. Schlangengifte).

Tropische **Meeresschnecken** der Familie Conus jagen Fische, indem sie eine hohle Harpune abschießen und Gift injizieren. Conotoxine sind hochtoxische Peptide, welche wie Curare (α), Tetrodotoxin (μ) oder als Blocker spezieller Ca^{2+}-Kanäle (ω) wirken. Sie sind auch dem Menschen gefährlich.

Mehrere **Seeanemonen-Arten** enthalten toxische Polypeptide mit einer Molekülmasse um 7 000, welche wie die Skorpiongifte wirken; beide halten den aktivierten **spannungsabhängigen Na⁺-Kanal offen.** Sie sind nicht nur in den Nesselkapseln zu finden, sondern im gesamten Zell-Leib der Tiere verteilt. Sie sind nützlich zum Beutefang dieser Fleischfresser; beim Menschen, der sie z. B. beim Baden in der Adria berührt, produzieren sie eher lästige als gefährliche Hautreaktionen.

Tropische Nesseltiere, so manche **Quallen** und vor allem **Physalia**-Arten („Portuguese Man o' War"), können dem Menschen recht gefährlich werden. Ihre Gifte enthalten große (MM > 100 000), überaus instabile Proteine. Sie rufen unmittelbar nach Kontakt schwere, brennende Schmerzen hervor, gefolgt von massiven entzündlichen Reaktionen. Todesfälle infolge Cardiotoxizität kommen vor. Die Therapie ist symptomatisch.

Tierische Gifte als Hilfsmittel in der Forschung

Über Jahrmillionen hatten die Gifttiere Zeit, ihre Waffen zu optimieren, indem sie diese an lebenswichtige Strukturen der Opfer anpaßten. Der Forscher kann die häufig recht hohe Wirksamkeit und Selektivität der Naturprodukte zu gezielten Eingriffen nutzen (s. Tab. 38). Häufig stellen die Gifte auch Konzentrate von Wirkstoffen dar, die in ähnlicher oder gleicher Weise, wenn auch schwerer zugänglich, im Warmblüter vorkommen und dort physiologisch bzw. pathophysiologisch bedeutend sind.

Tab. 38: Nutzung von Inhaltsstoffen tierischer Gifte zum Studium physiologischer Prozesse.

Objekt	Substanz	Effekt
Na⁺-Kanal		
Rezeptorstelle 1)	Tetrodotoxin, Saxitoxin, μ-Conotoxin	Verschluß
Rezeptorstelle 2)	Seeanemonentoxine, Skorpiontoxine	Verhütung des Verschlusses
Rezeptorstelle 3)	Batrachotoxin (wie Veratridin, Grayanotoxin, Aconitin)	Förderung der Öffnung
K⁺-Kanäle		
Ca^{2+}-aktivierte	Apamin aus Bienengift	Verschluß
Rektifizierende	Dendrotoxin aus Mambagift, Charybdotoxin aus Skorpiongift	Verschluß
Ca^{2+}-Kanäle		
N-Kanal	ω-Conotoxine aus Schneckengift	Verschluß
Nervenendigungen	Spinnengift	Transmitterfreisetzung
	Präsynaptisch wirkende Phospholipasen	Hemmung (z. T. nach Förderung) der Transmitterfreisetzung
n-Cholinozeptor	Elapiden-Neurotoxine	Blockade des Rezeptors
	Histrionicotoxin	Blockade des Kanals (bevorzugt)
Membranstruktur	Melittin	Nutzung als physikochemische Membranprobe
Endstrombahn	Kininogenasen, Kinine, Histamin, 5-Hydroxytryptamin	Erhöhung der endothelialen Permeabilität
	Hämorrhagine	Labilisierung des Halteapparats
Phosphorylierte Proteine	Okadaic acid	Hemmer einer Proteinphosphatase
Blutgerinnung	s. Tabelle 37	

Giftpflanzen, Pflanzengifte

R. Seeger, Würzburg

Giftpflanzen sind seit jeher eine häufige Vergiftungsursache bei Kindern, die von den bunten Beeren naschen, auf Samenkörnern kauen oder Stengel und Blüten auslutschen; in letzter Zeit nehmen Pflanzenvergiftungen auch bei Erwachsenen wieder zu: Kräutertees, die von Laien verordnet werden, „alternative" Ernährungsversuche mit „Wildgemüse" und Verschnitt von Rauschgift mit anderen Pflanzengiften sind die Hauptursachen. Hinzu kommen Vergiftungen mit Gemüsepflanzen, die in bestimmten Entwicklungsstadien oder in rohem Zustand giftig sind, etwa grüne Kartoffeln oder ungekochte Bohnen.

Die Zahl der giftigen Pflanzenarten geht in die Tausende; ihre Gefährlichkeit wird eher überschätzt. Nur wenige Arten sind so giftig, daß schon die versehentliche Einnahme einer kleinen Menge, etwa das Zerkauen eines Samens oder das Auslutschen eines Blütenstengels, lebensgefährlich ist. Die meisten sind nur schwach giftig; zu tödlichen Vergiftungen kommt es hier erst durch große Mengen, etwa bei suizidaler Einnahme, Mißbrauch als Abortivum und irrtümlicher Verwendung als „Wildgemüse". Außerdem sind viele Arten zwar giftig, aber für den Menschen normalerweise unschädlich, weil die Giftstoffe vorzugsweise in Wurzel oder Rinde vorkommen, auffällig schmecken oder schlecht resorbiert werden.

Die wichtigsten Gruppen der Pflanzengifte sind in Tab. 39 aufgeführt. Das Wirkungsspektrum der einzelnen Stoffe reicht von hochspezifisch an Rezeptoren physiologischer Überträgerstoffe angreifend bis zu völlig unspezifisch oder erst infolge hoher Konzentration giftig. Häufig ist der Wirkungsmechanismus unbekannt.

Von vielen Pflanzenarten existieren geographische Rassen von unterschiedlicher Giftigkeit; auch schwankt der Giftgehalt ein und derselben Rasse je nach Klima, Standort und Jahreszeit; selbst wenn die aufgenommene Pflanzenmenge bekannt ist, läßt sich daher die aufgenommene Giftmenge nur schätzen. Außerdem enthalten die meisten Giftpflanzen mehr als einen Giftstoff, manche Dutzende; wenn die einzelnen Stoffe verschiedenartig wirken, kann die gleiche Pflanze verschiedene Krankheitsbilder hervorrufen, je nachdem, welche Komponente gerade überwiegt.

Alkaloide

Alkaloide sind in Pflanzen sehr verbreitet. Es sind Verbindungen mit heterocyclisch gebundenem Stickstoff, die in der Regel basisch reagieren und an Pflanzensäuren gebunden sind. Viele wirken hochspezifisch und haben eine entsprechend große Bedeutung beim Studium physiologischer Vorgänge und auch als Arzneimittel. Die wichtigsten Gruppen der Alkaloide sind in Tab. 39 aufgeführt.

Tropan-Alkaloide – Tollkirsche, Stechapfel, Bilsenkraut, Engelstrompete

Tollkirsche (Atropa bella-donna; Abb. 91), Stechapfel (Datura strammonium), Engelstrompete (Datura suaveolens), Bilsenkraut (Hyoscyamus niger), Alraune (Mandragora officinarum) und Krainer Tollkraut (Scopolia carniolica) enthalten ein Gemisch aus L-Hyoscyamin und L-Hyoscin (Scopolamin). L-Hyoscyamin racemisiert schon beim Trocknen der Pflanzen zu Atropin, das nur halb so giftig ist, da die Wirkung an die L-Form gebunden ist. Alle Pflanzenteile sind giftig. Bei der als Kübelpflanze beliebten südamerikanischen Engelstrompete sind meist die prächtigen Blüten, bei der Tollkirsche die Beeren die Giftquelle. 3 bis 4 Tollkirschen können für Kinder, 10 bis 12 für Erwachsene tödlich sein.

Die Wirkungen der beiden Alkaloide, die auch therapeutisch eingesetzt werden, sind im Kapitel Parasympatholytika beschrieben (vgl. S. 128 ff.). Bei Vergiftungen durch die Pflanzen richtet sich die **Symptomatik** nach der überwiegenden Giftkomponente. In Tollkirsche und Krainer Tollkraut überwiegt eindeutig Atropin; seine zentral erregende Wirkung,

Tab. 39: Giftstoffe in Pflanzen.

Stoffgruppen	Wichtige Vertreter

Alkaloide	Tropan-Alkaloide
	    L-Hyoscyamin; L-Hyoscin
	Indol-Alkaloide
	    Strychnin
	Pyridin/Piperidin-Alkaloide
	    Nicotin
	    Coniin
	Chinolizidin-Alkaloide
	    Cytisin; Spartein
	Steroid-Alkaloide
	    Solanin
	    „Veratrin"; Protoveratrin
	Isochinolin-Alkaloide
	    Morphin
	    Emetin
	Pyrrolizidin-Alkaloide
	    Senecionin
	Terpen-Alkaloide
	    Aconitin
	Sonstige Alkaloide
	    Colchicin
	    „Taxin"

Polyine	Cicutoxin; Aethusin
Toxische Aminosäuren	α-Oxalylaminopropionsäure
Toxische Proteine	Abrin; Ricin; Phasin
Herzwirksame Glykoside	s. Tabelle 40
Cyanogene Glykoside	Amygdalin; Prunasin
Pflanzensäuren	Oxalsäure Parasorbinsäure und Sorbinsäure
Ätherische Öle	s. Tabelle 41

Terpene	Monoterpene
	    s. Tabelle 41
	Sesquiterpene
	    Helenalin
	    Pikrotoxinin
	Diterpene
	    Phorbolester; Mezerein
	Triterpene
	    Cucurbitacine

Saponine	Glycyrrhizin; Aescin
Andere lokal reizende Stoffe	Protoanemonin Anthrachinonglykoside Nicht definierte „Scharfstoffe"
Furanocumarine und andere phototoxische Stoffe	Psoralen; Bergapten Hypericin

die nur allmählich einem Koma weicht, steht im Vordergrund. Die übrigen Arten enthalten reichlich Scopolamin, dessen zentral dämpfende Wirkung das Bild beherrschen kann. Hinsichtlich ihrer peripheren Wirkungen unterscheiden sich die beiden Alkaloide kaum. Bei hoher Außentemperatur kann Wärmestauung zum Tode führen, bevor nennenswerte zentrale Wirkungen auftreten.

Therapie: s. S. 131. Die Heilungsaussichten sind gut.

Indol-Alkaloide

Sie stellen die größte Alkaloidgruppe dar, kommen in mitteleuropäischen Giftpflanzen aber kaum vor. Einige Bedeutung hat Strychnin.

Strychnin

Die strychninhaltigen Gehölze Strychnos nux-vomica und Strychnos ignatii sind in Indien und auf den Philippinen beheimatet. Die bei uns auftretenden Strychninvergiftungen werden durch strychninhaltige Rodentizide oder durch illegales Cocain hervorgerufen, das mit Strychnin gestreckt sein kann. Strychninhaltige Arzneimittel sind obsolet.
Wirkungsmechanismus, **Vergiftungserscheinungen** und **Therapie** sind im Kapitel Rückenmarkskonvulsiva beschrieben (vgl. S. 266). 100 bis 300 mg Strychnin sind für den Erwachsenen tödlich, ausnahmsweise schon 15 bis 30 mg. Da es von den Schleimhäuten aus rasch resorbiert wird, treten Symptome schon innerhalb einer halben Stunde auf. Der größte Teil wird rasch in der Leber metabolisiert, bis zu 15 % werden unverändert im Urin ausgeschieden, wo das Gift schon wenige Minuten nach der Einnahme nachweisbar ist. Dank der raschen Elimination ist die Prognose der Vergiftung günstig.

Pyridin/Piperidin-Alkaloide

Nicotin: s. S. 133 f. und 809 f.

Coniin – Gefleckter Schierling

Coniin (Formel s. Tab. 42), das nach Mäuseurin riecht und brennend scharf schmeckt, ist ein Hauptalkaloid des Gefleckten Schierlings (Conium maculatum; Abb. 92); es ist in allen Teilen der frischen Pflanze enthalten, besonders in den Samen; beim Trocknen der Pflanze nimmt ihr Alkaloidgehalt ab. Schierlingsvergiftungen kommen vor allem beim Vieh vor, beim Menschen äußerst selten; 0,5 g Coniin gelten als tödlich für den Erwachsenen.
Coniin wird über die Schleimhäute und die intakte Haut rasch resorbiert; es führt zu einer aufsteigenden Lähmung des Rückenmarks, wirkt an Ganglien nicotinartig, an der quergestreiften Muskulatur curareartig und ruft nach einer vorübergehenden Erregung sensibler Rezeptoren eine „Anaesthesia dolorosa" hervor.
Die **Vergiftungserscheinungen** beginnen mit einer Lähmung der Beine neben vegetativen Erscheinungen wie Speichelfluß, Erbrechen und Durchfall. Die Lähmung breitet sich aufsteigend aus und führt, wenn sie die Atemmuskulatur erfaßt, zum Tod durch Ersticken bei erhaltenem Bewußtsein.
Die **Therapie** besteht außer in möglichst rascher primärer Giftentfernung vor allem in Intubation und Beatmung für die Dauer der Atemlähmung bzw. -schwäche. Wenn rechtzeitig und ausreichend beatmet wird, ist völlige Heilung möglich.
Coniin wirkt im Tierexperiment fetotoxisch. Schierling im Futter trächtiger Tiere hat bei Kälbern, Lämmern und Ferkeln Mißbildungen der Wirbelsäule und der Gelenke zur Folge. Mißbildungen beim Menschen sind nicht bekannt.

Chinolizidin-Alkaloide

Cytisin – Goldregen, Stechginster

Das hochgiftige Cytisin (Formel s. Tab. 42) ist das Hauptalkaloid des als Zierstrauch beliebten Goldregens (Laburnum anagyroides); alle Pflanzenteile sind giftig, besonders die reifen Samen. Als Hauptalkaloid kommt Cytisin auch im Alpen-

goldregen (Laburnum alpinum) und im Stechginster (Ulex europaeus; Abb. 93) vor, als Nebenalkaloid im Deutschen Ginster (Genista germanica) und im Färberginster (Genista tinctoria).
Vergiftungen mit Goldregenfrüchten oder -samen sind bei Kindern außerordentlich häufig; 3 bis 4 Früchte oder 15 bis 20 Samen gelten für sie als tödlich. Cytisinvergiftungen können auch durch Ziegenmilch hervorgerufen werden: Ziegen sind gegen das Gift unempfindlich und scheiden es in die Milch aus.
Cytisin wirkt ähnlich wie Nikotin, jedoch stärker erregend auf Zentralnervensystem und sympathische Ganglien. Die **Vergiftungserscheinungen** beginnen nach einer Viertel- bis einer halben Stunde und gleichen weitgehend denen der Nikotinvergiftung (s. S. 141); hinzu kommen Erregungszustände, Delirien und Krämpfe. Das schwere Erbrechen kann zwei Tage lang anhalten. Lähmung der Atemmuskulatur oder zentrale Atemlähmung kann nach einigen Stunden bis Tagen zum Tode führen, jedoch sind schwere Vergiftungen ausgesprochen selten; meist verhindert das rasch einsetzende Erbrechen die Resorption größerer Giftmengen.
Die **Therapie** besteht in Magenspülung (sofern noch kein Erbrechen besteht), Gabe von Aktivkohle, Flüssigkeits- und Elektrolytersatz; bei Erregungszuständen und drohender Krampfbereitschaft Diazepam[1]; bei drohender Atemlähmung Intubation und Beatmung. Unter entsprechender Behandlung treten Todesfälle heute kaum noch auf.

Spartein – Besenginster, Lupinen

Spartein (Formel s. Tab. 42) ist das Hauptalkaloid des Besenginsters (Sarothamnus scoparius; Abb. 94) und des Deutschen Ginsters (Genista germanica); es kommt auch in bitteren Lupinenarten vor, die als Zier- und Futterpflanzen kultiviert werden. Die „Süßmutanten" sind alkaloidarm. Einige Lupinensamen waren für ein Kleinkind tödlich. Vergiftungen kommen auch durch sparteinhaltige Arzneimittel vor. Bei Erwachsenen rechnet man ab 0,3 g Spartein mit Vergiftungen.
Spartein wirkt peripher nicotinartig und hemmt am Herzen Reizbildung und Reizleitung wie Chinidin. Die **Vergiftungserscheinungen** bestehen in Schläfrigkeit, Schwindel, Kopfschmerzen, Schweißausbruch, Mydriasis und Muskelschwäche; Lähmung der Atemmuskulatur führt zum Tod an Ersticken.
Bei der **Therapie** ist vor allem auf die Entwicklung von Lähmungen zu achten und rechtzeitig zu intubieren und zu beatmen. Die Magenspülung erfolgt in diesem Falle erst nach der Intubation. Weitere Maßnahmen je nach vorherrschender Symptomatik wie bei Nicotin- (s. S. 141) oder Chinidinvergiftung (s. S. 364). Die Prognose scheint ungünstig zu sein.

Steroid-Alkaloide

Solanin – Nachtschatten, Korallenbäumchen, Kartoffel

Viele Nachtschattengewächse, darunter der Bittersüße Nachtschatten (Solanum dulcamara), der Schwarze Nachtschatten (Solanum nigrum), das als Zimmerpflanze beliebte Korallenbäumchen (Solanum pseudocapsicum) und die Kartoffel (Solanum tuberosum) enthalten ein Gemisch giftiger Steroid-Alkaloide, die zum Teil glykosidisch gebunden sind. Nur bei wenigen Arten, wie Tomate und Aubergine, werden die Alkaloide während der Fruchtreifung metabolisch so weitgehend entgiftet, daß die Früchte eßbar werden.

---
[1] Valium®.

Tab. 40: Giftpflanzen mit herzwirksamen Glykosiden.

Species	Hauptwirkstoffe	Toxisch für Erwachsene
Digitalis purpurea (Abb. 100) (Roter Fingerhut)	Digitoxigenin- und Gitoxigenin- Glykoside	Tödlich: 2,5 g getrocknete Blätter Toxisch: 0,3 g getrocknete Blätter
Digitalis lanata (Wolliger Fingerhut)	Digitoxigenin-; Gitoxigenin- und Digoxigenin-Glykoside	
Strophanthus kombé	k-Strophanthosid	
Strophanthus gratus	g-Strophanthin	
Nerium oleander (Rosenlorbeer)	Cardenolide Oleandrin (Formel s. Tab. 43) und Stropesid	
Thevetia peruviana (Gelber Oleander)	Cardenolide Thevetin	Tödlich: 8 bis 10 Samen
Convallaria majalis (Maiglöckchen)	Strophantidin-Glykoside Convallatoxin (Formel s. Tab. 42)	Toxisch für Kinder: Mehr als 5 Beeren
Adonis vernalis (Frühlings-Adonisröschen)	Etwa 20 Cardenolide; überwiegend Strophanthidin-Glykoside	Toxisch: 2 g Blätter
Adonis aestivalis (Sommer-Adonisröschen)	Strophanthidin-Glykoside	
Cheiranthus cheiri (Goldlack)	Strophanthidin-Glykoside	
Uriginea maritima (Meerzwiebel)	Scillarenin-Glykoside	Tödlich: 1,5 g Zwiebel
Helleborus niger (Christrose)	Bufadienolide*	Toxisch für Kinder: 3 Samenkapseln
Euonymus europaeus (Pfaffenhütchen)	Digitoxigenin-Glykosid**	Toxisch: 35 Früchte

* Außerdem Protoanemonin.
** Außerdem Alkaloide.

Vom Bittersüßen und vom Schwarzen Nachtschatten existieren chemische Rassen von unterschiedlicher Alkaloidkonzentration und -zusammensetzung, so daß der Verzehr solcher Pflanzen einerseits tödliche Vergiftungen hervorrufen kann, andererseits keine bedrohlichen Symptome hervorzurufen braucht. Im ungünstigsten Falle (unreife Beeren der giftigsten Rasse) dürften 10 Beeren für Kinder tödlich sein. Das Korallenbäumchen enthält überwiegend das nicht glykosidisch gebundene Solanocapsin, auch in den reifen Früchten; obwohl sie häufiger von Kindern genascht werden, treten nur selten Vergiftungen auf; ein Kind starb nach 3 bis 4 Beeren. Die Kartoffel enthält in allen Pflanzenteilen ein giftiges Alkaloidgemisch, in dem Solanin (Formel s. Tab. 42), ein Glykosid des Solanidins, überwiegt. Besonders hoch ist seine Konzentration in den Beeren und Keimen; gefährlich hoch ist sie auch in unreifen, grün gewordenen und auskeimenden Kartoffelknollen, hier besonders in der Rinde; in solchen Kartoffeln wurden pro Kilogramm bis zu 500 mg Solanin nachgewiesen, gegenüber 1 bis 2 mg in normalen, gut geschälten Kartoffeln. Die Alkaloide treten ins Kochwasser über, werden aber beim Kochen nicht zerstört. Für den Erwachsenen sind 10 bis 40 mg Solanin toxisch, über 400 mg dürften tödlich sein. Ein dreijähriges Kind starb durch einige Kartoffelbeeren.

Solanin schädigt lokal die Schleimhäute, resorptiv vor allem das Zentralnervensystem; der Mechanismus ist unbekannt. Typische **Vergiftungserscheinungen** sind Kratzen im Hals, Übelkeit, Leibschmerzen, Obstipation oder Brechdurchfall; bei schweren Vergiftungen zusätzlich Kopfschmerzen, Apa-

thie, Muskelschwäche bis zu Lähmungen, Koma, eventuell Krämpfe und Tod an Atemlähmung. Ferner können, vielleicht durch Nebenalkaloide bedingt, sowohl parasympathomimetische als atropinartige Symptome auftreten, auch Herzversagen mit Lungenödem, sowie Nierenschädigung.
Die **Therapie** erfolgt symptomatisch. Die Prognose ist in schweren Fällen ungünstig.

„Veratrin", Protoveratrin – Germer

„Veratrin" kommt in den Samen des mexikanischen Läusekrautes (Schoenocaulon officinale) vor. Es ist ein Gemisch aus Steroid-Alkaloiden mit ca. 25% Veratridin (Formel s. Tab. 42) und 75% Cevadin, beides Ester des Veracevins. Es erhöht die Natriumpermeabilität erregbarer Membranen und ruft an sensorischen Nervenenden eine Übererregbarkeit hervor; an motorischen führen Einzelreize zur tetanischen Kontraktion. Erhöhung der extrazellulären Calcium- und Kaliumkonzentration verhindert die Wirkung. Besonders empfindlich sind die Afferenzen des Herzvagus. Ihre vermehrte Aktivität führt zu Senkung von Blutdruck und Herzfrequenz; Blutdrucksenkung erfolgt auch durch Verstärkung des Barorezeptorenreflexes. „Veratrin" erlangte Bedeutung in der physiologischen Forschung. Früher wurden galenische Zubereitungen der Sabadill-Samen äußerlich angewendet, z. B. als „Läuseessig"; da die Alkaloide auch über die intakte Haut gut resorbiert werden, kam es dabei häufig zu Vergiftungen. Per os dürften 20 mg „Veratrin" tödlich sein.

Veresterte Steroid-Alkaloide von gleichartiger Wirkung – Protoveratrin A, Protoveratrin B und Germerin – enthält der Weiße Germer (Veratrum album; Abb. 95), der auf Alpenwiesen wächst. Besonders alkaloidreich sind die Rhizome; 1 bis 2 g der Wurzeln sind tödlich. Vergiftungen kommen durch Verwechslung mit Enzianwurzeln und Baldrianwurzeln vor. Ähnliche Alkaloide enthält der südeuropäische Schwarze Germer (Veratrum nigrum).

Vergiftungserscheinungen: Bei oraler Aufnahme kommt es zunächst zu Niesen und prickelndem Gefühl, später Anästhesie von Zunge und Rachen; anschließend zu Erbrechen, (blutigen) Durchfällen, Muskelzuckungen, Parästhesien und Kältegefühl am ganzen Körper. Unter Blutdruckabfall und Bradykardie kann der Tod durch Herzversagen oder Atemlähmung eintreten.

Die **Therapie** besteht in primärer Giftentfernung, Ausgleich des relativen Calcium- und Kaliumdefizits und symptomatischen Maßnahmen. Da es meist rasch zu Erbrechen kommt, sind die Vergiftungen selten tödlich.

Isochinolin-Alkaloide

Vergiftungen mit Opiaten werden im Kapitel Analgetika abgehandelt (s. S. 202 ff.). Bei den übrigen Isochinolin-Alkaloiden steht die lokale Reizwirkung im Vordergrund, die auch für die emetische Wirkung des Emetins (Formel s. Tab. 42) aus der Brechwurzel (Cephaelis ipecacuanha) verantwortlich ist. Lokal reizend wirken auch partiell hydrierte Isochinolin-Alkaloide, die im Schöllkraut (Chelidonium majus), in Narzissen – hier neben reichlich Oxalatkristallen – und in der Wurzelrinde von Mahonie (Mahonia acutifolia) und Berberitze (Berberis vulgaris) vorkommen; die Früchte der Mahonie sind harmlos, die der Berberitze schwach giftig. In der Regel rufen diese Pflanzen nur leichtere gastrointestinale **Vergiftungserscheinungen** hervor, da das frühzeitig einsetzende Erbrechen die Resorption größerer Giftmengen verhindert.

Pyrrolizidin-Alkaloide

Diese Ester substituierter Pyrrolizidine mit „Necinsäuren" (Mono- und Dicarbonsäuren, z. T. verzweigt) kommen in zahlreichen Pflanzenfamilien vor, besonders in den in Mitteleuropa als Unkraut wachsenden Kreuzkraut (Senecio)-Arten und in tropischen Crotalaria- und Heliotropium-Arten. Als Ursache akuter Vergiftungen spielen sie kaum eine Rolle. Sie wirken jedoch hepatotoxisch, mutagen und kanzerogen, wenn der Necinteil 1,2-ungesättigt ist und möglichst beide Hydroxylgruppen des Pyrrolidins verestert sind (Formel s. Tab. 42); im Stoffwechsel entstehen daraus alkylierende Pyrrolverbindungen. Sie schädigen die Leber, wo es zu veno-occlusiven, in Zirrhose übergehenden Veränderungen kommt. Solche chronischen Schäden wurden z. B. hervorgerufen durch Kräutertees aus Kreuzkraut („Kruziflora")- und Crotalaria-Arten, die in der Volksmedizin eine Rolle spielen. Das Weidevieh meidet die Kreuzkräuter; bei Verfütterung von Heu oder Silage mit hohem Kreuzkrautanteil treten diese Leberzirrhosen aber auch beim Vieh auf.

Terpen-Alkaloide

Aconitin – Eisenhut

Der Blaue Eisenhut (Aconitum napellus), eine Sammelart mit verschiedenen giftigen Unterarten, wird häufig als Zierpflanze in Gärten kultiviert; es dürfte die giftigste Pflanze Europas sein. Sie enthält ein Gemisch von veresterten Diterpen (C_{20})- und Norditerpen (C_{19})-Alkaloiden; davon sind die mehrfach veresterten Norditerpene besonders toxisch; der Hauptwirkstoff ist Aconitin (Acetylbenzoylaconin; Formel s. Tab. 42). Die Alkaloide kommen in allen Teilen der frischen Pflanze vor, besonders in den Wurzelknollen und den Samen. Hydrolyse der Esterbindung bei längerem Lagern getrockneter Pflanzen führt zur Abnahme der Wirkung. Ähnlich wirkende Norditerpen-Alkaloide kommen im Gelben Eisenhut (Aconitum vulparia) und in verschiedenen Rittersporn (Delphinium)-Arten vor.

Akzidentelle Vergiftungen mit Eisenhut sind selten, da die Pflanze brennend scharf schmeckt; sie sind z. B. durch Verwechslung der Wurzel mit Meerrettich vorgekommen. Häufig waren früher Vergiftungen mit den obsoleten aconitinhaltigen Arzneimitteln. Für den Erwachsenen sind 3 bis 6 mg Aconitin oder 2 bis 15 g Eisenhutwurzel tödlich.

Aconitin wird rasch über die Schleimhäute und die intakte Haut resorbiert. **Vergiftungserscheinungen** beginnen bei Einnahme hoher Dosen schon nach wenigen Minuten. Es entwickelt sich eine „Anaesthesia dolorosa": Zunächst treten Parästhesien in der Mundhöhle, an den Fingern und Zehen auf, dazu Übelkeit, Erbrechen, Koliken und Durchfall; das Gefühl von Taubheit und eisiger Kälte breitet sich über den ganzen Körper aus. Dann treten sehr starke Schmerzen in den verschiedensten Körperregionen auf, außerdem Herzrhythmusstörungen und Lähmungen. Kammerflimmern oder Atemlähmung führen zum Tod, bei hohen Dosen schon nach einer halben Stunde.

Die **Therapie** besteht in möglichst rascher primärer Giftentfernung und symptomatischen Maßnahmen. Die Prognose ist ernst.

Sonstige Alkaloide

Colchicin – Herbstzeitlose, Ruhmeskrone

Colchicin (Formel s. Tab. 42) ist das Hauptalkaloid der Herbstzeitlose (Colchicum autumnale; Abb. 96); besonders reichlich ist es in den Samen enthalten. Es ist auch für die Giftigkeit der afrikanischen Ruhmeskrone (Gloriosa superba) verantwortlich, die als Zimmerpflanze und Schnittblume kultiviert wird; sie enthält es vor allem in der Knolle.

Colchicin wirkt als „Spindelgift" zytotoxisch. Wirkungsmechanismus, Kinetik und therapeutische Anwendung beim Gichtanfall werden im Kapitel Uricosurika abgehandelt (s. S. 497 f.).

Zu Vergiftungen kommt es bei Kindern durch verschluckte Samen oder ausgelutschte Blütenstengel der Herbstzeitlose. Die meisten Colchicinvergiftungen kommen aber durch therapeutische Überdosierung bei der Gichtbehandlung zustande; sie können auch durch „harte Drogen" hervorgerufen werden, die mit Colchicin gestreckt worden sind. Für Kinder sind üblicherweise 5 mg Colchicin oder 1,5 g Samen der Herbstzeitlose tödlich, für Erwachsene 20 mg Colchicin bzw. 5 g Samen.

Vergiftungserscheinungen beginnen erst 2 bis 5 (bis 6½) Stunden nach der Einnahme. Im Vordergrund steht eine schwere, lang andauernde hämorrhagische Enteritis mit Erbrechen, Koliken und Durchfällen, die aber auch fehlen können. Ferner treten auf: Brennen und Kratzen im Mund und Rachen, Schluckbeschwerden, Atemnot, Cyanose, Granulozytopenie und Thrombopenie, Nierenschädigung, Sensibilitätsstörungen und epileptiforme Krämpfe. Der Tod tritt meist nach 2 bis 3 Tagen durch Atemlähmung oder Herzversagen ein. Wird die Vergiftung überlebt, so kommt es nach 10 bis 14 Tagen zum Haarausfall.

Therapie: Möglichst rasche und gründliche primäre Giftentfernung! Auch bei Verdachtsfällen bzw. wenn noch keine Symptome bestehen, soll sofort Erbrechen ausgelöst, Aktivkohle gegeben und die Einweisung in eine Klinik veranlaßt werden. Wenn die Einnahme einer größeren Dosis gesichert ist oder Symptome bestehen, wird über eine Duodenalsonde fortlaufend die Galle abgesaugt, um den enterohepatischen Kreislauf zu unterbrechen. Die weitere Behandlung erfolgt symptomatisch. Die Prognose ist ungünstig.

„Taxin" – Eibe

Für die Giftigkeit der Eibe (Taxus baccata; Abb. 97) ist „Taxin" verantwortlich, das in allen Pflanzenteilen mit Ausnahme des roten Samenmantels enthalten ist. Es ist ein strukturell nicht vollständig aufgeklärtes Gemisch von 30 Pseudoalkaloiden. Sie binden an die polymere Form des Tubulin und wirken zytotoxisch. Zu Vergiftungen kommt es häufig bei Pferden, wenn sie Gelegenheit haben, die Zweige abzufressen; beim Menschen entstanden die meisten Vergiftungen durch Abkochungen der Nadeln, die als Abortivum eingenommen wurden. Die roten Früchte sind harmlos, wenn der Same unzerkaut ausgespuckt wird; auch unzerkaut verschluckte Samen führen nicht unbedingt zu Vergiftungen. 50 bis 100 g der Nadeln (als Abkochung) sind für den Erwachsenen tödlich.
Vergiftungserscheinungen. Nach 1 bis 2 Stunden kommt es zu Trockenheit im Mund, Mydriasis, Schwindel, Koma, Bradykardie und Arrhythmie. EKG-Veränderungen weisen auf eine schwere Hyperkaliämie hin. Der Tod kann innerhalb weniger Stunden durch Atemlähmung eintreten.
Therapie. Zur primären Giftentfernung als Erstmaßnahmen Erbrechen auslösen und Aktivkohle eingeben; im Krankenhaus Magenspülung mit 0,02%iger Kaliumpermanganatlösung. Behandlung der Elektrolytstörungen und der Arrhythmien. Wenn nötig Beatmung. Die Prognose ist ungünstig.

Polyine

Giftige Polyine (Polyacetylenverbindungen) kommen besonders in Doldengewächsen (Apiaceae) vor. Es sind flüchtige, leicht zersetzliche Verbindungen; Vergiftungen werden daher fast ausschließlich durch frische Pflanzen hervorgerufen. Erhebliche praktische Bedeutung haben:

Cicutoxin – Wasserschierling

Das C_{17}-Polyin Cicutoxin (Formel s. Tab. 42) ist der Hauptgiftstoff des Wasserschierlings (Cicuta virosa; Abb. 98), der eine der gefährlichsten Giftpflanzen ist. Es ist besonders reichlich im Saft der Wurzelstöcke enthalten, neben dem mengenmäßig überwiegenden, aber weniger giftigen C_{17}-Polyin Cicutol. Akzidentelle Vergiftung ist z. B. durch Verwechslung mit Sellerie oder Pastinak vorgekommen. Eine Knolle von 2 bis 3 g Gewicht ist für den Erwachsenen tödlich; beim Kind führte sogar schon ein abgebissenes und wieder ausgespucktes Stück der Knolle zur schweren Vergiftung. C_{17}-Polyine von gleichartiger Wirkung enthält auch die in West- und Südeuropa vorkommende Safranrebendolde (Oenanthe crocata).
Vergiftungserscheinungen treten innerhalb von 15 bis 30 Minuten auf und bestehen in Schwindel, Speichelfluß, lang anhaltendem Erbrechen und tonisch-klonischen Krämpfen. Die **Therapie** erfolgt symptomatisch wie bei der Strychninvergiftung (s. S. 267).

Aethusin – Hundspetersilie

Das C_{13}-Polyin Aethusin (Formel s. Tab. 42) ist der Giftstoff der Hundspetersilie (Aethusa cynapium), die als Gartenunkraut auftreten kann. Sie ruft schon in einer als Suppengewürz üblichen Menge Vergiftungen hervor. Von der Gartenpetersilie unterscheidet sie sich durch ihren unangenehmen Geruch nach Mäuseurin. Die **Symptome** können denen der Cicutoxin-, aber auch denen der Coniin-Vergiftung ähneln. Die **Therapie** erfolgt symptomatisch.

Toxische Aminosäuren

Toxische Aminosäuren kommen vorwiegend in tropischen Gewächsen vor; sie sind relativ schwach giftig und verursachen vor allem Vergiftungen beim Vieh. Von humantoxikologischer Bedeutung sind die hypoglykämisch wirkenden Aminosäuren Hypoglycin A und B in den Früchten des „Akee"-Baumes (Blighia sapida), die die „Jamaica Vomiting Disease" hervorrufen; ferner die „lathyrogenen" Aminosäuren verschiedener Fabaceae, wie α-Amino-oxalylaminopropionsäure (Formel s. Tab. 42) in den Samen der Saat-Platterbse (Lathyrus sativus), die neurotoxisch wirken. Verzehr großer Mengen solcher Samen („Wolfsbohnen") ist für den in Indien auftretenden „Neurolathyrismus" verantwortlich. Verwandte Verbindungen kommen auch in den Samen der Gartenwicke (Lathyrus odoratus) vor.

Toxische Proteine

Abrin – Paternostererbse und Ricin – Rizinussamen

Die giftigsten Pflanzeninhaltsstoffe sind das Abrin aus den Samen der Paternostererbse (Abrus precatorius) und das Ricin (Formel s. Tab. 42) aus den Samen der Rizinusstaude (Ricinus communis; Abb. 99). Die beiden Stoffe sind einander chemisch ähnlich und wirken gleichartig. Es sind hitzelabile, aber gegen Verdauungsfermente stabile Proteine, die aus zwei durch eine Disulfidbrücke verbundenen Peptidketten aufgebaut sind; die A-Kette ist der wirksame Bestandteil des Moleküls, die B-Kette verankert es an der Zelloberfläche. Die A-Kette, eine hoch spezifische N-Glucosidase, wirkt als Ribosomen-inaktivierendes Protein („RIP"): Sie spaltet aus der ribosomalen RNS einen einzigen Adeninrest ab; die Proteinsynthese sistiert, die Zelle stirbt. Wahrscheinlich genügt ein einziges Molekül, um eine Zelle abzutöten. Durch Kopplung der A-Kette an einen monoklonalen, gegen ein Tumorantigen gerichteten Antikörper lassen sich Immuntoxine herstellen, die gegen bestimmte Tumorzellen spezifisch wirksam sind. Abrin und Ricin rufen großflächige Nekrosen der Magen- und Darmschleimhaut hervor; Nekrosen können außerdem in Leber, Nieren und Milz auftreten. Neben den toxischen Proteinen kommen Phytohämagglutinine vor, die aber per os nicht giftig sind.

Die Paternostererbse wächst nur in den Tropen und Subtropen. Die leuchtend schwarzroten Samen werden zu Schmuckketten und ähnlichen Artikeln verarbeitet, die an Touristen verkauft werden und in alle Welt gelangen. Wenn die Samen völlig unverletzt sind, widersteht ihre harte Schale vielleicht den Verdauungssäften; von den durchstochenen Samen der Ketten ist aber ein Korn für den Erwachsenen tödlich. Ricinus communis wird in den Tropen zur Gewinnung von Rizinusöl angepflanzt, das ungiftig ist, da das Ricin in den Preßrückständen bleibt. Die Staude kommt in den Mittelmeerländern verwildert an Straßenrändern vor und wird in Mitteleuropa als Zierstaude („Wunderbaum") angeboten. Die rotbraun marmorierten Samen werden auch zu Schmuckketten verarbeitet. Für Kinder sind etwa 5, für Erwachsene 20 Samen tödlich, ausnahmsweise schon ein einziges Korn.
Vergiftungserscheinungen beginnen erst nach einer symptomfreien Latenz von einigen Stunden bis zwei Tagen. Es kommt zu einer hämorrhagischen Gastroenteritis, die nach 3 bis 4 Tagen zum Tode führt. Wenn der Tod erst später eintritt,

können auch Leber- und Nierenschäden manifest werden. Bei der Sektion finden sich großflächige Nekrosen der Magen- und Darmschleimhaut.
Therapie: Da lediglich symptomatische Maßnahmen möglich sind, ist eine möglichst vollständige primäre Giftentfernung umso wichtiger. Es muß sofort Erbrechen ausgelöst und das Erbrochene auf Samen oder Samenschalen untersucht werden; sind diese nicht erbrochen worden, so ist im Krankenhaus eine vorsichtige Magenspülung angebracht. Auch wenn (noch) keine Symptome bestehen, ist Einweisung in ein Vergiftungszentrum und Nahrungskarenz und parenterale Ernährung für die Dauer der Latenzzeit erforderlich. Die Prognose ist ernst.

„Phasin" – Gartenbohne, Feuerbohne

Ein toxisches Proteingemisch, „Phasin" kommt auch in den Kernen und den Schoten der Gartenbohne (Phaseolus vulgaris) und der Feuerbohne (Phaseolus coccineus) vor. Beim Kochen wird es zerstört. 5 bis 6 ungekochte Bohnenkerne sind für Kinder tödlich; zwei ungekochte Bohnenschoten führten zur schweren Vergiftung beim Erwachsenen. Die **Vergiftungserscheinungen** entsprechen denen nach Abrin und Ricin, jedoch ist Phasin weniger giftig, die Latenz mit 2 bis 3 Stunden kürzer und die Prognose günstiger. Die **Therapie** entspricht der bei Abrin- und Ricinvergiftung.

Robin – Robinie

Die falsche Akazie (Robinia pseudoacacia) enthält ein toxisches Protein aus zwei Peptidketten, das zum Unterschied von Abrin und Ricin keine Disulfidbrücke besitzt. Seine Konzentration ist besonders hoch in der Rinde. Tödliche Vergiftungen ereigneten sich durch Kauen der Rinde, aber auch beim Holzdrechseln durch Einatmen des Staubes; auch 4 bis 5 Samen führten zu schweren Vergiftungen. **Vergiftungserscheinungen** und **Therapie** wie bei Abrin- und Ricinvergiftung.

Herzwirksame Glykoside

Die therapeutisch eingesetzten Herzglykoside der Fingerhut (Digitalis)- und Strophanthus-Arten und der Meerzwiebel (Uriginea maritima) werden im Kapitel Herz ausführlich dargestellt (s. S. 373 f.). Gleichartig wirkende Glykoside kommen in einer Reihe anderer Giftpflanzen vor, die in Tab. 40 aufgeführt sind. Die **Vergiftungserscheinungen** gleichen in der Regel denen der Digitalisvergiftung und werden wie diese behandelt (s. S. 377). Ausnahmen stellen Vergiftungen durch Christrose (Helleborus niger) und Pfaffenhütchen (Europäischer Spindelstrauch; Euonymus europaeus) dar; sie werden meist von einer schweren Gastroenteritis beherrscht, für die bei der Christrose das lokal reizende Protoanemonin, beim Pfaffenhütchen Alkaloide und weitere, noch unbekannte Stoffe verantwortlich sind. Bei Vergiftungen mit Pfaffenhütchen treten Symptome erst nach einer Latenz von mehreren Stunden auf.

Cyanogene Glykoside

Diese Glykoside aus Cyanhydrinen (α-Hydroxynitrilen) und einem oder zwei Zuckern kommen in sehr vielen Pflanzen vor, meist in unbedeutender Konzentration; erhebliche Konzentrationen erreichen sie in verschiedenen Arten der Rosaceae, die in den Blättern Prunasin (D(-)-Mandelsäurenitril-β-D-glukosid) und in den Samen Amygdalin (D(-)-Mandelsäu-

renitril-β-D-gentobiosid; Formel s. Tab. 42) enthalten. Durch Glykosidspaltung und Zerfall der Cyanhydrinverbindung wird aus den Glykosiden Blausäure frei, die für die Giftigkeit verantwortlich ist. Da aber günstige Reaktionsbedingungen für die Blausäurefreisetzung weder im Magen noch im Dünndarm herrschen, erfolgt sie nur langsam, während Blausäure im Organismus verhältnismäßig schnell entgiftet wird (s. S. 759). Vergiftungen durch die Pflanzen sind daher nur möglich, wenn größere Mengen aufgenommen werden. Bittere Mandeln, Aprikosen-, Pfirsich- oder (eine Tasse voll) Apfelkerne können durchaus tödlich sein; da aber der bittere Geschmack der Glykoside vor dem Verzehr warnt, treten meist nur leichtere gastrointestinale Symptome auf. Dagegen hat ein aus Aprikosen- und Pfirsichkernen hergestelltes umstrittenes „Krebsmittel" („Laetrile") in den USA schwere Vergiftungen hervorgerufen. **Vergiftungserscheinungen** und **Therapie** der Blausäurevergiftung sind auf S. 759 f. beschrieben.

Pflanzensäuren

Oxalsäure – Dieffenbachia, Aronstab

Oxalsäure (Formel s. Tab. 42) in giftiger Konzentration kommt in einheimischen Pflanzen recht häufig vor. Sauerkleegewächse, Ampferarten, Aronstab und Gräser stellen vor allem eine Gefahr für das Vieh dar. Für Vergiftungen beim Menschen ist die als Zimmerpflanze beliebte südamerikanische Dieffenbachia von größerer Bedeutung. Wie alle Aronstabgewächse enthält sie massenhaft Calciumoxalatnadeln (Raphiden), die Rinnen aufweisen und dichtgepackt in Schießzellen liegen. Auf Druck werden sie herausgeschleudert, dringen in Haut und Schleimhäute ein und schädigen sie mechanisch. Darüber hinaus wirken sie als Injektionsnadeln für andere Gifte, z. B. lösliches Oxalat. 3 bis 4 g Blätter der Dieffenbachia gelten als tödlich; die Vergiftung entspricht einer Oxalsäurevergiftung. Dabei ist der Gehalt an freier Oxalsäure in dieser Pflanze sogar niedriger als in Spinat oder Rhabarber; die hohe Giftigkeit entsteht durch die besondere Art der Zufuhr. Auch der einheimische Gefleckte Aronstab (Arum maculatum) enthält reichlich Oxalatkristalle, freie Oxalsäure und möglicherweise weitere Gifte; frische Pflanzenteile wirken lokal reizend, jedoch weniger dramatisch als die Dieffenbachia. 2 bis 4 der roten, süß schmeckenden Beeren können beim Kind zu – meist leichteren – Vergiftungen führen.
Vergiftungserscheinungen. Kauen auf einem Blatt der Dieffenbachia führt sofort zu Brennen im Mund; es kommt dann zunächst zu einer starken Schwellung von Mund und Rachen, zu Speichelfluß, Schluckbeschwerden und Sprachstörung bis zur völligen Aphonie für einige Tage; auf der entzündeten Schleimhaut bilden sich Blasen, später Nekrosen. Anfangs besteht Erstickungsgefahr. Wenn Pflanzenteile verschluckt werden, treten nekrotisierende Entzündungen auch in Ösophagus und Magen auf und als resorptive Giftwirkungen Muskelzuckungen, Krämpfe und Bradykardie. Am Auge verursachen Saftspritzer eine sehr schmerzhafte Konjunktivitis und Keratitis.
Therapie. Wenn Pflanzenteile verschluckt worden sind, wird als Erstmaßnahme Milch gegeben und im Krankenhaus eine Magenspülung mit 10%iger Calciumgluconatlösung vorgenommen, um Oxalsäure in schwerlösliches Calciumoxalat überzuführen. Die weitere Behandlung erfolgt symptomatisch mit lokaler Glucocorticoidanwendung (Auxilosan®-Spray), Überwachung des Serumcalciumspiegels und reichlicher Flüssigkeitszufuhr. Bei Erstickungsgefahr ist eine Tracheotomie erforderlich. Die Prognose ist sehr ernst.

Parasorbinsäure und Sorbinsäure – Eberesche

Die Vogelbeeren, die Früchte der Eberesche (Sorbus aucuparia) enthalten Parasorbinsäure und Sorbinsäure. Parasorbinsäure, ein ungesättigtes Lacton, ist schwach giftig, aber flüchtig und labil; beim Kochen oder Trocknen der Früchte geht es verloren. Durch Aufspaltung des Lactonringes entsteht daraus die ungiftige Sorbinsäure, ein Konservierungsstoff für Nahrungsmittel. Frische Vogelbeeren können leichte gastroenteritische **Vergiftungserscheinungen** hervorrufen; getrocknete oder gekochte Früchte sind ungiftig.

Ätherische Öle

Ätherische Öle sind als Aromastoffe in zahllosen Pflanzen enthalten; es sind flüssige, wasserdampfflüchtige, oft komplex zusammengesetzte Gemische lipophiler Verbindungen, in denen Terpene und Phenylpropankörper überwiegen. Sie sind im täglichen Leben allgegenwärtig als Bestandteile von Bohnerwachs und Schuhcreme (Terpentinöl) Spirituosen (Wacholderöl), Zahnpasten (Pfefferminzöl), Hustenbonbons (Eucalyptusöl), Erkältungs- und Rheumasalben und anderen Externa, wenngleich ihre Bedeutung als Arzneimittel heute nur noch gering ist. Dank ihrer Lipoidlöslichkeit werden sie von den Schleimhäuten und der intakten Haut aus gut resorbiert; sie sind aber trotzdem nur mäßig giftig: Die tödlichen Dosen für Erwachsene liegen meist im Bereich von Grammen bis Dekagrammen per os (s. Tab. 41). Vergiftungen mit den Pflanzen ereignen sich fast nur bei absichtlicher Einnahme als Abortivum. Dagegen kommen akzidentelle Vergiftungen mit den Ätherischen Ölen selbst oder mit Arzneizubereitungen daraus vor, etwa durch irrtümliche Einnahme von Externa; so verursachen wenige Gramme der Erkältungssalbe Wick VapoRub® per os bei Kleinkindern schwere Vergiftungen. Muskatnüsse mit dem halluzinogenen Myristicin und Wermutöl in Form von Absinthlikör werden auch als Rauschgift mißbraucht.

Obwohl die einzelnen ätherischen Öle unterschiedlich zusammengesetzt sind, ähneln sich die **Vergiftungserscheinungen**: Im Vordergrund steht die lokale Reizwirkung, die bei oraler Aufnahme zur schweren hämorrhagischen Gastroenteritis, bei Inhalation zu Bronchitis und Pneumonitis bis zum Lungenödem und bei Aufbringung auf die Haut zu Blasen und Nekrosen führen kann. Die resorptiven Giftwirkungen werden durch das Schicksal der Giftstoffe im Organismus bestimmt: Ätherische Öle passieren die Blut-Hirn-Schranke und rufen entweder lang anhaltende epileptiforme Krämpfe oder ein Koma hervor; der Tod kann innerhalb von Stunden bis Tagen an Atemlähmung eintreten. Die Elimination erfolgt teils durch Abatmung, überwiegend aber durch renale, daneben durch biliäre Ausscheidung in konjugierter Form. Bei toxischen Dosen wird ein größerer Teil unverändert im Urin ausgeschieden. Dann führt die lokale Reizwirkung zu Parenchym- und Gefäßschädigung von Nieren und Harnwegen mit Blutungen; dabei treten auch Uterusblutungen auf, Abort aber oft erst bei tödlichen Dosen. Auch akute gelbe Leberatrophie kommt vor.

Therapie. Zur Verzögerung der Resorption wird bei oraler Aufnahme sofort Paraffinum subliquidum DAB (bei Erwachsenen 200 ml) eingegeben, außerdem Aktivkohle. Keinesfalls darf Milch getrunken werden, da Fette die Resorption ätherischer Öle fördern. Die Magenspülung ist problematisch und unterbleibt im Zweifelsfall, vor allem bei Krampfbereitschaft;

Tab. 41: Pflanzen mit ätherischen Ölen als Hauptwirkstoffen

Species	Hauptbestandteil des Ätherischen Öls	Toxisch für Erwachsene
Pinus species (Kiefern)	α-Pinen (Monoterpen) (Formel s. Tab. 42)	Tödlich: 60 bis 100 g Terpentinöl Tödlich für das Kleinkind: 1 Teelöffel Terpentinöl
Juniperus communis (Wacholder)	α-Pinen (Monoterpen)	
Juniperus sabina (Abb. 101) (Sadebaum)	Sabinen (Monoterpen)	Tödlich: 6 Tropfen Sadebaumöl 5 bis 20 g Zweigspitzen Toxisch: 1 g Zweigspitzen
Thuja occidentalis (Lebensbaum)	Thujon (Monoterpen)	
Eucalyptus globosus (Eukalyptus)	Cineol (Monoterpen)	Tödlich: 20 g Eukalyptusöl
Cinnamomum camphora (Kampferbaum)	Japankampfer (Keton)	Toxisch: 10 bis 20 g Kampfer
Myristica fragans (Muskatnußbaum)	α- und β-Pinen (Monoterpene) Myristicin (Phenoläther) (Formel s. Tab. 42)	Toxisch: 5 g Muskatnuß Tödlich für das Kind: 2 Muskatnüsse
Mentha piperita (Pfefferminze)	Menthol (Monoterpen)	Toxisch: 6 bis 9 g Menthol
Ledum palustre (Sumpfporst)	Ledol (Sesquiterpen)	
Petroselium crispum (Petersilie)	Apiol (Phenolether) Myristicin (Phenolether)	
Crocus sativus (Herbstkrokus)	Safranal (Monoterpen)	Tödlich: Wenige g Safran

Tab. 42: Struktur wichtiger Pflanzengifte.

Stoff Stoffgruppe	Formel	Stoff Stoffgruppe	Formel
Coniin Alkaloid		Senecionin Alkaloid	
Cytisin Alkaloid			
Spartein Alkaloid		Aconitin Alkaloid	
Solanin Alkaloid			
Veratridin Alkaloid		Colchicin Alkaloid	
		α-Aminooxalylaminopropionsäure Aminosäure	
Emetin Alkaloid		Ricin* Protein	MG: 32.000 A-Kette (effectomer) B-Kette (haptomer) MG: 34.000
Cicutoxin Polyin			
Aethusin Polyin	$H_3C-CH_2-CH=CH-CH=CH-C\equiv C-C\equiv C-CH=CH-CH_3$		

* Nach Olsnes; S.; Refsnes; K. und A. Pihl: Nature 249; 627; 1974.

Tab. 42: Struktur wichtiger Pflanzengifte.

Stoff Stoffgruppe	Formel	Stoff Stoffgruppe	Formel

Oleandrin
Herzwirksames Glykosid

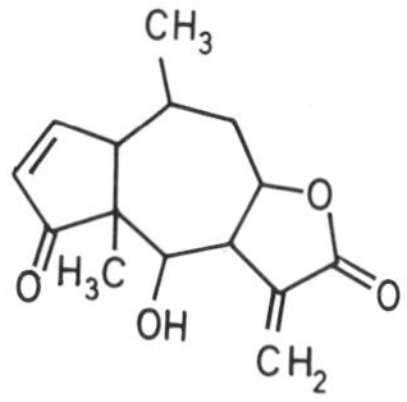

Convallatoxin
Herzwirksames Glykosid

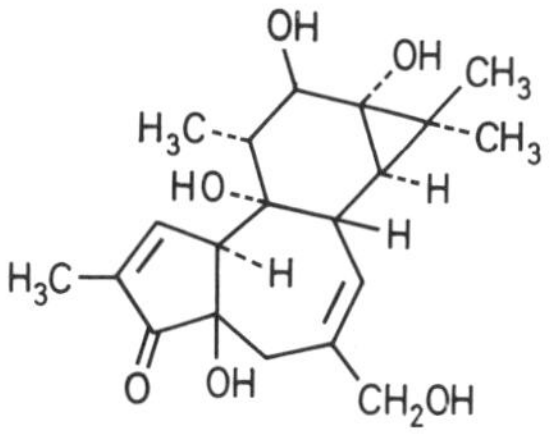

Amygdalin
Cyanogenes Glykosid

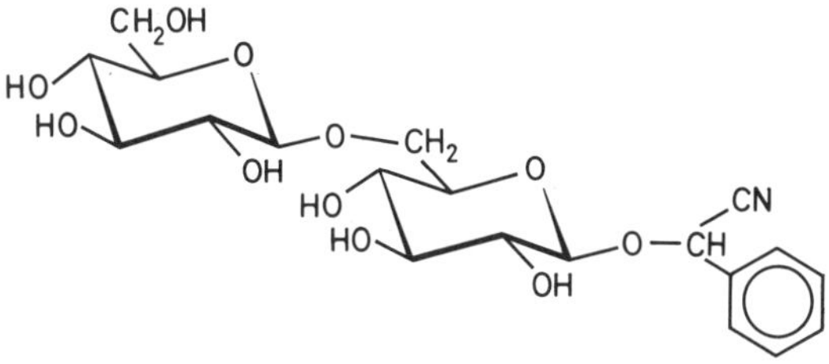

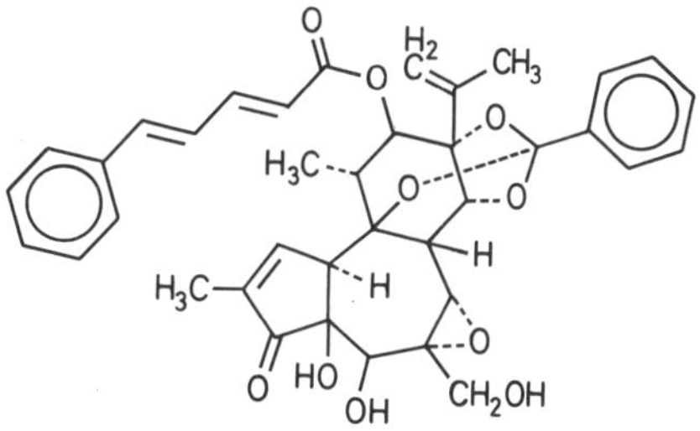

Oxalsäure
Pflanzensäure

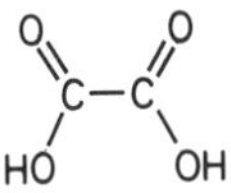

α-Pinen
Monoterpen

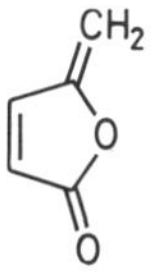

Myristicin
Phenolether

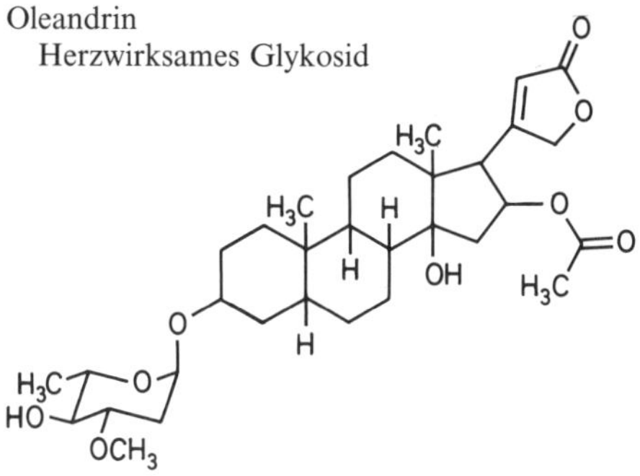

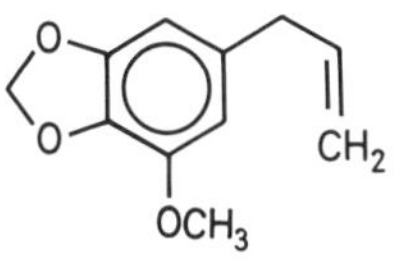

Helenalin
Sesquiterpen

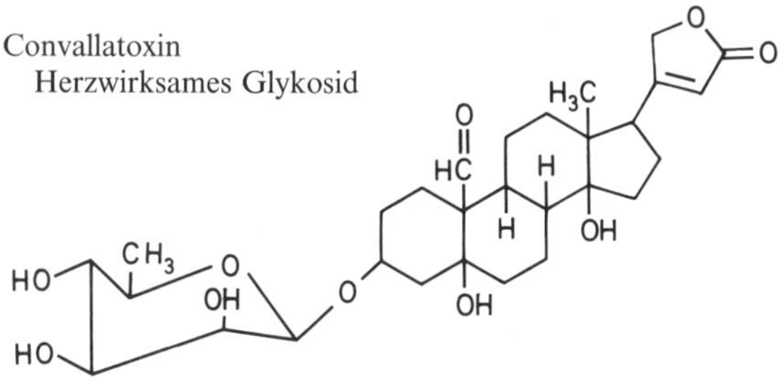

Phorbol
Diterpenalkohol

Mezerein
Diterpenester

Cucurbitacine
Triterpene

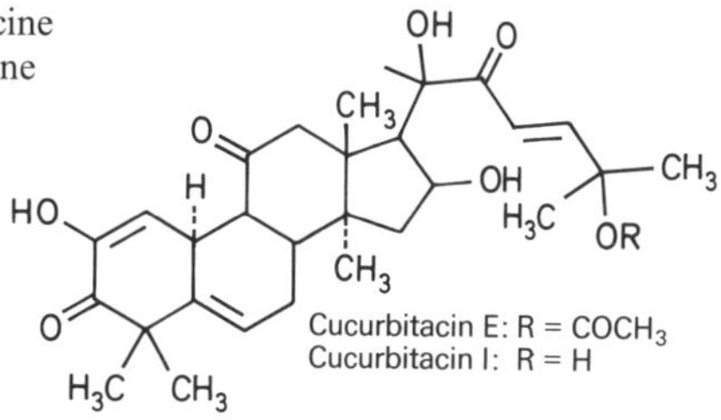

Cucurbitacin E: R = COCH₃
Cucurbitacin I: R = H

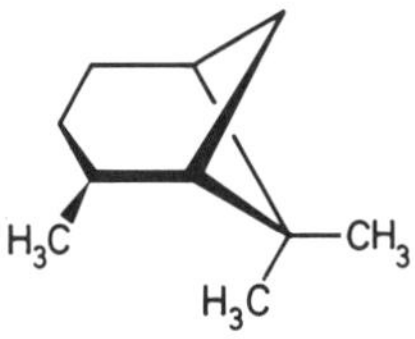

Protoanemonin
Lacton

Psoralen
Furanocumarin

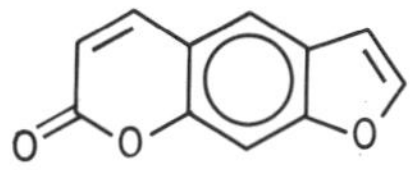

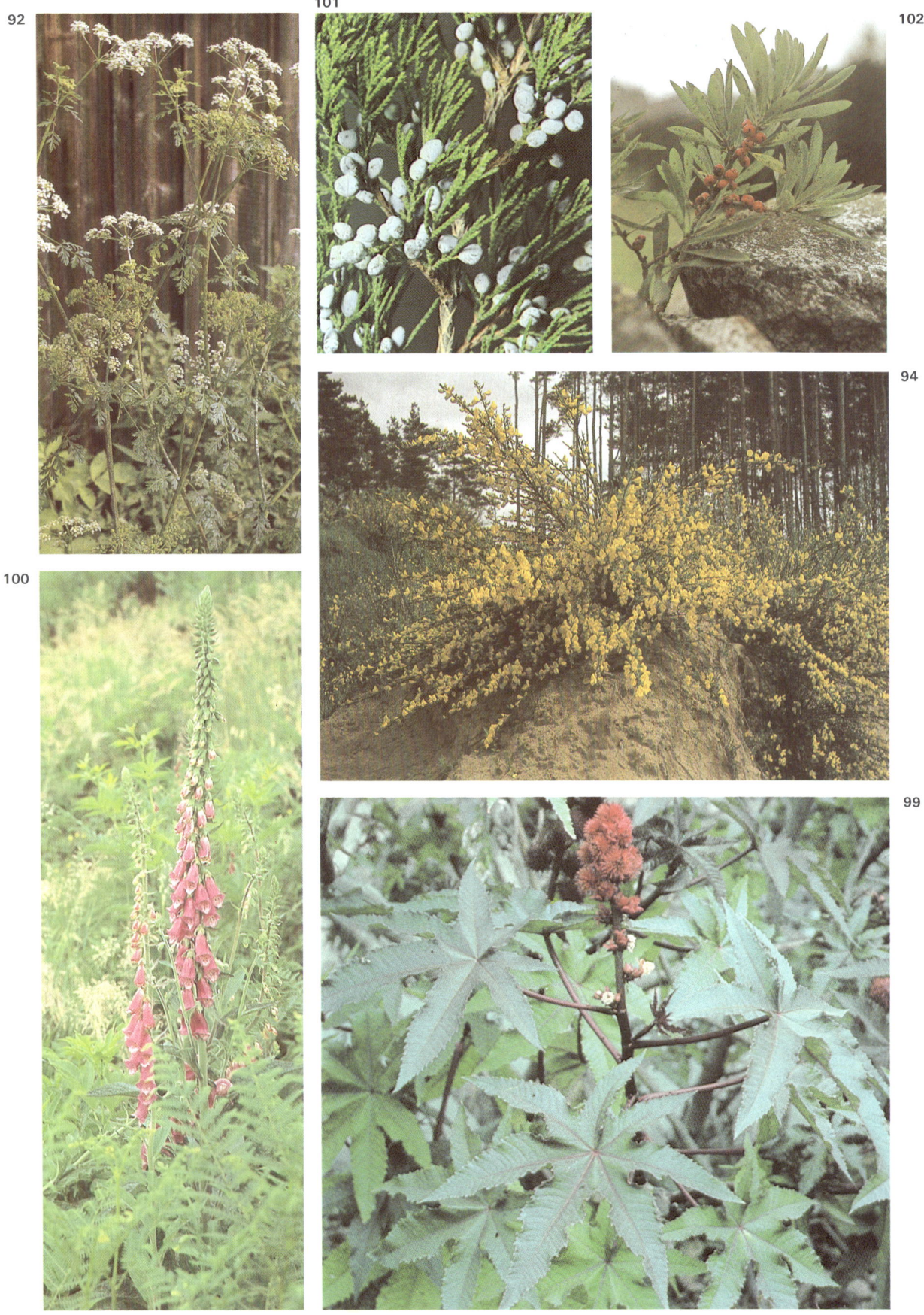

92

101

102

94

100

99

98
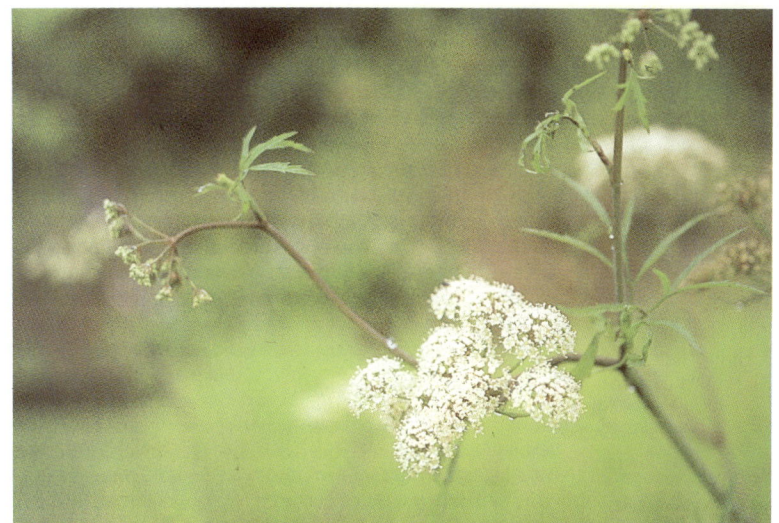

93
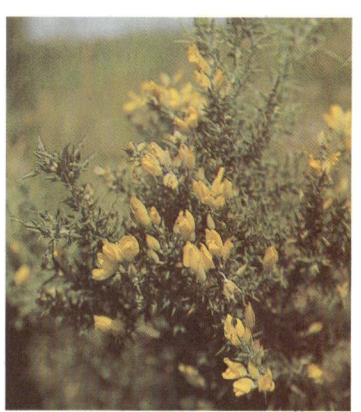

91
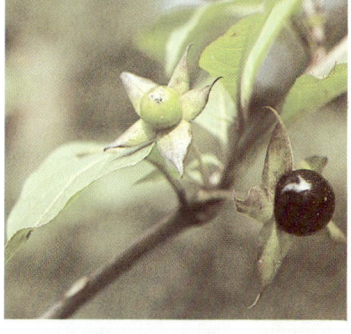

97
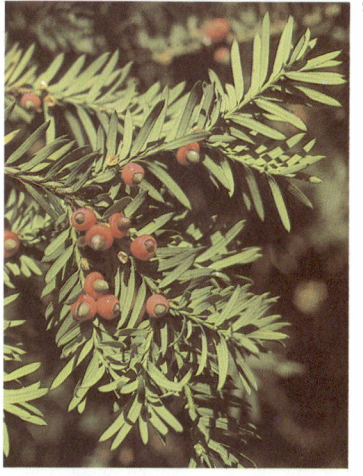

96
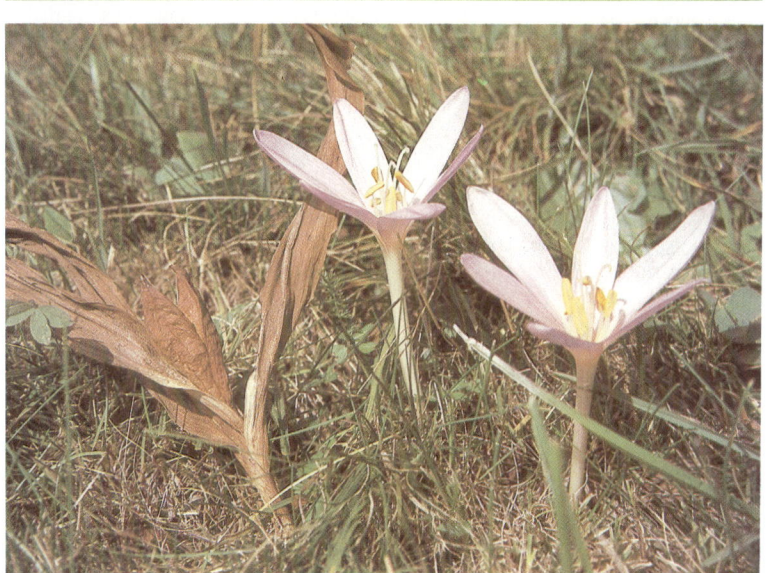

95
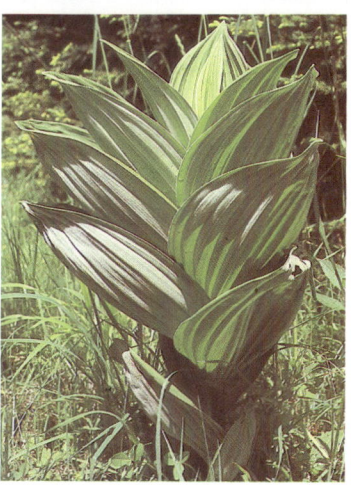

Abb. 91–102: Giftpflanzen

91 Beeren der Tollkirsche (Atropa bella-donna), einer strauchförmigen, bis 1,5 m hohen Staude, die gerne an Waldrändern wächst.

92 Gefleckter Schierling (Conium maculatum), eine an Wegrändern wachsende, bis 2 m hohe Staude.

93 Blühender Stechginster (Ulex europaeus), ein stachliger, bis 1,5 m hoher Strauch an Waldrändern und auf Heiden.

94 Blühender Besenginster (Sarothamnus scoparius), ein bis 2 m hoher Strauch, der auf Lehm- und Sandböden an Waldrändern und auf Heiden gedeiht.

95 Weißer Germer (Veratrum album), eine auf Almwiesen wachsende, bis 1,5 m hohe Staude, die in nicht-blühendem Zustand mit dem gelben Enzian verwechselt wird; zum Unterschied von diesem hat der Germer wechselständige Blätter.

96 Blühende Herbstzeitlosen (Colchicum autumnale) erscheinen im Herbst massenhaft auf nassen Wiesen.

97 Fruchtender Zweig der Eibe (Taxus baccata).

98 Wasserschierling (Cicuta virosa) wächst an Teichrändern und in Gräben.

99 Ricinus communis ist eine tropische Nutzpflanze zur Gewinnung von Rizinusöl. In Südeuropa wächst sie verwildert an Wegrändern und auf Schuttplätzen. In Mitteleuropa, wo sie einjährig wächst und 2 m hoch wird, wird sie als Zierpflanze („Wunderbaum", „Palma christi") angeboten.

100 Roter Fingerhut (Digitalis purpurea) wächst auf kalkarmen Böden in lichten Wäldern und als Zierpflanze in Gärten.

101 Fruchtender Zweig des Sadebaumes (Juniperus sabina). Die Früchte unterscheiden sich durch ihre eiförmige Gestalt von Wacholderbeeren.

102 Fruchtender Seidelbast (Daphne mezereum), ein in Wäldern wachsender, bis 1,5 m hoher Strauch mit violettroten, stark duftenden Blüten im Vorfrühling.

Bildquelle: Dr. Wolfram Buff

im Koma ist sie nach Intubation möglich, jedoch droht bei Aspiration eine Pneumonitis. Um die Konzentration der Giftstoffe in der Niere möglichst niedrig zu halten, wird reichlich Flüssigkeit infundiert. Die weitere Behandlung erfolgt symptomatisch.

Die Prognose hängt von der Zusammensetzung des ätherischen Öls ab. Sie ist günstig bei Stoffen, die rasch metabolisch entgiftet werden, z. B. bei Japankampfer, aber ausgesprochen ungünstig bei Vergiftungen mit Sadebaum und mit Lebensbaum.

Terpene

Monoterpene (C_{10}-Verbindungen)

Die Monoterpene sind maßgeblich für die Giftigkeit der ätherischen Öle verantwortlich.

Sesquiterpene (C_{15}-Verbindungen)

Das Sesquiterpen Helenalin (Formel s. Tab. 42) in veresterter Form ist der Hauptwirkstoff der Arnika (Arnica montana), die als Heilpflanze Bestandteil von Kosmetika und Körperpflegemitteln sein kann. Helenalin reagiert mit SH-Gruppen, wirkt zytotoxisch und ist auch für die allergisierende Wirkung arnikahaltiger Präparate verantwortlich. Bei Vergiftungen steht die lokale Reizwirkung im Vordergrund. Unverdünnte Arnikatinktur verursacht schwere Hautschäden; „Arnikatee" kann zu hämorrhagischer Gastroenteritis führen und resorptiv kardiotoxisch wirken. Ähnliche Sesquiterpenverbindungen kommen in vielen anderen Korbblütlern (Asteraceae) vor und sind die Ursache von Dermatitis und Kontaktallergie.

Zu den Sesquiterpenen gehört auch das Krampfgift Pikrotoxinin aus den Samen des ostindischen Kletterstrauches Anamirta cocculus (Kokkelskörner, Fischkörner), dessen Wirkungsweise im Kapitel Stammhirnkonvulsiva (S. 264) beschrieben ist; die Vergiftung ähnelt der Cicutoxinvergiftung (s. S. 827); 5 bis 10 mg lösen Krämpfe aus.

Diterpene (C_{20}-Verbindungen)

Fettsäureester des Diterpenalkohols Phorbol (Formel s. Tab. 42) sind im Milchsaft der Wolfsmilchgewächse (Euphorbiaceae) enthalten. Sie wirken stark lokal reizend und kokarzinogen. Sie sind für die Giftigkeit der einheimischen Zypressenwolfsmilch (Euphorbia cyparissias) verantwortlich, deren Milchsaft auf der Haut Blasen und Nekrosen und am Auge eine Keratitis hervorruft. Wird die Pflanze gegessen, was dank ihres brennend scharfen Geschmacks selten geschieht, so kann es zu einer tödlichen nekrotisierenden Gastroenteritis kommen. Der als Zierpflanze beliebte Weihnachtsstern (Euphorbia pulcherrima) ist dagegen nur schwach giftig und führt allenfalls zu Nausea und Erbrechen. Zu den Phorbolestern gehören auch die Inhaltsstoffe des Crotonöls aus den Samen des indischen Croton tiglium, das früher als drastisches Abführmittel eingesetzt wurde und von dem 0,5 bis 1 ml für den Erwachsenen tödlich sind. Die Diterpenester im Seidelbast (Daphne mezereum; Abb. 102) – Mezerein (Formel s. Tab. 42) in den Früchten, Daphnetoxin in der Rinde – wirken wie die chemisch verwandten Phorbolester lokal reizend und kokarzinogen. Tödlich sind für Kinder einige Beeren, für Erwachsene 10 Beeren oder einige Gramm Rinde.

Vergiftungserscheinungen: Lokal führen zerkleinerte Samen und andere Pflanzenteile, nicht aber das Fruchtfleisch, zu Rötung und Blasen, bei längerdauernder Einwirkung auch zu Nekrosen der Haut; bei oraler Aufnahme zu entzündlicher Schwellung der Mundschleimhaut und hämorrhagischer Gastroenteritis; als resorptive Giftwirkungen treten Nieren-

schäden und, insbesondere bei Kindern, Benommenheit und Krampfanfälle auf.

Die **Therapie** erfolgt symptomatisch. Die Prognose ist ernst. Diterpene kommen auch in Rinde und Blättern einheimischer Schneeballarten (Viburnum opulus; Viburnum lantana) vor; die Beeren dieser Sträucher sind dagegen kaum giftig und führen erst in größerer Menge zu Erbrechen und Durchfall. Acetylandromedol, das zusammen mit anderen, zum Teil veresterten Diterpenen in Heidekrautgewächsen (Ericaceae) vorkommt, ist die Ursache von Massenvergiftungen mit „Pontischem Honig", der von Azaleenblüten stammt. Die Wirkung ähnelt der des Diterpenalkaloides Aconitin (s. S. 826).

Triterpene (C_{30}-Verbindungen)

Zu den giftigen Triterpenen gehören die verschiedenen Cucurbitacine (Formel s. Tab. 42), die, teils in glykosidischer Bindung, im Gottesgnadenkraut (Gratiola officinalis), in den südeuropäischen Zaunrübenarten (Bryonia alba und Bryonia cretica) und in den Koloquinten, den Früchten der nordafrikanischen Wüstenpflanze Citrullus colocynthis, enthalten sind. Koloquinten dienten früher als drastisches Abführmittel. Vergiftungen mit diesen Pflanzen ähneln denen mit ätherischen Ölen und werden wie diese symptomatisch behandelt. Auch für die Giftigkeit des südamerikanischen Wandelröschens (Lantana camara), das als Zierstrauch kultiviert wird, sind Triterpene (Lantaden A und B) verantwortlich; sie kommen in den Blättern und den unreifen Früchten vor – reife Früchte sollen ungiftig sein – und wirken hepatotoxisch und nephrotoxisch.

Saponine

Diese Steroid-, Triterpen- und Steroidalkaloid-Glykoside, deren Lösungen stark schäumen, kommen in Pflanzen außerordentlich häufig vor. Infolge ihrer Oberflächenaktivität wirken sie membranschädigend und erzeugen in vitro Hämolyse. Bei parenteraler Zufuhr sind sie hoch toxisch, bei oraler Aufnahme kaum, da sie schlecht resorbiert werden. Saponine kommen in Nahrungs- und Futterpflanzen wie Spinat und Leguminosen vor, die bei hohem Saponingehalt bitter schmecken; sie sind auch als Begleitstoffe in vielen Giftpflanzen enthalten, ohne wesentlich zur Toxizität beizutragen. Einige dieser Stoffe werden aber offensichtlich in nennenswertem Umfang resorbiert, und die Giftigkeit einiger Pflanzenarten ist auf ihren hohen Saponingehalt zurückzuführen. Dazu gehören:

- Der Süßholzstrauch (Glycyrrhiza glabra), aus dessen Wurzeln Lakritze gewonnen wird; Saponin: Glycyrrhizin.
- Die Roßkastanie (Aesculus hippocastanum); Saponin: Aescin.
- Die Rotbuche (Fagus sylvatica), die Saponine besonders in den Früchten, den Bucheckern, enthält.
- Verschiedene Heckenkirschen wie die Gemeine Heckenkirsche (Lonicera xylosteum) und das Gartengeißblatt (Lonicera caprifolium), von denen einige Beeren im allgemeinen harmlos sind, mehr als 30 Beeren aber schwere Vergiftungen hervorrufen können.
- Die nordamerikanische Kermesbeere (Phytolacca americana), die in Europa in Gärten kultiviert wird.
- Die Kornrade (Agrostemma githago), ein selten gewordenes Ackerunkraut, dessen Samen im Brotgetreide früher „Brotvergiftungen" hervorriefen.
- Verschiedene Alpenveilchen, darunter das Europäische Alpenveilchen (Cyclamen purpurascens), von dessen Knolle 0,2 g als giftig, 8 g als tödlich gelten.

– Die Einbeere (Paris quadrifolia).
– Das Salomonssiegel (Polygonatum odoratum).

Vergiftungen kommen vor durch übertriebenen Konsum von Lakritze zur Ulcusbehandlung; in Amerika durch Rheumatees aus Phytolacca („Poke root tea"); bei Kindern vor allem durch die süßlich schmeckenden Heckenkirschen – die bitteren Roßkastanien werden selten gegessen; beim Vieh durch Preßrückstände von Bucheckern – das Öl ist ungiftig.

Vergiftungserscheinungen. Meist kommt es nur zu einer Gastroenteritis; bei den seltenen schweren Vergiftungen außerdem zu Kopfschmerzen, Schwindel, Delirien, tonisch-klonischen Krämpfen und Tod durch Atemlähmung.
Die **Therapie** besteht in primärer Giftentfernung durch Magenspülung, falls kein Erbrechen besteht, und Gabe von Aktivkohle und erfolgt im übrigen symptomatisch; meist genügen diätetische Maßnahmen.

Andere lokalreizende Stoffe

Neben den Isochinolinalkaloiden, Ätherischen Ölen, Terpenen und Saponinen kommen die verschiedensten anderen lokalreizenden Stoffe in Pflanzen vor; nicht alle sind chemisch identifiziert. Sie spielen vor allem eine Rolle als Ursachen nicht-allergischer Kontaktdermatitis; im Gegensatz zu den allergischen Hauterkrankungen tritt diese Form der Dermatitis bereits beim ersten Kontakt und bei allen exponierten Personen auf.

Protoanemonin – Hahnenfuß

Protoanemonin, das Lacton einer γ-Hydroxyvinylacrylsäure (Formel s. Tab. 42), kommt in verschiedenen Hahnenfußgewächsen (Ranunculaceae) in stark wechselnder Konzentration vor; brennend scharfer Geschmack bedeutet hier Giftigkeit. Es ist labil und dimerisiert leicht zum unwirksamen Anemonin; nur frische Pflanzen sind giftig. Protoanemonin bindet an SH-Gruppen, und möglicherweise sind Enzyminaktivierungen an seiner Toxizität beteiligt. Zu den giftigeren Hahnenfußarten gehören die beiden Arten des Gifthahnenfuß (Ranunculus sceleratus und Ranunculus thora), der Scharfe Hahnenfuß (Ranunculus acris), der Brennende Hahnenfuß (Ranunculus flammula) und der Knollige Hahnenfuß (Ranunculus bulbosus). In niedrigerer Konzentration kommt Protoanemonin auch vor in verschiedenen Arten der Küchenschelle (Pulsatilla), der Anemone und der Waldrebe (Clematis), ferner in der Christrose (Helleborus niger), die daneben Herzglykoside enthält (vgl. S. 373). Hahnenfußarten sind eine häufige Ursache der „Wiesendermatitis", die beim Mähen und beim Liegen auf frischgemähten, hahnenfußreichen Wiesen auftritt. Dank ihres brennend scharfen Geschmacks werden die Pflanzen kaum je irrtümlich gegessen; systemische Vergiftungen kommen allenfalls beim Weidevieh vor; das Heu ist ungiftig.

Vergiftungserscheinungen: Die Wiesendermatitis äußert sich in Rötung, Schwellung, Blasenbildung und bei längerdauernder Einwirkung auch Nekrose der Haut an den Kontaktstellen. Bei oraler Aufnahme kommt es zu einer hämorrhagischen Gastritis und resorptiv zur hämorrhagischen Nephritis. Unter tonisch-klonischen Krämpfen oder im Koma kann Kreislaufkollaps oder Atemlähmung innerhalb einiger Stunden bis Tage zum Tode führen. Die **Therapie** erfolgt symptomatisch.

Anthrachinonglykoside

Verschiedene Anthrachinonglykoside kommen im Saft von Aloearten, in der Rinde des Faulbaumes (Rhamnus frangu-

la), in Senna (Cassia acutifolia) und Rhabarber (Rheum palmatum), hier besonders in der Wurzel, vor. Die entsprechenden Drogen dienen als Abführmittel (s. S. 483). Sie wirken lokal reizend und bei massiver Überdosierung, die am ehesten bei Mißbrauch als Abortivum vorkommt, führen auch diese Stoffe zu tödlicher Gastroenteritis und Nierenversagen.

Chemisch nicht definierte „Schadstoffe"

Noch unbekannte lokal reizende Stoffe, die bei oraler Aufnahme vor allem gastroenteritische **Vergiftungserscheinungen** hervorrufen, kommen z. B. vor in
– Sumpfdotterblume (Caltha palustris)
– Wasserschwertlilie (Iris pseudacorus)
– Liguster (Ligustrum vulgare)
– Stechpalme (Ilex aquifolium).
Die Beeren von Stechpalme und Liguster werden nicht selten von Kindern genascht. Wenige Beeren dieser Sträucher verursachen im allgemeinen keine Symptome; 20 bis 30 Beeren der Stechpalme waren tödlich.

Furanocumarine und andere phototoxische Stoffe

Phototoxisch wirkende Stoffe steigern die Empfindlichkeit der Haut gegen Sonnenlicht. Die in Pflanzen vorkommenden Verbindungen sind meist Cumarinderivate mit in 6,7 oder 7,8-Stellung ankondensiertem Furanring. Am wirksamsten ist Psoralen (Formel s. Tab. 42), gefolgt von 8-Methoxypsoralen (Xanthotoxin) und Bergapten. Unter der Einwirkung von langwelligem UV-Licht binden die Furanocumarine an die Basen der DNA und wirken zytotoxisch. Für die phototoxische Wirkung genügt bereits die Bildung von Monoaddukten; die bifunktionalen, linearen Furanocumarine vom Psoralentyp, die zu Vernetzungen der DNA führen, können auch mutagen und kanzerogen wirken. Da es sich bei der phototoxischen Reaktion um ein nicht-allergisches Geschehen handelt, tritt sie bei jedem Betroffenen auf; ihre Schwere hängt ab von der Konzentration und der Einwirkungsdauer der Substanz und von der Intensität der Sonnenbestrahlung.

Furanocumarine kommen in Doldengewächsen (Apiaceae), Rosengewächsen (Rosaceae), Rautengewächsen (Rutaceae), Schmetterlingsblütlern (Fabaceae) und Maulbeerbaumgewächsen vor. Die größte Bedeutung hat in Mitteleuropa der Wiesenbärenklau (Heracleum sphondylium); er ist der Hauptverursacher der „Wiesendermatitis", die aber auch durch direkt hautreizende Stoffe wie Protoanemonin hervorgerufen werden kann (vgl. S. 834). Zum Problem wird auch die aus dem Kaukasus stammende Herkulesstaude (Heracleum mantegazzeanum), die als Zierpflanze kultiviert wird, verwildert und sich mancherorts stark ausbreitet. Furanocumarine sind auch im Bergamotteöl aus Citrus aurantium subspecies bergamia enthalten, das zur Parfümherstellung verwendet wird. Phototoxisch wirken auch einige Polyacetylene und Naphthodianthronderivate, z. B. das Hypericin aus dem Johanniskraut (Hypericum perforatum); die Pflanze kann tödliche Vergiftungen bei Tieren hervorrufen.

Vergiftungserscheinungen. Kontakt mit der Pflanze bzw. ein Spritzer von Pflanzensaft führt zu scharf umschriebener „Verbrennung" der Haut mit Rötung, Schwellung, Blasenbildung und Nekrose, die unter Pigmentierung, eventuell auch Narbenbildung abheilt. Resorptiv bzw. bei oraler Aufnahme (Pflanzensäfte!) führen phototoxische Stoffe zu einer generalisierten Überempfindlichkeit der Haut gegen Sonnenlicht;

schon geringfügige Sonnenbestrahlung kann dann zu Sonnenbrand im Gesicht und an anderen exponierten Stellen führen, außerdem zu Ödemen der Konjunktiven und der Lippen, auch zu Schwindel, Übelkeit und Erbrechen.

Therapie. Die Entstehung der lokalen „Verbrennungen" läßt sich verhindern, wenn die Haut sofort gründlich mit Wasser und Seife gewaschen und vor Sonne geschützt wird. Manifeste Schäden werden wie Verbrennungen behandelt.

Pilzgifte

R. Seeger; Würzburg

Von den vielen Giftpilzen führen nur relativ wenige Arten immer wieder zu Vergiftungen: Sie sehen appetitlich aus, schmecken gut und weisen eine gewisse Mindestgröße auf, die das Einsammeln lohnend macht. Im folgenden werden ihre Giftstoffe nach Angriffsort und Wirkungsweise in 5 Gruppen eingeteilt:

1) Gifte mit lokaler Reizwirkung auf den Magen-Darm-Trakt,
2) Muskarin,
3) toxische Isoxazole mit zentralnervöser Wirkung,
4) Parenchymgifte,
5) spezifische Inhaltsstoffe ungiftiger Pilze.

Gifte mit lokaler Reizwirkung auf den Magen-Darmtrakt

Sie kommen in zahlreichen Pilzen vor, u. a. in Riesenrötling (Rhodophyllus sinuatus); Tigerritterling (Tricholoma pardinum); Weißem Giftchampignon (Agaricus xanthoderma); Satanspilz (Boletus satanas); Speitäubling (Russula emetica) und anderen scharf schmeckenden Täublingen; Blasser Koralle (Ramaria pallida); Kartoffelbovist (Scleroderma aurantium); Birkenreizker (Lactarius torminosus); hinzu kommen diverse Arten, die nur roh giftig sind, wie Kronenbecherling (Sarcosphaera eximia) oder Netzstieliger Hexenröhrling (Boletus luridus) und Sammelarten wie der Hallimasch (Armillariella mellea), von denen möglicherweise nur bestimmte Unterarten giftig sind.

An **Toxinen** wurden Phenole, Antrachinone und vor allem diverse Terpenverbindungen, die im Pilzreich weitverbreitet zu sein scheinen, isoliert.

Vergiftungserscheinungen beginnen stets schon $1/4$–3 Stunden nach dem Essen und bestehen in Übelkeit; Erbrechen; Leibschmerzen und mehr oder weniger heftigen Durchfällen, die durch Flüssigkeits- und Salzverlust zu Exsikkose mit Muskelkrämpfen und Kreislaufkollaps führen können. Boletus satanas führt außerdem zu zentralnervösen Erscheinungen, Rhodophyllus sinuatus zu Leberschädigung.

Zur **Therapie** genügen meist diätetische Maßnahmen. In schweren Fällen kann Infusionsbehandlung zur Kompensation der Wasser- und Salzverluste erforderlich werden. Im allgemeinen erfolgt Ausheilung in 1–2 Tagen. Todesfälle können bei Kindern oder besonders geschwächten Erwachsenen vorkommen.

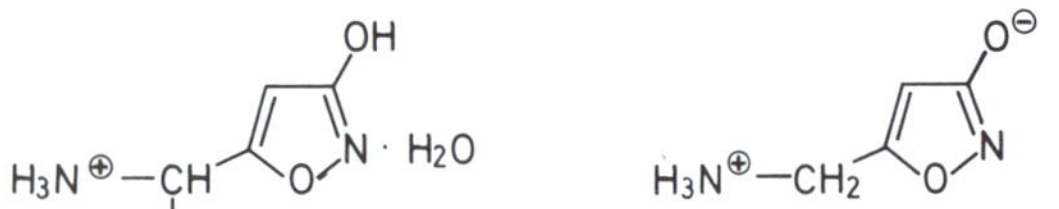

Abb. 103: Toxische Isoxazolderivate aus dem Fliegenpilz (Amanita muscaria).

Ibotensäure   Muscimol

Entsprechende Krankheitserscheinungen können als Überempfindlichkeitsreaktion auch nach eindeutig ungiftigen Pilzen auftreten; sie werden außerdem hervorgerufen durch verdorbene Speisepilze bzw. verdorbene Pilzgerichte infolge Kontamination mit Staphylokokken, Enterokokken und Clostridium Welchii. Besonders häufig sind gastrointestinale Störungen nach rohen Pilzen.

Muskarin

Muskarin ist das am längsten bekannte Pilzgift. In hoher Konzentration kommt es in zahlreichen Rißpilzen (Inocybe-Arten) und in giftigen Trichterlingen (Clitocybe-Arten) vor. Relativ häufig verursacht der Ziegelrote Rißpilz (Mairißpilz, Inocybe patouillardii) Vergiftungen.

Rißpilze sind kleinere Pilze mit erdgrauen Lamellen, deren Hut beim Aufschirmen vom Rand her einreißt. Der Ziegelrote Rißpilz ist mittelgroß, im Jugendzustand weißlich mit weißem Fleisch, das an Druckstellen ziegelrot anläuft; im Alter ist der Pilz braunrot. Er erscheint bereits im Frühsommer.

Muskarin, das erst 1958 endgültig chemisch identifiziert und synthetisiert wurde, wird im Kapitel „Parasympathomimetika" (s. S. 126) behandelt. Es ist kein Ester und kann daher von der Cholinesterase nicht hydrolysiert werden (Formel in Abb. 1; S. 126). Es wird, obwohl es ein quartäres Amin ist, leicht und rasch resorbiert und weitgehend unverändert mit dem Urin ausgeschieden.

Vergiftungserscheinungen beginnen $1/4$–2 Stunden nach dem Essen. **Typische** Symptome sind Schweißausbruch, Speichelfluß, Tränensekretion, starke Pupillenverengung mit Adaptationsstarre; Bradykardie mit Blutdruckabfall, Bronchospasmus mit inspiratorischer Dyspnoe, starker Schleimansammlung in den Atemwegen und Gefahr von Lungenödem und Herzversagen. Hinzu kommen – wie auch bei anderen Pilzvergiftungen – Erbrechen, Durchfälle und Magen-Darmkoliken. Der Verlauf kann dramatisch sein; unbehandelte Fälle können innerhalb weniger Stunden tödlich enden.

Die **Therapie** besteht in sofortiger Gabe hoher Atropindosen. Dabei überschreitet man bewußt die Maximaldosen und dosiert nach Wirkung; die Prinzipien sind auf S. 792 f. erläutert. Atropin wirkt bei rechtzeitiger und sachgerechter Anwendung lebensrettend.

Toxische Isoxazole mit zentralnervöser Wirkung

Diese kommen im Fliegenpilz (Amanita muscaria) und im Pantherpilz (Amanita pantherina) vor. Wie alle Pilze der Gattung Amanita besitzen diese Arten weiße Lamellen und eine Knolle an der Stielbasis. Der Fliegenpilz ist an seinem leuchtend roten, mit weißen, perlförmigen Hüllresten besetzten Hut leicht zu erkennen und gelangt kaum je irrtümlich in Pilzgerichte; er wird jedoch gelegentlich als Rauschdroge gebraucht. Der Pantherpilz zeigt einen graubraunen Hut und einen Stiel, der – typisches Kennzeichen dieser Art – in die Knolle gleichsam eingepfropft ist. Er wird leicht mit dem ähnlich aussehenden eßbaren Grauen Wulstling (Amanita spissa), evtl. auch mit dem Perlpilz (Amanita rubescens) verwechselt und verursacht häufiger Vergiftungen. Pantherpilze erscheinen ab Juli, Fliegenpilze im Spätherbst.

An **Toxinen** wurden aus Fliegen- und Pantherpilzen bisher die beiden Isoxazole Ibotensäure und Muscimol (Formel in Abb. 103) und das Oxazol Muscazon isoliert. Es sind atypische Amine bzw. Aminosäuren, von denen im Pilz Ibotensäure (α-Amino-3-hydroxy-5-isoxazolessigsäure) überwiegt; sie ist jedoch instabil und wird leicht, z. B. beim Kochen, zum fünf- bis zehnmal giftigeren Muscimol decarboxyliert. Muscazon ist nur wenig toxisch. Daneben enthalten diese Pilze unbedeutende Mengen von Muskarin.

Muscimol hat strukturelle Ähnlichkeit mit cyclisierter γ-Aminobuttersäure (GABA). Es wirkt am Warmblüter als direkter GABA-Agonist, wird rasch metabolisiert und nur zum kleinen Teil unverändert ausgeschieden. – Die genannten Pilz-Isoxazole wirken außerdem schwach insektizid (daher der Name „Fliegenpilz").

Die **Vergiftungserscheinungen** bestehen in einer toxischen Psychose, die $\frac{1}{2}$–$1\frac{1}{2}$ Stunden nach dem Essen beginnt und nach 2–3 Stunden voll entwickelt ist. Sie ähnelt anfangs einem Alkoholrausch mit Gangunsicherheit; evtl. auch vorübergehender motorischer Lähmung; anschließen können sich Hyperkinesie, Muskelkrämpfe, delirante Erregungszustände, optische und akustische Halluzinationen, zuletzt Schläfrigkeit oder sogar ein Koma. Schweres Erbrechen ist nicht üblich. Verwechslungen mit Kinderlähmung oder Schlafmittelvergiftung sind vorgekommen.

Die **Therapie** zielt ab auf möglichst rasche Entfernung des Giftes durch Magenspülung (Cave Bewußtseinsstörung!) und Aktivkohle. Starke psychomotorische Erregungszustände können psychiatrische Behandlung erforderlich machen. Falls anticholinerge Symptome sehr ausgeprägt sind, ist evtl. Physostigmin angebracht. Die Prognose ist günstig. Todesfälle sind selten. Die Psychose kann tagelang anhalten, heilt aber im allgemeinen ohne Folgen aus.

Parenchymgifte

Knollenblätterpilzgifte – Amanitine

Amanitine kommen in tödlicher Menge vor im Grünen Knollenblätterpilz (Amanita phalloides); in den Weißen Knollenblätterpilzen (Amanita virosa und Amanita verna) und im Nadelholzschüppling (Galerina marginata). 90 % aller tödlichen Pilzvergiftungen werden durch Knollenblätterpilze hervorgerufen.

Der Grüne Knollenblätterpilz (Abb. 104) hat einen schmutzig-grünen bis weißlichen Hut, weiße Lamellen und eine Stielknolle, die ganz oder teilweise in der Erde steckt; der Stiel trägt eine zarte, vergängliche Manschette. Charakteristisch ist eine lappige, weiße, die Stielknolle umgebende Scheide; sie umhüllt den jungen Pilz wie eine Eischale. Das Fleisch ist weiß. Befall durch Maden kommt kaum vor; Schneckenfraß ist häufig. Der Pilz findet sich mit (lebenden) Wald- oder Parkbäumen vergesellschaftet, ist besonders in wärmeren Lagen sehr häufig und wird von Juli bis Oktober angetroffen. Der Spitzhütige Knollenblätterpilz (Amanita virosa) ersetzt ihn in Gebirgsgegenden; außer durch die weiße Farbe unterscheidet er sich durch eine mehr kegelige Form des Hutes. Amanita verna, eine kleinere weiße Art, gleicht im übrigen Amanita phalloides und ist selten.

Aus dem Grünen Knollenblätterpilz wurden bisher 13 **Toxine** isoliert, die nach Struktur und Wirkung 3 Gruppen zuzuordnen sind. Es sind ausnahmslos atypische Eiweißkörper, durch Proteasen nicht spaltbar und teilweise aus im Nahrungseiweiß nicht vorkommenden Aminosäuren aufgebaut. Für die Giftwirkung des Pilzes sind vor allem die Amatoxine verantwortlich, von diesen wiederum α-Amanitin (Formel in Abb. 105) und β-Amanitin, das sich lediglich durch Ersatz der freien Amingruppe durch Hydroxyl unterscheidet; es sind cyclische Oktapeptide, die gegen Kochen stabil sind. – Die Phallotoxine – der Hauptvertreter ist Phalloidin – sind cyclische Heptapeptide und ebenfalls thermostabil. Sie beschleunigen die Aktinpolymerisation, stabilisieren in der Zelle das polymere F-Aktin und führen zur Schädigung der Zellmembran. Es ist jedoch nicht erwiesen, daß Phallotoxine resorbiert werden und an der Knollenblätterpilzvergiftung beteiligt sind. – Ebenfalls an der Vergiftung des Menschen nicht beteiligt sind die Phallolysine, hochmolekulare, hitzelabile toxische Proteine, die zu den wirksamsten Hämolysinen gehören.

Der Spitzhütige Knollenblätterpilz (Amanita virosa) enthält zusätzlich Virotoxine, die wie Phallotoxine wirken.

Amatoxine hemmen in außerordentlich geringen Konzentrationen die Nukleinsäuresynthese im Zellkern durch spezifische Bindung an die DNS-abhängige RNS-Polymerase II. Die Folge ist eine Störung der Proteinsynthese, die zu einer Schädigung der parenchymatösen Organe führt. Infolge der Ausscheidungsfunktion von Leber und Niere manifestieren sich die Schäden besonders hier. Nach erfolgter Resorption wirken die Gifte sehr schnell und werden rasch in die Galle und in den Primärharn ausgeschieden. Zumindest bei manchen Tierspezies kommen jedoch ein enterohepatischer Kreislauf und tubuläre Reabsorption vor.

Das **Vergiftungsbild** ist sehr charakteristisch: Erste Krankheitszeichen stellen sich erst nach 8–24 Stunden ein; vorher gibt es keinerlei Warnzeichen. Die Erkrankung beginnt mit heftigen Brechdurchfällen, die rasch zur Exsikkose führen. Nach diesem initialen, etwa zwei Tage dauernden gastroenteritischen Stadium folgt eine gewisse – trügerische – Besserung für etwa einen Tag. Anschließend entwickelt sich eine schwere Lebernekrose und Nekrose der Nierentubuli. Todesursachen sind Leberkoma, auch Folgekrankheiten wie Gerinnungsstörung oder Sepsis, selten Urämie. Die **Therapie** wird dadurch erschwert, daß beim Auftreten der ersten Symptome die biochemische Läsion bereits stattgefunden hat und ein beträchtlicher Teil des Giftes schon wieder ausgeschieden ist. Die Behandlung sollte in einem Vergiftungszentrum erfolgen. Magenspülung und Gabe von Aktivkohle ist auch nach langer Latenz noch sinnvoll; unbedingt erforderlich ist eine Magenspülung bei noch nicht erkrankten Teilnehmern des Pilzessens. Bei manifester Vergiftung ist wiederholte Gabe von Aktivkohle zur Unterbrechung des enterohepatischen Kreislaufs indiziert. Forcierte Diurese ist sehr sinnvoll bei Frühfällen, solange noch Gift im Urin ausgeschieden wird (Zeitaufwand für die radioimmunologische Bestimmung einundhalb bis drei Stunden). Das gastroenteritische Stadium läßt sich durch Flüssigkeits- und Elektrolytersatz beherrschen. Ein spezifisches Antidot gibt es nicht. Versuche, ein brauchbares Antiserum herzustellen, sind gescheitert. Über günstige Ergebnisse mit frühzeitiger Hämoperfusion wurde berichtet. Heilerfolge werden auch den unterschiedlichsten Pharmaka zugeschrieben, derzeit in den USA vor allem der Thioktsäure, in Europa dem Penicillin G und dem Silibinin, einem Inhaltsstoff der Mariendistel (Silybum marianum). Bei der üblichen Polypragmasie ist es schwierig, den Nutzen einer Einzelmaßnahme abzuschätzen; außerdem schwankt der Giftgehalt der Knollenblätterpilze; und die Schwere der Vergiftung läßt sich aus der aufgenommenen Pilzmenge nicht vorhersagen. Auch scheint kein Zusammenhang zwischen den radioimmunolo-

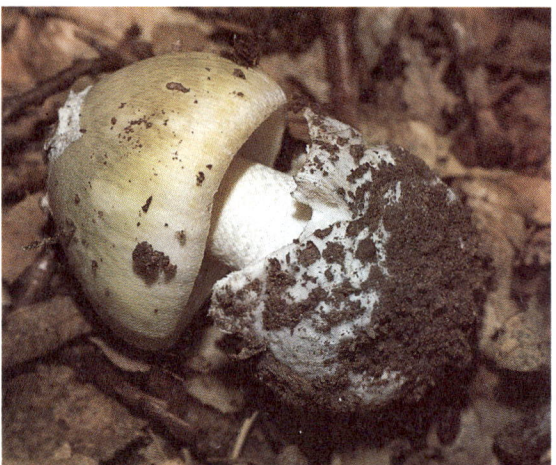

Abb. 104: Junger grüner Knollenblätterpilz Amanita phalloides. Untrügliches Zeichen der Art (sowie der beiden weißen Knollenblätterpilze) ist die lappige, weiße Scheide, die die im Boden steckende Stielknolle umgibt. Andere Merkmale des Pilzes, wie weiße Lamellen, Stielknolle, Manschette am Stiel, kommen auch bei den anderen Arten der Gattung Amanita vor. Champignons (Agaricus-Arten), für die Knollenblätterpilze oft gehalten werden, haben dagegen rosarote, im Alter braune Lamellen.

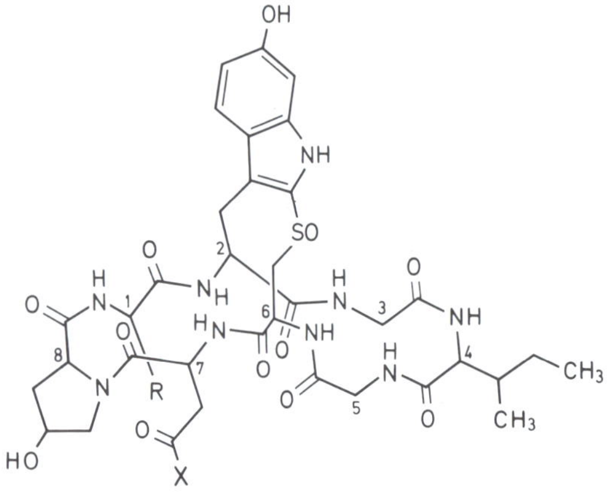

Abb. 105: α-Amanitin, der Hauptwirkstoff des Grünen Knollenblätterpilzes (Amanita phalloides) ist ein cyclisches Oktapeptid.

gisch gemessenen Serum-Amanitinspiegeln und dem Verlauf der Vergiftung zu bestehen. Die Prognose ist in letzter Zeit besser geworden, sicherlich vor allem dank frühzeitig einsetzender Intensivtherapie. Die Mortalität beträgt noch 10 bis 15% bei Erwachsenen und 50% bei jüngeren Kindern.

Das Lorchelgift Gyromitrin

Gyromitrin kommt vor in der Frühjahrslorchel (Gyromitra esculenta). Dieser Pilz mit braunem, gehirnähnlichem Hut tritt nur im zeitigen Frühjahr, vor allem in sandigen Kiefernwäldern auf. Herbstlorcheln sind ungiftig.
Das Toxin Gyromitrin (Formel in Abb. 106) ist wasserlöslich, hitzelabil und flüchtig. Lorcheln lassen sich daher entgiften

durch mindestens zweimaliges Abkochen und Verwerfen des Kochwassers oder durch Trocknen und mehrmonatiges Lagern. So behandelt waren sie als Delikatesse geschätzt. Vergiftungen sind jedoch auch bei vorschriftsmäßiger Zubereitung nicht auszuschließen; sie kommen außerdem durch Inhalation der Dämpfe beim Kochen, insbesondere bei Konservenarbeitern vor. Daher sind Frühjahrslorcheln in Deutschland als Markt- und Konservenpilz nicht mehr zugelassen. Getrocknete Lorcheln enthalten nach mehrmonatigem Lagern nur noch Spuren von Gyromitrin; der Handel mit ihnen ist erlaubt. Bei ihrer Verwendung als Gewürz sind Vergiftungen nicht zu befürchten. Im Tierexperiment wirkt Gyromitrin teratogen und kanzerogen; beim Menschen sind derartige Wirkungen bisher nicht bekannt.

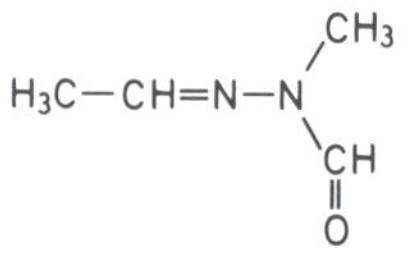

Abb. 106: Gyromitrin (N'-Ethyliden-N-methyl-formohydrazid).

Die Vergiftungserscheinungen beginnen 2–24 Stunden nach dem Essen und entsprechen weitgehend denen der Knollenblätterpilzvergiftung. Durch das Auftreten zu anderer Jahreszeit lassen sie sich unterscheiden.

Orellanine aus Schleierlingen (Cortinarius-Arten)

Diese kommen vor im Orangefuchsigen Hautkopf (Cortinarius orellanus), einem in Deutschland seltenen Herbstpilz, der in Osteuropa traurige Berühmtheit erlangt hat: Er hat dort mehrfach Massenvergiftungen hervorgerufen, deren Letalität bei ca. 15% lag. Gleichartig wirkende Giftstoffe wurden auch in anderen Schleierlingen (z. B. Cortinarius speciosissimus und Cortinarius gentilis) nachgewiesen; Vergiftungen durch diese Pilze auch aus Deutschland bekannt.
Orellanine sind niedermolekulare, hitzestabile **Toxine,** die vorwiegend nephrotoxisch wirken; Orellanin wurde als 3,3',4,4'-Hydroxy-2-2'-bipyridyl-bis-N-oxid identifiziert (Abb. 107), die Struktur durch die Synthese bestätigt; als ungiftiges Zersetzungsprodukt des Orellanin tritt Orellin auf.

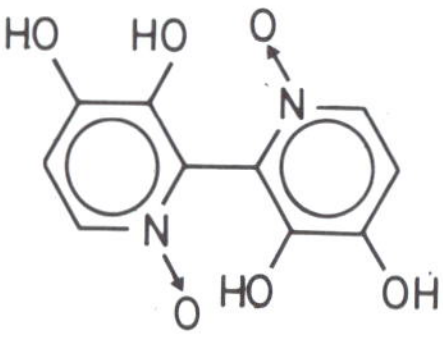

Abb. 107: Orellanin.

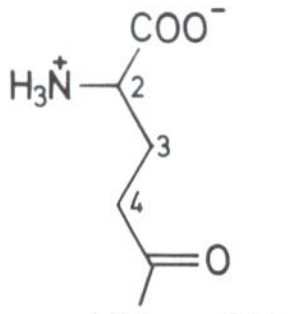

Abb. 108: Coprin (N⁵-(1-Hydroxycyclopropyl)-L-glutamin).

Die **Vergiftungserscheinungen** beginnen erst 3–14 Tage nach dem Essen. Zweifellos wird bei einer derartig langen Latenz die Vergiftung oft verkannt. Im Vordergrund steht eine tubulo-interstitielle Nephritis von ungünstiger Prognose. Sie kann zum Tod an Urämie führen oder auch in eine chronische Nephritis übergehen.

Allgemeinerkrankungen durch spezifische Inhaltsstoffe ungiftiger Pilze

Der **Knotentintling** (Coprinus atramentarius), ein Pilz mit 4–10 cm breitem, aschgrauem Hut und büschelig verwachsenen Fruchtkörpern, der im Spätherbst an Wegen und Straßenböschungen wächst, ist in jungem Zustand eßbar; später zerfließen Hut und Blätter zu einem schwarzbraunen, tintenartigen Brei. Für sich allein ist der Pilz ungiftig, zusammen mit Alkohol erzeugt er jedoch Symptome, wie sie nach vorheriger Gabe von Disulfiram auftreten (s. S. 799). Der **Wirkstoff** Coprin (Formel in Abb. 108) ist von seiner Struktur her zur Chelatbildung befähigt.

Die **Vergiftungserscheinungen** verlaufen im allgemeinen harmlos und bedürfen keiner besonderen **Therapie**. Über Alkoholunverträglichkeit wurde auch nach einigen weiteren Pilzen berichtet (andere Coprinusarten, Boletus luridus).

Überempfindlichkeitsreaktionen kann grundsätzlich jeder Pilz auslösen. Allergische Erscheinungen vom Frühtyp (Urticaria; allergisches Asthma) kommen bei vielen Arten vor. Daneben ereignen sich gelegentlich komplexe allergische Reaktionen, evtl. mit tödlichem Ausgang. Sie wurden z. B. beobachtet nach dem Verzehr von Butterpilz (Suillus lutus), dessen Eßbarkeit unbestritten ist, und Kahlem Krempling (Paxillus involutus), der roh als giftig, ausreichend gekocht als eßbar gilt. Es kam jedoch auch zu Immunhämolyse durch Sensibilisierung gegen Antigene aus gekochten Kremplingen.

Diagnostik

Die Diagnose einer Pilzvergiftung bereitet bei Beachtung von Anamnese, Symptomatologie, jahreszeitlichem Auftreten und örtlichem Vorkommen der in Betracht kommenden Pilze keine besonderen Schwierigkeiten. **Merke: Pilzvergiftungen, die mehr als 6 Stunden nach dem Essen beginnen, sind fast immer Knollenblätterpilzvergiftungen!** In unklaren Fällen lasse man unbedingt den ungekochten Küchenabfall sicherstellen: Die Identifizierung der Pilze gelingt noch immer am schnellsten aufgrund ihrer botanischen Merkmale; bei Vorhandensein größerer Abfallstücke schon makroskopisch.

Schwermetalle und Radionuklide in Pilzen

Wildwachsende Pilze können außerordentlich viel Cadmium und Quecksilber anreichern, eventuell das 500-fache der Bodenkonzentration. Insgesamt sind zwar die schwermetallärmeren Arten in der Überzahl, aber unter den besonders schwermetallreichen sind einige der beliebtesten Speisepilze. Cadmium wird sehr stark angereichert in verschiedenen gilbenden Champignonarten; vor allem im Dünnfleischigen Anischampignon (Agaricus silvicola) und im Abgestutztknolligen Champignon (Agaricus abruptibulbus), sowie in den beiden Riesenchampignonarten (Agaricus augustus und Agaricus perrarus); mehrere Milligramme pro Kilogramm Frischpilz sind hier üblich. Zu den Speisepilzen mit hohem Quecksilbergehalt gehören von den bekannteren Arten wiederum diverse Champignons, auch der Wiesenchampignon

(Agaricus campester), außerdem Steinpilz (Boletus edulis), Maipilz (Calocybe gambosa), Parasol (Macrolepiota procera), Perlpilz (Amanita rubescens), Riesenbovist (Calvatia gigantea) und die Rötelritterlinge (Lepista nuda und Lepista personata). Häufig enthalten diese Arten mehr als 1 mg Quecksilber pro Kilogramm Frischpilz, also mehr als für Fisch in der Bundesrepublik Deutschland maximal zulässig ist. Diese Schwermetallanreicherung stellt eine Form der Resistenz dar; dabei wird das giftige Metall in großer Menge aufgenommen, im Zytoplasma an Protein gebunden und dadurch für die Pilzzelle selbst ungiftig. Derartige Pilze sind auch fern der Zivilisation, auf Böden mit normalem Schwermetallgehalt cadmium- und quecksilberreich. In Anbetracht der jahrzehntelangen Verweildauer des Cadmium im menschlichen Organismus (vgl. S. 781) verdient vor allem der hohe Cadmiumgehalt Beachtung.

Auf kontaminierten oder natürlicherweise schwermetallreichen Böden können Pilze mit großer Anreicherungsfähigkeit 10, ausnahmsweise sogar 30 mg Quecksilber bzw. Cadmium pro Kilogramm Frischpilz enthalten; es sind Quecksilberkonzentrationen, wie sie die Fische hatten, die die Minamata-Krankheit hervorriefen (vgl. S. 776) und ebenso hohe Cadmiumkonzentrationen wie in jenem durch Industrieabwässer kontaminierten Reis, der in Japan schwere chronische Cadmiumvergiftungen („Itai-itai-Krankheit") verursachte. Ähnlich schwere Vergiftungen durch Pilze sind freilich nicht zu befürchten, da Pilze zum Unterschied von Fisch und Reis kein Grundnahrungsmittel darstellen. Außerdem ist in Pilzen der Anteil des Methylquecksilbers am Gesamtquecksilber niedriger als in Fischen. Trotzdem sind Pilze von schwermetallkontaminierten Gebieten nicht zum Verzehr geeignet und generell ist Zurückhaltung gegenüber stark cadmiumanreichernden Champignons angebracht; auch wenn sie in nichtkontaminierten Gebieten wachsen. Blei scheint in Pilzen nicht angereichert zu werden. Die Schwermetallgehalte von Kulturpilzen sind relativ niedrig.

Pilze, die zu den kaliumreichsten Gemüsen gehören, enthalten natürlicherweise auch viel Caesium, das sie über das Kaliumtransportsystem aufnehmen. Es ist praktisch ungiftig und nur von medizinischem Interesse, wenn es als radioaktives Isotop vorliegt. Besonders viel Caesium enthalten einige Schleierlinge (Cortinarius-Arten), auch einige Täublinge (Russula-Arten) und Röhrlinge (Suillus- und Xerocomus-Arten). Als Folge der oberirdischen Kernwaffentests der 40er und 50er Jahre enthielten z. B. Maronenpilze (Xerocomus badius) Mitte der 60er Jahre bis über 1000 Bq Cs-137/kg; in den folgenden Jahren fiel ihr Radiocaesiumgehalt auf einige hundert Bq/kg ab. Nach dem Reaktorunglück von Tschernobyl 1986 stieg die Radioaktivität der Pilze in jenen Gegenden an, die vom Fallout betroffen waren. Sie stieg unterschiedlich stark, je nach der artspezifischen Anreicherungsfähigkeit der Pilze für Caesium, der Menge der radioaktiven Niederschläge und der Bodenbeschaffenheit und konnte im ungünstigsten Fall bei einigen Schleierlingsarten mehrere tausend Bq/kg Frischpilz betragen. Von den bekannteren Speisepilzen enthielten Maronenpilze in manchen Gegenden durchschnittlich 1000 bis 2000 Bq Radiocaesium/kg. Die Radioaktivität dieser (und anderer) Nahrungsmittel wird allerdings in der Öffentlichkeit überbewertet: Die Strahlenbelastung, die sich aus dem gelegentlichen Verzehr auch dieser höher radioaktiven Pilze ergibt, ist vergleichsweise gering, gemessen an der Belastung durch die natürliche Radioaktivität des Bodens, besonders über Urgestein, des Baumaterials (besonders solchem aus Urgestein, z. B. Granit) und die kosmische Strahlung bei Aufenthalt in großen Höhen (Hochgebirge, Langstreckenflüge!).

Weiterführende Literatur

Allgemeine Übersichten

Blood, F. R (Ed.): Essays in toxicology. Vol. I 1969, II 1970, III 1972, IV 1973. Academic Press, New York.

Boyland, E./Goulding, R.: Modern trends in toxicology. Butterworths, London 1968.

Casarett, L. R./Doull, J.: Toxicology, 3rd ed., MacMillan Publ., New York 1986.

Deichmann, W. B./Gerarde, H. W.: Toxicology of drugs and chemicals. Academic Press, New York 1969.

Golberg, L. (Ed.): CRC Critical Reviews in Toxicology. CRC Press Inc., Cleveland/Ohio (Übersichten-Serie).

Henschler, D. (Hrsg.): Gesundheitsschädliche Arbeitsstoffe. Toxikologisch-arbeitsmedizinische Begründung von MAK-Werten. Verlag Chemie, Weinheim/Bergstr. (1972–1987).

Henschler, D.: Toxikologische Voraussetzungen. In: Dölle, W. et al. (Hrsg.): Grundlagen der Arzneitherapie. Wissenschaftsverlag/Bibl. Institut, Mannheim 1986.

Okonek, S.: Vergiftungen – Entgiftung – Giftinformation. Springer, Berlin 1981.

Ludewig, R./Lohs, K.: Akute Vergiftungen, 7. Aufl. Gustav Fischer, Stuttgart 1988.

Meyler, L./Herxheimer, A.: Side effects of drugs. Vol. 1, 1952 ... Vol. 13, 1990 (2–3 Jahres-Übersichten). Excerpta Medica, Amsterdam.

Seeger, R., Neumann, H. G.: Giftlexikon. Ein Handbuch für Ärzte, Apotheker und Naturwissenschaftler. Deutscher Apotheker Verlag, Stuttgart 1988 mit 1. Ergänzungslieferung 1990.

Wirth, W./Gloxhuber, C.: Toxikologie, 5. Aufl. Georg Thieme, Stuttgart 1991.

Zbinden, G.: Progress in toxicology. Springer, Berlin 1973, 1976.

Atemgifte

Daunderer, M./Theml, H./Weger, N.: Behandlung der Blausäurevergiftung mit 4-Dimethylaminophenol. Med. Klin. 69, 1626 1974.

Flury, F./Zernik, F.: Schädliche Gase. Springer, Berlin 1931, 1969.

Friedberg, K. D.: Antidote bei Blausäurevergiftungen. Arch. Toxikol. 24, 41 (1968).

Nolte, H.: Die Sauerstoffintoxikation. Zschr. prakt. Anaesthes. Wiederbel. 3, 329 (1968).

Stewart, R. D./Peterson, J. E./Baretta, E. D./Bachand, R. T./Hosko, M. J./Herrmann, A. A.: Experimental Human Exposure to Carbon Monoxide. Arch. Envir. Hlth. 21, 154; 165; 172 (1970).

US Dept. Health, Educ. Welf.: Occupational exposure to carbon monoxide. – HSM 73–11 000 (1972).

VDI-Symposium über Kohlenmonoxid. Staub 32, H. 2 u. 4 (1972).

Zorn, H.: Kohlenmonoxid-Intoxikationen. – Bericht, Symposium. Arbeitsmed., Sozialmed. Arbeitshyg. Sonderheft 1 (1960).

Methämoglobinbildende Stoffe

Kiese, M.: The biochemical production of ferrihemoglobinforming derivatives from aromatic amines, and mechanisms of ferrihemoglobin formation. Pharmacol. Rev. 18, 1 091 (1966). – Methemoglobinemia: a comprehensive treatise. CRC Press, Cleveland/Ohio 1974.

Uehleke, H.: Mechanisms of methemoglobin formation by therapeutic and environmental agents. Proc. 5th Int. Congr. Pharmcol., vol. 2, p. 124 (1973).

Schwermetalle

Browning, E.: Toxicity of industrial metals. Butterworths, London 1961.

Buchanan, W. D.: Toxicity of arsenic compounds. Elsevier Monographos on Toxic Agents. Elsevier Publ. Comp., Amsterdam 1962.

Clarkson, T. W.: Recent advances in the toxicology of mercury with emphasis on the alkylmercurials. CRC Crit. Rev. Toxicol. 1, 203 (1972).

Faulkner Hudson, T. G.: Vanadium. Toxicology and biological Significance. Elsevier Monographs on Toxis Agents. Elsevier Publ. Comp., Amsterdam 1964.

Friberg, L./Dostal, J.: Mercury in the environment. CRC Press, Cleveland/Ohio 1972.

Lead Poisoning in man and the environment. MSS Information Corporation, New York 1973.

Lee, D. H. K.: Metallic contaminants and human health. Academic Press, New York 1972.

Schroeder, H. A.: Recondite toxicity of trace elements. In: Hayes, W. J.: Essays in Toxicology, vol. 4, 107 (1973). Academic Press, New York.

Stokinger, H. E.: The metals. In: Patty, F. A.: Industrial Hygiene and Toxicology, 3rd ed., Vol. II. John Wiley & Sons, New York 1981.

Tepper, L. B.: Beryllium. CRC Crit. Rev. Toxicol. 1, 235 (1972).

Insektizide

Deichmann, W. B. (Ed.): Pesticides and the environment. Intercontinent. Med. Book Corp., New York 1973.

Erdmann, W. D.: Antidotbehandlung bei Alkylphosphatvergiftungen. Arch. Toxikol. 24, 30 (1968).

Heath, D. F.: Organophosphorus Poisons. Pergamon Press, London 1961.

Holmstedt, B.: Structure-activity relationships of the organophosphorus anticholinesterase agents. In: Handbuch d. exp. Pharmakol., vol. XV (Erg.-Werk). Springer, Berlin 1963.

Jukes, T. H.: Insecticides in health, agriculture and the environment. Naturwissenschaft. **61,** 6 (1974).

O'Brien, R. D.: Insecticides. Action and Metabolism. Academic Press, New York (1967).

Alkohole

Martini, G. A./Bode, C. (Eds.): Metabolic changes induced by alcohol. Springer, Berlin 1971.

Sardesi, V. M. (Ed.): Biochemical and clinical aspects of alcohol metabolism. Charles C. Thomas Publ., Springfield 1969.

Lösemittel

Browning, E.: Toxicity and metabolism of industrial solvents. 2nd Ed., Elsevier Publ. Comp., Amsterdam 1990.

Oettingen v., W. F.: The halogenated hydrocarbons. Toxicity and potential dangers. US Dept. of Health, Educ. Welf., Washington 1955.

Recknagel, R. O./Glende, E. A. Jr.: Carbon tetrachloride hepatotoxicity: An example of lethal cleavage. CRC Crit. Rev. Toxicol. **2,** 263 (1974).

Tabak

Schadewaldt, H.: Kultur- und Medizingeschichtliches über den Tabak. Med. Welt **18,** 2 189 (1967).

Schievelbein, H. (Hrsg.): Nikotin. Pharmakologie und Toxikologie des Tabakrauches. Georg Thieme, Stuttgart 1968.

Terry-Report on Smoking and Health. US Dept. Health, Education & Welfare. Van Norstrand Cy., Princeton, New Jersey 1964.

Tierische Gifte

Ceccarelli, B./Clementi, F.: Neurotoxins: Tools in Neurobiology. Adv. Cytopharmacol. **3** (1979).

Habermann, E.: Bee and Wasp Venom. Science (Wash.) **177,** 314–322 (1972).

Lee, C. Y. (Ed.): Snake Venoms. Hdb. Exper. Pharmacol. **52** (1979). Springer, Berlin.

Nakajima, T.: Peptides in Amphibian Skin. Trends in Pharmacol. Sci. **2,** 202–205 (1981).

Giftpflanzen, Pflanzengifte

Frohne, D./Pfänder, H. J.: Giftpflanzen. 3. Aufl. Wissenschaftliche Verlagsgesellschaft, Stuttgart 1987.

Roth, L./Daunderer, M./Kormann, K.: Giftpflanzen – Pflanzengifte. Vorkommen, Wirkung, Therapie. 3. Aufl. Ecomed Verlagsgesellschaft, Landsberg, München 1988.

Hausen, B. M.: Allergiepflanzen – Pflanzenallergene: Handbuch und Atlas der allergie-induzierenden Wild- und Kulturpflanzen. Kontaktallergene. Ecomed Verlagsgesellschaft, Landsberg, München 1988.

Moeschlin, S, (Hrsg.): Klinik und Therapie der Vergiftungen. 7. Aufl. Georg Thieme Verlag, Stuttgart, New York 1986.

Teuscher, E., Lindequist, U.: Biogene Gifte: Biologie – Chemie – Pharmakologie. Gustav Fischer-Verlag, Stuttgart, New York 1987.

Pilzgifte

Bresinsky, A./Besl, H.: Giftpilze. Wissenschaftliche Verlagsgesellschaft Stuttgart 1985.

Michael, E./Hennig, B.: Handbuch für Pilzfreunde. I. Die wichtigsten und häufigsten Pilze mit besonderer Berücksichtigung der Giftpilze. G. Fischer, Jena 1968.

Rumack, B. H./Salzman, E.: Mushroom Poisoning: Diagnosis and Treatment. CRC Press, West Palm Beach 1978.

Seeger, R.: Toxische Schwermetalle in Pilzen. Dtsch. Apoth. Ztg. **122,** 1835 (1982).

Seeger, R.: Zur Frage der Caesium- und Strontiumaufnahme der Pilze. Auswirkungen des Reaktorunfalls von Tschernobyl. In: Beiträge zur Kenntnis der Pilze Mitteleuropas III. Arbeitsgemeinschaft Mykologie Ostwürttemberg (Hrsg.): Einhorn Verlag, Schwäbisch Gmünd 1987, 289–298.

REGISTER

Hauptfundstellen sind **halbfett** gekennzeichnet; bei Verbindungen finden sich die chem. Formeln auf den *kursiv* angegebenen Seitenzahlen. (Wo beide Stellen zusammenfallen, erfolgt die Kennzeichnung ***halbfett kursiv***.) Die exemplarische Auswahl von Handelsnamen stellt keine Wertung dar.

A

Abamectin *711*
Abbau der Barbiturate 259
–, synaptischer 108
Abbokinase® (Urokinase) 454
Abflutung, Halothan 244
Abführmittel (s. a. Laxantien) **483**
–, antiabsorptiv wirkende 485
–, osmotisch wirksame 484
–, salinische 484
–, sekretagog wirkende 485
Abhängigkeit 168, **300 ff.**
–, Analgetika 302
–, Barbiturate 258, 259
–, Benzodiazepine 257, 295
–, Definition 300
– der Pharmakonwirkung von der Konzentration 14
–, Morphin 210
–, Schlafmittel **259 ff.**, 262, 302
–, Stimulantien 297
–, Tranquillantien 295
Abhängigkeitspotential 168 f.
Abibendan 373
Abklingphase, Narkose 233
Ableitungen, multifokale 352
abnorme Automatie 349
– Neuronenaktivität 269
Abortinduktion 326
Abrin 827 f.
–, Therapie 828
–, Vergiftung 827
Abrus precatorius 827
Abschwellung der Nasenschleimhaut 164
Absetzinsomnie, Schlafmittel 302
Absetz-Phänomene 192
Absinthlikör 829
absoluter Insulinmangel 513
– Volumenmangel 404
Abstillen 534
Abstinenzerscheinungen 300
– Clonidin-Anwendung 182
Abstoßungsreaktionen 746
–, Transplantat- 329
–, Zytostatika 745
Abweichung von der normalen Arzneimittelwirkung, altersbedingte 10
–, chronobiologisch bedingte 8
–, genetisch bedingte 8
–, pathologisch bedingte 9
–, Tachyphylaxie 9
–, Toleranz 9
Abzeßbildung 332
Acarbose 526
Acceleransstoff 96
Accelerator Globulin (ACG) 438
ACE (s. a. Angiotensin Converting Enzymes; s. a. KE) 316, 318, 381, 412, 820
ACE-Hemmer 184, 381 f.
–, Nachlast-Senkung 393
Acemetacin, Analgetikum 220
Acenocoumarol 447 f.
Acetal, cyclisches 261
Acetaldehyd *796*, 797
Acetateinbau in Cholesterin 504
Acetazolamid 146, 170, 420, 426, 428
–, Diuretikum 427, *430*
–, Glaukomanfall 146
–, renale Ausscheidung 53
Acetessigsäure *796*
Acethropan® (ACTH) 537
Aceton 40
–, MAK-Wert 802

N-Acetoxyarylamin 46
2-Acetylaminofluoren *730*
N-Acetyl-4-aminophenazon *220*
Acetylandromedol 834
Acetylcholin (ACh) 11, 14, 16 f., 21, 45, 96, 99, 102 ff., 106, 119 ff., 125 f., 128, 131, 136 f., 144, 789 f., 817
–, enzymatische Spaltung 789 f.
–, Magenfunktion 467
–, synaptische Übertragung 105
Acetylcholin-Bindungsstelle 134, 140
Acetylcholinesterase 20, 105, 142, 788 ff.
–, Hemmung 791 f.
– –, respiratorische Acidose 419
Acetylcholinspaltung 792
Acetylcholinvergiftung 789
Acetyl-CoA *46*, 47
Acetylcystein 196, 221
N-Acetylcystein 216
β-Acetyl-Digoxin *374*
N-Acetyl-Glukosamin-6-O-Sulfat, Heparin *441*
Acetylhistamin *307*
Acetylhydrolase 328
acetyliertes Enzym 46
Acetylierung 47, 66
–, verlangsamte 8
Acetylsalicylsäure 5, 33, 45, 197, *217*, 218, 325, 507
–, Aggregationshemmung 451, 455
–, antirheumatische Therapie 222 f.
–, Cyclooxygenasehemmstoffe 326
–, Langzeitanwendung 219, 455
–, Magenschleimhaut 469
–, Metabolisierung 34
–, Migräne 198
–, pseudo-allergische Reaktionen 342
– ratiopharm® 451
–, Thrombozytenaggregation 449
–, Verteilungs-Koeffizient 27
–, Wechselwirkung mit Cumarin-Derivaten 449
Acetylthiocholin (ATCh) 16, 17
N⁴-Acetylsulfanilamid *46*
N-Acetyltransferase 49
Acetyltransferase 46, 328, 730 f.
–, cytosolische 46
ACh (s. Acetylcholin)
Acholest® (für Cholinesterase-Aktivität-Messung) 790
Achromycin® (Tetracyclin-HCl) 654
Aciclovir 689 f.
–, Herpes 690
–, Indikationen 691
–, Interaktionen 691
–, Pharmakokinetik 690
–, physikochemische Eigenschaften 689
–, unerwünschte Wirkungen 691
–, Wirkungen 690
Acidität des Mageninhalts, circadianer Ablauf 473
Acidose 408, 420, 422, 750, 758, 762
–, metabolische 218, 407, 418 f., 428, 750
–, respiratorische 218, 418 f.
Acoin® (enthält Tetracain) 225
Aconitin 98, 372, 823, 826, *830*, 834
–, Therapie 826
–, Vergiftung 826
Aconitum napellus (Blauer Eisenhut) 826
– vulparia (Gelber Eisenhut) 826
Acortan® (ACTH) 537
Acridinderivate 720
Acrodermatitis enteropathica 597
Acrolein 736, *739*, 810
–, MAK-Wert 755

Acrylsäureester *134*
ACTH (adrenocorticotropic hormone, Corticotropin) 117, 275, 528, 531, **537**
–, allergische Reaktionen 337
–, antiallergische Wirkung 334
–, Gichtanfall **502**
–, physiologische Wirkungen 537
–, therapeutische Anwendung 537
–, unerwünschte Wirkungen 537
–, verwandte Peptide 537
ACTH-Sekretion 558
ACTH-Stimulationstest 559
ACTH-Test 537
Actilyse® (t-pA) 454
Actinomyces-Arten 627
Actinomycine 740
Acylaminopenicilline (Ureidopenicilline) 628, 636 f.
–, Dosierung 637
–, Hauptindikationen 636 f.
Acylierte Plasminogen-Streptokinase-Aktivator-Komplexe (APSAC) 392, 402, 452, 454
Acyltransferase 46, 328
Adalat® (Nifedipin) 168, 188, 399 f.
– pro infusione (Nifedipin) 198
adaptative Vorgänge im ZNS 258
Adaptivität im Alter 602
Addition 617
additiver Synergismus 21 f.
Adenin 46
Adeninphosphoribosyltransferase (APRTase) 496
Adenom, autonomes 575
Adenosin 116, 150, 383, 391
–, Thrombozytenaggregation 442
Adenosincyclus 116
Adenosinhypothese 387
3′,5′-Adenosinmonophosphat (cyclisches AMP; s. cAMP)
Adenosinrezeptor 383
Adenosinrezeptor-Antagonismus, Methylxanthine 384
Adenosin-5-phosphat (AMP) 101, 387, 495, *496, 741*
Adenosin-5′-triphosphat (s. ATP)
S-Adenosylmethionin *47*
Adenylatcyclase 13, 102, 152, 184, 324, 335, 525, 530, 724
Adenylsuccinat 739
Adenylsuccinatsynthetase 741
Adenylylcyclase 372
ADH (s. a. Vasopressin; antidiuretisches Hormon) 324, 528, 539 ff., **796,** 797, 800
–, Osmolaritäts-Regulation 413
–, Sekretion 413
Adipocyten 503
Adipiodon *608*
–, Histaminfreisetzung 310
Adipositas 505, 513
Adjuvantien 214
–, Narkose- 232
Adonis aestivalis 825
– vernalis 825
ADP (Adenosin-5′-diphosphat) 46, 116
Adrenalin (Epinefrin; s. a. Katecholamine) 18 ff., 97, *104, 107,* **111, 148,** *159,* 161, 228 ff., 836
–, Affinitätsspektrum 160
–, Antiarrhythmikum 363
–, Biosynthese 151
–, Hymenopterengifte 817
–, kardiovaskuläre Wirkungen 171
–, Neurotransmitter 148
–, Offenwinkelglaukom 145

–, relative Selektivität an Adrenozeptoren 160
–, Rezeptoraffinität 380
–, Umkehr 171
–, Wirkung 14, 162
adrenerge Neurone 148f.
adrenocorticotropes Hormon (s. ACTH) **537**
adrenogenitales Syndrom (AGS) 557ff.
Adrenozeptoren 109f., 120, 148, 150ff.
–, Affinität an 158ff.
–, Sensibilisierung 192
–, Stimulation 155ff.
–, Subtypen 156, 160
–, Synthese 155
–, Wirkungen von Agonisten 154
β-Adrenozeptoren 111
–, Selektivität 175
–, up-regulation 155, 399
Adrenozeptor-Agonisten 152, 154, 161, 195
–, Hemmstoffe der Inaktivierung 168
–, Mißbrauch 166
–, pharmakokinetische Eigenschaften 160
–, Struktur-Wirkungs-Beziehungen 158
α-Adrenozeptor-Agonisten, Anwendung 164
–, Wirkungen 162
β-Adrenozeptor-Agonisten 372, 377
–, Herzinsuffizienz 379
–, Wirkungen 164
β₂-Adrenozeptor-Agonisten, Rebound-Phänomene 165
–, therapeutische Breite 165
–, Toleranzentwicklung 165
–, Toxizität 165
Adrenozeptor-Antagonisten 152, 155, 171
–, chemische Konstitution 173
–, α₁-selektive 172
–, Wirkungsqualitäten 173
β₁-Adrenozeptor-Antagonisten 190ff., 195f.
–, Anwendungsbereiche 178
–, chemische Konstitution 175
–, Kontraindikationen 179
–, Koronarinsuffizienz 179
–, Migräne 198
–, nicht-selektive 176
–, pharmakokinetische Eigenschaften 176f.
–, selektive 176
–, Wirkungsqualitäten 175
Adrenozeptoren-Blocker, α₁-selektive, 381
α₁-Adrenozeptoren-Blocker 382
β-Adrenozeptoren-Blocker 393, 402
–, Antiarrhythmika 353, 360
–, Diastolendauer 392
–, Herzfrequenz 393
–, Kalziumkanal-Blocker + Herzglykoside, Koronartherapeutika 401
–, Koronartherapeutika 398
–, Koronarwiderstand 392
–, mit organischen Nitraten, Koronartherapeutika 401
Adsorption 22, 34
Adstringentien 22
adstringierende Puder 76
adult respiratory distress syndrome (ARDS) 320
Adumbran® (Oxazepam) *292, 294*
Aedurid® (Edoxudin) 695
aerober Stoffwechsel 385, 387
– Wirkungsgrad 388
Aerosole 30, 809
Aerugipen® (Ticarcillin) 628
Aescin 823, 834
Aesculus hippocastanum (Roßkastanie) 834
Aethusa cynapium (Hundspetersilie) 827
Aethusin 827, *830*
affektive Distanzierung 286
afferente Neurone 116
Afferenzen, nozizeptive 200f., 204f.
Affinität an Adrenozeptoren 158ff.
– des Pharmakons zum Rezeptor 14
Affinitäten der Katecholamine 156
– von Dopamin 163
Affinitätsspektrum, Adrenalin 160
–, Noradrenalin 160
Aflatoxin 728
– B₁ *732*
– B₁, Toxizität 749
– metabolische Aktivierung 733

Aflatoxine 731
Afrikanische Ruhmeskrone 826
Agar Agar, Laxans 484
Agaricus-Arten (Champignons) 838
Aggregation, Erythrozyten 408
–, Thrombozyten 408
Aggregationshemmer 388, 455
–, Grundzüge der Behandlung 454
Aggregationshemmung durch Prostaglandine 324
Aglykone (Emodine) 475, 485
Agonisten 12f., 16, 18ff., 85, 99f., 106
–, Aktivität 175f.
– an Adrenozeptoren 152ff.
– an Dopaminrezeptoren 161
– mit β₂-Selektivität 379
–, Muscarinrezeptor- **125**, 126
–, partielle 16ff., 175f.
–, Paßform 158
Agranulozytose 221, 336, **341**
–, Arzneimittel-Allergie 340
Agrostemma githago (Kornrade) 834
AGS (androgenitales Syndrom) 557ff.
AHF (antihämophiler Faktor) 438
AHG (antihämophiles Globulin) 438
Ah-Locus 50
AIDS 743
–, Behandlung 693ff.
Ajan® (Nefopam) *216*
Ajmalin 357f.
–, Antiarrhythmikum 353
Akarizide 783
Akatinol Memantine® (Memantin) 277, *279*
Akee-Baum 827
Akinese 278
Akineton® (Biperidin) *279*
Akne, Antiandrogene 546
Akonitin (s. Aconitin)
Akromegalie 176, 533f.
Akrophase 8
Aktilyse® (rt-PA) 402
Aktin 366
Aktinfilamente 365ff.
Aktionspotential (AP) 227, 240, 266, 271, **345ff.**
– einer Myokardfaser 348
–, Phasen 348
–, schneller Anstieg 346
aktive Ionentransportvorgänge 347
– Konformation 17
– Metabolite 87
aktiver Transport 28
aktives Methyl 47
– Zentrum des Enzyms 16
aktivierbare Membran-ATPase 347, 372
aktivierte Glucuronsäure (UDPGA) 39, 45, 49, 54
– –, Synthese 51
aktivierte Methylgruppe 47
– Schwefelsäure 45f.
aktivierter Metabolit 43
– Rezeptor 101
– Sauerstoff 43
Aktivierung 16
–, metabolische 39, 49
Aktivität, getriggerte 349
–, intrinsische 13, 16, 18, 134
–, optische 11
–, partiell agonistische (PAA) 175f.
–, proarrhythmische 358
Aktivkohle 22, 378, 751, 790
–, Bindung von Giftstoffen 749
Aktomyosin-ATPase 366
Aktosolv® (Urokinase) 452
Akupunktur 203
akute Herzinsuffizienz 382
– Leukämien 734
– Morphinvergiftung 209
– Schmerzzustände 213
– Toxizität 749, 752f.
– Vergiftung, Arsen 778
– Vergiftungen 748f.
– Vergiftungen, Behandlungsprinzipien 749ff.
akuter Gichtanfall 496
– –, Reaktionsfolge 501

– Glaukomanfall 146
– Herzinfarkt 178, 364
akutes Lungenödem 435
– Nierenversagen 435
– rheumatisches Fieber 222
Akzeptoren, elektrophile 47
akzidentelle Intoxikation 35
δ-ALA (δ-Amino-Lävulinsäure) 772f.
– -Dehydratase, Hemmung durch Blei 772
– -Synthetase 259
Albego® (Camazepam) *294*
Albinismus 493
Albiotic® (Lincomycin-Hydrochlorid) 666
Albumin 24, 37, 503
–, Histaminfreisetzung 310
Alcuronium *134*, 135
–, Dosierung 139
–, Nebenwirkungen 138
–, pseudo-allergische Reaktionen 342
–, Wirkdauer 135
Aldactone® (Spironolacton) *434*, 435
– pro injectione® (Kaliumcanrenoat) *434*
Aldehyddehydrogenase 44, 50, 106, 313, 797
– Hemmung 800
Aldehyde 41, 45, **717**
Aldehydreduktase 44
Aldocorten® (Aldosteron) 567
Aldophosphamid *739*
Aldosteron 183, 412, 414, 420, 425, *434, 557,* 566f.
–, Volumen-Regulation 412
Aldosteron-Antagonisten 424, 426, **434**
–, therapeutische Anwendung 435
Aldosteronproduktion 431
Aldosteronsekretion 432
–, Senkung 184
Aldrin *784*, 785
Alfacalcidol 586
–, Alfentanil 212
–, Prämedikation 251
algogene Substanzen 200, 217
Alimix® (Cisaprid) *482*
aliphatische Hydroxylierung 41
– Chlor-Kohlenwasserstoffe (s. Chlor-Kohlenw.)
Alizaprid Anti-Emetikum 482f.
Alkalisierung des Harns 170, 260
Alkaloide 22, 128, 133, 135, 732, **823**, 830
–, Aconitin 823, 826
–, Chinolizidin 823
–, Colchicin 823, 826
–, Coniin 823f.
–, Cystin 824
–, Cytisin 823
–, Emetin 823
–, Germerin 826
– in Pflanzen 823
–, Indol- 823
–, Isochinolin- 823
–, L-Hyoscin 823
–, L-Hyoscyamin 823
–, Morphin 823
–, Mutterkorn- 160, 171, 173, 198, 207
–, Nicotin 823f.
–, Piperidin- 823
–, Protoveratrin 823
–, Protoveratrin A 826
–, Protoveratrin B 826
–, Pyridin 823
–, Pyrrolizidin- 823
–, Senecionin 823
–, Solanin 823ff.
–, Spartein 823f.
–, Steroid- 824ff.
–, Strychnin 823f.
–, Symptomatik 823
–, Taxin 823
–, Terpen- 823, 826
–, Tropan- 823
–, Veratrin 823, 825
–, Vergiftungen 823
Alkalose 269, 422
–, Antacida 476
–, metabolische 418f.
–, respiratorische 218, 418f.
Alkane 802, 804

Alkohol 468
–, akute Vergiftung 798
–, chronische Anwendung 302
–, Diurese 797
–, Entziehungskur 261
–, Faltentintling 799 f.
–, hepatotoxische Wirkung 798
–, im Blut 796 f.
–, Intoleranz 798 f.
–, Konsum 51
–, Kreuztoleranz 302
–, Kreuztoleranz mit Haschisch 299
–, Mißbrauch 505, 798
–, Oxidation 45, 796
–, Verkehrstüchtigkeit 797 f.
–, Wechselwirkung mit anderen Pharmaka 797 f.
–, Wirkungen 301
–, zentralnervöse Wirkung 262, 302, 797
Alkoholdehydrogenasen 45 f., 313, 795 f., 800, 807
Alkohole 26, **716, 795**
–, akute Toxizität 795
–, aliphatische **795**
–, höher homologe 801
–, mehrwertige 716
–, Struktur-Wirkungs-Beziehungen 795
Alkohol-Fettleber 505, 798 f.
Alkoholgehalt 795
– im Blut 796 f.
Alkoholismus **301, 798**
–, chronisches Stadium 302
–, Definition 302
–, Folgeerscheinungen 302
–, psycho-physische Auswirkungen 302
–, Stoffwechsel 302
–, Thiamin-Mangel 589
–, Toleranz 302
Alkoholschäden 798
Alkoholvergiftung 795
–, Symptome 797
–, Therapie 798
Alkoxy-Radikale 42, 329 f.
Alkylantien 726, 735
–, direkte 731
–, indirekte 730
Alkylbenzole 804
Alkylhalogenide 41
alkylierende Verbindungen 731 f., 736, *738*
– –, Busulfan 737
– –, Carboplatin 737 f.
– –, Carmustin 736 f.
– –, Chlorambucil 736 f.
– –, Cisplatin 737 f.
– –, Cyclophosphamid 736 f.
– –, Ifosfamid 736 f.
– –, Lomustin 736 f.
– –, Melphalan 736 f.
– –, Semustin 736 f.
– –, Stickstoff-Lost 736
– –, Thiotepa 738
– –, Trofosfamid 736 f.
– –, zytotoxische Substanzen 736
N-alkylierte Phenoxypropanolamin-Derivate 176
Alkylphosphate (s. a. organische Phosphorsäureester) **788,** 789 f., 792
–, Entgiftungsmechanismen 789
–, Inhibitoren 789
–, Oximtherapie 791
–, Pharmakokinetik 788
–, Schrader-Formel *789*
–, Therapie 790
–, Toxizität 788
–, Vergiftung 789 ff.
–, Wirkungsmechanismus 789
–, ZNS 790
Allantoin 495
Allergene 29
Allergien 83, 195, 817
–, Arzneimittel- 230, **336,** 340 ff.
–, Histaminfreisetzung 310
–, klinische Erscheinungen **339**
–, Mediatoren 304, 335, 338
–, Pharmakotherapie 304, **334**
–, Phasen 334, 337
–, Typ I- 334, **338**

–, Typ II- 338
–, Typ III- 320, 338
–, Typ IV- 334, 337, **339**
Allergie-Reaktionen, anaphylaktische 338
–, Bildung von immunreaktiven Lymphozyten 339
–, generalisierte 339 f.
–, Immunkomplex- 338
–, zellvermittelte 339
–, zytotoxische 338, 339, 341
Allergie-Therapie, Anticholinergika 335
–, Sympathomimetika 335
–, Theophyllin 335
allergische Arzneimittelschäden 341
– Erkrankungen des Respirationstrakt 341
– Immunkomplex-Reaktionen 338
– Leberschädigung 341
– Nebenwirkungen 337
– Reaktionen, Lokalanästhetika 230
– Rhinitis 335 ff.
– –, PAF-Antagonisten 329
– Zytopenien 341
allergisches Asthma 335
Alloantigene 744
Allopathie 86
Allopurinol 333, *500,* 739, *741*
–, bei APRTase-Mangel 497
– bei Niereninsuffizienz 500
–, Dosierung 501
–, Interaktionen 500
–, Purinsynthese-Hemmung 500
–, Urikostatikum *498,* **499**
–, Xanthinoxidase-Hemmung 499 f.
allosterische Veränderung 13
Alloxanthin *500*
Alloxan *500*
all-trans-Retinal *583*
all-trans-Retinol *583*
Allylestrenol 553
Allyl-isopropyl-barbiturat 53
Aloe 835
Alopecie, androgenetische 546
Alpengoldregen 824
Alphacalcidol 586
alpha-Linolensäure 503
Alprazolam 329
Alprostadil (s. PGE) 326, 442
Alpträume 255, 258
Alraune 823
Alter (s. a. Senium) 10, 56, 66, 81, 193, **601 ff.**
–, Arzneimitteldosierung 66
–, Blutdruckregulation 602
–, Eiweißgehalt 601
–, Elektrolythaushalt 602
–, Eliminationsgeschwindigkeit 601
–, enterale Resorption 601
–, erhöhte Sensitivität gegenüber Barbituraten 602
–, erhöhte Sensitivität gegenüber Benzodiazepinen 602
–, geschwächte Adaptivität 602
–, Hirndurchblutung 603
–, Hypertonie 191
–, Inulin-Clearance 602
–, Körpertemperatur 602
–, metabolische Elimination 601
–, Paraaminohippursäure-Clearance 602
–, parenterale Resorption 601
–, Pharmakodynamik 602
–, Pharmakokinetik 601
–, physiologische Veränderungen 601
–, Regeneration 603
–, renale Elimination 602
–, Schmerzschwelle 602
–, Verteilung von Arzneimitteln 601
–, Vigilanz 602
–, Vitaminkonzentrationen 603
–, Wasserhaushalt 602
–, zentral-vegetativ gesteuerte Regulationen 602
Alterationen, psychische 168
Alternativen, therapeutische 79
altersbedingte Änderungen 601
– Beschwerden 603
– Involutionsprozesse 67
Alterungsvorgänge, Verhinderung 603
Altinsulin 516
Aludrin® (Isoprenalin) *159, 175*

Aludrox® (Aluminiumhydroxid) 476
Aluminium **782**
–, akute Toxizität 782
–, Verminderung der Knochenfestigkeit 782
Aluminiumhydroxid 32
– als Phosphatfänger 475
–, Antacidum 476
–, Gele 475
Aluminiumphosphat, Antacidum 476
Aluminiumverbindungen, Resorption 476
Alupent® (Orciprenalin) *159, 165,* 363
alveoläre Narkotikumkonzentration 237 f.
Alveolarmembran 26, 234 f., 757
Alveolen 30, 760
Alveolitis, Arzneimittel-Allergie 340
Alzheimersche Krankheit 82, 105, 604
Amalgam **774**
Amanita muscaria (Fliegenpilz) 836
– phalloides (grüner Knollenblätterpilz) 838
– rubescens (Perlpilz) 837
– spissa (Grauer Wulstling) 837
– virosa (Knollenblätterpilz) 837
α-Amanitin 837, **838**
Amanitine 837
Amantadin 278, 688 f.
–, Antiparkinsonmittel *279,* 280
–, Indikationen 689
–, Interaktionen 689
–, Pharmakokinetik 689
–, physikochemische Eigenschaften 689
–, Resistenz 689
–, unerwünschte Wirkungen 689
–, Wirkungen 689
Ambacamp® (Bacampicillin) 634
Ambilhar® (Clioquinol) 706
Amblosin® (Ampicillin) 195, 634
Ambroxol 196
AMCHA (Tranexamsäure) 453, *454*
Ameisensäure 801
Amenorrhö 434, 534, 537
Ames-Test 753 f.
Amezinium 168, 195
AMG (Arzneimittelgesetz) 2, 77 ff.
Amide 45
Amidonal® Kaps. (Aprindin) 359
Amidotrizoat, Histaminfreisetzung 310
Amidotrizoesäure (Diatrizoesäure) 605, *606*
Amidsynthese 45
Amid-Typ (Lokalanästhetika) 227
Amikacin 644, 646 f.
Amilorid 412, 435
–, Diuretikum 427, *433*
Amine 47, 104
–, endogene 46
–, exogene 46
–, Hydrolyse 44
–, primäre 226
–, sekundäre 41
–, tertiäre 41
–, tertiäre, pK_a-Wert 225
Amin-Entspeicherung 180
Aminfreisetzer 167
2-Aminoanthracen *730*
Aminoantipyrin 39
4-Aminoantipyrin *220*
p-Aminobenzoesäure *44, 228,* 589, *594, 619, 620*
p-Aminobenzolsulfonamid 619
4-Aminobiphenyl 729 f.
γ-Aminobuttersäure (s. a. GABA) *104,* 113, **115,** 256, 264, 266 f., 476, 532, 837
ε-Aminocapronsäure 439, **454**
Aminoessigsäure, Antacidum 476
4-(2-Aminoethyl)-Imidazole *307*
Aminoglutethimid 549, 738, *743*
Aminoglykosid-Antibiotika (s. a. Aminoglykoside) **644 ff.**
–, allergische Reaktionen 648
–, Grundstruktur *644*
–, Interaktionen 648
–, Nebenwirkungen 647
–, Nephrotoxizität 648
–, Notfallmedizin 647
–, Ototoxizität 647
–, pharmakokinetische Unterschiede 670
–, physikochemische Eigenschaften 644
–, Therapiekontrolle 70

–, Toxizität 647
–, unerwünschte Wirkungen 648
Aminoglykoside 76, 614
–, ältere 646
–, anaerober Stoffwechsel 645
–, Antibiotika der Notfallmedizin 644
–, Elimination 646
–, Ertaubung 646
–, irreversible Ototoxizität 646
–, neuere 647
–, Penetration 645
–, Pharmakokinetik 646
–, pseudo-allergische Reaktionen 342
–, Resistenz 645
–, Sepsis 645
–, vorbeugende Maßnahmen 647
–, Wirkungen 644
Aminogruppe 41, 46, 226
p-Aminohippursäure (PAH) 53, 497
δ-Amino-Lävulinsäure (δ-ALA) 772 f.
– -Dehydratase 772
– -Synthetase 259
p-Aminomethylbenzoesäure (PAMBA) 453, 454
2-Aminonaphthalin 730
α-Aminooxalylaminopropionsäure 827, 830
Aminopenicilline 628, 634
–, Dosierung 634
–, Hauptindikationen 634
–, pseudoallergische Reaktionen 634
–, Therapie 634
Aminophenanthren 730
Aminophenazon 220, 730
–, Metabolit 39
Aminophenole 42
Aminophyllin® (Theophyllin) 335
Aminoquinurid (Surfen) 516
Aminorex® (nicht mehr im Handel) 492
5-Aminosalicylsäure (5-ASA; Mesalazin) 328, 479, 621
p-Aminosalicylsäure, Wechselwirkung mit Cumarin-Derivaten 449
L-Aminosäure-Decarboxylase 106
Aminosäuren 39, 493
–, toxische 823, 827, 830
α-Aminosäuren 46
Aminosäuresequenz 39
Aminoxide 41 f.
Aminpumpen 166
Amiodaron, Antiarrhythmikum 353, 361
Amiodaron-Typ-Antiarrhythmika 361
Amipaque® (Metrizoesäure) 606
Amitriptylin 12, 197, 290
–, Antidepressivum 288
–, Eigenschaften 290
–, Migräne 197 f.
AMK (Arzneimittel-Kommission) 83, 755
Ammoniak, MAK-Wert 755
Ammonium-Ausscheidung 414
Ammoniumchlorid 216, 420
Amnesie, anterograde 256
–, retrograde 249
Amnionflüssigkeit 25
–, Prostaglandine 325
Amöbenruhr 697, 705
–, Therapie 706
Amoxicillin 631, 634, 636
Amoxypen® (Amoxicillin) 634
AMP (Adenosin-5'-phosphat) 101, 387, 495, 496, 741
AMP, cyclisches (s. cAMP)
Ampferarten 828
Amphetamin 9, 41, 158 f., 167, 214, 284, 296
–, Ausscheidung über die Niere 296
–, Lipidlöslichkeit 296
–, Mißbrauch 296
–, motorische Aktivität 296
–, renale Ausscheidung 53
–, Stimulans 296, 297
–, vegetative Reaktionen 297
Amphetamine 167
–, leistungssteigernde Wirkung 170
Amphetaminvergiftungen 296
ampholytische Detergentien 718
Ampho-Moronal® (enthält Nystatin) 682
Amphotericin B (AmB) 679, 680, 681 f., 705
–, allergische Reaktionen 337

–, antimykotische Wirkung 680
–, Indikationen 682
–, Infusion 680
–, Interaktion mit Sterinen 681
–, Nebenwirkungen 680
–, Nephrotoxizität 682
–, Organmykosen 682
–, Pharmakokinetik 681
–, physikochemische Eigenschaften 679 f.
–, Therapie 680 f.
–, unerwünschte Wirkungen 682
–, Wirkungen 680
Amphotericin B® 682
Ampicillin 195, 627 f., 631, 634, 636 f.
–, Biotransformation bei Lebererkrankungen 69
–, scheinbares Verteilungsvolumen 58
Amrinon 101, 372, 380, 382
Amuno® (Indometacin) 195, 326
Amygdalin 759, 828, 831
Amylnitrit 395, 765
–, Dosierung 397
Amylopectin (Hydroxyethylstärke) 337, 342, 404, 405
Anabolika 166, 169 f., 545
–, Androgene 545
–, Feminisierung 170
–, Kontraindikationen 545
–, pharmakologische Eigenschaften 545
–, therapeutische Anwendung 545
–, unerwünschte Wirkungen 545
–, Virilisierung 170
–, Wechselwirkung mit Cumarin-Derivaten 449
Anadur® (Nandrolon) 545
Anaemie 457, 596 f., 694
anaerober Stoffwechsel 387
Anaesthesin® (Benzocain) 226, 229
Anafranil® (Clomipramin) 288
analeptische Wirkung 264
Analgesie (Narkosestadium) 237
–, Neurolept- 251
Analgesie-Test am Menschen 201 f.
– im Tierversuch 201
Analgetika 9, 11, 22, 196 ff., 200
–, allergische Reaktionen 337
–, Einteilung 202
–, Histaminfreisetzung 310
–, Kombinationspräparate 222
– mit antiphlogistischer Wirkung 216, 220
– mit antipyretischer Wirkung; 216, 220
–, Monopräprate 222
– (Morphintyp), Dosierung 212
–, nicht-opioidartige 202, 213, 216, 217
–, nicht-opioidartige, therapeutische Anwendung 221
–, opioidartige 202, 213
–, Prämedikation 252
–, psychische Abhängigkeit 302
Analgetika-Asthma 196, 326
Analgetika-Intoleranz 341
Analgetika-Mißbrauch 302
Analgetika-Nephropathie 221
analgetische Wirkung (Morphin) 205 f.
Analoga, quartäre 226
Analogskala, visuelle 202
Analyse, statistische 10
Anämie 457, 597, 736
–, aplastische 651
–, hämolytische 49
–, makrozytäre 596
–, megalozytäre 246
–, mikrozytäre 596
–, perniziöse 593
–, physiologische 461
–, renale 463
–, respiratorische Alkalose 419
Anämie 457, 596 f., 694
Anamirta cocculus (Kokkelskörner, Fischkörner) 834
anaphylaktische Reaktionen 340, 610
– –, allergische Reaktionen 338
–, Plasmaersatzmittel 404
anaphylaktischer Schock 230, 334 ff., 340, 817
– –, Histaminfreisetzung 310
– –, Symptome 339

Anaphylatoxine 311, 319
Anaphylotoxin-Bildung 310, 320
Anästhesie 135
–, kombinierte Valium®- 250
–, Neurolept- 251
anästhesiologische Sicherheitsbreite 232
Anästhetika, pseudo-allergische Reaktionen 342
Ancotil® (Flucytosin) 684
Ancylostoma brasiliense 709 f., 715
– caninum 709 f., 715
– duodenale 708, 715
Ancylostomiasis 708, 712, 715
Änderungen der Halbwertzeit 67
Andriol® (Testosteronundecanoat) 544
Androcur® (Cyproteronacetat) 546
Androgene 531, 542, 543, 743
–, Chemie 542
–, Climacterium virile 544
–, Kontraindikationen 545
–, Metabolismus 542
–, Nebenwirkungen 545
–, Oligozoospermie 544
–, Pharmakokinetik 542
–, primärer Hypogonadismus 544
–, protein-anabole Wirkung 542
–, sekundärer Hypogonadismus 544
–, Streß 542
–, Testosteron 542
–, therapeutische Anwendung 544
–, Wirkungen 542 f.
androgenetische Alopecie, Antiandrogene 546
Androgenisierungserscheinungen 552
Androgen-Präparate 544
Androgensekretion, Regulation 544
Androgensynthese, Regulation 542
Androsteron/Etiocholanolon-Quotient 170
Anemone 835
Aneurin 589
Aneurinhydrochlorid DAB (Thiamin) 590
Aneurysmen 370
Anexate® (Flumazenil) 250
ANF (atrialer natriuretischer Faktor) 412
Anfälle, Epilepsie- 264 f., 269, 274
–, Pathogenese 270
Anfallskupierung, Koronartherapeutika 396
Anfallsprophylaxe, Koronartherapeutika 396
Anflutung, Halothan 244
Anforderungen, sterische 11
Angina pectoris 178, 191
–, Anfall 390
–, instabile 390
–, spontane 389
–, Therapie 391, 401
–, vasospastische 390
Angiographie 606 f.
–, Radionuklid- 368 f.
angioneurotisches Ödem 230
Angiopathien, periphere 172
Angiotensin 182
Angiotensin Converting Enzymes (ACE) 316, 318, 381, 412, 820
– I 183 ff., 316 ff.
– II 150, 183 f., 190, 316 ff., 336, 382, 412 f., 431
– II-Rezeptor-Antagonisten 190
–, Volumen-Regulation 412
Angiotensinogen (α2-Globulin) 183
Angriffspunkte, postsynaptische 256
–, präsynaptische 166, 256
Angstzustände, Benzodiazepine 295
–, Tranquillantien 295
Anilin 41, 810
Anilin-Derivate 216, 221
Anionen 28
–, Plasmawasser 411
Anionenaustauscharze 505
Anipamil, Calciumkanal-Blocker 399
Anis 468
Ankerdomäne 530
Anopheles-Mücke 698
Anorektika 167
ANP (atriales natriuretisches Peptid) 150, 183, 412
Anregung der Motilität, Magen-Darm-Trakt 480

Anreicherung 38
Ansprechbarkeit, individuelle 6
Antabus-Syndrom 800
Antabus® (Disulfiram) 799
Antacida 35, **475**
–, Alkalose 476
–, Resorption 476
–, Toxizität 476
–, Ulcus-Therapie 470
–, unerwünschte Wirkungen 476
–, Wechselwirkung mit Cumarin-Derivaten 449
–, Wirkungsstärke 476
–, Zusammensetzung 476
Antacida-Therapie, metabolische Alkalose 419
Antagonismus 21, 618, 630
– (Beispiele) 22
–, funktioneller 19 ff.
–, kompetitiver 18 f., 21 f., 128
–, nichtkompetitiver 14, 19 f., 22
Antagonisten 12, 16 ff., 85, 99, 106, 152 ff., 176 f.
Antagonist-Rezeptor-Komplex 19
Antagosan® (Aprotinin) 453
Anteil, bioverfügbarer 63, 65
–, ionisierter 27
Antepan® (TRH) 533
anterograde Amnesie 256
Anthelminthika **706**, 707, 712
–, allergische Reaktionen 337
Anthrachinon-Derivate, Laxantien 485, *486, 487*
–, Pilzgifte 836
Anthrachinonglykoside 485, 835
Anthracycline 740
Anthraglycoside 45
Anthranilsäure-Derivate *219*
1,8,9-Anthratriol *486*
Anthrazen 728
antiabsorptiv wirkende Laxantien 485
antiadrenerge Notfall-Therapie 172
Antiandrogene **545**
–, Akne 546
–, androgenetische Alopecie 546
–, Hirsutismus 546
–, Hypersexualität 546
–, Prostatakarzinom 546
–, Pubertas praecox 546
–, Seborrhö 546
–, Sexualdeviationen 546
–, therapeutische Anwendung 546
Antiarrhythmika 67, 70, 178, 352 f.
–, β-Adrenozeptorenblocker 360
–, Amiodaron-Typ 361
–, Chinidin-Typ 353
–, Einteilung nach Wirkung 353
– gegen bradykarde Rhythmusstörungen **363**
–, Klasse IA- 353
–, Klasse IB- 355
–, Klasse IC- 357
–, Klasse II- 360
–, Klasse III- 361
–, Klasse IV- 361
–, Lidocain-Typ 355
–, β-Sympathomimetika 352
–, Wirkung 354
Antiasthmatika 196
antiasthmatische Therapie 9
antibakterielle Aktivität 645
– Wirkungsmechanismen 617
Antibiotika 25, 138, **613, 617**, 706, 735, 742
–, allergische Reaktionen 337
–, Aminoglykosid- 644 ff.
–, Angriffsorte bei Bakterien 618
–, antirheumatische Therapie 223
–, bakteriologische Grundlagen 616
–, Bleomycin 737, 740
–, Breitband- 449
–, Dactinomycin 737, 740
–, Daunorubicin 737, 740
–, Definition 615
–, Doxorubicin 737, 740
–, β-Laktam- **624 ff.**
–, Mitomycin 737, 742
–, Peptid- 670
–, pharmakologische Grundlagen 615
–, pseudo-allergische Reaktionen 342

Antibiotika-Empfindlichkeit 616
Antibiotika-Forschung 613
Antibiotika-Kombinationen 617 f.
Antibiotika-Therapie, Leitregeln 619
Antibiotika-Wahl 616
Anticholinergika 32
–, Allergietherapie 335
Antidepressiva 108, 111, 168, 197, 213, **281, 287**
–, Beeinflussung der Psyche 290 f.
–, Beeinflussung des Vegetativums 290
–, biochemische Eigenschaften 290
–, chemische Merkmale 287
–, Hemmung der Noradrenalinaufnahme 288
–, Hemmung der Serotoninaufnahme 288
–, Kontraindikation bei Epilepsie 275
–, Latenzzeit 289
–, Lithiumsalze 287, 289
–, Nebenwirkungen 290
–, neuartige *289*
–, Pharmakokinetik 289
–, pharmakologische Eigenschaften 290
–, psychische Wirkungen 290 f.
–, therapeutische Anwendung 290
–, tricyclische 32, 214, 229, 255, 287, *288, 289* f.
– –, allergische Reaktionen 337
– –, Wirkungen am Menschen 290
– –, im Tierexperiment 290
–, Wirkungsmechanismus 287
Antidiabetika 70, 619
–, orale 9
antidiuretisches Hormon (ADH; s. a. Vasopressin) 324, 528, 539 ff., **796**, 797, 800
–, Osmolaritäts-Regulation 413
–, Volumen-Regulation 412
Antidote 21 f., 146, 179, 250, 749
–, Atropin 749
–, Chelatbildner 749
–, Co-EDTA 749
–, Ethanol 749
–, Heparin- 446
–, Hydroxocobalamin 749
–, Methämoglobinbildner 749
–, Methylenblau 749
–, N-Acetylcystein 749
–, Natriumthiosulfat 749
–, Oxime 749
–, Thionin 749
–, Vitamin K 749
Antidot-Therapie 751
Antidotum Thallii „Heyl"® (Eisen(III)-hexacyanoferrat II)) 779
Anti-Emetika 111, 197, 207, **482 f.**
–, Prämedikation 252
Anti-Epileptika 70, 213 f., 255, **269**
–, allergische Reaktionen 337
–, Anwendungsmöglichkeiten 274
–, chemische Formeln 273
–, Nebenwirkungen 274
–, Pharmakodynamik 271
–, Pharmakokinetik 271
–, Therapiekontrolle 70
–, tierexperimentelle Prüfung 271
–, Wirkungsweise 270, 274
Antigen-Antikörper-Komplexe, zirkulierende 340
Antigene 339, 744
–, Peptid- 336
Antigen-Karenz 337
Antigestagene **553**
antihämophiler Faktor (AHF) 438
antihämophiles Globulin (AHG) 438
Antihistaminika 11, **311**, 610
–, allergische Reaktionen 337
–, Halbwertzeiten 311
–, lokalanästhetische Wirkung 312
– mit hypnotischer Wirkung 261
–, Prämedikation 252
–, Strukturformeln 311
–, Therapie 312
–, Vergiftung 313
–, zentraldämpfende Wirkung 312
Antihypertensiva 172, 178, **183**, 186, **189**, 191
–, blutdrucksenkende Wirkung 287
–, kombinierte Anwendung 190

Antihypotonika 194
antiinfektiöse Pharmakotherapie 614
Antiinfektiva, Einteilung 614
anti-ischämischer Effekt 395
Antikoagulantien 70, 392, 439, 455
– (Cumarintyp) 50, 447
–, Grundzüge der Behandlung 454
–, Heparine 444
–, indirekt wirkende 447
–, Kontraindikationen 450
–, orale 69
–, unerwünschte Wirkungen 449
Antikörper, dextranreaktive 405
–, IgE- 338
–, IgG- 338
–, IgM- 338
–, monoklonale 744 f.
–, Insulinbindung 517
Antikörperbildung, Sensibilisierung **338**
Antikörperkonzentration 337
Antikörper-produzierende B-Zellen 744
Antimalariamittel 49
–, Angriffspunkte 698
Antimetaboliten 735, 738, 740 f.
–, Cytarabin 737, 739
–, Derivate von Naturstoffen 738
–, 5-Fluorouracil 737, 739
–, Mercaptopurin 737, 739
–, Methotrexat 737, 739
–, Thioguanin 737, 739
antimikrobielle Chemotherapeutika 619
Antimykotika 613 f., **679**
–, Azol-Chemotherapeutika 679, **684**, 685
–, Polyen-Antibiotikum 679
–, systemische 685
–, topische 684
antinozizeptives System 203
Antioestrogene **549**
–, Stilbenderivate 549
Antiparkinsonmittel **278 f.**
–, Amantadin 689
–, Dosierung 280
–, Nebenwirkungen 280
Antiperspirantien, allergische Reaktionen 337
Antiphlogistika 197, 216, 219 f.
–, allergische Reaktionen 337
–, nichtsteroidale 195, 217, 219, 321, 326, 333
– –, Arzneimittel-Allergie 341
α₂-Antiplasmin 438, 442
Antiplasmine 442
Antipode, optischer 11
Antiprotozoenmittel 614, **697**, *704*
Antipyretika 216, 220
Antirheumatika 196
–, nichtsteroidale 31
– –, Gichtanfall **502**
antirheumatische Therapie **222**, 223
Antiseptika 716
Antiseren, tierische 337
Antisympathotonika 152, 179 f., 192 f.
–, Wirkungsmechanismen 181
Antithrombin 438 f.
– II 444
– III 438, 441
α₁-Antitrypsin 438
antituberkulöse Kurzzeittherapie 672
Antituberkulotika 614, **672**
–, pharmakologische Daten 673
– 1. Wahl 672
– –, Ethambutol 672
– –, Isoniazid 672
– –, Pyrazinamid 672
– –, Rifampizin 672
– –, Streptomycin 672
– 2. Wahl 678
– –, Capreomycin (CM) 678
– –, Dapson (DDS) 678
– –, Protionamid (PTH) 678
– –, Terizidon (Cycloserinderivat) 678
Antitussiva 196, **215**
–, Dosierung 215
–, Suchtgefahr 215
antitussive Wirkung (Codein) 207
– – (Morphin) 206 f.
Antriebsminderung 286

Anturano® (Sulfinpyrazon) 451
Antwort, effektorspezifische 13
Anvitoff® (Tranexamsäure) 454
Anwendung an Patienten, erste 80
–, enterale 72
–, lokale 35
–, orale 73
–, rektale 71, 74, 75
–, vaginale 74
Anwendungsformen, parenterale 71
Anxiolyse 250
Anxiolytika, Tranquillantien 294
Aorten-Druck 393
Aorten-Stenose 370
AP (s. Aktionspotential)
Apafant 329
Apalcillin 628, 631, 636
Apamin 816
Apatef® (Cefotetan) 641
AP-Endonuklease 727
Apfelkerne 828
Aphasie 197
Aphrodisiakum 261
Apiaceae (Doldengewächse) 835
Apiol 829
aplastische Anämie 651
– –, Anabolika 545
Apoliproprotein 508
– AI 506
– AII 506
– B100 505
Apomorphin 108, 206, 207, 210
Apomorphin-Emesis 751
Aponal® (Doxepin) 288
apparentes Verteilungsvolumen 58
Appetitzügler 167, 492
–, Stimulantien 297
Applikation 3, 6
–, extravasale 55, 62
Applikationsort 29
Applikationsvolumen 35
Aprikosenkerne 828
Aprindin 358 f.
–, Antiarrhythmikum 353
Aprotinin 453
APRTase (Adeninphosphoribosyltransferase) 496
APRTase-Mangel 496
APS (Adenosin-phosphosulfat) 46
APSAC (Acylierte Plasminogen-Strepto-kinase-Aktivator-Komplexe) 392, 402, 452, 454
Aquocobalamin (Vit. B$_{12b}$) 592, 760
Arabinose 28
Arabinosid A 695
Arachidonsäure 40, 42, 320 ff., 328, 332, 724, 816
Arachidonsäuremetaboliten, cyclooxygenase-abhängige 320 f.
–, extravaskuläre glatte Muskulatur 324
–, Inaktivierung 323
–, Kreislaufwirkung 323
–, lipoxygenase-abhängige 322, 327
–, Niere 324
–, pharmakologische Effekte 323
–, Struktur 320
–, Thrombozytenfunktion 324
Arachidonsäurestoffwechsel 304, 320 ff.
Arantil® (Propyphenazon) 220
Arbeitsmoykard 399
Arbeitsstoffe 755
Arcasin® (Penicillin V) 632
ARDS (adult respiratory distress syndrome) 320
area under the curve (AUC) 56 f., 59 ff.
Arecolin 126
Arelix® (Piretanid) 429
Argentum nitricum (Silbernitrat) 613, 719
Arginin 420
–, C-terminales 319
Arginin-Vasopressin 413, 540 f.
Argyrie, generalisierte 780
Argyrose 780
Aristolochiasäure 732
Arndt-Schulz'sche Regel 85
Arnica montana (Arnika) 834
Arnikatee 834

Arnikatinktur 834
Aromastoffe 829
Aromatasehemmer, Aminoglutethimid 549
aromatische Amine 729, 731
– Hydroxylierung 41
– Kohlenwasserstoffe 42, 50, 728, 802
– Nitroverbindungen 730
aromatischer Rest 226
Aronstab 828
arousal reaction, Neuroleptika 286
Arrhythmien, supra-ventrikuläre 349
–, ventrikuläre 349
4-Arsanilsäure-Na 613
Arsen 777
–, akute Vergiftung 778
–, Chemotherapeutikum 777
–, chronische Vergiftung 778
–, Fungizid 777
–, Insektizid 777
–, Karzinogenität 778
–, Metalloberflächenbearbeitung 777
–, Nachweis 777
–, Pflanzenschutz 777
–, Pharmakokinetik 777
–, Resorption 778
–, Schädlingsbekämpfung 777
–, Toxizität 777
–, Vergiftung 777 f.
–, Vorkommen 777
–, Wirkungsweise 778
Arsenicum album 85
Arsenik 777
–, Gastroenteritis 778
Arsenikesser 777
Arsenpentoxid 777
Arsentrichlorid 777
Arsentrioxid 777
Arsenverbindungen, Giftigkeit 777 f.
Arsenvergiftung 768
–, BAL 778
–, Dimercaprol 769
–, Melanose 778
–, Symptome 778
–, Therapie 778
–, ZNS 778
Arsenwasserstoff (Arsin) 777 f.
–, MAK-Wert 755, 778
–, Vergiftung 778
Artane® (Trihexyphenidyl) 279
Arterenol® (Noradrenalin) 159, 161, 611
arterielle Hypertonie 189, 370
– Thrombosegefährdung 455
Arteriosklerose 164
arterio-venöse O$_2$-Differenz 385
Arthritis 496, 599
–, rheumatoide 333
Arthropoden-Gifte 815
Arthrosen 222
Artosin® (Tolbutamid) 519
Arum maculatum (Gefleckter Aronstab) 828
Arumil® (Amilorid) 433
Arunlakshana 19
Arylalkylcarbonsäure, chlorierte 793
Arylamine 40
–, kanzerogene 46 f.
–, tertiäre 226
Arylamin-N-Acetylierung 47
Arylhydroxamsäure 46
Arylhydroxamsäure-N,N-Transacetylierung 47
–,O-Transacetylierung 47
Arylhydroxylamine 730
Arylpropylsäurederivate 219
Arylsäurederivate 219
ARZ (absolute Refraktärzeit) 348
Arzneibehandlung, Spätfolgen 84
Arzneiformen 2, 29, 71, 73
Arzneimittel 2
–, allergische Nebenwirkungen 337
–, Definition 1
–, Entwicklungsgang 1
– gegen Altersbeschwerden (s. a. Geriatrika) 601
–, homöopathische 77
–, Immunogenität 336
–, Prüfung 1, 55, 77 f., 755
–, Toxikologie 747 f., 754

–, Wirkung am sympathonervalen System 152
– Wirkung auf das Zentralnervensystem 193
–, Zulassung 1 f., 77 f.
arzneimittelabbauende Enzyme 601
Arzneimittelallergie 71, 304, 336
–, an inneren Organen 340
–, Reaktionen an der Haut 342
–, Pathogenese 337
arzneimittelbedingte Nierenerkrankungen 342
Arzneimittelclearance 69 f.
Arzneimitteldosierung 63, 65
– bei alten Menschen 66
– bei Kindern 65
Arzneimittel-Epidemiologie 83
Arzneimittelfieber 340
Arzneimittelgesetz 2, 77 ff.
arzneimittel-induzierte Autoimmunerkrankungen 340
Arzneimittel-induzierte Pseudo-Allergie 342
arzneimittel-induziertes Fieber 340
Arzneimittelkommission 83, 755
Arzneimittelkonzentration, Zeitabhängigkeit 55
Arzneimittelmißbrauch 300
Arzneimittel-Reaktionen, generalisierte allergische 340
Arzneimittelschäden, allergische 341
–, toxische 341
Arzneimittel-Wechselwirkungen 21, 67 ff.
Arzneimittelwirkungen 8
–, unerwünschte 83 f.
–, –, Register 83
Arzneistoff 2
Arzneistoffe, homöopathische 84
Arzneistoffkonzentration, maximale 57
5-ASA (5-Aminosalicylsäure; Mesalazin) 328, 479, 621
Asacolitin® (Mesalazin) 479
Asbest 733, 814
Ascariasis 708, 712, 714 f.
Ascariden 710
Ascaris lumbricoides 708, 715
L-Ascorbinsäure (Vitamin C) 43, 462, 580 ff., 594, 595
– Antioxidans 596
– Cytochrom P-450-Gehalt 595
–, Eisenresorption 450
–, Elektronenakzeptor 595
–, Elektronendonator 595
– in Leukozyten 596
–, Inhibitor der N-Nitrosierung 596
–, Mangelerscheinungen 595 f.
– –, Therapie 596
–, täglicher Bedarf 596
–, unerwünschte Wirkungen 596
–, Verringerung der Tumorhäufigkeit 596
–, Wirkung 595 f.
L-Ascorbinsäure-Stoffwechsel 596
Askariasis 711
Asparaginase 743
Asparaginsäure 104
Asparaginsynthase 743
Aspartat 113
Aspergillus flavus 731
Asphyxie (Narkosestadium) 237
Aspirin® (Acetylsalicylsäure) 217, 223, 326, 451
ASS (s. Acetylsalicylsäure)
Assoziationskonstante 37
Astemizol 196, 312
–, Antihistaminikum 311
Asteraceae (Korbblütler) 834
Asthma 318
–, allergisches 335
– bronchiale 164, 186, 230, 326, 329, 384
– –, Arzneimittel-Allergie 340 f.
– –, Leukotriene 328
– –, PAF-Antagonisten 329
– –, respiratorische Acidose 419
– –, Therapie 195
–, extrinsisches 195
–, Histaminfreisetzung 310
Asthmaanfälle 35, 341
–, Inhalationstherapie 394
Asthma-Kranke, Mortalität 165

Asthmaprophylaxe 335
asthmatischer Bronchialspasmus, Therapie 334
– –, Ursachen 334
Astonin H® (Fludrocortison) 195, 563, 567
Asymmetriezentrum 11 f.
asymmetrische C-Atome 107, 129 f.
asympathotone Orthostasereaktion 193
aszendierender Teil der Formatio reticularis 254
AT 10® (Dihydrotachysterin) 584, 586
Ataraktika 282
Atarax® (Hydroxyzin) 292
ATCh (Acetylthiocholin) 16 ff.
Atemdepression 29, 205, 247, 252, 262
Atemgifte **756**
–, Kohlenmonoxid 756
Atemlähmung 759, 763
–, zentrale 143
Atemmotorik 204
Atemtyp, Cheyne-Stokes- 209
Atemvolumen 30, 235
Atemwege 761
–, Formaldehyd 762
–, Schädigung 760
Atemwegserkrankungen, obstruktive 166, 179, 384
–, Therapie 195
Atemzentrum, Hemmung, respiratorische Acidose 419
–, Morphin-Wirkung 207
–, Stimulierung, respiratorische Alkalose 419
Atenolol 157, 175
–, Migräne 198
–, pharmakokinetische Eigenschaften 177
–, relative Selektivität an Adrenozeptoren 160
ätherische Öle 215 f., 823, **829**, 835
– –, Giftwirkungen 829
– –, Hauptwirkstoffe 829
– –, Monoterpene 834
– –, Rauschgift 829
– –, Vergiftung, Therapie 829
– –, Vergiftungen 829
Atherosklerose 505
–, koronare 505
Atmung 204
– und Schmerz 207
C-Atome, asymmetrische 107, 129 f.
atonische Kreislaufinsuffizienz 409
Atopie 341
Atosil® (Promethazin) 261, 311, 483
Atoxyl® (4-Arsanilsäure-Na) 613
ATP (Adenosin-5'-triphosphat) 13, 28, 46, 102, 104, 110, **116,** 121, 157, 387, 521
–, Synthese 524
–, Umsatz 388
ATP-abhängige Pumpe 415
ATPase 366, 425 f., 428, 430
–, H⁺, K⁺-, Hemmstoff 472
–, K⁺- 372
–, Na⁺- 372
–, Na⁺, K⁺- 411, 412, 415, 420
Atracurium 105, 134, 135, 138
–, Dosierung 139
–, Nebenwirkungen 138
–, Wirkdauer 139
atrialer natriuretischer Faktor (ANF) 412
atriales natriuretisches Peptid, Volumen-Regulation 412
– natriuretisches Polypeptid 150, 183
Atrio-Ventrikular-Knoten 345, 350
Atropa belladonna (Tollkirsche) 85, 823, 833
Atropin 10, 18, 22, 35, 96, 103, 106, 128 ff., 179, 195, 251, 377, 402, 790, 823
–, Antiarrhythmikum 363
–, Antiparkinsonmittel 279
–, Plasmahalbwertzeit 131
–, Prämedikation 251
–, Verteilungs-Koeffizient 27
–, Wechselwirkung mit Cumarin-Derivaten 449
–, Wirkung 791
atropinähnliche Substanzen 128
Atropinsulfat Braun® (Atropin) 179
Atrovent® (Ipratropium) 195, 336
atypische Mykobakteriosen 672

Aubergine 824
AUC (Fläche unter der Kurve) 56 f., 59 ff.
Auerbachsche Plexus-Heterorezeptoren 158
Aufklärung der Versuchsperson 79
Auflösungsgeschwindigkeit 73
Aufnahme, simultane 21
– von Pharmaka durch die Lunge 30
– von Pharmaka in den Organismus 29
Auge, Blockade von Muscarinrezeptoren 127
–, cystoides Macula-Ödem 507
Augeninnendruck 138
–, Senkung 178
Augenlinse 508
Augentropfen 72, 146
–, Wirkstoffgehalt 35
Augmentan® (Amoxicillin/Clavulansäure) 635
Aura 197
Aureomycin® (Chlortetracyclin) 654
Aureotan® (Aurothioglukose) 223
Auriasis (= Chrysiasis) 780
Aurintricarbonsäure 771
Auro-Detoxin® (Aurothiopolypeptid) 223
Aurothioglukose, antirheumatische Therapie 223
Aurothiopolypeptid, antirheumatische Therapie 223
Ausdauerleistung 170
Ausscheidung 9, 38
– eines Pharmakons 28
–, H⁺, renale 414
–, renale 53, 67, 424, 609
– von Giftstoffen 750
Ausscheidungsgeschwindigkeit 59, 65, 68
Ausschleichphase 193
Ausschwemmung von Ödemen 435
Aussehen (Pharmaka) 71
äußere Membran 626 f.
Austausch, Cl⁻-HCO₃⁻ 415
–, Na⁺-H⁺- 415
Austauschmechanismus, Na⁺-Ca²⁺- 421
–, Na⁺-H⁺- 414 f., 420
–, Na⁺-K⁺- 372
Auswaschzeit von Inhalationsnarkotika 233, 235
Auswurfarbeit 393
Auswurffraktion 368 f., 371
Auswurfzeit 388
Autoabgase 756, 762
Autoantigene 744
Autoimmunerkrankungen 146, 572, 745
–, arzneimittel-induzierte 340
–, Immunsuppressiva 744
Autoimmunreaktionen, generalisierte 340
Autoinhibition, präsynaptische 103
Automatie, abnorme 349
–, reguläre 349
autonomes Nervensystem 97
Autoprothrombin I 438
– II 438
Autoregulation 386
Autorezeptoren, Muscarin- 131
–, Nicotin- 136
–, präsynaptische 101, 105, 113
Auxiloson® Dosier-Aerosol (Dexamethason-isonicotinat) 335, 564, 761, 828
Auxin, Hemmstoffe 793
AV-Block 131
– 2. und 3. Grades 365
Avermectine, Pestizide 711 f.
AV-Knoten (Atrio-Ventrikular-Knoten) 345, 350
avoidance reaction, Neuroleptika 286
AV-Shunts 370
AV-Überleitung 382
–, Störungen 377
axonaler Transport 98
Axon-Endigungen 97
Azactam® (Aztreonam) 629, 642, 643
Azaleenblüten 834
Azathioprin 146, 223, 500, 736, 739, 741, 745
Azidocillin (Azidobenzyl-Penicillin) 632
Azido-Thymidin (AZT) 693
Azithromycin 661, 663
Azlocillin 628, 631, 636
Azol-Antimykotika **684, 685**

–, Ergosterin-Synthese 685
–, Indikationen 686 f.
–, Interaktionen 687
–, Pharmakokinetik 686
–, physikochemische Eigenschaften 685
–, unerwünschte Wirkungen 687
–, Wirkungen 685
Azoverbindungen 44, 730
Azoxy-Derivate 730
Aztreonam 629, 642, 643
Azulfidine® (Sulfasalazin; Salazosulfapyridin) 223, 328, 479, 620, 623

B

B₆-Aktivität 581
Bacampicillin 634
Bacillotox® (Desinfiziens, Phenolderivate) 718
Bacillus anthracis 627
Bacitracin 670
–, pseudo-allergische Reaktionen 342
Baclofen 115, 264, 276
–, Muskelrelaxantium 277
Bacteroides-Arten 627 f.
Bacteroides fragilis 628
Bactrim® (Co-Trimoxazol) 195
bad trips 249
Bahnung, räumliche 270 f.
–, zeitliche 270 f.
Bakteriämie, Komplement-Aktivierung 320
bakterielle Chromosom-DNA-Helix 656
– DNA-Gyrase 655
– Resistenz **618**
bakterielles Chromosom 656
Bakterien, gramnegative 70, 626
Bakteriostase 616 ff., 626
Bakterizide 617 f.
bakterizide Effektivität 630
BAL (British Anti Lewisite, Dimercaprol) 223, **768 f.,** 780
Baldrian-Bestandteile 262
Bandwürmer 706 f., 712 f.
Barazan® (Norfloxacin) 658
Barbital 50, 258, 259 f.
–, Narkose-Eintritt 247
Barbiturate 11, 22, 256 f., 264, 270 f., 554
–, Abbau 259
–, Abhängigkeit 258 f.
–, allergische Reaktionen 337
–, Anwendung 247, 259
–, Eigenschaften 257
–, Hautreaktionen 258
–, hypnotisch wirkende 9
–, Injektionsnarkotika 247
–, Intoxikation, 259
–, Kombinationspräparate 259
–, Kurznarkotika, Eigenschaften 248
–, Metabolit 257
–, Mißbrauch 259
–, Narkose 260
–, Nebenwirkungen 247, 258
–, Schlafmittel **257**
–, Toleranzentwicklung 258
–, Verteilung 247 f., 259
–, Wechselwirkung mit Cumarin-Derivaten 449
Barbiturat-Typ (Enzyminduktoren) 50
Barbiturat-Vergiftung, respiratorische Acidose 419
–, Therapie 260
Barbitursäure 257
Barbitursäurederivate 273, 264
–, Eigenschaften 258
Barium 605
Bariumsulfat 605
Barorezeptorenreflex 182 f., 191
–, lokaler 183
Bartter-Syndrom 318
Basalmembran 23 f.
Basedow-Hyperthyreose 572, 575
Basen, lipophile 38
–, organische 27
Basen-Exzisions-Reparatur 727

Basenpaar-Umwandlung 726
Basensequenz 39
basische Pharmaka 31 f., 37
basophile Granulozyten 112, 338
Bateman-Funktion 62
Bathyphase 8 f.
Batrachotoxin 372, *821*
BAT-Werte (Biologische
    Arbeitsstoff-Toleranz) 755
Baycaron® (Mefrusid) *430, 432*
Baycillin® (Propicillin) 632
Bayotensin® (Nitrendipin) 188
Baypen® (Mezlocillin) 628, *636*
Baypress® (Nitrendipin) 399
Bay-Region 728
Beatmung mit hyperbarem Sauerstoff 333
Beclometason-dipropionat 196, 335, 563
Beconase® Dosier-Spray
    (Beclomethason-dipropionat) 335
Bedingungen, hypoxische 44
Beeinflussung der Magenentleerung 32
– des Stoffwechsels 49
Beendigung der Übertragung 102
Befruchtung 82
Belastungsangina 389 f., 396
Belastungstachykardie 178
Belastungstoleranz 395
Belegzelle 467
Beloc® (Metoprolol) 198
–, pharmakokinetische Eigenschaften 177
Bemegrid 264
Benfotiamin „Ankermann"® (Benphotiamin)
    590
Benphotiamin 590
Benserazid 279
Bentonit 794
Benuron® (Paracetamol) 326
Benz(a)anthrazen 810
Benzalkoniumchlorid *718*
Benzamide 282
Benz(a)pyren *728, 729,* 810, 814
Benzathin-Benzylpenicillin 632
Benzatropin 130
–, Antiparkinsonmittel 280
Benzatropinmesilat 278
–, Antiparkinsonmittel *279*
Benzbromaron **497**
–, Urikosurikum *498*
–, Wirkung 499
Benzidin *730*
Benzimidazole 373
–, Ulcus-Therapie 470
Benzin **804**
–, akute Vergiftung 804
–, chronische Vergiftung 805
–, Leberschädigung 804
–, Metabolismus 804
–, Narkose 804
–, neurotoxische Wirkungen 804
–, Pharmakokinetik 804
–, Rauschzwecke 805
–, Vergiftung 804
Benzinpneumonie 804
Benzinvergiftung, Therapie 804
Benzo(a)pyren *728, 729,* 810, 814
Benzocain 226, 229
Benzodiazepin 104
Benzodiazepin-Antagonisten **250,** 295
Benzodiazepine 115, 214, 251, 264, 266, 271,
    273, 276, **291,** *292,* 293
–, Abbau in der Leber 291
–, Abhängigkeitspotential 257
–, Antidot 250, 295
–, antikonvulsive Eigenschaften 294
–, Eigenschaften 257
–, Elimination 293
–, hang over 295
– (Hypnotika) **256**
–, injizierbare **250**
–, intrinsic activity 291
–, kompetitive Wirkung von
    Imidazobenzodiazepinen 250, 295
–, Konjugation mit Glucuronsäure 293
–, Öffnung der Chloridkanäle 291
–, Partialagonisten 295
–, psychische Abhängigkeit 295
–, Rebound-Phänomene 295

–, Stoffwechsel 294
–, Tranquillantien 291
–, Wirkung auf GABA$_A$-Rezeptor 291
Benzodiazepin-Rezeptoren 250, 291, 295
–, Liganden 293
–, Wirkung auf Neuronenmembranen 291
Benzoësäure *45 f.*
Benzol 40, 728, **803**
–, akute Vergiftung 804
–, Bedeutung 803
–, Blutgift 804
–, chronische Vergiftung 804
–, Giftigkeit 803
–, karzinogene Wirkung 804
–, Leukämie 804
–, MAK-Wert 802
–, Metabolisierung 803
–, mutagene Wirkung 804
–, Pharmakokinetik 803
–, Rauscherscheinungen 804
–, Verwendung 803
Benzothiadiazine 426, 427, *430,* 433
–, Diuretika 431
Benzoylglucuronid *45*
Benz(a)pyren *728, 729,* 810, 814
Benzylalkohol 716 f.
Benzylnikotinat 36
o-Benzyl-p-chlorphenol *718*
Benzylpenicillin 627, 631 f.
Benzylpenicillin-Na 631
Benzylpyrimidine 623
Beobachtungsstudien 84
Bepridil, Calciumkanal-Blocker 399
Berberis vulgaris (Berberitze) 826
Bereitstellung des Transmitters 97
Bergamotteöl 835
Bergapten 835
Beri-Beri 589 f.
Berichtssysteme 83 f.
Beriplex® (Vit.-K-abh. Gerinnungsfaktoren)
    450
Berodual® (Ipratropium + Fenoterol) 336
Berotec® (Fenoterol) *165*
Berufskrankheiten 750
Berufsordnungen 78
Beryllium **781**
–, Granulome 782
–, Karzinogenität 781
–, Metalldampffieber 781
–, Sarkome 782
–, toxische Pneumonie 781
–, Vergiftungen 781
– –, Therapie 782
Berylliose 781
Beschaffungskriminalität 301
Besenginster (Sarothamnus scoparius) 824,
    833
besetzte Rezeptoren 14
besondere Risiken 81
bestrahlte Lebensmittel 748
Bestrahlungsthyreoditis 575
Beta isodona® (Polyvidon-Iod) 719
Betabactyl® (Ticarcillin) *635,* 636
Betadorm *257*
Betamethason (9α-Fluor-16β-methyl-
    prednisolon) 564
Betaxolol, Offenwinkelglaukom 145
Betelnuß 126
Bethanechol *126*
Betnesol® (Betamethason) 564
Beugereflex 267
Bewegungsabläufe im Magen-Darm-Trakt
    480
Bewegungskrankheit 132, 482
Bezafibrat, Lipidsenker **508,** *509*
Bezold-Jarisch-Reflex 204
BGA (Bundesgesundheitsamt) 77, 79, 83
BHA (butyliertes Hydroxyanisol) 43
BHT (butyliertes Hydroxytoluol) 43, *733,* 734
Bicarbonat 475
–, Ausscheidung 427
–, Resorption 428, 476
–, Rückresorption 414
–, Sekretion 326, 466
Bicucullin 115, *265,* 266
Bidocef® (Cefadroxil) *639*
Bienengift-Peptide 816

Bierschaum 780
Bifonazol 684
Bigeminie 377
–, Digitalis 376
Biguanide, Blutzuckersenkung 523
–, Lactat-Acidose 524
–, Pharmakokinetik 524
Biklin® (Amikacin) 644, 647
Bilharziose 706
biliäre Exkretion 53 f., 56
Bilibyk® (Iobenzaminsäure) *608*
Biligrafin® (Adipiodon) *608*
Biligram® (Ioglycaminsäure) *608*
Bilimiro® (Iopronsäure) *608*
Bilirubin 68 f.
–, hepatischer Metabolismus 69
Bilirubin-Diglucuronid, biliäre Exkretion 54
Biliscopin® (Iotroxinsäure) *608*
Biloptin® (Iopansäure) *608*
Bilsenkraut 128, 823
Biltricide® (Praziquantel) 614
Bindegewebe, Durchblutung 36
Bindung 14, 23, 38
– des Pharmakons an Proteine in Plasma u.
    Gewebe 37, 58
–, kovalente 6, 11
– von Halothan an Eiweiße 236
– von Pharmaka, Änderung 67
Bindungen, ionische 11
Bindungskonstante 19
Bindungsstellen 77
Bing-Horton-Syndrom 197
Binotal® (Ampicillin) 634
bioäquivalent 57
bioavailability (s. Bioverfügbarkeit)
Biogastrone® (Carbenoloxon) 475
Biological Response Modifiers (BRM,
    Immunmodulatoren) 342, 781
Biologische Arbeitsstoff-Toleranz (BAT) 755
biologische Membran 23, 25
–, Auslösung von Wirkungen 13, 16
–, Regelsysteme 13
Biotin 589
Biotransformation 23, 38 f., 65 f.
–, Einfluß von Lebererkrankungen 69
–, Reifung 66
– von Pharmaka 70
bioverfügbarer Anteil 63, 65
Bioverfügbarkeit 55 ff., 61, 66, 70, 160, 674
–, absolute 57
–, relative 57
– von Paracetamol 75
– von Pharmaka 73
– von Phenacetin 75
Bipensar® (Procain-Benzylpenicillin) 632
Biperiden 278
–, Antiparkinsonmittel *279,* 280
Biphenyle, polybromierte (PBB) 794
–, polychlorierte (PCB) 793 f.
Bisacodyl 33
–, Laxans 485 f., 487
Bisacodyl-Glucuronid, Laxans *486*
Bis(chlormethyl)ether 722, *732,* 808
Bishydroxycumarin *448*
Bisolvon® (Bromhexinhydrochlorid) 216
Bisoprolol, pharmakokinetische
    Eigenschaften 177
–, relative Selektivität an Adrenozeptoren
    160
Bisphosphonate 423
Bispyridinium-Verbindungen 793
–, Paraquat 793
Bis-Triazol *685*
Bithionol 710
Bittere Mandeln 759, 828
Bittersüßer Nachtschatten 824 f.
Blase 53
Blasenatonie 143
Blasenschleimhaut 35
Blauer Eisenhut 826
Blausäure 759 f., 828
–, Eigenschaften 759
–, Entgiftung 759 f.
–, Geruch 759
–, Kobaltverbindungen 760
–, MAK-Wert 755
–, Methämoglobinbildung 760

–, Natriumthiosulfat 760
–, Vergiftung 759
–, Vergiftungssymptome 759
–, Vorkommen 759
–, Wirkungsmechanismus 759
Blausäurevergiftung, Therapie 760
Blausucht 764
Blei **771,** 839
–, Aufnahme 772
–, Auspuffgase 771
–, Blut 772 f.
–, chronische Vergiftung 773
–, Deponierung 772
–, enterohepatischer Kreislauf 771
–, Erythrozytenverformungen 772
–, Exkretion 772
–, Harn 772
–, Homöostase 771
–, Pharmakokinetik 771
–, MAK-Wert 755
–, Resorption 771
–, Schrotladungen 771
–, Tüpfelung 772
–, Vergiftung 769 ff.
– –, D-Penicillamin 770
– –, EDTA 769, 773
– –, Therapie 773
–, Verteilung 772
–, Vorkommen 771
–, Wirkungsweise 772
Bleianämie 772 f.
Bleiarsenat 777
Bleiblässe 772 f.
Bleienzephalopathie 773
Bleifarben 771
Bleikoliken 394, 772
Bleikrankheit, Symptome 772
Bleikrisen 773
Bleilähmung 772 f.
Bleipflaster 771
Bleisaum 772
Bleitetraethyl 771, 773, 803
–, Vergiftungen 773
Bleizucker 771
Bleomycin 740
– A$_2$ *742*
– B$_2$ *742*
Bleomycinsäure *742*
Blick-Nick-Salaam-Krämpfe 270, 275
Blighia sapida (Akee-Baum) 827
blindloop syndrome 488
Blindversuch 81
Block, undirektionaler 351
Blockade der Erregungsleitung 227
– des Calciumkanals 230
– des Natriumkanals 227, 230
– von Rezeptoren 18
β-Blocker 25
Blockierung inhibitorischer Neurone 230
blood boosting 170
Blut 27
–, fetales 70
–, Glucose-Konzentration 512 ff., 521, 526
–, Herabsetzung der Gerinnungsfähigkeit 444
–, Histamingehalt 306
–, pH-Wert 31
–, systemisches 55 f.
–, venöses 29
–, Viskosität 386, 404
Blutaktivator, exogener 438
Blutalkoholgehalt 796 f.
Blutbleispiegel 773
Blutdoping 169 f.
Blutdruckabfall, PAF 329
Blutdrucksenkung 324
–, PGI$_2$ 324
–, präklinische 192
Blutdrucksteigerung 164
–, iatrogene 189
Blutersatzmittel 408
–, allergische Reaktionen 337
Blut/Gas-Verteilungskoeffizient 234
Blutgaswerte 408
Blutgefäße 30, 125
–, Kontrast-Darstellung 607
Blutgerinnung **437 ff.,** 441 f.

–, Ca^{2+} 422
–, Cumarin-Derivate und andere Pharmaka 449
–, Hemmung beim Myokardinfarkt 455
–, Pathophysiologie 443
–, Schema 439
Blut-Hirn-Schranke 10, 24, 26, 36, 140, 180, 234, 235, 247, 259, 416
–, Nitrosoharnstoff-Derivate 736
Bluthochdruck (s. Hypertonie)
Blut/Hoden-Schranke 36
Blutkonserven 416
Blutplättchen **442**
Blutraum, Durchblutung 36
Blutspender, Erythropoietin 463
Blutstillung 164
Blut/Testes-Schranke 25
Blutungen, occulte 218
Blutungszeit 218, 325 f.
Blutzucker 516, 518
– -senkende Arzneimittel 512, **518**
–, Tagesprofil 517, 523
Bohnenkerne 828
Bohnenschoten 828
Bolus 29
Bonamine® (Meclozin) *311, 312,* 483
Bornaprin 278
Borrelien 627
Borsäure 35, 720
Boston-Studie 336
Botenstoff, Magenfunktion 467
Botulinustoxin 29, 105, 125
– A, Toxizität 749
Botulismus 123
Bowmann'sche Kapsel 51
bradykarde Rhythmusstörungen 363 f.
Bradykardie 161, 377
–, vagale 215
Bradykardika, selektive, Diastolendauer 392
Bradykinin 184, 217, 338, 387
–, Abbau 316
–, Bildung 316 f.
–, Kreislaufwirkungen 317
–, Mediatorwirkungen 305
–, physiologische Bedeutung 318
–, Rezeptoren 316
–, Wirkungen 316
–, Wirkungen auf glatte Muskulatur 318
Brechnuß 116
Brechreiz, Morphin-Wirkung 207
Brechwurzel 826
Brechzentrum, Morphin-Wirkung 207
Breitband-Antibiotika, Wechselwirkung mit Cumarin-Derivaten 449
Breitspektrum-Anthelminthikum 712
Brennender Hahnenfuß (Ranunculus flammula) 835
Brenzkatechin 803
Bretazenil 291
Bretylium 361
Brevimytal® (Methohexital) *248*
Bricanyl® (Terbutalin) *159*
Briserin® (enthält Reserpin) *180*
BRM (Immunmodulatoren) 342, 743
Brofaromin (noch nicht im Handel) *167*
Bromazepam, Tranquillans *293*
Bromharnstoffderivate *257*
–, Hypnotika 260
–, Intoxikation 260
–, Schlafmittel 260
Bromhexinhydrochlorid 216
Bromismus 260
Bromisoval *257*
Bromocriptin 108, 174, 176, 279, 533 f.
–, Antiparkinsonmittel 280
Bromophos *788*
Bromoprid 32, 278, *481*
–, Motilität 481
Bromsulphthaleinglutathion-Derivate, biliäre Exkretion 54
Bronchialkarzinom 734, 813
Bronchialmuskulatur 325
Bronchialsekretion, vermehrte 241
Bronchialspasmus, asthmatischer, Therapie 334
– –, Ursache 334
Bronchien 30, 394
–, LT-Wirkung 327

Bronchiolenerweiterung 245
Bronchitis 623
–, respiratorische Acidose 419
Bronchodilatoren 164, 166
Bronchographie 605
Bronchokonstriktion, Histaminwirkung 309
–, PAF 329
Bronchoskopie 231
Bronchospasmolyse 132 f., 165
Bronchospasmolytika 171, **195,** 215
Bronchospasmus 196, 208
Brotizolam 329
Brotvergiftungen 834
Brucellen 658
Brufen® (Ibuprofen) 198
Brugia malayi 709
Brunner'sche Drüsen 460
Brustkarzinom 734, 743
Bryonia alba, Bryonia cretica (Zaunrüben) 834
Buccaltabletten 31
BuCh (Butyrylcholin) 14, 17 f.
Bucheckern 835
Budesonid 196, 563
Bufadienolide 825
Bufomin (nicht mehr im Handel) *524*
Bumetanid 431, 435
–, Diuretikum 428, *429*
Bundesgesundheitsamt (BGA) 77, 79, 83
α-Bungarotoxin 105
Bupivacain *226, 228* f.
–, Lokalanästhetikum 225
Bupivacain® (Bupivacain) 225
Buprenorphin 210 f., 213, 266
–, Dosierung 212
Buraton® 25 (Desinfiziens auf Formaldehydbasis) 717
Burkitt-Lymphom 734
Bursitis 496
Buserelin® (GnRN-Analoga) 35, 532
Buspiron 111
Busulfan *738*
n-Butanol 795
2-Butanon, MAK-Wert 802
Butazolidin® (Phenylbutazon) 223
Butterpilz (Suillus lutus) 839
Butylacetat, MAK-Wert 802
butyliertes Hydroxyanisol (BHA) 43
– Hydroxytoluol (BHT) 43, *733,* 734
Butylscopolamin *129,* 130
N-Butylscopolamin 24
Butyrophenone 207, 278, **282,** 285, 287
–, Neuroleptika 282
Butyrylcholin (BuCh) 14, 17 f.
Butyrylcholinesterase 106, 139, 142
B$_1$-Vicotrat® (Thiamin) 590
Bykomycin® (Neomycin) 647
Bypass, kardiopulmonärer, Komplement-Aktivierung 320

C

C$_1$-Bruchstücke 594
C3a, Komplementspaltprodukte (Anaphylatoxine) 319
C4a, Komplementspaltprodukte (Anaphylatoxine) 319
C5a, Komplementspaltprodukte (Anaphylatoxine) 319, 330 ff.
–, Mediatorwirkungen 305
Ca^{2+} (s. a. Calcium) 724
Cabral® (Fenyramidol) 277
Cadmium (s. Kadmium)
Caesium 783, 839
Cafergot® (Ergotamin) 174
– (Ergotamin, Coffein) 198
– (Ergotamintrat + Coffein) 385
Cafilon® (Phenmetrazin) 297
Calabarbohnen 142
Calcidiol (25 OH-D$_3$) *584*
Calcitonin (CT) 422, 528, **576 f.**
–, Calcium-Regulation 576
–, Funktion 578
–, Knochen 578

–, Niere 578
–, Sekretion, Regulation 578
–, Synthese 578
–, therapeutische Anwendungen 578
–, unerwünschte Wirkungen 578
–, Zentralnervensystem 578
Calcitriol (1 α, 25-DiOH-D₃) 422, *584*, 585f.
–, Wirkungen 584
Calcium (s. a. Ca²⁺) 561
calciumbindendes Protein (CaBP) 584
Calciumcarbonat 475
–, Antacidum 476
Calciumcyanamid (Kalkstickstoff) 799
Calciumeinstrom 347
Calciumgluconat 422 f.
calciumhaltige Nierensteine 431
Calciumhaushalt 421
Calciumhomöostase 576
Calcium-Ionen 584
Calciumkanal 98, 101 f., 187, 521
–, Aktivierung 373
–, Offenwahrscheinlichkeit 157
Calcium-Kanalblocker 133, 156, 166 ff., **188**,
    190, 197, 230, 381
  – + β-Adrenozeptorenblocker,
    Koronartherapeutika 401
  – + organische Nitrate,
    Koronartherapeutika 401
–, Antiarrhythmika 353, 361
–, Cinnarizin 399
–, Diastolendauer 392
–, Dihydropyridine 399
–, Dosierungen 400
–, Herzfrequenz 393
–, Koronartherapeutika 400
–, Koronarwiderstand 392
–, Migräne 198
–, Molsidomin, Vasodilatation 392
–, Nachlast-Senkung 393
–, spezifische 399
–, unspezifische 399
Calcium-Konzentration, Calcitonin 576
–, Erhöhung 372
– im Plasma 422
–, Parathyrin 576
–, Regulation 576
Calciumoxalatnadeln 828
Calciumresorption 422
Calcium-Sensitizer 372 f.
Calciumstrom 354
Calciumsystem 347
Calcium „Vitis"® (Ca-Na₂-EDTA) 769
Calmodulin 156, 422, 745
Caltha palustris (Sumpfdotterblume) 835
Camazepam 294
cAMP (3′,5′-Adenosinmonophosphat) 13,
    15, 101 f., 157, 335, 373, 525, 530, 724
–, intrazelluläres 372
–, Konzentration im Muskel 380
–, Magenfunktion 467
–, Thrombozytenaggregation 442
–, zweiter Bote 530
Camustin *738*
CaNa₂-EDTA 769
–, Bleivergiftung 773
Cannabidiol 298
Cannabinoide 298
Cannabis **298**
–, EEG 299
–, motorische Aktivität 298
–, Pharmakokinetik 298
–, psychotrope Wirkungen 298
–, Toleranz 299
–, vegetative Reaktionen 298
–, Wechselwirkungen mit anderen Pharmaka
    298
–, Wirkungen 298 f.
Canrenon *434*
Capreomycin (CM) **678**
–, Nebenwirkungen 678
Capsaicin 117
Captagon® (Fenetyllin) *296*
Captopril 185, 190, 318, 381
Capval® (Noscapin) 215
Carbachol *126*
–, Offenwinkelglaukom 145

Carbamate (Carbaminsäureester) 790, **792**
Carbamatvergiftung 789, 792
–, Therapie 792
Carbamazepin 271 f.
–, Antiepileptikum *273*, *274*
Carbaminsäureester (Carbamate) 790, **792**
carbamylierende Inhibitoren 142 ff.
Carbapeneme **625**, 627, 629, **642**
–, Dosierung 643
–, Indikationen 643
Carbaryl *792*
Carbenicillin 635
Carbenoxolon **475**
–, Ulcus-Therapie 470
Carbidopa 279
Carbimazol *573*
– Henning® (Carbimazol) 575
carbo medicinalis 489
Carboanhydrase 414, 424, 428
–, metabolische Acidose 419
Carboanhydrase-Hemmer 275, 420, 426
–, Diuretika **427**
Carbochromen, Vasodilatation 391
Carbocistein 196
Carbofuran *142*, *143*
Carbogen 758, 764
–, Kohlenoxid-Vergiftung 758
β-Carboline 291
Carbonsäureester 45
Carbonsäuren 39, 44, 46
Carboplatin *738*
Carbostesin® (Bupivacain) 229
–, Dosierung 229
–, Hauptindikationen 635
Carboxylesterase 45, 227, 791
Carboxylpenicilline 635
–, Dosierung 636
–, Hauptindikationen 635
Carboxypenicilline 628
Carboxypeptidase N 316
Carbromal *257*
–, sedativ-hypnotische Wirkung 256
Carbutamid 520
–, Blutzuckersenkung *519*
–, Pharmakokinetik 521
Carcinoid-Tumore 473
Cardenolide 825
Cardiac Arrhythmia-Suppression Trial
    (CAST-Studie) 360, 402
Cardiomyopathie 382
Cardioquine® (S) (Chinidin) 355
Cardiotoxine 818
Carindacillin *635*
Carindapen® (Carindacillin) *635*
Carisoprodol 267
–, Muskelrelaxantium 277
–, Tranquillans *292*
Carminativa 469
β-Carotin 43, 580 ff.
Carotinoide 332
Carotissinus 204, 365
Carpal-Tunnel-Syndrom 591
Carrier 102, 336
–, reserpinempfindlicher 111
– -vermittelter Transport 28
Carvedilol 171, *173*, 190
Cascapride® (Bromoprid) *481*
Cäsium 839
–, radioaktives (¹³⁷Cs) 783
Cassia acutifolia (Senna) 835
Castle-Factor 593
CAST-Studie 360, 402
Catapresan® (Clonidin) *172*, *180*, 181
Catecholamine (s. Katecholamine)
–, Blutgerinnung 422
–, Thrombozytenaggregation 442
– Antagonisten 98
– Ausscheidung 431
– (F IV) 438
– Komplexbildner (Blutgerinnung) 444
– Konzentration, zytosolische 157
– Pumpe 367, 372
– Resorption 476
– Transportvorgänge 245
CBG (Corticoid-bindendes Globulin) 529,
    558
CCK (Cholecystokinin) 468
Cedur® (Bezafibrat) 508
Cefaclor *639*

Cefadroxil *639*
Cefalexin *639*
Cefalotin 628, 631, *637*
Cefamandol 628, *638*
Cefazedon 631, *638*
Cefazolin 628, *638*
Ce-Ferro® forte (Fe(II), Ascorbinsäure) 462
Cefixim *639*
Cefmenoxim 629, 631, *641*
Cefobis® (Cefoperazon) 629, 631, *641*
Cefoperazon 629, 631, *641*
Cefotaxim 628 f., 631, *640*
Cefotetan *641*
Cefotiam *638*
Cefoxitin 628, 631, *638*
Cefpodoxim-Proxetil *639*
Cefradin *637*, *639*
Cefsulodin 629, 631, *641*
Ceftazidim 629, 631, *641*
Ceftix® (Ceftizoxim) 629, *641*
Ceftizoxim 629, 631, *641*
Ceftriaxon 629, 631, *641*
Cefuroxim 628, 631, *638*
Cefuroxim-Axetil *639*
Celestan® (Betamethason) 564
Celiprolol, relative Selektivität an
    Adrenozeptoren 160
Centesimalpotenzierung 85
Cephaelis ipecacuanha 826
Cephalosporinasen 626 f., 630
Cephalosporine 613 f., *625*, 628, 631, **637**
–, allergische Reaktionen 337
–, Hämostasestörungen 643
–, I. Generation 637
–, II. Generation 638 f.
– –, Dosierungen 639
– –, Indikationen 639
–, III. Generation 640
–, –, Dosierungen 642
– –, Indikationen 642
–, neuere 626
–, pharmakologische Daten 641
–, Wirkungsspektrum 628 f.
Cephalotin 628, 631, 637
Cephamycine *625*
Cephoral® (Cefixim) 639
Cephradin 34
Cepovenin® (Cefalotin) 628, *637*
Cergem® (Gemeprost) 326
Certomycin® (Netilmicin) 644, 647
Cervicalsekret 547
Cesol® (Praziquantel) 714
Cestoden 706 f.
CETP (Cholesterinester-Transfer-Protein)
    503
Cevadin 825
C-Fasern 225
cGMP, Thrombozytenaggregation 442
Chagas-Krankheit 697, 702 f.
Champignons (Agaricus-Arten) 838
Cheiranthus cheiri (Goldlack) 825
Chelatbildner (s. a. Komplexbildner) 22, 35,
    652, **767**, 771
–, Antidote 768
–, Aurintricarbonsäure *771*
–, Cysteamin *771*
–, Deferoxamin 770
–, Dimercaprol *768*
–, Dithiocarb *771*
–, D-Penicillamin 769 f.
–, EDTA 769
–, Eigenschaften 768
–, L-Ascorbinsäure 596
–, Nebenwirkungen 768
–, Quecksilber 774 f.
–, Salicylsäure 771
–, Stabilitätskonstanten 767
–, Wirksamkeit 767
Chelidonium majus (Schöllkraut) 826
Chemikaliengesetz 7
chemische Merkmale 282
– Reaktionen 21
– synaptische Übertragung **96**, 97
Chemokrampf 271
chemorezeptive Triggerzone 207
Chemotherapeutika 613, 617, 697
–, allergische Reaktionen 337

–, bakteriologische Grundlagen 616
–, Definition 615
–, Histaminfreisetzung 310
–, pharmakologische Grundlagen 615
Chemotherapie **613,** 615
–, antimikrobielle 616
–, antiparasitäre 613
–, antivirale 614
–, historischer Überblick 613
–, intermittierende 736
– mit Schwermetallen 766
–, postoperative 735
–, Überempfindlichkeitsreaktionen 736
– von Tumoren **734**
Chenfalk ® (Chenodiol) *488*
Chenodesoxycholsäure 487 f.
Chenodiol *488*
–, Auflösung von Gallensteinen 488
Cheyne-Stokes-Atemtyp 209
Chibro-Timoptol® (Timolol) 178
Chinarinde 699, 701
Chinazolin *257*
Chinazolin-Derivate 260
Chinchonismus 355
Chinidin 37, **354 f.**
–, Antiarrhythmikum 353
–, Dosierung 354
–, elektrokardiographische Veränderungen 354
–, Halbwerzeit 67
–, Interaktionen mit Herzglykosiden 379
–, – mit Cumarin-Derivaten 449
–, – mit Digoxin 67
–, Nebenwirkungen 354
–, paradoxe Wirkung 354
–, Plasmabindung 38
–, scheinbares Verteilungsvolumen 58
Chinidin®-Duriles (Chinidin) 355
Chinidinsulfat „Sigma"® (Ö) (Chinidin) 355
Chinidin-Typ-Antiarrhythmika 353
Chinidinum® sulfur Buchler (Chinidin) 355
Chinin 84, 613, **699,** *704*
–, allergische Reaktionen 337
–, Antiarrhythmikum 354
–, Kontraindikationen 701
–, Nebenwirkungen 699, 701
–, Pharmakologie 701
–, therapeutischer Einsatz 699
–, Wechselwirkung mit Cumarin-Derivaten 449
Chininum hydrochloricum „Buchler"® 701
– sulfuricum „Buchler"® 701
Chinolin *655,* 701
Chinoline, allergische Reaktionen 337
Chinolizidin-Alkaloide 824
Chinolone **655,** 656
–, Gastrointestinaltrakt 659
–, Interaktionen 659
–, Nervensystem 659
–, Pharmakokinetik 657
–, physikochemische Eigenschaften 655
–, Resistenz 657
–, Schädigung der Gelenkknorpel 658
–, Therapie 658
–, unerwünschte Wirkungen 658
–, Wirkungen 655
Chinon *803*
Chinone 42
o-Chinone 740
chiral 11
chirales Zentrum 160
Chlamydien 658
Chlomadionacetat *550*
Chlor 329 f., 719
–, MAK-Wert 755
Chloracetaldehyd *806*
Chloraldurat® (Chloralhydrat) 261
Chloralhydrat **261,** 806
–, Eigenschaften 257
–, sedativ-hypnotische Wirkung 256
–, Wechselwirkung mit Cumarin-Derivaten 449
Chloralhydrat-Rectiole® (Chloralhydrat) 261
Chlorambucil 223, *738*
Chloramin T® (Tosylchloramid) 719
Chloramine 329

Chloramphenicol 10, 44, *648*
–, Aktivität 649
–, allergische Reaktionen 337
–, Indikationen 650
–, Interaktionen 651
–, Meningitis-Therapie 650
–, Metabolismus 650
–, Pharmakokinetik 650
–, physikochemische Eigenschaften 648
–, Plasmakonzentration 73
–, Proteinsynthesehemmung 649
–, Resistenz 649
–, Therapie 650
–, Therapiekontrolle 70
–, Thyphus-Therapie 650
–, unerwünschte Wirkungen 651
–, Wirkungen 649
–, Wirkungsspektrum 650
Chloramphenicol-Palmitat 73
Chlordiazepoxid 267, 276, *294*
–, Muskelrelaxantium 277
–, Tranquillans *292*
Chlorfenotan (s. DDT)
Chlorhexidin (1,6-Bis-[(4'-chlor-phenyl) diguanido]hexan) *718,* 720
Chlorionophore 264
Chlor-Kohlenwasserstoffe 44, 784 ff.
–, aliphatische, akute Vergiftung 807
–, –, chronische Schädigung 807
–, –, Leberschäden 808
–, –, MAK-Werte 807
– –, cyclische 784 ff.
–, –, akute Vergiftung 786
–, –, chronische Toxizität 786
–, –, Nervengifte 786
–, –, Ökologie 786
–, –, Pharmakokinetik 785
–, –, Wirkungsweise 786
–, Toxizität 807
Chlormadinonacetat 552, 554
Chlormezanon, Muskelrelaxantium 277
p-Chlor-m-kresol *718*
p-Chlor-m-xylenol *718*
Chloroform 232 f., **243,** 802, *805*
–, Eigenschaften 244
–, MAK-Wert 755, 802
–, Wirkungen 244
Chloroquin 223, 614, 699, *704,* 706
–, Allergie 702
–, antirheumatische Therapie 222 f.
–, Histaminfreisetzung 310
–, Lupus erythematodes 699
–, Malaria-Prophylaxe 702
–, Nebenwirkungen 699, 702
–, Pharmakologie 702
–, renale Ausscheidung 53
–, Resistenz 699 ff.
–, rheumatische Erkrankungen 699
–, therapeutische Anwendung 702
–, Wirkungsmechanismus 699
Chlorose 461
Chlorothiazid, Diuretikum (nicht mehr im Handel) 426, 427, *430,* 431
Chlorphenotan (s. DDT)
Chlorpromazin 41, 44, 58, 108, 287
–, allergische Reaktionen 337
–, Anti-Emetikum 483
–, Neuroleptikum 291
–, scheinbares Verteilungsvolumen 58
–, Verteilungs-Koeffizient 27
–, Wirkungsspektrum als Neuroleptikum 286
Chlorprothixen, Neuroleptikum *283*
Chlortalidon, Diuretikum *430,* 432, 435
Chlortetracyclin *652,* 653 f.
chloruretische Wirkung 427, 431
Chlorwasserstoff, MAK-Wert 755
Cholagoga 488
Cholangiographie 609
Cholebrine® (Iocetaminsäure) 608
Cholecalciferole (Calciol; D-Vitamine) 422, 580 ff., *584*
–, Intoxikation 422
–, Mangelerscheinungen 584
–, Therapie 586
–, Überdosierung 586
–, unerwünschte Wirkungen 586
–, Wechselwirkungen 586

–, Wirkungen auf das Darmepithel 584
–, Wirkungen auf die Knochenmatrix 584
–, Wirkungen auf die Niere 584
Cholecystokinin 468
– -Antagonist 475
Cholera 489
Cholera-Toxin 101
Cholestabyl® (Colestipol) 506
Cholestase, Arzneimittel-Allergie 340
Cholestase-Syndrom 341
cholestatischer Ikterus 471
–, Anabolika 545
Cholesterin 503, *543,* 555, *557,* 558, 680 f.
–, Acetateinbau 504
–, Ausscheidung 505
– -Desmolase-Mangel 557
– -Pool 504
– -Stoffwechsel, Regulation 504
– -Synthese, intrazelluläre 504
– -Umsatz 504
– -Werte 526
Cholesterinester-Transfer-Protein (CETP) 503
Cholestyramin 378, 489, 506 f., 751
–, Interaktionen mit Herzglykosiden 379
–, – mit Cumarin-Derivaten 449
Cholezystographie 54, 609
Cholin 144, 589
Cholinacetyltransferase 105
Cholincyclus 116
cholinerg 18, 103 f., 120
cholinerge Erregungsübertragung 10
– Interneurone 105
– Krise 146
– Neuronensysteme 106, 125
– synaptische Übertragung 105
– Systeme, Pharmakologie 125
Cholinesterase 11, 106, 125, 143, 227 f., 790 f.
– -Aktivität, verminderte 8
Cholinesterase-Hemmstoffe 127, 136 ff., **142**
– als Antidote 146
–, Nebenwirkungen 143
–, Wirkmechanismen 144
Cholinesterase-Polymorphismus 139
Cholinmangelhypothesen der Demenz 604
Cholinozeptoren 125, 138, 143
m-Cholinozeptoren (s. Muscarinrezeptoren) 102 f., 125 f., 143
–, Hemmung 128 ff., 474, 790
n-Cholinozeptoren (s. Nicotinrezeptoren) 125, 818
Cholit-Chenosan® (Chenodiol) *488*
Cholit-Ursan® (Ursodiol) *488*
chologene Diarrhö 489
Cholsäure 485, *488*
Choragon® (HCG) 536
Chorda tympani 103
Choriongonadotropin 170
Chorionkarzinom 734
Christmas-Faktor 438
Christrose (Helleborus niger) 825, 828, 835
Chrom 597 f., **782**
–, akute Vergiftungen 782
–, Karzinogenität 782
chromaffine Zellen 148
Chromanring *587*
Chromat-Allergie 782
Chromosom-DNA-Helix, bakterielle 656
Chromosomen 725
–, bakterielle 656
– -Anomalien 725
– -Brüche 739
– -Translokationen 725
– -Veränderungen 733
Chromsäure 782
Chromtrioxid 782
chronisch-arterielle Verschlußkrankheit 326
chronische Dehydratation 432
– Granulomatose 332
– Herzinsuffizienz 381
– Infektanämien 463
– Kopfschmerzen, Therapie 197
– Myokardinsuffizienz 153
– Schädigungen 750
– Schmerzen 214
– Toxizität 752 f.
– Vergiftung 750, 752 ff.

– –, Arsen 778
– –, Morphin 209
– –, Quecksilber 775
chronisch-entzündliche Darmerkrankungen, PAF-Antagonisten 329
chronischer Gebrauch von Laxantien 487
– Gelenkrheumatismus 770
chronisches Cor pulmonale 382
chronisch-obstruktive Atemwegserkrankungen, Therapie **195**
Chronopharmakodynamik 9
Chronopharmakokinetik 8
Chronopharmakologie 7
chronotrop 96, 352, 384
chronotrope Histaminwirkung 308
– Wirkung 157, 379
Chrysiasis (= Auriasis) 780
Chylomikronen 503 f.
Cicuta virosa (Wasserschierling) 827, 833
Cicutol 827
Cicutoxin 827, *830*
Cignolin-Exanthem 487
Cilastatin *642 ff.*
Cimetidin 112, 471
–, Ulcus-Therapie *470*
Cinchonismus 699
Cineol 829
Cinnamomum camphora (Kampferbaum) 829
Cinnarizin 603
–, Calciumkanal-Blocker 399
Cinnolin *655*
Cinobactin® (Cinoxacin) 658
Cinoxacin 656, 658
Ciprobay® (Ciprofloxacin) 658
Ciprofloxacin 655 f., 657 f.
circadianer Ablauf der Acidität im Mageninhalt 473
circulus vitiosus 627
– – bei chronischem Laxantiengebrauch 487
– – –, Gichtanfall 501
Cisaprid, Motilität **482**
cis-Diamindichlorplatin *738*
Cisplatin 733
13-cis-Retinol 582
Citrat 419, 444
Citratcyclus 113 ff.
Citrovorum-Faktor 739
Citrullus coloquintus 834
Citrus aurantium subspecies bergamia 835
Claforan® (Cefotaxim) 628 f., *640*
Clamoxyl® (Amoxicillin) *634*
Clarithromycin 661 f., 663 f.
Clark, Alfred Joseph 11
Claversal® (Mesalazin) 479
Clavulansäure *625*, 631, 636, *637*
Clearance 52, 55, 61, 63 ff., 68 ff., 93
–, Altersabhängigkeit 67
–, Bestimmung 59
–, Definition 59
–, extrarenale 59, 66, 93
–, renale 53, 59, 66, 69
–, totale 57, 59, 93
Clemastin 312, 336
–, Antihistaminikum *311*
Clematis (Waldrebe) 835
Clemizol-Benzylpenicillin 632
Clenbuterol *165*, 166
Climacterium virile 544
Clindamycin *665*, 666
–, Allergie 667
–, Indikationen 665
–, Interaktionen 667
–, Pharmakokinetik 665 f.
–, physikochemische Eigenschaften 665
–, Therapie 666
–, unerwünschte Wirkungen 667
–, Wirkungen 665
Clinovir® (Medroxyprogesteronacetat) 552 f.
Clioquinol *704*, 706
Clobazam, Tranquillans *293*
Clofibrat 40, 45, *509*
–, Lipidsenker **508**
–, Wechselwirkung mit Cumarin-Derivaten 449
Clofibrinsäure *509*
–, Derivate, pharmakokinetische Daten 509

Clomethiazol 56, *262*, 303, 589
–, Abhängigkeit 262
–, Bioverfügbarkeit 57
–, Mißbrauch 262
–, Nebenwirkungen 262
Clomiphen *549*
–, Diagnostik weiblicher Fertilitätsstörungen 549
–, oestrogene Wirksamkeit 548
Clomiphentest 549
Clomipramin, Antidepressivum 111, *288*
–, Eigenschaften 290
Clonazepam 273
–, Anti-Epileptikum *273*, 274
–, Tranquillans *293*
Clonidin 35, 110, 160, 170, *172, 180*, **181**, 190, 210
–, Abstinenz-Syndrome 172, 182
–, Offenwinkelglaukom 145
–, relative Selektivität an Adrenozeptoren 160
–, Verteilungs-Koeffizient 27
–, Wirkungsmechanismus 181
Clonorchis sinensis 710, 714
Clont® (Metronidazol) 480, 660, 705, 797
Clorazepat, Prämedikation 251
Clorina® (Tosylchloramid) 719
Clostridien 627
Clostridium tetani, Infektion 267
Clotiazepam 256
Clotrimazol 684
Clozapin, Neuroleptikum 282, *283*, 284 f.
–, Wirkungsspektrum 286
Cluster-Kopfschmerzen 197
Cl⁻-HCO₃⁻-Austausch 415
CO (s. Kohlenmonoxid)
CoA (Coenzym A) 45 f., 796
Cobalamin 581 f., 589, *592*, 593 f., 598
Cocain 35, 110, 167 f., 225 f., 227, 229, 284, 300, 302, 824
–, Dauergebrauch 302
–, Embryopathie 168
–, Halluzinationen 302
–, psychische Effekte 302
–, Suchterzeugung 225, 302
Cocainismus **302**
Codein (Kodein) 22, 40 f., 170, 203, 206, 210, 215, 310
–, analgetische Wirkung 206
–, antitussive Wirkung 206 f.
–, Dosierung 212
– in Kombinationspräparaten 168, 222
–, Metabolit 39
–, Migräne 188
Codein-Ephedrin-Kombination 168
Codeinum phosphoricum DAB 215
Co-Dergocrinmesilat (Dihydroergotoxin) 162, *163*, 174, 176
CO₂-EDTA 760
Coenzym A (CoA) 45 f., 796
Coffein 51, 101, 116, 170, 197, 255, 300, **383**, 384
–, diuretische Wirkung 427
– in Kombinationspräparaten 222
–, Migräne 385
–, psychotrope Wirkung 385
Cogentinol® (Benzatropinmesilat) 279
Colchicin 826, *830*
–, Gichtanfall 501
–, Therapie 826
–, Vergiftung 826
Colchicum autumnale (Herbstzeitlose) 501, 826, 833
Colestid Granulat® (Colestipol) 506
Colestipol, Lipidsenker *506*
Colestyramin 378, 449, 489, **506,** 751
–, Lipidsenker 506
Coleus forskoli 373
Colfarit® (Acetylsalicylsäure) 222, 325
Colistin 670
Colistin® 670
Colitis ulcerosa, Behandlung **479**
– –, Leukotriene 328
Collagen, Depolymerisation, O₂-Radikal-Wirkung 333
Colo-Pleon® (Salazosulfapyridin) 223, *479*
Combactam® (Sulbactam) *637*

Compactin (Merastatin) 507
Compartiment (s. Kompartiment)
Compliance 21, 29, 367 f., 370
–, linksventrikuläre 390
Computer-Tomographie **605**
COMT (s. a. Katechol-O-Methyl-transferasen) 152, 160, 169
Concor® (Bisoprolol) 177
Condylox® (Podophyllotoxin) 695
Coniin 141, 824, *830*
–, Fetotoxizität 824
–, Therapie 824
–, Vergiftung 824
Conium maculatum (Gefleckter Schierling) 824, 833
Conjunctiva, pH-Wert 31
connecting peptide (= C-Peptid) 513 f.
Conray® (Iotalaminsäure) *606*
Contergan® (Thalidomid) 82, *257*, 260, 590
Convallaria majalis (Maiglöckchen) 825
Convalla-Toxin 825, *831*
Convulex® (Valproat) *273*
Coombs und Gell 337
Coprin *838*, 839
Coprinus atramentarius (Knotentintling) 839
Cor pulmonale, chronisches 382
Cordarex® (Amiodaron) 361
Cordarone® (S) (Amiodaron) 361
Cordium® (Bepridil) 399
Coric® (Lisinopril) 185
Cormelian® (Dilazep) 391
Cornealreflex 204
Coronar- (s. Koronar-)
Corpus luteum 325
– striatum 107 f., 115, 125
Corrinoide (Cobalamin) **592,** 593
–, Mangelerscheinungen 593
–, –, Therapie 593
–, unerwünschte Wirkungen 593
–, Wirkungen 592
Cortex, sensomotorischer, und Schmerz 201
Cortexon (s. a. Mineralcorticoide) 566
Corticoide, Biosynthese 557
Corticoid-Entzugssyndrom 562
Corticoidzufuhr, exogene 559
Corticosteroide 214, 217, 746
–, Gichtanfall 502
Corticosteron *557*
Corticotropin (s. ACTH) 117, 275, 528, 531, **537**
corticotropin releasing factor (s. CRF) 528, 531 f.
Cortiron® (Desoxycorticosteronacetat) 567
Cortisol 217, 556 f., 563 f., 567
Cortisolsynthese, Enzymdefekte 557
Cortison 217, 266, *556*, 563 f.
– CIBA® (Cortison) 564
–, Kontraindikation bei Epilepsie 275
Corvaton® (Molsidomin) 398
Corynebakterien 627
Co-Transmitter 10
Co-Trimoxazol 195, 706
Coumadin® (Warfarin-Natrium) *448*
Countershock-Arrhythmien 360
C-Peptid (connecting peptide) 513 f.
C-Proteine (s. a. Proteine, C-) 47, 367, 411, 438 f., 827
Crack 168
crash 168, 170
craving 301
Creatinin-Clearance 377
Creatin-Phosphokinase 509
Cremes 75 f.
CRF (corticotropin releasing factor Corticoliberin) 528, 531 f., **533**
–, Aminosäuresequenz 532
CRF-Stimulationstest 533
critical volume hypothesis 239
Crocus sativus (Herbstkrokus) 829
Cromakalim *186*, 188
Cromiglicinsäure 196, 312, 335
–, Arzneimittel-Allergie 341
Cropropamid 170
cross-links 738
Crotalaria 826
Croton tiglium 834
Crotonöl 101, 834

Crotoxin, Toxizität 749
CT (s. Calcitonin)
C-terminales Arginin 319
ct-Gifte 5
C-Toxiferin I *134,* 135
Cucurbitacine 823, *831,* 834
Cumarin *448*
Cumarin-Derivate 439, 447 f., 835
–, Antidote 450
–, Kontraindikationen 450
–, therapeutische Anwendung 450
–, Therapie-Kontrolle 450
–, unerwünschte Wirkungen 448
–, Wechselwirkung mit anderen Pharmaka 449
Cumarintyp, Enzyminduktoren 50
–, Antikoagulantien 447
Curare 3, 30, 134 f.
Curarin, Toxizität 749
Cushing-Schwellen-Dosis 564
Cushing-Syndrom 418, 533, 539
–, iatrogenes 562
–, primäres (Nebennierentumor) 559
–, sekundäres 559
Cyanhydrine 828
Cyanide (s. a. Blausäure) 759 f.
–, Vergiftung 759 f.
Cyanid-Inaktivierung 760
Cyanocobalamin (Vit. B₁₂) 580 f., *592*
– DAB 593
cyanogene Glykoside **828,** 831
– –, Amygdalin 823, 828
– –, Prunasin 823, 828
Cycasin *732*
Cyclamen purpurascens (Europäisches Alpenveilchen) 834
cyclische chlorierte Kohlenwasserstoffe (s. a. Chlor-Kohlenw.) 784 ff.
cyclisches Acetal 261
Cyclobarbital 259
Cyclofenil *549*
–, oestrogene Wirksamkeit 548
Cyclohexylpentamethylentetrazol *264*
Cyclooxygenase 31, 42, 320, 330
– -abhängige Arachidonsäuremetaboliten **320**
– -Hemmstoffe 326, 333
– -Produkte des Arachidonsäurestoffwechsels 321
– -Stoffwechsel 323
Cyclopentolat 130
Cyclophiline 745
Cyclophosphamid 44, 192, 223, 736, *738 f.,* 745
–, Metabolit 39
Cycloprogynova ® (Oestrogen-Gestagen-Kombination) 552
Cycloserin (CS) 678 f.
Cyclosporin 40, 744 f.
–, Nebenwirkungen 745
–, Therapie 508
Cymeven ® (Gancyclovir) 691
Cyproheptadin *315,* 316, 492
Cyproteronacetat *546, 550,* 554
Cyrpon ® (Meprobamat) *292*
Cysteamin 42, 771
Cystein 41
– -Konjugate 47
– -Penicillamin-Disulfid *770*
Cysteinyl-Leukotriene 331
Cystinurie 493
cystoides Macula-Ödem des Auges 507
Cytarabin 737, 739
Cytisin 141, 824, *830*
Cytisinvergiftung 824
–, Therapie 824
Cytochrom-haltige Enzyme 49
Cytochromoxidase **759**
Cytochrom-P-450 39 ff., 44, 49 ff., 66, 728, 757
Cytochrom-P-450 II D 1 49
Cytochrom-P-450-Reduktase 740
Cytoplasma 41, 45
Cytosinarabinosid 739
Cytosol 44, 46 ff.
cytosolische Acetyltransferase 46
cytosolischer Rezeptor 50

Cytotec ® (Misoprostol) 473
cytotoxische Effekte 42

D

2,4-D (2,4-Dichlorphenoxyessigsäure) *793*
Dacarbazin 192
Dactinomycin 740, *742*
DAD (späte Nachpotentiale) 349
DAG (Diacylglycerin) 102
Daktar ® (Miconazol) 685 f.
Dalmadorm ® (Flurazepam) 256, *292*
Dampfdruck (Halothan) 233
dämpfend wirkende Pharmaka 264
dampfförmige Narkotika, Eigenschaften 242
Dämpfung der Motilität im Magen-Darm-Trakt 482
– der nozizeptiven Aktivität 205
Danazol **553**
–, Kontraindikationen 553
Dantamacrin ® (Dantrolen) 245
Dantrolen *140,* 245
–, Anwendung 140
Dantron *486*
Daphne mezereum (Seidelbast) 101, 833 f.
Daphne-Toxin 834
Dapson (DDS) 678, *679*
–, Pharmakokinetik 679
–, unerwünschte Wirkungen 679
Dapson ® 679
Daraprim ® (Pyrimethamin) 621, 703
Darm 28
–, Durchblutung 36
–, Eisenresorption 460
–, Resorption aus 32
Darmatonie 143
Darmbakterien 49
Darmerkrankungen, chronisch-entzündliche, PAF-Antagonisten 329
Darmflora 33
Darminhalt 34
Darmmotilität 324
Darmnervensystem 111, 120 ff.
Darmschleimhaut 23
Darmtätigkeit 204
Daten, pharmakokinetische (Tabelle) **87**
Datenschutzrecht 83
Datura strammonium (Stechapfel) 823
– suaveolens (Engelstrompete) 823
Dauerdepolarisation 136 f., 141
Dauerinfusion 62 f., 67
Dauerschlaf 254
Dauertherapie 64
Daunorubicin 740, *742*
DDA (DDT-Abbau) *785*
DDD (DDT-Abbau) *785*
DDE (DDT-Abbau) *785*
DDMU (DDT-Abbau) *785*
DDS (s. Dapson) 678 f.
DDT (Chlorphenotan) 51, 98, *733,* 755, *784,* **785,** 786 ff.
–, Abbau 785
–, akute Vergiftung 786
–, Anreicherung in Nahrungsketten 786 f.
–, chronische Vergiftung 786
–, Einlagerungen im Fett 786
–, Halbwertzeit 785
–, insektizide Wirkung 785
–, Lipidlöslichkeit 786
–, MAK-Wert 755
–, Malariabekämpfung 787
–, Ökologie 787
–, Vergiftung 786
DDT-Gehalte 786
– im Fett 786
DDVP *788*
Deacetylase 46, 730 f.
Deafferentierungsschmerz 200
1-Deamino-8-D-Arginin-Vasopressin (Desmopressin) 35, 436
Deblaston ® (Pipemidsäure) 658
Debrisoquin 40, 49
Decadron ® (Dexamethason) 564
Deca-Durabolin ® (Nandrolondecanoat) 545

Decamethonium *134,* 135
–, Verteilungs-Koeffizient 27
Decarboxyprothrombin *588*
Decentan ® (Perphenazin) 483
Deckmembran 76
Decorin H ® (Prednisolon) 564
decremental conduction 351
Decurarisierung 136, 140, 146
Decylamin 309
Defäkation 483
Defäkationsreflex 204
Deferoxamin 464, *770 f.*
degenerative Prozesse 601, 604
Degeneration, hepatolentikuläre (Wilson-Krankheit) 599
Dehalogenierung, oxidative 41
Dehnungsreflex 276
Dehydratation 415, 518
–, chronische 432
–, hypertone 416
–, isotone 415
L-Dehydro-Ascorbinsäure *595*
Dehydrobenzperidol-„Janssen“ ® (Droperidol) 245, 251
7-Dehydrocholesterin 584
Dehydrocholsäure 485, 488
Dehydroemetin 706
3-Dehydro-Retinol 581 f.
Deiodierung 610
Dekalium-Clorazepat *294*
Deklaration von Helsinki 78
Deklarationspflicht 2
Delirium tremens 260
Delix ® (Ramipril) 185
Delphicort ® (Triamcinolon) 564
Delphinium (Rittersporn) 826
Deltacortril ® (Prednisolon) 564
Demenz, Cholinmangelhypothesen 604
–, präsenile 205
Demethylierung 39
Demeton *788*
Demetrin ® (Prazepam) *294*
Denan ® (Simvastatin) 507
Denaturierung 43
Dephosphorylierung 791
Depolarisation 106, 135 ff., 181, 227, 266, 271, 346
–, diastolische 345, 347, 349
Depolarisationsblock 143, 146
Depolarisationsphase 372
depolarisierende Muskelrelaxantien 134, 136 f.
Depot-Clinovir ® (Medroxyprogesteron) 554
Depot-Eisen 457
Depot-Fett 491
Depotformen 62, 71, 76
Depotheparin Novo ® 447
Depot-Penicilline 632
–, Dosierungen 632
–, Hauptindikationen 632
Depotpen ® (Procain-Benzylpenicillin) 632
Depotpräparate 62, 71, 76
Depot-Vasopressin 436
Depotwirkung 30
Deprenyl ® (Selegilin) *167,* 169
Depression 111, 262
–, Pathogenese 289
Dermatitis, ekzematoide 230
– exfoliativa, Arzneimittel-Allergie 342
Dermatologie 75
Dermatophyten 687
desacetyliertes Enzym 46
Desalkylierung 41
N-Desalkylierung 228
Desaminierung 41
–, oxidative 44, 108
1-Desamino-8-D-Arginin-Vasopressin (DDAVP, Desmopressin) 35, 436, 541
Desdermann ® (Desinfiziens auf Alkoholbasis) 717
Desensibilisierung 13, 104
– –, down-regulation 153
Deseril ® (Methysergid) *315*
Deseril retard ® (Methysergid) 174, 198, 316
Desinfektion, Definition 716
–, Wirkungsmechanismen 716
Desinfektionsmittel, Anwendungen **716,** 731
–, Acridinderivate 720

–, Aldehyde 717
–, Alkohole 716
–, Borsäure 720
–, Chlorhexidin 720
–, Detergentien 718
–, Eigenschaften 716
–, Formaldehyd 762
–, Halogene 719
–, hydrophile 35
–, Kaliumpermanganat 720
–, Phenole 717
–, Quecksilbersalze 719
–, Silbernitrat 719
–, Stoffklassen 716
–, Wasserstoffperoxid 720
Desinhibition 205
Desintegration 73
Desintegrationszeit 31
Desipramin 39, 41, 102, 110
–, Antidepressivum 289f.
Desmethyldiazepam 291
–, Kumulation 293
Desmopressin 35, 436, 541
Desogestrel 550
5-Desoxyadenosylcobalamin
   (Cobalamin-Coenzym) 592
Desoxycholsäure 487f.
Desoxycorticosteron (Desoxycorton, DOC; s.
   a. Mineralcorticoide) 528, 566f.
Desoxy-guanosin 690
Desoxyribonuklease 452
Detergentien 718, 719
Deutscher Ginster 824
Develin® (Dextropropoxyphen) 212
Dexamethason (9α-Fluor-16α-methyl-
   prednisolon) 217, 275, 335f., 564, 761, 828
Dexamethason-isonicotinat 335
Dexamethason-Test 560
Dexchlorpheniramin, Antihistaminikum
   311
Dexit® (Perhexilin) 399
Dextran (Glucopolysaccharid) 310, 404f.
–, allergische Reaktionen 337
–, anaphylaktische Reaktionen 404
–, Grundstruktur 404
–, Harnfähigkeit 404
–, Plasmaersatzmittel 404
Dextran 40 451, 455
Dextran 60 451
–, anaphylaktische Reaktionen 404
Dextran-Infusion, Störung der Kreuzprobe
   405
dextranreaktive Antikörper 405
Dextromethorphan 170
Dextromoramid 211
–, Dosierung 212
Dextropropoxyphen 211
–, Dosierung 212
Dezimalpotenzierungen 85
DFP (Di-Isopropylfluorphosphat) 20, 791
–, Toxizität 749
DGHM-Richtlinien 616
α-D-Glucose-1-P 45
DHC 60® (Dihydrocodein) 211f.
DHE (Dihydroergotamin) 16, 18f., 173f.,
   176, 195
–, Metabolisierung 34
–, Migräne 385
DHT (Dihydrotachysterin) 584, 586
Diabetes 389, 592
–, Diät 517
–, Diuretika 432
–, Durst 513
–, Harnvolumen 513
–, Hypokaliämie 518
–, Hypovolämie 518
– insipidus, Diuretika 436
– mellitus 505, 515, 562
– –, Resorptionsverzögerung 526
– –, Therapie 512
–, Schwangerschaft 518
–, Selbstkontrolle 517
–, Therapiekontrolle 517
–, Typ-I- 513
–, Typ-II- 513
– –, Therapie 517
– und Hypertonie 191

diabetische Ketoacidose 418, 513, 515, 518
– Makroangiopathie 512
– Mikroangiopathie 512
– Neuropathie 512
– Polyneuropathie 193
– Spätkomplikationen 512, 517
diabetisches Koma 518
– –, hyperosmolares 416f.
Diacetylmorphin (s. a. Heroin) 109, 206, 210,
   301
Diacylglycerol 724
diacyliertes Glycerin 101
Diagnose in der Homöopathie 86
Dialkylnitrosamine 730
dialysepflichtige Nierenkranke 477
Diamicron® (Gliclazid) 519
Diamindichlorplatin, cis- 738
2,4-Diaminoanisol 730
2,4-Diaminoazobenzol-N4-sulfanilamid 613
Diaminopyrimidine 619, 620, 622f.
Diaminoxidase 307
3,3'-Diamino-4,4'-dioxyarsenobenzol 613,
   777
Diamorphin 206, 210
Diamox® (Acetazolamid) 428, 430
Diane® (Cyproteronacetat,
   Chlormadinonacetat) 546, 554
Diarrhö 325
–, chologene 489
–, Elektrolytersatz 489
–, Flüssigkeitsersatz 489
–, metabolische Acidose 419
–, Pharmakotherapie 488, 489
Diastole 345f.
Diastolendauer, Verlängerung 392
diastolische Depolarisation 345, 347, 349
diastolisches Potential, maximales (MDP)
   345f., 349
Diät, Diabetes 517
Diathese, hämorrhagische 443
Diatriozesäure (Amidotrizoesäure) 605f.
Diazemuls® (Diazepam) 273
Diazepam 65, 115, 191, 249f., 257, 267,
   271f., 275f., 291, 293f., 611, 824
–, Anti-Epileptikum 273, 274
–, Biotransformation bei Lebererkrankungen
   69
–, Metabolit 39
–, Muskelrelaxantium 277
–, pharmakokinetische Parameter 61
–, Plasmabindung 38
–, Prämedikation 251
– pro injectione 231, 262
–, Resorption 74
–, sedativ-hypnotische Wirkung 256
–, Tranquillans 292
Diazepam® (Diazepam) 273
1,3-Diazol 685
Diazoxid 133, 186, 188, 192
1,2,5,6-Dibenzanthrazen 728
Dibenzepin, Antidepressivum 288
Dibenzazepin-Derivat 273
Dibenzodioxine 794
Dibenzofurane 793f.
Dibenzyran® (Phenoxybenzamin) 173
Dibutylnitrosamin 731
Dichloracetat 419
Dichloracetylen 807f.
–, krebserzeugender Stoff 808
–, Narkotikum 807
1,2-Dichlorethan 808
Dichlormethan, MAK-Wert 755
–, Metabolismus 806
2,4-Dichlorphenoxyessigsäure (2,4-D) 793
Dichlor-Stapenor® (Dicloxacillin) 633
Dichlorvos 712, 788
Dickdarm 31ff.
Diclofenac 219
–, Analgetikum 220
–, pseudo-allergische Reaktionen 342
Dicloxacillin 631, 633
Dicodid® (Hydrocodon) 206, 215
Dicumarol 447f., 588
Didanosin 694f.
–, Indikationen 695
–, Interaktionen 695
–, Pankreatitis 695

–, Pharmakokinetik (vorläufige Angaben)
   695
–, physikochemische Eigenschaften 694
–, unerwünschte Wirkungen 695
–, Wirkungen 695
Didronel® (Dinatrium-Etidronat) 423
Dieffenbachia 828
Dieldrin 784, 785, 787
Dielektrizitätskonstante 75
Diepoxybutan 732
Diethylaminoethanol 228
Diethylcarbamazin 707ff.
–, allergische Reaktionen 337
–, Pharmakokinetik 710
–, therapeutische Anwendung 710
–, unerwünschte Wirkungen 710
–, Wirkungen 710
Diethyldithiocarbaminat 771
Diethylether 232f., 237f., 240
–, Eigenschaften 234, 242
–, Wirkungen 241
N-Diethylnitrosamin 810
Diethylquecksilber 776
Diethylstilboestrol (DES) 549
–, karzinogene Wirkung 549
–, Wechselwirkung mit Cumarin-Derivaten
   449
Diethylstilboestrol-diphosphat 743
Diffusion 25, 28, 52, 72
– durch die Lipidschicht einer Membran 26
–, nichtionische 27
– von Gasen 30
Diffusionsgeschwindigkeit 26
Diffusionshypoxie 246
Diffusionskonstante 26
Diffusionspotentiale 345
Diffusionsstrecken im Organismus 26
Diffusionswege 30, 36
Diflucan® (Fluconazol) 685, 687
Digestiva 468
Digimerck® (Digitoxin) 373
Digitalis 382, 828
–, Bigeminie 376
–, Intoxikation 356
– lanata (Wolliger Fingerhut) 373, 825
–, Präparate 382
– purpurea (Roter Fingerhut) 373, 825, 833
Digitalis-Antidot BM® 378
Digitalis-Antikörper 378
Digitalis-Glykoside, Wechselwirkung mit
   Cumarin-Derivaten 449
Digitoxigenin 373, 825
Digitoxin 373, 377
–, Dosierung 378
–, Halbwertzeit 64f.
–, Pharmakokinetik 378
–, Plasmabindung 38
–, Plasmakonzentration 376, 378
–, Verteilungs-Koeffizient 27
Digitoxin-Metaboliten, biliäre Exkretion 54
Digoxigenin 373, 825
Digoxin 33, 65, 94, 373f.
–, Dosierung 378
–, Pharmakokinetik 378
–, Plasmabindung 38
–, Plasmakonzentration 376, 378
–, scheinbares Verteilungsvolumen 58
–, Verteilungs-Koeffizient 27
Digoxin-Chinidin-Wechselwirkung 67
Digoxin-Derivate 374
Dihomo-γ-Linolensäure 323, 327
Dihydergot® (Dihydroergotamin) 174
Dihydralazin 186, 190, 381
Dihydralazin + ISDN 382
Dihydrobrenzkatechin 803
Dihydrocholansäure 488
Dihydrocodein 206, 211, 215
–, Dosierung 212
Dihydroergotamin (DHE) 16, 18f., 173f.,
   176, 195
–, Metabolisierung 34
–, Migräne 385
Dihydroergot® (Dihydroergotamin) 195
Dihydroergotoxin 162f., 173f., 176
Dihydrofolatreduktase 739f.
– -Hemmer 620
Dihydrofolsäure 620, 739

Dihydrogesteron 552 f.
Dihydromorphin 206
Dihydropyridine 188, 191
–, Calciumkanal-Blocker 399
Dihydrotachysterin (DHT) 584, 586
5α-Dihydrotestosteron 542, 543
2,8-Dihydroxyadenin 496
2,8-Dihydroxyadeninurie 496
1,8-Dihydroxyanthrachinon 485, 486
1,8-Dihydroxyanthron 486
1,25-Dihydroxycholecalciferol 422, 579, 582
3,4-Dihydroxymandelsäure (DOMA) 110
3,4-Dihydroxyphenylacetaldehyd 108
Dihydroxyphenylalanin (DOPA; s. a. L-DOPA) 21, 25, 106, 107, 109, 169
L-Dihydroxyphenylalanin (L-DOPA; s. a. DOPA) 21, 24, 34, 278 ff.
Dihydroxyphenylessigsäure (DOPAC) 106, 108
3,4-Dihydroxyphenylethanol 108
Dihydroxyphenylethylenglykol 181
Dihydroxyphenylglykol (DOPEG) 109, 110, 181
3,4-Dihydroxyphenylglykolaldehyd 110
Diiod-Pyridon (Iopidon) 606
Diiod-Tyrosin (DIT) 528, 568, 569
Diisocyanate 762
Di-Isopropylfluorphosphat (DFP) 20, 791
2,6-Diisopropylphenol 249
Dikaliumclorazepat 291
–, Tranquillans 292
dilatative Kardiomyopathie 179
Dilatrend® (Carvedilol) 173
Dilaudid® (Hydromorphon) 206, 212
Dilazep, Vasodilatation 391
Dill 468
Diltiazem 188, 361, 400
–, Antiarrhythmikum 353, 362
–, Calciumkanal-Blocker 399
–, Dosierung 400
Dilzem® (Diltiazem) 188, 362, 399 f.
Dimaval® (Dimercaprol) 769
Dimenhydrinat, Anti-Emetikum 483
Dimercaprol (BAL) 223, 768, 769
–, Nebenwirkungen 769
Dimer-X® (Iocarminsäure) 608
Dimethacrin, Antidepressivum 288
Dimethoat 788
Dimethoxy-methylamphetamin (DOM) 298, 299
Dimethylaminoazobenzol 730
Dimethylaminostilben 730
Dimethylbenzanthrazen 723, 725, 728
Dimethylhydrazin 732
Dimethylnitrosamin 40, 220, 731 f., 810
Dimethylphenylpiperazinium 141
Dimethylquecksilber 776
Dimethylselenid 782
Dimethylsulfat 731
Dimethylsulfoxid (DMSO) 36
Dimethyltryptamin (DMT) 298, 299
Dimetinden, Antihistaminikum 311
Dinatrium-Clodronat 423
Dinatrium-Cromoglykat 335
Dinatrium-Etidronat 423
DIN-Norm 616 f.
Dinoprost (s. PGF) 305, 321 ff.
Dinoproston (s. PGE) 305, 321 ff.
Diodon, tubuläre Sekretion 53
Diole, trans- 45
Diol-Epoxid 729
Dionosil® (Propyliodon) 606
Dioxine (TCDD) 51, 733, 793 f.
–, Anreicherung in Nahrungsketten 794
–, Beständigkeit 794
Dioxinvergiftung, Symptome 793 f.
Diphenhydramin 112, 261, 312
–, Antihistaminikum 311
Diphenolisatin, Laxans 487
diphenolische Laxantien 485
Diphenoxylat 489
Diphenylhydantoin (s. Phenytoin) 355 ff.
Diphenylpiperidine 282
Diphos® (Dinatrium-Etidronat) 423
Diphtherie-Toxin 749
Diphyllobotriasis 707, 713 f.

Diphyllobotrium latum (Fischbandwurm) 707, 713 f.
– pacificum (Fischbandwurm) 707, 714
Dipidolor® (Piritramid) 212 f., 251
Dipivefrin 164
–, Offenwinkelglaukom 145
Dipol-Dipol-Wechselwirkung 11
Diprafenon 358
–, Antiarrhythmikum 353
Dipropylacetat 273
Dipyridamol 116, 324
–, Vasodilatation 391
Diquat 793, 794
direkt wirkende Parasympathomimetika 125
– – Sympathomimetika 161
Dirithromycin 661
Disoprivan® (Propofol) 249
Disopyramid 355
–, Antiarrhythmikum 353
–, Plasmabindung 38
disperse Phase 75
Dispersionsmittel 75
disseminierte intravasale Gerinnung 443
– – –, Therapie 456
– – –, Lungenembolie 454
Dissoziationsgleichgewicht 52
Dissoziationskonstante 14, 16, 18 ff., 27
Distickstoffmonoxid (N₂O; s. Lachgas)
Distraneurin® (Clomethiazol) 262
Disulfiram 303, 799, 800
DIT (Diiod-Tyrosin) 528, 568, 569
Diterpenalkohole 831
Diterpene 733, 823, 834
–, Kokarzinogenese 834
Diterpenester 831
Dithiocarb 771, 780
Dithranol 486
–, Laxans 487
Diureide 257
–, Schlafmittel 257
Diurese 163
–, Alkoholwirkung 797
–, forcierte 260, 436, 751, 794
–, osmotische 417, 424
–, Wasser- 424
Diuretika 170, 189 ff., 371, 382, 408, 424 ff., 619
–, Benzothiadiazingruppe 431
–, Diabetes 432
–, Diabetes insipidus 436
–, Dosierung 432
–, Fettstoffwechsel 432
– Furosemid-Typ 430
–, Gichtanfälle 433
–, Glucosetoleranz 432
–, Herzinsuffizienz 381
–, Hypertonie-Behandlung 435
–, kaliumsparende 426, 433
–, Klassen 426
–, Niereninsuffizienz 428
–, osmotische 426
–, Pharmakokinetik 431
–, stark wirkende 428
–, Sulfonamid- 428
–, therapeutische Anwendung 435
–, unerwünschte Wirkungen 431
–, Wechselwirkung mit Cumarin-Derivaten 449
– – mit Herzglykosiden 379
–, Wirkungsdauer 432
–, Wirkungsmechanismen 426
–, Wirkungsorte 426 f.
–, Wirkungsstärke 427
diuretika-induzierte Hyperurikämie 497
dl-Fenfluramin 492
DMSO (Dimethylsulfoxid) 36
DMT (Dimethyltryptamin) 298, 299
DNA (Desoxyribonucleinsäure) 47, 530 f.
–, B- 726
– -Fragmente 742
– -Gyrase 655
–, bakterielle 655
– -Helix 656
– -Polymerasen 727
– -Reparatur 725 ff.

– -Schäden 734
– -Veränderungen 5
–, Rezeptoraffinität 380
– S, relative Selektivität an Adrenozeptoren 160
–, Toleranzentwicklung 382
Dobutrex® (Dobutamin) 162, 379
DOC (Desoxycorticosteron; s. a. Mineralcorticoide) 528, 566 f.
DOCA (Desoxycorticosteron-Acetat) 528, 566 f.
Dociton® (Propranolol) 168, 171, 175, 198
1-Dodecyl-1,4,7-triazaoctan-8-carbonsäure 718
Dolantin® (Pethidin) 212, 251
Doldengewächse (Apiaceae) 835
Dolichol 508
DOM (Dimethoxy-methylamphetamin) 298, 299
DOMA (3,4-Dihydroxymandelsäure) 110
Domagk, Gerhard 613, 619
dominierende Halbwertzeit 60
Domperidon 143, 207, 278, 482, 605
–, Motilität 482
–, Röntgendiagnosik 605
DOPA (Dihydroxyphenylalanin; s. a. L-DOPA) 21, 25, 106, 107, 109, 169
DOPA-Decarboxylase 107, 313
L-DOPA (L-Dihydroxyphenylalanin) 21, 24, 278
–, Antiparkinsonmittel 279, 280
–, Metabolisierung 34
DOPAC (Dihydroxyphenylessigsäure) 106, 108
Dopamin 21, 24, 104, 107 f., 109, 141, 159, 161, 163, 167, 174, 278, 379, 408 f., 532 f., 537
–, Affinitäten 163
–, Amphetamin 296
–, Neurotransmitter 148
–, Rezeptoraffinität 380
–, synaptische Übertragung 106
–, synaptischer Abbau 108
–, Toleranzentwicklung 382
–, tubuläre Sekretion 53
–, Wirkung 162
Dopamin-Agonisten 532 ff.
–, Indikation 534
–, Kontraindikationen 534
–, Prolaktinantagonisten 533
–, Therapie 534
–, unerwünschte Wirkungen 533
Dopamin-Analoga, Wirkungen 163
Dopamin-Antagonist, Motilität (Magen-Darm) 481
dopaminerge Kerngruppen 149
– Neurone 148
Dopamin-β-Hydroxylase 109 f.
Dopamin-Hyperaktivitätshypothese 284
Dopamin-Nattermann® (Dopamin) 161
Dopamin-Rezeptoren 108, 148, 150, 152, 158
–, Agonisten an 161
–, Blockade 284
–, Stimulierung 173
–, Subtypen 155
L-dopa-sph.® (DOPA) 169
DOPEG (3,4-Dihydroxyphenylglykol) 109, 110, 181
Dopergin® (Lisurid) 533
Dopexamin 162, 163
Doping 167 ff.
Doping-Maskierer 170 f.
Doppelbindungen 41
Doppelblind-Versuch 81
Dopram® (Doxapram) 213
Dormicum® (Midazolam) 250, 251
Dormo-Puren® (Nitrazepam) 273
dose ratio 19
Dosier-Aerosol 164, 166, 195
Dosierung 73, 80, 85
–, gleichbleibende 76
–, individuelle 70
– nach Körpergewicht 65
– nach Lebensalter 10
Dosierungsanpassung 94
Dosierungsintervall 64 f., 94

Dosierungsschema 64
Dosierungsvorschrift 21
Dosis 2ff., 6, 58, 63
–, effektive 7
–, kumulative (Salbutamol) 166
–, resorbierte 87
–, therapeutische 7
–, tödliche 7
Dosisabhängigkeit des first-pass-Effektes 57
Dosisanpassung bei Niereninsuffizienz 87, 93
Dosiserhöhung, fortlaufende 9
Dosisfindung 7
Dosis-Wirkungs-Beziehungen 2
Dosis-Wirkungs-Kurve 4ff., 16ff.
–, Diskussion 13
–, Isoproterenol 5
Dosis-Zeit-Beziehung 5
Down-Regulation 9, 104, 162, 532
–, Desensibilisierung 153
–, Insulinrezeptor 514
Doxapram 213, 265, 266, 385
–, Kontraindikation bei Epilepsie 275
Doxazosin 172
Doxepin, Antidepressivum 288
Doxorubicin 740, 742
Doxycyclin 35, 195, 652, 653f.
Doxylamin 261
D-Penicillamin (s. Penicillamin)
Dracunculose 709, 715
Dracunculus medinensis (Medina-, Guinea-
    oder Drachenwurm) 709, 715
Dragees 71, 73f.
Drenusil® (Polythiazid) 430, 432
Drogen, harte 826
Drogenabhängigkeit (s. a. Abhängigkeit) 300
–, Behandlung 300ff.
–, Entgiftung 303
–, Levomethadon 303
–, nichtmedikamentöse Therapie 303
–, Substitutionstherapie 303
drohender Abort, Oestrogene 548
dromotrope Wirkung 157, 352, 379
Droperidol 245, 251
Drostanolon 738, 743
Drostanolon-propionat 743
Druck, enddiastolischer 367
–, endsystolischer 368
–, hydrostatischer, in den Kapillaren 418
–, onkotischer 411, 417f.
–, osmotischer 52, 410f.
Druckverminderung, intrakranielle 247
Druck-Volumen-Diagramm 368
Drug Design 13
drug misuse (s. a. Abhängigkeit; s. a. Drogen)
    300
– dependence 300
– monitoring 71, 631, 650
– taking behavior 300
Drüsen, endokrine 528
D.T.I.C.® (Dacarbazin) 192
Dulcolax® (Bisacodyl) 485
Dumpingsyndrom 315, 318
Dünndarm 27, 30ff.
–, Eisenresorption 459
Duodenum, Eisenresorption 460
–, pH-Wert 31
Duolip® (Etofyllinclofibrat) 510
Duoluton®
    (Gestagen-Oestrogen-Kombination) 552
Duphaston® (Dihydrogesteron) 552f.
duradiazepam® (Diazepam) 273
Dur-Anest® (Etidocain) 225
Durchblutung 30, 37
– der Niere 52, 430
Durchblutungsgröße 36
Durchblutungsrate 235
Durchblutungsstörungen, koronare 388
Durchfallserkrankungen 420
Durchflußrate 235
Durchflußverdampfer 242
Durchlässigkeit 25
Durchschlafstörungen 262
Durchtritt 25, 30
– von Pharmaka durch Membranen 23
Durst 413
–, Diabetes 513
„Dynamisierung" 85

Dyneric® (Clomiphen) 548f.
Dynorphin 103, 118, 122
Dysautonomie 194
Dyschezie 484
Dyskinesie, Neuroleptika 286
–, tardive 286
Dyskrinie 195f.
Dysmenorrhö 326
Dysphorie 205
Dysregulation, orthostatische 180, 183, 193
–, sympathische 149
Dytide H® (Triamteren mit
    Hydrochlorothiazid) 433, 435

E

E 605 (Parathion) 39, 41, 143, 788
EAD (frühe Nachpotentiale) 349
Eatan® (Nitrazepam) 273
Eberesche 829
Ebrantil® (Urapidil) 173
EC₅₀ 14, 16f., 20
–, Inhalationsnarkotika 234
–, Narkotika 237
Echinococcose 707, 712, 714
Echinococcus granulosus (Hundebandwurm)
    707
– multilocularis (Fuchsbandwurm) 707
Echokardiographie 369, 610
Econazol 684
ED₅₀ 7
–, Morphin 205
–, Salbutamol 166
Edelgase 763
Edetat 769, 779, 783
–, Antidot bei Blei-Vergiftung 769
Edoxudin 695
EDRF (endothelium-derived relaxing factor;
    Stickoxid) 102, 116, 126, 308, 314f., 387,
    389
Edrophonium 142, 144
EDTA (Ethylendiamintetraacetat) 600, 760,
    769
–, Blei-Vergiftung 769
–, Nebenwirkungen 769
EEG (Elektroenzephalogramm) 202, 255
–, Cannabis 299
–, Epilepsie 269, 271
–, LSD 299
–, Neuroleptika 286
–, Schlaf- 255
–, Stimulantien 297
–, Wach- 255
Effekt, anti-ischämischer 395
–, narkotischer 239
Effekte, cytotoxische 42
–, pharmakologische 78
effektive Dosis 7
– Refraktärzeit (ERZ) 348, 356
effektiver Filtrationsdruck 417
effektives zirkulierendes Volumen,
    Regulation 411f.
Effektor 78, 98, 100, 102
Effektorkomplex 15
Effektormechanismen 338
effektorspezifische Antwort 13
Effektorsystem 15f.
Effektorzelle 12f., 17f., 20
–, periphere 125
efferente Nerven 118
Effortil® (Etilefrin) 159, 164, 195
„Egel" (Trematoden) 706, 710
EGF (epidermal growth factor) 724
Ehrlich, Paul 10f., 613, 615, 703, 766
Eibe (Taxus baccata) 827, 833
Eicosanoide 320
–, Biosynthese 320
Eicosanoidsystem 326
Eifelfango® (Testosteronpropionat) 544
Einbeere (Paris quadrifolia) 835
Einfluß des Lebensalters 10
Einheit, motorische 123
Einlauf 484
Einleitungsdauer, Narkotika 234, 236

Einrenkung gestörten Schlafverhaltens 262
Eins Alpha® (Alphacalcidol) 586
Einschlafstörungen 262
Einstrang-Urokinase (SC-UK) 452, 454
Einweg-Spritzen 72
Einwilligung der Versuchspersonen 79
Einzeldosis 65, 94
Einzelstrangbruch 726ff., 740
Eisen (s. a. Fe-) 39, 597f., 600
–, Dosierung 462
–, Funktions- 457
–, hämatologische Daten 459
–, Resorption 460
–, slow release 463
–, Therapie 462
–, Verfügbarkeit für die Resorption 459
Eisenbedarf, Lebensalter 461
–, Schwangerschaft 461
–, Wachstum 461
eisenhaltige Enzyme 457
Eisen(III)-hexacyanoferrat(II) 779
Eisenhut 826
Eisenkomplexe 462
Eisenmangel 458, 460, 462
–, Pharmakotherapie 457
Eisenpräparate 35, 462
Eisen-Siderosen, chronische Vergiftungen
    464
Eisenstoffwechsel 457
Eisen(II)-Sulfat 462
Eisen-Therapie, unerwünschte Wirkungen
    463
Eisenvergiftung 462f.
–, Symptomatik 464
–, Therapie 464
Eiweißbindung, Röntgenkontrastmittel 609
Eiweißhaushalt, Störungen 493
Eiweißmangelödem 435
EKG 395
– bei Elektrolytstörungen im Plasma 421
–, Oberflächen- 346
–, Veränderungen durch Herzglykoside 375f.
Eklampsie 191
Ektebin® (Protionamid) 678
ekzematische Reaktionen,
    Arzneimittel-Allergie 342
ekzematoide Dermatitis 230
Elantan® (5-Isosorbidmononitrat) 397
Elastase 332, 441
elektrische Nervenstimulation, transkutane
    203
Elektroenzephalogramm (s. EEG)
elektrogene Pumpe 347
Elektrokrampftherapie 140
Elektrolytausscheidung 427, 431
–, therapeut. Beeinflussung 424
Elektrolytbilanz 481
Elektrolyte 410
– im Magensaft 466
–, tubuläre Resorption 425
Elektrolytersatz, Diarrhö 489
Elektrolythaushalt 410, 518
–, Alter 602
–, Störungen 415, 477
Elektrolytkonzentrate 417
Elektrolytstörungen im Plasma, EKG 421
Elektrolyttransport 430
elektromechanische Koppelung 365f., 422
1-Elektronen-Oxidation 42
1-Elektronen-Reduktion 43
elektrophile Akzeptoren 47
elektrophile Kationen 43
Elektrophorese, Lipoprotein-Muster 503
elektrosekretorische Koppelung 422
Elektrostimulation 352
Elemente, essentielle 597
Elephantiasis 709
Elimination 3, 23, 38, 50, 53, 60, 62ff., 753
– erster Ordnung 59f., 68f.
–, Geschwindigkeit 60
–, Halbwertzeit 9, 50, 60, 81, 87
–, hepatische 70
–, metabolische in der Leber 59
–, Narkotika 236
–, nicht-renale 59
–, präsystemische 33f., 55f.
– von Fremdstoffen durch Exkretion 51

– – durch Stoffwechsel 38
– von Muskelrelaxantien 139
– von Narkotika 237
Eliminationsfraktion, extrarenale 87
Eliminationskapazität, hepatische 59
Eliminationskonstante 62
Eliminationsleistung 59ff.
Elkapin® (Etozolin) 429
ELS (Erregungsleitungssystem) 227, 345, 346, 348
–, Kammer- 349
–, spezifisches 349
Elzogram® (Cefazolin) 628, 638
EMB (s. Ethambutol)
EMB-Fatol® (Ethambutol) 676
Embolien 443, 454
–, Prophylaxe 455
Embonate 714f.
Embryonalentwicklung 49
Emesis 176
Emetika 207, 482
Emetin 216, 830
emetische Triggerzone 207
– Wirkung 207
Eminase® (APSAC) 402
Emodine (Aglykone) 485
Empfindlichkeit der Rezeptoren 7
– für Pharmaka 9
–, individuelle 6f.
Empfindlichkeitsverteilung 7
Emphysem, Entstehung 333
–, respiratorische Acidose 419
Emulsionen 35, 74f.
Enalapril 185, 190, 381
Enantiomere 11, 28, 107, 130, 160
enantiomere Transmitter 12
Encainid 358f., 360
–, Antiarrhythmikum 353
Encephabol® (Pyritinol) 603
Encephalitis lethargica 254
–, respiratorische Alkalose 419
Endarterien 228
enddiastolischer Druck 367
enddiastolisches Volumen 367
Endharn 52
Endocarditis-Prophylaxe 619
endogene Amine 46
– Auslösung der humoralen Gerinnung 437
– Nitrate 393
– Purinbildung 495
– Pyrogene 217, 340
– Substrate 42, 45
– Tachykinine 116
endokrine Orbitopathie 572
– Störungen 471
Endokrinpharmakologie 528
Endometriose 532, 552f.
Endometriumkarzinom 734
–, Oestrogene 547
Endomirabil® (Iodoxaminsäure) 608
Endonukleasen 726
endoplasmatisches Retikulum 38f., 41, 44f., 48, 50, 54
Endoproteasen 117
Endorphine 117f., 534, 535
β-Endorphin 537
Endosulfan 784, 785
Endothel 23, 386f., 819
Endotheline 150, 189, 820
endothelium-derived relaxing factor (EDRF) 102, 116, 126, 308, 314f., 387, 389
Endothelzellen 24, 308, 441
Endotoxinämie, Komplement-Aktivierung 320
Endotoxinschock 329, 332
–, Leukotriene 328
Endoxan® (Cyclophosphamid) 192
Endozytose 28f.
Endplattenpotential 135
Endrine® (Ephedrin) 161
Endstrombahn, Schlangengifte 820
endsystolischer Druck 368
endsystolisches Volumen (ESV) 368, 388
Energiebilanz 491
–, Störungen 492
Energieeinheiten 491
Energiegewinnung 38

Energiespektrum 605
Energieumsatz 491
– bei Fieber 492
Enfluran 233, 241
–, Eigenschaften 234, 242
–, F⁻-Konzentration im Serum 242
–, Narkotikum 232
Engelstrompete 823
Enkephalin 117
Enkephaline 182, 534ff.
Enoxacin 655, 656, 657f.
Enoximon 372, 380, 382
Enprophyllin 383
Entamoeba histolytica 697
enterale Anwendung 71f.
– Resorption 23, 31, 35, 38, 56, 72
Enteritis, hämorrhagische 486
Enterobakterien 628, 645
Enterobiasis (Oxyuriasis) 708, 711f., 714f.
Enterobius (Oxyuris) vermicularis (Madenwurm) 708, 715
Enterocura® (Sulfaguanol) 623
entero-gastraler Kreislauf 54
entero-hepatischer Kreislauf 54, 504f., 751
–, Laxantien 486
– Rücktransport 506
Enterokokken 628, 652
Enterotoxine 489
Entero-Vioform® (Niridazol) 706
Enterozyten 28
Entfieberung 217
Entgiftung 22, 749f., 753, 756
–, Drogenabhängigkeit 303
– von H₂O₂ (Katalase) 331
Entgiftungsmechanismus, Blockade 756
Enthaarungsmittel 763
Entlaubungsmittel 793
Entschwefelung 41
Entspeicherung 180
Entzugserscheinungen 192, 210, 212, 300f.
–, Morphin 209
–, Nitroglycerin 396
–, Opiate 301
Entzündung 326, 745
–, Hemmung 217
–, Immunsuppressiva 744
–, Mediatoren 304
–, Prostaglandine 325
Entzündungsreaktion 338
Entzündungsreize 332
Enzymaktivität 49, 51
enzymatische Inaktivierung 10
– Oxidation 39
– 1-Elektronen-Oxidation 42
– 1-Elektronen-Reduktion 42
Enzymausstattung 7
Enzymblockade 625
Enzyme 39, 598
–, acetylierte 46
–, aktives Zentrum 16
–, Cytochrom-haltige 49
–, desacetylierte 46
–, Denaturierung, O₂⁻-Radikal-Wirkung 333
–, eisenhaltige 457
–, extrahepatische 39
–, Fremdstoff-metabolisierende 39
–, Induzierbarkeit 45
–, Konkurrenz an 22
–, mikrosomale 39, 41, 49
–, Phase-I-, Phase-II- 49
–, phosphorylierende 514
–, proteolytische 439
–, Spezifität 8
Enzymhemmung 16, 22, 51
Enzyminduktion 21f., 49f., 258f., 728, 734
Enzymkinetik 14
Enzymprotein 46
Enzym-Substitution, Magensaft 468f.
Enzymsysteme, hepatische 10
Eosinophilie, Arzneimittel-Allergie 340
– -Myalgie-Syndrom 262
Epanutin® (Phenytoin) 273, 357
Epha-retard® (Dimenhydrinat) 483
Ephedrin 9, 41, 161, 167, 168
– -Codein-Kombination 168
Epicillin 631
Epidemiologie, Arzneimittel- 83

epidemiologische Untersuchungen 754
– Vergleichsstudien 754
epidermal growth factor (EGF) 724
Epiduralanästhesie 228f.
Epifrin® (Dipivefrin) 164
Epilepsie 50
–, Anfallsformen 264f., 269, 274
– EEG 269
–, kontraindizierte Pharmaka 275
–, Pharmakotherapie 269
epileptische Anfälle, Pathogenese 270
Epinephrin (siehe Adrenalin) 111, 148
Epinin 162f.
Epipodophyllotoxine, Tumortherapie 739
Epirubicin 740
Epistatin (Simvastatin) 507ff.
Epithel 24, 27, 35
Epo (s. Erythropoietin)
Epoxide 729, 732, 803, 804, 806
–, Trichlorethylen 806
Epoxidhydrolasen 45, 50, 729
Epoxidierung 41
EPSP (erregendes postsynaptisches Potential) 140f.
Eptastatin (Pravastatin) 507f.
Erbfaktoren 7
Erblindung (Vit.-A-Mangel) 582
Erbrechen 204, 207
–, metabolische Alkalose 419
–, zentrales 482
Eremfat® (Rifampicin) 675
Erethismus mercurialis 775
Erfolgsorgan 531
Erfolgsorgane für Oestrogene 547
– Hormone 529
Ergenyl® (Valproat) 273
Ergobasin 173
Ergocalciferol 582, 584
– (Vit. D₂) 584
Ergocalciferole (D-Vitamine) 580, 584
Ergocryptin 174
Ergometrin 173, 176
Ergonovin 173
Ergosterin 584, 680f.
Ergosterin-Synthese 685
Ergot-Alkaloide (s. a. Mutterkorn-Alkaloide) 173
Ergotamin 31, 173f., 176, 197
– Medihaler Aerosol® 198
– Medihaler® (Ergotamin) 174
–, Metabolisierung 34
–, Migräne 198, 385
Ergotismus gangraenosus 176
Erhaltungsdosis 63f., 66f., 93
–, intermittierende Gabe 64
–, kontinuierliche Zufuhr 65
– von Phenytoin 65
Ericaceae (Heidekrautgewächse) 834
Ernährung, parenterale 492
–, vollständig parenterale 493
erregbare Strukturen 225
erregend wirkende Pharmaka 264
erregendes postsynaptisches Potential 140f.
Erregungen, kreisende 351
Erregungsbildung, Störungen 348
Erregungsleitung 348
–, Blockade 227
– in der Membran 13
–, Störungen 350
Erregungsleitungsfasern 399
Erregungsleitungssystem (s. a. ELS) 345ff.
Erregungsparameter, Purkinjefasern 349
Erregungsübertragung, cholinerge 10
Erregungswelle 227, 351
Erregungszustände 261
– (extreme), Behandlung 262
Ersatz-Extrasystole 350
Ersatz-Rhythmus, ventrikulärer 350
Erst-Dosis-Phänomen 172
erste Ordnung (Kinetik) 59
Erwachsene 10
erworbene Hämochromatose 464
– Resistenz 618
erwünschte Wirkung 5
Eryfer® (FeSO₄, Ascorbinsäure, Na-Bicarbonat) 462
Erypo® (Erythropoietin) 463

Erythema multiforme-ähnliche Exantheme, Arzneimittel-Allergie 342
Erythritol 28
Erythrocin® (Erythromycin) 664
Erythrocyten 106
Erythrodermie, Arzneimittel-Allergie 342
Erythromycin 12, 33, 35, 508, 661 f., 663 f.
– A 662
–, antirheumatische Therapie 223
Erythropoietin 169 f., **463**
–, bei Blutspendern 463
–, bei Sportlern 463
Erythroprosopalgie 197
Erythroxylon Coca 225
Erythrozyten 28, 338
–, Aggregation 405, 408
–, Eisengehalt 459
–, Zerstörung 340
Erythrozytenmembran 24
ERZ (effektive Refraktärzeit) 348
– des Purkinjesystems 356
escape reaction, Neuroleptika 286
Escape-Phänomen 431
Eserin 142
Esidrix® (Hydrochlorothiazid) 430, 432, 435 f.
Esimil® (enthält Guanethidin) 180
Esmarin® (Benzothiadiazin-Gruppe) 435
Espundia 697, 703
essentielle Elemente 597
– Hypertonie 189
Essigsäure 46 f., 796, 797
Ester 26, 45, 802
–, Hydrolyse 44
–, Spaltung 228, 789
Esterasen 789
Estertyp (Lokalanästhetika) 228, 230
Estradiol 548
–, Verteilungs-Koeffizient 27
Estragol 732
Estrifam® (Oestradiol/Oestriol-Kombination) 547
Estulic® (Guanfacin) 180, 182
ESV (endsystolisches Volumen) 368, 388
Etacrynsäure, Diuretikum 429, 430 f., 435
–, Nebenwirkungen 432
Ethacridin 720
Ethambutol (EMB) 672 f., **676**
–, Indikationen 676
–, Pharmakokinetik 676
–, unerwünschte Wirkungen 676
–, Visusschäden 676
Ethambutol-Allergie 676
Ethanol (Ethylalkohol) 40, 716 f., 795, 796, 798
–, Elimination 59, 796
–, MAK-Wert 802
–, Plazentarkreislauf 796
–, Resorption 796
–, scheinbares Verteilungsvolumen 58
–, sedativ-hypnotische Wirkung 256
Ethanolamin-Struktur 158
Ethanolvergiftung 795
Ether (Narkotika) **240**
Ether-Typ, Inhalationsnarkotika 243
Ethik-Kommissionen 78 f.
Ethinyloestradiol 40, 546, 547
Ethinyltestosteron 550
ethische Probleme 78
Ethosuximid 255, 272
–, Anti-Epileptikum 273, 274
Ethotoin 40
Ethoxyethanol, MAK-Wert 802
Ethoxyethylacetat, MAK-Wert 802
Ethrane® (Enfluran) 233, **241**
Ethylacetat, MAK-Wert 802
Ethylalkohol (Ethanol) **795**
–, akute Vergiftung 797
–, Kontraindikation bei Epilepsie 275
–, Metabolismus 796 f.
–, Rauschwirkung 797
–, Vergällung 795
–, Vergiftungsursachen 795
–, Vorkommen 795
Ethylchlorid 233, **243**, 802
–, Eigenschaften 244
–, Wirkungen 244

Ethylendiamin 383
Ethylendiamintetraacetat (EDTA) 600, 760, 769
Ethylenglykol 801
–, Metabolismus 801
Ethylenhalogenide 41
Ethylenimin 732
Ethylmonoiodsterat 607
N-Ethyl-N-methyl-nitrosamin 810
N-Ethyl-Norfenefrin (s. Etilefrin) 164
Etidocain 226, 228, 230
–, Lokalanästhetikum 225
Etilefrin 159, 164, 195
Etofibrat 509, 510
Etofyllinclofibrat 510
Etomidat 249
Etoposide 739, 741
Etozolin 430 f.
–, Diuretikum 429
Etretinat 34 f., 583
–, unerwünschte Wirkungen 584
–, Wirkungsweise 584
Eubakterium lentum 378
Eucalyptus globosus (Eukalyptus) 829
Eucalyptusöl 829
Eugenol 717 f.
Euglucon H® (Glibenclamid) 520
– N® (Glibenclamid) 519
Eukalyptus (Eucalyptus globosus) 829
Euonymus europaeus (Pfaffenhütchen) 825, 828
Euphorbia cyparissias (Zypressenwolfsmilch) 834
– pulcherrima (Weihnachtsstern) 834
Euphorbiaceae (Wolfsmilchgewächse) 834
Euphorie 205
Euphyllin® (Theophyllin-Ethylendiamin) 335, 383 f., 611
Europäischer Spindelstrauch (Euonymus europaeus) 828
Europäisches Alpenveilchen (Cyclamen purpurascens) 834
Euthyrox® (L-Thyroxin) 571
Evipan® (nicht mehr im Handel; Hexobarbital) 247 f.
Ewing-Sarkom 734
Exanthem, urikarielles 643
Exkretion 23, 54
–, biliäre 53 f., 56
–, Elimination von Fremdstoffen 51
–, Hemmung 22
–, renale 51, 66
– von Pharmaka 52
Exkretionsleistung 59
exogene Amine 46
– Auslösung der humoralen Gerinnung 437
– Pyrogene 217
exogener Blutaktivator 438
Exonukleasen 727
Exozytose 29, 97 f., 101
–, Mechanismus 110
Expektorantien 196, **215**
Exponentialfunktion 60, 62
Exposition beim Menschen, Quantifizierung 732
Extracort® (Triamcinolon) 564
Extractum ipecacuanhae fluidum® (Ipecacuanha) 215
extrahepatische Enzyme 39
– Gallengänge 609
extrahepatischer Stoffwechsel 49
Extraktion 57
–, hepatische 56
Extraktionsgleichung 385
extrarenale Clearance 59, 66, 93
– Eliminationsfraktion 87
Extrasystolen, Ersatz- 349 f., 377
–, gekoppelte 350
–, ventrikuläre (VES) 349 f., 352
extravasale Applikation 55, 62
– Komponente, Koronarwiderstand 386
extravaskuläre glatte Muskulatur, Arachidonsäuremetaboliten 324
extrazelluläre Flüssigkeit 424
Extrazellulärflüssigkeit 349, 424
–, Ionenkonzentration 345

Extrazellulärraum 69 f., 410
–, Osmolarität 413 ff.
–, pH-Regulation 413
extreme Erregungszustände, Behandlung **262**
extrinsisches Asthma 195
exzentrische Stenosen 388
Exzisionsreparatur 727
Exzitation (Narkosestadium) 237

F

F I...F XIII (Faktoren der humoralen Gerinnung) 438
F⁻-Ausscheidung im Harn (Narkotika) 242
F⁻-Konzentration im Serum (Narkotika) 242
Fabaceae (Schmetterlingsblütler) 835
facilitated diffusion 28
Fadenwürmer 706, 708 f., 712, 715 f.
Fadenwurmerkrankungen 713 f.
FAD-Flavoprotein 41
FAD-Monooxygenase 41
Fagus sylvatica (Rotbuche) 834
Fahrtüchtigkeit 257
Faktor, antihämophiler (AHF) 438
–, atrialer natriuretischer (ANF) 412
–, labiler 438
–, plättchen-aktivierender (s. PAF) 305, **328 f.**, 338
– XII 317, **443**
Faktoren, leukotaktische, O₂⁻-Radikal-Wirkung 333
Faktoren-Bezeichnungen, humorale Gerinnung 438
fall out 782 f.
Fallberichte 83
fallbezogene Systeme 83 f.
Fall-Kontroll-Studien 84
falsche Neurotransmitter 168, 183
Faltentinling, Alkoholintoleranz 799 f.
familiäre Hypercholesterinämie (FHC) 504, 506, 510
Famotidin 15, 471
–, Ulcus-Therapie 470
Fansidar® (Pyrimethamin/Sulfadoxin) 614, 623 f., 703
Färberginster 824
Farbstoffe 336
Farmacyrol forte® (Ethinyloestradiol) 547
Faserlänge 369
Fasern, C- 225
–, motorische 225
–, sensible 225
fast response 348
Faulbaum (Rhamnus frangula) 835
Favistan® (Thiamazol) 575
FCKW (Fluorchlor-Kohlenwasserstoffe) 763
Fc-Rezeptoren 338
feed back 504, 531, 544, 547, 558, 570
–, Regulation 172
Fehlernährung 580
Fe- (s. a. Eisen-)
Fe(III)-Hydroxid 462
Fe(III)-Saccharat 462
Fe(III)-Sorbit-Citrat-Komplex 462
Felodipin, Calciumkanal-Blocker 399
Feminisierung 552
–, Anabolika 170
Femovan® (Cyproteronacetat, Chlormadinonacetat) 554
Fenchel 468
Fendilin, Calciumkanal-Blocker 399
Fenetyllin, Stimulans 296
Fenfluramin, dl- 492
Fenistil® (Dimentinden) 311
Fenofibrat 509
–, Lipidsenker **508**
Fenoldopam 162 f.
Fenoprofen 219
–, Analgetikum 220
Fenoterol 157, 165, 195, 336
–, relative Selektivität an Adrenozeptoren 160
Fentanyl 203, 210 f., 212, 250
–, Prämedikation 251

Fentanyl-„Janssen"® (Fentanyl) 251
Fenton-Reaktion 43, 330, 332
Fenyramidol, Muskelrelaxantium 277
Ferrioxamin 771
Ferritin 457, 459
Ferroglukonat ratiopharm® (Fe(II)-gluconat) 462
Ferrooxidase 459
Ferrophor® (Fe(III)-Saccharat) 462
Ferro-Sanol® (Fe(II),Glycin-Sulfat-Komplex) 462
Ferrum-Hausmann® (Fe(III)-Hydroxid, Dextrin; slow release) 462 f.
Ferryl-Sauerstoff-Komplex 39
Fertigarzneimittel 2
Fertilitätsstörungen der Frau 532, 549
–, prolaktinbedingte 534
Fertodur® (Cyclofenil) 548 f.
fetales Blut 70
Fett 493
–, Resorption 53
–, Speicherung 503
–, Transport 503
–, Zufuhr, tägliche 505
Fettgewebe 6, 38, 70
–, Durchblutung 36 f.
Fettleber, alkoholische 505, 798 ff.
fettlösliche Vitamine 580, 582
– –, α-Tocopherol 580
– –, Cholecalciferol 580
– –, Menachinone 580
– –, Phyllochinone 580
– –, Retinoide 580
– –, Tocole 580
Fettpuder 76
fettreiche Nahrung 34 f.
Fettsäurecyclooxygenase 320
Fettsäuren 40
–, freie 503, 507
–, ungesättigte 503
Fettstoffwechsel 561
–, Diuretika 432
–, Störungen, Pathophysiologie 503
Fettsucht 492
Fettzellen 13
–, Insulinresistenz 505
Feuerbohne 828
Fevarin® (Fluvoxamin) 289
FH 4 (Tetrahydrofolsäure) 594, 620 f., 739
FHC (Hypercholesterinämie), heterozygote 504
–, homozygote 504
Fiblaferon® (humanes INF-β) 696
Fibrate 505
Fibrinogen 438, 819
–, Substitution 456
Fibrinoligase 438
Fibrinolyse 439
–, Aktivatoren 438
–, Faktoren-Bezeichnungen 438
–, generalisierte 408
–, Hemmstoffe 438, 442, 453, 456
–, Plasmin-katalysierte 442
Fibrinolyse-System 317, 441
–, Aktivierung 443
Fibrinolysin 317, 438
Fibrinolytika 390, 392, 452, 455 f.
–, Grundzüge der Behandlung 452, 454
–, Kontraindikationen 456
– mit systemischer und lokaler Wirkung 452
– mit vorwiegend lokaler Wirkung 453
fibrinstabilisierender Faktor (FSF) 438
Fibroplasie, retrolentale 587, 764
Fick'sches Gesetz 26
Fieber 72, 325
–, akutes rheumatisches 222
–, arzneimittel-induziertes 340
–, Energieumsatz 492
–, respiratorische Alkalose 419
Fiebersenkung 217, 222
Filarien 709 f.
Filariosen 706
Filmtabletten 73
Filtration 28
–, glomeruläre 51 ff., 66 f., 69, 371, 431
Filtrationsdruck, effektiver 417

Filtrationsrate 69
–, glomeruläre (GFR) 52, 158, 162, 183 f., 424, 428
Fingerhut 373, 825, 828
first messenger 530
first-pass-Effekt 35, 38, 66, 177
–, Dosisabhängigkeit 57
–, hepatischer 33 f., 56, 70
–, intestinaler 33
–, Nitrate 395
–, Nitrite 395
–, Sättigung 57
fixe Exantheme, Arzneimittel-Allergie 342
– Ionen 417
Fläche, resorbierende 31, 33
– unter der Kurve (AUC) 56 f., 59 ff.
Flagyl® (Metronidazol) 660
Flavoprotein 41
Flavin-haltige Monooxygenase 41 f.
Flecainid 178, 358 f.
–, Antiarrhythmikum 353
Fleming, Alexander 613
Fletcher-Faktor 438
Fliegenpilz (Amanita muscaria) 126, 264, 836
–, Rauschdroge 836
Fliegenpilzgift 115
Fließgleichgewicht 63
Flimmerskotome 197
Fluchtreflexe 200, 201, 204
Flucloxacillin 631, 633, 637
Fluconazol 685, 686, 687
Fluctin® (Fluoxetin) 289
Flucytosin (5-FC; 5-Fluorcytosin) 682, 683
–, Indikationen 684
–, Interaktionen 684
–, Metabolismus 683
–, Pharmakokinetik 683 f.
–, physikochemische Eigenschaften 683
–, Resistenz 683
–, unerwünschte Wirkungen 684
–, Wirkmechanismus 683
–, Wirkungen 683
Fludrocortison (9α-Fluorocortisol) 195, 563, 566 f.
– Squibb® (Fludrocortison) 563, 567
–, Analgetikum 220
Fluimucil® (Acetylcystein) 196, 216, 221
Flumazenil 250, 291
Flunarizin 197
–, Calciumkanal-Blocker 399
Flunisolid 196, 335
Flunitrazepam 250, 256
–, Prämedikation 251
–, Tranquillans 292
Fluocortinbutylester 563
Fluocortolon (6α-Fluor-16α-methyl-1-dehydrocorticosteron) 564
Fluor 597, 762
Fluor-Chinolone 614, 655 ff.
–, pharmakokinetische Daten 658
Fluorchlorkohlenwasserstoffe (FCKW) 763
5-Fluorcytosin (s. Flucytosin)
Fluorid, Kariesprophylaxe 762
Fluoride 762
Fluoridierung des Trinkwassers 600
Fluor-Methyl-Prednisolone 217, 275, 335 f., 564
9α-Fluorocortisol (s. Flurcortison) 195, 566 f.
Fluorose 763
5-Fluoruracil 28, 736, 739 f.
Fluor-Vigantoletten® (Cholecalciferol + Fluorid) 586
Fluorwasserstoff (HF) 762
Fluostigmin 142, 143 f., 791
Fluothane® (Halothan) 233, 243
Fluxapril® (Piperacillin + Oxacillin) 637
Fluoxetin 290
–, Antidepressivum 288 f.
–, Eigenschaften 290
Fluphenazin 285
–, Neuroleptikum 283
–, Wirkungsspektrum 286
Flupirtin 216
Flurazepam 256 f.
–, Tranquillans 292

Flurbiprofen, Analgetikum 220
Flurithromycin 661
Flush 507
–, zyanotischer 309
Fluspirilen 285, 287
–, Neuroleptikum 283
Flüssigkeit, extrazelluläre 345, 349, 424
–, interstitielle 417, 425
Flüssigkeitsaustausch, kapillarer 417
–, konvektiver 417
Flüssigkeitsbewegung 480
Flüssigkeitsbilanz 481
Flüssigkeitsersatz, Diarrhö 489
Flüssigkeitshaushalt, Störung 477
Flüssigkeitszufuhr 194
Flu-Syndrom 675
Flutamid 546
Fluvoxamin 111
–, Antidepressivum 288 f.
–, Eigenschaften 290
FMLP, Formyl-methionyl-leucyl-phenylalanin 330
fokale Anfälle, Epilepsie 269
Follitropin (s. a. FSH) 528, 531, 535 f.
Folsäure 581 f., 589, 593, 594, 620, 740
–, Mangelerscheinungen 593, 595
–, Pharmakokinetik 594
–, unerwünschte Wirkungen 595
–, Vorrat 594
–, Wirkungen 593 f.
Folsäuremangel durch Pharmaka 595
–, orale Kontrazeptiva 595
–, Therapie 595
Foradil® (Formoterol) 165
forcierte Diurese 260, 436, 751, 794
Fordiuran® (Bumetanid) 429, 435
Forene® (Isofluran) 233, 242
Formaldehyd (HCHO) 717, 762, 800 f., 810
–, allergische Reaktionen 337
–, Kanzerogenität 717
–, MAK-Wert 755
Formatio reticularis 254 ff., 264 f., 269 f.
Formoterol 165, 195
Formyl-methionyl-leucyl-phenylalanin (FMLP) 330
Forskolin 373
Fortecortin® (Dexamethason) 335 f., 564
Fortleitung des AP im Herzen 347
Fortral® (Pentazocin) 251
Fortschreibung der Nutzen/Risiko-Bilanz 83
Fortum® (Ceftazidim) 629, 641
Foscarnet 692
–, Indikationen 692
–, Interaktionen 692
–, Pharmakokinetik 692
–, unerwünschte Wirkungen 692
–, Wirkungen 692
Foscavir® (Foscarnet) 692
Fosfocin® (Fosfomycin) 672
Fosfomycin 671, 672
–, Indikationen 672
–, Mittel 2. Wahl 671
–, Pharmakokinetik 672
–, physikochemische Eigenschaften 671
–, unerwünschte Wirkungen 672
–, Wirkungen 671
Fosfomycin-Aktivität 671
Fosfomycin-Dinatriumsalz 631
Fragmin® (NMH) 445
Frameshift-Mutation 726 f.
Framycetin 647
Frank-Starling-Mechanismus 368 ff., 398
Fraxiparin® (NMH) 445
free basing 168
freie Fettsäuren 503, 507
– Pharmakon-Konzentration 14
– Radikale 806, 814
– Rezeptor-Konzentration 14
freier Anteil des Pharmakons 68 f.
freies Radikal 805
Freiname 2
Freisetzung des Transmitters 97 f., 102
Freisetzungshormone (releasing hormones) 531 f.
–, hypothalamische 532
Fremdkörperaspiration, respiratorische Acidose 419

Fremdkörperreaktionen 610
Fremdproteine 337
Fremdstoffe 21, 43, 45, 753, 755 f.
–, Anreicherungen 755
–, Elimination durch Exkretion 51
–, Elimination durch Stoffwechsel 38
Fremdstoff-metabolisierende Enzyme 39
Fremdstoffumsatz 49
–, Prüfung 753
Fremdstoffwechsel 40, 42, 46
–, Hemmung 51, 736
–, Induktion 736
Frequenz, Herz- 369
Frigene 763
Frisium® (Clobazam) 293
frontale Lobotomie 205
Froschherz 96
Fructose 416
frühe Nachpotentiale 349
Frühgeborene 10
Frühgeborenen-Apnoe 385
Frühlings-Adonisröschen 825
Frühtyp-Allergie 311, 334
frustrane Phagozytose 332
FSF (fibrinstabilisierender Faktor) 438
FSH (follicle stimulating hormone,
    Follitropin) 528, 531, 535 f.
Fucidine® (Fusidinsäure) 671
Fugerel® (Flutamid) 546
führender Kreis 352
Fulcin® (Griseofulvin) 688
Füllmittel, Laxantien 484
Füllstoffe 336
Fumarsäure 462
Fundusdrüse 467
Fungistatika, allergische Reaktionen 337
Fungizide 784, 788
funikuläre Myelose 593
Funktionalisierungs-Reaktionen 39
funktioneller Antagonismus 19 ff.
Funktionseisen 457
Furadantin® (Nitrofurantoin) 661
Furanocumarine 835
–, Bergapten 823
–, Hypericin 823
–, kanzerogene Wirkung 835
–, mutagene Wirkung 835
–, Psoralen 823
–, Therapie 836
–, Vergiftungen 835
Furosemid 192, 260, 426, 431, 435
–, Diuretikum 427 ff.
Furosemid-Typ-Diuretika 430
Fursulthiamin 590
Fuselöl 798
Fusidinsäure 671
–, Hemmung der Eiweißsynthese 671
–, Indikationen 671
–, Pharmakokinetik 671
–, physikochemische Eigenschaften 671
–, Plasmakonzentration 671
–, Resistenz 671
–, Steroid-Antibiotika 671
–, unerwünschte Wirkungen 671
–, Wirkungen 671
Fusobacterium-Arten 627

G

GABA (γ-Aminobuttersäure) 104, 113, 115,
    256, 264, 266 f., 276, 532, 837
–, Rezeptor-Chlorionophoren-Komplex 264
–, Rezeptoren, präsynaptische 256
–, -Rezeptorkomplex 270 f.
–, synaptische Übertragung 114
–, Transaminase 115
Gabe, intravenöse 65
Gadolinium 610
Gadopentetsäure 610
Galactoquin® (Chinidin) 355
Galaktorrhö 534
Galaktose-Verteilung 515
Galanin 103, 105, 122
Galenik 2, 71, 77

galenische Entwicklung 1
Galle 28, 35, 51, 53 f., 485 f.
–, Röntgenkontrastmittel 609
Gallefluß 50
Gallenfisteln, metabolische Acidose 419
Gallengangsverschluß 582
Gallensäuren 485, 488, 505
–, Laxantien 487
Gallensteine, Auflösung 488
Gallopamil (Methoxyverapamil) 361, 362
–, Antiarrhythmikum 353
–, Calciumkanal-Blocker 399
–, Dosierung 400
Gamaquil® (Phenprobamat) 292
Gametocyten 698
Gametogonie 698
Ganciclovir 689 f.
–, Herpes 690
–, Indikationen 691
–, Interaktionen 692
–, pharmakokinetische Eigenschaften 690
–, physikochemische Eigenschaften 689
–, Therapie 690
–, unerwünschte Wirkungen 691
–, Wirkungen 690
Ganglienblocker 106, 120, 140
–, Nebenwirkungen 142
ganglionär angreifende Pharmaka 140 f.
Gangrän 247
Ganor® (Famotidin) 470 f.
Gartenbohne 828
Gartengeißblatt (Lonicera caprifolium) 834
Gartenwicke 827
Gasbrand 613
Gase 809
–, Aufnahme in die Lunge 30
–, Diffusion 30
–, ideale 232
gasförmige Narkotika 246
Gashydrat-Theorie 239
Gastrax® (Nizatidin) 470, 471
Gastrin 468
–, Magenfunktion 467
Gastrin-Antagonist 475
Gastrinom (Zollinger-Ellison-Syndrom) 471,
    473, 478
Gastrografin® (Amidotrizoesäure) 605
gastrointestinale Hormone 480
Gastrointestinaltrakt 34 f.
–, LT-Wirkung 327
gastrointestrinale Sekretion 325
Gastrozepin® (Pirenzepin) 474
gates 226 f., 240
„gate"-Zone der Purkinjefasern 349
GDP 100
gebundener Anteil des Pharmakons 68 f.
Gedächtnis 113, 115
Gedächtnis-B-Lymphozyten 337
Gefäßaktivator 438
Gefäßendothelien 445
Gefäßerkrankungen, obliterierende
    (Rauchen) 810
Gefäßmuskulatur, glatte 399
Gefäßpermeabilität 317
–, Erhöhung, O2-Radikal-Wirkung 333
–, LT-Wirkung 327
–, PAF 329
Gefäßspasmen 176
Gefäßwiderstand, peripherer 182 ff., 186,
    189 ff.
Gefleckter Aronstab 828
Gefleckter Schierling (Conium maculatum)
    824, 833
Gegenregulation 13
Gehirn 23 f., 107
–, Durchblutung 36 f.
–, Stoffwechsel 247
gekoppelte Extrasystolen 350
gelartige Grundstoffe 76
Gelatine, allergische Reaktionen 337
Gelatinekapseln 73
Gelatine-Präparationen
    (Polypeptid-Polymerisat),
    Plasmaersatzmittel 404, 405
Gelber Eisenhut 826
Gelber Oleander 825
Gelbkörper 551

Gelbkörperhormon 549
Gelenkrheumatismus 770
Gel-Form 239 f.
Gelifundol® (Oxypolygelatine) 405
Gemeine Heckenkirsche (Lonicera
    xylosteum) 834
Gemeprost 326
Gemfibrozil 508 f.
–, Lipidsenker 508
Genamplifikation 725
Gene 726
Gen, ras^H- 725
generalisierte Allergie-Reaktionen 339 f.
– Argyrie 780
– Autoimmunreaktionen 340
– Fibrinolyse 408
– Ödeme 70
generic name 2
Generika 2
genetisch bedingte Abweichungen von der
    normalen Arzneimittelwirkung 8
genetisch bedingte Unterschiede
    (Stoffwechsel) 49
genetische Änderungen in Bakterien 618
– Hämochromatose 464
genetischer Polymorphismus 49
Genfamilien 39 f.
Genista germanica (Deutscher Ginster) 824
– tinctoria (Färbeginster) 824
Genmutation 726
Gentamicin 71, 644, 646 f.
–, allergische Reaktionen 337
–, pharmakokinetische Parameter 70
–, Plasmabindung 38
–, Plasmakonzentration 60
gentechnische Herstellung 392
Gentisinsäure 218
gentoxische Stoffe 726
–, Wirkungen 725
–, Wirkungen, molekulare Grundlagen 725
Genußgifte 21
Gerbsäure (Tannin) 489
Geriatrika 601, 603
–, enzephalotrope Wirkung 604
–, Hormone 603
–, nootrope 603
–, Procain 603
–, Therapieziele 603
–, Vitamine 603
Gerinnung, humorale 317, 437 f., 443
–, –, Aktivatoren 438
–, –, Faktoren-Bezeichnungen 438
–, –, Hemmstoffe 438 f.
–, intravasale, disseminierte 443
–, – disseminierte, Therapie 456
–, Störungen 443, 610
Gerinnungsfähigkeit, Hemmung beim
    Myokardinfarkt 455
–, Herabsetzung 444
Gerinnungsfaktoren 438, 819
–, Vit.-K-abhängige 450
Germer 825 f., 833
Germerin 826
Gernebcin® (Tobramycin) 644, 647
Geruch 71
Gesamt-Rezeptor-Konzentration 14
Geschmack 71
Geschmackskorrigentien 336
Geschmacksverstärker 115
Geschwindigkeit der Diffusion 26
Geschwindigkeitskonstante 62
Gesetz von Henry 233
Gesetze (bzgl. toxischer Risiken) 750
Gestafortin® (Chlormadinonacetat) 552
Gestagene 50, 549
–, Abort (drohender u. habitueller) 553
–, Biosynthese 549
–, Chemie 550
–, dysfunktionelle Blutungen 552
–, Dysmenorrhö 552
–, Endometriumcarcinom 553
–, Kinetik 549
–, Kontraindikationen 553
–, Mammacarcinom 553
–, Metabolismus 549
–, Partialwirkung 551
–, pharmakologische Wirkungen 550

–, physiologische Wirkungen 550
–, Polymenorrhö 552
–, prämenstruelle Beschwerden 552
–, sekundäre Amenorrhö 552
–, synthetische 549, 551
–, Therapie 551 f.
–, thermogenetische Wirkung 551
–, unerwünschte Wirkungen 552
Gestagen-Oestrogen-Kombinationspräparate 552
Gestagentest 552
Gestanon® (Allylestrenol) 553
Gestoden *550*
gesunde Versuchspersonen 80
getriggerte Aktivität 349
Gevilon® (Gemfibrozil) 508
Gewebe, Histamingehalt 306
–, Pharmakon-Bindung 58
–, Wassergehalt 10
Gewebe-Aktivator 438
Gewebe/Blut-Verteilungskoeffizient 234 f.
Gewebeplasminogen-Aktivator (t-PA) 438, 442, 453
Gewebeproteine 38
Gewebe-Thrombokinase 438
Gewebe-Thromboplastin 438
Gewebewasser 26
Gewebezelle 24
Gewebsschädigungen 247
Gewerbegifte 755
–, Fluor 762
–, Metalle 767
Gewerbetoxikologie 747, 755, 758
Gewöhnung 9
–, Benzodiazepine 256
–, Morphin 209
Gewürze 468
Gewürzpflanzen 732
GFR (glomeruläre Filtrationsrate) 52, 66 ff., 158, 162, 183 f., 371, 424, 428
GH (growth hormone) 528, 538
Gibbs-Donnan-Gleichgewicht 411
Gicht, Pharmaka-Daten 498
Gichtanfall 496
– (akuter), Reaktionsfolge 501
–, circulus vitiosus 501
–, Diuretika 432
–, Mittel gegen 501
–, nichtsteroidale Antirheumatika **502**
Gießfieber 598
Gifte 2, **747**, 749 f.
–, Antidote 749
–, Beschleunigung der Ausscheidung 749
–, Bindung an Aktivkohle 749
–, ct- 5
–, Definition 1
–, Konzentration 749
–, pflanzliche **822**
–, potentielle 750
–, tierische **815**
–, Wirkung 21, 747, 819
Gifthahnenfuß 835
Giftpflanzen **822 ff.**, 830
–, Lophophora Williamsii (Peyotl) 284
–, Saponine 834
Giftpilze **836 ff.**
–, Agaricus xanthodermua 836
–, Amanita muscaria 836
–, Amanita pantherina 836
–, Amanita phalloides 837
–, Amanita verna 837
–, Amanita virosa 837
–, Armillariella mellea 836
–, Birkenreizker 836
–, Blasse Koralle 836
–, Boletus luridus 836
–, Boletus satanas 836
–, Clitocybe 836
–, Cortinarius gentilis 838
–, Cortinarius orellanus 838
–, Cortinarius speciosissimus 838
–, Fliegenpilz 836
–, Frühjahrslorchel 838
–, Galerina marginata 837
–, Grüner Knollenblätterpilz 837
–, Gyromitra esculenta 838
–, Hallimasch 836

–, Inocybe 836
–, Inocybe patouillardii 836
–, Kartoffelbovist 836
–, Kronenbecherling 836
–, Lactarius torminosus 836
–, Mairißpilz 836
–, Nadelholzschüppling 837
–, Netzstieliger Hexenröhrling 836
–, Orangefuchsiger Hautkopf 838
–, Pantherpilz 836
–, Ramaria pallida 836
–, Rhodophyllus sinuatus 836
–, Riesenrötling 836
–, Rißpilze 836
–, Russula emetica 836
–, Sarcosphaera eximia 836
–, Satanspilz 836
–, Schleierlinge 838
–, Scleroderma aurantium 836
–, Speitäubling 836
–, Therapie 837
–, Tigerritterling 836
–, Toxine 836 ff.
–, Tricholoma pardinum 836
–, Trichterlinge 836
–, Vergiftungen 836 ff.
–, Weißer Giftchampignon 836
–, Weißer Knollenblätterpilz 837
–, Ziegelroter Rißpilz 836
Giftschlangen 815, 817
Giftspinnen 817
Giftstoffe (s. Gifte)
Gifttiere **815 ff.**
–, Amphibien 816, 820
–, Arthropoden 816
–, Bienen 815
–, Chordaten 816
–, Coelenteraten 816
–, Colubriden 818
–, Conus 822
–, Dendrobates histrionicus 821
–, Dinoflagellaten 821
–, Elapiden 818
–, Fische 815 f.
–, Hornissen 815
–, Insekten 815
–, Klapperschlangen 817
–, Kreuzotter 817 f., 820
–, Kröten 821
–, Kugelfische 821
–, Laticauda 821
–, marine Tiere 821
–, Meeresschnecken 822
–, Miesmuscheln 821
–, Mollusken 816
–, Nutzung 822
–, Phyllobates aurotaenia 821
–, Physalia 822
–, Protozoen 816
–, Quallen 822
–, Reptilien 816
–, Schlangen 815, 817
–, Scorpaena 821
–, Seeanemonen 817, 822
–, Seeschlangen 821
–, Skorpione 817
–, Spinnen 817
–, Stechrochen 821
–, Stonefisch 821
–, Trachinus 821
–, Viperiden 818
–, Wespen 815
Giftung 39
Giftwirkung 21, 747
–, Gefäßpermeabilität 819
–, Gerinnung 819
–, Kininsystem 819
Gilbert's-Syndrom 45
Gilurytmal®-Amp. (Ajmalin) 358
ginger paralysis 792
Girheulit® 713
Gitoxigenin 825
glatte Gefäßmuskulatur 399
– Muskelzellen 157
– Muskulatur, Histaminwirkung 309
– –, Kohlensäuregleichgewicht 387
glatter Muskel 23

Glaucoma simplex, Behandlung 178
Glaukom 76, 142, 145, 164
–, akuter Anfall 146
–, Behandlung 143, 178, 563
gleichbleibende Dosierung 76
gleichgerichtete Wirkung 22
Gleichgewicht 14 f., 27 f., 63, 65
–, Einstellung 62 f.
–, Konzentrationen 59, 64 f.
–, Lage 16
–, Potentiale 346
Gleichung von Henderson und Hasselbalch 27
Gleitmittel, Laxantien 484
Gliazellen 23 f.
Gliazellen-Kulturen 508
Glibenclamid 520
–, Blutzuckersenkung *519*
–, Pharmakokinetik 521
Glibenese® (Glipizid) 519
Glibornurid, Blutzuckersenkung 519
–, Pharmakokinetik 521
Gliclazid, Blutzuckersenkung 519
–, Pharmakokinetik 521
Glipizid, Blutzuckersenkung *519*
–, Pharmakokinetik 521
Gliquidon, Blutzuckersenkung 519
–, Pharmakokinetik 521
Glisoxepid, Blutzuckersenkung *519*
–, Pharmakokinetik 521
Globuli 74
Globulin 334, 529, 558, 569
α_1-Globulin 580
α_2-Globuline 183, 185, 442
Globulin, Accelerator (ACG) 438
–, anthihämophiles (AHG) 438
–, IgE- 310, 334
–, Sexualhormon-bindende 529
glomeruläre Filtration 51 ff., 66 f., 69, 371, 431
– Filtrationsrate (GFR) 52, 158, 162, 183 f., 424, 428
Glomerulonephritis 342
–, Arzneimittel-Allergie 340
Glomerulus 28, 425 f.
–, Filtrat 435
–, Kapillaren 424
Gloriosa superba (Afrikanische Ruhmeskrone) 826
Glossitis senilis 603
Glottisödem 335 f.
Gluborid® (Glibornurid) 519
Glucagon Lilly® (Glucagon) 526
– Novo® (Glucagon) 526
Glucobay® (Acarbose) 526
Glucocorticoide 40, 146, 171, **196**, 326, 409, 528, 531, **556**, 559 f., 562, 744 f., 817
–, ACTH-Sekretion 564
–, alternierende Therapie 566
–, antiallergische Wirkung 334
–, antiinflammatorische Wirkung 561
–, antirheumatische Therapie 222
–, Beendigung der Therapie 566
–, biologische Halbwertzeiten 564
–, Biosynthese 558
–, Chemie 556
–, Glaukome 563
–, immunsuppressive Wirkung 561
–, katabole Wirkung 561
–, Katarakte 563
–, Kinetik 558
–, Kontraindikationen 566
–, Langzeitanwendung 566
–, lokale Anwendung 565 f.
–, Metabolismus 558
–, Myopathie 562
–, natürliche 558
–, Nebennierenrindenfunktionstest 558
–, pharmakodynamische Therapie 563
–, pharmakologische Wirkungen 560
–, physiologische Wirkungen 560
–, Plasmahalbwertzeiten 564
–, psychische Störungen 562
–, Regulation 558
–, Substitutionstherapie 563
–, synthetische 556, 558
–, systemische Anwendung 565 f.

–, therapeutische Anwendung 563
–, Ulcera duodeni 562
–, Ulcera ventriculi 562
–, unerwünschte Wirkungen 562
–, Wachstumshemmung bei Kindern 563
–, Wirkungen am ZNS 561
–, – auf das kardiovaskuläre System 561
–, – auf den Elektrolythaushalt 561
–, – auf den Stoffwechsel 561
–, – auf den Wasserhaushalt 561
–, Wirkungsstärken 564
–, zirkadiane Therapie 565
Glucocorticoid-Therapie, Dosieraerosole 563
–, erhöhtes Infektionsrisiko 562
–, Indikationen 565
–, injizierbare Depotpräparate 563
–, kutane Anwendung 563
–, lokale 563
–, systemische 563
Gluconeogenese 515, 524 f., 561
Glucophage® (Metformin) 524
Glucose 30, 493, 521
Glucose-Carrier 515
Glucosetoleranz 507, 512
–, Diuretika 432
Glucosetransport 514 f.
Glucoseverwertung 515
Glucose-6-phosphat-dehydrogenase 43, 49
– -Mangel 8
Glucotard® (Guar) 526
Glucuronid 48
β-Glucuronidasen 45, 49, 54
Glucuronide 803
–, tubuläre Sekretion 53
Glucuronidierung 49, 50, 66
Glucuronsäure, aktivierte (UDPGA) 39, 45, 49, 54
–, Heparin 441
–, Synthese 51
Glucuronyltransferasen, UDP- 41, 45, 50
glue sniffing 805
Glukagon 13, 515 f., 525
–, Harnstoffsynthese 525
–, Hypoglykämie 526
–, Therapie mit 526
–, Wirkungen 525
N-3,6-O-Glukosamin-Disulfat, Heparin 441
N-3,6-O-Glukosamin-Trisulfat, Heparin 441
Glu-P-1 730
Glurenorm® (Gliquidon) 519
Glutamat 113, 114 f.
–, synaptische Übertragung 113
Glutamat-Decarboxylase 115
Glutamin 46, 49, 113 f.
Glutamincyclus 114 f.
Glutaminsäure 104, 266, 594
– als Geschmacksverstärker 115
– -Decarboxylase 266
Glutamin-5-phosphoribosylpyrophosphat-amidotransferase 739
Glutardialdehyd 717
Glutarimidderivate 264
Glutathion (LTC₄; s. a. GSH) 39, 43 f., 54, 327, 331, 729, 736, 804
–, Konjugation 47
–, Mediatorwirkungen 305
Glutathion-Insulin-Transhydrogenase 515
Glutathion-Peroxidasen 331 f.
Glutathion-Transferasen 47 f., 50
Glutethimid 260, 264, 266
Glutril® (Glibornurid) 519
Glycerin 802
– (DAB) 484
–, diacyliertes 101
Glycerinaldehyd 28
Glyceroltrinitrat (s. a. Nitroglycerin) 31, 192
–, Metabolisierung 34
–, Migräne 198
Glycidaldehyd 732
Glycin 46, 49, 102, 104, 114 f., 264, 266 f.
Glycin-Konjugation 66
Glycin-Rezeptor 116
Glycopyrronium 130
Glycylpressin® (Terlipressin) 541
Glycyrrhetinsäure 475
Glycyrrhicin 823, 834
Glycyrrhicinsäure 475

Glycyrrhiza glabra (Süßholzstrauch) 834
glykiertes Hämoglobin 517
Glykogen 525
Glykogenolyse 525
Glykogenstoffwechsel, Pyridoxin 590
Glykole 717, 801
Glykolether 802
Glykolyse 387
Glykopeptid-Antibiotika 667
–, Indikationen 669
–, natürliche Resistenz 668 f.
–, Pharmakokinetik 669
–, physikochemische Eigenschaften 667
–, Teicoplanin 668
–, therapeutische Reserve 667
–, unerwünschte Wirkungen 670
–, Vancomycin 667
–, Wirkungen 668
Glykopeptide 614
Glykoproteine 24, 529
α-Glykoprotein 37 f., 70
Glykosidasen 45
Glykoside, cyanogene 823, 828, 831
–, herzwirksame (s. a. Herzglykoside) 823, 825, 828, 831
–, Wirkung 374
Glymidin 519
–, Pharmakokinetik 521
GMP (Guanosin-5′-phosphat) 495, 496, 741
GnRH (gonadotropin releasing hormone, Gonadoliberin) 528, 531 ff., 742
–, Aminosäuresequenz 532
–, diagnostischer Einsatz 532
–, therapeutischer Einsatz 532
GnRH-Antagonisten 532
GnRH-Serono® 533
GnRH-Test 533
Gold 780
–, Toxizität 780
Goldlack 825
Goldmann-Gleichung 346
Goldpräparate, allergische Reaktionen 337
–, antirheumatische Therapie 222
Goldregen 141, 824
Goldvergiftung, BAL 780
Golgi-Apparat 54, 98
Gonadoliberin (s. GnRH) 528, 531 f., 742
Gonadorelin 35
Gonadotropine (s. a. GnRH) 528, 535 f.
–, Chemie 536
–, FSH 528, 535 f.
–, HCG 528, 535
–, HCS 528, 535
–, HMG 528, 535 f.
–, HPL 528, 535 f.
–, in-vitro-Fertilisation 536
–, LH 535
–, LH (ICSH) 536
–, PMS 535
–, Prolaktin 535
–, therapeutische Anwendung 536
–, unerwünschte Wirkungen 536
Gonadotropin-Releasing-Hormone (s. GnRH)
Gonarthrosen 333
Gonokokken 627, 652
Gonorrhoe 613, 664
Gottesgnadenkraut (Gratiola officinalis) 834
G-Proteine (s. a. Proteine, G-) 99 ff., 105 f., 112 ff., 153, 155 f., 187, 724
Gradient, osmotischer 25
Gramaxin® (Cefazolin) 628, 638
gramnegative Bakterien 70, 626
Gramoxon® (Paraquat) 793
grampositive Bakterien 626
grand-mal-Anfälle 264 f., 269
Granulomatose, chronische 332
Granulozyten 339
–, basophile 112, 338
–, neutrophile 338
Gratiola officinalis (Gottesgnadenkraut) 834
Grauer Wulstling (Amanita spissa) 837
Grayanotoxin 372
Gray-(Grey-)Syndrom 651
Grenzdosen 228
–, Lokalanästhetika 228 f.

grenzflächenaktive Stoffe 75
Grenzwert der Wirkung 14
Grenzwerte 752
Grenzwerthypertonie 189
GRF (Wachstumshormon-releasing factor) 148
GRH (growth hormone releasing hormone) 528, 531 ff.
–, Aminosäuresequenz 532
GRH-Test 533
Grigler-Najjar-Syndrom 45
Griseofulvin 35, 38, 687
–, Indikationen 688
–, Metaboliten 688
–, Pharmakokinetik 688
–, physikochemische Eigenschaften 687
–, unerwünschte Wirkungen 688
–, Wechselwirkung mit Cumarin-Derivaten 449
–, Wirkungen 687
growth hormone (GH) 148, 528, 538
Grundstoffe, gelartige 76
Grüner Knollenblätterpilz (Amanita phalloides) 837 f.
GSH (s. a. Glutathion) 42 f., 44, 47 f.
GSH-Depletion 51
GSH-Peroxidasen, Substratspezifität 331
GSH-Synthese 51
GSH-Transferase 50
GSSG (oxidiertes Glutathion) 43
GST (Glutathion-S-Transferasen) 47 f., 331 f.
GTP 100
Guabeta N®(Tolbutamid) 519
Guajakol 216
Guanethidin 180, 181
–, Wirkungsmechanismus 181
Guanfacin 180, 181, 182, 190
–, Wirkungsmechanismus 181
Guaninnukleotid-bindendes Protein 102
Guanosin-Antimetabolite 689
Guanosin-5-phosphat (GMP) 495, 496, 741
Guanylatcyclase 156
Guanylylcyclase 394
Guar 526
Guarem® (Guar) 526
Guillain-Barré-Syndrom, respiratorische Acidose 419
Gumbix® (p-Aminomethylbenzoesäure) 454
Gynäkomastie 434, 471, 547
Gynergen® (Ergotamin) 174, 198
Gyramid® (Enoxacin) 658
Gyrase-Hemmung 655 f.
–, Mechanismus 656
Gyromitrin 838
–, kanzerogene Wirkung 838

H

H⁺ (s. a. Wasserstoff)
–, Ausscheidung, renale 414
–, Belastung, metabolische Acidose 419
–, K⁺-ATPase-Hemmstoff 472
–, Konzentration, physiologische 30
–, Produktion im Magen 466
–, Sekretion, tubuläre 414
–, Hypersekretion, reaktive 477
Haarzell-Leukämie 743
Habersche Regel 750
Haber-Weiss-Reaktion 43
habitueller Abort, Oestrogene 548
Haemaccel®
(Harnstoff-Gelatine-Polymerisat) 405
Haemophilus influenzae 650
HAES-steril® (Hydroxyethylstärke) 405
Hageman-Faktor (HF) 316, 438, 443, 501
Hahnemann, Samuel 84 f.
Hahnenfußgewächse (Ranunculaceae) 835
halbmaximale Wirkung 14, 17
Halbwertzeit 55, 61 f., 64, 67, 70, 94, 783
–, Altersabhängigkeit 67
–, Bedeutung 63
–, Definition 59
–, dominierende 60

–, terminale 60
–, veränderte 67
Halbwertzeiten (Tabelle) 87
Halcion® (Triazolam) 256, *292*, 329
Haldane-Effekt 757
Halluzinogene 111, **299**
–, Kreuztoleranz 300
Halogene **719**
Halogenkohlenwasserstoffe 38, 48
–, aliphatische 802, **805 ff.**
–, –, krebserzeugende Wirkung 808
–, –, leberschädigende Wirkung 805
–, –, nierenschädigende Wirkung 805
–, –, Pharmakokinetik 805
–, Inhalationsnarkotika 164
–, Narkotika 243
Halogenwasserstoffe 44
Haloperidol 108, 155, 162, 262, 285, 287
–, Neuroleptikum *283*
–, Wechselwirkung mit Cumarin-Derivaten
   449
–, Wirkungsspektrum als Neuroleptikum
   286
Halothan *233*, 238, **243**
–, Abflutung 244
–, Anflutung 244
–, Bindung an Eiweiße 236
–, Dampfdruck 233
–, Eigenschaften 234, 242
–, F⁻-Konzentration im Serum 242
–, Konzentration 236
–, – im Serum 244
–, MAK-Wert 246
–, Metabolismus 245
–, Narkotikum 232
–, Nebenwirkungen 245
–, Surfactant-Faktor 244
–, Verteilung im Blut 236
–, Verteilungskoeffizient 27, 233
Halothan-Hepatitis 245
Haltbarkeit 71
Haltereflexe 237, 247
Hämatokritwert 407 f.
hämatologische Daten 459
Hämochromatose, erworbene 464
–, genetische 464
Hämodialyse 751
–, Komplement-Aktivierung 320
Hämodilution 407
Hämoglobin 236, 457
–, Bindung von CO 756 f.
–, Bindung von O₂ 756, 764
–, CO-Konzentration 758
–, Eisengehalt 459
–, glykiertes 517
–, instabiles 8
–, Molekül 757
–, Oxidation 766
–, Sauerstoffbindung 756, 764
–, Sauerstoffuntersättigung 761
–, Wirkung eines Redoxfarbstoffes 766
–, Wirkung von Oxidationsmitteln 765
Hämoglobin-Gehalt des Blutes 462
Hämoglobin-Werte 462
Hämokonzentration 408
–, Diuretika-Nebenwirkung 431
Hämolysine 837
hämolytische Anämie 49
–, Arzneimittel-Allergie 340
Hämoperfusion 261, 751
Hämophilie 542
hämorrhagische Diathese 443
– –, Oestrogene 548
hämorrhagische Enteritis 486
– Gastritis 533
Hämosiderin 457
Handelsnamen 2
hang-over 258, 262, 295
Haptene 310,, 337, 643
Harn 28, 51, 111
–, Alkalisierung 170
–, Elektrolytkonzentration 433
–, F⁻-Ausscheidung (Narkotika) 242
–, Osmolalität 424
–, pH-Wert 31, 52 f.
–, Röntgenkontrastmittel 607, 609
–, Serotonin-Stoffwechsel 112

–, Volumen 433, 513
–, Wasserbilanz 410
Harnblase 126 f., 132
Harnblasentätigkeit 204
Harnfähigkeit der Dextrane 404
Harnfluß 424
Harnsäure 51, *496, 500*
–, renale Ausscheidung 495, 497
–, Sekretion 433
–, tubuläre Sekretion 53
Harnsäurepool 495
Harnstoff 24, 26, 28, 51, *257*
Harnstoffderivate 260
Harnstoff-Gelatine-Polymerisat,
   Plasmaersatzmittel 405
Harnstoffzyklus 420
Harnverdünner 170
Harnverhaltung (Morphin) 207, 208
Harnvolumen, Diabetes 513
Harnwege, Sonographie 610
Harnwegs-Antibiotika 614
Harnwegs-Infektionen 623
Harnzeitvolumen 424, 426, 436
harte Drogen 826
Haschisch 298
–, Kreuztoleranz mit Alkohol 299
–, psychische Wirkungen 299
–, social reinforcement 299
Hauptwirkung 15
H⁺-Ausscheidung, renale 414
Haushaltsmittel (Reinigungs-M.) 748
Haut, Anwendung von Pharmaka 75
–, arzneimittel-allergische Reaktionen 342
–, Aufnahme von Pharmaka 35
–, Durchblutung 36
–, Histaminreaktion 312
Hauterkrankungen, hyperkeratotische 583
Hautflächen 36
Hautjucken, Hydroxyethylstärke 405
Hautmaulwurf 709
Hautmykose 688
Hautreaktionen (Barbiturate) 258
Hautveränderungen 339
H⁺-Belastung, metabolische Acidose 419
H₂-Blocker 15, 19
HCG (human chorionic gonadotropin) 528,
   535 f.
HCH (Hexachlorcyclohexan) *784*, 785
HCO₃-Ausscheidung 431
HCO₃-Konzentration im Plasma 419
HCO₃-Resorption, renale 414
HCO₃-Verlust, metabolische Acidose 419
HCS (human chorionic somatotropin) 528,
   535
HDL (high density lipoproteins) 503 f.
Heckenkirschen 835
Heidekrautgewächse (Ericaceae) 834
Heilpflanzen 86
Heitrin® (Terazosin) *173*
Helenalin *831, 834*
Helfergin® (Meclofenoxat) 603
Helfer-T-Zellen 744
Heliotropium 826
Helleborus niger (Christrose) 825, 828, 835
Helmex® (Pyrantel) 715
Helminthen 706
Helsinki-Deklaration 78
Hemeralopie (Nachtblindheit) 582
Hemicholinium-3 105, 125
hemmende Transmitter 115
Hemm-Hormone, hypothalamische 532
Hemmkonzentration, minimale (MHK)
   616 f.
Hemmstoffe der Fibrinolyse 442, 453, 456
– der H⁺-, K⁺-ATPase 472
– der Hormonsynthese, Chemie 573
– der humoralen Gerinnung 439
– der Inaktivierung 152
– der Iodidaufnahme, unerwünschte
   Wirkungen 197
– der Konversionsenzyme 184, 381 f., 393
– der Noradrenalinsynthese 183
– der Phosphodiesterase 380
– der Plasmin-Bildung 453
– der Thrombozyten-Aggregation 451 f.
Hemmung 18 ff., 31
– der Carbonanhydrase 420

– der Plättchenaggregation 392
– der Purinsynthese 500
– des Atemzentrums, respiratorische
   Acidose 419
– des Fremdstoffwechsels 51
– des Na⁺-Einstroms 353
– im Zentralnervensystem 266
–, irreversible 789, 791
–, kompetitive 51
–, postsynaptische 264 ff.
–, präsynaptische 264, 266
– von β₁-Adrenozeptoren 176
Henderson-Hasselbalch-Gleichung 27
Henlesche Schleife 51, 425 f., 428, 430
Henry-Gesetz 233
Hepa Merz Lact® 484
Heparin 25, 30, 306, 439 f., *441,* 456
–, Antidot 446
–, Antithrombin-III-Komplex 441
– Cofaktor II 438, 441
–, Dosierung 444
–, low dose 446
–, Nebenwirkungen 445 f.
–, niedermolekulares (NMH) 444
–, scheinbares Verteilungsvolumen 58
–, therapeutische Anwendung 447
–, Therapie-Kontrolle 445
–, unerwünschte Wirkungen 449
–, unfraktioniertes (UFH) 444 f., 455
–, Wirkung 444 f.
Heparine, Antikoagulantien 444
Heparin-Rebound-Phänomen 446
hepatische Elimination 59, 70
– Enzymsysteme 10
– Extraktion 56
hepatischer first-pass-Effekt 33 f., 56, 70
– Metabolismus 69
Hepatitis, Halothan- 245
Hepatocyten 504
hepatolentikuläre Degeneration (Wilson'sche
   Erkrankung) 599
hepatozelluläre Erkrankungen,
   Arzneimittel-Allergie 340
– Schädigung, primäre 341
Heptan 804
–, MAK-Wert 802
Heracleum mantegazzeanum
   (Herkulesstaude) 835
– sphondylium (Wiesenbärenklau) 835
Herbizide 784, **793**
Herbstkrokus (Crocus sativus) 829
Herbstzeitlose (Colchicum autumnale) 501,
   826, 833
Herkulesstaude (Heracleum
   mantegazzeanum) 835
Heroin (Diacetylmorphin) 206, 210, **301**
–, Abhängigkeit 301
–, Suchtgefahr 206, 210
–, synthetisches 109
Herpes, Aciclovir 690
Herpesgruppe 689
Herpesinfektionen 696
Herstellerfirmen 83
Herstellung von Arzneimitteln 71
Herz (s. a. Myokard) 365 ff.
–, Nettoarbeitszeit 369
Herzdurchblutung, pharmakodynamische
   Beeinflussung **385, 391**
Herzerkrankung, koronare 178
Herzfrequenz 166, 171, 369, 371, 398
–, Infusion von PGE₁ 323
–, Senkung 393
Herzglykoside 45, 54, 65, 207, **362**, 366,
   372 f., 382, 823 ff., **828**, 831
–, Anwendung 378
–, Dosierung 378
– in Koronartherapeutika 401
–, Interaktionen mit anderen Pharmaka 379
–, Intoxikation 372
–, Kontraindikationen 379
–, Koronarwiderstand 392
–, Pharmakodynamik 374
–, Pharmakokinetik 378
–, positiv-inotrope Wirkung 372
–, Struktur und Nomenklatur 374
–, Therapiekontrolle 70
–, toxische Wirkungen 377

–, Toxizität 376
–, Übermedikation 364
–, Vergiftung, Therapie 377
–, Wirkungen 374 ff.
Herzinfarkt 32, **390 f.**
–, akuter 178, 364
–, Mortalität 402
–, Therapie 391
–, vorausgegangener 191
Herzinsuffizienz 149, 162, **370**, 374
–, β-Adrenozeptor-Agonisten 379
–, akute 382
–, Behandlungsstufen 381
–, chronische 381
–, Differentialtherapie 381
–, Klassifizierung 371
–, Pharmakotherapie 365, 371
–, Symptome 381
Herzkontraktion 388
Herz-Kreislauf-Mittel, allergische
    Reaktionen 337
Herz-Kreislauf-Stillstand 164
Herz-Kreislauf-Wirkungen von
    Katecholaminen 161
Herzleistung, Ökonomisierung 393
Herzmuskel 347
–, Durchblutung 36
–, Histaminwirkung 308
–, Inotropie 179
–, Kontraktion, Regulation 367
–, Kontraktionskraft 389
Herzmuskelzellen 106, 157
Herzrhythmusstörungen, Behandlung 363 f.
–, Mechanismen 348
–, pharmakodynamische Beeinflussung 352
–, Pharmakotherapie 345
–, Ursachen 348
Herzrhythmusstörungen, Behandlung 365
Herzstoffwechsel 387
herzwirksame Glykoside (s. a.
    Herzglykoside) 823, 825, **828**, 831
Herzzeitvolumen 36, 162, 172, 178, 180, 182,
    184, 189, 371, 374
–, Steigerung 161
Herzzyklus 368
HES (s. a. Hydroxyethylstärke) 337, 342, 404 f.
HETE (Hydroxyytetraensäure) *322*, 327
heterocyclische kanzerogene Amine 730
heterodimere Proteine 47
heterotope Schrittmacher-Bildung 348
heterotopes SM-Potential 350
heterozygote FHC (Hypercholesterinämie)
    504
Hetrazan® (Diethylcarbamazin) 707
Hevert-Nier® 713
Hexabrix® (Ioxaglinsäure) 606
Hexachlorcyclohexan (HCH) *784*, 785
Hexachlorophen 717 f.
Hexamethonium 106, 140 f.
Hexamethylentetramin 759
n-Hexan 804 f.
–, MAK-Wert 802
2,5-Hexandion *805*
–, neurotoxische Wirkung 805
n-Hexanol 795
2-Hexanon, MAK-Wert 802
Hexobarbital 40, 49, *248, 258*
–, Biotransformation bei Lebererkrankungen
    69
–, Narkose-Eintritt 247
Hexobendin 391
–, Vasodilatation 391
HF (Hagemann-Faktor) 316, 438, **443**, 501
HGPRTase-Mangel 496
HHT *321*
Hilfsstoffe 2, 71, 336
H⁺-Ionen, reaktive Hypersekretion 477
Hippocampus 113
Hippursäure *46*
Hirndurchblutung 603 f.
Hirnleistungsstörungen im Alter 603
Hirnnerven 120
Hirnödem 416, 435
Hirnrinde, Morphin-Wirkung 207
Hirschsprung-Krankheit 123
Hirsutismus 434
–, Antiandrogene 546

Hismanal® (Astemizol) 196, *311*
His-Purkinje-System 350
His'sches Bündel 345
Histamin 18, 41, *104*, **112**, 217, *306 f.*, 338
–, Hautreaktion 312
–, Magenfunktion 467
–, Mediatorwirkung 305
–, Ulcus-Therapie *470*
–, Vergiftung 309
–, Verteilung 306
–, Wirkungen 308 f.
Histaminabbau 307
– durch Mikroorganismen 307
Histaminantagonisten (s. Antihistaminika)
Histaminase 307
Histaminbildung 306
Histamin-Cephalgie 197
Histaminfreisetzung 138, 208, **309 f.**, 610
– bei Allergie 310
– bei pathophysiologischen Vorgängen 310
– durch Pharmaka 310
Histamingehalt in Geweben 306
Histaminkonzentration im Plasma 310
Histaminliberatoren, makromolekulare 309
–, niedermolekulare 309
–, pseudo-allergische Reaktionen 342
–, spezifische 309
–, unspezifische 309
Histamin-Methyltransferase 113, 307
Histaminquaddel 312
Histaminrezeptoren 112, 308
Histidin 112, 144
Histidindecarboxylase 306
histiozytäres Lymphom 734
histologische Technik 762
Histrionicotoxin *821*
HIV-DNA-Proviren 693
HIV-Infektionen 694
–, Didanosin 695
–, Zidovudin 693
H⁺-Konzentration, physiologische 30
HMG (human menopausal gonadotropin)
    528, 535 f.
HMG-CoA *509*
– Reduktase
    (3-Hydroxy-3-methyl-glutaryl-CoA-
    Reduktase) 504 f.
– Reduktase-Inhibitoren 505, 509
– –, Lipidsenker 507
– –, Wirkungsweise 508
H_2O_2 (Wasserstoffperoxid) 43 f., **329 ff.**, 333,
    720
Hochofengas 756
Hochwuchs bei Mädchen, Oestrogene 548
HOCl 330
Hodenatrophie 170
Hofmann-Eliminierung 134, 139
Höhenlage, respiratorische Alkalose 419
höheres Lebensalter (s. a. Alter) 10, 56, 66,
    81, 193, 601
Höllenstein 780
Holter-Monitoring 390
Homatropin *129,* 130
homodimere Proteine 47
homogene Phase 75
Homöopathie **84**, 86, 732
homöopathische Arzneimittel 77
Homöostase 51, 410
Homovanillinsäure (HVA) *108*
homozygote familiäre Hypercholesterinämie
    (FHC) 504, 506, 510
Hopfenbestandteile 262
Hormesis-Erscheinungen 85
Hormomed® (Oestriol) 547
Hormon, antidiuretisches (s. a. ADH;
    Vasopressin) 412 f., 539 ff., 796 ff.
hormonale Kontrazeptiva 553
Hormonantagonisten 742
Hormone 13, 16, **528**, 735
–, ablative Therapie 742
–, ACTH- (s. dort)
–, additive Therapie 742
–, allergische Reaktionen 337
–, Aminoglutethimid 738, 743
–, Biochemie 529
– der Gonaden 542
– der Plazenta 535

–, Diethylstilböstrol 549, 738
–, Diethylstilboestroldiphosphat 743
–, Drostanolon 738, *743*
–, Erfolgsorgane 529
–, Freisetzungs- 531 f.
–, gastrointestinale 480
–, Hemm-, hypothalamische 532
–, Hypophysenhinterlappen-, Oxytocin 539
– –, Vasopressin 539
–, Hypophysenvorderlappen- 535
– –, Gonadotropine 535
– –, TSH 535
–, internationale Abkürzungen 528
–, Internationale Einheiten 528
–, Leuprolid 738, 743
–, Melanocyten-stimulierende 117
–, Prednison (s. a. dort) 742
–, Regulationsmechanismen 531
–, releasing hormones 148, 531 f.
–, Rückkopplungsmechanismus 531
–, Stoffwechsel 529
–, Tamoxifen 549, 738, 743
–, Testolacton 738, 743
–, Transportproteine 529
–, Tumortherapie 742
–, Wachstums- (s. a. GH, GRH, STH) 148,
    528, 533
–, Wirkungsmechanismen 529
–, Zielorgane 529
Hormonkonzentration im Serum 551
–, Schwangerschaft 551
Hormonrezeptoren 13, 531
Hormonrezeptorkomplex 530
Hospitalismus, infektiöser 619
Hostacortin® (Prednisolon) 564
Hostacyclin® (Tetracyclin-HCl) 654
HPETE (Hydroperoxy-Eicosatetraensäuren
    322, 327, 330 ff.
HPL (human placental lactogen) 528, 535 f.
H⁺-Produktion im Magen 466
H₁-Rezeptor-Antagonisten 196
H₁-Rezeptorenblocker, Antihistaminika **311**
–, Pharmakokinetik 312
–, Pharmakologie 311
–, Strukturformeln 311
H₂-Rezeptorenblocker 610
–, Antihistaminika 313
–, Magenfunktion 467
–, Ulcus-Theerapie 470
–, unerwünschte Wirkungen 471
H⁺-Sekretion, tubuläre 414
5-HT (s. Serotonin; s. 5-Hydroxytryptamin)
    111 f., **313 f.**
5-HT-Antagonisten **315**
–, Halbwertzeiten 315
5-HTP (5-Hydroxytryptophan) 111 f., *313*
5-HTP-Decarboxylase 313
Hühneraugen 218
Humanes Serum Albumin, allergische
    Reaktionen 337
Human-Insulin 514, 516 f.
Humanpharmakologie 79 f.
Humanplasmin 452
Human-UDPGT 45
Human-Urokinase 454
Humatin® (Paromomycin) 647
Humegon® (HMG) 536
humorale Gerinnung 437 f., 443
–, Aktivatoren 438
–, Faktoren-Bezeichnungen **438**
–, Hemmstoffe 438 f.
humorale Steuerung der
    Magensaft-Sekretion 466
Hundespulwurm 708, 710, 715
Hundspetersilie 827
Husten 204, 215
Hustenmittel 168, **215**
Hustenzentrum, Morphin-Wirkung 207
HVA (Homovanillinsäure) 108
HVL (s. Hypophysen-Vorderlappen)
Hyaluronidase 816
Hyaluronsäure 30
–, Depolymerisation, O₂-Radikal-Wirkung
    333
Hydantoine 22, *273*, 554
Hydergin® (Dihydroergotoxin) 162, 174, 603
Hydracillin® (Procain-Benzylpenicillin) 632

Hydralazin 133, *186*
–, allergische Reaktionen 337
–, Metabolisierung 34
Hydrazin 810
Hydrazin-Derivate 730
Hydrazon *674*
hydrierte Peptidalkaloide 174
Hydrochinon 43, *803*
Hydrochlorothiazid 427, 432 f., 436
–, Diuretikum *430*
Hydrocodon 206, 215
Hydrocortison 745
–, antirheumatische Therapie 223
Hydrocortison® (Cortisol) 564
Hydrolyse 39, 45
– von Aminen 44
– von Estern 44
Hydromedin® (Etacrynsäure) *429,* 435
Hydromorphon 203, 206, 208, 210
–, Dosierung 212
Hydroperoxide, organische 330 f.
Hydroperoxy-Eicosatetraensäuren (HPETE) *322, 327,* 330 ff.
hydrophil 24 f., 28, 30, 35, 75 f.
hydrophile Desinfektionsmittel 35
– Pharmaka 6, 36
hydrophob 23 f., 28, 41, 75 f.
hydrophobe Wechselwirkungen 11
hydrostatischer Druck in den Kapillaren 418
Hydroxocobalamin (Vit. B$_{12a}$) *592,* 760
– DAB 593
p-Hydroxyacetanilid-β-glucuronid *45*
Hydroxyanisol, butyliertes (BHA) 43
N-Hydroxyarylamin 46
Hydroxybarbiturate 39
1-Hydroxybenzbromaron 497
p-Hydroxy-benzoesäure-methylester (Methylparaben) *718*
Hydroxychinoline, halogenierte 706
25-Hydroxycholecalciferol 582
Hydroxyethylstärke (HES, Amylopectin) 404
–, allergische Reaktionen 337
–, anaphylaktische Reaktionen 405
–, Hautjucken 405
–, Plasmaersatzmittel 405
–, pseudo-allergische Reaktionen 342
Hydroxyharnstoff *743*
5-Hydroxyindolessigsäure 112
5-Hydroxyindolylacetaldehyd *313*
5-Hydroxyindolylessigsäure *313*
Hydroxylamine 41 f.
N-Hydroxylamin-O-Acetylierung 47
21-Hydroxylase-Mangel 557
Hydroxylgruppen 158
Hydroxylierung, aliphatische 41
–, aromatische 41
– von Kohlenwasserstoffen 39
Hydroxyl-Radikal 42 ff., 329 f., 332
Hydroxymeprobamat 39
α-Hydroxynitrile 828
15-Hydroxy-PG-Dehydrogenase 323
4-Hydroxyphenazon *220*
γ-Hydroxyphenylbutazon *220*
Hydroxyprogesteron 549 f.
Hydroxyprogesteronacetat 553
17α-Hydroxyprogesteroncapronat *550,* 553
3β-Hydroxy-Steroid-Dehydrogenase-Mangel 557
p-Hydroxy-Sulfinpyrazon 499
Hydroxytetraensäuren, HETE *322, 327*
Hydroxytoluol, butyliertes (BHT) 43, *733, 734*
5-Hydroxytryptamin (Serotonin) 20, 102, *104,* 111 f., 167, *174,* 217, 255, 306, *313,* 389, 532
–, Abbau 313 f.
–, Antagonisten 315
–, Bildung 313
–, Kreislaufwirkungen 314
–, Mangel 287
–, Mediatorwirkungen 305
–, physiologische Bedeutung 315
–, Rezeptoren 314
–, Stoffwechsel im Harn 112
–, Synaptische Übertragung 112
–, Verteilung 313
–, Wirkung 314

–, Wirkung an der glatten Muskulatur 315
–, Wirkung auf Blutplättchen 315
5-Hydroxytryptophan (5-HTP) 111 f., *313*
–, Decarboxylase 313
5-Hydroxytryptophol *313*
Hydroxyzin, Tranquillans *292*
4-Hydroxy-2,6-dimethylanilin *228*
3-Hydroxy-3-methyl-glutaryl-CoA-Reduktase (HMG-CoA Reduktase) 504 f., 509
2-Hydroxy-4,5,2',4',5'-pentachlordiphenyl *793*
Hygroton® (Chlortalidon) *430,* 432, 435
Hymenolopiasis 707
Hymenolopis nana (Zwergbandwurm) 707, 713 f.
Hymenopterengifte, Zusammensetzung 816
Hyoscin 128
Hyoscin-Vergiftungen 131
Hyoscyamin 128, 130
Hyoscyamin-Vergiftungen 131
Hyoscyamus niger (Bilsenkraut) 823
Hyperaldosteronismus 418
Hyperalgesie 247
–, LT-Wirkung 327
–, Prostaglandine 325
hyperämisierende Substanzen 36
hyperbarer Sauerstoff, Beatmung 333
Hypercalcämie 376, **422,** 586
Hypercholesterinämie (FHC) 504 ff.
–, heterozygote familiäre 504
–, homozygote familiäre 506, 510
–, milde 505
–, sekundäre 505
Hyperemesis gravidarum 482
Hyperglykämie 156, 417, 515
Hypericin 835
Hypericum perforatum (Johanniskraut) 835
Hyperkaliämie 138, 376, 420 f., 434
Hyperkalzämie 376, **422,** 586
Hyperkapnie 246
Hyperkrinie 195 f.
Hyperlipidämien, primäre 505
–, sekundäre 505
–, Therapie **505**
Hyperlipoproteinämien 505
–, Einteilung 503
Hypermagnesämie **423**
Hypermotilität 264
hyperosmolares Koma 416 f., 513, 518
Hyperparathyreoidismus 422, 577
–, sekundärer 476
Hyperphosphatämie 422
Hyperplasie der Nebennierenrinde 539
–, kongenitale adrenale 557 ff.
Hyperprolaktinämie 176
–, Folgen 537
Hyperreagibilität 195
– der Luftwege 329
Hypersekretion von H⁺, reaktive 477
Hypersexualität beim Mann, Antiandrogene 546
Hypersynchronie 269
hypertensiver Notfall (Therapie) 192
Hyperthermie, maligne 139 f., 242, 245
Hyperthyreose 570, **572,** 575
–, Diagnose 533
–, Interaktionen mit Herzglykosiden 379
Hypertonalum® (Diazoxid) *186,* 188
hypertone Dehydratation 416
– Orthostasereaktion 193
Hypertonie 178 f., 315, 360, 389
–, arterielle 189, 370
–, Behandlung, Diuretika 435
–, essentielle 189
– in der Schwangerschaft 191
–, juvenile 189
–, PAF 329
–, primäre 189
–, Therapie 189
– und Diabetes 191
Hypertoniker, ältere 191
Hypertrophie 370
Hyperurikämie 432, **495,** 507
–, diuretika-induzierte 497
–, Folgen 496
–, Pharmaka-Daten 498
–, Therapieprinzipien 497

Hyperventilation 269, 751
–, respiratorische Alkalose 419
Hypervolämie 405
Hypnomidate® (Etomidat) *249*
Hypnotika **255,** 259, **261**
–, allergische Reaktionen 337
–, Antihistaminika 261
–, Barbiturate 9
–, Bromharnstoffderivate 260
–, Monoureide 260
–, Nebenwirkungen 256
–, Prämedikation 252
–, sonstige 261
–, Stoffklassen 256
–, Typen, Eigenschaften 257
–, Wirkort 256
–, Wirkungsmechanismus 256
hypnotika-resistente Insomnien 262
Hypoaldosteronismus, metabolische Acidose 419
Hypocalcämie 421 f., 423, 577
hypochlorige Säure 329 f., 719
Hypoglycin (A u. B) 827
Hypoglykämie 115, 179
–, Glukagon 526
–, unerwünschte Insulin-Wirkung 516
Hypogonadismus 539, 544, 597
hypoiodige Säure 719
Hypokaliämie 372, 376, 418, **420,** 432
–, metabolische Alkalose 419
Hypokaliämie 355
–, Diabetes 518
Hypomagnesämie **423,** 432
Hypoparathyreoidismus 422, 577
–, idiopathischer 577
Hypophosphatämie 422, 586
hypophysärer Riesenwuchs 539
– Zwerg- und Minderwuchs, Therapie 539
Hypophyse 531
–, Hinterlappenhormone, Aminosäuresequenzen 540
–, Tumore, prolaktin-produzierende 534
–, Vorderlappen, Hormone (HVL) 531, 535
– –, Insuffizienz 539
– –, Symptome 539
– –, Überfunktion 539
Hypoproteinämie 418
Hypoprothrombinämie 588
Hyporeflexie 423
Hypotension, posturale 164
hypothalamische Hemm-Hormone 532
Hypothalamus 112, 217, 531
Hypothermie 286
–, Neuroleptika 286
Hypothyreose 570, 572 f.
hypotone Kreislaufregulationsstörungen, Therapie **193**
Hypotonie 186, 406
–, hypovolämische 408
– und Kreislaufregulation 406
Hypovolämie 409
–, Diabetes 518
hypovolämische Hypotonie 408
Hypoxanthin *496, 500*
Hypoxie 115, 246 f., 349, 407 f., 750, 758
–, Folgen 406
–, respiratorische Alkalose 419
hypoxische Bedingungen 44
Hytrast® (Iopidol) 606

I

iatrogene Blutdrucksteigerungen 189
Ibopamin 162 f.
Ibotensäure *836,* 837
Ibuprofen 11, *219,* 326
–, Analgetikum 220
–, Migräne 198
–, pseudo-allergische Reaktionen 342
ICSH (interstitial cell stimulating hormone; s. a. LH) 528, 531, 535 f.
ideale Gase 232
idiopathischer Hypoparathyreoidismus 577
Idiosynkrasien 83

idiotrop 120
IDL (intermediate density lipoproteins) 503f.
Idoxuridin 695
Iduransäure-2-O-Sulfat, Heparin *441*
IE (= Internationale Einheit) 515
IFN (s. a. Interferone) 304, **695f.**, 743f.
Ifosfamid *738*
IgE 342
IgE-Antikörper 338
IgE-Bildung 340
IgE-Globulin 310, 334
Igelit 791
IGF-1 (Somatomedin C) 534, 724
IgG-Antikörper 338
IgG-Globulin 334
IgM-Antikörper 338
Ikterus, cholestatischer 471
Ileitis regionalis, Behandlung 479
Ileum, pH-Wert 31
Ileum-Resektion 489
Ilex aquifolium (Stechpalme) 835
Iloprost *326*
IL1 (Interleukin 1) 217, 304, 340, 744
IL2 (Interleukin 2) 217, 342, 743ff.
Imap® (Fluspirilen) 287
imeson® (Nitrazepam) *273*
Imidazobenzodiazepine 295
Imidazodiazepin 250
Imidazole 164, 172
–, allergische Reaktionen 337
Imidazolin-Ring 159, 160
Imidazolylacetaldehyd *307*
Imidazolylessigsäure *307*
Imidazolylessigsäureribosid *307*
Imipenem 629, *642*
Imipramin 37, 41, 168, 289
–, Antidepressivum *288*
–, Eigenschaften 290
–, Metabolisierung 34, 39
–, renale Ausscheidung 53
–, scheinbares Verteilungsvolumen 58
Immunglobulin, pseudo-allergische Reaktionen 342
Immunkomplexe 340
Immunkomplex-Reaktionen 338f., 341
Immunmodulatoren (Biological Response Modifiers) 743
–, pseudo-allergische Reaktionen 342
Immunogenität von Arzneimitteln 336f.
Immunreaktionen 610
–, Prostaglandine 325
immunreaktive Lymphozyten 339
Immunsuppressiva 146, 739, **744**
–, Corticosteroide 746
–, Cyclosporin 745
–, monoklonale Antikörper 745
–, Nebenwirkungen 744f.
–, Wirkungsweise 744
–, zytotoxische 744
Immunsystem 744
Immuntoxine 827
Imodium® (Loperamid) 489
IMP (Inosinsäure) 495, 499, 739, *741*
IMP-Dehydrogenase 741
Impenem 643
Implantationshemmung, Oestrogene 548
Impulsausbreitung 351
Imurek® (Azathioprin) 223, 479, 745
inaktive Konformation 17f.
Inaktivierung 22
–, enzymatische 10
– von Tolbutamid 520
inakzessibles Wasser 36
Incidin® GG (Desinfiziens auf Formaldehydbasis) 717
Index, therapeutischer 7
Indikation 616
– in der Homöopathie 84, 86
Indikatorsubstanz 7
indirekt wirkende Antikoagulantien 447
– – Parasympathomimetika 142
– – Sympathomimetika 152, 159, 166
– – Sympathomimetika, Struktur-Wirkungs-Beziehungen 158
indirekte Vasodilatation 126

individuelle Ansprechbarkeit 6
– Dosierung 70
– Empfindlichkeit 6f.
Individuum 4
Indol-Alkaloide 824
Indolessigsäurederivat *219*
Indolyl-3-essigsäure, Hemmstoffe 793
Indometacin 195, *219*, 318, 326, 502
–, Analgetikum 220
–, antirheumatische Therapie 222
–, Magenschleimhaut 469
–, Wechselwirkung mit Cumarin-Derivaten 449
induced fit-Hypothese 13
Induktion 50
Induktoren 22, 41, 49, 51
–, Wirkung auf Leber 50
induratio penis plastica 333
Induzierbarkeit 45, 50
– von Enzymen 45
INF (Interferone) 696, 743f.
INF-α 696
INF-β 696
INF-γ 696
Infarktregister 84
Infektabwehr 332
Infektanämien, chronische 463
Infektarthritis 222
Infektionen 195
–, nosocomiale 619
infektiöser Hospitalismus 619
Infertilität bei Männern 537
–, HCG-Test 536
Infiltrations-Anästhesie 229
infiltrative Lungenerkrankungen, Arzneimittel-Allergie 340
Informationsdomäne 530
Informationsübertragung 101
–, synaptische 98, 118
Infusion, intravenöse 62
– von Sulfisoxazol 68
Infusionsflüssigkeiten 72
Infusionsgeschwindigkeit 65
Infusionslösungen, Zusammensetzung 417
Infusionszusätze 417
Ingesta-Passage 483
Ingwer 117, 468
INH (s. Isoniazid)
Inhacort® (Flunisolid) 196
Inhalation 30, 760
Inhalationsnarkotika **232,** 237
–, Auswaschzeit 233, 235
–, Durchflußrate 235
–, Eigenschaften 234
–, Ether-Typ 243
–, halogenierte 164
–, klinische Anwendung 240
–, Löslichkeit im Blut 234
–, spezielle Eigenschaften 240
–, Verteilung 232, 234
–, Wirkungsmechanismus 238
–, Wirkungsverstärkung von d-Tubocurarin 243
Inhalationstherapie des Asthmaanfalles 394
Inhalte des Prüfplans 81
Inhibitoren 19f.
–, carbamylierende 142ff.
–, nicht-veresternde 142, 144
–, phosphorylierende 142ff.
–, reversible 143
Initialdosis 64
Initiatorbehandlung 723
Injektion, intraarterielle 29
–, intramuskuläre 29f.
–, intravenöse 29, 62
–, paravenöse 247
–, subkutane 29f.
– von Sulfisoxazol 68
Injektionsdepots 76
Injektionsflüssigkeiten 72
Injektionsnarkotika 247
Injektionsort 30
injizierbare Benzodiazepine 250
– Narkotika 259
Inkompatibilitäten 21
INN (international non-proprietary name; Freiname) 2

innere Organe, Arzneimittel-Allergien 340
– Phase 75
innocent bystander 341
Ino-Dilatatoren 157, 162
Inosin 496
Inosinsäure (IMP) 495, 499, 739, *741*
– -Dehydrogenase 741
Inosin-5'-Phosphat *496*
Inosit 589
Inosit-1,4,5-triphosphat 101
inotrope Histaminwirkung 308
– Substanzen 371f.
– Wirkung 157, 379
Inotropie 96, 163, 165, 369, 384
– des Herzmuskels 179
Insektizide 143, 697, 731, **783,** 784, 786f., 792
–, Carbamate 792
–, chlororganische 785
Inselzelle 521
Insomnien, hypnotika-resistente 262
instabile Angina 390
instabiles Hämoglobin 8
Insulin 25, 28, 30, **513,** 724
–, Abbauort 515
–, allergische Reaktionen 337, 517
–, Antigenität 513
–, Ausschüttung 158
–, Bedarf 514
–, Behandlung, unerwünschte Wirkungen 516
–, Diabetes-Typ-II-Therapie 517
–, Herstellung 514
–, Human- 514, 516f.
–, intermediär wirkendes 516
–, internationale Einheit 515
–, intranasal appliziertes 35
–, Kombination mit Sulfonylharnstoffen 523
–, lang wirkendes 516
–, lokale Reaktionen 516
–, Normal- 517f.
–, NPH- 515f., 518
–, Pharmakokinetik 515
–, Plasma-Habwertzeit 515
–, Präparate 516f.
–, reguläres 516
–, Reinheit 513
–, scheinbares Verteilungsvolumen 58
–, schwerlösliches 76
–, semilentes 516
–, Struktur 513
–, Surfen- 516
–, Synthese über Proinsulin 512
–, tierisches 514, 517
–, ultralentes 516
–, Wirkungsdauer 515f.
–, Wirkungsweise 514
insulin-ähnliche Wachstumsfaktoren (insulin-like growth factors, IGF-1 und IGF-2) 534
Insulinempfindlichkeit 513
Insulin-Hypoglykämie-Test 560
Insulinmangel, absoluter 513
–, relativer 513
Insulinmolekül 513
Insulinpumpen 516f.
Insulinresistenz 513, 517
– der Fettzellen 505
Insulinrezeptor 514
–, down-regulation 514
–, Internalisierung 514
Insulinsekretion 521
–, Stoffwechseltheorie 521
Insulin-Therapie, intensivierte 516ff.
Insulinzufuhr 77
intact nephron hypothesis 69
Intal® (Cromoglicinsäure) 196, 312, 335
Intensain® (Carbochromen) 391
intensivierte Insulintherapie 516f.
Interaktionen 21
– bei der Resorption 35
Interferenz 21
Interferone (INF) 304, **695, 744**
–, α 696, 743
– β 696
– γ 696
–, antivirale Aktivität 696

–, Indikationen 696
–, physikochemische Eigenschaften 696
–, Nebenwirkungen 696
–, Pharmakokinetik 696
–, Präparate 696
–, pseudo-allergische Reaktionen 342
–, Therapie 696
–, unerwünschte Wirkungen 696
–, Wirkungen 696
interindividuelle Schwankungen 70, 202
Interleukine 217, 304
Interleukin-1 340, 744 f.
Interleukin-2 342, 743 ff.
intermediär wirkende Insuline 516
Intermediärstoffwechsel 45, 51 f.
intermittierende Chemotherapie 736
– Gabe der Erhaltungsdosis 64
– Zufuhr 76
Internalisierung, Insulinrezeptor 514
Internationale Einheiten (IE) 515
Interneurone 115
–, cholinerge 105
interstitielle Flüssigkeit 417, 425
– –, Zusammensetzung 411
– Nephritis 342
– –, Arzneimittel-Allergie 340
– Zystitis 333
interstitieller onkotischer Druck 418
– Raum 36, 410, 412, 414
Intervallbehandlung, Koronartherapeutika
   396
interzelluläre Verbindung 23
Interzellulärraum 52
intestinaler first pass-Effekt 33
Intestin-Euvernil® N (Sulfaloxinsäure) 623
Intoxikation, akzidentelle 35
–, kardiovaskuläre 230
intraarteriell 71 f.
intraarterielle Injektion 29
intrahepatische shunts 70
intraindividuelle Varianz 202
intrakranielle Druckverminderung 247
intramuskulär 71 f.
intramuskuläre Injektion 29 f.
intranasal appliziertes Insulin 35
intravasale disseminierte Gerinnung 443, 456
– Proteine 411
Intravasalraum 29, 36, 411
intravenös 71 f.
– verabreichte Anästhetika,
   pseudo-allergische Reaktionen 342
intravenöse Gabe 65, 77
– Infusion 62
– Infusionslösungen, Zusammensetzung 417
– Injektion 29, 57, 62
intrazelluläre cAMP 372
– Cholesterinsynthese 504
– Flüssigkeit, Ionenkonzentrationen 345
– –, Zusammensetzung 411
– Rezeptoren 101
intrazellulärer Mediator 16
– pH-Wert 156
– Raum 36
Intrazellulärraum 410 f.
–, Osmolarität 416
–, pH-Regulation 415
intrinsic factor 469, 593
intrinsische Aktivität 13, 16, 18, 134
– Auslösung der humoralen Gerinnung 437
Intubation 139
Inulinclearance 52, 602
Inulinkonzentration 426
Invertseifen 35, 718
in-vitro-Tests 754
Involutionsprozesse 66
–, altersbedingte 67
Inzidenz von UAW 83 f.
Iobenzylguanidin 192
Iocarminsäure 608
Iocetaminsäure 608
Iod 569, 597 f., 600, 605, 610, 719
–, allergische Reaktionen 337
–, Tinktur 719
Iodamid 606
Iodbenzylguanidin 192
Iodid 574
Iodidaufnahme, Hemmstoffe 574

iodiertes Mohnöl 605, 607
Iodkohle 774
Iodmangel 570
Iodoxaminsäure 608
Iodprophylaxe 576
Iodsalze, Kontrastdarstellung 607
Iodtherapie 572
–, unerwünschte Wirkungen 574
Iodzufuhr 568
Iofendilat 607
Ioglicinsäure 606
Ioglycaminsäure 608
Iohexol 606
ion trapping 27
Ion-Dipol-Wechselwirkungen 11
Ionen, fixe 417
–, labile 415, 417
Ionenfallen-Prinzip 27
Ionenkanäle 106, 111, 114 ff., 136 f., 139, 190,
   226, 240, 821
–, ligandengesteuerte 101
–, Offenwahrscheinlichkeit 155, 188
–, spannungsabhängige 100, 102
Ionenkonzentrationen, extra-zelluläre
   Flüssigkeiten 345
–, intra-zelluläre Flüssigkeiten 345
Ionenpumpe 347, 411
Ionentransportvorgänge, aktive 347
Ionisationsgrad 26 f., 30, 36, 52
ionische Bindungen 11
ionisierende Strahlen 42
ionisiert 28, 31 f.
ionisierter Anteil 27
Iopamidol 606
Iopamiro® (Iopamidol) 606
Iopansäure 608
Iopidol 606
Iopidon (Diiod-Pyridon) 606
Iopodat 608
Iopromid 606
Iopronsäure 608
Iotalamat, Histaminfreisetzung 310
Iotalaminsäure 606
Iotrolan 607 f.
Iotroxinsäure 608
Ioxaglinsäure 606
Ioxitalaminsäure 606
Ipecacuanha 215, 613
Ipecacuanha-Emesis 751
Ipesandrin N® (enthält Emetin) 216
Ipratropium 129, 130, 132, 336
–, Plasmahalbwertzeit 131
Ipratropiumbromid 195 f., 377, 402
–, Antiarrhythmikum 363
Iproniazid, Antidepressivum 288
–, MAO-Hemmstoff 287
Irenat® (Na-Perchlorat) 575
Iris pseudacorus (Wasserschwertlilie) 835
Iritis 132
irreversible Wirkung 2
Irtemazole 497
–, Urikosurikum 498
ISA (PAA, partiell agonistische Aktivität)
   175 f.
Ischämie 115, 407
–, stumme 390
–, –, Therapie 391
Ischämie-Reaktion 395
ischämische Nekrose 390
ISDN (Isosorbid-dinitrat) 34, 381, 382,
   395 ff.
–, Koronartherapeutikum 396
ISMO® 20 (5-Isosorbidmononitrat)
   397
Isochinolin-Alkaloide 826, 835
Isocillin® (Penicillin V) 632
Isoconazol 684
isoelektrische Punkte 47
Isofluran 233, 242
–, Eigenschaften 234, 242
–, F⁻-Konzentration im Serum 242
–, Narkotikum 232
Isoket® (Isosorbiddinitrat) 397
Isolan 792
isolierte Organe 10
Isomazol 373
isometrische Kontraktion 369

Isoniazid (INH, Isonicotinsäurehydrazid)
   266, 672 f., **674**, 677
–, allergische Reaktionen 337
–, Chemoprävention 674
–, hepatische Effekte 674
–, Indikationen 674
–, Interaktionen 675
–, – mit Cumarin-Derivaten 449
–, Kontraindikation bei Epilepsie 275
–, neurologische Effekte 674
–, Pharmakokinetik 674
–, scheinbares Verteilungsvolumen 58
–, Tuberkulosebehandlung 674
–, unerwünschte Wirkungen 674
Isonicotinsäure 674
Isonicotinsäurehydrazid (INH; s. Isoniazid)
Isopren 587
Isoprenalin 9, 110, 133, 157 ff., 161, 164, 171,
   175
–, Metabolisierung 34
–, relative Selektivität an Adrenozeptoren
   160
–, Rezeptoraffinität 380
–, Wirkung 162
Isoprinosin, pseudo-allergische Reaktionen
   342
Isoprodian® (Dapson) 679
iso-Propanol 716 f.
–, MAK-Wert 802
2-Isopropyl-5-methyl-phenol (Thymol) 243,
   717, 718
Isoproterenol, Antiarrhythmikum 363
–, Dosis-Wirkungs-Kurve 5
Isoptin® (Verapamil) 168, 188, 198, 362,
   399 f.
Isosorbid-dinitrat (ISDN) 381 f., 395
–, Abbauwege 396
–, Dosierung 397
–, Metabolisierung 34
–, Plasmakonzentration 396
Isosorbidmononitrat 395
–, Dosierung 397
Isosorbit-endo-5-mononitrat 396
Isosorbit-exo-2-mononitrat 396
isotone Dehydratation 415
– Ringer-Lösung 415
– Salzlösungen 416
Isotonie 30, 72
Isotretinoin (13-cis-Retinsäure) 583, 584
Isovist® (Iotrolan) 608
Isoxazolderivate 836
Isoxazolyl-Penicilline 627
Isozid® (Isoniazid) 674
Isradipin, Calciumkanal-Blocker 399
Istonil® (Dimethacrin) 288
Itai-itai-Krankheit 781, 839
Itraconazol 685, 686, 687
Itrop® (Ipratropium-Bromid) 363
ituran® (Nitrofurantoin) 661
Ivermectin 709, 711
–, unerwünschte Wirkungen 711
–, Verträglichkeit 711

J

Jackson-Anfall 269 f.
Japankampfer 829, 834
Jatropur® (Triamteren) 433
Jectofer® (Fe(III)-Sorbit-Citrat-Komplex)
   462
Jejunum, pH-Wert 31
Jetrium® (Dextromoramid) 212
Johanniskraut (Hypericum perforatum) 835
Jonosteril® (Infusionslösung) 611
Josamycin 661 ff.
Joule 491
Juckreiz 76
Judolor® (Fursulthiamin) 590
Juniperus communis (Wacholder) 829
– sabina (Sadebaum) 829, 833
juvenile Akne 583
– Hypertonie 189
–, aktivierbare Membran-ATPase 347
–, Kanäle 101, 105 f., 109, 226

K

K$^+$ (s. a. Kalium)
–, Rückresorption 420
Kabikinase® (Streptokinase) 402, 452, 454
Kadmium **780**, 810, 839
–, akute Vergiftung 781
–, chronische Vergiftung 781
–, Einlagerung in der Niere 781
–, Gehalt in der Niere 780
–, krebserzeugende Wirkung 781
–, MAK-Wert 781
–, Nierenschäden 781
–, Pharmakokinetik 780
–, toxisches Lungenödem 781
Kadmiumschnupfen 781
Kahler Krempling (Paxillus involutus) 839
K$^+$-aktivierbare Membran-ATPase 347
Kala-Azar 697, 703
Kalium-ATPase 366
Kaliumausstrom 347
Kaliumcanrenoat *434*
Kaliumchromat 782
Kaliumdichromat 782
Kaliumhaushalt 420
Kaliumjodid 216
Kalium-Kanalöffner 186, **188**
–, Wirkung 187
Kaliumleitfähigkeit 347
Kaliumpermanganat 720
–, Adstringens 779
–, Antiseptikum 779
Kaliumphosphat 422
Kalium-Resorption 429
kaliumsparende Diuretika 426, 433
Kaliumverlust, Diuretika-Nebenwirkung 431
Kaliumverteilung 346
Kalkulierbarkeit der Risiken 78
Kallidin 316
Kallikrein 316
Kallikrein-Kinin-System 317f.
Kallmann-Syndrom, Therapie mit GnRH 532
Kalomel 774
Kalorie 491
Kälteanästhesie 244
Kalzium (s. Calcium)
Kammer-ELS 349, 360
Kammererregung, vorzeitige 349f.
Kammer-Extrasystolen 349, 364
Kammerflimmern 349, 364, 377
–, Chinidin-Nebenwirkung 354
Kammerrhythmusstörungen 364
Kammertachyarrhythmien 351
Kammertachykardien 364, 377, 382
Kampfer 829
Kampferbaum (Cinnamomum camphora) 829
Kampfstoff 762
Kanalblock 140
Kanalblocker 156
Kanamycin 644, 647
Kanamytrex® (Kanamycin) 647
Kanzerogene, Definition 722
–, indirekte Wirkungen 727
–, komplette 723, 728
–, organotrope Wirkung 727
–, Risiko-Abschätzung 722
–, Transformmation 725
–, ultimale 726
Kanzerogene (krebserzeugende Stoffe) 5, 722f., 725f., 728, 808
–, 2-Acetylaminofluoren 730
–, Aflatoxin B$_1$ 722, 732
–, alkylierende Verbindungen 722, 731
–, Allylchlorid 808
–, 2-Aminoanthrazen 730
–, Aminobiphenyl 722, 730
–, 2-Aminonapththalin 730
–, Aminophenanthren 730
–, Aristolochiasäure 732
–, aromatische Amine 722, 729f.
–, aromatische Kohlenwasserstoffe 722
–, aromatische Nitroverbindungen 730
–, Arsen 722, 733, 814
–, Arylamine 46f.

–, Arzneimittel 722
–, Asbest 722, 733
–, Azoverbindungen 730
–, Benzidin 722, 730
–, Benzo(a)pyren 728
–, Benzol 722
–, Benzylchlorid 808
–, Beryllium 733
–, Bis-(chlormethyl)ether 722, 732, 808
–, Brommethan 808
–, Chlorphenazin 722
–, Chrom 733
–, Chromat 722, 814
–, Cycasin 733
–, 2,4-Diaminoanisol 730
–, 1,2-5,6-Dibenzanthrazen 728
–, 1,2-Dibrom-3-chlorpropan 808
–, 1,2-Dibromethan 808
–, Dibutylnitrosamin 731
–, Dichloracetylen 808
–, 1,2-Dichlorethan 808
–, 1,3-Dichlorpropen 808
–, Diepoxybutan 732
–, Diethylstilboestrol 722
–, 1,1-Difluorethan 808
–, trans-4-Dimethylamino-azobenzol 730
–, trans-4-Dimethylamino-stilben 730
–, 7,12-Dimethylbenzanthrazen 728
–, Dimethylhydrazin 732
–, Dimethylnitrosamin 730ff.
–, Epichlorhydrin 808
–, Epoxide 814
–, Ethylenimin 732
–, Formaldehyd 762
–, Glu-P-1 730
–, Glycidaldehyd 732
–, Kadmium 733, 814
–, Kohlenwasserstoffe 728
–, Melphalan 722
–, Metalle 722, 733
–, Methansulfonsäure-methylester 732
–, Methyl-n-butyl-nitrosamin 731
–, 3-Methylcholanthren 728
–, Methylnitrosoharnstoff 732
–, Mineralfasern 722
–, Monochlordimethylether 808
–, N-Nitroso-Verbindungen 730f., 814
–, 2-Napththylamin 722
–, Naturstoffe 722, 731
–, Nickel 722, 733
–, Nickelcarbonyl 814
–, Olefine 729
–, polycyclische aromatische Kohlenwasserstoffe 723, 728
–, β-Propiolacton 732
–, Pyrrolizidin 732
–, radioaktives Polonium (^{210}Po) 814
–, Radium 814
–, Radon 783
–, Safrol 732
–, Selen 814
–, Stickstoff-Lost 732
–, Stickstoffoxide 814
–, synthetische Hormone 722
–, Teere, Peche, Teeröle 722
–, 1,1,2,2-Tetrachlorethan 808
–, o-Toluidin 730
–, Trp-P-1 730
–, 1,1,1-Trichlorethan 808
–, ungesättigte Halogenkohlenwasserstoffe 722
–, Vanadium 814
–, Vinylchlorid 722, 808
–, Vinylidenchlorid 808
–, Zinkchromat 722
Kanzerogenese 43, 725
–, chemische 722, 752, 754
–, Rauchen 812, 814
Kanzerogenität 79, 753f.
–, Tests 754
Kapillare 24, 30
–, hydrostatischer Druck 418
Kapillarendothel 36, 51
kapillarer Flüssigkeitsaustausch 417
Kapillartypen 23
Kapillarwand 23, 26, 30
Kaposi-Sarkom 743

Kapseln 71, 73f.
Kapsid-Formation 688
Kapsid-Proteine 688
Kardamom 468
kardial bedingte Stauungsödeme 435
kardiogener Schock 162, 382
Kardiomyopathie 370
–, dilatative 179
kardiopulmonärer Bypass, Komplement-Aktivierung 320
Kardiostimulation 165
kardiovaskuläre Intoxikation 230
Karies 762f.
Kariesprophylaxe 763
–, Fluorid 762
β-Karotin 43, 580ff.
Karotissinus 204, 365
Karyopyknose-Index, Gestagenwirkung 551
karzinogene Stoffe (s. Kanzerogene)
Karzinogenese s. Kanzerogenese
Karzinogenität 753
Karzinoidsyndrom 311, 318
Karzinom, testikuläres 734
Kashin-Beck-Syndrom 599
Kastration 543
kasuistische Systeme 83
Katadolon® (Flupirtin) *216*
Katalase 42, **331**, 333, 734
Katarakt, hypocalcämischer 577
Katecholamine (s. a. Adrenalin u. Noradrenalin) 107f., 148, **151**
–, Affinitäten 156
–, arrhythmogene Wirkung 360
–, Freisetzung 188
–, Hemmstoffe der Inaktivierung 168
–, Herz-Kreislauf-Wirkungen 161
– im Plasma 149
– in Plasma und Harn 152
–, Mangel 287
–, Rezeptoren für 152
–, Synthese 107
–, Wechselwirkung mit Histamin 308
–, Wirkung 162
Katechol-O-Methyltransferasen (COMT) 47, 106, 108, 152, 160
–, Hemmstoffe 169
Katheter 77
Katheterisierungstechniken 607
Kation, elektrophiles 43
Kationen, Plasmawasser 411
–, polyvalente 35
Kationen-Permeabilität 346
Kationenpumpe 347
Katzenspulwurm 708, 710, 715
Kaudalblock 229
Kautabletten 74
KE (Konversions-Enzym; s. a. ACE) 183, 185, 189, 412
KE-Hemmstoffe 184, 189, 191
–, Kontraindikationen 185
–, unerwünschte Wirkungen 185
Kelocyanor® (Co$_2$-EDTA) 760
keratolytische Wirkung von Salicylsäure 218
Keratosen 582
Kermesbeere (Phytolacca americana) 834
Kerngruppen, dopaminerge 149
–, noradrenerge 149
Keshan-Krankheit 599
Ketamin 114, **248**, *249*
Ketanest® (Ketamin) *249*
Ketanserin 172f., *315*, 316
Ketoacidose, diabetische 418, 513, 515, 518
–, metabolische Acidose 419
Ketoconazol 685, *686*, 687
α-Ketoglutarat 113
Ketone 45, 802
Ketonkörper 513, 518
6-Keto-PGF$_1$α *321*, 323
Ketoprofen *219*
–, Analgetikum 220
Ketotifen 196, 312, 335
Keuchhusten 664
Kiefer (Pinus) 829
killer bees 817
killing function 332

Kinder 81
–, Arzneimitteldosierung 10, 65
Kinetik 59, 80
– der Pharmakon-Rezeptor-Wechselwirkung 13
– erster Ordnung 59
– nullter Ordnung 59
Kinichron® ret. (S) (Chinidin) 355
Kinin 816
Kininase I 316
– II 185, 316 f.
Kinine 317
–, Struktur 316
Kininogene 316 f.
K^+-Kanäle 101, 105 f., 109, 226
Klacid® (Clarithromycin) 664
Klasse IA-Antiarrhythmika 353
– IB-Antiarrhythmika 355
– IC-Antiarrhythmika 357
– II-Antiarrhythmika 360
– III-Antiarrhythmika 361
– IV-Antiarrhythmika 361
Klasse-1-Rezeptoren 99, 101 f., 111, 114
– -2-Rezeptoren 98 ff., 102, 110 f., 118
Klimakterium, Oestrogensubstitution 548
klinische Erscheinungen, Allergie **339**
– Prüfung 78 f., 83
– –, Phasen **79**, 80, 84
– Toxikologie 747
klinischer Versuch, kontrollierter 7, 80 f.
Klinomycin® (Minocyclin) 654
Klinostase 194
Klysma Sorbit® 484
Klyxenem Sorbit® 484
K_m-Wert 44
Knochen, Calciumsalze 422
–, Säurepuffer 422
Knochengewebe 38
Knochenmark 23, 457
–, Depression 246
–, Transplantation 463
Knollenblätterpilz (Amanita virosa) 837
–, Toxine 837
–, Vergiftung 837 ff.
–, –, Therapie 837
Knolliger Hahnenfuß (Ranunculus bolbosus) 835
Knotentintling (Coprinus atramentarius) 839
Koagulopathie 443
–, Verbrauchs- 443
Kobalt 597 f., **780**
–, Bierschaum 780
Kobaltsalze, Kanzerogenität 780
Kobaltverbindungen 760
Kobaltvergiftung 780
–, Edetat 780
Kochsalz-Emesis 751
Kochsalzzufuhr 194
Kodein (s. Codein)
Koenzym (s. Coenzym)
Kofaktoren 51
Kohle 489
Kohlendioxid (CO_2) 763
Kohlenhydratstoffwechsel, Pathophysiologie 512
Kohlenmonoxid (Kohlenoxid, CO) 756, 806 f.
–, Affinität zu Hämoglobin 756
–, „Garagentod" 756
–, Hämoglobin 756
–, MAK-Wert 755
–, Myoglobin 757
–, Nachweis 757
–, Symptome 758
–, Toxizität 757
–, Vergiftung 757
–, Vergiftungsmöglichkeiten 756
–, Wirkungsmechanismus 756
Kohlenoxidgehalte 756
Kohlenoxid-Vergiftung, chronische 758
–, Symptome 757 f.
–, Therapie 758
Kohlensäure-Bicarbonat-Puffer 414
Kohlensäuregleichgewicht in der glatten Muskulatur 387
Kohlenstoffatom, asymmetrisches 107, 129 f.

Kohlenwasserstoffe 40
–, aliphatische (s. a. Benzin) 802, **804**
–, aromatische 42, 50
–, chlorierte (s. a. Chlor-Kohlenwasserstoffe) 44, 784 ff., 807 f.
–, halogenierte 38, 48, 805 ff.
–, – aliphatische 763, **805**
–, –, Narkotika 243
–, Hydroxylierung 39
–, polyhalogenierte 44, 784 ff., 805 ff.
–, unpolare 26
Kohorten-Systeme 83 f.
Kokain (s. Cocain)
Kokanzerogenese 734
–, Diterpene 834
kokanzerogene Wirkung 814
Kokkelskörner, Fischkörner (Anamirta cocculus) 834
Koliken 208
Kolikschmerzen 220
Kolitis, spastische 487
Kollaps, orthostatischer 208
Kollektiv, Dosis-Wirkungs-Beziehungen 6
kolloidosmotische Kräfte 28
Kolon, pH-Wert 31
Koloquinten 834
Koma, diabetisches 518
–, hyperosmolares 513, 518
–, – diabetisches 416 f.
Kombinationspräparate 21
–, Analgetika 222
–, Barbiturate 259
–, Koronartherapeutika 400 f.
kombinierte Narkoseverfahren 237, 246
– Valium®-Anästhesie 250
Kompartimente 70
–, periphere 62
–, tiefe 521
–, zentrale 62
Kompartiment-Modelle 61 f.
Kompetition 51
kompetitive Antagonisten 18, 128
– Hemmung 51
kompetitiver Antagonismus 19, 21 f.
Komplementaktivierung 610
–, C5a 330 ff.
– mit Anaphylatoxin-Bildung 320
Komplementspaltprodukte (C3a, C4a, C5a; Anaphylatoxine) 305, 319
Komplexbildner (s. a. Chelatbildner) 600
Komplexe, schwerlösliche 35
Komponente, extravasale, Koronarwiderstand 386
–, vasale, Koronarwiderstand 386
Konakion® (Phyllochinon) 588
Konfektionierung eines Arzneimittels 71
Konformation 11, 16 f.
–, aktive 17
–, inaktive 17 f.
Konjugation 39, **45**, 47 ff., 54
– mit Glucuronsäure 45
– mit Glutathion 45
– mit Schwefelsäure 45
Konjunktivitis, Histaminfreisetzung 310
Konkurrenz am Enzym 22
– am Rezeptor 22
konnotale Hypothyreose 572
konservative Ulcustherapie 478
konstriktive Perikarditis 370
Kontaktdermatitis, Arzneimittel-Allergie 342
–, nicht-allergische 835
Kontaktekzem 334
Kontaktherbizide 793
kontinuierlich abnehmende Leitung 351
kontinuierliche Zufuhr einer Erhaltungsdosis 65
– Zufuhr eines Pharmakons 63
Kontraindikation 572
kontraktile Proteine 367
Kontraktilität 369, 371
–, Abnahme (s. Herzinsuffizienz) 370
–, Senkung 393
Kontraktilitätsindex 398
Kontraktion, isometrische 369
Kontraktionskraft 366, 380
–, pharmakodynamische Beeinflussung 365

– des Herzmuskels 389
–, myokardiale 367
Kontraktionsstörungen, regionale 394
Kontrastdarstellung, aktive 605, 607
– der Gallengänge 609
–, passive 605
Kontrastmittel **605**
– für Angiographie 606
– für Myelographie 606
– für Urographie 606
–, ionische 606
–, nicht-ionische 606, 608
–, ölige 607
–, osmotischer Druck 606
–, radiographische, Komplement-Aktivierung 320
–, toxische Wirkungen 608
–, Verteilung 609
Kontrazeptiva 50, 552
–, Depotpräparate 554
–, Einfluß auf Transportproteine 555
–, erwünschte Nebenwirkungen 554
–, Fettstoffwechsel 555
–, Folsäuremangel 595
–, hormonale 553
–, Interaktionen mit anderen Pharmaka 554
–, kardiovaskuläre Komplikationen 555
–, Kohlenhydratstoffwechsel 555
–, Kombinationspräparate 554
–, Kontraindikationen 556
–, orale 553
–, postkoital wirksame Präparate 554
–, Präparatetypen 553
–, Sequentialpräparate (Zweiphasenpräparate) 554
–, Teratogenität 555
–, thromboembolische Komplikationen 555
–, Tumor-Risiko 555
–, unerwünschte Wirkungen 554
–, Zwei- und Dreistufenpräparate 554
Kontrollgruppe 81
–, Vergleich mit 80
kontrollierter klinischer Versuch 80 f.
Kontrollmembran 76
Kontrollverlust 301
konvektiver Flüssigkeitsaustausch 417
Konversionsenzym (KE; s. a. ACE) 183, 185, 189, 412
Konversionshemmer 11
Konvulsiva 264
–, Rückenmark- 265 f.
–, Stammhirn- 264 f.
Konzentration 3, 16
– am Wirkort 9 f., 23
– des Pharmakons 14 f., 36, 64
–, systemische 54
Konzentrationsausgleich 25 f.
Konzentrationsgifte 4
Konzentrationsgradient 25, 28, 30, 32, 52 f.
Konzentrationsleistung 609
Konzentrationsmessungen 71
Konzentrationsverlauf 61 f.
– des Pharmakons 56
– im Plasma 64
Konzentrations-Wirkungs-Kurven 4, 14 f., 19 f.
Konzentrations-Zeit-Kurve 56 f., 59 f.
konzentrische Stenosen 388
Koordinationsverlust 265
Kooxidation 42, 330
Kopfschmerzen, chronische, Therapie 197
–, primäre 197
Koppelung, elektromechanische 365 f., 422
–, elektrosekretorische 422
– zwischen aktivierten Rezeptoren und Wirkung 14
Korallenbäumchen 824 f.
Korallentoxin 372
Korbblütler (Asteraceae) 834
Korkzieherhaar-Syndrom 599
Kornrade (Agrostemma githago) 834
Koriander 468
Koronararterie 390
–, Erweiterung 243
–, stenosierte 395
Koronarblut, Lactatkonzentration 390

Koronardilatatoren 392
Koronardurchblutung 387, 391
–, Einfluß des vegetativen Nervensystems 388
–, Störungen 388
Koronardurchfluß 389
koronare Atherosklerose 505
– Herzerkrankung 178
Koronarerkrankung 98, 360
–, PAF-Antagonisten 329
koronares Steal-Phänomen 392
Koronargefäße 394
Koronarien, LT-Wirkung 327
Koronarinsuffizienz 164, 186, 192
–, β-Adrenozeptor-Antagonisten 179
–, Pharmakotherapie 385
Koronartherapeutika **394ff.**
–, Kombinationen 400f.
Koronarwiderstand, extravasale Komponente 386
–, Senkung der extravasalen Komponente 392
–, vasale Komponente 386
Körperflüssigkeiten **410**
Körpergewicht 6, 36, 66
–, Arzneimitteldosierung 65
körperliche Abhängigkeit (physische Abhängigkeit) 300
Körperoberfläche 36, 66
Körpertemperatur 204
–, Alter 602
korrespondierende Flächen 56
Korsakow-Syndrom 589
Kosmetik-Toxikologie 747
kosmische Strahlung 839
Kosubstrate 42
Kotransmitter 101 ff., 111
–, vasodilatatorische 103
Kotransport 430
kovalente Bindung 6, 11
Kräfte, kolloidosmotische 28
Krainer Tollkraut 823
Krampfaktivität 264, 269f.
Krampfanfälle 115, 265
Krampfausbreitung, Neurophysiologie 270
Krampfgifte 115f., 264, 266
Kraniopharyngeome 533
kranio-sakral 121
Krankheitsregister 84
Kräutertees 822
Kreatinin-Bestimmung 69
kreatininblinder Bereich 69
Kreatinin-Clearance 69f., 93, 177
Kreatinin-Konzentration im Plasma 471
Kreatinphosphatkinase 245
krebsauslösende Faktoren 723, 734
Krebsentstehung 722f.
–, Mehrstufenkonzept 722
–, polycyclische aromatische Kohlenwasserstoffe 723, 728
krebserzeugende Stoffe (s. Kanzerogene)
Krebskrankheiten 754
Krebsregister 84, 754
Krebsrisiko 754
–, Formaldehyd 762
Krebsrisikofaktoren 733
–, chemische 722
Krebstherapie (s. a. Tumortherapie) **734**
Kreis, führender 352
kreisende Erregungen 351
Kreislauf 204
– entero-gastraler 54
–, entero-enteraler 55, 779
–, enterohepatischer 54, 504f., 751
–, Histaminwirkung 308
–, Insuffizienz, atonische 409
–, Kollaps 262
–, systemischer 33
Kreislaufregulation 406
– und Hypotonie 406
Kreislaufregulationsstörungen 286f.
–, hypotone, Therapie 193
Kreislaufversagen, peripheres 405
–, –, klinisches Bild 408
–, –, Physiologie 407
–, –, Therapie 408
–, –, Ursachen 407

Kreislaufwirkung, Arachidonsäuremetaboliten 323
Kreuzallergien 230
Kreuzkraut 826
Kreuzprobe vor der Dextran-Infusion 405
Kreuztoleranz 49, 210, 300
–, Alkohol 302
Krise, cholinerge 146
kristalloide Volumenersatzmittel 405
Kristall-Polymorphismus 73
Krokydolith 733
Kruziflora (Kreuzkraut) 826
Kryolith 763
Kryptochur® (GnRH) 532
Kryptorchismus 536
–, Therapie 532
Küchenkräuter 468
Küchenschelle (Pulsatilla) 835
Kulturen von Gliazellen 508
Kulturpilze, Schwermetallgehalte 839
Kumulation 64, 177, 247
Kumulationsfaktor 64f., 93f.
kumulative Dosis (Salbutamol) 166
„künstliche Krankheit" 85f.
Kupfer 597ff.
–, Haaranomalien 599
–, Vergiftungen 599
Kupferarsenit (Scheeles Grün) 777
Kupferarsenitacetat (Schweinfurter Grün) 777
Kupferaufnahme, Einschränkung 599
Kupferglukonat 599
Kupfermangel 598f.
–, Therapie 599
Kupferorotat® 599
Kurve, Fläche unter der K. (AUC) 56f., 59ff.
Kurznarkose 247
Kurznarkotika **248,** 249
– (Barbiturate), Eigenschaften 248
Kurzzeit-Sulfonamide 622
Kyphoskoliose, respiratorische Acidose 419

L

La Place'sche Beziehung 367, 370
Labetalol, Bioverfügbarkeit 57
labile Ionen 415, 417
labiler Faktor 438
Laburnum alpinum 824
– anagyroides 824
Lachgas (s. a. Stickoxydul, N_2O) 232f., 235, **246, 251,** 763
Lachgas/Sauerstoff-Gemisch 244
β-Lactam- (s. β-Laktam-)
Lactacidose 407, 419, 524
–, metabolische Acidose 419
Lactatkonzentration im Koronarblut 390
Lactofalk® 484
Lactoflor® 484
Lactone 831
Lactonring 508f.
Lactoperoxidase 42
Lactose 28
–, Laxans 484
Lactulose, Laxans 484
– Neda® 484
Laetrile 828
Laevilac® 484
Laevulose 416
Lagerungsfähigkeit 71
Laki Lorand-Faktor 438
Lakritze 834f.
β-Laktam-Antibiotika 336, **624ff.**
–, Allergie 631, 643
–, Bakteriostatika 630
–, bakterizide Effektivität 630
–, Bindung an Plasmaproteine 631
–, Carbapeneme 642
–, Eigenschaften 625
–, Elimination 631
–, Hämostasestörungen 643
–, Herkunft 625
–, Inkompatibilitäten 643f.
–, Magensäure 630

–, Monobactame 642
–, monocyclische 625
–, Natriumsalze 631
–, Penetration 626, 630
–, Penetrationsgeschwindigkeit 626
–, Pharmakokinetik 630
–, pH-Wert 631
–, physikochemische Eigenschaften 625
–, Rezeptoren 626
–, Resistenz 627
–, Struktur 625
–, therapeutische Breite 630
–, Wirkortaffinität 627
–, Wirkungen 626
–, Wirkungsspektrum 629
β-Laktamase-Inhibitoren 625, 637
β-Laktamasen 626, 630
β-Laktamaseproduktion 627
β-Laktamase-Stabilität 627
β-Laktam-Bindung 625
β-Laktam-Ring 624
β-Laktam-Nuklei 625
β-Laktam-Verbindungen 625
Laktationsamenorrhö 537
Laktationshemmung, Oestrogene 548
Laktonring 508f.
Lampit® (Nifurtimox) 703
Lamra® (Diazepam) 273
Lanatilin® (α-Acetyl-Digoxin) 374
Lanatosid A, biliäre Exkretion 54
Landesärztekammern 78
lang wirkende Insuline 516
Länge der Refraktärstrecke 351
Längenwachstum, übermäßiges 544
Langley, John Newport 10f., 118, 121
langsame Metabolisierer 358
– Rezeptoren 102
Langzeit-EKG 390
Langzeit-Neuroleptika 287
Langzeit-Sulfonamide 620, 622f.
Langzeit-Toxizität 79
Lanicor® (Digoxin) 374
Lanitop® (β-Methyl-Digoxin) 374
Lantaden A 834
– B 834
Lantana camara (Wandelröschen) 834
Lariam® (Mefloquin) 614, 705
Larnygospasmus 335
Larodopa® (L-DOPA) 279
Laroxyl® (Amitriptylin) 198, 288
Laryngospasmus, respiratorische Acidose 419
Larynxödem 336
–, Arzneimittel-Allergie 340f.
–, Histaminfreisetzung 310
Lasix® (Furosemid) 429, 435, 611
Latamoxef 629, 631, 640
Latenz 2
– eines nozizeptiven Reflexes 204
Latenzzeit 6
–, Tumore 723
Lathyrus odoratus (Gartenwicke) 827
– sativus (Saat-Platterbse) 827
α-Latrotoxin 101, 817
Laudamonium® (Desinfiziens) 719
Laudanosin 134, 139
Läusekraut 825
Laxantien (s. a. Abführmittel) 483
–, antiabsorptiv wirkende 485
–, Anwendung 487
–, chronischer Gebrauch 487
–, diphenolische 485
–, Einteilung 484
–, enterohepatischer Kreislauf 486
–, Indikationen 487
–, sekretagog wirkende 485
–, unerwünschte Wirkungen 486
Laxantien-Kolon 487
Laxoberal® (Natriumpicosulfat) 485
LCAT (Lecithin-Cholesterin-Acyltransferase) 503
LDL (low density lipoproteins) 29, 503f.
LDL-Abbau 505
LDL-Rezeptoren 504
LD_{50} 7
L-DOPA (s. a. DOPA) 21 24, 34, 169, 278ff.
L-dopa-sph.® (L-DOPA) 169

leading circle 352
Lebensalter 70
–, Änderung der Halbwertzeit 67
–, Änderung der Pharmakon-Bindung 67
–, Arzneimitteldosierung 10, 65 f.
–, Dosierung der Arzneimittel 81
–, Eisenbedarf 461
–, höheres (s. a. Alter) 10, 56, 66, 81, 193,
  600 ff.
– Hypertoniker 191
Lebensbaum (Thuja occidentalis) 829, 834
Lebensvorgänge 96
Leber 24, 33 ff., 44 ff., 51
–, Arzneimittel-Allergie 340
–, Biotransformation von Pharmaka 70
–, Durchblutung 36, 50
–, metabolische Leistung 59, 602
–, Veränderungen durch Induktoren 50
Leberblut 38
Lebererkrankungen 9, 56 f., 67, 70
–, Einfluß auf Biotransformation 69
Lebergalle 53
Lebergifte, 1,2-Dichlorethan 806
–, Dichlormethan 806
–, Methylchloroform 806
–, Methylenchlorid 806
–, Perchlorethylen 806
–, 1,1,2,2-Tetrachlorethan 806
–, Tetrachlorethylen 806
–, Tetrachlorkohlenstoff 806
–, 1,1,1-Trichlorethan 806
–, 1,1,2-Trichlorethan 806
–, Trichlorethylen 806
Leberinsuffizienz 246
Leberschädigung 798, 807
–, allergische 341
Lebertumore 6
Leberzelle 24, 54
Leberzirrhose 70, 582, 798, 826
Leberzyklus 698
Ledol, Sesquiterpen 829
Ledum palustre (Sumpfporst) 829
Legionella-Pneumonien 664
Legionellen 658
Leguminosen 834
Leichtbenzin 804
Leinsamen (DAB), Laxans 484
Leishmania brasiliensis 697
– donovani 697
– tropica 697
Leishmaniosen 703
–, Therapie 703
Leistungsreserve 385
Leitung, kontinuierlich abnehmende 351
Leitungs-Anästhesie 229
–, periphere 229
Leitungsbahnen **120**
Leitungsblock 228
Leitungsgeschwindigkeit 352
–, Änderungen 350
Leitungsunterbrechung 351
Lendormin® (Brotizolam) 329
Lennox-Syndrom 270
Lepra 672, 678
Leptilan® (Valproat) 273
Leptospiren 627
Lernen 115
letale Dosis 7
Leuchtgas 756
Leu-Enkephalin 535
Leukämie 734, 743
–, Folsäure 595
Leukopenie 3341, 573, 736, 745
–, Arzneimittel-Allergie 340
Leukopherese, Komplement-Aktivierung 320
Leukosen 804
leukotaktische Faktoren,
  O_2^--Radikal-Wirkung 333
Leukotriene (LT) 304, 320, **327**, 335, 338 f.
–, pharmakologische Effekte 327
–, physiologische Bedeutung 328
–, Wirkungen 327
Leukovorin (Tetrahydrofolsäure) 739
Leukozyten 217, 332, 441
–, Histamingehalt 306
–, Zerstörung 340
–, Zerstörung, O_2^--Radikal-Wirkung 333

Leukozytopenie 246
Leuprolid 738, 743
Levallorphan 213
Levamisol, pseudo-allergische Reaktionen
  342
Levodopa 170, 183
Levomepromazin, Neuroleptikum 283, 286
Levomethadon 203, 210 f.
–, Dosierung 212
–, Drogenabhängigkeit 303
Levorphanol, renale Ausscheidung 53
Levothyroxin (3,5,3′,5′-Tetraiod-L-thyronin;
  T_4; s. Thyroxin) 528, 568, 569 ff.
Lexotanil® (Bromazepam) 293
LH (Luteinisierungshormon, Lutropin,
  ICSH) 528, 531, 535 f.
LH-RH (luteinising hormone releasing
  hormone) 528
Libidoverlust 537
Librium® (Chlordiazepoxid) 277, 292, 294
Licht, polarisiertes 12
Lidaprim® (Sulfametrol + Trimethoprim)
  623
Lidocain 34, 226, 227 ff., 355 f., 377, 402
–, allergische Reaktionen 337
–, Antiarrhythmikum 353, 356
–, Biotransformation bei Lebererkrankungen
  69
–, Halbwertzeit 67
–, Lokalanästhetikum 225
–, Metabolisierung 34
–, Plasmakonzentration 356
–, scheinbares Verteilungsvolumen 58
Lidocain-Typ-Antiarrhythmika 355
Lidocain®-Lösung 2% (Lidocain) 356
Lidocorit®-2% Amp. (Ö) (Lidocain) 356
Lidschluß 204
Liganden 17
–, radioaktiv markierte 16, 20
ligandengesteuerte Ionenkanäle 101
Ligandin 48
Ligase 727
Liguster (Ligustrum vulgare) 835
Likuden® (Griseofulvin) 688
limbisches System 149, 200 f., 254 ff.
Lincomycin **665**
–, Allergie 667
– -Hydrochlorid 666
–, Indikationen 665
–, Interaktionen 667
–, Pharmakokinetik 665 f.
–, physikochemische Eigenschaften 665
–, Therapie 666
–, unerwünschte Wirkungen 667
–, Wirkungen 665
Lincosamide 614, 665
Lindan® (Hexachlorcyclohexan) 784, 785
lineare Pharmakokinetik 65
Linimente 75
Linksherzinsuffizienz 402
–, Ursachen 370
linksventrikuläre Compliance 390
Linolsäure 503
Linolensäure 503
Lioresal® (Baclofen) 277
Liothyronin (3,5,3′-Triiod-L-thyronin; T_3)
  449, 528, 537, 568, 571
lipämisches Plasma 445
Lipanthyl® (Fenofibrat) 508
Lipidbarriere 259
Lipide, Zersetzung, O_2^--Radikal-Wirkung
  333
Lipidfläche 24
Lipidhydroperoxide, Abbau 332
Lipidlöslichkeit 226 f.
– von Pharmaka 27
Lipidmembran 23, 27, 32
–, Diffusion durch 26
Lipidperoxidation 43 f., 47, 761
Lipidphase 26
Lipid-Poren-Membran 24
Lipidsenker **506**, 507
Lipidstoffwechselstörungen 389
Lipiodol® (iodiertes Mohnöl) 605
lipoidhaltige Membranen 38
Lipoidlöslichkeit 38, 52, 54
Lipoidschicht 25

Lipolyse **503**, 525
–, Hemmung 507
Lipo-Merz® (Etofibrat) 510
lipophil 23, 25, 30 f., 34 f., 38, 51 f., 75, 177
lipophile Basen 38
– Pharmaka 6, 35 ff., 66
lipophob (vgl. hydrophil) 75
Lipopolysaccharide 72
Lipoproteine 29, 189, **503 f.**
Lipoproteinlipase 503, 507
Lipoproteinmuster in der Elektrophorese 503
Lipotropin 537
Lipoxine 320
Lipoxygenase 320, 330
– -abhängige Arachidonsäuremetabolite 327
– -Hemmstoffe 322, 328
– -Produkte des
  Arachidonsäurestoffwechsels 322
Liprevil® (Pravastatin) 507
Liquor cerebr., pH-Wert 31
Lisinopril 185
Liskantin® (Primidon) 273
Listerien 628
Lisurid 533 f.
Lithium 101, 291, 575
–, Ausscheidung 290
– Intoxikation 290
– Resorption 290
–, Therapie 291
–, Therapiekontrolle 70
Lithiumsalze 287, **289**
–, antidepressive Wirksamkeit 291
–, Beeinflussung des
  Phosphoinositol-Stoffwechsels 289
–, sedierende Wirkung 291
–, Störungen des Elektrolythaushaltes 290
–, Wechselwirkungen 289
–, Wirkungsmechanismus 289
Loa loa 709
loading dose 63
Lobelin 141
Lobotomie, frontale 205
Lobus frontalis 200
Locid® (Calciumcarbonat,
  Magnesiumhydroxid, Aminoessigsäure,
  Aluminiumhydroxid-Gel) 476
Locus coeruleus 109, 255
Lodronat® (Dinatrium-Clodronat) 423
Loewi, Otto 96
Logarithmus 14
Loiasis 709
Lokalanästhetika 35, 98, 164, **225**
–, allergische Reaktionen 337
–, Amid-Typ 227
–, Anforderungen 225
–, Anwendung 228 f.
–, Chemie 225
–, Estertyp 228, 230
–, Grenzdosis 228 f.
–, Konzentration im Blut 230
–, Metabolismus 227 f.
–, Nebenwirkungen 230
–, physikalisch-chemische Eigenschaften 226
–, Strukturformeln 226
–, synthetische 228
–, Vergiftungen 231
–, Verteilungskoeffizienten 226
–, Wirkort 226
–, Wirkungsdauer 228 f.
–, Wirkungseintritt 228 f.
–, Wirkungsmechanismus 225, 227
Lokalantimykotika 679
lokale Anwendung 35
– Verträglichkeit 29 f.
– Wirkung 2
lokaler Barorezeptorenreflex 183
lokalreizende Stoffe 835
– –, Anthrachinonglykoside 823
– –, Protoanemonin 823
– –, Scharfstoffe 823
Lomir® (Isradipin) 399
Lomustin 738
Longum® (Sulfalen) 623
Lonicera caprifolium (Gartengeißblatt) 834
– xylosteum (Gemeine Heckenkirsche) 834
Lonolox® (Minoxidil) 186, 188
Loperamid 489

Lophophora Williamsii (Peyotl) 284
Lopirin® (Captopril) 185, 318
Lorazepam, Tranquillans *292*
Lorcainid 358 f.
–, Antiarrhythmikum 353
–, Metabolisierung 34
Lormetazepam *250, 256*
Loschmidtsche Zahl 85
Lösemittel (Lösungsmittel) 802 ff.
–, halogenierte aliphatische
  Kohlenwasserstoffe 805
–, Metaboliten 803
–, narkotische Wirkung 802 f.
–, organische 26, 802
–, technische 802
–, Verwendung 802
–, Wirkung 802
Lösemittelvergiftungen 803
–, Therapie 803
Löslichkeitskoeffizient 30
Lösungsgeschwindigkeit 73
Lösungsmittel (s. a. Lösemittel) 802 ff.
–, organische 26, 802
–, technische 802
Lösungsvermittler 73
– für Etomidat 249
Lovastatin 507 ff.
low dose Heparin 446
low output 162
Lown 352
LPL (Lipoproteinlipase) 503
LSD (Lysergsäurediethylamid) 111, 282, *298,*
  299, 300, *315*
–, EEG 299
–, motorische Aktivität 299
–, Pharmakokinetik 299
–, psychische Reaktionen 300
–, Toleranz 299
–, vegetative Reaktionen 299
–, Wirkung am Menschen 300
–, Wirkung am Tier 299
–, Wirkungsmechanismus 299
LT (s. a. Leukotriene) 304, 320, **327,** 328,
  335, 338 f.
–, Rezeptor-Antagonist 328
–, Synthese-Hemmstoffe 328
–, Wirkungen 327
LTB$_4$ *322*
–, Mediatorwirkungen 305
LTC$_4$ (s. a. Glutathion) *322,* 327
–, Mediatorwirkungen 305
LTD$_4$, Mediatorwirkungen 305
LTE$_4$ *322*
L-Thyroxin (s. Thyroxin) 569 ff.
Ludiomil® (Maprotilin) *289*
Lues 664
Luftverunreinigung 755 f.
–, Toxikologie 747
Luftwege, Hyperreagibilität 329
luminale Membran 28
Luminal® (Phenobarbital) 251, *258, 273*
Lumopren® (Cromoglicinsäure) 335
Lumota® (Apalcillin) 628, *636*
Lunge, Aufnahme von Pharmaka durch 30
–, Durchblutung 36
Lungenembolie, disseminierte 454
Lungenfibrose, respiratorische Alkalose 419
Lungenfunktion (Narkose) 235
Lungenkrebs 812 ff.
–, Häufigkeit 814
–, Risiko 814
Lungenödem 382, 761 f.
–, akutes 435
–, Ersticken 761
–, respiratorische Acidose 419
–, Stickstoffmonoxid 761
–, Therapie 761
–, toxisches 761, 764
Lungenreizstoffe 760 f.
–, Fluor 762
–, Formaldehyd 762
– im Tabakrauch 812
–, Ozon 762
–, Phosgen 762
–, Schwefeldioxid 762
–, Stickoxide 762
–, Wirkungen 760

Lupinen 824
Lupus erythematodes, Chloroquin 699
– –, systemischer 340
Lupus-Inhibitor 443
Lurselle® (Probucol) 510
lusitrope Wirkung 157, 370, 373, 379
Luteolyse, Prostaglandine 325
Luteoskyrin 731
Lutrol® (Polyethylenglykol 400) 751
Lutropin (s. a. LH) 528, 531, 535 f.
LX (Lipoxine) 320
β-Lyase 47 f.
Lyell-Syndrom, Arzneimittel-Allergie 342
Lymphadenopathien, Arzneimittel-Allergie
  340
Lymphgefäße 30
Lymphographie 607
Lymphokine 325, 340
Lymphom, histiozytäres 734
Lymphozyten 337 ff.
–, Gedächtnis-B- 337
–, immunreaktive **339**
T-Lymphozyten 342, 744
–, sensibilisierte 337, 339
–, zytotoxische 341
Lymphstau 418
Lymphstrom 417
Lynestrenol *550, 552* f.
Lypressin 436
Lyseen® (Pridinol) 277 f.
Lysergid *298*
Lysergsäure 174
Lysergsäureamide 174
Lysergsäurediethylamid (s. LSD) 111, 282,
  298 ff., *315*
Lyse-Therapie 392, 402
Lysin 420, *454*
8-Lysin-Vasopressin 436, 540 f.
Lysoform® (Formaldehyd) 717
Lyso-PAF 328
Lysozyme, Freisetzung 407, 409

M

Maalox 70® (Magnesiumhydroxid,
  Aluminiumhydroxid) 476
Maaloxan® (Magnesiumhydroxid,
  Aluminiumhydroxid) 475 f.
MAC (minimale alveoläre
  Narkotikumkonzentration) 234, 237
Macocyn® (Oxytetracyclin) 654
Macrodex® (Dextran 60) 404, 451
Macula densa 425
Macula-Ödem des Auges, cystoides 507
Madenwürmer 708 f., 715
Madopar® (Benserazid) 279
Magaldrat 475
Magen 30 f.
–, Durchblutung 36
–, Motorik 468
–, pH-Wert 31
–, Resorption 32
Magen-Darm-Trakt (s. a. Motilität) 52, 66,
  394
–, Bewegungsabläufe 480
–, Kontrastdarstellung 605
–, Resorption 32
Magenentleerung 31 ff.
Magenfunktion 204, 467 f.
–, Beeinflussung durch Pharmaka 466
Mageninhalt 27, 34
–, Acidität, circadianer Ablauf 473
Magenmukosa, LT-Wirkung 327
Magensaft, Enzym-Substitution 468
–, H$^+$-Produktion 466
–, Zusammensetzung 466
Magensaft-Sekretion 466 ff.
–, Anregung 468
–, Histaminwirkung 309
–, Steuerung 466
Magenschleimhaut 329, 469
–, Schädigung 326
Magenspülung 54, 260, 751
Magersucht **492**

Maggi 115
Magnesium-Aluminat-Hydrat, Antacidum
  476
Magnesiumhaushalt 423
Magnesiumhydroxid, Antacidum 476
–, Gele 475
Magnesiummangel 423
Magnesium-Narkose 423
Magnesiumsulfat 191
Magnet-Resonanz-Tomographie (MRT) **605,**
  609
Mahonie (Mahonia acutifolia) 826
Maiglöckchen 825
maintenance dose (Erhaltungsdosis) 63 ff., 93
Makroangiopathie, diabetische 512
α$_2$-Makroglobulin 438, 442
Makrolid-Antibiotika **661,** 662
–, Indikationen 663 f.
–, Interaktionen 665
–, Pharmakokinetik 663 f.
–, physikochemische Eigenschaften 661
–, unerwünschte Wirkungen 664
–, Wirkungen 662
Makrolide 614
makromolekulare Histaminliberatoren 309
Makromoleküle 12
Makrophagen 332, 338 f.
makrozytäre Anämie 595 f.
makulopapulöse Exantheme,
  Arzneimittel-Allergie 342
MAK-Werte 755, 802
–, Aceton 802
–, Acrolein 755
–, Ammoniak 755
–, Arsenwasserstoff 755
–, Benzol 802
–, Blausäure (Cyanwasserstoff) 755
–, Blei 755
–, 2-Butanon 802
–, Butylacetat 802
–, Chlor 755
–, chlorierte aliphatische Kohlenwasserstoffe
  807
–, Chloroform 755, 802
–, Chlorwasserstoff 755
–, DDT 755
–, Dichlormethan 755
–, Ethanol 802
–, Ethoxyethanol 802
–, Ethoxyethylacetat 802
–, Ethylacetat 802
–, Formaldehyd 755
–, Halothan 246
–, Heptan 802
–, n-Hexan 802
–, 2-Hexanon 802
–, Kohlenmonoxid 755 f.
– Mangan 780
–, Methanol 802
–, Methoxyethanol 802
–, Methoxyethylacetat 802
–, Methylbutylketon 802
–, Methylchlorid 802
–, Methylenchlorid 802
–, Methylethylketon 802
–, Octan 802
–, Ozon 755
–, Parathion 755
–, Perchlorethylen 802
–, Phosgen 755
–, Propan 755
–, iso-Propanol 802
–, Quecksilber 755
–, Schwefelkohlenstoff 755
–, Stickstoffdioxid 755
–, 1,1,2,2-Tetrachlorethan 755
–, Tetrachlorethylen 802
–, Tetrachlorkohlenstoff 755, 802
–, Toluol 802
–, 1,1,1-Trichlorethan 755, 802
–, Trichlorethylen 755
–, 1,1,2-Trichlorethylen 802
–, Trichlorfluormethan 755
–, Xylole 802
Malaria 84, 697 f.
–, Chemotherapie 699
–, Chinin 699

–, Entwicklungszyklus 698
–, Krankheitsbild 698
–, Prophylaxe 619, 699
– quartana 698 f.
– tertiana 698 f.
– tropica 698 f., 701
Malariabekämpfung 613, 788
–, DDT 787
Malariamittel 701, *704*
Malariaplasmodien 698
Malathion 788 f.
Malathionentgiftung 789
Malathionsäure *789*
maligne Hyperthermie 139 f., 242, 245
– Tumoren 722
malignes neuroleptisches Syndrom 287
Malondialdehyd *321, 330,* 806
Malonsäure *257*
Mammakarzinom 532, 548, 734
–, Behandlung 549
Mandelsäurenitrile 828
Mandokef® (Cefamandol) 638
Mandragora officinarum (Alraune) 823
Mandro-zep® (Diazepam) *273*
Mangan 597 f., **779**
–, akute Vergiftung 779
–, chronische Vergiftung 780
–, MAK-Wert 780
Manganismus 780
Manganpneumonie 780
Manganvergiftung, Edetat 779
–, Therapie 780
Mangelerscheinungen 597
Mannit 426
–, Glaukomanfall 146
männliche Sexualhormone (s. Androgene)
   542
– Sterilität 536
Mannose 28
Manusept® (Phenolderivat) 718
MAO (Monoaminoxidase) 106 ff., 152, 160,
   167 f., 181, 307, 313 f.
MAO-Hemmer 22, 287, *288*
–, in Kombinationen 291
–, Iproniazid 287
–, Tranylcypromin 287
mapping 352
Maprotilin, Antidepressivum *289*
–, Eigenschaften 290
Marcumar® (Phenprocoumon) *448*
Mariendistel (Silybum marianum) 837
Marihuana 298
Markennamen 2
Marsh'sche Probe 777
Marvelon® 554
Maskulinisierung 559
Masmoran® (Hydroxyzin) *292*
Massenabsorptionskoeffizienten 605
Massenwirkungsgesetz 11, **14,** 16, 19
mäßig sensibel 617
Mastitis, puerperale 534
Mastodynie 532, 553
Mastopathie 553
Mastzellen 112, 306, 309, 313, 334, 338,
   816
Maulbeerbaumgewächse 835
maximale Arbeitsplatz-Konzentrationen
   (s. MAK-Werte) 755, 802
– Arzneistoffkonzentration 57
Maximale Immissions-Konzentration (MIK)
   756
maximale Mediatoraktivierung 14
– Wirkdosis 5
– Wirkungsstärke 14, 16 ff.
MBK (minimale bakterizide Konzentration)
   617
MCD-Peptid 816
MDF (myocardial depressant factor) 407,
   409
MDP (maximales diastolisches Potential)
   345, 346, 349
Mebendazol 614, 707 ff., *712, 714*
–, allergische Reaktionen 712
–, Pharmakokinetik 712
–, Teratogenität 712
–, therapeutische Anwendung 712
–, unerwünschte Wirkungen 712

Mecamylamin 141
–, renale Ausscheidung 53
Mechanismen der Membranpermeation 25
Meclofenoxat 255, 603
Meclozin 312
–, Anti-Emetikum 483
–, Antihistaminikum *311*
–, teratogene Wirkung 313
Mectizan® (USA; Ivermectin) 711
Medazepam 291, *294*
–, Metabolisierung 34
Mediator, intrazellulärer 16
–, physiologischer 16
Mediatoraktivierung 16
–, maximale 14
Mediator-Effektor-Komplex 16
Mediatoren, Allergie 335, 338
– der Entzündung und Allergie **304**
– des Immunsystems, pseudo-allergische
   Reaktionen 342
–, Wirkungen **305**
Mediatorkonzentration 15
Mediator-vermittelte Pharmakonwirkung
   14 f., 20
Medinal® (nicht mehr im Handel; Barbital)
   259
Medrate® (6α-Methylprednisolon) 564
Medroxyprogesteron 554
Medroxyprogesteronacetat *550,* 552 f.
Medulla oblongata 111
Meerrettich-Peroxidase 42
Meerzwiebel 825, 828
Mefenaminsäure *219*
–, Analgetikum 220
Mefloquin 614, **701,** *704,* 705
–, Malariaprophylaxe 702
–, Nebenwirkungen 705
–, Pharmakologie 705
–, therapeutische Anwendung 705
Mefoxitin® (Cefoxitin) 628, *638*
Mefrusid 432
–, Diuretikum *430*
Megacillin® (Clemizol-Benzylpenicillin)
   632
Megacolon congenitum 123
megalozytäre Anämie 246
Megaphen® (Chlorpromazin) 483
Mehrkompartiment-Modelle 62
Melanocyten-stimulierende Hormone 117
Melanophoren-stimulierendes Hormon
   (MSH) 528, 537
Melarsoprol 703 f.
Melarsoprolresistenz 703
Melitracen, Antidepressivum *288*
Melittin 816
Melphalan *738*
Memantin 114, 279
–, Antiparkinsonmittel *279*
–, Muskelrelaxantium 277
Membran 26, 28, 36, 41
–, biologische
–, Depolarisation 347
–, Diffusion durch Lipidschicht 26
–, Lipid-Poren- 25
–, lipoidhaltige 38
–, luminale 28
–, postsynaptische 98
–, Struktur 23
Membran-ATPase 394
–, aktivierbare 347, 372
Membranpermeation 72
–, Mechanismen 25
Membran-Phospholipide 38, 101
Membranpotential 137, 346 f., 521
Membranschädigung 43, 806
Membranstabilisierung 270
Membransterine 680 f.
Membrantransportmechanismen 106
Membranwirkung, unspezifische 175
Menachinone (K-Vitamine) *448,* 582, **587**
–, Wirkungen 587
Menadion (Vit. K₃) *43,* 587, *588,* 589
–, Methämoglobinbildung 589
Meningealgefäße 394, 396
Meningitis 623
– epidemica 613
–, Therapie, Chloramphenicol 650

Meningokokken 627
–, Prophylaxe 619
Menke's kinky hair disease 599
Mennige 771
Menova® (Gestagen-Oestrogen-
   Kombination) 552
menschliches Insulin 514 ff.
Menstruation, Eisenmangel 460
Menstruationsverschiebung 552
–, Test 550
Mentha piperita (Pfefferminze) 829
Menthol 829
Meperidin, scheinbares Verteilungsvolumen
   58
Mepivacain 230
–, Lokalanästhetikum 225
Meprobamat *292*
–, allergische Reaktionen 337
–, Metabolit 39
–, Muskelrelaxantium 277
–, sedativ-hypnotische Wirkung 256
–, Tranquillans 292
–, Wechselwirkung mit Cumarin-Derivaten
   449
Meprobamat® (Meprobamat) 277
Meprosa® (Meprobamat) *292*
Mepyramin, Antihistaminikum *311*
Mercaptamin 221
2-Mercaptoethansulfonat 736
Mercaptoharnsäure 739, *741*
Mercaptoimidazole, allergische Reaktionen
   337
Mercaptopurin 500, 739, *741*
Mercaptursäuren 47 f., 331
Merckotest® (für Cholinesterase-Aktivität-
   Messung) 790
Mercuria lentis 775
Mereprine® (Doxylamin) 261
Merozoiten 698
Mersalyl 775 f.
Mesalazin (5-Aminosalicylsäure; 5-ASA) 328,
   479, 621
Mesalazin-Träger 479
Mescalin 41, 284, *298,* 299
–, Toleranz 299
Mesna 196, 736
mesolimbisches System 107, 149
– –, Neuroleptika 284
Messung der Plasmakonzentrationen 70
Mesterolon 544
Mestranol *546*
metabolische Acidose 218, 407, 418 f., 428
– Aktivierung 39, 49, 753
– Alkalose 418 f.
– Elimination in der Leber 59
– Pufferung 415
– Umwandlung 23
metabolischer Zyklus von PAF 328
Metabolisierer, langsame 358
Metabolismus 56, 752 f.
– der Lokalanästhetika 227 f.
–, hepatischer 59
–, präsystemischer 31, 34
Metabolite 39
–, aktivierte 43, 87
–, Pyrazolonderivate 220
–, toxische 34, 39
Metalcaptase® (D-Penicillamin) 223, 327,
   599, 769
Metall-BAL-Komplexe 768
Metalldampffieber 781
Metalle, Gewerbekrankheiten 767
–, lebenswichtige 767
–, radioaktive **782**
–, Stabilitätskonstanten 768
–, toxikologische Bedeutung 766
Metall-Ionen 652
Metallothionein 780 f.
Metallproteine, Superoxid-Dismutasen 331
Metallvergiftungen 768
–, Chelate 768
Metamizol 221, 326
–, Analgetikum 200, *220*
Metamphetamin 41
Metastasen 734
Met-Enkephalin 201, 535, 537
Metenolonacetat 545

Metenolonoenanthat 545
Metformin *524*
Methacholin *126*
Methadon 12, 41, 301
Methämoglobin 42, 589, 760 f., **764**
–, Nachweis 764
–, Pathophysiologie 764
Methämoglobinämie 230, 764 f.
–, Therapie 766
Methämoglobinbildner 760, 764 f.
–, Acetanilid 765
–, Amylnitrit 765
–, Anilin 765
–, Chlorate 765
–, indirekte 765
–, Kaliumhexacyanoferrat 765
–, Kaliumnitrit 765
–, Methylenblau 765
–, Natriumnitrit 765
–, Nitrate 765
–, Nitrobenzol 765
–, Nitroglycerin 765
–, Nitroglykol 765
–, Nitrotoluole 765
–, Perchlorate 765
–, Phenacetin 765
–, Phenylhydrazin 765
–, Sulfonamide 765
–, Thionin 765
Methämoglobinreduktase 49
–, Mangel 8
Methamphetamin *52, 296*
–, Stimulans *296*
Methanol (Methylalkohol) 22, 795, **800**
–, akute Vergiftung 801
–, chronische Vergiftung 801
–, MAK-Wert 802
–, Metabolismus 800 f.
–, narkotische Wirkung 801
–, Oxidation 800 f.
–, Pharmakokinetik 800
Methanolvergiftung 795, 800
–, Mortalität 801
–, Therapie 801
Methansulfonsäure-methylester *732*
Methantelin *130*
Methaqualon *257, 260*
–, Eigenschaften 257
–, Mißbrauch 261
–, sedativ-hypnotische Wirkung 256
Met-Hb (s. a. Methämoglobin) 42, 589, 760 f.,
764
Methergin® ([Methyl]ergometrin) 174
Methicillin 633
Methionin 594
Methohexital *248*
–, Histaminfreisetzung 310
Methotrexat 223, 736, 739 f., 745
– Lederle® (Methotrexat) 223
–, Therapiekontrolle 70
Methoxychlor *784*
Methoxyethanol, MAK-Wert 802
Methoxyethylacetat, MAK-Wert 802
Methoxyfluran *233*, **240**, 244
–, Eigenschaften 234, 242
–, F⁻-Konzentration im Serum 242
–, Wirkungen 241
8-Methoxypsoralen (Xanthotoxin) 835
Methoxytyramin 106, *108*
Methoxyverapamil (Gallopamil) 353, 361 f.,
399 f.
3-Methoxy-4-hydroxyphenylglykol
(MOPEG) *110*
Methyl, aktives 47
Methylalkohol (s. Methanol) 795, **800**
Methylbenzole **803**
Methylbutylketon 805
–, MAK-Wert 802
Methyl-butyl-nitrosamin *731*
Methylchlorid 808
–, MAK-Wert 802
Methylchloroform 807 f.
Methylcholanthren 40, 42, 728
Methylcholanthren-Typ (Enzyminduktoren)
50
Methylcobalamin (Cobalamin-Coenzym)
592

N-Methyl-D-Aspartat-Rezeptoren
(NMDA-Rezeptoren) 113 ff.
Methyldigoxin *374, 377*
Methyldopa 180, 182 f., 189
–, allergische Reaktionen 337
–, Antihypertensivum 313
–, Arzneimittel-Allergie 341
–, unerwünschte immunologische Wirkungen
183
Methylenchlorid 807
–, MAK-Wert 802
Methylenchlorid/Wasser-Verteilungskoeffi-
zient, Barbiturate 248
Methylergometrin 173, 174, 176
Methylethylketon, MAK-Wert 802
Methylgruppe, aktivierte 47
Methylguanin 727
Methylhydrazin 743
Methylierung 47
1-Methylimidazolyl-(4)-acetaldehyd *307*
1-Methylimidazolyl-(4)-essigsäure *307*
Methylnitrosoharnstoff 731 f.
α-Methylnoradrenalin *180, 183*
–, relative Selektivität an Adrenozeptoren
160
Methylparaben 717, *718*
Methylpentynol 261
Methylphenidat *167, 168*, 297
–, Stimulans *296*
Methylphenobarbital, Metabolit 39
N-methyl-5-phenyl-5-propylbarbitursäure *264*
Methylprednisolol 746
Methylprednisolon 409, 564, 745
Methylquecksilber 755, 776 f., 839
Methylscopolamin 130
Methyltestosteron 543
Methylthiouracil *573*
–, Wechselwirkung mit Cumarin-Derivaten
449
Methyltransferase 727
α-Methyltyrosin 183, 192
Methylxanthine 101, 116, 133, 157, 380, **383**
–, Adenosinrezeptor-Antagonismus 384
–, Pharmakodynamik 383
–, Pharmakokinetik 384
–, relative Wirksamkeit 383
–, therapeutische Anwendung 384
–, Wechselwirkung mit Cumarin-Derivaten
449
–, Wirkungen 384
–, Wirkungsmechanismus 383
1-Methyl-4-phenyl-1,2,3,6-tetrahydropyridin
(MPTP) 109
Methyprylon 260
–, sedativ-hypnotische Wirkung 256
Methysergid 20, 174, 176, *315,* 316
–, Migräne 197 f.
Methyserid 111
Metifex® (Ethacridin) 720
Metixen 278
–, Antiparkinsonmittel *279,* 280
Metoclopramid 32 f., 143, 197, 207, 278, *481,*
605
–, Anti-Emetikum 483
–, Motilität **481**
–, Röntgendiagnostik 605
Metoprolol, Bioverfügbarkeit 57
–, Metabolisierung 34
–, Migräne 198
–, pharmakokinetische Eigenschaften 177
–, relative Selektivität an Adrenozeptoren
160
Metosuximid 40
Metrifonat 710
Metrifonate 712
–, Metabolismus 712
–, Resorption 712
Metrizamid 606
Metrizoesäure *606*
Metronidazol 480, 659 f., *704,* 705 f., 709, 797
–, Kanzerogenität 705
–, Mutagenität 705
–, Nebenwirkungen 705
Metyrapon *560*
Metyrapon-Test 559
Metyrosin (α-Methyltyrosin) 183, 192
Mevalonat 508

Mevalonsäure *509*
Mevastatin (Compactin) 507
Mevinacor® (Lovastatin) 507
Mexiletin 355 f., **357**
–, Antiarrhythmikum 353
Mexitil® (Mexiletin) 357
Mezerein *831,* 834
Mezlocillin 628, 631, *636,* 637
Mg²⁺-Verbindungen, Resorption 476
MHC-Komplex (major histocompatibility
complex) 744
MHK (minimale Hemmkonzentration) 616 f.
Mianserin 290
–, Antidepressivum *289*
–, Eigenschaften 290
Miconazol 684 f., *686,* 687
–, allergische Reaktionen 337
Microgynon® 554
Midazolam *250*
–, Amnesien 295
–, Prämedikation 251
Mifipriston (RU 486) *553*
Migräne 32 f., 318, 385
–, Coffein 385
–, Dihydroergotamin 385
–, Ergotamin 385
–, Prodromi 197
–, Therapie 197, 316
Migräneäquivalente 197
Mikroangiopathie, diabetische 512
Mikronisierung 73
Mikropille 554
Mikroplex® Kupfer (Kupferglukonat) 599
Mikroplex® Zink (Zinkglukonat) 599
Mikropunktion 426, 429
mikrosomale Enzyme 39, 41, 49
Mikrozirkulation 408
mikrozytäre Anämie 596
Miktionsreflex 204, 208
MIK-Werte (Maximale
Immissions-Konzentration) 756
Milch 34
–, pH-Wert 31
Milch-Alkali-Syndrom 422, 477
–, metabolische Alkalose 419
Milchsäureverbrennung 385
milde Hypercholesterinämie 505
Milid® (Proglumid) 475
Miller 239
Millicorten® (Dexamethason) 564
Milz, Durchblutung 36
Minamata-Krankheit 839
Minderwuchs, hypophysärer, Therapie 539
Mineralcorticoide (Desoxycorticosteron,
Cortexon, DOC) 195, 418, 434, 528, **566**
–, adrogenitales Syndrom 567
–, Aldosteron 566
–, Biosynthese 567
–, Chemie 567
–, Indikationen 567
–, Kontraindikationen 568
–, Metabolismus 567
–, Pharmakokinetik 567
–, physiologische Wirkungen 567
–, primäre Nebenniereninsuffizienz 567
–, primärer Hyperaldosteronismus 567
–, Regulation 567
–, sekundärer Hyperaldosteronismus 567
–, therapeutische Anwendung 567
–, unerwünschte Wirkungen 567
minimale bakterizide Konzentration (MBK)
617
minimale Hemmkonzentration (MHK) 616 f.
Minipille 551, 554
Minipress® (Prazosin) *173*
Minirin® (Desmopressin) 436, 541
Minocyclin 35, *652,* 653 f.
Minoxidil *186,* **188**, 190
Minoxidilsulfat *186*
Minoxidol 133
Minprostin E₂® (Dinoproston) 326
– F₂α® (Dinoprost) 326
Mintecol® (USA; Tiabendazol) 715
Minzolum® (Tiabendazol) 715
Miosis (Morphin) 207
Mirapront N® (D-Nor-Pseudoephedrin) 168,
296

Miraxid® 634
mischfunktionelle Oxygenasen 39
Misoprostol **473**
–, Ulcus-Therapie 470
Mißbildungen 82
Mißbildungsregister 84
Mißbrauch, Analgetika 302
–, Schlafmittel **259 ff.**, 302
Mistabronco® (Mesna) 196
MIT (Monoiod-Tyrosin) 528, 568 f.
Mithracin® (Plinamycin) 422
Mithramycin 422
Mitochondrien 39, 44, 54, 524
Mitomycin A *742*
Mitosehemmstoffe 735
Mitralinsuffizienz 370
Mitralstenose 370
Mittelzeit-Sulfonamide 620, 622 f.
Modelle, pharmakokinetische 61 ff.
Modellsysteme 10
modellunabhängige Verfahren 61
Moduretik® (Amilorid mit
    Hydrochlorothiazid) 433, 435
Mogadan® (Nitrazepam) 256, *273, 292*
Mohnöl, iodiertes 605, 607
Molekulargewicht 35
Moleküle, polare 24
Molekülgröße 26, 28, 36
Molekülmasse 28
Möller-Barlowsche Erkrankung 596
Molluskizide 783 f.
Molsidolat® (Österreich; Molsidomin) 398
Molsidomin 393
–, Calciumkanal-Blocker, Vasodilatation 392
–, Koronartherapeutikum **398**
–, Koronarwiderstand 392
–, Nachlast-Senkung 393
Molybdän 597 f.
Monoaminmangel-Hypothese 287
Monoaminoxidase (s. a. MAO) 106, 108,
    152, 160, 167 f., 181, 307, 313 f.
Monobactame 614, *625,* 627, 629, **642**
–, Dosierungen 643
–, Indikationen 643
Monochlormethan 808
Monocortin® (Paramethason) 564
Monocortin®-S-Spritzampulle
    (Paramethason) 335
Monoethylglycinxylidid *228*
Monoiod-Tyrosin (MIT) 528, 568 f.
monoklonale Antikörper 745
– –, OKT3 744
mononukleäre Phagozyten 338 f.
Mononukleose-artiges Syndrom,
    Arzneimittel-Allergie 340
Monooxygenase 39, 41, 45, 227, 245, 259,
    731
–, Flavin-haltige 41 f.
–, P$_{450}$-Hemmung 757
Monopräparate 21
Monoterpene 829, 831, 834
Monotrean® (Dimenhydrat) 483
Monoureide *257*
–, Hypnotika 260
–, Schlafmittel 260
MOPEG (3-Methoxy-4-hydroxyphenylglykol)
    110
Morbus Addison 559
– Alzheimer 82, 105, 604
– Basedow 572, 575
– Crohn 479 f.
– –, Leukotriene 328
– Cushing 559
– Hodgkin 734
– Paget 423, 578
– Parkinson 21, 24, 105, 107, 109, 130 ff.,
    169, 174, 176, 180, 193, 285, 534
– –, Pharmakotherapie 278 f.
Moronal® (Nystatin) 682
Morphin 10, 16, 25, 29, 39 ff., 117 f., 202 f.,
    204, *206, 211,* 301, 382
–, Abhängigkeit 210, 301
–, analgetische Wirkung 9, 200, 206
–, antitussive Wirkung 206 f.
–, Ausscheidung 208
–, Dosierung 207
–, ED$_{50}$ 205

–, Entzugssymptome 209
–, Gewöhnung 209
–, Halbwertzeit 208
–, Herzfrequenz 393
–, Histaminfreisetzung 310
–, Injektion 208
–, Konjugate mit Glukuronsäure 208
–, Metabolismus 208
–, periphere Wirkungen 207 f.
–, Prämedikation 251
–, Resorption 30, 208
–, scheinbares Verteilungsvolumen 58
–, synthetische Derivate 211
–, Tachyphylaxie 209
–, Toleranz 9, 209
– und Opiate, Wechselwirkung mit
    Cumarin-Derivaten 449
–, Vergiftung 209
–, Verteilung 27, 208
–, Wirkung 204
–, Wirkungsmechanismus 203
–, zentrale Wirkungen 205, 207
Morphin-Antagonisten 209
Morphin-Derivate 196
–, chemische Konstitution 206
–, Suchtgefahr 206
–, Wirkung 206
Morphin-Glucuronid 209
–, biliäre Exkretion 54
Morphinismus **301**
Morphinsulfat-Tabletten 208
Morphintyp-Analgetika, Dosierung 212
Morphin-Verwandte, chemische
    Konstitution 210
–, Wirkung 210
Mortalität, Asthma 165
–, Herzinfarkt 402
Mosegor® (Pizotifen) 316
Motilin-Agonist 12
Motilität (Magen-Darm-Trakt), Anregung
    480
–, Dämpfung 482
–, humorale Steuerung 480
–, nervale Steuerung 480
Motilium® (Domperidon) *482*
motion sickness 482
Motoneurone 264, 267, 276
Motorik 113
– des Magens 468
motorische Einheit 123
– Fasern 225
MPTP (1-Methyl-4-phenyl-1,2,3,6-tetra-
    hydropyridin) 109
MPX, Myeloperoxidase **330,** 332
MRSA-Infektionen 667
MRT (Magnet-Resonanz-Tomographie) **605,**
    609
MSH (melanophore stimulating hormone)
    528, 537
MST® (Morphin) 212
Mucilaginosa 489
Mucolyticum „Lappe"® (N-Acetylcystein)
    216
Mucosa 23, 30, 33, 72 f., 469
Mucosaepithel 468
Mucosolvan® (Ambroxol) 196
Mukolytika 196
Mukosa 23, 30, 33, 72 f., 469
Mukussekretion, Leukotriene 328
Mullins 239
multifokale Ableitungen 352
Multum® (Chlordiazepoxid) 277
Mundhöhle 31
–, pH-Wert 31
–, Resorption aus 31
Mureingerüst 626 f.
Mureinsynthetasen 626 f., 630
Muromonab-CD3 745
Musaril® (Tetrazepam) 277
Muscarin 12, *126*
Muscarin-Autorezeptoren 131
Muscarinrezeptoren (= m-Cholinozeptoren)
    102 f., 105 f., 119 f., 123, 125
–, Blockade 127, 130
–, Pharmakodynamik 126

Muscarinrezeptor-Agonisten **125,** 126, 196
–, Nebenwirkungen 143
–, Wirkungen 127
Muscarinrezeptor-Antagonisten **128**
–, Dosierung 129
–, Indikationen 131
–, Nebenwirkungen 131
–, Pharmakodynamik 130
–, Pharmakokinetik 131
–, Ulcus-Therapie 470, **474**
–, Wirkungen 132
Muscazon 837
Muscimol 115, 264, *836, 837*
Muskarin 836 f.
Muskarinvergiftung, Symptome 836
–, Therapie 836
Muskatnußbaum (Myristica fragans) 829
Muskel, cAMP-Konzentration 380
–, glatter 23, 157
Muskelaktionspotential 135, 137
Muskelendplatte 123, 135, 137, 139, 276
Muskelrelaxantien 25, 104, 105, 107, 114,
    123, 231, 267
–, allergische Reaktionen 337
–, Anwendung 139
–, depolarisierende 134, 136 f.
–, Einteilung 133
–, Elimination 139
–, Histaminfreisetzung 310
–, Indikationen 276
–, Kontraindikationen 277
–, myotrope 140
–, nicht-depolarisierende 133, 135 f.
–, pseudo-allergische Reaktionen 342
–, Wirkdauer 139
–, Wirkung auf Skelettmuskulatur 135
–, zentrale **276,** 277
Muskelschwäche, Diuretika-Nebenwirkung
    431
Muskelspasmen 277
Muskeltonus 276
–, Regulation 276
Muskel-Trancopal® (Chlormenazon) 277
Muskeltremor 165
Muskeltrichinen 715
Muskelverspannungen 200
Muskelzellen, glatte 23, 157
Muskulatur (glatte),
    Arachidonsäuremetaboliten 324
–, Histaminwirkung 309
–, Kohlensäuregleichgewicht 387
Mutagenese 5, 43
–, chemische 752, 754
Mutagenität 753
Mutagenitätstest 753 f.
Mutanten 627
Mutation 49, 627, 725, 727
Mutationsrate, Senkung 617
Mutterkorn 108
Mutterkorn-Alkaloide (s. a. Sekale-Alkaloide)
    160, 171, 173 f., 207
–, Migräne 198
Muttermilch 82
Myalgien 222
Myambutol® (Ethambutol) 676
Myasthenia gravis 123, 142
– –, Behandlung 146
– –, respiratorische Acidose 419
myc-Gen 725
Mycoplasmen 658
Mycosis fungoides 734
Mydrial® (Tyramin) *159*
Mydriasis 129, 132
Myelographie 606, 608
Myeloneuropathie 246
Myeloperoxidase (MPX) **330,** 332
Myelosuppression 736
Mykobakterien 658
Mykobakteriosen, atypische 672
Mykotoxine 731
Mylepsin® (Primidon) *273*
Mylproin® (Valproat) *273*
myocardial depressant factor (MDF) 407,
    409
Myofibrillen 365, 367
Myoglobin 457, 757
Myokard 386

Myokardfaser, Aktionspotential 348
Myokardhypoxie 390
myokardiale Kontraktionskraft 367
myokardialer Sauerstoffverbrauch 179
– –, Senkung 393
Myokardinfarkt 178, 360, 370
–, Hemmung der Blutgerinnung 455
–, Therapie **401**
Myokardinsuffizienz 101, 179, 184
–, chronische 153
Myokardischämien 394
Myokardzelle 372
myoklone Anfälle 269
Myopathie 562
Myosinfilamente 365f.
Myositis 509
myotatischer Reflex 276
Myotoxizität 818
myotrope Muskelrelaxantien 140
– Spasmolytika 133
Myristica fragans (Muskatnußbaum) 829
Myristicin 829, *831*
Myxödem-Koma 571

N

Na$^+$ (s. a. Natrium)
– -Ca^{2+}-Austausch 372, 421
– -H$^+$-Austausch 414f., 420
– -Kanäle 137, 240, 372, 412
– -K$^+$-ATPase 347, 411f., 415, 420
– -Pumpe 372
– -Reabsorption 426
Nachlast 368, 370f., 374
Nachlast-Senkung 380, 393
Nachpotentiale, frühe 349
–, späte 349f.
Nachtblindheit (Hemeralopie) 582
Nachtruhe 8
Nachtschattengewächse 824
Na-Citrat 419, 444
Nacom® (Carbidopa) 279
NAD 44
NADH 40, 42, 45
Nadisan® (Carbutamid) 519
NAD-Menadion-Oxidoreduktase 50
Nadolol, pharmakokinetische Eigenschaften 177
NADP 44
NADPH 39f., 42
NADPH-Cytochrom-Reduktase 50
NADPH-Oxidase 332, 734
NaHCO$_3$-Therapie, metabolische Alkalose 419
Nährstoffe 38
Nährstofflösungen, venenverträgliche 493
Nahrung, fettreiche 34f.
–, Verweildauer 483
Nahrungsaufnahme 34f.
Nahrungseisen 459f.
Nahrungsketten 38, 755
Nahrungsmitteltoxikologie 747
Nahrungspurine 495
Nalador® (Sulproston) 326
Nalidixinsäure *655*, 656ff.
–, allergische Reaktionen 337
Naloxon 16, 118, 209, *211, 252*
–, Dosierung 212
Naltrexon 209ff.
Nandrolon 545
Nandrolondecanoat 545
Naphthalin 728
Naphthochinon *588*
Naphthochinonepoxid *588*
Naphthohydrochinon *588*
Naphthylamin 41, 729
Naphthyridin *655*
Naproxen *219*
–, Analgetikum 220
–, Migräne 198
Na$^+$-Pumpe 372
Narcanti® (Naloxon) 209, 252
Narcein 203
Na$^+$-Reabsorption 426

Narkose 37, 44
–, Abklingphase 233
–, Ablauf 237
–, Adjuvantien 232
–, Eintritt 247
–, Phasen 236f.
–, Reversibilität 232
–, Steuerbarkeit 232
–, Symptomatik 237
–, Unterhaltungsphase 233
–, Wirkungsdauer 236, 247
–, Wirkungsstärke 237
Narkoseapparat 232
Narkosemittel 11, 137
Narkose-Prämedikation 132, 238, **252**
–, Diazepam 249
–, Thiopental 249
Narkoseverfahren, kombinierte 237, 246
Narkotika **232**
–, dampfförmige, Eigenschaften 242
–, EC$_{50}$ 237
–, Einleitungsdauer 234, 236
–, Elimination 236f.
–, F$^-$-Konzentration im Serum 242
–, gasförmige 246
–, halogenierte Kohlenwasserstoffe 243
–, Histaminfreisetzung 310
–, injizierbare 259
–, Partialdruck 237
–, Verteilungskoeffizient 236
–, Wirkort 239
Narkotikumkonzentration 234f.
–, alveoläre 237f.
– im Blut 236
Narkotikum-Neuromembran-Wechselwirkung 240
Narkotin (= Noscapin) 170, 203, 215
narkotischer Effekt 239
Nasalgon® (enthält Ephedrin) 168
Nasenschleimhaut 35
–, Abschwellung 164
Nasentropfen 72, 164
–, schleimhautabschwellende 35
Nasivin® (Oxymetazolin) *159*, 164, *172*
Natamycin 679, 682
Natrium (s. a. Na$^+$) 477
Natrium-ATPase 366
Natriumbicarbonat 170, 419, 475, 750
–, Antacidum 476
Natriumbilanz, Pathophysiologie 415
Natriumcitrat 419, 444
Natriumcyanid, Toxizität 749
Natriumeinstrom 347, 354
–, Hemmung 353
Natriumhydrogenkarbonat (NA-bicarbonat) 170, 419, 475, 750
Natriumkanal 137, 240, 372, 412
–, spannungsabhängiger 226f.
Natriumkanal-Blocker 227, 230
–, Antiarrhythmika 353
Natriumkonzentration im Plasma 416
Natriumleitfähigkeit 346
Natrium-Perchlorat 575
Natriumphosphat 422
Natriumpicosulfat, Laxans 485f.
Natriumpolystyrol-Sulfonat 421
Natriumresorption 425f., 429, 431
Natriumsalicylat 326
Natriumstrom 347, 353f.
Natrium-System 347
Natriumthiosulfat 760
natriuretischer Faktor, atrialer (ANF) 412
natriuretisches Peptid, atriales (ANP) 150, 183, 412
natürliche Peptidalkaloide 174
– Resistenz 618, 652, 660
Naturstoffe, Kanzerogene 731f.
Naturstoff-Zytostatika 737ff.
–, Etoposid 737
–, Vinblastin 737, 739
–, Vincristin 737
–, Vindesin 737
–, Vineristin 739
Nausea 76, 176, 482
Na$_2$SO$_4$, Laxans 484
NDPH-Oxidase 329
Nebacetin® (Bacitracin, Neomycin) 647, 670

Nebennierenmark 107, 148, 151, 172
Nebennierenrinde (s. a. ACTH) 535
–, Hormone 556
–, Hyperplasie 539
–, Regulation 559
–, Störung 559
Nebennierenrinden-Insuffizienz 562ff.
–, akute 562
–, latente 562
Nebennierentumor 559
Nebenwirkungen 1, 4f., 7, 15, 21, 51, 755
–, allergische 337
–, Muscarinrezeptor-Antagonisten 131
–, Opioidanalgetika 214
Necator americanus (Hakenwürmer) 708, 715
Necinsäuren 826
Nedocromil 196, 335
Nedocromil-Dinatrium *335*
Nefopam *216*
negativer Rückkopplungsmechanismus (negative feed back) 504, 544, 547, 558, 570
Nekrose 29f., 705
–, ischämische 390
–, zentrolobuläre 245
Nematoden (Fadenwürmer) 706, 708f., 712, 715f.
Nematozide 783
Nemexin® (Naltrexon) 209
Neoarsphenamin 777
Neodorm® (Pentobarbital) 251
Neo-Eunomin® 554
Neo-Gilurytmal® (Prajmalium) 358
neo-morphazole® (Carbimazol) 575
Neomycin 644, 647
–, allergische Reaktionen 337
Neoplasien 423
Neosalvarsan® (Neoarsphenamin) 777
Neostigmin 136, 140, *142*, 143f., 146
–, Offenwinkelglaukom 145
–, tubuläre Sekretion 53
Neo-Synephrine® (Phenylephrin) *159*, 164
Neo-Thyreostat® (Carbimazol) 575
Nephritis 340
–, interstitielle 342
Nephron 51, 425f., 429, 436
Nephropathien 240f.
nephrotisches Syndrom 342
– –, Arzneimittel-Allergie 340
Nephrotoxizität 9, 648, 670, 677, 692
Nepresol® (Dihydralazin) *186*
Nerium oleander (Rosenlorbeer) 825
Nerven, efferente 118
Nervenendigungen 97, 120
Nervenmembran 227
Nervenschmerz 200
Nervenstimulation, transkutane elektrische 203
Nervensystem 118
–, Arzneimittel-Allergie 340
–, autonomes 97
–, parasympathisches 120ff.
–, Pharmakologie 96
–, sympathisches 121
–, vegetatives 22, **119**, 120, 388
– –, Einfluß auf Koronardurchblutung 388
–, zentrales (ZNS) 16, 97, 105, 110ff., 120, 125ff., 132, 148f., 258, 262ff., 291
Nervenzellen, periphere 125
Nervus vagus 96
Netilmicin 644, 646f.
Nettoarbeitszeit des Herzens 369
Neugeborene 10, 66, 69
neurale Steuerung der Magensaft-Sekretion 466
Neuralgien 200
Neuraltherapie 230
Neuritiden, periphere 260
Neuritis, Arzneimittel-Allergie 340
Neurokinin (A u. B) 116'
Neurolathyrismus 827
neurolepsie-ähnliches Zustandsbild 249
Neurolept-Analgesie 212, 250, **251**
Neurolept-Anästhesie **251**
Neuroleptika 104, 155, 162, 213, **281f.**, 285
–, antiemetischer Effekt 284, 286

–, α-sympatholytische Wirkung 286 f.
–, direkter Angriff an den α-Adrenorezeptoren 287
–, EEG 286
–, Katalepsie 285
–, Kontraindikation bei Epilepsie 275
–, Kreislaufregulation 286
–, Langzeitbehandlung 287
–, Monoaminstoffwechsel 282
–, Nebenwirkungen 286 f.
–, parasympatholytische Begleiteffekte 287
–, Parkinsonsyndrom 285
–, Pharmakokinetik 284
–, therapeutische Anwendung 286
–, tricyclische 284
–, vegetative Reaktionen 286
–, Vergiftungen 287
–, Wechselwirkung mit anderen Pharmaka 286 f., 449
–, Wirkungen auf D$_2$-Rezeptoren 284
–, – am Menschen 286
–, – auf das Verhalten 286
–, – im Tierexperiment 285
–, zentrale Muskelrelaxierung 286
Neurolytril® (Diazepam) 273
Neuromembran-Narkotikum-Wechselwirkung 240
neuromuskulär blockierende Stoffe 133, 139 f.
– –, unerwünschte Wirkungen 138
neuronale Transmitter 12
– Wiederaufnahme 152
Neuronen 97 f., 102 ff., 107, 119, 120
–, adrenerge 148 f.
–, afferente 116
–, Blockierung 230
–, dopaminerge 148
–, noradrenerge 148
–, postganglionär-sympathische 107, 109
–, serotonerge 149
Neuronenaktivität, abnorme 269
Neuronensysteme, cholinerge 106, 125
–, periphere efferente 118
Neuropathie, diabetische 512
neuropathischer Schmerz 200
Neuropeptid Y 103, 110, 150
Neuropeptide 97 f., 116 f., 121 ff.
Neuropharmakologie 96
Neurotoxine 818
Neurotoxizität 109, 271, 610
Neurotransmitter 97, 101, 103 f., 532
–, Adrenalin 148
–, Dopamin 148, 532
–, falsche 168, 183
–, γ-Aminobuttersäure (s. a. GABA) 532
–, nigrostriales System 148
–, Noradrenalin 148, 532
–, Rezeptoren 104
–, Serotonin 532
Neusynthese von Wirkstoffen 13
neutrale Steroide 504
Neutralisationskapazität von Antacida 475
Neutropenie, PAF 329
neutrophile Granulozyten 338
New York Heart Association (NYHA) 371, 381 f.
–, Klassifikation der Herzinsuffizienz 371
Niacin (s. Nicotinsäure) 591 f.
Niacinamid (s. Nicotinamid) 591 f.
Nicardipin, Calciumkanal-Blocker 399
Nicethamid 170, 264 f., 275
Nicethamidkrampf 266
nicht-depolarisierende Muskelrelaxantien 133, 135 f.
Nichtelektrolyte 27
nicht-innervierte Rezeptoren 102
nichtionische Diffusion 27
nicht-kompetitiver Antagonismus 14, 19 f., 22
nichtlineare wiederholte Gabe, Pharmakokinetik 65
nicht-opioidartige Analgetika 202, 213, 216, 217
– –, therapeutische Anwendung 221
nicht-REM-Schlaf (NREM-Schlaf) 255, 257
nicht-renale Eliminationsvorgänge 59
nicht-selektive α-Rezeptorenblocker 171

nicht-selektive β-Adrenozeptor-Antagonisten 176
– Antiphlogistika 195, 217, 219, 321, 326, 333
– –, Arzneimittel-Allergie 341
nicht-steroidale Antirheumatika 31
– –, Gichtanfall 502
– Verbindungen, antioestrogene Wirkung 548
– Verbindungen, oestrogene Wirkung 548
nicht-veresternde Inhibitoren 142, 144
Nickel 780, 810
–, MAK-Wert 780
Nickeldermatitis 780
Nickeltetracarbonyl, Inhalationsgift 780
Nickelverbindungen, Karzinogenität 780
Nickelvergiftung, Dithiocarb 780
Nickhaut 138
Niclosamid 707, 713
–, Pharmakokinetik 713
–, therapeutische Anwendung 713
–, Wirkungsweise 713
Niconacid® (Nicotinsäure) 506
Nicotin 12, 41, 141, 809, 810 f., 824
–, Autorezeptoren 136
–, Entzug 182
–, Metabolismus 809 f.
–, Mißbrauch 389
–, oxidativer Abbau 811
–, Pharmakokinetik 809 f.
–, renale Ausscheidung 53
–, Schäden 809
–, Toxizität 749
–, Vergiftung 810
–, Wirkungen 141
Nicotinamid (Niacinamid) 591 f., 677
–, Mangelerscheinungen 591 f.
–, –, Therapie 592
–, unerwünschte Wirkungen 592
–, Wirkungen 591
Nicotinrezeptoren (= n-Cholinozeptoren) 99, 102, 105 f., 120, 123 ff., 137, 818
Nicotinrezeptor-Agonisten 134 f.
–, muskulär wirkende 133
–, neuronal wirkende 140
Nicotinrezeptor-Antagonisten 134
–, muskulär wirkende 133
–, neuronal wirkende 140
Nicotinsäure (Niacin) 505 f., 508, 581 f., 589, 591, 674
–, Lipidsenker 506
–, Mangelerscheinungen 591 f.
–, –, Therapie 592
–, unerwünschte Wirkungen 592
–, Wirkungen 591
Nicotinylalkohol, Lipidsenker 506, 507
niedermolekulare Histaminliberatoren 309
niedermolekulares Heparin (NMH) 444 f.
Nieren 51 ff.
–, Arachidonsäuremetaboliten 324
–, Arzneimittel-Allergie 340
–, Ausscheidung, therapeut. Beeinflussung 424
–, Durchblutung 36, 52 f., 430
–, Erkrankungen, arzneimittelbedingte 342
Nierenfunktion 69 f.
–, Abhängigkeit vom Alter 67
Niereninsuffizienz 67, 177
–, Dosisanpassung 67
–, metabolische Acidose 419
–, schockbedingte 162
Nierenkonkremente 422
Nierenkranke, dialysepflichtige 477
Nierenschäden, Uro- und Angiographie 610
Nierensteine 496
–, calciumhaltige 431
Nierentubuli 38
Nierenversagen 435
Niesreflex 204
Nifedipin 40, 168, 188, 192, 400
–, Bioverfügbarkeit 57
–, Calciumkanal-Blocker 399
–, Dosierung 400
–, Migräne 198
Nifluminsäure, Analgetikum 220
Nifurtimox 703

nigrostriatales Rückkopplungssystem 107, 278
Nikethamid 170, 264 ff.
–, Kontraindikation bei Epilepsie 275
Nikotin (s. Nicotin) 809 ff.
Niludipin, Calciumkanal-Blocker 399
Nimodipin 197
–, Calciumkanal-Blocker 399
–, Migräne 197 f.
Nimotop® (Nimodipin) 198, 399
Nipagin-M® (Methylparaben) 717 f.
Nipasol® (Propylparaben) 717
Nipride® (Nitroprussid-Natrium) 198
Niridazol 706, 710
Nisoldipin, Calciumkanal-Blocker 399
–, Dosierung 400
Nitrangin® Kapseln, liquid. (0,25 %) (Nitroglycerin) 397
Nitrate 730
–, endogene 387
–, first-pass-Effekt 395
–, Nebenwirkungen 396
–, organische 133, 381, 392 f.
–, –, Koronartherapeutika 394 f.
–, –, Koronarwiderstand 392
–, –, Nachlast-Senkung 393
–, –, Vasodilatation 392
–, Toleranz 396
Nitrazepam 44, 256, 272
–, Antiepileptikum 273, 274
–, Tranquillans 292
Nitrendipin, Calciumkanal-Blocker 399
Nitrile 759
Nitrite 730, 765
–, first-pass-Effekt 395
–, Methämoglobin 765
–, organische, Koronartherapeutika 394 f.
Nitro Mack® retard (Nitroglycerin) 397
Nitro – Pohl® infus (Nitroglycerin) 198
Nitrobenzol 44
Nitroderm® TTS (Nitroglycerin) 397
Nitrofurantoin (s. a. Nitroimidazol-Nitrofuran-Chemotherapeutika) 34, 49, 659, 660
–, allergische Reaktionen 337
–, Indikationen 661
–, renale Ausscheidung 53
–, unerwünschte Wirkungen 661
Nitroglycerin (s. a. Glyceroltrinitrat) 133, 381 f., 395
–, Dosierung 397
–, Entzugssyndrom 396
–, Koronartherapeutikum 396
–, Retardpräparate 396
nitroheterocyclisch (s. Nitroimidazol-Nitrofuran) 659
Nitroimidazole 659
–, Indikationen 660
–, unerwünschte Wirkungen 661
Nitroimidazol-Nitrofuran-Chemotherapeutika (s. a. Nitrofurantoin) 659
–, DNA-Schädigung 660
–, mutagene Wirkung 660
–, Pharmakokinetik 660
–, physikochemische Eigenschaften 659
–, reaktive Zwischenprodukte 660
–, Wirkungen 659
Nitrolingual® (Nitroglycerin) 192, 397
Nitrone 41 f.
Nitroprussid-Natrium 186, 187, 192, 759
–, Blausäure 759
–, Migräne 198
Nitro-Reduktasen 42, 659
Nitrosamide 730
Nitrosamine 730, 762
– im Tabakrauch 730
nitrose Gase (NO$_x$) 761
Nitrosobenzol 766
–, Methämoglobin 766
N-Nitroso-Harnstoff 736
Nitrosomethämoglobin 765
Nitrosomethylharnstoff 727, 731
N-Nitroso-N-methyl-urethan 731
N-Nitroso-nornicotin 810
N-Nitroso-piperidin 731
N-Nitroso-pyrrolidin 810
N-Nitroso-Verbindungen 730
Nitroverbindungen 44

Nizatidin 471
–, Ulcus-Therapie *470*
Nizax® (Nizatidin) *470, 471*
Nizoral® (Ketoconazol) 685, 687
NMDA-Rezeptoren 113 ff.
N-methyl-5-phenyl-5-propylbarbitursäure *264*
NMH (= niedermolekulares Heparin) 444 f.
NNR-Steroide 222
–, antirheumatische Therapie 223
–, Wechselwirkung mit Cumarin-Derivaten 449
NO (Stickstoffmonoxid; s. a. EDRF) 387
N,O-Acyltransferase 731
Nobrium® (Medazepam) *294*
Noctamid® (Lormetazepam) *250, 256*
Noedorm® (Pentobarbital) 259
Nogram® (Nalidixinsäure) 658
Nolvadex® (Tamoxifen) 549
non-ionic diffusion 27, 622
nootrope Geriatrika 603
Noradral® (Norfenefrin) 164
Noradrenalin (Norepinefrin; s. a. Katecholamine) 12, 15, 102, *104, 107,* 109 f., 111, 119, 121 ff., **148,** *159,* 161, *174,* 228 ff., 255, 336, 369, 532
–, Affinitätsspektrum 160
–, Amphetamin 296
–, Biosynthese 151
–, Entspeicherung 180
–, Freisetzung 151, 158, 178
–, Inaktivierung 152
–, Metabolite 110
–, Neurotransmitter 148
–, Pumpe 168
–, relative Selektivität an Adrenozeptoren 160
–, Rezeptoraffinität 380
–, Speicherung 151
–, synaptische Übertragung 109
–, synaptischer Abbau 110
–, Synthese, Hemmstoffe 183
–, Wirkung 162
noradrenerge Kerngruppen 149
– Neurone 148
Norepinephrin (siehe Noradrenalin) 148
Norethisteron *550*
Norethisteronacetat 552 f.
Norethisteronoenanthat *550, 554*
Norfenefrin 158 f., 164, 751
–, Metabolisierung 34
Norflex® (Orphenadrin) 277 f.
Norfloxacin 655 ff.
Norgestrel *550*
Norglycin® (Tolazamid) 519
Noristerat® (Norethisteron oenanthat) 554
Normabraïn® (Piracetam) 603
Normalgewicht 6
Normalinsulin 516 ff.
Normalip® (Fenofibrat) 508
Normalverteilung 6
Normetanephrin *110*
Normethadon 215
Normi-Nox® (Methaqualon) 257
Norpace® (Disopyramid) 355
Nor-(Pseudo-)Ephedrin *167,* 168
–, Stimulans *296*
19-Nor-testosteron *545*
Nortriptylin 290
–, Metabolisierung 34
19-Nor-17α-Hydroxyprogesteroncapronat *550*
Noscapin (= Narkotin) 170, 203, 215
nosocomiale Infektionen 619
Notfall, hypertensiver (Therapie) 192
Notfall-Therapie, antiadrenerge 172
Novadral® (Norfenefrin) *159,* 160, 751
Novalgin® (Metamizol) 326
Noveril® (Dibenzepin) *288*
Novesine® (Oxybuprocain) 230
Novocain® (Procain) 225, 229
Novodigal® (β-Acetyl-Digoxin) *374*
Novomina® (Dimenhydrinat) 483
Novothyral® (T₃,T₄) 571
noziziptive Afferenzen 200 f., 204 f.
– Aktivität, Dämpfung 205
– Reflexe 200, 202
– –, Latenz 204

nozizeptives System 200, 202 f., 220
– –, Schaltstellen 203
Nozizeptoren 201, 217
Nozizeptorschmerz 200
NPH-Insulin („neutrales Protamin-Insulin Hagedorn") 515 f., 518
NREM-Schlaf (nicht-REM-Schlaf) 255, 257
NS, vegetatives 22, **119,** 120, 388
NSAR (s. nichtsteroidale Antirheumatika) 31, 502
N-Terminus 41
Nukleotid-Exzisions-Reparatur 726
nullte Ordnung (Kinetik) 59
Nuran® (Cyproheptadin) 316
Nuriphasic® (Gestagen-Oestrogen-Kombination) 552
Nutzen, therapeutischer 77
Nutzen-/Risiko-Abwägung 77 f., 83, 610
NYHA (= New York Heart Association) 371, 381 f.
Nystatin 679, 682

O

Oberfläche 73
–, resorbierende 31, 33
Oberflächen-Anästhesie 225, 229 f.
– von Schleimhäuten 35
Oberflächen-EKG 346
Oberflächenmarker CD8 339
Oberflächenproteine 337
Oberflächenregel 66
Oberflächenspannung 75
Obidoxim 791
Obidoximchlorid *791*
obliterierende Gefäßerkrankungen, Rauchen 810
Obstipation 9, 208, 487, 506
– (Morphin) 207
–, Pharmakotherapie **483**
Obstruktion der kleinen Luftwege 195
obstruktive Atemwegserkrankungen 166, 179, 384
– Prostatahyperplasie 172
occulte Blutungen 218
Octan 804
–, MAK-Wert 802
Octylamin 309
Oculomotoriuskern, Morphin-Wirkung 207
Ocusert® 76
Ödeme 318, 334
–, angioneurotische 230
–, Ausschwemmung 435
–, Bildung 371
–, –, LT-Wirkung 327
–, generalisierte 70
–, Pathogenese 417
Oenanthe crocata (Safranrebendolde) 827
Oestradiol *543, 546*
Oestradiol/Oestriol-Kombination 547
Oestradiolundecylat 547
Oestradiolvalerianat 547
Oestriol *546,* 547
Oestriolsuccinat 547
oestrogen wirksame Verbindungen, Clomiphen 548
– – –, Cyclofen 548
Oestrogene 532, **546,** 553
–, Biosynthese 547
–, Chemie 546 f.
–, kardiovaskuläre Komplikationen 547
–, Kinetik 547
–, Klimakterium 548
–, konjugierte 547
–, Kontraindikationen 548
–, Metabolismus 547
–, negativer Rückkopplungsmechanismus 547
–, pharmakologische Wirkungen 547
–, physiologische Wirkungen 547
–, positiver Rückkopplungsmechanismus 547
–, Präparate 547
–, sekundäre weibliche Geschlechtsmerkmale 546

–, Steroide 546
–, Synthese, Regulation 547
–, therapeutische Anwendung 547 f.
–, unerwünschte Wirkungen 547
Oestrogen-Gestagen-Kombinationspräparate 553
Oestron *546*
offene Phase 75
Offenwahrscheinlichkeit 188
–, Ca²⁺-Kanäle 157
Offenwinkelglaukom 143
–, lokale Therapie 145
Ofloxacin 655 f., 657 f.
Ogostal® (Capreomycin) 678
Ohnmacht 194
Ohrentropfen 72
oikotrop 120
oipioidartige Analgetika 202, 213
Okklusivverbände 36
Okkupationstheorie 16
Oktan 802, 804
Öle, ätherische 215 f., 823, **829,** 835
Oleandrin 825, *831*
Olefine 729
Olicardin® (5-Isosorbidmononitrat) 397
Oligozoospermie 544
Öl-in-Wasser-Emulsion 75
Omeprazol *472,* 473
–, Magenfunktion 467
–, Magensaft-Acidität 473
Omnipaque® (Iohexol) 606
on demand 77
Onchocerca volvulus 709 f.
Onchocerkiasis 711
Onchocerkose 709
Ondansetron 111
–, Anti-Emetikum 483
Onkogene 724 f.
Onkohäs® (Hydroxyethylstärke) 405
onkotischer Druck 411
– Druck im Plasma 418
onkotisches Druckgefälle 417
Onsukil® (Procaterol) *165*
Operationen 139
Opiate 32, 123, 202, 826
–, Abhängigkeit 212, 301
–, Entzug 182
Opiat-Rezeptoren 202 f.
Opiat-Vergiftung, respiratorische Acidose 419
Opioid-Agonisten 213
Opioid-Analgetika 202 f.
–, Nebenwirkungen 214
Opioide **117,** 196, 301
opioide Peptide 117 f., 202, 535
Opistorchis viverrini 710, 714
Opium 203
Opium-Tinktur 203
Opticrom® (Cromoglicinsäure) 335
optische Aktivität 11 f.
optischer Antipode 11
Optochinidin® (Chinidin) 355
Optocillin® (Mezlocillin + Oxazillin) 637
Oracef® (Cefalexin) *639*
Oral-Cephalosporine 639
–, Dosierung 640
–, Indikationen 640
–, Vergleich der Plasmakonzentration 640
orale Antidiabetika 9
– Antikoagulantien 69
– Anwendung 30 ff., 57, 71, 73
– Kontrazeptiva (s. a. Kontrazeptiva) 389, 553
– –, Folsäuremangel 595
Oral-Penicilline 627, 632
–, Dosierungen 633
–, Hauptindikationen 632
–, Therapie 633
Orap® (Pimozid) 287
Orasthin® (Oxytocin) 540
Orbitopathie, endokrine 572
Orciprenalin *159,* 164 f., 179
–, Antiarrhythmikum 363
–, relative Selektivität an Adrenozeptoren 160
–, Wirkung 162
Orciprenalin® 179

Orellanin *838*
Orellanine 838
Orfiril® (Valproat) *273*
Orgaluton® (Gestagen-Oestrogen-
  Kombination) 552
Orgametril® (Lynestrenol) 552 f.
Organe, Durchblutung 36 f.
–, isolierte 10
organische Basen 27
– Hydroperoxide **330,** 331
– Lösungsmittel 26
– Nitrate 133, 381, 392 f.
– –, Koronartherapeutika 394 f.
– –, Koronarwiderstand 392
– –, Nachlast-Senkung 393
– –, Vasodilatation 392
– Nitrite, Koronartherapeutika 394 f.
– Peroxide 329
– Phosphorsäureester (s. a. Alkylphosphate)
  788 ff.
– –, akute Vergiftungen 788
– –, Anwendungsmöglichkeiten 788
– Säuren 27
Organismus, Aufnahme von Pharmaka **29**
–, pH-Werte 31
–, Verteilungsräume 36
–, Wirkungen von Pharmaka 23
Organmykosen 686
Organogenese 14
Organotropie 729 f.
Organtransplantationen 745
Oricillin® (Propicillin) 632
Orientbeule 697, 703
Orimeten® (Aminoglutethimid) 549
Ornipressin 229
Ornithindecarboxylase 734
Ornithin-Vasopressin 229, 541
Orotsäure 589, 599
Orphenadrin 278
–, Muskelrelaxantium 277
Orthoclone OKT3® 745
Orthostase 194
–, Reaktionsformen 193
Orthostase-Syndrom 164
orthostatische Dysregulation 180, 183, 193
orthostatischer Kollaps 208
Osmofundin® (Osmofundin) 426
Osmolalität des Harnes 424
Osmolarität 28
– des Extrazellularraumes 415 f.
– des Intrazellularraumes 416
Osmose 72
osmotisch wirksame Abführmittel 484
osmotische Diurese 417, 424, 426
osmotischer Druck 52, 410 f.
– Gradient 25
Osnervan® (Procyclidin) 278
Ösophagusvarizenblutungen 533, 541
Ospen® (Penicillin V) 632
Ospolot® (Sultiam) *273*
Osteoklasten 422
Osteomalazie 422, 476 f.
Osteomyelitis 76, 671
Osteoporose 562, 600
–, Behandlung 578
–, Defizit an Oestrogenen 547
–, Fluoride 763
–, idiopathische 579
–, postmenopausale 579
–, senile 579
–, Therapie 579, 763
Osteoporose-Prophylaxe, Estradiol-Valerat
  548
–, konjugierte Oestrogene 548
–, mikronisiertes Estradiol-17β 548
–, Oestrogene 548
–, Präparate 548
Ostitis deformans 423
Östro-Feminal® (Konjugierte Oestrogene)
  547
Östrogene 50, 743
Östro-Primolut® (Oestrogen/Gestagen) 553
Ostwald'scher Verteilungskoeffizient 234
Osyrol® (Spironolacton) *434,* 435
Osyrol pro injectione® (Kaliumcanrenoat) *434*
Ototoxizität 648, 670, 677
–, Aminoglykoside 646

Otriven® (Xylometazolin) 164
Ovanon® 554
Ovarkarzinom 734
overdrive suppression 352
Ovestin® (Oestriol) 547
Ovoimplantation 328
Ovulation 445, 551
Ovulationsauslösung 548
Ovulationshemmer, Wechselwirkung mit
  Cumarin-Derivaten 449
O/W-Emulsion 75
Oxacillin 631, *633,* 637
–, Verteilungs-Koeffizient 27
Oxacillingruppe 627
Oxalatkristalle 826
Oxalatniere 801
Oxalsäure 596, 801, 828, *831*
Oxalsäurevergiftung 828
–, Therapie 828
Oxamniquin 710, 713
–, Pharmakokinetik 713
–, unerwünschte Wirkungen 713
Oxantel-Embonat *715*
Oxazepam 39, 291, *294*
–, Biotransformation bei Lebererkrankungen
  69
–, Tranquillans *292*
Oxazillin 38
Oxazolidinderivate 270 f., *273*
Oxicame, allergische Reaktionen 337
Oxiconazol 684
Oxidasen 44
Oxidation 39, 44
– durch Peroxidasen 42
–, 1-Elektronen- 42
–, enzymatische **39**
–, N- 41, 730
–, S- 41
–, verlangsamte mikrosomale 8
„oxidative burst" 329
oxidative Dehalogenierung 41
– Desaminierung 44, 108
oxidativer Stress 43
Oxidoreduktasen 45
Oxime 42, 144
Oximtherapie 791
Oxipurinol 499 f.
–, Urikostatikum 499
–, Xanthinoxidase-Hemmung 499 f.
Oxitropium 336
Oxotremorin 278
Oxybuprocain 230
Oxycodon 210
Oxygenasen, mischfunktionelle 39
Oxymetazolin *159,* 160, 164, *172*
Oxyphenbutazon 39, *220,* 221 f.
–, antirheumatische Therapie 223
Oxyphenisatin, Laxans 487
Oxyphenylbutazon, Wechselwirkung mit
  Cumarin-Derivaten 449
Oxypolygelatine, Plasmaersatzmittel 405
Oxytetracyclin *652,* 653 f.
Oxytocin 31, 35, **539**
–, Einleitung der Geburt 540
–, Kontraindikationen 540
–, physiologische Wirkungen 539
–, postpartale Uterusatonie 540
–, Regulation 539
–, Stillschwierigkeiten 540
–, therapeutische Anwendung 540
–, unerwünschte Wirkungen 540
–, Wehenschwäche 540
Oxytocin Horm® (Oxytocin) 540
Oxyuriasis (Enterobiasis) 708, 711 f., 714 f.
Ozolinon, Diuretikum *429,* 430
Ozon (O_3), Los Angeles „smog" 762
–, MAK-Wert 755

P

P_{450}-Hemmung 757
t-PA (tissue plasminogen activator) 392,
  441 f., 453 f.
PAA (partiell agonistische Aktivität) 175 f.

Paediathrocin® (Erythromycin) 664
PAF (Plättchen-aktivierender Faktor; Platelet
  Activating Factor) 304, **328,** 338
–, Mediatorwirkungen 305
–, metabolischer Zyklus 328
–, pharmakologische Effekte 329
–, physiologische Bedeutung 329
–, Thrombozytenaktivierung 329
PAF-acether 328
PAF-Antagonisten 329
PAH (para-Aminohippursäure) 53, 497
Palacos-Kugeln 76
Palma christi (Wunderbaum) 827, 833
2-PAM (Pralidoxim) 144, *791*
Pamaquin 699
PAMBA (p-Aminomethylbenzoesäure) 453,
  454
Pancuronium 267
Panhypopituitarismus 539
Pankreaserkrankungen 582
Pankreasfisteln, metabolische Acidose 419
Pankreasinseln 512, 521
Pankreaskallikrein 316
Panoral® (Cefaclor) *639*
Pantherpilz 264, 837
Pantothensäure (Panthenol) 589
Panzytopenien 341
Papaverin 41, 133, 203
Papillarmuskel 369
Paprika 117
PAPS (3'-Phosphoadenosin-
  5'-phosphosulfat) *46*
Para-Aminohippursäure (PAH) 53, 497
Parabene 717
–, Arzneimittel-Allergie 341
Paracetamol 32, *45,* 197, **221,** 326
–, Analgetikum 220
–, Bioverfügbarkeit 75
–, Migräne 198
–, scheinbares Verteilungsvolumen 58
Paracetamol-Metaboliten 48
Paracodin® (Dihydrocodein) 211, 215
paradoxe Chinidinwirkung 354
Paradoxreaktion 256
Paraffinum subliquidum 484
Paragonimus westermani 714
Parahydroxybenzoesäure,
  Arzneimittel-Allergie 341
Parahydroxynorephedrin 296
Paraldehyd *261,* 262
–, Abhängigkeit 261
–, sedativ-hypnotische Wirkung 256
paramagnetische Elemente, Kontrastmittel
  609
Parameter, pharmakokinetische 55, 57, 61,
  67, **87**
Paramethason (6α-Fluor-16α-methyl-
  prednisolon) 335 f., 564
Paraoxon 39, 788
Paraproteinämien 610
Paraquat *793,* 794
Paraquat-Vergiftung 793
–, Therapie 794
Parasorbinsäure 829
Parästhesien 260
Parasympathikus 120 ff.
Parasympatholytika 22, 128, 215
–, Antiarrhythmika 363
–, Prämedikation 252
Parasympathomimetika 32, 125, 142 f.,
  145
Parathion („E 605") 41, 143, *788*
–, MAK-Wert 755
–, Metabolit 39
Parathormon (PTH, s. a. Parathyrin) 422,
  531, **576**
–, Calcium-Regulation 576
–, Funktion 576
–, Hypoparathyreoidismus 577
–, Klinik 577
–, Regulation des extrazellulären
  Calciumstoffwechsels 577
–, Synthese 576
–, Wirkung am Skelett 577
–, – auf den Gastrointestinaltrakt 577
–, – auf die Niere 577
–, Wirkungsmechanismus 577

Parathyrin (PTH; s. a. Parathormon) 422, **576,** 584
Paratyphus 489
paravenöse Injektion 247
Paraxin® (Chloramphenicol) 650
parazellulär 28, 36
parazelluläre Permeation 24
Parenchymgifte 244, 837
parenterale Anwendungsformen 30, 34, 71 f.
– Ernährung 492 f.
– Zufuhr 29
Parfüm 835
Pargitan® (Trihexyphenidyl) 279
Parietalzelle 467
Paris quadrifolia (Einbeere) 835
parkinsonartige Symptome, Neuroleptika 286
–, Pharmakotherapie 278
Parkinson-Krankheit (s. a. Morbus Parkinson) 105, 107, 109, 125, 128, 130 ff., 169, 174, 176, 180, 285, 534
–, Pharmakotherapie 278 f.
Parks 12® (Pridinol) 278
Parnate® (Tranylcypromin) 167, 168, 288
Parogonismus westermani 710
Paromomycin 644, 647
Paroxysmale supraventrikuläre Tachykardie, Behandlung 363
Partialdruck 233, 235
–, Narkotikum 234, 237
partielle Agonisten 16 ff., 175 f.
Partikelgröße 73
Partocon® (Oxytocin) 540
Paspertin® (Metoclopramid) 481, 483
Passage der Ingesta 483
Passagezeit 33
Passivrauchen 814
Patentblau 607
Paternostererbse 827
Pathogenese, Arzneimittelallergie 337
–, Ödeme 417
pathologische Veränderungen 9
Pathophysiologie des Schmerzes 200
pathophysiologische Vorgänge, Histaminfreisetzung 310
Patienten 79
– in Heil- und Pflegeanstalten 81
– in Kliniken 80
– mit besonderen Risiken 81
– mit eingeschränkter Funktion der Ausscheidungsorgane 81
Pauling, Linus 239
Paxillus involutus (Kahler Krempling) 839
pA_2-Wert (s. a. Antagonisten) 19
PBB (polybromierte Biphenyle) 794
PB-induzierbar 48
PBP (Penicillin-bindende Proteine) 627
PCB (polychlorierte Biphenyle) 793 f.
–, Symptome 794
PDE (s. Phosphodiesterase) 380
PDE-Hemmstoffe 380
PDGF (platelet derived growth factor) 189, 724
pD_2-Wert 14, 17 ff.
Peflazin® (Pefloxacin) 658
Pefloxacin 657 f.
Peitschenwurm 708
Pellagra 592
–, Therapie 592
Pemphigus 340
Pen-Bristol® (Ampicillin) 634
Penglobe® (Bacampicillin) 634
D-Penicillamin, allergische Reaktionen 327, 337, 598 f., 769 f., 783
–, antirheumatische Therapie 222 f.
–, Bleivergiftung 770, 773
–, Cystinurie 493
–, Kobaltvergiftung 770
–, Kupfervergiftung 770
–, Nebenwirkungen 770
–, Quecksilbervergiftung 770
–, Zinkvergiftung 770
Penicillin 22, 30 f., 613 f., 625, 631
–, allergische Reaktionen 337, 341, 643
–, Antikörper 631
–, antirheumatische Therapie 222
–, Depot- 632

– G (Benzyl-Penicillin) 267, 624 ff., 631, 837
– G, antirheumatische Therapie 223
– G, Dosierung 631
– G, Hauptindikationen 631
–, Kombinationen 637
–, Kontraindikation bei Epilepsie 275
–, krampfauslösende Wirkung 265
–, natürliches 625
–, pseudoallergische Reaktionen 643
–, Therapie 632
–, Toleranz 630
–, tubuläre Sekretion 53
– V (Phenoxymethyl-Penicillin) 625, 627, 632
– –, Verteilungs-Koeffizient 27
–, Wirkungsspektrum 628
penicillinasefeste Penicilline 633
– –, Dosierung 633
– –, Hauptindikationen 633
Penicillinasen 626 f., 630, 633
Penicillinderivate, Allergien 643
Penicillinsäuren 631
Penicillium islandicum 731
Penicilloatverbindungen 631
Penicilloinsäuren 631
2,3,5,3′,4′-Pentachlordiphenyl 793
Pentamidin 703 f., 705
n-Pentanol 795
Pentazocin 118, 211, 213
–, Bioverfügbarkeit 57
–, Dosierung 212
–, Metabolisierung 34
Pentetrazol 170, 264, 266
–, Kontraindikation bei Epilepsie 275
Pentobarbital 115, 258, 259
–, Prämedikation 251
–, scheinbares Verteilungsvolumen 58
Pepdul® (Famotidin) 470, 471
Peptid, atriales natriuretisches (ANP) 150, 183, 412
C-Peptid (connecting peptide) 513 f.
Peptidalkaloide, hydrierte 174
–, natürliche 174
Peptid-Antibiotika **670**
Peptid-Antigene 336
Peptide, Bienengift- 816
–, opioide 117 f., 535
Peptidhormone 35, 529
–, Wirkungsmechanismus 529 f.
Peptidoglykansynthetasen (Mureinsynthetasen) 626 f., 630
Peptostreptokokken 627
per os 34, 71
Perchlorat 575
–, allergische Reaktionen 337
Perchlorethylen 807 f.
–, MAK-Wert 802
Perfan® (Enoximon) 380
Perfusion 407 f.
Pergonal-500® (HMG) 536
Perhexilin, Calciumkanal-Blocker 399
Periactinol® (Cyproheptadin) 315, 316
periaquäduktales Grau 200 f., 204, 220
– –, Morphin-Wirkung 207
Perikarditis, konstriktive 370
Periodizität biologischer Abläufe 8
periphere Angiopathien 172
– Effektorzellen 125
– efferente Neuronensysteme 118
– Kompartimente 62
– Leitungsanästhesie 229
– Nervenzellen 125
– Neuritiden 260
– postganglionär-sympathische Neurone 107
peripherer Gefäßwiderstand 182 ff., 186, 189 ff.
– Widerstand 162, 164
peripheres Kreislaufversagen 405
– –, klinisches Bild 408
– –, Physiologie 407
– –, Therapie 408
– –, Ursachen 407
Peristaltikreflex 204
Periston® (Polyvinylpyrrolidon) 404
Peritrast® (Amidotrizoesäure) 606
Perlpilz (Amanita rubescens) 837

Permeabilität, Kationen- 346
Permeabilitätserhöhung in den Venolen 308
Permeabilitätsfaktoren 819
Permeation 23, 25, 28 f., 72
–, parazelluläre Porenfläche 24
–, transzelluläre 25
Perniciosafaktor 469
perniziöse Anämie, Corrinoide 593
– –, Therapie 593
peroral 34, 71
Peroxidasen 42 f., 331, 731, 740
Peroxide, organische 329
–, toxische 241
Peroxinorm® (SOD vom Rind) 333
Peroxy-Radikale 42, 329
Perphenazin, Anti-Emetikum 483
Persantin® (Dipyridamol) 324, 391
Persister 626, 630, 677
–, Chloramphenicol 650
Pertussistoxin 101
Pervincamin® (Vincamin) 603
Pervitin® (Methamphetamin) 296
Pestizide 783 ff.
–, Toxikologie 747
Peteha® (Protionamid) 678
Petersilie (Petroselium crispum) 829
Pethidin 32, 41, 45, 203, 208, 210 f., 217
–, Biotransformation bei Lebererkrankungen 69
–, Bioverfügbarkeit 57
–, Dosierung 212
–, Histaminfreisetzung 310
–, Kontraindikation bei Epilepsie 275
–, Metabolisierung 34
–, Prämedikation 251
–, Schüttelfrost 217
petit-mal-Anfälle 265, 269 f.
Petnidan® (Ethosuximid) 273
Petroleum 812
Petroselium crispum (Petersilie) 829
Peyotl 284
Pfaffenhütchen 825, 828
Pfeffer 117
Pfefferminz 468
Pfefferminze (Mentha piperita) 829
Pfefferminzöl 829
Pfeilgift 134
Pfirsichkerne 828
Pflanzen, ätherische Öle 829
Pflanzengifte **822 ff.,** 830 f.
–, Klassifizierung 823
–, Mescalin 284
–, Saponine 834
Pflanzensäfte 835
Pflanzensäuren **828,** 831
–, Oxalsäure 823, 828
–, Parasorbinsäure 823, 829
–, Sorbinsäure 823, 829
Pfortader 33, 56 f.
PG (s. Prostaglandine) 320, 325, 338 f., 467 ff., 724
PG-Δ^{13}-Reduktase 323
PGD_2 321, 323, 430
–, Mediatorwirkungen 305
–, Thrombozytenaggregation 442
PGE_1 (s. Alprostadil) 326
–, Thrombozytenaggregation 442
PGE_2 (s. Dinoproston) 183, 217, 304, 321, 323, 326, 341, 473
–, Mediatorwirkungen 305
$PGF_{2\alpha}$ (s. Dinoprost) 321, 323, 326
–, Mediatorwirkungen 305
PGG_2 42, 321, 323, 330 ff.
PGH_2 42, 321, 323, 330
PGI_2 (s. Prostacyclin) 183, 323, 387, 430, 451
–, Blutdrucksenkung 324
–, Mediatorwirkungen 305
–, Thrombozytenaggregation 442
–, Vasodilatation 324
PG-Peroxidase 330
Phagozyten 330
–, mononukleäre 338 f.
–, Radikalbildung 332
Phagozytose 329
–, frustrane 332
Phalloidin 837
Phallolysine 837

Phallotoxine 837
Phäochromozytom 110, 149, 172, 178, 309
–, Therapie 192
Pharmaka, antirheumatische 223
–, basische 31 f., 37
–, Bindung an Plasmaproteine 37
–, Biotransformation in der Leber 69 f.
–, Bioverfügbarkeit 73
–, Entwicklung 755
–, Exkretion 52
–, Histaminfreisetzung 310
–, hydrophile 6, 36
–, Lipidlöslichkeit 27
–, lipophile 6, 35 ff., 66
–, Plasmabindung 38
–, Plasmaproteinbindung 70
–, Prüfung 71
–, saure 31 f., 37
–, Verteilung 36, 37
–, Verteilungs-Koeffizienten 27
–, wiederholte Gabe 64 f.
–, Wirkungen des Organismus 23
– zur antirheumatischen Therapie 223
–, Zusammenwirken 21
Pharmaka-Aufnahme 29 ff.
–, Haut 35, 75
–, Lunge 30
–, Schleimhäute 35
Pharmakodynamik 3, 8
– im Alter 602
–, Muscarinrezeptoren 126
–, Muscarinrezeptor-Antagonisten 130
pharmakodynamische Toleranz 9
Pharmakogenetik 7, 49
Pharmakokinetik 3, 8, 55, 63, 753
–, Adrenozeptor-Agonisten 160
– im Alter 601
– in der Schwangerschaft 70
–, lineare 65
–, Muscarinrepeztor-Antagonisten 131
–, nichtlineare wiederholte Gabe 65
pharmakokinetische Daten (Tabelle) 87
– Modelle 61 ff.
– Parameter 55, 57, 61, 67
– –, Gentamicin 70
– Prüfung 71
– Toleranz 9, 49
Pharmakologie 1, 11, 71
–, allgemeine 1
– cholinerger Systeme 125
–, Definition 1
– des Nervensystems 96
–, klinische 1
–, spezielle 1
pharmakologische Effekte 78
– Vorprüfung 1
– Wirkungen 3, 11
pharmakologisch-toxikologische Prüfung 79
Pharmakon 12 f.
–, Affinität zum Rezeptor 14
–, Ausscheidung 28
–, Bindung 58
–, –, Altersabhängigkeit 67
–, freier Anteil 68 f.
–, gebundener Anteil 68 f.
–, kontinuierliche Zufuhr 63
–, Konzentrationsverlauf 56
–, Plasmakonzentration 59 ff.
–, Verteilung 62
–, Verweildauer im Organismus 64
–, Wirkungsstärke 4
–, zeitlicher Verlauf der Plasmakonzentration 61
Pharmakon-Konzentration 14 ff., 36, 56 ff., 62
Pharmakon-Molekül, chirales 11
Pharmakon-Potenz 17
Pharmakon-Rezeptor-Komplex 14 ff.
Pharmakon-Rezeptor-Wechselwirkung, Kinetik 13
Pharmakon-Wirkung 16
–, Konzentrationsabhängigkeit 14
–, Mediator-vermittelte 14 f., 20
–, Theorie 10
Pharmakotherapie 3
–, antiinfektiöse 614
–, Definition 1

pharmazeutische Technologie 71
Phase, disperse 75
–, homogene 75
–, innere 75
–, offene 75
–, wäßrige 27
β-Phase 60
Phase-I-Block 137
Phase-I-Enzyme 49
Phase-I-Reaktionen 39
Phase-II-Block 137
Phase-II-Enzyme 49
Phase-II-Reaktionen 39, 45
Phasen, Aktionspotential 348
–, Allergie 334, 337
–, klinische Prüfung 79, 80, 84
–, Narkose 236
Phaseolus coccineus (Feuerbohne) 828
– vulgaris (Gartenbohne) 828
Phasin 828
phasische Reflexaktivität 200
Phenacetin 40 f.
–, Bioverfügbarkeit 75
Phenaemal® (Phenobarbital) 273
Phenanthren 728
Phenazon, Analgetikum 220
Phencyclidin 114
Phenformin (nicht mehr im Handel) 524
Phenhydan® (Phenytoin) 273, 357
Phenmetrazin 297
Phenobarbital 10, 27, 39 f., 42, 50, 52, 258, 259 f., 271, 275, 733, 734
–, Antiepileptikum 273, 274
–, Narkose-Eintritt 247
–, Plasmabindung 38
–, Prämedikation 251
–, renale Ausscheidung 53
–, sedativ-hypnotische Wirkung 256
–, Toxizität 749
–, Verteilungs-Koeffizient 27
–, Wechselwirkung mit Cumarin-Derivaten 449
Phenobarbital-Typ (Enzyminduktoren) 50
Phenol 46, 613, 803
–, Vergiftungen 717
Phenolderivate 43, 717, 718, 836
Phenolether 829, 831
Phenolphthalein, Laxans 485, 487
Phenolrot, tubuläre Sekretion 53
Phenoprocoumon 25
Phenothiazin 282
–, Metabolit 39
Phenothiazine 41, 207, 256, 278, 287, 289
–, allergische Reaktionen 337
–, Galaktorrhö 287
–, histopathologische Veränderungen 287
–, Ikterus 287
–, Wechselwirkung mit Cumarin-Derivaten 449
Phenothiazinsulfoxid 39
Phenoxybenzamin 20, 172 f., 192
–, relative Selektivität an Adrenozeptoren 160
Phenoxycarbonsäuren, chlorierte 793
–, Vergiftungen 793
Phenoxymethyl-Penicillin (Penicillin V) 632
Phenoxypropanolamin, Derivate, N-alkylierte 176
–, Struktur 175
Phenoxypropyl-Penicillin (Propicillin) 632
Phenprobamat, Tranquillans 292
Phenprocoumon 37, 447 f.
–, Plasmabindung 38
Phentolamin 110, 168, 171 f., 192, 409
–, relative Selektivität an Adrenozeptoren 160
Phenylalanin 107
Phenylalkanolamine 166
Phenylalkylamine 166
Phenylbutazon 37, 69, 220 ff., 554
–, antirheumatische Therapie 223
–, Metabolit 39
–, Plasmabindung 38
–, Wechselwirkung mit Cumarin-Derivaten 449
Phenylephrin 158 f., 164
–, relative Selektivität an Adrenozeptoren 160

Phenylethanolamin, Derivate 159
– -N-Methyltransferase (PNMT) 107, 111
Phenylethylamin 158 f.
–, Derivate 296
Phenylhydroxylamin 766
–, Methämoglobin 766
o-Phenylphenol 718
Phenylpropankörper 829
Phenylpropanolamin 167
Phenylpropylamin-Struktur 167
Phenylquecksilberacetat 776
Phenylsulfat 46
Phenytoin (Diphenylhydantoin) 50, 55, 270 ff., 355 ff., 377
–, allergische Reaktionen 337
–, Antiarrhythmikum 353, 356
–, Antiepileptikum 273, 274
–, Biotransformation bei Lebererkrankungen 69
–, Elimination 59
–, Erhaltungsdosis 65
–, Plasmabindung 38
–, scheinbares Verteilungsvolumen 58
–, Wechselwirkung mit Cumarin-Derivaten 449
pH-Gradienten zum Blut 27
Phokomelie 260, 752, 754
–, Thalidomid 82
Phorbol 831, 834
Phorbolester 101, 834
Phorbolmyristylacetat (PMA) 330, 333
Phosgen ($COCl_2$) 762, 807
–, MAK-Wert 755
–, Kampfstoff 762
Phosphalugel® (Aluminiumphosphat) 476
Phosphat 414
–, Calcium- 422
Phosphatase 423
Phosphatbindung (Aluminiumhydroxid) 475
Phosphat-Depletions-Syndrom 476
Phosphate, Alkyl- (s. Alkylphosphate) 788 ff.
Phosphatidylcholin 39
3'-Phosphoadenosin-5'-phosphosulfat (PAPS) 46
Phosphodiesterase 157, 324, 372
–, Hemmer 335
Phosphoinositol-Stoffwechsel 289, 724
Phospholipase 101, 112
– A 816
– A_2 320, 328
– B 817
– C 102, 152, 156, 158, 184, 724
– C, Aktivierung 156
Phospholipide 24, 39, 239
Phospholipidhydroperoxid-GSH-Peroxidase 331
Phosphorfructokinase 387
Phosphorsäureester 45, 791
–, organische (s. Alkylphosphate) 788 ff.
Phosphorylasen 157
phosphorylierende Inhibitoren 142 ff.
phosphorylierendes Enzym 514
Phosphorylierung 104, 157
photoallergische Dermatitis, Arzneimittel-Allergie 342
Photokontaktdermatitis 342
phototoxische Reaktion 835
– Stoffe 823, 835
pH-Regulation, Extrazellularraum 413
– im Intrazellularraum 415
pH-Wert 27, 32 f.
–, Definition 413
–, Harn 52 f.
–, intrazellulärer 156
–, Plasma 419
pH-Werte im Organismus 31
Phyllochinon (Vitamin K) 438, 448, 580 f., 587
–, Mangelerscheinungen 588
–, Wirkung 587 f.
physikalische Reaktionen 21
physiologische Anämie 461
– H$^+$-Konzentration 30
– Transmitter 12, 18
physiologischer Mediator 16
physische Abhängigkeit 300

Physostigmin 103, 131, *142,* 143, 278, 792
–, Offenwinkelglaukom 145
Phytat 460
Phytohämagglutinine 827
Phytolacca americana (Kermesbeere) 834
Phytomenadion (Vitamin K$_1$) *448*
Pick'sche Atrophie 205
Picrotin *265,* 266
Picrotoxin 115, 264 f., 266
Picrotoxinin *265,* 266, 834
PIF (prolactin inhibiting factor) 528
Pilocarpin 35, *126*
–, Glaukomanfall 146
–, Offenwinkelglaukom 145
Pilzallergie 839
Pilze 679, 681, 685, 688
–, Dimorphismus 679
–, Radiocaesium 839
–, Radionuklide 839
–, Schwermetallbelastung 839
–, Strahlenbelastung 839
–, ungiftige 839
Pilzgifte **836 ff.**
–, Coprin 838
–, Gyromitrin 838
–, Muskarin 836
–, Orellanin 838
–, toxische Isoxazole 836
Pilz-Meningitis 681, 684
Pilzvergiftungen, Therapie 836
Pimafucin® (Natamycin) 682
Pimobendan 373
Pimozid 287
Pinacidil *186,* 188
Pindac® (Pinacidil), nur in Dänemark *186*
Pindolol 35, *175,* 195
–, Koronarinsuffizienz 398
–, pharmakokinetische Eigenschaften 177
–, relative Selektivität an Adrenozeptoren 160
α-Pinen 829, *831*
Pinocytose 504
Pinus (Kiefer) 829
Pipemidsäure *655,* 656 ff.
Piperacillin 628, 631, *636,* 637
Piperazin 708, 713 f.
–, therapeutische Anwendung 714
–, Wirkungsweise 714
Piperidindion *257*
Piperidindione, Schlafmittel 260
Pipril® (Piperacillin) 628, *636*
Piracetam 255, 603
Pirbuterol 380
Pirenzepin 106, *130,* 132
–, Magenfunktion 467
–, Plasmahalbwertzeit 131
–, Ulcus-Therapie 474
Piretanid, Diuretikum *429,* 431
Piritramid *211,* 213
–, Dosierung 212
–, Prämedikation 251
Pitressin® (8-Arginin-Vasopressin) 540
Pitressin-Tannat® (Depot-Vasopressin) 436, 541
Pivampicillin *634*
Pizotifen 316
–, Migräne 197 f.
pK$_a$-Wert 27, 52
–, Barbiturate 248
–, tertiäre Amine 225
PK-Merz® (Amantadin) *279*
pK$_s$-Wert 27, 31 ff.
Placeboeffekt 10, 80
– bei Salicylsäure-Derivaten 218
Planum® (Temazepam) 256
Plasma 23
–, Albumin 30
–, Austausch 146
–, Calciumkonzentration 422
–, Eisen 459
–, Eiweißbindung 22, 38, 53, 68 ff.
–, Elektrolytstörungen, EKG 421
–, HCO$_3^-$-Konzentration 419
–, Histaminkonzentration 310
–, Kreatinin 69
–, lipämisches 445
–, onkotischer Druck 418

–, Osmolarität 413, 416 f.
–, Pharmakon-Bindung 38, 58
–, pH-Wert 419
– Thromboplastin 438
Plasmaersatzmittel **404,** 416, 451
Plasmaexpander 404
Plasmafusin® (Hydroxyethylstärke) 405
Plasmahalbwertzeit des Atropins 131
– des Ipratropiums 131
– des Pirenzepins 131
Plasmakonzentration 15, 32 ff., 49 f., 52, 55, 61 ff., 93
–, Chloramphenicol 73
–, Digitoxin 376, 378
–, Digoxin 376, 378
–, Histamin 307
–, Isosorbiddinitrat 396
–, Pharmaka 59 f.
–, Schwankungen 64
–, therapeutisch wirksame 63
–, Therapiekontrolle 69
–, wirksame 58
–, zeitlicher Verlauf 61
Plasmalipide 172
Plasmalipid-Konzentration, Senkung 506
Plasmapherese 146
Plasmaproteine 411
–, Bindung von Pharmaka 37 f., 68 ff.
–, Sulfonamide 621 f.
Plasmaraum 36, 410
Plasmasteril® (Hydroxyethylstärke) 405
Plasma-Thrombokinase 438
Plasma Thromboplastine Antecedant (PTA) 438
Plasma-Thromboplastin-Komponente (PTK) 438
Plasma-Transferrin 462
Plasmawasser, Zusammensetzung 411
Plasmid 627
–, R- 618
Plasmin 317, 438 f., 441, 452
Plasmin-Bildung, Hemmstoffe 453 f.
Plasmin-katalysierte Fibrinolyse 442
Plasminogen (s. a. t-pA) 392, 402, 438, 441, 452
Plasmochin® (Pamaquin) 699
Plasmodien 697 ff.
Plasmodium falciparum 697
– malariae 697
– vivax 697
Plastizität, synaptische 115
– von Rezeptoren 103 f.
Plateau des Aktionspotentials 346
Plateauphase 347, 366
platelet derived growth factor (PDGF) 189, 724
Platin 733, 738
Plättchenaggregation, Hemmung 392
Plättchen-aktivierender Faktor (s. PAF) *328,* 338
Plattenepithelkarzinome 813
Plazenta 70
Plazentarschranke 25, 257
PLC (s. Phospholipase C) 156 ff.
Plexus myentericus 122
– submucosus 122
Plexus-Heterorezeptoren, Auerbachsche 158
Plinamycin 422
PMA (Phorbolmyristylacetat) 330, 333
PMS (pregnant mare serum gonadotropin) 528, 535
Pneumocystis-carinii-Infektionen 623
Pneumokokken 627, 652
Pneumonie, respiratorische Alkalose 419
PNMT (Phenylethanolamin-N-Methyl-transferase) 107, 111
Podophyllotoxin 695, 739
poke root tea 835
L-Polamidon® (Levomethadon) 212
polare Moleküle 24
polarisiertes Licht 12
Polaronil® (Dexchlorpheniramin) *311*
polybromierte Biphenyle (PBB) 794
Polychemotherapie 734
polychlorierte aromatische Kohlenwasserstoffe 794
– Biphenyle (PCB) 793 f.

polycyclische Kohlenwasserstoffe 810
–, aromatische 723, 728, 814
–, Krebsentstehung 723
Polydipsie 436
Polyen-Antimykotika 679 ff.
–, Amphotericin B 679
Polyethylenglykol 75, 751
Polygonatum odoratum (Salomonssiegel) 835
Polygris® (Griseofulvin) 688
polyhalogenierte Kohlenwasserstoffe 44, 784 ff., 805 ff.
Polyine (Polyacetylenverbindungen) 827, 830
–, Aethusin 823, 827
–, Cicutoxin 823, 827
Polymorphismus 73
–, genetischer 49
Polymyxin 614, 670
–, pseudo-allergische Reaktionen 342
Polymyxin B „Pfizer"® 670
Polyneuropathie 260, 603, 798
–, diabetische 193
Polypeptid, atriales natriuretisches (ANP) 150, 183, 412
–, Vasoaktives Intestinales (VIP) 103, 120, 122 f.
Polypeptid-polymerisat 404
Polythiazid, Diuretikum *430,* 432
Polytraumata, Komplement-Aktivierung 320
Polyurie 436
polyvalente Kationen 35
Polyvidon-Iod 719
Polyvinylpyrrolidon 28, 404
POMC (s. Pro-Opiomelanocortin) 117 f., 537
Ponderax® (dl-Fenfluramin) 492
„Pontischer Honig" 834
POR 8 Sandoz® (8-Ornithin-Vasopressin) 229, 541
Poren 25, 27, 28, 30
Porphyrie 258 f.
positiv inotrope Substanzen 371 f.
– lusitrope Wirkung 370
positive feed back 531
Postacton® (8-Lysin-Vasopressin) 540
postganglionär-sympathische Neuronen 109
Post-Ischämie-Syndrom 333
postoperative Thrombosen 447
postpartaler Schmerz 218
Postreplikations-Reparatur 727 f.
postsynaptisch 150
postsynaptische Angriffspunkte 256
– Hemmung 264 f.
– Membran 98
postsynaptisches Potential 140 f.
posttetanische Potenzierung 270 ff.
posturale Hypotension 164
Potential, erregendes postsynaptisches 140 f.
–, maximales diastolisches (MDP) 345 f., 349
Potenz des Pharmakons 17
Potenzierung 21, 85
–, posttetanische 270 ff.
PPSB® (Vit.-K-abh. Gerinnungsfaktoren) 450
Präalbumin, Thyroxin-bindendes (TBPA) 529
Prajmalium 357 f.
–, Antiarrhythmikum 353
präklinische Blutdrucksenkung 192
Pralidoxim (2-PAM) 144, *791*
Prämedikation (Narkose-) 238, 249 f., **252**
–, Applikation 251
–, Dosierung 251
–, Hypnotika 252
prämenstruelles Syndrom 534
präsenile Demenz 205
präsynaptisch 97
präsynaptische Angriffspunkte 166, 256
– Autoinhibition 103
– Autorezeptoren 101, 105, 113
– GABA-Rezeptoren 256
– Hemmung 264, 266
– Rezeptoren 98, 101
präsystemische Elimination 33 f., 55 f.
– Metabolisierung 31, 34
Pravasin® (Pravastatin) 507

Pravastatin (Eptastatin) 507 f.
Pravidel® (Bromocriptin) 174, 279, 533
Praxiten® (Oxazepam) 294
Prazepam 291, 294
Praziquantel 614, 707, 710, 714
–, Pharmakokinetik 714
–, therapeutische Anwendung 714
–, unerwünschte Wirkungen 714
Prazosin 110, 156, 172 f., 190, 381
–, relative Selektivität an Adrenozeptoren 160
Predalon® (HCG) 536
Prednisolon 76, 217, 409, 556, 564
Prednison 217, 564, 742, 745 f.
–, antirheumatische Therapie 223
Pregnandiol-Glucuronid, biliäre Exkretion 54
Pregnenolon 543, 549, 557
Pregnenolon-16α-carbonitril 40
Pregnesin® (HCG) 536
Prenylamin, Calciumkanal-Blocker 399
Pres® (Enalapril) 185
Presinol® (α-Methyldopa) 183
Presomen® (Konjugierte Oestrogene) 547 f.
Pridinol 278
–, Muskelrelaxantium 277
Prieme (Kautabak) 815
Prilocain 229 f.
–, Lokalanästhetikum 225
Primaquin 699, 704
–, Nebenwirkungen 699, 703
–, Pharmakologie 703
–, therapeutische Anwendung 703
Primaquine Bayer® (Primaquin) 703
primär generalisierte Anfälle, Epilepsie 269 f.
– hepatozelluläre Schädigung 341
primäre Amine 226
– Hyperlipidämien 505
– Hypertonie 189
– Kopfschmerzen 197
– Stoffwechselveränderung 491
Primärharn 52
Primärwirkung 16
Primasept M® (Desinfiziens, Phenolderivate) 718
Primidon 271
–, Antiepileptikum 273, 274
priming dose 379
Primobolan-Depot® (Metenolonoenanthat) 545
Primobolan® (Metenolonacetat) 545
Primogonyl® (HCG) 536
Primolut Nor® (Norethisteronacetat) 552 f.
Primosiston® (Gestagen-Oestrogen-Kombination) 552
Prinzip der korrespondierenden Flächen 56
Proaccelerin 438
proarrhythmische Aktivität 358
Probenecid (nicht mehr im Handel; Urikosurikum) 22, 171, 429, 498, 499
–, renale Ausscheidung 53
–, Wirkung 499
Probucol 505, 509
–, Lipidsenker 510
Procain 44, 45, 226, 227 f., 229 f., 632
–, allergische Reaktionen 337
–, Lokalanästhetikum 225
Procainamid 44, 45, 355
–, allergische Reaktionen 337
–, Antiarrhythmikum 353
–, scheinbares Verteilungsvolumen 58
Procain-Benzylpenicillin 632
Procain-Penicillin 230
Procarbazin 743
Procaterol 165
processed food 600
Procetofen 509
Proconvertin (PCV) 438
Procorum® (Gallopamil) 399 f.
Procyclidin 278
Pro-Diaban® (Glisoxepid) 519
Prodromi, Migräne- 197
Pro-Drugs 630
Pro-Dynorphin 117 f.
Pro-Enkephalin 117 f.
Progesteron 40, 325, 543, 549 f., 557
–, Chemie 549

–, Nachweis der Bindung 529
–, Synthese, Regulation 550
Proglumid 475
–, Magenfunktion 467
–, Ulcus-Therapie 470
Progylut® (Gestagen-Oestrogen-Kombination) 552
Progynon C® (Ethinyloestradiol) 547
Progynon-Depot-100® (Oestradiolundecylat) 547
Progynova® (Oestradiolvalerianat) 547
Proinsulin 512 f.
–, Struktur 514
Prolaktin 528, 532, 535, 537
–, Sekretion 533, 547
Proleukin 743
Proluton-Depot® (Hydroxyprogesteron-capronat) 553
Promazin, Verteilungs-Koeffizient 27
Promethazin 261
–, Anti-Emetikum 483
–, Antihistaminikum 311
–, sedativ-hypnotische Wirkung 256
Promit® (Dextran) 310, 405, 455
Promotorbehandlung 723
Promotor-Gen 50
Prontosil® (2,4-Diaminoazobenzol-N⁴-sulfanilamid) 613
Pro-Opiomelanocortin (POMC) 117 f., 537
Propafenon 358, 359
–, Antiarrhythmikum 353
Propan, MAK-Wert 755
Propanidid, pseudo-allergische Reaktionen 342
iso-Propanol 716 f.
–, MAK-Wert 802
n-Propanol 716 f., 795
Propantelin 605
Prophyrinsynthese 51
Propicillin (Phenoxypropyl-Penicillin) 627, 632
–, antirheumatische Therapie 223
–, Verteilungs-Koeffizient 27
β-Propiolacton 732
Propionsäureester 544
Propofol 249
Propranolol 19, 33, 37, 40 f., 44, 56, 110, 168, 175, 358
–, Antiarrhythmikum 360
–, Bioverfügbarkeit 57
–, Elimination 178
–, Metabolisierung 34
–, Migräne 197 f.
–, pharmakokinetische Eigenschaften 177
–, Plasmabindung 38
–, relative Selektivität an Adrenozeptoren 160
–, scheinbares Verteilungsvolumen 58
Propulsin® (Cisaprid) 482
Propulsiv-Petit Mal 270
Propycil® (Propylthiouracil) 575
Propylenglycol 249, 716, 802
Propyliodon 606
Propylparaben 717
Propylthiouracil 573, 575
–, Wechselwirkung mit Cumarin-Derivaten 449
Propyphenazon, Analgetikum 220
–, antirheumatische Therapie 222
Prostacyclin (s. PGI) 183, 323, 387, 451
Prostaglandine (PG; s. a. PGE...PGI) 321 ff., 338 f., 430, 442, 724
–, Aggregationshemmung 324
–, Amnionflüssigkeit 325
– -Derivate, Ulcus-Therapie 470
– -Endoperoxide 323
–, Entzündung, 325
–, Hyperalgesie 325
–, Immunreaktionen 325
–, Kreislaufwirkungen 323
–, Luteolyse 325
–, Magenfunktion 467
–, Magenschleimhaut 469
–, Mediatorwirkungen 305
–, Peroxidase 330
–, physiologische Bedeutung 325
– -Reduktase 323

–, Schmerzmediatoren 325
–, therapeutische Anwendung 326
–, Thrombozytenfunktion 324, 442
–, Wirkungen 323 ff.
–, – auf gastrointestinale Sekretion 325
–, – auf glatte Muskulatur 324
–, – auf Niere 324
Prostaglandin-Synthase 42
Prostaglandinsynthese 333, 430
– -Hemmer, pseudo-allergische Reaktionen 342
–, pharmakologische Beeinflussung 326
Prostata-Hyperplasie 545
–, obstruktive 172
Prostatakarzinom 547, 733 f.
–, Antiandrogene 546
–, Oestrogene 548
–, palliative Therapie 532
Prostavasin® (Alprostadil) 326
Protamin, Heparin-Antidot 446
– 1000 Roche® 446
– 5000 Roche® 446
Protaminsulfat Novo® 446
Proteasen 734
C-Proteine 438
–, Guaninnukleotid-bindende 102
– homodimere 47
– intravasale 411
– kontraktile 367
– toxische 827
– zelluläre 48
G-Proteine 99 f., 105 f., 112 ff., 153 ff., 187, 724
S-Proteine 438 f.
– C 101, 156, 158, 724
Proteinkinasen 101, 530, 725, 734
– A 153, 724
Protein-Pharmakon-Komplex 38
Proteinphosphatase, Hemmung 821
protektive Reflexe 237
protektives System 203 f.
Proteoglykane, Depolymerisation, O_2^--Radikal-Wirkung 333
Proteohormone 529
–, Wirkungsmechanismus 529 f.
proteolytisches Enzym 439
Prothrombin 438, 588
–, Aktivierung 439
Prothrombin-Komplex 438, 440, 447
–, Bildung 439
Prothrombinkonzentrat (PPSB)® (Vit.-K-abh. Gerinnungsfaktoren) 450
Prothrombinzeit nach Quick 450
Prothyrid® (T_3, T_4) 571
Protionamid (PTH) 678
–, Indikationen 678
–, Pharmakokinetik 678
–, unerwünschte Wirkungen 678
Protirelin (s. TRH) 528, 531 ff.
Protoanemonin 831, 835
Protonenpumpe 97
Proto-Onkogene 724 f.
Protoveratrin 825
– A 826
– B 826
Protozoen 697
–, Entwicklungszyklus 697
–, Mastigophora (Flagellaten) 697
–, Parasiten 697
–, pathogene 697
–, Rhizopoda 697
–, Sporozoa 697
Protozoen-Mittel, allergische Reaktionen 337
Proviron® (Mesterolon) 544
Provitamin 580, 584
Proxen® (Naproxen) 198
PRPP-Synthetase-Überaktivität 496
Prüfplan 79 f., 84
–, Inhalte 81
Prüfschritte 753
Prüfung von Arzneimitteln 71
–, am Menschen 1, 77
–, klinische 78 f., 83
–, pharmakologisch-toxikologische 79
Prüfzentren 80
Prunasin 823, 828
Pruritus 230, 312, 489

Pseudo-Allergie 83, **342**
Pseudocef® (Cefsulodin) 629, *641*
Pseudocholinesterase 106, 790
Pseudohyperkaliämie 421
Pseudohypoparathyreoidismus 577, 586
pseudomembranöse Enterocolitis 667
Pseudomonas 645
– aeruginosa 628, 658, 670
Pseudomonil® (Cefsulodin) 629
Psilocybin *298*
Psoralen *831*, 835
Psoralon® (Dithranol) 487
Psoriasis 583
–, PAF-Antagonisten 329
P/S-Quotient 505
psychische Abhängigkeit 297, 300
– Alterationen 168
– Belastungen, Tranquillantien 295
Psycho-Analeptika 167
psychogener Schmerz 200
psychomotorische Dämpfung 286
– Fehlleistungen 257
– Stimulantien 167, 264
Psychopharmaka **281**
–, allergische Reaktionen 337
–, Methoden beim Menschen 282
–, Methoden im Tierversuch 282
–, sympatholytische Wirkung 287
psychotrope Wirkung des Coffeins 385
Psyquil® (Triflupromazin) 287
PTA (Plasma Thromboplastine Antecedant) 438
Pteridin *594*
Pteroinsäure *594*
PTH (s. Parathormon) 422, 528, **576**, 584
Pubertas praecox, Antiandrogene 546
– tarda 544
Pudendusanästhesie 230
Puder 75f.
puerperale Mastitis 534
Puffer, Definition 414
–, Kohlensäure-Bicarbonat- 414
Pufferung, metabolische 415
Pulmicort® (Budesonid) 196, 563
Pulmonalstrombahn 394
Pulsatilla (Küchenschelle) 835
Pumpe, ATP-abhängige 415
–, elektrogene 347
Pumpsysteme 77
Punktmutation 505, 725, 727 733
Pupillenweite 21
Purinabbau 495
Purin-Analoge 741
Purinbiosynthese 495
Purine, Nahrungs- 495
Purinrezeptoren 116
Purinstoffwechsel **495f.**
Purinsynthese-Hemmung, Allopurinol 500
Purkinjefasern 345f., 351
–, Erregungsparameter 349
–, „gate"-Zone 349
Purkinjesystem, Chinidin-Nebenwirkung 354
–, ERZ 356
Purpura, Arzneimittel-Allergie 342
Pyknolepsinum® (Ethosuximid) *273*
Pyloruskonstriktion 208
Pyrafat® (Pyrazinamid) 677
Pyramidon 220
Pyrantel 708, 714
–, Pharmakokinetik 715
–, therapeutische Anwendung 715
–, unerwünschte Wirkungen 715
Pyrantel-Embonat 714f.
Pyrazinamid (PZA) 672f., **677**
–, hepatische Effekte 677
–, Indikationen 677
–, Pharmakokinetik 677
–, renale Effekte 677
–, unerwünschte Wirkungen 677
Pyrazolderivate, antirheumatische Therapie 222
–, Kontraindikation bei Epilepsie 275
Pyrazolidin-Derivate, Arzneimittel-Allergie 341
Pyrazolidine, allergische Reaktionen 337
Pyrazolon-Derivate 197, 216, **220**
–, allergische Reaktionen 337

–, Arzneimittel-Allergie 341
–, Ausscheidung 220
–, Metabolismus 220
–, Nebenwirkungen 221
–, Resorption 220
–, Vergiftung 221
Pyrethroide 98
Pyridin/Piperidin-Alkaloide 824
Pyridinring 506
Pyridopyrimidin *655*
Pyridostigmin 140, 142f., 146, 792
Pyridoxal 590, *674*
Pyridoxalphosphat 581, *770*
Pyridoxamin 590
Pyridoxin (s. a. Vitamin B6) 581f., **589ff.**
–, Mangelerscheinungen 591
–, Schwangerschaft 591
–, Therapie 591
–, unerwünschte Wirkungen 591
Pyridylmethanol 603
Pyrimethamin 614, 620, 623f., **701**, *704*, 706
–, Nebenwirkungen 701, 703
–, Pharmakologie 703
–, Resistenz 701
–, therapeutische Anwendung 703
Pyrimidin-Analoge 740
Pyritinol 255, 603
Pyrogene 72
–, endogene 217, 340
–, exogene 217
Pyrophosphat 423
Pyrrolizidin-Alkaloide 732, 826
–, kanzerogene 826
–, mutagene 826
–, Wirkung 826
Pyrrolizidin *732*
Pyruvyltransferase 671

Q

QRS-Komplex 346, 352
Quaddeln 230, 308
Qualität 77
Quantalan® (Cholestyramin) 489, 506, 751
Quartamon® (Desinfiziens) 719
quartäre Analoga 226
Quecksilber **774**, 839
–, akute Vergiftung 774
–, Ausscheidung 774
–, Bakterizide 776
–, chronische Vergiftung 774f.
–, Diuretikum 776
–, Fungizide 776
–, MAK-Wert 755, 774
–, Nahrungskette 776
–, Ökologie 776
–, Organschäden 774
–, Resorption 774
–, Spermizide 776
–, Symptome 774
–, Toxizität 774
quecksilberhaltige Salben 775
Quecksilber(I)-chlorid 774
Quecksilber(II)-chlorid 774
Quecksilberoxidcyanid 774
Quecksilbersalbe 613
Quecksilbersalicylat *776*
Quecksilbersalze 319, 774
Quecksilberverbindungen 774
–, organische 775f.
Quecksilbervergiftung 132
–, Anurie 774f.
–, BAL 775
–, Colitis mucomembranaceae 774f.
–, D-Penicillamin 775
–, Erethismus mercuralis 775
–, Gastro-Enteritis 774
–, Mercuria lentis 775
–, Minimata 774, 776
–, Stomatitis mercurialis 774f.
–, Symptome 775
–, Therapie 775
–, Tremor mercurialis 775

–, Urämie 774f.
–, ZNS 775f.
Quellmittel, Laxantien 484
Quick (Prothrombinzeit) 450
Quincke-Ödem 318
–, Arzneimittel-Allergie 342

R

Rachitis 584
–, hypophosphatämische Vitamin-D-resistente 586
–, Prophylaxe 586
–, Vitamin-D-abhängige 586
Radikale 43
–, Alkoxy- 42, 329f.
–, freie 805
–, Hydroxyl- 329f.
–, pathophysiologische Bedeutung **332**
–, Peroxy- 42
–, Phagozyten (R.-Bildung) 332
–, Sauerstoff- 329
–, Sauerstoff-, Wirkungen 333
radioaktiv markierte Liganden 14, 16, 19f.
radioaktive Metalle **782f.**
– –, Diagnostika 782
– –, Gewerbegifte 782
– –, Halbwertzeit 783
– –, Kanzerogenität 782
– –, Therapeutika 782
Radioaktivität (Tschernobyl) 839
Radiofibrinogen-Test 455
radiographische Kontrastmittel, Komplement-Aktivierung 320
Radioimmunoassay 376
Radio-Iod 573ff.
–, -Therapie 574f.
–, unerwünschte Wirkungen 574
Radiolyse von Wasser 42
Radionuklid-Angiographie 368f.
Radium **783**
–, Karzinogenität 783
Radix Primulae 216
– Senegae 216
Radon **783**
–, Karzinogenität 783
Ramipril 185
Ranitidin 15, 471
–, Ulcus-Therapie *470*
Ranunculus acris (Scharfer Hahnenfuß) 835
– bolbosus (Knolliger Hahnenfuß) 835
– flammula (Brennender Hahnenfuß) 835
– sceleratus, Ranunculus thora (Gifthahnenfuß) 835
Raphe-Kerne 111, 149, 200f., 204, 254f.
–, Morphin-Wirkung 207
Rapid Eye Movements (siehe REM) 255
Rapidosept® (Desinfiziens auf Alkoholbasis) 717
Rapifen® (Alfentanyl) 251
rasH-Gen 725
Rastinon® (Tolbutamid) 519
Rattengift (Thallium(I)-Sulfat) 779
Rauchen 141, 389
–, Arteriosklerose 810f.
–, Bronchitis 812
–, Koronarerkrankungen 810
–, Krebs 762
–, Magen- und Darmerkrankungen 811
–, obliterierende Gefäßerkrankungen 810
–, Schwangerschaft 811f.
Raucherbein 811
Raum, interstitieller 36
–, intrazellulärer 36
räumliche Bahnung 270f.
Rauschmittel 282, **297**
–, Cannabis 298
–, LSD 298
Rauschnarkose 244
Rautengewächse (Rutaceae) 835
Rauwolfia serpentina 358
Rayvist® (Ioglicinsäure) 606
RBP (retinol binding protein) 580

RCA (Willebrand-Faktor),
  Thrombozytenaggregation 442
Reabsorption, Na$^+$- 426
Reagin 338
Reaktionen, allergische 230
–, anaphylaktische 340
–, –, Plasmaersatzmittel 404
–, arzneimittel-allergische 342
–, chemische 21
–, Immunkomplex- 341
–, physikalische 21
–, pseudoallergische 83
–, vegetative 204
–, zelluläre 341 f.
–, zytotoxische 341
reaktionsfähiger Sauerstoff 42, 728, 740
Reaktionskette 16
reaktive Hypersekretion von
  Wasserstoffionen 477
– Sauerstoffspezies **329**, 332, 338
– –, pathophysiologische Bedeutung **332**
Reasec® (Diphenoxylat) 489
Rebound-Phänomene 155, 192, 255 f., 295,
  544
–, Diuretika 431
–, Heparin 446
Recaptan® (Cysteamin) 771
rechtliche Voraussetzungen 79
Rechtsherzversagen 382
Rechtsverschiebung der
  Konzentrations-Wirkungs-Kurve 14
Recormon® (Erythropoietin) 463
Recruitment 734
Redox-Cycling 43, 728
Redoxfarbstoffe 766
–, Methämoglobin 766
Redoxverhältnis 44
Reducto® (Na$_2$HPO$_4$, KH$_2$PO$_4$) 422
Reduktion 39, 44
–, 1-Elektronen- 43
Reduktionsäquivalent 40
Redul® (Glymidin) 519
reentry 351 f.
reflektorische Übererregbarkeit 247
Reflexe, myotatische 276
–, nozizeptive 200, 202
–, –, Latenz 204
–, protektive 237
Reflexaktivität, phasische 200
Reflux-Oesophagitis 143
Refobacin® (Gentamicin) 644, 647
Refosporin® (Cefazedon) 638
Refraktärstrecke, Länge 351
Refraktärzeiten 348, 352
–, absolute 348
–, Änderungen 350
–, effektive 348, 356
–, relative 348
Regelan® (Clofibrat) 508
Regelsysteme, biologische 13
Regenerierung des Natriumsystems 347
Regionalanästhesie 228
regionale Kontraktionsstörungen 394
Register über UAW 83
Regitin® (Phentolamin) 168, 171 f.
Reglone® (Diquat) 793
reguläre Automatie 349
reguläres Insulin 516
Regulation, Down- 9, 104, 162, 532
–, Herzmuskelkontraktion 367
–, Hormone 531
–, Muskeltonus 276
–, Osmolarität des Extrazellularraums 413
–, sympathische 149
–, Up- 104, 155, 192, 382, 399
regulative Stoffe 529
Regulton® (Amezinium) 168, 195
Rehydratationslösungen 415
Reifung der Biotransformation 66
Reinfarkt-Rate 402
reinforcement, social 299 f.
Reinigungs- und Haushaltmittel 748
Reisekrankheit 76, 176, 482
Reizantwort 348
Reize 265
Reizgärung 85
Reizgase 761

Reizleitungskreis 351
Reizschwelle beim Schmerz 202
Reizstoffe 762
–, Atemtrakt 760
Reizwiedereintritt 351
Reizwirkung, Stickoxide 761
„rekombinant" (r; bezeichnet gentechnische
  Herstellung) 392
Rekrutierung 270
rektale Anwendung 71, 74 f.
Rektum 31
–, pH-Wert 31
–, Resorption aus 33
relative Bioverfügbarkeit 57
– Refraktärzeit 348
– Selektivitäten an Adrenozeptoren 160
relativer Insulinmangel 513
– Volumenmangel 404
releasing hormones 148, 531 f.
Relefact TRH® 533
Remedacen® (Dihydrocodein) 215
Remivox® (Lorcainid) 359
REM-Latenz 257
REM-Rebound 257 f.
REM-Schlaf 255 ff.
renale Anämien 463
– Ausscheidung 53, 67, 424, 609
– Clearance 53, 59, 66, 69
– Exkretion 51, 66
– Harnsäureausscheidung 495, 497
– H$^+$-Ausscheidung 414
– HCO$_3^-$-Resorption 414
Renin 324, 425
–, Produktion 374
–, Sekretion 371
Renin-Angiotensin-Aldosteron-System 183,
  191, 381, 431
Renin-Angiotensin-System 184, 317 f., 412,
  432
–, Volumen-Regulation 412
Renshaw-Hemmung 266
Renshaw-Zellen 115
Repolarisation 227, 346 ff.
Repolarisationszeiten 349
Reproduktionstoxizität 753
Resedation 251
Reserpin 102, 108, *180*, 190, 278
–, Entspeicherung 180
–, Interaktion mit Herzglykosiden 379
–, – mit Cumarin-Derivaten 449
–, Kontraindikation bei Epilepsie 275
–, unerwünschte Wirkungen 180
–, Wirkungsmechanismus 181
reserpinempfindlicher Carrier 111
Reserpin Saar® (Reserpin) *180*
Reservoir 76
Residualluft 234 f.
Resimatil® (Primidon) *273*
Resistenz 617
–, bakterielle **618**
–, β-Laktam-Antibiotika 627
–, durch R-Plasmide 618
–, durch Transposons 618
–, erworbene 618
–, natürliche 618, 652, 660
–, primäre 618
–, sekundäre 618
–, spontane 618
Resistenzbestimmung 616 f.
Resistenzfaktoren, Übertragung 618
Resistenzsteigerung 627
Resochin® (Chloroquin) 223, 614, 702
Resoferix® (FeSO$_4$, Bernsteinsäure) 462
Resonium® (Natriumpolystyrol-Sulfonat)
  421
resorbierende Fläche 31, 33
resorbierte Dosis 87
Resorption 3, 9, 21, 23, 29 f., 34 ff., 38, 52 f.,
  55, 62, 71 f.
– aus dem Darm 32
– aus dem Magen 32
– aus dem Rektum 33
– aus der Mundhöhle 31
– aus Suppositorien 74
–, enterale 23, 31, 35, 38, 56, 72
–, tubuläre 51 f., 425
–, Verfügbarkeit des Eisens 459

– von Diazepam 74
– von Morphin 30
Resorptionsgeschwindigkeit 28, 34, 73
Resorptionshemmung 22
Resorptionskapazität 31
Resorptionsverzögerung, Diabetes mellitus
  526
Resorufin 40
Respiration, Wasserbilanz 410
Respirationstrakt, allergische Erkrankungen
  341
–, Arzneimittel-Allergie 340
respiratorische Acidose 218, 418 f.
– Alkalose 218, 418 f.
Rest, aromatischer 226
retardierte Wirkstoffabgabe 76
Retardzubereitungen 33, 62
Retikulum, endoplasmatisches 38 f., 41, 44 f.,
  48, 50, 54
–, sarkoplasmatisches 366 f.
Retinal (A-Vitamine) 580 ff.
–, Sehvorgang 581
Retinalgefäße 394
Retinitis pigmentosa, atypische 587
Retinoblastom 734
Retinoide (A-Vitamine) 580, 584
–, teratogene Wirkungen 584
–, Therapie von Hautkrankheiten 583
Retinol 581 ff.
–, Mangelerscheinungen 582
–, Nachtblindheit 582
–, Retinsäure, Retinal (A-Vitamine) 580
–, Überdosierung 584
retinol binding protein (RBP) 580
Retinsäure 581 ff.
retrograde Amnesie 249
retrolentale Fibroplasie 587, 764
Retroviren 724
Retrovir® (Zidovudin) 694
Reverin® (Rolitetracyclin) 654
reverse Transkriptase 693
Reversibilität der Narkose 232
reversible Inhibitoren 143
– Wirkung 2, 6, 14
Reye-Syndrom 219
Rezeptor (s. a. Rezeptoren) 3, 12, 50, 530
–, α$_1$- 724
–, Affinität 380
–, aktivierter 101
–, Bindung 14
–, Blockade (s. a. Rezeptorenblocker) 19
–, cytosolischer 50
–, Definition 13
–, Konkurrenz am 22
–, Population 17, 19
–, Reserve 15, 18, 20
–, Theorie 10 ff.
–, verallgemeinerter Begriff 11, 85
Rezeptor-Antagonisten 19, 176
Rezeptoren (s. a. Rezeptor) 4 f., 11, 15 f., 21,
  529, 531, 725
–, besetzte 14
–, Dichte 9, 15, 18
–, Dopamin- 148
–, Empfindlichkeit 7
–, Fc- 338
–, Gesamtzahl pro Zelle 104
–, G-Protein-gekoppelte 106
–, Histamin- 308
–, intrazelluläre 101
–, Katecholamin- 152
–, Klasse-1- 99, 101 f., 111, 114
–, Klasse-2- 98 f., 101 f., 110 f., 118
–, langsame 102
–, Neurotransmitter 104
–, nicht-innervierte 102
–, Plastizität 103 f.
–, präsynaptische 98, 101
–, schnelle 101
Rezeptorenblocker 171, 175
α-Rezeptorenblocker 409
–, nichtselektive 171
β-Rezeptorenblocker (s. a.
  β-Adrenozeptor-Antagonisten) 175 f., 191
H$_1$-Rezeptorenblocker (s. a. unter H) 311 f.
H$_2$-Rezeptorenblocker (s. a. unter H) 313,
  467, 470 f., 610

Rezeptor-Pharmakon-Komplex 13
Rezidivgefahr 336
Rhabarber (Rheum palmatum) 828, 835
Rhabdomyolyse 508
Rhabdomyosarkom 734
Rhamnus frangula (Faulbaum) 835
Rheomacrodex® (Dextran 40) 404, 451
Rheum palmatum (Rhabarber) 828, 835
Rheumatismus 222
–, Chloroquin 699
–, Gold 780
–, Therapie 222
rheumatoide Arthritis 333
Rhinitis 334
–, allergische 335 f.
–, –, PAF-Antagonisten 329
–, Arzneimittel-Allergie 340 f.
–, Histaminfreisetzung 310
–, Leukotriene 328
– serpentina 180
Rhodanese 759
Rhodanid 759
Rhodopsin (s. a. Retinal) 581
Rhythmus, zirkadianer 7 ff.
Rhythmusstörungen 351, 374
–, Behandlung 363 ff.
–, bradykarde 363 f.
–, tachykarde 352 f., 363
–, ventrikuläre 352
Riboflavin (Vitamin B₂) 581 f., 589 f.
–, Mangelerscheinungen 590
–, Therapie 590
–, unerwünschte Wirkungen 590
Ribosomen-inaktivierendes Protein (RIP) 827
Ricin 827 f., 830
–, Therapie 828
–, Toxizität 749
–, Vergiftung 827
Ricinolsäure, Laxans 485
Ricinus communis (Rizinusstaude) 827, 833
Ricinusöl 485, 827, 833
Riesenwuchs, hypophysärer 539
Rifampicin (RMP) 554, 672 f., **675**
–, gastrointestinale Störungen 675
–, hepatische Effekte 675
–, Indikationen 676
–, Interaktionen 675
–, Pharmakokinetik 675
–, teratogene Effekte 676
–, Therapie mykobakterieller Infektionen 675
–, unerwünschte Wirkungen 675
–, Wirkungen 675
Rifa® (Rifampicin) 675
Rigor 276, 278
Rimactan® (Rifampicin) 675
Rimantadin 688 f.
–, Pharmakokinetik 689
–, unerwünschte Wirkungen 689
–, Wirkungen 689
Rinderbandwurm 707, 713 f.
Rinder-SOD 333
Ringer-Lösung 416 f.
–, isotone 415
Riopan® (Magnesiumaluminathydrat) 4755 f.
RIP (Ribosomen-inaktivierendes Protein) 827
Risiken 77, 747
–, besondere 81
–, Kalkulierbarkeit 78
Risikobeurteilung, Kohlenmonoxid 756
Risikofaktoren 389
– für UAW 84
Ritalin® (Methylphenidat) 167, 168, 296, 297
Ritmusin® (Ö) (Aprindin) 359
Rittersporn 826
Rivanol® (Ethacridin) 720
Rivotril® (Clonazepam) 273, 293
Rizinusöl 485, 827, 833
Rizinussamen 827
RMP (s. Rifampicin) 554, 673 ff.
Roaccutan® (Isotretinoin) 584
Robin 828
Robinia pseudoacacia (Robinie) 828
Rocaltrol® (Calcitriol) 586

Rocephin® (Ceftriaxon) 629, 641
Rodentizide 783, 824
Roferon A® (humanes INF-α2a) 696
Rohypnol® (Flunitrazepam) 250, 251, 256, 293
Rolitetracyclin 652, 653 f.
Ronicol® (Nicotinylalkohol) 506, 603
Röntgendiagnostik 605
Röntgenkontrastmittel 29, 605 ff., 783
–, biliäre Exkretion 54
–, Eiweißbindung 609
–, Histaminfreisetzung 310
–, iodhaltige 610
–, negative 605
–, Pharmakokinetik 609
–, positive 605
–, pseudo-allergische Reaktionen 342
–, Risikominderung 610
–, unerwünschte Wirkungen 608, 610
Röntgenstrahlung, Schwächung 605
Rosaceae (Rosengewächse) 828, 835
Rosaxacin 658
Rosengewächse (Rosaceae) 828, 835
Rosenlorbeer 825
Rosoxacin 656
Roßkastanie (Aesculus hippocastanum) 834 f.
rostral aszendierender Teil der Formatio reticularis 254, 256
Rotbuche (Fagus sylvatica) 834
Rote Liste 169
rote Thromben 443
Roter Fingerhut (Digitalis purpurea) 373, 825, 833
Rovamycine® (Spiramycin) 664
Roxithromycin 661, 662, 663 f.
RP (Ruhepotential) 227, **345 ff.**
RRZ (= relative Refraktärzeit) 348
rscu-PA (= „rekombinant" scu-PA) 392, 402
rt-PA (= „rekombinant" t-PA) 392, 402
Rückdiffusion 52
Rückenmark 23
–, Morphin-Wirkung 207
Rückenmarkkonvulsiva 264 ff.
–, Vergiftung 267
Rückenmarks-Liquorräume, Kontrast-Darstellung 606
Rückkopplung mit negativer Wirkung (negative feed-back) 504, 531, 544, 547, 558, 570
– mit positiver Wirkung (positive feed-back) 531
–, nigrostriatale 278
Rückresorption von K⁺ 420
Rückstände im Trinkwasser 748
Rückstrom, venöser 393
Rücktransport, enterohepatischer 506
Ruhedehnungskurve 368
Ruhepotential 227, **345 ff.**
Ruhmeskrone, Afrikanische (Gloriosa superba) 826
Ruhr 489
Rulid® (Roxithromycin) 664
Rulofer® (Fe(II), Fumarsäure, Ascorbinsäure) 462
Rutaceae (Rautengewächse) 835
RVL-Kern 111
Rythmodan® (Ö) (Disopyramid) 355
Rythmodul® (Disopyramid) 355
Rytmonorma® (Ö) (Propafenon) 359
Rytmonorm® (Propafenon) 359

S

S8® (Diphenhydramin) 261, 311, 312
Saat-Platterbse 827
Sabinen 829
Saccharin 733
Sadebaum (Juniperus sabina) 829, 833 f.
Sadebaumöl 829
Safran 829
Safranal 829
Safranrebendolde 827
Safrol 732

Säfte 71, 73
Sagrotan® (Desinfiziens, Phenolderivate) 718
SA-Knoten (= Sino-Aurikular-Knoten) 345
sakraler Anteil des Parasympathikus 121
Salazosulfapyridin 223
Salben 75 f.
Salbutamol 164 f., 195, 380
–, Dosis-Wirkungs-Kurve 166
–, kumulative Dosis 166
–, relative Selektivität an Adrenozeptoren 160
Salicylamid 45
–, Metabolisierung 34
Salicylat-Anämie 218
Salicylat-Asthma 218
Salicylate (s. Salicylsäure-Derivate) 9, 216 f., 221 f.
Salicylat-Glucuronid 218
Salicylsäure 10, 27, 31 ff., 37, 217, 771
–, Berylliumvergiftung 782
–, Elimination 59
–, keratolytische Wirkung 218
–, renale Ausscheidung 53
Salicylsäure-Derivate (Salicylate) 9, 216 f., 221 f.
–, Antiphlogistika 219
–, antirheumatische Therapie 222
–, Ausscheidung 218
–, Metabolismus 218
–, Nebenwirkungen 218
–, Placebo-Effekt 218
–, Resorption 218
–, Therapiekontrolle 70
–, Vergiftung 218
–, Verteilung 218
Salicylursäure 218
salinische Abführmittel 484
salivatorische Transmitter 103
Salmeterol 165, 195
Salmonellen 652
Salmonellosen 489
Salofalk® (5-Aminosalicylsäure) 328, 479
Salomonssiegel (Polygonatum odoratum) 835
Saltucin® (Benzothiadiazin-Gruppe) 435
Salvage pathway 496, 499
Salvarsan® (3,3'-Diamino-4,4'-dioxyarseno-benzol) 613, 777
Salzlösungen, isotone 416
Salzsäure, Substitution 468
Sanasthmyl® (Beclometason-dipropionat) 196, 335, 563
Sandimmun® (Cyclosporin) 745
Sandomigran® (Pizotifen) 198, 316
Sandostatin® (Somatostatin) 533
Sanoma® (Carisoprodol) 277, 292
Saponine 823, **834**, 835
–, Aescin 823
–, Glycyrrhizin 823
–, Toxizität 834
Saralasin 185
Sarenin® (Saralasin) 185
Sarkome, fibrilläre Struktur 366
Sarkomere 365
Sarkomerlänge 367
Sarkoplasma 245
sarkoplasmatisches Retikulum 366 f.
Saroten® (Amitriptylin) 198, 288
Sarothamnus scoparius (Besenginster) 824, 833
Sättigung des first-pass-Effektes 57
Sättigungscharakteristik 15
Sättigungsdosis 63, 66 f.
Sauerkleegewächse 828
Sauerstoff 758, 764
–, aktivierter 43
–, hyperbarer, Beatmung 333
–, reaktionsfähiger 42, 329 ff., 728, 740
–, Singulett- 43, 329, **330**, 332
Sauerstoffbeatmung 764
Sauerstoffbedarf der Gewebe 758
Sauerstoffdifferenz, arterio-venöse 385
Sauerstoffextraktion 385
Sauerstoffmangel 407

Sauerstoffradikale 327
–, Anionen 742
–, Wirkungen 305, 333
Sauerstoffspezies, reaktive **329**, 332, 338
–, Inaktivierung 330
–, pathophysiologische Bedeutung 332
Sauerstoffverbrauch, myokardialer 179, 393
Sauerstoffvergiftung 764
Sauerstoffzufuhr 750
Säuglingsalter 10, 35, 66
Saugwürmer 706, 710
saure Pharmaka 31 f., 37
– Steroide 504
Säure-Basen-Gleichgewicht 410
Säure-Basen-Haushalt 413
–, Charakterisierung von Störungen 419
–, Störungen 418
–, Therapie bei Störungen 419
–, Ursachen von Störungen 419
Säure-Derivate, organische, Antiphlogistika 219
Säuren, organische 27
Säurepuffer 422
Säuresekretion 326
Säuresubstitution, Magensaft 469
Scandicain® (Mepivacain) 225
Schädigung von Zellbestandteilen 43
Schadstoffe 1 f.
–, Aufnahme 755
–, Definition 1
–, Konzentrationen 755
–, Wirkungen 752, 755
Scharfer Hahnenfuß (Ranunculus acris) 835
scheinbare Verteilungsvolumina 58
Schein-Wut 286
Scherisolon® (Prednisolon) 564
Schierling 141, 824, 827, 833
Schilddrüse 537
–, Funktionsstörungen 570, 572 f.
–, Karzinom 572
–, TSH 531, 533, 535, 572
Schilddrüsenfunktion 610
–, gestörte 570
Schilddrüsenhormone 101, **568 ff.**
–, Biosynthese 568 f.
–, Chemie 568
–, Funktion 568
–, Hypothyreose 572
–, Indikationen 572
–, Kinetik 569
–, konnatale Hypothyreose 572
–, Metabolismus 569
–, Myxödem-Koma 572
–, pharmakokinetische Eigenschaften 571
–, pharmakologische Wirkungen 570
–, Radiotherapie 572
–, Regulation 570
–, therapeutische Anwendung 571
–, Thyreoidektomie 572
–, unerwünschte Wirkungen 571
–, Wirkungsmechanismus 530 f.
Schilddrüsenüberfunktion (s. Hyperthyreose) 570, 572 f.
Schilddrüsenunterfunktion (s. Hypothyreose) 570, 572 f.
Schild-Regression 19
Schilling-Test 593
Schistosoma (Saugwürmer) 710 ff.
– haematobium 710 ff.
– intercalatum 710, 714
– japonicum 710, 713 f.
– mansoni 710, 713 f.
Schistosomiasis 706
Schizogonie 698
Schizonten 698
Schlaf, Physiologie **254**
Schlafapnoe, respiratorische Acidose 419
Schlaf-EEG 255
schlafende Hoden 170
Schlafkrankheit 697, 702
Schlaflatenz 256
Schlafmittel 257 ff.
–, Abhängigkeit **259 ff.**
–, Bromharnstoffderivate 257, 260
–, Entzugserscheinungen 302
–, Gewöhnung 302
–, Intoxikation 260

–, Kreuztoleranz 302
–, Mißbrauch **259 ff.**, 302
–, Vergiftung 261, 436
Schlafmohn 133
Schlafprofil 255
Schlafstörungen, Behandlung 262
–, Ursache 255
Schlaf-System 254 f.
Schlafverhalten, „Einrenkung" 262
Schlagvolumen 371
Schlangen, zoologische Klassifikation 818
Schlangenbiß, therapeutische Maßnahmen 820
Schlangengifte (s. a. Tiergifte) 818
–, Einfluß auf die Blutgerinnung 819
–, Maßnahmen 820
–, Seren 820
Schleifendiuretika 382, 426, 428 ff.
schleimhautabschwellende Nasentropfen 35
Schleimhäute, Aufnahme von Pharmaka 35
–, Oberflächenanästhesie 35
–, Rektum 75
Schleimsekretion 326
–, Magen 466
Schlemmscher Kanal 127, 143
Schlemmsubstanzen 36
Schmerz 200 f., 204
–, Bekämpfung **200,** 203
–, chronischer 214
–, Empfindung 201
–, Intensität 202
–, Mediatoren (s. a. PG) 325
–, neuropathischer 200
–, Pathophysiologie 200
–, postpartaler 218
–, psychogener 200
–, Reizschwelle 202
–, Therapie 213
– und Atmung 207
–, vegetative Funktionen 200
–, Wachzustand 200
–, zentraler 200
Schmerzzustände, akute 213
Schmetterlingsblütler (Fabaceae) 835
Schmuckketten, exotische 827
Schneeball (Viburnum opulus; Viburnum lantana) 834
schnelle Rezeptoren 101
Schock 214
–, anaphylaktischer 230, 334 ff., **340,** 817
– –, Histaminfreisetzung 310
– –, Symptome 339
–, kardiogener 162, 382
–, PAF-Antagonisten 329
schockbedingte Niereninsuffizienz 162
Schockbekämpfung 750
Schockfragmente 339 f.
Schocklunge 260, 320, 333
Schocksymptomatik 306, 318
Schocksyndrome 162
Schoenocaulon officinale (Läusekraut) 825
Schöllkraut 826
Schonhaltungen 200, 276
Schrittmacher-Bildung, heterotope 348
Schrittmacher-Zellen 346
Schulmedizin 84
Schüttelfrost und Pethidin 217
Schwangerschaft 82 ff.
–, Anämie 463
–, Diabetes 518
–, Eisenbedarf 461
–, Hypertonie 191
–, Pharmakogenetik 70
–, Rauchen 811 ff.
Schwankungen der Plasmakonzentration 64
–, interindividuelle 70, 202
–, intraindividuelle 202
Schwarzer Germer 826
Schwarzer Nachtschatten 824 f.
Schwarzwasserfieber 699
Schwefeldioxid (SO_2) 762
–, Bronchokonstriktion 762
Schwefelkohlenstoff 41, 799 f.
–, MAK-Wert 755
Schwefelpuder 76
Schwefelsäure 39, 48
–, aktivierte 45 f.

Schwefelwasserstoff (H_2S) 763
–, Geruch 763
–, Wirkungen 763
Schwefelwasserstoff-Vergiftung, Symptome 763
–, Wirkungsmechanismus 763
Schweinebandwurm 707, 713 f.
Schweine-Insulin 514
Schweiß, pH-Wert 31
Schweißdrüsen 121, 125, 127, 132
Schwelgase 759
Schwellenkonzentration 750
Schwellenpotential 227
Schwellenstromstärke 348
Schwellenwerte, toxikologische 752
schwerlösliche Insuline 76
– Komplexe 35
Schwermetalle 22, **766**
–, Anreicherung 839
–, Antidote 767
–, Chemotherapie 766
–, karzinogene Wirkung 767
–, Umwelt-Toxikologie 767
–, Vergiftungen 767
–, Wirkungen 767
Schweröl 804
Schwesterchromatid-Austausch 740
Scillaren A, biliäre Exkretion 54
Scillarenin 825
Scopoderm® (Scopolamin) 483
Scopolamin 24, 128 f., 130 ff., 482, 823
–, Anti-Emetikum 483
–, Ausscheidung 76
Scopolia carniolica 823
SC-UK (single chain urokinase, siehe Einstrang-Urokinase) 452, 454
scu-PA (single-chain urokinase plasminogen activator) 392
Seborrhö, Antiandrogene 546
Secale-Alkaloide (s. a. Mutterkorn-Alkaloide) 173, 207
–, chemische Konstitution 174
–, pharmakologische Wirkungen 174
–, relative Selektivität an Adrenozeptoren 160
Secobarbital *258*
second messenger 13, 15 f., 101, 335, 421, 525, 530, 724
– –, Magenfunktion 467
Securopen® (Azlocillin) 628, *636*
Sedacoron® (Ö) (Amiodaron) 361
Sedativa 10, **255,** 259, 286
–, Herzfrequenz 393
–, Prämedikation 252
–, Stoffklassen 256
–, Wirkort 256
–, Wirkungsmechanismus 256
sedativ-hypnotische Wirkung 205
Sediat® (Diphenhydramin) 312
Seeanemonen-Toxine 372
Sefril® (Cefradin) *637, 639*
Segontin® (Prenylamin) 399
Sehvorgang 581
Seidelbast (Daphne mezereum) 101, 833 f.
sekretagog wirkende Laxantien 485
Sekretion 52
–, Bikarbonat-Anionen 466
–, gastrointestinale 325
–, Magensaft 466
–, Schleim- 326
–, Schleim (Magen-) 466
–, tubuläre 51, 53, 66, 425
Sekundal® (Diphenhydramin) 261, *311,* 312
sekundär generalisierte Anfälle, Epilepsie 270
sekundäre Amine 41
– Botenstoffe (s. second messenger) 13 ff., 101, 335, 421, 525, 530, 724
– Hypercholesterinämien 505
– Hyperlipidämien 505
– Resistenz 618
– Stoffwechselveränderung 491
sekundärer Hyperparathyreoidismus 476
Sekundärglaukome 145
Sekundärwirkungen 2, 16
Selbstbestimmung der Versuchspersonen 78
Selectomycin® (Spiramycin) 664

Selegilin *167,* 169, 278 f.
–, Antiparkinsonmittel 280
Selektionsvorteile 815
selektive Bradykardika, Diastolendauer 392
– β₁-Adrenozeptor-Antagonisten 176, 191
Selektivität 29
–, α₂- 181
–, β- 379
Selen 331, 586, 597 ff., **782**
–, akute Vergiftung 782
–, Belastung, chronische 600
–, biologische Bedeutung 599
–, chronische Vergiftung 782
–, Herzmuskelschaden 599
–, Mangel 599
–, Toxizität 599
–, Vergiftung, Symptome 599
Selenproteine 331, 599
Selenstaub, MAK-Wert 782
Semichinone 729
Semichinon-Radikale 740
L-Semidehydroascorbinsäure *595*
semilente Insuline 516
Sempera® (Itraconazol) 685, 687
Semustin *738*
Senecio (Kreuzkraut) 826
Senecionin *830*
senile zerebrale Insuffizienz 604
Senium (s. Alter)
Senkung der Nachlast 380
– der Vorlast 381
– des Augeninnendrucks 178
Senna (Cassia acutifolia) 835
sensibel (Erreger gegenüber Antibiotika) 617
sensibilisierte T-Lymphozyten 337, 339
Sensibilisierung 337
– durch Antikörperbildung 338
– von Adrenozeptoren 192
sensible Fasern 225
Sensit® (Fendilin) 399
sensomotorischer Cortex und Schmerz 201
Sepsis 716
Septikämie 645
Sequestrierung 104
Sequilar® 554
Serevent® (Salmeterol) *165*
Serin 144
serotonerge Neurone 149
Serotonin (s. a. 5-Hydroxytryptamin) 20, 102,
 104, **111 f.,** 167, *174,* 217, 306, *313,* 389,
 532
–, Stoffwechsel im Harn 112
–, synaptische Übertragung 112
Serum 33 f., 236
–, F⁻-Konzentration (Narkotika) 242
–, Halothankonzentration 244
Serumalbumin 236
Serumkonzentrationen 65, 71
Serumkrankheit 340
Serumkreatinin 70
Sesquiterpene 829, 831, 834
Sevesogift (s. a. Dioxin; TCDD) 794
Sexualdeviationen, Antiandrogene 546
Sexualhormone 42, **542**
–, Androgene (s. dort) 542
–, Biosynthese 543
sham-rage 286
SHBG (Sexual-Hormon-bindendes Globulin)
 529
Shigellen 652
Shigellosen 489
Shy-Drager-Syndrom 194
Sibelium® (Flunarizin) 399
Sicherheitsbreite 7
–, anästhesiologische 232
„sick sinus"-Syndrom 364
Siderosen 596
Signaldomäne 530
Signalübersetzung 100 f.
Silber 780
Silbernitrat (Argentum nitricum) 719
– -Lösung 613
silent death 252
– ischemia 390
Silibinin 837
Silybum marianum (Mariendistel) 837
simile-Prinzip 84 ff.

Simplotan® (Tinidazol) 660
simultane Aufnahme 21
Simvastatin (Epistatin) 507 ff.
single chain urokinase (SC-UK) 392, 452, 454
Singulett-Sauerstoff 43, 329, **330,** 332
sino-aurikulärer Knoten 345, 350
Sintrom® (Acenocoumarol) *448*
Sinu-atrialer Block 365
Sinus coronarius 345
Sinusbradykardie 131, 364
Sinusknoten 345, 350
Sinusknoten-Syndrom 182
Sinusoide 54
Sinustachykardie 363
Sirdalud® (Tizanidin) 277
Sirtal® (Carbamazepin) *273*
Sisomicin 644, 646
Sito-Lande® (β-Sitosterin) 506
β-Sitosterin, Lipidsenker 506
Sitosterin-Delalande® (β-Sitosterin) 506
Skelettmuskulatur 69, 143, 276
–, Durchblutung 36 f.
–, Wirkung der Muskelrelaxantien 135
Skleromexe® (Clofibrat) 508
Skorbut 595 f.
–, Therapie 596
Skorpiongifte 372, 817
SLE-Syndrom 340
sliding filament-Theorie 365
slow release, Eisen 463
– response 348, 350
slow-reacting substance (SRS) 320
sludge-Phänomen 408
SM (s. Streptomycin) 54, 337, 613, 644 ff.,
 673, *677*
SM-Potential, heterotopes 350
SM-Zelle (= Schrittmacher-Zelle) 346
Sobelin® (Clindamycin) 666
social reinforcement 299 f.
SOD (Superoxiddismutase) 43, **330,** 331, 333,
 734
–, Infusion 332
– vom Rind 333
Sodbrennen 475
Sofra-Tüll® (Framycetin) 647
Sojasauce 115
Solanidin 825
Solanin 824 f., *830*
–, Therapie 825
–, Vergiftung 825
Solanocapsin 825
Solanum dulcamara (Bittersüßer
 Nachtschatten) 824
– nigrum (Schwarzer Nachtschatten) 824
– pseudocapsicum (Korallenbäumchen) 824
– tuberosum (Kartoffel) 824
Solgol® (Nadolol) 177
Solitärkanzerogene 723
Sol-Konformation 239 f.
Solosin® (Theophyllin) 179, 186
Solu-Biloptin® (Iopodat) 608
Solu-Decortin H® 611
Solutrast® (Iopamidol) 606
somatisches System 120
Somatomedin C (IGF-1) 534, 724
Somatomedine **534**
somatomotorisches System 123
Somatostatin 121 ff., 532 f.
–, Aminosäuresequenz 532
–, Indikationen 533
–, Kontraindikationen 533
–, unerwünschte Wirkungen 533
Somatotropin (s. STH, Somatotropes
 Hormon) 170, 528, 533
–, Freisetzer 170
–, physiologische Wirkungen 538
–, therapeutische Anwendung 539
–, unerwünschte Wirkung 538
Sommer-Adonisröschen 825
Somnibel® (Nitrazepam) *273*
Somnupan C® (Cyclobarbital) 259
Sonographie 609
–, Harnwege 610
Sorbidilat® (Isosorbiddinitrat) 397
Sorbinsäure 829
Sorbit 416, 484
Sorbus aucuparia (Eberesche) 829

Sormodren® (Bornaprin) 278
Sorquetan® (Tinidazol) 660
Sostril® (Ranitidin) *470,* 471
Sotacor® (Sotalol) 361
Sotalex® (Sotalol) 178
Sotalol 178
–, Antiarrhythmikum 353, **361**
Spalt, synaptischer 102
Spaltprodukte 39
spannungsabhängige Ionenkanäle 100 ff.
spannungsabhängiger Natriumkanal 226 f.
Spannungskopfschmerz 197
Spannungspneu 246
Spare-Receptors 18
Spartein 40, 824, *830*
–, Therapie 824
–, Vergiftung 824
Spartocine® (Fe(II), Glycin-Sulfat-Komplex)
 462
Spasmolytika, myotrope 133
Spastiken 276
spastische Kolitis 487
Spätdyskinesien 284
späte Nachpotentiale 349 f.
Spätfolgen einer Arzneibehandlung 84
Spätkomplikationen, diabetische 512, 517
Spectinomycin 644, 647
Speicheldrüsen 132
Speichelsekretion 103
Speicherkapazität für das Pharmakon 37
Speicherung 3, 23, 38
Speichervesikel 111, 115
Speisepilze 839
–, verdorbene 836
Spermatogenese-Hemmung 547
Speziesunterschiede, Organotropie 729
spezifische Allergie-Phase, Maßnahmen 334
– Calciumkanal-Blocker 399
– Histaminliberatoren 309
– Wirkorte 96
spezifisches ELS 349
Spezifität 38
– von Enzymen 45
Spike-Dom-Komplexe 241
Spike-Wave-Komplexe 265
Spinal-Analgesie 204
Spinal-Anästhesie 229
Spinat 828, 834
Spindelgift (Colchizin) 826
Spiramycin 661 f., 663 f., 706
Spiritus 795
– dilutus 795
Spirochäten 627
Spironolacton 426, *434,* 435
Spiropent® (Clenbuterol) *165*
Spitacid® (Desinfiziens auf Alkoholbasis)
 717
Spizef® (Cefotiam) 638
spontane Angina 389
– Dismutation 330 f.
– Resistenz 618
Spontanheilung, zufällige 10
Sporongonie 698
Sporozoiten 698
Sportler, Erythropoietin 463
Sprengmittel 73 f.
S-Proteine 438 f.
Sprue 582
Spulwürmer 708, 710, 715
Spurenelemente **580, 597,** 600
–, Bedarf im Alter 603
–, Chrom 597
–, Definiton 597
–, Eisen 597
–, Enzyme 598
–, essentielle 597
–, Iod 597
–, Kobalt 597
–, Kupfer 597
–, Mangan 597
–, Mangelerscheinungen 597, 600
–, Molybdän 597
–, prophylaktische Zufuhr 600
–, Selen 597
–, Wirkorte 598
–, Zink 597
Squalen 504

sre-Gen 724
SRS (slow-reacting substance) 320
St. Antons Feuer 176
stabiler Faktor 438
Stabilisatoren 336
Stammhirn, Morphin-Wirkung 207
Stammhirnkonvulsiva 264, 265
–, Vergiftung 266
Stanilo® (Spectinomycin) 647
Stanozolol 545
Stapenor® (Oxacillin) 633
Staphylex® (Flucloxacillin) 633
Staphylococcus aureus 645
Staphylokokken 613, 627, 645, 652, 671
stark wirkende Diuretika 428
Stärke 28
statistische Analyse 10
– Systeme 83
Status asthmaticus 384
– epilepticus 271 f., 275
Stauungsödeme, kardial bedingte 435
–, venöse Insuffizienz 435
steady-state 63, 65
steady-state-Konzentrationen 62, 71
Steal-Phänomen 243
–, koronares 392
–, Zerebralsklerose 604
Stechapfel 128, 823
Stechginster (Ulex europaeus) 824, 833
Stechpalme (Ilex aquifolium) 835
Stellreflexe 237, 247
Stenosen 388 f.
–, exzentrische 388
–, konzentrische 388
stenosierte Koronararterie 395
Sterilität 72, 536
Sterillium® (Desinfiziens auf Alkoholbasis) 717
Sterine 680
Sterinor® (Tetroxoprim/Sulfadiazin) 623
sterische Anforderungen 11
Sterofundin® 611
Steroid-Alkaloide 823 ff.
Steroid-Biosynthese 39
Steroid-Cushing 493
Steroide, neutrale 504
–, saure 504
Steroidhormone 529, 542
–, Wirkungsmechanismus 530 f.
Steuerbarkeit der Narkose 232
Stevens-Johnson-Syndrom, Arzneimittel-Allergie 342
STH (s. a. Somatotropin, Somatotropes Hormon) 170, 528, 533, 538
–, anabolische Wirkung 539
–, diabetogener Effekt 538
–, Eiweiß-Stoffwechsel 538
–, Energiehaushalt 538
–, Kohlenhydrat- und Fettstoffwechsel 538
–, Mangel, hypophysärer Zwergwuchs 539
–, Sekretion, Regulation 538
Stibogluconat-Natrium 703 f.
Stickgase 763
Stickoxid (NO; s. a. EDRF) 308, 314, 387
Stickoxide 762
–, Reizwirkung 761
Stickoxydul (N₂O; s. a. Lachgas) 232 ff., 237, 246, 251, 763
–, Eigenschaften 234
–, Narkotikum 238
Stickstoff 763
Stickstoffdioxid (NO₂; s. a. Stickoxide) 761
–, MAK-Wert 755
Stickstoff-Lost 732, 738
Stickstoffmonoxid (NO; s. Stickoxide) 308, 314, 387, 761
Stickstoffoxide 761
Stilbamidin, Histaminfreisetzung 310
Stilboestrol-Glucuronid, biliäre Exkretion 54
Stimulantien 282, 296
–, Amphetamin 296
–, Appetitzügler 297
–, chemische Merkmale 296
–, Doping 170
–, EEG 297
–, Methamphetamin 296
–, motorische Aktivität 296

–, Nebenwirkungen 297
–, paranoide Psychose 297
–, Pharmakokinetik 296
–, Phenylethylamin-Derivate 296
–, psychische Abhängigkeit 297
–, psychomotorische 167, 264
–, therapeutische Anwendung 297
–, Toleranz 297
–, vegetative Reaktionen 297
–, Verhalten 297
–, Wechselwirkung mit anderen zentralwirksamen Pharmaka 297
–, Weckwirkung 297
–, Wirkungen am Menschen 297
–, Wirkungen am Tier 296
–, Wirkungsmechanismus 296
Stimulierung, Adrenozeptoren 156 f.
–, Atemzentrum, respiratorische Alkalose 419
–, Dopamin-Rezeptoren 173
–, Vagus 247
Stoffaustausch 36
Stoffe, grenzflächenaktive 75
–, pyrogene 72
Stoffwechsel 9, 43
–, aerober 385, 387
–, anaerober 387
–, Beeinflussungen 49
–, Elimination von Fremdstoffen 38
–, extrahepatischer 49
Stoffwechselkrankheiten, Pyridoxin 591
Stoffwechselstörungen 491
Störungen, endokrine 471
Stomatitis mercurialis 774 f.
Stoßtherapie 736
STP (Stuart-Prower-Faktor) 438
Strahlenbehandlung 246
Strahlenrisiko 754
Strahlenzystitis 333
Strangbrüche 742
S-Transferase 332
stratum corneum 26, 35
Streptase® (Streptokinase) 402, 452, 454
Streptodornase 452
Streptokinase 392, 402, 452, 454 ff.
–, Kontraindikationen 453
–, unerwünsche Wirkungen 453
Streptokokken 613, 627
–, Infektionen 619
–, Prophylaxe 619
Streptomyces (Arten) 662
– pilosus 464
– venezuelae 648
Streptomycin (SM) 613, 644, 646, 672 f., 677
–, allergische Reaktionen 337
–, Aminoglykosid-Antibiotikum 677
–, biliäre Exkretion 54
–, Indikationen 677
–, Pharmakokinetik 677
–, unerwünschte Wirkungen 677
Streß, Androgensekretion 542
–, oxidativer 43
Streß-Hypertension 178
Streß-Ulcera 477
Striatum 278, 284
Strombaject® (Stanozolol) 545
Stromba® (Stanozolol) 545
Strömungshindernisse, Auflösung 392
Strongyloides percoralis 715
– stercoralis 709
Strongyloidiasis 709, 711 f., 715
Strontium 783
–, mutagene Gefährdung 783
–, radioaktives (⁹⁰Sr) 783
Stropesid 825
Strophanthidin 373, 825
Strophanthin 373 f., 377, 825
–, Pharmakokinetik 378
–, Verteilungskoeffizient 27
k-Strophanthosid 825
Strophanthus 828
Strophanthus gratus 825
– kombé 825
Struktur von Membranen 23
Strukturen, erregbare 225
Struma, autonome 572 f., 575
–, Rezidivprophylaxe 572

Strychnin 116, 170, 265, 266, 267, 824
–, Angriffsort 267
–, Toxizität 749
–, Vergiftung 140, 824
–, –, Therapie 267
–, Wirkungsmechanismus 267
Strychnos ignatii 824
– nux-vomica 824
ST-Strecke 395
Stuart-Prower-Faktor (STP) 438
Stufenplan der Tumorschmerztherapie 213 f., 221
Stuhlwasser 420
stumme Ischämie 390
– –, Therapie 391
Stupor 256
Stutergon Cinnarbene® (Cinnarizin) 399
Stutgeron® (Cinnarizin) 603
Styli 74
Styrol 729
subakute Toxizität 753
subchronische Toxizität 753
subkutan 29, f., 71 f.
Sublimat 774
Sublingual-Tabletten 31
Substantia nigra 278
Substanz P 116 f., 122, 182, 184, 217
Substanzen, algogene 200, 217
–, hyperämisierende 36
Substitutionstherapie, Drogenabhängigkeit 303
Substrat, endogenes 42, 45
Substratbindung 51
Substratspezifität 39, 41, 47 ff.
Substratstoffwechsel, Verschiebung 393
Succinimid-Derivate 273
Succinyl-Asta® (Suxamethonium) 231
Succinylcholin 44
Succinylcholinesterase 49
succinylierte Gelatine, Plasmaersatzmittel 405
Sucht 300
–, Morphin 210
–, Schlafmittel 262
Suchtgefahr, Antitussiva 215
–, Diethylether 241
–, Heroin 210
–, Morphinderivate 206
Sucralfat 477
–, Ulcus-Therapie 470
Sufentanyl 212
Suillus lutus (Butterpilz) 839
Suizid 260
–, Schlafmittel 262
Sulbactam 636, 637
Sulfachrysoidin 44
–, Metabolit 39
Sulfactin® (Dimercaprol) 223, 768
Sulfadiazin 620, 623
Sulfadiazin-Heyl® (Sulfadiazin) 623
Sulfadoxin 614, 620, 623 f.
Sulfaguanol 623
Sulfalen 620, 623
Sulfaloxinsäure 623
Sulfamethoxazol 620
Sulfametrol 623
Sulfanilamid 39, 44, 45 f., 619
Sulfanilsäure 613
Sulfapyridin 479, 621
Sulfasalazin 223, 328, 479, 620, 621, 623
Sulfat-Anionen 484
Sulfatasen 49
Sulfate, tubuläre Sekretion 53
Sulfathiazol, renale Ausscheidung 53
Sulfatierung 66
Sulfenamid 472
Sulfensäure 472
Sulfide 763
Sulfinpyrazon 455
–, Aggregationshemmung 451
–, Urikosurikum 498
–, Wechselwirkung mit Cumarin-Derivaten 449
Sulfisoxazol, Infusion 68
–, Injektion 68
Sulfonamide 9, 46, 49, 69, 273, 613, 619, 620
–, allergische Reaktionen 337

–, Bakteriostase 620
–, Diaminopyrimidin-Kombinationen 619, 622 f.
–, Diuretika 428, 431
–, Exkretion 622
–, frühere Klassifizierung 622
–, Grundsubstanzen 619
–, Herkunft 619
–, Interaktionen 624
–, Kontraindikationen 624
–, Metabolismus 622
–, Pharmakokinetik 621
–, physikochemische Eigenschaften 619
–, Plasmahalbwertzeit 622
–, Präparate 706
–, Resistenzentwicklung 620
–, schwerresorbierbare 620 f., 623
–, Struktur 619
–, systemische 621
–, tubuläre Sekretion 53
–, unerwünschte Wirkungen 624
–, Wirkungen 620
Sulfonamid-Fieber 479
Sulfonylharnstoff-Derivate 186 f., 513, 524
–, Diabetes 513, 518
–, Einstellung 523
–, Hypoglykämien 522
–, Kombination mit Insulin 523
–, Pharmakokinetik 520 f.
–, sekundäres Versagen 523
–, Struktur 519
–, Therapie mit 523
–, unerwünschte Wirkungen 522
–, Wechselwirkungen 522
–, Wirkungsweise 520
Sulfotransferasen 45, 731
Sulmazol 373
Sulmycin® (Gentamicin) 644, 647
Sulpirid 284 f.
–, Neuroleptikum 283
–, Wirkungsspektrum 286
Sulproston 326
Sultanol® (Salbutamol) 164 f.
Sultiam 272
–, Antiepileptikum 273, 274
Summation der Wirkung 6
Summationsgifte 4 f.
Sumpfdotterblume (Caltha palustris) 835
Sumpfporst (Ledum palustre) 829
Superfamilie der Cytochrom P-450-Enzyme 40
Superoxidanion 43
Superoxid-Dismutasen (SOD) 43, 330 ff., 734
Superoxid-Radikal-Anion 329
Suppositorien 71, 74
Suppressor-T-Zellen 744
Supramycin® (Tetracyclin-HCl) 654
Suprarenin® (Adrenalin) 159, 161, 171, 363, 611
supra-ventrikuläre Arrhythmien 349
Suprefact® (GnRH–Analoga) 532
Suramin 703 f., 709, 711
–, Nebenwirkungen 703
Surfactant-Faktor 235, 241
–, Halothan 244
Surfen (= Aminoquinurid) 516
Surfen-Insuline 516
Suspension 30
Süßholzsaft 475
Süßholzstrauch (Glycyrrhiza glabra) 834
Suxamethonium 25, 45, 134, 135 ff., 231
–, allergische Reaktionen 337
–, Dosierung 139
–, Histaminfreisetzung 310
–, Muskelrelaxans 107
–, Nebenwirkungen 138
–, Wirkdauer 139
Suxinutin® (Ethosuximid) 273
Symmetrel® (Amantadin) 279, 689
Sympathikus 120, 122, 366
– -Erregung 347
– -Tonus 407
– -wirkung 96
– -zentrum, Morphin-Wirkung 207
sympathische Dysregulation 149
– Regulation 149

sympathisches Nervensystem 121
– –, Volumenregulation 412 f.
– Terminalreticulum 151
sympatho-adrenales System 430, 432
Sympathomimetika 28, 255
–, Allergietherapie 335
–, direkt wirkende 161
–, indirekt wirkende 152, 159, 166
–, – –, Struktur-Wirkungs-Beziehungen 158
α-Sympathomimetika 162, 164
β-Sympathomimetika 175, 215, 409
–, Antiarrhythmika 352, 363
–, Hemmung der Histaminliberation 309
sympathonervales System, Wirkungen von Arzneimitteln 152
sympathotone Orthostasereaktion 193
Symptome, polyneuritische 260
Synacthen® (Tetracosactid; ACTH) 335, 537
Synapause® (Oestriolsuccinat) 547
Synapsen 97, 102
synaptische chemische Übertragung 96, 97
– Informationsübertragung 98, 118
– Plastizität 115
– Übertragung 105 ff., 111, 115
synaptischer Abbau 108
– Spalt 102
Syncillin® (Azidocillin) 632
Syndrom, nephrotisches 342
–, androgenitales (AGS) 557 ff.
Synergismus 21, 617
–, antibakterieller 623
–, Beispiele 22
Synkope 194
Syntharis® (Flunisolid) 335
synthetische Lokalanästhetika 228
synthetisches Heroin 109
Syntocinon® (Oxytocin) 540
Syphilis 613
Syscor® (Nisoldipin) 399 f.
System, antinozizeptives 203
–, limbisches 200 f., 254 ff.
–, nozizeptives 200, 202 f., 220
–, protektives 203 f.
–, somatisches 120
–, somatomotorisches 123
Systeme, fallbezogene 83 f.
–, kasuistische 83
–, Kohorten- 83 f.
–, statistische 83
–, therapeutische 71, 76
–, transdermale therapeutische 76
systemisch 29
systemische Anaphylatoxinbildung 320
– Konzentration 54
– Wirkung 2, 35
systemischer Kreislauf 33
– Lupus erythematodes 340
systemisches Blut 55 f.

T

2,4,5-T (2,4,5-Trichlorphenoxyessigsäure) 793, 794
–, Toxizität 793
T₃ (Triiodthyroxin, Liothyronin) 449, 528, 537, 571
T₄ (Thyroxin) 275, 528, 537, 569 ff.
Tabak 35, 300, 809, 815
–, Abbrand 809, 814
–, Amblyopie 815
–, Arteriosklerose 810
–, Entwöhnung 815
–, Geschichte 809
–, Karzinogenese 813
–, Koronarerkrankungen 810
–, Lungenkrebs 812 ff.
–, Magen- und Darmerkrankungen 811
–, obliterierende Gefäßerkrankungen 810
–, Schwangerschaft 811 f.
–, toxische Stoffe 809
Tabakkrebs 812, 814
–, Epidemiologie 812
Tabakpflanzen 141

Tabakrauch 756, 759, 762
–, chronische Reizung der Bronchien 812
–, genetische Schäden 811
–, lokale Wirkungen 812
–, Nitrosamine 730
Tabletten 71, 73
Tacef® (Cefmenoxim) 629, 641
Tachyarrhythmien 178, 351, 382
–, ventrikuläre, Chinidin-Nebenwirkung 354
tachykarde Rhythmusstörungen 352 f., 363
Tachykinine 116, 117
Tachyphylaxie 9, 13, 168
Tachypnoe 235
Taenia saginata (Rinderbandwurm) 707, 713 f.
– solium (Schweinebandwurm) 707, 713 f.
Taeniasis 707, 712 ff.
Tafil® (Alprazolam) 329
Tagagel® (Cimetidin) 470, 471
Tagamet® (Cimetidin) 470, 471
Tagesrhythmus 7 f.
Tagesschwankungen 9
tägliche Fettzufuhr 505
Talkum 76
Tambocor® (Flecainid) 178, 359
Tamoxifen 549, 738, 743
Tanderil® (Oxyphenbutazon) 223
Tannalbin® (Tanninalbuminat) 489
Tannin (Gerbsäure) 489
Tanninalbuminat 489
tardive Dyskinesie 286
Tardocillin® (Benzathin-Benzylpenicillin) 632
target organs 18, 529
Targocid® (Teicoplanin) 669
Tarivid® (Ofloxacin) 658
Taseron 20® (Ketanserin) 173
Tasnon® (Piperazin) 714
Taurocholat 46
Tavegil® (Clemastin) 311, 336, 611
Tavor® (Lorazepam) 292
Taxin 827
–, Vergiftung 827
–, –, Therapie 827
Taxus baccata (Eibe) 827, 833
TBG (Thyroxin-bindendes Globulin) 529, 569
TBPA (Thyroxin-bindendes Präalbumin) 529
TCDD (s. a. Dioxin) 51, 733, 793, 794
–, Toxizität 749
tebesium® (Isoniazid) 674
Technische Richt-Konzentration (TRK) 755
Technologie, pharmazeutische 71
Tego 103 S® (Desinfiziens) 718 f.
Tegretal® (Carbamazepin) 273
Teicoplanin 668, 669
–, MHK-Wert 669
–, pharmakokinetische Daten 669
–, Plasmakonzentration 669
Teilchengröße 30, 73, 75
Teldane® (Terfenadin) 196, 311
Telebrix® (Ioxitalaminsäure) 606
Telepaque® (Iopansäure) 608
Tellur 782
–, MAK-Wert 782
Temazepam 256
Temgesic® (Buprenorphin) 212
Temocillin 628, 635
Temopen® (Temocillin) 628, 635
Tendovaginitis 496
Teniposide 739, 741
Tenormin® (Atenolol) 175, 177, 198
TENS (transkutane elektrische Nervenstimulation) 203
Tensobon® (Captopril) 318
TEPP (Tetraethylpyrophosphat) 788
teratogene Wirkung 82, 260
Teratogenese, chemische 752, 754
Terazosin 172 f.
Terbutalin 158 f., 165, 195, 380
–, relative Selektivität an Adrenozeptoren 160
Terfenadin 196, 312
–, Antihistaminikum 311
Terizidon 678, 679
Terizidon® (Terizidon) 678
Terlipressin 541

terminale Halbwertzeit 60
Terminalretikulum 148
–, sympathisches 151
N-Terminus 41
Terpene 829, **834**, 835f.
–, Alkaloide 823, 826
–, Cucurbitacine 823, 831, 834
–, Diterpene 823
–, Helenalin 823
–, Mezerein 823
–, Monoterpene 823
–, Phorbolester 823
–, Pikrotoxinin 823
–, Sesquiterpene 823
–, Triterpene 823
–, Vergiftungen 834f.
Terpentinöl 829
Terpenvergiftung, Therapie 834f.
tertiäre Amine 41
– –, pK_a-Wert 225
– Arylamine 226
Testbenzin 804
testikuläres Karzinom 734
Testolacton 738, 743
Testosteron 40, 169, 542f., 544f., *557*
Testosteron/Epitestosteron-Quotient 170
Testosteronoenanthat 544
Testosteronpropionat 30, 544
Testosteronundecanoat 544
Testoviron® (Testosteronpropionat) 544
Testoviron-Depot® (Testosteronoenanthat) 544
Tetanie 422
–, uterine 540
Tetanus 136f.
Tetanus-Infektion, Therapie 267
Tetanus-Toxin 115, 265f., 267
–, Toxizität 749
Tetracain *226*, 227, 229
–, Lokalanästhetikum 225
2,3,7,8-Tetrachlordibenzofuran (TCDF) *793*
2,3,7,8-Tetrachlordibenzo-p-dioxin (TCDD, Dioxin) 51, 733, **793f.**
2,4,2'4'-Tetrachlordiphenyl *793*
1,1,2,2-Tetrachlorethan, MAK-Wert 755
Tetrachlorethylen 808
–, MAK-Wert 802
Tetrachlorkohlenstoff 326, 805
–, freie Radikale 806
–, MAK-Wert 755, 802
Tetrachlormethan *805*
Tetracosactid (vgl. ACTH) 335
Tetracycline 33, 35, 38, 614, **651**, 652f., 730, 740
–, Allergien 654
–, biliäre Exkretion 54
–, Calcium-Orthophosphat-Chelate 653f.
–, gastrointestinale Störungen 654
– -HCl 654
–, Indikationen 654
–, Interaktionen 655
–, katabole Effekte 654
–, Knochen- und Zahnschäden 654
–, Leberschädigung 654
–, lokale Reizerscheinungen 654
–, Nebenwirkungen 654
–, Pharmakokinetik 653
–, Phototoxizität 654
–, physikochemische Eigenschaften 652
–, Proteinsynthesehemmung 652
–, Resistenz 652f.
–, Therapie 652f.
–, Wirkungen 652
–, ZNS-Reaktionen 654
12-Tetradecanoyl-phorbol-13-acetat (TPA) 723, 725, *728, 733*
Tetraethylammonium 141
–, tubuläre Sekretion 53
–, Verteilungs-Koeffizient 27
Tetraethylblei 771, 773, 803
Tetraethylpyrophosphat (TEPP) 788
Tetraethylthiuramdisulfid *799*
Δ⁹-Tetrahydrocannabinol *298*
Tetrahydrofolsäure (FH4) 594, 620, 739
–, Synthesehemmung 621
Tetramethylammonium *141*
Tetramethylthiuramdisulfid *799*

Tetrazepam, Muskelrelaxantium 277
Tetrazolderivate *264*
Tetrodotoxin 13, 98, *821*
–, Toxizität 749
Tetroxoprim 620ff.
TFT Thilo® (Trifluridin) 695
Thalidomid (Contergan®) 82, *257, 590*
–, teratogene Wirkung 260
Thalidomid-Embryopathie 82
Thallium 778f.
–, akute Vergiftung 779
–, Berliner Blau 779
–, Pharmakokinetik 779
Thallium(I)-sulfat, Rattengift 779
Thalliumvergiftung 779
–, Haarverlust 779
–, Symptome 779
–, Therapie 779
THAM (Tris-Puffer = Trishydroxyamino-methan; Trometamol) 408, *420*
THC 300
Thebacon 206, 215
Thebain 203, 206, 210
T-Helferzellen 744
Theobromin 116, **383**
–, diuretische Wirkung 427
Theophyllin 66, 101, 116, 133, 179, 186, 195f., 255, 335f., 380, **383**, 384
–, Allergietherapie 335
–, diuretische Wirkung 427
–, Konzentration im Blut 74
–, scheinbares Verteilungsvolumen 58
–, Therapiekontrolle 70
Theophyllinderivate 215
Theorie der Pharmakon-Wirkung 10
therapeutisch wirksame Plasmakonzentration 63
therapeutische Alternativen 79
– Anwendung 6
– Breite 7
– Dosis 7
– Effektivität 637
– Sicherheit 7
– Systeme 71, 76
– Wirkung 4
therapeutischer Index 7
– Nutzen 77
Therapie, antiasthmatische 9
–, antirheumatische 222
–, fibrinolytische 452, 454
– mit Eisen 462
Therapiekontrolle 70f.
– der Plasmakonzentration 69
Therapieversuch in der Klinik 7
Thevetia peruviana (Gelber Oleander) 825
Thevetin 825
Thevier® (L-Thyroxin) 571
Thiamazol *573*, 575
Thiamin (Vitamin B₁) 262, 581f., **589**
–, Mangelerscheinungen 589
–, unerwünschte Wirkungen 589
–, Wirkungen 589
Thiamin-Mangel, Alkoholiker 589
–, Beri-Beri 589
–, Therapie 590
Thiamphenicol *648*, 649, 651
–, Wirkungen 649
Thiazide 431, 433
–, Diuretika 381
Thiazidin 431
Thioamid-Thyreostatika 573, 575
–, allergische Reaktionen 573
–, Pharmakokinetik 573
–, unerwünschte Wirkungen 573
–, Wirkungsmechanismus 573
Thiobarbiturate 37
–, Injektion 29
Thiocarbamat 800
Thioctsäure 589, 837
Thioguanin 739, *741*
Thioharnstoff *573*
Thiomersal 717
6-Thioninosinsäure 739
Thiopental 37, 52, 231, 244f., 247f., 249, *258, 259*
–, Histaminfreisetzung 310

–, pseudo-allergische Reaktionen 342
–, Verteilung 27, 248
Thioridazin, Neuroleptikum 283, 286
Thiotepa *738*
Thiouracil, Wechselwirkung mit Cumarin-Derivaten 449
Thiouracile, allergische Reaktionen 337
Thioxanthene 278
Thioxanthengerüst 282
Thombran® (Trazodon) *289*
thorako-lumbal 121
Thorium **783**
Thoriumdioxid 783
Thorotrast® (Thoriumdioxid) 783
Thromben, Diuretika-Nebenwirkung 431
–, rote 443
–, weiße 443
Thrombin 438f., 819
Thrombolyse 455
–, Therapie 402
Thrombopenie 341
–, Arzneimittel-Allergie 340
Thrombophilie 443
Thrombose 329, **454**
–, postoperative 447
–, Prophylaxe 222, 455
Thrombosegefährdung, arterielle 455
–, venöse 455
Thrombotest 450
Thromboxan A₂ (s. a. TXA₂) 218, *321*, 325, 330, 451
Thromboxan B₂ *321*, 323
Thromboxan-Biosynthese, pharmakologische Beeinflussung 326
Thromboxane 320
–, Wirkungen 324
Thromboxan-Synthase 323
–, Hemmstoffe 321, 325
Thrombozyten 324, 338
–, Histamingehalt 306
–, Zerstörung 340
Thrombozyten-Aggregation 218, 387, 408, 445
–, Aktivatoren 329, 442
–, Hemmstoffe 442, 451f.
Thrombozytenfunktion, Arachidonsäuremetaboliten 324
Thrombozyten-Gefäßwand-Interaktion 325
Thrombozytopenie 246, 446, 736, 738
–, PAF 329
Thuja occidentalis (Lebensbaum) 829
Thujon, Monoterpen 829
Thymidilatsynthetase 739f.
Thymidin *693*
Thymidin-Kinase, virusinduzierte 690
Thymol 717, *718*
– (Stabilisator für Halothan) 243
Thymushormone, pseudo-allergische Reaktionen 342
Thyreoglobulin 568
Thyreoidektomie 572
Thyreostat II® (Thiamazol) 575
Thyreostatika **568, 572f.**, 575
–, allergische Reaktionen 337
–, Arzneimittel-Allergie 341
–, Iodid 573
–, Iodisationshemmstoffe 573
–, Kontraindikationen 575
–, Radio-Iod 573
–, therapeutische Anwendung 575
–, Therapie, Indikationen 572
Thyreotoxikose 164, 571
thyreotoxische Krise 575
Thyreotropes Hormon (TSH, Thyrotropin) 528, 531, 533, **537**
Thyreotropin releasing hormone (s. TRH) 528, **531ff.**
Thyroliberin/TRF „Merck"® 533
Thyroxin (Levothyroxin; T₄) 275, 528, 537, 569ff.
– bindendes Globulin (TBG) 529, 569
–, Kontraindikation bei Epilepsie 275
–, Rezidivprophylaxe 572
–, Suppressionsbehandlung 572
–, Wechselwirkung mit Cumarin-Derivaten 449

Thyroxin-bindendes Globulin (TBG) 529, 569
– Präalbumin (TBPA) 529
Thyroxin-Glucuronid, biliäre Exkretion 54
Tiabendazol 708 f., 715 f.
–, Pharmakokinetik 715
–, therapeutische Anwendung 715
–, unerwünschte Wirkungen 716
Tiamon® (Noscapin, Dihydrocodein) 215
Ticarcillin 628, 631, 635, 636
Ticlopidin 324
tiefe Kompartimente 521
Tiere, giftige (s. Gifttiere)
Tierexperimente 7, 78 f., 753 f.
–, Analgesie-Test 201
–, Prüfung von Anti-Epileptika 271
Tiergifte 815, 822
–, Allergie 817
–, Amphibien 820
–, Angiotensin 821
–, Antiserum 337, 820
–, Apamin 822
–, Batrachotoxin 821 f.
–, Bungarotoxin 818
–, Bienengift 815 f.
–, biogene Amine 815, 821
–, Bombesin 821
–, Bradykinin 821
–, Bufadienolide 821
–, Caerulein 821
–, Cardiotoxine 818, 820
–, Charybdotoxin 822
–, Cholecystokinin 821
–, Conotoxine 822
–, Crotoxin 818
–, Dendrotoxin 822
–, Elapidengifte 818
–, Elapiden-Neurotoxine 822
–, Eledoisin 821
–, Endorphine 821
–, Enzyme 816, 818 f.
–, Esteroproteasen 819
–, Gastrin 821
–, Gegenmaßnahmen 817
–, Hämorrhagien 820
–, Hämorrhagine 819, 822
–, Herkunft 816
–, herzwirksame Glykoside 821
–, Histrionicotoxin 821 f.
–, Hornissengift 816 f.
–, Hyaluronidasen 818
–, Kininasen 819
–, Kininogenasen 822
–, Klassifikation 815
–, Kreislaufschock 820
–, mariner Tiere 821
–, Melittin 822
–, Neurotoxine 818
–, Notexin 818
–, Okadaic acid 821 f.
–, Peptide 818, 821
–, Phospholipasen 818, 822
–, Physalaemin 821
–, Polypeptide 816
–, Proteasen 818 f.
–, Ranatensin 821
–, Risiko 820
–, Sarafotoxin 820
–, Saxitoxine 821
–, Schädigung 820
–, Schlangengifte 818 f.
–, Seeanemonentoxine 822
–, Skorpiontoxine 372, 817, 822
–, Spinnengift 822
–, Substanz P 821
–, Symptome 820
–, Taipoxin 818
–, Tetrodotoxin 821 f.
–, Therapie 820
–, TRH 821
–, Wespengift 816 f.
tierische Antiseren 337
– Insuline 514, 517
Tierversuche (s. Tierexperimente) 7, 78 f., 201, 271, 753
Tigason® (Etretinat) 583
tight junction 23 f., 27

Tiklyd® (Ticlopidin) 324
Tilade® (Nedocromil) 196, 335
Tilidin 211, 212
Timnodonsäure 323, 327
Timolol 35, 178
–, Offenwinkelglaukom 145
Timonil® (Carbamazepin) 273
Tinctura iodi DAB 719
Tinidazol 659, 660
Tioconazol 684
tissue plasminogen activator (t-PA) 438, 442, 453
Tizanidin, Muskelrelaxantium 277
T-Lymphozyten (s. Lymphozyten) 337 ff.
TNF (Tumornekrosefaktor) 304, 338 f.
Tobramycin 644, 646 f.
Tocainid 355 f., 357
–, Antiarrhythmikum 353
Tocochromanol-3 582
Tocole 587
–, Mangelerscheinungen 586
– mit Vit. E-Aktivität 580, 586
α-Tocopherol (Vit. E) 43, 332, 580 f., 586, 596
–, Mangelzustände 587
–, unerwünschte Wirkungen 587
–, Wechselwirkungen 587
Tocopherole 587
–, Bioverfügbarkeit 586
–, chem. Formel 587
–, Mangelzustände 586
–, Verhinderung von Augenschäden 587
α-Tocopherylchinon 587
α-Tocopherylhydrochinon 587
Todesfälle durch Gifteinwirkung 748
tödliche Dosis 7
Tofranil® (Imipramin) 288
Tokolytika 165 f.
Tolazamid, Blutzuckersenkung 519
–, Pharmakokinetik 521
Tolazolin, tubuläre Sekretion 53
Tolbutamid, Biotransformation bei Lebererkrankungen 69
–, Blutzuckersenkung 519
–, Inaktivierung 520
–, Pharmakokinetik 521
–, scheinbares Verteilungsvolumen 58
–, Wechselwirkungen 523
Tolbutamid RAN® (Tolbutamid) 519
Tolbutamid ratiopharm® (Tolbutamid) 519
Tolbutamid-Tablinen® (Tolbutamid) 519
Toleranz 300 f., 630
–, Hypnotika 257
–, metabolisch bedingte 300
–, Morphin 209
–, Narkosestadium 237
–, Nitrate 396
–, pharmakodynamische 9
–, pharmakokinetische 9, 49
Toleranzentwicklung 50, 258
–, Alkohol 302
–, Barbiturate 258
–, Dobutamin 382
–, Dopamin 382
–, Vasodilatantien 381
Toleranzwerte 752
Tollkirsche (Atropa bella-donna) 128, 823, 833
Tolmetin 219
–, Analgetikum 220
o-Toluidin 730
Toluol 804
–, MAK-Wert 802
Tolvin® (Mianserin) 289
Tomate 824
Tonussteigerung 388
topische Behandlung von atrophischen Genitalveränderungen, Oestrogene 548
Topoisomerase II 739
Torasemid 429
Tore (gates) 226 f., 240, 349
Torpedoöl 791 f.
Torsades de pointes 352
–, Chinidin-Nebenwirkung 354
Tosylchloramid 718, 719
totale Clearance 57, 59, 93
Toulibor® (Metformin) 524
Toxiferin 134, 135

Toxikologie 1, 71, 747, 748, 750, 754 f.
–, Arzneimittel 747
–, Aufgabengebiete 747
–, Definition 1
–, Gewerbe 747
–, klinische 747
–, Kosmetika 747
–, Luftverunreinigung 747
–, Nahrungsmittel 747
–, Pestizide 747
–, Umwelt 747
–, Wechselbeziehungen 748
toxikologische Prüfung neuer Stoffe 752 f.
– Risikoanalyse 754
Toxine 706, 815, 821
toxische Aminosäuren 823, 827, 830
– Arzneimittel, Schäden 341
– Effekte 753
– Gefährdung 747
– Herzglykoside 376
– Metabolite 34, 39
– Peroxide 241
– Proteine 827, 830
– –, Abrin 823, 827
– –, Phasin 823, 828
– –, Ricin 823, 827
– –, Robin 828
– Wirkungen 6, 755
– –, Metalle 767
toxisches Lungenödem 761
Toxizität 78, 757, 793
–, akute 749, 752 f.
–, chronische 752 f.
–, Reduzierung 617
–, subakute 753
–, subchronische 753
Toxizitätsprüfungen 1, 753
Toxocara canis (Hundespulwurm) 708, 710, 715
– cati (Katzenspulwurm) 708, 710, 715
Toxogonin® (Obidoximchlorid) 791
Toxoplasma gondii 697
Toxoplasmose 697, 701, 706
– in der Schwangerschaft 664
t-PA (tissue plasminogen activator) 392, 438, 442, 453
TPA (12-Tetradecanoyl-phorbol-13-acetat) 723, 725, 728, 733
Trachealmuskulatur 325
Trachom 76
Träger 336 f.
– für Pharmaka 75
Trägermoleküle 28
Trainingdopes 170
Tramadol 211, 213
–, Dosierung 212
Tramal® (Tramadol) 212
Tränenfluß 204
Tranexamsäure (AMCHA) 453, 454
Tranquase® (Diazepam) 273
Tranquillantien 10, 256, 262, 282, 291
–, Absetz-Insomnie 295
–, antikonvulsive Wirkung 295
–, Anxiolyse 294 f.
–, Benzodiazepine 291
–, chemische Merkmale 291 ff.
–, EEG 294
–, Gewöhnung 295
–, Herzfrequenz 393
–, Indikationen 295
–, Interaktion mit anderen zentralwirksamen Pharmaka 294
–, motorische Aktivität 294
–, Nebenwirkungen 294
–, Pharmakokinetik 291
–, physische Abhängigkeit 295
–, Prämedikation 252
–, sedative Wirkung 295
–, therapeutische Anwendung 294
–, vegetative Reaktionen 294
–, Verhalten 294
–, Wechselwirkung mit Cumarin-Derivaten 449
–, Wirkung am Menschen 294
–, – bei Psychosen 295
–, – am Tier 294
–, – auf das autonome Nervensystem 295

–, – zentralwirksamer Pharmaka 295
–, Wirkungsmechanismus 291
–, zentral muskelrelaxierende Wirkung 295
Tranquo® (Diazepam) 273
Transaminasen 114
transamnialer Übergang 25
Transannon® (Konjugierte Oestrogene) 547
Transbronchin® (Carbocistein) 196
Transcortin (CBG) 529, 558
transdermale therapeutische Systeme (TTS)
  35, 76
trans-Diole 45
Transduktion 10, 101, 725
Transduktionsmechanismen 106
S-Transferase 329
Transferrin 29, 457, 459, 462
Transkriptase, reverse 693
Transkription 530, 726
Transkriptionspromotoren 725
transkutane elektrische Nervenstimulation
  203
Translation 530 f.
Translokation 725, 739, 742
Transmembran-Helices 100
Transmitter 10, 13, 16, 102, **104**
–, Bereitstellung 97
–, enantiomere 12
–, Freisetzung 97 f., 102
–, Funktion 85
–, hemmende 115
–, neuronale 12
–, physiologische 12, 18
–, Rezeptor 101
–, salivatorische 103
–, wichtige 104
Transmitter-Glutamat 114
Transplantat-Abstoßungsreaktionen 329
Transplantationen, Organ- 745
Transport, aktiver 28
–, axonaler 98
–, Carrier-vermittelter 28
–, Narkotikum 236
–, vesikulärer 28
Transportmechanismus der Zellmembran
  415
Transportproteine 529
Transposon 618, 627
transzelluläre Permeation 25, 28
transzellulärer Raum 410
Transzytose 24, 29
trans-4-Dimethylaminoazobenzol 730
trans-4-Dimethylaminostilben 730
Tranxilium® (Dikaliumclorazepat) 251, 292,
  294
Tranylcypromin 167, 168 f.
–, Antidepressivum 288
–, MAO-Hemmstoff 287
Trapanal® (Thiopental) 231, 245, 248, 259
Trasylol® (Aprotinin) 453
Trausabun® (Melitracen) 288
Trazodon 290
–, Antidepressivum 289
–, Eigenschaften 290
Trecalmo® (Clotiazepam) 256
Tremarit® (Metixen) 278 f.
Trematoden („Egel") 706, 710
Tremor mercurialis 178, 278, 775
Tremorintensität 166
Trepress® (enthält Hydralazin) 186
TRF (thyrotropin releasing factor) 528
TRH (thyreotropin releasing hormone,
  Protirelin, Thyroliberin) 528, 531 f., **533**
–, Aminosäuresequenz 532
–, Dosierung 533
– TRH „Roche"® 533
–, -Test 533
Triamcinolon (9α-Fluor-16α-hydroxy-
  prednisolon) 564
Triam-oral® (Triamcinolon) 564
Triamteren 435
–, Diuretikum 433
Triarylphosphate 791
Triarylphosphat-Lähmung 791
1,2,4-Triazol 685
Triazolam 256 f., 329
–, Tranquillans 292
Trichinella spiralis (Trichine) 708, 715

Trichinis trichuria (Peitschenwurm) 708
Trichinose 708, 712, 715
Trichiuriasis 706, 708, 711 f., 715
Trichloracetaldehydhydrat 261
Trichloressigsäure 806
1,1,1-Trichlorethan 808
–, MAK-Wert 755, 802
Trichlorethanol 261, 806
1,1,2-Trichlorethylen 802, 806 ff.
–, MAK-Wert 755, 802
–, Metabolisierung 807
Trichlorfluormethan, MAK-Wert 755
2,4,5-Trichlorphenol 793
2,4,5-Trichlorphenoxyessigsäure (2,4,5-T)
  793, 794
Trichomonas vaginalis 697
Trichomoniasis 705
Trichuriasis 706, 708, 711 f., 715
Trichuris trichuria 715
tricyclische Antidepressiva 32, 214, 229, 255,
  287, 288, 291
– –, α-sympatholytische Eigenschaften 290
– –, allergische Reaktionen 337
– –, Hypothermie 290
– –, Intoxikationen 291
– –, kompetitive Antagonisten 289
– –, motorische Aktivität 290
– –, noradrenalinverstärkende Wirkung 290
– –, Wechselwirkung mit anderen
    zentralwirksamen Pharmaka 290
– –, Wirkungen auf das EEG 290
Tridion® (Trimethadion) 273
Triethylenglykol 716
Trifluoressigsäure 245
Triflupromazin 287
Trifluridin 695
Trigeminusneuralgie 272, 274
Triggerzone, chemorezeptive 207
–, emetische 207
Triglyceride 503
Triglyceridlipasen 157
Trihexyphenidyl 278
–, Antiparkinsonmittel 279, 280
Trihydroxycholansäure 487 f.
Triiodthyronin (Liothyronin; T₃) 449, 528,
  537, 571
–, Wechselwirkung mit Cumarin-Derivaten
  449
Trikresylphosphate **791**, 792
–, Schmiermittelzusätze 791
–, Weichmacher 791
Trimanyl® (Trimethoprim) 621
Trimazosin 381
Trimenon-Reduktion (Erythrozyten) 461
Trimethadion 272
–, Anti-Epileptikum 273, 274
Trimethoprim (TMP) 620, 621 ff.
Trimono® (Trimethoprim) 621
Trinkwasserfluoridierung 763
TRIS (Trometamol) 408, 419, 420
Triterpene 831, 834
Triton X-100 309
trizyklische Antidepressiva (s. tricyclische A.)
TRK-Werte (Techn. Richt-Konzentrationen)
  755
Trockenmasse 36
Trofosfamid 738
Trolovol® (D-Penicillamin) 223, 327, 599
Tromantadin-HCl 695
Trometamol (TRIS, Trishydroxymethyl-
  aminomethan) 408, 419, 420
Tropan-Alkaloide 823
Tropasäure 129 f.
Tropfen 35, 71, 73
Tropfenflaschen 73
Tropicamid 129, 130
Troponin 422
Trp-P-1 730
Trypanosoma cruci 697, 703
– gambiense 697, 702
– rhodesiense 697, 702
Trypanosomen-Erkrankungen 702
Tryptizol® (Amitriptylin) 198, 288
Tryptophan 111 f., 262, 591 f.
Tryptophanstoffwechsel 591
Tschernobyl 839

TSH (thyroid stimulating hormone) 528, 531,
  533, **537**
TSH-Sekretion 572
TTS (transdermale therapeutische Systeme)
  35, 76
Tuberkulose 672
–, Behandlung 678
–, Stadien 673
tubero-infundibulär 107
Tubocurare 134
Tubocurarin 25, 134, 135 f.
–, Dosierung 139
–, Histaminfreisetzung 310
–, Nebenwirkungen 138
–, Verteilungs-Koeffizient 27
–, Wirkdauer 139
–, Wirkungsverstärkung durch
    Inhalationsnarkotika 243
Tubocurarinchlorid, biliäre Exkretion
  54
tubuläre Resorption 51 f., 425
– Sekretion 51, 53, 66, 425, 622
Tubulin 739
Tubulusharn 27
Tubuluslumen 414
Tumoren **722**, 730 f., 734, 737
–, Entstehung 722
–, hormonabhängige 743
–, Initiation 723
–, Konversion 723
–, Latenzzeit 723
–, Lokalisation 192
–, maligne 722
–, Progression 723
–, Proliferationskinetik 734 f.
–, Promotion 723, 733
–, radioaktive Metalle 782
Tumorigenese 722
Tumor-Nekrose-Faktor (TNF) 304, 338 f.
Tumorschmerzen 77
Tumorschmerztherapie, Stufenplan 213 f.,
  221
Tumortherapie 734 f., 737
–, adjuvante 734, 736
–, alkylierende Verbindungen 736
–, Antibiotika 740
–, Enzyme 743
–, Epipodophyllotoxine 739
–, Folsäure-Analoge 739
–, Hormone 742
–, Nebenwirkungen 735
–, palliative 734
–, Purin-Analoge 739
–, Pyrimidin-Analoge 739
–, Vinca-Alkaloide 739
–, Zytostatika 743, 745
Tumorzellen 734
–, Wachstumsregulation 723
TX (s. a. Thromboxane) 320 f., 324
TXA₂ (s. a. Thromboxan A₂) 218, 321, 323,
  330, 451
–, Biosynthese 325 f.
–, Mediatorwirkungen 305
–, Rezeptorblocker 325
–, Vasokonstriktion 324
TXB₂ 321, 323
TX-Synthase 323
TX-Synthase-Hemmstoffe 321, 325
Typ-I-Allergie 334, **338**
Typ-II-Allergie **338**
Typ-III-Allergie **338**
–, Komplement-Aktivierung 320
Typ-IV-Allergie 334, 337, **339**
Typ-I-Diabetes 513
Typ-II-Diabetes 513, 592
Typ-III-Reaktion 340
Typ-IV-Reaktion 340
Typhus 489
– abdominalis 623
–, Chloramphenicol 650
Tyramin 158 f., 168
Tyrosin 107, 529, 568
Tyrosinbelastung 596
Tyrosinhydroxylase 106 f., 151, 183
Tyrosinkinase 724
Tyzine® (Tetryzolin) 164
T-Zellen 744

U

UAW (unerwünschte Arzneimittel-
   wirkungen) 4f., 7f., 11, 77f., 80f., 83f.
–, Inzidenz 83f.
–, Register 83
–, Risikofaktoren 84
über-additiver Synergismus 21f.
Überdosierungen 11
Überempfindlichkeitsreaktionen 610
–, Kontrastmittel 611
Übererregbarkeit, reflektorische 247
Überfluten (Narkotika) 234, 238
Übergang, transamnialer 25
Übergewicht 492
Überträgerstoff 97
Übertragung, Beendigung 102
–, chemische synaptische **96,** 97
–, cholinerge synaptische 105
–, synaptische 105ff., 111
Ubichinon 586
–, Antioxidans 586
Ubichinon-Oxidoreduktase 42
Ubiquinon 508
UDPGA (aktivierte Glucuronsäure) 39, 45,
   49, 54
UDPGA-Synthese 51
UDP-Glucuronyltransferasen 41, 45, 50
UFH (= unfraktioniertes Heparin) 444f.,
   455
Ugurol® (Tranexamsäure) *454*
UK (s. Urokinase) 392, 438, 452f., 456
Ukidan® (Urokinase) 452, 454
Ulcera, Streß- 477
Ulcogant® (Sucralfat) 477
Ulcus pepticum 132
–, Blutungen 533
–, Risikogruppen 478
Ulcus-Therapie **469**
–, konservative 478
Ulex europaeus (Stechginster) 824, 833
Ulnarblock 228
ultimale Kanzerogene 727
Ultracorten h® (Prednisolon) 564
Ultralangzeit-Sulfonamide 622
Ultralan® (Fluocortolon) 564
ultralatente Insuline 516
Ultramikromethoden 754
Ultraschalldiagnostik **605,** 609
–, Uterus 610
Ultratard HM® (Lente-Insulin) 516
Ultratard-Insuline 516
Ultravist® (Iopromid) 606
Umverteilung des Pharmakons 37
Umwandlung, metabolische 23
Umweltchemikalien 755
Umweltgifte 21, 755, 815
–, Benzol 804
–, Tabak 809
Umwelt-Toxikologie 747, 755f., 766,
   787
–, Quecksilber 776
–, Schwermetalle 767
Unacid® (Ampicillin/Sulbactam) 636
Unbedenklichkeit 77f.
unerwünschte Arzneimittel-Wirkungen 4f.,
   7f., 11, 77f., 80ff.
–, Register 83
unfraktioniertes Heparin (UFH) 444f.,
   455
Ungeborenes 70
ungesättigte Fettsäuren 503
unidirektionaler Block 351
Unkrautbekämpfungsmittel 793
unpolare Kohlenwasserstoffe 26
unspezifische Allergie-Phase 334
– Calciumkanal-Blocker 399
– Histaminliberatoren 309
– Membranwirkung 175f.
unterchlorige Säure 329f., 719
Unterernährung, parenterale 597
Unterhaltungsphase, Narkose 233
Unterstützungszuckung 368
Up-Regulation 104, 192, 382
–, β-Adrenozeptoren 155, 399
Uracil 28
Urämie, metabolische Acidose 419

Urapidil 172f., 191f.
–, relative Selektivität an Adrenozeptoren
   160
Urbason® (6α-Methylprednisolon) 564
Urbilat® (Meprobamat) 277
Ureaplasmen 658
Ureidopenicilline 628, 636f.
Uriginea maritima (Meerzwiebel) 825, 828
urikarielles Exanthem 643
Urikostatika 497, **499**
Urikosurika 495, **497,** 498
Urografin® (Amidotrizoesäure) 606
Urographie 606ff.
Urokinase (UK) 392, 438, 452, 456
–, Kontraindikationen 453
–, unerwünschte Wirkungen 453
Uromiro® (Iodamid) 606
Urovison® (Amidotrizoesäure) 606
Urovist® (Amidotrizoesäure) 606
Ursodesoxycholsäure 487f.
Ursodiol *488*
–, Auflösung von Gallensteinen 488
Ursofalk® (Ursodiol) *488*
Urtikaria 230, 334, 507
–, Arzneimittel-Allergie 342
–, Histaminfreisetzung 310
Ustimon® (Hexobendin) 391
uterine Tetanie 540
Uterusaktivator 438
Uterusatonie 326
Uterusmuskulatur 325
–, Oxytocin 539
UV-Strahlen 727

V

vagale Bradykardie 215
Vagina, pH-Wert 31
vaginale Anwendung 74
Vagus 366
Vagus-Stimulation 247, 347
Vagusstoff 96
Valium® (Diazepam) 191, 231, *250,* 251, *273,*
   277, *292, 294,* 611, 824
Valium®-Anästhesie, kombinierte 250
Valoron N® (Tilidin, Naloxon) 212
Valproat 115, 271f.
–, Antiepileptikum *273, 274*
Vanadium 779
–, karzinogene Potenz 779
–, MAK-Wert 779
Vancomycin 667, 668f.
–, Dosierung 670
–, MHK-Werte 669
–, pharmakokinetische Daten 669
–, Plasmakonentration 669
Vancomycin CP® 669
van-der-Waals-Kräfte 11
Vanillinmandelsäure 110f., 152
Vansil® 713
Variant-Angina 389, 396
Varianz, interindividuelle 70, 202
–, intraindividuelle 202
Varidase (Desoxyribonuklease) 452
Varikosität 150
vasale Komponente, Koronarwiderstand 386
Vasculitis allergica, Arzneimittel-Allergie 342
Vaskokonstriktion 389
Vaskulitis 342, 643
Vasoaktives Intestinales Polypeptid (s. a.
   VIP) 103, 120, 122f.
Vasodilatantien **186,** 191, 193, 371, 379f.,
   382, 391
– Kotransmitter 103
–, Toleranzentwicklung 381
Vasodilatation 127f., 161ff., 172, 190, 197
– an größeren Koronararterienästen 392
–, Histaminwirkung 309
–, indirekte 126
–, PGI₂ 324
Vasokonstriktion 161, 163, 195, 197, 225,
   229, 407
–, Nasentropfen 164
–, TXA₂ 324

vasokonstriktorische Zusätze 228ff.
Vasomotorik 407
Vasopressin (s. a. ADH, antidiuretisches
   Hormon) 170, 324, 413, 425, 436, **540**
–, Diabetes insipidus 541
–, Gerinnungsstörungen 542
–, Kinetik 541
–, Kontraindikationen 542
–, Osmolaritäts-Regulation 413
–, Ösophagusvarizenblutung 541
–, pharmakologische Wirkungen 541
–, Regulation 541
–, therapeutische Anwendung 541
–, unerwünschte Wirkungen 541
–, Volumen-Regulation 412
Vasopressin-Sandoz® (Lypressin;
   8-Lysin-Vasopressin) 436, 540
Vasopressin-Sekretion, Inhibition 541
–, Stimulation 541
Vasopressin-Tannat 436
Vasopressin-Test 541
Vasorbate® Tabl. (Isosorbiddinitrat) 397
vasospastische Angina 390
vasovagale Orthostasereaktion 193
Vaspit® (Fluocortinbutylester) 563
VC (Vinylchlorid) 41, 729, *806,* 810
Vecuronium *134,* 135
–, Dosierung 139
–, Nebenwirkungen 138
–, Wirkdauer 139
vegetative Funktionen beim Schmerz 200
– Reaktionen 204
vegetatives Nervensystem 22, **119,** 120
– –, Einfluß auf Koronardurchblutung 388
venenverträgliche Nährstofflösungen 493
Venodilantantien 371
Venolen, Permeabilitäts-Erhöhung 308
venöse Insuffizienz, Stauungsödeme 435
– Thrombosegefährdung 455
venöser Rückstrom 393
venöses Blut 29
Ventilation 30
Ventilat® (Oxitropium) 336
Ventrikelasynergie 394
Ventrikelfunktionskurven 370
ventrikuläre Arrhythmien 349, 352
– Extrasystolen 349f., 352
– Tachyarrhythmien,
      Chinidin-Nebenwirkung 354
ventrikulärer Ersatz-Rhythmus 350
Verabreichung, orale 30
Veracevin 825
Verallgemeinerung des Rezeptorbegriffes 11
veränderte Halbwertzeit 67
Veränderung, allosterische 13
Veränderungen, pathologische 9
Verapamil 38, 166, 168, **188,** 197, *400,* 402
–, Antiarrhythmikum 353, 361, **362**
–, Bioverfügbarkeit 57
–, Calciumkanal-Blocker 399
–, Dosierung 400
–, Metabolisierung 34
–, Migräne 198
–, Plasmakonzentration 60
Veratridin 98, 825, *830*
Veratrin 825
Veratrum album (Weißer Germer) 826, 833
– nigrum (Schwarzer Gerber) 826
Veratrum-Alkaloide 372
Verbindung, interzelluläre 23
Verbrauchs-Koagulopathie 443, 820
Verbrennung, Komplement-Aktivierung 320
Verbrennungsprozesse 756
Verdauung, humorale Steuerung 480
–, nervale Steuerung 480
Verdauungsenzyme 466
Verdauungtrakt 30
Verdrängung aus der Plasmaproteinbindung
   68f.
Verdünnungseffekt 234
Vereisung 244
Verfahren, modellunabhängige 61
Verfügbarkeit für die Resorption 72f.
Vergentan® (Alizaprid) 483
Vergiftungen 52, 207, **747,** 756, 815, 817
–, Aktivkohle 751
–, akute 748ff.

–, Antidot-Therapie 751
–, Antihistaminika 313
–, Apomorphin-Emesis 751
–, Aufrechterhaltung der Vitalfunktionen 749
–, Behandlung 22, 54, 749
–, Beschleunigung der Giftausscheidung 749
–, chronische 750, 752 ff.
– durch Pflanzen 823, 836 ff.
–, enterohepatischer Kreislauf 751
–, foricerte Diurese 751
–, Hämodialyse 751
–, Hämoperfusion 751
–, Hyoscin- 131
–, Hyoscyamin 131
–, Hyperventilation 751
–, Ipecacuanha-Emesis 751
–, Kochsalz-Emesis 751
–, Lokalanästhetika 231
–, Magenspülung 751
–, Rückenmarkkonvulsiva 267
–, Schlafmittel 436
–, Stammhirnkonvulsiva 266
–, Todesfälle 748
–, Verhütung weiterer Resorption 749
Vergleich mit einer Kontrollgruppe 80
vergorene Getränke 795
Verkürzungsgeschwindigkeit 368 f.
verlangsamte Acetylierung 8
– mikrosomale Oxidation 8
vermehrte Bronchialsekretion 241
Vermicompren® (Piperazin) 714
verminderte Cholinesterase-Aktivität 8
Verminderung der Rezeptorendichte 9
Vermox® (Mebendazol) 614, 712
Veronal® (nicht mehr im Handel; Barbital) 259
Verordnungen 750
Verschlußkrankheit, chronisch-arterielle 326
Verspannungen 276
Versuch, blinder 81
–, doppelblinder 81
Versuchspersonen 78
–, Aufklärung 79
–, Einwilligung 79
–, gesunde 80
Versuchstiere (s. a. Tierexperimente) 7, 10, 78 f., 201, 271, 753 f.
Verteilung 3, 23, 38
– von Pharmaka 36, 37, 61
Verteilungsgleichgewicht 58
Verteilungskoeffizient 24, 26 f., 31, 38
–, Barbiturate 247
–, Inhalationsnarkotika 234 f.
–, Lokalanästhetika 226
–, Narkotika 236 f.
Verteilungsräume 61 f.
–, Galaktose 515
– im Organismus 36
Verteilungsvolumen 55, 61, 63 ff., 70
–, apparentes 58
–, scheinbares 58
–, Zahlenwerte 58
Verträglichkeit 79 f.
–, lokale 29 f.
Verum-Gruppe 80 f.
Verweildauer der Nahrung 483
– eines Pharmakons im Organismus 64
Verzögerungsinsuline 515
VES (ventrikuläre Extrasystolen) 349 f., 352
Vesikel 97 f., 101 f., 107 ff., 117, 148
Vesikolo-bullöse Exantheme, Arzneimittel-Allergie 342
vesikuläre Speicherung 115
vesikulärer Transport 28
Viaben® (Bromoprid) 481
Vibramycin® (Doxycyclin) 195, 654
Vibravenös® (Doxycyclin) 654
Viburnum opulus; Viburnum lantana (Schneeball) 834
Viererserie 135 f.
Vigilanz 254, 256, 604
–, Alter 602
Vinblastin 739, 741
Vinca-Alkaloide 741
Vincamin 603
Vincristin 192, 739, 741

Vincristinsulfat R.P.® (Vincristin) 192
Vindesin 739, 741
Vinylchlorid (VC) 41, 729, 806, 810
–, metabolische Aktivierung 806
VIP (Vasoaktives Intestinales Polypeptid) 103, 120, 122 f.
virale Onkogene 724
Viren 688 f.
–, Vermehrung, aktive 694
–, Wirkungsmechanismen 688
–, Zielorte 688
Virilisierung 552
–, Anabolika 170
Virotoxine 837
Viru-Merz Serol® (Tromantadin HCl) 695
Virunguent® (Idoxuridin) 695
Virushepatitis 69, 696
Virustatika 614, 688
–, systemische Therapie 688
–, topisch anwendbare 695
Virusvermehrung, aktive 694
Visken® (Pindolol) 175, 195
–, pharmakokinetische Eigenschaften 177
Viskosität des Blutes 404
visuelle Analogskala 202
Visusschäden, EMB 676
Vitamin 580 ff.
– A (Retinol) 580 f.
– A, Mangel 582
– A, teratogene Schäden 583
– A, Überdosierung 582
– B 589
– B₁ (Thiamin) 262, 581 f., 589 f.
– B₂ (Riboflavin) 590
– B₆ (s. a. Pyridoxin) 581 f., 591
– B₆, Antagonisten 591
– B₆, Mangelerscheinungen 591, 674
– B₁₂ (Cyanocobalamin) 592, 593, 760
– B₁₂, Cyanidvergiftung 760
– B₁₂, Kobalt 780
– C (Ascorbinsäure) 589, 595 f.
– D (Cholecalciferol) 422, 580, 584
– D, Mangel 584
– D, Rachitis 584, 586
– E (Tocopherol) 580 f., 586 f.
– E, Mangelerscheinungen 586
– K (Phyllochinon) 438, 447, 581 ff.
– K, Aktivität 587 f.
– K, Antagonismus 587
– K, Gerinnungsfaktoren (Vit.-K-abh.) 450
– K, Mangel 588
– K, Wechselwirkungen 449, 588
– K₁ (Phytomenadion) 448
– K₂ (Menachinon) 587 f.
– K₃ (Menadion) 43, 587, 588, 589
Vitaminbedarf 580
Vitamine 580 ff.
–, Bezeichnung 580
–, Definiton 580
–, fettlösliche 580
–, Gehalt im Plasma 580 f.
–, Geriatrika 602
–, Mangelerscheinungen 580
–, Milch 580
–, Nahrungsmittel 580, 582
–, wasserlösliche 589
VLDL (= very low density lipoproteins) 503 f.
VLDL-Synthese 505
Vogelbeeren 829
Vollelektrolytlösungen 417
vollständige parenterale Ernährung 493
Volon® (Triamcinolon) 564
Volumen, enddiastolisches 367
–, endsystolisches (ESV) 368, 388
–, zirkulierendes, Regulation 411 f.
Volumenauffüllung 408
Volumenersatzmittel, kristalloide 405
Volumenexpander, pseudo-allergische Reaktionen 342
Volumenmangel, absoluter 404
–, relativer 404
Volumenregulation 413
Vomex A® (Dimenhydrinat) 483
vorausgegangener Herzinfarkt 191
Voraussetzungen, rechtliche 79
Vordehnung 368, 393

Vorhof 345, 350
Vorhofflattern 364
Vorhofflimmern 364, 377, 382
Vorhof-Tachyarrhythmien 351
Vorlast 367, 370, 374
Vorlast-Reserve 371
Vorlast-Senkung 381, 393
Vortestung 610
vorzeitige Kammererregung 349 f.

W

Wach-EEG 255
Wacholder (Juniperus communis) 829
Wacholderöl 829
Wach-Schlaf-Zustand, Steuerung 254
Wachstum, Eisenbedarf 461
Wachstumsfaktor (PDGF) 189, 724
Wachstumsfaktoren 531, 723 ff.
Wachstumsfraktion 734 f.
Wachstumshormon (Somatotropin; STH) 170, 528, 538
Wachstumshormon-releasing factor 148
Wachstumsregulation 724
–, Beeinflussung 723
Wach-System 254 ff.
Wachzustand beim Schmerz 200
Waldrebe (Clematis) 835
Wandelröschen (Lantana camara) 834
Wandspannung 367, 370 f.
Warfarin 402, 447 f., 473
–, Biotransformation bei Lebererkrankungen 69
–, pharmakokinetische Parameter 61
–, scheinbares Verteilungsvolumen 58
Wärmebewegung 25
Wasser, Aufnahme 413
–, Ausscheidung, therapeut. Beeinflussung 424
–, inakzessibles 36
–, Radiolyse 42
–, Resorption 51
–, Retention 413
–, Stoffwechsel 436
–, tubuläre Resorption 425
–, Zufuhr 417
Wasserbilanz 410, 413
–, Alter 602
–, Pathophysiologie 415
Wasserdiurese 424
Wassergehalt der Gewebe 10
Wasserhaushalt 410
–, Störungen 415
Wasser-in-Öl-Emulsion 75
wasserlösliche Vitamine 589
– –, p-Aminobenzoesäure 589
– –, Biotin 589
– –, Cholin 589
– –, Cobalamin 589
– –, Folsäure 589
– –, Inosit 589
– –, Nicotinsäure 589
– –, Orotsäure 589
– –, Pantothensäure 589
– –, Pyridoxin 589
– –, Riboflavin 589
– –, Thiamin 589
– –, Thioctsäure 589
Wasserphase 26
Wasserschierling (Cicuta virosa) 827, 833
Wasserschwertlilie (Iris pseudacorus) 835
Wasserstoff-Brücken 11
Wasserstoffperoxid (H₂O₂, Hydrogenium peroxydatum) 43 f., 329 ff., 333, 720
wäßrige Phase 27
Wechselwirkung von Pharmakon und Rezeptor 13, 16
– zwischen Chinidin und Digoxin 67
Wechselwirkungen, hydrophobe 11
– von Arzneimitteln 21, 70
Weckamine 167
Weckschwelle 256
Weese 247
Wehenschmerz 207

weibliche Reproduktion, Progesteron 550
– Sexualhormone, Gestagene 542
– –, Oestrogene 542
– Sterilität 536
weibliches Klimakterium, Oestrogene 548
Weihnachtsstern (Euphorbia pulcherrima) 834
weiße Thromben 443
Weißer Germer (Veratrum album) 826, 833
Weltärztebund 78
Wermutöl 829
Wernicke-Syndrom 589
Wettkampf-Dopes 170
wichtige Transmitter 104
Wick VapoRub® 829
Widerstand, peripherer 162, 164
Wiederaufnahme, neuronale 152
Wiedereintritt 351
Wiederholbarkeit der Wirkung 84
wiederholte Gabe von Pharmaka 64
Wiesenbärenklau (Heracleum sphondylium) 835
Wiesendermatitis 835
Wildgemüse 822 f.
Willebrand-Faktor (RCA), Thrombozytenaggregation 442
Willebrand'sche Krankheit 542
Wilms-Tumor 734
Wilprafen® (Josamycin) 664
Wilson-Krankheit 599
Wincoram® (Amrinon) 380
Winkelblock-Glaukom 143, 145
Winobanin® (Danazol) 553
Winuron® (Rosaxacin) 658
Wirkdauer bei Muskelrelaxantien 139
Wirkdosis, maximale 5
Wirkort 9 ff., 23, 29, 38, 55, 67
–, Lokalanästhetika 226
–, Narkotika 239
Wirkorte 11, 151
–, spezifische 96
wirksame Plasmakonzentration 58
Wirksamkeit 77 f., 80, 84
Wirkstoff 2, 4, 39
Wirkstoffabgabe, retardierte 76
Wirkstoffe, Neusynthese 13
Wirkstoffgehalt von Augentropfen 35
Wirkstoffkombinationen 21, 222, 259, 400 f.
Wirkstoffkonzentration 16
Wirkstoffmoleküle 77
Wirkung 9, 13, 16, 55, 69
–, anabole 166, 170
–, biologische 13, 16
–, chloruretische 427, 431
–, chronotrope 157
–, dromotrope 157, 352, 379
–, Einfluß der Biotransformation 39
–, erwünschte 4
–, gleichgerichtete 22
–, Grenzwert 14
–, halbmaximale 14, 17
–, inotrope 157
–, Konzentrationsabhängigkeit 4
–, lusitrope 157
–, maximale 18
–, O₂-Radikale 333
–, Pharmakon- 3, 11, 15, **23**
–, systemische 35
–, teratogene 260
–, Theorie der Pharmakon-W. 10
–, therapeutische 4
–, toxische 6
–, unerwünschte (s. UAW) 4 f., 7 f., 11, 77 f., 80 f., 83 f.
– von Arzneimitteln am sympathonervalen System 152
–, Wiederholbarkeit 84
–, unerwünschte 11
–, zentralnervöse 160
Wirkungsanalyse 1
Wirkungsänderung 11
Wirkungscharakteristika 2 f.
Wirkungsdauer 2 f.
–, Narkose 236, 247
Wirkungseintritt 31
Wirkungsgrad, aerober 388
Wirkungsgröße 2

Wirkungskumulation 752
Wirkungsmaximum 19
Wirkungsmechanismen 2 f., 16
–, Inhalationsnarkotika 238
–, Neuroleptika 282
Wirkungsparameter 3
Wirkungsprodukt 6
Wirkungsqualität 2
Wirkungsschwellen 752 f.
Wirkungsstärke 2, 4
–, maximale 14, 16 f., 19 f.
Wirkungsweise 151
Wirtsgewebe 332
W/O-Emulsion 75
Wolfsbohnen 827
Wolfsmilchgewächse (Euphorbiaceae) 834
Wolliger Fingerhut 373, 825
Worcestersauce 115
Wuchereria bancrofti 709
Wunddesinfektion 716
Wundinfektion 716
Wundstarrkrampf 136 f., 140, 267
Wurmbefall 706
Würmer, Mischinfektionen 712

X

Xamoterol 164
–, relative Selektivität an Adrenozeptoren 160
Xanthin *496, 500*
Xanthinderivate, Diuretika 427
Xanthinoxidase 42, 307, 329, 333, 739, 741
Xanthinoxidase-Hemmung, Allopurinol 499 f.
–, Oxipurinol 499 f.
Xanthinoxidase-Mangel 497
Xanthinsäure 739
Xanthinurie 497
Xanthome 510
Xanthosin 496
Xanthosin-5′-Phosphat (XMP) 496
Xanthotoxin (8-Methoxypsoralen) 835
Xenon *233*
–, Narkotikum 238
Xeroderma pigmentosum 725, 727
Xerophthalmie 582
XMP (= Xanthosin-5′-Phosphat) 496
X-Prep® (Anthrachinone) 487
2,6-Xylidin *228*
Xylocain® (Lidocain) 225, 229, 356
Xylocard® (Ö) (Lidocain) 356
Xylole 804
–, MAK-Wert 802
Xylometazolin 164
Xylonest® (Prilocain) 225, 229
Xylotocan® (Tocainid) 357

Y

Yohimbin 156
–, relative Selektivität an Adrenozeptoren 160
Yomesan® (Niclosamid) 713

Z

Zaditen® (Ketotifen) 196, 312, 335
Zantic® (Ranitidin) *470,* 471
Zaunrüben (Bryonia alba, Bryonia cretica) 834
zeitliche Bahnung 270 f.
zeitlicher Verlauf der Pharmakonkonzentration 55, 61 f.
Zellen, chromaffine 148
–, T- 744
Zellkern 97
Zellkörper 97

Zellkulturen 10
Zellmembran 12 f., 24 f., 28, 38
–, Transportmechanismus 415
Zellschäden 43 f.
Zellstoffwechsel 514, 521
Zellstoffwechselgifte 759
zelluläre Proteine 48
– Reaktionen 341 f.
zellvermittelte Allergie-Reaktionen 339
Zellzyklus 734 ff.
zentrale Atemlähmung 143
– Muskelrelaxantien **276,** 277
zentraler Schmerz 200
zentrales Erbrechen 482
– Kompartiment 62
Zentralnervensystem (s. ZNS) 16, 97, 105, 110 ff., 120, 125 ff., 132, 148 f., 264
–, Hemmung im 266
zentralnervöse Wirkung 160
–, Alkohol 262
Zentrifugation 39
Zentripetalleitung 352
zentrolobuläre Nekrosen 245
Zentropil® (Phenytoin) *273, 357*
Zentrum, aktives, des Enzyms 16
–, chirales 160
Zephirol® (Desinfizienz) 718 f.
Zerbeißkapseln 31
Zerfallszeit 73
Zidovudin (Azido-Thymidin, AZT) 693
–, Hemmung der HIV-Viren 693
–, Indikationen 694
–, Interaktionen 694
–, Intoleranz 694
–, Knochenmarkschädigung 694
–, Kopfschmerz 694
–, Pharmakokinetik 693
–, physikochemische Eigenschaften 693
–, Resistenz 693
–, unerwünschte Wirkungen 694
–, Virustase 693
–, Wirkungen 693
Zielorgan 18, 529
Zielorgane, Hormone 529
Zienam® (Imipenem) 629, *642*
Zigarette 809
–, Abbrand 809
–, Destillationszone 809
–, Glutzone 809
–, Hauptstromrauch 809 f.
–, Kondensationszone 809
–, Nebenstromrauch 809 f.
Zigarettenkonsum, Lungenkrebs 813
Zigarettenrauch 733, 759, 815
–, krebserzeugende Stoffe 810
Zimt 468
Zinacef® (Cefuroxim) 628, *638*
Zink **597,** 598
–, Förderung der Wundheilung 597
–, Therapie 598
–, Vergiftungen 598
Zinkaspartat® Köhler 598
Zinkmangel 462
–, akuter 597
–, alimentärer 597
–, chronischer 597
–, Symptome 597 f.
Zinkoxid 76
Zinkoxid-Dämpfe 598
Zinnat® (Cefuroxim-Axetil) 639
zirkadianer Rhythmus 7 ff., 558
– –, Cortisolkonzentration 558
zirkulierende Antigen-Antikörper-Komplexe 340
zirkulierendes Volumen, Regulation 411 f.
Zirrhose 69
ZNS (s. Zentralnervensystem) 22, 37, 97, 105, 110 ff., 120, 125 ff., 132, 148 f., 262 ff.
–, adaptive Vorgänge 258
–, Benzodiazepine 291
Zocor® (Simvastatin) 507
Zofran® (Ondansetron) 483
Zoladex® (GnRH-Analoga) 532
Zöliacie 582
Zollinger-Ellison-Syndrom 471, 473
–, Gastrinom 478
Zonula occludens 24

Zostrum® (Idoxuridin) 695
Zovirax® (Aciclovir) 691
Zubereitungsarten 71
zufällige Spontanheilung 10
Zufuhr, intermittierende 76
–, intravenöse 77
–, parenterale 29
– von Insulin 77
Zuführweg 71
Zulassung von Arzneimitteln 1 f., **77 f.**
Zusammenwirken von Pharmaka 21
Zusätze, vasokonstriktorische 228 ff.
Zustandsbild, neurolepsie-ähnliches 249
Zustandsgleichung idealer Gase 232
Zwergbandwurm (Hymenolopis nana)
   713

Zwergwuchs 597
–, hypophysärer 539
zyanotischer Flush 309
Zypressenwolfsmilch (Euphorbia cyparissias)
   834
Zystitis, interstitielle 333
Zystizerkose 713 f.
Zytokine 338, 342
–, pseudo-allergische Reaktionen 342
Zytolyse 718
Zytopenien, allergische 341
Zytoprotektion 326
Zytoskelet 24
zytosolische Ca^{2+}-Konzentration 157
Zytostatika 29, 172, 731, 735 ff., 744
–, Anwendung 737 f.

–, Arzneimittel-Allergie 341
–, Dosierung 737 f.
–, Hydroxyharnstoff 738
–, knochenmarkschädigende 736
–, Nebenwirkungen 735, 737 f.
–, phasenspezifische 735
–, Procarbacin 738
–, Tumortherapie 745
zytotoxische Allergie-Reaktionen **338,**
   341
– Immunsuppressiva 744
– Reaktionen 341
– Stoffe 736, 745
– –, Nebenwirkungen 735
– T-Lymphozyten 341
– T-Zellen 744